縮刷版

Encyclopedia of
Contemporary
Psychiatry

現代精神医学事典

編集委員 ▶
加藤　敏・神庭重信・中谷陽二・武田雅俊・鹿島晴雄・狩野力八郎・市川宏伸

弘文堂

原版序文

　今日の精神医学の発展には著しいものがあります。脳科学，分子生物学の革新的な進歩と連動する形で，生物学的精神医学の領域で新たな知が多数提出され，臨床への応用が広がっています。国際的な疾病分類の標準化に伴う診断学上の革新も見逃せません。他方で，現代社会特有の病理や精神病理学・精神分析学・認知心理学の深化を踏まえて多様な精神療法も開発されており，社会精神医学，司法精神医学，児童青年期精神医学などの個別領域でもさまざまな展開がなされています。

　こうした発展は，グローバル化の時代に入り一層拍車がかかった精神疾患の増加，多様化に伴う側面があり，社会の要請に応えたものであると思います。2011年7月6日に，厚生労働省は，都道府県が作成する地域保健医療計画で「4大疾病」とされてきたがん，脳卒中，急性心筋梗塞，糖尿病に精神疾患を追加して「5大疾病」とする方針を示しました。またWHOは2009年に，寿命・健康損失の大きさ（DALY値）を尺度に世界69億を超える人を対象にして行った病気の統計報告（2004年時）を発表しました。それによると，呼吸器感染症，消化器感染症に次いで第3位にうつ病があげられ，心血管障害やがんよりも高いランクに位置づけられています。そして日本での寿命・健康損失の大きい疾患のDALY値も，精神疾患ががんや心血管障害を大きく上回り，精神疾患の中では，うつ病が最も大きく，つづいて認知症，統合失調症，双極性障害の順となっています。加えて，精神疾患が関与することが多い自傷のDALY値はうつ病に次ぐものでした。これらの疫学的知見からも明らかなように，気分障害や認知症をはじめとした精神疾患についての理解の需要はますます増えていくと思われます。

　弘文堂からはかつてわが国の精神医学界を代表する事典として各方面から確固とした評価を得た『精神医学事典』（初版／増補版／

新版）が刊行されましたが，最後の版が絶版の状態となってからすでに十年余が経過し，再版の要望，期待が寄せられていました。こうした要請を受けて新たに編集委員会を立ち上げた我々は，弘文堂の事典の伝統を踏まえつつ，これまでのさまざまな事（辞）典や疾患・障害の分類集，用語集などを精査して取捨選択を重ね，約3000余の項目を選定，570名の専門家の協力を得て本事典を完成致しました。

　大きな社会変動のなか，医学一般だけでなく，教育，産業の現場，また司法，政治の現場等でも精神医学の知識が必須となっています。本事典では，各方面からのニードにも応えるよう，あらたに登場した今日的な項目，また現在ほとんど使用されていないものの歴史的価値のある項目など多数取り上げております。

　わが国における現在望みうる最高水準の精神医学事典と考えております。読者の皆様のお役に立てば幸いです。

2011年9月

　　　　　編集委員

　　　　　　　加藤　敏　　神庭重信　　中谷陽二　　武田雅俊
　　　　　　　鹿島晴雄　　狩野力八郎　　市川宏伸

縮刷版刊行にあたって

　『現代精神医学事典』の刊行から4年余が経過しました。多くの読者に好評を博した本事典ですが，一方で特に若い読者を中心に廉価版の発行を望む声が寄せられておりました。こうした声を受け，また編者のご賛同も得て，本事典を縮刷版にし，お求めになりやすい価格で提供することに致しました。

　どうか読者各位のご理解とご支援をお願い申し上げます。

2016年1月　　　　　　　　　　　　　　　　　　株式会社 弘文堂

編集委員

加藤　敏　　神庭重信　　中谷陽二　　武田雅俊
鹿島晴雄　　狩野力八郎　　市川宏伸

編集協力者

石束嘉和	黒木俊秀	館　直彦	中村伸一	三浦智史
鬼塚俊明	古茶大樹	飛松省三	福本　修	妙木浩之
川嵜弘詔	白波瀬丈一郎	中尾智博	前川敏彦	本村啓介

執筆者・協力者

相田信男	飯長喜一郎	稲田俊也	牛島定信	大野　裕
青木省三	飯森眞喜雄	乾　敏郎	内田裕之	大東祥孝
青木　豊	五十嵐良雄	乾　吉佑	内富庸介	大前　晋
吾妻　壮	五十嵐禎人	井上果子	内村直尚	大森一郎
秋山一文	生田　孝	井上新平	内山登紀夫	大森健一
秋山千枝子	生田憲正	井上　猛	内山　真	大森哲郎
浅井昌弘	池田暁史	井上雄一	宇野　彰	大矢　大
浅岡章一	池田研二	井上有史	梅田　聡	岡　達治
朝田　隆	池田匡志	井上洋一	江口重幸	岡崎光俊
浅田　護	池田政俊	井原　裕	江畑敬介	岡崎祐士
浅田義孝	池田　学	今井幸充	遠藤邦彦	小笠原將之
飛鳥井望	池村義明	今村　明	遠藤利彦	岡島由佳
穴水幸子	石井良平	伊豫雅臣	遠藤英俊	岡島美朗
阿部隆明	石川　元	岩井圭司	遠藤幸彦	岡田暁宜
阿部高志	石郷岡純	岩城　徹	生地　新	岡田幸之
阿部輝夫	石坂好樹	岩佐博人	大饗広之	岡田元宏
阿部　裕	石崎朝世	岩崎徹也	大井正己	岡田靖雄
天野直二	石田　康	岩瀬真生	大久保善朗	岡野憲一郎
新井平伊	石塚一枝	岩田仲生	大河内正康	岡元宗平
新井　誠	井関栄三	岩田　誠	大澤真木子	岡本泰昌
新井康允	磯田雄二郎	岩脇　淳	大島　巌	小川俊樹
有竹清夏	市川宏伸	上尾真道	大下隆司	小川豊昭
安西信雄	市来真彦	上地安昭	太田昌孝	奥寺　崇
飯田順三	伊藤正男	上野雄文	大塚　晃	小国弘量
飯田　眞	稲垣　中	鵜飼　聡	大塚公一郎	奥村満佐子
飯高哲也	稲田　健	鵜飼　渉	大槻美佳	奥村雄介

小此木加江	紙野晃人	小林聡幸	清水徹男	武正建一
尾崎紀夫	神谷　篤	小林正信	清水將之	竹village道夫
小曽根基裕	河合俊雄	小林美奈	清水光恵	舘　哲朗
小田　晋	川嵜弘詔	小林要二	白石弘巳	館　直彦
女屋光基	川谷大治	駒田陽子	白川　治	伊達　紫
鬼塚俊明	川畑友二	五味渕隆志	白波瀬丈一郎	立石雅子
小野　泉	川村　諭	小森康永	新宮一成	楯林義孝
小野田直子	河村　満	小山　司	進藤美津子	立山萬里
小畠秀吾	河本英夫	小山善子	神野尚三	田中悟郎
小俣和一郎	神庭重信	権　成鉉	末光　茂	田中　哲
親富祖勝己	菊池裕義	近藤　毅	須賀英道	田中稔久
貝谷久宣	木崎英介	近藤直司	菅原圭悟	田中康雄
加我牧子	岸本年史	齊藤万比古	杉山登志郎	谷口　謙
香川知晶	北西憲二	斎藤　学	鈴木國文	谷向　仁
賀来博光	北村麻紀子	齊藤卓弥	鈴木　茂	種村　純
影山任佐	北山　修	斎藤　環	鈴木智美	種村留美
影山治雄	吉川武彦	齋藤利和	鈴木睦夫	田渕　肇
笠井清登	衣笠隆幸	齋藤正範	鈴木　龍	玉井康之
笠井　仁	木下裕久	阪上由香子	鈴村俊介	千葉　茂
笠原　嘉	木部則雄	坂爪一幸	須藤信行	立木康介
風祭　元	木村宏之	坂野雄二	須永敦子	塚田　攻
鹿島晴雄	木村　敏	坂村　雄	関由賀子	柘植雅義
柏瀬宏隆	吉良潤一	坂元　薫	関谷秀子	津田　均
数井裕光	切池信夫	作田慶輔	妹尾栄一	坪井康次
桂川修一	金　吉晴	佐久間篤	仙波純一	寺尾　岳
加藤　敏	工藤　喬	佐久間啓	染矢俊幸	十川幸司
加藤隆弘	功刀　浩	笹井妙子	曽良一郎	飛谷　渉
加藤忠史	久保千春	佐々木正美	大宮司信	飛松省三
加藤久雄	窪田　孝	篠山大明	多賀千明	冨田真幸
加藤昌明	久保田泰考	佐藤さやか	高岡　健	冨永　格
加藤正仁	熊倉伸宏	佐藤光源	髙島明彦	豊嶋良一
加藤元一郎	栗田　広	佐藤睦子	高野　晶	豊原利樹
加藤　隆	黒木俊秀	實松寛晋	高野謙二	中尾和久
門田一法	黒崎充勇	佐野　輝	高野佳也	中尾智博
金澤　治	小泉　明	澤　明	髙橋　徹	中釜洋子
金森　敦	古賀聖名子	澤　温	高橋知久	中川信子
兼子　直	古賀靖彦	塩入俊樹	高橋秀俊	中込和幸
金子奈穂子	古賀良彦	重田理佐	高橋一志	中島洋子
金久　實	古城慶子	日域広昭	高橋正洋	永田利彦
兼本浩祐	小高文聰	篠崎和弘	高橋幸利	中谷陽二
加野真一	古茶大樹	柴田康順	高橋祥友	中西之信
狩野力八郎	小土井直美	柴山雅俊	田上真次	中根　晃
金生由紀子	後藤素規	地引逸亀	高柳　功	中根秀之
神尾陽子	小西聖子	嶋田博之	竹島　正	中根允文
上口裕之	小林俊三	島田凉子	武田雅俊	中野弘一

中林哲夫	濱田秀伯	保科正章	三村　將	山下英尚
永松優一	濱田庸子	細澤　仁	宮岡　等	山科　満
長峯　隆	林(高木)朗子	堀　宏治	宮川　剛	山田和男
中村　敬	林　拓二	堀井麻千子	宮宅雅人	山田和夫
中村研之	林　直樹	堀口　淳	宮島美穂	山田茂人
中村　淳	原　恵子	本城秀次	宮田久嗣	山田尚登
中村　純	原田憲一	本田哲三	宮田善文	山田了士
中村俊哉	原田　謙	本田秀夫	宮田量治	山田光彦
中村伸一	針間博彦	本多　真	宮本信也	山寺　亘
中村真樹	春原のりこ	本間博彰	宮森孝史	山中康裕
中村留貴子	東間正人	前川敏彦	妙木浩之	山本経之
仲谷　誠	樋口　進	前田重治	三好功峰	山本直樹
中安信夫	樋口輝彦	前田貴記	迎　　豊	山森英長
中山和彦	日暮　眞	牧原　浩	村井俊哉	山脇かおり
鍋島俊隆	人見一彦	増野　肇	村岡倫子	山脇成人
鍋田恭孝	日野原圭	松浦雅人	村上伸治	遊佐安一郎
成田善弘	平井正三	松河理子	村上靖彦	横井公一
難波宏樹	平島奈津子	松木邦裕	村瀬嘉代子	横藤田誠
仁王進太郎	平野昭吾	松澤　等	村松太郎	吉岡充弘
西川　隆	平野羊嗣	松下幸生	村山桂太郎	吉川武男
西川　徹	平安良雄	松下正明	本橋伸高	吉田敬子
西園昌久	平山壮一郎	松田文雄	本村啓介	吉田弘道
西園マーハ文	昼田源四郎	松田　実	森さち子	吉野相英
西田淳志	広沢郁子	松浪克文	森　茂起	吉野文浩
西田慎吾	広沢正孝	松波聖治	森岡正芳	吉益晴夫
西野一三	広瀬徹也	松原三郎	森岡由起子	吉村　聡
西村勝治	広田伊蘇夫	松本卓也	森口眞衣	吉村玲児
西村良二	廣常秀人	松本英夫	森島章仁	依藤史郎
丹生谷正史	深尾憲二朗	松本雅彦	森展彰	和田　清
根本隆洋	深津千賀子	丸尾史子	森谷寛之	和田有司
野口正行	福井　敏	丸田俊彦	森野百合子	和田良久
野中　猛	福澤一吉	三浦智史	森信　繁	渡邊衡一郎
野間俊一	福島　章	三上章良	森本陽子	渡辺　茂
野村　忍	福田正人	三島和夫	守屋直樹	渡辺俊之
野村総一郎	福永知子	水島広子	森山敏文	渡辺範雄
野村直樹	福本　修	水田一郎	門司　晃	渡辺久子
橋爪祐二	藤川洋子	水野雅文	八木剛平	渡辺雅子
橋本　明	藤澤大介	溝口純二	安永　浩	渡辺眞澄
橋本謙二	藤山直樹	光田輝彦	矢部博興	渡辺裕貴
橋本亮太	船山道隆	光安博志	山家邦章	渡邊芳之
長谷川寿一	古井博明	皆川英明	山上　皓	
花村誠一	古川壽亮	湊真季子	山口直彦	
馬場　存	古橋忠晃	峯田　聖	山口成良	
馬場謙一	保崎秀夫	三野　進	山崎晃資	
馬場禮子	星加明徳	三野善央	山下俊幸	

凡　例

【見出しおよび配列】
1) 項目は事項（症例含む）と人名とからなる。
2) 項目見出しの配列は事項，人名を一括して読みの五十音順とした。
　配列は次の基準による。
　　①清音，濁音，半濁音の別，および直音，拗音，撥音の別を無視する。
　　②音引き（ー）を無視する。
　　③以上の結果で配列が同じになる場合は，清音，直音，音引き無しをそれぞれ優先する。
3) 事項項目の見出しには，必要に応じて対応する英語（［英］で表示），ドイツ語（［独］），フランス語（［仏］），ラテン語（［ラ］），ギリシャ語（［ギ］）などを付した。
4) 人名項目の見出しは以下の通り。
　①外国人名は姓のカタカナ（姓の表記が同一の場合はカタカナの後に，を付しパーソナルネームのイニシャルを添える）を見出しとし，フルネームの原綴と生没年を付した。
　　　例：**アルツハイマー**
　　　　　Alois Alzheimer　1864〜1915
　②日本人名は姓名を見出しとし，ひらがなの読みと生没年を付した。
　　　例：**土居健郎**
　　　　　どいたけお　1920〜2009
5) アルファベットの略号が見出しになっている場合は，原則としてアルファベットの読みに従って配列する。
　　　例：**DSM**「ディーエスエム」で配列する。
　ただし，慣用がある場合はその読みで配列し，見出しの後に読み方を添える。
　　　例：**GABA**　ギャバ
6) 見出し中の〔〕（）［］は以下の基準で用いた。
　①〔〕　別称もしくは欧文略号の併記。
　　　例：**行為障害〔素行障害〕**
　　　　　デルタ〔δ〕波
　　　　　陽性陰性症状評価尺度〔PANSS〕
　②（）　二通りの表記がある場合の挿入・追加。ただし（）内の文字は見出しの読みには含めない。
　　　例：**観念(性)失行**　読みは「かんねんしっこう」
　③［］　項目に関する補足。
　　　例：**気分障害［生物学］**
　　　　　教頭ワーグナー［症例］
7) 見よ項目（送り項目，空見出し）は，➡ の先に参照すべき親項目を指示した。

【本　文】
1) 用字・用語は常用漢字・新仮名遣いを原則としたが，固有名や引用では一部に正字や歴史的仮名遣いを用いた。
2) 年号は西暦を用い，必要に応じて元号を付した。
3) 『 』は書名を，「 」" "は雑誌名，論文名のほか，引用・強調を示す際に用いた。文中に文献の著者，刊行年を補う場合は［ ］内に記した。
4) 文中の外国人名は姓の原綴の後に項目内の初出時はパーソナルネームのイニシャルを付す形で表記した。カンマ（,）やピリオド（.）は用いない。なお再掲時は姓の原綴のみとした。
　　　例：Kraepelin E（初出時）　Kraepelin（再掲時）
5) 本文末に執筆者名を付した。
6) 項目末尾に，関連して参照すべき他の項目を示した。

【文　献】
　参考文献・主著は巻末の参考文献一覧に一括し，編著者名のアルファベット順に配列されている。したがって，各項目の末尾には編著者名と刊行年のみ示してある。刊行年を示す数字の後のa，b，……は，同一編著者の同一年の著作が複数挙がっている場合の区別であるが，当該年内の刊行の先後を示すものではない。

ア

愛［精神分析］

［英］love
［独］Liebe
［仏］amour

　精神分析は本来，愛を本能欲動，わけても性的欲動との関連で捉える。対象に対するリビドーの備給が行われたときの感情の状態が愛であると考えられる。したがって愛の出発点での形は口唇愛であるということになる。Freud S は「愛情とは対象の再発見である」とした。つまり，すべての愛情は幼時の愛情の再現である。さらに彼は最初の愛情は同一化として体験されると考えた。対象と自己との区別のつかない愛情のあり方から出発するとしたのである。さらにすべての愛情が幼児的起源をもつということは，愛にはかならずアンビヴァレンスがつきまとい，憎しみと愛とは共存することを意味する。Klein M は，愛情関係に必然的につきまとう攻撃性に対して償いをする能力を重視した。全体的な対象の良い部分と悪い部分が，良い対象と悪い対象として切り離されるとき，罪悪感や償いを乳児は体験することができない。愛情が相手から奪い傷つける側面をもつことを含み込んで体験しうる能力が重視されたのである。精神分析は，本能的な欲動が Freud のように最初は対象愛として作動していないと考えるにせよ，Klein のように部分対象関係における愛情関係として作動していると考えるにせよ，最終的には相手を一人の人間として体験して，愛情と生産性に責任をもって対処できる成熟した愛情に向かうものとして愛を捉えるのである。　　　　　　　　　　　〔藤山直樹〕

⇨本能〔欲動〕，リビドー，同一化〔同一視〕［精神分析］，アンビヴァレンス，良い対象／悪い対象

［文献］ Freud S（1905c），Klein M（1957）

愛［生物学］

　脳内に生ずるポジティブな情動である。ロマンチックな愛や母性愛など質的に多少異なるところがあるが，最近の fMRI の研究によると重複する部位での反応がみられる。恋人の写真を見つめているときには，前帯状回，島皮質，線条体，視床下部に主として反応活性が認められるが，母親が赤子を見ているときには，視床下部の反応はみられず，むしろ顔の認知領域に反応が強く出る。母性愛の場合は性的な反応ではないからであろう。線条体は報酬系に関係し，この部位の活性が上がれば，ドーパミンが分泌されていることを示す。愛は脳からのご褒美なのである。ドーパミンばかりでなくオキシトシンやバソプレシンなどの神経ホルモン物質も愛の絆の形成に関係していて，脳内のオキシトシンやバソプレシンの受容体の分布は線条体をはじめとして脳内にかなり広く分布している。したがって，愛は特定な感覚情報と，脳と，神経ホルモンの相互作用によって脳内に生ずるポジティブな情動なのである。その際に不安，恐怖などネガティブな情動に関係する扁桃体などの反応活性は低下する。　　　　　〔新井康允〕

⇨ドーパミン，オキシトシン，母性

［文献］ Bartels A, Zeki S（2004）

IRM　⇨生得的触発機構〔IRM〕

IRB

［英］institutional review board

　本邦では，IRB は「医薬品の臨床試験の実施の基準に関する省令」（GCP 省令）［厚生労働省医薬食品局審査管理課長 2008］の定める治験審査委員会と同義である。欧米では，各国の規制により IRB または倫理委員会が設置され，医薬品もしくは医療機器の製造販売の承認申請を目的とした臨床試験以外についても審査の対象であり，国ごとに状況は異なる。治験審査委員会は，GCP 省令 32 条に従い，

審査対象である治験が倫理的および科学的に妥当であるか，そして当該実施医療機関において行うことが適当であるかを審査しなければならない。また，当該委員会では，GCP省令31条に従い，治験責任医師からの重篤な有害事象についての報告等をもとに継続の適否や，モニタリング報告書等により実施の適切性についても当該委員会で審議しなければならない。当該委員会の構成要件はGCP省令28条に定められ，審議および評価するのに必要な資格および経験を委員会全体で保持するのに適切な構成が示されている。

〈中林哲夫〉

⇨治験，有害事象
[文献] 厚生労働省医薬食品局審査管理課長（2008）

IMR
[英] illness management and recovery

米国政府の開発になるもので，慢性の統合失調症や気分障害の患者が，その人に合った方法で自分の病気をマネジメントし，自分の生活を前進させるよう，毎週個人または集団で3～6ヵ月間，教材を用いた指導を受けながら取り組むプログラムである。IMRは，動機づけ，教育的，認知行動的手法を統合的に用い，宿題などの方法で利用者が情報とスキルを自分で日常生活に活用できるようにしている。

〈岡崎祐士〉

[文献] United States. Substance Abuse and Mental Health Services Administration (2003)

IQ　⇨知能指数

ICF　⇨国際生活機能分類〔ICF〕

ICD
[英] International Classification of Diseases

通常はWHOの制定した国際疾病分類のことをいうが，正式には「疾病および関連保健問題の国際統計分類（International Statistical Classification of Diseases and Related Health Problems）」といい，異なる国や地域から，異なる時点で集計された死亡や疾病のデータの体系的な記録，分析，解釈および比較を行うことを目的とした分類である。現行の第10版であるICD-10は22の章から構成されており，精神疾患関連は第5章で「精神および行動の障害」（Fコード）として分類されている。その大項目は以下の通りである。

F00-F09　器質性精神障害（症候性を含む）
F10-F19　精神作用物質使用による精神および行動の障害
F20-F29　統合失調症，統合失調型障害および妄想性障害
F30-F39　気分（感情）障害
F40-F49　神経症性障害，ストレス関連障害および身体表現性障害
F50-F59　生理的障害および身体的要因に関連した行動症候群
F60-F69　成人のパーソナリティおよび行動の障害
F70-F79　知的障害
F80-F89　心理的発達の障害
F90-F98　小児期および青年期に通常発症する行動および情動の障害
F99　　　特定不能の精神障害

ICDは1893年に国際統計協会作成による国際死因分類に端を発し，1948年のICD-6から所轄がWHOに移るとともに，死因だけではなく疾病・傷害分類も加わり，また精神障害の項目が初めて独立した章となった。以後，ほぼ10年ごとに改訂されてきたが，現行のICD-10 [1990] 以降の改訂は遅れ，ICD-11の公表は2014年に予定されている。日本では行政や疾病統計などでは公的にICDを使うことになっているが，臨床や研究ではアメリカ精神医学会によるDSM（Diagnostic and Statistical Manual of Mental Disorders，現行はDSM-Ⅳ-TR）も頻用されている。ICD-10からは当時のDSM-Ⅲ

[1980]との整合性を図り，また操作的診断基準を導入したが，診断基準と分類とにおいて相違点がある。現在，DSM-5が作成中で（2012〜2013年予定），ICD-11でもそれとの整合性が図られることになっているが，両者にはその使用目的に違いがあるため（ICDは世界のあらゆる地域で，非精神科医や医師以外の職種の人にも使われることを目的に作られている），内容には異なる点がいくつか出てくると予想される。 (飯森眞喜雄)
⇨ DSM
[文献] 中根允文，岡崎祐士（1994）

ICU症候群
［英］ICU syndrome

ICU（intensive care unit，集中治療室）で認められる精神症状をいう。変動する意識レベル，見当識障害，幻覚・妄想，精神運動興奮，睡眠−覚醒周期の障害，不安，抑うつなどを呈する。多くは急激に発症し一過性で1〜2日程度続くが，平均持続期間が2週間を超えるとの報告もある。本概念が提唱された当初，発症にはICUという特殊な環境の精神面への影響や身体疾患の予後への不安などの心理的反応の関与が大きいと考えられていたが，現在では精神症状の多くはせん妄によると考えられており，本用語の使用による病態の誤解や対応の誤りを避けるためにせん妄との診断を優先することが推奨されている。ICUでのせん妄の有病率は15〜40%程度とされるが，高齢者ではより高く，ICU内の設備や環境，身体疾患とその重症度によっても異なると考えられている。診断・治療はせん妄に準じる。 (鵜飼 聡)
⇨ せん妄，術後精神障害

アイゼンク
Hans Jurgen Eysenck 1916〜1997

ドイツ生まれの心理学者。ナチスの迫害を逃れ，フランスからイギリスへと移住。1955年からロンドン大学精神医学研究所心理学部門の教授を務めた。雑誌'Behaviour Research and Therapy'および'Personality and Individual Differences'の創刊編集長。80冊を超える著書，1600編を超える論文を著している。実証性にこだわり，心理学の科学性を重要視し，パーソナリティ，知能，行動遺伝学，行動療法の基礎研究の発展に大きく貢献した。外向性−内向性，神経症傾向（neuroticism）の次元を中心としたパーソナリティ理論を確立し，生物的要因と社会的要因の両者を包摂した個人差心理学を確立した。精神分析批判を激しく行うとともに，行動療法の基礎・臨床研究の発展にも大きく貢献した。わが国でも多用されているMaudsley Personality Inventory（MPI）等のパーソナリティ検査の著者でもある。 (坂野雄二)
⇨ 人格，行動療法
[主著] Eysenck HJ (1947), Eysenck HJ, ed. (1960, 1964), Eysenck HJ, Rachman S (1965)
[文献] MPI研究会編（1969）

あいだ

木村敏の人間学的・現象学的精神病理学の鍵概念の一つ。精神医学が扱う精神病理現象はすべて自己と他者（たち）の「あいだ」（関係）の病理と見なしうる。「あいだ」は，現実には自己と他者の「あいだ」（外在的・水平的な「あいだ」）と，自己と自己自身の「あいだ」（内在的・垂直的な「あいだ」）の二つの相で現象するが，それ自体としてはこの両相に分化限定される以前の根源的な潜勢態と考えられる。各自の自己をもった複数の個人がまずあってそれらの間に「あいだ」が形成されるのではない。各自の自己は潜勢的な「あいだ」の自己限定としてはじめて成立する。

和辻哲郎はその『人間の学としての倫理学』[1934]において，中国語の「人間」が外在的な「人と人の間」のみを意味している

のに対し，この語を輸入した日本人がこれを内在化して個々の人を指すようになったと述べている。人と人（自己と他者）の「あいだ」が自己と自己自身の「あいだ」でもあるという見方は，Kierkegaard S が『死に至る病』[1849] の中で，自己とは「関係が関係それ自身と関係する関係」であると同時に「この関係を設定した他者との関係」でもあると述べていることからも支持される。

「あいだ」がそれを挟む両項（我と汝）より本源的だとする思想はすでに Buber M によって語られているが，Buber では「あいだ」こそ自己存在の場であって「我」と「汝」はいずれもその現勢的な限定にすぎないという洞察はみられない。Husserl E のいう「間主観性」もすでに単独主観の存立を前提としている点で，「あいだ」から「自己」が現勢化されるという理解とは異なっている。木村の「あいだ」概念はむしろ，「自己というもの」と「自己が自己であるということ」との Heidegger M 的な意味での「存在論的差異」と親近性をもつ。　　　　（木村　敏）
⇨間主観性，アンテ・フェストゥム／ポスト・フェストゥム／イントラ・フェストゥム
[文献] Heidegger M (1927), Kierkegaard S (1849), 木村敏 (1972, 1988), 和辻哲郎 (1934)

愛他主義

[英] altruism
[独] Altruismus
[仏] altruisme

利他主義とも訳される。Freud A [1936] は，愛他主義を「攻撃者との同一化」とともに，防衛機制が組み合わされて生ずるものとして論じた。たとえば，異性を惹きつけたい願望が，超自我との葛藤を生じた際に，その願望を意識せずに他の人に投影し，その人が異性から称賛されるように手助けし，その人が称賛されるのをみて自分が喜び満足を得るなど，社会的に許容されやすい形で自分が間接的な満足を得るものである。これには，本能欲動の投影による他者への「愛他的な譲渡」[Bibring E] と，自己と対象との同一化の機制が働いている。また，愛他主義はこのような防衛機制としてだけではなく，マゾヒズムや置き換え，昇華の機制によってももたらされることがあり，道徳観念，社会的配慮，共感などの発達の基礎ともなる。さらに，Shapiro Y ら [1994] は，乳幼児にみられる本能的な行動と，非防衛的で本能に根ざした愛他感情との関連について論じ，愛他的な感情のもつ意義を捉え直した。　　（遠藤幸彦）
⇨防衛機制，同一化〔同一視〕，葛藤，投影，マゾヒズム，置き換え，昇華，共感
[文献] Freud A (1936), Shapiro Y, Gabbard G (1994)

愛着 ➡アタッチメント〔愛着〕

ITT 解析

[英] intention-to-treat analysis

実際に計画された介入を受けたか否かにかかわらず，割り付けた群にもとづいて患者のアウトカムを分析すること。RCT ではこの分析方法を用いることで無作為割り付けの効果が保たれることとなり，アウトカムに影響を及ぼす未知の重要な要因もそれぞれの群に均等に分布されると期待される [Guyatt G ら 2001]。

逆に使用可能なデータが得られた症例だけを集めて分析したものを available case 分析，このうち割り付けられた治療を実際に受けた症例を集めて分析したものを per protocol 分析と呼ぶことがある。

実際の臨床現場で治療決断する際には，治療開始時点では患者が治療を完遂するか脱落するかは予測できないため，実際に治療を受けた患者群で分析するのではなく治療を受ける意図をもった患者群を対象とした ITT 解析による情報が必要となるため，EBM では

臨床研究の結果報告にITT解析を推奨している。
〔渡辺範雄〕
⇨無作為化比較試験〔RCT〕，EBM〔エビデンス・ベイスト・メディシン〕
[文献] Guyatt G, Rennie D, ed.（2001）

ITPA
[英] Illinois Test of Psycholinguistic Abilities

イリノイ大学のKirk SAらが作成し1968年に公表された，子どもの言語能力を診断するための検査。①情報伝達回路（聴覚-音声，視覚-運動），②情報処理過程（受容，連合，表出），③コミュニケーションの習慣が個人内で組織されている程度（表象水準，自動水準）という3次元で構成され，10の下位検査で測定する。全体的な言語の発達レベルと言語に関する能力を個人内差の観点から測定するため，学習障害児や言語発達遅滞児の診断や治療計画に適している。日本版ITPA-1993年改訂版の適用年齢は3歳0ヵ月〜9歳11ヵ月である。言語学習能力検査。
〔森岡由起子〕

⇨学習障害，言語遅滞
[文献] 旭出学園教育研究所，上野一彦，越智啓子，服部美佳子（1993）

アイデンティティ　➡自我同一性

IPO〔パーソナリティ構造質問票〕
[英] The Inventory of Personality Organization

Kernberg OFらが開発した83項目5件法の自記式質問票である〔Clarkin JFら2001〕。Kernberg理論にもとづいて境界パーソナリティ構造を測定することが目論まれている。

Kernbergは精神力動論にもとづいてパーソナリティ病理の診断分類法を体系化し，パーソナリティ構造を神経症，境界，精神病に3分類した。その後各パーソナリティ構造の操作的診断法の開発に努力を傾注した。IPOはその一環として開発された。IPOは自記式の質問票を用いて力動的診断のスクリーニングを行うという野心的な試みでもある。

IPOは原始的防衛，同一性拡散，現実検討，攻撃性，道徳感の各下位尺度に分かれている。Lenzenweger MFら〔2001〕は非臨床群におけるIPOの信頼性，妥当性を確認している。しかし臨床群のスクリーニングテストとしての妥当性は未だ検証されておらず，今後の研究が期待されている。
〔菊池裕義〕
⇨境界パーソナリティ構造，カーンバーグ
[文献] Clarkin JF, Foelsch PA, Kernberg OF（2001），Lenzenweger MF, Clarkin JF, Kernberg OF, et al.（2001）

アウェークニング
[英] awakening

めざめ現象。精神症状，とくに統合失調症の急性期症状の改善によって，正しい状況認識が可能になること。あるいは，その結果，かえって不安や抑うつ，ときには自殺企図を含むさまざまな問題行動などを生じる現象のことをいう。作家のSacks Oの作品にヒントを得たCooper H〔1996〕が最初にこの意味でめざめ（awakening）という語を用いたとされる。新規に開発された非定型抗精神病薬の賦活作用や認知機能改善作用と関連づけて語られることが多いが，かつて精神病後抑うつと呼ばれていたものと重なる部分が大きいと考えられる。薬物の影響だけでなく，統合失調症の回復過程全体の中に位置づけて捉えるべき現象である。
〔岩井圭司〕
⇨第二世代抗精神病薬〔SGA〕，精神病後抑うつ
[文献] Cooper H（1996）

アヴェロンの野生児［症例］
[英] the wild boy of Aveyron
[仏] le jeune sauvage de l'Aveyron

1800年にフランス南部のアヴェロン（実

際にはタルタ）で，全裸の少年が保護されたというより，捕獲された。少年の年齢は12歳か13歳と推定された。彼はその後パリに連れて来られるが，その時点で新聞や知識人の間で「アヴェロンの野生児」として知られるようになった。若き整形外科医であったItard JMGは，この少年をVictorと名づけ，人間に成長させようと，4年間療育を試みた。しかし，この子どもは最後まで話すようにはならず，野生の状態のままであったといわれている。Itardやこの少年の状態を最初に記載した博物学者 Bonnaterre PJ神父の記録によると，この少年は，言葉を話さず，情緒的接触に欠け，また感覚器官の感受性の乏しさを示した。また，Itardの観察によると，物の配置へのこだわりや，枯葉を投げ入れて水面をじっと見つめる行為や，光るものへの執着があった。アヴェロンの野生児は，幼児期から森の中で成長したのではなく，自閉症であって，ある年齢まで養育されたのち，家から逃げ出したかあるいは遺棄されたため，森の中をさまよっていたと考えてよいであろう。

(石坂好樹)

[文献] 石坂好樹（2008），Itard JMG（1801,1807），Lane H（1976）

アウグステ・データ [症例]
Auguste Deter

アルツハイマー病の第一症例。鉄道事務局書記の妻であったが，夫の顔も見分けることができず，興奮状態となり，51歳時1901年11月にフランクフルト市立精神病院に入院し，Alzheimer Aが主治医を務めた。入院時，すでに時間・空間・人物の失見当識があり，幻覚妄想を呈していた。記銘力は重度に障害されており，錯語，保続症があった。その後失禁，寝たきりとなり4年半後（1906年4月8日）に死亡した。彼女のカルテは1995年にフランクフルト大学精神医学教室のMaurer K教授により発見された。アウグステ・データが死亡した時にAlzheimerはミュンヘン大学の精神医学教室に転勤していたが，彼女の剖検脳はミュンヘンに送られ，その詳細な検討結果にもとづいて，Alzheimerは1906年11月3日チュービンゲンで開催された第37回南ドイツ精神医学会において"Über eine eigenartige Erkrankung der Hirnrinde（大脳皮質の特有な一疾患について）"の演題名で報告した。そして，Kraepelin Eの精神医学教科書第8版'Psychiatrie: Ein Lehrbuch für Studierende und Ärzte, 8 Aufl.'［1910］にアルツハイマー病（Morbus Alzheimer）という病名が初めてとり上げられた。ヨハン・ファイグル（Johan Feigl）はアルツハイマー病の第二症例とされている。

(武田雅俊)

⇨アルツハイマー型認知症，アルツハイマー

アウトリーチサービス
［英］outreach service

アウトリーチの原意は「手を伸ばす」であるが，医療や福祉の分野では「アウトリーチサービス」とし，「潜在的な利用希望者に手を差し伸べ，利用を実現させる取り組み」を意味している。歴史的には1970年代に始まった脱施設化により医療福祉サービスが受けられなくなるのを防ぐために出前（delivery）サービスが行われ，アウトリーチサービスと称された。mobile psychiatric emergency service（移動精神科救急サービス）やACT（assertive community treatment, 包括的地域支援）はその代表である。現在，日本における精神医療福祉サービスとしては，いわゆる訪問系の医療福祉サービスがこれにあたり，医療系では往診，訪問診療，訪問看護，訪問リハビリテーション，訪問薬剤管理指導，訪問食事栄養指導がある。福祉系のアウトリーチサービスとしては，ヘルパー事業がある。

(澤 温)

⇨ACT，脱施設化，訪問看護，早期介入

[文献] 澤温（2008, 2011）

アウラ　➡前兆

青い鳥症候群
[英] blue bird syndrome
　1970年代以降の日本に一部みられた高学歴青年の社会病理である。有名企業や中央官庁へ就職したにもかかわらず，自分の才能を発揮する場が充分に与えられぬなどの理由をつけて，周囲に唐突ともみえる安易な転職を繰り返す若者で，自己同一性拡散状態ではあろうけれど，疾病ではない。高度経済成長期の徒花であろう。21世紀に入って転職を繰り返している青年の病理とは異なる。

（清水將之）

➪ピーターパン症候群
[文献] 清水將之（1983）

アーガイル・ロバートソン症状
[英] Argyll Robertson's phenomenon
　輻輳反射は保たれるが，対光反射が消失した状態で反射性瞳孔硬直ともいう。通常は両側性に縮瞳し非対称で，アトロピンなどの散瞳薬にも反応が不充分となる。イギリスの眼科医 Robertson DA によって，脊髄癆患者に共通している症状として報告された。一般に，神経梅毒でみられ，動眼神経より吻側での対光反射路の障害による。縮瞳を伴わない輻輳と対光反射の解離のみの場合は，糖尿病，脳炎など他の脳障害でも生じる。

（坂村　雄）

➪神経梅毒，進行麻痺
[文献] Robertson DA（1869a, 1869b）

アカシジア　➡錐体外路症状

アカデミックハラスメント
　大学キャンパス内で生じる，パワーハラスメントの一つ。大学の構成員が他の構成員に対して自身の地位や権力を乱用して，教育指導や研究活動や労働に関連する妨害や嫌がらせや不利益を与えることである。この用語は日本の医学部で初めて使用された。大学側の隠蔽工作，閉鎖性，教員側の脅し，学生側が事態を受動的に受け止めてしまう人権意識の弱さなどによって加害が正当化されやすく，隠蔽されやすい。

（井上果子）

➪パワーハラスメント，セクシャルハラスメント

秋元波留夫
あきもとはるお　1906～2007
　長野市にて出生。松本高校，東京大学医学部卒業後，1929年北海道大学医学部精神医学教室（内村祐之教授）に入局。1934年4月第33回日本神経学会（日本精神神経学会の前身）総会で，秋元波留夫，内村祐之，大山恭次郎の連名で，「あいぬノいむニ就イテ」映画示説を行っている。炭坑のガス爆発で被災した一酸化炭素中毒後遺症の患者の研究から，1935年『失行症』を出版。東大講師を経て1941年金沢医科大学（現・金沢大学医学部）教授となる。戦後間もなく世間の耳目を集めた「蟹光尊」や「自称京都帝国大学教授土屋濁水」の精神鑑定にあたった。金沢大学在職中は視床の電気生理学的研究，てんかんの実験的・臨床的研究を行った。1958年東大教授となり，1966年東大定年退職後，国立武蔵療養所所長，東京都立松沢病院院長を歴任。その後，共同作業所全国連絡会（現在のきょうされん）関係の社会福祉法人の理事長や顧問を歴任，日本精神衛生会会長も終身務めた。東大退職後執筆活動に精励，米寿の祝いに弟子たちから贈られたパソコンを使い始めてから著書・訳書は枚挙にいとまがないほどである。てんかん分野での貢献により1990年，William G Lennox 賞受賞。2007年4月25日101歳の高齢で死去。

（山口成良）

[主著] 秋元波留夫（1935, 1966, 1989, 2002）
[文献] 山田禎一 編（2007），山口成良（2008）

亜急性海綿状脳症
[英] subacute spongifirm encephalopathy；SSE

プリオン病患者では，脳に空洞ができスポンジ（海綿）状態になる。このような特徴にもとづきプリオン病を病理学的側面からみて名づけた名称である。プリオン病の代表的な疾患であるクロイツフェルト＝ヤコブ病（CJD）では神経細胞の著明な脱失，異常星形グリアの増生とともに海綿状変化が認められるが，これらは大脳皮質，基底核，視床，小脳に顕著である。海綿状変化は，海綿状の小空胞が灰白質に出現し，この小空胞が粗大となり完成する。ヒト以外にも羊や山羊のスクレーピー，ウシ海綿状脳症，鹿の慢性消耗病，伝達性ミンク脳症，ネコ海綿状脳症などがある。コドン102変異を有し遺伝性プリオン病に分類されるゲルストマン＝ストロイスラー＝シャインカー（Gerstmann-Straussler-Scheinker；GSS）病のうち，古典的GSSでは大脳皮質に海綿状変化を認めるが，痙性麻痺型GSSでは基本的には海綿状変化を認めず，すべてのプリオン病に海綿状変化を認めるわけではない。現在，抗プリオン免疫染色で異常プリオン蛋白を検出できるようになったため，病理学的診断は，この染色の陽性所見が指標となっている。プリオン蛋白の沈着パターンにはシナプス型とプラーク型がある。孤発性CJDではほとんどはシナプス型であるが，シナプス型に加えてプラーク型の異常プリオン蛋白が塊状となって小脳皮質や大脳皮質に沈着する病型もあり，これらの臨床像は失調・認知症型である。　　　（数井裕光）
⇨プリオン病，クロイツフェルト＝ヤコブ病，狂牛病〔ウシ海綿状脳症〕，ゲルストマン＝ストロイスラー病，スローウイルス感染症

亜急性硬化性全脳炎
[英] subacute sclerosing panencephalitis；SSPE
[独] subakute sklerosierende Panenzephalitis

小児の重症な進行性中枢神経疾患で遅発性ウイルス感染症の一つであり，ほとんどが14歳以下で発症する。潜伏期間は2〜10年，発生頻度は麻疹ワクチン接種率と関係するが，わが国では年間数人程度である。変異した麻疹ウイルスが原因であるが，通常の麻疹ウイルスは宿主の細胞外では被殻に包まれたビリオンという形態をとって拡散するのと対照的に，本疾患においては隣接する細胞と融合しながらウイルスが移動すると考えられており，そのため潜伏期間が極端に長い。臨床症状として，性格変化，知的退行，ミオクローヌス，けいれん発作，失立発作が認められ，検査上は血清麻疹抗体価の上昇および髄液中の麻疹抗体検出，髄液内IgG-indexの上昇，脳波上は周期性群発を認める。治療法としては，抗ウイルス薬物治療および理学療法などが行われるが，根治的な治療はない。神経病理学的には，炎症反応とウイルスによる核内封入体が認められ，大脳白質の脱髄が優勢であるが，タウ蛋白の蓄積である神経原線維変化も認められており，タウオパチーの一疾患である。神経細胞に加えグリア細胞内に嗜銀性異常構造物が認められることがある。　　（田中稔久）
⇨タウオパチー

[文献] 新井信隆（2005），二瓶健次，楠原浩一，堀田博ほか（2007）

悪性症候群
[英] neuroleptic malignant syndrome
[仏] syndrome malin

主として抗精神病薬の投与後，比較的早期に発現する重篤な副作用の一つであり，高熱，意識障害に加え，振戦，筋強剛などの錐体外路症状や，発汗，頻脈などの自律神経症状を

主徴とし，適切な治療を行わなければ致死性の転帰をとる危険性もある一連の症候群である。悪性症候群の概念が成立する以前から致死性高熱症を呈した症例報告［Ayd FJ 1956］はみられたが，悪性症候群の呼称で最初に複数例の報告をしたのは Delay J ら［1960］である。発症頻度は抗精神病薬服用患者のおおむね1％前後と見積もられ，致死率は1970年以前の報告では76％と高かったが，症例報告の増加とともに知識の普及が進み，早期発見・早期治療が貢献したことや不全例・軽症例の報告が増加したこともあり，1980年頃には20％台にまで低下している。Levenson JL［1985］，Pope GH ら［1986］，Caroff SN & Mann SC［1993］の診断基準の提唱を経て，DSM-IV の診断基準では，高熱，筋強剛に加え，発汗，嚥下困難，振戦，尿失禁，意識水準の変化，無言症，頻脈，血圧の上昇または不安定化，白血球増多，筋損傷の臨床検査所見の10項目の中から2項目以上が診断成立の要件とされている。悪性症候群の発症機序はまだ十分に解明されていないが，中枢ドーパミン機能不全が想定されており，このほかドーパミン・セロトニン不均衡仮説［山脇成人 1986］や骨格筋異常説などが提唱されている。対策は早期発見に努め，まずは原因薬剤となった抗精神病薬を早期に中止することである。薬物療法としてはダントロレンナトリウムが第一選択薬であり，このほかブロモクリプチンなどのドーパミン作動薬の有効性も報告されている。症状改善後の抗精神病薬の再投与については，必要性を十分に検討した上で，必要な場合には低用量から慎重に開始する。

（稲田俊也）

⇨抗精神病薬，錐体外路症状，向精神薬副作用

【文献】 Delay J, Pichot P, Lemperiere T, et al. (1960), 稲田俊也，八木剛平（2001）

アクチグラフ

［英］actigraph

　主に非利き腕に装着し，圧センサーによる加速度圧から，活動量を連続して測定する腕時計大の行動量測定装置。非侵襲的に長期間連続した睡眠覚醒パターンや概日リズムを客観的に推定する検査（actigraphy）の手段。日中の眠気や睡眠状態誤認の観察，治療効果の判定にも用いる。数種の解析推定式が提唱されている。睡眠効率や入眠潜時などの睡眠内容に関する終夜睡眠ポリグラフ検査との一致率は，睡眠障害で若干低下するが，健常人で90％以上が得られている［Sadeh A ら1995］。

（山寺　亘）

⇨睡眠ポリグラフィー，睡眠障害

【文献】 Ancoli-Israel S, Cole R, Alessi C, et al. (2005), Sadeh A, Hauri PJ, Kripke DF, et al. (1995)

アクティベーション症候群〔賦活症候群〕

［英］activation syndrome

　抗うつ薬の服用開始時あるいは増量後にみられる中枢刺激症状を指して用いられる。抗うつ薬の不安惹起作用は，統合失調症やパニック障害の治療初期に起こることが以前から知られていた。2004年に米国食品医薬品局（FDA）が発表したトーク・ペーパーにより，この問題が大きく注目されるようになった。FDA は，抗うつ薬服用中の自殺関連事象につながる可能性があるとして，不安・焦燥・パニック発作・不眠・易刺激性・敵意・攻撃性・衝動性・アカシジア・軽躁あるいは躁の症状を挙げ，これらをアクティベーション症候群と名づけた。ただし，概念と定義が明確でないことから，jitteriness syndrome, jitteriness/anxiety syndrome［Sinclair LI ら 2009］など別の名称も使われており，国際的には定着していない。アクティベーション症候群は，抗うつ薬の服用と関連する自殺関連事象の増加あるいは衝動・他害行為の増加に

関連している可能性が議論されている。また、思春期・若年成人、双極性障害、パーソナリティ障害、脳器質性疾患のうつ状態に用いた際に問題となりやすい［日本うつ病学会 2009］。SSRI や SNRI で問題視されたが、三（四）環系抗うつ薬でも起こる。

（神庭重信）

⇨抗うつ薬，SSRI〔選択的セロトニン再取り込み阻害薬〕，SNRI〔セロトニン・ノルアドレナリン再取り込み阻害薬〕

[文献] Food and Drug Administration (2004)，日本うつ病学会，抗うつ薬の適正使用に関する委員会 (2009), Sinclair LI, Christmas DM, Hood SD, et al. (2009)

アクティングアウト　➡行動化

アクティングイン

[英] acting in
[仏] acting in ; mise en acte

　精神分析の治療場面内で生じる行動化。言葉の交流がなされているようにみえても、実際には内的対象関係が実演されているにすぎない状態を指す。転移状況で惹起され、想起や言語化に対する抵抗としての側面と、コミュニケーションとしての側面とがある。しかし、ここに治療的側面を見出しうるとの見解がある。

　Joseph B［1978, 1985］は、転移の全体状況において、投影同一化を用い原初的な対象関係や防衛、葛藤が実演されるが、分析家の逆転移を通して被分析者の内界を捉えうるとした。Renik O［2006］は、エナクトメントという用語を充て「当人が必ずしも意識できないような個人的な動機が、行動によって表現される」と定義した。分析家-被分析者における相互交流から生じる被分析者の過去の行動が再演されていること、あるいは双方の相互交流的な行動を指す。Winnicott DW［1971］は治療的性質を劇化として示している。

（鈴木智美）

⇨行動化，転移，逆転移，エナクトメント

[文献] Joseph B (1978, 1985), Renik O (2006), Winnicott DW (1971a)

ACT　アクト

[英] assertive community treatment

　積極的地域治療プログラム、包括型地域生活支援プログラムなどと訳される。1970年代に米国ウィスコンシン州マディソンで Stein LI や Test MA らによって創始された地域生活支援プログラム。ACT は、①精神障害が重篤で安定した地域生活が営めない人を対象とし、②精神科医を含む多職種からなるチームが、③ケースロードを通常1：10程度に抑え、④ケアマネジメントの手法を用いて、⑤積極的に自宅訪問を行うことにより、⑥医療から生活支援、就労支援までを含む幅広いサービスを、⑦原則24時間対応で、⑧ニーズがなくなるまで、集中的、包括的に直接提供することを特徴とする。他の既存のプログラムに比較して、精神科病院の入院日数を減少させるなどの効果が実証された結果、米国をはじめ世界各国で広まりつつあり、日本でも国立国府台病院において2002年から開始された試行事業に引き続き、京都、岡山など各地で新たなチームが活動を開始している。

（白石弘巳）

⇨コミュニティケア，ケアマネジメント

[文献] Stein LI, Test MA, ed. (1978)

悪魔憑き

[英] demonomania
[独] Dämonomanie

　憑くもの（憑依者）が悪魔である憑依状態であるが、日本ではまれである。悪魔は主にキリスト教の産物であるため日本にみられないのは当然で、症例報告もキリスト教との関連をもつ［井野恵三 1982］。憑いた悪魔を取り払う儀式を悪魔払いというが、これを題材にした映画をみて、精神症状を引き起こした症例の報告もある［Bozzuto JC 1975］。類似する

西欧の俗信に，夢に出てくる悪魔（夢魔）がある。夢魔には睡眠中の女性を襲い悪魔の子を妊娠させる男性型のインキュバス（incubus）と，睡眠中の男性を襲う女性型のサキュバス（succubus）があるという。 (大宮司信)
⇨憑依妄想，けもの憑き妄想
[文献] Bozzuto JC (1975)，井野恵三 (1982)

悪夢
[英] nightmare

レム睡眠期に起こる恐ろしい夢によって覚醒する現象である。通常，経過を追っているうちに消失もしくは減少することが多く，一般的には治療を必要としない。Freud S は夢を無意識的願望充足の試みと捉え，睡眠に先行する覚醒期間の感覚的摂取物を処理し，眠りを保護するものと考えている。しかし，不快な感情や恐怖を伴い，体験を反復するような型にはまった内容の外傷性の夢はその例外であり，トラウマに対する治療を要する。

(川畑友二)

⇨夢，トラウマ

アクロポリス体験
[英] Acropolis experience

1904年9月，Freud S がアクロポリスで過ごした2時間の間に体験した非現実感のことで，防衛機制の一つである非現実化の体験を意味する。彼は目の前にあるものが実在しているのか信じられず「アクロポリスにいるのは本当だろうか」と同伴の弟に訊ねたという。目の前にあるものが信じられなくなるこの体験を Freud は，貧しい医学生の時には叶わなかった訪問が実現したために生じた体験であると解釈し，父の成し遂げた以上のことをして父をしのぎたいという願望に結びついているとした。

(小此木加江)
⇨非現実感
[文献] Jones E (1953-1957)

アゴニスト〔作動薬〕
[英] agonist

神経伝達物質，ホルモン，栄養因子などの生体内の生理活性物質には，特異的に結合する受容体が細胞膜上や核内に存在する。この受容体に作用して情報を細胞の内部に伝え，最終的に生理的作用を引き起こす物質をアゴニスト（作動薬）と呼ぶ。生体内の物質は本来のアゴニストであるので，完全アゴニスト（full agonist）と呼び，最大の生理作用をもたらす。一方，アンタゴニスト（拮抗薬）とはアゴニストと同じ受容体に作用するが，アゴニストの作用を阻害するものをいい，それ自体は生理活性をもたない。アゴニストが受容体結合後にもたらす生理作用の強さを内因活性（固有活性：intrinsic activity）と呼ぶ。すなわち，完全アゴニストの内因活性は100％とされ，アンタゴニストの場合は0％となる。実際はこの中間の内因活性を示すものがあり，部分アゴニスト（partial agonist）と呼ばれる。アゴニストの受容体に対する結合のしやすさを親和性（affinity）といい，親和性の高いものほど低用量で有効である。一般に，アゴニストがどの程度の生理作用をもたらすかは，その受容体に対する親和性と内因活性の両者によって決定される。精神科領域の治療薬は受容体に対するアゴニストやアンタゴニストであることが多い。ちなみに，ベンゾジアゼピン系抗不安薬や睡眠薬は，GABA-A 受容体に存在するベンゾジアゼピン受容体のアゴニスト，抗パーキンソン病薬のいくつかはドーパミン D2 のアゴニストである。また，抗精神病薬の多くはドーパミン D2 受容体のアンタゴニストである。アゴニストでありながら，通常の逆の生理作用を引き起こすものを，逆アゴニスト（インバース・アゴニスト）と呼ぶが，精神科領域では臨床的な応用には至っていない。 (仙波純一)
⇨受容体
[文献] 吉岡充弘 (2009)，Stahl SM (2000)

亜昏迷 ➡昏迷

アジソン病
[英] Addison's disease

　Addison T [1855] により初めて記載された。原発性副腎皮質機能低下症であり，副腎皮質からのステロイドホルモン分泌が慢性的に低下している状態。主な原因は自己免疫異常（特発性）と結核である。その他，副腎出血・梗塞，感染症，薬剤によるものなどがある。症状は，皮膚色素沈着，全身倦怠感，電解質異常などである。診断は，副腎皮質ステロイドホルモンの基礎分泌と予備能の低下による。治療は，ホルモン補充療法が行われる。

（仁王進太郎）

➡副腎皮質機能低下症，ACTH
[文献] Addison T (1855)

芦原将軍［症例］

　本名芦原金次郎（あしはら・きんじろう，1850～1937）。明治時代から昭和初期にかけて日本中に有名だった誇大妄想患者。

　越中高岡に生まれ，維新後一家で江戸に出，本人は埼玉県深谷の櫛屋に引き取られた。20歳ごろ誇大妄想をもって発病し，25歳ごろから将軍と称しはじめた。妄想に伴う乱暴や宮城付近徘徊などで何回か懲役に付された。1882年から死去まで，途中脱走退院もあったが，東京府癲狂院→東京府巣鴨病院→東京府立松沢病院に収容されていた。1887年からは帝と称し「勅語」を出した。その時に応じて時局を論じたので，新聞記者に恰好の取材対象であり，見学者は彼と写真をとった（有料）。呉秀三院長は，精神病者とはこわいものばかりではないと，彼を宣伝塔にしたのだろう。晩年に妄想にかげりのでたことが，小説の題材になっている。その病には慢性躁病説と妄想性痴呆説とがある。脳にはさしたる変化はなかった。

（岡田靖雄）

➡誇大妄想，松沢病院

[文献] 兒玉昌（1928），岡田靖雄（1981b）

阿闍世コンプレックス
[英] Ajase complex
[独] Ajase-Komplex
[仏] complex d'Ajase

　古澤平作［1932］は仏典（涅槃経，教行信証，観無量寿経など）の阿闍世の物語を基にした精神分析理論を提起し，論文「罪悪感の二種（阿闍世コンプレックス）」を1932年にFreud Sに提出した。古澤はエディプスコンプレックスにおける，父への敵意のために処罰される恐怖を内在化した処罰おそれ型罪悪感と対比して，阿闍世コンプレックスの「懺悔心」すなわち，母への敵意を抱くも母の愛情と許しにより生じる許され型罪悪感を主題とした。小此木啓吾［2001］がこれを明確化・発展させ国際交流に努め，以下の研究が進められた。①母親の子どもをもつことをめぐる葛藤とその世代間伝達。②その母親の葛藤に対して子どもが抱く未生怨（出生にまつわる怨みを指す）と母親への殺意。③許され型罪悪感とGrinberg Lの修復型罪悪感やFreudの原父殺害後の悔やみとの比較検討など罪悪感の研究。④仏教的な母への救いの意義，エディプス心性を母子関係に置き換える日本的心性への批判など。

（高野 晶）

➡エディプスコンプレックス［フロイト］，古澤平作，小此木啓吾
[文献] 古澤平作（1932），小此木啓吾（2001）

アシャッフェンブルク
Gustav Aschaffenburg　1866～1944

　ドイツのユダヤ系精神医学者，精神科医。父親はタルムード学者で商人。ツヴァイブリュッケン（ラインランド）に生まれ，ケルンのギムナジウムを卒業後，ハイデルベルク，ヴュルツブルク，ベルリンなどの各大学で医学を学ぶ。1890年，論文「震顫せん妄の症候学」によりシュトラスブルク大学で学位取

得。翌年，ハイデルベルク大学精神病院の助手となり，1895年教授資格を得る。1901年ハレ大学の司法精神科病棟医長に転じ，私講師を兼任する。1904年，ケルン大学精神科教授。第一次大戦中はドイツ軍の精神科鑑定医となり第二級鉄十字勲章を得るが，ユダヤ人であることから1934年職場を追われる。1939年スイスへ亡命し，そこからアメリカへ渡った。はじめはワシントンのアメリカ・カソリック大学で，のちにボルチモアのジョンズ・ホプキンズ大学で犯罪心理学の教授となる。1942年にはアメリカ精神医学会の名誉会員となるが，1944年ボルチモアで死去。Aschaffenburgはドイツにおける近代的司法精神医学の基礎を築いた人物とされている。

（小俣和一郎）

⇨犯罪精神医学
[**主著**] Aschaffenburg G (1903, 1912)
[**文献**] Strauss HA, Roeder W (1983)

アズイフパーソナリティ

[英] as if personality
[独] Als-ob Persönlichkeit

境界例など重いパーソナリティ障害をもつ人が精神分析で示す独特な転移現象の分析から明確になったパーソナリティ特性で，「あたかもよい適応をしているかのようにみえる」ところから「かのような」パーソナリティともいう。この言葉を作ったのはDeutsch Hである。彼女は1934年にこの現象を初めて報告し，1942年にさらに詳しく概念化した。その特徴は，完璧に正常であるかのような環境に対する見せかけのよい適応と現実との関係をたえず維持しようとする傾向，外界からの信号をすばやくキャッチし自分をそれに合わせるような他者の考えや感情への偽りの同一化，真の対象恒常性の欠如，内的空虚さなどである。この概念は，その後のパーソナリティ研究の基礎になっただけでなく，分析技法にも大きな影響を与えた。Malcolm RRは「あたかも治療者の解釈に同意したかのように」して真の洞察や変化に対する抵抗を「アズイフ」防衛組織として抽出した。

（狩野力八郎）

⇨スキゾイドパーソナリティ，境界例，転移［精神分析］
[**文献**] Deutsch H (1942), Malcolm RR (1992)

アスペルガー

Hans Asperger　1906〜1980

オーストリアの小児神経科医。1908年来，児童精神医学を実践していたウィーン大学小児科治療教育病棟にウィーン大学在学中より出入り。卒業時には主任教授Pirquet C（ユダヤ系）の自殺によって後任となった国家社会主義信奉者Hamburger F（アーリア系）に弟子入り。錚々たるドイツ精神病理学者の元で研修後，小児科医Lazar E（ユダヤ系）死去で空席になっていた上記病棟の主任に抜擢。1938年即ちオーストリアがドイツに統合され，精神病や精神遅滞に安楽死が導入される準備段階の時期，上級医師を対象に演説（『ウィーン週刊医学雑誌』にも掲載）。社会性を欠き逸脱行動をとるも，治療教育によって就労可能になり，中には天賦の才を活かして創造性を発揮する「自閉性精神病質」は国家に貢献するので安楽死の対象とすべきでない，という内容。優生思想や民族医学の必要性を冒頭で謳っていたためか，1944年の教授資格試験の論文「小児期における自閉性精神病質」以降，終生，自著に文献として引用せず，アスペルガー症候群（ドイツ語圏では1970年にBosch Gが英語で命名）だけでなく子どもの自閉症の名祖でもあることは2002年まで知られていなかった。戦後はザルツブルク大学小児科学教授を経て，古巣ウィーン大学に戻り，1952年，主著『治療教育学』を上梓。1971年には国際小児科学会（ウィーン）の会長。児童の障害全般について啓発活動に貢献。晩年に知ったKanner L

の早期幼児自閉症（Asperger の着想を剽窃した可能性が高い）は精神病であり、パーソナリティの偏倚である自閉性精神病質とは連続線上にはあるが、区別すべきだとした。自閉への精神療法は、患児のこだわりを受け入れながら繰り返し達成課題を申し渡す、Hamburger の情動回帰療法を戦前も戦後も踏襲した。敗戦で追放された Hamburger について、ラジオ放送で、ゲシュタポによる追及（見付かれば安楽死が適用された、あるダウン症児を治療教育病棟に入院させていた件など）から自分を救ってくれた恩人と讃えている。

(石川 元)

⇨自閉的精神病質、自閉症、高機能自閉症、アスペルガー症候群、治療教育、フリッツ［症例］

[主著] Asperger H (1938, 1944, 1952, 1977)
[文献] Bosch G (1962), Hamburger F (1939), 石川元（2007, 2010, 2011）

アスペルガー症候群
［英］Asperger's syndrome

Asperger H というオーストリアの小児科医が「小児期の自閉的精神病質」[1944] をドイツ語で発表し、この論文がアスペルガー症候群の原型となった。Asperger [1944, 1967] が記載した子どもは、①社会的に奇妙で不適切な一方的なかかわり方や超然とした態度、自己中心的、深刻な社会性の問題をもつ、②コミュニケーションについては自分の関心ごとについて話すときは言語表現が豊かであるが、話がまわりくどい、言葉を反復的に使用する、字義通りに受け取る、非言語性のコミュニケーションが乏しい、③限局された興味・関心や反復的なルーティンがある、④協応運動が未熟、⑤常識の明白な欠如などの特徴がある。わが国では平井信義 [1968] の紹介により注目され、Kanner L [1943] の提唱した小児自閉症との異同や支援方法などを巡って多くの議論がされた。Asperger の論文は英語圏においては注目されない時代が続いたが、Wing L [1981] が紹介したことにより急速に関心が高まった。なお Wing は精神病質の用語を避け Asperger's syndrome の用語を提唱した。Wing は Gould J と共同で行った疫学研究 [1979] の結果から自閉症とアスペルガー症候群を連続した障害とみなし、自閉症スペクトラム概念を提唱した。一方、Asperger 自身は性格の偏りとみなし、自閉症とは別の状態とみなした。Asperger も Kanner と同様に社会性の障害を強調したが、それはかかわりの乏しさではなく、かかわり方の奇妙さであり、コミュニケーション障害の特徴はコミュニケーションの乏しさではなく、ペダンティックで一方的な会話にある。DSM-Ⅳ、ICD-10 の 2 つの国際的診断基準においてアスペルガー障害概念は採用され広汎性発達障害のサブカテゴリーとして位置づけられた。しかしながら、DSM-Ⅳ、ICD-10 のアスペルガー障害概念は Asperger の概念とも Wing の概念ともかなり異なり議論を生んだ。アスペルガー症候群概念が知られることにより、成人の精神医学においても発達障害の概念の重要性が高まった。成人の精神外来を抑うつや不安などの一般的主訴で受診する患者の中にもアスペルガー症候群の人が少なからずいる可能性がある。

(内山登紀夫)

⇨アスペルガー、フリッツ［症例］、カナー、ウィング、L.、発達障害、広汎性発達障害、高機能自閉症、自閉症、自閉症スペクトラム、コミュニケーション障害

[文献] Asperger H (1944), 平井信義 (1968), Wing L (1981), Wing L, Gould J (1979)

アセチルコリン
［英］acetylcholine

神経伝達物質として、運動神経の神経筋接合部、副交感神経終末、神経節の節前線維終末、および中枢神経系に広く存在する。コリンよりコリン-O-アセチルトランスフェラー

ゼ（CAT）によって合成され，シナプス小胞に貯蔵される。アセチルコリンはシナプス間隙に放出され，後シナプス性受容体と前シナプス性自己受容体に作用し，アセチルコリンエステラーゼ（AchE）によって速やかに分解される。アセチルコリン受容体（AchR）は，ムスカリン受容体（mAchR）とニコチン受容体（nAchR）に大別される。mAchRは，G蛋白質共役受容体であり，M_1〜M_5の5種類のサブタイプがあり，副交感神経の神経終末と中枢神経系に分布する。nAchRは，イオンチャネル型受容体であり，5個のサブユニット蛋白より構成され，その組み合わせによりⅠ〜Ⅳの4種類のサブファミリーに分けられる。うちⅠ〜Ⅲを神経型，Ⅳを筋肉型と呼ぶ。脳内ではアセチルコリン作動性神経の起始核は前脳基底部に密に分布し，大脳皮質や辺縁系に広く投射する。中脳にも分布し，上行性脳幹網様体賦活系の一部となる。これらは記憶や学習などの高次脳機能や睡眠・覚醒などの生理機能において重要な働きをし，アルツハイマー病をはじめ，多くの精神疾患の病態に関与すると考えられている。線条体では介在ニューロンとして錐体外路系を制御し，mAchR拮抗薬はパーキンソン病の治療に用いられる。ドネペジルなどのAchE阻害薬はアルツハイマー病の進行を遅らせる効果がある。三環系抗うつ薬や抗精神病薬では抗mAchR作用により口渇，便秘，尿閉などの自律神経症状を生じる。ニコチンは，前シナプス性nAchRを介してドーパミン放出を促すために，依存症が形成される。重症筋無力症は，神経筋接合部のnAchRに対する自己抗体を生じる自己免疫疾患である。サリンや有機リン系農薬による中毒は，AchE活性を阻害するため，アセチルコリンが分解されず，筋収縮が持続し，呼吸麻痺をきたす。

（黒木俊秀）

⇨神経伝達物質，イオンチャネル，向精神薬副作用，ニコチン

[文献] Felder CC（1995），Kalamida D, Poulas K, Avramopoulou V, et al.（2007）

アセチルコリン受容体　➡アセチルコリン

遊び
[英] play

　遊びは，本来きわめて柔軟で創造的で主観的であり，何ものにも縛られないものである。一方ゲームとしての遊びには規則（ルール）がある。その規則には相手との合意が必要であり規則を守りながら競うことになる。また，遊びには，合間，ゆとり，余裕という意味がある。遊びの中で経験される出来事が新しい経験となり，それまでの経験が遊びの中で生かされることになる。遊び道具としてのおもちゃがあるが，母親は子どもにとって最初のおもちゃであり，この上なく魅力的なおもちゃでもある。独り遊びと集団としての遊びがあるが，独りで遊べる能力は，安心して遊べるという状況であることが必要であり，見守る母親の存在が不可欠である。現実の母親の存在ではなく，心の中に遊びを見守る母親の存在があることが必要である。独り遊びとしての空想遊びは，ごっこ遊びにつながる。集団としての遊びには，ごっこ遊びがあるが，象徴遊びである。想像上の状況と役割演技をする創造的な遊びでもある。また，真似をする模倣遊びでもある。この場合，遊びの創造性だけではなく，遊びを通して遊び相手とのコミュニケーションが展開する。そして，手足を操ることを練習し運動機能を発達させることにもつながる。また相手のあるゲーム遊びを通して，勝敗や駆け引きから満足や悔しさを経験する。かくれんぼうには，見つける側にとって，相手が見えないけれどどこかにいるに違いないという確信と，隠れる側の必ず探してくれるという確信が必要である。また，新しい遊びには好奇心が伴うものであるが，幼い頃の再現であったり，新たに考え出

したり，何かを感じたり，実際に試したりしながら子どもの成長にとって非常に重要な経験である。大人にとっても遊びは，夢中で遊んだ頃への退行を促すばかりではなく，新鮮で心を動かされるものである。　　　（松田文雄）
⇨プレイセラピー，退行
[文献] Newson J, Newson E (1979), Segal H (1991)

遊ぶこと
[英] playing

　英国対象関係論の精神分析家 Winnicott DW が乳幼児の心的発達において重視した概念。乳幼児が空想と現実のあいだ，自分と母親のあいだ，こころの内側と外側のあいだで営む真剣な活動である。遊ぶことの舞台となるそうした領域は中間領域，もしくは可能性空間と呼ばれる。それは乳児が母親への絶対的依存から脱出して，外的現実と非外傷的に万能感を維持しながら遭遇する移行現象の一部である。そこでは，外の現実なのか，内の空想なのか，とか，事物が発見されたのか創造されたのか，とかいった問は解消されず，逆説はそのまま保持されている。Winnicott は本能的満足を求める活動とは別の自我活動として遊ぶことを考え，成人にとってもそれが「生きている」ことと直結するリアルな体験であると考えた。そうした生きた体験領域は，成人の場合，文化的体験の中に保持される。つまり，精神療法も精神分析も遊ぶことの一部であると考えられる。　　　（藤山直樹）
⇨対象関係（論），ウィニコット
[文献] Winnicott DW (1971a)

アタッチメント〔愛着〕
[英] attachment

　ある特定の対象との間に形成される愛情のきずな（affectional tie）をアタッチメントと呼ぶ。英国の精神分析家 Bowlby J は，母性的養育の剥奪研究から，子どもの精神衛生の根本は母親との親密で喜びに満ちた関係であると強調した。そして動物行動学者 Lorenz K の刻印づけ研究などからヒントを得て，コントロール・システム理論も取り入れ，人間の乳児にも生得的に養育者に近づいていようとする動機があることを明らかにした [Bowlby 1969/1982]。近接を求めるアタッチメント行動は，食欲とは異なる動因をもち，母親を子どもの方に引き寄せる信号行動（泣く，微笑む，喃語）と，子どもが母親の方に近づく接近行動（後追い，しがみつき，吸引）がある。これらの行動に対して養育者が適切に一貫性をもって応答することにより，生後半年以降乳児には安全・安心を保障する養育者の表象がアタッチメントの内的ワーキング・モデルとして内在化される。Ainsworth MDS は，構造化された分離と再会場面において，子どもが養育者にどのような行動をとるかを評価するストレンジ・シチュエーション法（Strange Situation Procedure）を開発し，子どものアタッチメント・パターンには，回避型（avoidant type），安定型（secure type），抵抗型（resistant type，もしくは両価型 ambivalent type）の 3 タイプ（後に混乱型 disorganized type が加えられた）があることを見出した [Ainsworth ら 1978]。アタッチメントの内的ワーキング・モデルは，過去を手引きとして現在を評価し未来を予測するモデルであり，アタッチメント行動の組織化だけでなく，アタッチメントに関する情動制御，注意の方向性，記憶想起なども組織化している。各種の縦断研究により，幼児期に形成されたアタッチメント・パターンのタイプは，その後も一貫性があり，Adult Attachment Interview により評価された養育者のタイプとも相関があることが明らかにされている [久保田まり 1995]。　　　（濱田庸子）
⇨安全基地，母性，母子相互作用，母性剥奪，乳幼児精神医学，親‐乳幼児精神療法，ボウルビー

[文献] Bowlby J (1969/1982), Ainsworth MDS,

Blehar MC, Waters E, et al.（1978），久保田まり（1995）

アダルトチルドレン
［英］adult children；AC

　親（養育者）の片方ないし双方がアルコール依存症者であるような環境の中で成人になった人々をアダルトチルドレン・オブ・アルコホリックス（ACoA）という。アダルトチルドレン（AC）はその略語。現在ではアルコール問題に限らず，「機能不全家族（子の生育に必要な最低限の安全と秩序を欠いた家族）」の中で生育した子どもであったと自認する人々が，自己の行動や存在様式を説明するための用語として用いられている。

　この用語は1980年代の始め，アルコール依存が治療対象と考えられるようになったアメリカのパラメディカルの中から自然発生し，彼らによって臨床的に有効なものへと洗練された。アルコール問題など夫婦関係の混乱に巻き込まれながら育った子どもは，そうした家族システムを維持する役割を果たすことに追われ，自分の必要を二の次にして他の家族メンバーを助ける役割を果たすことになりやすい。こうした人々が成長して独立した人生を歩むようになると，目的を見失って親世代と同様の衝動制御の失敗を繰り返したり，その種の嗜癖者の配偶者として人助けの生涯を送ることになったりしがちである。このように同種の問題が世代を経て伝達することを世代間連鎖といい，この現象を成立させることに関与するような人々がACである。

（斎藤　学）

⇨アルコール依存（症），世代間伝達
［文献］斎藤学（1988），Woititz JG（1990）

アッカーマン
Nathan Ward Ackerman　1908〜1971

　家族療法のパイオニアの一人。ベッサラビア生まれのユダヤ人。1912年に米国に移民。コロンビア大学で医学を修め，その後，精神医学さらに精神分析の訓練を受ける。しかし彼の精神分析的アプローチは，より広く社会や文化に疾病の原因を求める創造的なものであり，当時の米国の精神分析の正統派からは異端とされた。それにもかかわらず臨床実践を重ね，その結果として家族を心理・社会的な一つの有機体，全体としての家族（family as a whole）として扱い，診断，治療の対象とするようになった。彼の理論はまさに精神力動的家族理論であり，家族ホメオスターシス論を吸収し，さらに社会学的な役割理論もとり込んだ統合的なものと発展した。1965年には自らニューヨークに研究所を開設し，家族療法の実践と教育を始めた。この研究所からは，その後の米国の家族療法の発展を約束する多くの優れた家族療法家が育っている。また，Jackson Dとともに現在も家族療法界をリードする'Family Process'誌を創刊したことも彼の偉大な貢献である。

（中村伸一）

⇨家族療法，同席面接，家族力動
［主著］Ackerman NW（1958, 1966）

アッシャー症候群　➡ミュンヒハウゼン症候群

圧縮
［英］condensation

　Freud Sが同定した無意識過程の一つで，いくつかの連想の連鎖やいくつかの概念が，単一の概念によって表現されるような過程である。これは一次思考過程の特徴であり，夢作業において顕在的に認められる。たとえばFreudの夢判断における「伯父の夢」では「友人Rの顔つきが……少し長めになったようだ，顔を囲んでいる黄ばんだ顎鬚は，とくにはっきりと目立って見えた」［1900］とあるが，顕在夢におけるこの黄ばんだ顎鬚は圧縮像であり，友人Rと伯父に共通していたので強調され浮き上がって見えたのである。Freudはこの自分自身の顕在夢を自由連想に

よって自己分析し，さらに複雑な夢思想を明らかにした。このように夢作業では大規模な圧縮が行われているために，顕在夢は簡略であっても夢思想は膨大である。また圧縮像はそれぞれの元の対象を象徴しているので，それは元の対象の置き換えでもあり，圧縮と置き換えが近接した無意識過程であることも重要である。
〈岡　達治〉

⇨夢解釈［フロイト］，置き換え
[文献] Freud S (1900)

アテトーゼ
［英］athetosis

不随意運動の一種で，顔面，手指，足指，四肢など遠位筋に生じる。一定の姿勢（体位・肢位）を維持し難く，ゆっくりと変動する異常運動であり，能動的または受動的な心身の負荷により誘発・増強される。線条体，被核などの大脳基底核を責任病巣に含み，小児では，新生児無酸素脳症と核黄疸による脳性小児麻痺によるもの，成人では舞踏病運動に合併して生じることが多くchoreoathetosis という。
〈坂村　雄〉

⇨ヒョレア症候群，大脳基底核，錐体外路症状
[文献] 平山惠造（2010）

アデニレートサイクレース　➡細胞内情報伝達系

ADEM　アデム
➡急性散在性脳脊髄炎〔ADEM〕

アドヒアランス
［英］adherence

患者の治療を遵守する程度を表す言葉として，これまでコンプライアンスという言葉が使われてきた。ところが英語を母国語とする者たちにとって，この言葉は「服従」や「強要」というニュアンスを含むことから，新しい用語としてアドヒアランス，すなわち「計画・決意・規則を固守すること」を含意する用語が使われるようになった。2001年には世界保健機構（WHO）の専門者会議にて，慢性的に経過する疾患に対し，「今後はコンプライアンスでなく，アドヒアランスの理念を推進する」との決議もなされている。アドヒアランスという用語は，もともとHIVの治療において，患者自らの意思で積極的に治療・服薬に参加することが重要であるとの考えから用いられており，患者が主体的に治療にとり組み，治療者とともに選択・決定した治療を遵守する程度を示す言葉である。Cooper Dら［2007］はアドヒアランスをさらに治療継続率（persistence）と治療遵守率（compliance）の二つの要素に分けて検討することを提唱している。治療継続率は，治療期間を通じて継続的に処方を受けることであり，治療遵守率は，その期間内に決められた服用量と服用回数などを遵守する度合を指す。

統合失調症のアドヒアランス不良者は40～50％とされている。また，退院後7～10日で15～25％の患者がアドヒアランス不良となり，1年では50％，2年では75％になると報告されている［Keith SJら 2003］。アドヒアランスに影響を与える因子として，患者要因，薬物要因，環境要因，治療者要因などが個別に論じられてきており，多方面からのアプローチが必要である。アドヒアランス改善において，デポ剤治療が効果があるとされている。しかし何よりも患者が主体的に治療にとり組めるような環境を整えることが必要であり，副作用が少なく，服薬感のよい薬物や剤形の選択を患者とともに行っていくことが重要である。副作用の観点からは，体重増加，過鎮静，アカシジア，そして薬剤性認知機能障害が大切な要素として考えられている。他にも，治療者との関係，さらに病識がどの程度あるかも影響する。

一方うつ病治療におけるアドヒアランスのデータとしてフィンランドの研究では，治療開始1年でアドヒアランスが半数近くまで低

下すると報告し，またアドヒアランスと治療効果との相関も認められるとした［Melartin Tら 2005］。うつ病においてもアドヒアランスを向上させるためには，副作用の少ない薬剤を選択することや副作用に関する説明，継続の重要性，そして治療期間について説明することが必要となる。　　　　　　　(渡邊衡一郎)

⇨病識，向精神薬副作用，デポ剤

[文献] Cooper D, Moisan J, Gregoire JP（2007）, Keith SJ, Kane JM（2003）, Melartin TK, Rytsala HJ, Leskela US, et al.（2005）

アドラー
Alfred Adler　1870～1937

ウィーン生まれの精神科医で，個人心理学の創始者である。彼はハンガリー国籍のユダヤ人商家に生まれた。同胞は6人で彼は第二子次男である。ウィーン大学医学部を卒業した彼は医師として活動を始めるが，一方で社会主義に関心を抱き，1898 年，公衆衛生学の観点から「仕立屋のための健康書」という論文を発表している。1902 年，Freud Sから水曜会に招待されて以降 Freud と共に精神分析の道を歩むが，次第に二人の理論的差異が明らかとなったため，1911 年，Adler はウィーン分析学会の会長職を退き，翌 1912 年，個人心理学会を設立し，Freud とは異なる独自の道を歩み始めた。彼はウィーン市に働きかけ，教師のための相談所を設立するなど，精神療法のみならず教育にも力を注いだ。しかしナチの台頭を恐れた彼は活動の場を合衆国に移し，ニューヨークのコロンビア大学などで講師として活動した。1937 年，講演旅行中にスコットランドのアバディーンで亡くなった。　　　　　　　(後藤素規)

⇨個人心理学〔アドラー心理学〕，早期回想〔アドラー〕，ライフスタイル〔アドラー〕

[主著] Adler A（1907, 1912, 1924, 1927a, 1929a, 1929b, 1930a, 1930b, 1930c, 1931, 1933）

[文献] Breger L（2000）, Ellenberger HF（1970）

アドラー学派
［英］Adlerian

この学派は Adler A の死後，彼の共同研究者であった Dreikurs R によって受け継がれた。Adler が合衆国に移住したことにより，彼による個人心理学理論は北米を中心として各国に広がり，現在もその活動は続いている。1952 年には Dreikurs, Schulman BH, Mosak HH らにより個人心理学の訓練学校である個人心理学専門大学院がシカゴに創設された。これに続いて全米各地や各国の大学で個人心理学の講義が受講できるようになり，個人心理学国際協会も組織された。日本においても 1980 年代半ば，Schulman から学んだ野田俊作により日本アドラー心理学会が組織され，東京，大阪を中心に活動が広がっている。しかしこれらの活動はあくまでアドラー派を名乗る人たちによるものであって，Adler による理論が用いられているのはアドラー派内に限られてはいない。Ellenberger HF が述べているように「Adler 以上に無断で引用されてきた著者を見つけることは簡単ではない」のである。欲動としての攻撃性の提案や，自我心理学的な発想に始まり，以後も Adler の発想や彼の発想にきわめて近いものが，そのことになんら触れることなく記載され用いられている。最近では，対人関係学派の主張する治療者の自己開示の問題であったり，Mosak が自らの著作の副題に「分析的認知行動心理学」と記しているように，認知行動療法の原点は個人心理学にある。また，Breger L が「Adler による愛や親愛の情に関する概念は，愛着や他者と関係しようとする一次的な欲求を強調する現代的な考え方とより近いものである」と述べているように，愛着理論は Adler のいう共同体感覚の概念に近く，Bollas C のイディオム（idiom）なる概念もライフスタイルの概念にきわめて近い。このように現代の精神分析理論のみならず諸派の理論の中に Adler の考えが生きて

いる。こういった事情は個人心理学が技法を構造化しないことに一部分起因するのかもしれない。　　　　　　　　　　　（後藤素規）
⇨個人心理学〔アドラー心理学〕，アドラー，認知療法〔認知行動療法〕，アタッチメント〔愛着〕
[文献] Bollas C（1999），Breger L（2000），Ellenberger HF（1970），Mosak HH, Maniacci MP（1999）

アドラー心理学
➡個人心理学〔アドラー心理学〕

アドレナリン〔エピネフリン〕
[英] adrenaline ; epinephrine

　アドレナリンはカテコールアミンの一つで，必須アミノ酸であるフェニールアラニンからチロシン，L-DOPA，ドーパミン，ノルアドレナリンを経て Phenylethanolamine-N-methyltransferase（PNMT）により生成される。PNMT は主に副腎髄質に存在し，その他心臓や脳にわずかに認められる。したがってアドレナリンの大部分は副腎髄質に在り，生体の緊急時に交感神経を介して腎静脈からホルモンとして血中に分泌される。その結果，血圧上昇，散瞳，気管支拡張，肝臓でのグリコーゲンの分解とグルコース産生，血小板凝集，消化管活動抑制，脂肪分解など Cannon WB（1871～1945）が提唱した「闘争－逃走反応（Fight or Flight）」を引き起こす。このようにアドレナリンはストレッサーに対する身体の生理的反応に関して主要な役割を果たしている。血中のアドレナリンは脳脊髄液関門を通過しないが，アドレナリンにより生じた身体反応が感覚情報として視床に至り2次的に情動や学習・記憶などの中枢機能や不安障害の症状に影響を及ぼすといわれている[Gorman JN]。この仮説は情動の成立について昔の「情動の末梢起源説（James-Lange 説）」を再評価し組み込んだものである。血中に分泌されたアドレナリンの半減期は1～2分と短いのでストレスの指標として尿中アドレナリン排泄量が測定されている。精神的，身体的ストレスによるアドレナリン排泄の増加は女性に比べ男性で高い傾向にある。中枢アドレナリン神経は他のカテコールアミンであるドーパミン神経やノルアドレナリン神経に比べて非常に少なく，背側縫線核（C1），孤束核とその近辺（C2），下オリーブ核と外側網様体（C3）に存在し血圧調節や神経内分泌機能に関わっている。アドレナリン受容体はグアニン三燐酸結合蛋白に共役し，アドレナリンとノルアドレナリンの神経伝達に関与している。　　　　　（山田茂人）
⇨脳内アミン〔モノアミン〕，レボドパ〔L-DOPA〕，ノルアドレナリン〔ノルエピネフリン〕
[文献] Gorman JN, Kent JM, Sullivan GM, et al.（2000）

アドレナリン受容体
➡アドレナリン〔エピネフリン〕

アドレノロイコジストロフィー〔副腎白質ジストロフィー〕
[英] adrenoleukodystrophy ; ALD

　中枢神経系の進行性脱髄と副腎不全を呈する伴性劣性遺伝疾患で，病因遺伝子は ABCD1 と名づけられている。ペルオキシゾームの代謝異常により極長鎖脂肪酸が大脳白質および副腎に蓄積することによって起こる。頻度は男子2～3万人に1人。病型は数種類あるが，主なものは，小児大脳型，成人大脳型，Adrenomyeloneuropathy（AMN）。典型的な小児大脳型は5～10歳に視力・聴力障害，学業成績低下，痙性歩行などで発症。成人大脳型では，認知症，精神症状，痙性歩行で発症する。AMN は思春期以降に発症し，痙性歩行，知覚障害，インポテンツ，尿失禁などを伴う。小児・成人大脳型は発症後，急速に進行し，寛解なく，1～2年で植物状態に至る。診断には，血清極長鎖脂肪酸の増加を確認する。また小児・成人大脳型では，側

脳室周辺部後頭葉〜頭頂葉白質にCTおよびMRIT1画像で低信号域，T2画像で高信号となる病変を認める。かつて炎症型広汎性硬化症に分類されていたシルダー病の大半も現在はALDと考えられている。　　　（数井裕光）
⇨脱髄疾患

[参考] 難病情報センターHP　副腎白質ジストロフィー
http://www.nanbyou.or.jp/sikkan/109_2.htm

アナクリシス
[英] anaclisis

人間の性の起源における自己保存欲動と性欲動との発生論的関係をあらわしたFreud Sの言葉。Freudは，性欲動と生命保存の重要な機能である自己保存欲動を明確に区別し，性欲動は，自己保存欲動に依託して誕生することを明らかにした。性欲動は有機体の支えなくしてその欲動を満たすことができない。つまり，性欲動は二次的にしか成立しないので，肉体的基盤となるさまざまな生命維持機能に，その主体と対象を依託する。この性欲動といくつかの身体機能との密接な関連性について，たとえば，乳房をしゃぶる快感が挙げられる。最初は飢えを満たす充足と結びついた身体機能が，性欲動にその対象，性感帯である乳房を提供し，やがてそこに単に飢えを満たすことには還元しえない快感が付与され，ついには性的充足を反復しようとする欲求が，栄養摂取の欲求から分離する。また養育者との間で満たされた依託関係の体験にもとづいて，後に愛の対象を選ぶことを依託型対象選択という。　　　　　　　（森さち子）
⇨依託抑うつ
[文献] Freud S (1905c, 1914c)

アナクリティックデプレッション　➡依託抑うつ

アナルトリー　➡失構音

アニマ／アニムス
[英] anima/animus

個人のこころの中にある異性の心像のことであり，男性の場合の女性像をアニマ，女性の場合の男性像をアニムスと呼ぶ。それらは元型的構造にもとづいて，個人の夢や空想において神話的な女神や英雄像として，あるいは現実の人生の中の異性イメージとして表される。現実生活において異性の友人やパートナーなどに投影されると，その相手につよく惹きつけられることになる。自我がアニマ／アニムスに同一化すると男性は情動的でセンチメンタルになり，女性は理屈っぽく頑なになったりするが，それらは当然文化の影響を強く受ける。Jung CGが内的異性像を重視したのは，人格の外向的側面であるペルソナに対して，アニマ／アニムスが無意識に向いた内向的人格であって，「魂の心像」であると見做したからである。内的異性像を媒介にして男性は自発性や生命に，女性は意味の探求に導かれるように，ユング派の分析では，それは「魂の導き手」であると考えられている。
（鈴木　龍）

⇨元型，ペルソナ，ユング，分析心理学
[文献] Jung CG (1928)

アニミズム
[英] animism
[独] Animismus
[仏] animisme

霊魂・生命を意味するラテン語アニマ(anima)に由来し，霊的存在に対する観念や信仰を指す。Tylor EBはアニミズムによって宗教の起源・本質を説明しようとし，霊魂・祖霊崇拝が神観念を生んだという仮説を提示した。未開社会の宗教に濃厚であるが，文明社会の諸宗教にも広く存在し，霊魂崇拝，精霊崇拝，有霊観などと訳される。

死者霊・祖霊のみならず，各種動植物・山岳・海洋を含む自然崇拝もアニミズム観念の

延長上にあり、アニミズムを基盤に成立したシャーマニズムでは、神仏や精霊による憑依、霊的存在との交流、幻覚や夢による異界訪問などが含まれる。

精神病者の憑きもの妄想における、狐や蛇をはじめとしたさまざまな動物霊は、アニミズムとの関連が指摘されている。また Piaget J によると、まだ主観的世界と客観的世界との分離が不完全な幼児にも汎神論としてのアニミズム的傾向がみられるという。

（森口眞衣）

⇨シャーマニズム，憑依，憑依妄想
【文献】Tylor EB（1871），Piaget J（1926）

アノソグノジア　➡病態失認

アノミー
[英] anomy
[仏] anomie

Durkheim E は『自殺論』において、自殺の原因は個の要因よりも、まず社会的要因こそが重要であると主張した [Durkheim 1897]。社会には一定数の自殺を引き起こす傾向があり、それは個人の動機からというよりは、社会的原因に大きく依存しているという学説である。そして、自殺を自己本位的自殺（利己的自殺）、集団本位的自殺（愛他的自殺）、アノミー的自殺、宿命的自殺に分類した。

Durkheim は 19 世紀末のヨーロッパに生じた急激な産業構造の変化に伴う従来の社会規範の崩壊や一元的な価値や行動体系が乱れ混乱した状態を、アノミーと称した。要するに、急激な社会の変化のために、それまで共同体によって支持されていた共通の規範が劇的に混乱し、個人の欲望が無制限に肥大化し始めたというのだ。この結果、物欲や性欲が無制限に増殖し、抑制がきかない状態となった。このような状況下で増加する自殺をアノミー的自殺と呼んだ。

（高橋祥友）

⇨自殺 [社会精神医学，疫学]

【文献】Durkheim E（1897）

アーノルド＝キアリー奇形
[英] Arnold-Chiari malformation

Chiari H による菱脳形成異常に関する分類の中のⅡ型奇形のことである。キアリー I 型とⅡ型は小脳、下部脳幹の脊椎管内陥入が特徴であるが、Ⅱ型のアーノルド＝キアリー奇形は、脳幹、小脳（とくに小脳虫部）が第四脳室とともに脊椎管内へ陥入偏位した異常である。小脳扁桃の陥入を伴うこともある。合併する異常として、脊髄髄膜瘤がほぼ必発で、水頭症を伴う場合が非常に多く、時に脊椎空洞症も認められる。みられやすい症状として、乳幼児期の吸気性喘鳴、嚥下困難、無呼吸発作が挙げられる。

（吉野文浩）

⇨水頭症

アパシー
[英] apathy

アパシーとは動機づけ（motivation）が欠如した状態である [Martin RS 1990]。目的志向性の行動が発動されず意欲が低下し無関心・無感動となる。スチューデントアパシーなどの心理学的概念として使われたこともあったが、近年では神経変性疾患や脳卒中の症状として注目されている。アルツハイマー病、前頭側頭型認知症、パーキンソン病、レビー小体病、進行性核上性麻痺などで高頻度に出現する。脳卒中後のアパシーは血管性認知症の前段階とされる。うつ病と類似するがアパシーでは抑うつ気分を患者自身が悩み訴えることはまれである。

評価にはアパシー評価スケール（Apathy Evaluation Scale ; AES），その日本語版に相当する「やる気スコア」がある。Neuropsychiatric Inventory（NPI-D），標準意欲評価法（Clinical Assessment for Spontaneity ; CAS）なども使われる [小林祥泰 2008]。

前頭前野と基底核で構成される神経回路の

障害が原因とされる。①前頭葉眼窩部・前頭葉内側部－線条体・淡蒼球腹側回路の情動機能の障害に起因するもの，②背外側前頭前－尾状核背側部回路の認知機能の障害によるもの，③帯状回前部－視床背内側核などの自己賦活の障害に起因するもの，以上の3亜型モデルが提唱されている［Levy Rら 2006］。

治療にはドーパミン作動薬（アマンタジン，ブロモクリプチン），選択的ノルアドレナリン・ドーパミン再取り込み阻害薬（bupropion）が使われ，非定型抗精神病薬も検討されている。アルツハイマー病ではアセチルコリン作動薬も使われる。抗うつ薬は有効ではない。　　　　　　　　　　　　　　（篠崎和弘）
⇨スチューデントアパシー，アルツハイマー型認知症，前頭側頭型認知症，パーキンソン病，レビー小体型認知症，進行性核上性麻痺，血管性認知症
【文献】 Levy R, Dubois B (2006), Martin RS (1990), 小林祥泰 編 (2008)

アファニシス

［英］［仏］aphanisis
［ギ］*ἀφάνισις*

　Freud Sは「去勢コンプレクス」を人間の不安の源泉としたが，Jones Eは，昇華を含めた一切の性的満足の能力が消失してしまう事態を想定し，これを男女に共通する根源不安と考えて，「消失」を意味する「アファニシス」なるギリシャ語で指し示した。Lacan Jは，存在する主体が自らの存在を自らの言述によって真理として表明する際に，「疎外の演算」と呼ばれる集合論的な自己言及の構造に巻き込まれ，自らの存在を意味と引き替えに喪失する事態が主体設立の根源にあるとし，この喪失をアファニシスに対応させて，新たにフェーディング（fading）と呼んだ。この喪失の構造は，Freudの去勢概念の論理的な展開であり，思想史的にはこの上にデカルトのコギトの主体も位置づけられる。またMcGlashan THは，慢性統合失調症者の虚無感を主体とする感情障害を，一般の精神病後抑うつから区別して，Jonesのアファニシス概念を用いて印づけた。　　（新宮一成）
⇨去勢コンプレクス［ラカン］，精神病後抑うつ，ジョーンズ，ラカン
【文献】 Jones E (1948), Lacan J (1973), McGlashan TH (1982)

アフォーダンス

［英］affordance

　従来の認知心理学は，知覚を，環境から受動的に入力された刺激を中枢で処理し，情報を得ることであると考えていた。一方，アメリカの知覚心理学者Gibson JJは，環境に満ちたアフォーダンスから情報を探索することが知覚であると考えた。アフォーダンスとは，「与える，提供する」という意味の英語affordからの造語であり，環境が動物に提供する価値を指す。アフォーダンスは事物の物理的な性質でも，知覚者の主観が構成するものでもなく，知覚者にとっての環境の性質である。環境の中にあるすべてのものはアフォーダンスをもっている。たとえば，薄い紙は破ること，厚い紙は破れないことをアフォードする。さらに紙は，何かを包むこと，丸めたらゴミ箱まで飛ぶことなど，無限のアフォーダンスをもっている。ただし，無限にあるそれらのすべてを把握できるわけではなく，知覚者の身体能力や経験によってさまざまに異なるアフォーダンスが引き出される。

（福澤一吉）

⇨知覚
【文献】 佐々木正人 (1994), Gibson JJ (1979)

アプサンス　➡欠神発作

アブラハム

Karl Abraham　1877〜1925
　ドイツのユダヤ人精神分析医。24歳で医学部卒業後，ベルリンの精神科病院に勤務，

のちにチューリッヒの Bleuler E に師事する。そこで Jung CG と知り合い，精神分析に触れた。1907 年ベルリンで開業，Freud S と交流を始め，1910 年にはベルリン精神分析協会を設立，1925 年の死まで会長を務めた。精神分析創生期の中核メンバーとして，Freud と協同して精神分析的性格学，リビドーの発達段階論，躁うつ病論を展開した。彼の仕事は Freud によるものに隠れ，その補足に見えがちだが，うつ病は強迫神経症と違い口唇期にまで退行すること，発達上サディズムが重要な役割を果たすこと，部分対象関係が優位であることなどの重要な指摘をし，対象関係論的思考の先駆けとなった。Klein M の児童分析に可能性を見出して，その仕事を支持したことでも知られる。Klein の訓練分析は彼の死によって中断されたが，彼女に大きな痕跡を残した。他に，Horney K, Reik T, Deutsch H, Glover E, Rado S, Simmel E らの訓練分析を行った。　　　　　　(福本　修)

⇨対象関係(論)，クライン
[主著] Abraham K (1924b)
[文献] Abraham HC (1974)

アヘン〔阿片〕

[英][仏] opium
[独] Opium

ケシの未熟な果実の乳液を自然に乾燥させて作った固まりで，主成分としてモルヒネその他のアヘンアルカロイドを含有し，アヘン類(opioid)の原料となる。主な原産地は小アジア，インドなどで，地域によって吸煙したり，内服したりして用いる。鎮痛剤や鎮静剤としては紀元前後から医療用に使用されていたが，18 世紀から 19 世紀にかけて中国に大量に輸入されて，煙管による吸引が大流行して阿片戦争を引き起こすもととなった。摂取により鎮痛作用のほかに陶酔，多幸感，解放感が得られる。作用は緩徐で，耐性と身体依存の形成は，アヘンから抽出されたモルヒネおよびその合成物であるヘロインほど強くない。欧米ではアヘンそのものの乱用はまれで，19 世紀にはモルヒネが，またその後はヘロインが麻薬中毒の主流をなしている。わが国でもアヘンの乱用はごくわずかである。あへん法と刑法によりアヘンの輸入，製造，使用，所持等，原料のケシの栽培の取締りがなされている。　　　　　　(中谷陽二)

⇨麻薬
[文献] 小宮山徳太郎 (1999)

アポトーシス　➡神経細胞死〔アポトーシス〕

アポフェニー

[英] apophany
[独] Apophänie

"明らかになる"ことを意味するギリシャ語 apophainein に由来し，異常意味顕現と訳される。Conrad K は，Jaspers K が一次妄想体験の中心に据えた異常意味意識を手引きにしつつ，ゲシュタルト心理学の立場から統合失調症急性期の体験野のありようについて優れた記述，および考察をした。そこには段階的な体験野の構造変遷が明らかにされる。第 1 段階は漠とした不安や緊張にはじまり妄想気分に至るトレーマ（Trema）の時期で，これに引き続いて現れる体験様式がアポフェニーである。当初，異常意味顕現は外部空間に起こり，妄想知覚や人物誤認，万能体験などの症状が形づくられる。その場合，妄想知覚は，①外界おいて何か謎めいた意味があるという無媒介な強い確信の段階，②その意味は自分に関係している，さし向けられているという確信はあるが，特定の具体的意味を欠く段階，③町ゆく女性の赤い洋服を見て自分に対する求愛のメッセージが送られていると確信するといったように，知覚対象に対し特定の意味を確信する狭義の妄想知覚の 3 つの段階に区別される [Huber G, Gross G 1977]。次第に，異常意味顕現は内部空間に及び，妄想

表象や妄想着想，思考伝播，さらに考想化声，幻聴，ひいては，させられ体験の出現をみる。病態がいっそう深くなると，体験野の断片化が起こり，本質属性は対象関連性を失って一人歩きし，蒼古的形象をはじめとする種々の形象からなる夢に近似の体験世界が導かれる。この段階はアポカリプティク（Apokalyptik, 異常意味啓示）と呼ばれ，緊張病性の病態に対応する。Conrad は，アポフェニーの段階における，すべてが自分のまわりをめぐっているという絶対的な自己中心性の体験をアナストロフェー（Anastrophé, 逆転回）と総称し統合失調症急性期体験の重要な標識とし，その根底に他者の視点へと立場を転換する乗り越え（Überstieg）の不能があると考える。こうした Conrad の考察は，Jaspers に代表される古典精神医学が記述した統合失調症のさまざまな陽性症状を，体験野のゲシュタルトのありように注目して段階的に明らかにした点でも評価される。今日でも統合失調症急性期の病態を理解する上で，この理論は有用である。
〔加藤 敏〕

⇨意味妄想，妄想知覚，コンラート

[文献] Conrad K (1958), Huber G, Gross G (1977)

甘え

[英] amae

　日本語の日常語であるが，専門用語としては，日本の精神分析家土居健郎が提唱した「甘え」理論における「甘え」を指すことが多い。土居は戦後間もない時期に渡米して，力動精神医学と精神分析を学んだ。そこでの異文化体験，日本における臨床体験，そして再度渡米した際の挫折に終わった訓練分析体験の中から，土居は甘えという概念の臨床的理論的多産性を実感した。彼の観察では，西欧語に「甘える」に相当するような受身的な愛を表現する動詞がないことに端的に表されているように，西欧人は言語的に甘えを意識することが難しい。人間性と愛情生活の中核に，無条件に愛されることを欲求し，それを前提とする心的構えが存在することを，西欧的人間観では抽出できなかったと考えられる。Freud S がナルシシズム，同一化，潜伏性同性愛，ペニス羨望，去勢不安といった言葉で表現したものも，甘え概念によって記述することができる。欧米においても Ferenczi S は「受身的対象愛」，Balint M は「一次愛」の概念によって甘えと類似の心性を描き出している。

　甘えは最早期からもっとも基本的な欲求として存在する。親や大人にそれが感知され応えられているとき，甘えは「素直な甘え」の形をとり，静かに潜在的にしか現れない。しかし，相手がそれに応えないと「歪んだ甘え」となって，いじけ，拗ね，ふてくされ，あまのじゃく，かみつき，かんぐり，ねたみといったさまざまな厄介な心性が発展する。言い換えれば，甘えが言語的に意識される局面では，甘えは十分に満たされていないといえる。「甘え」理論において精神療法の目標は，個人が葛藤なく甘えることができるようになることである。土居は，前エディプス的な心性を基礎として発展すると考えられる精神病の病理だけでなく，エディプス的心性の中で発展する神経症もまた，本質的には甘えの病理に根ざしていると考えた。甘えという心性を十分に体験できないことによって，個人は「自分」の意識を確立できず，主体性の体験の不全が生じ，心的発達は病理的な影響を被り，それが後年のさまざまな精神病理の発展につながると考えられる。
〔藤山直樹〕

⇨ナルシシズム，同一化〔同一視〕〔精神分析〕，ペニス羨望，去勢コンプレックス〔精神分析〕，受身的対象愛

[文献] 土居健郎（1971）

アミタール面接　➡麻酔分析

アミノ酸代謝障害
［英］amino acid metabolism disorder

　先天性異常により特定の酵素に欠損または活性の低下が生じ，代謝の働きが阻害され，アミノ酸あるいはその代謝物が血中または尿中に増加する状態のこと。また，腎臓や腸での細胞膜通過障害による吸収不全により，特定のアミノ酸の欠乏が引き起こされる場合もある。知的障害を引き起こすことが多いが，治療により予防できる疾患も多い。フェニルケトン尿症（Phenylketonuria；PKU，常染色体劣性遺伝）は，フェニルアラニンをチロシンに転換する phenylalanine hydroxylase の先天的欠損により，メラニン色素欠乏，運動発達の遅れを生じ，治療が遅れると知的障害を引き起こす。約6万人に1人。生後5～7日で行われる血液検査で血中フェニルアラニンの高値により診断され，低フェニルアラニンミルクによる早期治療によりほぼ正常の精神発達を得られる。ヒシチジン尿症（常染色体劣性遺伝）は，histidase の欠損により生じ，血中ヒスチジンの高値により診断され，低ヒスチジン食による治療を行う。約9000人に1人。予後良好な疾患で，知的障害は免れることがわかっている。メープルシロップ尿症（常染色体劣性遺伝）は分枝鎖αケト酸の脱炭酸反応部位の先天異常により生じ，哺乳困難，傾眠，錐体路症状を呈する。約70万人に1人。尿中のロイシンの定量により診断され，低ロイシン，イソロイシン，バリン食による治療を行う。ハートナップ病（常染色体劣性遺伝）は，近位尿細管と空腸からのトリプトファンの吸収不全により，血中のトリプトファンおよびその他のアミノ酸が欠乏し，ペラグラ様の神経症状を引き起こす。その他に，ホモシスチン尿症，シスチン蓄積症，アルカプトン尿症などがある。早期発見，早期治療が予後にきわめて良好な影響を与えるため，新生児スクリーニングが行われている疾患も多い。

(内田裕之)

⇨ハートナップ病，ホモシスチン尿症，新生児マススクリーニング
【文献】Kim W, Erlandsen H, Surendran S, et al. (2004)

アミロイドアンギオパチー
［英］cerebral amyloid angiopathy

　特定の一次構造をもつ蛋白質が何らかの要因によりβシート構造をとって集結したものをアミロイドという。アミロイドは不溶性で分解されにくく脳，心臓，腎臓，消化管，末梢神経などで凝集体を形成・蓄積しその生理機能を障害する。このアミロイドが血管周囲に沈着することを「アミロイドアンギオパチー」という。

　精神科領域では，「アミロイドアンギオパチー」とは一般的にアルツハイマー病（AD）患者の微小脳動脈周囲へのアミロイドβ蛋白（Aβ）の沈着をいう。この「脳アミロイドアンギオパチー」（cerebral amyloid angiopathy；CAA）の AD 病原性や症状形成への関連についてはまだ定説がない。分子医学的には Aβ のうち AD 病原性が指摘されている分子種は Aβ42 で，それは老人斑の主要蓄積物である。それに対し AD 患者の CAA での蓄積物は「最も産生される割合の多い Aβ 分子種である Aβ40」である点が異なる。CAA は病原性という意味合いよりも，「Aβ ワクチン療法で血管での免疫反応の原因となる可能性が懸念される」などむしろ今後の AD 診断治療薬開発上のキーとなる病変の一つであると考えられる。

　一方で，臨床的には CAA は脳血管障害（脳出血，白質脳症，中枢神経限局性血管炎など）の原因となる点で重要である。Aβ の関与する高齢の CAA 関連脳内出血は脳葉型で，再発・多発する場合が多いとされている。特殊な例では，Aβ にアミノ酸置換 Asp23Asn 変異をもつアイオワ家系では高度 CAA をきたすことが特徴的であるが，同時

に早期に認知症を発症する。同様に、家族性英国型認知症（FBD）および家族性デンマーク型認知症（FDD）では、BRI蛋白質のC末端部分であるABriおよびADanペプチドが蓄積しCAAと認知症を併発する。一方で、Aβが蓄積する遺伝性アミロイド性脳出血（HCAWA、オランダ型）や、Acysというシスタチン C由来のアミロイド蛋白が蓄積する遺伝性アミロイド性脳出血（HCAWA、アイスランド型）ではその名のとおり認知症というよりもむしろ脳出血が特徴的とされる。 (大河内正康)

⇨アミロイドβ蛋白, アルツハイマー型認知症, 脳血管障害

アミロイドβ蛋白

[英] amyloid-beta peptide; Aβ

アルツハイマー病（AD）は神経病理学的には老人斑および神経原線維変化により特徴づけられる。アミロイドβ蛋白（Aβ）はこのうち細胞外アミロイド沈着である老人斑の最も本質的な構成成分とされている。Aβは「鍍銀染色されるという老人斑の特徴」すなわち「脳内の不溶性凝集物」を生化学的に解析して同定単離された歴史をもつペプチドであり、脳内での実際は30数残基から40数残基のN末端およびC末端両方の長さの異なる種々のペプチドの集合体である。培養細胞などの実験結果からAβの産生過程は明らかにされた。AβはβAPPという機能の明確でない1型膜受容体の膜直下の細胞外部分と膜貫通部分のほぼ中央部分までを含むペプチドである。AβはβAPPの膜外でのBACE1とプレセニリンγセクレターゼによる段階的切断により切り出される。

最も産生される割合の多い分子種はAβ40でありその配列は「DAEFRHDSGYEVHHQKLVFFAEDVGSNKGAIIGLMVGGVV」であり、ADの病原性に関連する最も重要なものは「DAEFRHDSGYEVHHQKLVFFAEDVGSNKGAIIGLMVGGVVIA」の配列をもつAβ42である。これら二つのペプチドの違いはC末端の配列が2アミノ酸残基延長しているかどうかであり、この一次構造の違いがアミロイドを形成するような劇的な高次構造変化の原因となる。AβのC末端の多様性はAβの産生切り出し時の膜内蛋白分解の多様性が関与するが、N末端の多様性は産生された後の脳内での分解による。Aβは脳内に長期間蓄積するため、N末端が2アミノ酸残基短縮されたグルタミン酸から始まる分子種には脱水縮合されたピログルタミン酸が含まれることも特徴の一つである。Aβのシナプス機能低下作用にはAβの可溶性オリゴマーが関与していることが近年注目されている。 (大河内正康)

⇨アミロイドアンギオパチー, アルツハイマー型認知症

アミロイドワクチン

[英] amyloid vaccine

アルツハイマー病（AD）のアミロイド仮説にもとづく病態修飾治療薬（disease modifying drugs）の一つ。Schenk Dによりモデルマウスにおいてアミロイドβ蛋白（Aβ）を抗原とするワクチン療法で老人斑が減少すると報告され［Nature 1999］、臨床治験は第2相まで進んだが、有害事象（脳髄膜炎）により中断。現在は改良型として、モノクローナル抗体による受動免疫とAβ蛋白断片を用いた能動免疫の治験に発展し、ADの根治療法として期待されている。 (新井平伊)

⇨アルツハイマー型認知症, アミロイドβ蛋白

アミン神経路　➡脳内アミン〔モノアミン〕

ARMS　アームス

[英] at-risk mental state

精神病エピソードに先立つさまざまな症状は、身体疾患と同様に、後方視的には前駆症

状とみなすことができる。しかし統合失調症やその他の精神病においてはエピソードに先立って特異的な(前駆)症状が存在するわけではない。したがって前駆症状を呈する者のすべてが顕在発症するわけではなく，多くの偽陽性を含むことになり，前方視的には前駆状態という語を用いることは正確ではない。そこで Yung AR ら[1996]は精神病エピソードの発症リスクのある状態という意味で at-risk mental state (ARMS) という用語を提案した。したがって ARMS には集中力低下や抑うつ気分，不安など非特異的な症状が含まれ，非精神病性の精神障害を負う個人や一般集団の中にも高率に認められ，精神病の発病予測には適さない。より高率に精神病状態へ移行する危険の高い集団を捉えるために，Yung らは援助を求めて来院した者の中で，①短期間の間欠的な精神病状態，②微弱な陽性症状，③遺伝的リスクと持続的機能低下の3項目の一つを示す群を追跡すると約 40％が1年以内に精神病状態に至ることを見出し，ultra high risk 群とした。　　　　　(水野雅文)

⇨前駆期統合失調症，SOPS[精神病前駆症状評価スケール]，ハイリスク者

[文献] Yung AR, McGorry PD (1996), Yung AR, Phillips LJ, Yuen HP, et al. (2003)

アメンチア

[英] amentia
[独] Amentia

アメンチアという用語は近年の ICD や DSM ではもうろう状態，夢幻様状態などとともにせん妄に一括されて次第に用いられなくなり，今日では意識変容が目立たない軽度のせん妄状態に相当する旧用語として理解されている。しかし歴史的には，急性精神病のより一般的な状態像を指す用語であり，病態の共通性をも示唆する重要な概念であった。この概念を確立した Meynert T [1890]によれば，アメンチアとは急性精神病にみられる多彩な症状の転変を特徴とする状態像であり，思考における連合の解体(錯乱 Ver-wirrtheit)という脱落症状と，幻覚・錯覚，不安・抑うつ，躁的興奮，昏迷への移行など多様な陽性症状が種々に組み合わさったものである。こうした状態像には大脳皮質間の連合の障害や大脳皮質と基底核の協調不全など生理学的基盤にもとづく精神活動の統合性の解体という病態が想定され，のちの統合失調症や気分障害に相当する精神病にみられる特発性アメンチア，発熱・中毒などによる症状性アメンチアなど，広範な疾患が含まれていた。その後，アメンチアという用語はもっぱら症状性精神病に関する状態像を指す用語となり，Bonhoeffer K [1912]が提唱した外因反応諸型においては，意識混濁と意識変容の程度がせん妄より軽く，錯乱と困惑を主な特徴とする状態像と位置づけられるようになった。
　　　　　　　　　　　　　　　　(西川　隆)

⇨せん妄，精神錯乱，マイネルト

[文献] Meynert T (1890), Bonhoeffer K (1912)

アモク

[英] amuck ; amok

突然興奮状態になって人間を無差別に殺傷することで，主に男性にみられる。マレー語の amog (「決死隊の戦士」という意味の amuco が語源) に由来する。通常は喪失，悲哀，侮辱的な体験を契機とした抑うつ状態に続いて起こり，出会う者を剣，槍，銃などの武器で次々に殺傷する。結局は疲労困憊して自ら倒れるか誰かに倒されるが，後に健忘を残す。マレーシアやインドシナ半島，フィリピン，パプアニューギニアで観察され，政治，経済，社会の混乱期に増加する傾向がある。アモクが一定の状況下では社会的に容認されていることが発症に関与しているという意味で，文化結合症候群とみなされる。その本態については，最初に本症を記載した Kraepelin E [1904]がてんかん性もうろう状

態の病像と一致すると述べたが，こんにちでは人格解離を伴う急性一過性精神病性障害と診断されるだろう。また広義には，激しい攻撃性を伴う興奮状態に対して用いられる。

(阿部隆明)

⇨文化結合症候群，短期精神病性障害，比較文化精神医学

[文献] Kraepelin E (1904), Murphy HBM (1982)

アリエティ

Silvano Arieti　1914～1981

イタリア出身のアメリカの精神科医。ピサ医科大学を卒業後，当時のムッソリーニ・ファシスト体制を逃れて渡米。ウィリアム・アランソン・ホワイト研究所で精神分析の訓練を受けたのち，ニューヨーク州立精神医学研究所で神経病理学的研究に従事し，さらにピリグリム州立精神病院で数年間精神科臨床に従事した。その後，開業のかたわら，ニューヨーク州立医科大学の精神科教授を務めた。20世紀半ばのアメリカを代表する精神科医で，『アメリカ精神医学ハンドブック 全6巻』の総編集者となった。新フロイト学派の一人であるが，その立場を超えて，統合失調症者の心理構造に踏み込み，その形成的機制の研究，さらには統合失調症者の精神分析療法を行った。主著である『統合失調症の解釈』[1957]はアメリカはもちろんのこと日本でもよく読まれた。統合失調症者の人間理解等の啓蒙書も多い。また，創造性に関する研究も行ったことで知られている。(松下正明)

⇨新フロイト派，創造性

[主著] Arieti S (1955, 1976, 1979)

アリピプラゾール

[英] aripiprazole

アリピプラゾール（エビリファイ）は，大塚製薬で合成・開発されたドーパミン2(D_2)受容体部分作動薬である。また，セロトニン2(5-HT_2)受容体に対しても，強力な拮抗作用を有する。わが国では2006（平成18）年に上市された。現在の適応症は統合失調症。維持用量は6～24 mg/日（最高用量30 mg/日）。躁病エピソードの治療，双極性障害の再発予防，難治性のうつ病に対する増強療法などに用いることもある。(山田和男)

⇨増強療法〔オーギュメンテーション〕

あるがまま

[英] being as one is

森田療法の治療観を端的に示すことば。自然服従ともいう。森田正馬は「人生は，苦は苦であり楽は楽である。……その『あるがまま』にあり，『自然に服従し，境遇に従順である』のが真の道である」と述べた。森田療法では神経症の症状やその基底にある不安や死の恐怖を，よりよく生きようとする人間本来の欲望（生の欲望）と表裏一体のものとみなす。だが神経症の患者は自らの不安や恐怖を排除しようとするあまり，かえってそれにとらわれ，症状を発展させる。そうであるなら神経症からの回復とは，こうしたとらわれから脱して，あるがままの自己を受けいれていくプロセスに他ならない。「あるがまま」には，症状や不安と闘わず，そのままにしておくという意味とともに，不安の裏にある生の欲望を建設的な行動として発揮していくことも含意される。つまり，不安や苦痛のまま生活を営むことそれ自体が「あるがまま」であって，特別の境地として目的化されるものではない。(中村 敬)

⇨とらわれ，森田療法，森田神経質

[文献] 森田正馬 (1932)

アルギニンバソプレシン〔AVP〕

[英] arginine vasopressin

下垂体後葉ホルモンの中の一つで，9個のアミノ酸からなるペプチドホルモンである。ヒトでは主に8番目のアミノ酸がアルギニンであるバソプレシンが分泌されており，アル

ギニンがリシンに置き換わったリシンバソプレシンと区別される。当初はその名の通り抗利尿作用がよく知られていたが，最近では神経伝達物質としての生理活性が報告されている。アルギニンバソプレシンの受容体は，V1a，V1bおよびV2受容体の3つのサブタイプに分類されている。V1aおよびV1b受容体は大脳皮質や海馬など脳内に広く分布していることから，精神疾患の病態や治癒機転とのかかわりが注目されている。さらに，受容体遺伝子プロモーター領域の多型に注目した臨床研究，受容体遺伝子欠損マウスを用いた基礎研究，受容体拮抗薬を用いた創薬研究も進められている。　　　　　　　　（山田光彦）
⇨間脳下垂体系
[文献] Holsboer F, Ising M (2010), Frank E, Landgraf R (2008)

アルコーホリクス・アノニマス
➡ **AA〔アルコーホリクス・アノニマス〕**

アルゴリズム
[英] algorithm

　アルゴリズムとは，本来はある言語を他の言語に翻訳するための規則を集めたものをいうが，数学または計算機では，ある問題を解くための計算手順の集まりの意味で用いられている［岩波理化学辞典 第5版］。医学の分野では，患者の臨床的状態と治療に対する反応から起きる臨床課程を流れ図で示したものであり，最初の治療がうまくいかなかった場合の次の方法が具体的に示された治療アルゴリズムのことを指すことが多い。そのため，選択肢を網羅的に示したガイドラインより具体的でわかりやすいものとなっている。治療アルゴリズムの利点として，臨床実践の不必要な変動が少なくなる，臨床的決断を容易にする，臨床的決断を明快にする，治療の質を高める，治療の費用効果性を高めることなどが挙げられる［Gilbert DAら 1998］。精神科薬物療法の薬物治療アルゴリズムは，International Psychopharmacology Algorithm Project［Jobson KOら 1995］により最初に発表され，以後各国でさまざまなアルゴリズムが発表されている。わが国では，統合失調症と気分障害の薬物治療アルゴリズムが精神科薬物療法研究会により1998年に最初発表され，2003年には気分障害の改訂版が，2006年には統合失調症の改訂版がそれぞれ出版された。しかし，アルゴリズムは絶対的なものではなく，あくまでも治療手順の目安であり，実際には個々の患者に合わせた治療が必要になる。また，新たな治療薬の登場や科学的な根拠の集積により，改訂が必要となる。さらに，アルゴリズムを使用することで治療成績が実際に向上するかどうかについての研究は十分には行われていない。　　　　　　　　（本橋伸高）
⇨治療ガイドライン
[文献] Gilbert DA, Altshuler KZ, Rago WV, et al. (1998), Jobson KO, Potter WZ (1995), 精神科薬物療法研究会 編 (2003), 精神科薬物療法研究会 編 (2005)

アルコール依存（症）
[英] alcohol dependence (syndrome)

　アルコール依存症は，飲酒に起因する健康問題や社会問題が個人に集積した状態である。診断には通常ICD-10の診断ガイドラインが用いられる。実際には，①激しい飲酒渇望，②飲酒コントロールの喪失，③離脱症状の存在，④耐性の証拠，⑤飲酒中心の生活，⑥問題が起きているにもかかわらず飲酒，の6項目のうち3項目以上が過去12ヵ月間に同時に1ヵ月以上続くか，繰り返し起きた場合に診断される。

　2003年に実施された全国調査によると，患者数および疑い者数の推計値はそれぞれ，80万人，440万人であった［尾崎米厚ら 2005］。原因は過剰な飲酒であるが，発症にはリスク要因が関与しており，その50〜60%は遺伝

要因とされている［樋口進 2008］。
　臨床症状として重要なのは飲酒行動の異常で，それは「コントロール障害」と表現される。その典型は連続飲酒で，つねに一定濃度のアルコールを体に維持しておくために，数時間おきに一定量のアルコールを飲み続ける状態である。長期間断酒していても，再飲酒すれば程なくコントロール喪失飲酒に戻ってしまうのが特徴で，回復のためには断酒継続が必要である。離脱症状は身体依存の証拠とされている。軽～中等度の症状では，手指振戦，発汗，不眠，嘔気・嘔吐，下痢，心悸亢進，不安等の自律神経症状や精神症状がみられる。重症になると禁酒1日以内に離脱けいれん発作や，禁酒後2～3日以内に振戦せん妄がみられることがある。心理的特徴としては，うそや問題の過小評価で特徴づけられる否認や自己中心性傾向がみられる。随伴症状として，肝臓障害をはじめとするさまざまな身体障害や，うつ病や不眠症を代表とする精神障害が合併する。また，飲酒運転，自殺，事故，家庭内暴力，欠勤，失職，借金等多くの社会問題を引き起こす。
　治療の目標は依存の克服，すなわち断酒の継続に向けられなければならない。臓器障害や離脱症状があれば，まず，この治療から始める。しかし，これだけで完結してはならず，並行して強力な断酒指導を行う。治療は外来でも可能であるが，重症の臓器障害や離脱症状を示す場合，また，入院しないと飲酒が断ち切れない場合などには入院治療が必要である。入院治療は，①解毒治療，②リハビリ治療，③退院後のアフターケアの3段階に分けられる。治療では，教育や集団精神療法等の心理社会的手法が中心となる。補助的に抗酒剤が使われることがある。断酒会やAAといった自助グループへの参加は転帰の向上に繋がり，勧められるべきである。　　（樋口　進）
⇨依存，断酒会，AA〔アルコホーリクス・アノニマス〕，離脱症状，振戦せん妄

［文献］尾崎米厚，松下幸生，白坂知信ほか（2005），樋口進（2008）

アルコール患者匿名会
➡ AA〔アルコホーリクス・アノニマス〕

アルコール幻覚症
［英］alcohol hallucinosis ; alcoholic hallucinosis
［独］Alkoholhalluzinose
［仏］hallucinose alcoolique

　アルコール精神病の一型で，Wernicke Cが飲酒者の急性幻覚症（akute Halluzinose der Trinker）の名で最初に記載し，Alkoholwahnsinn とも呼ばれた。アルコール依存者に，大量飲酒に引き続いて急激に発症する。要素幻覚や感覚性の明瞭な言語性幻聴が出現する。幻聴は敵対的・脅迫的な内容で，しばしば患者の葛藤や罪責感を反映する。幻視はまれで，意識混濁は欠如するか軽度であり，見当識と記憶は保持される。激しい不安と迫害妄想を伴う。Bilz Rは迫害者にとり囲まれるアルコール幻覚症に特有な体験様式を包囲攻撃状況（Belagerungssituation）と呼んだ。多くは数日～数週で治癒するが，一部は慢性型に移行し，妄想が系統化され，しばしば妄想型統合失調症との鑑別が困難となる。Wernicke は急性幻覚症と振戦せん妄とを明確に区別したが，振戦，自律神経症状，幻視などを伴い，振戦せん妄との移行と考えられる例も存在する。ICD-10 では「アルコール使用による精神病性障害」，DSM-Ⅳでは「アルコール誘発性精神病性障害」に分類される。　　　　　　　　　　　　　　（中谷陽二）
⇨アルコール精神病
［文献］Wernicke C（1900），Bilz R（1956）

アルコール精神病
[英] alcoholic psychosis
[独] Alkoholpsychose
[仏] psychose alcoolique

アルコール依存に関連して生じる神経・精神障害の総称である。厚生省アルコール中毒診断会議によれば，アルコール依存徴候を有する精神病とそれを基盤として生じる精神病に分けられる。この中にはICD-10のアルコール離脱状態，せん妄を伴う離脱状態，精神病性障害，健忘症候群，残遺性障害および遅発性精神病性障害が含まれる。精神病性障害は，飲酒中あるいは直後に生じる幻覚，妄想，精神運動障害，感情障害などによって特徴づけられる一群で，精神症状の発症は使用後2週間以内に起こり，その持続は48時間以上続くことまた，障害の持続期間が6ヵ月を超えないことが診断の条件である。健忘症候群は，日常生活に支障をきたす程の近時記憶の障害および過去の経験を想起する能力の低下を特徴とする。残遺性障害および遅発性精神病性障害は，認知，感情，人格，あるいは行動などの面で，精神作用物質による変化が，その精神作用物質が直接影響していると合理的に想定される期間を超えて持続している障害をいう。
　　　　　　　　　　　　　　　　（齋藤利和）
⇨アルコール依存(症)
[文献] アルコール中毒診断会議（1979），World Health Organization（1993）

アルコール中毒
[英] alcohol intoxication

ICD-10，DSM-IVいずれにおいても，アルコール中毒は急性中毒にのみ用いられている用語である。ICD-10では「急性（アルコール）中毒」，DSM-IVでは「アルコール中毒」と呼ばれている。たとえばICD-10では，飲酒に引き続き起こる通常の酩酊状態とは異なり，意識水準，認知，知覚，感情，行動などの障害が一過性に生じた状態，と表現されている。いずれの基準でもこれらの中毒は，Binder Hの分類［1935］に従えば「複雑酩酊」に相当する状態である。また，ICD-10のみに「病的中毒」が分類されており，少量のアルコール摂取直後に通常みられない攻撃性としばしば暴力行為がみられる状態，とある。これはBinderの「病的酩酊」に類似する状態と考えられる。

このような基準とは別に，わが国では「急性アルコール中毒」は別の状態を指す用語として使用されており，「慢性アルコール中毒」も死語にはなっていない。前者は，一般に短時間の大量飲酒の後に生命の危険を伴うまでに酩酊した状態を指す。この場合，行動異常等の酩酊のあり方は問わない。一方，慢性アルコール中毒はアルコール依存症とほぼ同義で使用されることがある。
　　　　　　　　　　　　　　　　（樋口　進）
⇨アルコール依存(症)，複雑酩酊，病的酩酊，急性中毒
[文献] Binder H（1935-1936）

アルコールパラノイア
[英] alcoholic paranoia
[独] Alkoholparanoia
[仏] paranoia alcoolique

アルコール依存症の患者にみられる慢性妄想。大多数は妻の不実に関する嫉妬妄想であり，しばしば自分や妻にかかわる医師，ソーシャルワーカー，警察官などを妄想に組み入れる。身近のさまざまな出来事を妻の不実の確実な証拠として主張する。器質性の判断力，批判力の低下を基盤として，家庭で義務を怠っていることやインポテンスに由来する劣等感を，妻への責任転嫁により代償しようとする心理機制が妄想発生において重要な役割をもつ。妄想の強度は飲酒量に応じて変動し，入院などで断酒することにより速やかに軽減するが，まれに断酒後も持続し，治癒困難となる。嫉妬以外の妄想としては，周囲の人びとが結託して自分を中傷し，なき者にして妻

の不実を助けようとしているという被害妄想，追跡妄想がある。非現実的で多彩な妄想と幻聴が加わる例では，多くはアルコール依存症を合併した統合失調症と考えられる。ICD-10では，精神作用物質障害による精神病性障害に含まれる。 (中谷陽二)

⇨アルコール精神病，嫉妬妄想
[文献] Bleuler E (1979)

RCT ➡無作為化比較試験〔RCT〕

アルツハイマー
Alois Alzheimer 1864〜1915

1864年6月にドイツのマルクトブライトに生まれた。ベルリン，ヴュルツブルクそしてチュービンゲンで大学生活を送った後に，ヴュルツブルク大学で組織学研究室に短期間在籍し，1888年にフランクフルトの市立精神病院に勤務した。当時，病院で解剖された患者の脳を検鏡していた彼の業績を高く評価したKraepelin Eに招かれて1902年にハイデンベルク大学に赴き，翌年にKraepelinとともにミュンヘン大学に移った。数多くの業績があるが，1904年に進行麻痺の精神障害とその病型の鑑別を記述し，さらに動脈硬化脳の大脳皮質の軟化巣などの変化と皮質下の実質の変性にも注目し，動脈硬化性精神病の脳の組織所見の特徴を示した。さらに1911年には「老年期の特異な症例について」という論文で，老人斑と線維の変化"Fibrillenveränderung"（アルツハイマー神経原線維変化）を記述した。この中の症例は現代のアルツハイマー病の原点となった。さらにピック病脳で神経細胞体の神経原線維の変化（ピック嗜銀球）も記載した。 (天野直二)

⇨アルツハイマー型認知症，アウグステ・データ［症例］，ピック病
[主著] Alzheimer A (1911)
[文献] 猪瀬正 (1991)

アルツハイマー型認知症
[英] Alzheimer disease

アルツハイマー病（AD）と同義。認知症をきたす進行性の神経変性疾患の中で最も一般的な疾患。脳の老化過程で神経変性によるシナプス量の減少や神経細胞死は必然的に引き起こされるが，「脳内にアミロイド蓄積が起こることによりその過程が加速される」ことが病態の本体と考えられている。Alzheimer Aが最初に「記憶障害を主とする臨床症状」と「特徴的な嗜銀性の老人斑と神経原変化線維変化を主とする神経病理所見」を結びつけて報告した。年間発症率は90歳まで指数関数的に増加し，85歳では30%前後が発症しているとされる。Apo E遺伝子型の一つであるE4アレルを一つでももつことは，特別に強いAD発症の遺伝的リスクである。近年では高血圧・糖尿病・喫煙・高脂血症などの生活習慣関連リスクが重視されてきている。

老年期発症のADは臨床的に「比較的定型的な臨床経過を辿る変性性認知症と考えられる一群」として診断される。通常，記銘力低下で始まることが多いが礼節は保たれる。患者は記憶障害を認めるが重視しない。むしろ，記憶の欠失をごまかす「取り繕い行動」をとることが特徴的である。やがて記銘力障害に加えて見当識障害が著明となり失認・失行などの高次機能障害が目立つようになる。さらに大脳皮質全体の機能低下を徐々にきたし，発症から5〜15年で失外套症候群に至るとされる。また，上記の中核的症状に加え，BPSDと呼ばれる精神症状の挿間が長い経過の間にはほとんどの症例で認められ，介護の負担の増大や患者のQOL低下の要因となる。BPSDの出現頻度や程度は患者間で大きな差があるが，中核的な認知機能低下とは異なり対処療法で迅速に治療できることが多いのが特徴である。

治療薬として塩酸ドネペジル，ガランタミ

ン，塩酸メマンチンなどが使用されるが神経伝達物質の調整によるネットワーク機能の補強を主眼とした対処療法である．BPSDに対しては抗精神病薬や抗うつ薬等が用いられる．

(大河内正康)

⇨アミロイドβ蛋白，記憶障害，神経細胞死〔アポトーシス〕，初老期認知症，失外套症候群，行動心理学的症候〔BPSD〕

アルツハイマー病　➡アルツハイマー型認知症

アルデヒド脱水素酵素〔ALDH〕

[英] aldehyde dehydrogenase

アセトアルデヒドを酸に代謝する数種類の酵素の総称である．飲酒で生成されるアセトアルデヒドは，主にアセトアルデヒドに対する親和性が高いALDH2により，酢酸に代謝される．ALDH2遺伝子には，活性型遺伝子 ALDH2*1 と，不活性型遺伝子 ALDH2*2 がある．Mizoi Y らによれば ALDH2*1/*1 遺伝子型の人は，アセトアルデヒド代謝能力が最も高い．ALDH2*2/*2 遺伝子型と ALDH2*1/*2 遺伝子型の人のそれは低く，飲酒後の血中アセトアルデヒド濃度は ALDH2*1/*1 遺伝子型の人のそれぞれ19倍，6倍であるとされる．ALDH2*2/*2 遺伝子型と ALDH2*1/*2 遺伝子型の人を ALDH欠損者と呼ぶ．ALDH欠損者ではアセトアルデヒドが体内に蓄積するので，飲酒すると，顔面紅潮（顔面発赤）や，動悸（心悸亢進）などが起こる．原田勝二によれば，ALDH欠損者はモンゴロイドのみに認められるとしている．また，原田はALDH欠損者ではアルコール依存症が少なく，Higuchi S らは1300例のアルコール依存症者でALDH2*2/*2 遺伝子型は皆無と報告している．

(齋藤利和)

⇨アルコール依存(症)

[文献] Mizoi Y, Yamamoto K, Ueno Y, et al. (1994), 原田勝二(1997), Higuchi S, Matsushita S, Maruyama M, et al. (1994)

アルトー

Antonin Artaud　1896〜1948

フランスの詩人，作家．19歳で精神障害による最初の治療を受け，晩年の9年間に及ぶ入院では，50回を越える電撃療法を施行されながら，終生，文学から演劇にわたる創作活動を行った．初期の作品では「思考の不能性」が主題となり，統合失調症における自己崩壊の様態を明晰に問いつめ，記述した．主体に所属するはずの思考という，通常は問われることのない，自己の主体生成に関わる先験的な原理が剥きだしとなった作品群は，主体が欠如した病の側から，思考と主体の根源的な関係を逆照射した特異な極北を成す．その生涯には，迫害妄想や世界没落体験も認められるが，存在そのものに至ろうとして，言語や意味に還元されない身体に着目し，「残酷の演劇」(Le Théâtre de la cruauté) を提唱したことでも知られる．病の只中の寸断化された身体を「器官なき身体」(Le Corps sans organes) として再生させようとしたのである．傷つき，穴があいた晩年の顔のデッサンは，こうした苦闘の跡を物語る．

(森島章仁)

⇨寸断された身体

[主著] Artaud A (1925/1927, 1934, 1938, 1946, 1947, 1948)

[文献] Artaud A, Thévenin P, Derrida J (1986), 宇野邦一(1997), 森島章仁(1999)

α機能／α要素

[英] alpha function/alpha element

英国の精神分析家 Bion WR が創出した思考の発達モデル（コンテイナー／コンテインド・モデル）における象徴形成機能．このモデルでは原始的情動体験や感覚印象（β要素）が，投影同一化の作用を介して二者関係の中で「思考される」ことで変形され，意味

をもたらすプロセスが想定されている。ここには「考えを思考することで意味が生まれる」という発想がある。

　乳児は「耐え難い情動体験・考え（β要素）」を母親が受け取り変容できるような形で排泄／伝達する（投影同一化）。乳児が排泄／伝達したこのβ要素を，母親は受け取り乳児の心がいわば消化吸収できる形に変形し，乳児が受け取ることができるようなやり方で再び乳児に返す。ここでの母親の変形機能すなわち考える機能は「夢想（reverie）」といわれる。これがα機能であり，考えることができるように加工された「考え」をα要素と呼ぶ。この思考の発達過程において乳児はα機能をもった心的装置を内在化してゆく。

　β要素が，意味を生み出しえず心から排泄されることのみ可能な具象的要素であるのに対して，α要素は思考することが可能な象徴化された要素であり，コミュニケーションによる伝達ができるとともに，それによって新たな意味を紡ぎ出すことができる。　　（飛谷　渉）
⇨夢想〔ビオン〕，コンテイナー／コンテインド
【文献】Bion WR（1962a, 1962b），飛谷渉（2009）

アルファ〔α〕昏睡　➡昏睡

アルファ〔α〕波
［英］alpha wave
　脳波でいうα波とは，安静・閉瞼・覚醒時に成人の後頭部から頭頂部に分布する通常20〜70（平均50）μV, 8〜13（平均10）Hzの律動波を指す。ヒトの脳波を初めて記録したBerger H［1929］によって命名された。ヒトでは最も多い脳波成分であることから基礎律動とも呼ばれる。臨床脳波検査では，上記の条件が揃わないと容易に消失してしまうことを利用して，検査時の被験者の覚醒度合や精神状態を推測することができる。また，意識障害患者では，検査中に音，光，痛み刺激などを行い，α波の消失あるいは出現様式を観察することで，障害の程度を推測できる場合がある。異常なα波が出現する状態の主なものとして，意識障害（α波の徐波化，昏睡），精神運動興奮（α波の消失），過度覚醒（α波の減少，β波の増加），動脈硬化（α波の全般化）などがある。　　（前川敏彦）
⇨脳波〔EEG〕，背景活動
【文献】Berger H（1929），大熊輝雄（1999a）

アルヘティプス　➡元型

アレキサンダー
Franz Alexander　1891〜1964
　アメリカの精神科医，精神分析家。高名な哲学の教授の息子としてハンガリーのブダペストに生まれ育ち，医学を修めた後，ベルリン精神分析研究所の最初の訓練生となった。教育分析家はSachs Hだった。Freud Sからも嘱望され，Freudの息子Oliverの分析を任された。1931年にアメリカに移住した彼は，1932年にシカゴに精神分析研究所を創立し，シカゴ学派と呼ばれるグループを形成した。そこでの業績の一つに修正感情体験の概念がある。これは転移，退行を操作しようというものであるとしてアメリカ精神分析協会の主流派から激しく批判されたが，一方解釈と洞察以外の治療作用の提案として大きな影響を与えた。彼は後にアメリカ精神分析アカデミーを創立した。心身医学の分野の先駆者としても有名であり，喘息，高血圧などの心理的要因について論じた。アレキサンダーの教育分析を受けた分析家にMenninger Kがいる。　　（吾妻　壮）
⇨修正感情体験
【主著】Alexander F（1930a, 1932, 1950, 1956a），Alexander F, French TM（1946, 1948）
【文献】Ferenczi S（1925），Lee RR, Martin JC（1991）

アレキシサイミア
[英] alexithymia

　短期力動精神療法の提唱者 Sifneos PE により提唱され，米国精神医学雑誌の編集長を長く務めた Nemiah JC の協力を得て完成された，心身症の患者をめぐる概念で，ギリシャ語の a＝lack, lexis＝word, thymos＝emotion からなる造語。文字通り，感情を表出する言語の欠如を意味し，自らの感情の認知と，その表現に欠けた患者の状態を指す。しいて訳せば，失感情言語化症となる。精神療法場面では，空想性，想像性に乏しく，状況や症状をくどくど述べるのとは対照的に，それに伴う感情の表出が困難で，面接者との疎通性もよくない。乳幼児期の情緒応答性の発達の障害が提唱され，神経生理学的観点からの研究もあるが，患者の知能，教育程度，言語表現力，対人関係のパターンなどの関与も論じられている。また，アレキシサイミアは必ずしも心身症に限局されたものではないとする立場から，慢性疼痛，薬物依存，うつ病，PTSD，パーソナリティ障害，性的障害などとの関連も論じられている。　　　　（丸田俊彦）

⇨心身症
[文献] Sifneos PE (1973), Taylor GJ (1984)

アロヒリー現象〔知覚側転位現象〕
[英] allochiria
[独] Allochirie

　Obersteiner H [1882] が記載した触点定位能力の特異な異常現象で，一側に与えられた触覚刺激が対側の対称点に知覚される症状。allesthesia（知覚転位）と同義語として使われることがあるが，allesthesia は刺激の加えられた部位とは別の部位に知覚することで，allochiria は allesthesia の一部に含まれる。知覚転位は触覚だけでなく運動性，聴覚性や視覚性にも起こる。病巣は右下頭頂領域が多い。　　　　（小山善子）

⇨失認

[文献] Obersteiner H (1882)

アロマテラピー
[英] aromatherapy

　アロマテラピーとは，植物の花や葉，茎などから抽出された精油（エッセンシャルオイル）によってリラクセーション効果や覚醒効果を得たり，心身の疾患を改善することをいう。一般には精油の香りを嗅ぐことにより効果を得るが，沐浴やマッサージとして用いられることもある。ヨーロッパではメディカルアロマテラピーとして臨床医学の領域でも古くから一定の評価を得てきた。わが国には以前から香道という伝統的な香りの楽しみ方があるが，それとは別に，1990年頃から精油によるアロマテラピーが急速に普及しはじめている。しかし，ほとんどは美容を目的としたものである。一部，民間療法として治療に用いられているが，代替医療あるいは融合医療としての地位は未だ確立されていない。その理由として，精油の成分分析や安全性の評価が十分に行われていないこととともに，香りの効果が官能評価に依存してきたことが挙げられる。今後の臨床応用の発展には，生理学的方法によるアロマテラピーの効果の客観的評価が進められることが不可欠である。　　（古賀良彦）

⇨東洋医学
[文献] 小長井ちづる，古賀良彦（2007），小長井ちづる（2008）

アンカバリング／カバリング
[英] uncovering/covering

　「覆いをとる」と「覆いをつける」という相対する治療および介入の技法で，それぞれ除覆法と被覆法とも呼ばれる。患者の抑圧という覆いを取り除き，無意識領域にある感情や記憶を意識化することを目指すのがアンカバリングであり，反対に患者に抑圧という覆いを被せることで，自我によって制御できな

いほどに高まった欲動を無意識領域に戻し，現実適応を高めることを目指すのがカバリングである。

精神医学的治療技法として，アンカバリングするアプローチは，カタルシスなどの表現的アプローチや無意識内容を探索する探索的アプローチである。カバリングするアプローチは，教育，暗示，指導，説得，保証などのように意識レベルに具体的に働きかける支持的アプローチや，行動や生活や環境に実際に働きかける現実的アプローチである。

また精神分析的介入技法として，質問，明確化，直面化，解釈などの介入は，アンカバリングすることになり，患者に洞察や発見をもたらす。これに対して，受容，共感，承認などの介入はカバリングすることになり，患者に安心や安定をもたらす。

アンカバリングを必要とするのは，神経症に代表される抑圧を中心とした病態である。カバリングを必要とするのは，境界例や精神病に代表される自我の脆弱さや欠損のある病態である。実際の臨床では，アンカバリングとカバリングが程よくブレンドされて行われる。
〔岡田暁宜〕

⇨抑圧，明確化，直面化，共感

暗示

[英] suggestion

対人的なコミュニケーションの一形態であり，認知面，感情面，行動面での変化を無批判に受け入れる現象，またはそのような現象を引き起こす刺激，あるいはその際の心理過程全体を指していう。指示，命令とは異なり，メッセージは個人の内面に何らかの体験を喚起する形で示される。言語を通じて行われることが中心となるが，ジェスチャーなどによる非言語的なものもある。通常の目覚めた状態で与えられる覚醒暗示に対して，催眠のもとで与えられる催眠暗示とが区別される。また，自分で自分に行うものを自己暗示，他者から与えられるものを他者暗示という。メッセージが明確に示される直接暗示，権威的暗示と，明示的に示されない間接暗示，許容的暗示の区別もある。暗示に対する反応には個人差があり，被暗示性（suggestibility）と呼ばれる。催眠被暗示性は，人から影響を受けて意見を左右する傾向を示す尋問被暗示性（interrogative suggestibility）とは異なる。
〔笠井 仁〕

⇨自己暗示，被暗示性，暗示療法，催眠
[文献] Yapko MD（1984/2003）

アンジオテンシン

[英] angiotensin

レニン・アンジオテンシン系，血圧調節と電解質バランスの維持に重要な酵素 – ホルモン系の，生理活性物質でポリペプチド。アンジオテンシノーゲンを酵素レニンが切断し，アンジオテンシンⅠ（AⅠ）が生成され，AⅠはアンジオテンシン変換酵素により，アンジオテンシンⅡ（AⅡ）へと変換される。AⅡは，末梢ではホルモンとして血管の収縮と水・電解質の再吸収促進により血圧を上昇させるが，中枢では脳弓下器官のニューロンに神経伝達物質として働き飲水行動を惹起する[Kupfermann Iら 2000]。
〔岸本年史〕

[文献] Kupfermann I, Kandel ER, Iversen S（2000）

暗示症　➡ピチアチスム

暗示療法

[英] suggestive therapy

暗示を用いた精神療法で，催眠下で与える催眠暗示による方法と，目覚めた意識状態で与える覚醒暗示による方法とが区別される。前者はふつう，催眠療法と同義となる。後者には，19世紀後半から20世紀初頭にかけて活躍したフランスの薬剤師 Coué E の自己暗示が代表的なものとして知られる。これは，

「日に日に，あらゆる点で，よくなっていく」という言葉を，毎日繰り返し声に出して唱えていく方法である。クエイズム（Couéism）とも呼ばれるCouéの一般的な覚醒自己暗示の方法は，フランスに留まらず広く流布した。段階的に構成された自己暗示を体系的に行うSchultz JHの自律訓練法は，自己催眠による暗示療法の一種である。一般に暗示の与え方によって，症状の直接除去を目指す直接的，権威的な暗示にもとづく方法と，リラクセーションなどの非特異的な要因を重視した間接的，許容的な暗示による方法とを区別することができる。　　　　　　　　　　　（笠井　仁）
⇨暗示，自己暗示，自律訓練法，催眠療法
【文献】Brooks CH, Coué E（1960），Schultz JH, Luthe W（1969）

安全基地
［英］secure base

　Ainsworth MDSの動物行動学的な母子の観察研究から得られた概念［Ainsworth 1967］。愛情のある養育環境で育ち，移動できるようになった乳児は，母親を安全・安心のための「基地」として用いて，外界に好奇心を向け母親から離れることができる。このように愛着対象人物である母親（養育者）が乳児に提供する，心地よい安定や保護を保証した環境を，軍隊の指令基地にたとえて「安全基地」と呼ぶ。子どもは，不安や疲労を感じたときにはいつでも安全基地に戻って慰めや安心が得られるという確信をもつことによって，外界の探索ができる。養育者が不在，あるいは一貫性のない対応をすると，子どもは養育者にしがみつこうとし，探索行動は抑制され，不安定な愛着パターンにつながる。大人にも安全基地は必要であり，Bowlby Jは，精神療法において，患者が安心してこころの中を探索できるように安全基地を提供することは，治療者の役割の一つであるとした［Bowlby 1988］。　　　　　　　　　　（濱田庸子）

⇨母性，アタッチメント〔愛着〕，情緒応答性，ボウルビー，母子相互作用
【文献】Ainsworth MDS（1967），Bowlby J（1988）

安全保障操作
［英］security operation

　Sullivan HSは，人間の行動を動機づけるものとして，満足（satisfaction）のほかに安全保障（security）を重要視したが，その安全保障の追求のために行われる対人関係上の諸活動のことをいう。これは自己評価を守る目的で自己組織（self system）によって行われるもので，選択的非注意，悪意的変形などがある。古典的精神分析理論における防衛の概念に類似するが，その目的を安全感の保障におき，対人関係上の操作に焦点を当てる点に特徴がある。安定操作，安全保障作戦とも訳される。　　　　　　　　　　　（横井公一）
⇨選択的不注意〔選択的非注意〕
【文献】Sullivan HS（1953）

アンタゴニスト〔拮抗薬〕
➡アゴニスト〔作動薬〕

アンタビュース ➡抗酒剤

アンチスティグマ・キャンペーン
［英］anti-stigma campaign

　スティグマ（stigma）の原義はギリシャ語で奴隷や犯罪者の身体につけられた焼印のことで，穢れや汚点をもった者であることを示すものであった。その後，キリスト教文化の中で神の恩寵を表す身体の聖痕という意味でも用いられた。今日では社会的烙印として他から区別される特徴で，他者からみて不利な特徴がスティグマにされがちと考えられている。スティグマを有する人への偏見や差別をなくしていく運動がアンチスティグマ・キャンペーンである。精神障害の分野ではBeers CWの著書『わが魂にあうまで』が社会に大

きな影響を与えた。わが国では家族会からの「精神分裂病の呼称を変更してほしい」という要望を受けて日本精神神経学会が2002年に「統合失調症」に呼称を変更したことにより，病名にまつわるスティグマが減少して病名告知が進んだといわれている。厚生労働省は「こころのバリアフリー宣言」を出して精神疾患への国民の理解と適切な行動を呼びかけている。 (安西信雄)

⇨スティグマ，病名告知，ビーアズ
[文献] Beers CW（1907）

アンティゴネ［症例］

Antigone

　Sophoclesの悲劇『アンティゴネ』の主人公。国王クレオンは，アンティゴネの兄が国家に逆らって戦死したために，その埋葬を認めなかったが，彼女はクレオンの掟を侵し，兄の葬儀を行ったため，地下牢に入れられ，やがて縊死する。この有名な悲劇の解釈としては，国家の法と家族の法の対立と考えるHegel GWFの解釈が支配的であったが，Lacan Jはアンティゴネを精神分析の倫理を考える際の特権的なモデルとして，独自の解釈を行った。アンティゴネの運命を導いているのは，象徴界の彼岸にある「無」(災厄，狂気としてのAtē)への欲望である。彼女は，純粋欲望，死の欲望の体現者であり，共同体の善と妥協しない。Lacanはアンティゴネの悲劇から精神分析の倫理を引き出し，それを「自らの欲望に関して譲らないこと」と定式化した。精神分析は，倫理の次元で展開する行為であり，主体（患者）はこの「無」に向かうことによって，はじめて自己本来の在り方を見出す。 (十川幸司)

⇨自我
[文献] Guyomard P（1992），Lacan J（1986）

安定操作　➡安全保障操作

アンテ・フェストゥム／ポスト・フェストゥム／イントラ・フェストゥム

［ラ］ante festum/post festum/intra festum
(1)アンテ・フェストゥム　統合失調症患者は自他未分の根源的な「あいだ」の潜勢態から自己を現勢化してそれを自己として経験することに困難を抱いている。潜勢態から現勢化する主体がそのつど自己ならざる他者として意識され，自己の主権を侵害しようとする。だから患者は他者との関係においてつねに先手をとって自己の確保を図ろうとする。自己確立の場を絶えず未知の未来の可能性に求めようとするこのような統合失調症者の姿勢は，Binswanger Lが空間的な比喩を用いてVerstiegenheit（現実に根ざさない上昇志向）と呼んだ人間学的不均衡の時間面とみることができる。統合失調症患者やそれに親和的な性格にみられるこのような未来先取的な姿勢を，木村敏はラテン語で「祭りの前」「事前的」を意味する「アンテ・フェストゥム」の語によって表現した。

(2)ポスト・フェストゥム　古典的な内因性うつ病（Tellenbach Hのいう「メランコリー」）の患者は病前から既成の価値秩序に強い愛着を示し，人生における秩序の急変をただちに自らの価値の回復不可能な低下を意味する「負い目」として経験する。だから彼らは旧来の枠組みを変えようとしない保守的な生き方を好む。このような姿勢を木村はラテン語で「祭りの後＝後の祭り」「事後的」を意味する「ポスト・フェストゥム」の語によって表現した。「ポスト・フェストゥム」の時間性は内因性うつ病だけでなく，多くの非統合失調症性の妄想症（パラノイア）にも特徴的である。

(3)イントラ・フェストゥム　内因性躁病の患者は人生の祝祭を生きている。彼らは現在の瞬間を謳歌する。また本態性てんかんの患者は，Janz Dのいう睡眠てんかん者の粘着的・拘泥的な性格も，覚醒てんかん者の刹那

的・無制約的な性格も含めて、いずれも現在の瞬間に生き、「永遠の今」において宇宙や万人と癒合しようとする。これもやはり祝祭的現存在の生き方である。木村はこれをラテン語で「祭りの最中」を意味する「イントラ・フェストゥム」の語によって表現した。

アンテ・フェストゥム、ポスト・フェストゥム、イントラ・フェストゥムの三概念は、従来の症状中心の疾患分類に代えて、人間学的・現象学的な「対世界関係」としての精神病理現象の整理を試みようとしたものである。

(木村 敏)

⇨あいだ、統合失調症、メランコリー、パラノイア、躁病、てんかん

[文献] Binswanger L (1956), Janz D (1969), 木村 敏 (1981), Tellenbach H (1961)

アンドレアス - ザロメ　⇒ザロメ

アントン症候群

[英] Anton's syndrome

Anton G [1899] が2例の皮質聾と1例の皮質盲で、自己の聾や盲を否認する症例を報告したが、それ以後自己の聾や盲を自覚しない症状をアントン症候群と呼んでいる。皮質聾の報告は少ない。アントン症候群は視覚モダリティの病態失認である。両側の視覚皮質損傷で患者は何も見えていないにもかかわらず（皮質盲）、盲に気づかず、盲を否認したり無関心である。患者はあたかも見えているかのように振る舞い、家具にぶつかったり、盲の人がとるような用心もせず歩こうとする。尋ねられると見えているものを作話したり、誤りを指摘されると「眼鏡が合わないから」とか言い訳をする。記憶障害、錯乱や幻視がみられることがある。盲の病態失認のメカニズムについて Adair JC ら [2003] は①認知機能障害による意識性の低下、②偽フィードバック、③視覚体験と言語領野の離断を挙げている。病巣は通常、両側の後大脳動脈領域の両側性梗塞である。

(小山善子)

⇨皮質聾、皮質盲、作話、病態失認

[文献] Adair JC, Schwartz RL, Barrett AM (2003), Anton G (1899)

アンナ・O [症例]

Anna O

本名 Bertha Pappenheim（1859年2月27日～1936年5月28日）。Freud S と Breuer J の共著である『ヒステリー研究』[1895] で報告されている症例。アンナは21歳時の父の致死性疾患罹患を契機として、人格交代を含む種々のヒステリー症状を呈したため、Breuer から往診による催眠治療を受けた（1880年12月～1882年6月）。彼はこの経験から「催眠浄化法」という新しい精神療法を見出した。治療中、アンナは「Breuer の子を出産するという空想」にもとづくヒステリー発作を起こし、これに脅威を感じた Breuer の出国によって治療は中断されたが、Freud がこの「出産空想」から「転移」の着想を得たことによって、精神分析療法創始にも影響を与えた症例である。後年、アンナは治癒し、ドイツ最初のソーシャルワーカーとして数々の人道的支援活動に携わった。彼女は生涯独身を通したという。

(平島奈津子)

⇨カタルシス、除反応、ブロイアー

[文献] Breuer J, Freud S (1893-1895), Jones E (1953-1957)

アンネ・ラウ [症例]

Anne Rau

Blankenburg W が『自明性の喪失──分裂病の現象学』で内省型の寡症状性統合失調症（ないし単純型統合失調症）として記述している自験例で、若い女性患者アンネによる自分の精神障害に対する内省的語りは現象学的観点から統合失調症の基本障害を明らかにする上で大きな寄与をした。「自明性（Selbstverständlichkeit）の喪失」という基本障害

を示す概念自体，アンネの言葉から導かれている。20歳時の自殺企図を機にBlankenburg（36歳時）が担当医になった。彼女は何度となく次のような言葉を繰り返した。「私に欠けているのは何なのでしょう。ほんのちょっとしたこと。……それがなければ生きていけないようなこと」。「私に欠けているのは，きっと自然な自明さということなのでしょう」。こうした自明性の喪失に関する内省的訴えの一方で，時折「考えが押し寄せてきて苦しい」という自生思考，および言語新作が出現した。また強い希死念慮が続いていた。種々の薬物療法，インスリン療法，電気けいれん療法，精神療法を行ったが最終的には十分な改善をみず，24歳時に自ら命を絶ってしまう。彼女は東ドイツの生まれで，3人兄弟の真ん中である。1歳にならないうちに両親に連れられ，西ドイツへ亡命した。小さい頃から行儀のよい，物静かな子で，ほとんど楽しそうな顔をせず，同じ年頃の子どもたちとはあまり遊ばなかった。じっと歯をくいしばって一心に勉強にうちこんだ。父親が残忍で，家族全員，とりわけ〈のろまで愚図〉だったアンネが一番苦しめられた。両親は離婚している。就職してから「人間関係がとても難しく，耐えられなかった」という。Blankenburgは当初，「人格発達遅滞にもとづく重篤な異常体験反応」と考えたという。今日なら，少なくとも，操作診断上アスペルガー障害，ないし広汎性発達障害が根底にあるとする議論が出る可能性のある症例である。

〔加藤　敏〕

⇨自然な自明性の喪失，ブランケンブルク，単純型統合失調症，寡症状性統合失調症
[文献] Blankenburg W (1971)

アンビヴァレンス
［英］［仏］ambivalence
［独］Ambivalenz
　同一の対象に対して同一時点で正反対の衝動や情緒が向くことである。この用語を最初に用いたBleuler Eは主著『早発性痴呆，あるいは統合失調症群』において，アンビヴァレンスを統合失調症の基本症状の一つとし，知的なアンビヴァレンス，意志のアンビヴァレンス，感情のアンビヴァレンスの3つのカテゴリーに分けて論じた。

　一方，精神分析は乳幼児的な愛情を記述するときに，この用語がきわめて核心をついていることを見出し，さまざまな論者が用いている。Freud Sは『性欲論三篇』の改訂版［1915］において，肛門サディズム期において複数の欲動が対になってほぼ同程度に発展することを記述する際にこの用語を用い，『転移の力動』［1912］において陽性転移と陰性転移とが同時に起きることをこの用語で表現した。また『本能とその運命』［1915］では愛が攻撃の形をとる局面のように愛と憎しみが区別できない心性を記述し，これをアンビヴァレンスと呼んだ。Abraham Kが推敲したのはそうした心性であり，アンビヴァレンスのない段階，それを体験する段階，それを克服する段階という道筋で幼時が進展すると考えた。さらにKlein Mは，アンビヴァレンスを早期の乳児が体験できないのは対象を分割して良い対象と悪い対象という別々のものとして体験するからだとし，そのような心性を妄想‐分裂ポジションとして概念化した。発達的な進展により，愛していた同一の人物に憎しみを懐いているという現実を受け入れ，アンビヴァレンスをもちこたえることができたとき，アンビヴァレンスはより十全に体験されるのであり，そうした態勢は抑うつポジションとして概念化された。Kleinの後継者はもとより，対象関係論に立つ分析家たちは，アンビヴァレンスを十全に体験してもちこたえることを正常発達の本質的な部分であると考えて重視している。

〔藤山直樹〕

⇨良い対象／悪い対象，抑うつポジション，妄想分裂ポジション

アンフェタミン
[英] amphetamine

　アンフェタミン，メタンフェタミンはわが国では覚せい剤取締法により規制されている薬剤であり，ともに依存性が高い乱用薬物である。メタンフェタミンは長井長義により1888年に麻黄からエフェドリンを抽出する過程で発見されたもので，わが国で最も乱用されている違法性薬剤である。いずれの薬剤も当初は疲労回復や眠気防止を効用として市販されていたが，第二次世界大戦後に広く乱用されるようになった。またわが国では覚せい剤使用者による精神病状態での重大事件が繰り返し起きているが，依存性の高さから再犯者率は40〜50%という高率で推移している。注射による使用が多かったが最近は吸煙により使用されることも多い。またこれら薬剤により惹起される精神病は統合失調症のモデル精神病と考えられている。

　これらは主にドーパミンやノルアドレナリンなどモノアミン神経の神経終末上のモノアミントランスポーター阻害やモノアミン酸化酵素阻害などによりシナプス間隙のモノアミン量を増加させて作用を発現する。中枢神経作用として，多幸感や精神運動興奮，集中力増加，疲労感の軽減，食欲低下などが生じる。末梢神経作用では血圧上昇，心拍数増加，呼吸数増加など交感神経系に対する興奮作用が現れる。大量で，不穏，振戦，錯乱，強い焦燥感などが現れ，急性精神病状態が現れることもある。多幸感や末梢神経作用には耐性が生じるために使用量が増加する。退薬症状としてはモノアミン神経系の低下により過眠，過食，抑うつ感，倦怠感，脱力感，不安感などが起こる。長期使用により，精神病が出現しやすくなり，逆耐性現象と呼ばれている。多くは1ヵ月以内で精神病症状は消失するが，長期にわたり遷延することもある。心気症，不安，不眠などの不安障害の症状が持続することもある。この背景には長期使用に伴い脳内ドーパミントランスポーター（DAT）密度が有意に低下することが示唆されている。
〔伊豫雅臣〕

⇨覚せい剤，覚せい剤精神病，モデル精神病，モノアミントランスポーター，ドーパミン，多幸症〔多幸感〕，逆耐性現象

[文献] 伊豫雅臣（2009）

アンヘドニア
[英] anhedonia
[独] Anhedonie
[仏] anhédonie

　快楽消失。Ribot Tによる造語で，快楽・喜びを感じられない状態を意味する。うつ病と統合失調症の両方において用いられるが，両者における意味内容は若干異なる。うつ病においては，これまで楽しめていたことが楽しめなくなり，さらに強まると何事にも興味がもてなくなるような陽性感情の鈍麻である。感覚的な外界との疎隔という意味において離人症とも関連する。一方統合失調症においては陰性症状の一型とされ，感情の平板化と関連して，喜びがなくなるために動機が失われて無為の原因になると考えられる。うつ病における場合と統合失調症における場合との違いとして重要なのは，うつ病においては感情の消失そのものが苦痛として訴えられるのに対して，統合失調症においては感情の消失が自覚されないために訴えられないということである。なお第3の意味として，性行動障害において，オーガズムにおける快感を感じられない状態を指す場合がある。
〔深尾憲二朗〕

⇨陰性症状／陽性症状，リボ

[文献] Sadock BJ, Sadock VA, Ruiz P, ed.(2003)

イ

EIEE
➡早期乳児てんかん性脳症〔大田原症候群〕

EE〔感情表出〕
[英] expressed emotion
[仏] émotion exprimeé

　家族の EE とは，統合失調症など慢性疾患をもつ人本人と家族間に存在する家族関係の一側面であり，家族が患者本人に対して表出する感情の内容から把握したもの，あるいはその把握に使用する評価尺度をいう。EE の測定項目は，批判的コメント（critical comments），敵意（hostility），情緒的巻き込まれ過ぎ（emotional overinvolvement），暖かみ（warmth），肯定的言辞（positive remarks）の5つであり，家族に対する半構造化面接の中で表出された家族の感情を測定する。とくに統合失調症については，批判・敵意・巻き込まれ過ぎのいずれかに一定水準以上の感情表出がある場合，高感情表出（ハイ EE）と判定され，9ヵ月後あるいは2年後の再発を予測する主要な社会心理的因子として世界的に認知されている。歴史的には，1950年代に始まった英国の脱施設化の動きの中で，患者の地域ケアを継続し「回転ドア現象」を防止する条件を探る研究の中から EE は誕生した。EE 研究は，はじめ統合失調症を対象に行われたが［Brown GW ら 1972, Leff J ら 1985］，後に抑うつ神経症，うつ病，神経性無食欲症，肥満患者などでも有効性を明らかにしてきた。家族以外にも，患者と密接に関わるスタッフ（病棟看護師，グループホーム職員など）の EE が把握され，ケアの質に関係することが明らかにされている。EE を生み出す要因として，家族の生活負担や精神疾患の症状や治療法，利用可能な社会資源に対する知識の不足，家族の問題対処技術の未習得などとの関連が指摘されている。すなわちハイ EE は家族の特性というよりは慢性疾患患者を身内にもつことによってもたらされる，家族の一般的なストレス反応であると考えられるようになった。このような観点から，家族の EE を低減させ再発を防止するための家族心理教育が有力な科学的根拠にもとづく実践（EBP）プログラムとして重視され，ニーズをもつすべての家族に適用するための取り組みが行われている。
(大島　巌)

⇨評価尺度，構造化面接／半構造化面接，脱施設化，回転ドア現象，心理教育
[文献] Brown GW, Birley JLT, Wing JK (1972), Leff J, Vaughn C (1985)

EEG ➡脳波〔EEG〕

言い間違い
[独] Versprechen

　読み誤り，書き間違い，やり損ない，もの忘れ，などと同様に，失錯行為（錯誤行為）の一つと考えられる。失錯行為は，ごく日常的な生活でよく認められる自分の不注意や偶然の出来事としてみなされやすいが，Freud S は，これらの失錯行為は，神経症症状の形成と同じように，力動的な葛藤過程として理解されることを示した。無意識的な意図によって，当初意図したものとは異なる言い間違いの中に，無意識欲求が達成されている。
(松波聖治)

⇨失錯行為
[文献] Freud S (1901a)

言いようのない恐怖
[英] nameless dread

　Bion WR が記述した，原始的・精神病的水準にある，乳児的な不安。母親は，乳児が自分では咀嚼困難な耐え難い情動の投影を受け止め，緩和して消化できる形で返している

と考えられる（母親の包容機能）。このようにして生のままでは心の世界の中に収め難い恐怖・不安などの情動（β要素）は，心の世界の素材（α要素）となる。その投影同一視が受容されず，乳児が経験せざるをえないことになる，濃縮された不安のこと。

(福本 修)

⇨β要素，α機能／α要素，投影同一視，不安
[文献] Bion WR (1962a)

ESES
➡睡眠時電気的てんかん重積状態〔ESES〕

ES細胞
[英] embryonic stem cell

　人体では約60兆個あるといわれている細胞は，もとをたどればすべて受精卵という一つの細胞に行き着く。生死を繰り返す身体の組織の多様な細胞も，もとは幹細胞という親細胞から作り出されている。幹細胞には，胚から作られる胚幹細胞（ES細胞）と各組織に存在する成体幹細胞がある。受精卵は胎児へと成長していく過程で分裂を繰り返し胚盤胞と呼ばれる状態になる。胚盤胞は外側の細胞層である栄養外胚葉と，将来，体を作るもとになる細胞の塊である内部細胞塊を含む胞胚腔からなり，通常，ES細胞はこの内部細胞塊をほぐした細胞群から作られる。ES細胞は体を形作るあらゆる細胞になりうる性質（多能性）と，ほぼ無限の自己複製能力を有し，1998年には米国で，2003年には日本において，ヒトES細胞が作製されている。ES細胞を用いた再生医療研究は，身体の種々の組織で検討が進められており，神経系ではドーパミン産生細胞に誘導してパーキンソン病を治療する研究などが先行している。

(鵜飼 渉)

⇨神経移植，神経幹細胞

[文献] Thomson JA, Itskovitz-Eldor J, Shapiro SS, et al. (1998), Suemori H, Yasuchika K, Hasegawa K, et al. (2006), Fricker-Gates RA, Gates MA (2010)

EMDR
[英] eye movement desensitization reprocessing

　眼球運動による脱感作および再処理法。PTSDに対する治療法としてShapiro Fが提唱した。治療者が患者の眼前で手指を左右に動かすのに合わせて患者が眼球を左右に動かしながら，トラウマ記憶や関連した身体感覚，自己否定的認知を想起するという技法に特徴がある。実際の治療は心理教育，状態評価，日記記録から構成されており，この技法がすべてではない。視力が障害されている患者や子どもの場合には，体の左右の部位を交互に刺激するなどの変法も用いられる。多くのガイドラインでPTSD治療法として推奨されているが，米国学術会議によるPTSD治療についての報告書では効果研究のエビデンスは不十分であるとされた。眼球運動がトラウマ記憶の脳神経的な処理を促進するという仮説には異論もあり，トラウマ記憶への緩和的な曝露を行っているとの説や，眼球運動を行わなくても治療効果は変わらないとの研究もある。

(金 吉晴)

⇨PTSD〔外傷後ストレス障害〕，瞬間想起現象
[文献] Shapiro F (1989)

イェール・ブラウン強迫尺度〔Y-BOCS〕
[英] Yale-Brown Obsessive-Compulsive Scale

　Y-BOCSはGoodman WKら [1989a, 1989b] が強迫性障害（OCD）に対して薬物療法効果判定のために開発した評価者評価尺度である。日本語版はNakajima Tら [1995] により信頼性妥当性が検証された。Y-BOCSを用いクロミプラミンや各種SSRIの，実薬とプラセボとの二重盲検試験が行われ，4〜12週間投与で実薬の有効性が示された。評価は，

症状チェックリストにより，強迫観念と強迫行為の標的症状を決め，その標的症状にもとづき，観念，行為それぞれについて，占められる時間，社会的障害，苦痛，抵抗，制御の10項目を質問する。各項目0から4点で，総計40点で評価する。評価項目にはアンカーポイントが記載されている。評価に時間を要することや，患者が観念と行為を分けて評価しづらいといった難点がある。このため，自己式Y-BOCSや，観念と行為を同時に評価するDY-BOCSが開発された。　（多賀千明）
⇨強迫性障害，二重盲検法
[文献] Goodman WK, Price LH, Rasmussen SA, et al. (1989a, 1989b), Nakajima T, Nakamura M, Taga C, et al. (1995)

イオンチャネル
[英] ion channel

イオンチャネルは膜貫通性の蛋白質によって構成され，特定のイオンを選択的にその濃度勾配に応じて移送する［Siegelbaum SAら2000］。その開閉は神経伝達物質などのリガンドの結合や膜電位変化に依存した調節をうける。すなわち，制御機構の違いによりリガンド依存性チャネルと電位依存性チャネルとに大別される。

細胞内外のイオン濃度勾配は，ポンプないしATPaseと呼ばれる，イオンチャネルとは別の蛋白質複合体によってエネルギー依存性に形成される。たとえばNa^+-K^+ポンプは能動輸送により細胞外Na^+濃度，細胞内K^+濃度をそれぞれ高い状態に維持している。これに対して，Na^+チャネルやK^+チャネルが開くことによって濃度勾配に応じた各イオンの受動的な輸送が生じる。

イオンチャネルおよびそれに関連した分子の異常により生じる疾患は総称的にチャネロパチー（channelopathy）呼ばれ，各種てんかん，周期性四肢麻痺，片頭痛の病態とそれぞれの責任遺伝子としてのチャネル分子との関係があきらかとなっている。さらに，近年開発された抗てんかん薬の多くはVGSC（電位依存性ナトリウムチャネル）やVGCC（電位依存性カルシウムチャネル）のサブユニット分子を標的としている。一方，自己免疫性抗イオンチャネル抗体によって生じる辺縁系脳炎における精神症状が注目され，NMDA型グルタミン酸受容体などに対するものが知られる［Kayser MSら2010］。モルバン症候群（Morvan's syndrome）などの臨床症状を呈する，いわゆる抗VGKC（電位依存性カリウムチャネル）抗体陽性辺縁系脳炎については，抗原はLGI1（leucine-rich, glioma-inactivated 1）である場合がある［Lai Mら2010］。　（山本直樹）
⇨神経伝達物質，シナプス，セロトニン〔5-HT〕，グルタミン酸，神経毒
[文献] Kayser MS, Kohler CG, Dalmau J (2010), Lai M, Huijbers MG, Lancaster E, et al. (2010), Siegelbaum SA, Koester J (2000)

医学的心理学
[英] medical psychology
[独] medizinische Psychologie
[仏] psychologie médicale

心理学が医学の中に浸透する以前の医学の基礎は物理学と化学であり，それぞれ解剖学と生理学に相当していたといってよい。精神医学もまたそのような状況にあり，神経学の辺縁の一部に過ぎなかった。20世紀初頭，一群の精神医学者が，医学とりわけ精神医学において心理学は不可欠の基礎であることを提唱し，精神医学の輪郭の明確化に努めた。Freud Sの精神分析，Jaspers Kの了解心理学はこの動向の双璧を成す。前者のBleuler EやKretschmer Eへの多大な影響はよく知られている。米国におけるHartmann Hの自我心理学もこの動向の発展であり，それはEngel GLの『心身の力動的発達』に詳しい。Kretschmerはその著『医学的心理学』の日

本語版によせて「医学的心理学は精神医学と臨床医学一般に，身体疾患や精神疾患のときにあるいは直接にあるいは暗々裡に疾病過程の形を定め，或はこのことに関与する複雑な精神的過程を理解せしめる力となるような本であることを念願とした」と述べている。

〈狩野力八郎〉

⇨精神分析，了解心理学，自我心理学
[文献] Kretschmer E (1922b), Engel GL (1962)

域外幻覚

[英] extracampine hallucination
[独] extrakampine Halluzination
[仏] hallucination extracampine

通常の感覚範囲を超える幻覚。背後に人が見える，外国にいる人の声が聞こえるなどというもの。Bleuler E [1903] の用語。見えないが存在をありありと感じる場合は実体的意識性になる。

〈濱田秀伯〉

⇨視野外幻視，実体的意識性

息止め発作

[英] breath holding spell

生後6ヵ月頃から3, 4歳までにみられる生理的現象で，驚愕や激しい啼泣のあとに呼吸が停止し低酸素状態になることにより，チアノーゼ，けいれん，意識障害が生じる。泣き入りひきつけ，憤怒けいれんとも呼ばれる。チアノーゼとなり全身けいれんを起こす型と，顔面蒼白となり意識の消失する型がある。脳波や心電図などの検査は異常を認めず，いずれも後遺症を残すことはなく自然に消失していく。てんかんへの移行の心配はない。

〈秋山千枝子〉

⇨けいれん，意識障害
[文献] 諸岡啓一 (2003)

EQ

[英] emotional intelligence quotient

情動指数。感情指数。emotional intelligence（感情の知能，心の知能）の定義ははっきりしていないが，Salovey P ら [1990] によると，自己および他者の感情を適切に認識したり表現でき，コントロールでき，その感情を日常生活における思考，行動に活用できるといった社会的能力の一群である，とされる。このような能力を測定する指標がEQである。EQの概念はGoleman D [1996] の著書によってとくに有名になり，IQのような知識偏重型の教育に警鐘を鳴らすものとして関心を集めた。

〈北村麻紀子〉

⇨知能指数
[文献] Salovey P, Mayer JD (1990), Goleman D (1996)

生きられる時間

[英] lived time
[独] gelebte Zeit
[仏] temps vécu

ごく普通の日常生活において，人はそれと意識することなく現在を生き，未来へと押し出される。しかも，そこには，それと意識されることのない一つのまとまりをもつ連続性，持続がある。それは，空間化や客観化が不可能で，前反省的，ないし前述語的な仕方でしか体験できない主観的な時間，つまり生きられる時間である。Minkowski E は Bergson H のいう生命の躍動（élan vital）の概念を手がかりに，不断に生成するこの時間様態に焦点をあて，臨床的な記述をした。それは生きられる時間の変容についての現象学的記述である。それによれば，メランコリー性うつ病においてはこの生きられる時間にいかんともしがたい遅滞，つまり「生成の制止」が生じる。統合失調症では，すべてのものが停止していると感じられ，空間的思考が支配的となる。その端的なものが，幾何学的な整合性を尺度に世界を構成しようとする病的幾何学主義である。

〈加藤 敏〉

⇨ミンコフスキー，病的幾何学主義

[文献] Minkowski E（1933）

育児書
［英］baby book ; child-care manual

乳幼児期の子育てに関する知識，技術，考え方について，親あるいはそれに代わる養育者のために著された書物を指す。有名なのは1946年に刊行された『スポック博士の育児書』'The common sense book of baby and child care'で，社会状況の変化に応じて改訂され（原著は第8版，日本語訳は第6版まで），諸言語に翻訳されている。わが国においては，1959年の皇太子（現在の天皇）御成婚を契機に1960年代以降育児書が広く一般に読まれるようになった。元来は，小児科医などの専門家による妊娠・出産および子育ての望ましいあり方を述べた啓発書であり，理想論的性格を帯びていた。近年は実践マニュアル的な色彩の書物が増えている。また，情報媒体も急速に変化し，単行本のほか育児雑誌やテレビ・インターネットなど多様化している。不確実な育児情報がさまざまな媒体から提供され，養育者の混乱を引き起こす要因になっているとの指摘もある。　（山脇かおり）
⇨育児不安

[文献] 川村和久（2001），今村榮一（2003）

育児不安
［英］child-rearing anxiety

本邦特有の用語で，育児行為の中で一時的あるいは瞬間的に生ずる疑問や心配事ではなく，持続し蓄積された不安を指す。主に母親が抱えるとされる。育児不安の表れ方は，育児への自信のなさ，心配，困惑，母親としての不適格感，子どもへの否定的な感情といった心理的なものから，子どもに対する攻撃的な行動までさまざまである。なお，分娩後3～5日を頂点とし10日頃までに生じる一過性の情動の混乱はマタニティブルーズ（maternity blues）と呼ばれ育児不安とは区別される。歴史的には，嬰児遺棄や子殺し・母子心中が多発した1970年代以降，母子保健・精神保健や保育分野で報告され，児童虐待の報告件数が急増した2000年頃からその原因・背景として広く一般に知られるに至った。戦後の経済発展に伴う核家族化や少子化・高齢化，女性の社会進出といった育児をとり巻く社会環境の変化が影響していると考えられている。　（山脇かおり）
⇨マタニティブルーズ

[文献] 川崎道子, 宮地文子, 佐々木明子（2008），牧野カツ子（1983）

医原症
［英］iatrogenic disorders
［独］iatrogene Erkrankungen
［仏］maladie iatrogénique

イギリスの医師であるHurst A［1932］によって導入された概念。医原性疾患と同じ。彼は「医師の検査，態度，あるいは説明などに起因する，患者の自己暗示によって惹起された病気」と定義している。その後，ブルガリアの精神科医Schipkowensky N［1965］は，身体的に引き起こされた身体障害をIatropathie，心理的に引き起こされた精神障害をIatrogenieと区別した。最近では，医師だけでなくコメディカルスタッフを含めた医療関係者の言動や医療行為によるもの，またマスコミによる影響が背景にある場合も考えられている。

患者が不安，心気，恐怖，抑うつなどの神経症症状を示す状態を医原神経症，医療神経症（iatrogenic neurosis）という。患者・家族と医療者サイドとの関係，インフォームド・コンセント（説明と同意）のあり方が，その発症にかかわってくるので注意を要する。医原症はそれを起こさないことが第一であるが，不幸にして起こった場合にはその対応を誤らないようにしないと医療訴訟に発展することがある。　（柏瀬宏隆）

⇨インフォームド・コンセント
[文献] 柏瀬宏隆（1993）

医原神経症〔医療神経症〕 ➡医原症

医原性疾患　➡医原症

移行対象／移行現象／移行空間
[英] transitional object/transitional phenomena/transitional space

　移行対象とは，幼い子どもが肌身離さず持ち歩くタオルやぬいぐるみ，人形などを指す言葉であり，Winnicott DW［1951］が概念化したものである。移行対象は物であるとは限らず，メロディや臭いといったものまで含まれる。それらは実際には環境によって提供されたものであるが，幼い子どもはそれを自分が創造したものと錯覚し，そのことを直面化されることはない。その本質は，自分のものであって自分のものでないというパラドックスにあるが，内的現実と外的現実の中間にあってむしろ両者をつなぐ役割を果たす。そういうことから，移行対象は創造性や遊びと関係することになる。移行対象は正常な発達においてみられる現象であるが，とくに母親との分離が主題となるときに際立ってくると考えられている。多くの場合，成長に伴って移行対象は忘れ去られるが，対象である物に執着し過ぎてフェティシズムになる場合もある。Winnicottは，移行対象は大人になっても，さまざまな文化的な経験として形を変えて存続すると主張し，それを総称して移行現象と呼んでいる。また，このような移行現象が生じる場所を移行空間と呼ぶが，文化的経験が生まれる場であり，とくに治療場面は可能性空間（potential space）と呼ばれることがある。
（館　直彦）
⇨ウィニコット，フェティシズム［精神分析］，遊ぶこと
[文献] Winnicott DW（1951）

意志
[英] will

　意志とは，ある行動をとることを選択・実行する心的能力のことを指す。心理学では，動因（drive）・動機（motive）・欲求（need）などの，行動を引き起こす内的状態や原動力を意味する概念とほぼ同義に扱われるが，意志という用語はより一般的で包括的な用語であるため，認知的なモデルへの使用には避けることが多い。意思決定（decision making）は，行動の選択・実行を意味する概念である点では同義であるが，行動の評価過程により焦点を当てている。意志は，上に挙げた他の概念よりも能動的な側面が強調され，臨床的に重要な意味をもつ。
　意志を体系的なモデルに組み込んだ人物としては，イタリアの精神科医・心理学者のAssagioli Rがいる。彼は，心の基本機能として，Jung CGが挙げた思考，感情，直観，感覚の4つの他に，新たに想像と衝動の2つを加え，それらを統合する機能として意志を仮定した。彼の創始した心理療法においては，意志の成長による精神統合を目指しており，臨床的に一定の効果も認められているが，疑似科学であるとの批判も多い。
　精神医学では，意志を動因（drive）の上に立ってそれに方向性を与えるものと定義する。意志と欲動を合わせて意欲という。意志・意欲発動の障害として，制止（inhibition），途絶（blocking），昏迷（stupor）などがある。制止は意志表出が緩慢になることを指し，うつ病患者によくみられる。途絶とは，統合失調症患者にみられ，意志表出が突然中断することを指す。昏迷は意欲が極端に乏しくなり，全く動かず一言も発しない状態を指す。また，意志の力が弱くなることにより，抑制消失（Enthemmung）が起こり，衝動的な行為につながることもある。意欲の質的な障害としては命令自動（Befehlsautomatie），強迫欲動（Zwangstrieb），無為（abu-

lia）などが挙げられる。意志の障害では，意識は清明に保たれており，外部の状況をよく認識していることが特徴的である。

(福澤一吉)

⇨欲動［フロイト］，欲動［ラカン］，精神運動(性)制止，途絶，昏迷，無為，命令自動

[文献] 岩下豊彦（1998），氏原寛，亀口憲治，成田善弘ほか 編（2004），加藤正明，保崎秀夫，笠原嘉ほか 編（1993），濱田秀伯（2005）

意識［現象学的精神医学］

［英］consciousness
［独］Bewusstsein
［仏］conscience

　自己の状態と周囲の状態を知っていること，それらに気づいているありさまを一般に意識状態という。意識は最も直接的な体験であり，私たちの経験を経験たらしめている当のものの謂である。だからそれは，哲学や心理学の領域ではその基本的構成概念としてつねに本質的に問い直されてきた。

　精神医学において Jaspers K は，初めて明確に意識の問題を論じ，意識を現在の瞬間における精神生活の全体と定義した。彼によれば意識とは，第1に体験を心の中にもつことであり，第2に対象の意識つまり何ものかを知ることであり，第3に自己反省つまり自分自身の意識である。

　哲学における現象学の流れは，その言葉を初めて使った Lambert H に始まり，同時代の Kant I を経て，Hegel GWF の「精神現象学」に至る。しかし今日の精神病理学に影響を与えている現象学は，Brentano F，Husserl E そして Heidegger M と続く流れであり，そこでは「現象」を単純に「客体」と同一視せず，主体の何らかの志向作用の相関概念として捉えようとする。すると患者の「病像」は関与者の主体的姿勢に拠ることになり，つねに関与者の自己意識や対象認知の仕方への反省を含んだ概念となる。だから精神医学では，つねに患者の意識と関与者の意識との相互作用が問題となる。これに関して「現象学」を標榜しながら相反する二つの大きな立場がある。

　一つは，Jaspers に始まる記述現象学の流れであり，自らの方法論的基礎として現象学の課題を「患者が体験する心的状態をまざまざと思い浮かべ，その近縁関係にしたがって考察し，できるだけ明確に限定し，区別し，きちんとした用語で名づけること」に限定して，Husserl のいう本質直観を排除した。この流れは，その後 Schneider K，Conrad K，Weitbrecht HJ そして Huber G に引き継がれてドイツ精神病理学の主流を形成しており，経験的心身二元論に立って現象学を精神活動の記述的心理学と見なしている。もう一つの立場は，Jaspers らが排除した本質直観を用いて，人間学的な意味連関ないしは了解連関を見出す立場である。ここで精神の病は，人間と世界の関係，心と身体の関係の障害として捉えられ，そして客観的に知覚し記述することはできないが本質直観によってのみ捉えられる「関係」そのものこそが，実体よりも重視されることになる。このような直観を重視した現象学の流れは，Binswanger L，Minkowski E，Blankenburg W そして木村敏に連なり，現象学的精神病理学派を形成している。フランス学派の多くもまた Sartre JP，Merleau-Ponty M の影響を受けながら後者の系譜に近い。このように両者は，精神現象としての患者の意識に対する態度を異にしている。

(生田 孝)

⇨現象学

[文献] Binwanger L（1992-1994），Blankenburg W（1971, 2007），Ey H（1963/1968），Heidegger M（1927），Husserl E（1950-），Jaspers K（1913/1948），木村敏（2001），Merleau-Ponty M（1945），Minkowski E（1927, 1933），Sartre JP（1943），Schneider K（1950）

意識 [精神分析]

外界や身体への関心を向けている状態，向けるための装置や場を指し，感覚的に「気づいている」ことを特徴としている。Freud S において意識は感覚的な性質をもち，量的というよりも質的な特徴をもっていて，比較的自律したシステムとして記述されている。無意識を中心にして理論化された精神分析では，知覚と前意識，あるいは自我との関連で，意識の性質とその位置づけは明確ではなくなっていく傾向がある [Abramson HA 1952]。1915 年 Freud が企図した『メタ心理学論集』の 12 論文のうち現存する 5 論文以外は自身の手で破棄されたが，その一つに「意識」に関するものがあったという。その後 Freud が「無意識について」[1915] の中で行った局所論的な理解によれば，意識 (Cs)，前意識 (Pcs)，無意識 (Ucs) はそれぞれ異なる機能，過程，内容をもっているが，意識は最も抹消の外界や身体から刺激を得る部位で質的に感覚に近い。また知覚 - 意識系は，記憶痕跡を保存する系と対比され，意識はさまざまな程度で，外的な刺激や内的な状態を「登記」するような役割も担っている。彼は意識 - 前意識の系が存在して，注意の供給をもたらす自由エネルギーが，前意識にある表象に過剰に備給されると，それが意識化されるとも述べる。表象の観点からみると，事物表象と言語表象が結びついて対象表象として意識され，ある表象が思考や二次過程に使われるようになる。初期の Freud において意識化が言語化とほぼ同様の意味で治療的と見なされていたのは，こうしたプロセスで，抑圧された無意識的表象が意識化されると考えたからである。その後の自我の装置論の立場 [『自我とエス』1923] において，自我は知覚 - 意識系の介在による外的な影響で変形されたエスの一部であり，知覚 - 意識という外部と内部を介在する系の影響があって成り立つ辺縁部分になり，「意識」はメタ心理学全体の中ではそれほど重要な位置づけがされなくなっている [Klein GS 1959]。　　　　(妙木浩之)

⇨無意識，メタサイコロジー，自我装置，言語化，言語表象

[文献] Klein GS (1959), Abramson HA, ed. (1952)

意識 [脳科学]

「意識」という日本語は複数の異なる語義を有する。たとえば「覚醒」，「気づき（対象認知）」，「自己認知」である。さらには Jaspers K が定義したように「現在の瞬間における精神生活の全体」という語義もある。意識内容は脳の覚醒度に応じて大きく変化する。その覚醒度を調節する意識中枢的役割を担っているのは脳幹・視床下部に起始する上行性網様体賦活系，および視床から大脳皮質への投射系である。これらを構成するのは橋の青斑核（ノルアドレナリン作動性），脳幹の縫線核群（セロトニン作動性），前脳基底部と脳幹部のアセチルコリン作動性や中脳のヒスタミン作動性の諸核，外側視床下部のヒポクレチン作動性神経核，および視床の正中核群，髄板内核群などである [Jones BE 2005]。これらは大脳皮質の興奮性や感覚情報の流入を調節し，複雑に絡み合いながら覚醒から各種の睡眠段階に至るまで，覚醒水準を幅広く司る。しかしこれらが意識内容そのものを表現しているわけではない。

1990 年前後から神経科学で盛んに研究対象とされるようになった「意識」は Jaspers の定義した意味に近く，当人自身に時々刻々，主観的・直接的に体験・覚知されている内容総体と，その内容を形成する脳機能を指す。単なる覚醒，「気づき」や自己認知を指すものではない。意識内容に寸分違わず対応した内容を表現している神経現象は neural correlates of consciousness，略して NCC と呼ばれている。大脳皮質全体に散在する多数のニューロン群が時々刻々，どのようにして入れ

替わりつつ NCC に参与するのか，どのような神経生理学的機序でこれらが一つの意識を表現するに至るのかについて近年検討がなされている。

　意識そのものは当人自身にしか直接体験できず，外部から客観的に観察することが原理的に不可能なので，これを神経科学の対象とするには，まず自らの意識（主観的体験）のありようを自ら内省し，その構造・動態を言語で記述する営み，すなわち Husserl E を始祖とする現象学から出発するしかない。意識の現象学的特性で主要なものは，①当の意識によってのみ体験・覚知され（私秘性），②体験全体は五感の知覚，表象，記憶，思念，言語，感情，欲動，意志などの諸要素に分節化可能で，③その諸要素は各々が実感（クオリア）と意味感を帯びて体験されており，④それら諸要素で構成されながらも総体は意味的に調和した一つのまとまりとして体験されており（全一性・意味的統合性），⑤内容全体の各部には注意強度や明晰性の程度に焦点 - 縁という勾配があり，⑥覚醒度に応じて内容と広がりが変化し，⑦数十ミリ秒から数百ミリ秒の「厚みのある時間」の中で成り立ちつつ，⑧状況に応じて，時々刻々，然るべき方向に変化していくが（可変性），⑨各場面は一つのシーンや，その集まりであるエピソードとして記憶され，後に想起されることもある（記憶関連性）ことなどである。意識のこれらの現象学的特性と等価の特性を備えた NCC の神経生理学的モデルを構想し，その妥当性を実証する作業は神経現象学と呼ばれている［Varela F 1996；山口一郎 2005；豊嶋良一，高畑圭輔 2009］。

　時々刻々の脳内活動は知覚，保持・再生される記憶・視聴覚イメージ，言語活動やその瞬間の作業意図，感情・欲動などの要素に分節化でき，これらはそれぞれ当該脳部位に散在するニューロン群の発火のパターン（時空間構造）で表現されている。ただし，これらは発火していても，意識すなわち NCC に参入しているとは限らない。そこで，これらが NCC に参入しているときと，していないときの違いにも着目して，NCC のモデルがいくつか提案されている。それらの仮説に比較的共通している点は下記である［Rose D 2006；Baars BJ ら 2007］。局所的・要素的発火パターンは NCC に参入したとき，①数十ないし数百ミリ秒の時間枠内で，さまざまな周波数帯（$\theta, \alpha, \beta, \gamma$）で律動的に発火する。②それらは，皮質 - 皮質間あるいは皮質 - 視床間の広汎な双方向性結合を介して，他の多くの局所的・要素的発火パターンと相互作用［Singer W 2004］する。③その結果，NCC に参入したすべての局所的・要素的発火パターン群は各時間枠内で分割不能な一つの形に融合し，全体として統合された発火パターンを形成する。④逆にその全体として統合された発火パターンによって局所的・要素的発火パターン群は活動を賦活・抑制・修飾される。⑤こうして NCC 発火全体の時空間構造はその瞬間ごとに，個体の生存にもっとも適した形に再帰的に収斂する。この①から⑤までのすべての特性を満たした神経活動が NCC の実体であり，この NCC に意識が伴立（entail）する［Tononi G 2004，Edelman GM 2004］。この NCC の自己組織化現象の物理学的諸特性から意識の現象学的諸特性（私秘性，分節化可能性，全一性・意味的統合性，可変性など）を説明できる可能性がある。しかし，この理論モデルの妥当性はまだ実験で検証されてはいない。NCC に主観的体験という実感（クオリア）がなぜ伴立するのかについては，未だに有力な仮説すらない。

（豊嶋良一）

⇨網様体賦活系，神経心理学

[文献] Singer W (2004), Rose D (2006), Baars BJ, Gage NM (2007), Tononi G (2004), 山口一郎 (2005), 豊嶋良一, 高畑圭輔 (2009), 豊嶋良一 (2010), Edelman GM (2004), Varela F (1996), Jones BE (2005)

意識狭縮〔意識狭窄〕

［英］limited consciousness;
narrowing of consciousness
［独］Bewußtseinseinengung
［仏］rétrécissement de la conscience

　意識の範囲（意識野 Bewußtseinsfeld）が狭くなった状態。この状態のもとでは精神内界や外的世界の一部の対象しか意識されない。意識の障害を，意識混濁（意識の清明度の障害），意識狭縮（意識野の範囲の障害），意識変容（意識される内容の質的異常と時間的変化）という3つの側面に分けた場合の意識の変化の一つ。意識狭縮を意識変容に含める場合もある。これらの3つの側面は抽象的に設定されたもので，実際の意識障害の症状においては各側面の変化はさまざまな程度に混在している。

　症状性精神障害や中毒性精神障害，急性期の器質性精神障害などにみられる意識混濁を中心とした状態像（せん妄）においては，意識の清明度の低下とともに，意識野も狭縮し，意識内容にも多様な変化がみられる。ヒステリー（解離性障害，転換性障害）や催眠状態，あるいは健常者でも強い情動体験や宗教体験，注意を集中した作業時には，意識の清明度に目立った変化がなく意識狭縮のみを特徴とする状態像を呈する場合がある。

　意識狭縮という概念は，実験心理学を創始したWundt WM［1873/1874］による意識野・意識点という概念を背景に，Janet P［1889］がヒステリーなど心理学的自動症を呈する病態における意識野の狭縮を指摘し，Bumke O［1919］が狭縮意識（eingeengtes Bewußtsein）を意識障害の一類型に挙げて以降，意識障害の一つの側面として重視されるようになった。この概念を精神病理学的現象に広く適用して，幻覚，妄想，恐怖，倒錯，嗜癖などの病態の基礎に意識狭縮の病態を想定する所説もみられる。

（西川　隆）

⇨意識混濁，意識変容，せん妄

［文献］Janet P（1889），濱中淑彦（1986）

意識混濁

［英］clouding of consciousness
［独］Bewußtseinstrübung

　意識の清明度（覚醒度）が低下した状態。意識清明と意識喪失（昏睡）の中間に出現するあらゆる段階の意識障害。この状態のもとでは，種々の程度に外界の認識が不十分となり思考や行動も減少する。意識の障害を，意識混濁（意識の清明度の障害），意識狭縮（意識野の範囲の障害），意識変容（意識される内容の質的障害と時間的変化）という3つの側面に分けた場合の意識の変化の一つであるが，これらの3つの側面は抽象的に設定されたもので，実際の意識障害の症状においては各側面の変化はさまざまな程度に混在している。

　意識混濁の程度を表す用語は多様で，国，学派，時代によってかなりの違いがみられる。ドイツ語圏と日本の精神医学分野で用いられてきた多くの用語を重症度が増していく順に並べると，おおよそ，明識困難状態－昏蒙－傾眠－嗜眠－昏眠－前昏睡－昏睡（Schwerbesinnlichkeit - Benommenheit - Somnolenz - Lethargie - Sopor - Präkoma - Koma）となるが，前四者の軽症を指す用語には重複する部分が多い。またLethargieは古くは昏睡状態に相当する用語である。諸家の論説ではこれらを用いて重症度を3〜5段階に分類するものが多い。なおJaspers Kらの用語では，Bewußtseinstrübungの特徴を，精神活動が断片化し，変化する幻覚・妄想を伴って健忘を残すなど，今日のせん妄に相当する状態に対して用い，本項の意識混濁に相当する用語には昏蒙（Benommenheit）を当てている。フランス語圏ではcomaが意識混濁の総称として用いられることが多く，coma léger（coma obnubilation）- coma vigil - coma profound（coma carus）- coma dépassé などの

深度に分けられている。英語圏では古くは簡単に stupor‐coma に二分する記述がなされていたが，近年では confusion‐somnolence‐stupor‐semicoma‐deep coma などの分類用語が用いられている。なお英語の stupor がドイツ語の Stupor と異なる意味をもっていることには注意を要す。こうした精神医学用語の混乱を整理するために，今日の臨床場面では脳外科学や救急医学の領域から提出された昏睡尺度が用いられている。グラスゴーコーマスケールは開眼，言語的応答，刺激に対する運動反応をそれぞれ4段階・5段階・6段階で評価するものであり，意識清明であれば総得点13点，最重度の昏睡ならば3点となる。ジャパンコーマスケールはいわゆる3-3-9度方式と称され，言語的応答，開眼反応（傾眠傾向），痛覚刺激に対する運動反応を縦列に並べた9段階で評価するものである。　　　　　　　　　　　　　（西川　隆）

⇨意識変容，意識狭縮〔意識狭窄〕，意識障害，傾眠，昏睡，昏蒙，嗜眠，明識困難状態，グラスゴーコーマスケール，3-3-9度スケール

[文献] 濱中淑彦 (1986), Jaspers K (1913/1948), Teasdale G, Jennett B (1974), 太田富雄, 和賀志郎, 半田肇ほか (1974)

意識障害

意識は知覚，注意，思考，判断，遂行機能，記憶などすべての精神活動に影響を及ぼし，意識障害は，その精神活動が一過性ないし持続的に障害される状態を指す。一過性では意識消失発作などの失神があるが，一般的には意識の量的な変化（清明度）と質的な変化（意識の変容）に分けて考えられる。清明度の低下は意識混濁ともいわれ，障害が高度になるに従って，明識困難，昏蒙，傾眠，嗜眠，昏睡と順にいわれてきた。近年では，比較的容易で客観的に意識障害の程度を判定できる基準として，3-3-9度スケール（Japan coma scale；JCS）およびグラスゴーコーマスケール（Glasgow coma scale；GCS）が広く用いられている。3-3-9度スケールは，①刺激しないでも覚醒している，②刺激すると覚醒するが刺激をやめると眠り込む，③刺激をしても覚醒しない，という3段階をそれぞれ3つのレベルに分けて，全体的に9段階で評価する方式である。GCSは開眼，発語，運動機能の状態の3項目についてそれぞれに点数をつけて，総点数（3〜15点）で評価する。点数が低いほど重症であり，意識が清明な場合は満点の15点である。

意識変容には，以前にはもうろう状態，せん妄，アメンチア，夢幻状態が含まれていたが，近年，DSMが汎用されるようになってからせん妄に代表され，DSM-Ⅳによるせん妄の定義では，①意識の障害，②認知の変化，③変動性，④身体疾患の存在の項目で規定される。せん妄は，軽度の意識混濁の上に精神運動性興奮，幻覚，誤認，不安などが強く現れ，抑制の欠如した困惑した言動がみられる。振戦せん妄はアルコール離脱性せん妄とほぼ同義であり，断酒後数日から一週間以内に現れ，全身が震え，発熱と発汗がみられ，興奮状態となる。また，夜間せん妄は認知症を伴う老人にしばしば認められ，夜間に頻々に現れる。もうろう状態も軽い意識混濁であり，外界はある程度認知できるが，意識野が狭窄化して全体を把握できない状態で，異常行動を伴い，回復後には十分に追想できない。ヒステリー性の反応，てんかん発作後，アルコール中毒やベンゾジアゼピン系薬物の服用などで現れる。

特殊な意識障害として無動無言症（akinetic mutism），失外套症候群（apallic syndrome），遷延性植物状態がある。無動性無言は自発的な運動や発語が全くみられず無反応であるが，眼球は動かし追視し，瞬目がみられ，睡眠覚醒のリズムは保持される。脳幹や視床の病変による網様体賦活系の障害によると考えられている。失外套症候群は，大脳

皮質の広汎な器質的障害によって不可逆的に大脳皮質機能が失われた状態であり，眼球運動はみられるが，無動無言である．睡眠覚醒の調節は保持される．遷延性植物状態の原因や障害部位はさまざまであり，脳幹機能は保持されているが，大脳半球の基本的な高次活動が全く行われていない状態である．

意識障害の原因は，外傷，脳血管障害，脳腫瘍，神経系の感染症，てんかん，無酸素脳症，代謝性脳障害，糖尿病性昏睡，低血糖，肝性脳症，尿毒症，CO_2ナルコーシス，ビタミン欠乏症，ウェルニッケ脳症，一酸化炭素中毒，アルコール中毒，バルビタール中毒，モルヒネ中毒，熱射病，低体温などすべての外因に可能性がある．また，精神疾患ではヒステリー（解離性障害）やうつ病，統合失調症などでみられ，とくに非定型精神病，急性精神病といわれる病態では急性期にせん妄ときわめて類似した病像をみることがある．フランス学派は，意識の混濁や変容などと相伴う現象から，これらを区別することなく，特徴的な急性錯乱を記載している．とりわけEy H の器質力動論では，幻覚妄想状態，離人体験，躁うつ状態など夢体験に類似したすべての精神障害は，夢的な現象に対比させられる意識障害として捉えられるとみる．

(天野直二)

⇨意識混濁，3-3-9度スケール，グラスゴーコーマスケール，意識変容，せん妄，無動無言症，失外套症候群，植物状態，急性錯乱，夢
[文献] 濱田秀伯 (2010), American Psychiatric Association (1999), 古賀良彦 (1998)

意識消失発作
[英] faint ; syncope

一過性に突然意識を失うこと．不整脈，迷走神経反射，貧血，低血糖，脳血管障害，頭部外傷，てんかん発作などさまざまな原因で脳血流低下あるいは低酸素状態となることで引き起こされる．原因によって予後や対処法が異なるので，鑑別診断は重要である．精神科領域では，ヒステリー発作（解離性障害，転換性障害），過換気症候群，てんかん（複雑部分発作，欠神発作），物質乱用などでしばしばみられる．ナルコレプシーなどの睡眠障害による睡眠発作と鑑別が必要な場合もある．鑑別には，既往歴，発作状況，随伴症状などの確認と心電図，脳波，血液，頭部CT検査が有用である．精神疾患が原因の場合，上記検査で異常を検出できないため除外診断となることが多いが，発作時脳波検査によってんかん（てんかん性放電），ナルコレプシー（入眠早期REM），ヒステリー発作（正常脳波）は診断できる場合がある．

(前川敏彦)

⇨ナルコレプシー，てんかん
[文献] 広瀬徹也 (1997), 大熊輝雄 (1999a)

意識性
[英] consciousness ; awareness
[独] Bewußtheit

意識の作用．認識論において意識という現象は，意識される内容（Inhalt）とそれを意識する自我（Ich），そして内容が意識されているという関係（意識性 Bewußtheit）の三要因から構成される．それぞれ，対象，主体，意識作用ともいう．言い換えれば意識性とは，何らかの対象を志向し，その対象の存在や意味を開示させる作用である．Jaspers K によれば，知覚 - 表象 - 意識性 - 判断の順に対象からもたらされる感覚的基盤が希薄になるが，対象の存在を開示させる意識性（実体的意識性）が感覚的基盤の枠組みを外れて働く場合が，錯覚 - 真正幻覚 - 偽幻覚 -（病理的な）実体的意識性という幻覚に関連した一連の現象であると説明される．また対象の意味を開示させる意識性（思考的意識性）が現実の判断の枠組みを外れて働く場合が，妄想知覚 - 妄想表象 - 妄想意識性という妄想に関連する一連の現象であるという．

(西川　隆)

⇨意識［脳科学］，幻覚，妄想，実体的意識性
[文献] Jaspers K (1913/1948)

意識中枢　➡意識［脳科学］，網様体賦活系

意識変容
［英］alteration of consciousness
［独］Bewußtseinsveränderung

　意識される内容が質的に変化し，また時間的にも変転する状態。意識の障害を，意識混濁（意識の清明度の障害），意識狭縮（意識野の範囲の障害），意識変容（意識される内容の質的障害と時間的変化）という3つの側面に分けた場合の意識の変化の一つ。意識狭縮を意識変容に含める場合もある。しかしこれら3つの側面は抽象的に区別されたもので，実際の意識障害の症状においては各側面の変化はさまざまな程度に混在している。

　意識変容という用語が症状性および急性期の器質性精神障害に関連して用いられる場合には，意識内容の質的変化に重点が置かれており，せん妄にみられるように，精神活動が断片化し，一貫性のない幻覚，妄想，不安，緊張，興奮，昏迷など多彩な陽性症状および情動や行動面の異常が出現する状態を指している。意識変容という用語がてんかん性もうろう状態や，解離性障害，多重人格，催眠状態などいわゆる心因性精神障害に関連して用いられる場合には，意識の時間的変遷を重視しており，明らかな意識混濁を伴わず行動は比較的まとまっていて周囲にもさほど奇異な印象を与えないが，当人の平常の行動からはかけ離れている状態を指している。この意味での用語には Bewußtseinsveränderung（または verändertes Bewußtsein）に対して，意識異化，意識別化（または異化意識，別化意識）という訳語が当てられることが多い。
(西川　隆)

⇨意識狭窄〔意識狭窄〕，意識混濁，せん妄
[文献] Jaspers K (1913/1948), 濱中淑彦 (1986)

意志欠如者
［英］weak-willed personality
［独］Willenloser Psychopath

　Schneider K による精神病質者の類型の一つ。あらゆる外的影響に対して無抵抗で，他の人や誘惑状況に異常なほど左右され唆されやすい，いわば「変温性の環境人間」である。良い影響も受けやすく，病院や施設内では従順，勤勉で要求が少なく，まさに模範生である。だが保護を離れると良い意図が長続きしないため，誘惑状況に置かれるとその場の欲動的衝動に従い，口車に乗せられやすく，すぐに再犯に至る。そのため，社会的には軽佻者の病像を呈する。
(針間博彦)

⇨精神病質，軽佻者
[文献] Huber G (2005), Schneider K (1950)

意志作用感
➡センス・オブ・エージェンシー〔意志作用感，自己主体感〕

ECT　➡電気けいれん療法〔ECT〕

医師としての分別
［英］physician's dicretion
［独］ärztlich Diskretion

　分析の始めから終わりまで，たとえ倫理的な逸脱現象が起こらないときであっても，精神分析家が維持すべき基本的な態度として，小此木啓吾が Freud S の論文の中から見出し概念化したものである。Freud は，「精神分析療法の道」において，「患者をわれわれの私有物にしてしまい，彼の運命を彼にかわってつくり出し，われわれの理想を押しつけ，造物主の高慢さをもって自分の気に入るように我々自身の似姿に彼らを仕立て上げるというようなことを，われわれは断固として拒否したのでありました……ここにこそ医師としての分別を用いるべき場所があるのであり，これを超えては，われわれが医師としての関

係以外の関係に入ってゆくことにならざるをえない。……患者はわれわれ分析医との類似模倣を目標とするのではなく、彼自身の本質の解放と完成へ向かって教育されねばなりません」といった心の姿勢を禁欲規則に追加する分析家の能動性として述べた。Freudはこの言葉をこの一箇所でしか用いていない。小此木はこの言葉にこそ、職業的な役割意識、分析の隠れ身、分析医の中立性、ロゴス的な公共性の意味が含まれているようなフロイト的治療態度を特徴づける一つであることを明確化した。

(狩野力八郎)

⇨禁欲規則，中立性［分析者の］，フロイト的治療態度，分析の隠れ身

[文献] Freud S (1919b), 小此木啓吾 (1964)

意思能力

[英] capacity ; competency
[独] Kapazität ; Fähigkeit
[仏] capacité ; compétence

　法律効果（法的な権利や義務の発生，変更，消失等）をもたらす行為（＝法律行為）を単独でする際に必要な能力を行為能力といい，さらにその前提となる，自分の行為の意味とその結果を弁識する能力を意思能力という。意思能力の障害はその程度に応じて法律行為の有効範囲に一定の制限をもたらす可能性があり，意思能力を失っている者が法律行為をしようとしてもそれは法律行為としての要件を満たしていないので無効となる。民法では成年後見制度の中で「精神上の障害により事理を弁識する能力」を「欠く常況にある者」には後見（7条），「著しく不十分である者」には保佐（11条），「不十分である者」については補助（15条）の開始の審判をし，被後見人では法律行為が取り消される旨（9条），被保佐人では重大な法律行為には保佐人の同意を要する旨（13条），被補助人では事例ごとに特定する行為について補助人の同意を要する旨（17条）を規定している。

(岡田幸之)

⇨行為能力，成年後見制度

[文献] 五十嵐禎人 (2005), 前田泰 (2005), 西山詮 (1998)

意思の自由

[英] freedom of will
[独] Willensfreiheit

　人の「意思」決定が「自由」かどうか，かつ「自由」な判断による行動かどうかは，未解決である。現代の精神医学や心理学などの知見でもその「意思自由」の存否につき証明できない。この問題はまた，人の内面の意思活動を第三者が客観的に認識できるかどうかの論争，「可知論」「不可知論」にも帰着する。決定論は，人の行為は遺伝因子などの生物学的「素質」の所産であり，一種の「宿命」論（例：生来性犯罪人説）へと帰着し，「非決定論」は，社会的な「環境」要因論に帰着する。この「意思自由」は刑事責任や責任能力の存否の判断に深く関連し，刑事制裁，犯罪者処遇，再犯の予測といった刑事政策にも関連する。措置入院の際の「自傷他害のおそれ」の判断，犯行時の「弁別能力」「統御能力」の鑑定のために司法精神医学の確立が要請されている。また，先端医療や末期医療のインフォームド・コンセントでは，患者の「自由意思」にもとづく「同意」が不可欠な要件である。

(加藤久雄)

⇨責任能力，インフォームド・コンセント

[文献] 加藤久雄 (2006b, 2006c)

意志薄弱

[英] weakness of will ; avolition ; abulia
[独] Willensschwäche

　困難な生活状況の回避，軽度の被影響性，目的志向性の欠如という性格特徴。統合失調症の陰性症状に数え入れられる意欲低下 (avolition) を指すこともあるが，性格特徴としての意志薄弱は，発動性の低下や決定能

力の薄弱さというよりも，むしろ粘り強さと目的追求性の欠如による，意志実現の薄弱さである。その本質は内部からの衝動や外部からの圧力をはねつける「内的支え」の不全にある。家族や支援グループといった外的支えも欠けていることが多い。　　　　（針間博彦）
⇨自発性欠乏，無為
[文献] Huber G（2005），Peters UH（2007）

医事法学
[英] medical law
[独] Medizinrecht

「医事法学とは，医療のあり方に関する法規範のかかわりあいを体系化し理論化することである。従って先ず医療問題と称せられる領域を画定し，かつそれを分類し，さらに体系化する課題を果さねばならぬ」（唄孝一）。この分野は，日進月歩の状況の中にあるので，新しい医療行為や技術の発展に伴う「チーム医療」における医師と患者の治療関係とその権利・義務・法的地位の問題（とくに末期医療や生体間移植などにおけるインフォームド・コンセントなど），バイオエシックス（生命倫理）の問題などを再構築していく必要がある。こうした課題を研究対象とする医事法学は，まさに21世紀のポストゲノム時代にふさわしい統合科学的研究領域である。複数の医療従事者がかかわる「チーム医療」における刑事責任の分担を正確に理解し，適切な事件処理や問題解決を図るためにも，伝統的に「刑法」で扱ってきたテーマを「医事刑法」として独自の研究領域を設定して統合科学的刑事法の視点から研究する必要がある。ここに「医事刑法」とは，「医事」や「医療」の関連問題や事件を刑事法的視点から整理，分析，検討，理解し，刑事法的解決を図ることを目的とし，もって，患者（被害者）の権利と医療従事者の法的地位の確立を目指す刑事法の一領域である。　　　　　（加藤久雄）
⇨チーム医療，インフォームド・コンセント，医事倫理
[文献] 唄孝一（1970），加藤久雄（2006a）

いじめ
[英] bullying

いじめとは，自分より精神的あるいは肉体的に弱い他者へ，暴力やいやがらせといった苦しみを一方的かつ持続的に与える行為である。個人が集団の中で受ける予期せぬ差別と迫害という形で現れるため，これまで学校を舞台にして議論されてきたが，家族や会社組織内でも起こりうる。いじめはオランダ語でPestと表記され，恐怖と相互不信を生む黒死病，ペストと同音異義語であるという［清水賢二 1998］。

いじめ研究では，いじめっ子（加害者）といじめられっ子（被害者）という二者関係に加え，それをはやし立てる子（観衆）と，見て見ぬふりをする子（傍観者）という関係性の四層構造［森田洋司 1998］や，表層レベルのからかいによるいじめ，仲間外しやケンカといった中層レベル，自殺に至る場合もある深層レベルという三層構造［清水賢二 1998］の分析がある。また，中井久夫［1997］は，いじめを孤立化，無力化，透明化の三段階で分析する。

標的にされた子どもを孤立に追いやるのは，加害者だけでなく，観衆と傍観者の合意が必要となる。抵抗がいかに無力か示し続けられる中で第二段階の無力化に至る。最後が周囲の目に見えなく感じられなくなる透明化の段階であり，周囲はそのときあたかも楽しんでいたかのような誤った評価をする。

こうした集団の中での被害-加害の関係性について，平島奈津子［1995］は，両者は心の中の「いじめの世界」に閉じ込められて身動きがとれない，と述べる。いじめられっ子は，仲間集団からの排除ではなく，仲間集団の維持に無くてはならない存在で，いじめ問題は個人の病理ではなく集団の病理であると

いう見解［土井隆義1995］もある。思春期の仲間集団を，同一行動による一体感を享受する gang group，興味などを共有する chum group，理想を語りあう peer group の3形態に整理検討した齊藤万比古［2006］は，異質性に非寛容で過敏な gang group と chum group にいじめ現象が生じやすいと述べる。

　精神障害［立花正一1995］や不登校，果ては自殺へ至るまでの気づかれにくい難しさがいじめにはある。　　　　　　　　（田中康雄）
⇨不登校，学校精神保健，スクールカウンセラー
［文献］平島奈津子（1995），立花正一（1995），土井隆義（1995），清水賢二（1998），森田洋司（1998），中井久夫（1997），齊藤万比古（2006）

異常心理学
［英］abnormal psychology
［独］Pathopsychologie
［仏］psychologie pathologique
　病的あるいは特異な心理現象（行動，情動，知覚，認知，思考等）を研究する心理学の一分野。古くは変態心理学とも呼ばれた。病態心理学とほぼ同義であるが，病態心理学が精神疾患の症状についての心理学という語感をもつのに対し，異常心理学にはもう少し広く，健常者にみられる例外的心理状態をも対象とする含意がある。ひとくちに異常心理学といってもその方法論はさまざまであり，記述精神症状学的アプローチ，認知科学を基盤とするアプローチ，条件づけ理論にもとづく行動論的アプローチ，精神分析学系の力動論的アプローチなどがある。わが国では，かつて心理学およびその関連領域を専攻する学生に対して精神病理学を講じるときに「異常心理学」という科目名が与えられることが多かった（たとえば村上仁［1979］）。また，臨床心理学の中で精神障害に関連する分野を「異常心理学」と呼ぶことも多い（たとえば下山晴彦ら［2002］）。　　　　　　　　（岩井圭司）
⇨精神病理学，臨床心理学，医学的心理学

［文献］村上仁（1979），下山晴彦，丹野義彦 編（2002）

異常性格
➡精神病質，非社会性パーソナリティ障害

異常性欲　➡性嗜好異常

異常体験反応
［英］abnormal reaction to an experience
［独］abnorme Erlebnisreaktion
　Schneider K はいわゆる心因反応性ないし神経症性障害を異常体験反応と総称し，そのうち外的体験によって引き起こされる，より超性格的なものを外的体験反応，パーソナリティによって引き起こされる，より性格因性のものを内的葛藤反応と呼んだ。Schneider によれば異常体験反応は強度や持続時間などの点で正常な体験反応から逸脱しているにすぎず，いかなる場合にも「疾患」あるいは「精神病」と呼ぶべきではない。　　（針間博彦）
⇨内的葛藤反応，環境反応，心因反応
［文献］Schneider K（1950）

異常酩酊　➡病的酩酊，複雑酩酊

異食（症）
［英］pica
　幼児期または小児期早期にみられる食行動異常に異食症（pica）と反芻性障害（rumination disorder）がある。土や砂，髪の毛，石ころなど食べられないものを食べる行動あるいは習慣を異食という。1歳半から2歳の幼児は何でも口に入れるが，これは異食とはいわない。知的障害が重度であるほど高率であり，食べ物と認知できないために口に入れる場合もあるが，感覚的な好みの偏りが関連することもある。また，施設入所児に多発することから，余暇活動が制限され，単調な生活になりがちなことが大いに関係していると考えられる心因性のものや，乳幼児期への退

行現象と解釈されるものもある。鋭利なもの，たばこなど危険なものや，髪の毛など繊維質のものは，消化管閉塞をきたす危険性がある。

働きかけとしては，叱ったり，言い聞かせたりしても効果がなく，異食の現場を見つけて吐き戻させることを繰り返すなど，行動療法的アプローチが必要である。　　　（大井正己）
⇨習癖障害
【文献】中根晃（1997），末光茂，笹野京子（2008）

維持療法
［英］maintenance therapy

疾病に対して行った治療が効果をあげて寛解期あるいは回復期に入った後，疾病の再燃あるいは再発を予防するために一定期間持続して行う治療。うつ病を例に挙げると，症状が好転またはほぼ消失し，日常生活が支障なく送れる状態となれば寛解，寛解状態が4〜6ヵ月続くと回復という定義［Kupfer DJ 1991］が比較的よく使われており，寛解から回復までの治療を継続療法，回復期の状態を維持して疾病の再発を防ぐための治療を維持療法という。維持療法では薬物療法に認知行動療法などの精神療法が併用されることが多い。うつ病以外の精神疾患では慢性期における治療のことを一般的に維持療法という場合もある。維持療法をいつまで継続するかは維持療法のベネフィット／コスト・副作用のバランスを考慮して定期的に見直しがなされるべきである。これまで複数回の病相があるなど再発の可能性が高い例ではより長期間の維持療法が必要となる。　　　（山下英尚）
⇨寛解
【文献】Kupfer DJ（1991），Reynolds CF Ⅲ, Dew MA, Pollock BG, et al.（2006）

異染性白質ジストロフィー
➡ロイコジストロフィー

位相
［英］phase

波動などの周期的な現象において，一つの周期中の位置を示す物理学用語。通常は角度で表現される。位置，振幅（電位），周波数，波形とともに臨床脳波判読で利用される脳波情報の一つである。双極導出脳波記録では，最大電位電極を境に位相逆転（phase reversal）がみられることを利用して，てんかん焦点などを推測することができる。また，感覚情報脳内伝達にはγ帯域の脳波成分の位相同期（gamma oscillation）が関与していることが近年わかってきている。　　　（前川敏彦）
⇨てんかん性脳波，ガンマ〔γ〕帯域反応
【文献】大熊輝雄（1999a）

位相逆転　➡位相

遺族ケア
［英］care for survivors of suicide

愛する人を喪うと，さまざまな複雑で強烈な感情が遺された人に襲ってくるので，適切なケアが必要である。それがうまくいかないと，心理的な問題や身体的な問題が生じる可能性があり，最悪の場合には，遺された人の複数の自殺が引き起こされる群発自殺という現象さえ生ずる可能性がある［Smolin A, Guinan J 1993］。そこで，遺された人に対して，心身両面のケアが必要となる。これは専門的な医療による治療が必要な場合から，遺族同士の自助グループによる支え合い，聖職者によるサポートなどを組み合わせて用いると有効な場合までさまざまである。

遺された人には3つのTが必要とされる。①Time（時間）：愛する人の死を受け入れていくには十分な時間が必要である。②Talk（話）：つらい体験を同じような経験をした人と分かち合う場をもつ。③Tear（涙）：ありのままの感情を表すことができる機会を得る。　　　（高橋祥友）

イゾン

⇨ポストベンション，群発自殺
[文献] Smolin A, Guinan J（1993）

依存
[英] dependence

　精神科学の領域では，主体が他者に左右されるか，あるいは他者の行動なしでは，その個体が生きていけないような状態，あるいは他者の行動によって，その個体の行動が決定する状態のことをいう。Freud S は乳児が本来寄る辺ない存在であり，そのために対象に依託的（あるいは自己愛的）な関係をもつという考察をしていた。だが精神分析の領域で対象（他者）への依存を理解するようになったのは，1940年代に母子関係や対象関係論の研究が進み，依存や愛着が心の基本的な構成要素であり，治療的な退行，とくに重症の治療での退行では，患者がしばしば依存状態になることが見出されたためである [Little MI 1987]。対象関係の理解が進むに従って，その依存が重症の障害の治療だけでなく健康な人の生涯にわたって重要な役割を果たすことが分析されるようになった。たとえば，Balint M は古典的な理論では口唇期の乳幼児期には対象は明確ではないとされていたが，一次的な自己愛の状態で一次的な対象愛，依存的な対象関係が存在すると述べ，Fairbairn WRD は対象への依存を対象希求性という言葉で述べた。Winnicott DW は抱える環境の機能を重視したが，乳児が早期において依存しており，母性がそれに適応している状態が正常な発達だと述べ，その段階を「絶対的依存」と呼んだ。親はその関係から徐々に失敗していき「相対的依存」の段階から「自立に向けて」へと移行していく。これら対象関係論者は人が一生ある程度は依存した状態であると述べているが，この点で依存心を日本人に特有の心性から分析した，土居健郎の「甘え」の概念と共通している。逆に今日の精神医学では，これが過剰だと依存的人格になるという，パーソナリティ障害説を採用しており，アルコール依存症などの物質の病理だけでなく，しばしば人に依存した状態のままで，その人との関係を「共依存」と呼んで問題視している。
　　　　　　　　　　　　　　　（妙木浩之）
⇨寄る辺なさ〔無力感〕，対象関係（論），治療的退行，甘え，依存性パーソナリティ障害，共依存，ウィニコット，土居健郎
[文献] Balint M（1949, 1968），Cermak T（1986），土居健郎（1971），Fairbairn WRD（1944），Little MI（1987），Schaef AW（1986），Winnicott DW（1955），Whitfield C（1987）

依存[薬物の]　➡薬物依存（症）

依存性パーソナリティ障害
[英] dependent personality disorder

　世話をされたいという広範で過剰な欲求のため，従属的でしがみつく行動をとり，分離に対する恐怖をもつパーソナリティ障害。歴史的には Abraham K, Fenichel O の口愛性格や Horney K の従属性格などの精神分析的な性格論にその起源をもつという。特徴として，過剰な助言や保証がなければ自己決定できず他人の決定を受け入れる，正当なことであっても自分で要求せず依存対象の欲求に自分の欲求を従属させる，他人の援助なしには十分働くことができないという過度の恐れのため一人でいると不安感や無力感を抱く，などがある。
　　　　　　　　　　　　　　　（黒崎充勇）
⇨パーソナリティ障害，分離不安
[文献] Abraham K（1927），Fenichel O（1945），American Psychiatric Association（2000），World Health Organization（1992）

依存性薬物　➡薬物依存（症）

依存的薬物精神療法
[英] anaclitic pharmaco-psychotherapy

　西園昌久 [1964] は，感情表出の少ない，パーソナリティに柔軟性のない患者は難治例

が多いと考え，薬物療法と精神療法を融合させた依存的薬物精神療法を編み出した。こうした患者は人生早期の母子関係に固着点をもち，精神‐生理的水準での条件づけを解消する必要性がある。依存的薬物精神療法はレボメプロマジンによる依存性を高める薬効と分析的操作と依存的（anaclitic）な看護との3つの治療因子が相互に有機的に作用しあって効果をあげる。
(川谷大治)
⇨精神科薬物療法，精神療法
[文献] 西園昌久（1964）

依託抑うつ

[英] anaclitic depression

Spitz RA の研究した乳児の母親からの分離反応。生後約6ヵ月の間，母親とよい関係をもてた乳児が，突然母親から離され，母親代わりに養育してくれる人がいない時に示す反応。笑顔が消え無表情となり，ぐずり，泣きやすくなる。やがてうつろな目をしてひきこもり，2～3ヵ月過ぎると体重が減り発達が停滞する。3～5ヵ月以内に母親と再会できれば元気になり，できないと施設症（hospitalism）とも呼ばれる非可逆性の発達障害に陥る。
(渡辺久子)
⇨分離不安，ホスピタリズム，スピッツ
[文献] Spitz RA（1949）

痛み

[英] pain

痛みは，①パーソナルでプライベートな「痛い」という知覚，②組織の損傷が切迫しているかすでに進行しつつあることを告げる警告刺激，③有機体を損傷から守るための反応パターン，などに関連した抽象概念である。主観的な知覚体験としての痛みは，永久に個人的で私的，かつユニークな体験であり，共有することはおろか，完全な形で相手に伝達することすらできない。相手に伝達されるのは痛みに対する反応であり，言葉による反応，体で示す反応，生理的反応，情緒的反応に分けて考えられる。通常，6ヵ月以上続く痛みを慢性疼痛と呼ぶ。慢性疼痛に対する認知行動療法的アプローチでは，随意的な（痛みに対する反応）行動を痛み行動（pain behavior）と総称して，痛みの知覚それ自体とは明確に区別し，治療的マネジメントの対象と考える。また，痛みの「推測される」原因が心理社会的なものである場合，便宜上，「心因性」疼痛と呼ばれることがあるが，「心因は実証されていない」という観点から反論もある。
(丸田俊彦)
⇨疼痛性障害，心因性疼痛
[文献] 丸田俊彦（1976, 1989）

一塩基多型〔SNP〕

[英] single nucleotide polymorphism

ゲノム塩基配列中にみられる一塩基が変異した多様性のうち，その変異が集団内で1％以上の頻度でみられるもの（SNP；スニップ）。数あるゲノムの多様性の中でも，最もありふれたものであり，おおよそ100～300塩基毎にみられる。遺伝子型決定が簡便にできるため，疾患感受性を調べる解析に用いられることが多い。多くのSNPは機能的に意義をもたないと考えられているが，エクソン上のSNPはアミノ酸置換を，プロモーターにあるものは発現に影響を与えることがある。SNPの網羅的なデータベースにはdbSNPがあるが，built131（2010年5月現在）では，1400万（確認済みのものは1200万）のSNPが登録されている。
(池田匡志)
[参考] dbSNP HP
http://www.ncbi.nlm.nih.gov/snp/

一次過程／二次過程
[英] primary process/secondary process
[独] Primärvorgang/Sekundärvorgang
[仏] processus primaire/processus secondaire

Freud S が提唱した心的装置が機能する二つの様式である。Freud は『夢判断』［1900］の中で，夢が願望充足の心理過程であり，この願望充足が欲動の幻覚的満足という原始的な心理過程によって行われることを明らかにし，この原始的心理過程を一次過程と呼んだ。一次過程の機能は快感原則に従い，心的エネルギーは置き換えと圧縮の機制に従って自由に流動する。一次過程の目指すところは，手早く知覚同一性（perceptual identity）を作り上げることであり，充足体験すなわち快と結びついた表象を幻覚の形で再生することにある。心的組織の発達とともに，幻覚的満足では心的な均衡を保つことができず，外界との現実の関係を考え，現実原則にもとづき欲動を満足させる方法として二次過程が成立する。二次過程は覚醒思考，注意，判断，推論，予測をもった行動などの心的な機能を営む。二次過程に求められるのは思考同一性（thought identity）である。局所論的見地からみると一次過程は無意識系の特徴であり，二次過程は前意識 - 意識系の特徴である。力動経済論的見地から一次過程はエネルギーの自由な流出と意味の自由な変化に特色づけられ，二次過程は現実原則に従うエネルギー流出の拘束と統御とによって特色づけられる。発生論的には，快感原則に従う一次過程は，やがて現実原則に従い二次過程の成立となる。Freud の一次過程と二次過程の考えは，「科学的心理学草稿」［1895］に始まっており，『夢判断』の後も「心的現象についての二原則の定式化」［1911］を経て晩年まで伏流として維持された。その後，自我心理学の中で Kris E の「自我による自我のための退行」［1952］の概念などに発展し，またクライン学派の中では Bion WR の α 機能，β 要素等の理論へと深まりをみせた。　　　（古井博明）
⇨快感原則／現実原則，置き換え，圧縮，α 機能／α 要素，β 要素
[文献] Freud S（1895a, 1900, 1911b），Kris E（1952），Bion WR（1962a）

一次妄想
[英] primary delusion
[独] primärer Wahn; Primärwahn
[仏] délire d'emblée

妄想のうち，直接的・自生的に発生するもので，心理学的にそれ以上さかのぼりえず，その発生を了解することができないもの。真正妄想（echter Wahn）ともいう。これに対して，幻聴など幻覚症状の内容を説明するために，あるいは病的な感情状態を基盤として生じた妄想，すなわち他の心的現象から導出しうる妄想を二次妄想（secondary delusion; sekundärer Wahn）と呼ぶ。一次妄想は統合失調症と妄想性障害に特異的であるとされる。Jaspers K は一次妄想を意味意識の根本的変化とし，妄想気分・妄想知覚・妄想表象・妄想覚性（Wahnbewußtheit）の4つに分けた。これを引き継いだ Schneider K は妄想表象と妄想覚性をまとめて妄想着想とし，一次妄想を妄想気分・妄想知覚・妄想着想の3つとしたが，このうち最も統合失調症に特異的（一級症状）なのは妄想知覚であり，妄想着想はあまり特異的ではない（二級症状）とした。
（深尾憲二朗）
⇨妄想，妄想気分，妄想知覚，妄想着想，一級症状
[文献] Jaspers K（1913/1948），Schneider K（1950）

一次予防　➡予防精神医学

一次利得〔一次性疾病利得〕　➡疾病利得

胃腸神経症
［英］gastrointestinal neurosis
［独］Magendarmneurose
［仏］névrose gastro-intestinale
　消化器症状があるにもかかわらず，さまざまな検査を行っても器質的異常を認めない場合に考慮される。不安神経症，転換ヒステリー，心気神経症，抑うつ神経症など本来の神経症で消化器症状を呈するもの以外にも，過敏性腸症候群や胆道ジスキネジア，非潰瘍性消化不良などのいわゆる器官神経症や機能性障害としての心身症を含めた広い疾病概念として用いられることが多い。治療には抗不安薬や抗うつ薬などが使用されることもある。
　　　　　　　　　　　　　　　（谷向　仁）
⇨過敏性腸症候群，心身症

一過性全健忘
［英］transient global amnesia
［独］transiente globale Amnesie
［仏］amnésie globale transitoire
　健常者に突然に高度の前向健忘と逆向健忘が生じ，多くは3〜10時間，ほとんどは24時間以内に回復する健忘発作。発作中はエピソード記憶の記銘・把持・想起の機能が全般的に障害され，新しい出来事を記銘できず，発作以前の数週から数年間の出来事が想起できない。また回復後に発作前数時間と発作中の出来事に関する健忘を残す。しかし発作中でも即時記憶や遠隔記憶，意味記憶（一般的な知識），前頭葉機能は保たれて知能は維持され，新しい手続記憶の学習も可能である。また困惑や不安を示す以外に目立った精神症状や人格，行動面の異常はみられない。一般的な神経学的所見もみられない。性差はなく50歳代以降に多い。発症の契機として疲労，情動ストレス，海水浴（寒冷刺激），入浴（温熱刺激），疼痛，性交などが報告されている。発作の再発はまれである。両側側頭葉内側部の一過性循環障害や物理的刺激による波及性機能抑制（spreading depression）が原因と推定されており，塞栓子による一過性虚血発作やてんかんとの関連は乏しいと考えられている。
　　　　　　　　　　　　　　　（西川　隆）
⇨前向健忘，逆向健忘，即時記憶，意味記憶，手続記憶
【文献】Fischer CM, Adams RD（1958），Quinette P, Gillery-Girard B, Dayan J, et al.（2006）

一過性脳虚血
［英］transient ischemic attack；TIA
　脳の一過性の虚血により，神経症状が急速に現れ消失する病態。多くは数分以内，長くとも24時間以内に改善する。TIAの症候は，内頸動脈系のものと椎骨脳底動脈系のものに分けられる。原因は，動脈のアテローム硬化症を背景とする微小塞栓であるが，椎骨脳底動脈系のTIAでは，血圧下降も重要な要因とされている。TIAは，脳梗塞の前兆としての意義があり，臨床的にきわめて重要である。頻発する場合は，cluster of TIAと呼ばれ，一刻も早い治療が必要である。精神科領域で重要な点としては，意識障害および失神，健忘症，てんかん発作については，他の病態でも出現しうるので，単独ではTIAとは見なさないということである。
　　　　　　　　　　　　　　　（前田貴記）
⇨脳血管障害

一級症状
［英］first rank symptoms
［独］Symptome ersten Ranges
　Schneider K［1950］が統合失調症の診断に際して，最重要視した一連の症状をいう。具体的には「考想化声」「言い合う形の幻声」「自身の行動とともに発言する幻声」「身体的被影響体験」「考想奪取および他の考想被影響体験」「考想伝播」「妄想知覚」「感情・欲動・意志の領域における他者によるあらゆるさせられ体験」「被影響体験」の8つをいう。
　Schneiderは上記8項目に相当する症状が

明らかに認められ，かつ身体的基礎疾患が見出されない場合，「ごく控えめに」という留保つきで統合失調症という診断を下しうるとする。

なお Schneider は，統合失調症にみられる上記8症状以外の症状を二級症状と呼ぶ。そして彼は二級症状のみによる統合失調症との診断の可能性を否定してはいない。単純型統合失調症や寡症状性統合失調症がこれにあたる。

またこれは Schneider 自身も認めていることだが，これら一級症状は統合失調症のみに出現するものではない。実際，近年英米圏ではうつ病［針間博彦ら 2008］，解離性障害［柴山雅俊 2009］における一級症状が注目されている。とりわけ柴山［2009］は，統合失調症の診断に際しては一級症状以上に，患者の全体像にみる「支離滅裂さ」や「強引で奇妙な」関係づけといったものが重視されているのではないかと指摘する。この見解は一級症状のみを重視する姿勢に対し警鐘を鳴らすものといえよう。

しかし一級症状とされる上記8種類の体験様式は，それが了解不能な体験として原発性に出現するならば，統合失調症に特異的なものとみなしうる。つまり Schnieder のいう一級症状は，統合失調症なる事態を示唆する，非常に意味深い体験様式であるということができる。確かに一級症状は統合失調症の必要充分条件ではありえない。しかしながら統合失調症なる事態を探求し記述しようとした，先人の最も重要な遺産の一つであるといえよう。

(金森 敦)
⇨統合失調症，考想化声，幻聴，考想伝播，妄想知覚，させられ体験
[文献] 針間博彦，岡田直大，白井有美(2008)，Schneider K (1950)，柴山雅俊（2009）

一孔仮説　➡クロアーカ理論

一酸化炭素中毒
[英] carbon monoxide poisoning

一酸化炭素による急性の中毒症状および後遺症。一酸化炭素は無味・無臭・無色・非刺激性であるが，ヘモグロビンとの結合力は酸素の250倍といわれ，その吸入によって赤血球ヘモグロビンの酸素結合が阻害され各組織に低酸素症をもたらすとともに，一酸化炭素自体が神経毒性を有することによって中毒症状を発現する。急性中毒では，軽症から重症の順に，頭痛，嘔吐，視力障害，意識混濁，労作性失神，虚脱，けいれん，昏睡などの症状がみられる。後遺症状は，病変の好発部位に対応して，パーキンソン症候群・舞踏病・アテトーゼ，大脳巣症状（皮質盲・失語・失行・失認・記憶障害，コルサコフ症候群など），認知症・人格変化，失外套症候群などが多いが，錐体路症状，脳神経症状，末梢性多発神経炎も認められる。約10％の例で一酸化炭素曝露後数日から数週を経て症状が再燃・悪化し，間欠型一酸化炭素中毒あるいは遅発性神経症候群と呼ばれているが機序は解明されていない。淡蒼球の両側対称性の軟化巣および大脳皮質下白質の広汎な脱髄巣が典型的病理所見であるが，大脳皮質，海馬，小脳，中脳黒質などにも病変が認められる。かつては炭鉱における炭塵爆発や都市ガスの漏出，各種燃料の不完全燃焼などの事故で発生することが多かったが，最近は自殺によるものが多い。高圧酸素療法が効果的とされる。

(西川 隆)
⇨パーキンソン症候群，アテトーゼ，コルサコフ症候群，失外套症候群
[文献] 原田正純（1994）

一酸化窒素〔NO〕
[英] nitric oxide

生体内では一酸化窒素は，一酸化窒素合成酵素（NOS）によってアルギニンと酸素とから合成され，サイクリック GMP（cGMP）

の合成を介して，シグナル伝達に関与する。NOは神経伝達物質としても働くが，シナプス間隙のみで働く多くの神経伝達物質と異なり，広い範囲に拡散して直接接していない周辺の神経細胞にも影響を与えることができる。神経免疫に関与するミクログリアはNOを産生するが，その産生条件によっては，組織障害性の高いperoxynitriteの産生を招来する。

〔門司　晃〕

⇨サイクリックAMP／サイクリックGMP，ミクログリア
[文献] 田中千賀子，加藤隆一 編（2007）

EDS　➡日中眠気過度〔EDS〕

イディオサヴァン

[仏] idiot savant

全体的な知的能力は遅滞レベルであるのに，特定の狭い領域にのみ突出した能力の峰をもつ発達障害の呼称である。写真のような描画，音楽の演奏や創作の技能，卓越した計算力，百年間の曜日の記憶などが知られる。この特殊能力は言語能力が向上して社会性が増し，障害全体が軽微になってくると，しばしば失われることがある。精神遅滞では0.2%以下にしか認められないが，自閉症においては6〜9%程度に存在すると報告されている。

〔杉山登志郎〕

⇨発達障害，自閉症
[文献] Treffert DA（1989）

イーデラー

Kahl Wilhelm Ideler　1795〜1860

Heinroth JCAとならんで，19世紀前半のドイツロマン派精神医学を代表する精神論者。ベントヴィシュ生まれで，ベルリンのFriedrich-Wilhelm-Institutで医学を学び，1820年に能動的な神経原理に関する論文で学位を授与された。その後ラテナウなどで開業していたが，1826年に出版した『医師のための人間学』が評価されて，1828年にはシャリテ（ベルリン大学附属病院）の精神科部門医長に招聘された。1840年には精神医学教室の主任教授に就任し，1860年まで務めた。Stahl GEの生命論に多大なる影響を受けて，精神疾患の本態を精神的なものにみた。主著は『精神医学綱要』'Grundriß der Seelenheilkunde'〔1835-1838〕で，それによると，精神病の原因は情念（Leidenschaft，とくに満たされない性的情念）が過度に強くなることにある。またその起源は，幼児期，胎生期，両親，祖父母まで遡れるが，精神療法は可能であるとした。彼の死後のドイツ精神医学界は身体論者が影響力を強めていく。

〔阿部隆明〕

⇨ロマン派精神医学，ハインロート
[主著] Ideler KW（1835-1838, 1847, 1848）
[文献] Postel J, Quétel C, ed.（1983a）, Ackerknecht EH（1985）

遺伝カウンセリング

[英] genetic counseling

患者，家族に対し，ゲノム医学の正確な情報を伝えることによって，彼らの問題理解を促し，それにもとづいた患者，家族自身の判断による決定を支え，加えて不安や精神的困難に対して援助する医療行為である。現在，遺伝カウンセリングの必要性が増している背景に，以下の状況が考えられる。

①ゲノム医学情報が拡大するとともに，誰もが容易に情報を得ることができる。さらに，患者主体の医療やインフォームド・コンセントを重視する方向によって，医療機関でゲノム医学情報を得る機会も増えている。②患者，家族は情報を得る機会が増えたが，彼らが得る情報の中には，不正確である場合や誤っているものも多い。また，たとえ正しい情報を得ていても，その情報の意味を正しく理解して役立てることは容易ではない。③情報量の増加によって，かえって患者，家族は不安や

精神的困難に陥る可能性が増している。

このような状況で，精神科医の遺伝カウンセリングへの関与が求められている。

(尾崎紀夫)

⇨インフォームド・コンセント
[文献] 尾崎紀夫 (2007)

遺伝子改変動物

[英] genetically modified animal ; genetically eugineered animal

人工的にゲノムの一部を改変した動物のことであり，トランスジェニック動物とも呼ぶ。ゲノム上の不特定の位置に外来のDNAを挿入した狭義でのトランスジェニック動物や，遺伝子ターゲッティングの技術を用いて特定の目的とするゲノム上の遺伝子を欠失させるノックアウト動物，別の機能的遺伝子を挿入・置換するノックイン動物などがある。遺伝子の生体内における機能，とくに脳における機能については，細胞レベルの研究からは推測が困難なことが多い。遺伝子改変動物は研究対象の遺伝子を生体内で過剰発現させたり，欠失させたりすることによってその機能を調べたり，人における特定の疾患モデルを作成する目的などで作成される。また，Green Fluorescent Protein (GFP) などの蛍光蛋白やLacZなどのマーカー蛋白を組み込むことによって特定の細胞種を標識して形態を観察したり，活動した神経細胞を可視化するなどの目的でも使用される。Cre-loxPシステムを使って特定の部位のみで遺伝子を発現・欠失させる技術や，テトラサイクリンなどの投与によって導入した遺伝子の発現の有無を制御する技術もあり，脳の特定の部位や細胞種，特定の時期における遺伝子の機能を詳細に調べることも可能となっている。

最近，チャンネルロドプシン等の光感受性遺伝子を組み込むことによって特定の神経細胞の活動を光で制御する光遺伝学技術が開発され脳科学の主要技術の一つとして用いられている。遺伝子改変動物としては線虫，ショウジョウバエ，ゼブラフィッシュ，ラット，マーモセットなどが用いられているが，神経系の研究ではマウスが最も普及している。遺伝子改変マウスの場合，世界各地のマウスの収集・配布機関の協力によって運営されているinternational mouse strain resources のデータベースにおいて，入手可能な系統とその関連情報を検索することができる。

(宮川　剛)

⇨神経心理学，動物モデル
[文献] Capecchi MR (1989), Deisseroth K (2010)

遺伝子環境相関

[英] gene-environment correlations

これまでは遺伝 (nature) と環境 (nurture) は"独立した"対立概念として捉えられることが多かった。しかし遺伝子と環境との間には，さまざまな相互作用が展開される。それはさらに遺伝子環境相関 (gene-environment correlations) と遺伝子環境交互作用 (gene-environment interactions) に区別される。

ある精神病理と関連する遺伝子群をもつ親は，子にその遺伝子を伝えるとともに，自らがその遺伝子の影響を受けた行動様式により，子が精神病理をさらにもちやすい環境を作り与えてしまう可能性が想定される。これをRutter Mら [1997] は，passive gene-environment correlations と呼んでいる。たとえば不安傾向の強い親が，その遺伝子を子に伝えるとともに，子の不安を助長する環境を作り，その遺伝子の表現型の形成が強化されるような場合がそうである。一方，生得的に反社会的な性格傾向をもった場合，その性格傾向のために，周囲の人から懲戒的な態度を招き，後天的にもその性格傾向が促進されるかもしれない [Rutter 1997]。このように，ある遺伝子を基盤として生まれる性格が他人に特定の感情反応を惹起し，その遺伝子の持ち主

の性格の形成に影響が及ぶような場合を、evocative gene-environment correlations という。車を運転するときにスピードをだすことを好むか、逆に運転の際に必ずシートベルトをするかなど、損害回避傾向の弱い人と強い人とでは、事故に遭う頻度はもとより、事故の場合に受ける障害の程度にも差が現れる。このように、人の気質や行動に関連する遺伝子は、それをもつ個人を特定の環境に高頻度にさらさせることがある（active gene-environment correlations）。友人の数や仲間の性質、非合法な物質の乱用や依存、これらによってもたらされる社会的・経済的な転帰などは、自らの遺伝子の影響を受けた気質や行動により左右される。外傷や感染といった、かつては疑いもなく"外因"とみなされていた事象であっても、遺伝子の影響を受けた気質や行動が関与することで、その頻度や程度に違いが生じると考えられるわけである〔神庭重信 2000〕。

一方、遺伝子環境交互作用は、遺伝的に同じ要素をもっていても、異なる環境にさらされると、違った表現型となる現象を指す。フェニルケトン尿症では、フェニルアラニンの摂取を制限することで遺伝子欠損の表現型を修飾できる。精神疾患では、セロトニントランスポーターの遺伝子多型とライフイベントとの交互作用がうつ病の発症に関与する、という報告がある〔Caspi A ら 2010〕。　（神庭重信）
⇨セロトニン〔5-HT〕，ライフイベント
【文献】Rutter M, Plomin R（1997），Rutter M（1997），Caspi A, Hariri AR, Holmes A, et al.（2010），神庭重信（2000）

遺伝子関連解析　➡関連解析〔遺伝子関連解析〕

遺伝子多型
［英］genetic polymorphism
　ヒトゲノムは 30 億の塩基配列によって形成されているが、この塩基配列は個人間で異なる配列を示す部位を多く含んでいる。この塩基配列の多様性、とくに人口中で 1% 以上の頻度で存在する場合を遺伝子多型と呼んでいる。遺伝子多型には以下に述べるような種類がある。

(1) Single nucleotide polymorphism；SNP　一つの塩基が他の塩基に置き換わったものであり、数百〜一千塩基に一ヵ所の割合で存在し、全ゲノム中に 300 万〜1000 万個の SNP があると考えられる。SNP の中には、塩基配列には変化を起こすが遺伝子がコードしている蛋白質の構造や発現量に影響を与えないものと、塩基配列の違いがアミノ酸置換を引き起こして蛋白質の機能に影響をもたらしたり、遺伝子発現に影響を与えるものがある。SNP の出現頻度を、患者群と正常コントロール群や薬物応答の有無に関する二群間で比較して、疾患の発症や薬物応答性に関係する遺伝子を探索する関連解析が行われている。近年、全ゲノムにわたり 50 万個に及ぶ SNP を genotype して全ゲノム関連解析が実施されている。

(2) Variable number of tandem repeat；VNTR，マイクロサテライト　2〜数十塩基配列の繰り返しが生じている部位では繰り返し回数の個人差が起こる。2 種類に大別され、繰り返しの単位が数塩基から数十塩基のものを VNTR 多型、2〜4 塩基単位のものをマイクロサテライトと呼ぶ。VNTR やマイクロサテライトを用いて連鎖解析によって疾患の発症に関与する遺伝子が調べられた。

(3) Copy Number Variation；CNV　ゲノム 1 kb 以上の長さにわたりコピー数の増減が認められる領域を CNV と呼ぶ。ゲノム全体の 10% 以上の領域に CNV が存在する。CNV が精神疾患の発症などに関与する可能性が盛んに検討されている。　　　（尾崎紀夫）
⇨ゲノム〔ヒトゲノム〕，VNTR
【文献】中村祐輔（2009）

遺伝子リピート
[英] gene repeat

　ゲノム上の反復するDNA配列。ヒトゲノムなど哺乳類ゲノムにおいてその割合が高い。数個の塩基配列の繰り返しから遺伝子全体を含みうる巨大配列の繰り返しまでさまざま存在する。反復配列は相同性の程度により配列間交換を引き起こし，複雑なゲノム配列様式は急速な進化を可能にするシステムとして機能している。反復数の減少は疾患を引き起こす遺伝子欠失を引き起こすが，配列重複の伸張もまた病因となる。とくに不安定な三塩基配列の伸張が脆弱X症候群やハンチントン病などの原因となり表現促進現象を認めることが発見された。また巨大なゲノム上の領域での重複／欠失であるヒトゲノムコピー数多型（copy number variation；CNV）は特発性の精神遅滞，てんかん，発達障害に加えて統合失調症においてリスク因子となることが近年指摘され注目されている。　　　（岩田仲生）
⇨ゲノム〔ヒトゲノム〕，脆弱X症候群，ハンチントン病

遺伝率〔遺伝力〕
[英] heritability

　身長や知能指数などの連続的な量的表現型が形成される際には，遺伝因子と環境因子が関与する。このような量的表現型の決定に遺伝因子がどの程度関与しているかを示す指標として遺伝率という概念が用いられている。遺伝率は双生児法を用いて推定されるのが一般的である。疾患の有無という質的表現型（0か1）に遺伝率の概念を使用する場合は，連続量である「疾患へのかかりやすさ」を想定し，一定の閾値を超えた場合に発症すると考え，遺伝率を推定する。　　　（尾崎紀夫）
⇨多因子遺伝〔ポリジーン遺伝〕，双生児研究
[文献] 黒田撮子，岩田仲夫，尾崎紀夫（2002）

イド　➡エス

易怒性躁病
[英] dysphoric mania
[独] gereizte Manie

　爽快気分より易怒性が前景に立ち，短気で気分にむらの多い躁病である。高揚と不快の一種の混合状態とみなされたが，躁病の単純な表現ととる見方もある。憤怒性躁病（zornige Manie）ともいう。なお躁病を多幸感や爽快気分を基本とする古典的躁病（多幸性躁病）と不快気分を基本とする非古典的躁病（不快躁病）に分ける考え方があり，易怒性躁病は後者に属すると考えられる。易怒性躁病においては，焦燥感，易刺激性や攻撃性が亢進し，他者に対して言葉や行動で怒りを発揮することが多い。　　　（寺尾　岳）
⇨躁病
[文献] 濱田秀伯（1994a）

イニシエーション
[英] initiation

　通過儀礼，加入儀礼とも呼ばれる。子どもが特定社会の正式な成人の構成員となるために義務づけられる一連の集団儀礼や知識伝達の総称。民俗学や文化人類学の領域で用いられる用語だったが，Eliade M [1958] は宗教学者としてイニシエーションにおける内的体験に注目し，神話や儀礼にあらわれるシンボリズムを論じた。そこでは超越的な存在によって規定された，世界の真の意味が開示され，幼児あるいは小児は象徴的な意味で死に，新たに成人として再び生まれ直すものとされた。精神医学・心理学領域ではユング派の心理療法家が，イニシエーションの象徴的な意味合いを取り上げ，クライエントの内的な成長過程を論じる際にこの言葉を用いることが多い。河合隼雄 [2000] は，共同幻想を喪失した近代人はイニシエーションを各々自前で行わなければならず，それがあまりに困難な課題であるために，個人の問題行動として現れることがある，としている。　　　（鈴村俊介）

⇨分析心理学,比較文化精神医学
[文献] Eliade M (1958), 河合隼雄 (2000)

遺尿　➡排泄障害

犬神憑き
[英] cynanthropy
[独] Kynanthropie
[仏] cynanthropie

　文化結合症候群の中の憑依現象の一型で,西日本とくに四国地方で観察された。犬神筋または犬神持と呼ばれる特定の家系の人が,そうでない家系の人に対して,犬神という小動物を駆使して影響や害を与えると信じられる。憑かれた人にみられる主症状は急激な人格転換であり,継時的二重人格を呈する。第二人格の状態では,憑いたとされる犬神筋の人とそっくりの振る舞いをするのが特徴で,憑かれた人と周囲の人々とのあいだで感応が生じる。数時間ないし3～4日間持続して完全に回復するが,人格転換の期間の健忘が残る。山村の閉鎖的な人間関係が背景にあり,犬神筋の家系の人との争い,慢性葛藤などの心因が発病の契機となるとされた。西欧でのcynanthropy, Kynanthropie は犬（Kynos）に変身するかたちの化身妄想である。統合失調症のまれな症状として,あるいは神罰によって犬に変身させられるという罪業的な主題のうつ病性妄想として現れる。　　　（中谷陽二）
⇨憑依妄想,文化結合症候群
[文献] 稲田浩,藤原通済 (1979)

猪瀬型肝脳疾患　➡肝脳疾患

いのちの電話
　自分自身の悩みを相談する相手がいない人に対して,電話で人々の悩みを聴き,心の支えになっていこうというボランティア活動。「いつでも」「どこからでも」「だれでも」「どんなことでも」をモットーに電話により匿名での相談に応じるボランティア団体による活動である。1953年にイギリス・ロンドンの聖公会司祭 Chud Varah E [2001] が自殺した少女への悼みから始めた自殺予防のための電話相談に端を発する活動。それ以後,この活動は欧米のみならず,仏教圏やイスラム圏など広く世界各国で行われている。日本では1971年に設立された「東京いのちの電話」が最初である。その後,全国にその活動がひろまり,1977年には全国組織である「日本いのちの電話連盟」が結成された。英語,スペイン語,ポルトガル語での相談窓口も存在する。電話相談が活動の中心であるが,自殺予防に関する講演を行ったり,広報誌を発行するなどの啓発活動も行っている。

（五十嵐良雄）

⇨自殺 [社会精神医学,疫学]
[文献] Varah EC (2001)

EBM〔エビデンス・ベイスト・メディシン〕
[英] evidence-based medicine

　「根拠にもとづく医療」と訳される。1989年カナダ・マクマスター大学の Guyatt G によって初めて使用された言葉で,「一人一人の患者さんの治療過程において,現在入手可能な最強のエビデンスを良心的に,明示的に,かつ賢明に応用すること」[Sackett DL ら 1996] と定義される。EBMは「直感,非系統的観察,病態生理学的機序,あるいはエキスパートオピニオンのみでは臨床判断の十分な基盤とならない。臨床判断は適切に施行された臨床研究によるエビデンスにもとづかなくてはならない」と主張する [Evidence-Based Medicine Working Group 1992]。EBMの実践には,エビデンスのみでは不十分である。EBMの実践には,臨床家の経験と,エビデンスと,患者の価値観の3要素が必須である。経験豊かな臨床家が,患者の状態を評価し,エビデンスを批判的に吟味し,患者ごとに異なる価値観をくみ取りその実現に向けて患者

と共同するだけの知識・技能・態度を備えなくてはならない［古川壽亮 2000, Guyatt G ら 2008］。 (古川壽亮)
⇨エビデンス
［文献］ Sackett DL, Rosenberg WM, Gray JA, et al. (1996), Evidence-Based Medicine Working Group (1992), 古川壽亮 (2000), Guyatt G, Rennie D, Meade MO, et al. (2008)

いびき
[英] snoring

　軟口蓋や舌根部などの上気道が狭窄することによって生じる睡眠時の異常呼吸音。上気道を構成する咽頭腔には軟骨などの支持組織がないために睡眠中に弛緩しやすく、容易に狭窄してしまう。この気道狭窄によって換気障害が生じると呼吸運動が増強され、呼吸気圧が上昇し、吸気流によって狭窄部の粘膜が振動していびきが発生する。いびきは肥満、飲酒、過労によって発生しやすくなる。

(吉野相英)

⇨睡眠時無呼吸症候群, 上気道抵抗症候群
［文献］ 西村忠郎 (1999)

遺糞　➡排泄障害

イマーゴ
[英] imago
[独] Imago

　Freud S と交流のあった時代に Jung CG が提唱したとされる概念で、無意識的な心像、あるいはイメージのこと。1914年代に創刊された精神分析の雑誌名として用いられている。心の中にあって、直接的に知覚、認識ができない対象や意味を指して、この用語を使う。心理学ではイメージや直観像などは、現実に対応するものがあり、それに対応して内的なイメージが形成されると考えられやすいが、精神分析や深層心理学でこの語を用いる場合、そうした対応関係はなく、心の内側あるいは深層にあって原初的な形で意識や認識に影響を及ぼしている心像をいう。精神分析で、原初的な両親像などの内在化され、無意識で影響を与えている表象群のことを語るときに、この用語が使われる。分析心理学では普遍的な無意識にかかわる元型（archetype）に関連したイメージをはじめ、深層のイメージ、表象群のことをいう。

(妙木浩之)

⇨寸断された身体, 表象, 象徴, 元型

イマジナリーコンパニオン
➡想像上の仲間〔イマジナリーコンパニオン〕

今村新吉
いまむらしんきち　1874〜1946

　京都大学精神病学教室初代教授（1903〜1934）。東京生まれ。東京大学医学部卒業。ドイツ・オーストリアへの4年間の留学の間に、中枢神経の解剖学を研究してEconomo C らと親交を結ぶとともに、Bergson H の思想や Janet P らのフランス精神医学に親しむ。帰国後、京大精神医学教室を主宰。「喜劇と妄想」、「精神分離症の心理学的説明原理としての社会的本能欠陥」、「ヒステリーについて」などの精神病理学の論文を発表する。そして、統合失調症を社会性の障害であるとして、社会分裂症（スキゾコイノニア）という名称を提唱した。また、神経病理学の領域では黒内障白痴や日本脳炎の病理などの論文を書くほか、司法精神医学の領域では「盗癖‐類破瓜狂」などの論文発表や大本教出口王仁三郎の精神鑑定などを行う。これらの研究の流れが、今村の最後の弟子とも言いうる村上仁や満田久敏に引き継がれ、後年、精神医学京都学派と称されるようになった。 (林 拓二)
［主著］ 今村新吉 (1975)

意味記憶
[英] semantic memory

　記憶は、言葉やイメージで表すことができ

る陳述記憶（宣言記憶）と，それができない非陳述記憶（非宣言記憶）とに分けられる。Tulving E は陳述記憶をさらにその内容からエピソード記憶と意味記憶とに区分した。個人的体験に位置づけられるエピソード記憶に対して，意味記憶は，単語・数字・概念・事実など社会全般に通用する記憶で，客観的・理性的な一般的知識の記憶に相当する。たとえば「リンゴ」とは何か，その上位概念は何か，どういう色や形，味をしているのかといった記憶である。意味記憶はいつどこでおぼえたのかを特定できず，おぼえているというより，百科事典のように知っているといったほうが的確な記憶である。通常，アルツハイマー病など多くの認知症や健忘症候群では，エピソード記憶の障害が前景に立つが，意味認知症や特殊な選択的意味記憶障害例では，エピソード記憶には問題がなく，意味記憶のみが障害される場合がある。　　　（三村　將）
⇨陳述記憶，エピソード記憶，意味認知症，健忘
[文献] 村井俊哉，濱中淑彦（1999），Tulving E（1972）

意味健忘
[英] semantic amnesia

　ヘルペス脳炎などにより側頭葉が損傷されたときに生じる記憶障害。意味記憶障害。失語症との鑑別が必要である。失語症では言葉の意味を理解できなくなるが，意味健忘では対象物の認知そのものが障害される。したがって，言語を介さない知覚様式で情報を入力しても，対象物を理解することができない。生き物に関する意味健忘や食物に関する意味健忘など，特定のカテゴリーに限定した意味健忘の報告もある。　　　　　　（吉益晴夫）
⇨ヘルペス脳炎，記憶障害
[文献] 吉野文浩，加藤元一郎（2003）

意味失語
[英] semantic aphasia

　Head H の失語分類に含まれる超皮質性感覚失語の一型である。文理解の障害を呈し，一部が理解できても文意が理解できない。喚語や復唱は可能であるが会話が成り立たない。意味認知症（semantic dementia）の呈する語義失語としばしば混同されて用いられているが原義は全く異なる。　　　　（池田　学）
⇨超皮質性失語，語義失語

意味認知症
[英] semantic dementia

　側頭葉限局性の脳萎縮により，語の意味や物品，熟知相貌，景観などの対象物の知識ないし意味記憶が選択的かつ進行性に障害される病態である。Pick A が 19 世紀末から 20 世紀初頭にかけて報告した主に初老期に発症する脳変性疾患で，特有の人格・行動変化や失語などを主症状とし，のちにピック病と呼ばれるようになったものの一部に起源がある。近年の神経画像診断の進歩に伴い，1989 年に Snowden JS らが初めて意味認知症（semantic dementia）の用語を提唱した。現在は，さらに包括的な概念である前頭側頭葉変性症（fronto-temporal lobar degeneration）に含まれる 3 つの臨床症候群の一つとして分類されている。言語面の障害は，音韻的側面や統語面が保たれる一方で，固有名詞や具体語の辞書的意味が重篤に障害され，1947 年に井村恒郎により名づけられた本邦の語義失語像にあたる。　　　　　　　　（池田　学）
⇨ピック病，前頭側頭型認知症，緩徐進行性失語，語義失語
[文献] Snowden JS, Goulding PJ, Neary D（1989）

意味プライミング効果〔呼び水現象〕
➡プライミング

意味妄想
[独] Bedeutungswahn

　Jaspers K が『精神病理学総論』第 1 版[1913]における妄想の現象学的記述で初めて提出し

た術語で,「物や出来事は何かを意味しているのだが,はっきり定まった意味ではない」という体験を指す。Jaspersは後の『精神病理学総論』で,いまだ不明な意味が,無媒介に主体に迫ってくる体験として「意味体験(Bedeutungserlebnisse)」という術語を記述する。それゆえ,意味妄想は意味体験と同義のものとして使用されていると考えられる。意味妄想,ないし意味体験の術語で指し示される,謎めいた意味が自分に指し向けられているという無媒介な圧倒的な力をもつ出来事は,統合失調症急性期における妄想の原基といえる事態で,そうした不気味な周囲変容,ないし世界変容を基にして,いわゆる追跡妄想や被害妄想,誇大妄想などの特定の意味が明確になった二次的妄想が導かれる。このJaspersの考え方は統合失調症の妄想の成立過程を精神病理学の見地から明らかにした点で,高く評価される。Jaspersは,一般の妄想のもとになるこうした体験を「一次妄想体験(primäre Wahnerlebnisse)」,ないし「一次妄想」と総称している。これは,もはやその出現を理解する道筋を断たれた了解不能な原発性の体験である。　　　　　　　　　(加藤　敏)
⇨妄想気分,一次妄想,妄想,ヤスパース
[文献] Jaspers K (1913/1948)

イム　➡ラター,文化結合症候群

井村恒郎
いむらつねろう　1906〜1981

千葉県生まれ。京都大学哲学科,次いで東京大学医学部卒。東大病院勤務後いくつかの病院や研究機関を経て,1955年日本大学医学部精神神経科教授に就任。1973年同大学名誉教授。業績は脳病理学,精神病理学と多岐にわたるので2,3の紹介に留める。

「失語——日本語における特性」(第1回森村賞受賞)で井村が命名した「語義失語」は超皮質失語の一型で,会話形式を保ちつつ語義理解が悪く,また「相手」を「ソウシュ」と読むなど音訓を混同,日本語の特徴を反映する。

「Anton徴候」等の欠陥の意識に欠ける奇妙な事例から,井村は脳障害者にフロイト的機制の原型をみてFreud Sに傾斜,のちにSullivan HSの「人間関係」に着目し,「疎通性,共感」等の微妙な問題を扱うに至った。「疎通性の精神生理学」で,面接の経緯を生理学的方法(GSR)と対応させ,統合失調症において,一見疎通性に乏しい昏迷患者の場合に,双方の非言語的疎通性の存することを,生理学的に裏づけている。「分裂病家族の研究」は新しく作ったテストを用い,寛解した患者の共感能力が家族で最も良く,また片親(とくに母)の共感性が不安や混乱で歪む事例に再発を多くみた。後者は「高い感情表出(high EE)」の先鞭といえる。

井村の特徴は深い思索に根ざした緻密な論理構成で,「哲学を語らぬ哲学者」といわれた所以である。　　　　　　　　　(牧原　浩)
⇨語義失語,ラポール,EE〔感情表出〕
[主著] 井村恒郎(1967b)
[文献] Leff J, Vaughn C (1985), Sullivan HS (1940)

イメージ療法
[英] image therapy
[独] imaginative Methoden
[仏] méthode de l'image mentale

主に視覚的なイメージを活用した心理(精神)療法の一つ。イメージの視覚化とその展開の際に,身心のリラクセーションは有効な場となる。

イメージは覚醒状態においても,自由な視覚化は可能であるが,催眠法やShultz JHの自律訓練法との併用によって,その心理療法としての可能性は広がりをもつ。意識状態(水準)の変容とイメージとの関係は,本法の効果と大きな関連を指摘されるものの異論

もある。また、イメージの発生の質・量や統御性には個人差や優位性があり、視覚や聴覚など五官のはたらきおよびその体験と少なからず関連性をもつ。

Leuner H［1969］の guided affective imagery（GAI），Desoille R の directed daydream，本邦では藤原勝紀［2001］の三角形イメージ体験法，田嶌誠一［1987］の壺イメージ法，柴田出ほかのイメージ分析（療法）などが有名である。実際のセッションでは，「課題」「指定」イメージや，「自由」イメージの展開を基本とした技法がある。さらに，イメージの「場面」や「感情」のほか，「体験」自体を扱う方法がある。

これらの背景となる理論は，精神分析学，（認知）行動療法学，「体験」を重視するもの，折衷理論など多様である。

〈森山敏文〉

⇨催眠療法，自律訓練法，
[文献] Desoille R（1966），Leuner H（1969），田嶌誠一（1987），森山敏文（1994），柴田出（2000），藤原勝紀（2001）

医薬原性精神障害
［英］drug-induced psychiatric disorders

医薬品によって引き起こされる精神症状は不眠，不安・焦燥感，抑うつ，躁状態，幻覚妄想，せん妄等とさまざまである。発現についてはすべての薬物に注意すべきであるが，とくに以下の薬物には注意が必要である。ホルモン製剤（ステロイド製剤，経口避妊薬，甲状腺ホルモン製剤），インターフェロン，抗パーキンソン薬，抗がん剤，ジギタリス製剤，向精神薬（抗精神病薬，抗うつ薬，抗てんかん薬，抗不安薬，睡眠薬），抗ヒスタミン薬，抗潰瘍薬（H_2遮断薬），非ステロイド系消炎鎮痛薬（NSAIDs），抗結核薬などである。

医薬原性の精神障害を疑うためには，使用中の薬剤がどのような精神症状を呈する可能性があるかを知っておく必要がある。診断にあたっては精神症状と時間経過に注目する。薬剤の開始，中止，用量の変更と精神症状の出現，消失，増悪，改善が時間的に対応しているかを追うことが重要である。また，身体状態の変化（腎機能，肝機能等）や環境因子（たばこ，アルコールなど）の影響で薬剤の感受性が高まっていないかを検討する必要もある。

精神疾患の既往がある際は，精神症状を引き起こしにくい薬剤選択が求められる。とくに，ステロイドやインターフェロンなど精神症状を引き起こしやすい薬物の使用にあたっては，事前に精神症状の副作用について患者に説明し精神症状が出現した場合の対応についても話し合っておくことが推奨される。医薬原性に精神症状が出現したと判断される場合には，精神症状を引き起こした薬物の中止あるいは変更を試みるべきであるが，実際には薬物投与を要した身体疾患の病状から中止あるいは変更が困難な場合も多く，そうした際には薬物の減量や，並行して向精神薬の投与を行う。診療にあたっては身体疾患に対する不安感等の存在も念頭に，薬物の調整だけでなく，支持的に接する必要がある。

〈渡邊衡一郎〉

⇨奇異反応，向精神薬副作用
[文献]「精神科治療学」編集委員会 編（2006），鈴木映二（2010）

意欲減退
［英］hypobulia

意欲とは，個体の生命や生活の維持に必要な行動をするように内から駆り立てる力である欲動（drive）と欲動を自己制御する精神作用である意志（will）を含むものであり，人間を行動に駆り立てる力のうち低次なものから高次な統制力までを含めた概念である。欲動が減退すると自発性や活動量が低下する。前頭葉障害や間脳障害などの脳器質疾患，うつ病，統合失調症などでみられる。欲動その

ものの低下はみられなくても、意志の発動過程に障害が生じた場合にみられるのが精神運動制止であり、うつ病でみられる。極度になるとうつ病性昏迷（depressive stupor）に陥る。これは欲動そのものの減退ではなく意志の重度の障害である。すなわち昏迷は意識が清明であるにもかかわらず、意志発動が全く行われなくなった状態である。周囲の状況を認識していて、原則的には後にその時のことを追想することができる。うつ病性昏迷以外にも緊張病性昏迷やヒステリー性昏迷がある。

（坂元　薫）

⇨自発性欠乏，精神運動(性)制止，抑うつ性昏迷
[文献] 大熊輝雄（2008a）

意欲増進

[英] hyperbulia

欲動が亢進すると興奮状態となる。興奮には躁病性興奮と緊張病興奮がある。躁病性興奮には、気分の高揚や易怒性、多弁、多動、濫費、性欲亢進などが伴うのが通常である。欲動亢進のためじっとしていられず、次々と行為を行う状態を行為心迫という。脳器質疾患などで欲求を抑制する力が欠如して運動量や行動量が増加する脱抑制は含まれない。緊張病性興奮では、意志による統制を欠き、状況との関連や行為の一貫性がなく、言動に目的やまとまりがない興奮状態となり、意味のない運動を次々行う運動心迫がみられるようになる。

（坂元　薫）

⇨行為心迫，運動心迫
[文献] 大熊輝雄（2008a）

医療情報開示　➡インフォームド・コンセント

医療神経症　➡医原症

医療心理学

[英] medical care psychology

わが国の精神分析家・精神医学者の小此木啓吾が1979年に命名した用語。医療心理学は、医療スタッフが臨床的に実践するために必要な心理学的知識と方法の体系で、すべての医療スタッフに役立つ臨床的で基本的な心理学を意味する。医療心理学の基本的観点は主に、病者を全体的な存在として理解する視点、精神力動論の観点、「生老病死」をめぐる心理学的意味と理解、治療関係論などの精神分析的・力動精神医学的な認識に負っている。

（乾　吉佑）

⇨臨床心理学
[文献] 乾吉佑（1998），小此木啓吾 編（1979）

医療人類学

[英] medical anthropology

文化人類学の流れを受けて、1970年代後半からハーバード大学のKleinman Aらを中心として発展した分野。もともと人類学は異国の珍しい習俗を研究していた。しかし外の「未開の」文化のみが人類学の対象となるべきではなく、自国の文化もまた問われるべきであると問題意識が反転・深化した。この視点を医療人類学は導入している。医療人類学は、西洋の精神医学の体系がいかに西洋近代文化に根ざし、その文化に拘束されているかを批判的に検証しようとする [Kleinman 1988]。これらは「精神医学の人類学（anthropology of psychiatry）」というジャンルで呼ばれている。代表的な例としてPTSDについて批判的な検証を行ったYoung A [1995] がいる。

こうした批判的な視点とともに重要であるのが、KleinmanやGood B [1994] らによる病いの経験に焦点を当てるアプローチである。病者の「語り」を聴き取り、その体験を中心に据える方法である。この接近法は、最近の質的研究法とも連動しており、当事者研究やリカバリー概念などの重要な動きとも共通するところが大きい。今後注目される分野である。

（野口正行）

⇨比較文化精神医学，ナラティブ
[文献] Good B (1994), Kleinman A (1988a), Young A (1995)

医療保護入院
[英] hospitalization for medical care and protection

　精神保健福祉法33条で規定されている入院形態。精神保健指定医の診察により，入院の必要はあるが本人の同意による任意入院ができない精神障害者を，保護者の同意により精神科病院（棟）に入院させることができる制度である。旧精神衛生法では同意入院制度があったが，その実態は強制入院であり，患者本人の同意と紛らわしいとの批判が強く，1987年の法改正で医療保護入院と改められた。

　医療保護入院の要件は，①精神保健指定医の診察によること，②患者が精神障害者でありかつ任意入院が行われる状態ではないこと，③医療および保護のため入院が必要であること，④保護者の同意があること，である。保護者の選任手続きが行われていない場合は，扶養義務者の同意によって4週間に限り医療保護入院させることができる。保護者，扶養義務者の同意が得られない場合は本人居住地の市町村長が保護者となる。入院届，および定期病状報告は精神医療審査会の審査を受ける。　　　　　　　　　　　　　　　　　(高柳　功)
⇨精神保健福祉法，任意入院，措置入院，保護者，扶養義務者
[文献] 山本紘世 (2007a)

医療倫理
[英] health care ethics

　日常の医療の現場で，医療従事者はさまざまな倫理的判断を求められる。そのような医療の場での倫理的諸問題，あるいはその背景にある倫理，哲学などを研究・考察する領域を医療倫理という。もちろん精神科医療においても例外ではない。一般的な医療では，病名告知，遺伝相談，臓器移植，種々の先端医療，安楽死，人工妊娠中絶などの倫理的問題があるが，精神科臨床では，法令遵守，医師患者の人間関係，統合失調症や認知症の病名告知，強制入院治療，拘束治療，電気けいれん療法やデポ剤注射などの精神科固有の治療，閉鎖病棟での処遇，面会や通信の制限，精神科患者の人権など医療倫理に関わる事項は数多い。とくに最近では，従来の精神保健福祉法に加え，心神喪失者等医療観察法の施行により，精神科医療に関連した医療倫理問題は重要性を増してきている。なお，関連した用語としては，生命倫理（バイオエシックス，bioethics）や医の倫理（medical ethics）などがあるが，医療倫理は医師のみならず医療に関わるすべての人に関わる問題として提起されている。　　　　　　　　　　　　(松下正明)
⇨医事法学，インフォームド・コンセント
[文献] Singer P, ed. (1991), Hope T (2004), 浅井篤, 服部健司, 大西基喜ほか (2002)

IRDA　イルダ
[英] intermittent rhythmic delta activity

　律動性徐波に分類される脳波異常の一つ。脳損傷が皮質下や脳幹に限局している場合，単律動性のデルタ波が間欠的に群発をなして現れることがあり，これを間欠律動性デルタ活動と呼ぶ。IRDAとはその英文表記の頭文字をとったものである。IRDAが前頭部に出現する場合を前頭部間欠律動性デルタ活動（frontal IRDA；FIRDA）と呼び，後頭部に出現する場合を後頭部間欠律動性デルタ活動（occipital IRDA；OIRDA）と呼ぶ。IRDAは中脳あるいは小脳中部の腫瘍において高率に出現する。両側同期性のことが多いが，一側性のこともある。一側性の場合，患側の対側に出現することが多い。また，睡眠時には消退するのが一般的である。IRDAの発生機序としては視床あるいは視床下部に律動性徐波

を発生させるペースメーカーがあり，脳機能が正常な場合にはこれに対する抑制機序が働いているが，脳損傷によってこの抑制機序が外れると律動性徐波が出現すると推定されている。
(吉野相英)

⇨徐波，デルタ〔δ〕波
[文献] 大熊輝雄 (1999a)

岩倉保養所

文献上確認できる限り，京都・岩倉の大雲寺で精神病者の参籠が始まったのは江戸時代後半であり，やがて門前の茶屋も病者を泊めるようになったという。「後三条天皇の第三皇女が（今でいう）精神病を患い，大雲寺の霊水を飲み，祈願して病が癒えた」という伝承（御香水之由来）は，この時代に創作された寺の効能書きと考えられる。明治維新後も数軒の茶屋（宿屋）が精神病者を預かっていたが，京都癲狂院の開院（1875年）や精神病者監護法の制定（1900年）で，一時期その経営は危機に瀕した。茶屋はおそらく明治期の終わり頃から「保養所」を名のり始め，大正から昭和期にかけて保養所の新設が相次いだ。1935年には10軒の保養所の精神病者収容定員は，合わせて300人余りを数えた。岩倉はベルギー・ゲールにおける家庭的看護と比較され，国外からも注目を浴びた。だが，第二次世界大戦中の食糧事情の悪化で，保養所は事実上閉鎖された。戦後，旧保養所経営者の一部は，岩倉に精神病院を設立した。
(橋本 明)

⇨京都癲狂院，ゲール〔ギール〕
[文献] 菅修 (1937)，中村治，青山純 (2000)

イン・アンド・アウト・プログラム

[英] in and out program

スキゾイドパーソナリティが示す慢性的なジレンマとしてGuntrip Hにより概念化された。対人関係において安心を求めて対象との関係に入ると対象にのみ込まれ自己を失う恐怖と対象を破壊してしまう恐怖をもち，反対に自立のために対象から離れると自己と対象を喪失し孤立してしまうという不安にさいなまれる。結果，対象との関係において「入る－出る」「すがる－逃げる」という動揺を反復し，安定した情緒関係を維持できなくなり，このジレンマがさらに強くなると対象からの全面的な撤退がおきるという。
(狩野力八郎)

⇨対象関係(論)，山あらしジレンマ，スキゾイド機制，スキゾイドパーソナリティ
[文献] Guntrip H (1968)

因果関連

[独] kausaler Zusammenhang

二つの現象の間の関係について，一方を原因，他方を結果と見なして因果的に説明するとき，この関係を因果関連と呼ぶ。Jaspers Kは精神医学における心的諸事象の間の関連に，因果関連と了解関連の二種を区別した。すなわち自然科学では因果関連のみが認識されるのに対し，精神医学では心的なものの中へ身を移し入れることによって心の内から明証的に了解関連が認識される（発生的了解）。しかし内からの了解が不能なとき，心的現象を『外から』見うる自然科学的対象のように捉え，因果律によって客観的に関連を認識する。こうした因果関連は身体つまり脳を基盤とする意識外の機構に因ると想定された。Jaspersは20世紀前半当時の生物学や脳科学を参照し，精神現象の因果因子を次のように提示した。まず外部世界からの外因と内部世界からの内因に二分し，前者には(1)環界因子として(a)時刻，季節，天候・気候，(b)疲労と困憊，(2)アルコール・薬物・化学物質，(3)身体疾患として(a)内分泌疾患などの全身性疾患，(b)「脳の病的過程」による器質性脳疾患を挙げた。後者は素質と総称され，具体的には遺伝が重要である。
(清水光恵)

⇨了解，発生的了解

[文献] Jaspers K（1913/1948）

インクルージョン〔包摂〕

[英] inclusion

　障害福祉の分野と教育分野の二つの考え方がある。前者では，社会施策の流れとしての考え方であり，さまざまな理由により社会から排除されている人々の社会的再統合を指す。恵まれない環境に生まれ育った人々を社会から排除するのではなく，社会参加を促し，社会の一員として働くことによって市民としての役割を果たしてもらうこととなる。そのためには，働くために必要な知識や技術を社会的な援護を要する人々に提供する必要がある。後者では，1994年のサマランカで開かれた「特別なニーズ教育に関する世界会議」で宣言された言葉の流れがある。すべての子どもは，ユニークな特性，関心，能力および学習のニーズをもっており，教育システムはきわめて多様なこうした特性やニーズを考慮して計画・立案，実施されなければならず，特別な教育的ニーズをもつ子どもたちは，彼らのニーズに合致できる児童中心の教育学の枠内で調整する通常の学校にアクセスしなければならない。　　　　　　　　　　　　（市川宏伸）
⇨ノーマライゼーション
[文献] Ministry of Education and Science, Spain, United Nations Educational Scientific and Cultural Organization（1994）

インクルーデンツ〔封入性〕

[独] Inkludenz

　ドイツの精神科医，Tellenbach H が主著『メランコリー』において提示した前うつ状況の空間的標識のこと。時間的標識はレマネンツ（Remanenz）という。メランコリー親和型の秩序（志向）性は境界（Grenze）を設定する傾向をもち，自分の生活に浸透している秩序を脅かされまいとして「みずからを秩序の中に閉じ込め」る。しかし，この境界設定傾向はその本性上「分離するもの」として機能して，メランコリー親和型が秩序内部で「近さ」（人や物への親しみ）を求めることを妨げる。たとえば，仕事上，借りを残さないために過大な量をこなそうと努めることと，正確に仕事を行おうとすることが抵触するのである。このような自己撞着を内包する存在様態が前うつ状況を準備する。Tellenbach は主に女性のうつ病例について，クリスマスの準備期間〜祝祭前の負担，家族の絆（閉じ込めるものとなりうる），転居などの例を挙げ，主に男性のうつ病例について，①「ある秩序に組み込まれた従属的な職業から，あらゆる危険を伴ういわゆる自由業への職業状況の変化」，②定年の危機，③身体疾患などの例を論じている。これらのメランコリー親和型の人たちは，控えめな努力家であって，「ぎりぎりに持ちこたえる限度に到達してしまっているために，些細なきっかけで発症する」という。
　　　　　　　　　　　　（松浪克文）
⇨メランコリー親和型，テレンバッハ
[文献] Tellenbach H（1961）

飲酒試験

[英] alcohol test
[独] Alkoholtrinkversuch
[仏] épreuve de résistence à l'alcool

　飲酒に対する被検者の種々の反応を測定する検査である。通常は酩酊状態での問診，観察が記録され，採血により血中アルコール濃度が測定される。比較的多くなされるのが，酩酊犯罪者の精神鑑定時に実施される飲酒試験で，自由飲酒試験，規定飲酒試験，再現飲酒試験の三種に大別される。自由飲酒試験は被験者の通常飲酒している酒を，被検者の飲み慣れた速度で，飲酒するものである。複雑酩酊など比較的再現性のある酩酊状態はこれで確認されることが多い。規定飲酒試験は一定量の酒を，種類を定めて，一定時間に飲酒するものである。たとえば日本酒3合を30

分で飲酒する。血中アルコール濃度の上昇速度，減衰速度，ピーク値など個人ごとに異なり，ある程度一定している生物学的特性値を規定飲酒によって確定し，これらの値と犯行当時の飲酒量，犯行までの経過時間を考慮し，犯行時の血中アルコール濃度を推定する。再現飲酒試験は犯行当時そのままの飲酒を再現して検査するもので，飲用した酒の種類，量，飲酒時間等を犯行時のままに合致させ，飲酒を行うものだが，当時の体調，ストレスの有無など心身の布置因子，偶発的要因まで厳密に再現させることは困難である。　　（影山任佐）
⇨酩酊(状態)，複雑酩酊，病的酩酊
[文献] Kageyama J, Ishii T, Nakata O (1989)，中田修（1994b）

インスティテューショナリズム
➡ホスピタリズム

インスリノーマ
[英] insulinoma
[独] Insulinoma
[仏] insulinome

膵臓ランゲルハンス島β細胞に由来する多発腺腫。インスリンの過剰分泌により低血糖を呈し，発汗，動悸，頻脈，脱力感などの自律神経症状や異常行動，見当識障害，人格変化，けいれんなどの中枢神経症状がみられる。低血糖により惹起されるこのような症状を低血糖症候群という。Whippleの三徴（空腹時の意識消失発作，発作時血糖が 50 mg/dl 以下，グルコース投与による症状改善）があれば本疾患が強く疑われる。　　（谷向　仁）

インスリンショック療法
[英] insulin shock treatment

ウィーンの Sakel M が，麻薬中毒患者がインスリン注射による重篤な低血糖状態のあと軽快したことから，統合失調症の治療に応用しはじめた［1933］。早期空腹時に注射するインスリンの量を順次上げて，昏睡（のちブドウ糖注射で覚醒させる）20回程度を1クールとする。統合失調症，躁病興奮などに有効とされた。遷延性ショックなどの副作用もある。日本では1936年から薬物療法初期まで用いられた。　　（岡田靖雄）
⇨カルジアゾールけいれん療法，電気けいれん療法［ECT］
[文献] Sakel M (1933)

陰性幻覚
[英] negative hallucination
[独] negative Halluzination
[仏] hallucination négative

通常，幻覚は「対象なき知覚」と定義される「陽性幻覚」である。その意味では陰性幻覚は「対象があるなかでの知覚の不在」とでも定義される特殊な幻覚である。つまり，陰性幻覚は一定の感覚印象が，その客観的条件は十分成立しているにもかかわらず，それとして知覚されない現象を指す。たとえば，外界の対象や人が視野のなかにあるにもかかわらず，これらがみえないと感じる体験をいう。もともとこの術語は，治療者の暗示の影響下で，他のものはすべて見えるのに，目の前にいる治療者の姿は見えないと患者が主張するといった，催眠状態において生じる現象について使用された。もう一方で，この術語は，鏡に映っているはずの自分の姿が見えないと体験する陰性自己像視（autoscopie négative）を言い表すためにも使用されたようである。陰性幻覚は実在する対象が存在しないと感じる主観的知覚から成り立っている点で，存在しないものがあると主張する通常の（陽性）幻覚の対極にあるということができる。このように一般化すると，統合失調患者で時に観察される自分や他人の身体の一部が消えてなくなるなどの体験も陰性幻覚に組み入れられる。　　（加藤　敏）
⇨幻覚

[文献] Ey H (1973)

陰性症状／陽性症状
[英] negative symptom/positive symptom
[独] negatives Symptom/positives Symptom
[仏] symptôm négatif/symptôm positif

　統合失調症でみられる精神症状のカテゴリー分類の一つ。陰性症状は「その症状が欠落していることが異常である」と考えられる症状のことで，感情の平板化，行動の貧困，会話量の貧困などが含まれ，いわゆる「欠陥症状」と関連が深い。一方，陽性症状は「その症状が存在することが異常である」と考えられる症状のことで，幻覚，妄想，滅裂思考が含まれ，Schneider K の一級症状との関連が深い。近年，陰性症状・陽性症状という用語が使用されることが多くなっているが，そのきっかけとなったのは1980年に Crow TJ によって提唱された統合失調症二症候群仮説である。この仮説では統合失調症には陽性症状によって特徴づけられるI型統合失調症と，陰性症状によって特徴づけられるII型統合失調症の二つがあり，これらのうち前者は急性発症で病因論的にはドーパミン神経伝達の異常に起因し，抗精神病薬に対する反応が良好で，可逆的で予後も良好であるが，後者は慢性発症で病因論的には神経細胞の消失や脳構造の異常に起因し，抗精神病薬に対する反応は不良で，不可逆的経過をたどり，予後不良であるとされている。ただし，Crow の二症候群仮説の妥当性については今なお証明されておらず，Liddle PF らのように統合失調症は陽性症状，陰性症状に「思考と行動の不統合」を加えた三症候群よりなると考える者や Lindenmayer JP らのようにこれら3つに「興奮」，「抑うつ・不安」を加えた五症候群よりなるという説を唱える者もいる。これまでに陰性症状を評価するための尺度として陰性症状評価尺度（Scale for the Assessment of Negative Symptoms；SANS）が，陽性症状を評価するための尺度として陽性症状評価尺度（Scale for the Assessment of Positive Symptoms；SAPS）が作成されているが，最近の臨床試験では陽性症状7項目，陰性症状7項目と，総合精神病理尺度16項目の合計30項目よりなる陽性・陰性症状評価尺度（Positive and Negative Syndrome Scale；PANSS）が広く使用されている。　（稲垣　中）
⇨陰性症状評価尺度〔SANS〕，陽性陰性症状評価尺度〔PANSS〕，統合失調症，クロウI型／クロウII型，シュナイダー，K．，一級症状
[文献] Crow TJ (1980), Andreasen NC (1981, 1984), Kay SR, Opler LA, Fiszbein A (1991)

陰性症状評価尺度〔SANS〕　サンス
[英] Scale for the Assessment of Negative Symptoms

　Andreasen NC〔1982〕が開発した統合失調症の陰性症状を定量的に評価するための尺度で日本語版［岡崎祐士ら 1984］もある。情動の平板化・情動鈍麻，思考の貧困，意欲・発動性欠如，快感消失・非社交性，注意の障害の5つの大項目と30個の小項目からなる。各小項目は0（なし）から5（最重度）までの6段階で評価される。症状の総合的評点として原著者は総合評価小項目の合計得点（要約得点）を推奨している。プロフィールをみるには各大項目の総合評価小項目か，各大項目に含まれる全小項目の合計（下位尺度得点）を用いる。　（田中悟郎）
⇨陽性陰性症状評価尺度〔PANSS〕，陰性症状／陽性症状
[文献] Andreasen NC (1982)

陰性治療反応
[英] negative therapeutic reaction
[独] negative therapeutische Reaktion
[仏] réaction thérapeutique négative

　精神分析治療過程において患者に生じる特

殊な反応である。ある種の患者では「症状の好転ないしは一時的消失をもたらすはずの部分的解決が苦痛の一時的な増大を生じさせる。〔分析〕治療が進んでいるのに，患者はよくならず悪くなる」[Freud S 1923]との臨床現象に Freud はこの用語をあてた。またこの現象の起源を厳格な超自我による無意識的罪悪感（懲罰欲求）にみた。

その後の精神分析研究は陰性治療反応の定義を，精神分析の経過中に患者の自己洞察が深まっているという望ましい分析過程が進展している，つまり内的体験のワークスルーが進んでいるにもかかわらず，患者の病状が増悪したり危険な行動化や治療中断の危機などが起こり事態は悪化しているといわざるをえないプロセスにあること，分析過程の理に適わない悪化であり，治ること・分析が進展することへの拒絶としている。

この動因には無意識的罪悪感以外に，羨望[Klein M 1957]，パーソナリティの自己愛病理[Rosenfeld H 1987]，マゾヒズム的衝動など死の欲動との関連で，さらにコンテインメントの失敗[Bion W 1959]，喪失の痛みへの耐えられなさ[Casement P 2002]など多く挙げられている。　　　　　　　　　　　（松木邦裕）
⇨超自我，罪悪感，羨望，自己愛パーソナリティ障害
[文献] Freud S (1923a), Klein M (1957), Rosenfeld H (1987)

インターネット依存
[英] internet addiction

目的のいかんを問わず，インターネットに接続した活動に長時間没頭し続け，日常生活に支障をきたすまでに至った状態を指す。精神科医 Goldberg I や Young K らの研究が知られている。また Griffiths M [1998] は「インターネット中毒」にも適用可能な「中毒」の概念として「突出性」「気分の変化」「耐性」「離脱」「葛藤」「再発」の6つを診断基準とした。DSM-IVでは放火癖や病的賭博に近い「312.20 特定不能の衝動制御の障害」に分類されるが，過食や買い物依存のようなプロセス嗜癖の一種とみなす立場もある。この状態を臨床単位に含めるかどうかについての議論は，いまだ決着をみていない。韓国ではオンラインゲーム依存によるひきこもり状態が急増中で，国家青少年委員会が治療キャンプを主催するなどの対策がとられている。治療の基本はネットを切断するのではなく，接続時間の自己コントロールを学ばせることとされている。　　　　　　　　　　　（斎藤 環）
⇨ひきこもり
[文献] Young K (2009), Griffiths M (1999)

インターフェロン
[英] interferon

インターフェロンはC型肝炎，腎がんや白血病，多発性硬化症などの治療薬として用いられる薬剤であるが，副作用として精神症状が30％前後と比較的高率に生じることが知られている。躁状態やせん妄，錯乱も生じうるが，最も多いのはうつ症状で，約50％に発現し，抑うつ，意欲低下，自責感，焦燥，高度の不眠，自殺念慮など，うつ病と区別ができない水準に至ることもある。うつ症状は，投与開始4〜8週間後に生じることが多く，治療終結とともに多くは改善するが，時に遷延する。うつ症状に対しては抗うつ薬も有効だが，効果発現に長期間を要し，高度な場合にはインターフェロンを中止せざるをえない。投与前に不安，焦燥がある場合には発現しやすく，うつ病の既往や家族歴も危険因子となるので，インターフェロン開始前にはこれらの評価が必要である。また，投与量が多いほど，発現率が高いことも留意すべきであろう。　　　　　　　　　　　（野村総一郎）
⇨うつ状態，うつ病，多発性硬化症
[文献] 高畑圭輔 (2008b)

イントラ・フェストゥム
➡アンテ・フェストゥム／ポスト・フェストゥム／イントラ・フェストゥム

インドールアミン　➡脳内アミン〔モノアミン〕

院内学級
[英] special classroom attached in hospital

　一般的には病院内に設置された学級のことである。病気により入院中の子どもは学校に通うことができず学習空白が生じたり，場合によっては入院による不安感が募ったりすることもある。そのための学習の場が院内学級である。対象となる子どもは，学校教育法でいう「病弱児」である。具体的には，心臓，肺，腎臓の病気や，筋ジストロフィーなどの疾患で「継続して医療を必要とするもの」が対象である。こうした病弱児のための専門の特別支援学校は，都道府県に各1校程度，子ども病院などに隣接して設けられているが，地域の基幹病院に入院中の子どものために，その特別支援学校から教師が派遣されて教育的な支援に当たる場合もある。そうした教師が担当するのが院内学級である。また，病院内に設置された小・中学校の特別支援学級を指す場合もある。
（柘植雅義）

⇨特別支援教育
[文献] 横田雅史 編著／福田素子（2009）

院内寛解
　1962年に藤縄昭が提唱した。初出は「病院内寛解」。欧米の精神医学用語にはなっていない。精神科病院入院中に寛解状態にあった統合失調症の患者が，「ひとたび病院を離れるとただちに症状が現れて，病像は悪化し，そしてまた病院に帰ってくるとまもなく心的平衡をとりもどし寛解状態をきたす」現象。統合失調症の発症ないし病状悪化の状況，文化規定性について「病院内と病院外という二つの状況変化が症状の変遷を来す主要因となっている」ことを強調した先駆的な概念。
（金　吉晴）

⇨寛解
[文献] 藤縄昭（1962）

インフォームド・コンセント
[英] informed consent；IC

　生命倫理学（bioethics）の基本にある理念。説明と同意，告知同意などと表現されることもあるが，今日ではインフォームド・コンセント（IC）とそのまま使われることが一般的。医療行為について医療者から十分な説明を受けた上で患者が自由意思によって同意することを指す。

　20世紀初頭からドイツ，アメリカなどで医療行為には患者の承諾が必要であるという考え方が有力になってきた。この基礎にあるのは Kant E の自律（autonomy）の原則，Mill JS の自己決定の原則（self-determination principle）である。患者の承諾を得るためには，①医療者による情報開示，②患者に意思能力があること，③決定の自発性，任意性の保障がなければならない。また第二次大戦下のナチスの人体実験への反省から医学研究の倫理指針としてニュルンベルグ綱領がつくられ，被験者へあらかじめ説明することおよびその承諾を得ることが第一に挙げられた。1964年世界医師会でヘルシンキ宣言が採択され，人に対する人体実験の倫理的要件としてインフォームド・コンセントが基本におかれた。

　アメリカでは1950年代からインフォームド・コンセントが医療分野で取り上げられ，1973年アメリカ病院協会によって「患者の権利章典」が採択され，インフォームド・コンセントは医療の基本原則とされた。1983年いわゆる大統領委員会報告によってインフォームド・コンセントは医療の意思決定の中軸と位置づけられた。

　精神科領域では1991年国連人権原則が採

択され，インフォームド・コンセントは精神科医療の原則とされた。国連人権原則では精神障害者が原則的に意思能力を有するものとして処遇され，インフォームド・コンセントを得ることに最大限努力が払われるべきであるとしている。非自発的治療を行う場合，患者の意思能力の欠如を証明することを含め，厳格な法手続きを求めている。　　（高柳　功）
⇨意思の自由，ヘルシンキ宣言
【文献】唄孝一（1970），Faden RR, Beauchamp TL（1986），厚生省医務局医事課 監訳（1990），高柳功（1999）

インフルエンザ脳症
[英] influenza encephalopathy

インフルエンザウイルス感染に伴う発熱後，急速に神経障害・意識障害を伴うものである。脳炎と異なり，ウイルスが脳に直接に炎症を起こして脳を障害するのではなく，インフルエンザ感染を契機にしたサイトカインの増加，血管透過性の亢進に伴う脳浮腫などが障害の原因と考えられている。病型は，急性壊死性脳症，ライ症候群，出血性ショック脳症症候群などに分類されている。急性壊死性脳症（acute necrotizing encephalopathy；ANE）は，1歳前後の乳幼児に多い。脳の特定領域に多発性の浮腫や壊死が生じるが，視床や脳幹の灰白質病変では点状出血が生じ，病変の中央部は二次性に壊死に陥る。ライ症候群は，5歳以上の年長児に好発するが，脳全体の浮腫と肝脂肪変性を特徴とする。出血性ショック脳症症候群（hemorrhagic shock and encephalopathy syndrome；HSES）は，3歳以下の小児に多く，発熱，ショック，脳症（意識障害，けいれん），水様性下痢，出血傾向（播種性血管内凝固症候群）などの症状が現れることが特徴である。　　（田中稔久）
⇨ライ症候群
【文献】横田俊平（2003），吉田一郎（2003）

隠蔽記憶
[英] screen memory
[独] Deckerinnerung
[仏] souvenir-écran

ある記憶を隠蔽するのに用いられる記憶のこと。Freud Sは，細部にわたって鮮明に覚えている幼児期の断片的な記憶に注目した。回想される隠蔽記憶には，ある重要な記憶を想起するのに抵抗する「防衛としての記憶」という意味と，ある重要な記憶を隣接する記憶に置き換えて，「保持のための記憶」という意味の二つの意味がある。ある重要な記憶とは，感情を伴う幼児期の外傷体験や幻想にまつわる記憶である。いずれにしても隠蔽記憶は否認と記憶の妥協の結果といえる。

さらに抑圧された記憶（隠蔽される記憶）の内容と隠蔽記憶（隠蔽する記憶）の内容との関係が対立関係にあるか否かによって，陰性隠蔽記憶と陽性隠蔽記憶に分けられる。また隠蔽記憶が抑圧された記憶よりも新しい場合には，前向きあるいは先行性の隠蔽記憶と呼ばれ，隠蔽記憶が抑圧された記憶よりも古い場合は，後ろ向きあるいは逆行性の隠蔽記憶と呼ばれる。さらに隠蔽記憶が抑圧された記憶と内容的にも時間的にも同時的で隣接的な隠蔽記憶もある。

Freudは隠蔽記憶について，さらに病跡学的研究（ダ・ヴィンチやゲーテなど）や分析症例（狼男など）において論じている。
（岡田暁宜）
⇨記憶［精神病理・精神分析］，狼男［症例］
【文献】Freud S（1899, 1901a）

インポテンス
[英] impotence

インポテンスはICD-10では性器反応不全，またDSM-Ⅳでは性的興奮の障害の中の男性の勃起障害といわれる。男性器の勃起不全だけを問題にする立場とは異なり，Freud Sは，精神性的発達の視点から「愛における完

全に正常な態度」として，愛する対象と性的関係を自然にもてることを重要視した。つまり，愛する対象とは性行為がもてないが，別の対象とはもてるという例では先の発達の視点からは，インポテンスということになる。
〈権　成鉉〉
⇨性的興奮障害，不能症／不感症／冷感症，精神・性的
[文献] Freud S (1905c)

隠喩／換喩
[英] metaphor/metonymy

　Freud S は「夢解釈」[1900] で夢による擬装の機制として，置き換え（遷移；Verschiebung）と縮合（Verdichtung）とを挙げた。Lacan J はとくに初期に，Jakobson R の言語学を援用して，置き換えを換喩に，縮合を隠喩に還元し，最終的に「無意識は言語として構造化されている」と主張した。言語構造への関心は，Freud に一貫して認められはするが，「夢解釈」「機知」「日常生活の精神病理」で取り上げられているのは，どれも神経症的機制である。精神病的機制では，隠喩や換喩といった構造が失われるところに特徴がある。Freud はそれを，語表象が事物表象のように扱われると描写し，Lacan は「父の名の排除」と規定した。クライン派の Segal H はこれを，象徴形成（symbol formation）と象徴等置（symbolic equation）の区別によって論じている。現代では，Bion WR の「言いようのない恐怖」概念を代表とする，隠喩（メタファー）が成立する以前の情動の水準が注目されている。
〈福本　修〉
⇨夢解釈，置き換え，父の名，象徴形成，言いようのない恐怖
[文献] Freud S (1900), Lacan J (1966a), Segal H (1986)

ウ

ヴァイツゼッカー
Victor von Weizsäcker　1886〜1977

　「医学的人間学」の提唱者としてまた「ゲシュタルトクライス」の著者として知られているドイツの神経学者。ハイデルベルク大学内科学教室神経科部門教授，ブレスラウ大学神経科教授，ハイデルベルク大学臨床医学総論研究所（Institut für Allgemeine Klinische Medizin）教授を歴任。医学全体の人間化（Humanisierung）をめざし，病の意味を求め，「病める人間の学」としての医学的人間学からパトゾフィー（Pathosophie）へと向かい，当時の，機械論対生気論，唯物論対唯心論，無神論対有神論といった二元論的対立に象徴される西欧精神思潮における危機的状況を克服することを試みた。その流れにおいて，知覚と運動，主体と客体，内界と外界等を一元論的に把握することをめざしたのが「ゲシュタルトクライス」であった。そこで語られる，とりわけ運動と知覚の「相互隠蔽性」を示す，「回転扉の原理（Drehtürprinzip）」は有名である。こうした業績の背景には確固たるキリスト教信仰があったと考えられる。
〈大東祥孝〉
⇨ゲシュタルトクライス，ゲシュタルト学説，人間学的精神病理学
[主著] Weizsäcker V von (1927, 1940, 1954)
[文献] Hamanaka T (1987)

ヴァイトブレヒト
Hans Jörg Weitbrecht　1909〜1975

　ドイツの精神医学者。1956年 Gruhle HW の後任としてボン大学精神科教授，医学部長，学長を歴任。Schneider K の甥であり，学問的にも Jaspers K，Schneider の系譜に連なるハイデルベルク学派の後継者である。ドイ

ツの正統的精神医学者として一貫して生物学的立場を堅持し，戦後のドイツ精神医学の発展に指導的役割を果たした。彼の倦むことのない努力，旺盛な批判精神，正確な観察力にもとづく研究は内因性精神病とくに気分障害，身体に基礎づけられた精神病，宗教精神病理学などの領域において豊かに結実した。

　1949年の著作『電気ショック療法によって治療された精神病の精神病理学的研究』は身体的治療による統合失調症の寛解過程の一つのモデルを示すものである。1952年，内因反応性気分失調症という病型をとり出し，病前性格，臨床像などについて記載し，気分失調症の中核群ではなく，その周辺に属する疾患であるとした。この概念はうつ病の発病状況論の発展に大きな影響を与えた。

(飯田 眞)

⇨ハイデルベルク学派
[主著] Weitbrecht HJ (1949, 1952)

VNTR

[英] variable number of tandem repeat

　ゲノム DNA の中にはある塩基配列の並びが連続して繰り返している部分がある。繰り返し配列の単位は2～数十塩基と多様であるが，その配列の繰り返し回数には個人差があり，遺伝子多型を形成している。数塩基～数十塩基の繰り返しを示す場合を VNTR と呼び，2～4塩基の繰り返しを示す場合はマイクロサテライトと称する。VNTR はゲノム DNA 中に数百～数千箇所の存在が確認されている。多型性に富むことから，従来，有用な多型マーカーとして連鎖解析等に用いられてきた。

(尾崎紀夫)

⇨遺伝子多型
[文献] 中村祐輔 (2009)

ウィケット律動〔ウィケットリズム〕
➡ミュー〔μ〕律動

ヴィゴツキー

Lev Semionovich Vygotsky　1896～1934

　1918年モスクワ大学を卒業し一時教職に就いた後，1926年モスクワに戻り研究活動を開始する。短い生涯の中で，発達心理学，子どものこころの発達，教育などきわめて多くの業績をあげた。Vygotsky はこころの発達における社会・文化的要因の重要性を強調し，高次心理機能の起源を社会的歴史の中に求めた。とくに言語を重視し，言語は社会との相互関連において発達し，次第に思考や内言として内化していくとした。それまで個別的機能やそれ以上還元しえない特性とみなされてきた高次心理機能は，Vygotsky により歴史的に形成され，発達の過程において変化するより複雑な機能の系として理解されるようになった。また Vygotsky は高次心理機能の局在は心理発達の過程で経時的に捉えるべきものであり，"いかなる機能が局在するか"ではなく"いかに機能が局在するか"が問題であるとした（経時的局在）。

(鹿島晴雄)

⇨ルリヤ
[主著] Vygotsky LS (1934)
[文献] 鹿島晴雄 (1987)

WISC　ウィスク

[英] Wechsler Intelligence Scale for Children

　個人の知能の構造的特徴を診断的に捉えるという構想を基に，Wechsler D によって1949年に開発されたウェクスラー式児童用知能検査（適用年齢5～15歳）。検査は言語性検査と動作性検査で構成され，検査結果は下位検査ごとの粗点から評価点を求め，言語性検査の評価点合計から言語性 IQ（VIQ）が，動作性検査の評価点合計から動作性 IQ（PIQ）が算出され，言語性と動作性の評価点総計から全検査 IQ（FIQ）が求められる。下位検査の評価点からプロフィールを描き，VIQ と PIQ の差を考慮することで，知能の

構造的特徴の把握や，パーソナリティの問題の可能性を推測できる。また，検査結果を偏差IQ（平均100，標準偏差15）で表示できることから，個人の知能水準を同年齢の人の中で相対的に測定することも可能である。知的水準の分類は，IQが130以上：非常に優れている，120〜129：優れている，110〜119：平均の上，90〜109：平均，80〜89：平均の下，70〜79：境界線，69以下：精神遅滞となっている。

WISCの改訂版としてWISC-R〔1974〕，WISC-Ⅲ〔1991〕が発表され，日本ではWISC〔1953〕，WISC-R〔1978〕，WISC-Ⅲ〔1998〕が標準化されている。WISC-Ⅲ（適用年齢6歳〜16歳11ヵ月）は，6種類の言語性検査（「知識」「類似」「算数」「単語」「理解」「数唱」）と7種類の動作性検査（「絵画完成」「符号」「絵画配列」「積木模様」「組合せ」「記号探し」「迷路」）で構成されているが，「数唱」は言語性の，「迷路」は動作性の補助問題であり，「記号探し」は「符号」のみの代替問題となっている。WISC-Ⅲの特徴は，①子どもの負担を軽減するため，下位検査ごとに開始問題は年齢別に決められている，②例示問題，練習問題，教習問題を用意することで，子どもに問題のやり方を理解させ導入を容易にするよう工夫されている，③VIQ, PIQ, FIQの他に，4種類の群指数（言語理解，知覚統制，注意記憶，処理速度）が加えられ，VIQとPIQの差（ディスクレパンシー discrepancy），群指数間の差，下位検査評価点の差を解釈することで，個人の知的能力の相対的比較と全体構造の把握が可能となったことが挙げられる。ディスクレパンシーの解釈の根拠は，生育歴や背景情報，検査中の行動観察などに求める必要がある。

（森岡由起子）

⇨知能検査，WPPSI，WAIS，知能指数
[文献] Wechsler D（1949, 1991），児玉省，品川不二郎（1953）

ウィスコンシンカードソーティング検査〔WCST〕

[英] Wisconsin Card Sorting Test

概念ないしセットの転換障害に関する検査に属し，前頭葉機能検査として最もよく用いられている。概念ないしセットの転換の障害とは，一旦抱かれたり操作されたりした概念や心の構え（セット）から他の概念や心の構えに移ることができなくなったり，困難になったりすることで，高次の水準での保続と考えうる症状である。赤，緑，黄，青の1〜4個の三角形，星型，十字形，円からなる図形の印刷されたカードを用い，被検者は色，形，数の3つの分類カテゴリーのいずれかに従って反応カードを置くことが求められる。検査者は，検査者の分類カテゴリーと被検者のそれとの一致，不一致のみを正否の形で答え，被検者は検査者の正否の返答を手がかりとして，検査者の分類カテゴリーを推測し反応カードを置いていかねばならない。正反応が一定枚数続いた後に，検査者は分類カテゴリーを被検者に予告なく変えていく。達成された分類カテゴリー数，保続による誤答数などが評価される。前頭葉損傷では，概念ないしセットの転換障害（高次の保続）のために，分類カテゴリーの転換が困難になり，達成カテゴリー数が低下し，保続による誤答が増加する。

（鹿島晴雄）

⇨前頭葉機能検査，保続（症）
[文献] 鹿島晴雄，加藤元一郎（1995）

ウィニコット

Donald Woods Winnicott 1896〜1971

イギリスの児童精神分析家で，いわゆる独立学派として独自の対象関係論を展開した。ケンブリッジ大学で医学を修めた後，小児医学を専攻，パディントン・グリーン小児病院に40年間勤務し，この間に精神分析の訓練を受ける。小児科という設定で6万例を超える子どもとその家族に接し，子どもの純粋に

内的で主観的な世界と母親たちのいる外的な客観的世界との両者を見据えて、"橋渡し"としての「移行対象」や「可能性空間」などの概念を生み出した。著述は精神分析学内部に向けられたものだけではなく、外部や周辺にいる母親たちに向けられたものも多く、この内外両方に焦点づける認識は、その著述における表現方法・書き方にも表れる。知的すぎる理論化を避け、まさに精神分析的解釈のように相手と共有する多義的で日常的な言葉に個性的で精神分析的な意味合いをもたせるので、"詩的"であると形容されるが、患者の内界と外界の間において創造されるものを観察・記録・分析するときの独創は抜きん出ている。

(北山 修)

⇨移行対象／移行現象／移行空間、対象関係(論)、抱えること[ホールディング]

[主著] Winnicott DW (1958, 1965, 1986)

VBM

[英] voxel based morphometry

MRI画像に画像工学を応用し、脳の局所の容積を計測する方法。おもに離散コサイン変換を用いて行われる。ロンドン大学の画像研究グループによって1994年頃から開発が進められている。SPM (Statistical Parametric Mapping; MATLAB という商用のソフトウェア上で動作)というプログラムを利用する。ロンドン大学のウェブサイトから入手可能。現在も改良が続けられており、最新版(DARTELを含む)は体積を比較的正確に表すと考えられている。

(上野雄文)

⇨MRI、SPM

WPPSI　ウィプシ

[英] Wechsler Preschool and Primary Scale of Intelligence

WISCよりさらに低年齢児用として1967年に開発されたウェクスラー式幼児用知能検査(適用年齢3歳10ヵ月～7歳1ヵ月)。知能の測定方法や理論は基本的にWISCを踏襲しているが、検査の構成と内容は幼児に適合したものとなっている。5種類の言語性検査と5種類の動作性検査および補助問題(文章)という11種類の下位検査で構成される。下位検査ごとのプロフィールが算出できるため、就学前の子どものつまずきを見つけるのに有用である。

(森岡由起子)

⇨知能検査、WISC

[文献] Wechsler D (1967)

ウィリス動脈輪閉塞症　➡もやもや病

ウィルソン病

[英] Wilson disease

Wilson SAK [1912]は本病を進行性レンズ核変性症と肝硬変を伴う家族性神経疾患(肝レンズ核変性症)として報告した。本病はまたウェストファル=ストリュンペルの仮性硬化症とも呼ばれた。常染色体性劣性遺伝、若年発症(10歳台)が多いが遅発性発症(30歳台以降)もある。先天性の銅代謝異常があり、血中セルロプラスミン(α_2-globulin)の低値、尿中銅排泄量の増加、肝臓、角膜周辺部(カイザー=フライシャー Kayser-Fleischer 角膜輪)への銅の沈着、血清銅の低値、アミノ酸尿などがみられる。肝・脳型、腹部型、神経型(仮性硬化型)の3型に分けられるが、神経型では発症が遅い。言語不明瞭、筋強剛、姿勢振戦(上肢のはばたき振戦)、アパチー、パーソナリティ障害、認知障害、幻覚・妄想などがみられる。ラエネック(Laennec)型肝硬変、大脳基底核(ことにレンズ核)の不全軟化、海綿状態、それにアルツハイマー I 型および II 型グリア、オパルスキー細胞などの異型グリアがみられる。

(三好功峰)

⇨肝脳疾患、肝性脳症、錐体外路症状

[文献] Wilson SAK (1912)、Westphal C (1883)

ウィルマンス

Karl Wilmanns　1873〜1945

　ドイツの精神医学者で，両世界大戦を敗戦国ドイツで生きた。彼の業績と生涯は時代と切り離せない。ドイツ精神医学の中心であったハイデルベルク大学精神医学教室を主宰し（1918〜1933），Gruhle H, Baeyer W von, Beringer K など，多くの優れた人材と弟子を輩出させた。精神医学の基礎学問としての精神病理学の地位を不動のものとし，ハイデルベルク学派の名声を世界へと伝え，大学精神医学の頂点へと導いた理想的指導者であった。その金字塔が Bumke O 編集の『精神医学全書』の第9巻 Wilmanns 責任編集で Jaspers K へ捧げられた『統合失調症』［1932］である。浮浪者や犯罪者の精神病理，拘禁精神病，限定責任能力論など犯罪精神医学分野でも業績を残した。反ナチ的言動もあってヒトラー政府の圧力で教授職を解雇された後，統合失調症前駆期の殺人衝動等の代表的研究を生み出し，米兵として参戦した息子と戦後劇的再会をした後，心臓疾患で亡くなった。

（影山任佐）

⇨犯罪精神医学，ハイデルベルク学派

[主著] Wilmanns K（1906, 1940），Wilmanns K, hrsg.（1932）
[文献] 影山任佐（1985, 1994）

ウィング，J. K.

John Kenneth Wing　1923〜2010

　英国の精神医学者であり，社会精神医学領域における第一人者。1952年にロンドン大学（University College London）医学部を卒業して，精神医学を研修のあと，1957年からロンドン大学精神医学研究所 MRC 社会精神医学部門研究員，1965年には同部門の部長，1970年から1989年までロンドン大学精神医学研究所社会精神医学教授。その後，同大学の名誉教授，英国王立精神医学会研究部長（Director, Research Unit, Royal College of Psychiatrists）も務めた。精神科医療サービスの確立にとって，精神障害の詳細にして信頼性のある臨床評価が前提であるという立場にたって，その評価法，ことに構造化面接法（たとえば現在症診察表 PSE システム）などの開発に努力した。症状学・診断学における信頼性を高める研究に寄与しただけでなく，疫学研究の実践家として，慢性統合失調症者の分類や処遇，精神障害者の社会復帰に関する研究，病者の「事例性」の背景に関する研究など具体性に富んだ実証的なものも多い。Wing L 夫人は，自閉症の臨床家・研究者として有名。

（中根允文）

⇨構造化面接／半構造化面接，事例性，ウィング，L.

[主著] Brown GW, Wing JK（1970/2009），Wing JK, Cooper J, Sartorius N（1974），Wing JK（1978/2009, 1978, 2006），Wing JK, Sartorius N, Üstün TB（1998/2007）
[文献] 道辻俊一郎，中根允文（1990）

ウィング，L.

Lorna Wing　1928〜

　英国の児童精神科医。University College で基礎医学を University College Hospital で臨床医学を学び医師資格を得て，The MRC Social Psychiatry Research Unit で研究活動を行い1965年に University of London から医学博士号を得た。当初は精神薬理学の研究を行っていたが重度知的障害を伴う自閉症の娘（1956〜2005年）をもったことを契機に自閉症に関心をもち夫の Wing JK とともに全英自閉症協会（National Autistic Society）の設立に参加した。1979年共同研究者の Gould J と行ったキャンバーウェル研究の成果から社会性，コミュニケーション，イマジネーションの3つ組で自閉症スペクトラムを定義した。1981年には Asperger H の業績を再評価し，当時英語圏ではあまり知られていなかったアスペルガー症候群を発達障害に位置づける論文を発表し，アスペルガー症候群

概念が現在のように広く知られるきっかけを作った。現在も DISCO-11（The Diagnostic Interview for Social and Communication Disorders）という発達障害の診断評価のための半構造化面接法の専門家向けのセミナーを通して発達障害を正しく評価・診断することの重要性を訴えている。　　　　（内山登紀夫）
⇨ウィング, J.K., 自閉症スペクトラム, アスペルガー症候群, 構造化面接／半構造化面接
[主著] Wing L (1981, 1996, 2002)
[文献] Wing L, Gould J (1979)

WAIS　ウェイス
[英] Wechsler Adult Intelligence Scale

　ウェクスラー成人知能検査。成人用の個別式知能検査法。精神障害者の臨床心理診断のために考案された。ニューヨーク大学のベルヴュー病院の臨床心理学者 Wechsler D によって 1939 年に作成されたウェクスラー＝ベルヴュー知能検査第 1 形式（Wechsler-Bellevue Intelligence Scale）が元となり、1955 年にアメリカ版ウェクスラー成人知能検査が作成された。Wechsler は知能を、「目的的に行動し、合理的に思考し、効率的に環境を処理する個人の総合的能力である」と定義し、偏差値 IQ を用いた。さらに WAIS に改訂が加えられ、1981 年に WAIS-R, 1997 年に WAIS-Ⅲ, 2008 年に WAIS-Ⅳ が作成されている。日本では、児玉省、品川不二郎らにより 1958 年に日本版 WAIS, 品川、小林重雄らにより 1990 年に日本版 WAIS-R, 藤田和弘、前川久男らにより 2006 年に日本版 WAIS-Ⅲ が作成されている。WAIS-Ⅲは、言語性 IQ（VIQ）、動作性 IQ（PIQ）、全検査 IQ（FIQ）の 3 つの IQ に加えて、言語理解（VC）、知覚統合（PO）、作動記憶（WM）、処理速度（PS）の 4 つの群指数を測定することができる。言語性検査として、単語・類似・算数・数唱・知識・理解・語音整列、動作性検査として、絵画完成・符号・積木模様・行列推理・絵画配列・記号探し・組合せの 14 の下位検査項目によって構成されている。改訂により WAIS-Ⅲ では対象年齢が 16 歳から 89 歳までと拡大された。下位検査間の評価点を分析することで、能力の特徴や個人内差を分析したり、ディスクレパンシー分析として言語性 IQ と動作性 IQ の差や各群指数間の差を分析することにより、個人内差や認知特性のアセスメントが可能となった。　　　　（北村麻紀子）
⇨知能検査、知能指数、WISC
[文献] Wechsler D (1997)

ウェクスラー記憶検査〔WMS〕
[英] Wechsler Memory Scale

　1945 年に Wechsler D が発表した記憶検査である。Wechsler は 1987 年に改訂版を出し、杉下守弘 [2001] により日本版 WMS-R が作成されている。摘要範囲 16 歳 0 ヵ月～74 歳 11 ヵ月で、記憶のさまざまな側面について評価できるように 13 の下位検査で構成され、記憶障害を包括的に評価することができる。

　この検査では「一般的記憶」と「注意／集中力」、「遅延」について指標を求めることができ、一般的記憶と遅延についてはそれぞれ言語性記憶と視覚性記憶で構成されており、言語性課題と視覚性課題とで処理に差異が認められるかどうかについても明らかにすることができる。採点法としては、各下位検査の粗点を重みづけした得点に換算し、年齢別の指標を求める。脳損傷によって、あるいは認知症によって生じた記憶障害の臨床的なパターンについての情報など、記憶障害のリハビリテーションに役立つ情報を提供することができる。　　　　（立石雅子）
⇨記銘力検査、三宅式記銘力検査
[文献] Wechsler D (1987)

ヴェサニア
[英] vesania

狂気の古語。ラテン語のvesanus（「分別のない」を意味する形容詞）に由来し、前1世紀の詩人ホラティウスの作品に登場する。18世紀のCullen Wによってneurosisの4型の一つとして医学的に位置づけられた。Pinel Pの分類では器質的原因の不明な精神障害を意味し、Heinroth JCAによってSeelenstörungと言い換えられた。またKahlbaum KLは、抑うつで始まり興奮や錯乱を経て認知症に至る単一精神病をヴェサニアと記載している。 （阿部隆明）

⇨狂気、単一精神病、ピネル、ハインロート、カールバウム

ウェスト症候群
[英] West syndrome

West WJ［1841］により最初に報告された乳児期（生後3～9ヵ月程度）にみられる原因不明ないし他の脳障害に合併する脳症である。短時間の屈曲性強直発作（前屈発作）、精神発達遅滞、脳波上のヒプスアリスミア（hypsarhythmia）が3主徴である。乳児けいれん（infantile spasms）、点頭てんかん、電撃・点頭・礼拝けいれん（Blitz-Nick und Salaamkrampfe、BNSけいれん、瞬目・点頭・礼拝けいれん）など、ほぼ同義の用語で表現される場合がある。てんかん症候群国際分類［1989］では、潜因性あるいは症候性全般てんかんに分類されている。通常の抗てんかん薬による発作抑制効果が乏しく難治性である。ACTH療法、ピリドキシン（ビタミンB_6）、免疫グロブリン大量療法などが有効な場合があるが、予後不良なことが多い［飯沼一宇 2006］。レンノックス＝ガストー症候群への移行もみられる。 （岩佐博人）

⇨ヒプスアリスミア、乳幼児けいれん、レンノックス＝ガストー症候群

[文献] Arzimanoglou A, Guerrini R, Aicardi J (2004a), Commission on Classification and Terminology of the International League Against Epilepsy (1989), 飯沼一宇 (2006), West WJ (1841)

植松七九郎
うえまつしちくろう　1888～1968

精神医学者。東京帝国大学医学部卒業。1918年、アメリカへ留学、ハーバード大学医学部講師などを経て、1924年、慶應義塾大学医学部神経科（精神神経科）の第2代教授。昭和医専（昭和大学医学部）の設立に尽力し、初代教授。1940年、桜ヶ丘保養院の院長併任。老年精神医学に関する重要な神経病理学的業績をあげるとともに、精神衛生の分野でも活発な活動を行った。1930年にワシントンで開催された第1回国際精神衛生会議には日本代表として三宅鑛一とともに出席している。1949年、日本精神病院協会が創立され初代理事長、日本神経学会（精神神経学会）会長も務めた。教科書として『精神医学』［1948］がある。 （鹿島晴雄）

⇨日本精神衛生連盟、三宅鑛一

[主著] Uematu S (1923)
[文献] 塩入円祐 (1991)

ウェルナー症候群
[英] Werner syndrome

1904年ドイツ人眼科医Werner Oの「強皮症を伴う白内障症例」が初の報告で、約1200例の報告がある。Hutchinson-Gilford progeriaと対比してadult progeriaとも呼ばれる。思春期以降に顕在化する早老性顔貌（白髪、禿頭など）、白内障、皮膚の萎縮・硬化・潰瘍形成を主徴とし、原発性性腺機能低下、低身長および低体重、高調な声、骨粗鬆症、耐糖能異常、早期の動脈硬化、尿中ヒアルロン酸増加等が特徴で、循環器疾患や悪性腫瘍を併発し、寿命は50歳前後である。常染色体性劣性遺伝で本邦に多く、二重鎖を巻き解くDNAヘリカーゼをコードする

RECQL2遺伝子の機能欠損が原因である[Yu CEら1996]。なお,患者由来線維芽細胞はHayflick限界として知られる培養細胞寿命が短いが,テロメアの短縮率は正常であるとされる[Baird DMら2004]。　　（紙野晃人）
⇨強皮症
[文献] Yu CE, Oshima J, Fu YH, et al. (1996), Baird DM, Davis T, Rowson J, et al. (2004)

ウェルニッケ
Carl Wernicke　1848〜1905

　19世紀ドイツの精神医学者。ブレスラウ大学精神神経科教授。26歳の時（1874年）に,Broca Pの報告していた失語型とは異なる,感覚失語を最初に記載した。Meynert Tの心的反射弓の考えを言語の精神生理学に援用し,運動失語・感覚失語・伝導失語を分離した。その後Lichtheim Lとともに失語を,皮質性・皮質下性・超皮質性に分け（1885年）,いわゆるウェルニッケ=リヒトハイムの失語図式を提唱した。彼は脳病理学の領域のみならず,精神医学全般にわたって大きな貢献をしたが,その考え方の基盤には,感覚運動性精神反射弓の概念があった。外界からの感覚は精神内界に入って起点表象を形成し,それが目的表象に伝わって,そこから精神外界へ運動効果となって現れると考えた。現在でもしばしば使用される「精神運動性（psychomotorisch）」という形容は,精神内界の目的表象から外界運動効果経路への活動が,亢進したり減弱したりする事態を指している。彼の精神医学は『精神医学概説』[1894-1900]にまとめられている。Liepmann H, Kleist Kら多くの弟子が育ったが,交通事故で不慮の死を遂げた。　　（大東祥孝）
⇨失語,ウェルニッケ失語,伝導失語,皮質下失語,超皮質性失語,ウェルニッケ脳症,精神運動興奮,精神運動(性)制止
[主著] Wernicke C (1874, 1900)
[文献] 大橋博司 (1991)

ウェルニッケ失語
[英] Wernicke aphasia

　感覚(性)失語,受容性失語,中枢性失語,後方型失語などの名称でも呼ばれる。この失語型の基本的障害は語音認知,語彙理解,語彙の検索・選択で,これらの障害が複合して多彩な症状が出現する。神経学的には麻痺はほとんど示さず,右同名半盲がよくみられる。聴覚的理解は著しい困難を示す。ウェルニッケ失語症例の聴覚的理解障害を語音認知の障害と意味理解の障害のいずれがより顕著に現れているかによって分けることが可能で,語音認知障害の優勢な症例では純粋語聾に近く,意味理解障害が優勢な症例では超皮質性感覚失語に近い。読解は,語音認知の障害を示す症例では読解が聴覚的理解よりも良好であるが,失読を呈する症例も多く,失読のタイプはさまざまである。重度の症例では漢字もかなも困難となる。漢字がより強く障害された例もいればかなががより強く障害された例も多い。自発話は流暢性の特徴を示す。発話量は多く,症例によっては著しく多弁となる。1発話の長さは健常者と同程度で,構音やプロソディーに障害は認められない。機能語や代名詞は頻繁に表出されるが,内容語が欠如し,発話内容が乏しくなる（empty speech）。また錯語が頻発する。意味性錯語,音韻性錯語,新造語がいずれも出現するが,その相対的頻度は症例によって異なる。これらの錯語が連続して出現し,発話の文構造が捉えられなくなった状態をジャルゴンと呼ぶ。系列語,歌などの自動言語は比較的よく保たれている。復唱は必ず障害され,復唱障害の程度と聴覚的理解障害の程度が対応している。呼称も障害され,全く名称が得られないか,意味性,音韻性の錯語,あるいは新造語が出現する。書字について,このタイプでは通常利き手で書くことができ,書かれた文字は形が整っている。失書の性質は多岐にわたる。漢字もかなもほとんど書けない重度な失書を示す例は

多い。錯書は漢字では形態性錯書，意味性錯書が多く，かなでは音韻性錯書が多い。

(種村　純)

⇨語聾，失読，錯語，ジャルゴン失語，失書，錯書
[文献] Benson DF (1988), Edwards S (2005)

ウェルニッケ脳症
[英] Wernicke encephalopathy

Wernicke C [1881] は，アルコール中毒や嘔吐に続いて出現した第3脳室，第4脳室の周囲の灰白質に限られた出血性脳炎を急性出血性上灰白質脳炎として報告した。ビタミンB_1（サイアミン）欠乏によるもので，アルコール中毒，胃がん，胃切除，持続する激しい嘔吐などが原因となる。脳病変は，小血管が多数増生し，血管壁も肥厚しており一見すると炎症像にみえるため仮性脳炎とも呼ばれた。第3脳室，第4脳室の周辺の灰白質，乳頭体，視床，視床下部，迷走神経の背側運動核，前庭神経核，小脳虫部などに病変がみられる。主要な症状は，記憶障害，眼症状，運動失調の組み合わせであり，ことに記憶（記銘）の障害，見当識障害，作話は，健忘症候群（コルサコフ症候群）と呼ばれる。眼症状は，眼振，側方視・垂直視の障害，瞳孔症状，眼瞼下垂などであり，失調症状は下肢・上肢の運動失調，失調性歩行などである。そのほか，末梢神経症状（知覚まひ，鈍麻）がみられることも多い。その他の精神症状としては，振戦せん妄，幻覚，錯乱，焦燥，自律神経症状，無気力，傾眠などがみられることがある[三好功峰 1998]。

近縁の疾患として，先天性サイアミン欠乏症のリー脳症がある。小児に発症し，視床，脳幹，脊髄などに特徴的な小血管増生を伴う壊死がみられるので，亜急性壊死性脳症とも呼ばれている。ウェルニッケ脳症と異なり，乳頭体に変化がみられない。

(三好功峰)

⇨脳炎，アルコール中毒，コルサコフ症候群

[文献] Wernicke C (1881), Victor M, Adams RD, Collins GH (1971), 三好功峰 (1998b)

ウェルニッケ領域　➡言語中枢

迂遠
[英] circumstantiality
[独] Umständlichkeit
[仏] prolixité circonlocutoire

思考形式の障害の一種で，些細な事柄にこだわり，回りくどいこと。患者の思考の目標は保たれているが，容易には結論に到達しがたく，話は要領を得ないものとなる。脳器質性の障害や，てんかんによる粘着性のパーソナリティ変化のため，枝葉末節にこだわる傾向が著しくなる例が典型的であるが，認知症や精神発達遅滞など知能障害に伴う場合や，統合失調症の思考障害など，種々の精神疾患においてみられ，その機序もさまざまである。

(久保田泰考)

⇨粘着気質

受身的女性的性格
[英] passive-feminine character

Reich W [1933] が提起した性格のタイプで，分析者に対し過度に従順で友好的な態度をとり，永久に陽性転移に留まり決して失意反応を示さないものを指す。治療においては，こうした態度が性格抵抗となるので，まずこれが自己異和的なものとなるよう扱うことが性格分析の課題である。この性格タイプは，発達当初正常なエディプス状況にあったものが，去勢不安を防衛するために，父親に受身的女性的愛情を向けるようになり（陰性のエディプス状況），こうした態度が適応の方法となることで成立する。このような父親に対する受身的女性的態度について，すでにFreud S は狼男の分析 [1918] の中で注目していた。さらに Freud [1928] は，去勢不安から男性としての自己を守りたいという利害の打算のために，正常なエディプスコンプレ

クスを放棄し，陰性エディプス状況に転じる傾向が強くなると述べた。　　　　　（村岡倫子）
⇨去勢コンプレクス［精神分析］，狼男［症例］
[文献] Reich W (1933), Freud S (1928a)

受身的対象愛
[英] passive object love
[独] passive Objektliebe

　ハンガリーの精神分析家 Ferenczi S が提出し，弟子の Balint M によって発展させられた概念。Freud S が最早期に一次ナルシシズムを想定し，対象のない世界から乳児が出発するという図式を提出したのに対し，Ferenczi は最も原初的なこころにおいても対象が存在し，対象関係と対象愛が営まれており，最早期の対象愛は，与えられることを前提とする受身的性格を帯びていると考えた。さらに Ferenczi の後継者の Balint は，最早期の愛が無条件に「愛されたい」という情緒的欲求として体験されていると考えた。それは官能的エロス的な愛ではなく，やさしい愛であり，満足の中では静穏であり，不満によって激しい感情を引き起こす。受身的対象愛の不満に対処するために，「愛されないのならまず愛して愛されることを目指す」ために能動的対象愛が，「愛されないのなら自分が自分を愛することを目指す」ためにナルシシズムが防衛的に生じる。　　　　　（藤山直樹）
⇨ナルシシズム，対象関係（論），甘え，フェレンツィ
[文献] Balint M (1952)

ウシ海綿状脳症　➡狂牛病〔ウシ海綿状脳症〕

嘘発見器　➡皮膚電気反射

打ち消し
[英] undoing
[独] Ungeschehenmachen
[仏] annulation rétroactive

　Freud S が記載した，過去の思考，発言，行為を，さかのぼってなかったことにしようとする防衛機制。やり直し，復元とも訳される。防衛していた攻撃的破壊的要素を伴う思考や行為をなかったことにする場合が多い。とくに強迫神経症者や強迫性人格に特徴的で，いわゆる「思考の万能」と関連が深い。これは自我の防衛機制ということもできるが，また愛と憎しみの対立的感情の葛藤やアンビヴァレンスを表現しているともいえる。
（浅田義孝）
⇨全能感，反動形成，否認，アンビヴァレンス
[文献] Freud S (1909b, 1926b)

内田＝クレペリン精神作業検査法
➡クレペリンテスト

内村祐之
うちむらゆうし　1897〜1980

　精神科医。元東京大学精神科教授。父は内村鑑三。東京帝国大学を卒業後，呉秀三に師事。府立松沢病院に勤務後，ミュンヘンの精神医学研究所に留学，Spielmeyer W に神経病理学を学んだ。1928 年，北海道帝国大学教授，1936 年，東京帝国大学教授に就任し，1958 年の退任まで，アンモン角の神経病理学的研究，間脳の病理学，傑出人脳の研究，多数の精神鑑定などを行ったが，精神医学研究者にとどまらず，日本の精神医学界の中心として活躍し，また多くの弟子を育てた業績の評価が高い。主著は『精神医学の基本問題』。その間，都立松沢病院長（兼務），東京大学医学部長を務めた。東京大学退任後，国立精神衛生研究所長，第 15 回日本医学会総会会頭，日本学士院会員などの要職にあった。また，高校時代より野球選手としても活躍。

その縁で，1962 年より 3 年間，プロ野球コミッショナーに就任した。　　　　　（松下正明）
⇨松沢病院
[主著] 長与又郎，内村祐之，西丸四方（1939），内村祐之（1968, 1972），内村祐之,吉益脩夫監修（1972）

うつ状態
[英] depressive state
[独] depressiver Zustand
[仏] état dépressif

　うつ状態は，抑うつ状態と同義で，疾病論的用語ではなく，状態像を示す用語である。一般に精神運動活動が抑えられている状態を指すと考えてよい。具体的には，感情面では抑うつ気分，悲哀感，不安感などとして，精神運動面では思考・行動の抑制，焦燥を伴う興奮などとして，身体面では，各所の，あるいは全身的な不調として現れうる。疾病論的には，うつ状態は，身体因性の疾患によるもの，内因性疾患，広汎性発達障害に伴うもの，心因性のものなどに分けられる。身体因性の抑うつ状態には，脳を主な座とする疾患による器質性抑うつ状態と，それ以外の身体疾患による症候性抑うつ状態がある。内因性疾患による抑うつ状態は，内因性気分障害の他に，統合失調症，妄想性障害などにも現れうる。心因性の抑うつ状態には，抑うつ反応，適応障害，神経症，パーソナリティ障害に伴う抑うつ状態などがある。DSM-Ⅲから採用された気分変調症は，比較的軽度の抑うつ状態が長期に持続する場合を指しているが，やはり，疾病論的には異種のものが混合していると考えなければならない。　　　　　　　　（津田　均）
⇨気分障害，気分変調症
[文献] Hole G, Wolfersdorf M（1973），津田均（2008）

うっ積不安（説）
[英] stasis anxiety
[独] Staungsangst
[仏] angoisse devant une stase libidinale

　Freud S の初期の不安学説。不安は，リビドーの解放・充足が阻止されうっ積し，興奮量が変化しないまま質的に変容し生ずるとする。うっ積の原因として，不安神経症においては Freud［1895］は性的満足の現実的な挫折（中断性交，体外射精など）から生じ（現実不安），恐怖症，強迫神経症などの精神神経症においてはリビドーが抑圧によって解放を阻止され不安に変化するとした（神経症的不安［Freud 1894］）。この発見により Freud は，神経症者，健常者の心理におけるセクシュアリティの重要性について知見を深めていった。しかし後に Freud は上記の学説は「現象論」的で「メタ心理学」的でないとして，精神神経症において，危険な状況や内的苦痛を予期し，自我が危険な状況に際し信号を付与することにより不安が生ずると論じ（信号不安説），不安神経症においても，過剰な外傷的状況に対する自動性不安と捉えるようになった。　　　　　　　　　　　　（浅田義孝）
⇨不安，現実神経症，自動性不安，不安神経症，不安信号
[文献] Freud S（1894, 1895, 1926b）

うつ病
[英] depression ; melancholia

　うつ病という用語に相当する英語圏の用語には depression と melancholia がある。語源の探索は割愛するが，melancholia は停滞した精神状態の全体的性質を表現するのに対し，depression はそれを上下する方向性に射映して表そうとしている。現代の精神医学では depression の語が採用されているが，21 世紀にはいって，DSM-Ⅳ-TR の大うつ病性障害が不均質な群であるという批判が行われ，中核的なうつ病の群を melancholia という言

伝統的診断学では内因性／神経症性および反応性／器質性などの種々のうつ病を区別するが，臨床現場で「うつ病」といえば多くの場合，内因性うつ病のこと（単極性うつ病と躁うつ病のうつ病相）を指していた。今日では，DSM-IV-TR に準拠した診断学が用いられ，「うつ病」といえば大うつ病性障害（単一エピソードあるいは反復性）か，双極性障害（I 型，II 型）で最も新しいエピソードが大うつ病エピソード（ICD-10 では，双極性感情障害で，現在，軽症ないし中等症うつ病エピソード）を指していることが多い。診断学的規約の上では異なる疾患群であるが，器質性のうつ状態，抑うつ気分を伴う適応障害を指して用いられていることもある。

内因性うつ病は大うつ病性障害の部分集合であって同一の群ではないので，大うつ病性障害，内因性うつ病のどちらをも漠然と「うつ病」と呼びならわす言語の慣習は診断学的混乱のもとである。DSM-IV-TR で内因性うつ病にほぼ相当するのは大うつ病性障害でメランコリー型の特徴をもつものであり，ICD-10 ではうつ病エピソードで身体症状を伴うものである。　　　　　　　（松浪克文）

⇨内因性うつ病，単極性うつ病，躁うつ病，大うつ病性障害，双極性障害，双極性うつ病，メランコリー，メランコリー親和型

[文献] Taylor MA, Fink M (2006)

うつ病性自閉
[独] depressiver Autismus

Kranz H [1962] は，内因性精神病における自閉を論じる中で，「より自閉的なのは統合失調症患者ではなくうつ病患者である」という，パラドクシカルな主張をした。この主張は，Kranz [1955] が，30 年間隔の 3 つの時代のハイデルベルクの大学病院のカルテから妄想テーマを調査したことにもとづく。そこで彼は，統合失調症患者の妄想内容がその時代特徴に彩られているのに対し，うつ病患者の妄想は不変であることを見出した。1962 年の論文では，うつ病性自閉が妄想内容の問題を超えて論じられ，統合失調症患者では世界の自己に対する態度が問題となっているのに対し，うつ病患者では自己の自己に対する態度が問題になっていると定式化された。

これを受け，木村敏 [1976] は，病相外の「同調性」のようなあり方においても，うつ病患者は，「自己化された」他者とともにいるという自閉的態度にあることを指摘した。また Matussek P [1993, 1997] も，Kranz の影響下に，統合失調症患者においては公共的自己が，うつ病患者においては私的自己が過剰に備給されていると主張している。

（津田　均）

⇨妄想，同調性
[文献] Kranz H (1955, 1962)，木村敏 (1976a)，Matussek P (1993, 1997)

ウラニズム　➡同性愛

ウルトラディアンリズム
[英] ultradian rhythm

周期が 24 時間より短い生体リズムをウルトラディアンリズムまたは超日リズムと呼ぶ。人の場合のウルトラディアンリズムの代表として，周期 90 分の睡眠周期と基礎的休息・活動周期（basic rest activity cycle ; BRAC），半日を周期とする概半日リズムや，2 時間周期，4 時間周期の睡眠または眠気のリズムがある。

人の夜間睡眠は NREM 睡眠で始まりそれが数十分続いた後に初めて REM 睡眠が現れる。その後は NREM 睡眠・REM 睡眠の組み合わせが翌朝まで繰り返して現れる。この NREM 睡眠・REM 睡眠の組み合わせを睡眠周期と呼び，約 90 分の持続をもつ。一晩の睡眠には 4〜5 回の睡眠周期が現れる。一夜

の前半の睡眠周期では NREM 睡眠の持続が長く REM 睡眠は数分～十数分であるが、朝に向かって睡眠周期の内の REM 睡眠の持続が次第に延長して 30～40 分に及ぶ。この 90 分の周期のリズムは覚醒時にも持続的に活動しており、覚醒度の日内変動をもたらしている。これが Kleitman N [1963] が BRAC と名づけたウルトラディアンリズムである。

この BRAC に加えて、人の眠気には約 12 時間を周期とする概半日リズムがみられる。徹夜をしても午前 2～4 時に眠気のピークが現れた後は眠気がかえって軽くなる。再び眠気が増すのは午後の 2～4 時頃である。この時間帯は夜間睡眠を十分にとっていても眠気がもっとも強くなる時期である。この時期の眠気は食後の眠気 (post lunch dip)、すなわち昼食と関連して出現するものであると考えられていたが、精密な実験の結果、眠気の日内変動である概半日リズムによるものであることが明らかにされている。　(清水徹男)

⇨概日リズム、基礎的休息・活動周期、レム〔REM〕睡眠／ノンレム〔NREM〕睡眠

[文献] 堀忠雄 (2009), Kleitman N (1939/1963), Broghton R, Mullington J (1992)

ヴント

Wilhelm Max Wundt　1832～1920

"心理学の父" と称されるドイツの心理学者である。1989 年にライプツィヒ大学にて世界で初の公的な心理学実験室を開設し、この年を以て、心理学は哲学や生理学から独立したとされる。Wundt は生理学を基礎におきつつも、心理学を経験的な科学、とくに「意識」という直接経験を扱う学問として成立させるために、独自の方法論として内観 (introspection) を用いた。内観とは、外部からの刺激に対して、自分の頭の中で起こっていることを、自分自身で観察することである。内観の客観性を保つため、被験者には一定の訓練、刺激提示には大がかりな実験器具を必要とした。意識の構成要素・構成法則を明らかにしようとしたことから、要素主義とも呼ばれる。代表的な著作に『生理学的心理学要綱』があり、後の『心理学研究』となる『哲学研究』という雑誌も発刊した。晩年には実験心理学の方法的限界を補うように、10 巻にも及ぶ大著『民族心理学』も残している。

(福澤一吉)

[主著] Wundt WM (1912)
[文献] 中島義明, 安藤清志, 子安増生ほか 編(1999), 岩下豊彦 (1998)

運動幻覚

[英] motor hallucination;
kinesthetic hallucination
[独] kinestische Halluzination
[仏] hallucination kinestéstique

身体の一部や全体の運動感覚に関する幻覚で、実際とは裏腹に当人は手が動く、足が動いている、後頭部が動くなどと感じる。統合失調症や感覚遮断、せん妄状態、入眠時などに生じる。Cramer A のいう筋感幻覚と重なる概念である。Cramer は、身体の運動や姿勢の状態を伝える筋肉の運動感覚 (筋感) の求心性伝導路の病的興奮によると説明した。舌が動く、口唇が動くのを感じるといった Séglas J のいう言語性精神運動幻覚も運動幻覚に入る。抗精神病薬を投与している患者では、これによる副作用であるジスキネジアと鑑別が必要になることがある。　(加藤　敏)

⇨筋感幻覚、言語性精神運動幻覚、遅発性ジスキネジア

運動失語　➡ブローカ失語

運動失行

[英] motor apraxia

運動失行は、主に肢節運動失行を指す場合と、観念運動失行・観念失行を含む場合とがある。肢節運動失行は、身体の一部もしくは

一側すなわち病巣と反対側に出現する熟練運動や巧緻動作の障害である。手指や顔面，躯幹・下肢に現れる。麻痺や感覚障害がないにもかかわらず，ボタンをはめる，財布から小銭を取り出すなどに障害をきたす。意図的な動作についても，また自動的な動作についても，これまで熟練された運動がぎこちなく拙劣となる。責任病巣は中心溝周辺である。

(種村留美)

⇨観念運動(性)失行，観念(性)失行
[文献] Maher LM, Rothi LJG (2001), 塩田純一, 河村満 (1994)

運動心迫

[独] Bewegungsdrang

本邦では，Kraepelin E に倣って，緊張病性の興奮状態で観察される意味や目的のない全く了解不能な過活動のこと。意味や目的が明確でまとまった行為を際限なく続ける作業心迫や，注意の転導性の亢進により行為の目的が目まぐるしく変わる行為心迫と区別される。他国ではこの区別はなく，現代ドイツでも絶えず動きまわろうとする抑えがたい欲求一般を意味し，躁病や焦燥性うつ病，もうろう状態，器質性脳疾患などでみられるとする。

(阿部隆明)

⇨作業心迫，行為心迫，緊張病〔緊張病症候群〕，精神運動興奮
[文献] Kraepelin E (1909-1915), Peters UH (1990)

運動精神病

[独] Motilitätspsychose

非定型精神病の一亜型。Wernicke C らによって表出運動の盛んな病像にこの名が付されたが，Kleist K によって緊張病（Katatonie）とは明確に区別されるべき病像として取り上げられた。その弟子 Leonhard K により，運動精神病は錯乱精神病，不安−恍惚精神病とともに非定型精神病の中核である類循環精神病（zykloide Psychosen）に属するも

のとされている。病像は，急激に発症し，被刺激性の強い精神運動性興奮または混迷に陥り，比較的すみやかに治癒して欠陥を残すことが少ない。しかし周期性に再発を繰り返すのが特徴である。しばしば多動（興奮）−無動（昏迷）の両極を交代して呈することがあり，多動性−無動性運動精神病（hyperkinetisch-akinetische Motilitätspsychose）とも呼称される。Leonhard によれば，この病型には常同性などが認められず，病期においてもある程度の感情的疎通性が保たれている点で緊張病から区別されうる。

(松本雅彦)

⇨非定型精神病，緊張病〔緊張病症候群〕，類循環精神病
[文献] Leonhard K (1960)

運動暴発

[英] outburst of movement
[独] Bewegungssturm
[仏] déchaînement des mouvements

急激に生じる衝動的，無統制，過剰な運動。無計画な攻撃運動と逃避運動からなる。動物が危険な状況におかれたときにとる行動と類似のもので，Kretschmer E は高等な精神機能が作動しないために，系統発生的に古い行動様式が働くと考えた。パニック障害，緊張病，てんかんの興奮などにみられる。

(濱田秀伯)

⇨パニック障害，緊張病〔緊張病症候群〕，てんかん

ウンフェルリヒト＝ルントボルク症候群
➡ミオクロニーてんかん

運命強迫　➡運命神経症

運命神経症

[英] neurosis of fate

神経症患者は幼児期の苦痛な状況を治療関係の中で反復するが，Freud S [1920] は，苦

痛や不幸を人生の中で反復する人がいることを論じている。たとえば，結婚するとすぐ夫が死の床につき，看病しなければならないことを3度繰り返した女性の例を挙げる。このように運命に呪われているようにみえる人の中に，当人の無意識的力動がこうした反復強迫をもたらしている場合があり，彼はこれを「運命強迫」と呼んだ。Alexander FG［1930］は，このタイプのパーソナリティを最初に抽出した。その特徴は，神経症症状をほとんど欠いていること，神経症は自己変容的だが対して外界変容的であること，すなわち，衝動を容易に行動に移すこと，一方，パーソナリティの批判的部分はこれらの衝動的行動を非難するため，無意識的な自己破壊行動を引き起こすことである。破壊的衝動に操られて悲劇的運命を反復するため，これは運命神経症と呼ばれる。

(小林俊三)

⇨神経症

[文献] Alexander F (1930b), Freud S (1920a), 狩野力八郎 (2002)

運命分析　➡ソンディテスト

エ

エー

Henri Ey　1900〜1977

20世紀フランスの精神科医。スペインとの国境に近いバニュルス・デルス・アスペルスに生まれ，トゥルーズで医学教育を受け，パリに出て1925年セーヌ地区精神科病院アンテルヌ，1926年血糖と精神病に関する学位論文をまとめ，1931年Claude Hの下で医長を務めた後に，パリ近郊のボンヌヴァル精神科病院に職を得て，1970年に退職するまで院長職にあった。該博な知識を駆使して教科書，医学百科事典を執筆，教育，啓蒙活動のかたわら1945年以降『精神医学の発展』誌の編集主幹，1961年世界精神医学会を創立し事務局長を務めた。1930年代後半にJackson JHの神経機能の進化と解体の考えを発展させた器質力動説（organodynamisme）あるいは新ジャクソン学説(néo-Jacksonisme)を提唱した。神経障害を要素機能の部分的解体，精神障害を共時的意識野ないし通時的人格の全体的解体とみて，諸々の臨床像は解体の水準を示すのみと考え疾病分類に否定的な立場をとった。

(濱田秀伯)

⇨器質力動論，新ジャクソン学説，解体

[主著] Ey H (1948-1954, 1963/1968, 1973, 1975)
[文献] 三浦岱栄 (1965), 小池淳 (1991)

影響感情

[英] 'made' feeling; passivity feeling
[独] Beeinflussungsgefühl
[仏] sentiment d'influence

自分の思考，行為が外から支配・干渉されると感じること。自我の能動意識（実行意識）が障害されたさせられ体験を，患者の主観的な印象から表現したもので，作為感，被影響感ともいう。Janet Pの収用感もこれに近く，他人がそばにいて自分の言動を束縛するように感じるもので，察知，強制，奪取，侵入などの要素を含んでいる。させられ体験は自我の統制が及ぶ範囲の心的生活に生じるので，一般にさせられ感情はないとされている。

(濱田秀伯)

⇨させられ体験

影響機械　➡自我境界喪失症候群

影響症候群

[仏] syndrome d'influence

フランスのCeillier Aが1920年代に提唱した自動症と影響観念からなる妄想症候群。人格解離を表す前者には偽幻覚，空想性の視覚表象，感情変化，衝動行為など，異質な干

渉を感じる後者には自由喪失感，影響感，恍惚的な守護感，憑依感などが含まれる。一次性の妄想精神病のほか，マニー，メランコリー，アルコール症，進行麻痺，早発痴呆などに生じる二次性のものがある。　　（濱田秀伯）
⇨自動症，影響感情，偽幻覚
[文献] Ceillier A（1924）

影響妄想
[英] delusion of being influenced；delusion of control
[独] Beeinflussungswahn
[仏] délire d'influence

　自分が外から干渉・支配される内容の妄想。被影響妄想ともいう。一種のさせられ体験である。催眠術をかけられて操作される催眠妄想（Hypnosewahn），「体に電気をかけられる」と訴える物理的侵害妄想（physikalischer Beeinträchtigungswahn），何かが乗り移って自分を占領される憑依妄想（delusion of possession）などが含まれる。時代・社会・文化を反映して悪魔憑き，狼憑き，犬(神)憑き，狐憑き（狐憑病）などさまざまな名称がある。　　（濱田秀伯）
⇨妄想，影響感情，させられ体験，憑依妄想，悪魔憑き，けもの憑き妄想，犬神憑き

鋭・徐波複合
[英] sharp-and-slow-wave complex

　突発性脳波異常の一つ。鋭波の後に徐波が続く複合波を意味する。局在性にも全般性にも出現し，群発を形成することもある。非定型欠神発作や非けいれん性てんかん発作重積では2.5Hz以下の全般性鋭・徐波複合が偽律動性に群発することがある。鋭・徐波複合はてんかん原性の存在を示唆するが，肝性脳症などの代謝性脳症に際して出現する三相波はその形態が鋭・徐波複合群発と類似し，両者を区別できないことがある。　　（吉野相英）
⇨鋭波，徐波，棘・徐波複合，三相波

[文献] 大熊輝雄（1999a）

エイズ〔後天性免疫不全症候群〕
[英] AIDS；acquired immunodeficiency syndrome

　レトロウイルス科レンチウイルス属の一本鎖RNAウイルスであるヒト免疫不全ウイルス（human immunodeficiency virus；HIV）感染によって引き起こされる免疫不全の病態である。2009年時点での感染者数は世界で約3300万人，日本で約1万2000人存在する。感染経路は性交渉，血液感染などが知られている。病態は，急性感染期，潜伏期，発病期といった過程で進行する。感染後2〜4週でインフルエンザ様の症状が出現することがあるが（急性感染期），多くの場合数日〜10週間程度で症状は軽くなり，無症状の潜伏期（5〜10年）に移行する。そして，この間に体内でHIVウイルスが増殖を繰り返し，CD4陽性T細胞に感染し破壊し，一定の閾値を越えると全身の免疫力低下が現れて，エイズを発症する。全身倦怠感，発熱，体重減少，慢性下痢などの非特異的症状の発現の後，日和見感染といわれる一般健常者ではあまりみられないような感染症を呈する。日和見感染症には，帯状疱疹，ノカルジア症，結核，口腔カンジダ症，ニューモシスチス・カリニ肺炎，慢性クリプトスポリジウム症，トキソプラズマ症，クリプトコッカス症，ヒストプラズマ症，サイトメガロウイルス感染症，単純ヘルペス感染症などが知られている。また，免疫力低下に伴い，カポジ肉腫，リンパ腫などの悪性腫瘍も発症する。トキソプラズマ脳炎，クリプトコッカス脳脊髄膜炎，単純ヘルペス脳炎などの脳脊髄感染症も併発することがあるが，HIVウイルス自体が脳機能障害を起こすエイズ脳症も知られている。現在エイズにはウイルス抑制剤が存在し，一般にHAART療法（highly active anti-retroviral therapy）と呼ばれる多剤併用療法にて治療

されるが，治療は一生継続する必要がある。

(田中稔久)

⇨エイズ脳症
[文献] 満屋裕明 編（2010）

エイズ脳症
[英] AIDS encephalopathy

ヒト免疫不全ウイルス（human immunodeficiency virus；HIV）感染によって引き起こされる中枢神経合併症は，免疫力低下に伴う日和見感染が原因になることが多く，トキソプラズマ脳炎，クリプトコッカス脳脊髄膜炎，単純ヘルペス脳炎，リステリア脳脊髄膜炎などがある。しかし，この HIV ウイルス自体による直接の中枢神経障害も知られており，エイズ脳症，AIDS dementia complex，HIV-I associated dementia（HAD），HIV-associated neurocognitive decline（HAND）などと呼ばれている。エイズ脳症では進行性の知的機能低下，意欲・行動・活動の低下，運動失調，筋緊張，運動麻痺，失禁，振戦などが出現する。神経病理学的には，脳内へのマクロファージの浸潤，ミクログリアの増殖，多核巨大細胞の出現などがあり，海馬，基底核などにおける神経細胞消失が認められる。とくに，マクロファージやミクログリアから放出されるインターロイキン（interleukin）や腫瘍壊死因子（tumor necrotizing factor）などのサイトカインが神経細胞死の原因であると考えられている。

(田中稔久)

⇨エイズ〔後天性免疫不全症候群〕
[文献] 岸田修二（2004），橋本里奈，向井栄一郎，横幕能行ほか（2008），Kaul M（2009），Lindl KA, Marks DR, Kolson DL, et al.（2010）

鋭波
[英] sharp wave

脳波の背景活動から際立ってみえる鋭波形（apiculate wave form）のうち，持続が 1/14 秒以上 1/5 秒未満のものを鋭波と呼ぶ。鋭波のほとんどは陰性を向き，その出現部位はてんかん原性焦点に近いことを示すが，棘波に比べると神経細胞の発作性脱分極変位の同期性が不完全なために持続が長くなると考えられている。なお，軽睡眠時に出現する瘤波は頭蓋頂鋭波とも呼ばれるが，正常所見である。

(吉野相英)

⇨棘波，鋭・徐波複合
[文献] 大熊輝雄（1999a）

AIMS　エイムス
[英] Abnormal Involuntary Movement Scale

主として抗精神病薬の長期投与後に出現する異常不随意運動を評価するための尺度である。顔面表情筋，口唇と口周辺部，顎，舌，上肢，下肢，躯幹の部位別重症度 7 項目と総合判定 3 項目は 5 段階で評価され，この他に歯の状態についての 2 つの設問がある。遅発性ジスキネジアの研究用診断基準は AIMS の評価を基に判定される。わが国では伊藤斉ら［1977］が日本語訳併用版の信頼性を確立している。

(稲田俊也)

⇨錐体外路症状，遅発性ジスキネジア
[文献] National Institute of Mental Health（1976），伊藤斉，八木剛平，荻田和宏ほか（1977）

AVP　➡アルギニンバソプレシン〔AVP〕

AA〔アルコホーリクス・アノニマス〕
[英] Alcoholics Anonymous

アルコール患者匿名会または匿名断酒会とも呼ばれる。飲酒を止めようと決意したアルコール依存の当事者が，定期的に集い，当事者同士で支援しながら，断酒を続けていく，自助（セルフヘルプ）グループの一種。アルコール症の回復プロセスを 12 段階に分けており，12 ステップモデルとも呼ばれる。アルコール依存症の回復支援にあたって，対象者が自助グループに通い続けることが，断酒

の維持に重要な役割を果たす。組織の運営の仕方については，12の伝統を掲げている。なかでも参加者は相互に愛称（ニックネーム）で呼び合うこととし，匿名性の重視が大きな柱である（グループ名の由来でもある）。大恐慌時代のアメリカで2人のアルコール症者が集うことで発足し，全米にグループが普及し，現在世界中に派生している。日本では1970年代以降に普及し始め，今日では日本全国にグループが形成されている。12ステップモデルを用いた自助グループ形式による回復プログラムは，アルコール依存症のみならず，薬物依存症，病的賭博，恋愛依存症など，さまざまな嗜癖的行動の修正に積極的に活用され，ナルコティクス・アノニマス，ギャンブラーズ・アノニマスなどの団体が派生している。　　　　　　　　　　　　　　（妹尾栄一）

⇨アルコール依存（症），断酒会，自助グループ，酒害相談，スピリチュアリティ，ナルコティクス・アノニマス〔NA〕

[参考] Alcoholics Anonymous of Japan HP http://www.aajapan.org/

AAI

[英] adult attachment interview

Main Mを中心に開発された成人のアタッチメントの特質を測定・分類する半構造化された面接手法である。成人愛着面接ともいわれる。それは，規定の質問項目に対して子ども時代の主要な養育者との関係性について語ってもらう中で，被面接者自身も通常，意識化しえないアタッチメントに関する表象および情報処理の個人的特性を抽出するものと仮定されている。その最も大きな特徴は，被面接者の語りの内容（what）以上に語り方や語りの構造（how）を重視するという点であり，その差異に従って自律型（autonomous），アタッチメント軽視型（dismissing），とらわれ型（preoccupied），未解決型（unresolved）のいずれかに類型化される。これらは順に乳幼児期における安定型（secure），回避型（avoidant），両価型（ambivalent），無秩序型（disorganized）に理論的に対応するものとされ，これらをもってアタッチメントの生涯に亘る時間的連続性や世代間伝達などについてさまざまな実証的検討が行われている。　　　　　　　　　　（遠藤利彦）

⇨アタッチメント〔愛着〕，世代間伝達

[文献] 遠藤利彦（2007），Hesse E（2008）

AHI〔無呼吸低呼吸指数〕

[英] apnea hypopnea index

無呼吸は，睡眠ポリグラフでairflowの完全な停止が10秒以上続いた場合をいう。低呼吸指数は，覚醒時のポリグラフのairflowと比較し，20〜30％（判読者によって判断が異なる）まで減弱し，無呼吸と同様に10秒間以上持続した場合を低呼吸と定義している。AHIは1時間あたりの無呼吸，低呼吸指数の数を示す用語である。AHIが15以上認められれば，自覚症状の有無にかかわらず睡眠時無呼吸症と診断される。　　　（橋爪祐二）

⇨睡眠時無呼吸症候群

[文献] American Academy of Sleep Medicine（2005）

ALDH ➡アルデヒド脱水素酵素〔ALDH〕

A型行動パターン

[英] type A behavior pattern

Friedman Mら[1959]によって虚血性心疾患の患者に見出された特徴的な行動パターンをA型（タイプA）行動パターンと呼び，このような行動パターンの人は心血管疾患になりやすいとした。活動的であり，競争心や攻撃性，責任感が強く，挑戦的であるとされる。その後の健康男性を追跡する前向き研究で，心筋梗塞や狭心症の発症頻度が高いことが示されている。　　　　　　　　　　（宮岡　等）

⇨性格類型

疫学的精神医学
［英］epidemiologic psychiatry；psychiatric epidemiology；psychiatric demography

　ヒトの健康あるいはその異常の度数と，それを規定する原因について宿主・病因・環境の各面から包括的に考究し，その増進と予防を図る学問である。すなわち，健康にかかわる状態の分布と決定因子を，個々の患者に焦点を当てるのではなく人口集団について調査研究する。とくに，原因の追究，臨床応用，地域等における保健サービス計画の立案を目的とする。原因について，先の3面を付随因子・充実因子・準備因子などから探っていく。精神医学領域では，古くは遺伝疫学的研究が主流であったが，徐々に社会精神医学の基盤をなすように変わってきている。

　研究方法は，観察的手法か実験的手法，横断的研究か縦断的研究，そして遡及的研究か前方向的研究など，が対比的に想定される。最も理想的な方法は，前方向的で縦断的に行う実験的手法であるが，現実的にはさまざまな困難があることが多く，まずは実施可能な方法を的確に確立し，プログラムの評価尺度項目におけるデータ欠損のないようにすることが重要である。ただ，精神医学の分野では方法論上に問題点が指摘されており，さらに知見の確立だけでなく，その比較可能性も容易ではない。それらは，対象抽出法（sampling，代表性の確保），評価法（measurement，診断および臨床評価における信頼性・妥当性の確立），解析法（analysis）などであり，近年は研究における倫理的配慮，とくに調査への説明と同意および被験者のプライバシー保持も重要な話題である。それらが十分に検討されていない場合は，努力が報われなくなることもある。

　基礎的な指標として，有病率（prevalence rate），発生率（incidence rate），発病危険率（morbidity risk），相対危険率（relative risk）などがあり，これらをもとに病因論的検討や支援プログラムの提案がなされる。遺伝疫学の立場からは，有病率をもとに発病危険率を簡便に推算するワインバーグ法が提案されていた。
〔中根允文〕
⇨社会精神医学，メンタルヘルス，インフォームド・コンセント，信頼性／妥当性，有病率，予防精神医学
［文献］ Lin T-Y, Stanley CC（1962），Cooper B, Morgan HG（1973），中根允文（1987, 1999, 2001）

エキノコックス症
➡包虫症〔エキノコックス症〕

エクスタシー
［英］ecstasy
［独］Ekstase
［仏］extase

　一般語としては有頂天，宗教的な忘我，喜悦であるが，精神医学的には特有の意識状態を指す。不安と恍惚の両極を動揺するLeonhard Kの不安‐恍惚精神病（Angst-Glücks-Psychosen）では，恍惚や至福感を特徴とする病相の極においてエクスタシーを呈する。一貫してエクスタシーの気分が持続する恍惚精神病はまれである。LSDなど幻覚薬の中毒，統合失調症，躁病，てんかん性もうろう状態，トランスの症状としても観察される。乱用薬のMDMA（3, 4-methylenedioxymethamphetamine）は通称エクスタシーと呼ばれる。
〔中谷陽二〕
⇨不安‐恍惚精神病
［文献］ Leonhard K（1957）

エクボーム症候群　➡皮膚寄生虫妄想

エクムネジー
［英］ecmnesia
［独］Ekmnesie
［仏］ecmnésie

　Blanc-Fontenille H［1885/1886］やPitres

AJ［1887］に由来する場合は，個人生活史の時間定位の記憶障害の一種で，過去のある時期の自分の様子を思い出して自分がそこに戻ったような言動をするが，それ以後で現在までの期間の出来事を忘れて思い出せない状態をいう。この状態の持続はある時間に限定され，催眠や解離性障害，脳器質性疾患や催幻覚剤などで生じ得る。この用語は新規健忘と訳されたり，前向健忘の意味で用いられる場合もある。

（浅井昌弘）

⇨前向健忘，瞬間想起現象
[文献] Blanc-Fontenille H（1885/1886）

エゴグラム

［英］egogram

Berne Eが創始した交流分析では，自我状態をその機能から親，大人，子どもの3つに分け，各自我状態の強弱やバランスをみることで自己分析を行う。また，対人状況で，自分の自我状態が他人の自我状態とどのような相互交流をしているかを分析してコミュニケーションのあり方を理解する。これを後にDusay JMは批判的な親（critical parent；CP），養育的な親（nurturing parent；NP），大人（adult；A），自由な子ども（free child；FC），従順な子ども（adapted child；AC）の5つに分け，エゴグラムを開発した。エゴグラムは自我状態をグラフ化して理解しやすくしたもので，自分の自我状態に気づき，自分の望む方向やよりバランスのとれた状態を目指す上で活用される。日本では自己記入式質問紙である東大式エゴグラム（TEG）が開発されている。

（中尾和久）

⇨交流分析，自己分析
[文献] Dusay JM（1977）

エコノモ

Constantin von Economo　1876～1931

オーストリアの精神医学者。ミュンヘンで精神病学の研究に従事，1906年よりウィーン大学精神科のWagner Jauregg von Jのもとで助手，1920年より教授となる。1917年に特異な流行性脳炎を初めて報告し，同年13例の症例をまとめた『嗜眠性脳炎』を刊行した。のちに彼の名を冠しエコノモ脳炎と呼ばれている。その後，睡眠の研究を行い，中脳に睡眠調節中枢を見出した。また大脳皮質の神経細胞構築に関する詳細な研究も行った。

（鹿島晴雄）

⇨エコノモ脳炎，睡眠調節中枢
[主著] Economo C von（1917）

エコノモ脳炎

［英］Economo encephalitis

1917年，Economo C von（1876～1931）が記載した脳炎で，嗜眠性脳炎（encephalitis lethargica）または流行性脳炎（encephalitis epidemica）ともいう。1915年から1918年にかけてヨーロッパで大流行がみられた。発熱後に傾眠と昏迷が出現し，パーキンソン症候群などの後遺症が多くみられた。主病変は，間脳や第3脳室，第4脳室および中脳水道などの周囲，黒質などにアルツハイマー神経原線維変化やグリオーシスがみられる。

（天野直二）

⇨注視発作〔注視けいれん〕，パーキンソン症候群
[文献] 松下正明（1991），Economo C von（1929）

ACTH

［英］adrenocorticotropic hormone

副腎皮質刺激ホルモンの略。下垂体前葉から分泌され，副腎皮質に作用して糖質コルチコイドと性ステロイドの分泌を促進する。ACTHは，視床下部からの副腎皮質刺激ホルモン放出ホルモン（CRH）により分泌が刺激され，副腎皮質からの糖質コルチコイドにより分泌が抑制される（ネガティブフィードバック）。

ACTH高値は，①下垂体性クッシング病（ACTH産生下垂体腺腫）など腫瘍性分泌，

②アジソン病（原発性副腎皮質機能低下症）などネガティブフィードバックの解除，③ストレスなどによる生理的分泌亢進による。

ACTH低値は，①シーハン症候群など，下垂体疾患によるACTH分泌の障害，②副腎皮質腺腫など糖質コルチコイドによるネガティブフィードバック，③視床下部からのCRH分泌低下による。

CRH‐ACTH‐糖質コルチコイド系には，午前4～6時をピークとする日内変動がみられる。血中ACTHは健常者でも変動があるので，判読には注意を要する。　　（仁王進太郎）
⇨アジソン病，クッシング症候群，シーハン症候群，下垂体機能低下症，下垂体機能亢進症

エジンバラ利き手スケール

[英] Edinburgh Handedness Inventory

1971年にエジンバラ大学のOldfield RCにより作成された，利き手を定量評価するための自記式スケール。世界中で広く利用されている。書く・描く・投げる・道具を使用するなどの10の動作について，それぞれどちらの手を使用するかが問われる。回答は，たとえば必ず右側を使う場合には右側に＋＋，主に右を使う場合には＋を，どちらでもない場合は両側に＋を記入する。右側の全＋数から左側の全＋数を引き総数で割ったものが，ラテラリティ係数（laterality quotient；LQ）として算出される。プラスであれば利き手は右となる。　　　　　　　　　　　（田渕　肇）
⇨利き手
[文献] Oldfield RC（1971）

エス

[英] id
[独] Es
[仏] ça

Freud Sが想定した「心的装置」の中で，人間の欲動的な側面を担う部分である。エスは，抑圧されて意識から排除された願望や思考が存在していて，人間の生物学的に規定された本能衝動や本能エネルギーの貯蔵庫のような「場所」でもある。Freudは，エスが論理性を欠き，時間をもたず，快感原則に従うと考えた。エスは，あくまでも仮説的なもので一種のメタファーであるが，心の中の葛藤を理解するのに有用な概念である。Freudが，エスという術語を最初に採用したのは，「自我とエス」［1923］という論文においてあり，Nietzsche FWが「人間の中の非人間的なもの，自然的なもの」を意味する言葉として，ドイツ語の中性・三人称の代名詞であるesを名詞化したEsを用いたことにならっている。Esを英語に訳す時に，ラテン語の中性・三人称の代名詞であるid（イド）が訳語として選ばれた。　　　　　　（生地　新）
⇨快感原則／現実原則，本能〔欲動〕，心的エネルギー，自我，超自我，精神分析，自我心理学，フロイト, S.
[文献] Freud S（1923a）

SIGH-D ➡ハミルトンうつ病評価尺度

SSRI〔選択的セロトニン再取り込み阻害薬〕

[英] selective serotonin reuptake inhibitor

SSRI は Selective Serotonin Reuptake Inhibitor の略語であり，日本語訳は，「選択的セロトニン再取り込み阻害薬」とされるのが一般的である。この呼び名は，神経間隙の前シナプス上に存在するセロトニン・トランスポーターを阻害し，セロトニンの再取り込みを抑制するという作用機序をもつ抗うつ薬の総称として使用されている。SSRIは，この作用機序により，神経間隙のセロトニンの濃度を上昇させることで抗うつ効果を発揮すると考えられている。SSRI登場以前の抗うつ薬の主流は三環系抗うつ薬であった。しかし，三環系抗うつ薬には抗コリン作用や心毒性といった有害事象が存在し，臨床場面での使用において問題となっていた。

この問題を回避するために，より選択的にノルアドレナリン系やセロトニン系に作用する薬剤の開発が進められ，最初に SSRI が臨床応用されるに至った。1983 年，西欧諸国において世界最初の SSRI としてフルボキサミンが上市されたのを契機として，フルオキセチン，セルトラリン，パロキセチンといった多くの SSRI が抗うつ薬として承認されるに至った。なお，日本において最初に上市された SSRI はフルボキサミンであり 1999 年のことであった。SSRI の臨床適応はうつ病に留まらず，強迫性障害，社交不安障害あるいはパニック障害などを代表とする不安障害にも広がり，依存性が問題となるベンゾジアゼピン系抗不安薬に代わり，第一選択薬としての地位を確立するに至っている。SSRI はその適応の幅が広がったものの，その使用上の問題もクローズアップされてきている。とくに注意しなければいけないことは，若年者に投与した場合の自殺リスクの増大である。わが国においては，SSRI を含むすべての抗うつ薬の添付文書に，24 歳以下の患者に対する処方においては，そのリスクとベネフィットを考慮するように注意喚起がなされている。

〈高橋一志〉

⇨抗うつ薬，抗不安薬，うつ病，小児期のうつ病，セロトニン［5-HT］，セロトニン症候群，セロトニン仮説，中断症候群［退薬症候群］，アクティベーション症候群［賦活症候群］

[文献] 小山司 編（2007），臨床精神薬理（2008）

SST

［英］Social Skills Training

SST は "Social Skills Training" の略語で，わが国では社会生活技能訓練や生活技能訓練，児童の分野では社会的スキル訓練とも呼ばれる。統合失調症に限らず，うつ病やその他の精神疾患では，精神症状がおさまっても社会生活が改善しない場合があり，背景に環境要因だけでなく本人側にコミュニケーションの障害や自立した生活を妨げる要因がある場合がある。児童では年齢相応の発達が得られていないこともある。こうした社会生活上の困難を生活技能の側面から捉え，認知行動療法の技法を用いた系統的な学習活動によって生活技能の獲得を促し，社会生活の質の向上を図る方法が SST である。米国 UCLA の Liberman RP が 1988 年に初来日して以降，わが国での本格的普及が始まり，1994 年に「入院生活技能訓練療法」が診療報酬化されて全国の医療機関に普及している。最近では社会復帰施設，司法関連機関や学校等でも広く実施されている。

SST のアセスメントでは「ストレス-脆弱性-対処技能モデル」により環境と本人との相互作用を評価して何がどう変われば良い循環に移行できるかを見定める。SST の学習活動では，(1)問題の同定（目標達成の障害となっている問題を患者と協力して見出す），(2)目標設定（目標達成に必要な行動と生活技能を明らかにする）をしたうえで，毎回のセッションで，①ロールプレイと行動リハーサル，②正のフィードバック・矯正的フィードバック，③モデリング（手本），④行動練習，⑤正の強化，⑥宿題の設定を行い，次のセッションで宿題の報告を聞いて，実行できた場合は正の強化を，実行できなかった場合は練習課題を検討のうえ上記の①に戻って実施する。

SST は個人を対象に実施することもできるが，通常は数人〜10 人程度の集団で行われる。参加者の一人ひとりが課題を出し，その場で相手役を決めてロールプレイ等により練習する基本訓練モデルと，服薬自己管理・症状自己管理や退院準備プログラム等の学習パッケージを用いるモジュールがある。SSTの効果については統合失調症患者において社会的技能の獲得や社会適応水準の有意な改善が示されており，学校教育の場での有効性についてもエビデンスが蓄積されている。今後

の発展に向けて，長期在院患者の退院支援，薬物療法との効果的な組合せ，家族心理教育，認知リハビリテーション，包括型地域生活支援プログラム（ACT）との併用，訪問指導におけるSSTの実践等が試みられており，さらに学校教育や司法機関での実践の他，ピアサポート等のメンタルヘルスの各分野での普及が試みられている。　　　　　　（安西信雄）

⇨フィードバック，モデリング，ACT

[文献] Liberman RP, DeRisi WJ, Mueser KT (1989), Liberman RP (2008), 西園昌久 編著 (2009)

SNRI〔セロトニン・ノルアドレナリン再取り込み阻害薬〕

[英] serotonin and norepinephrine reuptake inhibitors

　抗うつ薬のプロトタイプであるイミプラミンなどの三環系抗うつ薬は，セロトニンとノルアドレナリンの再取り込み阻害作用を有するが，それ以外にも$5-HT_2$受容体遮断作用，抗コリン作用，抗α_1アドレナリン作用，抗ヒスタミン作用など副作用発現に関係する作用を有することから，非選択的なセロトニン・ノルアドレナリン再取り込み阻害薬といわれる。それに対しSNRIは，他の受容体にはほとんど作用せず，選択的にセロトニンとノルアドレナリンの再取り込みを阻害する。そのため安全性が高く，SSRIとともにうつ病治療の第一選択薬に位置づけられている。寛解率はSSRIより高いといわれる［Papakostas GI 2007］。不安障害への効果も認められているがSSRIほど適応が広くない。わが国ではミルナシプラン（トレドミン），デュロキセチン（サインバルタ）が承認されており，SNRIとして世界で初めて発売され，欧米で広く使用されているベンラファキシンが開発中である。　　　　　　　　　　（大下隆司）

⇨ノルアドレナリン〔ノルエピネフリン〕，SSRI〔選択的セロトニン再取り込み阻害薬〕，ミルナシプラン

[文献] Papakostas GI (2007)

SNP　➡一塩基多型〔SNP〕

SOPS〔精神病前駆症状評価スケール〕

[英] Scale of Prodromal Symptoms

　エール大学のMcGlashan Tらによって1990年代後半に開発された，現在各国で最も広く用いられている精神病前駆症状評価手法の一つ。19の評価項目からなり，大きく陽性症状，陰性症状，解体症状，一般症状の4つに分類され，その重症度によって精神病の発症リスクに対する診断がなされる。「精神病前駆症状に対する構造化面接（Structured Interview for Prodromal Syndromes；SIPS）」に包含されており，半構造化された質問に沿って包括的な評価を行うことが可能となっている。　　　　　　　　　　（水野雅文）

⇨構造化面接／半構造化面接，ARMS

[文献] Miller TJ, Cadenhead K, Cannon T, et al. (2003), 小林啓之, 野崎昭子, 水野雅文 (2007)

エスキロール

Jean Etienne Dominique Esquirol
1772〜1840

　19世紀フランスの精神医学者。トゥールーズ出身で，Pinel Pの弟子となり，彼の疾病分類の矛盾をモノマニー学説（知情意の原発性単独障害）の提唱で解消するなど，その仕事を継承し，完成させた。観察と記述，症候論的分類を重視した臨床的方法を採用し，現代的意味での幻覚と錯覚，痴呆と白痴とを明確に区別した。シャラントン病院等で人道的な非身体的総合的治療，処遇である「心（理的）療法（traitement moral）」を発展させ，Falret JP, Baillarger JGFなどの国内外の弟子を擁する欧州大陸最大の精神医学派を形成し，その指導者となった。環境，熱情，体質などの原因が種々の病種を惹起するとし，またこれら病種間の相互移行をも認めた。彼

の愛弟子，精神病脳病説を提唱した Georget E の影響を受けて誕生したモノマニー学説は近代精神医学疾病分類上初めての本格的論争となり，同時にモノマニー患者の責任能力論や精神鑑定を通じて，司法精神医学の発展を促した。国内外の精神病院の調査を行い，精神医療改革に力を注ぎ，世界最初の精神衛生法（1838 年法）と保護院（asile）創設にも貢献した。
(影山任佐)
⇨モノマニー，司法精神医学
[主著] Esquirol JED (1838)
[文献] Kageyama J (1984), 影山任佐 (1987, 2006), Postel J, Quétel C, éd.(1983b)

SGA ➡第二世代抗精神病薬〔SGA〕

SDA ➡第二世代抗精神病薬〔SGA〕

SPM
[英] Statistical Parametric Mapping
　機能的 MRI を実践するためのプログラムの一つ。一般線形モデルを使い MRI の BOLD 効果の解析に用いられる。商用のソフトウェア MATLAB（MATHWORKS 社製）の上で動作する。1994 年ごろからロンドン大学のグループによって開発が進められている。ロンドン大学のウェブページ上で公開され，画像工学と生体機能解析の融合という面で画期的である。FSL，AFNI，Brain Voyager というソフトウェアと並んで世界的に利用されている。
(上野雄文)
⇨fMRI〔機能的 MRI〕，VBM
[文献] Penny WD, Friston KJ, Ashburner JT, et al. ed. (2006), Friston KJ, Holmes AP, Worsley KJ, et al. (1995)

HADS
[英] Hospital Anxiety and Depression Scale
　身体疾患を有する者において抑うつと不安を評価する自記式質問票。うつ病性障害や不安障害の質問票には身体症状に関する質問を含むことが多いため，身体疾患患者では偽陽性を生じやすい。本質問票は可能な限り精神症状に関する項目で構成されている。
(宮岡 等)
[文献] Zigmond AS, Snaith RP (1983)

HTP 法
[英] The House-Tree-Person technique；The H-T-P technique
　Buck JN [1948] によって創始された描画法の一つである。家，木，人を別々の紙に描かせるもので，Buck はこの検査が，被検者の感受性，成熟性，柔軟性，効率性，パーソナリティの統合度，環境との相互作用などの情報を与えると述べている。実施は，被検者に鉛筆，消しゴムを与えて，B5 版の画用紙 1 枚ずつに，家，木，人の順序で自由に描いてもらう。家は横にし，木と人は縦にして使用する。描画時間は自由である。検査者は，各描画の所要時間，各部分を描く順序，などを記録する。描き終わった後で，各描画について質問をして理解を深める。本検査は，描画という非言語的な媒体を用いるために，被検者の心的世界が多面的に投影されやすくなり，さらに質問をして言語的に答えてもらうことで，心的世界を構造化する，という特徴をもっている。高橋雅春 [1974] は，男女両性を描かせる HTPP 法を考案している。他にも家，木，人を 1 枚の紙に描かせる統合型 HTP 法がある。
(溝口純二)
⇨絵画療法
[文献] Buck JN (1948), 高橋雅春 (1974)

ADAS ➡老人用知能評価スケール

ADHD ➡注意欠如・多動性障害〔ADHD〕

ADL

［英］activities of daily living

　身体的リハビリテーション領域において，日常生活に必要とする活動を単純な動作に分割して練習したため，当初は日常生活動作と訳されたが，現在では日常生活活動と呼ばれる。第二次世界大戦で大量に発生した傷病者が社会復帰するための具体的な目標として工夫された。後に行動学的モデルで階層構造として理論化された。Katz S ら［1963］は基本的 ADL（basic ADL；BADL）に整理した。さらに，実際の生活場面で用いる基本的活動に注目して，Lawton MP ら［1969］は手段的 ADL（instrumental ADL；IADL）を，Reuben DB［1989］は上級 ADL（advanced ADL；AADL）を提唱した。精神障害，発達障害，高次脳機能障害などの認知行動障害では，BADL に問題はなくても IADL や AADL に現れることになるが，わが国の障害程度区分は BADL で規定している点が制度的課題となっている。従来の ADL 概念では心身機能の現状と目標を整理するうえで限界があり，国際生活機能分類などの障害構造にもとづく新たな ADL 概念が求められる。

（野中　猛）

⇨国際生活機能分類〔ICF〕，精神科リハビリテーション〔社会復帰〕

［文献］ Katz S, Ford AB, Moskwitz RW, et al. (1963), Lawton MP, Brody EM (1969), Reuben DB (1989)

A-Tスプリット

［英］A-T split

　1970 年代前半，岩崎徹也によってわが国に紹介された Kernberg OF の精神分析的入院治療論に着想を得て，小此木啓吾が日本独特の含蓄をもつ治療方法として普及させたものである。それは，一人の患者に精神分析あるいは精神分析的精神療法を行うとき，それを担当する精神療法者（psychotherapist）とは別に管理的役割を担う医師（administrator）を設定する方法である。空想と現実，転移，意識と無意識を理解するために中立的・受身的・非判断的あるいは平等に漂う注意を維持せんとするのが精神療法の基本的態度である。つまり，助言・指示・薬物の処方などといった現実的仕事は精神療法的態度と矛盾をきたすのである。ゆえに病態を問わず，現実的対応を必要とする患者の場合，役割分担で対応するのである。チーム医療という広い視座からみると，この方法はチーム医療の一つの側面と考えることができる。

（狩野力八郎）

⇨チーム医療，平等に漂う注意，分析状況／分析設定

［文献］ 狩野力八郎，川谷大治 編（2007），狩野力八郎（2009）

エディプスコンプレックス［フロイト］

［英］Oedipus complex
［独］Ödipuskomplex
［仏］complex d'Œdipe

　精神分析の理論において中核的な地位をしめるコンプレックスである。コンプレックスとは人間の感情や思考やふるまいに強く影響する，大部分は無意識的な記憶や観念や思考の束をいう。Freud S は人間の心的生活を規定する基本的なコンプレックスとして，ギリシャ神話のエディプス王の物語を下敷きに，この概念を生み出した。エディプスコンプレックスはおおむね，異性の親に対する性的欲望，同性の親にとってかわり，亡き者にしようとする願望，こうした願望に対する異性の親からの処罰の恐怖，もしくは罪悪感を内容としている。この陰画に当たる同性の親を愛し，異性の親を憎む布置を陰性エディプスコンプレックスと呼ぶ。

　無意識と幼児性愛とエディプスコンプレックスの発見こそ，フロイト理論の礎石である。幼児は自らの性的身体と性的欲望を引き受け，

人間らしい心を獲得するときに，エディプスコンプレックスという体験の枠組みを通過するのである。Freud は性的な意味の観点で人間の心理的あり方，精神病理を理解しうると考えたが，そのときにエディプスコンプレックスは性的な意味生成の根源的なオーガナイザーとして機能していると考えた。性別同一性，性目標の性別，世代間境界といった心的構造や，罪悪感，競争心，向上心といった人倫のおおもとにある体験は，エディプスコンプレックスを通じて生成されるのである。Freud はエディプスコンプレックスの通過を発達のタイムテーブルの中で，3歳から6歳くらいの間に位置づけた。そしてエディプスコンプレックスを構成する空想や体験，たとえば殺人空想や去勢不安などが生得的に「系統発生的に」準備されていて，個人の生活体験に依拠していないという考えを主張した。たとえ，出生時から片親しかいない過程に育ってもエディプスコンプレックスは体験されるのである。一方，Klein M は幼児に対する分析経験から，より原初的な様式で生後直後から乳児がエディプスコンプレックスを体験していると考え，より早期から心的構造をもつ乳児をイメージした。

(藤山直樹)

⇨エレクトラコンプレックス，去勢コンプレックス
[文献] Freud S (1900, 1917e), Segal H (1964)

エディプスコンプレックス [ラカン]

Freud S は，自らの自己分析の過程で，自身の両親に対する愛情と憎しみが複合体をなしていることを発見し，それをエディプスコンプレックスと名づけた。エディプス理論は Freud の構想の中核に位置しているが，Lacan J は Freud の理論化の方法が厳密さを欠くため，一から作り直さなくてはならないと考えた。Lacan の 1950 年代中盤のセミネール『対象関係』，『無意識の形成物』は，エディプス理論の再構築に費やされている。その際 Lacan は，彼のシニフィアンの理論，および象徴界，現実界，想像界の区別を用い，エディプスを欲望，言語，性差に関する理論として書き換えている。この書き換えにより，エディプスの三項図式は，四項図式として捉え直され，人間と「法」との関係を示す普遍的経験として新たに提示された。

Lacan によればエディプスは「弁証法的」契機から構成されている。最初の段階では，子どもはファルス（他者の欲望のシニフィアン）こそが母の欲望の対象であり，自らがファルスになることで母親を満足させようと試みる。次の段階では，父親が，ファルスによって媒介された母子の全能の関係から，ファルスを剥奪する存在として現れる。それにより子どもの「母のファルスになる」という欲望は断念せざるをえなくなる。最後の段階で，父親がファルスをもつ者，シニフィアンの掟を制定する者として出現する。この象徴的父の出現によって，子どもの欲望の世界は一挙に構造化され，子どもの欲望は「父の名」の機能に従って作動するようになる。この一連の過程において，男児女児ともに父に対する態度が中心になっているが，最終的に，男の子はファルスをもつ父へ同一化するのに対し，女の子は自らがファルスをもたないゆえに，父への同一化を行わない。これが女性という性を男性より複雑なものにしている。

(十川幸司)

⇨シニフィアン／シニフィエ，ファルス，父の名，同一化〔同一視〕
[文献] Lacan J (1994, 1998)

エナクトメント

[英] enactment

エナクトメントとは，治療状況において患者や治療者自身に意識化されていない思考や感情，関係性のパターン，さらには治療者と患者の関係性のあり方などが，行動に表現されることを指す。ただしここでの行動とは，振る舞いだけでなく言動，感情や思考内容等

を幅広く含みうる。その意味でエナクトメントは無意識的な葛藤や病理の表れである可能性があり，転移や逆転移の行動化として理解されてきたものと重なる部分が多い［Gabbard GO 1995］。ただしエナクトメントはむしろ治療状況でつねに，かつ必然的に生じるものであり，治療者の解釈的な試みさえもその一つであるとする立場もある。そのためエナクトメントはその是非を問うのではなく，それをいかに理解して治療的に用いるべきかという点が重要だと考えられている。ちなみにenactment は英語の日常語で「（法律を）制定すること，（劇を）上演すること」といった意味をもつが，米国の分析家 Jacobs TJ［1986］らにより主として逆転移のエナクトメントという文脈で用いられるようになったという経緯がある。 (岡野憲一郎)

⇨転移，逆転移，行動化，自己開示

［文献］ Gabbard GO (1995), Jacobs TJ (1986)

NIRS

［英］near-infrared spectroscopy

　近赤外光(線)を用いてヘモグロビン濃度を測定する方法である近赤外(線)スペクトロスコピー（near-infrared spectroscopy）の頭字語。近赤外光が生体組織を透過する際に，ヘモグロビンに吸収されることを原理とする。散乱光を利用すると頭表から 2～3 cm の範囲の血液量が測定でき，大脳皮質の活動にもとづく脳血流動態を捉えることができる。多チャンネルのデータをトポグラフィー表示することで，脳機能画像として用いる。fMRI などと比較して，データが頭表に投影した形で得られ，空間分解能が 2 cm 程度である。脳深部が測定できないなどの限界があるが，非侵襲的な小型の装置で，座位で発声や動作をしながらでも検査ができ，時間分解能が高いという特徴がある。自然な状態における大脳皮質機能の賦活反応性を全体として簡便に捉える検査と位置づけられる。「光トポグラフィー」の検査名で保険収載されており，うつ症状の鑑別診断補助としての応用が精神医療分野における初めての先進医療として2009年に承認となった。 (福田正人)

⇨トポグラフィー，脳波トポグラフィー，fMRI［機能的 MRI］，脳画像［ブレインイメージング］，神経画像［ニューロイメージング］，精神生理学

［文献］ 福田正人 編 (2009), 福田正人 監修 (2011)

NA　➡ナルコティクス・アノニマス〔NA〕

NNT〔治療効果発現必要症例数〕

［英］number-needed-to-treat

　NNT は，実際の臨床場面においてリスク比（RR）などの他の指標よりも解釈に有用［Guyatt G ら 2001］とされ，EBM 領域でよく用いられる。NNT の意味は，一定期間治療することにより，同数の対照群に対して 1 人の良いイベントが生じるのを導くために必要な介入群の人数を指し，数字が小さいほど対照群に比して介入群の治療効果が高いということになる。

　計算方法は 1/(介入群のイベント率－対照群のイベント率)である。

　たとえば，「A という治療薬は RR＝3.0 でプラセボよりも寛解をもたらす」という研究結果報告では，RR は比であるため，①A による改善率が 30％でプラセボの改善率が10％であっても RR＝3.0 となるし，②A による改善率が 3％でプラセボの改善率が 1％でも RR＝3.0 となって治療効果の差がわからない。しかし NNT を用いると，①では NNT＝5，②では NNT＝50 となるため，実際の臨床場面においての効果を実感しやすい。 (渡辺範雄)

⇨リスク比，EBM〔エビデンス・ベイスト・メディシン〕

［文献］ Guyatt G, Rennie D, ed. (2001)

NMR　➡ MRI

NO ➡一酸化窒素〔NO〕

N式精神機能検査
➡西村式知的機能検査〔N式精神機能検査〕

NPI
[英] Neuropsychiatric Inventory

Cummings JL ら［1994］により考案された認知症患者の精神症状を評価するための尺度。妄想，幻覚，興奮，抑うつ，不安，多幸，無為，脱抑制，易刺激性，異常行動の10項目について，介護者からの情報にもとづいて評価する。各項目について頻度（0～4の5段階）と程度（0～3の4段階）とを評価し点数化する。認知症患者に出現しうる幅広い領域の精神症状をカバーしており，症状の頻度と程度の掛け合わせにより，症状の変化を点数化していることが特徴。1997年に日本語版の標準化がなされている。　　　（武田雅俊）
⇨認知症評価尺度

NBM〔ナラティブ・ベイスト・メディシン〕
[英] narrative-based medicine

EBM（エビデンス・ベイスト・メディシン）に抗する形で，あるいはこれを補完する形で提唱された。NBMの主たる問題意識は次のような点にある。(1)診断，治療の決定に際して，いわゆる診療ガイドラインにすぐに当てはまらない症例がかなりあり，病気についての患者の語り（たとえば，ある食事をとると痛みが出る）が診断の決め手となることが少なくない。(2)医学の研究自体，病気についての患者の特徴的な語り，ないしアネクドートによって進められることが少なくなく，例外的かつ非定型的な症例は，新たな研究の糸口となる。(3)現代医学においては，苦悩や絶望といった患者の実存的次元にしかるべき正当な場所が与えられていない。治療者が患者の語りに耳を傾け，傾聴すること自体に治療的な意義がある。それゆえ，医療者は患者の実存的次元に配慮して，患者に語りかけていく必要がある。こうした認識からわかるように，NBMは医療の原点に属する事柄である。大きく分けると，NBMには①診断，治療を決定する導入としての病歴や患者の訴えの聴取，および患者への病名告知を含む病態説明，治療の説明と同意，②患者の苦悩に配慮した広義の精神療法の二つの要素が区別される。　　　（加藤 敏）
⇨ナラティブ，ナラティブセラピー，EBM〔エビデンス・ベイスト・メディシン〕，傾聴
[文献] Greenhalgh T, Hurwitz B ed.（1998），加藤敏編（2003）

N100 ➡事象関連電位

エピジェネティクス
[英] epigenetics

エピジェネティクスという言葉の意味する内容は曖昧であり，その定義に関しては未だに議論がある。当初は「形態形成と分化を導く，細胞および細胞生産物の一連の相互作用」と幅広く定義されたが，現在は「体細胞分裂と減数分裂において伝達されうる遺伝子機能の多様性のうち，DNA配列の違いによって説明できないものについての研究」という定義が一般的である。後者の定義にもとづけば，細胞から細胞に受け継がれ，遺伝子発現に長期的に影響するDNA塩基配列以外の要因としては，DNAメチル化とヒストン修飾が主なものであるが，この両者は密接に関連しており，一方が他方を変化させるという相互関係がある。この分野の研究は，がん，幹細胞研究などを中心に，最近急速に進歩しつつあるが，精神疾患との関わりについては未だ不明な点が多い。　　　（加藤忠史）
[文献] 佐々木裕之（2005），Kato T（2009）

エピソード ➡病相〔エピソード〕

エピソード記憶

[英] episodic memory

　記憶は，言葉やイメージで表すことができる陳述記憶（宣言記憶）と，それができない非陳述記憶（非宣言記憶）とに分けられる。Tulving E [1972, 1983] は陳述記憶をさらにその内容からエピソード記憶と意味記憶とに区分した。意味記憶が単語・数字・概念・事実など，一般的知識の記憶に相当するのに対し，エピソード記憶とは自分がいつ，どこで，何をしたかという時間・空間的に定位された生活史の記憶であり，いわば日記のような個人的体験を指す。たとえば昨日の夕食に何を食べたかといった記憶である。エピソード記憶は，ある時点のある場所で起こったという出典を特定できるのが普通であり，これをおぼえていないのを出典健忘と呼ぶ。通常，アルツハイマー病をはじめとする多くの認知症や健忘症候群でみられる記憶障害は，エピソード記憶の障害が中核である。いわゆる記銘力検査が評価している記憶機能も，近時記憶の範囲内のエピソード記憶である。　　（三村　將）
⇨陳述記憶，短期記憶，近時記憶，意味記憶，顕在記憶，健忘，心因健忘，軽度認知障害，解離
[文献] 田中康文，橋本律夫(1999), Tulving E(1972, 1983)

エビデンス

[英] evidence

　EBMでいうところのエビデンスとは，患者にとって重要なアウトカムに関与する診断，治療，予後あるいは病因についてもっとも系統誤差（バイアス）とランダム誤差が少ない，すなわち真実に近い知見を指す。「エビデンスがある」「エビデンスがない」という言い方がされることがあるが，誤解である。エビデンスには強弱があるのみで，有り無しの二値では語れない。治療に関するエビデンスのヒエラルキーは，強い方から，一症例無作為割り付け比較試験（一症例RCT），メタアナリシス，RCT，コホート研究，症例対照研究，そして横断研究や基礎研究やエキスパートオピニオンや症例報告の順番に並ぶとされる。診断に関する最も強いエビデンスは，その診断検査が実際に用いられるであろう広い範囲の患者を対象に，ゴールドスタンダード診断を独立に実施した横断研究である。予後に関する最も強いエビデンスは，疾患の経過の特定の時期を対象としてその代表的患者群をエントリーした追跡率の高いコホート研究である。病因に関する最も強いエビデンスは，本来はRCTであるが，そのように強いエビデンスが存在することはまれで，しばしば症例対照研究に頼らなくてはならない。治療，予後あるいは病因ごとに系統誤差とランダム誤差の大きさのチェックポイントがあり，これらに従って各知見がどの程度真実に近そうかを批判的に吟味するとよい。弱いエビデンスしかない場合に，相対として真実に近いかどうかを検討する指針もある[Hill AB 1965]。なお，エビデンスのみで治療指針を決定することはできない。　　（古川壽亮）
⇨ EBM〔エビデンス・ベイスト・メディシン〕，信頼性／妥当性
[文献] Hill AB (1965), 古川壽亮（2000）

エビデンス・ベイスト・メディシン
➡ EBM〔エビデンス・ベイスト・メディシン〕

エピネフリン　➡アドレナリン〔エピネフリン〕

エピ-パトグラフィー

[独] Epi-pathographie

　古典的な病跡学が，ある創造者個人の創造性と病理の関係を論じてきたのに対して，健康な創造者においても，近親者などの身近な人物の精神病理が創作を刺激・鼓舞する場合があることを指摘し，その関係を論じる分野として宮本忠雄 [1979] が創案した術語である。宮本はいくつかの事例を挙げているが，

有名なのは，高村光太郎・智恵子夫婦である。智恵子が統合失調症を発症するという事態にあって，光太郎は創造性を刺激され，詩集『智恵子抄』をものしたと論じられる。病理をもった人と健康な創造者の関係は，夫婦や親子など密接な関係にあるのがみやすいが，親族にかかわらず，精神的に濃厚な関係があることが肝要である。この考えを敷衍して，加藤敏［2002］は思想的系譜関係におけるエピーパトグラフィーを提唱している。すなわち，精神病を患ったルソーやヘルダーリンの思想を継承したハイデガーが狂気を内包した思想を組み立てたというものである。

（小林聡幸）

⇨病跡学
[文献] 宮本忠雄（1979a），加藤敏（2002b）

エフェクトサイズ
➡効果サイズ〔エフェクトサイズ〕

fMRI〔機能的 MRI〕

［英］ functional magnetic resonance imaging

　脳や神経の活動を核磁気共鳴信号を通して見ること。現在のところ一般に機能的 MRI に使われる信号は通常のスピンエコー法によるもの（T1，T2）ではなく，古典的な高速画像化法であるグラデュエントエコー法によるもので $T2^*$ (ティーツースター) といわれるものである。1990 年に小川誠二の発見した血液の酸素化の違いが脳の MR 信号に現れる現象がその根底にある。これを BOLD 効果（Blood Oxygen Level Dependent Effect）と呼んでいる［Ogawa S, Lee TM 1990］。現在の臨床現場で使われている MRI 装置では通常撮像可能である。近年は検査中にタスク負荷をかけ，静止時との MR 信号の違いを比較する方法を総括して機能的 MRI と呼んでいる。動物実験では脳の活動領域と BOLD 効果の領域は一次視覚野，一次運動野などで観察され，これをもとに人間でも活動領野を求めている。

一次感覚野での機能的 MRI のヒトでの結果は解剖学的な結果と一致しており，これを根拠に機能的 MRI は脳の局在論の根拠として発展してきた。しかしながら信号が非常に低く捉えられすぎている可能性があることや，信号の根拠とされている BOLD 効果が未だに明確に何によるものかははっきりしていないと論説されている。動物実験を含め，今後もこの話題を追求する必要があると考えられる［Logothetis NK 2008］。通常 MRI で撮像された画像はコンピューターソフトウェア（SPM，AFNI，FSL，Brain Voyager など）で処理され，統計解析を元に結果を得る。一般線形モデルやベイズ統計を用いる方法，主成分分析，独立成分分析を用いる方法などがある。最近はスピンエコーでも BOLD 効果があるとする論文もあり，今後の発展が期待される。

（上野雄文）

⇨ MRI，VBM，SPM，脳局在論
[文献] Ogawa S, Lee TM（1990），Logothetis NK（2008）

Fmθ〔前頭正中部シータ律動〕

［英］ frontal midline theta activity

　ヒトの脳波にて記録される周波数が 4～7 Hz の徐波は θ 波と呼ばれるが，Fmθ（前頭正中部シータ律動）は，「注意集中」を要求される状況下でしばしば観察される θ 帯域の脳波である。通常は Fz（前頭正中部の電極）において最大振幅を示し，1 秒以上持続する 6 Hz 前後の θ 律動として記録される。具体的には，クレペリン連続加算テストで Fmθ が出現しやすいとされているが，ビデオゲームなどの精神作業中にも出現する。また，このような精神作業に習熟している人に出現しやすく，その作業の難易度により出現量が変化することが知られている。

　また，Fmθ の出現には個人差があり，Fmθ が出現しない人もいる。この個体差は，その人の不安水準と関係があるといわれてお

り，不安水準の低い人にFmθがよく出現するという報告がある。生来的に出現しない人もいるが，課題時の気分状態などの状況要因も出現に関与すると考えられている。

(鬼塚俊明)

⇨徐波，シータ〔θ〕波
[文献] 大熊輝雄（1999a）

FTLD ➡前頭側頭型認知症

エミー・フォン・N夫人 [症例]
Frau Emmy von N.

　FreudSが『ヒステリー研究』[1895]の中で報告した症例の一つである。BreuerJがアンナ・Oの治療で創始したカタルシス法（catharsis）をFreudはこの症例で追試し，催眠法の限界を明らかにして精神分析の発見へ向かうことになった。本名はFanny Moserといい，スイスの大実業家の未亡人で2人の娘がいた。主な症状は吃音，動物恐怖，抑うつ，せん妄状態である。治療は1889年5月から7週間行われ，1890年5月には2回目の治療もあった。Freudは吃音や叫びなどの運動性の症状にトラウマとの結びつきを見出し，心の分析（psychische analyse）が症状を取り除くことになるという精神分析の始まりともいえる記載をしている。またFreudは患者の報告には性的な要素が欠落しており，トラウマを生み出すきっかけとして性的なものの抑圧があると考えた。

(古井博明)

⇨カタルシス，トラウマ，抑圧
[文献] Breuer J, Freud S (1893-1895), Andersson O (1962), Ellenberger HF (1970)

MRI
[英] magnetic resonance imaging

(1)歴史　磁気共鳴画像法（MRI）はNMR（nuclear magnetic resonance，核磁気共鳴）現象を利用した画像技術である。1946年にBloch FとPurcell EMがそれぞれ独立して核磁気共鳴現象を発見した。1950年Hahn ELによりspin echoの概念が提唱され，それまでcontinuous wave（CW）を主体としていたNMRがpulse化され，解析にFourier変換が導入された。Lauterbur PCによる水の断層画像（Zeugmatography）の発表[1973]が，最初の磁気共鳴画像とされることが多い。1978年にMansfield PとPykett LLによって高速撮像法の一つであるecho planar imaging（EPI）が発表され，LauterburとMansfieldは2003年にノーベル生理学・医学賞を受賞した。

(2)画像　MRIの臨床上の利点として，透過X線の減衰率を画像コントラストとするX線CTに比べ，放射線被曝がない，軟部組織のコントラスト分解能がよい，骨によるアーチファクトが少ない，スライス方向を任意にとることができる，目的に合わせて多彩な画像コントラストを選択できるなどの点が挙げられる。

　MRIの画像コントラストは多種あり，通常よく使われる緩和時間コントラスト（T1強調画像，T2強調画像）の他，血流を画像化したMR血管造影（MR Angiography；MRA），水分子の拡散現象を画像化した拡散強調画像（diffusion weighted image；DWI），磁化率の違いを画像化した磁化率強調画像（susceptibility weighted image；SWI）などが臨床で使用されている。

　さらには，脳賦活に伴うMRI信号強度の変化を利用した脳機能画像がfunctional MRI（fMRI）と呼ばれ臨床応用されている。fMRIの元となる最初の画像報告は1990年OgawaSらによる。

(松澤 等)

⇨ FLAIR法, fMRI〔機能的MRI〕, CT, PET, SPECT〔単光子放射断層撮影〕, 脳画像〔ブレインイメージング〕

[文献] Bloch F, Hansen WW, Packard ME (1946), Purcell EM, Torrey HC, Pound RV (1946), Hahn EL (1950), Lauterbur PC (1973), Mansfield P,

Pykett LL (1978), Ogawa S, Lee TM (1990), 中田力 (1998)

MRS
［英］magnetic resonance spectroscopy

　MRS（磁気共鳴スペクトロスコピー）は，核磁気共鳴（NMR；nuclear magnetic resonance）現象を利用して，生体内の生化学的分析を行う方法である。NMR現象は，磁場中に存在する原子核スピンが，その共鳴周波数の電磁波を受けるとエネルギーを吸収して励起され，電磁波を発しながら元に復する現象である。この際，発する電磁波の周波数が，その原子が含まれている分子に依存することから，電磁波の周波数を測定することにより，in vivoで化学分析を行うことができる。NMRの原理はBloch FとPurcell EMによって1946年に発見され，その後，有機化学で広く用いられてきたが，臨床用MRI装置の普及後，MRSが臨床医学にも応用されるようになり，非侵襲的に脳内の代謝物質を直接測定できる数少ない方法の一つとなっている。最近の臨床研究には，MRIと同じ装置を用いることができる^{1}H（プロトン）-MRSが最もよく用いられている。 （加藤忠史）
⇨MRI

【文献】北村秀明, 染矢俊幸 (2009), Dager SR, Corrigan NM, Richards TL, et al. (2008)

MEG　➡脳磁図〔MEG〕

MAO　➡モノアミン酸化酵素〔MAO〕

MSLT　➡反復睡眠潜時テスト〔MSLT〕

MMSE　➡老人用知能評価スケール

MMN　➡ミスマッチ陰性電位〔MMN〕

MMPI　➡ミネソタ多面人格目録〔MMPI〕

MOCI
➡モーズレー強迫スケール〔MOCI〕

エメ［症例］
Aimée

　Lacan Jの学位論文『人格との関係からみたパラノイア性精神病』［1932］で論じられた症例名。本名マルグリット・アンジュー（旧姓パンテーヌ，1892〜1981）。息子ディディエを出産後，1930年に書き上げた小説を出版しようとするが果たせず，女優ユゲット・デュフロが文学者と共謀して彼女を迫害しているとの妄想を抱く。この妄想の多産期の1931年4月デュフロに切りつけ，防ごうとした女優の手に重傷を負わせる。拘留の間に妄想観念は弱まり，その後サンタンヌ病院に入院する。担当医となったLacanは，Kraepelin Eの人格発展論，Gaupp Rの論，さらにFreud Sの超自我概念を援用して，「自罰パラノイア」という概念をこの事例のために創出した。Lacanとエメとはその後も縁を紡ぐことになる。Lacanの母の死後，父はある家政婦を雇い入れたが，それは他ならぬエメその人であった。エメの息子ディディエは精神分析を志し，母の主治医であったことを知らずに，教育分析家としてLacanを選び，『フロイトの自己分析』など多くの著作のある精神分析家となった。 （新宮一成）
⇨自罰パラノイア

【文献】Lacan J (1932), Roudinesco E (1993), 新宮一成 (1995)

エリクソン, E. H.
Erik Homburger Erikson　1902〜1994

　自我同一性（ego identity）やライフサイクルの概念を提起し，アメリカで自我心理学を発展させた精神分析家。Eriksonはフランクフルトで生まれるが，彼が生まれる前に母親はデンマーク系の父親と別れ，3歳の時に母の再婚相手であるドイツ人の医師の養子と

なる。ギムナジウム卒業後，画家を目指してヨーロッパを放浪し，28歳の時にウィーンで絵画の教師として雇われた頃，精神分析学と出会う。Freud Aに訓練分析を受け精神分析学の基礎を身につけたが，ナチの攻勢のために，1933年にアメリカに移住した。ボストンで児童分析家として活躍するのと並行して，先住民族のスー族，ユーロク族の養育態度に関する文化人類学的研究をし，これらの経験を元に『幼年期と社会』[1950]を著した。Erikson自身のユダヤ人としての出自，青年期の放浪，社会・歴史的変動によるアメリカへの移住，故郷を棄てることを強いられる根こぎ（uprootedness）体験や文化的，人種的アイデンティティの喪失の危機など，それまでに受け身的に体験したことを，能動的なアイデンティティとして確立した過程が，彼のアイデンティティやライフサイクルというテーマに深く関係しているといわれている。Eriksonの研究は精神分析学のみならず，心理学，教育学，哲学，社会学，人類学，精神医学などに広く影響を与えた。　　　　(深津千賀子)
⇨自我同一性，ライフサイクル，自我心理学
[主著] Erikson EH (1946, 1950, 1959a, 1959b, 1963, 1964, 1968, 1969)

エリクソン，M. H.
Milton Hyland Erickson　1901〜1980

催眠療法家で精神科医。1919年ポリオに罹り，目以外の全身が麻痺した時期，家族の会話を仔細に観察し，言葉による伝達の意外な非言語側面を発見。後に独学により発展させた，従来の催眠とは趣の異なる技法に援用。1928年ウィスコンシン大学医学部を卒業後，臨床を素材とし緻密な実証を目指した精神医学研究に従事するも，1948年からアリゾナ州で個人クリニックを開業。1957年アメリカ臨床催眠学会を創設し初代会長に。晩年は，再びポリオの後遺症に見舞われた。対話に暗示や逸話をちりばめ，融通無碍に相手の資質

や経験を「そのまま活用（utilization）」する技法は，クライアントごとに異なるアプローチとして特異で追随を許さないことから，神格化されたり「世間離れした治療（uncommon therapy）」と総括されている。後に家族療法や短期療法として展開される往時のアメリカ西海岸を中心とした一連のコミュニケーション研究と連動したものであり，また，「ネオ」といえども用語や学派によって雁字搦めにされた精神分析の世襲から離れ，いわば産婆術の原点にまで立ち戻った「対話」として位置づけられる，現実に即した素朴な精神療法でもある。　　　　　　　　　(石川　元)
⇨家族療法，短期精神療法，催眠療法，コミュニケーション
[文献] Haley J (1993), Zeig JK, Munion WM (1999)

エリーザベト・フォン・R嬢［症例］
Fräulein Elizabeth von R.

Freud Sの『ヒステリー研究』[1895]の症例。三姉妹の末娘であったElizabethは，心臓病で倒れた敬愛する父を看病する間に足の痛みが起き，その後2年以上，両足の疼痛と歩行困難が続いていた。彼女は治療が進むと，話すのを躊躇うようになるが，Freudはその内容が彼女を不快にするためだと考えた（抵抗）。催眠ではなく前額法によって，看病の間に好きな青年と夜会に出かけ，帰ってみると父の病状が悪化していて強い自責感に襲われたこと，歩行困難になったのは頼りにしていた二番目の姉夫婦と散歩した後だったこと，その姉の臨終に間に合わなかったことなどを想起した。そしてついに，姉の死の床の前に立った瞬間に，「私は義兄の奥さんになれるのだ」と稲妻のように脳裡にひらめいたことを想起した。彼女は義兄への愛情を道徳意識との葛藤のために抑圧していた。葛藤や抑圧されていた感情が意識化され，症状は消失した。抵抗・抑圧，カタルシス（除反応），一人で立っていられないという象徴性，心的興

奮が身体症状へと転換され症状が発生する防衛ヒステリー理論など，その後の精神分析の発展の契機になった。
(松波聖治)
⇨抵抗，葛藤，抑圧，カタルシス，防衛ヒステリー
[文献] Freud S, Breuer J (1893-1895b)

エリス

Henry Havelock Ellis 1859～1939

イギリスの思想家，性科学者。医学教育を受けたが臨床にほとんど従事せず，30代から著作に没頭した。30年をかけたライフワーク『性の心理学的研究』[1897-1928]は，ヴィクトリア朝の性に対する抑圧と偏見の強い文化の中で，人生に対する性の意義を強調した著作であり，その意味で彼はパイオニア的存在であった。異常性愛と正常性愛のあいだに明確な境界がないという主張，自慰が無害であるという主張，さまざまな性倒錯の概念の定義などは，重要な業績である。Freud Sはその性に関する主要な論文である『性に関する三つの論文』[1905]において，Ellisの『性倒錯』[1902]を参照している。彼の性倒錯理論は基本的に先天的素質を重視しており，その発生の心理的過程について無意識を含めて探求しようとしたFreudの考えとは異なっている。彼はFreudの業績に関心は示したが，治療としての精神分析については批判的な考えをもっていたという。

(藤山直樹)
⇨自慰，性倒錯
[主著] Ellis HH (1897-1928)

LSD-25

[英] Lysergic Acid Diethylamide-25

幻覚剤として乱用されているLSDはリゼルグ酸誘導体の開発時における25番目の物質であったことからLSD-25とも略される。LSDは脳内のセロトニン受容体に働き，特定の知覚を増強したり，鈍化させたりすると考えられている。LSDの使用は"トリップ"と呼ばれる予測できない心理効果をもたし，幻覚・妄想を伴う精神病を引き起こすことがある。
(曽良一郎)
⇨幻覚薬，精神作用物質，麻薬，モデル精神病，フラッシュバック
[文献] Abraham HD, Aldridge AM, Gogia P (1996), Aghajanian GK, Marek GJ (1999)

LOCF法〔最終観察値の再利用〕

[英] last observation carried forward; LOCF

臨床試験では対象患者の検査値が繰り返し測定されることになるが，試験から脱落するなどといった問題により，一部に欠損値がみられることがある。これらの欠損値への対処法として，さまざまな手法が提唱されているが，問題の患者で最後に測定された値をその後の欠損値に代入するというLOCF法が採用されることが最も多い。たとえば，試験期間が12週の臨床試験で8週目に脱落した場合，LOCF法では9週目以降の測定値として8週目の測定値を代入することになる。

(稲垣 中)
⇨治験
[文献] Earl-Slater A (2002), 丹後俊郎, 上坂浩之編 (2006)

L-DOPA ➡レボドパ〔L-DOPA〕

エレクトラコンプレクス

[英] electra complex

エディプスコンプレクスの女性版で，ギリシャ神話のエレクトラにちなんでいる。すなわち，女性が父親を愛し，母親を憎む傾向を指している。男女の対称性を考えて，Jung CGによって提唱された。しかしFreud S自身からは，男性と女性では対称的ではないことなどから，疑問が付されている。すなわち女の子においても，前エディプス期においては母親に愛着を示すし，どちらの性にとって

もファルスが重要だからである。　（河合俊雄）
⇨エディプスコンプレクス

エレンベルガー
Henri Frédéric Ellenberger　1905〜1993

　カナダの精神医学者。大著『無意識の発見』に代表される力動精神医学の研究で知られている。1905年ドイツ系スイス人の牧師の子として南アフリカのローデシアに生まれ，ストラスブールで医学を学び，パリ大学で精神医学の勉強を始める。「緊張病の心理症状についての試論」"Essai sur le syndrome psychologique de la catatonie"［1934］により医学博士となる。第二次大戦後スイスに移り，ベルン，チューリッヒで精神医学の実践および研究に従事し，1953年メニンガー精神医学校の教授に任命される。まもなく，『実存』［1958］の編者の一人に選ばれ，ヨーロッパ精神医学とアメリカ精神医学の橋渡しとして人間学的研究をアメリカに紹介することに貢献している。1959年よりカナダに移り，当初マギル大学で教鞭をとり，1962年モントリオール大学犯罪学教室の教授に就任する。移住を繰り返す人生行路そのままに，研究活動は多岐にわたり，いずれの分野でも優れた先駆的な研究を発表している。病跡学では「創造の病（creative illness）」という概念を提出し，比較文化精神医学では民間療法をはじめとしてさまざまな非医学的治療も射程に入れた新科学分科「比較精神療法学（comparative psychotherapy）」の必要性を説き，また，犯罪精神医学においては，Hentig H von の被害者学を精神分析的観点から発展させた研究を行っている。なによりも評価すべきなのは，歴史学者 Schib K から示唆を受けた原則のもとに，数多くの未公開資料に直接あたり，多くの生き証人に会って事実から伝説を厳しく斥けることを通してなされた力動精神医学の地道な再構成の業績である。この方法によりはじめて，Freud S と Breuer J の『ヒステリー研究』の成立に不可欠な役割を演じながら忘却されてしまったオーストリアの医師 Benedikt M やロールシャッハテストの名でしかほとんど知られていない Rorschach H の生涯の伝記が明らかにされた。また，この研究は力動精神医学の理論形成に果たした患者の大きな役割にも光をあてている点でも注目に値し，これは医学史におけるほとんど最初といってよい試みといえる。わが国では，中井久夫により，フランス語読みのエランベルジェの著者名のもとに多数の論考を集めて編纂した『エランベルジェ著作集1，2，3』が刊行された。　（加藤　敏）
⇨創造の病，比較精神療法学

[主著] Ellenberger HF（1954, 1970, 1978b, 2000）
[文献] 加藤敏（2008a），Ellenberger HF（1999-2000）

エロス　➡リビドー

エロトマニー
［英］erotomania
［独］Erotomanie
［仏］érotomanie

　この言葉は，一般的には色情癖を意味し，精神医学の分野においてもフランスを除いては，ほとんどこの意味で使用されてきた。しかしここでは，この分野で世界をリードしてきたフランス精神医学の文脈で，この言葉について述べてみる。1838年 Esquirol JED がこれを「純粋な愛の狂気」として捉え，色情狂と区別し，その概念の発展を方向づけた。1920年代，Clérambault G de が「熱情精神病」（Les Psychoses Passionnelles）のタイトルで，一連の症例報告と理論展開を行い，この研究は頂点に達したが，1937年 Ferdière G が，これを「愛されているという妄想的錯覚」（和訳：「被愛妄想」が妥当）と定義し，一応の決着をみた。英語圏では，この妄想の純粋型をクレランボー症候群と呼んでいる。

この妄想は，扇状（en secteur）に発展し，一つの「基本的公準」からさまざまなテーマを派生させ，希望の時期（stade d'espoir），遺恨の時期（stade de dépit），憎悪の時期（stade de rancune）の三段階を経て推移する。Clérambault はこの妄想の純型を探求したが，その存在を否定する者もいる。　　（小泉　明）
⇨クレランボー
[文献] Clérambault G de (1942), Ferdière G (1937), 小泉明 (2010)

演技性パーソナリティ障害
[英] histrionic personality disorder

DSM-Ⅳではクラスター B 群のパーソナリティ障害に，ICD-10 では histrionic personality disorder に分類され，過度に情緒的で，他者からの注目や関心を要求する行動様式によって特徴づけられる。DSM-Ⅱまでは「ヒステリー性神経症（hysterical neurosis）」と「ヒステリー性パーソナリティ（hysterical personality）」という2つの項目が存在していたが，従来のヒステリー性格の特徴である，身体的機能障害および精神的機能障害はそれぞれ，「転換性障害」，「解離性障害」として区別され，DSM-Ⅲにおいて演技性パーソナリティ障害という用語にまとめられた。DSM-Ⅳでは以下の5つ（以上）で示される。①自分が注目の的になっていない状況では楽しくない。②他人との交流は，しばしば不適切なほどに性的に誘惑的または挑発的な行動によって特徴づけられる。③浅薄ですばやく変化する感情表出を示す。④自分への関心を引くために絶えず身体の外見を用いる。⑤過度に印象的だが内容の詳細がない話し方をする。⑥自己演技化，芝居がかった態度，誇張した情緒表現。⑦被暗示的，つまり他人または環境の影響を受けやすい。⑧対人関係を実際以上に親密なものとみなす。　（平山壮一郎）
⇨パーソナリティ障害，空想虚言
[文献] American Psychiatric Association (1994)

エングラム
[英] engram
[独] Engramm
[仏] engramme

生物に広く記憶機能があるとした Hering E [1870] の後に，Semon R [1904] は人間でも遺伝による生命体の記憶を修飾するような，環境からの刺激（体験・学習）による変化が記憶として残されエングラム（記憶痕跡 memory trace）複合体となり，大脳（主として皮質）に種々の形で蓄えられ，再刺激により興奮して再生（ecphoria）されると考えた。個人と種の記憶を合わせた意味のムネメ（mneme）はギリシャ神話の記憶の女神のことで，ムネメ学説というものもある。

（浅井昌弘）
⇨記憶，記銘力，保持〔把持〕，集合的無意識，元型
[文献] Jelliffe SE (1923)

延髄症候群
[英] bulbar syndrome

延髄の損傷で生じる神経症状の総称。これには，両側性の障害で発語，嚥下，咀嚼障害が出現する球麻痺，主に血栓により，延髄外側が障害され，同側の小脳症状とホルネル症候群，構音，嚥下障害，同側顔面および反対側の半身温痛覚障害が出現するワレンベルグ症候群，延髄半側の障害により，病巣と同側のホルネル症候群と半側小脳症状，反対側の片麻痺と知覚障害が出現するバビンスキー＝ナジョット症候群などがある。　（坂村　雄）
⇨球麻痺
[文献] 田崎義昭，斎藤佳雄 (2010)

エンドフェノタイプ
[英] endophenotype

一般人口において疾患と関連していて，遺伝性があり，状態依存性でなく，家族内で疾患と共分離するような生物学的マーカーのこ

とである。精神疾患の遺伝学的研究においては、遺伝病と違って、精神疾患という表現型（phenotype）が遺伝型（genotype）と一対一対応しない可能性がある。そのため、エンドフェノタイプという表現型の方が、疾患そのものよりも、遺伝型とよりよく対応するのではないかと想定されている。なお、中間表現型（intermediate phenotype）という用語も用いられているが、こちらは元々、不完全優性遺伝において、ホモ接合の表現型と野生型の表現型の中間の表現型をヘテロ接合が示す場合を記述したものであり、同じような現象について述べてはいるが、その概念の由来は異なる。 〔加藤忠史〕

⇨生物学的マーカー
〔文献〕 鈴木竜世, 岩田仲生, 尾崎紀夫（2005）

エンドルフィン
〔英〕endorphin

　体内で産生されるモルヒネ様物質を総称してエンドルフィン（内因性オピオイドペプチド）と呼ぶ。内因性オピオイドペプチドは、プレプロエンケファリン、プレプロダイノルフィンおよびプロオピオメラノコルチン（POMC）の三つの異なる前駆蛋白質から生成される。その一つであるβ-エンドルフィンは、C-末端を有する31のアミノ酸から構成され、β-リポトロピン、副腎皮質刺激ホルモン（ACTH）、メラニン細胞刺激ホルモン（MSH）などを含むPOMCのシークエンスから生成される［Akil Hら1988］。β-エンドルフィンは、中脳中心灰白質、縫線核および脊髄後角のオピオイドμ受容体を興奮させ鎮痛効果を発現する。また側坐核などの脳内報酬系に作用し報酬効果を発現し、薬物依存や耐性の発現に関与している。一方、うつ病患者では、β-エンドルフィンが低下していることから、うつ病との関連性も示唆されている。 〔山本経之〕

⇨副腎皮質ホルモン，報酬系

〔文献〕 Akil H, Bronstein DM, Mansour A（1988）, Hegadoren KM, O'Donnell T, Lanius R, et al.（2009）

エントレインメント ［早期母子関係］
〔英〕entrainment

　ある共振体に別の共振体が同調する生物時間的現象。人では相手の話につりこまれたり、相槌をうったり、演技に思わず手拍子を合わせる共感的行動に認められる。「阿吽の呼吸」「息があう」「以心伝心」などの日本語にも通じる。人のエントレインメントは、誕生直後からの新生児と母親の非言語的相互作用に認められ、母親が生き生きとしたリズムのマザリーズ（直観的育児行動の一種）で話しかけると、新生児は同じリズムの手指の動き、眉、目、口元のかすかな動きで反応する。日本の母子研究では、小林登が母の声かけに新生児が手の動きを同調させることをミクロ画像解析で実証した。現在の乳幼児研究においては、母子の愛着や絆の形成を導く母子相互作用機序の鍵となる時間的現象であり、Meltzoff ANの新生児模倣、Stern Dの無様式知覚、情動調律、Malloch SとTrevarthen Cのコミュニケーション的音楽性理論の基盤につながる。 〔渡辺久子〕

⇨母子相互作用，情動調律，無様式知覚

〔文献〕 Malloch S, Trevarthen C, ed.（2009）

エンパシー　➡共感

エンパワーメント
〔英〕empowerment

　もともとは女性解放運動や公民権運動などに起源をもつ。黒人など抑圧されて社会的に弱者の立場に追いやられた人々が、その立場を自覚的に検証し、状況を改善する力や可能性が自分たちにあることを再認識し、主体的にその改善に参画することを指す。

　精神医療においては、「患者」という言葉

よりも「当事者」などの呼び方がされるのは，この視点に立っている。エンパワーメントの方向性は，①当事者の病理性よりもストレングス（strength）を強調する。②雇用，住居など社会生活において，当事者の自己決定を重視する。③治療とは，当事者が専門家から一方的に受ける受動的過程ではなく，当事者自身も参加する協働的過程であると考える。④当事者の地域生活を支える支援体制を重視する，などが特徴である[Corrigan PW ら 2009, McLean A 1995]。当事者研究やセルフヘルプグループ，政策提言への当事者の参加などはエンパワーメントの例である。リカバリー（recovery）への関心とも呼応する，今後の精神医療での重要な論点である。

(野口正行)

⇨自助グループ
[文献] Corrigan PW, Mueser KT, Bond GR, et al. ed. (2009), McLean A (1995)

OIRDA〔後頭部間欠律動性デルタ活動〕 オイルダ
➡ IRDA　イルダ

応急入院
[英] emergency hospitalization

　精神保健福祉法33条の4で規定されている入院形態。1987年の法改正で新設された。単身者や身許不明者で直ちに入院させる必要があるが，措置入院非該当かつ医療保護入院もさせられない場合，精神保健指定医または特定医師の診察により，本人の同意がなくても72時間（特定医師は12時間）応急入院指定病院に入院させることができる制度である。

　応急入院の要件は，①急速を要すること，②保護者や扶養義務者の同意を得ることができないこと，③精神保健指定医または特定医師の診察の結果，④精神障害者でありかつ直ちに入院が必要であること，⑤任意入院が行われる状態にないことである。入院させることができるのは厚労省指定基準にもとづきあらかじめ指定されている応急入院指定病院に限られる。急速を要し直ちに入院が必要な場合とは，たとえば昏迷状態，恐慌状態，興奮状態，意識障害が疑われる場合などが考えられる。なお応急入院指定病院は全国で約370病院ある。

(高柳　功)

⇨精神保健福祉法，措置入院，医療保護入院，保護者，扶養義務者
[文献] 山本紘世（2007a）

応声虫

　腹の中から声が聞こえ，それと応答することになるという現象を江戸時代の奇談集や医書では応声虫と呼んでいた。今日の時点では，統合失調症の場合の幻聴の型または憑依体験に相当する症状であると考えてよく，当時は「腹の中に形はトカゲのようで，顔に小さい角がある虫」がおり，雷丸という湯薬を服用させれば治癒すると考えられていた。この観念は中国医書や方術書（『方書』）や随筆集（『遯斎閑覧』）にみえており，それがわが国の随筆集（『閑田耕筆』『塩尻』など）に奇談として記載されている。

(小田　晋)

⇨幻聴，憑依
[文献] 小田晋（1990）

おうむ返し言葉　➡反響現象

覆いをとる／覆いをつける
➡アンカバリング／カバリング

狼男［症例］
Wolf-man ; Wolf-mann

　本名セルゲイ・パンコフ。Freud Sの精神分析療法の対象となり，1918年に論文「ある幼児期神経症の病歴より」として発表され

た有名な症例。ロシア人富裕層に生まれ4歳の誕生日に狼の登場する不安夢をみたために，その名からこう呼ばれている。長年の重篤な神経症症状をもち，ロシアからドイツまで来て Kraepelin E などの診察を受けた後に，1910年（24歳）から4年間 Freud の治療を受けた。帰国後，第一次世界大戦とロシア革命の結果，財産などを失ってウィーンに戻り，1919年に Freud の下で4ヵ月の間，無料の治療を受けている。Freud は3歳半の狼恐怖にはじまり10歳までの宗教的な内容を伴う強迫神経症，そして青年期における再発を分析しその内容を詳細に再構成している。その後 Freud の弟子 Brunswick RM の治療を受け，晩年は『回想録』を書いたり，インタビューを受けたり，Freud の症例を自称し記録を残している [Obholzer K 1980]。　（妙木浩之）
⇨原光景，隠蔽記憶，去勢コンプレクス，のみ込まれる不安，排除，ボーダーラインチャイルド
[文献] Freud S (1918a), Obholzer K (1980)

狼憑き　➡けもの憑き妄想

大田原症候群
➡早期乳児てんかん性脳症（大田原症候群）

大橋博司
おおはしひろし　1923〜1986

日本の精神医学者，神経心理学者。秋元波留夫，井村恒郎らの先駆的業績を引き継ぎ，我が国の臨床脳病理学の基盤を築くとともに，とりわけ Ey H（1900〜1977年）の業績の翻訳・紹介に代表される精神病理学的貢献，Hippocrates, Paracelsus などに代表される精神医学史研究を行った。京都大学医学部を卒業後，坂本三郎（大阪市立大学）のもとで神経心理学の研究を開始し，本邦におけるはじめての神経心理学に関する包括的かつ本格的な著作である『失語・失行・失認』[1960] を刊行した。さらに脳器質疾患における精神症状（幻覚・知性－記憶障害，発動性障害，感情・性格変化）についての記載を追加し，臨床脳病理学ないし神経心理学領域における記念碑的集大成を行った [1965]。名古屋市立大学神経精神科教授，京都大学精神神経科教授，国立京都病院院長を歴任。日本神経心理学会を創設（1978年）し，日本失語症学会の会長をつとめた。国際誌 'Neuropsychologia', 'Psychopathology' などの編集委員としても活躍した。　（大東祥孝）
⇨神経心理学，精神病理学
[主著] 大橋博司（1960, 1965, 1967/1987, 1976）
[文献] 濱中淑彦（1993）

大文字の他者
[英] Other
[独] große Andere
[仏] Autre

しばしば〈他者〉と記述される，Lacan J がフランス語の Autre（他者）と autre（他者）の対比を踏まえて提出した彼の理論の鍵概念である。〈他者〉は，精神分析理論が小文字の他者つまり想像的他者の彼方に，主体に先立ちながら主体を規定しているものを位置づける「場」である。想像的な他者とは，主体の同一化の対象であり，自我はこの同一化を通して構成されるのであるが，この他者は次第に自我と同じものという特徴を帯び他者性を喪失する [Lacan 1949]。この他者を第一の次元の他者とすれば，第二の次元の他者として想定されるのが〈他者〉である。この次元の他者を強調することが重要なのは，主体は，自我の諸表象の向こう側，想像的同一化の彼方で，根源的に自身に先立つ自身の外部の一つの場に規定されていることを明確にする必要があるためである。精神現象の中でこの〈他者〉はいくつかの形をもって出現する。第1に，それは言語の体系として，あるいは（言語の主体に対する先行性を強調し，意味以前の差異の体系としてのシニフィアン

の体系という言葉を使うとすれば）シニフィアンの体系として想定される。シニフィアンは他のシニフィアンに対して主体を代表するものである［Lacan 1955-1956］。第2に，〈他者〉は主体の欲望（生物学的な欲求とは異なる次元にある人間の欲望）をもたらすものとして現れる。主体は〈他者〉が何を求めているか，他者の欲望を気づかうことによって自身の欲望を見出す。このことは〈他者〉の第3の出現の形，すなわち「不安」の出現とつながる。〈他者〉の欲望への「気づかい」は不安の出現そのものといっていい［Lacan 1962-1963］。このように捉えると，〈他者〉という概念が「倫理」という次元と強く結びついていることがよくわかる。総じて，〈他者〉という概念は，人間の「脳」が生物学的有機体という次元の機能からどのように離反しているかということを説明するものともいえるだろう。　　　　　　　　　　　　　　　（鈴木國文）

⇨他者，欲望，ラカン
[文献] Lacan J (1949, 1981, 2004)

オーガナイザー

[英] organizer
[独] Organisator
[仏] organiser

　オーガナイザーは，もともと発生学の用語であり，発生中の胚の中で他の部位の細胞の分化を誘導する部位を意味する術語である。米国の精神分析医であり発達心理学者でもあるSpitz RA [1959] は，乳幼児観察の結果にもとづき，乳幼児の自我形成を誘導するものという意味で，オーガナイザーという概念を提唱した。Spitzは，この概念を鍵として乳幼児期における自我形成上の3つのオーガナイザーを提示した。第1のオーガナイザーは生後3ヵ月頃にあらわれる「微笑反応」が指標となる。この微笑反応は，外部刺激を知覚して反応するようになったことを意味すると考えられる。第2のオーガナイザーは，生後8ヵ月頃にあらわれる「八ヵ月不安」が指標となる。八ヵ月不安は，不特定の他者と愛の対象である大人（主に母親）を見分けることができるようになったことを意味しており，対象関係の成立を示している。第3のオーガナイザーは，10〜18ヵ月という過渡的時期にあらわれる「ノー」というジェスチャーが指標となる。頭を横に振るノーという身振りは，象徴的表現の最初の印であり，言語の獲得上重要な出来事である。オーガナイザーという概念を用いてSpitzの自我形成論は，乳幼児の自我と言語が，母親を中心とする養育者との情緒的な関係の中で発達するという重要な視点を提供している。　　　　　　　（生地　新）

⇨乳幼児精神医学，自我，自我心理学，八ヵ月不安
[文献] Spitz RA (1959), 丹羽淑子 編著 (1993)

オーガナイジング・プリンシプル

[英] organizing principle

　間主観的アプローチの提唱者Stolorow RDの用語。オーガナイジングは「まとめる，統合する」ことを意味し，プリンシプルは原理，原則であるから，オーガナイジング・プリンシプルは，「（対人関係や治療場面での）データをまとめる際に用いられる，主として無意識的な原理，原則」と定義できる。それにより統合された「現実」が「主観的現実」であり，人が「客観的現実」と呼ぶものは，実は「主観的な体験の構成態が，客観的に知覚されかつ知られていると信じられている事実や実体へと，象徴的な変形を遂げたもの」である。その意味で，「患者は現実を歪曲しており，治療者は『客観的現実』を知っている」とする理解は誤りであり，あるのは，患者の主観的現実（患者のオーガナイジング・プリンシプルによりオーガナイズされた主観的現実）と，治療者のそれであり，治療場面において結晶化する現実は，両者のオーガナイジング・プリンシプルによって共決定される間主観的現実である。そうStolorowは主張す

る。　　　　　　　　　　　（丸田俊彦）
⇨間主観的アプローチ
[文献] Stolorow RD, Brandchaft B, Atwood GE (1987), 丸田俊彦 (2002)

置き換え

[英] displacement
[独] Verschiebung
[仏] déplacement

　夢の機制の一つであり，同時に自我の防衛機制の一つ。Freud Sは無意識的な願望や情動を別の状態，観念に置き換えることで潜在夢から顕在夢を作り出すことが夢の仕事であることを明らかにした。防衛機制においては，不安や衝動，欲動あるいは対象への願望や葛藤は無意識へと抑圧され，別の表象や対象へと置き換えられ願望充足が図られる。Freudは神経症の症状形成における置き換えの機制を重視しヒステリーの転換や恐怖症，強迫神経症もこの機制で説明している。（平山壮一郎）
⇨夢，無意識，対称原理，代理形成，圧縮，転換
[文献] Freud S (1894, 1900)

オキシトシン

[英] oxytocin
[独] Oxytocin
[仏] oxytocine

　視床下部の室傍核と視索上核の神経分泌細胞で合成され，下垂体後葉から分泌される9個のアミノ酸からなるペプチドホルモン (peptide hormone) である。分娩時の子宮平滑筋に直接作用して強い律動的な収縮を起こして分娩を促すほか，乳腺の平滑筋を収縮させて乳汁の分泌を促す。子宮収縮薬として陣痛促進，また分娩後の子宮の弛緩出血の防止に用いられる。最近オキシトシンの中枢神経作用として生殖行動や社会行動への影響が注目されている。　　　　　　　　　（切池信夫）
[文献] Donaldson ZR, Young LJ (2008)

オーギュメンテーション
➡増強療法〔オーギュメンテーション〕

汚言

[英] coprolalia

　copro（糞），lalia（話すこと）を語源とし，コプロラリー，コプロラリアともいう。単語や句や文を突然に発してしまう複雑音声チックの一種である。他者を攻撃するとか猥褻であるなど社会的に受け入れられない言葉を発してしまう音声チックである。言ってはいけないと意識するとかえって言ってしまうことがある。以前はジル・ドゥ・ラ・トゥレット症候群に特徴的とされたが，現在では診断に必須でなく，汚言を有しない場合の方が多い。
　　　　　　　　　　　　　　（金生由紀子）
⇨チック〔チック障害〕，ジル・ドゥ・ラ・トゥレット症候群
[文献] 金生由紀子 (2003)

小此木啓吾

おこのぎけいご　1930〜2003

　わが国精神分析の臨床，教育，研修などを世界レベルに近づけることに貢献した最大の功労者である。慶応義塾大学医学部在学中から古澤平作の訓練を受け，精神分析学会創設間もない1958年，古澤が病に倒れたのちまだ20代でありながら，日本の精神分析を臨床的にも学問的にも組織的にも支え発展させ，国際交流の分野でも日本精神分析を広く紹介した。彼は，精神分析諸学派対立の外にいる日本という環境を利点とし，学派を超えて精神分析を体系化した。すなわち，力動-経済論，生成-分析論，発生-発達論，力動-構造論，不安-防衛論，自己愛論の6つのモデルに整理した。彼は，実践的経験科学としての精神分析に徹底しつつ，教育組織である「精神分析セミナー」を創設し，学閥を越えて多くの人材を養成した。臨床的には治療構造論を主張し，晩年は間主観的アプローチを

強調した。フロイト的態度とフェレンツィ的態度の明確化，阿闍世コンプレクスの再解釈，対象喪失論とフロイト研究，現代乳幼児研究の成果の積極的活用，心理社会的にはモラトリアム人間論を出版するなど非常に広い分野で活動した。
(狩野力八郎)
⇨治療構造論，間主観的アプローチ，フロイト的治療態度，フェレンツィの治療態度，古澤平作
[主著] 小此木啓吾（1985a, 1985b），小此木啓吾編（2003）

オセロ症候群

[英] Othello syndrome
[独] Othello Syndrom

　配偶者ないし性的パートナーが不実をはたらいていると妄想的に確信するもの。すなわち，嫉妬妄想あるいは病的嫉妬が主徴をなす病態。本症候群の命名はTodd Jら［1955］の論文により，オセロとはシェイクスピアの同名の戯曲の主人公名に由来する。本症候群は，傷害・殺人などの事故を招くことがある。発生の要因としては，素質，病前性格，両者の関係，患者の性的不能，容姿・体力の衰退，見捨てられ不安，自信欠乏，独占欲，器質因，などが関与しうる。臨床上，統合失調症，妄想性障害（パラノイア），症状性（中毒性・器質性）障害の3種によるものがみられている。
(柏瀬宏隆)
⇨嫉妬妄想
[文献] Todd J, Dewhurst K (1955)

オーダーメイド医療

[英] personalized medicine ; customized medicine ; tailor-made medicine

　遺伝情報など，個体の特徴を表す情報をあらかじめ入手し，その情報にもとづき，各個体に合わせた疾患の予防法や治療法を選択すること。以前より同一の疾患に対し同一の治療法を選択しても，効果や副作用に個体間で差を認めることが知られていた。この原因として，たとえばある薬物を代謝する酵素の活性が個体間で遺伝子型によって異なり，この酵素活性を減弱させる遺伝子型をもつ個体では薬物血中濃度が高値となり，副作用発現率が上昇することが挙げられる。この場合，事前にこの薬物代謝酵素の遺伝子型を同定しておくことにより，その個体に適切な薬物投与量が予測できることになる。現在，遺伝情報を活用したオーダーメイド医療の実現を目的として，遺伝子多型と薬物動態，薬力学的個体差との関連を検討した研究が盛んに行われている。なお，「オーダーメイド医療」は和製語である。
(染矢俊幸)
⇨ゲノム〔ヒトゲノム〕，遺伝子多型，薬物血中濃度

オッズ比　➡リスク比

オートポイエーシス

[英] autopoiesis
[独] Autopoiese

　神経生理学者のMaturana HRとVarela FJによって定式化されたシステム論の基本理論で，それを象徴的に表記するために，ギリシャ語のオート（自己）とポイエーシス（制作）を組み合わせて造語した用語である。脳神経系をモデルケースとした理論で，現状のシステム論の中ではもっとも複雑な構成が可能である。この理論は自己組織化の高次系であり，自己そのものが出現する場面では，閉域の形成が必要条件であり，それは環境条件からもシステムの既存の条件からも導かれることはなく，そのつど自己を形成していく局面が取り出されている。いわば継起的個体化である。この事態が，システムには「入力も出力もない」と表現される。この構想は，体験レベルの変化を記述するためのまたとないモデルとなった。またこの構想では，新たなカテゴリーがいくつも登場し，境界，浸透，相即，カップリング，二重作動のような従来

明るみに出なかった事態が定式化されている。自己組織化一般と同様，生成プロセスを基本として事象の出現を論じるために，創発現象を扱う際には最適のモデルとなっている。

この構想には多くの選択肢が含まれており，後に Varela やドイツの社会学者 Luhmann N や哲学者の河本英夫によってそれぞれ独自に展開され，多くの理論的可能性が提示されてきた。各論としては，西垣通によって情報学の基礎理論として応用され，山下和也によって倫理学基礎論としても応用された。精神医学では，Blankenburg W がいち早く取り入れ妄想形成の場面で適用し，また花村誠一は統合失調症のダイアグラムに適応した。精神分析医の十川幸司は，境界の変動を中心とした疾病記述を試み，精神分析の再構想化に用いている。また中枢神経系の再生を進める場面で，認知神経リハビリテーションの創始者である Perfetti C は，神経系の機能再生のモデルとして導入した。 (河本英夫)

⇨システム理論

[文献] Maturana HR, Varela FJ (1980), 河本英夫 (1995)

オートラジオグラフィー

[英] autoradiography

放射性物質から放出されるベータ線やガンマ線などの放射線から画像を作成し，放射性物質を検出する方法。核酸，蛋白質などの目的とする分子を放射性物質であらかじめ標識することにより検出に広く用いられる。放射性物質が取り込まれた特異的部位を検出する，または集積した部位からの消失経過を追跡することにより代謝経路や代謝能を調べることができる。 (楯林義孝)

[文献] 岡田誠治 監修 (2007)

オナニー　➡自慰

オピオイド受容体

[英] opioid receptors

オピオイド受容体とはモルヒネ様物質（オピオイド）が作用する細胞膜7回貫通型の受容体蛋白質であり，少なくとも3種類のサブタイプ（μ, δ, κ）が存在し，鎮痛・報酬をはじめとして内分泌，免疫なども含んだ広範な生理機能にかかわっている。内因性オピオイドペプチドのエンドルフィンはμサブタイプ，エンケファリンはδサブタイプ，ダイノルフィンはκサブタイプに比較的高い親和性を有する [Synder SH 2004]。オピオイド類の代表であるモルヒネは全てのサブタイプに親和性を有するが，μへの親和性が最も高く，がん疼痛の第一選択の鎮痛薬として緩和医療などに用いられている。オピオイド類の鎮痛効果や依存，耐性などの副作用出現には個人差があることは知られているが，オピオイド受容体の遺伝子多型の違いがこの個人差に関連している可能性が指摘されており，遺伝子検査ががん疼痛などのテーラーメード緩和医療に応用できると考えられている [Kosarac B ら 2009]。 (橋本謙二)

⇨エンドルフィン，シグマ受容体，緩和ケア

[文献] Snyder SH (2004), Kosarac B, Fox AA, Collard CD (2009)

オフェーリア [症例]

Ophelia

オフィーリアとも記す。シェイクスピアの悲劇『ハムレット デンマーク王子』の劇中人物。廷臣ポローニアスの娘。主人公ハムレットの恋人。悲劇『ハムレット』の精神病理学上の興味は，「喪」の病理を描き出しているところにある。ハムレットは父王の死去にもかかわらず，跡継ぎの王になれない。母である王妃は父王の弟クローディアスと結婚し，この叔父が王位に就いたからである。ハムレットの前に父王の亡霊が現れ，自分はクローディアスに殺されたと告げ，仇討ちを命ずる。

しかしこれだけではハムレットは行動できない。自分がそれになるべき場所は塞がれ，自分の欲望の対象は堕落したからである。ハムレットは精神障害を装うが，誤ってオフェーリアの父ポローニアスを殺害する。オフェーリアは狂気に陥り，自殺を思わせる仕方で水死する。Lacan J は，オフェーリアの埋葬の場面の重要性を指摘している。ハムレットとオフェーリアの兄レアティーズは，どちらがより多くオフェーリアを愛していたかを巡って，オフェーリアの墓穴の中で掴み合いの争いとなる。ここでハムレットの欲望の対象は喪の対象として取り戻される。彼は行動に移り，レアティーズとの剣の御前試合でともに致命的な傷を負い，死ぬ直前に叔父をも殺害する。オフェーリアは，主体にとって，それを喪失することによって主体が真に運命に結びつけられるような，そういったファルス的対象を表現するものである。

(新宮一成)

⇨喪の仕事

[文献] Lacan J (1959)

オブローモフ症候群

[英] Oblomov syndrome

無気力，周囲に対して無関心で，いま生きつつある社会へ責任をもって参画することを放棄した青年を表す際に用いられていた。医学用語ではない。狭義の疾患に関連してはおらず，かつて語られた退却神経症とか昨今のひきこもりにも一部通じるところがある。19世紀ロシアの作家 Goncharov IA の代表作 'Oblomov' からとられている。Goncharov は幕末に日露和親条約を締結するべく来日した Putyatin 提督に随行したが，途中で脱落してシベリア経由で帰国した。オブローモフ症候群を地でいく人だったのか。

(清水將之)

⇨退却神経症，ひきこもり

オペラント条件づけ　➡条件づけ

オメガ脂肪酸

[英] ω fatty acid

正確には ω-3 脂肪酸と呼び，不飽和脂肪酸の一種で ω-3 の部位に炭素の二重結合をもつものをいう。医学分野ではもっぱら α-リノレン酸，エイコサペンタエン酸，ドコサヘキサエン酸などを示す。生体内では合成できず，体外から摂取する必要がある。魚介類や植物油に多く含まれている。近年，うつ病の治療 [Lin PY ら 2007]，統合失調症の発症予防 [Amminger GP ら 2010]，認知症の予防 [Freund-Levi Y ら 2006] などに対して，ω 脂肪酸投与の有効性を示す報告がなされている。

(仙波純一)

⇨うつ病，統合失調症 [生物学]，認知症

[文献] Lin PY, Su KP (2007), Amminger GP, Schäfer MR, Papageorgiou K, et al.(2010), Freund-Levi Y, Eriksdotter-Jönhagen M, Cederholm T, et al. (2006)

親子関係診断テスト

[英] Diagnostic Test for Child-Parents Relationship

親の養育やしつけの態度に関して，受容−拒否，支配−服従という2次元で理解しようとした Symonds PM の親子関係理論に依拠して作成された。質問紙法によるものが多く，わが国では東洋ら [2002] による FDT (family diagnostic test) や，田研式親子関係診断テスト [1958] やその改訂版である TK 式診断的新親子関係検査 [1972] などがある。過度に干渉的であったり，矛盾した養育に不安を感じている親の理解などに役に立つ。また親用と子ども用の質問紙で構成されるものは，両親の養育態度について両親自身と子どもからの評価がなされ，その一致やずれから親子関係について検討する。

(柴田康順)

⇨父母治療

[文献] 東洋, 柏木恵子, 繁多進ほか (2002), 品川不二郎, 河井芳文, 森上史朗ほか (1972)

親-乳幼児精神療法
[英] parent-infant psychotherapy

　乳幼児への精神療法的アプローチの代表的方法の一つである。乳幼児は養育者（通常親）に精神的にも生物学的にも強く依存しているため［Sameroff A ら 1989］，乳幼児の精神・心理・社会的な問題の治療を親子の関係性の歪み・障害の一部と捉え，その関係性へアプローチする。これらの治療を親-乳幼児治療というが，その中で精神分析学，アタッチメント理論などを応用して，精神療法的にアプローチする治療法が親-乳幼児精神療法である。より具体的には，治療者は親から話を聞き子どもとの心的葛藤を探求し，同時に親子の相互交渉を観察してその歪みのテーマを探す。この両領域で一致する葛藤的テーマを interacted theme（相互交渉に表れたテーマ）と呼び［Stern DN 1995］，このテーマを治療者は親と見出すため親に明確化や解釈を行う。
　　　　　　　　　　　　　　　　　（青木　豊）
⇨乳幼児精神医学，アタッチメント［愛着］
[文献] Sameroff A, Emde R, ed. (1989), Stern DN (1995)

オランザピン
[英] olanzapine

　多数の神経伝達物質に親和性があるクロザピン類似の第二世代（非定型）抗精神病薬である。ドーパミン（DA）$_2$ 受容体，セロトニン（5-HT）$_{2A, 2B, 2C}$，5-HT$_6$，アドレナリン α_1，ヒスタミン（H）$_1$ 受容体に同程度に高い親和性を示し，とくに前頭前野皮質に DA，ノルアドレナリン放出が増加し，DA$_1$ 受容体を介し，陰性症状を軽減させ，認知機能を改善し，気分障害にも効果を示すとされる。副作用は，眠気，体重増加などがあり，わが国では糖尿病の人には禁忌である。通常 5〜20 mg/日与薬される。錠剤，細粒の他，口腔内崩壊錠があり，急性期から維持期まで幅広く投与される。
　　　　　　　　　　　　　　　　　（中村　純）
⇨第二世代抗精神病薬［SGA］，ドーパミン，セロトニン［5-HT］，アドレナリン［エピネフリン］，陰性症状／陽性症状
[文献] 村崎光邦（2008），中村純（2008）

折りたたみナイフ現象
[英] clasp-knife phenomena

　筋肉が保持している緊張状態のことを筋緊張（muscle tone）といい，筋緊張の亢進の際にみられる現象に固縮と痙直がある。折りたたみナイフ現象は関節を緩徐性に屈曲させたのでは抵抗は少ないが，急激に屈曲させた場合に抵抗が強くなる痙直の際に伴って認められる現象のことで，ある点から急激に屈曲の際の抵抗がなくなる現象のこと。錐体路障害の際に認められる。
　　　　　　　　　　　　　　　　　（堀　宏治）
⇨固縮，錐体外路症状

オルガズム障害
[英] orgasmic disorders

　性的な機能不全の一つで，性的興奮や絶頂感が遅延または欠如することを指す。正常な場合，精神的肉体的刺激に応じてリビドー（性欲求）がオルガズムという目標に向かって活性化し，感情興奮および官能的快感が生じる。Freud S は初期，オルガズムをエネルギー経済論の観点からリビドー放出過程とそれに伴う最終的な快感と理解し，オルガズムの阻止がリビドーうっ積不安による不安神経症や不安ヒステリーを引き起こすと考えた。それにもとづいて，Reich W は，性器的なオルガズム体験を，心身の健康の基礎となる性エネルギー経済を維持する上で必須と位置づけ，オルガズムの不能が神経症や性格障害などの病因であると論じた。Erikson EH も，理想的な性器愛の条件の一つにオルガズムの相互性を挙げている。環境的要因や器質的要因による場合もあるが，多くは心理的要因による。DSM では，オルガズム障害を女性オルガズム障害，男性オルガズム障害，早漏に

分けている。　　　　　　　（中村留貴子）
⇨性機能不全, 不能症／不感症／冷感症
[文献] Freud S (1905c)

オルニッツ
Edward M. Ornitz　1928～

　ペンシルバニア生まれ，スタンフォード大学（カリフォルニア）医学部出身，医学博士（1952）。カリフォルニア大学ロサンゼルス医学校精神医学部門准教授，UCLA 精神医学・脳研究所小児精神医学部門を経て，カリフォルニア大学精神医学脳研究所教授，自閉症の神経生理学的研究者として知られている。初期の研究としては自閉症の子どもに知覚入力の中枢性の調節の不具合を仮定し，知覚入力として前庭刺激を，運動出力として眼球震盪を測定し，自閉症では中脳網様体における入力調整の不全があるとした。この中脳から終脳にかけての感覚・運動の調整の不全によって，手をひらひらさせたり，物を回転させたり，玩具を一列に並べたりなどの自閉症の症状が起こるのであろうこと，さらに対人関係やコミュニケーションの障害も感覚の調整不全によるとする精神生理学的モデルを示し，人，物，活動などに注意を向けることの障害と，脳幹とこれに関連した間脳の機能不全による知覚入力の運動出力の調整不全が注意の指向を伝達するシステムに及んでいるとし，自閉症の本態を感覚入力と運動出力の接点の障害としている。　　　　　　　　（中根　晃）
[主著] Ornitz EM, Ritvo ER (1968), Ornitz EM, Tanguay PE, Lee JCM, et al. (1972), Ornitz EM (1974, 1985, 1988)

オールポート
Gordon Willard Allport　1897～1967

　アメリカの心理学者。インディアナ州モンテズマで開業医の四男として生まれる。長兄は社会心理学者の Allport FH である。ハーバード大学で哲学，経済学を学び 1919 年に卒業したあと心理学に進む。Münsterberg H のもとで 1922 年に博士号を得た後ドイツ・イギリスに留学し，ゲシュタルト心理学や精神分析学の影響を受ける。帰国後は 1967 年までハーバード大学で教鞭をとり，独自の人格心理学を確立するとともに，社会心理学の分野でも多くの業績をあげた。彼の人格心理学は，それまで科学的な心理学の対象と考えられていなかった性格や人格を研究の中心に据えるとともに，人格を個人のダイナミックな適応の機構として位置づけたことに特徴がある。人格を特性と呼ばれる細かな構成要素から捉える特性論を提唱して人格の科学的・統計学的研究を刺激するとともに，個人史や手紙から人格を捉える個性記述的な研究でも卓越した業績を残した。　　　　（渡邊芳之）
⇨人格
[主著] Allport GW (1937, 1961, 1965)
[文献] 青木孝悦 (1989)

オレキシン
[英] orexin ; hypocretin

　1998 年桜井武, de Lecea L が同定した神経ペプチド。別名ヒポクレチン。覚醒維持，摂食・エネルギー代謝促進作用，自律神経系・報酬系への関与など多彩な生理作用をもつ。プレプロオレキシン蛋白から翻訳後修飾でオレキシン A, B が生成され，受容体を介し興奮性神経伝達を行う。オレキシン産生細胞は視床下部外側野に局在するが，広範な脳領域に投射する。脳脊髄液中オレキシン異常低値がナルコレプシーの診断指標である。
　　　　　　　　　　　　　　　（本多　真）
⇨神経ペプチド，ナルコレプシー
[文献] Tsujino N, Sakurai T (2009)

音楽幻聴
[英] musical hallucination

　幻聴の内容が音楽であるもの。病因は大きく難聴，精神疾患，脳巣状病変，てんかん，

中毒に分類されるという [Evers S 2006]。外部空間に定位し明瞭に聞こえる真性幻覚と内部空間に定位し不明瞭な仮性幻覚の場合があり，移行もある。内容は主に記憶にある音楽の蘇りで，多くは批判が保たれる。統合失調症では病勢の変動に伴って強迫現象に近縁となり苦痛が強まり，他者性が生じるなどの症状変遷をみることもある。　　　　(馬場　存)
⇨幻聴
[文献] Evers S（2006）

音楽てんかん　➡聴覚（反射）発作

音楽療法
[英] music therapy
「音楽のもつ生理的，心理的，社会的働きを用いて，心身の障害の回復，機能の維持改善，生活の質の向上，行動の変容などに向けて，音楽を意図的，計画的に使用すること」（日本音楽療法学会）と定義される。世界的には音楽療法士が行うという点が明示される傾向にある。対象は精神疾患のほか，緩和ケア領域，心身症，発達障害，脳性麻痺，薬物依存，認知症，神経疾患，脳血管障害などさまざまだが，どれも音楽を健康の促進のために用いるという明確な目標をもつ [Bruscia KE 1998]。形態は能動的（クライアントが歌唱や楽器演奏を行う），受動的（音楽聴取が主）に分けられ，用いられる音楽もクラシック，ポピュラーミュージック，即興演奏などさまざまである。精神科領域で，たとえば神経症圏では分析的音楽療法 [Priestley M 1994] などの洞察を促す技法があり，統合失調症圏では陰性症状などが軽減する [Gold C ら 2005] とされる。　　　　(馬場　存)
[文献] Bruscia KE (1998), Gold C, Heldal TO, Dahle T, et al. (2005)

音連合
[英] clang association
[独] Klangsassoziation
[仏] assonance
言葉の意味や内容からではなく，音韻の類似から生じる連想過程を音連合という。音（オン）が同じということで生じた「類似による連想」[Jaspers K 1913] であり，「秋の話だから飽きたのに違いない」といった形の思考障害としてだけでなく，「四は死に通ず」といった迷信やだじゃれを飛ばすといった形で日常生活でも認める。多くは，観念奔逸として躁状態に，滅裂思考という症状として統合失調症に，また気分高揚時のアルコール酩酊時にみられる。　　　　(小川俊樹)
⇨観念連合，観念奔逸，滅裂思考〔思考滅裂〕
[文献] Jaspers K (1913/1948)

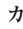

外因好発型　➡外因反応型

外因精神病
[英] exogenous psychosis
[独] exogene Psychose
[仏] psychose exogène
精神疾患の原因を心因（精神的要因），外因（身体的要因），内因（原因不明）に分けることがある（内因と外因を対立させ，内因に反応性と自生性をおく立場や，心因と身体因を対立させ，身体因の中で外因と内因を区別する立場もある）。この外因（身体因）により脳の機能が障害され，精神症状を呈する状態を外因精神病という。血管障害，腫瘍，炎症，外傷，変性疾患，感染症，栄養障害，心疾患，内分泌・代謝疾患，自己免疫疾患，中毒など，多くの病態が外因となる。外因精神病には，脳の器質的疾患により起こる器質

精神病，脳以外の身体疾患に伴う症状精神病，アルコールや薬物が脳に作用して生じる中毒精神病がある。器質精神病の急性期はせん妄，アメンチア，もうろう状態など意識障害を主体とし，その前後の移行期には通過症候群がみられる。回復せずに人格変化や認知症を残すこともある。症状精神病では外因反応型を呈し，中毒精神病では薬物の特異的な作用とともに外因反応型がみられる。 (中尾和久)

⇨器質精神病，症状精神病，せん妄，アメンチア，通過症候群，外因反応型

外因反応型

[英] exogenous predilection type
[独] exogene Prädilektionstypen
[仏] type de prédilection exogène

症状精神病の病像に関して Bonhoeffer K が提唱した概念。感染症や代謝疾患による症状精神病では，Kraepelin E に代表される，基礎疾患の種類に応じて異なる病像が表れるという考えに対して，Bonhoeffer は基礎疾患には関係なく一定の病像が表れると主張し，以下の病像を挙げ外因反応型（後には外因好発型）と呼んだ：①せん妄，②てんかん様興奮，③もうろう状態，④アメンチア，⑤幻覚症，回復期には⑥過敏情動性衰弱状態，⑦コルサコフ型健忘症候群。また，基礎疾患と病像の間に対応がなく，基礎疾患にかかわらず病像が共通するのは，種々の病因が病因的中間節を介して病像を発現するため（すなわち，自家中毒による二次的反応のため）と考えた。外因反応型は症状精神病に限らず急性の外因精神病で広くみられる（元来 Bonhoeffer は器質精神病も含めていた）。ICD-10 では F0（症状性を含む器質性精神障害）に属する。 (中尾和久)

⇨症状精神病，せん妄，もうろう状態，アメンチア，幻覚症，過敏情動衰弱状態，コルサコフ症候群，外因精神病，ボンヘッファー〔ボネッファー〕

[**文献**] Bonhoeffer K (1912)

絵画統覚テスト ➡ TAT

絵画療法

[英] art therapy
[独] Maltherapie ; Zeichentherapie
[仏] art-thérapie

芸術療法の中でも絵画を用いて精神的な治療を行うものを指す。心理療法にはさまざまなアプローチがあるため，作品の受けとり方や解釈は多様だが，制作のプロセス，あるいは作品の創造そのものに治療的な意義があると考える点では共通している。歴史的には，現代芸術運動の一つにアールブリュット（原始芸術）が注目され，精神病理と表現病理の関係が精神医学的に研究されはじめ，精神科医 Prinzhorn H が病者の絵を集め 1922 年『精神病者の芸術性』'Bildnerei der Geisteskranken' を出版，その後，精神分析に影響を受けながら，芸術などの創造が無意識的なものの現れ，表現であり，治療的な効果があるという発想が広がっていった。たとえば，米国では Naumburg M がウォーデン・スクールを開設し子どもの教育に応用し，またウィーンから米国へ亡命した Kramer E がアートセラピーのプログラムを開発している。そうした動きは英国，日本などで広がっている。

(妙木浩之)

⇨芸術療法，表現精神病理学，HTP 法，スクィッグルゲーム，風景構成法

[**文献**] Case C, Dalley T (1992), 徳田良仁, 大森健一, 飯森眞喜雄ほか 監修 (1998)

快感原則／現実原則

[英] pleasure principle/principle of reality
[独] Lustprinzip/Realitätsprinzip
[仏] princip de plaisir/principe de réalité

快感原則はそもそもは快／不快原則と呼ばれ，「心的装置は，不快な緊張の高まりを避けようとする」という Freud S による心的機能を支配する二原則の一つ。この快感原則

の独語である Lust は，快感の意味ともう一つに願望，欲望という意味があるので，快感原則は，欲望原則という意味でもある。一方の不快の Unlust は，嫌悪という意味でもあるので，不快原則とは，心的装置は嫌悪を引き起こすものを避ける，という意味でもある。この快感原則を定義するにあたっての困難は，快と不快をどのように定義するかという点にある。Freud 自身は，快感をさまざまに定義して混乱している。まずは，「心的装置の緊張の増大が不快であり減少が快である」とした。次に快い緊張も存在するので，「快不快は備給の時間的変化によるものであり，緊張は備給の絶対量による」とした。さらには表向きは苦痛でも無意識では快である症状やマゾヒズムを検討すると快感原則を越えたものがあるのではないかということが予想された。同様に反復強迫において苦痛な状況を反復するという事実から，Freud は快感原則を越える原理として死の欲動の存在を思弁している。快感原則を考えうる上でのもう一つの問題点は，恒常原則との関係である。すなわち，Freud 自身は，最初快感原則とは，エネルギー水準を恒常的に保つことであると考えたが，次第にエネルギー水準の低い休息状態に至ることであると考えるようになった。さらに推し進めて絶対的な休息としての死を求める欲動があるのではないかと考えた。この場合は，死の欲動は，快感原則を推し進めたものとして一元的に理解できる。

　快感原則と対をなすもう一つの心的機能の原則は，現実原則である。心的装置は，まずは快感原則に従って心的緊張を下げる満足を求める。それは場合によっては，幻覚的な満足ですらありえるが，それは実際の満足をもたらさないので，徐々に現実原則に従うことを学ぶようになる。このように現実原則は快感原則を修正する作用をもつ。このようにして現実を認識する機能は自我にあるとされている。一方性的欲動に対しては，現実原則は比較的無力であり，無意識において性的幻想が活発に生じる。　　　　　　　（小川豊昭）
⇨エス，欲動［フロイト］，自我本能〔自我欲動〕
[文献] Freud S（1911b, 1920a, 1924a）

開眼失行
［英］apraxia of lid opening

　随意的な開眼運動（とくに運動開始）が困難であるが，反射的・自動的な開眼運動は保たれているような病態であり，上眼瞼挙筋を支配する動眼神経の核上性機能の障害により生じる。よって上眼瞼挙筋の核性・核下性障害や，眼瞼れん縮時にみられる眉毛徴候（Charcot eyebrow sign；眼輪筋の収縮で眉毛が下がる）などはみられない。逆に開眼しようとすると前頭筋が収縮し，眉毛はつり上がる。両側性の大脳皮質損傷，基底核損傷などにより生じることが知られている。一方で，瞬目などの自動的，反射的な閉眼は可能だが随意的な閉眼ができないような状態を閉眼失行と呼ぶ。　　　　　　　　　（田渕　肇）

諧謔症　⇨ふざけ症〔モリア〕

開業精神療法
［英］psychotherapy in private practice

　自宅やオフィスで実践される，患者との契約にもとづいた自費による精神療法のこと。精神分析は自宅で開業して診療していた Freud S によって創始され発展されたが，現在でも精神分析的精神療法は西欧において開業という形で実践されているし，日本でも定着してきた。それは開業という形態が，他者の介入のない安定した環境を保証するだけでなく，精神療法家の自立と責任，治療的コミットメントと深く結びついているからである。
　　　　　　　　　　　　　　　　（鈴木　龍）
⇨精神分析的精神療法
[文献] 北山修，栗原和彦，衣笠隆幸（1990）

ガイコウ

外向 ➡内向／外向

介護保険

［英］long term care insurance

　介護保険制度は超高齢社会を前に，2000（平成12）年4月に施行された。制度創設以前には，福祉サービスは措置制度が原則であったが，ゴールドプランなどにより10年間にわたり，介護サービスの充実が行われた。また介護保険は遠藤英俊ら［2007］によれば，制度上社会保険方式を採用し，保険料＋税財源の組み合わせ方式となっている。介護サービスの利用の際には，保険者である市町村に申請を行う。認定調査を受け，主治医意見書が必要となる。その結果を受け各地域の要介護認定審査会で判定される。こうした要介護認定を受けた後に介護サービスを利用したり，施設を利用することになる。また介護サービスを利用する場合には，障害をもつ人に対してケアマネジャーがアセスメントを行い，ケアプランを立案した後，介護サービスなどを利用し，その後モニタリングをすることとなる。

　介護保険制度は2006（平成18）年4月に改正され，新たに介護予防サービスが導入された。また地域では地域包括支援センターが設立され，介護予防，虐待防止，地域包括ケアなどを行う多機能な地域の中核的な役割をもつ拠点が全国的に整備された。一方施設においてはユニットケア化，小規模多機能居宅サービスなどの地域密着型サービスの拡充が図られた。

　遠藤英俊［2008］によれば，介護保険制度は多少の批判はあるものの，超高齢社会にとってなくてはならない制度になっている。課題としては第1に介護サービスは有料であり，個室化が積極的に図られている状況から，低所得者が利用しにくい制度となっていることである。第2に医療と福祉の地域連携が十分ではないことである。第3に介護サービスを利用しない高齢者が存在し，家族の介護負担の増大につながっている場合がある。また老老介護により介護負担が増加しており，さらに認認介護や介護殺人などの不幸な事件が起きており，これらを減少させることが重要である。高齢者が安心して暮らせる街づくりのために，本制度の改正が必要である。

〈遠藤英俊〉

➪ケアマネジメント

［文献］ 遠藤英俊ほか 編（2007），遠藤英俊（2008）

介護老人保健施設

［英］facility of health care services for the elderly

　1986年に老人保健法が一部改定され創設された施設であるが，1997年の介護保険法制定に伴い介護老人保健施設にかかわる条文は老人保健法から削除され，介護保険施設と位置づけられている。2000年4月の「介護老人保健施設の人員，施設及び設備並びに運営に関する基準」によると，「介護老人保健施設は，施設サービス計画に基づいて，看護，医学的管理の下における介護及び機能訓練その他必要な医療並びに日常生活上の世話を行うことにより，入所者がその有する能力に応じ自立した日常生活を営むことができるようにするとともに，その者の居宅における生活への復帰を目指すものでなければならない」と定めている。すなわち，この施設は，病状が安定期にあり，入院治療は必要ないがリハビリテーションなどの医療的ケアが必要な高齢者に対して，看護や医学的管理の下で，リハビリや日常の生活支援を行うことを目的とした施設で，入所，短期入所，デイサービスを実施している。この施設は，通称として「老健施設」と称される。

〈今井幸充〉

➪ショートステイ［短期入所］，デイサービス，デイケア

［文献］ 高橋信幸（2009）

下意識

［英］subconscious
［独］Unterbewusstes
［仏］subconscient

「下意識（Unterbewusstes）」は，従来，Freud S が意識・前意識・無意識を概念化する過程で一時使用しようとしたがすぐに揚棄された概念とされてきた。しかしフランス語の「下意識（subconscient）」はもともと Janet P の造語であり，外傷等何らかの原因で，既成の自我システムから解離して，意識に昇らないまま特定の固着観念が形成される場を指す用語である。Janet はこれを「下意識固着観念（idée fixe subconsciente）」と呼んで，ヒステリーや心理的弱力性の原因でもあり結果でもあるキー概念とした。その上で，この固着観念の，下意識における（言語化に限定されない）解体や変形をその心理学的治療論の中心に据えようとした。Jung CG は，自らの概念「観念複合（Komplex）」をこの「下意識固着観念」と同一のものであると述べ，また Prince M は，意識の周辺のさらに外部に日々蓄積される観念を「共意識（co-conscious）」という中心概念を用いて論じたが，これも Janet の下意識から直接影響を受けたものである。なお Freud の「下意識」との区別のため subconscient に「意識下」という訳語が当てられることがある。

(江口重幸)

⇨ジャネ，ヒステリー，無意識

［文献］ Ellenberger HF（1970），Janet P（1889），Prince M（1929）

概日リズム

［英］circadian rhythm

概日リズム（サーカディアンリズム）は約 24 時間周期をもった生体現象（睡眠と覚醒，深部体温，メラトニンやコルチゾールなどのホルモン分泌）の変動であり，これらの生体リズムは互いに関連し合っており，視床下部の視交叉上核にある体内時計機構によって調節されている。これらは昼夜変化などの時間的手がかりのない条件下（内因性性質）においてもみられるリズムであるが，体内時計の周期は約 25 時間であるため，明暗，音，温度，社会環境などの外界の同調因子を利用して，24 時間の昼夜リズムにリセットしている。最近では概日リズムの振動体モデルとして強弱の二系統が想定されている。前者は自律性が強く，直腸音，メラトニンなどのリズムを，後者は前者や環境の影響を受けやすく，ノンレム睡眠などのリズムを生成している（二振動体仮説）。両振動体は通常，同一の振動体のように振舞っているが，時間的隔離実験時では二系統が別々のリズムを形成すること（内的脱同調）が観察される。概日リズムの代表的指標である深部体温リズムは正常では午前 4 時頃最低，午後 4 時頃最高点を示すが，体温の最低になる時刻付近で入眠すれば睡眠時間は短く，最高になる時刻付近で入眠すれば睡眠時間は長くなるとされている。深部体温が最低の時刻より後の高照度光照射は次の深部体温最低点の出現時刻を早め，これと反対に深部体温の最低時刻より前の高照度光照射は深部体温の最低点の出現時刻を遅らせる。メラトニンは松果体から分泌されるホルモンであり，その分泌は日中低く，夜間に高まることが知られている。夜間にメラトニンの分泌が亢進すると，視交叉上核と全身のメラトニン受容体に情報が伝えられ，各臓器は睡眠に適合した生体変化を起こす。このホルモンの分泌は光照射によって抑制されるが，時間の手がかりのない環境下においては約 25 時間の分泌リズムがみられる。

(高橋正洋)

⇨睡眠，メラトニン，コルチゾール，同調［生物時計の］，概日リズム睡眠障害，視交叉上核，高照度光照射療法，生体リズム

［文献］ 本間研一（2000），Czeisler CA, Weitzman E, Moore-Ebe MC. et al.（1980）

ガイジツリズムス

概日リズム睡眠障害
[英] circadian rhythm sleep disorder

　望ましい生活時間と個体の睡眠覚醒スケジュールが合わないことで寝るべき時間に眠れず, 起きている時間に眠気や身体の不調をきたすものが, 概日リズム睡眠障害（睡眠覚醒リズム障害）として1990年の睡眠障害国際分類に取り上げられている。このうち臨床上問題になりやすいのは睡眠相後退症候群(delayed sleep phase syndrome ; DSPS)と非24時間睡眠覚醒症候群(non-24-hour sleep wake syndrome ; non-24)である。DSPSは思春期から青年期に発症することが多く, 一般人口における有病率は報告によってかなり幅があり, 0.17〜7.3%であるとされている。DSPSは概日リズムが遅れて固定するため, 朝方にならないと入眠できず, 重症の場合は昼夜逆転することがある。non-24は光による体内時計の同調が正常に機能しないことにより起床時の概日リズムがリセットできないために, 毎日入眠時刻が1時間ずつ遅れるようになる。その他の概日リズム睡眠障害としては睡眠相前進症候群(advanced sleep phase syndrome ; ASPS), 不規則, 時差型, 交代勤務型などが挙げられる。ASPSは一般人口における有病率は不明であるが, 比較的まれと考えられている。ASPSは中高年の約1%程度に認められ, 加齢とともに上昇するとされている。最近では家族性ASPSの報告もされている。不規則型睡眠・覚醒タイプの睡眠障害は広範かつ重度の器質性脳障害を有する患者, とくに施設に入所している認知症高齢者や重症脳障害児など社会同調が著しく乏しい環境下で生活している場合に出現するとされている。概日リズム睡眠障害の診断には, 終夜睡眠ポリグラフィー, 深部体温測定, アクチグラフ, 睡眠日誌などが用いられ, 治療には高照度光療法, 短期作用型の睡眠薬, メラトニンが有効である。　　　　（高橋正洋）

⇨概日リズム，睡眠相後退症候群［睡眠相遅延症候群］, 睡眠相前進症候群, 睡眠ポリグラフィー, アクチグラフ, 高照度光照射療法, メラトニン

[文献] Hayakawa T, Uchiyama M, Kamei Y, et al. (2005), Jones CR, Campbell SS, Zone SE, et al. (1999), 野田明子, 北島剛司, 尾崎紀夫 (2010)

解釈 [精神分析]
[英] interpretation
[独] Deutung
[仏] interprétation

　患者の無意識に置かれている思考, 感情, 欲望, 対象関係, 空想などについて精神分析中に治療者が得た理解をことばにして患者に伝えること。精神分析の目標である無意識を意識化するための中核となる介入技法として解釈は位置づけられる。ゆえにそれを単に心に思い浮かべるだけでなく言語化することが精神分析臨床での解釈の必然である。

　精神分析過程の理想的な展開は, 患者による自由連想とそれへの治療者の解釈, その結果の患者の洞察とそこから始まる新たな自由連想, そして治療者の解釈と進行していく過程とみることができる。だが, 当然ながら現実の分析過程には転移, 逆転移, 抵抗, 行動化, 陰性治療反応などが寄与して複雑な経過をみせる。

　解釈が心的変化を引き起こすその作用機序をBion WR [1962]は示している。患者が経験の真実性に持ちこたえられず思考化できないままに振舞いや行動によって排出している経験の具体物（もの自体）としての無意識要素を, 治療者が夢想の中にコンテイニングしα機能を作動させてその意味を理解するという心的プロセス機能で対応し, その後言語的に解釈することで, 患者は経験を思考として現実化し意識的に考えられるようになり内的に経験を保持しプロセスできるようになる［松木邦裕 2002, 2009］。

　解釈の技法ではStrachey J [1934]が主張した, 二層の洞察を引き起こす変容惹起解釈

(mutative interpretation) が著明であり，解釈によって患者がまさに今抱く無意識の感情に切迫し深い衝動を取り扱うもので，知的一般的でなく具体的に細かに体験を浮かび上がらせる解釈の投与を主張した。この解釈をめぐる論争が今日まで続いているが，エナクトメント（enactment）を扱う今ここでの転移解釈が現代の主流である［Joseph B 1989］。また Bion は訓練された直観にもとづく解釈の重要性を説いた。分析場面での解釈の投与量は学派による違いが大きい。

解釈の種類には転移解釈以外に，象徴解釈，再構成の解釈，転移外解釈，器官言語解釈などが挙げられる。 (松木邦裕)

⇨無意識，洞察，自由連想（法），陰性治療反応，夢想［ビオン］，α 機能／α 要素，エナクトメント
[文献] Bion WR (1962a), Joseph B (1989), 松木邦裕 (2002, 2009a), Strachey J (1934)

解釈 [ラカン派]

「言葉（パロール）において言語活動（ランガージュ）の機能は伝えることではなく，呼び起こすことである」[Lacan J 1966]。ラカン派の解釈は，この，常識をひっくり返したような言語活動に関する概念に貫かれている。解釈とは，分析主体において「語られないままのもの」＝「失われた自分自身の起源」＝「無意識の主体」を喚起することであり，分析家の「理解」や「説明」を分析主体の自我へ提示することではない。分析主体の話（連想）の中に自己言及的な曖昧さが生じたり，言い間違いや失錯行為が現れたところ，すなわち分析主体から「無意識の主体」が分節化されつつある地点で，セッションは区切られ分析家の解釈がなされる。この区切れ＝解釈により，主体は自分自身の無意識に耳を傾け，さらに分析の作業に向かうよう促されることになる。ここで，Lacan 派ではさらに「解釈する者は分析主体である」[Lacan 1971-1972] ことが強調され，分析主体の言語活動に注目する。

例えば，新宮一成［1995］の例——弟が生まれた頃にビニール袋に入った胎児がドブ川を流れてくるのを見たという話をした後，トイレに立った男性患者の例——では，言語活動としては無意味に属する排尿という「せき立て」られた分析主体の行為が「先取り」的な解釈として考えられている。そしてその行為と対をなすように，直後に分析家により「あなたは心の中の弟（＝胎児）を今トイレに流してきたのです」との解釈が加えられ，セッションの本質的な区切りが生じている。分析主体／分析家の解釈により「尿の中の弟の存在」という対象＝喪失した自分自身が象徴的に分節化されたのである。

解釈とセッションの区切れがこのように一致するところに Lacan 派の解釈の特徴がある。Lacan［1966］は「短時間（可変時間）セッションでは言葉を生み出すためだけに語らい（ディスクール）を区切る」と述べている。解釈は互いの共通理解を得るための語らい＝お喋りをとめ，そこから無意識の主体の真理を印づける言葉が創出されるのである。

(中西之信)

⇨ラカン派精神分析，失錯行為，無意識［ラカン］
[文献] Fink B (1997), Lacan J (1953, 1971-1972), 新宮一成 (1995), 新宮一成 編 (1996)

解釈妄想

［仏］délire d'interprétation

Sérieux P と Capgras J が 1909 年に提唱したフランスの慢性体系妄想病で，理性狂気（folie raisonnante）ともいう。多様な妄想解釈を形成し，幻覚を欠くか，あっても重要でなく，明晰性と精神活動性が保たれ，解釈が進行拡散性に発展し，長い経過をたどり不治ではあるが認知症に至らない。生来的に妄想を生じやすいパラノイア体質（尊大，不信，生硬，判断の誤りなど）の上に，出来事の誤った解釈が加わって生じるとされ，Kraepe-

lin E が好訴妄想を除いた形で教科書第 8 版に記載したパラノイアにほぼ相当する。フランスで好訴妄想に相当するのは、同じく Sérieux と Capgras による復権妄想（délire de revendication）で、自分が不当な扱いを受けているとの確信から一方的に補償を求めて訴訟、脅迫、投書など高揚した活動に終始する慢性妄想病である。フランスでは解釈妄想と復権妄想は、互いに移行するパラノイアの二つの類型と考えられている。　　（濱田秀伯）
⇨パラノイア，好訴妄想，復権妄想（症），虚言妄想
[文献] Sérieux P, Capgras J（1909），Capgras J（1918），影山任佐（2009a）

外傷後ストレス障害
➡ **PTSD〔外傷後ストレス障害〕**

外傷神経症
［英］traumatic neurosis

　破局的体験によってもたらされる精神障害の総称。①身体的損傷の直接的な結果（器質性精神病など）に拠らず、②外傷体験に引き続いて起きる神経衰弱状態であり、③症状には外傷の影響が反映（出来事の反復など）される。歴史的には未解明の組織病変を示唆する考えと疾病利得など心理的要因を重視する考えとがあった。現在の診断では、急性ストレス反応、外傷後ストレス反応、複雑性 PTSD が相当する。急性期における感覚麻痺から、侵入記憶による慢性的な障害までさまざまな病態を呈する。とくに小児期の外傷体験は脳の発達への組織的影響など不可逆的な変化をきたすことで、想起に関連する不安、受け身性、不適切な愛着関係への固執などをきたし、対処行動としての対人関係の障害、慢性抑うつ、物質使用などの深刻な病態をもたらすことも少なくない。外傷によって剥奪された人生の回復が重要な治療目標である。本来的には社会のひずみが当事者に集積した状態であり、社会的見地からの治療態勢の整備が求められている。　　（奥寺　崇）
⇨戦争神経症，賠償神経症，トラウマ，急性ストレス障害，PTSD〔外傷後ストレス障害〕
[文献] Herman JL（1992），Laplanche J, Pontalis JB（1967）

外傷性記憶
［英］traumatic memory

　PTSD の主要な症状の一つで、過去の心的外傷体験の反復的・侵入的な想起であり、外傷を受けたときと同等の身体生理的反応・精神的苦痛を伴う。本人の意思に関わらず、自発的に、あるいは外傷体験と似たような外的・内的刺激に誘発されるなどして、再体験され続けることが特徴である。記憶は正確ではなく、不明瞭かつ断片的であり、ときに事実とは異なった内容もありうる。通常のエピソード記憶のように言語化され統合された記憶ではなく、より情動的・身体感覚的な生々しい原初的形態の記憶である。このように、通常と異なる記憶形態となるメカニズムとしては、あまりに強烈で苦痛な体験のために、通常の記憶システムが機能せず、通常の記憶システムから切り離されて、一種の異常状態のまま意識下に保存されると考えられている。これは、防衛機制としての「解離」と類似のメカニズムが想定されている。しかし、通常の解離と異なるのは、完全に解離されているわけではなく、動揺性に再体験されている点である。これは、あまりにも強烈な体験であるために解離という防衛機制も破綻しているという見方がある一方、反復して想起することで、記憶が薄れていくことを防ぎ、次なる外傷体験を回避するという本能的対処行動が個体レベルでの生存のためには必要であるという見方もある。　　（前田貴記）
⇨PTSD〔外傷後ストレス障害〕，トラウマ，解離，対処行動
[文献] 金吉晴，栗山健一（2007）

外傷精神病

[英] traumatic psychosis
[独] traumatische Psychose
[仏] psychose traumatique

　頭部外傷によって脳の機能が障害を受け，精神症状を呈する状態。外傷直後は脳震盪による意識障害がみられ，急性外因反応型（せん妄，もうろう状態，アメンチアなど）を呈し，コルサコフ症候群や感情・意欲の障害（抑うつ，多幸，自発性低下，不機嫌など）を経て，健忘を残して回復する。重症例では脳挫傷による人格変化，認知症，幻覚，妄想，高次脳機能障害（失語，失行，失認，注意障害，実行機能障害など），てんかん発作などの後遺症を残す。 　　　　（中尾和久）
⇨脳震盪，脳挫傷，外因反応型，頭部外傷後遺症，脳震盪後症候群

外傷体験　➡トラウマ

外傷てんかん

[英] posttraumatic epilepsy

　かつては瘢痕てんかんと呼ばれていた病態で，頭部外傷後の脳損傷に起因して発症するてんかんを指す。その発症頻度は頭部外傷の強さに相関し，大脳の損傷が強いほど発症率が高くなるとされている。基本的には部分てんかんであり，脳波では焦点性あるいは広汎性棘波や棘徐波，徐波の出現，β波の群発などが認められるが，他にも外傷による脳損傷の証明にはCTやMRIなどの画像所見が重要となる。受傷後早期に抗てんかん薬を予防的に投与することは，一定の効果があると認められているが，受傷後1週間以上たってから発症するてんかんに対する予防効果はないとされているため，薬剤投与は外傷後可能な限り早期に開始することが望ましい。外傷てんかんを発症した後の薬物治療は，通常のてんかんの治療に準じる。薬剤で難治の症例については，発作の経過，臨床症状，頭皮脳波，CT, MRIなどの画像所見，PET, SPECT，硬膜下誘導脳波の所見などを総合して，脳外科手術の適応を検討する。　　　　（石井良平）
⇨頭部外傷後遺症，外傷神経症

解除反応〔解放反応〕　➡除反応

回想法

[英] reminiscence ; life review

　アメリカの精神科医 Butler RN によって創始された高齢者を対象とした精神療法である。高齢者の回想は，過去への執着など否定的心理過程ととらえられることが多かったが，心理的安定や人生末期における自我の統合にも積極的な役割を果たすと考えられるようになった。高齢者が自分の人生を振り返る過程に専門家が受容的共感的態度で意図的に働きかけ，回想を積極的に評価することで，過去の未解決の問題を処理し，自尊心を向上させ，人格の統合を目指すものである。過去を振り返ることは葛藤の再燃にもつながりやすく，傍に寄り添う聞き手の存在はきわめて重要である。実施形式には，1対1で行う個人回想法と集団で行うグループ回想法がある。回想法は，高齢者の抑うつ状態の緩和，認知症患者への働きかけなど治療的なかかわりであると同時に，アクティビティとして一般高齢者の精神的健康の維持向上や他者との交流を目的に実施される場合もある。　　　　（堀井麻千子）
⇨精神療法

[文献] Butler RN（1963），黒川由紀子（2005）

解体

[英] dissolution

　19世紀英国の神経学者であったJackson JHが，当時の進化学説の一つである Spencer H の「第一原理」[1867]に依拠して提起した概念。簡明にいえば解体とは進化の逆の過程であるが，これを神経系に適用すると，系統発生と個体発生の問題に逢着する。人間の神

経系は系統発生的に捉えやすい層構造をなしているとみなしうるが，これを基盤にJacksonは，精神疾患の発現の説明を以下のように行っている。もし神経系がA＋B＋C＋Dという4層構造をなしているとすれば，第1に重要なのは解体の深度である。再上層部のAはもっとも複雑であると同時にもっとも脆弱であるためにもっとも損傷を被りやすい。逆に最下層のDはもっとも単純であるけれども，解体に際してはもっとも強固で崩壊を被りにくい。したがって，最上層部が解体を被った際の神経系は，－A＋B＋C＋Dという状態になる。もしこの状態で患者が「妄想」を示したとすれば，それは－Aによって結果的に（B＋C＋D）となったあらたな人格によってもたらされたものであることになる。残存する神経層によって生じる症状がJacksonのいう「陽性症状」である。妄想に伴って正しい現実吟味が「できなくなった」ことが，いわば－Aの効果であり，これが欠損症状としてのJacksonのいう「陰性症状」であることになる。今ひとつ重要なのは，解体の速度である。急速な解体を被ると，残存神経層は激しい変化に見舞われるので，たとえば急速に－Aが損傷されると，残存する神経層は，いわば，－A＋B‴＋C″＋D′の状態に陥る。ここで患者が急性錯乱状態を示したとすれば，それは残存する神経層（B‴＋C″＋D′）の結果であるということになる。こうして解体速度の緩急によって，慢性精神病と急性精神病が区別される。Jacksonの「解体」論は，Janet Pを経て，Ey Hにおいて大きく展開し，ネオ－ジャクソニズムあるいは器質－力動論という系統的な学説になってゆく。

(大東祥孝)

⇨陰性症状／陽性症状，器質力動論
[文献] Jackson JH (1932), Ey H (1975)

回転ドア現象

[英] revolving-door phenomenon

精神科病院への入退院を繰り返す現象。20世紀後半以降，西欧諸国では施設ケアから地域ケアへと移行したが，地域ケアは必ずしも理想通りにはいかず，症状の再発と再入院を繰り返す患者が多くみられるようになった。関連要因として疾病（とくに統合失調症），症状や機能の重症度，併発する問題（アルコール・薬物，犯罪など），早期の服薬の中断，乏しい地域資源などさまざまが関与している。再発・再入院の防止には包括型地域生活支援プログラム（ACT）・家族介入・社会生活技能訓練（SST）などが効果的である。

(井上新平)

⇨ACT, SST
[文献] Haywood TW, Kravitz HM, Grossman LS, et al. (1995)

海馬

[英] hippocampus

海馬体（hippocampal formation）は海馬・歯状回（gyrus dentatus）・海馬支脚（subiculum）で構成されているが，神経科学分野では海馬と歯状回を慣例的に海馬と呼ぶことが多い [Lorente de Nó R 1934]。扁桃核・縫線核・皮質からの投射を受けているが，とくに，海馬嗅内皮質のⅡ～Ⅳ層から歯状回（perforant pathway），歯状回からCA3（mossy fiber pathway），CA3からCA1（Schaeffer collateral pathway）を trisynaptic pathway [Okada M 2004] として神経回路研究が進められている。記憶に関与する領域であり，認知症の中核領域の一つである。海馬神経細胞の持続的刺激による長期増強（long term potentiation）は記憶形成過程を反映するものとして，多くの仮説が提唱されている。また，難治性てんかん（側頭葉てんかん），慢性機能性疾患で，海馬の萎縮が報告され，海馬の情報伝達機能解析は多くの精神疾患の病態生

理解析に重要な領域である。　　　（岡田元宏）
⇨記憶［脳科学］，認知症，側頭葉てんかん
【文献】Lorente de Nó R（1934），Okada M, Zhu G, Yoshida S, et al.（2004）

回避性パーソナリティ障害
［英］avoidant personality disorder

　否定的評価に対する恐怖感をもち，社会的制止，不全感を伴うため，対人関係を回避しようとするパーソナリティ障害。ICD-10 では不安性パーソナリティ障害と同義。特徴として他人に拒絶される恐怖をもつため対人接触を避ける，好かれていると確信しなければ対人関係をもちたいと思わない，恥をかかされること批判されることにとらわれており，自尊心が低いため新しい活動にとりかかることに引っ込み思案である，などがある。拒絶に対して過敏であるために対人関係が制限されるが，他人との関係を求め孤立感を強く感じている点でスキゾイドパーソナリティ障害とは異なる。　　　　　　　　（黒崎充勇）
⇨パーソナリティ障害，スキゾイドパーソナリティ障害
【文献】American Psychiatric Association（2000），World Health Organization（1992）

買い物依存
［英］compulsive buying

　衝動的な買い物行為で，大量に買い込んだり，大金を浪費したりする。買い物行為自体は日常化した行為であるが，買い物依存症となると突き動かされるように衝動性に駆られてしまう。後悔の念に陥ったり，個人のあるいは家計の危機にさらされてようやく休止する［Kellett S, Bolton JB 2009］。全体を以下の4つの病相期に分ける考え方もある。①先行要因，②引き金，②買い物行為，③買い物以降。
　　　　　　　　　　　　　　　　（妹尾栄一）
⇨衝動行為，嗜癖
【文献】Kellett S, Bolton JB（2009）

潰瘍性大腸炎
［英］ulcerative colitis

　大腸，とくに直腸の主として粘膜，粘膜下層などの浅い部分にびまん性にびらんや潰瘍を形成する原因不明の炎症性疾患である。30歳以下の若年者に好発し，男女差は認めない。粘血下痢便，腹痛，発熱，体重減少などを主症状とする。診断は内視鏡診断と病理診断で容易である。再発や再燃を繰り返し，しばしば保存的治療に抵抗して難治性となることもある。全身的にさまざまな合併症をきたすことが多く，とくに長期経過例の大腸がん合併は重要である。自己免疫疾患と位置づけられ，免疫異常や心理的要因の関与が考えられている。心理的要因としては，精神的ストレスや，患者の性格傾向（強迫的，内向的，失感情症的など）が，本疾患の発症や経過，とくに再発・再燃，増悪，寛解の遷延化に影響を与えている場合が多いとされる。対症的な抗炎症薬療法を中心とした内科的治療が基本であるが，向精神薬療法や精神療法，心身医学的治療が併せて必要となる場合が多い。従来，代表的な心身症の一つとみなされてきた疾患である。　　　　　　　　　　　　　　　（水田一郎）
⇨心身症，過敏性腸症候群
【文献】宮原透，和田さゆり，三浦総一郎（1998），緒方晴彦，日比紀文（2007）

外来統合失調症

　統合失調症においても初発以来外来に治療の主座のある軽症型が少なくないことに注意を促した概念。20 歳台の若者で自分から外来へ定期的に通院し苦痛を訴え指示通り服薬するので神経症に準じた治療で対応できる。統合失調症が軽症化しだした1981年の笠原嘉の造語。その背景には日本における健保制度下での受診の容易さ，薬物療法の進歩，精神科医，精神科看護師，心理士，ケースワーカーの充実，精神科外来クリニックの増加，世間の偏見の減少などが考えられる。2010

年現在増えている。　　　　　　（笠原　嘉）
⇨統合失調症，神経症
[文献] 笠原嘉, 金子寿子（1981）

快楽殺人
[英] lust murder
[独] Lustmord
[仏] assassinat par lubricité

　快楽目的の殺人。狭義では性的快楽殺人を指す。広義ではスリルなど性的快楽以外のすべての快楽目的の殺人を指し，アングロ・サクソン系諸国では hedonistic murder と表記されることもある。性的快楽殺人は淫楽殺人，性的殺人ともいわれる。性的快楽が重要であり，この種の殺人が多いので，快楽殺人は性的快楽殺人を指すことが多い。快楽殺人は精神病などの精神障害，とくに性嗜好異常（paraphilia）と結びつきやすく，とりわけ性的サディズム（sexual sadism）との親和性が強い。反社会性パーソナリティ障害が結びつくと種々の犯罪が行動化されやすい。犯人は被害者に対し性的暴力を加え，殺害することによって性的快感を得る。死体性愛（necrophilia），人肉食（anthropophagia），拷問（torture）や遺体切断（mutilation），時には小児性愛（pedophilia）などを合併することが少なくない。傾向からの殺人の一種で，常習化，累犯化しやすく，連続殺人の一型を占めている。この一型である相手を支配することによって快感を得る権力・支配（power/control）型連続殺人と快楽殺人は区別されてはいるが，混在や移行を示すことが少なくない。米国を中心に最近増大している。

（影山任佐）
⇨性嗜好異常，サディズム，非社会性パーソナリティ障害，死体性愛，小児性愛
[文献] Holmes RM, Holmes ST（2001）

快楽消失　➡アンヘドニア

解離 [精神分析]
[英][仏] dissociation
[独] Dissoziation

　精神分析の起源と解離とは，ヒステリーの臨床を介して密接な関係があった。Freud S が精神分析の創始に先立って Bleuer J とともに「ヒステリー研究」[1895] を著したことはその表れである。Freud の同時代人の Janet P は，ヒステリーにみられる症状を心的統合力の低下した解離状態として理解した。Freud は Janet の理論を視野に入れてはいたものの，抑圧の機制を精神分析理論において中心的な役割を果たすものと考えた。そして解離により意識から排除された内容も，能動的に用いられる抑圧の機制が関与していると主張した [1910]。この抑圧を中心に据える立場はそれ以後の分析理論にも踏襲され，結果として精神分析学において解離が議論されることは非常に少なかった。なお Freud は，晩年に分裂もしくは分割（[独] Spaltung；[英] splitting）[1940] という機制を導入し，「自我そのものが分裂する」という機制によりフェティシズム等を説明しているが，本来の解離とは異なるものと考えられる。

（岡野憲一郎）
⇨ヒステリー，抑圧，スプリッティング，解離性障害／転換性障害
[文献] Breuer J, Freud S（1893-1895），Freud S（1910d, 1940b），岡野憲一郎（2007）

解離 [神経心理学]

　解離というのは，従来ヒステリー性といわれていた病態と重なる側面があり，Janet P によって「意識が外傷的事象を切り離す」という意味で使用された概念にほぼ相当する。その表現型は多彩であり，①解離性健忘，②解離性遁走，③転換性障害，④離人症，⑤解離性同一性障害などが含まれる。意識には相応の神経基盤が存在し，記憶や知覚との解離が生じることが重要であるとみなす立場から

すると，たとえば解離性健忘は，特定のエピソード記憶が意識に想起されることがブロックされることによって生じることになり，実際，右前頭葉後部〜側頭葉前部にかけての血流低下の確認されている症例がある。転換性障害では，特定の手続き記憶（手足を動かす，声を出して話すなど）が意識から解離される結果，普通のコントロールが困難になり，運動麻痺や失声が生じることになる。この場合にはとりわけ基底核の機能障害が重要なのではないかと想定されている。このように，解離を従来のように「心因性」とみなす以前に，その発現にかかわる神経基盤を追求する動向が近年精力的に行われるようになってきている。④は系統発生的に古い意識それ自体において，⑤は系統発生的に古い意識と新しい意識との間に一定の隔離が生じることによって生じるのではないか，といった説明が試みられている。 〔大東祥孝〕

⇨解離性健忘，解離性遁走，解離性昏迷，解離性障害／転換性障害，離人症，多重人格
[文献] 岡野憲一郎（2009），大東祥孝（2009）

解離性健忘

［英］dissociative amnesia

自分の身に起こった出来事や個人的な情報の記憶が突然失われ，その背景に解離の機制が考えられるのが，解離性健忘である。想起不能になる記憶は多くは外傷やストレスに関連した事柄であり，健忘の継続期間は数分間から数時間，あるいは数日間以上とさまざまである。健忘されていた内容は後にあるきっかけとともに想起されることが多いが，催眠等を用いた積極的な記憶の回復の試みは，必ずしも有効でない場合も多い。また自らの情報自体は忘れてしまっていても，その人の行動には引き続き影響を与えていることもある。解離性健忘は解離性同一性障害や解離性遁走，心的外傷後ストレス障害（PTSD）などの経過中に広く生じることが知られている。

〔岡野憲一郎〕
⇨解離，解離性障害／転換性障害，解離性遁走，PTSD〔外傷後ストレス障害〕
[文献] American Psychiatric Association（2000），西村良二 編著／樋口輝彦 監修（2006），World Health Organization（1992）

解離性昏迷

［英］dissociative stupor

解離性昏迷とは，意識はほぼ正常に保たれているものの，無動，無表情であり，開眼はしていても自発的ないし外界からの刺激に対する身体的・精神的表出がみられず，その背後に解離の機制がみられる状態である。発症には心的ストレスが関与することが多く，また昏迷のエピソードは後に想起不能である場合も少なくない。感情障害や精神病に伴う昏迷とは異なり，症状は浮動的で，刺激により急速に回復したり，新たな解離状態へと移行したりすることが多い。突然始まる昏迷状態が，実は身体的言語的な表出の乏しい人格状態の出現への移行を表していることもある。

〔岡野憲一郎〕
⇨昏迷，解離，解離性障害／転換性障害
[文献] American Psychiatric Association（2000），岡野憲一郎（2007），World Health Organization（1992），西村良二 編著／樋口輝彦 監修（2006）

解離性障害／転換性障害

［英］dissociative disorders/conversion disorder

［独］dissoziative Störungen/Konversionsstörung

［仏］troubles dissociatifs/trouble de conversion

「解離性障害／転換性障害」は従来のヒステリー（解離性および転換性）とほぼ重なる。ICD-10とDSM-Ⅳでは解離の病態の範囲が異なっている。ICDでは解離性障害は転換性障害をとり込んでいるが，DSMでは転換

性障害を身体表現性障害として別に分類している。ICDでは，解離／転換を意識，記憶，同一性，感覚，身体運動のコントロールなどの統合が破綻した状態と定義しているが，このような表現は曖昧さを含んでおり，診断的には症候学的把握が重要になる。DSMでは離人症性障害を解離性障害に含めているが，ICDでは別に扱っている。離人症状は多くの病態でみられるが，解離性障害に離人症状はしばしばみられ，健忘，離人症，現実喪失，同一性変容，同一性混乱を中核の解離症状とする捉え方もある。心的外傷体験が解離性障害の発症にとって重要な要因とされており，とりわけ解離性同一性障害では性的外傷体験が高頻度にみられる。

(柴山雅俊)

⇨解離ヒステリー〔転換ヒステリー〕，身体表現性障害，失声，失立，失歩，転換，多重人格，離人症，トラウマ

解離性同一性障害 ➡多重人格

解離性遁走

[英] dissociative fugue

解離性遁走とは，自宅や仕事場からある日突然飛び出し（遁走），その際に自分自身についての記憶や同一性についての混乱が生じており，背景に解離の機制が考えられる状態である。遁走に先立ちしばしば心的なストレスや外傷体験がみられる。遁走の期間は多くは2，3日以内で，職場に遅刻して現れたり帰宅が遅くなる程度で済む。しかし遁走が数日間かそれ以上続く場合は，自宅から遠く離れた土地へ赴き，自分の人生の変化を把握できないまま，別のアイデンティティをもった人間として新しい生活を始めることもある。遁走の終息は突然生じることが多く，その後は遁走の間の記憶を失うことも少なくない。

(岡野憲一郎)

⇨遁走，解離，解離性障害／転換性障害

[文献] American Psychiatric Association (2000), 西村良二 編著／樋口輝彦 監修 (2006), World Health Organization (1992)

解離ヒステリー〔転換ヒステリー〕

[英] dissociative hysteria；conversion hysteria

解離ヒステリー，転換ヒステリーという疾患概念は，近年解離性障害の概念が整理され，広く受け入れられるようになる以前に用いられたものである。解離とは通常は保たれているアイデンティティの感覚や記憶，知覚，運動等の諸機能の統合が，一時的に障害された結果として生じるさまざまな症状の総称である。解離ヒステリーには，遁走，健忘，昏迷，多重人格等が含まれる。また解離が知覚や運動機能に生じた場合に生じるのが転換ヒステリーであり，運動や感覚等の身体症状が主体となり，一見身体疾患と見紛う症状を呈する。ここで転換ヒステリーの「転換」とは，精神的な葛藤や外傷記憶が身体的に表現されたもの，という意味であるが，実際にはその症状の生成に関する詳細は未だに不明といわざるをえない。現代の精神医学では，転換症状を解離の機制として論じるか（ICD-10の立場），身体化疾患として解離とは別個に論じるか（DSM-Ⅳの立場）に立場が分かれているといえる。いずれにせよ発症にはストレスが深く関与しているものと理解されている。

(岡野憲一郎)

⇨解離，解離性障害／転換性障害，解離性遁走，解離性健忘，解離性昏迷，多重人格，転換

[文献] American Psychiatric Association (2000), 岡野憲一郎(2007), World Health Organization (1992)

ガウプ

Robert Gaupp 1870～1953

ドイツの精神医学者。1894年チュービンゲン大学医学部を卒業後，ブレスラウ大学神経科のWernicke Cに弟子入り，そこでは視点を解剖‐生理学に据えた診察技術，臨床体

系を学ぶ。1900年，臨床精神医学を研究するためにハイデルベルクのKraepelin Eの許へ移り，"Dipsomanie"の研究で教授資格取得。1904年，チュービンゲンに招聘され，06年より30年間精神科正教授を勤めた。彼の畢生の仕事の契機となったのが，1913年教頭ワーグナー（Ernst Wagner）が被害妄想，迫害妄想から引き起こした無差別大量殺戮事件である。Gauppの鑑定結果はパラノイア，被告には責任能力なしと結論づけた。ワーグナーはその後精神病院で一生を送る一方，Gauppは以後24年以上にわたりワーグナーを追跡研究。その間，Gauppに対する国民，メディアからの長年の誹謗中傷の嵐は推し量りがたい。

　Gauppの後継者はKretschmer Eであるが，その後，Gaupp一門の流れはチュービンゲン学派と呼ばれている。パラノイア問題は未だ解決を見ていない。"Es gibt Paranoiker, aber keine Paranoia."はKretschmerの名言である。 〔池村義明〕

⇨チュービンゲン学派，教頭ワーグナー［症例］，敏感関係妄想

[主著] Gaupp R（1914, 1920, 1938, 1947）
[文献] Huber G, Gross G（1977），池村義明（2006, 2008）

カウンセリング
[英] counseling

　悩みや問題を抱える人に対して，相談に応じる形で行われる援助行為をいう。援助者をカウンセラー，被援助者をクライアント，来談者などと呼ぶ。カウンセリングは医療や心理臨床だけでなく，相談する内容や対象によってさまざまな分野に広がっている。教育現場では学校カウンセリング，進路カウンセリング，就職カウンセリングなど，職場では就労カウンセリング，キャリアカウンセリング，産業カウンセリングなど，また，女性カウンセリング，結婚（離婚）カウンセリング，夫婦カウンセリング，子育てカウンセリング，法律カウンセリングなどなど，あらゆる人間の悩みについて，カウンセリングという言葉が使われるようになっている。だが，狭義でカウンセリングといえば，主に心理カウンセリングを指す。また，分野だけでなく形態についても，1対1ではなく少人数の集団で行うグループカウンセリングや，来談者と専門家という図式ではなく同じ背景をもつ者どうしが相談し合うピア・カウンセリングなどもある。心理カウンセリングにおいては，援助者はなるべく助言はしない態度をとるのが通例である。これを非指示的な態度と呼び，来談者が悩みを話す中で，さまざまなことに自ら気づくなどしつつ，自分の力で解決していけるように援助するのが望ましいとされているからである。この非指示的な態度については，クライアント中心療法を提唱したRogers CRの功績によるところが大きい。クライアント中心療法などの心理カウンセリングは，心理療法（精神療法）の一種とみなすことができ，カウンセリングと心理療法の境界は明確ではない。

　なお，カウンセラーの資格については，現在わが国では心理職の国家資格は存在せず，民間の各種団体がさまざまなカウンセラー資格を作っている。 〔村上伸治〕

⇨クライアント中心療法，臨床心理士，精神療法
[文献] Rogers CR（1942）

替え玉錯覚〔フレゴリの錯覚〕
➡フレゴリ症候群

カオス理論
[英] chaotic theory

　非周期的，非規則的な運動を中心とした力学の理論で，たとえば雨水は樋を一定量ずつ流れるのではなく，一時に大量に落ちたり，わずかずつ落ちたりして，細かな変動を繰り返している。人間の血流も恒常的に同じ量だ

け流れているのではなく，流量と流速には非規則的な変動がある。健康状態では，血流は一定の複雑さを維持しており，認知症の場合には，むしろ運動の波形が定形に近づくことが知られている。逆に統合失調症では健常者と同様の複雑さが維持されているというデータもある。こうしたデータを取りだす作業に使われているのが，パイ捏ね変換であり，ある部分を膨張させ他の部分を圧縮することを繰り返す操作である。カオス理論は純粋に数学的であり，決定論ではあるが，非収束関数であるため挙動を予測できない。またカオス幾何学では，次元と次元の間に 2.24 や 3.16 のような小数次元が出現する。生命体は，整数次元には存在していないと言われている。

(河本英夫)

[文献] 金子邦彦, 津田一郎 (1996)

加害恐怖

[英] blaptophobia
[独] Blaptophobie；Schädigungsangst；Schadensangst

　他者や器物を傷つけるのではないかという恐怖症的不安ないし強迫観念を伴う強迫状態。うつ病と強迫に関連性があり，強迫症状に抗うつ薬が有効なことがあるのはすでに常識であるが，そもそも Tellenbach H [1966] がうつ病の加害恐怖に抗うつ薬が有効という文脈で報告した。ただし加害恐怖は，うつと直接関連しない強迫性障害でも認められるし，統合失調症でも観察されうる。後者では不安が確信に至れば，加害妄想となる。　(小林聡幸)
⇨恐怖症, 強迫観念, 加害妄想
[文献] Tellenbach H (1966)

加害的自生発話〔加害的自生思考〕

[英] prejudicing autochthonous speech act；prejudicing autochthonous thought

　(町で会った)人に対し「死んじゃえ」「ざまあみろ」と言ってしまう，「テレビを見ていてアナウンサーに対し，「あの人おかしい」「変な顔」とけなしてしまうなど，特定の面前の他者，ないし身近な現実の他者に対し，多少とも罪責感にいろどられた加害的発話をしてしまうという主観的体験，あるいは，加害的内容の自生思考をいう。加藤敏によって記述された症状で，統合失調症の回復途上で認められることがあり，この能動性昂進は急性期を締めくくる意義をもつ。他方，慢性期にも認められる。　(加藤　敏)
⇨加害妄想, 寛解, 臨界期〔クリティカル・ピリオド〕
[文献] 加藤敏 (1997)

加害的被害者

[仏] persécuté-persécuteur

　加害的構えをもった被害妄想病者のことで，Falret J [1878] によって命名された。傲慢な性格に発し，慢性的な経過をとり，一貫した妄想内容をもつが，幻覚や感覚全体の障害を欠き，人格水準の低下もなく理性的にとどまる。その病態は，認知症に至る被害妄想病 (délire de persécution) と区別されて，理性的被害妄想病 (délire de persécution raisonnante) と呼ばれ，後の解釈妄想病につながる。ドイツ語圏の好訴妄想 (Querulantenwahn) にほぼ相当する。　(阿部隆明)
⇨加害妄想, 被害妄想, 解釈妄想, 好訴妄想, 慢性妄想病, パラノイア
[文献] Lasègue C (1852), Falret JP (1854), Falret J (1878), 小木貞孝 (1985)

加害妄想

[独] Schädigungswahn

　自分が他人や周囲に (実際には起こっていない) 不幸や災いをもたらしてしまった，ないし現にもたらしていると確信したり，本人が実際にはなんら関わっていないはずの現実の出来事や事件に対し自分がその原因だったり犯人であると確信する妄想。罪責妄想の一

種。たとえば，自分のせいで周囲の人々が皆死んでしまう，町が破壊されてしまうと患者は自責的となり，強い希死念慮や自傷行為を伴うことが少なくない。主に統合失調症にみられ，自分が世界の中心にあり周囲に影響を及ぼすと確信する点で，誇大的な要素も備える。従来，統合失調症の罪責妄想として被害的かつ受動的方向を基底にもつ濡れ衣的な性格の罪責妄想が挙げられたが，もう一方の極をなすのがこの周囲に対する能動性，攻撃性の自生的な出現と特徴づけられる加害妄想である。 (加藤 敏)
⇨加害恐怖，罪業妄想
[文献] 関忠盛（1980）

抱えること〔ホールディング〕
[英] holding

　Winnicott DWによる概念で，文字通りのレベルでは育児において「抱っこ」する母親の腕の支持的役割を指す。比喩的にいわれる「抱える環境」は，「対象としての母親（object mother）」と対比的に「環境としての母親（environmental mother）」と同義で使用され，居場所を提供することであり，存在の連続性を幼児に保証し自己の生成と心身の統合を確実にする。母親的環境がこれを提供できないなら，反応と迎合を生み出し，取り返しのつかないときは乳児に解体や自滅などが発生する。精神療法においても，また病院臨床やソーシャルワークにおいても，治療条件をほどよく整備し，頼りになる環境を依存する患者に供給することは重要な課題だが，多くの場合，その成功だけではなく，抱えることの失敗もまた「治療者の失敗」として劇化される場となり，おさまりの悪い患者に対し治療者は治療環境を柔軟に再構造化し，逆転移を体験しながらも確実にそこに生き残らねばならない。空間の提供と連続性の維持こそが重要な役割で，彼の治療記録ではその支持的対応と分析的解釈という両面的な分析実践が生き生きと示されている。 (北山 修)
⇨ほどよい母親
[文献] 北山修（1985），Winnicott DW（1965, 1986）

過覚醒
[英] hyperarousal

　意識混濁（cloud consciousness）でみとめる覚醒度の低下とは逆に，覚醒度が持続的に亢進した状態である。外傷後ストレス障害（posttraumatic stress disorder；PTSD）の一症状としてみとめられ，DSM-Ⅳ-TRにおいては外傷以前には存在していなかった①入眠，または睡眠維持の困難，②いらだたしさまたは怒りの爆発，③集中困難，④過度の警戒心，⑤過剰な驚愕反応，のうち2つ以上が診断に必要とされている。

　また，近年，生理的な過覚醒が原発性不眠症（primary insomnia）の病態生理であることが示されるようになった。不眠症患者は昼夜を問わず，慢性的な交感神経系や内分泌系の活動亢進によって過覚醒状態となっている。このため，患者は夜間の不眠症状に加えて，日中には緊張，不安，疲労感，いらいらなどの多彩な精神・神経症状を呈することが知られている［阿部又一郎，三島和夫 2008；Bonnet MH, Arand DL 2010］。 (小山 司)
⇨意識混濁，PTSD〔外傷後ストレス障害〕，不眠症
[文献] 阿部又一郎，三島和夫（2008），Bonnet MH, Arand DL（2010）

鏡転移
[英] mirror transference

　自己心理学の提唱者Kohut Hの概念。自己愛パーソナリティ障害で特異的にみられる転移のうちの一つであり，（太古的な自己対象としてある）治療者による映し出しへの希求を特徴とする。もう一つは理想化転移で，両者を合わせて自己対象転移（旧称：自己愛転移）と呼ぶ。分析場面でそのどちらかが現

れた場合，自己愛パーソナリティ障害の診断が確定されるとKohutは主張した。広義の鏡転移は，融合転移，双子転移，狭義の鏡転移の3つに分けられるが，その臨床的意義についてKohutは，「患者が分析医を自分の太古的な偉大さの延長として使う（融合転移）か，自分の完全性の，別個な担い手として体験する（双子転移）か，自分の偉大さへの反響や追認と，自己顕示を是認するような反応を要求する（狭義の鏡転移）かは，あまり重要ではない」としている。Kohut以後の展開として，Stolorow RDらは，自己対象転移をあらゆる転移の一側面として捉え，自己愛パーソナリティ障害に特異的とは考えない。

(丸田俊彦)

⇨自己愛パーソナリティ障害，転移，自己愛転移
[文献] Kohut H (1971, 1977, 1984), 丸田俊彦 (1992), Stolorow RD, Brandchaft B, Atwood GE (1987)

香川修徳
かがわしゅうとく　1683～1755

　号は修庵，姫路生まれ。京都に遊学し，伊藤仁斎に古学を，後藤艮山に医学を学んだ。古方派に属するが，『傷寒論』すら盲信せず，自ら実験する大切さを説いた。主著『一本堂行余医言』(全22巻)第5巻に癲狂の記載がある。修徳は艮山の「一気留滞説」を継承し，「精神の中枢は心臓にある。ここに気が欝滞すると癲狂が生じるので，気をめぐらす順気が治療の要諦である」と唱えた。うつ状態や躁状態，被害関係妄想，恐怖症や強迫症，妊娠・産褥期精神病など多彩な精神病像を記載し，いずれも「癲疾」の症状であると単一精神病論の立場をとる。狐憑きについても「真の狐憑きはごくまれで，癲の傾向をもつ者だけが狐憑きになる」とか，「小児にも精神病がある」など，当時としては革新的な見解を述べた。奇疾として「不食の証」(神経性無食欲症)の事例を複数記載し，「生理があるのは良い兆候で，食事や薬を無理強いせず，合併症をふせぎ自然の回復を待つのがよい」と治療指針を記している。

(昼田源四郎)

⇨癲狂，けもの憑き妄想，神経性無食欲症
[主著] 香川修徳 (1788)
[文献] 山田光胤 (1970), 昼田源四郎 (1982)

過換気症候群
[英] hyperventilation syndrome
[独] Hyperventilations Syndrom
[仏] syndrome d'hyperventilation

　発作性に生じる制御不能の頻回な呼吸のために多彩な症状を呈する病態。過呼吸症候群とも呼ばれる。若年者（10～20歳代），女性に多く，集団場面で生じることもある。しばしば強い不安を伴うが，ICD-10では身体表現性自律神経機能不全に属する。通常は過換気をきたす身体疾患がなく，不安，緊張などにより起こるものを指すが，貧血，発熱などを誘因とするものもある。病態生理学的には，過換気により血中のCO_2分圧が低下するため，呼吸性アルカローシスをきたし，血管が収縮して脳血流も減少する。このため，呼吸器系症状（息苦しさ，窒息感，呼吸困難など）に加えて，循環器系症状（動悸，胸痛，胸部絞扼感など），神経筋肉系症状（めまい，ふらつき，失神，テタニー様けいれん，四肢の硬直，手足の先端や口唇周囲のしびれ感など）を生じる。酸素欠乏感や不安のために患者は過換気をさらに強め，交感神経系の変化とあいまって，症状がさらに悪化する悪循環に陥る。臨床検査では，発作時には動脈血ガス分析でpHの上昇と血中CO_2分圧の低下を示し，心電図でT波の平低化や逆転，ST低下，QT延長などがみられる。過換気発作の治療には，紙袋による再呼吸法（呼気を再吸入することで，血中のCO_2分圧を上げ，呼吸性アルカローシスを改善させる）が用いられるが，長く息を止めさせたりゆっくりとした呼吸をさせるだけでも効果はある。また，抗不安薬を投与する（静注することもある）。

発作間欠期には支持的な小精神療法，自律訓練法，認知行動療法的アプローチを用いる。背景にある心理的要因は精神療法で扱うが，心因が目立たぬこともある。薬物療法では抗不安薬などを用いるが，漫然とした長期投与にならないように注意する。落ち着いているときに診察場面で2〜3分間，強制過換気をさせると（過換気テスト），症状が再現されて確定診断ができるとともに，安心できる状況であれば脱感作の効果がある。 （中尾和久）
⇨心身医学，ストレス，肺性脳症，集団精神病，集団ヒステリー，QT延長症候群〔QT間隔延長〕

鍵体験
［英］key experience
［独］Schlüsselerlebnis

Kretschmer E［1918］が提起した妄想症の一つである敏感関係妄想において妄想形成を引き起こす体験。性倒錯傾向への敗北や中年未婚女性の時期を逸した恋愛感情といった性倫理上の強い葛藤を伴う体験や，職業上自己に課した倫理の敗北体験などが鍵体験の具体例とされる。無力性と強力性とをあわせもつ敏感性性格者がこうした体験に遭遇すると感情的緊張が高まり，ついには一次的体験内容が関係妄想に転換される。 （仲谷 誠）
⇨敏感関係妄想，関係妄想
［文献］Kretschmer E（1918）

加虐性愛 ➡ サディズム

可逆認知症 ➡ 認知症

拡散テンソル画像〔DTI〕
［英］diffusion tensor imaging

拡散現象に由来するNMR信号の強度変化については，Hahn EL［1950］，Carr HYとPurcell EM［1954］らによって報告されている。現在臨床で主に使われている方法であるpulsed gradientによる拡散の解析はStejskal EOとTanner JE［1965］によって最初に報告されている。

本来の拡散現象は粒子のブラウン運動による方向性をもたない並進運動であるが，生体における水分子の微視的並進運動には本来の拡散以外の運動，たとえば軸索流，微小循環などが含まれるため，MRIの拡散強調画像で検出可能な水分子の拡散特性はこれら並進運動の"総和"となり，"みかけの拡散"（apparent diffusion）と表現される。神経系においては，その方向性もまた重要な特性となり，脳の白質における拡散の不等方性が神経路の方向と一致するという経験的事実から，MRIによる非侵襲的な白質の解析手法として発展した。

三次元空間におけるこのような不等方性を正確に取り扱うために，みかけの拡散は，3×3の二階テンソル量として扱わなければならない。得られた拡散テンソルの固有値解析の結果からFractional Anisotropy等のテンソル不変量のマッピングや固有ベクトルのカラーマッピング，あるいは神経路画像（tractography）等さまざまな拡散テンソル画像（DTI）が作られ，実用化されつつある。
（松澤 等）
⇨MRI，脳画像〔ブレインイメージング〕
［文献］Hahn EL（1950），Carr HY, Purcell EM（1954），Stejskal EO, Tanner JE（1965）

核磁気共鳴（断層撮影） ➡ MRI

学習障害
［英］learning disabilities；LD

正常な知的水準にありながら，聞く，話す，読む，書く，計算するなどの個別の能力の発達が大きく遅れているもので，ICD-10の特異的発達障害のうち学力障害とされる一群。DSM-IVではlearning disordersの項に掲載されている。

(1)読字障害（dyslexia） 読みに関する発

達性の障害で，小学校入学後も困難が続く。音韻認知の障害とされ，聴いた語音がどの文字音に相当するかの認知が困難である。英語には四十数音の音韻があるのにアルファベットは26文字しかないので，単語の読みが混乱しやすい。日本語はほとんどの音韻が一対一で文字に対応しているので読み障害はごく少ないとされるが，読み障害の子どもは文字音や単語は正しく読むが，音節を区切って文章を読むのが困難であったり，文字をとばして読んでしまう。追跡眼球運動がスムーズでないと，隣の行に移って読んでしまう。

(2)綴字障害（spelling disorder） 英語ではいくつかの文字が綴られて単語が構成されているので，綴りから単語を読むこと，綴りを想起して単語を書くことの障害。日本語には綴りという構造はないが，偏と旁を一体のものとして学習しないと漢字は書けない。

(3)書字障害（writing disorder） 書字の重度な障害。言われた文章を書字文に変換することの障害であるが，学業上の困難としては単語のスペルや漢字のような文字形態の書き出しが問題となる。「i」の傍点や「t」の横線の欠落，句読点の書き忘れは健常児にもみられる。このような書字作業上の問題のほか，音節の文字への変換の困難も書字困難をきたす。読みの困難と書字の困難が並存していることが多いので，読み書き障害とも呼ばれる。

(4)算数障害（mathematics disorder） 読字障害を伴うものと伴わないものとに区分される。読字障害を伴う事例は語句，文章の読みと関連しているのに対し，伴わない事例では視空間理解の混乱による計算記号の理解不足や読み違いが多い。 　　　　　　　（中根 晃）

⇨失読，探索眼球運動
[文献] Johnson DJ, Myklebust HR (1964), Rouke B (1989)

学習性無力
[英] learned helplessness

米国の心理学者 Seligman MEP が提唱したうつ病発症についての心理学的仮説であるが，むしろ，うつ病の動物モデルの作成手段として広く知られている。その理論は「動物が逃げられないストレスを継続して受けた時に，『自分は状況に対して全く無力である』ことを学習し，その結果，うつ病と類似した状態に陥る」というものである。この状態に陥った動物は，意欲の低下，活動量の低下，体重低下，血中コルチコステロンの上昇などの「症状」を数週間にわたって示し，それは抗うつ薬によって回復されることが実験的に示されている。これらは動物モデルとしての基準によく該当するが，抑うつの発現要因としては，反応性うつ病や疲弊うつ病などの，ストレス状況に起因するうつ病との共通点はあるものの，自然経過により病相を繰り返すわけではなく，これのみでうつ病全般を考えることはできない。 　　　　　　（野村総一郎）

⇨うつ病，動物モデル
[文献] 吉川武男（2008）

学習能力の特異的発達障害　➡学習障害

覚醒暗示　➡暗示療法

覚せい剤
[英] methamphetamine；amphetamine

覚せい剤取締法2条により覚せい剤として指定された薬物の総称。①フェニルアミノプロパン（アンフェタミン），フェニルメチルアミノプロパン（メタンフェタミン）および各その塩類，②それらと同種の覚せい作用を有する物であって政令で指定するもの，③前二号に掲げる物のいずれかを含有する物をいう。覚せい剤そのものを意味する英語名はない。アンフェタミンは1887年に Edelemo L により，メタンフェタミンは1893年に長井

長義により合成された。わが国で乱用されてきた覚せい剤のほとんどはメタンフェタミンである。覚せい剤は白色無臭の粉末で、苦みがあり、水溶性である。強い中枢神経興奮作用と交感神経刺激作用がある。これらの作用はメタンフェタミンの方が強く、作用時間も長い。使用の繰り返しは耐性を生み、強い精神依存を引き起こすが、身体依存はない。依存にもとづく使用の繰り返しは、幻覚妄想状態を主とする覚せい剤精神病を惹起しやすい。

(和田　清)

⇨覚せい剤取締法、アンフェタミン、耐性、覚せい剤依存(症)、覚せい剤精神病、精神作用物質
[文献] 和田清（2000b）

覚せい剤依存(症)

[英] methamphetamine dependence；amphetamine dependence

覚せい剤使用の慢性的習慣的使用の結果惹起される、覚せい剤使用に対する自己コントロールを失った状態をいう。かつては、覚せい剤中毒（addiction）と呼ばれていたが、WHOにより依存という概念が定義づけられて以降は、覚せい剤急性中毒（acute intoxication）や覚せい剤精神病とは区別して用いられる。覚せい剤依存症者の典型像を小沼杏坪は三層構造と名づけた。第一層とは、「めちゃ打ちの時期」であり、覚せい剤があればありったけ使用し続け、自己高揚感の中で、不眠不休で過ごし、食欲を感じない2〜3日間である。しかし覚せい剤が切れると、その反跳として、脱力、倦怠感が強く、2〜3日間眠り続ける第二層の「つぶれの時期」に入る。目が覚めると、強烈な空腹感に襲われ大食するとともに、覚せい剤使用に対する渇望が湧いてくる第三層「薬物渇望期」であり、数日間続く。その結果、薬物探索行動に走り、第一層に戻ることになる。

(和田　清)

⇨依存、覚せい剤精神病、物質乱用、薬物依存(症)、離脱症状

[文献] 小沼杏坪（1993）、和田清（2000b）

覚せい剤精神病

[英] methamphetamine psychosis；amphetamine psychosis

覚せい剤の慢性的習慣的使用により惹起される幻覚妄想状態を主とする精神病をいう。この覚せい剤精神病は、①休薬後1ヵ月未満に症状が消退する早期消退型、②休薬後も1ヵ月以上にわたって症状が持続し、時には6ヵ月以上にわたり症状の小康と増悪を繰り返す遷延・持続型、③依存徴候が認められなくなっても、不安神経症様状態や身体的不定愁訴、情動障害、意欲減退などを呈する残遺症候群がある。幻覚妄想状態の特徴は、幻聴、被害妄想、関係妄想、追跡妄想、注察妄想の頻度が高く、同時に不安、焦燥、精神運動興奮が高頻度に認められる。典型的には、包囲襲来状況に追い込まれ、周囲がすべて敵に思え、殺される前に殺すしかないと確信し、惨事を引き起こすことがある。一般的に、覚せい剤精神病の幻覚妄想状態は統合失調症の幻覚妄想状態よりは抗精神病薬への反応性が良い。ただし、遷延持続型の中には、統合失調症との鑑別が困難な症例も少なくない。

(和田　清)

⇨幻聴、被害妄想、関係妄想、追跡妄想、注察妄想
[文献] 和田清（2000b）

覚せい剤中毒　➡覚せい剤依存(症)

覚せい剤取締法

[英] stimulants control law

戦後、覚せい剤の乱用、依存とその中毒（覚せい剤精神病）が社会問題化したため、覚せい剤を法規制するために1951（昭和26）年より施行された法律。この法律で覚せい剤と定められた薬物は、①フェニルアミノプロパン（アンフェタミン）、フェニルメチルアミノプロパン（メタンフェタミン）および各

その塩類，②これらと同種の覚せい作用を有する物であって政令で指定するもの，③前二号に掲げる物のいずれかを含有する物である。これにより，覚せい剤と覚せい剤原料は輸入，輸出，製造，譲渡，譲受，所持に限らず，使用自体が禁じられることになった。輸入，輸出，製造は，営利犯の場合，無期又は3年以上の懲役，情状により1000万円以下の罰金を併科であり，非営利犯の場合は，1年以上の有期懲役である。譲渡，譲受，所持，使用は，営利犯の場合には，1年以上の有期懲役，情状により500万円以下の罰金を併科であり，非営利犯の場合は，10年以下の懲役である。

(和田　清)

⇨覚せい剤，アンフェタミン，覚せい剤依存(症)，覚せい剤精神病

[文献] 和田清(2000b)

覚醒時発作　➡覚醒てんかん

学生相談室　➡キャンパス精神医学

覚醒てんかん

[英] epilepsies with grand mal ; GTCS ; seizures on awakening
[独] Aufwach-Epilepsien
[仏] epilepsy du réveil

主な発作型は睡眠覚醒後1〜2時間程度の時間帯や夕方休息時に出現する全般性強直間代発作が主体である（覚醒時発作）。脳波は全般性棘・徐波複合を呈するが，画像所見は正常である。てんかん症候群国際分類[ILAE 1989]では，覚醒時大発作てんかんに相当する。「覚醒てんかん」の概念はJanz Dによって提唱されたが，てんかんの症候学的特性を，覚醒レベルとの関連から明確にしていく先駆けとなった[Janz 1962, 1969]。　(岩佐博人)

⇨強直間代発作，棘・徐波複合

[文献] Commission on Classification and Terminology of the International League Against Epilepsy (1989), Janz D (1962b, 1969)

覚醒反応

[英] arousal response ; arousal reaction
[独] Weckreaktion
[仏] reaction d'éveil

感覚刺激によって意識清明で目覚めた状態になることをいうが，脳波上の覚醒反応は，安静閉眼時に後頭優位に出現するα律動が，開眼，緊張，知覚刺激などを受けた際に，低電位速波成分を主体とした律動に変化する反応のことを指す[Motokizawa Fら1964]。この反応は，上行性網様体賦活系から視床広汎性投射系を介して大脳皮質に至る神経機能が正常であることを示すが，意識の覚醒レベルや睡眠覚醒機能が関連する病態の診断などにも有用な指標となる。　(岩佐博人)

⇨網様体賦活系

[文献] 大熊輝雄(1999a), Motokizawa F, Fujimori B (1964)

覚醒夢　➡白昼夢

拡大自殺

[英] extended suicide

日本では心中と称される現象の多くが，実際には殺害される他者がともに死を選ぶことに同意していないことから，英語圏ではしばしばmurder-suicide（他殺－自殺）と呼ばれる[Palermo GB 1994]。すなわち，拡大自殺とは，自己と他者の間に幻想として保持されている一体感が失われることを恐れるあまりに，自殺の危険の高い人が，自分にとって強い絆のあった他者を殺害してから，自殺に及ぶ現象を指す。通常，殺害される人と自殺する人の間には強い絆があり，自殺は殺人の直後に生じることが多い。なお，直接自らの命を絶つのではなく，あえて他者を刺激して，自らの死を招くような行為は間接自殺（indirect suicide）と呼ばれる。たとえば，犯罪

行為などによって警察官を挑発して発砲させたり，重大事件を犯して，死刑となるように仕向けるといったことがその一例である。

(高橋祥友)

⇨自殺〔精神力動〕
[文献] Palermo GB (1994)

獲得性てんかん性失語
➡ランダウ＝クレフナー症候群

確認強迫
[英] checking compulsion
[独] Kontrollzwang
[仏] manie de vérification

強迫症状の一つで，ある行為が実際に遂行されたか，ある状態が望ましく保たれているか，何度も確認しないと不安に陥る状態。安全や正確さが必要な日常行動に関係する。良くあるのは，カギやガスの元栓がきちんとしまっているかを確認する行為である。Rachman SJ は，確認強迫と洗浄強迫の二つを，強迫行為の主要なサブタイプとしてとりあげた。軽症のものは正常人にもみられるが，典型的には強迫性障害に出現する。 (五味渕隆志)

⇨強迫行為，強迫性障害，疑惑癖，洗浄強迫
[文献] Rachman SJ (1985)

隔離
[英][仏] isolation
[独] Isolierung

Freud S [1894] が提唱した心的防衛機制の一つ。不快感や苦痛を引き起こすために受けいれ難い体験と関連のある観念や空想，欲求，それらに伴う情緒などを，意識から切り離したり，遠ざけたりすること。心的表象は分裂されず，客観的な視点や論理的な思考を維持するうえでは適応的な機制でもある。

(湊真季子)

⇨防衛機制，知性化
[文献] Freud S (1894)

家系研究
[英] family study

疾患の遺伝疫学的研究の一つであり，対象疾患の発端者（proband）からみて第一度血縁者（時には第二度血縁者）を集積し，対照群と疾患罹患率を指標として比較する方法である。疾患発端者家系に高い罹患率が認められれば，遺伝因の関与が推定される。しかし，発端者とその両親，同胞，子ども（第一度血縁者）のゲノム共有率は平均 1/2 といわれるが同じではない。ゲノムを次世代に受け渡すにあたって組み換えが生じるからである。両親は組み換える前のゲノムの所有者であり，同胞は異なる組み換えゲノムを受け継いだ者であり，子どもは組み換えたゲノムをもう一度組み換えた後に受け継いだ者である。また，環境面を考えても，発端者と一緒に生きた期間や暮らした時の年齢が違う。したがって，集積の際，発端者からみた親族（親，同胞，子ども）の割合，その年齢を同じにしないと同胞研究の精度は低下するが，それはきわめて困難である。また，家系研究は感染因も排除できない。

(岡崎祐士)

⇨遺伝率〔遺伝力〕，双生児研究，ゲノム〔ヒトゲノム〕
[文献] Rosenthal D, Kety SS (1968)

下肢静止不能症候群
➡むずむず脚症候群〔下肢静止不能症候群〕

過書
[英] hypergraphia

Waxman SG と Geschwind N が 1974 年に側頭葉てんかんの患者について記載した，大量にものを書くことをいう。内容は細部にこだわり強迫的であり，しばしば宗教や道徳に関する内容がみられる。てんかんのみならず，統合失調症，パラノイア，心気症などの精神疾患，脳器質性疾患でみられる。内容は時代とともに変遷し，グラフや図が多い症例報告

もみられる。近年では前頭側頭型認知症での症例報告が散見される。右半球損傷による過書では、内容がまとまりのないことが特徴的である。　　　　　　　　　　　　　　（船山道隆）
⇨てんかん，統合失調症，パラノイア，心気症，前頭側頭型認知症
【文献】Waxman SG, Geschwind N (1974)

寡症状性統合失調症
[独] symptomarme Schizophrenie
[仏] schizophrénie paucisymptomatique

　明確な自我障害，妄想知覚，幻覚などの特異的な陽性症状を欠き，目立たない経過をとる破瓜型および単純型統合失調症の総称。漠然とした能率低下，集中力や持続性の欠如に加えて，特定の状況における場違いな態度や唐突かつ不適切な感情表出などを特徴とし，こうした現実からの逸脱が観察者とりわけ精神科医の側に名状しがたい不可解さを喚起する点で，この病型は Rümke HC のいうプレコックス感と深く結びつく。従来，統合失調症の精神病理学的研究は幻覚や妄想などの陽性症状の考察に重きがおかれたが，現象学－人間学的潮流の中でこの種の病型にこそ統合失調症の基本障害が認められるという問題意識が表明されるようになった。なかでも，Blankenburg W は内省型の寡症状性統合失調症の患者アンネ・ラウの陳述をもとに，自然な自明性の喪失の概念を提出し，寡症状性統合失調症の病態に光を当てた。アメリカの精神疾患分類 DSM では，統合失調症の基準を満たさず，この診断が下されないことが少なくない。　　　　　　　　　　　（加藤　敏）
⇨アンネ・ラウ［症例］，自然な自明性の喪失，プレコックス感
【文献】Wyrsch J (1940), Blankenburg W (1971), 鈴木茂 (1982)

過剰適応
[英] overadaptation
[独] Überadaptation

　適応するために，自分の感情や欲求を無理に抑えこんで，周囲にあわせている状態のこと。真面目，頑張り屋，周囲によく気をつかう，他人から頼まれると断れない性格，自己犠牲的などと形容される心身症患者の特徴として，些細なことで不安になったり感情的になる神経症患者の特徴（不適応）と対比させてしばしば用いられる概念で，心身症の発症や増悪に関係すると考えられている。偽りの自己による環境への無批判的同調や対象への過度の同一化を強調する考えもある。なお，通常は本人に無理をしている自覚があるが，心身症患者の別の特徴であるアレキシサイミア（失感情言語症）があると，ストレス状態にあっても本人が自覚しているとは限らないことになる。この場合，破綻して（心身症的な身体疾患が発症して）初めて過剰適応とわかることになるため，破綻前に過剰適応と単なる適応を区別することは難しいが，臨床的には患者に説明する際に便利な概念である。
　　　　　　　　　　　　　　　　　（中尾和久）
⇨心身症，心身医学，適応，アレキシサイミア，適応障害

過剰投与〔過剰与薬〕

　薬剤が本来必要な量よりも多く医師から処方される場合をいうが厳密な定義があるわけではない。患者が自らの意図で医師の指示よりも多くの薬剤を服用した場合は過量服薬などの用語を用いて区別する。過剰与薬の中には医師が誤って適切用量よりも多く与薬した場合と，医師自身は誤りとは考えていないが，その時点での適切な医療からみて薬剤量が多すぎる場合があると考えられる。　（宮岡　等）

過食（症）　➡神経性過食症

下垂体〔脳下垂体〕 ➡間脳下垂体系

下垂体機能亢進症
[英] hyperpituitarism

下垂体前葉機能亢進症では，主な6つの下垂体前葉ホルモンのうち，1つあるいは複数の分泌が亢進している。

成長ホルモン（GH）分泌過剰により，骨端線閉鎖前では高身長を特徴とする下垂体性巨人症に，閉鎖後では四肢末端の肥大や特有の顔貌を呈する先端巨大症となる。原因は大部分がGH産生下垂体腺腫。精神症状は，自発性低下，思考は迂遠・鈍重，抑うつ気分と時に高揚，興奮もみられる。

副腎皮質刺激ホルモン（ACTH）分泌過剰は，ACTH産生微小腺腫による下垂体性クッシング病である。満月様顔貌，中心性肥満，高血圧，糖尿病がみられる。精神症状は不安，抑うつ気分，軽躁気分，幻覚，妄想などがみられる。

プロラクチン（PRL）分泌過剰は，PRL産生腺腫による。20～30歳代の女性に多い。乳汁分泌と性腺機能低下を呈する。

その他，頻度は低いが卵胞刺激ホルモンや黄体化ホルモン，甲状腺刺激ホルモンの分泌過剰もみられる。　　　　　（仁王進太郎）

⇨下垂体機能低下症，クッシング症候群，ACTH

下垂体機能低下症
[英] hypopituitalism

下垂体は，視床下部の調整を受けながら，他の多くの内分泌腺の働きを制御しており，内分泌中枢とも呼ばれる。下垂体には前葉と後葉とがある。前葉は6つの主なホルモンを，後葉は2つのホルモンをつくり，分泌する。前者6つ，①成長ホルモン（GH）は成長に，②甲状腺刺激ホルモン（TSH）は代謝に，③副腎皮質刺激ホルモン（ACTH）は生命維持に，④卵胞刺激ホルモン（FSH）と⑤黄体化ホルモン（LH）は性腺刺激に，⑥プロラクチン（PRL）は乳汁分泌に関係している。下垂体機能低下症の語は，下垂体前葉機能低下症とほぼ同義で使用される。一つの下垂体ホルモン低下の場合と，複数の場合がある。

病因には，腫瘍，炎症，分娩時異常，肉芽腫，遺伝子異常などがある。男性では下垂体腺腫，女性ではシーハン症候群が主である。欠乏しているホルモンによりさまざまな症状を呈する。無気力，無関心，抑うつ気分，活動性低下，傾眠，精神遅滞などがみられる。臨床症状と検査から診断し，原因疾患の治療（腫瘍の除去や放射線療法，肉芽腫のステロイド治療など）やホルモン補充療法を行う。

（仁王進太郎）

⇨ACTH，シーハン症候群，下垂体機能亢進症

仮性球麻痺〔偽性球麻痺〕
[英] pseudo bulbar palsy
[独] Pseudo Bulbärparalyse
[仏] paralysie pseudo-bulbaire

延髄の脳神経のうち運動性の諸神経の核下性障害を球麻痺といい，核上性障害を仮性球麻痺（偽性球麻痺）という。構音障害，嚥下困難，咀嚼障害が現れるが，核上性の支配は，多くは両側性であるので症状は球麻痺に比し軽度なことが多い。爆発性言語を呈し，嚥下障害は，球麻痺が固形物が先に飲み込みにくくなるのに比し，液体が先に飲み込みにくくなる。原因疾患は，脳血管障害，多発性硬化症，ALS，進行性核上性麻痺，脳炎，脳腫瘍などが多い。　　　　　（女屋光基）

⇨球麻痺，麻痺性構音障害

仮性幻覚 ➡偽幻覚

仮性精神病質〔偽精神病質〕
[英] pseudopsychopathy
[独] Pseudopsychopachie

Baeyer W［1947］は脳炎や頭部外傷などの器質的障害による精神病質状態を素質や遺伝

による真の精神病質と区別して仮性精神病質と呼んだ。Villinger W〔1951〕も同様の，Lempp R〔1960〕も早幼児期脳障害の概念を提唱した。福島章〔1994〕はDSM-Ⅳ(-TR)のパーソナリティ障害と一般身体疾患によるパーソナリティ変化との間の概念として，微細脳器質性格変化症状群という概念を提唱している。　　　　　　　　　　　　　　（玉井康之）
[文献] Baeyer W von（1947），福島章（1994, 1995b），Lempp R（1960），Villinger W（1951）

仮性認知症
[英] pseudodementia

　非器質性認知症状態を総称して仮性認知症と呼ぶ。偽認知症ともいう。その代表がうつ病による仮性認知症であり，とりわけ器質性認知症に類似していることから鑑別診断が問題となることが多い。従来は精神運動抑制やそれにもとづく思考の渋滞のために認知症状態を呈するものと考えられてきたが，可逆性の認知障害にもとづくうつ病性仮性認知症も存在する。これはさらに，うつ病固有の認知機能の低下によるものと，潜在的な脳の崩壊過程にもとづく器質症候群がうつ病により一過性に露呈される場合とに分かれる。

　古典的には，仮性認知症はヒステリー性（解離性障害）の認知症状態を意味するものであったが，このヒステリー性認知症状態がうつ病によって生じることもある。うつ病性仮性認知症は，その発症機序から精神運動抑制タイプ，可逆性認知障害タイプ，ヒステリータイプに分けることができ，さらにこれら3要素をさまざまな比重で包含する仮性認知症もある。このようにうつ病性仮性認知症の示す病像は，単一のものではなく，器質性認知症との実際の鑑別は必ずしも容易ではないが，とくにうつ病の既往，抑うつ気分，精神運動抑制，態度・外見，意欲，返答の仕方（能力低下を強調し深刻に悩む）などの項目が鑑別に有用である。なおうつ病における仮性認知症の出現が器質性認知症の前兆となる可能性も示唆されている。　　　　　（坂元　薫）
⇨認知症，ガンザー症候群，器質認知症
[文献] 坂元薫，田中朱美（1998），Lantz MS, Buchalter EN, American Association for Geriatric Psychiatry（2001）

下層意志機制
[独] hypobulischer Mechanismus

　Kretschmer Eにより提唱された概念。「心の器官」の機能は，心に映し出される反映事象と精神運動性の表現事象とに分けられる。どちらの事象にも系統発生的な発達史があり，最上部に位置するのが，知性と意志の支配する層である。最上層の下には，古い系統発生的発達段階の精神生活があり，これが最上部の層にも影響を与え，時には独立して作用することもある。それが下層知性-下層意志機制である。下層意志機制は，成人した文化人においても，強烈な情動刺激が加えられると反射的に呼び起こされる。典型例として，常同症や語唱にみるリズム運動，運動暴発，パニック，ヒステリー性発作が挙げられる。下層意志機制は，ヒステリーや緊張病の症状構成において主要な役割を果たしていると考えられる。動機の熟慮を経ず反射的に作用し，動機に対しては無反応であるが，単純な強い感覚刺激に対して反応することが特徴である。Kretschmerの進化構造論的視点がよく現れている概念である。　　　（古茶大樹）
⇨常同症，語唱，運動暴発，緊張病〔緊張病症候群〕，パニック，文化結合症候群
[文献] Kretschmer E（1922b）

画像診断(法)
➡脳画像〔ブレインイメージング〕

下層知性機制　➡下層意志機制

家族会

[英] family association

　疾患や障害等なんらかの問題を抱えている人を親族にもつ人を対象とし，相互扶助を目的とした団体。精神障害者の家族会については，全国規模のものとして全国精神障害者家族会連合会（全家連；1967年に財団法人化，2007年に解散）が有名であった。全家連は精神分裂病の呼称変更に関する働きかけなど，精神障害をもつ人を取り巻く環境の向上について一定の成果を挙げた。こうした活動は2010年現在，全国精神保健福祉会連合会（みんなねっと）等に引き継がれている。この他にも医療機関や市町村，保健所の単位などで活発に活動している家族会もある。このような家族会の活動は当事者のみならず家族自身の心理社会的問題へのサポートとして重要な意味をもつが，近年は活動の主たる担い手である親世代の家族の高年齢化が指摘されており，同胞や配偶者など若い世代の家族が気軽に参加できる家族会のあり方を模索していくことも課題となっている。　　（佐藤さやか）

⇨全国精神保健福祉会連合会

[参考] 全国精神保健福祉会連合会（みんなねっと）HP http://seishinhoken.jp/
地域精神保健福祉機構（COMHBO）HP http://www.comhbo.net/

家族教室

[英] family psychoeducation

　精神障害をもつ人の家族を対象とする活動の中で，主たる目的が家族心理教育である活動のこと。統合失調症の再発因子として家族が当事者に接する際の感情表出（expressed emotion；EE）が挙げられる。家族が当事者に対し，批判，敵意，過度の感情の巻き込まれなどのパターンを示す「高EE」状態になってしまう原因として，当事者のもつ精神症状に振り回されることによるストレス，疾病や服薬についての知識・情報不足，身近に相談できる相手がいないことによる問題の抱え込みなどが考えられており，こうした問題にさらされがちな家族に対する情報共有や対処法の学習，家族同士の支え合いなどを含む家族心理教育の場として家族教室が活用されている。海外の研究では薬物治療と家族心理教育を併用した場合，薬物治療のみを行った場合と比べて再発率が低いことが明らかとなっており［Hogarty GEら 1986］，今後わが国でも更なる家族教室の普及が望まれる。

（佐藤さやか）

⇨EE〔感情表出〕，心理教育

[文献] Hogarty GE, Anderson CM, Reiss DJ, et al. (1986)

家族構造

[英] family structure

　家族療法の構造派（structural family therapy）の創始者であるMinuchin Sが家族機能を説明するために用いた用語である。彼は家族のヒエラルキー（力関係），家族内での関係性のあり方（家族内境界），さらに社会と家族の関係性（家族の外的境界）について記述した。たとえば思春期の子どものいる家族では，彼らが成長し自立するまでは両親は彼らよりも家族内で力をもつのが機能的である。つまりこのような家族のヒエラルキーでは両親が子どもより上に位置づけられる。また，こうした思春期の子どもたちは両親世代とは違った自分たちの文化を保持しようとして両親世代とは距離をとりたがる。また，それを感じた両親世代は彼らの自立の過程として，これを受け入れようとする。このような両親と思春期の子どもとの間には世代間境界が必要であると考えた。このように境界は家族員間の距離をあらわすことができる。健常な関係では明確な境界（clear boundary）があり，絡み合った関係（enmeshment）ではあいまいな境界（diffuse boundary），疎遠（disengaged）な関係では固い境界（rigid

boundary）があるという表現をする。こうした家族構造は家族図（family map）として視覚的に記述される。
(中村伸一)
⇨家族療法, 世代境界
[文献] Minuchin S (1974)

家族神経症
[英] family neurosis
[独] Familienneurose

　家族関係が病因となって，その家庭内のある個人が心因性疾患の症状を呈している状態で，神経症の特定の病型を意味するわけではない。1936年に Laforgue R が提唱した。彼は，互いに補い合う神経症的傾向によって結び付いた夫婦関係が，子どもに及ぼす影響を重視した。近年では，摂食障害などで，このような家族関係がみられることが多いとされている。精神分析学とシステム理論を統合した関係生態学的心理療法（エコ心理療法）の立場から，Willi J はこのような家族関係が生じるのは，二人ないしはそれ以上の人の間で，共通した未解決の葛藤を，その関係の中で克服し合おうとして無意識的に演じてしまう神経症的補完関係が，代償不全に陥った場合であるとしている。彼は，この無意識的共演を「共謀（Kollusion）」と名づけている。このような患者の治療の際には，当該の個人の心理だけではなく，家族関係を念頭に置く必要がある。
(奥村満佐子)
[文献] Erman M, Waldvogel B (2008), 奥村満佐子 (2002), 小此木啓吾 (1993a), Laplanche J, Pontalis JB (1967), Richter HE (1963), Richter HE (1970), Willi J (1972, 1975, 1978, 1996)

家族神話
[英] family myth

　家族が相互に合意している歪曲された役割。こうした関係を維持することで，その家族が回避しておきたい主題や空想，過去の出来事，さらには隠された期待などが防衛される。最初に Ferreira A [1963, 1965] によって記述され，その後 Byng-Hall J [1973] により，家族員間の無意識的な共謀（collusion）により維持されているとされた。顕在夢の内容と同じく，家族神話には家族が拒否するドラマあるいは出来事を隠蔽し，無かったものにしようとする機能がある。恐怖を伴う出来事，たとえば近親姦，死，そして家族にとっての崩壊的な事件は，家族神話によって脅威を伴わないものとなる。しかしながら，この代償として精神病的な状況を生み，これがさらなる病的な家族間の共謀を維持する。このように家族の恒常性（family homeostasis）を維持する機能をもつ家族神話は，世代を超えて伝承され，現在の家族の状況に見合ったものへと再編される。この家族神話の維持に危機を感じた時に，家族あるいはその家族員が臨床場面に現れる。治療者は，ジェノグラムなどを描き，これを家族と共有することで家族神話の起源を慎重に探索し，家族に時間をかけて意識化させていく。
(中村伸一)
⇨家族療法, ジェノグラム
[文献] Ferreira A (1963, 1965), Byng-Hall J (1973)

家族性黒内障性白痴　➡テイ＝ザックス病

家族否認症候群

　「自分は誰なのか」という自己同一性の根本的な問題を，自己の出自に溯って疑問視する妄想複合に対して，木村敏らが提唱した名称。これは日本人に多く認められ，西欧諸国での記載は少ないことから，日本固有の家族意識の関与が考えられる。典型的には以下の一群の妄想症状からなる。

(1)自分の出自や来歴に関する疑惑　多くの場合，両親またはその一方との親子関係を否認する（貰い子妄想）。ときに誇大化して伝統的に知られた血統妄想となることもある。配偶者との結婚や自分の子どもを否認する例

もある。
(2)周囲の人物の真正さに関する疑惑　熟知の人物が瓜二つの別人に入れ替わったというカプグラ症候群，既知の人物が複数の人に変装して現れるというフレゴリの錯覚のほか，自分自身を本物でなく偽物とする自己替え玉体験や家族全体が替え玉だという体験も出現しうる。
(3)典型的な恋愛妄想のほか，自分が誰かに愛されているという妄想的願望。
(4)以上の3主徴以外に，性同一性への疑惑，体感異常，時空間の解体，物品のすり替わりなどが出現しうる。

　本症候群は受容困難な現実を受容するために人生のプロットを変更しようとする願望充足的な妄想である。統合失調症以外に，パラノイア，非定型精神病，てんかん，器質性精神病などに出現しうる。　　　　　　　（木村　敏）
⇨自我同一性，血統妄想，カプグラ症候群，フレゴリ症候群，恋愛妄想
[文献] 木村敏，坂敬一，山村靖ほか（1968），Kimura B（1974）

家族力動

[英] family dynamics;
family psychodynamics

　もともとは Ackerman NW［1958］の著書，'The psychodynamics of family life' に由来する用語と考えられる。家族員間の動的な心的相互作用を表すものとして用いられた。家族は外的な環境の変化や家族ライフサイクルに伴う家族内の必然的な変容にあわせての変化を余儀なくされる。こうした状況で家族は，柔軟な変化を伴いながら結果的にはホメオスターシスを維持し続け，統合を保とうとする。昨今では，家族療法家は，家族力動という言葉をことさら用いることは少なくなった。この背景には，目の前の家族のコミュニケーションのパターンに注目し，介入する学派が台頭してきたことによるだろう。しかし，構造派家族療法をはじめとして，精神分析的もしくは対象関係論的家族療法家など，家族の無意識的役割行動，力関係，家族同一性（family identity），相互決定的な投影過程などを重要視する家族療法家は好んでこの用語を用いる傾向にある。　　　　　　　　（中村伸一）
⇨家族療法，アッカーマン
[文献] Ackerman NW（1958，1966）

家族療法

[英] family therapy

　家族システムに変化を起こすことによって，症状や問題行動を示している家族員をより適応的にするべく介入する心理療法。治療者の前に家族員が一堂に会しての合同家族面接が基本だが，場合と面接経過により親との単独面接，両親合同面接，親子面接，子ども（たち）だけの面接など，柔軟にアレンジされることが多い。ある家族員との個人面接も家族システム全体の変化を目論んだ目的であれば家族療法といえる。現在では多種多様なアプローチがある。精神分析的家族療法，認知行動療法的家族療法，体験的家族療法，拡大家族システム療法，構造派家族療法，心理教育的家族療法，戦略的家族療法，問題解決志向型家族療法などさまざまである。ただ実践ではこれらのさまざまなアプローチは相互排他的なものではなく，共通する部分も多いため，折衷もしくは統合されたかたちで用いられることが多い。家族療法とは家族の中の個人とその家族を，治療者を含む支援システムと有機的に結び付けることによって援助する方法と再定義しなおすこともできる。（中村伸一）
⇨合同家族療法，システム理論，父母治療，家族神経症，家族力動
[文献] Nichols M, Schwartz R（2001）

過代償　➡過補償

カタトニー　➡緊張病〔緊張病症候群〕

カタプレキシー
➡情動脱力発作〔カタプレキシー〕

カタリーナ［症例］
Katharina

Freud S『ヒステリー研究』[1895] 記載の5症例のうちの1例。カタリーナは，山小屋の少女で，呼吸困難，頭重，めまい，怖い顔の幻覚といった症状を患っており，山歩きに訪れたFreudに相談した。これらの症状は，父からの性的接近，父と従姉妹との原光景の目撃によるヒステリー性不安と，両親の離婚問題が生じた際に手を振りかざした父の顔の幻覚であったことがFreudの謎解きによって判明する。

本症例は，分析治療の報告ではないが，性的なトラウマにもとづくヒステリーでは，性の発達以前の時期に受けた印象が，後に性に関する理解をもったときに想起され，トラウマとしての力を得るということ，転換症状がトラウマの直後ではなく，潜伏期間をもって現れることの証左となった。

なお，当初，叔父による性的誘惑として記載されたが，1924年の補遺にて実の父による誘惑であったと訂正し，こうした歪曲は避けねばならないとFreudは述べている。

(鈴木智美)

⇨ヒステリー，トラウマ，転換
[文献] Freud S, Breuer J (1893-1895b)

カタルシス
［英］［仏］catharsis
［独］Katharsis

カタルシス（浄化）とは，病因となる外傷的な出来事や体験などに伴う情動を解放することで，治療の重要な要素の一つ。1882年ころ行われたBreuer Jによるアンナ・Oの治療では，催眠カタルシス法が用いられ，治療機序として重視された。これは，ヒステリー症状の発端となった忘れ去られた外傷的な体験では，情動が貯留されており，その出来事を催眠下で想起させて貯留していた情動を解放させることで，ヒステリー症状が除去されるというもの。Freud Sも1890年ころより数年間この技法を用いて治療を行った。その後Freudが創始した精神分析において，外傷体験を想起することの治療的意義は薄らいだものの，情動の放出が一定の治療効果をもつことに変わりはない。また，広く精神療法一般においても，カタルシスの意義は認められており，さまざまな技法が工夫されている。とくに心的外傷後ストレス障害や解離性障害の治療においてカタルシスは重視されている。

(遠藤幸彦)

⇨アンナ・O［症例］，ヒステリー，PTSD〔外傷後ストレス障害〕，解離性障害／転換性障害，除反応
[文献] Freud S (1893-1895), Gay P (1988)

カタレプシー　➡緊張病〔緊張病症候群〕

学校恐怖症　➡不登校

学校精神保健
［英］school mental health

(1)学校精神保健とは　子どものこころの発達を健全に促し，こころの問題をもつ子どもに対して学校を中心として，何らかの支援などを提供する活動全体を指す。わが国の将来を担う子どもの心身の育成に大きな役割を担う学校機能の健全化は喫緊の課題である。

(2)学校保健の現状　吉川武彦[2003]は学校精神保健の最優先課題として，①不登校・登校拒否を減らしひきこもりへの発展を防止すること，②いじめ・自殺を防止すること，③学級崩壊や学校崩壊に発展させないこと，④障害児統合教育へのギアチェンジを図ること，⑤教師のメンタルヘルスに多大な関心を寄せること，の5点を挙げている。④にも関連するが，高機能の広汎性発達障害や注意欠如・多動性障害などの軽度発達障害の問題も

今日的な課題である。
(3)学校精神保健をめぐる法や制度の整備の状況［松本英夫 2009］　学校精神保健の問題に対応するために法や制度の整備が徐々に行われている。近年に成立した主なものを紹介する。①発達障害者支援法：2005（平成17）年4月に施行された。対象は軽度発達障害を念頭においたもので，早期発見，学校教育・就労・生活全般にわたる支援，などが謳われている。②学校教育法施行規則の一部を改正する省令について：2006年4月に施行された。改正の趣旨は，「学習障害及び注意欠陥多動性障害の児童生徒を通級による指導の対象とすること等により，障害のある児童生徒に対する教育の充実を図る」ことである。さらに2007年4月からは「特別支援教育」が学校教育法によって位置づけられ，障害のある幼児児童生徒への支援の充実が図られることとなった。③児童虐待の防止等に関する法律：2000年11月に施行され，2004年4月に改正された。児童虐待の防止，早期発見と，被虐待児童の保護と適切な支援を目的に作られた法律である。
(松本英夫)
⇨発達障害，不登校，いじめ，特別支援教育，児童青年精神医学
[文献] 松本英夫（2009b），吉川武彦（2003）

渇酒癖
[英] dipsomania
[独] Dipsomanie
[仏] dipsomanie

挿間性，周期性暴飲（Quartalsaufen）で，平素は節酒，禁酒も可能でもあるが，気分失調時などに抗拒不能な飲酒欲求が突然に起こり，連日連夜飲み続け数日から数週間続いて急激に終わる。アルコール関連障害の一種であるが，現在，独立した疾患としてではなく，てんかんや気分障害，アルコール症，異常人格や衝動障害，統合失調症などを基礎疾患，原因とするものと考えられている比較的まれな症候群である。
(影山任佐)
⇨アルコール依存(症)
[文献] 須江洋成，古賀聖名子，高橋千佳子ほか（2003）

合体　➡出立／合体

葛藤
[英] conflict
[独] Konflikt
[仏] conflit

精神内界で相反する欲求や対立する思考などが同時に同程度の強さで存在したり，外的世界と個人の内的世界との間で矛盾が生じたりする状態。前者を精神内界的葛藤，後者を外的葛藤とも呼ぶ。Freud Sは，葛藤が神経症の症状や行為，思考などに作用しており，無意識にも起こることを発見した。そして，こころがエス，自我，超自我から構成されるという構造論を練り上げた。それは，エスの本能的願望に超自我から禁止がかかると，自我は不安信号を生み出し，防衛が働くことにより，葛藤は妥協形成によって解消されるという理論である。Freud A［1962］は発達論的視点から，外的葛藤について，親が解決の支援をすることで子どもの環境への適応力を高める役割があると論じた。また，Hartmann H［1939］は「葛藤は，人間的な状態の一部である」と述べ，人間のこころの普遍的で基底的な力動であるとした。
(湊真季子)
⇨自我，超自我，エス，妥協形成，構造論的観点
[文献] Freud A（1962），Hartmann H（1939）

カッパ（κ）律動
[英] kappa rhythm

知的精神活動に従事している際に著明に出現するとされる，側頭部にみられる6〜12Hz帯域の律動を指す［大熊輝雄 1999, Niedermeyer Eら 2005］。その起源については，眼球運動によるアーチファクトという報告や，側頭葉付近が起源と考えられる脳波であるとの

報告がある [Armington JC ら 1959]。(平野昭吾)
⇨脳波 [EEG], ミュー [μ] 律動
[文献] 大熊輝雄 (1999a), Niedermeyer E, Lopes da Silva F (2005), Armington JC, Chapman RM (1959)

過程
[英] process
[独] Prozeß

　過程概念は、Schub や Phase と並んで、身体医学に起源をもつ経過類型の一つであって、個人を不可避的に病的な欠陥へと導く進行性の事態を意味する。認知症や統合失調症の破壊的な経過の基礎には、たとえば再発性肝炎が肝硬変へ不可逆的に進行するのと類比的な身体的解体過程の存在を想定しうる。しかしその種の過程概念を、人格の解体を見ない妄想経過に適用することには無理がある。そこで Jaspers K は、嫉妬妄想を例にとり、ある時点で「それまでの人格にとって異質な、精神生活上の不可逆的な変化」が発生し、その後は人格の了解可能な発展と並行して妄想がそれ自身のまとまった筋書きを展開するような経過型を新たに「精神的過程」(psychischer Prozeß) と名づけて、脳の解体過程から区別した。人格の発展に折れ目 (Knick) を作る「異質なもの」の侵入ないし「意味連続性の中断」[Schneider K] が、他方で内因性精神病を神経症やパーソナリティ障害から区別する基準になっている。

(鈴木　茂)

⇨解体, ヤスパース, 嫉妬妄想
[文献] Häfner H (1963), Jaspers K (1910)

家庭裁判所

　裁判所法にもとづいて設置されている下級裁判所の一種で地方裁判所と同格とされる。主として家事審判法にもとづく審判・調停、人事訴訟法の裁判および少年保護事件の調査・審判を扱う。これらは一般の訴訟事件とは異なる性格をもつことから、非公開を原則としている。また職権主義、科学性、個別性といった特色があり、人間関係諸科学の専門家である家庭裁判所調査官が置かれて、事件関係者の人間関係の調整や少年の健全な育成がはかられる。

　基本理念は「家庭に平和を、少年に希望を」と端的に表現されているが、1947（昭和22）年の新憲法施行を受けて、旧少年法時代は行政機関であった少年審判所と、1948年に設置されたばかりの家事審判所が合体するかたちで、1949年1月、全都道府県に家庭裁判所が開設された。

　家事関係事件には、精神上の障害のある者に対する後見・補佐等の開始、精神保健福祉法の保護者選任、後見人や財産管理人の選任とその監督、親権の辞任許可や喪失の宣告など、権利の制限、未成年者や弱者の保護など国が後見的に関与する必要性が高い性質のものと、離婚や別居に伴う財産分与や親権の指定・変更、親族間の扶養、遺産分割など親族間の協議で解決ができない場合に家庭裁判所が調停・審判を行うものとがある。

　少年関係事件には、少年保護事件と少年の福祉を害する成人刑事事件がある。少年保護事件の対象は、14歳以上20歳未満の少年が罪を犯した場合の「犯罪少年」、14歳未満であって刑罰法令に触れる行為をなし、児童相談所長から送致を受けた場合の「触法少年」、保護者の正当な監督に服さなかったり、犯罪性のある人と交際したり、自己の徳性を害する性癖をもつなどして将来、罪を犯すおそれがあると認められる「虞犯少年」である。

　これらの少年による事件は、全件送致主義により家庭裁判所にいったん集中され、家庭裁判所調査官の調査等を経て審判官（裁判官）により処分の振り分けが行われる。代表的な保護処分には、少年院送致、保護観察処分がある。

(藤川洋子)

⇨精神保健福祉法, 少年非行, 少年鑑別所, 児童自

立支援施設
[文献] 北野俊光, 梶村太市 編 (2009), 田宮裕, 廣瀬健二 編 (2009)

家庭内暴力
[英] family violence

通常, 家庭内暴力という用語は家庭内で行われるあらゆる暴力行為に対して用いられるが, わが国では, 1960年代後半から注目されるようになった「良い子の家庭内暴力」に代表されるように, それまで素直で良い子であった子どもが親や兄弟に対して家庭内で暴力を振るうようになる現象に対して家庭内暴力という名称が用いられるようになった。家庭内暴力は, 脳の器質性障害や精神病圏の障害にもみられるが, 典型的なものは不登校に随伴してみられる家庭内暴力である。不登校に随伴する家庭内暴力児は, 強迫性, 他者配慮性を中心とした特徴的な性格傾向を有することが多い。また両親も強迫性を中心とする一定の性格傾向を有しているのが一般的である。家庭内暴力が生じる背景には, 思春期の自立の課題が存在していることが多い。治療としては, 本人, 家族に対する精神療法的アプローチが試みられるが, 暴力が激しい場合には, 抗精神病薬やカルバマゼピンなどが用いられる。一方, 家庭内の夫婦間の暴力や児童虐待はDV (ドメスティックバイオレンス) と呼ばれている。 (本城秀次)
⇨不登校, ひきこもり, ドメスティックバイオレンス [DV], 児童虐待
[文献] 本城秀次 (1990)

カテコールアミン　➡脳内アミン〔モノアミン〕

カテコール-O-メチル基転移酵素
➡ COMT〔カテコール-O-メチル基転移酵素〕

加藤普佐次郎
かとうふさじろう　1888～1968

日本で精神科作業療法を本格的に実践した精神科医。愛知県で出原氏に生まれ叔父の養子となる。1912年千葉医学専門学校を卒業。はじめ法医学を専攻したが, 1916年に母校に精神科医として勤めた。1919年新築の東京府巣鴨病院に就職, 呉秀三院長の勧めで作業療法にあたった。前田則三看護長の助けを得て, 自ら患者とともにモッコをかついだ。1925年松沢病院を辞すると, 戸山脳病院長をへて, 1928年世田谷区下北沢に内科精神科医院を開業 (電気けいれん療法は一切使用せず)。1968年帰天 (中学生時代からキリスト教に入信していた)。

加藤にあって作業療法は開放療法と一体をなしていた。多芸の人で, 毎日演芸をして患者を慰めた。患者の辛さを訴える数え歌を作り, また精神病院に法務科をおけとの先駆的主張もした。患者とともにある姿勢がその最大特徴である。作業の成果, 加藤山, 将軍池は今も松沢病院に残る。 (岡田靖雄)
⇨作業療法
[主著] 加藤普佐次郎 (1921, 1925, 1928)
[文献] 加藤清光 (1969), 菅修 (1979)

加藤正明
かとうまさあき　1913～2003

一橋大学中退後, 東京医科大学を卒業し, 東京大学医学部精神科に入局。軍医としてビルマ・タイ戦線に9年間従軍。この時の苛酷な体験が後年のPTSD概念の否定の元になった。1949年より国立国府台病院精神科医長。1955年から設立間もない国立精神衛生研究所の精神衛生部長, また老人精神衛生部の初代部長として, 20年にわたり社会精神医学, 老年精神医学の調査研究, 教育, 啓蒙活動にあたり, 日本におけるこの分野を切り拓いた。日本の精神分析学草創期の一人でもあり, また当時盛んだった米国の力動精神医

学の紹介者であった。1974年からの東京医科大学精神科教授を経て、1977年に国立精神衛生研究所長に就任。1983年に退官するまで日本の精神保健に関する調査研究と研修を指導し国際水準にまで引き上げた。一方、1966年以来、WHO精神衛生専門委員としてICDやアルコール・薬物依存等の課題に関与したほか、ペルー国立精神衛生研究所の設立、日本の国立精神衛生研究所がWHOの精神衛生に関する研究・研修センターの指定を受けるために尽力。さらに、WHO疫学会議、パーソナリティ障害や集団療法の国際会議にかかわるなど、国際的に最も活動した日本人の精神科医であった。国内的には地域精神医療、自殺、ストレス、産業精神保健などの研究を指導し、また各行政機関の委員会委員として麻薬乱用防止対策や国家公務員の精神衛生対策などにあたったほか、社会精神医学会、産業精神保健学会、ストレス学会、自殺予防学会、集団精神療法学会、臨床死生学会、デイケア学会を創設し理事長を歴任するなど、30余年にわたり日本の精神保健諸領域においてつねに指導的立場にあり、高度の専門知識と国際交流で培った豊富な経験を駆使して精神医学と公衆衛生の発展向上に大きな寄与を果たした。多くの編著書のほか、Freud SやFromm E, Arieti Sなどの訳書も数多い。
(飯森眞喜雄)
⇨力動精神医学, 社会精神医学, 産業精神保健, デイケア
[主著] 加藤正明 (1955, 1976, 1982, 1986), 懸田克躬, 加藤正明 編 (1970), 加藤正明, 保崎秀夫, 笠原嘉ほか 編 (1975), 加藤正明, 保崎秀夫 監修 (1981)

過度覚醒　➡過覚醒

門脇眞枝

かどわきさかえ　1872〜1925

明治時代に狐憑きを研究し『狐憑病新論』[1902] を出版した精神科医。島根県松江近郊の神官の家に生まれ、小学校教員検定や神官試験に受かったが医を志して上京、済生学舎に学び23歳で医術開業試験に合格した。1896 (明治29) 年、東大精神医学教室の初代教授・榊俶の門に入り、翌年に東京巣鴨病院に入局し、在院患者で狐憑きの症状をもつ患者113名について性別・年齢・精神科基礎疾患・症候・結婚や宗教との関係などを多角的に検討し、1902年に上記研究書をまとめ出版した。本書では「狐憑原因一般」に多くの頁をさき、情調、精神知覚器官、連想作用、意識の障害や精神病感染作用により狐憑きが生じると、その精神病理を論じた。詳しい症例記載もあり、史料的価値は高い。他に『精神病学』『精神科看護学』などの著書がある。その後、王子精神病院、横浜脳病院などの院長を務め、関東大震災を契機に郷里に戻り開業した。
(昼田源四郎)
⇨けもの憑き妄想
[主著] 門脇眞枝 (1902)
[文献] 岡田靖雄 (1995)

カナー

Leo Kanner　1894〜1981

オーストリア・ハンガリー帝国のロシア国境近くの町クレコノフに生まれ、早くから文学的才能を発揮し、ベルリン大学で教育を受けた。1924年米国に移り、サウスダコタのヤンクトン州立病院に勤務。1928年、ジョンズ・ホプキンス大学病院精神科のMeyer A教授に師事。1930年、同病院に開設された米国で最初の児童精神医学部門を担当し、1933年、助教授となる。1935年、教科書『児童精神医学』を出版し、「児童精神医学のバイブル」と評された。1943年、後に「早期幼児自閉症 (early infantile autism)」と呼ばれる11例の症例報告を行った。観察と記述を重視し、説明先行の風潮を排した症状記載は、現在においても色褪せていない。児童精神科医の養成に力をそそぎ、留学してきた

門下生の多くは各国の指導的立場をとる児童精神科医となった。1957年，ジョンズ・ホプキンス大学教授となり，退任後も多くの大学の客員教授として後進の指導に当たった。1971年，'Journal of Autism and Childhood Schizophrenia'（現在の'Journal of Autism and Developmental Disorders'）を創刊。

（山崎晃資）

⇨自閉症，児童青年精神医学
[主著] Kanner L（1935）

金縛り（体験）　➡睡眠麻痺

かのようなパーソナリティ
➡アズイフパーソナリティ

カバリング　➡アンカバリング／カバリング

過敏情動衰弱状態
［独］hyperästhetisch-emotionale Schwächezustand

　急性伝染病，全身疾患，内臓疾患などに伴って二次的に精神症状が出現する場合（症状精神病），原発の内科疾患の種類に関係なく，いくつかの特定の病像（型）が出現することを観察したBonhoeffer Kは，これらの病像を外因反応型（exogene Reaktionstypen）と名づけた。せん妄，てんかん様興奮，もうろう状態，アメンチア，幻覚症，コルサコフ症候群などがあり，その一つが過敏情動衰弱状態である。音や光に対する感覚過敏性，気分が変わりやすい不安定性，刺激性，不機嫌，苛立ちなどの情動不安，倦怠感，集中困難，疲労感，強い衰弱感が認められ，さらに不眠，頭痛，四肢の疼痛，異常感覚，記名力減退，自律神経系の不安定性などを示す。過敏情動衰弱状態は基礎疾患の急性期における意識混濁によるものではなく，急性期を脱した回復期において出現する。また急激に発現し急激に消退する挿話性の症状ではなく，一定期間にわたって出現するのでBonhoefferは経過型（［英］symptomatic psychosis，［独］symptomatische Psychose）と呼んだ。

（井上洋一）

⇨症状精神病，外因反応型
[文献] Bonhoeffer K（1912）

過敏性腸症候群
［英］irritable bowel syndrome；IBS

　腸管の機能亢進にもとづく機能性腸疾患で，腹痛や便通異常などの消化管症状をはじめとして，全身に及ぶ多彩な自律神経症状や精神症状を伴いやすい。患者の50〜90%に不安障害やうつ病性障害等の精神疾患が併存する。下痢型，便秘型，交代型の3つの病型に分類されるが，病型間の移行は多い。典型的な心身症の一つとされており，精神的ストレスの関与が大きい。従来，器質性疾患が否定された腸管の機能性疾患として定義されていたが，この定義が混乱を招くものであったことから，RomeⅢ診断基準（2006年）では，腹痛あるいは腹部不快感に伴う便通異常という基準に加えて，便性状にもとづく亜型分類が追加された。実際の治療に際しては，これ以外に自律神経機能や心理面の積極的な診断が不可欠である。病型に応じた薬物療法と良好な医師‐患者関係を基礎とした病態説明や保証，生活指導によって症状がコントロールされる軽症者が全体の70%程度，心療内科医や精神科医の専門的治療を必要とする中等症・重症者が30%程度とされる。

（水田一郎）

⇨心身症，潰瘍性大腸炎
[文献] 松枝啓（2008），久保千春（2009b）

カフェイン中毒
［英］caffeine intoxication

　カフェインはアルカロイドの一種であり，コーヒー，紅茶，カカオなど60種類以上の植物に含まれる。カフェインの半減期は4〜6時間だが個人差が大きく10倍の違いがあり，喫煙は肝酵素を誘導してカフェインの

半減期を50%まで短縮させる。脳内ではアデノシンA_1, A_{2A}受容体を競合的に阻害して薬理効果を発揮する。

カフェイン中毒の徴候には落ち着きのなさ，神経過敏，不眠，胃腸障害，振戦，頻脈，精神運動興奮があり，さらに発熱，易怒性，感覚障害，頻呼吸，頭痛のみられる場合がある。DSM-Ⅳ-TRでは摂取量は少なくとも250mg，沸かしたコーヒー2杯半と等量となっているが，典型的には500mgを超える量で観察される。感受性の個人差や耐性が影響するが，長年カフェインを使用してきた人にも生じうる。カフェイン中毒はカフェインの半減期が短いために急速に改善し，後遺症を残さないため，その対応は注意深く観察して対症的に治療する。しかし，カフェインは5〜10gの摂取で致命的となる。

ICD-10ではカフェイン依存を定義しているのに対してDSM-Ⅳ-TRはカフェイン依存を認めていない。カフェイン離脱は頭痛が必須であり，さらに著しい疲労または眠気，著しい不安またはうつ気分，嘔気または嘔吐がみられる。 (松下幸生)

⇨離脱症状

[文献] Juliano LM, Ferré S, Griffiths RR (2009)

カプグラ

Jean Marie Joseph Capgras 1873〜1950

20世紀フランスの精神科医。南西部ヴェルデュン・シュール・ガロンヌに出生，トゥルーズで医学教育を受けた後，精神医学を志してセーヌ地区精神科病院アンテルヌとしてMagnan V, Sérieux P, Joffroy Aらに師事した。1902年に退行期精神病に関する学位論文を提出し，メゾン・ブランシュ病院，オルレアン陸軍精神科センターなどを経由してサンタンヌ病院に長く勤めた。1931年には医学・心理学会長。今日に残る業績は理性狂気（folies raisonnantes）と瓜ふたつの錯覚（illusion des sosies）である。理性狂気は解釈妄想病（délire d'interprétation）の副題をつけて1909年にSérieuxとの共著で発表された。生来性の体質の上に誤った解釈が拡散発展し幻覚を欠く体系妄想で，Kraepelin Eが教科書第8版に記載した好訴妄想を除外したパラノイアに相当する。瓜ふたつの錯覚は，Reboul-Lachaux Jとの共著で1923年発表され，後にカプグラ症状，カプグラ症候群と呼ばれるようになった。 (濱田秀伯)

⇨退行期精神病，解釈妄想，パラノイア，カプグラ症候群

[主著] Sérieux P, Capgras J (1909), Capgras J, Reboul-Lachaux J (1923)

カプグラ症候群

[英] Capgras' syndrome

身近な人物を外見が瓜二つの別人とみなす形の人物誤認で，外観の同一にかかわらず対象の同一性や真正さが否定されることから「ネガティブな替え玉錯覚」とも呼ばれる。内因性・心因性・器質性のいずれの疾患にもまれならず出現する。器質因の立場がさまざまな神経心理学的仮説や脳の責任病変部位を提起する一方で，心因の立場はその人物に対する両価的感情へのsplittingによる防衛といった説明を持ち出す。しかし器質因にせよ心因にせよ，それが本症候群の成立を可能にする条件として，複数の他の〈私〉の間の分離と結合の無根拠性があらかじめ存在していなければならない。「にせもの」判断の根拠となっているのは対象のもつ諸属性ではなく，一切の外的標識に依らない自己意識の同一性への疑念であり，固有名によって指示される対象の「このもの性」の変更なのである。人物の同一性の否認は知覚や記憶や判断の次元を超えて，存在論的・分析哲学的な条件に基礎づけられている。 (鈴木　茂)

⇨人物誤認，自我同一性，フレゴリ症候群

[文献] Capgras J, Reboul-Lachaux J (1923), 鈴木茂 (1995), 新山喜嗣 (2001)

過補償

[英] overcompensation

　この概念の基礎には，Adler A による器官劣等性に関する考察で提出された補償という概念がある．人間は普遍的に自らの劣っている部分を，それ自体を克服したり他のことで補ったりすることで対応しようとする．その結果，劣等感が適応的に補われることがある一方で，補償が過剰となり神経症状態や不適応に陥ることがある．後者の状態が過補償と呼ばれる．

（白波瀬丈一郎）

⇨器官劣等性，補償

[文献] Adler A（1907）

神谷美恵子

かみやみえこ　1914～1979

　「なぜ私たちでなくてあなたが？　あなたは代わってくださったのだ」との思いからハンセン病の治療に生涯を捧げた精神科医．1935年津田英学塾卒，コロンビア大学に留学．44年東京女子医専卒．東京大学医学部精神科に入局し，内村祐之教授の大川周明の精神鑑定を手伝う．また文部大臣に請われ，GHQと文部省の折衝の仕事にも従事．夫の転勤に伴って関西に移住し，大阪大学医学部精神科に入局．他方，神戸女学院大学教授，津田塾大学教授を務める．1957年から72年まで，長島愛生園精神科に勤務．ハンセン病の診療に従事しながら精神医学的研究を行い，限界状況における存在様式，とくに入園者にみられる「生きがい感の喪失」に心を打たれ，『生きがいについて』を構想，執筆．幼少時期以来の環境で培われた語学力と深い西洋的教養をもって，Marcus-Aureliusの『自省録』，Zilboorg G. の『医学的心理学史』など数々の名訳書がある．1979年『生きがいについて』の改訂を終え，10月22日心不全発作にて急逝．

（髙橋幸彦）

[主著] 神谷美恵子（1966, 1980-1985）
[文献] みすず書房編集部 編（2004），髙橋幸彦（1991）

過眠症　⇒睡眠過剰症

仮面うつ病

[英] masked depression

　1957年に，Kral VA が提唱した概念．Kral は躁うつ病のうつ病相において，身体的な愁訴の多い心気症状，また不安，恐怖，強迫のようなさまざまな神経症様の症状が抑うつの典型的な病像を覆い隠す mask する病像に対するさまざまな呼称を masked depression と総称することを提案した．Kral の提示したのは，食思不振，体重減少，不眠以外には不安，緊張などの神経症状が前面に立ち，不安神経症と診断されていたが，しだいにうつ病症状が顕在化し，ECTによって改善した5例である．新福尚武はこのような病像を身体的仮面デプレッションと精神的仮面デプレッションに分けたが，矢野純によれば身体各科では前者が，精神科では後者が仮面うつ病と呼ばれていることが多い，という．心身症の専門家の間ではこの言葉の啓蒙的役割は終わったとも論じられ，また軽症うつ病を論じた平沢一は，経過を追えばうつ病であることがわかるので，実際には depression sine depression（抑うつなきうつ病）はみられないと論じた．Arieti S もまた，このような概念の実体は疑わしいとしている．

（松浪克文）

⇨うつ病，軽症うつ病
[文献] Kral VA（1958），矢野純（1983）

仮面てんかん

[英] masked epilepsy；larval epilepsy
[独] larvierte Epilepsie
[仏] épilesielarvée

　「意識消失やけいれんのような神経・身体症状を示さないてんかん」を指し，Morel BA［1860］が提唱した．当時のフランスでは，

けいれん発作既往歴のある行動異常者, 自殺者, 犯罪者などの症例が報告されたが, 現代の複雑部分発作後のもうろう状態, てんかん性精神障害, 解離性障害, 気分障害, 統合失調症, 反社会性パーソナリティ障害などを含んでいたと考えられている。近年この用語が用いられることはまれである。　　　（前川敏彦）
⇨てんかん
[文献] Lund M (1996)

仮面様顔貌
[英] masklike face

パーキンソン病や抗精神病薬による薬剤性パーキンソニズムなどに特徴的な, 無表情で変化に乏しい仮面のような表情。表情筋の無動と筋固縮によって生じる。　　　（冨田真幸）
⇨パーキンソン病

空の巣症候群
[英] empty nest syndrome

子育てが終わる頃の中年期の女性に生じる抑うつ状態。1960年代にアメリカの社会心理学者たちが中年期危機に注目して提出した概念。とくに, 専業主婦として過ごしてきた女性は, 子どもが成長して自立する時期になり, 夫は仕事に多忙で家庭への関心が薄かったりしたとき, それまで充実していると思えた家庭という巣が空っぽで, 人生の目的を失ったように感じられて, 空虚感や無力感がつのり, 身体的不調や抑うつ症状を呈する。更年期の内分泌的な変化も影響している可能性もある。　　　（深津千賀子）
[文献] Deykin EY, Jacobson S, Klerman G, et al. (1966), 小此木啓吾 (1998)

ガル
Franz Joseph Gall　1758〜1828

ウィーンの開業医, 脳解剖学者。患者の観察から, 特定の性格, 素質を有する人の頭蓋骨の形や局所的な隆起に共通性があることを知り, 人間の「精神や道徳の諸性質」を頭蓋骨によって判定することができるという説を唱えた。いわゆる骨相学である。Gall は, 頭蓋骨の特徴は骨下にある脳, とくに局限した脳回の肥大の反映であるという仮説に立ち, 脳の解剖学研究にも専心し, 種々の新発見（灰白質と白質の区別, 灰白質が神経細胞のマトリックスであること, 白質は線維の集合で伝導機能をもつこと, 連合線維と投射線維の区別, 錐体交叉の記載）を行った。骨相学は当時のウィーンの保守的な医学界に受け入れられず, Gall は 1807 年よりパリに永住することになった。フランスの科学界（キュヴィエ委員会）で精神機能が脳に局在する説が否定されることを契機に, 弟子の Spurzheim JC との共著で脳の解剖と精神機能局在に関する主著を著した [1810-1819]。（松下正明）
⇨骨相学
[主著] Gall FJ, Spurzheim JC (1810-1819)
[文献] Lesky E (1979), Möbius PJ (1905), 松下正明 (1992, 1993)

カルジアゾールけいれん療法
[英] cardiazol convulsion treatment

ハンガリーの Meduna LJ が, てんかんと統合失調症とは生物学的拮抗関係にあるとの考えから創始した治療法 [1935]。10% カルジアゾール（メトラゾール）を急速に静注して, 全身けいれんを起こさせるもの。隔日または週2回で10〜20回を1クールとした。通常4〜5 ml を要するが, 0.5〜1.0 ml ずつの増量を要することが多かった。日本では 1938 年から用いられた。電気けいれん療法の普及とともに急速にすたれた。　　　（岡田靖雄）
⇨メデュナ, 電気けいれん療法 [ECT]
[文献] Meduna LJ von (1935)

カルシウム
[英] calcium

原子番号 20 のアルカリ土類金属に属する

元素。生体内ではリン酸塩として骨などに多く存在する他，Ca^{2+} イオンとして細胞内液，細胞外液に含まれている。細胞内外には約1万倍の濃度勾配が存在し，細胞外からの Ca^{2+} イオン流入，あるいは細胞内で Ca^{2+} を多く蓄積する小胞体およびミトコンドリアにおける Ca^{2+} 輸送の制御を介して細胞内 Ca^{2+} レベルが制御されている。細胞内で Ca^{2+} 濃度が上昇すると，カルモジュリンに Ca^{2+} が結合し，Ca^{2+} カルモジュリン複合体が酵素などのさまざまな蛋白質と相互作用する。細胞内 Ca^{2+} レベルの制御は，シナプス可塑性，開口放出，細胞死など多くの生命現象に関与している。 （加藤忠史）
⇨神経可塑性，神経細胞死〔アポトーシス〕
[文献] 御子柴克彦（2006）

カルシニューリン
[英] calcineurin

カルシニューリン（別名 protein phosphatase 2B）は，Ca^{2+}/calmodulin 依存性の serine/threonine 脱リン酸化酵素で，触媒作用をもつカルシニューリンA（CAN）と制御サブユニットであるカルシニューリンB（CNB）からなるヘテロ二重体蛋白質として機能する。ヒトでは3種類のCNAサブユニット（CNAα:PPP3CA，CNAβ:PPP3CB，CNAγ:PPP3CC），2種類のCNBサブユニット（CNB1:PPP3R1，CNB2:PPP3R2）が同定されている。カルシニューリンは中枢神経系での発現が豊富で，神経機能に幅広い役割を果たしていると考えられている。遺伝学的には，カルシニューリンサブユニットのうち，*PPP3CC* 遺伝子が統合失調症に関連を示すという報告がある〔Gerber DJ ら 2003，Yamada K ら 2007〕。 （吉川武男）
⇨カルシウム
[文献] Gerber DJ, Hall D, Miyakawa T, et al.（2003），Yamada K, Gerber DJ, Iwayama Y, et al.（2007）

カルチノイド症候群
[英] carcinoid syndrome
[独] Karzinoid Syndrom
[仏] syndrome carcinoïde

カルチノイド腫瘍によって分泌されるセロトニン，カリクレイン，ヒスタミン，プロスタグランジンなどに起因して生じる症候群。その症状はセロトニンによる下痢，疝痛，吸収不良などの消化器症状や，ヒスタミン，ブラジキニンなどの血管拡張作用を介する顔面や上半身，頸部にみられる皮膚潮紅（flushing）が中心であるが，肺動脈弁狭窄と三尖弁閉鎖不全による右心不全が生じることもある。腫瘍から分泌された物質は通常，門脈循環中で破壊され本症候群は呈さないが，肝転移がみられる場合などは酵素によるこの破壊が行われず，肝静脈を経由して体循環中に放出されるため諸症状が引き起こされる。診断はセロトニン代謝産物である5-ヒドロキシインドール酢酸（5-HIAA）の尿中増加などを確認する。治療は，可能であれば外科的切除を行うが，化学療法や放射線療法などの併用もある。対症療法としてはソマトスタチンやオクトレオチドが使用される。 （谷向 仁）
⇨セロトニン〔5-HT〕

カールバウム
Karl Ludwig Kahlbaum　1828～1899

ケーニヒスベルク，ヴュルツブルク，ライプツィヒで医学を学び，1856年にアレベルク州立病院の次席医になる。1867年よりゲルリッツにある私立精神病院の院長となり，それ以降ここで弟子の Hecker E とともに精神医療に携わる。彼の研究は臨床実践に裏打ちされた記述精神病理学にかかわるもので，精神医学の発展にとり重要な疾患概念や症状を多数提出した。1863年に，『精神疾患のグループ化と心的障害の分類』を上梓した。精神医学の基礎となる精神病理学の著作で，Griesinger W の影響は残るものの，Kraepelin E の「同じ原因，同じ現象，経過，転帰」からなる疾患単位（Krankheitseinheiten）の考え方を先取りする視点も打ち出されている。すなわち彼はこの著作で，思春期に発症し，急激に人格水準低下に陥る新たな精神病を記述し，思春期の狂気という点に注目して破瓜病（Hebephrenie）という命名を提唱した。さらに，類破瓜病（Heboidophrenie）の概念を提唱した。Hecker は師の影響下に破瓜病について臨床的に詳しく記述し「破瓜病」を 1871 年に公刊した。また，Kahlbaum は 1874 年『緊張病』と題した著作を著し，全身の筋肉が硬直する独特な病態を呈する一群の症例をまとめ，「緊張病（Katatonie）」ないし「緊張性狂気（Spannungsirresein）」と名づけた。これは原則，メランコリー，マニー，錯乱，最後に人格水準低下という順で一定の規則性をもって一連の症状が段階的に出現することを明らかにした点で意義深い。Kraepelin が早発性痴呆（dementia praecox）の疾患単位を導くにあたり，破瓜病と緊張病はきわめて重要な臨床記述となった。語唱，循環症，蠟屈症などの症状記述も彼に負う。

（加藤　敏）

⇨緊張病〔緊張病症候群〕，ヘッカー
[主著] Kahlbaum KL（1863, 1874）
[文献] Hecker E（1871）

カルバマゼピン

[英] carbamazepine

1950 年代に合成された化合物で，当初は抗精神病薬として開発されたが，抗精神病作用は認められず，抗てんかん作用が認められたため，抗てんかん薬として広く使用されるようになった［八木和一 2009］。主な作用機序として，ナトリウムチャンネルの阻害作用が挙げられ，部分発作に対して第一選択薬として用いられる。重篤な副作用としては，顆粒球減少症，中毒性の皮膚炎などがまれながら認められる。また，20〜30 日でプラトーに達する代謝酵素（CYP3A4）の自己誘導が認められるため，定常状態の血中濃度は開始時の約 50% に減少する。現在わが国では，精神運動発作，てんかん性格およびてんかんに伴う精神障害，強直間代発作のほか，躁病，躁うつ病の躁状態，統合失調症の興奮状態，三叉神経痛に適応が認められている。カルバマゼピンに抗躁作用があることを最初に報告したのは，わが国の竹崎治彦ら［1971］であり，その後，全国的な臨床試験が行われ，カルバマゼピンに抗躁効果があることを Okuma T ら［1979］が英文で報告した。（中込和幸）
⇨抗てんかん薬，気分安定薬，部分発作
[文献] 八木和一（2009），竹崎治彦，花岡正憲（1971），Okuma T, Inanaga K, Otsuki S, et al.（1979）

加齢　⇒老化

過労自殺

[英] suicide from overwork

過労自殺とは，長時間労働の末に生じた自殺を指すが，その実態はさまざまである［川人博 1998］。十分な訓練も受けずに，本人の経験や知識をはるかに超えた重い責任を負わされて，自殺に追い込まれた事例もある。達成不可能な目標を立てさせられて，その目標が達成しないことが自殺の原因になった事例もある。さらに，不本意な配置転換，退職の強要，職場でのハラスメントといった，心理的虐待が自殺につながった事例もある。それぞれが複雑に絡み合って，最近では過労自殺とひとくくりにされる傾向がある。24 歳の電通社員が自殺し，その原因が長時間勤務にあったとして，両親が電通を訴えた，いわゆる過労自殺裁判がある。2000 年 3 月 24 日，過労自殺に対する最高裁の初めての判断が下された。最高裁は遺族側の主張を認め，常軌を逸する長時間労働と自殺との因果関係を認定した。さらに，会社側に安全配慮義務違反があったことについても認定した。

(高橋祥友)
⇨パワーハラスメント，自殺［社会精神医学，疫学］
[文献] 川人博（1998）

簡易精神症状評価尺度　➡ BPRS

簡易精神療法
［英］brief psychotherapy

　かつての brief psychotherapy の邦訳。簡便精神療法ともいわれていた。short term psychotherapy との区別の問題などがあり，この訳語があてられていたが，適切ではないとされ 1990 年代以降はほとんど使用されなくなり，短期精神療法，あるいはブリーフサイコセラピーと訳され，異なった意味で使われるようになった。

　もともとは，週に 4～5 回，1 回 45～50 分自由連想法による面接を期間を定めず長期間続ける精神分析療法の，①期間，②面接の頻度，③面接時間という 3 つの時間的構造要素，とくに期間の短縮化を意図した精神分析的精神療法という定義であったが，治療の効率化と短期化をはかろうとする多角的・総合的なアプローチや，日常生活で起こる不安や葛藤を支持的に扱い，洞察よりも現実的な適応力をつけることに力点を置くアプローチなど，さまざまな立場を指す用語としても使われていた。
(池田政俊)
⇨短期精神療法，自由連想（法）
[文献] 小此木啓吾（1979），杉田峰康（1979），牛島定信（1979）

寛解
［英］remission

　統合失調症，双極性気分障害などの精神疾患は長期にわたって再発と軽快を反復することが多く，一時的に症状が軽快したとしてもそれを疾患それ自体の治癒と見なすことはできない。症状が軽快しても，性格，対人関係，環境の特性の中に病的な特徴が残存し，または再燃に至る条件が準備されていることも多く，明確な症状消失の時点を定めにくいことも多い。また精神病疾患の一部は長期的な反復性の経過を定義に含めており，軽快した時期も疾患概念に含まれることがある。これらのため，症状の消失を以て治癒と見なすことは難しく，寛解という用語が用いられる。症状の軽快が完全な場合は完全寛解，一部にとどまる場合には不完全寛解と呼ばれる。投薬などの治療継続によって維持されている寛解であることを強調して，寛解維持状態と呼ぶことがある。
(金 吉晴)
⇨治癒，再燃／再発，シューブ，院内寛解，病識，維持療法

寛解時低迷病相／寛解時高揚病相
［英］remission-related hypophase/remission-related hyperphase

　統合失調症急性期後，幻覚や妄想，了解に苦しむ不穏な行動，言動などが鎮静化してくると，急性期の時とはまったく対照的な印象を与える広義のうつ状態の時期が一過性に出現してくることがある。すなわち，患者は無気力で，いかにももぬけの殻といった，緊張がまったく弛緩した状態となり，臥床がちとなる。この状態が寛解時低迷病相である。それは，統合失調症後抑うつ（ICD），精神病後抑うつ，急性期後疲弊状態［永田俊彦 1981］の術語と重なる。この状態を経て寛解に至る事例に加え，一部の症例では，急性期消退後，軽度の気分高揚，多弁，本来の生活に比べ他人との接触の目立った増大などからなる高揚状態が出現し，寛解に入っていく。この状態が寛解時高揚病相である。また，寛解時低迷病相に引き続き，高揚病相を経て寛解していく事例もある。加藤敏［1999］によるこの命名は，統合失調症急性期を生命力動（Dynamik）の視座から一種の高揚状態（古典的な意味でのマニー）であるという認識に立って，

寛解過程を段階的,かつ包括的に把握するという問題意識から提唱された。急性期後の寛解時低迷病相／高揚病相は自然な回復過程であるという診立てのもとに,これを首尾よく締めくくることが治療上肝要である。

(加藤　敏)

⇨精神病後抑うつ,寛解
[文献] 加藤敏 (1999), 永田俊彦 (1981)

考え不精〔思考怠惰〕

[英] laziness of thinking
[独] Denkfaulheit

前頭側頭型認知症 (とくにピック病) に認められるパーソナリティ変化の一つ。思考怠惰とされることもある。診療場面で認められるのは,難しいことを尋ねられると即座にわからないと述べたり,いい加減に答えたり,途中から答えることを放棄したりするような,無関心で無頓着な態度である。立ち去り行動 (診察の途中などで突然に席を立って部屋を出ようとしたり,出ていってしまう現象) を伴うことも多い。

(吉益晴夫)

⇨前頭側頭型認知症,ピック病
[文献] 濱田秀伯 (1994a)

感覚

[英] sensation

感覚とは,生体が感覚器や内臓などの身体器官を通して,外界の事象や生体内部の情報を受け入れることをいう。「感覚」は,視覚,聴覚,嗅覚,味覚,触覚からなる「外受容感覚 (exteroception)」,および平衡感覚,内臓感覚,痛覚,温度感覚などからなる「内受容感覚 (interoception)」に分けられる。広い意味で,「感覚」は「知覚 (perception)」と類似した意味をもつが,狭い意味で両者を区別して用いる際には,「感覚」は「知覚」よりも前段階に当たる,末梢レベルでの刺激入力が脳内で処理され,生体にそれが認識されるまでの処理過程を意味するのに対し,「知覚」は刺激が認識される際に生体の過去経験,知識,要求などの影響を受け,体験として生じるまでの処理過程を意味する。外受容感覚の場合,各感覚には刺激を受け入れるために適した受容器があり,その刺激を適刺激 (adequate stimulus) と呼ぶ。たとえば,光刺激は視覚に対する適刺激であり,圧刺激は視覚に対する不適刺激 (inadequate stimulus) である。

(梅田　聡)

⇨知覚
[文献] 大山正,今井省吾,和氣典二 編 (1994), 大山正,今井省吾,和氣典二ほか 編 (2007)

感覚記憶

[英] sensory memory

感覚器で処理した情報をごく短時間保持する記憶機能,またはそのプロセスを意味する。とくに,視覚の感覚記憶をアイコニックメモリ,聴覚の感覚記憶をエコーイックメモリと呼ぶ。感覚記憶の特徴は,感覚器が受けとった刺激をそのまま保持することにある。保持時間は,視覚で数百ミリ秒以内,聴覚で数秒以内とされ,短期記憶の保持時間 (通常15〜30秒程度) よりも短い。感覚入力された情報に注意が向けられ,内部で処理された場合に,短期記憶として符号化されると考えられている。

(梅田　聡)

⇨短期記憶,感覚
[文献] 高野陽太郎 編 (1995)

感覚失語　➡ウェルニッケ失語

感覚遮断

[英] sensory deprivation

外界からのほとんどすべての感覚刺激を遮断された状態を指す。1950年代には,被験者が,聴覚,視覚,温痛覚,触覚などを感じない状態に置かれる実験が行われた。この状態に持続的に置かれると,通常被験者の思考は無秩序でまとまらなくなり,空想で満たさ

れしばしば幻覚が出現する。また，覚醒と睡眠の区別がつかなくなることが多く，時には，強い不快感が生じる。臨床的は，ICU において感覚刺激が著しく単調化した場合に感覚遮断状況が生じることが多く，意識水準の低下やせん妄，幻覚や錯覚を生じやすい。

(加藤元一郎)

⇨運動幻覚，せん妄，ICU 症候群

感覚統合訓練

[英] sensory integration trainning

人は視覚や聴覚や触覚をはじめ，前庭感覚，固有受容感覚などからの感覚情報を利用して，姿勢や運動やものの操作などをはじめ，読み書き，言語，社会性など必須機能を獲得し環境適応を可能にしている。感覚情報が中枢神経系で適切に処理され，合目的的に組織化，統合化されることが不可欠となるが，感覚情報処理機能の偏りや歪みによる不適応状態を「感覚統合障害」と考え，その改善を目指して感覚入力系の調整，姿勢反応や運動企画や両側統合の促通などが行われていくアプローチが感覚統合訓練(療法)である。アメリカの作業療法士 Ayres AJ が脳神経科学を基盤として構築したが，学習障害（learning disabilities）を中心とする発達障害系の子どもの感覚や運動面での「困り感」を理解，支援する上で有効とし，教育や福祉や保育の現場で導入されている。療法としての厳密な評価や理論や技法の習得にもとづく個別的で治療的なプログラムではない場合に感覚統合訓練と呼んでいる。

(加藤正仁)

⇨学習障害，発達障害

[文献] 佐藤剛，土田玲子，小野昭男 編 (1996)，Bundy AC, Lane SJ, Murray EA (2002)

感覚誘発電位 ➡誘発電位

眼窩前頭前野 ➡前頭前野眼窩部

環境依存症候群

[英] environmental dependency syndrome

ある社会的な環境に置かれた時，命令や指示がないにもかかわらず，その環境の中にそれに反応すべしという命令が潜在的に存在するかのごとく行動するという症状（たとえば，ベッドをみると服を脱ぎ入る）。Lhermitte F により，人における自律性の障害として提唱された。広汎な前頭葉損傷例にみられることがあり，外的に存在する環境刺激の透過性が亢進し，環境に依存した行動が優勢で，自らの自律的な意志の発動が制限された状態である。

(加藤元一郎)

[文献] Lhermitte F, Pillon B, Serdaru M (1986), Lhermitte F (1986)

環境としての母親
➡抱えること〔ホールディング〕

環境反応

[英] situational reaction
[独] Milieureaktion

Braun E は，体験反応をパーソナリティ因子の関与が大きいパーソナリティ反応と，環境因子の関与が大きい環境反応とに分類した。前者のパーソナリティ反応は Schneider K のいう内的葛藤反応に，後者の環境反応は超パーソナリティ的な外的異常体験反応に，ほぼ相当する。圧倒的な状況にもとづく，誰にでも起きる一時的な危機反応のことを指している。

(柏瀬宏隆)

⇨人格反応，内的葛藤反応，異常体験反応
[文献] 牧原浩 (1993)

環境変容的 ➡自己変容的／環境変容的

環境療法

[英] milieu therapy
[独] Milieutherapie

精神科施設の環境改善や組織化を通して治

療的働きかけを行う方法を包括する概念。20世紀半ばから精神分析や社会精神医学と密接に関連して発展した。Heim E によれば環境療法は理論的基盤から次の3つに分けられる。①Jones M の治療共同体から発展した病院の社会構造や相互作用を重視する方向、②精神分析的な集団療法の場面として病院環境を利用する方向、③主に慢性入院患者に対して学習理論による行動修正やリハビリテーションを進める方向。 (中谷陽二)

⇨治療共同体, 精神科リハビリテーション〔社会復帰〕

[文献] Heim E (1985)

ガングリオシドーシス　➡リピドーシス

関係学派
[英] relationalist

1980年代からアメリカで興隆してきた精神分析学の一学派。対人関係学派の出自をもつ Mitchell SA が主導したが、やがて既存の諸学派から時を同じくして出現した関係性の重要性を説く理論家たちによって構成される新たな学派となった。従来アメリカで隆盛であった自我心理学が欲動とその派生物を基盤においた精神現象の理解と治療論をもつのに対して、関係学派は関係性を基盤においた精神現象の理解と治療論をもっている。対人関係論、対象関係論、自己心理学、間主観性理論などの関係性の理論のアメリカ的な統合の一形態ともみられ、Mitchell はこれを精神分析学におけるパラダイムシフトとして捉えた。それぞれの理論家によって程度や様式の違いはあるが、病因論的にあるいは治療論的に対象関係のもつ重要性を認識し、分析状況においては分析家と患者の相互交流を重視する。関係学派の精神分析は関係精神分析と呼ばれるようになり、国際的な潮流となってきている。　　　　　　　　　　　　(横井公一)

⇨対象関係(論), 自己心理学, 間主観性, 自我心理学

[文献] Greenberg JR, Mitchell SA (1983), Mitchell SA, Aron L (1999)

関係妄想
[英] delusion of reference

とくに意味や意図のない日常的な出来事や人の仕草などを、自分に結び付けて確信する妄想。たとえば、教室に入ったときに誰か笑ったのをみて自分を笑ったと確信する。内容に疑念を抱いている場合や、反論によって訂正されうる場合は、関係念慮と呼ぶ。病初期は中立的で「何か自分に関係している」と感じるが、次第に被害的あるいは誇大的方向に結実するとされている［濱田秀伯 2009］。敏感関係妄想のように関係妄想を中心症状としたものもあるが、多くは精神病の部分症状として現れる。統合失調症においては被害的色彩を帯びることが多く、総じて被害関係妄想と呼ばれる。しかし、自己関係づけは誇大的な妄想知覚の形をとって、「自分が救世主である証拠である」などと妄想体系に取り込まれることもある。妄想性障害でも関係妄想は多く、たとえば恋愛妄想では身分の高い人のさりげない行為を自分への愛の証であると関係づける。思春期妄想症でみられる忌避妄想も関係妄想の一種である。　(岩脇 淳)

⇨妄想知覚, 妄想性障害, 恋愛妄想, 思春期妄想症, 忌避妄想

[文献] 濱田秀伯 (2009), Jaspers K (1913/1948)

間欠性爆発性障害
[英] intermittent explosive disorder

DSM-Ⅲ以降「他のどこにも分類されない衝動制御の障害」に含まれる。抵抗できない攻撃的衝動にもとづく暴力行為や所有物破壊を示す明確なエピソードが認められ、エピソード中の攻撃性はストレスや心理社会的誘因と不釣り合いに強い。行為の前に緊張や興奮、後に自責や困惑を感じる。他の精神疾患の経

過中に現れる攻撃的行動は除外される。Bach-Y-Rita G らは，破壊的衝動を主訴に救急を受診する挿話性制御喪失（episodic dyscontrol）を記述し，間欠性爆発性障害の基礎となった。　　　　　　　　　　（中谷陽二）
⇨衝動行為
[文献] Bach-Y-Rita G, Rion JR, Climent CE, et al.(1971)

間欠律動性デルタ活動　➡ IRDA　イルダ

喚語障害　➡語健忘

ガンザー症候群
[英] Ganser syndrome
[独] Ganser-Syndrom
[仏] syndrome de Ganser

　簡単な質問に対し，たとえば馬の足は何本かという問いに，10 本などと答えるといったわざとらしい的はずし応答，ないし当意即答（Vorbeireden）を特徴とするヒステリー性もうろう状態を指す。ドイツの精神科医 Ganser SJM が拘禁された未決囚 20 例をもとに報告した症候群で，意識の曇りや不安性困惑などからなる意識変容の中で，幻覚や遁走，興奮が認められ，健忘を残す。この症候群はある時突如，完全に治る。Wernicke C らは同様の状態が頭部外傷後や中毒後，また情動的ショックに引き続いて出現することから，これらを神経症性の仮性認知症（Pseudodemenz）と総称した。Ganser はこの症候群は，とくに判決を待つ未決囚に生じることが多いことを強調した。その後，ガンザー症候群は未熟なパーソナリティの若い青年が困難な状況に直面した際に生じることが多いという見解が出された。意識の曇りがあることから器質因の存在も考慮しなければならない一方，詐病も鑑別にあげなくてはならないことから診断する上で困難を伴うことが少なくない。司法精神医学の領域で問題になることが多い。
　　　　　　　　　　　　　　　　（加藤　敏）
⇨拘禁反応，仮性認知症，ヒステリー，的はずし応答
[文献] Ganser SJM（1898）

かんしゃく発作
[英] temper tantrum

　小児にみられる不満や怒りの表現で 1～4 歳くらいで多い。激しく泣き叫び体を床に投げ出し手足をばたばたさせたり，じだんだをふんだり，時にものを投げたり壊したりする行動である。これは疲労や空腹によるもの，欲求不満や注意を要求するもの，拒絶を表すものなどがある。本人や周囲の子どもに危険を及ぼすこともある。かんしゃくはやさしく肯定的な言葉かけで和らぐことがある。過度の疲労や空腹に関連している場合，最もよい対応はだっこやバギーを使う，睡眠や食物を与えることなどである。就寝や通園などの拒否や意味不明な要求には，それを無視して明確で一貫した態度で子どもが落ち着くための十分な時間をとる。危険を伴う場合は子どもを取り押さえて安全な場所に連れていき落ち着くのを待つ必要がある。対処が困難なかんしゃく発作が頻発するときには，背景に広汎性発達障害や注意欠陥多動性障害，知的障害などがないか，また養育者の精神障害の可能性なども評価する必要がある。　（星加明徳）
⇨息止め発作
[文献] Behrman RE, Kliegman RM, Jenson HB（2004）

慣習犯罪者
[英] habitual criminal
[独] Gewohnheitsverbrecher
[仏] criminel d'habitude

　犯罪が慣習，習性になっている累犯傾向の強い犯罪者の一類型。予後良好な「機会犯罪者」の反対語で，「常習犯罪者」は同義語。犯罪学創始者 Lombroso C は①生来性，②精

神病，③機会性，④熱情性の各犯罪者を分類し，ドイツの犯罪精神医学者 Aschaffenburg G［1897］は①偶発，②激情（情動），③機会，④予謀，⑤累犯，⑥慣習，⑦職業の犯罪者に分類した．環境と性格との産物である犯罪の中でも環境の影響が少ない，もっぱら性格要因が主たる犯罪因である犯罪者類型である．ドイツの精神医学者 Gruhle HW［1933］の「傾向よりの犯罪者」も類似の概念であり，オーストリアの犯罪学者 Seelig E の「抵抗力薄弱からの財産犯罪者」「攻撃癖からの犯罪者」「性的抑制欠如からの犯罪者」が大凡これに相当する類型である．基盤となる性格異常として反社会性パーソナリティ障害，情性欠如，抑制欠如，爆発性の合併［吉益脩夫］，意志薄弱性精神病質が注目されてきた．

(影山任佐)

⇨機会犯罪者，偶発犯罪者，激情犯罪者，職業犯罪者，非社会性パーソナリティ障害，意志薄弱

[文献] Gruhle HW（1933），Seelig E, Weindler K（1949），Aschaffenburg G（1923）

間主観性

［英］intersubjectivity
［独］Intersubjektivität
［仏］intersubjectivité

自己と他者の超越論的意味での共在ないし相互性を指す Husserl E の用語で，間主体性，相互主観性（主体性），共同主観性（主体性）とも訳される．世界，あるいは事物は各人にさまざまに異なった現れ方をする一方，これらは主観に対立してそれ自体で存在する．この事実から，どのようにして自分の経験している対象が私一人による構成の所産ではなく，他者にも開かれ，他者との共同の対象となるのか，つまり世界や事物の客観性を基礎づける作業が要請される．ここで提出されるのが間主観性の理論である．この理論は自己存在にとって他者を不可欠な契機と捉えている点で，精神医学の重要な問題枠となる．実際，

間主観性は精神病理学の見地からする統合失調症の中心的問題の一つで，内省型の寡症状性統合失調症では間主観性の障害が患者自身の口から直接述べられる．自然な自明性の喪失がそれで，Blankenburg W によると，患者は他者との「以前からの」結びつきを欠き，他者の立場へのアプリオリな置き換えがなされず，そのため，その都度新たに意識的に自己の置き換えをやりなおすことを強いられる．また近年では，人間の心的発達において乳児の間主観性を重視する Stern DN の研究があり，乳幼児精神医学で注目されている．

(加藤　敏)

⇨寡症状性統合失調症，自然な自明性の喪失，乳幼児精神医学

[文献] Husserl E（1954），Stern DN（1985）

間主観的アプローチ

［英］intersubjective approach

概念の提唱者 Stolorow RD によれば，「『間主観性』概念の展開は，精神病理があたかも患者の中だけに存在するプロセスであるかのように扱う古典的精神分析に対するアンティテーゼである」［1987］．「人格理論における（理論家の）主観性」を副題とする『雲の中の顔ぶれ』［1979］において，Freud S, Jung CG らの，各理論家の主観が，いかに彼らの理論構築に影響を与えたかを論じた Stolorow らは，その論点を『主観性の構造』［1984］において，「間主観性」概念に結実させ，『間主観的アプローチ——コフートの自己心理学を超えて』で，その臨床的適用を詳述した．間主観的アプローチは，古典的精神分析の大前提である「治療者の科学的客観性」を全面的に排除する．そして，「精神分析（的治療）は，観察者の主観的世界と被観察者のそれという，それぞれ別個にオーガナイズされた二つの主観的世界の相互作用に焦点を当てる間主観性の科学であり，その観察の姿勢はつねに，観察の対象となる間主観的

な場の内側にあり,外側にはない」とし,したがって,臨床における現象は,「それが起こってくる間主観的なコンテクストを無視しては理解できない。患者と治療者はともに,それ以上は分割不能な心理システムを形成する」と考える[1987]。また,発達システムに関しても,「心理的な発達と病理発生は,ともに,特定の間主観的コンテクストにおいて理解されるべきである。観察の焦点は,それぞれ別個にオーガナイズされた小児の主観性と養育者のそれとの交流からなる,展開を続けて止まない心理的な場である」とする[1987]。精神分析的現象学とも呼べる間主観的アプローチによれば,精神分析的検索において浮上してくるさまざまな意味はすべて,事実上,間主観的なものであるから,各症例検討における解釈上の推断は,非常に深奥な意味において,「推断を生むもとになった間主観的なコンテクストとの関連でいえば」という形で理解されるべきである。　(丸田俊彦)
⇨間主観性,オーガナイジング・プリンシプル
[文献] Stolorow RD, Brandchaft B, Atwood GE (1987), 丸田俊彦 (2002)

感受性遺伝子
[英] susceptibility gene

　疾患を発症させるリスクをもつ可能性がある遺伝子。同義として疾患感受性遺伝子。多くは連鎖解析 (linkage analysis) や関連解析 (association analysis) などの遺伝子解析の結果みつかる。メンデル遺伝形式を示す疾患の場合は,「原因遺伝子」と一般に呼ばれるが,「感受性遺伝子」とは区別することが多い。精神疾患では,確度の高い感受性遺伝子はほとんど見つかっていないが,代表例としてはアルツハイマー型認知症の apolipoprotein E (APOE) が挙げられる。現在の全ゲノム関連解析の結果では,統合失調症や双極性障害などにおける各感受性遺伝子のリスクはきわめて低く,オッズ比として 1.1〜1.2 程度であると報告されている。　(池田匡志)
⇨リンケージ解析〔連鎖解析〕,関連解析〔遺伝子関連解析〕

感受性訓練
[英] sensitivity training

　Lewin K のグループ・ダイナミクスの考え方に影響を受けて発展した,人間関係訓練の一つ。気づきを促すことを目的として,一般に文化的孤島と呼ばれるような日常の生活や人間関係から離れた場所で行われる。非構成的なグループ活動として,グループ・ディスカッションを中心に,ゲームやレクリエーション,芸術活動,創作活動などを通して,感情的コミュニケーションが交わされる。T グループ,ラボラトリー・トレーニングとも呼ばれる。　(笠井　仁)
[文献] 関計夫 (1965)

感情
[英] emotion

　感情とは,本来,生体が生き延びるために,すぐにその場から逃げる必要のある危険な状態にあるかを認識する上で役立つ機能である。英語表記は emotion であるが,この語源は動き (motion) を生じさせる (e) という意味にある。現在,感情を意味する日本語および英語の専門用語は複数あり,二つの言語間で一対一対応しているわけではない。emotion という用語は,一般に,生体が外部から刺激を受け入れ,身体内部(中枢および末梢)に変化が生じ,それが原因で生体に行動を生じさせるような状況で生じる心的状態をいう。生体に行動を生じさせる刺激が消失すると,それに伴う心的状態(感情)や行動は徐々に弱まり,やがて消失するのが一般的である。emotion の種類についての議論は,これまでに100年を超える歴史があり,Descartes R や James W をはじめ,多くの研究者がそれぞれの意見を述べている。現在,比

較的幅広く用いられているのは，Ekman P [1992]の提案した「基本6感情」であり，喜び，驚き，悲しみ，恐れ，嫌悪，怒りを含む。この6感情の認識は，文化や民族に依存せず，普遍的であることを示すデータも示されている。また，JamesやLange Cは，発汗や心拍の増加などの自律神経を介した身体反応が，感情の体験を生起する説を提案して，感情における身体の役割の重要性を指摘した。emotion と類似する用語に affect があり，emotion とほぼ同じ意味で用いられることが多いが，affect をより広い意味で捉え，基本感情（一次感情）に加え，状況認識や自己評価を含めた二次感情までを含む概念として用いられる場合もある。なお，上記の意味での感情は「情動」や「情緒」と表現されることも多い。生体の内部の主観的経験としての感情は feeling と表現され，「主観的感情」と訳される場合が多い。一方，mood は「気分」と訳され，emotion のような一時的な刺激に対する反応ではなく，「背景感情」として長期間持続する精神状態を意味する。 (梅田 聡)
⇨情動，気分

[文献] Cornelius RR (1996), Ekman P (1992), Lewis M, Haviland-Jones JM, Barrett LF, ed. (2008), Rolls ET (2005)

感情異常

[英] affect and emotional disorder

感情という言葉はさまざまな意味で用いられているが，英語圏では一般的には feeling が，精神医学的には affect か emotion が，さらには mood が使われ，厳密で普遍的な定義はなくしばしば互換的に用いられている。DSM では「主観的に体験された感情状態 (feeling state)」を emotion，その「表現である観察可能な行動のパターン」を affect，「全般的かつ持続的な emotion」を mood，と定義している。日本では，反応性に急激に生じ身体的随伴現象を伴う一過性の強い感情を情動 (emotion) と，逆に多くは非反応性に生じる持続的で軽度な感情状態を気分 (mood) ということが多い。古典的には，感情とは認知 (cognition) および動能 (conation) とともに心的機能の基本をなすもので，これらに伴い快‐不快を基調として直接体験される受動的な自我の状態をいう。しかし感情はこれらを統制したり引き起こしたりする能動的側面をもっており，Scheler M はその生物的受動性と精神的能動性との割合から層次的に，①ある感覚に伴う感覚的感情 (sinnliches Gefühl)，②特定の感覚や身体部位に局在しない全身的な身体的感情 (leibliches Gefühl) である生気(生命)感情 (vitales Gefühl)，③動機づけられた反応性の感情である心的感情 (seelisches Gefühl)，④宗教や芸術などに伴う精神的感情 (geistiges Gefühl) とに分類している。感情異常は，量 (強弱)，質，持続時間，対象と関連した異常とに大別されるが，精神医学的にとくに問題になるのは生気感情の量的異常で，その亢進は躁病における感情高揚もしくは気分高揚として，低下はうつ病における感情沈滞もしくは気分沈滞として現れ，その質的異常としてはうつ病における生気的悲哀がある。このほかに量的・質的異常としては，気分変調 (dysthymia)，不快気分 (dysphoria)，多幸症 (euphoria)，アンヘドニア (anhedonia)，離人症における感情疎隔感 (Entfremdungsgefühl, deaffectualization)，感情が思考内容にそぐわない感情倒錯 (parathymia)，感情鈍麻（平板），アパシー (apathy)，感情（情動）失禁，情動麻痺，アレキシサイミア (alexithymia) などがあり，特殊なものとしては妄想気分がある。また，不安，嫉妬，エクスタシー，疼痛に伴う感覚的感情なども臨床的に問題になる。対象と関連した異常としては，アンビヴァレンス，恐怖症，性倒錯に伴う性的感情の亢進などがある。 (飯森眞喜雄)
⇨情動，気分，気分障害，感情高揚，感情沈滞，う

つ病，躁病，悲哀，気分変調，多幸症〔多幸感〕，アンヘドニア，感情鈍麻，アパシー，妄想気分，情動失禁，情動麻痺，アレキシサイミア，不安，アンビヴァレンス，恐怖症
[文献] Schneider K（1931, 1950）

感情移入
[英] empathy
[独] Einfühlung; Empathie
[仏] empathie

「気高い山」とか「淋しい景色」のように，われわれが抱く感情を，物や人などの対象に投げ入れて対象自体に所属させる作用であり，対象を主観的感情で照らし出す働き。対象が人間である場合，感情移入は，他者の主観的体験を把握するための重要な方法となる（感情移入的了解）[Jaspers K]。精神療法の場面では，共感（empathy）と呼ばれることが多い。感情移入の病態として，①感情移入の亢進，②感情移入の倒錯，③感情移入の喪失が挙げられる[島崎敏樹]。Freud Sは，集団心理において，同一化が模倣を通して感情移入を生じると述べている。　　　　　　　（大塚公一郎）
⇨感情移入的了解，共感，同一化〔同一視〕
[文献] Jaspers K（1913/1948），島崎敏樹（1976），Freud S（1921）

感情移入的了解
[独] einfühlendes Versthen

Jaspers Kによる発生的了解の一様式。Jaspersの表現に従うと，たとえば「思考内容を，思考するその人の気分や願望や懸念から発したと了解する」場合であり，我々を心的諸事象の間の関連それ自体に導き入れる，「真の心理学的了解」である。それに対しもう一方の様式である「合理的了解」は，「本来の心理学的了解ではなく一人の人間がもつ合理的内容をただ思考的に了解すること」で，たとえば妄想体系などの思考内容が論理学の規則に従って現れることによって了解可能となる場合などである。感情移入的了解は発生的了解との相違が必ずしも明瞭ではないように思われるが，Jaspersはこれ以上の記載を行っていない。　　　　　　　　（清水光恵）
⇨了解，発生的了解
[文献] Jaspers K（1913/1948）

感情高揚
[英] hyperthymia; elevated mood

古典的には，身体的感情である生気（生命）感情（vitales Gefühl）の亢進した状態をいい，躁病の中核症状をなし，うつ病における感情沈滞と対照をなす[Schneider K]。本来はこれよりも軽いものを気分高揚（hyperthymia; elevated mood）といったが，今日では感情高揚と同義で気分高揚が使われることが多い。患者は生命力や活力が満ちた感じになり，爽快感を覚え，睡眠時間は減少するも疲労感はなく，食欲や性欲は亢進する。精神生活全般にも影響が及び，世界は明るく生き生きと知覚され，幸福感や満足感を覚え，自信に満ちて自己を過大に評価したり自己中心的に考えるようになる。意欲や活動性は著しく高まり（行為心迫），また喋りたいという欲求に駆られて（談話心迫），多動・多弁状態を呈する。思考過程は促進して観念奔逸に，思考内容は楽天的で誇大的になりやすい。全体の感情は変動しやすくなり，喜怒哀楽を極端に露わにしたり些細な刺激で興奮したりする。なお，類似したものとして多幸症（上機嫌；euphoria）があり，本来は認知症など脳器質性疾患で生じる空疎な爽快気分をいうが，英語圏では躁状態における気分高揚のことをいう場合もある。　　　　　　　　（飯森眞喜雄）
⇨感情異常，躁病，感情沈滞，観念奔逸，行為心迫，多幸症〔多幸感〕
[文献] Schneider K（1931, 1950）

感情失禁　➡情動失禁

管状視野狭窄　➡ヒステリー

感情障害　➡気分障害

感情沈滞

[英] hypothymia; depressed mood

　古典的には，身体的感情である生気（生命）感情（vitales Gefühl）の低下した状態をいい，うつ病の中核症状をなし，躁病における感情高揚と対照をなす［Schneider K］。本来はこれよりも軽いものを気分沈滞（hypothymia）といったが，今日では感情沈滞と同義で気分沈滞あるいは抑うつ気分（depressed mood）が使われることが多い。生命力や活力の欠乏感，疲労感などを覚え，不眠が生じ，食欲や性欲は低下する。精神生活全般にも影響が及び，世界は暗く沈んだように知覚され，動機のない悲哀感（生気の悲哀），興味や喜びの感情の喪失（アンヘドニア）などが生じる。自己評価は低下して何事にも自信をなくし，絶望感から自殺に至ることもある。意欲や活動性は著しく低下する（精神運動制止）。思考過程は遅滞して（思考制止）観念は貧困となり（観念貧困），思考内容は悲観的，自責的，微小的，心気的になりやすい。制止状態が全面的に悪化すると昏迷に至ることもある。

(飯森眞喜雄)

⇨感情異常，うつ病，悲哀，精神運動(性)制止，思考制止，観念貧困，アンヘドニア，昏迷，感情高揚
[文献] Schneider K (1931, 1950)

感情転移　➡転移

感情鈍麻

[独] Affektabstumpfung

　感情の細やかな動きが減少し，周囲との人間的な交流が失われること。統合失調症や器質精神病などで観察される。軽い場合には道徳感が低下し非社会的な活動を示すのみであるが，進行すると喜怒哀楽の表現もできず，ついに周囲の出来事に対して全く無関心になる。しかし，慢性の統合失調症者の場合は，鈍感さと敏感さが共存していて，一見全く動きがなく無表情でも，何らかの刺激に対して突如として反応することがある。

(阿部隆明)

⇨器質精神病，統合失調症，感情異常

環状ヌクレオチド
➡サイクリックAMP／サイクリックGMP，細胞内情報伝達系

感情表出　➡EE〔感情表出〕

感情誘因性妄想

[英] catathymic delusion
[独] katathymer Wahn
[仏] délire catathymique

　強い情動を引き起こす体験によって心的内容が変化することを，つまり特定の観念複合体と関連した願望や強い不安，両価的な欲求などの影響で知覚，想起や思考が歪曲されることを，Maier HW [1912] は katathym と呼んだ。そのようにして生じる二次妄想を，感情誘因性妄想という。そのままカタチーム性妄想としたり，情動表象因性妄想や情動志向性妄想とも訳されている。それに対して，基礎気分に一致してそこから成長してくる妄想は，気分同調性妄想（synthymer Wahn）と呼ばれる。

(生田　孝)

[文献] Maier HW (1912)

感情論理

[独] Affektlogik

　Ciompi L [1982] が提唱した心的なるものの構造と発展の説明理論。感情論理とは，感情と認知とが体験された本来の心的現実に伴い，一つの不可分な場となり発展すること。従来対立的な要素と考えられてきた感情と認知とは，不可分な対であり，心的現実は感情要素と認知要素からなる。この，感情的・認

知的要素が経験にもとづいて複雑な感情・認知シェマ（照合システム）を作り上げ，それが以後の行動指針となる。差異，分化をもとに構造となるシステムとは，変量と不変量とからなる産物である。心的なるものは，感情論理照合システムの階層的組織から成り立ち発展してゆく。感情と思考の不調和が精神障害の原因であり，治療とはそれらを一致させることである。1997年の続編では，感情を認知機能の基本的オペレーターであり，基本感情が認知の調整機能を果たしているとし，非線型的システム論を援用しながら，心的過程は自己組織的であると理論を展開させた。

(菅原圭悟)

[文献] Ciompi L (1982, 1997a)

緩徐進行性失語

[英] slowly progressive aphasia

Mesulam MM が，1982年に進行性に失語のみが前景に立つ6人の患者を，slowly progressive aphasia without dementia として報告してから，変性疾患による進行性失語症状が注目されるようになった。これらの患者は，長期経過の中で認知症を呈することも多かったため，後に primary progressive aphasia と呼ばれるようになった。進行性失語としては，意味認知症（semantic dementia；SD）と進行性非流暢性失語（progressive non-fluent aphasia；PNFA）が知られている。SDは語の意味記憶障害を背景とする語義失語を呈し側頭葉の限局性萎縮例でみられる。PNFA は非流暢な発語の他，失文法，音韻性錯語，失名辞などを呈しシルビウス裂周囲の限局性萎縮例でみられる。最近は，非流暢ではないが，意味記憶の障害を呈さず，喚語困難を特徴とし，発語速度が遅く，統語理解に障害を呈する logopenic progressive aphasia（LPA）も注目されている。LPA は，頭頂葉〜側頭葉などの後方領域の機能低下を反映していると考えられている。

(池田 学)

⇨意味認知症，語義失語
[文献] 大槻美佳，中川賀嗣 (2010)

関心領域

[英] region of interest；ROI

各種画像検査で得られた画像は，各点における計測値を色の種類や濃淡に置き換え画素として表示している。関心領域とは，目的の領域の計測値を求めるために，画像上においた閉曲線や多角形で囲まれた領域のことをいう。計測値の種類は画像検査によって異なる。関心領域内の画素数，画素数あたりの平均値，合計値などが求められる。核医学的検査など時間情報をもつ動態画像に関しては，関心領域を設定した上で動態解析を行う。

(大久保善朗)

⇨脳画像〔ブレインイメージング〕，SPECT〔単光子放射断層撮影〕

肝性脳症

[英] hepatic encephalopathy

劇症肝炎や肝硬変などの重症肝疾患でみられる重篤な肝機能障害の経過中に出現する多彩な精神神経症状の総称で，肝実質障害による壊死型と，門脈-大循環シャント形成によるシャント型に分けられる。

(1) 壊死型　劇症肝炎などにより肝細胞が急激に脱落した結果，肝内のシャントが増加し，尿素サイクルが崩壊する。その結果，血清中のアンモニアや芳香族アミノ酸を含む脳毒性物質が増加して症状が発現する。

(2) シャント型　肝硬変などにより門脈圧が亢進し，門脈・大循環に側副血行路が形成されると，腸管由来の脳毒性物質が肝臓での代謝を経ずに大循環から脳へ到達し，血液脳関門を通過して症状が発現する。

昏睡をはじめとする意識障害のみならず，錯乱，興奮，幻覚，羽ばたき振戦などがみられる。意識障害が増悪すると，脳波上，三相波（大きな陽性波の前後に小さな陰性波が出

現する）がみられるが，これは必ずしも本症に特異的ではない．MRI上，T1強調画像で淡蒼球を中心に高信号域を認める．

原疾患の治療が優先されるが，分枝鎖アミノ酸製剤，低蛋白食，下剤などが投与される．

(冨永　格)

⇨三相波，羽ばたき振戦
[文献] 高畑圭輔（2008a）

間代発作

[英] clonic seizure

てんかん発作の一型で，全般性強直間代発作の間代相や部分発作の間代けいれんとしてしばしば観察されるが，全般発作として分類される間代発作はこれらのものとは異なり区別を要する．間代発作は短い筋れん縮と弛緩とが交代して律動的に反復出現するけいれんをいう．強直相を欠き反復性の間代性のれん縮（clonic jerk）を伴うことを特徴とする．意識消失および突然の筋脱力または短い全般性の強直性れん縮で始まり，次いで両側性全般性のリズミカルに反復する筋のれん縮を示す．数分から十数分，ときには時間単位の持続もある．ミオクロニーてんかんの重積では「間代-強直-間代発作」の型に移行する．短時間の発作では意識の回復は早いが，持続するものでは意識障害が遷延することもある．一般に両側性であるが片側性または部分性のものもあり，発作の強弱，感覚，部位はさまざまに変化する．発作時脳波は多様性を示し広汎性高振幅の不規則徐波がみられることが特徴とされる．

(岡崎光俊)

⇨てんかん，強直間代発作，部分発作，全般発作，単収縮〔れん縮〕，ミオクロニーてんかん
[文献] 木村清次（2006），So NK（2006a）

鑑定留置　➡精神鑑定

カンディンスキー

Viktor Khrisanfovich Kandinsky
1849～1889

シベリア生まれのロシアの精神科医．高名な画家ヴァシリーの叔父である．1872年よりモスクワで内科医となるが，1876年，ロシア-トルコ戦争に軍医として従軍中に精神病をきたし入院する．退院後には精神医学に興味を移し，1885年，彼自身の体験をもとにドイツ語で著書を刊行した．その中に精神自動症（テレパシー，考想化声，考想伝播，作為的な発話や身体運動）を記述し，のちにそれはカンディンスキー＝クレランボー症候群と呼ばれることになる．また，偽幻覚を定式化したのも同書である．1889年，彼の精神状態は悪化し，モルヒネを過量服薬して自殺した．その業績は精神病理学，精神科的分類法，司法精神医学の3つの領域に広がる．すなわち自分自身の体験をもとにした詳細な幻覚の記述，当時としてはきわめて洗練された16の診断カテゴリー，犯罪者の責任能力は個々の事例に沿って診断と臨床状態から検討する必要があるとの主張が挙げられる．

(小林聡幸)

⇨精神自動症，テレパシー，考想化声，偽幻覚，幻覚，責任能力
[主著] Kandinsky VK（1885）
[文献] Lerner V, Witatum E（2006）

眼電位図　➡探索眼球運動

ガントリップ

Harry Guntrip　1901～1975

英国の精神療法家，精神分析学者．もともとは宗教家（牧師）であり，個人的事情により Fairbairn WRD，Winnicott DW から長期にわたり精神分析を受け，精神分析家になるための正規の訓練は受けていない．Fairbairn の精神病理学理論の根幹をなす対象関係論にもとづくスキゾイド論を提唱し，

Freud Sの自然科学的な定義・人間観には批判立場をとった。クライン派の主張する死の本能を認めず，対象関係希求性が本能であるとの考えから早期の成育環境の不備が精神病理を形成するとした。うつの精神病理について，悲哀反応を起こさず，離人体験に至る過程で喪失した対象を内在化することで罪悪感と抑うつが生じると指摘した。このように，現実検討を伴わない悲哀の分離・抑圧の機制が起こるのは，成育過程において自我を見失っていることに起因しているという。したがって自らの愛情が対象破壊を起こすとの恐れから，対象からのひきこもりをきたすと結論づけた。
(奥寺 崇)
⇨対象関係(論)，フェアベーン
[主著] Guntrip H (1961, 1971)

カンナビノイド
[英] cannabinoid

大麻に含まれる脂溶性の大麻特有の成分の総称をカンナビノイドと呼ぶ。中でもΔ^9-テトラヒドロカンナビノールは精神作用の主要な活性成分である。カンナビノイドは特異的なカンナビノイドCB_1/CB_2受容体（G蛋白質共役型）を刺激する。内因性カンナビノイドとしてアナンダマイドと2-アラキドニルグリセロールが発見されている。多幸／陶酔感，知覚過敏，鎮痛作用を発現し，反復使用ではカンナビス精神病，動因喪失症候群，フラッシュバック現象を起こす。耐性を生じ，弱いが依存性はある。
(山本経之)
⇨動因喪失症候群，フラッシュバック
[文献] 山本経之 (2007)

観念運動(性)失行
[英] ideomotor apraxia

パントマイム動作の障害をいう。Liepmann Hの失行概念の提唱における，中心症候である。観念性失行と異なり実際の物品使用は可能である。パントマイム動作には物品使用のパントマイムのほかに，物品を用いないいわゆる信号動作（ジャンケン，敬礼，さよならなど）が含まれる。日常生活上の自発的行為は正確に行うことができる。しかし，同じ行為でも検者の口頭での指示に従って行う場合や，検者のまね（模倣）をさせる場合，すなわちその行為をどうしても行わなければならない場合にうまくできない。この特徴を自動随意運動乖離（automatico-voluntary dissociation）と呼ぶ。責任病巣は左頭頂葉の縁上回，上頭頂小葉の皮質と皮質下白質である。脳梁病変で左半身に観念運動性失行が生じる。Liepmannは，観念運動性失行は中心領域に存する肢節の運動心像と，視覚，聴覚，触覚など大脳の他の諸領域との関連が障害されて生じると考えた。このメカニズムは現在でも基本的には信じられているが，最近認知心理学的観点から改変が加えられている。
(河村 満)
⇨失行，運動失行，観念(性)失行，脳梁失行，頭頂葉
[文献] 河村満 (2003, 2004)

観念(性)失行
[英] ideational apraxia

やや複雑な日常生活上の動作を推敲する際に生じる行為障害である。模倣動作には障害がないのが原則である。数個の物品を用いる系列行為で障害が明らかになる。マッチとロウソクを使ってロウソクに火をつけさせる，封筒と封印と封ろう棒を使って封筒をはらせることがLiepmann Hの原著に記載されている。とっくりとおちょこを使って酒を飲む，ライターと煙草，灰皿を置いて煙草を吸って消す動作をさせるなどの行為でも症状は検出できる。症候内容は，ロウソクに火をつける場合に，マッチ箱を芯に付けるなど，マッチ棒とマッチ箱をとり違え，正しい運動（火をつける）を間違った対象に対して行う，などである。行為の一部の省略や，順番の誤りも

ある。ピストルを扱う場合に短剣のように突く行為を行う，というような正しい反応と誤反応との間に心理的なつながりがみられることもしばしばみられる。責任病巣は，左角回で，観念運動性失行の病巣と近接している。このため観念性失行と観念運動性失行とは合併することが多い。 〈河村 満〉

⇨失行，観念運動(性)失行，道具障害，運動失行
[文献] 河村満（2003, 2004）

観念貧困
[英] poverty of thought

　思考過程が遅滞し，その結果として思考内容が乏しくなったものをいう。うつ病の思考制止によって生じるものが代表的で，躁病の観念奔逸と対照をなす。思考の連想活動が不活発になって関連する観念が湧出してこないために思考は遅々として進まず，内容は停留したまま貧困化してしまう。思考制止によるもの以外でも，脳器質性疾患における迂遠や粘着，保続などによる場合があり，また統合失調症でも思考途絶や連合弛緩でみられる。

〈飯森眞喜雄〉

⇨うつ病，思考制止，観念奔逸，迂遠，保続（症），思考途絶，連合弛緩
[文献] Kraepelin E（1927），Bleuler E（1916）

観念複合(体)　➡コンプレックス

観念奔逸
[英] flight of ideas

　思考の連想活動が活発となって観念や言葉が次々と湧出し，思考過程は促進するものの目的やテーマから外れた余剰な観念や言葉を抑制・排除することができないために，思考内容が本筋から飛躍したり逸れてまとまらないこと。思考奔逸ともいい，躁病や酩酊状態における抑制のとれた状態においてみられ，うつ病における思考制止や観念貧困と対照をなす。音韻連想や語呂合わせ，外からの刺激によって話題は次々と変化し，また喋りたいという欲求の高まり（談話心迫）もあるために多弁となる。統合失調症における滅裂思考と似ているが，観念奔逸では患者は注意を促すと本筋に戻ることができる点で異なる。

〈飯森眞喜雄〉

⇨躁病，思考制止，観念貧困，滅裂思考〔思考滅裂〕
[文献] Kraepelin E（1927），Bleuler E（1916）

観念連合
[英] association of ideas
[独] Ideenassoziation
[仏] association des idées

　ある観念から他の観念が呼び起こされて思考過程が進むと考えられ，この連想を観念連合という。Aristotelesは後に連想の法則と呼ばれることとなった3種類の連想，すなわち類似による連想（白から雪を），反対による連想（白から黒を），そして時空間的近接による連想（白から冬を）を挙げ，観念連合という言葉を最初に用いたLocke JやHume DらのイギリスE経験論の連想研究を先導した。中でもHumeは類似と接近に，連想の法則に原因と結果という性質を加えた。これらの連想心理学は，とりわけBleuler Eの思想に大きな影響を及ぼした。統合失調症の提唱に際してBleuler［1911］は基礎症状として4つのA（思考障害，感情障害，両価性，自閉性）を指摘したが，その中の思考障害とは連合障害であった。なお，Jaspers K［1913］は2つの観念間の結合について，類似による客観的関連による連合と経験による主観的関連による連合を区別しているが，連合は患者自身には意識されず，われわれが見出すものであると指摘している。 〈小川俊樹〉

⇨観念奔逸，滅裂思考〔思考滅裂〕
[文献] Bleuler E（1911），Jaspers K（1913/1948），今田恵（1962）

間脳下垂体系
[英] diencephalohypophyseal system

　間脳下垂体系は視床，視床下部，下垂体，松果体，乳頭体からなる。大脳半球のほぼすべての入力と出力を下位中枢と中継している。体の各部からの知覚伝導路が中継・入力され，その知覚に対する無意識な反射運動が出力され，自律神経系，内分泌系を介して全身を制御している。無意識な感情である情動は，自律神経系，内分泌系をはじめとする末梢系が関与しているとされる。

　実際，下垂体疾患ではさまざまな精神症状がみられる。下垂体機能亢進症である，末端肥大症では自発性低下，思考の迂遠・鈍重，抑うつ気分と時に高揚，興奮がみられる。また，下垂体性クッシング病は，不安，抑うつ気分，軽躁気分，幻覚，妄想を呈する。逆に，下垂体機能低下症では無気力，無関心，抑うつ気分，活動性低下，傾眠がみられる。

（仁王進太郎）

⇨下垂体機能亢進症，クッシング症候群，下垂体機能低下症

肝脳疾患
[英] hepatocerebral disorder

　肝脳疾患は，肝障害に関連して大脳に障害をきたす病態である。狭義には，肝性昏睡による病変はこれに含めない。門脈－大循環性に側副血行路があって高アンモニア血症および窒素酸化物の代謝異常がみられるときに，大脳障害をきたしやすいが，猪瀬正［1950］は，肝脳変性疾患の特殊型としてこのような病態を報告した。頻発する意識障害発作（数時間〜数日）とそれにつづく認知障害を主とする器質性精神障害，錐体路症状，錐体外路症状（手指，口唇の振戦），高アンモニア血症などがみられる。大脳変化としては，大脳皮質，皮質下諸核（線条体，淡蒼球，赤核，小脳，乳頭体など），白質などに壊死や不全軟化をみとめる。神経系には，異型グリアの一種であるアルツハイマーⅡ型グリア（裸核グリアと呼ばれる）が出現し，そこにグリコーゲン反応（PAS染色，カルミン染色陽性）がみられることが特徴的であるとされている。ウィルソン病でみられるような巨大な異型グリアであるアルツハイマーⅠ型グリアやオパルスキー細胞はみられない。また，銅代謝の異常もみられない。病変がさらに広範なものは類癜痕脳型［小田雅也 1964］として知られている。この型のものの臨床経過や脳病変は猪瀬型と共通点が多い（アルツハイマーⅡ型グリア，カルミン陽性物質）が，肝機能障害（脂肪性肝硬変，高アンモニア血症）は比較的軽度であるのに，大脳の側頭葉，島，帯状回などの皮質と白質軟化，壊死が広いために臨床症状も重篤であり，失外套症候群（開眼，睡眠覚醒のリズムは保持，無言無動，原始反射）や著しいやせ（羸痩），けいれん発作がみられることがある。

（三好功峰）

⇨肝性脳症，錐体外路症状，ウィルソン病，失外套症候群

[文献] 猪瀬正（1950），小田雅也（1964），三好功峰，松岡龍典（1980）

間脳症　➡間脳症候群

間脳症候群
[英] diencephalic syndrome

　間脳は中脳と終脳の間にあり，腹側の一部を除き終脳によりほぼ完全におおわれ，正中部にある裂隙状の第三脳室によって左右に分かれる。発生学的には視床上部，背側視床，腹側視床および視床下部に分けられる。これらの部位は意識，知覚，情動，自律神経，内分泌など種々の機能に関与しており，外傷，血管障害，腫瘍，炎症などの器質的病変により生じるさまざまな症状をまとめて間脳症候群という。すなわち，精神症状として，意識障害（夢幻様状態，もうろう状態など），情動障害，パーソナリティ障害，記憶障害，内

分泌障害，幻覚症，視床症候群などを生じ，身体症状としては，体重変化，水分代謝異常，脳波異常などをみる。視床の両側性病変では，健忘，意欲・自発性低下などの認知症症状が生じることがあり，視床性認知症と呼ばれることもあるが，広義の皮質下認知症に含まれる。器質性異常が見出されず，間脳の機能性異常が想定されるものを間脳症（diencephalic encephalopathy）と呼ぶことがあり，これらの症状が相性ないし発作性に認められる。なお，画像検査等の進歩により，この用語が用いられることは少なくなっている。

(冨永 格)

⇨視床性認知症，皮質下認知症
[文献] 大熊輝雄（2008b）

感応精神病

[英] imposed psychosis ; induced psychosis
[独] induziertes Irresein

2人，3人と複数の人々が同時に同様な精神異常を呈するものである。最初に精神異常を呈した者を発端者，その影響を受けた者を継発者と呼ぶ。ほとんど大部分のケースが母-娘，夫婦などの家族例であり，家族精神病とも呼ばれる所以である。

発端者について，診断学的には統合失調症が多く，その性格特徴としては主導的，積極的，強力的，攻撃的な人が多い。継発者については，診断学的には妄想反応（あるいは心因反応）が多く，性格特徴としては，引きこもりがち，依存的，受動的，弱力的な人が多い。発端者と継発者との関係には，優位‐依存関係あるいは相互依存関係［柏瀬宏隆 2004］が認められる。換言すれば，このような親密な関係が感応精神病の発生の素地となるのである。

分類については，Gralnick A の4型分類が有名である。日本では吉野雅博が，感応精神病を憑依感応型と妄想感応型とに分類した。以前には日本では憑依感応型が多かったが，最近は妄想感応型が増えている。 (柏瀬宏隆)

⇨感応性妄想性障害，集団精神病
[文献] 柏瀬宏隆（2004），柏瀬宏隆 編著（2008）

感応性妄想性障害

[英] induced delusional disorder

ICD-10における病名（induced delusional disorder）で，感応精神病，二人(組)精神病（folie à deux）とほぼ同義語である。3診断基準が挙げられている。①本症者は，ほかの人によって元来保持されていた妄想や妄想体系を発展させている。②当事者たちは，互いに異常なほど親密な関係にあり，他人からは相対的に孤立している。③本症者は，その相手と接触する前には妄想を有していたことはなく，ほかの精神障害にも罹患していたことはない。

これらの診断基準から明らかなように，本病名は（発端者ではなく）継発者の診断名である。幻覚が感応されることはまれである。

なぜ，継発者が発端者に感応されるのかの機制については，同一化（同一視）が重要視されている。たとえば，無意識的同一化，対象喪失不安の防衛としての同一化，攻撃者への同一化，投影同一視などである。また，次のような時に発端者の異常性は継発者によって受容されやすい。すなわち，発端者の異常性の内容が継発者の不安・恐怖をかきたてる時，継発者の希望・願望と一致する時，継発者の不満の解消に役立つ時，などである。

(柏瀬宏隆)

⇨感応精神病，集団精神病，同一化〔同一視〕，投影同一視
[文献] 柏瀬宏隆（2004），柏瀬宏隆 編著（2008）

カーンバーグ

Otto F. Kernberg　1928～

アメリカの精神分析医。オーストリア・ウィーンに生まれた後，幼少時にチリに移住し，1953年チリ大学を卒業した。チリで精神分

析医の資格を取得後アメリカに渡り，メニンガー記念病院長，トピカ精神分析研究所長，コロンビア大学教授，コーネル大学教授などを歴任した。1999年から国際精神分析協会長を務めた。学問的には自我心理学を基礎にした上で，対象関係論，クライン理論をも取り入れて統合に努めた。パーソナリティ障害としての境界例概念が定着するにあたって大きな役割を果たした境界パーソナリティ構造（borderline personality organization）の概念，精神力動，治療技法などをめぐる業績が名高い。また，人格発達一般について，分裂（splitting）をはじめとした未熟な防衛機制や対象関係を解明し，それらの発達に応じて，神経症的，境界的，精神病的の三水準に分類した。そのほか集団精神力動，病院精神医学，組織論などの貢献も多い。　　　　（岩崎徹也）
⇨境界パーソナリティ構造，境界例，スプリッティング
[主著] Kernberg OF（1975, 1976, 1980b, 1984），Kernberg OF, Michael AS, Harold WK, et al.（1989）

神戸文哉
かんべぶんさい　1848〜1899

小諸藩家臣の子。1859（安政6）年12歳で江戸に遊学し儒学を修め，17歳から医学予科，1865（慶応1）年から開成学校で3年間，英学を学んだ。1869（明治2）年から大阪医学校と大学東校で医学を学んだのち，1875年2月に京都府の療病院管学事（教頭）に就任。翌1876（明治9）年12月に，本邦初の西洋精神医学の訳書『精神病約説』を刊行したことで知られる。1876年7月に日本初の公立精神病院・京都癲狂院が開設され，本書の序文を院長・真島利民が書いていることから，癲狂院での診療手引書として本書は刊行されたと推定される。原著はMaudsley H 著『内科全書』（'A system of medicine.'［1872］）の下巻「精神病」の章である。癲狂（急性症又躁暴症，慢性症，復帰症）・癇狂・憂鬱症・徳行狂・失神又健忘・痴呆附愚鈍・全身麻痺などの疾病分類とその原因，診断，病理，治方が訳出されている。　　　（昼田源四郎）
⇨京都癲狂院，モーズレー
[主著] 神戸文哉（1876）
[文献] 平沢一（1964）

漢方　➡東洋医学

願望妄想症　➡敏感関係妄想

ガンマアミノ酪酸　➡GABA

ガンマ〔γ〕帯域反応
[英] gamma-band response

ガンマバンドオシレーション（gamma band oscillation）ともいわれ，ヒトが認知課題を行った時に，30 Hz 以上の高周波数帯域であるγ帯域，とくに40 Hz 前後の神経活動の同期が高まる現象のことを指す。とくに，脳の異なる領域における神経同期発火はヒトの認知処理と関連しているといわれている。大脳皮質では，錐体細胞とインターニューロンの相互連絡が密になされており，インターニューロンから錐体細胞への抑制性入力がγ帯域反応の生成に大きな役割を果たしていると考えられている。γ帯域反応は，意識的・無意識的な刺激により起こる神経同期的反応であり，ヒトの精神活動を解明するアプローチの一つである。また，この反応は高次精神活動に関連しており，頭皮上脳波，脳磁図などにより記録できるため，統合失調症を含む精神疾患の病態解明への応用が期待されている。　　　　（鬼塚俊明）
⇨脳波〔EEG〕，脳磁図〔MEG〕
[文献] Tallon-Baudry C, Bertrand O, Delpuech C, et al.（1996）

緘黙(症)　➡無言症

換喩　➡隠喩／換喩

関与しながらの観察
[英] participant observation

　人類学における調査方法の考え方を，Sullivan HS が精神科治療のあり方としてとり入れたもの。人が人を観察するとき，そこには必然的にかかわりが生じてくるため，完全に客観的な観察はありえない。この考えにもとづいて Sullivan は「観察者が観察されるものとかかわりあってつくる場において観察者と観察されるものとの間に起こる現象ならば，研究が可能である。私はこれこそ精神医学の対象である，といいたい」と述べている。治療者と被治療者が相対したとき，そこには対人関係の場が生まれ，言語的および非言語的で双方向的な交流が生じる。この交流により，治療者も被治療者も互いに影響を受ける。しかし，その影響を踏まえた上でならば，2人の場においてどのような現象が生起しているのかを観察することが可能であり，さらにその観察にもとづいて治療的な関与も可能になる。
　　　　　　　　　　　　　（白波瀬丈一郎）
⇨ラポール
[文献] Sullivan HS (1940)

関連解析〔遺伝子関連解析〕
[英] association study

　疾患と遺伝子の関連を検討する解析方法。同義として，遺伝子相関解析。症例と正常対照者におけるリスク多型の頻度を統計的に解析，あるいは家系内を対象として，リスク多型の伝達不均衡性を検討する解析（Transmission Disequilibrium Test；TDT）などがある。多型性としては，アレル（allele），ジェノタイプ（genotype），ハプロタイプ（haplotype）などを用いる。　　　　　　　（池田匡志）
⇨ゲノムワイドスキャン，リンケージ解析〔連鎖解析〕

関連研究　➡分子遺伝学

肝レンズ核変性症　➡ウィルソン病

緩和ケア
[英] palliative care

　現代の緩和ケアは，1967 年，末期がん患者の QOL 向上を目指してロンドン郊外に建設された聖クリストファーホスピスの誕生に始まり，独立型ホスピス，在宅，病院内チームとその提供方法は拡大し，全英，キリスト教世界，全世界に普及した。対象はがん，HIV，神経難病であるが，すべての疾患のケアに必須なものとして，また末期だけでなく治療早期へも拡がっている [Doyle D ら 2004]。
　WHO の 1990 年の定義では，「緩和ケアとは，治癒を目的とした治療に反応しなくなった疾患をもつ患者に対して行われる積極的で全体的な医療ケアであり，痛みのコントロール，痛み以外の諸症状のコントロール，心理的な苦痛，社会面の問題，霊的な問題（spiritual problems）の解決が最も重要な課題となる。緩和ケアの最終目標は，患者とその家族の可能な限り最良の QOL を実現させることである。このような目標をもつので，緩和ケアは末期だけでなく，もっと早い病期の患者に対しても癌病変の治療と同時に適用すべき多くの利点を持っている」とある。当時の医療ではがん治療のアウトカムは生存期間の延長一辺倒であったが，QOL という人の本来の目標，Life（生活，人生，生命）の質を治療アウトカムにまで押し上げた功績は大きい [Chochinov HM ら 2000]。
　その後，死ぬ直前まで麻薬鎮痛剤すら普及しない現状を鑑み，2002 年 WHO では，定義を，「緩和ケアとは，生命を脅かす疾患による問題に直面している患者とその家族に対して」行うと変更し，2007（平成 19）年に施行されたわが国のがん対策基本法はこれに倣って，「がん患者・家族に対するがん治療

早期からの緩和ケア」や「精神心理的ケア」を謳っている。

2002年，WHOにおける緩和ケアの具体的目標として以下の点が強調される［武田文和2005］。①痛みやその他の苦痛な症状から解放する，②生命を尊重し，死を自然の過程と認める，③死を早めたり，引き延ばしたりしない，④患者のためにケアの心理的，霊的側面を統合する，⑤死を迎えるまで患者が人生を積極的に生きてゆけるように支える，⑥家族が患者の病気や死別後の生活に適応できるように支える，⑦患者と家族（死別後のカウンセリングを含む）のニーズを満たすためにチームアプローチを適用する，⑧QOLを高めて，病気の過程に良い影響を与える，⑨病気の早い段階にも適用する，⑩延命を目指すその他の治療（化学療法，放射線療法）とも結びつく，⑪それによる苦痛な合併症をより良く理解し，管理する必要性を含んでいる。

(内富庸介)

⇨ターミナルケア，精神腫瘍学，生活の質〔クオリティ・オブ・ライフ〕

[文献] Doyle D, Hanks G, Cherny NI, et al. (2004), 武田文和(2005), Chochinov HM, Breitbart W (2000)

奇異反応

[英] paradoxical reaction

薬剤の期待される作用とは反対の作用が出現する現象。逆説反応ともいう。本来であれば不安・焦燥感，不眠が軽減するベンゾジアゼピン系薬剤の投与時に，恐怖，焦燥感，敵意，怒り反応，攻撃性，行動異常などを示すことを例として挙げることができる。発生頻度は5％以下とまれであるが，過量に服用した場合やアルコールと併用した場合，加齢や外傷など脳の器質的脆弱性を有する場合に生じやすい。中枢の脱抑制と捉えることができる症状で，可逆性である。

(稲田 健)

⇨睡眠薬，医薬原性精神障害

[文献] 石郷岡純 (1999)

記憶 [脳科学]

[英] memory
[独] Gedächtnis
[仏] mémoire

記憶は大まかに短期記憶（short term memory），長期記憶（long term memory）に区別される。短期記憶は短時間保持される。前頭前野における短期記憶は作動記憶（working memory）と呼ばれるもので推論をするためにバックグランドで情報を保持している。視空間や環境（context），出来事（episode）などの短期記憶は海馬，扁桃体で形成され固定化（consolidation）の機構によって長期記憶となる。長期記憶は長期間保持される機構であるが固定化された記憶は想起（recall）後，実験的に蛋白質合成阻害剤投与によって忘却させることができる。このことから想起した記憶を再固定化（reconsolidation）する機構が存在すると考えられている。心的外傷後ストレス障害（post-traumatic stress disorder；PTSD）は記憶の再固定化を阻止することによって治療が可能であるとする研究も行われている。長期記憶は海馬で形成され維持されるが数ヵ月で記憶の貯蔵は海馬から大脳皮質へ移動し，想起は海馬の活性化を伴わず大脳皮質の活性化によって引き起こされる。大脳皮質に貯蔵される記憶を遠隔記憶（remote memory）と呼ぶ。遺伝子操作によって長期増強（long term potentiation；LTP）を起こすことのできない動物は学習記憶が阻害されることから，記憶はLTPによるシナプス新生によって形成されると考えられている。

アルツハイマー病は加齢に伴う記憶障害から認知障害となる老年性認知症の一つである。

病理学的には加齢に伴って嗅内野に神経原線維変化が観察され辺縁系，新皮質へと病態の進行に伴って分布が拡大する。嗅内野は神経軸索を海馬へ投射しており，この部位の障害は環境や出来事記憶の障害として出現する。辺縁系の障害は主に作動記憶障害を引き起こし，新皮質の障害によって遠隔記憶が障害されると考えられる。
(髙島明彦)
⇨海馬，扁桃体，PTSD〔外傷後ストレス障害〕，アルツハイマー型認知症，記憶障害，認知障害
[文献] 松本元，小野武年（2002），Nader K, Hardt O（2009），Morris RG（2006）

記憶 [精神病理・精神分析]

Freud S [1895] が「ヒステリー患者は主に回想に苦しんでいるのである」と述べているように，記憶およびその回想は精神分析理論の根幹をなしている。誘惑理論においては，ヒステリーとは，無意識へ抑圧された外傷的な記憶が，その記憶を象徴的に表す表象や身体現象に置き換えられたものであると考えられた。したがって，その治療は置き換えられたものを元の外傷的な記憶に戻すことであり，外傷的な記憶を相応の感情をもって回想（意識化）することで，表象や身体現象との結びつきが解消され，ヒステリー症状は消失すると考えられた。その後すぐに誘惑理論は内因欲動理論に席を譲ることになるが，意識化による治療という方法は継承された。

1900年に，意識-前意識-無意識という局所論を展開したFreudは，その中で記憶について次のように述べている。記憶とは，リビドーの備給を受けた時にはじめて回想され，意識にのぼる。すなわち，記憶は通常忘れられているという意味で無意識的である。しかし，記憶には意識化可能なものと通常の方法では意識化不可能なものとがある。前者が前意識の記憶であり，後者が無意識領域の記憶である。

Freudは，知覚や体験が記憶に書き込まれたものを記憶痕跡（memory-trace）と呼んだ。記憶痕跡はさまざまなネットワークと連想的につながり，さまざまな記憶系の中に関連をもって配置される。こうした記憶痕跡の成立によって，乳児は幻覚的な満足を体験できるようになる。授乳による快の満足体験を得た乳児は，空腹を感じた時にかつての満足体験の記憶を再生することであたかも今の自分が実際に満足を得ているかのような体験，すなわち幻覚的に満足する体験ができるようになり，満足の遅延に耐えられるようになる。その一方で，この幻覚が実際には欲求を満たしはしないことを知ることを通して，乳児の現実感覚が発達し，自我は現実に適応する動きを始めるのである。

一定時点での体験，印象，記憶痕跡が，心的な発達や成熟に伴って新しい意味や新しい心的作用を獲得することを事後性[Freud 1914]というが，この事後性を用いて精神分析療法を表現すると，それは記憶の書き換え，意味の広がりを結果する事後性の営みであるといえる。さらに，転移解釈は記憶の再カテゴリー化であるといえる。
(白波瀬丈一郎)
⇨置き換え，局所論，事後性
[文献] Freud S（1893-1895, 1900, 1914b）

記憶幻覚

[英] mnemic hallucination
[独] Gedächtnishalluzination
[仏] hallucination mnésique

過去に全く体験していないのに実際にあったかのように追想することで，仮性記憶あるいは偽記憶（pseudomnesia），追想幻覚（Erinnerungshalluzination）ともいう。これを語ると作話になり，空想的に際限なく発展すると空想妄想になる。もの忘れのある老人の妄想は多少とも作話傾向を帯びる可能性があり，一方，空想妄想患者にも健忘をみることがある。
(濱田秀伯)
⇨作話，虚言妄想，健忘

記憶減退

[英] hypomnesia
[独] Hypomnesie
[仏] hypomnésie

　記憶力の量的低下のことで，記銘障害と想起障害があり，記憶錯誤（追想内容の間違い）を伴いやすい．いわゆるもの忘れは加齢で進むが個人差が大きい．忘却では新しい近時記憶が古い遠隔記憶よりも失われやすい（Ribot T の逆行律）．記憶減退は認知症の中心的症状である．健忘はある一定期間やある事柄に限定した想起障害で，頭部外傷その他の脳疾患や薬物中毒，解離性障害などにおける意識障害中（同時健忘）やその前（逆向健忘）やその後（前向健忘）に生じうる．

（浅井昌弘）

⇨純粋健忘症候群，一過性全健忘，全生活史健忘，選択健忘，記憶，記憶障害，記憶増進，記銘減弱，記銘力，軽度認知障害
[文献] Kopelman MD（2009）

記憶痕跡　➡ **エングラム**

記憶錯誤

[英] paramnesia
[独] Paramnesie
[仏] paramnésie

　過去の事実が改変されて追想される誤記憶（allomnesia）と，過去に全く体験していないのに実際にあったかのように追想する仮性記憶（pseudomnesia）を合わせたもの．追想錯誤（Erinnerungsfälschung；Erinnerungstäuschung）ともいう．

（濱田秀伯）

⇨記憶幻覚

記憶障害

[英] disorder of memory；dysmnesia；impaired memory
[独] Gedächtnisstörung；Dysmnesie
[仏] trouble de mémoir；dysmnésie

　記憶障害の分類は，(1)原因により器質健忘と心因健忘，(2)持続により一過性健忘（一過性全健忘や全生活史健忘など）と持続性健忘（コルサコフ症候群，健忘症候群など），(3)病変部位により皮質性健忘と軸性健忘（間脳・大脳辺縁系損傷），(4)症状論的に記銘障害と追想障害などに区分しうる．記銘障害は短期記憶の障害で，前向健忘ともいい，コルサコフ症候群や一過性全健忘でみられる．追想障害は長期記憶の障害で，(a)量的追想障害には①記憶増進および②記憶減退（全般的忘却，もの忘れ）と健忘（amnesia，一定の期間や事柄に限定した忘却）があり，(b)質的追想障害（記憶錯誤 paramnesia）には①誤記憶（allomnesia，事実とは内容が異なる思い違い）と②偽記憶（pseudomnesia，実際には無かったことをあったと追想する作話や妄想追想）がある．

　脳障害部位による記憶障害の特徴は，(a)皮質性健忘（大脳皮質病変）では意味記憶（知識）の障害を生じ，皮質局所性病変では失語，失認，失行などの巣症状があり，皮質全般性病変では知識全般が次第に失われて認知症が進行すれば言動の退行に至る．(b)間脳・大脳辺縁系（記憶系：海馬 – 脳弓 – 乳頭体 – 視床前核 – 帯回）の病変による軸性健忘ではエピソード記憶（想い出）が時間的に逆向して忘却され，コルサコフ症候群や個人生活史の健忘などを生じるが，数字列復唱などの即時記憶は保たれている．軸性健忘はさらに，①乳頭体や視床背内側核病変を主とする（アルコール性）コルサコフ症候群に代表される間脳性健忘で失見当識と生活史の年代定位障害，作話，病識欠如が著明なものと，②両側側頭葉の海馬病変を主とする両側海馬性健忘（ヘ

ルペス脳炎, 難治てんかんでの側頭葉切除例) で失見当識や作話は少なく, 病識があり, 高度の記憶力障害を主徴とするものに大別しうる。側頭葉の片側病変では記憶障害は頻度が少なく軽症であるが, 左側 (優位側) 病変では言語性記憶 (単語, 文字) が障害され, 右側 (非優位側) 病変では非言語性記憶 (顔, 図形) が障害されやすい。また③扁桃体 - 前頭葉前野の回路障害は感動的記憶障害に関係する。　　　　　　　　　　　　　　　　(浅井昌弘)

⇨認知症, 健忘, 心因健忘, 一過性全健忘, 全生活史健忘, コルサコフ症候群, 記銘力, 前向健忘, 記憶増進, 記憶減退, 記憶錯誤, 作話, 妄想追想, 意味健忘, 短期記憶, 意味記憶, エピソード記憶, 健忘失語, 大脳辺縁系

[文献] Baddeley A, Eysenck MW, Anderson MC (2009), Kopelman MD (2009), Andreescu C, Aizenstein HJ (2009), 浅井昌弘, 鹿島晴雄 編 (1999)

記憶増進

[英] hypermnesia
[独] Hypermnesie
[仏] hypermnésie

　過去の記憶が異常な活発さで思い出されること。短時間に多量の追想が詳細に浮かぶのは, 発熱, せん妄, 夢, PTSD, 催眠時の他に, 麻薬などの薬物使用時や中止後のフラッシュバックの時などがある。縊死未遂や高所からの墜落など死に直面して生涯がパノラマ様に浮かぶこともある。持続的記憶亢進は知能の優劣にかかわらずカレンダーや時刻表を非常に正確で詳細に覚えている人についている。精神疾患での記憶増進には躁病の多弁, うつ病での過去の失敗の想起, 統合失調症の妄想追想などもある。　　　　　　　(浅井昌弘)

⇨PTSD 〔外傷後ストレス障害〕, フラッシュバック, 妄想追想, 記憶障害, 記憶減退

[文献] Payne DG (1987)

奇怪な対象

[英] bizarre objects

　Bion WR が統合失調症者の精神病的世界を理解するために, 1957 年論文で記述した概念。Klein M [1946] は, 妄想分裂ポジションにおける自己と対象の破壊と迫害の世界を描写し, 自我の原始的機制 (分裂・万能感・否認・投影同一視・理想化) を挙げていた。だがこの水準の機制は統合失調症に固有のものではなく, パーソナリティの原始的な様態一般に認められるものであることが次第に理解された。Bion は精神病的部分に特異的な攻撃として「結合への攻撃」を想定し, 患者の知覚装置・思考機能が破壊されて, 現実との接触が阻まれていると考えた。患者は内的・外的現実とかかわらず, 排泄された諸断片に取り囲まれ, 閉じ込められたと感じる。断片には超自我・自我成分が伴っており, パーソナリティをもっているかのように患者に憎悪を向けて迫害する。患者がそれを幻覚様式で経験したものが,「奇怪な対象」である。それはメタ心理学的には「α 機能の逆転」として理解される。　　　　　　　　　(福本　修)

⇨妄想分裂ポジション, α 機能／α 要素, ビオン

[文献] Bion WR (1957), Klein M (1946)

機会犯罪者

[英] occasional criminal
[独] Gelegenheitsverbrecher
[仏] criminel d'occasion

　機会的, 一時的な外部条件の影響でたまたま犯罪に陥った者である。予後不良な「慣習犯罪者」の反対語である。ただし機会的犯罪者が将来慣習犯罪者等に移行することもあり, 両者の区別は絶対的ではない。犯罪学創始者 Lombroso C は①生来性, ②精神病, ③機会性, ④熱情性の各犯罪者を分類し, ドイツの犯罪精神医学者 Aschaffenburg G [1897] は犯罪者を①偶発, ②激情 (情動), ③機会, ④予謀, ⑤累犯, ⑥慣習, ⑦職業に分類した。

環境と性格との産物である犯罪の中でも性格要因の影響が少ない，環境要因が主たる犯罪因である犯罪者類型である。機会犯罪者は偶発犯罪者，激情犯罪者とともに「瞬間犯罪者（Augenblickstäter）」［Liszt F von］を構成するが，不注意や過失による偶発犯罪者（Zufallsverbrecher）とは故意の点で，激情犯罪者（情動犯罪者；Afffektverbrecher）とは激しい一過性の急性感情興奮を伴わない点で異なっている。怨恨や復讐など慢性持続性の感情興奮による「熱情犯罪（crime passionnel）」と「激情犯罪（情動犯罪）」とは混同されやすいが，両者は概念，用語ともに本来区別すべきであろう。 〔影山任佐〕
⇨慣習犯罪者，偶発犯罪者，激情犯罪者，職業犯罪者
[文献] Seelig E, Weindler K（1949），Radzinowicz L（1931）

飢餓精神病

［英］inanition psychosis
［独］Inanitionpsychose
［仏］delirium ex inanitione

　戦争や飢饉などの特殊な条件化において，食料不足による低栄養状態と精神的緊張の持続により，るいそう，心拡大，浮腫，低血圧，徐脈，体温低下，全身衰弱などをきたし，同時に精神症状として極度の易疲労性亢進，無関心，抑うつ，自発性減退，精神活動の遅鈍，あるいは幻覚，妄想，ときには緊張病性興奮，昏迷状態，せん妄状態などをきたすものを飢餓精神病と呼んだ［Ewald G 1928］。神経症状としては構音障害，筋弛緩，皮膚感覚障害，腱反射亢進あるいは減弱・消失，眼球振盪などが認められている。精神症状は栄養状態の改善，体重増加とともに正常に回復する傾向を認めている。一方，強制収容所から解放された人々が，その後長期間にわたり，不安，心気，抑うつ状態，強迫症状，自発性減退，生きのびたことへの罪責感などの精神症状を呈した場合，これを強制収容所症候群（concentration camp syndrome, Konzentrationslager-syndrom；KZ-Syndrom）と呼んだ。
〔切池信夫〕
⇨戦争神経症
[文献] Ewald G（1928），Ryn Z（1990）

器官幻覚

［独］Organhalluzination

　「頭の中がビリビリする」「腸がふくれている」「胃が無くなった」などと訴えられる身体内部の幻覚。体感異常とは移行があり，臓器幻覚ともいう。 〔濱田秀伯〕

器官言語

［英］organ speech
［独］Organsprache
［仏］langage d'organe

　主として神経症の身体化や心身症，心身相関を説明するために用いられ，たとえばヒステリーの転換症状において，無意識の葛藤が身体器官において表現されるといった現象を指す。一方，Freud S［1915］による本来の意味では，器官言語は統合失調症に独特の言語性病理であるとされ，神経症の身体化とは一線を画するものとされる。たとえば，ある統合失調症女性が，「偽善者（Augenverdreher）」という言語表現をもとに，「眼（Auge）が歪んでいる（verdrehen）」といった一種の心気・体感症状を体験した例のように，言語表現が身体の水準に文字通りに現れる現象がFreudの器官言語である。これを，謎めいた語が聴覚領域に現れる幻聴や要素現象に比して，シニフィアンの病理が身体という現実界の水準に現れたものとみる向きもある［Mary B］。なお，ヒステリーの転換症状でも言語表現が身体に現れることがあるが，この場合は統合失調症の器官言語のように文字通りに身体に現れるのではなく，「登場する＝足を踏み出す（Auftreten）」ことへ

の恐れが「踵の激痛」へと変換されるように，象徴化の作業を経て翻訳されたものとして身体に現れるという点に違いがある［Freud, Breuer J 1895］。脳損傷患者の頭痛やめまい，気分症状［Weizsäcker V von］や，てんかん発作［Janz D］を脳の器官言語として捉える向きもある。
(松本卓也)

⇨シニフィアン／シニフィエ，現実界，要素現象，解離ヒステリー〔転換ヒステリー〕，心身相関，心身症，象徴化

[文献] Freud S (1915b), Mary B (1999), Freud S, Breuer J (1893/1895b), Weizsäcker V von (1926), Janz D (1962a)

気管支喘息
[英] bronchial asthma

『喘息予防・管理ガイドライン2009（JGL2009）』では「臨床的に繰り返し起こる咳，喘鳴，呼吸困難，生理学的には可逆性の気道狭窄と気道過敏性の亢進が特徴的で，気道が過敏なほど喘息症状が著しい傾向がある。喘息症状が無くとも気道過敏性の亢進は認められる。組織学的には気道の炎症が特徴で，好酸球，リンパ球，マスト細胞などの浸潤と，気道上皮の剥離を伴う慢性の気道炎症が特徴的である。……小児の喘息は思春期になると寛解ないし"治癒"の状態となる患者もあり，いわゆる"outgrow"が見られる」と定義される。慢性な疾患であり，患者の社会心理学的背景が喘息の発症，再燃，悪化，持続に関与する場合と，反対に，喘息によって心理学的に負の出来事が引き起こされている場合もある。週に3回，20分間，今まで最もストレスであった体験を書き出しただけでも，4ヵ月後の肺機能の有意な改善が報告されており［Smyth JMら 1999］，心理社会的な介入も重要である。
(永田利彦)

⇨心身症

[文献] 喘息予防・管理ガイドライン作成委員会(2009), Smyth JM, Stone AA, Hurewitz A, et al. (1999)

器官神経症
[英] organ neurosis
[独] Organneurose
[仏] névrose d'organe

Fenichel O ［1945］が定義した，転換とは区別される心因性の身体機能障害。転換が無意識的な願望や葛藤などの象徴的な意味をもつのと対比的に，器官神経症症状は心因性ではあるが，特別な心理的な意味を表現せず，①情動等価（affect equivalence），②欲求不満状況での自律神経－内分泌－生化学的変化の結果，③無意識的な生活や行動パターンの結果，および④それらの組み合わせによって発生するとされ，身体諸器官についての器官神経症が系統的に論じられている。Freud Sは，自律神経症状や易疲労感，不安感を呈するが症状は象徴的な意味をもたない現実神経症を精神神経症と区別し，さらに器官の症状ながら転換機制によらない現実神経症に類する状態に言及していた［Freud 1910］。Alexander F［1939］もまた，転換と異なる情動の興奮に伴う植物神経の機能的な現象を植物神経反応と称した。器官神経症という概念は植物神経症よりも器官の症状を含み包括的であるところに，心身症の理解にとっての有用性を保っている。
(髙野 晶)

⇨転換，情動等価(物)，現実神経症，植物神経症，心身症

[文献] Fenichel O (1945), Freud S (1910a)

器官選択
[英] organ choice
[独] Organwahl
[仏] choix d'organe

心因性の症状においてなぜその器官が選択されるかに関しては諸説がある。

(1) **身体的脆弱性** Adler A の器官劣等性，Freud S の身体からの迎え入れ，Alexander F の体質的な脆弱性は，器官に生来の，または病気の既往による脆弱性が存在することに

より，症状発生に至るという説である。
(2)情動特異性　ある情動には特定の身体反応が対応する［Alexander 1956］という説で，攻撃性の表出阻止と交感神経系の興奮による身体症状，依存欲求の阻止と副交感神経系の興奮による身体症状が関連づけられた。
(3)象徴的意義　随意筋系や知覚系では，ヒステリー転換において，内的葛藤を象徴的に表す部位が無意識的に選択されていると理解される。これをその他の器官に拡大解釈することの妥当性は批判的検討を受けた。
(4)固着と性格　Freud の固着と退行概念により，固着点ごとに特有の器官が症状形成に与りやすく，固着点特有の性格とその器官の症状が関連すると説かれた。Dunbar F ［1954］の潰瘍性格，冠動脈性格などが代表である。　　　　　　　　　　　　　　　（髙野　晶）
⇨心身症，器官劣等性，身体化，固着
［文献］ Alexander F（1956b），Dunbar F（1954）

器官劣等性
［英］organ inferiority
［独］Organminderwertigkeit
　Adler A による個人心理学の原点となる概念で，1907 年に出版された 'Studie über Minderwertigkeit von Organen' において初めて登場する用語であり，身体器官の機能不全を意味する。最初 Adler はこの概念を身体疾患の治療や予防に用いたが，後に器官の劣等性に対する個人の反応に着目し，個人心理学の中心概念である劣等感を重要視するに至った。初期における劣等器官の代償という考えは，劣等感を克服しようとする精神機能の問題へと進展し，器官のもつ劣等性そのものは，彼のパーソナリティ理論の中で誤ったライフスタイルをもつに至る要因の一つであるという位置に落ち着いた。個人は誰もが何らかの劣等感を抱いており，これの克服という課題に直面している。この課題の解決には二通りの方法があり，一方は積極的にこの感情を克服しようとするものであるが，これが過剰になった場合の力動を優越コンプレックス，他方劣等感を克服せず，それを対人関係において用いようとする力動を劣等コンプレックスという。　　　　　　　　　　　　　（後藤素規）
⇨個人心理学〔アドラー心理学〕，ライフスタイル［アドラー］，コンプレックス
［文献］ Adler A（1907），Mosak HH, Maniacci MP（1999）

危機介入
［英］crisis intervention
　危機は，人生上の大きな問題に遭遇し，個人の習慣的な対処法によっては解決できない事態が生じたときに発生する［Caplan G］。心理的な危機に遭遇している個人を危機から脱出させるための心理的援助のことを危機介入という。個人が遭遇している状況を危機と定義し，危機理論にもとづいて必要な介入を行い日常的な心理的平衡状態を回復することを目的としている。心理的危機にはさまざまな程度があり，精神医療による保護が必要な例から，日常生活を続けながら，カウンセリングを受けることによって脱することができる例までを対象とする広い概念である。危機介入の方策としては，状況に新しい意味づけを与えるリフレイミング，本人に可能な対処法の検討，知人，専門家への相談，利用可能な制度の活用等がある。心身の安定を図るための即効性のある手段として，投薬の果たす役割も重要である。危機に出現する不安，緊張，抑うつ，不眠，食欲低下などの心身の不調や自殺企図などへの対処法として抗不安薬，抗うつ薬，睡眠薬などが用いられる。（井上洋一）
⇨いのちの電話，精神科救急，短期精神療法
［文献］ Caplan G（1961）

利き手
［英］handedness
　左右どちらの手も使用できる動作において

主に使用される手であり，より細やかで器用な運動ができる手である。成因については遺伝・脳損傷・脳梁発達・脳内ホルモンなどの側面から説明されている。右利きが多数である。割合は国によって差があることが知られているが，人種よりも矯正なども含めた文化の差が関係しているといわれる。利き手の違いにより脳を損傷した場合の言語障害の出現の仕方がかわるなど，動作以外の認知機能などとも関連している。　　　　　　　　（田渕　肇）
⇨エジンバラ利き手スケール，大脳半球優位，巣症状，交叉性失語，道具障害
[文献] 八田武志（1996）

偽幻覚

[英][仏] pseudohallucination
[独] Pseudohalluzination

幻覚に似るが，感覚性，客観性，実体性，外部空間への定位など幻覚本来の特徴のいくつかを欠く病的現象。仮性幻覚ともいう。Kandinsky VK［1885］は主観空間に現れる鮮明で活発なイメージを偽幻覚と呼んだ。Jaspers K［1913］は，知覚と表象を現象学的に区別し，画像性をもって内部の主観空間に現れる偽幻覚と，実体性をもち外部の客観空間に現れる真性幻覚（真正幻覚）との間に移行はないとした。一方Goldstein Kは幻覚と偽幻覚の相違を実在判断によるとしたが，近年のドイツ語圏では両者の折衷的な見方も増えている。Baillarger J［1846］は幻覚の成立に，記憶と想像の不随意な活動，外的印象の遮断，感覚器官の内的興奮の3条件を考えた。初めの2つを基盤とする不完全な精神幻覚（hallucination psychique）がフランスでいう偽幻覚で，自我の統制が緩み知覚，記憶，思考，意志，欲動など広範囲に未分化な症状が展開する種の自動症である。　　　　　（濱田秀伯）
⇨幻覚，自動症

[文献] Baillarger J（1846），Kandinsky VK（1885），Jaspers K（1913/1948），Lanteri-Laura G（1991）

帰国子女

保護者の仕事などの理由で，海外で一定期間生活した後に日本に帰国した学齢期の子どもを帰国子女，帰国生と呼ぶ。帰国子女が女性差別語との指摘もあり，公的機関では帰国生徒と呼ぶ。自己の価値観が未完の若齢で，他国の環境に遭遇した帰国生は，帰国前の居住国と日本の文化や生活様式の違いから不適応となることもある。親にとっては慣れた日本への帰国でも，子どもには大きな環境の変化を含む不慣れな場所への転居となりうることに注意を要する。これらの変化には，教育制度の違い，教育内容の違い，価値観の違い，教育スタイルの違い，先生や先輩後輩，友人との関係のあり方の違い，日本語とくに漢字の読み書きなどの言葉の問題，共通の趣味やテレビ番組などの話題の問題，帰国後の家族のあり方の変化（父の帰宅が遅くなることなど）や，さらには，気候の変化，食物の変化に至るまでのさまざまな事項が含まれる。帰国生がメンタルヘルスの問題を抱え，そのサポートが必要となることもある。　　（森野百合子）
⇨同一性危機

[文献] Falicov CJ（1995），古家淳（2009, 2010）

既視感

[仏] déjà vu

初めて見る物や場所について，過去にすでに見たように感じる現象。英語の"already seen"に当たる仏語がそのまま概念名となっている。狭義には視覚モードの現象のみを指すが，広義には聴覚モード（déjà entendu）や多種モードの現象（déjà vécu；déjà eprouvé，既体験感）をも含む。記憶錯誤（paramnesia）の一型とされているが，他の型と異なり，健常者にもまれならず出現する。したがってとくに頻度が高い場合，強度が強い場合，持続時間の長い場合だけが病的と見なされる。随伴する感情は「懐かしい」という肯定的なものであることが多いが，「不気

味」などの否定的なものである場合もある。離人症を伴うことが多く，軽い意識障害の徴候と見なされる場合がある一方で，妄想気分の一部として出現することもある。また側頭葉てんかんの精神発作の一型として出現することが比較的多くある。　　　　　（深尾憲二朗）
⇨既体験感，既知感，未視感，側頭葉てんかん，精神発作
[文献] Brown AS（2004）

気質
[英] temperament
[独] Temperament
[仏] tempérament

　新福尚武は，気質を「人には他の人から区別される色々な心理的個性がある。知能面にも感情面にも意思面にもその個性は認められる。しかもそれは各個人にとって比較的恒常的な特性で，急に変わることはない。このうち感情面における個性を気質と呼び，気質を基盤とした感情意志全体の現れかたを性格（character；Charakter）と呼ぶのが普通である」と明解に定義している。切替辰哉は，さらに詳細に気質と性格は概念的に区別されるとした上で，「性格は外部に現れる行動あるいは反応の特徴に重さが置かれ，人格の意志の側面を表し，後天的に形成されるものと考えられる。気質はより多く内部的のもので，感情的特徴を表すために用いられ，先天的の遺伝によって決定されると定義される。しかし意志は感情または欲動とは常に分けにくく密接に結合している」と説明している。

　これまで，この気質・性格の傾向によって体液観にもとづく Galenos の分類，あるいは Jung CG の内向性，外向性の分類などさまざまな類型の分類が試みられているが，Kretschmer E の体型と気質と精神疾患の関連に注目した類型分類が強い関心を引いた。彼は，体型をやせ型（leptosom asthenish），闘士型（athletisch），ふとり型（pyknisch），発育不全型（dysplastisch）の4型に分けたが，それと精神疾患の関連，さらに病前性格との関連を指摘した。やせ型の体型と統合失調気質（病質）と統合失調症，ふとり型と循環気質（病質）と循環病，闘士型と粘着気質とてんかんなどがそれであった。統合失調気質は非社交的，きまじめ，ユーモアが少なく敏感と鈍感の混在などの特徴が目立つ。循環気質は，社交的，親しみやすく，情味ある特徴を基底に，活発，明朗，上機嫌なタイプと静かで気重なタイプがある。粘着気質は粘り強いが，精神活動のテンポは遅く，ときに精神的爆発をきたしたりする傾向がある。
（大森健一）
⇨クレッチマー，体型，やせ型，闘士型，ふとり型，発育異常型，統合失調気質，循環気質，粘着気質
[文献] 新福尚武（1976），切替辰哉（1980）

気質　[乳幼児精神医学]

　乳幼児期のこころの発達は，気質という生まれつきの性質と周囲の家族やその他の環境との相性に左右される。新生児期の気質を測る尺度には Brazelton TB の新生児行動評価尺度（Neonatal Behavioral Assessment Scale）があり，生後数日目の新生児の刺激への反応性，適応性，自分をなだめる力などを測定する。乳幼児期から長期的に測るものには「ニューヨーク縦断研究」として知られる Chess S と Thomas A の気質尺度がある。これは乳児の活動性，リズム性（予測性），接近／退行，適応力，反応域値，反応の強さ，機嫌，注意の拡散しやすさ，注意持続力の9項目を評価し総合し，育てやすい子（easy child），育てにくい子（difficult child），奥手の子（slow-to-warm-up child）に分類し，縦断的に大きくなるまで追っていくものである。
（渡辺久子）

[文献] Thomas A, Chess S（1977）

器質精神病
［英］organic psychosis
［独］organisches Psychose
［仏］psychose organique

脳の器質的変化，解剖的変化による慢性の精神病を器質精神病と呼んでいる。頭部外傷，腫瘍，血管障害，変性疾患，炎症にもとづく脳疾患によって精神病症状が現れた病態を指す。他方，症候性精神病（症状精神病）とは全身性の身体疾患，たとえば膠原病や甲状腺機能異常症などによって引き起こされた精神病を指す。古典的には，これらはまとめて外因性精神病と呼ばれることがあるが，他方，統合失調症およびうつ病は内因性精神病に分類されている。統合失調症およびうつ病も器質的（厳密には神経生化学的）変化がないわけではないが，一般には器質精神病には含めない。また，Schneider K の「身体的に基礎づけられる精神病（körperliche begründbare Psychose）」という概念は，器質性・症候性の両者を含む病態を指している。文献によっては，広義の器質精神病として，症状精神病を含む場合がある。変性疾患における器質精神病に関連する病態としては，アルツハイマー病におけるもの盗られ妄想，レビー小体型認知症における幻視症状，人物誤認妄想などが知られている。　　　　（田中稔久）
⇨外因精神病，症状精神病
[文献] 濱田秀伯(1994a)，保崎秀夫(1993)，Schneider K (1950)

器質認知症
［英］organic dementia

脳器質障害によって生じる認知症，すなわちいったん獲得された知能の永続的（不可逆的な）低下または喪失をいう。歴史的には神経病性認知症・中毒性認知症との区別で導入された概念であり，狭義でまだら認知症を意味したこともあるが，現在では精神病性認知症や仮性認知症から区別されるのが通例であり，他の器質性の精神症候群との鑑別も必要である。アルツハイマー型認知症，レビー小体型認知症，前頭側頭葉変性症といった変性性認知症のほか，血管性認知症，進行麻痺，慢性アルコール中毒，頭部外傷，てんかん，一酸化炭素中毒症，その他変性疾患などでみられる。また，頭蓋内病変（正常圧水頭症），感染症，代謝性あるいは中毒性疾患などの中には治療可能な認知症もみられるため，日常診療の中での注意が必要である。（光田輝彦）
⇨脳器質精神症候群，アルツハイマー型認知症，レビー小体型認知症，前頭側頭型認知症，血管性認知症，進行麻痺，治療可能な認知症

器質力動論
［英］organodynamism
［独］Organo-Dynamismus
［仏］organo-dynamisme

Ey H が 1940～1960 年代にかけて，Jackson JH が 19 世紀に提唱したジャクソニズム，すなわち神経機能の組織，進化，進歩，段階性，層状構造の理論を踏まえ，それを進化させ，それを越える形で提示した精神現象を把握するための基本的理論であり，ネオジャクソニズムとも呼ばれる。器質力動論は病因論的には，器質因的視点と心因論的視点とを対置させずに，その両者を統合的に捉えようとする考え方であり，精神疾患を一元論的に捉えようとする試みである。この理論では，精神には二つの相補的，相互影響的な構造が含まれていると考えられている。すなわち共時的構造であるところの「意識的現実が生きられる意識野」と通時的構造であるところの「自己固有の歴史によって構成される人格（自我）」の二つである。この二つを分けた上で，精神の病態について，意識の（共時的）解体にもとづく病態と人格（自我）の（通時的）病理として捉えうる病態とを分け，それぞれについて階層的視点から論じている。この階層的視点とは，睡眠によって夢が現れるごと

く，組織的構造の解体という陰性の事態によって，その程度に応じた陽性の事態の解放が引き起こされるとみる視点である．意識の解体とその修復の結果として捉えられる病態は，第一段階に抑うつ状態と躁状態，第二段階に急性離人状態，第三段階に急性精神病（幻覚妄想体験），さらに，急性錯乱，錯乱 - せん妄性精神病が位置づけられる．一方，人格の発達異常と性格の病態として捉えられる病態としては，第一段階に〈精神病質人格〉，第二段階にあらゆる変異と種類の神経症的自我構造があり，第三段階に，疎外された（狂気化した）自我が位置づけられるが，この水準には，現実生活の体系を変質させ，変化させ，転覆させた慢性妄想病や統合失調症がある．そして最後に，自我の構造解体の最高度の段階として，痴呆的自我が位置づけられる［Ey 1963/1968］．

（鈴木國文）

⇨解体，急性錯乱，ジャクソン学説，新ジャクソン学説，エー，ジャクソン
[文献] Ey H（1963/1968），Palem RM（1997）

起重機症状　➡クレーン症状

記述精神医学
［英］descriptive psychiatry
［独］descriptive Psychiatrie
［仏］psychiatrie descriptive

　精神現象の厳密な記述を方法論的基礎とする精神医学．狭義には第二次大戦前のドイツのハイデルベルク学派を指すが，広義には力動精神医学の対義語として用いられる．後者が力学的なモデルを導入して精神症状の生成や転化を論じるのに対し，記述精神医学では理論的仮定や概念装置を極力排して，現象そのものをありのままに記述するという記述現象学的態度を重視する．記述とは本来，地理学を含む広義の歴史学の方法論として，事実を正確に記録することを指す．記述知は科学知とは異なり，必ずしも因果関連の探求を志向しない．記述精神医学もまた，心因論のみならず因果判断の採用には一般に非常に慎重であり，了解的方法は専ら了解不能性の判断のために用いられる．こういった意味において，今日世界標準となっている『精神疾患の診断・統計マニュアル』'DSM-Ⅳ-TR'［American Psychiatric Association 2000］は，非常に記述精神医学的な診断体系であるといえる．

（岩井圭司）

⇨ハイデルベルク学派，力動精神医学，現象学，DSM
[文献] American Psychiatric Association（2000）

偽循環病性統合失調症
［英］pseudocyclothymic schizophrenia

　循環病の仮面をかぶった統合失調症という意味で，うつ病の笠原・木村分類［1975］では第Ⅳ型に挙げられている．行動化や自己アイデンティティの拡散を含む非定型的な（躁）うつ病像を呈するが，病相の長さは短く，発病状況に出立や個別化の危機が認められるため，症状学的レベルでは循環病に見えるけれども，人間学的・現象学的な基礎構造のレベルからすれば統合失調症に属するとされる．この二つの認識レベルを区別し，分類の主眼を後者においた点が，統合失調感情精神病や非定型精神病といった疾病概念との違いである．さらに木村は，躁うつ病像に限らず，教科書的な統合失調症症状以外の症状を示す統合失調症を異症状性統合失調症（allosymptomatische Schizophrenie）と名づけて一括し，アンテ・フェストゥム的な存在構造を示す点にその共通性をみた．したがってその診断は，諸症状の確認によってではなくて，内的生活史の本質的意味連関に対する現象学的な直観によって遂行される．

（鈴木 茂）

⇨非定型うつ病，非定型精神病
[文献] 笠原嘉，木村敏（1975），木村敏（1973, 1983）

擬人化

[英] personification

　生命のない事物や自然現象が，人間と同じような主観性を有し，脅かしたり危害を加えるように体験する現象で人間化と同義。統合失調症においては，具象的に体験され「電話器は，われわれが鳴り出すのを待ち構えていることを知っている」，「床の物が自分に話しかけてくる」というように陳述されることがある。Searles HF［1960］によれば，ノンヒューマンな環境からの自我分化の失敗と環境への投影として理解される。　　　（仲谷　誠）

⇨ノンヒューマン環境

[文献] Searles HF（1960）

偽神経症性統合失調症

[英] pseudoneurotic schizophrenia
[独] pseudoneurotische Schizophrenia
[仏] schizophrénie pseudonévrotique

　Hoch PとPolatin P［1949］によって提唱された概念で，多彩な神経症症状を呈しながら，Bleuler E［1924］の統合失調症の基本症状も認められるケースを指す。厳密な診断学的概念ではなく，神経症圏と精神病圏の移行領域にあって診断の難しい一群を包括したものである。統合失調症的な基本症状として挙げられるのは，現実離反的な生活様式，アンビバレンツよりさらに漠然としたポリバレンツ（複数の観念衝動が現実の目標達成に際してせめぎあうこと），思考の万能感や魔術的思考，融通の利かなさや，敏感さ，激越反応などの不適切な情動である。神経症症状として，生活全般で経験される不安（汎-不安）と不安緊張に伴う自律神経症状（睡眠障害，食欲不振，嘔吐，動悸など）のほか，閉所や地下鉄への恐怖症，強迫神経症的機序が伴う不安がみられる（汎-神経症）。短期の精神病性エピソードもしばしばみられるが，経過はさまざまであり，その一部は統合失調症へと移行する。またとくに性的活動に関して，多形倒錯的な特徴が指摘される。　（久保田泰考）

⇨境界例

[文献] Hoch P, Polatin P（1949），Bleuler E（1916）

偽性球麻痺　➡仮性球麻痺〔偽性球麻痺〕

偽精神病質　➡仮性精神病質〔偽精神病質〕

偽性副甲状腺機能低下症

[英] pseudohypoparathyroidism
[独] Pseudohypoparathyroidismus
[仏] pseudohypoparathyroïdisme

　標的臓器における副甲状腺ホルモン（PTH）の不応症により，PTHが十分に分泌されているにもかかわらず低Ca血症，高P血症を呈する疾患群。偽性Ⅰa型，Ⅰb型，Ⅰc型，偽性Ⅱ型，偽性特発性，偽性偽性の病型に分類される。10歳前後の小児期に発症し，低Ca血症によるテタニー発作，全身けいれん，失神，筋けいれん，しびれなどの知覚異常が認められる。低Ca血症が長期にわたると知能発育遅延，歯牙発育の異常，大脳基底核の石灰化，Albright遺伝性骨異栄養症などの所見もみられる。臨床所見に加え，腎機能が正常であり，血液生化学検査において低Ca血症，高P血症，血中インタクトPTHの高値が確認されれば本疾患と診断できる。治療は低Ca血症の是正であり，Ca剤，活性型1α（OH）ビタミンD_3などを使用する。血清Ca値がコントロールできれば一般に生命予後は良好であるが，異所性石灰化や知能低下の回復は期待できない。　　（谷向　仁）

⇨副甲状腺機能低下症

季節性感情障害

[英] seasonal affective disorders ; SAD

　Rosenthal NEら［1984］が提唱した気分障害の亜型。冬季うつ病。①研究用診断基準（RDC）の大うつ病の既往，②2年連続して秋～冬にうつ状態となり，春～夏には寛解す

る，③その他の精神障害がない，④心理・社会的要因によらない，の4項目で診断される。その他，①20代の女性，②気分障害の家族歴，③高緯度（北）地域での高い発症率，④過眠，過食，体重増加，炭水化物渇望など非定型性の随伴症状，を特徴とする。推定有病率は，米国で6.1%，本邦で2.1%。本邦では欧米と比べて，男女比が1に近く非定型症状が少ない。夏型のSADも存在し，DSM-Ⅳでは，大うつ病性障害および双極性障害における特定用語として，「季節型」が採択された。約60%に2500 lux以上の高照度光療法が奏効し，概日リズムの異常が想定されている。作用機序には，メラトニン仮説，フォトン仮説，位相変位仮説，光感受性仮説，セロトニン仮説などが提唱されているが，高照度光の適切な照射時期に結論は出ていない。抗うつ薬による薬物療法も，光療法と同程度の治療有効性が確認されている［Westrin A ら 2007］。　　　　　　　　　　　　　　（山寺 亘）
⇨気分障害，高照度光照射療法，概日リズム，セロトニン仮説
［文献］ Rosenthal NE, Sack DA, Gllin JC, et al. (1984), Westrin A, Lam RW (2007)

偽相互性　➡相互性

基礎症状

［英］fundamental symptom
［独］Grundsymptome
　ある精神疾患ないしは疾患群に特有の症状を基礎症状，他の疾患にも出現しうる症状を副次的症状という。Bleuler E［1911］は統合失調症（群）の基礎症状として，連想機能の障害，感情荒廃やすべての事柄への無関心といった情動性の障害，幻想を現実より優位におき現実から隔絶する自閉を挙げている。それに対して妄想や幻覚，緊張病症状などは副次的症状とした。こうした概念は症状の際立った症例の観察にもとづいたものとされるが，厳密な意味で妥当性が検討されているわけではない。とくに統合失調症という診断分類の外的妥当性の基準が十分には存在しない現状では，基礎症状と副次的症状の分類は，経験的・直感的に導かれた側面があることは否定できない。しかしながら，こうした概念が有効な仮説として機能し，その後の診断分類や治療，研究に与えた影響はきわめて大きいことも事実である。　　　　　　　　　（仲谷 誠）
⇨統合失調症，一級症状，基本障害，陰性症状／陽性症状
［文献］ Andreasen NC (1999), Bleuler E (1911)

起訴前鑑定

［英］psychiatric examination prior to indictment
［独］psychiatrische Prüfung vor Beschuldigung
［仏］examen psychiatrique avant accusation
　責任能力がないならば起訴要件を満たさないので，検察官は被疑者を起訴できない（不起訴）。また，被疑者の性格，年齢，境遇，犯罪の軽重，情状，犯罪後の状況により訴追を必要としないと判断される場合は，検察官は起訴を猶予することができるが（刑事訴訟法248条），責任能力はあるけれどもそれが著しく障害されていた場合にもこの規定によって被疑者を起訴しないことがある（起訴猶予）。この判断をする際に検察官は責任能力の有無や程度の確認をする目的で精神科医の専門意見を求めることがある。通称でこれを「起訴前鑑定」と呼び，そのうち通常の取調べに許されている期間（送検後最大20日間）のうちの半日から1日程度をかけて行うものを「簡易鑑定」，裁判所の許可のもとで上記の取調べのための期間とは別に鑑定のための留置期間を設けて行うものを「本鑑定」あるいは「嘱託鑑定」と呼んでいる。本鑑定は通常2～3ヵ月程度で行われている。　（岡田幸之）
⇨責任能力，精神鑑定

[文献] 林美月子（2006），西山詮（2004）

基礎的休息・活動周期
[英] basic rest-activity cycle；BRAC

　生物時計によって駆動される生物リズム（生体リズム）の中で，1日よりも短いものをウルトラディアンリズム（ultradian rhythm）という。その代表的リズムとして，基礎的休息（休止）・活動周期がある[Kleitman N 1963]。BRAC は，ノンレム睡眠とレム睡眠からなる 90〜120 分周期である。BRAC は，夜間の睡眠時に睡眠周期としてみられるだけでなく，日中の覚醒時にも持続して出現し，日中の覚醒水準の周期的変動をもたらしていると考えられる。
（千葉　茂）

⇨ウルトラディアンリズム，レム〔REM〕睡眠／ノンレム〔NREM〕睡眠

[文献] Kleitman N（1939/1963），本間研一（2009）

基礎律動　➡背景活動

既体験感
[仏] déjà vécu；déjà eprouvé

　初めて体験することを，過去にすでに体験しているかのように感じる現象。現在の体験が過去のシーンの再現のようで，不思議に感じられる。既視感（déjà vu）が視覚モードについての現象を指すのに対し，多種モードについての現象を指す。ただし感覚モードにかかわらず déjà vu（デジャビュ）という仏語表現が使われることも多い。側頭葉てんかんの精神発作の一型として出現するほか，妄想気分の一部として出現することがある。
（深尾憲二朗）

⇨既視感，既知感，未視感，側頭葉てんかん

[文献] Brown AS（2004）

既知感
[英] feeling of familiarity
[独] Bekanntheitsgefühl
[仏] déjà vu

　すでに知っているという感覚。既視感（déjà vu）と同義に用いられるが，既視感が狭義には視覚モードの現象に限られるのに対して，多種モードの現象すなわち既体験感を指すために用いられる。英語表現の familiarity は未知感を意味する strangeness と対語をなす。また認知心理学においては想起可能な記憶内容と区別されるメタ記憶と定義されるが，このように操作的に定義された既知感と自然発生的な現象としての既知感は同等とは見なされえない。
（深尾憲二朗）

⇨既視感，既体験感，未視感

[文献] Brown AS（2004）

吃音　➡コミュニケーション障害

拮抗失行
[英] diagonistic dyspraxia

　Akelaitis AJ らが 1942 年に報告した，脳梁切断手術後に右手の動作に対して左手が反対目的の動作をとる異常行動をいう。右手の動きに対して全く逆の左手の動き（狭義の拮抗失行），右手の動きに関係のない左手の動き，右手の動きに対称的な動き，両手を使用する課題中に左手を動かすことができないことなどさまざまな異常が記載されているが，これらをまとめると，右手の随意的意図あるいは随意運動によって誘発された左手の異常行動と特徴づけられる。前提として，左手に病的把握現象が存在しないことが必要である。責任病巣は脳梁の体部後部の腹側である。右手の随意運動時に右手と関係のない左手の動きが，ときに他人の手徴候（alien hand sign）として記載されている場合があるが，これは拮抗失行の中で捉えられるべきである。また，狭義の拮抗失行以外は，左手の失行と独立し

たものか検討する必要があるという意見がある。手の動きに限らず，意図した全身の行動を別の意図が生起するために遂行できなくなるという意図の抗争も報告されている。

(船山道隆)

⇨離断症候群
[文献] Akelaitis AJ, Risteen WA, Herren RY, et al.（1942）, Tanaka Y, Yoshida A, Kawahata N, et al.（1996）

拮抗薬 ➡アゴニスト〔作動薬〕

狐憑き ➡けもの憑き妄想

基底気分
［独］Untergrundstimmung

語ることもできず経験も及ばない基底から自由に浮かび上がってくる気分。気分がいいとか，気分がすぐれないと感じる場合のように，日常生活でだれにでも自然に起こってくる気分であり，反応的な気分変動や躁うつ病の気分変調とは区別される。基底とはSchneider K［1950］の用語で，単純に身体的なものとして要請されるものでもなければ，心理学化もされない限界概念であり，精神分析の無意識とはまったく異なるものである。

(阿部隆明)

⇨気分
[文献] Schneider K（1950）

基底欠損
［英］basic fault
［独］Grundstörung

Balint M が，パーソナリティの障害に認められる構造的な欠損を論じる際に提唱した概念。その源は，発達初期における心的-生物学的な欲求と，理解を欠いた環境からの世話との不適合にあるとされる。基底欠損の領域は，Freud S のエディプス葛藤の領域よりも原始的であり，患者の欲求のみが重要である二者関係，葛藤以外の力動的な力，死に物狂いで対象にしがみつくオクノフィリア，対象のないところで危険を察知し生き延びるフィロバティズム，調和的関係を環境に求める衝動などが特徴的である。Balint は心身患者の研究から出発して，スキゾイド，自己愛，嗜癖などの問題をもつ患者への治療的アプローチを検討した。これらの患者たちは古典的な精神分析に耐えられず，解釈も役立たない。悪性の退行も引き起こされやすいが，退行が欲求を満たすことではなくその認知に通じるならば，一次愛の関係を経て，新たな始まり（new beginning）へと移行することができる，とされている。ただそれでも，欠損が消失するわけではない。

(福本 修)

⇨バリント
[文献] Balint M（1952, 1959, 1968）

基底症状
［英］basic symptoms
［独］Basissymptome

統合失調症の患者が主観的に体験する，病訴としての性格をもつ要素症状である。完成した精神病像の基底をなし，想定上の身体的基体により近い症状と目される。病前の前駆症ないし前哨症候群，また病後の基底段階において高い一致度で現れる。患者自身によって欠損として知覚されうるが，周囲の者にはまれにしか気づかれない。非特徴的な症状（段階1），幾分か統合失調症に特徴的な症状（段階2）に分かれる。ここから，高度に複合的で典型的な統合失調症の病像（段階3）が結実する。Huber G らは，こういう基底障害構想にもとづいて，大規模な実証研究を展開した。Gross G らは，「ボン大学基底症状評価尺度」（BSABS）を開発した。英米圏の尺度に比べ，要素的な体感症にあたる項目が数多く含まれている。Klosterkötter J らは新たに，発症予見力の高い項目を抽出した。この研究は，今後，統合失調症の早期発見・早

期介入プログラムに資するであろう。
(花村誠一)
⇨陰性症状／陽性症状，早期介入
[文献] Gross G, Huber G, Klosterkötter J, et al. (2008), Huber G, Gross G, Schüttler R (1979), Klosterkötter J, Hellmich M, Steinmeyer EM, et al. (2001)

基底的想定
[英] basic assumption

Bion WR [1961] は集団内に生じる心性として，集団の課題に現実的に取り組もうとする活動と，より原始的情緒にもとづいた活動の二水準があることを示し，前者を作働集団（work group），後者を基底的想定集団とした。基底的とは Klein M [1946] が記述したような原始的不安に関連する情緒が発動していること，想定とはそのような水準で形成される万能的，迫害的あるいは躁的幻想の表現であることを示し，Bion は基底的想定に3類型を挙げた。①依存（dependence）：集団内のある人物を理想化し，万能的依存を形成する。②闘争－逃避（fight-flight）：迫害的な悪い対象を想定し，それに対して戦うか逃げるかの防衛反応を形成する。③つがい（paring）：集団内のペアから何かすばらしいものが生まれるとの幻想的希望を形成する。これらの視点は集団精神療法における重要な概念となっている。
(小野 泉)
⇨集団力動，集団精神療法
[文献] Bion WR (1961), Klein M (1946)

基底不安
[英] basic anxiety

Horney K の神経症理論の中核をなすもので基本的不安とも邦訳される。Horney ははじめベルリン精神分析研究所のスタッフとして精神分析研究に従事していた時から，Freud S の欲動論にある種の違和感をもっていたといわれるが，アメリカに移住，シカゴを経てニューヨークに定住し，後にネオ・フロイディアンと呼ばれる人たちと交流するに伴い次第に彼女独自の神経症論が形成されていった。その中核をなすのが基底不安に関する理論である。神経症が生じる準備性として，欲求不満の状況で孤立無援であるという感情が醸しだされる。この感情は幼少期の両親による純粋な温情と愛情の欠如，そのために敵意を感じざるをえない状況と関係している。つまり，孤独感，無力感，あるいは絶望感である。このような感情をもった態度を Horney は基底不安と名づけた。そしてそれは基本的敵意と不可分に織り合わされているとした。Freud のエディプスコンプレクス論と異なる人格発達論であるが，現代精神分析的対象関係論の発達に影響を与えたといわれる。
(西園昌久)
⇨ホーナイ
[文献] Horney K (1937, 1939, 1942)

基底抑うつ
[独] Untergrunddepression

Schneider K は，正常な心理体験における「憂うつ」を，発生的な追体験が不可能な基底抑うつと，追体験可能な背景抑うつに分類した。基底とは，意識にのぼらない体験反応であり，たいていは原因なく自律的に変化するが，時刻，天候，健康状態，睡眠，満腹感，嗜好品，音楽などから影響を受けることができる。基底抑うつは外的な出来事に反応して改善するが，内因性うつ病における生気抑うつは反応しない。このことが，うつ状態の鑑別診断上きわめて重要である。
(大前 晋)
⇨生気抑うつ[生気的うつ病]
[文献] Schneider K (1949a, 1950)

祈禱性精神病
[英] invocation psychosis
[独] Invokationspsychose

森田正馬 [1915] が名づけた憑きものに関

する疾患概念。契機は加持祈禱や信仰儀礼であり，急性に発症し憑依状態を呈し，数日から数週間にわたり経過する。元々は祈禱性精神病という名称で「症」と名づけられていたが，森田自身も後に「病」と言い換えている。森田がこの疾病概念を提唱するにあたって着目したのは次の2点である。第1は病態の中心を人格変換とみたことで，人格が入れ換わる典型的な憑依状態の他に，より不完全な意識の変容を中心とする状態も含めている。第2は統合失調症との鑑別で，経過による他はないとしている。現代の操作的診断の中では，憑きもの自体が日本に独特であることから，解離性障害の一部として位置づけられるに過ぎない。しかしコックリさん遊びや，自己啓発セミナーなどで意識の変容をきたした状態を，祈禱性精神病の流れの中にある病態として捉えることも可能である［野崎裕介ら 1992］。

(大宮司信)

⇨憑依妄想，解離性障害／転換性障害
[文献] 森田正馬 (1915), 野崎裕介, 岡田吉郎, 荒井稔ほか (1992)

企図振戦

［英］intention tremor

安静臥床時には生じず，随意的な動作を行うときにのみ，その動作肢にみられるふるえ。動作の目的点に近づくほど振戦は激しくなり，その姿勢を保っている限り継続する。脳血管障害や変性疾患などで，小脳皮質から歯状核を経て赤核に至る連絡路が障害された際に，随意運動の調節が障害されて起こる。指鼻試験などを行って判別する。

(冨田真幸)

⇨振戦
[文献] 國本雅也 (2007)

偽認知症　➡仮性認知症

記念日反応

［英］anniversary reaction

大切な近親者と死別した人が，その死を銘記したり，故人を思い出すような命日や記念日に，特有の心身の反応を引き起こすことをさす。生前の死者に対する情緒やいろいろな思いを再体験し，死別の直後には意識的には感じなかった深い悲しみや悔やみ，思慕の感情などにもとづく激しい情緒的反応や身体的反応を示したりする。対象喪失に伴う悲哀の心理過程では，失った対象に対する愛と憎しみのアンビヴァレンスが顕在化し，失った対象への悔やみ，罪悪感，償い，恨み，さらには自分に対する失った対象からの恨みや怒りなどについての恐怖心など，さまざまな心理的体験が生じる。Freud Sは，このようなアンビヴァレンスを内面的に再体験し，失った対象に対するこだわりを解消し，最終的には死を受容することが，悲哀の過程に伴う課題であるとした。その他，死別に伴う精神現象として，喪失直後に引き続く反応，時期遅れの喪，喪失の予期による喪などがある。

(中村留貴子)

⇨対象喪失，アンビヴァレンス，悲哀，喪の仕事

機能幻覚

［英］functional hallucination
［独］funktionelle Halluzination
［仏］hallucination fonctionnelle

外界の知覚に誘発され，これと並行して同一の感覚領域に生じる幻覚。たとえば水の流れる音に混じって悪口が聞こえ，音が止むと声も消えるもの。換気扇，冷蔵庫，小学校の下校チャイムなど，比較的一定で予想のつく生活騒音に混じることが多い。ある知覚刺激により別の感覚領域に幻覚が誘発される反射幻覚（Reflexhalluzination）とともにKahlbaum KL [1866] の記載による。

(濱田秀伯)

⇨要素幻覚

気脳写

[英] pneumoencephalography
[独] Pneumoenzephalographie
[仏] pneumo-encéphalographie；encéphalographie gazeuse

髄液を空気または他の気体に置換することによって X 線下に脳室や脳槽，くも膜下腔をみる方法であるが，CT，MRI などの画像診断の進歩でほとんど行われなくなっている。最初の脳室撮影は Luckett WH [1913] によるが，これを臨床的に応用したのは Dandy WE [1918] である。彼は，直接脳室に穿刺する方法から腰椎穿刺に変え，最初は空気を注入，その後窒素，炭酸ガス，ヘリウム，笑気，エチレンガスなどを用いた。しかし，ガスの早期吸収は，それだけ副作用を少なくするが，気脳像が不鮮明なため，多くの場合空気の注入が行われるようになっていた。後頭下穿刺法と腰椎穿刺法があるが，後者が一般的である。空気の注入にも種々の方法があるが，たとえばまず髄液 10 ml を排除し，ついで空気を 5 ml 注入した後くり返し髄液と空気の等量交換を行い，総量 70〜100〜150 ml の空気注入に至る方法がある。副作用は，約 20〜30 ml の空気を注入した頃からの頭痛，嘔気，嘔吐で，頭蓋内圧亢進を示す頭蓋内腫瘍，とくに後頭蓋窩の腫瘍には禁忌であった。

(武正建一)
⇨ MRI，CT，脳画像〔ブレインイメージング〕

機能障害　➡社会的不利〔ハンディキャップ〕

機能精神病

[英] functional psychosis
[独] funktionelle Psychose；Funktionspsychose
[仏] psychose fonctionnelle

器質精神病の反対概念で，脳器質的な病変を伴わない機能的・可逆的な精神病を指す。精神病の病因についての内因性・外因性・心因性の三分類のうち，内因性と心因性を合わせた部分に当たる。ただし外因性のうち症状性精神病は可逆的である限り機能精神病に含まれる。Wieck HH は身体疾患に伴う過逆性の精神病を指す概念としての Funktionspsychose を提唱した。

(深尾憲二朗)
⇨器質精神病，内因性，通過症候群
[文献] Wieck HH (1962)

機能的 MRI　➡ fMRI〔機能的 MRI〕

機能的現象

[英] functional phenomena
[独] funktionnales Phänomen
[仏] phénomène fonctionnel

1909 年 Silberer H は，睡魔とたたかいあえて哲学的考察を行っているとき，思考が抜け落ち，その代わりある形象が現れた自身の入眠時幻覚の観察をした。抽象的思考が具象的形象に直接に転換するというのであり，彼はこの現象を自動象徴的現象と名づけ，この象徴が付与される心的対象に応じてそれぞれ素材的現象，機能的現象，身体的現象と分類した。機能的現象は象徴が思考内容（素材的現象）ではなく，思考の働き Fonktion（速い，遅い，二者択一，成功，失敗などなど）を表象するという。Freud S は機能的現象が夢作業理論への新たな知見であることを認めつつ，夢の要素であるこの形象は加工を待っている思考とは別の，この実験をしようとしている本人の主観的状態を表現するのであり，夢にたいする覚醒時思考の関与，二次加工の一つであるとし，さらに監視妄想において患者の行動をいちいち述べる，検閲，声の審級との関係を述べている。

(保科正章)
⇨入眠時幻覚，検閲
[文献] Silberer H (1909), Freud S (1900, 1914c), Jones E (1916), Lacan J (1966b)

機能変遷

[独] Functionswandel

　脳神経系が損傷を受けた場合，単なる欠損症状が生じるのではなく，神経系は一定の法則に従ってその機能が変化するとされ，この現象が Weizsäcker V von により機能変遷と呼ばれた。すなわち，脳が損傷を受けた場合，視覚刺激や触覚刺激に対する反応が時間的に変動し，この変動は感覚閾値の動揺，知覚の保続や融合現象などで特徴づけられるとされる。刺激を知覚することとその障害の解析には，時間的要因が重要であることが強調された。たとえば，視覚失認例において，一見正常と思える視覚機能が時間的に変化し病的になることがあるように，視覚認知検査の成績が継時的動揺することが機能変遷で説明される。機能変遷の概念は，Conrad K の前ゲシュタルトへの退行理論（ゲシュタルト変遷）などに発展する。

(加藤元一郎)

⇨ゲシュタルトクライス

[文献] Weizsäcker V von (1940)

キーパーソン

[英] key person

　ある組織や集団の中で，とくに大きな影響を全体に及ぼす「鍵となる人物」を指す。精神疾患がストレスに関連している場合に，ストレス源と考えられる人物がキーパーソンと呼ばれることがある。入院やその他の治療法の選択の際，とくに本人の意思能力が乏しい場合に，本人に代わって中心となって選択に関与する人物がキーパーソンとされる。最近では「薬剤師は過量服薬のリスクの高い患者を早期に見つけ出すキーパーソン」というように専門職に特定の役割を期待してキーパーソンと呼ぶこともある。

(安西信雄)

忌避妄想

　自分が周囲の人々から避けられているという妄想。自己臭症では，避けられる原因を自分の体から漏れ出る臭いに求め，それが周囲にいる他者に不快感を与え，その結果忌避されると確信する。この臭いの遠心的な方向性は，「周りから自分に漂ってくる」と体験される統合失調症の被害妄想の求心性とは対照的である。うつ病でも同様の体験が認められるが，臭いが近隣や世界に広がるという形で，妄想対象が現前しない他者まで広がることがある。

(阿部隆明)

⇨自己臭症，自我漏洩

[文献] 笠原嘉 編 (1972), 村上靖彦 (1981)

ギブス夫妻

Frederic Andrews Gibbs　1903～1992
Erna Leonhardt Gibbs　1906～1987

　Gibbs FA は，てんかんの臨床脳波検査を確立した神経学者の一人。ハーバード医科大学の Cobb S の元で助手となり，その後，何十年もチームを組んで研究を行うことになる Lennox WG および妻であり終生の共同研究者となる Erna Leonhardt と出会った。ギブス夫妻がてんかんの脳波研究を開始した 1930 年代には，脳波計のチャンネルは 1 本だけの原始的なものであったが，夫妻はこれを次第に改良しつつ広範なてんかん患者の脳波を蒐集し，1941 年には有名な『脳波アトラス』を刊行した。ギブスの論文は同時代の諸論文と比較すると際立って明晰で平易な文体で書かれている。

(兼本浩祐)

⇨レンノックス

[主著] Gibbs FA (1941), Gibbs FA, Gibbs EL (1990)

気分

[英] mood
[独] Stimmung
[仏] thymie

　気分は，雰囲気的，前言語的な次元にあって，境界づけられないままに主体を襲う [Tellenbach H 1968]。気分は自己の内部から

立ち現れるが，環境，自然は外部から気分に影響を与え，気分は逆に，その人間の環境，自然とのかかわりの質を色づける。気分は，その変化において，自然，社会とリズムをともにする。その際の過同調，脱同調は病的兆候として現れうる。

気分は，通常身体感覚としてその人に察知され，その人の気分は，表情や身体運動を介して，あるいはより直接的，雰囲気的に，他者に知られる。

気分は，あらゆる精神疾患において問題となる。器質性の領域においては，身体，脳に起こる障害にしたがって，抑うつ気分から，内省力を欠く人格の解体にまで至ったときにしばしばみられる多幸気分までが生じる。神経症やパーソナリティ障害においては，対象を想定できる恐怖のみならず，それを想定することの困難な不安が，しばしば主要な気分として主体を襲う。統合失調症の妄想気分においては，周囲世界は分節化されないままにただならぬ気配へと変化し，Matussek P [1953] が述べた本質属性の突出が状況を支配し，身体内部にも，ときに異様な変容が感じられる。内因性の気分障害では，抑うつ気分，躁気分が生じる。それが，それ以外の疾患における抑うつ，躁とどのような質の差をもつのか，どこまで共通なのかについては，依然として議論し尽くされてはいない。

Heidegger M [1927] は，人間を世界内存在と規定し，その在り方を Befindlichkeit（情態性）の用語のもとに論じた。そして，情態性は人間が気分づけられていることによって示され，気分は，人間における世界に投げ入れられていること（被投性）を，あらゆる認識作用にもまして開示すると考えた。

このような理解は，現存在分析，現象学的精神医学に取り入れられたが，実存哲学が気分の精神医学的な病的変化の理解にどのように寄与するかについては，さまざまな議論があり，意見の一致をみてはいない。　(津田　均)

⇨妄想気分，同調性，現存在分析
【文献】Tellenbach H (1968), Matussek P (1952-1953), Heidegger M (1927)

気分安定薬

[英] mood stabilizers
[仏] thymorégulateurs

双極性障害の治療に用いられる向精神薬の一群を指す名称である。mood stabilizers という用語は，1987 年に PubMed に登場し [Chouinard G 1987]，気分安定薬と訳されて日本に紹介された [神庭重信 1989]。

Goodwin FK らによれば，理想的な気分安定薬は，躁病相，うつ病相に有効であり，再発予防効果を兼ね備えていること，とされる。一方で，双極性障害の病相の程度や頻度を減少させ，他の病相を悪化させない薬物を広く指して用いることもあり [Bauer MS 2004]，その定義は一定していない。現時点での，リチウム，オランザピン，クエチアピンのエビデンスレベルは，Goodwin の定義をかろうじて満たすか満たさないかであり，いずれも理想的な気分安定薬とはいえない。緩やかな定義に従えば，加えて，バルプロ酸，カルバマゼピン，ラモトリギン，そして数種の第二世代抗精神病薬（オランザピン，クエチアピン，リスペリドン，アリピプラゾールなど）が含まれる。これらの薬物に共通する化学構造はなく，作用機序もそれぞれ異なると考えられている。リチウム [Cade JFJ 1949] やカルバマゼピン [竹崎治彦，花岡正憲 1971，大熊輝雄ら 1973] をはじめとする気分安定薬の発見は，双極性障害（躁うつ病）の治療を大きく変えた。抗精神病薬による躁病相の治療がうつ転を招いたり，うつ病相への抗うつ薬が躁転あるいはラピッドサイクラー化を招いたりすることなく，双極性障害の長期安定化を図ることが可能となった。最近の薬物療法ガイドラインでは，躁病相の第一選択薬として，リチウム，バルプロ酸，クエチアピンなどが，

うつ病相では，リチウム，クエチアピン，ラモトリジンなどが推奨されている。しかし，これらの薬剤の中には，双極性障害に保険適応がないものも少なくはない。また，これらの気分安定薬をもってしても，治療抵抗性の病態は依然として残る。

なお，気分安定薬と混同して使われることの多い感情調整薬（[英] thymoleptics）あるいは感情賦活薬（[仏] thymonaleptiques）とは，三環系や四環系などの抗うつ薬を指して用いられた古い名称である。フランス語のthymoleptiqueはフェノチアジン，レゼルピン，ブチロフェノンを指して用いられていた。

〈神庭重信〉

⇨リチウム，オランザピン，クエチアピン，バルプロ酸，カルバマゼピン，ラモトリギン，リスペリドン，アリピプラゾール，向精神薬副作用，躁病
[文献] 神庭重信（1989），Goodwin FK, Jamison KR（2007b），大熊輝雄（2002）

気分循環症　➡気分循環性障害

気分循環性障害

[英] cyclothymic disorder

躁状態とうつ状態を挿話性に繰り返すが，ともに典型的な躁病やうつ病ほど重症ではない場合に用いる診断名。DSM-Ⅳ-TRではcyclothymic disorder, ICD-10ではcyclothymia（気分循環症）の用語が用いられている。症状の程度が重症でないため，パーソナリティ障害や他の精神疾患に起因する気分変動が本障害や双極Ⅱ型障害と誤診されることがある。診断基準に記載された症状の持続期間，症状内容，合併する他の精神疾患などを検討して診断すべきである。〈宮岡　等〉
⇨DSM, ICD

気分障害 [精神医学史]

[英] mood disorders ; affective disorders
[独] affective Strörungen
[仏] troubles de l'humeur

気分障害という名称が初めて登場したのはDSM-Ⅲ-R [1987]のことであるが，その直接的な起源は1972年のFeighner基準に遡る。操作的診断という新しい方法論と，病因論を退けた症候学的分類という新たな方向性が示されている。ここではdepressionに共通する必須症状は抑うつに代表される不快気分（dysphoric mood）だけであった。1978年のresearch diagnostic criteria（RDC）は，Feighner基準を修正発展させたもので，躁病性障害，軽躁性障害，双極Ⅰ型，双極Ⅱ型，大うつ病性障害（MDD）が規定され，すでに今日の気分障害の原型をみることができる。MDDにはさらに下位類型が呈示されている。MDDの必須症状が，不快気分または広範な興味・楽しみの喪失という条件に変更された。これは不快気分の訴えが，相当な個体差があるため，抑うつ等価なものとして興味・楽しみの喪失が加わったものである。1980年のDSM-Ⅲでは，感情障害（affective disorders）という大カテゴリーがあり，ここに双極性障害と大うつ病が含まれている。多くの点でRDCを踏襲しているが，大きな違いは統合失調症症状あるいは「気分に調和しない精神病性の特徴」が気分障害の症状と同時に出現した場合の扱い方で，RDCではこれらが混在すれば気分障害から除外していたのに対し，DSM-Ⅲでは「精神病性の特徴をもつもの」と付記することで除外していない。これは従来の統合失調症性症状と躁うつ病性症状との，診断における優位性の逆転，Jaspers K以来の階層原則（Schichtregel）の否定を意味する。結果的には統合失調症は狭く，気分障害は相当広くなり，Kraepelin Eの考え方に近くなっている。1987年のDSM-Ⅲ-Rでは，全般的かつ持続的な情動変化を指す

moodという語がよりふさわしいとして，気分障害（mood disorder）という術語が採用された。新たに重症度分類が加わり，診断名にコードすることになった。続くDSM-IV［1995］，DSM-IV-TR［2000］では双極性障害にI型，II型，気分循環症性障害を，うつ病性障害に大うつ病性障害，気分変調症性障害が挙げられている。大うつ病性障害の必須症状については，18歳以下に限ってイライラ感が新たに加わった。さらに症状の持続は「ほぼ一日中が，最低2週間以上」と明記され，より明確な境界づけが意図されている。

米国のDSMに対して，英国・ヨーロッパ主導のICDの変遷をみると，第8版［1967］と第9版［1978］では，曖昧ではあるものの精神病（psychoses）が定義されており，その下位に感情性精神病（affective psychoses）が置かれている。感情性精神病の特徴として反復性が重視されている点では，単なる横断面だけでなく縦断的な視点も加味されている。神経症性抑うつ（neurotic depression）を排除することが明記されており，従来の病因論へのこだわりがある。第8版では45歳以降に初発する退行期メランコリーが含まれていたが，第9版では年齢制限がなくなり項目自体が消滅した。現行の第10版［1992］では，神経症と精神病の区別をやめ，病因論的視点ではなく，共通の主題や記述的な類似性に従った分類がなされている。結果的には先行するDSM-III-Rの分類体系に接近した形になっている。それまでは同調することがなかった二つの国際的分類体系が，ともに病因論的視点を後退させる（神経症概念を放棄する）ことで，一致した方向性を示すこととなった。このパラダイム・シフトにより，気分障害については従来の神経症性抑うつのケースが大量に大うつ病性障害に混入する可能性が出てきた。診断基準の変化が，臨床場面を越えて，その基礎的研究や社会・政治的問題に至るまで，これほど広範囲かつ深刻な影響を及ぼしたことは，歴史上類をみないことであろう。
(古茶大樹)

⇨躁うつ病，診断基準，双極性障害，大うつ病性障害，気分循環性障害，気分変調症；ICD，DSM

気分障害［生物学］

うつ病は多因子多遺伝子疾患と考えられている［神庭重信 2008, 2011］。遺伝要因の比率は40%程度であり，環境要因の方が強く作用する。いくつかの連鎖解析座位（1p, 2q, 12q, 15q）およびいくつかの候補遺伝子と病態との関係が検討されているが確定的ではない。生物学的マーカーでは，視床下部-下垂体-副腎系（HPA系）の亢進，レム〔REM〕睡眠潜時の短縮などが知られている。

抗うつ薬の研究で注目されてきた対象は，古くはモノアミン伝達物質とその受容体，G蛋白，サイクリックAMP，カルシウムなどであり，最近ではプロテインキナーゼ，転写調節因子，そして神経栄養因子などである。抗うつ薬（MAO阻害薬を含む）やECTは，シナプス間隙のモノアミンレベルを増加させる作用をもつ。抗うつ薬やECTの慢性処置時に，神経栄養因子BDNFが増加する。

動物にストレスを与えうつ病と類似した状態（強制水泳試験の無動など）を作り出し，この時の脳内変化を調べ，抗うつ薬やECTにより動物の行動や脳内変化が修復される場合には，与えたストレスによりうつ病の脳病態を再現できている可能性がある。BDNFが注目されるもう一つの理由は，ストレスを動物に慢性的に与えると，海馬CA3の錐体細胞の先端樹上突起が退縮し，スパインの数が減少し，同時に海馬などでBDNFが減少する，という事実である［Krishnan Vら 2010］。慢性のうつ病患者で，海馬や前頭皮質の縮小あるいは脳室の拡大がMRI研究で報告されており，うつ病の慢性期には，何らかの神経傷害が起きている可能性が示唆されている。この神経損傷に，ミクログリアが中心となる

神経免疫系が関与している可能性もある［門司晃 2010］。

一方，双極性障害は遺伝性が高く，一卵性双生児での一致率は約80％で，二卵性では54％に低下する。現時点でいくつかの連鎖解析座位（4p, 12q, 18p & 18q, 21q, Xq）が報告されているが，いまだ確定的ではない。これらの座位は，統合失調症の関連座位と重なるものが多く，両障害の生物学的共通性も指摘されている。ミトコンドリアDNAの変異と双極性障害との関連を示唆する報告もある［Kato T 2008］。　　　　　　（神庭重信）
⇨ゲノムワイドスキャン，脳内アミン［モノアミン］，モノアミン仮説，抗うつ薬，モノアミン酸化酵素［MAO］，電気けいれん療法［ECT］，レム［REM］睡眠／ノンレム［NREM］睡眠，神経栄養因子，神経免疫，強制水泳試験，ミクログリア
［文献］ 神庭重信，加藤忠史 編（2010），神庭重信（2008, 2011），Smoller JW, Sheidley BR, Tsuang MT（2008），治徳大介，吉川武男（2010），門司晃（2010），Kato T（2008），Krishnan V, Nestler EJ（2010）

気分障害　［精神病理］

　Kraepelin Eによって一つの疾患として提示された躁うつ狂（manisch depressive Irresein）に源をもつ臨床単位で，しばらく感情障害（affective disorder）の術語が支配的だったのが，DSM-Ⅲ-R［1987］より気分障害の術語が使用されるようになった。DSM-Ⅳにおいて気分障害は，①大うつ病性障害（抑うつが急性に出現し，反復することも少なくない）と②気分変調性障害（軽度の抑うつが長く続く）からなる(1)うつ病性障害，①双極Ⅰ型障害（入院を要するほどの激しい躁状態に加え，抑うつの時期が認められる），②双極Ⅱ型障害（軽躁状態に加え抑うつの時期が認められる），③気分循環性障害（軽度の抑うつと躁状態を反復する）からなる(2)双極性障害に分類されている。この分類をめぐってはさまざまな議論がなされている。たとえば，従来うつ病は神経症の一型としての神経症性うつ病と，体質に根ざす生物学的要素が主たる病因と考えられる内因性うつ病に分ける立場があった。脳科学の影響下に神経症概念が消滅したDSMでは，気分変調性障害の中の一部は神経症性うつ病によって占められていると考えられる。また大うつ病性障害と双極性障害がはたして全く別なものなのかについて議論がある。大うつ病性障害が経過を経る中で双極性障害に診断が変わっていく事例が少なくない。また，この種の事例の家族に双極性障害の人がいる，抗うつ薬投与により躁状態が起こる事例があるなどの知見から，大うつ病性障害の一部は潜在的な双極性障害であるという考え方もなされている［Akiskal HSら2003］。軽躁状態，病前の循環性気分変動，高揚性気質などを総称したソフトバイポーラースペクトラム［Akiscalら1987］の概念も提唱され，抑うつだけでなく（軽）躁的要素の併存に配慮した見方が強くなってきている。これは，（軽）躁的要素をもったうつ病患者に対する薬物療法をいかにしたらよいのかという治療的な問題意識が背景にある。気分障害の基本病態を考える上で示唆的なのは，抑うつの要素と躁の要素の双方が混入している病態に注目するKraepelinの考え方である。大うつ病性障害，また双極性障害の症状において他覚的な焦燥（agitation）は記載されているものの，主観的な焦燥感，不安感についての言及はない。こうした症状が前景に出ると，DSMによる操作診断では不安障害と診断されることもあるので注意を要する。概して気分障害患者の自殺は，Kraepelinの意味での混合状態に不安，焦燥感を加えた広義の混合状態［加藤敏］に多い。　　　　（加藤　敏）
⇨躁うつ病，大うつ病性障害，気分変調症，双極性障害，ソフトバイポーラースペクトラム
［文献］ Akiskal HS, Benazzi F（2003），Akiskal H, Mallya G（1987），Kraepelin E（1913d），加藤敏（2002a）

気分障害 [精神分析]

現代において気分障害への精神分析的アプローチの主要なテーマは，対象喪失と対象恒常性が成立していない場合の喪失への反応を取り扱うことである。症候学的にみて気分障害というカテゴリーに該当するにしても，それが神経症的パーソナリティ水準なのか境界パーソナリティ水準ないしは精神病的パーソナリティ水準なのかというパーソナリティ水準の見立てを重視する。次に述べる公式化はいまでもなお活用されている。

第1に，誰を喪ったか知っているが，それについて何を喪ったかは知らないという無意識的対象喪失が関与している，第2に喪った対象と自己を同一視し自我の中に取り込み（自己愛同一視），結果自分が自分を非難する，第3に攻撃性が内向する，第4に破壊的成分に満ちた超自我と自我の葛藤，第5に早期発達段階で一次的に形成される自我の無力・無能力さ，第6に自他の融合と分離が頻繁に起きること，それは体質的要因と養育環境因が関与する心身相関の発達的連続の結果生じる，第7に対象の不在や対象への依存を知ることを否認し，さらに分裂，投影同一視，理想化などによって防衛が強化される。これがもっとも病的な形になったのが躁的防衛で，対象の支配・軽蔑，サディスティックな勝利感などから成り立っている。これがさらに強力な抵抗として働くような病理的組織化の存在，第8が，治療関係において治療が進行すればするほど患者は主観的には空虚さを体験し，依存しているのは患者でなく分析家であり，患者の活動は自分のためではなく分析家に解釈の機会を与えるためになされるという"blank mourning, dead mother"という考え方，などがある。以上に通底しているのは，主観的体験としての空虚，無力，無能力がテーマになっていることであり，これらによって立つ精神分析あるいは分析的精神療法が有用な症例は少なくないが，治療者の側に充分な訓練が必要である。

これらの公式化が精神医学全体に果たした貢献は，精神現象の意味の発見，メランコリー親和型性格への影響，および執着性格も含め病前性格には口唇期と肛門期の特徴が混在していることの明確化，躁的防衛の発見，一見軽症にみえるが治療困難例で悪性の自己愛やひそかに作動する躁的防衛の精神力動を明確化したこと，認知行動療法を生み出す母体になったこと，などが挙げられる。

〈狩野力八郎〉

⇨執着気質，躁的防衛，投影同一視，病前性格，メランコリー親和型

[文献] Abraham K(1927), Freud S(1917d, 1923a), Green A (1986), Jacobson E (1971), Klein M (1946), 小此木啓吾(1985b), Segal H(1973), Steiner J (1993)

気分障害 [社会・文化的観点]

気分障害を社会的観点からみる時，一番に想起されるのは職業社会の過重労働などのストレスによる勤労者のうつ病であろう。わが国での昨今のうつ病の増加の主因とされるが，歴史的にも産業革命時の英国（英国病）や19世紀後半の米国で Beard GM が名づけた神経衰弱（neurasthenia）も全く同一とはいえないものの，類似の現象と捉えることができ，工業化社会，都市文明などとの関連で考察された。Brown GW らの単行書 'Social origins of depression' [1978] は対象を女性に限った研究であるが，社会で働いている子どものある女性，とくに11歳以前に母親との死別体験がある場合，また複数のライフイベントに遭遇している時に有意にうつ病になりやすいと結論している。わが国で1999年に精神障害への労災保険認定の判断指針に採用されたストレスと脆弱因子（vulnerability）という見方がそこではすでにとられていたのが注目される。判断指針で心理的負荷が強度とされるもので昨今の勤労者のうつ病に関係が

深いのは，リストラなどでの「退職の強要」や「パワーハラスメント」であり，厳しい社会経済環境がその背景にある。そのようなうつ病からの自殺はわが国の異常に高い自殺率の大きな要因となっており，うつ病の早期発見や職場，家庭，地域の支援の重要性の啓発など，国を挙げて対策が講じられているが，なお実効がみられるまでには至っていない。躁病の誘因として知られる選挙や葬式も社会的枠組みの中でのものである。犯罪との関連性は高い方ではないが，躁病時の無銭飲食や万引，うつ病時の一家心中未遂の「殺人（子殺し）」などがみられる。

　病跡学的には統合失調症などと比べて政治家などとの関連がみられる特徴がある。双極性障害の高いエネルギーが政治的リーダーシップと関係するからである。リンカーン，ルーズベルト，チャーチルなどの大政治家や宗教改革で有名なルターなどが知られている。芸術面では統合失調圏の方が多いとされるが，双極性障害に属するゲーテやヘミングウェイ，北杜夫などが有名である。　　　（広瀬徹也）
⇨心理社会的ストレス，脆弱性-ストレスモデル，死別，ライフイベント，自殺，双極性障害

[文献] Beard GM (1869), Brown GW, Harris T (1978), 労働省労働基準局補償課 編 (1999), Goodwin FK, Jamison KR (1990)

気分変調

[独] Verstimmung

　正常な気分からの偏倚のことで，躁病における理由のない爽快気分やうつ病における深い抑うつ気分が好例である。そのほか，脳器質性疾患，てんかん，アルコール，覚せい剤依存，パーソナリティ障害においても，不機嫌，焦燥，易刺激性として出現するし，月経前の気分変調症もここに含まれる。統合失調症でも，とくに急性期に独特の気分変調を認める。ちなみに英語では dysphoria と訳されるが，こちらは不機嫌や不快気分の意味しかない。　　　　　　　　　　　　　（阿部隆明）
⇨気分変調症，月経前不快気分障害

気分変調症

[英] dysthymia
[独] Dysthymie
[仏] dysthymie

　気分の良くない状態を示す古代ギリシャ語に由来し，現在では軽度の持続的な抑うつ状態を指す。近代では 1844 年に Flemming CF によって，感情障害の意味で使用されたが，Weitbrecht HJ [1952] の内因反応型気分変調症という概念が有名である。これは，無力的かつ易疲労的で対人関係に敏感な性格の人が深刻な精神的負荷状況に長期間曝されることで生じる軽度の持続的な抑うつ状態である。ICD-10 によれば，個々のエピソードの重症度あるいは持続期間において，軽症あるいは中等症の反復性うつ病性障害の診断基準を満たさない程度の慢性的抑うつ気分であり，従来診断の抑うつ神経症，抑うつパーソナリティ障害，神経症性うつ病，持続性不安うつ病が含まれるとされる。病因を考えれば，身体性症候群を伴ううつ病と生物学的基盤を共有し薬物療法の有効な病態と，性格に起因する病態に大きく分けられる。感情調整の脆弱性を内包した気質をベースに発展する早期発症の気分変調症では，Schneider K の抑うつ人格の臨床特徴に加えて，過眠傾向，軽い日内変動といった生体リズムの特徴が認められ，抗うつ薬によって軽躁状態を呈する可能性がある。性格因性の場合は，自己愛性，回避性，依存性，無力性などさまざまな類型がありうるが，いつも気分がふさいだ状態で，喜びを嫌悪し悲観的な生活態度をとる点で共通している。そのほか，統合失調質パーソナリティ障害や，アスペルガー症候群などの高機能広汎性発達障害と診断される人々は，もともと対人関係の困難さを抱えており，社会への参入後に慢性の抑うつ状態を呈することがある。

また，高齢者の気分変調性障害に関しては，環境と個人要因の混合ストレスが指摘され，環境要因としては，交友範囲の狭さや情動的サポートの欠如，戦争などで受けた破滅的な出来事の長期作用が挙げられ，個人的な脆弱性としては，女性，家族歴，外的統制が挙げられている。気分変調症にうつ病エピソードが重畳した場合は重複うつ病と呼ばれる。

(阿部隆明)

⇨抑うつ神経症, ディスチミア親和型
[文献] Akiskal HS (1983a), Beekman ATF, Deeg DJH, Smit JH, et al. (2004), Weitbrecht HJ (1952)

擬娩症候群 ➡**クヴァード症候群**

偽発作
[英] pseudoseizure

発作症状はてんかん発作に類似しているが，発作時にてんかんに特徴的な発作発射を欠く発作である [Liske E ら 1964]。すなわち，偽発作とは非てんかん発作である。偽発作は，その原因によって器質性偽発作 (organic pseudoseizures) と心因性偽発作 (psychogenic pseudoseizures ; PPS) に大きく分類される [Lancman ME ら 2001]。器質性偽発作には，失神や，ナルコレプシーの脱力発作・睡眠麻痺，パラソムニア (例：睡眠時遊行症，レム睡眠行動障害) などがある。一方，心因性偽発作には，身体表現性障害，解離性障害，虚偽性障害，および詐病が挙げられる。真のてんかん発作と偽発作の鑑別診断は必ずしも容易ではない。また，難治性てんかん患者の30％が心因性偽発作を合併しているという。鑑別診断に際して，問題となる発作の発作時ビデオ脳波同時記録が必須になる場合もある。

(千葉 茂)

⇨失神, ナルコレプシー, 睡眠時遊行症, レム睡眠行動障害, 身体表現性障害, 解離性障害／転換性障害, 虚偽性障害, 詐病

[文献] Liske E, Forster FM (1964), Lancman ME, Lambrakis CC, Steinhardt MI (2001), 千葉 茂 (2002)

基本障害
[英] basic disturbance
[独] Grundstörung

ある精神疾患が呈する諸症状を通じて指し示される本質的な障害を基本障害という。これまで統合失調症についてさまざまに論じられてきた。Minkowski E の「現実との生ける接触の喪失」や安永浩の「パターン逆転」などはそうした基本障害についての概念的把握を表すものといえる。この点について最も主題的に論じたのは Blankenburg W [1971] であろう。彼によれば，基本障害は病因論的意味ではなく，また客観的な意味での基礎障害それ自体でもない。統合失調症的なものとみなされる諸変化の本質に向けられた概念であり，統合失調症者の人間存在の基底において変容をこうむった人間学的構造契機である。こうしたレベルで「自然な自明性の喪失」を基本障害として論じている。このように基本障害といっても，概念レベルや方法的視座の違いによって単純には相互に比較できないいくつかの概念が提起されている。

(仲谷 誠)

⇨統合失調症, 自閉, パターン逆転, 自然な自明性の喪失
[文献] Blankenbrug W (1971), Minkowski E (1927)

基本的信頼
[英] basic trust

精神分析家，発達心理学者である Erikson EH は，発達を生涯にわたるものであり，それぞれの段階に発達課題があるとした。発達課題は，各時期における発達の特徴の単なる記述ではなく，社会や文化から要請され，期待されている発達の目標である。Erikson は発達段階として乳児期から老年期までの9段階を想定した。これがライフサイクル論，心

理社会的発達論と呼ばれる。ライフサイクルの第1段階である乳児期の発達課題を基本的信頼vs基本的不信であるとした。基本的信頼とは，乳児が母親との安定した授乳，養育関係によって達成できる心理特性であり，健康なパーソナリティの中核となる。これに対して，基本的不信は授乳，養育関係の不備によって生じる心理特性である。乳児期は，この二つの心性のせめぎあいであり，基本的信頼が優位であれば，自己，他者，世界を信頼することが可能となる。一つの発達課題を達成できれば，社会的承認を受け，自信をもたらし，次の発達段階への移行が容易になる。また，基本的信頼はBowlby Jの安全基地，Sullivan HSの安全感などの概念と同じく，安定した母子関係の産物である。 (木部則雄)
⇨自我同一性，ライフサイクル
[文献] Erikson EH, Erikson JM (1998)

欺瞞者
[英] swindler
[独] Schwindler

詐欺師とも呼ばれる。Kraepelin Eはこれを虚言者と合わせて精神病質パーソナリティの類型の一つとした。これらと健常者との間に明確な区別はないが，うそという手段が特定の利己的目的のためだけに用いられるのでなく，外的必要性がないのに一種の内的欲求から発動される場合に病的とされる。生来の欺瞞者は，白昼夢の傾向，堂々とした態度，適応能力，豊かで疲れを知らない空想力，人の弱みを巧妙に食い物にすることなどを特徴とする。頻繁な詐欺の形態に信用詐欺，無銭飲食，賃借詐欺，担保詐欺，結婚詐欺，もぐり治療などがある。 (針間博彦)
⇨虚言者
[文献] Kraepelin E (1915c)

記銘減弱
[英] disturbance of memorization
[独] Merkschwäche
[仏] amnésie de fixation

新しい記憶材料を取り入れて留める能力（記銘力）の減弱（記銘障害）であり，短期記憶形成（符号化encoding）の障害である。注意集中力の低下時に起こるが，種々の意識障害や知的障害・認知症の時にみられる。記銘障害は前向健忘ともいい，コルサコフ症候群や一過性全健忘などでみられる。記銘力のみの高度障害症例としてはGrünthal EとStörring GE [1930]の瞬間人（分時記憶Minutengedächtnis）やMilner Bらが14年間の追跡結果を報告したSquire LRの症例HM（難治性てんかんの両側側頭葉切除後）がある。 (浅井昌弘)
⇨記銘力，軽度認知障害，純粋健忘症候群，コルサコフ症候群
[文献] Milner B, Corkin S, Teuber HL (1968), Squire LR (2004)

記銘力
[英] impressibility ; capacity to register
[独] Merkfähigkeit
[仏] mémoire de fixation

新たに知覚し体験したこと（記憶材料）から短期記憶を作る能力。Wernicke Cが想起（追想力）と対比的にエングラム（記憶痕跡）の作成能力を記銘力とした。記銘時には心理的符号化（encoding）がなされる。記銘力検査には，数字（3桁〜7桁）の復唱（順唱と逆唱），最近の出来事の記憶の確認，対語（有関係と無関係）記銘力検査などがある。高齢者のもの忘れは記銘力障害が主で，広義の記憶障害は認知症の中核症状である。近年の問題は，認知症と正常の中間的位置づけとなる軽度認知障害（mild cognitive impairment ; MCI）[Petersen RC]や年齢関連性記憶障害（age-associated memory impairment；AAMI）〔Crook Tら〕などの考え方である。これらの概念の要点は，①本人によるもの忘れの自覚（愁訴）と周囲の人による確認，②記憶検査で同年齢の平均値よりも記憶力が低下（SD1.5以上），③一般的な認知機能は保たれている，④日常生活動作（ADL）に支障は無い，⑤認知症の診断基準を満たさない，といわれている。認知症への予防的対応や早期発見・進行予知への意味づけ，および過剰診断防止対策は今後の課題である。

（浅井昌弘）

⇨記銘減弱，軽度認知障害，記憶力検査

【文献】Crook T, Bahar H, Sudilovsky A（1987），Petersen RC（2003），Andreescu C, Aizenstein HJ（2009）

記銘力検査

〔英〕memorizing test

　記憶検査のうち，新しく物事を記憶する能力の検査を本邦では記銘力検査と呼んでいる。したがって，いわゆる前向健忘はこの記銘力検査により測定されることとなる。正常な記憶の成立には，記銘，把持，想起の3つの過程が必要であり，記銘力検査で測定される記憶障害も，これら3過程のいずれかにより生じるが，記銘あるいは把持の障害と想起の障害を区別するには，再認可能かどうか検査することが必要である。

（吉野文浩）

⇨前向健忘，記銘力，保持〔把持〕

逆説睡眠
➡レム〔REM〕睡眠／ノンレム〔NREM〕睡眠

逆説反応　➡奇異反応

逆説療法

〔英〕paradoxical approach

　森田療法や情動回帰療法（Hamburger F）やフラッディング法に敷衍もできるが，ここでいう逆説は，当事者（患者やその家族）にとっては理に反しているようにみえる現状を，第三者（治療者）が理にかなった対応としてあらためて指示すること。「急ぐ」（通常より短時間で済ませそうとする努力）なら「回る」（危険な近道よりも安全な本道をいく）方が早く目的地に着く。用語としての嚆矢はロゴセラピーでの逆説指向で，心臓が止まると危惧するする広場恐怖には「人混みでもっと動悸を味わうよう」，目上の相手だと過度に緊張する発汗恐怖には「汗をかこうと心掛けよ」など，症状をあえて発生させ，生じてくる不安から逃れないよう指示。予期不安を募らせ症状を増悪（悪循環）させている患者の努力を頓挫させる。

　その後の逆説介入，すなわち戦略派・ミラノ派・ローマ派などの家族療法やMRI（Mental Research Institute；パロ・アルト）の短期集中療法での対象は個人ではなく家族全体（システム）に拡大。Rohnbaugh Mら〔1981〕は，逆説操作を①処方，②制限，③姿勢維持（positioning）に分類した。①は症状処方（symptom prescription）という形で，家族がとり除きたがっている患者の症状やそれに対する家族の反応を，意図して遂行するよう促す。症状が存在し続ければ，そのことは家族全体が指示を応諾した結果であり，もし抵抗して症状消失の方向に動いても治療は成功〔治療としての二重拘束〕。②では，家族全体に変化を思いとどませる，あるいは変化自体が不可能だと「無能」宣言。③では，症状をめぐる現状を容認し丁重に温存。

（石川　元）

⇨ダブルバインド，ロゴセラピー，フラッディング法

【文献】Frankl VE（1960），Hamburger F（1939），Rohnbaugh M, Tennen H, Press S, et al.（1981），石川元（1991, 2011），Selvini-palazzoli M, Boscolo L, Cecchin G（1995）

虐待

[英] abuse

　虐待とは，人間関係をもつ相手に対して，心身への損傷を与えたり，基本的な人権の侵害と行為や関係性のもち方を示す。対象による分類としては，児童虐待，女性虐待，高齢者虐待，障害者虐待，動物虐待などがあり，また行為内容の分類としては身体的虐待，心理的虐待（精神的虐待，言語的な虐待），性的虐待，ネグレクト（養育放棄），経済的虐待が挙げられる。「虐待」を表す英語であるabuseは，元来はdrug abuse（薬物乱用）のように，適切でない異常な使用や取り扱いを意味する。したがって，たとえばchild abuseは，後から日本語として当てられた「虐待」という言葉が示す「残虐な行為」という意味ではなく，適切なかかわりがもてない結果として子どもに損傷を与えることが本来の意味である。虐待の場合，親と子，介護者と高齢者のように，もともと能力や立場などの面で非対称的な関係があり，権利や能力の優勢な側が一方的に相手の権利を侵害することに本質があるとされる。したがって，加害者が損害を与える意志が明確でない場合でも，一方的に押しつけることで被害者に損傷が生じていれば虐待と捉えられる。暴力（violence）という言葉も，配偶者間暴力，戦争における集団的暴力のような場合，虐待と同様の意味で用いられる。これらの被害がもたらす影響が明確化され，被害者を援助する法律（児童虐待防止法，DV防止法，高齢者虐待防止法，犯罪被害者基本法など）が成立したことでその調査や介入・援助に取り組まれるようになった。虐待や暴力の要因としては，個体要因である遺伝や精神障害以上に，貧困，養育環境，アルコール・薬物使用，共同体や家族等の対人関係に関する社会的認識などの環境要因が重視され，公衆衛生上の問題として位置づけられている。虐待の予防・介入は，刑罰のみでは十分でなく，虐待的関係を肯定する考え方を変え，相手の人権を尊重する認知やスキルを身につける教育的・修復的な働きかけが行われ始めている。

(森田展彰)

⇨児童虐待，高齢者虐待〔老人虐待〕，性的虐待，被虐待児症候群，被虐待女性症候群

[文献] 藤岡淳子 (2008), Herman JL (1992), 小西聖子 編 (2008), Myers J, Berliner L, Briere J, et al. ed. (2002), 恩賜財団母子愛育会日本子ども家庭総合研究所 編 (2009), Pence E, Paymar M (1993), World Health Organization (2005)

逆耐性現象

[英] reverse tolerance

　メタンフェタミンやコカインなどの中枢刺激薬を反復投与すると，惹起される異常行動が進行性に増大する現象が知られており，この薬物反応の増強は逆耐性現象（行動感作）と呼ばれている。薬物を繰り返し摂取すると通常は耐性を生じるが，中枢刺激薬では逆に効果が増大し，逆の耐性という意味で逆耐性現象と名づけられている。逆耐性現象の形成には，中脳皮質辺縁系のドーパミン神経伝達の可塑的変化が関与していると考えられている。逆耐性現象は一旦形成されると長期に断薬しても薬物再使用により幻覚・妄想などの症状が容易に再現されることから履歴現象を伴い，覚せい剤精神病の動物モデルの一つとされている。さらに，薬物を使用しなくともストレスによっても異常行動が再現され，中枢刺激薬の反復使用によって引き起こされた神経可塑的変化が脆弱性を増強していると考えられる。

(曽良一郎)

⇨アンフェタミン，覚せい剤精神病，薬物依存(症)，行動薬理学，ドーパミン，動物モデル

[文献] Sato M (1922), 田所作太郎, 栗原久 (1990)

逆転 ［反対物への］
［英］ reversal into the opposite
［独］ Die Verkehrung ins Gegentail
［仏］ reversement（d'une pulsion）dans le contraire

　欲動が変化し行き着く運命，あるいは欲動の防衛のあり方として，Freud S［1915］が，抑圧，昇華，自己自身への向け換えとともに挙げた過程。欲動の目標が逆転し，同時に能動性が受動性に変化する。Freud は例としてサディズムのマゾヒズムへの転換と窃視欲の露出症への転換を挙げており，実際は自己自身への向け換えと不可分の過程と考えられる。Freud A［1936］はこれを発達的に未熟な自我の防衛機制と捉えた。

　後に Freud S［1924］は死の欲動論を導入しマゾヒズムの二次性を否定した。しかし，反対物への転換は元来，夢表象が対立した意味内容を同時に含むことを記述するための概念であり，サド－マゾヒズムなどの病態においては，対立する主体＝客体双方の関係性が心的内界に内在する，という内的対象関係論的視点を含み，倒錯や重症パーソナリティ障害，精神病などの病理を理解するうえで重要な視点を先取りしている。　　　　　（浅田義孝）
⇨打ち消し，自己自身への向け換え，投影，反動形成，サド－マゾヒズム，対象関係（論）

［文献］ Freud S（1915d，1924a），Freud A（1936）

逆転移
［英］ counter-transference

(1) Freud の定義　　Freud S［1910］によって定義された逆転移の意味は，患者に対する治療者の神経症的な無意識的葛藤の転移のことである。しかし，1950 年代からは，患者に対する治療者の感情や態度全般をも意味するようになり，患者の無意識のコミュニケーションに関連していると考えられるようになっている。Freud は，1910 年に治療者の逆転移に言及している。そこでは，治療者の神経症的な葛藤が患者に転移されたものと定義している。それゆえ，逆転移は治療の妨げになるため，治療者は自己分析や訓練分析によって，その無意識的葛藤の問題をできるだけ解決する努力をするべきだと考えている。つまり Freud は，逆転移は治療の抵抗となるものと考えていた。彼は，治療者はそれを解決して，鏡のように振る舞うべきと考えていた。

(2) 新しい視点　　この Freud の定義を堅守する分析家も多くいたが，徐々に逆転移の第二の定義に関する研究を提唱する分析家が現れるようになった。とくにクライン派の Heimann P［1950］が，治療者の体験している情緒的世界や行動化の中には，治療者の無意識的葛藤による第一の定義による逆転移だけでなく，患者の無意識的コミュニケーションに対する治療者の反応としての第二の逆転移が存在していることを明らかにした。Money-Kyrle R［1956］は，正常の逆転移の概念によって，患者の無意識的コミュニケーションの機序を明らかにした。つまり，患者は健康な「投影性同一視」の規制によって，無意識の伝達を治療者に投げ入れたものであり，治療者はそれを「とり入れ性同一化」によって情緒的な逆転移の体験として感受する。それを通して，治療者は患者の無意識的な世界を理解できる。

(3) Bion の展開　　Bion WR［1962］は，さらにコンテイナーの概念によって，このコミュニケーション理論を発展させた。正常な「投影性同一視」によって投げ込まれたものを，治療者はコンテイナーの機能によってその情緒的体験を感受し（健康な逆転移），夢想によってその無意識的意味を理解できる。

(4) 南米の研究　　Grinberg L［1962］は，「対抗投影同一視」の概念でこのコミュニケーション機能を研究した。Racker H［1953］は，治療者の神経症的な逆転移を「補足的逆転移」，コミュニケーションとしての逆転移を

「融和的逆転移」と呼び研究を重ねている。

(衣笠隆幸)

⇨転移，投影同一視，コンテイナー／コンテインド，訓練分析，自己分析，修正感情体験，精神分析療法
[文献] Bion WR(1962a), Freud S(1910b), Heimann P (1950), Money-Kyrle R (1956), Racker H (1953), Grinberg L (1962)

逆向健忘

[英] retrograde amnesia

　即時記憶 - 近時記憶 - 遠隔記憶という区分が現在を起点とする時間区分であるのに対して，前向健忘 - 逆向健忘という区分は健忘を生じる原因となった疾患や外傷の発症時点を境とした分類である。前向健忘では，発症以後に体験した出来事がおぼえられない（ないし思い出せない）。これに対して，本来おぼえていたはずの発症以前の出来事を思い出せなくなる現象が逆向健忘である。前向健忘は記銘力障害あるいは近時記憶障害と重なる部分が多く，一方，逆向健忘は遠隔記憶障害と重なる部分が多い。記憶障害患者では通常，前向健忘と逆向健忘の両方を認めるが，どちらか一方のみの特殊な場合も知られている。逆向健忘のみを呈する場合，孤立性（選択性）逆向健忘と呼ばれる。逆向健忘の範囲は発症前の数時間程度のこともあれば，数十年に及ぶこともある。長年の逆向健忘を認める場合，遠い昔のことはおぼえていても，比較的最近の出来事は思い出せない（時間的傾斜現象）。

(三村　將)

⇨前向健忘，記憶障害，健忘，部分健忘，全生活史健忘，心因健忘，近時記憶
[文献] 池田学, 小森憲治郎 (1999), 三村將 (2003)

GABA　ギャバ

[英] gamma-aminobutyric acid

　ガンマアミノ酪酸の英語名 gamma-aminobutyric acid の頭文字からとった略称。グルタミン酸脱炭酸酵素によって，グルタミン酸から合成される。脳の主要な抑制性神経伝達物質の一つ。GABA 受容体は A，B，C のサブタイプに分類されているが，GABA の主たる抑制作用は，GABA$_A$ 受容体の塩素イオンチャンネルの開口を介するものである。エタノールやベンゾジアゼピン系薬剤，バルビツール酸系薬剤などは，いずれも GABA$_A$ 受容体と結合し，GABA の作用を増強する。また，バルプロ酸は GABA 分解酵素である GABA トランスアミナーゼを阻害し，抑制性シナプスにおける GABA 濃度を上昇させる。GABA を神経伝達物質とする GABA ニューロンには多くのサブタイプが存在するが，その大部分は介在ニューロンであり，局所神経回路の制御に関与している [Klausberger T ら 2008]。GABA と精神疾患の関連については，不安障害において多くの報告がある。さらに近年，うつ病患者の前頭前野における GABA レベルの低下を示す機能画像研究や，脳脊髄液中の GABA レベルの低下を示す臨床研究など，気分障害に GABA ニューロンの機能不全が関与していることを示唆する報告が増えている [Kalueff AV ら 2007]。また，分子遺伝学的研究により，GABA$_A$ 受容体を介する抑制性神経伝達系の異常が統合失調症の発症基盤に関与していることも指摘されている [Charych EI ら 2009]。GABA は精神疾患の新たな治療ターゲットとなる可能性がある。

(神野尚三)

⇨ベンゾジアゼピン受容体，バルプロ酸，淡蒼球
[文献] Klausberger T, Somogyi P (2008), Kalueff AV, Nutt DJ (2007), Charych EI, Liu F, Moss SJ, et al. (2009)

GABA 受容体　➡ GABA

GAF　ギャフ

[英] Global Assessment of Functioning

　DSM-Ⅲ-R 以降の多軸診断の第 5 軸として被験者の機能の概要を評価するために取り

入れられた尺度であり，その評価は被験者の心理的・社会的および職業的な機能を1〜100点までの整数値を用いた1変数で行う。もともとは精神状態が連続性をもっているという仮説にもとづいて作成された健康病気評価尺度［Luborsky L 1962］を改訂した総合評価尺度［Spitzer RL ら 1976］を基にして作成されている。　　　　　　　　　　（稲田俊也）
⇨国際生活機能分類〔ICF〕
【文献】American Psychiatric Association (1994)

キャンパス精神医学
［英］campus psychiatry

　大学精神医学とも呼ばれる精神医療の一分野である。この分野が注目を浴び始めたのは，1970年前後，高度成長の波に乗る形でスチューデントアパシー（いわゆる五月病）が登場した頃である。大人になるのを先に延ばそうというモラトリアム心性が背景にあると理解された。現在，大学生の多くは受験勉強に追い立てられ，いろいろな年齢で経験すべき人間関係がきわめて限定され，乏しいため，自己中心的で，人間関係が苦手であり，自ら援助を求めてくることが少ない。彼らは今までに克服しておくべき発達課題を未解決なまま大学時代に持ち越しているため，その解決への支援が重要となる。多くの大学では保健管理センターや学生相談室が設置され，啓蒙活動とともに精神科医ないしは心理士による個別の相談が行われている。大学の世代で好発する統合失調症やうつ病，ひきこもり，摂食障害への対応や，自殺防止や留年学生への対策，学生生活への適応支援が行われる。
　　　　　　　　　　　　　　　（西村良二）
⇨スチューデントアパシー，モラトリアム，ひきこもり，摂食障害
【文献】金野滋 (1998)

ギャンブラーズ・アノニマス ➡ギャンブル依存

ギャンブリング課題
［英］Gambling Task

　ギャンブリング課題は，前頭葉腹内側部・眼窩部損傷例における社会的異常行動を検出するための神経心理学的検査である。前頭葉腹内側部損傷例では，自らの行動の将来における帰結を評価しないままにリスキーな行動が開始されることがある。このメカニズムを説明するためのソマティックマーカー仮説（somatic marker hypothesis）を実証するために，Bechara A と Damasio AR［2006］により作成されたのがこの課題である。被検者には一定の金額が与えられ，その金額を増加させることを目的に，4組のトランプからカードを選択することが要求される。その4組は，あらかじめ「最終的には損をする山（bad deck）」と「得をする山（good deck）」に分けられており，一定の報酬と遅延後の罰が繰り返し与えられる。健常例では，施行を重ねるとgood deckを引くことが徐々に学習され，またリスキーで良くないbad deckを引く前には，予期的な皮膚電気反応の振幅の増大がみられるという。しかし，前頭葉腹内側部損傷例では，健常例に比較してbad deckを引く回数が多く，とくにその傾向は検査の後半で高くなり，さらに皮膚電気反応の振幅の増大が生じないないしは減弱していることが報告されている。　　　　　　　　　　（加藤元一郎）
⇨神経心理学的検査法，ソマティックマーカー仮説
【文献】Bechara A, Damasio AR, Damasio H, et al. (1994)

ギャンブル依存
［英］pathological gambling

　ギャンブルによって経済的・社会的・精神的に自分の不利益になっているにもかかわらず，ギャンブルという行為に執着し，自分の意思でコントロールすることが困難な状態をいう。精神障害の疾病分類上は，DSM-Ⅲ［1980］において「病的賭博（pathological gam-

bling)」として初めて登場した。病的賭博は、ICD-10［1992］では習慣および衝動の障害（F63）に，DSM-Ⅳ-TR［2000］でも衝動制御障害のカテゴリーに含まれているが，嗜癖や依存に関連する障害とみなすべきとの見解も根強く，今後の疾病分類では位置づけや呼称が変わる可能性がある。アルコール依存などの物質使用障害や，気分障害，パーソナリティ障害，発達障害を伴うことが多く，他の精神障害を合併する場合は薬物療法が用いられるが効果は限定的で，認知行動療法，家族療法，自助グループのギャンブラーズ・アノニマスへの参加が有効である。　　　　（峯田 聖）
⇨嗜癖，依存，認知療法〔認知行動療法〕，家族療法，自助グループ
[文献] 帯木蓬生（2004），田辺等（2002）

吸引反射
［英］sucking reflex

　乳幼児では正常にみられる口唇反射の一種。口を軽く開かせ，上唇から口角にかけて舌圧子，ハンマーの柄で軽くこすると，口をとがらせて乳児が乳を飲むのに似た運動を起こす。この際に，口唇に接触したものを口の中に入れようとする反応がみられることがあるが，これを乳探索反射（rooting reflex）という。吸引反射は生後3ヵ月ほどで消失するが，成人で出現すれば病的であり，前頭葉の障害，両側大脳のびまん的な障害が疑われる。
　　　　　　　　　　　　　　　（坂村 雄）
⇨原始反射
[文献] 田崎義昭，斎藤佳雄（2010）

嗅覚発作
［英］olfactory seizure

　外来刺激なしに，におい（通常は説明不能な不快なにおい）が知覚されるてんかん発作。持続時間は数秒から数分程度であり，複雑部分発作に発展することが多い。てんかん発作の国際分類（1981年案）では単純発作，体性感覚症状あるいは特殊感覚症状を示すもの（simple partial seizures with somatosensory or special-sensory symptoms）に分類される。焦点局在部位としては鉤回（uncinate gyrus）付近が考えられている。　　（佐久間篤）
⇨複雑部分発作，鉤回発作
[文献] Commission on Classification and Terminology of the International League Against Epilepsy (1981)

救急精神医療　➡精神科救急

急性一過性精神病性障害　➡短期精神病性障害

急性幻覚妄想症
➡ワーンジン〔妄想錯乱，急性幻覚妄想症〕

急性錯乱
［英］acute confusional state
［独］akute Verwirrtheit
［仏］bouffée délirante ; confusion aigue

　意識の急激な解体に伴って外界知覚能力の低下および混乱を呈し，論理と脈絡を欠いた思考の出現，精神運動性の興奮ないし混迷を随伴し，夢幻様思考，せん妄，幻覚妄想状態，幻視，もうろう状態など多彩な病像を示す病態である。症状精神病における症候性の症状を指すアメンチアに対し，錯乱という言葉は統合失調症，躁うつ病，うつ病，器質性疾患，いずれの病態においても出現する症状を指す広い概念であるが，急性錯乱という言葉が用いられる時には，いわゆる「非定型精神病」の状態像を指すことが多く，急性に発症し，一過性に経過し，統合失調症のような人格変化を残さない病態を指す。Ey Hは統合失調症とこの病態との区別を重視し，慢性精神病と急性精神病とを分け，前者を人格の病態，後者を意識の病態とし，意識の病態の第一段階の抑うつ状態と躁状態，第二段階の急性離人状態に次ぐ第三の段階に置き，第四段階で

ある錯乱 - せん妄性精神病の上に位置づけた [Ey 1954]。
(鈴木國文)
⇨解体, 非定型精神病, 精神錯乱, 急性多形性精神病性障害, アメンチア, 夢幻精神病, エー
[文献] Ey H (1954)

急性散在性脳脊髄炎〔ADEM〕

[英] acute disseminated encephalomyelitis

ウイルスや細菌感染後（感染後 ADEM）やワクチン接種後（予防接種後 ADEM）に生じるアレルギー性の脳脊髄炎であり，中枢神経内に散在性の炎症性脱髄性病変を生じる。経過は急性であり，一般的に単相性であるが，少数ながら初回と同じ部位に炎症を再発する例（recurrent ADEM），異なる部位に新たな病変を生じる例（multiphasic ADEM）が知られる。小児に多い疾患であるが，どの年代にも生じる。発症率は米国では年間 0.4 人/10 万人という報告がある。男女では 1：0.6～0.8 とやや男性に多い。急性期には発熱，頭痛，嘔気が出現し，その後数日で髄膜刺激症状や意識障害を呈する。その後に痙性対麻痺，片麻痺，失調，脳神経障害，視神経炎，けいれん発作などがみられる。脊髄病変は横断性となることが多い。ステロイドパルス療法，ガンマグロブリン療法，血漿交換などが奏効する。髄鞘蛋白をアジュバントとともに動物に免疫して発症させる experimental allergic encephalomyelitis（EAE）が本症の病態モデルとされる。
(天野直二)
⇨脳炎, 麻疹(性)脳脊髄炎, 狂犬病
[文献] 田中恵子 (2009), 葛原茂樹 (2007)

急性ジストニア　➡錐体外路症状

急性ストレス障害

[英] acute stress disorder

極端に外傷的なストレス因子に曝露した後に 1 ヵ月以内に生じる不安，解離その他の症状のこと。ここでいうストレス因子とは，重症または死ぬ可能性があった出来事（戦闘，暴行，災害，事故，致命的な病気と診断されること，など）を体験したり，目撃したりして，強い恐怖，無力感，戦慄を体験したことを指す。その体験後に，以下の解離性症状のうちの 3 つ以上（麻痺・遊離・感情反応がないという主観的感覚，周囲への注意の減弱，現実感消失，離人症，解離性健忘），以下の再体験症状の 1 つ以上（反復するイメージ，思考，夢，錯覚，フラッシュバック，体験を再体験する感覚または苦痛），外傷を想起させる刺激の著しい回避，強い不安または覚醒亢進（睡眠障害，いらいら，集中困難，過度の警戒心，過剰な驚愕反応，運動性不安など）のすべてを満たし，それが著しい苦痛または重大な機能障害をきたしているときに急性ストレス障害と診断される。
(藤澤大介)
⇨解離, 離人症, 解離性健忘, フラッシュバック, 驚愕反応, PTSD〔外傷後ストレス障害〕
[文献] American Psychiatric Association (2000)

急性多形性精神病性障害

[英] acute polymorphic psychotic disorder
[仏] trouble psychotique aigu polymorphe

ICD-10 において急性一過性精神病性障害の中に位置づけられる病態であり，発症が急性（非精神病性から精神病状態に至るまでの期間が 2 週間以内）であること，型と強度のいずれもが日々，あるいは同じ日内でも変化するいくつかのタイプの幻覚や妄想が存在していること，統合失調あるいは躁病エピソード，うつ病エピソードの診断基準を満たさないことが診断のガイドラインとして挙げられている。統合失調症の症状を伴うものと伴わないものに分類され，また関連する急性ストレスの存在の有無と，突発性発症（48 時間以内）の場合に，それを特定するように指示されている。フランスではこの病態の記述は古くからなされており，Ey H は bouffée délirante あるいは psychose hallucinatoires aiguësという言葉でこの病態を記述し, 意識の解体の病態として, 第二段階の急性離人状態に次ぐ第三の段階に置き, 第四段階である錯乱 - せん妄性精神病の上に置いている [Ey 1954]。 　　　　　　　　　　（鈴木國文）

⇨短期精神病性障害, 急性錯乱

[文献] World Health Organization (1992), Ey H (1954)

急性致死性緊張病　➡致死(性)緊張病

急性中毒

[英] acute intoxication

　薬物を短時間に大量に摂取することによって中毒症状に陥る現象をいう。アルコールを短時間に大量に摂取した場合にみられる急性アルコール中毒が代表的であり, 血中アルコール濃度が 0.15% 以上で中毒域となり, 0.4%を超えると昏睡から死に至る可能性が高い。血中濃度の上昇に並行して多幸的, 活動的となり, さらに上昇すると構音障害, 歩行障害などがみられ, 最終的には意識障害をきたして呼吸が停止して死に至る。 　　　（松下幸生）

⇨アルコール中毒

[文献] アルコール保健指導マニュアル研究会 編 (2003)

急速眼球運動
➡レム〔REM〕睡眠／ノンレム〔NREM〕睡眠

丘波期　➡徐波睡眠

球麻痺

[英] bulbar palsy
[独] Bulbärparalyse
[仏] paralysie bulbaire

　延髄の脳神経のうち運動性の諸神経の核下性障害をいう。核上性の障害を仮性球麻痺（偽性球麻痺）という。構音障害, 嚥下困難, 咀嚼障害などが両側性障害の主な症状であるが, 片側性障害でも嗄声が起きる。また鼻声と喉音（ガギグゲゴ）の発声障害を認め, いわゆるつまずき言葉（slurred speech）となる。原因疾患は, ①多発筋炎などの筋疾患, ② ALS や反回神経麻痺などの運動ニューロン疾患や下部脳神経疾患, ③血管障害や腫瘍などの延髄疾患がある。 　　　　（女屋光基）

⇨仮性球麻痺〔偽性球麻痺〕, 麻痺性構音障害, つまずき言葉

QOL
➡生活の質〔クオリティ・オブ・ライフ〕

QT 延長症候群〔QT 間隔延長〕

[英] long QT syndrome ; LQTS

　心電図 QT 時間の延長を特徴とし, 多型性心室頻拍（trosades de pointes）などの致死的心室性不整脈をきたす症候群である。先天性 LQTS よりも二次性 LQTS のほうが臨床上問題となりやすく, その原因薬剤として, 定型抗精神病薬と三環系抗うつ薬が重要視されてきた。非定型抗精神病薬の中でも, クエチアピンとリスペリドンは中等度の QT 延長作用を有するとされている。 　　（中山和彦）

⇨抗精神病薬, 抗うつ薬

[文献] 有田眞 監修／犀川哲典, 小野克重 編 (2007), Czekalla J, Kollack-Walker S, Beasley CM, et al. (2001)

キューブラー - ロス

Elisabeth Kübler-Ross 　1926～2004

　スイスで生まれ米国で活動した精神科医。1957 年チューリッヒ大学医学部を卒業後, 1958 年に渡米。彼女は 200 人以上の末期患者に直接面接を行い, 患者がどのような心理過程を経て死に至るかを検討した。彼女は著書『死ぬ瞬間』の中で, 死の受容過程として5 つの段階を提唱した。それによると, まず患者は自らの致命的疾患を知り衝撃を受けた後, 否認（第 1 段階）, 怒り（第 2 段階）, 取

引(第3段階),抑うつ(第4段階)を経て,最終的に死の受容に至る(第5段階)としている。しかし患者は最後まで希望を失っているわけではなく,医療者は患者の希望を支える配慮が必要であるとしている。この受容過程の概念は,必ずしもすべての患者に当てはまらないとする研究者もいるが,現在でも末期患者のケアを行う際の一つの理論的枠組みとなっている。また彼女の活動が,末期患者の心理的側面への関心を高めることとなり,その後の終末期医療の発展につながった。

(和田良久)

⇨ターミナルケア
[主著] Kübler-Ross E (1969)

教育分析 ➡訓練分析

共依存

[英] codependency

共依存は学術用語ではなく,1970年代後半に,アメリカのアルコール依存症治療の場で使われ始めた実用語である。当初は,酒害者の責任を預かりケアをし続ける妻が結果的に依存症の回復を遅らせるというイネイブラー(支え手)の側面が強調された。この機能不全関係にあるパートナーを共依存者(codependent)といい,低い自己評価,抑うつ,不安,怒り,恨みなど,情緒障害を示すことが多い。共依存概念は,嗜癖性疾患の治療現場では教育やカウンセリング時に用いられるが,実証的研究を欠いており,一般精神科ではあまり使用されない。一方で社会学の研究テーマとなり,概念を拡大して論じられるようになった [Giddens A 1992]。現在では,広義では,「人間関係への嗜癖」と同義で用いられる。1989年に「アダルトチルドレン」と「共依存」概念が日本に紹介され,ともに精神科臨床場面を離れ,一般社会での使用が広がりつつある。

(竹村道夫)

⇨アルコール依存(症),アダルトチルドレン

[文献] Giddens A (1992),吉岡隆 編 (2000)

境界

[英] boundary ; borderline

一般的に境界とは,人為的な区切り,分類のための仮想的あるいは実体的な線や領域を意味する。精神医学領域において「境界」が使われるのは,まず境界例,境界性パーソナリティ障害における borderline である。当初は精神病と神経症の境界の位置づけであったが,近年は独立した病態と診断分類される。一方,Kernberg O の境界パーソナリティ構造は,精神病性,神経症性それぞれのパーソナリティ構造の発達水準の間に位置するものであり,中間・移行の意味を備えている。次に,Federn P [1953] の自我境界における boundary は,主観的体験である自我体験に内在する自我感情によって自我と非自我の区分が行われるところの境界という意味で,精神病領域の自我障害の理解が拓かれた。また,小此木啓吾の治療構造論 [1964] では,治療という営みを構成する諸々の要素を抽出し,治療関係や治療経過との関連を検討しているが,そこには,治療場面や治療時間の内と外,治療方針や治療契約に含まれるものとそうでないもの,など有形無形の境界の観念が盛り込まれている。

(高野 晶)

⇨境界例,境界性パーソナリティ障害,境界パーソナリティ構造,自我境界,治療構造論
[文献] Federn P (1953),小此木啓吾 (1964)

境界域知能

[英] borderline intellectual functioning

American Association on Mental Retardation [1992] による精神遅滞の定義は,明らかに平均よりも低い知的機能が特徴で,適応技能の二つ以上の領域に関連した障害があり,18歳以前に発現するとされている。また精神遅滞の分類は,軽度:IQ70〜50,中度:IQ50〜35,重度:IQ35〜20,最重度:IQ20

以下となっている。境界域の精神遅滞は，精神遅滞（IQ70以下）とは認定されない，検査の平均から1〜2標準偏差下回る水準（IQ70〜84）をいう。DSM-Ⅳ-TRでは，境界域の知的機能は精神遅滞の診断的範疇ではなく，精神医学的注意の対象とされている。境界域知能にあっても適応に問題のない場合もあるが，不登校や就労に関する問題などの適応上の問題が生じることがあり，個別の支援が必要となる。行動および情緒の障害あるいは何らかの精神症状を呈する場合は，それに応じた診断やケアを受けることができるが，境界域知能というだけでは診断やサポートが受けられないため，厳しい状況におかれる場合がある。

(北村麻紀子)

⇨精神遅滞，知能指数

[文献] American Association on Mental Retardation (1992), Sadock BJ, Sadock VA, ed. (2003)

境界性パーソナリティ障害

[英] borderline personality disorder

元々，精神分析の世界で神経症と精神病との境界領域の病態全体を「境界例」と呼ぶことから始まった。最初のうちは，神経症の仮面を被った精神病という考え方が中心であったが，次第に同一性形成の問題という考え方 [Gitelson M] に傾いていき，Kernberg OF [1968] がスプリッティングを基盤にした未熟な防衛体制を擁した一段低い機能水準のパーソナリティとして境界パーソナリティ構造（borderline personality organization ; BPO）なる概念を提示してから，境界例もさまざまな類型を包摂するパーソナリティ障害として位置づけられるようになった。この精神分析的な概念はその後の精神医学界に少なからぬ影響を及ぼしたようにみえる。米国精神医学会が診断分類 DSM-Ⅲ [1980] を世に出す際，BPOの中に記載された諸類型のほとんどが採用されている。その中の一つが境界性パーソナリティ障害である。臨床的特徴としては，不安定で激しい対人関係，衝動性，感情不安定，自傷傾向，同一性障害，空虚感，そして見捨てられ恐怖が挙げられる。感情不安定と見捨てられ恐怖が基本的心性とされる。ICD-10 [1992] ではその特性から「情緒不安定性パーソナリティ障害」と呼ばれている。若い女性がヤングアダルト世代になって大人の課題（職業，男女関係など）を前にして激しい退行を起こし，前記の諸症状を呈するのが一般的である。ただ，家庭内問題を反映した同質の病態を思春期例にみることも少なくない。これらはまだ状況反応性が大きくパーソナリティ障害にまでは至っていないという意味で思春期境界例（borderline adolescent）と呼ばれる。ただ，21世紀になって他の疾患でも同様の状態を呈するケースが増えて，鑑別診断の必要性が出てきた。統合失調症ないしはその周辺，非定型な気分障害，アスペルガー症候群その他で，過食，自傷行為，過量服薬，性依存などの衝動行為をもつケースである。治療として，これまでもっぱら力動的な個人精神療法による幼児期の母子関係の解決こそが基本とされたが，最近では，認知行動療法，メンタリゼーション・ベースド・トリートメントなど現在の心的体験に焦点を当てた治療が紹介されるようになった。わが国では牛島定信らが低い社会的技能への支援を中心にした現実志向的な治療ガイドラインを提示している。

(牛島定信)

⇨境界例，境界パーソナリティ構造

[文献] Bateman AW, Fonagy P (2006), Gitelson M (1958), Gunderson JG (2001), Kernberg OF (1975), Linehan MM (1993a), 牛島定信 編 (2008)

境界パーソナリティ構造

[英] borderline personality organization

Kernberg OF が神経症症状と統合失調症症状を併せもつ境界例の特異性を，パーソナリティ構造として精神分析的に概念化したものである。彼が提唱したパーソナリティ構造

は，自我同一性の程度，防衛機制の種類，現実検討能力の有無から，神経症水準，境界性水準，精神病性水準の3つに分けられる。神経症水準では，同一性は統合されており，抑圧を中心とした防衛機制が主で現実検討能力は保たれている。一方境界水準では，同一性が拡散しており，防衛機制は分裂や投影同一視などの原始的防衛機制が特徴で，現実検討能力に問題はない。また，精神病性水準では，同一性と防衛機制は境界性水準と同様であるが，現実検討能力が障害されている。また，このパーソナリティの記述的症候学の特徴は，全般性不安，パニック発作，恐怖，強迫，転換，解離など多彩な神経症症状が認められることである。この概念はDSMの境界性パーソナリティ障害に取り入れられた。

(権　成鉉)

⇨境界例，境界性パーソナリティ障害，投影同一視，スプリッティング，カーンバーグ
[文献] Kernberg OF (1975, 1976)

境界例

[英] borderline case

今日的に境界例というと，DSM-IVなどの境界性パーソナリティ障害を示すことが多いが，元来境界例とは神経症症状と精神病症状を併せもつ境界に位置する症候群であり，厳密な意味では診断名ではない。境界例の研究の流れには大きく二つある。一つは神経症状をもつ患者に精神分析療法を行った場合に，統合失調症，躁うつ病などの精神病が顕在化するものである。これは潜在性精神病 (latent psychosis)［Federn P 1947］といわれ，神経症症状は精神病に対する防衛として考えられている。いま一つは，疾患単位としての境界例を記述し，概念化する立場で，Hoch PとPolatin Pの偽神経症性統合失調症 (pseudoneurotic schizophrenia) がある。これは転換症状や強迫症状，心気症などの多彩な神経症症状（汎神経症 pan-neurosis）が前景にあるが，その背後に統合失調症が隠れているものである。

(権　成鉉)

⇨境界パーソナリティ構造，境界性パーソナリティ障害，偽神経症性統合失調症
[文献] Federn P (1947), Hoch P, Polatin P (1949)

境界例診断面接〔DIB〕

［英］Diagnostic Interview for Borderline Patients

Gunderson JGによって開発された境界性パーソナリティ障害を診断するための半構造化面接法である。それは29の要約ステートメントを評価するための132の質問および観察から構成されている。要約ステートメントの評点にもとづいて，境界性パーソナリティ障害の特徴である社会適応，衝動的行動パターン，感情，精神病，対人関係という5つの領域を評価する。5つの領域にそれぞれ0～2点の評点を与え，その合計点で境界パーソナリティ病理の有無を判定する。なお，この5つの領域は，文献展望にもとづいて抽出された特徴から投影法心理検査に対する精神病的反応を除いたものである。現在使用されている改訂版 (DIB-R) では，社会適応のセクションが削除され，精神病のセクションが認知のセクションに吸収され，衝動的行動パターンと不安定な対人関係の領域に重点が置かれている。DIB第2版が日本語に翻訳されて信頼性と妥当性が確認されている。

(白波瀬丈一郎)

⇨境界性パーソナリティ障害
[文献] Gunderson JG, Kolb JE, Austin V (1981), 三宅由子，皆川邦直，守屋直樹ほか (1989), Zanarini MC, Gunderson JG, Frankenburg FR, et al. (1989)

驚愕神経症

［独］Schreckneurose

自然災害，交通事故，戦災，暴力など，本人あるいは近親者に対する生命や身体に対す

る驚愕を体験し，驚愕の原因が遠のいた後も驚愕反応の際にみられた心身の症状が持続し，時に固定する場合を指す。典型症状は，感情鈍麻，再体験症状，過覚醒である。一部の患者では状態が慢性の経過をたどり，永続的な人格変化へと移行する場合もある。今日の概念では，外傷後ストレス障害（PTSD）に相当する。
(藤澤大介)
⇨驚愕反応，急性ストレス障害，PTSD〔外傷後ストレス障害〕
[文献] Schneider K（1950）

驚愕てんかん
[英] startle epilepsy

予期せぬ聴覚あるいは体性感覚刺激により発作が誘発される，前頭葉てんかんの一つである。多くは幼児期の脳損傷に起因する。主な発作型は強直発作で，頭部躯幹が前屈，上肢が屈曲挙上し，転倒も多い。時に，自発発作もみられる。発作頻度は高く，薬物治療は効果に乏しい［Aguglia Uら1984］。多くは，内側前頭葉，補足運動野に発作起始部位があり，対側の強直発作から始まる。発作期脳波は低振幅速波が多い。
(東間正人)
⇨てんかん，強直発作
[文献] Aguglia U, Tinuper P, Gastaut H（1984）

驚愕反応
[独] Schreckreaktion

自然災害，交通事故，戦災，暴力など，本人あるいは近親者に対する生命や身体に対する危険を体験した際の心身の反応のこと。典型症状は，恐怖反応としての自律神経徴候（顔面蒼白，動悸，呼吸困難，発汗など），意識野の狭窄，注意の狭小化，状況の了解不能，情動麻痺，時に昏迷・健忘，などである。今日の概念では，急性ストレス反応（ICD-10），急性ストレス障害（DSM-Ⅳ）に相当する。
(藤澤大介)
⇨驚愕神経症，急性ストレス障害，PTSD〔外傷後ストレス障害〕，解離性昏迷，解離性健忘
[文献] Schneider K（1950）

共感
[英] empathy

自分自身のユニークな観点から，他者の主観的体験を理解するのを可能にする認知の様式であり，その理解は，他者の行動を動機づけている感情のみにとどまらず，他者の自己体験（自分自身をめぐる主観的体験）全体を構成する葛藤やその産物も含む。共感（エンパシー）は，感情移入，同情，哀れみ，同感とは異なる。共感（共感的対応，共感不全）を乳幼児発達論と治療理論の中核に据えたKohut Hは，共感的対応を，新生児が何のためらいもなく当てにする「心理的酸素」であると考えた。Kohutは共感を「代理性の内省」「価値判断に中立的な観察手段」「他者の内的生活を，客観的観察者としての立場を保ちながら同時的に体験する試み」などと定義したが，そうした定義に，最後まで満足しなかった。「Kohutは，患者に接する態度としての共感と，検索方法としての共感を区別しなかったため，混乱をのこした」と考えるStolorow RDらは，共感を検索方法に限定し，治療者の患者に対するスタンスとしては情動調律を提唱する。
(丸田俊彦)
⇨情動調律
[文献] Kohut H（1971, 1977, 1984），丸田俊彦（1992），Stolorow RD, Brandchaft B, Atwood GE（1987）

共感覚
[英] synaesthesia

「音を聞くと同時に色がみえる」といったように，ある特定の知覚刺激に対して異なる様式（modality）の感覚を同時に生じる現象を指す。音楽家・画家などの一部の芸術家の創造的作品において共感覚の関与が指摘されている。共感覚の発現頻度については性差があり女性に多いといわれる。共感覚の定義上，

「幻覚・妄想などの精神障害に伴う症状ではない」が，精神疾患との合併症例の報告も散見される［森山泰ら 2009］。書記素（文字・数字）→色の共感覚（grapheme-color synaesthesia），音→色の共感覚（tone-color synaesthesia）が，共感覚者（synaesthete）の多くをしめ，前者に関してはその症候を検出する簡易的な神経心理検査法も作成されている［Ramachandran VS 2003］。発現の原因としては，新生児期に存在する脳回路の残存や，脳内の線維連絡の混線（クロス配線）の発生などがいわれる。近年の脳機能画像検査においては，grapheme-color synaesthesia の共感覚を生じる脳局在部位として紡錘状回，下側頭回，頭頂葉の関与や賦活化などが指摘されている［Weiss PH ら 2009］。　　　　　　（穴水幸子）
⇨色聴

[文献] 森山泰，村松太郎，加藤元一郎ほか（2009），Ramachandran VS（2003），Weiss PH, Flink GR（2009）

狂気

［英］madness；insanity
［独］Irresein；Irrsinn
［仏］folie

　人間はその自我や思考の枠組みをたえず打ち破ろうとする衝動をかかえ，それによって更新された経験によって自らを再定義しようとしてきた。古代ギリシャの神秘哲学の基礎に「脱自（ekstasia）」と「神充（enthousiasmos）」，つまり脱魂と憑依という体験を据えた井筒俊彦［1978］は，人間のロゴスが孕むこうした一種の「狂気」を論じている。また『パイドロス』［Platon］には正気より狂気を通じて最も偉大なよきものが生じうるという記述があり（244A），後段では，狂気には人間的な病いによって生じるものと，神に憑かれて日常から出るものの2種類があるとされた（265A）。つまり狂気は，境界侵犯的で両義性を伴うものだが，肯定的な含意を有するものであった。中世ヨーロッパでは，神的狂気と悪魔的狂気がみられる一方で，狂気の遍在化とそれらの有徴化が起こり，さらには周縁化し排斥する施設が設置されるようになる［Laharie M 1991］。17世紀のフランスで非理性的の者と括られた雑多な人々が施療院に収容され，それらが近代精神医学と精神病院の出現によって，今度は鎖による監禁から内面化された知の対象へと移行するというのは Foucault M の『狂気の歴史』が描き出すそれに続く系譜である。狂気はこうしてもっぱら精神医学的な疾患の文脈のみが強調されることになり，わが国でも精神医学の輸入とその訳語選定の際に，精神医学語彙からの「狂」の字を（「癲」と同じく）削除すべし［呉秀三 1909］という意見として現れ今日に至っている。だが漢字の「狂」も，王の命令で遠方にいく使者は王位の象徴の神聖な鉞（まさかり）の頭部に足を乗せる儀式により，その霊力を授かって出発したというのが原字形であり，異常な力を得て「くるう」ことであるとされた。『論語』にみえる「狂狷」（子路）や「狂簡」（公冶長）も日常性からの逸脱の意味はあるが肯定的な意味を付与されていると白川静『字統』「狂」の項にある。狂気の底流にはこうした古代の脱自や神充につながる系譜が脈々と流れているのである。　　　　（江口重幸）
⇨癲狂，憑依，精神病

[文献] 呉秀三（1909），Foucault M（1961），井筒俊彦（1978），Laharie M（1991），白川静（2007）

狂牛病〔ウシ海綿状脳症〕

［英］mad cow disease；
bovine spongiform encephalopathy；BSE

　牛のプリオン病である。1986年に英国で初めて発見された。羊や牛の脊髄や脾臓などを含むくず肉からつくった肉骨粉という牛の飼料の一部がプリオンに汚染され，これを食べた牛に感染が広がったと考えられている。1993年が発生のピークで年間3万頭に及ん

だ。狂牛病の症状には神経過敏，攻撃的あるいは沈鬱状態がある．泌乳量の減少，食欲減退，体重減少，異常姿勢，協調運動失調，麻痺，起立不能などであり，2週間から6ヵ月で死の転帰をとる。ヒトと動物の種差のため，従来は動物のプリオン病はヒトには感染しないと考えられていた。しかし狂牛病に罹患した牛の肉を食べたヒトに変異型CJDと呼ばれる新しいプリオン病が発症したことが明らかになった。これが狂牛病の臨床的に重要な点である。

(数井裕光)

⇨プリオン病，亜急性海綿状脳症，スローウイルス感染症

狂犬病

[英] rabies

多くの場合は狂犬に咬まれ，唾液に含まれる狂犬病ウイルスに感染することで発病するウイルス性脳脊髄炎の一種である。ワクチン接種後でも一旦発症するとほとんどが死の転帰をとる。前駆期には咬傷部から中枢側に向かって放散する疼痛がある。興奮期には水，風，音，光などの小さな刺激がけいれん等を誘発する（恐水症，恐風症）。激しくなれば全身けいれんをきたす。治療としては咬傷部を石鹸水で十分に洗い流し，エタノール等で消毒をし，直ちに狂犬病ワクチンを接種する。

(天野直二)

⇨急性散在性脳脊髄炎[ADEM]，脱髄疾患

[文献] 牧野芳大（2006）

恐慌性障害　➡パニック障害

共時性

[英] synchronicity

意味ある偶然の一致のことをいう。複数の事象の生起についての非因果的な決定原理として，Jung CGによって提起された。複数の事象が意味やイメージにおいて近似性を帯びているとき，従来の自然科学的因果律では説明のつかない場合でも，随伴して同時に生起することをいう。疑似科学に過ぎないという批判にさらされがちである。共時性は乳児の魔術的心的世界の中では現実に起きていると体験されていることである。

(藤山直樹)

⇨ユング

共時的観点／通時的観点

[英] synchrony/diachrony synchronic point of view/diachronic point of view

もともとスイスの言語学者 Saussure F de の生み出した言語学の概念である。共時態／通時態に由来する概念。言語が一定の社会集団で使用される状態を共時態といい，言語が時間の流れの中でこうむる変化を通時態と呼ぶ。Saussure の主張は言語学の焦点を通時態から共時態に移すことであった。この二分法は20世紀の人文諸学においてさまざまな学問で用いられてきた。精神分析においても，当初，たとえば転移は「過去」の再生であると考えられたし，病理の発生が発達図式における固着と退行を鍵概念として説明されるなど，通時的観点が優勢を占めていたが，転移を「いまここで」扱うこと，臨床実践を患者の心的世界が治療場面に投げ出されて包み込まれるといったモデルで考えることが優勢になってきていることや，人格の成熟度の違った側面が絶えずこころに共存しているという図式が多くの論者によって用いられることなど，共時的観点が導入され，二つの観点の交流が重要になりつつある。

(藤山直樹)

郷愁反応

[独] Heimwehreaktion

慣れ親しんだ故郷から遠ざけられたことによって生じ，故郷や家族に強く焦がれる不快感を郷愁という。郷愁反応は，奉公に出た思春期女子にみられ，郷愁にかられ衝動的な放火や子ども殺しに発展する。郷愁衝動が全人格というフィルターを通らないで直接的に行

動化されるので，その行動は郷愁感情とは深い関係があるが，全人格にとっては意味のないものとなる。Kretschmer E のいう短絡反応に相当する。奉公という習慣がなくなった今日ではその典型例をみることはないが，留学生や移民の精神障害に類似の機制が働いている。　　　　　　　　　　　　　　（古茶大樹）
⇨短絡反応，心因反応
[文献] Kretschmer E (1922b)

狂信者
[英] fanatic personality
[独] fanatischer Psychopath ; Fanatiker

Schneider K による精神病質者の類型の一つであり，熱狂者とも訳される。優格的な個人的ないし理念的な複合体に支配され，本来，活動的で誇大的である。個人的狂信者（persönliche Fanatiker）は好訴者のように自分の権利を求めて闘争し，理念的狂信者（Ideenfanatiker）は自分の計画のために闘争やデモを行う。一方，純粋に空想的であり，闘争的でなく現実に背を向けた，弱々しい狂信者（matte Fanatiker）もいる。　（針間博彦）
⇨精神病質，好訴者
[文献] Schneider K (1950)

共生
[英] symbiosis

Mahler MS が提起した，母子融合状態を記述する言葉。彼女は，早期の乳児とある種の精神病の子どもとの間に類似点があり，両者ともに外界の現実に気づいておらず，絶対的な依存対象である母親に自我機能の多くを委ねつつ，他者であることは認めず自己の一部とみなしているかのようにふるまう状態にあると考えた。

Mahler は，Freud S の一次的自己愛の概念を継承し，最早期において乳児は外界を全く意識していない自閉状態にあると考えた。生後2ヵ月頃から乳児は次第にぼんやりと外界を意識し始め，乳児の自我になり代わり必要な世話をしてくれる母親との間に，二者単一体（dual unity）と呼ばれる，共生状態を形成していく。共生期は，生後4, 5ヵ月頃に乳児が外界にもっと関心を向けるようになり分化期に移行するまで続く。自閉期と共生期はともに一次的自己愛の状態であり，外界にほとんど気づいていないという意味で心理学的にまだ誕生してないといえる。これに対して，その後に続く分化期にはじまる分離個体化（separation-individuation）期は，乳児が心理学的存在として生まれる過程であることから，孵化（hatching）もしくは心理学的誕生（psychological birth）とも呼ばれる。

このように，Mahler は，共生状態を健康な乳児がたどる発達上の一段階であると想定した。そして，母親との間に病的に密着した関係性をもつ子どもの精神病状態を，共生精神病（symbiotic psychosis）と呼び，分離個体化期にうまく移行できず共生期に固着もしくは退行した状態であると考えた。

分離個体化の過程に関する Mahler の記述が主に観察研究にもとづいていたのに対して，自閉期と共生期の着想はそのような実証的な裏づけがないことが，その後早期乳児期に関する発達研究が盛んになる中でたびたび指摘されるようになった。Stern DN の研究にみられるように，たとえば早期の乳児は他者としての母親に気づいており，そのような存在としての母親とかかわろうとするように生来的に方向づけられているように思われる。そして，共生精神病状態のような病的な状態にほぼ匹敵するような母子の関係性（共生）を健康な乳児の発達に認めることは難しいという認識が現在発達研究者の間でほぼ同意されている。このように現在では，Stern に代表されるような，乳児が他者としての母親とどのようなかかわりを作り上げていくかという視点が有力であり，共生状態や融合状態を想定する関係性発達モデルは時代遅れになって

いる。今後こうした視点の有用性を再び見出だしうるのかが問われているのが現状である。
(平井正三)

⇨共生不安, 共生幼児精神病
[文献] Mahler MS, Pine F, Bergman A (1975), Mahler MS (1974), Stern DN (1985)

強制収容所症候群

[英] concentration camp syndrome

ナチス強制収容所生存者に持続する特異な症状がみられたことから名づけられた。歴史的に強制収容所では敵国捕虜収容, 政治的弾圧, 民族浄化などを目的に, 被収容者の人間的尊厳を剥奪し, 過酷な懲罰が加えられる。また過密で劣悪な環境の中で, 強制労働, 栄養不良, 医療手当の欠如, 拷問, 殺戮の恐怖が続く。生存者には解放後も長期におよぶ心身健康上の後遺症を認める〔Chodoff P 1962〕。観察された症状は, 顕著な不安, 運動不穏, 過剰警戒心, 驚愕反応, 睡眠障害, 悪夢, 集中困難, トラウマ体験の反復想起, 抑うつ, 生き残り罪責感などである。PTSD症状と重なる面が多く, ホロコースト生存者やカンボジアのポルポト政権による強制収容所生存者の長期追跡研究では, 高い割合でPTSDと診断された〔Kinzie JD 1988〕。またアパシー, ひきこもり, 猜疑心, 敵意, 不信感といった持続的性格変化を生じることがある。精神症状はストレスを引き金に容易に再燃しやすい傾向を示す。
(飛鳥井望)

⇨PTSD〔外傷後ストレス障害〕, 根こぎ抑うつ, 飢餓精神病
[文献] Chodoff P (1962), Kinzie JD (1988)

強制水泳試験

[英] forced swimming test

新たな抗うつ薬を開発するためのスクリーニング試験として, 最も一般的な方法である。ラット, またはマウスを, 水を張った容器に入れると, 最初は水から逃れようと活発に泳ぐが, 途中で動きをやめて浮かんだままになる。この無動時間が抗うつ薬により, 特異的に低下する。この現象を指標に, ある化合物の抗うつ作用をおおまかに予測可能である。無動状態は「逃れることを諦めた」とも解釈され, 簡便なうつ病動物モデルとしても, 考えられている。
(野村総一郎)

⇨動物モデル, 抗うつ薬
[文献] Porsolt R, Le Pichon M, Jalfre M (1977)

矯正精神医学

[英] orthopsychiatry；correctional psychiatry

精神医学的観点と手法から幅広く社会的な不適応を対象とした研究と臨床を行う分野。疾病を軸にするのではなく, 不適応, 非行, 犯罪を中心に多様な行動やパーソナリティの問題を扱い, また精神医学のみならず, 心理学, 福祉学, 看護学, 教育学, 社会学, 法学など複数の領域の専門家が学際的にかかわっている。日本では, 実質的には法務省所轄の施設やその職員が担う比較的限局された活動にとどまってきたが, 刑事収容施設及び被収容者等の処遇に関する法律 (2006〔平成18〕年施行) の制定や行刑施設の一部民営化にも表れているように, 最近の矯正領域における医療の充実, ダイバージョン構想, 地域処遇への展開などに伴う, より広い活動が期待されている。学会としては, 本領域の学術団体としてはじめて設立されその専門性を確立する出発点となった米国のAmerican Orthopsychiatric Association (1924～) や, 本邦の法務省管轄施設の職員を中心に構成される日本矯正医学会 (1951～) などがある。
(岡田幸之)

⇨社会精神医学

強制泣き　➡強迫泣き〔強制泣き〕

強制にぎり
➡強迫にぎり〔強制にぎり，強制把握〕

強制把握
➡強迫にぎり〔強制にぎり，強制把握〕

共生不安
[英] symbiosis anxiety

　Stoller RJ が提唱した，男性に特徴的にみられる，男性性の獲得に伴う不安。彼は，Mahler MS の共生期概念を踏襲し，乳児は母親との間で一体感を経験すると想定した。女性である母親との融合経験は，女子にとっては自分が女性としての女性性を発達させるのに役立つが，男子にとって母親との共生的関係は自らの男性性を失うことを意味し，恐れられる。したがって，男子にとって男性性の獲得は，共生不安と格闘し，母親から自立することと切り離せないのである。(平井正三)
⇨共生
[文献] Stoller RJ (1974)

共生幼児精神病
[英] symbiotic infantile psychosis

　Mahler MS が心理生物学的，精神分析学的に研究した児童期の境界性障害につながる乳幼児期の精神病理である。Mahler の分離個体化過程における自閉期，すなわち欲求充足の幻覚にひたりながら生きる状態を自閉症とすれば，共生幼児精神病は，共生期への固着あるいは退行が特徴である。生後2～4, 5ヵ月にわたる共生期に，乳児は母親を快・不快感覚の源泉と認識しながら，母親との一体感の中で生きる。共生期に母親は自己の一部，延長あるいは自己と融合した存在と感じられ，部分対象として，良い母親記憶と悪い母親記憶が，統合されずにばらばらにとり入れられている。共生幼児精神病は，ある瞬間母親は良い対象としてとり入れられるかと思うとその直後には唾棄すべき対象として排除され，乳児は分離個体化過程を進み，統合された自己対象像に向かうことができずに苦しむ。共生幼児精神病は境界性障害の発達的理解に有効な概念である。(渡辺久子)
⇨分離-個体化
[文献] Mahler MS (1971), 牛島定信 (2002)

強制笑い　➡強迫笑い〔強制笑い〕

鏡像焦点
[英] mirror focus

　一側半球の皮質にてんかん原焦点（原発焦点）が形成されると，その神経細胞の過剰興奮が，交連線維を介して，対側半球の相同皮質に伝達され，二次的に突発波焦点を形成する。これを鏡像焦点という。左右半球間連絡の密な前頭葉および側頭葉にしばしば出現する。鏡像焦点棘波は，原発焦点に比べ，振幅が小さく，遅れて出現する。さらに，多くは正常背景脳波に重畳して出現する。ときに，鏡像焦点に突発波が自発的に出現する。
(東間正人)
⇨突発波

鏡像段階
[英] mirror stage
[独] Spiegelstadium
[仏] stade du miroir

　フランスの精神分析家，Lacan J が 1936年にマリエンバートの国際精神分析学会で提示した仮説であり，自我形成のメカニズムを解明する。その現象に関しては Wallon H, 理論化に際しては Hegel GWF の影響を受けている。生後まもない乳児は，自己の身体についての統一像をもつことができず，身体を欲動のバラバラな動き（「寸断された身体」）として経験する。この断片的な身体をまとめあげるのは，神経系の発達の中でも最も早く成熟する視覚によってである。つまり生後6～18ヵ月の間に，鏡の前に立った乳児は，

鏡に映った姿を自己身体として認知することにより，身体の統一性を獲得する。ここでの鏡とは実際の鏡であり，また乳児を見つめる母親という他者の目の隠喩でもある。

鏡像段階による自我の形成のメカニズムは，二つの方向性をもつ。乳幼児に最初に出現する，自己に似たものとしての鏡の像は，内的世界で起きている寸断された身体の経験をその像へと統一する動きを生じさせる。しかし一方では，乳幼児にとって，この動きはこの像に内的世界が奪取されていく経験ともなる。このように鏡の像の出現は，自己に同一化と疎外という契機を引き起こすが，これを欲動論の観点からみるならば，ここにナルシシズムと攻撃性が相関的に働いている。つまり同一化のメカニズムには主としてナルシシズムが関与し，乳幼児は自己身体像を歓喜とともに獲得する。また疎外のメカニズムには，攻撃性が働き，乳幼児は自らを剥奪する像に対して攻撃を加えることになる。Lacanは鏡像段階を発達論の一段階の時期とみなすのではなく，主体が同一化と疎外のメカニズムを繰り返し，自我を構成する一般的な過程と考えている。鏡像段階論は，自我という想像的なものの理論化のみならず，後にLacanが理論化に取り組む，象徴的なもの，現実的なものの萌芽も読み取ることができ，ラカン理論の中心に位置する構想になっている。

(十川幸司)

⇨自我，他者，象徴界，寸断された身体
[文献] Lacan J (1949)

兄弟コンプレクス [ラカン]

[英] fraternal complex
[仏] complexe fraternel

初期のLacan Jが，Freud Sのエディプスコンプレクスから独自に提出した家族コンプレクス概念の一つ。典型的には，弟妹の誕生を経験した幼児が彼らとライバル関係に陥り，ライバルへの嫉妬と同一化の両義性の中で自らの自我を構成する経験を指す。より一般的には，自らの同類を鏡像的に認識する経験を経て，他者のイメージが自我に侵入することから，侵入コンプレクス（complexe d'intrusion）とも呼ばれ，子どもの社会性獲得の契機になることが強調されている。家系や権利侵害，略奪などの主題と結びついており，パラノイアの妄想として現れることもあるが，発達の仕方によってさまざまに現れうる。

(松本卓也)

⇨嫉妬，パラノイア，鏡像段階，エディプスコンプレクス
[文献] Lacan J (1938)

橋中心髄鞘崩壊

[英] central pontine myelinolysis

橋中心髄鞘崩壊では，左右対称性に橋の中心部に脱髄病巣が出現する。慢性のアルコール中毒，慢性肝不全，慢性腎不全，低栄養状態，低ナトリウム血症などの電解質異常やその急速な補正により発症することが多い。とくに低ナトリウム血症の補正の際には，緩徐に血中Naを補正する必要がある。症状の特徴としては，亜急性の経過で進行する対麻痺，四肢麻痺，意識障害，嚥下障害，構語障害，仮性球麻痺，眼球運動障害が挙げられる。病理学的には，両側対称性に橋の腹部に脱髄巣が認められる。橋以外にも視床，視床下核，線条体，内包，扁桃体などに病変が生じる。脳MRI検査のT2強調矢状断像では，橋に限局した不正卵形の高信号域として異常が認められる。

(吉野文浩)

⇨アルコール中毒，仮性球麻痺〔偽性球麻痺〕

強直間代発作

[英] tonic-clonic seizure

大発作ともいう。突然の意識消失に始まり，数秒間，すべての行動を停止し，その後強直期となる。全身の筋が持続的に硬直し，通常上肢が屈曲し，下肢が進展する。その後，筋

の収縮と弛緩が反復する間代期となる。発作の持続時間は，1分前後である。発作は自律神経徴候を伴う。発作後も意識障害が続き，発作後睡眠あるいはもうろう状態を経て覚醒する。発作時脳波は，まず20～40 Hzの低振幅速波に始まり，強直発作とともに，全記録部位で10 Hz前後の棘波が振幅を増大しながら律動的に出現する（漸増律動）。間代期になると，徐波が3～4 Hzの周期で，漸増律動を中断するように反復し，多棘・徐波複合が形成される。これに一致して，筋の収縮（多棘波）と弛緩（徐波）が反復する間代発作が出現する。発作後は，基礎律動の周波数が徐々に増加し，α帯域に達し覚醒する。発作には最初から全般性に出現するものと部分発作から二次性に全般化するものがある。

(東間正人)

⇨強直発作，棘波，徐波，多棘・徐波複合(体)，間代発作

強直発作

[英] tonic seizure

全般発作の一つ。伸展筋群の緊張増加からなる10秒ほどの短時間の発作である。通常，頸部筋群の収縮に始まる。その後，眼瞼収縮，凝視，縮瞳と続いて，呼吸筋と腹筋の収縮により，ハイピッチの叫び声と無呼吸が生じる。筋緊張が，上肢近位筋に及ぶと，上肢の伸展，肩の挙上，前腕の外転が起こる。この間，意識障害を伴う。多くの発作時脳波は，10～25 Hzの両側同期性（前頭部優位）の棘波であり，時に脱同期波形がみられる。 (東間正人)

⇨全般発作，強直間代発作，棘波

教頭ワーグナー [症例]

Ernst Wagner；Hauptlehrer Wagner
1874～1938

1913年にニュルンベルク近郊のミュールハウゼンで村人9人を射殺し，12人に重軽傷を負わせた。チュービンゲン大学のGaupp Rの精神鑑定によりパラノイアの範例として知られている。文才豊かな有能な教師であったが，自慰癖に悩み，27歳で赴任したミュールハウゼンでおかした獣姦がもとで村人から嘲笑されるという妄想を抱いた。別の土地への赴任後も妄想は鎮まらず，村の殲滅計画を練り，並行して大部の自伝や復讐を描く著作に没頭した。獣姦を告白する手紙を新聞社に送り，妻と4人の子を殺害したのち，ミュールハウゼンに赴いて村人を襲った。Gauppの鑑定によれば，12年にわたりパラノイアに罹患し，精神病の負因，過敏と誇大が混合した性格，性的葛藤を基盤として，恥ずべき獣姦行為が鍵体験となり，自己蔑視が村全体に投影されて関係妄想が発展した。自身の堕落した家系の抹殺と村の殲滅を企てた犯行とされる。収容された療養所で死を迎えるまで創作意欲と明晰さは保たれた。

(中谷陽二)

⇨パラノイア，ガウプ，獣姦
[文献] Gaupp R (1938)

京都癲狂院

1872年，京都府の僧侶たちの寄金によって，現在の京都府立医科大学の前身である療病院が開設された。1875年7月，京都府民，栞政輔の言上書を契機に，京都府は東山南禅寺方丈に療病院の附属として京都癲狂院を設立した。日本で最初の公的な精神科病院である。療病院の教師Langegg J vonの指導を受け，真島利民が院長，神戸文叔，三上天民が医員となった。しかし，京都府立であるものの一般の寄金による経営のために次第に財政難となり，1882年10月，廃院となった。ほぼ7年間の活動期間であった。発足時の「癲狂院設立の本旨」や諸規則，「教師ヨンケルによる祝辞」は，京都癲狂院が何を目指して精神科医療を行おうとしたのかを示して，日本精神医学史上欠かすことのできない文書である。それによるとモラル・トリートメント

を目指したという。また，神戸医員による『精神病約説』は，Maudsley H の論考を訳したもので，ヨーロッパ精神医学関連の日本最初の翻訳本とされている。　　（松下正明）
⇨モラル療法，神戸文哉
[文献] 岡田靖雄（2002b），中嶋照夫（1995），魚谷隆（1995）

強迫観念
[英] obsessive idea
[独] Zwangsidee
[仏] idée obsédante
　繰り返し，執拗に浮かんでくる思考や心的イメージ，衝動。これらを考えずにいられないことを強迫思考という。その内容は，暴力的であったり，わいせつ的であったり，まったく無意味なものであったりすることが多い。通常患者はそれらの考えを不合理でばかばかしいと理解しているにもかかわらず，意識から排除することができない。たとえば，「自分が他者に危害を加えるのではないか」と考えたり，性的な言葉が繰り返し浮かんできて，やめたいと思ってもつい考えてしまったり，ある特定の言葉や文章が浮かんできてそれらから逃れることができなかったりなどである。強迫観念は患者にとって自我異和的で，受け入れ難いものであり，不安，不快，恐れを伴うが，それにもかかわらず，自我に属するものとして体験される。患者はこういった現象の無意味性，状況不適合性に悩み，その拘束力に抵抗しようとする強い欲求をもち，中和しようとするが，失敗することも多く，呪術的な反復に頼らざるをえない。　（松河理子）
⇨強迫行為，強迫神経症，恐怖症
[文献] 成田善弘（2002）

強迫儀式
[英] ritual ; ritualistic behavior
[独] Zeremonie ; Zeremoniell
[仏] rite
　強迫行為を繰り返すうちに動作の手順が一定になり，儀式化した形態。就眠儀式，洗浄儀式，着衣儀式，確認儀式などの形をとる。このような儀式が規則的に執拗に継続し，その行動そのものが目的であるかのようになる場合がある。不安を防ぐための一種の回避行動であるが，決まった順序で何一つ省略することなく行われ，失敗するとはじめからやりなおすため，長時間続き，日常生活における目的を遂行することがきわめて困難となる場合がある。　　　　　　　　　（松河理子）
⇨強迫行為
[文献] 成田善弘（2002）

強迫行為
[英] compulsive act
[独] Zwangshandlung
　強迫観念に付随して起こる行動の障害。意識され，定形化された反復行動である。強迫観念と同じように，患者はほとんどの場合，その行為はばかばかしく不合理であると認識しているものの，遂行せずにはいられない。その行為は自我異和的であるものの，自我に属するものとして体験される。強迫行為には，その基底にある観念，衝動をそのまま表現する場合と一時的衝動，観念，恐怖を防衛しようとする場合とがある。多くの場合は後者のような基底にある衝動や観念を防止したり，取り消したりするような防衛的な儀式である。強迫行為の遂行は不安に影響しないこともあるし，不安を増強させることもある。また，強迫行為を遂行しまいと抵抗した場合にも不安は増強する。強迫観念と関連した不安を減少させようとして強迫行為が遂行される場合，それはつねに成功するとは限らない。親や配偶者に繰り返し確かめたり，患者の代わりに

確認行為を行うよう強要したりする「巻き込み型強迫」[成田善弘ら 1974] もみとめられる。
(松河理子)

⇨強迫観念, 強迫神経症, 洗浄強迫
[文献] 成田善弘, 中村勇二郎, 水野信義ほか (1974), 成田善弘 (2002)

強迫思考　➡強迫観念

強迫神経症
[英] obsessive-compulsive neurosis
[独] Zwangsneurose
[仏] névrose obsessionnelle

　繰り返し生じる強迫観念や強迫行為に自らが苦悩していながら、それらを止めることができない症状を主徴とする神経症。DSMやICDでは強迫性障害に相当するが、Freud S [1909] からの長い歴史を有する疾病概念である。多くは強迫性格から発症するとされる。その性格を Freud [1908] は「几帳面で、倹約家で、わがまま」と記載し、Salzman L [1973] は「すべてをコントロールしようとする」と述べた。強迫神経症の力動は以下のように描かれる。患者の内部で不安が高じると、肛門期への退行が生じ、「糞便で汚したい」に代表されるような性的・攻撃的衝動が出現する。それに対して自我は、否認、抑圧、反動形成(正反対にきれいにきちんとしようとする)、打ち消し(汚れを手洗い等によって打ち消そうとする) などの防衛機制によって対抗しようとする。こうして、衝動と超自我との終わりのない葛藤が症状を形成するのである。
(松河理子)

⇨強迫観念, 強迫行為, 強迫性障害, 強迫性パーソナリティ障害, 神経質(症), 神経症
[文献] Freud S (1908a, 1909b, 1913c), Salzman L (1973), 成田善弘 (2002)

強迫性格
➡強迫神経症, 強迫性パーソナリティ障害

強迫性緩慢
[英] obsessive slowness

　強迫性障害の一亜型。広義には強迫症状の反復によって日常動作に非常に時間がかかることを指す。一次性にこの病状を呈する場合、日常動作を行う際に強迫観念が不明瞭なまま動作の不全感が強まり、それを軽減しようと同じ動作が延々と繰り返される。若年発症で難治例が多いとされ、症状は動揺性をもち軽快・増悪を繰り返す傾向がある。症状に先行する刺激が曖昧で不安の介在が少ないため曝露反応妨害法による治療効果は得られにくく、その場合モデリング、ペーシングといった技法を用いる。
(村山桂太郎)

⇨強迫性障害
[文献] 中尾智博 (2007), Takeuchi T (1997)

強迫性障害
[英] obsessive-compulsive disorder ; OCD

　強迫性障害は、対象となることがらに対して繰り返し生じる思考(強迫観念)とそれを打ち消すための繰り返しの行動(強迫行為)によって成立しており、通常不安、苦痛を伴い、患者は自身の思考や行動が不合理で過剰であることを自覚している。生涯有病率約2%前後と発生頻度は比較的高く [Narrow WE ら 2002]、若年発症が多く慢性長期化のため社会機能の低下を招きやすい。

　従来代表的な神経症とされていたが、近年はセロトニンなどの神経伝達物質の調節障害、前頭葉や基底核の機能異常など生物学的素因の関与が示唆されている。症状の内容は、汚染恐怖と洗浄強迫、加害不安と確認強迫、正確性・対称性への拘り、溜め込みなど多彩である。治療としては認知行動療法、SSRIによる薬物療法が推奨されるが [The Expert Consensus Panel 1997]、治療抵抗性のケースも多い。不合理感や介在する不安を欠くケースも少なくなく、現在作成中の DSM-5 において強迫性障害を不安障害のカテゴリーから独

立させるか否かが議論されている。

(中尾智博)

⇨強迫観念, 強迫行為, 洗浄強迫, 不安障害
[文献] Narrow WE, Rae DS, Robins LN, et al. (2002), The Expert Consensus Panel for obsessive-compulsive disorder (1997)

強迫性パーソナリティ障害
[英] anankastic personality disorder ; obsessive-compulsive personality disorder

さまざまな形の完全主義と柔軟性のなさによって特徴づけられるパーソナリティの障害。有病率は全人口の約1%程度であり, 外来患者の3〜10%にあたる。男性が女性より多く, 年長の子どもやこの障害を抱える患者の第一度親族でみとめられやすい。患者はしばしば厳しい規律によって特徴づけられる背景をもっている。他のパーソナリティ障害にくらべ, 薬物療法や洞察的な内容も含めた精神療法が功を奏しやすい。従来, 強迫神経症（強迫性障害）は強迫性格（強迫性パーソナリティ障害）の上に生じるとされてきた。今日では両者のつながりを否定する意見もある。古典的な強迫性格は几帳面で完全主義的, 倫理的で, 攻撃性や自己中心性が強く, 精力性の特徴をもち, 矛盾した両価性を抱えるとされた。しかしながら, Salzman L [1973] は今日もっともよくみられる性格が強迫性格であるとし, すべて（攻撃性や敵意のみならず）をコントロールし, かつそれが可能であるというような自己像をもつとした。これは, コントロール喪失の恐れに対する防衛であると述べている。DSM-Ⅳでは「この性格傾向は現代にあって適応的な性格でありうるので, これらが柔軟性を失い, 重い機能障害ないし主観的苦痛を生じたときのみパーソナリティ障害とすべきである」と付記されている。

(松河理子)

⇨強迫神経症, 強迫性障害, パーソナリティ障害
[文献] Salzman L (1973), 成田善弘 (2002)

強迫泣き〔強制泣き〕
[英] forced weeping

感情の変化を伴わず, 自分の意志では制御できない泣きのこと。非特異的な刺激によって誘発され, 精神と表情との共同運動の解離により生じる, けいれん性の顔面筋の収縮。感情をうまく制御できないために, 些細な刺激で状況にそぐわずに泣く, 情動失禁とは異なる。頻度は強迫笑いより多いが情動失禁よりは少ない。仮性球麻痺症状を伴うことが多く, 両側錐体路の障害を生じる脳血管障害, 多発性硬化症, 筋萎縮性側索硬化症などで出現する。

(坂村 雄)

⇨強迫笑い〔強制笑い〕, 情動失禁, 多発性硬化症
[文献] 平山惠造 (2006)

強迫にぎり〔強制にぎり, 強制把握〕
[英] forced grasping

成人でみられた場合は, 前頭葉の障害を意味し, 反対側の上下肢にみられる。掌を指やハンマーの柄で軽くこすると, 手指が屈曲し, これを把握しようとする運動が起こることがあり, これを把握反射というが, さらに, 物をにぎらせ引き離そうとするとなかなか手放そうとしない場合を強迫にぎり（強制にぎり, 強制把握）という。足でも同様のことが生じる。乳幼児では正常にみられる反射で, 生後1年以内にみられなくなる。

(坂村 雄)

⇨原始反射, 把握反射〔にぎり反射〕
[文献] 田崎義昭, 斉藤佳雄 (2010)

強迫病
[独] Zwangskrankheit

Gebsattel VE [1954] と Straus E [1960] は人間学的見地から, 強迫神経症の重症例を神経症より内因性精神病に近いと主張し, 強迫病と称した。彼らは強迫病における時間体験に注目し, 未来に向かう生成発展の時間が逆転していることを指摘した。強迫病では死, 死人, 腐敗物等が強迫のテーマになること,

強迫欲動

[英] obsessional impulse
[独] Zwangstrieb

　強迫性障害における強迫観念は、反復的な思考、心像、衝動を含むが、この衝動の部分を指し、強迫衝動と同義である。ある行動を起こしそうな衝動が意志に逆らって繰り返されることをいう。衝動の内容は、たとえば子どもを殴りたいなど、暴力的、性的、瀆神的な傾向を帯びやすい。衝動は強く阻止され、実際に行われることはないが、自分がその衝動を実行してしまうのではないかという強い不安を伴い、苦痛な内的葛藤をもたらす。

(小林俊三)

⇨強迫性障害、強迫観念、強迫神経症
[文献] Gelder M, Mayou R, Geddes J (2005)

強迫笑い〔強制笑い〕

[英] forced laughing

　感情の変化を伴わず、自分の意志では制御できない笑いのこと。強制泣きと同じく、非特異的な刺激によって誘発される。同じ患者において、強迫泣きと強迫笑いが同時に出現する場合もあるが、単独では強迫泣きよりは少ない。通常は抑制できる程度の刺激に対して、感情、情動を抑制できずに出現する情動失禁と区別する必要がある。原因としては、筋萎縮性側索硬化症、脳血管障害、多発性硬化症などが挙げられる。

(坂村　雄)

⇨強迫泣き〔強制泣き〕、情動失禁、多発性硬化症
[文献] 平山惠造 (2006)

強皮症

[英] scleroderma;
progressive systemic sclerosis
[独] Sklerodermie
[仏] sclérodermie

　皮膚硬化を主症状とする慢性の全身性結合織疾患であり、30～60歳台の女性に好発する。病変が内臓臓器にも及ぶ全身性と、皮膚に限局し内臓病変を伴わない限局性に分けられる。全身性強皮症では①血管傷害、②免疫異常、③線維芽細胞活性化の3つが病因と深く関連していると考えられている。レイノー現象の先行と多発性関節痛、手指のソーセージ様腫脹、手指の冷感などが初期症状として多くみられ、皮膚硬化の進行に伴い、関節の拘縮による運動制限が認められる。また食道、肺、心臓、腎臓などの臓器病変による逆流性食道炎、肺線維症、うっ血性心不全、高血圧などの合併は予後を左右する重要な因子となる。経過はさまざまで、急激に進行し多臓器障害をきたす予後不良のものからほとんど進行しないものもある。精神症状の発現頻度は低く、臓器障害に伴う二次的な非特異的症状が多いとされるが器質的人格変化が認められることもあるという。

(谷向　仁)

⇨ウェルナー症候群

恐怖症

[英] phobia
[独] Phobie
[仏] phobie

　特定の対象や状況について、非現実的なまでに強い怖れを抱き、その怖れが過度であること（不合理性）を認識していながら、怖れのために、その対象や状況を回避しようとする病的な状態である。なお、恐怖感を抱く対象や状況に積極的に向かおうとする心性を対抗恐怖（counter phobia）と呼ぶが、これは適応的に作用することがある。恐怖症はさまざまな精神障害にみられる。DSM-Ⅳ分類で

は不安障害の範疇に分類されており，広場恐怖，社会恐怖（社会不安障害），単一恐怖（動物・疾病・不潔など）に分けられている。最初に，恐怖症の症状構造について詳細に記述したのは Freud S である。Freud は論文「ある五歳男児の恐怖症分析」［1909］の中で，馬恐怖を呈した少年ハンスの症状にはエディプスコンプレクスが影響しており，その恐怖症症状が抑圧，置き換え，外在化の心的防衛機制によって形成されたことを明らかにした。

（平島奈津子）

⇨不安障害，広場恐怖，社会不安障害，動物恐怖，疾病恐怖，不潔恐怖，少年ハンス［症例］

[文献] Fenichel O（1945），Freud S（1909a）

恐怖条件づけ

[英] fear conditioning

恐怖条件づけとは，中立的な刺激（条件刺激）と嫌悪刺激（無条件刺激）を対提示（条件づけ）し，恐怖学習が成立すること。条件づけ以前には条件刺激に対して恐怖反応はみられないが，条件づけ後には嫌悪刺激によって生じる行動，生理・内分泌的変化（無条件反応）が，条件刺激に対しても生じるようになり，このような反応は条件反応と呼ばれる。Pavlov IP によって発見された（古典的）条件づけ学習である。

（井上 猛）

⇨条件づけ，条件反射［パヴロフ］

[文献] LeDoux JE（1996）

共有精神病性障害　➡感応性妄想性障害

虚偽記憶（症候群）

[英] false memory（syndrome）

実際には存在しなかった幼少期の虐待の記憶など，誤った過去の記憶を後になって想起する現象。被暗示性の高い患者が治療（とくに催眠療法や薬物を用いた面接）の過程で医原性に虚偽記憶を想起することがある。何らかの意図をもって誤った記憶を表出するものは詐病であり，虚偽記憶（症候群）に含まれない。アルコール性健忘症候群などに認められる作話や統合失調症などに認められる妄想記憶との鑑別が必要である。

（吉益晴夫）

⇨詐病，作話

[文献] Holmes E, Brown R, Mansell W, et al.（2005）

虚偽主題

[英] lie motif
[独] Lügenmotiv

虚偽主題（虚偽動機）とは，さまざまな精神障害の患者が，「私はかつてうそをついた」，あるいは「私はたった今うそをついた」といった発言をする現象を指す。Kraus A［1991］は，古くから記述されてきたうつ病者にみられるこの現象を，初めて主題的に取り上げ Lügenmotiv と名づけ，感情の疎隔を典型とするメランコリーにおける独特の離人体験と関連づけ，深刻な自己疎隔の当人による主題化であるとした。人間学的には，虚偽主題は，役割を演じる自由の喪失と解釈できる。その後，虚偽主題は，わが国の躁うつ病，重症神経症や統合失調症の患者においても出現すると報告された。大塚公一郎ら［2006］は，統合失調症における虚偽主題が，すでに他者に露見したと感じられる「うそ」が取り上げられる点で，独特の統合失調症性罪責体験を背景にしており，主体解体性の受苦的体験を能動的に捉えなおす主体定立作用があることを指摘した。虚偽主題は，これまで個人の内面の病理として研究されがちだった離人症を，役割理論や相互作用論をとおして社会的現象として理解する道を開いた点で興味深い。

（大塚公一郎）

⇨メランコリー，離人症

[文献] Kraus A（1992），大塚公一郎（1997），大塚公一郎，加藤敏（2006）

虚偽性障害

[英] factitious disorders

虚偽性障害の特徴は，病者の役割を演ずるために意図的に作り出されたり，ねつ造されたりした身体的または心理的症状である。詐病の場合も患者が意図的に症状を作り出しているが，裁判の被告や徴兵を避けること，不正な薬物を入手することなどの外的動機をもっている。虚偽性障害は，患者の役割を演じたいという心理的な欲求が動機となっている点で詐病とは区別される。DSM-Ⅳ-TRでは，身体的または心理的な徴候または症状を意図的に作り出す（基準A），その行動の動機は病者の役割を演じることにある（基準B），そうした行動を生じさせる外的動機は欠如している（基準C）が診断基準となっている。身体疾患の徴候や症状のねつ造による入退院の繰り返しや空想虚言がみられる患者群をミュンヒハウゼン症候群と呼ぶ。児童虐待の一部に子どもに症状をねつ造する事例があり，代理人による虚偽性障害（代理人によるミュンヒハウゼン症候群）と呼ばれる。　（近藤直司）

⇨詐病，空想虚言，ミュンヒハウゼン症候群，代理人によるミュンヒハウゼン症候群

局在関連性てんかん

[英] localization-related epilepsy

脳局所の神経細胞群の過剰興奮（てんかん原焦点）によって生じる部分発作からなるてんかんの総称である。部分または焦点性てんかんともいう。発作は，脳局在機能を反映し，その過剰あるいは抑制障害として出現する。発作時脳波では，てんかん原焦点に限局し，発作発射がみられ，発作間欠期でも局在性に棘・徐波複合などのてんかん性突発波をみとめることが多い。脳器質病変を有する症候性と考えられているが，特発性もある。

（東間正人）

⇨部分発作，棘・徐波複合，突発波

局在症状　➡巣症状

棘・徐波複合

[英] spike and slow wave complex

棘波と続発する徐波により構成される，てんかん異常波を代表する複合波である。棘波は，大脳皮質錐体細胞尖状突起に誘発される興奮性シンプス後電位を反映する。この興奮点が灰白質表層にあるため，局所電流が深層から表層に向かい，脳表面に陰性電位が発生し，陰性のふれとなる。さらに，この錐体細胞の興奮が，反回抑制回路を介し，錐体細胞の細胞体に抑制性シナプス後電位を誘発する。抑制性シナプスが灰白質深層で形成されるため，局所電流が深層から表層に向かい，脳表層で陰性電位が発生する。棘波に続発する徐波の陰性のふれは，この陰性電位を反映する。棘波は局所的に記録され，徐波は広汎に記録される。これは，ある箇所の過剰興奮が広い範囲に抑制を起こすことを示している。3Hz棘・徐波複合は，欠神発作の診断価値の高い所見ある。一方6Hz棘・徐波複合は，とくに後方優位に出現する場合に，てんかんとの関連が疑問視されている。　（東間正人）

⇨棘波，徐波，欠神発作，6Hz棘・徐波，てんかん性脳波，脳波〔EEG〕

局所論

[英] topography
[独] topique
[仏] Topik

力動論，経済論と並んで，Freud Sが1915年に提唱したメタサイコロジーの一つであり，心的装置は，表層にある意識，深層にある無意識，そして意識と無意識の間にある前意識，という三層構造であるという考え方。意識とは外的あるいは内的な現象に気づいている領域であり，前意識とは，注意すれば意識への移行が可能な領域であり，無意識とは注意によって意識への移行が不可能な領

域である。Freudはこれらをシステムと捉えて，意識系（Cs.）と前意識系（Pcs.）は，現実原則に従う二次過程で思考され，無意識系（Ucs.）は，快－不快原則に従う一次過程で思考されていると考えた。無意識から前意識さらに意識へと向かう際には検閲機能が作動するとされている。

その後，Freudは1923年に自我，エス，超自我からなる心的装置を発表した。これは構造論と呼ばれるメタサイコロジーである。現在では1915年の局所論は第一次局所論，1923年の構造論は第二次局所論と位置づけられている。

（岡田暁宜）

⇨メタサイコロジー，エス，構造論的観点［精神分析］

［文献］ Freud S（1915b, 1923a）

棘波

[英] spike

棘波は，①一過性で，②背景脳波から際立ち，③頂点が尖り，④持続時間が20ミリ秒以上70ミリ秒未満，⑤振幅はさまざま，⑥主要成分は一般的には陰性と定義される。大脳皮質錐体細胞尖端突起の興奮性シナプス後電位の過剰興奮と過剰同期により，局所電流が興奮部位に向かうために発生する。てんかん診断の重要所見だが，棘波は健常者とくに小児に出現する場合がある。さらに，低振幅の小鋭棘波はてんかんとの関連が疑問視されている。

（東間正人）

⇨てんかん性脳波，徐波，ローランド棘波，棘・徐波複合，脳波［EEG］

虚言者

[独] Lügner

Kraepelin Eが提唱した精神病質人格の一類型で，虚言者と欺瞞者（Scwindler）とを含む。その特徴は，想像力の病的で過度な興奮性と，それに伴う意志の不安定性，無計画性であり，気分は爽快・楽天的，感情表出は演技的・誇張的である。想像力の異常な活発さによって現実と空想の境界が失われる。Delbrück Aによって記載された空想虚言（pseudologia phantasica），Schneider Kの精神病質類型における虚言性の顕示者と同義である。

（近藤直司）

⇨欺瞞者，空想虚言，精神病質，虚言症

虚言症

[英] mythomania

1905年，フランスの精神医学者Dupré Eによって記載された症状群。感動性・想像力の高揚・被暗示性という3要因を基礎とし，真実を改変し，嘘をつき，空想的物語を作り出す作話と，身体的な異常状態を模倣する詐病とがつねにみられる体質的傾向とされる。ドイツ語圏の空想虚言（pseudologia phantasica）や虚言者（Lügner）と重なる部分が多い。

（近藤直司）

⇨被暗示性，作話，詐病，空想虚言，虚言者

虚言妄想

[仏] délire de fabulation

Sérieux PとCapgras Jが1909年に解釈妄想の臨床類型として提唱した慢性妄想病。解釈に空想的な物語が豊富に付け加わり，多くは血統妄想の形をとる。Dupré EとLogre Jは1910年にこれを空想妄想病（délire d'imagination）の名で独立させた。真実を加工し嘘をつきやすい病的体質（虚言症，ミトマニー mythomanie）の上に，外界事実の解釈ではなく内界の空想により妄想が形成される点に特徴がある。誇大的な主題（発明，血統）をとり，慢性に経過して認知症にならないが，体系化せず物語や記憶錯誤の要素が加わって際限なく発展するとされる。フランスでいうパラフレニーに相当するが，空想虚言の妄想類型とみることもできる。器質疾患や躁状態による症候性のものもあるとされる。

（濱田秀伯）

キョシショウ

⇨解釈妄想，空想虚言，血統妄想，虚言症，パラフレニー
[文献] Sérieux P, Capgras J (1909), Dupré E (1925)

巨視症 ➡大視症

去勢コンプレクス [精神分析]
[英] castration complex
[独] Kastrationskomplex
[仏] complex de castration

　Freud Sの発見した精神分析の基本的概念の一つで，ペニスが切り取られるという幻想を中心とするコンプレクス。これは，精神分析においてはつねに見出されるもので，無意識の構造化において重要な役割を果たしている。すなわち，乳幼児の心的領域において，性差を生じさせ，エディプスコンプレクスの形成をもたらす原動力となる。男子においては，女性器を目撃することは，自身の性的活動に対して，父親によって自分もあのように去勢されるかもしれないという去勢不安をもたらすことになる。これは，母親との特権的な関係をあきらめなくてはならないということを意味する。一方，女子では，ペニスを見て，自分は持っていないことを知り自分も欲しいと思う。これがペニス羨望である。また，ペニスが無いのは母親のせいだと考えて，母親を恨む気持ちが生じるという。この去勢の幻想は，さまざまな形のナルシシズムの傷つきとして出現する。それは，失明，抜歯，身体の損傷，事故，狂気などの幻想である。また，去勢コンプレクスの生成に先行して，出産の外傷や離乳の外傷があるのではないかという議論もあるが，Freudは「原幻想である」去勢コンプレクスが「事後性」という時間的にさかのぼって作用する仕方で，それらが後から外傷となったと考えた。　　(小川豊昭)
⇨エディプスコンプレクス [フロイト]，ペニス羨望，ファルス，原光景 [精神分析]

[文献] Freud S (1905c, 1909a)

去勢コンプレクス [ラカン]

　Freud Sはエディプスコンプレクスを消滅（女児の場合は開始）させるものとして去勢コンプレクスを位置づけたが，Lacan Jは去勢を，対象の欠如という観点から新たに理論化した。Lacanにおける去勢概念は，前期においては主体の去勢，後期においては他者の去勢という二つの異なった論点から論じられることが多い。主体の去勢とは，主体がシニフィアンの連鎖に従うことである。最初，主体は，母のファルスであることを望むが，父の禁止に出会い，自らがファルスであることも，その主人であることも断念する。ここでいうファルスとは現実的対象ではなく，想像的対象であり，その欠如とは，象徴的な欠如である。この断念により主体は象徴界に参入する。一方，他者の去勢とは，自らが拠り所とし，全能であると考える大文字の他者にも欠如があると認めることである。全能の母も去勢されてファルスを欠いた存在に過ぎない。この他者の去勢に対して主体がとる態度により，異なった幻想が生み出される。　(十川幸司)
⇨父の名，ファルス，象徴界，大文字の他者
[文献] Lacan J (1966a, 1994)

拒絶症
[英] negativism
[独] Negativismus

　外部からの働きかけや問いかけを特別な理由なく頑固に拒否する態度をいい，緊張病症候群の一つとされる。どのような話しかけにも「知らない」「言う必要がない」と答えを拒否したり，尿意や便意が生じても排泄しようとしなかったりする。また周囲から求められた行動と正反対の行為をする場合もある。患者自身理由はわからないが拒否せざるをえないと感じたと陳述されることもある。

(仲谷　誠)

⇨緊張病〔緊張病症候群〕
[文献] Krepelin E (1913c)

巨脳症
[英] megalencephaly

　一般に頭囲が正常より+3SD以上の場合が大頭症とされるが，巨脳症は大頭症の原因の一つで，大脳重量が極端に重いものをいう。原発性のほか，二次性のものとして，脳性巨人症のSotos症候群，脳白質の海綿状変性を特徴とする進行性の白質ジストロフィーであるCanavan病，グリア線維酸性蛋白質遺伝子異常による白質ジストロフィーのAlexander病，リソソーム蓄積症でGM$_2$ガングリオシドーシスtype1のテイ＝ザックス病，神経皮膚症候群などがある。　　　　　　　　（吉野文浩）
⇨テイ＝ザックス病

虚無妄想
[独] nihilistischer Wahn

　すべてが失われ何の希望もないという強い妄想的確信のこと。その内容は，あらゆる価値や規範などを空疎なものとみなす虚無主義に彩られている。否定妄想を基盤にして，自己の価値の否定（無価値妄想 Nichtigkeitswahn）から，もう生きていないと自己の存在そのものの否定に発展することがある。コタール症候群の特徴的な症状の一つでもあり，多くはうつ病性の妄想とみなされるが，統合失調症，脳器質性疾患などでも出現することがある。　　　　　　　　　　　　　　（阿部隆明）
⇨コタール症候群

起立性調節障害
[英] orthostatic dysregulation

　本態は起立時の静脈系の収縮反射が不十分なため下半身に血液が蓄積され他の部位の循環血流の減少を起こして種々の循環動態の変化をきたすことである。診断基準では比較的特異的な5症状を大症状としており，①立ちくらみやめまいを起こしやすい，②立っていると気持ちが悪くなりひどくなると倒れる，③入浴時あるいはいやなことを見聞きすると気持ちが悪くなる，④少し動くと動悸や息切れがする，⑤朝なかなか起きられず午前中調子が悪いなどがある。大症状では①と⑤が多い。小症状としては非特異的な10症状，顔色が悪い，食欲がない，強い腹痛，疲労感，頭痛，起立試験で脈圧狭小16mmHg以上などがある。発症は学童期後半から思春期に多く学童の3〜10％にみられ，4〜7月の気温が上昇する時期に好発する。30％は成人まで症状が持続する。鑑別する疾患としては，鉄欠乏性貧血，心疾患，腎疾患，緩徐に発症する慢性感染症などがあり，不登校と併存することもある。血管反射を改善するため，規則正しい生活，適度な運動，乾布摩擦，冷水摩擦などが有効であり，薬剤としては，ミドドリン，ジヒドロエルゴタミンなどを用いる。
　　　　　　　　　　　　　　　　（星加明徳）
⇨自律神経機能異常，自律神経失調症，めまい
[文献] 大国真彦（1984）

ギール　➡ゲール〔ギール〕

疑惑癖
[英] obsessional doubts
[独] Zweifelsucht

　主として強迫性障害にみられる強迫観念の一つで，ある出来事や行為に関する疑惑が繰り返し湧いてくるもの。その内容は，宗教的，形而上学的なものから日常の些細な行動にまで及ぶ。よくみられるものは，自分の行動に遺漏があったのではないかという疑惑である。たとえば，「ガスの元栓を締めたか」「玄関の鍵をきちんとかけたか」「車を運転中に歩行者やバイクと接触したが，気づかなかったのではないか」等である。　　　　　　　（小林俊三）
⇨強迫性障害，強迫観念，確認強迫，質問癖
[文献] Gelder M, Mayou R, Geddes J（2005）

筋感幻覚

[英] hallucination of muscle sensation
[独] Muskelsinnhalluzination
[仏] hallucination du sens musculaire

　Cramer A により提出された術語。身体の運動や姿勢の状態を伝える筋肉の運動感覚（筋感）の求心性伝導路の病的興奮により生じると考えられる実際にそぐわない運動表象（たとえば、手が動く、後頭部が引っ張られる）をいう。Cramer は言語の発声器官における筋感幻覚に注目し、舌が動く、口唇が動くのを感じるといった Séglas J のいう言語性精神運動幻覚だけでなく、思考化声や、ある考えや言葉が自分に押しつけられ、迫ってくるという体験を言語活動の幻覚的な運動表象の所産とみて、筋感幻覚に含める。さらに、眼筋における筋感幻覚を問題にし、大視症や小視症などの空間知覚の変容体験を例として挙げる。Cramer の筋感幻覚は幻覚の記述概念にとどまらず、機械論的－局在論的な説明概念の要素を多分にもつ。幻覚研究の歴史においては、身体の運動、とりわけ言語器官の運動に関連した幻覚に注目した点で評価される。そもそも Séglas の言語性精神運動幻覚はこの研究に触発される形で提出されている。

（加藤　敏）

⇨言語性精神運動幻覚、運動幻覚
【文献】Cramer A (1889)

緊急入院

[英] urgent involuntary hospitalization ordered by prefectural governor

　通常、緊急入院は緊急措置入院と同義である。緊急措置入院は、通常精神保健福祉法（以下法）24 条の「警察官通報」により、都道府県（政令市を含む）の長（実際には精神保健担当者）から、精神保健指定医に鑑定が依頼され（法 27 条）、指定医は、厚生労働大臣の定める基準に従い、診察をした者が精神障害者であり、かつ、自傷他害のおそれがあるかどうかを判定する（法 28 条の 2）。その判定で、その者が精神障害者で自傷他害のおそれがあると認められると、都道府県知事は、その者を国等の設置した精神科病院または指定病院に入院させる（法 29 条）。通常は 2 人以上の指定医が診察を行い、診察の結果が一致することが必要であるが、法 29 条の 2 に定めるように、急を要し、法の規定による手続がとれない場合には、1 人の指定医が診察し、自傷他害のおそれが著しいと認めた場合は 72 時間に限り入院させることができるとされている。この例外的な措置入院が緊急措置入院である。現在この解除規程がないことが問題となっている。

（澤　温）

⇨措置入院、精神保健福祉法
【文献】澤温（2001）、西山詮（2007）、白石弘巳（2007）、浦田重治郎ほか（2007）

筋強直性ジストロフィー

[英] myotonic dystrophy
[ラ] dystrophia myotonica

　DMPK 遺伝子 3'-非翻訳領域内の CTG リピート伸長（正常 5～35 回、患者 50～2000 回）により発症する 1 型と *ZNF9* 遺伝子イントロン 1 内の CCTG リピート伸長（正常 11～26 回、患者 75～11000 回）により発症する 2 型があり、ともに常染色体優性である。スプライシング因子 MBNL1 が伸長リピート部分に結合することで各種遺伝子でスプライシング異常を生じ、進行性の筋力低下と筋萎縮、ミオトニア、白内障、脱毛、耐糖能異常、高脂血症、心伝導障害、低γグロブリン血症、性格変化など多彩な症状を呈する。頭頸部では側頭筋・咬筋・胸鎖乳突筋に筋萎縮があり斧様顔貌を示す。1 型では四肢遠位筋に、2 型では四肢近位筋に萎縮をきたす。DM2 では筋痛が多い。生下時直後より著明な筋緊張低下と筋力低下で発症する先天性筋強直性ジストロフィーでは、通常母親が 1 型に罹患しており、患児では CTG リピートが

1000回以上に増大している。　　　　（西野一三）
[文献] Udd B, Meola G, Krahe R, et al.（2006），Lee JE, Cooper TA（2009）

近時記憶

［英］recent memory

　エピソード記憶の一部で，比較的現在に近い過去に起こった出来事の記憶を意味する。対応する用語は，遠隔記憶であり，これは比較的現在から遠い過去に起こった出来事の記憶を意味する。一般的には，近時記憶の方が鮮明に想起されるが，記憶障害などの症例では，逆向健忘に伴い，むしろ近時記憶に困難を示す場合がある。そのため，近時記憶という用語は神経心理学など，記憶障害に関する研究で頻繁に用いられている。　（梅田　聡）
⇨エピソード記憶，逆向健忘，記憶障害，即時記憶，神経心理学
[文献] Parkin AJ（1997）

近親姦

［英］incest
［独］Inzest
［仏］inceste

　親子や同胞など近い血縁関係をもつ者の間で行われる性的行為を意味する。しかし，どの範囲までを「近い血縁関係」と呼ぶのか，また養子関係や養父母はどのように考えるのかなど明確でない部分がある。さらに，性交だけでなく，オーラルセックスなどの身体的接触および窃視や露出といった視覚的行為など多岐にわたる性的行為のうち，どこまでを近親姦に含めるかについても統一されていない。近親姦の禁止は人類普遍的なタブーであるとされ，その起源については遺伝学や文化人類学などさまざまな観点から考察されているが，まだその結論は出ていない。Freud Sは，トーテミズムにおける二つのタブーが，エディプスコンプレックスに対する禁止に合致していることを見出し，トーテミズム以前の原始群族において実際に行われた原父殺害がその起源であると考察した。

　近親姦関係においては，圧倒的な力の差にもとづいて一方の人間が他方の人間の意志を一切考慮することなしに自らの欲望を満足させるという，ある種の加害‐被害関係が存在している。被害者は近親姦により非常に強烈な感情的かつ性的な刺激を体験し，身体的な境界を破壊される。加えて，社会的および世代的役割の秩序も粉砕される。さらに，加害者が親の場合，親のもつ養育者としての側面を喪失することにもなる。こうした影響は外傷性を伴っており，抑うつ，離人，自己評価の低さ，非行，性的機能障害，自虐行為をはじめ，PTSD，解離性同一性障害，境界性パーソナリティ障害，摂食障害といった精神病理学的問題に発展することがある。近親姦に対する先入観は強力であり，その問題をもつ患者と相対した治療者はぞっとする信じがたい気持ち，興奮した好奇心，性的空想とそれにもとづく罪悪感，誰かを非難したいという思い，あるいは救済願望など強烈で相矛盾する感情を体験し，しばしば混乱状態に陥る。こうした逆転移感情への対応が，治療を適切に維持するための重要な課題となる［Ganzarain RCら 1988］。　　（白波瀬丈一郎）
⇨エディプスコンプレックス，PTSD〔外傷後ストレス障害〕，多重人格，境界性パーソナリティ障害，摂食障害
[文献] Freud S（1913f），Ganzarain RC, Buchele BJ（1988）

近親死　➡死別

近赤外線スペクトロスコピー　➡ NIRS

禁断症状　➡離脱症状

禁治産　➡成年後見制度

緊張型頭痛　➡頭痛

緊張病〔緊張病症候群〕
[英] catatonia ; catatonic syndrome
[独] Katatonie ; katatonisches Syndrom
[仏] catatonie ; syndrome catatonique

　緊張病症候群は多動と無動という正反対の2つの病像からなる．すなわち，一方では目的のない運動暴発と衝動行為とからなる興奮が，他方ではあらゆる自発運動が停止する昏迷や，外的刺激に意味もなく，反射的に対抗する拒絶症（緘黙，拒食など），逆に自動的に従う命令自動，強硬症（カタレプシー），蝋屈症，あるいは意味のない反復行動を繰返す常同症，衒奇症など，多彩な症状がきわめて唐突に交代して繰り返される．幻覚妄想体験を伴うことも多く，特異な病像を形成する．

　緊張病ははじめ Kahlbaum KL［1874］によって独立の疾患として記載されたが，その後 Kraepelin E［1899］はこれを早発性痴呆の一亜型として位置づけ，さらに Bleuler E［1919］もこれを統合失調症の基本障害にもとづく特異的な症候群と考え，緊張型統合失調症とした．しかし一方，これを統合失調症のみならず，各種の原因から生ずる非特異的な症候群とする見解も古くから存在している．
〈村上靖彦〉
⇨昏迷，拒絶症，常同症，わざとらしさ，命令自動
[文献] Kahlbaum KL（1874）

筋電図
[英] electromyogram ; EMG

　筋の活動に際して発生する筋線維の活動電位を記録するものである．随意的，不随意的な筋活動の他，反射的に生じた筋活動など，あらゆる筋活動の指標として臨床・研究に用いられている．容積導体としての筋肉あるいはそれに近接した部位に電極をおき，多数の筋線維について細胞外から電場電位として導出・記録するが，どのような電場電位を記録するかは用いる電極によって異なる．普通筋電図は針電極を用いて，神経筋単位（NMU）の状態を調べるもので，たとえば，筋萎縮や筋力低下が筋原性か，神経原性かを評価する．単線維筋電図は単線維針電極を用いて，単一の筋線維の活動電位を記録するもので，神経筋伝達機能，筋線維密度，筋線維の性質などを知ることができる．表面筋電図は表面電極を用いて，一つの筋全体の活動を，いくつかの異なる筋から多チャネルで同時に記録し，運動障害のパターンを解析する．神経伝導速度検査も広義の筋電図検査に含まれ，末梢神経障害の評価に用いられる．
〈和田有司〉

キンドリング
[英] kindling

　脳波上で後発射を生じさせる最低強度の刺激条件で，脳の一定部位を反復電気刺激していくと，脳波上・行動上のてんかん様反応が進行性に増強し，最終的には二次性全般化による全身けいれんへと発展する現象［Goddard GV ら 1969］のことで，「燃え上がり現象」とも訳される．刺激部位としては扁桃核・海馬などの大脳辺縁系が選ばれることが多い．脳波上では後発射の持続時間の延長，後発射波形の複雑化・振幅増加が進行し，初期に刺激焦点に限局していたこれらの発作波が，反対側をも含むさまざまな遠隔脳部位にも出現するようになる．いったん獲得されたけいれん準備状態は安定して持続し，長期間の刺激休止期間を経ても，1回の再刺激によってただちに全身けいれんが再現される．形成過程においてヒトの複雑部分発作の臨床症状と類似したさまざまな段階の発作を脳波上および行動上から観察できるため，キンドリングは優れた実験てんかんモデルとして位置づけられている．
〈秋山一文〉
⇨脳波［EEG］，後発射，けいれん，複雑部分発作
[文献] Goddard GV, McIntyre DC, Leech CK（1969）

緊迫困惑気分
[英] tense and perplexed mood

中安信夫により提唱された初期統合失調症の特異的4主徴の1つに挙げられた症状であり，患者が最も苦衷とする体験である。その内容は，何かが差し迫っているようで緊張を要するものの，なぜそんな気持ちになるのかわからなくて戸惑っているというような，緊迫感の自生とそれに対する困惑からなる気分であり，一般に慢性的に持続する。気分性であるだけに患者自身がこの体験を対象化して述べることは多くはないが，「張りつめ／くすみ（緊迫／疲弊）」という表出となって現れるので，治療者の側でその存在を感知していくことが必要である。緊迫困惑気分がいささか進展すると，他（他人，他物）→自の攻撃性とともに，それに対抗すべく生じた自→他の攻撃性という，双方向性の攻撃を内に含んだ著しい緊張感である対他緊張となる。さらには周囲に他者がいない場合には漠とした被注察感ないし実体的意識性へ，他者の面前状況下では面前他者に関する注察・被害念慮という症状へと進展していくと考えられる。
（中安信夫）

⇨実体的意識性
[文献] 中安信夫（1990, 1993, 2002, 2010a）

禁欲規則
[英] rule of abstinence
[独] Grundsatz der Abstinenz

Freud S は「転移性恋愛について」[1915]の中で，「治療は禁欲のもとに行われなければならない」と明快に述べているが，禁欲規則は精神分析療法における基本的な実践的規則の一つであり，患者にも分析家（治療者）にも課せられるものである。実際には，患者は，症状の代理となる満足をみつけることを可能な限り少なくするようにしなければならない。一方，分析家は，患者の要求を満たすことを拒否し，患者が分析家に押し付ける諸々の役割を実際に果たすことを拒否しなければならない。そうすることによって，患者の神経症はより明確になる。この規則は，当初は転移におけるリビドー的欲求を満たすべきでないこととして理解されていた。ただ，治療者が患者の要求に対して沈黙を守ることが禁欲的なのではないことに留意する必要がある。今日，禁欲規則は，多くの精神療法において，治療者患者関係が複雑になることを避けるうえで有用である，と考えられている。
（舘　直彦）

⇨精神分析療法，転移
[文献] Freud S（1915a）, Laplanche J, Pontalis JB（1967）

禁欲主義
[英] asceticism

Freud A は，思春期の衝動増大に対する自我の特徴的な態度として，禁欲主義と知性化を挙げた。思春期の禁欲は，抑圧とは異なり，代償的満足や妥協形成としての症状化を認めない。衝動の拒絶は，性的満足だけでなく，娯楽や寒さに必要な衣服の拒否，摂食や睡眠など身体的な欲求の拒絶，さらには緊張病状態ともいえる生命力の麻痺にまでおよぶ場合がある。この衝動の無差別的な拒絶は，最早期の原始的自我と衝動の間に生じる敵意に由来する。
（生田憲正）

⇨知性化
[文献] Freud A（1965）

クヴァード症候群
[英] couvade syndrome

クヴァードとは，出産に際して生じる妻の陣痛や分娩時の苦痛を夫が模して演ずる未開部族の風習，擬娩を意味する。妻の苦痛を引

き受けるような，夫の妻への同一化には，実際に出産することができない父親における，子どもに対する親としての権利主張の意味もある。現代社会において，妻の妊娠中に夫が腹痛や吐気などのつわり様の症状を示すことを総称してクヴァード症候群，ないし擬娩症候群という。一種の心身症とみなされている。

(森さち子)

[文献] Flugel JC (1921), 小此木啓吾 (1982)

空間失認　➡視空間失認

空間体験
[英] space experience

空間体験の異常には脳病理による巣症状としての空間認知機能の障害がある一方で，体験空間の病的変容としての空間体験の精神病理がある。統合失調症の幻聴，迫害妄想，追跡妄想などにおいては，姿なき他者が空間的に特定できない体験として現れる。また具体的な媒介がないにもかかわらず体験される実体的意識性と呼ばれる病的体験が出現すると，生活空間が不安や脅威に満ちたものとなる。統合失調症患者の描画においては，空間の広がりや豊かさが失われ，平面化したり，生命感を失ったりする特徴が認められる。

(井上洋一)

➡巣症状，実体的意識性
[文献] 宮本忠雄 (1972a)

空気嚥下症
[英] aerophagia

呑気症とも呼ばれ心身症の一つとして知られている。意図的あるいは非意図的に空気を飲み込んでしまい，げっぷを繰り返したりする状態である。胃に病気があるような気がするとか，喉のあたりが気になるといった心気症状が背景に存在することもある。過度の緊張や不安から空気を飲み込んでしまう場合もある。げっぷをすると一時的には楽になるが，はき出したよりも多くの空気を飲み込むといった悪循環が生じて，胃や腸にガスが溜まるようになり腹痛や胸痛などの症状も出現する。

(渡辺俊之)

➡心身症
[文献] 懸田克躬，大熊輝雄，島薗安雄ほか 責任編集／諏訪望，西園昌久 編 (1979)

空虚感
[英] emptiness

空虚感自体は日常的に体験されうる感情といえるが，その程度や質によっては下記のような病理的範疇となる。Freud S [1917] は，対象喪失における悲哀とメランコリー（病的うつ）を区別し，悲哀では自己と分離した外界の対象の喪失を体験して外界が空しくなるが，メランコリーは，対象が自己と分離しておらず対象の喪失が自己の喪失となり，内界が空しくなる病的な体験であることを論じた。Kernberg O らの精神分析的なパーソナリティ障害研究の中で空虚感は一つの注目される要素であったが，症候的にも DSM-Ⅲ以降，境界性パーソナリティ障害の診断には慢性的な空虚感の項目が備えられている。対象喪失による病的うつにおいては，悲しみを伴う抑うつ感のある空虚感である「空しさ」が特徴である。一方，境界性パーソナリティ障害においては，抑うつ感の主体となる自己も不確実であり，「空っぽ」と表現される空虚に圧倒されており，何らかのそれを充当する行動を伴いがちになる [北山修 2006]。

(髙野 晶)

➡対象喪失，悲嘆反応，メランコリー，境界性パーソナリティ障害
[文献] Freud S (1917d), 北山修 (2006)

空笑
[英] silly smiling
[独] leeres Lachen

統合失調症にみられる表情運動の一つで，見る者に空虚な印象を与える笑いである。感

情的共鳴が低下しているので，周囲と断絶した動機の不明な笑いはいっそう奇異な印象を与えることになる．周囲と調和しない感情表出は現在でも症候論の重要な項目であるが，空笑という用語が用いられることは少ない．Schneider K は統合失調症の記述に空虚や鈍麻などの言葉を用いることを浅薄であるとし，これに反対した． （金　吉晴）
⇨ひそめ眉
[文献] Schneider K（1950）

空想　➡幻想

空想虚言
[英] phantastic pseudology
[独] Pseudologia phantastica
[ラ] pseudologia fantastica

　1891 年に Delbrück A が提唱した症状または症候群．空想虚言者は，空想力が豊かで，架空の事柄を細部にまでわたって生き生きとした迫真性をもって語る．そのように物語るうちに，語り手自身も空想を現実と信じこんでしまう．患者は，空想された立場・役割にあまりにも完全になりきり，話し方も非常に自然で滑らかなので，聴き手も虚言を事実と信じこんで騙されることが多いといわれる．空想虚言者の基礎性格は，きわめて強い空想性と演技性を特徴とし，これに意志不定性，軽佻性，利利性，高揚した自我感情，顕示性，情緒不安定性，支配欲などを併せもつ．そこで，Kraepelin E は彼らを虚言・欺瞞者と分類し，Schneider K は顕示性精神病質者と呼び，DSM-Ⅳでは演技性パーソナリティ障害と診断する．なお，空想虚言者の中には「自分が重いまたは稀な病気である」と訴える者がいるが，これは古来ミュンヒハウゼン症候群と呼ばれてきた．ただし DSM-Ⅳ では，その症状に意図的産出性や意識的動機が確認される場合には，虚偽性障害や詐病と診断する． （福島　章）

⇨演技性パーソナリティ障害，ミュンヒハウゼン症候群
[文献] Delbrück A（1891）

空想作話（症）　➡作話

空想妄想　➡虚言妄想

偶発犯罪者
[英] accidental criminal
[独] Zufallsverbrecher
[仏] criminel accidentel

　過失によって法を侵害した場合で，犯意が認められない者．ドイツの犯罪精神医学者 Aschaffenburg G の犯罪者の犯行様式による分類（①偶発，②激情〔情動〕，③機会，④予謀，⑤累犯，⑥慣習，⑦職業）の一類型である．環境と性格との産物である犯罪の中でも性格の影響が少ない，もっぱら偶発的外部要因が主たる犯罪因である犯罪者類型である．機会犯罪者とは犯意の有無から区別される．不注意や過失から起こる犯罪で，自動車運転の過失による傷害致死など重大な結果を招くことがある． （影山任佐）
⇨慣習犯罪者，機会犯罪者，激情犯罪者，職業犯罪者
[文献] Aschaffenburg G（1923），吉益脩夫（1958）

クエチアピン
[英] quetiapine

　ジベンゾチアゼピン系の第二世代抗精神病薬である．薬理作用は，ドーパミン（DA）$_2$ 受容体に比べ，セロトニン（5-HT）$_2$ 受容体に対する親和性が高いが，同時にヒスタミン（H）$_1$，アドレナリン α_1，α_2，5-HT$_{1A}$，DA$_1$ 受容体などにも低い親和性を有する．クエチアピンは，クロザピンと同様に錐体外路症状が少なく，陽性症状だけでなく，陰性症状，認知機能にもある程度効果を示すとされる．しかし，オランザピンと同様に肥満を起こし

やすく，わが国では糖尿病に禁忌である。通常，150〜750 mg/日錠剤か細粒が急性期から維持期まで幅広く投与される。　　（中村　純）
⇨第二世代抗精神病薬〔SGA〕，ベンゾジアゼピン受容体，セロトニン〔5-HT〕，錐体外路症状，陰性症状/陽性症状
[文献] 村崎光邦（2008），中村純（2008）

クオリティ・オブ・ライフ
➡生活の質〔クオリティ・オブ・ライフ〕

具象化傾向
［英］concreteness
［独］Konkretismus
［仏］concrétisme

　統合失調症における思考と言語の様態を考えるうえで，重要な手がかりとなる障害類型である。平たく言うと，表象が物体のように扱われ，比喩が字義通りに解される傾向である。Goldstein K は脳損傷者のそれと比べ，状況によって変動しやすいことに注意を促している。逆に，Cameron N のいう過包含（overinclusion），過度の抽象化が際立つ場合もある。この辺りの紛糾を解きほぐすには，何らかの実験的手立てに訴える必要がある。Holm-Hadulla R らは，諺解釈のデータに即して，精神病理学的な考察を導いている。たとえば，"Wenn die Katze aus dem Hause ist, tanzen die Mäuse auf dem Tisch."（猫が家にいないとネズミは机の上で踊る）。これは「鬼のいぬ間に洗濯」に相当し，「猫」は「上役」など権威的人物を表す。統合失調症の患者ではこういう置換がなされず，対人的文脈へと転移されない。この傾向の顕著な例で，病勢増悪時，分裂言語症的な発話に傾くことがありうる。とすれば，後者は前者を基礎とする二次的な派生物であることになる。
　　　　　　　　　　　　　　　（花村誠一）

⇨分裂言語症〔統合失調言語症〕
[文献] Goldstein K（1959），Holm-Hadulla R, Benzenhöffer U, Roschmann R（1991），Kasanin JS, ed.（1944）

口運び傾向
➡クリューヴァー＝ビューシー症候群

クッシング症候群
［英］Cushing's syndrome

　Harvey Williams Cushing（1869〜1939）により初めて記載された［1932］。副腎皮質の糖質ステロイド分泌過剰による症候群。
　原因には，副腎皮質刺激ホルモン（ACTH）依存性：①下垂体性クッシング病，②異所性 ACTH 産生症候群と，ACTH 非依存性：③副腎皮質腺腫，④がん腫，⑤ACTH 非依存性副腎皮質大結節性過形成などがある。また，糖質コルチコイドや ACTH の内服によっても医原性に生じる。
　身体症状は，満月様顔貌，中心性肥満，皮膚線条，多毛，座瘡のほか，高血圧，脂質異常症，糖尿病，月経異常，骨粗鬆症などがみられる。精神症状は，易疲労感，不安，焦燥，抑うつ気分，多幸，多弁，軽躁気分，幻覚，妄想，せん妄，けいれんなど多様である。
　治療は，副腎腫瘍，過形成副腎，下垂体腺腫などの病変は，原則として手術により摘出する。薬物療法は，手術の準備前や，糖尿病，心不全など合併症の重症化に伴い必要となる。病変部位不明の症例には必須である。
　　　　　　　　　　　　　　（仁王進太郎）

⇨下垂体機能亢進症，ACTH
[文献] Cushing HW（1932）

国親権限　➡パターナリズム

苦悩の重圧
［英］pressure of pain
［独］Leidensdruck

　患者が自らの症状に悩み苦しむ情態。治療可能性や予後の指標に用いられ，苦悩を変え

たいと願望する感情的構えを示すドイツ語圏の概念である。一般に苦悩の重圧の強さは苦悩の性質より人格の構造に依存し、治療への動因として患者を治癒へ向かわせるが、回復に伴い減衰する。疾病利得が大きい場合も減弱する。また、患者の苦悩の重圧が治療に取り掛かるよう治療者を動機づけ、治療的関与を促す［親富祖勝己 1989］。Blankenburg W［1981］は苦悩の重圧を単に感情ではなく、症状を取り除く力であると述べ、病識とも区別する。さらに、疾病利得に倣って症状そのものにもとづく一次性と症状の結果（地位喪失など）に起因する二次性に区分した。一次的「苦悩の重圧」の存在が明示的であるのに対し、二次的「苦悩の重圧」は隠蔽的である。また、苦悩の重圧の対極は疾病利得ではなく、文字通り苦悩の解除（Leidentlastung）や高揚である。

〈親富祖勝己〉

⇨病識、疾病利得

[文献] Blankenburg W（1981），親富祖勝己（1989）

くも膜下出血 ➡脳血管障害

苦悶精神病

[独] Angstpsychose

　Wernicke C によって、運動精神病、誇大性自生精神病などとともに記載された急性精神病の一つ。急性に発症して、苦悶（不安）、焦燥による精神運動性不穏−興奮が前景に立ち、自責感、罪業感や身体−精神的な不安表象に支配されるか、不信に結びついた関係妄想、幻聴の世界に陥るが、これらは基盤にある不安焦燥から十分に了解されうるもので、統合失調症性の妄想体系には発展しないとされる。病像全体は2週間から数ヵ月で消退し完全寛解にいたる。のちに Kleist K，Leonhard K らによって非定型精神病の一亜型である不安−恍惚精神病に引き継がれた。

〈松本雅彦〉

⇨不安−恍惚精神病

[文献] Wernicke C（1900），Leonhard K（1960）

クライアント中心療法

[英] client-centered therapy；client-centred therapy

　来談者中心療法ともいう。古くは非指示的精神療法といい、近年はパーソン・センタード・カウンセリング（PCC），パーソン・センタード・セラピー（PCT）ともいう。

　1940年代，Rogers CR によって、精神分析と行動療法の批判のうえに創生された精神療法である。背景には、人間学的（ヒューマニスティック）人間観がある。クライアント自身の主体性を生かし、自らの力で自らの価値観に気付き、望む方向へと自己改革を進めていけるようになることを目指す。

　そのためには、セラピストはクライアントに対する受容的態度、共感的理解、無条件の肯定的関心を心がけ、セラピストがクライアントに正直（genuine）であることが効果的であるとする。当初は科学的心理学として盛んに研究が行われたが、後にはナラティブな方向へと変化していった。

　クライアント中心療法の基本理念は集団にも展開され，エンカウンター・グループ（encounter group）として発展してきている。

　わが国には第二次世界大戦後いち早く取り入れられ、とくに臨床心理学専門家の間では最も有力な療法であり、また福祉，教育などへの影響も大きかった。しかし、考え方と方法の見かけの平易さに比して実践が困難であり、適用範囲が誤解されたことなどもあって、往時の勢いを失っている。しかし、近年、他の療法との交流の中で見直されている。

　Gendlin ET は Rogers の考えを発展させ、パーソナリティの変化を、言葉にならないレベルでの体験の流れ（体験過程）が言葉を得て新しい形に変換することと考え、その過程を進める方法としてフォーカシング（focusing）を生み出した。

また，従来効果がないとされてきた統合失調症患者などに対してセラピストが徹底した反射を示すプリ・セラピー（pre-therapy）も実践され始め，一定の効果がみられるとされている。
(飯長喜一郎)
⇨ロジャーズ，フォーカシング
[文献] Gendlin ET (1961), Prouty G (1994), Rogers CR (1957), 佐治守夫, 飯長喜一郎 編 (1983)

クライスト

Karl Kleist 1879〜1960

ドイツの精神医学者。第一次大戦で野戦病院の軍医として多くの脳損傷患者の診察にあたった。ロストック精神神経科教授，フランクフルト・アム・マイン精神神経科教授を歴任し，脳病理学・精神病理学研究所を設立。Wernicke C から大きな影響を受け，大脳病理学の観点から精神疾患について追求を続け，Kraepelin E の統合失調症と躁うつ病という二大精神病論に対して一貫して異を唱え，変質性精神病ないし非定型精神病の重要性を強調し，とりわけ脳幹の機能障害を重視した。一方，統合失調症についてはこれを系統的遺伝的変性疾患であると主張した。脳病理学者としての彼は，多数の頭部外傷損傷例の観察所見にもとづき，きわめて詳細な脳局在論を展開し，たとえば自己我と社会我を眼窩脳に位置づけ，この部位の損傷によって多幸，小児的態度，反社会的行動障害などが生じるとし，また帯状回に身体自我（自己意識）を位置づけたが，こうした知見には，彼のするどい臨床解剖学的洞察能力に驚かされる側面も少なくない。伝導失語や構成失行についての研究も有名であるが，つねに脳病理学的観点から，運動精神病（Motilitätspsychose）や自生変質精神病（autochthone Degenerationspsychose）などの病型について多くの記載を行った。非定型精神病を重視する立場に象徴される大きな学問的潮流である，ウェルニッケ＝クライスト＝レオンハルト学派の一人として知られている。
(大東祥孝)
⇨変質精神病, 非定型精神病, 脳局在論, 脳地図, 運動精神病, 伝導失語, 構成失行
[主著] Kleist K (1928, 1934)
[文献] 大橋正和, 飯田眞 (1999)

クライトマン

Nathaniel Kleitman 1895〜1999

睡眠研究の父といわれる Kleitman N は，1895年4月26日，ロシアのキシニョフで生まれ，1915年アメリカに移住した。1923年シカゴ大学で Ph. D. を取得。1925年からシカゴ大学の生理学教室で，1960年に引退するまで研究のキャリアを睡眠というテーマに捧げた。1953年および1955年 Aserinsky E とともに，眼球電図（EOG）から，睡眠中の眼球運動に遅い眼球運動と速い眼球運動（REMs）の2種類があり，後者のあらわれる時期の脳波は低電位脳波で，心拍数の増加，呼吸数の増加を伴うことを報告した。1957年，Dement W とともに，睡眠中の脳波パターンから4つのカテゴリー（stage 1, 2, 3, 4）に分け，それに続いて REMs のみられる REM 期が10〜30分間続き，この時期の終わりをもって，一つの睡眠周期が終わり，この睡眠周期が一夜の中に3〜5回繰り返されるのが通常であり，かつ REM 期は夢をみていることが多いと発表した。彼の研究の集大成は『睡眠と覚醒』にまとめられている。1999年8月13日，ロサンゼルスで104歳の高齢で死去した。
(山口成良)
⇨レム〔REM〕睡眠／ノンレム〔NREM〕睡眠
[主著] Kleitman N (1939/1963), Aserinsky E, Kleitman N (1953, 1955), Dement W, Kleitman N (1957a, 1957b)

クライネ＝レヴィン症候群

[英] Kleine-Levin syndrome

周期的に起こる傾眠状態を Kleine W [1925] は periodische Schlafsucht と名づけ報告した。

次いで Levin M［1936］が，これに病的空腹感（morbid hunger）を伴う一群を提唱し，Critchley M［1942］らによりクライネ＝レヴィン症候群と名づけられた。通常10代で発症し，成人に達して軽快する。男性に多い。過眠のエピソードは前駆期，過眠期，回復期からなる。前駆期として，頭重感や倦怠感が過眠に先行する。過眠期には睡眠時間が半日～終日となり，食事と排泄以外には終日臥床した状態となる。この時期に食欲の異常亢進を認め，時に不機嫌，性的逸脱，集中困難などを示す。回復期に入ると覚醒時間が次第に増加し，エピソードが終了する。過眠エピソードの持続は3日～2, 3週間程度で，数週から数ヵ月の間隔で出現する。過眠症状自体への中枢刺激薬の有効性は低く，また過眠エピソードの予防目的でリチウム，抗てんかん薬，メラトニンなどが試みられているが，確実な有効性は確立していない。自己免疫性機序などが想定されているが，病態は不明である。
（和田有司）
⇨睡眠過剰症，傾眠

クライン

Melanie Klein　1882〜1960

　クライン派の祖。Freud S に次ぐ重大な影響を与えている分析家であり，対象関係論的視点の発展の基礎を作り上げた偉大な業績を残している。ウィーンで生まれ，1910年28歳時にブダペストに移住し，Ferenczi S に会う。1920年に，ブダペストの精神分析家の資格を得ている。1921年に Abraham K の研究に強い関心をもち，ベルリンで Abraham の指導を受けることとなった。Klein は精神分析の革命的研究といわれる子どものプレイ技法を開発し，プレイの象徴的な表現様式の解明に成功した。そうして，当時精神分析の適用とはならないと考えられていた，2〜3歳児のプレイセラピーに積極的にとり組んで，0歳児の非常に早期の原始的心性を明らかにした。1926年に Klein はイギリスに移住した。1931年には，『児童の精神分析』'Psychoanalysis of children' を著した。1935〜1940年にかけ，Klein は躁うつ病の病理を「抑うつポジション」の概念で明らかにした。また1946年には，統合失調症の研究を行い「妄想分裂ポジション」の概念を提唱している。さらに晩年には，「羨望」の研究を行い陰性治療反応の病態を明らかにしようとした。
（衣笠隆幸）

⇨クライン理論，対象関係（論），投影同一視，プレイセラピー，抑うつポジション，妄想分裂ポジション，とり入れ，羨望，陰性治療反応，クライン学派，躁的防衛，同一化〔同一視〕

[主著] Klein M（1932, 1957）
[文献] Klein M（1935, 1940, 1946）

クライン学派

［英］Kleinian group

　Klein M から直接指導を受けた分析家のグループをいう。Klein は，1926年にロンドンに移住して，子どもの精神分析の研究を続けていた。当時の最初の支持者は Strachey A, Jones E, Glover E, Schmiderberg M（Kleinの娘）たちであったが，理論的には立場を異にしていたためクライン学派とはいえない。1930年代になって，Klein が成人の躁うつ病の研究を始めてからは，Heimann P, Isaacs S, Rivier J などの第一期のクライン派が形成された。彼らは，抑うつポジションの概念形成に大きな貢献をした。1930年後半には，第二期の Winnicott DW, Bowlby J たちが交流した。最初は，理論的にも実践的にも協力関係にあった。とくに Winnicott は，Klein の最も信任の厚い小児科医であったが，独自の見解をもつようになり，後に独立学派を形成する中核的な人物となっている。Bowlby は実証研究に向かい，Klein から距離を置くようになった。1940年代に，Klein が統合失調症の研究を行うようになって，第三期のクラ

イン派が形成されるが，Segal H，Rosenfeld H，Bion WR などが代表的な人物である。彼らは，妄想分裂ポジション，投影性同一視などの研究を行い，クライン派として結束して高い研究成果を展開した。現在は，彼らに教育を受けた Steiner J，Britton R，Feldman M，O'Shaughnessy E たちが活躍中である。

(衣笠隆幸)

⇨抑うつポジション，妄想分裂ポジション，投影同一視，クライン，クライン理論，ウィニコット，ボウルビー，ローゼンフェルド，ビオン
[文献] Grosskurth P (1986), Hinshelwood RD (1991)

クラインフェルター症候群
[英] Klinefelter's syndrome

　少なくとも2つの X 染色体と1つの Y 染色体をもつ男性機能不全と定義され，XXY 型が約80%を占め（XXY syndrome），他に XXXY やモザイク型などもある［月野隆一1985］。1942年の「表現型男性で女性様乳房，小睾丸，無精子症，FSH 高値を示す9例」の報告が最初で［Klinefelter HF ら 1942］，男子500～1000人に1人の頻度である。外見は正常男性型であるが，停留睾丸，尿道下裂，外陰部奇形を伴うこともある。思春期以降に徴候が顕在化し，男性的二次性徴が欠如し，高身長で下肢が長く細長い女性様体型となる。女性化乳房，小睾丸，不妊症が認められ，学習障害を示す場合も多い。内分泌学的検査では尿中ゴナドトロピン排泄量増加，LH および FSH 高値が認められる。男性的体型への変化を期待してテストステロン投与が行われる場合もあるが，効果は限定的である。乳がんの発生リスクが高い。　　　　(紙野晃人)

⇨性機能不全，染色体異常
[文献] 月野隆一(1985a)，Klinefelter HF, Reifenstein EC, Albright F (1942)

クライン理論
[英] Kleinian theory

(1)プレイセラピー　　Klein M は，1921年にベルリンに移住し，Abraham K の指導のもとで，非常に幼い子どものプレイセラピーの研究をしている。Klein は2～3歳の幼い子どもでも精神分析の対象となると考えるようになった。幼い子どものプレイは成人の言語による自由連想に匹敵し，内的世界を表現している。その無意識の理解は，夢解釈と同様の方法で可能である。2～3歳の非常に幼い子どもは，0歳児の内的対象関係の世界をもっており，無意識的幻想の世界が活動している。それはサディズムと攻撃性が特徴で，部分対象関係，迫害的不安，抑うつ不安などがみられる。また，早期の超自我やエディプスコンプレクスがみられることなどを提唱した。これらの理論については，Freud A，Freud S らは否定的であった。

(2)躁うつ病の研究　　子どもの治療経験は，後の成人の精神病の研究に大きな役割を果たした。1935～1940年にかけて，Klein は，成人の躁うつ病の臨床研究を行い，重要な論文を発表している。彼女は，成人の自由連想と転移の関係の中に，早期分析で研究した0歳児の心性を発見した。そして，躁うつ病の病理は，生後4～5ヵ月にみられる乳幼児の心性に類似したものであることを明らかにした。彼女は，その躁うつ病の病理の核心を「抑うつポジション」と呼んだ。抑うつポジションは，全体的対象と統合の段階であり，抑うつ不安を基本にしている。防衛機制は，比較的緩和された分裂，投影性同一視，否認と躁的防衛が特徴である。

(3)統合失調症の研究　　1946年には，Klein は，統合失調症の臨床研究を発表し，精神分析療法が可能であると考えた。その転移の起源を「妄想分裂ポジション」と呼んで，生後から3ヵ月の乳児の心性に類似したものであると主張した。これは部分対象関係の世界で

あり，時間や空間の認知機能が未発達で非連続的な世界である。また，精神病的な不安である絶滅の不安や迫害的不安が特徴である。そこで活動している防衛機制は非常に原始的なもので，分裂，投影性同一視，否認，万能などがある。
(4)羨望の研究　1957年に，陰性治療反応の病理としての羨望の研究を行った。

〈衣笠隆幸〉

⇨クライン，クライン学派，プレイセラピー，抑うつポジション，妄想分裂ポジション，対象関係(論)，投影同一視，羨望，陰性治療反応
［文献］ Klein M (1932, 1935, 1940, 1946, 1957), Segal H (1964)

クラーヴス
［仏］clou
［ラ］clavus

こめかみや頭頂部，後頭部の限局的な激しい頭痛のことをいう。典型的には釘を頭頂部に打ち込んだような感覚などと表現される。クラーヴス（通常 clavus hystericus と表記される）はヒステリー球（globus hystericus）とともに，従来ヒステリーなど心因性の疼痛とみなされてきたが，現在ではこの言葉はほとんど使われていない。解離性同一性障害では多くの身体症状がみられるが，頭痛がもっとも高頻度にみられるといわれる。

〈柴山雅俊〉

⇨頭痛，ヒステリー球，心因性疼痛，スティグマ，ヒステリー［精神医学史］

クラーゲス
Ludwig Klages　1872～1956

ドイツの生中心の形而上学者。性格学，表現学の創始者。ハノーバーで生育。ライプツィヒ大学とミュンヘン大学で化学を専攻。物理学と哲学を副科目に実験化学で学位取得。自然科学的機械論に疑問を抱き最広義の心理学に専心。教養体験としては世紀転換期をミュンヘン・シュワービンクで過ごし，Shuler A らとともに宇宙論サークルの一員となった。詩人 George S［Klages L 1902］と交流。1897年にドイツ筆跡学会を創立し，筆跡学で活躍した。Jaspers K も参加した表現学ゼミナールを開催。Goethe JW von，Carus KG，Nietzsche FW，Bachofen JJ らを先達にして独自の生の哲学を確立した［古城慶子 2008］。1915年チューリッヒ湖畔キルヒベルクに移り執筆活動。大著『心情の敵対者としての精神』が代表作となった。没後全集10巻がブーヴィエ書店から刊行。全著作の根底には一方で生の本質および個体的あるいは宇宙的なる諸生命形態に関する洞察，他方で人類の本質および生命と精神との同時的担い手としての人類の特殊地位に対する洞察がある。

〈古城慶子〉

⇨性格学
［主著］ Klages L (1902, 1910, 1920, 1921, 1922, 1926, 1929-1932, 1933, 1935a, 1935b, 1942, 1944, 1948)
［文献］ 古城慶子 (2008)

グラスゴーコーマスケール
［英］Glasgow coma scale；GCS
［仏］échelle du coma de Glasgow

英国の脳外科医らによって考案された意識障害の国際的な定量的評価スケールである。わが国でも，JCS（3-3-9度スケール）とともに汎用されている。JCS は，覚醒水準にもとづく1軸評価であるのに対して，GCS では，意識レベルを①開眼，②言語反応，③運動反応という3軸に沿って並列で評価するため，意識障害について，より詳細に評価できる。それぞれ最大刺激による最良反応をもって評価する。各要素の得点を合計し，3～15点で評価するが，7点以下は昏睡とされる。特に，運動失語が存在していたり，人工呼吸器管理下にある場合の意識障害の評価においては，GCS が有用である。

GCS

Eye Opening response	Spontaneous	4
	To speech	3
	To pain	2
	None	1
Best Verbal response	Orientated	5
	Confused	4
	Inappropriate	3
	Incomprehensible	2
	None	1
Best Motor response	Obeying		6
	Localising		5
	Flexing	Withdrawal	4
		Abnormal flexion	3
	Extending		2
	None		1

(前田貴記)

⇨意識障害, 昏睡, 3-3-9度スケール
[文献] Teasdale G, Jennett B (1974)

グラディーヴァ
[英] Gradiva

ドイツの作家 Jensen W が 1903 年に著した小説の名前。Freud S は 1907 年にこの作品を分析して「W. イェンゼンの小説『グラディーヴァ』にみられる妄想と夢」を著し,主人公を足フェティシズムと診断した。物語の中で考古学者ハーノルトは 20 歳ぐらいのローマ娘の浮き彫りに心を魅かれ「グラディーヴァ」と名づける。それは「輝かしい歩き方」という意味で,彼はこの像の独特な歩き方に魅了されていた。その後ポンペイで彼女にそっくりの娘ウルトガングに会うが,彼女の本名の「ベルトガング」はドイツ語で「輝かしい歩き方の人」で,幼な友達だった頃の愛情が蘇ってくる。しかし考古学に魅せられたハーノルトは大理石や青銅でできた女性にしか興味がなくなってしまい,子ども時代の懐かしい記憶は忘却されてしまっていた。この幼児期記憶が自由連想的に回想されていく過程が小説『グラディーヴァ』の主題である。

(小此木加江)

⇨フェティシズム [精神分析]
[文献] Freud S (1907a)

クラフト-エービング
Richard von Krafft-Ebing 1840～1902

ドイツ,オーストリアの精神医学者,司法精神医学者。ドイツ・マンハイムにて高級官僚の家に生まれた。有名な法律学者でハイデルベルク等大学教授の Mittermaier KJA (1778～1867) は母方祖父であり,彼の後の司法精神医学への関心を導いた。ハイデルベルクで Friedreich N に,チューリッヒのブルクヘルツリ病院では Griesinger W に学び,将来を方向づける影響を受けた。ウィーン,プラハ,ベルリンの諸大学を経て,1864 年に,当時病院精神医学界を牛耳っていたイレナウ精神病院長 Roller JC の助手となり,Schühle H, Erb W と懇意になった。ライプツィヒ大学で教授資格を得,1872 年のシュトラスブルク大学員外教授を経て,1873 年オーストリア・グラーツに移り,フェルトホフ精神病院長,同大学初代精神科教授,1886 年精神神経科教授兼任となるかたわら私立保養院を開業している。1889 年には Leidesdorf M の後任としてウィーン大学第一精神科教授に,Mynert T が死去した 1892 年に第二精神科教授に就任した(第一は Wagner Jauregg von J が継承)。多数の司法鑑定に従事し,もうろう状態の先駆的な研究 [1877] がある。『犯罪心理学提要』[1872],『司法精神病理学教科書』[1876],『精神医学教科書』[1879] (Kraepelin の教科書が出るまで標準的教科書であり, 7 版を重ねた) 以上に,彼の名を高めたのが『性的精神病質』

[1886]で，彼の生存中に12版，計17版を重ね，米仏伊語等に翻訳された。彼の学説はGriesingerの器質論，Morel BAの変質論に強く影響されたものとはいえ，性障害の科学的調査と膨大な事例の記載と分類，とくに性的対象と目標の異常の二大分類を行い，サディズム，マゾヒズムの造語をし，「近代の科学的性病理学」創設者[Ellenberger HF]と評価されている。

(影山任佐)

⇨司法精神医学，サディズム，マゾヒズム
[主著] Krafft-Ebing R von (1876, 1879-1980, 1886)

くらやみ恐怖
[英] nyctophobia

閉所恐怖と同義語として考えられており，狭くて閉ざされた，あるいは暗い空間・場所にいることに極度の恐怖を感じる，状況型の恐怖症である。その症状は不合理であることを認識しているが，その状況に対し，強い「閉塞感」「圧迫感」を抱くために，吐き気や震え，過度の発汗，動悸などの自律神経症状を伴うパニックに陥りやすい。その恐怖状況を回避するためにエレベーターに乗れないなど日常生活が制限されることも多い。

(川畑友二)

⇨閉所恐怖，パニック

グリア
[英] glia

中枢神経系には神経細胞（ニューロン）の他にその10倍以上の数のグリア細胞が含まれている。グリア細胞は，glue（膠）というその語源が示すように，当初はニューロンの構造支持的役割としての理解のみであったが，現在ではニューロン・グリア相関という言葉が示すように，ニューロンに匹敵する重要かつ多彩な役割を中枢神経系で果たしていることが判明している。スペインの著名な解剖学者であるCajar RYは中枢神経系を構成する細胞をニューロン（第1要素）とアストロサイト（第2要素）に分けて，これらに属さない細胞群を第3要素とし，その中にオリゴデンドロサイトとミクログリアを含めた。ただし，オリゴデンドロサイトの起源はニューロンやアストロサイトと同じで，ニューロブラストから形成される外胚葉由来となる。したがって，一般的に中胚葉性起源とされているミクログリアとはその出自が異なる。

(門司 晃)

⇨ニューロン，ミクログリア
[文献] 藤田哲也，浅野孝雄 (2009)

グリージンガー
Wilhelm Griesinger　1817〜1868

ドイツの精神医学者，精神病院改革者，内科医。父親は郷里シュトゥットガルトの市民病院理事。チュービンゲンおよびチューリヒ大学で医学を修めたのち，パリへ留学しMagendie Fらについて神経生理学を学ぶ。1840年，シュトゥットガルト近郊のヴィネンタール（ヴィネンデン）治療院で院長Zeller EAの助手となる。1848年の三月革命では自由主義を唱えて市民革命運動に加わり，翌年キール大学外来診療科教授を経て，1850年エジプト副王の求めに応じカイロへ向かう。帰国後の1854年，チュービンゲン大学内科教授，1860年チューリヒ大学内科教授。そこで内科学のかたわら精神医学を講じ，自らの都市部精神病院構想をもとに新しい大学精神病院（ブルグヘルツリ）の建設計画に没頭，ロンドンのハンウェル精神病院でConolly Jらの無拘束運動を見学。1865年，ベルリン大学精神病院（シャリテ）教授に転任し，病院改革に着手するが，盲腸周囲炎のため改革途上で死去。「精神病は脳病」と明記した教科書『精神病の病理と治療』[1845]は版を重ね英仏語に翻訳され，晩年に創刊した雑誌'Archiv für Psychiatrie und Nervenkrankheiten'によってもその名を知られる。Griesingerはドイツ近代精神医学の父ともいわ

れる。　　　　　　　　　　(小俣和一郎)
⇨身体主義者
[主著] Griesinger W (1845)
[文献] 小俣和一郎 (2007)

クリス
Ernst Kris　1900～1957

　自我心理学派の精神分析家。ウィーン大学で美術史の Ph. D を取得後，1930 年までウィーン美術館副館長を務めた。恋人 Marianne の父 Rie O の縁で Freud S を知ったことから精神分析に関心をもち，Deutsch H に教育分析を受けた。1938 年からロンドンとニューヨークで精神分析の指導と研究にあたり，その後没年までエール大学児童センターの所長を務めた。雑誌 'Imago' や 'The Psychoanalytic Study of the Child' の編集に従事し，Hartmann H や Loewenstein R との共同研究，芸術創作の自我心理学的研究，幼児の退行研究などの業績を残した。とくに，病理的な退行と健康な自我活動の連続性に注目した「一時的，部分的な自我の退行」(temporary and partial regression in the service of ego)は，後世に大きな影響を与えた。　(吉村　聡)
⇨自我心理学
[主著] Kris E (1951, 1952)
[文献] Ritvo S, Ritvo LB (1966/1995)

クリティカル・ピリオド
➡臨界期〔クリティカル・ピリオド〕

クリニカルパス
[英] clinical pathway

　工学分野で工程を管理する技法として利用されていたクリティカルパスウェイ (critical pathway) を医療に応用したものであり，多くの患者がたどると考えられる臨床経過と，そこで行われる臨床行為について，多職種間で合意を形成し，それをチャート化し，実行・評価するシステムである。クリティカルパス，パス法とも呼ばれる。効率的に質の高い医療を提供する手段として，医療の標準化に大きく貢献している。米国において老人医療費に診断群別の支払い方式が導入されたことをきっかけとし，医療のコスト管理，および在院日数の短縮を目的として，1985 年に Zander K により考案 (Care Map) された。わが国には，1990 年代半ばに，郡司篤晃らにより紹介され，その後，診断群分類包括評価 (diagnosis procedure combination ; DPC) が導入されたことで，急速に普及することになった。
　　　　　　　　　　　　　　(三浦智史)
[文献] 郡司篤晃 編 (2000)

久里浜式アルコール症スクリーニングテスト
[英] Kurihama alcoholism screening test ; KAST

　久里浜式アルコール症スクリーニングテスト (KAST) は，1978 年にわが国で最初に作られたアルコール依存症のスクリーニングテストである [Saito S ら 1978]。14 項目の質問からなり，最近の 6ヵ月について基本的に「はい」か「いいえ」で回答するようになっている。各々の回答に，重みづけされた得点がついていて，その合計が 2 点以上だと「アルコール依存症の疑い」と判定する。

　上記 KAST (旧 KAST と呼ぶ) は最近改定され，新久里浜式アルコール症スクリーニングテスト (新 KAST) が現在使われている [樋口進ら 2007]。新 KAST は，旧 KAST の欠点である重みづけ点数を廃して，すべての項目が 1 点となっている。また，より精度を高めるため，男性版 (KAST-M) と女性版 (KAST-F) の 2 バージョンを用意している。

　男性版は 10 項目からなり，4 点以上だと「アルコール依存症の疑い」，1～3 点は「要注意」と判定する。女性版は 8 項目からなり，それぞれ 3 点以上，1～2 点が「アルコール

依存症の疑い」「要注意」と判定される。
　この新 KAST は，標準化時に旧 KAST，AUDIT〔Saunders JB ら 1993〕に比べて，アルコール依存症の判別精度がより高いことが示されている。
（樋口　進）
⇨アルコール依存（症），アルコール中毒
[文献] Saito S, Ikegami N（1978），樋口進, 尾崎米厚, 松下幸生ほか（2007），Saunders JB, Aasland OG, Babor TF, et al.（1993）

グリーフセラピー
[英] greif therapy

　悲嘆（grief）は死別に遭遇した時に生ずる体験である。悲嘆は多元的であり，情緒的側面だけでなく人間関係や身体機能にも変化を引き起こす。死別後に健康状態を悪くする率は高まる。Worden JW は，悲嘆の課題とは①喪失の事実を受容する，②悲嘆の苦痛をのりこえる，③死者のいない環境に適応する，④死者を情緒的に再配置し生活する，と述べている。悲嘆が強く長く続いている場合や激しい感情を持ち続けている場合，またはうつ病やアルコール依存症などが出現している場合が病的悲嘆である。グリーフセラピーとは，病的悲嘆を体験している人を対象にした治療であり，健康な悲嘆を扱うグリーフカウンセリングとは厳密には区別される〔Worden 1982〕。グリーフセラピーの目的は，死者との分離の葛藤を解決すること，悲嘆の課題を達成することであり，面接は 1 対 1, 8〜10 回行われる。その間に，根本的な性格病理や精神病理が出てきた時には長期治療が必要になる。死別の状況で悲嘆は異なる。突然死に遭遇した悲嘆者への治療では，治療者に共感疲労や二次性ストレス障害を引き起こすことが知られている。
（渡辺俊之）
⇨悲嘆反応，死別
[文献] Worden JW（1982），Figley CR（1995）

クリューヴァー＝ビューシー症候群
[英] Klüver-Bucy syndrome
[独] Klüver-Bucy Syndrom
[仏] syndrome de Klüver et Bucy

　Klüver H と Bucy PC は 1937 年に「アカゲザルにおける両側側頭葉切断術後の"精神盲"とその他の症状」の論文を発表し，両側側頭葉切断術を受けたサルはおとなしくなり，視覚的に対象物を認知する能力を欠き（食べられるものと食べられないものの区別がつかない），何でも口で確かめる著しい口運び傾向，口部傾向（oral tendency）を示し，過覚醒で視覚刺激に異常に反応し（視野に入ったものは何でも触ったり口に運ぼうとする hypermetamorphosis），異常に性行動が亢進し，食行動が変化することを記載した。ヒトでは，完全なこのような状態はきわめてまれであるが，アルツハイマー病，ピック病，トキソプラズマやヘルペスあるいはエイズ脳炎などの症例で報告がある。てんかん症例で外科的に両側側頭葉切断術を受けた場合，静穏化や口部傾向を示すことが多いが性行動の変化や視覚失認は比較的まれである。（佐野　輝）
⇨アルツハイマー型認知症，ピック病，ヘルペス脳炎
[文献] Klüver H, Bucy PC（1937），Terzian H, Ore GD（1955），中村伸治, 天野直二（2006）

グルココルチコイド
[英] glucocorticoid

　グルココルチコイド（糖質コルチコイド）は，ストレスによって賦活される視床下部－下垂体－副腎皮質系（hypothalamic-pituitary-adrenal axis ; HPA 系）の最終産物として，副腎皮質束状層から放出されるホルモンであり，ヒトでは主にコルチゾール，げっ歯類ではコルチコステロンである。空腹時の肝での糖新生を促すなどの糖代謝作用（glucose metabolism）をもち，副腎皮質（adrenal cortex）から放出されるステロイド（ste-

roid）であるためにこの名がある。グルココルチコイドが放出されると，視床下部や下垂体，さらに高位の海馬にある受容体を介して負のフィードバックをかけることにより，その恒常性を保っている。グルココルチコイドはストレス時やうつ病などにおいて血中濃度が上昇していることが多く，負のフィードバック機構が破綻してグルココルチコイドが過剰になると中枢神経系の障害を来す。持続的な高コルチゾール血症を呈するクッシング症候群では，うつ状態などの精神疾患を併発する者が多い。フィードバック機構の破綻を調べる検査としてデキサメサゾン抑制試験がよく知られている。グルココルチコイドには免疫抑制作用や抗炎症作用があり，コルチゾール（ハイドロコルチゾン）や合成グルココルチコイドであるプレドニゾロンやデキサメサゾンなどは，アレルギーや喘息，膠原病や他の自己免疫疾患などに対する薬剤として汎用されているが，このようなステロイドを高用量慢性に投与するとステロイド精神病を併発することがある。受容体にはミネラロコルチコイド受容体とグルココルチコイド受容体があり，前者は後者に比べてグルココルチコイドに対する親和性が高いが，生理的条件下では前者は飽和状態にあり，上記のフィードバック機構は後者への結合による。グルココルチコイドは脂溶性であり，細胞膜を自由に通過して細胞質内にあるこれら受容体に結合し，核内に移動して転写因子として作用し，遺伝子発現を制御することによって種々の生理作用をもたらす。このような genomic function のほか，細胞内シグナル伝達の活性化などの non-genomic function もある。　　　（功刀 浩）
⇨クッシング症候群，ステロイド精神病，デキサメサゾン抑制試験
[文献] 堀弘明，功刀浩（2008）

グルタミン酸
[英] glutamate

バクテリアから哺乳類まで広く生物に存在する酸性アミノ酸で，L 型と D 型の立体異性体がある。哺乳類組織のグルタミン酸はほとんど L 型で占められ，①蛋白質を構成する，②抑制性神経伝達物質 GABA（γ-アミノ酪酸）の前駆体でありグルタミン酸脱炭酸酵素によって GABA に転換される，③遊離型は単独で種々のグルタミン酸受容体を介して興奮性シナプス後電位を誘発する神経伝達物質として機能する，等の重要な役割を果たしている。最も多くの脳内シナプスがグルタミン酸を伝達物質としているといわれ，多種のサブユニットからなり，イオンチャネル型（NMDA〔N-methyl-D-aspartate〕型，AMPA〔α-amino-3-hydroxy-5-methyl-4-isoxazole-propionate〕型，カイニン酸型各受容体亜型と δ サブユニットが含まれる）と代謝調節型に分類される多様な受容体に作用することにより，記憶の基礎となる長期増強をはじめとする高次脳神経機能や，神経細胞死，疼痛等の病的過程に密接に関与しており，認知症，統合失調症，気分障害，不安障害，筋萎縮性側索硬化症その他，さまざまな精神神経疾患の病態との関連が注目されている。（西川 徹）
⇨グルタミン酸仮説，興奮性アミノ酸
[文献] Iversen LL, Iversen SD, Bloom FE, et al. ed. (2009)

グルタミン酸仮説
[英] glutamate hypothesis of schizophrenia

統合失調症では脳内のグルタミン酸伝達が低下していると考える仮説で，1980 年に，本症患者の脳脊髄液中グルタミン酸濃度の著明な減少を報告した Kim JS らが提唱し，その後，死後脳におけるカイニン酸型グルタミン酸受容体の変化によって支持された。さらに，N-methyl-D-aspartate（NMDA）型グルタミン酸受容体（NMDA 受容体）遮断薬が

その力価に比例して統合失調症と区別し難い症状を引き起こすこと，この作用は健常者より統合失調症患者に対する方がはるかに強いこと等が明らかにされ，本仮説の最も重要な根拠となっている。NMDA受容体遮断薬により，陽性症状だけでなく陰性症状や認知機能障害に類似した統合失調症様異常がみられ，陽性症状と関係する脳内ドーパミン伝達の亢進が生ずることなどから，統合失調症の病態を包括的に理解するとともに，ドーパミン伝達遮断作用を主体とする抗精神病薬に抵抗する症状に対する治療法を開発する上でも有用な仮説として評価され，広く受け入れられている。 (西川 徹)
⇨グルタミン酸，興奮性アミノ酸
[文献] 西川徹 (2009), Kantrowitz JT, Javitt DC (2010)

グループホーム

[英] group home

　精神障害，知的障害，認知症などを抱えた人が支援を受けながら集団で生活する住居形態の一つ。精神障害者の場合，1992（平成4）年精神保健福祉法にもとづく地域生活援助事業として制度化され，2006年の障害者自立支援法では，新たに共同生活援助（グループホーム）と共同生活介護（ケアホーム）の二つが住居サービスに位置づけられた。前者のほうがより軽症のものを対象としている。グループホームの定員は1施設おおむね5～6名。利用者は日中就労あるいは就労準備の活動に従事し，その他の時間はホームで援助を受ける。世話人が配置され，食事等日常生活の援助を行うとともに相談にものる。国は2011年度までに受入条件が整えば退院可能な精神科病院入院患者7万人の退院促進を図り，退院先としてグループホームとケアホーム，福祉ホームと一般住宅を想定しており，グループホームの位置づけは大きい。課題として，整備状況がニーズに追い付いていないことやサービスに必要な人材の確保が難しいことが挙げられる。 (井上新平)
⇨精神保健福祉法，障害者自立支援法
[文献] 精神保健福祉研究会 監修 (2008)

グルーレ

Hans Walter Gruhle　1880～1958

　ドイツのハイデルベルク学派を代表する人物の一人。ミュンヘン大学のKraepelin Eのもとで精神科医として出発し，1905年からハイデルベルク大学のNissl Fの助手，次いで上級医を務め，教授資格を取得した。軍医を経て1919年に助教授となり，1934年までの長きにわたりハイデルベルクに留まった。ボン大学からの教授招聘がナチ政権下の当局者により阻まれ，ビュルテンベルク州の精神病院長となった。高齢に達した1946年にボン大学の精神科主任教授に就任した。退職後も，後継者の死去に伴って復帰し，1956年まで在職した。了解心理学と精神病理学，とくに統合失調症の一次妄想や自我障害の研究が知られている。犯罪関連の著作も多く，『精神鑑定の技術』は簡明な入門書として広く読まれた。禁欲的な態度により意識現象の形式と内容を峻別し，精神分析や人間学には距離をとった。Gruhleについて，Kolle Kは「真実を追求した仮借ない批判者」と評し，Jaspers Kは膨大な事実の集積や形式的明晰さを特質に挙げている。 (中谷陽二)
⇨ハイデルベルク学派，了解心理学，精神病理学，一次妄想，自我障害
[主著] Gruhle HW (1948/1956, 1955)
[文献] Baeyer W von (1959), Kolle K (1963), 中田修 (1994a)

呉　秀三

くれしゅうぞう　1865～1932

　師榊俶の早逝により，日本精神病学の創始者Begründerといわれる人。洋学者箕作阮甫の外孫として江戸に生まれる。父は広島藩

医。一族に学者輩出。1890年帝国大学医科大学卒業。生理学教室、ついで精神病学教室にはいる。1897〜1901年とオーストリア、ドイツに留学し、Obersteiner H, Kraepelin E, Nissl Fなどにつく。帰朝して東京帝国大学教授、東京府巣鴨病院長となる。Kraepelin体系、Nissl染色を導入、多くの精神病学者を育てた。東京府巣鴨病院→東京府立松沢病院では開放的患者処遇に努めた。1902年に日本神経学会、精神病者慈善救治会を設立。門下に各地の私宅監置の実況を調査させて、その悲惨と精神病者監護法の不備とを告発した。1925年定年退官。はじめ歴史学に志していたこともあって、同郷の富士川游とともに日本の医史学を開拓した。1927年創立の日本医史学会理事長におされた。 (岡田靖雄)
⇨私宅監置, 精神病者監護法, 精神病者慈善救治会, 松沢病院

[主著] 呉秀三 (1894, 1912, 1914, 1916, 1923a, 1923b, 1926), 呉秀三, 樫田五郎 (1918), 岡田靖雄 編 (1982)

[文献] 呉博士伝記編纂会 編 (1933), 精神医療史研究会 編 (1982), 岡田靖雄 (1982)

クレチン病
[英] cretinism

先天性の甲状腺機能低下症のことであり、病因には、原発性(一次性)、下垂体性(二次性)、視床下部性(三次性)がある。大部分は原発性で、その多くは甲状腺の発生異常(甲状腺欠損または形成不全、異所性甲状腺)によるものであるが、甲状腺腫を伴う甲状腺ホルモン合成障害も存在する。二次性、三次性として、下垂体前葉機能低下症、TSH単独欠損症、TRH欠損症がある。甲状腺ホルモン合成障害やTSH単独欠損には遺伝子異常が報告されている。新生児一過性甲状腺機能低下症の病因には、TSH受容体阻害抗体のほか、ヨードの過剰摂取、抗甲状腺薬の投与、一過性合成障害などがある。新生児期の症状は軽微で特異性に乏しく、マススクリーニングの対象となる以前は見過ごされやすかった。なお、未治療の場合、新生児期を過ぎると、低体温、皮膚乾燥、不活発、哺乳不良、嗄声、巨舌、臍ヘルニア、遷延性黄疸、小泉門閉鎖遅延、骨年齢遅延、低身長が目立つようになり、知能発達の遅れも明らかとなる。
(吉野文浩)

⇨甲状腺機能低下症

クレッチマー
Ernst Kretschmer 1888〜1964

1888年ヴュンシュテン生まれ、1964年チュービンゲン没。チュービンゲン学派を代表するドイツ精神医学者。Gaupp Rに師事し、1914〜1918年までは軍医となり、戦争神経症や脳器質疾患の臨床的経験を深める。1926年マールブルク大学教授を経て、1946〜1959年までチュービンゲン大学教授。1918年に『敏感関係妄想』を発表。特定の人格構造と特定の葛藤的体験(鍵体験)から妄想が出現することを明らかにし、その精神療法的可能性に言及した。1922年『ヒステリー・反射・本能』では、ヒステリーの心理機制を、ヒステリー習慣、随意的反射強化法則、ヒステリー意志装置にまとめている。1922年に『医学的心理学』初版を発表。下層意志-知性機制、体型と気質(循環気質、統合失調気質、粘着気質)、コンプレクスと優格観念、原始反応、人格反応(誇大性発展、敏感性発展、自閉的願望充足)といった重要な概念について論じている。精神病像の構成をよりよく理解するための「多次元診断」を提唱したことで知られるが、これは一つの病像を形成している、もろもろの次元の要素をすべて数え上げ、その中で指導的重要性をもつ要素に注目し、その土台の上に立って総合診断するというものである。今日のDSM診断が採用している、あらかじめ固定されたディメンジョンを軸とする多軸診断とは意図が異なる。
(古茶大樹)

⇨チュービンゲン学派, 鍵体験, ヒステリー, 下層意志機制, 体型, 気質, コンプレクス, 支配観念, 原始反応, 人格反応, 多次元診断〔多元診断〕, 敏感関係妄想
[主著] Kretschmer E (1918, 1922b)

クレペリン

Emil Kraepelin 1856〜1926

ドイツの精神医学者, 疾病分類学者。現代精神医学において Freud S と双璧をなす存在で,「現代精神医学は Kraepelin とともに始まる」といわれ, 現代精神医学はクレペリン・パラダイム (Kraepelinan paradigm) ともいわれている。近年クレペリン・ルネサンスが起こり, とりわけ生物学的精神医学派から彼の自然科学的研究方法と疾病分類体系が改めて注目されている。最大の業績は彼のライフワークとなった9版 (死去により中断) に及ぶ教科書改訂作業に示される精神障害の性質と分類であり, 早発性痴呆と躁うつ病の区別をした精神医学障害の仮説の概念図である。彼の方法は Pinel P, Falret JP, Kahlbaum KL ら以降の臨床的観察方法に依拠し, 疾患 (単位) を理念としながらも事実上は疾患過程 (Krankheitsvorgang) を基盤とする疾患形態 (Krankheitsform; 症状群と経過様式) 単位論に終生とどまった。業績と活動は実験心理学, 精神薬理学, 比較精神医学, 神経解剖学, 神経病理学, 遺伝学と広範囲におよび, さらにはハイデルベルクやミュンヘン大学の講座や自ら創設した「ドイツ精神医学研究所」の責任者として Alzheimer A, Nissl F, Rüdin E, Aschaffenburg G, Gaupp R, Lange J などの俊秀を育て上げ, 研究者としてはもちろん教育者としても, 組織のリーダーとしても並々ならぬ力量を発揮した。また精神障害予防活動, 禁酒運動, 教育問題など精神保健活動, 啓蒙運動にも熱心であった。

(影山任佐)

⇨早発性痴呆, 躁うつ病, 疾患単位／臨床単位

[主著] Kraepelin E (1883, 1927), Hippius H, Peters G, Ploog D, hrsg./Kraepelin E (1983)
[文献] 影山任佐 (2007)

クレペリンテスト

[英] Uchida-Kraepelin Test

連続加算作業の単位作業時間を1分間とし, 5分間の休憩をはさんで, 前半15分, 後半15分行う。作業成績を定型曲線にもとづいて意志発動の様態を判別, 診断する。幼児用, 児童用, 標準Ⅰ・Ⅱ型の4種類がある。被検者は,「できるだけ速く, 正確に」隣り合った数字を順々に加算する。結果は作業量と作業曲線の質的特徴について評価される。作業量は情報処理速度や意志的緊張の強さと関連し, 非定型の作業曲線は性格類型と関連する。

(種村留美)

⇨性格類型
[文献] 外岡豊彦 監修／日本・精神技術研究所 編 (1973), 中塚善次郎 (1991)

クレペリン病

[独] Kraepelinsche Krankheit

1910年に Kraepelin E は, 激しい興奮状態を呈しやがて器質認知症に至る症例を, 病像, 経過, 脳病変にもとづいて4群に分け, 初老期精神病 (presenile Irresein) と名づけて報告した。後に Grünthal E はその中の2群を取り出してクレペリン病と名づけた。悪性退行期精神病 (pernicious involutional psychosis) とも呼ばれている。症状は抑うつおよび躁的な気分, 不安, 妄想, 緊張病様の興奮状態を呈し, 次第に認知症およびけいれん発作が出現し末期に至る。大脳皮質, 小脳歯状核, その他の部位に脳病変が認められる。まれな疾患であり, 疾患単位の独立性への疑問もある。

(井上洋一)

⇨緊張病〔緊張病症候群〕, クレペリン
[文献] Grünthal E (1936), Grünthal E, Kuhn R (1959)

クレランボー

Gaëtan Henri Alfred Édmond Leon Marie Gatian de Clérambault　1872〜1934

　フランス名門出身の精神科医。中部ブルジュ生まれ，1898年セーヌ地区精神科病院アンテルヌ。1899年耳血腫に関する学位論文を提出し，1905年パリ警察特別医務院の助手，1920年医長になった。警察に保護された毎年2000人を超える患者の精神鑑定を行い，その臨床観察をもとに精神自動症（automatisme mental），熱情精神病（psychoses passionnelles）の業績が生まれた。精神自動症は1920年代に提唱された病的な干渉現象で，年齢と病変の拡がりに応じて中立的なものから主題的なものへ機械的に進展する。熱情精神病は扇形に広がる非知覚性妄想で，エロトマニーを中核として1921年に発表された。美術や文学に関心が深く，第一次大戦従軍中の北アフリカで民族衣装を蒐集し美術学校の教壇に立った。晩年は目を患いピストル自殺。時代錯誤的な機械論はサンタンヌ病院のClaude Hらと対立したが，精妙を極めた臨床観察は立場の違いを超えてEy HやLacan Jらに影響を与えた。

(濱田秀伯)

⇨精神自動症，エロトマニー

[主著] Clérambault G de (1942, 1920)

クレランボー症候群　➡エロトマニー

グレリン

[英] ghrelin

　1999年に成長ホルモン分泌促進因子受容体の内因性リガンドとしてラットおよびヒトの胃から発見されたペプチド。28アミノ酸残基からなり3番目のセリン残基が脂肪酸により修飾されている。グレリン投与は成長ホルモンの分泌亢進や摂食亢進に作用する。ヒトの血中グレリン濃度は各食前に上昇し摂食後すみやかに基礎値にもどる。血中グレリン濃度は body mass index（BMI：kg/m^2）と逆相関する。

(伊達　紫)

[文献] Kojima M, Hosoda H, Date Y, et al. (1999), Kojima M, Kangawa K (2005, 2009)

クレーン症状

[英] crane symptom

　要求物がある時に相手の手首などを掴み，その手首を要求物に接近あるいは接触することで要求を表現する現象。知的障害を伴う自閉症の幼児にしばしばみられる。自閉症では一般に指さしや視線をコミュニケーションのために使用することが遅れるが，そのようなコミュニケーション能力をもたない段階の幼児が要求を表現するための方略である。相手の存在全体を意識せず，相手の一部を道具のように使うことから対人認知の障害を反映している。起重機症状［牧田清志1969］ともいう。

(内山登紀夫)

⇨自閉症

[文献] 牧田清志 (1969)

クロアーカ理論

[英] cloacal theory
[独] Kloakentheorie
[仏] théorie cloacale

　子どもがどこから来るかという問いに対して，幼児が独自の考えを抱くことをFreud Sは幼児の性理論と名づけたが，クロアーカ理論もその一つである。クロアーカ理論は，排泄孔理論，一孔仮説とも呼ばれる。幼児は，女性の性器と肛門に関する解剖学的な知識がないために，子どもが母の胎内で成長し，腸の出口を通って一つの開口部から排泄物のように出てくると考える。この考えは原始的な哺乳類が総排出口（クロアーカ）をもつことからも，幼児にとっては自然な発想法といえる。さらに幼児は，女性がクロアーカによって，性交も排便も出産も行うと想像する。このような性理論は，正確な性知識を獲得する

ことにより捨て去られるが，事実を認めようとしない子どもも多い。女児の性においては，肛門性と性器性の未分化な体制から出発して，後にはヴァギナがクロアーカから分離され，重要な性感帯にまで発達しなければならないとFreudは述べている。

（十川幸司）

[文献] Freud S (1908e, 1913c)

クロイツフェルト＝ヤコブ病

[英] Creutzfeldt-Jakob disease；CJD

　異常プリオンと呼ばれる蛋白質によって伝達されるヒトのプリオン病の代表的疾患で，有病率は100万人に1人とされている。原因不明の孤発性CJD，遺伝子の変異によって起こる遺伝性CJD，ヒトまたは動物などのCJDから感染して起こる感染性CJDに分けられるが，孤発性CJDが約8割を占める。感染性CJDには乾燥脳硬膜移植後，角膜移植後，脳下垂体製剤によるもの，狂牛病に罹患した牛からヒトに感染したと考えられている変異型CJDがある。孤発性CJDの発症年齢の平均は65歳前後で，亜急性に進行し，数ヵ月で無動性無言になる。診断に役立つ検査所見としては，髄液中の14-3-3蛋白の高値，MRI拡散強調画像とFLAIR画像で明らかになる基底核，視床，大脳皮質の高信号がある。CJDの診断基準は，確度の低い順に疑い例，ほぼ確実例，確実例の3段階で構成されている。疑い例は，進行性認知症を示し，かつミオクローヌス，錐体路・錐体外路症状，小脳症状または視覚異常，無動性無言のうち2項目以上を有する症例。ほぼ確実例は疑い例の診断基準を満たし，かつ脳波で周期性同期性放電（periodic synchronous discharges；PSD）を認める症例。あるいは疑い例の基準を満たし，髄液14-3-3蛋白が高値で全臨床経過が2年未満である症例。確実例は特徴的な病理所見を有する症例，またはWestern blot法や免疫染色法で脳に異常プリオン蛋白を検出しえた症例である。特異的な治療法はなく，多くの場合1～2年で死亡する。わが国ではCJDは五類感染症に分類されており，診断した医師が7日以内に保健所に報告する義務がある。また特定疾患治療研究事業の対象で，CJD患者は医療費の助成を受けることができる。

（数井裕光）

⇨プリオン病，狂牛病［ウシ海綿状脳症］，錐体外路症状，周期性同期性放電，初老期認知症

[参考] 難病情報センターHP　プリオン病(1)クロイツフェルト・ヤコブ病
http://www.nanbyou.or.jp/sikkan/105_i.htm

クロウⅠ型／クロウⅡ型

[英] Type Ⅰ／Type Ⅱ

　統合失調症の症状は多彩で経過は多様である。ドーパミン仮説では急性期症状は説明できても，慢性期の残遺状態は説明できない。このため，Reynolds JHのように陰性症状（感情平板化，意欲・発動性の低下，思考の貧困など）と陽性症状（幻覚・妄想，精神運動興奮，緊張病症候群など）との独立した二次元の病理を想定して，全体像を包括的に捉えようとする見方が提案されてきた。Crow TJの二症候群仮説もその一つで，可逆性で向精神薬反応性のあるⅠ型と，進行性で相対的に非可逆性のⅡ型とが仮定された。後者は，狭義の陰性症状からなり，認知障害，運動・行動障害にもかかわり，器質性変化や死後脳所見ともかかわるとした。しかし，Crowは，1985年に両者が同一の患者の同じ時点にすら出現することを認め，「おそらくは同じ成因であろう」と述べている。以後，彼自身は，二症候群仮説について多くを語らなくなった。

（井原　裕）

⇨陰性症状／陽性症状

[文献] Crow TJ (1985)

クロザピン　➡第二世代抗精神病薬〔SGA〕

クロージング・イン現象
[英] closing-in symptom

　Mayer-Gross W が 1935 年に記載した，模写などの構成行為の際に模写見本から離れて遂行することができず，重ねて描いたり，近づけて描いたり，なぞったりする現象をいう。アルツハイマー病やレビー小体型認知症などの認知症で出現する。視覚構成障害，視空間表象あるいは視空間ワーキングメモリーの障害，視覚性注意障害といった視空間に関する障害と，視覚刺激に対して近づいたり取り込んだりする現象，あるいは上肢接近現象などといった行為の解放現象としての側面からの検討がある。
　　　　　　　　　　　　　　　　　(船山道隆)
⇨構成失行
[文献] Mayer-Gross W (1935b)

グロス　➡フーバー

クロンバックα　➡評価尺度

クーン
Roland Kuhn　1912〜2005

　スイスの精神科医。三環系 Iminodibenzyl 化合物イミプラミンの抗うつ作用を最初に報告した。彼はベルン大学，パリ大学で医学を学び，1937 年に卒業してミュンスターリンゲン病院に精神科医として勤めていた。1952 年に，フランスでクロルプロマジンの向精神薬としての効果が初めて報告された後，スイスの Geigy 社は類似の化学構造もつ Imipramine hydrochloride (G22355) の臨床治験を Kuhn に依頼した。彼はイミプラミンが各種の内因性うつ病患者の治療にきわめて有用であることを 1957 年に発表し，イミプラミンはその後の多くの抗うつ薬のプロトタイプとされている。彼はチューリッヒ大学精神科の非常勤講師 (1957〜1983) をしながらミュンスターリンゲン病院長 (1960〜1980) を勤めた。
　　　　　　　　　　　　　　　　　(風祭 元)

⇨抗うつ薬
[主著] Kuhn R (1957)
[文献] 森温理 (1988)

群発(波)〔バースト〕
[英] burst

　背景脳波から目立って異質な波形がほぼ 3〜4 秒以内で連続するものを呼ぶ。周波数から，δ 群発，θ 群発などに分けられ，これらの徐波群発は頭部外傷や脳腫瘍などの脳器質性疾患で多くみられる。これに棘波や鋭波を含む場合はてんかん性異常を示唆する。サプレッションバースト (バーストサプレッション) は低酸素脳症，ヘルペス脳炎，幼児の特殊なてんかんなどで出現する。一方，健常者にも出現することがあり，一例として小児の入眠期に出現する広汎性徐波群発 (入眠期過同期性 θ 波) がある。
　　　　　　　　　　　　　　　　　(和田有司)
⇨サプレッションバースト，入眠期過同期

群発型頭痛　➡頭痛

群発自殺
[英] suicide cluster

　自殺が通常の頻度以上に，時間的・空間的に近接して多発する現象を指す [CDC 1988]。群発自殺には，①連鎖自殺：ある人物の自殺の後に複数の自殺が連鎖的に生じる，②集団自殺：複数の人々がほぼ同じ時間，同じ場所で自殺する，③自殺名所での自殺：特定の場所で自殺が多発する，などがある。①を典型的な群発自殺とする意見もあるが，実際には①〜③が複合して生じる例も少なくない [高橋祥友 1998]。これまでに若年者，精神科入院患者，受刑者，カルト信者などに群発自殺が生じた報告がある。なお，高度に情報化した現代社会では，群発自殺の発生や拡大にマスメディアの果たす役割は大きい。とくに危険な報道の仕方としては，著名人の自殺を短期間にセンセーショナルに繰り返す，原因と

結果を単純化する,自殺を美化する,自殺方法を詳細に報道する,自殺の背景に存在した可能性のある精神障害の治療法についてほとんど報道しない,といった点が挙げられている。
(高橋祥友)
⇨自殺[社会精神医学,疫学],自殺[精神力動],遺族ケア
[文献] Centers for Disease Control (1988), 高橋祥友 (1998)

訓練分析
[英] training analysis

「教育分析」ともいう。精神分析家になるための必須の研修の一つ。治療者自身が,資格のある訓練分析家に精神分析治療を受けることをいう。普通週4〜5回,45〜50分,5年以上行われる。Freud Sは,逆転移の問題をとり上げたときに,それは治療者個人の未解決の葛藤が,患者に転移されたものと考え,治療の妨げになると考えた。Freudは,初期にはそれを解決するために自己分析が必要であると考えていたが,それでは十分ではないと考えるようになった。1910年代にJung CGやFerenczi Sなどの考えをとり入れて,治療者自身が上級の精神分析家に精神分析療法そのものを受ける必要性があることを提唱するようになった。以後,この治療者に対して行われる精神分析治療を,訓練分析というようになった。現在まで,訓練分析は,精神分析家になるための必須の訓練の一つであるが,日本においては,日本精神分析協会において,週4〜5回,45〜50分の治療を少なくとも3〜5年間受けることが義務づけられている。
(衣笠隆幸)
⇨逆転移,自己分析,精神分析,平等に漂う注意,スーパービジョン
[文献] Freud S (1910b), Balint M (1954)

ケ

ケアマネジメント
[英] care management

英国ケント州では1970年代よりホームケアサービスとして医療と福祉の統合供給モデルを工夫してきた。英国政府は「グリフィス卿レポート」を受けて,1990年に通称コミュニティケア法を制定し,医療を提供するNHSと福祉を提供するSSを統合したサービス体制と方法を定めた。ケースマネジメントと呼ぶと利用者の尊厳を傷つける恐れがあるとして,英国政府はケアマネジメントという言葉を用いた。間接的な介入である資源配分が強調される。精神保健領域ではケアプログラムアプローチ(CPA)の手法が用いられている。看護師,ソーシャルワーカー,心理士,作業療法士の認定4職種がケアプランを作成することができ,その提案にもとづいて地方自治体がサービス量を決定する[Department of Health 1990]。わが国では英国をモデルに,高齢者を対象として2000(平成12)年の介護保険法にて介護支援専門員が規定され,2006(平成18)年の障害者自立支援法にて相談支援専門員が規定されて,それぞれのケアマネジメント体制が導入された。
(野中 猛)
⇨ケースマネジメント,コミュニティケア,障害者自立支援法
[文献] Department of Health (1990)

経験幻覚
[英] experiential hallucination

Penfield Wらが1963年に記載した精神発作の幻覚。細部までありありと鮮明な視覚ないし聴覚の複雑な有形幻覚で,過去に同じ体験をしたという確信を伴う。記憶の幻覚化あるいは幻覚性の追想とみることもできる。側

頭葉外側皮質の電気刺激によって誘発され，右半球に頻度が高いとされたが，その後の研究では内側の海馬，海馬傍回，扁桃体などの刺激により側頭葉の広い領域が活性化されて生じると考えられている。 （濱田秀伯）
⇨記憶幻覚
【文献】Penfield W, Perrot P (1963)

警告うつ病
[独] prämonitorische Depression

ドイツの Lauter H が 1973 年提唱した用語で，高齢者の重篤な身体疾患，しばしば悪性疾患が発見される数週から数ヵ月前にうつ病が先駆してみられることをいう。それ以前から膵臓疾患に先駆してうつ病が生ずることは知られていたが，膵臓がんが発見されにくいため，それに先駆するうつ病は診断的価値が高いとして，警告うつ病と膵臓がんがとくに結びつけられやすい。ただし，警告うつ病の形をとるものは膵臓がんの 10～30% であるとされる。 （広瀬徹也）
【文献】Lauter H(1973)，木戸又三，武村和夫(1981)

経済的観点
[英] economic viewpoint
[独] ökonomischer Gesichtspunkt
[仏] point de vue économique

心身現象や心的過程を，(心的)エネルギー量の増減と配分に還元し説明しようとする精神分析欲動論の基本的観点である。当時の科学的思考（ニュートン力学）に影響を受けていた Freud S は，カタルシスにおける除反応や性的リビドーの放出障害による現実神経症の知見から，人には心的エネルギーが存在し，それはエネルギー恒存の法則に従うと考えた。そして，それらが結びついた表象（対象と自己）への備給量や配分の変化によって抑圧，転換，分離，置き換え，昇華，分割などが起こり，その人の心のあり方が説明されるとした。この観点は，エス・自我・超自我（構造論）における力の相互関係（力動論）を説明するものであり，また，心の一次過程（快感原則）から二次過程（現実原則）への変容や，生の本能（エロス）と死の本能（タナトス）の中和化，さらには自己愛から対象愛への展開などの理論化にも用いられている。 （福井　敏）
⇨防衛機制，除反応，現実神経症
【文献】Freud S (1923a)

計算強迫　⇨計算癖

計算癖
[英] arithmomania
[独] Arithmomanie
[仏] arithmomanie

ギリシャ語の arithmos は数の意味。計算強迫（[英] counting obsession, [独] Zählzwang ; Zahlenzwang）と同義である。自らの意志に反し，目に入るものの数を数えないと不安になる症状である。たとえば，本棚をみると本の冊数，階段をのぼると段の数，道路を歩くと走る車の数，通行人の人数，その男女比を数えないではいられない。計算癖は典型的には強迫性障害に出現する。 （五味渕隆志）
⇨強迫性障害

痙縮
[英] spasticity

相動性筋伸展反射の病的な亢進状態と定義される。したがって，受動的な伸展に対する筋の抵抗は伸展速度に比例し，速いほど強い抵抗を示す。原因には，大脳から脊髄に至る中枢神経内の種々のレベルで生じる機械的損傷，血流障害，変性などがある。伸展亢進の機序として，①γ運動ニューロン活動の亢進，②Ⅰa群線維終末に対するシナプス前抑制の減少，③α運動ニューロンの関与，などの多様な病態が推定されている。 （和田有司）

⇨折りたたみナイフ現象

芸術療法
[英] arts therapy

　人間が生得的に有している創造性や表現行為，芸術活動を精神療法として生かす技法のこと。絵画療法，コラージュ療法，音楽療法，詩歌療法，俳句・連句療法，心理劇，ダンス・ムーブメント療法などがあり，日本ではこれらを総称して芸術療法という（単数表記の art therapy は絵画療法を指す）。19 世紀末から統合失調症の患者が奇妙な絵を描くことや病態によって作品が変化することなどが注目されていた。また，多くの芸術家が創作活動を通して精神的危機を乗り越えてきたことを病跡学は教えている。1950 年代から描画のもつ治療的意義が注目され，さらにさまざまな表現行為について実践，研究がされるようになった。今日では，精神科施設をはじめ児童施設，老人施設，ターミナルケア，一般医療現場，矯正施設などで広く行われている。基本は「表現すること」と「表現されたもの」とからなり，①精神内界をイメージや象徴として表現すること自体のもつ自己治癒的機制，②作品を通した患者・治療者の交流，③作品の解釈，④集団で行われたときの力動的作用，などを治療に生かす。日本では 1969 年に徳田良仁によって日本芸術療法学会が創設され，中井久夫による風景構成法や飯森眞喜雄による俳句療法など海外でも知られるものを生み出した。
〈飯森眞喜雄〉

⇨絵画療法，箱庭療法，詩歌療法，俳句・連句療法
[文献] 徳田良仁，大森健一，飯森眞喜雄ほか 監修 (1998)，飯森眞喜雄 編集代表 (2004-2011)

軽症うつ病
[英] mild depression

　疾患としての内因性うつ病が軽症化してきた，という場合に用いられることもあれば，神経症性抑うつや反応性うつ病などを指す場合もある。軽症うつ病という用語は，わが国では，平沢一による『軽症うつ病の臨床と予後』[1966]に登場する。平沢は，外来で診療できる程度の躁うつ病性（内因性）うつ病に注目し，その特徴を分析した。軽症うつ病では，抑うつ気分は軽度であるが身体症状が強く，「仕事をする気がしない，おっくうで根気がない」などの精神運動制止や「いらいらする，落ち着かぬ，何となく不安」などの訴えが特徴的であるとした。笠原嘉[1996]は，いまだ「うつ病は精神病」と見なされがちな時代に，一般読者を対象とした啓発書『軽症うつ病――「ゆううつ」の精神病理』を出版した。他にも，軽症うつ病と類似した用語に仮面うつ病がある。これは，身体症状，不安・恐怖・強迫などが病像の前景を占め，抑うつ気分が不明瞭なうつ病を指す。
〈神庭重信〉

⇨内因性うつ病，仮面うつ病，反応性うつ病，抑うつ神経症，小精神療法
[文献] 平沢一 (1966)，笠原嘉 (1996)

軽症化

　統合失調症や(内因性)うつ病などの精神疾患が軽症化している，あるいは軽症例が増えているとの指摘は 20 世紀半ばから行われ，この見解は現代でも多くの臨床家が支持しているものと思われる。一般に，精神病にみられる異常な精神現象はさまざまな背景と人格的特徴をもつ複数の個人に同一の特徴と出現パターンをもって出現するので「症状」として同定されうる。つまり，精神病に罹患すると「症状」によって罹患者個人の特徴が覆い隠され，個人の訴えは疾患の病理が強制する内容と形式に支配されてしまうのであるが，軽症化例では「症状」が有する被覆性が弱まり，個人の背景や人格的特徴が「症状」の中に表現されることがある。また，軽症化例では反省機能がある程度維持されており，罹患者が精神病症状について病感や病識を有する

ことが多い。　　　　　　　　　（松浪克文）
⇨外来統合失調症，軽症うつ病

経頭蓋磁気刺激法
［英］transcranial magnetic stimulation；TMS

　本法は，頭皮上より頭蓋を通して磁気刺激を与え，非侵襲的に大脳皮質および皮質下の機能を変化させるものである。1985年，英国の Barker A が，頭部に磁気刺激を与えることにより，手指の筋から誘発電位を記録することに成功したのをもって嚆矢とする。以後，神経生理学的検査法として臨床に導入された。それとともに，パーキンソン病をはじめとする神経疾患の治療への応用も試みられてきた。精神障害については，気分障害，統合失調症，PTSD，強迫性障害などの治療に用いられ，一定の効果が報告されている。わが国では，大うつ病についての研究が主に進められている。経頭蓋磁気刺激が大脳の機能に与える影響は未だ十分には解明されていないが，5～20Hzの高頻度刺激を反復して与えることにより，神経細胞の興奮が増強するとされる。一方，1Hz程度の低頻度刺激を反復して与えると，興奮の抑制が生じるとされる。脳機能画像研究により，大うつ病では，背外側前頭前野（dorsolateral prefrontal cortex；DLPFC）などの左大脳半球の機能低下，および右大脳半球の機能亢進が指摘されていることから，前者には高頻度刺激，後者には低頻度刺激を与える治療が施行されている。一般に，刺激回数は高頻度の場合，1日に1000回程度で，10～20日間連続して与えられる。低頻度の場合は，1日に300回程度で，やはり同様の日数行われる。経頭蓋磁気刺激法は，難治の大うつ病に対しても有用であり，頭痛，けいれん発作などの副作用も報告されているものの，電気けいれん療法に比較すれば遥かに少ない。わが国ではまだ保険の適用となっていないが，今後，大規模な研究が進められることにより，大うつ病のみならず，種々の精神障害に対する有用性が認められることが期待される。　　　　　　　　（古賀良彦）
⇨電気けいれん療法〔ECT〕
［文献］ Ridding MC, Rothwell JC (2007), Fitzgerald PB, Brown TL, Marston NA, et al. (2003)

痙性斜頸　➡斜頸

形成不全型　➡発育異常型

軽躁病
［英］hypomania

　躁病の程度が軽いもので，軽度の気分高揚すなわち爽快気分（euphoric mood）もしくは正常な前向き気分（eutymic mood）が少なくとも数日間は持続し，気力や活動性が亢進し，心身両面の好調感が生じる。社交性の増大，多弁，なれなれしさ，性的活力の亢進，睡眠欲求の減少をみることが多いが，幻覚や妄想は生じないし，社会生活に障害をきたすこともない。むしろ機能が改善されることもある。とくに創造性や芸術性が発揮されたり，仕事の能率が向上したり，対人関係が活性化されるなど，時によっては良い面もある。危険を伴う行為に手を出すことがあるが途中でブレーキをかけることもでき，それほど深刻ではない。誰の目からみても明らかな躁病エピソードを把握することに比べて，軽躁病エピソードを把握することは難しく，臨床場面においては見落としが少なくないものと推察される。最近，このような軽躁病を含む双極性障害概念の広がりが注目されており，双極スペクトラムと呼ばれる。うつ病に双極スペクトラムが紛れ込んでいることがしばしばあり，抗うつ薬はむしろ病像や経過を悪化させ，気分安定薬が奏効することが多い。

　　　　　　　　　　　　　　（寺尾　岳）
⇨高揚気分，躁病，双極スペクトラム，気分安定薬
［文献］ 寺尾岳（2006），寺尾岳，和田明彦（2010）

傾聴

[英] listening

　精神療法における治療者の基本的姿勢の一つで，患者の連想に耳を傾けて聞くことである。単に「聞く」のではなく，その連想のもつ無意識的な意味も含めて十分に把握することを強調するために，「聴く」あるいは「傾聴する」という言葉が選択される。Freud S [1912] は，分析医の技法上の留意点について述べた論文で，患者の連想のいずれにも特別な注意を向けることなく，平等に漂う注意を向けひたすら傾聴することが肝要であることを強調し，傾聴が精神分析療法の具体的，実践的な技法の基本であることを述べた。また，このような技法は，後に Bion WR [1970] が唱えた「記憶なく，欲望なく，理解なく」という分析における治療者の態度とも共通するものである。こうした，治療者自身の自らの意見や先入観や価値観を交えずに，患者の連想をあるがままに受け止めようとする姿勢は，患者との治療同盟の形成を促すことにもつながると考えられる。　　　（村岡倫子）

⇨治療同盟，平等に漂う注意

[文献] Freud S (1912c), Bion WR (1970)

軽佻者

[英] unstable personality

[独] Haltlose

　Kraepelin E による精神病質パーソナリティの類型の一つ。生活態度全体を支配する意志の被影響性によって特徴づけられる。持続的な仕事ができず，容易に誘惑に負けるため，飲酒，性的乱脈，浪費，触法行為（窃盗，詐欺，横領など）に陥りやすい。Schneider K によれば，軽佻者は社会学的類型であって心理学的な群ではなく，彼のいう意志欠如者が Kraepelin の軽佻者と一致するほか，多くの発揚者，顕示者，情性欠如者もまた社会的に軽佻性の病像を示す。　　　（針間博彦）

⇨意志欠如者

[文献] Kraepelin E (1915c), Schneider K (1950)

CATIE 研究　ケイティーけんきゅう

[英] The Clinical Antipsychotic Trials of Intervention Effectiveness project

　2001 年から 2004 年にかけてアメリカ合衆国で行われた，第一世代抗精神病薬（FGA）と第二世代抗精神病薬（SGA）間および SGA 間を比較する大規模長期抗精神病薬臨床試験。本研究が実施された背景として，1990 年代以降に導入された SGA は FGA よりも有効で副作用が少なく，薬価は高くても最終的な費用効果は優れているとされ，SGA の処方は増え続けた。しかし，FGA と SGA との比較や多数の SGA 間での差異が実証されていないとの疑義が呈されたことが挙げられる。本研究の特徴は，①中立性担保の観点からアメリカ国立精神衛生研究所主導で行われたこと，②現実の臨床場面での重要性を考慮して対象を限定せず，一次評価項目をあらゆる原因による治療中断としたこと，③18ヵ月間の長期にわたり 1,493 例という多数の慢性統合失調症患者を対象とした点である。初発あるいは早期の統合失調症を対象に行われた大規模抗精神病薬臨床試験としては，EUFEST や CAFÉ Study がある。　（尾崎紀夫）

⇨抗精神病薬，第二世代抗精神病薬〔SGA〕

[文献] 羽渕知可子, 吉田契造, 尾崎紀夫 (2007)

ケイド

John FJ Cade　1912～1980

　オーストラリアの精神科医。精神疾患の原因物質を探していた彼は，別の目的で実験に使用したリチウム塩が意識レベルを損なわずに，モルモットに強い鎮静効果をもたらすことを発見した。そこで彼は，リチウム塩が精神疾患の治療に有効なのではないかと考え，10 名の躁病患者，6 名の早発痴呆患者，3 名のうつ病患者にリチウム塩を投与し，躁病での劇的な効果を観察した。このようにしてリ

チウムの抗躁効果が報告されたのは1949年のことであった。論文には、早発性痴呆には無効であり、鎮静作用が強い割にはうつ病が悪化しないこと、投与を中止すると躁病が再発することなどが記載されている。これらの特徴はその後の研究により確かめられている。リチウムの躁病への効果を比較試験で確認したのは、デンマークのSchou Mら[1954]である。その後さらに、再発予防効果、双極性うつ病への効果などが確認され、リチウムは初めての気分安定薬（mood stabilizer）として、その評価が確立した。　　　（神庭重信）

⇨気分安定薬，リチウム
[主著] Cade JFJ (1949)
[文献] Schou M, Juel-Nielson N, Strömgren E, et al. (1954)

系統的脱感作（法）

[英] systematic desensitization

Wolpe Jによって開発された、実験神経症に根拠をおいた行動療法の一技法で、不安に競合する反応を使うことによって不適応な不安-反応習慣を徐々に弱めるために用いられる方法である。典型的には、自覚的不安尺度を用いて患者の不安を数量化し、筋肉弛緩訓練を行う。自覚的不安尺度をもとに不安階層表を作成し、患者に筋肉弛緩を行わせて不安を生理的に抑制した状態にして、不安階層表の項目のうち最も弱い項目より、不安惹起刺激状況を想像によって数秒呈示する。不安が消失するまで同じ刺激の呈示を繰り返すことにより、刺激は徐々に不安を起こす力を失う。不安が惹起されなくなれば、刺激を不安階層表の次の段階へステップアップし、徐々に強い刺激を同様に呈示していく。系統的脱感作法が妥当な例は不安が条件反応である場合である。想像刺激で効果があがらない患者には、実際の刺激か見ることのできる代用刺激が必要になってくる。　　（實松寛晋）

⇨実験神経症，行動療法

[文献] Wolpe J (1969/1973/1982/1990), 山上敏子 (2007)

軽度認知障害

[英] mild cognitive impairment; MCI

臨床的にアルツハイマー病（AD）の診断基準を満たす以前の段階でADへの進行を予測し、早期に治療を開始できるようにすることを第1の目的として米国のPetersen RCらにより提唱された概念である。Petersenらによる診断基準では、MCIは、①年齢や教育レベルの影響のみでは説明できない記憶障害が存在する。②本人や家族によるもの忘れの訴えがある。③全般的な認知機能は正常範囲である。④日常生活動作は自立している。⑤認知症ではない、とされている。MCIは経過とともに種々の認知症に進行する場合が多いが、進行のみられないタイプもある。MCIは臨床的には以下のように分類される。

(1) amnestic type（健忘型）　記銘力には強い障害があるが、記銘力以外の高次機能はよく保たれている。おおよそADの前駆状態と考えられる。もの忘れとしてはエピソード記憶の障害が最も顕著に表れる。

(2) multiple cognitive domains slightly impaired type（複数領域型）　複数の高次機能にまたがってごく軽微な障害があるが、全体としては認知症といえるほど重症ではないタイプ。AD、脳血管性認知症（VD）、レビー小体病（DLB）などへと進行する可能性がある。

(3) single non-memory domain impaired type（非健忘型）　記銘力以外の高次機能領域、たとえば言語、視空間機能などで明らかな障害があるタイプである。前頭側頭葉変性症（FTLD）、DLB、VDなどへ進行する可能性がある。

MCIは病因論的にも多様で、神経変性疾患、血管障害、薬物・代謝障害、頭部外傷、精神疾患などを背景に発症することもある。

(光田輝彦)

⇨アルツハイマー型認知症，レビー小体型認知症，前頭側頭型認知症，血管性認知症，治療可能な認知症

[文献] Petersen RC, Doody R, Kurz A, et al. (2001)

傾眠

[英] somnolence

意識障害のうち，意識の清明度の低下を表す用語である。この状態は，刺激を加えると覚醒するが，刺激を与えないと覚醒が保てない程度であり，比較的軽度の意識混濁である。一方，正常睡眠での覚醒から睡眠に入る際の，呼名などのわずかな刺激で目覚める程度の軽い睡眠状態（drowsiness）を指す場合もある。この時期の脳波では，α波の量，振幅，周波数が減少すると同時に，振幅の小さなθ波が混入し，緩徐な眼球運動が出現する。

(和田有司)

⇨意識混濁

けいれん

[英][仏] convulsion
[独] Krampf

全身または身体の一部の筋の一過性で急激な不随意的収縮のことを指し，神経系の重大な障害を示唆する症状である。けいれんは，てんかん発作（けいれん発作，epileptic seizure；seizure）の一型として出現する場合や，脳血管障害，感染症，中毒性疾患，代謝性疾患，および筋疾患などさまざまな疾患に関連した症状としても出現する。さらに，心因性の病態（いわゆるヒステリーや転換症状など）や薬物の有害反応としても同様の症状がみられることがある。すなわち，「けいれん」という症状は多様な病態で出現する可能性のある症候であり，特定の疾患名を意味するものではない。

また，「けいれん」という表現には神経症候学的に種々の症状が含まれている。たとえば，てんかん性の病態と関連するものとして強直間代性発作，強直あるいは間代相のみの発作，ミオクロニー発作などがある。また，末梢神経そのものに起因するスパスム（顔面けいれん，眼瞼けいれんなど），筋疾患，および大脳基底核が関与するジストニー，舞踏病（ヒョレア），チック，ミオクローヌスなどの不随意運動を指している場合もある。

けいれんの発現機序については不明の部分も多く，基盤となる疾患によっても機序は異なる。てんかん性けいれんは，脳内のニューロンに生じた過剰放電が同期（synchronization）して発射され，経ニューロン的に脳内に伝播（propagation）や拡延（spread）により脳の広範な領域の神経活動が巻き込まれ，興奮性の伝達機能と抑制性の伝達機能のアンバランスが惹起されることによって発現する。細胞レベルでは発作性脱分極偏位（paroxysmal depolarization shift；PDS）の発現が関与している可能性がある［Ayala GF ら 1973］。神経化学的には，抑制性伝達物質であるGABAの減少や，K^+の上昇などもニューロンの過剰興奮と関連していることが示唆されている。

(岩佐博人)

⇨てんかん，強直間代発作，ミオクロニーてんかん，ヒョレア症候群，チック〔チック障害〕，ニューロン

[文献] Ayala GF, Dichter M, Gumnit RJ, et al. (1973), Engel J, Pedley TA, Aicardi J, et al. ed. (2007), 兼本浩祐, 山内俊雄 編 (2009)

けいれん発作　➡けいれん

けいれん療法　➡電気けいれん療法〔ECT〕

K-ABC

[英] Kaufman Assessment Battery for Children

Kaufman AS, Kaufman NL 夫妻により

1983年に発行された，幼児・児童の知能と習得度を個別的に測定するための知能検査。知能の特性を「継時処理－同時処理モデル」の認知処理過程から明らかにすることで，幼児・児童の得意な認知スタイルを発見し，結果を具体的な教育的指導に役立てていくことが特徴である。14の下位検査とそれらを組み合わせた4種類の総合尺度で構成され，検査結果はWISCの偏差IQと同様，標準得点(平均100，標準偏差15)で表される。適用年齢は2歳6ヵ月～12歳11ヵ月であるが，年齢に応じて実施する下位検査が異なる。

(森岡由起子)

⇨WISC
[文献] Kaufman AS, Kaufman NL (1983)

激越性うつ病

[英] agitated depression
[独] agitierte Depression
[仏] dépression avec état d'agitation

抑うつの気分失調に興奮が混入した内因性うつ病。Kraepelin E [1913] により混合状態の一病態として記述されていたが，Weygandt W [1899] により agitierte Depression と名づけられた。不安・焦燥型うつ病といってもよい。患者は不安げで落ち着きなく，いらいらして，歩きまわったりする。悲嘆し，絶え間なく抑うつ的な観念を申し立てるが，その思考内容は単調で，貧困，罪責，心気などのテーマが反復・円環してきかれる。興奮が高まり激越発作(ラプトゥス・メランコリクス)の中で自傷・自殺行為に及ぶことがあり注意を要する。

(大塚公一郎)

⇨ラプトゥス・メランコリクス
[文献] Kraepelin E (1913d), Marneros A (2001)

激越発作　➡ラプトゥス・メランコリクス

激情犯罪者

[英] criminal of passion
[独] Leidenschaftsverbrecher
[仏] criminel passionnel

熱情犯罪者と同義。強い感情から犯行に駆られる人間である。抑制しきれない欲動から性的暴行に，絶望から拡大自殺，家族殺人に，嫉妬から恋人殺人に，憤怒から傷害に駆られる。犯罪学創始者 Lombroso C は①生来性，②精神病，③機会性，④熱情性の各犯罪者を分類していた。Lombroso もその弟子 Ferri E の熱情犯罪も冷静な熟慮を回した熱情犯罪と，熱情に急性の情動が付加された犯罪の二種を含むものである。ドイツの精神医学者 Gruhle HW [1933] は動機によって①傾向からの，②薄弱からの，③熱情からの(Verbrecher aus Leidenschaft)，④名誉確信からの，⑤困窮からの，各犯罪者を区別した。Radzinowicz L は『熱情犯罪』(crime passionnel)を著し，Ribot T に依り，「煙火」である慢性の熱情と「溶鉱炉」である急性の情動を区別している。彼の熱情犯罪は主として嫉妬や怨恨，憎悪のような慢性持続性の感情興奮(熱情)の犯罪である。一方ドイツの犯罪精神医学者 Aschaffenburg G [1897, 1903] の犯罪者分類の一型，激情犯罪(情動犯罪)者(Affectverbrecher)は急性情動の瞬間的な爆発によって犯罪に陥ったもので，熟慮を回した，持続的な熱情犯罪は除外されている。熱情なき情動犯罪があり，情動なき熱情犯罪もある以上，双方合併する場合があるにせよ，両者は厳密には分けるべきである。また passion は熱情と(Aschaffenburg の激情は情動と)訳する方が現在では一般的で，誤解がない。

(影山任佐)

⇨慣習犯罪者，機会犯罪者，偶発犯罪者，職業犯罪者
[文献] Ferri E (1917), Gruhle HW (1933), Radzinowicz L (1931)

K-コンプレクス
➡ K複合〔K-コンプレクス〕

ゲージ［症例］
Phineas P. Gage

　Harlow JMにより1868年に報告された症例で，前頭前野，とくに眼窩面・腹内側前頭葉損傷によりどのような障害が生じるかが報告された。1848年に太さ3cm，長さ1mの鉄の棒が頭蓋骨を貫通し，前頭葉に大きな損傷を受けた。幸いにも回復後は知覚・運動機能が保たれ，記憶・言語にも問題はなかった。しかし人格は大きく変化した。事故後は気まぐれで無礼となり，怒りやすく，頑固かと思うと移り気で，優柔不断で，将来の行動プランを決めたり実行したりすることができなかった。Harlowは「知的能力と動物的傾向（衝動）のバランスが破壊されている」と評している。元来は，親切かつ有能で責任感が強かったため，「ゲージはもはやゲージではない（He is no longer Gage）」と周囲からいわれた。頭蓋骨と鉄棒は，ハーバード大学医学部の博物館に納められている。　　　（田渕 肇）
⇨遂行機能［実行機能］
［文献］ Harlow JM（1868），Damasio AR（1994）

ゲシュヴィント
Norman Geschwind　1926〜1984

　アメリカの神経科医。行動神経学，神経心理学において重要な役割を果たした。最初数学を専攻するが兵役で中断。ハーバード大学医学部を卒業し，英国のクイーンスクエア（National Hospital）へ留学（生理学）。Denny-Brown DEの後任としてボストン大学神経学教授を務めた。Sperry RWらの実験に触発され，高次脳機能論に関心をむけ，人間における離断症候群（disconnection syndromes）を記載（1962年）。当時なお支配的であったGoldstein Kらの全体論を根底から見直し，行動の解剖学的基盤を検討し，Wernicke C，Liepmann H，Déjerine Jらの見解を再評価する古典的連合論への回帰宣言ともとれる破格の大論文「動物と人間における離断症候群」"Disconnection Syndromes in Animals and Man"を雑誌'Brain'に公表した。これは「離断症候群」として大きな反響をよび，その後の神経心理学に大きな影響を及ぼし，斬新なパラダイムとして今日でもしばしば援用されている。彼の門下からは，Benson F，Albert ML，Heilman KM，Mesulam MM，Damasio ARら，すぐれた弟子が輩出している。
　　　　　　　　　　　　　　　（大東祥孝）
⇨離断症候群
［主］ Geschwind N（1965, 1974a）
［文献］ 大東祥孝（1992）

ゲシュタルト学説
［英］gestalt theory
［独］Gestalttheorie
［仏］gestalt-théorie

　心的現象をいくつかの要素に分析して理解しようとする要素心理学に対し，心理現象は本来，一つのまとまりをもったゲシュタルト（かたち）をなしているものであり，単に部分の集合によって全体があるのではなく，全体は部分の総和以上のものであるとの立場に依拠する学説である。あるメロディーは1オクターブ上げても感じは変わらないことから，旋律は全体としてまとまる性質（ゲシュタルト質）を有するとEhrenfels C［1890］が論じ，最初にゲシュタルトという言葉を使用したが，これが本格的にゲシュタルト学説として展開されてゆくのは，Wertheimer M，Köler W，Koffka K，Lewin Kらによってであった。Wertheimerは，一定の時間間隔をおいて異なる場所に光点を提示した際，被験者は2点の別々の印象を得るのではなく，1点からもう1点へと光点が運動するという知覚を経験することを指摘し，知覚のまとまりはよりよい形態へと向かうと考え，これを「ゲシュタ

ルト法則」と名づけた。Köhler は、「心理‐物理同型論」を唱え、生理的過程の中に物理的構造を説明する基盤が存在することを主張した。Koffka は記憶の領域でのゲシュタルト学説を展開し、Lewin は個人と環境との相互作用における全体性を考え、トポロジー心理学を確立した。こうしたゲシュタルト学説を、脳損傷者に援用することを試みた一人が、Goldstein K である。彼は、たとえばある言葉が出てこない、喚起されない、という語健忘症状の基本障害について、生体の全体的構えの変化、すなわち範疇的態度（さまざまな刺激を一定のカテゴリーに分割して捉える構え）をとることができないことに帰着させるなどの試みを通して、ゲシュタルト学説の展開に寄与した。Weizsäcker V von のいう「ゲシュタルトクライス」というのは、知覚と運動の不可分離性、相互隠蔽性を論じた学説であり、広義にはゲシュタルト学説の延長上に位置づけうる側面を有している。

（大東祥孝）

⇨ゴルトシュタイン，ヴァイツゼッカー，ゲシュタルトクライス，ゲシュタルト崩壊，ベンダーゲシュタルト検査

[文献] Wertheimer M (1923), Köhler W (1929), Koffka K (1935), 秋谷たつ子 (1993)

ゲシュタルトクライス

[独] Gestaltkreis
[仏] cycle de la structure

Weizsäcker V von によって提起された有機体と界（Umwelt）の関係についての捉え方の概念。有機体と界はつねに相即（Kohärenz）という円環的な対応関係にあり、この関係を維持していること自体が有機体の主体（Subjekt）を構成している。変転する環界に主体はたえず機能変遷によって対応しているが、やがて連続的な変化が限界に達すると構造が一気に解体して新たな構造が獲得されるという事態すなわち転機（Krise）が起こり、転機が断続することによって主体の自己保存が達成されるとする。回転性めまいにおける動きの知覚と自己運動の相補性（等価性）という神経生理学的発見を端緒として構想されたが、神経症やヒステリーにおける心的葛藤と症状の交換可能性にも適用され、さらに心的なものと身体的・物質的なものの相互隠蔽性（gegenseitige Verborgenheit）という契機を介して心身医学の基礎概念とされた。

（深尾憲二朗）

⇨ヴァイツゼッカー，機能変遷，心身医学

[文献] Weizsäcker V von (1940)

ゲシュタルト崩壊

[英] gestalt collapse
[独] Gestaltzerfall

知覚における全体性をもったまとまりのある構造としてのゲシュタルトが失われ、個々の構成要素に分解されて知覚される現象。ゲシュタルトが担っていた意味が見失われる。日本人によく経験される例として、漢字が偏・旁その他の要素の寄せ集めにみえ、一つの文字と捉えられなくなる現象が挙げられる。Bash KW はこのゲシュタルト崩壊を Bleuler E の連合弛緩に代えて統合失調症の中心病理と見なした。

（深尾憲二朗）

⇨ゲシュタルト学説，連合弛緩

[文献] Bash KW (1955)

ゲシュタルト療法

[英] gestalt therapy

ベルリンで生まれ米国へ移住した精神医学者・精神分析家 Perls FS（1893～1970）が開発した。人はしばしば自分自身の一部のみを意識して生きている。ゲシュタルト療法では、主体の意識によっては気づかれていないが確かにその人の一部であるもの、ときには意識的態度とは全く対極にあるものに「気づき」それを人格に統合することを治療目標とする。気づきを通して、身体、感情、思考、行動の

全体で「今，ここ」の自分になりきることが，ゲシュタルト（形）の完成であり，その場を完結させる。治療ではエンプティチェアや夢のワーク，実験，ボディワーク，空想の旅などの技法を用いて「今，ここ」での気づきを促進する。これらの技法は独特で有効であるが，Perls［1973］は，「今私は気づいています」という言明を変形した質問「あなたは今何をしていますか？」「何を感じていますか？」「何が欲しいのですか？」だけで十分だともいっている。それがゲシュタルト療法の核である。

(島田涼子)

[文献] Perls FS（1969, 1973）

ケースマネジメント

[英] case management

1960年代米国にて州立精神病院からの脱施設化に伴う地域支援体制（CSS）の中で工夫されてきた支援方法である。支援対象と専門家側の条件，目的や目標によって複数の類型がある。古典的なものは仲介型で，利用者のニーズと社会資源を結びつける点を強調する。多職種チームが積極的に介入して入院代替機能を果たそうとするのが総合型で，マジソン市で開始されたACT（assertive community treatment）が典型である［Stein LIら1980］。入院期間の短縮などに高い効果が認められている。直接的な援助関係を強調する米国西海岸で発展した臨床型，ボストン大学のリハビリテーション型，カンザス州立大学で開発された利用者と環境の強みに注目するストレングス型などが，相互に影響し合って現在に至っている。その後，英国における1990年通称コミュニティケア法ではケアマネジメントと呼称され，間接的な介入である資源配分が強調された。一般的にはほぼ同義と考えられる［野中猛 1995］。

多機関の多職種および利用者・家族が，次のケースマネジメント過程を共有することが欠くことのできない要点である。すなわち，①受理（インテークあるいはエンゲージメント），②査定（アセスメント），③計画策定（プランニング），④介入（インターベンション），⑤追跡（モニタリング），⑥評価（エバリュエーション），⑦終結（ターミネーションあるいはクローズ）のサイクルで，一般には半年ごとに，必要であれば支援を再契約する。

(野中 猛)

⇨ケアマネジメント，コミュニティケア，脱施設化，ACT

[文献] Stein LI, Test MA（1980），野中猛（1995）

血液脳関門

[英] blood-brain-barrier

毛細血管壁と脳組織の境界部分に存在し，脳において血液から中枢神経の間質液への物質の移動を制限する機構のことである。脳実質の毛細血管壁の内面を被う内皮細胞は密着帯で結合しているが，その外周には毛細血管の基底膜が存在し，さらに星状膠細胞の突起が囲んでいる。この配列構造が大きな分子が血管から神経細胞と神経膠細胞との間の細胞間隙に移行することを阻止し，体外からの異物が容易に血行性に脳実質内に入り込むことを防いでいる。

(吉野文浩)

欠陥（状態）

[英] defect

[独] Defekt

[仏] défaut；déficience

回復不能の精神的，身体的機能の低下を意味する語。一般に知能欠陥ならば精神遅滞や認知症を，情意欠陥ならば統合失調症によって生じた感情や意欲，関心の枯渇を特徴とする欠陥を意味する。とくに統合失調症の欠陥は，経過中に生じたエネルギーポテンシャルの減弱（Reduktion des energetischen Potentials；Conrad K）や力動空虚化（dynamische Entleerung；Janzarik W），エネルギー源枯渇（Versiegung einer Energiequelle；

Rümke HC），純粋欠陥（reiner Defekt；Huber G）と解される病態を指す。一般に欠陥状態（Defektzustand）というと，そこには，統合失調症の欠陥のほか，認知症による欠陥も含まれる。そこでは，人格変化（人格水準低下）や生活変化（貧困化）が伴われるのが通例である。また，かつて moral insanity が道徳欠陥と呼ばれることがあった。ただし，ここでの"moral"とは感性や徳性を意味する心理学的用語であり，倫理的な意味はない。

（林　直樹）

⇨純粋欠陥，性格変化
［文献］ Kraepelin E（1913c）

血管性うつ病

［英］vascular depression

　脳血管障害後にうつ病が出現することは古くから知られている。脳卒中後うつ病（post-stroke depression；PSD）のほか，神経学的徴候はみられないが脳血管性障害の影響により脳に脆弱性をきたした結果うつ病を発症したものも含め，血管性うつ病の概念が提唱されている。血管性うつ病の発症メカニズムは，病変部位，臨床的現症，発症時期，認知障害の程度，非生物学的因子の関与も考慮しなければならず複雑であるが，"局所病変仮説"と"閾値仮説"の二つが想定されている。前者は左前頭葉障害などのある特定の病変部位にもとづいたものであり，後者は脳病変の部位よりも脳血管病変の蓄積がうつ病発症の閾値を低下させることによって発症するというものである。これまでの研究報告から，情動を司るneuron networkとして皮質－線条体－淡蒼球－視床－皮質（cortico-striatopallido-thalamo-cortical；CSPTC）回路の障害が血管性うつ病の発症に重要な役割を果たしていると考えられている。脳の脆弱性のある血管性うつ病では副作用が惹起されやすいため，いずれの抗うつ薬においても少量から開始して，増量する場合も副作用に注意しながら緩徐に行うことが望ましい。

（光田輝彦）

⇨脳血管障害
［文献］ Krishnan KR, Hays JC, Blazer DG（1997）

血管性認知症

［英］vascular dementia；VD

　血管性認知症（脳血管性認知症も同義。以下，VDと略す。）とは脳血管障害が原因で発症する認知症の総称であり，脳梗塞によるものが最も多い。このほか，脳出血や低灌流状態によるものも含む。VDはアルツハイマー型認知症（AD）とともに老年期認知症の多くを占める。VDの診断の要諦は，①認知症がある。②脳血管障害がある。③両者に因果関係がある。の3点である。サブタイプとして，初期VDの一般的特徴として，人格変化，抑うつ状態，精神運動遅延，病的泣き笑い，歩行障害，転倒傾向，尿失禁，腱反射の亢進と左右差などがある。とくに歩行障害と尿失禁の早期からの出現は，ADとの鑑別に役立つ。

(1)大脳皮質型（多発梗塞性認知症）　巣症状を伴い，失語，失行，構成失行，失読失書，脱抑制，アパシー，記銘力低下などが認められることが多い。

(2)皮質下型（小血管病変性認知症）　前頭葉機能低下に関係して判断力低下，注意力低下，性格変化，アパシーなどが前景に立つ。ビンスワンガー型もこの群に含まれる。

(3)局在病変型　急性発症の傾眠，健忘，無為，意欲低下，自発性低下などがみられる。

　認知症を呈してからの改善は望めず，予後も悪いため，予防が重要である。　（光田輝彦）

⇨認知症，初老期認知症，アパシー，ビンスワンガー病
［文献］ 平井俊策 監修／荒井啓行，浦上克哉，武田雅俊ほか 編（2006）

欠陥治癒
［独］Heilung mit Defekt

　欠陥状態の固定化を特徴とする統合失調症の治癒の一形態を示す Neumann H の用語。そこでは，幻覚や妄想，興奮や思考障害といった急性期症状が消褪しているけれども，感情平板化（鈍麻），生活の貧困化，意欲や関心の低下などの統合失調性欠陥が前景に出ていることが特徴である。　　　　　　（林　直樹）

⇨欠陥（状態），感情鈍麻

［文献］ Kraepelin E（1913c）

欠陥統合失調症
［独］Defektschizophrenie

　この用語は慢性期の，情意減弱状態にある統合失調症を指したものであって，1つの疾患単位ではなく，あえていえば1つの臨床単位であって ICD-10 の残遺統合失調症（residual schizophrenia）ないし DSM-Ⅳ-TR の残遺型（residual type）に相応するものである。その主症状は感情鈍麻，意欲減退，併せて思考弛緩（連合弛緩）であり，それをもって欠陥（Defekt）と呼ばれたのであるが，その用語の不適切さのために近年は上記の ICD，DSM の病名で呼ばれることが多い。

（中安信夫）

⇨残遺型統合失調症

月経前緊張症候群　➡月経前不快気分障害

月経前不快気分障害
［英］premenstrual dysphoric disorder；PMDD

　性周期に伴う精神症状としては Frank RT が 1931 年に月経前緊張（premenstrual tension），Greene R と Dalton K が 1953 年に月経前症候群（premenstrual syndrome；PSM）を提唱した。その後，米国の精神科診断基準 DSM-Ⅲ-R［1987］の付録に黄体期後期不機嫌症候群（late luteal phase dysphoric disorder；LLPDD），DSM-Ⅳ［1994］の付録に特定不能のうつ病性障害として月経前不快気分障害（PMDD）が載せられている。PSM は軽症なものを含めると 40～80％ の女性が経験するとされるのに対し，PMDD は 2～9％ とされ，最近では 1.3％ との報告もある。DSM の診断を簡単に述べると A 基準として黄体期の最後の週に①抑うつ，②不安，③気分の上下，④怒り，⑤興味の減退，⑥集中困難，⑦倦怠感，⑧食欲の変化，⑨過眠または不眠，⑩どうにもできない感，⑪身体症状のうち5つ以上あり，そのために社会機能に影響があり，2回の性周期において前方視的にも確認されることである。治療では，まずストレス軽減を中心とする非薬物治療を行い。無効の場合にはセロトニン再取り込み阻害薬などの薬物療法が考慮される。　　（永田利彦）

⇨産褥期精神障害，産後うつ病，妊娠精神病

［文献］ Frank RT（1931），Greene R, Dalton K（1953），American Psychiatric Association（1994）

欠神発作
［英］［仏］absence

　てんかんの全般発作の一つである。発作は突然の意識消失を主症状とし，これにしばしば随伴症状として，軽い間代けいれん，脱力，強直性けいれん，自動症などを伴う。発作は数秒から十数秒持続し，突然起こり突然回復する。脳波所見は 3 Hz 棘・徐波複合が全般性，律動的，左右同期性に出現する。上記特徴を有するものを定型欠神といい，通常欠神発作といえば定型欠神を指す。一方，非定型欠神とは定型欠神に比べ脱力が強く，脳波所見は不規則性棘・徐波複合，低振幅速波などより複雑となり，発作の始まりと終わりも速やかでない。定型欠神は一般的に予後良好であり，非定型欠神はレンノックス＝ガストー症候群など予後不良なてんかんによくみられる。欠神発作はフランス語のままアプサンスと呼ばれることもある。また小発作（petit

mal）という呼称もあるが、これは大発作に対応した呼称で欠神発作よりも広範囲な発作型を含んでいる。　　　　　　　　（窪田　孝）
⇨全般発作，自動症，棘・徐波複合，レンノックス＝ガストー症候群
[文献] 濱田耕一，八木和一（1998），大熊輝雄（1998）

結節性硬化症

[英] tuberous sclerosis

　神経皮膚症候群の一つであり，プリングル病ともいう。1880年にBourneville DMによりてんかんを伴う精神薄弱者の3剖検例が報告され，硬化した結節性脳病変という表現が使われた。本症の解明が急速に進み，1993年に16番の染色体上にTSC（結節性硬化症複合体）2遺伝子，1997年に9番の染色体上にTSC1遺伝子が相次いで同定された常染色体優性遺伝性の疾患である。全身にみられる過誤腫を特徴とする疾患であり，古典的には知能低下，てんかん発作および顔面の血管線維腫（angiofibroma）を3主徴とした。この3主徴以外に皮膚，中枢神経系，目，腎，心，肺等のほぼ全身に種々の過誤腫を形成し，皮膚では血管線維腫以外に白斑，粒起革様皮，爪下線維腫等が認められる。脳では大脳皮質のグリア増殖による結節形成が特徴的である。日本における頻度は人口1万人に約1人の割合で，患者数は1万5千人前後と推定される。けいれん発作は生後4〜6ヵ月頃に気づかれることが多く，多彩な発作を生じ，治療に抵抗することも多い。　　　　（天野直二）
⇨母斑症，精神遅滞
[参考] 難病情報センターHP　結節性硬化症（プリングル病）
http://www.nanbyou.or.jp/sikkan/024_i.htm
[文献] 金田眞理（2009）

結節性動脈周囲炎

[英] periarteritis nodosa
[独] Periarteritis nodosa
[仏] périartérite noueuse

　結節性多発動脈炎とも呼ばれ，男性に多い。全身の小〜中の筋型動脈の内膜，中膜，外膜を侵す血管全層炎であり，侵された各臓器の症状が出現する。全身倦怠感，脱力感，筋肉痛，関節痛，発熱などの非特異的なインフルエンザ様症状で発症することが多い。紫斑，潰瘍，紅斑などの皮膚症状，腎炎，腎不全などの腎障害，高血圧，末梢神経炎など多彩な症状を示し，脳梗塞，脳出血などの中枢神経症状，消化管出血，穿孔などの消化管症状，心筋梗塞，心外膜症などの心症状がみられると致死的となる。炎症性，消耗性の全身症状を背景として上記の多彩な症状がみられる場合にはつねに本疾患を疑い，他の膠原病や血管炎と鑑別することが重要である。診断に特異的な検査はないが組織生検と血管造影が重要である。治療はステロイドの大量療法あるいは免疫抑制剤との併用療法が行われる。早期に治療が開始されれば完全寛解する症例もあるが，治療が遅れれば予後は不良である。
　　　　　　　　　　　　　　　（谷向　仁）
⇨膠原病

血統妄想

[英] descent delusion ; Mignon delusion
[独] Abstammungswahn
[仏] délire de filiation

　自分が高貴な生まれだという妄想的確信。ミニョン妄想ともいう（ミニョンはゲーテの『ヴィルヘルム・マイスターの修業時代』に登場する謎の少女）。誇大妄想の一つの型とされ，躁病，統合失調症の慢性期，パラノイア，進行麻痺などに出現するとされてきた。フランスの精神科医Guyotat J［1980］は，filiationの原義が前世代と後世代に対する関係という二方向性をもつことに注目し，délire de filiation に広い意味を与えている。

(大塚公一郎)

⇨誇大妄想
[文献] Peters UH (1990), Guyotat J (1980)

ゲノム〔ヒトゲノム〕

[英] genome；human genome

生物のもつ遺伝情報のすべてを表す。gene（遺伝子）と -ome（総体・全体）を組み合わせた造語。あるいは gene と chromosome（染色体）との組み合わせとする説もある。遺伝情報は DNA 分子の塩基配列にデジタル情報として記憶されており、DNA 配列のうち蛋白をコードしている部分を遺伝子と呼ぶ。DNA 分子は DNA の維持、複製、発現、進化を可能とする染色体という細胞器官を形成しており、ある種の生物においてそれぞれの細胞にある染色体をすべて集めたものをゲノムという。ゲノムの大きさは生物によって大きく異なっており、大腸菌は 4.6 Mb、マウスやヒトにおいては 3.2 GB、フグは 3.8 GB などとなっている。ヒトにおいては 24 個の異なる染色体（22 個の常染色体と X、Y 性染色体）をもっている。真核生物の染色体は DNA 分子とヒストンと非ヒストンの 2 種類の蛋白との相互作用により複雑に折りたたまれている。

ヒトゲノムプロジェクト（human genome project；シークエンシングにより全ゲノムの塩基対を決定するプロジェクト。2003 年に完遂）により、ヒトゲノムに関する情報量が飛躍的に増加した。このプロジェクトの目的は、①ヒトゲノムの物理的、遺伝学的地図を作成する、②さまざまなモデル生物のゲノムの配列を理解する、③遺伝子地図作成と配列決定の技術を改良開発する、④情報を収集、保存、解析、表示、分配する、⑤完全長 cDNA 配列を解読する、⑥ゲノム情報に関連する倫理的、社会的、法的な問題を考察することである。ヒトゲノムには、30 億塩基対、約 2 万 5000 個の遺伝子がコードされている。このヒトゲノムプロジェクトによりもたらされた情報を利用し、一塩基置換（single nucleotide polymorphism；SNP）などの遺伝子多型を用いた疾患感受性遺伝子探索、あるいは薬剤反応性／副作用の予測を目的とする薬理遺伝学的研究（pharmacogenetics/genomics）など、生物・医学分野における発展が期待されている。

(岩田仲生)

⇨一塩基多型〔SNP〕、遺伝子多型、薬理遺伝学
[文献] Brown TA (2007)

ゲノムインプリンティング

[英] genomic imprinting

常染色体上の遺伝子は、父由来と母由来にかかわらず、通常、発現量の差異がない。ゲノムインプリンティングとは、両親から受け継いだ一対の対立遺伝子のうち、その親の性別に従って、一方の親由来の遺伝子のみが発現する現象である。プロモーター領域の CpG サイトはメチル化を免れて発現可能であるのが通常だが、インプリンティング遺伝子においては不活化されている親由来染色体上の遺伝子のプロモーターはメチル化されている。

(尾崎紀夫)

⇨エピジェネティクス
[文献] Wilkinson LS, Davies W, Isles AR (2007)

ゲノムワイドスキャン

[英] genome wide scan

全ゲノムを対象とした感受性遺伝子探索解析。手法としては連鎖解析（linkage analysis）と関連解析（association analysis）がある。とくに全ゲノム関連解析を Genome-wide association study（GWAS；ジーワス）と呼ぶことが多い。精神疾患を対象としたゲノムワイド連鎖解析でもいくつかの領域が候補として報告されているが、確定的なものはない。GWAS においても複数個の感受性遺伝子（多型）が挙がってきている。その結果、

統合失調症や双極性障害などにおける各感受性遺伝子のリスクはオッズ比として1.1～1.2程度ときわめて低いことが報告されている。複数のGWASをメタ解析するために，Psychiatric GWAS Consortium (PGC) が設立され，結果が待たれている。　　　　（池田匡志）
⇨リンケージ解析〔連鎖解析〕，関連解析〔遺伝子関連解析〕，メタアナリシス〔メタ解析〕

K複合〔K-コンプレクス〕

［英］K-complex
［独］K-Komplex
［仏］complexe K

　脳波上で軽睡眠（Rechtschaffen & Kalesの脳波的睡眠段階の国際分類ではstage 2）に，クリック音や拍手などの音刺激や触覚などの感覚刺激によって，頭頂部優勢に左右対称性に誘発される持続1 sec前後の陰陽2相性の高振幅の徐波（陰性の波が主体）と，それに続く8～16 Hz（通常14 Hz前後）の紡錘波（spindle）からなる反応波形の複合をいう。時に自発的に生じる場合もある。徐波成分は眠りがより浅い時期でみられる瘤波hump（頭頂部鋭波 vertex sharp wave）と同質のもので，睡眠が深くなるに伴い振幅が増し，持続が延びたものとされる。頭頂部に鋭波様の成分がみられる場合もある。刺激後100 msec前後の潜時で出現するが，左右どちらか一側でみられないかまたは振幅が小さく左右差がみられる場合，その側に何らかの損傷が存在するものと考えられる。（池引逸風）
⇨脳波〔EEG〕，睡眠段階，徐波，紡錘波，鋭波，頭蓋頂鋭一過波

[文献] Davis H, Davis PA, Loomis AL, et al. (1939)

ゲープザッテル

Victor Emil Freiherr von Gebsattel
1883～1976

　ドイツの精神医学者，精神療法家。最初は外交官を志したが哲学に転じ，Dilthey WとBergson Hに師事し，さらにRodin A, Rilke RM, Freud S, Andreas-Salomé Lなどとも親しく交わった。その後Scheler Mの教えを受けて哲学的人間学の傾向を強めたが，第一次大戦後，精神分析への関心から医学への転向を決意して1919年に医学部を卒業，ミュンヘン大学のKraepelin Eのもとで精神医学を学んだ後，1926年ベルリン近郊のフュルステンベルク城に私立の精神病院を開設して1939年まで院長を勤めた。彼の主要な精神病理学論文の大部分は，Binswanger L, Minkowski E, Straus Eらとの活発な交流を背景にしてこの時代に生み出されたものである。第二次大戦中，病院が国に接収されたり自宅が爆撃で破壊されたりして苦難の時期が続いた。1949年にヴュルツブルク大学が彼のために新設した〈人間学研究所〉（後に〈精神療法・医学的心理学研究所〉と改称）の初代教授に就任，退官後もドイツにおける人間学的精神病理学の指導的な役割を果たしていた。

　彼の実存的・人間学的精神病理学の主たる関心領域は，恐怖症，強迫症，離人症，性倒錯などの神経症領域と，これらを包括的に理解するための概念である〈生成の抑止 Werdenshemmung〉が最も純粋に現れる精神病としてのメランコリーであった。メランコリー者の強迫症状においては生成の抑止に伴って時間の未来指向性が停滞し，それによって人生の意味が失われて死の観念が優勢となる。患者はこれを強迫症状によって防衛しようとする。これに対して神経症者や精神病質者では，耐えがたい人生からの逃避として未来指向性が選ばれる。離人症はメランコリー的な生成の抑止がもたらした〈空虚〉そのものの体験面への出現として理解できる。彼の主要な論文はすべて2冊の論文集［1954, 1968］に収められている。　　　　（木村　敏）
⇨非現実感，強迫病，シュトラウス

[主著] Gebsattel VE von（1954, 1968）

ゲーム理論
[英] game theory

　ゲーム理論は，社会や経済における複数のプレーヤーの相互に依存する行動や意思決定を分析研究する学問である．ゲームとは，その結果が，個人一人の行動により決まるのではなく，他者がどのような行動をとるかにより変わってくるような状況，すなわち人が戦略的な相互依存関係にあることを指す．他者の行動を考慮に入れた意思決定の研究が，古典経済学と異なるゲーム理論の特徴である．なおプレーヤーとは，意思決定するとされる主体である．ゲーム理論は，1940年代の中期から，Neumann J von と Morgenstern O により開始された．また，1970年代には，Nash JF により，プレーヤーが話し合いや協力することなく互いに独立に戦略を選択するゲームである非協力ゲーム理論が発展した．伝統的なゲーム理論は，プレーヤーは，可能な限り利得を最大化する合理的な意思決定主体であるという仮定にもとづいている．1980年代からは，プレーヤーは完全な合理性をもつという仮定に満足できない研究者が出現し，理論予測を実験による観察データでテストする科学的方法論が取り入れられた．たとえば，最後通牒ゲームの結果では，現実の人間は金銭的利得の最大化だけに関心があるのではなく，利得配分の公平性や互恵性も行動の大きな誘因であることが示された．最近では，人間の感情，動機，認知，推論の特性を取り入れた新しいゲーム理論が研究されており，これを行動ゲーム理論という．　　　　（加藤元一郎）
⇨最後通牒ゲーム
[文献] 岡田章（1997）

けもの憑き妄想
[英] zoanthropy
[独] Zooanthropie

　憑きもの妄想のうち，憑くものが動物である場合で，動物が憑いたと信じ，自分の意思とは無関係に鳴き声を発したり，動作をまねしたりする状態［大宮司信 1993］．ただし狐（狐憑き）や狼（狼憑き）といっても自然の中の動物そのままではなく，神秘的ないし宗教的な色彩を帯びた狐や狼であり，犬神のように実在しない想像上の動物が憑く場合もある．ある家系の者の機嫌を損じると犬神がのり移り，犬神のようなふるまいになるという俗信があり，こうした家系は犬神筋といわれ周囲から恐れられていた時代・地方がかつてあった［石塚尊俊 1959］．日本では狐，狸，いずなどが憑くのに対し，西洋では狼が憑く場合が多い［酒井明夫 1994］．また狐憑きが憑きもの妄想であるのに対し，狼憑きはむしろ変身妄想，つまり狼男として有名である．
（大宮司信）

⇨憑依妄想，犬神憑き，狼男［症例］
[文献] 大宮司信（1993），石塚尊俊（1959），酒井明夫（1994）

ゲール〔ギール〕
Geel（古称 Gheel）

　ベルギー，アントワープ州南部の人口3万人余りの都市．同国のオランダ語圏に位置し，Geel の発音は「ヘール」に近い．Gheel は古称，「ギール」は英語読み．古くから精神病者の巡礼地として知られ，聖ディンプナ教会には治癒を求めて各地から巡礼者が集まった．教会周辺の民家が患者に宿を提供し，これが現在の里親制度の原型となる．1850年，ベルギー政府は精神病者法によって Geel の街全体を国立コロニー（rijkskolonie）と位置づけ，1862年には患者の医学的管理や里親の斡旋を行う中央病院を設置．19世紀末から20世紀初めにかけて，Geel の里親制度へ

の国際的関心が高まり，欧米諸国を中心に精神科家庭看護の導入が模索された。Geelの里親看護に関わる患者数は1938年の3736人をピークに減少し続け，2006年6月末現在で460人。現在の里親プログラム部門は，地域の基幹精神科病院であるサノ・クリニック（Sanokliniek）とともに，フランダース政府が運営する精神科ケアセンター（Openbaar Psychiatrisch Zorgcentrum Geel；OPZ）の組織下にある。　　　　　　　　　　　　（橋本　明）

⇨里親制度〔フォスターケア〕，岩倉保養所

[文献] 橋本明（2000），Roosens E, Van de Walle L（2007）

ゲルストマン症候群

［英］Gerstmann's syndrome

失書・失算・手指失認（指失認）・左右失認の4症候を指す。最初の報告例は，1924年，Gerstmann Jによるもので，彼は責任病巣を優位半球頭頂葉下部（角回）と中後頭回の移行部であるとし，これら4症候には身体図式という共通の基盤があると主張した。しかしその後，この主張に対する反論も多数提出されている。中でもよく知られているのは「ゲルストマン症候群の虚構」と題するBenton ALの論文［1961］で，そこでは上記4症候を呈した脳損傷者100例を検討した結果，4症候の相互の関連性は見出せず，言語機能の障害が4症候の基盤にあるとされた。また，Critchley Mは「ゲルストマン症候群の謎」と題する論文［1966］で，Gerstmannが用いた検査方法を批判するとともに，4症候に共通する基盤の有無に懐疑を表明している。以後も論争は継続しているが，失語などの合併がない純粋なゲルストマン症候群の症例報告が存在することから，Bentonの虚構説は現代では否定されている。また，この症候群が頭頂葉後下部損傷により生ずるという点についても異論のない事実として認められている。しかしながら，同部の損傷によって4症候がつねに共存する形で観察されるわけではないことから，4症候に機能的関連性はないという説が有力になっている。脳損傷の結果として臨床的に観察された症状の分析にもとづき，認知機能の解剖学的・機能的成り立ちを追究するのは神経心理学の定法であるが，ゲルストマン症候群の歴史は，その難しさと魅力の縮図であるともいえる。　　　　　　　（村松太郎）

⇨失書，失算，頭頂葉，頭頂葉症候群，身体図式，身体認知障害，巣症状

[文献] Rusconi E, Pinel P, Dehaene S, et al.（2010），Critchley M（1966），Gerstmann J（1924）

ゲルストマン＝ストロイスラー病

［英］Gerstmann-Sträussler-Scheinker disease

遺伝性プリオン病の一つで，プリオン蛋白遺伝子の102番コドンの1塩基置換（プロリンからロイシンへの変異）が認められる。わが国では180番コドンのバリンからイソロイシンへの変異によるクロイツフェルト＝ヤコブ病に次いで多い。脊髄小脳変性症類似の下肢失調による歩行障害または下肢のしびれ，感覚障害で発症し，その後認知症の症状が加わり，数年の経過で無動性無言となる。下肢深部腱反射は消失し，非小脳性構音障害を認める。病理学的に捉えられている腰髄後角病変に起因する症状が主体をなす。MRIは初期には正常で，末期に拡散強調画像で高信号が出現する。早期より大脳皮質の血流低下を認める。脳波上，周期性同期性放電を認めないことが多い。病理学的には小脳，大脳皮質，大脳基底核，脳幹に空胞変性と多数のアミロイド斑（amyloid Kuru-plaque）をみることが特徴である。脊髄小脳路や皮質脊髄路にも変性を認める。一般には2～10年と緩徐進行性の経過をたどるが，急速に進行する症例も知られている。　　　　　　　　　　（冨永　格）

⇨クロイツフェルト＝ヤコブ病，プリオン病

[文献] Arata H, Takashima H, Hirano R, et al.

(2006)

原因において自由な行為

［ラ］actio libera in causa

　責任無能力者の行為は原則として罰せられないが，それでは酩酊下の犯罪などが過剰に保護されるおそれがある。原因において自由な行為とは，故意または過失により自ら責任無能力の状態を招いた者に対して，その原因行為時の責任能力の存在を根拠に行為者の責任を問う法律構成をいう。ドイツ刑法にはこのような視点から従来より酩酊犯罪者の責任を厳しく問う規定があったが，わが国でも危険運転致死傷罪の規定により悪質な飲酒運転者が厳しく罰せられるようになった。

(山上　皓)

⇨責任能力

幻影肢　➡幻肢〔幻影肢〕

検閲

［英］censorship
［独］Zensur
［仏］censure

　無意識的欲動や観念が前意識−意識系に入ることを抑えようとする心的機能。『夢判断』においてFreud Sは，潜在内容が夢作業によってさまざまな歪曲が生じる理由として検閲の働きを挙げた。検閲は意識と無意識，前意識と無意識の間にあるいわば検閲所として機能し，意識や前意識にとって不都合なものは通過させない。後にFreudは検閲や自我による抑圧は良心の働きに由来するとし，構造論において自我の防衛機制，つまり超自我による抑圧と関連づけられた。そのため検閲は超自我の理論上の原型と考えられる。

(黒崎充勇)

⇨防衛機制，自我，超自我，無意識，抑圧
［文献］ Freud S (1900, 1917e)

嫌悪療法

［英］aversion therapy

　習癖といった特定の行動に対して嫌悪刺激（たとえば催吐剤を用いた嘔吐反応や電気刺激など）を随伴させることによって，その行動の生起頻度を減少させようとする行動療法の一技法。オペラント条件づけの一つのタイプである嫌悪条件づけの原理にもとづいている。アルコールやニコチンへの依存，性嗜好障害などの治療に適用される。不適応行動の抑制にその主眼があるため，好ましい適応行動の頻度を正の強化によって同時に増大させる手続き（報酬訓練）と併用することが望ましい。

(坂野雄二)

⇨条件づけ，アルコール依存(症)
［文献］ 内山喜久雄 (1988)

限界設定　➡リミットセッティング

幻覚 ［生物学］

［英］［仏］hallucination
［独］Halluzination

　幻覚は，外界からの刺激情報が存在しない状況において感覚受容系の末梢から大脳皮質へ入力される情報処理過程と，大脳皮質から末梢系への情報処理過程との協調的制御の機能障害として生じる誤った知覚であると考えられる［Epstein Jら 2002］。外界からの聴覚性，視覚性，触覚性，味覚性および嗅覚性の刺激は，それぞれのモダリティに固有の感覚器受容体を有する細胞から中枢神経系に入力される。多くの場合，視床の各モダリティに特異的な神経核を中継点としてそのフィルター機能による篩い分けを受けた後に大脳皮質の一次感覚野に伝えられ，次いでマルチモダル過程の情報処理が生じる。このような情報処理過程は，知覚性の感覚受容系からの情報が末梢から大脳皮質へ入力されるボトムアップ処理と大脳皮質からの制御であるトップダウン処理過程が協調的に制御している。1988年

に本邦で幻聴を呈する統合失調症患者のSPECTにて左側頭葉上部や頭頂葉下部の血流増加が報告された[Matsuda Hら 1988]。その後の構造・機能画像研究の進展の結果，おもに幻聴および幻視を有する患者においては，一次および二次感覚野に加えて運動前野，帯状回皮質，皮質下および小脳領域における機能障害が幻覚体験にかかわっていることがあきらかとなり，ボトムアップ処理過程とトップダウン処理過程の不調和によってこのような誤った知覚がもたらされるという神経認知モデルが提唱されている[Allen P ら 2008；福田正人ら 1999]。幻聴が生じる場合には，①シルビウス裂周囲，とくに中側頭回，上側頭回といった聴覚系知覚に直接関与する部位，②前頭葉による抑制性調節，③注意に関連した頭頂部機能，の相互作用の障害が推測される。薬理学的知見からは中脳辺縁系のドーパミン投射路の関与が考えられている。一方，幻視に関しては1922年にLhermitte Jが記述した脳脚幻覚症（hallucinose pédonculaire）では，しばしば睡眠障害に伴って人物や動物などの動的で生々しい複雑な幻視が認められる。脳幹部と視床の線維連絡の障害が視床中継核から大脳皮質への感覚系入力に影響を与え，その現象にはアセチルコリンおよびセロトニンが関与すると考えられている。催幻覚剤（hallucinogen）で引き起こされる幻覚も，幻視を主体とした幻覚体験が多いが，これらの多くはセロトニン 5-HT$_{2A}$ 受容体およびセロトニントランスポーター（SERT）に高い親和性をもつ。　　　　　　（山本直樹）

⇨幻視，幻覚症，アセチルコリン，セロトニン[5-HT]，ドーパミン

【文献】Allen P, Larøi F, McGuire PK, et al. (2008), Epstein J, Stern E, Silbersweig D (2002), 福田正人, 笠井清登 (1999), Matsuda H, Gyobu T, Masayasu I, et al. (1988)

幻覚 [精神病理]

知覚として体験されるが，当該対象が実在しないという心的現象を指す。この点で「対象なき知覚（perception sans object）」[Esquirol JE 1817]という表現が適切であるが，対象が実在しないという点において，それは本来の知覚の障害ではなく，あくまでも知覚の現象形態を帯びた，他の何らかの障害と考えられる。

幻覚は種々の観点から分類されるが，それらのうち主なものは以下のとおりである。①感覚様式による分類：幻視，幻聴，幻嗅，幻味，幻触，体感幻覚，②属性の差異による分類[Jaspers K]：真正幻覚；実体的で外部客観空間に現れる，偽幻覚；画像的で内部主観空間に現れる，③実在判断の当否による分類[Goldstein K]：真正幻覚；対象が実在するものと誤って判断される，偽幻覚；対象が実在しないことが正しく判断される（フランスの幻覚症[hallucinose]），④幻覚対象の分化度による分類：要素性幻覚；単純な音や図形，光など，複雑性幻覚；人声や情景など，⑤意識障害の有無による分類：意識清明時の幻覚；幻聴が多い，意識障害時の幻覚；幻視が多い，⑥病巣の局在部位による分類：側頭葉性幻覚，後頭葉性幻覚，脳幹性幻覚，鉤回発作など。これらの分類はその観点を異にするものであり，したがって実際の一つの幻覚を上記の種々の分類によって多重的に規定することも可能となる。たとえば，統合失調症患者がしばしば訴える「頭の中で聞こえる声」を多重的に規定すれば，幻聴－偽幻覚[Jaspers]－真正幻覚[Goldstein]－複雑性幻覚－意識清明時の幻覚－局在不明となる。

またこの他に特殊なものとして，幻（影）肢，自己像幻視，機能性幻覚，反射幻覚，域外幻覚，経験性幻覚[Penfield Wら]などがある。

なお，言語性精神運動幻覚（hallucination psychomotrice verbale）[Séglas J]は発声器官の自動運動によって内言語が表出されたと

考えられるもので，独語の一生起機序であり，「対象なき知覚」という本項で述べる幻覚ではない。　　　　　　　　　　　　　　（中安信夫）
⇨幻視，幻聴，幻嗅，幻味，幻触，偽幻覚，幻覚症，鉤回発作，幻肢［幻影肢］，自己像幻視，機能幻覚，域外幻覚，経験幻覚，言語性精神運動幻覚
[文献] Goldstein K（1908, 1913），Jaspers K（1913/1948），Penfield W, Jasper H（1954），Sèglas LEJ（1895b）

幻覚 ［比較文化・宗教学］

さまざまな宗教的経験や宗教的奇跡には，精神病理学的病像と重なる部分が多い。宗教的啓示や神秘体験の際に幻視とくに「光明現象（photismus）」を伴うことが多い事実をJames W は指摘している。一方 James は，パウロがダマスコへの途上でキリストの幻影を見たのは，てんかんによる幻視であるとする議論を「医学的唯物論」として批判した。実際 19 世紀後半に Charcot JM らが精力的に行ったのは，古今の芸術作品に描かれた悪魔憑依や宗教的奇跡を神経学の病理として記述し直すことだったからである。さて，幻覚剤や脳の特定部位への電気刺激，あるいは暗示によって，人間は容易に，そこに実体がないにもかかわらずその存在を感じる，つまり「対象なき知覚」［Esquirol JED］を形成する機能を有している。このため近年，幻覚は精神疾患や障害に特異的なものではなく，不安・孤立・不眠・過労などいくつかの条件がそろえば誰でも経験しうるものと考えられるようになっている。事実，冬山の遭難や集中治療室等隔離状況で生じうるし，正常人とされる者でも声を聴く経験をもつ者の割合は少なくない。これを統合失調症などの幻聴と区別して「ヒアリング・ボイス（hearing voices）」と呼ぶことがある。人類学からは多くの関連事象が記載され，代表的なものは，アメリカ先住民の間で，親族とくに配偶者の死後すぐに，死者の霊が自分の名前を呼ぶ声を聴くことがきわめて多いとされている［Kleinman A 1988］。あるいは民間治療で，治療者が感覚遮断や幻覚剤（幻覚キノコ）などを使用して，患者とともに治療の旅を経るという治療儀礼も報告されている［宮西照夫 2001］。これらはさらに，古代文明では幻の声（神々の声）に呼びかけられるというまったく別の心の構造があったが，その後意識と文字が発生することでそれらが失われたとする，人間の機能の基底に含まれている Jaynes J の「二分心（bicameral mind）」仮説につながる部分である。なお過去の虐待や心的外傷に起因する幻聴は薬物療法では軽減せず，非薬物療法的アプローチが勧められるのも［Healy D 2009］こうした非精神病性の幻聴（幻覚）と関連するものかもしれない。　　　　　　　　（江口重幸）
⇨幻視，幻聴，域外幻覚，運動幻覚，記憶幻覚，器官幻覚，筋感幻覚，偽幻覚，機能幻覚，経験幻覚，こびと幻覚，出眠幻覚，入眠時幻覚，慢性幻覚精神病，要素幻覚，幻嗅，幻触
[文献] Healy D（2009），James W（1901-1902），Jaynes J（1976），Kleinman A（1988a），宮西照夫（2001）

幻覚症

［英］hallucinosis
［独］Halluzinose
［仏］hallucinose

幻覚が前景に出た状態像を示すが，歴史的にはさまざまな用法がなされており，厳密を期すことはできない。そもそも Wernicke C ［1900］によって用いられた術語で，アルコール幻覚症など，器質的要因にもとづき，幻覚を主体とする病像に主に用いられた。通常は幻聴であるが，他の感覚領域の幻覚であってもかまわない。Kraepelin E においてはとくに意識障害を伴うようなものではない病態に対しても用いられた。他方，フランス語圏では Lhermitte J ［1922］が報告した脳脚に病変をもつ幻覚に対し，後に van Bogaert L が脳脚幻覚症の名称を与えたことで，幻覚症とは病識のある幻覚状態を示すのが一般的なっ

た。すなわち実在判断にもとづいての偽幻覚を示すことになる。Lhermitte の症例では童話的な幻視が認められる。Ey H [1970] はこの用法を踏襲して，病識ある幻覚状態を幻覚症性エイドリーと呼称し，妄想性幻覚と区別した。　　　　　　　　　　　　　　　　(小林聡幸)
⇨幻覚，アルコール幻覚症，脳脚幻覚症，中脳幻覚症，偽幻覚，幻覚症性エイドリー
[文献] Ey H (1973), Lhermitte J (1922), Wernicke C (1900)

幻覚症性エイドリー
[仏] éidolie hallucinosique

フランスでいう幻覚症のこと。Claude H と Ey H は，1932 年に批判の保たれた幻覚を，局所的・神経学的解体による幻覚症と呼び，全体的・精神医学的解体から生じて批判を欠く精神病の幻覚と区別した。1973 年に Ey は，ドイツ語圏の用法との混乱を避けるために，前者を幻覚症性エイドリー，後者を妄想性幻覚（hallucination délirante）と名づけた。エイドリーには要素的な protéidolie と，より複雑な phantéidolie が含まれる。　　(濱田秀伯)
⇨幻覚症，エー
[文献] Claude H, Ey H (1932), Ey H (1973)

幻覚薬
[英] hallucinogen

幻覚薬という呼び名は幻覚を引き起こす LSD および関連物質から始まり，幻覚を引き起こす物質を一般的に幻覚薬と呼んでいる。薬理学的にもさまざまなものを含んでいる。カンナビノイド作動薬（Δ9-テトラヒドロカンナビノール）や N-methyl-D-aspartate (NMDA) 拮抗薬（フェンサイクリジン；PCP など），ムスカリン受容体拮抗薬（スポコラミン），カッパ・オピオイド作動薬（サルビノリンなど），代用アンフェタミン類であるモノアミン遊離作用薬（3,4-methylenedioxymethamphetamine；MDMA, dimethyltryptamine；DMT, methyldimethoxyamphetamine；DOM；STP など），キノコ類由来のプシロシビンやメスカリンなどが知られている。これらのほとんどは麻薬及び向精神薬取締法の対象薬物である。以下に代表的な幻覚薬として LSD と MDMA について述べる。

LSD は麦角の成分から合成されたものであり，一般的には錠剤で違法販売され，内服される。30～90 分後に効果が現れ，ピークは 2～4 時間後に訪れ，6～12 時間後に消退する。交感神経刺激薬として作用して，高血圧や頻脈，体温上昇，瞳孔散大などを引き起こし，心理的作用としては知覚変化から幻覚までさまざまであり，完全に覚醒し意識が清明である状態で不適応的な行動変化や知覚の変化がみられる。パニック反応（bad trip）を生じることもあり，あたかも自分が気が狂いつつあり，自分の脳が冒されてしまい，決して回復しないかのように感じることもあり，8～12 時間持続する。また，幻覚剤使用中止後に出現する，異常知覚のつらい再体験（フラッシュバック）が生じることがある。

MDMA は知覚の歪みや幻覚，多幸感をもたらし社交性や親密感を高めるといわれている。身体的には食欲低下や頻脈，歯ぎしり，発汗が認められる。高熱や心血管虚脱，脳出血により突然死に至ることもある。耐性は生じやすく，退薬期には「つぶれ」が生じ，抑うつや不安が生じる。急性および慢性の妄想型精神病が生じ，フラッシュバックも報告されている。　　　　　　　　　　　　　　　　(伊豫雅臣)
⇨LSD-25，フラッシュバック，精神異常発現薬
[文献] Fantegrossi WE, Murnane K, Reisig C (2008)

衒奇　➡わざとらしさ

幻嗅
[英] olfactory hallucination
[独] Geruchshalluzination
[仏] hallucination olfactive

　嗅覚性の幻覚。人間にとって嗅覚は視・聴覚に比して分化度が低く、ゆえに訴えに際して幻嗅、錯嗅、あるいは嗅覚過敏のいずれとも決めがたいことも多い。多くは「何かが焦げるような」、「腐敗したような」と表現されるような悪臭であり、統合失調症、側頭葉てんかん（鉤回発作 uncinate fits）、自己臭恐怖にみることが多い。統合失調症ではたとえば「毒ガスが撒かれている」等の被害妄想と結びつくことが多い。側頭葉てんかんではもっぱら鉤（uncus）の発作性放電による。自己臭恐怖では「自分から発する不快な臭いのために他人が自分を避ける」という忌避妄想が病像の主体をなしており、幻嗅はない場合もある。　　　　　　　　　　　　　　（中安信夫）
⇨自己臭症、側頭葉てんかん、鉤回発作、忌避妄想
【文献】Jackson JH（1931b），村上靖彦（1981）

元型
[英] archetype
[独] Archetypus

　Jung CG による用語で、ある行動やイメージを生み出すための、アプリオリに与えられた可能性のことで、個人的に習得されたのでなくて、無意識的に存在している普遍的な型のことである。元型は、個人を超えた無意識が存在するという集合的無意識の考え方と密接に関連している。類似した神話、昔話、宗教儀礼が世界中に存在するのは、元型の働きによるとみなされる。夢、ヴィジョン、幻覚などは個人の経験や記憶にもとづいていないことがあり、それは人類に普遍的な無意識に存在する元型によると考えられる。元型が意識に現れる時には、圧倒的な力や意味を帯び、意識的な態度を改変させ、時には壊してしまう。その意味で精神医学的な見地からすると、元型は創造性にも、統合失調症の発病につながるような破壊性にも関係している。
　　　　　　　　　　　　　　　　　（河合俊雄）
⇨集合的無意識、アニマ／アニムス、自己、ユング
【文献】河合隼雄（2009）

原幻想
[英] primal phantasies
[独] Urphantasien
[仏] fantasmes originaires

　Freud S が提起した概念であり、それぞれの個人の実際の生活体験とは関係なく、人間の幻想生活の中に姿を現し、さまざまに心的体験に影響を与える普遍的で典型的な幻想を指す。エディプスコンプレクスを構成する近親姦や殺人や去勢の懲罰といった幻想が、系統発生的に遺伝されていると Freud は言った。幻想という心的体験の内容がそのまま遺伝することは科学的ではないが、このアイデアは乳幼児がそれぞれの感覚体験を普遍的な幻想体験に加工する生得的準備性をもって生まれてきていることに言及している。その後、Klein M はより早期の前エディプス的な幻想にこの発想を拡大し、無意識的幻想という概念に練り上げ、最早期から対象関係のある心的生活をもつ乳児を描き出した。　（藤山直樹）
⇨エディプスコンプレクス
【文献】Freud S（1917e），Segal H（1964）

原光景 ［精神分析］
[英] primal scene
[独] Urszene
[仏] scène primitive

　Freud S が精神分析の創成期から注目していた、外傷的意義が付与される子どもの体験である。すなわち子どもが目撃したとする両親の性交場面をいう。実際には動物の交尾場面や性交を連想させる物音声などに刺激された子どもの空想でもありうる。原光景は子どもの心的事実としての意義をもち、Freud

[1918] は症例狼男において狼の夢から狼男の乳児期の原光景を再構成し，それがのちにエディプス期の去勢不安の活性化に遡行作用（deferred reaction）した経緯を詳述した。

原光景は今日クライン学派の早期エディプス状況との関連で理解される。乳幼児の主体的な体験感覚にもとづく原光景に関する無意識的空想の典型が，部分対象としての親同士が結びつく結合両親像 [Klein M 1923] である。この早期エディプス葛藤が同時期の心的態勢である抑うつポジションと同時にワークスルーされることで迫害的な結合両親像が健全な情緒発達をもたらす創造的な両親像に変形されることも主張されている [Bion W 1963, Britton R 1998]。わが国の前田重治 [1984, 1996] は，分析で報告される原光景の性質が転移関係に大きく影響されることを見出した。

(松木邦裕)

⇨クライン学派，去勢コンプレックス [精神分析]，抑うつポジション
【文献】 Britton R (1998), Freud S (1918a), 前田重治 (1995)

原光景 [ラカン]

原光景は，主体の起源，および他者の享楽を縁取りし，隠蔽する幻想である。Freud Sは「狼男」の分析において，患者が幼年期に目撃したであろう両親の性交場面（原光景）を詳細に再構成した。Freud はこの場面が，現実か，幻想かという問いを巡って迷い続けたが，少なくともそれは過去に現実に起きた出来事の痕跡をとどめているだろうと考えていた。Lacan J は Freud の「現実」を巡る考察に触発され，原光景を主体にとって特別な意味をもつ幻想として明確に位置づけた。原光景は，主体にとって過剰な享楽となる「現実」（現実界）である。それはかつて存在したこともなく，主体はこの「現実」をそのものとしては経験していない。そもそもこの「現実」は存在という次元に属すことはない。それは世界の外部にあり，主体が幻想という形で「現実」を縁取りすることによって，はじめて世界に実在することが可能となる。

(十川幸司)

⇨狼男 [症例], 無意識, 事後性
【文献】 Freud S (1918a), Lacan J (1973)

言語化
[英] verbalization

言葉にして表現すること，あるいは発話によって意識化，洞察することをいう。精神分析でこの語を最初に用いたのは，Fliess R [1949] で，それは主に発話（speech）のことであったが，以後，多くの精神分析家がこの意味で用いている。そこには，外傷を想起して意識する，抑圧されている感情を発散するカタルシスを起こすなどの解消が主たる方法である発話の側面があるが，反面名前をつける，行動を直面化する，一次過程を二次過程にして操作可能なものにする，思考を整合的なものに整理するといった言語＝意識化の側面がある。Loewenstein RM が指摘しているように，精神分析の自由連想法は基本原則として思いついたことは言葉にしてもらう方法なので無意識的な内容を言葉にして意識化して，それを患者が洞察することを目指している。近年ではLacan J がそうであるように，言語の構造的，切断的，分節的側面を強調する立場，あるいは関係論的精神分析がそうであるように，言葉の交流的側面を強調する立場がある。

(妙木浩之)

⇨自由連想(法), 洞察, 非言語的コミュニケーション／言語的コミュニケーション
【文献】 Fliess R (1949), Loewenstein RM (1956), Shapiro T (1979), Lacan J (1966a)

言語危機
[独] Sprachkrise

それまで親しんでいた周囲の事物が日常的な意味を剝奪され，あらわな〈もの〉と化し

てしまうという世界の無気味な根本的変容を前にして，主体の言語が崩壊の危機に曝される事態を指す。宮本忠雄［1974］により提出された術語で，従来妄想気分，世界没落体験などと呼ばれた分裂病性の急性の破局体験を言語学的観点から新たに規定したものである。つまり，通常，対象とそれを名づける言葉は一定の安定した結びつきをしているのだが，統合失調症（性）のラディカルな周囲変容体験では世界や事物が主体にとって何かしら意味するものとして迫りながら，その謎の意味がわからないといった現象に示されるように，世界は一方的に〈意味するもの〉の総体となり，〈意味するもの〉と〈意味されるもの〉とのあいだに決定的な乖離が生じる。宮本によれば，言語危機という事態に対して，言語的な支えをもたらす主体再構成的な作用をもつのが妄想と幻聴である。これらは，妄想が〈意味するもの〉に還元されてしまった世界に新たに〈意味されるもの〉を見出していくとすれば，幻聴は，〈意味されるもの〉を核としてそれに〈意味するもの〉を付加していくといった仕方でそれぞれ言語再生を図る。なお宮本は，サルトルによる『嘔吐』の主人公の体験を援用して，周囲があらわな〈もの〉と化してしまう事態を「もの体験」と名づけた。根底的な周囲変容としてのもの体験と言語が失われる言語危機は一対の概念として提出されている。

（加藤　敏）

⇨意味妄想，シニフィアン／シニフィエ，妄想気分

[文献] 宮本忠雄（1974a）

言語新作　➡造語症

言語性精神運動幻覚

［独］verbale psychomotorische Halluzination
［仏］hallucination psychomotrice verbale

　Séglas J により詳しく記述された幻覚で，①舌や口唇，喉頭などの言語発声器官が他律的運動を感じ他人に喋らされると体験する言語性運動幻覚（hallucination kinestique verbale），②幻声を患者が聞くと同時に他覚的にも患者の舌や口唇の声にならないつぶやき，あるいは発話運動が観察される完全言語性運動幻覚（hallucination motrice verbale complète），③明らかな独語が発せられる言語衝動（impulsion verbale）の三段階が区別された。幻聴を内言語の病理と捉える Séglas は，通常の幻聴には潜在的にはいつも患者の発声器官の運動が関与していると考え，言語性精神運動幻覚を幻聴の本質を示すものとして重視した。この見方は Cramer A の筋感幻覚に着想を得ている。実際，幻聴をもつ統合失調症患者は少なからず，時に，他人が自分の舌を使って喋らせると訴えたり，独語している患者の中には幻聴と同時性のつぶやきが認められることがある。この場合の独語は幻聴との対話による独語とは区別される。しかし，患者自身は口唇の動きに気づいていないことが多い。小林聡幸と加藤敏は言語性精神運動幻覚の亜型といってよい「独語する自分の声が聞こえている」という幻覚体験を独語幻覚と命名した。喉頭鏡や喉頭筋の筋電図により幻聴患者における発声器官の身体的関与を裏づけた研究もある。

（加藤　敏）

⇨筋感幻覚，独語幻覚

[文献] Séglas LEJ（1895a），小林聡幸，加藤敏（1998），小林聡幸（2011）

言語遅滞

［英］language retardation

　言語発達障害。言語発達遅滞。言葉の遅れ。言葉の理解や表出，あるいはその両方が年齢相応の発達レベルに達しておらず，遅れている状態をいう。ただし，健常言語発達では1歳で初語，2歳で2語文が目安とされるが，発達初期には個人差が大きいためどこからが遅滞であるかの判断には困難が伴う。言語発達遅滞の要因としては，聴覚障害，口腔機能

の障害，コミュニケーションや対人関係の障害，象徴機能を含む認知機能の問題，言語中枢に限定された大脳の機能障害，および，言語体験を含む環境要因が考えられる。言語発達遅滞への対処としては，狭義の言語訓練だけでなく，全体発達を促進するような働きかけ，家族支援を含めた環境調整を行いながら経過をみることが必要である。

（中川信子）

⇨コミュニケーション障害
[文献] 宇野彰(2007)，石田宏代，大石敬子 編(2008)

言語中枢
[英] language area

　言語機能は左大脳半球に局在している。シルヴィウス裂を取り巻くこれらの領域，すなわち前頭葉のブローカ領域（左下前頭回後方1/3），ウェルニッケ領域（左上・中側頭回の後方領域），縁上回，左中心前回の下方，を環シルヴィウス裂言語領域と呼ぶ。これらの領域は音声言語に重要で，前方から発語プラン，構音，音韻の順となる。左側頭葉の前方および中側頭回の損傷のために概念と名称の関係，意味の障害が起こってくる。統語の処理に関連して，頭頂葉の下部領域の損傷では文の中の空間関係がよくわからなくなる。左前頭葉のブローカ領域前方の損傷では言語を表現する前の文法的な処理ができなくなる。文字の視覚認知は後頭葉の視覚連合野で行われ，文字と音韻との対応は左頭頂葉の角回および縁上回で行われる。文字と意味との対応は左側頭葉後下部と中側頭回が関与する。書字運動への変換は縁上回を含む左頭頂葉と中前頭回後部を含む左前頭葉で行われている。

（種村 純）

⇨ブローカ失語，ウェルニッケ失語
[文献] Murdock BE (2010a)

言語的コミュニケーション
➡非言語的コミュニケーション／言語的コミュニケーション

言語表象
[英] word-presentation

　Freud S において言語表象は，対象の外的，感覚的，質的性質である事物表象と結合して，対象表象になるような表象で，主に聴覚的なものを指している。この後この発想は Lacan J が重視している。表象論全体の文脈からみるとこの発想はかなり独自のものである。一般に表象という場合，心の中にあるイメージや概念であり，それは現実に関する感覚や認識に根拠がある。精神分析理論の中でもこの意味での表象（representation）が使われている。この点で，表象という内的イメージや概念を言語化される限りで，言語表象と考える視点もある[Gori EC 1989]。ところが Freud では表象は無意識的で，すべての事物表象が言語表象と結合しているわけではない。無意識の中にそれらが抑圧されているからである。エネルギーが備給されることで前意識と意識を介して，言語に翻訳されるというプロセスが，一般にいうイメージや概念である。

（妙木浩之）

⇨事物表象／言語表象，表象，シニフィアン／シニフィエ
[文献] Gori EC (1989)

言語不当配列
[英] acataphasia

　文を正しく言い回すことができないことであり，言語学の領域からは，意味や音韻などでなく統語論から説明される。神経心理学の領域では文法的な処理能力低下から失文法（agrammatism）とも呼ばれる。発生の頻度は欧米と比べ日本語で少ないといわれるが，助詞が少なくなるなどの特徴がある。患者の話は文法構造が単純化し，電文体（内容だけで構成された文）になりやすい。ブローカ失語の患者で生じることが知られているが，低下や停滞などの影響が大きいとの反論もある。交叉性失語の患者で「高い語彙能力と文法能

力の低下」が認められることがある。

(田渕　肇)

⇨失文法，ブローカ失語，交叉性失語
[文献] 山鳥重（1985a）

言語連想検査
[英] Word Association Test

ブルクヘルツリ病院で Bleuler E によって開発され，主に Jung CG らが発展させた連想検査。その後メニンガークリニックで，精神分析的な検査が Rapaport D，とくに弟子の Schafer R などが修正して心理検査のバッテリーの一つとして使用された。言語項目の数，内容は，それぞれの検査によって異なるが，単語に対する反応と反応時間を記録して，すぐ後に再テストを行うことで単語に対する反応から心の中のコンプレクスを解明する。

(妙木浩之)

⇨ブロイラー，E.，ユング，心理検査
[文献] Jung CG 著／高尾浩幸 訳（1993），Schafer R（1948）

顕在記憶
[英] explicit memory

陳述記憶（宣言記憶），ことにエピソード記憶の多くは意識的に学習することができ，また保持された情報に意図的・意識的にアクセスすることができる。その意味で顕在記憶と呼ばれる。これに対して，非陳述（非宣言）記憶は体験の反復により何らかの知識が獲得されるが，意識的に学習したり，想起したりすることのない潜在記憶である。健忘症候群の障害の中核は顕在記憶，とくに近時記憶の範囲にあるエピソード記憶にある。一方で，多くの臨床観察から，健忘症候群患者では潜在記憶が保たれていることがわかっている。

(三村　將)

⇨陳述記憶，エピソード記憶，近時記憶，健忘
[文献] 藤田哲也（1999），三村將（1998）

幻肢〔幻影肢〕
[英] phantom limb
[独] Phantomglied

実在しない肢体や肢体の一部の実在を感じる感覚をいう。Paré A が四肢切断後の不思議な事象として記載し［1575］，Mitchell SW［1871］が phantom limb（幻影肢，幻肢）と名づけた。成人では四肢切断直後に 90〜98% 出現する［Ramachandran VS ら 1998］が，小児や先天性四肢欠損では少ない［Simmel M 1962］。四肢切断の 50〜80% に痛み（幻肢痛；phantom limb pain）を合併する［Jensen TS ら 1985］。四肢切断以外でも脳障害，脊髄損傷，末梢神経障害に発現し余剰幻肢と呼ばれる［Gerstmann J 1958, Melzack R 1992］。乳房［Aglioti S ら 1994］，内臓（S 状結腸・直腸）［Oversen P ら 1991］などの身体各部位切除後にも出現する（幻身体；phantom body）。大脳病理学の立場から幻肢は大脳における身体像（図式）の証左として取り上げられてきた［Pick A 1915］。その成因として「無能力な自己身体への愛の表現」［Schilder P 1923］，「身体喪失への喪の過程」［Szasz TS 1957］とする精神病理学的理解に加え，近年は脳神経全体のネットワーク（neurosignature 障害［Melzack 1992］）および身体地図再構成説（re-mapping hypothesis［Ramachandran ら 2000］）が提唱されている。脳可塑性の立場から鏡映像フィードバック（mirror visual feedback）による切断後幻肢痛の改善が報告されている［Ramachandran 2005］。

(本田哲三)

⇨身体像
[文献] Pare A（1980），Mitchell SW（1871），Ramachandran VS, Hirstein W（1998），Simmel M（1962），Jensen TS, Krebs B, Nielsen J, et al.（1985），Gerstmann J（1958），Melzack R（1992），Aglioti S, Cortese T, Franchini C（1994），Oversen P, Kroner K, Ornsholt J, et al.（1991），Pick A（1915），Schilder P（1923），Szasz TS（1957a），Ramachandran VS, Ramachandran DR（2000），Ramachandran VS（2005）

幻視

[英] visual hallucination
[独] Gesichtshalluzination
[仏] hallucination visuelle

　視覚性の幻覚。臨床的には主として意識変容状態あるいは睡眠 - 覚醒機構の障害など脳機能全体の変化によるものと，意識清明下における局在病巣によるものとに区別されるが，非定型精神病や統合失調症などの内因性精神病にも現れることがある。脳機能全体の変化によるものとしては，せん妄時の閃光・幾何学模様・人物・情景，振戦せん妄における小動物幻視，ナルコレプシーにおける入（出）眠時幻覚（正しくは実体的意識性［西山詮1968］）などがある。局在病巣によるものには，眼球から第一次視覚領へと至る経路の損傷による視覚路性（視野欠損領域の要素性幻視），第一次視覚領や第二次視覚領の刺激による後頭葉性（主として前者は要素性幻視，後者は複雑性幻視），側頭葉の外側面や上面，あるいは扁桃核，海馬，海馬傍回の刺激による側頭葉性（経験性幻覚［Penfield W ら］），脳幹に局在する睡眠中枢より上位の構造との乖離が原因と推定される脳幹性（夢幻的特性を伴う動物・人間などの複雑性幻視：脳脚幻覚症［Lhermitte J］）などがある。その他特殊なものとしては，災厄的光景が次々と転回していくという夢幻様体験型（oneiroide Erlebnisform ［Mayer-Gross W］）や自己身体を外界に幻視としてみる自己像幻視（Heautoskopie）がある。
（中安信夫）

⇨動物幻視，入眠時幻覚，実体的意識性，脳脚幻覚症，夢幻様体験型，自己像幻視

【文献】Lhermitte J (1922), Mayer-Gross W (1924), 西山詮 (1968), Penfield W, Jasper H (1954), 高柳功 (1971)

顕示者

[英] attention-seeking personality
[独] geltungbedürftiger Psychopath

　Schneider K による精神病質者の類型の一つであり，ヒステリー性パーソナリティにとって代わる名称である。これは実際以上にみせようとする，虚栄心の強い偽りのパーソナリティである。顕示性は奇矯なあり方や自己満足のための自慢として表れ，後者は著しい空想が加わると空想虚言となる。古典的な信用詐欺師は純粋な虚言者である。注意を引くために心因性身体障害が呈されることもある。
（針間博彦）

⇨精神病質，虚言者，空想虚言，ヒステリー
【文献】Huber G (2005), Schneider K (1950)

現実界

[英] the real
[独] das Reale
[仏] le réel

　精神分析で話す主体の体験について，Lacan J が概念化した３つの範域の１つ。他の２つすなわち想像界および象徴界と，ボロメオの結び目によって繋がれ，三者の繋ぎ目には対象 a が位置する。精神分析においては，主体は過去の外傷的体験を想起できず事後的に変容させたり，幻覚によって知覚ではないものを知覚の水準で経験したりし，しばしば日常の現実の代わりに別の現実に到達する。Lacan は Freud S の考究を再吟味して，人間は，現実的なものを，知覚するということによってではなく「再発見」することによって成立させているとし，「同じ所に回帰する」ことをその指標として挙げた。この仕組みが働くためには，根源的に失われたものの空虚な場所がつねに最初の条件として確保されていなければならない。主体の欲望の永続と引き替えに，自己言及の不可能性により主体の存在の一部が永遠に失われ，その場所を提供する。そこに現実界がある。その場所に反復

的に還ってくるのは，主体自身ではないがかつてそうであったかもしれないものとしての対象 a である。一部の精神病的な主体にあっては，この対象 a は，過剰な強度で主体の本質であると経験されるが，その本質を受けとるのはもはや主体自身ではない。あたかも母が自分の産んだ子を再び胎内に戻すかのように，主体ではなく大文字の他者が主体の本質存在を享楽することになる。この「大文字の他者の享楽」は「ファルス享楽」とは異なり，主体にとっては不可能なものであるが，しかし死として必ず訪れる必然である。他なるものでありしかし内部にもあるという意味でこの現実界は「外密」ともいわれる。現実界はこうして，空虚，不可能，大文字の他者の享楽，さらには美の背後の命のしかめ面といった局面において経験され，とくにその「不可能」の面については，Lacan により「書かれないことを已めない」と定式化されている。

(新宮一成)

⇨象徴界，想像界，対象 a

[文献] Freud S (1925a), Lacan J (1973, 1975), 新宮一成（1995）

現実感

[英] sense of reality

[独] Realitätsgefühl

[仏] sentiment de la réalité

現実に生きている感覚は，通常の体験においてとくにそれとして内省の対象となることはなく，現実感という言葉は，夢想や，非現実，荒唐無稽さ等々に対して，漠然と「正常さ」を指し示す言葉として日常的に用いられている。むしろ精神医学が扱う病的現象としての現実感の異常によって，われわれが無自覚に体験しているところの現実感の内実が明らかにされる。離人症での現実感消失において，現実の知覚が保たれながら現実らしさが感じられなくなることから，われわれの経験のそれらしさを裏打ちするものとしての現実感の存在が明らかになる。また，現実感はやはり通例は内省されず，定義するのが難しいわれわれの意識構造を前提としており，てんかんの前兆体験や軽度の意識障害において現実感の変容がみられる。さらに，〈今，ここに，私がいる〉という存在の基盤としての現実感は，統合失調症の病的体験において，現実との接触が根本的に変化しているという事態に際してはじめて明るみに出されるような，根源的な感覚であるということができる。

(久保田泰考)

⇨離人症，現実感消失

現実感消失

[英] derealization

[独] Derealisation

[仏] déréalisation

外界についての感覚の異常を指す言葉であり，知覚そのものの変容は伴わない。外界の事物が実在性をもたない，現実から隔てられている，〈世界と自分の間に膜がある〉ように感じられる，あるいは何か違う，変容しているように感じられるなど。一般に離人症との関連において用いられ，離人症における自我疎隔感が自我意識性（autopsychisch）離人症，身体疎隔感が身体意識性（somatopsychisch）離人症と分類される場合，現実感喪失は外界意識性（allopsychisch）離人症とされる。

(久保田泰考)

⇨現実感，離人症

現実機能

[仏] fonction du réel

Janet P によって5つのレベルに階層化された人間の心的機能の最も高次なもの。その下に利害関係のない行動，表象機能・純粋に表象的な記憶と想像，情緒的反応，無意味な運動的反応が順次位置づけられる。現実機能によって，注意を集中して外的現実と自らの観念や思考を同時かつ完全に把握し，状況を

最大限に理解できる。この機能は，個人が利用できる基礎的な心的エネルギー量である心理的力（force psychologique）と心理的緊張（tension psychologique）の動力学的平衡によって支えられているが，きわめて強い心的努力を要するゆえに不全にも陥りやすい。心理的緊張が低下すると，心的エネルギーが使用できなくなり，高度の知覚的統合的機能である現実機能が作用しなくなる一方で，過剰な心理的力によって，より低次の心的諸機能が調和・統合されないまま無統制に活動する。これが派生現象と呼ばれ，精神衰弱者では感情の動揺や空虚感，強迫観念，恐怖症，チックなどとして出現する。 （阿部隆明）

⇨心的エネルギー，心理的緊張／心理的力，精神衰弱，ジャネ

[文献] Janet P（1903），村上仁，荻野恒一（1965）

現実原則　➡快感原則／現実原則

現実検討

[英] reality testing

　内的・主観的な観念，表象や認識が外的・客観的な現実と一致するか，不一致であるかを検討する自我機能。Bellak L［1973］によれば，現実検討力の障害の検討に際し，①自己の内界から発する刺激と外界からの刺激や知覚との識別，夢と現実，観念，空想と幻覚や妄想との区別，②時や場所についての認識の正確さ，③自分の感情や行動の理由を適切に理解したり説明する能力，④知覚の正確さを維持する能力と個々の知覚を全体的な認知として構成し，全体の中に位置づける機能，⑤現実検討力の保たれている自我の態度と現実否認の自我の態度が同時に併存しているか，⑥内的な空想や思考を抱くことと外界における行動によるその実現との区別が確立しているか，などに注目する。Kernberg OF［1980］は，神経症水準と境界例水準の人格では，現実検討力が維持され，自己と非自己の分別，知覚と刺激の外的起源を分別することが可能であるが，精神病水準の人格構造では現実検討力が欠如していることを指摘している。病態水準を診る上で重要な自我機能の一つである。 （深津千賀子）

⇨自我境界

[文献] Bellak L, Hurvich M, Gediman HK（1973），Kernberg OF（1980a），小此木啓吾（1989）

現実見当識

[英] orientation

[独] Orientierung

　現在の自分の置かれている状況を正しく認識していること。具体的には，時間（zeitliche Orientierung），場所（örtliche Orientierung），自分自身のこと（autopsychische Orientierung），周囲の状況（situative Orientierung）について，よくわかっていること。意識障害では，容易に障害され，失見当（[英] disorientation, [独] Desorientiertheit）とされる。他に，アルツハイマー病などの認知症でも障害される。統合失調症では，現実と妄想世界とを使い分ける独特の二重見当識あるいは二重帳簿がみられる。 （前田貴記）

⇨失見当(識)，二重見当識，アルツハイマー型認知症

現実神経症

[英] actual neurosis

[独] Aktualneurose

[仏] névrose actuelle

　Freud S［1895］は精神神経症を，幼児期由来の精神的葛藤が象徴化を経て発症すると考え，転換ヒステリー，不安ヒステリー，強迫神経症を含めた。一方，心的葛藤と関連せず，「現実」の日々の不適切な性生活によって生じる病態を現実神経症と呼び，神経衰弱（性的疲労による疲労，頭痛，便秘，性欲低下など）と不安神経症（性的不満足によるいらいら，予期不安，不安発作，動悸，呼吸困難，

発汗，振戦，下痢など）を挙げ，後に心気症を加え，精神分析の適応から除外した。その後 Freud の不安理論の変遷に伴いこの用語も表舞台を降りたが，二種の神経症病理の違いに注目した意義は不安障害圏の理解や心身医学領域において深い。Alexander F［1939］は，現実生活での情動興奮による自律神経系の機能失調によって生じる植物神経反応が心的葛藤の転換とは異なることを提唱した。これはストレス学説ともからみ，現代的な精神神経内分泌学・免疫学への道筋を示唆するものであった。　　　　　　　　　　（髙野　晶）
⇨神経衰弱，不安神経症，心気症，植物神経症
[文献] Alexander F（1939），Freud S（1895）

現実との生きた接触

［仏］contact vivant avec la réalité

人は日常生活において，それと意識することなく周りの事物，自然，また他者と不断の交流をしている。この前反省的かつ前述語的な体験様式を Minkowski E は「現実との生きた接触」と名づけた。彼は，Bergson H の生命の躍動（élan vital）の哲学の影響下に，人をとりまく世界には流動があり，人はその生命の生成に参加し，この世界の歩みへの参与によって人は初めて自己自身の生を確立できるという考え方を提出する。現実との生きた接触が失われる事態にこそ，Minkowski は統合失調症の基本障害をみてとる。実際，統合失調症患者においては中庸とニュアンスの感情が欠如し，自然な形でものごとに没入することができない。この現実との生きた接触を補う形で絶対的なものへの接近，あるいは病的幾何学主義が形成されると考えられる。現実との生きた接触は，世界の歩みへの参加の局面においてそれと知らずに体験されている「生きられる時間」（Minkowski）と同じ事態を言い表していると考えることができる。
　　　　　　　　　　　　　　　　（加藤　敏）
⇨生きられる時間，病的幾何学主義，ミンコフスキー

[文献] Minkowski E（1927）

現実不安

［英］realistic anxiety
［独］Realangst
［仏］angoisse devant un danger réel

Freud S は初期の経済論的見地による不安理論［1894］において，すでに，外界の危険に対する現実不安と，内的な本能興奮に対する神経症的不安を区別した。「制止，症状，不安」［1926］でこの区別を改めて論じ，構造的見地に立ち，現実不安はその不安の度合いが大きいと神経症的不安に結びつき，内外の危険に対して自我が無力を経験する場合が外傷状況であるとし，現実不安も自我にとって不安として体験されるためには，外部の危険が，無力さを経験した状況（外傷状況）との関連で感知されると主張した。（浅田　護）
⇨うっ積不安(説)，自動性不安，不安信号

原始的防衛機制

［英］primitive defence mechanisms
［独］primitiver Abwehrmechanismus
［仏］défense primitive mécanismes

エディプス水準の神経症の防衛機制として認識されてきた抑圧を中心とした置き換え，転換，反動形成，解離などの防衛機制に較べて，前エディプス期にあたる 0 歳より 2 歳までのより早期の心的発達状況において用いられる，もしくはその早期発達での障害が想定される重篤な病理にみられる心的機制を指している。その代表的なものは Klein M［1946］が示した分裂機制（schizoid mechanisms）と総称されるスプリッティング，投影同一化，理想化，とり入れ，否認，万能であり，破滅恐怖や迫害不安などの精神病性不安への防衛として自我が使用している。臨床的には Kernberg OF［1984］の研究から精神病や境界パーソナリティ障害といった低次水準の性

格病理構造の自我が活用する機制として広く注目された。また Fairbairn WRD［1952］もスプリッティングを基本的精神内構造での主要な防衛操作と重視し，彼の理論は Masterson JF や Rinsley DB の思春期境界例の治療に活用された。Meltzer D［1974］はさらに原始的な機制として自閉症等に認められる付着性同一化（adhesive identification）を挙げている。
(松木邦裕)
⇨スプリッティング，投影同一視，理想化，とり入れ，否認，付着同一化
【文献】 Kernberg OF（1984），Klein M（1946），Meltzer D（1974）

原始反射
［英］primitive reflex

　新生児，乳児にみられる反射は，脊髄，脳幹などの下位中枢に反射中枢をもつものが多く，神経の発達につれて，上位中枢である大脳皮質からの抑制機構が働くようになり，通常は生後数ヵ月で消失していく。このような反射を原始反射という。原始反射には，バブキン反射（手掌を押すと開口する），口唇反射（口唇を指で刺激すると口や頭を向けて指を吸おうとする），手，足のにぎり反射，交叉伸展反射（足底をこすると同側の下肢が屈曲し，反対側の下肢が伸展する），踏み直り反射，ガラント反射（背中を肩甲骨から腸骨稜まで指でこすると刺激側が凹形になるように身体を弓形にまげる），モロー反射（頭を持ち上げ急に落下させると，両側の上肢が左右対称に伸展して外転する），筋緊張性頸反射（頭部を受動的に回転すると，向いた側の上下肢が伸展，対側の上下肢が屈曲する）などの反射がある。なお，原始反射が成人でみられる場合には，中枢性の疾患を疑う。
(坂村　雄)
⇨吸引反射，把握反射〔にぎり反射〕，バビンスキー反射
【文献】 前川喜平（2000），Zaferiou DI（2004）

原始反応
［独］Primitivreaktion

　Kretschmer E が提唱した体験反応の一型で，人格反応と対をなす。発達した人格が中間回路として働かず，体験刺激が直接に衝動的な行為として反応的に現れる。多彩な病像に共通する心理的機構として，強い感情が熟慮によって抑制されずに発散される爆発反応，感情的衝動が全人格を回避して直接に行為に移される短絡反応，系統発生の下層に属する下層知性的（hyponoisch），下層意志的（hypobulisch）な反応，苦しい状況から逃れるために症状を作り出す偽装，自分にとって好ましくない事実が意識の辺域に押しやられる抑圧が挙げられる。
(中谷陽二)
⇨人格反応，短絡反応
【文献】 Kretschmer E（1922a）

現象学
［英］phenomenology
［独］Phänomenologie

　Husserl E の創始した体験レベルの経験を解明する学であり，体験の直接性において出現する事態を精確に記述していくための学的手法である。眼前の現れは，何かのきっかけでにじり寄るように近づいたり，逆に疎遠になったりする。それは視点の変換とは異なる仕組みで起きており，ひとたび起きれば視点を切り替えるようにして元に戻ることはできず，またそうした世界に行ってみようと思っても行くことはできない。これは体験的世界の変容の特質である。こうした変容に接近する場合には固有の経験の仕方が必要である。

　このレベルの体験世界の典型的な事象が現れであり，現れはすでに生きていることと地続きになった知である。そのさいこうした事象を記述するために，余分な科学的説明を括弧入れし，またすでに生きていることから距離をとるために視点をずらす操作が，現象学的還元と呼ばれる。事象そのものを事象のさ

なかで記述するこの反省は，認識を外から反省するのではなく，むしろ事象そのものに即して隙間を開く内視である。隙間を開くさいに，たった今という経験の過ぎ去ることを活用する場合，その過ぎ去る仕方が問われ，それが時間論となる。たとえば音が聞こえ始める原印象，音がそれとして聞こえる過去把持，それと同時に未来へと開かれていく未来予持の三つ一組が，現在を形成している。

　Husserl 以後，言語の解釈に力点を置く Heidegger M や，身体を主題とする Merleau-Ponty M，それ自体現れない感情や情動を主題とする Henry M，無限に到達できない他者を主題とする Levinas E などが，新たなテーマを立てて現象学的記述を行った。精神医学領域では，Blankenburg W の『自明性の喪失』が典型的な現象学的考察であり，症例に「疲労とは異なる疲れ」を見出し，経験の仕組みの変容を解明しようとした。また Minkowski E も，生ける時間・空間の変容を現象学的に考察した。　　　　　（河本英夫）
⇨精神病理学，意識［現象学的精神医学］
[文献] 新田義弘（2001）

幻触

［英］haptic hallucination；tactile hallucination
［独］Berührungshalluzination
［仏］hallucination tactile

　皮膚や粘膜に起こる触覚性の幻覚であり，体感幻覚との境界は必ずしも明瞭ではない。統合失調症では二次的妄想化を伴いやすく，たとえばピリピリするような皮膚表面の幻触が「電波をかけられる」というような物理的被害妄想を形成したりする。比較的単一症状的に幻触を訴えるものに，皮膚寄生虫妄想［Ekbom KA］，口腔内セネストパチーがある。前者は「虫が皮膚をはう」などと訴えられ，皮膚の幻触は塵や埃を"虫"とする錯視などに伴われて，妄想化する。後者は歯牙，歯肉，軟口蓋などの口腔内を主とする幻触や体感幻覚である。　　　　　　　　　　（中安信夫）
⇨皮膚寄生虫妄想，体感症
[文献] Ekbom KA（1938），宮岡等，田野尻俊郎（2004）

嫌人症

　人に対する病的な嫌悪を総称する用語。現在においては一般的ではない。呉秀三は anthropophobia の訳語として嫌人症を充てており，1906年『精神病鑑定例 第3集』，第24例においては，拒絶症や衒奇症状などとともに，緊張病症例の一所見として嫌人症を記載している。また山村道雄は，ドイツ語の Menschenscheu を「人嫌ひ」と訳し，統合失調症事例における対人恐怖について精神分析的な検討を加えている。　　（近藤直司）
⇨神経症，対人恐怖
[文献] 呉秀三（1923c），山村道雄（1936）

減衰

［英］attenuation
［独］Abflachung
［仏］attenuation

　脳波学の用語で，脳に対する生理的刺激あるいは電気刺激などの人為的な刺激によって一時的に起こる脳波活動の振幅の減少をいう。たとえば正常成人の安静覚醒時脳波で閉眼状態で通常みられる α 波は開眼によって振幅が著明に減少あるいは消失し，α 波減衰（α-attenuation）と呼ばれる（α 波遮断 α-bloking あるいは α-blockade と同意）。開眼による光刺激によって起こるが他の音刺激や触刺激，計算などの精神作業負荷によっても起こる。また α 波以外の脳波でもみられ，手の運動領域の速波は反対側の手を握るなどの運動によって減衰する。脳の当該部位の興奮による脱同期によると考えられている。

　　　　　　　　　　　　　　　（地引逸亀）

⇨脳波〔EEG〕，アルファ〔α〕波，速波

[文献] 大熊輝雄（1999a）

幻声　➡幻聴

幻想 [精神分析]
[英] fantasy
[独] Phantasie
[仏] fantasme

　ファンタジー，空想という用語もしばしば用いられる。意識的，前意識的，もしくは無意識的な，物語性を帯びた想像上の光景や表象。主体とその他の人物が登場し，主体の欲望と関連している。Freud S は覚醒時に個人が生み出し，自分自身に語る願望充足的な白昼夢，空想的光景が無意識に抑圧されること，そしてそれが「心的現実」として扱われ病因的に働きうることを描き出した。やがてこのような白昼夢由来の幻想に加えて，Freud は誕生，妊娠，原光景，近親姦，去勢など多くの個人に共通の幻想が懐かれることから，系統発生に由来する生得的な幻想という概念を着想し，原幻想と呼んだ。もちろん，幻想という体験そのものが生得的に懐かれるわけでなく，どのような体験にさらされても一定の幻想を構築する準備性が生物学的に用意されていると考えたのである。この個人を超越した幻想というアイデアは Klein M に受け継がれ，乳児が前言語的前表象的に懐く無意識的幻想という概念が生み出された。　　（藤山直樹）
⇨欲望，原幻想
[文献] Freud S (1917e), Segal H (1964)

幻想 [ラカン]

　ラカン派において，幻想とは，主体が対象との関係を維持するための基本的な枠組みと考えられている。幻想には幾つかの特徴がある。それは第1に，主体にとって脅威となる外傷の場面の出現を阻むという防衛的機能を備えた「凝固した」イメージである。第2にこのイメージは，Freud S が子どもの幻想を分析したテクスト（「子供がぶたれる」）で示したように，言語的・文法的構造をもっている。Lacan J の幻想に関する考察で最も重要なことは，幻想が現実的なものへの通路であると同時に，それに蓋をする機能をもつということである。主体は幻想を媒介とすることによって，自らの欲望を維持し，自らの享楽と関係をもつ。そしてこのような幻想こそが自我を作り上げている。したがって，分析治療においては，自我の存在のあり方を決定づけている「根源的な」幻想を分析し，主体を新たに構築していくことが課題となる。

(十川幸司)

⇨自我
[文献] Freud S (1919c), Nasio JD (2005)

現存在分析

[英] ontoanalysis ; existential analysis
[独] Daseinsanalyse
[仏] analyse existentielle

　Binswanger L によって 1930 年代以降に創始され，確立されていった Heidegger M の哲学的現存在概念に方向づけられた人間学的研究および精神療法の構想。具体的な人間事象を臨床の場で現象に則しつつ追求していく点で，哲学的研究ではなく，独自の方法と精密性を備えた経験科学である。そこでは，疾患の症状や経過だけに目を向けるのではなく，それらがそこから理解されるような，病める個々の人間の世界への諸関連全体を把握することが重要とされる。Freud S の精神分析によって精神医学に導入された生活史的方法の発展，深化という側面をもつ。たとえば，その統合失調症研究は，人間の精神が統合失調症においてさえも無意味に分裂するものではなく，やはり一つの統一をそなえた特有な世界であることをみとめた。Boss M らによっても促進された現存在分析が，精神医学の枠を越えて，隣接する諸学問領域に与えた効果は実り豊かなものであった。人間をその人格，

他者や世界への開け，自由，歴史性などの観点から全体として捉えることを無視できない精神医学とりわけ精神療法とリハビリテーションにとっては，現存在分析の流れは今日的意義を失っていない。　　　　　　（大塚公一郎）
⇨現象学，ビンスワンガー，ボス
[文献] Binswanger L（1947），Boss M（1957），宮本忠雄（1966a）

幻聴

[英] auditory hallucination
[独] Gehörshalluzination
[仏] hallucination auditive

　聴覚性の幻覚。対象の分化度によって要素性幻聴と複雑性幻聴とに分類され，複雑性幻聴はさらに言語性幻聴（幻声 Stimmenhören）と音楽性幻聴とに分類される。要素性幻聴とはたとえばモーター音のような単純な音の幻聴であり，音楽性幻聴とは歌や曲が聞こえるというものである。臨床的に最も頻度が高く重要なものは統合失調症，覚せい剤精神病，アルコール幻覚症などにみられる幻声である。幻声には2型あり，単数もしくは複数の声の主が患者に話しかけてくる場合と，複数の声の主が患者のことを話し合っているのが聞こえる場合とがある。いずれの場合でも幻声の内容は患者に対する非難，嘲笑，命令等の不快なものが多く，頭の中に直接に聞こえたり，あるいは外界から聞こえたりする。自分の考えたことが声になって聞こえるという考想化声も広くは幻声に属するものであり，また周囲にいる他者が話しかけてくるという情景附加幻聴［安永浩］の場合には，幻聴なのか，錯聴なのか，それとも実際の他者の声を自己に関係づけたものなのか，区別を要する。幻声の成立機序についての考え方にはさまざまなものがあるが，中安信夫は「背景思考の聴覚化」論を提出している。　（中安信夫）
⇨要素性幻聴，音楽性幻聴，考想化声
[文献] 中安信夫（1985），安永浩（1981）

見当識

[英] orientation

　人は，いま，ここにしか存在することができない。言い換えれば，時間と空間の拘束から逃れることはできない。この，時間・空間への自己の定位を見当識という。ベッドサイドでの見当識の検査としては，時間・場所・周囲の状況を問うことが推奨されている。たとえば「今日は何年の何月何日ですか。何曜日ですか」「私たちが今いる所はどこですか」という問いである。実地上はこれらを見当識検査とすることに問題はないが，かかる問いはあくまでも簡易法にすぎないのであって，上記見当識についての本質を理解したうえで施行することが重要である。たとえば，単に日付を正答できないことと，時間の流れの中に自己を定位できないこととは，同一ではない。すなわち，日付を誤答するのは，健忘による場合もあり，それは見当識障害とは異なる。同様の議論は空間についても成り立つ。なお，意識障害があれば見当識障害が必発なので，見当識の検査は軽度意識障害の検査としても用いられる。ただし逆は成り立たない。すなわち，意識障害がないのに見当識障害を認める病態（コルサコフ症候群など）が存在する。　　　　　　　　　　　　　（村松太郎）
⇨場所見当識，時間失見当識，現実見当識，失見当（識），二重見当識，コルサコフ症候群

原発全般てんかん　➡全般てんかん

原不安

[独] Urängste

　不安の源泉をめぐる議論は精神医学において諸説存在するが，原不安という用語は，うつ病の3大妄想の成立基盤となる不安についてSchneider K［1950］が述べたところを指すのが通常である。Schneiderは，Heidegger Mに捧げられた論文の中で，うつ病においてつねに罪責，心気，貧困不安がとりわけ

現れるのはなぜかという問いを立てた。彼は，それらがうつ病が規則的に作りだす「症状」であるという説，あるいはうつ病相において生じる身体的な沈滞状態に対する精神の「反応」であるという説を検討した後に，その両者を退ける。そして，これらの不安は，単に人間の諸原不安が，精神病（うつ病）によって露呈されたものであるという説を呈示する。心，身体，必需に対する不安は，人間の懸念として存在している。これらの不安によって，人生が，脅威に曝され，不確かで寄る辺ないものとなっていることは，普段は表面に現れない。しかしうつ病のもとでは，そのことが露呈してくると考えたのである。 （津田　均）
⇨不安, 罪業妄想, 心気妄想, 貧困妄想
[文献] Schneider K（1950）

健忘

[英] amnesia

認知症なども含め，広く「もの忘れ」の意味で使われることもあるが，一般には学習・コード化（記銘）－把持（保持）－とり出し（想起）のいずれかのプロセスに障害が生じた結果としての情報処理障害を指す。記憶のこの3つのプロセスを厳密に区分することは困難で，通常，臨床的には自由再生・手がかり再生・再認など，何らかのとり出し（想起）段階を検査することで健忘の有無を判断する。健忘においては，情報が入力されたままの状態で一時的に保持するシステムである短期記憶（即時記憶）はむしろ保たれており，その情報が選択，刻印されて，長期記憶へ移行する段階以降が問題となる。したがって，健忘はいったん意識から消えた記憶痕跡を再び意識に浮上させようとした時点で明らかとなる。健忘はアルツハイマー病をはじめとする認知症の必発症状であるが，狭義の健忘症（健忘症候群）というときは，知能や注意力が保たれているにもかかわらず，記憶障害のみが突出している病態を指す。著明な近時記憶の範囲のエピソード記憶の障害を呈するが，意味記憶や，手続記憶・プライミングなどの潜在記憶は保たれる。前向健忘が中核であるが，発症以前の出来事を追想できない逆向健忘を伴うことが多い。健忘の多くは器質性健忘であり，代表的な器質性病因としては，前交通動脈瘤破裂後などの前脳基底部性健忘，両側視床梗塞やアルコールコルサコフ症候群などの間脳性健忘，ヘルペス脳炎や海馬梗塞などの側頭葉性健忘が挙げられる。心因健忘とは，心因にもとづく激しい情動反応の後で生じるもので，ヒステリー性（解離性）健忘とも呼ぶ。多くは過去の自己の生活史の選択的な逆向健忘のみを呈し，記銘力や意味記憶は障害されない。全生活史健忘（記憶喪失）はその極端な例である。最近では脳機能画像で異常を呈する例も報告され，機能性健忘とも呼ばれる。 （三村　將）
⇨記銘力, 保持〔把持〕, 短期記憶, 近時記憶, エピソード記憶, 潜在記憶, 記憶障害, 前向健忘, 逆向健忘, 全生活史健忘, 解離性健忘, アルツハイマー型認知症, 一過性全健忘, 心因健忘, コルサコフ症候群
[文献] 浅井昌弘, 鹿島晴雄 編（1999）, 濱中淑彦, 倉知正佳 編（1999）, Kopelman MD（1995）, 三村　將（2001）

健忘失語

[英] amnestic aphasia

語健忘，すなわち喚語困難のみを示し，他の失語症状は目立たない失語を健忘失語と呼ぶ。この点では失名辞失語と同義である。失名辞の背景にはさまざまな段階の障害があるが，多くは対象の意味表象を想起することには問題はなく，その後に音韻を想起する段階の障害が多い。しかしとくに健忘失語という名称を用いる場合に，それ以前の語の意味表象を賦活することの障害を強調して健忘失語という用語を用いる立場がある。Goldstein K は健忘失語では単語の理解障害はないが，色彩分類が困難であることに注目した。対象

物を個々の物品ではなく，類を表す象徴として扱う時に，その語を記号として使用することに健忘失語の本質的な問題があると論じた。この範疇的態度（抽象化能力）に障害を有する健忘失語では分類テストに障害があり，迂言が多く，語頭音の手がかりによって語想起が改善されない。最近ではこのような意味システムの障害にもとづく語想起障害を意味性失名辞と呼んでいる。責任病巣は左半球側頭葉，とくに中側頭回，あるいは下側頭頂小葉が問題になる。したがって呼称障害とともに理解障害も伴うことになる。復唱や音読は意味にアクセスしなくても遂行可能である。単語，イメージおよびそれらに対応した意味概念を短期記憶において賦活を維持することに困難がある（単語とその概念への結合の短期維持）。高頻度の単語の方が発話されやすく，誤った語頭音を与えると，その音から始まる単語が発話され，意味性錯語，無関連性錯語，新造語になる。単語の聴覚的理解では意味的に関連した他の単語を指すことが多い。

(種村 純)

⇨語健忘，失名辞失語，錯語
[文献] 志田堅四郎 (1984), Laine M, Martin N (2006)

幻味

[英] gustatory hallucination
[独] Geschmackshalluzination
[仏] hallucination gustative

　味覚性の幻覚。幻覚は「対象なき知覚」と定義されるが，他の知覚に比して味覚においては「対象がない」ことは第三者には判断できがたく，臨床的にはよほど奇異な訴えでもないかぎり，それが味覚過敏なのか，錯味なのか，幻味なのか区別をつけがたいことが多い。統合失調症では幻味は被毒妄想と結びつきやすく，それと訴えられない場合でも被毒妄想の裏には幻味その他の味覚異常が相当程度あるものと推定される。また幻味はてんかん発作としても現れることがあり，その際には側頭葉中部が関与するといわれる。

(中安信夫)

⇨側頭葉てんかん

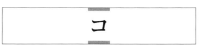

語啞

[英] dumbness

　語啞は，字義通り「発語できない」という意味である。この語自体に，障害メカニズムを示唆する意味づけはない。先天性語啞も同様であり，先天的に話せない状態を指すのみであり，原因やメカニズムに対しての情報はない。近年は，「発語できない」という状態を単に表すのみでなく，その原因や障害メカニズムにより，用語の使い分けがなされている。たとえば，構音障害 (dysarthria) は構音器官および関連する諸器官の問題で適切に構音ができない状態，構音不能 (alalia) はとくに声帯麻痺のために話せない状態，失構音 (anarthria) は発語・構音器官に問題がないのに，大脳機能の障害によって発語に問題を生じる状態を指す。失構音は発語失行 (apraxia of speech) と称されることもある。失語症状を伴わずに，失構音のみが出現する症候は純粋語啞 (pure anarthria) 〔Lecours ARら 1976〕と称され，今日，語啞の用語はこの純粋語啞として用いられていることが多い。これは左中心前回下部の損傷によって出現する局在兆候として重要である〔大槻美佳 2005〕。

(大槻美佳)

⇨麻痺性構音障害，失構音
[文献] Lecours AR, Lhermitte F (1976), 大槻美佳 (2005)

5因子モデル　➡ NEO〔5因子モデル〕

コウイショウガイ

行為障害〔素行障害〕

[英] conduct disorder

　他人の人権または社会的規範・規則を反復して破るもので，DSM-Ⅳ-TR にも ICD-10 にも診断名として存在する。DSM では 15 項目のうち 3 項目（うち 1 項目は 6 ヵ月以内）を満たし社会的，学業的，職業機能に著しい障害が存在し，18 歳以上では反社会性パーソナリティ障害の診断基準を満たさないことが条件である。ICD では 23 項目のうち数項目が 6 ヵ月間持続することが条件である。DSM の項目の中には，人や動物への攻撃性，所有物の破壊，嘘をつくことや窃盗，重大な規則違反がある。これらの項目内容には文化的背景が存在しており，国内では，その多くは警察などの介入を招く内容で，医学的になじむか否かは不明である。DSM では，反社会性パーソナリティ障害の診断基準の一つに「15 歳以前発症の行為障害」がある。

　ともに発症年齢で 2 病型に分かれている。10 歳以前に少なくとも 1 項目が存在するものを小児期発症型，それ以外を青年期発症型とする。前者は激しい行動障害，攻撃行動を伴い，圧倒的に男子に多く，仲間関係を作るのが難しい。アルコールや非合法薬物の乱用・依存に陥りやすく，反社会性パーソナリティ障害に発展しやすい。後者は仲間関係は作りやすく，やや男子に多く，思春期になり集団で行う非行集団なども含み，一般に予後は悪くない。ともに他人に及ぼす害の程度で軽度，中度，重度の 3 型に分けられる。

　ICD-10 では，家庭内限局性，非社会化型，社会化型，反抗挑戦性障害，他の行為障害，行為障害（特定不能の）に下位分類される。多動性障害と素行（行為）障害を伴うものは多動性行為障害とされる。DSM-Ⅳ-TR では，注意欠陥／多動性障害，反抗挑戦性障害，特定不能の破壊的行動障害とならびに注意欠陥および破壊的行動障害を形成している。DSM-Ⅲから採り上げられた診断名であり，生物学的要因と環境要因によって生じるとされ，有病率は標本によって異なるとされており，男子に 3～5 倍多いとされている。　　　（市川宏伸）

⇨非社会性パーソナリティ障害，注意欠如・多動性障害〔ADHD〕，反抗挑戦性障害

[文献] American Psychiatric Association (2000), World Health Organization (1992)

行為心迫

[英] pressured action
[独] Tatendrang

　目標の十分に定まらない欲動の充進を心迫と呼び，これに促された行為を心迫行為という。意味もなく絶えず動き回るのは運動心迫，ややまとまりのあるのが行為心迫，忙しく活動するが全体の統一性に欠けるのが作業心迫である。行為心迫は，しばしば躁状態の時にみられる。躁状態の患者は絶え間なくしゃべり（多弁），あちこち動き回っている（多動）が，さらに行為心迫をきたすと，患者は瞬時もじっとしておられず，絶えず動きまわり，手当たり次第に何かをしようとする。

　　　　　　　　　　　　　　（寺尾　岳）

⇨運動心迫，作業心迫，躁状態
[文献] 濱田秀伯 (1994a)

行為能力

[英] contractual capacity; civil competence
[独] Handlungsfähigkeit; Geschäftsfähigkeit
[仏] capacité civile

　広義の行為能力（Handlungsfähigkeit）というのは，われわれが権利義務を取得するために行う法律行為を行う能力の総称であって，この行為はさらに狭い意味の法律行為の能力（Geschäftsfähigkeit）と不法行為に対する能力（Deliktfähigkeit）からなり，行為能力の前提には意思能力，すなわち自分の行為の結果を判断しうる能力が必要とされ，意思能力のない者の法律行為（幼児や精神遅滞者がした売春，貸借等）は無効とされる。精神障害

によりこの行為能力がまったく失われているか（心神喪失），重い障害をうけているか（心神耗弱）を鑑定する際には，単に精神障害の診断のみでなく，その者がどの程度に自らの事務（財産上，個人的，公共の事務）を処理するのに障害を示すかを考慮する必要がある。統合失調症のような真の精神病でも，精神荒廃の程度，状況によって心神喪失になったり，耗弱になったりする。精神遅滞，器質性認知症などについても同様な観点があてはまる。一般に精神遅滞者，統合失調症，慢性に経過する躁うつ病，進行麻痺，著しい器質性認知症は心神喪失に，軽い統合失調症，軽い精神遅滞などは心神耗弱に該当しよう。精神病質（パーソナリティ障害）の場合は，高度の軽佻者，弱志者が浪費によって被後見人と判定されることがありうる。　　（小田　晋）

⇨責任能力，意思能力

[文献] Mayer-Gross W, Slater E, Roth M（1954/1960/1969），Ponsold A（1957）

抗うつ効果増強療法
➡増強療法〔オーギュメンテーション〕

抗うつ薬

[英] antidepressants
[独] Antidepressant
[仏] antidépresseurs

比較的重症のうつ病に対しても治療効果を発揮する一群の薬物の総称。抗うつ作用をもつ薬物の発見は1952年のことで，フランスのDelay J, Lainé B らが，抗結核薬のイソニアジドに抗うつ効果を観察したのが初めてである。つづいて米国において，同じヒドラジン誘導体であるイプロニアジドに抗うつ効果が確認された［Kline NS 1957］。同年にはまた，スイスの精神科医 Kuhn R により三環系化合物イミプラミン（G 22355）に抗うつ効果が発見された。これらの薬物の臨床効果の発見につづいて，その薬理作用が徐々に解明されていった。イソニアジドとイプロニアジドはともにモノアミン酸化酵素（MAO）阻害作用をもつことが，イミプラミンはノルアドレナリンとセロトニンの取り込み阻害作用をもつことが明らかになった。MAO阻害薬は，チラミン含有食物を摂取すると高血圧性危機が起こるため，臨床での使用が制限されてきた。この副作用を避けるため，可逆性MAO阻害薬が開発された。さらにMAOのサブタイプ（AとB）に選択的な化合物が作られ，MAO_A選択的阻害薬は抗うつ薬として，MAO_B選択的阻害薬はパーキンソニズムの治療薬として用いられている。

一方，三環系抗うつ薬の研究から，テトラミドやルジオミールなどの四環系抗うつ薬が作られ，さらに選択的セロトニン再取り込み阻害薬（SSRI），セロトニン・ノルアドレナリン再取り込み阻害薬（SNRI）などが誕生した。これは，三（四）環系抗うつ薬の副作用につながる抗コリン作用（口渇，便秘，頻脈など），抗アドレナリンα_1作用（起立性低血圧など），抗ヒスタミン作用（眠気，鎮静など）などを弱め，モノアミン取り込み阻害作用を選択的にもつ化合物を求めた研究開発の成果であった。ところが，SSRIやSNRIの使用が増加するに伴い，アクティベーション症候群およびそれに関連する自殺念慮・企図の増加，衝動的・暴力的行動の増加が問題視された。また急に服薬を中断すると誘発される中断症候群にも注意が喚起されている。

抗うつ効力においては，新規抗うつ薬が三環系抗うつ薬に勝るとは必ずしもいえない。重症で入院が必要となるうつ病には三環系抗うつ薬がより有効であるとの報告もある。一方，軽症のうつ病・うつ状態に対しては，有効性において，抗うつ薬とプラセボの間に大きな違いが無いという報告がある。ちなみにSSRIの多くは，不安障害，強迫障害にも有効であることが確認されている。　（神庭重信）

⇨アクティベーション症候群〔賦活症候群〕，中断

症候群〔退薬症候群〕，モノアミン酸化酵素〔MAO〕，SSRI〔選択的セロトニン再取り込み阻害薬〕，SNRI〔セロトニン・ノルアドレナリン再取り込み阻害薬〕，向精神薬副作用，薬物相互作用
[文献] Delay J, Lainé B, Buisson JF (1952), Kline NS (1957), Kuhn R (1957)

構音障害　➡麻痺性構音障害

鉤回発作

[英] uncinate fit
[独] Uncinatusanfall
[仏] crise uncinee

　側頭葉内側の鉤回（uncinate）にてんかん焦点を有するてんかん発作で，幻嗅や幻味（主に幻嗅）の前兆（aura）に始まり夢幻様状態（dreamy state）を伴う精神運動発作である。前兆と関係して鼻で嗅ぎまわる動作や舌鼓をうつ動作などの自動症を伴ったり，夢幻様状態では過去の体験を想起したりする。また発作の途中で意識減損を伴うもうろう状態となったり，時に二次性全身けいれんを起こすこともある。1888 年に Jackson JH によって最初に報告され命名された。Jackson の報告は側頭葉てんかんの始まりとして有名なだけでなく，発作の初発症状を詳しく観察することによって，その症状から脳の病巣にせまれることを指摘し，てんかん発作がけいれん発作だけでなく脳機能と関係のあるすべての症状を発現し得ることを示唆した点で近代のてんかん学の発展の重要な足がかりとなった。
(地引逸亀)
⇨幻嗅，幻覚，嗅覚発作，側頭葉てんかん
[文献] Jackson JH (1931c)

効果サイズ〔エフェクトサイズ〕

[英] effect size；ES

　アウトカムが連続変数の際に，治療効果の大きさを数量化する方法の一つ。次のような無作為割付比較試験を考えてみよう。

	治療終結時の重症度尺度の得点
治療あり（患者数 n_1）	平均 m_1，標準偏差 s_1
治療なし（患者数 n_2）	平均 m_2，標準偏差 s_2

　この場合，一番理解しやすい治療効果の大きさは，2 群の平均得点の差，つまり m_1-m_2 であろう。しかし，たとえばある試験ではハミルトンうつ病評価尺度を用い，別の試験ではモンゴメリ＝アスベルグうつ病評価尺度を用いていると，治療効果の大きさを互いに比較することができない。そこで，平均の差を標準偏差で除して，治療群と無治療群との間で平均値の差が何標準偏差分に相当するかを表した数値が効果サイズである。数式で表すと

$$ES = \frac{m_1 - m_2}{s}$$

となる。ここで

$$s = \sqrt{\frac{(n_1-1)s_1^2 + (n_2-1)s_2^2}{n_1 + n_2}}$$

で計算するとこの ES を Cohen's d,

$$s = \sqrt{\frac{(n_1-1)s_1^2 + (n_2-1)s_2^2}{n_1 + n_2 - 2}}$$

で計算すると Hedges' g と呼ぶ。Cohen J によれば，ES の解釈の目安として，0.2 は小さな効果，0.5 は中等度の効果，0.8 は大きな効果とされる。
(古川壽亮)
⇨無作為化比較試験〔RCT〕
[文献] Cohen J (1988)

高感情表出　➡EE〔感情表出〕

高機能自閉症

[英] high-functioning autism

　自閉症（自閉性障害）のうち，知能が平均範囲かそれ以上に高いタイプを指して，慣習的に高機能自閉症と呼んでいる。「高機能」の正式な定義はなく，多くの場合，知能指数が 70 以上の場合を含めるが，85 以上として

対象を狭く限定して使用される場合もある。今日用いられている標準的な診断基準（ICD-10 および DSM-Ⅳ-TR）では，自閉症（自閉性障害）とアスペルガー症候群（アスペルガー障害）は別の臨床単位として定義されている。それらによると，高機能自閉症の人々は，言語領域の異常，すなわち，話し言葉の遅れなど言語発達の異常，またはコミュニケーションとしての言語使用の異常，の有無という点において，アスペルガー症候群（アスペルガー障害）から鑑別される。高機能自閉症の人々は話し言葉の欠如や遅れを示すというよりも，字義通りな言語理解や一方通行な話し方など，日常会話の困難（語用障害）が顕著である。

実際には，自閉症とその近縁障害は症状程度により重度から軽度まで連続的に移行するので，高機能自閉症とその他の広汎性発達障害との境界を操作的に設定した場合，判断に迷う場合が少なくない。たとえば，言語コミュニケーション領域の異常に関して，客観的な量の基準が決められていないので，どこから「顕著な障害（impairment）」とするのかは主観的になってしまう。また，児童期には高機能自閉症と診断されていた子どもが成長に伴い言語症状が改善した結果，アスペルガー症候群〔ICO-10〕（アスペルガー障害〔DSM-Ⅳ-TR〕）あるいは非定型自閉症〔ICO-10〕（特定不能の広汎性発達障害〔DSM-Ⅳ-TR〕）と診断が変更されることも少なくない。

このように高機能自閉症とアスペルガー症候群（アスペルガー障害）の異同に関しては長く議論されてきたが，未だにコンセンサスは得られておらず，多くの専門家は両者の区別に懐疑的な立場をとっている。実際，こうした事情を考慮して，研究や臨床では区別せずに，高機能広汎性発達障害あるいは高機能自閉症スペクトラム障害と呼称することが多い。治療や教育上の配慮にも共通する部分が大きい。 （神尾陽子）

⇨自閉症，アスペルガー症候群，広汎性発達障害，自閉症スペクトラム

[文献] 神尾陽子(2009)，Macintosh KE, Dissanayake C (2004)

工業中毒

［英］industrial poisoning

工業に従事しているものが，種々の化学物質の吸入，接触などにより著しい病的変化をきたすことをいう。障害は，皮膚，歯牙，目など主として体外性のものと，種々の臓器をおかす体内性のものとがある。職業病として重要である。精神症状を起こすものとしては，ヒ素によるせん妄，認知障害や，水銀による抑うつ，易刺激性，認知障害，精神病性症状，マンガンによる易刺激性，感情失禁，抑うつ，無関心，などが挙げられる。他にも，一酸化炭素，二硫化炭素などの有毒ガスによる中毒，有機溶媒や，芳香族ニトロアミド化合物による中毒などでも，精神症状をきたすことがある。 （山森英長）

⇨水銀中毒，マンガン中毒，一酸化炭素中毒，二硫化炭素中毒，鉛中毒

拘禁精神病　➡拘禁反応

拘禁反応

［英］prison psychosis
［独］Haftreaktion

留置場，拘置所，刑務所，少年院などの刑事施設に拘留された被拘禁者が，拘禁状況という特異な環境に反応して起こす多彩な精神障害を包括する診断用語。19世紀中葉から20世紀後半まで，ドイツと日本でとくに精力的に研究されて多くの業績が残されたが，病因論的な疾病分類を重視しないDSM-Ⅲ以降この診断名はほとんど使われなくなった。ともあれ，拘禁反応の症状は，性格変化や拘禁神経症といった軽いものから，意識障害，

気分障害，幻覚妄想状態などの精神病的な症状（拘禁精神病）に至るまで，多種多様な病像を含んでいる．なお，拘禁反応には，塀の外でみる統合失調症，気分障害，無気力などとの鑑別が症候論的には困難な病態も多いが，一方では，拘禁状況においてのみ観察される，ガンザー症候群，レッケの昏迷，詐病精神病，仮性認知症，赦免妄想，擬死反射，監獄爆発などの特異な病像もみられる．拘禁反応の治療は，拘禁施設からの釈放が有効で，ほぼ例外なく軽快・完治するが，現実には釈放が難しいので，医療刑務所・医療少年院などに移送するか，原施設で薬物療法や心理療法などを施す他はない．　　　　　　　　　（福島　章）

⇨ガンザー症候群，レッケの昏迷，詐病精神病，仮性認知症，赦免妄想
[文献] 小木貞孝（1965），福島章（1978）

口腔顔面失行

[英] bucco-facial apraxia

口部顔面失行とも呼ばれる．口を開ける，舌を出す，ブローイング，口笛を吹く，舌先で口唇をなめるなど，口腔や顔面を用いた，生活場面では可能な非言語的な運動を口頭命令または模倣で意図的に行うことができない状態をいう．かなりの頻度で失語症や発語失行，また手足の失行と合併して生じる．高次脳機能障害との合併や失語症がある場合などリハビリテーションにおいて支障をきたす．

（立石雅子）

⇨ブローカ失語
[文献] 遠藤邦彦（1994）

抗けいれん薬

[英] anticonvulsants ; anticonvulsant drugs

てんかん治療において，薬物療法は必須かつ基本的な手段である．抗けいれん薬は，その名が示す通りけいれんを終息させるために用いられる薬剤の総称であるが，通常これらの薬剤はてんかん性発作の治療に用いられる．しかしながら，このカテゴリーに属する薬剤は，けいれん性発作のみでなく，複雑部分発作や欠神発作など非けいれん性のてんかん発作に対しても有効なものが含まれているため，抗てんかん薬（antiepileptic drugs ; AED）という呼び方のほうが一般的である．

AED は，バルビツール酸誘導体，ヒダントイン誘導体，ジベンゾジアゼピンおよびベンゾジアゼピン誘導体，バルプロ酸類（VPA），サクシニミド類などに大別される．さらに近年，新規 AED としてガバペンチン，トピラマート，ラモトリギン，レベチラセタムが一般臨床で使用可能となり，てんかん薬物療法のパラダイムは新たな展開を迎えている．各発作型に応じて最も効果が期待できる AED の臨床適応についての指標が提示されている［French JA ら 2004，井上有史ら 2005，Karceki S ら 2005］．VPA，カルバマゼピンおよび一部の新規抗てんかん薬の中には，気分調整薬（感情調整薬）あるいは抗精神病薬としての効果をもつものもある．

AED 使用にあたっては各薬剤の代謝特性や相互作用等について留意する必要がある．また AED の効果や代謝特性は個人の CYP 遺伝子多型の差異やてんかんの分子基盤によっても左右されるので，てんかん薬物療法においてはオーダーメイド治療（個別化治療）の観点も重要である［岩佐博人ら 2008］．さらに治療は長期に及ぶことが多く，さまざまな側面で患者とのアドヒアランス形成に配慮した治療計画が望ましい．

基本的に AED によるてんかん症候群の薬物療法は内服薬によるのが原則であるが，一時的な症状としての「けいれん発作」や発作重積に対する救急治療として，ジアゼパムなどの静注ないし筋注あるいは坐薬（主として小児），フェノバルビタール筋注なども行われる．また，発作重積に対してはフェニトイン静注による急速飽和法も行われることがある．重積発作の治療に全身麻酔薬が使用され

る場合もあるが，一般的には抗けいれん薬ないし AED には分類されない。非経口で各薬剤を使用する際には，バイタルサインのモニタリング等を行いつつ慎重な投与が必要である。 　　　　　　　　　　　　　　　　（岩佐博人）
⇨抗てんかん薬，けいれん，ベンゾジアゼピン受容体，バルプロ酸，ラモトリギン
[文献] Levy RH, Mattson RH, Meldrum BS, et al. (2002), 井上有史, 日本てんかん学会ガイドライン作成委員会 (2005), 岩佐博人, 兼子直 (2008), French JA, Kanner AM, Bautista J, et al. (2004), Karceki S, Morrel MJ, Carpenter D (2005)

攻撃性 ［精神分析］

［英］aggression；aggressiveness
［独］Aggression；Aggressivität
［仏］agression；agressivité

　他者あるいは自己を傷つけ，危害を加えようとする行為を幻想として抱いたり，あるいは現実的に実行したりする傾向を意味する。攻撃性には生得的に破壊欲動（destructive instinct）が含まれているのか，それとも反応性に破壊性を帯びるのかについては議論がある。Adler A は，攻撃性はリビドーの欲求不満を克服するために反応性に生じたものであるという見解を示した。一般的な見解では，精神分析の創始者である Freud S は，その晩年まで攻撃性を重視しなかったといわれている。その転回点となった論文「快感原則の彼岸」[1920] で，Freud は初めて「死の本能」について言及し，攻撃性を生得的な破壊欲動から派生したものとして位置づけた。Freud の「死の本能」の概念には多くの学者が懐疑的であるが，クライン学派は羨望や病的な自己愛の概念などを，「死の本能」の臨床的な現れとみなして理論展開を行っている。
　　　　　　　　　　　　　　　　（平島奈津子）
⇨生の本能／死の本能
[文献] Adler A (1969), Freud S (1920a), Hinshelwood RD (1991)

攻撃性 ［生物学］

　攻撃性の代表的な分類としては，衝動的攻撃性（impulsive aggression；affective, reactive, defensive or hostile aggression）と計画的攻撃性（premeditated aggression；predatory, proactive or instrumental aggression）が挙げられる。攻撃性に関与する神経回路では，視床下部や中脳水道周囲灰白質を制御する扁桃体を主とする辺縁系が中心的な役割を果たしている。衝動的攻撃性では内側視床下部と背外側中脳水道周囲灰白質が，計画的攻撃性では外側視床下部と腹側中脳水道周囲灰白質が最終経路とされる。さらに，辺縁系は，眼窩前頭前野や前帯状回をはじめとする大脳皮質により抑制的に制御されており，大脳皮質の障害によって抑制が解除されると攻撃性に至るとされる。

　攻撃性の制御に関与する神経伝達物質としては，セロトニンが重要である。セロトニンは大脳皮質から辺縁系への抑制的な制御の主役であり，低セロトニン活性による抑制的制御の破綻は攻撃性の亢進をもたらす。その他，大脳皮質における高ドーパミン，高ノルアドレナリン活性は攻撃性を増強し，辺縁系における低 GABA 活性，高グルタミン酸，高アセチルコリン活性は攻撃性を増強すると考えられている。
　　　　　　　　　　　　　　　　（白川 治）
⇨扁桃体，大脳辺縁系，セロトニン〔5-HT〕
[文献] Nelson RJ, Trainor BC (2007), Siever LJ (2008), Siegel A, Victoroff J (2009)

攻撃性 ［犯罪精神医学］

　攻撃性が暴力行動として最も鮮明にみてとれるのは殺人，傷害，暴行などの暴力犯であり，攻撃性が物欲・金銭欲と結合したものの代表は強盗，恐喝などの暴力的財産犯であり，攻撃性と性欲との結合したものは強姦，強制猥褻などの性犯罪や，サディズムの極致としての快楽殺人である。これに対して，窃盗，詐欺，横領，放火などの非暴力的財産犯にお

いては，行動面ではあからさまな攻撃性を認めることはできないが，精神力学的に解釈すれば，被害者や社会に対する屈折した攻撃性の発動とも理解できる心理がある。この受動的攻撃性（passive aggressive）においては，攻撃性は行動の背後に強く抑圧されている。いずれにせよ，多くの累犯研究によれば，攻撃性が強くあからさまに行動化される犯罪ほど罪種が多方向に拡張していくが，攻撃性が全く未成熟ないし「甘え-攻撃」の段階に止まっている犯罪者では窃盗・詐欺などの非力的財産犯系の単一方向累犯に向かうことが多い。すなわち，再犯・累犯は殺人と窃盗という両極端において高率にみられるが，これは攻撃性の行動化の様式の両極端に対応している。 (福島 章)

⇨犯罪生物学，受動-攻撃(性)パーソナリティ障害
[文献] 福島章（1968, 1974）

高血圧性脳症
[英] hypertensive encephalopathy
[独] hypertonische Encephalopathie

急激な血圧上昇，特に拡張期血圧の上昇により生じる脳症。頭痛，悪心，嘔吐，視力障害，けいれん，意識障害などの症状が現れる。片麻痺，失語症，同名半盲などの巣症状を呈することはまれであるが，ありえる。悪性高血圧，褐色細胞腫，妊娠中毒症などの際にみられる。脳浮腫により頭蓋内圧亢進をきたしており，眼底所見として乳頭浮腫，髄液所見で髄液圧の上昇がみられる。脳出血をきたす可能性が高いので，速やかに血圧の降下を図る必要がある。 (前田貴記)

後見
判断能力が不十分であったり，それを欠く者のために開始されるもので，法定代理人としての後見人を本人に付け，本人に代わって法律行為を行わせることで本人の利益を保護するための制度をいう。後見には，①未成年後見（民法838条1号：親権を行う者がいない未成年者のために開始される）と，②成年後見（同条2号：事理弁識能力を欠く成年者のために開始される）とがある。 (新井 誠)
⇨成年後見制度

膠原病
[英] collagen disease
[独] Kollagenkrankheit
[仏] collagénose

全身の結合組織における組織間成分のフィブリノイド変性を病理所見とする，すべての急性・慢性疾患をいう（Klemperer P）。全身性の慢性・進行性の経過をたどり，皮膚・関節症状，心・腎機能障害，血管炎，神経系の変化などを呈する。これら疾患群のうち，全身性のループスエリテマトーデス（SLE）・結節性動脈周囲炎（PN）・混合性結合組織疾患（MCTD）・ベーチェット（Behçet）病・シェーグレン（Sjögren）症候群などで精神症状を呈する頻度が高いとされる。精神症状は身体症状と併行して出現するとは限らず，不安・抑うつなどの感情障害・統合失調症様の幻覚妄想状態から，意識障害・けいれん発作など多彩な症状を呈する。背景には脳血管性病変が指摘されるが，これで説明できない症状も多々みられる。また治療にはしばしば副腎皮質ホルモンが用いられるが，このステロイド剤によって惹起される精神障害もあり，鑑別を要する。 (加藤 隆)

⇨全身性エリテマトーデス，結節性動脈周囲炎，神経ベーチェット病，強皮症，皮膚筋炎，副腎皮質ホルモン，ステロイド精神病，診断基準
[文献] Klemperer P, Pollack AD, Baehr G (1942)

抗コリン作用 ➡向精神薬副作用

交叉性失語
[英] crossed aphasia

右利き者において，右半球損傷で出現する

失語を指す。失語症は優位半球（右利きの多くは左半球）の損傷によって出現するが、それとは異なる脳の側性化の表現形として注目された。Bramwell B［1899］は当初，利き手と同側（右利き者では右半球，左利き者では左半球）の脳損傷によって出現する失語を交叉性失語と称したが，その後，右利き者で右半球損傷時の失語を指す用語として定着した。交叉性失語の条件は，右利き（厳密な条件では左利きや両手利きの家族歴がない），右半球に限局した病巣による失語，幼少時に脳損傷の既往がないことである。右利き右半球損傷者の中で，交叉性失語の出現率は1～2%程度で，年齢，性別による差異は認めない。交叉性失語に特異的所見があるかは，症状や口頭言語と文字言語の解離などが議論されてきたが，交叉性失語の特徴としてひとまとめにできる所見は明らかではなく，病巣の部位や大きさに関連すると解釈されることが多い。一般の左半球損傷による失語型と比較して，鏡像と考えられるタイプと，変則的であるタイプの比は，およそ6：4前後である［Mariën Pら 2004］。 〈大槻美佳〉

⇨失語，大脳半球優位

[文献] Bramwell B（1899），Mariën P, Paghera B, De Deyn PP, et al.（2004）

高次脳機能障害

［英］higher brain dysfunction

　高次脳機能障害は，大脳の器質的病因に伴い，失語・失行・失認に代表される比較的局在の明確な大脳の巣症状，注意障害や記憶障害，判断・遂行機能・問題解決能力の障害，社会的行動異常などを呈する状態である。元来，高次脳機能（higher brain function）という言葉は，大脳機能により営まれる機能のうち，一次運動野や一次感覚野に担当される機能を除いた，主に連合野により営まれる機能を指しており，この障害が高次脳機能障害と呼ばれてきた。高次脳機能障害の原因として，一番多いのは脳梗塞や脳出血などの脳血管障害であり，外傷性脳損傷，脳腫瘍，脳炎，低酸素脳症が次に多い。この中で，最近増加しているのが，交通外傷を中心とした頭部外傷による高次脳機能障害である。この病態では，どちらかというと従来の失語・失行・失認ではなく，注意障害，記憶障害（健忘），遂行機能障害，脱抑制行動などの社会的行動障害がしばしば引き起こされる。

　本邦では，2001年より，高次脳機能障害支援モデル事業による「行政的」高次脳機能障害診断基準が作成された。この診断基準では，高次脳機能障害は，①脳の器質的病変の原因となる事故による受傷や疾病の発症の事実が確認されている状態であり，②現在，日常生活または社会生活に制約があり，その主たる原因が記憶障害，注意障害，遂行機能障害，社会的行動障害などの認知障害である，とされている。従来からの高次脳機能障害の中心である失語・失行・失認が除外されていることに注意する必要がある。また，この診断基準では，MRI，CT，脳波などにより認知障害の原因と考えられる脳の器質的病変の存在が確認されているか，あるいは診断書により脳の器質的病変が存在したと確認できることが要求され，先天疾患，周産期における脳損傷，発達障害，進行性疾患を原因とする者は除外されている。 〈加藤元一郎〉

⇨巣症状，脳血管障害，脳腫瘍，脳炎，頭部外傷後遺症，遂行機能［実行機能］

[文献] Heilman KM, Valenstein E（2003），鹿島晴雄，種村純 編（2003），加藤元一郎（2006）

抗酒剤

［英］alcoholphobic ; aversive agent（米）

　アルコールの代謝を阻害することで，少量の飲酒でも体内にアルデヒドが蓄積し，動悸，顔面紅潮，嘔気，頭痛などの不快な症状を出現させる薬剤であるサイアナマイド（シアナマイド），ダイサルフィラム（アンタビュー

ス）の2剤が，現在日本において使用されている。その治療目的は治療環境の中で抗酒剤を服用させた上で飲酒させ不快な症状を体験させ，条件反射によって飲酒欲求を抑制することにあるとされてきた。しかし，齋藤利和らによれば，これらの抗酒剤には，飲酒欲求そのものを抑制する効果はなく，したがって，薬剤そのものの効果より併用される精神療法がむしろ問題となり，治療成績も施設や研究者による差異が大きいとされる。また，抗酒剤服用は，患者本人が進んでアルコール依存症を治療するという意思をもって行うことが重要である。本人に内密で投与することは，大量飲酒により身体に危険性が及ぶ可能性があり，患者と治療者の治療的関係に障害となる。
(齋藤利和)

⇨アルコール依存（症）
[文献] 齋藤利和（2003）

甲状腺機能亢進症

［英］hyperthyroidism

甲状腺ホルモンであるトリヨードサイロニン（T3）またはサイロキシン（T4），または両方の甲状腺ホルモンが分泌過剰の状態のこと。原因により，特発性または二次性に分類される。前者はバセドウ病，甲状腺炎，プランマー病などがあり，後者には甲状腺刺激ホルモン様物質産生腫瘍などが含まれる。最も多いバセドウ病は甲状腺刺激ホルモン受容体に対する抗体によっておこる自己免疫疾患である。甲状腺腫，眼球突出，頻脈の三大症状に加え，瞬目減少，振戦，多汗，微熱，嘔吐，下痢，不整脈などを引き起こす。また，多彩な精神症状をきたすこともあり，不眠，刺激性亢進，不安，焦燥，抑うつ気分，易怒性亢進，躁症状を呈することもある。時には，錯乱，せん妄，幻覚，妄想を呈することもある。治療は，抗甲状腺薬，β遮断薬，放射線治療，外科的甲状腺亜全摘を行う。また急性期の精神症状に対しては適宜，抗精神病薬，抗うつ薬，抗不安薬を用いることもある。 (内田裕之)
⇨甲状腺機能低下症
[文献] Weetman AP（2003）

甲状腺機能低下症

［英］hypothyroidism

甲状腺ホルモンであるトリヨードサイロニン（T3）またはサイロキシン（T4），または両方の甲状腺ホルモンが分泌低下もしくは欠如した状態のこと。原因により，特発性または二次性に分類される。前者は発症時期によりクレチン病，若年性粘液水腫，成人性粘液水腫に分けられることもある。原因として慢性甲状腺炎，甲状腺の低形成，甲状腺腫瘍，ヨード不足などがある。後者には下垂体，視床下部などの機能異常によるものなどが含まれる。皮膚が乾燥，肥厚し，舌の肥大，脱毛，徐脈，倦怠，疲労，心肥大，食思不振などの症状を認める。また，多彩な精神症状をきたすこともあり，意欲減退，無気力，意欲低下などのうつ症状を呈する場合もある。さらに，時には興奮や意識障害などの重篤な症状に至ることもある。治療は，甲状腺薬を用い，精神症状に対しては適宜，抗うつ薬，抗精神病薬，抗不安薬などを使用する。 (内田裕之)
⇨甲状腺機能亢進症
[文献] Devdhar M, Ousman YH, Burman KD (2007)

高照度光照射療法

［英］bright light therapy

照明器具を通じて2000 lux以上の強い光を1～2時間照射するものであり，光療法とも呼ばれる。季節性うつ病に対する有効性は確立していることに加え，その他の大うつ病エピソードに対しても高照度光照射療法が有効である可能性が高い。しかし，その効果発現機序は不明である。高照度の光による刺激は網膜にある視覚とは別の受容体を刺激し，網膜視床下部路を通じて主たる生体時計であ

る視床下部の視交叉上核に伝えられる。その結果，生体リズム位相が変化するが，その作用の方向は照射された時間によって異なる。高照度光を早朝に照射すると生体リズムの位相は前進し，夜間に照射すると位相は後退する。この特性を利用して概日リズム睡眠障害の代表である睡眠位相後退型（睡眠相後退症候群）の治療には早朝に，睡眠位相前進型（睡眠相前進症候群）の治療には夕方から夜間の入眠までの時期に高照度光照射療法が用いられる。

(清水徹男)

⇨季節性感情障害，概日リズム睡眠障害，睡眠相後退症候群［睡眠相遅延症候群］，睡眠相前進症候群

[文献] Honma K, Honma S (1988), Golden RN, Gaynes BN, Ekstrom RD, et al. (2003), 内山真 (2009)

高所恐怖

[英] acrophobia ; fear of heights
[独] Akrophobie

　高所にいることに著しい恐怖を覚え，そのような場所をできる限り回避しようとする症状。ICD-10では特定の恐怖症（specific phobia）に分類される。はいはいを始めた生後6～9ヵ月の乳児は，高所に対する回避反応を示すようになる。このように高所への恐怖自体は多くの動物や人間にとって自然な反応であるが，病的な高所恐怖になると，高層ビルの上階に上がったり狭い橋を渡ることができないなど，生活に支障をきたすようになる。

(中村敬)

[文献] Marks IM (1987)

口唇愛　➡愛［精神分析］，リビドー

口唇期

[英] oral phase
[独] orale Stufe ; orale Phase

　Freud S［1905］が提唱したリビドー発達の最初の段階。生後1年半頃までとされる。この時期の乳児のリビドー的な欲求充足の源泉は，吸う行為（後には噛むことも含む）に伴う口唇帯（口唇，口腔粘膜など）の感覚であり，その主要な対象は乳房である。口唇的な欲求や快感がこの時期に優っていることは，乳児が乳首を吸うことそのものに満足したり，手にした物を喜んで口に入れることからも示される。今日の精神・性的発達論では，口唇的な快感が徐々に心理的な意味を獲得し，母子の交流を促進していく役割を担うと考えられている。口唇帯の感覚は，授乳による満腹感とは別にそれ自体が統合的な発達に不可欠であることが，先天性食道閉鎖症の乳児を追跡調査したDowling S［1977］によって明らかにされている。口唇期後半になると乳歯が生え噛みつく行為が出現するが，この現象をAbraham K［1924］は口唇サディズムへの移行と捉えて，これをもって口唇期を二分する考えを提唱した。

(山科満)

⇨リビドー，口唇性格，肛門期，性器期，前性器期，精神・性的，幼児性欲

[文献] Abraham K (1924a), Dowling S (1977), Freud S (1905c)

口唇性格

[英] oral character
[独] oraler Charakter

　他者からの愛情が得られないと，抑うつ，僻み，恨み，癇癪といった反応を示し，また喫煙や飲酒，大食などの口唇的な活動に拘泥するような傾向を，口唇性格ということがある。Abraham K［1924］は口唇期の発達上の問題が性格形成にどのような影響を及ぼすかについて詳細に言及した。早期の口唇期欲求が過剰に満たされた場合は極端に他者をあてにする傾向が，願望が裏切られた場合は悲観主義が優勢となることや，口唇期後半に噛むことの快感が生じて強い両価性の源となり，その影響下に妬みなどの感情が育つという。

(山科満)

⇨口唇期，肛門性格
[文献] Abraham K（1924a）

構成失行
[英] constructional apraxia

　視知覚や運動能力自体には明らかな障害はないのに構成活動が困難な状態で，構成対象の部分を空間的に配置して全体的なまとまりのある形態を形成する能力の障害をいう。臨床的には，幾何図形の描画や模写，積木構成などの課題で確かめられる。

　歴史的には，Poppelreuter W［1917］が視覚性失行（optische apraxie）と呼び，またKleist K［1934］が一連の研究から構成失行と称した。構成活動は対象の各部分の相互の空間関係の分析と全体への統合の過程であり，知覚と運動の各過程を明確に区分できず，構成活動の本質は知覚から運動への情報の伝達と統合にあるとして，構成失行を知覚と運動が未分化な状態へ退行した「失行＝失認（apractognosia）」とみる立場もある［Grünbaum A 1930，秋元波留夫 1932］。

　失行は一般的には，学習された動作や行為の障害とされる。しかし，構成活動には感覚入力から運動出力の一連の処理過程が関連する。対象の形態や色彩の視知覚，空間関係などの視空間知覚，空間的特徴の視覚的抽象，視覚と運動の協調性，手指の巧緻性，構成手順の計画，そして構成過程の監視と誤りの修正などの諸能力が必要になる。これらの能力の統合体が構成能力といえる。そのために最近では，構成失行を他の失行と区別して，構成障害（constructional disorder）や視覚構成能力障害（visuoconstructive disability）と称する場合も多い。

　脳損傷部位では左右大脳半球とも頭頂葉の損傷と関連が深い。前頭葉の損傷でも出現する。脳損傷側や部位の違いによって障害の質的な特徴が異なる。右半球損傷では対象の視空間処理の障害，左半球損傷では構成の実行手順の障害，そして前頭葉損傷では構成過程の計画や監視や誤りの修正の障害との関係が指摘されている。　　　　　　　　（坂爪一幸）
⇨失行，失認
[文献] Poppelreuter W（1914-1917），Kleist K（1934），Grünbaum A（1930），秋元波留夫（1932），坂爪一幸（2003）

構成失書
[英] constructional agraphia

　失書の分類の一つ。文字を想起してから実際の書字運動を完成させるまでの過程の，最終的な段階の障害と考えられる。すなわち，書こうとする文字は想起できているが形を整えて書くことが難しく，まとまりのない形態の文字が書き出される症状である。目的の文字とある程度似た形の文字にはなる。字画の一部が欠落したり部分的な誤りが生じたりすることもある。運動麻痺が原因ではない。文字形態の乱れは，自発書字や書取りだけではなく写字でも生じる。この点で，写字が保たれる純粋失書とは異なる。

　構成失書は，書字の際の構成障害により整った文字を形成させられないために生じると考えられるが，Cipolotti L ら［1989］の報告のように，図形の描画や模写が著しく障害されていても書字能力は保たれた例もあり，描画能力障害である構成失行例が必ずしも構成失書を呈するわけではない。文字表出は図形描出とは異なる機序で達成されると考えられる。左頭頂葉損傷の報告例が多い。（佐藤睦子）
⇨失書，構成失行
[文献] Cipolotti L, Denes G（1989），佐藤睦子（2003）

抗精神病薬
[英] antipsychotics

　幻覚妄想が主たる症状である精神病の治療薬のことであり，メジャートランキライザーとも呼ばれている。1950年代にクロルプロマジンとハロペリドールが代表的な抗精神病

薬として登場した。いずれも脳内ドーパミン2受容体遮断が主作用であるが，前者を代表とする低力価抗精神病薬は鎮静作用が強い一方で，抗コリン作用や抗ヒスタミン作用も強くそれに関連した副作用が主である。後者を代表とする高力価抗精神病薬は脳内ドーパミン2受容体遮断効果が強く幻覚妄想に対する効果も強い半面，錐体外路系の副作用が強かった。セロトニン2_A受容体遮断が錐体外路系副作用を軽減することが知られ，1990年代に入りドーパミン2受容体とセロトニン2_A受容体をともに遮断する第二世代抗精神病薬と呼ばれる抗精神病薬が登場した。これらは抗精神病効果に比して錐体外路系副作用が出にくいことから新規非定型抗精神病薬とも呼ばれる。第二世代抗精神病薬にはハロペリドールから発展してきたリスペリドンなどセロトニン・ドーパミン遮断薬（SDA）と呼ばれる薬剤と，クロルプロマジンやクロザピンから発展してきたオランザピンやクエチアピンは MARTA（multiple acting receptor targeting antagonist）と呼ばれる他の受容体にも作用する薬剤がある。前者は高用量ではドーパミン2受容体遮断に伴う錐体外路系などの副作用が出やすく，後者では体重増加や脂質異常，糖代謝異常が出やすい。また，ドーパミン2受容体への部分作動薬（dopamine partial agonist；DPA）であるアリピプラゾールも登場している。この薬剤は20～30％のドーパミン2受容体への固有活性を有することから高い受容体占拠率にもかかわらず錐体外路系副作用が出にくい。ところでクロザピンは治療抵抗性統合失調症の30～50％に効果があるといわれているが，無顆粒球症や心筋炎などの重篤な副作用が出現することがあり，頻回のモニタリングが義務づけられている。

(伊豫雅臣)

⇨ドーパミン，神経遮断薬，向精神薬，向精神薬副作用，錐体外路症状，悪性症候群，遅発性ジスキネジア，デポ剤，プロラクチン，第二世代抗精神病薬

〔SGA〕
[文献] Gelder M, Harrison P, Cowen P（2006）

向精神薬
［英］psychotropics；psychotropic drugs
［独］psychotrope Stoffe
［仏］médicaments psychotropes

　向精神薬とは，中枢神経系に対する選択的な作用により，主として精神機能や行動に多少なりと特徴的な変化を起こす薬物の総称である［風祭元 1989］。しかしながら，厳密な定義や分類があるわけではなく，国際的にも統一的な用語にはなっていない。一般的には精神疾患の治療に用いられる，抗精神病薬（antipsychotics），抗うつ薬（antidepressants），気分安定薬（mood stabilizers），抗不安薬（antianxiety drug；anxiolytics），催眠薬（hypnotics），精神刺激薬（psychostimulants）を指す［融道男 2008］。精神神経疾患の薬物療法に用いられる薬物を向精神薬として広義に捉えるならば，抗パーキンソン薬，抗認知症薬，抗酒剤，抗てんかん薬，脳循環代謝改善薬などが含まれる。他にも精神変容を生む薬物として精神異常発現薬（psychotomimetics）がある。

　各種の近代向精神薬が開発された1950年代以前には，バルビツール酸系薬物，ブロムワレリル尿素（ブロバリン），スルフォナールなどが鎮静・催眠を目的として広く精神疾患の治療に応用されていた。その後，リチウム（1949年），イミプラミン（1957年），クロルプロマジン（1952年），ベンゾジアゼピン系薬物（1960年）などの向精神作用が発見され，これらの薬物を中心とした分類が一般的になってきた。しかし，向精神薬の範疇が定まらないだけではなく，その分類も，抗うつ薬のような臨床効果による分類，ベンゾジアゼピン系薬物のような構造式による分類，SSRIのような作用機序による分類などが混在している。その上，抗うつ薬として開発さ

れたSSRIは不安障害にも効果があり、一部の抗てんかん薬や第二世代抗精神病薬は双極性障害や難治性うつ病にも用いられるなど、現在でも向精神薬の分類は曖昧さを残している。

クロルプロマジンは催眠作用が弱く、精神病症状や興奮を改善するので、新しいカテゴリーとしてトランキライザー（静穏剤、精神安定剤）という用語が作られた。また、精神病症状に用いられる薬物をメジャートランキライザー、神経症に用いられるものをマイナートランキライザーとして区別したこともあった。しかし今日トランキライザーという用語は用いられなくなっている。かつて、抗精神病薬を神経遮断薬（neuroleptic；neuroleptique）と呼んだことがあったが、これも国際的には一般的用語ではなくなった。

リチウムは躁病に有効であることがわかり、当初は抗躁薬と呼ばれていた。しかし、双極性障害のうつ病相や再発予防にも有効なことが確かめられ、しかもカルバマゼピンやバルプロ酸にもリチウムと類似の効果が発見されてからは、これらの薬物を気分安定薬として分類するようになった。

抗精神病薬は、クロルプロマジンやハロペリドールをプロトタイプとして合成された第一世代抗精神病薬にとって代わり、リスペリドン、オランザピン、クエチアピン、アリピプラゾール、ペロスピロン、ブロナンセリンなどの錐体外路系副作用が弱い第二世代抗精神病薬が一般的になった。しかしこれらの薬物では、糖代謝異常、肥満、骨代謝異常などの代謝機能への副作用が喚起されている。

抗うつ薬は、初期のイミプラミンとその類似化合物の研究から、抗コリン作用など副作用につながる薬理作用の弱い非三環系抗うつ薬が開発された。さらには選択的セロトニン再取り込み阻害薬（SSRI）やセロトニン・ノルアドレナリン再取り込み阻害薬（SNRI）が合成され、広く用いられている。わが国では、うつ病に使用できるモノアミン酸化酵素阻害薬（MAOI）はない。しかし諸外国では、MAOIや可逆性のRIMA（reversible inhibitors of monoamine oxidase type-A）がしばしば使用されている。抗うつ薬の開発は副作用の軽減を目指して行われてきた。しかし従来の副作用に代わり、アクティベーション症候群、自殺念慮・企図の増加、衝動行為の増加、中断症候群などの問題が注目された。

抗不安薬では、各種のベンゾジアゼピン系化合物が合成され、それにセロトニン1A受容体アゴニストが加わり、バルビツール酸系薬物にとって代わった。ベンゾジアゼピン系化合物は、GABA作動性神経の活動を高めて、抗不安作用、催眠作用、筋弛緩作用、抗けいれん作用を現す。個々の薬物はこれらの作用のうち、どの作用が相対的に強いかにより臨床的に使い分けられている。さらにベンゾジアゼピン受容体1が催眠作用と強く関係しているため、クアゼパム、ゾルピデムのように、選択的なベンゾジアゼピン受容体1結合作用をもつ薬物が催眠薬として開発されている。ベンゾジアゼピン系化合物は安全性が比較的高い一方で、常用量依存を起こすという問題がある。

精神刺激薬では、メチルフェニデート（適応：ナルコレプシー、小児期のADHD）、ペモリン（適応：ナルコレプシー、軽症うつ状態）、モダフィニール（適応：ナルコレプシー）が臨床的に使用できる。メチルフェニデートは処方薬の不正使用がきっかけで、適応症からうつ病が削除され、処方医や調剤薬局に制限が設けられた。かつて臨床で使われたことがあるアンフェタミンやメタンフェタミンは、覚せい剤取締法の対象薬物に指定されている。

（神庭重信）

⇨抗精神病薬、抗うつ薬、気分安定薬、抗不安薬、睡眠薬、中枢（神経）刺激薬、精神薬理学、アクティベーション症候群〔賦活症候群〕、中断症候群〔退薬症候群〕、精神異常発現薬、抗認知症薬、抗酒剤、

抗てんかん薬，精神安定剤，神経遮断薬，精神作用物質
[文献] 風祭元（1989），融道男（2008），樋口輝彦，小山司 監修／神庭重信，大森哲郎，加藤忠史 編（2009）

向精神薬等価換算
[英] dose equivalence of psychotropic drugs
　各種薬剤間で，臨床的な有効性を指標として投与量を換算するものであり，通常は薬剤カテゴリー別に，主に二重盲検試験を中心とした臨床データを参考に作成された等価換算表を用いて算出される。抗精神病薬，持効性抗精神病薬，抗精神病薬注射剤，抗不安薬・睡眠薬，抗パーキンソン薬，抗うつ薬などの換算表が作成されている。多剤併用時の総投与量を表現する場合や，薬剤変更時に新規薬剤の初期投与量を決定する場合等に用いられる。　　　　　　　　　　　　　　　（三浦智史）
⇨二重盲検法，多剤併用
[文献] 稲垣中，稲田俊也（2008）

向精神薬副作用
[英] side effects of psychotropic drugs
　抗精神病薬では，アカシジア，ジストニア，パーキンソニズムなどの急性期錐体外路症状がドーパミン遮断薬共通の副作用である。定型抗精神病薬では頻繁に認められ，非定型抗精神病薬でも気分障害圏患者への適応拡大に伴い，依然として問題となっている。その他には，致死性の転帰をとることもある悪性症候群，高プロラクチン血症に伴う月経異常や乳汁分泌，長期投与後にみられる難治性の遅発性ジスキネジアなどが挙げられる。オランザピン，クエチアピン，クロザピンなどで体重増加や糖尿病の誘発がみられ，クロザピンでは顆粒球減少症にも注意を要する。三環系抗うつ薬では，抗コリン作用による口渇，便秘，尿閉，羞明，記憶障害などが副作用として頻発する。重篤な副作用としては用量依存的にQT間隔の延長がみられ，過量服薬では心室細動から心停止を引き起こすことがある。選択的セロトニン再取り込み阻害薬ではセロトニン再取り込み阻害作用にもとづく悪心・嘔吐が頻繁に認められ，また性機能障害，発汗，頭痛，下痢，セロトニン症候群などもみられる。抗うつ薬の投与初期や用量変更時には activation syndrome（賦活症候群）のみられることがある。α_1受容体遮断作用を有するトラゾドンやリスペリドンでは，起立性低血圧やめまいのみられることがある。気分安定薬では，リチウムで中毒症状，腎機能・甲状腺機能の低下がみられる。また，抗てんかん薬にも属する薬剤では，バルプロ酸ナトリウムの抗アンモニア血症をはじめ，ゾニサミド，カルバマゼピン，ラモトリギンなどでは発疹などの過敏反応がみられ，重篤例ではスティーヴンス＝ジョンソン症候群（皮膚粘膜眼症候群）を引き起こすことがある。抗不安薬や睡眠薬として用いられるベンゾジアゼピン系薬剤では，鎮静催眠作用と筋弛緩作用にもとづく眠気，ふらつき，脱力感，易疲労感などが用量依存的に現れ，高齢者では転倒することもあり注意を要する。また，マイスリー，ハルシオン，アモバンなど超短時間型・短時間型製剤を高用量服用すると前向健忘のみられることがある。　　（稲田俊也）
⇨錐体外路症状，悪性症候群，遅発性ジスキネジア，アクティベーション症候群〔賦活症候群〕，QT延長症候群〔QT間隔延長〕，前向健忘，抗精神病薬，抗うつ薬，気分安定薬，SSRI〔選択的セロトニン再取り込み阻害薬〕，抗不安薬，睡眠薬
[文献] 山本暢朋，稲田俊也（2008），稲田俊也（2009）

構造化
[英] structuring
　発達障害，とくに自閉症スペクトラムの人の認知機能に合わせて，生活・学習環境や教材等の意味理解を支援する方策である。特に視覚的・物理的な創意・工夫が求められる。

(1) 環境の構造化　教室や作業所などで，空間の意味や期待される活動内容が明瞭になるように，床の線や衝立等を組み合わせたり，絵や文字等の視覚表示を工夫して，場面や活動の意味を正確に伝えることである。
(2) スケジュールの構造化　時間の概念が希薄で，予期しないことに不安・混乱が大きい特性を考慮して，絵や文字等の視覚的方法を用いることでスケジュールを予告する。学校の日常授業の他，運動会等の非日常的活動にはいっそう有効である。

その他授業中の教材や，職場の作業手順等，活用は個人の認知機能に合わせて応用する。

(佐々木正美)

⇨発達障害，自閉症スペクトラム，TEACCH
[文献] Schopler E, Mesibov GB, Hearsey K (1995)，西島衛治 (2005)，佐々木正美 (2004, 2006)

考想化視

[英] visualization of thought
[独] Gedankensichtbarwerden

Halbey K [1908] が報告した，考想化声の視覚的相同症状。思考化視ともいう。彼の症例は，まず考想化声が認められた後，蜘蛛の巣のようなものが空中に浮かんでいるのが見え，取り除いてくれと頼んだ。そして礼拝にいくと牧師の言葉が速記の列のように目の前に見えた（患者は速記の心得があった）。以後，心に浮かんだ言葉やイメージが目の前に出現するようになった。臨床的にはまれな症状である。

(小林聡幸)

⇨考想化声，幻視
[文献] Halbey K (1908)

考想化声

[英] thought hearing；audition of thought
[独] Gedankenlautwerden
[仏] écho de la pensée

考想反響，考想聴取とも訳され，考想を思考と訳すこともある。自分自身の考えが身体の外側または内側から，思考と同時にあるいは遅れて聞こえる現象。Schneider K による一級症状，Clérambault G 精神自動症の一つ。幻聴であるが真性幻覚ではない。思考内容が自己に属することは認識されているが，声の主は自己ではなく，声を統御することはできない。本をみるとそれを読む声がする場合は écho de la lecture という。

(金　吉晴)

⇨一級症状，幻聴，精神自動症
[文献] Schneider K (1950)

構造化面接／半構造化面接

[英] structured interview/semi-structured interview

症状について標準化された質問を行い，面接から得られた情報を一定のアルゴリズムにもとづいて総合して診断がくだされる精神医学的診断面接評価法の一つである。精神科においては，診断や臨床症状の評価については，患者自身の自覚症状，精神科医による観察によるところが大きい。このため，被験者分散（subject variance），状況分散（occasion variance），基準分散（criteria variance），情報分散（information variance），観察分散（observation variance）によって評価の不一致が起こることがある。Cooper JE ら [1972] によって行われた US-UK project 以後，操作的診断基準の作成が進められた。しかし1970年代に，操作的診断基準のみでは臨床医の診断の信頼性を確保することができないため，精神症状の評価について学問的に検討され，一定の訓練を受けたものであれば，だれがどこで施行しても同一の結果を得ることができるような手法が必要であることが認識された。この結果，現在の構造化面接のスタイルに近い Wing JK ら [1974] による現在症診察表（Present State Examination；PSE）が作成された。いわゆる構造化面接では質問文は完全に特定され，被面接者の応答に応じて次にどのような質問をなすべきか，あるい

はどのような評定を下すかについては完全に明確化された所定の規則に従わなくてはならない。Diagnostic Interview Schedule（DIS），Composite International Diagnostic Interview（CIDI）が完全構造化面接の例である。その他にも，簡易構造化面接として，Mini-International Neuropsychiatric Interview（M. I. N. I.）がある。構造化面接は，精神科領域における研究や疫学調査などのために開発され，とくに多施設・国際間の比較研究には有効であり，病気の成因や経過，診断・治療に関する実証的検討が可能となる。また経験的概念として提唱された臨床単位の定義づけを明確化し，より信頼性の高い共通の情報が提供され，医療従事者間のコミュニケーションが促進することもできる。広義の構造化面接には，半構造化面接が含まれ，質問文は用意されるが，それに対する応答について臨床的意義やさらに質問を重ねるか否かの判断は面接者の臨床的判断にまかされる。被面接者あるいは回答者側の自由度が高くなり，探索的な面接や調査に適している。このため半構造化面接では，信頼性向上のため面接者をよく訓練する必要がある。Schedule for Affective Disorders and Schizophrenia（SADS）や Schedule for Clinical Assessment in Neuropsychiatry（SCAN）などが半構造化面接にあたる。精神医学的診断以外の目的では，DSM においてⅡ軸にあたるパーソナリティ障害の評価のための The Structured Interview for DSM-IV Personality Disorders（SIDP-IV）や Diagnostic Interview for Borderline Patients（DIB/DIB-R）や International Personality Disorder Examination（IPDE）があり，社会機能評価のためには WHO Psychiatric Disability Assessment Schedule Ⅱ（WHODAS Ⅱ）や，Social Functioning Scale（SFS）などもある。

（中根秀之）

⇨ DIS，CIDI，M.I.N.I.，SCID

［文献］ Cooper JE, Kendell RE, Gurland BJ, et al.（1972），Wing JK, Cooper J, Sartorius N（1974）

構造言語学
［英］structural linguistics
［独］structurale Sprachwissenschaft
［仏］linguistique structurale

　Saussure F de により創始された現代言語学の理論で，音韻論（プラハ学派，コペンハーゲン学派）をはじめとして，文化人類学（Lévi-Strauss C）や文学（Barthes R），さらに精神医学（Lacan J）など多方面に大きな影響を及ぼし，いわゆる構造主義の原点となる。Saussure は，言語構造を明らかにする上で，(1)ある一時期の言語の記述をする共時的観点と，(2)言語の時代的変化を記述する通時的視点を区別する一方で，①社会制度としてのラング（langue，国語）と，②これに基礎をおく個人の発話行為であるパロール（parole）を区別したうえで，まずラングの共時的分析を主要な課題とする。それによれば，言語は価値の体系で，ちょうどチェスのゲームにおけるある時点の駒の状態が他のそれぞれの駒の価値を決定するように，言語の各要素は他のすべての要素との相互関係によってしか存在せず，そこにみられる対立と差異の中で初めて個々の意味が生じる。また，言語記号はシニフィアン（signifiant）とシニフィエ（signifié）の二つの側面からなるが，その際両者のあいだにはいかなる自然的かつ論理的結びつきもなく，いわば恣意的（arbitraire）な性格をもつ。しかし，言語のもっと根本的な恣意性は言語体系に由来する意味の恣意性で，たとえばイヌという語は，オオカミの語が存在しない限り狼も指すといったように，シニフィアンは別のシニフィアンとのあいだの対立的な関係においてのみ一定のシニフィエを切り取る。このように差異の恣意的な体系を第一の特徴とする構造言語学は，概念や現実に対するコトバの優位性に

加えて，主体に対するコトバの優位性を導く視点を提示し，Lacan の理論に代表されるように，無意識の次元に根ざす人間の主体概念に新たなパースペクティブを切りひらく。

(加藤 敏)

⇨シニフィアン／シニフィエ，ラカン
[文献] Saussure F de (1916), 丸山圭三郎 (1981)

考想察知

[英] mindreading
[独] Gedankenverstandwerden

思考察知とも訳される。自分の考えが他人に知られてしまう，知られてしまったという体験。自分の中の固有のものが外に知られ，自分から離れていくと感じ，被害感を伴いやすい。統合失調症の初期や若年患者にみられやすく，進行して自己と他者の境界が崩れると減少する。この述語は患者の訴えをそのまま医学用語にしたもので，内容的には幻聴や妄想知覚，作為体験なども含んでおり，独立した症状ではない。

(金 吉晴)

⇨考想伝播，させられ体験
[文献] Schneider K (1950)

好争者

[独] Streitsüchtige

Kraepelin E が精神病質概念を発展させた『精神医学教科書 第 8 版』で一類型とした。興奮性と強い自我感情を特徴とし，些細なことに激しく反応して周囲と争いを起こす。Schneider K の精神病質人格の類型では，好争者は発揚情性型に含まれる。自己感情の高揚のため何事にも反対し，即座に口論し，難題を持ち込むが，よく和解もし，急速に親しい友にもなり，敵について好意的に語ることさえある。一つの事柄を生涯の争いの種とする好訴者とは対比的であるとした。(中谷陽二)

⇨精神病質，好訴者
[文献] Kraepelin E (1915a), Schneider K (1950)

構造主義

[英] structuralism
[独] Strukturalismus

構造とは要素の関係であり，構造主義とはさまざまな現象の根底に構造があるとし，それを解明していく構想の総体を意味する。こうした構造に対してモデルを与えたのが，Saussure F の言語学と 20 世紀初頭の数学である。Saussure では，語の成り立ちに根拠が見出せないことから，語は差異によってだけ成立するとされ，言語とは示差の体系だとされた。このとき語の音声（シニフィアン）とイメージ（シニフィエ）には対応する必然性がなく，それが対応恣意性と呼ばれ，また語が音声上どこで切れるかにも必然性がなく，分節恣意性と呼ばれた。この二種の恣意性を内在させたものが，言語的構造である。

Jakobson RO は詩的言語の解明を行いながら，発話における語の選択と，語と語の結合を基本的な構造の軸として設定し，一方が強くなり，他方の軸が解体されると失語症となると考えた。結合の軸が強くなり選択の軸が弱くなると，語の置き換えが困難になり，相手の言葉を繰り返すだけに留まったり，文の場合には主語が出にくくなる。他方，結合の軸が弱くなり，選択の軸が強くなりすぎると，破格の語の結合が生じ，動詞の活用法が壊れて不定詞が頻用されるとした。

また Lévi-Strauss C は，未開社会の親族の成り立ちや神話の中に構造を読みとり，現実のさまざまな社会構造の違いは，構造の意識化の度合いによって変容するという議論を行っている。この場合，無意識と呼ばれるものの具体的な内実をなすものが構造である。また『野生の思考』で行われた，フランス社会での犬の名前の構造解明では，枠として隠喩，換喩の対比軸を用いている。

精神分析医の Lacan J では，心のまとまりを支える極限概念としての対象 a と，大文字の他者（言語）のまとまりを支える父の名の

シニフィアンが導入され，理念的でかつ発生上十分な理由のある限界概念が，構造内に配置されている。これによって，欲望の主体－対象 a－自我－大文字の他者からなる構造的枠（いわゆる Z 図式）が設定された。

(河本英夫)

⇨ラカン，シニフィアン／シニフィエ
[文献] Levi-Strauss C (1962)

考想吹入　➡思考吹入

考想奪取　➡思考奪取

考想聴取　➡考想化声

考想伝播
[英] broadcasting of thought
[独] Gedankenausbreitung
[仏] pensée divulguée

　思考伝播とも訳される。自分の考えが他人，時には世界に伝わって知られているという体験。統合失調症の一級症状の一つ。考えが他者に伝わるという体験は直接的なものであり，幻聴や関係念慮，妄想知覚を介してのものではない。Gruhle HW によれば思考過程そのものの質的変化である。自我障害の一つであり，思考奪取に伴うことが多いが，他者への受動的関係はない。藤縄昭による自我漏洩症候群の典型症状。　　　　　　　　　(金　吉晴)

⇨一級症状，自我障害，自我漏洩，自我境界，考想察知
[文献] Schneider K (1950)

考想反響　➡考想化声

構造論的観点 [精神分析]
[英] structural point of view
[仏] point de vue structural

　Freud S のパーソナリティ論の基本的視点の一つ。つまり，心が固有の構造をもっていて，それが持続的で恒常的なものであると考えている。最初の構造的な観点は，1900 年に局地論として Freud が提唱した，意識，前意識，無意識の構造である。そこでは，神経症の病理学と治療論も関係している。つまり，個人は苦痛な体験を無意識の中に抑圧し，健忘状態にある。それが症状形成に関係しているが，治療の目標は，その抑圧を解除して無意識の外傷的な体験を意識化することである。第二の構造論は 1923 年の「イドと自我」の中で明らかにされた。つまり，自我，超自我，イドの構造論である。自我は，合理的な思考，記憶などを培い，イドに対して防衛機制を駆使して衝動や激しい情緒を妥協的に制御する。イドは衝動の源であり，Freud は本能衝動のマグマに喩えている。超自我は，道徳的な機能，自我理想の機能などに関与している。超自我は，エディプス葛藤の中で，自分を監視し禁止する父親をとり入れて同一化したものである。自我は，超自我の監視や注文に対して，バランス良く調整する役割がある。その点で，自我は外界の現実に適応し，イドの衝動と超自我の要求にも適応し妥協するという困難な役割をこなしている。

(衣笠隆幸)

⇨人格，意識，無意識，自我，超自我，エス，防衛機制，妥協形成，自我理想／理想自我，エディプスコンプレクス，同一化〔同一視〕
[文献] Freud S (1900, 1923a)

構造論的観点 [ラカン]

　Lévi-Strauss C の構造主義において，構造とは，要素および要素間の差異関係からなる全体であり，変換過程を通じて不変の特性をもつものを指している。構造主義の源泉として，一般に Saussure F の言語学からの影響が強調されるが，「変換過程」という言葉にも示されているように，その数学的側面も重要である。Lacan J は Lévi-Strauss から多大なる影響を受け，フロイト理論の再構築を行

った。前，中期の仕事では Saussure および Jakobson R の言語学を援用し，「無意識は一つの言語のように構造化されている」と Freud S の無意識概念を再定式化した。Lacan によれば，無意識は，隠喩と換喩という法則によって決定づけられる構造をもつ。一方，後期の仕事では，精神分析経験の基礎となる3つの領域（象徴界，想像界，現実界）の関係を，トポロジックな「変換過程」として数学的に把握することを試みた。　　（十川幸司）
⇨構造主義，隠喩／換喩，無意識，象徴界，想像界，現実界
[文献] Dosse F (1991), Soler C (2009)

好訴者

[英] querulants
[独] Querulant

　独善者。人を信用せず，あら探しばかりをする，それでいて礼儀正しく敏感な性格をもつ。理に適った提案をことごとく拒み，他人の間違った行動について絶えず文句をいい，興奮しやすく与えられた状況にいつも不満である。不平不満は行動化しやすく，争点を法廷に持ち込み，いつも新しい訴訟を起こしている。場合によっては暴力的な攻撃に移ることがある。これらの性格的特徴がより強力に生活態度に影響を及ぼすようになれば，好訴性精神病質（querulatorische Psychopathen）と呼ばれる。好訴者と好訴性精神病質との違いは単に量的なものでしかない。Kretschmer E は，これを誇大性発展の典型例として次のように説明している。好訴者とは，著しく強力な感受性が前景にあり，熱狂的な執拗さ，怒りっぽさ，容赦のない攻撃性，高慢で極端な自負といった特徴をもつ戦闘的な人間である。しかしこのような人の体験を深く探求してみるとつねにその底には痛い点があり，過敏で神経質な傷つけられやすさや古い不全感のある無力性のコンプレックスがある。強力性の素地に無力性の棘が刺さっているのであ

る。　　　　　　　　　　　　　（古茶大樹）
⇨狂信者，好争者，好訴妄想
[文献] Kretschmer E (1922b), Peters UH (2007)

好訴妄想

[英] querulous paranoia；litigious paranoia
[独] Querulantenwahn

　パラノイア（妄想症）の類型の一つ。Kraepelin E は，好訴妄想では発端となった事件がその形成に決定的であるとして，心因性疾患として位置づけた。病像の基本的な特徴は，法的不利益を被ったという観念（被害念慮）と，この憶測上の不法に対するあくなき闘争への熱狂である。実際の利害関係（近隣・同胞との争い，役所や警察とのトラブルなど）において受けたなんらかの敗北を契機とし，何が何でも自分の権利要求を通そうとする。問題となっている利害対立について，公正かつ現実的に判断する能力が欠け，自己の個人的権利要求の承認だけを一方的に求め，その獲得に全精力を傾ける。中立的・理性的な反論や忠告には全く耳を貸そうとせず，その一方で自身の観念に少しでも利用できる都合のよい材料は，無分別に利用しようとする。患者は名誉毀損などで逆に訴えられたり，罰せられたりしても，ますます激昂するばかりで，家財をなげうっても自己の権利保護のためにどこまでも訴訟を続ける。　　（古茶大樹）
⇨パラノイア
[文献] Kraepelin E (1909-1915)

交代意識

[独] alternierendes Bewusstsein

　健常な場合，知覚，思考，感情，記憶，意欲などの心的機能は，統合されており連続した一貫性を保ち安定した機能を果たす。ここでいう交代意識とは，交代人格（alter personality）を指す。同一の人間に現れる異なる人格状態を交代人格という。それは子ども人格や異性人格であったりすることもある。

たとえば，A人格がB人格に交代し一定の期間を経て元に戻ると，A人格にとってはこの間の健忘を残し，連続性が損なわれる。典型的には，心的外傷を体験すると，自我を守るために過去の記憶，とくに外傷記憶を断片化する。断片化された記憶は一つずつ分割して交代人格が担う形で保持されて，意識レベルから遮断される。交代人格の存在は，解離性同一性障害における中心的症状である。交代人格には独自の行動・感情様式や機能があり，特有の生活史をもつので，全体としての人格システムに統合できない。このため，さまざまな交代人格が入れ替わって患者の行動を支配することになるので，同一性は障害され行動に一貫性を欠くことになる。

(大矢　大)

⇨解離性障害／転換性障害，多重人格，トラウマ
[文献] Allen JG (2001), Steinberg M (1995)

交代人格 ➡多重人格

交代制勤務
[英] shift work

わが国では深夜労働と交代勤務に従事する労働者は全体の2割以上を占める。交代勤務者は夜間の仕事を終えた朝から昼間にかけて眠るという生体リズムとは同調しない時期に眠らねばならない。その結果，交代勤務者には不眠と過剰な眠気を自覚する者が多い。これを交代勤務症候群（shift work syndrome）と呼ぶ。勤務中の眠気の結果，ヒューマンエラーや事故がもたらされうる。　(清水徹男)
⇨概日リズム睡眠障害
[文献] 高橋敏治，松永直樹 (2009), Drake CL, Roehrs T, Richardson G, et al. (2004)

交代精神病
[英] alternating psychosis
[独] alternative Psychose
[仏] folie alterne

次の二つの異なった病態の呼称である。

一つは，気分障害ことに躁病相とうつ病相とが経時的に交代する病態，今日でいう双極性障害にあたる歴史的古典的呼称としてである。「交代」という概念は古く19世紀フランス精神医学にさかのぼって認められる。この躁病相とうつ病相とが規則的継起的に交代する現象はEsquirol JEDらによって認められていたが，1850年を過ぎて，Falret Jによって「循環精神病（folie circulaire）」と，またBaillarger Jによって「二つの形式をもつ精神病（folie à double forme）」などと名づけられ，そして20世紀のはじめDelay Jによって「交代精神病」の名で一つの疾病単位としてまとめられた。

二つには，Landolt Hの名づけた，てんかん患者の脳波強制的正常化（forced normalization）に伴って出現する不機嫌症を指す呼称としてである。この精神的変調を指すために交代精神病という名が用いられることがある [Tellenbach H 1965]。　(松本雅彦)
⇨双極性障害，循環精神病
[文献] Ey H (1948-1954), Tellenbach H (1965)

交代性脳波
[英] trace alternant

新生児に認める準周期的だが正常な脳波パターンで，高振幅徐波の群発（burst）部分と活動抑制が認められる群発間部分からなる。成熟に伴い前者が増加，後者が減少し，その長さにより成熟度が判定可能となる。児が成熟すると，群発間間隔の振幅が増大し，その持続時間が短縮（3～15秒）する。この振幅が25μvを超えると，そのパターンを交代性脳波（trace alternant）と呼ぶ。胎齢34～36週以降，静睡眠期（quiet sleep）に認め，40

向知性薬

[英] nootropics ; cognitive enhancer

　認知改善薬，脳機能調整薬とも呼ばれる。脳の認知機能を向上させる薬である。ベルギーの製薬会社 UCB の Giurgea CE によってピラセタムが合成され，Nootropics と名づけられた。ピラセタムは GABA の環状誘導体で，その後アニラセタム，オキシラセタム，ネフィラセタムなど，この骨格をもつ誘導体が多く開発され，ラセタム類として分類されている。ピラセタムの作用機序として，脳の一部において微小循環を改善し，血流量と酸素消費を増大させる。記憶に関係があるアセチルコリン作動性およびグルタミン酸作動性神経系の神経伝達を亢進する。脳梁を介した大脳の左右半球の情報の移動を促進するなど報告されている。ピラセタムによって，健常人の認知機能が亢進するという報告もあるが，既報の文献の分析からは，認知症や認知症の基準を満たさない認知障害の症状に対するピラセタムの臨床的な有効性を支持する証拠は得られていない。　　　　　　　　　　（鍋島俊隆）

⇨ GABA，記憶［脳科学］，認知症

［文献］ Flicker L, Evans JG（2004）

抗てんかん薬

[英] antiepileptic drug

(1)抗てんかん薬（AED）療法　　てんかんの発作型を確定した上で AED を選択する。適切な AED により，約70％の症例でてんかん発作は抑制される［Kwan P, Brodie M 2000］。治療終結は2〜5年以上の発作消失後に，AED の減量・中止を考慮できるが，若年性ミオクロニーてんかんでは再発率が高い。AED 中止の確定的目安はなく，漸減し，発作の再発あるいは脳波の著しい悪化が認められれば元の量へ戻す［兼子直 2003］。

(2)主な AED と作用機序　　20種類使用されているが，作用機序から①電位依存性 Na^+ チャネル阻害効果（カルバマゼピン：CBZ，ラモトリギン：LTG，フェニトイン：PHT，トピラマート：TPM など），② GABA 増強作用（フェノバール：PB，ベンゾジアゼピン：BDZ，TPM など），③抗グルタミン酸作用（PB，バルプロ酸：VPA，TPM），④ Ca^{2+} チャネル阻害効果（T-type：エトサクシミド：ESM，ゾニサミド：ZNS，VPA；non-T-type：ガバペンチン：GBP，LTG，レベチラセタム：LEV），⑤ synaptic vesicle protein 2 に作用点をもつ LEV，⑥モノアミン増強作用（CBZ，VPA，ZNS，GBP，TPM など）を示すものに分類される。AED として用いられる BDZ にはクロナゼパム，クロバザム，ニトラゼパム，ジアゼパムなどがある。トリメサダイオンは希に使用される。Na^+ チャネルの不活化からの回復の遅延，Ca^{2+} チャネル阻害効果，抗グルタミン酸作用は神経細胞の持続的発火を抑制し，神経細胞の持続射を抑制し，GABA 作用増強も発作抑制につながるが，一部の GABA 作動薬や T-typeCa^{2+} チャネル阻害薬は欠神発作を悪化させる。

(3) AED の選択　　てんかんの発作型で選択する。部分発作では主に CBZ，ZNS，TPM，LTG，GBP が使用され，全般発作では主に VPA が第一選択薬となる。このうち，ミオクロニー発作では VPA，欠神発作では VPA，ESM，LTG，脱力発作では VPA，LTG，強直発作・強直間代発作では VPA，LTG，TPM，CBZ が推奨される［NICE ガイドライン 2004］。ただし，本邦では TPM，LEV は全般発作への使用は許可されていない。一方，CBZ，GBP，PHT は欠神発作を悪化させ，ミオクロニージャークは CBZ，GBP，LTG で悪化することがあり，これは AED の逆説的効果（paradoxical intoxication）といわれる。

(4) AED の代謝・排泄　AED の多くは肝臓の p-450（CYP）で代謝される。GBP は腎から，TPM も 60％ は腎から排泄され，一部は CYP の基質となっている。難治発作では AED は併用されるが，併用に際しては現在使用中の AED と異なる作用機序をもち，同じ副作用を示さない AED を選択する。この際に，各 AED がどの CYP の基質となっているか，腎排泄型か否か，グルクロン抱合を受けるか否か（例：VPA に LTG を併用する際には投与量を少なくする）に留意する。日本人には CYP2C19 の代謝欠損者が約 16％ も存在するため，将来的には AED 投与前に患者の遺伝情報を得ることが望まれている［Kaneko S ら 2008］。

(5) AED のてんかん以外への使用　CBZ，VPA，LTG は双極性障害，TPM は過食症，VGB は神経痛にも繁用されており，LTG の難治統合失調症への効果も検討されている［Zoccali R ら 2007］。将来的に AED の対象疾患は拡大するものと期待されている。

(兼子　直)

⇨てんかん，若年性ミオクロニーてんかん，GABA，グルタミン酸，脳内アミン〔モノアミン〕，欠神発作，部分発作，全般発作，情動脱力発作〔カタプレキシー〕，強直発作，強直間代発作

[文献]
兼子直（2003），Kaneko S, Yoshida S, Kanai K, et al.（2008），Kwan P, Brodie M（2000），National Institute for Clinical Excellence（2004），Zoccali R, Muscatello MR, Bruno A, et al.（2007）

後天性免疫不全症候群
➡エイズ〔後天性免疫不全症候群〕

行動医学
［英］behavioural medicine

　行動科学と行動療法における理論と技法を医学分野に応用したものである。Leigh H によれば，それは①行動主義的心理学を医療に活用したもの，②生体フィードバックを広く治療に用いたもの，③生物医学と行動科学とを統合する試み，と定義づけられる。国際行動医学会は，行動医学とは健康と疾患に関する心理社会的，行動科学的および医学生物学的知見を発展させ統合していくとともに，こうした知見にもとづく技術を予防，病因，診断，治療，そしてリハビリテーションに応用していくことを目的とする学際的領域であるとしている。

(白波瀬丈一郎)

⇨行動科学，行動療法，行動主義心理学，バイオフィードバック療法

[参考] International Society of Behavioral Medicine HP
http://www.isbm.info/html/charter.html

行動遺伝学
［英］behavioral genetics

　表現型としての行動や情動の遺伝基盤を幅広く探求する研究領域である。分子遺伝学的研究は，たとえば，ある基準で測定される精神疾患を対象として，その関連遺伝子を探し出そうと計画する。これに対し行動遺伝学では，遺伝要因に加えて，環境要因をも解析対象として，遺伝と環境がどのように相互作用するかにも関心を払う。研究デザインの根拠は親族が遺伝子を共有しているという事実である。遺伝的に関連のある者同士に，ある行動特徴や精神障害の頻度が高いとき，その特徴や障害に遺伝が関与していると考える。具体的な方法として，症例対照家系研究，双生児研究，養子研究がある。心理的，行動的形質の類似性について，応用統計学を用いて，遺伝の影響と環境の影響の寄与をそれぞれ明らかにする。遺伝子を探す場合にも，つねに環境の役割を評価するのが特徴である。行動遺伝学は，人類学，動物行動学，進化心理学，社会心理学，社会生物学，分子遺伝学，神経科学などと密接な関係をもつ。

(神庭重信)

⇨分子遺伝学，家系研究，双生児研究，遺伝子環境相関，優生学

【文献】 Kerry LJ (2005), Plomin R, DeFries JC, McClearn GE, et al. (1997)

行動化

[英] acting out ; acting in
[独] Agieren
[仏] mise en acte

　精神分析療法過程で，無意識的葛藤をめぐる記憶や感情が想起され言語化される代わりに行動を通じて表現されることを行動化と呼んでいる。Freud S は，「想起，反復，徹底操作」[1914] の中でこの現象に触れ，行動化の概念を記述したが，さらに Fenichel O [1945] は，治療の中での転移性表現の一つとしての行動化と，治療者‐患者関係とは直接関連のない衝動性にもとづいた症状としての行動化とに二分して考えた。そして，転移性表現としての行動化は抵抗の一つとして捉えられ，禁欲規則の下での解釈と徹底操作によって解消されなければならないとした。しかし，実際の臨床では行動化に関するこの二つの区別は明確になされるわけではない。とくにパーソナリティ障害など，神経症レベルよりも深い病理をもち葛藤を抱える能力が欠如している人たちは，治療状況によって容易に行動化することがみられる。Greenacre P [1950] は，行動化を起こす人たちは言葉をコミュニケーション手段として使用することをめぐる幼児期早期の障害をもっていると考え，また Silverberg WV [1955] は，治療者の解釈が傷つきを引き起こす自己愛的病理をもっているとした。このように，言語発達以前の段階における両親との相互関係に問題をもっていることが行動化の原因と考えられるようになった。さらに，対象関係論から Rosenfeld H [1966] は，攻撃性をめぐってスプリットされた一方を治療者に投影し，他方を外的人物に投影して抑うつに陥ることに抵抗する心の働きとして行動化を捉えた。また，Grinberg L [1968] は，貪欲な対象希求性と拒絶の不安から外界に対象を求めた結果として行動化を考え，患者からの投影同一化だけでなく治療者からの投影逆同一化が働いているとした。それゆえ，行動化は患者の幼児期の両親との相互コミュニケーションが治療者との間で反復されたものと考えられ，早期対象関係のあり方を知る手がかりとなるだけでなく，治療者とコミュニケーションしようとする試みでもあるとされる。
（福井　敏）
⇨転移［精神分析］，逆転移，投影同一視
【文献】 Freud S (1914a), Fenichel O (1945), Greenacre P (1950), Silverberg WV (1955), Rosenfeld H (1966), Grinberg L (1968)

行動科学

[英] behavioural sciences

　人間および動物の行動を研究する科学の一部門であり，自然界における有機体間の活動や相互作用の探究を行うすべての分野を包含する分野横断的な学際的科学である。そこに含まれる分野として，心理学，社会学，文化人類学，教育学，医学，経営学などがある。そこでは，統制された実験的観察や自然的な実験的観察，および厳密な定式化といった方法を用いて人間や動物の行動の系統的な分析および調査が行われ，こうした知見から行動科学は行動を予測し制御することを目指している。精神医学にかかわる課題としては，行動の生物科学（脳の働き，ストレス反応，神経内分泌学，行動生物学），個人における行動（感情，行動の形成と変容，学習理論），社会および集団における行動（コミュニケーション，家族，集団），行動医学（心身症，行動特性と疾病），行動療法（レスポンデント条件づけ，系統脱感作法，オペラント条件づけ，バイオフィードバック）などがある。
（白波瀬丈一郎）
⇨行動医学，行動療法，条件づけ，系統的脱感作（法），バイオフィードバック療法

合同家族療法

[英] conjoint family therapy

　家族を一つの治療単位とする試みは，1950年代に始まった。「患者」と呼ばれる人を個人心理療法の枠組みでなく「家族のいるところ（in the presence of his family）」[Satir V 1964]で観察すると全く異なってみえるという気づきから，システム論的家族療法が誕生した。創始期には，個人内の精神力動でなく個人間の相互影響関係が展開する瞬間を捉えてその場で直接介入することを重視したため，家族を交えた面接を行うことが不可欠だった。従来の母親面接や親コンサルテーションと一線を画して合同家族療法と呼び，家族全員の参加を要請した。システム論的認識論の進化・発展に伴い，コミュニケーションやナラティヴの視点からシステムの理解と介入が可能になり，家族療法家は家族の同席を強く求めることから自由になっていった。個人と行う家族療法という理解も生まれ，システミックな視点を学級，学校，企業など，家族以外のシステムにもあてはめるようになった。

（中釜洋子）

⇨同席面接，家族療法，家族力動

[文献] Satir V（1964），Becvar DS, Becvar RJ（2003）

行動主義心理学

[英] behaviorism

　心理学の基本的な方法論の一つであり，基本的な理念の一つである。客観的に測定することのできない意識や無意識ではなく，客観的な観察と測定が可能な行動こそが心理学の対象であり，刺激と反応の間の法則性を明らかにするとともに，行動を予測し，制御することが心理学の目的であると考える。1910年代，アメリカの心理学者 Watson JB によって新しい心理学の原理として提唱されたが，その背景には Pavlov IP の条件反射に関する理論的発展，Darwin C による進化論等の影響が大きかったとされ，実証的かつ客観的に行動を理論化することで心理学の科学化を行おうとする試みであった。

　その後，アメリカを中心に行動主義心理学は大きな発展を遂げた。なかでも，Hull CL は行動の生起を媒介する変数として動因を重視し，刺激と反応に加えて動因という個人的要因を包含した理論モデルを構築し，Tolman EC は，先駆けて手段－目的期待といった認知的要因を導入した行動モデルを構築した。こうした動きは新行動主義（neo-behaviorism）と呼ばれている。また，Skinner BF は膨大なオペラント条件づけの理論を体系化し，弁別刺激・反応・強化刺激の三項随伴性によって行動を説明する徹底的行動主義（radical behaviorism），あるいは実験的行動分析（experimental behavior analysis）の理論的立場を明確に打ち出した。さらに，回避条件づけの理論的体系化やバイオフィードバック法の基礎理論の体系化を行った Miller NE，不安の二要因説を実証した Mowrer OH らは，行動療法の基礎理論と技法の発展に大きく貢献している。　（坂野雄二）

⇨条件づけ，認知療法〔認知行動療法〕，行動療法

[文献] Watson JB（1925）

行動心理学的症候〔BPSD〕

[英] behavioral psychological symptoms of dementia

　認知症患者の介護者が最も対応に苦慮し，負担因となるのが BPSD である。かつては，認知症の問題行動とか行動異常と呼ばれていた。また中核症状である認知機能障害に対して，辺縁症状と呼ばれることもあった。

　そのような中で国際老年精神医学会は，その定義・原因・対応法などを体系化させるべく BPSD という臨床的な新概念を提唱した。これは，行動症状と心理症状に大別される[Brodaty H ら 2003]。前者は，①焦燥・不穏や徘徊などの活動的な障害，②攻撃性，③食

欲・摂食障害，④概日リズム障害，⑤社会的に不適切な行動に分類される。後者には，①うつ状症など感情の障害，②アパシー，③妄想と誤認性症候群，④幻覚がある。

BPSDは認知症の種類によっても，進行ステージによっても異なる。対応の基本として，まず本人の障害内容・程度と介護者による対応標的を考慮する。その上で接し方の工夫ではじまる環境調整を行う。これらが無効な場合に初めて薬物治療を行うのが原則である。

(朝田 隆)

⇨認知症
[文献] Brodaty H, Filkel SI, ed. (2003)

後頭部三角波　➡若年後頭徐波

行動薬理学

[英] behavioral pharmacology

広義には精神薬理学 (psychopharmacology) とも呼ぶ。中枢神経系作用薬の中で選択的に精神や行動に影響を与える薬全体を向精神薬といい，向精神薬に関する学問が精神薬理学である。行動に対する薬物の影響に重点を置くときは行動薬理学と呼ぶ。行動薬理学は心理学の方法や概念を使って，精神機能の結果としての行動変容に薬物が及ぼす影響を研究し，また，薬物の作用を通して精神活動の基礎過程を明らかにする。現在では神経化学的方法や分子生物学的方法によって，種々の精神疾患モデル動物を作成し，これら動物を使って，向精神薬のスクリーニングや作用機序の解明が行われている。たとえば，精神疾患の行動異常のフェノタイプや神経化学的，組織的な障害を候補薬物が寛解するかどうか検討する。また作用機序が明らかとされている薬物を使って，行動の神経学的基礎について明らかにする学問である。(鍋島俊隆)

⇨精神薬理学，動物モデル，向知性薬
[文献] 鍋島俊隆 (2004)

後頭葉

[英] occipital lobe

Ⅰ．解剖

大脳半球の後方領域に位置し，側頭葉とは明確な境界をもたずに移行するが，頭頂葉とは内側面では頭頂後頭溝が境界となる。後頭葉の内側面を前後に走る鳥距溝の上方を楔部，下方を舌状回という。底面には舌状回，内側後頭側頭回，外側後頭側頭回が並び，側頭葉底面の海馬傍回，紡錘状回，下側頭回にそれぞれ移行する。

Ⅱ．視覚機能

一次視覚野V1（ブロードマン17野，有線皮質）は鳥距溝に沿って広がる。右視野は左脳，左視野は右脳に投射し（対側支配），網膜上で隣り合う位置関係はV1でも維持される（retinotopy）。視野中心部（黄斑）の情報は後頭極部の広い領域に投射する。後頭極部は後大脳動脈と中大脳動脈の二重の支配を受けるので，一側の後大脳動脈の血流途絶で同名半盲となるが黄斑部の視力は保たれる（黄斑回避）。V1を視覚連合野（視覚前野，18野，19野，有線外皮質）がとり囲む。視覚情報は二つの経路を形成する [Ungerleider LGら1982]。後頭頂葉に向かう背側経路は，運動の分析（where経路）や視覚による運動の制御（how経路とも呼ばれる）を担う。下側頭葉に向かう腹側経路は，色と形態をもとに顔，物体などの認知（what経路）を行う。各経路は特化した領域が階層を形成し，V1からの情報は階層を上る中で高次の処理を受ける。運動視中枢MT（V5）野は背側経路の一部であるが，経頭蓋磁気刺激で一過性にその機能を障害すると運動盲が起こる [Walsh Vら1998]。

Ⅲ．臨床症状

盲視（blind sight）は両側の一次視覚野の障害で起こり患者は盲を訴えるが視覚刺激対象を手で捕まえることができる。アントン症候群（視覚性病態失認；Anton's syndrome）

では皮質盲にもかかわらず視力喪失を否認する。皮質性色盲（achromatopsia）では白黒映画のように見える状態となり後頭葉腹側の損傷で起こるので，色彩領域 V4，V8 の関連が議論されている [Zeki S ら 1998]。

(篠崎和弘)

⇨脳地図，アントン症候群

[文献] Walsh V, Ellison A, Battelli L, et al. (1998), Ungerleider LG, Mishkin M (1982), Zeki S, Marini L (1998)

後頭葉症候群

[英] occipital lobe syndrome

後頭連合野の障害により出現する症候群を指す。いずれも視覚にかかわる症候で，主なものは以下の通り。

(1)視覚失認　視力や視野は正常なのに，視覚認知が困難になる。第 1 の型は統覚型で，知覚を形態にまとめるレベルの障害である。第 2 の型は連合型で，形態と意味を連合するレベルの障害である。さらに第 3 の型として，統合型を分類する立場もある。責任病巣は両側の後頭葉である。なお，意味と名称を連合するレベルの障害として視覚失語があり，これは視覚失認とは異なるが，病巣はほぼ重っている。

(2)純粋失読　書字は良好であるのに，重度の読みの障害が認められる。自分で正確に書いた文字を読むこともできない。責任病巣は左後頭葉と脳梁膨大部とされる。後大脳動脈閉塞によって発症する頻度が高く，そのため解剖学的理由から右の同名半盲を伴うことが多い。なお，純粋失読は後頭葉症候群に含まれるものの，機序としては脳梁離断症候群として捉えられている。

(3)色彩呼名障害　色彩の呼称および色名から正しい色を選択することができない。色彩失認と呼ばれることもある。色覚は正常で，色名の記憶も正常である。責任病巣は左の後頭葉で，純粋失読に伴うのが通例である。

(4)相貌失認　よく知っているはずの身近な人や有名人の顔の識別障害。その人物の声を聞いたり，顔以外の特徴（髪型，服装，歩き方など）をみれば，その人物の同定が可能になる。責任病巣は両側紡錘状回とされる。

(5)大脳性色盲　要素的な色覚障害で，重度であれば外界は無彩色に見える。両側の後頭葉に病巣があるのが通例である。

(村松太郎)

⇨後頭葉，脳局所精神症候群，巣症状，視覚失認，失読，離断症候群，色彩失認，色彩失名辞，相貌失認

行動量測定装置　➡アクチグラフ

行動療法

[英] behavior therapy

一般的に，「現代学習理論の法則にもとづいた有効な方法によって，人間の行動や情動を変える試み」[Eysenck HJ 1964]，あるいは，「不適応行動を変容するために，実験的に確認された学習の諸原理を適用し，不適応行動を減弱・除去するとともに，適応行動を触発・強化する方法」[Wolpe J 1969] と定義されている。1953 年，Skinner BF によって行動主義心理学にもとづいて行動の修正をねらう治療法として初めて行動療法という用語が使われたが，同様の発想はすでに 1920 年代から認められる。Wolpe J [1958] が 'Psychotherapy by reciprocal inhibition' を著し，Eysenck [1960] が神経症に対する治療法としてその効果を論じて以来，行動療法は飛躍的に発展することとなった。

症状や問題の根底に無意識の関与を認め，精神力動に着目する精神分析理論の考え方とは異なり，構成概念を用いて説明するのではなく，症状そのものの発生と維持，消去に直接目を向け，行動理論に裏づけられた手続きを用いて症状の修正をねらうところにその特徴がある。行動療法は多様な理論と技法の集合体でもあり，対象者の特性に合わせて技法

を組み合わせることが可能なため，医療場面にとどまらず，教育，福祉，家族，治育相談，発達支援，地域援助，司法等その適用領域は広範である。1970年代以降，認知療法や論理療法に端を発する認知行動療法が盛んになるにつれて，行動療法と認知行動療法の境界線はなくなり，現在では，広く認知行動療法として，実証にもとづく心理療法（evidence-based psychotherapy）の中核をなしている。

（坂野雄二）

⇨行動主義心理学，認知療法〔認知行動療法〕

［文献］内山喜久雄（1988），内山喜久雄，坂野雄二編（2008）

抗認知症薬

［英］anti-dementia drug；nootropic

認知症に対する薬剤の総称。以前は向知性薬（nootropics）とも呼ばれていた。1990年代までわが国では多数の脳代謝改善剤，脳循環改善剤が使用されていたが，それらの薬剤の効果が確認できないとして使用中止となった後，アルツハイマー病に対する薬剤がアセチルコリン仮説にもとづいて開発された。最初の薬はアセチルコリン分解酵素であるアセチルコリンエステラーゼの阻害作用を有するタクリン（米国パークディビス社，米国1993年）であった。タクリンには一定の臨床効果が確認されたものの，その強い肝臓毒性のために広く使用されるには至らなかった。続いてアセチルコリンエステラーゼ阻害剤としてドネペジル（エーザイ，日本）の開発が進められ，1996年11月に米国とヨーロッパで認可され，1999年11月にわが国でも認可され，世界中で広く使用されるようになった。引き続き，リバスチグミン（ノバルティス社）が発売されたが（ヨーロッパ1998年，米国2001年），わが国では皮膚に貼付するパッチ製剤の開発が進められている。ガランタミン（ヤンセンファーマ社）は，米国で2000年に，ヨーロッパで2001年に発売された薬剤であるが，アセチルコリンエステラーゼ阻害作用に加えてニコチン性アセチルコリン受容体への作用を有していることが特徴である。メマンチンはメルツ社が開発した薬剤であるが，NMDA受容体阻害作用によりグルタメート放出を抑制することにより神経細胞保護作用を有すると考えられている。ガランタミン，メマンチン，リバスチグミンは2011年に日本で承認，もしくは承認予定。

これらのアルツハイマー病治療薬は，心理検査を用いた認知機能の改善効果があること（ADAS-cog）と臨床上の改善があること（CIBICplus）を指標として開発されてきた。しかしながら，これらの薬剤には限界があり，一定期間は認知機能改善が認められるが，使用開始から1年経過すると認知機能はベースラインまで低下してしまう。一定の有用性はあるものの，対症療法としての薬剤であり，アルツハイマー病の病理過程を抑制する薬剤ではない。このようなことを踏まえて，アルツハイマー病の病理過程そのものに対する薬剤（disease-modifying drug）の開発が期待されている。

（武田雅俊）

⇨アルツハイマー型認知症，向知性薬

荒廃

［英］deterioration
［独］Verblödung

回復不能の精神的，身体的機能の低下を意味する欠陥が高度である状態。とくに人格変化（人格水準の低下），生活の貧困化が顕著なものを指す。さまざまな精神障害によって生じるが，統合失調症にみられるものは統合失調性荒廃（schizophrene Verblödung），認知症などにみられる感情平板化，感情反応性低下が著しい状態は感情（情動的）荒廃（affektive Verblödung）と呼ばれることがある。

（林 直樹）

⇨性格変化，欠陥（状態）

［文献］Kraepelin E（1913c）

後発射

[英] afterdischarge

　脳局所に高頻度電気刺激を加えた際に続発するてんかん性異常脳波活動、あるいは誘発電位や棘波に続発する律動波のこと。大脳皮質や辺縁系脳部位に強い電気刺激を与えると正常な部位でも後発射を生じるが、てんかんの焦点部位では後発射を惹起する閾値が低く、他の部位に比べ後発射が長く続くことが多い [Walker AE 1960]。てんかん以外では電気けいれん療法時にも同様の現象が記録される。実験的には動物脳において高頻度電気刺激を反復して与えると、後発射が進行性かつ非可逆的に増強され、振幅の増大、持続時間の延長、波形の複雑化が起こることが知られている。この現象はキンドリングと呼ばれ、てんかん原性の形成・発展経過を調べるための有用な実験てんかんモデルとして知られている [Goddard GV 1967]。　　　　　　　　　　(平野羊嗣)

⇨キンドリング

[文献] Walker AE, Lichtenstein RS, Marshall C (1960), Goddard GV (1967)

広汎性発達障害

[英] pervasive developmental disorders ; PDD

　広汎性発達障害は人生の早い時期に発症し、①社会的な相互交渉の質的な障害、②コミュニケーションの質的な障害、③行動、興味および活動の限定的、反復的、常同的様式の存在、の3つの必須の行動症状をさまざまな程度に併せもつ一群の発達障害の総称である。自閉症スペクトラム障害（autism spectrum disorders ; ASD）とは同意語である。多くの場合、幼児期からの発達は異常であり、ほんのわずかな例外を除いて、この状態は生後5年以内に明らかになる。原因は不明であるが、遺伝的要因が関与する中枢神経系の生物学的成熟に強く関係する機能の発達の障害あるいは遅れによると想定されている。広汎性発達障害はアメリカ精神医学会の診断基準であるDSM-Ⅲ [1980] で最初に用いられた用語である。導入当時はこの用語は何を指しているかがわからないという苦情が世界的にあったが、世界保健機構の国際疾病分類第10版 [ICD-10 1992] によっても用いられることになり、世界的に普及した。

　DSM-Ⅳ-TR [2000] に従うと、広汎性発達障害は、自閉性障害、レット障害、小児期崩壊性障害、アスペルガー障害、特定不能の広汎性発達障害（非定型自閉症を含む、PDDNOS）のサブカテゴリーに分けられる。ICD-10のサブカテゴリーでは、自閉性障害には小児自閉症（自閉症）、レット障害にはレット症候群、小児期崩壊性障害には他の小児期崩壊性障害、アスペルガー障害にはアスペルガー症候群、特定不能の広汎性発達障害には非定型自閉症と精神遅滞および常同運動に関連した過動性障害と他の広汎性発達障害と広汎性発達障害特定不能のもの、がそれぞれ相当する。高機能広汎性発達障害とは知能に遅れがないときに用いられており、標準化された知能検査でIQが70以上であることを目安にしていることが多い。

　サブカテゴリーは3つの症状の程度と発症の年齢と経過により区別される。自閉症は1943年にKanner Lによって報告された障害である。心因論などの影響を受け疾病論的位置づけがはっきりしない時期があったが、現時点では遺伝的な要因を基盤にもった脳機能障害により起こる発達障害と考えられている。広汎性発達障害の中核をなす障害であり、症状は3歳前に出現して、①②③の3つの必須症状を認める場合に診断される。典型的な症状は4～6歳頃にはっきりとみられる。レット障害は、女子のみに起こる、2歳前頃に手の目的使用の喪失や手もみ様の常同運動などの神経症状および自閉症状の出現と知的機能の退行で始まる進行性の症候群である。X染色体上にあるMECP2遺伝子に異常が同定

されている。小児期崩壊性障害の特徴は，正常な精神発達をした幼児が，2～5歳までの間に有意味語消失を中心とする退行が生じて，自閉的な行動を示し精神発達の低下した状態になる障害を指す。折れ線の経過をとる自閉症との鑑別が必要である。脳器質的障害の除外診断が重要となる。アスペルガー症候群は3つの必須症状のうち，②の症状の中で言葉とりわけ文法的な発達に遅れが目立たない場合に診断される。経過をみるとアスペルガー症候群は高機能広汎性発達障害との症候論的な差は付けにくく，現在の診断基準についてはもとより疾病論的な妥当性に疑問がもたれている。特定不能の広汎性発達障害は，発症年齢が3歳過ぎであるか，3つの必須症状が基準を満たすほど強くないときに診断される。

広汎性発達障害の有病率は最近増加しており，1％程度と考えられている。とくに高機能広汎性発達障害の割合の増加が著しく，ほぼ半数を占めている。この増加の原因は，自閉症が社会的に広く認知されるようになったこと，診断基準が広がったことが主な要因とされている。汚染物質などの環境的要因の関与の可能性も否定できないが確証はない。男女比は4：1程度である。知的障害，てんかん，学習障害，注意欠陥多動性障害，トゥレット症候群，気分障害，強迫性障害などが併存することが多い。精神病様症状（幻覚，妄想など）が併存することもある。レット障害を除いて，血液検査や脳波あるいは脳画像検査などの診断のための生物学的マーカーはない。また，症状はスペクトラムを作っており，サブカテゴリー間での明確な鑑別診断がしにくいことがある。　　　　　　　　（太田昌孝）

⇨カナー，自閉症，自閉症スペクトラム，レット症候群〔レット障害〕，小児期崩壊性障害，アスペルガー症候群，常同症，精神遅滞，てんかん，学習障害，注意欠如・多動性障害〔ADHD〕，ジル・ドゥ・ラ・トゥレット症候群

[文献] 栗田広（2004），太田昌孝（2009）

向反発作

[英] adversive seizure

てんかん発作の焦点性運動発作の一型に分類される。眼球，頭部，体幹が強制的，持続的に偏位，回旋する。主に前頭葉てんかんの発作型として認められる。一般的には焦点側と反対側に偏位，回旋が認められることからてんかん焦点側を推定する材料となりうるが同側に偏位，回旋するものも報告されており注意を要する。持続時間は比較的短く1分以内のものがほとんどである。

（岡崎光俊）

抗不安薬

[英] anxiolytics；anti-anxiety drugs

不安の軽減作用をもつ向精神薬の一つで，かつてマイナートランキライザーと呼ばれていた。作用機序からはベンゾジアゼピン受容体（$GABA_A$受容体；GABA＝γアミノ酪酸）作動薬と，セロトニン$5-HT_{1A}$受容体部分作動薬に分類される。前者は化学構造上，ベンゾジアゼピン系抗不安薬と非ベンゾジアゼピン系抗不安薬に大別されるが，作用機序は共通しているため，効果の面で大きな違いはない。後者としては，わが国ではタンドスピロンのみが承認を受けている。

抗不安薬の定義は歴史的には神経症概念とともに考えられ，神経症治療薬を抗不安薬と呼ぶことに異論は生じなかった。今日の操作的診断では神経症概念は採用されなくなっており，不安障害圏の疾患の多くで第一選択薬がセロトニン再取り込み阻害薬（SSRI）に移行しつつあるので，抗不安薬という用語自体の定義が流動化している。現時点では，かつての呼称の伝統を受け継ぎ，不安障害の治療に限定的に使用される薬物を抗不安薬と呼ぶ慣習が続いている［尾鷲登志美ら2006］。抗不安薬の歴史はmeprobamateから始まり，効果と安全性が改善された初のベンゾジアゼピン系抗不安薬であるchlordiazepoxide以降，全世界でもっとも多く使用される薬剤の一つ

であり続けている［村崎光邦 2006］。

　ベンゾジアゼピン受容体はGABA$_A$受容体とともに受容体複合体を形成しており，ベンゾジアゼピン受容体作動薬は抑制性神経伝達物質であるGABAによるCl$^-$イオンチャンネルの開口頻度を増加させるという，GABAの増強作用が本質的な薬理作用である。GABA神経は脳内に広範に分布し，多くの神経系の細胞体および樹状突起上のGABA$_A$受容体を介して投射先の神経系に対して抑制作用をもつので，ベンゾジアゼピン系抗不安薬はこれらの神経系への抑制作用を増強させることになる。中でも扁桃体に投射するセロトニン神経系に対する抑制作用の増強が抗不安作用を現す上で重要と考えられている。脳内の作用部位は主として大脳辺縁系に限局しており情動の安定化を通じた鎮静作用をもたらす。このため，脳の広範な抑制を示すバルビツール酸系薬物と異なり，意識障害や，生命維持機構の抑制作用による重大な副作用の危険性はきわめて少ない。

　臨床的には，全般性不安障害，パニック障害に有効性を示すほか，その他の不安障害やストレス関連疾患，統合失調症，気分障害に伴う不安に対して補助的な治療薬としても用いられる。副作用としては鎮静作用による眠気，倦怠感，構音障害，前向性健忘，依存性にもとづく反跳性不安，反跳性不眠，筋弛緩作用によるふらつき，転倒が主なものとして挙げられるが，バルビツール酸系薬物よりは軽微である半面，臨床的に発見が困難である場合がある。

　セロトニン5-HT$_{1A}$受容体部分作動薬の作用機序としては，その連続投与によりセロトニン神経の細胞体・樹状突起上に存在する5-HT$_{1A}$受容体のアップ・レギュレーションが生じ，セロトニン放出が減少する結果，セロトニン情報伝達が減少するためであるという考え方と，シナプス後部の5-HT$_{1A}$受容体の刺激作用によるという，二つの可能性が考えられている。いずれにせよ，多くの神経系との相互作用を示すベンゾジアゼピン受容体作動薬に比べ，セロトニン神経への限定的な作用を介した選択的な抗不安作用をもつといえる。ベンゾジアゼピン受容体作動薬のもつ依存性，記憶障害惹起作用，筋弛緩作用はないため安全性は高い半面，効果発現は遅い。臨床的には全般性不安障害が主な適応であり，その他の疾患に伴う不安にも補助的に用いられる。　　　　　　　　　　　　　（石郷岡純）
⇨GABA，セロトニン〔5-HT〕，ベンゾジアゼピン受容体，不安，全般性不安障害，パニック障害，反跳性不眠，向精神薬副作用，向精神薬，睡眠薬
［文献］尾鷲登志美，上島国利（2006），村崎光邦（2006）

口部傾向〔口唇傾向〕
➡**クリューヴァー＝ビューシー症候群**

興奮
［英］excitement
　精神医学でいう精神運動性興奮はWernicke Cが古典的な脳モデルにもとづいて提唱した概念であるが，今日の興奮は気分，欲動などの異常によって生じる激しい運動過多の状態を指すことが多い。背景にある精神症状を検討しないまま興奮を異常現象とみると，精神疾患の誤診につながりやすい。（宮岡　等）
⇨精神運動興奮

興奮性アミノ酸
［英］excitatory amino acids
　遊離型として興奮性シナプス後電位を生じさせるアミノ酸を指し，哺乳類の組織ではL-グルタミン酸，L-アスパラギン酸，L-ホモシステイン酸等の酸性アミノ酸が存在する。これらは，興奮性アミノ酸受容体またはグルタミン酸受容体と総称される，NMDA（N-methyl-D-aspartate）型，AMPA（α-amino-3-hydroxy-5-methyl-4-isoxazolepropionate）

型，カイニン酸型，代謝調節型等に亜型分類される多様な受容体を刺激することにより，神経伝達物質として機能すると考えられている。
(西川 徹)

⇨グルタミン酸，グルタミン酸仮説，イオンチャネル，神経伝達物質，細胞内情報伝達系

[文献] Iversen LL, Iversen SD, Bloom FE, et al. ed. (2009)

肛門期

[英] anal phase
[独] anale Stufe；anale Phase

Freud S [1905] が提唱したリビドー発達の第2段階。おおむね1歳半から4歳頃までとされる。生後間もなくから肛門領域には感覚があるが，神経系統の発達に伴い幼児がある程度自律的に排泄を制御できるようになると，排泄や貯留に伴う感覚に関心が集中し，肛門帯が欲求充足の源泉となる。この時期の排泄にまつわるさまざまな体験が自尊心や恥の起源となるだけでなく，排泄訓練をする母親との間で，母の求めに従うか自分の欲求を通すかという葛藤を経験し，この葛藤が愛情対象への両価性やその後の能動－受動の葛藤といった心的布置に発展する。つまり肛門期とは，排泄をめぐるさまざまなやりとりを契機に，精神内界の成熟と対象関係の発達に重大な影響を与える時期である。Abraham K [1924] は攻撃的な支配欲動を強調してこの時期を肛門サディズム期と称し，さらに破壊傾向が顕著な第1段階と対象の保持が優位となる第2段階に分けた。そして第2段階への移行によって，神経症の成立が可能になると指摘した。
(山科 満)

⇨リビドー，口唇期，性器期，前性器期，精神・性的，幼児性欲，肛門性格

[文献] Abraham K (1924b), Freud S (1905c)

肛門性格

[英] anal character
[独] analer Charakter

Freud S [1908, 1917] は「几帳面，倹約，頑固」という特徴が揃う場合を肛門性格と呼び，このような性格傾向をもつ大人は，子ども時代に排泄訓練が長い間うまくいかなかった人が多いと述べている。精神分析的な意味での「強迫性格」とほぼ同義である。肛門期における，排便に伴う快感と自己の身体を制御して便を自由に排泄する能動性への執着が，排泄訓練をする親との葛藤的なやりとりを招き，それらの痕跡が反動形成や昇華の機制を経て性格の中に刻まれたものといえる。
(山科 満)

⇨肛門期，口唇性格

[文献] Freud S (1908a, 1917f)

高揚気分

[英] hyperthymia
[独] Hyperthymie
[仏] hyperthymie

躁状態と同内容をもつが，それが重度に至っていない状態である。精神運動性の活動は亢進し，着想は豊富で，気分は，高揚し爽快であるが，ときに易怒的，易刺激的ともなる。自己価値感情も高まっている。疾病論的には，うつ病相と高揚気分を繰り返す病態は，双極Ⅱ型の気分障害を作る。しかし，パーソナリティ障害患者において，適応困難な時期と自己の要求が（仮に）充足された時期とが交代する場合も，同様の病態が作られる。また，持続的に高揚気分が続く人を Schneider K [1950] は，発揚者として，精神病質に分類した。一方 Akiskal HS [2000] はそのような人を気分障害圏に組み入れ，ときにうつ病相に陥ると指摘している。
(津田 均)

⇨躁状態，発揚者

[文献] Schneider K (1950), Akiskal HS (2000)

合理化
[英] rationalization

Jones E によって精神分析に導入された心的機制の一つ。自分の態度や行為に対して，それを正当化するだけでなくその真実の動機をも隠してしまうような主観的にもっともらしい説明を，事後的に与える過程のこと。イソップ寓話の「すっぱいブドウ」が代表的な例である。合理化は，妄想から正常な思考まで広く認められ，主体の抑圧を強化する。したがって防衛的に働くが，葛藤の二次的な偽装であるため，厳密には防衛機制ではない。
(池田暁史)

[文献] Jones E (1908)

交流分析
[英] transactional analysis ; TA

カナダの精神科医 Berne E（1910〜1970）が創始した。Berne［1961］は，TA を「臨床経験から導き出されたパーソナリティと社会力動についての体系的で一貫した理論であり，精神科患者の大多数に適した，理解しやすく，当然適用できる行動的で合理的な治療形態」と定義している。自我状態分析，やりとり分析，ラケットとゲーム分析，脚本分析の4つの基本理論からなる。1970年代には Goulding MM と Goulding RL が TA にゲシュタルト療法を取り込んで「再決断療法」を開発し，1980年代に入って Ware P が発表した「人格適応論」などを土台として，Joines V らが，TA のすべての理論を用いて系統立てて発展させた。さらに，関係性精神分析に刺激を受けた Hargaden H と Sills C［2002］が，転移・逆転移からなる治療関係を自我状態の三次的構造モデルを用いて解明し，ボーダーラインやスキゾイドなど自己の障害をもつ人が増加した現代の臨床により適した治療理論として「関係性 TA」を提唱した。
(島田涼子)

⇨ゲシュタルト療法

[文献] Berne E (1961), Hargaden H, Sills C (2002)

高齢者虐待〔老人虐待〕
[英] elder abuse

高齢者に対する，養護を行っている者からの不適切な取り扱いにより，心身や生活に損傷を受けたり基本的な人権を侵害されたりする状態に置かれることやその行為を示す。本邦では「高齢者に対する虐待の防止，高齢者の養護者に対する支援等に関する法律」（高齢者虐待防止法，2006〔平成18〕年施行）が法的な定義や対応を規定している。加害者には，家族，親族，同居人のみでなく養介護施設従事者も含められる。具体的な虐待として，身体的虐待（身体に外傷や痛みを与えるまたはその可能性のある暴力行為），世話の放棄・放任（ネグレクト。介護や世話を放棄し，高齢者の心身や生活状況を悪化させること，他の同居人による虐待の放置も含む），心理的虐待（著しい暴言や拒絶的な対応，無視等により，心理的な苦痛を与えること），性的虐待（本人との間で合意のないすべての性的行為，高齢者にわいせつな行為をさせることを含む），経済的虐待（本人の合意なく財産や金銭や資源を使用または制限すること）がある。他に，高齢者自身が自分に対して行う虐待や放任を含める場合がある。
(森田展彰)

⇨虐待，性的虐待

[文献] 多々良紀夫 (2001), 厚生労働省老健局 編 (2006)

5-HT　➡セロトニン〔5-HT〕

5-HT 受容体　➡セロトニン〔5-HT〕

コカイン
[英] cocaine

南米に自生するコカの葉に含まれている化学物質（アルカロイド）。中枢神経興奮作用を有し，強烈な精神依存惹起作用を有するが，身体依存性と耐性はないとされている。使用

直後より多幸感，万能感を体験しやすいが，1時間後には逆に不安感，抑うつ感，焦燥感を感じやすい。1970年代初頭，アメリカで乱用が拡大し，その後，世界規模で乱用が拡大した。慢性使用では猜疑心が高まり，幻覚妄想状態となることもある（コカイン精神病）。 (和田 清)
⇨依存，耐性，コカイン依存(症)，精神作用物質，薬物依存(症)
[文献] Weiss RD, Mirin SM (1987)

コカイン依存（症）
[英] cocaine dependence

コカインに対する薬物依存の状態をいう。コカインの精神依存性の強さは，各種依存性薬物の中でも最も強いとされている。ただし，身体依存，耐性はない。

コカインは，鼻腔に吸い込むスニッフィング，吸煙，静脈注射等さまざまな方法で乱用される。1970年代半ばから，米国ではフリーベース型のコカイン（通称クラック）のスニッフィング，吸煙が流行し始め，その乱用は世界的に拡大した。血中濃度は，吸煙ないしは静脈注射後，約5分で，またスニッフィングでは約15〜60分後にピークに達するとされている。ただし，自覚的多幸感，万能感のピークは血中濃度の上昇期にあり，血中濃度がピークに達した時には，自覚的多幸感，万能感はすでに減退傾向にあるという。しかも，薬効が切れてくると，耐え難い不快感に襲われやすく，そのために，短時間に乱用を繰り返しがちになる。頻回の乱用により，猜疑心が強くなり，幻覚妄想状態（コカイン精神病）に発展することもある。 (和田 清)
⇨コカイン，依存，耐性，薬物依存(症)，離脱症状
[文献] Weiss RD, Mirin SM (1987)

語間代
[英] logoclonia

間代性保続（ある行為をいったん始めると，その行為が繰り返される）の一種であり，単語の一部を反復する。語間代では語の終わりの音節（もしくは中間の音節）を強迫的に繰り返すため，「わたしですですですです」のようになる。語の最初の音節を反復する吃音（stuttering）とは異なる。反響言語（echolalia）や同語反復（palilalia）などとともに後期のアルツハイマー病の患者によくみられるが，ピック病など他の認知症や脳炎後遺症などでも生じる。 (田渕 肇)
⇨保続(症)，反響現象，同語反復

語義失語
[英] gogi aphasia

1947年に井村恒郎により名づけられた，言語の音韻的側面や統語面が保たれる一方で，固有名詞や具体語の辞書的意味，すなわち語義が重篤に障害される超皮質性感覚失語の一型である。障害された具体語においては，線画や物品の呼称課題および指示課題の両方において一貫した障害が認められる。表音文字である仮名の操作は保たれるが，表音文字であると同時に表意文字でもある漢字の操作に障害がみられ，たとえば「海老」を「かいろう」と読むような類音的錯読や類音的錯書がみられる。ヘルペス脳炎や頭部外傷例にもみられるが，典型例は側頭葉限局性萎縮を呈する症例にみられ，欧米の意味認知症にみられる言語に関する意味記憶障害と同じ症状であることが1992年に田邉敬貴らにより整理された。典型例では，障害の認められる語に関して既知感がなく語頭音を提示しても障害が改善しない（語頭音効果がない）。 (池田 学)
⇨超皮質性失語，意味認知症，井村恒郎
[文献] 井村恒郎（1967a），田邉敬貴，池田学，中川賀嗣ほか（1992）

国際疾病分類　→ ICD

国際生活機能分類〔ICF〕
[英] international classification of functioning, disability and health

　WHO は 1980 年に国際疾病分類（ICD）の補助として国際障害分類（ICIDH；international classification of impairments, disabilities and handicaps）を発表し，それまで曖昧に一つのものとして捉えられてきた障害を，機能・形態障害（impairment），能力障害（disability），社会的不利（handicap）の 3 層からなる構造として捉え，リハビリテーション・福祉施策の充実の理論的枠組みを提供した。その後，ICIDH の提示した構造は，機能・形態障害または能力障害が不可避的に社会的不利を引き起こす運命論と捉えられる可能性があることから，2001 年に WHO 総会において，障害の有無にかかわらず，人が生きること，それを支える社会システムや技術のあり方を示唆するものとして国際生活機能分類（ICF）が採択された。ICF は，個人の生活機能（心身機能・身体構造，活動，参加）は，健康状態と背景因子（環境因子，個人因子）との複合的な関係にあるとして，すべての人の健康状況や健康関連状況を記述することが可能な構造となっている。　(竹島　正)
⇨社会的不利〔ハンディキャップ〕，ADL
[文献] World Health Organization (2001)

黒内障性白痴　　➡テイ＝ザックス病

コクランライブラリー
[英] Cochrane Library

　コクランライブラリーは，ヘルスケアにおける臨床的決断を下すための高品質なエビデンスを集積した，6 つのデータベースの総称である。とくに系統的レビューデータベース（Cochrane Database of Systematic Review；CDSR）は各疾患・各介入の系統的レビューとプロトコル（研究計画）を集積し，ライブラリーの中心をなす。系統的レビューは治療と診断に関するもので，とくに前者では臨床疑問を設定して領域を絞った質の高いメタアナリシスを提供している。系統的レビューは，未出版の一次研究も収集して厳格な基準を用いて各研究の質の評価を行っているのが特徴である。現在精神科領域では分野ごとに 7 個のレビューグループがあり，各分野の系統的レビューの登録と管理を行っている。Web 版 CDSR は毎月，DVD 版は年に 4 回更新される。コクランライブラリーの運営母体は，1993 年に英国で設立され，現在世界中に支部があるコクラン共同計画（Cochrane Collaboration）という非営利団体である。

(渡辺範雄)

⇨EBM〔エビデンス・ベイスト・メディシン〕
[参考] the Cochrane Library HP
http://www.thecochranelibrary.com/view/0/AboutTheCochraneLibrary.html

国立精研式認知症スクリーニングテスト
➡老人用知能評価スケール

国立精神・神経医療研究センター
[英] National Center of Neurology and Psychiatry, Japan

　わが国には 6 つのナショナルセンターがあるが，国立精神・神経医療研究センターはその一つで 1962 年に武蔵病院，神経研究所，国府台病院，精神保健研究所を統合して作られた。2010 年 4 月に独法化され，名称も「独立行政法人国立精神・神経医療研究センター」に変わった。その理念は「病院と研究所が一体となり，精神・神経疾患等の克服を目指した研究開発を行い，その成果をもとに高度先駆的医療を提供するとともに，全国への普及をはかること」である。キャンパスは東京都小平市にあり，1 病院 2 研究所で構成される。病院は 2010 年 9 月に 400 床（精神 140 床，一般 200 床，重心 60 床）の新病院が完成する。この他に医療観察法病棟 66 床

が存在する。神経研究所は精神・神経疾患，筋疾患，発達障害などの病因解明，治療法の開発を目指す。精神保健研究所は国民の精神保健福祉向上のための総合的，包括的研究を行うとともに，脳とこころの病気を対象とした疾患研究を行っている。

(樋口輝彦)

[参考] 国立精神・神経医療研究センター HP http://www.ncnp.go.jp/

語健忘

[英] verbal amnesia

喚語障害ともいう。語健忘はあらゆるタイプの失語症例，さらには認知症例にみられる。語健忘にはいくつかの質的に異なった障害が含まれている。意味処理の障害により対象物の概念表象を抽出することが困難になり，カテゴリー特異的な呼称障害などをもたらす。抽象語に比べ具体語の方が良好であったり，名詞に比べ動詞，行為名称は喚語されやすくなる。内的辞書に対象物の名称を探索することの困難の結果，目標語の使用頻度が高いほうが呼称されやすくなる。また発語失行ないし失構音に関係する。これらの障害を分析するためには聴覚呈示，触覚呈示による呼称成績の比較，色彩，身体部位，数および文字の呼称成績を比較，目標語の頻度，長さによる呼称成績の比較，動詞，形容詞など品詞による呼称成績の比較，さまざまな方法で単語を言わせる，すなわち文脈を与えて，文完成の形式，応答的呼称（言語的定義・カテゴリー・反意語を与える），語を列挙させる（一定の語頭音で始まる語〔たとえばア〕，一定のカテゴリーの語〔たとえば動物〕），名称の書字成績と比較するなどが用いられる。呼称の誤りは量的には失語症のタイプ間で差がないが，呼称ができないときのさまざまな手がかりを与えることによる呼称の改善にはタイプ間で差が認められる。語頭音を与えると，音声的・音韻的レベルに障害のある失語症例では呼称が改善され，意味的レベルの障害に対しては無効である。手がかりとしては音韻的情報の効果が高く，文脈的手がかり，意味的手がかりの順となる。これらの手がかりの有効性は症例ごとの呼称障害の性質にしたがって相違する。この他以下のような要因が呼称成績に関連する。①対象を単一に提示するほうが容易で，複雑な絵の中の対象は困難である。②目標語の使用頻度が高いほうが呼称されやすい。③幼少期に学習した名称，描画可能な名称，操作可能な名称は呼称成績が良好である。④抽象語に比べ具体語の方が良好である。これには単語の性質の感覚的要因が関係するとみられる。⑤上位カテゴリー，反意語を述べることは困難である。⑥名詞に比べ動詞，行為名称は喚語されやすい。呼称課題における誤反応は自発話同様に，錯語，新造語，迂言，音声学的変化，保続等に分類する。

(種村 純)

⇨失語，失構音，錯語，保続(症)

[文献] Kremin H (1988), Laine M, Martin N (2006)

心の理論

[英] theory of mind

1978 年に Premack D と Woodruff G が，論文 "Does the chimpanzee have a theory of mind?" で用いた用語である。彼らは，自分自身や他者の心の内面（目的，意図，知識，信念，推論，思考，疑念，好みなど），すなわち精神活動の状態を想定できるのであれば，心の理論が備わっていると定義した。その後の研究により，心の理論は，"theory of other minds" すなわち「他者の精神状態を想定する能力」であると理解されている。また，"誤信念課題" を解くことができれば，自分と異なる他者の心の理解ができているとみなせるのではないかと考えられている。誤信念課題とは，「A さんは物 X が場所 Y にあると "誤って" 信じている」という関係や，「A さんは物 X が場所 Y にあると思ってい

ると，Bさんは"誤って"信じている」という関係を了解しているか否かを指す。前者を"一次的誤信念課題"，後者を"二次的誤信念課題"と呼ぶ。通常は，一次的誤信念課題は4歳頃に，二次的誤信念課題は9～10歳頃に，それぞれ正解できるようになるとされている。すなわち，心の理論は，ヒトでは思春期以前には完成していると考えられている。近年，自閉症やアスペルガー障害，統合失調症，気分障害などの成人の患者における心の理論の能力の欠如に関する研究が進められている。心の理論は，他者理解などの社会的認知における主要な構成要素であり，共感（empathy）とも深い関連があると考えられている。画像診断技術を用いた研究などにより，心の理論の能力は，ミラーニューロン（mirror neuron）の関与するところが大きいと考えられている。なお，マカクザルなどの下等なサルは，心の理論をもたないとされているが，チンパンジーなどの類人猿は，低いながらも心の理論の能力をもつことが確認されている。

(山田和男)

⇨共感，ミラーニューロン，社会脳
[文献] 井上由美子，山田和男，神庭重信（2009）

後催眠暗示

[英] posthypnotic suggestion

催眠から覚醒した後に反応が起こるように催眠中に暗示を行うもので，覚醒後の暗示の実現に際しては意図的なものと感じられず，強迫感を伴うことが多い。深い催眠において生じるとされる現象。覚醒後に思い出すことができないという健忘暗示を与えるものは後催眠健忘（posthypnotic amnesia）と呼ばれ，心の中にあっても想起できないものとして，Freud S が夢や失錯行為，症状と並んで，無意識を発見する一つの契機となった。

(笠井　仁)

⇨暗示，催眠
[文献] Nash MR, Barnier AJ, ed.（2008）

古澤平作

こざわへいさく　1897～1968

日本における精神分析の祖。1897年7月16日神奈川県厚木に生まれ，1926年東北大学医学部卒業，同医学部精神病学教室丸井清泰教授に師事し精神分析を学ぶ。1931年同教室助教授。しかし，説得療法的な丸井の提唱する精神分析に異を唱え，精神分析の本質は自由連想法と抵抗・転移の分析からなることを見抜き，1932～1933年ウィーン精神分析研究所に留学。費用が足りず Freud S の精神分析を受けることは叶わなかったが，Sterba R から訓練分析，Federn P からスーパービジョンを受けた。早期母子関係の葛藤に注目し，Freud に「罪悪感の二種──阿闍世コンプレックス」という論文を提出したが，あまり評価されなかったといわれる。帰国後，東京で精神分析医として診療所を開業するかたわら人材育成に努め，とくに戦後，土居健郎，西園昌久，前田重治，武田専，小此木啓吾など今日の精神分析，力動精神医学，心身医学の指導者たちを育てた。1955年日本精神分析学会を創設，会長となると同時に国際精神分析協会日本支部の支部長も兼ねた。論文執筆には控えめであったが，Menninger KA の「人間の心」の邦訳，Freud の著作の翻訳に尽くした。

(狩野力八郎)

⇨阿闍世コンプレックス，丸井清泰，土居健郎，小此木啓吾，フェダーン
[主著] 古澤平作（1932）

ゴーシェ病

[英] Gaucher disease

1882年に Gaucher P が記載した常染色体劣性遺伝性疾患。細胞内小器官のリソゾームに存在するβ-グルコシダーゼの欠損により糖脂質のグルコセレブロシドが蓄積し，肝臓，脾臓，骨髄，脳などの臓器障害を呈する。臨床症状は3型あり，Ⅰ型は慢性非神経型で脾腫，骨髄機能低下，骨痛を呈し，Ⅱ型は急性

神経型で乳児期より肝脾腫，精神運動発達障害を認め早期に死亡．Ⅲ型はⅠとⅡの中間型で進行経過は緩やかである．治療は酵素補充療法を行う． (依藤史郎)

[文献] 津田正彦, 崎山武志 (1996)

固執

[英] perseveration

一つの経験の後にその際のイメージが反復性に再生されること．日常語の「こだわり」にほぼ同義で，正常心性の延長．「固執」も「保続」も原語は同じperseverationだが，語法の差異を考慮すれば，前者はより心因性で，頭に浮かぶ自生的な観念として主観的に自覚される反復性，後者はより器質性で，問いや命令などの外的刺激に対して，外に現れた発話，動作等の行動として客観的に表出される反復性を含意する． (井原 裕)
⇨保続(症)

固縮

[英] rigidity

筋肉を全く収縮していない状態から受動的に伸展させると抵抗が生じる．パーキンソン病などの錐体外路を侵す疾患では，静止時の状態で筋肉を受動的に伸展させると，その伸展速度に関係なく抵抗がみられる．このような筋緊張の亢進状態を固縮という．硬直，強剛という用語も同様に使用される．一方，錐体路（上位運動ニューロン）の障害では，急速な筋伸展時に瞬間的に抵抗が強まり，さらにそれ以上伸展すると急速に抵抗が減弱する．これは痙縮（spasticity）と呼ばれ，固縮と対比される．パーキンソン病では，筋肉を伸展するにつれてガクガクとした階段状の抵抗が感じられることが多く，これを歯車様筋固縮という．最初から最後まで一定の抵抗が続く場合は，鉛管様筋固縮という．Gegenhalten（抵抗症）は，受動運動時に無意識に力が入って抵抗が強まる現象を指し，固縮とは区別される． (吉良潤一)
⇨パーキンソン病，歯車様固縮，痙縮

[文献] 柴崎浩 (2009)

語唱

[英] verbigeration

語唱あるいは反復語唱とは，緊張型統合失調症患者などにみられる症状であり，短い言葉を無意味に反復して話していることをいう．言語のもつコミュニケーションとしての機能を失っており，単語や短文などが自動的・機械的に繰り返される．単調な言語の繰り返しであることが多く，常同症の一種と考えることができる． (田渕 肇)
⇨常同症

個人情報保護法　➡守秘義務

個人心理学〔アドラー心理学〕

[英] individual psychology
[独] Individualpsychologie

Adler A により創始された心理学理論で，アドラー心理学と呼ばれることが多い．1911年，精神分析学会から離脱したAdlerは，彼の思想の原点である社会医学と器官劣等性の概念に立ち返った．彼の理論は基本概念，パーソナリティ理論，治療論からなり，基本概念は全体論，現象学，そして目的論からなる．目的論の中核には劣等感に関する概念が据えられており，人間は現在の不満足な状態からよりよい状態に向かおうとする力動をもつとされる．またこの力動は各個人固有のもので，パーソナリティ理論においてはライフスタイルと表現されており，およそ10歳までには完成し，以後よほどのことがない限りライフスタイルは変化しない．このライフスタイルは他者への共感，他者との共同，そして自らが所属する共同体への貢献といった能力である共同体感覚によって評価される．個人心理学における治療とはこの共同体感覚の

育成にある。　　　　　　　　　　　(後藤素規)
⇨ライフスタイル[アドラー]，アドラー
[文献] Adler A (1933), Ansbacher H, Ansbacher R, ed. (1956)

コース立方体知能検査
[英] block-design tests

1920年，Kohs SC が動作性の知能検査として標準化し発表した。大脇義一[1966]がろう児を対象に翻案した。4色に塗り分けられた立方体を難易度に応じて4個から16個，組み合わせる課題である。非言語性の検査であり言語機能に障害がある対象者や高齢者，脳損傷者にも実施できることから，リハビリテーションの現場において，知的機能だけでなく構成障害の評価にも広く用いられている。

(立石雅子)

[文献] Kohs SC (1923)

個性化
[英] individuation

原初的同一性から意識が発達していって，個人の人格が分割できない，統一した全体となるプロセスのことで，自己実現と同義。Mahler M の個体化 (individuation) は母親からの分離と自立を意味するが，Jung CG の学説からすると，それは無意識からの自我の分離と独立であって，それによって統合された人格（自己）がもたらされるわけではない。彼は人生後半において，無意識から次々に産み出されてくる象徴的イメージに自我が向き合うことによって，意識と無意識が橋渡しされていって，自己が実現していくことを個性化と呼んだ。象徴を媒介にした対立物の統合のプロセスは，無意識の中心である自己の周囲の巡航というイメージで喩えられ，自我による統合 (integration) とは本質的に異質な考え方である。個性化はユング派分析の中心的テーマである。Jung はそれを人生後半における心的課題としたが，自己を発達初期に適用した Fordham M は，個性化が一生を通してのプロセスであることを強調した。

(鈴木　龍)

⇨無意識，象徴，分析心理学，自己，ユング
[文献] Samuels A (1985)

誇大自己
[英] grandiose self

自己愛パーソナリティ障害にみられる尊大さ，自己顕示性，共感の欠如などの臨床特徴を理解する際の自己概念。Kohut H [1971] と Kernberg OF [1975] の論争は有名。誇大自己の起源として Kohut が想定するのは正常な発達段階の一局面である。一次的自己愛の心理的均衡状態が叶わぬものとなるとき，幼児は自己愛的な完全性を保持しようと誇大自己を作り上げ対処する。適切な環境にあれば誇大自己は変形され野心の極となって自己の構成要素を形成するが，この過程が外傷的に妨げられるとこの段階に固着し，生涯にわたり太古的な誇大自己の鏡映を希求するようになる。この表れが自己愛パーソナリティの誇大自己の臨床像である。一方 Kernberg は，正常な発達過程ではみられない病理構造として，理想対象，理想自己，現実自己が融合した誇大自己を想定する。理想とする人がもつすべて，自分に必要なすべては自身に備わっていると体験し，他方で自己像の受け入れ難い性質や攻撃的要素を分裂排除し，外的対象に投影して軽蔑，脱価値化する。自己愛パーソナリティは誇大自己をもつことで他者に依存することなく，羨望を防衛している。

(舘　哲朗)

⇨自己愛パーソナリティ障害，コフート，カーンバーグ
[文献] Kohut H (1971, 1977), Kernberg OF (1975)

誇大妄想
[英] delusion of grandeur ; megalomania
[独] Groessenwahn

　妄想とは，一般に合理的に説得されても訂正することができない誤った思考内容をいう。誇大妄想とは，自分の血統，能力，経済などが優れていると確信する場合をいい，血統妄想，宗教妄想，恋愛妄想（被愛妄想），発明妄想などがある。躁病，統合失調症，進行麻痺などで認めることが多いが，あらゆる精神疾患でみられる。　　　　　　　　（宮岡 等）
⇨血統妄想，宗教妄想，恋愛妄想，発明妄想

コタール症候群
[英] Cotard's syndrome
[独] Cotardsches Syndrom
[仏] syndrome de Cotard

　1890年にフランスの精神科医 Cotard J が初めて記載した，否定妄想を中心に展開する症候群である。臓器の一部が腐ったといった心気妄想に始まり，やがて身体全体の臓器の否定へと至り，ひいては精神的自己や外界の否定にまで拡大する（否定妄想）。さらに，これに独特な巨大妄想が伴い，「未来永劫に罰せられる」（永罰妄想），「もう永久に死ぬことができない」（不死妄想）「自分の体がお星さまに届く」といった苦悩が訴えられ，それから逃れるためにしばしば自殺企図がみられる。その他の症状として，反対症（緘黙，拒食，拒否），メランコリー性不安，痛覚の脱失，幻覚，独語がみられる。否定妄想は必須の症状であるが，他の大部分の症状を伴うと完全型コタールと呼ばれる。また不死妄想には火と水のテーマが出現することが多い。この症候群は退行期うつ病に多くみられるが，統合失調症，アルコール性精神障害，老年期の精神障害，脳器質疾患などに現れることもある。　　　　　　　　　　　　　（阿部 裕）
⇨心気妄想，不死妄想，初老期うつ病〔退行期うつ病〕

[文献] 阿部裕（1988），Cotard J（1880）

固着
[英] fixation

　精神分析の基礎的な概念の一つ。精神性的発達のある特定の発達段階に本能衝動や自我発達が部分的に停止し，その段階に特有な本能衝動のあり方，その充足の目標や対象，充足の仕方，防衛機制などが，その後も存続することである。この特定の段階を固着点という。Freud S は，外傷体験や神経症状態を説明するために固着の概念を用いた。平素は装われていても，不安が高まり，現在の欲動体制が維持できなくなりそうになると固着点への退行を起こしやすい。発達段階への固着（口愛期への固着など），対象への固着（母固着など）などが挙げられる。固着を生む要因には，生まれつきの体質・素質や，ある段階における欲求の過剰な充足や不足，外傷体験となる出来事，リビドーの粘着性などがある。この粘着性は，リビドーが占めてきたどのような場所も放棄することに抵抗してはたらくものとして考え出され，固着の考えは，反復強迫の概念へとつながった。　　（松波聖治）
⇨防衛機制，退行，反復強迫
[文献] Freud S（1915c, 1917e）

骨相学
[英][仏] phrenology
[独] Phrenologie

　頭蓋骨の形や隆起の特徴から，人物の性格，素質，精神・道徳の諸性質などを判定する方法で，18世紀末，ウィーンの医師 Gall FJ によって提唱された。Gall の基本的な思想は，精神機能は生来性でそれぞれ脳における物質的基盤をもち，特定の部位にある脳回（彼はそれを「魂の器官」と称した）に位置づけられる。さらに，優位を占める精神的能力や素質は「魂の器官」の肥大を基盤とし，肥大した器官は直上にある頭蓋骨の形の突出として

反映されるとした。Gall は，この思想のもと，生殖本能，子孫への愛，友情，器用さ，虚栄心，言葉，賢さ，詩才，同情心，宗教心など 27 の精神的機能を司る脳の器官の存在を頭蓋骨上に想定した。Gall の骨相学は，当時のウィーンやパリの保守的な医学界からは排斥されたが，弟子の Spurzheim JC 等の多数の信奉者たちによって発展させられ，19 世紀前半の欧米の一般社会や文学や芸術等に広く普及，流行することになった。骨相学は，非科学的なまやかしであるとして，19 世紀末にはすたれていくが，後の精神機能局在論の源流として位置づけられ，精神医学史上高く評価されなければならない。　　　（松下正明）
⇨ガル，脳局在論
[文献] Gall FJ, Spurzheim JC（1810-1819），Clarke E, Dewhurst W（1972），松下正明（1993），Temkin O（1947）

ゴッホ
Vincent Van Gogh　1853〜1890

　オランダの画家。力強いタッチと独特の色彩によって，世界の人々を魅了してやまないのがゴッホの作品であるが，それとともに終生彼を支えた画商である弟，テオドルスに宛てた 800 通を越える書簡でもよく知られている。Gogh は，16 世紀から続く名のある家系に生まれ，父は牧師であった。やさしさと自己主張の強い，少し変わった性格の持ち主であったようであるが，画商見習いの仕事にも伝道師にも挫折し，結局生来その才に恵まれていた画業に没頭し，オランダ，パリ，アルと絵に取り組み続け，オーベル‐シュル‐オワーズの地でその生涯を終えるまでに数多くの作品を残した。精神医学的に問題にされるのは，南仏アルルでのゴーガンとのトラブルと耳切り事件に続いてみられた数回にわたる幻覚と妄想を伴う精神異常，そしてオーベル‐シュル‐オワーズにおけるピストル自殺であり，これまでに統合失調症，てんかん，感情病あるいは飲酒，とりわけ当時常用していたアプサンによるのではないかといった諸説が論じられてきた。　　　（武正建一）
[文献] Jaspers K（1922），武正建一（1995）

固定観念
[英] fixed idea
[独] fixe Idee
[仏] idée fixe

　意識の広い範囲を占有して行動を規定する観念。元来は，19 世紀に部分的妄想症であるモノマニーの主要症状として記載された。強迫観念とは異なり自我親和的であり，創造的行為に結びつくものもある。Janet P [1889] は，心的外傷体験によって「意識下固定観念」が形成され，そこから夢遊病や多重人格などのヒステリー（解離）症状が生じると考えた。固定観念が増強して強い感情を帯びたものを，支配観念（優格観念，überwertige Idee）と呼ぶ。　　　（野間俊一）
⇨モノマニー，ヒステリー，支配観念
[文献] Ellenberger HF（1970），Janet P（1889）

言葉のサラダ
[英] wordsalad
[独] Wortsalat
[仏] salade de mots

　単語と単語の間の関係が不明なため，あたかもサラダの中のいろいろな野菜や果物のように，さまざまな単語がでたらめに並べられているようにみえる解体した発話を指す語。統合失調症における思考障害（思考滅裂）の高度な表れと見なされる。なお近年ではこれから派生したコンピューター用語として，文法的に正しいだけで内容がない文章を意味することがある。　　　（深尾憲二朗）
⇨滅裂思考〔思考滅裂〕，分裂言語症〔統合失調言語症〕

言葉の処方
[英] prescription of word

　精神療法における言葉の役割を薬の処方に擬えたもの。言葉には，①事物や思考を表示・伝達する機能，②新たな意味や思考を生み出し世界を織り上げる機能，③仲間内同士の共感機能があるが，精神療法では②が最も大切である。人はある言葉によって，勇気づけられたり，希望のドアが開いたり，諦めたり，気持ちが穏やかになったりするばかりでなく，にわかに霧が晴れるように新たな世界を見出したり，それまで意識していなかった自分の姿に気づいたり，解決しなくとも葛藤や問題がもはやどうでもよくなってしまうことなどがあろう。こうした反応をもたらすのは言葉の力であり，その言葉が治療者から発せられた場合，あるいは治療者と患者との交流の中から醸し出されてきた場合，それを「言葉の処方」という。それによってネガティヴな反応が引き起こされる場合もあるが，"適切な処方"であれば，薬物の作用と同様，ポジティヴなものへと変化していく。言葉の処方において言葉が力をもつためには，治療者は"よい耳"をもつと同時に"よい声"をもたねばならない。なぜなら，言葉の力は治療者の語り方にかかっており，字義的には同じ意味内容であっても，語り方によって患者への伝わり方もこころに描き出されるものも違ってくるからである。Sullivan HS は精神療法場面において言葉は verbal ではなく vocal なものとして響かねばならないと述べているが，"よい声"とはすぐれて vocal なものである。
(飯森眞喜雄)

【文献】北山修, 黒木俊秀 編著（2004）

子どもの権利条約
[英] Convention on the Rights of the Child

　1989 年国連総会において採択された条約で，日本は 1994 年に批准した。差別の禁止，子どもの最善の利益，生命への権利と生存・発達の確保，子どもの意見表明権を一般原則とする。この条約の特徴は，子どもを保護の対象として捉えるだけでなく，権利行使の主体として捉える点にある。とりわけ，意見表明権を記した 12 条は，意見形成能力のある子どもが主体的に意見を表明する権利にとどまらず，意見形成能力のない子どもが聴聞を受ける権利までをも含むと解されている。精神科医療におけるインフォームド・コンセントにおいても，このような意見表明権の二様性が考慮されねばならない。その他，19 条では親による虐待・放任・搾取からの保護が，23 条では障害のある子どもの権利が，そして教育への権利が掲げられた 28 条では学校での懲戒が子どもの尊厳を傷つける方法で行われてはならないことが，それぞれ明記されている。
(高岡健)

⇨インフォームド・コンセント，児童虐待

【文献】喜多明人, 森田明美, 広沢明ほか 編(2009), 鈴木隆史（1994）

コーネル・メディカル・インデックス　➡ CMI

こびと幻覚
[英] lilliputian hallucination
[独] Lilliputhalluzination
[仏] hallucination lilliputienne

　色彩豊かな小人や小動物が活発に動き回る幻視を指す。欧名は『ガリバー旅行記』の小国 Liliput に由来する。症状精神病，中毒性精神病（アルコール・コカイン等），大脳脚病変（脳腫瘍・血管障害），てんかん，入眠幻覚，ヒステリー，統合失調症等で出現しうる。本幻覚では，外界の知覚は正常な大きさであり，その中に微小な幻覚対象が現れるという点で，小視症（micropsia），小視幻覚（microptic hallucination）とは区別される。
(小笠原將之)

⇨幻視，小視症

【文献】Lhermitte J (1951), Ey H (1973)

5ヒドロキシインドール酢酸〔5HIAA〕
➡セロトニン〔5-HT〕

コーピング　➡対処行動

コフート
Heinz Kohut　1913～1981

　ウィーン生まれの精神分析医。1940年アメリカに渡り，シカゴ大学で神経学を専攻した後，シカゴ精神分析研究所で教育分析を受けた。1953年より同研究所のスタッフ，1964年には米国精神分析協会会長に就任。ミスター精神分析と呼ばれ米国の精神分析の主流にあったが，自己愛障害の精神分析研究を進める中で独自の自己愛パーソナリティ理論を確立した。1971年「自己の分析」で，転移が発展しないために精神分析の適応がないと考えられていた一群の難治性患者に対する治療論を展開し，自己愛パーソナリティ障害と呼んで自己愛障害の特異的な成り立ちを究明した。当時のKohutはFreud Sによる欲動論・構造論を認めた古典的精神分析の立場に立っていたが，その後次第に古典的な考え方から離れた。自己愛転移を自己対象転移と改称した「自己の修復」[1977]，さらに「自己の治癒」[1984]を著す過程で，神経症を含むあらゆる精神病理を自己の病理と捉える自己心理学を確立した。　　　　　（舘　哲朗）
⇨自己愛パーソナリティ障害，自己愛転移，自己心理学

[主著] Kohut H (1971, 1977, 1984)

コプロラリー　➡汚言

コミュニケーション
[英][仏] communication
[独] Kommunikation ; Mitteilung

　個人間，あるいは個人と集団の間のさまざまな情報（情緒的，論理的，行動的など）の伝達を意味しているが，伝達送信する側と受信する側，それぞれ共通のコードをもっている必要がある。精神医学の領域で主に問題になるのは対人的なもので，言語的なものと非言語的なもの，デジタルとアナログ，コミュニケーションとメタコミュニケーションといった二つのレヴェルに分けられることが多い。精神分析の文脈では精神医学的面接を実践したSullivan HSの流れで対人関係論的立場の分析家が，また乳児と母親のコミュニケーションの研究から治療的相互作用の関係論者たちが，それぞれコミュニケーションの分析を行っている[Lionells Mら1995]。また家族療法から短期療法の文脈では，Bateson Gの二重拘束説をはじめ，MRI（メンタルリサーチインスティチュート）の研究者たちがシステム理論とErickson MHの催眠療法の技術に影響を受けながら作り上げてきた理論がある[遊佐安一郎1984]。それらは相互に影響を受けながら発展している。　　　　（妙木浩之）
⇨ベイトソン，ダブルバインド，母子相互作用

[文献] Lionells M, Fiscalini J, Mann CH, et al. (1995), 遊佐安一郎 (1984)

コミュニケーション障害
[英] communication disorders

　コミュニケーションとは，複数の人が情報や考え，気持ちを伝え，共有することを表す広い概念であり①伝達意図，②伝達内容，③伝達手段によって構成される。伝達手段は①言語的手段と②非言語的手段に分けられる。言語的手段には話し言葉（音声言語），書き言葉，手話，サインなどがある。非言語的手段としては視線，身ぶり，表情，身体表現，図形シンボル，絵などが挙げられる。

　コミュニケーション障害はコミュニケーションに障害をきたす状態のことをいう。要因は聴覚障害，象徴機能を含む認知障害，言語機能を司る大脳の機能障害，発声発語器官の障害，社会性の障害，心理的な問題等多岐にわたる。広汎性発達障害に伴う場の状況や相

手の気持ちの読み取りの障害や感情交流の不全，知的障害等に伴う言語理解不良，選択性緘黙（場面緘黙）などもコミュニケーション障害に含まれる。

音声言語の受容面の障害は難聴，言語にかかわる大脳の機能障害，知的障害，発達障害，重症心身障害等の重複障害等に伴うことが多い。表出面の障害は上記の受容面の障害に伴うものの他，脳性麻痺などの運動障害，喉頭摘出に伴う無喉頭，吃音，構音障害がある。

コミュニケーションは発信者と受信者との間の双方向性を特徴とする。コミュニケーション障害の改善のためには，発信者側を対象とする狭義の音声言語訓練・指導にとどまらず，言語的手段（音声・非音声），非言語的手段を用いた発達の支援や，受信者側を含めた周囲の環境調整，心理面での介入など，多様なアプローチが必要である。　　　（中川信子）

⇨広汎性発達障害, 言語遅滞

[文献] 笹沼澄子（2005），笹沼澄子 監修（1998），大石敬子 編（1998）

コミュニティケア

[英] community care

地域の高齢者や障害者に対して，地域内にある機関や施設によって，地域住民の参加を得て行われる社会福祉の方法である。一方的な保護ばかりでなく，対象者の能力をいっそう維持発展しようと意図している。在宅（ホーム）ケアとほぼ同義である。地域福祉は，住民の組織化（コミュニティ・オーガニゼーション）や地域開発（コミュニティ・デベロップメント）と，このコミュニティケアで構成される。地域精神医学が，地域住民の精神的健康を対象とするのに比して，対象住民の生活を支援する意味が強調される。

地域福祉の思想は，1950年代英国の精神障害領域において収容から地域生活へと転換する政策に始まっている。Jones M [1968]の「治療共同体を超えて」，ケアの場が地域社会に発展したことに象徴される。本格的な議論は，1990年通称コミュニティケア法の制定により，医療・保健・福祉のサービスがケアマネジメントにて提供されるようになって始まった。米国では，1963年の「ケネディ教書」に始まる脱施設化政策が契機となって，地域支援体制（community support system；CSS）が導入された。わが国では，1965（昭和40）年の精神衛生法改正によって，精神衛生センターや保健所精神衛生相談員など，地域ケア体制が想定されたものの，実態は現在に至るまで達成されていない。わが国でコミュニティケアが現実味をおびて論じられるようになったのは，1970年頃の高齢者を対象にした領域からである。

わが国における本格的なコミュニティケアの開始は，2000（平成12）年に介護保険法によって高齢者に対するケアマネジメントが規定されてからであり，ケアマネジャーである介護支援専門員が誕生した。2010年現在で全国に40数万人が資格を有し，実務に就いている者は約10万人を数える。2006年からは障害者自立支援法にもとづく相談支援事業が開始され，ケアマネジャーは相談支援専門員と呼ばれて，現在までに全国に約3万人が認定されているが，実動は約4000人にすぎない。　　　（野中　猛）

⇨在宅ケア，ケアマネジメント，脱施設化

[文献] Jones M（1968a）

COMT〔カテコール-O-メチル基転移酵素〕

[英] catechol-O-methyltransferase

カテコール核をもつカテコールアミン（ドーパミン，ノルアドレナリン，アドレナリン）などを基質として，3位または4位のヒドロキシル基（水酸基）をメトキシ化する酵素。カテコールアミンはメトキシ化により生理活性を失うので，COMTはモノアミン酸化酵素（MAO）とともにカテコールアミンの代謝および不活化に重要な役割を担ってい

る。本酵素は各種の組織と細胞に分布し，細胞内では可溶性画分とミクロソーム画分に存在する。

COMT阻害剤は，レボドパ（L-DOPA）の3-O-methyldopa（3-OMD）への代謝を抑制する薬剤で，その一部がパーキンソン病治療に使用されている。

COMT遺伝子の多型は，統合失調症，躁うつ病，薬物依存その他多くの精神神経疾患との関連性が報告されているが［吉見陽，野田幸裕 2007；青木淳ら 2009］，それを否定する報告も少なくない［Hosák L 2007］。　（石田　康）
⇨脳内アミン〔モノアミン〕，ドーパミン，ノルアドレナリン〔ノルエピネフリン〕，アドレナリン〔エピネフリン〕，モノアミン酸化酵素〔MAO〕，パーキンソン病
[文献] 吉見陽，野田幸裕（2007），青木淳，岩橋和彦，石郷岡純（2009），Hosák L（2007）

コメディカル　➡チーム医療

語盲

[英] word blindness
[独] Wortblindheit
[仏] cécité verbale

Kussmaul A［1877］が最初に用いた術語である。聴覚障害はないのに語の聴理解が侵される語聾（Wortttaubheit）と，視覚障害がないのに文字や語の読みが障害される語盲とを，失語から分離し，その純粋型では音声言語や書字の障害を伴わないとした。のちにDéjerine J［1891, 1892］が失書を伴う語盲（失読失書）と失書を伴わない語盲（純粋失読）について臨床解剖学的検討を行った。今日では，失読（alexia）のほうが一般的に用いられる。　（松田　実）
⇨語聾，失読
[文献] 大橋博司（1982）

コモビディティ
[英] comorbidity

疾患ともに存在し，予後や機能に影響を与え得る他の疾患のことをいう。ある疾患が原因となって起こる他の疾患である合併症（complications）とは区別される。高血圧と腎がん治療中の患者が脳出血を起こし，その脳出血を原因とするけいれん発作を認めた場合，高血圧と腎がんは comorbidity，けいれん発作（症候性てんかん）は complication と理解される。

精神疾患における comorbidity の考え方は DSM-Ⅲ［1980］頃から急速に広まった。古典的な診断体系では外因（身体因）性，内因性，心因（性格環境因）性精神障害に位置づけられる疾患を階層構造として捉え，統合失調症患者にうつ病症状がみられても統合失調症，うつ病患者に不安神経症状がみられてもうつ病などと一元的に考えていた。DSM-Ⅲ以降の診断基準では，うつ病性障害とパニック障害の診断基準を同時に満たせば両者の診断を付けるというように「複数の疾患が同時に起こっている」という考え方に立つことが多く，これが一般に comorbidity と呼ばれている。診断基準では個々の疾患ごとに comorbidity を認めない疾患が記載されているので注意する必要があるが，科学的根拠は不十分である。精神疾患のように検査所見や画像所見などの客観所見に乏しく，疾患相互の関係も不明確な領域で comorbidity を定義するのは困難が多い。代表的な comorbidity のようにいわれるうつ病とパニック障害さえも，パニック障害の経過中に二次的にうつ病が起こったと考えるのであれば comorbidity というより complication といえよう。comorbidity に対して併存障害という訳語を当てることがあるが，日本語訳だけで理解しようとするとかえって疾患の相互の関係を誤解しやすい。主疾患を明確にしないで comorbidity を捉えると向精神薬の多種類併用に至る可能性

もある。comorbidityという概念が精神医学でどのような意義を有するか，今後の科学的検証が望まれる。　　　　　　　（宮岡　等）
⇨ DSM

語用障害
［英］pragmatic language impairment；semantic-pragmatic disorder

語用（pragmatics）とは，文脈に即した言語の使用のことである。言語機能には，語用以外に音韻，統語，意味などがあるが，後者は無傷で語用のみが障害されている場合を語用障害と呼ぶ。具体的には，話し手の意図した意味を理解できない（字義通り），ユーモア，皮肉，比喩を理解できない，聞き手の知識を考慮しない話し方をする，聞き手にとって価値のない情報でも斟酌せず繰り返す，聞き手のコメントを無視する，聞き手の同意なしに話題を変更する，ボディランゲージを理解できない，衒学的な冗長な話し方をする，などが挙げられる。

診断学的位置づけに関して，言語障害の一種かあるいは自閉症スペクトラム障害の症状とみなすのかについては議論のあるところである。Bishop DVMら［2002］は，語用障害のある子どもが必ずしもすべて自閉症スペクトラムと診断されない，としながらも，重複が多いことから自閉症についても語用面の精査をすすめている。

自閉症スペクトラム障害では知能や年齢に関係なく普遍的に語用障害がみられる。高機能自閉症スペクトラム障害の成人にとっても語用の問題は克服が難しい。個別やグループでの対人コミュニケーションに対する治療教育的介入が重要となる。　　　（神尾陽子）
⇨自閉症スペクトラム
[文献] Bishop DVM, Norbury CF (2002), 神尾陽子 (2007)

コラージュ療法
［英］collage therapy

コラージュ療法は芸術療法の一分野である。1987年，箱庭療法をヒントに森谷寛之によってコラージュの価値が再発見され，一療法として提唱された。コラージュは元来1910年代初期に，Picasso Pらによって美術世界に導入されたものである。方法は単純明快で，雑誌やパンフレットなどの絵や写真などを自由に切り抜き，構成し，台紙に貼り付けるだけである。森谷は，言語表現の乏しい，絵を描くのも苦手なクライアントを対象に，箱庭設備もない環境の中で心理療法を促進する技法として，コラージュに着目した。すなわち，箱庭療法は立体の既製品を砂箱の中で組み合わせ自己表現するのに対して，コラージュは平面上で行う。立体でも平面でも，また，自分自身で絵を描かなくても，ほぼ同等の心理療法的有効性をもちえるはずと考えた。幼児から老人まで，精神病水準の人から健康な人まで，また，医療，教育，福祉など多方面に普及し，利用されている。　　　（森谷寛之）
⇨芸術療法，箱庭療法
[文献] 森谷寛之 (1988, 1990)

コルサコフ
Sergei Sergeevich Korsakov　1854～1900

ロシアの精神医学者。1876年秋よりモスクワ大学病院神経科 Kozhevnikov A のもとで主任医師として勤務し，1878年よりモスクワのプレオブラジェンスキー精神科病院に勤める。その間の1887年にコルサコフ精神病として知られるようになる学位論文「アルコール性麻痺」を発表した。1888年，Kozhevnikovのもとでモスクワ大学私講師となり，精神医学の講義と大学院神経科の臨床指導に携わり，1897年，モスクワ大学の正教授となった。46歳で亡くなるまでの短い期間に，多方面にわたりきわめて多くの業績をあげている。項目だけをみても，周知のコ

ルサコフ精神病や今日の急性統合失調症に相当する dysnoia の記載のほかに，melancholia と mania，"病的"性格，小頭症に関するもの，また精神疾患の分類・経過・原因に関するもの，そして精神疾患の治療と予防，精神病院の改革，さらに司法精神医学にまでわたっている。 (鹿島晴雄)
⇨コルサコフ精神病，コルサコフ症候群
[主著] Korsakov SS (1954)

コルサコフ症候群
[英] Korsakow syndrome；
Korsakoff syndrome

Korsakow SS [1890] によってアルコール中毒によるコルサコフ精神病で初めて記載された精神症候群である。コルサコフ症候群あるいは健忘症候群（amnestic syndrome）と呼ばれる。今日では，ウェルニッケ脳症による（ウェルニッケ・コルサコフ症候群）ものや，アルコール依存症に伴うもの（アルコール・コルサコフ症候群）に限定されることが多く，健忘症候群とは必ずしも同義語ではない。

見当識障害，記銘障害，作話が特徴的な症状である。見当識は時間と場所に関する見当識が障害されるが，人物に関しては保持されることが多い。記憶障害は，記銘障害が目立ち，時間の系列の中で過去の記憶を想起できない。前向および逆向健忘がみられる。一方，即時記憶や遠隔記憶は比較的保たれる。しかし思考・判断力を含めた認知障害は目立たないために，記憶障害の存在がきわだってみえる。作話は必須の症状ではないものの，特徴的であって，自発的に作話がみられることもあるが，多くは記憶の欠損を作話で埋めるかたちであり，当惑作話とも呼ばれる。もっとも軽度の場合には，当意即答（的はずし応答）となる。それに加えて，記憶障害に関する病識の欠如，自発性欠如，それにパーソナリティ変化がみられる。しばしば一過性である。慢性アルコール中毒によるビタミン欠乏によって出現するウェルニッケ脳症が原因となることが多い。非アルコール性ウェルニッケ脳症としては，外傷，低酸素症，後大脳動脈の梗塞，ヘルペス脳炎などが原因となる。また，頭部外傷や全身疾患に伴う意識障害から覚醒する段階にコルサコフ症候群が目立つことがある。本症候群は，視床下部－間脳系，あるいは海馬領域の変化によるものと考えられている。 (三好功峰)
⇨コルサコフ精神病，ウェルニッケ脳症，アルコール依存(症)，健忘，当惑作話，的はずし応答
[文献] Korsakow SS (1890b), Victor M, Adams RD, Collins GH (1989)

コルサコフ精神病
[英] Korsakow psychosis；
Korsakoff psychosis

Korsakow SS [1890] によって報告された慢性アルコール中毒による精神障害であり，健忘症候群（コルサコフ症候群）を特徴とするが，それに加えて多発性末梢神経炎を合併したものをコルサコフ精神病という。記憶（記銘）障害，見当識障害，作話を特徴とする。その原因となる脳病変はウェルニッケ脳症であるが，今日では，ビタミン B_1（サイアミン）欠乏が直接の原因となると考えられている。 (三好功峰)
⇨アルコール中毒，コルサコフ症候群，ウェルニッケ脳症
[文献] Korsakow SS (1890a)

コルチゾール
[英] cortisol

副腎皮質ホルモンである糖質コルチコイドの一種であり，糖代謝や蛋白質，脂質の代謝に関与する生体に必須のホルモンである。コルチゾール分泌は，視床下部－下垂体－副腎皮質系の負のフィードバック機序により制御され，ストレスに反応して亢進する。うつ病

や心的外傷後ストレス障害ではコルチゾール分泌の異常が指摘されている。高コルチゾール血症はグルココルチコイド受容体を介して海馬のニューロンを傷害すると推測される。

(高橋知久)

⇨グルココルチコイド，副腎皮質ホルモン，海馬

ゴルトシュタイン

Kurt Goldstein 1878〜1965

ドイツ生まれで，ベルリン大学教授（1930年）となるが，後にアメリカへ亡命（1935年）してボストンやニューヨークで活躍した脳病理学者。最初，Wernicke C や Edinger L に学ぶが，フランクフルト・アム・マインの神経学研究所に第一次大戦の脳損傷後遺症研究所（Institut zur Erforschung der Folgeerscheinungen von Hirnverletzungen）を創設し，Gelb A とともに，ゲシュタルト心理学を脳病理学に導入して，独自の全体論的見解を展開した。とりわけ精神盲や健忘失語の症例分析を通して，範疇的態度（kategoriales Verhalten）の喪失を主張したことで知られている。全体論を推し進めた論調は，とりわけ『生体の機能』'Der Aufbau des Organismus'［1934］などによく表れているが，臨床家としてたとえば失語を論じる際には，伝統的な古典的失語論に大きく依拠しており（'Language and language disturbances'［1948］)，この点が Geschwind N によってもとりあげられ，Goldstein の"paradoxical position"として論じられている。

(大東祥孝)

⇨健忘失語，ゲシュタルト学説

[主著] Goldstein K（1917, 1919, 1934, 1948）
[文献] Geschwind N（1974b）

コルネリア・ドゥ・ランジェ症候群

[英] Cornelia de Lange syndrome ; CdLS

常染色体優性の遺伝性疾患。染色体5番の問題が指摘されている。眉毛が濃く，左右が癒合し一本になっているのが特徴。知的障害，低出生体重，成長障害，四肢異常，内臓奇形などを伴うが，程度は軽度から重度まで多様。

(宮本信也)

[文献] Baynam LJG（2010）

コレシストキニン

[英] cholecystokinin

CCK ともいう。小腸，脳などに発現しているペプチドホルモンで，胆嚢を収縮させ胆汁・膵液の分泌を促し，食欲を抑制する機能がある。中枢神経系では神経伝達物質として働く。CCK 受容体には A と B があり，中枢神経系は主に CCK$_B$ 受容体である。CCK は脳内でドーパミンと共存しており CCK や類似物質セルレインの静脈投与による統合失調症の臨床試験が 1980 年代に行われたが治療効果を認めなかった［Nair NP ら 1986］。またオピオイドとも共存し，CCK$_B$ 受容体のアンタゴニストはオピオイドの抗うつ作用を増強するといわれている。

(岸本年史)

⇨オピオイド受容体
[文献] Nair NP, Bloom D, Lal S（1986）

コロ

[英][仏] koro
[独] Koro

東南アジアを中心に報告された文化結合症候群の一型。コロの語はマレーの起源と考えられ，地域により異なった名称で呼ばれる。ペニス（女性では外陰部と乳頭）が体内へと縮み込み，死をもたらすという急激で強度の不安と身体イメージの歪みを呈する。時に地方の流行のかたちをとる。防ぐためにペニスを固定する，足に結びつけるなどの方法がとられる。西洋でも観察されることがある。ICD-10 では「他の特定の神経症性障害」に含まれる。

(中谷陽二)

⇨文化結合症候群
[文献] Mezzich JE, Lin KM, Hughes CC（2000）

語呂合わせ

［独］Wortspielerei

言葉遊びの一種で，同じ発音や似た発音で意味の異なる言葉，または意味の似た言葉を次々に発すること。一般にも意識的に行われるが，精神疾患では抑制のとれた状態で観察される。典型的なのは躁病の場合で，観念奔逸に伴って現れることが多く，統合失調症やアルコール酩酊，器質性精神障害の躁状態などでも珍しくない。いずれも一定の方向性をもった発話にならず，表面的な音連合による駄洒落などに終始する場合がほとんどである。

(阿部隆明)

⇨観念奔逸，音連合

語聾

［英］word deafness
［独］Worttaubheit
［仏］surdité verbale

(1)症状　純音聴力の著しい障害がなく，しかも自然音（例：動物の鳴き声）を聞いてその音源が何か聞き取ることができる。しかし言葉を聞き取ることができない（例：検者の話す言葉の復唱が不能）。文字を見ると言葉の理解は可能となる。語聾は，言語音のもつ情報のすべてが解読不能なのではなく，話者の性別や感情などは聞き取れる（ようになる）ことが多い。語聾と逆に，言語音は聞き取れるが自然音を聞き取れないのが自然音の聴覚失認（auditory sound agnosia）である。先天語聾と異なり語聾は，言葉を獲得した人が脳損傷を発症して生じる。
(2)病巣　左または両半球の聴放線，横側頭回。あるいはウェルニッケ領野皮質下。
(3)出現のメカニズム　皮質下の聴覚系と皮質の言語系との離断や，語音認知系の不完全な損傷などが考えられている。

Ellis EW らは語聾を3型に下位分類することを試みている［奥平奈保子 1999］。

(遠藤邦彦)

⇨聴覚失認

[文献]奥平奈保子（1999）

昏恍　➡昏蒙

混合状態

［英］mixed state
［独］Mischzustände
［仏］etat mixte

躁病とうつ病の双方の要素が混在した状態。Kraepelin E によって，躁状態，うつ状態，基底状態と並ぶ躁うつ病の4状態像の一つとして，気分変調や思考障害，意志障害の極性が一致しない状態と定義された。例として，抑うつあるいは不安躁病，興奮うつ病，非生産的思考貧困性躁病，躁的昏迷，制止躁病，観念奔逸性うつ病が挙げられている。一つの病相から反対の病相への移行期に，それぞれの心的要素の位相がずれることによって生じると説明されるが，混合状態的病像が持続する症例もある。操作的診断基準では混合性エピソードが，躁病，うつ病の両エピソードの合併として非常に狭く定義されているため，これを躁病側に広げた不快躁病や混合性（軽）躁病［McElroy SL ら 1992］，さらにうつ病側にも広げた双極性混合状態［Perugi G ら 1997］という概念が提示されている。一方，宮本忠雄は精神病理学的観点から，混合状態を躁うつ病の基本に据えて，その症状構成全体を一元的に論じている。

(阿部隆明)

⇨気分変調，思考障害

[文献] Kraepelin E(1913d), McElroy SL, Keck PE, Jr., Pope HG, Jr., et al. (1992), Perugi G, Akiskal HS, Micheli C, et al. (1997), 宮本忠雄 (1992)

混合精神病

［英］mixed psychosis
［独］Mischpsychose

病像および経過などからみて，統合失調症や気分障害の定型群には類別できない病態に

付けられた概念。これらの病態は、歴史的に、①統合失調症や気分障害ないしてんかんとの混合状態とみる見方と、②それらとは独立した数種の疾患群とみる見方とがあった。混合精神病は前者（①）の立場、つまり Gaupp R, Kretschmer E, Mauz F らドイツ・チュービンゲン学派によって提唱された概念である。体格と性格との関連学説を基盤に統合失調症と循環病（気分障害）との組み合わせに注目し、Kretschmer の「多次元的診断」の思想のもとで個々の症例を体質的生物学的にみていくと、明確な疾病単位には分類できず、その病像、経過、転帰には組み合わせや混合を考えざるをえないという見解が出された。この非定型病像は Gaupp の「体質の混合（Konstitutionsmischunng）」という概念にも連動する。これに対して、後者（②）の立場に立つ Leonhard K, 満田久敏らは、非定型病像を示す患者の家系内精神病はやはり非定型病像を示すという独自の臨床遺伝学を基礎に、それぞれが独立する疾患群（非定型精神病）であると主張し「混合」という考え方には否定的である。 　　　　　　　　　　（松本雅彦）

⇨非定型精神病

[文献] Mayer-Gross W (1932a), 鳩谷龍 (1963)

混合性不安抑うつ障害

[英] mixed anxiety and depressive disorder
[仏] trouble mixte anxiété-dépression

ICD-10 で不安障害の一型として初めて設けられたカテゴリーで、明らかな不安症状と抑うつ症状がともに認められる状態であるものの、別の不安障害、およびうつ病性障害の基準を満たさないものをいう。DSM-Ⅳでは正式に採用されていないが、DSM-Ⅳの「特定不能の気分障害」の項目には、その例として「混合性不安抑うつ障害」が挙げられている。DSM-5 に向けた改訂案にはこの考えを受け、大うつ病性障害の一つの類型として混合性不安うつ病（mixed anxiety depression）が挙げられている。1980 年の DSM-Ⅲの登場によって、不安障害とうつ病性障害の厳格な二分法（ディコトミー）が生じ、この中間の病態を拾う形で混合性不安抑うつ障害のカテゴリーを設ける動きがあるとみることができる。臨床実地での病態把握を高める上でも、このカテゴリーについて知っておくことは有意義と考える。とりわけプライマリーケアの現場では、軽度の不安・抑うつ症状をもち、生活上の支障をきたし、混合性不安抑うつ障害と診断される症例が少なくない。現代社会において、グローバル化の影響下に不安障害とうつ病性障害の境界が不鮮明な症例が増加している傾向がある。その意味でも、この臨床単位の意義は大きい。 　　　　（加藤 敏）

⇨不安障害、大うつ病性障害

[文献] 加藤敏 (2007)

コンサルテーション・リエゾン精神医学

[英] consultation-liaison psychiatry ; CLP

簡略にリエゾン精神医学と呼ばれたりもするが、身体疾患と精神疾患との関係を研究し、診療実践を行い、教育を行う分野である。主に米国の総合病院を中心に発展してきたが、精神科医は病院内での精神科以外の疾患の診断、治療、研究、教育にかかわることによって精神科と他の専門分野との架け橋となる役割を担っている。

CLP の主な対象領域は時代や医療技術の進歩に伴い変化している。例を挙げれば、かつては末期腎不全患者にみられた尿毒症性脳症での精神症状への対応が主であったが、人工透析の導入によりそれら精神症状への対応を求められる頻度は少なくなっている。透析技術が進歩することで透析不均衡症候群として呼ばれた精神症状もみられなくなり、現在では人工透析を継続しなければならない患者や家族の心理ケアや医療スタッフとのかかわりの相談が増加した。これらはサイコネフロロジー（psycho-nephrology）と呼ばれてい

る。さらに移植医療においてのドナーセレクションやレシピエントの術前／術後の精神面での評価や心理サポートといった需要も生まれてきている。CLPにおいて他科からよく相談される問題は，自殺企図や自殺の危険，うつ病，焦燥感，幻覚，睡眠障害，症状に器質的基盤のないもの，見当識障害，治療協力が得られないあるいは拒否といった場合の対応などさまざまである。

　緩和ケアが注目されるようになってからは，がん治療における精神科医の果たす役割が重要となった。これらはサイコオンコロジー（psycho-oncology）と呼ばれ，がん罹患による患者の心理的変化や逆に精神症状ががんの転帰にどのように影響するかを研究している。さらにはターミナルケアでのかかわりもCLPの主要な活動の一つに挙げられている。

(桂川修一)

⇨総合病院精神医学，サイコネフロロジー，精神腫瘍学，緩和ケア，ターミナルケア
[文献] Sadock BJ, Sadock VA, ed.(2003), Cassem NH, Stern TA, Rosenbaum JF, ed.(1997), 総合病院精神科・神経科ガイドプロジェクトチーム編(2002)

昏睡

[英][仏] coma
[独] Koma

　最重度の意識混濁の状態であり，一般には自発動作や精神活動が失われ，尿便失禁を伴い，筋は弛緩し刺激にも応答しない。その中にも重度のものから軽度のものまであり，Mollaret Pらは覚醒昏睡，定型昏睡，深昏睡，過昏睡の4段階に分類した。覚醒昏睡とは目を開いたり外からの刺激で一時的に覚醒し，せん妄や興奮を伴う動きのある軽度の昏睡を指す。定型昏睡とはいわゆる植物状態のことをいい，原則として植物機能は保たれているが，感覚，知覚，運動，反射などの動物機能が喪失した状態を指す。深昏睡は動物機能のみならず，植物機能も部分的に障害された状態のことである。過昏睡とは動物機能のみならず，植物機能も非可逆的に障害されていて，レスピレータなどによって生命が維持されているような状態のことで，脳死に近い概念である。意識混濁の程度は徐波化を中心とする脳波所見と概ね並行するが，α昏睡，β昏睡，紡錘波昏睡などのように一致しない場合もある。

(稲垣　中)

⇨意識混濁，植物状態，脳死，アルファ〔α〕波
[文献] Mollaret P, Coulon M(1959), Mollaret P, Bertrand I, Mollaret H(1959)

コンタクトハイ

[英] contact high

　すでに他のメンバーが先行して薬物使用しハイになった（高揚している）状態で，新たに薬物を使用していないメンバーが加わった場合，あとから来たメンバーがあたかも薬物を使用したのと類似した高揚感や心理状態になることを指す。果たしてどの程度の頻度でコンタクトハイが出現するのか，先行使用される薬物の種類や量などによって必ずしも一定しない。また使用していた場所が居室など密閉性があるか否かも影響する。Cone EJら[1986]が行った実験では，先行するマリファナ吸引者による副流煙（受動喫煙）によってコンタクトハイが生じること，コンタクトハイが生じるか否か，先行者のマリファナ吸収量によって閾値があること，受動吸入の実態を尿検査を併用しつつ確認している。当初想定された心理的感応などのメカニズムは疑問視されている。

(妹尾栄一)

⇨物質乱用，薬物依存(症)
[文献] Cone EJ, Johnson RE(1986)

コンテイナー／コンテインド

[英] container/contained

　英国の精神分析家 Bion WR[1962, 1963]が提示した生きているもの同士が創る関係につ

いてのモデル。包むものと包まれるものとの力動的な関係であり，そこから第三のものが創造される。コンテイナーに♀，コンテインドに♂の記号をあてたことに明白なように，性交・受胎・発芽という生物の生命創造過程が具体的な基盤として想定されている。それが人のこころの繋がりや精神分析関係や関係の進展にもあてはまるとBionは考えた。Bionは個人と集団や組織との関係にもそれをみているが，重点は母親（乳房）と乳児の関係，考えること（思考機能）と思考の関係，つまり精神分析での関係性や作業にかかわるモデルに置いていた。コンテイナーとコンテインドを力動的につなぐ重要な心的機制は投影同一化（projective identification）ととり入れ同一化である。

　コンテイナーとコンテインドが産み出す第三主体との三者関係に相互の繁栄か滅亡がかかる事態を検討し，三者の利益になる共存（commensal），三者が破壊される寄生（parasitic），二者の福利にとどまる共生（symbiotic）を識別した。また破壊的な関係としてのコンテイナー／コンテインド関係を，負のそれとして-♀／-♂，-（♀／♂）で表してもいる。

　コンテイナー／コンテインドから派生する分析概念にコンテイニング（containing），コンテインメント（containment），コンテイン機能（containing function）などがある［松木邦裕 2009a, 2009b］。母親や分析家の夢想やα機能はコンテイナーとして，乳児や患者が苦痛のあまり排出する体験感覚や自己部分というコンテインドをその内に包み込むが，その包含する働きをコンテイニング，それを含めてさらに乳児や患者に適切に戻す母親や分析家のこころの機能をコンテイン機能（包容機能），あるいはコンテインメントと呼んでいる。コンテインメントやコンテイニングとWinnicott DWの母子関係でのホールディング（holding）概念との異同は討議されるところである［松木邦裕 2001, 2009a，浅野元志 2009］。
(松木邦裕)
⇨ビオン，投影同一視，とり入れ，夢想［ビオン］，α機能／α要素，抱えること〔ホールディング〕
［文献］浅野元志（2009），Bion WR（1977），松木邦裕（2001, 2009a, 2009b）

コンピューター断層撮影法　➡CT

コンプライアンス〔服薬遵守〕
➡アドヒアランス

コンプレックス
［英］complex
［独］Komplex
［仏］complexe

　感情，態度，行動など，人間の精神生活に強い影響を及ぼす一定の情動や観念の集合体のことであり，多くは無意識的なものである。元々はBreuer Jが用いた，ヒステリーの病因となる無意識的な観念複合体（Ideenkomplex）のことであるが，Jung CGが刺激語に対する連想反応を妨げる心的過程に存在する心的内容の集合体をコンプレックスと呼んだことで，広く知られるようになった。コンプレックスという言葉をJungは普遍的な心理的タイプに位置づけようとしたのに対して，Freud Sは個々の心的特殊性を強調して，エディプスコンプレックスや去勢コンプレックスなどに限定して使用した。

　その他に，Adler Aは劣等コンプレックスについて，Jungはエレクトラコンプレックスについて，日本では古澤平作が阿闍世コンプレックスについて概念化している。また父親コンプレックス「ファザコン」，母親コンプレックス「マザコン」など，日常語としても広く使用されている。

　いずれにしても幼児期の対人関係の中で形成され，苦悩，嫌悪，不安，恐怖，恥などの陰性感情を伴う抑圧された力動の心的布置と

して考えられる。　　　　　　　　（岡田暁宜）
⇨エディプスコンプレックス［フロイト］，去勢コンプレックス［精神分析］，エレクトラコンプレックス，阿闍世コンプレックス，父親コンプレックス
[文献] Freud S, Breuer J (1893-1895b)

昏眠
[英] stupor
[独] Sopor；Torpor
　意識混濁の重さに関連した用語には軽度のものを指す明識困難と昏蒙，中等度のものを指す昏眠，高度のものを指す昏睡がある。これらの用語は主として覚醒機能低下に伴う認知・行動機能低下の重さを表している。昏眠ではベッドで横臥したままで過ごし，強い刺激でなければ反応せず，刺激してもはっきり覚醒しない嗜眠を呈することもある。心身の能動的な動きは乏しく，食事を口に入れても嚥下しなかったり，しばしば失禁したりする。簡単な受け答えはできても内容ある会話にはならない。記銘・見当識は著しく障害される。
　　　　　　　　　　　　　　　（豊嶋良一）
⇨意識障害，意識混濁，明識困難状態，昏蒙，嗜眠
[文献] 原田憲一（1976）

昏迷
[英] stupor
[独] Stupor
[仏] stupeur
　意識水準の粗大な低下がないにもかかわらず，意欲と行動が欠如もしくはきわめて乏しくなっている状態をいう。昏迷の程度がいくぶん軽度のものを亜昏迷という。全身の不自然な姿勢や筋緊張の変化，わずかな瞬目や眼球運動などから，患者は外界の状況を一定程度認識している様子がうかがわれるが，自発的行動が発動されず，呼びかけや身体への刺激に対する反応行動も乏しい。緊張病性昏迷は緊張病型統合失調症にみられるもので，行動の途絶が極端化した状態と考えられ，常同姿勢，カタレプシー，無言症，拒絶症，反響言語，反響動作などを伴う。抑うつ性昏迷はうつ病の行動制止が極端化したもので，多くは筋緊張が低下して終日臥床しているので弛緩性昏迷ともいわれる。ほかに，ヒステリーでみられるヒステリー性昏迷，健常小児や精神遅滞者が強い刺激に驚愕した際に生じる情動性昏迷が含まれる。なお，英語圏で用いられている stupor という用語は中等症の意識混濁を指すものである。
　　　　　　　　　　　　　　　（西川　隆）
⇨緊張病〔緊張病症候群〕，常同症，無言症，拒絶症，反響現象，抑うつ性昏迷
[文献] Bleuler E (1916)，濱中淑彦（1986）

昏蒙
[英] benumbness；confusion
[独] Benommenheit
　意識混濁の重さに関連した用語には，軽度のものを指す明識困難と昏蒙，中等度のものを指す昏眠，高度のものを指す昏睡がある。これらの用語は主として覚醒機能低下に伴う認知・行動機能低下の重さを表している。昏蒙は軽度意識混濁のうち，明識困難より重い範囲を指す。かつては昏恍とも呼ばれた。放置すると横臥しがちで，時に傾眠的となる。失禁することもある。種々の刺激や呼びかけには反応するが，ややおそい。簡単な質問には答えられるが，少し複雑なものには答えられない。外界と自己についての見当識，記銘，注意の集中と持続が侵される。思考活動は可能だが内容は乏しい。なお，昏蒙は傾眠を伴わない範囲を指すとする用例もある。
　　　　　　　　　　　　　　　（豊嶋良一）
⇨意識障害，意識混濁，明識困難状態，昏眠，傾眠
[文献] 原田憲一（1976）

コンラート
Klaus Conrad　1905〜1961
　ドイツの精神医学者。主著"Die beginnende Schizophrenie : Versuch einer Gestalt-

analyse des Wahns." において，第二次世界大戦中の 1941～1942 年の間にドイツのマールブルク国防軍病院で診察した初回シューブ（Schub）症例 117 例の症状分析を行い，シューブを 5 段階の Phase，①トレマ期（Das Trema），②アポフェニー期（Die apophäne Phase），③アポカリプス期（Die apokalyptische Phase），④固定化期（Die Konsolidierung），⑤残遺状態（Der Residualzustand）に分けた。とくに，顕性発症を意味するアポフェニーにおける妄想知覚の体験構造について，次の 3 段階からなると分析した功績は大きい。①事象が自己に向けられていることは感じるが，その理由を述べられない（純粋アポフェニー reine Apophänie），②事象が"誰か"に仕組まれたものとして明確に自己へと関係づけられるが，特定の意味は現れていない，③明確な自己関係づけと特定の意味の顕現（狭義の妄想知覚の成立）。アポフェニーにおける自己と世界の関係は，無名の"誰か"によって外界から自己へと意味を押し付けられるような受動的な体験が優勢であるが（カフカ的世界），逆に「自分が不思議な形でドイツ国防軍のすべての行動に同期して作用を与えているという感じ」など，自己から世界への作用方向でも強く結び付いている「万能体験（Omnipotenzerlebnis）」もみられ，自から他へ，他から自へという，両方向の関係づけを含んでいると指摘した。さらに，アポフェニーは，あくまでも世界の側の変化についての表現であるが，必ず同時に自己の側の変化も起こっており，意識を自己に転じれば，外界のすべてが自分を中心に回っているように感じられるとし（アナストロフェ Anastrophé），アポフェニーとアナストロフェは，外界を中心に語るか，自己を中心に語るかの違いに過ぎず，同一の事態の異なった側面に過ぎないとした。自らを Jaspers K や Schneider K の系譜にあるとしながらも，それまでの精神病理学について，症状をただ数え上げるだけの症候学に留まり続け，それらを心理学的に秩序づける試みがなかったと批判し，症状を一元的に説明するための精神病理学を志向して，自然科学（脳科学など）でもなく，人文科学（現象学的人間学などの解釈学）でもなく，こころの問題はまず心理学的に分析すべきであるとして（Conrad 曰く第三の道 Der dritte Weg），心理学の一方法，ゲシュタルト分析（Gestaltanalyse）を新たに提唱した。

(前田貴記)

⇨シューブ，アポフェニー，ゲシュタルト学説
[主著] Conrad K (1958)
[文献] 島崎敏樹(1959)，前田貴記，鹿島晴雄(2009)

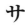

罪悪感
[英] sense of guilt ; feelings of guilt

　自分が法律や道徳，宗教などの規範にそむく行為をなしたと思う気持。精神医学の臨床では強迫状態やうつ状態に起こりやすく，うつ病では罪業妄想に発展する場合がある。精神分析において Freud S [1923] は，超自我が自我を過酷に批判するゆえに罪悪感が生じると考え，無意識の罪悪感の現れとして，神経症の他に，陰性治療反応，犯罪行為，マゾヒズムなどを挙げた。また，Grinberg L [1964] は自我の成熟に沿って二種類の罪悪感を記述した。すなわち，迫害的罪悪感は，Freud の述べた罪悪感に近く，死の欲動と関連し，病理的な喪（心気症，心身症，うつ病）にみられる。これは憤懣，絶望，恐怖，自責などの感情を伴い，治療過程で行動化やマゾヒズムが起こりやすい。一方，抑うつ的罪悪感は，生の欲動と関連しており，正常な喪に典型的で，深い悲しみ，自他への思いやり，懐旧，責任などの感情を伴い，最終的には償いに到る。

(古賀靖彦)

⇨罪業妄想，陰性治療反応，道徳的マゾヒズム，抵抗，喪の仕事
[文献] Freud S (1923a), Grinberg L (1964)

災害精神病
[独] Schicksalspsychosen ; Symbantopathien

自然災害だけではなく過酷な運命の後で生じた精神疾患の一群を指す。Kraepelin E は事故神経症，被拘禁者の心因性精神障害，好訴妄想に分類した。事故神経症は外傷神経症と驚愕神経症に分類され，前者はヒステリーに近く，賠償好訴症，詐病との鑑別が必要とされる。後者は外傷性精神病に分類され，ヒステリーとの区別が想定されており，今日のPTSDと症状，経過がほぼ対応する。

(金　吉晴)

⇨外傷神経症，好訴妄想，驚愕神経症，PTSD〔外傷後ストレス障害〕，賠償神経症
[文献] Kraepelin E (1915b)

催奇形性
[英] teratogenicity

何らかの外因が発生途上の胎芽や胎児に奇形を生じさせる性質，作用のこと。外因として放射線，感染症，薬剤などが重要視されている。これらが器官形成期である妊娠初期に作用すると形態的な奇形が惹起されるが，妊娠中・後期でも機能的な障害をきたしうる。薬剤による催奇形性はサリドマイドによるあざらし肢症によって注目された。向精神薬では抗てんかん薬やリチウムなどで危険性が指摘されている [Briggs GG ら 2008]。　(西村勝治)

⇨サリドマイド，抗てんかん薬，リチウム
[文献] Briggs GG, Freeman RK, Yaffe SJ (2008)

再帰性発話
[英] recurring utterance

反復性発話 (repetitive speech) の一種であり，主に重度のブローカ失語や全失語でみられる。強い言語障害のためほとんど発話ができないような状態で，常同的に何度も発せられるような発話である。発話の内容から，実在語再帰性発話と無意味再帰性発話に分類される。Broca P の歴史的な症例は，「タン・タン」としか話さなかったことがよく知られており，最初の再帰性発話の報告例といえる。

(田渕　肇)

⇨ブローカ失語，残語

細菌恐怖
[英] bacillophobia
[独] Bazillophobie

病気を引き起こすような細菌の感染に著しい恐怖を覚え，感染の可能性のある状況を過剰に回避する状態。自分が感染することだけではなく，自分から周囲の人に細菌感染が広がることを恐怖する場合もある。ICD-10 によると，性病など特定の疾病への恐れと結びついている場合は，特定の恐怖症 (specific phobia) に分類されるが，不潔恐怖のような強迫性恐怖として理解できる場合も多い。

(中村　敬)

⇨不潔恐怖，強迫神経症

サイクリック AMP／サイクリック GMP
[英] cyclic AMP/cyclic GMP

サイクリック AMP (cAMP) は 1957 年に Sutherland EW と Rall TW によって発見された環状ヌクレオチドで，その機能に対して"セカンドメッセンジャー"という名前がつけられた。cAMP は神経系に広く存在し，情報伝達上の重要な分子であり，ホルモンや神経伝達物質による多様な効果は最終的に cAMP 依存性プロテインキナーゼ (PKA) に集約されるとする概念が確立された。一方，サイクリック GMP (cGMP) の脳内での分布はそれほど広くなく，一部の興奮性細胞での特殊な制御に働いていると考えられている。cAMP/PKA および cGMP/PKG 活性は，学習や認知記憶機能に深くかかわり，海馬神経

細胞の長期増強（LTP）や長期抑圧（LTD），小脳神経細胞のLTDの制御にも働いている。また，細胞内のcAMP濃度は，合成酵素であるアデニル酸シクラーゼ（AC）と，加水分解酵素であるフォスフォジエステラーゼ（PDE）の両者のバランスによって決まり，海馬神経細胞を用いた最近の実験では，細胞内のcAMP濃度が高いところは軸索に，cGMP濃度が高いところは樹状突起になりやすいことが示されている。　　　　　　（鵜飼　渉）

⇨細胞内情報伝達系

[文献] Sutherland EW, Rall TW (1958), Matsumoto Y, Unoki S, Aonuma H, et al. (2006), Shelly M, Lim BK, Cancedda L, et al. (2010)

罪業妄想

[英] delusion of culpability

[独] Schuldwahn；Versündigungswahn

[仏] délire de culpabilité

自分が宗教的あるいは道徳的に重い罪を背負っており，それによって罰せられると確信する妄想。うつ病においては妄想三大主題の一つに数えられる。Tellenbach H [1961] は，うつ病者は元来罪責準備性が高いことに加え，自らに遅れをとっているという何らかの負い目（Schuld）が露呈することによって，罪責体験が出現するとしている。また，罪責の内容としてはしばしば過去の些細な事柄，すなわち微小過失が選ばれる。（岡島美朗）

⇨心気妄想，貧困妄想

[文献] Tellenbach H (1961)

サイコオンコロジー　→精神腫瘍学

最後通牒ゲーム

[英] ultimate bargaining game

最終提案ゲームの訳もある。このゲームでは，2人のプレーヤーが一定の額の分配について交渉する。交渉の手順は，まず提案者が，受諾者に対して，一定の持ち分（たとえば10万円）のうちの一部（たとえば2万円）を譲与することを申し出る。次に，受諾者は，提案者の申し出を拒否することができる。受諾者が提案者の申し出を拒否した場合，交渉は決裂し2人は何も得ることができない。受諾者が申し出を受け入れれば，申し出どおりに合意は成立しゲームは終了する。もし2人の目的が自分の金銭的利得の最大化であるなら，交渉の合理的理論予測は，提案者は最小単位のお金（たとえば1円）を申し出て，受諾者は，何も貰えないよりいいので提案者の申し出を受諾するというものである。提案者は，9万9,999円を獲得し，受諾者は1円を獲得する。ところが，人における実験結果では，この理論予測と異なり，提案者は平均40〜50%の額を相手に提案し受諾者はそれを受け入れる。また，受諾者は20%以下の分配額の提案を拒否する。すなわち，提案者は理論的予測に比べ公平な配分を提案し，応答者は不公平な配分を拒否することが多い。人間の行動は合理的利得の最大化だけが目的ではなく，利得配分の公平性や互恵性も重要であることが示され，最後通牒ゲームは，人の利他性や互恵性に関して深い洞察を与えてくれるゲームとされている。（加藤元一郎）

⇨ゲーム理論

[文献] 友野典夫 (2006), Rilling JK, King-Casas B, Sanfey AG (2008)

サイコドラマ

[英] psychodrama

サイコドラマはMoreno JLによって創始された集団精神療法の一技法である。しかしこの技法は元来，自発性理論にもとづいた即興劇に始まっているとともに，社会関係を探求するための方法論であるソシオメトリーに基礎を置いているとされる。Morenoは自ら考案したサイコドラマを用いて社会変革を行うことを夢見ており，そのための方法である。サイコドラマを中心とした集団の治療的な働

きかけを「ソサイアトリー（社会精神治療）」と名づけた。サイコドラマはソシオドラマ，ソシオメトリーと並び重要なソサイアトリーの道具として考案された。サイコドラマはロール概念と密接不可分の関係にあり，このためにロールを用いる技法であるロールプレイングは，サイコドラマの別称ともなってきたという歴史的経緯がある。またサイコドラマの訳語としての心理劇も採用されているが，原語をそのままに採用する論者も多い。これは各論者の立場によって違いがあるが最近では「サイコドラマ」が採用されることが多いようである。
　　　　　　　　　　　　　　　（磯田雄二郎）
⇨集団精神療法，ソシオメトリー，ロールプレイング，交流分析，モレノ
[文献] Moreno JL（1987），増野肇（1965）

サイコネフロロジー
[英] psychonephrology

　精神科医のLevy NBが1972年に提唱した透析・腎移植における心理社会的問題を扱う学問領域である。サイコネフロロジーの対象は透析患者の精神症状（うつ，不安，せん妄，認知症状など），スタッフと患者の関係，家族の問題，透析チームの問題まで幅広い。日本では，自身も透析患者である精神科医の春木繁一らが中心となり，1990年に日本サイコネフロロジー研究会が設立され今日に至っている。透析患者の喪失体験に伴う，怒り，落胆，うつ状態がしばしば問題となる。透析患者と透析スタッフ，とくに看護師との間の情緒的関係は親密で長く，看護師自身がストレスや葛藤を抱えることも多い。生体腎移植で問題となるのがドナーとレシピエントの移植への動機づけ，心理的問題，あるいは移植患者をとりまく家族関係である。移植後に使用される免疫抑制剤で出現しやすい精神症状にも対応が必要であり，移植チームには精神科医の参加が望まれる。　　　　　（渡辺俊之）
⇨人工透析，腎移植

[文献] 日本サイコネフロロジー研究会（2009）

罪責感
[英] sense of guilt
[独] Schuldgefühl
[仏] sentiment de culpabilité

　自己が非難されてしかるべきと考えられる行為をなした時に起こる感情で，宗教や戒律，道徳などにもとづいていることが多いが，そうした具体的な規範とは無関係に生じる場合もある。罪責感がもっとも顕著に現れるのはうつ病においてであり，しばしば些細な過失を強く気にかけ，著しくなると遠い過去の出来事や空想上の罪の機縁を対象とした妄想にまで至ることもある。また，精神分析的には罪責感は規範を司る超自我の批判に応じて自我が感知する感情と理解され，それに対する防衛機制が強迫神経症やヒステリーの症状形成の一因となる一方，他者に対する攻撃性が反転・内向した結果，罪責感が生じるというメカニズムも指摘される。さらに今日では，大きな災害の生存者や被害者の遺族が，自分が死を免れた負い目から感じる生存者の罪責感（survivor's guilt）が注目され，被害者支援の重要なテーマとなっている。　　（岡島美朗）
⇨罪業妄想

[文献] Freud S（1923a），Lifton RJ（1968）

再接近期危機
[英] rapprochement crisis

　分離-個体化過程の重要な一段階である再接近期において，乳幼児が体験する心理的危機のこと。Mahler MSら[1975]は，精密な乳幼児観察を基に，乳幼児の発達を，正常な自閉期，正常な共生期，分離-個体化期に分け，これらの段階を通って，乳幼児の分離（母親から分離しているという感覚の獲得）と個体化（さまざまな自律的能力の発達）が進んでいくとした。分離-個体化期の一段階である再接近期（生後14～24ヵ月頃）にお

いて，子どもは直立歩行を達成するが，それに伴って強まる母親からの分離意識は，それまで子どもが享受していた母親との一体感や全能感を揺さぶり，子どもに強い不安を惹き起こす。子どもは，再び母親に接近し，一体化したいと願うが，一方では，母親にのみ込まれる不安のために母親から離れたいと願う。これらの相反する願望の間で子どもは引き裂かれ，激しく動揺する。この再接近期危機は，正常発達において不可避的に起こるが，平均的な母親の共感力と情緒的安定があれば容易に克服される。この危機の通過に問題があると，そこが固着点となり，後に境界例などのパーソナリティ病理をもたらす可能性がある。

(水田一郎)

⇨乳幼児観察，分離－個体化，のみ込まれる不安
[文献] Mahler MS, Pine F, Bergman A (1975), 成田善弘 (1990a)

最早発痴呆

[ラ] dementia praecossima

統合失調症は Kraepelin E [1896] が早発性痴呆として青年期から始まるとしたことから，より低年齢で始まる症例が探し求められてきた。イタリアの de Sanctis S [1906] は8歳まで正常に発達したのち，緊張病状態で始まり，6年間続いた後，寛解状態になった症例を最早発痴呆として発表したが，後に脳の変性疾患であることが判明した。Bleuler E [1916] の症状論的な精神分裂病概念が広く受け入れられるとともに，最早発例の意義も失われ，歴史用語となった。

(中根 晃)

⇨早発性痴呆
[文献] de Sanctis S (1906)

在宅ケア

[英] domiciliary care

ケアが必要な高齢者や障害者が，これまで生活してきた自宅で地域生活が継続できるように提供されるサービスを在宅ケアといい，それにはフォーマルケアとインフォーマルケアがある。フォーマルケアは，法律や政策等により規定された公的ケアであり，その代表的なものに医療や介護保険サービスがある。またインフォーマルケアは，相互の情緒的な結びつきを基本として自然発生的に形成されたネットワークで，家族，親戚，友人，仲間，近隣，地域住民などによるケアで，ボランティアを含める考えもある。在宅ケアの主体は家族であるが，家族は日常の介護に不安を抱き，大きな負担を強いられていることから，相談相手や心的なサポートを介護専門職や医師などに求めている。それゆえ，在宅ケアでは，家族などのインフォーマルケアをフォーマルケアがサポートする連携が重要であり，介護保険制度では両者を効果的に調整する介護支援専門員や地域包括支援センターの役割が重要となる。

(今井幸充)

⇨ノーマライゼーション，ショートステイ[短期入所]，デイケア，精神保健福祉センター
[文献] 今井幸充 (2008)

サイトカイン

[英] cytokine

一般に細胞の増殖・分化・死などは周りの細胞により厳密に制御されている。こうした細胞同士のコミュニケーションは，細胞表面分子を介する直接的な細胞同士の接触や可溶性分子を介して行われている。この細胞間情報伝達分子がサイトカインである。サイトカインは種々の細胞から分泌され，細胞の情報伝達にかかわる蛋白質である。サイトカインは分子量がおおむね1万～数万程度の蛋白質であり，ホルモンのように産生臓器は明確ではなく，産生されたサイトカインの大部分は拡散によって周辺の標的細胞に作用する。1種類のサイトカインが，複数の多様な機能を示し，複数のサイトカインが同じ機能を示す。サイトカインは他のサイトカインの産生や作用を制御する。サイトカインは，免疫・炎症，

発生・分化,造血機構などの生体系で重要な働きをするが,内分泌系,神経系,循環器系などとも相互依存的な関係にあり,一つの系の反応の調節だけでなく,異なる生体調節系の間をつなぐ役割をも担っており,またその破綻としての各種疾病にも大きく関係している。　　　　　　　　　　　　　　　（門司　晃）

⇨細胞内情報伝達系

[文献] 高橋秀実,矢田純一 監訳／Doan T, Melvold R, Viselli S, et al.（2009）

再認

[英] recognition
[独] Wiedererkennung
[仏] récognition

　記憶の想起過程の一形式。いま体験していることと同じことが過去にもあったかどうかを判断するという形式（異同判断）で記憶を想起すること。たとえば,ある人物を見て会ったことがあるということを想い出すこと。ほかの想起の形式には,手掛かりを与えられずに想い出す自発再生（voluntary recall）,手掛かりとなる情報を与えられて想い出す手掛かり再生（cued recall）がある。自発再生‐手掛かり再生‐再認の順に前頭葉がかかわる検索機能が必要とされるために想起がより困難であり,高齢者や認知症における想起障害でもこの順に障害されやすい。再認における異同判断は親近感（熟知感）にもとづいてなされていると考えられる。誤った再認を虚再認（false recognition）といい,既視体験,未視体験,誤認妄想などの症状は虚再認を基礎とする現象と説明されている。
　　　　　　　　　　　　　　　（西川　隆）

⇨記憶,健忘,認知症

[文献] Pauleikhoff B（1954）, Craik FIM（1986）

再燃／再発

[英] relapse/recurrence

　統合失調症,うつ病,躁うつ病などにおいて,精神病エピソード,あるいは気分エピソードの症状が完全に消失する前に症状が再び出現することを再燃といい,また症状が消失して一定期間経過した後に症状が再出現することを再発という。ただし,これら二つは必ずしも明確に使い分けられているとはいえない。統合失調症では1年以上完全寛解が持続していても,抗精神病薬の服用を中断すると2年以内に平均75%が再発するとされ,服薬継続時の再発率より有意に高いことが知られている。このために抗精神病薬の服薬コンプライアンスや治療継続の重要性が指摘されているわけであるが,服薬を継続していたとしても再発率は低いとはいえず,抗精神病薬の有効性に限界があることも認識されている。このために,家族教育,家族支援や認知療法などの心理社会的介入の有効性が主として海外における臨床研究によって検証され,これらの心理的介入によって再発率を低下させることができることが示されている。うつ病では単一エピソードの大うつ病性障害患者の50〜85%が少なくとも1回うつ病エピソードを再発するといわれている。また,残遺症状のあるうつ病患者の再発率は残遺症状のないうつ病患者の約3倍とされている。したがって,症状を残すことなくうつ病が改善するか否かの影響はきわめて大きい。米国精神医学会によって作成されたガイドラインによると,うつ病エピソードが急性期治療によって寛解状態に至った後も16〜20週間は再燃を防ぐために継続期の治療が必要であり,継続期治療の後には再発を防止すべく維持治療を行うべきとされている。　　　　（稲垣　中）

⇨寛解,維持療法,アドヒアランス,訪問看護

[文献] Kane JM（1987）, Paykel ES, Ramana R, Cooper Z, et al.（1995）

細胞内情報伝達系

[英] cellular signal transduction pathway

　細胞が多様な刺激を受け取り,それらを統

合して環境に反応していくとき，細胞内では情報伝達系のネットワークが形成され，受容体以降の反応のカスケードが複雑に相互作用しあう。情報シグナル伝達系の上流分子には，環状ヌクレオチド（cAMP, cGMP），カルシウムイオン（Ca^{2+}），イノシトール三リン酸（IP3），ジアシルグリセロール（DG）などの低分子化合物があり，これらはセカンドメッセンジャーと呼ばれる。cAMPはGTP結合蛋白質（G蛋白質）と共役した膜貫通型の酵素アデニレートサイクレース（AC）によって，cGMPはグアニレートサイクレース（GC）によってそれぞれ合成され，フォスフォジエステラーゼ（PDE）による加水分解を受ける。古くから，cAMP濃度の低下と種々の神経・精神疾患病態との関連が指摘され，AC活性増強剤やPDE阻害剤の治療的効果が数多く報告されている。セカンドメッセンジャーは特定の蛋白質をリン酸化しその活性を変化させることでシグナルを伝達し，リン酸化された蛋白質は，チロシンキナーゼやセリン／スレオニンキナーゼとしてさらに特定の蛋白質をリン酸化する。cAMPによって活性化されるプロテインキナーゼ（PKA）は核に移行しcAMP response element-biding protein（CREB）を含む転写因子をリン酸化する。CREBは神経栄養因子（BDNF）をはじめ神経系の重要な蛋白質群の発現制御を担っている。Ca^{2+}によって活性化されるCa^{2+}/calmodulinプロテインキナーゼ（CaMK）は，細胞骨格系やシナプス蛋白の活性化に働き，CREBカスケードとともに，学習・認知記憶機能に重要な役割を果たしている。また，蛋白質脱リン酸化酵素であるCa^{2+}/calmodulin依存性プロテインフォスファターゼ（2B／カルシニューリン）は，覚せい剤やフェンサイクリジンなどの統合失調症様症状誘発物質によって低下することが知られ，統合失調症の原因候補分子の一つとされている。また，脳の増殖因子の受容体の下流では，MAPK系，PI3-K／AKT系，Wnt系をはじめ，細胞の生存・増殖・分化機能を担う種々のシグナル伝達経路が複雑にクロストークし，経路上の分子群（ERK, AKT, GSK-3など）の活性異常が種々の神経・精神疾患の治療ターゲットとして注目されている。

〈鵜飼 渉〉

⇨サイクリックAMP／サイクリックGMP，カルシニューリン

[文献] Reneerkens OA, Rutten K, Steinbusch HW, et al.（2009），Mizuno M, Yamada K, Maekawa N, et al.（2002），Yamada K, Gerber DJ, Iwayama Y, et al.（2007）

催眠
[英] hypnosis

暗示によって感覚や知覚，感情，思考，行動面での独特な変化を生じる現象。その体験は自動性や不随意性，現実志向性の低下によって特徴づけられ，被暗示性の亢進や注意の集中，意識の変容を伴う。ギリシャ神話の眠りの神Hypnosにちなんで命名されたが眠りとは異なり，リラクセーションに限らず，興奮，高揚を誘導することもできる。催眠による意識の変容を，とくに催眠トランス（hypnotic trance）と呼ぶ。古くから呪術や宗教上の儀式として行われており，古代エジプトの神殿の壁画にも同様の状況を描いたものがある。体位動揺のような覚醒暗示から，腕不動のような運動催眠，幻覚や無痛のような知覚催眠，健忘や年齢退行のような人格催眠まで，催眠の現象には深さがある。このような催眠現象の体験には個人差があり，催眠感受性（hypnotic susceptibility）などと呼ばれる。催眠を一定の状態と捉える立場と，役割や期待によって説明する立場とに分かれる。

〈笠井 仁〉

⇨暗示，催眠療法

[文献] Nash MR（2001），Nash MR, Barnier AJ, ed.（2008）

催眠分析 ➡催眠療法

催眠薬 ➡睡眠薬

催眠療法
［英］hypnotherapy

　精神療法として催眠を用いる方法の総称。治療のスタイルは，直接暗示にもとづく指示的，権威的な伝統的方法，許容的なコミュニケーションを重視した方法，Erickson MHの流れを汲む，必ずしも深いトランスを重視しない協力的な方法に大別される。治療要因として，催眠という非現実的な体験への適応や独特な人間関係といった誘導過程の意義を強調するもの，動機づけや症状除去，自我強化といった暗示内容によるとするもの，リラクセーションや，メンタル・リハーサル，カタルシスといった催眠中の体験を活用しようとするものがある。催眠自体の意義とは別に，催眠下で精神分析を行う催眠分析や，行動療法，認知療法と組み合わせた催眠行動療法，認知催眠療法などが実践されている。誘導イメージ法（guided imagery）の一種として行われることもある。痛みの緩和や，認知行動療法との併用により肥満，不眠，不安，高血圧，過敏性腸症候群に対する有効性が実証されている。
（笠井　仁）
⇨暗示療法，催眠
［文献］ Brown DP, Fromm E（1986），Nash MR（2001），Lynn SJ, Kirsch I（2006）

榊　俶
さかきはじめ　1857〜1897

　日本で最初の精神病学担任教授。洋学者榊綽の第一子として生まれた（弟に榊保三郎）。1880年東京大学医学部を卒業。はじめ眼科を専攻して訳書がある。精神病学専攻のため1882年ドイツに留学し，Westphal CおよびMendel Eについた。1886年帰国して帝国大学医科大学教授に任じられ，同年12月3日に精神病学講義を始めた。東京府癲狂院を臨床の場とすることにして，1887年同院医長となり，その発意により院名は東京府巣鴨病院と改称された。日本の精神病学の建立を目ざし，狐憑病を記載し，日本の資料で進行麻痺の原因として梅毒を見定め，また司法精神病学の確立に尽くした。相馬誠胤の診療もしている。門下らとともに多くの症例録も残した。39歳で死去したが，門下に島村俊一，大西鍈，舟岡英之助，荒木蒼太郎，呉秀三，門脇眞枝などがいる。また妹岡田徳子は精神病者慈善救治会で活躍した。
（岡田靖雄）
⇨相馬事件，松沢病院
［主著］ 榊俶（1893, 1896a, 1896b）
［文献］ 内村祐之（1940），榊俶先生顕彰会（1987）

榊保三郎
さかきやすさぶろう　1870〜1929

　九州大学精神科の初代教授。東京帝大卒業。長兄，俶（はじめ）は東京帝大精神科の初代教授。榊保三郎は，九大赴任以前，わが国最初の精神科看護学書である『癲狂院に於ける精神病看護学』［1901］を出版したり，アイヌのイムの報告をするなど先駆的な業績を挙げていた。イムの報告はKraepelin Eの教科書にも掲載された。九大に着任してからは，ドイツ精神医学のみならず，Bumke Oの心理学やFreud Sの精神分析学，あるいはCannon WBのアドレナリン反応など，欧米の最新の学説をいちはやくわが国に紹介しようと努めた。また，進行麻痺に対するマラリア療法をわが国で最初（1922年）に行った九大医学部武谷内科（現，第2内科）に続き，翌年には精神科でも実施している。しかし，最も力を入れたのは小児の発達心理学であり，1909〜1910年に刊行した上下2巻の大著『教育病理及治療学』において，精神遅滞児の教育方法に関する先駆的な提言を行っている。また榊は，文部省から学校衛生講習会の講師も嘱託され，その援助を受けて福岡市内

の学校児童の身体および知能検査を実施し、精神遅滞児の治療教育の研究に大きく貢献した。自らバイオリンを演奏し、「九大フィルハーモニー」を創設するなど、音楽を愛した人でもあった［半澤周三 2001］。 　　(神庭重信)

⇨榊俶, マラリア療法, 文化結合症候群

[主著] 榊保三郎 (1909-1910, 1919), 榊保三郎, 諸岡存 (1922)

[文献] 半澤周三 (2001), 九州大学精神科教室開講百周年記念事業実行委員会 (2000)

サーカディアンリズム　➡概日リズム

作業記憶

[英] working memory

作動記憶, 作働記憶, ワーキングメモリともいう。情報を受動的に貯蔵するだけではなく, 容量の限られた短期記憶の情報処理量を増幅し, 能動的に情報を処理していくシステム。情報の保持と認知的処理との両者に関与する。最もよく知られている Baddeley AD のモデルでは, 作業記憶は音韻ループ, 視空間記銘メモ, エピソードバッファという3つの従属システムと, これらの従属システムの活動を調整し, 情報の流れを統制する中央実行系から構成されている。 　　(三村 將)

⇨記憶, 短期記憶

[文献] Baddeley AD (1986)

作業曲線　➡クレペリンテスト

作業所

[英] sheltered workshop

企業で働くことが困難な身体, 知的, 精神などの障害者が働く場として, 家族やボランティアの手で運営される法定外の通所施設であり, 共同作業所, 福祉作業所, 小規模作業所などと呼ばれる。1950年代に知的障害のある成人を対象に活動が始まった。精神障害者にとっても, 社会復帰施設が法定化されるまでは唯一の地域資源として活動の拠点となった。自治体間で金額に大きな格差があるものの補助金の対象となり, 2004年のピーク時には全国に約6000ヵ所を数えた。生活の場に近く, 柔軟な運営で, 仲間づくりや居場所としても機能した。1977年に共同作業所全国連絡会 (現きょうされん) が結成され, 全国調査や運動の発信地点となった。2001 (平成13) 年に小規模通所授産施設が法定化されたが, 法人認可を要するなど壁が高かった。障害者自立支援法施行に伴って新たな事業体系への移行が求められている。地域活動支援センターⅢ型が最も多く, 次に就労継続支援 (非雇用型) が続き, 他に, 生活介護, 就労移行支援などへの転換が可能である。
(野中 猛)

⇨授産施設

[文献] 山口弘幸 (2007)

作業心迫

[英] hyperbulia

[独] Hyperbulie

[仏] hyperboulie

意志活動の過剰にまつわる現象の総称。その度合いは通常正常上限か, 軽躁病の範囲にとどまり, ある程度まとまった行動がとれることが多い。躁病にみられ, より発動性が亢進した行為心迫 (Tatendrang) とは連続性をもつ一方, 行為が突発的, 断片的で, しばしば合目的性を欠き, 統合失調症緊張型に典型的にみられる運動心迫 (Bewegungsdrang) とは, 行動の合目的性が保たれる点で区別される。 　　(岡島美朗)

⇨軽躁病, 行為心迫, 運動心迫

作業せん妄

[英] occupational delirium

せん妄の際に日常の仕事に従事しているような仕草をみせるもの。職業せん妄ともいう。例えば, 主婦が掃除するような仕草をみせた

り，事務職員がパソコンのキーボードを打つような動作をするなど。このような状態は，意識障害の存在を判断する重要な症状である［三山吉夫 1998］。せん妄では軽度ないし中等度の意識混濁を基盤に，場面的な，あるいは光景的な幻覚が起き，周囲の事物も錯覚的に認知され，さまざまな言動が現れうる状態となる。せん妄における場面的な幻覚は，過去の体験にもとづくものも多く，日常的，職業的な動作が出現しうる。

　せん妄状態に陥った患者は意識変容し，情動も不安定で，苦悶感や恐怖感に襲われる場合，あるいは恍惚となる場合その他さまざまである。多くの場合，疎通性や見当識は障害され，時に健忘を残す。
(石田　康)
⇨せん妄，意識変容，見当識
[文献] 三山吉夫（1998）

作業同盟　➡治療同盟

作業療法
[英] occupational therapy

　作業療法は乳幼児から高齢者まで，疾病や外傷等により身体機能または精神機能の障害をもつ者，あるいはもつ可能性のある者にさまざまな作業活動を用いて，生活に必要な基本的能力の改善，応用的能力，そして社会的適応能力の向上を図る。また環境や資源を整えることで社会参加を促進する。精神科領域の作業療法は，19世紀にイギリスの Tuke S が"道徳療法"として作業治療を用いたことに始まり（1800年），ドイツの Reil JC が精神病者の治療として仕事を提供し，演劇，手工芸，運動も導入した（1803年）。またドイツの Simon H は"より積極的な治療"と名づけた作業療法を実践し，専門的な治療領域として作業療法の歩みが始まった。日本では20世紀初期に呉秀三が巣鴨病院で作業を用いて精神科医療を実践した最初の人として知られている。その後，加藤普佐次郎らが東京府立松沢病院（現在の都立松沢病院）で作業療法を継承し，発展させることになった。アメリカ作業療法協会では1972年に，「作業療法とは，作業能力の回復・強化・向上，順応と生産に必要な諸技能の学習の促進，障害の軽減と矯正，および健康の保持増進を目的として作業活動を選択し，人をそれらの作業の参加へと導いていくところの技術・科学である。作業療法の基本的関心は，生産的な生活や事故および環境の克服に必要なこれらの課題と役割を，生涯にわたって，自己と他者に満足を与えつつ遂行していく能力である」としている。代表的な作業療法理論として作業科学［Henderson A 1989］，作業行動モデル［Reilly M 1962］，人間作業モデル［Kielhofner G ら 1980］，精神力動モデル［Fidler J ら 1954］，認知能力障害モデル［Allen C 1985］がある。近年，精神障害者の在宅医療や就労支援の普及に伴い，作業療法の臨床の場も医療機関にとどまることなく，中間施設，地域の保健福祉関連機関，そして自宅や一般企業へと移行している。
(佐久間啓)
⇨モラル療法，作業療法士，ジモン，加藤普佐次郎
[文献] 日本作業療法士協会学術部 編（2008），日本作業療法士協会 監修／杉原素子 編（2010）

作業療法士
[英] occupational therapist；OTR

　1965年「理学療法士法及び作業療法士法」（昭和40年法律137号）の制定により，翌年，作業療法の専門職として国家試験が実施された。受験資格は高等学校卒業後，厚生労働大臣の指定する養成施設または文部科学大臣の指定する学校で3年以上，その業務に必要な知識および技能を修得した者となっている。現在，養成校は全国に179校199課程あり，有資格者は約48,000人である。OTRの職能団体として（社）日本作業療法士協会がある。
(佐久間啓)
⇨作業療法

サクイゲンショウ

作為現象〔させられ現象〕 ➡させられ体験

作為思考〔させられ思考〕 ➡させられ体験

作為体験 ➡させられ体験

錯語
[英] paraphasia

　失語症でみられる言い誤りのこと。音読では錯読，書字では錯書。「たまご」を「たまど」など目標語が推定できる程度の音の誤りを音韻性錯語（または音素性錯語，字性錯語），目標語と異なる実在語への誤りを語性錯語，意味性錯語（とくに意味的に類似した語への誤りをいう場合もある）という。この他，「いぬ」を「あしころも」など記号素が結合して非実在語になる記号素性錯語，「せん」を「てん」のように音の誤りが結果的に他の語になったと考えられる形態素性錯語，目標語と音的に類似した別の語になる形式性錯語などが提唱されている。目標語が推定できない非実在語は新造語（語新作）という。意図に合致する語彙の選択の障害により語性錯語が出現し，語彙に対応する音韻の選択や配列の過程の障害により音韻性錯語が出現するという考え方がある［紺野加奈江 2003］。錯語の種類と失語型の関連については一定の見解がある一方で，議論もなされている［波多野和夫 2002］。　　　　　　　　（春原のりこ）
⇨錯読，錯書，造語症
[文献] 紺野加奈江（2003），波多野和夫（2002）

錯書
[英] paragraphia

　失語や失書の際に認められる書字症状の一つ。文字選択障害により目的の文字ではない別の文字に書き誤る症状。文字想起困難を背景にして，実際に書き出すと他の文字へ置換したり文字配列が異常になったりする。音韻性錯書（ほん→「ほう」），形態性錯書（犬→「太」），意味性錯書（猫→「犬」）などに分類されるが分類不能の錯書もある。失語例ではどの失語症タイプにも生じ得る一方，失書例では原則として純粋失書に生じる。（佐藤睦子）
⇨失語，失書
[文献] Marcie P, Hécaen H (1979)

錯読
[英] paralexia

　書き言葉の読み誤りを意味する用語。多くは音読の際にみられる誤りを指し，文字レベルでの誤りを字性錯読，語レベルでの誤りを語性錯読という。錯読は読みの脳内過程を探る上で重要な手がかりを提供し，意味的に似た語に読み誤る意味性錯読，形態の似た字や語に読み誤る視覚性錯読，単語の中の一部の音韻を誤る音韻性錯読などがある。深層失読では意味性および視覚性錯読以外に派生的錯読（birth を born と読むような誤り）がみられる。　　　　　　　　　　　　　　（松田　実）
⇨失読
[文献] Marshall JC, Newcombe F (1973)

錯文法
[英] paragrammatism
[独] Paragrammatismus

　ウェルニッケ失語にみられる動詞の時制，代名詞の格や性，前置詞などの誤用［Kleist K 1934］。ウェルニッケ失語では内容語（名詞など）の錯語がみられる。機能語（日本語の助詞，助動詞など；英語の冠詞，代名詞，前置詞など）や動詞活用語尾が脱落する失文法と対比させて，機能語の錯語を錯文法とした。しかし失文法患者にも上記の症状が観察され，現在では失文法と錯文法を区別することは少ない。　　　　　　　　　　　　　　（渡辺眞澄）
⇨ウェルニッケ失語，錯語，失文法
[文献] Goodglass H (1976)

桜井図南男

さくらいとなお　1907～1988

東京都出身，九州大学卒。下田光造教授の主宰する同大学精神病学教室に入り研鑽。戦時中は軍医として応召し，とくに戦争神経症の診療に従事。徳島大学，九州大学教授を歴任。知る人たちからは「希有の臨床家」「面接の達人」と評価されたが，それは精神障害観にもとづくと思われる。1941年に発表された「事態神経症」（今日的表現では状況神経症）「戦時神経症」の論文の中で主張された「素質と環境の共鳴現象」の思想がその後も一貫し深化していることによるものであろう。たとえば，1962年の論文では「統合失調症は外因反応と心因反応のほぼ中間にある反応形態であって，その身体的な基盤になりうるものにはかなり幅があって一様でないであろう……しかもそこにあらわれる病像は時代的，社会的な条件を反映して固定的なものではない」と記している。また，治療にあたっても薬物療法への反応とともに治療者 - 患者関係，治療環境を重視した。　　（西園昌久）

⇨戦争神経症，状況神経症

[**主著**] 桜井図南男，西園昌久（1962）
[**文献**] 桜井図南男（1941, 1969）

錯乱　➡精神錯乱

錯乱精神病

[独] Verwirrtheitspsychose

非定型精神病の一亜型。錯乱精神病という呼称は，もともと Wernicke C らが錯乱性躁病と区別するために用いた。その後 Kleist K を経てその弟子である Leonhard K が非定型精神病のうちの類循環精神病（zykloide Psychosen）の一亜型として分類している。病像は，急性に発症して精神運動性興奮をはじめとする多彩な症状を呈するが，主として失見当識，人物誤認，言語性錯乱，支離滅裂思考などが特徴とされる。気分は，躁病にみられるような快活さはなく，むしろ不安定でときに不安に彩られさえする。これらの病像は，比較的すみやかに消退し欠陥を残すことも少ないが，周期的に再燃を繰り返す傾向がある。ときに錯乱・興奮とは対極の昏迷を呈するときがあり，著しい困惑に彩られるところから Kleist は「困惑に支配された昏迷（ratloser Stupor）」とも名づけている。運動精神病との鑑別が困難であるが，表出運動の全面的硬直化が少ない点で鑑別可能だとされている。

　　（松本雅彦）

⇨非定型精神病，類循環精神病，運動精神病

[**文献**] Leonhard K（1960）

錯乱性躁病

[英] confused mania
[独] verworrene Manie
[仏] manie confuse ; état confuso-maniaque

欲動面での過度の興奮が思考や行動を一時的に解体してしまう躁病の重篤な一様態。Wernicke C によって提唱された。緊張病性の色彩を帯びることもある。従来の非定型精神病の一部もここに含まれる。幻視を中心とする幻覚，妄想気分，被害と誇大主題が交代，あるいは，混交したような妄想，人物誤認などの浮動性の病的体験が前景に立つ激しい精神運動興奮を伴う。爽快気分や高揚感はあっても持続せず，比較的急に，不安，焦燥，不機嫌，易刺激性などを含む抑うつ気分に変化し，情動不安定と表現したほうが適切な気分を背景にしている。一般に，高度の談話心迫が存在するが，観念奔逸を表すというより，思考散乱（Inkohärenz）の反映である。脈絡に欠け，合目的性に欠けて不自然な言動や，エピソードの終了した後に，興奮時の出来事を回想できないこともあり，軽い意識混濁が存在することがある。　（大塚公一郎）

⇨非定型精神病，思考散乱

[**文献**] Wernicke C（1900），Leonhard K（1999）

錯論理

[英] paralogia
[独] Paralogie
[仏] paralogie

　論理学において，正しい前提にもかかわらず誤った結論に至ることを誤謬推理（Paralogismus）というが，精神医学において，統合失調症や認知症でみられる論理に合わない思考のことをいう。Wernicke C の弟子である Kleist K は，精神症状を大脳病理学（神経心理学）の見地から捉えようとする立場で，失語類型をもとに思考障害の局在についても考え，頭頂-後頭様性障害による概念の誤りや混同により論理的つながりを失うことを錯論理的思考障害（paralogische Denkstörung）とした。一方，前頭葉障害による思考活動の喪失，制限，貧困化を失論理的思考障害（alogische Denkstörung）として区別した。

(前田貴記)

⇨思考障害，失論理
[文献] Kleist K（1934）

作話

[英] confabulation ; fabrication
[独] Konfabulation
[仏] fabulation

　事実にないことをあたかも事実であるかのように話すこと。いわゆる作り話である。記憶障害によるその場その場の会話の思い出せない部分を埋めるような形の当惑作話と，内容が当座の穴埋めに限らず，勝手に発展して空想に近い形をとる空想作話とがある。頭部外傷，認知症，コルサコフ症候群などでみられる。作話の出現には，健忘に加えて前頭葉機能障害などが重畳することが必要であるとする研究が多い。

(池田　学)

⇨当惑作話，コルサコフ症候群

SAS　➡睡眠時無呼吸症候群

させられ体験

[英] made experience
[独] gemachtes Erlebnis

　作為体験，作為（させられ）現象とも訳される。自分の思考，着想，行為，発話，欲求などが，他人の力によって行われ，干渉され，または妨害されていると感じる体験。思考についてはさせられ（作為）思考といわれる。「外からさせられる」という体験は直接的なものであり，他人の意志に流されているなどの比喩的なものではない。患者はこの現象を妄想的に解釈して，神と一体であるとか，組織やテレパシーにあやつられているなどということがある。患者の言語表現が乏しい時などには判断の困難なことがある。Jaspers K によれば能動意識の不全による自我障害であり，Schneider K は思考障害が患者に自覚され，妄想的に解釈されたものとした。村上仁は外界による内界の圧倒化と考え，外部に対象化された自己の一部によって他者からの支配を受けたものとした。英米では思考障害に分類されることが多く，この症状名が独立に記載されないことも多い。ヒステリーの症状で他人からみてわざとらしい訴えを gemachter Erleben ということがあるが区別のこと。

(金　吉晴)

⇨一級症状，思考障害，自我意識，自我障害，影響感情，影響妄想
[文献] 村上仁（1971），Jaspers K（1948），Schneider K（1950）

サチリアージス

[英][仏] satyriasis
[独] Satyriasis

　ギリシャ神話に登場する半人半獣の山野の精サチュロスに由来し，性欲の量的異常の一種。男性で性欲が異常に亢進するばかりでなく，過度の性行為や自慰を実行する状態で，男子色情症とも訳される。女性でのニンフォマニア（女子色情症）に対応する。これらは

ICD-10では性機能不全のうちの過剰性欲に含まれる。類似の言葉に伝説上の好色漢ドン-ファンに由来するドンジュアニズム（Don-juanism）がある。 （中谷陽二）
⇨ニンフォマニア
[文献] 針間克己（2000）

錯覚／脱錯覚
[英] illusion/disillusionment

　一般的用語として，錯覚とは実在する対象に関する誤った知覚である。実在しない対象を知覚する幻覚とは区別される。いずれも知覚を能動的に産生する過程が，対象から受動的に規定される知覚の枠組みを離れて活動することによってもたらされるものと考えられる。

　Winnicott DW らの対象関係論において，錯覚および脱錯覚という用語は，とくに乳児の発達段階における現実認識の様式とその変化の過程を指すものである。誕生したばかりの乳児は自らが母親に依存していることさえ知らない絶対的依存の状態にあり，母親もまた乳児の欲求に応えるべく献身的な養育に没頭している。このように母子が一体化している段階においては，乳児は母親の乳房も自らの一部であると錯覚して原初的な全能感を抱いている。やがて離乳期に入り母親が初期の没頭状態から脱するにつれて，乳児も次第に自他未分離の全能感から脱し，自らの外部に母親という対象を見出していく。こうした脱錯覚の過程が適度の手続きを踏んでなされなければ乳児には深刻な幻滅感が生じ，自己と環境の現実認識に関する病理をはらむことになる。錯覚と脱錯覚という認識の発達過程は乳児期の母子関係に限らず，成長の諸段階で内的欲求と外的現実を区別し，他者との共通認識を得るために繰り返される。 （西川　隆）
⇨対象関係（論），全能感

[文献] Winnicott DW（1971a），北山修（1985）

サッケード
[英] saccade；saccadic eye movement

　注視点を新たな対象に移す際に生じる眼球運動で，跳躍性の急速な回転運動。衝動性眼球運動とも呼ばれる。これによって最も解像度の高い網膜中心窩で新たな視覚対象をすばやく固視することができる。精神医学領域ではさまざまな視覚認知的課題を与える教示条件下でサッケードの潜時，角速度，固視点の停留と移動が解析され，統合失調症をはじめとする精神障害の注意・認知機能障害の様態が明らかにされてきた。また統合失調症では閉瞼状態をしばらく続けさせてもサッケードの出現頻度が減少しにくく，このことは内的緊張や馴れにくさを反映していると考えられている。 （豊嶋良一）
⇨探索眼球運動

[文献] 鈴木正泰, 高橋栄（2009），Kojima T, Matsushima E, Ando K（2000）

サディズム
[英] sadism
[独] Sadismus
[仏] sadisme

　他者が精神的あるいは身体的に苦痛を覚えることに対して，またはその様子を空想することによって，強い性的な興奮や満足を覚える性倒錯の一型。日本語で加虐性愛と訳される。Krafft-Ebing R von の著書『性的精神病質』[1898] の中で臨床概念として記載され，フランスの貴族サド侯爵にちなんで命名された。快楽殺人や屍体愛，強姦への欲望などをもサディズムに含める立場もある。性的満足を得るための加虐行為が，しばしば傷害や過失致死などの犯罪に結びつく。発生の心理学的機序については諸説あるが，近年では幼小児期の心的外傷の影響を重視する見方が強い。被虐待体験の苦痛に対する防衛のために，性愛化することによって暴力を好ましいものと受けとり，さらに自分に暴力を加える親を内

在化しそれに同一化することからサディズムが形成されるという。加虐性愛（サディズム）と被虐性愛（マゾヒズム）をあわせて苦痛嗜愛（アルゴラグニー）と呼ぶ。　　（小畠秀吾）
⇨性倒錯，快楽殺人，マゾヒズム，死体性愛
[文献] Hickey EW (2006)

作動記憶　➡作業記憶

作動薬　➡アゴニスト〔作動薬〕

里親制度〔フォスターケア〕
[英] foster care

　近年，子どもの育ち環境として，家族形態の多様化，離婚，虐待やネグレクト，少子化，共働き家庭などの増加傾向がある。しかし，いつの時代にあっても子どもはこの世に自分を生み出してくれた父母の愛情や保護の下で，安心と安全を享受し実感する中で育つことが望まれるが，経済的な事情や健康上の事情なども加わり通常の親子での家庭生活が維持できない場合がある。すなわち子育てが「will not」，「can not」，「do not」状況にある時，実親に変わって里親が家庭に受け入れて養育する制度としてフォスターケアがある。この制度は子どもの親権を実親に残したままでの家庭的養護としての私的里親や児童福祉法の下での養育里親や専門里親などがある。他に施設養護として乳児院や児童養護施設もある。喪失感や罪悪感や後ろめたさを感じる子どもは慢性疾患や行動障害，情緒障害，発達障害を発症することも多い。また，さらには里親の心身の一時解放を意味する respite care も始まっている。　　　　　　　　　（加藤正仁）
[文献] 柏女霊峰 (2008), 庄司順一 (2003)

サド-マゾヒズム
[英] sado-masochism

　性対象に苦痛や屈辱を与えて性的興奮や満足を得るものをサディズム，性対象によって苦痛を与えられて性的満足を得るものをマゾヒズムといい，ともに DSM-Ⅳ-TR で性嗜好異常（Paraphilias）の一種に数えられる。これら両者が同一人に重複して現れたときにサド-マゾヒズムと呼ぶ。他の性嗜好異常を伴うこともあるが，文化や宗教の影響をうけるので，臨床的には著しい苦痛または障害が生じているときに診断される。そもそも Freud S [1905] は「サディストはつねに同時にマゾヒストでもある。性目標倒錯の能動的な面と受動的な面のどちらが性活動の優勢な側面となるかの違いだけ」であり，健全な人々の性生活の要素としても含まれるとし，またこれらの起源を最終的には死の欲動に求めた。Freud 以降，この用語は，性的な含意を離れて攻撃性と関連した行為に対してや，過酷な超自我をもつ早期の対象関係や治療関係その他に対してもサドマゾヒスティックと記述するなど，幅広く使われることが多い。
（小土井直美）

⇨性嗜好異常
[文献] American Psychiatric Association (2000), Freud S (1905c)

詐病
[英] malingering ; simulation

　病気でない者が意図的に病気のふりをすること。経済的または社会的な利益の享受が動機となる。欠勤や欠席の理由として用いられる仮病も詐病の一種であるが，精神科で扱われるのは主として，拘禁された犯罪者と，賠償問題で係争中の者である。前者は鑑定医や裁判官を欺くことに成功すれば，心神耗弱による刑の軽減，さらには心神喪失によって無罪とされることもありうる。後者は成功すれば賠償金を得られる。詐病の診断の難しさの一つは，意図的な詐病と，解離性障害，転換性障害，身体化障害等の境界が必ずしも明確ではないことである。なぜなら，これら心因性の障害にはいわゆる無意識の願望等が関与

しているようことは否定しきれないからである。さらには現代では精神医学の知識の一般への浸透によって，詐病は巧妙化しており，詐病か真の病気かとの鑑別には，高度な精神科診断能力が求められる。 〈村松太郎〉
⇨詐病精神病，賠償神経症，虚偽性障害，虚言症，身体化障害，疾病利得

詐病精神病

[独] Simulationspsychose

　拘禁反応の一種。Birnbaum K の提唱した概念で，心因性詐病精神病，拘禁性詐病精神病ともいう。これは，拘禁下で病気の真似をしている者の病像がしだいに自動化し，始めは意図的・意志的に演技していたはずの症状が，やがては本人の意志にかかわりなく非意図的・無意識的に持続したり進行したりして，精神病的レベルの幻覚妄想状態，錯乱，昏迷，無動，興奮，もうろう状態などを呈するにいたる現象を指す。ただし，外部の病院などへの移送や釈放など，環境の変化には敏感に反応して軽快することが多い。 〈福島　章〉
⇨拘禁反応，詐病
[文献] 福島章（1995a）

サブスタンス P

[英] substance P

　サブスタンス P とニューロキニン A は同じプレプロタキキニン A 遺伝子から選択的スプライシングによって合成されるタキキニンペプチドである。炎症・疼痛に関与する神経ペプチドとして有名であるが，サブスタンス P とその受容体（NK1 受容体）は扁桃体に発現しており，てんかん，気分障害，不安障害に対する治療薬の標的として注目されている［Alvaro G ら 2007］。また NK1 受容体阻害薬は抗がん剤治療における制吐剤として臨床応用されている。 〈岡田元宏〉
⇨扁桃体
[文献] Alvaro G, Di Fabio R（2007）

サプレッションバースト

[英] suppression burst

　サプレッションバーストは異常な脳波パターンである。150〜300μV の高振幅不規則徐波と棘波成分が混在した群発が平坦波と交互に出現する。新生児期に多くみられしばしば発作の出現を伴う。新生児期の無酸素・虚血性脳症では一過性であることが多い。サプレッションバーストを伴う重症新生児てんかん（大田原症候群）や早期ミオクロニー脳症では長期にわたり持続する。このパターンはしばしば重度の予後不良を示唆する。 〈岡崎光俊〉
⇨徐波，棘波，早期乳児てんかん性脳症〔大田原症候群〕，若年性ミオクロニーてんかん
[文献] Aicardi J, Ohtahara S（2005）

左右失認　➡ゲルストマン症候群

サリヴァン

Harry Stack Sullivan　1892〜1949

　アメリカの精神医学者。対人関係学派の創始者の一人。カトリックのアイルランド系農家に生まれ，コーネル大学に進むが中退し，シカゴで医師免許を取得した。1922 年から 1930 年までシェパード・アンド・イノック・プラット病院で男子急性期病棟を組織運営し，統合失調症患者の治療に成果をあげた。その後はニューヨークで開業し，研究・教育活動を行った。1936 年にワシントン精神医学校を設立し，1938 年に『精神医学（Psychiatry）』誌を発刊。1943 年にはウィリアム・アランソン・ホワイト研究所を設立した。社会学のシカゴ学派と交流をもち，人がその中に置かれている場を強調した精神医学理論を展開した。精神分析に対人関係的な視点を導入し，人間の基本的な欲求として，フロイト派の欲動満足に対して，心理的な安全感を重要視し，そのために用いられる安全保障操作が体験の歪みを生むと考えた。1949 年，国家間緊張緩和のためのユネスコの会議に出席

中，パリで客死した。　　　　　　（横井公一）
⇨安全保障操作，関与しながらの観察，選択的不注意〔選択的非注意〕，パラタクシックなゆがみ
[主著] Sullivan HS (1940, 1953, 1954, 1956, 1962)
[文献] Perry HS (1982)

サリドマイド
[英] thalidomide

1957年に，西ドイツのグリュネンタール（Grünenthal）社から商品名コンテルガン（Contergan）として発売され，睡眠薬，鎮静薬として使用された。世界約40ヵ国で発売され，わが国でも1958年よりイソミン，プロバンMとして市販された。しかし1961年に，胎児期の同薬剤への曝露と，アザラシ症（phocomelia）をはじめとする，後にサリドマイド胎芽病と呼ばれる重篤な副作用との関連性が指摘され，市場からは姿を消すことになった。

その後，ハンセン病の結節性紅斑など難治性の皮膚疾患，多発性骨髄腫をはじめとする悪性新生物に対する有効性が報告され，米国では1998年に承認されるに至った。わが国でも，2008年に「再発または難治性の多発性骨髄腫」を適応症として再承認された。しかし，同薬剤による催奇形性の問題点は依然として未解決であり，厳格なリスク管理システムのもと使用されている。　　（三浦智史）
⇨催奇形性
[文献] 栢森良二 (1997)，Micheal EF, Gordon RM, William DF (2004)

サルコイドーシス
[英] sarcoidosis
[独] Sarkoidose

乾酪壊死を認めない類上皮細胞肉芽腫が形成される全身性肉芽腫性疾患。原因不明であるが，何らかの自己免疫性の機序が想定されている。女性にやや多く発症する。肺，縦隔リンパ節，表在リンパ節，脾臓，皮膚，眼，耳下腺，心臓，神経，筋肉など多系統にわたって病変が生じる。肉芽腫が一定の大きさにならない限りは，無症候であることが多い。検査上，両側肺門リンパ節腫脹が特徴的である。神経症状はまれではあるが，とくに末梢神経病変が多く多発単神経炎様の症状を呈する。また脳神経，とくに顔面神経，視神経も侵されやすい。中枢神経症状の形成メカニズムとしては軟膜や血管壁の肉芽腫によって，血液脳関門の破壊が起こることで血管周囲腔に肉芽腫が侵入して，血管周囲腔に沿って脳実質に進展していくと考えられている。病変部位に応じた，さまざまな精神神経症状を呈する。多くは自然治癒するが，全患者の約10%は治療中止困難あるいは進行性である。治療の第一選択はステロイドで，難治例では免疫抑制剤を使うこともある。死亡することはまれではあるが，心臓に病変が生じる心サルコイドーシスでは，致死性不整脈が起きる可能性があり，注意が必要である。　（前田貴記）

サールズ
Harold Frederic Searles　1918〜

アメリカの対人関係学派の精神分析家。30代から40代にかけてチェスナット・ロッジ病院で体験した，重症の精神病者とのインテンシブな精神分析的精神療法をもとに，統合失調症の精神病理とその治療論に大きな貢献をした。『ノンヒューマン環境論』［1960］では統合失調症者がどのように自己の一部をノンヒューマンな環境として体験しているのか，そしてそもそも人間のこころにとってノンヒューマンな環境がどのようなものなのかを検討した。『統合失調症論集』［1965］においては，統合失調症者と治療者とがいったん互いの境界を失い，相互に狂気に駆り立て合うような関係に入り込み，やがて互いに自閉的な殻の中にいったん閉じこもった後，おだやかな依存と愛情の中でくつろぐ時期を経て，患者が自らの自律的な個を見出して，二人が分

化した個人となっていく過程を,病的共生,自閉,治療的共生,個体化の4つの相のもとに描き出した。こうした論考に英国対象関係論の思考を積極的に援用したことも,対人関係論と対象関係論という異なりながら重なり合う部分のある学派の対話という意味で特筆される。
(藤山直樹)
⇨ノンヒューマン環境
[主著] Searles HF (1960)

ザロメ
Lou Andreas-Salomé 1861～1937
　本名は,ルイーズ・フォン・ザロメといい,ロシア系ユダヤ人のドイツ人作家。Freud Sに師事して,精神分析家を称賛し,後に分析家として働いた。哲学者パウレ・レー,ニーチェ,そして後に作家のリルケといった人々と交流し,彼らとの関係の中で各々の思想家に大きな影響を与えた（その事情の一部が,映画『善悪の彼岸』に描かれている）。イラン学者のフリードリッヒ・アンドレアスと結婚する。こうした知識人の人々との交流から晩年精神分析に触れ,Freud の下で学ぶようになり,Freud にささげたエッセイを書いている。男性関係について多くを綴った彼女の『日記』は,当時の精神分析サークルでの人間関係をたどる貴重な資料になっている。Freud の弟子であった Tausk V と愛人関係にあった。後に夫の都合でゲッチンゲンに移住して,そこで精神分析家として開業している。
(妙木浩之)
⇨タウスク,フロイト,S.

残遺型統合失調症
[英] residual schizophrenia
[独] residuelle Schizophrenie；schizophrener Restzustand
[仏] schizophrénie residuélle
　統合失調症の長期経過の中で,統合失調症エピソードの後またはエピソードの谷間に生じる,陰性症状主体の段階のこと。よくみられる陰性症状としては,精神運動の緩慢,活動性・自発性の低下,感情の平板化,言語的あるいは非言語的コミュニケーションの乏しさ等が挙げられる。陽性症状はあっても軽微である。この病型の診断は,統合失調症に特徴的な陽性症状を主体とする初期段階から,陰性症状を主体とする慢性病態への移行があったことを意味する。かつてのドイツ語圏において欠陥統合失調症あるいは統合失調症性欠陥状態と呼ばれていたものにほぼ相当し,長期間持続する傾向があるが,必ずしも非可逆的なものではない。
(岩井圭司)
⇨統合失調症,欠陥統合失調症,陰性症状／陽性症状

残遺妄想
[英] residual delusion
[独] Residualwahn
　精神病が消褪した後,妄想体系もまたおおよそ訂正されたにもかかわらず,訂正されずに残ってしまっている残留物としての妄想的な観念を指す。基本的には中毒性精神病などで観察されるが,臨床的には統合失調症の慢性期に認められるものも含む。その場合,急性期の精神病的な事態が消褪しており,ほぼ一定した内容の妄想（多くは荒唐無稽な内容）が,それ以上の発展を示すことなく長期間持続し,しかも妄想世界と現実世界とが互いに影響しあうことなく「並立」している点が特徴である。
(広沢正孝)
⇨二重見当識
[文献] 関忠盛 (1986)

三角関係化
[英] triangulation
　2人の家族メンバーがもう1人のメンバーに対して,自分の味方につき相手に敵対するように意識的・無意識的に求める過程のこと。構造主義家族療法を創始した Minuchin S

[1974] によると，夫婦が葛藤関係にある場合，子どもは容易に三角関係に巻き込まれ，一方の親への賛同が他方への対抗と自動的に受け取られやすい。その結果，子どもがやせ症や心身症などの症状，非行，不登校といった問題を呈するようになる例は少なくない。

多世代家族療法の一つである自然システム理論を説いた Bowen M [1978] によれば，二者関係はそもそも不安定であり，安定した最小単位は三角関係である。二者関係はストレスを抱えるとすぐ，家庭内，家庭外の第三者を巻き込んで二者関係の安定を図るが，繰り返し同じ人物が巻き込まれると巻き込まれた人の自己分化が著しく低下する。このような固定化した三角関係や世代間境界を超えて形成された連合が，三角関係化の代表例である。

（中釜洋子）

⇨家族療法，家族力動
[文献] Minuchin S (1974), Bowen M (1978)

三環系抗うつ薬　➡抗うつ薬

産業精神保健

[英] occupational mental health

精神医学，公衆衛生学，労働衛生学，心身医学，看護学，産業保健学，産業心理学，ソーシャルワーク，カウンセリングなどの諸科学を総合する学際的領域である。急速な技術革新による産業構造の変化，国際的な経済変動などによる作業関連ストレスの増大などに起因する作業関連疾患および作業関連障害の急増を背景として働く者のメンタルヘルス上の問題がクローズアップされるにつれて発展した。

産業精神保健研究はハーバード大学が 1923 年から 32 年に行った Western Electric 社のホーソン工場における照明と疲労の関係の実験研究が嚆矢とされる。またスコットランドでは同じく 1920 年代に採掘技術の発展に伴う炭坑夫の労働意欲の低下が広がったことと不安神経症や心身症の発症との関係が論じられた。奇しくもわが国でも 1920 年代に鉄道関係者に外傷性神経症の発症をみたことから研究が始まっている。こうした先駆的な研究をベースにして今日の産業精神保健が花開いたといえ，わが国においては 1993 年に日本産業精神保健学会が発足し，続いて 1995 年に日本産業ストレス学会が発足した。

精神保健は働く者の精神健康の保持・増進を図るポジティブ・メンタルヘルスを目指すものである。これまでもわが国の THP 活動など最先端を行く仕組みをつくってきたが，1998（平成 10）年「第 9 次労働災害防止計画」を策定し，21 世紀におけるストレス対策として働く者のストレスコーピング技術の開発と提供を重要な柱としたほか，2008 年には長時間労働者に対する面接指導を導入して安全配慮義務を強化した。

喫緊の問題としては，過重労働による過労死および過労自殺問題や「パワハラ」に代表される職場における嫌がらせ，中高年自殺の防止などのほか管理監督者のストレス対策もあるが，世界経済との関係からも不況時における産業精神保健活動のあり方など考えるべきことが多い。信頼できる相談機関や相談機関相互の仕組み作りなども進めなければならない。

（吉川武彦）

⇨心理社会的ストレス，メンタルヘルス
[文献] 加藤正明 監修／日本産業精神保健学会 編（1998），和田攻 編（2008）

残語

[英] recurring utterance

最も重症の非流暢性発話は，単語あるいは音節の繰り返しに限定され，言語常同症あるいは再帰性発話と呼ばれ，表出される発話を残語と呼ばれる。こうした発話は目標語の構音プログラムの検索が不可能で，発話可能な一定の残語のみを表出すると考えられる。単音節や短い複数音節の繰り返し，音節列がプ

ロソディーをもつ,発話の途中に常同的発話が混入する,などのタイプがある。このような常同言語は,全失語ないし混合型失語に生ずる。
(種村 純)
⇨再帰性発話
[文献] 波多野和夫 (1991)

産後うつ病

[英] postnatal depression

発症頻度は15〜20%と高いが,独立した診断の位置づけはなく,DSM-IVでは,エピソードの発症が産後4週以内であれば,産後の発症と特定する。多くは産後2週以内に発症する。中等度以下の場合は育児不安とみなされてきたが,育児障害が遷延し,子どもの発達の予後にも影響を及ぼす。Cox Jら[1987]により開発されたEdinburgh Postnatal Depression Scale (EPDS)は,母親が数分間で自己記入できる簡潔なスクリーニング票として,わが国でも岡野禎治ら[1996]により翻訳され,使用についてのガイドブックも刊行された[岡野,宗田聡 2006]。精神科の既往歴,情緒的なサポートの欠如,ライフイベントなどの発症関連要因も明らかになり,EPDSを使用した地域保健所などでの母親への精神面のケアや育児支援に利用されている。重症例は他のうつ病と同じく抗うつ剤を使用する。
(吉田敬子)
⇨ボンディング,産褥期精神障害,マタニティブルーズ
[文献] Cox JL, Holden J, Sagovsky R (1987), 岡野禎治,村田真理子,増地聡子ほか (1996), Cox JL, Holden J (2003)

3-3-9度スケール

[英] Japan Coma Scale ; JCS

わが国で汎用されている意識障害の定量的評価スケール。意識の覚醒水準について,開

3-3-9度スケール

Ⅲ. 刺激をしても覚醒しない状態 (3桁で表現)	
(deep coma, coma, semicoma)	
3. 痛み刺激に全く反応しない	(300)
2. 痛み刺激で少し手足を動かしたり,顔をしかめる	(200)
1. 痛み刺激に対し,はらいのけるような動作をする	(100)
Ⅱ. 刺激すると覚醒する状態 (刺激をやめると眠り込む,2桁で表現)	
(stupor, lethargy, hypersomnia, somnolence, drowsiness)	
3. 呼びかけを繰返すと辛うじて開眼する	(30)
2. 簡単な命令に応ずる。例えば離握手	(20)
1. 合目的な運動(例えば,右手を握れ,離せ)をするし言葉も出るが間違いが多い	(10)
Ⅰ. 刺激しないでも覚醒している状態 (1桁で表現)	
(delirium, confusion, senselessness)	
3. 自分の名前,生年月日が言えない	(3)
2. 見当識障害がある	(2)
1. 意識清明とは言えない	(1)

注 R : Restlessness ; Inc : Incontinence
A : Akinetic mutism, Apallic state
例 100-Inc ; 20-RInc ; IA (または単にA)

眼するかどうかで大きく3段階に分類し（程度の軽い順に1桁，2桁，3桁の数字で表現する），さらに各段階を3段階に分ける。シンプルな評価方法であり，緊急時や他職種との共有において，大まかに評価する際に有用である。たとえば，「1桁のレベル」「2桁のレベル」「3桁のレベル」などと表現する。意識清明であればJCSは0と表現する。専門領域においては，より詳しく評価するために，国際的な評価スケールであるグラスゴーコーマスケールとの併用が望ましい。

(前田貴記)

⇨意識障害，グラスゴーコーマスケール
[文献] 太田富雄，和賀志郎，半田肇ほか（1974）

三者関係

[英] three-body relationship ; triad

対象関係の段階と質を表す言葉。精神分析において，古典的には三者関係の段階はエディプス期に相当する。三者関係の段階では，自己は対象との分離に耐えることができる。さらに，願望充足をめぐり他者との競争関係を体験する。Rickman J [1950] は，エディプスという言葉のもつ文化的，性的な意味に限定されない，三者関係（three-body relationship）という用語を提起し，その後の展開に寄与した。

(小林要二)

⇨対象関係(論)
[文献] Rickman J (1950)

産褥期精神障害

[英] puerperal mental disorders

産褥期（分娩後，母体の月経再開までの通常6〜8週）に発症する種々の精神障害のこと。代表的なものとして，産後うつ病と産褥精神病がある。産後うつ病は産褥期の後半以降に発症することが多く，その頻度は国内外とも10〜15%とされる。症状は一般的なうつ病と同じであるが，育児に関する過剰な不安や自責感が表明されやすいのが特徴である。産褥精神病は，発症頻度は0.1〜0.2%と少ないが，産褥期の精神障害の中では最も重篤な病型で，産褥期前半に発症することが多い。これら以外にも，神経症性障害や一般の身体疾患（甲状腺機能異常，シーハン症候群など）に伴う精神障害がみられる。広義には，母子関係障害や既往の精神障害のこの時期における再発・増悪も含めることがある。マタニティブルーズは，産褥早期にみられる一過性の情動不安定・不機嫌状態のことで，従来は産褥期精神障害の一つとされてきたが，発現頻度も高く，そのほとんどが特別な治療を必要としないことから，近年では正常反応として位置づけられるようになっている。

(水田一郎)

⇨産後うつ病，マタニティブルーズ
[文献] 真鍋敦，宮崎康二（2005），岡野禎治（2008）

産褥精神病　➡産褥期精神障害

三次予防　➡予防精神医学

SANS　サンス　➡陰性症状評価尺度〔SANS〕

三相波

[英] triphasic wave

基線の上下を交替する3つの成分から構成される異常脳波である。陽性波をはさんでその前後の陰性波をみてもよいし（陰–陽–陰），陰性波をはさんでその前後の陽性波をみてもよい（陽–陰–陽）。律動的に出現し，その間に徐波が介在するとてんかん波の鋭・徐波複合に類似した波形を呈することがある。出現部位は前頭および中心部に最も著明で多くの場合後頭部では振幅が小さい。出現時期は意識混濁が軽いθ波からδ波への移行期およびδ波期の初期であるが，そのときの患者の意識状態は必ずしも一定ではない。覚醒刺激により一時的に抑制され徐波のみが前景にたつが，意識障害が強い場合には覚醒刺激に

よりあまり影響を受けない。肝性脳症（肝性昏睡・肝脳疾患）にかなり特徴的に出現するが腎障害，その他の代謝障害，中毒による意識障害時，麻酔時にも観察されることがある。

(岡崎光俊)

⇨徐波，鋭・徐波複合，シータ〔θ〕波，デルタ〔δ〕波，肝性脳症
[文献] 大熊輝雄 (1999a)

サンタンヌ学派
[仏] l'ecole de Sainte Anne

サンタンヌ病院は1867年パリ市内に開設された精神科病院で，大学や国立研究所と連携する総合施設。中心を占めるのは1877年設立の脳と心的医学クリニック（Clinique des Maladies Mentales et de l'Encéphale）で Ball B, Joffroy A, Ballet G, Dupré E, Claude H, Delay J, Pichot P, Samuel-Lajeuness B, Guelfi JD らが主任教授を務め，フランス精神医学の臨床・研究・教育面に指導的役割を果たした。特定の学風があるわけではないが，Magnan V, Minkowski E, Ey H, Lacan J らもここを主な活躍の場としたので，彼らを含めて広くサンタンヌ学派と呼ぶことがある。

(濱田秀伯)

⇨ドレー，マニャン，ミンコフスキー，エー，ラカン

サンドラー
Joseph Sandler　1927～1998

南アフリカ・ケープタウン出身，ユダヤ系精神分析医。彼は18歳で心理学科を卒業，19歳で修士号を取得し，ロンドンに移住して23歳で博士号を取得，25歳で医師資格と分析者の資格を得た。28歳で訓練分析者となって以来，現代フロイト派（アンナ・フロイト派）の代表的な論客として活躍した。彼は精神分析の基礎的な諸概念を，臨床的使用に即して推敲し，Freud S のメタ心理学を科学的な手続きに耐えるものにしようと試みた。その結果，彼は「静かな革命」[Ogden TH]といわれるパラダイムの変化をもたらした。その一つは，表象モデルによる欲動から情緒への強調の移動である。また，彼は内的世界と対人関係的世界を橋渡しする概念（役割反応性など）を提出した。ロンドン大学フロイト記念講座教授（1984～1992）ほか各地の教授を歴任し，『国際精神分析誌』の編集長（1968～1978）および『国際精神分析レビュー』の創設編集長（1972～1978）としても活躍した。

(福本　修)

⇨新フロイト派，メタサイコロジー
[主著] Sandler J (1989)
[文献] Fonagy P, Cooper A, Wallerstein RS, ed. (1999)

3Hz 棘・徐波　➡欠神発作

CIDI
[英] Composite International Diagnostic Interview

Robins LN ら[1988]により，ICD-10/F 改定の動きに併せて DIS を基礎に作成され，主たる精神障害の現在診断および生涯診断を DSM-Ⅳ と ICD-10/F に従って可能にした包括的な完全構造化面接である。DIS を基盤に開発され，さまざまな文化や状況で使用されることを意識して作成されている。主に疫学調査のために使用されるため，非専門家でも使用が可能となっている。CIDI は，PAPI（paper and pencil）版とコンピュータによって運用する CAPI（computer assisted personal interviewing）版も開発されている。使用にあたっては，CIDI のトレーニングセンターでの研修が必要である。

(中根秀之)

⇨構造化面接／半構造化面接，DIS

[参考] WHO-CIDI HP
http://www.hcp.med.harvard.edu/wmhcidi/
[文献] Robins LN, Wing J, Wittchen HU, et al. (1988), Kessler RC, Ustün TB (2004), World Health Organization (1997)

CRH
[英] corticotropin-releasing hormone

Corticotropin-releasing factor（CRF）とも呼ばれ，41個のアミノ酸からなるペプチドホルモンである。ストレスが加わると視床下部‐下垂体‐副腎系が賦活化されるが，この際に視床下部室傍核にあるCRH産生ニューロン(小細胞ニューロン)の神経終末から下垂体門脈系に放出される。放出されたCRHは門脈を通ることにより全身循環で薄められる前に下垂体前葉に達し，CRH受容体に結合してcAMP依存的に副腎皮質刺激ホルモン（adrenocorticotropic hormone；ACTH）の分泌を促進する。CRHは視床下部以外にも中枢神経系に広く存在しており，その作用として交感神経活動の増加（血糖値上昇，心拍数や血圧増加，胃酸分泌低下），行動賦活作用，摂食・飲水抑制作用，不安惹起作用などがある。うつ病患者では，脳脊髄液中のCRH濃度が高いという報告や［Nemeroff CBら 1984］，CRH負荷テストに対するACTHの低反応がみられることが多いという報告があり［Gold PWら 1984など］，CRHは不安や抑うつを惹起することが示唆されている。

(功刀 浩)

⇨ACTH
[文献] Gold PW, Chrousos G, Kellner C, et al. (1984), Nemeroff CB, Widerlöv E, Bissette G, et al. (1984)

自慰
[英] masturbation

狭義の自慰は，男女が手や器具を用いて射精あるいはオルガズムを得る行為，手淫，オナニー。オナニーの語源は，妊娠を避ける膣外射精を瀆神であるとした旧約聖書の挿話に遡る。より広義では他者の助力によらない性的行為全般を指す。乳幼児の指しゃぶりなども自慰とみなすこともある。

思春期青年期の自慰はおおむね自然な行為であるが，それが他者との関係からの孤立や隔絶を招いたり，嗜癖化して主体の成長を阻んだりするとき病理的であるとみなされる。肛門自慰など特定の方法による自慰と性倒錯やパーソナリティ障害との関連性を指摘する臨床家もある［Meltzer D 1966］。

(飛谷 渉)

[文献] Meltzer D (1966)

詩歌療法
[英] poetry therapy

詩歌を用いた精神療法技法のこと。詩歌の起源はシャーマンが病人に唱えた言葉であり，それがまた精神療法の始まりだといわれている。詩歌療法はそれを理論化し，現代に蘇らせたものともいえる。1960年代から米国でpoetry therapyとして注目され始め，精神科領域のみならずさまざまな場で行われている。①詩を聴く／読むことの意義，②詩作することが包含している意義，③詩のコミュニケーションの媒体としての意義などがあり，さまざまな治癒機制が働く。日本では俳句や連句の意義が飯森眞喜雄や浅野欣也らによって研究され，haiku therapyとして海外でも行われている。

(飯森眞喜雄)

⇨芸術療法，俳句・連句療法
[文献] 徳田良仁，大森健一，飯森眞喜雄ほか 監修 (1998)，飯森眞喜雄 編集代表 (2004-2011)，飯森眞喜雄，浅野欣也 編 (1992)

自慰空想
[英] masturbation phantasy

自慰行為に伴う空想。自慰空想は意識的にも無意識的にもなりうる。Freud S［1908］はヒステリーの転換症状を，無意識的自慰空想

が身体症状として表出されたものであると捉えた。Klein M［1925］は，自慰には必ず内的対象関係をめぐる空想が伴っていることを児童の精神分析を通じて発見した。自慰空想は精神分析臨床においてとくに重要な探索対象である。それは自慰空想が対象の不在に伴うフラストレーションに関連した万能的な性愛空想であり，とくに原光景空想や近親姦願望，あるいは去勢不安や罪悪感などエディプスコンプレクスの構成要素と密接に関連しているためである。　　　　　　　　　　　　　（飛谷　渉）

⇨去勢コンプレクス［精神分析］，罪悪感
【文献】Freud S（1908d），Klein M（1925）

シェーキングベビー

［英］shaking baby syndrome；SBS

　幼児の頭部が激しく震盪されたことによる脳障害。その多くは養育者によってもたらされる。したがって児童虐待の一類型である。欧文献では近年 AHT（abusive head trauma）と呼ばれることも多い。幼児は不均衡に頭部が大きく，体幹をつかんで全身を揺すった場合には，頸部を支点に頭部が激しく動揺し，予想外の大きな力が頭部に加わることになる。容積的にも未発達な幼児の脳は，頭蓋内で，多くの橋静脈によって支えられた状態で髄液中に浮いた，不安定な構造になっている。このため頭部全体に急激な力が加わると，この橋静脈が断裂し，頭蓋骨に密着した硬膜の直下に出血をきたす。こうして体幹をつかまれて前後に揺すられ，あるいはそのまま（クッションの上にであっても）打ち付けられた幼児の脳に急性硬膜下出血が発生する。このような機序による受傷は，特徴的な眼底所見，頸椎や肋骨の損傷などの傍証によって立証される。SBS は目立った外傷を残さないため，加害行為の立証が難しいことが多く，加害者の否認も働きやすい。このため養育者に対する心理的アプローチを加えることは必須である。　　　　　　　　　　　　（田中　哲）

⇨児童虐待
【文献】Lazoritz S, Palusci VJ（2002）

GHQ

［英］General Health Questionnaire

　GHQ（一般健康調査質問紙）とは，英国のモーズレー精神医学研究所の Goldberg DP により開発された精神的健康度を診断するための心理検査（質問紙法）であり，世界各国で幅広く活用されている。このテストは，主として神経症圏内の患者の症状把握，評価および発見に有効なスクリーニングテストとして用いられる。質問内容が日常的，身近なものに限られているので，人種，宗教，文化，社会が異なっても違和感をもたれず，国際比較研究も可能である。GHQ は 140 項目からなる 4 段階評定尺度であり，全身の症状（17 項目），局所的身体症状（18 項目），睡眠と覚醒（19 項目），日常的行動（22 項目），対人行動（20 項目），日常生活での不安やトラブル（25 項目），抑うつ・不安（19 項目）の 7 つの下位尺度が含まれている。目的に応じて質問項目が 60 問（GHQ-60），30 問（GHQ-30），28 問（GHQ-28）よりなる短縮版も用いられ，それぞれ標準化された日本語版が作成されている。　　　　　　（須藤信行）

⇨心理検査，不安
【文献】Goldberg DP（1972），Goldberg DP, Gater R, Sartorius N, et al.（1997）

CNV　➡遺伝子リピート

CNV　➡随伴陰性変動

ジェノグラム

［英］genogram

　もともとは Bowen M が family diagram（家族の図解）と名づけ用いていたものを，その後，Guerin PJ ら［1976］や McGoldrick M ら［2008］の家族療法家が，より多くの情

報を盛り込んで定式化した記述法として確立した。一般的には三世代以上にわたる家族の婚姻および血縁関係が図示され，家族療法の多世代アプローチにとっては必須のものである。個人との面接で描くこともあるが，多くは夫婦および家族合同面接で描かれる。面接者たちにみえるように大きな用紙を置き，そこに描いていくのが一般的である。家族員の性別と年齢，死因とその年齢，出身地，婚姻，離婚，再婚，婚約関係，浮気，同居・別居の区別，妊娠，流産，死産，人工中絶など多くの情報が図示される。さらに職業，学歴，身体疾患，精神疾患なども付記される。こうした豊富な歴史的情報から，個人も夫婦や家族もその歴史をひも解き，現在の彼らの関係性を移り行く家族ライフサイクルの中で捉えることができる。関係性を描くための記述法もある程度定式化されている。その結果，問題の原因となっていたと思われた人物や悲劇的出来事が，その家族の歴史の流れの中での必然や，受容できずに引きずってきた事態として理解できるようになる。また，家族や夫婦面接ではその歴史的理解の相違点を明確にし，相互理解をはかり，さらには共有理解に至れるように導くべく介入する。さらには治療者が自己理解を深める目的で，治療者自身のジェノグラムを描き，自分と家族との関係，さらにはその由来を探索する目的でも用いられる。　　　　　　　　　　　　　　　(中村伸一)

⇨家族療法，家族神話，多世代アプローチ，多世代伝達

[文献] Guerin PJ, Pendergast EG (1976), McGoldrick M, Gerson R, Petry S (2008)

CFS　➡慢性疲労症候群〔CFS〕

CMI

[英] Cornell Medical Index

　神経症や心身症のスクリーニング検査として，1949年にコーネル大学のBrodmann Kらが作成した質問紙法による検査（適用年齢14歳以上）。身体的自覚症状について144，精神的自覚症状について51の計195項目で構成されるが，日本版［金久卓也ら1972］ではさらに男子16，女子18項目が追加されている。結果は「神経症判別図」で，領域Ⅰ（問題なし），領域Ⅱ（問題なしと判断される），領域Ⅲ（神経症的），領域Ⅳ（神経症と判定）に分類される。心身両面にわたる自覚症状を短時間で網羅的に把握できるため，さまざまな現場で実用性が高い検査である。また，自己申告という形で，神経症の既往・家族の精神科の入院歴・自殺念慮などがチェック可能であり，精神科医療以外でも予診時に使用されることが多い。　　(森岡由起子)

[文献] Brodmann K, Erdmann AJ, Jr., Wolff HG, et al. (1949), 金久卓也, 深町建 (1972)

ジェームズ

William James　1842〜1910

　アメリカの心理学者・哲学者。ハーバード大学で医学を学び，同大で解剖学・生理学を講義する。心理学に興味をもち，1875年にアメリカ史上初の心理学教授となり，生理学教室内に心理学実験所を設立した。アメリカ心理学の始祖といわれ，The principles of psychology［1890］はアメリカ最初の体系的な心理学書とされている。意識は絶えず流動するものであるとして，その要素の作用や機能に着目した。環境へ適応する心の機能へ関心を寄せ，心理学に機能主義的アプローチを拓く。興味は終生にわたって哲学研究に向かっており，1885年には同大の哲学教授に就任。友人Peirce CSが創始したプラグマティズム（実用主義）を展開した。The varieties of religions experience［1901-1902］では宗教経験を言語化資料による実証的方法で明らかにしようとする。病める魂が苦悩からの解放を求めて向かうという宗教の本質を追究し，神秘体験を生の転換として位置づけた。

(森口眞衣)
⇨神秘体験，宗教精神病理学
[主著] James W（1890, 1892, 1901-1902, 1907）
[文献] Peirce CS（1960）

シェルショック
［英］shell shock

砲弾ショック，砲弾恐怖症と訳される。砲弾（shell）への恐怖によって疲労，興奮，身体不定愁訴を生じ，戦闘不能になった状態。第一次大戦中に Myers CS によって提唱され，英国軍医の間で用いられた。同大戦では塹壕内の兵士に対して多数の砲撃がなされ，爆裂とともに多数の死傷者が無作為に生じ，従来の戦争とは異なった恐怖を生じた。塹壕の付近で多数の死体を目撃したストレスも発症の要因である。今日の急性ストレス障害，身体表現性自律神経機能不全に相当する。

(金　吉晴)
⇨戦争神経症，PTSD〔外傷後ストレス障害〕，急性ストレス障害，身体表現性障害
[文献] Myers CS（1915）

シェルドン
William Herbert Sheldon　1899～1977

アメリカの心理学者。シカゴ大学で 1926 年に心理学，1933 年に医学の学位を得てからヨーロッパ（チューリッヒ）に留学，1936 年の帰国後はシカゴ大学，ハーバード大学を経て，1947 年にはコロンビア大学体質研究所の所長に就任している。体型・気質分類法創始者の一人。Kretschmer E が特定の精神病から出発したのに対して Sheldon は，正常人から内胚葉型，中胚葉型，外胚葉型という3つの体型成分を取り出し，さらに 17 の身体部位の測定結果に強弱を加えて分類する一方で，要素的性格特徴である内臓緊張型（会食を楽しみ，社交的），身体緊張型（自己主張的，活動的），頭脳緊張型（知的，内向的）を求め，3つの体型成分に対応させながらこれらを量的にまとめた。

(武正建一)
⇨気質，体型
[主著] Sheldon WH（1940）

ジェンダー
［英］gender

しばしば性別同一性（gender identity）と同義語として用いられるが，それだけではなく，さまざまな意味が含まれる。Tyson P と Tyson RL［1990］は，ジェンダーを性別同一性，性別役割同一性（gender-role identity），性指向性（sexual partner orientation）に分けて論考することを推奨している。

性別同一性とは，男性，女性という性がもつ生物学的・心理学的・社会学的などの要因によって定められた特質をいう。Stoller JS［1968］によると，性別同一性は中核性別同一性（core gender identity）の基礎の上に成り立つという。中核性別同一性とは，自分が一方の性に属していて他方の性ではないという根源的な感覚のことである。性別同一性は身体性，発達途上で繰り返し行われる同一化，内的対象関係などさまざまな要因に影響される個人的な特質であり，その個人が属する社会が求めるステレオタイプな"女性らしさ"や"男性らしさ"とは区別される。性別役割同一性は，中核性別同一性の基礎の上に形成されながらも，それとは異なるもので，その性のありようにもとづいた，他者との意識的・無意識的な交流の様式をいう。つまり，性別役割同一性とは，その個人が有する女性性・男性性に照らして，他者との関係における"役割表象"や交流様式のパターンが習慣化し，同一性を獲得したものである。性指向性とは，個人が選択する愛情対象の性に関する好みを表す概念である。中核性別同一性と性指向性は必ずしも1対1対応ではなく，男性という中核性別同一性を有していても，性指向性は女性である場合も，男性である場合もある。

なお，本邦ではセックス（sex）を「生物学的な性」を意味する語として用いられることがあるが，世界的にはジェンダーという語には「生物学的な性」の意味も含まれる。

(平島奈津子)

⇨男性性，女性性，性同一性障害
[文献] Stoller JS (1968), Tyson P, Tyson R (1990)

自我 [フロイト]

[英] ego
[独] Ich
[仏] moi

精神分析の専門術語としての「自我」は，超自我・自我・エスという心的構造論の一角を指すが，Freud S の原語 Ich は，主語・主体としての「私」・対象として捉えられた「自分」・生体全体としての「個体」あるいは「自己」など多様なものを意味している。自我の位置づけは，Freud の中でも揺れている。一方で彼は，心の世界における性欲動の働きを発見した精神分析が人類の自己愛に，「自我は自分自身の家の主人ではない」という第3の侮辱を与えたという（第1は，コペルニクスの地動説が天動説を否定したことによる宇宙論的な侮辱，第2は，ダーウィンが神の似姿としての人間を動物の延長としたことによる生物学的な侮辱である「精神分析のある難しさ」[1917]）。もう一方で彼は自我を，諸欲動（エス）・現実・内的規範である超自我からの要請を調整する器官とし（「集団心理学と自我の分析」[1921]，「自我とエス」[1923]），その防衛機能を調べて論じた。この流れから，一つには，自我に精神機能を統合する機能と現実への適応機能を認めて，その発達と病理を考察する自我心理学が生じた。もう一つは内的構造論を発展させた対象関係論で，そこでは自我は，超自我を代表的な内的対象とする対象関係のネットワークの中にいる。結果として制震装置としての自我は，中心的な位置を占めていない。Freud の有名な定式化「エスのあったところに自我をあらしめよ（Wo Es war soll Ich werden）」[1933] は，自我心理学では「自我」による「エス」の統御として理解されるが，ラカン派はその現実適応的な強調を批判して，「エス」を言語的構造の大文字の〈他者〉とし，その欲望（無意識的規定）に関して譲らないことを精神分析の倫理とした。自我心理学は，一般心理学のすべてを包括するかのようになったが，本能論が廃れるにつれて表象論へと移行し，対象関係論に近づいている。

(福本 修)

⇨超自我，エス，自我心理学，対象関係（論），大文字の他者
[文献] Freud S (1917a, 1921, 1923a)

自我 [ラカン]

Lacan J の精神分析理論の出発点の一つとして，Freud A や Hartmann H が「自律的自我」の強化を軸に展開した自我心理学への批判とともに遂行された，自我概念の再構築の作業がある。論文「〈わたし〉の機能を形成するものとしての鏡像段階」[1949] は，鏡を前にした幼児が，それまで断片的であった身体の各部を統合する「イメージ」を鏡像により獲得し，それにより〈わたし〉というまとまりをもつに至ることを論じたものであるが，その際に強調されたのは，このイメージが虚像に過ぎず，それゆえ〈わたし〉もまた誤認の産物に過ぎないということであった。こうした誤認にもとづく自我の水準を，Lacan は想像的と形容し，そこに，自らの似姿を提供する他者との間で生じる主体の感情的葛藤を位置づけている。他者の像を自らの姿と誤って確信することで獲得されるという「自我」のパラノイア的性格は，その後も絶えず強調され続けている。

(上尾真道)

⇨自我 [フロイト]，ラカン，自我心理学，鏡像段階，超自我 [ラカン]
[文献] Lacan J (1949, 1978)

ジガカンジョウ

自我意識［ヤスパース］
［英］ego consciousness
［独］Ichbewußtsein
［仏］conscience de moi
　通常の精神生活では意識は対象や周囲の情況に没入し自我の意識は背景に退いている。しかし病的体験では自我の体験それ自体の形式的異常が出現する。自我意識の形式には，能動性の意識，単一性の意識，同一性の意識，外界や他者からの隔絶の意識，以上4つの形式が認められる。能動性の意識が障害されると自己の行為や精神活動を自分が行っているという意識が障害され，作為体験，思考奪取，思考吹入などの病的体験となる。また自分が今ここに存在するという意識が希薄になり，離人症が生じる。単一性の意識が障害されれば，自分が複数いると体験されたりする。同一性の意識の障害では，現在の自己と過去の自己とが別人と認識される。外界や他者からの隔絶の意識が障害されれば，思考伝播や考想察知，さらには自己と他者，環界との一体化が体験されたりする。能動性の意識と外界や他者からの隔絶の意識の障害は統合失調症の診断においても重視されている。　　　（仲谷　誠）
⇨思考吹入，思考奪取，離人症
【文献】Jaspers K（1913/1948）

自我意識［フェダーン］
　Federn Pは精神分析と現象学にもとづき自我を研究した。彼は，自我とは主観的体験であり自己の自我に対する現実的感覚であると考え，これを自我感情（ego feeling）と呼んだ。精神分析に先立つ心理学では，自我感覚の主観的体験は自我意識（ego consciousness）と呼ばれてきた。彼は，自我感情という語を用いて，自己の自我が現実に「体験される（felt）」ことを表現した。　　　（高野佳也）
⇨自我感情
【文献】Federn P（1953），小此木啓吾（1985a）

自我異和的　➡自我親和的／自我異和的

自我化
［英］appersonification ; appersonation
［独］Appersonierung ; Appersonation
　統合失調症の患者などが他人を自分と同一視して，自分が他人の性質をもち，また自分が他人と同じであると確信すること。「自分はAさんと同じで，頭が固く目の見えない人である」とか「自分はキリストであり，火炙りにされたことがある」などがその例である。統合失調症の精神療法においては，患者と治療者の無意識の出会いとして，こうした状態が患者に生じることがある。同一化やとり入れに類似するが，防衛機制とは異なる。
　　　　　　　　　　　　　　　　（阿部　裕）
⇨同一化〔同一視〕，とり入れ
【文献】Benedetti G（1987）

自我カテクシス
［英］ego cathexis
［独］Ich Besetzung
［仏］investissement du moi
　Federn Pの自我心理学の基本概念の一つ。自我カテクシスとは，自我に備給される心的エネルギーのことである。この自我カテクシスは，身体，精神の両面から二重に規定されている。Federnは，統合失調症では自我カテクシスの欠乏が生じており，それにより自我境界の維持をはじめとするさまざまな自我機能を遂行するためのエネルギーの欠乏が引き起こされ，その結果，自我障害が生ずると論じた。　　　　　　　　　　　　　（高野佳也）
⇨自我感情，自我意識［フェダーン］
【文献】Federn P（1953），小此木啓吾（1985a）

自我感情
［英］ego feeling
［独］Ichgefühl
　Freud Sに師事し，初期の精神分析学の成

立に貢献したFedern Pによる自我心理学上の鍵概念。自分自身の自我が実際に感覚される，心的な経験を指す。「自我感」とも訳される。Federnの弟子のWeiss Eによれば，自我感情とは個人の経験の中にある連続性，近接性，因果性における統一性の感覚である。自我感情は自我と非自我の区別も行う。意識に現れた心的現象のうち自我感情を付与されなかったものは，外的世界に属する現実として感覚される。また自我感情には心的と身体的との二種があり，覚醒時には心的自我感情は身体的自我感情の内部にあるように体験される。二種は夢を見ているときは別々に経験され，多くの夢では身体的自我感情は欠けているが，例外的に活動することもあり，活動が活発化しすぎると夢は終わり，覚醒する。

(清水光恵)

⇨自我心理学
[文献] Federn P (1953)

自我境界

[英] ego boundary
[独] Ichgrenzen
[仏] barrière du moi

自我と非自我の境界についての基本概念であり，Federn Pにより明確化された。彼によれば，意識内容は自我感情（ego feeling）によって，自我と非自我に区別される。彼は，この自我と非自我の境界を自我境界（ego boundary）と名づけ，外界の知覚に関する自我境界を外的自我境界，精神内界の知覚に関する自我境界を内的自我境界と名づけた。すなわち外的現実と内界とを識別するのが外的自我境界，Freud Sの意識，前意識と無意識の境界は内的自我境界である。

Federnによれば，自我機能の遂行には一定の自我カテクシス（ego cathexis；自我へのエネルギーの備給）が必要である。たとえば外的自我境界に十分な自我カテクシスが供給されていれば，外的対象は生き生きとした現実感をもって体験され，自我カテクシスが乏しいと，見慣れないもの，疎遠なものと感じられる。内的自我境界は，精神内界に形成された力動的な壁であり，それによりエスの内容はそれ自体としては知覚されることはなく，自我化されてはじめて自我に知覚される。睡眠，中毒精神病，内因性精神病などにおいて，何らかの要因で内的自我境界が弱化すると，自我化されないエス内容が内的自我境界を突破して意識内に侵入する。このとき自我はこのエス内容をむしろ外的現実に属するものとして知覚するため，妄想，幻覚などの体験が生ずる。

またFedernは，統合失調症の自我障害について，自我カテクシスの欠乏により自我機能の弱化が発生し，自我境界の弱化ないし崩壊が引き起こされるとした。そしてその結果，精神内界（無意識，エス，超自我）の感覚と外界の知覚，あるいは過去の自我状態（幼児期体験として抑圧されていた感情や観念）と現在の状況との混合が生じる。したがって統合失調症の治療の主要な課題は自我境界の強化にあるとした。

(高野佳也)

⇨自我感情，自我カテクシス，エス，自我境界喪失症候群
[文献] Tausk V (1919), Federn P (1953), 小此木啓吾 (1985a, 1985b)

自我境界喪失症候群

[英] ego boundaries lost syndrome

Tausk Vは，「統合失調症における影響機械（influencing machine）の起源について」[1919] で，影響機械と呼ばれる現象（ある種の機械によって，思考や感情を送り込まれる，奪われる，身体に異常な感覚を引き起こされるなどの現象）について検討し，その中で，自我境界（ego boundary）の概念を定義した。それは，自と他に関する自我意識の境界を意味し，子どもの自我意識が発達する過程で，親の自我意識との境界が確立される。

その最初の徴候が，子どもの最初の嘘である。さらに，Tauskは，統合失調症では自我境界喪失症候群がみられると論じている。その症状は，「すべての人が自分の考えを知っている。自分の考えはすべての人の頭の中にもうかんでいる」という訴えである。この症候群は，「親が自分の考えを知っている」という確信が存在するような，幼児期の段階への自我の退行であるという。　　　　　　（高野佳也）
⇨自我境界，自我意識［フェダーン］
[文献] Tausk V（1919），小此木啓吾（1985b）

視覚失認
［英］visual agnosia
［独］optische Agnosie
　視力や対象に関する知識に問題ないのに，対象を視覚情報を介して同定認識できない状態をいう。視覚以外の感覚路を介すれば認識が可能となる。視覚失認は認識できない視覚対象によって物体失認，相貌失認，画像失認，色彩失認，場所の失認，視覚失認性失読（純粋失読）などと呼ばれる。視覚性物体失認のメカニズムには，段階的モデル，離断モデル，計算論的モデル，認知心理学的モデルなど諸説がみられる。Lissauer H［1889］は認知過程を2段階とし，知覚を形態に統覚する第一段階の障害を統覚型視覚失認（apperceptive visual agnosia），第二段階の形態と意味・概念に結びつける段階の障害を連合型視覚失認（associative visual agnosia）とする視覚失認の二分法の基盤を作った。臨床ではこの二分法が使われる。両者の鑑別点は，大略的には視覚刺激の模写や同じ形態のものを照合できるかどうかである。模写や照合ができてもそれが何であるかが同定できないのが連合型で，統覚型は模写も照合もできない。しかし，連合型であっても視知覚が全く正常でなかったり，統覚型の中でもその症状の多様性がみられ，統覚型の概念も拡大されている。
　近年，Farah MJ［1990］やBauer RMら［2003］は統覚型視覚失認を①狭義の統覚型視覚失認，②背側性同時失認，③腹側性同時失認，④知覚的カテゴリー化の障害の4型に亜型分類している。認知処理過程のどの段階が障害されているかいろいろと工夫を凝らした視知覚検査がなされねばならない。認知過程により一次元属性の識別課題，図形の照合・異同弁別，図形模写，ゲシュタルト知覚，実／偽図形の判別，物品の判断課題，知覚の恒常性，視覚性貯蔵への言語性アクセス，言語-言語課題，意味連合テストなどがある。視覚失語（optic aphasia）［Freund CS 1889］は視覚性に呈示された物品の呼称障害で視覚領域と言語領域の離断症状として説明されるが，連合型視覚失認との区別は曖昧である。
（小山善子）
⇨相貌失認，色彩失認，同時失認，離断症候群
[文献] Benson DF, Greenberg JP（1969），Bauer RM, Demery JA（2003），Farah MJ（1990），Rubens AB, Benson DF（1971）

視覚性運動失調
［英］optic ataxia：visuomotor ataxia
［独］optische Ataxie
［仏］ataxie optique
　Bálint R［1909］が視覚対象を注視線上に捉えても手で捕まえることができない症状をoptische Ataxie（視覚［性運動］失調）として記載した。この症状と精神性注視麻痺，視覚性注意障害をあわせたものが，バリント症候群と呼ばれ，両側後頭頭頂葉損傷で生じる。しかしGarcin Rら［1967］は精神性注視麻痺，視覚性注意障害を伴わず，注視線上でなく周辺視野に呈示された対象を掴んだり，人差し指で触れることができない視覚誘導性到達・把握障害をataxie optique, visuomotor ataxia（視覚性運動失調）として報告した。optische Ataxie, ataxie optiqueともに英語圏ではoptic ataxiaと訳され，両者の差異が論じられていないことがある。ataxie optiqueは一側

の後頭頭頂葉損傷接合部に病巣がみられ，後頭葉の視覚情報が前頭葉の上肢運動領への連絡が遮断されて視覚性運動失調が生じると説明されるが，平山恵造［1982］は症状に左右差がみられることより離断症状のみで説明することは困難と指摘している。　　　　（小山善子）
⇨バリント症候群，離断症候群
[文献] Bálint R (1909), Garcin R, Rondot P, Recondot J (1967)

視覚発作
[英] visual seizure

　視覚発作はてんかん発作のうち視覚の異常を生じる単純部分発作の一型である。視覚の変容を認める陽性症状と視覚の欠損を伴う陰性症状がある。物体の大きさ，距離，形態の変化を伴う錯覚発作や幻視もまた視覚発作に分類される。発作焦点は後頭葉の一時視覚野に存在することが推測されるが，視覚路にかかわるどの領域においても要素性視覚症状を呈する可能性があり，必ずしも発作焦点が後頭葉に限局しないことも少なくない。

（岡崎光俊）

⇨てんかん，単純部分発作，幻視
[文献] 和田有司（2006）

視覚誘発電位　➡誘発電位

自我欠損
[英] ego defect
[独] Ich Defekt
[仏] déficit du moi

　自我の機能の一部が損なわれている，または発達していないこと。欠損というのは，一過性ではなく，永続的・不可逆的な能力の欠如を意味する。自我心理学派の精神分析家によって用いられるが，Balint M［1968］の基底欠損（basic fault）も近い概念である。自我機能には，自律的機能，統合機能，支配・達成，現実検討，思考過程，対象関係，欲動を制御・調整する能力，などが含まれる［Bellak L ら 1973］。これらの機能に欠損があると，成熟した防衛機制が確立されず，現実検討能力や現実対処能力が障害され，パーソナリティの一貫性や統合も維持できなくなるかもしれない。自我欠損は，個人の体質や遺伝的な素因や，幼少期の体験と関連して生じるものと考えられる。自我欠損をもつ患者は，顕在的には，精神病やパーソナリティ障害，心身症などの病態を示すことが多い。治療上は，支持的で現実志向的な治療技法が推奨される。

（生地　新）

⇨自我心理学，防衛機制，精神病，基底欠損
[文献] Bellak L, Hurvich M, Gediman HK (1973), Balint M (1968)

自我支持
[英] ego support

　精神分析において一般的に自我支持とは自我の防衛機制の支持ないしは強化を意味し，技法的には覆いをとる（uncovering）技法に対し覆いを作る（covering）技法すなわち助言，示唆，保証などのことを指していた。それゆえ，解釈に比べ治療的価値の低いアプローチとみなされていた。しかし精神分析理論の発展や重い病態をもつ患者を治療対象とする傾向は自我支持に別の意味をもたらすことになった。葛藤から自由な一次的自律的自我機能にもとづく観察自我との治療同盟の強化・発展が精神分析の主題だと考える自我心理学の文脈において，自我支持とは治療同盟の強化という本質的役割を意味するようになった。対象関係論の視点からみるとそれは，分裂した自我の統合が人格全体の発達や成熟を促すという文脈で理解されるようになった。さらに，Wallerstein RS は，メニンガー精神療法研究の記念碑的な報告において，すべての精神療法は表出的要素と支持的な要素が混在しており，後者もまた治療的変化を引き起こすことを明らかにした。

（狩野力八郎）

⇨自我,自我自律性,治療同盟,対象関係(論),支持的精神療法,アンカバリング／カバリング
[文献] Gabbard GO (1994), 狩野力八郎 (1991), Wallerstein RS (1986)

自我収縮
[独] Ich-Anachorese

Häfner H, Winkler WT は,統合失調症患者がある種の強い罪責感を伴う耐えがたい衝動を意識した場合に,そこから免れようとする心的力動のもとに自らの自我境界の収縮が起こり,統合失調症特有の幻覚・妄想が発現すると考えた。このような自我防衛機制を自我収縮と名づけた。Federn P の自我心理学[1953], ことにその自我境界,自我備給などの概念に示唆を得ている。この機制では,神経症の抑圧と違って,排除されるべき内容が意識面にとどまるが,ただその自己所属性が奪われて他者の所為に帰せられる。Winkler は思考奪取 (Gedankenentzug), 思考吹入 (Gedankeneingebung) の出現にあたっても,統合失調症患者がその危機状況からの最後の打開策として自我収縮を行うとして,自我収縮の機制から説明することを試みる。この心因論的な理論は Schneider K による形式的了解不能論に反対する形で提出された。

(加藤 敏)

⇨自我心理学,自我境界,フェダーン
[文献] Häfner H (1954), Winkler WT (1954)

自我障害
[英] ego disorder ; disorder of self
[独] Ichstörung

Jaspers K によれば,自我を非自我から区別する能力である自我意識には,①能動性の意識,②瞬間における単一性の意識,③時間経過における同一性の意識,④自他の区別の意識という 4 つの形式標識がある。その障害は自我障害ないし自我体験障害 (Icherlebnisstörung) と呼ばれる。

通常,狭義の自我障害はとくに統合失調症性の自我障害を指す。すなわち,自分自身の行為や状態が自分のものではなく,他者によって操られている,影響されていると体験される,自己能動感ないし自己所属感の障害である。Schneider K が,統合失調症特異性がきわめて高い症状(一級症状)として挙げたもののうち,身体的被影響体験,考想被影響体験(考想奪取,考想吹入など),考想伝播,感情・欲動・意志の領域におけるさせられ体験・被影響体験はここに含められ,それらは「自我環界境界の透過性」,自我の輪郭喪失という観点から総括することも可能である(彼が一級症状として挙げた他の症状,すなわち考想化声,言い合う形の幻声,自身の行動とともに発言する幻声という 3 種の幻声と妄想知覚は,この定式に入らない)。Schneider によれば,自己の行為の疎隔化や自動性という意味での自己所属感／自己能動感の障害は,他の人や力に帰せられるという被動性を伴っていなければ,統合失調症診断に用いることはできない。

自我障害は広義には,こうした統合失調症性自我障害のほかに,上記の自我意識の形式標識に関し,①の障害として離人症,②の障害として二重化体験,自己像幻視,③の障害として多重人格,憑依状態(変身体験)などが含められることがあるが,Schneider はこれらを自我障害に含めることに否定的であった。

近年,Parnas J らが統合失調症の中核症候群を基本的な自己意識 (ipseity) の障害と捉えるなど,統合失調症における自己体験の異常に再び関心が寄せられており,自己(体験)障害 (self[-experience] disturbance) と呼ばれている。

(針間博彦)

⇨一級症状,自我境界,境界
[文献] Jaspers K (1913/1948), Schneider K (1950), Parnas J, Moller P, Kircher T, et al. (2005)

自我自律性

[英] ego autonomy

　精神分析的自我心理学における Hartmann H による基礎概念の一つ。Hartmann はエス，超自我，外界との葛藤に巻き込まれない自我の働きを，葛藤外の自我領域（conflict free ego sphere）と呼び，Freud S 以来の神経症等を発症する自我の概念を広げ，明確化した。そこではエス，超自我，外界との葛藤に巻き込まれず，いずれからも独立した主体性をもち，外界現実に対して自立的な適応力をもつ自我の働きを自我自律性として概念化した。自我自律性は生物学的，遺伝的な「自我装置」を基礎とし，同時に，心理学的には後天的な経験の中で「前意識的自動性」を獲得している。自我自律性は，一次的自我自律性と二次的自我自律性に分けられる。一次的自我自律性は，葛藤外の自我領域になる自我機能として発達する知覚，思考，言語，記憶，運動機能，知能などの適応機能など，その個体の生体としての基本的な潜在力や能力を意味する。二次的自我自律性は，個体が発達過程で，エス（衝動），超自我，外界との葛藤の解決に応じて形成されていく自我の自律機能。前者は対象関係，特に母子関係における愛情・依存関係によって促進され，後者は現実の欲求挫折（frustration）や禁止，心的外傷などの経験を通して発達するという。

（深津千賀子）

⇨自我装置，前意識的自動性，自我心理学

[文献] Hartmann H (1939)，小此木啓吾，馬場禮子 (1972)

自我心理学

[英] ego psychology

　Freud S は人格の中枢機関として自我・超自我・エスという心的構造論から「自我」を概念づけた。しかし，その機能は神経症の治療と精神病理を明らかにすることを目的としたために，超自我・エス・外的現実それぞれからの要求を満足させるための力動的葛藤を調整し，精神内界の安定を保つために働く，「受け身的で，防衛的な自我」であった。その後，主として Freud A [1936] や Hartmann H [1939] らが力動的葛藤に巻き込まれない自律的自我に注目して，健康な自我の働きとその発達を明らかにした。Hartmann は成熟（maturity）と発達（development）を分け，自律的自我の発達は，遺伝的・生物学的な脳の成熟に規定されるプログラムと，後天的・経験的な環境との相互作用が，各発達段階に応じた適応過程を統合しながら成立するとした。また，Kris E [1952] は，自我の病的な退行だけでなく芸術家の創作を生む，柔軟性のある健康な退行について論じ，日本における小此木啓吾，馬場禮子 [1972] による投映法（特にロールシャッハ法）理解にも影響を与えた。Erikson EH [1950]，Rapaport D [1959] なども加わったアメリカでの自我心理学の展開は，適応論，発達論，精神病理と健康心理，生物主義と社会心理の統合の方向に精神分析学を発展させた。

（深津千賀子）

⇨フロイト，A.，ハルトマン，クリス，エリクソン，E. H.，ラパポート

[文献] Freud A (1936)，Hartmann H (1939)，Kris E (1952)，Rapaport D (1959)，小此木啓吾，馬場禮子 (1972)

自我親和的／自我異和的

[英] ego-syntonic/ego-dystonic；ego-alien

　衝動，感情，観念，行動などがその人の自我と調和し，受け入れられている場合を自我親和的といい，反対に違和感とともに体験される場合を自我異和的という。Freud S は，自我に調和しない形で体験される性的衝動と自我との間に葛藤が生じるとき，神経症が発生することについて論じ，葛藤にかかわるすべての衝動が自我と対立するわけではなく，自我と共存できるもの（自我本能）と対立するもの（性的本能）があると考えた。後者は

抑圧され，症状化され，自我には受け入れにくいものになる。Freud 以降，この用語は，全体性や統合性を伴う理想としての自我に調和するかどうかという意味合いを含む概念として使われるようになった。神経症症状の他，失錯行為や夢，異文化体験などには自我異和的なものが含まれることが多く，性格傾向や同じ文化における生活習慣，感情，価値観，性癖，ある種の空想などの精神現象は自我親和的なものとして体験されることが多い。

(中村留貴子)

⇨支配観念，強迫観念，自我本能〔自我欲動〕，リビドー

[文献] Freud S (1923a), Jones E (1948)

自我装置

[英] ego apparatus

Hartmann H [1958] による精神分析的自我心理学における基礎概念の一つ。Hartmann は系統発生的にみて，ヒトには特有な体質的・遺伝的基礎をもった自我機能の核があるとして，これを自我装置と名づけた。すなわち，知覚・思考・運動の身体的基礎はすでに胎児時代に存在し，これら自我素質が，後天的な経験と生後の中枢神経系の成熟を通して自我に発達するとし，Freud S の自我の概念を整理して，精神内界にあって葛藤から自由な自律的自我機能を司り，人格の各機能を統合する人格の中枢機関としての自我を定義した。

(深津千賀子)

⇨自我自律性，前意識的自動性

[文献] Hartmann H (1958), 小此木啓吾, 馬場禮子 (1972)

自我同一性

[英] ego identity

Erikson EH [1959] によって定義された精神分析的自我心理学の基礎概念。同じ自我心理学者の Hartmann H [1939] の自律的自我発達は心理 - 生物学的であったのに対して，Erikson は人間を精神 - 身体的，対人関係的，社会・文化的，歴史的な多次元的存在として捉え，自我をその統合の主体と考えて，心理 - 社会的発達の各段階の継起に力点を置いた。すなわち Erikson によれば，各個人は出生以来，両親，家族をはじめとする対人関係の中で社会化されながら自我を発達させていく。その際に身近な人物の外観，属性，特性，価値観を手本にしてその対象に同一化 (identification) する試みを繰り返しながら，「○○家の子どもとしての自分」という家族同一性 (family identity)，「○○学校の学生としての自分」「○○クラブの自分」といった集団同一性 (group identity)，「男性（女性）としての自分」(sexual identity)，「職業人としての自分」(professional identity)，「日本人としての自分」(national identity) というように，さまざまな社会的自己とその同一性を形成しながら，それらを統合した人格をもった「個人としての自分」になる。つまり，人格の発達的側面からみると，幼児期から青年期まではいろいろな集団の同一性およびその役割に自己を同一化させる試みが繰り返されるが，それは可逆的で実験的である。しかし，青年期後期に，それまでの同一化群の中にある，複数の自己像 (self images) を一個の同一性 (an identity) に向かって最終的に取捨選択し，秩序づけ，統合する自我同一性の確立が要求される。この自我同一性が社会的な成人としての自己定義となる。

すなわち，「自分は何者か（自己定義・自己証明）」「自分はどこから来て（自己のルーツ）」「どこに向かうのか（自己の所在）」「与えられた自己の再選択（自己の確認・自己受容）」「○○としての自分と所属集団への忠誠心」「自己評価と内在的価値規範」などが，自我同一性として確認されていく。Erikson は自我同一性の確立の障害として「同一性拡散症候群 (identity diffusion syndrome)」を取り上げた。なお，Erikson の言う同一性

(identity) は,「身分証明書」に代表され,「自分であること」「自己の存在証明」「真の自己」「主体性」などの意味をもち, 同時に, 単なる主観的自己定義を越えた, 歴史的, 社会的, 心理的存在としての自分を意味し, 他者によるその承認ないし証明書の概念を含んでいる。自我同一性を単に同一性（アイデンティティ）と称することも多いが, 厳密な意味では区別される。また, 複数の同一性を統合する際に, 内省的に体験される自己に即しては自己同一性 (self identity) といい, 人格の中枢で各同一性を統合する自我機能に即しては自我同一性という。Erikson による自我同一性の研究は現代の精神病理学に多大の貢献をした。

(深津千賀子)

⇨自我心理学, ライフサイクル, エリクソン, E. H.
[文献] Erikson EH (1959a, 1959b, 1963, 1964, 1968, 1969), Hartmann H (1939)

自我同一性障害　➡同一性障害

自我分裂　➡スプリッティング

自我本能〔自我欲動〕
[英] ego-instincts

　自己保存本能 (instincts of self-preservation) と同義語。Freud S は『性欲論三篇』[1905] において「一方では性本能の要求に根ざし他方ではこれに対する反動としての自我の抗議に根ざしている」のが神経症症状だと述べ, 人間が基本的にもつ二つの本能という後に発展する考えを提示した。そして『精神分析的観点から見た心因性視覚障害』[1910] で, 前述の「自我の抗議」を自我欲動と呼び, 自我欲動に抑圧機制に関連する機能とともに個体の自己保存に必要な身体機能という二側面を想定している。さらに『精神現象の二原則に関する定式』[1911] ではまず快感原則に従っている自我欲動が次第に現実原則に従うようになる発達の過程を論じた。ところが『ナルシシズム入門』[1914] においてナルシシズム的状態（睡眠や身体疾患）の場合には, 自我欲動と性欲動の区別があいまいになると述べ, 両者を対立させる二元論を放棄することになる。やがて『快感原則の彼岸』[1920] において, Freud の本能論は, 生の本能‐死の本能という二元論に発展する。

(相田信男)

⇨快感原則／現実原則, 生の本能／死の本能
[文献] Freud S (1905c, 1910a, 1911b, 1914c, 1920a)

しかめ顔
[英] grimas
[独] Grimmassieren
[仏] grimace

　統合失調症, とりわけ緊張病症候群に現れやすい表情障害の一つである。Bush G ら [1996] は Catatonia のスクリーニングとして, 興奮, 無動／昏迷, 姿勢保持／カタレプシー, 反響動作／反響言語, 常同症など14項目を挙げ, しかめ顔を項目として含む。顔をしかめた不自然で奇妙な表情であり, 相応する感情の動きを欠く空虚な表情であることが多い。ひそめ眉 (Gesichtssneiden) やとがり口 (Schnauzkrampf) を伴うことが多い。破瓜病, 舞踏病, アテトーゼなどにも出現する。

(日野原圭)

⇨ひそめ眉
[文献] Bush G, Fink M, Petrides G, et al. (1996), Kahlbaum KL (1874)

自我理想／理想自我
[英] ego-ideal/ideal ego
[独] Ichideal/Ideal-Ich
[仏] idéal du moi/moi idéal

　Freud S が提出した心的構造の一つ。彼自身, 超自我, 自我理想, 理想自我という3つの概念を厳密に区別して使ったわけではないが, 理念的にこの区別は重要であろう。超自

我が，規範を示し，禁止の機能をもち罪責感を引き起こすのに対して，自我理想は，その規範へと向けて進む動因であり，あるべき姿を示し劣等感を引き起こす。この二つは，象徴的，文化的，言語的次元に属する（Lacan Jの象徴界）のに対して，理想自我は，あこがれの姿というイメージの次元（Lacanの想像界）に属している。自我理想は，幼児期の失われた自己愛の置き換えとして形成され，脅しや処罰ではなく愛されることで形成され，理想化された愛情に満ちた父母の内在化であり，禁止や罰ではなく，理想や模範を示し，超自我的な権威の期待に対してどう応えるかを示すものである。さらに Freud では，集団の形成は，各個人が同じ自我理想をもつことから生じ，さらには集団催眠状態となると批判精神ももてなくなると述べた。 (小川豊昭)

⇨超自我［精神分析］，象徴界，想像界，構造論的観点［精神分析］

[文献] Freud S (1914c, 1923a), Lacan J (1949)

自我漏洩

[英] egorrhea symptom
[独] Egorrhea

自我障害のうち，伝播性体験（思考伝播，思考化声など），自己臭・自己視線・醜形恐怖ないし妄想などの，「何かが自分から漏れ出て他者に影響を及ぼす」症状の総称として藤縄昭，笠原嘉らが命名した。自我漏洩症状は，幻聴や作為体験や思考吹入などの影響性症状とは対立的な別系列の自我障害であり，合併することが少ないとされた。自我漏洩症状を特徴とする統合失調症には体感異常，罪責妄想の優位，妄想体系化傾向の欠如，人格崩壊傾向が存在しないか軽度であることが特徴とされた。実際には自我漏洩症状を特徴とする統合失調症は少なく，主観的な漏洩感を伴わないこともあるが，自我障害に関して外部からの影響による現象と内部の精神内容が漏洩する現象を区別したのは日本の記述精神病理学の独自の業績である。 (金　吉晴)

⇨自我障害，自己臭症，視線恐怖，自己視線恐怖，醜形恐怖，対人恐怖

[文献] 藤縄昭（1972）

屍姦　⇨死体性愛

時間緩慢現象

[独] Zeitlupenphänomen

時間緩慢現象とは，時間感覚の異常であり，ビデオや映画の遅回しのように人や物がゆっくりと動くように感じてしまう現象である。多くは側頭葉てんかんに随伴する。

(兼本浩祐)

⇨時間迅速現象，側頭葉てんかん

[文献] 河合逸雄，川越知勝，畑田耕志ほか（1983）

時間見当識　⇨時間失見当識

時間失見当識

[英] temporal disorientation
[独] zeitliche Desorientierheit

時間見当識は自己のおかれた時間を認識できることである。逆に，時間失見当（識）あるいは時間の見当識障害とは，現在の年月日，時刻や季節がわからなくなり混乱していることを指す。認知症，せん妄，コルサコフ症候群などにおいて認められることが多い。アルツハイマー病などの認知症では，見当識の中でも最も早期に傷害されるものである。認知症のスクリーニング検査として用いられるMini-Mental State Examination や長谷川式簡易知能評価スケールなどには，時間失見当識の有無を確認する質問が設定されている。

(田中稔久)

⇨見当識，失見当(識)，認知症

[文献] 濱田秀伯（1994a），三好功峰（1998a）

時間迅速現象
［独］Zeitrafferphänomen

　時間迅速現象は，ウィーン学派の Hoff H と Pötzl O によって最初に記載された時間感覚の異常であり，ビデオの早送りのように外界の様子が変化する状態である。時間緩慢現象はこれとは逆の状態で，Penfield W は両者を併せ親近感の変容（illusion of alteration in tempo）と総括した。側頭葉てんかんの部分症状として記載されることが多いが局在は確定していない。
〈兼本浩祐〉
⇨時間緩慢現象，側頭葉てんかん
[文献] 河合逸雄，川越知勝，畑田耕志ほか（1983）

時間制限精神療法
［英］time-limited psychotherapy

　Mann J が提唱した治療。「時間制限」（12回），「実存的・分析的」観点，「共感的助力」を特徴とする。「時間の経過は，分離過程の特徴であり，『限りない時間』は母と子の永劫の合体の幻想である。その意味で暦は，分離不安の究極的な体現である」と考えるMannは，治療開始にあたってカレンダーを開き，治療最終日を患者とともに確認する。そして，患者の分離に対する思いを検索し，過去の分離に関する未解決の問題にスポットをあてていく。
〈丸田俊彦〉
⇨短期精神療法，分離不安
[文献] Mann J（1973），丸田俊彦（1981）

時間生物学
［英］chronobiology

　生物に起こる種々の生体現象を，一定の周期で自律的に繰り返す生物リズムの観点から研究する学問を時間生物学という。生物の体内時計は一定周期でリズムを作り出し続ける発振機構と実際の環境変化とのタイミングをとる同調機構とをもつ。生物リズムはその周期の長さにより概年リズム，概月リズム，概日リズムなどに分けられる。生物が自律的なリズムを発生する機構をもつ意味は，地球の公転，自転，月の公転などによる昼夜，季節，潮の満ち干などの周期的な環境変化に同調した変化を体内にもち，周期的環境変化に対する予期的な行動が可能になることである。たとえばコウモリは夜行性で昼間には真っ暗な洞窟で過ごし，外が一定の暗さになると洞窟を飛び立つ。夕方が近くなると概日リズムの働きで自律的に活動が高まり，洞窟の入り口との間を往復しながら日が沈むまでの間ウォーミングアップし，日没とともに外へ出る。生体が自律的なリズムをもっているかを検討するには，全く環境変化のない状態で，その自律的発振が維持されるかを観察する。たとえば，昼夜の明暗条件の下で動物の深部体温やホルモン分泌は特有の日内変動を示す。これが体内時計の概日リズムに支配されているか，あるいは外部環境の変化を二次的に反映したものかを観察するには，気温や照度が一定の恒常環境条件下でこれらが周期性を示すかを調べる。動物では深部体温，血中コルチゾル，血中メラトニンなどは，恒常的環境条件下でも何周期にもわたって約24時間の自律的な概日リズムを示す。一方，動物の体内時計を除去あるいは破壊すると明暗条件では環境変化による二次的な日内変動を示すが，恒常条件にするとはっきりした概日リズムを示さなくなる。つまり，自律的変化は体内時計により個体内で作り出されていたことが明らかになる。内因性のリズム自体を作り出しているのは，時計遺伝子群とそれらにより作り出される蛋白の間のフィードバック制御により，蛋白質が量的に24時間変動するという分子メカニズムである。
〈内山　真〉
⇨同調，同調因子，時計遺伝子，概日リズム，ウルトラディアンリズム，日内変動
[文献] 本間研一（2008）

時間の手がかり　➡同調因子

時間薬理学　➡生体リズム

時間療法
[英] chronotherapy

　睡眠相後退症候群においては概日リズムの後退により睡眠時間帯が遅くなり，朝方まで睡眠に入れないとともにいったん眠ると昼まで起きられない。こうした睡眠時間帯を意志の力で早めるのはきわめて困難である。これに比べ夜更かし方向に睡眠時間帯を遅らせるのは比較的容易である。時間療法は，入眠時刻を遅らせることで，睡眠時間帯を徐々に遅らせ，睡眠時間帯を正常化する方法である。1日2〜3時間ずつ入眠時刻を遅らせていく。遅らせることで望ましい時刻に眠ることができるようになったら，その生活を保つ。午前4時にならないと入眠できない場合，就床時刻を毎日6時，8時と2時間ずつ遅らせていく。1日の変化量があまり大きいと望ましい時刻に達した時に固定が難しくなる。これまでに症例報告があるものの，対照を設けた多数例研究はない。時間療法中に睡眠覚醒リズムが24時間以上を示し，非24時間睡眠・覚醒症候群を発症したとの症例報告がある。
（内山　真）
⇨睡眠相後退症候群〔睡眠相遅延症候群〕，概日リズム，非24時間睡眠・覚醒症候群
[文献] 内山真（2009b）

磁気共鳴画像　➡MRI

色彩失認
[英] color agnosia；agnosia for color(s)
[独] Farbenagnosie

　古典的定義では，種々の色彩知覚の課題を正常に遂行できるのに，提示された色彩の呼称ができず，また口命指示もできない状態をいい，Wilbrand H [1887]らが amnestische Farbenblindheit と記載し，Pötzl O [1915]が命名したものである。しかし，Rubens AB [1979]はこれを色彩失名辞（color anomia）と同一視している。また，視覚以外の感覚属性をもたない色彩同定の障害に失認という用語を用いることや，Teuber HL の失認定義が厳格に用いられていないことより，色彩失認を疑問視する学者もいる。しかし，Tranel D [2001]は色彩認知障害（disorders of color recognition；色彩失認）を独立した症状と認め，色彩失名辞と別に論じている。色彩知覚は正常であるが，物体の形態に関する知識は想起できるのに，その物体の色を思い出すことができない。また，色についての基礎的知識を求められる課題は不良である。病巣は両側性後頭側頭葉領域である。　（小山善子）
⇨失認，色彩失名辞
[文献] Rubens AB (1979), Tranel D (2001)

色彩失名辞
[英] color anomia

　色覚障害や失語が認められていないのに，呈示された色名の呼称ができなかったり，指示された色名を選択・提示することができない状態。すなわち，視覚−視覚性課題および言語−言語性課題には正常な成績を示すのに，視覚−言語性課題に2方向性の障害を示す。この障害は通常，純粋失読に合併していて，左後頭葉内側面と脳梁膨大部の損傷で生じ，純粋失読同様，視覚領域と言語領域の離断症状として説明される。　（小山善子）
⇨色彩失認，失語，離断症候群，特殊性色彩失語
[文献] Geschwind N, Fusillo M (1966)

色情症　➡サチリアージス，ニンフォマニア

色聴
[英] color-hearing

　ある音を聞くと特定の色が見える現象。子どもによくあるとされる。色聴をはじめ共感

覚全般に病的意義は不明で，創造性や記憶能力の高さなどとの関連が言及されることがある。複数の感覚モダリティからの刺激に反応するニューロン群の存在によるとする説や，偶然に生じる脳内の線維連絡の混線，新生児期に存在する回路の残存，単一感覚を扱う領域から複数の感覚を扱う領域への刺激伝導の逆流などの機序が想定されるが確定的ではない。　　　　　　　　　　　　　　　(馬場 存)
⇨共感覚
【文献】 Harrison J（2001）

識別感覚
［英］epicritic sensibility

Head H［1920］は自らの前腕皮膚の切断を行い，感覚の回復過程を観察した結果，感覚を，回復が比較的早く強い温度覚，痛覚などを伝え，刺激の局所的な感覚が弱い，原始感覚（protopathic sensibility）と，より高次で，回復が遅く，弱い刺激を分別し，局所性を区別する，識別感覚の2系統を区別した。識別感覚には，軽度の触覚刺激の強弱，詳細な局所感，2点識別，詳細な温度差識別，立体覚などが含まれる。　　　　　　　　(坂村 雄)
⇨ヘッド，ゲシュタルトクライス
【文献】 Head H（1920/1970）

色名健忘
［英］color name amnesia
［独］Farbennamenamnesie

最近では色名呼称障害，色彩失名辞（color anomia）として色彩失認の中で扱われるが，Goldstein K ら［1925］は色彩の命名が選択的に障害された状態を色名健忘として記載した。しかし，この症例には色の呼称障害だけでなく，口命指示もできなかった。Goldstein は色名健忘を範疇的（抽象的）態度が障害されているからと説明し，この考えを健忘失語に拡大している。　　　　　　(小山善子)
⇨色彩失認，色彩失名辞，健忘失語

【文献】 Goldstein K, Gelb A（1925）

自虐的世話役
［英］masochistic caretaker

北山修［1982］が「イザナキ・イザナミ神話」「豊玉姫説話」や「鶴女房」などの異類婚姻説話の分析と臨床分析で得た，面倒見がよく自虐的な生き方を指す。「別れ話」の物語展開に注目するのは，われわれ一般のことだけではなく多くの病者の悲劇的人生を映し出すからである。悲劇は人間男性と女性の結婚と別離が特色で，妻には豊かな生産性と同時に正体あるいは死を隠そうとする「見るなの禁止」があり，夫にこれに従うよう要求する。女性主人公は母親的に描かれ，傷つきや死は，子どものような主人公，あるいはこれと一体化する男性主人公の貪欲な要求に応じる献身の結果である。このような「傷つきやすい母親」は，彼女らが居場所を得て適応する方法となり，『夕鶴』の女性主人公のように求められ理想化され，治療が困難なのは，背後に想定されやすい「本当の自分」が露呈すると恥や幻滅とともに退去するという，物語通りの悲劇が想定されるからである。北山はその後，禁止を破る男性的自我の罪悪感に注目している。　　　　　　　　　(北山 修)
⇨理想化
【文献】 北山修（1982, 1993），Kitayama O（2010）

死恐怖
［英］thanatophobia；necrophobia
［独］Thanatophobie；Nekrophobie；Todesangst
［仏］thanatophobie；nécrophobie

thanatophobia は死に対する恐怖症で，自分や家族ないし身近な人の死，死の観念，死後の世界などに対して，不合理で過剰な恐れを抱く状態。恐死症，死亡恐怖ともいう。necrophobia も同様の概念であるが，thanatophobia が死ぬことやイメージとしての死

に対する恐怖に重点がおかれるのに対して，necrophobia は死体に対する恐怖も含み，また，死にまつわるもの（棺など）に対する恐怖を含むこともある。　　　　　（中尾和久）
⇨恐怖症，神経症，埋葬恐怖

視空間失認
[英] visual spatial agnosia

空間の認知障害と定義される視空間失認の中で，一次的な視覚障害がないのに視空間の認知が障害されたものをいう。これは，対象そのものの認知障害（失認）ではなく，空間における対象の占める位置や，それぞれの位置関係についての視覚的認知や心象の障害であり，近年，視空間知覚と認知の障害[Farha MJ 2003]，視空間と心象の障害[Nichelli P 1999]のもとに論じられるようになっている。ここに含まれる障害像としては，視覚座標系異常（視軸の歪曲）, 遠近視・立体視・運動視の異常，自己の身体を座標軸の中心に置いた外空間対象の空間定位の障害である注視空間障害（バリント症候群：精神性注視麻痺・視覚性注意障害・視覚性運動失調と半側視空間無視など），外空間に座標軸を置いた自己定位の障害である地誌的障害が含まれる。地誌的障害には道順障害（地誌の見当識障害）と地図障害（地誌の記憶障害あるいは街並失認）が属する[高橋伸佳ら 1995]。 （宮森孝史）
⇨失認，バリント症候群，地誌的障害
[文献] Farha MJ (2003), Nichelli P (1999), 高橋伸佳, 河村満 (1995)

軸索内輸送〔軸索流〕
[英] axonal transport

細胞内小器官, 蛋白質, 脂質, mRNAなどが軸索の内部を運ばれること。神経細胞の細胞体から軸索の遠位部へ向かう順行性輸送と，細胞体へ向かう逆行性輸送に分類される。順行性輸送はキネシン, 逆行性輸送はダイニンと呼ばれるモーター分子が, マイクロチューブルスを足場として, 輸送を駆動する[Hirokawa N ら 2005]。細胞内小器官の輸送速度は速く, 蛋白質の輸送速度は遅い。　（上口裕之）
[文献] Hirokawa N, Takemura R (2005)

シグマ受容体
[英] sigma receptors

シグマ受容体は，Martin WR ら[1976]により各種モルヒネ誘導体の薬理作用の違いからオピオイド受容体のサブタイプとして提唱された。その後, オピオイド受容体のアンタゴニストによって拮抗されないことなどから，オピオイド受容体とは異なる独立した受容体として位置づけられた。一方, 受容体結合試験の結果から, シグマ受容体には少なくとも2つのサブタイプ（シグマ-1 およびシグマ-2）が存在することが判っている。シグマ-1受容体は, 分子量が 25.3 kDa で 223 個のアミノ酸からなる小胞体に存在する膜2回貫通型受容体である。最近の研究より, シグマ-1受容体は分子シャペロンとして機能しており, ミトコンドリアにおけるエネルギー産生にかかわっており, 神経可塑性, 神経保護作用にも重要な役割を果たしている。さらに精神神経疾患の病態にも深くかかわっている可能性が指摘されている[Hashimoto K 2009]。
（橋本謙二）
⇨オピオイド受容体，分子シャペロン
[文献] Martin WR, Eades CG, Thompson JA, et al. (1976), Hashimoto K (2009)

シグマ律動　➡紡錘波

刺激防壁
[英] protective shield
[独] Reizschutz
[仏] pare-excitations

Freud S が, 心理生理学的モデルを構築するにあたって, 外界からの刺激に対して生体を守る機能をもつ表層部分の心的装置として

刺激防壁という概念を提出した。「科学的心理学草稿」[1895]では，Freudは，外界の強い刺激を内界で処理できる興奮量に変換する装置が外界との境目にあるはずだと考えた。自我の構造論では，もっとも表面にある不活性の部分と考えられた。その後，生体の表層には二つのものがあるとされ，一つは感覚器として発達し外界を定期的に味見するという仕方で外界の刺激から身を守る。もう一つは信号としての不安によって備給しあらかじめ外傷となる外界の刺激に備えるという仕方で身を守る。Freud以後は，Winnicott DWとBion WRが，外界に対する刺激防壁の役割を強調している。Winnicottは，環境としての母親が未熟な幼児の自我をホールディング（holding）することで外界からの外傷を防いでいるという。またBionは，母親の夢想（reverie）が，幼児の思考過程の基盤にあり，外界からのものを思考可能なものに変換すると考えている。

(小川豊昭)

⇨抱えること〔ホールディング〕，夢想〔ビオン〕

[文献] Freud S (1895a, 1925c), Winnicott DW (1965), Bion WR (1962a)

自己 [フロイト]

[英] self

　自己心理学の創始者Kohut Hの「自己は，本質的に不可知である」という指摘からもうかがわれる通り，自己の定義は学者によりまちまちであり，明確な定義のないまま使われることも少なくない。強いて定義すれば，人の主観的世界を重視し，個の行動を規定する重要な要素として，人が自分自身をどのようにみるかを理解・説明するため，行為の主体者としての人と，対象としての人を区別するとき，前者を自我，後者を自己と呼ぶ。自我心理学は基本的にこの立場をとる。Freud Sはその初期に，Ich（私，I）という言葉を個という主体・人格の意味で用いたが，「心的構造論」[1923]以後におけるIch（egoと英訳される）の概念を継承したHartmann Hは，主体としての私を自我（ego），客体としての私を自己表象として区別した。Kohutは，『自己の分析』[1971]においては自己を「精神装置の一部」（狭義の自己）と定義したが，『自己の治癒』[1984]では，自己を「個人の心理的宇宙の中心」と定義するに至った。

(丸田俊彦)

⇨自我，自己表象／対象表象，自己心理学，自我心理学

[文献] Kohut H (1971, 1977, 1984)，丸田俊彦 (1992)

自己 [ユング]

　個人の心的現象と人格全体の統一性の元型的構造であり，その元型的イメージのことで，分析心理学の中核的概念である。自己はこころの中心であると同時にその全体であり，また心的生命のオーガナイザーであると同時に，実現されるべき到達点である。意識と無意識の総体という無限で超越的な自己は，王や予言者などの人物像，マンダラや十字架，あるいは対立物の結合などの元型的イメージで象徴されて，それらの体験には畏怖の念が伴うとされる。無意識の中の元型としての自己は，自己感の意味での自己ともKohut Hの自己とも異なった概念である。自己の実現には自我の確立が必要で，人生後半において自我が無意識の表れに向き合うことによって，無意識的可能性としての自己が実現されるとされる。Jungは発達初期における自己の役割を問題にしなかったが，Fordham Mは対象とかかわる幼児の自己の分化と統合を概念化，それはユング派と対象関係論の接点となった。

(鈴木　龍)

⇨分析心理学，無意識，集合的無意識，元型，マンダラ，対象関係（論），ユング

[文献] Samuels A (1985)

自己愛　➡ナルシシズム

自己愛神経症

[英] narcissistic neurosis

　精神医学において精神病と定義されたものに対して Freud S が与えた名称である。1914 年当時 Freud は，精神疾患を性の身体的機能不全が病因である現実神経症と，心的葛藤が発症原因である精神神経症とに大別し，自己愛神経症は転移神経症とともに精神神経症の下位分類に位置づけた。転移神経症ではリビドーが対象に向けられることによって転移が成立するため精神分析療法が実施可能であるのに対して，自己愛神経症ではリビドーが自我に向かうために転移が成立しないため精神分析療法は実施困難もしくは不可能であると考えた。1914 年時点では自己愛神経症はパラノイアおよび統合失調症を指す用語として使用したが，1924 年にはパラノイアおよび統合失調症に対しては精神医学にならって精神病という用語を用い，自己愛神経症はメランコリーに限って使用するようになった。

（白波瀬丈一郎）

⇨現実神経症，精神神経症，転移神経症，メランコリー

[文献] Freud S（1914c, 1924b）

自己愛転移

[英] narcissistic transference

　自己愛パーソナリティ障害の精神分析で特徴的に生じる転移で，鏡転移と理想化転移のことをいう。Kohut H [1971] によれば，鏡転移は患者の誇大自己の治療的活性化を反映する現象で，患者は自身の誇大性が治療者に鏡映されることを当然のごとく求める。また理想化転移は理想化された親イマーゴの再活性化の表れで，患者は治療者を理想化し，全能的な治療者に受け入れられ満ち足り平穏に感じる。これらの自己愛転移は一次的自己愛の心理的均衡状態が叶わぬものとなるとき，自己愛的な完全性が失われる体験を救うために完全さと力を自分自身に集中させ，理想化された親イマーゴに割り当てるという幼児にみられる正常な発達段階の一局面が治療的に蘇っている状態である。後に Kohut [1977] は自己愛転移を自己対象転移と改称し，鏡転移の下位分類であった双子転移を独立した第 3 の自己対象転移と改めた。さらに Kohut 以後の自己心理学では，自己対象転移は自己愛パーソナリティ障害に限らず，神経症，精神病を含む自己の障害全般で起きる転移に広く適用されている。

（舘　哲朗）

⇨自己愛パーソナリティ障害，鏡転移，誇大自己，イマーゴ，自己心理学

[文献] Kohut H（1971, 1977）

自己愛パーソナリティ障害

[英] narcissistic personality disorder

　空想または行動上の誇大性，賞賛されたい欲求，共感性の欠如が人格の広範な領域で特徴的に認められる傲慢，尊大なパーソナリティをもち，そのために周囲とのトラブルを生じて精神医学的問題を呈するに至っている状態である。歴史的には Reich W [1933] の男根的自己愛性障害を嚆矢とする。このタイプのパーソナリティ障害には，現実の社会生活で非常に活動的で他を圧倒するかの勢いをもって周囲の注目を浴びてトラブルを起こすものと，社会的にひきこもりながらも哲学や空想的な夢に耽溺して誇大的な自己をひけらかすものとがある。ところが，1971 年に Kohut H が傲慢な自己像の背後にある貧素な自己を露呈させて種々の神経症状その他を訴えて治療を求める患者たちを自己愛パーソナリティ障害と名づけて議論を展開したことから，話がこんがらがってきた感がある。現在では，前者を「周囲を気にかけない」群と呼び，後者を「過剰に気にかける」群と呼んで併存させているようである [Gabbard GO] が，忘れてならないのは後者が森田神経質と近似した精神力動をもっていることである。

（牛島定信）

⇨境界パーソナリティ構造，男根自己愛的性格，森田神経質
【文献】 Reich W (1933), Kohut H (1971), Gabbard GO (1994), 牛島定信 (2001)

自己暗示

[英] autosuggestion ; self-suggestion

 ふつう暗示は他者暗示として他者から与えられるが，自己暗示として自分で自分に行うことも可能である。むしろ他者暗示とはいっても他者の思い通りに操られるわけではなく，自分がその暗示を受け入れて自分の中に暗示された内容を思い浮かべることがなければ暗示が実現することはない。この意味で，すべての暗示は自己暗示であり，他者暗示は他者から補助を受けた自己暗示にすぎないと捉えることができる。実際の治療場面では，治療室で治療者から他者暗示による治療を受けた上で，自宅で同様の暗示を自己暗示として続けていく形をとることが多い。このように他者暗示にもとづいて自分で自己暗示として行う方法を self-suggestion と呼び，Coué E の方法のように他者暗示を受けることなく初めから自己暗示を行う方法を autosuggestion として区別することがある。Schultz JH の自律訓練法のように，自己催眠として自己暗示を行う方法もある。 (笠井　仁)

⇨暗示療法，自律訓練法
【文献】 Fromm E, Kahn S (1990)

思考

[英] thinking

 思考とは，広義には「考える」という心の働き，またはその心的過程を意味する。考えるという働きには，言語や記憶などの認知機能も含まれるため，より広くいえば，「知的機能」を指すということもできる。思考は，狭義には推論，問題解決，意思決定などの過程を指す。歴史を振り返れば，思考に関する理論的考察は，哲学の分野で盛んであった。とくにヴュルツブルク学派の思考における心像（心的イメージ）に関する考察は，その後の心理学，精神医学における意識や注意の研究に大きな影響を及ぼした。人間の思考過程および思考の歪みや障害に関する研究は，現在に至るまで，認知科学，精神医学，心理学などの各分野における中心的話題の一つである。成人ばかりでなく，幼児の思考の発達過程についても，Piaget J の研究に端を発し，現在まで数多くのデータが蓄積されている。物事の理解の発達がどのような変遷をたどるのか，理解の対象や領域によってその発達の仕方が異なるか否かなどに関する議論は，現在でも活発に議論されている話題の一つである。思考に関する研究のより詳細な面に目を向けると，まず推論に関する研究では，帰納と演繹という論理的思考の過程，複数の個別事象の経験からどのような概念や規則性が見出されるかを調べる概念形成（概念学習），類推の役割などに焦点が当てられている。問題解決に関する研究では，与えられた問題を解決に導く上での手段目標分析，アルゴリズムやヒューリスティックスの利用などのテーマが古くからとり上げられており，人工知能や認知科学の研究との結びつきも強い。また，意思決定の研究では，期待効用，ベイズ推論，確率判断の処理過程などに注目が集まっている。構成論的な意味で，より広い視点からみれば，人間のもつ創造性や洞察力に関する問題，メタ認知やモニタリングの機能，ステレオタイプに代表される社会的認知についての研究なども，思考の研究の一端と位置づけることができる。 (梅田　聡)

⇨人工知能，認知心理学，メタ認知
【文献】 市川伸一 編 (1996), 中島秀之, 高野陽太郎, 伊藤正男 (1994)

思考化視　➡考想化視

思考化声　➡考想化声

思考干渉

[英] constraint of thought
[独] Gedankenbeeinflussung

　自分の思考が外界，とりわけ他者から影響され，あるいは操作されているという病的な信念。させられ体験（作為体験）の一型をなし，フランス語圏では影響妄想（délire d'influence）の中に位置づけられる。主に統合失調症で認められ，「思考奪取およびその他の思考干渉」としてSchneiderの一級症状に列挙されている。思考奪取，思考吹入もその影響性ということに着目すればこのカテゴリーに含まれる。

（小林聡幸）

⇨させられ体験，影響妄想，思考奪取，一級症状，思考吹入

視交叉上核

[英] suprachiasmatic nuclei；SCN

　主な生物時計の局在は哺乳類では視床下部の視交叉上核にあるとされており，その影響を与える概日リズムとしては心拍数，摂食行動，深部体温，副腎コルチコステロン，メラトニン，睡眠・覚醒などが挙げられる。ネズミなどのげっ歯類ではSCNを破壊すると種々の行動，生理機能の概日リズムが消失することから証明されているが，ヒトではまだ確認されていない。SCNに含まれるペプチドとしてバソプレシン，APP（avian pancreatic polypeptide）などが挙げられ，いずれもリズムとの関与が報告されている。光信号を眼からSCNに伝える神経連絡路には，網膜から直接SCNに至る網膜視床下部路と，外側膝状体を経由する膝状体視床下部路とが知られている。とくに前者は光に対して同調させる役割を果たしているとされている。

（高橋正洋）

⇨概日リズム，生体リズム，メラトニン
[文献] Honma S, Shirakawa T, Katsuno Y, et al. (1998)

思考察知　➡考想察知

思考散乱

[独] Inkohärenz

　思考散乱は，前後の論理的な脈絡が失われた思考状態を指すが，現象的には減裂思考との区別は容易ではない。減裂思考は，清明な意識障害のもとで出現し，統合失調症との関連で用いられることが多いのに対して，思考散乱は，軽度の意識障害を背景とし，通過症候群やアメンチアなど器質性精神障害との関連で用いられる。基本的には思考散乱は，独語のInkohärenzに対応するのに対し，英語のincoherenceおよび仏語のincohérenceは減裂思考に対応するが，独語の原語ではこの区分は傾向的なものにすぎず，減裂思考の意味にも思考散乱の意味にも実際には用いられる。

（兼本浩祐）

⇨減裂思考〔思考減裂〕，通過症候群，アメンチア
[文献] 藤縄昭（1982），Peters UH（1984）

思考障害

[英] thought disorder
[独] Denkstörung
[仏] désordre de la pensée

　病的に損なわれた思考。思考を意識的思考と無意識的思考に分けることもあるが，思考障害で問題となるのは前者である。Bleuler Eは思考障害を3つに分類した。①形式的思考障害，②思考内容の障害，③思考の主体としての主観的障害。形式的思考障害は，思考過程ないし思路の障害とも呼ばれ，量的な過剰・過小として観念奔逸，思考制止がある。質的な異常としては，減裂思考，思考途絶，思考吹入，思考奪取など統合失調症でみられる思考障害のほか，迂遠思考，思考散乱，保続などを挙げることができる。思考内容の障害はまずもって妄想であるが，他に強迫思考，妄想様観念，支配観念も含まれる。思考の主体としての主観的障害は，思考自体は正常に

営まれていながら，その思考の主体をどう認識するかに障害がみられるものである。まず強迫思考が相当し，さらに作為思考を挙げることができる。 〔小林聡幸〕

⇨観念奔逸，思考制止，滅裂思考〔思考滅裂〕，思考途絶，思考吹入，思考奪取，思考散乱，保続(症)，強迫観念，妄想様観念，支配観念，させられ体験

[文献] Bleuler E (1916)

思考吹入

[英] thought pressure ; pressure of idea ; thought insertion
[独] Gedankeneingebung
[仏] insertion de pensée

他人の思考が自分のものになるという病的信念。考想吹入ともいう。患者の思考空間の境界が開放されてしまい，患者は他者の考えることを一緒に考えねばならないことになる。Schneiderの一級症状の「思考奪取およびその他の思考干渉」に含まれる。 〔小林聡幸〕

⇨一級症状，思考干渉，思考奪取，影響妄想，させられ体験

思考制止

[英] inhibition of thought
[独] Denkhemmung
[仏] inhibition de la pensée

うつ病における基本症状の一つで，思考過程の鈍化，渋滞を示す現象。思考のテンポは遅くなり，考えようとしても考えが浮かんでこなくなったり，同じ考えを堂々巡りして思考が先に進まなかったりする。臨床場面では集中力や思考の持続力の低下，本を読んでも頭に入らないことや決断不能として認識されることが多い。精神運動制止など他のうつ病の基本症状とともに出現することが多く，著しくなるとうつ病性昏迷に至る。 〔岡島美朗〕

⇨精神運動(性)制止，抑うつ性昏迷

思考促迫

[英] forced thinking
[独] Gedankendrängen
[仏] fuite de pensées

さまざまな観念内容が次々と浮かんでは消えていき，自分ではそれを抑えられないと主観的に認知される現象。患者にとって制御不能ではあるものの，観念の自己所属性は保たれ，他律性はない。Huber派の研究では統合失調症の症状の前段階である基底障害（Basisstörungen）の中で重要な位置を占め，Klosterkötter J〔1988〕の移行系列研究においては命令形の幻聴，行動を注釈する幻聴，対話性の幻聴が生じる原基とされる。 〔岡島美朗〕

⇨幻聴

[文献] Gross G, Huber G, Klosterkötter J, et al. (1987), Klosterkötter J (1988)

思考怠惰 ➡考え不精〔思考怠惰〕

思考奪取

[英] thought withdrawal
[独] Gedankenentzug
[仏] vol de la pensée

自分の考えが，外的な力，あるいは他者によって抜き取られる，奪い取られるという，統合失調症の病的体験。考想奪取ともいう。Schneider Kが「思考奪取およびその他の思考干渉」として，一級症状に挙げている。説明のつかない思考の脈絡の断絶は，恐らくこの現象によって説明される。また，思考途絶の患者において，「考えを抜き取られた」などと述べられることがある。 〔小林聡幸〕

⇨一級症状，思考干渉，思考途絶

思考聴取 ➡考想化声

思考跳躍

［英］spring of ideas
［独］Ideensprung

　観念連合が著しく促進された結果，考えが次々と進み，まとまりを欠いた思考の状態をいう。躁状態，躁病にみられる。ドイツ語では観念奔逸を示すより一般的な用語として使われることがある。類語に思考飛躍（Gedankensprung）［濱田秀伯 2009］があり，連合弛緩における観念の飛躍を指しているが，両語とも邦語文献での使用はまれである。

（岩脇　淳）

⇨観念連合，観念奔逸，連合弛緩
[文献] 濱田秀伯（2009）

思考伝播　➡考想伝播

思考途絶

［英］blocking；block of thoughts
［独］Denksperre
［仏］blocage de la pensée；barrage

　思考過程の障害であり，考えが突然中断してしまうこと。再び思考活動が始まると，たいていは以前の観念とほとんど関連がないものとなる。客観的には話が突然止まってしまうことになるが，途絶は患者によって知覚され，さまざまに表現される。考えが突然消えるとか，頭の中が硬くなるとかいったものから，思考妨害，思考閉塞などと表現する患者もいる。思考が抜き取られるということも多く，この場合は思考奪取の概念にも当てはまる。

（小林聡幸）

⇨思考奪取
[文献] Bleuler E（1911）

思考の全能

［英］omnipotence of thought

　「心的な行為が外界の変化に及ぼす影響を過大評価する心性」で，Freud S［1909］がねずみ男の症例において見出した。幼児，未開人，強迫神経症者，精神病者においてみられる。すなわち，現実の行動や外的な依存対象の助けによることなく，自己の願望を思考によってのみ満たすことができるということを，外的現実および現実原則よりも過大評価する心性である。この全能感を伴う自己の過大評価は，幼児期に抱いた幼児性の誇大妄想の断片の表現である。また Freud は［1913］，未開人のタブーに関する心理と強迫神経症者の思考の全能との類似性を指摘し，思考の全能という心性が魔術的アニミズム的思考（呪い，迷信，きよめ，たたり）を支配していると述べた。発達的には，自体愛から対象愛に至る中間の自己愛における思考の性愛化を含み，内的な心的現象を外部に投影する傾向をもち，それは現実に叶わぬ願望を幻覚によって満たす乳児の心性に発するものである。

（村岡倫子）

⇨ねずみ男［症例］，誇大妄想，全能感
[文献] Freud S（1909b, 1913f）

思考反響　➡考想化声

思考奔逸　➡観念奔逸

思考滅裂　➡滅裂思考〔思考滅裂〕

自己開示

［英］self-disclosure；self-revelation
［独］Selbstenthüllung
［仏］révélation de soi

　自己開示とは，治療状況において治療者自身の思考や感情，ないしは個人的な情報などが患者に伝えられる現象を指す。自己開示はそれが治療者により意図して行われる場合と，自然ないし不可抗力により生じる場合とが考えられる。これまでの精神分析理論においては，前者については，受身性や匿名性の原則に反し，治療者の逆転移の行動化として理解されることが多かった。また後者に関しても，治療者は個人的な情報が自然に伝わらな

いようなあらゆる配慮を心がけるべきだという意見も存在した。ただし現代では，自己開示がか否かは治療状況によりさまざまに異なるという考えが浸透しつつある［Greenberg J 1995］。その根拠としては治療者の個人的な思考や感情はつねに表されているという認識や，治療的な介入は匿名性を保とうという試みも含めてことごとく自己開示としての意味をもちうるという認識［Greenberg 1991］が共有されるようになったことが挙げられる。また治療者が匿名性に固執することで，その姿勢が過度に防衛的なものになったり，患者の側に不必要な理想化転移を招いてしまう可能性についての指摘もある［Renik O 1995］。

(岡野憲一郎)

⇨逆転移，行動化，エナクトメント，分析の隠れ身
[文献] Greenberg J (1991, 1995), 岡野憲一郎 (1991, 1997), Renik O (1995)

自己感

[英] sense of self

乳幼児精神医学者 Stern DN が提唱した用語。2種類の乳児，「精神分析の発達理論として描かれた乳児」（臨床乳児）と「発達心理学者が実際の観察をもとに描く乳児」（被観察乳児）とを統合し，乳児の主観的体験を理解するための概念として導入された。体験のオーガナイザーである「自己感」は，体験的統合であり，「呼吸と同じで，大抵意識の外にあるが，時には意識にのぼることもある」。自己感は，新生自己感，中核自己感，主観的自己感，言語自己感の4つの「領域」（domain）に分けられる。領域は，発達の段階ではなく，いったん形成されると一生涯を通じて活動を続ける。誕生直後から乳児の中に新生し始めていると推察される新生自己感は，体験の総括的な特性を無様式に知覚することでオーガナイズされていく。生後2～3ヵ月，社交的な行動の高まりとともに始まる中核自己感は，身体的親密性を，7～9ヵ月を起点とする主観的自己感は，主観的体験の共有による心的親密性を特徴とする。言語自己感は15ヵ月頃に始まり，自己に関する客観的理解や言葉の使用が特徴である。(丸田俊彦)

⇨自己，情動調律
[文献] Stern DN (1985), 丸田俊彦 (1992)

自己関係づけ

[独] Eigenbeziehung

関係妄想の中で，自分に全く関係のない事物や人物を自己に関係づける場合を自己関係づけという。この自己関係づけは統合失調症に特異的であり，「アメリカ大統領と連絡している」「地震は自分が起こした」などという常識の範囲を逸脱した関係づけが特徴的である。以前から，自我の肥大が原因として挙げられていた。近年の神経心理学では，統合失調症の自我障害を sense of agency（自己が行為や思考の作用主体であるという感覚）という観点から説明している。この観点からは，統合失調症の自我漏洩的影響感は意志作用の自己への過大帰属によって，離人症や作為体験は意志作用の自己への過小帰属によって出現すると捉えられる。この見解から検討すると，自己関係づけは意志作用の自己への過大帰属として捉えることが可能である。

(船山道隆)

⇨関係妄想，自我障害，離人症，させられ体験
[文献] Schulte H (1924)

自己顕示欲

[独] Geltungsbedürfnis

Jaspers K はヒステリー者の根本特徴を，自分の素質や生活可能性に甘んぜず，自分と他人に向かって自分を事実以上のものとみせ，体験可能なもの以上のものを体験しようとする欲求とみなした。Schneider K は，あいまいで価値評価が潜むヒステリー性格の語に替えて，自己顕示欲型の人（Geltungsbedürftige）を精神病質人格の一類型とした。その

主要特徴である自己顕示欲は，外的あるいは内的に実際あるよりもよくみえるようにする欲求である．今日の自己愛パーソナリティ障害と関連が深い． (中谷陽二)
⇨ヒステリー，自己愛パーソナリティ障害
[文献] Jaspers K (1913/1948), Schneider K (1950)

自己自身への向け換え

[英] turning round upon the subject's own self ; turning against the self
[独] Wendung gegen die eigene Person
[仏] retournement sur la personne propre

　欲動や欲求，感情を外的対象から自己自身へと向け換える心的機制．Freud S は「欲動の運命」を考察する中で，抑圧や昇華，反対物への逆転とともに，この自己自身への向け換えが生じることを述べている．この機制は，サディズムとマゾヒズム，窃視症と露出症，対象愛から自己愛へのリビドーの向け換えの中にその例がみられ，サディズムとマゾヒズムでは，対象へのサディズムは一旦自己自身へと向け換えられ，自己に対するサディズムとなり，対象がサディズムの主体となり自己がそれを受け入れマゾヒズムが生じるというものである．またメランコリーにおいては，対象の放棄と自我と対象の同一化とともに対象への憎しみや非難が自己自身へと向け換えられ，自責や自嘲といった病理的な対象喪失の体験が生じることになる．Freud A はこれを防衛機制の一つとして取り上げ，退行や逆転とともに発達的にもっとも初期の防衛過程の一つと見なしている． (平山壮一郎)
⇨防衛機制，逆転［反対物への］，昇華，受身の対象愛，ナルシシズム
[文献] Freud S (1915d, 1917d), Freud A (1936)

自己システム〔自己組織〕

[英] self-system

　Sullivan HS による概念．対人関係での不安を防衛するシステム．幼児は重要な他者（主に母親）の不安を感情移入（empathy）を通じて体験する．不安は不快な体験であり，不安を避けるために自己システムが形成され，対人関係での安全保障感を維持する．重要な他者の不承認は不安を引き起こすため，自己システムは，しつけと社会化の過程で，承認不承認の原因となるような言動に対して鋭く焦点を絞るようになる．結果として，自らの心理過程の中で意識化されるものは，他者とのコミュニケーションの際に有効妥当なものに限られる．自己システムが承認しないものは自己から選択的非注意や解離によって not-me として分離される．自己システムはこのように不安を防ぐという防衛的な働きをもつが一方で体験から学ぶことを妨げ，健康な対人関係を阻む側面もある．

　統合失調症では自己システムが崩れ，自己から解離されたものが意識化され発症する． (重田理佐)
⇨選択的不注意〔選択的非注意〕，解離［精神分析］
[文献] Sullivan HS (1940, 1953, 1956)

自己視線恐怖

[英] fear of eye-to-eye confrontation
[独] Eigenblicksphobia
[仏] phobie du regard propre

　自分の視線が不快な印象を与える特徴をもつと考える対人恐怖の一亜型．視線がきつすぎる，目つきが悪いなどと悩むほか，視線がいやらしい，色目を使っていると思われるなど性的な色彩を帯びる場合や，視野が拡大して視線が横にいってしまうという脇目恐怖を呈する場合もある．自分の視線ゆえに他人に忌避されるという関係妄想性をもつ点で，対人恐怖症の中では重症に位置づけられる． (岡島美朗)
⇨対人恐怖，視線恐怖，関係妄想
[文献] 笠原嘉 編 (1972)

自己実現　➡個性化

自己臭症
[英] fear of emitting body odor

自らの臭いが他者に迷惑をかけているのではないかと考え，対人場面を恐怖し，回避する，いわゆる対人恐怖の一型。臭いの対象は排泄物やガス，性器や口臭などさまざまであるが患者本人は器質的な原因を確信していることがほとんどである。思春期，青年期における身体および社会状況の変化が発症の契機とされているが，植元行男らの思春期妄想症，笠原嘉らの重症対人恐怖のように神経症圏を越え，精神病圏に近い病態も指摘されている。また，その"臭い"が自らの身体から漏れ出ているという文脈で一種の自我漏洩症状とも理解される。そこには加害妄想性や被害妄想性，関係妄想性の強さ，状況依存性の不確かさ，患者の対人希求性の有無などが差異として挙げられる。しかし自らの在り様に対する羞恥から他者から疎外される恐怖へとその中心病理が移りつつある対人恐怖概念の中で，その鑑別は困難であることが多いと筆者は考える。

(木崎英介)

⇨対人恐怖，思春期妄想症，自我漏洩

[文献] 笠原嘉 編 (1972)，植元行男，村上靖彦，藤田早苗ほか (1967)

自己主体感
➡センス・オブ・エージェンシー〔意志作用感，自己主体感〕

自己所属感
[英] feeling of self-belonging
[仏] sentiment d'appropriation au moi

動作・知覚・身体などが自己に所属するという感覚。動作・行為については行使者の感覚 (sense of agency)，身体については所有者の感覚 (sense of ownership) などと区別される。統合失調症の自我障害においては思考や意志の自己所属感が障害され，不特定の他者に帰属させられる。解離においては思考や身体の自己所属感が減弱し，人格の多重化を準備する。また脳器質性障害において身体の一部の自己所属感が失われることがある。

(深尾憲二朗)

⇨自我障害，多重人格，させられ体験，影響感情

自己身体部位失認
[英] autopagnosia

身体失認の一型で両側性身体図式障害に分類される。身体図式 (body schema) とは，各人が自己の身体について有している表象ないし空間像のことで，身体失認はこの身体図式の障害である。本症状は，それぞれの身体部位を全身像に関連づけて適切に位置づけることができない病態であり，自己の身体部位を指示したり，同定したり，呼称したりすることができない。標的部位に隣接する部位への誤りや機能的に関連した部位への意味的誤り，また，鼻や臍のように視覚的境界の鮮明な部位では，具体的境界の不鮮明な身体部位より誤りが少ないなど，身体部位により反応性の変動がみられることから，本症状の説明仮説として，身体図式の障害を想定する空間障害仮説だけでなく，身体部位の知識と言語処理の間の機能的，構造的関係の障害を考える概念的言語的仮説も考えられている。しばしば頭頂・後頭葉の広範囲の病巣が認められ，両側性であるが，損傷が一側性の場合は左半球のことが多い。

(宮森孝史)

⇨身体認知障害，身体図式，半側身体失認

[文献] Denes G (1999)，Tonkonogy JM, Puente A (2009)

自己心理学
[英] self psychology

Kohut H によって創始され，主に米国において隆盛する精神分析理論。Kohut は自己愛パーソナリティ障害の精神分析でみられる転

移と治療者の逆転移反応の研究から，自己愛に関する古典的な精神分析の見解とは異なる考え方をもつに至り，ついには欲動論から離れて独特な自己構造論と精神病理論，治療論からなる自己心理学を確立した。
(1)精神病理論　①自己愛は対象愛の発達とは異なる別の発達ラインを進み，太古的な形態から成熟した適応的な形態に変形するものであるとの見解，②破壊性は一次的な衝動の表れではなく，自己対象環境の不全があり適切な共感的対応がない結果生じる自己愛の傷つき反応（自己愛的怒り）であるとの見解，③エディプスコンプレックスについてエディプス期の病因論的側面ではなく成長促進的側面に注目した見解を唱えるなど，伝統的な精神分析とは異なる精神病理論を示す。
(2)自己論　人間は心理的に生存するために他者と関係をもつことが不可欠で，幼児の不安定な原初的自己が発達し安定した自己を形成する上で，一貫性ある自己対象（self object）の応答が重視される。母親（鏡自己対象）が子どもの誇大性や顕示的な自己の芽生えを適度に鏡映できているなら，太古的な誇大自己は内在化され健康な野心の極を形成する。子どもが理想化自己対象に求める機能が適切に提供されているなら，それらの機能は変容性内在化により中核的な理想の極として自己（双極自己 bipolar self）の内に形成される。
(3)治療論　患者の成長志向を認知する態度が自己心理学的立場の特徴の一つである。鏡・理想化・双子転移と呼ばれる自己対象転移は患者の自己の構造的欠陥が自然に動員される現象で，かつて親との間で発達を阻害された自己が，新たに共感的な自己対象（治療者）から発達促進的な対応を求める体験である，として転移の発展と自己対象不全体験の修復を目指す。また精神症状や臨床現象を間主観的に理解し，患者の主観的立場から患者の体験を理解しようとする共感（代理的内省）を強調する。　　　　　　　　　（舘　哲朗）
⇨コフート，自己愛パーソナリティ障害，転移，逆転移，エディプスコンプレックス，誇大自己，自己愛転移，共感
[文献] Kohut H (1971, 1977, 1984)，舘哲朗（1999）

事後性 ［ラカン］
[英] deferred action
[独] Nachträglichkeit
[仏] après-coup

　Freud S は神経症の発症機制を，心的外傷との直線的な因果関係としてではなく，「後からの効果」という観点から捉えた。事後性とは，外傷的な出来事が後の出来事によって再編成され，主体にとって新たな意味をもつことであり，「心理学草案」[1895]や「ある幼児期神経症の病歴より」[1918]などで詳しく論じられている。Lacan J は，Freud のこの概念に着目し，それを自らの「シニフィアンの連鎖」という構想にとり入れた。「シニフィアンの連鎖」それ自体は意味を形成しない。だが，たとえば，連鎖の間に切断が生じると，後のシニフィアンが前のシニフィアンに遡行作用に及ぼし，そこに意味が生まれる。シニフィアンを一つの記憶の刻印とみなすなら，Lacan は Freud の事後性概念をシニフィアンという Saussure 由来の概念によって書き換えたといえる。Lacan の事後性は，神経症の発症機制にとどまらず，心的因果性一般にあてはまる概念でもある。　（十川幸司）
⇨シニフィアン／シニフィエ，トラウマ
[文献] Freud S (1895a, 1918a)，Lacan J (1966a)

事後性 ［モデル］

　新しい体験に出会うことにより，過去の体験，印象，記憶が新しい意味や心的作用を獲得する心的過程のこと。Freud S は，初期において，とくに定義せずこの語をしばしば用いたが，退行-固着論，固定記憶痕跡論，原幻想論が完成するとともに次第に用いなくな

った。フロイト著作標準版の英訳者である Strachey J は「遡行作用 (deferred action)」と訳したが，Laplanche J と Pontalis JB は，その『精神分析辞典』において Freud の時間性や心的因果性に関する重要な概念として取り上げた。現代精神分析において，Modell AH は精神分析的関係で起きる主観的時間体験は過去から現在へという直線的なものではなく循環的に捉えられるべきであり，反復強迫や転移の本質は記憶の再カテゴリー化にあることを主張した。そのため，deferred action の語を用いず Nachträglichkeit をそのまま使用している。同時に，ノーベル賞受賞者である神経生物学者 Edelman GM の，記憶は脳の静的な記録からなるものでなく脳の動的な再構成によるものである，という記憶進化論に自分の理論との一致を見出し，感情のカテゴリーとして記憶されている長期感情記憶の再形成は，本能論以上の基本的な生物学的原理であり，反復強迫は現在と過去の対象との間の知覚同一性を探そうとする基本的ニーズすなわち記憶の書き換えを求めて分析状況で展開されるものだとした。精神分析は，書き換えられなかった記憶の書き換えと意味の広がりを治療機序とする事後性の活動であるとし，転移解釈は記憶の再カテゴリー化であるとした。　　　　　　　　　　　(狩野力八郎)

⇨記憶［精神病理・精神分析］，固着，退行

[文献] Modell AH (1990), Edelman GM (1992)

自己像幻視

［英］autoscopy
［独］Autoskopie ; Heautoskopie
［仏］autoscopie ; héautoscopie

　自分の姿を外界にみる幻覚。短時間で患者からの距離は一定でないが，情動を伴い自分であるとの確信を抱く。感覚要素を帯びた二重身 (Doppelgänger)，一種の身体図式障害との見方もできる。せん妄，チフス，脳炎，頭頂・側頭葉疾患，てんかん，頭部外傷，薬物中毒（有機溶剤），アルコール症，偏頭痛，入眠時，疲労，統合失調症などで生じる。自己視 (Sichtselbstsehen)，二重視 (Doppelsehen)，第二像視 (Deuteroskopie) ともいう。　　　　　　　　　　　(濱田秀伯)

⇨二重身，身体図式

自己組織　➡自己システム〔自己組織〕

自己対象

［英］self object ; self-object

　自己心理学の創始者 Kohut H の用語で，「自己のために使われる対象，あるいは，それ自身，自分の一部として体験される対象」を指す。ただ，「自己対象という概念は，内的な体験に関するものであり，物理的現実の一部ではなく，内省と共感によってのみ観察可能な心的現実であり」「自己対象とは一般に……他者に関するわれわれの体験の一側面であり……特定の意味で使った場合は，太古的自己対象を意味する」［1971］。自己対象のプロトタイプは母親である。母親の共感的対応の下で乳児の自己は発達を遂げるが，その成長を可能にする「心理的酸素」が，乳児の太古的誇大感を映し出し，乳児による理想化を受け入れる自己対象（自己・自己対象関係）である。この自己対象からの共感不全によって起こるのが自己愛パーソナリティ障害である。なお，自己対象による「共感不全」が，必ずしも養育不全を意味せず，あくまで，乳幼児側の主観的体験としての「不全」である点を強調する Stolorow RD は，「自己対象不全」という用語を提唱している。　(丸田俊彦)

⇨自己愛パーソナリティ障害

[文献] Kohut H (1971, 1977, 1984)，丸田俊彦 (1992)，Stolorow RD, Brandchaft B, Atwood GE (1987)

自己治癒
[英] self healing
[独] Selbstheilung

　一般的にわれわれが疾病として観察するのは，狭義の疾病的な過程とそれに反応する生体側の免疫や炎症反応の混合であり，そこにはつねに治癒や回復の契機が併存しているのが当然である。精神活動において免疫や炎症反応に相当するのが何かは明確ではないが，精神症状として観察されるものにも治癒や回復の契機が含まれている。疾病が必然的に内在させているこうした治癒傾向，あるいは生体に固有の，内発的な治癒力とでもいったものが自己治癒である。その意味ではレジリアンスとも関連する。それは自然治癒でもないし，自己治療すなわちコーピングでもない。宮本忠雄［1985］が自己治癒として挙げているのは，主として妄想が一定の展開をとってある種の収束に向かうことであり，症状が単に消褪したり，経過が急に停止するというのではない。病像が一定の力動的な展開をたどりながら，何らかの形で「締めくくられる」ことが肝要であることが強調されている。

（小林聡幸）

⇨レジリアンス
[文献] 宮本忠雄（1985）

自己同一性　➡自我同一性

自己敗北型パーソナリティ障害
➡マゾヒズム的性格

自己表象／対象表象
[英] self representation/object representation

　われわれがイメージとして思い浮かべることのできる自己／対象の姿のこと。主体が心理的に結びついているあらゆる人が「対象」であり，あらゆる「対象」は「対象表象」である。そもそも発達最早期の乳児に心的表象は存在しない。母子交流の中で快の状態にあると，乳幼児は一種の万能的な満足に浸っており，自己と対象は融合している。一方で，不快を経験すると，対象（自己の意のままにはならない存在）が存在することが認識され始める。こうして快・不快の記憶痕跡が積み重ねられるにつれ，対象が自己と区別されるようになる。まず対象表象が成立し，次に自己表象が成立するのである。当初，それらは安定していない。しかし，個体の成熟や発達が進むと，対象が現前に存在するかどうか，子どもの欲求が満たされているかどうかにかかわらず，対象表象にエネルギーが備給されるようになり，対象恒常性が確立される。こうして，自己／対象の表象の核が精緻化され，意識されるようになり，個人の対象世界が成立する。

（池田暁史）

⇨自己，表象［精神分析］
[文献] Jacobson E（1964），Sandler J, Rosenblatt B（1962）

事故頻発人格
[英] accident prone personality

　一見偶然あるいは不可抗力にみえる事故に出会うことを繰り返す傾向をもった人格のこと。Freud S は，『日常生活の精神病理』［1901］やドラの事例［1905］で怪我や事故の例を記し，『マゾヒズムの経済的問題』［1924］で，不合理なことをしでかして無意識的に処罰を与えられる傾向を，道徳的マゾヒズムとした。Abraham K［1927］，Alexander F［1937］，Deutsch H［1935］，Fenichel O［1945］が具体例を示した。

　Menninger K［1937,1938］は，上記を引用しつつ，自我は責任を負わないものの，自己破壊の目的がある事故を，目的をもった偶発事故（purposive accident）として論じ，反復手術（ポリサージェリ）などと並列した。

　Dunbar HF［1948］は，骨折患者の心理を研究し，自罰的怪我について述べ，LeShan

LL [1952] は，肛門サディスムを志向する型と口唇攻撃志向の型に分けた。

なお，事故傾性（accident proneness）の概念は，1910年代のイギリスの産業疲労研究所の研究者たちが用いたものである。近年は個人内の問題より，環境との適合や状況の要因を配慮するようになっている。　（中村俊規）
⇨道徳的マゾヒズム，生の本能／死の本能，頻繁手術症〔頻回手術症〕

【文献】 Abraham K (1927), Alexander F (1930a), 浅井昌弘 (1979), Dunbar HF (1948), Deutsch H (1935), Fenichel O (1945), Freud S (1901a, 1905a, 1924a), LeShan LL (1952), Menninger KA (1937, 1938)

自己分析
[英] self-analysis
[独] Selbstanalyse
[仏] auto-analyse

自分自身のこころの深層のあり様を分析家なしにひとりで観察し洞察に至ろうとする心的作業をいう。その方法には自由連想法や夢分析があるが，それに限らず日常の生活の中での自己モニタリングや内省という方法も活用される。その創始は Freud S が Fliess W を分析者に想定して手紙を通して行った自己分析にある（フリース体験 1895～1900）。その後も Freud は精神分析の基礎訓練として必須なものと考え，自己分析の経験に何度も言及した。しかしそれと同時に自己分析の限界も認識していた。ゆえに正統には，個人分析や訓練分析という分析家との精神分析体験を引き継ぐ形で自己分析は進められる [Meltzer D 1967]。

自己分析は終わりのない過程である。とりわけその個人が精神分析的治療者として働いているときには，日常での自己分析の継続は不可欠である。その理由は，それが他者のこころにかかわる治療者として開かれたこころを普段から準備しておくための不可欠の作業だからである。　（松木邦裕）

⇨自己モニタリング
【文献】 Freud S (1954), Meltzer D (1967)

自己変容的／環境変容的
[英] autoplastic/alloplastic

精神分析の中で，個人の環境適応を二様式に分類した概念。環境との間に発生したストレス状況から平衡状態を回復するために自己の内部を変化させることを自己変容的適応，環境に働きかけて環境を変えることを環境変容的適応と呼ぶ。Ferenczi S [1919] がヒステリー患者の転換症状を説明する際に自己変容的を用いたのに続き，Freud S [1924] が神経症と精神病について論じる中で，外界変容的適応を健康な自我の働きとした。Hartmann H [1937] も，自我の自律的機能を重視する自我心理学の展開の中で，外界変容的適応を重視した。しかし，Ferenczi [1933] が，当初のヒステリー理解からさらに展開して自己変容的という言葉に込めた意味合い，すなわち子どもへの性的虐待による心的外傷が生む解離現象については近年に至るまで忘れられてきた。自己変容的‐環境変容的の対概念は，個人と環境の間の力関係と主体性の問題に関係するのである。　（森　茂起）

⇨適応
【文献】 Freud S (1924b), Ferenczi S (1933)

自己保存本能　→自我本能〔自我欲動〕

自己モニタリング
[英] self-monitoring

Snyder M [1974] は，個人の置かれた社会的状況を把握したうえで自己呈示や表出行動を適切に調整するという社会心理学的概念を，自己モニタリングと呼んだ。すなわち，①しっかりと表現して，自分の本当の感情を正確に伝えること，②実際の体験と一致していなくても，任意の感情を正確に表出すること，③不適切な感情状態であっても，それを隠し

て表さないようにしたり，適切な感情状態であるかのように示したりすること，④何も感じなかったり反応しなかったりすることが不適切な際，何らかの感情があるかのように装うこと，などである。社会生活において良好な対人関係を保つために，相手や状況に応じた表出行動をとることは必要不可欠な能力である。社会的状況に敏感で，感情制御でき，場に応じた役割を演じられる自己モニタリング能力の高い人は，周囲に気を配って適切な表出行動をとることができ，逆に，低い人は状況にかかわりなく感情の赴くままに行動しトラブルを招きやすい。　　　　　　（大矢　大）

[文献] Snyder M（1974），Briggs SR, Cheek JM, Buss AH（1980）

時差症候群

[英] jet lag syndrome

4～5時間以上時差のある地域をジェット機で急激に移動した際に，睡眠覚醒リズム障害を生じることをいう。睡眠障害以外にも集中困難や能率低下，疲労感，食欲不振，頭重感，胃腸障害，便秘や下痢などの症状がみられる。時差症状の程度は西方飛行に比べて東方飛行でより強いことも明らかにされており，この東西飛行での差は，体内リズムの位相が前進して同調するか（東方飛行），後退するか（西方飛行）の違いによる。東方飛行では本来24時間より長い生体リズム周期を短くさせることで現地に同調しなければならないため身体に無理と混乱が生じる。予防法としては概日の位相を前もって前進させておくことや，到着後に体内時計の朝に相当する現地時間に意識的に光に当たるようにしておくことが大切である。また，超・短時間作用型睡眠薬の使用や，メラトニンと高照度光を組み合わせることで現地時間へ体内時計を同調させることも有効である。　　　　（高橋正洋）

⇨概日リズム，生体リズム，概日リズム睡眠障害

[文献] 佐々木三男（1999）

自殺 [社会精神医学，疫学]

[英] suicide

近代の自殺研究の先駆者であるフランスの社会学者 Durkheim E は『自殺論』において，「当の受難者自身によってなされた積極的あるいは消極的行為から直接的あるいは間接的に生ずる一切の死」を自殺と定義した［Durkheim 1897］。この定義は比較的幅広いものであったため，その後の研究者によりさまざまに修正され，細かく規定されていった。なお，「真の自殺とは，ある程度成熟した人格をもつ人間が『自らの意志にもとづいて』死を求め，自己の生命を絶つ目的をもった行動をとることに限らなければならない」とし，自殺を図る人がその行為を自ら起こし，かつその行為が死をもたらすという現実を予想する能力があるといった，きわめて厳密な定義を提唱する者もいる。しかし，あまりにも厳密な定義によると，自らの意志によらない制度的自殺やある種の精神障害の結果生じた自殺，未熟な子どもの自殺などが，定義から外れてしまいかねない。この意味でも，Durkheim の定義は臨床においても常識的なものと考えられる。

わが国では1998年に年間自殺者数が3万人を超えて以来，年間自殺者数3万人台が続いている。警察庁の発表によると，2009年には自殺者数が32,753人であり，交通事故死者数（4,914人）の6倍以上となった。未遂者数は既遂者数の少なく見積もっても10倍は存在すると推計されている。そして，自殺未遂や既遂が生ずると，強い絆のあった多くの人々に深い心の傷を残すことになる。このように，自殺とは毎年死にゆく3万人の問題にとどまらずに，非常に多くの人々の精神保健を脅かす深刻な問題となっている。わが国の自殺率は2009年には人口10万人当たり約25であり，G8諸国の中ではロシアに次ぐ高い自殺率となっている。このような社会的背景を直視し，2006年6月には自殺対策基

本法が公布され，自殺予防は社会全体で取り組むべき課題であると宣言された。(高橋祥友)
⇨自殺対策基本法
[文献] Durkheim E (1897)

自殺 [精神力動]

精神分析では，自殺には無意識的な意味があり，その意味を解明し理解することが自殺を志向する患者の治療につながると考えている。

Freud S は，うつ病の精神分析的探究を行う過程で，自殺の精神力動を明らかにした。うつ病患者においては，失った対象を自らの中にとり入れるとともに自己の分裂が生じることで，失った対象と分裂した自己の一部との同一視が成立する。その結果，自らを残していなくなってしまった対象への怒りは自責や自己非難に姿を変えるというのである。彼はこの延長線上に自殺を位置づけて「自分自身を対象として扱い，対象に向かっていた敵意を自分に向け，それが外界の対象にたいするものとの反応といれかわったとき，そのときに自我がみずからを殺すことができる」と述べている。

Campbell D と Hale R は，人を自殺に駆り立てるものとして5つの自殺空想を挙げている。①復讐空想：愛情を十分注いでくれなかった親への恨み，さらにはそうしてほしかったという依存。②自己処罰空想：痛みと死の性愛化が生じ，自身の身体を加虐的に扱うことで満足を得る。③暗殺空想あるいは除去空想：人は自らの身体を，自己を混乱させ脅かす狂気の源と体験する。したがって身体を殺すことは，逆説的で妄想的だが，自己が生き延びるための自己防衛である。④命をかけた博打空想：自殺行為の結果を運命に任せ，自らの生きる責任を自分以外の誰かに委ねている。⑤融合空想，再結合空想，または転生空想：万能的な母親と融合する願望を表している。

Maltsberger J と Buie D は，慢性的に自殺を望み続ける患者との治療の中で治療者に最も生じやすい逆転移反応は，敵意（malice）と嫌悪（aversion）であるという。どちらも反治療的な可能性があるが，敵意は患者に腹を立てるという形で患者とのかかわりが保たれている分だけ，その影響は嫌悪よりも致命的ではない。なぜなら，嫌悪はしばしば拒否すなわち関係遮断を引き起こすからである。たとえば嫌悪の行動化は，厳重な観察が必要な患者に対して，指示された観察を「忘れる」という形で現れたりする。(白波瀬丈一郎)
⇨逆転移
[文献] Campbell D, Hale R (1991), Freud S (1917d), Maltsberger J, Buie D (1980)

自殺 [生物学]

自殺の背景として精神疾患の存在が重要であるが，精神疾患の枠を越えた生物学的要因の存在が臨床遺伝学的知見から示唆されてきた。背景精神疾患にかかわらず，セロトニン活性の低下が自殺企図者の脳脊髄液，自殺者死後脳で見出され，自殺の「セロトニン（機能低下）仮説」と呼ばれる。自殺者死後脳でのセロトニン活性の低下は，とくに腹側前頭前野で目立つことから，前頭葉による抑制機能の破綻によって攻撃性，衝動性が亢進し自殺行動へ至ると考えられている。主要なストレス応答系である視床下部－下垂体－副腎皮質系（HPA系）の機能失調も重要である。セロトニン活性の低下やHPA系の機能失調は，衝動性・攻撃性などの情動不安定性やストレス耐性の低下と関連して自殺に対する生物学的脆弱性を形成している。さらに，こうした神経伝達系・神経内分泌系の失調は，幼少期からの心的外傷体験などの環境要因によっても増強され，喪失体験等が決定的な引き金となって自殺行動に至るとされる。

(白川 治)
⇨セロトニン仮説，攻撃性 [生物学]，視床下部，

ストレス
[文献] Mann JJ (2003), 西口直希, 白川治 (2009), Ernst C, Mechawar N, Turecki G (2009), 白川治 (2006)

自殺対策基本法

わが国の自殺による死亡者数は, 1998年に8千人以上増加して3万人を超える水準となり, 国は, 厚生労働省を中心に自殺予防に取り組むこととした。そして2000年には「健康日本21」（21世紀における国民健康づくり運動）に「自殺者の減少」を組み入れ, 2002年には自殺防止対策有識者懇談会報告書「自殺予防に向けての提言」をまとめて多角的な検討と包括的な対策が必要との認識を示した。しかし, 自殺予防は政府全体の取組みとはならず, 自殺死亡率の高い一部の地域の取組みにとどまっていた。その後, 自殺者数がなおも3万人を超す状態が続いたことから, 2005年に参議院厚生労働委員会において「自殺に関する総合対策の緊急かつ効果的な推進を求める決議」がなされ, 国会において自殺予防のための法制化を進める動きが活発になり, 2006（平成18）年6月に自殺対策基本法が成立した。

自殺対策基本法の目的は, 自殺対策を総合的に推進して, 自殺の防止を図り, あわせて自殺者の親族等に対する支援の充実を図り, もって国民が健康で生きがいをもって暮らすことのできる社会の実現に寄与することである（1条）。自殺対策の基本理念としては, ①背景にあるさまざまな社会的要因を踏まえ, 社会的な取組みとして実施されること, ②単に精神保健的観点からのみならず, 自殺の実態に即して実施されること, ③事前予防, 自殺発生の危機への対応, および自殺が発生した後または自殺が未遂に終わった後の事後対応の各段階に応じた効果的な施策として実施されること, ④国, 地方公共団体, 医療機関, 事業主, 学校, 民間団体等の相互の密接な連携のもとに実施されることが示されている（2条）。これらの背景にあるのは, 自殺は社会の努力で避けることのできる死であるという認識であって, 世界保健機関（WHO）が「自殺は大きな, しかしその多くが防ぐことができる社会的な問題である」としたことを踏まえている。自殺対策基本法にもとづき, 政府は2007（平成19）年に政府が推進すべき自殺対策の指針である自殺総合対策大綱を定めた。自殺総合対策大綱は2008年に改正され, うつ病以外の精神疾患等によるハイリスク者対策の推進としてハイリスク者対策の必要性が明記された。　　　　　（竹島　正）

⇨自殺, うつ病, ハイリスク者
[文献] 内閣府 編(2009), 竹島正, 川野健治(2009)

CCRT　➡中心葛藤関係テーマ〔CCRT〕

脂質代謝障害
[英] disorders in lipid metabolism

脂質の合成や分解にかかわる酵素異常によって不要な脂質が脳や体に蓄積したり, 必要な脂質が不足して機能障害をきたす疾患群を指す。精神遅滞や精神運動機能退行を示す疾患が含まれ, 多くは遺伝子異常にもとづく先天性疾患である。脂質異常症（高脂血症）を示すウォルマン病や脳腱黄色腫症, コレステロール合成系酵素異常のあるスミス＝レムリ＝オピッツ症候群, 極長鎖脂肪酸の代謝異常を示す副腎白質ジストロフィー症などがある。
　　　　　　　　　　　　　　　　　（加我牧子）
⇨脳腱黄色腫症, アドレノロイコジストロフィー〔副腎白質ジストロフィー〕

支持的精神療法
[英] supportive psychotherapy

支持的精神療法は, インテンシヴな精神療法（精神分析療法, 精神分析的精神療法, 探索的精神療法, 洞察志向的精神療法, 表出的精神療法など）との対比でさまざまに論じら

定義や位置づけ，方法は諸家によってさまざまに異なるが，一般的には，対話を中心としたスタイルで，患者－治療者関係を現実の関係とみなして転移として分析はせず，防衛を不適応でない限りは維持強化し，洞察の獲得を主要な目標とはせずに，欲求不満や不安を最小にすることを目指し，症状を改善し，セルフエスティームや自我機能，適応機能を維持，改善させるために直接的な方法（あたたかい受容，暗示，助言，励まし，保証，共感的評価，是認，再教育，説明，説得，環境調整など）を用いる方法とされる。

実際には，解釈が深い支持となる場合や，支持的精神療法が洞察をもたらすこともあることなどから Gabbard GO は，純粋に支持的あるいは表出的な方法などはなく，すべての精神療法は支持的－表出的なものであり，この両者を両極としたスペクトラム上にあると主張している。

古典的には，精神分析的な解釈がもたらす欲求不満や不安をもちこたえるほど自我機能が十分でない重篤な患者に対してやむをえず用いる転移性治癒の機序を利用した方法，薬物療法の補助として非特異的に励ます方法などと消極的な意味で使われていたが，近年は，境界性パーソナリティ障害への援助などを通じて，幅広い適応をもつ力動的に基礎づけられた方法，すべての精神療法の基本，熟練の必要なきわめて柔軟性の高い高度な技法，などと積極的な意味をもたせている立場もある。

狩野力八郎は力動的な自我支持にはその治癒機転から，①防衛，とくに抑圧の強化，②患者の観察自我との同盟，すなわち治療同盟の促進，③自我の分裂を統合し成長を促す治療関係の内在化モデル（コンテイニング，抱えること，自己対象機能の提供，情動調律などを含む）の3つの意味があることを明確化している。 (池田政俊)

⇨治療同盟，コンテイナー／コンテインド，抱えること〔ホールディング〕，情動調律

[文献] Gabbard GO (1994), 狩野力八郎 (1991), Pinsker H (1997)

GCP ガイドライン

[英] Guideline for Good Clinical Practice; ICH E6 (R1) guideline

ICH（日米 EU 医薬品規制調和国際会議）E6 (R1) ガイドライン [International Conference on Harmonisation of Technical Requirements for Registration of Pharmaceuticals for Human Use 1996] を指し，本邦では薬事法である「医薬品の臨床試験の実施の基準に関する省令」(GCP 省令)〔厚生労働省医薬食品局審査管理課長 2008〕の中で運用されている。GCP 省令により，GCP の基準が定められている。GCP の目的は，被験者の保護，治験デザインの倫理性・科学性ならびに治験データの科学性・正確性の確保，治験の管理等である。GCP ガイドラインの倫理に関する基本的考え方は，ヘルシンキ宣言にもとづいて定められている。 (中林哲夫)

⇨治験，ヘルシンキ宣言

[参考] International Conference on Harmonisation of Technical Requirements for Registration of Pharmaceuticals for Human Use (1996) Guideline for good clinical practice E6 (R1).
http://www.ich.org

[文献] 厚生労働省医薬食品局審査管理課長 (2008)

思春期危機〔青年期危機〕

[英] adolescent crisis
[独] Pubertätskrise; Adoleszenzkrise
[仏] crise pubère

一般に，子どもが成人になるまでの生物学的な成熟の時期を思春期（puberty）と呼び，心理発達上での児童期と成人期の間の時期を青年期（adolescence）と呼ぶ。思春期危機という場合の思春期は，青年期という意味も含んでいる。思春期（青年期）は，成長のラストスパートや第二次性徴の発現などの身体

面の急激な変化が起こる時期であり，同一性の確立［Erikson EH 1959］や親からの第二の分離－個体化［Blos P 1967］など心理学的に大きな変化を経験する時期でもある。このため，生物学的にも心理学的にも不安定な時期であり，多くの若者が心理的な危機を経験するが，その中で深刻な発達上の挫折を経験する者や精神疾患を発症する者も生じる。発達上の挫折が，同一性拡散［Erikson 1959］や退行状態を引き起こし，不登校状態，摂食障害，強迫性障害，薬物乱用などの病理につながることもある。 (生地 新)

⇨青年期，自我同一性，同一性拡散，同一性危機，分離－個体化，不登校，摂食障害，強迫性障害，薬物依存(症)，エリクソン，E.H.

[文献] Erikson EH (1959a)，Blos P (1967)

思春期精神病

［独］Pubertätspsychose；Jugendirresein

思春期の身体・精神の発達の激変と密接な関係をもち，思春期に続いて発症する疾患として Kahlbaum KL により提唱され，Hecker E により詳細に記述された破瓜病（Hebephrenie）は，語源的に思春期精神病（Jugendirresein）を意味する。Hecker による症状と経過の記載は詳細で，現在でも有用である。破瓜病は，緊張病，妄想病とともに，Kraepelin E により早発性痴呆（dementia praecox）としてまとめられ，後に Bleuler E が，単純型を加えた 4 つの病型を統合失調症（Schizophrenie）と命名した。破瓜病は現行の ICD-10 では統合失調症の下位分類である破瓜型に相当する。Kretschmer E が精神病質的思春期危機（Psychopathische Pubertätskrise）を唱える 80 年以上前に，破瓜病概念を提唱した功績は大きい。 (森野百合子)

⇨破瓜病，早発性痴呆，青年精神医学，カールバウム，ヘッカー

[文献] Hecker E (1871)，Kraepelin E (1913b)

思春期早発症

［英］precocious puberty
［独］Pubertas praecox

正常発達に比べて早期の二次性徴の発現をいう。本来ならば思春期になって認められる視床下部－下垂体－性腺系の成熟が早期に起こり，下垂体ゴナドトロピンの分泌亢進によって生じているものを真性(中枢性)思春期早発症といい，性ホルモンの早期分泌や投与などによるものを偽性思春期早発症という。思春期早発症では，骨成熟の促進による成人身長の低下も問題である。真性は，特発性がほとんどであるが，脳腫瘍，視床下部過誤腫などが原因となりうる。偽性の原因で最も多いのは先天性副腎皮質過形成である。過剰な副腎性男性ホルモンにより男児では同性化思春期早発，女児では異性化思春期早発（男性化）となる。精神科的には，身体的性徴は早発であっても，それに見合った精神的発達は伴わないため，身体変化を上手く制御できず，衝動性やマスターベーションのコントロール不良などが問題となる。特発性真性思春期早発症や，原因疾患の治療によっても症状が改善しない場合，性腺抑制療法を考慮する。

(前田貴記)

⇨脳腫瘍

思春期妄想症

［英］adolescent paranoia
［独］Pubertätsparanoia
［仏］délire pubère

思春期妄想症は植元行男ら［1967］の提唱による。患者は「自分の体から嫌な臭いが発散している」「自分の視線が鋭い」など，自らの身体的異常のために「他人に不快感を与えている」との妄想的確信を抱く。自らの身体的異常には上記の自己臭，自己視線のほか，自分の容姿・容貌（醜形恐怖），表情，雰囲気などさまざまなものが含まれる。患者はしばしばそのために「人が嫌がる」「避ける」

「迷惑をかけて申し訳ない」と自責感をもって訴え，関係妄想（忌避妄想）を伴うことが多い。症状は状況依存的であり，苦痛は他人の前で増強する。患者は一般に治療意欲をもっているが，自らの異常を身体疾患に求め，それに即して，皮膚科，歯科，眼科，形成外科，婦人科，内科など，さまざまな診療科を受診する。そのほとんどが思春期から青年期に発症し（中学2年がピーク），一つの訴えに固執し，経過も長期にわたることが多い。また苦痛の度合いによっては行動が大幅に制限されることもあるが，社会生活は可能である。
(村上靖彦)
⇨醜形恐怖，対人恐怖，視線恐怖，正視恐怖，自己臭症，忌避妄想
[文献] 植元行男，村上靖彦，藤田早苗ほか (1967)，村上靖彦 (1981)，村上靖彦，舟橋龍秀，鈴木國文 (1993)

思春期やせ症　➡神経性無食欲症

視床
[英] thalamus
[独] Thalamus

視床は，間脳の上部に位置し，大脳皮質との間の双方向性の投射により大脳皮質機能を支えている。視覚，聴覚，体性感覚などの感覚入力は，扁桃体に直接入力する嗅覚を除き，まず視床で中継され，その後，大脳皮質の一次感覚野に投射される。視床は多数の核からなるが，特殊核群，非特殊核群，網様核に分けられる。特殊核群は，それぞれ特定の感覚器からの入力を受け，対応する一次感覚野に投射しており，分化した感覚を司っているといえる。一方，非特殊核群は脳幹網様体や脊髄からの投射を受け，大脳皮質と皮質下構造（線状体，淡蒼球，扁桃体）の双方に投射しているが，不快刺激に対して速やかに反応できるように，大脳皮質全体の活動性の調節に関与していると考えられている。網様核は，抑制性ニューロンからなり，視床内の他の核を制御しているが，大脳皮質との直接の連絡はない。
(前田貴記)
⇨視床下部

自傷
[英] self-mutilation

1960年頃よりアメリカを中心に鋭利な刃物やガラス片などで自らの身体を傷つける，死に至らない，自傷行為を繰り返す若い女性患者が注目されるようになった。それは瞬く間に欧州に広がり，日本でも1970年代後半に手首自傷症候群として報告された。自傷は境界性パーソナリティ障害の代名詞のように考えられるが，解離性障害や摂食障害や気分障害の患者にも広くみられる。Gunderson JG [2001] は自傷を，心の痛みに打ち克つために身体に痛みを与える，自分を「悪い」存在と考え罰を与える，感情をコントロールする，周囲を支配する，怒りの表出，感情の麻痺に打ち克つ，ための行為としてまとめている。その治療は，DSMのⅠ軸障害の薬物治療と同時に環境調整や個人精神療法，さらには社会適応能力を高める社会療法を統合した療法が求められる。Ⅰ軸障害の改善とともに自傷は少なくなる患者も多いが，パーソナリティ障害を併発していると専門性を必要とする。
(川谷大治)
⇨リストカット，境界性パーソナリティ障害，パーソナリティ障害
[文献] 西園昌久，安岡誉 (1979)，Gunderson JG (2001)，川谷大治 (2009)

歯状核・赤核・淡蒼球・ルイ体萎縮症〔DRPLA〕
[英] dentato-rubro-pallidoluysian atrophy

第12染色体短腕13.31上のDRPLA遺伝子内のCAGリピートの異常伸長により発症する常染色体優性遺伝の脊髄小脳変性症の一種である。進行性の疾患であり，発症年齢は

小児から中年と幅広く，その概念は主として本邦でまとめられ，症例報告数も本邦に多い。主症状はてんかん，ミオクローヌス，小脳性運動失調，舞踏アテトーシスである。20歳以下の若年発症ではミオクローヌスてんかん，精神発達遅滞，小脳性運動失調を呈する。40歳以降の発症では小脳性運動失調，舞踏アテトーシス，性格変化，認知症などがみられ，ハンチントン病と誤診されることもあった。20〜40歳の発症では二つの型の移行例が多い。神経病理学的には小脳歯状核‒赤核系と淡蒼球‒ルイ体系に選択的に高度な変性がみられ，神経細胞の変性・脱落，グリアの増生が基本病変である。成人例では大脳白質の髄鞘の淡明化がみられる。さらに神経細胞内の核内封入体が観察されるのも特徴である。ミオクローヌス，大発作に対しては抗けいれん剤が有効である。　　　　　　　　　　（天野直二）
⇨トリヌクレオチドリピート〔トリプレットリピート〕，ポリグルタミン病，淡蒼球，進行性ミオクローヌスてんかん，ヒョレア症候群
【文献】内藤明彦，田中政春，廣瀬省ほか（1977），岩淵潔（1997）

視床下部
［英］hypothalamus
［独］Hypothalamus
　間脳の底部，第三脳室周囲に位置し，摂食・体温調節・概日リズム・生殖活動など，基本的な生命活動維持に必須の生理機能を司る進化的に古い中枢である。視床下部は，他の中枢神経からの投射（大脳皮質を介さない），他臓器由来のホルモン（脂肪組織由来のレプチンや胃由来のグレリンなど），血液の温度，浸透圧，グルコース，ナトリウムなどを直接感知するなどして，身体の内外からさまざまな情報を集め，恒常性（ホメオスターシス）維持のために，絶え間なく調整を行っている。視床下部は，内側から外側に向かって脳室周囲帯，内側帯，外束帯の3つの領域に分かれ，各領域に多数の神経核が存在する。内分泌系に関連する神経核は主に第三脳室周囲に位置し，下垂体を制御するホルモンを分泌して，下垂体前葉からの甲状腺刺激ホルモン（TSH），副腎皮質刺激ホルモン（ACTH），成長ホルモン（GH），性腺刺激ホルモン（黄体形成ホルモン；LH），卵胞刺激ホルモン（FSH），プロラクチン（PRL），下垂体中葉からのメラニン細胞刺激ホルモン（MSH）分泌を調整，下垂体後葉に投射している神経細胞の軸索終末からバソプレシン，オキシトシンを直接分泌している。視交叉上核は概日リズムを支配するとされる。自律神経系の中枢は室傍核，背内側核，外側野，後核などに分布しており，脳幹，脊髄へも投射している。外側野にあるオレキシン作動性ニューロンは，側坐核や腹側被蓋野へ投射し，動機づけ全般（覚醒水準の維持，代謝の賦活，適切な摂食行動の維持など），生体の報酬系の一部を担っているものと考えられている。オレキシン系が障害されると，無食症，無飲症，無動症を生ずる。精神科領域では，視床下部‒下垂体系は神経内分泌学的にきわめて重要であり，副腎皮質系，甲状腺系，成長ホルモン系，性腺系を介して，特に気分障害の症状形成に大きく関与していると考えられている。　　　　　　　　　　（前田貴記）
⇨ホメオスターシス，ACTH，プロラクチン，オキシトシン，視交叉上核，無動無言症

事象関連電位
［英］event-related potential
　広義の事象関連電位は，さまざまな感覚器からの入力により誘発される一過性の脳電位変動（誘発電位）と感覚刺激に関連した注意・認知などの心理的な活動により変動する脳電位を指す。狭義の事象関連電位は心理的な過程に関連して出現する脳電位を指し，一般的には狭義のものを事象関連電位と呼ぶことが多い。低電位だが刺激に同期して出現す

る電位変化は，刺激後の脳波を数回〜数百回程度重ね合わせること（平均加算法）により検出可能である。このようにして頭皮上電極から視覚・聴覚・体性感覚性事象関連電位が記録できる。

事象関連電位と関連した用語として外因性・内因性電位がある。外因性電位は感覚刺激に直接的に反応して生じる電位で，内因性電位は外界の刺激や事象に対する被験者の認知を反映して変動する電位を指す。

聴覚刺激に対する事象関連電位には，P50，N100，P300成分などがある。①P50：刺激後50ミリ秒付近に出現する陽性電位で，主な発生源は聴覚一次野にあるといわれている。なお，500ミリ秒の間隔で2つのクリック音を被験者に呈示した際，1発目に対するP50に比べ，2発目のP50振幅は抑制される。このP50抑制は聴覚フィルタリングの指標になるといわれており，統合失調症においてP50抑制が認められないという報告がある。②N100：刺激後100ミリ秒付近にて誘発される陰性電位で，主に聴覚野の活動を反映している。③P300：種類の刺激を頻度を変えてランダムに呈示する課題（オッドボール課題）にて，低頻度標的刺激に対して潜時300〜400ミリ秒に出現する陽性電位である。発生源として聴覚連合野，頭頂葉，海馬などさまざまな部位が関与しているといわれている。統合失調症にて，振幅の減少，潜時の延長が一貫して報告されている。P300は脳の注意機能・認知機能に関連していると考えられる。　　　　　　　　　　　　　（鬼塚俊明）
⇨誘発電位，センソリーゲイティング
[文献] 大熊輝雄（1999a）

視床症候群

[英] thalamic syndrome
[独] Thalamussyndrom

視床外側核，ことに後外側腹側核の障害で生ずる。Dejerine-Roussy syndromeとも呼ばれる。病巣対側に，以下の症状がみられる。感覚鈍麻がみられるが深部感覚障害が特に強く，触覚・痛覚・温度覚の障害は軽度である。感覚鈍麻があるにもかかわらず，激しい疼痛がみられるヒペルパチー（hyperpathia）が特徴的で，自発痛や風や水などのわずかな刺激でも惹起される痛みがあり，通常の鎮痛剤が無効である（視床痛，thalamic pain）。不全片麻痺，運動失調，舞踏病あるいはアテトーゼ様不随意運動，半盲もみられる。全ての症状が揃うことはまれである。　（前田貴記）
⇨ヒペルパチー，アテトーゼ，ヒョレア症候群

視床性認知症

[英] thalamic dementia

視床は視床下部に位置する間脳の中の最大の部位で，多くの核の集合体でそれぞれに機能分担がある。また視床は脳出血，脳梗塞の好発部位で，19世紀末には，その損傷によりさまざまな感覚／運動障害をきたすことが報告された。20世紀初めにはDéjerine Jらにより「視床症候群」という語が用いられるようになり，さらに1980年代以降の画像技術の進歩により，視床の障害が原因で高次脳機能障害の生じることが明らかとなった。視床の障害は小さな病巣であっても特徴的な症状をきたすことが多い。大脳への入力のほとんどは視床からの入力であるため，両側視床ないし優位半球側の視床梗塞で急激な認知症状をきたすことが知られている。（光田輝彦）
⇨視床下部，視床症候群，間脳症候群
[文献] Déjerine J, Roussy G（1906），Wilkins RH, Brody IA（1969）

自助グループ

[英] self-help group

同じ障害や問題あるいは同じニーズをもつ個人が，気持ちの分かち合いや，情報の交換あるいは実際上の助け合いなどの相互交流を通じて，障害からの回復や人間的成長を目指

す自主的な集団やその活動を指す。一緒に社会的な支援を求めるなどの側面もある。専門家の援助に頼るのではなく，自分自身で問題を解決するセルフヘルプや自身の心身の健康を守るセルフケアの視点を中心にしており，専門家の援助とは独立して営まれるものである。仲間の前で自分の気持ちを話し，仲間の話を聞くこと，そして自分が仲間を援助することなどの相互作用を通じて，障害からの回復や自身の生き方について新しい価値を見出すことが回復につながる。アルコール依存症に対する AA（Alcoholics Anonymous）やその指針である 12 ステップが基本的なモデルとなっているが，近年では，その他の嗜癖（薬物依存，摂食障害など）やさまざまな精神的問題や身体疾患や被害体験をもつ者や，家族もその対象となっており，方法としても 12 ステップ以外の認知行動療法やより幅広い生活支援などの方法論も取り入れられている。 (森田展彰)

⇨ AA〔アルコホーリクス・アノニマス〕，ナルコティクス・アノニマス〔NA〕

[文献] ASK（アルコール薬物全国市民協会）(2002)，White BJ, Madara EJ (2002), White WL (1998)

自信欠乏者

[英] insecure personality
[独] selbstunsicher Psychopath

Schneider K による精神病質者の類型の一つであり，不十分な自己信頼，不全感，優柔不断，内的な不確実性と不自由さを特徴とする。良心の呵責と不全感が倫理的行動に影響を与え，あらゆる失敗に関して自分を責める。下位類型に敏感者と制縛者があるが，前者は倫理的な良心の呵責を有し類パラノイア性発展が生じるものとして Kretschmer E が記述したものである。後者では持続的な罪悪感と不全感を基盤として強迫観念が生じる。

(針間博彦)

⇨精神病質，敏感者

[文献] Huber G (2005), Schneider K (1950)

システム理論

[英] systems theory

システムとは「個々の要素が有機的に組み合わされた，まとまりを持つ全体」（大辞林）であり，システム理論とは自然，社会などの複雑な事象をシステムとして捉え，それらの系統的関係性を理解しようとするアプローチの総称である。したがって，事象を理解するためにその全体性，複雑性に注目するので，部分や要素に還元して理解しようとする還元主義（reductionism）と対比される。Bertalannfi L von が一般システム理論（General Systems Theory）[1968]で物理学や社会学や精神医学などを含む多分野を包括する理論を展開したことが大きな契機となったといわれている。精神医学の分野では Miller J の生物システムに特化した一般生物体システム理論（General Living Systems Theory）が Comprehensive Textbook of Psychiatry の第 4 版 [1985] の第 1 章「精神医学の理論的趨勢」に掲載され，影響力をもつようになった。同時に家族療法の分野では Minuchin S などがシステム理論，サイバネティック理論の影響をうけて，家族をシステムとして理解することを通して，個人の病理を理解し，治療的に介入し，当時個人精神療法や薬物療法で治療困難と考えられていた摂食障害や行為障害などで治療効果を報告した。

Miller は生物体システムは物質とエネルギーと情報を他のシステムと交換することを通して存続すると捉え，理解の対象となるシステムを構成する要素をサブ（下位）システムと呼び，サブシステムがどのように物質とエネルギーと情報を交換するための機能を果たすかについての理解を通して当該システムを理解しようとする。たとえば人間という生体システムは，器官システムである脳や心臓などのサブシステムによって構成される。器官

システムはそのサブシステムである細胞システムによって構成される。また、生体システムは家族や職場などの集団システムのサブシステムである。家族や職場は人間に対してスープラ（上位）システムと呼ばれる。Millerはこのようにシステムを細胞、器官、生体、集団、組織、社会、超国家システムの7つの階層を想定し、どの階層のシステムであっても、生物体として生存するために必要な19のサブシステム機能を想定した。すなわちあるシステムが生物体としてそれら19のサブシステム機能をもち備えるかまたは他のシステムと共生もしくは寄生することで存続すると捉える。サブシステム機能の例を挙げると、境界サブシステムは必要な物質、エネルギー、情報をシステム内に受け入れ、不必要または危険な物質、エネルギー、情報は排除する働きをもつ。細胞レベルでは細胞膜、生体では皮膚、家族では親が境界サブシステム機能を執行するサブシステムの例として考えられる。またシステムはスープラシステム内の他のシステムとの関係の影響も当然受ける。生体システムである人間はそのスープラシステムである家族のほかの人間との関係の影響も受ける。それに加えて、家族はそのスープラシステムである地域システムの他の家族の影響も受ける。このように考えると、システムを理解するために、サブシステムの関係のみでなくスープラシステムの関係の影響も重要である。

このような関係性の理解をする上で、因果関係に関しては相互関係性、すなわち円環因果律が重視される。たとえば脳神経のシナプスでのドーパミンの伝達の問題が統合失調症の原因であるという直線因果律に対して、円環因果律ではドーパミンの伝達の問題が統合失調症の症状に影響を与えると、その患者の行動が他の人間の批判的言動など高い感情表出的反応を喚起し、その影響を受けて、患者のドーパミンの伝達の問題が悪化するという見方をすることができる。

システム理論は、1960年代から80年代にかけて家族療法に大きな影響を与えた。統合失調症や行為障害など従来の精神療法や薬物療法で行き詰っているような症例に対して、家族をシステムとして捉えて、家族の相互関係性が変化するように支援することにより、症状の軽減や再発防止を図った。またシステム理論はその特徴から、家族のみでなく、病棟システム、病院運営、地域精神医療システムなど広く応用が可能であり、システム理論を実践に応用するようなアプローチをシステムズ・アプローチと呼ぶこともある。

(遊佐安一郎)

⇨家族療法
[文献] Bertalannffy L von (1968), Hoffman L (1981), Miller J (1978)

ジストニア　➡錐体外路症状

ジストロフィン

[英] dystrophin

X染色体上のDMD遺伝子にコードされる427 kDaの蛋白質。主に骨格筋に発現するが、心筋や脳にも発現がある。ジストログリカンやサルコグリカンとともに蛋白質複合体を形成し、筋鞘膜を補強する。ジストロフィンが欠損するデュシェンヌ型筋ジストロフィーでは、筋鞘膜が脆弱なため、機械的ストレスにより筋鞘膜に小間隙が生じて細胞外のカルシウムが細胞内に流入する。その結果、筋線維が過収縮を起こして筋線維壊死をきたす。

(西野一三)

[文献] Ozawa E, Nishino I, Nonaka I (2001)

自生思考

[英] autochthonous idea
[独] autochthones Denken

考えが自然に次々と浮かんでくると体験されるもので、たとえば何らかの葛藤状況にあ

る人がある特定の観念に関して堂々めぐりのごとく思い悩むのとは異なり，ことさら関心も寄せず，また互いに関係があるとは思われないようなとりとめもない種々の考えが連続的，自動的に生起するという体験をいう。浮かんでくる考え，観念の内容を問い合わせても，患者はそれに答えることができず，また重視してもいないことが多い。自分の思考であるという体験内容の自己所属感はあるが，自らの意志で考えているという体験形式の自己能動感はなく，これが常態化した場合には本来の自己とは異なる「もう一人の自分」を感知することとなる。本体験はClérambault G de［1942］の小精神自動症の中核的な症状である。本邦では中安信夫［1985］が初期統合失調症の一症状として注目し，これを原基として作為思考や考想化声を経て最終的には明瞭で外界に定位される幻声が形成されるとした。　　　　　　　　　　　　　（関由賀子）
⇨小精神自動症，初期統合失調症，考想化声，させられ体験
［文献］Clérambault G de（1942），中安信夫（1985）

姿勢発作
［英］postural seizure
　一側上肢の強直伸展と対側上肢の屈曲，伸展した上肢への頭部の向反からなる数秒前後の運動性のてんかん発作であり，その形状からフェンシング恣位とも呼ばれる。意識は発作中保たれる。本発作を含め，意識保持下で一側の上肢ないしは下肢が強直する運動発作は，対側の補足運動野にてんかん焦点があると考えられている。一日に何度も反復することが多い。脳波異常が検出され難く，心因性の発作と誤診されることもある。　　（兼本浩祐）
［文献］Morris H, Dinner D, Lüders H, et al.（1988）

肢節運動失行　➡失行

施設症　➡ホスピタリズム

視線恐怖
［英］fear of eye-to-eye confrontation
　視線に関連する対人恐怖の一亜型。人前で他者に見られることを恐れる場合と，自分の視線が不快な印象を与える特徴をもつゆえに他者に忌避されると考える自己視線恐怖とに大別される。前者は内沼幸雄［1977］によるとしばしば赤面恐怖からの症状変遷において生じ，DSM-Ⅳにおける社会不安障害（social anxiety disorder）と重なる部分がある一方，精神病性の注察念慮につながる症例もある。後者は対人恐怖の中ではやや遅く，青年期後期に好発し，自分の目つきが悪かったり，視線がいやらしかったりするために他者に不快感を与えるという悩みのほかに，そうした視線を発する範囲が拡大して，視野に入ってくる人を見てしまう，横に視線がいってしまうという脇目恐怖を示すこともある。自分の視線のために他者に忌避されるという関係妄想性を帯びるという意味で，対人恐怖の中では重症型とされる一方，自己臭症とともに自我漏洩症状にも数えられる。　　（岡島美朗）
⇨対人恐怖，自己視線恐怖，赤面恐怖，社会不安障害，自我漏洩
［文献］笠原嘉 編（1972），内沼幸雄（1977）

自然人（の理念）
［ラ］homo natura
　Binswanger Lが，Freud Sの人間理解を明らかにするために，Nietzsche FWから借用した概念。自然人とは自然科学的の認識楽観論に立脚し自然科学以外の一切の影響を受けつけない理念である。Binswangerは，Freudもまたそれと同一の「自然人」の地平にいるようにみえるが，たとえば本能につい

て考えるときすでに自然科学的な意味での解釈を踏み越えていた、と主張する。彼は「フロイトへの道」の最後を「Freudはアリストテレスと同様、心を自然と一つのものとして……自然概念を心的概念によって拡大し……主体的存在というものを諸他の自然過程と結合した一つの自然過程として考えただけでなく、それを個々にわたって経験し、提示したのであります。まさにFreudのこの経験のお蔭で……われわれの人間理解や科学理念を変更することができたのであります」という文言で閉じている。　　　　　　（狩野力八郎）
⇨ビンスワンガー，フロイト，S.
[文献] Binswanger L (1957a)

自然治癒力

[英] natural power of healing;
natural resilience
[独] Heilkraft der Natur
[ラ] vis medicatrix naturae

(1)定義と概念　病気の自然治癒をもたらす生命活動。「いのち」という物質界が、己に加えられた歪みや傷害に逆らい、復元を図るというあらかじめパターン化されている活動[神田橋條治]。

(2)語源　ヒポクラテス全集の「病気は自然（physis）が治してくれる」。この記述をGalenosは「自然力」と読み、後世は「自然治癒力」としたらしい。

(3)盛衰史　医師の主要な任務を「自然が治療するのを支えること」としたGalenosの医療思想とともに、自然治癒力思想はルネッサンス後の西洋医学で大きな力を持ち続けたが、17世紀の科学革命に続く近代医学の勃興とともに後退し、19世紀前半の精神医学で復活。その後Bernard CはHippocrates医学の超克を、物理化学的技術による発病学と回復学の双方に託したが、20世紀前半に感染症（精神科では四大精神病のうち進行麻痺とてんかん）などの領域で病因研究が大成功し、回復学と自然治癒力思想を医学の本流から締め出した。

(4)ネオヒポクラティズム　Hippocratesが初めて記載した偶発的な侵襲後の精神病の治癒現象が再評価され、発熱・昏睡・けいれんを人工的に惹起するショック療法の開発に応用された。自然治癒力思想を遠い祖先とするホメオスタシス・ストレス概念は、生体防御機構の生理学的研究と連動して、内因性疾患の理解と治療の開発（ステロイド，クロルプロマジン）に途を拓いた。

(5)レジリアンス　特定病因説が通用しない精神疾患の領域で、自然治癒力思想は養生論[神田橋]や統合失調症の治療論[中井久夫，湯浅修一]を支えてきたが、病を防ぎ病を治しときには「病（自己免疫疾患）を造る」免疫系の働きは、自然治癒力思想に修正を促している。最近話題の「レジリアンス」（物理学的概念）は自然治癒力（生気論的概念）の現代医学版であり、ネオヒポクラティズムの系譜に連なるその生物学的研究の成果が期待される。　　　　　　　　　　　　（八木剛平）
⇨ネオヒポクラティズム，レジリアンス
[文献] Neuburger M (1926)，田辺英 (2009)，八木剛平，田辺英 (2002)，神田橋條治，八木剛平 (2002)，神田橋條治 (1999)

自然な自明性の喪失

[英] loss of natural obviousness
[独] Verlust der natürlichen Selbstverständlichkeit
[仏] perte de l'évidence naturelle

　Blankenburg Wが統合失調症の基本障害として提出した概念で「自閉」[Bleuler E]や「自然な経験の一貫性の障害」[Binswanger L]といった従来の考え方を新たな観点から深化させたものである。自然な自明性はいわゆるコモンセンスや共通感覚に属する事柄で、事物や他者を前にしたその都度の状況にふさわしい判断や振る舞いを可能にする日常生活の

基本的ルールに関わる。それは，ドイツ語の自明性（Selbstverständlichkeit）の語が示すように，「なぜ」という問いを無意味とする"おのずからわかっている"根源的明証性を特徴とし，それゆえ他者との相互了解の基礎にもなる。自然な自明性の喪失は，強迫症〔Göppert H 1960〕に加え健康な人間でも問題になるが，統合失調症，とりわけ内省型の寡症状性統合失調症の患者において顕著に認められる。たとえば，Blankenburgの患者アンネ・ラウのように，彼（彼女）らにおいて，「なぜこうしなくてはならなくて別のことをしてはいけないのかわからない」「どんな簡単なことさえ人から教わらなければならない」などというように日々の生活で前提とされている"当たり前"のことが次から次に疑問と化し成立しなくなってしまう。自然な自明性の障害は時間性や自我自身にも及び，経験の連続性が失われたり，行動や判断の自発性ひいては存在自身の自発性さえも失われ，患者は無力状態に陥る。自明性の喪失の一様態に「不自然な」自明性があり，臨床的にはこちらの方が頻繁にみられる。なんの疑問や躊躇なしに行われる逸脱行動や統合失調症の敏感さあるいはまた妄想がそれで，これは一方的に主体により構成された過剰な自明性である。それゆえ，自然な自明性の喪失においては，"自明性"よりもむしろ，人間が共同世界の中で位置する本来の場所を指す"自然さ"の概念の方がむしろ根本的であり，この見方からすると，自然な自明性の喪失とは"自然な位置"の局外にある事態と理解される。なお，近年，アスペルガー障害においても自然な自明性の障害があるとする指摘がなされている。 （加藤 敏）

⇨寡症状性統合失調症，自閉，ブランケンブルク，アンネ・ラウ［症例］

[文献] Blankenburg W（1971），加藤敏（2008b）

持続エクスポージャー療法

［英］prolonged exposure therapy ; PE

Foa E によって考案された，PTSD に対する認知行動療法の一つ。PTSD が慢性化するのは，記憶想起を回避するために正常の治癒メカニズムが働かないためであるとの仮定に立ち，トラウマ記憶を言語的に，その当時の感情を伴って想起させる想像エクスポージャーと，日常生活で回避をしているトラウマに関連した刺激や状況に触れさせる現実エクスポージャー，および心理教育を組み合わせた治療法。治療は明確に構造化されており，1回90分，合計で10～15回程度で終了するのが普通である。想像，現実エクスポージャーともに30分以上の時間をかけて恐怖感情の馴化を促進するとともに，記憶の整理を助け，世界はつねに危険であり，自分は無力であるとの不合理な認知を修正する。2007年の米国学術会議によるPTSD治療の報告書では，薬物療法も含めたあらゆる治療法の中で唯一，治療有効性についてのエビデンスが十分であるとされ，国際トラウマティックストレス学会をはじめとする各種ガイドラインで一貫して推奨されている。 （金 吉晴）

⇨PTSD〔外傷後ストレス障害］，フラッディング法

[文献] Foa E, Hembree E, Rothbaum B（2007）

持続気道陽圧療法
➡ CPAP〔持続気道陽圧療法〕

持続睡眠療法

［英］continuous sleep treatment

現在ではすでに実施されていない古典的精神科身体療法の一種である。わが国では下田光造［1922］によって考案され，その指導のもと門弟たちによって技法が確立したとされている。ズルフォナールを1日3.0gを限度に投与し，昼間も傾眠状態にし2～3週間継続することで難治性の双極性障害，うつ病な

どの治療効果をあげ，全国的に広がった。腸管麻痺など各種の副作用などに対しての医学的管理の重要性と患者の本治療による苦痛のため，向精神薬の導入とともに消滅した。

(西園昌久)

⇨下田光造
[文献] 下田光造，杉田直樹(1932)，中尾弘之(1988)

持続性部分てんかん

[英] epilepsia partialis continua；EPC

持続性部分てんかんは10秒未満で反復し1時間以上続く四肢の遠位筋や顔面の収縮であり，同一患者でも日によって強さや規則性などに変化がある。1895年Kojewnikowによって報告された。現在，EPCはコジェルニコフ症候群（Kojewnikow syndrome；KS），とラスムッセン症候群（Rasmussen syndrome；RS）に分類され，1989年ILAEの国際てんかん分類ではRSは症候性局在関連てんかんに，KSは症候性局在関連てんかんの中の前頭葉てんかんに分類された。KSは非進行性のEPCである。正常に発達していた小児～成人に発症し，画像から腫瘍など病因が特定されることが多い。しばしばミオクローヌスを伴う。RSは就学前後に発症する進行性のEPCである。発症前にしばしば感染症を認めることから，自己免疫機構の関与が考えられている。進行性の画像所見，神経症状，発作所見，脳波所見等がKSと異なる。

(原 恵子)

⇨症候性てんかん，ミオクロニーてんかん
[文献] Bancaud J, Talairach J (1992)

持続浴

[独] Dauerbad

かつては精神疾患の治療にさまざまな水浴法が用いられていた。持続浴は患者を1日3～12時間，微温湯の浴盤に臥床入浴させるもので，その間に食事をそこでとらせることもある。期間は5日間，ときには1ヵ月を越す。興奮状態や不眠症によいとされた。日本では戦前にひろく用いられていたが，戦時の燃料不足で廃止された。宮城県の定義温泉は，いわば自然の持続浴で，多くの精神病患者を集めていた。

(岡田靖雄)

[文献] 呉秀三 (1916)

自体愛

[英] auto-erotism

Ellis HHによって使用された用語で，外的刺激の存在なしに自然発生的に生じる性的満足を意味する。Freud S [1905] は，このEllisの考えはあまりに広すぎると考え，自体愛を次のように定義づけた。自体愛における対象は他者ではなく自分自身の身体であり，それは欲動の源泉である器官と一致する。この器官に満足が与えられることで，自体愛の目標は達成される。具体例としては口唇に対する指しゃぶりや性器に対する乳児自慰などが挙げられる。自己愛から対象愛へと至るというリビドー発達の観点からは，自体愛はその最初期に位置づけられる。自己愛ではその対象として全体的な統一性をもった自己ないしは自我が成立しているのに対して，自体愛ではその対象である自己はまだ部分対象の段階にとどまっている [Freud 1911]。成人の性器的性欲と幼児性欲の対比の文脈では，自体愛は特定のリビドーの発達段階に限らず，幼児性欲のどの段階にも一貫して認められる特徴という意味で使用される [Freud 1914]。

(白波瀬丈一郎)

⇨習癖障害，自慰
[文献] Ellis HH (1898), Freud S (1904, 1911c, 1914c)

死体性愛

[英] necrophilia
[独] Nekrophilie
[仏] nécrophilie

死体に対する (necro-) 性愛で，死体愛，

死体愛好症，屍姦ともいう。19世紀半ばにGuislain Jにより使われた語で，Krafft-Ebing R vonはこれをサディズムの現れとみなす一方，生命のない人体そのものが性的刺激となるとも述べた。具体的には，死体を眺める，愛撫・接吻する，添い寝するなどのフェティシズム的行為から，性交，損壊，肉片や血液の摂取というカニバリズムに至るまでさまざまである。死体を扱う職業の者が行う，墓場や死体置き場から死体を盗む，殺害した被害者の死体を対象にするなどの場合がある。殺人を伴うものは快楽殺人と関係が深く，著名な連続殺人犯Dahmer Jの例が知られている。発生は非常にまれと考えられるが，神話，伝承，文学には死体性愛に関連する主題がしばしば登場し，人類学は未開社会における死体との接交やそのタブーを明らかにしている。精神分析では夢や空想に関連して死体性愛が論じられた。ICD-10では性嗜好障害（disorders of sexual preference），DSM-Ⅳでは性嗜好異常（paraphilias）に分類されている。

（中谷陽二）

⇨性嗜好異常，サディズム，快楽殺人

[文献] Krafft-Ebing R von(1886), Hucker S(1990)

死態反射

[英] feigned death reaction
[独] Totstellerreflex

激しい感情的ショック，驚愕，恐慌に遭い，意識も運動もなくなって死んだように倒れてしまうこと［西丸四方1992］。擬死反射ともいう。Kretschmer E［1950］は「死んだまねをする事」を原始反応のうちの「偽装と抑圧」の項中で手短に記述する一方，その機制について多く記しており，「何か本能的なもの」があり，「下層意志的及び下層知性的機制に入り込んで……或る目的を達しようとする偽装の成分が生じる」などと述べている。

（齋藤正範）

⇨原始反応，下層意志機制

[文献] 西丸四方（1992），Kretschmer E（1922b）

舌がたり

[英] glossolalia
[独] Glossolalie ; Zungenreden
[仏] glossolalie

語り手には意味があるようにみえるが，聴き手には理解できない発話で，造語症の一種。語源は初期キリスト教徒が聖霊から未知の言葉を与えられて祈禱したこと。語や文の形態を断片的に保持しているが，構文が弛緩するため，言葉の集塊の印象を与える。宗教的エクスタシーの状態でしばしば観察され，統合失調症で現れることもある。近縁の語にオウムの言葉の反復に由来するpsittacismがある。

（中谷陽二）

⇨造語症，エクスタシー

私宅監置

[英] private confinement

1900（明治33）年制定の精神病者監護法は，監護義務者が精神病者を行政庁の許可を得て私宅または精神病院・病室に監置する手続きを定めた。警察衛生行政の時代にあっては，監置は監禁であった。精神病院未発達の時代において，私宅監置は日本における代表的精神病者処遇法であった。しかも，私宅監置といっても，座敷牢よりは屋外の小屋が多かった。東京帝国大学教授呉秀三は，教室員を各地に派遣して私宅監置の実況を調査させ，結果を樫田五郎とともにまとめ[1918]，私宅監置および精神病者監護法を激しく批判した。精神科入院患者数が私宅監置数をはっきり超えるのは1929年である。1950（昭和25）年に制定される精神衛生法により，私宅監置制度は1951年をもって廃止されることになった。措置入院の初期の対象者は私宅監置患者であった。私宅監置制度を部分的に残していた保護拘束制度も1965年の精神衛生法第12次改正で廃止された。

（岡田靖雄）

⇨精神病者監護法, 呉秀三, 精神衛生法
[文献] 呉秀三, 樫田五郎 (1918), 岡田靖雄, 吉岡眞二, 金子嗣郎ほか (1965)

シータ〔θ〕波
[英] theta wave

　脳波の徐波のうち, δ波よりも速く4Hz以上8Hz未満 (4～7Hz) の周波数をもつ波をθ波と呼ぶ。Walter WGが視床 (thalamus) 付近から出現すると考えたためthをとって theta (θ) 波と命名したとされる。θ波は情動処理過程に関係があり, 視床皮質間結合の相対的な発達とも関係するとされた [Walter 1959]。生理的には, 幼少時もしくは睡眠時の脳波等にみられ, 成人の覚醒時に認める場合は, てんかん, 脳腫瘍, 脳血管障害, 認知症等の器質性疾患や, 意識障害, 低酸素状態, 低血糖等の機能障害といった病的状態にある場合に出現する。ただし疾患特異的なものではなくδ波よりも軽度の脳機能障害を示唆することが多い。また, 最近の知見ではθ律動 (θ波が連なったもの) がとくにREM睡眠中の記憶の定着に関与していると考えられている [Diekelmann Sら 2010]。
　　　　　　　　　　　　　　　　　　(平野羊嗣)
⇨徐波, デルタ〔δ〕波, レム〔REM〕睡眠／ノンレム〔NREM〕睡眠
[文献] Walter WG (1959), Diekelmann S, Born J (2010)

じたばたフィリップ [症例]
Zappel-Philipp

　1851年からフランクフルト市立精神病院長となった Hoffman H (1809～1894) が, 1844年に自分の子どものために手作りで作成し, 後に石版画で出版された『もじゃもじゃペーター (Der Struwwelpeter)』の第8話に収載されている物語である。3枚の魅力的な絵に,「さて, フィリップはぎょうぎよくしょくじをすることができるかな?」で始まる短い文章がつけられたものであり, 注意欠陥／多動性障害の状態が見事に描かれている。第9話の「うわの空のハンス (Hans Guckin-die-Luft)」は注意障害の例である。1848年には英訳版が出版され, 日本では1936年に『ぼうぼうあたま』というタイトルで邦訳出版された。
　　　　　　　　　　　　　　　　　　(山崎晃資)
⇨注意欠如・多動性障害〔ADHD〕

失音楽
[英] amusia

　後天的な脳の障害により, さまざまな音楽機能が障害された状態である。運動または表現能力に現れた障害では, 歌を歌ったり口笛を吹いたりハミングしたりできなくなる口頭表出性失音楽 (oral-expressive amusia), 楽器を演奏できなくなる楽器の失音楽 (instrumental amusia), 音楽の失行 (musical amusia), 楽譜が書けなくなる楽譜の失書 (musical agraphia) などがある。受容的な側面では, 耳に聞こえるメロディが著しく弁別できなくなる受容性または感覚性失音楽 (receptive or sensory amusia), 既知のメロディが同定できなくなる健忘性失音楽 (amnesic amusia), 楽譜が読めていた人が楽譜を読めなくなる楽譜の失読 (musical alexia) という形で現れる。さらに, リズム・パタンを再生できない, または弁別できないというリズム感覚の障害, 関連音の助けなしで音楽的な音を同定する能力である絶対音感の障害などが挙げられる。
　　　　　　　　　　　　　　　　　　(進藤美津子)
⇨失行, 失書, 失読
[文献] Benton AL (1977), 進藤美津子 (2003)

失音調〔プロソディー障害〕
[英] dysprosody

　発語失行に伴う。Wertz RTら [1984] は正常なリズム, 強勢, 抑揚の範囲を逸脱したプロソディーの異常を, 発語失行を特徴づける項目の一つとしている。運動障害性構音障

害においてもプロソディーの障害は出現するが，発語失行においてはパタカなど3音節の繰り返しで音の並びを誤る，リズムが乱れるなどきわめて困難となる。また発話速度の低下や乏しい抑揚なども発語失行の失音調の特徴である。 　　　　　　　　　　　　　　（立石雅子）
⇨失構音
[文献] Wertz RT, LaPointe LL, Rosenbek JC (1984)

失外套症候群
[英] apallic syndrome
[独] apallisches Syndrom

　Kretschmer E は，大脳の外套（皮質と白質）の広汎な障害により，大脳皮質機能の完全喪失，あるいは大脳皮質と皮質下諸核・脳幹の結合が断たれたりするなどして，皮質下諸核と脳幹のみが機能している状態を失外套症候群と命名した。全皮質機能の喪失による全失認・全失行の状態といえる。いわゆる意識障害はなく，覚醒-睡眠リズムは保たれ，覚醒時には開眼しているが，自発呼吸と原始反射以外には自発動作や精神活動は全くみられない。植物状態をきたす原因の一つである。なお，英仏圏では失外套症候群という概念は使用されず，無動無言症（akinetic mutism）に含まれるが，これはさまざまな脳領域（網様体賦活系，前部帯状回，脳梁など）による症状が混在している概念であり，特有の症状を呈する失外套症候群を区別することは重要である。肢位については上肢屈曲，下肢伸展の除皮質硬直姿勢となる。原因としては，変性疾患，一酸化炭素中毒（間欠型を含む），無酸素脳症，頭部外傷などがある。 （前田貴記）
⇨意識障害，無動無言症
[文献] Kretschmer E（1940）

疾患隠蔽
[英] dissimulation
[独] Dissimulation
[仏] dissimulation ; réticence

　精神病患者が故意に症状を隠すこと。うつ病では希死念慮を内に秘めることがあり，退行期メランコリーではしばしば希死念慮を隠し健康そうにふるまう。一般に統合失調症で病識のない場合は幻覚・妄想を隠さないが，知識として知るとよく見せるために口にしなくなる。匿病ともいう。 （濱田秀伯）

失感情言語化症　➡アレキシサイミア

疾患単位／臨床単位
[英] disease entity/clinical entity
[独] Krankheitseinheit/klinische Einheit

　Pinel P［1801］は，Cullen W の影響を受け，古典にならった精神障害の分類を試み，その弟子である Esquirol JED は，これを修正発展させた。メランコリー（mélancolie）を lypémanie（悲哀，抑うつ）と monomanie（高揚，熱情）に分け，認知症についても急性，慢性，老年と3つに分類し，さらにデマンス（démence ; 後天性知的減弱），イディオティスム（idiotisme ; 生来性知的減弱）に分け，症候群の記述と分類を行い，疾患概念の基礎を築いた。これに対して，Kahlbaum KL［1874］は，Hecker E［1871］とともに，精神疾患の経過，転帰からなる病状を重視して，緊張精神病（Spannungsirresein）ないし緊張病（Katatonie），破瓜病（Hebephrenie）を抽出し，疾患単位を初めて提唱したとされる。また，Lasègue C の被害妄想病，Magnan VJJ の慢性妄想の概念は，症状や転帰から疾患単位に高めることとなり，その後の Kraepelin E の早発性痴呆概念の形成に強い影響を与えた。Kraepelin［1899］は，教科書第6版において，早発性痴呆（Dementia Praecox）と対峙する位置に躁うつ病（Manisch-

Depressive Irresein）概念を置いている。これらの分類を行う上で，同一の原因，同一の病状，同一の転帰，同一の病理組織変化をもつ病態を一つの疾患単位という概念でまとめ，これを疾病分類の基礎とした。この考えは，今日広く用いられているものである。進行麻痺はその代表的なモデルとして挙げられ，スピロヘータ・パリダによって起こる中枢神経の梅毒疾患であって，前記の特徴を有し，このような病因が明らかであるものは，疾患単位として異論のないところである。しかし，統合失調症をはじめとする主たる精神障害では脳の疾患であることが想定されているものの病因が不明なため，症候群（syndrome）あるいは類型（type；Typus）としてまとめられた臨床単位であると考えられている。疾患単位については反論も多く，当時すでにHoche A は，精神障害を二つの症候群で分類する症候群理論の立場で反対の立場をとっていた。また，Birnbaum K による構造分析論では，疾患単位の存在を前提としつつも，表面に現れた症状を無選択に扱う経験的臨床主義を排し，精神病像の構成要素として病像成因的な要素と病像形成的な要素とを考え，Kretschmer E は多次元診断の立場から，精神障害を一つの疾患単位にあてはめるのではなく，体質，外因，心因その他次元の異なる因子の影響をすべて数えあげ，その中で最も重要と思われる因子を中心に総合的に診断しようとした。また，力動精神医学，器質力動論［Ey H］は，反疾患分類であり，精神病の種々の状態像はただ一つの疾患過程がたどる諸段階にすぎないとした Griesinger W［1871］による単一精神病説（Einheitspsychose）に近く，疾患単位に反対する立場である。 (木下裕久)

⇨ピネル，エスキロール，カールバウム，クレペリン，進行麻痺，早発性痴呆，クレッチマー，多次元診断〔多元診断〕，病像形成的／病像成因的，単一精神病

[文献] Pinel P（1801），Kahlbaum KL（1874），Hecker E（1871），Kraepelin E（1899），Griesinger W（1845）

失禁
［英］incontinence

排尿や排便が随意的意志に反して出現する現象。広義では適当な排泄場所以外に排泄する現象も含む。情動が自己の意志以上に過剰に出現する情動失禁と称される現象もあるが，通常，失禁といえば排泄系，主に尿の失禁現象を指す。失禁は認知症などの重度の知能障害，脳卒中などの神経障害で出現する場合が多いが，泌尿器系の疾患でも出現することが多い。アルツハイマー型認知症では，末期には排尿感覚がなくなり，排尿反射にのみ排泄が起こるが，中等度では排泄場所が認識できず放尿の形で出現する。正常圧水頭症は他の認知機能は比較的保たれている反面，歩行障害や失禁が特異的に出現する疾患である。

最近，過活動性膀胱の失禁に対して抗コリン薬が処方されるが，認知症の症例の失禁として本薬剤は認知機能障害を促進する場合がある。 (堀 宏治)

⇨アルツハイマー型認知症，水頭症

実験神経症
［英］experimental neurosis

Pavlov IP およびその影響を受けた研究者によって 1920～1950 年代に行われた，行動異常の動物実験モデルを指す。その発生条件として，弱い刺激に慣らされた後に強い条件刺激を受ける場合，強化をひどく遅らせる延滞制止の場合，弁別困難な近似刺激に関してなおその弁別を強制する場合，苦痛を与える有害刺激，などが挙げられる。すでに学習されていた条件反射が，個体に生じた情動的興奮によって崩壊する際に，激しい運動暴発や攻撃，あるいは重い制止状態などを引き起こす。これらの反応が一過性でなく続くことか

ら，大脳の慢性的な機能異常が想定され，ヒトの神経症と比較された。Pavlovらによるイヌの実験の他，葛藤状況への過剰反応という力動的神経症モデルを明らかにしたMasserman JHのネコを用いた研究，不安反応の学習という神経症の学習理論を明らかにし系統的脱感作の礎を築いたWolpe Jのネコを用いた実験などが有名である。　　　（池田暁史）
⇨条件反射［パヴロフ］，系統的脱感作（法）
[文献] Pavlov IP（1927），Wolpe J（1952）

失見当(識)

[英] disorientation
[独] Desorientierheit
[仏] desorientation

　見当識とは，自己のおかれた時間，空間，および自分に関係の深い人間の認識を意味しているが，これらが障害された状態を失見当(識)あるいは見当識障害という。時間失見当識は現在の日時や季節がわからないこと，空間失見当識は現在自分のいる場所がわからないこと，人物の失見当識は両親や配偶者などを認識できないことである。臨床的には認知症のアルツハイマー病では，疾患の初期に時間失見当識が現れ，中期に空間失見当識が加わり，後期に人物の失見当識も現れる。認知症，せん妄，コルサコフ症候群などにおいて認められることが多いが，内因性精神病においても，特異な失見当の認められることがある。Jaspers Kによれば，失見当の原因は以下のように区別される。①健忘性失見当識：高度の記銘力障害があるために体験したことをすぐに忘れてしまう。②妄想性失見当識：意識は清明であるが妄想があるために，現在の自己の状況を否定しつつ，正しい判断も併せ持つ状態となり，世界は同時に二重の意味を有するものとなる（二重見当識）。③無感情失見当識：抑うつ性の昏迷や器質性の発動性の低下などのための失見当識。④意識混濁による失見当識：意識障害があってそのために周囲や自分の状況についての正しい認知や判断ができなくなる。　　　（田中稔久）
⇨見当識，時間失見当識，二重見当識，意識混濁
[文献] 濱田秀伯（1994a），三好功峰（1998a），大東祥孝（1993），Jaspers K（1913/1948）

失語

[英] aphasia

　Broca P［1861］は最初に失語症の症例を報告した。脳梗塞，脳塞栓などの脳血管障害や，脳腫瘍，頭部外傷，炎症などが原因で大脳の言語機能を司る言語領域が障害を受け，思考や概念を言語記号に置き換えることや言語記号を解読して意味を理解することが難しくなる障害を失語症と呼ぶ。ただし言語機能の障害が意識障害や認知症など，より全般的な脳機能障害や，聴覚や視覚の障害，あるいは構音にかかわる神経・筋の障害によるものでないことを前提とする。一般には聴く，話す，読む，書くというずれの言語様式においても障害が認められる。流暢性，構音，喚語，統語，復唱，聴覚的理解，聴覚的把持，読解などにおける症状の組合せにより，失語症はブローカ失語，ウェルニッケ失語，健忘失語，伝導失語，全失語，超皮質性感覚失語，超皮質性運動失語，超皮質性混合失語などいくつかのタイプ（症候群）に分類される。
　　　（立石雅子）
⇨言語中枢，ブローカ失語，ウェルニッケ失語，健忘失語，伝導失語，超皮質性失語，失構音
[文献] Broca P（1861），Benson DF（1996），Goodglass H（1993）

失行

[英] apraxia

　失行は20世紀初め，Liepmann Hによって最初に記載された症候概念である。近年，失行研究は多くの議論を経てLiepmannの概念に回帰する流れにある。Liepmannは失行を3つの臨床系に分類した。まず，失行を大

きく運動性失行と観念性失行の2つに分類し，運動性失行をさらに肢節運動失行と観念運動性失行とに分けるものである。失行の3つのタイプのうち最も一般的なのは観念運動性失行である。観念性失行は多くの場合，観念運動性失行に合併してみられるが，孤立性に起こることがまれにある。両者とも左優位半球頭頂葉病変で両手に生じる。肢節運動失行は一時あまり使われなかった時期があるが，最近大脳皮質基底核変性症（CBD）でしばしばみられる症候としてリバイバルした。左または右半球の中心領域（中心溝を挟んだ前後の領域），すなわち中心前回または中心後回病変で，病変とは反対側の手に生じる。「手袋に手がうまく入らない」「シャツのボタンをうまくはめられない」などが主訴になることが多い。検査では，コインをつまんだり，本のページをめくったりさせると障害が明らかになる。指の形の模倣も正確でなくなる。

(河村　満)

⇨運動失行，観念(性)失行，観念運動(性)失行，大脳皮質基底核変性症，

[文献] 河村満，平山惠造，塩田純一（1986），河村満（2004）

失構音

[英] anarthria
[仏] anarthrie

　発声発語器官の運動麻痺や失調などが明らかでないにもかかわらず出現する構音の障害を発語失行と呼ぶことを Darley FL ら [1975] は提唱した。多くはブローカ失語に合併するが，一方で，その障害が失語症や運動障害性構音障害によらないものを失構音という。発話全体の速度が遅く，抑揚は単調で，構音動作そのものが全体にぎこちない。アナルトリー，純粋型発語失行，純粋語唖などとも呼ばれる。

(立石雅子)

⇨失語，ブローカ失語

[文献] Darley FL, Aronson A, Brown J（1975）

実行機能　➡遂行機能〔実行機能〕

失錯行為

[英] parapraxis
[独] Fehlleistung
[仏] acte manqué

　当初に意図された結果とは異なるものになる言動のこと。具体的には，言い間違い，読み違い，ど忘れ，しくじりなどがこれにあたる。Freud S は，このような行為には，意識された意図に対立するような無意識的な願望や意向があり，この二つの相反する意向の妥協形成として失錯行為が生じるのだとした。無意識的な願望は意識されると苦痛であるため，ふだんは抑圧されて意識から排除されているが，失錯行為を通してその内容を伺い知ることができる。こうした点で，失錯行為は神経症症状と共通であるといえる。これと似たものに症状行為がある。身振りや口ずさむメロディーなど，何気ない行為であるが，その奥には無意識の過程が隠れていると思われる行為のことを指す。意識された当初の意図もないため，失敗とは見なされない点で失錯行為とは異なっている。

(嶋田博之)

⇨言い間違い，妥協形成

[文献] Freud S（1901a）

失算

[英] acalculia

　数の処理，あるいは計算能力が後天的に障害された状態をいう。Hecaen H は失算を臨床的観点から①数の失読・失書によるもの②数の空間的操作の障害によるもの③算術の操作自体の障害による，失演算（anarithmetia）に分類した。「失演算」は左頭頂葉を含む障害での報告が多く，数処理，計算のメカニズムについては，ワーキングメモリも含め，さまざまなモデルが提唱されているが，結論には至っていない。

(坂村　雄)

⇨ゲルストマン症候群

ジツゾンブンセキ

[文献] Hécaen H. Angelergues R. Houillier S（1961）

失書
[英] agraphia

　発症前書字可能だった人に生じた脳損傷後の書字障害の総称。単なる運動麻痺や末梢神経疾患，筋疾患によるものではない。文字形態想起の段階から実際に書き出すまでの，書字達成過程のどの段階でも生じ得る症状。症状の特徴により，純粋失書，構成失書，空間性失書などさまざまに分類される。日本語の場合，漢字と仮名では障害機序が異なる。責任病巣は一般に左頭頂葉だが，漢字失書は左側頭葉後下部，空間性失書は右頭頂葉とされる。　　　　　　　　　　　　　　　（佐藤睦子）
⇨構成失書
[文献] 佐藤睦子（2003）

失象徴
[英] asymbolia
[独] Asymbolie

　Finkelnburg FC［1870］は，失語症の背景には象徴機能自体の障害があるとして，「失象徴」という用語を提唱した。習得された記号の表出と理解の障害，あるいは記号操作を可能ならしめている象徴機能そのものの障害を指し，失行や失認も含む概念である。Meynert T［1890］の運動性失象徴は失行に，感覚性失象徴は失認に置き換わったように，今日では痛覚失象徴（痛覚失認；asymbolia for pain）以外は，広く用いられてはいない。概念そのものの喪失という意味で「失象徴性」という用語が用いられることがある（例：失象徴性失算）。失語における知性障害論は Head H の意味失語，Goldstein K の健忘失語における範疇的態度の障害説などにもみられる。濱中淑彦［1990］は鏡像認知障害との関連で失象徴を論じている。　（松田　実）
⇨失語，失行，失認，痛覚失認

[文献] 濱中淑彦（1990）

失神
[英] syncope

　脳循環を担う血流の一時的な減少あるいは血流の一時的な性質変化に起因する一過性の意識消失発作である。脳循環を担う血流の一時的な減少による失神の原因には，アダムス＝ストークス症候群などの心臓性失神，多系統萎縮症や薬物の副作用による起立性低血圧，頸動脈洞過敏症，血管迷走神経反射性失神，排尿失神，咳嗽失神などがある。脳循環を担う血流の一時的性質変化による失神の原因には，過換気症候群などによる二酸化炭素の減少，低血糖，低酸素などがある。　　　　（吉野文浩）
⇨意識消失発作，多系統萎縮症，過換気症候群

失声
[英] aphonia；aphony

　声が出せなくなること。身体医学的には，息を吐き出す呼吸器官，声帯を振動させる発声器官のいずれかの障害によって生じる。精神医学的には，意図的に作り出されたものは詐病や虚偽性障害になり，意図しない心理的メカニズムによって生じるものは転換性障害や身体化障害などの身体表現性障害に分類される。身体的原因による失声との鑑別として，正常な咳ができることがある。身体表現性障害による失声は，古典的にはヒステリーの症状として知られている。　　　　（嶋田博之）
⇨解離性障害／転換性障害，身体化障害，身体表現性障害，失歩，失立，解離ヒステリー［転換ヒステリー］，ヒステリー［精神医学史］

実存分析
[英] existential analysis
[独] Existenzanalyse
[仏] analyse existentielle

　Frankl VE によって提唱された精神療法の方法で，人間存在の重要な契機である実存的

自由や責任性に呼びかけ目覚めさせることを特徴とする。そこでは，実存的欲求不満にある個人に対し，生活史の分析を通して，個人的な意味可能性や価値可能性を意識させ実現することが目標とされる。具体的な実存としての生命の意味は，悲惨な過去や死の経験をも含む運命的なものを，責任をもって引き受けることにより生じた一回的で独自な使命の中で得られることが強調される。　（大塚公一郎）
⇨ロゴテラピー
[文献] Frankl VE (1946a, 1956)

実体的意識性
［独］leibhaftige Bewußtheit

「誰かが自分のそばに，自分の後ろに，または自分の上にいる」[Jaspers K 1913] といった体験が，何の理由もきっかけもなしに，つまり「全く原発的に現れ，迫力があり，確実であり，実体性がある（leibhaftig）」，了解不能な体験として出現した場合，この体験は実体的意識性と呼ばれる。この体験は思考的意識性・妄想意識性とともに，病的意識性（Bewußtheit）の一つとして論じられている[Jaspers 1948]。

Jaspersはこの体験を統合失調症の重要な症状とした。また宮本忠雄はこれを幻覚・妄想体験の基礎となる体験様式として位置づけた［宮本 1959］。他方 Ey H [1954] は Jaspers の意識性概念を論じた際，その例証の多くが「清明」な意識下に生じたものとは考えられないと指摘している。本邦でも，実体的意識性は入眠時・出眠時［西山詮 1968］や解離性障害［柴山雅俊 2001］，側頭葉てんかんなどに際して出現しうるとされている。　（金森　敦）
⇨意識性，統合失調症，宮本忠雄
[文献] Ey H (1954), Jaspers K (1913, 1913/1948), 宮本忠雄 (1959), 西山詮 (1968), 柴山雅俊 (2001).

失調型パーソナリティ障害
［英］schizotypal personality disorder

DSM-Ⅳ-TR 分類のパーソナリティ障害の下位分類の一つ。ICD-10 分類では統合失調型障害として，F2 統合失調症，統合失調型障害および妄想性障害の下位分類となっている。パーソナリティ障害と統合失調症のどちらに分類するかは議論のあるところである。スキゾイドパーソナリティ障害よりも統合失調症に近いという考えがあり，生物学的にも血小板モノアミン酸化酵素や眼球追跡運動，側脳室拡大等の所見から統合失調症との類縁性がみられる。　（玉井康之）
⇨スキゾイドパーソナリティ障害
[文献] American Psychiatric Association (2000), 鈴木國文 (1997), World Health Organization (1992)

失調症
［英］ataxia

通常，運動失調症を意味し，麻痺がないにもかかわらず，運動の正確さの障害，協調筋と拮抗筋の協調の障害，協調筋から拮抗筋へのスムーズな運動の変換の障害，体の一側への偏りなどを生じた状態をいう。小脳失調，脊髄性失調，前庭性失調，大脳性（前頭葉性）失調に分けられる。小脳失調では，指や足を思った所に正確にもっていけない測定異常（dysmetria），前腕の速い回内，回外を繰り返すと正常よりも遅く，ふぞろいになる反復拮抗運動不能（adiadochokinesis），筋緊張低下が生じ，虫部障害により失調歩行が生じ酩酊様となる。脊髄性失調では，後索障害による深部感覚障害により，起立閉眼時に動揺が出現するロンベルク徴候が陽性となる。前庭性失調では，回転性めまいを生じ，歩行時，障害側へ偏り，眼振を伴う。前頭葉性失調では，失調は小脳性と類似しているため，その他の前頭葉徴候などが鑑別に必要となることが多い。　（坂村　雄）
⇨自律神経失調症，脊髄小脳変性症，ベンゾジアゼ

ピン受容体
[文献] 田崎義昭, 斉藤佳雄(2010), 水野美邦(2010)

嫉妬
[英] jealousy

　愛する対象が自分以外に関心を向けることへの情緒反応。自分を疎外したと感じられるペアへの怒りや憎しみをその内容とする。三者関係を基盤とした愛情と憎悪の両価感情の体験であり, 精神分析的にはエディプスコンプレクスをその原型として想定する。Freud S [1922] は嫉妬に3種類を示した。①通常の嫉妬：上記のエディプスコンプレクスに関連した競争関係における反応。②投影された嫉妬：自らの不実への衝動に対する罪悪感から, その衝動を対象に投影して生じる。③妄想的嫉妬：同性愛への防衛として形成される(「僕が彼を愛しているのではなく, 彼女が彼を愛している」)。いずれにせよ嫉妬に関する心性は対象への両価感情や罪悪感と関連しており, その際の防衛機制の検討は精神分析的治療の課題となる。なお Klein M [1957] は, 羨望に比して嫉妬は対象への愛にもとづくより成熟した感情体験としている。　　(小野　泉)
⇨エディプスコンプレクス［フロイト］
[文献] Freud S (1922b), Klein M (1957)

失読
[英] alexia

　いったん獲得された読みの能力が脳損傷によって障害された状態。読みを獲得する能力が生得的に障害された病態に対しては, 読字障害 (dyslexia) という用語が用いられる。ただ, dyslexia は後天性障害にも用いられることがあり, 曖昧さを避けるために, 発達性読字障害 (developmental dyslexia), 後天性読字障害 (acquired dyslexia) と区別する場合もある。

　失読は①失語性失読, ②純粋失読, ③失読失書に分類されることが多い。①失語性失読は失語症に伴って起こる読字障害で, 伝導失語では音韻性錯読が多いというように, それぞれの失語症類型を反映した病像を示す。②純粋失読は失語も書字障害も伴わず, 自分の書いた文字すら, しばらく後には読めないという特徴的な病像を呈する。簡単な文字ならばなぞり読みが可能な場合が多く, 障害は視覚性に限定されており失認性失読とも呼ばれる。病巣は左後頭葉と脳梁膨大部の複合病巣が典型的であり, 右半球から文字中枢とされる左角回への離断で病態機序を説明するのが伝統的であるが, 最近は後頭葉後下部や紡錘状回などの病巣も重視されている。なお, 文字数が多くなるほど読みが難渋するという特徴（語長効果）があり, 欧米文献では逐字読み (letter by letter reading) が同義語として使われている。③失読失書は角回性失読失書と側頭葉後下部性失読失書があり, 後者では漢字の障害が主体となることを, Iwata M [1984] が最初に報告した。

　最近は認知神経心理学的, 計算論的な失読の研究も盛んであり, 音韻性失読, 深層失読, 表層失読などが記載されている。音韻性失読では実在語は読めるが非語が読めず, 深層失読では非語の音読障害に加えて, 意味性錯読, 抽象語よりも具象語の読みが良好, といった特徴を呈する。表層失読は読みの規則に従わない不規則語の読みが障害される。こうした中枢性の失読に対して, 注意性失読, 無視性失読などは末梢性失読と呼ばれる。　(松田　実)
⇨発達性失読失書, 錯読
[文献] Dejerine J (1982), Iwata M (1984), 岩田誠, 河村満 編 (2007), 松田実 (2003)

嫉妬妄想
[英] delusion of jealousy

　恋人や配偶者が自分以外の異性と性的関係をもっているという妄想。病的嫉妬 (pathological jealousy) ともいう。長期大量飲酒者に生じる「大酒家の嫉妬妄想」が有名だが,

シツニン

統合失調症，妄想性障害，高齢者などにもみられる。宮本忠雄［1982］によれば，中年女性に典型的なパラノイア性嫉妬妄想と，統合失調症に特徴的で性別年齢に関係のない妄想とを両極とし，その両者にまたがって器質的原因による嫉妬妄想があるという。　(岩脇　淳)
⇨パラノイア，妄想
[文献] 宮本忠雄 (1982b)

失認

［英］agnosia
［独］Agnosie

　一つの感覚系を介して対象物を認知することの障害である。その障害は要素的感覚障害，一般的精神障害，言語症状などで説明できない。失語同様，限局性大脳病巣に起因する認知症状である。感覚様態特異的認知であって感覚モダリティによって視覚失認，聴覚失認，触覚失認と区分される。身体失認は一つの感覚系による認知障害とはいえず，また視空間失認は対象認知の障害でなく対象物の空間的関係の認知障害といえるので，身体失認や視空間失認は失認としての定義からみるとあいまいであるが，一般には失認の中で扱われている。特定の入力モダリティ内で特定のカテゴリーに対しての失認として，相貌失認，色彩失認，失音楽がある。失認概念の古くは，Finkelnburg FC［1870］の失象徴(Asymbolie)，Munk H［1877］の精神盲 (Seelen-blindheit) にみられるが，失認 (Agnosie) の概念・用語はFreud S［1891］により導入された。
　　　　　　　　　　　　　　　　(小山善子)
⇨視覚失認，聴覚失認，触覚失認，視空間失認，相貌失認，色彩失認，失音楽，失象徴
[文献] Bauer RM, Demery JA (2003), Freud S (1891)

失文法

［英］agrammatism
［独］Agrammatismus

　文の表出・理解が文法機能の障害により困難となる失語症の一症状［Pick A 1913］。文の発話と理解は，構造が複雑で長い文ほど困難である。内容語（動詞，名詞，形容詞など）同士の文法的関係を表す機能語（日本語の助詞，助動詞など；英語の冠詞，代名詞，前置詞など）や，動詞の活用語尾などの脱落・誤用が起こる。左下前頭回が損傷されるブローカ失語で生じるとされていたが，現在はさまざまなタイプの失語症で起こることが知られている。　　　　　　　　　　　　(渡辺眞澄)
⇨失語，ブローカ失語，錯文法
[文献] Grodzinsky Y (1990)

疾病因性神経症

［英］patho-neurosis；disease-neurosis

　Ferenczi S［1916］が提唱した神経症概念である。Ferencziは，器質的疾患や身体損傷に続発する神経症を疾病因性神経症と呼んだ。器質的疾患や身体損傷は心的外傷として作用し，その結果，リビドーは外的世界から撤収され，自我全体ではなく，疾病が生じた器官や身体の損傷部位に向けられ，それらの領域に神経症症状が出現することになる。この神経症症状は快感満足を伴うものであり，Ferencziはそれらの領域が性器的性質を帯びたと考え，このような現象を性器化と呼んだ。Freud S［1914］は，リビドーの発達過程をナルシシズムから対象愛への移行と捉えた。しかし，正常な大人の対象愛の背後にも，より早期のナルシシズムが存続しており，器質的疾患や身体損傷を契機に，外傷的ナルシシズムへの退行が生じるとFerencziは考えた。Ferencziは，このような病態が生じる条件として，リビドーが強力に備給されており，自我全体が容易に同一化しうる身体部分が損傷される事態を挙げている。　　　(細澤　仁)

⇨リビドー，ナルシシズム
[文献] Ferenczi S (1916), Freud S (1914c)

疾病恐怖
[英] nosophobia

　身体精査で異常が指摘されないにもかかわらず，特定の疾患に罹患しているという念にとらわれていたり，特定の疾患を恐れて通常であればなんでもない感覚や外見を異常なものと捉えたりすること。心気症または心気障害，強迫性障害の一型に相当する。統合失調症や妄想性障害，心気妄想を伴ううつ病性障害（重症うつ病や高齢者うつ病に多い），身体表現性障害も鑑別にあがる。　　（藤澤大介）
⇨心気症，強迫性障害
[文献] American Psychiatric Association (2000), World Health Organization (1992)

疾病性　➡事例性

疾病否認　➡病態失認

疾病への逃避
[英] flight into illness

　神経症を発症することで，心的葛藤や不安から解放されること。Freud S［1905］が「あるヒステリー分析の断片」（症例ドラ）に対する1923年の補記で「病気になることは……心的な葛藤がある場合，経済論的には最も楽な解決策となる」と述べた。新しい症状に関心が集中し，不安や心的葛藤に思い悩む必要がなくなるためである。この現象を力動的観点からみた場合「疾病への逃避」となり，経済論的観点からみた場合「一次性疾病利得」となる。現在の一般医療では，精神的安定や現実的利得の手段として，身体疾患を含むあらゆる「病気に逃げ込むこと」あるいは「病気を利用すること」という意味で用いられる。この逃避傾向は治療への抵抗として作用する。なお正反対の現象として，治療開始から程ない患者が自分の内面と向き合うことを恐れ「もうよくなった」と治療を中断しようとする「健康への逃避（flight into health）」がある。　　　　　　　　　　　　（池田暁史）
⇨経済的観点，疾病利得，力動的観点
[文献] Freud S (1894, 1905a)

疾病無関心　➡病態失認

疾病利得
[英] gain from illness

　患者が疾病から直接的・間接的に引き出すあらゆる満足のこと。Freud Sは疾病利得を一次利得（primary gain）と二次利得（secondary gain）とに分けた。一次利得（一次性疾病利得）は「あらゆる神経症疾患において認められるもの」であり，内的部分と外的部分とに分けられる。一次利得の内的部分とは，症状形成により心的葛藤から解放されること（疾病への逃避）である。一次利得の外的部分とは，症状を求める現実的な動機のことであるが，これを二次利得と厳密に区別することは難しい。二次利得とは，症状形成後，二次的・外的に生じる発症以前には予測できない利得のことをいう。二次利得は，神経症の発症そのものには関与しないが，現実的満足をもたらすため，疾病の遷延化や治療への抵抗の一因となる。したがって，二次利得は身体疾患を含むあらゆる疾病で生じうる。これらの過程の多くは無意識裡に行われ，意図的・作為的になされる詐病とは区別される。
　　　　　　　　　　　　　　　　（池田暁史）
⇨疾病への逃避
[文献] Freud S (1905a, 1926b)

失歩
[英] abasia

　歩けなくなること。身体医学的には，運動麻痺，感覚障害，小脳失調，舞踏病などで生じる。精神医学的には，意図的に作り出され

たものは詐病や虚偽性障害になり，意図しない心理的メカニズムによって生じるものは転換性障害や身体化障害などの身体表現性障害に分類される。失立と合併することも多く，失立失歩と表現される。身体表現性障害の場合は，依存性と関連した退行現象の一種であることも多いのは失立と同様である。

(嶋田博之)

⇨解離性障害／転換性障害，身体化障害，身体表現性障害，失立，失声，解離ヒステリー〔転換ヒステリー〕

失名辞失語

［英］anomic aphasia

　失名詞失語，健忘失語，名辞失語，単純失語などとも呼ばれる。失名辞，すなわち喚語困難を主徴とする失語型である。さまざまなタイプの失語症例が改善し，その特徴が消失して喚語困難のみが残ることも多く，責任病巣は特定されないといわれる。したがって神経学的所見もさまざまで，全くみられないこともあるが，右片麻痺，右感覚障害，右同名半盲を示すこともある。聴覚的理解は全く正常なこともあるが，ある程度の障害を示す場合もある。その場合には超皮質性感覚失語との境界に位置することになる。読解は正常な場合もあるが障害されることも多い。漢字よりもかなの読解に，より明らかな障害を示すことが多い。書字は良好な場合もあるが重篤な失書を伴う症例もいる。このような症例ではゲルストマン症候群を呈する。自発話は流暢であるが，内容語を代名詞などに置き換えてしまうために情報は乏しく，また喚語困難によって休止が生じる。喚語困難は名詞ばかりではなく，動詞，形容詞などの内容語が全般に困難となる。まれに意味性錯語が出現するが，自ら誤りを訂正することができる。わかっているのに名称が出てこない，「喉から出かかっている」現象を示し，その際には目標語の音節数を正しく示すことができる。単語が出てこないときに他の言い回しで説明し，これを迂言と呼ぶ。目標語と音韻的に類似した音韻性錯語が出現する。復唱は良好である。呼称は障害されるが，その程度は症例間でばらつきがある。語頭音などのヒントによって目標語に達することができることが多い。カテゴリーや語頭音による語の列挙も困難である。理解能力は保たれ，復唱，音読など意味の支持を要さずに遂行できる単語表出課題は可能であり，これらの症状は意味情報と音韻情報の処理自体には障害がなく，単語の意味と音韻形式の結合に障害があることを示している。

(種村　純)

⇨超皮質性失語，失書，ゲルストマン症候群，錯語
[文献] Benson DF (1988), Laine M, Martin N (2006)

質問癖

［独］Fragesucht

　自分の中に繰り返し湧く疑問を誰かに質問せざるをえなくなる強迫行為である。成田善弘は，強迫性障害を自他境界の観点から二つに分け，強迫症状を自分一人で悩み一人で行う「自己完結型」と，強迫行為を身近な他者に強要したり，手伝わせたりする「巻き込み型」とに分類した。質問癖は，いわゆる疑惑癖が巻き込み型の表現形をとったものということができる。なお，発達障害のこだわりの一症状として現れる場合もある。　　(小林俊三)

⇨疑惑癖，強迫性障害，強迫観念，詮索癖
[文献] 成田善弘 (2002)

失立

［英］astasia

　立てなくなること。身体的には，筋原性疾患や，神経系の血管障害，変性疾患などで生じる。精神医学的には，意図的に作り出されたものは詐病や虚偽性障害になり，意図しない心理的メカニズムによって生じるものは転換性障害や身体化障害などの身体表現性障害

に分類される。失歩と合併することも多く，失立失歩と表現される。身体的原因による失立との鑑別として，暗示によって症状が変化することなどがある。身体表現性障害による失立は，古典的にはヒステリーの症状として知られている。
　　　　　　　　　　　　　　　　（嶋田博之）
⇨解離性障害／転換性障害，身体化障害，身体表現性障害，失声，解離ヒステリー〔転換ヒステリー〕

失立発作
［英］astatic seizure

　てんかんの全般発作の一型で，姿勢保持筋の緊張の低下ないし消失を呈する発作である。脱力発作（atonic seizure）と同義であり，脱力発作と呼ぶ方がわかりやすい。発作時の脳波は周波数の低い（3 Hz 未満の）多棘・徐波複合，棘・徐波複合の場合が多いほか，徐波群発などもあるとされる。失立発作（脱力発作）のみを繰り返す症例は少なく，他の全般発作も呈する症例（レンノックス＝ガストー症候群など）が多い。失立発作（脱力発作）のみを繰り返すようにみえる症例の場合，発作性症状を繰り返す非てんかん性疾患との鑑別を要する。ビデオ・脳波・筋電図を同時に記録すれば，失立発作（脱力発作）の証明がしやすくなる。治療はてんかん症候群に応じて選択される。バルプロ酸やベンゾジアゼピン系による薬物療法がよく行われるが，著効する場合は少ない。脳梁切断により発作頻度がやや減少する場合があるとされる。
　　　　　　　　　　　　　　　　（齋藤正範）
⇨全般発作，レンノックス＝ガストー症候群
［文献］日本てんかん学会 編（2006），清野昌一，八木和一（1999）

失論理
［英］alogia
［独］Alogie

　古くは，Broca P が運動失語例において思考内容が貧困なことに対して用い，また，Kleist K が，前頭葉損傷例における思考の内容面での発動性欠乏（失論理性思考障害 alogische Denkstörung）に対して用いた言葉である。現在の欧米では，知的障害や認知機能の変化により発語が消失することや，統合失調症の欠陥状態における自発的会話の減少や消失，さらには思考の貧困を指すことが多い。
　　　　　　　　　　　　　　　　（加藤元一郎）
⇨失語

CT
［英］computed tomography

　コンピューター断層撮影法と訳され，計算機を用いて被写体の走査データから断層画像を構成する技術であり，広義には MRI（magnetic resonance imaging）や PET（positron emission tomography）や SPECT（single photon emission computed tomography）もその範疇に入るが，狭義には X 線を被写体に照射しその減衰率から断層面を構成する X 線 CT のことを指す。最初の CT は 1972 年に Hounsfield GN により発表された。Hounsfield はこの功績により，理論的基礎を構築した Cormack AM とともに 1979 年にノーベル生理学・医学賞を受賞した。

　近年，頭尾方向に多数の検出器が並ぶ多列検出器 CT（multi-detector row CT；MDCT）が開発され検査速度が高速化し，時間変化に対応した 4 次元情報が得られるようになり，単なる断層面だけではなく三次元画像も，さらにはその時間変化を追うことも可能になりつつある。
　　　　　　　　　　　　　　　　（松澤 等）
⇨ MRI, PET, SPECT〔単光子放射断層撮影〕，脳画像〔ブレインイメージング〕
［文献］Hounsfield GN（1973），Cormack AM（1963）

指定通院医療機関　➡心神喪失者等医療観察法

指定入院医療機関　➡心神喪失者等医療観察法

シデナムヒョレア

[英] Sydenham's chorea

舞踏病の一つで，英国の医師 Sydenham T (1624～1689) が 1686 年に報告した．小児に起こるリウマチ熱の一症状として現れる．慢性進行性のハンチントン舞踏病と異なり治癒しうるが，妊娠を契機に再発することがある．小舞踏病（chorea minor），伝染性舞踏病（chorea infectiosa），英国舞踏病（chorea anglicorum）とも呼ばれる．チックなどと見誤ることもあり，注意が必要である．シデナムヒョレアや遺伝性舞踏病のハンチントン舞踏病では幻覚妄想を呈することがあり，舞踏病精神病（Choreapsychose）と呼ばれる．

(前田貴記)

⇨ヒョレア症候群，ヒョレアアカントサイトーシス

児童虐待

[英] child abuse

養育者による，子どもに対する加害行為の反復．加害行為は意図的であるか否かを問わず，子どもの健全な育成が保障されないことを根拠とする．したがって，養育者は「しつけ」の意図であっても，子どもの育ちにとって有害であれば虐待である．児童虐待は通常，身体的虐待・ネグレクト・心理的虐待・性的虐待の 4 類型に分類される．身体的加害行為が中心の身体的虐待は，痕跡が明瞭で致死例が最も多い．これに対し養育行為の忌避であるネグレクトは，痕跡になりにくさなどから事例化しにくいものの，社会的にはかなり広く蔓延していると考えられる．性的虐待は養育者による性的加害行為であり，密室化した家庭内の状況下で行われるために，さらに表面化しにくく，立証にも困難が伴う．上記のような具体的加害行為を伴わないものを通常，心理的虐待とするが，虐待環境を生き延びた子どもたちの後遺症という側面から考えると，ほとんどの事例において身体的後遺症より心理的後遺症の方がはるかに深刻で永続的であるため，心理的ではない虐待は存在しえないとも考えられる．近年は，両親の DV 光景の目撃なども心理的虐待と考えられるようになっている．

わが国の児童虐待対応は，欧米に比して数十年の遅れがあるといわれていたが，2000（平成 12）年に公布・施行された児童虐待の防止等に関する法律により，ようやく近代的対応システムへの着手がなされた．同法は，児童にかかわる可能性のあるあらゆる専門機関・専門職に，虐待の疑われる事例が発見され次第，関係機関に通告することを義務づけている．虐待通告は，市町村が設置した窓口でも可能だが，児童の保護など，虐待対応の最終機関としての役割は児童相談所が担っており，児童の処遇（措置）の決定を行っている．虐待を受けて保護された児童の措置先は主に養護施設で，施設での心理的ケアにも関心が払われるようになってきている．欧米では処遇の中心である養育家庭によるケアは，わが国では少数にとどまっているが，専門養育家庭制度の導入などによるケアの質的な向上が図られている．

(田中 哲)

⇨性的虐待，児童相談所，児童福祉法，被虐待児症候群

[文献] Helfer ME, Kempe RS, Krugman RD, ed. (1997)

児童虐待防止法　➡児童虐待

自動思考　➡認知療法〔認知行動療法〕

自動周波数分析

[英] automatic frequency analysis of EEG

脳波の自動周波数分析は 1930 年代にはすでに行われていた．当初は，ある導出の脳波を複数の帯域フィルタで分け，一定時間（5 秒か 10 秒間）毎に各帯域の波の積分値がパルスを表示する装置が多用されたほか，磁気的に保存された脳波のオフライン電算処理や

タコグラフ分析装置なども用いられた。現在では，トポグラフィーの描出，事象関連同期化／脱同期化の解析，時間・周波数分析ほかが短時間でできるようになっている。

（齋藤正範）

⇨脳波〔EEG〕，脳波トポグラフィー，同期（性）
[文献] Drohocki Z, Drohocka J（1939），及川俊彦（1980），柴崎浩（2008）

自動症
[英] automatism
[独] Automatismus
[仏] automatisme

部分てんかんの複雑部分発作中に認められる反復性の無目的で奇妙な行動をいう[ILAE 1981]。意識は混濁あるいは消失しており，回復後に健忘を残す。側頭葉起源の自動症は，舌舐めずりする，嚥下するなどの口部自動症，身体をなでる，衣類をまさぐるなどの身ぶり自動症，周囲をゆっくり移動するなどの行動自動症（歩行自動症，徘徊自動症）を特徴とし，かつては精神運動発作[Gibbs EL ら 1948]と呼ばれた。前頭葉起源の自動症は，大声で叫んだり，四肢や体幹を激しく動かしたり，床を転げまわったり，走りだしたりといった激しい身ぶり自動症や行動自動症が目立ち，心因性発作と誤られることがある。なお，全般てんかんの欠神発作中にも唇を舐める，衣類をまさぐるなどの軽微な自動症を伴うことがある。

（松浦雅人）

⇨複雑部分発作，欠神発作
[文献] Commission on Classification and Terminology of the International League Against Epilepsy（1981），Gibbs EL, Gibbs FA, Fuster B（1948）

児童自立支援施設

1883（明治16）年，池上雪枝が大阪に設立した神道祈祷所を先駆けとし，その後の各新法制定により，感化院，少年教護院，教護院と名称を変え，児童福祉法改正に伴い，1998（平成10）年，児童自立支援施設に改称された。犯罪などの不良行為をしたり，またはするおそれのある児童や，家庭環境その他の環境上の理由により生活指導を要する児童を入所または通所させ，教育・保護などの必要な援助を行って自立を支援する児童福祉施設である。また退所者についても相談その他の援助を行ったりしている。全国に58ヵ所ある各施設は，児童福祉法により，児童に対する生活指導，学習指導および職業指導に必要な環境設備の整備が義務づけられている。職員は寮長，寮母，職業指導員などで構成され，家庭的・開放的な雰囲気のもとで処遇されるように配慮されている。少年院とは異なり，強制措置は原則的に認められず，児童の行動の自由を制約する場合には家庭裁判所の決定を必要とする。児童の対象年齢は原則として18歳未満で，主として児童相談所から送致されるが，家庭裁判所から保護処分として送致されることもある。

（奥村雄介）

⇨児童福祉法，少年非行，少年鑑別所，家庭裁判所
[文献] 岩本健一（2007），小林英義，小木曽宏 編著（2009）

児童神経症
[英] childhood neurosis

神経症とは，心因性に生じ，心因性に固定される身体的あるいは精神的な症候群である，と成人では定義される。子どもは発達途上にあるため，身体症状ないしは精神症状（低年齢ほど行動障害として表現されることが多い）が成人に比して固定されることが緩やかであり，症状が発達段階により流動的に変化する。低年齢であるほど，神経症と呼ぶより神経症的反応と呼ぶほうが適切である。自ら悩む態度，体験表出ないしは追想能力，洞察能力などの限界が子どもにはあり，成人の神経症の特徴を備える水準に近づくのは14～15歳以降である。

心因性に生じる背景として，人格の基礎が

形成される乳幼児期においては，主養育者である母親との関係を中心とした家族関係が阻害的に働くことが大いに関連する。友人関係が生活の大きな部分を占める学童期や思春期には，親からの分離，友人関係の発展の失敗がしばしば要因となる。腹痛，嘔吐，夜尿，チックなどの多彩な身体症状や，多動，緘黙，不登校，摂食障害などの行動障害として表現される。これらすべてが神経症的反応ではなく，発症準備状態や症状形成過程が理解でき，治療に結びつくことが必要である。たとえば不登校で考える場合，「学校に行きたいあるいは行かなければならないことがわかっているにもかかわらず，不安が強くて登校できない状態」，夜尿であれば，「下の子の出生によって母親への依存欲求が高まり，退行現象として生じたもの」，というごとくである。このような心理的葛藤があることが神経症的である。
(大井正己)
⇨夜間遺尿，チック〔チック障害〕，無言症，不登校，摂食障害
[文献] 黒丸正四郎 (1962)，大井正己 (1972)，小倉清 (2006)

児童青年精神医学

[英] child and adolescent psychiatry

児童青年精神医学は，子どもたちがあらわす多彩な精神身体症状・問題行動の意味を慎重に検討し，子どもの年齢と発達レベル，気質および生物学的背景，親子関係，家族力動，友人関係，保育所・幼稚園・学校における生活などを総合的に評価し，発達的視点を重視した診断・治療，そして予防を行いながら，子どもの精神的健康の達成を企図するものである。対象とする問題は，①発達障害（精神遅滞，自閉症，アスペルガー症候群，学習障害など），②神経症性障害（摂食障害，いじめ，学級崩壊，自殺，薬物乱用などを含む情緒行動障害），③器質性障害（注意欠陥／多動障害など），④精神病性障害（感情障害，統合失調症など），⑤パーソナリティ障害（性格傾向の偏り，ボーダーライン・チャイルドなど），⑥家庭生活における諸問題（児童虐待，崩壊家庭など）である。

わが国では，1960 年に雑誌『児童精神医学とその近接領域』が創刊され，「日本児童精神医学会」が設立された（1983 年，「日本児童青年精神医学会」に変更）。1990 年，アジアでは初めて京都国際会議場で第 12 回国際児童青年精神医学会が開催され，難民，ストリート・チルドレン，薬物乱用，児童虐待，臓器移植，人工授精，女性の社会進出，少子化現象など，子どもにかかわる心理社会的諸問題についての幅広い議論が展開された。関連領域の専門家たちとの協働がますます必要となってきている。1991 年，日本児童青年精神医学会認定医制度が発足した。児童青年精神医学に対する社会的要請が高まる中で，2008（平成 20）年 4 月 1 日から「児童精神科」の診療科名の標榜が正式に認められ，児童青年精神科医療の裾野は急速に広まっている。
(山崎晃資)
⇨学校精神保健，乳幼児精神医学，発達指標
[文献] 山崎晃資，牛島定信，栗田広ほか 編著(2002)，Rutter M, Taylor E, ed. (2002)

自動性不安

[英] automatic anxiety
[独] automatische Angst

Freud S〔1926〕は，出生時の母体との分離に代表される寄る辺ない状況を外傷的状況と呼んだ。この外傷的状況に出会うとき，不随意的，自動的に不安が生じることをいう。自我は発達するにつれて，危険な状況への信号として不安を利用して対処するようになるが，それができない，より原始的次元の不安を指す。言語化や象徴化以前の未分化な生の不安ということもできる。Freud はこれを不安の根源の様式と呼んだ。
(小林俊三)
⇨寄る辺なさ〔無力感〕，出産外傷(説)，不安，不

安信号
[文献] Freud S (1926b)

児童相談所

　1947（昭和22）年の児童福祉法制定により各都道府県および政令指定都市に義務設置とされた児童福祉行政の専門機関。児童福祉法に定められた都道府県知事の措置権限を執行する機関であり、職権により児童の一時保護を行うことができる強力な行政権限をもつ機関でもある。人口50万人に1ヵ所という基準に沿って設立され、2006（平成18）年4月からは中核市にも設置できるようになり、2009年時点で全国に197ヵ所設置。主たる職員は、児童福祉司、児童心理司、医師、児童指導員、保健師、保育士などから構成される。所長要件の第一番目は、医師であって精神保健に関して学識経験を有する者とされているが、大多数の児童相談所では他の職種が所長職を務める。

　児童相談所の扱う対象は18歳未満の児童で、業務は家庭や学校および地域から寄せられた相談に対して児童福祉司が調査を行い、児童心理司が児童に対して心理判定を実施し、児童福祉法の趣旨に沿って処遇を決する。親による虐待や親の心身の病気など、親に著しく養育能力が損なわれている児童の場合は、一時保護所に入所させ、児童の保護をはかったうえで処遇を決する。上記の権能を果たすために児童福祉施設への入所の措置権限をもち、広範に及ぶ児童福祉領域の中心に位置する。以上のような法的介入をもとにした措置業務の他に、その名称の所以となった児童相談（child guidance clinic）として、児童と親の心理治療等さまざまな相談活動を行っている。

　児童相談所が扱う相談の内容は、障害相談、育成相談、養護相談、非行関係相談、その他の相談に分けられるが、相談受付件数は年々増加しており、2008年度は364,414件に上った。近年の特徴は、養護相談の中に児童虐待に関する相談が増加し、2008年度は42,664件に至っていること、および発達障害の相談が増えていることである。　　　　（本間博彰）
⇨児童虐待、児童福祉法

児童統合失調症　➡小児期の統合失調症

児童福祉法

　1947（昭和22）年に制定され、戦後の戦災孤児対策および次代の担い手である児童の健全育成を課題に、それ以前の少年教護法、児童虐待防止法、母子保護法などを総合立法化した法律。本法の総則の冒頭に児童福祉の理念ならびにその保障のための原理を明確に掲げ、国民、国家、地方公共団体として取り組むべき基本原則を規定した。同時に実施機関である市町村や都道府県の役割を定め、児童相談所や児童福祉施設の組織のあり方と事業および専門職の資格についても触れている。時代の変化とともに、児童の問題のみならず児童を取り巻く環境の変化により、1997（平成9）年からたびたび児童福祉法の改正が行われるようになった。従来からの子ども家庭福祉施策に次世代育成対策が加えられ両者の統合を図り、2004年の改正では、市町村を一義的な窓口にするなど児童相談体制の見直しや、児童虐待防止ネットワークの法定化など社会的な問題となった児童虐待関連の対策を強化した。
　　　　　　　　　　　　　　　（本間博彰）
⇨児童相談所、児童養護施設

児童養護施設

　児童福祉法が規定する児童福祉施設の一つ。乳児を除いて、保護者のない児童、虐待されている児童その他環境上養護を要する児童を入所させて、これを養護し、あわせてその自立を支援することを目的とする。前身は孤児院で児童福祉法の制定により養護施設となり、1998（平成10）年の同法改正から児童養護

施設と改称された。入所は児童相談所の措置によって執り行われる。入所対象児童は，1歳以上18歳未満とされ，高校の卒業時点まで延長できる。児童養護施設は，従来は親の死去や病気など保護者のいない児童を養護する施設であったが，近年は社会的情勢を反映し，被虐待児の入所が増加し，児童指導員の他に心理技術者もスタッフに加わるようになった。また最近は児童福祉法で規定された養護を社会的養護と称し，里親やグループホームなどの家庭的養護と，施設養護に大別され，児童養護施設は児童自立支援施設などとともに後者の中心をなす。 (本間博彰)

⇨児童相談所，里親制度〔フォスターケア〕

シナプス

[英] synapse

　神経細胞は連続して連結しているのではなく，構造的に独立しており，特定の部位で互いに接合している。この接合部位がシナプスである。シナプスは，神経細胞間あるいは筋線維，ないし神経細胞と他種細胞間に形成され，シグナル伝達などの神経活動にかかわる機能を担う部位である。1897年，イギリスの生理学者 Sherrington CS によって，反射弓機能の連結部位として「シナプス」と命名された [Shepherd GM, Erulkar SD 1997]。自らの細胞で生合成した伝達物質を放出し，化学的に標的細胞にシグナルを送る化学シナプスと，細胞間がイオンなどを通過させる蛋白分子で結合され，細胞間に直接イオンが流れることによって細胞間のシグナル伝達が行われる電気シナプスに分類される。化学シナプスは活動電位を運んできたシナプス前膜と放出された伝達物質を受容するシナプス後膜との間に形成され，シナプス前膜とシナプス後膜は10～20 nm のシナプス間隙（synaptic cleft）を介して対峙している。シナプス前終末内には伝達物質を包含したシナプス小胞（synaptic vesicle，直径20～65 nm）が存在

している。活動電位がシナプスに達すると電位依存性カルシウムイオンチャネルが開き，カルシウムイオンがシナプス前終末内に流入し，シナプス小胞が細胞膜に融合して伝達物質がシナプス間隙に開口放出される。神経組織を等張液中でホモジナイズし，濃度勾配遠心法を用いて重さの違いによって分離して得られた神経前終末部をシナプトソーム（synaptosome）と呼ぶ。単離されたシナプトソームにはシナプス小胞が含まれており，シナプス前終末としての機能を果たすことから，シナプス機能を解析するモデルとして用いられている。電気シナプスは網膜の神経細胞間や心筋線維間などで広範にみられる。化学シナプスよりも高速な伝達が行われ，多くの細胞が協調して動作する現象を引き起こす。

(吉岡充弘)

⇨ニューロン，神経伝達物質，イオンチャネル

[文献] Shepherd GM, Erulkar SD (1997)

シナプトソーム　➡シナプス

シニフィアン／シニフィエ

[英] signifier/signified
[独] Signifikant/Signifikat
[仏] signifiant/signifié

　言語学者 Saussure F de が案出した一対の術語で，それぞれ能記／所記，記号表現／記号内容，意味するもの／意味されるものなどの訳語がある。Saussure は言語記号に聴覚映像（image acoustique）と概念の二面を区別しそれぞれシニフィアン，シニフィエと呼んだ。つまり，シニフィアンは音声や文字などの言葉の物質的側面を言い表す。Saussureにおいて，シニフィアンとシニフィエは「水の分子における H_2O」の化学記号のように，対等の位置を占めながら一つの統一体であるシーニュ（言語記号）を形づくる。その際，シニフィエ（たとえば本）とそれを言い表す

シニフィアン（たとえば，ホン）とのあいだに内的ないし論理的必然性がないだけでなく，個々のシーニュの価値はその体系内の他のシーニュとの対立，差異により初めて決定されるという二重の恣意性がシーニュの主要な特性となる。こうした観点は精神医学に実り豊かな視野を拓いた。たとえば，統合失調症の言語病理に関し，統合失調症者においてシニフィエを欠くシニフィアンのみの記号が出現する一方，シニフィアンをいまだもたない謎めいたシニフィエが浮上するといったシニフィアンとシニフィエのそれぞれの極へのシーニュの解体現象が明らかにされた。Saussure以後，シニフィアンの術語はさまざまに理解されて使用される。最もよく知られているのはシニフィエに対するシニフィアンの優位性と自律性を説く Lacan J の解釈である。Lacan のいうシニフィアンは何よりもまず無意識を構成する基本単位として考えられている。夢において顕在的な内容が潜在的な内容と多数の関係性の糸で結ばれていることに端的に示されるように，シニフィアンは他のシニフィアンと網状組織をつくっている。そして，主体の意識的な表現活動の間隙をぬう形でシニフィアンは別のシニフィアンと（隠喩の機制を介し）置き代わったり，（換喩の機制を介し）結合して無意識の形成物が産出される。言い間違いや機知がその好例となる。この観点からすると『夢解釈』『日常生活の精神病理』などに代表される Freud S の理論はシニフィアンの考え方の先駆的なものと考えられる。 (加藤 敏)

⇨構造言語学，象徴界，父の名，隠喩／換喩

[文献] Saussure F de（1916），丸山圭三郎（1981）

シヌクレイノパチー

[英] synucleinopathy
[仏] synucléinopathie

α-シヌクレイン（以下 α-S）は脳内のシナプス前末端に存在するが，この α-S が過剰に発現する疾患群を指す。この疾患単位には，①神経細胞に α-S が蓄積し，レビー小体を形成するレビー小体病（Lewy body disease；LBD）と②オリゴデンドログリアに α-S が蓄積し嗜銀性封入体（glial cytoplasmic inclusion；GCI）を認める，多系統萎縮症（multiple system atrophy；MSA）がある。

LBD は特発性パーキンソン病（PD），レビー小体型認知症（dementia with Lewy body；DLB）などに分けられるが，近年「レビー小体の分布が脳幹にとどまるか，大脳新皮質にまで広がるかといった程度の差にすぎない」として同じスペクトラムとして考えられている。

MSA も以前は別の疾患として扱われていたオリーブ橋小脳萎縮症（OPCA），線条体黒質変性症（SND），シャイ＝ドレーガー症候群（SDS）が，いずれも GCI の出現を認め，疾患特異的であるため，近年では，それぞれ病変の表現型の違いに過ぎないものとされている。　(女屋光範)

⇨レビー小体型認知症，多系統萎縮症，パーキンソン病，線条体黒質変性症，シャイ＝ドレーガー症候群

[文献] 新井信隆（2005）

死の本能　➡生の本能／死の本能

支配観念

[英] overdetermined idea
[独] überwertige Idee
[仏] idée prévalente

了解可能な強い感情を伴って，他のすべての思考に対して優先される持続的な思考あるいは観念群。1900 年に Wernicke C によって提唱された。優格観念とも訳される。Jaspers K [1913] は，「いわば人格がその観念と一体になり誤って本当と思われるような確信であり，研究者の真理への探究心や政治的あるいは宗教的確信との違いは支配観念が誤っ

ているという点だけである」と説明している。これに対して，支配観念の内容の真偽は問わない，とする立場もある。また，Bleuler Eは，健常者にもみられる「感情的な表象 (gefühlsbetonte Vorstelungen)」のうち，感情が客観的にも主観的にも過剰と判断されれば支配観念であり，さらに支配観念が自我親和的なのに対して，感情的にも論理的にも根拠が見当たらず自我異和的なものを強迫観念 (Zwangsideen) と呼ぶ [Bleuler 1916]。発明妄想や嫉妬妄想や好訴妄想はこれに含まれるが，これらの妄想内容が了解可能であることから真正妄想とは厳密に区別される。　（野間俊一）

⇨固定観念，強迫観念，発明妄想，嫉妬妄想，好訴妄想

[文献] Bleuler E (1916), Jaspers K (1913/1948)

自発性欠乏

[英] lack of spontaneity
[独] Spontaneitätsmangel

外的な刺激や他者の指示などによらず，内的な意欲から行動を起こす性向である自発性を欠くことをいう。以前はもっぱら統合失調症の陰性症状の一側面を指す用語として使用され，認知症，前頭葉症候群などでは同じ現象を示すのにこの語と区別する意味で「発動性欠乏」(Antriebsmangel) が使用された。後者でも最近は「自発性低下」が用いられることが多い。またうつ病では以前より，同じ意味で「意欲減退」が用いられることが多い。

（岩脇　淳）

⇨意欲減退

[文献] 濱田秀伯 (2009)

自罰パラノイア

[仏] paranoïa d'autopunition

Lacan J [1932] が症例エメ (Aimée 仮称) を通じて心因論の立場からその人格上の問題に注目して明らかにしたパラノイアの類型。当時38歳であった既婚女性エメは自身の自我理想に重なる複数の女性に被害妄想を抱き，その中の一人である女優を刺し逮捕されたが拘禁後20日程で妄想は消退した。Lacanは現象学的精神病理学と精神分析理論を援用しつつ症例を精緻に分析した上で，自身の理想像をもつ女性たちからの妄想上の迫害に自罰の要素を見出し，エメには無意識の自罰欲求があり，この欲求とその充足という行動の円環 (cycle de comportement) により妄想が発展し，決定的な充足すなわち現実の懲罰でこの病が治癒する特性をもつと解釈した。Lacan はこの自罰パラノイアと復権パラノイアを超自我の精神病 (psychoses du Sur-Moi) と呼ぶことを提唱し，仮説として両者は超自我の発生段階における人格の発達停止によって引き起こされるものと考えた。

（影山治雄）

⇨パラノイア，エメ [症例]，復権妄想 (症)

[文献] 関忠盛 (1981), Lacan J (1932)

CPAP〔持続気道陽圧療法〕　シーパップ

[英] continuous positive airway pressure

n (nasal)-CPAP (経鼻的持続気道陽圧療法) とも呼ぶ。CPAPは，中等度以上の睡眠時無呼吸症 (sleep apnea syndrome, 以下 SAS) の第一選択治療法である。CPAPがSASを改善するメカニズムは，一定の空気圧を気道に送り込み，上気道をつねに陽圧にすることによって気道が開存するためである。代表的なCPAP装置には，一定の陽圧を供給する固定型CPAPと，気道閉塞の度合いに応じて陽圧を自己調節するオートCPAPがある。

（橋爪祐二）

⇨睡眠時無呼吸症候群

シーハン症候群

[英] Sheehan's syndrome

Harold Leeming Sheehan (1900～1988) が初めてその病態を明らかにした [1937]。分

娩時の出血とショックにより，下垂体の壊死が起き，下垂体前葉機能低下症となった病態。乳腺分泌不全，乳腺の萎縮がみられ，再潮がなく，その後各ホルモンの欠乏症状として，陰毛，腋毛の脱落（以上ゴナドトロピン；FSH，LH），皮膚乾燥，活動性の低下，便秘（以上甲状腺刺激ホルモン；TSH），低血圧，易疲労感，全身倦怠感（以上副腎皮質刺激ホルモン；ACTH）などがみられる。治療は，ホルモン補充療法が行われる。　（仁王進太郎）
⇨下垂体機能低下症，ACTH，シモンズ症候群
[文献] Sheehan HL（1937）

CPT
[英] Continuous Performance Test

　持続的注意を客観的に評価するために開発された検査である。CPT では，ある一定の時間の間，ディスプレイ上にランダムに提示される一連の文字ないしは数字の中から，たとえば文字 X，ないしは，文字 A に続いて提示される X に反応することが求められる。後者の場合，A は警告信号の役割を果たしている。正反応の平均反応時間と標準偏差，反応時間のばらつきを表す変動係数（標準偏差÷平均反応時間×100），正答率，的中率で評価する。30〜40 分間における反応時間の変動係数が，持続性注意の重要な指標である。
（加藤元一郎）
⇨注意障害，神経心理学的検査法
[文献] Rosvold HE, Mirsky Af, Sarason I, et al.（1956）

事物表象／言語表象
[英] thing presentation/word presentation
[独] Dingvorstellung/Wortvorstellung

　Freud S はメタ心理学的に事物から成立する視覚的な表象と語からなる聴覚的な表象の二つを区別した。事物表象が言語表象と結びつくことが前意識‐意識の体系の特徴であり，逆に無意識には事物表象しかない。これらの定義を Freud は，1915 年の「無意識について」で行ったが，その基本的な連合主義的発想は，精神分析の誕生以前の「失語症論」[1891]からある。事物表象と言語表象に類比の発想は『夢判断』[1900]でも記憶の関連で使われているが，用語としては『機知——その無意識との関係』[1905]で言葉による冗談の一群を考察として「事物表象との関連で，意味の場を与えられる言語表象」という表現で登場する。表象論の文脈で Freud が独特なのは，表象が無意識的なものとして局所論的に異なった場所で存在していると考えていることである。彼は身体的なものと心理的なものを媒介し，欲望が固着の対象になって無意識に生活史全体を支配するような表象や表象群をとくに表象代理と呼んでいる。精神分析では，言語表象はそれら表象代理を反映し一次過程から二次過程に，そして知覚から思考へと移行するのに不可欠な表象であり，意識化と密接に結びついている。前意識と意識の体系のなかでは，事物表象が言語表象と結びつき対象表象へと翻訳されることが必要である。Freud[1915]は「無意識の体系は，対象の事物備給，つまり対象の最初で本来の備給を含んでいる。これに対して前意識の体系は，この事物表象が対応する言語表象と結合して過剰に備給させる場合に生じる。この過剰な備給が高次の心的組織化をもたらし，一次的過程を前意識が支配する二次的過程に置き換える」と述べている。彼は精神分裂病において，言語表象が事物表象として取り扱われることがあり，同様に夢においても言語表象があたかも「もの」であるかのように，事物表象として歪曲を受けるとしているので，これらの区別は単なる感覚様式の相違以上のものである。　（妙木浩之）
⇨言語表象，表象，意識，無意識の主体
[文献] Freud S（1891, 1915b）

自閉

[英] autism
[独] Autismus
[仏] autisme

　Bleuler E は1911年，統合失調論の中でこの語を用い，現実との関係にかかわる複合的な機能の障害で，外界との接触が減少し内面生活が病的に優位に立ち，現実からの遊離が生ずる現象と書いている。Bleuler は，自閉を Freud S が「自体愛」と呼んでいるものとほぼ同義であると書き，また，Janet P が否定形で「現実感喪失」と名づけたものを肯定形で述べたものであるとしている[Bleuler 1911]。Freud は精神病と神経症における現実の喪失のあり方の違いを論じ，神経症では自我が現実に従って自我の一部を抑圧するのに対し，精神病では自我がエスに奉仕して，現実の一部から退くと書いているが，この考え方は自閉の概念に近い。Minkowski E は「現実との生きた接触の喪失（Perte du contact vital avec la réalité）」の中で，「貧しい自閉（autisme pauvre）」と「豊かな自閉（autism riche）」という概念を提示し，自閉というあり方が決して単なる陰性の事態であるだけのものではなく，多様な行動様式を伴うものであることを示した。また，Binswanger L[1956]は『失敗した現存在の三形態』の中で，思い上がり，ひねくれ，わざとらしさという存在様式を示し，世界とのかかわりのあり方の偏移として自閉を記述してみせた。以上のような統合失調症の病理として論じられる自閉概念の一方で，自閉という言葉は自閉症概念との関連で重要となる。Kanner L は生後早期に発症し，独特の社会性の障害と言語の遅れ，そして同一性保持への強いこだわりを示す一連の病態を疾患単位として示し，自閉症という概念を提示している[Kanner 1943]。この際，autisme という言葉は Bleuler の統合失調論を意識して用いられている。また，Asperger H が言語の遅れのない広汎性発達障害例を記述し，提示した際も，autistiche Psychopathen という言葉を用い，これが自閉症候を主症状とする病態であることを明確にしている[Asperger 1944]。統合失調症における自閉と自閉症における自閉の異同は，精神医学にとって重要な議論の的である。　　　　　　　（鈴木國文）

⇨自閉症，統合失調症，自体愛，豊かな自閉／貧しい自閉，ひねくれ，わざとらしさ，広汎性発達障害
[文献] Asperger H (1944), Binswanger L (1956), Bleuler E (1911), Kanner L (1943), Minkowski E (1927)

自閉症

[英] autism

　自閉症は，①人と目を合わせない，交流を求めない，共感ができないなどの相互的社会的交流の障害，②言葉の著しい遅れ，オウム返しによる発語，眼差しやジェスチャーなどの非言語的表現の乏しさ，比喩の理解の乏しさなどのコミュニケーション全般の障害，③模倣や見立ての障害，自己刺激行動，儀式的行動の反復，特定の物や記号，さらに順序や配列への固執など，想像力の障害とそれにもとづく行動の障害，の3症状を特徴とする発達障害である。3歳までの発達期に始まるが，20～30％は始語開始の後に，有意味語の消失がみられる，いわゆる折れ線型の発症を示す。

　自閉症は1943年 Kanner L が11人の児童の記載を行い，早期幼児自閉症と命名したことでその研究が始まった。当初は児童期の統合失調症と考えられていたが，その後1960年代後半になって発達障害であることが明確になり，言語障害に一時期注目が集まった。しかし発達性言語障害とは区別されることが示され，社会性の障害が自閉症の中心であることが明らかになった。その後，アスペルガー障害をはじめとする，知的な遅れのない高機能群が注目されるようになり，社会性の障

害を中核とする発達障害は，広汎性発達障害，あるいは自閉症スペクトラム障害と呼ばれている。最新の研究では自閉症の罹病率は0.2～0.4%前後，広汎性発達障害は2%前後と報告され，精神遅滞と並ぶ発達障害のもっとも一般的な発現型の一つであることが示された。

特定の音や刺激に対する過敏性や，生理的な不安定がしばしば認められ，またパニックの頻発や，自傷，他害なども生じやすく，抗精神病薬による薬物療法と行動療法の併用が有効である。併存症として，10～30%にてんかん発作を生じる。この場合には抗てんかん薬による治療を必要とするが，一般に難治性ではない。精神科併存症としては気分障害がもっとも一般的である。とくに知的障害を伴った自閉症の場合，双極性障害もしばしば認められる。 (杉山登志郎)
⇨カナー，広汎性発達障害，高機能自閉症，アスペルガー症候群
[文献] Asperger H（1944），Kanner L（1943），杉山登志郎（2008）

自閉症スペクトラム

[英] autism spectrum disorders；ASD

自閉症とアスペルガー症候群を連続した障害と捉える概念であり，最初に提唱したのはWing L［1995］である。Wingら［1979］は疫学研究の結果から社会性の障害とコミュニケーションの障害，イマジネーション障害の3領域の障害がセットで出現することを見出した。さらに3領域の障害がある子どもの中で「自閉症」と診断された子どもが非常に少ないこともわかった。Wingらは自閉症概念をKanner Lが記載したような自閉症に限定せず3つ組の障害，つまり社会的交流，社会的コミュニケーション，社会的イマジネーションの障害の3領域の偏りがあることでASDを定義した。ASDという概念を提唱したことは自閉症の範疇を一気に広げることになっ

たが，同時に精神障害やパーソナリティ障害との関係や学習障害や注意欠陥／多動性障害などの他の発達障害との関連について多くの議論を生じるきっかけともなった。自閉症スペクトラム，autism（autistic）spectrum disordersの用語を広汎性発達障害とほぼ同義に使用する研究者もいる。 (内山登紀夫)
⇨ウィング，L．，自閉症，アスペルガー症候群，コミュニケーション障害，広汎性発達障害
[文献] Wing L, Gould J（1979），Wing L（1996）

自閉的精神病質

[英] autistic psychopathy
[独] die autistische Psychopathie

Asperger Hが，4人の子どもの特有の臨床症状を記載した論文を1944年に発表したが，彼がその子どもたちの状態を指示するために用いたことばが「自閉的精神病質」である。この子どもたちは，言葉を話すが，話し方は普通の抑揚でない。会話も普通の進み方でなく，質問に答えるのはまれで一方通行であることが多い。対人場面では，子どもは視線を相手の視線に合わせない。横目あるいは遠くを見つめる視線であることが多い。子どもは落ち着きがなく，不器用で，さらに常同行動や強迫的なこだわりあるいは特別なことへの関心がみられた。要するに，人との接触障碍や親密な対人関係形成の欠如が特徴であった。そこで，Aspergerはこの子どもたちの基本障碍を外界との関係の狭窄あるいは周囲に対する生き生きとした関係の障碍にあるとした。また彼はこの子どもたちが人から教わらず自分流のやり方で学ぶといった「自閉的知能」を持っていることを強調した。このような諸特徴はスキゾフレニアの病状を思わせるが，子どもたちには人格解体に陥る経過のないことから，この状態は病気ではなく性格であるとAspergerは考えた。そして，彼はKanner L［1943］が発表した「早期幼児自閉症」は精神病であり，この「自閉的精神病

質」は異常であって，それとは異なる病態であるとの立場をとった。その後，Wing L は Asperger の症例や自験例を基にして，知能の障碍されない自閉症をアスペルガー症候群と呼んだ。自閉症とアスペルガー症候群の異同について，かなりの論争があったが，今では両者は同一の病態であり，アスペルガー症候群は軽症型であると考えられている。

(石坂好樹)

⇨自閉症，アスペルガー症候群
[文献] Asperger H (1944), Kanner L (1943), Wing L (1981)

嗜癖

[英] addiction

英語 addiction の訳語。慣用的に嗜癖と訳されてきたが「依存症」という用語が用いられることもある。addiction はラテン語 addicere (割り当てる，委ねる) の過去分詞 addictus に由来する。「委ねられた」から始まって「取り憑かれて引き離せない」という obsession-compulsion (強迫思考・強迫行動) と重なる意味を帯びるようになったものと思われる。ただし嗜癖は嗜癖者 (addicts) が自ら好んではまりこむ (自我親和的) ものであることが，行為の繰り返しに嫌悪的 (自我親和的) な強迫行動と異なる。

このようなわけで元来，嗜癖という用語は物質常用障害にだけ限局して使用されるものではない。非合法薬を含む薬物常用を指す「物質嗜癖」，ギャンブルや買い物などの行為過程に関する「プロセス嗜癖」，共依存 (co-dependence：人に尽くすことに陶酔して自己喪失すること) や恋愛強迫のような人間関係のあり方を指す「関係嗜癖」などに分類される。いずれも行為主体の衝動制御の障害に由来し，その一部には窃視癖 (voyeurism) などの性倒錯 (性嗜好異常 paraphilia) が含まれる。

(斎藤 学)

⇨共依存，ギャンブル依存，買い物依存

[文献] 斎藤学 (2009), Sheaef AW (1987)

死別

[英] bereavement

死による喪失を体験しているという状態を表すとともに，悲嘆などのさまざまな心理的影響を生み出す，喪失への反応を指す。なお，死別の対象となるのが，親密な関係にある近親者や親友などであることから，以前は近親死と訳されていた。Bowlby J は，母性的養育者ないし養育環境の喪失に対する乳幼児の反応についての観察から，近親者との死別を体験した人の反応を無感覚，抗議，絶望，離脱という4つの段階に分けて考察した。Parks C は死別後数週間の寡婦の研究を行い，彼女らは亡夫のことを熱心に考え，亡夫を見つけられそうな場所に注意を向けて，加えてそこに亡夫を見出そうとして落ち着きなく動き回ることを見出した。Yamamoto J，小此木啓吾，岩崎徹也らは，夫の突然の死に対する寡婦の反応についての日米比較研究を実施した。なお，死別体験への特有な反応である命日反応とは，命日に以前経験した死者への情緒が再体験されることをいう。その際の反応には激しい情緒や身体症状を伴うことがある。

(白波瀬丈一郎)

⇨悲嘆反応，記念日反応，喪の仕事，母性剥奪
[文献] Bowlby J (1980), Yamamoto J, Okonogi K, Iwasaki T, et al. (1969)

司法精神医学

[英] forensic psychiatry
[独] forensische Psychiatrie
[仏] psychiatrie médico-légale

法律は精神障害に関するさまざまな規定を有する。重い精神障害を有する者には，法的な責任を免ずるような例外規定や，彼らを特別に保護したり，その権利や行動を一時的に制限したりするための法律などが必要とされるからである。司法精神医学とは，このよう

な，法律と精神医学との間に生ずるさまざまな課題を研究対象とする学問である。対象領域として，狭義には，精神医学と裁判・司法に関する領域を指し，対象者の精神状態，法的能力等を評価・判定する精神鑑定が重要な位置を占める。精神鑑定には刑事精神鑑定，民事精神鑑定，医療観察鑑定の三種が区別され，責任能力や行為能力，暴力のリスク評価等が重要な論点とされる。広義には，精神保健と法律に関連する広範な領域が含まれる。

学問としての司法精神医学はルネッサンス期の医師 Zachias P を創始者とし，わが国には明治時代にドイツ司法精神医学が紹介され，榊俶・呉秀三の『増補改訂 法医学提綱 下編』（1897）が最初の司法精神医学教科書とされる。近年，司法精神医学の領域でとくに重視されているのが，精神障害の状態で犯罪行為に及ぶ者（触法精神障害者）への医療の問題である。法整備が遅れていたわが国でも2005（平成17）年7月の「心神喪失者等医療観察法」施行を機に国公立の医療観察病棟が整備され，多職種医療チームのもとでの先進的医療が行われるようになり，触法精神障害者の社会復帰と再犯防止に成果をあげている。
（山上 皓）

⇨責任能力, 行為能力, 精神鑑定, 心神喪失者等医療観察法

島崎敏樹
しまざきとしき　1912〜1975

精神医学者。実兄西丸四方とともに，日本の精神病理学のパイオニアの一人。東京大学医学部卒業後，内村祐之の下で精神医学を専攻。精神薄弱の脳組織病理学にかかわる論文「人間的分化機能の喪失を来たした癲癇痙攣性脳損傷例」にてデビュー。戦後，本邦最初のオリジナルな精神病理学研究である「人格の病」を『思想』に，「人格の自律性の意識の障碍」を『精神神経学雑誌』に発表。東京医科歯科大学初代教授，名誉教授。島崎の創始した人間学派の流れは，宮本忠雄を経て，今日の加藤敏まで連綿と続き，影響下からは，神谷美恵子，小田晋，大森健一ら多数の傑物が輩出した。『感情の世界』『生きるとは何か』など一般向けの著作も多く，大叔父の島崎藤村ばりの端正な文章は国語教科書にも掲載され，広く親しまれた。哲学者串田孫一との共同の著作や，丸山眞男，竹内好らリベラル文化人との対談などでも活躍。戦後日本を代表する教養人精神医学者であった。
（井原 裕）

⇨精神病理学, 西丸四方, 宮本忠雄
[主著] 島崎敏樹（1974, 2002）
[文献] 島崎敏樹（1952），井原裕（2006）

嗜眠
[英] lethargy
[独] Schlafsucht

古代ギリシャ・ローマ時代から，眠ったようにみえるものの刺激されれば覚醒する様子は，lethargos や somnolentia と呼ばれていた。現在では，病的な意識混濁のうち，上記の如き状態像を嗜眠や傾眠（somnolence）と呼び，両者はおおむね同じ意味で用いられる場合があるが，傾眠と比べて嗜眠はやや覚醒度が低い（強く刺激されても，あまりはっきりと覚醒しない）状態の意味で用いられる場合もある。JCSではおおむね30に相当する。
（齋藤正範）

⇨傾眠, 意識混濁
[文献] 加藤正明, 保崎秀夫, 三浦四郎衛ほか 監修（2006），保崎秀夫（1983）

下田光造
しもだみつぞう　1885〜1978

下田光造は，旧制四高（金沢）から東京帝国大学に進み，同大を卒業と同時に呉秀三が主催していた精神病学教室に入った。巣鴨病院医長を経て，1921年に慶應義塾大学医学部神経科教授に就任し，翌々年よりドイツ，

オーストリアに1年余留学し，Bonhoeffer K教授（ベルリン大学）に師事した。帰国後，1925年，榊保三郎教授の後任として九州大学精神科教授に転任した。下田の業績は，彼の専門であった神経病理学から臨床精神医学，精神療法の領域に至るまできわめて多岐にわたる。その学風は実証的，論理的で徹底しており，中途半端や他人の学説の請け売りは大嫌いであった。たとえば，躁うつ病の病前性格としての執着気質の提唱［1941，1949］や数々のショック療法の開発は，下田の業績として今日までよく知られているが，彼の医学者としての徹底した姿勢が，それらを後世の評価に耐えるものにしているように思われる。1945年，終戦とほぼ同時に九大を退官した下田は，郷里の米子医科大学（現在の鳥取大学）の創設に尽力した。　　　　　　（神庭重信）
⇨執着気質，持続睡眠療法，呉秀三，榊保三郎
[主著] 下田光造，杉田直樹（1922），下田光造（1929，1941，1942，1949）
[文献] 九州大学精神科教室開講百周年記念事業実行委員会（2000）

ジモン
Hermann Simon　1867〜1947

ドイツの精神科医で，精神病院で作業療法を体系的な形で精力的に実践したことで知られる。ミュンヘン，ストラスブルク，ハイデルベルク，ベルリンの大学で医学を修め，1902年ワールスタイン精神病院の院長に任命される。1920年よりギュータースロー精神病院の院長となる。そこで彼は，当時主流だった患者を病棟の中で休ませることに主眼をおく臥褥療法（Bettebehandlung）は患者の孤立化と硬直化を招くと批判し，患者を各自の能力に応じて，原則すべての患者に何らかの作業に参加させる「積極療法（aktivere Therapie）」を展開し，患者の興奮が治まる，妄想患者に有効であるなど輝かしい成果をあげた。その背景には，患者を一個の人格として尊重し，働くことが「すべての生きとし生けるものにとって力の根源」で「より高い生活へ向上していく一つの基本」であるという治療観があった。「患者の等級づけ－中央コントロール方式」の彼の作業療法にはいささか軍隊的な訓練主義の色彩があった。この治療実践について1929年に「精神病院における積極的治療法」と題した計3篇の論文を発表し，作業療法の祖と仰がれた。わが国でも同時期，松沢病院で本格的な作業療法が実施され，その成果は1925年に加藤普佐次郎により「精神病者に対する作業治療並びに開放治療の精神病院に於ける之が実施の意義及び方法」と題して発表されている。　　（加藤　敏）
⇨作業療法，加藤普佐次郎，秋元波留夫
[主著] Simon H（1927-1929）
[文献] 秋元波留夫 編著（1975），加藤普佐次郎（1925）

シモンズ症候群
[英] Simmonds' syndrome

Morris Simmonds（1855〜1925）が提唱した，悪液質（高度の衰弱状態）を呈する汎下垂体機能低下症［1914］。Simmondsは，産褥期に敗血症となり，その後下垂体壊死をきたした患者について，下垂体性悪液質として報告した。悪液質が臨床像として強調され，下垂体機能低下症の重要な症状として当時認識された。しかし，その後Sheehan HLにより検討が行われ，悪液質は下垂体機能低下症の症状としてはむしろまれなことがわかった。下垂体悪液質の語は，現在では使われない。
　　　　　　　　　　　　　　　　（仁王進太郎）
⇨下垂体機能低下症，シーハン症候群
[文献] Simmonds M（1914）

シャイ＝ドレーガー症候群
[英] Shy-Drager syndrome

起立性低血圧などの自律神経系の症状が先行し，やがて小脳失調やパーキンソニズムが加わってくる中枢神経変性疾患で多系統萎縮

症の一角をなす。自律神経機能をもつ迷走神経背側核，脊髄中間外側核，Onuf核などがとくに障害され，細胞内に glial cytoplasmic inclusion（GCI）を認める。脳循環不全のためしばしば失神により転倒し，発汗障害のため体温調節が困難となり，下痢や便秘，尿失禁や尿閉，さらには夜間の呼吸停止など，身体のあらゆる自律神経機能障害をきたす。

(依藤史郎)

⇨多系統萎縮症
[文献] 佐々木秀直（2007）

社会機能
[英] social functioning

社会的機能の評価は，精神医学的診断の重要な一項目である。たとえばDSM-Ⅳでは，Ⅴ軸において機能の全体的評定（GAF）尺度が用いられている。気分障害に対する臨床・研究においても，うつ病に関するさまざまな評価尺度が用いられ，重症度評価や治療の効果判定などに広く活用されているが，抑うつ症状と社会適応が必ずしも一致しないことが指摘され，とくに産業精神保健分野において，うつ病患者の社会適応に注目した評価尺度の必要性が指摘されてきた。たとえば，social adaptation self-evaluation scale（SASS）は，うつ病患者の社会参加意欲や社会行動，他者との関係性やコミュニケーションなどを測定し，社会適応を評価することを目的として Bosc M らが開発した自己記入式の評価尺度である。日本語版は後藤牧子らによって開発され，充分な信頼性，妥当性を有することが示されている。

(近藤直司)

⇨産業精神保健
[文献] Bosc M, Dubin A, Polin V (1997), 後藤牧子, 上田展久, 吉村玲児ほか (2005)

社会恐怖〔社交恐怖〕 ➡社会不安障害

視野外幻視
[英] extracampine visual hallucination
[独] extrakampine Gesichthalluzination
[仏] hallucination visuelle extracampine

視覚領域の域外幻視。「背後に人が見える」「遠く海外の様子がありありと目に浮かぶ」などというもの。

(濱田秀伯)

⇨域外幻覚

社会構成主義
[英] social constructionism

現実は私たちを抜きにして存在するものではなく，私たちの想いややりとり，つまり相互行為によってつくり上げられていくとする考え方。人格や社会構造を想定する考え方とは大きくかけ離れる。コミュニケーションを通して人々が現実を共同制作，共同著作していると考える。「苦悩の人生」も「神経症」も「がんこな性格」も，そのように書かれた現実ということになるため，「書き直す」ことが可能になってくる。この視点に立つことが新たな実践を可能にした。ナラティヴセラピーは，他者が押し付けた「支配的なストーリー」を「自分の手によるストーリー」へと書き換える。ナラティヴ・ベイスト・メディシン（NBM）は，患者を「疾患」としてでなく「苦境にある人間」としてみる医療を後押しする。社会構成主義は，コミュニケーション理論と似るが，非言語よりもより言語的側面（言葉が現実をつくっていく側面）に重点を置く。なお「現実の社会的構成」という言葉は，社会学者 Berger PL と Luckmann T の「日常世界の構成」に端を発している。

(野村直樹)

⇨ナラティブセラピー, NBM〔ナラティブ・ベイスト・メディシン〕
[文献] Berger PL, Luckmann T (1966), McNamee S, Gergen KJ, ed. (1992), 斎藤清二, 岸本寛史 (2003), 江口重幸, 斎藤清二, 野村直樹 編 (2006)

社会生活技能訓練（法） ➡ SST

社会精神医学
［英］social psychiatry
［独］soziale Psychiatrie

　精神医学は生物・心理・社会的な見方が不可欠であるが，社会精神医学は社会的比重が際立って高いものである。その用語の発祥の経緯と意味するものは国によって異なる。最初に用いられたのはドイツで1903年といわれ，当時の遺伝学の勃興を受けて，患者同士の結婚を禁ずるというものであった。また精神病院外での治療も意味した。米国ではSullivan HS の働きかけによって1932年精神医学と社会学の共同の部会が作られ，それが social psychiatry と呼ばれた。したがって，当初は精神分析と文化人類学的色彩の強いものであったが，1960年代の脱施設化のうねりの中で地域精神医学の方向に転じ，精神障害のリハビリテーションに主眼が置かれ，グループホームなどの中間施設や生活技能訓練（SST）を生み出した。一方英国では社会的枠組みの中での治療法の開発を主目的に1946年に The Institute of Social Psychiatry がロンドンに設立された。その後 Jones M の先駆的な治療共同体（Therapeutic Community）の運動が起こった。わが国では個別的には呉秀三らの「精神病者の私宅監置の実況」[1918] や内村祐之らの八丈島住民の疫学調査 [1940] などが行われたが，日本社会精神医学会の設立は遅く，1981年であった。ただし精神障害の知識の普及，啓発により差別や偏見を除去し，予防にもつなげるメンタルヘルス活動については呉，大隈重信らによって1902年精神病者慈善救治会が作られ，日本精神衛生会の活動に受け継がれており，世界の動きと比べて遜色はない。

　社会精神医学は広範で，学際的でもある。地域精神医学，精神科リハビリテーション，比較精神医学，多文化間精神医学，犯罪学，産業精神医学，学校精神医学などを包摂する。社会精神医学を実践する者が忘れてはならないのは，1920年代のドイツで精神障害者の遺伝や犯罪を強調して，民族衛生と効率主義の思想によって強制断種から '生きるに値しない' 患者の安楽死へとエスカレートし，ナチスによる20万人余の精神障害者の虐殺に至った事実である。個人の人権より社会や集団の利益が優先されてはならない。（広瀬徹也）
⇨脱施設化，コミュニティケア，精神科リハビリテーション〔社会復帰〕，治療共同体，精神衛生，精神病者慈善救治会，メンタルヘルス
[文献] 広瀬徹也 (2009), Jones M (1953), 呉秀三, 樫田五郎 (1918), 内村祐之, 秋元波留夫, 菅修ほか (1940)

社会的孤立仮説 ➡流入仮説

社会的性格
［英］social character
［独］sozialer Charakter
［仏］caractère social

　Fromm E の提唱した概念。ある社会集団の成員の大多数が共有するに至った性格特性のことで，その社会集団に共通した経験と生活様式の影響下で，その集団のもつ文化様式や社会的要求へ適応せんとする結果として発達する。同時にそれはひとたび形成されるとその集団の維持や，社会変動，文化変容の原動力になる。近代社会は，意識的には合理性や個人の自由と自立を自明としながら，無意識的には自立することへの不安，権威に対するマゾヒズム的依存が根強く存続し，権威主義的な心性は解決されぬままに社会を動かし，結果，近代社会人は自由を重荷に感じるようになり同調主義に陥る。とくに彼は，なぜファシズムが大衆にアピールしたかを理解するためには，このような社会に潜在する無意識的欲求と不安を「社会的性格」として捉えねばならないと主張した。
（狩野力八郎）

⇨フロム
[文献] Fromm E (1941)

社会的入院
[英] social hospitalization

　入院医療を続ける必要性がないにもかかわらず，社会福祉制度の不備や社会の受入態勢が整わないために，退院できずに入院が継続している状態をいう。結核患者の医療扶助，国民皆保険後の精神科病院ブーム，老人医療費無料化後の老人病院ブーム等に伴う長期入院問題全般を指すこともある。社会的入院の問題の背景には，ADL（日常生活動作）やIADL（手段的日常生活動作）への支援の確保を，地域社会の土台そのものが脆弱化してきたにもかかわらず，伝統的な家族共同体や地域社会による互助機能に依存してきたわが国の医療・社会福祉制度の問題があり，社会的入院といっても個々の患者の抱える医療・居住・生活支援のニーズは多様であることに留意する必要がある。近年は療養病床の縮小，在院日数の短縮化など医療制度の変化を背景に，入院医療が必要な状態でも，病院の採算がとれないために，行き場のない状態でも退院しなければならない社会的退院が問題になっているが，社会的入院を裏返しにした，同根の重要な問題であろう。　　　　（竹島　正）
⇨脱施設化，コミュニティケア
[文献] 厚生労働省「今後の精神保健医療福祉のあり方等に関する検討会」(2009), 本田徹 (2008)

社会的不利〔ハンディキャップ〕
[英] handicap

　WHOは1980年に国際障害分類（ICIDH; international classification of impairments, disabilities and handicaps）を発表し，障害を，機能・形態障害（impairment），能力障害（disability），社会的不利（handicap）の3層からなる構造とする理論的枠組みを示した。ここで社会的不利とは，機能・形態障害や能力障害と関連して，個人に生じる社会的な不利益をいう。2001年の国際生活機能分類（ICF; international classification of functioning, disability and health）は，個人の生活機能（心身機能・身体構造 body functions and structures, 活動 activities, 参加 participation）は，健康状態と背景因子との複合的な関係にあるとして，社会的不利を，個人が何らかの生活・人生場面にかかわるときに経験する難しさとして捉え，健康および健康関連に限らず，保険，社会保障，労働，教育，経済，社会政策，立法，環境整備の面から社会的障壁の除去や軽減による参加促進，社会的支援の推進を求めている。　　（竹島　正）
⇨国際生活機能分類〔ICF〕，ADL
[文献] World Health Organization (2001)

社会脳
[英] social brain

　社会的状況，すなわち同種個体間で相互作用が生じる状況で必要となる情報処理のことを社会認知（social cognition）と呼ぶ[Adolphs R 1999, 2001]。そしてこの社会認知に中心的な役割を果たす脳領域のことを社会脳と呼ぶ。

　この用語を最初に用いたBrothers L[1990]は，社会脳に相当する領域として，扁桃体，眼窩前頭皮質，上側頭回を列挙した。その後の研究，特にヒトを対象に行われた莫大な数の機能的神経画像研究の成果をもとに，「社会脳」に含められる脳領域は拡大した。現在では，紡錘状回，上側頭溝，側頭極，側頭・頭頂接合部，内側前頭前皮質，前部帯状皮質および傍帯状皮質，島皮質前部もこの社会脳に加えられることが多い。さらに，他者の行為の理解に関わると推測されているミラーニューロンと呼ばれる一群の神経細胞の発見から，これらの神経細胞の存在が想定されている運動前皮質，下頭頂小葉も，社会脳の一部とみなされることもある。

　社会認知は単一の情報処理過程を指すので

はなく，表情や視線の認知，他者の意図や信念の理解，他者の感情への共感，さらには社会的状況での意思決定など，複数の情報処理過程の総称である。そして，社会脳として総括されるそれぞれの脳領域の，これら複数の情報処理過程への関与のあり方もそれぞれ異なっている。

一方で，社会脳仮説（social brain hypothesis）という用語が存在する［Dunbar RIM 1998］。これは，霊長類の脳が他の哺乳類に比べて大きいことの主たる要因が，霊長類の社会的複雑さにあると考える仮説のことを指し，マキャベリ的知性仮説とも呼ばれる。

(村井俊哉)

⇨ミラーニューロン，心の理論
[文献] Adolphs R (1999, 2001), Brothers L (1990), Dunbar RIM (1998)

社会病質人格
［英］sociopathic personality

パーソナリティ障害のために犯罪，暴力，問題行動など，社会を悩ますような行動をとる人々を呼んだ言葉。DSM-Iでは，社会病質パーソナリティ障害という診断用語が用いられていたが，DSM-II以降は反社会性パーソナリティ障害という言い方に替えられている。DSM-Iの社会病質パーソナリティ障害は，反社会的反応（antisocial reaction），背社会的反応（dyssocial reaction），性的逸脱，物質依存などを含む比較的広い概念であった。

(嶋田博之)

⇨精神病質，非社会性パーソナリティ障害，パーソナリティ障害

社会不安障害
［英］social anxiety disorder；SAD

恥ずかしい思いをするかもしれない社会的状況または行為状況に対する顕著で持続的な不安で，対象となる社会的状況への曝露によって，ほとんど必ず不安が誘発される。その結果，人前での食事，スピーチ，電話，書字などの社会的な状況を回避するようになる。その恐怖は過剰で不合理であると認識されている。典型的には10代半ばに好発する。患者は批判や否定的評価，拒絶に対して過敏で，自己評価が低く，批判されることを恐れる傾向にある［American Psychiatric Association 2000］。ICD-10では恐怖症性不安障害の社会恐怖（社交恐怖）に一致する。わが国で従来，対人恐怖と呼ばれてきた病態も，この社会不安障害に一部含まれるが，対人恐怖には赤面恐怖，視線恐怖，嘔吐恐怖といった社会不安障害に重なる病態の他，自分の視線，体臭が他人を不快にさせるのではないかという関係念慮を帯びた病態も含まれている［高橋徹 2003］。なお社会不安障害という病名は，2008年に日本精神神経学会において，社交不安障害という名称に改訂された。

(岡島由佳)

⇨不安障害，恐怖症，対人恐怖，赤面恐怖，視線恐怖

[文献] American Psychiatric Association (2000), 高橋徹 (2003)

社会復帰
➡精神科リハビリテーション〔社会復帰〕

社会復帰施設　➡精神障害者社会復帰施設

社会復帰調整官　➡心神喪失者等医療観察法

社会リズム療法
［英］social rhythm therapy

双極性障害患者の社会リズムの乱れがエピソードのきっかけになるという観察から，日常活動の時刻と刺激の強さを記入するソーシャル・リズム・メトリックを用いて社会リズムの規則性を高めようとする行動療法的アプローチ。対人関係療法と組み合わせた対人関係・社会リズム療法（IPSRT）は，薬物療法の付加治療として，双極I型障害のエピソー

ド再発防止効果と，双極Ⅰ型・Ⅱ型障害のうつ病エピソード治療効果が示されている。

(水島広子)

[文献] Frank E (2005)

ジャクソン
John Hughlings Jackson　1835～1911

　イギリスの神経学者。イングランドのヨーク州生まれ。ヨークの医学校に入学し，ロンドンで医師免許を取得。一時ヨークに戻ったが，長年にわたってロンドンの国立神経病院に勤務した。多作で明快な書き手であった彼の論文の主題は進行麻痺，失語，失認，舞踏病など多岐にわたった。その中で，彼の名を後世に残したのは，ジャクソンてんかんや側頭葉てんかんにおける夢幻状態といった，てんかんの診断と理解への貢献である。精神医学への貢献は，ジャクソン学説と呼ばれる，進化（evolution）と解体（dissolution）の学説である。神経系の進化とは，高度に組織化され自動的である下位中枢から，組織化の程度が低く随意的である上位中枢への移行であるが，神経系は進化に応じた層構造をなしている。病気による解体は，上位機能の喪失（陰性症状）と下位機能の解放（陽性症状）とをもたらす。この考え方は，Kraepelin E，Breuler E，Janet P，Freud S，Ey H など多くの学者に広範な影響を与えた。　(白波瀬丈一郎)

⇨ジャクソンてんかん，側頭葉てんかん，ジャクソン学説，解体，陰性症状／陽性症状

[主著] Jackson JH (1931a)

ジャクソン学説
[英] Jacksonism

　脳の認知機能システムは複数の階層から構成され，より高次の階層はより低次の階層を指揮・監督しているという階層論を背景とし，外部からの侵襲に対してより脆弱な高次の層が機能不全（陰性症状）を起こすと，低次の層が脱抑制を起こす（陽性症状）という学説。発達的により古い層のこうした前景化をJackson JH は解体（dissolution）と呼んだが，この術語には逆方向の進化（evolution）という意味が込められている。　(兼本浩祐)

⇨ジャクソン，新ジャクソン学説，解体

[文献] Jackson JH (1887)

ジャクソンてんかん
[英] Jacksonian epilepsy

　ジャクソン発作の方が汎用される。大脳皮質の一次運動領野・一次体性感覚領野のてんかん性興奮に対応する発作で，意識保持下に対側の手や顔面からしびれやピクつきが始まり，次第に広がっていくジャクソニアン・マーチ（Jacksonian march）を呈するのが典型である。大脳における支配領域の大きさに起こりやすさが比例するので，手や顔面から始まるものの方が，体躯から始まるものよりも圧倒的に多い。

(兼本浩祐)

[文献] Penfield W, Jasper H. (1954)

ジャクソン発作　➡ジャクソンてんかん

若年後頭徐波
[英] posterior slow activity

　学童期から思春期にかけてかなりの頻度でみられる，一側性もしくは両側性に後頭部において出現する徐波を指す。持続は250～350ミリ秒（3～4Hz）のことが多く，開眼により減衰する［大熊輝雄1999］。

(平野昭吾)

⇨徐波，脳波〔EEG〕

[文献] 大熊輝雄 (1999a)

若年(性)周期精神病
[英] periodic psychosis of adolescence

　山下格［1989］は，しばしば月経周期に一致して短期間特異な精神症状を反復する若年女性症例について，臨床病像および経過を詳細に記載し，若年周期精神病を独立した疾患

単位として位置づけた。若年周期精神病と思われる症例は19世紀の後半から報告されていたが，非定型精神病の一類型として，または周期性傾眠症あるいは周期性もうろう状態の近縁疾患として位置づけられたり，月経前緊張症の特異型として解釈されたりしながら，なかなか疾患単位として概念が整理されていなかった。山下は，長くても1ヵ月を超えない周期で10代前半から数回～十数回繰り返される病相，病相期に認められる行動抑制，興奮・多動，幻覚・妄想の症状が双極性障害や統合失調症とは異なる色合いをもつこと，臨床的特徴として，急速な変動する感情，思考・理解力の低下，病相期のことに関する追想障害，身体的随伴症状が認められることなどに着眼し，疾患単位として提唱した。

(小山　司)

⇨月経前不快気分障害，非定型精神病
[文献] 山下格 (1989)，Yamashita I (1993)

若年進行麻痺　➡**進行麻痺**

若年性アルツハイマー病　➡**初老期認知症**

若年性ミオクロニーてんかん

[英] juvenile myoclonic epilepsy

特発性全般てんかんの一型であり，思春期に好発する。全般性強直間代発作と両側上肢を中心としたミオクロニー発作が，覚醒後，数時間以内に集積して出現するのが特徴的である。脳波では，不規則な3～4c/sの多棘徐波が対応する。バルプロ酸が特効的に奏効することが多い。時に，算盤など手と頭を同時に使う道具の使用によって誘発されることがある。知能障害は基本的には伴わない。ドイツ人の神経科医Janz Dが臨床単位として確立したため，ヤンツ症候群と呼ばれることもある。側頭葉てんかんを中核とする睡眠てんかんに対して覚醒てんかんと呼ばれてきた一群のてんかんの中核であり，いつまでも思春期の若々しさと頼りなさを保ち続けるとも言われている。こうした行動特性は，前頭葉機能との関連も主張されている。遺伝形式は基本的には多因子遺伝であり，同型の臨床特徴が再現されることは例外的である。

(兼本浩祐)

⇨バルプロ酸，覚醒てんかん
[文献] Janz D (1969) 兼本浩祐 (2006)

斜頸

[英] [仏] torticollis
[独] Torticollis

頭頸部が斜位・回旋を呈するもの。先天性斜頸（筋性，骨性）および後天性斜頸（瘢痕性，炎症性，骨性，眼性，耳性，リウマチ性，神経性など）とに分類されているが，心療内科や精神科で重要なのは，後天性の特発性の痙性斜頸 (spasmodic torticollis) である。

痙性斜頸とは，胸鎖乳突筋などの頸部筋群の不随意運動によって頭頸部が斜位を呈するものであり，ジストニアの一種である。頭頸部に限局して生じた局所性ジストニア，すなわち頸部ジストニアであるといえよう。好発年齢は30～40歳代であり，性差は一定していない。治療上は，最近ではボツリヌス毒素療法が第一選択の治療法になっているが，ストレスや頸部局所への有害刺激による身体病すなわち心身症的病態として考えてアプローチしていく方が再発を防止できる。すなわち，患者の攻撃性（アグレッション）を発散・言語化させて性格やライフスタイルや発症状況への洞察を深めていくような精神療法，および自律訓練法や筋電図バイオフィードバック療法などの行動療法を併用することもある。

(柏瀬宏隆)

⇨錐体外路症状
[文献] 柏瀬宏隆 (1999)，柏瀬宏隆 編著 (2002)

社交不安障害　➡**社会不安障害**

ジャネ

Pierre Janet　1859〜1947

　Janet は Freud S とともに 20 世紀初頭における力動精神医学の生みの親とされる。若くして哲学の教授資格を獲得したが，後に精神医学に興味をもち，ヒステリーや催眠について研究を行い，『心理自動症』[Janet 1889] の業績に至った [Ellenberger HF 1970]。Janet は正常な総合的な精神活動と，過去の精神活動の反復にすぎない心理自動症を区別し，精神活動の一部だけが自動化して狭小化していくヒステリーと，心理自動症が精神生活全般にみられる精神衰弱症とを分類した。さらに心理自動症にみられる解離の機制についての理論を深め，抑圧を中心とした Freud の精神分析理論とは一線を画すこととなった。Janet はまた外傷記憶やその反復としての症状の形成についても論じ，現在の外傷理論のさきがけとなった。Janet の影響は 20 世紀初頭にはアメリカの心理学者 Prince M や James W らに及んだ。Janet の没後，その業績は長い間十分な評価を受けずにいたが，近年の解離に関する関心の高まりとともに，1 世紀前にすでに至っていたその洞察の深さが再認識されつつある [Van der Kolk BA ら 1989a, 1989b]。
　　　　　　　　　　　　　　　　（岡野憲一郎）
⇨力動精神医学，心理自動症，精神衰弱，解離，抑圧
[主著] Janet P（1889, 1909）
[文献] Ellenberger HF（1970），Van der Kolk BA, Van der Hart O（1989a, 1989b）

ジャパンコーマスケール
➡ 3-3-9 度スケール

シャーマニズム
[英] shamanism

　霊魂や神などが特定の人物に憑依（possession）することで，霊的存在との交流が可能になる。その際の霊媒の役割をシャーマンと呼び，憑霊の儀式を文化的に取り込んだ宗教をシャーマニズムと呼ぶ。憑依現象は精神医学の診断体系に照らせば精神症状の発現とみなせるが，シャーマニズムの伝統に照らせば神聖な現象となる。宗教儀礼の中でシャーマンは一過性の意識変容状態（トランス）に陥り，この間に依頼者と先祖との交流を媒介したり，共同体の抱える葛藤へ託宣を述べたりする。通常であれば精神病あるいは精神障害のラベリングを受ける場合でも，シャーマニズムの伝統に則った解釈によれば，聖なる霊媒とみなされ，共同体内で一定の社会的役割を果たすことが可能にある [Favazza AR 2009]。現在でも世界中にシャーマニズムの伝統が残っており，ヒスパニック圏の susto, エチオピアの zar, プエルトリコの espiritismo などが知られている。
　　　　　　　　　　　　　　　　（妹尾栄一）
⇨アニミズム，スピリチュアリティ，憑依，比較精神療法学，憑依妄想，催眠
[文献] Favazza AR（2009）

赦免妄想
[英] mania of amnesty
[独] Begnadigungswahn
[仏] délire de grâce

　釈放妄想と同義。被拘禁者にみられる願望妄想で，恩赦によって釈放されるという妄想である。無罪妄想も同様である。急激に発生し，体系化はあまりしないが，固定的で，訂正困難である。無期限の拘禁という運命的状況が心因的に働くと考えられているが，脳の早期老化の器質因の加重も重視されている。無期受刑者にも仮釈放が多く適用されるようになった昨今では，発症がまれになった。特殊型に Rüdin E [1909] の初老期赦免妄想がある。
　　　　　　　　　　　　　　　　（影山任佐）
⇨拘禁反応
[文献] 中田修（1988）

シャルコー

Jean-Martin Charcot　1825～1893

19世紀末フランスの代表的神経病学者。サルペトリエール病院を中心に数多くの神経学者を育成し，一大学派（サルペトリエール学派）を形成する。1882年パリ大学医学部に新設された神経病学講座の初代教授に就任。筋萎縮性側索硬化症（シャルコー病），多発性硬化症，シャルコー・マリー筋萎縮症，脊髄癆性関節（シャルコー関節），脊髄癆の電撃痛，振戦麻痺，痙性脊髄麻痺，脳の局在論，失語症，脊髄病変の局在論等の発見と記述に寄与した。とくに大ヒステリー＝大催眠理論の定式化が力動精神医学に与えた影響は甚大なものであった。その業績は全9巻の全集に所収されているが，代表的な著作は『神経系統疾患講義』第3巻［1887］と『神経病火曜講義』［1887-1889］である。Babinski JやMarie Pをはじめとする多くの神経学者，Janet P，Freud S，Möbius Pらの力動精神医学者，さらには日本の神経学者三浦謹之助にも大きな影響を与えた。その『火曜講義』は明治期に邦訳されている。　　　　　（江口重幸）

⇨ヒステリー，力動精神医学，脳局在論，失語

[主著] Charcot JM (1887-1889, 1887)

[文献] Goetz C, Bonduelle M, Gelfand T (1995)

ジャルゴン失語

［英］jargon aphasia

ジャルゴンを主体とする失語。失語症でいうジャルゴンは，話者の意図がまったく了解不能な発話のことである。Alajouanine T［1956］はジャルゴンを，①未分化：語の境界も不明確な音の連続した表出，②無意味（現在は新造語）：大量の新造語の表出，統語構造が比較的保たれる，③錯語性（現在は意味性）：語性錯語が頻出，に分類した。不明瞭な構音でつぶやくような発話となるマンブリングジャルゴンもある。用語に関する見解は必ずしも一致していない。　　　　　（春原のりこ）

⇨失語

[文献] Alajouanine T (1956)

シャルル・ボネ症候群

［英］Charles Bonnet syndrome；CBS

スイスの博物学者 Bonnet C（1720～1793）が1782年に初めて，白内障である自分の祖父において起こった鮮やかな幻視について報告し，後に1936年に de Morsier G がシャルル・ボネ症候群（CBS）と命名した。意識は清明で精神科疾患のない健常高齢者に幻視が体験される現象である。Tunessie らの定義によると次の通りである。①複合幻視が過去4週間以内に少なくとも1回は認められる。②最初に起こった幻視と最近起こった幻視との間隔が4週間以上経過していること。③幻視の非現実性について十分あるいは部分的に自覚していること。④他の領域の幻覚が認められないこと。⑤妄想が認められないこと。

主症状である幻視は，動く情景として表象的空間に現れ，現実感のある生き生きとした幻視（人，動物，虫，雨などありふれた物や景色）で，昼間も夜間も時間に関係なく出現するが，夜間にみられることが多い。認知症やせん妄はなく，被害念慮や幻聴も伴わない。仮性幻覚に属する。しばしば視力障害を伴い，幻視の対象が実在しないものである，という病識は保たれているのが通常である。意識障害は伴わないため，せん妄と区別される。CBSの発症機序として，感覚遮断による視覚情報の減少が皮質の抑制を解除し，知覚記憶が解放されることが指摘されている。CBSは65歳以上の高齢者や女性に多いとされるが，今のところ統計的な有意差は認められていない。社会的な孤立状態などが原因となりうることが指摘されており，非薬物療法としては，社会的孤立の解消と感覚刺激の増加を図ることで改善の可能性がある。薬物療法としては，抗てんかん薬，抗認知症薬，抗精神病薬が有効であったとの報告がある。

(光田輝彦)

⇨偽幻覚，側頭葉
[文献] 寺尾岳（2010）

シュヴィング

Gertrud Schwing　1905〜1993

　Fromm-Reichmann F や Sechehaye MA に先んじて統合失調症者への精神療法的接近を鮮やかに示した先駆者である。彼女は，1935〜1938 年の間，ウィーン大学精神科の Pötzl O 教授に迎えられ精神科クリニークで看護師として自由に働くことを許可されると同時に，精神分析医 Federn P のもとで個人分析を含む精神分析的な訓練を受けた。彼女は，統合失調症者に母なるものを提供するような深い人間的絆が治療の基盤になることを明らかにした。スイスの医師の家庭に生まれたが小児期から類稀な共感性を発揮し看護師になり，精神分析の訓練などさらなる勉学を求めてウィーンに出かけたのである。1938 年ナチスのオーストリア侵入のため彼女はスイスに戻り結婚，出産。Bleuler E 教授の招聘にもかかわらず二度と統合失調症者の治療の場には戻らず，自分の子どもたちの母親にとどまった。しかし，彼女の臨床記録は 1940 年『精神病者の魂への道』として出版され，彼女の名とともに不朽の価値をもっている。

(狩野力八郎)

⇨われわれ体験，フェダーン
[主著] Schwing G（1940）

獣化妄想

[英] zoanthropy；lycanthropy
[独] Zooanthropie；Lykanthropie
[仏] zoanthropie；zoopathie；lycanthropie

　憑きもの妄想（憑依妄想）の一種で，動物が身体についたと信じ，自分の意思とは無関係に喋らされたり，感じさせられたりすること。変身妄想の一つ。今日ではまれではあるが完全になくなったわけではない。シャーマン文化圏にみられる憑依現象から，憑依精神病などの心因反応や非定型精神病，および統合失調症の妄想の場合もある。憑依精神病は日本では「狐憑き」や「犬神憑き」に代表され，『狐憑病』［門脇眞枝 1902］や祈禱性精神病［森田正馬 1915］の中でとりあげられた。ヨーロッパでは「狼憑き（Lykanthropie）」が歴史上知られている。

(立山萬里)

⇨憑依，憑依妄想，憑依障害，けもの憑き妄想，犬神憑き，祈禱性精神病

獣姦

[英] bestiosexuality；buggery；sodomy
[独] Sodomie；Bestialität；Zoophilia
[仏] zoophilie；sodomie

　ソドミー。動物との性交をいう。現象としては古くより知られ，2 万年前の洞窟の壁画にも描かれている。遠征に従軍する兵士の性欲解消の手段として行われるような場合もあったが，今日では性倒錯から行われる場合がほとんどである。動物を対象とする性的行為に興奮や満足を覚える性倒錯を動物性愛（zoophilia）と呼ぶ。対象には，家畜やペットなど小児期に身近であった動物が選ばれることが多い。かつては対人的な性的関係をもてない知的能力の低い者が代償的に動物と性交すると考えられていたが，Shenken L によれば，このような傾向は確認されないという。Traub-Werner D は，文明化の過程で抑圧された性的嗜好の原型がこのような症状の形で現れると考えた。また，心理学的には，抑圧された怒りの発散の表現とみる立場や自身の支配・統制力の確認の行為とみる立場，近親相姦的欲求や異性愛に対する恐怖と自己疑惑が背景にあるという見解などがある。

(小畠秀吾)

⇨性倒錯，教頭ワーグナー［症例］
[文献] Laws DR, O'Donohue W, ed.（1997）

シュウキセイキブ

周期性気分変調
[独] periodische Verstimmung

　抑うつ気分，不機嫌，イライラ，易刺激性を前景とする気分変調が周期的あるいは挿間的に生じるもので，一般にはてんかんに多くみられるが，てんかんとは無関係にパーソナリティ障害（Schneider K の気分変動性パーソナリティ障害）や気分あるいは感情障害（非定型うつ病や気分変調性障害）に近縁なものも含まれる。ただし女性の月経前にみられる類似の気分変調（月経前緊張状態）はこれとは別に扱っている。この周期性気分変調の際に飲酒をし続けたり（渇酒癖），家出，徘徊（徘徊または放浪癖），自殺，放火（放火癖）などの衝動行為や犯罪行為を繰り返すことがある。てんかんでみられるものは一般に周期性不機嫌と呼ばれ，これはてんかん発作の前駆症状あるいは発作そのもの（感情発作）として生じたり，Landolt H の強制正常化（forced normalization），てんかん患者のうつ病や発作間欠期不機嫌症候群（interictal dysphoric syndrome）でみられる場合などさまざまな発現機序が考えられる。　(地引逸亀)
⇨気分，気分変調，渇酒癖〔渇酒症〕，徘徊症〔徘徊癖〕，放火癖，発作間欠期不機嫌症候群，てんかん
[文献] Landolt H (1953)

周期性傾眠症
[英] periodic somnolence
[独] periodische Schlafsucht

　数日間～数ヵ月間持続する傾眠のエピソードを繰り返す病態。反復性過眠症（recurrent hypersomnia）とも呼ばれる。思春期の男子に好発し，成人期には自然治癒することが多く，予後は良好とされる。エピソードは，さまざまなストレス（発熱，飲酒，過労など）が誘因となる。傾眠状態のときには，昼夜を通じて横臥しており，日中に十分な覚醒状態が得られないが，強い刺激を与えると不機嫌で反応は鈍いが覚醒する。食事，排泄等は可能であり，飢餓状態や失禁状態になることはない。間欠期は全く正常の状態である。原因は不明である。傾眠期に病的な過食や性的逸脱行動がみられるものは，クライネ＝レヴィン症候群と呼ばれる。　(前田貴記)
⇨傾眠，クライネ＝レヴィン症候群

周期性四肢麻痺
[英] periodic paralysis
[独] periodische Extremitätenlähmung

　四肢の弛緩性麻痺を繰り返す病態のこと。甲状腺機能亢進症に伴うことが多く，症状出現時の低 K 血漿を特徴とする。過労，飲酒，ステロイド投与，甘味食の過食を契機に，夜間から早朝に数時間の症状が出現することが多く，症状は下肢から両側に進行する。意識障害がないために，不安感や不快感を伴う。甲状腺機能亢進の治療，誘発因子の除去，KCl の投与が重要である。加齢とともに症状の出現は減少する。　(堀　宏治)
⇨甲状腺機能亢進症

周期性精神病
[英] periodic psychoses
[独] periodische Psychosen

　周期的に精神症状が出現する内因性精神病を総称する概念（疾患群）であり，Kraepelin E がすでに教科書第 1 版においてこの名称を用い，周期性躁病，周期性メランコリー，それに循環病を周期性精神病として一括していた。その後，彼の教科書第 6 版において登場する躁うつ病は，この概念から発展したものである。わが国では，満田久敏の影響下に非定型精神病の内分泌学的研究を行った鳩谷龍〔1983〕が，躁うつ病から非定型精神病までを包含する領域に周期性精神病(群)という名称を用いて，定型的な統合失調症圏に対置させている。

　類似の概念として，Leonhard K が非系統

性統合失調症の一型とした周期性緊張病やGjessing 親子が内分泌学的な研究を行った周期性緊張病［1964］，また，高木隆郎が記載した前思春期周期性精神病［1959］や山下格によって内分泌学的検討が行われた若年周期精神病［1989］がある。これらは，生物学的な病因研究の成果が期待される周期性精神病の特殊型と考えられる。　　　　（林　拓二）
⇨循環症〔チクロチミー〕，若年(性)周期性精神病
[文献] 高木隆郎 (1959), Gjessing L (1964), 山下格 (1989), Hatotani N, Nomura J, ed. (1983)

周期性同期性放電

[英] periodic synchronous discharge ; PSD
[独] periodische gleichzeitige Entladung
[仏] decharge synchronique periodique

　Leese S ら［1958］によって命名された異常脳波で，鋭波や棘波，徐波あるいはそれらの複合波形からなる突発性異常放電が単発性に一定の周期で左右ほぼ対称性に全般性（時に限局性）に同期して反復するものをいう。感覚刺激などの影響を受けにくく，ミオクロニーと同期して出現することもある。クロイツフェルト＝ヤコブ病（以下，CJD）や亜急性硬化性全脳炎（以下，SSPE）で高率にみられ，診断的価値が高いとされている。CJD では持続 250 msec 以内の鋭波が 0.6～1 秒の短い周期で単発性（2～3 相性）に出現することが多いのに対し，SSPE では 0.5～3 秒持続する徐波中心の群発波が 4～20 秒（平均数秒）の周期でみられるなど，波形や周期さらに全般性か限局性かなどは疾患や症例，また同一症例でも病期によって変化する。脳炎，肝性昏睡，てんかん，頭部外傷，糖尿病性ケトアシドーシス，硬膜下血腫，脳腫瘍，アルツハイマー病，白質ジストロフィー，脳血管障害などでも PSD がみられたとの報告がある。大脳皮質や視床，基底核などが広汎に障害されたときに出現すると考えられている。
（地引逸亀）

⇨鋭波，棘波，徐波，発射〔放電〕，錐体外路症状，クロイツフェルト＝ヤコブ病，亜急性硬化性全脳炎
[文献] Leese S, Hoefer PFA, Austin JH (1958)

周期性不機嫌　➡周期性気分変調

宗教精神病理学

[英] psychopathology of religion
[独] Religionspsychopathologie

　精神障害に現れる宗教体験様式を研究する精神病理学の一分野［Schneider K 1927］。各精神疾患に独特な宗教的症状や，宗教的な妄想や幻覚が主な対象となる。こうした視点から，一般に宗教といわれる現象の中にひそむ精神病理学的側面を問う，宗教の精神病理学の領域が成立する。一方宗教と精神病理学を，たとえば人間の日常性からの超出と捉えて，この点に両者の共通点を見出し考えようとする視点［木村敏 1975］からは，宗教と精神病理学の領域が成立する。カルト問題などの場合には前者が注目されるが，精神医学につきまとう固有の問題としては，後者の方が問題意識としては根本的であろう。さらに教祖の病跡学的研究や，宗教的な癒しと精神療法の関連などを考えると，より広く宗教と精神医学の関連を問う宗教精神医学の領域へと拡大していく［大宮司信 1995］。　　（大宮司信）
⇨宗教妄想，精神病理学，病跡学
[文献] 大宮司信(1995), 木村敏(1975a), Schneider K (1927b)

宗教妄想

[英] religious delusion
[独] religiöser Wahn

　宗教的な内容の妄想をいう［大宮司信 1992］。自分はキリストである，ブッダである，など特別な任務を天から授かっているというような妄想が典型的である。急性期には感情障害的な要素を伴う場合もある。ただしここでいう宗教とは厳密な概念ではなく，一般的に

人々がそれを宗教的と考えることを指す。問題になるのは次の2点である。第1は他の妄想との関係で、誇大妄想や血統妄想と類似した自己拡大型の妄想と考えられている。第2は宗教的信念との相違であり、病識の有無が問題になる。宗教的信念の場合には、妄想に近い強固な信念であっても「他人からみれば奇妙なこととして考えるであろう」といった自己理解が可能だが、宗教妄想ではそうした認識はなくなる。もちろん他の妄想の併存の有無も鑑別の根拠となる［大宮司 2006］。

(大宮司信)

⇨誇大妄想, 血統妄想
[文献] 大宮司信 (1992, 2006)

醜形恐怖

[英] dysmorphophobia；
body dysmorphic disorder
[独] Dysmorphophobie；Mißgestaltfurcht；
Häßlichkeitskummerer
[仏] névrose dysmorphique

自らの容姿の一部あるいは全体を、他覚的には認められないにもかかわらず、きわめて醜いと思い込み、その思いに極端なこだわりをもつ症状を意味する。他の精神疾患が否定され、この症状が主要な悩みとなっている病態が疾患としての醜形恐怖症とされる。歴史的には Morselli E が dysmorphophobia として「鼻の形が奇妙である」などの症例を78例報告した。異形恐怖、変形恐怖と訳されることもあった。また、beauty hypochondria もほぼ同義語である。DSM-Ⅳでは身体醜形障害 (body dysmorphic disorder) とされた。容姿全体の印象という場合もあるが、ある特定の身体部位を訴える症例が多い。部位としては瞼、鼻、頭髪、唇など顔面の目立つ部分が多い。部位については諸外国からの報告と大差は無い。訴え方は程度の問題ではなくきわめて異質に醜いと訴えるのが特徴。この点で青年期にみられる容姿への健康な範囲のこだわりとは異質である。わが国においては、赤面恐怖などとともに対人恐怖症の一亜型とされてきた。確かに、対人恐怖症の亜型としての醜形恐怖症も存在するが、中核群は、他者の存在とは無関係にこだわり続けることが多い。何時間も鏡を見て確認するなど強迫傾向を示すことも多い。醜いという確信は妄想様であり、美容外科手術を繰り返したり、時に絶望して自殺企図にいたるケースもある。body image の障害として、摂食障害、体感異常症との接点の多い病理ともいえる。治療としては SSRI による薬物療法の効果が報告されている。

(鍋田恭孝)

⇨赤面恐怖, 対人恐怖, 摂食障害, 身体図式, 身体像
[文献] Katharine AP (1996), 鍋田恭孝 (1997)

自由継続

[英] free-running

生物の行動や生理活動（内分泌、自律神経など）には日内変動がみられる。恒暗状態などの時間の手がかりがない条件におかれても大部分の生理機能では24時間に近似した一定の周期を保ちつつ変動を続ける。このような外界環境から時刻を認識できる定時の刺激がない状態で継続するリズムを自由継続（フリーラン）リズムもしくはすなわち概日リズム（サーカディアンリズム）と呼び、その際の周期が自由継続周期（τ；タウ）である。自由継続リズムの周期は生物種や個体ごとに異なり、時計遺伝子機能など遺伝的要因によって規定されていると考えられている。通常生活下でも、視覚障害をもった人や概日リズム睡眠障害（睡眠・覚醒リズム障害）患者ではリズムの自由継続が認められることがある。

(三島和夫)

⇨日内変動, 概日リズム, 概日リズム睡眠障害, 非24時間睡眠・覚醒症候群
[文献] 大石正 (2008)

集合的無意識

[英] collective unconscious

普遍的無意識とも訳される。個人的体験の抑圧による Freud S の無意識に対して，さらに深層にある生得的で非個人的で普遍的内容をもつ無意識を Jung CG は集合的無意識と名づけた。彼は精神病者の幻覚や妄想イメージが神話的イメージにきわめて類似していて，それが個人的記憶や体験からは説明できないこと，神話や伝説のテーマやパターンには文化や歴史を超えた共通性があることから，人類に共通して普遍的な無意識の存在を概念化した。集合的無意識は構造化されていて，その内容である生得的な観念可能性は元型と名づけられた。元型は形式的可能性であって，環境との相互作用で内容が与えられて，元型的イメージとして意識化されるのである。集合的無意識の特徴は，自我に対して自律的で補償的に働くことで，意識と無意識の全体が自己制御系として働くことである。発達学派では，元型と環境との相互作用を重視，個人的無意識と集合的無意識との不可分性が強調される。　　　　　　　　　　　　　　(鈴木　龍)

⇨元型，無意識，ユング

[文献] Samuels A (1985)

周産期脳障害

[英] perinatal brain damage；
perinatal brain injury

周産期（妊娠 22 週から出生後 7 日未満の期間）に生じたトラブルにより胎児や新生児の脳に損傷を生じたもの。知的障害・発達障害や脳性麻痺などの原因となりうる。脳障害の背景としては，子宮内発育不全，子宮内感染，仮死，低酸素性脳障害，白質周囲軟化症などさまざまである。このような状態には，妊娠中毒症，胎盤機能不全，早期破水など，母胎側の要因が無視できない。周産期の母体の安定を保つことが，周産期脳障害を予防することにつながる。　　　　　　　　　(宮本信也)

⇨重症心身障害，乳幼児けいれん

[文献] Noetzel MJ (2006), World Health Organization (1992)

収集症

[英] collectionism

[独] Kollektionismus；
krankhafte Sammelsucht

[仏] collectionnisme

物品の収集ないし保持の病的欲求である。単独の症状としても現れるが，気分障害，知的障害など基礎疾患があって，この随伴症状として，妄想などさまざまな機構を経て出現することも少なくない。病的窃盗，乱買症，フェティシズムなどと合併しやすい。精神遅滞や認知症など知的低下に伴って出現すると，無価値な物の無選択な収集として常同行為として現れることが多い。趣味や愛好，特定の価値基準や目的に従って，美術工芸品などの貴重な物品を熱情的に収集する収集癖（[英] collectmania，[独] Sammelsucht，[仏] collectionnomanie）とは区別されるが，双方が重なり，区別しにくい場合もある。　(影山任佐)

⇨窃盗癖，乱買癖，フェティシズム [犯罪精神医学]

[文献] Dietrich H (1968)

重症心身障害

[英] profound intellectual and multiple disabilities；PIMD

重症心身障害は法律上の概念であり，1967（昭和 42）年の児童福祉法改正で「重度の精神薄弱及び重度の肢体不自由が重複している児童」と規定された。一般には運動機能は座位までで，知能指数 35 以下とされる。原因は多様で，出生前が 29.3%，出生時・新生児期が 35.9%，周産期以後が 30.7%。最近では呼吸管理などが常時必要な「超重症児」，「準超重症児」が急増している。「超重症児判定基準」で呼吸管理，食事機能，胃食道逆流

(GER) の有無，補足項目（体位変換，定期導尿，人工肛門など）のスコアの合計が25点以上を「超重症児」，10点以上25点未満を「準超重症児」と判定する。治療は，①てんかんや感染症・呼吸器・消化器などの合併症・併発症の治療・看護，②呼吸器・運動器リハビリテーション，③発達支援，④強度の行動障害対応，⑤生活の質向上の支援などである。在宅重症児に対して重症児通園事業や短期入所等も充実しつつある。 （末光　茂）

[文献] 江草安彦 監修／岡田喜篤，末光茂ほか 編 (2008, 2010)

修正型電気けいれん療法

[英] modified electroconvulsive therapy

電気けいれん療法の副作用として脊椎を中心とする骨折や脱臼，低酸素症，異常な血圧上昇，不安や恐怖感などが認められた。これらの副作用を軽減するために考案されたのが修正型であり，全身管理下でバルビツール系静脈麻酔薬と筋弛緩薬（succinylcholine）を用いる手法として完成した [Holmberg G ら 1952]。現在，静脈麻酔薬としては thiamylal, propofol などが用いられている [本橋伸高 2000]。同時に十分な酸素化を行うことで，循環系などの合併症を減少させている。この方法により，ECT の危険性は著しく低下し，現在世界的にはこの方法が推奨されている。わが国でも1958年に最初の報告があるものの [島薗安雄ら 1958]，一般的になることはなかった。しかし，1990年代になり修正型は総合病院を中心に広まりつつある。 （本橋伸高）

⇨電気けいれん療法〔ECT〕

[文献] Holmberg G, Thesleff S (1952), 島薗安雄，森温理，徳田良仁 (1958), 本橋伸高 (2000)

修正感情体験

[英] corrective emotional experience

Alexander F [1946] が提唱した治療概念の一つ。患者が過去に経験した反応とは異なる反応を治療者が意図的に供することによって，たとえば父親に冷たい扱いを受けた患者にあたたかい父親のように反応することによって，患者の感情的反応性が修正されるような体験である。解釈と洞察を重視する精神分析の主流派からは，転移，退行を人工的に操作する技法上の逸脱であると非難され，以後修正感情体験という言葉はしばしば侮蔑的に用いられるようになった。近年自己心理学・間主観性理論，対人関係論・関係精神分析の発展とともに患者と分析家の間の実際の関係性が重要視されるようになると，解釈と洞察以外にも治療的感情体験が肯定的にみられるようになってきた。しかしその際も分析家の反応の自発性，真正性を重視し，修正感情体験におけるような操作性とは区別することが行われており，修正感情体験は依然問題性を内包する概念とみなされている。 （吾妻　壮）

⇨転移 [精神分析]，逆転移，退行

[文献] Alexander F, French TM (1946), Lee RR, Martin JC (1991)

集団精神病

[英] collective psychosis ; group psychosis
[独] Massenpsychose ; Gruppenpsychose
[仏] délire collectif ; folie collective

集団で精神病状態を呈している病態であり，集合精神病とも呼ばれる。柏瀬宏隆 [2004] は「集団の病理」（病的な集団感応現象）を，表のように「主な当事者」と「主な症状」との二つの観点から三群に整理した。すなわち，感応精神病は家族間に起こり妄想を呈しやすく，集団ヒステリーは思春期の学友（女子生徒）間に起こり過換気症候群や失神発作などの身体症状を呈しやすく，社会病理現象は互いに無名・匿名的な群衆，会衆，乱衆が集団行動やパニックを起こすものである。この分類に従えば，狭義の集団精神病は感応精神病に相当する。

集団の病理

	感応精神病	集団ヒステリー	社会病理現象
主な当事者	家族	思春期の学友（女子生徒）	群衆 会衆 乱衆
主な症状	妄想	身体症状	集団行動 パニック

(柏瀬宏隆)

⇨感応精神病，感応性妄想性障害，集団ヒステリー
[文献] 柏瀬宏隆（2004），柏瀬宏隆 編著（2008）

集団精神療法
[英] group psychotherapy

20世紀初頭米国で内科医 Pratt J が重症結核患者を週1回集めたのが始まりで，患者相互の助け合いや励ましが症状の改善，治療に貢献したという。やがて開発される集団精神療法というもののエッセンスがつまった報告だと言えよう。医療での対象は，神経症から精神病レベル，パーソナリティ障害や物質関連障害，認知症，さらに精神科以外（たとえば腫瘍患者）や家族にも及び，多岐にわたる。実施場面も，各種入院，外来，デイケア，社会復帰関連施設などさまざまだが，矯正施設など医療外で行われるもの，セルフヘルプグループやトレーニンググループなど，集団精神療法の応用範囲（区別して「グループワーク」と呼ぶのが適当）は広い。場面での同一性（病棟で，デイケアで，など）は多いが，診断別に同質なグループを用意するとは必ずしも限らない。むしろ異質な対象者が混合したグループ自体が集団精神療法ならでの可能性だともいえる。サイズ（人数）は場面によってさまざまで，これに伴いやり方，目標も異なる。治療技法としては，精神分析的集団精神療法をはじめ，精神力動的，対象関係的，グループ・アナリシス，サイコドラマ，SST，認知行動的，ダンス／ムーブメント他のアクティブ・メソッドと多様だが，どの手法でも治療構造についての認識が大切なのは個人療法と変わらない。治療者は，リーダー，コンダクターなど技法により呼び方が異なる傾向だが，共同治療者（コ・コンダクターなど）のいることが多い。

Yalom ID ら [1995] は，グループの治療的要素を次のようにまとめた。installation of hope（希望をもたらす），universality（悩んでいるのは自分だけではない），imparting of information（情報の交換），altruism（他の人の役に立つ），the corrective recapitulation of the primary family group（原家族関係の修正的繰返し），development of socializing techniques（社会適応技術の発達），imitative behavior（模倣活動），interpersonal learning（対人学習），group cohesiveness（グループの凝集性），catharsis（カタルシス），existential factors（実存的因子），の11項目である。さらに鈴木純一 [1999] は「このほかに要素に分解するのが困難な，集団のもっている独特な力」を挙げる。他方相田信男 [2001, 2009] はグループによる病棟での効果を「スタッフが，そして患者もまた，心理学的になった」と描いた。

(相田信男)

⇨サイコドラマ，SST，自助グループ，集団力動
[文献] 相田信男（2001, 2009），鈴木純一（1999），Yalom ID（1995）

集団ヒステリー
[英] mass hysteria

集団のサイズ，構造などによる定義はないが，学校のクラス，寮生活，家族，宗教や政治的な集団など，成員相互に密接な関係がある（その点では恒常的でなく一時的に密接な関係が生じた場合にも）集団に現れたヒステリー現象を指す。一人の発端者の症状が他の人へ心的感染（心理的伝染）をきたし，四肢麻痺，けいれん，失声，失神，過呼吸などの

シュウダンリキド

(転換性)身体症状，また興奮状態，恍惚状態などの精神症状がみられる。集団の個人に対する影響についての強い関心から集団心性に触れる中でFreud S [1921] は，寄宿舎における集団ヒステリーの事例をひいて，心的感染について同一化の機制から説明した。前述した症状ゆえに妄想を主症状とし主として家族成員間におきる感応精神病と区別される[柏瀬宏隆ら 1981]。同様に，たとえば「新型インフルエンザ騒ぎは集団ヒステリーだ」といったマスコミ報道にみられるような，社会現象ないし集団行動を捉えたに過ぎない表現とも峻別される。　　　　　　　　　　(相田信男)
⇨感応精神病
[文献] Freud S (1921), 柏瀬宏隆, 久場川哲二, 石井弘一ほか (1981)

集団力動
[英] group dynamics

集団力学とほぼ同義。この用語は米国の心理学者Lewin K [1951] が自身の「場の理論」研究ではじめて使ったと一般にいわれるが，Anzieu D [2001] はすでにFreud S [1921] が集団心性を論じていたと指摘する。Lewinは人間の行動は個人とその心理学的環境から成り立つ生活空間つまり「場」によって説明できるとした。今日集団力動とは集団および集団内で起きる力動的諸作用に関する社会心理的研究の総称を意味し，集団での個人の変化，態度形成，集団と個人の相互作用，集団間の相互作用，社会的圧力，集団における凝集性や魅力，集団の平衡や変化，集団活動，集団操作などのあらゆる現象が扱われる。認識の上ではいくつかのモデルがある。

その経験を治療共同体（therapeutic community）と命名したMein Tや後にグループ・アナリシスを提唱するFoulkes SH[1948] らとともに「ノースフィルド病院での試み」に参画したBion WRは，次いで [1961] Tavistockでの体験から課題集団（work group）と基底的想定集団（basic assumption group）という二つの側面に関する観点から集団力動を論じた。Bionの課題集団の考えは部分的にはLewinの「場の理論」に由来しているとされる一方，基底的想定集団の考えがKlein Mらの精神分析理論から影響を受けたのは明らかである。基底的想定として①闘争-逃避集団，②依存集団，③つがい（ないしは対）集団を挙げたが，やがてHopper E [1997] は英国精神分析独立学派やグループ・アナリシスの諸学派によって修正された第4の基底的想定「非凝集:集合化／密集化」を検討する。Ganzarain R [1990] は，Klein, Bionの理論を推敲しつつ「集団療法を実践する中で，一般システム論と精神分析的対象関係論とを統合することが精神療法の諸現象について自分の理解を豊かにした」と一般システム理論の有用性について語った。また後にsystems-centered therapyを提唱するAgazarian Yら [1981] は，グループの中では個人の表出が厳密には個人的背景にもとづかずとも起きてくる現象に注目して「個人（person）を彼自身の問題を語る人として，そしてグループの代わりに語る人として，この両方から見ることができる」と語った。他にもマザーグループの概念 [Kissen M] や対人関係論学派 [たとえばYalom IDら] からの知見などがある。　　　　　　　　　(相田信男)
⇨集団精神療法，システム理論
[文献] Agazarian Y, Peter R (1981), Anzieu D (2001), Bion WR (1961), Foulkes SH (1948), Freud S (1921), Ganzarain R (1989), Hopper E (1997), Kissen M, ed. (1979), Lewin K (1951), Yalom ID (1995)

執着気質
[英] immodithymia
[独] Immodithymie；Immobilithymie

九州帝国大学精神科の下田光造とその弟子たちの研究によりその輪郭が明らかにされた，

躁うつ病の病前性格のことである．彼らは，執着気質と循環気質に関連する14の特徴を抽出して患者群と健常者群とで比較した［向笠廣次 1940, 1941］．そして，躁うつ病との親和性において執着気質が循環気質に勝っていること，躁うつ病と健常者を最も明確に区別する特徴は，熱心・徹底的・律儀であることを明らかにした．さらに，模範的な人として褒められる執着気質の持ち主は，強い正義感や責任感が他の義務責任や自己権利に向かうと甚だ厄介な人物ともなりうるので，いわゆる紛争者，狂信者，熱狂者にはこの性格人が多い，と執着気質の負の側面にも言及している．第39回日本精神神経学会（1940）にて報告した上記研究について，東北帝国大学精神科の丸井清泰が質問に立った．丸井に対する回答として，下田自らが筆を執ったのが，「躁鬱病の病前性格に就いて——丸井教授の質疑に対して」と題する歴史的な論文［1941］である．下田は九大を退官後に鳥取に移り，さらに執着気質の研究を続け，気質がいかに躁うつ病へ発展するかについての先駆的な考察を書き残している［下田光造 1949］．
（神庭重信）

⇨下田光造，丸井清泰，躁うつ病，病前性格，循環気質，狂信者

［文献］ 向笠廣次（1940, 1941），下田光造（1941, 1949）

集中的精神療法

［英］intensive psychotherapy

Fromm-Reichmann F［1950］による治療者と患者の双方が，患者の問題の無意識的根源であるその発生因および力動因への理解と洞察を得ることにより，患者の日常での情緒障害，症状を改善することを目標とする精神療法のこと．ここでは精神病者の精神分析治療を通じて従来の転移理解のみならず，現実的な治療者-患者関係の推移への理解の重要性やその関係における敵意の扱い方，治療者の誠実さが強調されている．
（木崎英介）

⇨フロム-ライヒマン

［文献］ Ann-Louise SS（2000），Fromm-Reichmann F（1950, 1959）

10-20電極配置法

［英］ten-twenty electrode system

国際的に標準化された頭皮上の脳波電極配置法である．モントリオール学派［Jasper H 1958］が提案し，1959年に国際脳波学会連合が公認した．図に示したように，頭部の前後は鼻根（nasion）と後頭結節（inion）を結ぶ矢状正中線を，左右は耳介前点（preauricular point）を結ぶ線を，左右半球は鼻根-外耳孔-後頭結節を結ぶ周線を，それぞれ10%，20%，20%，20%，10%に分割して，これらの交点を基準とする．電極装着部位はアルファベットと数字で表示され，左半球は奇数，右半球は偶数を示す．実際の臨床脳波検査では正中線上の電極を省き，16部位を記録することが多い．10-20法は側頭葉底部の異常波を検出しにくいため，内側側頭葉てんかんが疑われる場合には眼窩外側や前頬部に電極を追加したり，侵襲的に蝶形骨電極を刺入することもある．10-20法の電極間距離は約7cmであるが，さらに詳

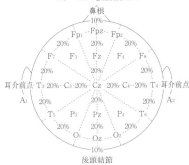

10-20電極配置法

ジュウフク

細な頭皮上分布を計測する目的で 10% 法 [Chatrian GE ら 1985] も提案されている。

(松浦雅人)

⇨脳波〔EEG〕, 脳波トポグラフィー
[文献] Jasper H (1958), Chatrian GE, Lettich E, Nelson PL (1985)

重複── ➡**重複──** ちょうふく

習癖障害
[英] habit disorders

習癖は繰り返されることで身につき固定化した行動を指し,「癖」と同義で, 習慣的に身体をいじる動作を Olson WC が神経性習癖と呼んだことから, 医学的に検討されるようになった。習癖は狭義には身体をいじる癖 (指しゃぶり, 爪かみ, 性器いじり, 抜毛癖, 歯ぎしりなど) を指し, 広義には身体の動きを伴う癖 (頭振り, 頭叩き, 体揺らしなど), さらには睡眠 (夜驚症, 夢中遊行など), 食事 (過食, 異食, 反芻, 食思不振など), 排泄 (遺尿症, 遺糞症など), 言語上の問題 (吃音症, 選択性緘黙など) まで含むことがある。Olson はチックも神経性習癖としていたが, 表現された行動にもとづいた分類で, 精神医学的には DSM-Ⅳ において, チック (トゥレットを含む) をはじめそれぞれが異なる分類で扱われている。チック以外でも不随意運動としてバリズムなど中枢性のもの, ミオクローヌス, 広汎性発達障害における常同的な運動, てんかんの発作によるものであることがあり診断は慎重に行う。狭義の習癖には遺伝や家族性はなく, 成因に一定の見解はない。指しゃぶりは 3ヵ月～5歳, 爪かみは 6～12歳, 性器いじりは 3～6歳, 抜毛は 5～8歳などの好発年齢や, 本人の過敏さ・頑固さ・神経質などの素因が関与することがあることから, 病的なものは少ないとされている。いずれも一過性のものが多く, 重症化や遷延化することはまれで, 良好な自然経過をとる。そのため, 基本的な対応は, 過度に問題視せず, 癖だけをなくそうと働きかけないことである。ただし, 指しゃぶりや爪かみは不正咬合の原因となる可能性から指導を要することもある。自然な経過と著しく異なる程度・頻度の癖には, 背景にさまざまな心理・発達的な問題が隠れていることもある。合併症・併存症として, 局所の出血や感染, 不安・緊張・退行などの精神症状, 自傷・抜毛などの行動異常, 広汎性発達障害などの発達障害がある。

(秋山千枝子)

⇨抜毛癖〔抜毛症〕, 異食(症), 排泄障害
[文献] 飯田順三 (2006), 金生由紀子 (2007), 田中康雄 (2002)

就眠儀礼
[英] sleep ritual
[独] Schlafzeremoniell
[仏] sommeil ritual ; cérémonie de la couche

寝る前に, 枕の位置, シーツの敷き方, 布団の置き方などを, 決まった順序で繰り返し確認すること。就眠儀式ともいう。強迫行為の一種で, 一連の行動を一定の順序で行わないと眠れないために, 合理的な理由がなくてもそうせざるをえない。強迫性の確認行為は多かれ少なかれ儀式的である。

(中尾和久)

⇨強迫行為, 強迫儀式, 確認強迫

自由連想(法)
[英] free association
[独] freie Assoziation

精神分析の根幹をなす方法, あるいは心のあり方であり, Freud S によって創始された [1923]。その起源の一つはヒステリーの治療であり, Freud は, ヒステリーの治療に際して, 当初催眠を用いていたが, 1890 年代後半より徐々に催眠にみられる指示, 暗示をとりやめるようになり, 患者に「自由」に語らせるようになった。また, 今一つの起源として, Freud が自己分析において, 思いつくま

まを「自由」に連想していったことが挙げられる。この両者が統合されて，自由連想法が生まれたが，患者は，心に浮かんだことならどんなことでも（たとえば，観念，感情，身体感覚，夢などが含まれる），検閲することなく可能な限り自由に話すことを求められる。そうすることで隠された無意識的な意図が顕在化してくるのであるが，一方で治療者には「平等に漂う注意（evenly suspended attention）」のもとで，「中立性」を保ちつつ，患者の連想を聞くことが求められる。しかし，「自由」といっても，患者の意思による協力がなければ実行困難な方法であり，本当の意味で自由に語るのではない。それ故，自由連想といっても，患者の主体性が本当に確保されるのかどうかという問題が残る。このように自由連想法は治療技法として始まったが，そこで真に治療的なのは，抵抗を乗り越え，洞察に導くための解釈なのか，あるいは患者と治療者との間の深い関係の中の情緒的交流なのか，ということが論議されてきた。最近になって，無意識的な思考に身を任せる患者の心のあり方としての自由連想に注目が集まるようになっている。たとえば，Kris A [1982] は，自由連想ができるようになることが精神分析の目的であると述べている。また，Bollas C [1999] は，患者と治療者のペアが，無意識のレベルで交流して二人で作り上げるのが自由連想であり，それは無意識の創造性の一つの表れであると述べている。

(館　直彦)

⇨精神分析，ヒステリー，自己分析，平等に漂う注意，無意識［精神分析］

[文献] Freud S (1923d), Kris A (1982), Bollas C (1999)

酒害相談

酒害相談事業は，アルコール関連問題に対する地域対策に位置づけられる。事業は，1981（昭和56）年6月12日付け厚生省公衆衛生局長通知「精神衛生センターにおける酒害相談指導事業実施要領について」にもとづいて実施されている。事業の内容は，①適性な飲酒および酒害予防思想の普及，②相談指導，診断等，③関係機関との連携協調，④断酒会等の民間団体の育成・指導，⑤技術指導および技術援助，からなっている。実際には，アルコール関連問題を有する本人または家族に対する相談・指導，一般住民に対する酒害の普及・啓発活動，専門家等に対する教育・研修，断酒会等に対する教育・研修，などが行われている。これらの事業の主な実施主体は，都道府県や政令市の精神保健福祉センターである。しかし，上記センターの指導の下，保健所でも同様の事業が行われているところがある。また，断酒会に対する委託事業として，会員に対する指導員教育と会員による地域住民に対する相談事業が行われているところもある。

(樋口　進)

⇨アルコール依存(症)，アルコール中毒，精神保健福祉センター，断酒会，AA〔アルコホーリクス・アノニマス〕

守護妄想

[仏] délire de protection

高貴な人や神が自分を守ってくれているなどと確信する妄想を指す。多く，患者を励ましたり，指示を与える内容の幻聴を介して形成され，被害妄想に合併する形で生じる。恋愛妄想に付随する形で，自分を愛してくれる人によって守られているという守護妄想が形成されることもある。この妄想は他者から何らかの働きかけを確信する影響妄想に属すという見方もできる。慢性期の統合失調症において認められることが多い。患者は自己を守護してくれる他者に向けた行動に出ることはなく，受動的な状態を続けていることが多い。精神分析の見地からは自己愛の所産とみなされる。

(加藤　敏)

⇨被害妄想，恋愛妄想，影響妄想，ナルシシズム

授産施設

[英] workplace for people with disabilities

　身体や精神上の理由もしくは世帯の事情により，就業能力の限られている要保護者に対して，就労または技能の習得のために必要な機会や便宜を与えて，その自立を助長する保護施設である。社会福祉法および生活保護法で規定された法定（通所）授産施設は，利用者定員が20人以上で，医師も配置される。生活指導と作業指導が提供される。収益性は極端に低い。2001（平成13）年に小規模通所授産施設（定員10人以上）が法定化された。

（野中　猛）

⇨作業所

主軸症状

[英] axial symptom

　ドイツの精神科医 Hoche AE［1921］による用語で軸症状または中軸症状とも訳され，辺縁症状（Randsymptom）と対をなす用語である。たとえば，進行麻痺において一定の病的過程にもとづいて一次的に生じる記憶障害や認知症のような必発症状は主軸症状とされる。これに対し，躁・うつ状態，幻覚妄想状態など必発でない症状は辺縁症状とされる。後者は病者の性格やその他の要因を仲介とした二次的な反応であるとされた。以上が一般に理解されている意味であるが，この用語にはそれとは異なった用法もある。それは誘導症状（Leitungssymptom）と同義であり，一連の精神疾患群が病因的に一つの単位であることを導く根拠となる症状を指している。たとえば，急性の身体的基盤のある精神病の一群が意識障害という主軸症状をもつことから，病因的に一つの臨床単位として理解される。

（岩瀬真生）

⇨基礎症状，ホッヘ

手指失認　➡ゲルストマン症候群

呪術的思考

[英] magical thinking

　何らかの逸脱行動に関して，ある社会では「病気の故」とみなすかもしれない（疾病モデル）し，道徳心の欠如とみなせば道徳モデルとなる。その際，悪霊などの祟りに由来すると解釈するならば呪術的思考であるとみなされる。すなわち事象の原因として，超自然的存在や霊力などの作用を想定する発想法，考え方のシステムが呪術的思考に該当する。たとえば，ある問題行動を呈する人物に関して，呪術的思考に則れば，神の逆鱗に触れたと解釈するかもしれないし，何らかの因縁に由来すると解釈するかもしれない。呪術的思考は精神医学的疾病モデル原則に照らせば奇異に映るかもしれないが，現代人の日常生活には依然として呪術的観念が根強く残っている。

（妹尾栄一）

⇨比較精神療法学

[文献] Frazer JG（1890）

主題統覚検査　➡ TAT

術後精神障害

[英] postoperative mental disorder

　広義には手術に関連して手術後に生じる精神・行動の障害の総称であり，幻覚・妄想，不安，抑うつ，認知障害，精神運動興奮などの多様な症状を呈する。原因・病態は多岐にわたるが，①せん妄（術後せん妄）が多く，その他，②心理的・環境的要因による反応性の精神障害，③既存の精神障害（統合失調症，気分障害，認知症など）の顕在化や悪化などがある。狭義には①あるいは①と②によるものを指す。①では典型的には術後1～2日の意識清明期の後にせん妄を呈し，重大な合併症を併発しなければ通常は1週間以内に症状は消退する。②では術後の回復や社会復帰へ

の不安，疼痛や術後管理に伴う苦痛などによる不安と抑うつが多い．なお，術後精神病は術後精神障害と同義あるいはそのうちの幻覚・妄想や強い不安・抑うつなどの精神病的な症状を呈するものをいう． （鵜飼聰）
⇨ICU症候群，せん妄

出産外傷(説)
[英] birth trauma theory

　精神分析家であるRank Oが唱えた概念[1924]で，人間は産まれた瞬間に強い心的外傷を受けるという説である．母親の胎内という庇護された安全な世界から外の世界へ産み落とされたことによる心理的・身体的不安あるいは外傷が原因で，神経症が生じるとするが，現在は支持するものは少ない．誕生の時から始まる死への恐れと不死への欲求が人間の実存的な問題となり，もう一度胎内に戻りたいという母体内回帰願望を生じさせるという． （川畑友二）
⇨ランク
[文献] Rank O（1924）

出立／合体

　笠原嘉によって提唱された人間学的概念で，統合失調症者と(躁)うつ病者それぞれの生のあり方をその対比によって描出しようとした用語である．統合失調症とは「出立」の意味方向に沿って生きてきた者が原因のいかんによらず，「出立」という基本線上における挫折的出立を経過することによって到達する病態であり，しかもその病態もまた一つの「出立」としての様式と形態を備える．一方，(躁)うつ病とは，「合体」的意味方向を生きる者が「合体」という線上での挫折を経過することにより到達する病態であり，その病態もまた「合体」的志向の具体的な現れを示す．ここでいう「出立」と「合体」は，共同体に対するそれぞれの病態のかかわりのあり方の本質をとり出す用語であり，統合失調症者は常識，世俗，因習から離脱し，超越，超俗，脱俗へと向かう方向で生き，(躁)うつ病者は，常識，世俗，因習に無理なく一体化する方向で生きることを対比的に捉えたものである．その際重要なのは，第1に，これらの用語が病者の病前のあり方を指すのみではなく，発症へと至る道程，さらには発症後の病態のあり方をも捉えるものであり，病前人格，発病の誘因的出来事，発病という因果論的論立てをしていないこと，また，第2に，正常との対比ではなく，統合失調症と躁うつ病との対比を基礎にし，正常者との対比によって何らかの否定的言辞で病者のあり方を規定する方法とは一線を画していることである．そのために，この用語法は，病態が成立する可能性の人間学的条件を言語化することによって，治療者が患者の生きる世界をいわば「内側」から理解することを助けるものとなっている．そうした意味でこの用語法はすぐれて人間学的，現象学的なものといっていい．笠原はこの概念を，人間学が精神医学に開く新たな地平を示す一つの例として機能させようという意図のもとに提出している． （鈴木國文）
⇨人間学的精神病理学，現象学，ビンスワンガー，ミンコフスキー
[文献] 笠原嘉（1967, 1968）

出眠幻覚
[英] hypnopompic hallucination
[独] hypnopompe Halluzination

　多くはレム睡眠，時に浅いノンレム睡眠から覚醒へ移行する際に，自覚的には覚醒として体験される幻覚．入眠幻覚と対応する現象．夢を産生する脳内神経活動と関連する．幻視，幻触，幻聴として数秒〜数分持続し，しばしば睡眠時ひきつけを伴って終了する．幻覚体験が鮮明で現実感を伴うと，まれに妄想に発展する．ナルコレプシーに随伴しやすいが，健常人にも認められる．疫学調査では，地域成人の12.5%が経験しており［Ohayon MMら

1996]，行動起因性の慢性睡眠不足状態を背景としても出現する［McCarty DE ら 2009]。

(山寺 亘)

⇨レム〔REM〕睡眠／ノンレム〔NREM〕睡眠，入眠時幻覚，ナルコレプシー
[文献] McCarty DE, Chesson AL (2009), Ohayon MM, Priest RG, Caulet M, et al. (1996)

受動-攻撃(性)パーソナリティ障害
[英] passive-aggressive personality disorder
　適切な要求に対する拒絶的な態度と受動的な抵抗を特徴とするパーソナリティ障害。DSM-Ⅳ-TR では，拒絶性パーソナリティと同義。特徴として課題を達成することに受動的抵抗する，評価されていないという不満や他人に対する羨望や自分の不運を口にする，不機嫌な論争，権威ある人物に対する批判や軽蔑，敵意に満ちた反抗と悔恨の揺れ動き，などがある。表面的な強がりにもかかわらず，しばしば自信に乏しい。不満をつのらせた周りの他の人から敵意のある，否定的な反応を引き起こすことがある。

(黒崎充勇)

⇨パーソナリティ障害
[文献] American Psychiatric Association (2000)

受動性〔分析医の〕
➡能動性／受動性〔分析医の〕

シュトラウス
Erwin Straus　1891～1975
　ユダヤ系のドイツの精神医学者。Gebsattel V von, Zutt J, Binswanger L らとともに現象学的人間学の潮流をつくりあげた。医学生の頃から哲学にも多大な関心をもち，当時から彼の研究目標は，物理的に理解される世界と体験し了解される現象学的世界との差違およびそれらの相互連関を解明することにあり，それが終生のテーマとなった。1919 年から Bonhoeffer K らのもとで精神医学と神経学の臨床経験を積み，1928 年からは雑誌 'Der Nervenarzt' の創設者および編集者の一人として活躍した。しかしナチスの台頭により，1938 年アメリカへ移住し，戦後はアメリカにおける現象学的人間学の中心的存在となったが，ドイツ語圏の学者とも密接な交流を維持した。独自の感覚学（Ästhesiologie）を提唱し，人間の対象把握を認識-知覚と感官的生活-情感との二系列に分け，それにもとづいて空間を地誌的空間と風景的空間とに二分し，それらの相立関係の考察から精神病体験の解明を試みた。また時間についても客観的時間に対して内的生起としての自我時間を取り出し，この観点からうつ病や強迫神経症の分析を行った。

(生田 孝)

⇨現象学，人間学的精神病理学
[主著] Straus E (1935/1956, 1960, 1978)

シュナイダー，C.
Carl Schneider　1891～1946
　第二次大戦の戦前から戦中にかけてハイデルベルク大学精神科教授。ナチの障害者対策の推進者として否定的に語られることが多いが，一面で優れた研究者でもあった。当時のプロイセンに生まれ，ヴュルツブルク大学で医学を修める。大戦に従軍した後，ライプツィヒ大学で Bumke O の指導を受けた。ドレスデンの精神病院などで神経病理学や統合失調症の心理学的研究を進めた。1930 年，非定住者や障害者の施設を併設するベテル精神病院の指導医となり，このころから Nitsche P と協力して精神衛生対策にかかわった。1933 年に職を追われた Wilmanns K の後継者としてハイデルベルク大学に招聘された。作業療法を導入し，1939 年の『精神障害の治療と予防』は精神科治療を体系的に論じた書として評価された。他方，ナチによる障害者抹殺計画（T4 計画）に鑑定医として関与し，安楽死法の立案に加わり，T4 計画を利用した精神障害の病因研究を指導した。戦後，アメリカ軍に逮捕され，勾留中に自殺した。

ヒューマニスティックな治療家と障害者抹殺の推進者という二面性について多くの議論がある。　　　　　　　　　　　　　　　　（中谷陽二）
⇨作業療法
[主著] Schneider C（1939）
[文献] Teller C（1990），Klee E（1983）

シュナイダー，K.
Kurt Schneider　1887〜1967

　ドイツの精神科医。チュービンゲン大学で医学を学び，同大学の Gaupp R 教授に師事。また，Scheler M，Hartmann E von のもとで哲学を学んだ。1912 年から，ケルン大学の Aschaffenburg G 教授門下となり，1931 年まで講師。その後ミュンヘンのドイツ精神医学研究所の部長に就任。ナチス時代は政権に批判的であった。戦後の 1945 年ハイデルベルク大学の主任教授となり，1955 年の退官まで精神科教室を主宰した。その間，同大学の総長に就任している。Jaspers K の学問を受け継ぎ，記述的現象学の立場から，臨床精神医学，臨床精神病理学に関する論考を多数刊行し，ドイツのみならず日本にも大きな影響を及ぼした。とくに，彼の教科書『臨床精神病理学』［1950］は版を重ね，1967 年刊行の第 8 版まで改訂が続けられた。精神異常を①精神の異常変annurent，②疾病の結果の 2 群に分け，第 2 群を精神病と称し，脳の器質的変化を想定し，第 1 群は医学的な疾病概念には相当しないが，精神医学の固有の領域であり純粋精神医学と称した。　　　　　（松下正明）
⇨現象学
[主著] Schneider K（1923, 1927a, 1928, 1950, 1951, 1952）
[文献] Kisker KP（1968），Weitbrecht HJ（1967），Janzarik W（1984），宇野昌人（1991）

守秘義務
［英］duty to protect privileged information
　医師の守秘義務はヒポクラテスの誓いにも述べられている医の倫理の基本の一つである。わが国では法的には医師および薬剤師等は刑法 134 条で，他の医療職はそれぞれの資格法で秘密を守る義務が規定されている。精神保健福祉法 53 条 2 項，心神喪失者等医療観察法 117 条 3 項では「職員又はその職にあった者」に対する秘密漏洩の罰則が定められている。1990 年代から医療の透明性を高め患者の知る権利に応えるべきとして法制化の要求が強くなってきた。法による診療情報の開示には問題があるとして，日本医師会（1999年）をはじめ各団体が，ガイドラインを出した。高度情報化社会となった今日，診療情報を含む個人情報の取扱いとプライバシー保護は大きな問題となってきた。このためいわゆる OECD8 原則を採り入れた個人情報保護法が 2003 年に制定され，これに基づき医療・介護の分野では 2004 年厚労省ガイドラインが出された。　　　　　　　　　　　　　（高柳　功）
⇨精神保健福祉法，心神喪失者等医療観察法，インフォームド・コンセント
[文献] 丸山英二（2007）

シュピールマイアー
Walter Spielmeyer　1879〜1935

　ドイツの神経病理学者。ハレの大学で学生生活のほとんどを送り，病理学や精神医学に関心を抱いた。その後，フライブルクの Hoche A 教授に学び，黒内障白痴の若年型［Spielmeyer W 1905, 1908；Vogt H 1905］を見出した。1911 年に中枢神経系の組織病理学に関する書物を刊行した。その後，Kraepelin E に Alzheimer A の後任としてミュンヘンに招請され，1917 年にはドイツ精神医学研究所の組織病理の主任となった。その後，第一次世界大戦に起きた末梢神経系の外傷に関する研究を報告した。ミュンヘンに招請された Nissl F との親交を深めた。脳炎，てんかん，錐体外路系疾患の研究が多く，神経系の組織病理学 'Histopathologie des Nervensystems'[1922]を著わし，1930年代のBumke Oの『精神病全集』に精神病の組織病理の巻を編集した。彼の名を冠したシュピールマイヤー＝フォークト病は児童期に発症し，失明と認知機能障害，早期死亡が特徴である遺伝性の進行性脂質代謝異常である。　　（天野直二）

[参考] Whonamedit? Walther Spielmeyer http://www.whonamedit.com/doctor.cfm/6.html
[主著] Spielmeyer W（1922）

シューブ

[英] exacerbation
[独] Schub
[仏] récidive

統合失調症の病勢増悪を指す。同疾患では寛解過程の進行がときに平坦でなく，病状が急性増悪することがある。シューブの繰り返しによりエネルギー水準の低下や人格変化をきたすため，その予防が治療の要となる。Conrad K［1958］はシューブ内の段階の規則性をトレマ，アポフェニー，アポカリプスといった層次構造として配し，全体の現象を単一の視点から把握することを可能とした。躁うつ病では完全寛解をするため病相（phase）の語が用いられる。　　　　　　（日野原圭）

⇨アポフェニー，寛解
[文献] Conrad K（1958），Bleuler E（1911）

樹木画テスト　➡バウムテスト

受容(性)失語　➡ウェルニッケ失語

受容体

[英] receptor

個体を構成する細胞は情報を受容し，それに応答することによって機能する。薬に対する生体の応答について，薬理学として受容体という概念が導入された。受容体とは細胞にとって情報受け入れの窓口である。多くの神経伝達物質の受容体は細胞膜の外側に向けて存在し，神経伝達物質は細胞内に入ることなく，細胞の外側から受容体に結合する。神経伝達物質は細胞膜受容体と特異的に結合し，細胞内に新しい情報を伝える。薬理学の進展により受容体は単なる概念ではなく，情報伝達物質と特異的に結合する蛋白質として同定された。現在では遺伝子クローニングにより受容体分子のアミノ酸配列が決定され，蛋白質の構造も明らかとなった。神経伝達物質の細胞膜受容体は，イオンチャネル型受容体，G蛋白質共役型受容体に大別される。神経成長因子などは受容体チロシンキナーゼに結合し，ステロイドホルモンなどは核受容体に結合する。　　　　　　（曽良一郎）

⇨シナプス，ニューロン，神経伝達物質，細胞内情報伝達系，イオンチャネル，アゴニスト〔作動薬〕，セロトニン〔5-HT〕，ドーパミン，アセチルコリン，オピオイド受容体，ベンゾジアゼピン受容体，アドレナリン〔エピネフリン〕，GABA，ノルアドレナリン〔ノルエピネフリン〕

[文献] 高折修二，福田英臣，赤池昭紀ほか監訳（2007），Nesler E, Duman R（2002）

シュルツ

Johnnes Heinrich Schultz　1884～1970

ドイツの神経・精神医学者。ローザンヌとゲッチンゲン大学に学び，初めはWeber LWのもとで臨床精神医学や精神病の血液学などの研究をしていたが，1903年ごろより医学的心理学や精神療法にも関心をもち，とくにVogt OとFreud Sの影響を受けた。1924年にベルリンに移り，神経‐精神科を開業。Vogtの「精神予防的休息」という自己暗示法に刺激され，催眠の精神生理学的メカニズムについて研究を始め，催眠状態の基本的要因として，筋肉と血管の弛緩が重要であることを知った。その後，約10年間にわたり全身の弛緩を起こさせるのに必要な他の身体機能についても臨床的研究を重ね，1932年に『自律訓練法』を出版した。第2次大戦後しばらくベルリン精神療法研究所にいたが，65

歳で再び開業し，心身医学や精神療法についての研究と著作をつづけた。彼の精神療法はbionome Psychotherapie の立場で，精神生理学的基盤に立っている。　　　　　（前田重治）
⇨催眠，自律訓練法
[主著] Schultz JH (1932)
[文献] シュルツ JH, 成瀬悟策（1963）

シュルテ

Walter Schulte　1910～1972

　ドイツの精神医学者。イエナ大学の Berger H に学ぶ。ベーテル養護園を経て 1954 年ギュータースロー州立病院長，1960 年チュービンゲン大学教授となり，戦後のドイツ精神医学界で指導的な役割を担った。

　てんかんはイエナ時代からの研究領域で，てんかん発作の睡眠剥奪による誘発，てんかん者の社会復帰などが論じられ『臨床，実践におけるてんかんと関連領域』[1964] となって結実する。その後の彼の研究の独創性は逆説的な発想にあり，精神神経疾患の発病状況としての荷おろし状況，患者の鏡に映った精神科医像，うつ病の中核症状としての悲哀不能性，うつ病の断眠療法などがある。ギュータースロー時代には新しい病院精神医学のパイオニアとして『病院精神医学の臨床』[1962] が書かれた。この時期から生物学的退行過程を基礎に，老年を人間学的に把握し，老年の精神療法の道を拓いた。彼の精神療法の立場は「医師であること」であり，その対象は老年にとどまらず，うつ病，嗜癖に及んでいる『『精神療法研究』1964]。　（飯田　眞）
⇨荷おろし抑うつ，断眠
[主著] Schulte W (1951, 1962, 1964)

シュレーダー

Paul Schröder　1873～1941

　ドイツの精神医学者。ブレスラウ，ハイデルベルク，ケーニヒスベルク，ベルリンで Wernicke C, Kraepelin E, Bonhoeffer K に師事し，1905 年慢性アルコール精神病に関する論文で教授資格を取得した。1912 年グライフスワルト大学の教授となり，1925 年ライプツィヒ大学の教授に転じた。同大学退職後も一時ハレ大学を主宰した。

　彼の初期の仕事は神経系の組織学，組織病理学や，慢性アルコール精神病，中毒性精神病，外傷性精神病に関するものであった。臨床家としては Wernicke の弟子であった。彼は症状や症候群をとり出し，個々の状態像を正確に把握し境界づけることの重要性を説き，統合失調症概念の拡大に抵抗し，1920 年いわゆる変質精神病（Degenerationspsychose）の概念を提唱した。彼は変質性の精神障害のうちで急性精神病に属するものの中から躁うつ病，ヒステリー，妄想型などを除いた残りを変質精神病と名づけた。この概念は Kleist K によって明確化され，Leonhard K によって非定型精神病の問題へと発展することになる。幻覚領域における彼の研究も見逃すことはできない。幻覚は精神病の部分症状として種々の症候群に出現したものと考え，幻覚という複雑な現象を 4 つの亜群に分類した。彼は言語性幻覚症の心理特性を，無縁感情（Fremdheitsgefühl）と呼ぶ特異な自我障害に求めている。これは幻覚を統合失調症の基本的な障害から解明しようとするもので，従来の古典的な知覚論を超える新しさがあり，人間学的幻覚研究の先駆者の一人に数えられる。彼は小児精神医学についても深い関心を示し，性格学的側面から小児の教育可能性，治療可能性の問題などを論じており，ドイツにおける小児精神医学会，治療教育学会は彼によって創立された。　　　　　（飯田　眞）
⇨変質精神病，非定型精神病
[主著] Schröder P (1915, 1920a, 1920b, 1922, 1933)

シュレーバー［症例］

Daniel Paul Schreber

　Schreber DP は，1901 年頃に統合失調症

（精神分裂病）として入院していた時から自分の病的体験を1903年『ある神経症患者の回想録』として出版した。この本は超現実主義などに影響を与え，Freud Sはその記録を精神病の精神分析の研究素材として用いた。Schreberは医師で社会教育家である名士の父が開発した過酷な教育法を強いられて育ったが，法学博士になり，ケムニッツ州の裁判所長になる頃に重症の心気症になった。そこでFlechsig PT博士の治療を6ヵ月間受け全快したが，その9年後にドレスデンの控訴院院長に就任し再び症状が悪化して，心気症からさまざまな妄想が展開してやがて病状が安定退院し，この時に本を書いた。Freudはその記録を詳細に分析して，主治医との陽性転移，女性化願望，妄想と同性愛との関係を言語論的に分析している。その後母親が死に，妻が倒れて，幻聴妄想がひどくなり，入院し精神は荒廃していき，1911年に亡くなる。

(妙木浩之)

⇨世界没落体験，のみ込まれる不安，同性愛
[文献] Schreber DP (1903)

馴化作用

[英] habituation ; taming effect

　ある刺激が繰り返し提示されることによって，その刺激に対する反応が徐々にみられなくなっていく現象をいう。テーミングエフェクトともいう。ヒトだけでなくほぼすべての動物が馴化を示し，代表的な例として動物の逃避行動が挙げられる。動物は危害が及びそうな強い刺激に対して瞬時にその場から離れる逃避行動を行うが，同じ刺激を繰り返し与えられると刺激を無視して逃げ出さなくなる。

　飯倉康郎［2007］は，曝露反応妨害法を行う際に必要な体験の一つとして，habituationの体験を挙げている。不安刺激状況に直面することではじめは不安が一時的に増強されるが，直面し続けることにより不安反応は徐々に減弱されることが明らかにされており，これをセッション内habituationという。また，セッションを重ねるごとに不安反応の強度も徐々に減弱することも明らかにされており，これをセッション間habituationという。

(實松寛晋)

⇨曝露反応妨害法
[文献] 飯倉康郎 (2007)

循環気質

[独] Cyclothyme ; Zyklothyme

　Kretschmer E［1961］が健康な肥満型体格の人について見出した気質であり，その基本特徴は双極性である。双極性の一方には，快活な活動性をもった健康な発揚症的性格が，他の一方には，やはり健康な範囲で憂うつな性格がある。これら二つの極のあいだには，健康人にみられる循環気質の中間状態が存在している。Kretschmerはこの状態を，Bleuler E［1922］にならって同調性（synton）気質と呼んだ。ここでいう気質とは，遺伝体質的な概念だが，発病への脆弱性を示唆するものではない。すなわち循環気質と，いわゆる「うつ病の病前性格」は，概念の階層がちがう。Kretschmerにとって，循環気質から循環病質を経て，循環病と至る系列のあいだに症状学的な境界はなく，そこには重症度の違いがあるだけだった。それに対してSchneider K［1946］は，同調性の人格と循環病のあいだに一定の相関を認めながらも，心理学的な移行については何の関連もないと，手厳しい批判を加えている。

(大前　晋)

⇨循環病質，循環症〔チクロチミー〕，気質，ふとり型
[文献] Kretschmer E (1961), Bleuler E (1922), Schneider K (1946)

循環症〔チクロチミー〕

[独] Cyclothymie ; Cyklothymie ; Zyklothymie

　循環症の起源は，Kahlbaum KLのヴェコ

ルディア・ディスチミア（Vecordia dysthymia）[1863] に求められる。Kahlbaum は精神機能が全般的に侵されるヴェザニア（Vesania）と，部分的に侵されるヴェコルディアを分類し，さらにヴェコルディアのうち感情と心情生活の領域だけが侵されるものをヴェコルディア・ディスチミアと呼んだ。Kahlbaum はのちに，これを循環性狂気（cyklische Irresein）と改名した[1882]。Hecker E はこの病態をすでに循環症（Cyklothymie）と呼んでおり [1877]，のちの論文「チクロチミー Cyklothymie, 循環性情性疾患」[1898] において，包括的な解説を行った。循環症とは，精神機能の制止，興味・関心の喪失，諸身体症状などの抑うつ期と軽い高揚期とを反復する病態である。これは，のちの軽症内因性うつ病 [大前晋 2009] の症状経過と重なり合う。この病態はまもなく Kraepelin E の躁うつ性狂気（manisch-depressive Irresein）に包含され，その役割を終えた。DSM-Ⅲ以降の気分循環症（cyclothymia）は，ここで論じた循環症と異なる概念である。

(大前　晋)

⇨循環気質，循環病質，躁うつ病
[文献] Kahlbaum KL（1863, 1882），Hecker E（1877, 1898），大前晋（2009）

循環精神病
[英] circulatory psychosis
[独] zirkuläres Irresein
[仏] folie circulaire

今日の双極性障害の礎となった概念である。19世紀フランスで主となっていたモノマニー概念に対して，Falret JP は経過・転帰といった縦断面を重視し，躁病相（マニー）とうつ病相（メランコリー）とが寛解期をはさんで交代性に出現する病態について，1851年に le folie circulaire を提唱した。これは後に Kraepelin E の躁うつ病概念へと引き継がれることとなる。

(須賀英道)

⇨双極性障害，モノマニー，ファルレ父子，クレペリン，躁うつ病
[文献] Falret JP（1851）

瞬間想起現象
[英] flashback memory

過去の心的外傷（トラウマ）が何らかの引き金により突然想起される現象である。一般にフラッシュバックと呼ばれる。この瞬間想起は心身を巻き込んだ広範囲にわたる再現として現れることが多い。虐待者から言われた言葉がそのまま表出される言語的フラッシュバック，遊びの中で行われるトラウマ再現や，突然誰かを殴る，暴れる，泣く，叫ぶなどの行動的フラッシュバック，首を絞められたという想起によって，首の周りに発赤が生じるといった身体生理的フラッシュバックなどが認められる。この現象は解離を伴いやすく，後に健忘を残すこともある。自閉症および広汎性発達障害においては，必ずしもトラウマ記憶だけではない事象の瞬間想起が，記憶の偽現在化（エクムネジー）を伴って生じやすく，タイムスリップ現象と命名されている。治療には，トラウマ記憶への直面化を伴う持続エクスポージャー法，あるいは EMDR といった特殊な認知行動療法による心理療法が有効である。

(杉山登志郎)

⇨トラウマ，エクムネジー，EMDR，持続エクスポージャー療法
[文献] 杉山登志郎（1994, 2007）

循環病質
[独] Cycloide；Zykloide

Kretschmer E [1961] が，循環性精神病の前駆をなす人格や，患者の血縁者に見出した気質である。循環病質とは，循環性精神病の心理学的基礎徴候を，割に軽度な人格変性の段階において反映している異常人格のことで，それは病的，健康のあいだを動揺している。循環病質は，「①社交的，善良，親切，温厚」

を基本特徴としながら，「②明朗，ユーモアあり，活発，激しやすい」の陽気の極と，「③寡黙，平静，気うつ，気が弱い」の陰気の極とのあいだを循環する。　　　（大前　晋）
⇨循環気質，循環症［チクロチミー］，循環精神病
[文献] Kretschmer E (1961)

準禁治産　➡成年後見制度

純粋欠陥
［独］reiner Defekt

　Huber G らが提唱した統合失調症性欠陥の一類型。純粋欠陥症候群，純粋残遺（reine Residuen），純粋欠乏（reine Defizienz）とも呼ばれる。全体的な心的エネルギーの低下が特徴的で，心気症，体感異常，発動性欠乏，易疲労性，決断不能，思考力・集中力の減弱，感情喪失の感情（Gefühl der Gefühllosigkeit），刺激性亢進，抑制欠如など多様な症状がみられる。一方，統合失調症に特徴的な非疎通性，感情移入不能性，了解不能性，プレコックス感などは欠如し，患者自身が活動力の喪失に悩む。軽症例では神経症性不全状態や器質性欠陥症候群との区別が困難で，最も重い場合は自発性欠乏が高度な古い緊張病の病像に類似する。軽度の欠陥が長期間変化せずに持続する場合が多い。向精神薬投与で影響されるが，完全回復はなく，環境条件によりある程度の代償が可能である。Huberらはこれを無力性基底段階（asthenische Basisstadien），前駆症，前哨症候群（Vorpostensyndrom），体感症型（coenästhetischer Typ）とともに統合失調症の身体病理的基礎の直接的な現れとみなしている。　（中谷陽二）
⇨欠陥統合失調症，残遺型統合失調症
[文献] Huber G (1966)

純粋健忘症候群
［英］pure amnesic syndrome

　側頭葉性健忘がほぼ同義である。主に両側の海馬を中心とする側頭葉内側が損傷された後に生じる健忘症候群であり，近時記憶の障害（前向健忘）を主症状とする。遠隔記憶の想起障害（逆向健忘）もしばしば認められるが，前向健忘に比べて軽度であることが多い。とくに損傷がアンモン角第一領域（cornu ammmonis 1；CA1）に局限されるような場合には，遠隔記憶障害はあったとしても非常に軽度である。即時記憶能力はほぼ保存されるため，数唱（順唱）は保たれる。一般的な知能の低下は生じないため，WAISなどの知能検査の成績低下は認めないかごくわずかである。近時記憶障害による見当識障害は認められるが，注意や処理能力はほぼ正常である。間脳性健忘の代表例であるアルコール・コルサコフ症候群や前交通動脈破裂後の前脳基底部健忘などではしばしば作話がみられるが，純粋健忘では作話を認めない。一過性全健忘では純粋健忘を示すことが多く，その責任病巣は海馬を含む両側側頭葉内側の一過性の機能低下であるといわれている。　（田渕　肇）
⇨前向健忘，逆向健忘，一過性全健忘
[文献] 山鳥重 (2002), Zola-Morgan S, Squire LR, Amaral DG (1986)

瞬目・点頭・礼拝けいれん　➡ウェスト症候群

ジョイニング
［英］joining

　Minuchin S ら［1981］によって用いられた用語。家族面接の導入期に，家族に治療者があたかも昔から慣れ親しんだ他者のように受け入れられることを目的とした治療者の技法。家族の文化（社会階層や経済状況，さらには民族や家族ルール）をすぐさま察知し迎合することを目論んだ介入である。会話口調のまね，会話の道筋にそって話を進めること，家族員それぞれの意見やその背後にある感情を尊重すること，治療者自身のことも会話の流れによっては語ること，場を和ませるための

ユーモアや冗談の使用など機転のきいたきわめて柔軟な治療者の姿勢が要求される。治療初期にはもちろんのこと全治療経過において基本的で重要な技法である。持続的なジョイニングがあってこそ，その後の治療介入が功を奏する。逆に，ジョイニングが上手くいかない治療は失敗に終わるといってよい。治療目標とそれへの動機づけを明確にしつつ取り交わす治療同盟や，来談者中心療法での無条件の肯定的関心や受容，共感といった概念とは質的に異なるものである。 （中村伸一）
⇨同席面接，家族療法
[文献] Minuchin S, Fishman HC（1981）

浄化　➡カタルシス

昇華 [精神分析]
[英] [仏] sublimation
[独] Sublimation ; Sublimierung

　健康な自我活動として，本能欲動をその本来の目標ではなく，社会的文化的に価値ある目標に向け換える精神機制。Freud S [1908] によって提唱された概念で，もともとは性衝動に関した仮説として述べられたが，後に推敲され，攻撃衝動も含めて，本能欲動の目標や表現形態をより生産的なものに置き換えることを意味するようになった。他の防衛機制と異なり，エネルギーが中和され逆備給が生じないため，再び自律的な方向へと向かうことができる。

　自我心理学派では，社会適応的な防衛をすべて昇華として位置づけ，芸術的創作や知的活動のみならず，社会活動一般もその目標である。昇華の能力は，個人の自我の強さと関連しており，発達的には，二次的自律性が高まる時期に生じるとする。一方，Klein M [1940] は，抑うつ態勢における不安や葛藤を統合する過程で，昇華が生じると述べ，同一化や象徴形成と密接に結びついた機制と考えている。 （鈴木智美）

⇨同一化 [同一視]，象徴形成
[文献] Fenichel O（1945），Freud S（1908c, 1923a, 1926b, 1930, 1933），Klein M（1940）

昇華 [ラカン]

　「昇華」についての Lacan J の限られた言及のうち，もっとも重要なのは『精神分析の倫理』[1959-1960] のセミネールに見出される名高いテーゼだろう。曰く，「昇華はひとつの対象を〈物〉の尊厳にまで高める」。〈物〉とは，シニフィアンの領域に住まう人間主体にとって根源的に接近不可能な現実である。しかしこの現実は，「法」によって禁じられることで，逆説的にも，主体の欲望を根拠づけるモチーフとなる。昇華は，Lacan にとって，想像的対象の実在性をシニフィアンのそれへと徹底的に純化することで，この対象を到達不能な〈物〉の位置にまで高めることに存する。その特権的なパラダイムとして Lacan がたえず引き合いに出すのは，既婚の貴婦人の存在を豪華絢爛なシニフィアンの織物によって高めに高める特異な詩的実践，すなわち中世ヨーロッパの「宮廷風恋愛」である。こうした実践は，しかし，対象の「理想化」と混同されてはならない。というのも，Lacan が再三にわたって強調したように，昇華において目指されるのは，性的欲望の追求におけるナルシシズムの超克だからである。
 （立木康介）

⇨シニフィアン／シニフィエ
[文献] Lacan J（1986）

障害者基本法
[英] Basic Act for Persons with Disabilities
　障害者の自立と社会参加を実現するための基本法。1970（昭和45）年に始まり数回の改正を経て 2004（平成16）年に最終改正が行われた。この改正は抜本的で，障害は身体・知的・精神の3障害を指すこととされ，基本理念として個人の尊厳と生活保障，等し

ショウガイシャジ

い社会参加の権利，差別の禁止がうたわれた。精神障害が他の障害と同じ扱いをうけ社会の一員として位置づけられた意義は大きい。障害者基本法では障害者基本計画の立案と実行が規定され，過去数次にわたり施行された。最新の計画は「新障害者基本計画」(2003〜2012年)，「重点施策実施5カ年計画（新障害者プラン）」(2003〜2007年)，「重点施策実施5カ年計画」(2008〜2012年)で，中に精神科病院における社会的入院患者7万人の退院促進等が含まれている。また在宅サービスの充実と住まい・活動の場の確保のための数値目標等を都道府県と市町村に義務づけた。なお障害者基本法をうけ2005年に障害者自立支援法が成立したが，2009年の政権交代により廃止が決定された。 （井上新平）
⇨社会的入院，障害者自立支援法
[文献] 精神保健福祉研究会 監修 (2008)，精神保健福祉白書編集委員会 編 (2007)

障害者自立支援法

「障害の有無にかかわらず国民が相互に人格と個性を尊重し安心して暮らすことのできる地域社会の実現に寄与することを目的」とした障害者自立支援法が，2006（平成18）年4月1日から施行されている。障害者自立支援法は，ノーマライゼーションの理念にもとづき，障害のある人が普通に暮らせる地域づくりを目指したものである。その要点は以下である。
(1)従来，身体障害，知的障害，精神障害と分かれている施策を一元化し，障害者の自立を目指す共通のサービスについて共通な制度で提供することとした。
(2)これまで33種類に分かれ，障害種別ごとに提供されてきた施設体系を，利用者本位の六つの事業体系に再編した。
(3)施設・事業の体系を見直し，障害者のニーズや適正に合わせて，働く意欲と能力を育み雇用などへつなげていくために，新たに就労移行支援のための事業を創設。
(4)障害者が支援の必要に応じて障害福祉サービスを公平に利用できるよう，支給決定の透明化・明確化を図った。
(5)制度の持続可能性を確保するために，利用者負担を見直し，負担能力の乏しい障害者に配慮しつつ，福祉サービスの利用量に応じた負担（定率負担）とするとともに，国，都道府県の財政責任を確立した。

その他，市町村や都道府県に自立支援給付や地域生活支援事業などサービス等に関する障害福祉計画の作成を義務づけ，その結果を国の障害者プランに反映させていくこととした。

2010年12月，利用者負担の見直し，障害者の範囲の見直し，相談支援の充実，障害児支援の強化等を柱とする障害者自立支援法の見直しのための法案が成立した。 （大塚　晃）
⇨ノーマライゼーション，障害者基本法

障害調整生命年
➡ DALY〔障害調整生命年〕 ダリー

松果体
[英] pineal body ; epiphysis

小さなまつかさ形の小体で，脳内の中央，二つの大脳半球の間に位置し，第三脳室の屋根に付着している。松果体は虫垂のように，大きな器官の痕跡器官と考えられていたが，生物活性アミンやホルモンを分泌する脳内分泌器官であることが現在わかってきている。松果体は主に松果体細胞により構成されている。よく知られた松果体の分泌物は，セロトニン，ノルアドレナリン，メラトニンであるが，サイトロピン放出ホルモン（TRH），黄体化ホルモン放出ホルモン（LHRH）そしてソマトスタチンをかなりの濃度で含んでいる。最も有名な分泌物は，概日リズムを調節するホルモン，メラトニンである。メラトニンは，いわゆる時差ぼけや睡眠障害に有効との報告

がある。また、松果体の石灰化は大人においてはよく認められる。　　　　　　　(橋本亮太)
⇨ セロトニン〔5-HT〕、ノルアドレナリン〔ノルエピネフリン〕、メラトニン
[文献] Carpenter MB, Sutin J (1983)

上機嫌　➡多幸症〔多幸感〕

上気道抵抗症候群

[英] upper airway resistance syndrome

　上気道抵抗症候群は Guilleminault C らが 1993 年に'Chest' 誌に初めて報告したもので、無呼吸低呼吸指数（apnea-hypopnea index；AHI）は正常範囲であるものの、著明ないびきと日中過眠を認める。

　病態は基本的に閉塞性無呼吸症候群（OSAS）と同様であり、睡眠時に上気道の狭窄を認め、上気道の抵抗は上昇する。しかしその程度が OSAS に比較して軽度であり、いびきを生じるものの低呼吸までは至らず（AHI<5）血中酸素飽和度の低下を認めない。しかし、上気道の狭窄は、胸腔内圧の低下を生じ、中途覚醒を頻回に生じる。その結果、睡眠は分断化され、睡眠内容の悪化、日中過眠へとつながる。現時点においては、OSAS の軽症例とみなすグループもあり、一般に症候群として確立されていない。確定診断には睡眠ポリグラフ検査に食道内圧の測定が必須である。さらに日中の過度の眠気を睡眠潜時反復測定などによって明確にする必要がある。治療は OSAS に準じ CPAP が有効とされるが、保険適応外であるため、睡眠時の姿勢や睡眠薬を避けさせるなどの指導などが必要である。

(小曽根基裕)

⇨ AHI〔無呼吸低呼吸指数〕、睡眠時無呼吸症候群、CPAP〔持続気道陽圧療法〕
[文献] Guilleminault C, Stoohs R, Clerk A, et al. (1993)

状況因

[独] Situagenie

　第二次大戦後のドイツ精神病理学は 1950 年頃から精神障害を病者の人格、生活史、発病状況などとの関連から追求する個人的方向が登場し、これが内因性精神病の発病状況、状況因研究へと発展する。このような変革を促したのは大戦末期から戦後にかけての困難な社会的状況によって誘発されたうつ病の研究とナチスの迫害を受けた人たちの後遺症に関する研究であった。うつ病の発病状況論は Pauleikhoff B の状況誘発うつ病〔1958, 1959〕、Tellenbach H のメランコリー〔1961〕となって結実する。統合失調症の発病状況論についても活発な研究が行われるようになり、内因性精神病の発病状況論は近年ドイツ精神病理学上の重要な一領域となった。

　精神病の発病と生活史上の出来事との関係は Jaspers K、Schneider K 流の了解心理学的な心因反応の枠組みでは捉えることができない。状況因とは心的体験ではなく、自己と世界との関係の総体である生きられた状況を問題にすることによって精神病発病の了解可能性を拡大する試みであるといえよう。

　状況概念は Jaspers の了解心理学的な状況概念に始まり、Pauleikhoff によって臨床に導入され、人間学の影響をうけた Tellenbach の独特な状況概念を経て、Baeyer W von の常識的な人間学的な概念に至る。Baeyer〔1966〕は内因のもつ自立性、自己法則性を認めながら、状況が内因性精神病の発病を規定する諸条件の一つとなり、病因的連関において、遺伝的・臨床的・精神病理学的観点から支持される補完的機能を果たしうるとして、これを状況因と呼んだ。

　Baeyer は人間学的な状況概念を導入し、前駆状況から内因性精神病の発病に至る了解できる意味関連を探りつつ、持続的な状況因を重視するに至り、状況的時熟（situative Zeitigung）が精神病の発病に他ならないと

考えるのである。また彼によれば，状況因とは環境一般を意味する心因よりは狭く，了解心理学的な狭義の心因よりは広範で，複雑な影響力のある現象関連であり，つねに了解できる意味関連なのである。　　　　（飯田　眞）
⇨内因性，メランコリー，了解心理学，心因
[文献] Baeyer W von (1966), 飯田眞 (1975, 1978, 1983), 飯田眞，松浪克文，林直樹 (1990)

状況神経症
[英] situational neurosis

　ある特定の状況における困難に直面して顕在発症する神経症をいう。Horney K は次のような事例を挙げる。上司の考えと対立した内容の理論を発展させている若手研究者は，このことが自分の昇進には不利ではないかという思いから，学問的誠実とキャリアの間の葛藤状態に置かれる。これを背景にして，たとえば上司と一緒に食事をする時など，上司と同席する時に動悸やめまいなどの不安症状が出現する。この事例は不安神経症，あるいは不安障害と診断できるものであるが，突き詰めると，状況神経症においてはもともとの神経症性格が素地として存在していると想定される。青年期，また中年期に顕在発症する神経症は，人生行路において新たな状況に直面することにより出現した内的葛藤を契機にしているものが多い。その意味では，これらは状況神経症ということができる。精神疾患分類から神経症概念が消滅して以来，この概念はほとんど使用されなくなったが，今日でも臨床的な有用性は十分あると考えられる。
　　　　　　　　　　　　　　　　　（加藤　敏）
⇨ホーナイ，桜井図南男
[文献] Horney K (1942)

状況分析
[英] situational analysis

　Reich W によって明確化された精神分析療法の基本的技法。患者の精神内界を再構成するにあたって，それまでの技法は過去の想起を重視していたが，この技法の確立によって，治療状況の分析を重視する現代的な精神分析療法の基本的方向づけが導き出された。治療者は，治療状況に患者がどのように対応するか，表情，態度，振舞い，話し方などを分析することから，患者の性格や防衛のあり方を把握する。さらに，どのような空想や想起が反映してくるか（転移）を知り，そうした過去の心的状況を現在の治療関係に即して理解していく。状況分析は単なる治療技法としての意味をもつだけでなく，患者についての精神分析的な認識の方法論としても画期的な意義をもち，新フロイト派やBoss M の現存在分析，小此木啓吾の治療構造論に重大な影響を与えた。　　　　　　　　　　　　　（嶋田博之）
⇨性格分析，精神分析療法，新フロイト派，現存在分析，治療構造論，ライヒ
[文献] Reich W (1933), Boss M (1957)

条件づけ
[英] conditioning

　条件づけは学習理論の根幹をなす理論であり，レスポンデント条件づけ，オペラント条件づけの二つに大別される。レスポンデント条件づけは古典的条件づけとも呼ばれる。その嚆矢となるPavlov IP の研究に照らせば，犬に餌を与える（無条件刺激）ともとから唾液を分泌する（無条件反応）が，餌の前にベル音を聞かせること（条件刺激）を繰り返すとベル音だけで唾液が分泌されるという新しい反応（条件反応）が誘発されることを指す。
　オペラント条件づけはSkinner BF によって提唱された。先行する自分の行動の結果としてある事態（随伴事象）が生じた時，そのもつ意味合いによってもとになった自分の行動の出現頻度が変わることを指す。随伴事象の増加（あるいは減少）がもとの行動の頻度を増加させる場合は正（あるいは負）の強化と呼ばれ，逆に随伴事象の増減がもとの行動

の頻度を減少させる場合は弱化と呼ばれる。人間の行動の多くはこれら二つの条件づけが複雑に組み合って形成されると考えられている。

(中尾智博)

⇨条件反射［パヴロフ］
[文献] Pavlov IP（1927）, Skinner BF（1974）

条件反射［パヴロフ］

［英］conditional reflex ; conditioned reflex

Pavlov IP の条件反射学説（高次神経活動学説）は，客観的に精神疾患の病態生理を研究する方法および理論として精神医学においても大きな意義をもっている。Bykov KM の内臓条件反射の研究は心身医学に大きな影響を与え，随意運動の条件反射を研究したBechterev VM の理論は Pavlov の学説とともに行動療法の基礎理論となっている。Pavlov は精神活動は神経活動として決定論的に解明できると考え，高次神経活動という用語を精神活動と同義に用いた。Pavlov によれば中枢神経系では，内外刺激により絶えず興奮過程と抑制過程からなる無数の複雑なモザイクが生じている。神経活動はこの両過程の配置と動きであり，同時にそれを一定の活動に総合する複雑な力動系である。Pavlov は興奮，抑制両過程の特性として強さ，平衡性，易動性を挙げている。平衡制とは両過程のバランスであり，易動性とは興奮および抑制の両過程が互いに転換しうる程度である。この易動性に関連してドミナントという重要な概念がある。ドミナントとは任意の中枢や中枢群に生じた限局的持続的な興奮過程のことをいう。高血圧などの心身症，てんかん，ある種の神経症や幻覚妄想状態，常同症などは病的なドミナントとして説明される。また Pavlov は具体的な刺激を条件刺激とする皮質機能系を第一信号系，言語を条件刺激とする皮質機能系を第二信号系と名づけた。生理学的概念としての第二信号系の意義は，人間の最高次の精神活動もより要素的な第一信号系の法則により検討できる点にある。

一般に系統および個体発生的に新しいものほど早く強く障害され回復も遅く（条件反射学説における進化原理），したがって抑制過程がより障害されやすいとされる。Pavlov は精神疾患において抑制過程の障害をきわめて重視した。条件反射学説では抑制過程は一般に同化的，興奮過程は異化的なものと考えられており，抑制過程は興奮過程による神経活動の消耗を回復させる治療的，防衛的機能をもつとされる。したがって神経系に抑制過程が拡延した状態である睡眠は治療上きわめて重要なものである（睡眠療法）。また精神療法は第二信号系（言語）を介して主に病的なドミナントに直接間接に働きかけ，神経活動全体を正常化させる治療法である。複雑な心理機能とその障害の科学的客観的解明を目指した条件反射学説は精神医学にとり傾聴すべき多くのものを含んでいるといえる。

(鹿島晴雄)

⇨パヴロフ，行動療法
[文献] Pavlov IP（1926）, 鹿島晴雄（1994）

症候性てんかん

［英］symptomatic epilepsy
［独］symptomatische Epilepsie

てんかんは病因によって，遺伝性素因が推定される特発性てんかんと，中枢神経系の器質性，代謝性の障害が明らかな症候性てんかんに分類される。てんかんの厳密な定義からいえば狭義の症候性てんかんは周生期および生後まもなく罹患した脳炎，外傷などが瘢痕化しこれが原因となって発生するてんかんをいう。一方，症候性てんかんと推定されるが病因が特定できないものを潜因性てんかんという。実際のてんかん分類においては特発性と潜因性，症候性と潜因性の境界が不明瞭な症例が多い。しかし最近の画像診断をはじめとする検査技術の進歩により，従来，潜因性てんかんとされたものが症候性てんかんと診

断される場合が増えている。その結果従来一般的に、症候性てんかんの発作型は部分性で、特発性てんかんの発作型は全般性と考えられていたが、レンノックス＝ガストー症候群など症候性てんかんで全般発作を呈する、またローランドてんかんなど特発性てんかんで部分発作を呈するてんかん症候群が発見されるに至った。
(窪田　孝)
⇨特発性てんかん，レンノックス＝ガストー症候群，ローランド棘波
[文献] 大塚頌子，大田原俊輔（1996），清野昌一（1998）

小視症
[英] micropsia

視覚対象が実際の大きさより小さく知覚される視覚的錯覚で、変形視に含まれる。精神科領域で問題になるのは、両眼性のものである。視野全体にわたり小さくみえることが多く、この時に、対象が急速に遠ざかっていくと体験される現象を「後退視」、実際に遠くにあると体験されるものを「遠隔視」という。一般に、体験される持続時間は短い。側頭葉てんかん、脳血管障害、幻覚剤、急性精神病などで生じる。
(坂村　雄)
⇨変形視，大視症
[文献] 鈴木幹夫（1998）

小字症
[英] micrographia

パーキンソン病あるいはパーキンソン症候群において、文字を続けて書くと次第に字の大きさが小さくなり末尾の当たりでは、判読困難なほど小さくなることもあることを指す。仮面様顔貌や歩行時の手の振りが減るといった無動現象の一つであり、大脳基底核の機能障害と関連しているとされる。大字症は、小脳失調に随伴して典型的には観察される症状で、細かな協調運動が困難になるために文字を大きく書く傾向が出現するものである。

(兼本浩祐)
⇨パーキンソン病，パーキンソン症候群，仮面様顔貌
[文献] McLennan JE, Nakano K, Tyler HR, et al. (1972)

症状行為　➡失錯行為

症状神経症　➡性格神経症

症状精神病
[英] symptomatic psychosis
[独] symptomatische Psychose

Schneider K は、精神疾患を疾患に起因するものと心的資質の異常な変異（資質・反応の異常）に起因するものに大別し、さらに疾患に起因する精神疾患を、身体的要因が明確に確認できない場合と身体的に基礎づけうる場合とに区分した。症状精神病を含むのは最後の区分けである。症状精神病の古典的なモデルは、現在でも Bonhoeffer KL の急性外因反応型に範を取ることができる。Bonhoeffer の急性外因反応型とは、感染症を初めとする身体疾患に由来する急性の精神病像に共通する症状を取り出した臨床像であり、せん妄、もうろう状態、アメンチア、躁状態、緊張病状態、幻覚症などが列挙され、脳そのものに内在する問題からではなく、全身的な異常が脳に影響を及ぼして精神症状を発現させることが確認される場合に焦点を当てている。症状性という術語を脳そのものに由来する特発性の疾患ではないという意味に解するならば、SLE 精神病などは明らかに脳外に原因があり症状精神病ということになるが、アルツハイマー病や前頭・側頭型認知症などは脳組織そのものの変性に疾病が由来するという点では特発性ということになり、器質性の精神疾患ではあるが症状性の精神疾患ではないという見方もできる。Schneider の 3 分類は、外因性、内因性、心因性という精神医学におけ

る伝統的な鑑別診断に対応するものであるが，症状精神病は，現実の臨床場面においてこの3分類の有効性が現在も失われていないことを示している。統合失調症や躁うつ病など内因性と呼ばれてきた精神疾患に対しては，薬物療法や環境調節などによる精神症状そのものへの働きかけが治療の主体となるのに対して，症状性の精神疾患においては，精神症状への働きかけはあくまでも対症療法に過ぎず，原因となる身体疾患の治療が基本的には優先されるからである。

(兼本浩祐)

⇨器質精神病，外因反応型，全身性エリテマトーデス，シュナイダー，K.，ボンヘッファー〔ボネッファー〕

[文献] Bonhoeffer K (1917), Schneider K (1950)

症状転嫁
[英] transitivism
[独] Transitivismus
[仏] transitivisme

自分は健康で他人が精神病だという精神病患者の病的確信〔Wernicke C 1900〕。思考と感情が著しく変容して，病識のない患者の思考においては，他者の行為と態度を正しく解釈することができなくなっており，他者の行動や態度のほうが変わってしまったと捉えられる。とりわけ患者自身の親族の行動が，異常，奇妙，理解不能と把握されるため，親族が精神病だという推論が生じる。Kraepelin E〔1909〕は，もはや外界の印象が純粋に知的には把握されず，病的な仕方で情緒的に加工されて解釈される，とする。他方，Bleuler E〔1916〕は周囲の人も幻聴を聴き，患者と一緒に追跡されているなどと確信しているといった現象，あるいは自分の顔を描くとき，それは自分がやっているのではなく，面前の別の人によって行われていると述べるといった現象をも症状転嫁と呼んでいる。この場合の症状転嫁は投影の概念とほぼ重なることになる。

(小林聡幸)

⇨投影

[文献] Bleuler E (1916), Kraepelin E (1909-1915), Wernicke C (1900)

少女ルネ [症例]
Renée

スイスの女性心理療法家 Sechehaye MA によって 1940 年に発表された統合失調症の精神療法例。ルネは授乳の不首尾で低栄養に陥る。12歳で幻視を見，14歳で結核に罹患し，「世界が破壊されようとしている」という妄想気分らしき体験をもち，破瓜型統合失調症や初期統合失調症を疑われて，17歳時に Sechehaye に紹介されるも，妄想的な「組織」の圧力のために自分の右手を焼こうとし，川に身投げしろという幻聴を聞く。しかしルネは Sechehaye の胸を指して「私は本当の林檎が欲しかったのです。このようなママの林檎が」と発話し，Sechehaye は「お乳を飲む時間です」と述べつつルネに林檎を与える。「象徴は患者にとっては現実として経験される」とする「象徴的実現」という Sechehaye のこの方法は，27歳でのルネの回復に向けての端緒となった。ルネの病的体験の中では，あらゆるものが「鉱物のように滑らかで，ぎらぎら輝き，緊張している」といわれるように，事物が言葉から離れてせり出している。このような統合失調症の体験世界の性質は，Sartre JP が小説『嘔吐』で描いた実存的体験や Lacan J の「現実界」概念との同時代的連関が指摘される。この症例の統合失調症の診断に懐疑的な論評もみられるが，緊張型統合失調症は不可逆的進行と回復可能性の間で微妙に動揺していると考えてよいならば，統合失調症の経過への精神療法の好影響を考慮させる症例として本例は重要性を失わない。

(新宮一成)

⇨現実界，口唇期，象徴的実現，精神療法

[文献] Conrad K (1958), Rümke HC (1958), Sechehaye MA (1947, 1950, 1954), 遠坂治夫 (1964)

情性欠如者

［英］affectionless personality
［独］gemütloser Psychopath；Gemütlose

Schneider K による精神病質者の類型の一つであり，とくに肯定的他者価値感情の欠如による他者に対する情性面の鈍感さを特徴とし，同情，羞恥，名誉感情，後悔，良心がなく，粗暴な反社会的行動をとる。こうした性格が顕著な例では，治療や矯正の基盤となりうるものがまったく欠如している。犯罪を犯す情性欠如者のほか，社会適応の良好な「屍を乗り越えていく」情性欠如者もいるが，これは「その異常性に本人あるいは社会が苦しまされる」という精神病質の定義に該当しない。
(針間博彦)
⇨精神病質，非社会性パーソナリティ障害
[文献] Schneider K（1950）

小精神自動症

［英］petit mental automatism
［仏］petit automatisme mental

Clérambault G de は精神自動症症候群のうち，ごく早期に生じる思考過程の障害としての微細な諸現象を小精神自動症と呼んだ。これは感覚性を伴うことなく主体の思考が解放され，自己能動感が失われる一連の現象からなり，①内容は感情面では中立的，観念面では無主題的である，②非感覚性，すなわち思考が感覚性を伴うことなく未分化な形態のまま解放される，③しばしば精神病の経過の最初期徴候である，という特徴が指摘された。

小精神自動症の諸症状として，無主題的，すなわち特定の意味内容や主題を伝えない言語性幻覚（「純粋言語性現象」），言語性も明確な観念性も有しない思考の障害（「純粋観念性現象」：マンチスム mentisme，抽象解放など），さらにこれら2種の現象に遅れて出現し，言語性と観念性を兼ね備えるようになった形態の現象（「言語観念性現象」：思考反響など）を強調し，本来の意味での幻声はこれらの現象に遅れて出現することを指摘した。
(針間博彦)
⇨精神自動症，自生思考，考想化声
[文献] Clérambault G de（1909）

小精神療法

［独］kleine Psychotherapie

精神分析療法，認知行動療法，森田療法などの系統だった理論と技法からなる精神療法以外の，現代日本の健康保険制度下の一般外来で行え，臨床的妥当性のある精神療法の総称。常識的で支持的側面が強いが，指示や心理教育，時には暗示や逆説も含む。たとえば，(1)メランコリー親和型性格者の軽症うつ病に対しては，①怠けではなく病気である。②急性期には休息が必要。③治療には最短でも3～6ヵ月必要。④自殺や自己破壊行動をしない約束。⑤重大な決断の延期。⑥経過は一進一退で，社会復帰を急ぎ過ぎない。⑦服薬の必要性と副作用の説明。(2)人格病理を伴う非定型うつ病（双極Ⅱ型を含む）には，①長年の人格病理ではなく，うつ病の治療を優先。②メランコリー型うつ病とは違うタイプであると告げる。③日常生活での出来事と症状変化の関連を共同で検討し，ストレスの特定と今後の対処方法や好転の契機を話題にする。④日常生活は可能な範囲で維持させる。⑤認知療法や対人関係療法のエッセンスをとり入れる。ただし，成熟を待つことも必要。⑥急性期以降も断酒を要することがある。他に，(3)神経症一般，(4)心身症一般，(5)境界性パーソナリティ障害など治療対象別に考案されている。
(中尾和久)
⇨精神療法，軽症うつ病，非定型うつ病，神経症，心身症，境界性パーソナリティ障害
[文献] 笠原嘉（1976, 2007），中尾和久（1996, 2010），中尾和久，頼藤和寛（1996）

状態依存性マーカー〔ステイトマーカー〕
➡生物学的マーカー

情短施設
➡情緒障害児短期治療施設〔情短施設〕

象徴
[英] symbol
[独] Symbol
[仏] symbole

　ギリシャ語の語源では割り符を意味し，二者が照合され確かめられるという意味が内包されている。あるものごとを何らかの類似により代理あるいは代表する質的に異なるものと総称できるが，多分野で多義的に使用される。精神分析領域では，Freud S [1900] は夢の要素とその意味に関して，象徴されるものと象徴との間に「恒常的な」対応関係があると述べ，後に系統発生論的な背景を示唆した。一方，臨床的には象徴には二通りの理解すなわち，患者の自由連想にもとづいた個別の意味解釈と，連想とは独立したより普遍的な解釈の両方を記し，後者はあくまで前者の補助であるとしている。その後 Klein M 以下クライン派，Sechehaye MA や Lacan J による独自の象徴論の展開などが続いている。なお Jung CG [1921] は Freud の象徴は既知のものを表す記号（sign）とみなし，あくまで象徴は表現の確立していないものを最もよく表す表現であるとした。さらに人類の象徴を生み出す背景に集合無意識を想定していった。
(髙野　晶)

⇨夢解釈［フロイト］，自由連想(法)
[文献] Freud S (1900), Jung CG (1921)

象徴化
[英] symbolization
[独] Symbolisation
[仏] symbolisation

　ある事物をそれに対応する象徴によって置き換えて表現する心的機制。事物どうしの置き換えによる象徴化，比喩によって内的な観念を具象的なもので表す象徴化は諸領域で検討されてきた。一方，精神分析において専ら主題となってきたのは，無意識の存在を前提とし，その表象作用によって抑圧された感情や欲動などが比喩的な代理の表現をとるという意味における象徴化である。Freud S [1900] は夢における象徴作用を探求したが，抑圧されたものが象徴となる表象に置き換えられると夢の検閲を通過しやすくなり，そのため偽装された願望充足が可能になると述べている。また，こうした機制は夢に限らず，ヒステリーの転換症状における器官言語としての象徴化やさまざまな神経症の症状形成において作動することが見出された［Freud 1895, 1915］。象徴には個人的な由来と普遍的な意味が考慮されるが，解明は自由連想法による。なお現代的には，象徴化の発達と創造的使用という議論が注目される。
(髙野　晶)

⇨防衛機制，置き換え
[文献] Freud S (1893-1895, 1900, 1915b)

象徴界
[英] the symbolic
[独] das Symbolische
[仏] le symbolique

　精神分析で話す主体の体験について，Lacan J が概念化した3つの範域の1つ。他の二者すなわち想像界および現実界と，ボロメオの結び目によって繋がれ，三者を通底する部分には対象 a が位置する。Lacan は，精神分析の効果は，互いの心像を支え合う想像界の機能においてではなく，主体を別のものへと向かわせる象徴界の機能において果たされると考え，Lévi-Strauss C の構造人類学が明らかにした婚姻規則や贈与規則のうちにその象徴界の機能を見てとった。彼はさらに Saussure F de の構造言語学を受けて，象徴界は主体を他なるものに向けて代表象するシニフィアンすなわち差異の系であると捉え，それを「大文字の他者」すなわち「A」と表記した。これにより Lacan は，言語を使い

こなして意味を操る能動的な主体という観念を見直し，主体はこの「大文字の他者の語らい」すなわち無意識によって，絶えず別のものへと向けて語り直されている存在であるとした。そのことによって主体の欲望はむしろ永遠化され，その存在は象徴化される。象徴界の機能は子どもの発達のごく早い時期にみられ，Freud Sが1歳半の幼児において観察した「フォルト／ダー」の糸巻き遊びが範例となる。Freudはこの遊びを「反復強迫」すなわち死の欲動の表れと見なしたから，Lacanの象徴界は「死の欲動」とも関連づけられる。象徴界の特性は極小の論理構造すなわち差異と反復であり，象徴化された主体は，自らの現実界での不可能な存在を，差異と反復の論理操作の果てに，すなわちフィボナッチ数列の極限値である黄金比としての対象aの向こう側に，見出すことになる。 (新宮一成)
⇨現実界, 想像界, シニフィアン／シニフィエ, 欲動［ラカン］, 対象a
[文献] Freud S (1920a), Lacan J (1953, 1973), 新宮一成 (1995)

象徴形成
［英］symbol-formation
［独］Symbolbildung
［仏］formation de symbole

クライン学派が発展させた心的機能についての一概念。対象との関係での不安を処理しようとする自我活動で，内的対象の表象物を外的世界に探し求めること。Klein M [1930] は精神病的な子どもとの臨床において，過度の不安や罪悪感の発生が象徴形成の麻痺をもたらすと結論した。彼女の妄想分裂ポジションと抑うつポジションという心的構えの理論にもとづき，Segal H [1957, 1991] は，妄想分裂ポジションでは象徴される表象が「ものそのもの」と区別されない（象徴等価物）が，抑うつポジションでは，本能の一部を代理物へと置き換え，象徴が形成されると述べた。

Bion W [1962] は，不在をα機能によって不在として概念化することで，それに耐えうると述べ，象徴機能が欲求不満に耐える心的機能の意味をもつことを明確にした。象徴形成は，抑うつポジションでの葛藤や不安の結果生じ，昇華や自我の発展に寄与し，外的・内的交流に必要なものである。 (鈴木智美)
⇨妄想分裂ポジション, 抑うつポジション, α機能／α要素, クライン
[文献] Bion WR (1962a), Klein M (1930), Segal H (1957, 1991)

象徴的実現
［英］symbolic realization
［独］symbolische Wunscherfüllung
［仏］réalisation symbolique

象徴を用いて患者の無意識にある欲望を実現させる，統合失調症の精神療法の一技法。Sechehaye MAが症例ルネの治療の中で，精神分析学と発達心理学の理論にもとづいて考案し，1940年に発表した。Sechehayeは不食が続いたルネに対してリンゴを「お乳」だと説明して与えたところ，ルネはリンゴをSechehayeの胸に押し当て乳房と見立てて食べた。これは，罪責感から抑圧された口唇的欲望が象徴を通して満たされることによって現実を受け入れていく過程であると理解され，ここから，発達初期に満たされなかった欲望を象徴的に満足させていく技法が編み出された。Sechehayeによると，この技法を用いるには患者の退行が「象徴図式の模倣の段階」[Piaget J] にあることを正確に把握しなければならない。また，たとえば統合失調症患者が王女との結婚を夢見るような，代償の形で現れた願望は象徴的な次元では実現させるべきではない。その後，議論を呼びながらもいくつかの追試が試みられている。 (野間俊一)
⇨象徴, 無意識, 少女ルネ［症例］, 退行
[文献] Sechehaye MA (1947, 1950, 1954)

情緒応答性
[英] emotional availability

養育者と乳児の相互交流の観察から，Emde RN は情緒交流を両者の関係性の指標として重視し，相互に情緒を表出し相手の情緒に応答する程度を，情緒応答性と呼んだ [Emde RN, Sorce J 1983]。また Mahler MS も，子どもが探索行動に出る際に，母親が暖かく見守っていることが情緒応答性の意味をもち，子どもの探索行動を促進させると述べている。幅広い情緒が表出され応答されるが，とくに肯定的な情緒コミュニケーションは，乳児の安定した愛着形成につながり，子どもは不確かな状況に遭遇した時に，母親の情緒応答性を手掛かりに自分の行動を決めるようになる。Biringen Z は，研究用のツールとして，4つの養育者側の次元（感受性，構造化，非侵襲性，および非敵意性）と2つの子ども側の次元（親への応答性，親を巻き込むこと）からなる情緒応答性尺度（Emotional Availability Scale）を作り [Biringen Z 2000]，愛着形成との関連が実証されている。　　　　　　（濱田庸子）
⇨母性，アタッチメント〔愛着〕，安全基地
[文献] Emde RN, Sorce J (1983), Biringen Z (2000)

情緒障害
[英] emotional disturbance

幼児，児童の精神障害の一つを示すものとして，教育福祉の分野でしばしば使用される用語であるが，概念や定義は明確ではなく，さまざまな用い方をされている。二大別すると，一つは心因（心動因）にもとづく障害とみる考え方があり，二つ目は原因については問わず，現れてきた症状や行動が何らかの情緒面での問題をもっているという考え方である。ICD-10 では，「小児期および青年期に通常発症する行動および情緒の障害」という診断カテゴリーがあり，素行障害，分離不安障害，選択性緘黙，小児期の反応性愛着障害，チック障害が含まれている。ちなみに，文部科学省では，「情緒障害とは，情緒の現れ方が偏っていたり，その現れ方が激しかったりする状態を，自分の意思ではコントロールできないことが継続し，学校生活や社会生活に支障のある状態」を指し示すと説明している。

幼児，児童においては，ストレスの増大による内的葛藤の高まりを言語（精神症状）よりは，身体の生理的変化（身体症状）や行動（問題行動）を通じて表現する傾向がある。情緒障害の現れ方は，①心身症：嘔吐，下痢，腹痛，喘息，頻尿，頭痛など。②神経性習癖：指しゃぶり，自慰，爪かみ，吃音，夜尿，チックなど。③非社会的問題行動：不登校，引っ込み思案，緘黙など。④反社会的問題行動：反抗，虚言など。⑤神経症性症状：不安，抑うつ，強迫，解離，転換，心気，などである。

通常は，発達障害や注意欠如・多動性障害，知的障害などは含めない。また，精神病性障害（統合失調症や双極性障害）などは含めない。しかしながら，器質的な障害をもっている幼児，児童が二次的に情緒障害をその上に積み重ねることは臨床的にみられる。

治療としては，症状の軽減を図る薬物療法，障害の特性に応じて精神療法的なサポートや，ストレスを減らすための環境調整などの医療的援助を行う。医療と教育，福祉の提携はとくに重要である。　　　　　　　　　（西村良二）
⇨行為障害〔素行障害〕，分離不安障害，選択性緘黙〔場面緘黙〕，チック〔チック障害〕，習癖障害
[文献] 齊藤万比古 (2005)

情緒障害児短期治療施設〔情短施設〕

児童福祉法により設立された児童福祉施設である。1960（昭和35）年に中央児童福祉審議会から「児童福祉行政の刷新強化に関する意見」が出され，その中で，軽度の非行児に対する早期対応策の一環として，短期治療施設の整備の必要性が提言された。これを受

け軽度の情緒障害を有するおおむね12歳未満の児童を，短期間入所させ，または保護者の下から通わせて，その情緒障害を治すことを目的とする施設として，1962年に3ヵ所の情緒障害児短期治療施設が開設され，2009（平成21）年度時点で33ヵ所開設されている。1997年の児童福祉法改正により12歳未満の年齢制限が削除され，現在では入所者の過半数を中学生が占めるようになった。また入所児童の問題も当初の軽度非行や不登校から被虐待児や二次障害を有する発達障害が多くを占めるようになった。法の規定により，医師，心理療法を担当する職員が不可欠とされ，治療的な環境が整えられている。　　　（本間博彰）
⇨情緒障害，発達障害

情緒不安定性パーソナリティ障害 ➡境界性パーソナリティ障害

焦点症状
［英］focal symptom

　てんかんの焦点発作（focal seizure；部分発作〔partial seizure〕）において，そのてんかん原性焦点の局在を示唆する発作症状である。焦点発作（部分発作）は発作時意識の減損を伴わない単純部分発作と，意識の減損を伴う複雑部分発作に分類される。単純部分発作は発作内容が患者本人に自覚され，発作発射に巻き込まれる大脳皮質機能を反映して，①運動徴候を呈するもの，②体性感覚あるいは特殊感覚症状を呈するもの，③自律神経症状あるいは徴候を呈するもの，④精神症状（高次脳機能障害）を呈するもの，に分類される。一方，複雑部分発作は，しばしば両側大脳半球が広範囲に巻き込まれると考えられ，焦点症状を呈しにくい。また焦点症状は必ずしもてんかん原性焦点に対応する症状ではなく，原発焦点の興奮が，その近傍脳部位に伝播して生じた症状，あるいは交連線維を介して対側大脳半球に伝播した鏡像焦点（mirror focus）症状である場合もある。　　　（窪田　孝）
⇨部分発作，単純部分発作，複雑部分発作，鏡像焦点
［文献］濱田耕一，八木和一（1998），大熊輝雄（1998）

焦点発作 ➡部分発作

情動
［英］emotion；affect

　英語のemotionとaffectはともに「情動」もしくは「感情」と訳され␣また両者の区別なく使われることも多いが，DSMではemotionを「主観的に体験された感情状態（feeling state）」とし，その「表現である観察可能な行動のパターン」をaffectとしている。日本語で情動という場合は，驚愕や恐怖，激怒や憎悪，悲哀や喜悦などによって反応性に急激に生じる身体的随伴現象を伴う一過性の強い感情を指すことが多い。身体的随伴現象としては，表情や行動の変化のほかに，発汗や心悸亢進，血圧上昇，呼吸数の増加，頻尿，下痢など，自律神経系（主として交感神経系の興奮）をはじめ循環器系，内分泌系，消化器系，泌尿・生殖器系のものがある。理性的に制御することは困難で，それを引き起こした体験が消失した後も持続して他の体験にまで作用を及ぼす傾向がある。また一度生じると，類似の体験，暗示や予期不安によって再び同様の生理学的変化が生じ，やがては条件反射的に固定化していくことがある。したがって臨床的には心身症とのかかわりが重要視されているが，情動の異常としては情動不安定，情動（感情）失禁，情動麻痺，病的興奮などがある。　　　（飯森眞喜雄）
⇨感情異常，情動失禁，情動麻痺，興奮
［文献］Schneider K（1950）

常同運動 ➡常同症

衝動行為
[英] impulsive action

　衝動（impulse）とは神経線維に沿って流れるインパルスから借りた精神分析用語である。衝動は基本的には性愛的なものと攻撃的なものの二つがあり，行動へと放出されるのを強制されるような心の動きのことである。エスを出発点にもつので衝動は願望，欲望，欲動と同意義語として使われることが多く，自我の検閲を十分に受けないまま，行動に移行するので衝動行為と呼ばれる。強迫が自我の防衛機制によって変形を被るのと異なって衝動行為は願望がそのまま行動として現れる。もし行動として放出するのを抑制すると極度の緊張状態に陥り，放出すると名状しがたい快感，解放感を伴う。衝動行為には，他の疾患の部分症状としてみられる暴力，自傷行為，過食，性的依存などと，他の疾患に分類されない衝動制御の障害（間欠性爆発性障害，抜毛癖，窃盗癖，放火癖，病的賭博など）がある。小児期の注意欠如・多動性障害などの既往や脳機能の発達歴は欠かせない。治療は精神科マネージメントを中心に行われる。

（川谷大治）

⇨エス，欲望，欲動，間欠性爆発性障害，抜毛癖〔抜毛症〕，窃盗癖，放火癖，病的賭博，注意欠如・多動性障害〔ADHD〕

情動行為
[独] Affekthandlung

　情動とは憤激，激怒，憎悪，歓喜，絶望などの激しい感情の高まりをいう。感情はごく短時間だけ非常に激しく変化し，理性的な人格がそれに打ち勝つことができない。その制御されない情動によって導かれた行為を情動行為という。爆発反応あるいは短絡反応の形をとり，器物損壊や殺人などの犯罪行為や自殺企図に及ぶことがある（情動犯罪 Affektdelikt）。典型例に配偶者殺人がある。行為者は，犯行に先行して長期間の身体的あるいは精神的な暴力を受け，自分こそが犠牲者であるという怒りや絶望を伴う情動が蓄積される。犯行直前には，著しい感情不安定や自殺念慮があり，相手のちょっとした言葉や態度を契機に，情動が激しい暴力行為となって爆発する。情動行為は理性的ではないが，けして無目的ではない。行為者にとっては，その行為が，これまで蓄積された失望に決着をつけることになる。情動行為では，意識は狭窄し，強い感情の支配が，与えられた知覚刺激を熟考することや，それに対してどのように振る舞うのかという判断を妨害する。行為が終わると我に返るが，その間の出来事は想起できない。

（古茶大樹）

⇨短絡反応，激情犯罪者

[文献] Rasch W（1999）

常同姿勢　➡常同症

情動失禁

[英] emotional incontinence
[独] Affektinkontinenz

　感情失禁ともいう。脳損傷後に出現し，些細な刺激によって笑い，怒り，泣きなどの情動反応が誘発される現象をいう。局所の脳損傷の結果ではなく，全般的な脳機能の低下に伴うことが多い。運動路が両側性に障害されることによって出現する仮性球麻痺に随伴する強制笑いや強制泣きとしばしば混同されるが，強制笑いや強制泣きが基本的には主観的な情動体験を伴わない機械的な表出現象であるのに対して，情動失禁には主観的な情動体験が伴っている点が異なっている。ただし，運動路の両側障害はしばしば全般的な脳機能の低下も伴うため，両現象は混在して起こることも多い。脳梗塞を対象とした比較的最近の研究では，情動失禁は，前頭葉，次いで側頭葉の病巣に伴うことが多く，梗塞後の抑うつ状態に並存することも多いとされる。

（兼本浩祐）

⇨強迫笑い〔強制笑い〕，強迫泣き〔強制泣き〕
【文献】 Kim JS, Choi-Kwon S（2000），冷牟田英三（1981）

小頭症
［英］microcephaly

　一般に頭囲が正常平均値の 3SD 以上下回る場合を小頭症という。小頭症の原因には遺伝的な原因による原発性のほか，続発性のものがある。前者には，常染色体劣性あるいは優性のもののほか，ダウン症候群，エドワード症候群，猫鳴き症候群など特定の遺伝性症候群があり，後者にはサイトメガロウイルスや風疹などの先天性感染症，胎児アルコール症候群，母体高フェニルアラニン血症症候群，放射線曝露など非遺伝性の原因が報告されている。
　　　　　　　　　　　　　　　　（吉野文浩）
⇨ダウン症候群，猫鳴き症候群

常同症
［英］stereotypy
［独］Stereotypie
［仏］stéréotypie

　行動や姿勢，言語などが同一のまま変化なく反復される現象を指し，目的がなく有効でもないこと，周囲の状態へ適応していないことが，すべての常同症の特性とみなされる。
　フランスの Falret JP［1864］がはじめて記載し，ついでドイツの Kahlbaum KL［1874］が緊張病の記述の中でこの概念を取り入れ，精神症状論の中で定着した。
　常同症は，動きのないもの（akinetic stereotypy）と動きのあるもの（kinetic stereotypy）とに大別され［Hart B 2007］，前者には拒食や無動，常同姿勢（Haltungsstereotypie）などがあり，拒絶症と関連することが多い。後者には言語，書字，表情，歩行，複合的な動作が含まれ，一見意味のない言葉や言い回しを続けるものを常同言語（Sprachstereotypie），あるいは語唱（Verbigeration）と呼び，特定の運動を目的なしに反復するものを常同運動（Bewegungsstereotypie）と呼ぶ。Kahlbaum はしかめ顔やとがり口を，表情の常同として分類している。多くは統合失調症の緊張型や内面の貧困化した古い統合失調症に認められるが，高度の知的障害，脳炎，パーキンソン症，前頭側頭型認知症などにも現れる。
　　　　　　　　　　　　　　　　（日野原圭）
⇨拒絶症，語唱，しかめ顔
【文献】 Hart B（2007），Kahlbaum KL（1874）

情動脱力発作〔カタプレキシー〕
［英］cataplexy

　ナルコレプシーの典型例を特徴づける症状。驚きや笑いなど主に陽性の感情変化を契機に，両側の姿勢筋の緊張が一過性に消失する。多くは 30 秒以内と持続は短い。発作中意識障害を伴わず，周囲の状況は理解できる。全身が脱力し転倒する場合から，膝が抜ける，首が支えられなくなる，頬が落ちる，舌がまわらなくなるなど，筋緊張が消失する随意筋によってさまざまな表現型がある。レム睡眠の一構成要素である筋緊張消失が，覚醒中に生じる現象であり，レム睡眠関連症状に含まれる。発作中は筋肉の H 反射が消失し深部腱反射がみられない。発作時に壁に寄りかかるなど，本人がある程度脱力に対処できる場合もある。脱力発作の鑑別診断として，てんかんの失立発作と転換型ヒステリーの失立がある。前者は全般発作の一つで，意識消失を伴い顔面や頭部の打撲が多くみられる。後者は状況依存性・被暗示性が高く，通常外傷を伴わない特徴がある。
　　　　　　　　　　　　　　　　（本多　真）
⇨ナルコレプシー，レム睡眠行動障害，失立発作，失立
【文献】 Anic-Labat S, Guilleminault C, Kraemer HC, et al.（1999），Lammers GJ, Overeem S, Tijssen MA, et al.（2000）

情動調律
[英] affect attunement

　乳幼児精神医学者 Stern DN の用語。生後7〜8ヵ月に始まる「主観的自己感」の形成期に至ってはじめて展開する，情動状態共有様式で，それ以前でも観察される模倣と違い，行動の背後にある感情や内的状態の共有を可能にする。情動調律の対象となるのは，せいぜい30〜90秒に1回程度しか起こらない不連続なカテゴリー性の情動（喜び，悲しみ，怒り，恐れなど）ではなく，そうした情動を伴う行動が〈いかに〉行われるかを規定する生気情動である。　　　　　　　（丸田俊彦）
⇨自己感，共感，生気情動
[文献] Stern DN（1985），丸田俊彦（1992）

情動等価（物）
[英] affect equivalents

　ある情動が心的に体験されることなく，身体感覚・症状として表現され，本人には，情動と身体表現の連関が自覚されない場合，この身体感覚・症状を情動等価(物)という。転換（conversion）とは異なり，症状に特別の心理的・象徴的意味を必要としない。Fenichel O［1945］が器官神経症（organ neurosis）の議論の中で提唱した概念。類似の概念には Freud S の不安等価物，Landauer K の悲哀等価物，Alexander F の植物神経症などがある。精神分析が心身医学の分野に早くから貢献した概念の一つである。　（水田一郎）
[文献] Fenichel O（1945），桜井昭彦（2002）

情動麻痺
[英] emotional stupor
[独] Emotionslähmung

　地震，災害，戦争などで，激しい精神的な衝撃を受けた際に，意識は清明であるが，すべての感情が起こらなくなり，情動反応が一時的に停止したかのようにみえる場合をいう。情動昏迷（Affektstupor）ともいう。Baelz E が，大地震，大火の直後に，地面に腰を抜かしたように座り込み，放心状態で，恐怖感あるいは驚きや悲しみすら全く示さない人々を情動麻痺の例として記載した。　（坂村 雄）
⇨驚愕反応，急性ストレス障害，ベルツ
[文献] Baelz E（1901）

小児期のうつ病
[英] major depressive disorder in child and adolescent

　約30年前までは，子どもは大うつ病性障害（以下うつ病）を経験することはないと考えられていたが，最近の欧米疫学調査では子どもの約5〜8％にうつ病がみられ，年齢が高くなるにつれて頻度が増加している。日本での疫学調査では，中学生の約5％がうつ病と診断されると報告されている。『精神疾患の診断・統計マニュアル 新訂版』'DSM-IV-TR'では，うつ病は，子どもと成人は，基本的に同一の診断基準が用いられる［American Psychiatric Association 2000］。ただし，「抑うつ気分」の代わりに子どもでは「いらいら気分」が診断基準に含められ，また体重の減少の代わりに期待される体重増加がみられないことでも子どもの場合体重の障害とみなされている。

　子どものうつ病は，外在化症状あるいは攻撃的行動が症状として表出されることが特徴と考えられている。また，発達段階で症状が異なることが特徴であり，診断の際に年齢を考慮することが必要である［Usala T ら 2008］。とくに，小児期では，不安症状，身体的な訴え，幻聴が多い。自殺に関連する行動も成人うつ病よりも多くみられ，約60％の子どものうつ病患者が自殺念慮をもっていたと報告されている。10年間の追跡調査では子どもに発症したうつ病の約1/3が成人うつ病にもつながったと報告され，長期的な経過観察を要する［Wagner KD ら 2008］。

　治療では，認知行動療法，対人関係療法な

ど心理療法に加え，家族や学校に対して治療的な介入を行うことも重要である．また，薬物療法では，成人で有効な抗うつ薬が子どもでは有効ではないことが報告されている．三環系抗うつ薬は子どもでは有効性がないことが報告されている．選択的セロトニン再取り込み阻害薬（SSRI）は有効であるが，すべてのSSRIが子どものうつ病に同等に有効性を示しているわけではないことが明らかになっている［Tsapakis EMら 2008, Usalaら 2008］．年齢が低くなるほど抗うつ薬の有効性が低くなる．子どもの抗うつ薬による副作用は，成人と同様の症状に加えて，自殺行動について注意を要する［Wagner KD 2008］． (齊藤卓弥)
⇨小児期の双極性障害，小児期の統合失調症，SSRI［選択的セロトニン再取り込み阻害薬］，自殺
[文献] 齊藤卓弥 (2010), American Psychiatric Association (2000), Tsapakis EM, Soldani F, Tondo L, et al. (2008), Usala T, Clavenna A, Zuddas A, et al. (2008), Wagner KD, et al. (2008)

小児期の双極性障害

[英] bipolar disorder in child and adolescent

子どもの双極性障害の頻度は0.6〜1.0%と推定される．従来，子どもの双極性障害は成人の診断に準じて行われていたが，近年子どもの双極性障害への認識が高まるにつれて子どもの双極性障害の概念に変化が表れている．海外では児童期の双極性の診断の増加が報告されているが小児期の双極性障害には未だ概念が定まっていない．思春期の双極性障害は，うつ病で発症することが多く，55%が混合状態，87%が急速交代型，50%が誇大妄想，25%が自殺に関連した行動を示し，気分と無関係な精神病症状，Schneiderの一級症状や思考障害が成人より頻回に認められることが特徴である．18歳以前に発症した双極性障害は18歳以降の発症群と比較し，自殺関連行動，他のⅠ軸診断の合併（とくにADHD），薬物関連障害の合併，急速交代型への移行が高いこと，予後が不良であることが報告されている．子どもの双極性障害の治療には，薬物療法，精神療法，教育的な介入を含めた包括的な治療が必要である．

(齊藤卓弥)

⇨小児期のうつ病，小児期の統合失調症，注意欠如・多動性障害［ADHD］，自殺
[文献] Hunt JI, Dickson DP, ed. (2009)

小児期の統合失調症

[英] childhood onset schizophrenia

小児期の統合失調症は15歳以下の顕在化（発症）を指すことが多い．約2/3の症例が数年に及ぶ前駆症状を経て顕在化するとされ，前駆症状としては，不登校，強迫症状，うつ状態，摂食障害，行為障害，多動，など多岐にわたる［松本英夫 2009］．診断はDSM-Ⅳ-TR (2000)などによるが，子どもでも年齢に関係なく成人と同一の診断基準を用いている．診断には幻覚あるいは妄想の存在が重要な要素であるため，臨床経過などから統合失調症が強く疑われる場合でも確定診断できない場合が多い．そのような場合には統合失調症スペクトラム障害として統合失調症に準じて慎重に対応し経過を追う必要がある．また，たとえ診断された場合でも，①幻視のみられるものがある，②幻聴内容が不鮮明なものや一過性のものが多い，③妄想構築はまれである，④感情易変性を示すものが多い，⑤強迫行為を示すものが多い，など成人発症例とは異なった特徴をもつ［松本 1988］．早期発症の統合失調症では成人発症のそれに比べて脳の形態学的な異常の度合いが大きく，さらに発症後も成人早期までその形態学的な変化が進行する所見が得られており，progressive neurodevelopmental disorder とも称されている［Arango Cら 2008］．

治療は薬物療法と心理社会的治療に大別されるが，薬物療法では成人発症の統合失調症に対するアルゴリズムを参考に施行されるこ

とが一般的である。Kumra Sら[2008]は若年の統合失調症に関するメタ解析によって，第二世代抗精神病薬は一貫してプラセボよりも優れた効果を示したが，一方，錐体外路症状，鎮静，高プロラクチン血症や体重増加などが成人と比較して高いことが示唆されたと報告している。心理社会的治療は主に，心理療法と社会資源の活用に分けられる。予後に関しては，成人発症と同様に病前の適応が経過を大きく左右する因子といわれており，さらに成人発症と比べて総じて予断を許さないものであるといえる。　　　　　　　　（松本英夫）
⇨統合失調症，幻覚，妄想，幻視，幻聴，強迫行為，小児期崩壊性障害，小児期のうつ病，小児の双極性障害
[文献] Arango C, Moreno C, Martinez S, et al. (2008), Kumra S, Oberstar JV, Sikich L, et al. (2008), 松本英夫（1988, 2009a）

小児期崩壊性障害

[英] childhood disintegrative disorder ; CDD
　小児期崩壊性障害（CDD）は，幼年痴呆（dementia infantilis）[Heller T 1908]から由来する概念で，ヘラー症候群（Heller's syndrome）とも呼ばれ，ICD-10とDSM-IVで広汎性発達障害の一型とされた。DSM-IVではCDDは，少なくとも2歳までの正常な発達の後に退行し（①有意味語，②対人関係／適応行動，③排泄習慣，④遊び，⑤運動発達の2領域以上で），自閉的状態（対人関係の障害，コミュニケーションの障害，こだわり・常同行動の2領域以上で症状が存在）となることで診断される。退行は通常，半年以内に終了し，自閉性障害と類似の状態となる。CDDは，有病率は0.002%程度であり，男児で女児より多く，病因は不明である。多くの例では重度知的障害を併発し，発達的予後は自閉症より不良とされる[Volkmar FRら 1995]。治療は他の広汎性発達障害と同様で，療育・教育を含む心理社会的対応が主体となるが，強い行動障害や自閉性障害より高頻度のてんかん[Kurita Hら 2004]には薬物療法が行われる。　　　　　　　　　　　　（栗田　広）
⇨広汎性発達障害，自閉症
[文献] Heller T（1908）, Kurita H, Osada H, Miyake Y（2004）, Volkmar FR, Rutter M（1995）

小児失語

[英] acquired aphasia in children（in a child）; childhood aphasia ; aphasia in childhood
　言語発達期に明らかとなった後天性の失語症のことである。言語発達期の期間については明確ではないが，症例としては2歳台から12，13歳までが報告されている。原因疾患としては頭部外傷が多い。伝統的に報告されていた症状は，新造語やジャルゴンはみられない非流暢性の発話特徴であり，損傷部位と症状とは独立した関係であり，右利き交叉性失語が多く，速やかにかつ完全に回復するなどとされていた。しかし，1978年，Woods BTらによる発話が流暢な小児失語例の報告以来，成人失語症例でみられる多くのタイプと病巣との対応が見出されている。ウェルニッケ失語だけでなく，ジャルゴンが認められる失語，伝導失語などである。また，交叉性小児失語の頻度はほぼ成人例と変わらず，回復については改善は認めるとしても言語障害が残存するという報告が1980年代から相次いで報告されてきている。　　　　　（宇野　彰）
⇨造語症，ジャルゴン失語，交叉性失語，ウェルニッケ失語，伝導失語
[文献] 笹沼澄子 編（2007）, 宇野彰 編著（2007）, 宇野彰, 春原則子, 金子真人ほか（2003）, Woods BT, Teuber HL（1978）

小児症

[英] infantilism
[独] Infantilismus
[仏] infantilisme

　身体的ないしは精神的な発達が遅れ，成人であっても小児の段階にとどまっていること。当初，精神的小児症（psychic infantilism）という言葉は精神遅滞にみられる遅れを指していたが，小児症という言葉は知的に問題のない者に対しても用いられる。一時的に退行して子どもっぽい態度を呈する幼稚症（puerilism）とは異なり，他者に対して過度に従順であるとか，自立心が乏しいなど，人格全体が持続的に未熟であることを示している。
　　　　　　　　　　　　　　　　　　（柴山雅俊）
⇨幼稚症
[文献] Peters UH（1990）

小児性愛

[英] pedophilia
[独] Pädophlie
[仏] pédophilie

　対象が普通でない性嗜好異常の一つ。ICD-10は「思春期以前あるいは思春期早期の年齢の小児への性的愛好」と定義する。DSM-Ⅳは，思春期前の小児（13歳かそれ以下）を対象とする強く性的に興奮させる空想，性的な衝動あるいは行動の反復が6ヵ月以上にわたること，これらの空想などが著しい苦痛，社会的その他の機能の障害を引き起こすこと，行為者は16歳かそれ以上で，対象児よりも少なくとも5歳年長であることを診断基準とする。DSM-5の草案では思春期児童も対象に含める pedohebephilic disorder が提案されている。小児性愛者は圧倒的に男性で，多くは思春期に年少児を対象として始まるが，中年か高年に配偶者との離別や心理的ストレスを誘因として始まる例もある。性的対象が小児のみか，同性愛的か異性愛的か，近親相姦か非近親相姦かなどにより分類される。小児の心理を利用した接近，被害者の側も行為を望んでいるといった認知の歪みがあり，男児を対象とする小児性愛者ではとくに心理的偏りが強いとされる。
　　　　　　　　　　　　　　　　　　（中谷陽二）
⇨性嗜好異常
[文献] Grubin D, Gudjonsson G, Gunn J, et al. (1993), American Psychiatric Association (1994)

小児性欲　➡幼児性欲

小児良性ローランドてんかん　➡ローランド棘波

少年鑑別所

　家庭裁判所から観護措置として送致された少年を収容する法務省所管の施設であり，原則として家庭裁判所の本庁所在地に対応して設置されている。観護措置の期間は，最長8週間，平均3週間であり，その期間に，家庭裁判所が行う調査および審判，ならびにその後の保護処分の執行に役立てるために医学，心理学，教育学，社会学等の専門知識にもとづいて，少年の資質鑑別を行う。少年鑑別所の職員は，大別して法務教官と法務技官に分けられ，規模の大きな少年鑑別所には医師である法務技官が置かれる。法務教官が主として少年の処遇と行動観察全般に携わり，法務技官が主として個別面接，心理検査を活用して少年の資質の鑑別に当たる。担当者らによる判定会議を経て鑑別結果通知書が作成され，家庭裁判所に送付される。審判により，少年院送致の決定があると，少年院宛てに処遇指針を作成する。また，収容先からの依頼鑑別や，在宅事件として審判中の少年に対する在宅鑑別，一般家庭等からの依頼による一般少年鑑別も行う。
　　　　　　　　　　　　　　　　　　（藤川洋子）
⇨家庭裁判所，少年非行，児童自立支援施設

少年ハンス［症例］

little Hans ; Der kleine Hans

　Freud S の論文，「ある5歳男児の恐怖症

分析」[1909]に登場する症例。「馬が噛むかもしれない」という恐怖を訴えた5歳の男の子に関する父親の相談に，Freudが助言した経過を記載し，考察した。子どもの神経症の詳細な分析例として，またスーパービジョンを記載したものとしても最初のものといわれている。妹の誕生を契機に，「女の赤ちゃんを産みたい」といい始めたハンスは，あるとき馬が倒れて友達が怪我をしたのをみて，「父も同じ様な目に遭えばいいのに」という敵意のある幻想を抱いた。彼は父親に愛情を抱くとともに，母親に恋しているために，父親に去勢されるのではという不安と敵意を無意識に抱き，アンビヴァレントな状態に陥っていたのである。これは後に，エディプスコンプレックスとして定式化されるが，ハンスは父親への敵意と恐怖を馬への恐怖として置き換え，それが恐怖症の発症につながったとFreudは考えたのである。 〔川畑友二〕

⇨エディプスコンプレックス，去勢コンプレックス[精神分析]，アンビヴァレンス，動物恐怖

[文献] Freud S (1909a)

少年非行

一般的に非行は道義に外れた行い，不正行為を指すが，少年法においては未成年者によってなされた犯罪行為（14歳以上20歳未満で刑罰法規に違反した行為），触法行為（14歳未満で刑罰法規に触れる行為）および虞犯（保護者の正当な監督に服さない，家庭に寄りつかない，犯罪性のある者や不道徳な者と交際する，自己または他人の特性を害するなどの性癖を有することから将来犯罪を行うおそれがあると判定された状態）の総称を非行という。軽微な違法行為あるいは違法でなくても習慣的な規範に照らして反社会的とみなされる行為も含まれる。

一方，精神医学的な概念である行為障害（conduct disorder）の特徴は「他人の基本的人権または年齢相応の社会規範または規則を侵害するような行動様式が反復し持続していること」であり，通常18歳未満の未成年を対象にしている。したがって少年非行と行為障害は必ずしも一致しないが近縁の概念であるといえる。反復，持続し，多方向にまたがる非行は重症の行為障害に該当し，行為障害に該当しない非行とは，道路交通法違反，覚せい剤取締法違反，売春防止法などの特別法犯，窃盗癖（kleptomania），放火癖（pyromania），窃視症（voyeurism）などの単一方向の犯罪行為および，いわゆる"いきなり型非行"に相当する単発の殺人や強盗などの犯罪行為である。 〔奥村雄介〕

⇨少年法，行為障害[素行障害]，少年鑑別所，家庭裁判所

[文献] 奥村雄介，野村俊明（2006）

少年法

少年法は少年保護事件の手続きおよび実態を定めた法律であり，少年の保護事件，少年の福祉を害する成人の刑事事件，および少年の刑事事件を規定している。同法は，1922（大正11）年に制定された旧少年法が全面改定され，1948（昭和23）年に成立した。その目的は少年の健全育成であり，人格形成の途上にある少年の可塑性が考慮され，刑事法的機能と社会福祉的機能の統合が図られている。旧少年法と比較して新たに加わった特徴は，保護主義の徹底，科学主義の採用，少年の人権への配慮の三点である。近年，少年による重大事件の続発を受け，同法は2000（平成12）年の一部改正により厳罰化の方向に向かい，刑事罰年齢の16歳から14歳への引き下げ，原則としての殺人事件の検察官送致など少年事件の処分のあり方が見直されるとともに，被害者への配慮の充実，少年審判の事実認定手続きの適正化が盛り込まれた。2007（平成19）年の一部改正では，さらに14歳未満の少年に対する少年法適用範囲の拡大ならびに調査手続きの整備，重大事件に

対する国選付添人制度の導入などが盛り込まれた。
(奥村雄介)

⇨少年非行, 少年鑑別所, 家庭裁判所

[文献] 星野周弘, 米川茂信, 荒木伸怡ほか編 (1995), 沢登俊雄 (1999)

小脳

[英] cerebellum

　小脳は大脳後頭葉の下に隠れるように位置し, その重さは脳全体のほぼ10%である。表面にある多くの細かい溝のせいで小脳皮質の広さは大脳皮質のほぼ20%に相当し, また小型の神経細胞が多いため, 小脳に含まれる神経細胞の総数は脳の他の部分における総数に匹敵している。小脳の皮質には幾何学的に美しい構造をもつ神経回路があり, その基本構造は小脳のどこをとってもほぼ同じである。プルキンエ細胞を始め10種類の神経細胞とその突起を含んでいる。神経回路の構造と機能は近年よく解析され, 学習機能を備えた精緻な神経機械と考えられる。小脳が損傷されると特徴的な運動障害が現れることから, 従来, 運動中枢とされてきたが, 実は, 小脳の部位によって種々の機能に関与することが明らかになった。系統発生的に一番古い片葉小節葉は前庭器官とつながって眼球の反射運動を調節し, 交感神経系とつながって血液循環を制御する。次に古い旧小脳と呼ばれる部分は, 脊髄と連絡し, 脊髄反射や歩行運動を調節する。小脳半球は新小脳とも呼ばれ, 大脳皮質と連絡している。大脳運動野と連携して随意運動を制御する部分に加えて, 前頭前野と連携して思考機能を制御する部分が区別されている。最近, 脳画像法により言語などの認知機能に関連して小脳が活性化することが知られるようになった。また, 小脳に限局する損傷に際して精神症状を発現する症例も知られる。さらに, 統合失調症や自閉症において小脳の運動機能に異常が起こる場合が少なくないことが判明している。このような小脳の働きの仕組についてはまだ不明のことも多いが, 小脳が運動器の内部モデルを提供して起こるべき随意運動を予測して大脳運動野の働きを導くとの仮説が有力である。思考に際しても, 大脳連合野に表象される観念や概念の内部モデルを小脳が提供し, それを操作することで無意識のうちに直感的な思考が進むのであるとの仮説が提案されている。

(伊藤正男)

⇨脳画像〔ブレインイメージング〕

[文献] 伊藤正男 (2003), Ito M (2008)

小舞踏病　➡シデナムヒョレア

小発作　➡欠神発作

消耗神経症

[独] Erschöpfungsneurose

　心身の疲労や激しい身体疾患の回復期に起こる集中力, 注意力の低下などを含めた精神作業機能の低下, 情動不安定, 種々の自律神経症状を伴う状態をいう。器質的な異常はなく, 一般に充分な休息によって回復するとされる。Beard GMによる神経衰弱 (neurasthenia) 概念と一致し, 人格の在り方を基盤とした心因反応としての側面をもついわゆる"神経症"概念とは一線を画すものである。

(木崎英介)

⇨神経衰弱, 慢性疲労症候群〔CFS〕

消耗性うつ病

[独] Erschöpfungsdepression

　荷おろし抑うつや根こぎ抑うつに示されるようにうつ状態の発症に状況因の関与が注目されていた。状況とは生活事件 (life event) と病前性格の絡み合いに拠って生じるものである。1954年 Kielholz P は義務および責任感が強く過度に良心的な性格傾向の人物が長期に続くたとえば家庭内の不和や子どもの問題などあるいは職業上の負担の持続など, 要

約すれば長期にわたる情動的圧力や心的外傷体験の持続であるが，その状況で生じるうつ状態に対して，このように命名した。たとえば働く人の場合，困難な仕事を懸命に成し遂げる。しかし課題は次々に生じる。必死に努力するが次第にまず消化器，循環器系の異常，さまざまな身体各所の痛み，不眠など，自律神経障害が生じる。しかしなお問題は次々に生じ終わることはない。次第に不安，焦燥，抑うつの度は高まり内因性うつ病と同様の病態を呈し最後は絶望状態に陥る。後に高い評価を得た Tellenbach H のメランコリー親和型性格を中核とした内因性うつ病の「状況因」に連なる見解で評価できるものである。

(大森健一)

⇨メランコリー親和型，状況因，遷延性うつ病，内因・反応性気分変調(症)

[文献] Kielholz P（1965）

初期統合失調症

[英] early schizophrenia

　統合失調症の始まりをごく一般的に初期統合失調症と呼ぶこともあるが，本項で述べる初期統合失調症とは，1990 年中安信夫が『初期分裂病』で提唱したそれである。それは〈初期 - 極期 - 後遺期と進展する特異なシューブを反復する慢性脳疾患〉という統合失調症の定義（3 亜型分類のうちでは緊張型や妄想型であり，破瓜型は除く）を前提として〈初回シューブの初期〉と規定される一つの病期型ないし一つの臨床単位であるが，ここにシューブ（Schub）とは急性期病像の再燃という一般的概念ではなく，急性期（極期）に先立つ初期と後続する後遺期をも含んだものであり，また再燃（再発）に限らず初回（初発）をも含んだものである。これらを前提に述べられた〈初回シューブの初期〉とは，旧来発病に先立つ「前駆期」と称されてきた時期のことであるが，いくつかの先行研究に導かれる形で中安がこの時期に統合失調症特異的と考えられる症状が存在することを再発見したことを通して，その時期はすでに発病した後の「初期」であると改められたものである。初期統合失調症の臨床単位性を保証するものとして，(1)極期ないし後遺期の症状と初期症状との間には明確な症状学的差異がある，(2)極期には病識が失われるが，初期には病識が保たれている，(3)極期症状に対して有効なドーパミン受容体遮断剤，少なくともクロルプロマジンやハロペリドールなどの代表的な抗精神病薬が初期症状には無効である，(4)初期から極期への移行には段階的飛躍を要し，両者の間には障壁がある，という 4 点の臨床的特徴パターンが挙げられているが，初期統合失調症という概念の成立にとって最も肝要なものは，上記のうち極期ないし後遺期の症状とは明確な差異があるとされた初期症状の存在である。当初はそれとして《初期統合失調症の特異的 4 主徴》が掲げられたが，現在は①自生体験（自生思考，自生記憶想起，自生空想表象，自生音楽表象〔音楽性幻聴〕），②気付き亢進（聴覚性気付き亢進），③緊迫困惑気分／対他緊張とその関連症状（緊迫困惑気分／対他緊張，漠とした被注察感ないし実体的意識性，面前他者に関する注察・被害念慮），④即時的認知の障害（即時理解ないし即時判断の障害，即時記憶の障害）の 4 カテゴリー，10 種が《診断に有用な高頻度初期統合失調症状》として臨床に繁用されている。なお，これらの症状の統合失調症特異性についてはいまだ十分に確定されたものではなく，ごく最近中安自身によって，上記③を除く①，②，④がアスペルガー症候群にもみられることが報告された。

(中安信夫)

⇨シューブ，自生思考，音楽幻聴，緊迫困惑気分，実体的意識性，アスペルガー症候群

[文献] 中安信夫（1990, 2010b），中安信夫，関由賀子，針間博彦（2004）

職親

1960（昭和35）年の精神薄弱者福祉法において職親委託制度が規定され，現在も知的障害者福祉法にて継続されている。18歳以上の知的障害者を事業主が預かって更生に必要な指導訓練を行う制度である。精神障害の場合は，1966年に東京都精神衛生センターのグループ活動において職場探しがなされ，小企業主が協力したことに始まる。1970（昭和45）年に東京都精神衛生職親制度が都単独事業として開始された。1982（昭和57）年に至り，厚生省局長通知で通院患者リハビリテーション事業（通称：通リハ，1/2国庫補助）が開始され，1995（平成7）年に精神障害者社会適応訓練事業（通称：社適）として法定化された。自治体によって格差が大きいものの，この頃には精神障害者の就労活動として主要なルートとなった。1987年には全国精神障害者家族会連合会の後押しもあって，「全国精神衛生職親会」が設立された。2005年には特定非営利活動法人「全国精神障害者就労支援事業所連合会」として活動を継続している。　　　　　　　　　（野中　猛）
⇨知的障害者福祉法，全国精神保健福祉会連合会
[文献] 精神保健福祉白書編集委員会（2006）

職業神経症

[英] occupational neurosis
[独] Berufsneurose；Beschäftigungsneurose
[仏] névrose professionnelle

職業体験が発症の機会となっている神経症。神経症は普通，前景に目立つ症状によって分類されているが（不安，強迫，恐怖，心気，離人，……），体験の種類や発症の機会に着目した分類の一つ。受付の対人恐怖，電話交換手の雑音恐怖，学生や学者の雑念恐怖，交替制勤務者の不眠恐怖，OA機器取扱い者のテクノストレス，物書きの書痙，ダンサーの脚の麻痺，など。　　　　　　　（柏瀬宏隆）
⇨テクノストレス

[文献] 大原健士郎（1993）

職業せん妄　➡作業せん妄

職業犯罪者

[英] professional criminal
[独] Beruchsverbrecher
[仏] criminel professionnel

犯罪が生活手段，職業となっている累犯傾向の強い犯罪者の一類型である。犯罪を日々の生活の糧に，生業的に行っており，ヤクザ，ギャングや賭博者，ドラッグや婦女売買者，娼婦の紐，さらには高級詐欺師，振り込め詐欺集団のボス，強盗，恐喝など財産犯が多い。ドイツの犯罪精神医学者 Aschaffenburg G の犯罪者分類（①偶発，②激情，③機会，④予謀，⑤累犯，⑥慣習，⑦職業の犯罪者）の一型。オーストリアの犯罪学者 Seelig E の「労働嫌忌からの職業犯罪者（Arbeitsscheue Beruchsverbrecher）」がこれに相当する類型である。　　　　　　　　　　　（影山任佐）
⇨慣習犯罪者，機会犯罪者，偶発犯罪者，激情犯罪者
[文献] Aschaffenburg G（1923）

職場結合性うつ病

[英] workplace-associated depression
[仏] dépresssion lié au travail

過重労働を主たる要因として発症するうつ病を指す。IT革命下の現代の職場で増加したうつ病のタイプで，仕事に追われゆとりのない毎日を過ごし，少なからず睡眠時間の短縮を余儀なくされて，心身疲労が積み重なることが続くのに加え，②仕事課題を消化・達成できず，挫折体験をもつことが発病状況となることが多い。重要な初期症状として，不眠と心身疲労感，頭痛，肩こりなどの体の不調，気分のイライラ，不安・焦燥感などが挙がる。この適応障害の段階から重篤な内因性うつ病の段階に入ると，強い希死念慮が抱か

れ，自殺企図がなされることも少なくない。制止に比べ不安・焦燥が前景に出る傾向がある。そのため，うつ病と診断することが困難なことがある。Tellenbach H は，うつ病の発病要因として患者のメランコリー親和型性格を重視し，患者自身の完全主義的な振る舞いが病気を招くという考え方を提出した。このテレンバッハ型うつ病とは対比的に，職場結合性うつ病では，職場自体が，間違いをおかすことなく迅速かつ完璧に仕事をすることを労働者に課すという状況で，このハードルの高い課題による心身疲労と挫折感の末，うつ病の発症をきたすと定式化できる。

(加藤　敏)

⇨気分障害，メランコリー親和型

[文献] 加藤敏 (2006), Tellenbach H (1961)

植物状態

[英] vegetative state

昏睡状態に引き続いて出現し，発語や言語刺激に対する意味のある応答を全く示さない状態が持続するのが植物状態であり，その状態からの回復の可能性が低いという予後の見通しが含意されている。その横断像は，覚醒昏睡 (coma vigil) の概念に近い。失外套症候群，無動性緘黙，遷延昏睡，昏迷，除脳，除皮質などさまざまの遷延性の意識障害を表現する術語を統括し，医師と患者間，さらには医師間での相互理解を容易にする目的で Jenett B が考案した用語である。原論文においては持続性植物状態として提唱されており，成り立ちから縦断像を含んでいる点が，覚醒昏睡の概念とは異なる。脳死状態と閉じ込め症候群は含まれない。植物状態の臨床においては，自発的な覚醒と睡眠の時期が区別され，追視，把握反射，飲食物の嚥下運動，痛覚刺激に対する除脳硬直反応などは観察される。病因としては頭部外傷や脳血管障害がもともとは想定されていた。

(兼本浩祐)

⇨昏睡，脳死

[文献] Jenett B, Plum F (1972), 濱中淑彦 (1986)

植物神経症

[英] vegetative neurosis

持続的に心理的ストレスを受けることによって自律神経の機能失調を呈し，交感神経系と副交感神経系に対応する系統的な身体症状を前景にした神経症のことで，たとえば心理的緊張により動悸，発汗，紅潮，振戦などの交感神経刺激症状を自覚し，日常生活や社会活動が苦になる症状を示す。本邦では自律神経失調症とも呼ばれる心身症と近似した病態である。ICD-10 では混合性不安抑うつ障害，パニック障害や身体表現性自律神経機能不全と近接した病態概念である。

(中野弘一)

⇨自律神経失調症，心身症

食糞

[英] coprophagia
[独] Koprophagie
[仏] coprophagie

自己の糞便を食べる行為をいい，大便を食べることが多い。食欲の質的異常で，異食症 (pica) の一種である。精神遅滞，認知症，統合失調症，てんかん患者などでみられることもあるが，正常な幼児や妊婦もこのような傾向を示すこともある。また性倒錯の一種で，他人の糞便を食べる場合があり，愛糞 (coprolagnia)，嗜糞 (coprophilia) などと呼ばれている。

(切池信夫)

⇨異食(症)

[文献] Beck DA, Frohberg NR (2005)

触法精神障害者

[英] mentally disordered offender

少なくとも刑罰法令に触れる行為をした精神障害者を指す用語。刑法学では，構成要件に該当する違法にして有責な行為を犯罪と定義しており，犯罪に当たる行為を行った場合でも，その行為者の判断能力が何らかの理由

で一般人と比較して著しく低い場合には，犯罪にはならない。少年法では14歳に満たないで刑罰法令に触れる行為をした少年を触法少年と呼ぶが，浅田和茂［1982］はこれを参照して，刑罰法令に触れる行為を触法行為と呼び，少なくとも刑罰法令に触れる行為をした精神障害者を触法精神障害者と呼ぶことを提唱した。触法精神障害者とは本来，心神喪失者と心神耗弱者で刑を免れた者を意味する用語である（狭義の触法精神障害者）。しかし，責任能力の有無にかかわりなく，刑罰法令に触れる行為をした精神障害者（広義の触法精神障害者）というかなり広い意味で使用されることも多い。ちなみに，心神喪失者等医療観察法が対象とするのは，狭義の触法精神障害者のうち，その触法行為が重大なものである。 (五十嵐禎人)

⇨心神喪失者等医療観察法，責任能力

[文献] 浅田和茂 (1982)

食欲異常

[英] disturbance of appetite

精神医学での食欲異常はDSM-IV-TRでは幼小児期と成人期以降に認められるものに分ける。幼小児期では非栄養物を持続的に摂取する異食症，食物の吐き戻しや噛み直しを繰り返す反芻性障害，不食が続き体重の増加を認めない幼児期および小児期早期の哺育障害の3つである。成人期以降の食欲異常は不食を主にした神経性無食欲症，過食を主にした神経性大食症，どちらの基準も満たさない特定不能の摂食障害に分ける。気分障害の大うつ病エピソードではほとんど毎日認められる強い食欲不振や時に食欲増加を認める。内科診断学における食欲異常は食欲不振と食欲亢進である。食欲不振は脳腫瘍や脳血管障害による視床下部の摂食中枢の破壊，摂食中枢の機能異常，心理的要因などであり，疾病に伴う2次的な食欲不振は急性肝炎など消化器疾患，膵臓がんなど悪性腫瘍，アジソン病な

ど内分泌疾患などによる。また食欲亢進を示す代表的疾患は糖尿病と甲状腺機能亢進症などである。 (中野弘一)

⇨異食(症)，神経性無食欲症，神経性過食症，摂食障害，アジソン病，甲状腺機能亢進症

食欲減退薬 ➡マジンドール

書痙

[英] writer's cramp

書字や楽器演奏時に手指がこわばってスムーズな作業ができない病態を示す。生理学的には屈筋と伸筋が同時に収縮を起こしている状態である。緊張により誘発される心因性振戦とは鑑別が必要である。従来から代表的心身症とされ心身相関を本態として捉えバイオフィードバック療法などが試みられてきた。近年局所ジストニアの一つであり脳内の感覚運動統合機能の失調による病態であることが明らかにされ脳外科的治療も試みられている。 (中野弘一)

⇨バイオフィードバック療法，錐体外路症状

女性性

[英] femininity
[独] Weiblichkeit
[仏] féminité

女性という性がもつ生物学的・心理学的・生物学的な特質をいうが，その女性が属する社会が求めるステレオタイプな'女性らしさ'とは区別される。Freud S [1905] は，子ども自身が解剖学的な性差に気づくまで心理学的発達に性差はみられないと考えた。つまり，女児は男児のペニスを目撃することによって初めて自分の女性性を認識するが，それは「ペニスを剥奪された男性」というもので，それゆえ女性性は「ペニスの代わりに子どもが欲しい」というペニス羨望に裏づけされたものであると主張した。現代では，このようなFreud理論は否定され，女性性は一次性

に生じており，性別への気づきに先行すると考えられている。女性性は単に解剖学的な差異の結果ではなく，幼少期から繰り返される周囲の人間への同一化，内分泌の変動も含めた身体性，内的対象関係などに影響された結果，形成された個人的な特質である。

(平島奈津子)

⇨ジェンダー，ペニス羨望，男性性

【文献】Freud S (1905e, 1917e), Tyson P, Tyson R (1990)

ジョセフ病

[英] Joseph's disease

日本で最も頻度が高い優性遺伝性の脊髄小脳変性症（spinocerebellar degeneration；SCD）であり，Machado-Joseph 病あるいは spinocerebellar ataxia type3 とも呼ばれる。CAG リピート病，ポリグルタミン病と総称される疾患の一つである。発病年齢により臨床像が異なることが特徴とされ，4 型に分けられるが，20〜40 歳の発症で痙性失調を示すⅡ型が日本では最も多いとされる。

(吉野文浩)

⇨脊髄小脳変性症，ポリグルタミン病

触覚失認

[英] tactile agnosia

Delay J［1935］によれば，触覚失認は要素的な体性感覚や素材弁別，形態弁別が保たれているのに，対象物を手で触れて認知できない状態である。素材弁別，形態弁別に障害があると素材失認，形態失認を生じる。この両者を一次性認知障害または立体感覚失認とし，触覚失認を二次性認知障害とも分類した。

触覚失認の評価には，要素的感覚（触覚，痛覚，温度覚，位置覚，振動覚），素材の知覚（重量・粗滑・材質の弁別），形態の知覚（平面図形の弁別，立体の形態把握），物品の触覚認知（物品の意味的連合検査や呼称）の検査を行う［中村淳 2009］。意味的連合検査

ができても触覚呼称ができない状態を触覚失語と呼び，触覚失認とは区別される。

触覚失認は非常に稀有な症候で，脳血管障害などによる中心後回から頭頂葉に限局した病変で，左右一方の手または両手に出現した症例が報告されている［Endo K, et al. 1992；Nakamura J, et al. 1998］。

(中村 淳)

⇨失認

【文献】Delay J (1935), Endo K, Miyasaka M, Makishita H, et al. (1992), Nakamura J, Endo K, Sumida T, et al. (1998), 中村淳 (2009)

触覚消去

[英] tactile extinction

触覚刺激が左右の一側に提示されると知覚できるが，両側同時に提示されると一側しか知覚できない現象である。感覚障害はないか軽度であることが前提となる［Critchley M 1949］。刺激方法には，検者の手指で被検者の身体の左右対称部位を同時に触る単純刺激と，紙ヤスリやスポンジなどで被検者の両手掌を同時に触り，左右の素材を同定させる Quality Extinction Test（QET）がある［Schwartz AS ら 1977］。

(中村 淳)

⇨触覚失認

【文献】Critchley M (1949), Schwartz AS, Marchok PL, Llynn RE (1977)

ショートステイ〔短期入所〕

[英] short-term stay

障害者自立支援法において，介護給付の一つとして定められた障害福祉サービスで，利用者は，「居宅においてその介護を行う者の疾病その他の理由により，障害者支援施設等への短期間の入所を必要とする障害者」とされている。介護者の疾病等の理由が支援の要件となっているが，障害者本人の心身の状況等から市町村がとくに必要と認める場合には，介護者の状況にかかわらず利用可能で，介護者と同居していない単身者の場合も同様であ

る。
　利用に際しては，市町村の障害程度区分認定（区分1以上）を受け，障害福祉サービス受給者証の交付を受ける必要がある。費用は，原則として利用料の1割（収入や障害程度区分によって異なる）と自己負担分（食費，光熱水費等）である。利用日数は利用希望に応じて，市町村が決定した範囲内となる。利用施設は，ケアホーム，グループホーム，旧精神保健福祉法の生活訓練施設の内，短期入所を実施している施設や短期入所単独の施設などである。
（山下俊幸）
⇨障害者自立支援法，グループホーム
[文献] 殿村壽敏（2009）

除脳姿勢
[英] decerebrate posturing
　除脳とは中脳ないしは橋が部分的（とくに吻側部）であるが両側性に障害された場合に，それより上部の脳との連絡が断たれた状況を意味している。四肢は伸展・内転・内旋し，手関節と手指は屈曲，股関節は内転，膝は伸展，足関節は底屈し内反する。伸筋群の緊張亢進が持続した状態であり，除脳硬直（decerebrate rigidity）とも呼ばれる。内包や基底核，視床など大脳半球の広範囲の障害で認められる除皮質姿勢（decorticate posturing）などと比べ，予後が不良であることを示している。
（田渕　肇）
⇨脳幹症候群

徐波
[英] slow wave
　α波（周波数が8〜13 Hz）よりも周波数が低い，すなわち周期が長い波のことを指す。徐波は周波数によりδ波（0.5〜4 Hz未満），θ波（4〜8 Hz未満）に分けられる［Noachtar Sら1999］。
（平野昭吾）
⇨アルファ［α］波，デルタ［δ］波，シータ［θ］波，脳波［EEG］
[文献] Noachtar S, Binnie C, Ebersole J, et al. (1999)

徐波睡眠
[英] slow wave sleep；SWS
　睡眠段階判定の国際基準［Rechtschaffen Aら1968］において睡眠第3段階もしくは睡眠第4段階と呼ばれる段階の睡眠を指す。睡眠第3および第4段階では振幅の大きい徐波が脳波記録を占めるようになるため，丘波期（stage of hill waves）とも呼ばれる［大熊輝雄 1999］。
（平野昭吾）
⇨睡眠段階，徐波，睡眠
[文献] Rechtschaffen A, Kales A, ed.(1968), 大熊輝雄（1999a）

除反応
[英] abreaction
[独] Abreagieren
[仏] abréaction
　解除反応，解放反応とも呼ばれる，カタルシスによって生じる治療の現象。心的外傷体験の記憶にかかわる情動を，話すことによって発散すること。ただし，治療のみならず自然に起こることもあるとされる。Breuer Jは1882年ころ，アンナ・Oのヒステリー症状に対して，催眠下でのカタルシスによる治療を行った。彼は，症状の契機となる不快な心的外傷体験においては，その出来事に伴う情動が貯留していることによって，ヒステリー症状がもたらされていると考えた。そして，催眠によってその出来事を想起させることで，情動を発散させて症状を除去した。その後，Freud Sが確立した精神分析においても，除反応のもつ一定の治療効果は認められている。また，除反応は精神分析だけで起こる現象ではなく，広く精神療法一般に認められるものといえ，その治療的意義は大きい。とくに近年では，心的外傷後ストレス障害や解離性障害などの治療において重視されている。

(遠藤幸彦)

⇨カタルシス，アンナ・O〔症例〕，ヒステリー，PTSD〔外傷後ストレス障害〕，解離性障害／転換性障害

[文献] Freud S（1893-1895, 1914）

初老期うつ病〔退行期うつ病〕

[英] involutional melancholia
[独] Involutionsmelancholie

1900年前後，うつ病の定義が，部分的妄想性障害としてのメランコリーから，感情・気分の障害としてのデプレッションに移行しつつある時期に注目された概念である。40歳以降の発症で女性に多く，罪業妄想など微小妄想を主景とする激越うつ状態から，さらに重症となるとグロテスクな心気妄想（コタール症候群）や躁うつ混合状態，そして見当識障害を呈するようになる。自殺のリスクがきわめて高い病態であり，経過も数ヵ月から数年に及ぶ。Kraepelin E は教科書第5版にて，若年発症の抑うつ性気分変調はメランコリー（初老期うつ病）に加えるべきでないと論じたが，のちに門下生 Dreyfus GL の研究［1907］を参照のうえ，最終の第8版では，メランコリーを躁うつ性狂気（manisch-depressive Irresein）のカテゴリー内に解消した［濱田秀伯ら 2008］。近年，治療的有用性，とくに電気けいれん療法の適応という観点から再注目を受けつつある［Swartz CM ら 2007，古茶大樹ら 2009］。　　　　（大前 晋）

⇨メランコリー，コタール症候群

[文献] Dreyfus GL（1907），濱田秀伯，古茶大樹 編著（2008），Swartz CM, Shorter E（2007），古茶大樹，古野毅彦（2009）

初老期認知症

[英] early onset dementia

認知症のうち初老期（通常40～65歳）の間に発症したものをいう。認知症は一般的に「記憶障害を含む二つ以上の認知機能障害」と定義づけられるが，初老期認知症の原因疾患としては脳血管性認知症，アルツハイマー病，頭部外傷後遺症，前頭側頭葉変性症，アルコール性認知症，レビー小体型認知症が多いとされている。その他にも，パーキンソン病，クロイツフェルト＝ヤコブ病，放射線照射による後遺症，プリオン病，感染性疾患（脳炎，髄膜炎，進行麻痺，エイズなど），中毒性疾患，硬膜下血腫，脳腫瘍，甲状腺疾患，ビタミン欠乏症などの内分泌代謝疾患などがその原因となる。

進行性の認知症の大部分を占める神経変性による認知症はその発症に老化が密接に関連しており，「65歳以上で発症する」ケースが一般的であるためこの年齢で経験的に一線が引かれている。また，初老期（通常40～65歳）に起こる認知症の特徴は，若年性認知症（若年性アルツハイマー病；40歳以下で発症する）もそうなのであるが，老年期のより一般的な認知症と比較して原因に偏りがあり臨床経過も異なる。たとえば老年期に発症する通常のアルツハイマー病は臨床的に「比較的定型的な経過を辿る神経変性が原因と考えられる一群」として診断されるが，初老期に発症する認知症は経験的に病勢が強く進行も早い例が多い。常染色体優性の遺伝子変異による家族性アルツハイマー病患者の割合も高い。彼らの疾患の病勢の強さは臨床症状とくに認知・精神症状の種類・程度・出現の順序に影響を与える。このため各患者間の症状のバリエーションが大きくなる。最初に気づかれる個体内変化はもの忘れ，行動異常，性格変化，言語障害が比較的多い。　　　（大河内正康）

⇨血管性認知症，アルツハイマー型認知症，頭部外傷後遺症，前頭側頭型認知症，レビー小体型認知症

ジョーンズ

Ernest Jones　1879～1958

精神分析を英語圏に広め定着させるのに大きく貢献した，ウェールズ出身の英国精神分

析医。彼は1901年にロンドン大学医学部を優秀な成績で卒業，Trotter Wの手引きで精神分析への関心を強めた。だが1906年および1908年には患者への性的逸脱で職業的窮地に立たされた。そのためカナダに渡った彼は，アメリカ精神分析協会の設立に尽力した。Freud Sには1908年のザルツブルク大会で初めて会い，1912年にはFreudを支える秘密委員会を結成した。1913年にロンドンで開業すると，イギリス分析協会を設立(1919)，ロンドン精神分析クリニックを開設(1920)，Klein Mを招聘(1926)した。国際的には，英語の学会誌を創刊(1920)・編集し，国際精神分析協会の会長を2期務めた。ナチスの台頭した1930年代には，Freudを含め多くのユダヤ人分析者の亡命を助けた。学術的業績には，合理化の概念，象徴使用(symbolism)の理論，女性性についての発達理論がある。晩年には，伝記『フロイトの生涯と仕事』[1953-1957]に打ち込んだ。

(福本　修)

⇨フロイト，S.
[主著] Jones E (1953-1957)
[文献] Brome V (1982), Paskauskas RA, ed. (1993)

自律訓練法

[英] autogenic training ; AT

中枢神経系の過剰興奮を鎮静し，脳幹部の機能を調整して，心身の機能をホメオスターシス状態に導く自己調整技法である。ドイツの精神医学者であるSchultz JHにより開発され，公式を頭の中で繰り返すことによって，全身の緊張を解き，心身の機能の調整を図ることを目的としている。自律訓練法の基本は標準練習であり，「気持ちが落ち着いている」という1つの背景公式と両手両足の重感・温感や心臓調整・呼吸調整・腹部調整・頭部調整の6つの公式から成り立っている。必要に応じて，特殊練習，黙想練習を加える。臨床的には，心身症・神経症などの治療から一般人の健康増進・ストレス解消など広い目的で用いられている。一方，心筋梗塞患者，低血糖発作の可能性のある患者，調整困難な糖尿病患者，陽性症状のみられる統合失調症患者には適用は禁忌である。また，緑内障患者，甲状腺機能亢進症患者，強い抑うつ状態の人にも適用にあたっては，注意が必要である。

(坪井康次)

⇨リラクセーション療法，バイオフィードバック療法

自律神経機能異常

[英] disorders of the autonomic nervous system

身体諸臓器の自律神経支配が破綻し，正常に制御されなくなった状態をいう。心・血管系，汗腺・分泌腺，代謝・体温維持機能，生殖機能など自律神経系が制御するすべての器官に出現しうる。心・血管系が交感神経系優位の状態にあると，起立性・食後性低血圧を呈し，失神に至ることがある。一方副交感神経系優位の状態でも，排尿・排便・咳嗽時の失神を呈することがある。健常若年者にもみられる血管迷走神経反射性失神は，副交感神経系が優位になることによる徐脈・血管拡張から引き起こされるとされる[Shen WKら1997]。その他の臓器では，瞳孔系でホルネル徴候・アディー瞳孔・麻痺性散瞳など，排尿系では尿閉や失禁，性機能では性欲低下・勃起障害や射精障害など，多くの器官でさまざまな症状が出現する。多系統萎縮症(multiple system atrophy)のうちシャイ＝ドレーガー症候群では，自律神経節前ニューロンの系統的変性から，上記のあらゆる症状を呈しうる。

(加藤　隆)

⇨自律神経失調症，アドレナリン［エピネフリン］，アセチルコリン，シャイ＝ドレーガー症候群
[文献] Shen WK, Gersh BJ (1997)

自律神経失調症
［英］autonomic dystonia；vegetative dystonia；dysautonomia
［独］vegetative Dystonie；vegetative Labilität；Dysautonomie

　広義には，器質的な身体疾患では説明できない全身倦怠感，めまい感，頭重感，動悸，胸部不快感，腹部違和感などの身体症状（いわゆる身体不定愁訴）を呈し，これらの症状が自律神経の異常による症状と考えられる時に，不安障害や気分障害を含めて（あるいは，診断書病名としてあえて言い換えて）つけられる病名。狭義には，上記の症状を呈し，身体疾患だけでなく，不安障害，気分障害，身体化障害，心気症など他の精神疾患が否定される時につけられる病名。この場合，ICD-10では身体表現性自律神経機能不全に相当する。治療は心身両面から行い，健康的な生活習慣の指導（規則正しい生活，良質の睡眠の確保，食生活の改善，深酒を避ける，運動習慣，入浴の工夫，十分な休養など），自律訓練法，本人に合った種々のリラックス法（音楽，匂い，マッサージなど），循環器や消化器など各器官に作用する薬剤，抗不安薬や抗うつ薬などの向精神薬を用いる。　（中尾和久）
⇨不定愁訴，身体化障害，身体表現性障害，自律訓練法，自律神経機能異常，心身医学，ストレス

自律神経発作
［英］autonomic seizure

　自律神経症状を主徴とするてんかん発作のことをいう。多くのてんかん発作は多少なりとも自律神経症状を伴うが，それらは自律神経発作と呼ばない。1981年のてんかん発作国際分類では，自律神経症状を示す単純部分発作に位置づけられる。症状は，上腹部不快感，悪心，嘔吐，流涎，腹鳴，消化管運動感，腹痛，ガス排出，便意，下痢などの消化器症状，胸部不快感，心悸亢進，呼吸促迫，呼吸遅滞などの胸部症状，顔面蒼白，顔面紅潮，発汗，立毛，熱感，冷感などの血管運動症状，ほかに頭痛，頭重感，めまい，尿失禁などがある。これらが数秒〜数分間持続して終了する。激しい腹痛を主症状とした発作が主な発作型であるてんかんを，腹部てんかんと呼ぶ。自律神経発作の多くは内側側頭葉あるいは前頭葉弁蓋部から生ずる。本発作はかつては部分てんかん，全般てんかんの両者があると考えられたが，全般てんかんとしての本発作の存在は，現在では疑問視されている。

（加藤昌明）
⇨自律神経機能異常，単純部分発作，全般てんかん，部分発作
［文献］ Commission on Classification and Terminology of the International League Against Epilepsy (1981), 中山和彦 (2006)

支離滅裂
［英］incoherence
［独］Zerfahrenheit

　思考過程を構成する観念と観念との間に意味のあるつながりを欠くため，話の内容が聞き手に理解できない様子をいう。ドイツ語圏では同じ思考のまとまりのなさを，意識清明な場合はZerfahrenheit（思考滅裂），意識混濁のある場合はInkohärenz（思考散乱）と呼ぶが，英語圏にはその区別はない。日本では元来はドイツ式だったが，最近では英語式に区別しないこともみられるようになった。

（岩脇　淳）
⇨滅裂思考〔思考滅裂〕，思考散乱
［文献］ 濱田秀伯 (2009)

シルダー
Paul Ferdinand Schilder　1886〜1940

　神経学者として出発し医学心理学，精神分析的視点から研究を続け，後にアメリカに移り，ニューヨーク大学で教鞭をつとめながら，ベルビュー病院を中心に活躍したウィーン出身の精神医学者。1909年にウィーン大学を

卒業後，神経学の仕事としてシルダー病という名で知られる脳炎の記述を行うなど脳機能に関する研究を行う。当初から心理学あるいは哲学に関する関心があり，精神分析と出会い，ウィーン精神分析協会の会員になる。訓練分析や死の本能に対して疑問を呈するなどFreud S周辺のグループとは一定の距離を置いたが，その発想を精神医学に応用する仕事を続けた。自我体験の研究はBrentano Fの作用心理学とFreudの欲動論を統合する試みである。また身体像（body image；身体図式 body schema）に関する研究は，その後のFedern PやHartmann Hらの自我心理学に大きな影響を及ぼした。1940年交通事故で死亡。妻Bender Lは著名な児童精神科医。

(妙木浩之)

⇨身体自我，身体像，身体図式，自我心理学，アドレノロイコジストロフィー〔副腎白質ジストロフィー〕

[主著] Schilder P (1935)

シルダー病
➡アドレノロイコジストロフィー〔副腎白質ジストロフィー〕

ジル・ドゥ・ラ・トゥレット症候群
［英］Gilles de la Tourette syndrome

多様な運動チックおよび一つ以上の音声チックを有し，18歳未満に発症して1年間以上続くチック障害である。精密な記述をしたフランスの医師にちなんだ名称であり，DSMではトゥレット障害という。意味があるようにみえる複雑音声チックの一種である汚言が有名だが，診断に必須ではない。多くの場合にチックは消長を繰り返しつつ10歳代前半頃に最悪時を迎えて以後は軽快に転ずる。さまざまな精神神経障害を併存することも特徴の一つであり，ADHDおよび強迫性障害がとくに高率である。病因として複数の遺伝子と環境要因が関与する多因子遺伝が想定される。ドーパミンをはじめとする神経伝達物質のアンバランスおよび運動の調節に深くかかわる大脳基底核を含む脳内回路上の異常も示唆される。これらの生物学的基盤を前提としてチックや併発症に適切に対応できるよう促す心理教育や環境調整が治療の基本である。チックが重症な場合，抗精神病薬などによる薬物療法を行う。

(金生由紀子)

⇨チック〔チック障害〕，汚言

[文献] 金生由紀子 (2006, 2010)

ジルボーグ
Gregory Zilboorg 1890〜1959

Zilboorgは20世紀前半に活躍した精神科医，精神分析家であり，その著作により精神医学を人文科学の中に位置づけたことで知られる。1890年，ロシア（現在のウクライナ共和国）のキエフで生まれ，ロシア革命に身を投じたが，革命後ボルシェビキによって追放されて1919年に渡米した。1926年，コロンビア大学医学部を卒業して精神科医となり，さらに1929〜1930年までベルリン精神分析研究所で学び，1931年からニューヨーク市で精神分析家として開業した。1930年以後，医学史に関するさまざまな著作を行う一方で，当時はまだ偏見の対象になっていたFreud Sの実像を世に伝えた。また複数の著名人の主治医として活動することで社会に影響を与えた。その主著としては『米国精神医学百年史』『犯罪行為と刑罰の心理』『フロイトと宗教』『医学的心理学史』等が挙げられ，また臨床家としても通院統合失調症（ambulatory schizophrenia）の概念を提唱し，境界性パーソナリティ障害の研究のパイオニアとしても知られる。

(岡野憲一郎)

⇨境界性パーソナリティ障害

[主著] Zilboorg G (1941a, 1941b, 1954)

事例性

[英] caseness

　事例性とは疾病性（illness）と対比して用いられる概念で，精神保健領域で用いられることが多い。疾病性が医学的に個人のもった疾病の重症度を判断する概念であるのに対し，事例性は疾病をもった個人の社会適応の程度を判断するために必要な概念といえる。したがって疾病性において重症であると判断されないときでも，対象となる人を生活者として捉えるならば，生活のしづらさが重篤なものであれば重症と判断しなければならない。産業精神保健領域では「上司の命令に従わない」「周囲とのトラブルが多い」などが問題視され事例化するが，疾病性は認められないことが多い。とはいえ「職場で何か奇妙な行動をとる人がいる」ときなど，いわば平均的な姿から乖離した状態を示すことで事例化しているときには疾病性の面からも十分に検討する必要がある。「疾病性は精神医学，事例性は臨床心理学」という簡単な図式でとらえることは危険である。

（吉川武彦）

⇨疫学的精神医学，社会精神医学

[文献] 吉川武彦（2009），加藤正明（1965）

腎移植

[英] renal transplantation

　慢性腎不全に対する治療法の一つで，死体（心停止・脳死）あるいは生体の提供者（ドナー）から摘出した腎臓を被移植者（レシピエント）に移植する手術。日本では生体腎移植の比率が高い。近年 ABO 血液型不適合移植の成績が向上し，非血縁（夫婦など）間の提供が増加し，腎提供候補者の選択肢が多様化している。それに伴いドナー選択において複雑な心理や動機が絡み，移植医療における精神医療の関与がいっそう求められている。腎移植における精神医学的関与は，多岐にわたる。たとえば，術前の意思確認・心理社会学的評価，透析脳症に対する治療などにはじまり，術後は，副腎皮質ステロイドなどの免疫抑制剤投与，あるいは急性・慢性拒絶反応，感染症などに伴うせん妄・抑うつ，そしてドナーに対する負債意識・移植腎の心理的統合過程の問題，拒絶反応に対する恐怖などさまざまな心理的要因が絡み合って生じた精神症状に対する予防や治療などである。

（高橋秀俊）

⇨人工透析

[文献] 高橋秀俊，工藤喬，岩瀬真生ほか（2008），春木繁一（2005）

心因

[英] psychogenesis
[独] Psychogenität
[仏] psychogenèse

　生活体験ないし種々の精神的刺激によって精神疾患が生じた場合，原因となった体験や刺激を心因，結果として生じた精神疾患のことを心因性疾患と呼ぶ。伝統的な精神医学では，精神疾患の原因は外因，内因，心因に分けられてきた。心因性疾患の診断のためには，まず外因（身体的原因）の存在が否定され，次いで内因性疾患である可能性が否定されなければならないとされる。心因性精神疾患の中には，激烈な心因にもとづいて急性に発症する心因反応的な病態（外傷後ストレス障害を含む）から，心的葛藤と個体側の要因（性格傾向など）との相互作用から生じて長期に経過する神経症的な病態まで，さまざまな病態が含まれる。Jaspers K［1913］は，原因となった体験と症状との間の関連が第三者にも了解可能であることを，心因性の認定のための指標として重視した。近年，生物 - 心理 - 社会モデル（biopsychosocial model）の立場から，内因性疾患における心因の契機，心因性疾患における生物学的素因が重視されるようになっている。

（岩井圭司）

⇨心因反応，神経症

[文献] Jaspers K（1913/1948）

シンインケンボウ

心因健忘

[英] psychogenic amnesia
[独] psychogene Amnesie
[仏] amnésie psychogène

　エピソード記憶の選択的な機能性の健忘で、個人的な情報に関する記憶を想起できない。ヒステリー性健忘ということもある。通常、逆(性)健忘の一種であり、一般的な知識は保たれ、日常生活上の所作を忘れることはないため、日常生活に支障をきたすことはあまりない。多くの場合、不快な体験・出来事、特定の人物などを思い出せない。日本では全生活史健忘における研究がほとんどであったが、とくに北米では解離性同一性障害（多重人格障害）や心的外傷との関連からの研究が盛んである。　　　　　　　　　　　　　（廣常秀人）
⇨エピソード記憶、逆向健忘、全生活史健忘、遁走、多重人格、ヒステリー
[文献] 大矢大 (1999)

心因性うつ病

[英] psychogenic depression
[独] psychogene Depression
[仏] dépression psychogène

　別離、喪失、転居などによる悲哀、失意、落胆から抑うつ状態となることは、正常な情緒的反応である。これらの「理由のあるうつ」に概括的に「心因性うつ病」の呼称を与えることは可能だが、今ではほとんど使われなくなった。それは、DSM-Ⅲの発行を機に「神経症」概念が消去されたからである。既存の「神経症性抑うつ」は「気分変調症」に、「心因性うつ病」は「適応障害」に組み込まれたが、実務上は一律に「うつ病」と診断されがちである。ただ、うつ病概念が肥大化し、その結果、「理由のあるうつ」すら生物学的事態とみなされ、もっぱら薬物療法の対象とされるとすれば、患者にとって不利益となろう。内因性／心因性の区別をなくしたことは、すべてを生物学的事態とみなしてよいという意味ではない。抗うつ薬のプラセボに比しての有効性は軽度、中等度のうつ病には確認されておらず、ここに心因に対し精神療法的に働きかける余地が残されている。　（井原　裕）
⇨気分変調症、適応障害
[文献] Sadock BJ, Sadock VA, ed. (1995)

心因性嘔吐症

[英] psychogenic vomiting

　神経性嘔吐症と呼ばれることもある。心理的機序によって生じる器質的異常を伴わない嘔吐として定義されるが、疾患概念・病態生理・成因のいずれについても不明な点が多く、治療法も確立したものはない。心因が必ずしも明らかでないことから、機能性嘔吐症・周期性嘔吐症（Rome基準による）として捉えた方がよいとする意見もある。数日間にわたって数分～数十分間隔で嘔吐が続き、間欠期は無症状で食事も普通にとれるタイプが多いが、これ以外にも、食後の嘔吐が習慣化されたものや、食事とは関係なく散発的に嘔吐するもの、悪心のみで嘔吐を伴わないものなど、いくつかのタイプがある。幼少期における親族との死別・離別や被虐待の既往、神経質・堅苦しさ・受動性などの性格特徴、親族との敵対関係をもつものが多いとされる。嘔吐の心理機制としては、学習された行動・逃避手段、不安の身体的等価物、象徴的コミュニケーション、対人操作手段、不安障害やうつ病性障害などの精神疾患の関与など、さまざまな要因が指摘されている。　　　（水田一郎）
⇨心身症
[文献] Morgan HG (1985), Olden KW, Crowell MD (2005)

心因性加重

[英] psychogenic overlay

　器質的病変による症状が、不安や心的葛藤などの心因によって強化されたり、慢性化したりする現象を指す。「心因性加重を伴った

難聴」といった表現をする。神経症性加重（neurotic overlay）と呼ばれることもある。この心的機序と重複するものとして、疾病利得、疾病因性神経症といった概念がある。

(白波瀬丈一郎)

⇨疾病利得、疾病因性神経症

心因性多飲（症）
［英］psychogenic polydipsia
［独］psychogene Polydipsie

尿崩症や糖尿病などの多飲症状を引き起こす疾患がないにもかかわらず、強い口渇感により多飲が起こる時、心因性多飲という。ただし、心因の特定ができるとは限らない。臨床的には、抗精神病薬を服用中の統合失調症患者にしばしばみられる。多飲の結果、尿量が増加し、低比重の尿を大量に排泄する。また、低電解質血症（低ナトリウム血症）により、けいれんや意識障害を起こすことがある。水分摂取の制限により、尿量、尿比重、電解質濃度は正常化する。

(中尾和久)

⇨尿崩症

心因性疼痛
［英］psychogenetic pain

痛みの訴えが器質的な所見を上回り、かつ、心理的な要因の関与が疑われる痛みに対して付与される名称。精神力動的観点から、痛みはヒステリー性の転換症状、あるいは、心理的な問題の身体的表現（心身症、心理生理学的障害）とする理解とも重なる。DSM-Ⅲでは、公式の診断名として使われた。「痛みはすべて、とくに慢性疼痛は、生物・心理・社会的なものである」という意味において、痛みには必ず「心理的な要素」が含まれるが、その事実と「痛みの原因は心理的なものである」ことはイコールではない。医療従事者が扱ういわゆる慢性疼痛のほとんどが「医学的に原因不明」であるばかりか、「精神医学的にも原因不明」であることから、「心因性疼痛」という概念自体の問題点が指摘されている。実際、DSM-Ⅲの心因性疼痛という用語がその後、疼痛性障害に書き換えられたのは、臨床における「心因性」という言葉の重み（本物の痛みか？心因性か？）によるところが大きい。

(丸田俊彦)

⇨痛み、転換、心身症、疼痛性障害

[文献] 丸田俊彦（1999, 2000, 2007）

心因反応
［英］psychogenic reaction
［独］psychogene Reaktion

広義には心因性精神障害と同義であるが、通常はそのうちでも、明確な心因（体験）に引き続いて急激に発症するものを指す。その際には、神経症の多くとパーソナリティ障害は心因性精神障害でありながら心因反応には含まれないことになってしまうため、体験反応（Erlebnisreaktion）と呼ばれることもある。Jaspers K［1913］は、それが真の反応であるための標識として、①内容・主題が体験と了解的関連をもつこと、②原因となる体験がなければその状態は生じなかったこと、③その時間的経過は体験に支配されている（原因が去ればその状態は消失する）を挙げた。Schneider K［1950］は、このうち必須な要件は①のみであるとしている。心因反応は、ICD-10ではF23急性一過性精神病性障害およびF43.0急性ストレス反応、F43.1外傷後ストレス障害、F43.2適応障害などに、DSM-Ⅳでは298.8短期精神病性障害などに分類されることになろう。

(岩井圭司)

⇨反応精神病、神経症、心因

[文献] Jaspers K（1913/1948）, Schneider K（1950）, American Psychiatric Association（2000）, World Health Organization（1992）

進化 ➡解体

人格

[英] personality

　人格（パーソナリティ）とは，人の行動に現れる持続的なパターンの個人差と，そうした個人差を生み出す遺伝的・生理学的・精神医学的・心理学的なシステム全体を指し示す概念である。人格は遺伝的・生得的な個人差を基盤として，個人と周囲の物理的・社会的環境との相互作用によって形成され，「環境への彼特有な適応を決定」すると考えられている［Allport GW 1937］。一般に人格とそれに関連する行動パターンは，時間が経過しても持続するとともに，状況が変化しても一貫していると考えられ，そのことがパーソナリティ・アセスメントやその結果の有用性の根拠になっている［Mischel W 1968］。人格と関係する概念としては性格，気質などがあって人格と互換的に用いられるが，性格は人格のうち行動に現れて観察可能なパターンそのものを意味し，気質は性格のうちで遺伝的・生得的な傾向が強く新生児にもみられるような個人差を指して用いられることが多い。

（渡邊芳之）

⇨性格，気質，パーソナリティ検査
[文献] Allport GW (1937), Mischel W (1968)

人格障害　➡パーソナリティ障害

人格転換　➡多重人格

人格反応

[独] Persönlichkeitsreaktionen

　原始反応とは違い，人格全体が強力にかかわっている体験反応をいう［Kretschmer E］。特定の個性の人にそれに相応した体験（鍵体験）が加わったときにだけ生ずる。性格と鍵体験は鍵と錠のように適合し，ここに一定の環境が加わると，さらによく適合する。Kretschmer は自我と外界との間に生ずる体験の性質を，一種の勝負のようなものである

として，優越感・元気・支配感を感ずる強力体験と，劣等感・意気喪失・恥辱感を感ずる無力体験とに分ける。平均的にどちらの型が優勢であるかにより，強力性か無力性かの性格素地が決定される。この他に，勝つでも負けるでもなく，単に自分自身の中に退却してしまう純自閉的生活態度があり，これらの組み合わせでさまざまな人格の反応様式が決定する。それぞれの単純な反応様式の他に，複雑な構造をもつ極端な型として，誇大性発展，敏感性発展，自閉的願望充足がある。

（古茶大樹）

⇨原始反応，心因反応，鍵体験
[文献] Kretschmer E (1922b)

人格変化　➡性格変化

人格崩壊

[英] decay of personality
[独] Pörsonlichkeitszerfall

　本来人間はその人なりに知・情・意の統合された存在であるが，統合失調症の重症，末期状態で，それら心的機能の統一が失われた状態をいう。したがって思考面でも感情面でも行動面でも異様，奇異，風変わりと感じられる現象がみられる。自己と他者の区別があいまいになったり，自己の内界に閉じこもり，奇妙な信念をもったりしその結果奇妙な会話をしたり，疎通性乏しく社会的引きこもりの状態に陥る場合もある。後藤彰夫［1985］は「ブロイラーの記載によると，分裂病の重症例で一個の人間としての統一ある志向（Streben）と追想複合（Erinnerungskomplex）が崩壊した状態に達したものを指す」と述べている。

（大森健一）

⇨統合失調症，自我欠損，荒廃，残遺型統合失調症，連合弛緩
[文献] 後藤彰夫 (1985)

進化心理学

[英] evolutionary psychology

人間の精神についていち早く進化学的考察を行ったのは，Darwin C であった。『人間の進化と性淘汰』[1871] において，彼は人間の精神が進化の産物であると主張し，道徳感情や良心の起源などについて論じた。約1世紀後，現代進化生物学の理論家である Trivers R は，性淘汰理論と互恵的利他行動の理論を相次いで発表するとともに，人間行動に関する進化的考察をよみがえらせた。1980年代後半，Tooby J と Cosmides L は，総合説にもとづき進化心理学という新領域の創成を提唱し，それを「人間の心的活動の遺伝的基盤が進化の産物であるという事実に立脚した心理学」と定義した。それまでの心理学や認知科学では，人間の心はどんな外界情報に対しても一様に作動する汎用情報処理装置とみなされてきたのに対し，進化心理学では，脳を心的器官とみなし，他の身体器官と同様，生存や繁殖上の諸課題に対する適応として形作られたという立場をとる。適応は配偶者選択，男性間闘争，養育，互恵的利他行動など個別の文脈で生じるので，心理機構も機能に特化した領域特異的な心的モジュールの集合体であるとみなされる。心理機構が進化的適応によって生じたのであれば，狩猟採集生活者であれ，現代人であれ人類に共有されているはずであり，進化心理学では文化を越えた人間の本性の普遍性を強調する。また，人類の適応的な心が形成されたのは，約180万年前から1万年前の更新世の狩猟採集時代だったとみなされる。更新世は，ホモ属が登場し，直立二足歩行を完成させ，脳容量も増大していった時代であった。ホモ・エレクトゥスはアフリカ大陸からユーラシア大陸へと進出し，火を使い，握斧と呼ばれるエレガントな旧石器を作成した。約20万年前に現れたネアンデルタールなどの現代型ホモ属は厳しい気候変動の中を生き抜き，新しい土地や環境の中で脳や道具をさらに発達させた。ホモ・サピエンスは約15万年前にアフリカで生じ，約5万年前から急速に文化を発展させ全大陸に進出した。

（長谷川寿一）

⇨進化精神医学

[文献] 長谷川寿一, 長谷川眞理子（2000), Cartwright JH (2001)

進化精神医学

[英] evolutionary psychiatry

進化学，ことに生得的行動や欲動・感情の系統発生に関する進化心理学を応用して，ヒトの多様な精神病理への理解を深め，精神障害の分類と治療に役立てようとする，1990年代半ばに姿を現してきた潮流である。

行動生物学者の Tinbergen N [1963] は生物行動の直接因（immediate cause）は脳の神経活動にあるが，「それは，なぜそのようになったのか」という究極因（ultimate cause）は個体を超えた生命の存続（生殖）を原理とする進化にあると考えた。この考えを敷衍した進化心理学は以下の見地に立つ。①生物の行動パターンは個体と環境の相互作用をとおして後生的にも学習・形成されるが，②それにはあらかじめゲノムに組み込まれていたなんらかの遺伝的プログラムが関与しているはずであり，③そのプログラムは生殖に有利であったがゆえに，進化過程で系統発生的にゲノムに獲得・蓄積されたもので，④これが種に普遍的な生得的行動をもたらした。この見地に立って，進化心理学では古生物の化石・遺跡，現存する諸生物の行動・社会構造，DNA の解析，近年まで狩猟採集社会を形成していた人々の文化と行動などに関する所見・事実をもとに，ヒトを含む生物の行動のどの部分が系統発生に由来するものであるか，なぜそれが，どのようにして系統発生してきたのかを推定し，仮説を検証する。

この方法によってその進化的起源が解明されようとしている生物行動には次のようなも

のがある。①自然選択で形成された自己保存行動，②性選択で形成された，雌雄それぞれの配偶・生殖行動，③血縁選択で形成された，家族間の愛着・養育行動，④霊長類の群れ社会で形成された，集団帰属・地位確保や互恵的利他行動である。またとくにヒトでは対他的感情（血縁者への情愛，友情や好き・嫌いの感情，感謝と同情，道徳的な怒り，罪悪感，個体間の競争・勝敗の心理など）がみられるが，これらも生得的行動を状況に応じて促進・調整する機能として進化したものとされている。

こうした進化心理学をふまえて，進化精神医学ではヒトの精神病理に関して次の見地に立つ。①ヒトの根源的・普遍的願望とは個体の生命維持，配偶と生殖，愛着や養育や家族愛，集団帰属や居場所・地位の確保などであり，これは Jung CG のいう元型，普遍的無意識に相当する。②ライフサイクルのどの過程であれ，根源的・普遍的願望が実現できなくなると，感情反応・気分・欲動が最適レベルを逸脱し，さまざまな精神症状が発生しやすくなる。③急速に文明化・都市化された生態環境によって，家族・血族間の愛着・養育，部族共同体内での居場所の確保などの根源的・普遍的願望がかえって実現を妨げられる事態が生じており，これが精神病理の新たな原因となっている。こうした見地に立つ進化精神医学によって，精神病理を科学的かつ共感的に，より深く理解することができ，よりふさわしい治療的対応が見出されることが期待される［豊嶋良一，小山毅 2009：豊嶋良一 2010］。　　　　　　　　　　（豊嶋良一）

⇨行動科学，進化心理学，集合的無意識，元型，ユング

[文献] Tinbergen N (1963), Stevens A, Price J (2000), 長谷川寿一, 長谷川眞理子 (2000), Brüne M (2008), 豊嶋良一 (2010), 豊嶋良一, 小山毅 (2009)

新規抗精神病薬
➡**第二世代抗精神病薬〔SGA〕**

心気症

［英］hipochondria；hipochondriasis
［独］Hypochondrie
［仏］hipocondrie

心気（hypochondrium）とは古くは胸郭，のちに腹部などの身体の部位を表す言葉であったが，現在では身体のどの部位に対してであれ，非現実的にとらわれる異常な心理現象のことをいう。患者はある身体症状にとらわれ，その身体医学的意味とは不釣り合いなほどの恐怖を示し，自分は病気であると確信して医療を求める。心気症は DSM-Ⅳ-TR でも ICD-10 でも身体表現性障害の下位分類にされているが，身体表現性障害の取り扱いが両者で異なる。DSM-Ⅳ-TR では「身体表現性障害」は独立した疾患として取り扱われているが，ICD-10 では F4：「神経症性障害，ストレス関連障害および身体表現性障害」と表記されており，身体表現性障害は神経症性やストレス性の病理に関連するものとして取り扱われている。心気症は subclinical に経過することも多く，多少の身体への強迫的こだわりや心気不安は医療にかからずに経過して消失するものだが，精神科受診に至った例では大うつ病の一症状である可能性があるので慎重な診断が求められる。　　（松浪克文）

⇨身体表現性障害，心気妄想，疾病恐怖，体感症

心気妄想

［英］hypochondriacal delusion
［独］hypochondrischer Wahn
［仏］délire hypochondriaque

心気症とは自分の健康と生についての，事実としては根拠のない過剰なこだわりのことであり，その観念が妄想のレベルに達したものを心気妄想と呼ぶ。うつ病の心気妄想は罪業，貧困と並んで三大妄想とされ，Schneider

K［1950］によれば人間の原不安（Urängste）の一つである経済的不安がうつ病によって露呈したと考えられる一方，Janzarik W［1957］は病前から知的，心的に分化度が低く，他者よりもむしろ「自らのためにある（Für-sich-sein）」という価値構造をもつ患者に生じやすいという。うつ病性心気妄想が顕著になると，自分の体はなくなり，死ぬことさえできないという否定・不死妄想に至ることもある。統合失調症の心気妄想は，身体的被影響体験や体感異常を基礎とし，その奇妙な内容によって妄想と判断されることが多い。単一症候的に心気妄想を呈する症例は，DSM-IVでは妄想性障害，身体型と診断されるが，心気症が自身の健康の不確実さへの恐れである性質上，それが妄想かどうかは，その内容ではなく，確信の強さによって判断されることになる。
（岡島美朗）
⇨心気症，罪業妄想，貧困妄想，原不安，妄想性障害
［文献］ Schneider K（1950），Janzarik W（1957）

シングルフォトンエミッションCT
➡ SPECT〔単光子放射断層撮影〕

神経移植
［英］neural transplantation

　パーキンソン病モデル動物への胎児ドーパミン神経細胞移植の治療効果の報告以降，（神経）細胞移植は，神経・精神疾患に対する有用な治療手段となりうると考えられてきた。胎児細胞を用いることには倫理的問題やドナー不足の問題を伴うが，近年，神経細胞への分化が可能な種々の幹細胞が，成体脳，骨髄，皮膚，末梢血液，脂肪組織から単離・増殖できることがわかり，自家移植可能なドナーとして注目されている。さらに，最近，胚性幹細胞（ES細胞）がヒト受精卵からも作製できるようになるとともに，山中伸弥らによって，ヒト皮膚由来の繊維芽細胞にoct3/4，sox2，klf4，c-mycの4つの遺伝子を組み込んだ人工多能性幹細胞（iPS細胞）が作製され，生命倫理や，免疫抑制の問題を回避できる手段として研究が続けられている。また，神経移植による機能回復のメカニズムについては，移植細胞そのものが既存の神経回路網に組み込まれ機能的シナプス回路を作るというものと，移植細胞の神経栄養因子効果が神経回路再生促進に働く可能性が示されている。
（鵜飼　渉）
⇨ ES細胞，神経幹細胞，パーキンソン病
［文献］ Ben-Hur T（2006），Takahashi K，Tanabe K，Ohnuki M，et al.（2007）

神経栄養因子
［英］neurotrophic factors；neuronotrophic factors；neurotrophins

　神経栄養因子に属する機能蛋白としてここでは脳由来神経栄養因子（brain derived neurotrophic factor；BDNF）と神経成長因子（nerve growth factor；NGF）に触れる。これ以外にも神経栄養因子に分類される機能蛋白はいくつか存在するがいずれも類似の蛋白配列を有する。BDNFは中枢神経系において神経を分化，維持，成熟，増殖させる作用を持つ機能蛋白として1989年に同定された［Leibrock Jら1989］。これ以前に，末梢神経系で同様の作用を有することの知られていたNGFが脳内海馬に発現されていることが1986年に示されており［Large THら1986］，この頃より神経可塑性（neural plasticity）が基礎神経科学のキーワードとして浮上した。NGFを発見，研究したLevi-Montalcini Rは1986年にノーベル医学賞を受賞している。精神医学の生物学的領域で注目されたのは，可塑性と同時に脆弱性を有する海馬領域のBDNF発現動態［Nibuya Mら1995］と，同遺伝子の多型性と精神疾患との相関［Frodl Tら2007］であった。さらに，海馬に保持されるストレス記憶，不安恐怖体験記憶と精神疾患

の関係が追及されつつある。

BDNFの発現は電気けいれん療法，磁気刺激療法，抗うつ薬投与といったうつ病治療あるいは運動，学習，豊かな環境で亢進し，逆にストレス，副腎皮質ホルモン過剰で低下することが示されている。BDNF発現低下が，成人期における海馬領域神経新生低下や，うつ病や心的外傷後ストレス障害での軽度脳萎縮にどこまで関与しているのかは今後の課題である。うつ病の発症原因として神経栄養因子仮説がある［Duman RSら1997］。BDNFの遺伝子多型で最も研究されたのは，G196AによるBDNF前駆体蛋白のVal66Met多型であり，うつ病，統合失調症，アルツハイマー病を対象としていくつかの陽性報告が提出されたもののそれを否定する研究もあり統一見解を得るに至っていない。 （丹生谷正史）
⇨神経可塑性

[文献] Duman RS, Heninger GR, Nestler EJ (1997), Frodl T, Schüle C, Schmitt G, et al. (2007), Large TH, Bodary SC, Clegg DO, et al. (1986), Leibrock J, Lottspeich F, Hohn A, et al. (1989), Nibuya M, Morinobu S, Duman RS (1995)

神経化学

［英］neurochemistry
［独］Neurochemie
［仏］neurochimie

神経系の生化学的研究分野であるが，最近では分子生物学や分子遺伝学の発展とともに，さらに包括的な神経系の理解を進める神経科学（neuroscience）の一翼を担う分野として発展している。歴史的には，神経系の化学的研究を英国人Thudichum JLWが行い，1884年に単行本を著したことに端を発する。20世紀に入ると，神経系の物質代謝，化学伝達に関する研究が進み，近接領域としての神経生理学，神経解剖学，精神神経薬理学，精神神経内分泌学などの分野とともに発展してきた。さらに，21世紀に入ると，分子生物学，分子遺伝学などが飛躍的に進歩するとともに，神経系の物質レベルの理解が深まってきている。国際的には，学会としてThe International Society for Neurochemistryが存在し，機関誌として'Journal of Neurochemistry'を発行している。日本国内では，1958年に神経化学懇話会として発足し，基礎医学および臨床医学者が集った日本神経化学会として継続発展している。 （佐野　輝）
⇨生物学的精神医学，精神薬理学

神経科学

［英］neuroscience

脳，神経回路網，神経細胞，グリア細胞などを対象とした科学全般を指す。分子神経科学，システム神経科学，認知神経科学，計算論的神経科学など，さまざまな領域がある。その内容は多岐にわたり，医学，分子生物学，ゲノム科学，発生生物学，脳機能画像学，認知心理学，数学，情報科学など，幅広い学問を統合した学際的な研究領域となっている。日本では1990年代の「脳科学の時代」運動の際，情報科学などを取り込んだ幅広い領域を指し示す用語として，脳科学という用語が用いられるようになり，brain scienceという英語も定着してきた。しかし世界的には，通常neuroscienceという用語が用いられている。神経科学の究極の目標は，人の心のメカニズムを知ることにあり，現代の科学の最大のフロンティアの1つである。 （加藤忠史）

[文献] 甘利俊一 監修（2008-2009）

神経学

［英］neurology

神経系の疾患を取り扱う医学の一分野であり，神経系の障害をきたす原因，症状，経過，治療と予防などを研究する。多くは中枢神経系（脳と脊髄），末梢神経系，自律神経系，筋肉系に分けて，血管障害，感染症などの炎症，神経変性，腫瘍，遺伝性疾患，代謝性疾

患などを扱い，臨床的診断や治療を進め，中枢神経系の障害による身体や神経の麻痺，知覚障害，筋萎縮，歩行や言語の障害などを取り扱う。神経学の祖であり，トラウマ理論の基礎を築いた Charcot JM が活躍した19世紀後半は，神経内科学と精神医学の境界領域の区別はあまりなかった。本邦では，1902年に三浦謹之助と呉秀三によりフランスやドイツ医学の影響を受ける形で日本神経学会（旧）が創設され，1935年には日本精神神経学会と改称された。その後，1960年に内科系の医師を中心に日本神経学会（新）が設立され，以降，日本で神経学（neurology）を冠する診療科は精神神経科と神経内科の二つが存在することになった。現状では神経学は主に神経内科で扱われ，小児領域では小児神経科と称される。 〔天野直二〕

⇨神経精神医学，神経科学，精神医学

神経学的ソフトサイン

〔英〕neurological soft signs

神経学的微兆候ともいい，明らかな神経学的症状とはいえないが，幼児期から小児期に認められ，多くは小児期を通過するとともに消失する，感覚 – 運動統合の障害を示唆する微細な症状である。ごく一部はその後も残存して器質的な症状となることもある。発達障害の多くに認められることが知られている。不器用や手足躯幹の不随意様の動き，注意障害などの症状と関係すると考えられている。統合失調症でも健常対象者よりも高頻度であることが知られている。米国の Walker EF らは幼児期を撮影した映像を解析し，統合失調症患者はその非発症同胞よりも神経学的微兆候が有意に高いことを見出した。高危険者研究でも米国の Fish B や Erlenmeyer-Kimling L ら，イスラエルの Marcus J らは幼小児期の神経学的ソフトサインが，後の統合失調症発症を予測することを報告している。

〔岡崎祐士〕

⇨発達障害，注意障害，統合失調症

〔文献〕 Fish B, Kendler KS（2005）

神経画像〔ニューロイメージング〕

〔英〕neuroimaging

脳の形態や機能を計測する画像検査の総称。脳形態画像として，X 線 CT（computed tomography）と MRI（magnetic resonance imaging）がある。脳機能画像としては，核磁気共鳴現象を用いた MRS（magnetic resonance spectroscopy）と fMRI（functional MRI）が，核医学的検査として PET（positron emission tomography）と SPECT（single photon emission computerized tomography）が，電気生理学検査として脳波と脳磁図，光学的検査法として NIRS（near infrared spectroscopy）がある。 〔大久保善朗〕

⇨脳画像〔ブレインイメージング〕，CT，MRI，MRS，fMRI〔機能的 MRI〕，PET，SPECT〔単光子放射断層撮影〕，脳波〔EEG〕，脳磁図〔MEG〕，NIRS，精神生理学

神経可塑性

〔英〕neural plasticity

一般的に，神経活動やその障害に伴って生じる軸索，樹状突起，およびシナプスの機能的・構造的変化を指す。機能変化の例には海馬シナプスにみられる長期増強現象があり，構造変化の例としては，電気刺激後や，脳の障害後の残存神経軸索からの発芽現象がよく知られている。また，近年の研究で，脳神経回路は，新たな神経細胞の誕生～発達～成熟～死の一連の細胞代謝によって，その形成・維持・修復の各機能が支えられており，これらの問題も神経可塑性に含めて考えるようになってきている。海馬領域の詳細な研究では，加齢やストレスなどによって神経新生が減少し，神経細胞の入れ替わりが少なくなっている状況を，可塑性が低くなった状態と捉えている。反対に，成熟した神経細胞に対して新

生神経細胞の数の割合が高い状況は，可塑性が高まった状態と捉えることができ，これが，学習・記憶機能の高まりと関係すると報告されている。 (鵜飼 渉)
⇨シナプス，海馬，神経新生〔ニューロン新生〕
[文献] Teyler TJ, DiScenna P (1985), Fifková E (1985), Kitabatake Y, Sailor KA, Ming GL, et al. (2007)

神経幹細胞

[英] neural stem cell

自己複製能・多分化能を併せもつ未分化な神経系細胞と定義されている [Okano H 2002]。神経幹細胞は胎生期の中枢神経系から分離され，成長因子を含む浮遊培養法により選択的に分裂・増殖して，特徴的な細胞塊（ニューロスフェア）を形成する。これらの細胞は，分化を誘導するとニューロン，アストロサイト，オリゴデンドロサイトの3種類に分化し（多分化能），継代した細胞は元の細胞と同様のニューロスフェアを形成する多分化能を保持している（自己複製能）。これまで発達期を過ぎた成体の脳では新たなニューロンの産生（神経新生）はないと考えられてきたが，現在，ヒトを含む多くの哺乳類の成熟脳で，海馬歯状回や側脳室下帯，新皮質での神経新生が報告されている。神経新生は，加齢やストレスによって抑制され，逆に，豊かな環境，種々の向精神薬で促進されることから，記憶や神経・精神疾患病態との関連が注目されている [Warner-Schmidt JL ら 2006]。 (齋藤利和)
⇨神経新生〔ニューロン新生〕
[文献] Okano H (2002), Eriksson PS, Perfilieva E, Bjork-Eriksson, et al. (1998), Gould E, Vail N, Wagers M, et al. (2001), Kitabatake Y, Sailor KA, Ming GL, et al. (2007), Warner-Schmidt JL, Duman RS (2006), Elder GA, De Gasperi R, Gama Sosa MA (2006)

神経経済学

[英] neuroeconomics

社会的行動の神経科学，social neuroscience の一分野。経済学と心理学，ゲーム理論に神経科学の方法を組み合わせることで，人間の経済的行動の意思決定過程をより多面的に解明しようとする。経済的行動の意思決定はしばしば，結果として得られる報酬が不確実である条件下でなされる。その意思決定を説明するのに経済学は期待効用理論やプロスペクト理論などを用いるが，実際にはそれでは説明しきれない，意識にのぼらない各種の心理過程も同時に働いている。神経経済学では各種の心理過程（企画・実行，報酬への情動・動機づけ，報酬・損失の予測・評価，不安・嫌悪など）が異なる脳部位で分担されていると仮定され，fMRI などの神経科学の手法で検証が試みられる。それによって逆に各種心理過程の抽出や，経済行動理論の検証がなされる。着目すべき脳部位として前頭前野の各部，大脳辺縁系，島皮質，辺縁系，快情動に関連するドーパミン系などが重要視されている。 (豊嶋良一)
⇨思考
[文献] Glimcher PW, Rustichini A (2004), 竹村和久 (2009)

神経現象学　➡意識［脳科学］

神経細胞　➡ニューロン

神経細胞死〔アポトーシス〕

[英] apoptosis

細胞死は，形態学的特徴によりネクローシスとアポトーシスに大別される。アポトーシスにおいては，細胞内で DNA 断片化・クロマチン凝集・核濃縮・細胞骨格の崩壊などが生じて細胞は丸く縮小し，膜構造を維持したままマクロファージなどに貪食され処理される。ネクローシスとは異なり，細胞内容物を

周囲に撒き散らさず炎症反応をほとんど惹起しない，厳密に制御された過程である。アポトーシスは，ミトコンドリア・細胞表面の受容体・小胞体を介する経路により連鎖的に活性化されるプロテアーゼの一種，カスパーゼ群によって実行されており，発生過程における細胞の除去や正常組織での細胞の入れ替わり，DNA損傷・機能異常が生じた細胞の除去などさまざまな生理的役割を担っている。正常脳においても，精神機能と深くかかわっている海馬領域では，歯状回においてアポトーシスによる細胞の除去が行われている。また近年，アポトーシスの異常亢進が神経変性疾患におけるニューロンの脱落に関与していることが示唆され，アポトーシスを抑制する介入がこれらの疾患の新たな治療戦略となることが期待されている。　　　（金子奈穂子）
⇨ニューロン，神経新生〔ニューロン新生〕
【文献】Hengartner MO（2000）

神経質（症）

［英］nervousness；shinkeishitsu-neurosis
［独］Nervosität

　森田正馬は，神経衰弱が単なる心身の疲労によって起こるのではなく，その本態は「徒らに病苦を気にするといふ精神的調子から起り，注意は常に其或一定の感覚に集中し，注意が深くなれば感覚も鋭敏になり，感じが強ければ従て注意も之に集中するやうになって，次第に其異常感覚を増悪して行くものである」と説明した。それゆえ神経衰弱の代わりに神経質の呼称を用いるよう提唱したのである。森田のいう神経質とは，病苦を気にしやすい性格素質（ヒポコンドリー性基調）を意味するとともに，それから発展した神経症の病態も含む概念である。神経質性格素質とは，内向的，自己内省的であり，小心，敏感，些事を気にしやすいといった弱力性要素と完全主義，理想主義，負けず嫌いなどの強力性要素を併せもつ性格傾向である。また病態としての神経質を，森田は普通神経質，発作性神経症，強迫観念症の3病型に分類した。病態としての神経質を性格と区別して神経質症と呼ぶこともある。　　　　　　　（中村　敬）
⇨神経衰弱，ヒポコンドリー性基調，普通神経質，神経症，森田神経質
【文献】森田正馬（1926）

神経遮断薬

［英］neuroleptics

　抗精神病薬の多くがドーパミン2受容体に結合して内因性ドーパミンに拮抗する作用を有している。そのためドーパミン2受容体を介したドーパミン神経伝達がシナプスレベルで遮断される。この遮断作用により抗精神病作用を発揮することから，これらの薬剤は神経遮断薬と呼ばれる。しかしながら，近年ではドーパミン2受容体への部分作動薬も抗精神病薬として臨床利用されており，この定義では抗精神病薬全体を包含することはできない。　　　　　　　　　　　　（伊豫雅臣）
⇨抗精神病薬，ドーパミン
【文献】Gelder M, Harrison P, Cowen P（2006）

神経症

［英］neurosis
［独］Neurose
［仏］névrose

　器質性精神疾患，内因性精神疾患と対立，分類された心因にもとづく精神障害の一型。ノイローゼ。本来はCullen Wによって分類された疾患の一つで，Cullenはすべての疾患を熱性疾患（pyrexiae），神経疾患（neurosis），消耗性疾患（cathexiae），局所性疾患（locales）に分類し，neurosisは感覚と運動機能を中心とした，神経系全般を含む病態を指していた。この中には昏睡や麻痺を含むcomata，消化不良，心気症を含むadynamiae，けいれん，てんかん，ヒステリー，動悸や呼吸困難を含むspasm，幻覚，妄想

を含む vesaniae といった種々の病態が含まれた。しかし近代医学の進歩に伴い器質因,身体因が明らかになるにつれ器質性,症状性精神疾患は除外され,内因性精神疾患の理解とともに,神経症は何らかの具体的な損傷を伴わない心因にもとづく精神機能の問題であるとの理解に至った。この流れをより強固なものとしたのが Briquet P や Charcot JM によるヒステリー研究や Bernheim HM, Babinski JFF による暗示の理解,Freud S による精神分析学にもとづく神経症理論の構築であった。Freud は神経症を,根源を幼児期の生活史におく患者の心的葛藤の妥協産物であるとした。本能充足を求めるエスとそれを禁じる超自我,そして現実の中で自我は無意識に不安,葛藤を体験し,その解決として防衛機制を働かせ,生じるのが神経症症状であるとする理解である。また,第1次大戦による戦争外傷の理解をもとにドイツでは心因反応の枠組みの中で神経症を捉えている。Sommer R による心因症(Psychogenie)概念を基盤とし,Braun E の人格反応,環境反応の分類,そして Schneider K による異常体験反応,その後の Kretschmer E による体質研究など素質と外的体験,内的葛藤という視点から理解されている。このような病因論的視点に立った神経症という疾患単位はその後,その症状の多彩さもあって,症候学的特徴を診断基準として重用する流れの中で DSM-Ⅲ 以降は使用されず,気分障害,不安障害,転換性障害,身体表現性障害などに分離,分類されている。　　　　　　　　　（木崎英介）
⇨心因,ヒステリー,暗示,葛藤,心因反応,人格反応,環境反応,異常体験反応
[文献] Cullen W (1748), 井村恒郎, 懸田克躬, 加藤正明ほか (1967), Schneider K (1950)

神経症性うつ病　➡抑うつ神経症

神経症性障害
[英] neurotic disorder

　神経症(neurosis;Neurose)という用語と診断は長い歴史を有してきたが,それが心因性を意味することから,病因論を廃し操作的診断基準を導入した DSM-Ⅲ [1980] からは廃止され,それまで神経症に属していたものは不安障害(従来の不安神経症,恐怖症,強迫神経症など),身体表現性障害(従来のヒステリー転換型,心気神経症など),解離性障害(従来のヒステリー解離型),気分障害(従来の抑うつ神経症)などに分類し直された。同じく操作的診断基準を採用した ICD-10 [1990] でも,神経症という用語は残ったものの診断は廃止され,「神経症性障害,ストレス関連障害および身体表現性障害」の大項目において,恐怖症性不安障害,他の不安障害,強迫性障害,解離性(転換性)障害,身体表現性障害,他の神経症性障害などに分類されている。　　　　　　　　（市来真彦）
⇨神経症,不安障害,身体表現性障害,解離性障害／転換性障害
[文献] American Psychiatric Association (2000), World Health Organization (1992)

神経新生〔ニューロン新生〕
[英] neurogenesis

　ニューロンは発生期に神経幹細胞によって産生される。しかし20世紀終盤になり,成体脳においても神経幹細胞が維持され,側脳室壁の脳室下帯と海馬歯状回の顆粒下層では新たなニューロンの産生(神経新生)が持続することが明らかになった。脳室下帯で産生された新生ニューロンは嗅球の介在ニューロンへ,顆粒下層で産生された新生ニューロンは歯状回の顆粒細胞へと分化する。新生ニューロンの役割はまだ十分には解明されていないが,学習・記憶など神経の可塑性と関連した現象の一部を担っていると考えられている。さらに,歯状回のニューロン新生は,抗うつ

効果を認める薬剤（抗うつ薬・気分安定薬・非定型抗精神病薬）や電気けいれん刺激によって促進されること［Malberg JE 2000］，抗うつ薬の作用発現に必要であることから［Santarelli L 2003］，抑うつ状態との関連が示唆されている。その他，統合失調症や不安障害との関連も指摘されており，新生ニューロンの生理的意義・精神疾患との関係は，世界的にも注目されている。　　　　　　　　（金子奈穂子）
⇨ニューロン，神経幹細胞，神経可塑性
［文献］ Malberg JE, Eisch AJ, Nestler EJ, et al. (2000), Santarelli L, Saxe M, Gross C, et al. (2003)

神経心理学

［英］neuropsychology

　心理現象（行動）を脳との関連で検討する学問領域である。神経心理学という名称が一般的になったのは1960年代であり，それまでは脳病理学や大脳病理学（Gehirnpathologie）と呼ばれていた。神経心理学においては，心理現象と脳との関係は，主として脳損傷，とくに限局性の脳損傷とその際に生じた言語，行為，認知などの障害との関係として検討されてきた。現在はその対象は広がり，統合失調症や躁うつ病などの機能性精神病における精神症状と脳機能，さらに健常者の行動と脳機能の関係も検討対象となっている。またサルなどの動物を対象とした実験神経心理学もある。しかし神経心理学の中心的分野は，脳損傷により生じた人間の心理現象の障害の診断，治療に携わる領域である（臨床神経心理学）。神経心理学はその名の通り，神経科学と心理学，行動科学との境界領域にあるものであり，多くの学問領域が関連する学際的な学問分野である。関連領域としては精神医学，神経内科学，神経外科学，耳鼻咽喉科学，神経解剖学，神経生理学，神経化学，生理学的心理学，発達心理学，老年心理学，実験心理学，言語学，情報科学などがあり，また治療面ではリハビリテーション医学ときわめて深い関係がある。　　　　　　（鹿島晴雄）
⇨認知，失語，失行，失認，大脳半球優位，認知リハビリテーション

神経心理学的検査法

［英］neuropsychological assessment
［独］neuropsychologische Untersuchung

　脳損傷により引き起こされた高次脳機能障害を検出ないしは検査する心理学的検査方法のことを指す。すなわち，主に局在性脳損傷例や認知症において，どのような領域の認知障害が存在するのか，そしてその重症度はどの程度かを測定する検査法である。測定される認知領域には，知能，言語，注意，記憶，知覚および空間認知，遂行機能などの能力が含まれる。従来，脳損傷の有無や局在症状の診断に用いられてきたが，近年では，高次脳機能障害例のより詳細な症候評価やリハビリテーションやケアのための機能障害評価に用いられることが多い。対象となる障害は，全般的知能障害，失語や構音障害などの言語障害，視覚，聴覚，触覚の領域における失認を含めた知覚ないしは認知障害，失行（観念運動失行や観念失行），半側空間無視や全般性不注意を含めた注意障害，短期記憶およびワーキングメモリの障害，長期記憶の障害（健忘症候群や意味記憶障害），遂行機能障害，抽象能力や推論機能の障害をはじめとした思考障害，離断症候群などであり，それぞれにつき複数の詳細な検査が存在する。神経心理学的検査には，標準化，各項目の計量化と重みづけ，信頼性と妥当性などの検討などの過程を経たformal testとこれらの過程を経ていないinformal testがある。また，いくつかの検査が組織的に組み合わされている検査バッテリーも存在する。現在，神経心理学的検査の対象は，広汎性発達障害や注意欠如・多動性障害などの発達障害，統合失調症などの機能性精神病にも広がっている。なお，神

経心理学的検査を行う前には，大まかな言語理解力，見当識，検査に対する姿勢（拒否的か否か，検査に対するモチベーションはあるか），意識障害や意識変容があるかどうかを確認する必要がある。　　　　　　（加藤元一郎）

⇨高次脳機能障害，巣症状，認知障害，三宅式記銘力検査

[文献] Lezak MD (1995), Hecaen H, Albert ML (1978)

神経衰弱

[英] neurasthenia
[独] Neurasthenie
[仏] neurasthénie

アメリカの内科医 Beard GM が 1869 年に最初に提唱した概念で，神経過敏，頭痛，めまい，神経痛，不眠，消化不良，疲労感，心気的訴え，集中力低下，記憶力低下など一連の症状複合からなる。その本態を神経の力（nervous force）の枯渇による神経疲弊（nervous exhaution）にみてとり，Beard は神経衰弱と名づけたのだった。最も大きな発病状況として急速な経済発展を遂げている当時のアメリカ社会，ひいては近代文明を挙げ，産業社会に特徴的な病気であるという認識を強く打ち出した。そこでは，分業の進行や鉄道と通信の発達，また時間厳守の精神により，仕事のスピードが速く，そして量が増えてくる一方，個人的な感情表出の抑制を強いられること，また騒音，家庭内のトラブルなど，産業社会の発展ともに生じるさまざまな社会的因子が人々の「神経の力」を減少させ，上記の症状を出現させると論じられた。この概念はすぐさまドイツ，フランス，次いでわが国で受け入れられ，精神医学において重要な疾患の一つになり，生得性神経衰弱と後天性神経衰弱に分類された。また，一般の人々の間で大きな流行をみた。神経衰弱概念を基礎に，現代のパニック障害の雛型となっているFreud S による不安神経症，またわが国では森田正馬による神経質などの概念が導かれた。統合失調症の前駆をなす病態として神経衰弱状態という術語もよく使用された。神経衰弱の概念は今日からみると，産業社会結合性の不安障害とうつ病性障害の双方にまたがる病態を指し示し，IT 革命下の高度資本主義社会において新たな神経衰弱の病態が出現しているとみることも不可能ではない。ICD-10 では，「その他の神経症性障害」の中に神経衰弱の項目がある。　　　　　　　　（加藤　敏）

⇨不安神経症，神経質(症)，森田神経質

[文献] Beard GM(1869, 1880a, 1881), 加藤敏(2004, 2008c)

神経ステロイド〔ニューロステロイド〕

[英] neurosteroid

1980 年代初めに，Baulieu EE らは，脳にデヒドロエピアンドステロンを見出し，ラット脳内濃度が血液中濃度の 20 倍高いこと，さらに末梢内分泌腺（副腎等）を摘出しても脳内濃度が変化しないことを見出した。この結果は，脳内でコレステロールあるいは血液脳関門を通過する前駆体からデヒドロエピアンドステロンが合成されることを示唆し，末梢臓器で合成される「ステロイド」と区別して，「ニューロステロイド」という概念を提唱した［Baulieu EE ら 2001］。　　（橋本謙二）

[文献] Baulieu EE, Robel P, Schumacher M (2001)

神経性嘔吐症　➡心因性嘔吐症

神経性過食症

[英] bulimia nervosa

摂食障害の一つの型で，過食や体型に関する特異な感じ方を特徴とする。bulimia には大食症という訳もある。神経性食欲不振症からの移行も多い疾患である。

Russell GFM がこの病名を発表した 1979年以前にも症例は存在したと思われるが，現在のように，神経性食欲不振症よりこの疾患

の有病率の方がはるかに高くなったのは，1980年代以降のことであろう。食品がすぐ手に入ることや，メディアのやせ情報など社会的因子の影響も大きいことが推測される。

症状の中心は，「むちゃ食い」といわれる過食エピソードである。これは，短期間に大量の食物を食すもので，途中ではやめられない「失コントロール感」を伴う。食べる物は，日頃避けている炭水化物系が多い。自己嫌悪や怒りなどに誘発された，過食衝動をもって始まり，過食には苦痛を伴うことが多い。慢性例では，過食の時間が区分されず，1日中食べる「だらだら食い」の場合もある。むちゃ食い以外の食事は，節食，絶食の傾向が強い。

体型についての感じ方としては，神経性食欲不振症と類似して，「自己評価が体重や体型の過剰な影響を受ける」という特徴がある。過食の際の体重増加には強い自己嫌悪を伴い，これを背景とした代償行動がみられる。最も多いのは，自己誘発性嘔吐であるが，他に，下剤乱用，利尿剤乱用，やせ薬乱用などもある。

体重は，過食と代償行動のバランスで，さまざまである。外見上は問題がないために周囲も気付かず，未治療のまま経過することが稀でない。嘔吐や下剤，利尿剤乱用があるものは，低カリウム血症やこれに伴う心機能異常などがみられる場合がある。うつ病，アルコール乱用や境界性パーソナリティ障害などの併存も稀でない。1～2割は慢性化する。

治療としては，海外では認知行動療法が最も効果的とされており，対人関係療法の効果も知られている。抗うつ剤も効果があるが，時間とともに効果は減少する傾向がある。

(西園マーハ文)
⇨神経性無食欲症，食欲異常，摂食障害
[文献] American Psychiatric Association (2000), Fairburn CG (2008), Keel PK, Mitchell JE, Miller KB, et al. (1999), Russell GFM (1979)

神経精神医学
[英] neuropsychiatry

神経精神医学という用語は，2通りの意味に用いられる。歴史的に精神医学が神経学の領域にわたっていた経緯にもとづき，精神医学そのものを神経精神医学と呼ぶことがある。近年では，しばしば狭義に用いられ，神経疾患の精神症状や，精神障害の神経生物学的基盤を解明することを目標とする神経学と精神医学の共同領域を指すことが多い。精神医学の領域においては，精神障害をあえて大脳の障害として理解することを目的とする専門領域を指す。

(三好功峰)
⇨精神医学，神経心理学
[文献] 三好功峰 (2010)

神経精神薬理学　➡精神薬理学

神経性大食症　➡神経性過食症

神経成長因子　➡神経栄養因子

神経生物学　➡生物学的精神医学

神経性無食欲症
[英] anorexia nervosa

摂食障害の一つの型で，極端な節食や体型に関する特異な感じ方を特徴とする。神経性食欲(食思)不振症と訳されることもあり，一般には拒食症と呼ばれる。アメリカ精神医学会によるDSM診断が普及する以前は，思春期発症例は，思春期やせ症と呼ばれることが多かった。女性患者の方が圧倒的に多い。

症状の中心は，極端な節食とそれに伴う体重減少である。現行のDSM-Ⅳ-TRでは，理想とされる体重の85%以下のやせと定めている。初経後の対象では，3ヵ月間連続無月経，あるいは原発性無月経というのも診断基準の一つである。ただし，体重や月経の症状は，連続的なものであり，基準を満たさな

い段階での受診者もみられる。この場合は，暫定的に「特定不能の摂食障害」という診断になるが，神経性無食欲症に準じて対応する。低体重に伴い，不眠や過活動がみられることも多い。

心理面では，「自己評価が体重や体型の過剰な影響を受ける」という特徴がある。このため，わずかな体重増加でも強い不安感や抑うつ感を生じて外出できないなど，社会適応上の問題を生じる。低体重なのに太っていると感じる「ボディーイメージの障害」や肥満恐怖も強い。社会のダイエット志向との関連が指摘されているが，発症時点での減量志向は目立たず，食事時の腹痛を避けるための節食など心身症的な発症例もみられる。このような場合も，発症後は，体重増加に強い抵抗感をもつことが多い。

数年の経過をとる場合も多いが，11～12年以上経過すると，その後の完全回復は少なく，1～2割は慢性化する。死亡率は，追跡期間によるが，5～10%の報告が多い。神経性大食症への移行も約2割程度みられる。

治療は，低栄養に対する栄養補給と，支持的な精神療法や家族療法が行われる。体重回復後の再発予防には認知行動療法的な技法も効果があるとされる。発症初期は病識が十分でない場合が多いため，治療への動機づけが重要である。 〔西園マーハ文〕
⇨神経性過食症，食欲異常，摂食障害
[文献] American Psychiatric Association (2000), 切池信夫 (2009), Sullivan PF (1995, 2002)

神経線維腫症
➡レックリングハウゼン病〔神経線維腫症〕

神経伝達物質
[英] neurotransmitter

シナプスにおいて神経細胞間の情報伝達を媒介する物質である。多くの神経伝達物質はシナプス前細胞の細胞体で合成されるが，外部から取り込まれるものもある。いずれの場合も前シナプス終末においてシナプス小胞内に貯蔵される。前シナプス終末に活動電位が到達すると，シナプス小胞に貯蔵されていた神経伝達物質がシナプス間隙に放出され，シナプス後細胞の細胞膜上に存在する受容体に結合し，シナプス後細胞に情報が伝達される。使用された神経伝達物質の多くは速やかに分解されるが，一部は輸送体により神経細胞に取り込まれて再利用される。神経伝達物質はアミノ酸類（グルタミン酸，γ-アミノ酪酸，グリシンなど），モノアミン類（セロトニン，ノルアドレナリン，ドーパミン，アセチルコリンなど），ペプチド類（エンドルフィン，サブスタンスP，バソプレシン，ソマトスタチンなど）に大別される。 〔小山　司〕
⇨シナプス，グルタミン酸，GABA，セロトニン〔5-HT〕，ノルアドレナリン〔ノルエピネフリン〕，ドーパミン，アセチルコリン，エンドルフィン，サブスタンスP
[文献] Nestler EJ, Hyman SE, Malenka RC (2001)

神経毒
[英] neurotoxin

神経細胞に対して特異的に作用する毒である。多くの神経毒は細胞膜上の電位依存性イオンチャネルに作用する。たとえば，フグ毒テトロドトキシンは，電位依存性ナトリウムチャネルの特異的阻害により活動電位の発生と伝導を抑制し，麻痺を引き起こす。神経毒は，アルコールなど外部環境に存在する外因性毒素，グルタミン酸など体内で産生する内因性毒素，主に無脊椎動物が防御のために産生する生物由来毒素に大別される。 〔小山　司〕
⇨イオンチャネル
[文献] 船山信次 (2003)

神経突起
[英] neurite ; neuronal process

神経細胞から伸びる細長い突起で，電気的

情報を伝達する。人で最長の神経突起は1m以上ある。他の神経細胞や筋線維などとシナプスを形成し、細胞間の情報伝達を媒介する。神経細胞の細胞体からシナプスへ向かって情報を送り出す軸索と、シナプスで得た情報を細胞体へ伝える樹状突起に分類される。神経突起の連絡網は神経回路と呼ばれ［Arenkiel BRら 2009］、脳神経系の働きの中心的役割を担っている。

(上口裕之)

⇨シナプス

[文献] Arenkiel BR, Ehlers MD (2009)

神経梅毒

[英] neurosyphilis

Treponema pallidumの中枢神経への侵襲によって生じる疾患である。同部位への侵襲は第1期梅毒（初感染後3ヵ月まで）の約半数で起こるが、後に精神神経系の症候を認めるものはわずかで、主として第3期（同3～10年）と第4期（同10年以降）で出現する。無症候性、髄膜血管型、実質型、視神経萎縮の4病型に分類されることが多いが病型間にはオーバーラップがある。無症候性は髄液の梅毒反応を認めるが神経学的には通常臨床症状を認めない。髄膜血管型は初感染後1～5年程度で発症し、髄膜炎、ゴム腫（髄膜炎による肉芽腫）、脳神経麻痺、血管炎による脳梗塞、脊髄炎などによって多彩な臨床症状を呈し、その症状の程度によって、従来、脳梅毒と脊髄梅毒に分類されていた。実質型は初感染後10～20年程度で徐々に発症し、障害部位により進行麻痺と脊髄癆に分類される。前者では脳実質の障害により主に進行性の認知症症状と多彩な精神・神経症状を呈し、後者では脊髄後根と後索の病変により電撃痛、感覚性失調症、膀胱直腸障害、知覚異常、腱反射消失などを呈する。

(鵜飼 聡)

⇨進行麻痺、脊髄癆、麻痺(性)痴呆、アーガイル・ロバートソン症状

神経病理学

[英] neuropathology

神経病理学は病理学の一分野であるが神経系は構造や機能が高度に分化した特殊な領域であることと、他臓器にみられるような再生・修復機転に乏しいために独特な病理像を示すので独立して扱われている。扱う領域は中枢神経系と末梢神経系とこれらの支配する筋肉系も含まれる。時には付随する頭蓋骨や頭皮、脊髄周囲組織さらには末梢感覚器も検索対象となる。扱う疾患を病因別にみると変性、血管・循環障害、外傷、腫瘍、感染、脱髄、蓄積、栄養障害、中毒、発生障害に分類され、これらに含まれる疾患が対象である。死後の剖検と生検があり、ともに診断を第一目的とする。神経病理検索は解剖時に始まり、肉眼的観察と記録を行う。組織はホルマリン液で固定するが、必要に応じて免疫組織化学検索や電子顕微鏡検索に一部組織を採取したり、遺伝学的検索などに備えて組織を極低温保存する。固定された脳・脊髄等から顕微鏡標本作製のための切り出しを行う際にも観察・記録を行う。顕微鏡標本は目的に応じてさまざまな染色を行うが、基本的には神経細胞、グリア、血管、結合織等を観察できるヘマトキシリン・エオジン染色と髄鞘や細胞内の変化、細胞構築の情報が得られるクリューバー・バレラ染色が行われる。近年、多用される免疫組織化学法は個々の蛋白、ペプチド、ホルモンなどを標的として染色するので今日の神経・筋疾患の診断に欠かせない手段となっている。これらの手段により量的、質的な変化とその分布領域や程度を検出し診断するが、特殊な手段として画像解析による形態計測法は肉眼では捉えられない量的変化を定量化する。生検は腫瘍の脳外科手術の方針を決定する術中迅速診断が一般的でクリオスタットを使用して凍結切片を作成するほか、術後に摘出組織の診断をする場合や炎症疾患などで診断確定のためになされる。このような手

段により蓄積された情報は診断のみならず神経・筋疾患の病因解明や治療法の開発に寄与する。
(池田研二)
[文献] 平野朝雄, 冨安斉 (2003), 平野朝雄 (2006)

神経ベーチェット病

[英] neuro-Behçet disease

1973年にイスタンブール大学皮膚科のBehçet H教授が報告したベーチェット病は, 口内アフタ性潰瘍, 陰部潰瘍, 前房蓄膿を伴うぶどう膜炎を3主徴とし, 長年にわたり丘疹, 膿疱, 結節性紅斑, 化膿性皮疹の皮膚症状や虹彩毛様体炎などを繰り返す。病態の本質は全身性の血管炎であり, 中枢神経症状が優位にみられる神経ベーチェット病は男性に多く, 全体の10〜25%にみられ, 慢性髄膜脳炎, 脳幹脳炎, 脳脊髄炎などの形をとる。早期からステロイド療法が行われる。

(天野直二)

⇨膠原病
[文献] 吉村壮平, 吾郷哲朗, 井林雪郎 (2005)

神経ペプチド

[英] neuropeptide

神経ペプチド, あるいはニューロペプチドは, 中枢・末梢の神経細胞において前駆体蛋白として翻訳され, その後ゴルジ体でプロセッシングを受け, 最終的には数個から数十個のアミノ酸からなるペプチドとなり, 軸索末端に運ばれて神経分泌小胞内に貯蔵され, 神経細胞の興奮に応じてシナプス間隙に放出され, シナプス後膜上の特定の受容体に結合し情報伝達に関与する物質の総称である。ヒトゲノムには, 約90種類の神経ペプチド遺伝子がコードされており, ペプチドレベルでは約100種類知られている。神経ペプチドの中には, 低分子の古典的神経伝達物質と同一神経細胞に共存しているものがあり (たとえばコレシストキニンとドーパミン, ニューロペプチドYとGABA), 低分子神経伝達物質の作用時間や効果を調節している。また, 神経ペプチド自身作用時間の長いものがある。これらの場合, 特に神経調節物質と呼ばれる。複数の神経ペプチドの共存も知られている。脳内神経ペプチドの多くは消化管や内分泌器官でも合成され, ペプチドホルモンとして働いている。精神疾患ではオレキシンとナルコレプシー [Taheri Sら 2002], オキシトシンと自閉症 [Lee HJら 2009] との関連などがよく知られている。

(吉川武男)

⇨コレシストキニン, ドーパミン, ニューロペプチドY, GABA, オレキシン, オキシトシン
[参考] NEUROPEPTIDES HP
http://www.neuropeptides.nl/
[文献] Taheri S, Zeitzer JM, Mignot E. (2002), Lee HJ, Macbeth AH, Pagani JH, et al. (2009)

神経変性疾患

[英] neurodegenerative diseases

神経変性とは中枢神経の中の特定の神経細胞群が徐々に死滅すること。神経変性疾患は, "原因不明の代謝障害により, 疾患ごとに決まった種類の神経細胞群が, 進行性の変性・脱落を生じる結果, さまざまな神経・精神症状を呈する一群の疾患"と定義されてきた。神経変性疾患は, アルツハイマー型認知症, パーキンソン病など頻度が高く孤発性のものから, ハンチントン病, 脊髄小脳変性症1型などのポリグルタミン病のように, 個々の疾患としては比較的まれであるが遺伝性を示す疾患まであり, 多種多様な疾患群である。

(神庭重信)

⇨アルツハイマー型認知症, パーキンソン病, ハンチントン病, 脊髄小脳変性症
[文献] 高橋良輔 編 (2007)

神経免疫

[英] neuroimmunune

神経系は永く免疫学的特権部位 (immunological privilege) と呼ばれ, 免疫系の監視か

ら免れる特異な部位と考えられてきた。しかしながら，神経系もある種の条件下では免疫学的特権部位でなくなり，自己免疫機序による疾患群が存在し，中枢神経系ではミクログリアやアストロサイトなどのグリア細胞が大きな役割を果たす。代表的な神経疾患がアルツハイマー病，パーキンソン病，筋萎縮性側索硬化症，ハンチントン病，多発性硬化症などの神経変性疾患である。たとえばアルツハイマー病の特徴的な神経病理所見である老人斑の周囲にはグリア細胞が多数集まっている。これらグリア細胞由来の炎症性サイトカインやフリーラジカルがある一定限度を超え，神経細胞を含む組織障害性に働くことによってさらに病変が進行していくと考えられている。このような過剰な免疫反応を調整するために，これらの疾患の治療に対しては，非ステロイド系抗炎症剤，ステロイドホルモンあるいは免疫抑制剤などがしばしば使われている。

〔門司　晃〕

⇨グリア，ミクログリア，神経変性疾患，アルツハイマー型認知症，多発性硬化症，精神神経免疫学
[文献] McAllister AK, Van de Water J (2009)

神経倫理学

[英] neuroethics

　神経科学を中心とする脳研究とその技術的応用に伴う倫理的問題を扱う学問分野で，「脳神経倫理学」とも訳される。Roskies A [2002] の構想によれば，神経倫理学は神経科学研究を実施する際の倫理的問題と神経科学研究の社会的影響の評価を扱う「神経科学の倫理学」と，自由意志・自我のコントロール・人格の同一性・意図といった伝統的な哲学的概念の神経科学的基盤の解明を目指す「倫理学の神経科学」から成る。2002年以降本格的な議論が開始され，現在では国際学会・ジャーナルも整い，新たな学問分野として急成長を遂げている。精神科領域との関係では，神経薬理学的知見による気分変容，脳機能画像法を利用したアルツハイマー病などの早期発症診断，経頭蓋磁気刺激（TMS）の臨床応用，さらには深部脳刺激療法（DBS）に代表される機能的脳外科手術の精神疾患への応用などの問題があり，すでに活発な議論が行われている。

〔香川知晶〕

⇨深部脳刺激〔DBS〕，経頭蓋磁気刺激法
[文献] Roskies A (2002), Illes J, ed. (2006), 信原幸弘, 原塑 編 (2008)

進行性核上性麻痺

[英] progressive supranuclear palsy

　1964年にSteele JCらによって報告された。スティール＝リチャードソン＝オルツェウスキー（Steele-Richardson-Olszewski）症候群ともいわれる。近年ではアルツハイマー神経原線維変化（NFT）の出現からタウオパチーに分類されたり，前頭葉の萎縮例が多いことから前頭側頭型認知症の一種と考えられている。男性にやや多く，主として40〜60歳代に発症し，進行性に経過し通常5〜7年で死亡する。主症状は垂直性の眼球運動障害（動眼神経核よりも核上性の障害と考えられる），構音障害，頸部ジストニア，周期性の昏迷，無動無言，認知症である。神経病理学的にはNFTを伴う神経細胞の変性と脱落，同様にリン酸化タウ蛋白の貯留するグリア系細胞やグリオーシスが主病変であり，淡蒼球，視床下核，赤核，黒質，上丘，中心灰白質，歯状核などの大脳基底核，脳幹，小脳等に分布する。NFTは超微形態で直径15 nmのstraight filamentが多く，タウの構成成分もアルツハイマー病のNFTとは異なる。

〔天野直二〕

⇨認知症，皮質下認知症，仮性球麻痺〔偽性球麻痺〕，前頭側頭型認知症，タウオパチー，タウ蛋白
[文献] Steele JC, Richardson JC, Olszewski J (1964), 天野直二 (1997)

進行性多巣性白質脳症

[英] progressive multifocal leukoencephalopathy

 潜伏感染しているJCウイルス（papovaウイルスの一種）による中枢神経の日和見感染症で，脳内に多発性の脱髄病巣をきたす。基礎疾患としてHIV感染症，先天性免疫不全症，膠原病，血液系悪性腫瘍，固形がん，肝障害，慢性腎不全などがある。基礎疾患のない報告例もみられる。発症は緩徐で，症状は脱髄巣の分布によりさまざまで一定しないが，初発症状は片麻痺，知能障害，視力・視野障害，言語障害，性格変化・行動異常，意識障害，顔面筋麻痺，頭痛，めまいであり，徐々に限局性の症状が拡大する。初め髄膜刺激症状や発熱などの炎症症状はなく，小脳，脳幹症状は比較的少ない。多くは亜急性の経過をとり，6ヵ月以内で死亡する。主に大脳白質，その他小脳，脳幹，脊髄に多発性ないし一部融合性の脱髄巣がみられる。一般的な髄液所見では異常を認めない。脱髄巣内および周辺には巨大な星状膠細胞や核内封入体を含む腫大した核を有する稀突起膠細胞がみられ，電顕でこの核内封入体にウイルス粒子を認める。　　　　　　　　　　　　　　　（天野直二）

⇨スローウイルス感染症，脱髄疾患

[参考] 進行性多巣性白質脳症（PML）の診断および治療ガイドライン
http://prion.umin.jp/guideline/guideline_PML.html

[文献] 岸田修二（2007）

進行性皮質下グリオーシス

[英] progressive subcortical gliosis

 神経変性認知症の一種であり，皮質下白質の線維性グリオーシスを特徴とする。臨床的には，初老期に緩徐に発症し認知症が進行する。初期には意欲減退，注意集中困難，判断の障害，多幸，人格変化，記憶障害，うつ状態などが認められる。アルツハイマー病と比較して，病初期の記憶障害，見当識障害は軽度である。画像ではびまん性萎縮を認め，前頭側頭葉および頭頂葉白質の萎縮が優位な場合が多い。脳血流は前頭側頭葉にて低下していることが多い。組織学的には，前頭葉および側頭葉の皮質表層の神経細胞脱落が軽度であるにもかかわらず，大脳皮質深層（V，VI層）および皮質下白質に高度のグリオーシスが認められる。本疾患は臨床的には前頭側頭型認知症に似ているが，大脳皮質神経細胞や髄鞘の病変が軽微であるにもかかわらず，皮質下白質のグリオーシスが高度であることが異なっている。家族性のものはまれであるが，タウ遺伝子変異により生じた本疾患が報告されている。　　　　　　　　　　　（田中稔久）

⇨アルツハイマー型認知症，前頭側頭型認知症

[文献] 三山吉夫（1999），Neuman MA（1949），Neuman MA, Cohen R（1967），Goedert M, Spillantini MG, Crowther RA, et al.（1999）

進行性非流暢性失語　➡緩徐進行性失語

進行性ミオクローヌスてんかん

[英] progressive myoclonus epilepsy

 ミオクローヌス，てんかん発作，小脳失調，認知症等の症状が緩徐に進行する疾患群の総称で，症候性てんかんに分類される。小児期から緩徐に進行し常染色体劣性遺伝形式が認められるウンフェルリヒト=ルントボルク（Unverricht-Lundborg）型ミオクローヌスてんかん，同じく小児期発症の常染色体劣性遺伝性のラフォラ（Lafora）病，リピドーシスに分類されるニューロナルセロイドリポフスチノーシス（neuronal ceroid lipofuscinosis；NCL），同じくリピドーシスのチェリーレッドスポット・ミオクローヌス（cherry-red-spot & myoclonus）症候群，トリヌクレオチド（トリプレット）リピート病である歯状核・赤核・淡蒼球・ルイ体萎縮症（dentatorubral-pallidoluysian atrophy；DRPLA）や

ミトコンドリア脳筋症である myoclonic epilepsy with ragged red fibers（MERRF）が含まれる。 (佐野　輝)
⇨症候性てんかん，染色体異常，リピドーシス，トリヌクレオチドリピート〔トリプレットリピート〕
[文献] 佐野輝（2001）

信号探査情動
[英] signal-scanning affects

　Engel GL［1962］は情動を信号・探査情動と欲動・解放情動に分けた。前者は警告・信号としての機能と良いか悪いか，快か不快かといった判断をもたらす探査機能が特徴で，これにより自我に情報をもたらして危険を警告し，適応を保証する役割を果たす。不快の情動としては不安，羞恥心，罪悪感，嫌悪感，悲哀感，無力感，絶望感，快の情動として満足，自信，喜び，誇り，希望が挙げられる。後者は欲動の直接的な表れで，怒り・憤怒，愛しさ，愛情，性的興奮などが含まれ，信号機能を備えていない。 (深津千賀子)
⇨欲動解放情動
[文献] Engel GL（1962）

人工知能
[英] artificial intelligence

　計算機を用いて人間に近い情報処理をさせること。「考える」ということ自体を計算機にさせることが可能か，という問題を解決するためのさまざまな試み，またはそのアルゴリズム。ファジー理論や学習理論の応用が行われ最近でも確率論的なアプローチがなされている。1950年代からチェス，将棋，囲碁などに応用され1997年にはチェスの世界チャンピオンに計算機が勝利した。「考える」とは何か，という根本の問題をはらんでいる。
(上野雄文)
⇨知能
[文献] Russell S, Norvig P（2009）

人工透析
[英] artificial dialysis

　急性・慢性腎不全や薬物中毒の際に，腎臓に代わり，腹膜や透析器により有害物質を体外へ排出し，血液を浄化する方法。血液を動静脈シャントから体外の透析器に循環させる血液透析と，透析液を腹膜に注入して行う腹膜透析がある。わが国の慢性透析療法は，通院血液透析が多い。患者数は年々増加し，導入時平均年齢も高齢化している。人工透析における精神医学的関与は，多岐にわたる。たとえば，透析不均衡症候群，尿毒症性脳症，透析脳症，皮膚寄生虫妄想症，レストレスレッグス症候群（むずむず脚症候群），さらに心理社会的要因で生じる精神症状に対する予防と治療である。さまざまな身体合併症を有する患者も多く，薬剤性精神障害にも注意を要する。食事や水分の制限，治療に伴う時間的拘束など，患者や家族が抱えるストレスは大きく，不安，抑うつ，不眠などの精神症状を認めることもある。薬物療法を行う場合，投与量と投与間隔に注意し，原則として腎排泄性薬剤の投与は行わない。 (高橋秀俊)
⇨腎移植，尿毒症，皮膚寄生虫妄想，むずむず脚症候群〔下肢静止不能症候群〕
[文献] 天保英明（2004），福西勇夫（1998）

人工冬眠療法
[英] artificial hibernotherapy
[独] künstliche(r) Winterschlaftherapie
[仏] l'hibernation artificielle

　侵襲に対する生体の有害な反応（ショックなど）から生体を防御するために，抗ヒスタミン剤や交感神経・副交感神経遮断薬からなる遮断カクテルと低体温を併用することにより，低代謝および神経・内分泌系の反応性が低下した状態を作り出す治療法のことである。Laborit H によって1951年に考案され，あたかも動物の冬眠に似た状態を作り出すということで，人工冬眠療法と呼ばれた。Laborit

自身は，低体温は副次的要因に過ぎず，この治療法の本質は自律神経系の抑制にあると著書で述べており，単なる麻酔下の体温冷却とは異なることを強調している。

精神科領域では，神経遮断剤による睡眠療法として行われ，遮断カクテルにはフェノチアジン誘導体が用いられた。現在は，精神科で同治療法が用いられることはなくなったが，救急医学や侵襲学の分野で，その有効性が議論されている，脳低温療法，低体温療法につながる概念である。
(三浦智史)

⇨神経遮断薬
[文献] Laborit H, Huguenard P (1954)

進行麻痺

[英] general paresis; general paralysis

梅毒トレポネーマによる脳実質への侵襲が原因で起こる精神病。1913年野口英世が患者脳内にトレポネーマを発見し原因を確定した。本病は精神病の疾患単位のモデルケースであり，原因，身体症状，病理所見のはっきりした唯一の精神病である。かつて精神科病院入院患者の多数を占めたが最近は激減した。梅毒感染後10〜20年を経て発病し（第四期梅毒），中年男性に好発。放置すると数年で死亡。発病初期はだらしがなくなりもの忘れが目立ち，種々の精神症状とともに身体の衰弱が進行し，末期には高度の精神機能は消失する。精神症状の中核は認知症であるが，神経衰弱様，躁うつ病様，統合失調症様，意識障害などあらゆる精神病の症状を呈し，また麻痺性発作としてけいれん発作，卒中様発作を呈することがある。身体所見としては対光反応の欠如した瞳孔の形状異常（Argyll-Robertson瞳孔），構音障害，腱反射亢進が認められ，髄膜刺激兆候，髄膜血管炎，脊髄癆，水頭症，大動脈瘤，ぶどう膜炎を合併することがある。検査所見としては，血清TPHA陽性，髄液炎症所見があり，髄液のTPHA陽性が決め手となる。血清および髄液STSは経過観察に有用だが，陰性でも神経梅毒を否定できない。SPECTでのまだらな集積低下像も参考となる。治療として，ペニシリン製剤の静注によりまず髄液細胞数が改善し，血清・髄液STSが緩徐に陰性化する。TPHAは陰性化しない。精神症状の改善はその治療時期，認知症の程度によるが，病勢の進んだものは進行が停止しても回復は難しい。未治療のものの脳所見は髄膜肥厚，混濁，脳室拡大，大脳とくに前頭葉の萎縮が目立ち，組織学的には軟膜，血管の炎症と脳実質の変性がみられる。神経細胞は変性，脱落し，星状膠細胞，ミクログリアの肥大増殖，オリゴデンドログリアの減少があり，鉄陽性反応で脳実質にトレポネーマをみる。治療後にはトレポネーマは消失し，炎症所見も消退し本病との決定は困難。特殊なものとして，興奮，意識混濁を呈し，急に衰弱して死亡する奔馬性進行麻痺がある。先天梅毒で生まれ，発病した若年進行麻痺では，通常の進行麻痺の所見に加えて小脳の萎縮と多数の多核プルキンエ細胞がみられる。リッサウワー進行麻痺では巣症状やてんかん発作があり，脳の限局した萎縮を呈する。
(岩瀬真生)

⇨神経梅毒，野口英世

新ジャクソン学説

[英] neo-Jacksonism
[独] Neo-Jacksonismus
[仏] néo-jacksonisme

フランスの精神医学者Ey Hが提唱した学説で，Ey自身，器質力動論，有機力動論（organodynamisme）とも呼んだ。精神医学の歴史の中に当初から存在する器質論と心因論，すなわち身体と精神との対立を統合，超克しようという試み。彼はジャクソン学説をふまえ，人間の最高次の精神活動はJackson JHの階層原則と同じように階層的秩序の先端にあって，「自由なる活動性（activite libre）」を有するが，有機体に障害が生じると，

この階層的秩序がゆらぎ，上位の機能が侵され，その結果，下位の機能が露呈してくるという症状形成論を提唱した。このとき，上位機能の欠損としての陰性症状と，上位の抑制がとれ下位機能が顕れることによる陽性症状とが区別される。精神症状は，このような階層的秩序の全体の崩壊の結果として顕れてくるものと理解され，器質的原因から単純に直接的に導かれるものではないとした。なお，Eyによれば，神経症を含むあらゆる精神障害は，その根底において生理学的機能のないしは器質的要因が存しており，「全体の精神医学的解体(dessolusion psychiatrique globale)」をきたしているとされる。Ey は神経症あるいは精神病に心因が関与することはあっても，原因とはなりえないと心因論を否定する。純粋に心因によって生じた神経症があるとすれば，それは正常の神経症（neurose normale）であり，精神医学の対象とはならないとしている。その意味では，Eyは身体因論者である。 (前田貴記)
⇨ジャクソン学説，器質力動論，エー，ジャクソン，陰性症状／陽性症状
[文献] 武正建一 (2008)，三浦岱栄 (1965)，Ey H (1948-1954)

心中 ➡拡大自殺

心身医学
[英] psychosomatic medicine
　心身医学は心身相関の機序についての研究が中心である。また臨床では，患者を生理・心理・社会・実存的観点からみていこうとする医学である。心身医学という言葉を最初に用いたのは，ドイツの精神科医 Heinroth JCA [1818] である。現在の心身医学が誕生したのは，20世紀初頭である。20世紀前後から Freud S の精神分析，Pavlov IP の条件反射，Cannon WB の緊急反応，Selye H のストレス学説などの有名な臨床的，基礎的研究がなされている。心身医学の歴史は，3つの時期に分けられる。第一期は，神経症についての心身相関の研究と診療が中心の時代である。第二期は，いわゆる心身症が研究や診療の対象となった時代である。心身症とは，身体疾患の中で，その発症や経過に心理社会的因子が密接に関与し，器質的ないし機能的障害が認められる病態をいう。第三期は，臨床各科の疾患一般について心身両面から総合的，統合的に病状を捉える時代で，全人的な医療を行う方向に発展している。　(久保千春)
⇨心身症，神経症，条件反射［パヴロフ］，ストレス学説
[文献] 久保千春 編 (2009)，日本心身医学会用語委員会 編 (2009)

心神耗弱　➡責任能力

心身症
[英] psychosomatic disorders
　日本心身医学会が1991年に発表した「心身医学の新しい診療指針」で，心身症は「身体疾患の中で，その発症や経過に心理社会的因子が密接に関与し，器質的ないし機能的障害が認められる病態をいう。ただし神経症やうつ病など，他の精神障害に伴う身体症状は除外する」と定義されている［日本心身医学会教育研修委員会 編 1991］。心身症は独立した疾患名ではなく，病態名である。病名を記載するにあたっては，たとえば片頭痛（心身症）とする。
　身体疾患の発症や増悪に心理社会的因子が関与するということは1930年代から研究が行われてきた。バセドウ病の発症・経過とストレスの関連や，心血管系疾患の発症・経過と心理社会的因子の関連が証明されたのは，1998年のことである［Yoshiuchi K ら 1998］。心身症の考え方は1977年に Engel GL が提唱した「生物・心理・社会医学モデル」にもとづくものである。Engel はこのモデルを通

して，疾患が単一の病因で起こるものではなく，体と心，社会の相互作用の中で生じるものであり，各要素を切り分けて考えることはできないと述べている [Holmes SD ら 2006]。心身症は大きく分けて3つのカテゴリーに分類される [小牧元，久保千春，福土審 編 2006]。1つ目はストレスにより身体疾患が発症，再燃，悪化，持続する群であり，これは狭義の心身症にあたる。これは，生活上のライフイベントの変化や日常生活のストレスが疾患に影響を与えている場合があてはまる。2つ目は，身体疾患に起因する不適応を引き起こしている群である。身体疾患の中でもとくに，気管支喘息，アトピー性皮膚炎，クローン病，悪性腫瘍などの慢性疾患では，慢性再発性に経過し改善の見通しが立ちにくいことが少なくなく，治療にかかる負担が大きい。それらによって，心理的苦痛や社会的・職業的機能の障害が生じ，心身医学的な治療の対象となる場合がある。3つ目は，身体疾患の治療・管理への不適応を引き起こしている群である。心理社会的要因によって服薬や医師からの指導を守れず，治療や経過に著しい影響を与えている場合がこれにあたる。
(坪井康次)
⇨心身医学，自律訓練法，バイオフィードバック療法，リラクセーション療法

【文献】日本心身医学会教育研修委員会 編 (1991)，Yoshiuchi K, Kumano H, Nomura S, et al. (1998), Holmes SD, Krantz DS, Rogers H, et al. (2006), 小牧元，久保千春，福土審 編 (2006)

心身相関

[英] mind-body correlation；psychosomatic correlation
[独] Seele-Leib Korrelation
[仏] esprit-corps correlation

ここではこころと脳の関係を問う心身問題は保留し，こころを脳の働きと措定したところでの定義となるが，こころと身体が互いに密接に関係し，複雑に影響を及ぼしあっていることを心身相関という。そのメカニズムは一つに集約できるものではなく，Cannon WB の緊急反応やホメオスターシス，Selye H のストレス学説，Pavlov IP や Bykov KM の条件反射学説，そして Freud S の精神分析学や，森田正馬の精神交互作用など，歴史的に参照されてきた理論は枚挙に暇がない [中川哲也 1994]。現代的にはそれらの流れに加えて，精神神経内分泌学，精神神経免疫学などの発展が大脳辺縁系・大脳皮質・視床下部を舞台とした心身相関をより精密に吟味する可能性を呈示している [入江正洋ら 1994]。また精神分析領域では，乳幼児精神医学の発展に伴い，情動が心的加工を経ずに身体化される状況が，乳幼児期の母子関係における不全による自己調節機能の未発達に起因するといった理論も展開されている [小此木啓吾 1985, Taylor GJ 1992]。
(髙野 晶)
⇨身体化，心身医学

【文献】入江正洋，手嶋秀毅(1994)，中川哲也(1994)，小此木啓吾 (1985d), Taylor GJ (1992)

心神喪失　➡責任能力

心神喪失者等医療観察法

[英] the Act on Medical Care and Treatment for Persons Who Have Caused Serious Cases Under the Condition of Insanity；Medical Care and Supervision Act

正式名称は「心神喪失等の状態で重大な他害行為を行った者の医療及び観察等に関する法律」。心神喪失等の状態で殺人，放火等の重大な他害行為を行った者（対象者）に対し，継続的かつ適切な医療とその確保のために必要な観察および指導を行うことによって，病状を改善し，同様の他害行為の再発防止を図り，社会復帰を促進することを目的とした法律であり，2005（平成17）年7月より施行された。

検察庁・裁判所において心神喪失・心神耗

弱者と認定され刑を免れた対象者について，検察官は，地方裁判所に対して審判の申立てを行う。処遇の決定は，地方裁判所に設置される裁判官1名と精神保健審判員（精神保健判定医名簿より事例ごとに選任される精神科医）1名とによって構成される合議体によって行われる。裁判所は，本法による医療の要否を評価するために，対象者を精神科病院に入院させ，精神保健判定医（精神保健指定医として5年以上の経験をもち，所定の研修を修了した医師）等に精神鑑定（医療観察法鑑定）を命ずる。合議体は，医療観察法鑑定書を基礎とし，検察官・対象者とその付添人（弁護士）の意見・資料，社会復帰調整官（精神障害者の保健および福祉に関する専門的知識を有する保護観察所の職員）作成の生活環境調査報告書，精神保健参与員（精神保健福祉士等）が選任されている場合にはその意見などを総合したうえで，決定を行う。決定には，入院決定，通院決定，本法による医療を行わない，の3種類がある。

入院決定を受けた対象者は，指定入院医療機関に入院する。指定入院医療機関（国公立病院）では，多職種協働チームによるきめの細かい治療が行われる。なお，退院・入院継続については，裁判所による決定が必要である。

通院決定を受けた対象者は，保護観察所による精神保健観察に付され，指定通院医療機関に通院する。保護観察所は，指定通院医療機関の管理者等と協議のうえ，処遇の実施計画を策定し，社会復帰調整官が対象者の観察・指導などを行う。精神保健観察の期間は原則3年間であるが，裁判所の決定により2年を超えない範囲で延長することが可能である。　　　　　　　　　　　　　　　　（五十嵐禎人）
⇨精神保健福祉法，責任能力，精神鑑定
[文献] 最高裁判所事務総局刑事局（2005）

心身論〔心身問題〕

[英] mind-body problem
[独] Leib-Seele-Problem
[仏] problème sur l'esprit et le corps

心と身体の関係に関する問題，およびこの問題に対する立論を指す。古来より哲学的には唯物論（身体のみに独立性を認め，精神をその属性・結果と見做す），唯心論（身体を精神の発現形態・知覚内容と考える），二元論（両者を独立した別個の実体と考える），一元論（両者が同じ一つの実体の二つの側面ないし発現と考える）の4つの立場があった。近代科学においてはデカルトの二元論が出発点となり，その後は唯心論（ドイツ観念論等）と唯物論の立場に分かれて心身問題が棚上げされていた時代を経て，19世紀後半以降の大脳生理学の飛躍的な進歩を受け，現代では心身問題は「大脳とその働き」という唯物論的な立場が中心となっている。しかし，精神は単なる大脳という物質的システムの結果ではなく，逆に精神活動が大脳に影響を与える側面もあるため，この問題の考究には医学的方法論のみならず哲学的な射程も必要と考えられる。　　　　　　　　　　　（小笠原將之）
⇨現象学
[文献] Jaspers K（1913/1948），McDougall W（1911），濱中淑彦（1983），澤田允茂（1984）

新生児マススクリーニング

[英] newborn screening for inborn errors of metabolism

すべての新生児を対象に先天性代謝異常ならびに先天性内分泌疾患の早期発見と早期治療を目的として，本邦では1977年から新生児マススクリーニングが実施され，大きな成果を挙げている。現在はフェニルケトン尿症，メープルシロップ尿症，ホモシスチン尿症，ガラクトース血症，先天性甲状腺機能低下症，先天性副腎過形成症がスクリーニングの対象疾患となっており，スクリーニングが陽性で

あれば，確定診断を行い，ただちに治療が開始される。これらの疾患は発見が遅れれば，知的障害あるいは早期死亡につながるため，生後1週間あたりで血液検査がなされ，症状の発症を防ぐことができる。このマススクリーニング事業は，全国どの地域でも出生した児はすべて無料で受けられ，発見されれば国の援助により治療を受けることのできる体制が確立している。国際的にみて，ドイツを除き，国の全地域で等しく実施しているところはない。 (日暮 眞)

⇨アミノ酸代謝障害，ホモシスチン尿症

[文献] Guthrie R (1966), 多田啓也，大浦敏明，北川照男ほか (1977)

真性てんかん　➡てんかん

神聖病

[英] sacred disease
[ラ] morbus sacer

古代ギリシャにおいて，てんかん発作は神意の発現とされそのように呼ばれた。Hippocrates はその著書『神聖病論』の中で，「この病気が他の病気と比較していささかも神秘的なものではなく」「どの病気にもあるような発生原因がある」「この病気を神秘的とみなすのは，この病気に対する経験不足，理解不足からくるもので」「神聖視したのは浄めとか呪文で治療を行っていた占い師，祈祷師，にせ医者のたぐいが自分たちの利益を守るためである」さらに，「この病気は脳に原因をもっており，粘液質の人に起こり，母胎内の段階から成長を始める」「したがって母胎内での粘液の流出を促すよう，人間の身体を調整する必要がある」などと述べている。このようにてんかんを脳の病とし，合理的な治療法の必要性を示唆した点は Hippocrates の功績と考えられる。てんかんは他に神聖病と同様な意味合いで，ローマ時代に偉大な病 (morbus major)，月の病 (morbus lunaticus)，集会病 (morbus comitalis) などと呼ばれた。 (窪田 孝)

⇨てんかん

[文献] 平井富雄 (1977), 秋元波留夫 (1998)

振戦

[英] tremor

身体の一部が，休止状態，運動中または姿勢保持に際して，本来の平衡のとれた位置を中心に，律動的に振動する不随意的な関節運動である。振戦は出現する状況により，身体が静止した状態で現れる静止時振戦，動作時にみられる動作時振戦に分類され，後者はある一定の姿勢をとっている時にみられる姿勢時振戦と，四肢を運動させている時にみられる，運動時振戦に分かれる。静止時振戦の代表として，パーキンソン病の際にみられる振戦があり，静止肢位において，手指に4～6 Hz の規則的なふるえが生じる。姿勢時振戦には甲状腺機能亢進症や本態性振戦がある。本態性振戦は姿勢時振戦を主症状とする原因不明の振戦で，通常，常染色体優性遺伝を示す。振戦は上肢と頭部にみられることが多く，頭が左右に回旋するように細かく揺れ，上肢挙上などの姿勢により出現する。また，動作時振戦には企図振戦が含まれ，多発性硬化症，小脳疾患などで生じる。 (坂村 雄)

⇨パーキンソン病，多発性硬化症，企図振戦

[文献] 平山惠造 (2010), 水野美邦 (2010)

振戦せん妄

[ラ] delirium tremens

アルコール症患者，常習的大量飲酒者が何らかの原因で突然飲酒を中断した際に，2～3日から数日後に現れる急性精神病状態であり，アルコール離脱せん妄ともいわれる。飲酒中断後前駆症状として不安，不眠，悪夢がみられ，次いで興奮状態を伴うせん妄状態がみられる。見当識は失われ，関連のない断片的な言動，小動物の幻視，振戦，自律神経症状が

みられ，向精神薬などの投与で鎮静に向かうが，重篤な場合は死の転帰をとることもあり，ときにウェルニッケ＝コルサコフ症候群に移行することもある。

（保崎秀夫）

⇨アルコール精神病

振戦麻痺 ➡パーキンソン病

深層人

[独] Tiefenperson

Kraus F の人格の層モデルによれば，意識された自我によるコントロールの及ばない，意識や行動の部分をいう。系統発生的に古い脳部分である脳幹と関連があると考えられている。Rothacker E によるエス層 (Es-Schicht)，情動層 (Emotionalschicht) といった概念に相当する。似たようなものが，情動精神 (Thymopsyche)，古代精神 (Paläopsyche)，生気人 (Vitalperson) の名の下に理解されている。これに対立するものが皮質人 (Kortikalperson) で，そこでは意識された自我による行動の制御が見て取れ，系統発生的により新しい脳部分である大脳皮質と関連があると思われている。

（古茶大樹）

⇨エス，情動，層理論，欲動

[文献] Peters UH (2007)

心臓神経症

[英] cardiac neurosis

器質的異常を認めないにもかかわらず，動悸，頻脈，胸痛などの心臓・脈管系の症状，および心気傾向を伴った強い不安感を主訴とし，しばしば呼吸苦，四肢の冷汗・しびれ感，めまい感などを伴う症候群である。類縁の概念としてダコスタ症候群 (Da Costa's syndrome)，soldier's heart，effort syndrome，神経循環無力症などがあるが，心臓神経症やこれらの病名は，近年，パニック障害，全般性不安障害，身体表現性障害，身体表現性自律神経機能不全などの DSM・ICD 病名にとって代わられつつある。治療は，神経症に準じて精神療法と薬物療法が基本である。後者の中心は抗うつ薬であり，特に SSRI がよく用いられる。

（水田一郎）

⇨ダコスタ症候群，全般性不安障害，身体表現性障害

[文献] 久保千春 (2009a)

深層心理学

[英] depth psychology

無意識の現象を探求する心理学的科学とそれによる治療的実践を意味する Bleuler E の造語。ヒステリー研究における抑圧された無意識の発見から始まり，夢の顕現内容の背後にある潜在的内容を探求した Freud S の精神分析によって深層心理学は確立されたが，Freud から決別して異なった観点から無意識的現象を理解するようになった Adler A の個人心理学や Jung CG の分析心理学を含めたものが深層心理学と呼ばれている。

（鈴木 龍）

⇨無意識，集合的無意識，夢，元型，精神分析，個人心理学〔アドラー心理学〕，分析心理学，フロイト, S., ユング，アドラー

[文献] Ellenberger HF (1970)

身体依存 ➡薬物依存（症）

身体化

[英] somatization
[独] Somatisation
[仏] somatisation

広義の解釈では，本来精神的な体験あるいは症状として経過すべき状況において，身体症状が発現することを指す。しかし学術的には専ら，より厳密な解釈が用いられる。すなわちヒステリー性転換とは異なった，心因性に身体諸器官に障害（器質性，機能性）をきたす経過という概念である。そのメカニズムとしては，自律神経系，神経内分泌系，神経

免疫系などの関与が推定される。なお、DSM-Ⅳ-TRにおける身体化障害（somatization disorder）は，慢性的な多彩な身体症状を訴えるがそれらを十分説明する病変が見出されない病態を総称しているが，転換症状をも含む。ICD-10においては，身体化障害には転換症状は含まず，一方それ以外の身体表現性障害（somatoform disorders）にも上記病態を共通にもつものがある。

精神分析の領域では，Freud S以来精神と身体のつながりに関心が途絶えることはなかったが，自我心理学的な心身医学の研究においては，乳幼児の心身未分化な精神生理学的過程が発達を経て分化する過程と，その退行による身体化が注目された。Schur M [1955]は以下のように身体化を論じた。乳幼児はホメオスターシスの乱れにより不安前駆状態を伴う混然とした状態となり，自律神経を介した反応が生起し，運動系により統合されない発散が行われる。その後生物学的には中枢神経系の発達やホメオスターシスの安定，精神機能としては自我機能の成熟が進む。それにより欲動のコントロール力が増し，内的な刺激を緩和しやすくなる。また，個体の内外からのさまざまな刺激が加わり不安が惹起されても，その処理は二次過程思考を経てなされるようになる。その結果，個体には自律神経系の反応や身体を用いた発散の必要は減じる。また，運動系における発散をより統合的合理的に利用することができるようになる。こうして脱身体化（desomatization）が進むのだが，危機的状況の中で自我の退行が起こると，再び処理できなくなった不安や衝動が自律神経系の反応を生じさせることになり，これを再身体化（resomatization）と呼んだ。

(髙野　晶)

⇨身体化障害，身体表現性障害
[文献] Schur M（1955）

身体化障害

[英] somatization disorder

ブリケ症候群に由来する疾患概念で，何らかの身体疾患や薬物の作用では説明できない多発性動揺性の身体症状が成人早期から反復してみられ，慢性に経過する疾患。女性に多い。症状は身体各部の疼痛，消化器症状（嘔気，嘔吐，鼓張，下痢など），性的ないし生殖器症状（性機能不全，月経に関する愁訴など），偽神経学的症状（協調運動障害，ふらつき，麻痺，脱力，嚥下困難やヒステリー球，失声，尿閉，痛覚消失，複視，盲，聾，けいれん，記憶喪失，意識消失など）など多彩で，不安や抑うつ，薬物乱用，顕著な対人葛藤を伴うことが多い。患者は依存的，演技的，自己中心的で，患者の語る病歴はあいまいで一貫しない。しかし，虚偽性障害や詐病のように意図的に症状を捏造して虚偽の訴えをしているわけではない。確立された治療法はないが，日常生活機能の回復を目標とし，定期的な診察により経過を追い，不要な手術や侵襲的検査を避ける。

(中尾和久)

⇨ブリケ症候群，身体表現性障害
[文献] Guze SB, Woodruff RA, Clayton PJ (1972)

身体管理　➡メディカル精神医学

身体自我

[英] body ego ; bodily ego
[独] Körper-Ich
[仏] moi corporel

Freud S [1923] は，自我の生成において自らの身体，とくにその表面に関する体験が重要であると考え，「自我は何よりもまず身体自我であり……」と述べ，自我を身体の表面に由来し，かつ精神装置への投影を包括する概念とした。すなわち身体自我を自我の基盤と捉えた。一方，現象学的自我心理学の立場からFedern P [1952] は自我を一つの主観的体験とみなし，自我感情により体験が統一化

自我化されるか否かで自我と非自我を分け，その境界を自我境界と呼んだ．その意味での自我を精神自我（mental ego）と身体自我（body ego）に分けた．さらに Schilder P が提唱した身体図式・身体像と比較検討し，身体自我は身体像が自我感情によって自我化したもので，覚醒状態では精神自我はつねに身体自我の内側にあるが，夢の最中のように身体組織が自我化されていないときには身体自我は消失しうるという．彼は，全身麻酔中の夢の研究により，精神自我と身体自我が区別されることを検証した． 〔高野　晶〕

⇨自我境界，自我意識［フェダーン］，身体像
[文献] Federn P（1953），Freud S（1923a）

身体醜形障害　➡**醜形恐怖**

身体主義者
[独] Somatiker

　精神障害の原因を身体的基盤に求め，それを精神的要因よりも上位に位置づけようとする研究者，臨床家の総称．それに対して心理的基盤を重視する心理派を心理主義者（Psychiker）と呼ぶことができる．精神医学の対象には，脳器質性精神障害のように明らかな身体的原因をもつ疾患がある一方で，原因が不明の内因性精神障害と呼ばれる疾患群もあり，さらに心理的原因を有すると考えられる神経症（不安障害）のような心因性疾患も含まれている．身体主義者は，これら内因性および心因性と称される疾患群においても何らかの身体的原因（たとえば病因遺伝子など）を追究しようとする．精神障害がすべて身体主義者のいうように身体に原因をもつのだとすれば，その治療法も薬物療法のような身体的治療となり，精神療法のような治療は精神医学から姿を消すであろう．身体主義者の多くは「精神病＝脳病」論者であるが，典型的な脳病論者とされる Griesinger W でも心因や社会的原因を否定していないので，身体主義だけで精神障害のすべての原因を説明できるかは疑わしい． 〔小俣和一郎〕

⇨グリージンガー
[文献] 西丸四方，西丸甫夫（1998）

身体図式
[英] body schema

　自分の身体各部の空間的，物理的な特性に関する内的な表象である．この表象は蓄積され，そのとき取っている姿勢と比較するための基準座標になる．身体図式の障害によって，自己の身体を意識させたり，身体各部を定位することが困難となる．身体図式は自己受容感覚，筋運動感覚，筋肉，関節，姿勢の感覚，触覚，皮膚感覚，内臓感覚，平衡感覚，視覚，聴覚，身体的な運動に関する感覚や物体と身体部位との接触などを通した過去，現在の情報の組み合わせによって作られる．身体像が意識的な表象であるのに対し，身体図式は無意識的な表象，あるいは意識に上る以前の活動であると区別されることが多い．外界の対象物と自己の身体では，その定位成績が乖離することは多く，身体図式概念の有用性を示している．このような体性感覚の統合は上頭頂小葉の機能であると考えられている．

〔種村留美〕

⇨身体像
[文献] 大東祥孝（1983），Schilder P（1923）

身体像
[英] body image

　自己の身体についての心像（認知）を呼ぶ．Wernicke C［1894］が somatopsyche として取り上げ，Bonnier P［1905］が身体の空間感覚の存在を想定した．Head H ら［1912］は「体位図式（postural schema）」の局在を大脳皮質に求めた．大脳病理学では四肢切断後の幻肢［Pick A 1915］および大脳病変後の麻痺の否認［Babinski J 1918］・失認［Gerstmann J 1958］・余剰幻肢［Gerstmann 1958］の検討

を通じて大脳皮質（頭頂葉）局在が論じられてきた。精神病理学ではSchilder P [1935]は自己愛的リビドーの対象とし，Szasz TS [1957]は自我と他者からみた自己身体の統合（自我-身体統合〔ego-body integration〕）とした。身体像を「身体図式（body schema）」と同一視する立場 [Schilder 1923, Gerstmann 1958] と，前者を意識化された自我心像，後者を身体運動の基礎となる無意識的機能とする [Head ら 1912, 大橋博司 1965] 理解がある。近年は脳可塑性の立場から，鏡映像フィードバック（mirror visual feedback）による身体像の変化が指摘されている [Ramachandran VS 2005]。　　　　（本田哲三）
⇨身体図式，幻肢〔幻影肢〕
【文献】Wernicke C（1894），Bonnier P（1905），Babinski J（1918），Gerstmann J（1958），Pick A（1915），Head H, Holms G（1912），Schilder P（1923），Szasz TS（1957b），大橋博司（1965），Ramachandran VS（2005）

身体的迫害妄想

[英] delusions of somatic persecution
[独] leiblicher Verfolgungswahn

「体に電波がかかってきてつらい」「歯の中に盗聴器がしかけられてこちらの動きを探られている」「夜中に足を切られてしまう」といった身体的主題と密接に関連した迫害妄想。体感異常を伴うことが多い。迫害妄想が身体的主題と密接に関連するのは，妄想的変化が本来身体の世界性の構造変化であるからだとすれば理解されやすくなる。Zutt J [1963] は人間的現存在の基盤として，生きられた世界をもつ身体の概念を提起する。人間がこうした世界をもつ身体であることには，現存在の秩序である立場と境界が属している。妄想とは立場の喪失の諸様式，すなわち境界剥奪，安全剥奪，基盤剥奪，圧倒などの存在秩序の変化による相貌的な力の競合にほかならない。このように妄想が世界に住まう身体の構造的変化であることによって，しばしば身体性と関連した迫害妄想として患者を圧倒すると考えられる。　　　　（仲谷　誠）
⇨迫害妄想
【文献】Zutt J（1963）

身体認知障害

[英] disorder of body awareness

身体認知の障害は，半側身体失認，ゲルストマン症候群，身体部位失認などが含まれる。これらの障害は，頭頂葉損傷にもとづいて出現し，言語や空間認知の障害とも関連する。半側身体失認では，右半球損傷後に左半身の存在を意識しなくなり，左半身の着衣が障害され，自分の手を見ても自分の手だと認識できなくなる。ゲルストマン症候群では，左右障害，失算，失書とともに，手指に限局した定位障害である手指失認が生じる。身体部位失認では自己の身体像が失われ，目，鼻，口，肘，肩，膝などの身体部位の同定が困難となる。　　　　（種村留美）
⇨半側身体失認，ゲルストマン症候群，自己身体部位失認
【文献】Denes G（1989），北條敬（2002）

身体表現性障害

[英] somatoform disorders

身体症状を訴えるが，それを裏づける器質的機能的身体疾患が認められない病態に対する診断名の総称。1980年のDSM-Ⅲで初めて採用され，DSM-Ⅳ-TRまでは身体化障害，転換性障害，心気症，疼痛性障害，身体醜形障害などが含まれたが，2010年時点でDSM-5では大幅な変更が提案されている（身体表現性障害は虚偽性障害や身体疾患に影響を与えている心理的要因とともにsomatic symptom disordersに再編する。身体化障害，心気症，鑑別不能型身体表現性障害，疼痛性障害をまとめてcomplex somatic symptom disorderとする。身体醜形障害は

不安障害の下に分類し，転換性障害と解離性障害を関連させる等)。ICD-10 では F4（神経症性障害，ストレス関連障害および身体表現性障害）に属し，身体化障害，心気障害，身体表現性自律神経機能不全，持続性身体表現性疼痛障害などから構成される。　(中尾和久)
⇨身体化障害，解離性障害／転換性障害，心気症，疼痛障害，身体表現性疼痛障害，醜形恐怖，虚偽性障害，自律神経失調症

身体表現性疼痛障害
[英] somatoform pain disorder

　心理的要因の強い慢性疼痛に対する DSM-Ⅲ-R の診断名。DSM-Ⅲ では心因性疼痛障害（psychogenic pain disorder），DSM-Ⅳ（および DSM-Ⅳ-TR）では疼痛性障害（pain disorder），ICD-10 では持続性身体表現性疼痛障害（persistent somatoform pain disorder）に相当する。DSM での用語の変更は，必ずしも心因が明確にできないことや，器質的病変とは釣り合わない痛みも含めるためになされた。通常，不安や抑うつを伴い，鎮痛薬依存も合併しやすい。また，ドクターショッピングや外科的手術の要求もしばしばみられる。診断に際しては，反射性交感神経性ジストロフィーやカウザルギー（RSD/CRPS），種々の頭痛や顔面痛，顎関節症，線維筋痛症などの疾患，うつ病など痛みを呈する精神疾患，虚偽性障害や詐病の鑑別を十分に行う必要がある。治療は，安定した治療関係の下での認知行動療法的アプローチが推奨される。　(中尾和久)
⇨心因性疼痛，疼痛性障害，線維筋痛症
[文献] 中尾和久（2000a）

診断基準
[英] diagnostic criteria

　一般に，ある特定の疾患の診断を下す際に基準となる重要な臨床症状や検査異常値を羅列したもの。「診断を下すためには，以下の基準の三つ（またはそれ以上）が過去12ヵ月の間に存在すること」というように明確な基準を設けたものを，操作的診断基準という。適切な診断基準によってより均一の患者群を抽出することができる。その目的は，①病態解明だけでなく，それぞれの医療機関や医師の間での，②治療成績や，③転帰の比較検討を可能にすること，そして，④疫学的調査への有用性である。したがって，診断基準は個々の患者での診断を正確に行うためのものではない。

　現在，診断基準が臨床現場でよく用いられる身体疾患としては，関節リウマチや全身性エリテマトーデスなどの膠原病があるが，これの疾患の原因がまだ十分に解明されていないことやそもそも単一疾患かどうかも不明であることがその理由である。適切な診断基準には感度（sensitivity）と特異度（specivity）のバランスが求められ，その作成には十分な検討が必要となる。

　精神医学においてもほとんどの疾患が原因不明なため，診断基準が有用である。しかしながら 1980 年以前までは本格的な診断基準は皆無で，精神科医間の診断信頼性は極端に低く，国際的な比較などは到底できない状況にあった。これらの問題を解決するために，米国精神医学会による公式診断基準 DSM-Ⅲ [1980] が作成された。また，世界保健機関（WHO）による ICD-10 [1992] も同様である。重要な点は，客観的な検査法がほとんどなく，臨床症状のみに依存せざるをえない（＝症状記述主義）精神疾患に関する診断基準では，感度と特異度のバランスの前に，まずその診断の高い妥当性（validity）と信頼性（reliability）が求められることである。そのため DSM では，さらに妥当性と信頼性を高めるための診断基準の改訂に向けて，DSM-Ⅲ の刊行直後から個々の疾患に関するさまざまな情報の蓄積に努め，その結果1987 年には DSM-Ⅲ-R，そして 1994 年には

DSM-IVと継続した改訂がなされてきた。つまり，DSM診断基準がbestでもbetterでもなく，その時点ではgood程度のものでしかない。原因不明の精神疾患の診断基準は，病因・病態だけでなく，治療反応性や転帰，疫学などに関する新たな情報が十分に得られた時点で，また新たな診断基準へと進化し続けていく宿命にある。精神科医には診断基準に翻弄されるのではなく，それらの本質を見抜き，それを治療的に有効活用する姿勢が重要である。

疾患分類には，カテゴリー的(categorical)分類とディメンション（dimensional）方式がある。前者は現在DSM-IVやICD-10で主に用いられ，精神疾患を定義する特徴を記した基準の組み合わせにもとづいて病型に分ける，つまり，臨床症状を各カテゴリーによって割り付けるものである。しかしながらこの分類方式は，①分類された一群が均一である時，②各分類間の境界が明確である時，そして③他の分類とは相互背反的である時，最も有効なため，そもそも精神疾患での使用には限界がある。一方，ディメンション方式は，各要素の数量化にもとづいて分類し，分散が連続的で明瞭な境界線をもたない現象の記述に最も適する。つまり，ディメンション方式は，症状の重症度を「症状なし」から「重度」まで評価することで，カテゴリー方式では閾値以下であった臨床的特徴も記述でき，個々の患者へのより適切な治療を提供できるかもしれない。一方で，数量的なディメンション式記述はカテゴリー式病名に比べ，はるかになじみのないことや生き生きとした描写にも欠けるなどの欠点もある。したがって，どちらが精神疾患の分類に適しているかはまだ合意がなされていない。なお，カテゴリー診断アプローチを損なうことなくDSMにディメンション要素を追加するために，重症度や他の臨床所見を用いて症状をカウントし，カットポイントを設定するという提案もなさ

れている。　　　　　　　　　　（塩入俊樹）
⇨疫学的精神医学，信頼性／妥当性，DSM，ICD
[文献] American Psychiatric Association (1987a, 2000), World Health Organization (1992, 1993)

診断面接
[英] diagnostic interview

診断のための面接を診断面接と呼び，通常は精神科診断のための面接を指す。精神医学における面接は，基本的には診断面接から治療面接へという順序で進む。だが，通常の精神科診療においては，初回面接は診断的面接であっても，途中から治療的面接に変化してゆくのが通例で，診断面接と治療面接を区別して行うことは少ない。ただ，以下の二つの意味で用いられる場合は，診断面接が治療面接と区別して行われる。

一つ目は，操作的診断基準での診断のための面接である。操作的診断基準においては，誰が面接しても同じ診断に至ることが望まれるため，面接において観察したり尋ねる事柄や順序などあらかじめ定めておくことで，誰が面接したかによる診断の違いを小さくすることができる。この定められた手順に従って行う面接を構造化面接（半構造化面接）と呼んでいる。

二つ目は，専門的精神療法に導入する前に行われる診断面接である。とくに精神分析および精神分析的精神療法においては，治療に入る前にまず，患者の病態，患者の理解，動機づけ，精神分析的治療の可否などを評価するため，1〜数回の面接が行われることがあり，診断面接と呼んでいる。これは，精神分析および精神分析的精神療法が行われ始めた頃から，自由連想法による治療中に精神病状態に陥るなど，精神分析的治療が適切でない患者が少ないながら存在したことに関連している。つまり，その専門的治療の適応になるのかどうかを判断するとともに，適応であれば，どのように治療を進めれば良いかという

今後の方針を決めることが第1の目的である。次に，治療開始後も患者の理解や協力，そして治療動機を維持するためには，患者の病態や問題点，治療の可能性などについて，あらかじめ患者に説明し納得を得ることが第2の目的である。病態の見立てや患者の理解，治療の適応や治療方針のための面接は予備面接とも呼ばれる。また，精神分析療法が適応かどうかを判断するために一定期間行われる精神分析療法は審査分析と呼ばれる。　(村上伸治)
⇨構造化面接／半構造化面接，予備面接
[文献] 小此木啓吾（2002a）

心的因果性

[仏] causalité psychique

　Lacan Jは，狂気をたんなる器質的疾患とみなすことはなかった。学位論文『人格との関係からみたパラノイア性精神病』[1932] において，精神病の症状は「心因発生」の観点から解明されている。パラノイア患者エメの迫害妄想（およびその果ての行為化）が自罰の欲望（およびその根底をなす罪責感）へと帰されるように，「意味」の範域に属する狂気の現象は「人格」を構成する諸要素の関数として捉えることができる。忘れてはならないのは，Lacanがこうした「心的因果性」の概念を，とりわけEy Hの器質力動論へのアンチテーゼとして提示するとき，そこでは「自由のリミット」としての狂気が問題になっているということである。Eyが狂気を「自由への侮辱」と名ざしたのにたいし，Lacanはそれを「自由の最も忠実な同伴者」と呼ぶ。というのも，イマーゴによって形成される「自我」とその背後に住まう「存在」の根源的な不一致こそが「心的因果性」の主様相をなす以上，狂気は人間主体のいかなる自由な活動をも縁取らずにはおかないからである。　(立木康介)
⇨狂気，エメ[症例]，自罰パラノイア，器質力動論

[文献] Lacan J（1932, 1966a）

心的エネルギー

[英] psychic energy
[独] seelische Energie

　Freud S [1894] によって提示された概念であり，心的装置の活動とすべての心的な出来事に使われていると仮定されたエネルギーである。物理的なエネルギーと同じように量的なものである。経済論的観点の中心をなすものであり，力動的観点を支えるものである。

　Freud [1894] は，心的エネルギーについて「皮膚の表面に広がっている電気的な負荷と同様，記憶の痕跡の上に広がっているもの」として，観念や心的表象に注ぎ込まれる（備給）と考えた。備給の対象が自由に変化し可動性がある自由エネルギーと一定の対象に拘束された不可動性の拘束エネルギーの二つに分け，前者は一次過程を特徴づけており後者は二次過程を特徴づけるとした。

　Freud [1923] は，性的エネルギー（リビドー）と攻撃エネルギーという二つの異なるエネルギーを提案し，この両要素が融合し，脱性化され脱攻撃化されるというプロセスの結果，中立的なエネルギーとなるとした。

　(門田一法)

⇨リビドー
[文献] Freud S（1894, 1923a）

心的外傷　➡トラウマ

心的外傷後ストレス障害
➡PTSD〔外傷後ストレス障害〕

心的決定論

[英] psychic determinism
[独] psychischer Determinismus
[仏] déterminisme phychique

　Freud Sによる精神分析理論の基本的概念の一つ。人間の行動や精神現象は，決して気

ままなものでも偶発的なものでもない。すべての心的活動と出来事には意味と原因があり、それに先立つ心的出来事によって決定されており、その観点から理解されうるといった考え方。表面的には無秩序で理解できないような心的内容、たとえば夢や言い間違いなどでさえ、物理的あるいは身体的現象と同様に、法則によって決定され支配されている。心的決定論は、精神分析的方法論の基本ルールに理論的根拠を与えている。被分析者は、心に浮かんだことはたとえそれが見当違いで無秩序にみえたとしても何でも話すことになっている。その考えや感情、行動に対する連想はしばしば隠されてきた無意識の動機を明らかにする。心的決定論は無意識の理解とともにFreudの精神分析の中軸となる考えであり、今日の力動精神医学の基本的前提をなす概念となった。　　　　　　　　　　　　　（古井博明）
⇨夢［精神分析］、言い間違い、無意識［精神分析］
[文献] Freud S（1900）、Brenner C（1955）

シンデレラ症候群

［英］Cinderella syndrome

　Dauring Cによる小説［1981］が刊行されてから語られ始めたので、題名を取ってシンデレラコンプレックスという用語で語られることが多い。女性は他人に面倒をみてもらいたいという潜在的願望があるために、創造性を充分に発揮できない不全感をもつという。フェミニズム運動の勃興と関連して語られるようになった言葉であって、医学概念ではない。
（清水將之）

心内失調

［英］intrapsychic ataxia
［独］intrapsychische Ataxie
［仏］ataxie intrapsychique

　Stransky Eにより提唱された統合失調症の基本的障害。精神内のそれぞれの機能は保たれているが、その協調に不統一（Diskordanz）が生じていることが想定されているため、失調の語が充てられている。とりわけ、思考や表象とそれに関連した情動の不統一が問題とされる。思考と情動の解離はBleuler Eの分裂概念に影響を与え、不統一はChaslin Pの不統一精神病の論文においても相当するものとして言及されている。（小林聡幸）
⇨基本障害
[文献] Stransky E（1904）

神秘体験

［英］mystical experience
［独］mystische Erfahrung
［仏］expérience mystique

　知識や観念・概念ではなく、日常的・科学的世界とは異なる次元で生起する、自己と超越的存在と直接に一致する宗教体験のこと。イスラーム、キリスト教、ヒンドゥー教、仏教などで神秘体験を中心に据える宗教的立場がみられ、修道・修行・観想・離脱といった宗教行為に伴って到達することが多い。意識状態の変化と関係しており、エクスタシーはその一形式とされる。宗教的にはこの体験により自己の生や世界に対する新たな意味づけ・新たな価値観などの自覚が拓かれる。James Wは神秘体験について、救済を求める自己に生の新たな転換をもたらす事態とみなした。

　精神医学的にはLhermitte Jが超自然的要素としての神秘体験を伴う「神秘家」（mystiques）の存在を認め、精神症状などによる類似体験を示す「見せかけの神秘家」（faux mystiques）と区別した。神秘体験と精神病の関係は宗教精神病理学の研究領域である。
（森口眞衣）
⇨エクスタシー、ジェームズ、宗教精神病理学
[文献] James W（1901-1902）、Lhermitte J（1952）

神秘的解釈
［英］anagogic interpretation
［独］anagogische Deutung

　Silberer H［1914］によって用いられた夢の各要素の解釈方法の一つ。夢の要素の哲学的倫理的な意味を解釈する方法である。夢の要素は性的願望の象徴的意味を表すとともに習慣，宗教，神話などにみられるような，より高尚な精神的象徴的意味をもつという。
　もう一つの方法は，Freud S［1900］が『夢判断』で提起した，夢の要素を無意識の小児性欲的願望の表れとして解釈する方法であり，Silberer は，分析的解釈と呼んだ。

〔門田一法〕

[文献] Silberer H (1914), Freud S (1900, 1922a)

神秘的合一
［英］mystic union

　宗教的には神秘体験の頂点または中核に生じるとされる，絶対者（神や仏など）との一致や合一といった密接な関係が至福の境地として体験されること。精神医学的には自己と自己以外のもの（神あるいはそれ以外の超越的存在として）との合一・融合が体験ないし確信されること。宗教的体験としての神秘的合一とは異なる可能性があり，自我同一性や外界・他者との境界が失われる自我障害の状態，被影響感などとの関連が考えられている。

〔森口眞衣〕

⇨神秘体験，自我同一性

人物画テスト
［英］Draw-A-Person Test

　もともとは，子どもの描く人物画が発達とともに変化していくことから，Goodenough F が児童の精神年齢を測定するために人物画を描かせたことに始まり，非言語的知能検査として用いられていた。その後，人物画に投映される自己概念や他者認知の仕方，現実検討力などのパーソナリティ特性を捉える目的で用いられるようになった。実施法としては，高橋雅春ら［1991］によると，A4 判の用紙2枚と HB の鉛筆2～3本と消しゴムを用意し，絵の上手下手は関係ないが丁寧に描くことや，写生をしないことなどを注意してから，「人を1人描いて下さい。顔だけではなく全身を描いて下さい」と教示する。描き終わると，その人物の性別を尋ね，新しい用紙に，反対の性の人物を描くよう教示する。その後，描かれた人物について，年齢や性質など質問する。解釈に際しては，全体的評価，形式分析（どのように描かれたか），内容分析（どんな人物を描いたか）を統合して行っていく。

〔小野田直子〕

⇨文章完成テスト，TAT
[文献] 高橋雅春, 高橋依子 (1991)

人物誤認
［英］delusional misidentification

　人物を誤って認知することをいう。統合失調症をはじめとする精神疾患や脳器質性疾患で出現する。人物誤認の研究は，1923 年 Capgras J と Reboul-Lachaux J が報告した慢性系統妄想病の M 婦人のソジー（ある人に生き写しの他人）の錯覚から始まった。この報告では，既知の人（多くは患者にとって重要な他者）がそっくりの人によって置換したと確信される症状が記載され，さらに自分自身にも双子の替え玉が出現している。その後，1981 年に Christodoulou GN らは，このカプグラ症候群，特定の人物が複数の他人の外観に変装して迫害するなどというフレゴリの錯覚，相互変身症候群，自己分身症候群，重複記憶錯誤などを含めて，妄想性人物誤認症候群（delusional misidentification syndrome）としてまとめている。神経基盤は，右半球の前頭葉や側頭葉という報告が多い。〔船山道隆〕

⇨二重身，カプグラ症候群，フレゴリ症候群，重複記憶錯誤，妄想性人物誤認症候群
[文献] Capgras J, Reboul-Lachaux J (1923), Chris-

todoulou GN, Malliara-Loulakaki S (1981)

深部脳刺激〔DBS〕
［英］deep brain stimulation

　精神神経疾患における運動機能や情動・認知機能の改善を目的として，視床や大脳基底核などの脳深部に定位脳手術にて電極を留置し，前胸部皮下に埋設した刺激発生装置から慢性的に電気刺激を行う治療方法。効果が不十分な時や副作用が出現した際は，強度，持続時間，頻度といった刺激条件の調整を行うことが可能である。本邦ではパーキンソン病に対して保険適応が認められており，現在欧米を中心に大うつ病性障害，強迫性障害の難治例を対象とした治験が実施されている。

（村山桂太郎）

⇨パーキンソン病
［文献］ 深谷親，山本隆充，片山容一（2008），板倉徹，小倉光博，西林宏起，ほか（2008）

深部脳波
［英］deep brain electroencephalogram

　頭皮上脳波記録では十分な情報が得られない場合に行う，いわゆる頭蓋内脳波記録のことである。主にてんかんの外科的治療に際しててんかん原性焦点を決定するために行われる。頭皮上脳波に比べ振幅が高く，アーチファクトが入りにくいなどの利点があるが，外科的処置可能な専門の施設で行う必要がある。記録方法としては線状の電極を主に海馬，扁桃核などに刺入する深部記録（depth recording）と呼ばれる方法と，シート状に配列した複数の皿状電極を硬膜下に置いて記録する硬膜下記録（subdural recording）がある。深部電極は主に定位脳手術装置を用いて刺入される。てんかん原性焦点の決定に際しては，深部記録と硬膜下記録を同時記録して行う場合が多い。また頭皮上脳波記録と同じく頭蓋内脳波記録も電極を留置して長時間モニタリングを行う場合がある。

（窪田 孝）

⇨てんかん外科
［文献］ 大熊輝雄（1983），渡辺裕貴，渡辺雅子（1998）

新フロイト派
［英］neo-Freudism
［独］Neo-Freudismus
［仏］néo-freudisme

　第二次世界大戦前，Meyer A，White WAなどの影響を受けながら，ヨーロッパから亡命した精神科医とアメリカの精神科医の交流の中で生まれた，精神分析の影響を受けた一派。Freud Sのリビドー論に反論し，現実の対人関係や社会文化的背景を重視したことが特徴である。新フロイト派には，独自の統合失調症治療論を展開し「関与しながらの観察」「精神医学は対人関係の学問である」と述べた Sullivan HS，Sullivan の影響を受けながら統合失調症の精神療法を行った Fromm-Reichmann F，人間の成長と社会構造との関連について述べ，神経症の原因としての基底不安（basic anxiety）の概念を提唱した Horney K，人間存在と社会との矛盾に関係に注目し『自由からの逃走』『愛するということ』を著した Fromm E，女性の立場から女性心理の研究を行った Thompson Cなどがいる。

（重田理佐）

⇨サリヴァン，フロム-ライヒマン，ホーナイ，フロム
［文献］ 阪本健二（1978）

シンボル　➡象徴

信頼区間
［英］confidence interval；CI

　観察されたデータから，真の値はどの範囲にあると推定されるかを表現する方法。95%信頼区間とは，100回観察を繰り返し，その都度95%信頼区間を計算すれば，これらのうち95回は真の値を含んでいるであろうという意味である。やや不正確な言い換えをす

ると，真の値はこの95%信頼区間の中にあると95%の自信をもっていえるという意味である。95%信頼区間や99%信頼区間という使い方をする。95%信頼区間による推定と，有意水準5%での検定とは表裏の関係にある。たとえば，エフェクトサイズが0.3（95%信頼区間：0.1から0.5）のようにゼロをまたいでいないとき，このエフェクトサイズは$p<0.05$で有意にゼロと異なるといえる。

(大森一郎)

⇨効果サイズ〔エフェクトサイズ〕
[文献] 古川壽亮（2000）

信頼性／妥当性
[英] reliability/validity

ある現象を診断・評価するときに，その診断・評価方法は信頼性と妥当性を備えていなくてはならない。信頼性とは，同一の対象を複数回測定したときに同じ結果が得られる程度をいう。妥当性とは，その測定方法が測定しようとするものをどのくらい正しく測定しているかの程度をいう。信頼性は，内的整合性による信頼性（internal consistency reliability）と，外的信頼性に分かれる。後者はさらに評定者間信頼性（inter-rater reliability）と，評定者内信頼性（intra-rater reliability，再検査信頼性 test-retest reliability）に分かれる。妥当性は，内容妥当性（content validity），基準妥当性（criterion validity），構成概念妥当性（construct validity）に分かれる。

(古川壽亮)

⇨エビデンス
[文献] 古川壽亮（2000）

心理教育
[英] psychoeducation

教育的手法を用いた心理社会的治療方法。治療や援助において必要な知識や技能を，精神障害者やその家族が的確に習得することにより，再発防止や主体的な療養と社会参加，すなわち良好な長期予後を目指す。①知識や情報の伝達と共有による疾患や障害の理解の向上，②ストレス対処技能や問題解決技能の改善，③お互いの助け合い（ピア・サポート）を基本構造とし，集団での教育セッションの有無，単家族か複数の家族グループか，当事者を含むか否かで，いくつかの実施方法がある。家族はケアテイカーであるだけでなく協働して治療にあたる者として位置づけられる。脱施設化により精神障害者の家庭におけるケアの重要性が増したこと，ストレス脆弱性モデルの提唱，家族の感情表出（expressed emotion；EE）と再発との関連についての研究成果などを背景に，1980年頃から欧米において，統合失調症を対象とした心理教育プログラムが次々に開発された。日本に紹介されたのは1980年代後半であるが，家族会活動が高まりをみせ家族教室が普及しはじめる中で，心理教育的家族療法（psychoeducational family therapy）として紹介されたため，心理教育といえば家族教室と同義というように，しばしば本来より狭義に捉えられてきた。その効果については，各国のランダム化比較試験において，家族への心理教育的アプローチによる再発予防効果が明らかにされており，メタ解析においても家族への介入が再発率を減少させることが確かめられている。一方，患者本人への心理教育はまだ相対的に少ないものの，有意な再発率の低下が示されてきている。また，近年は統合失調症のみならず，気分障害，摂食障害，認知症などに対象疾患が広がりつつある。

(根本隆洋)

⇨家族教室，EE〔感情表出〕，脱施設化，脆弱性－ストレスモデル
[文献] Anderson CM, Reiss DJ, Hogarty GE (1986), Kuipers L, Leff J, Lam D (1993), Falloon IRH, Boyd JL, McGill CW (1982, 1984)

心理劇　➡サイコドラマ

心理検査
[英] psychological test

　被検者に一定の条件の下で特定の課題を課し、その応答や課題解決の過程における行動特徴から能力やパーソナリティなどの心的特性を明らかにする目的で作成された心理学的な測定法の総称。心理テスト。臨床的には1906年にフランスのBinet AとSimon Tによって作成された知能検査に始まるといわれている。心理検査には知能検査、作業検査、パーソナリティ検査など多くの種類がある。臨床的には検査目的や検査状況に応じていくつかの検査でテスト・バッテリーを組んで実施する。とくに、診断のための情報を必要とする場合には、構造化された検査（知能検査や質問紙法のように妥当性、信頼性、客観性が検討されて標準化されている）と構造化がゆるい検査（ロールシャッハテストやTAT、SCT、描画法のように刺激が曖昧で回答の自由度が高く、そこに被検者の個別性が表れやすい）でバッテリーを組むことが、被検者の心的特性を多面的に捉える上で重要である。心理検査は、診察場面における数回の面接や観察では捉えられない多くの情報を比較的短時間で得ることができるので、精神科に限らず医学領域では広く用いられている。

（深津千賀子）

⇨知能検査、パーソナリティ検査
[文献] 馬場禮子（1997），深津千賀子（1998）

心理自動症
[英] psychological automatism
[仏] automatisme psychologique

　19世紀末にJanet Pが提唱した階層的な心のモデル。彼は心の機能の仕方を、過去を保存し再生する活動と、総合と創造に向けられた活動という二つに分け、前者を人間活動の低次形態と考えた。心理的緊張（tension psychologique）が低下すると、創造的な活動が減少するため、保存的な思考や行動が意識・意志の統制を離れて出現する。彼はこの状態を心理自動症と呼び、この統制されない内的傾向を作動させる意識のレベルを下意識（subconscience）と呼んだ。　（針間博彦）
⇨心理的緊張／心理的力、下意識、無意識、ジャネ
[文献] Janet P (1889)

心理社会的ストレス
[英] psychosocial stress

　ストレスに関する学説や研究成果としては1930年代後半に発表されたSelye Hの汎適応症候群やHolmes TH, Rahe RH [1967]による社会的再適応評定尺度などが有名であるが、現在多くのストレス研究の前提となっているのはLazarus RS, Folkman S [1984]によるストレス理論である。同理論では、引き金となる出来事であるストレッサーと、ストレッサーによって引き起こされるストレス反応の間に認知的評価やコーピングという変数の介在を想定しており、これらをより適応的に変容させることによって同じストレッサーにさらされた場合でも、ストレス反応をコントロールできると考える。このストレス理論とストレス反応を弱めることが再発防止につながる、とする脆弱性ストレスモデルを踏まえると、心理教育やカウンセリングで認知的評価を適応的なものに変容させたり、Social Skills Trainingを用いて出来事への対処（コーピング）を学ぶことは、薬物療法と合わせ、精神疾患に対する有効な治療法であると考えられる。　（佐藤さやか）
⇨汎適応症候群、脆弱性-ストレスモデル、SST
[文献] Holmes TH, Rahe RH (1967), Lazarus RS, Folkman S (1984)

心理的緊張／心理的力
[仏] tension psychologique/force psychologique

　Janet Pは当時流行したエネルギー論的視点を基に、人間の行動や病理を、その心理的

エネルギーを原動力とし，それらを上位水準に保って精神活動効果をあげるという図式を提示し，独特な精神病理学を構想した。それを説明する二つの重要な基礎概念が，心理的エネルギーの総量を意味する心理的力と，それらを高位に保って行う「高級な傾向性が活動する程度」を示す心理的緊張である。いずれも生得的要素もあるが，それを蓄積し，無駄な漏出を回避し，有効に使用して行為を完遂することで，そうした円環が形成され，安定・強化されるという治療論を構想した。Schwartz L はこうした Janet の理論をもとに，心理的力（F）と心理的緊張（T）の多寡（＋－）を交差させて4象限からなる典型像を描き，さまざまな人間の創造パターンや病理現象を統一的に描き出し，その理解をもとにした精神療法を創り上げた。なお心理的緊張には「心的緊張」あるいは「心理的張力」という訳語が当てられることがある。

(江口重幸)

⇨ジャネ，心的エネルギー
[文献] Ellenberger HF (1950), Janet P (1932), Schwartz L (1951)

心理テスト　➡心理検査

心理枕〔精神枕〕
[英] psychological pillow

緊張病のカタレプシー（姿勢常同）症状の一つで，患者は仰向けに臥床し，まるで枕で横になっているように，頭と両肩を浮かせている姿勢をとり続ける。頭を下げようとしても抵抗する。カタレプシーは，このような奇妙な体勢の保持に加えて，しかめ顔や尖り口など表情としても現れる。緊張病では，カタレプシーの他に，無言症，昏迷，語唱，拒絶症，姿勢常同，蠟屈症，常同症，被影響性亢進，反響現象，命令自動，衒奇症などが特徴的である。

(神庭重信)

⇨緊張病〔緊張病症候群〕，反響現象，わざとらしさ，常同症，昏迷，拒絶症，無言症，語唱
[文献] Fink M, Taylor MA (2003)

尽力的顧慮（の排除）
[独] einspringende Fürsorge

Heidegger M は『存在と時間』で，存在論的な意味における「配慮」（対象を「用具的存在者」とする）と，「顧慮（Fürsorge）」（対象を「現存在」とする）を規定し，さらに後者には尽力的顧慮と垂範的顧慮の二つの極があると論じた。Boss M [1957] は尽力的顧慮が本来当事者が抱えるべき悩みを割り込んで代行して引き受け，解決してしまうため当事者を依存的・被支配的状態に陥らしめるおそれがあることに着目し，こうした姿勢の排除に努めたのが，中立性・受動性や医師としての分別を掲げている Freud S の精神分析の態度であったと述べた。すなわち，悩みを悩みとして本来的に被分析者に与え返し，依存・被支配ではなく自らによって自由になることを援助する，Heidegger の垂範的顧慮に準ずる態度を見出したのである。さらには，Freud の基本姿勢の意義を現存在分析の立場から読み解いた。なお，小此木啓吾 [1961] が，フロイト的治療態度としてまとめたものの中には上記も含め総括されている。

(高野 晶)

⇨現存在分析，フロイト的治療態度
[文献] Boss M (1957), 小此木啓吾 (1961)

心理療法　➡精神療法

神話
[英] mythology

精神分析の Freud S が神話を活用する方法は，ギリシャの「エディプス王」の悲劇から，子が両親に対して抱く愛と憎しみのコンプレックスの名をとったことで広まった。また Jung CG は夢や患者の妄想や幻覚の内容が神話の主題やイメージと類似することを見出し，

神話を生み出す元型の場所として個人の無意識の下層に集合的無意識があると仮定した。わが国では北山修がイザナギ・イザナミ神話から「見るなの禁止」論を展開したが，古澤平作や小此木啓吾の「阿闍世コンプレックス」とともに日本の物語分析は，西欧の父親コンプレックスの議論と比べ，いずれも母に対する罪意識を重視している。長い間人々に真実だと信じられ，神聖視され，主に言葉で伝えられ，広く共有されてきた神話の分析は，普遍的な思考を抽出できる可能性があり，罪や宇宙の起源を語るために，文学や人類学と相互に影響し合いながら，科学研究における「モデル」に類似の社会的役割を果たし，臨床モデルとしても活用されるだろう。　（北山　修）
⇨集合的無意識，阿闍世コンプレックス
[文献] 古澤平作（1932），北山修（1982）

水銀中毒
[英] mercury poisoning ; mercurialism

　無機水銀とメチル水銀（有機水銀）の中毒では症状が異なる。急性中毒は塩化水銀，シアン化水銀などの誤飲，水銀蒸気の大量吸入でみられ，意識障害やけいれんを起こして死亡する。慢性期には焦燥や抑うつ，時に幻覚や性格変化を惹起する。環境汚染によるメチル水銀中毒では，求心性視野狭窄，四肢や口周囲の異常感覚，触痛覚の低下，小脳性運動失調，構音障害，難聴などが特徴である。大脳皮質とくに視覚野，頭頂葉一次体性感覚野，側頭葉一次聴覚野，さらに小脳皮質の顆粒細胞層の変化が著明である。胎児に移行し重篤な脳障害を起こす（胎児性水俣病）。（天野直二）
⇨工業中毒
[文献] 白川誉史，加藤進昌，今井秀樹（2004）

遂行機能〔実行機能〕
[英] executive function

　目的のある一連の行動を有効に行うために必要な，計画・実行・監視能力などを含む複雑な認知機能である。遂行機能が障害されると，身体機能，視覚・聴覚などの感覚器の障害，記憶障害や失行・失認といった認知機能障害がないにもかかわらず，目的にあった形での行動や，新奇かつ複合的で決まりきったやり方がないようなことが，うまくできなくなる。一般に遂行機能障害をもつ患者は，気が散りやすく，行動修正に問題があり，社会生活上不適当な振る舞いをしがちである。近年，脳損傷ことに前頭葉損傷などによる認知・行動の障害を論じるときには，必ずといっていいほど耳にする言葉であるが，ちょっとみただけでは異常が感じられないこともあり，臨床上見過ごされやすい概念でもある。遂行機能という言葉を，神経心理学の立場から初めて明確に定義したのはLezak MDであろう。彼女によれば遂行機能は「意志もしくは目標の設定」「計画の立案」「目的ある行動もしくは計画の実行」「効果的に行動すること」といった4つのコンポーネントに分けられると説明されている。

　前頭前野損傷により遂行機能障害が生じることが多いが，前頭前野機能と同義ではない。臨床的には明らかに遂行機能障害を認める患者が，従来の前頭葉機能検査上では異常を認めないこともよくあるし，後部脳損傷例において遂行機能障害が認められることもある。前頭前野内の損傷例においては，損傷部位により障害の形式に違いがみられることが知られている。一般的には，前頭葉背外側損傷例ではワーキングメモリの障害や前頭葉機能検査で成績の低下が生じやすく，思考の柔軟性などに問題が生じる。眼窩部・腹内側部損傷例では，言語・知能・記憶検査だけでなく，ワーキングメモリ検査，前頭葉機能検査も成績低下を示さないことがあるが，衝動性の亢

進や不適切な情動反応などにより社会的行動が障害されやすい。　　　　　　　　（田渕　肇）
⇨作業記憶
【文献】Lezak MD（1995），田渕肇（2006），田渕肇，加藤元一郎（2009）

錐体外路症状
［英］extrapyramidal symptom
［独］Extrapyramidalsymptom
［仏］sémiologie extrapyramidale

　錐体外路系とは錐体路以外の大脳皮質から中脳被蓋を経由して脊髄に至る，皮質線条体路，皮質網様体路，線条体，淡蒼球，黒質，赤核，ルイ体，上丘，前庭核などを総称する用語として使用されていたが，今日では錐体路に対立する意味で引用されることは少ない。すなわち昨今，錐体外路症状とは主として大脳基底核の障害によって発現する神経症状を意味する。とくに視床や他の諸核との線維連絡が存在する線条体は，この神経症状の発現の重要な責任部位である。しかしこれら基底核の諸核は相互にネットワークを形成しているので，一つの症状が必ずしも一定の諸核の障害に対応して発現するとは限らない。錐体外路症状と小脳症状とが併存する疾患もあるが，一般的には小脳症状は錐体外路症状には含まれない。

　錐体外路症状の基本的な症状は，筋トーヌスの障害や不随意運動，あるいは随意運動の調節障害である。筋トーヌスの障害には，ハンチントン舞踏病のように筋緊張が低下して運動亢進する（hypotonic-hyperkinetic）タイプや，パーキンソン病のように筋緊張が亢進（固縮）して運動が低下する（hypertonic-hypokinetic）タイプがある。不随意運動には振戦やジストニア，ジスキネジア，バリスムス，ミオクロニーなどがある。片側バリズム（片側バリスムス，ヘミバリスムス）のように，必ずしも両側性に生じるとは限らない。また随意運動の調節障害としては，無動症や動作緩慢，寡動などの運動減少が生じるタイプと，反対に多動や過動のように運動過多を呈する場合もある。アカシジア（akathisia）のように，身体全体の不快感や不穏感，あるいは焦燥感のために，じっと座っていられず，そわそわと絶えず四肢や体幹を動かしたり，立ち上がって歩かざるをえなくなるものもある。このためアカシジアは静座不能とも称される。このアカシジアは歩いたり体を動かすことで，不快感や焦燥感が減弱ないし消失する。またアカシジアはときにむずむず脚症候群（レストレスレッグス症候群あるいは下肢静止不能症候群と同義）を合併する場合もある。むずむず脚症候群は「むずむず感」に代表される下肢の異常感覚が，主に夜間入眠期に出現することによって不眠や日中の眠気を呈する病態である。このアカシジアを含めて，上述した振戦やバリスムス，ジストニア，ジスキネジアなどのさまざまな錐体外路症状は，大脳変性疾患や脳血管障害などのような脳器質性障害に起因する神経精神疾患が原因で発現する場合だけではなく，主に抗精神病薬などの服薬に起因して発現する場合もあり，これらは一括して薬原性錐体外路症状と称される。なお，薬原性錐体外路症状には急性ジストニアや遅発性ジスキネジアと呼ばれるように，薬剤投与後早期に発現する急性のものと，投与後しばらく経ってから発現する遅発性のものなどがある。

　これらの錐体外路症状の評価スケールにはさまざまなものがあるが，非薬原性の錐体外路症状であっても，臨床的には主に薬原性錐体外路症状の評価尺度を応用して評価する場合が多い。代表的な評価尺度には Simpson GM ら［1970］が考案した錐体外路症状の神経学的評価尺度（Simpson-Angus EPS）や本邦で開発された薬原性錐体外路症状評価尺度（Drug Induced Extra-Pyramidal Symptoms Scale；DIEPSS）［稲田俊也，中谷真樹，安井正ほか1995；Inada T, Yagi G 1995, 1996］，

Barnes アカシジアスケール（Barnes-AS）[Barnes TRE 1989]，あるいは本邦でも信頼性が確立された日本語版がある異常不随意運動評価尺度（Abnormal Involuntary Movement Scale；AIMS）[Inada, Yagi 1995] などがある。

(堀口 淳)

⇨大脳基底核，線条体，ハンチントン病，パーキンソン病，振戦，むずむず脚症候群〔下肢静止不能症候群〕，遅発性ジスキネジア

[文献] Simpson GM, Angus JWS (1970), 稲田俊也, 中谷真樹, 安井正ほか (1995), Inada T, Yagi G (1995, 1996), Barnes TRE (1989)

水頭症

[英] hydrocephalus

ヒトの脳の中では脳脊髄液の産生・循環・吸収が行われている。この3段階のどこかが障害され髄液が過剰に脳室内に貯まり，周囲の脳組織を圧迫した結果，症状が出現した状態を水頭症と呼ぶ。水頭症にはいくつかの観点からの複数の分類法がある。すなわち，先天性と後天性，閉塞性（非交通性）と交通性，急性と慢性，特発性と二次性，高圧性水頭症と正常圧水頭症などである。先天性水頭症の原因としては Chiari Ⅰ型奇形・Ⅱ型奇形，Dandy-Walker 奇形などがある。後天性の原因としては，脳室内出血，髄膜炎・脳炎，頭部外傷，脳腫瘍などがある。閉塞性水頭症は，脳腫瘍や奇形などにより髄液循環路が閉塞されたために起こる水頭症である。交通性水頭症は，クモ膜顆粒などでの髄液吸収障害のために起こる水頭症で，髄膜炎やクモ膜下出血の後に起こることが多い。また稀ではあるが髄液の過剰産生を起こす脈絡叢の腫瘍による交通性水頭症もある。水頭症の症状は脳室内の圧力が高くなるために生じるのであるが，年齢や圧の高まる度合いや進行速度などによってさまざまである。乳幼児期では頭囲の拡大という形で代償され，症状が乏しいことがある。一般的には頭痛，嘔吐，ふらつき，視力障害，過敏性，意欲低下，意識障害，運動障害などが多い。しかし，近年，注目を集めている高齢者の特発性正常圧水頭症では，急激な症状発現はなく，歩行障害，認知障害，排尿障害などが徐々に潜行性に進行する。診断には頭部 MRI が有用で，脳室拡大や非交通性の原因となる異常所見が明らかにできる。治療法はシャント術である。日本では脳室腹腔短絡術がよく行われている。その他，高齢者に対しては腰部クモ膜下腔腹腔短絡術が，中脳水道狭窄症患者に対しては内視鏡を用いた第3脳室底開窓術が行われるようになってきた。シャントチューブにも近年，進歩があり，術後に圧較差を調節できる可変式差圧バルブが現在よく用いられるようになり，術成績が向上している。

(数井裕光)

⇨脳脊髄液，精神遅滞，認知症

随伴陰性変動

[英] contingent negative variation；CNV

Walter WG ら [1964] によって発見された最初の代表的な事象関連電位である。CNV は一定間隔で一対の刺激（警告刺激S1と命令刺激S2）を提示し，S2後に一定の反応（ボタン押し等）をさせる「警告-命令刺激課題」を行わせた際に，S1-S2 間に前頭・中心部優位に出現する陰性方向への緩徐な電位変動である。CNV は命令刺激に対する被験者の能動的構えである予期に関連して（随伴して）出現する電位であると考えられている。CNV は早期に前頭優位に出現する初期 (early) CNV と後期に中心部優位に出現する後期 (late) CNV からなる。初期 CNV は定位波 (orienting wave)，後期 CNV は期待波 (expectancy wave) とも呼ばれる。CNV の振幅は，注意，覚醒，意欲，期待，動作準備等の心理的過程と関連するとされている。臨床的には，局在性脳障害ではその該当部位に，広汎性脳障害では広範に CNV の低下がみられる。また統合失調症やうつ病，全般性

不安障害では振幅が低下し,強迫性障害では振幅が増大するとの報告がある。近年,脳波とfMRIとの同時計測により,CNVに一致した活動が両側視床,前帯状回,補足運動野に認められ,CNVの振幅は視床皮質間の相互作用により制御されているとする機能モデルが提唱されている〔Nagai Yら2004〕。

(平野羊嗣)

⇨事象関連電位

[文献] Walter WG, Cooper R, Aldridge VJ, et al. (1964), Nagai Y, Critchley HD, Featherstone E, et al. (2004)

睡眠

[英] sleep

中枢神経系の睡眠中枢により積極的に引き起こされる一定時間続く移動や外界の注視など活動の減少ないし停止で,刺激に対する反応性低下を伴う。睡眠中は,一定の肢位をとり,閉眼した状態となる。これに加えて適切な刺激によって完全に覚醒することができる点が睡眠の条件となる。意識障害は,覚醒中枢など脳の覚醒にかかわる神経機構の障害で完全に覚醒できない状態であり,適切な刺激を行っても覚醒しない点で睡眠と異なる。睡眠は,先行する覚醒による脳の疲労に応じて睡眠を発現させる恒常性睡眠調節機構と,1日のうちの一定時間,体内時計により起こる身体の休息に一致して脳を休める概日リズム睡眠調節機構の二つのメカニズムによって制御されている。この二つの機構による睡眠発現の理解は,二過程モデルとして広く知られている。恒常性睡眠調節機構は,長く起きていればいるほど,睡眠不足が続くほど睡眠への欲求が強くなるメカニズムで,断眠により脳波で睡眠徐波が増加し睡眠が深くなることが明らかになっている。この背景には,覚醒中に,睡眠を誘発する睡眠物質が蓄積することにより起こると考えられている。概日リズム睡眠調節機構は,睡眠が起こるタイミングを制御し,毎晩一定時刻になると自然に眠たくなり,一定時刻になると覚醒する現象を支えている。これにより,体内時計の発振する概日リズムにしたがって昼行性動物では夜間に,夜行性動物では昼間に睡眠を発現させる。徹夜をした後に,心身の疲労感は覚醒している時間に比例して高まるが,昼になってから横になっても安定して睡眠できないのは,習慣的に覚醒する時刻を過ぎると身体は体内時計により覚醒に適した状態になっているからである。健常人の場合,夜間睡眠時間は,年齢とともに減少する。脳波を用いた研究から,25歳で約7時間,45歳で約6.4時間,65歳で約6時間というメタアナリシスが発表されている。極端に睡眠が短い場合,極端に長い場合には,高血圧,糖尿病,うつ病などの罹患リスクが上がることが報告されている。哺乳類の睡眠は,脳波で脳活動の低下を表す睡眠徐波が出現し,主に脳が休むノンレム睡眠と,脳波で脳活動があまり低下せず,活発な眼球運動がみられる一方で全身の筋が弛緩するレム睡眠に分けられる。ノンレム睡眠とレム睡眠は一定の周期で交互に現れ,レム睡眠中には夢見体験を伴う。

(内山 真)

⇨概日リズム,レム〔REM〕睡眠／ノンレム〔NREM〕睡眠,睡眠物質,睡眠脳波,夢

[文献] 内山真(2008), Ohayon MM, Carskadon MA, Guilleminault C, et al. (2004)

睡眠覚醒スケジュール障害 ➡概日リズム睡眠障害

睡眠覚醒リズム障害 ➡概日リズム睡眠障害

睡眠過剰症

[英] hypersomnias

過眠症とも呼ばれる。2005年に改訂された国際睡眠障害分類では,睡眠過剰症は,①カタプレキシー(情動脱力発作)を伴うナルコレプシー,②カタプレキシーを伴わないナ

ルコレプシー，③反復性過眠症（クライネ＝レヴィン症候群，月経関連睡眠過眠症を含む），④長時間睡眠を伴う特発性過眠症，⑤長時間睡眠を伴わない特発性過眠症，⑥行動起因性睡眠不足症候群（behaviorally induced insufficient sleep syndrome）等に分類されている。睡眠過剰症では日中の我慢できない眠気を訴える。診断は，主観的な眠気評価として，Epworth Sleepiness Scale を用い，客観的な眠気の評価としては，Multiple Sleep Latency Test（MSLT）や Maintenance of Wakefulness Test（MWT）を用いる。いずれの睡眠過剰症においても，MSLT で睡眠潜時は平均8分以下であると定義づけられている。ナルコレプシーはカタプレキシーを伴うものと伴わないものの二つに分けられ，MSLT では2回以上のレム睡眠が出現すればナルコレプシーと診断される。しかし，行動起因性睡眠不足症候群でも MSLT にてレム睡眠が出現しやすいため，鑑別が必要である。行動起因性睡眠不足症候群では，睡眠時間が平日に比べ，休日に増加するという特徴がある。また，ナルコレプシーでは脳髄液中のオレキシン濃度の低下や，ヒト白血球抗原である HLA の DQB1*0602 の陽性を認める。ナルコレプシーの治療は，過度の眠気に対してはモダフィニールやメチルフェニデートなどの中枢神経刺激薬と，カタプレキシーに対して，クロミプラミンやミルナシプランなどの抗うつ薬を用いる。 (内村直尚)
⇨ナルコレプシー，反復性睡眠潜時テスト〔MSLT〕
[文献] American Academy of Sleep Medicine (2005)

睡眠時驚愕症〔睡眠驚愕障害，夜驚症〕

[英] sleep terror

睡眠時随伴症のうち，ノンレム（NREM）睡眠からの覚醒障害に分類される。主にノンレム睡眠の多い夜間前半に出現する。覚醒反応時，強い恐怖を示す叫び声，頻脈や呼吸促迫，発汗，瞳孔拡大などの自律神経症状や暴力的な行動が出現するが，多くは覚醒後に想起不能である。外部刺激による覚醒は困難で，意識障害を伴う錯乱状態を呈する。小児期に好発し，思春期以降には消失する。ストレスや精神疾患が誘因となり，治療は三環系抗うつ薬などが使用される。 (西田慎吾)
⇨睡眠時随伴症
[文献] 井上雄一 (2009)

睡眠時後頭部一過性陽性鋭波

[英] positive occipital sharp transient of sleep ; POSTS

1952年 Gibbs FA らによって発見され，1974年に Vignaendra V らによって，POSTS と名づけられた。通常，ノンレム睡眠の睡眠段階1と睡眠段階2に出現することが多く，深（徐波）睡眠で出現することはまれで，レム睡眠に出現することはない。POSTS は，両側後頭部（一側性のこともある）に陽性鋭波（約 $50\mu V$）として出現する。健康成人の約60〜80％に認められ，小児では，陽性棘波様に出現し，高齢者にも認められる。 (橋爪祐二)
⇨レム〔REM〕睡眠／ノンレム〔NREM〕睡眠
[文献] Gibbs FA, Gibbs EL (1952), Vignaendra V (1974)

睡眠時周期性四肢運動障害

[英] periodic limb movement disorder

睡眠中に主に下肢に周期的に発現する不随意運動である周期性四肢運動によって生じる睡眠障害である。周期性四肢運動は主としてバビンスキー反射に類似した母趾の背屈と足関節の背屈とが複合したミオクローヌス様の運動であり，19世紀後半に Mitchell SW [1890] が"the nervous legs syndrome"と記載したことに始まり，Symonds CP [1953] は"nocturnal myoclonus"と呼称した。周期性四肢運動は生理的にも観察され，加齢とともに

増加する．むずむず脚症候群の患者の大部分は，この運動を有する．診断には睡眠ポリグラフ検査が必要で，0.5～5秒程度の持続時間の母趾の背屈運動が5～90秒間隔で周期的に繰り返し出現するため，中途覚醒による熟眠障害などが生じ，昼間の眠気や倦怠感をきたす〔American Academy of Sleep Medicine 2005〕．プラミペキソールやクロナゼパムなどが薬物治療として使われる． (堀口 淳)
⇨バビンスキー反射，むずむず脚症候群〔下肢静止不能症候群〕
[文献] Mitchell SW (1890), Symonds CP (1953), American Academy of Sleep Medicine (2005)

睡眠時随伴症

[英] parasomnias

睡眠中に繰り返し起こる望ましくない身体現象の総称であり，異常行動ないし自律神経系の変化を伴う．これらは不完全な覚醒や，覚醒と睡眠あるいは睡眠段階間の移行期に起こる障害である．睡眠時随伴症は大きく分けて，ノンレム睡眠からの覚醒に関連した病態，レム睡眠に関連する睡眠時随伴症，その他の睡眠時随伴症の3つに分類される．

ノンレム睡眠からの覚醒に関連した病態は，いわゆる「寝ぼけ」であり，睡眠からの不完全な覚醒により症状が出現する．代表的なものに，錯乱性覚醒，睡眠時遊行症，睡眠時驚愕症の3つがある．これらは睡眠段階3，4の徐波睡眠期に起こるため，夜間睡眠の前半に起こりやすい．エピソード中は完全に覚醒させることは困難であり，通常は健忘を伴う．原因は，脳の覚醒系の未成熟に加え，睡眠不足，身体的・精神的疲労などの誘因が関与して発症，増悪すると考えられている．小児発症（夢中遊行と共に夜泣きの形態を示す）が多く，一般的に予後は良好で，自然軽快することが多いが，一部にてんかんと鑑別を要する場合があることに注意を要する．成人発症の場合は比較的慢性化することが多く，薬物治療が必要となる場合が多い．

通常レム睡眠に関連する睡眠時随伴症は，レム睡眠行動障害，反復性孤発性睡眠麻痺，悪夢の3つに分類される．レム睡眠行動障害は，本来筋緊張が低下しているべきレム睡眠中に，筋緊張の低下が起こらないことにより生じる．夢体験に一致して寝言，手足の行動が生じることが特徴的で，時に暴力的な行動のために受傷することがある．高齢男性に多く，時にパーキンソン類縁疾患へ発展することがある．睡眠麻痺は，一般的に金縛りといわれるものであり，ナルコレプシーに特徴的な症状であるが，健常人においても睡眠不足・睡眠覚醒リズムの障害により生じることがある．その他の睡眠時随伴症として，睡眠関連唸り，遺尿症，頭内爆発音症候群，睡眠関連幻覚，睡眠関連食行動障害などが存在するが，いずれも頻度は低い． (作田慶輔)
⇨睡眠段階，レム〔REM〕睡眠／ノンレム〔NREM〕睡眠，睡眠ポリグラフィー，睡眠時遊行症，睡眠時驚愕症〔睡眠驚愕障害，夜驚症〕，レム睡眠行動障害，睡眠麻痺，ナルコレプシー，夜間遺尿
[文献] 足立浩祥，杉田義郎 (2009), American Academy of Sleep Medicine (2005)

睡眠時電気的てんかん重積状態〔ESES〕

[英] electrographic status epileptics during slow-wave sleep

小児にのみ認める非けいれん性てんかん重積（NCSE）．脳波所見上同定され，徐波睡眠期に棘・徐波複合がほぼ連続的（24時間脳波で85％以上）に出現し，覚醒時にはその結果としての脳機能障害を呈する．当該脳波異常に一致する臨床的発作はないか捉え難く，知的退行が初診時の主訴にもなりえるので，subclinical SE の名称もある．徐波睡眠期に棘・徐波複合を連続的に伴うてんかん（CSWS：4～5歳発症），陰性ミオクローヌスを伴う非けいれん性 SE（NSENM），非定型良性部分てんかんなどを含んで ESES syn-

drome とされる。後二者では半側優位の CSWS を呈す。　　　　　　　　　（大澤真木子）
⇨棘・徐波複合

睡眠時無呼吸症候群
[英] sleep apnea syndrome；SAS

睡眠時呼吸障害（sleep disordered breathing；SDB）とも呼ぶ。SAS は国際睡眠障害分類において，①中枢性無呼吸，②チェーン＝ストークス呼吸障害，③閉塞性無呼吸症，④睡眠時低換気症等に分類されている。SAS の診断は，終夜睡眠ポリグラフ（PSG）によって行われる。無呼吸低呼吸指数（AHI）が 5 以上で，昼間の眠気などの自覚症状があるもの，あるいは AHI が 15 以上のものが睡眠時無呼吸症（症候群）と診断できる。上記 4 つの無呼吸症のうち，最も多いのが閉塞性無呼吸症（OSAS）である。中高年の男性に多く，最大の危険因子として肥満が挙げられる。日本人は欧米人に比べ肥満の頻度は少ないが，日本人も欧米人と同等の割合で OSAS を発症している。その原因の一つとして，日本人の顎顔面の形態（下顎後退や小下顎）が挙げられている。OSAS の発症のメカニズムは，肥満や扁桃肥大，鼻中隔湾曲症，アレルギー性鼻炎などによる上気道の狭窄である。OSAS は高血圧症，心不全，虚血性心疾患，脳血管障害，糖尿病，脂質異常症，夜間頻尿，逆流性食道炎などのさまざまな合併症を引き起こす。また，集中力低下や意欲低下，抑うつ気分などの気分障害などの精神疾患を引き起こすこともある。治療は，AHI が 20 以上では経鼻的持続陽圧呼吸療法（n-CPAP）が用いられ，AHI が 20 未満や 20 以上でも n-CPAP を使用できない場合は口腔内装置（マウスピース）が使われる。また減量などの生活指導も重要である。　　（内村直尚）
⇨ AHI〔無呼吸低呼吸指数〕，CPAP〔持続気道陽圧療法〕

[文献] American Academy of Sleep Medicine (2005)

睡眠時遊行症
[英] sleepwalking

睡眠時遊行症（夢遊病ともいう）は，睡眠時随伴症のうちノンレム睡眠からの覚醒障害に分類される［American Academy of Sleep Medicine 2005］。睡眠時遊行症は小児期に多く，通常は徐波睡眠からの覚醒中に始まり，夜間睡眠の最初の 1/3～1/2 の時間帯に好発する。睡眠時遊行症は睡眠中に歩き回るなどの一連の複雑な行為からなるもので，単に起き上がるだけのものから，他の部屋に行って水を飲む，車を運転し長距離移動するなどの行動をとる場合もある。エピソード中の記憶については，想起困難なことが多いが，手がかり再生されることもある。断眠が最も有力な誘因であり，閉塞性睡眠時無呼吸・周期性四肢運動などの睡眠妨害現象，不慣れな環境での睡眠，発熱，身体的・精神的ストレス，中枢神経系抑制薬なども睡眠時遊行症の誘因となる。上述した誘因をとり除くことで対応可能なことが多いが，慢性化する場合には，抗うつ薬などによる治療の対象になる。　　（阿部高志）
⇨睡眠時随伴症

[文献] American Academy of Sleep Medicine (2005)

睡眠障害
[英] sleep disorders

睡眠障害は，睡眠に関連した疾患を総称したものであり，夜間睡眠の量・質に異常が生じているもの（不眠症），睡眠のタイミングが社会生活の望ましい時間帯からずれこんでいるもの（概日リズム睡眠障害），夜間睡眠が十分量得られているにもかかわらず日中に眠気を呈するもの（過眠症），睡眠時呼吸障害（多くは夜間呼吸停止を繰り返す睡眠時無呼吸症候群），睡眠中の不随意な異常運動（睡眠時運動障害），主に意識障害下で異常行

動が生じるもの（睡眠時随伴症）などに大別される。睡眠障害に属する疾患数は，睡眠障害国際診断分類［American Academy of Sleep Medicine 2005］によると90以上に達する。この中には，不眠症や過眠症のように，症状が明瞭に自覚されるものもあるが，自覚症状は夜間不眠ないし日中過眠だが原因となっている現象は運動・呼吸の異常である場合や（睡眠時呼吸障害や運動障害など），睡眠時随伴症のように異常行動が周囲で問題視されているのに本人はほとんどまったく気づいていない場合もある。睡眠障害では，上に挙げたような異常現象による苦痛だけでなく，二次的な精神症状（抑うつ・不安症状など）の発現，QOL悪化，睡眠時呼吸障害にみられるような心血管系合併症の発現，睡眠時随伴症でしばしばみられるような本人・周囲の受傷リスクの増大などが問題視される。

　睡眠障害の診断にあたっては，本人の自覚症状と家族からの客観的な睡眠状態に関する情報の聴取が基本となるが，睡眠の質・量の定量評価，異常現象の評価のためには，終夜にわたる睡眠ポリグラフ検査が必要となる。治療にあたっては，他の疾患と同様，病態に応じた薬物療法ないし生理学的治療が必要だが，不眠症を対象とした睡眠薬，過眠症治療のための精神刺激薬，生体リズム変位のための光治療，睡眠時呼吸障害治療のための鼻腔持続陽圧呼吸や口腔内装置などが治療の主役になっている。

（井上雄一）

⇨不眠症，概日リズム睡眠障害，睡眠過剰症，睡眠時無呼吸症候群，睡眠時随伴症，睡眠ポリグラフィー，睡眠薬，高照度光照射療法

［文献］ American Academy of Sleep Medicine (2005), Kaneita Y, Ohida T, Uchiyama M, et al. (2006), Sasai T, Inoue Y, Komada Y, et al. (2009)

睡眠障害国際分類

［英］International Classification of Sleep Disorders；ICSD

　国際的に通用する最初の睡眠障害分類としては1979年に米国で作られた睡眠と覚醒障害の診断分類が挙げられる。この分類の特記すべき点は，夜間睡眠の障害に加えて，日中覚醒を維持することができない覚醒障害，睡眠・覚醒スケジュール障害，睡眠中の異常な現象である睡眠時随伴症の4つのグループがまとめられた点である。これをもとに，1990年に睡眠障害国際分類が作られた。この分類では，終夜睡眠ポリグラフ検査や反復睡眠潜時検査などの検査所見をもとにした分類がなされた。2005年には睡眠障害国際分類第2版（ICSD-2）が発表された。ICSD-2には85の睡眠障害診断名が挙げられており，大きく8項目に分類されている。第1のグループ，不眠症では，寝床に入って眠れないために日中のQOLが低下するという形で不眠症の定義がなされた。第2のグループである睡眠関連呼吸障害には，中枢性睡眠時無呼吸症候群，閉塞性睡眠時無呼吸症候群，睡眠関連低換気／低酸素血症候群が含まれる。第3の，呼吸障害に起因しない過眠症はナルコレプシーや特発性過眠症などの中枢性過眠症が入る。第2版から特発性過眠症が長時間睡眠を伴うものとそうでないものに分けられ，より臨床的な分類となった。第4の概日リズム睡眠障害は概日リズム特性による睡眠相後退症候群や睡眠相前進症候群などの障害と，時差症候群や交代勤務症候群などの人為的睡眠覚醒スケジュールの乱れにもとづく症候群を含む。第5番目は，睡眠時随伴症で睡眠中に起こる望ましくない身体現象と定義され，異常な行動，情動，知覚，夢，自律神経異常などを含む。第6の睡眠関連運動障害には，レストレスレッグス症候群や周期性四肢運動障害などの睡眠中の骨格筋緊張に関連した疾患がまとめられた。第7のグループには，長時間睡眠

などの正常範囲内，未解決の孤発症状，第8がその他となっている．それぞれに診断基準，疫学，検査所見，鑑別診断，治療，病態生理などが示されている．2010年に日本睡眠学会編の日本語訳が出版されている．　(内山　真)
⇨不眠症，睡眠時無呼吸症候群，睡眠過剰症，ナルコレプシー，概日リズム睡眠障害，睡眠相後退症候群〔睡眠相遅延症候群〕，睡眠相前進症候群，時差症候群，むずむず脚症候群〔下肢静止不能症候群〕，周期性四肢麻痺
[文献] 内山真，大川匡子 (2008), American Academy of Sleep Medicine (2005)

睡眠相後退症候群〔睡眠相遅延症候群〕

[英] delayed sleep phase syndrome

概日リズム睡眠障害の一亜系であり，ICD-10では睡眠覚醒スケジュール障害に含まれる．いったん睡眠時間帯が遅くなると戻すことができず，早くに就床しても朝方まで入眠できない．入眠すると比較的安定した睡眠が得られ，遅い時刻まで起きられない．睡眠時間帯の遅れのために定刻に出勤・登校できず，社会生活上の障害が出現する．無理に早く起きると，頭痛，頭重感，食欲不振，易疲労感など心身の不調が高頻度に出現する．高照度光療法では，起床できる時刻より少し前から照射し概日リズムを前進させる．

(内山　真)
⇨概日リズム睡眠障害，高照度光照射療法，概日リズム
[文献] 内山真 (2009b)

睡眠相前進症候群

[英] advanced sleep phase syndrome

睡眠時間帯が通常より極端に早まったまま慢性的に固定している状態である．患者は，夕方から強い眠気があるため20時前には就床を余儀なくされ，深夜に目覚める．通常の時刻まで起きていようと努力しても，夕方からの眠気のために覚醒していられない．高齢者に多い．若年発症例は，家族歴をもつ場合が多い．治療としては，朝における体内時計のリズムの位相前進を防ぐため，一定時刻までサングラスなどで高照度光を遮ることが効果的な場合がある．高照度光療法は，夕方から眠るまでの時間帯に行う．

(内山　真)
⇨概日リズム睡眠障害，概日リズム，高照度光照射療法
[文献] 内山真 (2009b)

睡眠段階

[英] sleep stages

脳波は，睡眠の深さによって波形や周波数などが変わり特徴的な脳波パターンを示すので，そのパターンから睡眠の深さを知ることができる．これを睡眠段階とよび，これまでRechtschaffen Aら [1968] の国際判定基準に従って分類されてきたが，2007年にAmerican Academy of Sleep Medicineにより新たな判定基準が作成されている [AASM 2007]．睡眠段階判定には，脳波，眼球運動，頤筋筋電図の記録（睡眠ポリグラフ）が必要である．

①覚醒：安静時に閉眼すると，周期的なα波（周波数8〜13 Hz）が後頭部優位に出現する．AASM判定基準では，後頭部におけるα波が30秒記録区間（1エポック）あたり50%を超える場合と明記されている．開眼すると，比較的低電位のさまざまな周波数が混在した脳波活動を示す．眼球運動は，開眼時には瞬きや急速眼球運動（rapid eye movements；REMs）で構成され，覚醒水準が低下すると閉眼時に眼球が緩やかに動く緩徐眼球運動（slow eye movements；SEMs）になる．頤筋筋電図電位は相対的に高い．②睡眠段階1：閉眼時に1エポックあたりのα波の占める割合が50%未満となり，θ波（3〜7 Hz）の目立つ比較的低電位のさまざまな周波数の脳波が混在し，頭頂部鋭波（vertex sharp wave）が出現するようになる．眼球運動はSEMsがみられ，頤筋筋電図電位は相対的に高い．③睡眠段階2：比較的低

電位のさまざまな周波数の脳波に,散在的に紡状の紡錘波(spindle:12～14 Hz,持続0.5秒以上)および二相性のK複合波(k-complex:持続0.5秒以上)が出現する。眼球運動は消失し,頤筋筋電図電位は相対的に高い。④睡眠段階3および睡眠段階4(徐波睡眠):δ波(2 Hz以下,振幅75μV以上)が出現し,δ波の占める割合が1エポックの20%以上を占めると睡眠段階3,50%以上を占めると睡眠段階4と判定する。AASM判定基準では睡眠段階3および4を集約し,前頭部において0.5～2 Hzのδ波が1エポックに20%以上占める場合としている。眼球運動は消失し,頤筋筋電図電位は相対的に低くなる。⑤睡眠段階REM:比較的低振幅でさまざまな周波数の脳波に加えて,しばしば鋸歯状波がみられる。眼球運動はREMsがみられ,頤筋筋電図の電位は最も低い。

(有竹清夏)

⇨睡眠脳波,レム〔REM〕睡眠/ノンレム〔NREM〕睡眠,睡眠ポリグラフィー
[文献] Iber C, Ancoli-Israel S, Chesson A, et al. (2007), Rechtschaffen A, Kales A, ed. (1968)

睡眠調節中枢

[英] neural mechanisms of sleep regulation

長い時間覚醒していると,脳内には睡眠物質が蓄積する。その一つであるアデノシンは,睡眠中枢である視床下部前部の腹側外側視索前野(ventrolateral preoptic area;VLPO)を活性化する。活性化したVLPOは,覚醒中枢である視床下部後部の結節乳頭核(tuberomammillary nucleus;TMN)や,脳幹に存在する覚醒中枢である青斑核(locus coeruleus;LC),縫線核(raphe),外背側被蓋核(laterodorsal tegmental nucleus;LDT),脚橋被蓋核(pedunculopontine tegmental nucleus;PPT)に対して抑制性のGABAニューロンを投射する。その結果,覚醒中枢の活動は抑制されnon-REM睡眠が引き起こされる。さらに,中脳や前脳基底部は,視床に対するアセチルコリンの放出量を減らすことで,末梢からの感覚入力に対する皮質の応答を弱め,睡眠の発現・維持に貢献していると考えられる。一方,REM睡眠の中枢は脳幹に存在する。その中でも,LDTとPPTに存在する,REM睡眠時のみ,あるいは覚醒とREM睡眠に先行して活動が上昇するタイプのアセチルコリン細胞は,REM睡眠の発現やREM睡眠時の大脳皮質の賦活化に関与し,LCのアルファ近傍の網様体は,REM睡眠時に特有な筋緊張消失に関与していると考えられている。

(浅岡章一)

⇨青斑核,縫線核,レム〔REM〕睡眠/ノンレム〔NREM〕睡眠,睡眠物質,生体リズム,視交叉上核,概日リズム,概日リズム睡眠障害
[文献] 北浜邦夫 (2009), Saper CB, Scammell TE, Lu J (2005)

睡眠てんかん

[英] sleep epilepsy

睡眠時に発作が出現するてんかんで,入眠直後と覚醒1～2時間前に多い。睡眠てんかんは,単純部分発作の約9%,複雑部分発作の約31%に認められ,主にノンレム(NREM)睡眠,とくに浅眠期やノンレム-レム(REM)の移行期に起こりやすい。全般性強直間代発作においても,その約半数に睡眠中の発作を認め,ノンレム睡眠中や中途覚醒時に好発する。局在性発作発射は側頭葉てんかんではレム睡眠で抑制されるが,一部の前頭葉てんかんではレム睡眠期に賦活される場合もある[加藤昌明 2001]。

(中村真樹)

⇨レム〔REM〕睡眠/ノンレム〔NREM〕睡眠,てんかん,強直間代発作,発作発射〔発作放電〕,側頭葉症候群
[文献] 加藤昌明 (2001)

睡眠導入剤 ➡睡眠薬

睡眠脳波

[英] normal human sleep

脳波，眼球運動，筋電図を同時に記録する睡眠ポリグラフ（polysomnography）を用い，睡眠の状態を客観的に捉えるもので，ノンレム（non-REM；NREM）睡眠とレム（REM）睡眠に大別される。R＆Kの国際基準［Rechtschaffen Aら 1968］ではノンレム睡眠を第1段階から第4段階まで（stage 1～4）の4つに分類し，レム睡眠（stage REM）と合わせて5つの段階に分けている。ノンレム睡眠のうち第3，4段階を合わせたものを徐波睡眠（slow wave sleep）という。一晩の睡眠は，ノンレム睡眠とレム睡眠が90～120分周期で4～5回繰り返される。新生児ではレム睡眠と徐波睡眠が各々50％近くを占め，3～5歳になると，レム睡眠は成人と同じ20％まで減少し，それ以降は，ほぼ同水準の構成が持続する。しかし，徐波睡眠は10歳代後半以降減少し続け，60歳代では10％未満になる。健常成人の安定した睡眠において，第1段階は5～10％，第2段階は50％，第3段階と第4段階は合わせて20～30％で，レム睡眠が20～25％を占める。 　　　　（小林美奈）

⇨睡眠段階，レム[REM]睡眠／ノンレム[NREM]睡眠，睡眠ポリグラフィー，脳波[EEG]

[文献] Rechtscaffen A, Kales A, ed.（1968）

睡眠物質

[英] sleep-promoting substance

睡眠・覚醒は，神経機構と液性機構の二つの機構により調整されている。睡眠物質は液性機構を担っている。睡眠欲求の高い状態では脳内あるいは体液内に出現して睡眠を引き起こし，維持させる物質の総称をいう。睡眠物質は脳脊髄液を介して脳全域に伝えられ，ニューロン活動を広域的に修飾することによって睡眠と覚醒をコントロールしている。

睡眠物質の存在は，1世紀前に日本人とフランス人によって初めて報告された。1909年に愛知医学校の石森国臣が長時間断眠させた犬の脳脊髄液，血清，脳組織の抽出物を健康な犬に投与した結果，その犬に睡眠状態が引き起こされたとして睡眠物質の存在を報告している。同時期，フランスのLegendre RとPieron Hも同様な研究から睡眠物質を抽出したと報告をしている。その後，1960年代にスイス人によりデルタ睡眠誘発ペプチドがウサギの脳で同定され，引き続き米国のPappenheimer JRらは，睡眠促進物質Sをヤギの脳で同定している。さらに，1980年代には日本の井上昌次朗らによりウリジンや酸化型グルタチオンがラットの脳で睡眠物質として同定された。その後，多数の睡眠物質が同定され，現在数十もの物質が挙げられている。

今日知られている代表的な睡眠物質には，抑制性のニューロン群であるガンマアミノ酪酸作動性ニューロンの神経伝達活動をシナプスレベルで促進するウリジンや，興奮性のニューロン群であるグルタメート作動性ニューロンの神経伝達活動をシナプスレベルで抑制する酸化型グルタチオンがある。松果体で産生されるメラトニンは，睡眠物質であるとともに生体リズムの位相を変える作用がある。アデノシンは受容体に結合して睡眠を促進するが，カフェインはアデノシン受容体の非選択的な拮抗薬であり，覚醒を促す。プロスタグランジンはアラキドン酸より合成されるが，その代謝物であるプロスタグランジンD_2は睡眠を促進し，プロスタグランジンE_2は覚醒を促進する。 　　　　（山田尚登）

⇨メラトニン，プロスタグランジン

[文献] 日本睡眠学会 編（2009）

睡眠発作

[英] sleep attack

ナルコレプシーの患者が予期することなく突然に眠り込むことを指す語として用いられたものである。実際にはナルコレプシーの患

者であっても，耐え難い眠気を自覚することなく，突然に眠り込むことはほとんどない。ただし，ナルコレプシー患者の耐え難い眠気は退屈な状況の下ではもちろんのこと，食事や商談の最中など，通常は眠気が生じないときにも現れうるという特徴がある。数分から十数分の居眠りや仮眠によって患者の眠気はすっかり消失し，患者は非常にすっきりと感じるのであるが，2～3時間後には再び耐え難い眠気を自覚するようになる。最近になってドーパミン作動薬服用中のパーキンソン病患者が眠気を自覚するいとまもなく突然に眠り込むとの報告がなされ，その報告でこの症状を sleep attack，すなわち睡眠発作と著者らは呼んでいる。　　　　　　　　（清水徹男）
⇨ナルコレプシー，パーキンソン病

[文献] 神林崇, 近藤英朗, 吉田祥（2009），Frucht S, Rogers JD, Greene PE, et al.（1999）

睡眠ポリグラフィー

[英] polysomnography；PSG

　PSGとは脳波，電気眼球図，おとがい筋筋電図とその他の生体現象を同時に連続記録することで睡眠深度とその経過，およびその他の睡眠中の異常現象を客観的に評価するための検査である。睡眠段階の判定には中心部の脳波，電気眼球図（EOG），おとがい筋筋電図（EMG）の記録が必須である。睡眠段階は1エポック（20ないし30秒）ごとに Rechtschaffen A ら [1967] の基準に従って判定する。入眠すると1エポックに占める α 波の割合が 50％ を割り込み，低振幅のさまざまな周波数の脳波が混在する。これが NREM 睡眠の段階1である。また，段階1では頭蓋頂部に頭蓋頂鋭波（vertex sharp wave）と呼ばれる高振幅の鋭波が現れ，EOG には緩徐な眼球運動がみられる。NREM 睡眠の段階2を特徴づけるのは睡眠紡錘波と呼ばれる 12～14 Hz の波の群発が出現することである。また，K-コンプレクスと呼ばれる高振幅の徐波が現れる。最も深い NREM 睡眠の段階3と4（まとめて徐波睡眠，深睡眠と呼ぶこともある）を特徴づけるのは 0.5～2 Hz，振幅 75μV 以上の睡眠徐波が大量に出現することである。1エポックに占める睡眠徐波の出現時間が 20～50％ であれば段階3，それ以上であれば段階4と判定する。この段階でも EMG には持続的活動がみられる。REM 睡眠の時期には脳波に低振幅のさまざまな周波数の脳波が混在するパターンが，EOG には急速眼球運動（rapid eye movements；REMs）が現れる。この時期には夢の精神活動が現れるが，骨格筋トーヌスが抑制されるために行動化されることはない。おとがい筋 EMG の電位は消失するか著しく低下する。

　睡眠時無呼吸の存在とそのタイプを同定するために呼吸曲線を記録する。サーミスタや圧センサーを用いて鼻・口を介する換気曲線を，ストレインゲイジやインダクタンス計測などによる呼吸運動曲線を記録する。パルスオキシメータにより動脈血酸素飽和度を測定し，重症度を評価する指標とする。周期性四肢運動障害（periodic limb movements during sleep；PLMS）の同定のためには前脛骨筋筋電図を記録する。安全確保のためにも心電図記録は必須である。その他，いびき音，呼吸努力の指標となる胸腔内圧を反映する食道内圧，生体リズムの指標となる直腸温などを目的に応じて記録するほか，患者の言動をビデオ音声記録することで安全を確保し睡眠時随伴症の診断に役立てる。　（清水徹男）
⇨レム [REM] 睡眠／ノンレム [NREM] 睡眠, K複合 [K-コンプレクス]，睡眠時無呼吸症候群, 睡眠時周期性四肢運動障害，睡眠時随伴症

[文献] 日本睡眠学会 編（2006），田ヶ谷浩邦，宮本雅之, 内村直尚ほか（2008）

睡眠麻痺

[英] sleep paralysis

　眠りばなや睡眠からの覚醒時に，意識はしっかりしているのに体の自由がきかなくなる現象をいう。一般には金縛り（体験）とも呼ばれ，健常人のおよそ半分が，とくに思春期に経験する。睡眠麻痺は，脳は目覚めているのに，レム睡眠に特有な脳からの運動指令を遮断する仕組みが働いてしまう場合に起こる。したがって，睡眠麻痺を起こした場合，夢体験を伴うことも多い。睡眠麻痺中に呼吸が困難に感じられることがあり，時に強い恐怖感を伴う。睡眠麻痺が起こった場合，意識的に目を動かすことが早く抜け出す助けになる。薬物療法としてレム睡眠抑制作用のある三環系抗うつ薬やSNRIを眠前に投与する場合もある。ナルコレプシーでよくみられる症状なので，頻回に起こる場合，夜間に充分眠っているのに日中の強い眠気がある場合には専門医に相談する必要がある。　　　　（内山　真）

⇨ナルコレプシー，レム〔REM〕睡眠／ノンレム〔NREM〕睡眠

[文献] 福田一彦（2009）

睡眠薬

[英] hypnotics

　バルビツレート系睡眠薬が20世紀初めに開発され，1950年代までは代表的な睡眠薬（催眠薬，睡眠導入剤）として使用されていた。これらの薬物は強力な催眠作用を有するが，容易に依存や耐性を形成して投与中断により激しい離脱症状を生じる，治療量と致死量とが近接しているなどの大きな問題があった。すなわち，バルビツレート系睡眠薬は大脳辺縁系のみならず脳幹部の抑制性伝達物質であるγ-アミノ酪酸（GABA）神経にも強く作用し呼吸抑制や循環系抑制を生じる。

　1960年代に入り，クロルジアゼポキシド，ジアゼパム，オキサゼパムなどのベンゾジアゼピン（BZ）系睡眠薬が開発されると，その安全性の高さから現在まで第一選択薬の睡眠薬をして広く使用されるようになった。BZ系睡眠薬の催眠作用もバルビツレート系睡眠薬と同様にGABA神経の作用を増強し，細胞内へのCl^-イオン流入を促進することで細胞の興奮を抑制することと関連している。しかし，バルビツレート系睡眠薬がCl^-イオンチャネルの開口時間を増加させるのに対して，BZ系睡眠薬は開口頻度を増加させる。

　BZ受容体にはω_1型，ω_2型，ω_3型のサブタイプが存在し，中枢神経や末梢組織に広く分布する。BZ系睡眠薬はその作用時間から，超短時間型（トリアゾラム），短時間型（エチゾラム，ブロチゾラム，リルマザホン，ロルメタゼパム），中間作用型（メタゼパム，フルニトラゼパム，エスタゾラム，ニトラゼパム），長時間作用型（フルラゼパム，ハロキサゾラム，クアゼパム）の4つに分類される。不眠のタイプや不安症状の存在の有無などを参考にして選択する。たとえば，入眠障害が強い場合には超短時間型か短時間型，中途覚醒や早朝覚醒あるいは神経症性傾向が強い場合には中間型か長時間型の使用が合理的である。

　BZ系睡眠薬の副作用には，持ち越し効果（日中の眠気や脱力感・倦怠感などがあり，中間型や長時間型で生じやすい），記憶障害（服薬後から寝付くまでの出来事や中途覚醒時の出来事を思い出せないといった前向性健忘が生じる，高用量の使用やアルコールとの併用などで出現リスクが高まる），反跳現象（薬物中断早期より，一過性の不眠や不安が高まり，重篤な場合には焦燥，発汗，せん妄，けいれんなどを生じる），筋弛緩作用（主としてω_2型受容体を介した作用であり，ω_1型受容体に選択性の高いBZ系睡眠薬では出現し難いと考えられている），奇異反応（服薬により不安・焦燥，気分易変性，攻撃・興奮などが高まること），依存（常用量の服用でも長期間連用により依存が形成される，した

がってうつ病の不眠症状に対して BZ 系睡眠薬を投与する場合には 4 週間以内に限り漫然と投与しないことが推奨されている）などがある。

　BZ 系睡眠薬は肝臓のチトクローム P450（CYP）3A4 で代謝されるものが多い。したがって，CYP3A4 活性阻害作用を有するフルボキサミン，ジスルフィラム，シメチジン，エリスロマイシン，フルコナゾールなどの薬物の併用により血中薬物濃度が上昇する。また，グレープフルーツジュース飲用も腸管のCYP3A4 活性阻害作用により血中薬物濃度上昇をきたす可能性がある。逆に CYP3A4 活性誘導作用をもつカルバマゼピンやリファンピシンの投与では血中薬物濃度が低下する。一方，ロラゼパムは肝臓の CYP による代謝を受けないため，肝機能障害を有する患者に対しても安全に使用できる。BZ 系睡眠薬は急に中止すると離脱症状が出現する。とくに高用量を長期間投与されている症例ではその出現リスクが高いが，常用量の短期間投与例でも出現する場合がある。したがって，BZ 系睡眠薬を中止する場合には必ず漸減を心がける必要がある。非 BZ 系睡眠薬としてゾピクロンやゾルピデムなどがある。これらの薬物は化学構造上 BZ 系睡眠薬と異なるが，いずれも BZ 受容体に作用する。ゾピクロンは大脳皮質・海馬・小脳の BZ 受容体への結合特異性が高いこと，ゾルピデムは ω_1 受容体への選択性が高いことの理由により筋弛緩作用が弱いために高齢者には使いやすい。

（吉村玲児）

⇨睡眠，不眠症，抗不安薬，薬物依存（症），離脱症状

[文献] 吉村玲児，中村純（2000），武村史，神林崇，清水徹男（2008），中村純，吉村玲児（2009）

睡眠薬中毒　➡薬物依存（症）

頭蓋咽頭腫
[英] craniopharyngioma

　胎生期の頭蓋咽頭管の遺残から発生する。10 万人に対して 0.13 人／年の発生率で性差はない。好発年齢は 5〜14 歳と 50〜74 歳の 2 峰性。良性の腫瘍で，病理学的にはエナメル上皮型（adamantinomatous type）と乳頭型（papillary type）とに分けられる。前者は若年者に多く，後者は成人に多い。石灰化は前者に多い。ともにシストを形成することが多いが，前者にはマシーンオイル様の液体やコレステリン結晶を含むことがある。好発部位はトルコ鞍およびその周辺で，上方に進展し，2〜4 cm の大きさで発見されることが多い。下垂体・視床下部やその周辺の構造物を圧迫，破壊することによって臨床症状が出現。すなわち成長・性腺・甲状腺・副腎皮質・抗利尿ホルモンの低下による諸症状，頭蓋内圧亢進症による頭痛，嘔気，嘔吐，視神経・視交叉圧迫による視力低下や視野障害などである。手術による治療が主であるが，全摘が困難な場合も多く，術後に放射線療法を併用することもある。10 年生存率は 83〜92.7％。

（数井裕光）

[文献] Karavitaki N, Wass JA（2009）

頭蓋頂鋭一過波
➡**頭蓋頂鋭一過波**　とうがいちょうえいいっかは

スキゾイド機制
[英] schizoid mechanism

　精神分析において Klein M［1946］に発して，当初は生後数ヵ月以内の乳児に活発な原始的心理機制とされたが，やがて現代クライン派に引き継がれる中で精神病的心理機制の解明へと発展した。Klein によれば，乳児の無意識的幻想の中では，欲求満足でリビドー的に良い対象，これに呼応する良い自分が，欲求不満足で悪い対象とこれに呼応する悪い自分によって破壊されるという妄想的不安が

ある。この不安への防衛から，本来は単一の存在の対象，自己をそれぞれ良い側面，悪い側面に分割（splitting）して体験し，分割の強化のために投影同一化，否認，理想化などの防衛機制が作動される。こうした一連の精神力動がスキゾイド機制だが，Klein はこの機制の優勢な心的状態を（後に Fairbairn WRD［1940］の触発も受け）妄想分裂ポジションと定式化した。態勢（ポジション）は段階的発達モデルではなく，つねに作動する心的構えとして概念づけられ，神経症，精神病，またスキゾイドパーソナリティなどの人格構造発展の基礎を生む。　　　　　　（相田信男）
⇨妄想分裂ポジション，スキゾイドパーソナリティ
【文献】Fairbairn WRD（1940），Hinshelwood RD（1991），Klein M（1946）

スキゾイドパーソナリティ
［英］schizoid personality

Kretschmer E［1921］による体格‐性格学的な類型の一つ，あるいは DSM における診断名にもあるが，精神分析の文脈では英国対象関係論の流れによる一定の特徴的状態と力動的構造をもつパーソナリティのこと。この流れの端緒となった研究において Fairbairn WRD［1940］は，スキゾイドの範疇に入る人々には，①万能的態度，②孤立しまた感情離脱して距離をおいた態度，③内的現実への囚われ，という特徴があるとした。しかも彼は「（顕在化した精神病理学的症状を示さない場合も含めて）人はみな例外なく，より深い精神の水準では自我にスプリット（亀裂）があり，スキゾイドだと見做される」という。その力動的特徴は，①リビドー対象との（口愛的）部分対象関係レベルのかかわり，②対象に与えることの困難さ，③具象的に経験される体内化，④愛情（＝口愛的体内化）により対象を破壊する不安，である。この概念と臨床像は，Winnicott DW の false self，Laing RD による divided self，今日では現代ク

ラインニアンが示す病理的組織化などに通じるといえる。　　　　　　　　　　（相田信男）
⇨スキゾイド機制
【文献】相田信男（1995），Fairbairn WRD（1940），Grotstein JS, Rinsley DB, ed.（1994），Kretschmer E（1921），Rey JH（1979）

スキゾイドパーソナリティ障害
［英］schizoid personality disorder

DSM-Ⅳ-TR 分類と ICD-10 分類でのパーソナリティ障害の下位分類の一つ。日本精神神経学会で採用された用語の統合失調質パーソナリティ障害と同じ。失調型，回避性パーソナリティ障害とはそれぞれ，原則的に行動や思考の奇矯さがないこと，他者との交流への希求がないことから鑑別される。アスペルガー症候群との関連［川畑友二 2007］や，高機能型広汎性発達障害との合併例の重ね着症候群［衣笠隆幸ら 2007］の概念が論じられている。　　　　　　　　　　（玉井康之）
⇨失調型パーソナリティ障害，回避性パーソナリティ障害，アスペルガー症候群
【文献】American Psychiatric Association（2000），川畑友二（2007），衣笠隆幸，池田正国，世木田久美ほか（2007），World Health Organization（1992）

スキゾマニー
［英］schizomania
［独］Schizomanie
［仏］schizomanie

クロード学派における，神経症と精神病との境界的病像で，統合失調体質（schizoïdie），スキゾマニー，統合失調症と進展する。スキゾマニーでは現実から白昼夢や自閉に逃避しているが，質問には正確で論理的な答えが返ってくる。ときに挿話的に病勢悪化し，多幸症や恍惚を伴う夢想や，緊張病に似た拒絶症をとるスキゾマニー発作を認める。統合失調神経症［Ey H］，偽神経症性統合失調症［Hoch PH ら］と類似の概念で，「類統合失調

症」の訳もある。　　　　　　　　（小林聡幸）
⇨白昼夢，自閉，多幸症〔多幸感〕，拒絶症，偽神経症性統合失調症
[文献] Claude H, Borel A, Robin G (1924), Ey H (1996), Hoch P, Polatin P (1949)

SCID　スキッド
[英] Structured Clinical Interview for DSM-Ⅳ

Williams JBW [1992], Spitzer RL [1992] らにより，臨床家が臨床場面で使用できる半構造化面接の開発の必要性が認識され開発された。SCID-ⅠとSCID-Ⅱがあり，それぞれDSM-Ⅳの第1軸と第2軸にある精神障害を診断する上で必要な情報を収集できるよう編集されている。SCID-Ⅰは8～9のモジュールから構成される。各モジュールは気分障害，精神活性物質常用障害，不安障害などといった一群の精神障害群の診断基準に合致した質問文からなっている。現病歴と既往歴についての質問の後に，各症状に関して系統的に質問するように構成されている。用途別に，研究用SCID-Ⅰ-RVの他，臨床用にSCID-CVがある。さらにSCID-Ⅰは，対象別に，精神病性障害患者のSCID-P，精神病スクリーニング付きのSCID-P/PSY screen，非患者のSCID-NP，clinical trial用のSCID-CTなどの関連版がある。SCIDは臨床的な訓練を受けているものを面接者として想定している。DSM-Ⅳにもとづいた日本語版SCID-Ⅰについては，2003年に出版されている。また，SCID-Ⅱについては，質問紙と組み合わせて，DSM-Ⅳの10のパーソナリティ障害に加え，depressive personality disorderとpassive-aggressive personality disorderの診断ができる。　　　　　　　　　　　（中根秀之）
⇨構造化面接／半構造化面接

[文献] Williams JBW, Gibbon M, First MB, et al. (1992), Spitzer RL, Williams JBW, Gibbon M, et al. (1992), Spitzer RL, Williams JBW, First MB, et al. (1995), First MB, Spitzer RL, Williams JBW, et al. (1997), Spitzer RL, Williams JBW, Gibbon M, et al. (1990), First MB, Spitzer RL, Gibbon M, et al. (1997)

スキナー
Burrhus Frederic Skinner　1904～1990

実験的行動分析の創設者。ペンシルベニアの弁護士の子として生まれ，ハミルトン大学卒業後，ニューヨークでの「ボヘミアン」的生活を経て，ハーバード大学に入学し，後に教授になった。彼は学習をレスポンデント条件づけとオペラント条件づけに分けた。前者は刺激と刺激の連合である条件反射だが，後者は行動（オペラント）が介在するもので，実験箱のランプが点いてラットがレバーを押すと餌が出るといったものである。ランプを弁別刺激，餌を強化子，餌を出すことを強化という。彼は方法論的行動主義者と異なり，心そのものを否定する徹底的行動主義の立場をとった。しかし，一方で私的経験をも行動であるとしている。また，ハトによるミサイルの操縦，言語理論，ユートピア小説まで幅広い活動を行った。実験的行動分析からは人間の行動を分析する応用行動分析，問題行動を矯正する行動修正，薬理学と結びついた行動薬理学など豊かな分野が巣立った。
　　　　　　　　　　　　　　　　（渡辺　茂）
⇨条件づけ，行動主義心理学
[主著] Skinner BF (1938)

スクィッグルゲーム
[英] squiggle game

イギリスの精神分析家WinnicottDWが子どもとの面接の中で描画を介して行った治療技法。治療者が紙の上になぐり描きをして，子どもにそれに何か付け加えてもらい，絵にする。それを交互に行っていく。彼は数回の出会いで子どもが環境との間に良い関係を回復する治療方法を「精神療法コンサルテーシ

ョン」と呼んだが，その中でこの相互に行う描画は中心的な役割を果たす。この方法は，子どもの心の深層にコンタクトするために積極的に描画を利用するものである。この技法には，彼の精神分析理論の中での中間領域あるいは移行対象の概念が背景にある。彼は「原則として，精神療法は子どもの遊びの領域と大人や治療者の遊びの領域が交わったところで行われる。スクィッグル・ゲームはそうしたやり取りが促進される方法の一例である」と述べている。似たようななぐり描き法をNaumburg Mが「スクリップル法（scribble method）」として提唱している。

(妙木浩之)

⇨ウィニコット，移行対象／移行現象／移行空間，遊び，プレイセラピー
[文献] Winnicott DW (1968, 1971b)

すくみ足歩行
[英] frozen gait

歩行障害の一つで，いったん歩き出すとスムーズに歩行をするが，第一歩目がなかなか踏み出せずにいる（start hesitation）ないしは途中で歩行が踏み出せないでいる状態。狭いところを通り抜ける，方向転換をするときなどに出現しやすい。反面，地面に線を引き跨ぐようにさせると歩行がスムーズに開始できる。パーキンソン病による基底核の障害による随意性運動の障害とされ，反対に反射性運動は保たれている。

(堀　宏治)

⇨パーキンソン病

スクールカウンセラー
[英] school counselor

不登校をはじめとする児童生徒の問題行動の未然防止，早期発見・早期対応等のために，児童生徒の悩みや不安を受け止めて相談にあたり，関係機関と連携して必要な支援をするための「心の専門家」で，カウンセリングや臨床心理学の専門的な理論・技術を身につけている。1995（平成7年）度に創設され，全国の公立小学校，中学校，高等学校等に配置されている。資格要件は，臨床心理士，精神科医，大学の学長・副学長・教授・准教授・常勤講師および，これらに準じる者。地方公務員法に規定された非常勤の嘱託職員で，原則週8～12時間勤務する。主な役割としては，①児童生徒へのアセスメント活動・児童生徒や保護者へのカウンセリング活動，②学校内の生徒指導部会や教育相談会議に出席し，臨床心理学的視点から教員の児童生徒理解の幅を広げ，不登校やいじめへの援助・支援，③専門的な援助や留意点を得るための医療機関，児童相談所，警察などとの連携，がある。

(市川宏伸)

⇨不登校，スクールソーシャルワーカー
[文献] 文部科学省 編（2010）

スクールソーシャルワーカー
[英] school social worker

2008（平成20）年度から文部科学省が導入した「スクールソーシャルワーカー活用事業」の担い手。福祉支援業務に従事する，社会福祉士や精神保健福祉士および過去に教育や福祉の現場で活躍した者がその任にあたる。問題を抱える児童生徒がおかれた環境への働きかけ，学校内におけるチーム体制の構築・支援，関係機関とのネットワークの構築・連携・調整，保護者・教職員に対する支援・相談・情報提供，教職員への研修活動などを行う。

(市川宏伸)

⇨スクールカウンセラー
[文献] 文部科学省 編（2010）

図型反転（視覚）誘発電位　➡誘発電位

スコウ
Mogens Schou　1918～2005

デンマークの精神薬理学者。コペンハーゲン大学医学部を卒業後，Kolonien Filadelfia

やDianalund Nervensanatoriumなどに数年間勤務したあと，デンマークのオーフス大学病院精神科にいたStrömgren E教授の誘いを受けて研究助手となり，同大学に精神薬理学研究室をスタートさせた。Strömgren教授が1952年に，Cade JFJやNoack CHらによるリチウムの抗躁作用に関する論文［1949, 1951］に注目して，さらに厳密な研究計画にもとづく臨床治験を開始することになり，その成果は1954年にまとめられた。リチウムが躁病の治療薬としての地位を固めた後，彼は専らリチウムと向精神作用に関する研究に集中し，1971年に教授となった。litium babyの研究，リチウム中毒の急性および後期効果に関する研究，腎機能に及ぼす影響や当初ほどには有効性が確認できないとの批判に対する考察などである。1988年に教職を引退したあともリチウム研究への熱意は冷めず，晩年には国際双極性障害学会やデンマーク精神医学会の名誉会員となっていた。

(中根允文)

⇨リチウム

[主著] Schou M, Juel-Nielsen N, Strömgren E, et al. (1954), Schou M, Strömgren E, ed. (1979)
[文献] Cade JFJ (1949), Noack CH, Trautner EM (1951), 中根允文 (2006)

鈴木 = ビネー式知能検査　⇨ビネー式知能検査

STAI　スタイ

[英] State-Trait Anxiety Inventory

Spielberger CD［1970］の状態‐特性不安理論（state-trait anxiety theory）にもとづいて作成され，状態不安を測定するState-Formと特性不安を測定するTrait-Formの二つに分けられる。状態不安は危機的状況におかれたときに喚起される一過性の不安状態を指し，特性不安は個人の性格特性としての不安状態を指している。STAIのState-Formは横断的調査研究や実験的研究における不安状態の主観的評定に用いられることが多く，20項目からなる4段階評定の尺度である。わが国においても，標準化された日本語版が作成されている。所要時間10分程度でできるので，企業等での組織的なメンタルヘルスや産業カウンセリング，学校等での学生相談，そして研究用の資料として広く利用されている。

(須藤信行)

⇨心理検査

[文献] Spielberger CD, Gorsuch RL, Lushene RE (1970)

スタージ = ウェーバー病

[英] Sturge-Weber disease

神経皮膚症候群と総称される神経系，皮膚および諸臓器が含まれる遺伝性疾患群の中の一つである。三叉神経脳血管腫症とも呼ばれる。片側顔面のブドウ酒様顔面母斑（port-wine nevus），反対側の痙性麻痺，けいれん発作が特徴であり，緑内障を合併することも多く，牛眼を呈することもある。顔面の紅斑は生下時からみられ，一側性（まれに両側性）の三叉神経第1枝（または第2枝）領域の単純血管腫によるものである。けいれん発作は生後1年以内に起きることが多いとされるが，脳軟膜の血管腫によるてんかん性であり，しばしば薬剤抵抗性である。血管病変そのものは進行性ではないが，知的発育については，精神遅滞を合併する場合から正常な知的発育を示す場合まである。頭蓋単純X線あるいは頭部CT所見では，頭頂‐後頭葉の二重回旋状石灰化（tramline calcification）が特徴的である。

(吉野文浩)

⇨母斑症

STAR*D　スターディー

[英] Sequenced Treatment Alternatives to Relieve Depression

米国でうつ病に対して最も推奨される治療法を検討するために，米国精神保健研究所

スタディ

(NIMH)の助成を得て行われた先例のない大規模な多施設前方視的無作為化臨床試験である。薬剤の変更や増強療法，認知療法についてアルゴリズムを設定し，患者の希望をとり入れながら，各段階で無作為に各治療に割り付け，有用性が検討された。各段階で寛解獲得，または反応かつ本人の希望がある場合には12ヵ月間の追跡研究に移行した。他方非寛解や治療不耐例は次の段階に進んだ。実臨床を反映するため，慢性例や精神科的併存疾患や身体合併症例が許容された［Rush AJら 2004］。

まず全例がSSRIであるシタロプラムを処方されたレベル1での寛解は 36.8%であり，初発だけでなく，再発性で身体疾患や他の精神疾患を伴うさまざまなうつ病患者において，十分量のSSRIによる十分期間の治療で約3分の1の患者に有効であることが示された［Trivedi MHら 2006］。レベル2は変更か増強かに分かれたが，変更群では，別のSSRIを含むどの薬剤に変更しても差がないことが示された。増強群では，ノルアドレナリン・ドーパミン再取り込み阻害薬が有効性，忍容性ともに優れていた。認知療法か薬剤かの変更においては，前者の方が副作用は少なかった。レベル3の変更群において，ミルタザピンと三環系抗うつ薬とでは差はなかった。増強群では甲状腺ホルモンがリチウムより忍容性において優れていた。レベル4ではMAO阻害薬と，SNRI＋ミルタザピン併用が比較されたが，後者が忍容性に優れ，治療抵抗性が高度となれば，抗うつ薬の併用療法も推奨さ

STAR*Dプロジェクトの詳細

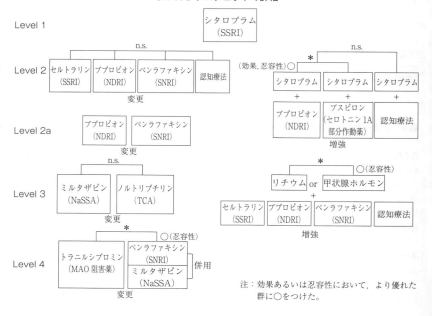

注：効果あるいは忍容性において，より優れた群に○をつけた。

れることが示された。
　レベル4までの累積寛解率は67%であった。12ヵ月の追跡研究では，より後のレベルで寛解を得た例ほど，再発率がより高くなった。薬物療法のみならず，認知療法までも選択肢に加え，ほとんどすべての治療法（非定型抗精神病薬以外）を組み合わせたレベル4までの治療を終えても，30%以上の患者が寛解を獲得できず，12ヵ月の経過観察でも少なくとも30%以上の患者が再発した〔Rushら 2006〕。本研究によってそれまでうつ病治療において，曖昧で明確に証明されていなかったことがはっきりと示されたことにおいて，本プロジェクトの意義は非常に大きいと考える。
(渡邊衡一郎)
⇨ミルタザピン，SNRI〔セロトニン・ノルアドレナリン再取り込み阻害薬〕，モノアミン酸化酵素〔MAO〕，SSRI〔選択的セロトニン再取り込み阻害薬〕，増強療法〔オーギュメンテーション〕，抗うつ薬
[文献] Rush AJ, Fava M, Wisniewski SR, et al. (2004), Trivedi MH, Rush AJ, Wisniewski SR, et al. (2006), Rush AJ, Trivedi MH, Wisniewski SR, et al. (2006)

スチューデントアパシー
[英] student apathy

　元来怠け者ではなく，平均以上に努力家で適応も良かった大学生にみられる特有の無気力，無関心，無感動状態。勉学意欲を喪失し，授業に出席せず，留年を繰り返すが，統合失調症，メランコリー型うつ病や双極Ⅰ型障害，いわゆる「ひきこもり」などとは違って，本業である学業からは選択的に退却するが副業であるアルバイトや趣味には熱心にとり組むことができる。目標や進路を見失い，アイデンティティ形成に困難を生じているが，不安，焦燥，抑うつなどの自覚が乏しく，自ら進んで援助を求めようとはしない（神経症性否認や受動攻撃性などの防衛機制と考えられる）。性格的には白黒二分主義的で，自己評価に敏感で傷つきやすく，精力性にやや欠けるが，過去の栄光を内に秘めていることもある（逃避型抑うつと一部共通）。当初は高学歴の男子大学生に多いとされたが，女子，中高生，若年サラリーマンにもみられるので，総称してアパシー・シンドロームとも呼ばれる。
(中尾和久)
⇨アパシー，退却神経症，逃避型抑うつ，キャンパス精神医学，同一性拡散，モラトリアム
[文献] 笠原嘉（1984），中尾和久（2000b）

頭痛
[英] headache

　一般の外来でも数多くみる疾患の一つであり，その多くは特別の神経症状を伴っていない。原因としては片頭痛のように血管の収縮拡張が原因となるものや，緊張型頭痛のように頭蓋頸部の筋肉が関係するもの，髄膜炎のように髄膜が刺激される場合などさまざまである。頭痛は大きく，基礎疾患のない一次性頭痛と，別の原因疾患による二次性頭痛に分けられる。一次性頭痛には，片頭痛，緊張型頭痛，群発頭痛がある。片頭痛の特徴は，しばしば家族歴があり，前兆（閃輝性暗点など）があり，拍動性で嘔吐がみられる慢性再発性である。緊張型頭痛の特徴としては，左右対称的で後頭部から始まり，項部，前頭部，眼窩部へと頭痛の範囲が症状とともに広がる。群発頭痛は，数週間から数ヵ月にわたり毎日ほぼ同じ時刻に同じ側の目の奥に生じる，刺すような，焼け付くような激痛が特徴的である。随伴症状として同側の流涙，結膜充血，顔面紅潮，発汗，鼻閉を伴う。
(須藤信行)
⇨片頭痛
[文献] 井村裕夫 編集主幹／大井元晴，岡崎和一，尾崎承一ほか 編（1999）

スティーヴンス＝ジョンソン症候群
➡向精神薬副作用

スティグマ
［英］stigma

　社会の正常な構成員とは異なっていること，そしてその相違が否定的で著しい価値下げの対象となることを意味する特徴や性質である。偏見や差別，社会的排除などとも関連が深い。スティグマは，その対象に内在する特性そのものではなく，社会的文脈において意味をもつことを強調する必要がある。肥満などはその好例で，アメリカなどでは強いスティグマの対象となる。Goffman E の'Stigma'［1963］がこの分野の古典的な業績である。精神障害はスティグマの最も典型的な例である。精神障害にとってスティグマが重要であるのは，その精神障害者が人間関係，教育，雇用などさまざまな社会場面で不利な状況におかれること，また社会のもつ否定的イメージを取り入れることで，自己評価が低下することなどにより，不良な経過をたどる点にある。スティグマの軽減は困難であるが，教育やスティグマの対象と慣れ親しむことなどが有効であると報告されている［Corrigan PW 2005］。なお，スティグマは聖痕を意味する。他に，精神医学的にはヒステリーの身体症状（失立，失歩，失声，けいれん等）も意味する。

（野口正行）

⇨社会的不利〔ハンディキャップ〕
［文献］ Corrigan PW, ed. (2005), Goffman E (1963)

STEP-BD　ステップビーディー
［英］systematic treatment enhancement program for bipolar disorder

　米国 NIMH（National Institute of Mental Health）により 1998 年 9 月より 2005 年 9 月まで行われた，多施設共同による双極性障害を対象とした薬物療法および心理社会的治療を含む長期的治療効果の検証を目的とする縦断的治療研究である。本研究により，双極性障害の患者群を用いた種々のコホート研究，再発に関する前方視的研究，合併する他の精神医学的問題についての研究，長期的な薬物療法や社会的介入の効果についてなど，多面的かつ膨大なデータが現在までに報告されている。

　本研究では，米国多施設において，総計 4360 人の双極性障害患者を対象とし，双極性障害のすべての臨床的治療において最良の選択を評価する目的で，長期のフォローを行い，どの治療法あるいは治療法の組み合わせが，患者のうつ病相・躁病相の治療や，再発予防に対して最も有効なのかについて検討された。評価の対象となった治療は，薬物療法から，認知行動療法，家族指向療法，社会リズム療法および心理教育などの心理社会的治療までと，多岐にわたっている。

（川嵜弘詔）

⇨双極性障害，CATIE 研究
［文献］ Sachs GS (2004), Sachs GS, Thase ME, Otto MW, et al. (2003), 織部直弥，三浦智史，川嵜弘詔 (2006)

すてばちユーモア
［英］gallows humor
［独］Galgenhumor

　不安と多幸がい混じった独特な気分状態のもとで，絶望しているようにみえながら冗談をとばし，自分を嘲笑するなど，滑稽な振る舞いを示す症状。「すてばち諧謔」とも訳される。gallows, Galgen は絞首台を意味し，Galgenhumor の原意は「引かれ者の小唄」である。アルコール性の振戦せん妄でしばしばみられる。Kraepelin E によれば，躁うつ病の混合状態においても，気分爽快と悲哀，不安が混じりあうと，患者は絶望と自己嘲笑に興ずる態度が合成された Galgenhumor を示す。

（中谷陽二）

⇨混合状態，振戦せん妄
［文献］ Kraepelin E (1913d)

ステロイド精神病
[英] steroid psychosis

　副腎皮質ステロイド剤（グルココルチコイド）により誘発される薬剤性の精神障害であり，感情障害（うつ状態，躁状態，躁うつ状態，爽快，いらいら，焦燥など）や精神病様状態（幻覚妄想状態や緊張病症候群など），神経症様症状（不眠，不安，恐怖，集中困難），せん妄，錯乱などさまざまな症状を示す。歴史的には Rome HP と Braceland FJ が，ステロイドと ACTH により惹起される精神症状を第1型（多幸的気分），第2型（運動過多），第3型（著しい不安を基調に抑うつ的となるもの），第4型（幻覚妄想型）の4型に分類している。

　近年 Sirois F は，過去の多数の報告をもとに精神症状の頻度調査を行い，躁症状35％，抑うつ症状28％，躁および抑うつの両症状が約12％，せん妄は約13％，精神病様症状は約11％程度と報告している。ステロイド精神病の発現機序の詳細はいまだ明らかになっていないが，血液脳関門を通過したグルココルチコイドが脳内のさまざまな部位に局在するグルココルチコイド受容体，とくに認知・記憶・情動面に関与する大脳皮質，海馬，扁桃体などの部位において何らかの影響を及ぼす可能性が推定される。また精神症状を惹起しやすい因子としては，ステロイド剤の種類，投与量，投与方法，個体側の素因などが考慮されている。ステロイド精神病を引き起こしやすいステロイド種としてはコルチゾールとデキサメサゾンで最も発現頻度が高く，プレドニンやプレドニゾロンがこれに次ぎ，トリアムシノロンが最も低いといわれている。また，通常は投薬量に依存して発生しやすいと考えられ，プレドニゾロン換算で1日量40 mgを超える場合に多いとされる。また投与の中断・再開などの断続的投与法，女性，長期投与などが危険因子として挙げられる。治療の原則はステロイド剤の減量あるいは中止であるが他のステロイド剤への変更が有効な場合もある。また必要に応じて適宜向精神薬が使用される。
(谷向　仁)
⇨ACTH

【文献】 Rome HP, Braceland FJ (1952), Sirois F (2003), 大月三郎, 和気章 (1977), 高橋美枝, 池田久男 (1988)

ストーカー
[英] stalker

　特定の人物に対して，一定期間意図的に繰り返しつきまとう者を指す。被害者はストーキング行為が続いている最中も，その後も脅威や恐怖を感じ続ける。ストーカーが用いる具体的行為としては，執拗な電話（嫌がる被害者に会話を強要する），近接した場所からの観察（注察），被害者の職場などへ押しかける，被害者の家屋への侵入，所有する財産の破損など，内容は多岐にわたるが，類似の行為を組み合わせた戦略が採用される。一般には加害者の性別では男性が多いとされ，被害者の性別では女性が多い［Davis KE ら 2000 ; Sheridan LP ら 2003 ; McEwan T ら 2007］。ストーカーの分類・類型については決定的なものはないが，かつて恋愛または婚姻関係にあった者で，両者の関係が失恋・離婚等で破綻した後の，「元夫」「元恋人」の占める割合が多い。その他，隣家など近所の住民，マスメディア上での有名人とファン，政治的意図からの嫌がらせなど被害者‐加害者間の関係は多岐にわたる。「元夫」「元恋人」など，かつて親密な関係にあった場合のほうが，攻撃がエスカレートし，身体的脅威にいたる危険度が高い。
(妹尾栄一)
⇨性的虐待

【文献】 Davis KE, Frieze IH (2000), Sheridan LP, Blaauw E, Davies GM (2003), McEwan T, Mullen PE, Purcell R (2007)

ストックホルム症候群
[英] Stockholm syndrome

　誘拐，監禁などの状況下，とくに暴力が介在するような専制的，強圧的人間関係において，被害者が加害者に対して陽性の感情を抱く逆説的な心理状態。1973年にストックホルムで起きた銀行強盗事件で人質となった被害者にこの症状がみられたことから名づけられた。ストックホルム症候群に陥った被害者は，加害者に好意・愛情を示すのみならず，警察や司法当局に敵意を向けることも多い。また，被害者が加害者に向ける好意に反応して，加害者が人質に好意を抱くこともある。当初は人質事件や監禁事件などの特殊な状況において生じる病態とみなされていたが，近年では，原義から拡大して，配偶者や恋人などによる暴力的支配の下で生じる，被害者が加害者に寄せる愛情までも含める見方もある。発症の心理機制は，Freud A の「攻撃者への同一化」，Symonds M の「外傷性心的小児症」などの概念から説明されることが多い。

（小畠秀吾）

⇨同一化〔同一視〕[精神分析]
[文献] 佐藤親次, 小畠秀吾, 田中速(1997), Strentz T (1980)

ストーミーパーソナリティ
[英] stormy personality

　統合失調症の病前性格として Arieti S によって主張された，感情の易変性と激しい行動化，不安定なセルフイメージを特徴とする群。二者択一的な価値観，逆転しやすい両価的態度をもつ。同じく統合失調症の病前性格である，統合失調質人格との移行もあるとされる。自己同一感の不全に対する防衛とされ，この防衛が破綻すると精神病を発症するが，罹病期間は統合失調病質からの発症に比べると短いとされる。

（金　吉晴）

⇨統合失調症, 病前性格, アズイフパーソナリティ, 偽神経症性統合失調症

[文献] Arieti S (1955)

ストループテスト
[英] Stroop Test

　Stroop JR [1935] によって開発された検査であり，代表的な前頭葉機能検査の一つである。注意が引きつけられやすい刺激・情報への反応傾向（ステレオタイプの反応，すなわち文字を読む）を抑制しつつ，比較的難しい処理（文字の色を述べる）を持続して行う選択的注意や認知的柔軟性を調べることができる。原版はアルファベットだが，わが国では色づけされた漢字の色を回答する修正型ストループテスト（Modified Stroop Test）が使用されている。

（田渕肇）

⇨前頭葉機能検査, 選択的不注意〔選択的非注意〕
[文献] 田渕肇, 鹿島晴雄 (2004)

ストレス
[英] stress

　ストレスという言葉は，もとはラテン語で「アクセントを高める，強調する」という意味であったが，17世紀になって物理学の分野で「外部から加えられた力により生じる物体内部のねじれ・歪み」として使われるようになった。生理学の分野では，Selye H [1946] が「ストレスとは，生体の中におこる生理的・心理的歪みであり，このストレスを作るものが，外から加えられたストレッサーである」と述べている。ストレッサーとしては，物理的・化学的・生物学的ストレッサーと心理的・社会的ストレッサーが挙げられている。また，ストレス状態における生体反応としては，心理的・身体的・行動的反応が知られている。これらは，本来は外的刺激から身を守るための生体防衛反応であるが，ストレッサーが過剰である場合や長期間にわたる場合には，不適応反応として種々の心身の症状を発現し，ある不健康状態あるいは疾病を引き起こすことがある。

（野村　忍）

⇨心理社会的ストレス
[文献] Selye H (1946)

ストレス学説
[英] stress theory

　Selye H [1946] は，多彩な有害刺激（ストレッサー）が，生体の中にある共通したストレス状態をつくることに注目し，これを全身適応症候群（general adaptation syndrome）と命名した。そして，胸腺・リンパ組織の萎縮，胃十二指腸潰瘍，副腎肥大の三主徴が生じることを明らかにした。また，生体の反応を三期に分け，警告反応期ではストレッサーにさらされた時のショック相とそれに続いて抵抗力が回復する反ショック相があり，抵抗期では増加した抵抗力が維持され，疲憊期ではストレッサーがさらに持続するとついには生体の抵抗力が減弱し種々の不健康状態・疾病が発現するとした。彼が注目した副腎皮質ホルモンの役割の解明は，その後の視床下部－下垂体－副腎系軸のストレス研究に受け継がれている。今日では，ストレッサーに対する生体の反応は，神経系，内分泌系，免疫系の総合的な生体調節系としての働きによると考えられている。
　　　　　　　　　　　　　　　　　　（野村　忍）
⇨ストレス
[文献] Selye H (1946)

ストレス脆弱性モデル
➡脆弱性－ストレスモデル

スーパービジョン
[英] supervision

　理論の講義，訓練分析とともに精神療法教育の3本柱の一つ。よい訳語がなくカタカナのまま使用されている。スーパーバイザーとスーパーバイジーが，一対一で毎週1回45～50分，規則的かつ継続的にスーパーバイジーの精神療法症例について検討するやり方のこと。Eitingon E が 1922 年ベルリン精神分析研究所で最初に試みた。この教育方法の独自性は，その目的を症例の治療でもスーパーバイジーの分析でもなく，スーパーバイジーの教育すなわちスーパービジョン関係を介した主体的な精神療法家としての成長におくところにある。具体的には，患者の精神力動，転移，抵抗，逆転移など治療関係と治療態度，介入と解釈の仕方，患者－治療者（スーパーバイジー）－スーパーバイザーという三者関係，観察した事柄の理論レベルでの抽象化などがテーマである。現在，この教育方法は力動精神医学や心理臨床の臨床教育に一般化されている。
　　　　　　　　　　　　　　　　（狩野力八郎）
⇨転移，逆転移，抵抗，訓練分析
[文献] Ekstein R, Wallerstein RS (1958/1972), 岩崎徹也 (1997)

スピッツ
Rene Arpad Spitz　1887～1974

　誕生から生後1年以内の乳児の発達を，写真や映画撮影を用いたり，サルと比較したり，生態行動学的に研究し，Freud S の精神分析理論の発生－発達論を実証的に研究した。早期の心の発達の指標には3つのオーガナイザー（organizer）がある。第1は3ヵ月までの無差別微笑，第2は八ヵ月不安（人みしり），第3は「ノー」であることを明らかにした。乳児の主観における自己と対象の識別，自己と対象認識の発達は，脳の発達に伴う自我機能の成熟に対応して起きる。それには乳児の母親への情緒的欲求に，母親が応答するという母子の情緒的コミュニケーションが必要である。この早期乳児期のやりとりが欠如すると，乳児は短期的には依託抑うつ（anaclitic depression）[1949]，長期的にはホスピタリズム（hospitalism）[1945] に陥るとして，乳児院や保育園における母性的ケアの必要性を明らかにした。
　　　　　　　　　　　　　　　　　（渡辺久子）
⇨八ヵ月不安，依託抑うつ，ホスピタリズム
[主著] Spitz RA (1945, 1950, 1957)

スピッツァー
Robert L Spitzer　1932～

　Spitzer は，州立ニューヨーク大学医学部を卒業，ニューヨーク精神医学研究所の生物測定部門にて英米診断比較研究に参加し，英米の統合失調症，躁うつ病の診断概念の幅が大きく異なることを明らかにした。その後精神症状や疾患の測定，評価，診断にかかわる研究を組織し，研究用診断基準（RDC）[1978]，気分障害と統合失調症の面接手順（SADS）[1978] など多数の評価手段を開発し，1980年には診断と分類のための基準第3版（DSM-Ⅲ）を作成委員長として開発した。DSM-Ⅲは良くも悪くも国際的に精神科診断と分類に衝撃的影響を与えた。今強い批判を浴びている操作診断基準および多軸診断の導入がそれである。Spitzer 自身も DSM のその後の版には批判的となった。　　　（岡崎祐士）
⇨操作的診断，DSM
[主著] Spitzer RL, Klein DF（1978）

スピリチュアリティ
[英] spirituality

　日本語では「霊性」と訳される。個人の存在よりもよりスケールの大きな，より超越的な存在との繋がりを指す [Favazza AR 2009]。キリスト教や仏教さらには神道などあらゆる宗教は，それぞれ独自の霊性の定義を有しているが，一般に霊性とは宗教性よりも広範囲な概念である。組織化された宗教が発展する以前の，原始宗教あるいはシャーマニズムなどでは山や岩などにも霊性が宿ると信じられていた。科学技術の発展は，一面では伝統的宗教観を後退させるものの，その一方でニューエイジと総称される近年の新宗教の流れはいずれも霊性の重視で一致している [島薗 2007]。現在の精神医学体系は特定の宗教的価値観に中立であるが，アルコール依存症の治療に活用される自助グループAAにおいては，「グループに宿るスピリチュアリティ」などの表現で，各個人の意志の力をこえた霊的成長を重視する立場をとっており，AA 発足時の Jung CG や James W らの思想的影響に由来している。　　　（妹尾栄一）
⇨生活の質 [クオリティ・オブ・ライフ]，AA [アルコホーリクス・アノニマス]，ナルコティクス・アノニマス [NA]，精神腫瘍学
[文献] Favazza AR（2009），島薗進（2007）

スプリッティング
[英] splitting

　歴史的には Freud S [1940] が，女性のペニス欠如は去勢のためとの幼児的理解とその否認が並存する自我分裂の状態を説明するのに用いた。その後とくに Klein M [1946] は乳児の早期対象世界に関して，自己の中で分裂排除した破壊衝動の投影などを通して体験される対象の悪い側面と，満足を与える対象の良い側面とが分裂して，別個の対象として体験される原始的な防衛機制として取り上げた。このように対象や自己が「良い／悪い」にスプリッティングした部分対象関係と，その背後にある迫害不安を特徴とする心的状況を Klein は妄想分裂ポジションとして定式化した。スプリッティング自体は心的発達上通常の機制であり，対象との関係で体験される良い側面を，迫害的に体験される悪い側面による汚染から防衛するためとされるが，過剰な迫害不安などによる過剰なスプリッティングは心的断片化を生じ，精神病的病理の要因になるとされる。　　　（小野　泉）
⇨妄想分裂ポジション，良い対象／悪い対象
[文献] Freud S（1940b），Klein M（1946）

SPECT〔単光子放射断層撮影〕　スペクト
[英] single photon emission computed tomography

　脳機能画像検査の一つで，単光子放出核種から放出されるγ線を計測して血流分布などの3次元断層画像を作成する。SPECT の核

種の半減期はPETに比較して長いため空間分解と能定量性とに劣るが,サイクロトロンを施設内に必要としないため利便性は高い。空間解像力はSPECTが8〜10 mm前後でPETは2〜4 mmである。定量性については新しい散乱性補正や吸収補正法により改善が進んでいる。

認知症では脳血流検査に ^{123}I-IMP, ^{99m}Tc-HMPAO, ^{99m}Tc-ECDなどの核種が使用される。認知症患者の血流変化は小さいので健常群データベースとの画像統計解析が必要となる。SPM (statistical parametric mapping) [Frith CDら1997], 3D-SSP (3-dimensional stereotactic surface projection) [Minoshima Sら1995], eZIS (easy Z-score imaging system) [Matsuda Hら2004], などが利用されている。3DSRT (3-dimensional stereotactic ROI template) は関心領域の設定に工夫がされており局所定量解析の客観性と再現性を有するため,同一被検者内での局所的な血流変化の評価に使われる [Takeuchi Rら2004]。認知症患者では疾患ごとに特徴的な血流変化を示す。アルツハイマー病では脳の形態の変化に先だって,後部帯状回,楔前部で血流が低下し,後に側頭葉内側,頭頂連合野にひろがる。レビー小体病では後頭葉,後頭頂葉で血流が低下するが,アルツハイマー病では後頭部の血流は末期まで保たれるため鑑別に利用できる。前頭側頭型認知症では前頭葉,前部側頭葉および頭頂側頭葉の血流低下が特徴とされる。大脳皮質基底核変性症では中心溝,頭頂葉,前頭葉の非対称性の萎縮に加えて萎縮側半球に血流低下が強い。

てんかん焦点の検出には中枢性ベンゾジアゼピン受容体の特異的リガンドである ^{123}I-iomazenilによる受容体SPECTが使われ,血流SPECTに比較して発作間欠期での検出率は高いとされる,とくに内側側頭葉てんかん,皮質形成異常を伴う新皮質てんかんの焦点検出に優れている。 (篠崎和弘)

⇨認知症,脳画像〔ブレインイメージング〕,PET,MRI,アルツハイマー型認知症,レビー小体型認知症,前頭側頭型認知症,大脳皮質基底核変性症
[文献] Frith CD, Friston KJ, Ashburner J, et al. (1997), Minoshima S, Frey KA, Koeppe RA, et al. (1995), Matsuda H, Mizumura S, Soma T, et al. (2004), Takeuchi R, Matsuda H, Yoshioka K, et al. (2004)

スペシャルペーシェント

[英] special patient

治療状況において特別な存在となる患者のこと。特別患者ともいう。特別な存在となるのに関与する要因には,患者の人格特性,患者の家族や関係者の特性,治療状況などさまざまなものがある。Main Tは,患者の精神内界の防衛メカニズムとしての分裂が,治療チーム内の対立や葛藤を生み出し,治療に必要となる客観的態度や統一性が維持されなくなり,患者が特別な存在になっていく過程を解明した。 (嶋田博之)

⇨逆転移,投影同一視,総合病院精神医学
[文献] Main T (1957)

スペリー

Roger Wolcott Sperry 1913〜1994

米国の神経心理学者。コネチカット州ハートフォードに出生。1935年にオベリン大学にて英語の学士,1937年に心理学の修士を取得した。1941年にシカゴ大学で動物学のPh. D.を取得し,その後ハーバード大学で心理学者Lashley KSのもとで研究を行った。もっとも有名な業績は分離脳研究である。難治性てんかんの治療のために,左右半球間の情報伝達を行っている脳梁を切断した患者に,片方の脳半球に依存することが知られている作業を行ってもらい,左右半球がそれぞれ独立した機能をもっていることを実証した。それまでは大脳の大部分は機能分化しておらず,代替可能と考えられていた。Sperryの研究はGazzaniga MSらに受け継がれ,脳機能局

在論の基礎を築き，左右大脳半球の機能分化の理解に大きく貢献した。1981年にこの「大脳半球の機能分化に関する研究」でノーベル生理学・医学賞を受賞した。　（三村　將）
⇨離断症候群，脳局在論
[主著] Gazzaniga MS, Bogen JE, Sperry RW (1965), Sperry RW, Gazzaniga MS, Bogen JE (1969)

スモン〔SMON〕
[英] subacute myelo-optico-neuropathy

整腸剤キノホルムによる薬害である。激しい下痢や腹痛などの腹部症状に続き，神経症状が急性・亜急性に進行する。神経症状は知覚障害が前景であり，両足底の異常知覚から始まり，急速に上行する。運動機能にも影響が及び，歩行障害などがみられる。視力障害が生じ，失明することもある。舌の角化がみられ，緑色調となる。1950年代後半から発生し，1960年代後半に多発したが，1970年のキノホルムの製造販売・使用の停止以後は，ほぼ新規の発症は報告されていない。

（田渕　肇）

[文献] 小長谷正明（2009）

刷り込み
[英] imprinting

インプリンティング，刻印づけとも呼ばれる。動物の生活史のある時期に，特定の物事がごく短時間で覚え込まれ，それが長時間持続する学習現象の一種。Lorenz KZ はハイイロガンの卵をガチョウに孵化させると，ヒナは動くもの（ガチョウ）を親とみなして，ついて回り（無報酬で成立，臨界期が存在：種の違いによって孵化後数時間〜数日），彼の前で孵ったヒナは彼に追従すること，またこの追従は半永久的に続き，再学習ができない（不可逆性）ということを観察した。ほんの一瞬（一回の対象呈示）でその記憶が成立し，長時間にわたって保持される。彼はこの現象が，まるでヒナの頭の中に一瞬の出来事が印刷されたかのようだとの意味で刷り込みと名づけた。また，性成熟に達した後に生じる求愛行動は，刻印づけされた対象と同種の動物に向けられる。この学習には視覚と聴覚が重要である。

（鍋島俊隆）

⇨愛［生物学］
[文献] Lorenz KZ（1983）

スローウイルス感染症
[英] slow virus infection

潜伏期が数ヵ月から数十年と長い感染症の総称で，発症すると急速に悪化し，死に至る場合が多い。病原体はウイルスとプリオンに大別される。ウイルスによるものとしては，麻疹ウイルスによる亜急性硬化性全脳炎（subacute sclerosing panencephalitis；SSPE），ヒト免疫不全ウイルスによる後天性免疫不全症候群（acquired immune deficiency syndrome；AIDS），JCウイルスによる進行性多巣性白質脳症（progressive multifocal leukoencephalitis；PML）などがある。一方，プリオンによるものとしては，ヒトのクロイツフェルト＝ヤコブ病やクールー，羊や山羊のスクレーピー，ウシ海綿状脳症などがある。

（数井裕光）

⇨亜急性硬化性全脳炎，エイズ〔後天性免疫不全症候群〕，進行性多巣性白質脳症，プリオン病，クロイツフェルト＝ヤコブ病，狂牛病〔ウシ海綿状脳症〕

寸断された身体
[英] fragmented body
[独] fragmentierten Körpers
[仏] corps morcelé

Lacan J が提出した用語で，自己ないし他者の身体がばらばらになったり，切り裂かれるなどの身体の切断，解体の心像をいう。彼の鏡像段階論の鍵概念の一つで，主体構成の重要な契機を示す。大別すると二つの様態が

あるように思われる．一つは，主体が自分の鏡像や他者の心像を介して一つのまとまりを形づくる自我（moi）を獲得する以前の原初的段階にある，いわば太古的な身体で，そこでは肢体のばらばらになった断片化した身体が幻想される．ここに垣間みられる寸断された身体の不安は想像機能の「整形外科的な」作用により自我という先取り的な全体像にとって代わられ，これにより覆われる．Lacanも言及しているように，統合失調症でこの寸断された身体の不安が露呈することがある［Séminaire L'angoisse 1963 年 1 月 23 日］．もう一つは，鏡像段階における主体の攻撃性に相関する「寸断された身体のイマーゴ（imago de corps morcelé）」である．自我が他者の心像により構成され，その限りで他者の心像に依存している以上，自らのナルシシズムを維持するうえで他者の心像に対する攻撃性が要請されてくる．その所産が寸断された身体のイマーゴである．それゆえ，この場合の寸断された身体の心像は自我の成立と表裏の関係にあり，イマーゴと呼ぶにふさわしい主体構成的な機能を備える．Lacan は寸断された身体のイマーゴの具体例として，去勢，四肢寸断，八つ裂きの心像などを挙げる．そして，人間たちを責め苛む攻撃性のさまざまな心像を描いたボッシュの絵はこのよい例となることを指摘し，さらに，人形の首を折ったり，手足を引き抜いてしまう子どもの遊びだけでなく，入れ墨の風習や割礼の儀式に寸断された身体のイマーゴの関与を認める姿勢を示す．分析場面では，分析が太古的な固着の点にかかった時点で，夢の中にほとんどきまってこのイマーゴの出現をみるという．パラノイア性精神病における攻撃的衝動においては，寸断された身体のイマーゴがもはや幻想ではなしに文字どおり実現された形で姿をみせるといえる．寸断された身体のイマーゴは Klein M の攻撃性の理論の延長線上にあるとみることも不可能ではなく，きわめて豊かな内実をもつ．

（加藤　敏）

⇨鏡像段階，自我，象徴界，ラカン，クライン
［文献］ Lacan J（1949）

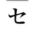

性愛化

［英］erotization

Freud S［1926］は，性愛化を自我機能の制限である制止と結び付け説明した．Freud は，制止の例として，書字や歩行の神経症的制止を挙げた．このような制止においては，遂行器官が強く性愛化されているとされた．フロイトは，「ある器官の性欲を刺激する性質，つまり性的意義が強まると，その器官に備わる自我機能が障害されることは一般的な事実であることが判明している」と記述している．さらに，「書字や歩行が禁止された性行為の遂行を象徴するがゆえに行うことができないのである」と述べている．Freud は，制止が生じるのは，抑圧という機制に頼らずに，エスとの葛藤を回避するためであると結論づけている．つまり，性愛化も抑圧同様，防衛的機能をもつことになる．

Freud は身体器官の性愛化について述べたが，性愛化される対象は身体器官のような具体物に留まらない．例えば，Winnicott DW［1958］は，こころの攻撃的諸要素の性愛化について言及し，そこに強迫的サディズム傾向の起源があるとした．

（細澤　仁）

⇨精神運動(性)制止，抑圧
［文献］ Freud S（1926b），Winnicott DW（1958）

性格

［英］character
［独］Charakter

性格とは，その人個人に一貫してみられる感情や意欲，行動の諸側面における特徴的パ

ターンを指す用語である。語源はギリシャ語 Χαρακτηρ で,「刻みつけられたもの,彫りつけられたもの」という意味の言葉に由来する。また,性格とは,個人の独特な行動と思考を規定するもの [Allport GW],個人が自分のおかれた状況の中でどう行動するかという予測を可能にするもの [Cattell RB] とも解される。類似概念に人格（パーソナリティ）がある。同義のものとして用いられることもあるが,慣習的には,人格では個人が保っている統一性が強調されることが多いのに対し,性格では他者から相違している個人の特徴を強調するニュアンスがある。

性格の精神医学的な把握は,精神分析学派などさまざまな理論的立場から試みられてきた。気質などの遺伝的要因,学習過程を含む養育環境の要因が考慮されているものが多い。性格に関する一般的記述から出発した質問紙による性格評価法は,Cattell や Eysenck HJ による評価尺度の開発を経て,Goldberg L や Costa PT & McCrae RR などの主要5因子理論,Cloninger CR の気質・性格理論などへと展開している。　　　　　　　　（林　直樹）

⇨人格,性格学,気質

[文献] Cloninger CR, ed. (1999), Millon T, Davis RD (1996)

性格学

[英] characterology

性格に関する学問の総称。性格学という用語は,1867年に Bahnsen J によって初めて用いられたものであるが,学問としての歴史は,古代ギリシャの Theophrastos にまでさかのぼることができる。性格学は,類型学的なものに始まり,特性論的,環境論的な立場からの議論が重ねられている。精神医学で用いられているものとして,Kretschmer E の気質論（循環気質,統合失調気質など）,Schneider K の精神病質の10類型,Jung CG の外向と内向,うつ病と関連する下田光造の執着性格や Tellenbach H のメランコリー親和型,森田正馬の神経質などがある。さらに性格の形成・維持・変容に対する環境の影響の強さを強調する学習理論の立場が挙げられる。性格の構造をとり扱ったものには,Lersch P の層理論,Klages L の構造分析,Cloninger CR の気質・性格理論などがある。

（林　直樹）

⇨気質,精神病質,内向／外向,粘着気質,メランコリー親和型,森田神経質,層理論

[文献] Cloninger CR, ed. (1999), Kretschmer E (1922b), Millon T, Davis RD (1996)

性格神経症

[英] character neurosis

神経症的性格（neurosis character）という用語が,広く神経症的傾向をもつ性格一般を意味するのに対して,性格神経症は疾病分類学的な意味をもつ用語である。強迫症状や転換症状などの症状を有する症状神経症（symptomatic neurosis）に対して,こうした特定の症状を呈さず,代わりに性格それ自体が精神内界の無意識的葛藤を解決するための妥協形成の役割を果たしている,つまり精神力動的な症状としての表れであるものをいう。症状神経症においては症状が自我異和的（ego-alien）であるのに対して,性格神経症において症状に相当する性格は自我親和的（ego-syntonic）であり,自ら治療を求めることが少ないとされる。Reich W は,両者の相違は病感,病識の有無であることを指摘しつつも,いずれも神経症的性格傾向を基礎にもつことを強調した。　　　　（近藤直司）

⇨妥協形成,自我親和的／自我異和的

[文献] Reich W (1933)

性格抵抗　　➡性格分析,抵抗

性格の鎧　　➡性格分析,抵抗

性格分析
[英] character analysis

1920年代にReich Wによって形作られた精神分析療法の治療理論。Reichは精神分析療法において，自由連想の内容よりも，話し方，歩き方，表情，笑い，嘲り，傲慢さ，攻撃的な態度，過度な几帳面さ，礼儀，マナーといったクライアントの態度やふるまいのもつ意味に注目した。また，神経症的性格においては，生き生きとした感情や欲動の解放を妨げる性格の鎧（character armor）が形成され，その起源となる幼児期の葛藤が性格抵抗（character resistance）として分析状況に現れるとし，性格形成の起源となる幼児期体験の想起・洞察と性格の鎧の解除を中心的な治療目標と位置づけた。その後，Reichは精神分析家，科学者としての立場を逸脱していくことになるが，性格分析として提唱された治療理論は，今日的な精神分析，精神分析的精神療法においては標準的な治療姿勢・技法として定着している。　　　　　　（近藤直司）
⇨精神分析的精神療法，状況分析，ライヒ
[文献] Reich W（1933）

性格変化
[英] personality change
[独] Wesenänderung；persönlichkeitsänderung
[仏] modification de la personnalité

行動パターンの変化によって特徴づけられる性格の持続的変化であり，パーソナリティ（人格）変化とほぼ同義である。ICD-10では以下のように大別される。①脳疾患，脳損傷，脳機能障害による器質性パーソナリティ障害（F07.0）。②精神作用物質使用による残遺性パーソナリティ障害（F1x.71）。③残遺統合失調症（F20.5）あるいは単純型統合失調症（F20.6）によるパーソナリティ変化。④破局的体験後のパーソナリティ変化（F62.0），精神科的疾病後の持続的パーソナリティ変化（F62.1）。　　　　　　（針間博彦）
⇨性格神経症
[文献] World Health Organization（1993）

性格類型
[英] character type

類型とは個と普遍との中間にある概念であり，その基準や種類などについてはさまざまな類型が提唱されてきた。やせ型・ふとり型・闘士型に対応して統合失調気質・循環気質・粘着気質とに分類するKretschmer Eの体型性格論，内向型・外向型という心理的向性と精神機能としての思考・感情・感覚・直感とを組み合わせたJung CGのタイプ論，Sheldon WHの発生的類型論，Spranger Sの価値類型論などがある。精神分析においては，Freud Sが「精神分析的研究からみた二，三の性格類型」の中で，「成功した時に破滅する人物」や犯罪者の心理を考察した他，Freud, Alexander F, Reich Wらによる口唇性格傾向，肛門性格傾向，尿道性格傾向，男根期の自己愛的な性格，Fenichel Oによる昇華型と反動型などがある。近年，性格心理学の分野において，神経症傾向，外向性，開放性・知性，同調性，誠実性といった5つの特性から性格を捉える次元的モデルが検討されている。　　　　　　（近藤直司）
⇨気質，体型，内向／外向，口唇性格，肛門性格，男根自己愛的性格，成功した時に破滅する人物
[文献] Kretschmer E（1922a），Reich W（1933），Fenichel O（1945）

生活技能訓練　➡ SST

生活の質〔クオリティ・オブ・ライフ〕
[英] quality of life；QOL

ライフには，生命，生活，人生という重層的な意味がある。良い生活や人生の質を問うときには，物理的な豊かさや身体的自立だけでなく，生活全体の豊かさや自己実現の感覚

が込められる。多様な立場から論じられるためQOLの厳密な定義はいまだ完成されていない。健康関連のQOLは，1940年代にがん治療の領域で初めて触れられた。障害領域では1970年代の自立生活運動によって，それまでの基準であったADLからQOLへと価値観を転換した。WHOは1986年のオタワ憲章において，ヘルスプロモーションとは自らの健康を制御して，さらに幸福（ウェルビーイング）に至る過程であり，その目標はQOLを高めることにあるとした。健康関連QOLのプロファイル型尺度として代表的なものにSF-36，WHOQOLがあり，後者は5つの領域で構成されている。すなわち，①身体的状態，②心理的およびウェルビーイングの状態，③社会的な人間関係，④経済・職業的状態，⑤宗教的およびスピリチュアルな状態である［World Health Organization QOL group 1997］。 (野中 猛)
⇒ADL，国際生活機能分類〔ICF〕
[文献] World Health Organization QOL group (1997)

生活療法
[英] living learning

1956年に小林八郎が提唱した，診療実践から生まれたわが国独自の治療概念。①生活指導（しつけ療法），②レクリエーション療法（あそび療法），③作業療法（はたらき療法）を総合したもので「くらし療法」とも呼ばれ，精神病者の「生き辛さ」「暮らし下手」という生活障害の改善を目標とした。その方法は，目標に向けた段階的な訓練，社会的役割の技能操作，問題解決，観察による他者からの学習，成果の達成による自信の向上などから成り立ち，試行と錯誤の反復の中で自主的選択により得られた体験と学習が自己実現の方法であるとして重視した。精神科病院の開放化を目指す有志により普及し，退院および社会復帰までを含む広い治療活動に発展した。 (根本隆洋)
⇒生活臨床，作業療法，精神科リハビリテーション〔社会復帰〕，ノーマライゼーション，SST
[文献] 小林八郎 (1971), 臺弘 (2006)

生活臨床
[英] clinical guidance in way of life

1960年代に群馬大学病院精神科の分裂病再発予防計画の中で江熊要一らにより提唱された，統合失調症の治療指針とその実践。社会生活場面に根差した独自の診断学と治療学を有する。生活特性診断は生活類型と生活特徴からなり，類型診断においては能動型（現実に挑戦し続け破綻をきたしやすい）と受動型（安定し適応しやすい）に判別される。生活特徴は行動学的側面が当初は重視されたが，のちに湯浅修一により患者の生活破綻につながる関心事は「異性に関すること（色），金銭・損得に関すること（金），資格・地位・名誉に関すること（名誉），健康に関すること（体）」とする，行動学的特徴に価値意識を統合した生活特徴に進化した。生活特性診断により，主な働きかけの対象を決定し（能動型は本人，受動型は周囲の人々），その人特有の危機ストレスへの対処を行うことが可能となる。生活臨床の対象患者についての長期転帰研究も名高い。 (根本隆洋)
⇒生活療法
[文献] 臺弘 編 (1978), 臺弘, 湯浅修一 編 (1987)

性感
[英] sexual feeling
[独] Sexualgefühl
[仏] sens sexualis

精神的ないし肉体的刺激に応じ，性欲動がオーガズムに向かって活動し始めることによって生ずる感情興奮および官能的快感をいう。性感帯が刺激を受けると特定の量の快感がもたらされる。この快感によって緊張は亢進していき，反射的経路を通じて運動エネルギー

を獲得して性物質の放出を促進する。この最後の快感は強度からみると最高のものであり，性物質の放出による緊張緩和によってもたらされる完全充足の快感である。Freud S はこの快感を最終快感あるいは充足快感と呼び，それに対し最初の性感帯の興奮によって発生する快感を前駆快感と呼んだ。前駆快感は幼児の性欲動においてすでに存在していた快感と同一のものであるが，最終快感は思春期になって登場するものと考えられる。小児期の生活においてすでに獲得が目指されていた前駆快感を利用しながら，これを上回る充足感を獲得するために性感帯が利用される。

(古井博明)

⇨性感帯
[文献] Freud S (1905c)

性感帯

[英] erotogenic zone
[独] erogene Zone
[仏] zone érogène

　Freud S の用語。性的興奮の座となる皮膚あるいは粘膜で覆われた身体の局部をいう。身体のあらゆる局部が性的興奮の源泉，すなわち性感帯となり得ることを性感性と呼んだ。性的興奮の可能性がもっとも明瞭にみられるのは，性感帯の機能を発揮するよう先天的に規定された領域，すなわち口，肛門，尿道粘膜，乳頭，性器である。発達論的には，口唇期では口腔粘膜が，肛門期では肛門近くの粘膜や肛門括約筋が，男根期では性器が性感帯となり快感が得られる。Freud は性格形成やヒステリー，心気症との関連についても触れている。たとえばヒステリーでは本来の性感帯である性器領域の衝動が抑圧され，他の身体部分が二次的な充当を受けて性感帯としての意義をもつに至ると考えた。性感帯は単に解剖生理学的な部位ではなく，精神-性的発達の始めに，周囲との交流をもつためにとくに選ばれたところであり，母親からの注意や世話をもっとも求めている部分である。

(古井博明)

⇨性感，口唇期，肛門期，男根期，精神・性的，幼児性欲
[文献] Freud S (1905c)

性器期

[英] genital phase
[独] genitale Stufe ; genitale Phase

　Freud S [1905] が提唱したリビドー発達の最終段階に相当する。思春期の生物学的変化に対応して性器的な衝動が高まる時から，性器性欲優位 (genital primacy ; 古くは性器統裁と訳された) が確立されるまでの期間を指す。性器性欲優位とは，性器による性的満足を得る能力を獲得したことと，それ以前には優勢だった部分欲動が性器性欲に統合されることを意味する。性器性欲優位における性的な満足とは単に性器的なオーガズムの能力が備わったことだけを意味するのではなく，性的対象との深く安定した関係を営む能力を伴う場合を指すと考えられている。この時期における性衝動の高まりは幼児期に抑圧されたエディプス願望の再燃を引き起こすが，両親との間でエディプス複合を解決することはできないために，新たな対象とのかかわりの中で，欲動と自我と超自我の新しい均衡を創り出す必要がある。ゆえに，性器期の始まりから性器性欲優位の確立までには青年期という長い期間を要し，この間青年はさまざまな発達課題をこなす必要がある [Blos P 1962]。

(山科 満)

⇨リビドー，エディプスコンプレックス，部分欲動，口唇期，肛門期，前性器期，精神・性的，幼児性欲
[文献] Blos P (1962), Freud S (1905c)

生気情動

[英] vitality affect

　乳幼児精神医学者 Stern DN の用語。悲しみ，怒り，驚き，喜びなど，間欠的で不連続

な情動をカテゴリー性の情動と呼ぶが，そうした情動がいかに表出されるか，あるいは，必ずしもそうした情動を伴わない行為（たとえば，お辞儀をする，立ち上がる）がいかに行われるかの，〈いかに〉（時間の流れに沿った変化）が，生気情動である。たとえば，母親がどのように赤ちゃんを抱き上げるか，おむつをあてるかなどは，すべて，生気情動の表出であるし，「軽やかな」「しぶしぶ」「ものうげな」といった感情の表出も，生気情動による。こうした生気情動は，声，表情，動きなどの形，強さ，時間的パターンによって決まる，知覚様式交叉的な情報（無様式知覚）であり，新生自己感の形成期（誕生から2〜3ヵ月）にある乳児の他者とのかかわりにおいて，非常に大きな役割を果たす。Sternによれば，大人にとってモダンバレエがそうであるように，乳児が体験する世界は，基本的に，生気情動の世界である。　　（丸田俊彦）
⇨情動，無様式知覚
[文献] Stern DN (1985)，丸田俊彦 (1992)

性器性欲優位(学説) ➡性器期

性器的性格
[英] genital character

　口唇愛，肛門愛といった性器期以前の性的部分欲動に対する性器性欲の優位，つまり性器統裁が確立した性格の意味で，精神分析的な性格理論における健康な人格に関する一つの理念型（ideal type）である。Abraham Kは，性器的性格者においては近親相姦願望やエディプス葛藤が解決され，愛情対象へのアンビヴァレンスも克服されているとし，Reich Wも，性器期的性格を神経症的性格と区別し，前者は健康で豊かな昇華能力をもつとした。　　（近藤直司）
⇨性格分析，性器期，前性器期，アブラハム，ライヒ
[文献] Reich W (1933)

性機能不全
[英] sexual dysfunctions

　本症を概観するには，ICD分類に比べ，DSMの方がKaplan HSの提唱した性の3相概念（性欲相，興奮相，オルガズム相）に沿っているので，臨床的に有用である。現在DSMでは「性障害」を(1)性機能不全，(2)性嗜好異常，(3)性同一性障害に大別している。性機能不全はさらに，(a)性的欲求の障害，(b)性的興奮の障害，(c)オルガズム障害，(d)性交疼痛障害に分けられる。

　性的欲求低下障害には，①性的欲求低下障害：性的空想を含む性的活動の低下を悩む群と，②性嫌悪障害：あらゆる性的接触を嫌悪して回避する群がある。

　興奮相の障害には，①女性の性的興奮の障害：腟の潤滑と膨張反応の欠如と，②男性の勃起障害がある。

　オルガズム障害には，①女性のオルガズム障害と，②男性オルガズム障害，そして③早漏：本人の望む以前に射精してしまう，がある。②には遅漏や腟内射精障害も含まれる。

　性交疼痛障害には，①性交疼痛症：性的状況での性器痛と，②腟けいれん：腟の外1/3の部分の筋層の不随意性れん縮，がある。いずれも挿入障害という病態を呈している。

　性機能不全の各疾患は，①生来型か獲得型か，②全般型か状況型か，③心因型か複合型か，と病型分類するよう求められている。
　　　　　　　　　　　　　　　　（阿部輝夫）
⇨性的欲求障害，性的興奮障害，オルガズム障害，性交疼痛障害，腟内射精障害，セックスセラピー，性感帯，不能症／不感症／冷感症

生気抑うつ〔生気的うつ病〕
[英] vital depression
[独] vitale Depression

　Schneider K [1920] によれば，内因性うつ病において障害されているのは，身体的あるいは生命的感情という感情生活の深い層であ

る。この層の消沈が，Schneider がうつ病の鑑別診断学上重視した「生気的悲哀感（vitale Traurigkeit）」，すなわち，身体に関係の深い，しばしば明らかに局在する憂うつである。Westermann J は，Schneider が観察した症例を，生気的うつ病として51例報告した［1922］。のちにこの病態は，電気けいれん療法や三環系抗うつ薬の適応を境界づける概念として，有用性が確認された［大前晋 2009］。　　　　　　　　　　　　　（大前　晋）

⇨基底抑うつ

[文献] Schneider K（1920），Westermann J（1922），大前晋（2009）

成功した時に破滅する人物

［英］those wrecked by success
［独］die am Erfolge Scheitern

　Freud S［1916］が描出した性格類型の一つ。長い間抱いていた願望が成就することで，むしろ破滅し，それを享受することができなくなる人物を指す。Freud はイプセンの演劇作品『ロスメルスホルム』に登場する主人公を例に挙げる。彼女は牧師とその妻と同居していたが，牧師の愛を得ようと，妻を巧妙に自殺に追い込む。その後彼女は牧師から求婚され，彼女の願望が成就するという時に，それを断ってしまう。Freud は，彼女の拒絶が，かつて知らずに行っていた近親相姦への無意識的罪悪感（エディプスコンプレックス）に起因していることを解読する。Freud はまた，昇進うつ病の例も挙げている。このような人物では，その人がまさに成功しようとする時，超自我がそれを許さず，成功を不首尾に終わらせたり，自己破壊に導いたりする。この傾向は，精神療法で進展がみられた直後に病状が悪化するという陰性治療反応を説明する力動の一つでもある。　　　　　　　（小林俊三）

⇨性格類型，エディプスコンプレックス，陰性治療反応

[文献] Freud S（1916b）

性交疼痛障害

［英］sexual pain disorders

　①性交疼痛症（dyspareunia）と②腟けいれん（vaginismus）とがある（いずれも一般身体疾患によらないもの）。①は，性的状況下での性器痛である。男性の自験例はない。ほとんどが生来型・全般型で，引き裂かれるような痛みを訴える。重傷例では下着に触れただけでも性器痛が生じ，腰椎麻酔下での性交でも痛みを訴えた症例があった。すなわち，表面麻酔剤のゼリーなどの使用は意味がない。系統的脱感作的挿入練習が最も有効であり，治癒率は高い。②は，性交疼痛症を併発していることが多く，陰茎挿入時に起こる腟の外側1/3の筋層に生じる不随意的れん縮のため，未完成婚のままであることが多い。指の挿入は可能なこともある。性交に対して不安・恐怖を抱いていないにもかかわらず条件反射的にれん縮が起こる場合もある。治療法は性交疼痛症と同じで，「咳をしながらの挿入訓練（指を挿入して咳をして腟口が締り，そして弛む時のタイミングを体得する）」を併用する。　　　　　　　　　　　　　（阿部輝夫）

⇨性機能不全，セックスセラピー

制止　➡精神運動（性）制止

正視恐怖

［英］fear of eye-to-eye confrontation

　対人恐怖症状の一つ。人と視線を合わせることに強い恐怖を覚える状態で，視線恐怖とも呼ばれる。森田正馬は「次第に人の眼を見る事が出来なくなり，人と接すれば，絶えず眼の事が気にかかり，恐怖，苦悶を起すやうになった」症例を示し，正視恐怖と命名した。

　正視恐怖には，他者の視線に強い緊張を覚えるだけでなく，自分の目つきが「にらむようになったり」して相手に不快を及ぼすことを恐れる場合があり，これをとくに自己視線恐怖と呼ぶ。　　　　　　　　　　　　（中村　敬）

性嗜好異常

[英] paraphilia
[独] Paraphilie
[仏] paraphilie

偏倚した（para）愛好の病（philia）を意味する診断カテゴリーとしてDSM-Ⅲで採択されて以来，異常性欲や性倒錯の語に替えて使用されることが多い。DSM-Ⅳでは性機能不全や性同一性障害とは区別され，性的興奮を招く強烈な空想，性的衝動，人間以外の対象物や自身もしくはパートナーの苦痛や辱め，小児もしくは同意しない人を相手とする行動の反復が少なくとも6ヵ月間生じることを基本特徴とする。性嗜好異常の空想と刺激が色欲的興奮に不可欠で，性的活動につねに伴う場合と，それらがストレス下などでエピソード的に生じる場合がある。露出症，フェティシズム，窃触症，小児性愛，性的マゾヒズム，性的サディズム，窃視症，服装倒錯フェティシズム，特定不能の性嗜好異常に分けられる。ICD-10の分類もこれと大差ない。同性愛はDSM-ⅢとICD-10で性嗜好異常から除かれた。改訂されるDSM-5の草案では，分類に大きな変更はないが，小児性愛（pedophilia）については思春期を対象とするものも含むpedohebephilic disorderが提案されている。　　　　　　　　　　　　（中谷陽二）

⇒サディズム，小児性愛，フェティシズム，窃視症，服装倒錯，マゾヒズム

[文献] American Psychiatric Association（1994）

脆弱Ｘ症候群

[英] fragile X syndrome

ダウン症候群に次いで頻度が高い染色体異常で，男児の1250人に1人，女児の2500人に1人の有病率と推定されている。Ｘ染色体長鎖末端Xq27.3に脆弱部位（fragile site；FRAXA）がみとめられる。FMR蛋白をコードするFMR-1遺伝子の5'側非翻訳領域にあるCGGリピートの異常な延長によって発症する。身体的所見として，突出した前頭部，細長い顔，長い顎，大きな耳介などからなる特徴的顔貌や巨大睾丸がみられる。知的障害を伴うことが多く，遅れのない場合でも学習障害がみられることがある。自閉症との関連が一時指摘されたが，関連が強いとの証拠は少ない。　　　　　　　　　　　（本田秀夫）

⇒トリヌクレオチドリピート〔トリプレットリピート〕，遺伝子リピート，表現促進現象

[文献] Garber KB, Visootsak J, Warren ST（2008）

脆弱性-ストレスモデル

[英] vulnerability-stress model

統合失調症の成因に関して，従来なんらかの生物学的な病的過程が進行していくというプロセス・モデル（process model）が重視されていたが，近年は長期持続的に規定された易傷性（脆弱性）を有する個体に外部環境からの刺激としての種々の心理的ストレッサーが作用して発病するという脆弱性-ストレスモデル（ストレス脆弱性モデル）が受け入れられている［松岡洋夫ら1999, 2007］。このモデルは，1977年にZubin JとSpring Bによって統合失調症の発症脆弱性モデルとして提唱された。彼らは，生態学，学習理論，発達，遺伝学，内部環境，神経生理学といった複数の成因理論モデルを個別に検証した上で，それらの因子を高次に結びつけたものとしての脆弱性を提案し，したがって脆弱性は先天性の素因だけではなく獲得性にも形成されるとした。このZubinらの考えを取り込んでCiompi Lは「長期展開モデル」を提唱している。病前の展開過程（病前期），急性精神病性代償不全期（病相期）および病後の長期展開過程（病後期）の3つの相に分け，病前期が生物学的側面と心理社会的側面からの影響を受ける脆弱性形成の過程とみなす考えで

ある。現在のところ脆弱性の本体についてはさまざまな議論があるものの，単一の要因では説明できず，複合的な成因が推測されている。脆弱性の表現型としては，社会認知，情動認知など広範囲の「複数の認知過程の障害」として捉えることが可能である。

(山本直樹)

⇨心理社会的ストレス，心理教育
[文献] 佐藤光源, 松岡洋夫 (1999), 松岡洋夫, 佐藤光源 (2007), Zubin J, Spring B (1977)

正常圧水頭症　➡水頭症

成人愛着面接　➡ AAI

精神安定剤
［英］tranquilizers
［独］Tranquilizers
［仏］tranquillisants

　向精神薬のうち，精神状態を安定させる性質をもつ薬物の総称。トランキライザーとも呼ばれる。バルビツール化合物など古典的な鎮静催眠薬と比較し，1950年代に登場したクロルプロマジン以降の向精神薬は催眠作用が弱く，特異的に精神的不安や興奮を改善するという特徴があり，これを区別して表現しようとしたもの。今でもなお一般語として普及しているものの，学術用語としては使用されない。メジャー＝強い，マイナー＝弱いというイメージがあるが，二つのカテゴリー間で薬理作用は全く異なる。①メジャートランキライザー（強力精神安定剤）は神経遮断薬（neuroleptics）とも呼ばれたが，現在は抗精神病薬（antipsychotics）と名称を変えている。抗ドーパミン作用が主である。②マイナートランキライザー（緩和精神安定剤）は，抗不安薬（anxiolytics）と称される。精神病に対する効果があまりみられず，錐体外路症状や自律神経症状を惹起せず，情動や不安の緊張に対して鎮静作用をもつため，緩和と名づけられた。

(渡邊衡一郎)

⇨抗精神病薬，抗不安薬，神経遮断薬
[文献] 風祭元 (1989), Delay J, Deniker P (1961)

精神医学
［英］psychiatry
［独］Psychiatrie
［仏］psychiatrie
［伊］psichiatria
［西］psiquiatria

　精神医学は，精神を病む人たち（以下，患者）を診察，検査，診断，治療し，彼らの身体的および精神的健康を回復・維持させながら，社会に復帰させ，普段の生活を送ることができるようにすることを目的とした医療・保健・福祉行為およびそれを支える研究によって成り立つ医学の一専門分野である。医学の一分科であるということは，身体診療科（以下，身体科）同様，一定の診療体制にもとづいて病院運営の一翼を担い，受診した患者を診察，検査，診断の上，爾後の治療計画を立て，疾患の回復を目指して診療行為を行うというプロセスにおいて，身体科と何ら異なるところはないことを意味している。しかし，一方で，医学の一分科であるとはいえ，病的な心・精神そのものを対象とするだけに，医療や研究にあたって身体科とは異なった考え方，方法論や処遇を必要とする。身体科にみられない，精神医学の特殊性は以下のことに集約される。

(1)患者の受診行動　　患者はしばしば自らの精神が病的であることを認めない。病識のない患者に診断や検査・治療を施すために，患者の意思に反して，非自発的に受診・受療させることが少なくない。その過程において患者の人権を保護するために，精神科医等の医療行為に対する法的規制が必要となる。本邦では，そのために，「精神保健及び精神障害者福祉に関する法律（精神保健福祉法）」と「心神喪失等の状態で重大な他害行為を行っ

た者の医療及び観察等に関する法律（心神喪失者等医療観察法）」が制定されている。医師法や医療法以外で，個別の医学分野で法的規制があるのは，結核，伝染病の他は精神医学のみである。

(2)精神科医の基本的な姿勢　さまざまな症状や徴候，あるいは行動異常をもって患者が受診し，診察の上，最終的に診断・治療に至る際の基本的な精神科医の姿勢として，まず最初に身体疾患を疑い，次には脳器質性疾患，さらにいわゆる内因性精神病（統合失調症，気分障害），すべて否定されるならば，最後に心因性障害，あるいはパーソナリティ障害を疑うというのが通常である。前二者での診療は身体科におけるそれと同様であるが，後二者において精神医学独自の方法論が必要となる。つまり，患者の診療において，身体疾患の可能性を排除するというプロセスが重要である。

(3)症候学　患者は身体症状と精神症状を示すのが通常である。身体症状を別にすれば，精神障害の主要な症候は患者の主観的症状と行動異常である。なかでも中心となるのは患者の主観的な訴えである。しかし，いつも患者が自らの心の内を十分に表現できるとは限らない。あるいはそれを表現することを拒絶することもある。その場合，患者の主観的症状をどのように捉えるのかが問題となる。Jaspers K は，患者の主観的症状の把握とその理解には精神医学独自の方法論が必要であるとし，精神病理学的現象学と了解・説明概念を提唱した。

(4)精神障害の分類と診断　精神障害の多くは未だ病因や病態が明らかにされていない。したがって，身体科のように精神障害を病因によって分類することができない。現在採用されている分類は，症候論にもとづく分類である。とりわけ，その中核にあるのは患者の主観的な症状による精神障害分類であり，それにもとづいた診断である。したがって，患者の症候を正確に把握できないと，診断も不確かとなる。

(5)検査　身体疾患と違って，精神障害に特異的な検査法は未だ存在しない。血液・脳脊髄液の検査，脳波が多少とも役に立つのは脳器質的疾患のみである。最近の脳画像の技術の発展によって，脳の微細な変化を捉えることができるようになり，認知症などの脳器質性疾患の診断にはきわめて有用になったが，それでも疾患特異的とはいえず，画像のみをもって精神障害を診断することは不可能に近い。

(6)病因　Schneider K は，精神障害を，脳に何らかの病変をもつ群（精神病群）と生来性の性格，素質，体質，あるいは心因性によって発症する群の二つに分類した。また，前者においても，明らかに脳の変化を示している脳器質性疾患以外のいわゆる内因性精神病についてはその病因解明に関しては将来の研究に託された。現在の生物学的研究によって，多くの精神障害の脳変化がかなり具体的に予測されてきており，Schneider の要件はかなり満たされてきている。しかし一方で，精神障害の発症には，脳の病変のみならず，個人の心理的ストレスや生活状況の激変，家族関係を含めた社会環境的要因などが関与しており，精神障害の発症は脳病変のみでは説明できないというのが現在でも有力な考え方である（その考え方を生物・心理・社会モデルという）。

(7)治療　精神障害の治療の中心は薬物療法である。種々の精神障害の背景に脳内神経伝達物質異常がみられることが明らかになってきたことによる。しかし，薬物療法のみで精神障害がすべて治療できるわけではない。上記の生物・心理・社会モデルからも理解できるように，心理的・社会的要因をもった精神障害の治療には，治療者と患者との間での心の通い合い，とくに言葉や身体を通しての交流が必要となる。言葉による治療の代表は精

神療法であり，身体による治療はリハビリテーション，作業療法に代表される。

(8)経過　精神障害には，完全に治癒するものから，不完全寛解，社会的寛解，再発・再燃をきたすものまで多様な状況がみられる。薬物療法の発展によっても，統合失調症がすべて治癒されるものではない。同じ病態や症候をもつ群であってもさまざまな経過をたどることがあるというのも精神障害の特徴の一つとみなされる。

(9)責任能力・意思能力の問題　他の身体疾患ではありえないことの一つとして，患者の法律上の能力が問われることがある。もっとも大きな問題は，犯罪行為における刑事責任能力と財産処理にかかわる民事の意思能力で，精神障害によって，理非善悪や状況の判断力が喪失，ないし減弱した場合，責任能力や意思能力は欠如ないし低下しているとされ，免責される。

(10)精神科医の役割　精神障害患者の診察，診断，治療，社会復帰などの精神医学全体のかかわりにおいて，精神科医の役割はその中心にあるとしても，その範囲は限定的とみなされる。患者の治療では，精神科医，看護師，心理士，作業療法士，PSW など多職種の専門家とのチーム医療の中で行われることが多いし，その方が実効性に富む。

(11)患者の人権遵守と偏見差別への対処　患者への偏見や差別，患者の人権の軽視は現代社会でも陰に陽に依然として存在している。その状況を打破することは精神医学の果たすべき任務である。歴史的には，ナチス時代にみるように，精神医学はむしろ偏見や差別，人権の軽視の側に加担してきた。そのような事態にならないように，世界精神医学会は，ハワイ宣言［1977］，マドリッド宣言［1996］などの倫理綱領をつくり，国連は「精神病者の保護及びメンタルヘルス改善のための原則」［1991］を自らつくってきた。

(12)種々の精神医学観　精神医学の基本にあるのは，精神を病むとはどういうことを意味するのか，何をもって精神の病であることを認識するのかという問いかけである。しかし，その問いかけに応える内容はけっして一様ではない。さまざまな見方，考え方があり，それによって，上の問いかけに多様多彩な応え方がある。Freud S らの力動精神医学，Binswanger L の実存精神医学，あるいは Foucault M によって指摘された精神医学がもつ権力性など数多くの精神医学観が存在すること自体まさに精神医学の精神医学たる所以である。

精神医学は，以上のような身体科と異なった特徴をもつ医学の一分野である，と定義することができる。
(松下正明)
⇨精神障害／精神疾患，精神保健福祉法，心神喪失者等医療観察法，現象学，責任能力，意思能力，チーム医療，医療倫理，力動精神医学

【文献】 Jaspers K (1913/1948), Schneider K (1950), Mayer-Gross W, Slater E, Roth M (1954/1960/1969), 松下正明 (2004, 2011), Semple D, Smyth R, Burns J, et al. (2005), Burns T (2006), Gelder M, Harrison P, Cowen P (2006)

精神異常発現薬

［英］psychotomimetics

　意識水準に大きな影響をもたらすことなく，知覚，認知，情緒，自我機能に変容をもたらす薬物である。LSD，メスカリン，フェンサイクリジン（PCP），DOM などがあり，これらは幻覚剤，幻覚薬，幻覚発現物質とも呼ばれる。幻覚薬は，軽度の精神依存を生じる。耐性は速やかに形成され，その程度も比較的強いが身体依存はないとされる。幻覚薬の代表的存在である LSD の使用時には軽度の意識障害を背景に，幻覚や恍惚感・超絶体験（いわゆるサイケデリック体験）が出現する。この体験が精神依存を惹起する。幻覚薬による精神病症状は，幻視が多いうえに病識が保たれているなどの点で統合失調症とは鑑別可能なことが多い。アンフェタミン類（覚せい

剤）やコカインにおいては，とくに反復使用後に精神病状態が発現することがあるので，これらを精神異常発現薬に含めることもある。メタンフェタミンによる幻覚妄想を主とする精神病状態は統合失調症に酷似しており鑑別が困難なことも少なくない。　　　（坂元　薫）
⇨幻覚薬，LSD-25，アンフェタミン，覚せい剤，コカイン，薬物依存（症）
[文献] Seeman P, Ko F, Tallerico T（2005）

精神依存　➡薬物依存（症）

精神医療審査会
[英] psychiatric review board

　精神科病院入院者の人権を保障するための独立審査機関。国際人権B規約のcourtに相当する機関として1987年の精神保健福祉法改正で設置された。審査会委員は都道府県知事の任命であるが，行政とは独立した第三者機関として位置づけられている。審査会委員5名で合議体を構成し，入院者側からの退院請求，処遇改善請求の審査，病院から知事あてに提出される医療保護入院の入院届，医療保護入院，措置入院の定期病状報告のほか，改善命令等を受けた病院の任意入院者の報告の審査などを行う。1合議体は精神保健指定医である医療委員2名以上，法律家委員1名以上，有識者委員1名以上の5名で構成され，その運営は「精神医療審査会マニュアル」によって定められている。1980年代の入院者の人権侵害事件で，日本の入院制度は国際人権B規約に違反しているとの指摘が国連人権委員会でなされ，精神医療審査会はこのような指摘に対応して設置された。　（高柳　功）
⇨精神保健福祉法，医療保護入院，措置入院
[文献] 山本紘世（2007b）

精神運動興奮
[英] psychomotor excitement
[独] psychomotorische Erregung
[仏] excitation psychomotorice

　精神運動性という概念はWernicke Cが最初に用いたもので，失語症理論から導かれた神経学的な反射弓のモデルの中に出てくる。現在では用語としてのみ残り，精神運動興奮とは精神活動に起因して生じる病的興奮のことを指す。意志の障害を伴っているニュアンスがあり，通常は病的な体験や病的な情動状態から生じる興奮の場合に精神運動興奮という。統合失調症や躁病の急性期などでしばしば観察される。　（宮田善文）
⇨興奮，精神運動(性)制止

精神運動(性)制止
[英] psychomotor inhibition
[独] psychomotorische Hemmung

　精神運動性とはWernicke Cが用いた概念で，精神活動に起因した運動面への影響を意味し，意志の障害を伴っているニュアンスがある。運動が亢進すれば精神運動興奮，減弱すれば精神運動制止という。精神運動制止は抑うつ気分や意欲の低下とならんでうつ病の主症状である。精神運動制止は単に制止または抑制といわれることもあり，思考，決断などの精神活動の停滞，集中力の低下を指すが，正確にはその結果言語活動や身体的な動きが不活発もしくは緩慢になっていることも含めた状態を指す。思考領域の制止だけとりだして思考制止ということもある。精神運動制止がひどくなると，ほとんど動かず，話さない状態となり，すなわち，うつ病性昏迷（depressiver Stupor）に至る。これと区別すべき状態に途絶（Sperrung）があるが，途絶は思考が緩慢になるのではなく，思考や会話が一時的に突然止まってしまう思考障害であり，統合失調症でみられる。　（宮田善文）
⇨思考制止，精神運動興奮，抑うつ性昏迷，途絶

精神運動発作　➡複雑部分発作

精神衛生
[英] mental hygiene

　国民の精神的健康の維持，向上を図り，また精神の疾患・障害の予防や対策，および患者・障害者の医療と保護を行うことを広く精神衛生という。20世紀前半，米国でのBeers CWの活動に対してMeyer Aがこの呼称を用いて以来，もっぱら精神衛生という用語が精神医学ではもちろんのこと，関連諸活動，法律，学会や団体名，雑誌名などで使われてきた（現在でも日本精神衛生会の名称が存在している）。しかし，この名称は精神の疾患・障害の予防・対策に重点が置かれていることもあり，もっと広くあらゆる人々の精神的健康にも重きを置くことが必要とされ，最近では，それに代わって，精神保健（mental health）という呼称が一般的となってきた。その象徴として，1987年，それまでの精神衛生法が精神保健法へと名称が変わり，その目的に国民の精神保健の向上を図ることが述べられたことを挙げることができる。

(松下正明)

⇨メンタルヘルス
[文献] Meyer A (1935)

精神衛生センター　➡精神衛生法

精神衛生法

　本法は精神病者監護法，および精神病院法を廃止し，終戦後の一連の医療行政法規の改正時（1950〔昭和25〕年）に公布・施行された実体法であり，目的は「精神障害者等の医療・保護及びその発生の予防による国民の精神的健康の保持・向上」と規定された。具体的には，①都道府県立精神病院の設置を義務化，②一般人からの診察及び保護申請，また警察官・検察官の通報制度を規定，③保護義務者制度を法制化，④自傷他害の恐れある精神障害者に関し，強制的な保護拘束の是非を決定する「精神衛生鑑定医」制度を設け，かつ要拘束者に関し，「措置入院制度」を法定化し，その入院費用は公費負担とし，⑤精神障害者は精神病院・精神科病室，その他法律により収容することを認められている施設以外に収容することを禁じ，⑥本法の目的に対応して，訪問指導制度，精神衛生相談所（1965年には機能を拡大し，精神衛生センターと改名）の設置等が規定された。

(広田伊蘇夫)

⇨措置入院，精神保健福祉法

精神科救急
[英] psychiatric emergency service

　精神科救急は一般救急における救急と基本的には変わらない。つまり「いつでも」「どこでも」「だれでも」受け入れるという点である。通常救急状態となると，救急隊か精神科救急情報センターに連絡し，救急隊は独自にあるいは精神科救急情報センターを通じて地域で外来の救急受診を受けてくれる医療機関や必要に応じて入院のための受診を受けてくれる医療機関を探す。精神科救急情報センターは1995年の精神科救急医療システム整備事業実施要綱に定められたが，現在なお電話番号が市民に公開されていなかったり，24時間365日稼動していなかったりする都道府県がある。医療機関としては，外来で救急患者を受け入れる一次救急医療機関と，任意入院，医療保護入院，応急入院を受け入れる二次救急医療機関がある。二次救急医療機関は基幹病院型と輪番型で構成されているが，都道府県によって異なっている。

　精神科救急の対象となる疾患は限定されていない。すべての疾患が対象となるが，地域的特性（都市か地方か等），高齢者比率などによって対応が異なっている。精神科救急の目標は早期に治療して地域に帰し，生活破綻をきたさないようにすることである。そのた

めには身近なところで救急受診できることが必要である。しかし、救急システムが整備されるとかえって患者責任制、自院責任制がくずれ、システムまかせになる傾向もみられる。精神科救急を行うときの大きな問題の一つは、二次医療機関で医療保護入院や応急入院の時に精神保健指定医が必須であるが、指定医の確保が困難なことである。このため救急医療に参画できない医療機関も多い。もう一つの問題は精神科救急患者でもあり身体的救急患者でもある人への対処である。大量服薬やリストカットを含む自殺未遂者への対応においては身体的救急医療機関と精神科救急医療機関の両方の共同作業が必要であるがほとんど解決していない。なお広義の精神科救急では緊急措置入院を含むこともあるが、国の基準では含んでいない。精神科救急は救急精神医療と同義である。　　　　　　　　　　　(澤 温)

⇨早期介入, 任意入院, 医療保護入院, 応急入院, 緊急入院

[文献] 澤温 (2007, 2009), 平田豊明, 分島徹 (2009), 計見一雄 (2005)

精神科病院

[英] mental hospital

精神科病院 (精神病院ともいう) とは、精神障害者の医療と保護のために精神科病床 (精神病床) をもつことを主要な目的としている病院のことをいう。医療法では「病院とは、医師又は歯科医師が、公衆又は特定多数人のため医業又は歯科医業を行う場所であって、20人以上の患者を入院させるための施設を有するもの」(1条の5) とされ、また「精神病床とは精神疾患を有する者を入院させるためのもの」(7条の2) とする。また、精神保健福祉法によれば、都道府県は精神科病院を設置しなければならず (19条の7)、また国及び都道府県以外の者が設置しても、都道府県立施設に代わるものとして指定すること (指定病院) ができ (19条の8)、この両施設においては、法が定める措置入院等の強制治療を施すなどの処遇が許可されている。

日本の精神科医療の特徴の一つは、精神科病院や精神科病床の数が多いこととその配置状況にある。厚生労働省の医療施設調査によると、2008年時点で、精神科病院数は1,079、精神科病床数は349,321。精神科病床を施設種類ごとにみると (括弧内は病院数)、国・公的医療機関では33,960 (54)、民間の医療法人等では315,084 (1,025)、精神科病床数の90.2%が民間の医療法人等の施設に属している。人口千人あたりの病床数でいえば、欧米諸国ではすべて1.5%以下のところ、日本は2.8%ときわめて高い。世界の精神科医療の趨勢は地域・外来治療中心であるのに、日本では今なお入院中心主義と批判される所以である。また、国公立の精神科病床が少なく、精神障害者の9割は民間の精神科病院に入院している。民間の精神科病院では経営中心とならざるをえず、精神科医療上多くの問題を抱えることになりがちである。これからの在宅・地域中心という精神科医療のあり方として、精神科病床の減少や民間精神科病院の医療状況が大きな問題となっている。(松下正明)

⇨精神保健福祉法

[文献] 厚生統計協会 編 (2010)

精神科薬物療法

[英] pharmacotherapy in psychiatry

現代の精神科臨床において、薬物療法は中心的な治療の一つとして位置づけられている。向精神薬の発見により、閉鎖的、拘束的、治安的な治療から、疾病の回復と再発予防、そして社会復帰へと治療目標を移すことが可能となった。患者に適した向精神薬の種類あるいは投与量は個人差が大きく、試行錯誤の治療にならざるをえない面がある。しかしわが国では、多剤併用大量療法が諸外国に比べて目立つことが指摘されている。また、軽症の大うつ病では、抗うつ薬とプラセボ間に臨床

的に有意な差が見いだされないなど，薬物効果自体の問題ともいえるが，診断やそのカテゴリーの抱える問題も浮き上がっている。精神疾患は多因子疾患であり，それぞれの患者の抱える要因を多角的に分析することが求められる。その上で治療は，薬物の効果を生かしつつ，精神療法，リハビリテーション，環境調整，社会資源の提供などを適切に組み合わせて行われる。用いうる有効な方法とそれらの潜在的な危険をつねに警戒することは［Delay Jら 1961］，近代向精神薬療法が始まった頃からの，古くかつ常に新しい課題である。 　　　　　　　　　　　　　　　(神庭重信)

⇨向精神薬，多剤併用，アルゴリズム
[文献] Delay J, Deniker P (1961)

精神科リハビリテーション〔社会復帰〕

[英] psychiatric rehabilitation
[独] psychiatrische Rehabilitation
[仏] réhabilitation psychiatrique

　精神科領域でのリハビリテーションを意味する。当初は，精神科病院からの退院と社会復帰が問題となる中で，リハビリテーションは社会復帰と表現されてきた。しかし，最近では心理社会的アプローチの発展を踏まえたより広範なものとなり，ノーマライゼーションを踏まえた包括的なリハビリテーションの提案もされている。こうした動きは，精神障害者の全人的復権という基本的流れに則したものと考えてよい。リハビリテーション(rehabilitation)の語源をたどると，再び(re)，適した（ラテン語の形容詞である habilis)，-にする(ation)に分けられ，「再び，適したものにする」という意味である。ここでの habilis は「人間たるにふさわしい」ということであり，リハビリテーションは，人間たるにふさわしい権利，資格，尊厳が何らかの原因によって傷つけられた人に対し，その権利，資格，尊厳を回復させることを意味する。歴史的には宗教的な意味合いでの使用が最初であり，中世ヨーロッパにおいて「破門の取り消し」を意味した。キリスト教が支配的な当時のヨーロッパでは破門は人間社会からの脱落に値し，そのリハビリテーションとは一度人間社会から放り出された者が再び人間として社会に受け入れられることであった。とくに近年の精神科リハビリテーションの隆盛は脱施設化の流れを基礎としている。欧米では戦後に，これまでの病院入院主義的な政策を変更し，地域ケアへの流れを作っていった。そこで，精神科病院に入院していれば問題とはされなかったようなことが，地域ケアの実践の中で注目されるようになった。世界的にみても，障害全体のうちおそらくは2/5 を精神の障害が占めているだろうこと，とりわけ若年の者が対象となること，元の職場復帰や社会的活動が 100% 達成されることは比較的少ないことなどを考えあわせると，今後ますます精神科リハビリテーションの役割は大きくなっていかざるをえない。

　リハビリテーションの中で障害をどのように捉えるかが重要である。WHO はこれまでの障害分類を改訂し，生活機能分類を発表した。その新しいモデルを図に示した。ここではこれまでに使用されてきた障害という言葉は生活機能に置き換えられ，不利などという用語も用いられていない。これはそうした言葉がネガティブな印象を与えてしまうからである。おおまかにいうと，先の障害分類での機能障害が心身機能・構造，能力障害が活動，社会的不利が参加に当たる。前回の障害分類では，疾患が機能障害を引き起こし，それが能力障害を生み，結果的に社会的不利につながるという一方向の関係のみが記されていた。しかし，新分類では，すべての要因間で双方向の相互作用が明確に示されている。この点は，とくに精神科リハビリテーションで重要である。たとえば，統合失調症者の社会参加は，社会の在り方などの環境因子の影響を受けること（逆にいえば，社会参加が社会を変

える),さらにその社会参加が当事者自身の心身機能や健康状態に影響を与えることが示されているのである。

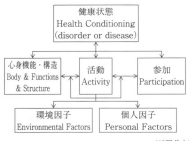

ICF 構成要素間の相互作用

(三野善央)

⇨ノーマライゼーション,精神障害者社会復帰施設,脱施設化,コミュニティケア,国際生活機能分類〔ICF〕,生活の質〔クオリティ・オブ・ライフ〕
[文献] 上田敏 (1983), 三野善央 (2006), World Health Organization (2001)

精神感受性比率

[独] psychästhetische Proportion

Kretschmer E により提唱された概念。主要な性格類型である循環気質,統合失調気質,粘着気質は,精神感受性と気分,精神的テンポ,精神運動機能,そして親和性体型という4つの側面から,それぞれの特徴がある。精神感受性と気分については,ある気質はただ一つの傾向が対応するのではなく,たとえば統合失調気質では敏感と冷淡という対極的な傾向が混じり合っている(過敏であると同時に鈍感でもある)。精神感受性比率とは,個々の統合失調気質者における敏感と冷淡とが占める割合をいう。 (古茶大樹)

⇨性格類型,循環気質,統合失調気質,粘着気質
[文献] Kretschmer E (1922b)

精神鑑定

[英] psychiatric evidence
[独] psychiatrische Begutachtung
[仏] expertise psychiatrique

法的な要請で行われる精神科医による診察,診断。どの法律の中でどのような目的で行われるかによって鑑定で評価する事項は異なる。主なものでは,刑事事件の加害者に関しては責任能力,訴訟能力,情状などを,被害者に関しては精神的被害の程度,証言能力などを,民事の損害賠償請求事件に関しては被告の責任能力,原告の精神的損害の程度などを,心神喪失者等医療観察法ではこの制度の専門的な医療を実施する必要性やその場合の入院/通院のいずれが適しているかを,民事の成年後見事件に関しては被後見人の意思能力,行為能力を,それぞれ評価の対象としている。このうち刑事責任能力の鑑定は,(1)起訴の前に検察によって求められる起訴前鑑定,(2)起訴後に裁判所によって求められる公判鑑定に大きく分けられる。前者(1)は,(1a)取調べの期限内で行われる簡易鑑定と(1b)鑑定留置をして行われる本鑑定に,後者(2)は,(2a)公判前整理手続きの中で行われる鑑定と(2b)公判に入ってから行われる鑑定とに分けることができる。さまざまな法律領域で行われている鑑定はいずれも,あくまでも参考意見であり,最終的な評価,認定は裁判官(起訴/不起訴の判断は検察官)の自由心証により判断される。刑事責任能力についての判例によれば,専門家の参考意見にあたる精神鑑定は,不合理でなければ尊重したうえで(2008年4月25日最高裁判所判決),最終的な結論は裁判所によって決せられるもの(1983年9月13日最高裁決定)としている。こうした原則の中で,個々の事例において鑑定意見がどこまで言及し,それがどれくらい尊重されるべきなのかは,裁判員裁判での一般人である裁判員への影響などからも,論点となっている。鑑定とその教育の場の充実による鑑定の

質の均霑化も求められている。心神喪失者等医療観察法を除くと鑑定の資格制度はなく、その制度化や鑑定センターの設立などが懸案事項となっている。 （岡田幸之）
⇨責任能力，心神喪失者等医療観察法，成年後見制度，意思能力，行為能力，起訴前鑑定
［文献］ 福島章（1985），中田修（1972/1987），小田晋（1997），岡田幸之（1998）

性神経症
［英］sexual neurosis
［独］Sexualneurose
［仏］névrose sexuelle

　性体験の変容と性行為における種々の機能障害を症状とする神経症的な反応であり、器質的な要因のないものである。範例的には、とるにたらない1回の性的失敗を機に、パートナーの強い性的要求や、性行為が予測される状況、患者自身の性的快楽への固執などが、予期不安を引き起こし、性的不能や早漏などの性機能障害を呈する。それがさらに予期不安を惹起して、悪循環に陥る。しかし、性的機能は相手や状況により変化する。 （小林聡幸）
⇨神経症，性機能不全，予期不安
［文献］ Frankl VE（1956）

精神外科　［歴史的位置づけ］
［英］psycho-surgery

　あちこちから発掘される古い人骨の頭蓋骨に手術痕がみられる。中世ヨーロッパでは、頭蓋骨に穴を開けて放血することが試みられ、15～16世紀の画家 Bosch H には、患者の頭から石を取り出す絵がある。これらは、精神病＝脳病を外科的に治療しようとの考え方を示している。近代的精神外科の端緒をなすのは、1890年にスイスの Burckhardt G が精神病患者6例に行った頭頂葉、側頭葉、前頭葉の皮質部分切除である。ポルトガルの神経学者 Moniz E は 1935 年から脳外科医 Lima PA の協力で、退行期うつ病などの患者で前頭葉白質切截を行い、この仕事に 1944 年にノーベル賞が与えられた。アメリカの Freeman W が Moniz 法の改良法を大々的に行い、さらに世界的に拡めた。薬物療法時代に入ると、精神外科の勢いは衰え、副作用が暴き出され、評価は否定的になった。その後は定位脳手術による精神外科が模索されている。 （岡田靖雄）
⇨ロボトミー，モニス
［文献］ Moniz E, Lima PA（1936），El-Hai J（2005）

精神外科　［最新の動向］

　近年の脳深部刺激術（deep brain stimulation；DBS）の飛躍的な進歩により、以前は破壊術で治療されていたパーキンソン病や本態性振戦に対して可逆的かつ調整可能な DBS が用いられるようになった。精神神経科領域の疾患に対しても DBS を用いて症状を軽減しようという試みがすでに欧米では行われている。薬物療法などに不応性の強迫神経症に対する DBS は 2003 年、内包前脚をターゲットに開始され、2008 年には視床下核をターゲットにしたランダム化試験も行われた。重症うつ病においては脳 PET 検査にて Area 25 における代謝活性が高いことから、2005 年、この部位をターゲットとした DBS が行われた。現在、さまざまな精神神経疾患において、このような機能画像検査により病態の解明が進んでおり、今後さらに多くの疾患が DBS の対象になる可能性がある。
（難波宏樹）
⇨深部脳刺激〔DBS〕，パーキンソン病，振戦
［文献］ Nuttin BJ, Gabriëls LA, Cosyns PR, et al.（2003），Mallet L, Polosan M, Jaafari N, et al.（2008），Mayberg HS, Lozano AM, Voon V, et al.（2005）

精神交互作用
［英］psychic interaction

　心身の不快な反応を取り除こうとすればするほど、自己の注意がそれに集中してしまう。

そのためこの心身の不快な反応がますます鋭く，強く感じられ，さらに注意が引きつけられてしまう現象を指す。このような感覚と注意の悪循環から症状が形成され，固着してしまう。この悪循環は，ある人が苦痛と感じるような自我異和的な体験（不安，恐怖，抑うつ，不快な観念，身体的なあらゆる不快な感覚，痛みなど）をしたときに発動する。

(北西憲二)

⇨とらわれ，ヒポコンドリー性基調
[文献] 森田正馬（1928）

精神錯乱

[英] confusion；incoherence
[独] Verwirrtheit
[仏] confusion mentale

意識の解体によって，論理と脈絡を欠いた不明確な思考，見当識の障害，夢幻様状態，記憶の障害などを呈する状態である。この言葉は，統合失調症，躁病，脳器質性の障害いずれの場合にも使われることがあるが，通常は，急性に出現する非定型精神病における症状を指す。Ey H はこの状態と統合失調症との違いを重視し，急性精神病と慢性精神病とを区別し，前者を意識の病態に，後者を人格の病態に位置づけた［Ey 1954］。この用語は精神作用が比較的保たれた状態から混迷にまで至るさまざまな深さの意識の解体を指すが，この言葉を急性錯乱（bouffée délirante）との対比において使用する場合には，意識の解体のより深いものを指す。そのため，Ey は confusion を意識解体の最深部に位置づけている。その際，この状態を引き起こす原因として，中毒性，感染性など器質的病変の基盤にある可能性を重視し，症状性精神病や Bonhoeffer KL の外因反応型との関連についても示唆している。

(鈴木國文)

⇨解体，急性錯乱，非定型精神病，症状性精神病，外因反応型，アメンチア
[文献] Ey H（1954）

精神作用物質

[英] psychoactive substance

中枢神経系に作用し精神活動および行動に影響を及ぼす物質の総称である。多くの精神作用物質は各種精神および行動の障害の治療，痛みの治療，麻酔など，臨床上，広範囲に使用されている。その一方で，依存性薬物としての性質を有する物質も多く，薬物乱用，薬物依存が問題となることもある。

一般に，中枢神経抑制作用を有する精神作用物質（あへん類，バルビツール類，アルコール，ベンゾジアゼピン類，有機溶剤，大麻など）は身体依存惹起性が強く，耐性も生じやすいが，精神毒性（慢性中毒としての精神障害惹起性）は弱いことが多い（ただし，有機溶剤の精神障害惹起作用は弱くなく，大麻の身体依存惹起性は強くない）。逆に，中枢神経興奮作用を有する精神作用物質（コカイン，アンフェタミン類，LSD，ニコチンなど）は身体依存惹起性，耐性がないか，弱いことが多いが，精神毒性は強いことが多い（ただし，ニコチンには精神毒性がない）。

(和田 清)

⇨依存，耐性，物質乱用，アヘン〔阿片〕，有機溶剤，大麻，コカイン，アンフェタミン，ニコチン
[文献] 和田清（2000a）

精神刺激薬　➡中枢（神経）刺激薬

精神自動症

[英] mental automatism
[仏] automatism mental

Clérambault G de は慢性幻覚精神病を中心としたさまざまな精神病において，その核ないし基底をなす現象は精神自動症であり，妄想はそれにもとづいて二次的に形成される知的構築にすぎないと主張した。ここに狭義の精神自動症とは，初期形態である純粋言語性現象（無主題的な言語性幻覚），純粋観念性現象（マンチスム mentisme など言語性を有

しない現象）から，観念言語性現象である思考反響を経て，本来の幻声へと至るという思考過程の一連の障害からなる。そのうち初期形態は感情的に中立的，観念的に無主題的，非感覚的であり，精神病の最初期徴候であることが強調され，小精神自動症と呼ばれた。

Clérambault はこうした狭義の精神自動症のほか，感覚自動症（異常感覚および言語性幻聴以外の種々の幻覚），運動自動症（運動性のさせられ体験や精神運動幻覚），感情・情動・意志自動症（これらの領域の自生体験やさせられ体験）といった広範な一次精神病症状を自動症として記述した。精神自動症は広義にはこれら種々の自動症の総称を示す。

(針間博彦)

▷慢性幻覚精神病，小精神自動症，要素現象，考想化声，クレランボー
[文献] Clérambault G de（1909）

精神腫瘍学
[英] psycho-oncology

サイコオンコロジーは，心理学（psychology）と腫瘍学（oncology）を合わせた造語で，抗がん剤のインフォームド・コンセント，「死ぬ瞬間」，ホスピス運動を背景に，全米屈指のメモリアルがんセンターで精神科部門が誕生したことに始まる［Holland JC 1998］。

その主な目的は，がんが心に与える影響と心や行動ががんに与える影響を調べ，Quality of life（QOL）の向上，がん罹患の減少，生存期間の延長を図ることにある。当初の代表研究は，生存期間の延長がアウトカムになる。がんとの前向きな態度が生存期間を延長させる，がん患者のサポートグループ参加が免疫を高め生存期間を延長させるといった研究であった（現時点では，大規模追試研究により否定的である）。

他に，がん告知や乳房切除・ストマなどがん治療がもたらす心理学的衝撃，患者・家族・スタッフの精神疾患有病率調査，がんの検査や治療導入が遅れる心理行動学的問題，禁煙プログラム，がん患者への精神療法（尊厳，意味，士気），薬物療法，治療選択における意思決定，遺伝カウンセリングの心理学的影響，コミュニケーション技術訓練，サバイバーシップ，悲嘆ケア，緩和ケアにおける精神医学的問題（医師による自殺幇助，安楽死），緩和ケアチームの有効性，経済性，代替療法，望ましい死，スピリチュアリティ，化学療法の影響（Chemo-brain），など多岐にわたり，守備範囲はがん医療全体に及ぶ［山脇成人ら1997］。

診療面では，2002年の緩和ケア診療加算導入により，緩和ケアチームによる抑うつやせん妄などの精神症状緩和対策が急務である。がん対策基本法（2007年）により実施された，がん診療医対象の患者・家族の意向を尊重したコミュニケーション技術訓練の成果が期待されている。さらに教育面では，まず，がん患者の①身体症状の評価，②精神症状の評価とその対応，③経済・介護問題の解決，④心理的・スピリチュアルな問題の解決が基本目標であり［小川朝生ら2009］，精神腫瘍医をはじめとする心のケアに資する人材育成や診療ガイドライン作りが課題となっている。

(内富庸介)

▷遺伝カウンセリング，緩和ケア，ターミナルケア
[文献] 山脇成人，内富庸介（1997），Holland JC（1998），小川朝生，内富庸介（2009）

精神障害／精神疾患
[英] mental disorder/mental disease

障害（disorder）は原因・理由は問わず，何らかの機能が障害された状態のことをいい，疾患（disease）は病因，病態，病理，症状，検査所見，経過，予後などによって一つのまとまった単一の病気としてみなされる状態のことをいう。精神科固有の病気（統合失調症，気分障害などの内因性精神病）では，身体疾患のような単一の病気を示す病因・病態・症

状・検査所見等を見出すことができず、疾患よりは障害という名称が好んで用いられ、一方、アルツハイマー病やピック病など脳器質性の病気では疾患という名称が使われている。このように、精神科領域では精神障害と精神疾患が混在して用いられているのが現状である。現在世界的に使用されているICD-10やDSM-Ⅳの診断・分類マニュアルでは、障害という用語で統一されているが、器質性の場合、精神疾患という呼称も一部みられている。しかし、将来、種々の精神障害の病因や病態が解明されることによって、疾患という名称に置き換わってくる可能性も高い。なお、DSM-Ⅳによる精神障害の分類では、①幼児期・小児期・青年期に初めて診断される障害、②せん妄・認知症・健忘性障害、および他の認知障害、③一般身体疾患による精神疾患、④物質関連障害、⑤統合失調症および他の精神病性障害、⑥気分障害、⑦不安障害、⑧身体表現性障害、⑨虚偽性障害、⑩解離性障害、⑪性障害および性同一性障害、⑫摂食障害、⑬睡眠障害、⑭衝動制御の障害、⑮適応障害、⑯パーソナリティ障害、⑰その他、とされている。世界でも、最も好んで使われている精神障害／精神疾患分類である。 (松下正明)
⇨DSM, ICD, 精神病
[文献] American Psychiatric Association (2000)

精神障害者社会復帰施設

[英] facilities for psychiatric rehabilitation

わが国の精神障害領域には長いあいだ「医療と保護」の仕組みしかなくて、精神障害者にとっての「社会復帰(リハビリテーション)」が法的に認められるのは、1987(昭和62)年成立の精神保健法まで待たねばならなかった。これ以前には、病院内作業療法、法定外施設である共同作業所、保健所のデイケア、1974年から診療報酬に認められた精神科デイケア、生活保護法による救護施設や更生施設などで社会復帰活動が行われていた。

1993(平成5)年障害者基本法の対象に精神障害者が加えられたことにより、1995(平成7)年改正の「精神保健及び精神障害者福祉に関する法律」(精神保健福祉法)において、精神障害者保健福祉手帳制度が創設された。同時に精神障害者社会復帰施設として、生活訓練施設(援護寮)、授産施設、福祉ホーム、福祉工場が規定された。1999(平成11)年改正によって地域生活支援センターが追加され、精神障害者居宅生活支援事業としてホームヘルプ、ショートステイ、グループホームが法定化された。

2005(平成17)年に障害者自立支援法が制定され、身体、知的、精神の3障害に一元化したサービスを市町村が中心となって提供することとなった。この際に、33種類に分かれていた社会復帰施設が6事業に再編され、一つの施設が異なる障害に多機能型のサービスを提供したり、NPO法人が参入したりするなどの規制緩和が行われた。「自立支援給付」として、介護給付、訓練等給付、自立支援医療、補装具が挙げられ、「地域生活支援事業」として、相談支援(ケアマネジメント)や地域活動支援センターが規定された。精神障害では主に、訓練等給付に含まれる日中活動系の自立訓練、就労移行支援、居住支援系の共同生活援助(グループホーム)が利用される。利用料の原則1割負担(応益負担)を定めたことが問題の焦点となって本法の廃止が決定されている。法に定められたものの、この領域は、医療と福祉との格差、他の障害領域との格差、自治体間の格差がきわめて大きい。 (野中 猛)
⇨精神保健福祉法, 精神障害者保健福祉手帳, ホームヘルプサービス, ショートステイ〔短期入所〕, グループホーム, 障害者自立支援法, ケアマネジメント
[文献] 佐藤久夫, 小澤温 (2010)

精神障害者社会復帰促進センター
[英] social rehabilitation promoting center for person with mental disability

精神保健法の1993（平成5）年の改正において，精神障害者の社会復帰施設等における処遇ノウハウの研究開発や精神障害者に対する理解を得るための啓発広報活動等を行うため，厚生労働大臣の指定法人として設けられたものである。精神障害者施策については，国や地方公共団体において進められてきたが，一層きめ細かく推進し充実させていくためには，精神障害者の置かれている状況を理解する家族等が関与する民間法人において行うことが効果的であるとされた。そこで，当該法人が，処遇ノウハウの研究開発をはじめ，社会復帰施設職員等の研修，啓発広報活動等を，継続的，安定的に実施できる体制を確保するため，厚生労働大臣がセンターとして指定する制度である。

1994年7月1日付けで，財団法人全国精神障害者家族会連合会が指定され，業務を行ってきたが，財団の解散に伴い，2007年6月1日付けで指定が取り消されており，2010年3月現在，指定されている法人はない。

(山下俊幸)

⇨精神保健福祉法
[文献] 精神保健福祉研究会 監修（2007）

精神障害者授産施設　➡精神障害者社会復帰施設

精神障害者生活訓練施設
➡精神障害者社会復帰施設

精神障害者地域生活支援センター
➡精神障害者社会復帰施設

精神障害者福祉工場　➡精神障害者社会復帰施設

精神障害者福祉ホーム
➡精神障害者社会復帰施設

精神障害者保健福祉手帳

1995（平成7）年改正の精神保健及び精神障害者福祉に関する法律（精神保健福祉法）において，精神障害者の手帳制度がはじめて規定された。当初は写真貼付不要であったが，2006年度申請分から貼付が原則となった。主治医が記載した申請書を根拠に，定められた判定基準に従って管轄地の精神保健福祉センターが1級〜3級に判定する。2年の更新期間が義務づけられている。比して，身体障害者手帳には更新義務がなく，7等級に分かれ，6等級から手帳が交付される。知的障害者に対する療育手帳には法的根拠がなく，各自治体の判断で交付している。発達障害は精神障害として申請できる。精神障害者保健福祉手帳によって，税控除や生活保護の障害者加算などで経済的な益もあるが，身体障害者手帳に比べると福祉サービスに差があり，地域間の格差も大きい［數川悟ら 2006］。通院医療費公費負担制度利用者数と比較すると手帳取得者の割合は少なく，それも自治体によって大きな差がある。障害程度の区分や手帳制度について抜本的な改革が検討中である。

(野中 猛)

⇨精神保健福祉センター
[文献] 數川悟, 白澤英勝, 築島健ほか（2006）

精神障害の診断と統計の手引き　➡ DSM

精神神経症
[独] Neuropsychose

Freud S によって現実神経症（Aktualneurose）と対立，分類された神経症の一型。前者が現在における葛藤を原因とし，不安神経症や神経衰弱を含むのに対し，精神神経症は幼児期の葛藤に端を発し，ヒステリーや強迫神経症，自己愛神経症を含む。前者は葛藤が直接的に身体領域に，後者は象徴的に媒介され心理領域に反映されると理解される。混合型も想定されるが，Freud は精神分析の対

象としては精神神経症を想定していた。

(木崎英介)

⇨現実神経症, ヒステリー, 強迫神経症, 自己愛神経症

[文献] Freud S (1894, 1898a)

精神神経免疫学

[英] psychoneuroimmunology

　生体は，内外の環境に適切に対応すべく生体防御系を保有している。その機軸をなすのが，神経系，内分泌系，そして免疫系である。三者は独立に機能しているのではなく，相互に密接かつ合理的に調節しあっていることが徐々に明らかにされてきた［神庭重信 1999, Ader R 2007］。これらのネットワークを介してこころと体とは結び付いている。この学問領域は生体システム全体を扱う大きな領域であるため，どの領域に焦点を当てるかによって，研究対象や方法に違いがあり，精神神経免疫学，精神神経内分泌免疫学，神経免疫学あるいは精神免疫学などと呼んで区別される。

　脳から末梢へ向けて主として二系統の変化，すなわち自律神経反応と神経内分泌反応が免疫系に影響を与える。この際とくに重要なのが副腎である。その髄質部分は，交感神経の刺激を受けて，アドレナリンやノルアドレナリンを分泌し，皮質部分は神経内分泌系の刺激を受けて，グルココルチコイドを分泌する。ストレスが過度で慢性的ならば，これらの物質の放出が長期間かつ過剰に起こる。これらの物質の多くは免疫細胞の活性に抑制的な作用をもつことが知られている。

　逆に，血中の免疫担当細胞は免疫刺激に応答してサイトカインやペプチドを産生し中枢神経系に情報を送る。その結果，さまざまな精神機能や神経内分泌機能の変化が現れる。インターフェロン療法の副作用である発熱，食欲低下，抑うつ気分などはその極端な例である。

　統合失調症や気分障害でも，脳内ミクログリアやサイトカインを対象とした神経免疫学的な研究が盛んに進められている。統合失調症の神経免疫仮説では，ミクログリアの過剰な活性化が微細な神経損傷を生むのではないかと考えられている［Monji A ら 2009］。情動により生じる生体の恒常性の歪みは，さまざまな組織や臓器の障害となって現れることがある。この現象は，主として心身医学の領域で研究されてきた［神庭重信 1999, 2010］。また，サイコオンコロジーの分野では，がんを対象とした精神免疫学の研究が盛んである。

(神庭重信)

⇨神経免疫, 精神腫瘍学, 心身相関, ミクログリア, サイトカイン

[文献] 神庭重信(1999, 2010), Ader R, ed. (2007), Monji A, Kato T, Kanba S (2009)

精神衰弱

[英] psychasthenia
[独] Psychasthenie
[仏] psychasthénie

　Janet P は，神経症（névrose）を，人格の解離と意識野の狭窄を中心とするヒステリーとこの精神衰弱に分けて考えようとした。精神衰弱も心的低下（depression mentale）に起因するが，これによって階層的構造をなすものとされる人間の精神機能（心的傾向）の発達の上位のレベルにある現実機能（fonction du réel）が喪失し，心理的緊張の低下・心的水準の動揺をきたし，より低位の心的機能（無意味な運動反応，情緒反応，表象機能・純粋に表象的な記憶・夢想・想像，関心を動員しなくてすむ習慣的な行動）が心理自動症的に出現するものとした。代表的な症状は強迫観念（obsession）であり，それは複数の拮抗する観念が湧きあがってそのまま持続し収拾のつかない状態であるとされた。これにはさらに，衝動性，精神的興奮，猜疑癖，チック，焦燥，恐怖，接触妄想，不安，神経衰弱，疎隔感情，離人症等の多彩の症状が含

まれる。いずれもその基底に自己不全感情の存在をみることができる。　　　　（江口重幸）
⇨ジャネ，神経症，ヒステリー，強迫観念
[文献] Janet P（1903, 1909）

精神・性的

[英] psycho-sexual

　Freud S［1905］が提唱したリビドー論にもとづくことを示す形容詞。精神・性的発達論では，口唇・肛門・性器といった性感部位の段階優位性が理論の根幹をなす。神経症の成因論に関して，精神・性的観点からは，特定の発達段階におけるリビドーの固着とそこへの退行が強調される。後にFreudは，性感部位の移動とそれに伴う欲望や空想の変遷だけではなく，対象関係や心的構造の発達も精神・性的発達に関連する領域として重視するようになった［Freud 1923］。　　（山科　満）
⇨リビドー，退行，口唇期，肛門期，性器期，前性器期
[文献] Freud S（1905e, 1923a）

精神生物学

[英] psychobiology

　Meyer Aにより提唱された精神医学の思想。生物学的・自然科学的な方法を用いて，精神疾患を研究する学問である生物学的精神医学（biological psychiatry）とは異なる。Meyerは，精神障害を脳病理にもとづく疾患単位として理解する，余りに生物学的なKraepelin Eに異を唱え，身体，心理，社会，文化のすべてを考慮に入れ，患者を全体として理解する多元主義（pluralism）をとった。心と脳の並行論の超克を目指し，人の行動を研究するあらゆる科学を駆使することを強調した。統合失調症も含めて精神疾患は，人に遺伝的，身体的，心理的，環境的，社会的要因が作用した結果，パーソナリティの機能不全に至り，反応型（reaction type）として現れるのだと説明した。彼はこれをergasia（ギリシャ語の働き・行為）と名づけた。したがってpsychobiologyはergasiologyともいわれる。彼はergasia, pathergasias, kakergasiasなど数々の術語を用いて学説をまとめようとしたが，その論文は難解なことで知られる。また彼自身は一冊の著書も書き残していないため，体系的な学説とはならなかった。しかし，1968年に出版されたDSM-Ⅱの疾病分類は，基本的にはMeyerの思想によるところが大きいといわれる。

　診療にあたっては，すべての生物学的，心理的，社会的因子の詳細を丁寧に聴取すること，とくに患者の社会的・環境的生育歴を重視した。それは，非可逆的な遺伝的体質ではなく，変えることのできる心理社会的背景に向けた精神療法による社会への適応を治療の要としたためであった。このようにMeyerは，精神医学におけるKraepelin流の生物学的方法に否定的であった一方で，教条的な精神分析学からも距離をとり，常識の精神医学を重視した。これも彼がプラグマティストであったことと無縁ではない。さらに忘れてならないのは，作業療法の重要性をいち早く説き，精神衛生活動を推進するにあたり，地域ケアサービスの重要性さらには社会精神医学的視点を啓発したことであろう。　（神庭重信）
⇨マイアー，社会精神医学，生物学的精神医学，作業療法
[文献] Meyer A（1948, 1957）

精神生理学

[英] psychophysiology

　動物の精神・心理活動の生理学的基盤を研究する学問分野。精神・心理機能の解明を目指すため，ほとんどの場合ヒトが対象となる。歴史的には，自律神経機能から，中枢神経系，とくに脳皮質機能を対象とした研究へと発展を遂げている。用いられる生理指標・計測技術としては，心血管指標（心拍数，R-R間隔など），皮膚電気活動（皮膚コンダクタン

ス反応 skin conductance response；SCR など），筋活動（筋電図 electromyography；EMG など），眼球運動（眼電位 electro-oculogram；EOG，追跡眼球運動，探索眼球運動など），脳電位（脳波 electroencephalography；EEG，事象関連電位 event-related potential；ERP，周波数解析など），脳磁図 (magnetoencephalography；MEG）などがある。近年の神経画像計測技術の発展に伴い，近赤外線スペクトロスコピー（near-infrared spectroscopy；NIRS），機能的核磁気共鳴画像（functional magnetic resonance imaging；fMRI）などの血流計測も精神生理学的手法に含む場合があり，精神生理学と神経画像学は，領域，研究者ともに境界があいまいとなりつつある。

当該研究分野の学術団体としては，日本では「日本生理心理学会」があり，機関誌『生理心理学と精神生理学』を発行している。海外では，Society for Psychophysiological Research が，機関誌 'Psychophysiology' を，International Organization of Psychophysiology が，機関誌 'International Journal of Psychophysiology' をそれぞれ発行している。

(笠井清登)

⇨皮膚電気反射，筋電図，探索眼球運動，事象関連電位，脳磁図〔MEG〕，脳神経画像〔ニューロイメージング〕，NIRS，MRI，fMRI〔機能的MRI〕，脳血流量

[文献] 切原賢治，荒木剛，笠井清登（2009），笠井清登（2007）

精神遅滞

［英］mental retardation

Ⅰ．用語

精神遅滞は，過去には精神薄弱（mental deficiency）と表現され，1999年からは法律用語として教育・福祉領域を中心に，知的障害（intellectual disability）という表現が用いられている。精神遅滞は，合併障害や原因疾患への対応を含めた医学的な用語として用いられる。

Ⅱ．定義

平均より有意に低い知的機能の障害と適応行動の障害の双方があり，それが18歳以前の発達期に発現している，というものである。

(1)知能検査　知能検査には，ビネー式（知能指数と精神年齢が得られる），ウェクスラー式（WISC, WPPSI, WAIS；全IQとともに言語性IQ, 動作性IQ, さらに下位項目別に評価できる）がある。知能障害は，標準化された知能検査により測定された知能指数（IQ）が70以下とされる。

(2)適応行動の評価　アメリカ精神遅滞学会（AAMR）第10版によれば，適応行動は，概念的，社会的および実用的な適応スキルが，実際に観察されるかどうか・実行されているかどうかで評価される。概念的スキルとは，言語，読み書き，金銭の概念，自己管理などであり，社会的スキルとは，対人関係，責任，自尊心，騙されやすさ，無邪気さ，規則を守ること，違法，被害者となることを避けるなどの項目に分けられ，実用的スキルとは，日常生活活動，日常生活に有用な活動，職業スキル，安全な環境の維持とされている。操作的には，適応行動の3つのスキルのうち1つ，あるいは概念的，社会的および実用的スキルの標準化された尺度による総合得点で，平均から少なくとも2標準偏差より低い能力として定義される。

Ⅲ．疫学

知能指数が正規分布すると仮定すると，理論的には精神遅滞の発生率は人口のおよそ2％程度となる。しかし軽症例の中には適応行動の問題がみられない場合もあり，多くの疫学調査によると精神遅滞として把握されるのは実際には約1％とみられている。発達期の男女比は1.5対1と男児が多いとされている。

Ⅳ. 分類

(1)原因による分類　Penrose LSは，精神遅滞をその発生原因から生理群と病理群に分類した。生理群とは，知能指数が軽度遅滞域に分布している精神遅滞の中で知能を構成する因子の変異（多因子遺伝）によって生じる家族性精神遅滞などをいい，病理群とは病理的原因により発生し知能指数が重度に傾きがちな精神遅滞群をいう。精神遅滞の約60～70%に原因疾患があり，その発生時期により出生前・周産期・出生後に分類されることが多い。出生前要因では，染色体異常，神経皮膚症候群，代謝異常，神経筋疾患，変性疾患，奇形症候群などがあり，多くでその背景にある染色体や遺伝子の異常が確認されている。しかし先天異常が特徴的でなく診断名がないものもまだ多く存在し，診断技術の向上，とくにCGHマイクロアレイ法という染色体分析の技術の開発により，染色体の遺伝子レベルでの微細な欠失や重複が確認可能となってきており，今後再分類される可能性が高い。周生期要因としては，母体感染，母体の代謝異常，中毒，薬物などの子宮内要因と，未熟産や頭蓋内出血などの出生時要因に大別される。出生後要因としては，感染，中毒，外傷，栄養障害（クワシオルクル），脳器質性疾患などがある。

(2)重症度分類　DSM-Ⅳでは，精神遅滞の重症度は知能指数によって，軽度50～70，中等度35～49，重度34以下，最重度20未満と分類される。精神遅滞のうち，軽度は全体の85%，中等度は14%，重度（最重度を含む）は3～4%を占める。

(3)支援の程度別の分類　AAMRは第9版[1992]以降，精神遅滞を社会的支援の程度で以下の4つに分類している。①必要に応じての間欠的支援（intermittent）：仕事を解雇されたり，急病にかかったりなど問題があるときのみ支援が必要。②一定期間での部分的支援（limited）：仕事のトレーニングや学校に通っている期間などに限定して集中的な支援が必要。③一定の場面で継続的に広範囲な支援（extensive）：仕事や家庭生活などの場面で毎日継続的に支援が必要。④常時継続的に全般的支援（pervasive）：その人の生命・生活を維持するために，多くのスタッフがかなりの程度まで細かく支援が必要。

Ⅴ. 治療と教育

現在のところ，フェニルケトン尿症の早期発見と食事療法など医療的対応で障害の発現を予防できるものはごく一部である。しかし，適切なリハビリテーションや教育を行うことにより，適応行動の向上を進めることで，障害の軽症化を図ることは可能である。

(中島洋子)

⇨知能検査，ビネー式知能検査，WISC，WAIS，アミノ酸代謝障害

[文献] American Association on Mental Retardation (2002)，栗田広 (2006)，石井卓 (2010)

精神電流現象　➡皮膚電気反射

精神薄弱　➡精神遅滞

精神反芻

[英] mental rumination
[独] psychische Rumination
[仏] rumination mentale

詮索癖，命名強迫などの強迫症状のために，同一のテーマに拘り，それを果てしなく考え，反芻する状態のことで，Janet Pにより名づけられた。一つのテーマが長時間，強迫的に考えられるが，循環するだけで結論に到達することはない。強迫性障害に典型的にみられ，一般的には詮索癖とほとんど同義に使用される。また不安や心配により，特定の思路に結び付けられ，そこから逃れられなくなる正常人の体験とは移行がある。

(五味渕隆志)

⇨詮索癖，命名強迫，質問癖，強迫性障害

[文献] Janet P (1909)

精神病

[英] psychosis
[独] Psychose
[仏] psychose

精神病という言葉はいろいろな意味で用いられる。

(1)一般の社会ではしばしば，精神の病全体，つまり精神障害＝精神病として用いられる。しかし，一般社会だけではない。精神医学の専門の世界でも，かつては，精神医学のことを精神病学と称していた。そこでの精神病はまさに精神の病全体という広い意味を有していた。

(2)精神障害の中で，原因の如何を問わず重症の精神障害を精神病と称することがある。

(3)神経症と対比して精神病が用いられる場合，了解関連性が関わっている。神経症では精神症状が了解可能であるのに，精神病では了解不能であると一般的に理解される。

(4)幻覚，妄想がみられる状態を精神病と称する。ICD-10 や DSM-Ⅳ では精神病という用語は用いないとしているが，ときに，精神病性という用語が使われる。そこでの精神病性という言葉は幻覚，妄想が存在していることを意味している。

(5)精神医学の専門領域でよく知られているのが Schneider K による定義である。彼は精神障害を「正常の心のあり方の変異」と「疾患および奇形の結果として現れる障害」の二つに分け，後者をすべて精神病と称した。また，精神病には，病因がほぼ明らかな身体的なものとしてまとめられる群（脳器質性精神病，症状精神病）と症候学的，心理学的にまとめられる群（内因性精神病）との2群があるが，後者の内因性精神病でもいずれは脳の異常が解明されるはずであるとした。つまりSchneiderによれば，精神病は脳に異常のある精神障害すべての総称である。精神病とされる障害はすべて脳の疾患であるとする。

以上のように精神病という用語は多義的で，かつ曖昧性を有している。また，精神分裂病が偏見や差別を招く用語として排除されたように，精神病という言葉にも同様の偏見がつきまとう。精神病という用語は積極的には用いられるべきではないと思われる。　(松下正明)
⇒精神障害／精神疾患，神経症，了解
【文献】Schneider K (1950)

精神病院法

1916年保健衛生調査会（委員の一人に三宅鑛一）が発足し，全国での在院精神病者および私宅監護精神病者の一斉調査が行われた。その結果をもとに精神病者監護法の改正の意見書が出され，呉秀三，片山国嘉の強力な支援もあって，1919年3月27日，精神病院法が公布，施行された。本法は，①内務大臣は道府県に精神病院の設置を命じることができる。その経費の1/6，ないし1/2を国庫で補助する，②地方長官が精神病院に入院させることのできる精神病者は，精神病者監護法で監護すべき者，罪を犯して危険の虞ある者，療養の途なき者，地方長官が必要と認める者で，医師の診断書が必要である，③精神病院の長は入院者に対し，監護上必要な処置を行うこと，④入院者，あるいはその扶養義務者より入院費の全部または一部を徴収することができる，⑤内務大臣が必要と認めるときは，期間を限定して，公私立精神病院を本法によって設置する精神病院に代用することができる，など8条項からなる。戦後の1950年，精神衛生法が制定されるが，それまでの日本の精神科医療は，この精神病院法と精神病者監護法に規制されていた。　(松下正明)
⇒精神病者監護法，精神衛生法
【文献】湯澤三千男 (1920)，岡田靖雄 (2002a)，浅井邦彦 (2010)

精神病後抑うつ

[英] postpsychotic depression；PPD

McGlashan TH ら [1976] が "Postpsychotic

depression in schizophrenia"という論文を発表して以来，注目された。

統合失調症の急性期症状の消褪後にみられる抑うつ状態。憂うつ感や自殺念慮の他に，無気力，無為，意欲低下，引きこもり，自閉など統合失調症の陰性症状に類似する症状を呈するが，しかし可逆性である。ICD-10で，統合失調症（F20）の亜型分類に統合失調症後抑うつ（F20.4），post-schizophrenic depression が入れられているが，ほぼ同義語である。しかしながら，状態像を示しているのであって，独立した亜型かどうかについては疑念がある。また，depression というよりも fatigue（疲労）とか exhaustion（疲弊）と呼んだ方がよい病態を呈していることも少なくない。患者は内省し，患者にとって苦痛感は強い。過眠傾向となる。自殺念慮には注意を要する。本病態の成因としては，①急性期精神病症状に対する心理的反応，②病前の適応状態の喪失に対する心理的反応，③将来に対する絶望，④抗精神病薬投与による影響，⑤非定型統合失調症，などの可能性が考えられる。急性期に投与した鎮静系の抗精神病薬は減量し，賦活系の薬に置換することになる。予後は良好で回復するので，治療上は患者も家族も治療者もあせらずに，時熟を待つ余裕が大切である。　　　　　　　　　　（柏瀨宏隆）

[文献] McGlashan TH, Carpenter WT（1976）

精神病質

[英] psychopathy
[独] Psychopathie
[仏] psychopathie

Schneider K はパーソナリティの平均幅からの逸脱である異常パーソナリティ（異常性格）のうち，「本人がその異常性に苦しむ，あるいは社会が苦しまされる」ものを精神病質パーソナリティとしてとり出した。すなわち前者は後者の上位概念である。異常パーソナリティは平均規準を尺度とするので，正常との間に境界はない。精神病質パーソナリティの定義のうち，「社会が苦しまされる」という部分はきわめて相対的な社会学的観点に従っているため，純粋に心理学的に用いることができない。ICD-10，DSM-Ⅳのパーソナリティ障害の基準は，Schneider による精神病質パーソナリティの定義を引き継いでいる。Schneider は，精神病質を含む異常パーソナリティは疾患や奇形の結果でない「心のあり方の異常変異」に属するものであり，したがって身体的基盤が要請される内因性精神病から区別され，関連する構造や機能の異常は量的なものにすぎないと考えた。

なお，英米では psychopathy は反社会的行動を伴うパーソナリティというより狭い意味で用いられてきた経緯があり，この類型はICD-10 では非社会性パーソナリティ障害，DSM-Ⅳでは反社会性パーソナリティ障害と呼ばれる。　　　　　　　　　　　　（針間博彦）
⇨非社会性パーソナリティ障害
[文献] Schneider K（1950）

精神病者監護法

1900 年 3 月 10 日に公布され，同年 7 月 1 日から施行された精神病者監護法は，①精神病者に監護義務者を定める，②監護義務者でなくては患者を監置できない，③監置には行政庁（内務省衛生局，警察署の衛生警察業務）の許可が必要，④監置の場所は，行政庁の許可を得た私宅監置室，公私立精神病院および公私立病院の精神病室，⑤監置の費用は被監置者または扶養義務者の負担，など23条項からなる。本法は，日本全国に統一的に施行された精神障害者処遇の最初の法律とされるが，公私立の精神病院や精神病室が不備な折，主流となっている私宅監置を公認したものであり，また帝国議会における法制定の審議過程にみられるように，精神障害者の治療や看護という側面よりは治安立法に近いものであった。なお，本法は，1883 年から 90

年代に世間を賑わせた相馬事件（精神障害者の不法監禁）が海外から批判を受け，不平等条約改正に不利となった状況に強く影響されて制定された。
(松下正明)
⇨私宅監置，相馬事件，精神病院法，精神衛生法
[文献] 呉秀三（1912），岡田靖雄（1999, 2002a），吉岡真二（1964），浅井邦彦（2010）

精神病者慈善救治会

1902年10月10日，呉皆子（呉秀三夫人）によって，慈善の精神によって貧しい精神病者の治療や看護を補助することを目的に，精神病者慈善救治会が設立された。会員は帝国大学教授や著名な医師の夫人が主体で，男性は賛助員とされた。呉秀三のヨーロッパ留学での経験がその発足に深くかかわっていた。伯爵大隈重信夫人が会長となり，名誉賛助員に多くの爵位者の夫人が加わった。会報『心疾者の救護』が刊行され，会の寄付金によって，東京帝国大学医科大学精神病室の建設，あるいは会主導で府立松沢病院内に臨時救護所，駿河台に精神病者相談所を開設したりした。日本の精神衛生運動の源流とされている。その後，1921年に精神病者救治会，1927年に救治会，1929年再び，精神病者救治会（会報は『救治会々報』），1931年に再度，救治会と改称を繰り返し，1943年，救治会，日本精神衛生協会，日本精神病院協会が統合されて精神厚生会が設立された。1951年，精神厚生会は日本精神衛生会と改称し，現在に至っている。
(松下正明)
⇨精神衛生
[文献] 日本精神衛生会 編（2002）

精神病性転移

[英] psychotic transference

精神病者の病理的な対象関係が治療者との関係の中で再現される現象のことである。現象記述的には転移性精神病と呼ばれ，転移性神経症と同じく，治療者を対象とした精神病状態が発生する。病者は，現実認識に必ず伴う心的苦痛という抑うつ的な体験での言語性思考や抑うつ不安感情を，その苦痛ゆえに破壊せざるをえなくなる。つまり，精神病性転移の目的は羨望による，思考・情緒といった意味の連結を攻撃することにある。そのため，治療者の中に生じる逆転移として激しい眠気，思考麻痺，自己解体感，迫害感などが特徴的に体験される。

神経症性転移の解釈は，病者が信じ込んでいる誤った概念化の修正を目的とする。しかし，精神病性転移の解釈の目的は，明確で具体的な言語を用いた詳細で徹底した解釈により，未だ心的な内容となっていない具象思考（Bion WRのベータ要素）を象徴化していくことにある。

精神病性転移の概念は人格の中の精神病部分，病理的な分裂機制と排泄性の投影同一化といった概念とともに，狭義の精神病のみならずパーソナリティ障害や重症神経症の病態理解と治療にとっても最も重要な基本概念となる。
(賀来博光)
⇨転移精神病，転移神経症
[文献] Bion WR (1976b), 松木邦裕, 東中園聡 編 (2008)

精神病前駆症状評価スケール
➡ SOPS〔精神病前駆症状評価スケール〕

精神病的パーソナリティ

[英] psychotic personality

一時的，ないし部分的に精神病水準で機能するパーソナリティのことである。

研究の端緒は，精神分析操作によって，それまでは神経症と診断されていた病者に精神病が顕在化する潜伏精神病と呼ばれる病態であった。また，精神分析療法に対する陰性治療反応の研究から，特殊な自己愛性抵抗の存在が推測されるようになった。その後，これはパーソナリティの一部が破壊衝動を中心に

して，快・不快原理つまり一次心的過程にしたがって高度に組織化された，いわゆる病理構造体であることが解明された。これはBion WR［1967］が統合失調症の精神分析を通して解明した，パーソナリティの中の精神病部分と呼ばれるパーソナリティ構造とも共通した認識である。一方，Kernberg OF［1996］はパーソナリティの全体が精神病水準で機能する精神病的パーソナリティ構造を想定している。

　精神病的パーソナリティには，統合失調症性，統合失調症型，妄想型のパーソナリティ障害はもちろんのこと，重症神経症，身体化障害なども含まれることになる。つまり，これはパーソナリティの一部が精神病部分によって支配されているという意味で，部分精神病と呼ぶこともできる。 （賀来博光）
⇨境界パーソナリティ構造
[文献] Bion WR（1967b），松木邦裕，福井敏（2009）

精神病未治療期間〔DUP〕
［英］duration of untreated psychosis

　幻覚・妄想・解体した言動など明らかな精神病症状（何を精神病症状とみなすかについては諸家により多少の相違がある）が出現してから，適切な精神科的治療が開始・継続されるまでの期間。1990年代の統合失調症の早期介入の各国の実践から形づくられた術語であり，狭義には統合失調症において問題とされるが，操作的診断基準では統合失調症と診断しえない早期段階を問題とするため，ことさらに「精神病」の術語が用いられる。統合失調症の初回エピソードから2〜5年の間に一次的な神経生物学的欠陥過程が進行するという仮説があり，DUPの短縮が統合失調症の予後を改善するという作業仮説のもと研究がなされている。DUPの短い症例は2年後程度の予後は良好という結果はおおむね受け入れられているが，さらに長期の予後になると，個体要因から社会要因までさまざまな因子が影響するため，DUP短縮の効果は十分明らかではない。 （小林聡幸）
⇨早期介入
[文献] Larsen TK, McGlashan TH, Moe LC, et al.（1996）

精神病理学
［英］psychopathology
［独］Psychopathologie
［仏］psychopathologie

　精神病およびその周辺を病む人たちの心性を「わかろうとする」学問の一つである。19世紀初頭まで精神病者は「わけのわからない」人たちだとみなされてきた。18世紀末Pinel Pを嚆矢として「精神病が病気である」と認められるようになって，この病気を捉える方法が模索されたが，その一つが精神病理学である。当時は脳の解剖学が全盛を迎えており精神病も「脳の病気」，あるいは進化論の影響下で「遺伝の病気」とみなされがちであったが，病者の生き方を「了解」することは，この脳や遺伝によって「説明」することとは異なる次元にあると明言して，精神医学独自の方法論を提唱したのがJaspers K［1913］である。その方法とは「記述」にほかならない。病者の精神生活の個々の事実をそのつど記述しそれらを積み重ねていくことによって，はじめて病者とその病気とを捉えることができるとした。彼は，病者の体験している主観的現象（幻覚，妄想など），治療者に観察される客観的現象および身体的随伴現象（表情，立ち居振る舞いなど）を精緻に記述し，それらを総合する作業に精神医学の基礎をおいた。その上で，遺伝歴，生育歴，生活歴，発病状況などを吟味しつつ，病者の全体像を捉えるべきだとしている。それでも人間の精神生活全体は精神医学概念などで捉えることはできない。Jaspersによって精神医学の方法に厳しい制約を課せられたことになる。精神病が身体にも精神にも還元できな

い心身問題にかかわる病だからであろう。しかし日常の臨床では，病者の示す症状の記載と分析（症候論），疾病論的分類，病因論的探索，環境因の考察なども視野に入れざるをえず，病態の観察・記述とその解釈に際しては精神科医個々のよって立つ準拠枠に左右されざるをえない。あくまで記述に徹しようとする記述精神病理学，精神分析に基礎をおく力動的精神病理学，哲学人間学からの現象学的精神病理学，さらには心理社会的な視野に立つ精神病理学など，多様な試みがなされている。ただ，いかなる立場に立とうとも，精神病理学が，面前する生きた病者の臨床的観察と記述とに基礎をおくべきことに変わりはない。
(松本雅彦)

⇨人間学的精神病理学，表現精神病理学，現象学，了解
[文献] Jaspers K (1913/1948), Schneider K (1950), 松本雅彦 (1996)

精神不均衡者

[英] unbalanced person
[仏] déséquilibré

Magnan V [1895] は，変質者とは不均衡者であり，どのような性質であれ精神不均衡のない変質はないとした。不均衡は中枢の発達や活動性の異常により生じ，その結果，思考や感情，精神運動機能の失調などが起こると考えた。優秀変質者を指していることもある。現在では自身の性向や性格特徴の不調和を基底に，環境に対して病的に極端に反応し，しばしば社会と相容れない行動を反復して社会職業的に不適応となるものをいう。
(森本陽子)

⇨優秀変質者，精神病質，非社会性パーソナリティ障害，パーソナリティ障害
[文献] Postel J (2003)

精神分析 [歴史]

[英] psychoanalysis
[独] Psychoanalyse
[仏] psychanalyse

精神分析の歴史は4つの時期に分けて考えられる。Freud S が1900年に『夢の解釈』を出版して精神分析が明確に形になる前の第一期，Freud が古典理論といわれる理論を構築し，技法の大枠を形成した1910年代末までの第二期，Freud が本能論，局所論，不安論において自分の理論を改訂し，新しい視野を開いて死ぬまでの第三期，Freud の死後の第四期である。

第一期は Freud と Breuer J の共著の『ヒステリー研究』に代表され，心的外傷に起因する不快な感情や記憶を意識から引き離す人間のこころの傾向，その結果閉じ込められた無意識的な力が神経症の症状を作り出すこと，忘却された記憶を想起することで情動の解放を起こすことによる症状の除去といったアイデアを中心に置いた。第二期においては，Freud は性的外傷から本能に焦点を移した。幼児性愛がエディプスコンプレックスによって組織されて心的構造ができること，受身的万能的に快感をもとめる自我が現実と取り組み改変する自我に進展することの両者を心的発展の中心に置き，さまざまにそれが障碍されることが精神病理の原因であると考え，自由連想法を中心とする精神分析状況に転移や退行という幼児的世界を再現して取り扱うことで心的変化を生じさせようとした。古典理論が形成されたのである。国際精神分析学会（IPA）が1910年に成立し，ウィーンだけでなく，ブダペスト，ベルリン，ロンドンへと精神分析運動は拡大していった。第三期においては，エス，自我，超自我という新しい局所論，死の本能を含んだ新しい本能論が構想され，古典理論が修正されて後期理論が形成された。第四期は Freud の死んだ1938年から現在に至る長い期間である。ナチスの欧州

席捲によりロンドンとニューヨークが精神分析の中心になり，Freud が提起したさまざまな論点を強調する形で，自我心理学，クライン派，独立学派，ラカン派の4つの学派が成立した。クライン派と独立学派は英国で発展し対象関係論と総称され，自我心理学派は主に北米で精神医学をまきこんで発展し，両者は激しく論争を繰り広げた。ラカン派は国際精神分析学会から独立しフランスを中心として発展した。こうした対立と論争の時代を超えて，1980 年代頃から，学派間の対立より対話へと向かう動きが促進されつつある。

〔藤山直樹〕

⇨フロイト，S., 自我心理学，クライン学派，ラカン派精神分析，対象関係（論）

精神分析 [基本理論]

　精神分析理論は，主に Freud S の提出したさまざまなこころのなりたちと病理形成と治療論とに関する論点について，対話的に形成された。その全体は必ずしも首尾一貫していない場合もあり，検討には歴史的視点が欠かせない。それでも大まかにいくつかの視点からその理論をまとめることができる。

(1)力動論的観点　　こころの中にそれぞれの起源と強さと対象とをもつ心的な諸「力」を想定する視点であり，葛藤や衝動の理論的説明に役立つ。抑圧するものとされるものの葛藤，心的なシステム同士の葛藤といったものが考えられる。

(2)経済論的観点　　心的装置の中に心的エネルギーを想定して，その興奮や放出や蓄積といった形で心的現象を取り扱う観点である。エネルギー保存則という物理学的思考から発想されたものであり，現代の精神分析は次第にこの観点を離れていく傾向にある。

(3)局所論的観点　　こころの中に複数の自律的なシステムを想定し，その交流と対話によって心的現象が成立すると考える視点である。当初 Freud は，意識，前意識，無意識という3つのシステムを考えたが，1923 年になってエス，自我，超自我という3つのシステムを考えた。主体が単一の実体であるという考えを批判し，デカルト的人間観に挑戦したともいえる。多くの分析家が独自の局所論を提起している。

(4)発生論的観点　　こころの中の心理的現象に時間的次元を想定し，成人の心的現象を子どもの頃の心的体験を検討することによって理解しようとする視点。発達や生成や加齢といったことにまつわる考察を可能にする。

(5)適応論的観点　　心的現象を生体の環境への適応状態にあり，かつその維持と促進をはかろうとしている見方で理解する観点である。

〔藤山直樹〕

⇨フロイト，S., 局所論，力動的観点，経済的観点，発生論的観点

精神分析 [脳科学との接点]

　精神分析，および無意識・エス・自我・超自我・欲動・抑圧・転移といった精神分析臨床を培う中で見出されてきた，精神・心的装置・対象関係の諸理論は，豊潤ながら主観的で曖昧とさえいわれ，神経心理学・神経生理学・神経解剖学など客観性を拠り所とする脳科学の研究課題になるには程遠い存在として長年科学的批判の対象ですらあった。近年，行動主義が終焉し，脳画像研究技術が進歩し，さらには分子神経生物学・認知神経科学が登場し，2000 年に Solms M, Turnbull O らが設立した国際神経精神分析学会（International Neuropsychoanalysis Society）の運動を筆頭に，精神分析と脳科学との接点を批判的にではなく建設的に探る気運が高まっている。たとえば，Rizzolatti G らが提唱したミラーニューロンシステムの「共感」など心理機制に果たす役割の解明に対して，最先端の脳科学者・精神分析学者双方から高い関心が寄せられている。精神分析萌芽期の Freud S は「科学的心理学草稿」［1895］で明かされ

たように心の神経基盤の解明を志す神経学者であったが，精神分析創始後には，脳科学（脳解剖組織）と自ら提唱した精神分析学（心的装置）との接点を見出す運動から距離を置いた。近年の脳と心の接点を探る建設的な運動は，Freudが時期尚早にして叶えられなかったプロジェクトの再興ともいえる。若き頃精神分析家を志していたノーベル賞受賞脳科学者Kandel ERは，精神分析のもたらす豊かな知見が現代の精神医学・脳科学に取り入れられなければ悲劇であると警告し，両者の接点から導き出される新しい精神医学の枠組みを提唱している。　　　　　（加藤隆弘）
⇨神経科学，ミラーニューロン，心の理論
[文献] Freud S（1895a），Kandel ER（1998, 1999），Rizzolatti G, Craighero L（2004），Solms M, Turnbull O（2002）

精神分析的精神療法

[英] psychoanalytic psychotherapy

　精神分析の基本的視点を保持しながら，1セッション45〜50分，治療回数が週1〜3回まで（フランス，ドイツなどの地域では，週3回を精神分析とみなす）の治療を精神分析的精神療法という。米国では，力動的精神療法，表出性精神療法とも呼ばれる。治療は，回数が少ない場合にはカウチは用いず，対面法で行う場合が多い。回数が多くなるにつれてカウチを使用する傾向があるが，選択は治療者による。基本的には患者には自由連想的な会話を要請し，治療者は傾聴と中立性を維持して，転移と抵抗などの理解とその解釈を中心とした治療的アプローチを行う。ただ，回数が少ないために，部分的な改善や理解しか得られない。しかし，多くの神経症やパーソナリティ障害などに対して，積極的に行われている治療法であり，臨床的応用部門が広汎な治療法である。この治療法については，小此木啓吾などによって，治療構造の視点からの研究が行われている。　　　（衣笠隆幸）

⇨治療構造論，精神分析，精神療法，精神分析療法，境界例，転移
[文献] Langs RJ（1973），Wallenstein RS（1989），小此木啓吾（1990b）

精神分析療法

[英] psychoanalysis

(1) Freudの定義　　Freud Sの精神分析についての基本的な視点は，次の3点から成る。①無意識の意味作用を明らかにする探求方法。自由連想と解釈を基に得られた知見を基礎にするが，応用として自由連想を行わなくても人間の作品などの無意識的意味を理解する方法。②神経症などを対象にした治療法としての精神分析。この場合には，患者の自由連想にもとづき，抵抗，転移などを解釈していく。③探求方法と治療方法によって得られたものが体系化された心理学および精神病理学。精神分析療法は，②に当たるが，①の知見によってより理解を深め，③の心理学や病理学を基礎にしている。

(2) 治療対象の変遷と病理学の発展　　Freudは，神経症を治療対象とし，その解明を第一の目標としたが，現代においては，パーソナリティ障害，うつ病，統合失調症など，より重症の疾患を治療対象とし，その解明を目標にしている学派も登場している。それとともに，病理学としても，Freudのエディプスコンプレクス論に中心をおいた病理学から，0歳児の母子関係の病理に注目したものに発展している。これらの基本的な視点を基に，臨床においては，治療構造が設定され維持された状況で，治療が進展していく。その目標は，それまで患者が対応できなかった無意識に排除されている葛藤的な世界を意識化し，整理して患者個人が対処可能なものにする。そうすることで，それまで使用していた過剰で病理的な抑圧や分裂などの防衛機制を，使用しなくてもよい状況をもたらす。

(3) 治療の基本的方法　　実施の治療において

は，1回45～50分のセッションを，週4～5回行う。週1～3回のものは，精神分析的精神療法と呼ぶ（フランス，ドイツなどでは週3回以上を精神分析療法としている）。治療者，患者ともに治療目標を共有し了解している。治療においては，患者はカウチに横臥して，自由連想法を行う。治療者は中立性を保ち，「平等に漂うような注意」でもって患者の自由連想に聞き入る。そこで，患者の抵抗や転移に出会うと解釈していく。治療目標は洞察であり，患者が自分の無意識の活動を意識化して，自己の病理的な無意識の動きを修正することである。

(4)現在の状況　これらの病理学と治療論に関しては，Freud以降，クライン学派，対象関係論，自己心理学，対人関係論など多くの論点を提供してきているが，近年は，0歳児の母子関係の病理に焦点を当てた発達論と治療論が主として提唱されている。　　（衣笠隆幸）
⇨精神分析，自由連想(法)，抵抗，転移，神経症，エディプスコンプレックス，母子相互作用，精神分析的精神療法，平等に漂う注意，洞察，フロイト, S.，クライン，クライン理論，クライン学派，対象関係(論)，自己心理学，中立性［分析者の］，医師としての分別，フェレンツィの治療態度，フロイト的治療態度
［文献］ Freud S (1914d, 1919b, 1926b, 1937a), Klein M (1932), Segal H (1964)

精神分裂病
［英］schizophrenia
［独］Schizophrenie

早発痴呆(Dementia praecox, 1899)は1911年にSchizophrenie［Bleuler E］に変更されたが，シゾフレニー，精神内界失調疾患，精神乖離症，精神分裂症，精神分離症などと訳され，統一が望まれていた。日本精神神経学会は神経精神病学用語統一委員会試案［1937］で初めて（精神）分裂病（＝早発痴呆）と訳し，早発痴呆に代わる病名とした。その際，真因の明不明でなく症状的，臨床的に括約できるものは1疾病単位とみなして「症」でなく「病」としたが，その後の精神医学統一用語集には「病」と「症」が併記されている。概念も早発痴呆の別名とするものから早発痴呆は精神分裂病(症)の一部とするものまでさまざまであった。現代になり，（精神）分裂病という呼称自体が患者に不利益を与えていたことや早発痴呆と同義とみなす妥当性が否定されたことなどから，日本精神神経学会は2002年8月，精神分裂病から統合失調症に病名を変更した。　　（佐藤光源）
⇨早発性痴呆，統合失調症，林道倫
［文献］ 林道倫，斎藤玉男，勝沼精蔵ほか (1937), 林道倫 (1938), 佐藤光源 (2008)

精神保健　➡メンタルヘルス

精神保健参与員　➡心神喪失者等医療観察法

精神保健指定医　➡精神保健福祉法

精神保健審判員　➡心神喪失者等医療観察法

精神保健判定医　➡心神喪失者等医療観察法

精神保健福祉士
［英］psychiatric social worker；PSW

社会福祉士，介護福祉士と並んで，通称三福祉士と呼ばれる。1997（平成9）年制定の精神保健福祉士法で規定された。名称独占でありながら業務においても，精神保健福祉センター，保健所，精神障害者福祉施設などで必置資格に準じた配置になっている。医療機関でも診療報酬業務があって，近年は多くの病院や診療所に雇用されている。精神医学ソーシャルワーカーが職種名であるが，最近は精神保健福祉士という資格名が職種を意味することも多い。保健福祉系大学または養成校にて規定の単位を取得して国家試験に合格した後に，財団法人社会福祉振興・試験センタ

セイシンホケンフ

一に登録してはじめて資格を名乗ることができる。全国組織は日本精神保健福祉士協会である。医療職でなく医師の指示を受けて業務をするわけではないが、主治医がいる場合はその指導を受ける。利用者の社会生活支援、家族調整などの他、外部機関との調整、権利擁護に関する事柄が主な業務となる。

(野中 猛)

⇨精神保健福祉センター
[文献] 日本精神保健福祉士協会 (2004)

精神保健福祉センター

[英] mental health and welfare center

精神保健福祉センターは精神保健福祉法6条に規定された、都道府県、指定都市における精神保健福祉に関する技術的中核機関で、2010 (平成22) 年3月現在、全国に67ヵ所 (都道府県49ヵ所、指定都市18ヵ所) 設置されている。職員は、医師、精神保健福祉士、臨床心理技術者、保健師、看護師、作業療法士などで構成され、所長には精神保健福祉に造詣の深い医師を充てることが望ましいとされている。

業務は、①精神保健福祉に関する提案、意見具申、②保健所、市町村への技術援助、③関係機関等職員の人材育成、④精神保健福祉の知識等の普及啓発、⑤調査研究、⑥精神保健福祉相談、⑦自助グループ等の組織育成、⑧精神医療審査会の事務、⑨精神障害者保健福祉手帳および自立支援医療 (精神通院医療) の判定など多岐にわたる。診療機能やリハビリテーション機能 (デイ・ケア等) をもつことが望ましいとされ、こころの健康や精神疾患、精神障害について、電話、面接等による相談、情報提供等を行っている。

(山下俊幸)

⇨精神保健福祉法、精神障害者保健福祉手帳
[文献] 精神保健福祉研究会 監修(2007), 山下俊幸 (2009)

精神保健福祉法

[英] Mental Health and Welfare Law

精神障害をもつ人たちの医療と保護を行い、社会福祉の促進と自立のための援助を行い、精神障害の発生予防と国民の精神的健康の保持と増進に努めることを目的とし、日本の精神科医療の基礎をなす法律である。

わが国において、精神障害者の医療保護に関する最初の法律は1900 (明治33) 年に制定された「精神病者監護法」と1919 (大正8) 年制定の「精神病院法」であったが、1950 (昭和25) 年に両者を統合した「精神衛生法」が施行された。その後に、この法律は何回かの改訂が行われて、通称「精神保健法」を経て現在は「精神保健及び精神障害者福祉に関する法律」(通称「精神保健福祉法」) となっている。

この法律で、精神障害者とは、統合失調症、精神作用物質による中毒・依存症、知的障害、精神病質、その他の精神疾患と定義されている。その他、この法律には、精神保健福祉センター、地方精神保健審査会、精神保健指定医、精神障害者保健福祉手帳、社会復帰促進センターなどの制度が定められている。

また、精神科病院への入院制度としては、任意入院、措置入院、緊急措置入院、医療保護入院、応急入院などが規定され、入院にあたっての保護義務者の選定、病院の処遇や病状の報告義務などが定められている。

精神保健指定医は精神疾患の診断治療の経験が3年以上の経験のある医師で一定の研修課程を終了したものが申請によって指定され、精神科の入院患者を診療し、また、必要に応じて診察の結果を厚生労働大臣または都道府県知事に報告する。

この法律は、国会の付帯決議によって数年ごとの見直しが定められているので、細部は改定の都度少しずつ変更されているが、法律の基本的精神は、精神障害者の人権に配慮した適正な医療の確保と、精神障害者が、社会

を構成する一員として,社会・経済・文化その他のあらゆる分野の活動に参加できる機会を与えられるという障害者基本法の精神と同一である。 (風祭 元)
⇨精神保健福祉センター,精神障害者保健福祉手帳,精神障害者社会復帰促進センター,任意入院,措置入院,医療保護入院,応急入院
[文献] 精神保健福祉研究会 監修(2007)

精神保健法　➡精神保健福祉法

精神発作
[英] psychic (psychical) seizure
[独] psychische Anfälle

　言語,記憶,感情,認識などの高次大脳機能の障害や,錯覚および複雑な幻覚などの精神症状を主徴とするてんかん発作の一型である。Penfield W は意識混濁を伴うものも含め psychical seizure [1946] として記述した。現在用いられている標準的な発作分類 [国際抗てんかん連盟 International League Against Epilepsy 1981] では意識障害を伴わない単純部分発作に位置づけられ,言語障害性,記憶障害性(既視感など),認識性(夢様状態,時間感覚の変容など),感情性(恐怖,怒りなど),錯覚性(巨視症),構造幻覚性(音楽,光景など)が含まれる。意識障害を伴う複雑部分発作に移行することも多い。2001年の新分類では部分発作を複雑と単純に分ける二分法が棄却され,精神発作の語も削除された。相当する発作は,自動症に分類される言語障害発作と失行発作,経験性発作に含まれる感情発作,記憶障害発作,幻覚発作,錯覚発作,認知障害発作などに細分された。 (宮島美穂)
⇨単純部分発作,大視症,複雑部分発作,自動症
[文献] Penfield W (1946), International League Against Epilepsy (1981, 2001), 松浦雅人 (2006)

精神枕　➡心理枕〔精神枕〕

精神免疫学　➡精神神経免疫学

精神薬理学
[英] psychopharmacology

　狭義には精神活動に与える薬物の基礎的および臨床的性質を研究する学問。しかし精神現象は神経活動に相関するため,精神薬理学は,神経活動への薬理作用を調べる神経薬理学(neuropharmacology)と一体として研究され,神経精神薬理学(neuropsychopharmacology)と呼ばれることが多い。また動物行動を対象とした薬理学を区別して行動薬理学(behavioral pharmacology)と呼ぶことがある。

　近代精神薬理学は1950年代の相次ぐ向精神薬の発見にはじまる。歴史を振り返ると,Cade JFJ により1949年に報告されたリチウムの抗躁効果の発見が最も古い。ローヌ・プーラン社が合成したクロルプロマジン [Delay J ら 1952] や Janssen PAJ が合成したハロペリドール(1958年)などの抗精神病薬,そして当時メプロバメート(1955年)に代表された抗不安薬が臨床に導入された。抗うつ薬の発見も同じ時期で,抗結核薬のイソニアジドに抗うつ効果が観察されたのは1952年 [Delay ら] のことであった。続いて同じヒドラジン誘導体であるイプロニアジドにも抗うつ効果が確認された [Kline NS 1957]。さらに1957年には,Kuhn R により三環系化合物イミプラミンの抗うつ効果が報告された。一方,抗てんかん薬として開発されたバルプロ酸の躁うつ病への効果は Lambert PA ら [1966] により観察された。同じく抗てんかん薬として開発されたカルバマゼピンを初めて躁うつ病に用いたのは竹崎治彦と花岡正憲 [1971] であり,この初期報告を Okuma T ら [1973] は多数例を対象とした臨床試験で確認した。

　向精神薬の名称・分類が定められたのは,1957年の第2回世界精神医学会であった。

また同年には国際神経精神薬理学会（CINP）が組織されている。米国における神経精神薬理学会（ACNP）の誕生は1961年である。日本では，1971年に開催された第一回精神薬理談話会に端を発する日本神経精神薬理学会が設立され，1990年には，この学会から，臨床研究を中心とする臨床精神神経薬理研究会（日本臨床精神神経薬理学会の前身）が分離独立した。これらの学会では，臨床医は最新の神経科学の知見や新薬の情報などを，基礎研究者は臨床的ニーズを求めて交流が行われる。

　向精神薬の薬理作用の研究は，数多くの精神疾患の病態仮説を導いた。抗精神病薬と抗うつ薬の作用は，それぞれ統合失調症のドーパミン仮説とうつ病のモノアミン仮説の根拠となった。またリチウムの特異的な抗躁作用は，気分障害を双極性障害とうつ病性障害とに二分する根拠の一つとなり，抗精神病薬の著明な抗幻覚・妄想作用は，統合失調症の陽性・陰性症状分類の基盤となるなど，精神薬理学の研究は精神疾患の理解を深めた。また，薬効の厳密な評価を目的として，種々の精神症状評価尺度が開発され，より精度の高い臨床治験のための方法論が練り上げられた。

(神庭重信)

⇨行動薬理学，薬理遺伝学，向精神薬，抗うつ薬，抗精神病薬，ドーパミン仮説，モノアミン仮説，リチウム，ケイド，クーン，ドレー，ドニケル，ヤンセン

【文献】 Lambert PA, Borselli S, Midenet J, et al. (1966), Ayd FJ, Blackwell B (1984), Healy D (1996-2000), Ban TA, Healy D, Shorter E (1998), 竹ús治彦, 花岡正憲 (1971), Okuma T, Kishimoto A, Inoue K (1973), Kline NS (1957), Kuhn R (1957), Delay J, Deniker P, Harl JM (1952), Cade JFJ (1949)

精神力動

［英］psychodynamics

　Freud Sの基本的視点の一つである「力動的見地」に由来する。人間の行動，葛藤や動機，意図などの無意識の世界のかかわりを理解するときの，特有の観点である。つまり，人の精神現象の背後には，無意識的な動機や意図が存在しており，それらはお互いにエネルギーをもってせめぎあいや葛藤していて，力学的な軋轢が生じている。最終的にはそれらの種々の相反する心の活動状態から，妥協形成がなされていき，最終産物としての現象としての精神活動になる。これは個人の中で連続性があり，外界への適応過程でもある。そのために，個人の対人関係，家族との関係，治療関係，社会的かかわりの中で連続して認められるものである。これは，個人の心身のホメオスターシスの維持と，環境との相互関係の維持の過程でもある。このような考えを基礎にした精神医学は力動精神医学と呼ばれ，アメリカで発展してきた。

(衣笠隆幸)

⇨力動的観点，力動精神医学，ホメオスターシス

【文献】 Gabbard GO (1994), 西園昌久, 小此木啓吾, 岩崎徹也ほか 編 (1988), 小此木啓吾 (1990a)

精神療法

［英］psychotherapy

　精神医学や臨床心理学などの専門的な訓練を受けた治療者によって行われる心理的治療の全体を示す言葉。わが国では伝統的に，精神科医や心療内科医など医師が行う場合は精神療法と呼び，心理学者が行う場合は心理療法と呼ぶことが多い。精神科治療においては，薬物療法を中心とした身体治療と対置される。(1)精神療法の基本構造　小此木啓吾は，どのような精神療法にも共通して，基本的な構成要素が存在することを明らかにした。換言すれば，これらの構成要素によってその精神療法がいかなるものであるかが規定されるのである。彼の挙げた基本的要素は，①治療目標（目標とする治療的変化），②治療機序（目標を遂げるために必要な心理的変化），③治療過程（治療機序を実現する過程），④治

療手段(治療機序を生じさせる手段),⑤治療技法(治療者の側の手続きや手段),⑥治療構造の6つである。
(2)固有の精神療法と一般精神療法　固有の精神療法とは,固有の治療仮説にもとづき特定の治療技法を用いて,問題の解決を目指す治療法を指す。精神分析療法,森田療法,認知療法などがそれにあたる。対して,一般精神療法と呼ばれるものは輪郭が曖昧で定義づけが困難である。「すぐれた精神療法家は折衷主義者である」というSullivan HSの言葉を引用しつつ,中井久夫は一般精神療法とは「(さまざまな固有の精神療法の)英知を含み,精神療法家……の一挙手一投足にも現れるものである」と述べている。一般精神療法に比較的近いのは支持的精神療法である。
(3)精神科医として身につけるべき精神療法　米国の卒後医学教育認定評議会は,精神医学の研修として身につけるべき精神療法能力として,短期精神療法,認知行動療法,力動的精神療法,薬物療法を併用した精神療法,支持的精神療法の5つを挙げている。わが国では,日本精神神経学会が専門医に求められる精神療法能力として,疾患教育や集団および家族力動に加えて,支持的精神療法,認知行動療法,力動的精神療法,森田療法,内観療法を挙げている。　　　　　　　　　(白波瀬丈一郎)
⇨精神分析療法,森田療法,支持的精神療法,短期精神療法,精神分析的精神療法,内観療法
【文献】Andrews LB, Burruss JW (2004), 中井久夫(2002), 日本精神神経学会専門医制度委員会卒後研修委員会 編 (2006), 小此木啓吾 (1990b)

精神療法過程Qセット
➡ **PQS**〔精神療法過程Qセット〕

生前遺書　➡ リビングウィル〔生前遺書〕

正染性白質ジストロフィー
➡ ロイコジストロフィー

生体リズム
〔英〕biological rhythm

外的環境は,24時間,1ヵ月,1年などのさまざまな周期のリズムを作り出しているが,生体においても睡眠・覚醒,血圧,ホルモン分泌などさまざまな周期のリズムがみられ,これらを総称して生体リズムと呼ぶ。時間の手がかりが全くない環境においても約24時間周期のリズムが継続することから,生体内には時計機構の存在が推定され,長年の研究の結果,ほとんどの生物には時計機構が存在しさまざまな生理機能を調整していることが明らかになった。

ヒトを含めたほ乳類の生体時計は,視交叉上核(suprachiasmatic nucleus ; SCN)に位置している。視交叉上核では,*Per1*, *Per2*, *Per3*, *Cry1*, *Cry2*, *Clock*, *Bmal1*, *Tim*などの時間遺伝子がそれぞれの蛋白を合成し,ループを形成し,24時間リズムを形成している。

恒常環境下での約24時間の変動リズムをサーカディアンリズムと呼ぶ。体内時計の周期は,外的環境の24時間ではなくヒトの場合約25時間である。生体リズムを環境の24時間サイクルに合わせることを同調といい,ヒトを含めたほ乳類では光が最も強力な同調作用を示す。体内時計が発する概日リズム振動のことを発振といい,その信号が,たとえば松果体のメラトニン分泌を調節するような機構を出力という。生体リズムはマスター時計であるSCNの時計遺伝子により制御されているが,その遺伝子は中枢のみならず末梢組織でも発現しており,ローカル時計として機能している。すなわち,SCNがマスター時計として発振し,他の部位に発現している時計遺伝子はローカル時計を駆動し,SCNからのホルモンなどの液性因子や神経伝達が他の臓器の機能をコントロールしている。このように,生体は体内時計の階層構造を用いて,生体リズムを調節している。

生体リズムの 24 時間の時間変動を考慮した薬物作用を研究する学問を時間薬理学と呼ぶ。
(山田尚登)
⇨概日リズム，視交叉上核，同調［生物時計の］，メラトニン，時計遺伝子
[文献] Jin X, Shearman LP, Weaver DR, et al. (1999)

性的虐待
[英] sexual abuse

相手の権利を無視して一方的に行われる性的な行為により，精神的な苦痛や身体的な損傷を与えたり，基本的な人権の侵害をすることをいう。加害者は被害者に対して優位な関係性をもち，そうした特権を濫用する形で行われる。主な被害者は，児童，配偶者，障害者，高齢者であり，ペットなどの動物も含まれる。性別としては女性が中心であるが，男性の場合もある。性行為の内容は，性交やキスなど身体的接触を伴うもののみでなく，性器や性行為や性的な内容の言葉や映像・写真をみせることや，被害者に性的な意味をもつ行為をさせることやそれをみることなど，被害者にとって不適切な性的な内容をもつ行為のすべてが含まれる。広義には，ストーカー行為やセクシャルハラスメントなども含まれ，加害者に加害の意識がなくても，被害者が権利侵害や心身における損傷を受けたと感じるかどうかが問題となる。虐待の中でも，性的虐待は，被害者に深刻なダメージを与え，抑うつ，不安，心的外傷後ストレス障害，解離症状，自尊心の低下，対人関係の問題，物質濫用，摂食障害など生じる。また，被害者は性的な機能不全を生じるか，逆に不適切な性行動を生じる場合もある。とくに児童期の性的虐待では多様で重度の症状を生じやすい。性の問題は社会的な規範意識や偏見と結びつきが強く，被害者は恥や罪責感や孤立感をもつために，被害を訴えることが難しく，不適切な対応による二次被害が起きる場合も多い。

被害者の援助では，その不安感を受け止め，具体的な安全確保の処置，回復支援に向けた情報提供，法的問題や生活援助を含めた対応を行った上で，必要に応じて治療を提供する。児童の性的虐待については，児童から正確な証言を聴取し，法的な証拠とするために「司法面接」というビデオ録画面接が用いられる。一方，加害者は虐待行為を反復する可能性が高く，司法機関で再犯防止のための更生プログラムが行われ始めている。
(森田展彰)
⇨PTSD〔外傷後ストレス障害〕，解離，摂食障害，セクシャルハラスメント，ストーカー
[文献] Berliner L, Elliot DM (2002), Home Office in conjunction with Department of Health (1992), 藤岡淳子 (2006), 小西聖子 (2006)

性的興奮障害
[英] sexual arousal disorders

DSM-Ⅳで，性障害および性同一性障害／性機能不全／性的興奮の障害として記載されているもの。女性の性的興奮の障害（302.72）と男性の勃起障害（302.72）が挙げられている。性行為中の，女性の性的興奮の潤滑膨張反応の欠陥，男性の勃起を起こし持続することの欠陥，女性と男性の，性的興奮や歓喜の主観的感覚の欠如が特徴である。ICD-10では，性器反応不全（F52.2）が該当する。精神療法，薬物療法が試みられている。
(門田一法)
⇨性機能不全

性的神経衰弱
[英] sexual neurasthenia
[独] Sexualneurasthenie

過度の性交，自慰，中絶性交などによって生じる性器の機能不全を主訴とする神経衰弱である。症状として，早漏，遅漏，陰萎，不感症，性欲減退などが挙げられ，随伴症状として，疲労感，頭重，めまい，食欲不振，便秘，下痢，不眠，関節痛，注意集中困難など

を伴う。Beard GM［1869］の神経衰弱との関連が指摘されている。Freud S［1895］は不安と関連して論じ，Allen C［1969］は不安心気的要因を重視して論じている。　　（門田一法）
⇨神経衰弱，自慰
【文献】Beard GM（1869），Freud S（1895），Allen C（1969）

性的不感症　➡不能症／不感症／冷感症

性的不能症　➡不能症／不感症／冷感症

性的欲求障害
［英］sexual desire disorder

　本症には①性的欲求低下障害と②性嫌悪障害がある。①は性的空想や性的活動に対する欲求の低下や欠如であり，自発的な性行為が少ない状態である。受診者は専ら男性であったが，近年女性の来院者もみられるようになった。EDを主訴にした来院者の中に，本症を合併している者や，本症のため二次的にEDとなっている者もあるので注意を要する。病因として，心因性，身体因性，薬剤性などが一般的で，フリーテストステロン値の測定が欠かせない。②は性的雰囲気になることや，性的接触をすべて（または，ほとんど）回避している状態である。従来は女性に多くみられていたが，男性例が急増している。臨床的には①が悪化して②に陥る場合もあるが，大半はパートナーに限っての嫌悪であり，他の状況では性欲も認められており，恐怖症に似た病態である。そのためDSM-5では別の位置づけになる可能性がある。夫婦仲が良いにもかかわらず本症のためセックスレスになっているカップルでは，当初の男女愛が家族愛・肉親愛に変化して，性の対象としてみられなくなっている者が多い。　　（阿部輝夫）
⇨性機能不全，セックスセラピー

性転換症　➡性同一性障害

性同一性障害
［英］gender identity disorder

　生物学的性別とジェンダー・アイデンティティ（性の自己意識）が一致せず，自らの性別に違和や嫌悪を感じる状態をいう。このうち生物学的性別が女性の場合をFTM（female to male），男性の場合をMTF（male to female）と呼ぶ。半陰陽は含めず，臨床的に著しい苦痛，または社会的，職業的，または他の重要な領域における機能の障害を引き起こしているときに，診断がなされる。成因については生物学的モデル，精神力動的モデルなどさまざまな仮説が提唱されているが，現時点ではまだ明らかにされていない。

　性同一性障害の概念の成立と歴史的背景をみると，ジェンダーの概念の出現のきっかけは，1952年，男性から女性への性転換手術を行ったヨルゲンセン（Christian Jorgensen）の事例であった。1953年にBenjamin Hはヨルゲンセンを「男性の身体に閉じ込められた女性のケース」として報告し，性転換症（トランスセクシュアリズム；transsexualism）という概念が誕生したのである。1978年に性転換症が，反対の性に属したいと願望し，自然が誤って作った解剖学的性を訂正したいと思う人々として，初めて国際診断基準（ICD-9）に記述された。1992年には，性転換症の上位概念として性同一性障害の診断がICD-10に記載された。日本での性同一性障害に対する治療は徐々に整備され，1997年日本精神神経学会が「性同一性障害に関する診断と治療のガイドライン（第1版）」を策定している。

　2004年には，性同一性障害者の性別の取扱いの特例に関する法律が施行され，戸籍の変更も可能となり，障害の社会的認知も推し進んだ。

　2010年の現在では，このガイドラインの第3版に沿って進められることが望ましいとされている。治療は精神科領域の治療（精神

的サポート）と身体的治療（ホルモン療法とFTMにおける乳房切除術，性別適合手術）で構成される。治療は画一的にこれらの治療をすべて受けなければならないというものではない。

精神科領域では，希望する性別での生活をゆるぎなく継続できるか，生活場面での望む性別での実生活体験を精神的にサポートする。

(西村良二)

[文献] 山内俊雄（2004）

性倒錯 [フロイト]
[英] [仏] perversion
[独] Perversion

「性欲論三篇」[1905] において Freud S は，正常の性愛とは異質であるとされてきた性倒錯の起源を正常な幼児期にもとめた。彼によると，幼児期に口唇性愛，肛門性愛，性器性愛の変遷とともに，これら部分欲動が特有の対象関係や空想を伴って発達する。幼児の性愛には，種々の器官から性的快感を得ることができる多形倒錯素質がある。通常の成人の場合，それぞれの部分欲動が性器性愛に統制される過程において，官能性と対象への情愛とが統合され性愛の成熟へといたる。ところが神経症者や性倒錯者においては，部分欲動が統合されずに残遺し突出したままになる。神経症者ではこれらの空想を伴った部分欲動は抑圧されて無意識的になり神経症症状として表出される。一方，性倒錯者において，これらは抑圧を受けず行動化される。Freud は写真の現像フィルムになぞらえて，「神経症は性倒錯のネガ（陰画）である」と述べた。

その後 Freud [1919, 1927] は，マゾヒズムやフェティシズムを考察するなか，性倒錯に神経症とは異なった特有の防衛的機能があることを認識する。そこで彼はエディプスコンプレクスに関連した現実を否認することの重要な役割を指摘し，性倒錯が神経症とは違い精神病的防衛形態に類似していることを示唆した。

Freud 以後の精神分析では，性倒錯者における攻撃性の性愛化や現実の歪曲が強調されている。Stoller RJ [1975] は，「性倒錯の本質は性愛化された敵意である」と示唆している。

(飛谷 渉)

⇨部分欲動，多形倒錯，エディプスコンプレクス [フロイト]

[文献] Freud S（1905c, 1919c, 1927c），Stoller RJ（1975）

性倒錯 [ラカン]

Lacan J は，性倒錯を神経症と精神病と並ぶ人間主体の構造の３つの形態のうちの一つと考える。彼は，Freud S がフェティシズムを否認という独特の機制から位置づけたことをうけて，倒錯をまず他者（母親）におけるファルスの欠如の否認（déni）として捉える。つまり，倒錯者は他者におけるファルスの欠如を知りながらも，それを認めず，むしろ自らを母の欲望の想像的対象であるファルスとして差し出そうとする。この病理が，たとえば衣服の下のファルスを隠された形で提示しようとする服装倒錯として現れる。同様に，男性同性愛では他の男性のうちにファルスが求められる。また，露出症はファルスを直接的に他者に提示しようとする振舞いである [Lacan 1998a, 1998b]。

倒錯者の行動は掟や享楽との関係からも考察される。倒錯者にあっては享楽が象徴的な掟によって禁止されず，むしろ父性的な審級へ疑問をもち，掟に挑戦し，掟を侵犯する方向をとる。しかし，このような行動には他者のまなざしが必要であり，違反の遂行の場として自らが差し出されることになる。それゆえ，倒錯者は自らを他者の享楽の道具にしようとする。つまり，倒錯者は自らの享楽のために倒錯行為を行っているのではなく，他者の享楽のために行っているのである。一見正反対に思える露出症者と窃視症者は，自らを

視る欲動の対象としているという点では同じである。またサディストは，他者の享楽のためにサディズム的行為を行っているという点でマゾヒズムと同様の構造をとっているとされる [Lacan 1973]。　　　　　　　　(松本卓也)
⇨同性愛，精神分析〔基本理論〕，構造主義，ファルス，欲動〔ラカン〕
[文献] Lacan J (1998a, 1998b, 1973)

生得的触発機構〔IRM〕
[英] innate releasing mechanism
　オランダの動物行動学者 Tinbergen N により発見された，遺伝的に定められた行動の発現機構。彼はイトヨという魚の雄の攻撃行動が，近づいてくる魚の腹部の赤い色により触発されることを実験で明らかにし，このように特定の外的な刺激に対して選択的な感受性を持ち，一連の生得的反応を触発するような神経感覚機構を，生得的触発機構と名づけた。これは Lorenz K の刻印づけの研究とともに，Bowlby J の愛着理論のヒントとなった。　　　　　　　　　　　　　(濱田庸子)
⇨アタッチメント〔愛着〕，行動科学，自閉症
[文献] Tinbergen N (1951)

青年期
[英] adolescence
　児童期と成人期の間にあたり，12歳頃から精神的に自立する20代半ば頃までを指す。だが近年では社会状況の変化などから，30代前半も青年期に含めることがある。一方，思春期とは，第二次性徴の発現を以て始まり，骨端線の閉鎖を以て身体的成長が終了するまでの期間を指す。青年期は，①前青年期（約10～12歳），②青年期前期（約12～15歳），③青年期中期（約15～18歳），④青年期後期（約18～24歳），⑤後青年期（約24～30歳）の5期に分けることが多い。前青年期は児童期から思春期への移行期にあたり，青年期前期は第二次性徴が認められ始める。前青年期や青年期前期では，Sullivan HS のいう同性同年輩の親密な関係（親友や仲間）を獲得することが重要となる。青年期前期頃から子どもは自分を客観的にみることができるようになり，他人からみられる自分というものを意識するようになる。青年期中期は身体面では思春期がほぼ終わり，精神面では現実的な異性関係が模索され始め，自我同一性の獲得が課題となる。青年期後期と後青年期では同じく自我同一性の獲得が課題であり，成人社会への猶予期間（モラトリアム）の時期ともなる。青年期の発達課題としては主に3つが挙げられる。第1は親からの心理的独立である。大人に対して秘密をもつようになり，親子関係以上の親密な関係を築くようになる。第2は身体的な変化（第二次性徴）の受け入れである。第3は自分らしさと自分らしい生き方の模索である。児童期の子どもは将来何にでもなれるとの幻想をもっているが，青年期になると平凡な自分に気づき，改めて自分とは何者なのかを問うようになる。悩みつつも，自分の人生はかけがいがないものであることに気づき，自分なりに生きることに意味を見出していくことが青年期の課題といえる。
　　　　　　　　　　　　　　　　(青木省三)
⇨思春期危機〔青年期危機〕，青年精神医学，児童青年精神医学，自我同一性，モラトリアム
[文献] 村瀬孝雄 (1995)

青年期危機　➡思春期危機〔青年期危機〕

成年後見制度
(1)意義　　日本の社会の高齢化に伴い，寝たきりの高齢者や認知症の人の介護の負担が家族に重くのしかかり，老老介護や高齢者に対する虐待（シルバーハラスメント）が問題となっている。家族介護から社会的介護への転換が不可欠となり，認知症高齢者のみならず，障害者福祉の観点からも判断能力が十分でない者の保護を図る法制度が必要となっている。

社会福祉における「措置から契約へ」の流れを受けて、高齢者・障害者の施設等への入所をめぐる契約的な処理、認知症高齢入所者などの有する財産の適切な維持・管理なども深刻な問題として考えられるようになってきた。

こうした状況に日本の旧後見法は十分に対応することができなかったことから成年後見制度へと改革が行われた。新しい成年後見法は、本人に残された能力をできるだけ活用し、本人の意思（自己決定権）を尊重し、必要な範囲で、補充的に、かつ柔軟に運用すべきものとされる。人の取引能力・財産管理能力の補充、権利擁護のための制度として①後見、②保佐、③補助の3つの法定類型をおき、制度の柔軟な運用を目指している。この法定後見制度に加えて、改正法では、本人の意思にもとづく契約による任意後見関係の設定ができることになった。

(2)成年後見　成年後見制度は、従来の禁治産制度に相当するものである。精神上の障害の程度が判断能力の喪失・欠如に至っている常況にある者を対象とし、家庭裁判所の後見開始の審判（民法838条2号）により、本人保護の実効性の観点から、全面的な代理権・取消権が後見人に付与される。もっとも、自己決定尊重の観点から、日常生活に必要な範囲の行為については、本人の自己責任に委ねて取消権の対象から除外している。

(3)保佐　事理弁識能力の著しく不十分な者に対し、家庭裁判所が保佐開始の審判をすることによって開始される（民法876条）。従来の準禁治産制度を改善したものである（従前は、浪費者も保佐の対象としていたが、浪費というだけの理由で保護の対象とするのは相当でないとして浪費者を除外した）。かつては、家産の浪費という捉え方がされることもあり、他の家族の生活の資を失わせないために浪費者を準禁治産者としていた面もあるが、新法では個人の財産処分の自由が強調されている。

(4)補助　認知症高齢者、知的障害者の中には、一定程度の判断能力はあるが、法律行為の内容の如何により保護を要する場合がある者が多いとされている。ところが、従前の禁治産・準禁治産制度では、このような事理弁識能力が不十分な者を保護の対象としていなかったため、悪徳商法による被害が頻発するなど、制度の改正の必要性が強く求められていた。補助の制度は、この要求にこたえて1999（平成11）年改正によって新設された制度である。補助制度は、鑑定を必要とせずに診断書等で足りることなど、手続上の負担軽減が図られていること、保護の対象を特定行為に限定できるので、必要な範囲での利用（年金・福祉サービス、介護保険給付など）に限定することができること、本人の意思が尊重されていることが特徴的である。

被補助人は、事理弁識能力が不十分といっても、その程度は各人各様であろうから、保護の必要性に応じた弾力的措置を可能にするため、1999年改正法は保護の内容を画一的に規定せず、補助開始の審判と同時に、家庭裁判所は、どのような被補助人の財産に関する法律行為につき、補助人の同意を要し、同意がなければ取り消しうるかを定めることとした（民法15条3項・17条1項）。

(5)任意後見　任意後見契約は、委任者（任意被後見人として保護を受ける者）が受任者（任意後見人となる者）に対し、自己が精神上の障害により事理弁識能力が不十分な状態に陥った場合における自己の生活、療養監護および財産の管理に関する事務の全部または一部を委託し、その委託にかかる事務について代理権を付与する契約であり、家庭裁判所によって、任意後見監督人が選任されたときから、その効力を生ずるものをいう（任意後見契約に関する法律2条1項）。任意後見契約は、契約時において委任者が意思能力を有していたことや委任者の真意にもとづいて真正に成立したことの証明を容易にするため、

契約書が紛失したり改ざんされたりすることを防止する趣旨から，公正証書によることを要し，取引安全の見地から登記されなければならない（後見登記に関する法律5条，公証人法57条ノ3）とされている。　　　（新井　誠）
⇨後見
[文献] 新井誠 編（2000），新井誠，赤沼康弘，大貫正男 編（2006）

青年精神医学
[英] adolescent psychiatry
[独] Jugendpsychiatrie
[仏] psychiatrie d'adolescence

　青年と呼ばれる世代を表す用語には，いくつかのものがある。身体的成熟を表す思春期，社会制度として産業革命後に発生した青年期，ドイツ啓蒙主義文学興隆以降に文芸思潮を語るものとして作られた青春期（Jugendalter）などである。心身社会的成熟における子ども期（学童期中期まで）と成人社会に参画することで条件が整う成人期とにはさまれた中間期と捉えるのが，精神医学的には無理がない。その意味合いで，思春期・青年期と連呼する表現が用いられることもある。治療・研究の対象枠としてみれば，Kretschmer E [1948] が思春期危機概念を作ったころから始まるものであり，社会制度の一部としての青年期を取り込んで考えられるようになったのは1970年代から出発したものと理解される。
　このように境界が截然としない年齢層を対象とする医学・医療分野なので，児童精神医学とは異なり，さまざまな病態が対象となる。狭義の疾病から，不登校，退却神経症，ひきこもりなど，社会病理の一環とでも表現して差し支えないような個人の精神病理まで，幅広く対象とすることになる。
　1970年代前半頃すでに指摘され始めていたことであるが，青年期（社会的成熟と社会内での機能分担が始まる前）は延長し続けている。ひきこもりあるいはこれに近い社会病理がわが国に限定されたものではないことが明らかになり始め，30代半ばまでを青年期という言葉で括ることになってきて，独立した診療分野としての青年精神医学は存在が不明瞭となり始めている。今後は，青年期心性の構造，社会変動と若者との関連を研究する分野ということで，研究対象としては継続するのであろう。　　　（清水將之）
⇨青年期，思春期危機〔青年期危機〕，思春期精神病
[文献] 笠原嘉，清水將之，伊藤克彦ほか 編（1976-1983），Hall GS（1904），青木省三，清水將之 編（1995）

生の本能／死の本能
[英] life instincts/death instinct

　Freud S の本能論は後期に[1920]生の本能－死の本能の二大本能論に発展，人間にはこの二つが系統発生的に備わっているとした。ただし「本能」での訳語をめぐる課題は本項でもほぼ同様である。彼は広義に性を表すエロス（Eros）を生の本能と同義に使い，導入時には[1920]エロスとリビドーとを同一視したが，後には[1940]「今後，エロスのエネルギーをリビドーと呼ぶ」と明確化した。また著述では使わなかったが会話ではときに死の本能をタナトス（Thanatos）と呼び，一方 Federn P が提唱したモルティドー（mortido）の語を用いることはなかった。Freud は，死の本能とは有機体が本来の無機的状態に戻ろうとする基本的傾向だとし，反復強迫，陰性治療反応，道徳的マゾヒズムなどを臨床的根拠として挙げた。二つの本能は人生早期に融合しており，死の本能は沈黙のうちに働いていて外に向かって作用する際にだけ認められるが，この外界への方向性をもつ死の本能を破壊欲動と呼ぶ。
　Freud の死の本能は最も多くの批判を受けた理論である。たとえば対象関係論の立場から Fairbairn WRD [1963] は「死の本能というものはない。攻撃性はフラストレーション

とか剥奪への反応である」と明確に述べた。他方 Klein M [1957] とその後継者たちは死の本能理論を受け継いでいるが，現代クライン派の一人 Hinshelwood RD [1994] は「すべての種類の攻撃性の説明として死の本能論に飛びつくことはあまりに安易だ」と指摘しつつ「精神分析界は未だ，この Freud の仮説について分裂したままである」という。藤山直樹 [2004] は「Freud にとって思弁的なものにとどまった感のある死の本能は Klein によってより実体的なものになり，乳児に破滅の不安を引き起こすものとしてさしせまった対処を要するものと考えられた」として，こうした Klein 的な人間観が受け入れられがたい可能性があると述べる一方，「Freud が解体に向かう自然の傾向を生物の本質と考えた……その延長線でそれが無意識的空想を介して心的に体験されるという（Klein の）概念化にそれほどの飛躍があるとも思えない」と語っている。

(相田信男)

⇨リビドー，反復強迫，陰性治療反応，道徳的マゾヒズム

[文献] Fairbairn WRD (1963), Freud S (1920a, 1940a), 藤山直樹 (2004), Hinshelwood RD (1994), Klein M (1957)

青斑核

[英] locus ceruleus
[ラ] nucleus loci cerulei

青斑核のニューロンはメラニン色素を含有し，ノルアドレナリン経路の主たる起源である。橋被蓋部にある黒色調の縦に細長い核で，その下部は第四脳室の表面に近く，第四脳室側から透けて青黒く見えるため，青斑と呼ばれる。ノルアドレナリン作動性ニューロンは新皮質，辺縁系の皮質および神経核，視床下部，小脳皮質，脊髄などに広く投射線維を送る。青斑核からのノルアドレナリンは脳の大部分で興奮性に作用し，覚醒や刺激に対するニューロンのプライミングにかかわると考えられている。青斑核は視床下部より入力を受けるほか，帯状回と扁桃体より入力を受けることによって，感情的苦痛やストレスによるノルアドレナリン系の反応を発動する。種々の抗うつ薬の作用機序としてノルアドレナリンの再取り込み阻害がかかわっている。病理学的には進行性核上性麻痺やアルツハイマー病で青斑核に神経原線維変化が生じ，パーキンソン病ではレビー小体が出現する。

(岩城 徹)

⇨ノルアドレナリン〔ノルエピネフリン〕，抗うつ薬

[文献] Berridge CW, Waterhouse BD (2003)

生物学的精神医学

[英] biological psychiatry
[独] biologische Psychiatrie
[仏] psychiatrie biologique

生物学的・自然科学的な方法を用いて，精神疾患を研究する学問で，行動や心理現象およびその障害の生物学的性質を明らかにしようとする精神医学の領域。現代の精神医学では主要なアプローチの一つとなっており，心理学的理解，社会文化的理解，倫理的理解を含みながら，新たな医学モデルを提供してきた。

19 世紀から 20 世紀初頭にかけて，精神疾患を脳の疾患（Griesinger W）と位置づけ，精神疾患の原因を明らかにしようとする研究が盛んに行われた。その結果，神経病理学の進歩と伴って，進行麻痺やアルツハイマー病の病理が明らかにされた。しかし当時の技術では，内因性精神疾患には明らかな変化を見いだすことができず，精神疾患は神経病理学者の墓場とまで呼ばれていた。

生物学的な研究が息を吹き返すのは，1929 年の脳波の発見と 1950 年代に相次いだ向精神薬の発見によるところが大きい。米国では，第二次世界大戦前後から精神分析学の影響がきわめて強くなっていたため，これに対して，

生物学的精神医学という用語が用いられ始め,1945年に米国生物学の精神医学会が設立された。さらに1974年には世界生物学的精神医学連合(World Federation of Societies of Biological Psychiatry；WFSBP)が組織された。同年には日本に生物学的精神医学会が設立され,第1回研究会が1976年に久留米(稲永和豊会長)で開催された。その後,研究倫理指針の曖昧な時代に行われた生物学的研究が批判の対象とされたことがあり,一時期は研究や学会活動が停滞した。

米国で1990年に the Decade of the Brain が政策課題として選ばれ,引き続いて the Decade of Pain へと移行し,脳研究の勢いは一気に,かつ国際的に,加速した。2010年1月7日付けの'Nature'誌は,"A decade for psychiatric disorders"と題する記事のなかで,これからは精神疾患の科学的理解へと大きく踏み出すべきだと述べている。このように神経科学の躍進により,生物学的精神医学は,遺伝子研究,脳画像研究,遺伝子改変技術による動物モデルの作製,生物学的マーカーの研究などにわたってめざましく発展している。
(神庭重信)

⇨グリージンガー,脳画像〔ブレインイメージング〕,遺伝子改変動物,動物モデル,生物学的マーカー

[文献] 中澤恒幸(1992), Nature(2010), Trimble MR, George MS(2010)

生物学的マーカー

[英] biological marker

バイオマーカー(biomarker)ともいう。精神疾患の診断や重症度評価は,主に面接や患者の主観症状によって行われているが,生物学的マーカーとは,診断,類型化,経過判定,重症度評価,薬効予測などに役立つ客観的な生物学的指標のことである。生化学的な指標(遺伝子多型や,血液,脳脊髄液,尿,唾液などにおける遺伝子発現,蛋白濃度など),生理学的指標(脳波,事象関連電位,筋電図,眼球運動,皮膚電気反射,機能的脳画像など),神経内分泌的指標(ホルモン血中濃度やホルモンチャレンジテストなど),形態学的指標(解剖学的指標,脳形態画像など)などがある。治療によって改善する状態依存性マーカー(state marker)と,生来の発病脆弱性を反映し,治療によって変化しない体質性マーカー(trait marker)とに大きく分かれる。実際には,治療によって改善するが健常者の値にまでは戻らない場合のように,両者の性質を一部ずつもつマーカーであることも多い。
(功刀 浩)

⇨遺伝子多型,脳波〔EEG〕,事象関連電位,筋電図,皮膚電気反射,脳画像〔ブレインイメージング〕,ホルモンチャレンジテスト

[文献] Turck CW, ed.(2008)

世界精神保健連盟

[英] World Federation for Mental Health；WFMH

各国国内・地域・国際レベルで草の根運動を展開する世界最大の精神保健NGO。団体会員・個人会員は100ヵ国以上に及ぶ。国連,世界精神保健機構,ユネスコなどの機関に対する精神保健分野のコンサルト機関として認められている。設立は1948年で,Beers Cが創設した全国精神衛生会議(National Committee for Mental Hygiene, 1910)や国際精神衛生会議(International Committee for Mental Hygiene；ICMH, 1919)の活動を受け,世界精神保健機構初代事務局長Chisholm GBの勧めを受けたイギリスの元軍医Rees JRらが立ち上げた。「すべての人々や国家において,広く生物学的・医学的・教育的・社会的な意味で,精神保健のレベルを可能な限り引き上げる」ことを目的とした。2年に一度の国際会議と予防会議,10月10日を世界精神保健デー,普及啓発のためのキット作成など広範な取り組みを行うとともに各

国政府に対するロビー活動も行っている。

(井上新平)

⇨WHO〔世界保健機関〕, 日本精神衛生連盟
[文献] Brody EB (1998)

世界保健機関　➡ WHO〔世界保健機関〕

世界没落体験

[独] Weltuntergangserlebnis

主に統合失調症の急性期にみられる病的体験。Wetzel A [1922] が詳しく記載した。周囲の世界が劇的に変化し、何か大変なことが起ころうとしているといった内容の妄想ないし妄想気分のことを指す。「世界に大変なことが起こっていて人類が滅亡してしまう」「このままでは地球が破滅する」「世界的な革命が起こる」などと語られる。Conrad K [1958] によると主としてアポフェニー期にみられるとされ、うつの要素が主体となった世界没落体験と躁的要素が主体となった世界支配体験が交代または共存してみられるとされる。Freud S [1911] はシュレーバー症例の考察の中で論じており、精神病において対象から撤去されたリビドーが自我に注ぎ込まれ、対象世界が空虚化することで世界没落体験が生じ、一方で、リビドーが注ぎ込まれた自我の反映として誇大妄想が生じるとされる。

(宮田善文)

⇨妄想, 妄想気分, 誇大妄想, アポフェニー, シュレーバー〔症例〕
[文献] Wetzel A (1922), Freud S (1911c), Conrad K (1958)

セカンドメッセンジャー
➡サイクリック AMP／サイクリック GMP, 細胞内情報伝達系

脊髄小脳変性症

[英] spinocerebellar degeneration

小脳性運動失調を主症状とする神経変性疾患の総称で、非遺伝性の多系統萎縮症と皮質性小脳萎縮症および多数の遺伝性に分けられる。臨床症状は多彩で、小脳失調以外にパーキンソニズム、不随意運動、錐体路症状、自律神経症状、末梢神経症状、眼振等が種々の程度に混在して認められる。遺伝性ではDNA解析により30種を超える変異が見出され、多くの場合は細胞内で処理できなくなった異常蛋白が過剰に蓄積し神経細胞変性を生じる。

病理所見は小脳萎縮、小脳プルキニエ細胞の変性脱落、さらに病型により小脳への入力の下オリーブ核や橋核、出力系の歯状核などの細胞変性脱落を認める。神経細胞内には変異蛋白の凝縮による封入体を認める。画像検査では小脳萎縮に加え、病型により脳幹萎縮や大脳基底核の異常所見を認める。

治療法は根本的なものはないが、リハビリテーションによる維持療法とともにTRH製剤の注射あるいは経口剤が症状改善を期待して用いられる。

(依藤史郎)

⇨多系統萎縮症
[文献] 水澤英洋 (2007)

脊髄癆

[英] tabes dorsalis

Treponema pallidum の神経組織への進入によって生じる神経梅毒の一種であり、進行麻痺とともに実質型神経梅毒 (parenchymatous neurosyphilis) に分類される。下肢・腰部に生じる電撃痛、腱反射の消失（ウェストファール徴候 Westphal sign）、瞳孔の対光反射は消失するが調整反射（近見反射）は保たれること（アーガイル・ロバートソン瞳孔 Argyll Robertson pupil）の3徴候がよく知られている。進行に伴い、歩行失調、感覚障害、排尿障害などの症状が生じる。脊髄後根と後索の変性が原因と考えられている。

(田渕肇)

⇨神経梅毒, 進行麻痺, アーガイル・ロバートソン

症状

責任年齢
［英］age of reason

　責任を問うに十分な能力を有するとされる年齢。日本の刑法では，14歳に満たない者には刑事訴訟手続きはとられず（刑法41条），要保護児童として福祉事務所や児童相談所へ通告され，重大事件等では家庭裁判所の審判で児童自立支援施設等に入所することもある（児童福祉法25，26条，少年法3条）。民法では，未成年者で行為の責任を弁識するに足る知能を備えていない場合には賠償の責任を負わないとされる（民法712条）。　（岡田幸之）
⇨児童相談所，児童自立支援施設，児童福祉法
[文献] 田宮裕，廣瀬健二 編（2009）

責任能力
［英］criminal responsibility
［独］Zurechnungsfähigkeit
［仏］responsabilité pénale

　刑事上，責任を問う前提とされる能力を刑事責任能力という。日本の刑法39条では「心神喪失者の行為は罰しない，心神耗弱者の行為はその刑を減軽する」とされ，大審院1931（昭和6）年12月3日判決等によれば，生物学的要素である精神の障害によって，心理学的要素である事物の理非善悪を弁識する能力（弁識能力）またはその弁識に従って行動を制御する能力（制御能力）を失っている場合を心神喪失，著しく障害されている場合を心神耗弱とする。米国法律協会（American Law Institute；ALI）基準や模範刑法典（Model Penal Code）ではこれとほぼ一致しているが，英国や米国の多くの州で採用されているマクノートン基準では弁識能力の喪失のみを，ダーラム基準（所産基準）では生物学的要素を満たすことを条件とするなど，法と制度運用によって基準が異なり，社会の影響を多分に受ける。たとえば米国ではレーガン大統領襲撃（1981）の犯人John W Hinckley, Jr. が心神喪失とされたことに批判が高まり，ALI基準からマクノートン基準に回帰する州が増え，心神喪失概念を放棄して有罪判決をしつつ処遇上で精神障害への配慮をする（guilty but mentally ill；GBMI）という州も出現した。

　生物学的要件がどう心理学的要件にかかわるのかを知ることはできないとする立場を不可知論，できるとする立場を可知論という。法実務において，前者は，精神医学と法学の取り決めにより診断分類と責任能力判定の間の一定の対応（慣例Konvention）を作り，それに沿って責任能力を決める方法論と結びつく。後者は，疾患と正常部分とがどう事件に影響しているかを事例ごとに分析する方法論と結びつく。1984（昭和59年）年7月3日最高裁決定は，後者を支持するものとされる。

　なお，民事上も責任能力の規定があり，日本では民法713条で「精神上の障害により自己の行為の責任を弁識する能力を欠く状態にある間に他人に損害を加えた者は，その賠償の責任を負わない。ただし，故意又は過失によって一時的にその状態を招いたときは，この限りでない」とされる。　（岡田幸之）
⇨精神鑑定，心神喪失者等医療観察法，ヒンクリー事件，マクノートンルール
[文献] 中田修（1972/1987），西山詮（2004），岡田幸之（2005），山上皓（2006）

赤面恐怖
［英］ereuthophobia

　人前で顔が赤くなることを羞恥し恐れ，いつしか対人状況そのものも恐怖し，忌避する対人恐怖の一型。森田正馬の提唱する，いわゆる森田神経質における強迫観念の一型としても知られる。赤面という本来意のままにならない生理的現象を「かくあるべきである」とのコントロール欲求の強さから意識し，か

えって緊張することで自ら症状を呼び込み，増悪させるという悪循環構造をこの中で森田は指摘している。 (木崎英介)
⇨対人恐怖，森田神経質，強迫観念
[文献] 森田正馬（1928）

セクシャルハラスメント
[英] sexual harassment

　威嚇的な言動も含む，不快で無礼な性的接近である。このハラスメントは職場の上司など組織で上位の立場にいる者が，部下など弱者に向けられることが多く，弱者側は不本意ながら，同意したり黙認せざるをえない。このハラスメントには二つのタイプがある。①代償型。性的関係の強要を受け入れることで見返りを受ける関係を指す。つまり，諾否によって，職場での昇進あるいは昇進への妨害が発生する。②敵対的環境型。より陰湿でわかりづらい性的関係である。部下が不快と感じられるような性的冗談や身体接触などの性的な誘いを促す上司の行動を指す。1970年代に初めてアメリカの女性たちが，女性に向けられる男性からの性的搾取や威嚇を「セクシャルハラスメント」という言葉で表現し，ジェンダーの問題が論争可能となった。セクシャルハラスメントはほとんど男性から女性に向けられ，男性の去勢不安や倒錯などの問題が根底にあると考えられる。 (井上果子)
⇨アカデミックハラスメント，パワーハラスメント

セクシュアリテ [ラカン]
[英] sexuality
[仏] sexualité

　セクシュアリテは Freud S 以来，精神分析の最も基本的な概念の一つである。このセクシュアリテの強調が一種のスキャンダルを引き起こしたことは知られているが，Lacan J は，この反響の理由とは，精神分析がセクシュアリテの本質的な不具合を暴いたからであると指摘した［1994］。幼児の多形倒錯的な性生活以来，セクシュアリテの本質は，その正当な目的と対象を欠いていることにある。他の精神分析学派が，これを多かれ少なかれ規範的な性生活へ収斂させる理論を支持したのに対して，Lacan はつねにこの不具合を中心に据えて彼の理論を練り上げていった。とくに彼が 1960 年代以降提示する享楽の概念は，言語を話す存在が到達することのできない，セクシュアリテの限界を示すものとして理解される。この不可能性にもかかわらず，言葉によって享楽を目指さざるをえないという運命のうちに，Lacan は性的存在としての主体の苦悩をみるのである。 (上尾真道)
⇨超自我［ラカン］
[文献] Lacan J (1994, 1975)

セグラス
Lous-Jules-Ernest Séglas　1856～1939

　フランスを代表する症候学者 Séglas は，1856 年に生まれたが，この年は期せずして Kraepelin E や Freud S の生年と一致している。24 歳で学位を取得して以来，1921 年に退職するまで，一貫して収容所の医師として Bicêtre や Salpêtrière に奉職し，患者の診察，学会報告，著述を通じ，精神医学の発展に多大な貢献をした。1880 年に始まる彼の種々の研究の中で特筆すべきものは，幻覚と妄想，言語の障害の分野にある。先人 Baillarger J の精神幻覚（hallucination psychique）の再評価から出発し，その中の運動因に注目し，ドイツの Cramer A の「筋感幻覚」（Halluzinationen im Muskelsinn）に触発され，3 段階からなる「言語性精神運動幻覚（hallucination psychomotrice verbale）」という独創的な臨床概念を確立した。さらには，「影響感情」の提唱，「考想反響（L'écho de la pensée）」の命名と記載，否定妄想，防衛妄想においても寄与している。また，言語性幻覚に注目し，これこそが真の「妄想」なのであり，それは自我から離れた言語的思考であり，こ

ういう「言葉」こそが言語性幻覚の本質，すなわち「言語の狂気（疎外）」（aliénation du langage）ということではないかとしている。
（小泉　明）
⇨言語性精神運動幻覚，影響感情，考想化声
[主著] Séglas LJE（1892，1897，1903）
[文献] Ey H（1934），Séglas LJE（1895a）

世代間伝達

[英] intergenerational transmission；transgenerational transmission

　用語として本来は特定の領域のみに限定されるものではなく，家族（家系）内で親の世代から子の世代に財産・生活様式・社会階層・学歴・信念・規範・価値観・態度などが受け継がれることを指す。精神医学・心理学領域では，親の世代から子の世代へとアルコール依存，摂食障害，夫婦間の暴力，児童虐待などの不適切な行動様式が受け継がれ反復されることに近年注目が集まっている。想定される背後のメカニズムは複雑である。不適切な養育により親自身が被った心的外傷を自分の子育てに反映させるといった無意識の過程が関連する場合もあれば，子どもが親による不適切な問題解決のスタイルをみて誤学習し成長の過程で自らに取り入れていく場合もある。渡辺久子［2000］は乳幼児精神医学の立場から，不適切な世代間伝達を予防するためには，親－乳幼児精神療法を含む養育者の包括的なサポート体制を構築することが必要である，と主張している。
（鈴村俊介）
⇨親－乳幼児精神療法，想像の赤ん坊
[文献] 渡辺久子（2000）

世代境界

[英] generational boundary

　世代境界もしくは世代間境界といわれる。Minuchin S［1974］により創始された構造派家族療法（structural family therapy）では，とりわけ両親と思春期青年期にある子どもとの関係において重要視された概念である。この時期の親子の関係は子どもの健全な発達にとって重要であり，両親は子どもをある程度統制し，子どもは自分たち若者世代の文化を共有する必要がある。柔軟で明確な境界が親世代と青年期の子どもたちとの間に存在する必要がある。
（中村伸一）
⇨家族構造，青年期，児童青年精神医学，父母治療
[文献] Minuchin S（1974）

積極技法〔積極療法〕

[英] active technique；active therapy

　Freud S の愛弟子であった Ferenczi S は，一方で精神分析の反逆児であり，精神分析の技法改革を試みた。技法改革の端緒となったのが積極技法である。Ferenczi［1920］によると，積極技法は，「Freud の欲求不満状況の不断の遵守のもとでの，要請と禁止の系統的提供あるいは実施」を意味する。Ferenczi が積極技法により目指したのは，Freud の技法を押し進めることで，治療的展開をより早く，より深くすることにあったといえよう。ほどなく，Ferenczi は積極技法の問題点に気が付き，積極技法の禁欲性から，リラクセーション技法の柔軟性に180度転換することとなる。
（細澤　仁）
⇨リラクセーション療法
[文献] Ferenczi S（1920）

セックスセラピー

[英] sex therapy

　セックスセラピーは Masters WH と Johnson VE の 'Human sexual response'［1966］にその基礎がおかれ，彼らの'Human sexual inadequacy'［1970］によって性機能不全に対する有効な治療法として確立し，さらに Kaplan HS の 'The new sex therapy'［1974］で集大成された。セックスセラピーは，精神療法を基盤にして行動療法的手法を随時組み入れた治療法で，各相あるいは各疾患に対応した

性障害とセックスセラピーの公式的な組み合わせ

性サイクル	疾　患	セックスセラピーの特殊療法
性欲相	性欲低下障害 性嫌悪症	性的空想，身体自己観察，系統的脱感作，センセート・フォーカス，マスターベーション，ノン・エレクト法（薬物療法，マリタル・セラピー）
興奮相	勃起障害 潤滑不全	ノン・エレクト法，自立訓練，センセート・フォーカス（薬物療法，バキューム，外科的療法）
オルガズム相	早漏	ストップ・スタート法，スクイーズ法，コンドーム・マス法（薬物療法）
オルガズム相	遅漏 腟内射精障害	ブリッジ・テクニック，系統的脱感作，コンドーム・マス法，ケーゲル体操（薬物療法）
オルガズム相	女性の オルガズム障害	性的空想，センセート・フォーカス，マスターベーション，ブリッジ・テクニック，ケーゲル体操
	性交疼痛障害 腟けいれん	自己身体観察，センセート・フォーカス，系統的脱感作，ノン・エレクト法，咳をしながらの挿入練習

注：（　）内は公式の特殊療法ではないが，有効な治療法とされるもの．

公式的な治療プログラムがあるので表に示す．これらの特殊療法は，家に帰っての宿題の形で課し，次回来院時に成果を検討し次のレベルに進めていく手法をとる．これらの治療法の他に交流分析やゲシュタルト療法などを用いるグループもある．

　セックスセラピーの目標は，現在患者が困っている症状を解決することにある．治療過程で生じてくる抵抗や葛藤に対しては，精神療法のセッションを組み込みながら進める．すなわち特殊療法の宿題は，これまで回避していたセックスを試してみる機会を与えることで，無意識下の葛藤やカップル間の葛藤を引き出しやすく，それに対する精神療法的介入が容易になり，性に対する罪悪感・恐怖感を減じ，気楽にセックスを楽しむことができるようになることを目指している．　（阿部輝夫）
⇨性機能不全，性的欲求障害，性的興奮障害，オルガズム障害，性交疼痛障害，腟内射精障害
[文献] 阿部輝夫（2004, 2005）

窃視症
[英] voyeurism
[独] Voyeurismus
[仏] voyeurisme

　性倒錯あるいはパラフィリア（性嗜好異常）の一形態．他人の生活や性行動を気づかれることなく覗くことによって性的興奮を得る．犯罪につながりやすい傾向をもっている．19世紀末に，すでに Krafft-Ebing R von が紹介している．Freud S も窃視症に関して，人間には「見る欲動」という部分欲動が幼児期からすでに備わっているという理論の中で触れている．また，Sartre JP は『存在と無』において窃視症から他者の把握についての思想を導き出しており，窃視症は哲学領域にも影響をもたらしている．正常の男性にも女性を覗き見る願望がある場合があるように，正常やいわゆる好奇心との境目が難しい．DSM-5 では窃視症を臨床的に定義する上の困難さについて，覗き見ようとした対象が

「特定の人」ではなく3人以上であるという条件を診断基準に加えることで乗り越えようとしている。つまり，単純に覗きたいという願望があるというだけでは診断が下されないようになっている。 　　　　　　　　　　　　（古橋忠晃）
⇨性倒錯，性嗜好異常，部分欲動

[参考] Diagnostic and Statistical Manual of Mental Disorders, 5th edition proposed draft revision: DSM-5. American Psychiatric Association. http://www.dsm5.org/Pages/Default.aspx

接枝統合失調症
[英] graft schizophrenia
[独] Pfropfschizophrenie

　精神遅滞をもった人が罹患した統合失調症で，知的障害に接木された統合失調症の意。ICD-10では精神遅滞をもった人にはあらゆる精神障害が生じうるし，その有病率は一般人口に比べて3～4倍多いと記されているので，とくにこの診断名を使用する必要はないし，ICD-10やDSM-Ⅳにも掲載されていない。しかし，症状論的に異なった二つの病態が併存するため，精神科病院のような多数の患者の中では行動的に目立ち，現在でもこの名称が使用されることがある。　　（中根　晃）
⇨精神遅滞

[文献] Strunk P (1980)

接触恐怖　➡不潔恐怖

接触欠損パラノイド
[独] Kontaktmangelparanoid

　Janzarik Wが60歳以上の高齢者に発症する統合失調症性症候群のうち，とくに頻度が高く重要なものとして記載した。単身，配偶者との死別，離婚という孤立状況における対人的接触の欠陥が病像成因的な役割を果たす。患者の多くでは，病前には平均以上に精力的・活動的で，孤立をうまく克服できない人格特徴がみられる。孤立を強いられる生活状況の中で，人格的な不均衡が顕在化する。男性よりも女性に圧倒的に多い。妄想幻覚性の病像を呈し，住居に侵入される，有害物質を注入される，物を盗まれるなど，住まいをとり囲む境界に関連する妄想主題が特徴的である。性的被害妄想，幻聴，身体幻覚も出現する。病像は一般に固定的であるが，ときに症状変遷や統合失調症性残遺状態への移行がみられる。入院や老人ホームへの入所という生活状況の変化により状態に改善を期待しうる。Kay DWKらのいう遅発パラフレニー（late paraphrenia）と発病状況や病像に関して共通点が多い。　　　　　　　　　　（中谷陽二）
⇨遅発パラフレニー

[文献] Janzarik W (1973)

摂食障害
[英] eating disorders

　拒食，過食などの食行動異常と，体型に関する特異な感じ方を特徴とするいくつかの病態の総称である。女性患者が圧倒的に多く，一部は慢性化する。典型的なのは，神経性無食欲症と神経性大食症である。この2つは，食行動には違いがあるが，自己評価が体重や体型の過剰な影響を受けるという心理的特徴は類似しており，無食欲症から大食症への移行はまれでない。アメリカ精神医学会による診断基準DSM-Ⅳ-TRでは，この2つ以外に「特定不能の摂食障害」というカテゴリーがある。体型の心理面への影響が大食症ほど強くなく，嘔吐などの代償行為の程度も軽い「むちゃ食い障害」はその一つである。「特定不能の摂食障害」の者が医療機関を受診するとは限らないが，社会の中の有病率は無食欲症や大食症より高いと考えられている。

　治療は，症状に応じて，栄養補給や身体合併症の治療のほか，認知行動療法，支持的精神療法，家族療法などが行われる。

　　　　　　　　　　　　　　（西園マーハ文）
⇨神経性無食欲症，神経性過食症，食欲異常

絶対臥褥期

[英] absolute bed rest period

　伝統的な入院森田療法は，絶対臥褥期（1週間），軽作業期（1週間），作業期，社会復帰期の4期に分けられる。患者は第Ⅲ期まで家族，社会から遮断される。絶対臥褥期の導入にあたって治療者は，「食事，トイレ以外は終日横になっていること」「さまざまな感情や考えが浮ぶだろうが，そのまま体験するように」と短く告げる。この時期に患者は心身の安静が得られ，不安と直面し，自己のもつ健康な活動欲求に気づくことが可能となる。

（北西憲二）

⇨森田療法
[文献] 森田正馬（1921）

窃盗癖

[英] kleptomania

　疾患分類的には，「衝動制御の障害」に含まれ，盗癖ともいう。経済的理由や職業的犯罪者の窃盗とは異なり，窃盗に先立つ強い渇望と衝動があり，行為中のスリルや，成功時の達成感，解放感，安堵感などに執着し習慣化すると考えられている。窃盗癖の研究は遅れていて，疾患概念の輪郭は明確ではない。例えば，密接な関係があるとされるうつ病は，DSM-Ⅳ-TR では合併症の一つとされるが，ICD-10 では鑑別診断に数えられている。うつ病以外にも，強迫神経症，物質使用障害，摂食障害（とくに神経性大食症）など，他の精神障害を合併することが多い。治療的には，認知行動療法が有効で，薬物療法では，ナルトレキソン（オピオイド受容体拮抗薬）の効果が報告されている［Grant JE ら 2009］。抗うつ薬の効果は限定的で，まれには逆に SSRI の賦活症候群の一つとして窃盗癖を惹起することがある［Kindler S ら 1997］。

（竹村道夫）

⇨認知療法〔認知行動療法〕
[文献] Grant JE, Kim SW, Odlaug BL（2009），Kindler S, Dannon PN, Iancu I, et al.（1997）

説得療法

[英] persuasion
[独] Persuationstherapie ; Überredungstherapie
[仏] persuasion

　説得とは，主に言葉を使って他者の考え方や行動をある特定の方向へ変化させようとすることである。精神科医や精神療法家が，専門知識や体験にもとづいて，論理的に，神経症などの精神疾患の患者の誤った考え方や不適切な行動を変えようとすることを，説得療法と呼ぶ。このような方法は，古くから行われていた可能性があるが，神経症に対する説得の有用性を著作で主張した精神科医として，スイスの Dubois P（1848～1912）が有名である。彼は，患者が自己コントロールを達成するためには，理性や知性に訴える方法が最良であると論じた［Millon T 2004］。彼の方法は，理性や知性に訴えるという意味で，論理療法や認知療法に通じるものがある。森田正馬は，その著書［1928］の一章を説得療法にさいており，神経症の症状の感情的基礎に着目しないで，論理的な説得を行うことの弊害を論じている。森田は，患者が自ら実行し体験して理解することを優先し，患者が理解できる程度を測って，説得療法を用いることを薦めている。

（生地　新）

⇨論理療法，認知療法〔認知行動療法〕，森田療法
[文献] Millon T（2004），森田正馬（1928）

説明と同意　➡インフォームド・コンセント

説明妄想
[英] explanatory delusion
[独] Erklärungswahn
[仏] délire explicatif

　もとの精神症状の発生を自らに説明，納得するために新たにつくられた二次妄想の一つ。たとえば，幻聴，させられ体験，体感幻覚，一次妄想などの症状を説明するために生じた妄想，あるいは病的な感情状態から生じた妄想，つまり他の異常体験から導出しうる二次的な妄想のことをいう。たとえば，自分の悪口が聞こえる幻聴から，自分が迫害されているという被害妄想が生じる場合がそうである。Wernicke C が 1894 年に提唱した概念。

(生田　孝)

⇨幻聴，させられ体験，被害妄想
[文献] Wernicke C（1990）

セネストパチー　➡**体感症**

セリエ
Hans Hugo Bruno Selye　1907〜1982
　ハンガリー系のカナダの内分泌学者。「ストレス」という言葉を医学の中で初めて提唱した。現代ストレス学の成立を語るうえで欠かすことのできない先駆者の一人である。1936 年，「種々の有害物質で生じる一つの症候群」という論文を Nature 誌上に発表。この中でストレッサーの種類が異なっても副腎皮質の肥大，胸腺の萎縮，胃・十二指腸潰瘍という 3 つの共通した身体の変化が認められることを報告した。のちに彼は，心理的ストレスさえもが同様の反応を示すことを明らかにし，これらの非特異的反応を，汎適応症候群として体系化した。この症候群は次の 3 段階に分けて考えられている。つまりストレッサーが加わると，生体は時間の経過にしたがって 3 つの時期（警告反応期，抵抗期，疲弊期）を示す。警告反応期にも 2 段階があり，ストレッサーにさらされた最初はショック相で血圧や体温の低下などに続いて交感神経系の刺激による心悸亢進，血糖上昇などが起きる。次は反ショック相で，脳下垂体を介して副腎皮質ホルモンが分泌され，生体の機能が正常に戻る。続いて抵抗期に入って，同ホルモンの分泌がさらに高まり，ショックを起こさせたストレッサーに対する抵抗力が増加する。問題のストレッサーがさらに持続すると，ついには疲弊期に移行して，副腎皮質機能不全の状態から死に至る。この汎適応症候群は本来有用な生理的反応であるが，過剰になると種々の障害を生じる。

(須藤信行)

⇨ストレス，心理社会的ストレス，汎適応症候群
[主著] Selye H（1956，1974）
[文献] Selye H（1936，1955）

セルトラリン
[英] sertraline
　セルトラリン（ジェイゾロフト）は，米国のファイザー社で開発された選択的セロトニン再取り込み阻害薬（SSRI）であり，わが国では 2006（平成 18）年に上市された。弱いながらもドーパミンの再取り込み阻害作用を併せ持つことが知られている。現在の適応症は，うつ病・うつ状態とパニック障害。至適用量は 25〜100 mg/日。強迫性障害などの他の不安障害や月経前不快気分障害の治療に用いることもある。

(山田和男)

⇨ SSRI〔選択的セロトニン再取り込み阻害薬〕

セルフケア　➡**自助グループ**

セルフヘルプ　➡**自助グループ**

セロトニン〔5-HT〕
[英] serotonin；5-hydroxytryptamine
[独] Serotonin
[仏] sérotonine
　セロトニン（5-HT）はトリプトファンからトリプトファン水酸化酵素によって合成さ

れ，モノアミンオキシダーゼ（MAO）で分解され5ヒドロキシインドール酢酸（5-HIAA）に代謝される。脳内のセロトニン作動性細胞群は脳幹部の背側縫線核にあり，細胞体から出た5-HT作動性神経線維は大脳皮質・海馬・扁桃体など広範に脳内に投射している。5-HT受容体には7つのサブタイプが報告され，5-HT$_{1,2}$および5-HT$_{4-7}$はG蛋白共役型受容体で，5-HT$_3$受容体のみがイオンチャネル共役型受容体である。5-HT$_{1A}$受容体の多くは細胞体にあり，自己受容体として5-HTの放出を抑制しており，機能的には不安，睡眠などに関与している。同様に5-HT$_{1B,1D}$受容体も自己受容体としてシナプス終末部に存在し，機能的には前シナプス部の機能を抑制している。これに対し5-HT$_2$受容体は後シナプス部にあり，5-HTによる受容体刺激によって細胞内カルシウム濃度を増大させ，カルシウム／カルモジュリンのリン酸化を介した遺伝子発現の調節に関与している。前シナプス部から放出された5-HTはMAOで分解されるだけでなく，セロトニントランスポーターによって前シナプス部に再取り込みされる。抗うつ薬であるSSRIはセロトニントランスポーターの機能を阻害して，シナプス間隙の5-HT濃度を増大させることから，5-HTはうつ病の病態と密接に関連していることが報告されている。パニック障害，強迫性障害にもSSRIが有効であることから，5-HTはこれらの精神疾患の病態とも関連していると考えられている。また抗精神病薬の一部は5-HT$_2$受容体の阻害によって効果を発揮することが報告され，5-HTは統合失調症の陽性・陰性症状にも関与していると考えられている。この他に5-HTは，摂食行動や偏頭痛にも関連していると考えられている。 (森信　繁)

⇨トリプトファン，モノアミン酸化酵素〔MAO〕，SSRI〔選択的セロトニン再取り込み阻害薬〕

[文献] Nestler EJ, Hyman SE, Malenka RC (2001)

セロトニン仮説

[英] the serotonin hypothesis

うつ病が脳内セロトニンの機能障害によるという「セロトニン仮説」は，1960年代に臨床的な観察から提唱され，前シナプスのセロトニン活性の変化，後シナプスのセロトニン2A受容体やセロトニン1A受容体の変化を中心に研究が進められてきた。この仮説にもとづき，近年では神経終末へのセロトニン再取り込みを選択的に阻害するSSRIが新規抗うつ薬として開発され，一定の臨床的有用性を確立している。しかし，抗うつ薬に反応しない難治性うつ病の存在や，脳内セロトニンに対する薬剤の効果発現と実際の抗うつ効果の作用発現に要する時間的乖離などから，セロトニン仮説の限界も指摘されるようになっている。薬剤の生理作用と抗うつ効果の時間的乖離に関しては，近年，シナプス間隙でのセロトニンの増加が，二次的に，転写や翻訳レベルでの分子機能の変化を含めた，神経可塑性の変化をもたらすことが，抗うつ効果発現に関与していると提唱されている。

(山脇成人)

⇨セロトニン〔5-HT〕，SSRI〔選択的セロトニン再取り込み阻害薬〕，神経可塑性

[文献] Berton O, Nestler EJ (2006), Pittenger C, Duman RS (2008)

セロトニン受容体　➡セロトニン〔5-HT〕

セロトニン症候群

[英] serotonin syndrome

SSRIなどセロトニン神経系に作用する薬剤により発熱，発汗などの自律神経症状，振戦，ミオクローヌスなどの神経症状，興奮，錯乱などの精神症状を呈する状態をいう。病態としては脳内のセロトニン神経伝達の亢進が考えられているが，セロトニン受容体のどのサブタイプを介したものかは諸説がある。すべての原因薬剤の中止と補液などの全身管

理により，通常は速やかに症状は消失するが，対応が遅れると死に至る危険性もある。

(日域広昭)

⇨セロトニン〔5-HT〕，SSRI〔選択的セロトニン再取り込み阻害薬〕
[文献] Boyer EW, Shannon M (2005), 西嶋康一 (2006)

セロトニントランスポーター
➡ セロトニン〔5-HT〕

セロトニン・ノルアドレナリン再取り込み阻害薬 ➡ SNRI〔セロトニン・ノルアドレナリン再取り込み阻害薬〕

線維筋痛症
[英] fibromyalgia

身体の広範囲にうずくような痛み，圧痛，筋・腱付着部・軟部組織のこわばりがみられる原因不明の慢性疾患。成人女性に多い。関節リウマチを疑わせる症状はあるが，関節の腫れや変形はみられず，血液検査で炎症所見は得られない（しかし，関節リウマチなどの自己免疫疾患をしばしば合併する）。随伴症状には慢性の疲労感，頻尿，下痢，知覚過敏，不安，抑うつ，睡眠障害などがあり，慢性疲労症候群や過敏性腸症候群との関連が指摘されている。客観的な兆候に乏しいため「身体疾患」としての妥当性には議論があるが，身体各科で「精神的なもの」とされて診断がつかないことに由来する不安，抑うつ，怒りは元々の症状を悪化させる。薬物療法では抗けいれん薬や抗うつ薬が用いられる。認知行動療法，疾病教育，有酸素運動も有効とされる。

(中尾和久)

⇨身体表現性疼痛障害，慢性疲労症候群〔CFS〕，過敏性腸症候群
[文献] Wolfe F, Smythe HA, Yunus MB, et al. (1990)

前意識的自動性
[英] preconscious automatism

精神分析的自我心理学において Hartmann H が定義した基礎概念の一つ。ヒトは自我が健全に機能している場合には，意識的な努力や管理をしないでも，日常的，習慣的に円滑に行動し，容易に環境への適応を保っている。しかし，もし適応上修正が必要とされる状況になれば，改めて意識化し，現実との適合性を検討し，調整することができる。このような自我の働きを前意識的自動性という。なお，Clérambault GG de の精神自動症の概念に発した Freud S による無意識的な自動性について，Hartmann は無意識の反復強迫の概念から推敲している。

(深津千賀子)

⇨自我自律性，自我装置，反復強迫
[文献] Hartmann H (1939), 小此木啓吾, 馬場禮子 (1972)

遷延性うつ病
[英] prolonged depression

本来回復するはずの病相が，何らかの原因によって長引いているうつ病を指す。適切な治療によって早期に回復するという含意のため，期間の設定された臨床単位ではない。一方，慢性うつ病とは疾患そのものの性質によって年余にわたって持続する場合をいい，DSM-IV では2年以上にわたって大うつ病エピソードが持続した場合を慢性としている。似た言葉として難治性うつ病という概念もあるが，こちらは決められた治療アルゴリズムに従って適切な介入を一定期間行っても回復しないという定義がある。遷延化の要因は，個人的要因，環境的要因，治療的要因に分けられる。個人的要因としては，パーソナリティ障害（強迫性，回避性，依存性など），高機能広汎性発達障害，高齢，身体疾患や薬物依存などの合併，環境因としては，家族内不和や学校，職場での葛藤状況など，治療因としては，不十分な薬物療法の漫然とした継続

や，不適切な精神療法による治療者への依存傾向の出現などが挙げられる。 (阿部隆明)
⇨治療抵抗性うつ病，純粋欠陥，状況因，病前性格
[文献] 広瀬徹也 (1979)

前額法
[英] forehead method

前額圧迫法，集中法とも呼ばれる。Freud S が Bernheim H から学んだ方法であり，症例ミス・ルーシーの中で語られている。寝椅子に横たわった患者は閉眼させられ，一つの特定の事柄への注意を促される。治療者が手で額を圧迫して「私がこうして手で押さえている間，何か浮かびますよ，手を離した瞬間何か見えますよ」と連想を促される。Freud が催眠療法から自由連想法（精神分析）へ移行していく際に一時的に試みられた技法として位置づけられている。 (渡辺俊之)
⇨ルーシー・R嬢［症例］，催眠療法，自由連想（法）
[文献] 小此木啓吾, 北山修 編 (2002)

全家連〔全国精神障害者家族会連合会〕 ➡全国精神保健福祉会連合会

閃輝暗点
[英] scintillation scotoma

片頭痛の前兆現象として現れる一過性の視覚症状。通常4分から60分以内の間持続し，これら症状が治まった後に頭痛が始まることが多い。一般的な患者の体験としては，視野の一部に生じた暗点もしくは視覚欠損の辺縁が，ジグザグ模様の歯車あるいはギザギザしたノコギリ状の線として輝き，暗点および辺縁が次第に拡大していく様で形容される。機序として皮質拡延性抑制（cortical spreading depression）の関与が示唆されている［Leao AA 1951］。 (加藤 隆)
⇨片頭痛
[文献] Leao AA (1951)

前駆期統合失調症
[英] prodromal schizophrenia

統合失調症の発症前，すなわち前駆期の病態が持続している「潜伏性」の統合失調症に対して慣用されている名称である。この場合の前駆期とは，何らかの精神機能障害の発現から精神病症状の発現に至るまでの期間を指し，そこでは注意力低下，意欲低下，抑うつ気分，睡眠障害，不安，社会的引きこもり，猜疑心，社会的役割機能の低下，神経過敏などの非特異的な症状が認められる。ICD-10 [1992] では，統合失調型障害（schizotypal disorder）に含まれる概念として，潜伏性統合失調症（latent schizophrenia）や偽神経症性統合失調症（pseudoneurotic schizophrenia）などとともに記載されている。本来これらの概念は，統合失調症への移行が強調されたものではなく，その意味で Huber G [1968] が提唱した前哨症候群（Vorposten-syndrome）に相当するが，近年統合失調症の早期発見・早期治療の視点から前駆症状が注目されると，精神病罹患危険状態（at risk mental state ; ARMS）を指す慣用語にもなりつつある。 (広沢正孝)
⇨潜在統合失調症，偽神経症性統合失調症，ARMS
[文献] Huber G (1968), World Health Organization (1992)

前屈発作 ➡ウェスト症候群

全ゲノム関連解析 ➡ゲノムワイドスキャン

全健忘
[英] total amnesia ; global amnesia
[独] totale Amnesie ; globale Amnesie
[仏] amnésie totale ; amnésie globale

過去の一定期間の出来事が全く想い出せない状態。これに対して，部分的に想い出せない状態を部分健忘（partial amnesia），想い出せる部分を記憶の島（Erinnerungsinsel），

特定の主題にかかわることだけが想起できない状態を選択健忘（selective amnesia）という。器質性の脳損傷による場合，全健忘は通常，損傷以前の一定期間（逆向健忘）と損傷以後の一定期間（前向健忘）にわたっている。心因性健忘（解離性健忘）の場合には前向健忘を伴わない孤立性逆向健忘も多く，部分健忘や選択健忘がみられることも多い。一過性全健忘（transient global amnesia）における global amnesia という語も total amnesia とほぼ同義で，回復後にふり返って発作中と発作直前の出来事が全く想い出せない状態を指すが，発作中に観察される著しい前向健忘を指していう場合がある。

　紛らわしい語に，全般健忘（generalized amnesia；allgemeine Amnesie）がある。この語は，一定期間のすべての出来事という意味ではなく，出生から現在までのすべての期間にわたって自伝的記憶（autobiographical memory）が失われている状態，すなわち全生活史健忘（amnesia of whole personal history）を指して使用されることが多い。

（西川　隆）

⇨部分健忘，選択健忘，逆向健忘，前向健忘，一過性全健忘，全生活史健忘
[文献] Fischer CM, Adams RD（1958），Van der Hart O, Nijenhuis E（2001）

前向健忘

［英］anterograde amnesia
［独］anterograde Amnesie
［仏］amnésie antérograde

　脳損傷が生じた時点より後に新しい出来事や知識の記憶が残らない状態。時間の進む方向（前向き）に健忘期間が延びていくので名づけられた。これに対して，脳損傷が生じた時点より過去の出来事が想い出せない状態を逆向健忘（retrograde amnesia）という。海馬を中心とする陳述記憶（declarative memory）のシステムが損傷を受け，近時記憶（recent memory）が障害されて現れる。病態については，記銘段階における情報符号化の障害，固定または貯蔵段階における情報の消失，想起段階における情報の検索過程の障害などいくつかの説があるが，脳損傷の部位によって異なる種々の原因が関与していると考えられる。前向健忘がみられる期間は脳損傷の種類と部位，程度によって異なる。

（西川　隆）

⇨逆向健忘，陳述記憶，近時記憶
[文献] Squire LR（1987）

全国精神保健福祉会連合会

［英］The National Federation of Mental Health and Welfare Party in Japan

　統合失調症や気分障害などの精神障害者家族会の全国組織。愛称はみんなねっと。精神障害者家族会の全国組織としては，財団法人全国精神障害者家族会連合会（全家連）が1965年に設立され，1994年以降は「精神障害者社会復帰促進センター」の指定を受け，調査研究，普及啓発，出版などの活動を展開してきたが，1996年に開設した授産施設「ハートピアきつれ川」の建設費返済に行き詰まり，補助金流用も発覚し，2007年4月に破産，解散となった。全国精神保健福祉会連合会は2007年5月より活動を開始し，2008年10月に第1回全国大会を東京で開催したほか，全国の家族会会員などを対象とした月刊誌「みんなねっと」の刊行，電話相談，全国各地での相談研修会の開催，精神保健や障害者施策に関する調査研究，提言，啓発活動などを行っている。47都道府県連の下に約1600の家族会（単会）があるとされるが，会員の高齢化や会員数の伸び悩みが課題となっている。

（白石弘巳）

⇨家族会，精神障害者社会復帰促進センター
[文献] 全家連30年史編集委員会 編（1997）

潜在記憶

[英] implicit memory

陳述記憶（宣言記憶），ことにエピソード記憶の多くは意識的に学習することができ，また保持された情報を意識的にとり出すことができる．その意味で顕在記憶と呼ばれる．これに対して，非陳述記憶（非宣言記憶）は体験の反復により何らかの知識が獲得されるが，意識的に学習したり，想起したりすることのない潜在記憶である．潜在記憶においては，獲得した知識を自分自身でもうまく説明できない．通常は知識をもっていることに自ら意識的に気づくことはなく，またその知識に意図的・自覚的にアクセスすることもできない．潜在記憶は一般に，著明な健忘症候群であっても比較的保たれている．潜在記憶には手続記憶・プライミング・古典的条件づけなどが含まれるが，共通しているのは反復による慣れ，促通化である． （三村 將）

⇨陳述記憶，手続記憶，プライミング，条件づけ

[文献] 三村將（1998, 1999）

潜在統合失調症

[英] latent schizophrenia

[独] latente Schizophrenie

[仏] schizophrénie latente

臨床的に明らかに発症してはいないが，統合失調症の素因をもっている状態を指すBleuler E［1911］の述語である．とりわけ，長年，周囲より正常と誤認されているような単純型統合失調症を彼は念頭においていた．しかし明確には定義されていないため，各論者が比較的自由に使用している術語である．おおむね，統合失調症の基礎的な障害ないし症状を有するが，明らかな精神病症状や社会適応の障害を呈していない状態と理解される．Federn P［1953］は神経症圏と思われた患者が精神分析過程で精神病的様相を呈するものにこの語を用い，境界例，および境界性パーソナリティ障害概念の発展の基礎を作った．神経症様の症状が前景化した統合失調症という理解ならば，スキゾマニー（Claude H ら），統合失調神経症（Ey H），偽神経症性統合失調症（Hoch PH ら）などの概念とほぼ相覆う．また，いまだ明確な症状に開花していない初期の，あるいは前哨症状段階の統合失調症を示す場合もある． （小林聡幸）

⇨単純型統合失調症，境界例，境界性パーソナリティ障害，スキゾマニー，偽神経症性統合失調症，前駆期統合失調症

[文献] Bleuler E（1911），Federn P（1953）

詮索癖

[独] Grübelsucht

同一のテーマを際限なく考えること．本人はそれが合理的でないことをわかってはいるが，やめられない．強迫性障害に典型的に出現する．たとえば「何回歯を磨けばよいのか」などの平凡なテーマを考える．「宇宙が存在する目的は何か」などの哲学的なテーマを考えることもある．しかし，これらの疑問は思考がいつも同じ所を循環するだけで結論がでない．うつ病の際の「自分の病気は治らない」などと，絶えず考える状態も詮索癖と呼ぶ． （五味渕隆志）

⇨強迫性障害，質問癖，疑惑癖，精神反芻

洗浄強迫

[英] compulsion of washing；ablutomania

[独] Waschzwang

[仏] ablutomanie

強迫行為の一つで，不潔恐怖を背景として洗おうとする欲求に駆りたてられての反復行為をいう．たいていの場合，儀式的な要素がみられる．患者はドアノブやスイッチ，新聞からの汚染を避けようとして，長時間にわたって手洗いをしたり，シャワーを浴びたりする．そのため手が赤くなったり，皮がむけたりする．逆説的であるが，患者は行動の制限のために身なりがだらしなくなることもある．

強迫行為の中では確認強迫について高頻度にみられる。　　　　　　　　　　　　　　（柴山雅俊）
⇨強迫行為，不潔恐怖

線条体
[英] striatum
[ラ] corpus striatum

　大脳半球皮質下の神経核で，尾状核，被殻，側坐核，嗅結節よりなる。径の細い多数の線維が横切ることから名づけられた。尾状核と被殻は内包で隔てられており，被殻はかつて淡蒼球とあわせてレンズ核と総称されていたが，組織学的には，尾状核と被殻はほぼ同質で，被殻と淡蒼球は全く異なる。線条体は大脳基底核の入力核であり，大脳皮質からグルタミン酸作動性の入力を，黒質緻密部からドーパミン作動性の入力を受ける。GABA作動性の中型有棘ニューロンが9割以上を占め，大脳基底核の出力核（淡蒼球内節・黒質網様部）の活動を，直接路および間接路を介して制御する。機能的には運動制御，作動記憶，手続き記憶，とくに腹側では快感や動機づけへの関与が知られている。パーキンソン病では黒質線条体ドーパミン系ニューロンの変性が，ハンチントン病では中型有棘細胞の脱落が生じ，強迫性障害や薬物依存でも，線条体の活動性の変化が報告されている。（本村啓介）
⇨GABA，パーキンソン病，ハンチントン病
[文献] Standring S, Borley NR, Collins P, et al. ed. (2008), DeLong MR (2000)

線条体黒質変性症
[英] striatonigral degeneration

　元来，1960年代にAdams RDらが，パーキンソン症状を示し，黒質の神経細胞の変性・脱落と被殻の黄褐色調の強い萎縮を呈した例を報告し，striatonigral degenerationと名づけた。近年では，オリーブ橋小脳萎縮症，シャイ＝ドレーガー症候群とともに多系統萎縮症の一型として扱われている。多系統萎縮症はそれぞれ小脳失調症状（オリーブ橋小脳萎縮症），自律神経症状（シャイ＝ドレーガー症候群），パーキンソン症状（線条体黒質変性症）を主な症状として発症するため独立した疾患として考えられてきたが，経過とともに複数の症状を同時に認め，神経病理でも共通の特徴がわかってきた。脳内にユビキチンやαシヌクレインが陽性であるグリア細胞質内封入体が分布する。本疾患は，臨床的にはパーキンソン病との鑑別は必ずしも容易でないが，発症年齢がやや早く（40〜50歳），経過がより早い傾向がある。筋固縮が初期より顕著であり，L-DOPAの効果はあまりない。被殻の変化が最も著明で，とくに後部に強く小型神経細胞の脱落，グリオーシスが著しい。　　　　　　　　　　　　　　（天野直二）
⇨多系統萎縮症，シヌクレイノパチー，パーキンソン症候群
[文献] Adams RD, Vanbogaert L, Vandereecken H (1964), 佐々木秀直 (2007)

染色体異常
[英] chromosomal abnormalities

　通常染色体異常は分染法で調べる。ルーチンには末梢リンパ球を採取し薬剤で刺激して分裂させ，分裂中の前中期細胞から染色体標本を作製する。分染方法はG染色法（GTG）が一般的で，ギムザ液でGバンドを描出する。Gバンドは，DNAを構成する4種類の塩基（A：アデニン，T：チミン，G：グアニン，C：シトシン）のうち，ATが豊富で遺伝子密度が低いといわれている。染色像の標準的模式図（ideogram）はISCN［Mitelman F ed. 1995］としてまとめられている。近年，Spectral Karyotyping（SKY；スカイ）法［Macville Mら1997］が開発されたが，これは染色体番号別にそれぞれ異なる色調で染め分ける方法で，従来法では解析が不能であった微細な構造変化や由来不明の染色体の起源を同定できる。また，より細かい異常を検

出したい場合，FISH（Fluonecsence In Situ Hybridization）法や fiber FISH 法もある。

これまで染色体異常は分染法で判明する数的異常と構造的異常に大別されてきた。前者の代表例には，ダウン症の原因である染色体21番のトリソミーがある。後者には，欠失，逆位，重複，挿入，転座などがある。統合失調症の合併率が高いと報告されているCATCH22 症候群（Di-George 症候群，Velocardiofacial 症候群）では，染色体 22q11に微小欠失がある。また，統合失調症や気分障害が多発したスコットランドの大家系で，均衡型転座 t（1；11）（q42.1；q14.3）が見つかったが，染色体1番の切断点から DISC1，DISC2 という遺伝子が同定された［Millar JK ら 2000］。

技術の進歩により，ヒト染色体には従来の分染法では検出できなかった微小な長さのDNA 重複や欠失（Copy Number Variation と呼ばれる）が存在することが明らかとなり，それらが自閉症や統合失調症の発症にも関連していることが報告されるようになった。今後，染色体異常の意味するところは変遷が予想される。 〔吉川武男〕

⇨ダウン症候群，D-トリソミー症候群

[文献] Mitelman F, ed. (1995), Macville M, Veldman T, Padilla-Nash H, et al. (1997), Millar JK, Wilson-Annan JC, Anderson S, et al. (2000)

全身性エリテマトーデス

[英] systemic lupus erythematosus；SLE
[独] generalisierter Lupus Erythematodes
[仏] lupus érythémateux disséminé

抗核抗体などの多彩な自己抗体の存在と免疫複合体機序による多臓器病変を特徴とする慢性炎症性疾患。20 歳台の女性に好発する。全身倦怠感，発熱などの全身性炎症症状に加え，蝶形紅斑やディスコイド疹といった特徴的皮膚・粘膜症状をはじめとし，筋・関節，腎臓，心血管，肺，消化器，造血器，神経系にさまざまな障害をもたらす。中枢神経症状は CNS ループスと呼ばれ，せん妄などの急性外因反応，抑うつ状態や幻覚妄想などの精神症状，けいれん，脳血管障害などが認められる。この中枢神経症状は，ループス腎炎，抗リン脂質抗体症候群，間質性肺炎，肺高血圧症など他の臓器症状とともに予後を左右する因子となる。治療は非ステロイド系消炎鎮痛剤やステロイド剤が中心となるが，CNSループスによる症状とステロイドにより誘発される精神症状との鑑別が問題となることがある。早期治療により症状は軽快するものの，寛解と増悪を繰り返して慢性の経過をとることが多い。 〔谷向 仁〕

⇨ステロイド精神病

センス・オブ・エージェンシー〔意志作用感，自己主体感〕

[英] sense of agency

自己が行為の作用主体（agent）であるという感覚，すなわち自己の身体・運動や外的事象を自己の意志作用によって制御（control）できるという主観的体験のことである。この概念は，自己意識（self-consciousness）の認知科学・神経科学において用いられているものである。精神医学的には，Jaspers Kの自我意識（Ichbewußtsein）の能動性意識（Aktivitätsbewußtsein）の中の実行意識（Vollzugsbewußtsein），あるいは島崎敏樹の自律性（Autonomie）の意識に近い。

統合失調症において，自我意識はさまざまな形式で障害され，自我障害（[英] self-disturbance；[独] Ichstörung）としてまとめられているが，とくに重要かつ特異的と思われるのは，自らの行為や思考などが自分のものであるという感じや自分でやっているという感じが変質し，それらの感じが失われたり（離人症），他からの影響を被っていると感じる被影響体験，作為（させられ）体験となることである。また逆に，自らの営為が周

囲へ過剰に影響を及ぼしているように感じる自我漏洩の影響感あるいは支配感もみられる。これらの症状は主観的体験であるため，これまで精神病理学的に記述するしかなかったが，sense of agency パラダイムが重要であるのは，主観的で概念のあいまいな自己意識のどのような側面について検討しているのかについて明確に措定した上で，症状分析，実験心理学的研究を行うことが可能となる点である。具体的な検査方法として，さまざまなエージェンシー帰属課題（agency attribution task）が考案されているが，Haggard P [2006] らの自己の行為と外的事象との間の「時間的関連づけ効果（intentional binding effect）」の手法は，行為における因果連関の時間体験を問うもので，explicit な帰属課題に比し，implicit でより実証的な検査であるとされている。

sense of agency パラダイムにおいては，患者の主観的体験と客観的所見（行動面の異常・検査所見・脳機能画像所見）とを照合しながら検討することが可能であり，統合失調症研究において，精神病理学と神経科学との連繋が可能となるきわめて重要なアプローチであると考えられている。　　　　　（前田貴記）
⇨自己意識［ヤスパース］，自我障害，離人症，させられ体験
[文献] 前田貴記，鹿島晴雄（2008），Haggard P（2006）

全生活史健忘
[英] amnesia of personal history
[独] allgemeine Amnesie

ストレスとなる体験または外傷的な体験に続いて起こる逆向健忘であり，社会的知識や一般知識は保たれているにもかかわらず，主に自分の名前，生年月日，家族や自己の生活史に密接に関連する記憶のほとんどを失っている状態をいう。全般健忘とも呼ばれる。全生活史健忘は ICD-10 では解離性障害に分類されている。海外では従来から全生活史健忘の症例が報告されてきた。わが国では 1950 年の谷望の報告を初めとして，その後塩入円祐らにより全生活史健忘と名づけられてからは徐々に症例数が増え，70 例程度が報告され，発生機序や症候論については十分な検討がなされている。耐えがたい苦痛や不安な体験や事柄を抑圧，解離という防衛機制を駆使して意識から無意識の存在へと変換させる積極的な心理過程の結果として生じるとした。治療については，催眠面接や薬物面接などにより記憶の回復を図ることは自殺の危険を高めると考えられ，辺縁的な記憶から徐々に回復させるのが望ましいとされている。

（西村良二）
⇨逆向健忘，解離性障害／転換性障害，防衛機制
[文献] 大矢大（1992）

前性器期
[英] pregenital phase
[独] prägenitale Stufe ; prägenitale Phase

性器期は性器性欲優位（genital primacy）の確立に向けて発達が進む段階であり，それ以前の発達段階を総称して前性器期と呼ぶ [Freud S 1913]。ただし男根期（幼児性器期）以前の口唇期と肛門期に限局して前性器期と呼ぶこともあり，これは Freud が当初思春期以降の性器期と幼児期の男根期を区別していなかったことによる [Freud 1905]。いずれの定義でも，前性器期は部分欲動の段階であり，古典的な精神分析理論では性器期に生じる不安や葛藤のために前性器期の固着点に退行し神経症が生じると考えられている。

（山科満）
⇨口唇期，肛門期，性器期，男根期，部分欲動
[文献] Freud S（1905c, 1913c）

戦争神経症
[英] war neurosis
[独] Kriegsneurose

戦争に参加する兵士に生じる心因性の症状

を総称する名称。現在の診断体系に照らせば，兵士に発生するPTSDに対応するものの，現在のPTSD概念よりはるかに広い症候群を指して使われてきた。ドイツの医師，Honigmannが，第一次世界大戦前に，兵士の症状を一般の外傷神経症に類するものと考えて命名した。大戦勃発後は，英語圏を中心に「シェルショック」［Myers CS 1915］が使われたが，大戦後半になって，「戦争神経症」の総称が一般化した。　　　　　　　（森　茂起）

⇨PTSD［外傷後ストレス障害］，外傷神経症，シェルショック

［文献］ Schephard B（2000），森茂起（2009）

センソリーゲイティング
［英］sensory gating

　センソリーゲイティングとは，連続した刺激に対する神経活動の抑制機構を指すことが多く，不要もしくは無意味な刺激や重複した刺激を遮断することで，周囲の環境からの莫大な感覚情報と折り合いをつける処理と考えられている。一つの刺激が呈示されるとそれに誘発される脳活動が起こるが，直後に同様の刺激が呈示されると，2発目の刺激に対する反応は抑制される。センソリーゲイティングにはフィードフォワードおよびフィードバックの抑制機構が関与していると想定される。脳波で記録される聴覚刺激から約50ミリ秒後の陽性電位はP50と呼ばれており，2発の音刺激を500ミリ秒間隔で呈示した場合，2発目の刺激に対するP50振幅の抑制度がセンソリーゲイティングの指標になるといわれている。

　統合失調症ではセンソリーゲイティングに障害があるため，過剰な感覚情報に曝されることとなり，その結果として精神病症状が出現するという仮説もある。　　　　（鬼塚俊明）

⇨事象関連電位，フィードフォワード，フィードバック，プレパルスインヒビション

［文献］ 平野羊嗣，鬼塚俊明，神庭重信（2007）

全体論
［英］holism

　近代科学の基本原理の一つは，全体を個々の要素に分解することで理解し説明しようと試みる還元主義である。全体論とは，全体には個々の要素の総和を超えた質があるとする立場であり，この点で還元主義に抗するものである。脳科学の領域では，言語表出や道具の使用といった個々の認知機能は，特定の脳の領域に局在可能であるという局在論に対して，少なくとも自己意識の物質的な基盤は，脳の領域同士の相互関係を通して生ずる特定の領域の機能からは説明できない新たな質を必要としていると考えるのが現実的な全体論である。古くはJackson JHやFreud Sがこうした立場をとった。人間の精神を個々の要素に分割して説明しようとしても，全体が全体としてのみ持っていた質が失われて本質を見失ってしまうというゲシュタルト心理学の立場や他者との関係性を個人の成立の本質契機と考えるハイデッガー的な現象学には，全体論的な傾向がある。　　　　　　　　（兼本浩祐）

⇨ゲシュタルト学説，現象学，層理論，脳局在論

［文献］ 濱中淑彦（2004）

選択健忘
［英］selective amnesia

　心因性健忘でみられる健忘で，ある特定の人物，場所，状況に関する想起のみが不可能となる状態を指す。解離などの防衛機制から説明されるものや，詐病などが原因とされる。全生活史健忘（allgemeine Amnesie）は，選択健忘の特殊型で，自分自身に関すること（姓名，生年月日，生い立ち，家族など）や自身の過去の生活史を選択的に想起できない状態である。突然に発症し，遁走（フーグ）を伴う場合がある。　　　　　　（前田貴記）

⇨心因健忘，全生活史健忘，遁走

選択性緘黙〔場面緘黙〕
[英] selective mutism

　失語症でも，構音に関与する筋肉の異常でもないのに話さない状態を緘黙といい，特定の社会状況で一貫して話せないものを選択性緘黙と呼ぶ。多くの発症は5歳以前であり，就学後に問題となる。不慣れな海外生活や環境の変化による緘黙は選択性緘黙ではなく，男子より女子にわずかに多い。人口の1%以下の有病率とされ，通常は2〜3ヵ月持続するが，もっと長期にわたって持続することもある。家庭のように安心できるところでは話すが，それ以外では話さないことが多い。知能の発達にいくらか問題があり，話すことが苦手な子どもであったり，極端に内気で，選択性緘黙的な家族が存在することが多い。緘黙場面が生じる場所に，何らかの緊張が存在していることが多い。話すことにこだわらず，不適切な環境を調整したり，話すことへの自信を高めることが必要である。進学，進級などが契機で，緊張要因が消失すると急激に改善することもある。　　　　　　　　　（市川宏伸）
⇨習癖障害，コミュニケーション障害，無言症
[文献] Reed GF（1963）

選択的セロトニン再取り込み阻害薬
➡ SSRI〔選択的セロトニン再取り込み阻害薬〕

選択的不注意〔選択的非注意〕
[英] selective inattention

　Sullivan HS が提唱した概念。注意を向けないことにより，物事を見ないようにする機制をいう。解離されたものが簡単に意識化されないことに対して，選択的不注意は他者から指摘されるとすぐに意識化される。選択的不注意は重要なものに注意を集中し，不要なものを無視するという適応的な面がある一方，不安を起こすものを見ないという防衛的な面がある。注意からはずれたものは意識されず，結果として体験から学ぶことを妨げる。

（重田理佐）
⇨サリヴァン
[文献] Sullivan HS（1940, 1953, 1956）

尖端恐怖
[英] aichmophobia；belonephobia
[独] Aichmophobie
[仏] aichmophobie

　尖端恐怖（aichmophobia）という言葉はギリシャ語の $αἰχμή$（尖端，槍）と $φόβος$（恐怖）に由来する。鉛筆や針，注射針，ナイフなど先の尖ったものに対する病的恐怖。指でさされたり，触れられたりすることに怯えることもある。ICD-10 の特定の恐怖症に分類される。動悸，胸痛，窒息感などのパニック状態，さらにめまい，吐き気，徐脈，発汗，失神にまで至ることがある。曝露療法などの行動療法が奏効することがある。　（柴山雅俊）
⇨恐怖症

前兆
[英] aura

　前兆（アウラ）は狭義では単純部分発作の一部である。1981年の ILAE の発作型分類はより広義に定義しており，単純部分発作と前兆は同義語であり，意識が保たれる部分発作全体を意味し，運動・知覚・自律神経・精神の各症状を呈する。前兆から複雑部分発作，さらに二次性全汎化発作へと拡延しうる。狭義では患者本人にしか認識できない自覚的な症状を意味し，部分運動発作など他覚的に観察される症状は含まない。前兆はてんかん前駆症と区別しなければならない。てんかん活動が波及する脳機能部位に関連してさまざまな症状が前兆として出現しうるが，同一患者では症状は一定する。臨床においてしばしば報告されるものでは，側頭葉てんかん患者における上行する嘔気や恐怖感，時間の変容感，後頭葉てんかんの幻視などがある。前兆のみでは頭皮上の発作時脳波において異常所見を

認めないことも多い。　　　　　　　（原　恵子）
⇨単純部分発作，部分発作，複雑部分発作
[文献] Gastaut H, in collaboration with an international group of expert (1973), So NK (2006)

先天語聾　➡語聾

先天失語　➡発達性失語

先天性語唖　➡語唖

先天性語盲　➡発達性失読失書

先天性風疹症候群
[英] congenital rubella syndrome

風疹は14～21日の潜伏期を経て経気道的に風疹ウイルスにより生じる感染症。全身倦怠，上気道炎症状，発熱，全身の糠様発疹などが生じる。症状は比較的軽く，3～4日で発疹が引くことで「三日ばしか」と呼ばれることもある。抗体をもたない妊婦が妊娠初期に風疹に感染した結果として，生まれてくる子どもに生じるものを先天性風疹症候群と呼ぶ。先天性心疾患，難聴，白内障などとともに，精神遅滞を伴う自閉症様の症状が出現することがある。抗体をもたない妊婦が風疹ウイルスやサイトメガロウイルスなどの弱毒性のウイルスに罹患した際は流産には至らず，出産に至ると考えられている。2006（平成18）年6月よりワクチンの2回接種法が導入されている（1～2歳，5～7歳）が，妊娠の可能性のある女性は，十分な抗体がない場合ワクチン接種が勧められる。妊婦が風疹に曝露された場合は血清風疹抗体を測定する必要がある。　　　　　　　　　　　　　（市川宏伸）
⇨精神遅滞
[文献] 国立感染症研究所感染症情報センター 編 (2002), Cutts FT, Robertson SE, Diaz-Ortega JL, et al. (1997)

前頭正中部シータ律動
➡ Fmθ〔前頭正中部シータ律動〕

前頭前野
[英] prefrontal lobes

前頭前野は，運動前野の前方に位置し，前頭葉の70～80%を占める。系統発生的に最も新しい脳部位であり，細胞構築学的には顆粒皮質であることが特徴である。前頭前野は，人の多彩かつ柔軟な行動の神経基盤である。すなわち，環境刺激を統合し，常同的行為や自動的反射的行動を抑制し，未来の出来事や行動の帰結を予測し，自己の行動を制御するという機能を司る。前頭前野は，まず大きく背外側部と眼窩部に分けられる。細かく分類すると，前頭前野背外側部（Brodmann8, 9, 46野），前頭前野腹外側部（44, 45, 47野の一部），前頭前野内側部（8, 9, 10野の内側部），腹内側部を含む前頭葉眼窩部（11, 47野），前頭葉極部（10野）の5つの領域に分けられる。前頭前野背外側部は，発動性，概念の変換，流暢性，注意の分配や持続，ワーキングメモリなどの認知的な行動の制御に関与し，一方前頭葉眼窩部は，情動および報酬関連情報の処理にもとづいた社会的な意思決定機能に関連しているとされる。前頭前野腹外側部は，弁蓋部（44野），三角部（45野），眼窩部（47野の一部）に分けられる。左半球のこの部位はほぼブローカ野（運動性言語中枢とされている）に相当し，音韻，意味，統語などの言語機能に深く関連する。前頭前野内側部は，発動性，認知的制御，情動の調節，最近ではこころの理論や自己参照情報の処理とも関連が深いといわれている。前頭葉極部は，前頭前野の最も前方に位置し，人において最も発達した領域であり，より抽象的で複雑な情報の処理に関与するという説もあるが，未だ不明な点が多い。　　　　　（加藤元一郎）
⇨前頭葉，前頭前野眼窩部，前頭前野背外側部，言語中枢

【文献】Miller EK, Cohen JD (2001), Fuster JM (2008)

前頭前野眼窩部
[英] orbitofrontal cortex

　前頭前野眼窩部は，前頭前野の腹側部分を占め，眼窩の上に位置する。眼窩前頭前野ともいう。Brodmannの11，47野に相当する。前頭葉極部（10野）の一部をこれに含めることもある。一次感覚野および連合感覚野，前頭葉内側部，前部帯状回，線状体，視床下部，中脳，そして扁桃体，海馬，島回，側頭葉極部などの辺縁系と機能的な結合をもち，感覚統合，自律神経系反応の調節，報酬（および罰）関連情報の処理などに関与している。そして，情動により制御される社会的な意思決定機能に重要な脳部位であり，また前頭前野背外側部との連結により，推論，予期，計画能力にも関与している。さらに，社会的共同作業，道徳的行動，共感能力に関与するともいわれている。
（加藤元一郎）
⇨前頭前野，前頭葉，前頭前野背外側部
【文献】Bechara A, Damasio H, Tranel D, et al. (1997)

前頭前野背外側部
[英] dorsolateral prefrontal cortex

　前頭前野背外側部は，前頭前野の外側面を占める大きな脳領域であり，Brodmannの8，9，46野にあたる。背外側前頭前野ともいう。頭頂葉，側頭葉，帯状回，海馬，視床，大脳基底核などとの間に多くの機能的な連結をもち，環境刺激を統合し人の行動の発現とその制御にかかわる。環境刺激の単純な分析や選択には関与せず，むしろ認知領域に横断的な機能をもつ。自発性ないしは発動性，環境刺激に依存した自動的反射的行動の抑制，目的に向かった意図的な行動の制御，概念ないしは認知セットの変換，言語および思考の流暢性，発散性思考や推論，注意の分配や持続，必要な情報の一時的な保持と操作という機能であるワーキングメモリ（作動記憶），未来における行為の記憶である展望記憶，新規学習のための戦略の組織化などの機能をもつとされている。
（加藤元一郎）
⇨前頭前野，作業記憶
【文献】加藤元一郎，鹿島晴雄（1996）

前頭側頭型認知症
[英] fronto-temporal dementia；FTD

　1994年にManchesterとLundのグループにより提唱された，前頭葉と側頭葉前方部に病変の主座を有する変性性疾患による臨床症候群である。現在は，さらに包括的な概念である前頭側頭葉変性症（fronto-temporal lobar degeneration；FTLD）に含まれる3つの臨床症候群の1つとして分類されている。初老期発症例が多く，本邦ではFTDP-17として報告されている少数例を除いて，家族歴を有するものはない。従来から前頭葉優位型ピック病で記載されてきた病識欠如，無関心，多幸，脱抑制，常同行動，注意の転導性の亢進，食行動異常，被影響性の亢進などの精神症状・行動異常が前景に立ち，初期から顕著な記憶障害，失語，視空間障害がみられることはない。運動ニューロン疾患を伴う型（湯浅-三山型またはFTLD-MND）は，球麻痺や上肢の筋萎縮が目立つ一方で，下肢の筋力は保たれ進行期まで歩行が可能なことも多い。病理学的には，タウ陽性封入体を有するFTLD-tauとタウ陰性ユビキチン陽性封入体を有するFTLD-Uとに大別される。FTLD-Uの5〜10%は，上記のFTLD-MNDである。FTLD-tauは通常3リピートタウが蓄積する。最近，FTLD-Uにおける封入体の主要構成蛋白がTDP-43であることが明らかになった。
（池田　学）
⇨意味認知症，緩徐進行性失語，ピック病，タウ蛋白

【文献】Neary D, Snowden JS, Gustafson L, et al.

(1998)

前頭側頭葉変性症〔FTLD〕
➡前頭側頭型認知症

前頭葉
[英] frontal lobes

　前頭葉は，中心溝の前方でシルビウス溝の上方に位置する脳領域である。解剖学的には，一次運動野，運動前野，前頭前野に分けられる。一次運動野は，錐体細胞を有し，随意運動における一次性の出力情報を提供する。運動前野は，中心前回の前方に位置する運動連合野であり，対側の上下肢の意図的な活動に関与している。補足運動野は，前運動野の内側に位置する。前運動野の前方が前頭前野である。前頭前野は非常に大きく，外側，内側および眼窩皮質を含む。その機能として前頭葉は，まず行動および言語の発動性・自発性に深く関与している。また運動面においては，迅速かつ継次的な運動の開始と維持および繊細な運動の調節能力に関与し，思考にもとづいて行為を意図的に制御する能力に深く関連している。またとくに優位半球前頭葉は，言語表出能力とその意味の理解に重要である。さらに前頭葉は，全体的な見当識，視空間認知の統合，短期記憶およびワーキングメモリ，注意の維持機能，抽象能力と問題解決能力，認知的および社会的な判断能力などと密接な関連をもつ。単純な知覚的分析や選択能力に関与するのではなく，過去の経験にもとづき，将来に起こることを予期・予想して，未来のために行動を計画ないしは創造することが最も重要な機能である。なお，この機能は情動や社会的価値により負荷されている。すなわち，情動による行動の制御を含めたバランスのとれた意思決定を行うことが前頭葉の重要な機能である。　　　　　　　　　　（加藤元一郎）

⇨前頭前野，短期記憶，作業記憶

[文献] Stuss DT, Benson DF (1986)

前頭葉機能検査
[英] frontal function test

　前頭葉の機能障害は外側穹窿部損傷，内側部損傷，基底部損傷に分けて検討されるが，検査法は外側穹窿部損傷が主となる。外側穹窿部以外の損傷ではしばしば発動性低下や性格変化がみられ，検査実施が困難な場合が多いからである（基底部損傷に関しては近年 Gambling Task が開発された）。前頭葉，特に前頭前野は他のすべての脳領域と線維連絡を有しており，前頭葉の損傷はすべての高次神経機能に何らかの障害的影響を及ぼす。したがってそこで生じる症状は，記憶，注意といった機能領域特異的なものではなく，機能領域横断的というべき特徴をもつ。つまり前頭葉症状，特に前頭前野の症状は，機能領域に共通の"障害の形式"として取り出されるべきものであり，検査もそれに対応したものである。

(1)概念ないしセットの転換の障害（高次の保続）に関する検査　これはいったん抱かれたり操作されたりした概念や心の構え（セット）から，他の概念や心の構えに移ることができなくなったり，困難になったりするという症状である（高次の保続）。検査として Wisconsin Card Sorting Test（WCST）や修正 Vygotsky Test，2つのカテゴリーの切り替えの課題である Trail Making Test などがある。

(2)ステレオタイプの抑制の障害　前頭葉損傷では，"じゃんけんを負けるように出す"などの習慣的な行為や認知傾向（ステレオタイプ）を抑制しにくくなる。検査として Modified Stroop Test がある。Modified Stroop Test では，たとえば緑色で書かれた"赤"という字を「みどり」と言うことが求められ，"赤"という字を「あか」と読むステレオタイプを抑制することが必要となる。

(3)複数の情報の組織化の障害　前頭葉損傷，とくに前頭前野の損傷では，一般に個々の情

報の受容,処理,操作などの障害はないが,情報が複数となり情報の組織化が必要とされると困難が生じる。記憶機能を対象として評価する検査法として,Recency Test がある。継次的に提示された複数の項目中の任意の2つの項目間の時間的前後関係を問う検査である。前頭葉損傷では記銘力は良好であるが,Recency Test の成績は著明に低下する。

(4)流暢性の障害　検査法としては,周知のWord Fluency Test の他に,Design Fluency Test,Idea Fluency Test がある。Design Fluency Test では無意味な抽象図形を多く描くことが,Idea Fluency test では,たとえば空き缶とレンガの用途をできるだけ多く言うことが,求められる。
(鹿島晴雄)
⇨前頭前野,ギャンブリング課題,保続(症),ウィスコンシンカードソーティング検査〔WCST〕,ストループテスト

[文献] 鹿島晴雄,加藤元一郎 (1993)

前頭葉症候群

[英] frontal lobe syndrome

　前頭葉に大きな病変を有する例では,古くは Kleist K が発動性欠如(Antriebsmangel)と呼んだ行動および言語における自発性の低下が生じるとされ,また情動的な側面では,従来からふざけ症(moria)や諧謔症(Witzelsucht)と呼ばれる多幸的で児戯的な人格変化が認められるとされてきた。前頭葉損傷例における臨床症状としては,発動性・意欲の低下,ステレオタイプな常同行為や保続,言語・思考障害(内容の貧困や停滞),社会的な行動異常などがみられることが多い。また前頭葉損傷例では,自らの行動の結果を考えず,環境刺激に直接的に反応する行動がみられる。刺激透過性の亢進であり,刺激に束縛された行動(stimulus-bound behavior)といわれ,広くは人の自律性の障害とされる。これには,神経症状としての把握反射(grasp reflex)や本態性把握反応(instinctive grasp reaction)があり,また行動障害としては,道具の強迫的使用現象,使用行動(utilization behavior),模倣行動(imitation behavior),環境依存症候群(environmental dependency syndrome)が含まれる。なお,前頭前野に局所的損傷がある例では,WAIS などによる知能指数は低下せず,また視空間認知にも異常を認めないことが多い。また,明らかな健忘を認めず,臨床的な記憶検査の成績もあまり低下しない。

　近年では,前頭葉症候群は,前頭前野背外側部症候群,前頭前野内側部・前部帯状回症候群,前頭前野眼窩部症候群の3つに分けられている。背外側部症候群の中心は,遂行機能障害である。すなわち,柔軟に認知セットを維持し変換することの障害(保続であり,Wisconsin Card Sorting Test などの成績低下で示される),思考・言語における流暢性の低下,仮説産出能力ないしは計画能力の障害,学習のための戦略の組織化障害,運動プログラミングの障害(運動セットの変換障害,継次的な運動の組織化障害)がみられる。病巣が優位半球に限局した場合,内容が貧困で曖昧な言語,言語の流暢性の障害,常同的な発語,言語性保続,失行が認められ,時にブローカ失語や超皮質性失語が生じる。内側部・前部帯状回症候群では,無言無動症(akinetic mutism)から一過性の意図的な運動の減少までに至る自発的な活動の減少が生じる。意志(will)の欠損やアパシーが生じ,自発的な発語や動作が減少し,食欲の低下,感情表出の減少,無関心が生じる。これらの症状は,両側の前部帯状回損傷の場合に最も著しいが,補足運動野の損傷でも一過性に生じる。神経心理学的には,go/no-go 課題などで反応抑制障害がみられることが多い。眼窩部症候群では,感情の易変性,衝動性亢進易刺激性,多幸などの顕著な人格変化がみられる。これは,眼窩脳が扁桃体などの辺縁系との間に密接な神経連絡をもつことに因る。眼窩脳

損傷例では，背側部症候群において低下の認められる前頭葉機能検査に異常を示さないが，失職，借金，薬物乱用，不適切な情動，不道徳な行動などの社会的行動障害が出現する。すなわち，情動にもとづいた社会的な意思決定の障害が生じ，社会的に適切な行動の異常がみられる。この部位の損傷を検出する検査として，ギャンブリング課題（Gambling Task）が考案されている。 （加藤元一郎）

⇨ふざけ症〔モリア〕，把握反射〔にぎり反射〕，道具の強迫的使用現象，環境依存症候群，ブローカ失語，超皮質性失語，保続(症)，無動無言症，アパシー，ギャンブリング課題

[文献] Damasio AR, Anderson SW（2003）

前頭葉ロボトミー　➡ロボトミー

洗脳
[英] brain-washing
[独] Gehirnwäsche
[仏] lavage de cerveau

「洗脳」という語は，朝鮮戦争（1950～1953）の際に共産主義国家が国連軍捕虜に対して行った強制的思想改造教育に関する呼称として Hunter E が最初に用いたものである。すなわち，長時間の拘禁・訊問・罪責感の強制等によって対象者を精神的・身体的に疲労困憊させ，実存的危機に陥らせて「自らは『悪』であり，洗脳者の論理に則ることが『善』にして唯一の解決の道」と観念させ，一方では対象者の同調的な言動に対しては寛大な処置をとることにより対象者の思想の改造を図るものである。集団の圧力や薬物が利用されることもある。いったん洗脳者の論理が対象者の実存的立脚点の地位を得ると，認知的不協和の影響で現実に対する認知はその論理に即したものとなる（洗脳の完成）。なお，実存的立脚点が現実の事物・論理であるところが，神仏などの超越的次元に立脚する（すなわち，現実の事物・論理に立脚しない）信仰との本質的な相違点である。
 （小笠原將之）
⇨暗示
[文献] Hunter E（1953）

全能感
[英] omnipotence

万能感とも訳される。Freud S [1909] がねずみ男の症例において，強迫神経症者の「思考の全能」を見出したのがこの概念の初端である。ついで Ferenczi S [1913] は，乳幼児の全能感の発達に伴う変遷を段階的に示した。その後，対象関係の発達論や自己愛理論において全能感は鍵概念となり，妄想分裂ポジションにおける原始的防衛機制への全能の関与や，対象との分離や対象への依存という現実を受け入れることに対する万能的防衛が注目された。 （村岡倫子）
⇨思考の全能，ねずみ男［症例］
[文献] Frued S（1909b）

全般健忘　➡全生活史健忘

全般性不安障害
[英] generalized anxiety disorder ; GAD

多数の出来事または活動に対する過剰な不安と心配が続く，慢性の不安状態である。患者は日常的な生活環境について心配することが多い［American Psychiatric Association 2000］。何となく落ち着かない，恐ろしい，じっとしていられないといった感覚に襲われ，一人でいることが恐ろしく，くつろぐことができない。離人感，非現実感，睡眠障害などを伴う。不安は精神症状だけでなく，自律神経症状を伴うために，身体症状として頭痛や振戦，ふらつき，発汗，頻脈，動悸，呼吸促迫，めまい，心窩部不快感，胃腸障害，口渇といった多くの身体症状を認める。患者は，自分や家族の誰かが健康が損なわれるのではないか，あるいは不幸にあうのではないかといった不安

を，他の心配事や不吉な予感とともに口にする。女性に多く，慢性的な経過であるが，ストレスのある期間に悪化し，動揺性の経過をたどることもある。気分障害やその他の不安障害，アルコール依存症など物質関連障害に随伴することが多い［小山田静枝，上島国利 1997］。　　　　　　　　　　　　　　（岡島由佳）
⇨不安，不安障害，非現実感，睡眠障害
[文献] American Psychiatric Association (2000), 小山田静枝，上島国利 (1997)

全般てんかん
[英] generalized epilepsy

　てんかんの国際分類［1989］によると，全般てんかんおよび症候群とは，全般発作をもつてんかん群を指す。これはさらに，特発性全般てんかんと症候性全般てんかんに分類される。特発性全般てんかんとは，器質性の病因を欠き，遺伝的素因を背景とする全般てんかんであり，症候性全般てんかんとは，てんかんの原因となる器質的な病変が明らかであるか，または推定される全般てんかんである。後者は知的な遅れや神経学的異常を示すことが多いが，前者ではそれはあっても軽微か偶然の合併であることが多い。また，前者は年齢依存性に発病・経過し，比較的予後の良い者が多いが，後者は一般に自然寛解することはまれであり，難治な者が多い。以前のてんかん分類で，原発全般てんかんと呼ばれていたものが特発性全般てんかんに相当し，続発全般てんかんと呼ばれていたものが症候性全般てんかんに相当すると考えても大きな間違いではない。　　　　　　　　　　　（渡辺裕貴）
⇨全般発作，てんかん
[文献] Commission on Classification and Terminology of the International League Against Epilepsy (1989), 池野知康 (2006)

全般発作
[英] generalized seizure

　一部の限局した大脳皮質から起こるのではないと考えられるてんかん発作を全般発作と呼ぶ。てんかん発作の国際分類［1981］によると，全般発作といえるのは，欠神発作，非定型欠神，ミオクロニー発作，間代発作，強直発作，強直間代発作，脱力発作（失立発作）の7種類とされる。また，乳児スパスムスは全般発作の一型であるが，ウェスト症候群にほぼ固有の発作である。欠神発作と非定型欠神発作の臨床症状は類似しているが，前者は脳波が定型的な3Hz棘・徐波複合を呈するのに対して，後者はそうでないことから区別される。ミオクロニーは一瞬の筋れん縮であり，多くは全身ではなく一部の筋のみの収縮であり，意識障害はないことが多い。脱力発作では転倒を起こすが，強直発作でも下方への筋収縮により転倒する患者がおり，てんかん発作で転倒しても必ずしも脱力発作ではないので注意が必要である。　（渡辺裕貴）
⇨欠神発作，ミオクロニーてんかん，間代発作，強直発作，強直間代発作，情動脱力発作〔カタプレキシー〕，ウェスト症候群
[文献] Commission on Classification and Terminology of the International League Against Epilepsy (1981)

潜伏期
[英] latency period

　Freud S［1905］は，自ら観察した，エディプス期を通過したおおよそ6歳から，青年期（思春期）に入る11歳までの間の目立った性的な現れが減少する時期を示すために，（性的）潜伏期という言葉をFliess Wから借りて用いた。Freudは性的衝動が衰退すると考えたが，最近では，自我と超自我の発達によって，子どもはある程度まではエディプス期のリビドー的願望を諦めたり解決したりするようになることや，自我が衝動をコントロー

ルできるようになり，より適応的な充足の手段を見出すと同時に欲動の活動性を昇華でき，心的平衡を保つことができるようになっていることが大きいと考えられている。このような中で，認知能力や身体的能力の発達に伴って興味の対象を外界に求め，仲間と多くのことを学ぼうとし，学習を系統だってできるようになる。Hartmann H のいう自律的自我領域の拡大の重要な時期である。一方で，自慰の活動と幻想はみられ，Fraiberg S は，子どもの心の安定に重要であると述べている。

(松波聖治)

⇨自我，超自我，リビドー，昇華，自慰
[文献] Freud S (1905c), Tyson P, Tyson R (1990)

前部前頭葉白質切截術　→ロボトミー

羨望
[英] envy

Freud S [1905] はペニスへの女性の羨望をペニス羨望としたが，その後 Klein M [1957] は，授乳する乳房に向ける乳児の原始的情緒としての羨望を想定した。母親が与える良いものが自己の中にはないことへの認識から生じ，対象のもつそのような属性を台無しにしようとする。羨望は良い対象のとり入れを困難にして自我の貧困化をきたすため，羨望が増強して対象へのさらなる攻撃を招き，陰性治療反応の要因となる。　　　　(小野　泉)

⇨ペニス羨望，とり入れ，対象関係(論)
[文献] Freud S (1905c), Klein M (1957)

せん妄
[英] delirium

軽度の意識障害の一つで，意識混濁，注意の障害，睡眠 - 覚醒リズムの障害，幻覚（とくに幻視），錯覚（とくに錯視），思考のまとまりのなさ，不安，興奮，失見当などが顕著にみられる状態である。脳波に徐波をみる。通常は，精神運動性の活動亢進がみられるが，活動性の低下が目立つ場合もある。比較的急速に発症し，症状は浮動性である。せん妄中の出来事は，後で想い出せないことが多い。夜間にみられることが多く，夜間せん妄と呼ばれる。感染症，呼吸器疾患，循環器系疾患，急性代謝性障害などの身体疾患，抗コリン薬，抗うつ薬，抗パーキンソン病薬，利尿薬，アルコールなどが原因となっていることが多い。治療の原則は，まず基礎となる身体疾患の治療，原因となる薬物の中止である。さらに，落ち着ける環境をつくることも重要である。

(池田　学)

⇨夜間せん妄，振戦せん妄，作業せん妄

ソ

素因
[英] disposition；predisposition；diathesis

生まれつき個人がもっている，病気になりやすい素質。disposition や predisposition は罹病しやすい傾向（一般的疾病準備性）を意味し，diathesis はそのうち特殊な症状や症候群を呈しやすい傾向を意味することが多い。

(中尾和久)

躁うつ病
[英] manic depressive psychosis
[独] manisch-depressive Psychose

統合失調症とならぶ二大（内因性）精神病の一つ。躁状態あるいはうつ状態という気分の障害を基盤とする病態が明確な病期（episode）を限って交代性または周期性に出現し，ふつう病期経過後に人格欠陥を残さずに完全な回復に至る。気分（感情）障害（mood [affective] disorder），感情病（affective psychose），相性（polarity）に注目して双極性(感情)障害（bipolar [affective] disorder）や循環精神病（zirkuläres Irresein）などと

も呼ばれる。『ヒポクラテス全集』にすでにメランコリーとマニーの記載があり，当時の体液学説から黒胆汁の過剰がメランコリー，(黄)胆汁の過剰がマニーを引き起こすと考えられた(これらの用語は，現代と全く同義ではない)。その後，ローマ時代の医師 Aretaios は，メランコリーはマニーの一部で同じ人物に交互に現れると指摘し，Kraepelin E の先駆となった。1850年代に，フランスの Falret JP と Baillarger J は独立して，躁病とうつ病は単一の疾患の異なる状態像であると述べて，それぞれ循環精神病と重複型精神病を提唱した。これらを受けて，Kraepelin は1889年に周期性精神病や循環精神病と呼ばれていた疾患を(単一躁病を含めて)躁うつ病(manisch-depressive Irresein)と名づけた。Leonhard K [1959] がうつ病における遺伝的異種性に注目して，両極性(bipolar psychosis)と単極性(mono-polar psychosis)の区分を提唱し，以来双極型の感情障害(bipolar affective disorder, manic-depressive psychosis)と非双極型(単極型)の感情障害(unipolar affective disorder, recurrent depression)の下位分類が一般的となった。さらに，Dunner DL ら [1976] は双極Ⅰ型，双極Ⅱ型，双極Ⅲ型の分類を提案している。Ⅰ型は治療を要するほどの躁・うつ病相期を認めるもの，Ⅱ型は治療を要するほどのうつ病期と軽躁的病相期をみるもの，Ⅲ型は治療を要したうつ病と軽躁・躁状態の家族歴を認めたというものである。ICD-10では，F30躁病エピソード，F31双極性感情障害 [躁うつ病]，F34.0気分循環症がいわゆる躁うつ病圏のカテゴリーとして振り当てられている。一方，DSM-IV-TR では双極Ⅰ型障害(296.0x, .40, .4x, .6x, .5x, .7)，双極Ⅱ型障害(296.89)，気分循環性障害(301.13)に細分類している。　　　　　　　　　　(中根允文)

⇨気分障害，躁状態，うつ状態，双極性障害，循環精神病，双極スペクトラム

[文献] 中根允文，畑田けい子 (1994)，野村総一郎 (2008)，Leonhard K (1957)，Dunner DL, Fleis JL, Fieve RR, et al. (1976)，World Health Organization (1992)，American Psychiatric Association (2000)

挿間性もうろう状態
[英] episodic twilight state

　古くはドイツ学派でてんかん患者の挿間性精神症状の一つとして，もうろう状態が分類されていたが，この概念には現在の，非けいれん性てんかん重積，発作後精神病，てんかん性不機嫌症，解離性障害などの病像を含んでいると思われる。非けいれん性てんかん重積は，意識障害を主症状とする発作であり，数時間から数日続くため，解離性障害と誤診されやすい。脳波検査によって発作であることが確認できる。発作後精神病は全身いれん発作や複雑部分発作のあと，数時間から数日の意識清明期をはさんで出現する急性精神病状態であり，意識変容，焦燥，興奮，幻覚などの症状を伴う。ほとんどは数日で自然に回復する。てんかん性不機嫌症は発作の発現前，数時間から数日前に起こることが多い不機嫌状態であるが，発作と無関係な時もある。しばしば，てんかん発作の出現によって消失する。これらの臨床状態の鑑別には，対応する臨床的概念の知識が必要である。(渡辺裕貴)
⇨発作後精神病，発作間欠期不機嫌症候群
[文献] Shorvon S (2007)，渡辺裕貴，渡辺雅子 (2003)

早期回想 [アドラー]
[英] early recollection

　Adler A は「……個人のライフスタイルに合致したものが記憶される。それゆえ個人のライフスタイルに関係しない理想的で客観的な再生は存在しない」という。つまり個人の記憶には当人のライフスタイルと人生の課題が投影されていると考える。現在，個人心理学においては以下の条件を満たすものをとくに早期回想とし，ライフスタイル分析に用い

る。①10歳以前のもので、②ある日ある時の思い出であり、③起承転結があって、④視覚的、かつ⑤その思い出にまつわる感情を伴っているもの。　　　　　　　　　　(後藤素規)
⇨ライフスタイル［アドラー］、投影、個人心理学［アドラー心理学］
[文献] Shulman BH, Mosak HH (1988)

早期介入

［英］early intervention

　欧米においては脱施設化後の地域ケアの発展に伴い、1990年代よりイギリス、オーストラリアなどから精神疾患の早期発見・早期治療の重要性に対する認識が高まった。とくに統合失調症を対象としたものとしては、イギリス・バッキンガムシャにおけるFalloon IRHによる地域介入が最も先駆的な試みとされている。その方法論は睡眠障害、思考障害、行動異常などの前駆症状を捉え心理社会的手法を中心にアウトリーチによる包括的ケアを実施し、顕在発症を食い止めることを主眼とした"1.5次予防"であり指標的予防(indicated prevention)とも呼ばれる。近年統合失調症の治療転帰の改善を得るためには、early psychosis（早期精神病）と呼ばれるARMSおよび統合失調症の初回エピソードを含む治療臨界期の間に、包括的な治療を集中的に行うことが重要であるとのエビデンスが集積されていることでも早期介入への注目が高まっている。しかし早期介入は、統合失調症のみを対象とするものではなく、精神疾患全般に遡及され、自殺やうつなどの予防にも生かされるべき概念である。　　(水野雅文)
⇨コミュニティケア、精神病未治療期間［DUP］、ARMS、前駆期統合失調症
[文献] Falloon IRH (1992), Jackson HJ, McGorry PD (2009)

早期乳児てんかん性脳症〔大田原症候群〕

［英］early infantile epileptic encephalopathy with suppression-burst ; EIEE (Ohtahara syndrome)

　主に新生児期発症のてんかん性脳症で、提唱者の名にちなんで大田原症候群とも呼ばれる。成因として片側巨脳症や皮質異形成などの大脳形成異常症、非ケトン性高グリシン血症などの先天性代謝異常など重篤な脳病理を基盤とする。発作は単発あるいはシリーズ形成する強直スパスムス、発作間欠期脳波は覚醒時、睡眠時ともに認められるサプレッションバースト(suppression-burst)を特徴とする。治療抵抗性であり、知的予後も不良である。多くは生後3〜6ヵ月以降、ウェスト症候群に変容する。　　　　　　(小国弘量)
⇨サプレッションバースト、ウェスト症候群
[文献] Ohtahara S, Yamatogi Y (2003)

早期幼児自閉症　➡自閉症

増強療法〔オーギュメンテーション〕

［英］augmentation therapy

　その疾患に対する治療薬に加えて、本来の疾患に対しては単独使用されない治療薬を追加し、効果を増強することを目的に行われるのが増強療法である。治療抵抗性うつ病に対して施行される抗うつ効果増強療法においては、エビデンスレベルの高いものに炭酸リチウムや甲状腺ホルモン(T_3)の追加がある。それ以外には、アリピプラゾールやオランザピンなどの第二世代抗精神病薬に関するエビデンスも蓄積されつつある。ブロモクリプチンやプラミペキソールなどのドーパミンアゴニストやバルプロ酸などの気分安定薬、タンドスピロンなどの$5HT_{1A}$アゴニストなども使用される。抗うつ薬に作用機序の異なる抗うつ薬を追加するのは併用療法であり、狭義の増強療法ではない。増強療法の施行に際しては、現在使用中の抗うつ薬がある程度

の効果を示していることが原則である。使用中の抗うつ薬の効果が全くみられない場合には，抗うつ薬の切り替えを考慮し，増強療法は行わない。増強療法の問題点は，追加薬の選択順序に関するエビデンスに乏しいことと，増強療法を重ねることで多剤併用療法に陥りやすいことである。強迫性障害において抗うつ薬に第二世代抗精神病薬を追加する増強療法もしばしば行われる。 (坂元 薫)
⇨治療抵抗性うつ病，第二世代抗精神病薬〔SGA〕，アリピプラゾール，多剤併用
[文献] Carvalho AF, Machado JR, Cavalcante JL (2009)

双極スペクトラム

[英] bipolar spectrum

　Kraepelin E が確立した躁うつ病(manisch-depressives Irresein) は気質レベルの気分変動，また混合状態も含んだ広範で包括的な概念であった。しかし，20世紀半ばには Leonhard K らによる単極性うつ病と双極性障害の二分法が主流となった。この二分法に対して，Dunner DL ら[1976]は入院を必要としない躁病相をもつ双極性障害を双極Ⅱ型と定義した。さらに Akiskal HS [1983]は，うつ病相を主とする気分循環症，抗うつ薬で気分変転をきたした気分変調症を双極性障害に含め，従来の双極性障害の概念を拡張し「双極（バイポーラー）スペクトラム」を提唱した。そこには，一見境界性パーソナリティ障害と診断される振舞いを呈する双極性障害も含まれる。

　双極スペクトラムは，①DSM-Ⅳの診断基準の閾値以下の軽躁病エピソードを含むこと，②臨床的に顕在化する以前の気質レベルの双極性の気分変動を含むこと，③抗うつ薬による躁転は双極性とみなすことにある。その後，概念を裏づけする疫学研究が進行し，一般人口の4～5％を占めると予想されている。

　Akiskal は次のように双極スペクトラムを細かく分類している。①双極1/2型：統合失調双極性障害（schizobipolar disorder），②双極Ⅰ型：躁うつ病，③双極Ⅰ 1/2型：遷延した軽躁をもつうつ病，④双極Ⅱ型：自生的で明瞭な軽躁病相をもつうつ病，⑤双極Ⅱ 1/2型：気分循環気質者のうつ病，⑥双極Ⅲ型：抗うつ薬や身体的治療によってのみ起こる軽躁とうつ病，⑦双極Ⅲ 1/2型：物質ないしアルコール乱用によってのみ起こる著明な気分変動，⑧双極Ⅳ型：発揚気質者のうつ病 [Akiskal ら 1999]。このように種々のレベルにおける気分変動を，双極スペクトラムとして捉え直す視点は，気分安定薬などによる幅広い治療の可能性を示し，臨床的にも有用である。 (岡元宗平)
⇨双極性障害，躁うつ病，ソフトバイポーラースペクトラム
[文献] Akiskal HS (1983b)

双極性うつ病

[英] bipolar depression

　双極性うつ病とはまず，双極性障害に認められる大うつ病のことを指すのだが，昨今では双極Ⅱ型など，経過中に軽躁病を呈するうつ病に対する診断学論議の中でもこの語が用いられる。気分障害にはうつ病性障害と双極性障害の二つの疾患が含まれているが，理屈の上では存在するはずの単極性躁病つまり純粋な躁病（pure manie）は臨床経験上まれで，躁病相で発症した症例でも長い経過中にうつ病相を呈することが多い。このため，躁病が初発の場合，のちにうつ病が随伴するものとされて，躁うつ病つまり双極性障害の診断がなされる。このことは，大うつ病の診断が行われる時点で，経過の中に躁病性の病理がどの程度現れるか，ということが単極性，双極性を決定する重要な要因だということを意味している。とくに，大うつ病で発症する双極Ⅱ型の場合には，診断時点で聴取する生活史の中に躁病的精神現象を的確に把握する必要

ソウキョクセイシ

が生じる。 (松浪克文)
⇨躁うつ病,双極性障害,大うつ病性障害,気分障害,軽躁病,双極スペクトラム
[文献] El-Mallakh RS, Ghaemi SN, ed.(2006)

双極性障害
[英] bipolar disorder

　従来,躁うつ病と呼ばれてきたものである。大うつ病エピソードだけでなく躁病エピソードを呈することにより社会機能が著しく障害されることに加え,再発率や自殺率が高いことが問題とされている。また,大うつ病エピソードで発症した際には大うつ病性障害(単極性うつ病)との鑑別が困難であることや,軽躁状態は見逃されやすいことから,適切な診断・治療導入までに長期間を要することも少なくない。しかし双極性障害と大うつ病性障害の大うつ病エピソードに対する治療法は大きく異なるため,可能な限り早期の適切な診断が重要な課題となる。

　DSM-Ⅳ-TR では,双極性障害は双極Ⅰ型障害と双極Ⅱ型障害に大別される。双極Ⅰ型障害は,躁病エピソードを満たした時点で診断される。躁病エピソードは,高揚気分,または易怒的な状態が1週間以上持続し,自尊心の肥大または誇大,睡眠欲求の減少,多弁,観念奔逸,注意散漫,目標志向性の活動の増加,快楽的活動への熱中などの症状のうち3つ以上がみられるものと定義されている。双極Ⅱ型障害は,軽躁病エピソードと大うつ病エピソードの基準を満たすものである。躁病エピソードと軽躁病エピソードは,持続期間,社会機能の障害の程度,入院の必要性,精神病症状の有無で区別されるが,入院を必要としない程度の躁状態が軽躁病エピソードとされることが多い。双極Ⅰ型障害の生涯有病率は 0.08〜3.4% とされ,双極Ⅱ型障害の生涯有病率は,0.6〜5.5% と報告されている。双極性障害は長期経過の視点からは,(軽)躁病エピソードの時期はわずかであり,双極Ⅰ型の場合 1/3,双極Ⅱ型の場合は約半分の期間を,うつ状態で過ごすことが示されている。

　双極性障害の治療は,急性躁病の治療,双極うつ病の治療,再発予防的維持療法という3局面から成り立つものである。それぞれ薬物療法が治療の主体になることが多いが,治療導入期における十分な説明やその後の適切な心理教育の重要性を忘れてはならない。薬物療法としては主に気分安定薬が用いられ,第二世代抗精神病薬がこれに追加されることが多い。 (坂元 薫)
⇨躁うつ病,病相〔エピソード〕,大うつ病性障害,双極性うつ病,単極性うつ病,単極性躁病,軽躁病,躁状態,双極スペクトラム,躁転
[参考] 日本うつ病学会双極性障害委員会 HP 躁うつ病(双極性障害)とつきあうために.
http://www.secretariat.ne.jp/jsmd/sokyoku/index.html
[文献] Goodwin FK, Jamison KR (2007a), Judd LL, Akiskal HS, Schettler PJ, et al.(2002), 日本うつ病学会双極性障害委員会(2010)

総合病院精神医学
[英] general hospital psychiatry;GHP

　総合病院という場を中心として展開される臨床的科学性にもとづいた精神医学である。英語の略号から GHP と称されることも多い。活動の大きな部分を占めているのがコンサルテーション・リエゾン精神医学(CLP)であるが,それだけにとどまっていない。救急医療,自殺対策,緩和医療,認知症を含む高齢者医療,臓器移植などの高度先端医療,医療従事者のメンタルヘルスといった分野においても研究,診療,教育といった機能を果たすことが総合病院に勤務する精神科医には求められている。米国で生まれた Medical Psychiatry は,精神疾患と身体疾患を合併する患者の治療を精神科医が主治医となって担当する診療方法であるが,これも総合病院精神医学の一分野である。

　わが国では総合病院に勤務する有志の精神

科医によって1984年に研究会が立ち上がり，1988年に総合病院精神医学会が設立された。この学会では専門医を養成している。認定専門医は幅広い精神疾患に対する知識や治療技術を身につけているだけでなく，病的レベルには達しない心理反応や心の苦悩を理解するための正常心理学を日常臨床の基礎として身につけ，一方では病院内他職種と協働するために必要なコミュニケーション能力，チーム医療におけるリーダーシップや調整能力も備えるといった高い専門性を有している。

医師の卒後臨床研修，精神科後期研修だけでなく，看護スタッフやコメディカルスタッフへの精神医学教育を行うなど全人的医療を推進する際には総合病院精神医学は必須となる。実践の場である総合病院精神科は現在マンパワーの不足により診療科の閉鎖が相次ぐといった危機的状況を迎えており，医療政策の中にその重要性が反映される必要がある。

(桂川修一)

⇨コンサルテーション・リエゾン精神医学，チーム医療

[文献] 野村総一郎，樋口輝彦，尾崎紀夫 編 (2009)，日本総合病院精神医学会 (2009)

造語症

［英］neologism
［独］Neologismus；Wortneubildung
［仏］néologisme

言語新作ともいう。通常の語彙の中にはない能記を作り出すこと。狭義には統合失調症をはじめとする精神病における，特異な意味を表す特異な能記を指すが，感覚性失語など脳疾患の際の，既存の語彙項目の不正確な音素的実現を指すこともある。夢見においてもこの現象がしばしばみられる。書字のレベルでの造語症は文字新作ともいわれる。統合失調症では，通常の能記を妄想的意味に転用する意味論的造語症を認めたり，幻聴による新造語の意味を患者自身も知らないことがある。造語症はこのように，精神病主体と言語活動との間の特異な関係を表現している場合と，器質因による言語機能の解体を示す場合とがある。

(新宮一成)

⇨失語

[文献] Del Pistoia L (1984)

相互性

［英］mutuality
［独］Mutualität
［仏］mutualité

この語に特別の意味づけを行ったのはErikson EHとWynne LCである。前者は，自我心理学的対象関係論の視点から，家族関係や人間関係において，建設的・創造的な展開が起きる場合には，関係する人々が互いに相手の要求に応じあうような関係性によってそれぞれがさらには全体が成長する，このような力動を相互性と呼び，彼のライフサイクル論の基礎概念とした。後者は，家族システム論の立場から，家族を，その各成員が自己同一性を発展させていくという欲求と各成員を家族の中に引き込もうという家族の求心的力とのジレンマという文脈で捉えた。このジレンマに対し自分の個性やアイデンティティを犠牲にすることなしに他者の要求に応じつつ，バランスよく解決することを真の相互性と呼び，各成員の個性を抹殺し同一性を犠牲にすることで一見調和的関係が維持されていることを偽相互性 (pseudomutuality) と呼んだ。その特徴は，役割構造の不変，それが望ましく適切だという考えの共有，家族からの独立には強い脅威を引き起こすことであり，こうした家族はまるで「ゴムの壁」に取り囲まれているようであるとした。Wynneは，最初こうした特徴は統合失調症の家族に著しいと考えたが，現代では家族構造が機能的でない現象の一つと捉えられている。

(狩野力八郎)

⇨ライフサイクル，自我同一性，相補性，家族力動，

家族構造
[文献] Erikson EH(1959a), Winne LC, Rychoff IM, Day J, et al. (1958)

操作的診断
[英] operational diagnosis

　精神科の日常臨床や臨床研究を適切に実行するためには，患者の診断を適切につけることが必須である。しかしながら，1970年代以降，US-UK診断プロジェクトをはじめとする数多くの研究により，国や学派，評定者ごとに患者のいわゆる「従来診断」に著しい不一致がみられることが珍しくないことが明らかにされている。このような不一致を放置すると，患者の治療計画立案や情報共有に支障を来すのみならず，臨床研究の遂行や患者統計をとる上でも問題である。このために最近の精神医学では，いわゆる従来診断ではなくて，操作的診断基準（operational diagnostic criteria）にもとづいて診断を下すことが普及してきている。操作的診断基準とは簡単にいうと，精神疾患ごとに明確に記載された複数項目の診断基準を用意して，患者の症状が何項目以上該当するかを確認し，その結果にもとづいて診断を下すという方法であり，このようにして下された診断のことを「操作的診断」という。これまでに英国のCATEGO，米国のFeighner JPらの診断基準，Research Diagnostic Criteria（RDC），DSM-Ⅲ，DSM-Ⅲ-R，DSM-Ⅳなどといったさまざまな操作的診断基準が作成され，広く使用されている。ただし，操作的診断基準を使用したとしても，必ずしも診断の一致率は向上しない。これは診断を下すために必要な情報が不十分な場合には適切な診断も下せないためである。このためにSchedule for Affective Disorders and Schizophrenia（SADS），Mini-International Neuropsychiatric Interview（MINI），Structured Clinical Interview for DSM（SCID）などといった，診断を下すために必要最低限と考えられる情報を体系的に収集するための構造化面接法が開発されている。
　　　　　　　　　　　　　　　　（稲垣　中）
⇨診断基準，DSM，ICD，構造化面接／半構造化面接，SCID
[文献] Berner P, Gabriel H, Katschinig W, et al. (1992), American Psychiatric Association (2000), First MB, Spitzer RL, Gibbon M, et al. (1997)

巣症状
[英] focal symptom
[独] Herdsymptom

　大脳の一定部位の局所損傷により，これに対応した一定の機能障害が生じる場合，脳局在部位の病変により規定される症状という意味で，これを，巣症状ないしは局在症状（local symptom）と呼ぶ。病巣と障害（とくに言語，行為，認知などの障害）との間に一対一の安定した対応関係があるか否かという問題は，とくに失語・失行・失認などの神経心理学的な症状の場合に問題となり，このため巣症状という言葉は，神経心理学的な高次脳機能の障害に対して用いられる。中枢性の神経学的症状（運動麻痺や視野欠損など）では，病巣と欠損症状の間に例外のない安定した対応が認められるために，巣症状という言葉はあまり用いられない。具体的な巣症状としては，失語・失行・失認以外に，前頭葉症候群，健忘症候群を含む側頭葉症候群，ゲルストマン症候群，バリント症候群，半側無視を含む頭頂葉症候群，視覚失認を含む後頭葉症候群，脳梁症候群などがある。一対一の安定した対応関係に例外を生じさせる巣症状に関与する変動要因としては，病巣の広がりがどこまでか，病巣が皮質を主に侵しているのか深部白質を侵しているのかという差などの神経解剖学的要因，病変を生ぜしめた原因が，脳血管障害，脳腫瘍，脳外傷，脳変性症などのいずれであるかという病因要因（脳実質が破壊される程度，速度，内容が異なる），

言語などの特定の高次脳機能が主にどちらの半球で担当されているか，あるいはその側性化（lateralization）の程度はどうかという利き手と半球優位性の要因（半球間の機能分担の個人差の問題），そして性差の要因などがある。さらには，教育歴，人種，文化的背景による変動があり，これらは失読・失書の検討の場合は，きわめて重要となる。巣症状は，脳梗塞のような限局性の病変を生じる症例では，病巣部位と症状との関係の分析が比較的容易であるが，近年は認知症疾患においても主要巣症状とその責任病巣との関係が追究されている。

（加藤元一郎）

⇨大脳半球優位，脳局在論，高次脳機能障害，失語，失行，失認，前頭葉症候群，側頭葉症候群，ゲルストマン症候群，バリント症候群，頭頂葉症候群，後頭葉症候群，脳梁症候群，失読，失書

[文献] 大橋博司（1965），山鳥重（1985a）

躁状態

[英] manic state

気分は爽快であり高揚している（多幸性躁病）が，不快気分（不快躁病）の場合もある。自我感情は亢進し，自己評価は過大で自信に満ち溢れ，楽観的である。思考においては，観念が次々と湧き出し，話題も次々と移動し，観念奔逸もみられる。注意の転導性も亢進し，注意を集中・固定できない。観念奔逸や誇大妄想を生じることもある。行動面は多弁・多動で落ち着かず，他人には無遠慮，尊大，傲慢な態度をとることがある。意見をされると，容易に怒り出し，攻撃的になることもある。行為心迫や精神運動興奮に至ることもある。やりすぎや脱線，濫費，頻回の外出・訪問や暴力も生じうる。食欲や性欲は亢進し，飲酒量も増加する。不眠もあるが周囲の心配をよそに本人は平気といい，短時間の睡眠で活動を続ける。躁状態は双極性障害に出現するが，器質性・症状性精神疾患や統合失調症などにもみられる場合がある。

（寺尾　岳）

⇨躁病，観念奔逸，行為心迫，双極性障害

[文献] 寺尾岳（2006），寺尾岳，和田明彦（2010）

双生児研究

[英] twin study

遺伝因と環境因の解明に用いられる遺伝疫学研究には，双生児法の他に家系研究と養子研究がある。しかし，今日的視点からみれば，家系研究も養子研究も双生児研究に比してその精度はきわめて大まかである。

家系研究の対象は発端者からみた集積対象血縁者はゲノム共有率が大いに異なっているし，養子研究は出生後の環境しかコントロールできず，きわめて膨大な受精後から出生までの環境要因は無視して処理する方法である。これに比して双生児法はその精度がきわめて高い方法である。ゲノムを共有している一卵性双生児と平均1/2共有している二卵性双生児の比較にその原理がある。しかも双生児対（＝家系）メンバー間の環境は通常共有されているとみなせるのである。したがって一卵性と二卵性の差異は，ゲノム共有率の差異によると考えることができる。もちろん双生児法では，家系間の環境の差異も遺伝子型（多型）も統制できない。また，双生児対（家系）内で共有されたもの（たとえば感染）は遺伝子効果と区別できない。しかし，巨視的には双生児法ほどゲノム共有度の差異（2：1）と表現型の関連を厳密に検討できる方法はない。そのために性格，行動の成因や，教育効果の研究等に「ふたご研究」として用いられてきた。疾患研究においては，一卵性と二卵性の診断一致率によって，疾患への遺伝因と環境因の相対的関与の度合い，遺伝率の推定が可能である。統合失調症の近年の一致率は組法で40％程度（100組の一卵性双生児組のうち2人とも罹患する組数），発端者法（統合失調症一卵性双生児の相手の双生児の罹患割合）で50％程度である。遺伝率は0.7〜0.8と推定されている。

双生児研究は，2回のパラダイム転換を経て今日に至っている。診断一致率研究から出発し，一卵性双生児不一致罹患 - 非罹患双生児間の表現形質（脳画像など生理学的指標など）の比較研究，次いで一卵性双生児不一致罹患 - 非罹患双生児間のゲノムやエピジェネティック機構の差異検出研究である。

（岡崎祐士）

⇨家系研究
[文献] Gottesman II, Shields J (1982), Kato T, Iwamoto K, Kakiuchi C, et al. (2005)

想像界
[英] the imaginary
[独] das Imaginäre
[仏] l'imaginaire

　精神分析で話す主体の体験について，Lacan J が概念化した3つの範域の1つ。他の二者すなわち現実界および象徴界と，ボロメオの結び目によって繋がれ，三者を通底する部分に対象 a が現れる。Freud S は認識の主体としての自我と，ナルシシズムの巣としての自我を同じ「自我（das Ich）」で表したが，Lacan はこのうちナルシス的な自我が他者への鏡映的な同一化の諸層によって成り立つことに着目し，人間と，人間が抱く心像との関係，すなわち想像界の中心を，この鏡映的同一化に求めた。鳥は鏡に映った自己像の刺激でも他の個体の視覚像の刺激でも同様に産卵を促進されるが，人間もやはり，鏡像によって自己のまとまりを他人において幻影的に先取りする「鏡像段階」を経過し，この悦びのために他人の中に囚われの身となり自己を性的に世界に刻印し環界との関係を生きるようになる。この自己疎外の関係は自我機能の本質的構成要件の一つとなり，ここから環界と個体との心的関係は，鏡映的心像たちによって実際に統制されていく。想像界の機能の前では，表象と知覚像とを分ける従来の心理学の区別はもはや意味をなさず，心像たちはそれ自体すでに虚と実ないし不在と在の対による象徴界の作用に支配されながら，対象 a という短絡路によって主体を現実界に繋ぎとめ，人間に動物として生きるための幻想的資格をとり戻させる。想像界は環界と人間をこうして生物学的に繋ぎ，かつ人間の表象世界を寸断された身体の恐怖によって支摂し，人間と人間の間に同一化を構成し，Hegel GWF が提出した主と奴の決闘的弁証法をはじめとする人間特有の攻撃性を発生させ，社会生活においてパラノイア的成分を胚胎させる。

（新宮一成）

⇨現実界，象徴界，鏡像段階，対象 a，寸断された身体
[文献] Lacan J (1949, 1978), 新宮一成 (1995)

想像上の仲間〔イマジナリーコンパニオン〕
[英] imaginary companions

　一定期間にわたって断続的に現れ，本人とのあいだに対話を交わす「空想上」の人物。想像上の遊び友達（imaginary playmates）ともいう。実際には，生々しい感覚性や実在感が伴われ，内部の主観空間だけでなく外部空間にも現れるなど，空想（視覚 - 聴覚表象）の域を越えて幻覚へと連なるスペクトラムをもつ。ただし真性幻覚とは異なり，架空性が認識され，現実の人物と混同されることはない。幼児の発達途上にはむしろ一般的にみられ，多くは「孤独をいやす」といった伴侶的役割を担う。その一方で多重人格への移行や広汎性発達障害に随伴する例もあり，青年期以降に現れることもまれではない。内容的にも，本人の感情が投影された断片的なものから，独立した人物としてのライフヒストリーを備えるものまであり，その範囲は明確には定義されていない。擬人化された人形（personified objects）や二重身，「同伴者の幻覚（hallucination du compangnon）」など近縁の諸現象との境界も曖昧である。

（大饗広之）

⇨多重人格，二重身
[文献] Svendsen M (1934), Lhermitte J (1951), 澤たか子, 大饗広之, 阿比留烈ほか (2002)

創造性
[英] creativity

　一般に，豊かな想像力で新鮮な感動と意義を伴った作品を生み出す傾向や能力を指し，いわゆる芸術とはこの能力の生み出すものである。独語の遊びが劇を意味するという両義性を生かす Freud S は，子どもの遊びの中に創造性の発露を見出し，それが成長するにしたがって空想や劇という形で現れると考えている。これを受ける形で Kris E も，創造的行為を革新的で進歩的なものであると同時に退行的であると論じ，「自我による自我のための退行 (regression in the service of the ego)」という言葉を用いて自我の弾力性と可能性を強調した。また，遊ぶことを強調する Winnicott DW にとって，早期母子関係における自分で世界を創り上げたという「万能の錯覚」は，子どもが健康に生きるための礎となり，創造性の発揮とは迎合することなく自発的に生きる部分に見出せるとした。こうして限定的局面や特別な資質が強調された概念だが，人が生きるために必要な普遍的能力となり，ときに創造性を発揮することが治療目標として設定されるようになった。

（北山　修）

⇨遊び，遊ぶこと
[文献] Freud S (1908b), Kris E (1952), Winnicott DW (1971a)

想像妊娠
[英] pseudocyesis

　妊娠していない女性に，腹囲増大，無月経，乳房の腫大と乳汁分泌，陣痛，悪心，胎動の自覚などの典型的妊娠所見が現れるものをいう。国際疾病分類では身体表現性障害に含まれる。内分泌の変化を伴うこともあるが，そ れが原因ではない。心理的発症要因として妊娠に対する願望または恐怖などが想定されている。妊娠妄想では想像妊娠とは違い，妊娠の身体的徴候がないのが通例である。

（岩脇　淳）

⇨身体表現性障害，妊娠妄想
[文献] Sadock BJ, Sadock VA, ed. (2003)

想像の赤ん坊
[英] imaginary baby

　乳幼児精神医学における重要な概念の一つである。Lebovici S は，母親は自分の赤ん坊に対して 3 人の異なった赤ん坊，つまり無意識的な葛藤によって特徴づけられる幻想の赤ん坊，現実の赤ん坊，そして想像の赤ん坊をもっているという。想像の赤ん坊とは，幼い女の子が成人してからもつ赤ん坊を身ごもりたいという願望や，その赤ん坊に対する種々の願望や想像から生じる。とくに妊娠して胎児が母性にとって重要な存在をもった対象になったときに活性化される母親の想像生活，および白昼夢の中で思い描かれる想像の赤ん坊は，胎児と母親との相互作用の中で生み出される。こうした母親の潜在思考から発展する想像の赤ん坊は，世代間伝達の担い手となる。出産後，母親は現実の赤ん坊に対して，幻想の赤ん坊と想像の赤ん坊を投射する。この投射される赤ん坊表象と，現実の赤ん坊および生育上の出来事の結びつきを解析することが親 - 乳幼児精神療法の基本的な治療機序となる。

（森さち子）

⇨乳幼児精神医学，親 - 乳幼児精神療法，世代間伝達
[文献] Lebovici S (1984, 1988)

創造の病
[英] creative illness
[仏] maladie créatrice

　「創造の病」論は，精神医学者 Ellenberger HF が 1964 年に提唱した考えで，病にも

有用性があり，創造は精神の病を経ることによって生じるとして捉えた。この論は病跡学にも大きな影響を及ぼした。Ellenberger は「創造の病」は哲学者，芸術家，宗教家によくみられる現象と指摘し，それは，抑うつ，消耗，イライラ，不眠，頭痛，神経症，心気症，さらには時に精神病の形をとる場合があるが，他から区別でき，その病と創造の過程には一定の共通性があるとしている。病の始まりは，一般に，知的集中作業，長い省察，瞑想の時期に引き続いて起こり，病の全経過中は何かに取り憑かれたように没頭し，病の終結が突然起こり，強い高揚感，至福感が続き，解放体験だけではなく，悟り体験や神秘体験を伴い，創造的発見がなされたと確信する。快癒に続いて「永続的人格変化」が起こり，その後はこの発見や創造に価値を付与する仕事をしてゆく。　　　　　　　　　（山田和夫）
⇨エレンベルガー，病跡学，神秘体験
[文献] Ellenberger HF (1964)，山田和夫 (1999)

躁的防衛
[英] manic defence

クライン学派によって解明された防衛機制。しかしそこにはさまざまな防衛機制を含むことがわかってきているので，むしろ防衛機構 (defense organization) という方がよい。Klein M は，抑うつポジションにおいて抑うつ不安のもたらす抑うつ感情が罪悪感からの心の痛みに個人が耐えられないときに，傷ついた内的対象の修復や対象への償いを避け，その不安と苦痛を排除する防衛メカニズムの代表的なものとして躁的防衛を挙げた。この防衛は抑うつ不安，罪悪感，喪失体験などの心的現実を否認し，万能，対象コントロール，脱価値化（軽蔑感），対象への勝利感，征服感からなっている。Segal H は抑うつポジションにおける躁的防衛を構成する要素として，妄想分裂ポジションですでに存在していた，分裂，理想化，投影同一視，否認などが含まれると述べている。これらの防衛機制が発達後期になって用いられる場合にみられる特徴としては，これらの防衛機制が高度に組織化されていること，自我がより統合された状態にあること，それらがとくに抑うつ不安と罪悪感を体験することに対して向けられていることがある。　　　　　　　　　　　　（黒崎充勇）
⇨防衛機制，抑うつポジション，妄想分裂ポジション，理想化，投影同一視，否認
[文献] Klein M (1935, 1940)，Segal H (1973)

躁転
[英] manic switch

気分障害の一つのエピソードの中で抑うつ状態が躁状態ないし軽躁状態に変化すること。抗うつ薬の影響による躁転，とくに双極性障害のうつ病相に三環系抗うつ薬を投与すると躁転が生じることはよく知られている。また単極性うつ病のうつ病相からの回復期に，自然経過として，一過性の軽躁状態をきたすことがある。近年では，双極Ⅱ型の患者のうつ病相で，荷おろし状況や依存性が満たされる状況が，躁転の誘因になる可能性が指摘されている。　　　　　　　　　　　　（大塚公一郎）
⇨気分障害，双極性障害，単極性うつ病
[文献] 阿部隆明，加藤敏 (1999)

早発性痴呆
[英] dementia praecox
[独] Dementia praecox
[仏] démence précoce

統合失調症の旧語である。Esquirol E が後天性白痴 (iditotie acquise ou accidentelle) としていた若年性の知的弱化の事例を 19 世紀中葉に Morel BA は早発(する)痴呆 (démence précoce) の一般的意味でこの言葉を記載した。同様の病態を Hecker H [1871] は病型とし，破瓜病 (Hebephrenie) と命名した。Kraepelin E は『教科書 第 4 版』[1893] で，「持続的な精神弱化状態」に急速に至る群を

「精神的変質過程」の名の下に，破瓜病を含む早発痴呆（Dementia praecox）と緊張病，妄想型痴呆を包括した。彼は『教科書 第6版』[1899]で早発性痴呆（Dementia praecox）を精神的変質過程に代わる分類名とし，破瓜病型（旧早発痴呆），緊張病型，（類）妄想型（旧妄想型痴呆を含む）をこれに含め，早発性痴呆の完成をみた。Bleuler E [1908, 1912]は横断的症状群を重視し，早発性や痴呆が必発ではないとの批判から，統合失調症（Schizophrenie）群の名称を提案し，これが定着し，今日に至っている。　　　　　(影山任佐)

⇨モレル，クレペリン，最早発痴呆，破瓜病，統合失調症

[文献] Kraepelin E (1893, 1899), Bleuler E (1908)

躁病 [精神病理]

[英] mania
[独] Manie
[仏] manie

　Manie, mania の語源は古代ギリシャ語に遡る。もともとマニーは心的興奮のあらゆる状態を包括する名称であり，19世紀には狂気の一般的形態とされるに至った。しかし，いまでは双極性障害の躁病相ないし類似の躁状態という意味で使われることが多い。この概念を狭くするのに寄与した Schneider K は，これは狂気ではなく，その本質は爽快感や幸福感という気分面にあるとした。症状として，爽快な基底気分，理由づけられない楽天主義，すべての生命感情の高揚，過度の発動性，抑制欠如，欲動の亢進，注意の逸らされやすさ，観念奔逸，誇大観念まで至る自己の過剰評価，身体的な好調感などがみられる。高揚気分と自己価値感情の亢進はしばしば患者に病識を生じさせない。思慮の足りない浪費，性急な経済的取り引き，アルコールの過剰摂取，軽率な性行動や妊娠などが生じがちである。しかし，近年の躁病概念は，ICD-10 の分類にもみられるように，躁病の本質を気分失調よりも興奮と混乱にあるとし，躁うつ混合状態を重視する中で，躁病を広くとった Kraepelin E の構想に近づいている。その理由として，爽快気分を基盤とした単純な躁状態よりも，不安や焦燥，不機嫌，易刺激性など抑うつ成分が混入する躁状態のほうが臨床的に多く遭遇されること，炭酸リチウムを主剤とする薬物療法が推奨される前者とは異なり，後者では，抗てんかん薬や非定型抗精神病薬が有効であるなどの治療的知見が出てきたことが挙げられる。また，より体質的でサブクリニカルな気分変動を特徴とする気質のものが示す軽躁成分は最近とくに注目されている [Akiskal HS ら 1987]。躁病ないし躁状態は双極性障害の枠だけではなく，脳器質性障害，統合失調症，症状性精神障害，パーソナリティ障害，神経症，薬物の副作用などさまざまな疾患や状態に出現する。なお，現在の日常語では，マニー，マニアとは，ある特定の対象への過剰な情熱ないしまれな習慣を指す。
　　　　　(大塚公一郎)

⇨双極性障害，躁うつ病，躁転

[文献] Kraepelin E (1913d), Schneider K (1950), Akiskal HS, Mullya G (1987), 中谷陽二 (1988), 阿部隆明 (2008)

躁病 [生物学]

　気分高揚，活動性亢進，談話促迫，抑制欠如，自尊心肥大などを主症状とする疾患である。通常何らかの出来事に意味関連をもって発症するのではなく，また症状の内容は心理的に了解可能な範囲を越えている。さらに，遺伝傾向の存在，薬物療法や電気けいれん療法などの身体的治療の有効性，類似の状態が内分泌疾患や乱用薬物によっても生じるという観察なども勘案されて，躁病に生物学的基盤の存在することは，現代の脳科学的研究が始まる前から推定されていた。
　精神薬理学的には，躁病の治療に使用される抗精神病薬の作用機序は，定型あるいは非

定型抗精神病薬を問わずドーパミン D_2 受容体の遮断作用または伝達減弱作用にある。一方，シナプス間隙のドーパミン濃度を増加させるアンフェタミンやコカインなどは躁病類似の気分高揚や活動性亢進をもたらす。これらの所見と観察は，躁病の病態にドーパミン神経伝達過剰が関与することを示唆している。

躁病の治療にいっそう重要な役割をもつ気分安定薬は，細胞内の情報伝達系に作用点をもっている。リチウムは，イノシトール１リン酸化酵素抑制やグリコーゲンシンターゼキナーゼ 3β 抑制などの作用が有力視され，これらの効果と関連して神経保護作用をもたらすことが重要ともいわれている。これらの薬理作用と躁病治療効果とのつながりは十分説明されていないが，リチウムは躁病だけでなく双極性障害のうつ病にも有効であるから，躁うつ両病相の病態を修正するものと予想される。

躁病は，単極躁病の形をとることはきわめてまれで，通常は躁病相とうつ病相が反復する双極性障害の形をとる。躁病は症候論的にはうつ病の対極的な位置にあるが，リチウムをはじめいくつかの薬物が両病相に効果があること，両症状が共存する混合状態が存在すること，さらには両病相が同一患者で反復するという事実そのものが，躁病とうつ病の病態がある程度は重なることを示唆している。

(大森哲郎)

⇨ドーパミン，気分安定薬，リチウム，双極性障害
[文献] 上島国利，樋口輝彦，野村総一郎ほか 編 (2008)，大森哲郎 編 (2008)

相貌失認

[英] prosopagnosia；agnosia for faces
[独] Prosopagnosie

視覚失認の一型で，粗大な視覚障害がないと思われるのに，家族，知人，有名人の顔を視覚的に認識できない状態である。しかし，その人の声を聞いたり，髪型や服装など顔以外の特徴の手がかりがあると同定が容易になる。Bodamer J [1947] は Prosopagnosie と呼び，他の視覚失認から独立した臨床型と考えた。相貌失認は熟知相貌を対象として未知相貌の弁別や学習障害は別個に扱われる。相貌失認は症状，未知相貌の弁別・学習課題の成績，視知覚障害の程度，認知障害が顔特異性であるかどうか，コバート認知能力の有無，合併症状，病巣などから非均質性が指摘されている [De Renzi E ら 1991，小山善子ら 1995，1996，1998]。統覚型では場所の失認，地誌的失見当識を，連合型では中枢性色覚喪失の合併が多い。病巣は右後頭葉内側部損傷（紡錘状回，舌状回）の一側性損傷でも生ずるが，軽度で一過性のことが多い。両側性損傷では症状は重度，持続性である。

(小山善子)

⇨失認，視覚失認
[文献] Bodamer J (1947), De Renzi E, Faglioni P, Grossi D, et al. (1991)

相補系列

[英] complemental series
[独] Ergänzungsreihe

神経症の病因を構成する要素について，一方が減れば他方が増大するといった相補的関係にあることを示す概念。Freud S [1916-1917] が『精神分析入門』の中で提示した。彼は相補系列の概念を提示することで，神経症の病因に関する内因か外因かといった二者択一的な考えを否定した。さらに，神経症の病因には内因（リビドー固着など）と外因（外傷的出来事），遺伝的要因と幼児期体験が相補的関係にあることを示した。

(小林要二)

[文献] Freud S (1917e)

相補性

[英] complementarity

人間関係は，商売における売り手と買い手のような相互補完的役割関係という視点から捉えることができる。これを相補性といい，

相互性と密接な概念上のつながりをもちつつ，とくに家族関係の説明に用いられる概念である。たとえば，夫婦関係は男性と女性といった性的相補性，収入の担い手とそうでないものといった経済分野の相補性など，育児機能，家事機能，家庭外との交流などすべての分野にわたる相補性によって成立している。しかし，夫婦ともに同等の収入がある場合，両者の相補関係は崩れ競争関係がエスカレートする危険がある。あるいは，収入の担い手である夫が失職すると相補性は失われる。このように夫婦関係は，相補関係に変化が生じたとき，相補性だけでなく互いに相手の要求に応じあうように自分を適応させる相互適応の機制（相互性）が働くことによって危機を克服し維持される。 〈狩野力八郎〉
⇨相互性
[文献] Minuchin S (1974)

相馬事件

旧相馬藩主相馬誠胤（1852〜1892）の精神病をめぐる御家騒動。相馬の母方に遺伝的負荷が強い，24歳で被害観念をもって発病，やがて興奮期・昏迷期を示すに至り，また間欠期もあった。相馬家では一時期自宅監禁し，のちには東京府癲狂院に入院させたこともある。錦織剛清ら旧藩士の一部は，お家の財産乗っ取りをはかる陰謀だとして，いくつもの訴訟を起こし，東京府癲狂院から相馬を連れ出したこともある（このとき後藤新平が面談して，精神病にあらずとした）。

相馬が糖尿病で死去した翌年，錦織は毒殺をもって主治医中井常次郎（元東京府癲狂院長）らを告訴。結局，毒殺は証拠不充分で免訴となり，錦織が誣告で有罪となった。自由民権の世で錦織らを支持する世論が圧倒的だった。相馬の病状については榊俶のものほか数通の診断書がある。病気は統合失調症緊張病型か。この事件が精神病者監護法制定へのきっかけとなった。 〈岡田靖雄〉

⇨精神病者監護法
[文献] 精神医療史研究会 編 (1964)，岡田靖雄 (1981c)

層理論

[英] stratification theory
[独] Schichtentheorie

上層は下層をその構成要素としながら，統合によって下層の個々の要素には還元できない新たな質を獲得することが，生物学の根幹をなす有機構成が成立する前提条件とされる。脳科学における全体論は層理論（階層論）と一対であり，意識や精神といった問題を医科学的に考える場合には，全体は部分の単なる総和ではないという層理論を前提として仮説が展開されることになる。脳科学的意識論におけるバインディングの考えはその一例である。 〈兼本浩祐〉
⇨全体論
[文献] Hartmann N (1949)

早漏　⇨オルガズム障害

添え木療法

[英] soegi therapy

統合失調症に対する特殊な精神療法で，以下に述べる賦活再燃現象（microrelapse-reactivating phenomenon）を踏まえて行われる認知訓練療法の部分と障害受容に添っていく過程とが組み合わされて行われる。賦活再燃現象とは，統合失調症の寛解にあって病識の確かな状態（A）の患者に，急性期に盛んに口にしていた幻覚妄想の内容（B）を持ち出すことで，症状が再燃する現象（→C）のことで，その状態の変化の形式を「A＋B→C」と図式化して説明する。ここで状態Cは，もともと瞬時のうちに再燃し自然回復する微小再燃として観察されたものだが，Cそれ自身が再燃刺激となるため自己賦活が累積重畳して発火し再発に至る。賦活再燃現象は病勢増悪のメカニズムを解く鍵も握っている。

すなわちその原初型では Bleuler E の言うところの途絶を症状（内容）の代表とする連合障害が瞬時のうちに高周波的に多頻度に生じるが、多くの経過型では再燃を繰り返すうちに幻覚妄想性の内容が副次的に現れるようになり症状が固定する。患者はそうした症状（内容）に関心を向け、かつ固執してもがくために自己賦活させ悪循環に陥ってしまう。そこで治療努力は二つに向けられる。一つは形式面。すなわち患者の意識を「賦活再燃刺激 B によって今しがた再燃状態 C に陥った」瞬間を狙って、今ここで生じた状態変化に向け変えさせ、同時に今しがたの再燃状態 C が認知できるように寄り添っていく。状態変化の形式を認知し対処を学ぶことを賦活再燃認知療法と呼ぶ。今一つは、内容面。すなわち刺激 B の賦活価を亢進させる内容への固執を観念複合体の視点から解いていくことである。ところで、統合失調症の場合、認知訓練療法によって患者が病的事態の本質を明らめたからと言って必ずしも順調な回復の道が望めるわけではなく、むしろかえって障害受容の困難な過程が進行していく。患者は明白に事態を知れば知るほどその重さに耐え切れず障害を否認するための防衛手段「蓋」を強化させるが、それ自身がまた賦活価を帯びる両刃だからである。それゆえ、賦活再燃認知療法を進めることには同時に障害受容の困難にあって心に蓋する患者に添っていく豊かさが求められる。その豊かさとは自己洞察に基づく共感の中で培われる「添い」の道程であるとされる。この共同姿勢的な精神療法を「添え木療法」と呼ぶ。　　　　　　（小林正信）

⇨統合失調症，認知療法〔認知行動療法〕

[文献] 新海安彦（1966, 1986），宮坂雄平（1964），小林正信（1992），Bleuler E（1911）

阻害　➡途絶

疎隔体験

[独] Entfremdungerlebnis

ふだんはあたりまえの事実として、自分の精神活動や身体になじんでいることや周囲の人々や環境に親しんでいることが、変容したり失われてしまう体験を指す。ドイツ語圏では Entfremdung（疎隔）という語が、仏語（dugas）に由来する Depersonalisation（離人症）と区別をつけて狭い意味で用いられたり、あるいは、広い意味で離人症と同義語として使われるようになった。Oesterreich K von [1905] は、dépersonnalisation という用語を人格の喪失感の意味だけに用いて、これと"知覚界の疎隔（Entfremdung der Wahrnehmungswelt）"とを分けて論じた。また、Schneider K [1949] も、疎隔体験を知覚界の疎隔体験という意味でのみ用いるべきだとし、Jaspers K の自我意識の標識の一つである能動意識を指す自己所属性の障害については使用すべきではないとした。この場合の狭い疎隔体験は、Haug K [1939] の外界精神性離人症、ないし、Mayer-Gross W [1935] の現実感消失にほぼ対応する。日本語の疎隔体験も、同じように広義と狭義で用いられる。

　　　　　　（大塚公一郎）

⇨離人症，現実感消失

[文献] Oesterreich K von (1905-1907), Haug K (1939), Schneider K (1949b, 1950)

側坐核

[英] nucleus accumbens；accumbens nucleus
[ラ] nucleus accumbens septi

古くは中隔側坐核，凭れ核とも。前交連の腹側前方で、嗅結節などとともに腹側線条体を形成するが、背側線条体（尾状核・被殻）との明確な境界はない。中型有棘細胞を主ニューロンとする点は背側線条体と同じであるが、matrix と striosome の区別を欠いており、かわりに殻部（shell）と核部（core）に

区分される。側坐核への主な入力は、前頭前皮質（内側面・眼窩面），島皮質，内嗅領皮質，海馬台，扁桃体基底外側核，視床正中線核群，視床下部外側野，腹側被蓋野，背側縫線核より起こり，主な出力は，腹側淡蒼球，腹側被蓋野，黒質，視床下部外側野，無名質に向かう。とくに視床下部と線維連絡をもつ点で，線条体の中では特殊である。

腹側被蓋野から側坐核等の部位に向かう中脳辺縁ドーパミン系は、嗜癖性薬物に対する依存形成に中心的な役割を果たしており，摂食など自然の報酬や探索行動との関連も示唆されている。

(本村啓介)

⇨視床下部
[文献] Nieuwenhuys R, Voogd J, van Huijzen C (1988), Heimer L, Van Hoesen GW, Trimble M, et al. (2008)

即時記憶

[英] immediate memory

情報を数秒程度保持する機能を意味し，一次記憶と呼ばれる場合もある。類似した記憶の概念には，短期記憶や作動記憶があり，現在ではそれらの用語の方が頻繁に用いられる。情報を保持する時間をもとにした記憶の分類にはさまざまなものがあるが，即時記憶は，近時記憶（比較的現在に近い過去の出来事の記憶）や遠隔記憶（現在から近い過去の出来事の記憶）とともに，記憶障害の程度を把握する指標として用いられることが多い。

(梅田 聡)

⇨短期記憶，作業記憶，近時記憶，記憶障害，初期統合失調症
[文献] Parkin AJ (1997)

側頭葉

[英] temporal lobe

Ⅰ．解剖

側頭葉の外側には上側頭回（Brodmann 22 野に相当），中側頭回（21 野），下側頭回（20 野），底面には下側頭回，紡錘状回，海馬傍回（36 野）が並ぶ。上側頭回の外側溝（別名シルビウス溝）の内部である側頭平面には横側頭回（transverse temporal gyrus；別名ヘッシェル回；Heschl's convolutions。Brodmann 41 野，42 野に相当）があり一次聴覚野である。

Ⅱ．機能

(1)側頭葉と言語機能　ウェルニッケ野は上側頭回の後部にあり音声言語の知覚を担い，障害されると純粋語聾となる。ウェルニッケ野に隣接して後方言語野があり音声言語の理解や思考の言語化に関与し，障害で超皮質性感覚失語となる。ウェルニッケ野と後方言語野の両方の障害でウェルニッケ失語となる。文字情報は視覚の腹側経路によって後部下側頭葉に到達し，ここで分岐して漢字は紡錘状回へ，かな文字は縁上回を経由して下前頭葉のブローカ野に向かう［Iwata M 1984］。

(2)上側頭回と統合失調症　統合失調症患者は初回エピソード時から左上側頭回の灰白質体積が健常者より12％小さく［Hirayasu Y ら 1998］，1.5 年の間に初回撮影時より 9.6％ 進行する［Kasai K ら 2003］。この萎縮は同部位を発生源とする MMN（ミスマッチ陰性電位）の振幅低下と相関する。進行性萎縮の背景には NMDA 型興奮性アミノ酸神経伝達の絡んだ神経変性過程が関与するとされている。前駆期からこの萎縮は存在することから，胎生期の神経発達障害を基盤に，顕在発症を挟んで二段階の神経変性が進むとする二段階発症説が提唱されている。

(3)下側頭回，側頭葉底面と視覚腹側経路　下側頭葉は色彩と形を処理する視覚腹側経路の終点である。皮質性色盲が後頭葉底面のV2，V4 に加えて側頭葉底面の V8 で起こる。相貌失認は下側頭葉の一部である紡錘状回顔領域の損傷で起こる。連合型視覚失認で図形の模写はできるが呼称ができない。これは腹側経路は正常であるが言語関連領野との連絡

が絶たれたためとされる。シャルル・ボネ症候群（Charles Bonnet syndrome）では人物や動物などの幻視を特徴とする。白内障などによる視覚遮断による開放現象とされ，腹側経路の下側頭回との関連が指摘されている。

(篠崎和弘)

⇨脳地図，語聾，超皮質性失語，ウェルニッケ失語，ミスマッチ陰性電位〔MMN〕，相貌失認，視覚失認，シャルル・ボネ症候群

[文献] Iwata M (1984), Hirayasu Y, Shenton ME, Salisbury DF (1998), Kasai K, Shenton ME, Salisbury DF, et al. (2003)

側頭葉症候群

[英] temporal lobe syndrome

側頭連合野の障害により出現する症候群を指す。聴覚理解や言語にかかわる症候で，主要なものは以下の通り。

Ⅰ．ウェルニッケ失語

言語の聴覚理解が著明に障害され，復唱にも障害がみられる。発語は流暢だが錯語等が多く，意味不明となる。言語優位半球上側頭回後半部に位置するウェルニッケ領野の損傷による。

Ⅱ．超皮質性感覚失語

単語の理解や呼称が障害され，症候はウェルニッケ失語に似ているが，復唱は長文レベルでも可能であることが大きな相違である。軽度のものは認知症と間違えられやすい。

Ⅲ．聴覚失認

聴覚認知の障害で，主要なものは以下の通り。

(1)純粋語聾　言語音のみが聴取できない。
(2)環境音の失認　環境音（非言語音），すなわち，ベルの音，ハサミで紙を切る音などが，何の音かわからない。狭義の聴覚失認はこの病態を指す。
(3)感覚性失音楽　音楽を認知する能力，および，演奏する・歌う・それらを楽しむ能力が失われる。

(4)皮質聾　音を感じない。すなわち聴覚刺激に気づかない。ただしこれは厳密には失認の定義には合致しないので，皮質性聴覚障害と呼ぶべきである。

Ⅳ．失読失書

音声言語（自発語，復唱，言語理解など）にはほとんど障害がないのに，読字および書字に強い障害を認める。相対的に漢字は読めるが仮名は読みにくいという形の解離を示す（この点において，頭頂葉に病巣がある失読失書と異なる）。また，単一の文字のほうが読みにくく，まとまりのある語はむしろ読みやすい。

(村松太郎)

⇨側頭葉，脳局所精神症候群，巣症状，ウェルニッケ失語，聴覚失認，語聾，失音楽，皮質聾，失読，失書

側頭葉てんかん

[英] temporal lobe epilepsy

側頭葉にてんかん焦点をもつてんかんの総称であり，内側側頭葉てんかんと外側側頭葉てんかんの2種類に大別される。内側型の側頭葉てんかんは，海馬や扁桃核などにてんかん原性焦点があり，上腹部の上行性不快感や恐怖感，味覚・嗅覚の異常などの発作症状を呈する。これに対して，外側型の側頭葉てんかんは，てんかん原性焦点が側頭葉新皮質にあり，要素性幻聴や既視感・未視感などの症状が前兆として現れるか，または，前兆がないまま，意識が消失することもある。以前は，聴覚や記憶の発作などを精神発作，意識がなくなり自動症を呈する発作を精神運動発作と呼んでいたが，最近はこの表現はあまり用いられず，それぞれ，単純部分発作，複雑部分発作と呼ぶことになっている。側頭葉てんかんは最も患者数の多い症候性部分てんかんであるが，それは，幼小児期の熱性けいれん重積が内側側頭葉てんかんの原因となるからである。

(渡辺裕貴)

⇨精神発作，自動症，単純部分発作，複雑部分発作

[文献] Commission on Classification and Terminology of the International League Against Epilepsy (1989), Engel J, Jr. (1993)

速波
[英] fast wave

　α波よりも速い13Hz以上の周波数の脳波を総称して速波と呼ぶ。当初は一括してβ波と呼ばれていたが，現在では中間速波（14～17Hz），β波（18～30Hz），γ波（30Hz以上）の3帯域に分ける場合と，β1（14～20Hz），β2（20Hz以上）の2帯域に分ける場合がある。速波は徐波とは異なりα波とともに正常脳波にも広く出現し，開眼時や精神活動時には顕著となる。振幅は10～20μVと徐波やα波に比べ低電位で，振幅が50μV以上と大きい場合や顕著な左右差がある場合には病的とされる。その他入眠時やバルビツール酸系薬剤，ベンゾジアゼピン誘導体服用時にもみられ，病的な場合は頭部外傷，甲状腺機能亢進症，精神遅滞，老人，ある種の神経疾患で認められる。　　(平野羊嗣)
⇨アルファ〔α〕波，ベータ〔β〕波
[文献] 大熊輝雄（1999a）

続発全般てんかん　➡全般てんかん

遡行作用　➡事後性

素行障害　➡行為障害〔素行障害〕

ソシオメトリー
[英] sociometry

　Moreno JL［1934］によって体系化された，集団成員間の関係や地位などを分析・測定する方法である。Morenoによれば，集団内の相互作用は人々が相手に対して抱く感情にもとづいており，その結び付きが個人の集団内活動と集団発展の基礎となる。その感情の強度を測定するのがソシオメトリックテスト（sociometric test）であり，その結果を図式化したものがソシオグラム（sociogram）と呼ばれる。この方法によって，成員の社会的地位，社会適応状況，および成員間の結合や対立・分裂の状況，集団凝集度などが明らかになる。
　　(溝口純二)
⇨モレノ
[文献] Moreno JL（1934）

ソーシャルサポート
[英] social support

　ソーシャルサポートとは，周囲のさまざまな人から得られる援助を指し，その直接効果および間接効果（ストレス緩衝）により，心身健康や適応状態を高めるものとされる。個人をとりまくソーシャル・ネットワークはライフイベントによるストレスを緩和し，逆にサポート欠如は精神健康不良の危険因子となる。大きくは情緒的サポート（慰め，共感，保証）と道具的サポート（物資や情報の提供，助言や助力）に分かれる。また実際に受けたサポートと，必要ならばいつでも受けられるという感覚としてのサポートの両面がある。一般的にサポート希求行動はまず身近な家族や知人に向かい，それらの個人的資源が十分機能的でないときに公的な相談援助サービスに向かう。ソーシャルサポートは個人のストレス対処に役立つが，家族関係に葛藤がある場合などでは，それ自体がストレス因となることもある。また過剰なサポートは依存傾向を助長し自己評価低下の要因ともなる。測定尺度にはソーシャルサポート尺度（SSQ）[Sarason IGら 1983] などがある。　　(飛鳥井望)
⇨在宅ケア
[文献] Sarason IG, Levine HM, Basham RB, et al. (1983)

訴訟能力
[英] competence to stand trial

　自ら有効に訴訟行為を行い，あるいは，相

手方からの訴訟行為に応じるために必要な能力のこと。刑事訴訟法上の訴訟能力については，「被告人としての重要な利害を弁別し，それに従って相当な防御をする能力」（最高裁決定平成7年2月28日）と定義されている。被告人が訴訟能力を欠く状態，すなわち心神喪失の状態にあるときは，原則として公判手続は停止される（刑事訴訟法314条1項）。犯行時点という過去の精神状態が問題とされる責任能力とは異なり，訴訟能力で問題とされるのは，被鑑定人の現在の精神状態である。英米法圏，とくにアメリカにおいては刑事事件における精神鑑定の大部分は訴訟能力をめぐるものであるが，起訴便宜主義をとるわが国においては，訴訟能力に問題のある被疑者の多くは不起訴とされるため，公判段階で訴訟能力が問題となることがほとんどない。

民事訴訟法上の訴訟能力は，原則として民法上の行為能力の有無による（民事訴訟法28条）。　　　　　　　　　　　　　（五十嵐禎人）
⇨責任能力，行為能力，心神喪失者等医療観察法
[文献] 西山詮（1993）

措置入院

[英] involuntary hospitalization ordered by prefectural governor

精神保健福祉法29条で規定されている都道府県知事（指定都市の市長）による強制入院制度。旧精神衛生法の骨格がそのまま維持されている。

措置入院の要件は，①精神障害者であること，②法の定める判定基準により自傷他害のおそれがあること，③2人以上の精神保健指定医により認められること，④診察には都道府県職員が立ち会うこと，である。この手続きにより都道府県知事は国等の設置した精神科病院または指定病院に当該患者を強制的に入院させることができる。1965年に緊急措置入院制度が新設された。これは措置入院に該当する精神障害者であるが，急速を要し通常の手続きをとる余裕がない場合に72時間に限って指定医一人の診察により，措置入院をさせることができるとする規定である。定期病状報告は精神医療審査会で審査される。

措置入院は1964年には全入院患者の37％に達したが，2007年には0.6％と著しく減少してきている。　　　　　　　　　　　（高柳功）
⇨精神保健福祉法，精神医療審査会，医療保護入院，応急入院
[文献] 山本紘世（2007a）

疎通性　➡ラポール

ソテリア

[英] soteria
[独] Soteria

ソテリアはギリシャ語で「幸せ」「保護」「救済」「癒し」の意味をもつ。精神医学的文脈では，1970年代のアメリカに出現したある施設の名である。Mosher LRは精神病院を離れ，地域の中に住居共同体を造った。彼はLaing Rのもとで学び，その実践を経験的に検証しようとした。初発の統合失調症の患者たちが，薬物なしで，精神病のあいだ，寄り添われた。このオルタナティブな治療計画は，国からの資金援助のもと12年間続いた。スイス人Ciompi Lはこれを模して，1984年，ソテリア・ベルンを立ち上げた。こちらのほうは現在も活発に動いており，その成果を全世界に発信している。オルタナティブかつメディカルという離接的総合の所産である。ソテリアという治療概念の核心をなすのは以下の3点である。①精神病への能動的な「ともにいる」（being-with）かたちでの寄り添い，②抗精神病薬の投与に慎重であること，③（精神療法でなく）環境療法的アプローチ。
　　　　　　　　　　　　　　　　（花村誠一）
⇨反精神医学，レイン，環境療法
[文献] Ciompi L（1997b），Ciompi L, Hoffmann H,

Broccard M, hrsg. (2001), Mosher LR, Burti L (1989)

ソドミー　➡獣姦

ソフトバイポーラースペクトラム
[英] soft bipolar spectrum

　Akiskal HS [1983] による双極スペクトラムの概念が拡大されたもので，うつ病相と躁病相からなる双極 I 型障害を除き，軽躁状態を伴ううつ病から前臨床段階の軽躁的要素を含む気質までの段階的な一連の気分変動の病態を含んでいる [Akiskalら 1987]。

　ソフトバイポーラースペクトラムを示唆する指標として，①双極性障害の家族歴ないし，第一親等の家族におけるリチウムに反応する者の存在，あるいは 3 世代にわたる気分障害の家系，②三環系抗うつ薬により誘発される軽躁，③混合状態の既往，④適応的なものも含む自生的な軽躁，⑤病前の発揚気質，気分循環性気質，刺激性気質，準感情病性気分変調症，⑥突然の開始と終結をみる周期性うつ病，または季節パターンをもつ周期性うつ病，とりわけ精神運動制止と過眠を伴うもの，⑦若年発症の精神病性うつ病など，を挙げる。

（岡元宗平）

⇨双極スペクトラム
[文献] Akiskal HS, Mallya G (1987)

ソマティックマーカー仮説
[英] somatic marker hypothesis

　前頭前野（とくに腹側および内側）に損傷を受けると，知的機能は保たれるにもかかわらず，将来を見通した長期的な利益を評価した行動がとれなくなり，近視眼的で安易な欲望的・衝動的行動につながりやすくなる。これは情動を含めた広義の認知障害といえる。Damasio AR [1996] は，前頭前野の損傷により情動喚起に障害が生まれ，行動の帰結に対する無関心がもたらされ，その結果として「近視眼的な行動パターン」に至るのではないかと考えた。腹内側前頭前皮質には，その状況に応じた「良い」「悪い」という体性感覚（内臓感覚，筋骨格感覚を含む体内の全感覚情報）が伝えられる。この情動的な価値情報が，これから行おうとする行動プランに付与されると，行動の帰結のイメージが感知されて，社会的な推論や意志決定が修飾される。この仮説は，脳の計算に，身体からの入力が関与する可能性を示唆した点で画期的であるが，この仮説の検証・議論はいまも続いている [Dunn BDら 2006, 加藤隆 2010]。　（神庭重信）
⇨前頭前野，情動
[文献] Damasio AR (1996), Dunn BD, Dalgleish T, Lawrence AD (2006), 加藤隆 (2010)

ソンディ
Leopold Szondi　1893〜1986

　チューリッヒの開業精神分析医。顔写真の選択によるソンディテストを開発し，家族的無意識による運命（生き方）の選択を重視した運命分析学説を提唱した。1893 年にハンガリーで出生。ブダペスト大学医学部に学び，Ranschburg P に実験心理，児童心理，知能検査，内分泌学を学んだ。1927〜1941 年の間はブダペストの大学で精神科講師だった。ミュンヘンでは Rüdin E に遺伝体質学を学んだ。1937 年には恋愛や結婚相手の無意識的選択への潜在的劣性遺伝子の影響を論じた。1939 年に 8 種の精神疾患の顔写真の選択によるソンディテストを発表した。1946 年からチューリッヒでソンディテストと運命分析を研究し開業精神分析医となった。1952 年にソンディ研究所を設立，1953 年から 'Szondiana'（『ソンディ研究誌』）を発刊，1958 年には国際運命心理学会を設立した。ソンディ理論は家族的無意識の選択傾向の精神分析を行うが，根本にはキリスト教的実存哲学がある。Szondi は自らを Freud S の個人的無意識の精神分析と Jung CG の集合的

無意識の分析的心理学の橋渡しをする者と位置づけている。 (浅井昌弘)
⇨ソンディテスト
[主著] Szondi L (1960, 1972)
[文献] 松原由枝 (2009)

ソンディテスト

[英] Szondi test
[独] Szondi-Test
[仏] test de Szondi

投影法心理テスト（人格診断法）で1939年に創始したSzondi Lは実験衝動診断法と命名した。8種類の精神疾患の顔写真カードを6組（48枚）使用し、まず1組8枚を並べて「好きなもの（+）」2枚と「嫌いなもの（-）」2枚を選択させ、これを6組のカードで行う（前景像）。つぎに各組の残り4枚から「比較的嫌いなもの（-）」2枚を選ばせる（背景像）。原法ではこれを24時間以上の間隔で6〜10回繰返す。8種の精神疾患には、同性愛、加虐愛、てんかん、ヒステリー、緊張型統合失調症、妄想型統合失調症、うつ病、躁病がある。選択結果は8種の顔写真（ファクター）につき〔+、±、-、0〕の記号で整理し、数量的分析（係数や衝動構造式）と質的分析（ファクター・ベクター反応、症候群や実存形式等）で解釈する。本テストでは、深層心理的衝動や精神力動の分析、性格分析、臨床症状や病型・病名の解析も可能であり、人格可変性の検討で疾病予後の推定、治療効果判定や経過追跡もなされる。結果の分析と解釈や治療への応用はソンディ理論にもとづき、それは遺伝趨勢の家族的無意識と運命分析の選択学説、精神分析的衝動病理学説、キリスト教的方向づけの実存の自我分析や精神療法を含んでいる。 (浅井昌弘)
⇨ソンディ
[文献] 松原由枝 (2009)

タ

帯域通過フィルタ

[英] band-pass filter

必要な周波数のみを残し、必要な帯域以外の周波数は通さないフィルタのことである。精神医学の分野では、脳波や脳磁図などの検査において生体信号以外の雑音を除去する場合に用いられることが多い。通過帯域以外のすべての周波数を完全に減衰させるような理想的な帯域通過フィルタは存在しないが、ある程度減衰させるフィルタ回路は作成可能である。 (鬼塚俊明)
⇨脳波〔EEG〕、脳磁図〔MEG〕

大うつ病性障害

[英] major depressive disorder

大うつ病エピソードの診断基準のみを満たすものであり、単極性うつ病に相当するものである。DSM-IV-TRにおいて大うつ病エピソードの診断には、抑うつ気分、すべての活動における興味または喜びの喪失という二つの中核症状の一つ以上を含み、体重減少／増加または食欲低下／増加、不眠／睡眠過多、焦燥または制止、易疲労性、気力の減退、無価値感・罪責感、思考力・集中力の減退、希死念慮・自殺企図のうち5つ以上の症状が2週間以上持続することが必須とされている。気分の日内変動、早朝覚醒、著しい精神運動性制止または焦燥、過度な罪責感などの症状を示すものは、メランコリー型の特徴の特定用語を伴うものとして下位分類されている。これは従来の内因性うつ病に相当し、積極的な抗うつ薬治療の適応となることが示唆されている。上記の症状が「ほとんど毎日、ほとんど1日中明らかに認められる」という限定句の適用が遵守されないことがうつ病の過剰診断の一要因となっている。 (坂元 薫)

⇨気分障害,うつ病,単極性うつ病,メランコリー
[文献] American Psychiatric Association (2000)

怠学
[英] truancy

　学術用語としての怠学 [Broadwin IT 1932] は,最早期の不登校研究において,学校を長期欠席する子どもの中にいわゆる怠学とは異なる神経症的な群（すなわち不登校）が存在することに注目した際に用いられたことに始まる。現在では非行関連の現象としての欠席や授業放棄に対して主として用いられているが,ネグレクトされた子どもや受動攻撃性の強い子どもの不登校が当初怠学とされがちであるなど両者の鑑別には微妙な点が多く,注意すべきである。　　　　　　　　　　（齊藤万比古）
⇨不登校
[文献] Broadwin IT (1932)

体感
[英] cenesthesia
[独] Coenästhesie ; Zönästhesie ; Koenästhesie
[仏] cénesthésie

　五感による外部感覚に対比され,身体内部からの感覚すべてを指す。cenesthesia と panesthesia はしばしば同義に使われ,一般感覚と訳され,身体からの漠然とした感覚全体,自己存在にかかわる最低意識を指す。体感と訳される場合は,通常ほとんど意識されない身体からの感覚を指し,意識されること自体が何らかの病理を反映している。これを過度に意識し訴える病態をセネストパチーと呼ぶ [Dupré E ら 1907]。神経症圏では心気症において独特の体感を示す場合があり,ヒステリーも喉頭部などに特異な体感を訴えることがある。うつ病では内臓の特異な感覚を訴えることがある。統合失調症では「体内の隔壁の存在」や「何かが流れている感覚」など奇異な体感,また子宮に作用を及ぼされるなど被害的体感幻覚を訴えることがある。Huber G [1957] は独特の体感異常で始まり,第三脳室の拡大を認める体感性統合失調症（coenästhetische Schizophrenie）を記述している。　　　　　　　　　　　　　　　　　　（鈴木國文）
⇨身体自我,体感症
[文献] Dupré E, Camus P (1907), Huber G (1957)

体感異常型統合失調症
[独] coenästhetische Schizophrenie

　Huber G が提唱した,心気－体感症状が病像の前景に出る統合失調症の類型である。もともと奇妙な体感異常,体感幻覚を主症状として慢性に経過する精神異常は,フランス語圏で体感症（cénestopathie）と呼ばれていたが,Huber [1957] は,統合失調症の中にも,体感異常だけが相当期間続き,その後に統合失調症症状が明らかになる症例を見出し,それを体感異常型統合失調症と記述した。当時 Huber は,これを妄想型,緊張型,単純－破瓜型に続く統合失調症の第4の病型に据え,また第三脳室の拡大という器質性の所見と関連づけていたが,心気－体感症状自体は統合失調症では広く認められるため,症候論レベルでは,統合失調症全般における心気－体感症状の極を示す理念型とみなすことができる [加藤敏 1994]。　　　　　　（広沢正孝）
⇨統合失調症,体感症
[文献] Huber G (1957), 加藤敏 (1994)

体感症
[英] cenestopathy
[独] abnorme Körpersensation
[仏] cénestopathie

　身体疾患がないのに,「脳に鉛が詰まっている」「腹の中を蟻が動いている」「食道に裂け目ができ,食べたものが漏れていく」「陰部に何かが入っていて子宮が動かされる」などのように,奇妙な体感の訴えをする病像である。体感症は, Dupré E と Camus P

[1907] によりセネストパチーと呼ばれ，体感 (cénesthésie) の幻覚症とされたことに始まる．体感症とは，単一症候で，慢性的に経過するために，単一疾患であるという印象を与える．これを保崎秀夫 [1960] は狭義の体感症としている．DSM-IVでは妄想性障害（身体型）に属する．一方，広義の体感症とは，単一症候としての狭義の体感症に対し，統合失調症，うつ病，脳器質疾患などに出現する体感異常を指している．長期にわたり体感異常のみを訴え，次第に統合失調症の症状が明白になってくる場合もある．吉松和哉 [1966] は体感異常を執拗に訴え，慢性に経過する30症例を5群に分け論じているが，診断的には統合失調症と初老期うつ病が目立つ．

(五味渕隆志)

⇨体感，体感異常型統合失調症，妄想性障害，心気症

[文献] Dupré E, Camus P (1907), 保崎秀夫 (1960a), 吉松和哉 (1966)

退却神経症

[英] retreat neurosis ; withdrawal neurosis

大学生が特別の理由もなくそれまでの勤勉さとは正反対の社会的ひきこもり状態に陥り，学業への関心を失い理由のない留年を重ねなかなか卒業しない現象．ただし既知の統合失調症性の無気力やうつ病性の抑制とことなり精神病症状を一切呈しない．また既知の神経症性のひきこもりともことなり主観的な不安や恐怖にさいなまされることもほとんどない．一般的にいって本業というべき学業場面を外れてさえいれば社会的機能を損なわれることはなく，副業は十分可能で家庭教師やその他のアルバイトには従来どおりの勤勉さを発揮する．1970年の笠原嘉の造語．今日では「社会的ひきこもり」という青年から中年にかけて広くみられる退却現象の中に埋没している．大学生年代に多いことからスチューデントアパシーの名もある．それもほとんど男子学生である．彼らの心理に大きな役割を果たす"アイデンティティの獲得"と関係がある．日本の大学が入学試験に厳しく進級試験に寛容なことも発生の一因だろう．ごく一過的におわる人もいる一方40～50歳台でも制限された社会参加しかできない人もいる．

(笠原 嘉)

⇨ひきこもり，スチューデントアパシー，キャンパス精神医学，同一性拡散，モラトリアム，未熟型うつ病

[文献] 笠原嘉 (1984)

対鏡症状

[英] mirror sign
[独] Spiegelzeichen
[仏] signe de miroir

Abély P [1927] が記載したもので，反射面とりわけ鏡に映る自己像（とくに顔）を頻繁かつ長時間眺める振る舞いを指し，主として統合失調症で生じる場合についていわれる．神経症や対人恐怖において対鏡症状を問題にする見方もある [Ishida H 1954]．統合失調症においては，自己鏡像にささやきかけたり，笑ったり，ある動作をするのが観察され，通常，病初期に出現し，しばらくすると消失するが，時に慢性期にもみられ，病型としては解体型に特徴的とされる．この場合の対鏡症状は，生きられる身体に対する変容に根差し，危うくなった自己同一性を自己鏡像により確認しようとする試みと理解される．性同一性の障害が基底にあるという指摘もある．こうした統合失調性対鏡症状に一見類似するものとして，認知症患者，なかでもアルツハイマー病型認知症患者が鏡に映る自分と会話したりすることがあるが，この場合は自己鏡像の自己所属性が失われ，これを実在する他者と誤認する点で明らかな質的違いを認める．

(加藤 敏)

⇨自我同一性

[文献] Abély P (1927), Ishida H (1954), 熊倉徹雄

(1982)

体型
[英] somatotype
[独] Körperbau
[仏] biotype

　身体の形態を類型化したものを体型という。この体型の類形化に関しては，ある体型とある種の精神障害との関連に注目した，Kretschmer E が広く知られている。彼はその研究成果としての著書『体格と性格』において，人の体型をやせ型（細長型），ふとり型（肥満型），闘士型，発育不全型に分類している。やせ型はやせすぎで，肩幅狭く，胸囲および腹囲も細く，全体に細長い体格で，手足は細く長く，顔は面長であり，統合失調質を呈し統合失調症との関連が指摘されている。ふとり型は肩幅はそれほど広くはないが，顔はまるく横幅あり，首は太く短く，皮下脂肪の沈着が腹部に著しく，手足は短い傾向あり，循環気質，躁うつ病との関連が指摘されている。闘士型は筋肉，骨格とも隆々と発達した頑強な体格で，粘着気質，てんかんとの関連がいわれた。　　　　　　　　　〈大森健一〉

⇨クレッチマー，気質，やせ型，闘士型，ふとり型，発育異常型，統合失調質，循環気質，粘着気質
[文献] Kretschmer E (1921)

体系妄想
[英] systematized delusion
[独] systematisierter Wahn
[仏] délire systématisé

　妄想患者は一つ一つの具体的な体験にもとづいて病的に誤った判断や確信である妄想観念（Wahnidee）を抱くが，この妄想体験（Wahnerlebnis）が慢性に続き，自分の中で論理的に統一された関連をもち，患者の実際の知覚や知識と矛盾を起こさないように妄想加工（Wahnarbeit）が行われた結果，妄想体系（Wahnsystem）ないし妄想建築（Wahngebäude）に発展することがある。妄想型統合失調症をはじめ，あらゆる妄想性障害にみられ，パラノイアの基本的特徴である。特有の（発揚性）性格者がある体験に反応して妄想を抱き，緩慢に体系化していく例が知られている。その体系が周囲の者を巻き込む感応性精神病の妄想としてみられることもある。
　　　　　　　　　〈立山萬里〉

⇨パラノイア，妄想体系，感応精神病

退行
[英] regression
[独] Regression

　退行という言葉は，日常的にも「子ども返り」の意味で用いられるものであるが，臨床的にはその時点でのパーソナリティ全体の発達に比べて，極端に幼児的な行動がみられる場合などに用いられる。退行に固有の症状は存在しないし，さまざまなタイプのものが含まれるので，厳密な概念とは言い難い。退行を最初に概念化したのは Freud S［1900］だが，Jackson JH の進行と解体の理論から影響を受けたことが知られている。当初は夢や幻想のメカニズムを説明することが目的だったが，やがて現実的，合理的，論理的な心の状態から願望充足的な心の状態へと転換することを退行というようになり，その後，精神分析的発達論が展開するにしたがって，リビドーの特定の発達段階への固着と，その段階への退行が神経症の症状形成と関与すると考えられるようになった。これらは自我によるコントロールを失った病的な退行であるが，やがて自我心理学などで，退行を一つの防衛機制とみなすようになり，健康人でも一時的，部分的で可逆的な退行を繰り返していると考えるようになった。Kris E［1952］は，「自我に奉仕する退行（regression in the service of ego）」という概念を提唱し，芸術家の創作活動や，遊び，ユーモア，性生活などには健康で適応的な退行が起こると主張した。退行

はさまざまな場面で起こりうるが、とくに臨床的な場面で起こりやすいことが指摘されており、退行を起こすことが治療上有用であるとの議論が、英国対象関係論の Balint M [1968] や Winnicott DW [1965] らによってなされている。彼らは、幼児期に重大な心的外傷を被った患者は、発達の過程のある時点で発達停止が起こっていると考えるが、そこに退行して外傷の修復を試みることを「治療的退行（therapeutic regression）」と呼んでいる。　　　　　　　　　　　　　　（館　直彦）

⇨ジャクソン，解体，夢解釈，固着，自我心理学，防衛機制，治療的退行

[文献] Freud S (1900), Kris E (1952), Balint M (1968), Winnicott DW (1965)

退行期うつ病 ➡初老期うつ病〔退行期うつ病〕

退行期精神病

[英] involutional psychosis
[独] Rückbildungspsychose；Involutionspsychose

40〜60歳の退行期に発症する、病因が明らかでない精神病の総称。更年期精神病もほぼ同義である。より妄想性あるいは抑うつ性の色彩が強いものを指すことが多いが、明確に定義されているものではない。退行期の精神病については、その年代に初発する統合失調症と躁うつ病、あるいは認知症へと進行するもののほかには、退行期特有の独立した疾患はないという意見が多く、それぞれの通常の病像に、人生後半期の問題点によって特異的な色調を帯びるものと理解されている。その一方で、退行期精神病の診断を、この時期に初発し、かつそれ以降には罹病しない場合につけるという少数意見もある。不安性退行期精神病（ängstliche Involutionspsychose）は Kleist K による概念で、不安と抑うつ、さらには硬直性傾向を伴う予後不良の精神病である。Medow W の硬直性退行期抑うつ（erstarrende Rückbildungsdepression）も同様の病像を記したものである。　　（古茶大樹）

[文献] Medow W (1922), Peters UH (2007)

退行期メランコリー

[英] involutional melancholia
[独] Involutionsmelancholie

初老期に発症する悲哀あるいは不安な気分変調と妄想形成を特徴とする精神病。Kraepelin E が『教科書 第 5 版』で，メランコリー（Melancholie）として躁うつ病とは区別して記載したもの。退行期に抑うつの頻度が高いこと，制止を欠くこと，予後不良例が少ないことから躁うつ病とは別の単位として提唱された。その後の Dreyfus GL の長期予後調査報告を受け，Kraepelin 自身がメランコリーの独立性を否定し，その大半を躁うつ病に統合した。ここに巨大な躁うつ病概念が完成する。今日の ICD や DSM においても，妄想型うつ病あるいは精神病性うつ病として気分障害に含める考え方が一般的であるが，古茶大樹［2009］は類型概念としての退行期メランコリーを改めて提唱している。その主要な特徴は，否定的な自己価値感情，原不安の露呈，自閉思考である。さらに切迫した自殺念慮，病識欠如，匿病（病気を隠し健康を偽装することの意味）も重要な特徴で，通常のうつ病との症候学的な違いを明らかにした。　　　　　　　　　　　　　　（古茶大樹）

⇨初老期うつ病〔退行期うつ病〕，メランコリー，原不安

[文献] 濱田秀伯，古茶大樹 編著（2008），古茶大樹，古野毅彦（2009）

退行期妄想症

[独] Involutionsparanoia

Kleist K［1913］により記載された，退行期の妄想精神病の類型。Kleist は初老期に初発する慢性の妄想形成を，妄想性痴呆の遅発型と，退行期妄想症とに分類したが，後者は

40歳代の女性に好発するもので，前者と違い進行性の経過をたどることはない。不安と高揚を基調とする情動が中核にあり，邪推の形で誤解，被害妄想，ときには誇大妄想へと発展する。退行期に発症すること，自己中心的あるいは猜疑的な性格傾向，未婚で男性的な女性に多いこと，躁うつ病との遺伝的近縁性が認められることが指摘されている。英国の遅発パラフレニー（60歳以降）とは，発症年齢が違うものの，性別，状況，性格素地の点で共通項がある。人生後半期に統合失調症とは別の，しかも認知症に発展しない妄想性精神病の存在を，ドイツ語圏で初めて提唱した概念である。
〔古茶大樹〕
⇨被害妄想，誇大妄想，遅発パラフレニー，遅発統合失調症
〔文献〕Kleist K（1913）

対抗強迫
〔英〕counter imagination
〔独〕Gegenzwang
〔仏〕attitude antiobsessionelle

　強迫性障害の際に，強迫的な恐怖に対抗するため反対の表象を思い浮かべる方法。たとえば「私が恐怖に負けたら，嫌なことがおきる」と考える。恐怖に対処するための試みであるが，対抗強迫がもとの強迫恐怖にとってかわり，強迫性をおびることがある。対抗強迫と似ている用語に対抗恐怖（〔英〕counter-phobia）がある。これは，高所恐怖症の患者が飛行士になる場合のように，恐怖状況を逆に求め，恐怖に対処する方法である。

〔五味渕隆志〕

⇨強迫性障害

太古思考
〔英〕archaic thinking
〔独〕archaisches Denken
〔仏〕pensée archaïque

　Storch A は，Lévy-Bruhl L の人類学や Freud S の精神分析理論をもとに，未開人や小児の原始的，呪術的，前論理的（prälogisch）な思考様式と類似する統合失調症に特有な思考を太古思考と呼んだ。体験の主観的側面と客観的側面，自我と対象の分離が不十分であり，心的事象の具象‐実体化，言葉と物，自己と他者の同一視，対象の融合や象徴化を特徴とする。さまざまな対象が渾然として自我領域に侵入し，自我は呪術的なかたちで拡大され，ついには世界や神と融合する。
〔中谷陽二〕
⇨象徴化
〔文献〕Storch A（1965）

大視症
〔英〕macropsia

　視覚的錯覚である変形視の一種で，視覚対象が実際の大きさより大きく知覚されるもので，巨視症（megalopsia）ともいう。対極をなす小視症と同様に，精神科領域で問題にされるのは，両眼性のものであり，体験される持続時間は短く，出現頻度は小視症に比べ低い。大視症は，対象がみるみるうちに接近してくるように感じることもある。小視症同様，側頭葉てんかん，脳血管障害，幻覚剤，急性精神病などで生じる。
〔坂村　雄〕
⇨変形視，小視症
〔文献〕鈴木幹夫（1998）

大字症　➡小字症

体質性マーカー〔トレイトマーカー〕➡生物学的マーカー

対象 *a*
〔英〕object *a*
〔独〕Objekt *a*
〔仏〕objet *a*

　主体と他者の関係を律する要素として，また象徴界，現実界，想像界の三範域に通じる

要の位置にあるものとして，Lacan Jにより概念化された対象。objet petit *a* ともいわれ，「他者」を意味するフランス語 autre の頭文字からとられている。これは主体と他者がその中で同一化しているという点で，精神分析の中で Abraham K から Klein M へと受け継がれた「部分対象」の理論的発展であり，同じ流れを汲む概念として Winnicott DW による「移行対象」や Kohut H による「自己－対象」がある。それは主体にとって他者の中に埋め込まれている貴重な自己の一部と感じられるものであり，これにより主体は想像的に存立する。主体がこのように不合理な対象を他者の中に預けるようになるのは，他者にとって自己とは何かという人間にとって不可避な問いが，フィボナッチ数列と同型の演算によって無意識において進んでいき，主体はその極限値である無理数「黄金比」を，他者の内なる自己の本質あるいは「美」として発見するからである。この数値が「部分対象」の身体性と合致するのは精神分析でいう「性源域」においてであり，他者の内なる対象 *a* はここで眼差し，声，乳房，糞便などの肉体化された形をとる。Freud S が論文「快原理の彼岸」で観察した幼児の遊びにおける「糸巻き」や，症例「ねずみ男」の夢の中で Freud の娘だと想像された女性の目に付いていた糞便的な対象が，例として挙げられる。主体は象徴界の言語によって現実界からさらわれるが，現実界に残した主体の消失痕とシニフィアンの欠如を，これらの対象が埋め，それによって存在のファンタスムが形成されるとともに，大文字の他者の知の論理一貫性が仮構され，対象 *a* は，不安の対象としてまた欲望の原因－対象としてその仮構に内包される。この構造で人間のかりそめの生が支えられ，転移も理解されるゆえ，この対象は精神分析にとって中核的な意味を担う。

(新宮一成)

⇨ラカン，象徴界，想像界，現実界，転移，アファ

ニシス，ねずみ男〔症例〕

[文献] Lacan J(1973, 1975, 1991)，新宮一成(1995)，Shingu K (2004)

帯状回
[英] cingulate gyrus
[ラ] gyrus cinguli

　帯状回は脳梁の背側を前後方向に伸びる大脳内側面にある脳回で，上端が帯状溝と頭頂下溝で区切られる。皮質部分を帯状皮質と呼び，大きく前部帯状皮質（Brodmann の24野）と後部帯状皮質（Brodmann の23野）に分ける。帯状回の白質内を矢状方向に走行する線維の束を帯状束と呼ぶ。帯状回は視床前核や体性感覚野などの新皮質から入力を受け，出力は帯状束を介して嗅内皮質に至る。縫線核や青斑核からの大脳皮質への投射経路も帯状束を通る。帯状回の機能として感情の形成と処理，学習と記憶に関わりをもつと考えられている。Minoshima S ら[1997]により，機能画像においてアルツハイマー病の最も早期に変化が現れる場所として後部帯状回が指摘されている。アルツハイマー病では後部帯状回，楔前部と右頭頂葉に血流の低下が見られ，レビー小体型認知症では同部位と後頭葉の血流低下が特徴である。

(岩城　徹)

⇨アルツハイマー型認知症，レビー小体型認知症

[文献] Minoshima S, Giordani B, Berent S, et al. (1997)

帯状回切除術〔チングレクトミー〕　➡精神外科

対象関係（論）
[英] object relation(s)
[独] Objektbeziehung
[仏] relations objectales

　こころの中で営まれている自己と対象／他者との関係をいう言葉である。外的な人間同士の関係である対人関係と区別される。Freud S の思考において，対象は本能欲動の

対象として構想されており，エネルギーの向かう場所という機械論的ニュアンスが強かった。しかし，『喪とメランコリー』[1917]において，喪われた他者との関係がこころの中の自己と対象との関係として取り入れられること，失われた対象が単に表象としてでなく，自律的に作動するシステムとしてこころに構造化されることを着想し，こころの中の自己と対象の関係についての思考に開かれていった。その後，Klein M は最早期から対象関係性を帯びた無意識的幻想によってこころが組織化されているというアイデアを中心に置き，Winnicott DW，Fairbairn WRD ら独立学派といわれる人々も Klein と批判的に対話しつつ，対象関係を中心に理論を打ち立てていった。こうした英国で発展した一連の思考を対象関係論と呼び，フロイト以後の精神分析において，自我心理学に並ぶ二大潮流となっている。一方，自我心理学の陣営においても，Jacobson E によって自己表象と対象表象の関係の精緻な理論化がなされ，対象関係論的思考が発展し，Sandler J は英国対象関係論との対話のもとに表象世界という概念を構築していった。欲動ではなく主体と対象の関係性に一義的に着目し，それと現実の対人関係との交流を考えることで心的生活を理解するという潮流は，学派を越えて精神分析的思考の主要な潮流になってきたといえるだろう。

(藤山直樹)

⇨自我心理学，クライン，ウィニコット，フェアベーン

対称原理

[英] principle of symmetry

　無意識の基本原理であり，Matte-Blanco I によって詳細に研究された。意識過程では，古典論理（classical logic）に従って『A ならば B』であっても『B ならば A』ではないように，論理の非対称性がいつも保たれている。しかし無意識過程では，『A ならば B』であ

れば『B ならば A』でもあり，A が属するクラス（集合）A′が A，あるいは A に属する要素 a と同一視され『A′ならば B』あるいは『a ならば B』となってしまう。これを対称論理（symmetrical logic）という。無意識においてさまざまな程度に対称論理が作用することを対称原理という。このように無意識は，古典論理と対称論理の両方が作用しているために，二重論理構造（bi-logical structure）である。Freud S が見出した無意識のさまざまな性質，たとえば置き換え，圧縮，無時間性，心的現実による外的現実の置き換え，Klein M が提唱した投影同一化も二重論理構造であり，論理・空間・時間がさまざまな形で対称化されたことの表現形である。

(岡　達治)

⇨置き換え，圧縮，投影同一視
[文献] Matte-Blanco I (1975, 1988)

対象喪失

[英] object loss
[独] Objektverlust
[仏] perte de l'objet

　愛情や依存，または自己愛の対象を失う体験。家族や親しい相手（生別，死別，親離れ，子離れなど），大切な持ち物や財産など具体的な対象の喪失から，慣れた環境や役割，あるいは自らの健康や能力など抽象的な対象の喪失までを含む。また別離や死による現実的な喪失体験を外的対象喪失と呼び，親離れのように現実的には失われていなくても脱備給により理想化が縮小するなどの内的な変容によるものを内的対象喪失という。対象喪失に関しては，それに伴う一連の心理過程までが視野に入れられ，そこで行われる心の営みは喪の仕事［Freud S 1917]と呼ばれ，精神分析学の多くの理論の源となった。対象が失われてもなお残る思慕の情を断念し，対象への備給を解消するのがそのプロセスであるという。Bowlby J は乳幼児の研究から，喪の心的過

程が経時的段階的に進むモデルを呈示した。短時間の無感覚に引き続き，①対象の喪失を否認し，心の中にとり戻し保持（retention）しようとする「対象保持の段階」および喪失を認めず抗議（protest）する「抗議の段階」，②対象喪失を認め諦め始めるため，心的な態勢が崩れて絶望と失意に陥り，不安や無力気が生じる「抑うつ（depression）の段階」または「絶望（despair）の段階」，③対象を断念し，新しい対象を発見して結合し，心的態勢が再建される「失った対象からの離脱（detachment）の段階」に至るというものである。

一方，対象喪失により対象へのアンビヴァレンスが賦活されるという Freud の指摘は，Abraham K から Klein M に引き継がれ，愛情や依存の対象を自らが破壊したという幻想によって罪悪感や悔やみが生まれる抑うつポジションという概念の推敲につながった。心の発達が抑うつポジションを持ち堪えるに至っていなければ喪の仕事を全うすることが困難であり，病理的な過程とならざるをえない。ここにうつや躁との関連が推定された。対象喪失は，ライフサイクルの各段階ごとに特有な課題ともあいまって，臨床的にも意義が大きいといえる。 (髙野 晶)

⇨喪の仕事，備給／脱備給，悲嘆反応，アンビヴァレンス，抑うつポジション，ライフサイクル，死別
[文献] Bowlby J (1980), Freud S (1917d), 小此木啓吾 (1991)

対象表象 ➡自己表象／対象表象

大食症 ➡神経性過食症

対処行動
[英] coping behavior

対処（coping）とは心理学的に「比較的困難な条件のもとでの適応」と定義され，無意識的で病理的な防衛機制に対し，意識的ないしは無意識的であり，かつ正常範囲のものとされる。重い病気，近親者との死別，破産，失職などの日常からかけ離れた困難な状況で，普通の人間がとる解決方法が対処行動である。それらは個人にとって強いストレスとなる出来事であるがゆえに，賢明かつ前向きに解決することが求められる。具体的な対処行動としては，積極的問題解決，心理的サポートの利用，認知的回避，積極的意味づけ，気晴らしなどが挙げられる。成功した防衛といわれる昇華を対処行動に入れる学者もあり，防衛機制とのオーバーラップは避けられない。対処行動がすべてよい適応というわけでなく，個人のコーピングスタイルで心身の健康を害する場合（たとえば A 型行動）もあるので，専門家による対処技法（coping skills）や対処戦略（coping strategies）の指導が有効となる。 (広瀬徹也)

⇨防衛機制，昇華，A 型行動パターン
[文献] Lazarus RS (1966), Lazarus RS, Folkman S (1984)

対人関係療法
[英] interpersonal psychotherapy

Klerman GL ら [1984] によって開発された期間限定の精神療法で，効果のエビデンスに富んだ精神療法として知られている。医学モデルを採用し，現在の重要な対人関係と症状との関連に注目する戦略性の高い治療で，悲哀，対人関係上の役割をめぐる不和，役割の変化，対人関係の欠如という4つの問題領域のいずれかに焦点をあてる。気分障害，摂食障害，不安障害への効果が実証されており，グループ療法も行われている。 (水島広子)

[文献] Klerman GL, Weissman MM, Rounsaville BJ, et al. (1984), Weissman MM, Markowitz JC, Klerman GL (2000)

対人恐怖

[英] anthropophobia; social phobia; social anxiety disorder
[独] Anthropophobie
[仏] anthropophobie

　対人場面において耐え難い不安・緊張を抱くために，対人場面を恐れ・避けようとする神経症の一型。悩みの内容は，対人関係における戸惑い，相手の期待をはずすことへの恐れ，社交能力の自信の無さ，人前での何らかの行為の失敗の恐れなど，対人場面での行為の遂行や，社交やコミュニケーションそのものへの不安が中心となっているケースと，注視されている・赤面など恥ずかしい自分の何かが注目されている・駄目な自分を見透かされている，他者に見つめられている，迷惑がられている，嫌われている，などという強迫的思考や思い込みに苦しんでいるケースとに大別される。前者が欧米における social phobia, social anxiety disorder に相当する苦しみであり，対人場面での行為の失敗を恐れるタイプ（会食できないなど）と社交そのものを恐れるタイプに分けられる。わが国では前者・後者を含めて対人恐怖症としている。とくに後者は時に妄想様観念といえる程度まで思い込みが強固になる場合がある。このようなケースをわが国では思春期妄想症という枠組みでとらえる立場もある。訴えられる悩みのテーマから亜型がさまざまに取り上げられてきた。赤面恐怖，視線恐怖，正視恐怖，会食恐怖，吃音恐怖などなど。対人恐怖症状を呈する疾患はさまざまにある。統合失調症・うつ病・ある種のパーソナリティ障害などに伴う場合もあれば，思春期から青年期にかけて一過性に悩んだ後に比較的速やかに消失するケースも少なくない。神経症タイプの中核群は，思春期から発症し始め，20歳台の後半には軽快する場合が多いが，一部，中年期以降まで症状が持続するものもあり，また，中年期に発症するケースもある。思い込みの強いタイプは強迫性障害や妄想性障害との関連が議論されている。広範な比較文化的な研究データはないが，従来「恥の文化」との関連でわが国に多い病理として議論されていたが，この点に関して否定的な報告が増えている。治療は森田療法も含め精神療法が主体となるが SSRI による薬物療法もある程度の効果が期待される。
(鍋田恭孝)
⇨思春期妄想症，赤面恐怖，醜形恐怖，森田療法
[文献] 鍋田恭孝（1997），笠原嘉 編（1972）

耐性

[英] tolerance

　耐性とは，精神作用物質の効果が反復使用しているうちに次第に低下していくこと，あるいは，使用初期と同じ効果を得るためには使用量を増やさなければならない現象をいう。耐性は生体の物質に対する一種の順応反応である。耐性は一般に，①その物質の体内での代謝が速くなること（代謝耐性），②細胞の受容体や細胞内伝達系が順応すること（組織耐性），③行動遂行能力が回復すること（行動耐性）に分類される。物質に対する身体依存は，組織耐性が進行した状態と考えられる。
(樋口　進)

⇨薬物依存(症)

滞続言語〔滞続談話〕

[独] stehende Redensart

　話しかけに対して，いつも同じ語句（文）を繰り返すような現象であり，側頭葉型ピック病でみられることが多いといわれている。自発的に出現するものではなく，外部からの刺激に反応して起こる。反復言語が語の繰り返しであるのと比べ，滞続言語ではあるまとまりをもった一定の文を繰り返すのが特徴的である。文は短いものから，複数の文からなるかなり長いものまである。Schneider C によって初めて記載された「滞続症」の言語面における表現であると考えられる。
(田渕　肇)

タイゾクショウ

⇨ピック病，同語反復，滞続症

滞続症

[英] stereotypy
[独] stehende Symptom

　常同的な言葉（滞続言語）や行動（滞続行動）が繰り返されてみられる状態である。持続的に反復するのではなく，まとまりのある文や行為が，一定の刺激に応じて出現する。ピック病（前頭側頭葉変性症）で典型的にみられることが知られている。すでに Pick A の一連の症例報告の中にその記載をみることができるが，ピック病の特徴的な症状として詳しく取り上げられたのは，1926 年の Sterz G と 1927 年の Schneider C の論文からである。Schneider は，経過を 3 期に分けるピック病の病期分類で，滞続症状を第 2 期に出現する症状として位置づけているが，滞続症状は前頭側頭葉変性症の初期からみられることも多い。ピック病の進行に伴って，複雑なものから次第に単純な内容へと変化する。

(池田　学)

⇨ピック病，滞続言語〔滞続談話〕，常同症，保続(症)
[文献] Schneider C (1927)，池田学 (2010)

耐糖能異常

[英] impaired glucose tolerance；IGT

　耐糖能とはブドウ糖に対する生体の代謝能力を指し，インスリンとこれに拮抗するグルカゴンなどのホルモンの影響を受ける。耐糖能異常とは 75g 経口ブドウ糖負荷試験（OGTT）において正常型と糖尿病型のいずれにも含まれない群，具体的には OGTT の 2 時間血糖値が 140 mg/dl 以上 200 mg/dl 未満を示す群と定義される。耐糖能異常は糖尿病に移行しやすく，動脈硬化症の危険を高めるため，食事や運動などの生活習慣の改善が求められる［日本糖尿病学会 2010］。第二世代（非定型）抗精神病薬の導入以降，糖尿病の新規発症や糖尿病性ケトアシドーシスの報告が相次いだ。統合失調症をはじめとした精神疾患患者では罹患に伴う生活習慣の乱れの他，抗精神病薬の体重増加作用を介して二次的に糖代謝への影響が生じるが，抗精神病薬の直接作用によっても糖代謝異常が生じることがある。抗精神病薬内服中に耐糖能異常が出現した場合，厳重なモニタリングが必要となる［Newcomer JW 2005］。

(西村勝治)

⇨第二世代抗精神病薬〔SGA〕，メタボリックシンドローム
[文献] 日本糖尿病学会 編 (2010)，Newcomer JW (2005)

体内化〔呑み込み〕

[英][仏] incorporation
[独] Einverleibung

　乳房などの外的対象を身体的活動を通じて体内にとり入れる無意識的幻想。その結果対象は身体内部に生きて存在し活動していると感じられる。この身体活動は主として口唇的（食人的）活動（食べる，呑み込む，噛み砕くなど）であるが，肛門的な保持活動や性器的（膣的）活動なども含まれる。

　体内化された対象の一部は自我と同化しその一部となるが，自我と独立して身体内で存在していると感じられる場合もある。体内化は Freud S によって導入され，とり入れや同一化と関連が深い概念で，とり入れの原始的具象的な形態といえる。

　Abraham K [1924] は多数例を詳細かつ段階的に記述し，この概念が排出＝投影とともに精神病や重症の精神病理を理解するうえで有用であることを示した。さらに Klein M [1932] は，乳児が排出＝投影と体内化＝とり入れを活発に行い，内的世界を形成していくさまを記述し，対象関係論の基礎を築いた。

(浅田義孝)

⇨とり入れ，同一化〔同一視〕，投影，対象関係(論)，クライン

[文献] Abraham K (1924b), Klein M (1932)

第二世代抗精神病薬〔SGA〕
[英] second generation antipsychotics

　効果に比較して錐体外路性副作用が弱い新規抗精神病薬の総称である。プロトタイプであるクロザピンは，重篤な副作用があるものの，弱い錐体外路性の副作用と，治療抵抗性症例への有効性を示し [Kane Jら 1988]，統合失調症薬物療法の切り札である。クロザピンのこの独特な作用は「非定型性」と呼ばれ，以後同剤の作用を再現し副作用を弱めることを目標に，多くの薬剤が開発された（このため，SGA は非定型抗精神病薬とも呼ばれる）。2010年4月現在，クロザピン，リスペリドン，オランザピン，クエチアピン，ペロスピロン，アリピプラゾール，ブロナンセリンの7剤が国内で使用可能な SGA である。多くの治療ガイドラインで SGA は統合失調症治療の第一選択薬であり，国内でも 2009 年の調査で，売上高ベースで抗精神病薬全体の約 85%，day of therapy（全処方量／平均1日投与量）ベースで約 41% を占めている [稲田健ら 2009]。

　非定型性を実現する薬理作用としては，①セロトニン 2A 受容体遮断作用 [Meltzer HYら 1989]，②セロトニン 1A 受容体刺激作用，③弱い D_2 受容体遮断作用，④ D_2 受容体部分刺激作用などさまざまで，各々の薬剤はこのうちのいくつかを有する。薬理作用のうち，抗 5-TH_2 受容体力価／抗 D_2 受容体力価の高い抗精神病薬はセロトニン・ドーパミン拮抗薬（serotonin dopamine antagonist；SDA）と呼ばれる。これらの薬理特性は，陰性症状や認知機能障害の改善にも有用と考えられている。

　一方で，アリピプラゾールを除く SGA には体重増加，糖尿病，高脂血症が共通の副作用として認められ，これらの副作用に注意して使用するためのガイドラインも公表されている [村崎光邦ら 2008]。

　SGA の導入は，副作用の弱い薬剤により治療アドヒアランスを高めること，陰性症状や認知機能障害の改善により患者の QOL を高めること，単剤で適正量を使用することなどの重要性を確立し，統合失調症の治療に変革をもたらした [稲田健ら 2009]。また SGA のいくつかは躁病相，うつ病相への有用性が示されており，今後の適応拡大が期待されている。　　　　　　　　　　　　　　　（小山　司）
⇨錐体外路症状，統合失調症，リスペリドン，オランザピン，クエチアピン，ペロスピロン，アリピプラゾール，ブロナンセリン
[文献] Kane J, Honigfeld G, Singer J, et al. (1988), Meltzer HY, Matsubara S, Lee JC (1989), 稲田健, 石郷岡純 (2009), 村崎光邦, 小山司, 渥美義仁ほか (2008)

大脳基底核
[英] basal ganglia；basal nuclei
[ラ] nuclei basales

　大脳半球皮質下の神経核群を指す名称。かつては線条体，前障，扁桃体を含んでいたが，現代の用法では，線条体および関連する諸核，具体的には淡蒼球，黒質，視床下核を指す。脳幹部への投射を通じて脳神経や脊髄を，視床への投射を通じて大脳皮質を制御している。パーキンソン病やハンチントン病の症状と病理所見から，かつては運動制御と関連づけられることが多かったが，近年では認知や情動への関与も明らかになっている。　　（本村啓介）
⇨線条体，パーキンソン病，ハンチントン病
[文献] Standring S, Borley NR, Collins P, et al. ed. (2008)

大脳基底核石灰化症　➡ファール病

大脳側性化　➡大脳半球優位

大脳半球優位

[英] cerebral dominance

　大脳は，解剖学的にはほぼ左右対称であるが，機能的には非対称であることが知られている（左右脳の厳密な形態学的非対称については Geschwind N ら［1968］の論文をはじめ興味深い多くの研究がある）。優位半球という言葉については，失語症が左半球の損傷によるものという Broca P の報告以降，左半球が優位半球という概念が形成された。以後も，多くの右利き患者において，言語機能の左半球優位が確かめられている。しかし，言語機能は，左利き患者の優位半球が必ずしも右半球ではないことや（むしろ左半球であることが多い），右利きにも右半球優位の患者がいること（交叉性失語）がしばしば報告されており，利き手と優位半球に，絶対的な関係は認められていない。失語症以外の認知機能障害についても，半球の優位性は古くから知られている。右半球は言語機能については劣位半球であるが，半側空間無視，相貌失認などは，右半球の損傷後に生じやすく，これらの機能に関する優位半球であるといえる。病態失認も右半球損傷例に多くみられる。失行は，観念運動失行など左半球損傷後によくみられるものもあるが，たとえば着衣失行の責任病巣は多くの場合右半球である。さらに左右の大脳皮質間の交連線維が全切断された split-brain 患者を対象とした研究により，その後も左右大脳半球の機能分化や機能的な統合が検討された。近年では脳機能画像を用いることにより，脳の機能分化について飛躍的に多くの知見が得られている。優位半球＝左半球という当初の概念は徐々に薄れてきており，個々の認知機能における大脳内での機能局在を示す意味で優位という語が用いられることになる。そういった意味においては，dominance（優位性）という表現よりも，lateralization（側性化）や localization（局在）という表現が適切といえるかもしれない。

（田渕　肇）

⇨失語，交叉性失語，利き手，半側空間無視，相貌失認，病態失認，観念運動(性)失行，着衣失行
[文献] Geschwind N, Levitsky W (1968), Geschwind N, Galaburda AM (1987), Sperry RW (1974)

大脳半球離断症候群　➡離断症候群

大脳皮質基底核変性症

[英] corticobasal degeneration ; CBD
[独] corticobasalen Degeneration ; CBD
[仏] dégénérescence corticobasale

　1968 年 Rebeiz JJ らにより corticodentatonigral degeneration with neuronal achromasia と報告され，1989 年 Gibb WR らが再検討し CBD と提唱した。初発症状は，一側性の運動拙劣，ジストニア，失行で発病することが多い。失行としては他人の手徴候（alien hand）などを認める。無動・固縮などのパーキンソニズムや前頭葉症状・認知症などの症状が加わり，眼球運動なども障害され，非流暢性失語を呈するものもある。CT/MRI 上は進行とともに非対称性の大脳萎縮（前頭葉，頭頂葉）が認められる。

　神経病理学的には，前頭葉・頭頂葉に高度の萎縮を非対称性に認め，淡蒼球，視床・黒質緻密帯の萎縮も存在する。また，ニッスル小体を失い風船状に腫脹し，変性した神経細胞を大脳に認め，これをアクロマジアと呼ぶ。また，リン酸化されたタウが神経細胞の細胞体，神経突起に蓄積するのみならず，グリア細胞にも蓄積する特徴的な astrocytic plaque などが出現する。本病では 4 リピートタウが蓄積する。

（女屋光基）

⇨錐体外路症状，失行，前頭側頭型認知症
[文献] 新井信隆（2005）

大脳病理学　➡神経心理学

大脳辺縁系
[英] imbic system

　大脳半球内側面の境界部を縁どる帯状回と海馬傍回は，Broca PP［1878］によって大辺縁葉と名づけられたが，情動の神経基盤を研究していた MacLean PD［1949］は，辺縁葉およびそれと連絡する終脳，間脳の諸構造からなる回路が，さまざまな情動反応や本能行動，感情体験を可能にすると考え，これを内臓脳と名づけ，のちに辺縁系と改めた。

　概念の構成にあたっては，海馬 - 乳頭体 - 視床前核 - 帯状回を結ぶ回路を情動体験および表出の基盤とみた Papez J［1937］の仮説を踏まえながら，側頭葉てんかんについての自身の知見や，Klüver H ら［1939］の側頭葉破壊実験をはじめとする多くの研究をもとに，扁桃核，中隔核，視床下部，手綱核，大脳基底核の一部などの構造を組み入れた。さらに MacLean は後年，ヒトの脳を，爬虫類複合（線条体），古哺乳類複合（辺縁系），新哺乳類複合（新皮質）の三層からなると見なす，三位一体脳（triune brain）仮説を提唱し，広く知られるところとなった。

　しかしその後の研究により，これらの仮説について多くの欠点が指摘されている。辺縁葉は新皮質と豊富な連絡をもち，神経連絡を基準にすると，どこまでが辺縁系であるのかを決定できず，その結果多数の定義が生じてしまう。海馬の陳述記憶への関与が明らかとなり，また乳頭体や視床前核からは頭部の方向をコードする細胞が発見され，Papez の回路は空間記憶に関与する可能性が高くなった。個々の情動行動の神経基盤を区別しながら研究できるようになると，MacLean の理論はあいまいで包括的すぎると見なされるようになった。また，中枢神経系の基本的な構成は，脊椎動物全体で共通することがわかった結果，脳の中の古い部分と新しい部分を区別することも困難となった。これらにもとづいて，辺縁系概念の放棄を求める主張も繰り返されている。　　　　　　　　　　　　　　（本村啓介）

⇨海馬，扁桃体，視床下部，大脳基底核，線条体
[文献] MacLean PD（1949, 1990），LeDoux JE（1996），Heimer L, Van Hoesen GW, Trimble M, et al.（2008）

タイプA　➡ A型行動パターン

大発作　➡強直間代発作

大麻
[英] cannabis

　わが国では麻としてその繊維を利用する植物（大麻草）である。大麻草の花穂や葉を乾燥させた物をマリファナと呼び，樹脂状に固めた物をハッシッシュと呼ぶ。摂取・吸煙により，酩酊，時間・空間のゆがみ，気分変容，視覚・聴覚の変容，思考変容などを引き起こし（一種の急性中毒状態），催幻覚剤に分類される。ゆったりとした気分やまじょうに愉快になったりする反面，まれに恐怖感に襲われ，パニック状態になることもある。これらの異常体験の内容は，その時々の気分や環境・場の設定によって異なることがある。これらの異常体験は大麻に含まれているテトラハイドロカンナビノール（Δ^9-tetrahydro-cannabinol）によるとされている。急性錯乱状態や誇大妄想，被害妄想，各種幻覚などが持続した場合には，大麻精神病と称され，治療が必要となる。薬物依存性がある。覚せい剤など他の依存性薬物へのゲイトウェイ・ドラッグとなることがある。　　　　　　（和田 清）

⇨精神作用物質，依存，薬物依存(症)
[文献] 和田清（2000c）

対面法
[英] face-to-face method

　精神療法における，治療者と患者の位置取りおよび姿勢を表した面接法の一つ。わが国における分析的治療や力動的面接で，最も多

く採用されている。対面といっても，相手に正対し直視するのではなく，リラックスできる椅子を用いて斜め横に座る方法，机の角を挟んで90度の角度をつける90度法，共同注視のための横並びの配置が用いられる。対面法においては，治療者・患者の双方が表情や態度を含めた視覚的要素によって大きく影響を受け，相互交流における非言語的要素が増す。また，患者は広く視野を捉えられるため，転移の展開される対象が現実的な部屋全体やその周辺に広がっていく傾向がある。対面法においては，現実的な「今，ここで」転移の扱いを積極的に行い，治療者は患者と現実的・外的に出会っていき，過剰な退行を促進しないという側面もある。一方，寝椅子を用いた自由連想法では，視覚的刺激が少なく言葉が主要な媒体となる。　　　　　（村岡倫子）

⇨自由連想(法)，転移
[文献] 小此木啓吾，岩崎徹也，橋本雅雄ほか 編著 (1981)

退薬症候群　➡中断症候群〔退薬症候群〕

大洋感情

[英] oceanic feeling
[独] ozeanisches Gefühl
[仏] sentiment oceanique

　Rolland R は，Freud S の「ある幻想の未来」[1927] を寄贈された回答として，宗教を幻想の所産とみなす Freud に対し，生への愛の源泉となる"永遠なるもの"への感情を「大洋感情」と呼んだ。それは宗教を信仰する本質的源泉となる絶対的なもの，無限なものに対する独自の感情，永遠なるものの感覚である。Freud は自分の中にこの感情を発見できないとし，この感情は人間が外界全体に共属するという感情であり，自我が外界から分化する以前の一次的自我感情への憧憬であり，無制限な自己愛の回復や自我の万能的な拡大への希求である，とした。（小此木加江）

⇨全能感
[文献] Freud S (1930)

太陽体験

[独] Sonnenerlebnis

　宮本忠雄が 1972 年に命名した臨床的概念である。統合失調症の体験野に太陽が出現し，病像転換の契機となるような場合を呼ぶ [宮本 1972]。宮本はノルウェーの画家，Munch E がオスロ大学講堂に描いた，いわゆる「太陽壁画」に構想を得て，実際の統合失調症患者の臨床経過で検証した。統合失調症患者の病的体験において，中心の形象としてしばしば太陽が出現するが，①病初期には「沈む太陽」や「黒い太陽」を体験して患者は世界の中心に押しやられ，②病勢の極期または慢性期には「中天の太陽」または「太陽との合体」をとおして全能者の位置に立ち，③回復期には「昇る太陽」を契機として世界の中心から周辺へと立ちもどり，「脱中心化」をとげるとされる [宮本 1974]。宮本が表現病理学的視点から論考を展開したように，その後，絵画療法の臨床現場において，太陽を描く統合失調症患者の描画が次々と報告された [中村研之 1987]。統合失調症の精神病理および臨床経過や治療を考える上で，「太陽体験」の今日的意義はいささかも失われていない。
（中村研之）

⇨統合失調症，絵画療法
[文献] 宮本忠雄 (1972b, 1974b)，中村研之 (1987)

代理形成

[英] substitutive formation
[独] Ersatzbildung
[仏] formation substitutive

　自我にとって危険な欲動にまつわる無意識的表象を意識可能な別の表象や象徴的表象に置き換える心的防衛機制。失錯行為や機知などの行為として表れる。夢は無意識的内容が圧縮された象徴的代理形成物である。また，

Freud S〔1926〕は神経症の症状を「衝動過程の代わりに作り出したところの代理の形成である」とした。　　　　　　　　　　（湊真季子）
⇨防衛機制，置き換え，圧縮，夢
[文献] Freud S（1926b）

代理人によるミュンヒハウゼン症候群
[英] Münchhausen syndrome by proxy

　自分に周囲の関心を引き寄せるために虚偽の話をしたり，自らの体を傷つけて医療機関を受診する症例のことを，文学作品の「ほら吹き男爵」の名前にちなんで，ミュンヒハウゼン症候群と呼ぶ。傷害の対象が自分自身ではなく何か代理のものであるような場合，代理人によるミュンヒハウゼン症候群と呼ぶ。傷害の対象は自分の子どもであり，養育者が子どもの養育に苦労する自分に周囲の関心を向けさせることが目的であることが多い。子どもの成長を阻害して，いつまでも養育者の庇護を必要とする子どもに仕立てることもある。不必要な医療行為を受けさせたり，子どもに医療行為が必要となるように仕向けることは，一種の虐待ともいえる。子どもの年齢や内容によっては，重篤な傷害が及ぶこともあり，子どもを養育者から切り離すことが必要である。場合によっては犯罪として司法の対象になることもある。　　　　　　　（市川宏伸）
⇨ミュンヒハウゼン症候群，虚偽性障害
[文献] Stirling J（2007），Fisher JA（2006）

多因子遺伝〔ポリジーン遺伝〕
[英] multifactorial inheritance

　複数の遺伝因子と環境因子が関係して表現型が決定される場合を多因子遺伝と呼ぶ。表現型決定に遺伝因子が寄与する割合を遺伝率と呼ぶ。身長，知能などの量的表現型に加えて，多くの精神疾患を含む一般的疾患はその発症が多因子遺伝により決まる。多因子遺伝疾患では家族集積性がみられるが，メンデル遺伝形式をとらない。第一度親族（遺伝子を1/2共有）の再発危険率は第二度親族（遺伝子を1/4共有）より高い。　　　　　（尾崎紀夫）
⇨遺伝率〔遺伝力〕
[文献] 尾崎紀夫（2001）

多飲（水）症　➡水中毒

タウオパチー
[英] tauopathy

　タウはチュブリンの重合を促進する分子量5〜7万の微小管付随蛋白であり，17q21の遺伝子によりコードされる。チュブリン結合部が3リピートか4リピートか，またN端挿入部分の有無により6種類のアイソマーがある。アルツハイマー病では，アミロイドβ蛋白の蓄積による老人斑，過剰リン酸化タウ蛋白の重合による神経原線維変化，神経細胞脱落が主要な神経病理学的所見とされている。1998年に frontotemporal dementia with parkinsonism associated with chromosome 17（FTDP-17）の家系においてタウ遺伝子の変異が同定された。これはタウの遺伝子変異により神経変性疾患が惹起されることを示したものであり，神経変性疾患におけるタウの変異の重要性を示唆するものであった。そして，アルツハイマー病，ピック病，進行性核上性麻痺，皮質基底核変性症などタウ蛋白の過剰リン酸化や重合により異常タウが蓄積する疾患を総称してタウオパチーと呼ばれるようになった。各疾患における，タウ蛋白のアイソマーの種類，リン酸化，部分切断などの違いが報告されている。　　　　　　　　（武田雅俊）
⇨タウ蛋白，アルツハイマー型認知症，アミロイドβ蛋白，ピック病，進行性核上性麻痺，皮質基底核変性症，前頭側頭型認知症

タウスク
Victor Tausk　1877〜1919

　スロバキア生まれ。法律とジャーナリズムを経験の後，精神分析に転換のため医学を学

びやがてウィーンの分析グループで活躍。ただ彼の戦争体験はとくに悲惨で人生に多大な影響を及ぼしたという。一時期 Freud S の女友達 Andreas-Salomé L と愛人関係にあったといわれ，最期は自らの結婚式1週間前に首を吊ると同時にピストルで撃つという方法で自殺。変わった死に方，またそれが Freud の指導下に行われていた Deutsch H による教育分析中断後間もない時期だったゆえに，精神分析界のスキャンダルとして扱われがちな出来事だが，現代の精神分析における認識や教育研修制度が確立する以前の歴史的状況を理解した上で考えるべきだとする指摘がある。他方その主著『統合失調症における影響機械 (influencing machine) の起源について』では，発達途上の幼児の「はじめて上手くいった嘘 (the first successful lie)」を論じたり治療ケースを紹介しつつ，自我境界 (ego boundary)，自他認識の概念づけ，統合失調症における思考伝播体験の解釈を示すなど，精神分析と精神病理学を結びつけた先駆者として評価される。　　　　　(相田信男)

⇨自我境界，ザロメ

[主著] Tausk V (1919)
[文献] Gay P (1988), Roazen P (1969)

タウ蛋白
[英] tau protein

　微小管付随蛋白質 (microtubule associated proteins ; MAPs) は，チュブリンが重合して微小管を構成する際の促進因子として機能する蛋白群のことであり，タウ蛋白質はこの MAPs の一つである。タウ蛋白は主に神経細胞に発現して神経軸索に局在するが，病的な状態においてはグリア細胞においても高度に発現することが知られている。タウ蛋白は17番染色体の一つの遺伝子によってコードされているが，alternative splicing というメカニズムによって6つのアイソフォームが産生される。微小管結合リピート部位が3つあるものと4つあるものは，それぞれ3リピートタウ，4リピートタウと呼ばれている。アルツハイマー病 (Alzheimer disease ; AD) の神経病理学的所見の一つである神経原線維変化 (neurofibrillary tangles ; NFT) はこのタウ蛋白がリン酸化されたもので構成されている。また，AD 脳内のニューロピルスレッド (neuropile thread) や老人斑の中の dystrophic neirite もリン酸化タウ蛋白により構成されている。他に，前頭側頭型認知症の一つであるピック病 (Pick disease) で認められるピック (嗜銀) 球 (Pick〔argyrophilic〕body) にもリン酸化タウ蛋白は含まれている。さらに，進行性核上性麻痺に認められる NFT や房状アストロサイト (tuft-shaped astrocyte)，大脳皮質基底核変性症に認められるアストロサイト斑 (astrocytic plaque)，嗜銀顆粒性認知症 (argyrophilic grain dementia) に認められる嗜銀性顆粒 (argyrophilic grain) などもリン酸化タウ蛋白で構成されている。グリアコイル状小体 (glial coiled body) は上記すべての疾患で認められることがあるが，これもリン酸化タウ蛋白で構成されている。このようにタウ蛋白が細胞内に異常蓄積する疾患はいくつもあるが，これらは総称してタウオパチーと呼ばれている。タウオパチーの中には，タウ蛋白をコードする遺伝子が原因となる家族性前頭側頭型認知症があり，17番染色体にリンクすることから FTDP-17 (Frontotemporal dementia and Parkinsonism, linked to chromosome 17) と呼ばれている。FTDP-17 の遺伝子変異はいくつかのタイプに分類されるが，興味深いのは第10-11エクソン間のイントロン内の変異および第10エクソン内の変異のいくつかのものが原因となって発症するものであり，タウの mRNA の alternative splicing のメカニズムに異常が生じて，4リピートタウが優勢に発現することである。進行性核上性麻痺，大脳皮質基底核変性症，嗜銀顆粒性認知症に

おいても4リピートタウが優勢に発現することが知られている。逆に，ピック病では3リピートタウが優勢に発現するという報告が多い。アイソフォーム発現バランスの乱れがどのように疾患発症に関与するかについては，詳細は明らかではない。 (田中稔久)

⇨アルツハイマー型認知症，前頭側頭型認知症，ピック病，進行性核上性麻痺，皮質基底核変性症，タウオパチー

[文献] 新井信隆 (2005), 田中稔久，武田雅俊 (2010), Grundke-Iqbal I, Iqbal K, Quinlan M, et al. (1986), Hutton M, Lendon CL, Rizzu P, et al. (1998)

タウリン
[英] taurine

タウリン (2-アミノエタンスルホン酸；2-aminoethanesulfonic acid ともいう) は動物組織および藻類に豊富に含まれるアミノ酸で，哺乳動物では全身の組織に分布し，網膜・心臓や発達期の脳では遊離アミノ酸の中でも最高値である。主として肝臓でシステイン (cysteine) から生合成されるが，ヒトを含めた哺乳類では生合成能が低く食餌由来の割合が高い。生理機能は，神経伝達物質・ホルモンの放出調節，細胞膜興奮性調節，浸透圧調節，解糖・糖原形成の促進などにかかわり，臨床的には心血管疾患，肝疾患，代謝疾患などに対する予防薬的効用が指摘される。てんかんモデル動物でタウリンの減少をみること，およびタウリンの抗けいれん作用に関する知見から臨床治験が行われたことがある。

(中根允文)

⇨興奮性アミノ酸

[文献] Takahashi R, Nakane Y (1978)

ダウン症候群
[英] Down syndrome

ダウン症は，精神運動発達遅滞，特異な顔貌，太く短い頚，筋緊張低下があり，ときとして心内膜欠損症，心室中隔欠損症などの心奇形，消化管奇形 (十二指腸狭窄，鎖肛) などの内臓奇形や白血病を併発することもある。

本症の発生頻度は新生児1000あたり1で，その大部分は突然変異により生じるが，転座型の一部に遺伝性のものがあり遺伝相談の対象となる。かつて短命といわれていたが，感染症や先天性心患に対する治療法の向上により，本症児の平均生存年齢が著しく改善された。近年乳幼児例に対する療育体制が著しく向上し，教育効果，職業訓練効果を挙げてきている。しかし，平均余命の延長に伴い，思春期あるいは成人期における退行現象，肥満，高尿酸血症，甲状腺機能障害，睡眠時無呼吸症候群などの課題が浮上してきている。

(日暮 眞)

⇨染色体異常，脆弱X症候群

[文献] 松井一郎 (1980), Masaki M, Higurashi M, Iijima K, et al. (1981)

ダウンレギュレーション
[英] down regulation

代謝や神経伝達，遺伝子発現などが変化し，低下した状態に用いる用語。たとえば，うつ病に対するモノアミン仮説では，シナプス間隙のセロトニンあるいはノルアドレナリンの減少を想定し，その時シナプス後膜に存在する各種神経伝達物質の受容体の数は増加し，機能亢進するが，抗うつ薬により，その状態が改善すると，その受容体の数や神経伝達は減少する。その状態を指す。抗うつ薬の効果が出るまでに臨床的には2週間程かかるが，その説明としてこの理論がある。また，ある遺伝子の発現，とくにメッセンジャーレベルでの減少を指すこともある。 (中村 純)

⇨モノアミン仮説

[文献] Stahl SM (1996)

タキキニン
[英] tachykinin

類似の構造をもつ一群のペプチドの総称で

あり，サブスタンス P（substance P；SP），ニューロキニン A（neurokinin A；NKA），ニューロキニン B（neurokinin B；NKB）などが知られている。これらのペプチドはすべて -Phe-X-Gly-Leu-Met-NH_2 という共通の C 末端構造をもっている。SP は最も研究されているが，これは 11 個のアミノ酸からなるペプチドであり，降圧作用，平滑筋収縮作用，唾液分泌促進作用，ニューロン興奮作用，疼痛反応誘発作用等を有することが知られている。タキキニン受容体は現在 NK-1，NK-2，NK-3 受容体の 3 種類が知られており，それぞれに対して，SP，NKA，NKB が高い親和性をもっている。NK-1 受容体アンタゴニストには抗うつ効果・抗不安効果を有するという報告がある。　　　　　　　　（田中稔久）
⇨サブスタンス P
[文献] 鈴木秀典（2002）

妥協形成

[英] compromise-formation
[独] Kompromißbildung
[仏] formation de compromis

Freud S［1896］は，強迫神経症の強迫表象を，幼年期の性活動の想起に伴う自己非難が抑圧され，歪曲されて別の表象に結びつけられたものとした。その強迫表象として意識されるものは，抑圧された表象と抑圧する表象との間の妥協形成である，と説明した。さらに強迫行為については，互いに争う二つの衝動の和解が，強迫行為において妥協形成の形で起こると説明した。強迫神経症のみならず，神経症の症状は，無意識におけるある本能成分と，それを拒否する自我との間の妥協であると考えられた。夢もある種の妥協形成であり，それはイドからの無意識的な素材が，自我の作業により歪曲されるところに見出される。　　　　　　　　　　　　　　（三宅雅人）
⇨強迫神経症，強迫行為，精神神経症，エス，自我，表象，葛藤，構造論的観点，精神力動

[文献] Freud S（1896b, 1909b）

多棘・徐波複合（体）

[英] multiple spike-and-slow-wave complex；polyspike-and-slow-wave complex

多棘複合に徐波が続いて現れるもの。単独に出現することもあり，数個続いて群発をなすこともある。広汎性に出現することが多い。棘波の数が多いことはけいれんへの傾向が強いことを示すと考えられている。ミオクロニー発作をもつ患者や，レンノックス＝ガストー症候群をもつ患者の睡眠期などにみられることが多い。多棘・徐波複合に臨床的ミオクロニー発作を伴うときには，多棘複合の時期に一致してけいれんが起こる。　　（佐久間篤）
⇨レンノックス＝ガストー症候群，ミオクロニーてんかん

[文献] 大熊輝雄（1999a）

多系統萎縮症

[英] multiple system atrophy；MSA
[独] Multisystematrophie；MSA
[仏] atrophie multisystématisée；AMS

①オリーブ橋小脳萎縮症（OPCA），②線条体黒質変性症（SND），③シャイ＝ドレーガー症候群（SDS）の 3 疾患は，侵される部位が進行とともに重なり，一括した疾病概念であるとされていたが，三疾患すべてでオリゴデンドログリア内に嗜銀性封入体（glial cytoplasmic inclusion；GCI）を認め，GCI は α-シヌクレイン，ユビキチンで陽性であり，近年はシヌクレイノパチーの一疾患の 3 つの表現型として理解されている。

① OPCA は脳幹・小脳に病変の主座があり，初期より小脳性運動失調が前景に現れ，② SND は線条体（主に被殻）・黒質が早期から侵され，歩行障害から始まることが多い。パーキンソン症状はレボドパに反応しないことが多い。③ SDS は迷走神経背側核・胸髄中間質外側核などの自律神経諸核の変性によ

り，早期から起立性低血圧・排尿障害を認める。治療としては対症的な薬物治療，生活指導，理学療法を行う。　　　　　　（女屋光基）
⇨線条体黒質変性症，シャイ゠ドレーガー症候群，シヌクレイノパチー
[文献] 水野美邦　編（2010），新井信隆（2005）

多形倒錯

[英] polymorphous perversity

Freud S［1905］が示した幼児性欲についての中核的概念の一つ。リビドー発達の途上では，自体愛的な口唇・肛門由来の欲動や，ある程度それらから独立した窃視欲動，露出欲動，サディズムなどの部分欲動がまだ羞恥心や道徳心などの影響をうけることなく未統合のまま存在するので，正常な子どもにおいてもさまざまな倒錯的素質をもつと考えた。成熟に伴ってこれらは特定の性対象と性目標とに向かう正常な性的体制へと発達するが，大人の性行動の中に少なからずその残遺が認められることがある。　　　　　　　（小土井直美）
⇨幼児性欲，部分欲動
[文献] Freud S（1905c）

多元診断　➡多次元診断〔多元診断〕

多幸症〔多幸感〕

[英] euphoria
[独] Euphorie
[仏] euphorie

特定の内容を有する喜びの感情ではなく，現実からかけ離れた，内容のない空虚で薄っぺらい曖昧な爽快気分，幸福感を指す。これは自らの置かれている客観的な状況を全く意に介しない感情・気分の病態であり，人格水準の全体的な低下に伴う他の徴候，すなわち自発性の減退，道徳感情の鈍麻，衝動性の亢進等を伴うことも多い。

認知症・脳腫瘍（前頭葉以外の場所も含む）・進行麻痺等の器質性脳疾患や，アルコール・モルヒネ等の中毒，ACTH・コルチゾン等のホルモン投与などに際して現れる。

なお，元来は健康的な心身の快適さ・良好な気分を含め，「上機嫌」と類似の意味で用いられていた関係で，現在でも一部にこの意味で使われる場合がある。　　　（小笠原將之）
⇨感情異常，感情高揚
[文献] 片桐瑞穂（1984），宮本忠雄（1993）

ダコスタ症候群

[英] Da Costa's syndrome

南北戦争当時，軍医であった Da Costa JM によって 1871 年に記載され，彼自身は irritable heart と呼び，一般には soldier's heart と呼ばれた。ICD-10 では身体表現性自律神経機能不全に分類される。類縁の疾患として，心臓神経症，神経循環性無力症などがあるが，これらの症状は移行的であり，診断境界は必ずしも明確ではない。ダコスタ症候群を含めこれらに共通するのは，動悸，発汗，紅潮，振戦などの交感神経系の亢進症状と，他覚的には不明確な易疲労性，倦怠感，鈍痛などである。本症候群ではとくに心臓関係の症状と，時にパニックを伴う不安，疲労感が著明であり，心臓神経症と同義とされることもある。
　　　　　　　　　　　　　　　　（金　吉晴）
⇨自律神経機能異常，身体表現性障害，全般性不安障害，心臓神経症
[文献] Da Costa JM（1871）

多剤依存（者）

[英] (people with) polydrug dependence ; (people with) multiple-drug dependence

時系列上横断的に，複数の依存性薬物に対して薬物依存状態にあることを多剤依存といい，当該人物を多剤依存者という。したがって，経時的に依存する薬物が変わる場合（たとえば，若い頃には有機溶剤に依存していたが，その後，有機溶剤の乱用を止め，覚せい剤に依存した場合）は多剤乱用とはいわない。

また，他の薬物への依存はないが，ニコチンとアルコールの両方にのみ依存している場合には，慣例的に多剤依存とは呼ばない。

DSM-IV-TRでは，「少なくとも3群の物質（カフェインとニコチンは含まない）を，どの物質が際立って多いわけではなく，同じ12ヵ月の間に反復使用した人の行動のために残された」診断としている。

依存性薬物には，中枢神経系への興奮作用を示す薬物と抑制作用を示す薬物とがあるが，多剤依存者の多くは，そのどちらにでも薬物依存を示すことが多い。また，スピード・ボーリングといって，コカインとヘロインというように，その両者を同時に使う者もいる。

（和田　清）

⇨薬物依存(症)，物質乱用，精神作用物質

多剤併用

[英] polypharmacy

一人の患者の薬物療法にあたり，複数の薬剤を同時に用いること。抗うつ薬，抗精神病薬など同一の種類の薬剤を複数用いる場合と，気分安定薬と抗精神病薬など異なったクラスの薬剤を併用する場合とがある。一般に多剤併用は単剤投与より優れているというエビデンスが乏しいうえ，副作用の出現率が高い，薬剤の有効性が検証しにくいなどの理由で望ましくないとされている。わが国では他の諸国と比較して統合失調症に対する抗精神病薬の多剤併用が多く，それがしばしば薬物の大量投与につながっていて，患者の社会復帰にも好ましくない影響を与えるといわれており，非定型抗精神病薬の普及に伴って単剤化への取り組みが多くなされるようになった。その一方で，近年他国において多剤併用が増加しつつあるとの報告もあり，有効性と安全性の検証が期待される。

（岡島美朗）

⇨精神科薬物療法

[文献] Mojtabai R, Olfson M (2010)

タシキネジア

[英] tasikinesia

タシキネジア（歩行症）は，歩行衝動がきわめて強く，じっとしていることができずに足踏みをしたり，絶え間なく歩き回ったりするなどの運動の著しく亢進した状態である。主としてドーパミンD_2遮断作用を有する抗精神病薬による錐体外路系副作用の一つであるアカシジアの発現時に，座ったままでいられない，じっとしていられないという内的不穏感・下肢のムズムズ感などの自覚症状とともに，運動亢進症状として認められる。

（稲田俊也）

⇨錐体外路症状

[文献] Freed ED (1981)

多軸診断

[英] multiaxial diagnosis

アメリカ精神医学会により作成した診断基準 Diagnostic and statistical manual of mental disorders (DSM) では1980年に発表されたDSM-Ⅲ以降，精神障害の診断に全部で5つの軸からなる多軸診断システムが採用されている。現行のDSM-Ⅳ-TRでは，まずⅠ軸ではパーソナリティ障害と精神遅滞を除く種々の精神障害が，Ⅱ軸ではパーソナリティ障害，あるいは知的障害が診断される。Ⅲ軸ではその時点で存在する身体疾患が，Ⅳ軸では家族内や住居の問題，教育上，職業上あるいは経済上の問題など心理社会的および環境的問題が記録される。Ⅴ軸では「機能の全体的評定尺度 (Global Assessment of Functioning ; GAF)」を用いて，評価対象となっている患者の精神症状，および社会機能の水準を1点から100点までの間のいずれかの値で評価される。このような評価方法を採用することにより，患者の精神状態の総合的，かつ系統的な評価が可能であり，個々の患者の複雑な状況を区別して記述することが可能となる。

（稲垣　中）

⇨DSM，GAF，評価尺度，操作的診断
[文献] American Psychiatric Association (2000)

多次元診断〔多元診断〕
[独] mehrdimensionale Diagnostik

　ドイツの精神医学者 Kretschmer E が提示した方法であり，「疾患に働いている次元の異なる因子をとりあげ総合診断する」という考え方である。体質，性格，体験，反応に加えて，環境因子，身体的因子などが，病像成因的，あるいは病像形成的に関係して疾患の全体像が完成し，これらが治療法や転帰を検討するために重要であると考える。単なる疾患診断ではないし，一元的に考えないという立場であるともいえる。Birnbaum K の構造分析とともに精神医学の考え方の基本となっている。　　　　　　　　　　　　　　（宮岡　等）
⇨病像形成的／病像成因的

他者
[英] other
[独] Andere
[仏] autre

　他者という言葉は自らの主体に対置される他なる主体を指す言葉であるが，精神病理学においてはいくつかの特殊な含意をもつ。ドイツ語圏では，主体が現象学的把握において構成する他者を指すが［Theunissen M 1977］，場合によってはこの他者を超えた他者性を指す場合もある。とくに統合失調症の病理において現れる他者の特殊性を表す場合，この含意は重要である。フランス語圏においては，大文字の他者，つまり〈他者〉との対比で小文字の他者と呼ばれる他者を指す。この意味での他者は，Lacan J の鏡像段階理論における鏡像であり，infant（話さない者＝幼児）がそれをみて自我を見出す目前の他者である［Lacan 1949］。それは同一化の対象，想像的関係における他者，鏡像関係における他者で

あり，自我はこの他者と同一化の関係をもつと同時に，競合的関係にある。すなわち，この関係においては，「俺かお前か」の二者択一が問題となり，関係は維持不可能となって〈他者〉の介入がもたらされることになる［Lacan 1978］。　　　　　　　　（鈴木國文）
⇨大文字の他者，鏡像段階，同一化〔同一視〕，ラカン
[文献] Theunissen M (1977), Lacan J (1949, 1978)

多重人格
[英] multiple personality
[独] multiple Persönlichkeit
[仏] personalité multiple

　多重人格は，それぞれ独自の性別，年齢，記憶，行動パターン，性格傾向などからなるアイデンティティを有する複数の人格が，一人の人間に存在する状態を指す。日常心理における常識とは大きく隔たりのある状態ではあるが，文化や時代を超えて広くその存在が報告されてきた。わが国にも従来知られていた狐憑病等の憑依現象や，二重人格と呼ばれる状態の一部は，この多重人格であったと考えられる。多重人格における複数の人格は通常交代人格（alter）と呼ばれ，人格転換により交互に出現する。それぞれの人格はお互いの行動について少なくとも部分的にしか把握していないのが通常である（いわゆる「健忘障壁」の存在）が，他の人格の振る舞いを「内側から見ている」場合もある。同障害は現在のアメリカの疾患分類（DSM-Ⅳ）では解離性同一性障害と呼ばれ，一般の臨床家にその臨床的なあり方が広く理解されつつあるが，いまだに多くの誤解や懐疑論もみられる。また患者の大多数に，幼少時の長期にわたる外傷体験やストレスが報告され，人生早期から用いられた解離の機制が同障害の形成に関与していることが示唆されている。

（岡野憲一郎）

⇨憑依，解離，解離性障害／転換性障害，解離ヒス

テリー〔転換ヒステリー〕，PTSD〔外傷後ストレス障害〕
【文献】American Psychiatric Association (2000), 岡野憲一郎 (2007), Putnam FW (1989), Ross CA (1997), World Health Organization (1992)

多重比較〔多重検定，多重補正〕
［英］multiple tests

統計学的検定では事象が生じる確率をp値として計算し，閾値（慣例的には$p<0.05$）以下となら「両群で等しい」という帰無仮説を棄却して統計学的有意とする。

しかし同時にX個の独立変数を検定すると，すべての帰無仮説が正となる確率は$(1.0-0.05)^X$であり，逆に少なくとも1個が統計学的有意になる確率は$1-(1.0-0.05)^X$となる。たとえば6変数では26%の確率で少なくとも1変数は統計学的有意となる。この問題を多重検定と呼び，補正にはボンフェローニなどの方法がある。　　　（渡辺範雄）
⇨メタアナリシス〔メタ解析〕

多世代アプローチ
［英］multigenerational approach

ジェノグラムを用いるなどして，少なくとも三世代にわたる家族史をひも解くことで現在の家族の問題がどのように出現したかを理解し，現在の問題が過去のさまざまな家族関係に起因することを個人あるいは夫婦や家族が共有することで治療的な変化をもたらそうとするアプローチ。もともとはBowen Mの発想に由来するが，その後，Framo JやBoszormenyi-Nagy Iが，精神分析理論など広い理論的背景を吸収して発展した。McGoldrick Mはさらに家族ライフサイクル，民族，ジェンダー，家族以外の他者からのさまざまな要因，偶発的出来事などを加味することで包括的な多世代アプローチを完成させた。とりわけ過去の家族員の死にまつわる未完の喪の作業を扱うことで，現在の家族関係を変化させ，将来への展望を開かせる介入により，このアプローチは際立ったものとなっている。　　　（中村伸一）
⇨家族療法，ジェノグラム
【文献】Bowen M (1978), Framo J (1992), Boszormenyi-Nagy I, Spark G (1973), McGoldrick M, Gerson R, Petry S (2008)

多世代伝達
［英］multigenerational transmission

ジェノグラム（家族関係図）を聴取することで顕現する，家族の繰り返し。一世代以上前の関係パターンが次代の家族機能や構造のモデルになるというBowen Mの仮説。多世代とりわけ三世代にわたる影響によって，重篤な精神病理（統合失調症など）を有する者が出現。原則として，家族のなかでどの子どもに伝達が起こるのかは，その子どもの未熟さによるもので，最も自己分化度が低い子どもが影響を受けるとされる。Bowen派の家族療法は，多世代家族療法とも称され，過去を扱い，多世代を扱う点でユニークだが，家族自我（family ego）と呼ばれる仮想された感情のまとまりが扱われるので，個人よりも単位としての家族を対象とするという意味で他派の家族システム論と共通点も有している。ただし，治療目標は，他派のようにシステム全体の変化を目指すのではなく，「未分化な自我の塊（undifferentiated ego mass）」から家族成員を「分化」させることである。
　　　（石川　元）
⇨家族療法，ジェノグラム，三角関係化
【文献】Bowen M (1978), McGoldrick M, Gerson R, Shellenberger S (1999)

たそがれ症候群
➡夕暮れ症候群〔たそがれ症候群〕

脱感作　➡系統的脱感作(法)

脱錯覚　➡錯覚／脱錯覚

脱施設化
［英］deinstitutionalization

　脱精神病院化とも呼ばれる。精神科病院の長期入院患者を退院させ地域でのケアに移行する処置，あるいは政策。欧米では1960年後半以降脱施設化政策がとられ，公的病院の精神科病床は大幅に削減された。その背景には長期入院による弊害が調査されたことがあり，たとえばWing JKら［1970］による施設症研究がある。それによると長期入院，とくに生活制限が強い閉鎖性環境の中にある統合失調症の患者は強い陰性症状を示すが，環境を変えるとこの症状が改善することが示された。また抗精神病薬の登場や人権意識の高まりも重要な要素となった。地域に移行した患者に対しては，単に住居を用意するだけではなく，生活技能訓練・職業リハビリテーション・アウトリーチサービスなどが必要であり，またノーマライゼーションやリカバリーの理念が重要である。わが国では，精神科病院の80％以上が民間病院であることもあり，欧米並みの脱施設化は進んでおらず，今後の精神科医療の課題となっている。　　　　（井上新平）
⇨ウィング, J.K., SST, 精神科リハビリテーション〔社会復帰〕, アウトリーチサービス, ノーマライゼーション
［文献］Wing JK, Brown GW（1970）

脱髄疾患
［英］demyelinating disease

　脱髄とは髄鞘自体あるいは髄鞘を形成するオリゴデンドログリアの障害により正常に形成された髄鞘が破壊される状態を指す。髄鞘が二次的に破壊される脳梗塞，脳出血，脳腫瘍などのような病態は一般に脱髄とは呼ばない。進行性多巣性白質脳症のようにオリゴデンドログリアがウイルス感染により障害を受ける場合，シアン中毒やヘキサクロロフェン中毒のように物質中毒によりオリゴデンドログリアや髄鞘が障害を受ける場合なども脱髄であるが，これは二次的なものである。遺伝性のロイコジストロフィー（異染性ロイコジストロフィー，副腎ロイコジストロフィー，グロボイド細胞ロイコジストロフィーなど）のように髄鞘形成不全が原因となる病気も脱髄疾患に含まれるが，近年は分けて考えられている。また，アレキサンダー病，ペリツェウス＝メルツバッヘル病，カナバン病，那須・ハコラ病なども遺伝性疾患であり広範囲な脱髄所見が認められるが，頻度はまれである。脱髄疾患の中核は多発性硬化症であり，これは大脳および脊髄に多数の脱髄斑が生じる疾患であり，視力障害，運動麻痺，感覚障害，失調症状，けいれんなどの症状が現れ，寛解と再燃を繰り返すものである。（田中稔久）
⇨進行性多巣性白質脳症, ロイコジストロフィー, ペリツェウス＝メルツバッヘル病, 多発性硬化症
［文献］新井信隆（2005）

脱備給　➡備給／脱備給

脱力発作　➡情動脱力発作〔カタプレキシー〕

妥当性　➡信頼性／妥当性

多動性障害
➡注意欠如・多動性障害〔ADHD〕

妥当的確認
［英］consensual validation

　Sullivan HSの概念で「他者と合意できる形でものごとを理解する」ことをいう。Sullivanの別の言い方では「シンタクシック」（syntaxic）な体験様式である。妥当の確認は集団活動，対人活動，社会体験によって獲得され，正確に他の人間に通じるものであり，人間の成熟を助け，言語化，予見力を高める。妥当的確認はとくに前思春期の親友（chum）

との水入らずの関係で大きく発達するとSullivanは考えた。　　　　　　　　　　(重田理佐)
⇨サリヴァン，パラタクシックなゆがみ
[文献] Sullivan HS (1940, 1953, 1956)

田中＝ビネー式知能検査　➡ビネー式知能検査

ターナー症候群
[英] Turner syndrome

1938年Turner HHが「性器発育不全，先天性翼状頸，外反肘を伴う一症候群」として最初に報告し，女子1000人に0.4人の頻度である。核型はXOが55％であるが，モザイク，X染色体部分欠損，Y染色体を含む場合などさまざまである[Grouchy J de ら1986]。新生児ターナー症候群では小人症，四肢の先天性リンパ管浮腫，埋没爪，楯状胸，内眼角贅皮を特徴とし，生命予後が悪い場合もある。一方，通常のターナー症候群では，生下時からの低身長や，翼状頸，原発性無月経等で気づかれ，内分泌学的検査では血中エストロゲン低値，尿中ゴナドトロピン高値，FSH, LH高値が認められる。成人以降に糖尿病，肥満が多く，不妊症が問題となる。抗甲状腺抗体の陽性率が高い。精神発達はさまざまであるが正常なことが比較的多く，勤勉，誠実な性格で集団生活適合性は良好で生命予後は良い[月野隆一1985]。　　　(紙野晃人)
⇨染色体異常
[文献] Grouchy J de, Turleau C (1986), 月野隆一(1985b)

タナトス　➡生の本能／死の本能

多発梗塞性認知症　➡血管性認知症

多発性硬化症
[英] multiple sclerosis; MS

多発性硬化症は中枢神経白質を侵す炎症性脱髄疾患である。髄鞘抗原を標的とする自己免疫疾患と考えられている。若年成人に好発し，中枢神経白質の障害にもとづく症候が時間的・空間的に多発する。視力低下，片麻痺，対麻痺，四肢麻痺，半身の感覚障害，レベルのある感覚障害，膀胱直腸障害，運動失調，眼振，複視などがみられる。再発と寛解を繰り返す再発寛解型で発症し，一部は再発なしに緩徐に障害が進行する二次性進行型へ移行する。病初期から明らかな再発なく障害が進行する一次性進行型も10％程度みられる。脳・脊髄MRIで白質にT2高信号病巣が散在し，その一部が造影される。髄液は，軽度の細胞・蛋白・IgGの増加があり，オリゴクローナルIgGバンドが陽性になることが多い。副腎皮質ステロイド剤のパルス療法に急性増悪期の短縮効果，インターフェロンベータ製剤に再発率の減少作用があり，用いられる。　　　　　　　　　　　　　　　(吉良潤一)
⇨ミエリン
[文献] 吉良潤一 編(2008)

WHO〔世界保健機関〕
[英] World Health Organization

「すべての人民が可能な最高の健康水準に到達すること」（WHO憲章1条）を目的として1948年に設立された国際連合の専門機関であって，わが国は1951年に加盟した。本部はスイス・ジュネーヴにあり，設立日である4月7日は世界保健デーになっている。WHO憲章前文の健康の定義は「完全な肉体的，精神的および社会福祉の状態であり，単に疾病又は病弱の存在しないことではない」（Health is a state of complete physical, mental and social well-being and not merely the absence of disease or infirmity）である。WHOでは，国際疫病傷害死因統計の作成，国際保健規則の施行，国際的規模の調査研究，衛生技術の国際的交流等を行うほか，開発途上国への技術協力を大規模に行っている。WHOは，アルマ・アタ宣言（1978）におい

て"西暦 2000 年までにすべての人に健康を(Health For All)"という目標を定め，そのための世界戦略としてプライマリ・ヘルス・ケア（PHC）の理念を打ち出した。また，オタワ憲章（1986）において，人々が自らの健康とその決定要因をコントロールし，改善できるようにするプロセスであるヘルスプロモーションを健康戦略として提唱したが，これらは精神保健の発展にも影響している。

(竹島　正)

⇨ ICD，メンタルヘルス
[参考] WHO（世界保健機関）HP http://www.who.int/en/
[文献] 竹島正，松本俊彦（2010）

WMS ➡ウェクスラー記憶検査〔WMS〕

WCST
➡ウィスコンシンカードソーティング検査〔WCST〕

ダブルデプレッション

［英］double depression

慢性に持続する抑うつ状態に重なって新たにうつ病相を生じた場合を指す。Keller MB [1982] らの定義によれば，当時の DSM-Ⅲの大うつ病エピソードと気分変調性障害の診断基準を同時に満たす症例であり，慢性抑うつは 2 年以上持続することが必要である。double depression はうつ状態の病因を問わず，あくまで状態像の評価をもとに行う診断であり，近年の操作的診断基準の産物ともいえる。位置づけには議論があろうが，今後慢性うつ病の分類において有用な概念となる可能性がある。

(宮岡　等)

⇨大うつ病性障害，気分変調
[文献] Keller MB, Shapiro RW（1982）

ダブルバインド

［英］double bind
［独］Doppelbindung
［仏］lien double

コミュニケーションの一様態を示す言葉であり，また，それが統合失調症の要因であるという，Bateson G ほか［1956］によるダブルバインド仮説を示す。日本語訳としては「二重拘束」が用いられる。

統合失調症患者では，自分の心が，あるいは他者と作る場が，どのようなコミュニケーション・モード（「遊び」のモード，「真面目」のモードなど）にあるかということ，つまり，種々のレベルの論理階型を識別することに欠陥がある。それは，幼少期に，母親などの身近な家族が，言語レベルではある禁止命令を発しつつ，非言語的レベル（声の調子，ジェスチャーなど）ではその禁止と衝突する別の禁止を発し，子どもはその場から逃れることも禁止されているという，ダブルバインド状況が恒常的に続いた結果と推測される。メッセージの類別を正確に行うことが死活問題であるいう抜き差しならない関係にありながら，相手から届くメッセージは，高次レベルと低次レベルにおいて矛盾している。その矛盾を解きほぐそうにも，矛盾についてコメントできず，今起こっているコミュニケーションに関与することができない。たとえば，見舞いに来た母親の肩を喜びのあまり患者が抱くと，母親は身をこわばらせ，患者が手を引っ込めると，母親は「もう私のこと好きじゃないの？」と尋ねる。このダブルバインド状況から自己を防衛するためには次の3つの方法を選び取るほかなくなるが，それは統合失調症の3亜型に対応する。①メタレベルのコミュニケーションに過度に敏感となり，あらゆる言葉の裏に自分を脅かす隠された意味があると思い込む（妄想型），②メタレベルのコミュニケーションを無視し，他人がいうことを，みな字句通りに受け取る（破瓜型），

③そのどちらでもない第3の道として、まわりで何が起ころうとも、それをみようとも聞こうともせず、関心を自分の心の動きに集中する（緊張型）。
（小林聡幸）

⇨コミュニケーション，統合失調症，ベイトソン
[文献] Bateson G, Jackson DD, Hayley J, et al. (1956)

多文化間精神医学　➡比較文化精神医学

ターミナルケア
[英] terminal care

第二次世界大戦後、死にゆく過程を理解して、医療のみでなく人間的な対応（マザー・テレサ）が重要であることが強調され、がん患者の末期ケアとしてわが国にも紹介された。1977年、死の臨床研究会が発足し、ホスピスケア、緩和ケア（WHO）、腎不全や認知症を含めエンドオブライフ・ケア（End-of-Life care）として発展し、さらに化学療法の感染症や嘔吐対策から支持療法（supportive care）、精神保健の専門家から精神腫瘍学（psycho-oncology）の分野が誕生している。
（内富庸介）

⇨ホスピス，緩和ケア，精神腫瘍学

タラソフ判決
[英] Tarasoff decision

カリフォルニア大学のインド人大学院生Prosenjit Poddar（P）は女子学生Tatiana Tarasoff（T）と知り合い、キスを数回した。米国の習慣と女性との交際に疎かったPはTと特別な関係にあると思ったが、Tは応じなかった。抑うつのため大学クリニックを受診したPを面接した心理学者Moore L（M）は、Pが銃を手に入れTを撃ちたいと考えていることを知った。Mは学内警察に通報した。自分は危険ではないと説明するPに対して警察はTには近づかない約束をさせて帰した。クリニック管理者の精神科医Powelson Hは守秘義務違反を憂慮し、Mからの通報記録を破棄し特段の対応をしない旨判断した。2ヵ月後の1969年10月27日にPはTを殺害した。Tの両親の訴えを初審と控訴審は却下したが、カリフォルニア最高裁判所は、治療者は第三者への危険を予見したのであれば（つまり予見義務を求めるものではないが）その通告義務と危険を防ぐ合理的な対処をする防止義務を負うとした。現在、同種の判例をもつ州は多い。
（岡田幸之）

⇨守秘義務
[文献] 横藤田誠（2002）

DALY〔障害調整生命年〕　ダリー
[英] disability-adjusted life-years

有限な保健医療資源や研究資源をどのような疾病対策に優先的に配分するかを合理的・客観的に政策決定する際、近年、多くの国々においてDALYと呼ばれる指標が用いられる。この指標は、1990年代にハーバード大学のMurray CJLらによって開発され、病気やケガなどによって失われる寿命（years of life lost；YLL）と生活障害による影響（years lived with disability；YLD）の双方を定量的に算出し、その合計値（YLL＋YLD＝DALY）によって疾病負担（社会に生じる健康被害）の大きさを示すものである。日本を含む高所得国（先進国）において、がん、循環器疾患とならび、精神疾患がDALYによる三大疾病負担要因となっている。
（西田淳志）

⇨疫学的精神医学
[文献] Murray CJL, Lopez AD, ed. (1996), 西田淳志, 中根允文（2009）

DARC　ダルク
[英] Drug Addiction Rehabilitation Center

1985年に開設された、日本で最初の民間の薬物依存症者のための中間施設である。薬物依存症であった近藤恒夫がアルコール依

症に対する自助施設で回復した自らの体験をもとに，薬物依存症者にも回復するための場所が必要であると考え，東京のアパートで数名の薬物依存症と一緒に住み，ミーティングを中心にしたプログラムを始めたのが最初である。これが現在の東京 DARC であり，この施設での回復者が他の地域で新たな DARC を作り，2010 年現在では全国で 50 以上の施設に広がっている。DARC の果している役割としては，①回復を分かち合う安全な居場所（自助グループ的役割），②共同生活による生活訓練の場（中間施設としての役割）の二つの要素がある。プログラムの中心は，12 ステップのミーティングと夜の NA（ナルコティクス・アノニマス）参加であり，1 日 1～3 回のミーティングに参加する。それ以外には，生活訓練，レクレーション，ボランティア，教育・司法機関等へのメッセージ活動，地域活動への参加，就業プログラム，温泉，農作業，太鼓などが行われている。　　　　　　　　　　　　　　　（森田展彰）

⇨自助グループ，薬物依存(症)，AA〔アルコホーリクス・アノニマス〕，ナルコティクス・アノニマス〔NA〕

[文献] 近藤恒夫（2001）

単一精神病

［英］unitary psychosis
［独］Einheitspsychose
［仏］conception unitaire de la psychose

　ドイツロマン期精神医学の全体論的思想を源泉とした Zeller EA, Griesinger W, Neumann H らに代表される精神医学的観点。心的障害一般は心理学的連関を重視して一つの基本障害の変化によるさまざまな基本状態からなる連続的諸段階として表現される。Griesinger［1845］の単一精神病段階学説では，一次性の情動性異常の可逆性段階である抑うつ状態（憂鬱，メランコリー）ないしは昂揚状態（マニー，躁暴，急性妄想）と，情動の異常はすでに目立たず意欲や思考の障害が前景の非可逆性段階としての二次性衰弱状態である狂気（慢性妄想）や痴呆状態とを区別した。回復しない限り次の段階へ進行するとされた。Griesinger の段階学説を Neumann［1859］が教科書の中で公式に援用した。精神疾患の多様な現象形態は一つの精神病性基本障害の変遷の表現であり，連続的に移行する典型的 3 段階（病理的精神現象が産出される段階，諸表象の連関が弛緩する段階，精神全体が崩壊する段階）は回復あるいは死によってしか中断されないとした。

　19 世紀末まで支持された単一精神病学説は，歴史的には進行麻痺が疾病単位として確立され Kahlbaum KL や Kraepelin E に導かれた疾病単位への関心が優勢化するにつれて衰退した。しかし，実際にはその後も現在に至るまで疾病単位論に対する相補的対極的観点として，重点を変えながらも精神医学の幅広い分野に影響を与え続けている。Griesinger 没後，機能性精神病（funktionelle Psychose），そして 1892 年から Möbius PJ によって内因性精神病（endogene Psychose）と命名された単一精神病概念は 20 世紀以降，Conrad K, Janzarik W, フランス語圏では Ey H, そして本邦では Chidani Sh（千谷七郎）によって発展的に継承された。単一精神病論は疾病単位論と比較するとき，統合と分析，全体論と要素主義，精神病理学的認識と生物学的精神医学の認識，現象（変わるもの）の探究と基体（変わらないもの）の探究などにそれぞれ一致するものである。疾病単位論とは別の意味で精神医学的研究の認識の方法論であり続けている。　　　　　（古城慶子）

⇨内因性，疾患単位／臨床単位

[文献] Chidani Sh（1973），Conrad K（1959），Ey H（1958），Griesinger W（1845），Janzarik W（1974, 1988），古城慶子（2009b），Neumann H（1859）

単一律動性徐波

[英] monorhythmic slow waves

波形や周波数が比較的揃っていて律動的であり，背景活動から際立って突発性に出現する徐波活動。多形δ波と対比される。周波数により単律動δ波，単律動θ波に分類される。両側，広汎性に出現することが多いが，成人では前頭部，小児では後頭部で最大振幅を認めることが多い。全身代謝性，中毒性疾患や頭蓋内局所性病変など，各種の原因により出現する。疾患や脳部位特異性は低く，広汎な脳機能低下との関連が推定されている。

(佐久間篤)

⇨脳波〔EEG〕，徐波，デルタ〔δ〕波，シータ〔θ〕波
[文献] 大熊輝雄 (1999a)

短期記憶

[英] short-term memory

一時的に情報を貯蔵するシステム，または貯蔵庫を意味する。容量や保持時間には限界があるとされている。Atkinson RC ら [1968] は，「記憶の二重貯蔵モデル」を提案し，「短期記憶（short-term memory；STM）」と「長期記憶（long-term memory；LTM）」という二つのシステムを仮定し，記憶のメカニズムを理解しようとした。短期記憶の容量は，たとえば，3-9-5-1-6-9-4 のようなランダムな数字を見たり聞いたりした直後に，提示された順番通りに復唱させることで調べることができ，これを「数唱」と呼ぶ。短期記憶の保持時間は通常 15～30 秒程度とされているが，10 秒以下と定義される場合や，数分と定義される場合もある。一方，長期記憶とは，永続的で容量に限界のない記憶システムであり，特定の事象の記憶（エピソード記憶）と知識の記憶（意味記憶）からなる宣言的記憶と，自転車の乗り方のような運動を伴う手順の記憶である手続き記憶から成り立っている。この二重貯蔵モデルの妥当性を高める上で重要な証拠となったのが，脳の一部の部位に損傷を認める器質性健忘症の神経心理学的データである。たとえば有名な症例 H. M. は，長期記憶に障害を示すのに対して，短期記憶は正常範囲に保たれていた。この事実は，短期記憶と長期記憶が独立した神経基盤をもつことの裏づけとなった。短期記憶と類似した概念に，作動記憶（working memory）がある。作動記憶も一時的な情報の保持機能をもつものと仮定されるが，短期記憶との違いは，作動記憶が記憶の処理過程だけでなく，音韻的処理や視空間的処理のメカニズムや，それらの制御・統合機能も考慮に入れている点にある。現在では，記憶の保持期間だけに注目した短期記憶の研究は少なく，記憶を含めた統合的認知機能としての作動記憶を対象とした研究の方が盛んである。

(梅田 聡)

⇨記憶，感覚記憶，作業記憶，即時記憶，記憶障害，記銘力，記銘減弱
[文献] Atkinson RC, Shiffrin RM (1968), Parkin AJ (1997), 高野陽太郎 編 (1995), 梅田聡 (2005)

短期精神病性障害

[英] brief psychotic disorder

DSM-Ⅳ-TR で，A. ①妄想，②幻覚，③まとまりのない会話，④著しくまとまりに欠ける行動もしくは緊張病性の行動，のうち一つ以上の症状をもって急性に発症し，B. そのエピソードが 1 日以上 1 ヵ月未満持続し，最終的には病前の機能レベルにまで完全に回復する，C. 精神病性の特徴を有する気分障害，統合失調感情障害，統合失調症，物質や身体疾患による生理学的作用によるものではない，という A，B，C の基準を満たす精神病性障害として定義されているもので，このうち著明なストレス因子があるものを短期反応精神病という。ICD-10 における急性一過性精神病性障害（acute and transient psychotic disorder）とほぼ同様のものである。これらは日本では従来，心因や環境因によって反応性に生じる心因反応の一つである反応

精神病もしくは心因精神病といわれていた。
(市来真彦)
⇨心因反応, 反応精神病
[文献] American Psychiatric Association (2000), World Health Organization (1992)

短期精神療法
[英] short-term psychotherapy

　精神分析のような, 年単位にわたる長期精神療法に対し, 週単位ないしは月単位 (1〜30回くらいまで) で行われる精神療法を指す。広い意味では, 短期力動的精神療法だけでなく, Klerman GL の対人関係療法や, 催眠を援用したミルトン・エリクソン学派のブリーフセラピーなど, 多くの学派を含む。その始まりは, Ferenczi S の積極療法 (積極技法) や Rank O による治療期間の制限, そして, Alexander F の修正感情体験の提唱にまで遡る。現代における短期精神療法の走りは, 治療の焦点を絞ることを提唱した Balint M の焦点付け療法で, Malan DH のブリーフサイコセラピー, Sifneos PE の不安挑発的精神療法, Mann J の時間制限精神療法などが続く。Malan と Sifneos の場合, 精神分析を基盤に, 限局性の神経症的葛藤をもつ患者を厳密に選択し,「非感情的・非指示的教師」的スタンスで, 解釈を中心に, 15〜40回のセッションを行う。Mann の治療は12回で, 治療契約時に, 最終治療日を含む日程を患者と合意する。
(丸田俊彦)
⇨対人関係療法, ブリーフセラピー, 積極技法〔積極療法〕, 修正感情体験, 時間制限精神療法
[文献] Balint M, Ornstein P, Balint E (1972), Mann J (1973), 丸田俊彦 (1981), Sifneos PE (1979)

短期入所　➡ショートステイ〔短期入所〕

短期反応精神病
[英] brief reactive psychosis

　著明なストレス要因によって反応性に生じる一過性の精神病性障害。米国精神医学会の診断基準 DSM-Ⅲ, Ⅲ-R に収載されていたが, DSM-Ⅳ-TR では短期精神病性障害 (brief psychotic disorder) とされて, ストレス要因の存在が診断に必要とされなくなっている。同様に ICD-10 においてこれを含む急性一過性精神病性障害 (acute and transient psychotic disorders) においてもストレス要因の存在は診断に必須でない。しかし実際には, 発病契機となるストレス要因は, 程度の差こそあれ, 見出されるのが大多数である。その診断には, 精神病のエピソードにおいて妄想, 幻覚, 解体した会話, あるいは解体したまたは緊張病性の行動のうち少なくとも一つが急激に出現すること, それが2〜3時間 (DSM-Ⅳ-TR では1日) 以上続くが, 1ヵ月を超えることはなく, 最終的には病前の機能水準に完全に回復することが必要である。ここには, 経過中に統合失調症や双極性感情障害が明らかになる症例, パーソナリティ的なストレス耐性の低さによって生じると考えられる症例など, さまざまな病態の患者が含まれている。
(林　直樹)
⇨ストレス, 短期精神病性障害
[文献] Tulpin JP, Halbreich U, Pena JJ, ed. (1984)

単極性うつ病
[英] unipolar depression

　従来の躁うつ病, DSM-Ⅳ-TR における気分障害の中において, うつ病相のみを呈するものを示す。気分障害の範疇に入る疾患群の中では頻度が高い。内因性うつ病では, 症状の日内変動, 特徴的な病前性格 (メランコリー親和型, 執着気質) を有する傾向にあり, 発病にて状況・身体における誘発要因が先駆することが多い。経過としては1回のエピソードで終わることもあるが, 再発するケースも多く躁病相を伴うこともある。
(山家邦章)
⇨躁うつ病, 気分障害, 日内変動, 病前性格, メランコリー親和型, 執着気質

[文献] 市川潤, 迎豊 (1979), Angst J, Perris C (1970)

単極性躁病
[英] unipolar mania

気分障害においては，大うつ病エピソードだけを繰り返す大うつ病性障害（単極性うつ病）が 50〜60％と多く，大うつ病エピソードに加えて(軽)躁病エピソードも呈する双極性障害は 20〜30％ と比較的少なく，躁病エピソードのみを繰り返す単極性躁病はかなりまれとされる。DSM-Ⅳ-TR では，躁病エピソードが 1 回でもあれば，双極Ⅰ型障害，単一躁病エピソードと診断する。すなわち DSM-Ⅳ-TR では単極性躁病の存在を認めておらず，躁病エピソードがあれば長期経過のうちに必ず大うつ病エピソードが出現し，双極性経過をとると考えられている。　(坂元 薫)
⇨気分障害，躁病，双極性障害，双極性うつ病，病相〔エピソード〕
[文献] American Psychiatric Association (2000)

単光子放射断層撮影
➡ SPECT〔単光子放射断層撮影〕

男根期
[英] phallic phase; phallic stage
[独] phallische Stufe; phallische Phase
[仏] stade phallique

ペニスはラテン語のファルスから派生し，精神分析では，解剖学的な意味だけでなく，ファルスに含まれる生産力に関する象徴的な意味も併せもつ。心理 - 性的発達段階において，口唇期，肛門期における前性器的な部分欲動が男根に統裁され，性器領域が主要な性感帯となる時期を指す。自体愛的，自己愛的な幼児性欲がエディプス的三者関係における成人の性愛へと移行していく期間で，2 歳半〜5 歳ぐらいの間である。この段階の子どもは男女の違いに関心を向けるが，Freud S [1923] は，これは，男根があるか無いかという視点から生じたもので，男根をもっていない者は去勢された者であるという空想につながるとした。その結果，男児にとってペニスは愛や力を獲得するための自己愛的なものとなるが，去勢不安も高まるという葛藤が生じ，女児にはペニス羨望が生じると考えた。これに対し，Horney K [1926] らは男根優勢の概念として批判した。　(湊真季子)
⇨ファルス，性感帯，幼児性欲，ペニス羨望，男根自己愛的性格
[文献] Freud S (1923d), Horney K (1926)

男根自己愛的性格
[英] phallic-narcissistic character
[独] phallisch-narzisstischer Charakter
[仏] caractère phallique-narcissique

Reich W [1933] が概念化した性格形態の一つ。エディプス期に対する退行的防衛様式で，男根期への固着が強い。男性に多く，彼らは無意識的に男根に同一化しており，自己顕示欲が強く，精力的，闘争的で，しばしば傲慢で自己確信的な攻撃性に満ちた発言や露出的な振る舞いをする。ペニスは攻撃性のあるものとみなされるため，反社会的行動や集団の権力者などの等価物となり，関係性としての性器愛には至らない。　(湊真季子)
⇨男根期，エディプスコンプレクス
[文献] Reich W (1933)

男根優勢　➡男根期

探索眼球運動
[英] exploratory eye movement

眼球運動の評価には，眼電位図（electro-oculogram; EOG）を記録する方法と，注視点記録装置（アイカメラ）を用いる方法とがある。急速眼球運動（サッケード）や追跡眼球運動を含む神経眼科的検査には EOG が，探索眼球運動の評価にはアイカメラが用いられることが多い。探索眼球運動とは，眼前に

図形や絵などを提示して視線の動きを計測し，視覚情報の処理過程を評価するための精神生理学的指標である．統合失調症患者の眼前に横S字型図形を提示して探索眼球運動を調べると，健常人に比べて注視点の運動数が少なく，移動範囲も狭い［Moriya H ら 1972］．とくに，検者からの念押し質問直後の反応的探索スコアが特異的に低く，この指標によって高い感受性と特異性で統合失調症の診断が可能となる［Kojima T ら 1981］．統合失調症の近親でも同様の所見を認め，統合失調症の遺伝的脆弱性を反映する指標と考えられている．
(松浦雅人)
⇨サッケード
［文献］Moriya H, Ando K, Kojima T, et al.（1972）, Kojima T, Shimazono Y, Isse K, et al.（1981）

短時間面接
［英］short session
［独］kurze Sitzung
［仏］séance courte

　変動時間面接ともいう．1回ごとの精神分析を，時計の時間によってではなく論理の時間によって区切る技法．結果として1回の分析時間は大変短くなるのでこのように呼ばれるが，あらかじめ短く決められているわけではない．Lacan J によって 1950 年前後に考案され，現在フランスをはじめスペイン，南米などで用いられている．Lacan は無意識を他者の語らいと考えているので，無意識には多声音楽のように複数の声部が動いていることになる．それらの声部の間に論理が構成される時を分析の区切りとする．それは，人々が互いの間で，互いを人間として同定することにかかわる論理であり，対象としての主体と普遍的他者としての主体の間に構成される．面接を切り上げるという主体の行為によって，その論理は事後的に真理として確言される．同時に分析家は対象 a として分離される．なおこの技法は，Lacan が国際精神分析協会（IPA）から袂を分かつ際の争点となったこと，また彼がそれを日本の禅になぞらえたことでも知られている．
(新宮一成)
⇨対象 a，ラカン
［文献］Lacan J（1945, 1953）, International Psycho-Analytical Association（1954）, 新宮一成（1995）

短日リズム　➡ウルトラディアンリズム

単収縮〔れん縮〕
［英］twitch

　骨格筋は脊髄前角の α 運動ニューロンに直接支配されている．この α 運動ニューロンが1回活動電位を発生すると，支配下の筋線維が活性化され収縮し張力を発生，一定時間の後弛緩する．この過程を単収縮（れん縮）という．単収縮の時間は活動電位に比べるとはるかに長いため，十分に弛緩する前に次の単収縮が起こると収縮力が大きくなり，これを加重という．短い間隔で連続的に刺激が与えられると発生張力は累積的に加重され，これを強縮という．
(佐久間篤)
［文献］Pocock G, Richards CD（2006）

断酒会
［英］Japan Sobriety Association

　自助グループは，アルコール依存症の回復，すなわち断酒の継続にとって重要である．わが国におけるアルコール依存症の自助グループの代表は，断酒会と 1970 年代に米国から導入された AA である．

　断酒会は，1950 年代に AA を原型としてまず東京，次いで高知に結成され，1958 年に両者が合流して，全日本断酒連盟（全断連）を組織したところがその出発点である．その後わが国の風土にあったグループとして独自の発展を遂げてきた．断酒会（支部）は規模の大小はあるが，全国津々浦々に約 530 あり，全断連がこれをまとめている．会員数は約1万人弱といわれている．

断酒会の活動は，各断酒会の例会がその中心である。全断連のホームページによると，「断酒会活動の基本は例会である。この例会は，大小の差はあるが，20名くらいで約2時間，酒害体験を話し，それを聴く。家族も参加する。家族も酒害体験を話す」となっている。多くのアルコール依存症の回復に貢献するために，例会を病院内や交通刑務所などでも開いている。 (樋口 進)
⇨自助グループ，AA〔アルコホーリクス・アノニマス〕，アルコール依存（症）
[参考] 全日本断酒連盟 HP
http://www.dansyu-renmei.or.jp/
Alcoholics Anonymous HP
http://www.aajapan.org/

単純型統合失調症
[英] simple schizophrenia
[独] Schizophrenia simplex
[仏] démence simple

Bleuler E による統合失調症の4分類の一つであった。ICD-10 では，単純型統合失調症の症状として，行動の奇妙さ，社会性がないこと，全般的な遂行能力低下，幻覚などの陽性症状がない，などを挙げている。陰性症状のみが進行し，社会的機能を失っていく。医療や社会的援助に頼ることなく，無目的で，放浪することが多い。発病は他の統合失調症より早期であり，思春期から生活能力は低下していく。しかし，その段階で治療を受けることはまれである。定義上，幻覚や妄想の病的体験はないが，人格や社会への適応性が徐々に深く低下していく。陽性症状がないため，統合失調症と診断されないことが多い。なお，DSM では，単純型統合失調症は採用されず，付録に「今後の基準案」として記載されている。臨床場面では，本病名が診断されることは少ないが，他の統合失調症の診断をする前に，ある時期，単純型統合失調症の症状があることも多い。臨床場面では，つねに配慮しておくべき症状である。 (山口直彦)
⇨潜在統合失調症，一級症状，寡症状性統合失調症，類破瓜病

単純部分発作
[英] simple partial seizure

1981年のてんかん発作国際分類で，部分発作のうち発作中を通じて意識が保持されるものを，単純部分発作と呼ぶ。発作後に健忘を残さない。発作症状は多岐にわたる。運動症状を示すものに，焦点運動発作（体の一部のけいれん），回転（向反）発作（体が捻れていく），姿勢発作，音声発作がある。感覚症状を示すものに，身体感覚発作（体の一部のしびれなどの感覚異常），視覚発作，聴覚発作，嗅覚発作，味覚発作などがある。自律神経症状を示すのが自律神経発作である。恐怖，抑うつ，既視感，未視感，錯覚，幻覚などを示すのが精神発作である。なお焦点運動発作あるいは身体感覚発作で，発作症状を示す身体領域が次第に拡大していくことがある。これをジャクソン行進（Jacksonian march）と呼び，こうした発作をジャクソン発作と呼ぶ。また焦点運動発作の後に，けいれんの起始部位に一過性の発作後麻痺（Todd の麻痺）を呈することがある。 (加藤昌明)
⇨部分発作，向反発作，姿勢発作，精神発作，味覚発作，嗅覚発作，聴覚（反射）発作，自律神経発作，複雑部分発作
[文献] Commission on Classification and Terminology of the International League Against Epilepsy (1981)

単純酩酊　➡酩酊（状態）

男性性
[英] masculinity

男性と女性という対立を考えたときに，男性に属すると考えられるすべての特性を男性性という。そこには，生物学的な特性や外見

をはじめとして,「男性の役割(仕事)」や「男性的な考え方」と表現される,文化や歴史に規定された社会的行動などさまざまなものが含まれる。一般的に男性性には能動性,攻撃性,競争心などが含まれ,それらは男性という生物学的な性や遺伝に結びついていると考えられる傾向がある。Freud Sは男性性と女性性の解明にとり組み,男性にも女性にもさまざまな割合で男性性と呼ばれる特性と女性性と呼ばれる特性が備わっているという両性具有の考えに至っている。発達的には,自らの生物的な性(sex)と社会的な性(gender)との間で葛藤が生じ,その中で自らの男性的な特性や女性的な特性をどのように認め,それらと折り合っていくことが課題となる。 (白波瀬丈一郎)
⇨女性性,父性
[文献] Freud S (1905c)

男性的抗議
[英] masculine protest
[独] männlicher Protest
[仏] protestation masculine

　Adler Aによって提唱された精神分析概念。Adlerは,女性が劣等な存在であるとみなされているような社会では,ほとんどの女性は自分の女性的役割に不満を感じて葛藤的となると考えた。そして,女性が自らの女性性を過剰に補償するために,一見男性的にみえるような態度をとることを男性的抗議と呼んだ。当初,Adlerは過剰に男性性を誇張する男性に対してもこの術語を用いたが,後年になってからは女性的役割に対する女性の抗議に限定して用いるようになった。Freud Sはこのような Adlerの男性的抗議はペニス羨望に由来すると論じたが,これに対して,Adlerは女性が劣等感を抱くのは肉体的な欠陥によるのではなく,社会的に規定された男性の優越性にあるという主張を繰り返し,Freudの女性心理学はあまりにも生物学的にすぎると批判し,Freudと袂を分かつこととなった。
(平島奈津子)
⇨個人心理学〔アドラー心理学〕,アドラー
[文献] Adler A (1969), Ansbacher H, Ansbacher R. ed. (1956), Freud S (1937b)

淡蒼球
[英][ラ] globus pallidus

　淡蒼球は大脳基底核の一部で被殻の内側にあり,外節と内節とに分けられる。線条体からの有髄線維が通過するため,被殻より色が淡い。尾状核と被殻を合わせて線条体または新線条体と呼ぶのに対比して,別名で古線条体とも呼ばれる。淡蒼球はGABA作動性大型ニューロンを含む。外節は間接経路の構成要素であり,線条体からのGABA作動性入力を受け,外節からのGABA作動性の出力は視床下核および淡蒼球内節,黒質網様部へ入力する。内節は機能的に黒質網様部と関係しており,線条体からのGABA作動性入力を受け(直接経路),また淡蒼球外節からGABA作動性入力,視床下核からグルタミン酸作動性の入力を受ける(間接経路)。間接経路の過剰活動がパーキンソン病の運動低下障害を引き起こす。進行性核上性麻痺では淡蒼球,視床下核,黒質の変性が強く,歯状核赤核淡蒼球ルイ体萎縮症(DRPLA)で淡蒼球外節優位に変性がみられる。 (岩城　徹)
⇨GABA
[文献] Deep-Brain Stimulation for Parkinson's Disease Study Group (2001)

断綴性発語〔断綴言語〕
➡とぎれ言葉〔断綴性発語〕

蛋白リン酸化　➡細胞内情報伝達系

断眠

[英] sleep deprivation；SD
[独] Schlafentzug

　長時間あるいは一部の睡眠を除去し，その脱落現象から生体機能を検討し，臨床応用する方法。睡眠奪取。①全断眠（終夜睡眠すべての除去），②部分断眠（一定時間の睡眠除去），③選択的断眠（レム断眠〔断夢〕や徐波断眠など特定の睡眠段階除去）に分類される。ヒトの断眠記録は，1964年の17歳男性による264時間12分であり，4～5日目より神経過敏，猜疑的，記憶障害や錯覚などが出現したが，14時間40分の回復睡眠後に異常を残さなかった。しかし断眠後には日中の精神作業能力が低下し，動物実験では部分断眠後の海馬におけるcAMP信号の減弱が認められる［Vecsey CGら 2009］。各種断眠後の反跳現象の相違から，睡眠調節機構や睡眠物質への影響が論じられている。てんかんの異常脳波は断眠により賦活され，燃え上がり現象との関連が検討されている。うつ病に対する断眠療法の治療効果は，持続性に乏しいものの速効性が証明されており，睡眠操作による生活指導法として期待される［内山真 2009］。作用機序には，時間生物学的仮説，睡眠時間短縮仮説，体温調節仮説，セロトニン／ドーパミン増強仮説が提唱されている。　（山寺　亘）
⇨覚醒てんかん，キンドリング
［文献］内山真（2009a），Vecsey CG, Baillie GS, Jaganath D, et al.（2009）

断眠療法　➡断眠

断夢　➡断眠

短絡反応

[英] short circuit reaction
[独] Kurzschlußreaktion
[仏] réaction en court circuit

　感情的衝動が全人格による冷静な判断を回避して直接的に行為に移されるような反応様式。ある体験に対して反応性に生じる精神症状を心因反応あるいは体験反応というが，Kretschmer E［1950］はこれを，衝動的な瞬間的行為である原始反応（Primitivreaktion）と，人格全体が強く意識的に関与している人格反応（Persönlichkeitsreaktion）に分け，原始反応を感情の運動面への直接的表出である爆発反応（Explosivreaktion），より複雑な行為として現れる短絡反応，そしてヒステリーのように発生的に下等な行動をとる下層意志的および下層知性的反応（hypobulische und hyponoische Reaktion）に分類した。短絡反応は，ある女中が郷愁の念から主人の家に放火してしまった例のように，島状の別格状態で生じ意識混濁を伴うことが多く，青年期によくみられる。このほかに，盗癖のように感情的衝動なく生じる短絡反応もあり，その場合はパーソナリティのなんらかの脆弱性が疑われる。現代では，解離性障害でしばしばみられる反応様式である。　（野間俊一）
⇨心因反応，原始反応，人格反応
［文献］Kretschmer E（1922b）

地域精神医学　➡コミュニティケア

遅延性反響言語　➡反響現象

知覚

[英] perception

　知覚とは，生体が感覚器を通して受け入れ，外界や生体内部の事象をとり込む働き，またはその過程をいう。外部刺激をとり込む際には，感覚器の機能にもとづき，神経細胞における電気活動として脳内で伝達され，処理される。そのため，知覚される内容は，外界の

忠実な再現ではなく，生体内で処理された結果である．広い意味で，知覚は「感覚（sensation）」と類似した意味をもつ．両者が区別して用いられる際もあり，その場合，「感覚」は視覚・聴覚・嗅覚のように，目・耳・鼻などの感覚器を通して明るさ・音の大きさ・臭いなどが脳内で処理され，生体にそれが認識されるまでの処理過程を意味する．一方，「知覚」は，奥行き知覚や時間知覚のように，刺激が認識される際に生体の過去経験，知識，要求などの影響を受け，体験として生じるまでの処理過程を意味する．　（梅田 聡）
⇨感覚，無様式知覚，妄想知覚
[文献] 大山正，今井省吾，和氣典二 編（1994），大山正，今井省吾，和氣典二ほか 編（2007）

知覚抗争
[英] perceptual rivalry
　一つの刺激であれば知覚できるが，二つの刺激になると一方の刺激がさまざまな変容や抑制を受けるような現象である．主に頭頂葉の損傷（とくに劣位半球）後に触覚に生じるといわれている．たとえば単一の刺激であれば患側への刺激でも知覚することができるが，両側を同時に刺激した場合，患側の刺激が知覚できなくなり，健側のみの刺激を感じる．触覚だけでなく，視覚や聴覚でも認められることがある．　　　　　　　　　　（田渕 肇）
⇨大脳半球優位，頭頂葉
[文献] 山鳥重（1985a）

知覚側転位現象
➡アロヒリー現象〔知覚側転位現象〕

知覚変容（発作）
[英] perceptual alteration attack
　統合失調症の治癒経過中にみられる特異な症状として，「知覚変容発作」が報告された［1985］．本症状の特徴は以下のごとくまとめられる．

(1)体験内容　主に視覚領域の変容体験である．たとえば「普段なら注意を向けない壁や天井のシミがはっきり見えて，どうしてもそこに目が向いてしまう」などである．
(2)出現様式　発作的であり，起始は突然，持続は数分からせいぜい数時間，当人は例外的状態と捉えている．
(3)好発状況　夕刻，就業している人では休みの翌日の午後など，移行期に多い．
(4)本症に対する患者の構え　本症状は自我違和的であり，本症に関しては治療を求めたり，自己治癒努力をする．たとえば「目を閉じて，横になる」など．
(5)統合失調症の回復過程において出現する．
(6)抗不安薬が即効的な効果がある．

　本発作現象については，多くの報告があり，本現象の存在は認められた．しかし，その成因については，統合失調症に底流する症状か，あるいは抗精神病薬の副作用でないか，の二つに分かれた．1995年ごろより本症状は減少したが，現在でも観察される．　（山口直彦）
[文献] 山口直彦，中井久夫（1985）

チクロチミー　➡循環症〔チクロチミー〕

治験
[英] clinical research；clinical trial
　薬事法2条により定義され，「医薬品や医療機器等の製造販売についての厚生労働大臣の承認を受けるために申請時に添付すべき資料のうち，臨床試験の試験成績に関する資料の収集を目的とする試験の実施」のことである．また，治験の依頼をしようとする者（製薬企業などの治験依頼者）または自ら治験を実施しようとする者（医師主導治験の調整医師など）は，薬事法80条の2に従い，あらかじめ厚生労働大臣に治験の計画を届け出なければならない．治験は，従来は企業主導で行われていたが，平成14年法律96号により，「自ら治験を実施しようとする者」，つまり医

師によっても実施できるようになった。医薬品の治験の開始前に必要な非臨床試験の内容は、「医薬品の臨床試験及び製造販売承認申請のための非臨床安全性試験の実施についてのガイダンス」[厚生労働省医薬食品局審査管理課長 2010]等により規定されている。医薬品の承認申請までには、臨床薬理試験（第Ⅰ相試験）、探索的試験（第Ⅱ相試験）、そして検証的試験（第Ⅲ相試験）等が実施される。

(中林哲夫)

⇨IRB、GCPガイドライン
[文献] 厚生労働省医薬食品局審査管理課長（2010）

致死(性)緊張病

[英] lethal catatonia
[独] tötliche Katatonie
[仏] délire aigu idiopathique de Calmeil

現在までのところ原因不明の急性精神病。不穏、多動、衝動行為など緊張病性の激しい興奮や昏迷を伴い、しばしば40℃を越す高熱、指端チアノーゼ、脈拍微弱、出血傾向（皮下溢血、筋肉内出血など）など、重篤な身体症状をきたし急速に死に至る。極期には意識障害を伴い急性外因反応型[Bonhoeffer K 1912]に似るが、症状性精神病および脳器質性精神病を慎重に鑑別除外してもなおこのような経過をとる精神病があり、Stauder KH [1934]はこれを急性致死性緊張病と呼んだ。

剖検所見では、この疾病に特異的な所見、あるいは死因を説明するに足る明白な所見は見出されていない。この病型を統合失調症に入れることについては種々の議論があるが、報告者の多くは統合失調症との関連を指摘している。しかし一方、この病型については報告者によりさまざまな名称がつけられており、その概念は一定しておらず、臨床像も各報告者の間で必ずしも一致していない。 (村上靖彦)

⇨外因反応型
[文献] Bonhoeffer K（1912）、Stauder KH（1934）

地誌的障害

[英] topographical disorders

熟知した環境でも道がわからなくなる症状であるが、新しい環境での道順学習障害も含む。街並失認（ランドマーク失認）と道順障害とに分類するのが最近の傾向である。街並失認では熟知した固有の建物や風景を認知できないために道に迷うが、道順障害では一度には見渡せない2地点間の空間的位置関係の把握に障害がある。前者では海馬傍回、後者では脳梁膨大後皮質が責任病巣として重視されており、ともに右側病変が重要である。

(松田 実)

⇨失認
[文献] Takahashi N, Kawamura M, Shiota J, et al. (1997)

知性化

[英] intellectualization
[独] Intellektualisierung
[仏] intellectualisation

Freud A [1936]が児童分析を通して着目した心的防衛機制。本能衝動を行動化によって発散するのではなく、抽象的、論理的に概念化するという思考作業によって、衝動に伴う興奮や不安、緊張をコントロールしようとすること。知識の獲得や伝達の過程ともなる。知的発達を経て性衝動の高まる思春期以後に活発にみられる。知的活動が好ましいとされる環境においては適応的な機制であり、Freud S [1923]が論じた昇華の過程ともいえる。ただし、過度に知性化を汎用すると、具体的な身体感覚や情緒的な葛藤体験の隔離を引き起こし、病的な強迫症状を生じさせることもある。

(湊真季子)

⇨行動化、昇華、隔離、防衛機制
[文献] Freud A（1936）、Freud S（1923a）

父親　➡父性

父親コンプレックス
[英] father complex

　幼児期の父親の価値観から抜け出せないでいる心性を表す用語で，エディプスコンプレクスを基盤にした概念である。陰性，陽性の二様式があり，男女によって表現型が異なる。男性の場合，陽性型ではいつまでも父親を理想化して指示や援助を求め，陰性型では父親にことごとく反発的となる。女性の場合はいつまでも父親を慕って結婚できない，あるいは父親似の年配の男性と男女関係を発展させるか，逆に父親の生き方，考え方に反発し，嫌悪する。エディプスコンプレクスを克服できないでいる心理である。　　　　（牛島定信）
⇨エディプスコンプレクス［フロイト］，エディプスコンプレクス［ラカン］
[文献] Freud S (1911c), Blos P (1985)

父なき社会
[英] society without the father

　精神分析的視点から，社会の秩序について言及する際に使用された言葉である。この言葉を最初に使用した Federn P は，国父の喪失に伴う国民の集団的混乱を論じた。さらに，Freud S は，集団の成立は指導者との感情的結合に基礎をおき，その指導者が恐れられ集団の理想とされることで，自我理想に代わって個人個人の自我を支配するとした。Freud のこの研究を発展させ，高度に工業化された現代社会に対する批判的文明論を展開したのが，Mitscherlich A である。彼によれば，農業や手工業が主な労働形態だった時代には，父親像が権威構造を基礎づけていた。ところが，産業化が進むにつれて住居と職場とが分離し，子どもの視野から父親の働く姿が消えることになった。この父親喪失が，父親的なものと結合していた権力を無名の組織体へと変容させ，さらにはこの変化が子どもの成熟困難につながっているのである。
　　　　　　　　　　　　　　　（白波瀬丈一郎）

⇨父性
[文献] Federn P (1919), Freud S (1921), Mitscherlich A (1963)

父の名
[英] name-of-the-father
[独] Namen-des-Vaters
[仏] nom-du-père

(1)エディプスコンプレクスと去勢コンプレクスの再定式化としての父の名　　1950年代にLacan Jがエディプスコンプレクスと去勢コンプレクスの再定式化のためにキリスト教神学から借用した用語。母子関係において母の現前と不在が繰り返されることによって前駆的な象徴機能（シニフィアンとしての母の欲望）が構成され，子はその背後に母が欲望する何物か（想像的ファルス）を想定するが，まだこの段階では母の欲望の対象は不明瞭な物に留まっている。この母・子・想像的ファルスの三者関係に父の名が介入し，母の欲望を父の名で置き換える隠喩（父性隠喩）が成立する。これによって象徴機能の全体が保証され，また不明瞭であった想像的ファルスには意味作用が付与される。ここに現実的父が介入し，子は母の欲望の対象であることを禁止され，自我理想が形成される。父の名はこのように人間が依拠する象徴機能全体に対する支えとなると同時に，エディプスコンプレクスからの出口を準備するものである。これは実際の父親とは切り離された象徴的父であり，Freud Sの「死せる父」「原父」の概念にその由来をもつ。

(2)精神病の構造的条件としての父の名の排除，発病と精神病症状　　父の名が成立せず，母の欲望に対して隠喩の機能を果たさないことを父の名の排除（forclusion）と呼ぶが，この排除によって象徴機能が不全状態にあることが精神病の構造的条件である。このような欠損をもつ精神病的主体は，発病前には想像的代償を行い象徴機能をかろうじて安定化さ

せている。この不安定な構造をもつ主体が，公の場で自分自身の言葉で発言しようとする場合，もしくは進学・就職・婚姻などの出立の契機において父の機能にかかわる問いに直面させられた際に答えることができず，この時それまで主体を支えていた想像的代償が崩壊し，父の名の欠損が顕わとなり，精神病が発病する。このとき，それまで無意識的なものとして潜在していた父の名の周囲のシニフィアンが自生的に語り始め，この内的な会話が現実的なものとなり感覚性をもつことによって幻聴が生じる。Lacan が要素現象と呼んだこのシニフィアンの自動運動は，シニフィエとは切り離されており本来意味作用をもたないものであるが，ここに意味を回復せんとする試みが妄想形成である。たとえば，自己の起源に答えを作り出す血統妄想は，父の名の代替作業の所産と把握することができる [加藤敏 1995]。

(3)神経症と精神病の鑑別の指標としての父の名　臨床的には，父の名はその成立の有無によって神経症と精神病を構造的に判別することを可能にするものであり，これを両者の鑑別診断のために積極的に用いる議論もある [Maleval JC 1981]。なお，ここで精神病と呼ばれているものは，統合失調症のみならず，躁うつ病やメランコリーをも含むとする見解がある [Miller JA 1996，松本卓也ら 2009]。日本では小出浩之 [1990] がこの Lacan の議論を統合失調症性と非統合失調症性の一級症状の鑑別のために応用している。

(4)父の名の複数化および後期 Lacan の展開　1960 年代以降の理論化の中で対象 a と享楽が問題となってくるにつれて，象徴機能の支えという父の名の位置は相対化され，精神病のみならずすべての主体にとって象徴体系には一つの欠損があるとされ，それゆえ排除は構造的なものとして一般化される。それに伴い父の名は複数化し「noms-du-père（父の諸名）」と綴られるようになる。しかしそれで

もなお父の名の排除は精神病と神経症の構造的判別の基準となるとする見解が多く，たとえば Miller [1989] は精神病における父の名の排除を限定的排除と呼び，これを精神病以外における一般的排除とは区別されるものと考えている。
　　　　　　　　　　　　　　　　　（松本卓也）

⇨エディプスコンプレクス [ラカン]，去勢コンプレクス [ラカン]，対象 a，シニフィアン／シニフィエ，要素現象

[文献] 小出浩之（1990），Lacan J（1981），加藤敏（1995a），Maleval JC（1981），松本卓也，加藤敏（2009），Miller JA（1989, 1996）

チック〔チック障害〕

[英] tic（tic disorder）

　チックは，不随意的，突発的，急速，反復性，非律動的，常同的な運動または発声 [DSM-IV-TR 2000] で，運動性および音声チックは 2〜3 の筋肉または単純な音のみの単純性チックと，複雑な動きや単語や文のため多くの筋群が関与する複雑性チックに分けられる。単純性運動性チックには，まばたき，口を歪める，頭をふる，肩を上げる，手をピクッとさせるなどが，複雑性では，顔を奇妙に歪める，物を触る，体をくねらせる，足を踏み鳴らす，飛び上がるなどがある。単純性音声チックでは，鼻を鳴らす，咳ばらい，「アッ，アッ」などの単音節の発声，複雑性には単語，イントネーションの変化，自分の言った言葉を繰り返す反復言語，最後に聞いた音や単語を繰り返す反響言語，「バカ」「死ね」や卑猥なことば（汚言）などがある。チック障害は経過により 4 群に分類され，18 歳以下で発症し，4 週間以上持続し 1 年以内に消失する一過性チック障害，運動性あるいは音声チックが 1 年以上持続する慢性運動性あるいは音声チック障害，多彩な運動性チックと音声チックの両方が 1 年以上続くトゥレット障害があり，これらの基準を満たさないもの，持続が 4 週間より短いチック，18 歳

以上で発症するものなどが特定不能のチック障害とされる。ただ臨床像は一過性チック障害からトゥレット障害まで連続性がある。頻度は7～11歳の小児で高く5%といわれている。また男児に多く性比は男児と女児は2：1以下とされる。年少児ではチックは不随意に出現するが，10歳くらいになると多くの患児はチックが生じる前の起こりそうな感じ（前駆衝動 premonitory urge）に気づくようになり，短い時間なら自分でチックを抑制することが可能である。チックは睡眠中には消失することが多いが，時には出現したり，そのため覚醒することもある。家庭より学校や職場でチックは減少する傾向があり，集中して活動しているときも減少することが多い。またくつろいでいるときや心理的ストレスや楽しい興奮などの感情の変化でも増強することがある。 (星加明徳)
⇨ジル・ドゥ・ラ・トゥレット症候群，反響現象，同語反復，汚言
[文献] American Psychiatric Association (2000), 星加明徳 (2008)

膣けいれん　➡性交疼痛障害

膣内射精障害
[英] ejaculatory difficulty in vagina

マスターベーションでは射精できるが，膣性交ではできないもの。身体因やSSRI系抗うつ剤によるものもあるが，(1)不適切なマスターベーションの習慣によるものや，(2)心因性のものもある。(1)で一番頻度の高いのは，(a)非用手的マスターベーション：シーツや床・畳にこすりつける，(b)強すぎるグリップ：握力計で10 kg以上，(c)ピストン運動でない：ニギニギしたり揺する方法に限られている，など。(2)では，(a)独りでないと：そばに誰かいると射精できない，(b)子孫恐怖：深層心理に子づくり拒否あり，(c)体液恐怖：唾液・膣液に対する恐怖，(d)フェティッシュ：ナイロンタイツがないと射精できない，など。治療法はコンドーム・マス法，系統的脱感作，心理療法など。 (阿部輝夫)
⇨自慰
[文献] 阿部輝夫 (2004)

知的障害　➡精神遅滞

知的障害者福祉法

知的障害者の自立と社会経済活動への参加を促進するため，知的障害者を援助するとともに必要な保護を行い，知的障害者の福祉を図ることを目的とする法律。1960 (昭和35) 年に精神薄弱者福祉法として制定され1998 (平成10) 年に現在の名称に変更された。この法律では自立への努力と機会の確保，国，地方公共団体，国民の責務，関係職員の協力義務について記載されており，実施機関や障害保健福祉サービス，支援施設への入所，費用負担の問題についても定められている。法律制定後は知的障害を有する18歳までの児童は児童福祉法により，18歳以上の成人は精神薄弱者福祉法によって福祉の対象となっていたが，知的障害を生活年齢によって分類することは現実的でないとしてその後，行政機構の一本化と施設入所者の年齢基準を緩和する措置がとられ，「児・者一元化」が進められた。この動きの是非についてはまだ議論があるところである。 (加我牧子)
⇨精神保健福祉法，精神遅滞

チトクローム P450
[英] cytochrome P450；CYP

チトクローム P450 は肝ミクロゾーム分画に局在するヘム蛋白であり，その呼称はスペクトロフォトメトリーの吸光波長が 450nm であることに由来する [Glue P ら 1996]。多数の酵素群で構成され，脂溶性物質の酸化的代謝を行う。主なアイソザイムとして，CYP1A2，CYP2C19，CYP2D6，CYP3A4 があり，多

くの向精神薬の代謝を担い，薬物動態の個人差や薬物相互作用の機序に関連する。

(近藤　毅)

⇨薬物相互作用
[文献] Glue P, Banfield C (1996)

知能

[英] intelligence

新しい環境に適応するために経験によって獲得していく学習する能力であり，積極的に環境を改良し，文化という価値を創造する思考力ないし抽象的思考力である。「推理，計画，問題解決，抽象思考，概念理解，学習などの精神機能」と定義されることが多く，周囲の状況を理解し，問題を設定し，それに対する解決法を考える能力である。

知能の構造についての代表的な議論を次に示す。知能を単一のまとまりではなく，いくつかの質的に異なる能力に分けられるという立場から，Spearman C [1904] は「知能はすべての知的活動に共通に働く一般因子（g因子）と相互に独立した各能力ごとの固有の特殊因子（s因子）から構成されており，検査間の相関はg因子による」と二因子説を唱えた。Thurstone LL [1938] は「空間認知，言語理解，言語流暢性，帰納，認知速度，演繹，機械的暗記，推論の8項目の知的機能から構成される」と多因子説を唱え，それぞれの機能は脳内の基本的神経回路に対応していると考えた。Vernon PE [1950] は「g因子の基盤の下に verbal-educational 因子と spatial-mechanical 因子とがあり，さらにこれらの下にいくつかの小群因子がある」と階層構造を想定した。Cattell RB [1971] は「流動性知能（fluid intelligence；生活の中で経験しながら学習される，神経生理学的反応）と結晶性知能（crystallized intelligence；個人の経験や文化的，教育体験により形成されるもの）という二つの共通因子に大別できる」とした。この考えは Hebb DO [1949] のいう「A知能（知識を獲得するための基本的な生物学的能力）とB知能（文化・教育。個人的経験の蓄積）」にほぼ対応している。Stanberg RJ [1985] は，コンポーネント理論（componential subtheory；人間の知的行動の背後にある構造と機能を明らかにするもの），経験理論（experiential subtheory；新しい状況や課題に対処する能力の理論と情報処理を自動化する能力の理論に二分される），文脈理論（contextual subtheory；知的行動が社会的文脈によってどのように規定されるのかを明らかにするもの）の三本柱からなる鼎立理論（triarchic theory of intelligence）の概念を提出した。

多くの理論があるが，知能は標準化した知能検査によって知能指数（IQ）を算出し，操作的に示されることが多い。　　(福永知子)

⇨知能指数，知能検査
[文献] Cattell RB (1971), Hebb DO (1949), Spearman C (1904), Sternberg RJ (1985), Thurstone LL (1938), Vernon PE (1950)

知能検査

[英] intelligence test

知能の水準あるいは知能的発達の程度を測定するための検査法。19世紀後半の実験心理学の発達と個人差への注目という流れを背景に，フランスの心理学者 Binet A（1857〜1911）が知能測定尺度を創始した。1937年アメリカの Terman LM と Merill A によって改訂スタンフォード・ビネー知能検査が出されたが，臨床検査としては不十分だという批判があり，それを補うために Wechsler D が1939年に大人を対象としたウェクスラー・ベルヴュー法を発表した。Binet は知能を，方向づけ，目的性，自己批判性を本質的な機能とする統一的な一般能力と考えたのに対して，Wechsler は，目的的に行動し，合理的に思考し，効率的に環境を処理する個人の総合的能力と定義した。日本での代表的な

個人知能検査法として，ウェクスラー成人用知能検査（WAIS-Ⅲ），児童用知能検査（WICS-Ⅲ），田中＝ビネーⅤ，鈴木＝ビネーなどが挙げられる。
(北村麻紀子)
⇨WAIS，WISC，ビネー式知能検査，コース立方体知能検査，知能指数
[文献] 中村淳子，大川一郎（2003），大川一郎，中村淳子，野原理恵ほか（2003），Wechsler D（1997）

知能指数

[英] intelligence quotient；IQ

知能検査の結果を表す数値で，一般にIQと略称されている。知能指数（IQ）という用語は，1912年にドイツのStern Wによって最初に用いられた。彼は，ある子どものビネー式知能検査の得点を同年齢の平均的な子どもの成績と比較するためにIQという概念を導入した。ある年齢の被検査者の成績を同年齢群の者が獲得した平均得点と比較することによって，知能水準を定めている。知能指数（IQ）には，生活年齢と精神年齢の比を基準とする比IQと，同年齢集団内での位置を基準とした知能偏差値や偏差値IQの2種類がある。比IQは，各年齢の子どもの50〜70％が通過可能な問題をその年齢段階の標準問題とし，検査を受けた人がどの年齢段階の問題まで通過できたかを精神年齢として，知能指数（IQ）＝精神年齢（MA）／生活年齢（CA）×100で計算する。ただ精神年齢は直線的に発達しないため，この方法だと生活年齢が高くなると指数の妥当性が疑わしくなることと，被検者の所属する年齢群の平均能力との比較がはっきりしないため，知能偏差値や偏差値IQを用いることが増えた。偏差値IQは，中央値が100，標準偏差はウェクスラー系検査では15，田中ビネー系では16である。知能指数（IQ）を目安とした精神遅滞の分類は，軽度：IQ70〜50，中度：IQ50〜35，重度：IQ35〜20，最重度：IQ20以下となっており，IQ85〜115を普通知能と考えている。同じ人にある期間をおいて何度か知能検査を施行したときに，測定された知能指数に大きな変化がみられないことを，知能指数の恒常性というが，検査期間が長くなったり低年齢の測定では恒常とはいいきれないため，臨床場面では1回の知能検査の結果を長期間絶対視することには慎重な姿勢が必要である。
(北村麻紀子)
⇨知能検査，ビネー式知能検査，WISC，WAIS，精神遅滞，境界域知能，EQ
[文献] American Association on Mental Retardation（1992），田中教育研究所 編（2003）

遅発緊張病

[英] late catatonia
[独] Spätkatatonie

女性に多く，40歳以降にしばしば心因を契機に発症し，抑うつ症状に始まり，経過中に緊張病症状を呈し，さまざまな欠陥状態に至る。Sommer M [1910] により初めて報告された。古茶大樹 [1998] は今日の臨床でもしばしば観察される病態として概念を復活させた。典型例では，前駆症候群，初期抑うつ，不安・焦燥期，幻覚・妄想期，緊張病症候群，残遺期の順に病像が展開する。発熱・筋強剛・著しい自律神経症状を伴う悪性緊張病に移行することがあり，生命危険性がある。薬物治療抵抗性で電気けいれん療法が必要となることが少なくない。実際の臨床では典型例がある一方で，特徴のいくつかを欠く症例も少なくない。内因性精神病の領域に提唱されているあらゆる概念は，疾患単位ではなく，その理想型が提唱されている類型概念である。遅発緊張病もまた境界明瞭な疾患単位ではなく，実際の症例を評価するための理想型・類型概念として扱うべきものである。
(古茶大樹)
⇨緊張病〔緊張病症候群〕，致死(性)緊張病
[文献] 古茶大樹，濱田秀伯（1994），古茶大樹（1998）

遅発性ジスキネジア

[英] tardive dyskinesia

抗精神病薬を3ヵ月以上服用すると生じる遅発性の不随意運動である。症状は口・頬・舌・顔面症候群（口をもぐもぐさせる。高齢者に多い），四肢・体幹症候群（四肢や体幹をくねらせる。若年者に多い），およびその混合型に分類される。病因として，抗精神病薬の長期服用により黒質－線条体系ドーパミン神経の後シナプス受容体に過感受性が生じること，GABA系の機能低下が生じること，カテコールアミンによる代謝産物によって神経毒性が生じることなどが考えられている。危険因子として，高齢者，糖尿病，喫煙，アルコール乱用などがある。抗精神病薬の用量を減らしたり中止したりすると悪化し，増量すると改善することがあるが，長期的には原因薬剤の減量・中止，非定型抗精神病薬に変更するなどの対処が必要である。クロザピンでは発生頻度が低いと報告されている。なお，抗コリン剤は症状を悪化させるため，中止すべきである。

(古賀聖名子)

⇨抗精神病薬

遅発性神経細胞死

[英] delayed neuronal death

侵襲により急激に生じる直接的・一次的な神経細胞の破壊と対照的に，緩徐に進行する神経細胞死。この現象は，脳虚血後の海馬CA1領域の錐体細胞において顕著に観察される。これらの細胞は，他の細胞の生存に影響を与えない比較的短時間の虚血後，数日を経て選択的に脱落する[桐野高明1994, Kirino T 2000]。遅発性神経細胞死の進行には，グルタミン酸の興奮毒性が主要な役割を果たしていると考えられている。グルタミン酸神経伝達の過剰亢進は細胞内へのCa流入を惹起し，これを起点としてCa依存型プロテアーゼ・キナーゼの活性化，NO合成酵素の活性化によるフリーラジカルの産生，アポトーシス関連蛋白質・サイトカインの合成などさまざまな反応が誘導され，これらの複合的な作用によって細胞死が誘導される。CA1領域の錐体細胞はとくにNMDA型グルタミン酸受容体を豊富にもつため，脳虚血による細胞外グルタミン酸濃度の上昇に感受性が高く，選択的に傷害されると考えられている。近年では，神経変性疾患における神経細胞の脱落に遅発性神経細胞死が関与していることが報告されており，治療ターゲットとして注目されている。

(金子奈穂子)

⇨神経細胞死〔アポトーシス〕，サイトカイン，神経変性疾患

[文献] 桐野高明 (1994), Kirino T (2000)

遅発統合失調症

[英] late-onset schizophrenia

[独] Spätschizophrenie

Bleuler M [1943]は，40歳以降に初発し，症候学的に若年発症群と根本的には区別されず，健忘や既知の神経心理学的障害に帰することができないものと定義している。統合失調症全体の15%を占める。その病像は若年群と区別できないもの（44%）と遅発群に特徴的なもの（56%）とに分けられ，後者はさらにパラフレニー様で鈍化の目立たないもの（19%），抑うつ不安がありさまざまな程度の緊張病性鈍化に至るもの（31%），急性錯乱を特徴とするもの（6%）に分けられる。この報告では60歳以降の発症例はほとんどなかったため，ドイツ語圏では60歳以降の発症は統合失調症と呼ぶべきではないという根強い主張があり，同じく高齢発症の統合失調症の表現型として提唱された英国の遅発パラフレニーと対立することとなった。近年，40歳以降に発症する統合失調症様の病像については，40歳以降60歳未満の発症群を遅発性統合失調症（late-onset schizophrenia），60歳以降の発症群を最遅発性統合失調症様精神病（very late-onset schizophrenia-like psychosis）と呼ぶ妥協案が提唱されている。

（古茶大樹）

⇨統合失調症，遅発パラフレニー

[文献] Bleuler M（1943），Howard R, Rabins PV, Castle DJ（1999）

遅発パラフレニー

[英] late paraphrenia

Roth M［1955］は老年期の精神障害を，感情精神病（躁うつ病），老年精神病（老年認知症），遅発パラフレニー，動脈硬化性精神病（脳血管性認知症），急性錯乱の5群に分けることを提唱し，それぞれ転帰が違うことを示した。遅発パラフレニーは「体系化した妄想を抱き，幻聴を伴うこともあり，人格と感情的反応が保持され，Kraepelin E がパラフレニーの名の下に記載した妄想性疾患に多くの共通点をもつ」という。Roth はこの一群を，統合失調症の高齢発症の表現型とみなし，その後の Kay DWK との共同研究では，この病態の疫学的特徴として，女性，独身，結婚していても子どもが少ない，病前性格異常，単身生活，社会的孤立，感覚障害とくに難聴，限局性脳器質病といった生物・心理・社会的要因が複雑に関与していることを指摘した。その臨床像から，潜行性に発症し幻覚を欠く遅発パラノイア，孤立状況に反応して発症する反応性パラフレニー，Schneider の一級症状を含む内因性パラフレニーという三つの亜型に分けることができる。　（古茶大樹）

⇨パラフレニー，接触欠損パラノイド

[文献] Roth M（1955），Kay DWK, Roth M（1961）

痴呆

[英] dementia

2004年12月，この用語は「認知症」に変更されることが正式に決定されており，現在では法律や公式文書にこの用語は用いられない。この用語は，1908年頃，呉秀三が dementia の訳語として「癡呆」を提唱したこ とに始まるといわれる。長らく，この用語は臨床や一般を問わず使用されてきたが，侮辱感を感じさせる表現であるとの指摘から，厚生労働省は「痴呆」にかわる用語に関する検討会を設置し，「認知症」への呼称変更を行った。

（工藤　喬）

⇨認知症

[参考] 厚生労働省 HP
「痴呆」に替わる用語に関する検討会報告書
http://www.mhlw.go.jp/shingi/2004/12/s1224-17.html

チーム医療

[英] multidisciplinary approaches of mental health treatment

医療機関において1人の患者を支援するために，医師，看護師，薬剤師，精神保健福祉士，作業療法士，栄養士，臨床心理士などさまざまな職種が連携・協働して支援を行う形式をチームアプローチと呼び，こうしたアプローチにもとづく医療をチーム医療と呼ぶ。

医療保健福祉領域においてチームによる支援が論じられるようになったのは医療において慢性疾患に対する支援の比重が大きくなっていった1950〜60年代のアメリカであった［野中猛 2007］。近年のわが国でも，地域がん診療連携拠点病院の指定要件に多職種による緩和医療の提供が盛り込まれるなど，チーム医療の重要性が高まっている。精神科医療領域でも患者の多くは疾患や障害と長期間つきあっていかなくてはならず，就学や就労などの社会参加が困難になることも多いことから，継続的な心理社会的支援が不可欠である。こうした支援を行っていく上でチーム医療による取り組みは非常に有効だといえる。

（佐藤さやか）

⇨コンサルテーション・リエゾン精神医学，総合病院精神医学

[文献] 野中猛（2007）

着衣失行
[英] apraxia for dressing

Brain R [1941] が初めて独立の症状として記載したもので、衣服の上下・左右・表裏などと身体の空間関係に混乱が起こり、着衣動作という自動的で自然な能力が失われる。頭頂葉が責任病巣であり、右半球損傷による場合が多い。袖がどこだかわからず、手を通すことができない、袖に通す手を間違える、一方の袖を正しく通しても他方の手を袖に通すことができない、左右や表裏を間違えて着る、たたんだ服を正しく広げられない、ネクタイが結べない、ボタンがかけられない、などの症状がある。衣服という客体操作の異常であるから、定義上は観念失行に含まれるが、着衣失行は衣服と身体の複雑な空間関係の障害がポイントであるから、観念失行とは異質な病態であり、病巣も異なっている。なお、この症候は原則として両側性であり、一側性に生じた場合にそれを着衣失行と呼ぶか否かについては議論がある。 （村松太郎）
⇨大脳半球優位

治癒 [精神療法]
[英] healing ; cure
[独] Heilung
[仏] guérison

治癒とは病気やケガが治ることを指す。完全に治ったとされる場合は完治と呼ぶ。おおむね治った状態は略治と呼ばれる。病気やケガは後遺症が残る場合もあるので、どこまで治ったら治癒と呼ぶかは微妙な問題である。たとえば統合失調症や白血病などについては、治癒という表現は避けられ、寛解という表現がなされることが多い。これは、表面的には症状がなくなっても再発する可能性があるからである。統合失調症以外の精神疾患においても、治癒とか完治という用語は安易には用いられず、どうなれば治癒といえるのかは難しい問題である。寛解という言葉との対比で治癒を考えるならば、再発しやすい状態ではなく、再発の可能性もあるかもしれないが、現在の治った状態が今後もかなり長く続くと思われるようになった状態を治癒と呼ぶべきであろう。

精神療法を受けている患者の病状が良くなった場合は、その精神療法を行っている治療者であれば「どの程度良くなったか」をある程度判断できると思われる。症状は良くなったが、なぜ良くなったのかも治療者にはわからず、もう大丈夫と思えるほどの安定感もない状態では、治療者としても治癒とはいわないだろう。その際の基準としては、その精神療法の理論において、治癒の目安となる内面的な変化が起きているかどうかが重要である。何を以てそれを評価するかはその精神療法の種類によって異なる。精神分析的な治療では洞察などが、認知行動療法なら認知の変化などが評価されるであろう。ただ、精神療法の流派を超えて共通していると思われるのは、病気やその治療を通じて、何らかの精神的な成長が認めることではないかと考えられる。発病前から何らかの内面的な問題を抱えており、それが発病によって顕在化し、精神療法によってその問題を解決し、病気も治癒したと考えられる事例はしばしばあり、そのような事例では、治療者も自信をもって「治癒した」といえるであろう。 （村上伸治）
⇨寛解

[文献] 宮川香織 (2003), 渡辺久雄 (2005)

治癒 [精神分析]

ヒステリーの治療を起点として創設された精神分析は、心因による心身症状の改善を目指しており、その消失が治癒たりえた。それは精神分析の対象疾患がヒステリーから他の神経症に広がっても同様で、心身症状の消失が治癒とされた。しかしながら精神分析の作用が心的構造、パーソナリティそのものに働くことが認識されるようになると、それは治

癒という用語で把握される変化ではなくなった。パーソナリティの再構築，成長，進展等と呼ばれる変化がその主たる目標となった［Freud S 1940］。分析中の陽性転移にもとづく症状消失を意味する「転移性治癒」の用語はこの推移を含んでいる。

精神分析がその過程で心因性の症状に治癒をもたらすとしても，精神分析行為自体は医療に限定されない作用を創生している。その端的な表現は「『治癒』の放棄から，精神分析という現実や精神分析上の体験という世界の未知性の発見へはほんの一歩である」［Bion WR 1967］に認められる。

しかしながら治癒の概念は治癒因子，自己治癒力，治癒機転等の表現で精神分析に今日も存続している［狩野力八郎 2009］。　（松木邦裕）
⇨転移，自己治癒，自然治癒力
【文献】Bion WR（1967b），Freud S（1940a），狩野力八郎（1990）

治癒 ［精神病理］

記述精神病理学においては，治癒は症状の消失した状態と考えていい。しかし，たとえば統合失調症の可能性の条件を問う現象学的精神病理学においては，発症以前にすでに，あるいは症状消失後にもなお，統合失調症の本質的事態をみることがありうる。その場合，治癒という概念自体，指定し難いものとなる。さらに，構造論的精神病理学にとっては，ある人の構造（神経症的構造，倒錯的構造，精神病的構造）は不変であり，ここでも治癒概念の指定は難しくなるが，構造論的精神病理学においては，妄想を治癒の過程としてみる視点が成り立つ［Calligaris C 1991］。これはFreud Sの立場に通じ，Freudは症状にある種の治癒過程をみていた。Lacan Jは1975～1976年のセミネール，サントームにおいて作家Joyce Jの作品をとり上げ，これが精神病に対する治癒機能をもっていたことを論じている。精神病理学においては，治癒という概念は文脈に応じて多様に使い分けることが求められる。　（鈴木國文）
【文献】Calligaris C（1991），Lacan J（2005），藤田博史（1990）

治癒 ［生物学］

医学一般では，病気や事故によって生じた形態的あるいは機能的欠陥が，なんらかの治療的操作を行わなくても，原状にまで治ることをいう。一方，体質的な病気では寛解ということが多い。寛解とは，永続的か一時的かを問わず，病気による症状が好転または，ほぼ消失し，臨床的にコントロールされた状態を指す。

精神疾患では，発症の脆弱性や再発の準備性の本態が未だ不明であり，治癒したかどうかが議論できない。そこで症状がコントロールできた時点で寛解したと呼ぶことが多い。うつ病では，ハミルトンうつ病評価尺度（17項目版）で合計が7点以下の状態が2ヵ月以上続く場合に寛解と呼ぶことが多い。さらに寛解が6ヵ月続いた場合に，回復（remission）として区別することもある。統合失調症についても，寛解についての基準がいくつか提唱されているが，The Remission in Schizophrenia Working Groupがまとめた操作的定義がよく用いられている［Andreasen NCら 2005］。一方で，生物学的マーカーの研究も行われており，うつ病では，症状の改善にともない，デキサメサゾン抑制試験が正常化することや前頭葉の血流低下が改善することが報告されている。強迫性障害では，前頭前野の過活動が，症状の改善とともに改善することが報告されている。しかしながら，これらのマーカーをもって寛解や回復を決めるほどには精度・信頼性が高くないため，診断基準に採用してはいない。　（神庭重信）
⇨寛解，ハミルトンうつ病評価尺度
【文献】風祭元（2010），Andreasen NC, Carpenter WT, Kane JM, et al.（2005）

注意欠陥および破壊的行動障害

［英］attention-deficit and disruptive behavior disorders

米国精神医学会による操作的診断基準であるDSMの「通常，幼児期，小児期，または青年期に初めて診断される障害」に含まれる診断基準。この中に注意欠陥／多動性障害，行為障害，反抗挑戦性障害，特定不能の注意欠陥／多動性障害，特定不能の破壊的行動障害が含まれる。　　　　　　　　　　　　（市川宏伸）
⇨注意欠如・多動性障害〔ADHD〕，反抗挑戦性障害
［文献］ American Psychiatric Association（2000）

注意欠陥/多動性障害〔ADHD〕
➡注意欠如・多動性障害〔ADHD〕

注意欠如・多動性障害〔ADHD〕

［英］attention-deficit/hyperactivity disorder

攻撃的で落ち着きのない子どもについては，1902年のStill GFによる症例報告を嚆矢とし，嗜眠性脳炎後遺症の子どもの検討を経て，1947年Strauss AAらが脳損傷児を提唱した。1959年に，確認できない脳損傷を仮定したKnobloch HWらが微細脳損傷（minimal brain damage ; MBD）という概念を示し，1962年には微細脳機能障害（minimal brain dysfunction ; MBD）へと変更された。学習障害（learning disability ; LD）の登場［Kirk SA 1962］により，DSM-Ⅱ［1968］で子どもの多動性反応と特異的学習障害という2つの診断名へ分岐し，前者がDSM-Ⅲ［1980］より注意欠陥障害（attention-deficit disorder ; ADD）と名づけられ，DSM-Ⅳ［1994］，DSM-Ⅳ-TR［2000］でADHD（attention-deficit/hyperactivity disorder）と命名された。注意欠陥/多動性障害という和訳名は，2008年より注意欠如・多動性障害（略語はADHD）と修正された。ICD-10では多動性と注意の障害が重視され，多動性障害（hyperkinetic disorder）と呼ばれる。

診断はDSM-Ⅳ-TRに従い，不注意の9項目中6項目以上，かつ／または多動性，衝動性の9項目中6項目が，7歳以前から，少なくとも6ヵ月以上，2つ以上の生活場面において存在し，生活面で困難さを呈していることで判断されるため，本人の行動観察，生育歴の聴取，家庭や学校などの行動評価が重視される。学齢期で3～7%，2:1から9:1と男児優勢で，そのうち65%が成人期に症状を持ち越す［Barkley RA 2006］。併存障害としての反抗挑戦性障害，素行障害などに留意する［田中康雄 2009］。

治療は，当事者への心理面接や集団療法的介入，親への心理教育や保育・教育現場との連携，生活環境の調整といった心理社会的対応と薬物療法の包括的治療が推奨される［齊藤万比古ら 2008］。薬物は，2007年より精神刺激薬の塩酸メチルフェニデート徐放剤（コンサータ）と2009年より選択的ノルアドレナリン再取り込み阻害薬であるアトモキセチン（ストラテラ）が，小児期のADHDを適応疾患として承認された。コンサータに関しては，適正流通管理が義務づけられ，登録医師，登録調剤責任者のみが購入，処方，調剤できるという制限が設けられている。　　（田中康雄）
⇨学習障害，中枢（神経）刺激薬
［文献］ Still GF（1902），Strauss AA, Lehtinen LE（1947），Knobloch HW, Pasamanick B（1959），Kirk SA（1962），Barkley RA（2006），齊藤万比古，渡部京太 編（2008），田中康雄（2009）

注意障害

［英］disorder of attention

注意は，全般性注意（generalized attention）と方向性注意（directed attention）に分けられる。前者の障害が全般性注意障害であり，後者の障害の主なものが半側無視（unilateral neglect）である。全般性注意障

害は，選択性注意（selective attention）の障害，持続性注意（sustained attention）の障害，および注意による行動の制御機能の障害に分けられる。選択性注意障害では，多くの刺激の中からただ一つの刺激にスポットライト（焦点）をあて反応する能力が障害され，その障害は，刺激抹消・検出検査（たとえば，視覚性抹消課題では，比較的単純な刺激の中から特定の図形や数字を抹消する）で検出される。持続性注意の障害では，ある一定の時間における注意の強度の維持能力が障害され，行動の目標が時間経過の中で維持されることが困難となる。主にCPT（Continuous Performance Test）で検討される。注意による行動および認知機能の制御とは，ある認知活動を一過性に中断し他のより重要な情報に反応したり，二つ以上の刺激に同時に注意を向けたりする，目的志向的な行動を制御する機能を指す。前者は注意の変換（switching attention）であり，後者は分配性注意（divided attention）と呼ばれる。視覚的なシーンのある部分に随意的に注意の焦点をあてることや，ある刺激への反射的な選択反応を抑えること，外界からの干渉刺激を抑制することも，この制御機能に含まれる。この注意による行動の制御には，前頭前野がきわめて重要な役割を果たすことが示唆されている。

方向性注意の障害は，半側無視ないしは無視症候群といわれ，外界や身体に対する注意の方向性に関する障害であり，半側空間無視，消去現象，半側身体失認などが含まれる。患者は，食事の際テーブル上またはお皿の左側のおかずに気がつかず食べ残したりする。また，非無視側（多くは右側）を向き，右側のみを探索しようとする。検査としては，模写試験，自発描画，線分抹消試験，線分二等分試験があり，左側での無視や誤りが右側に比べて非常に多い。　　　　　　　　（加藤元一郎）
⇨半側空間無視，半側身体失認，CPT

[文献] 日本高次脳機能障害学会 Brain Function Test 委員会（2006）

中核神経症／辺縁神経症
[独] Kernneurose/Randneurose

Schultz JH [1919] は，神経症の発生領域を，人格の外側から内側に順に分け，環境の影響で生じる他者神経症（exogene Fremdneurose），人格の辺縁の身体的なもので生じる辺縁神経症（physiogene Randneurose），人格の中核外の心理層で起きる層神経症（psychogene Schichtneurose），人格の中核で生じる中核神経症（charakterogene Kernneurose）の4型を提唱した。中核神経症は性格因性であり，原因は人格に内在する。教育困難，社会生活の不能，反復する抑うつなどの臨床像を呈する。精神分析には依拠していないが，精神分析学派の提唱する性格神経症とほぼ同義である。辺縁神経症は，身体的機能障害に反応して葛藤が生じるもので，飛蚊症に対する心的な煩悩，耳鳴りに対するこだわりなどがある。Schultzは，自律訓練の創始者としても有名である。　（五味渕隆志）
⇨性格神経症，神経症，パーソナリティ障害，シュルツ

[文献] Schultz JH（1958）

中間施設
[英] transitional facilities
[独] Übergangseinrichtung
[仏] foyers de postcure

精神科病院と社会の中間に位置する施設との意味で作られた用語である。欧米では過渡施設（transitional facility）などと呼ばれていた。時代的背景としては，入院中心のケアから地域ケア中心へと変わる過程，脱施設化（deinstitutionalization）の中で，地域でのサービス，施設が不足したため，こうした中間施設が必要であった。また，こうした施設が脱施設化をより促進するとの期待もあった。具体的にはハーフウェイハウス，スリーコー

ターハウスなどがこれらに当たる。こうした考え方からすると、いわゆる社会復帰施設、居住施設も中間施設ということになる。しかし、現在では地域での生活を最初から保障するという考え方が主流であり、障害の程度に合わせたさまざまな施設やサービスは地域ケアの一部と考えられている。たとえば居住施設を例にとれば、夜間も含めたケアの必要な場合には24時間ケア付きの施設、昼間だけのケア付きの施設、スタッフの居ない施設、グループホームなどが地域のニーズにしたがってサービスを提供するというあり方である。したがって中間施設という概念は過去のものとなっている。 (三野善央)
⇨コミュニティケア，脱施設化，グループホーム，社会精神医学

中間表現型 ➡エンドフェノタイプ

注察妄想
[英] delusion of observation
[独] Beachtungswahn ; Beobachtungswahn
[仏] délire d'observation

周囲の人からあるいは公共の場で自分が特別な仕方でみられ、注目され、観察され、監視されているという妄想的確信をいう。侵襲性が強まると、盗聴器や監視カメラで個人生活をたえずモニターされていると訴える患者もいる。関係妄想の一種であり、統合失調症や妄想症候群の一症状として、あるいは強迫神経症の部分症状としても現れる。 (生田 孝)
⇨関係妄想，統合失調症，強迫神経症

中軸症状 ➡主軸症状

注視発作〔注視けいれん〕
[英] oculogyric crisis
[独] Blickanfall ; Schauanfall

発作性に出現する眼球上転が特徴的な症状である。頭部は後ろや横へ反り返り、開口、舌の突出が随伴することが多い。1917年から1927年にかけて流行したフォン・エコノモ脳炎の中核症状の一つとして知られる。しかし、現在はドーパミン遮断剤などの薬剤投与後の副作用として若年男性に多く観察される急性ジストニアの部分症状として遭遇することがほとんどであり、抗コリン剤の投与が奏効することが多い。 (兼本浩祐)
⇨エコノモ脳炎
[文献] Barnes TRE, Spence SA (2000), Economo C von (1931)

中心葛藤関係テーマ〔CCRT〕
[英] core conflictual relationship theme

Luborsky L [1984] らが提唱し、発展させた概念。精神療法において患者が語る内容の中で、治療者と患者の関係、および過去と現在における患者と他者との関係に注目したとき、そこに反復して現れてくるテーマをLuborskyらは関係性テーマと呼ぶが、その中でも最も頻繁に現れる中核的なテーマのことをいう。彼らは系統的にこの中心葛藤関係テーマを抽出する方法（CCRT法）を開発し、精神療法の実証研究や訓練に活用している。 (館 直彦)

[文献] Luborsky L (1984)

中枢（神経）刺激薬
[英] psychostimulants

中枢刺激薬（精神刺激薬）にはカフェインや覚せい剤（メタンフェタミン、アンフェタミン）、メチルフェニデート、コカインなどが含まれる。これらは脳内のモノアミン神経系、主にカテコラミン神経であるドーパミン神経、ノルアドレナリン神経に作用して覚醒作用などの中枢効果を引き起こす。また中枢刺激薬の作用は、上記神経の伝達物質の放出や、前シナプスの再取込み部位や阻害、モノアミン代謝酵素への作用によって、シナプス間隙における伝達物質の量を増やすことによ

るものである。覚醒作用に加え，多幸感や精神運動興奮，集中力亢進，疲労感・食欲の低下，常同行動出現などの中枢作用と，高血圧，頻脈，呼吸数増加などの交感神経系刺激作用があり，大量で振戦や錯乱，強い焦燥感が生じ，急性精神病状態となり，循環虚脱から死に至ることもある。これらの薬剤はさまざまな効能で使用されていたが，脳の報酬系に作用するため精神依存を形成しやすく，いずれも乱用されることが多く，また法的に規制されている薬剤が多いことから，医療用としてもその使用は厳しく限定されている。メチルフェニデート（リタリン）は医療用薬剤で注意欠陥多動性障害とナルコレプシーの治療に使用されている。この薬剤は元々はうつ病も適応症であったが，不正流用や乱用が社会問題となり，2007年にうつ病は適応症から外れ，処方医師も登録制になるなど規制が強化された。覚せい剤は覚せい剤取締法で規制されており，大量使用や長期使用により精神病状態が惹起されやすく，覚せい剤精神病と呼ばれ，統合失調症のモデル精神病とも考えられている。メチルフェニデートは覚せい剤ほど精神病惹起作用は強くない。コカインは依存性がきわめて高く国際的にも広く乱用されており，わが国では麻薬及び向精神薬取締法にて規制されている。 (伊豫雅臣)
⇨覚せい剤，アンフェタミン，コカイン，精神異常発現薬，覚せい剤精神病，コカイン依存(症)，モデル精神病，覚せい剤取締法，モノアミントランスポーター
[文献] Gelder M, Harrison P, Cowen P (2006)

中断症候群〔退薬症候群〕

[英] discontinuation syndrome

抗うつ薬とくに選択的セロトニン再取り込み阻害薬（SSRI）を減量，中止した際に生じる有害事象である。退薬症候群，離脱症状と同義であるが，後二者のように物質依存にもとづくものではないことから，中断症候群という用語が使用されている。SSRIの中断症候群の特徴は，①SSRIを4週間以上服用していたこと，②SSRIの減量・中止後7～10日以内に出現すること，③原疾患の増悪ではないこと，④重症化せず1～2週で自然軽快することである。発生頻度は10～80％とされる。症状は，めまいや歩行障害（神経症状），嘔気・嘔吐や倦怠感（身体症状），不眠（精神症状）が多い。この他，頻度は少ないが，電撃感などの感覚異常は特異的な症状である。パロキセチンのような，半減期が短く活性代謝物が存在しない薬物ほど発現率が高いとされる。漸減法による予防が重要である。中断症候群が強い場合にはSSRIを一時的に再投与する。 (中山和彦)
⇨SSRI〔選択的セロトニン再取り込み阻害薬〕，パロキセチン
[文献] 上田展久，中村純(2008), Haddad P (1998), Black K, Shea C, Dursun S, et al. (2000)

中断療法

[英] interrupt treatment

中断療法は，伝統的な精神分析における治療期間の長期化にかねがね不満を抱いていたRank O [1929] によって，最初に提唱された革新的治療技法である。Rankは，神経症は出生時の心理的外傷体験，つまり出産外傷（trauma of birth）に起因するとの独自の理論を提言し，誕生時の母親からの分離をその本質とし，離乳，愛する人物からの分離，その他，すべての分離が個人的不安の根本的，普遍的原因になると考えた。そこで，分析の途中に1ヵ月から18ヵ月程度の治療中断期間を意図的に設定し，治療者からの患者の自立を促し，ひいては現実場面における分離不安，つまり神経症的不安の軽減を計る意図のもとにこのような積極的技法を導入した。このRankの中断療法技法は，Mann J [1973] やわが国の上地安昭 [1984] の12回の面接を基本とする時間制限心理療法(time limited psy-

chotherapy）に代表される，近年台頭著しい短期精神療法の原動力として注目を集めている。　　　　　　　　　　　　　（上地安昭）
⇨ランク，出産外傷（説），分離不安，短期精神療法
[文献] Rank O（1929），Mann J（1973），上地安昭（1984）

中脳幻覚症
[仏] hallucinose pédonculaire

　フランスの神経病医 Lhermitte J が 1922 年に記載した器質性幻覚。中脳被蓋の病変（血管障害，腫瘍）により幻視，睡眠リズムの障害，神経症状（赤核症候群）を示す。幻視は夜に色彩に富んだ人，動物，鳥などが群れをなし活発な動きを伴って現れ，患者は楽しんだり驚いたり批判が保たれる。睡眠機能障害による夢の侵入［Lhermitte］，生への注意が低下することによる心象の客体化［Van Bogaert L］などと説明される。　（濱田秀伯）
⇨幻視
[文献] Lhermitte J（1932）

中立性［分析者の］
[英] neutrality
[独] Neutralität
[仏] neutralité

　分析者は被分析者との関係において心理的にも社会的にも中立的立場を保たなければならないとする，専門家として分析者が身につけるべき精神分析療法の基本的態度の一つである。つまり，分析者は治療過程で起こってくる転移・逆転移に対して中立的であらねばならず，特定の理念や価値観を被分析者に押し付けてはならないし，個人的感情を向けてはならないとされる（分析者の別）。そして，分析者がこの中立態度を保持して初めて被分析者の転移神経症が展開され治療が進むとされる（鏡としての分析者）。構造論の見地からすれば，分析者はイド・自我・超自我からつねに等距離にあらねばならないということになる。しかし，この中立的態度をめぐっては Freud S 自身あやふやであったといわれ，Freud 以後も議論され続けて来ている概念と技法であるといえる。歴史的流れとしては，精神分析療法を広めていく中で Freud は，1911～1915 年に精神分析技法論と捉えられる 6 篇の論文を著し，そこで分析者の中立性に触れている。また，「精神分析療法の道」[1919] では，治療上での中立的態度の重要性を強調している。そして，この流れはとくに米国に受け入れられ，分析者が厳守しなければならない原則とされた［Menninger K「精神分析技法論」1958］。それはトレーニングとしての訓練分析の重要性にも繋がっている。しかし一方で，より柔軟なフェレンツィ的治療態度［小此木啓吾］と呼ばれる分析者の姿勢が治療上有用であるとされる流れがあり，また現代における精神分析療法の適応拡大と理論の発展によって被分析者との前言語的・情緒的交流の意味が重要視されるようになり，分析者の中立性も変化してきている（英国学派）。また米国でも，Kohut H の自己心理学や Stolorow R の間主観的理論の視点から分析者と被分析者との相互作用的コミュニケーションに焦点が向けられるようになり，中立性に対してさまざまな異論が出されるようになっている。　（福井　敏）
⇨転移［精神分析］，逆転移，フェレンツィ的治療態度，医師としての分別，分析の隠れ身
[文献] Freud S（1910b, 1912c, 1912d, 1913g, 1919b, 1940a），Menninger KA（1958）

チュービンゲン学派
[独] Die Tübinger Schule

　20 世紀のドイツ精神医学の二大潮流の一つで，ハイデルベルク学派の記述精神医学に対し，精神病の発病，症状，経過を人格と生活史から考察する力動精神医学である。Tölle R [1974] はチュービンゲン学派の特徴として①臨床精神医学研究，②研究の多方向

性，③学問と実践の近さを挙げている。

チュービンゲン学派を代表する学者とその業績として，Gaupp R は精神医学の対象は精神現象であり，特有な研究方法は内省心理学であるとした。ワーグナー症例をパラノイアと診断し，パラノイアは人格発展と体験から了解可能であることを示した。Kretschmer E は敏感関係妄想 [1918] の成立を特定の人格構造（敏感性格），特定の葛藤状況（恥辱的体験）と環境（古風な小都市における社会的，宗教的生活環境）から分析した。脳外傷後に妄想反応を呈した症例の分析 [1919] から，脳外傷要因，性格要因，体験要因が妄想形成に不可欠な条件であるとして，多次元精神医学を提唱した。Mauz F は『内因性精神病の予後学』[1930] の中で，発病，経過に関与する状況因を指摘した。そこにはすでに今日の状況論の輪郭が示されている。その後の世代としては Schimmelpenning HW, Tölle, Buchkremer GB などが続いている。

(飯田 眞)

⇨ハイデルベルク学派，力動精神医学，状況因，ガウプ，教頭ワーグナー [症例]，クレッチマー，マウツ

[文献] Tölle R (1997), Gaupp R (1903, 1920), Kretschmer E (1918, 1919), Mauz F (1930)

チューリッヒ学派

[独] Zürcher Schule

ドイツ語圏精神医学において，ドイツのクレペリン学派とスイスのチューリッヒ学派が対立していた。Kraepelin E は精神障害を分類し系統化することにより，その人間的理解を不利にしたが，Bleuler E は Jung CG と共同して Frued S を研究し，精神分析を統合失調症の理解に応用しようとした。当時の精神分析に対する悪意に満ちた非難，中傷の中で，チューリッヒ大学精神科病院ブルクヘルツリは，世界で最初に精神分析を導入し実験し，臨床的に評価し発展させた大学精神科となった。Bleuler と Jung のまわりに精神分析の信奉者たちの輪ができ，20 世紀初頭のヨーロッパにおける深層心理学の中心となり，アメリカ精神医学に大きな影響を与えた。ブロイラー学派とも呼ばれる。Abraham K, Binswanger L, Trüb H, Meier HW, Kraesi J らを中心に，Brill A, Mayer A, Minkowski E らが強い影響を受け，Boss M, Müller C らが続いた。特に Bleuler E の息子，Bleuler M はその遺産を継承発展させ，Benedetti G は統合失調症の精神療法を深化させた。この学派の現代への遺産は精神病者への精神療法の要請にある。

(人見一彦)

⇨クレペリン，精神分析，ブロイラー，E., ブロイラー，M., ユング

[文献] Kindler H (1980), 人見一彦 (1986)

超越論的現象学　➡現象学

聴覚失認

[英] auditory agnosia

広義では言語音と非言語音（環境音）の両方の認知障害を指し，狭義では非言語音に限局した認知障害を指す [Vignolo LA 1969]。

広義の聴覚失認では，言語音の認知障害は重度で，環境音（乳児の泣き声，犬や鶏の鳴き声，楽器や電話の音，電車の走行音など）を聞いても何の音かわからない。文字言語の理解は保たれている。言語音の選択的認知障害は純粋語聾，音楽の選択的認知障害は受容性（感覚性）失音楽と呼ばれる。

一方，狭義の聴覚失認では，環境音の認知は障害されるが，言語の聴覚的理解や復唱は可能である。発症初期から環境音のみの認知障害を呈することは非常に少ない [Spreen O ら 1965]。

いずれも聴力は正常または軽度から中等度の低下を伴う場合があり，高音域の低下を伴う場合が多い。聴性脳幹反応（ABR）は正常で，末梢から脳幹レベルの聴覚伝導路には

障害が認められない。音源の空間的定位の障害が認められることもある。言語音の認知検査には，2つの同じ母音が異なる母音，2つの同じ音節か子音のみ異なる音節を聞いて異同を答えさせる語音弁別検査などが用いられる。環境音の認知検査は，さまざまな環境音を録音したCDを聞いてそれが何の音か口頭で答えさせたり，絵カードとのマッチングを行わせたりする［加我君孝，黃麗輝 2000］。聴覚失認に失語症を伴う場合もあるので，失語症検査も行い，その有無を判定する。

聴覚失認は，両側の聴放線から聴皮質病変に起因することが多く，環境音に限局した認知障害はまれに右一側病変によって生じる［Albert ML, et al. 1972］。また小児ではランダウ＝クレフナー症候群による聴覚失認が知られている［三村將ら 1988］。

進藤美津子［2009］によれば聴覚失認のリハビリテーションには，残存する言語能力や聴覚認知障害の程度に応じて，口型情報と聴覚情報を併用し読話訓練を行ったり，筆談，身振り，手話を併用したりする方法がある。

(中村　淳)

⇨語聾，失音楽，ランダウ＝クレフナー症候群
[文献] Albert ML, Sparks R, Stockert T von, et al. (1972), 加我君孝, 黃麗輝 (2000), 三村將, 加藤元一郎, 横山尚洋ほか (1988), 進藤美津子 (2009), Spreen O, Benton AL, Fincham RW (1965), Vignolo LA (1969)

聴覚(反射)発作

[英] auditory (reflex) seizure

聴覚的内容のてんかん発作で，陽性症状，陰性症状（音が聞こえなくなる）のいずれもあり，陽性症状では要素性（音，雑音）あるいは複雑性（言葉，音楽など）の錯聴（内容の変化，大きさやテンポの変化，音源の変容など），幻聴がある。側頭葉の聴覚野およびその近傍がてんかん放電に巻き込まれたときに生じる。同部位の過敏性が亢進すると，不意の音（驚愕てんかん），声，会話，音楽（音楽てんかん）などの聴覚刺激を反射因としててんかん発作が生じることもある。

(井上有史)

⇨側頭葉てんかん，幻聴，要素幻聴
[文献] Lüders HO, Noachtar S, ed. (2000)

聴覚誘発電位　➡誘発電位

長期記憶　➡短期記憶

超自我［精神分析］

[英] super-ego
[独] Über-Ich
[仏] surmoi

Freud S［1923, 1933］がパーソナリティの構造論（第二局所論）で述べた，自我，エスに並立する審級（機関）。その機能には，自我に対する観察，良心（罪悪感の生成など），理想（劣等感の生成など）が挙げられる。この概念はFreudの第一局所論（意識，前意識，無意識）における夢の検閲や自我理想の概念から発展したもので，自我理想は『自我とエス』［1923］で超自我と同義語に使われたが，『続・精神分析入門講義』［1933］では超自我の一機能として区別された。超自我は両親の影響（命令と禁止）が子どもに内在化されたものであり，その形成には人間の子どもの長期の依存性とエディプスコンプレクスがかかわっているとFreudは考えた。すなわち，口唇期に両親との最初の同一化（一次同一化）が起こり，その後，エディプスコンプレクスの放棄に伴って両親が断念される際の対象喪失の埋め合わせに，最初の同一化が強められた結果，自我の中に特権的地位を保ち自我の他の部分と対立する超自我が形成される。それゆえFreudは超自我をエディプスコンプレクスの後継ぎと見なした。また，両親の影響に，両親の個人的な資質のみならず，両親から伝えられた家族，人種，国民の

伝統や社会の要請も含めた。さらにFreudは，超自我形成について，攻撃衝動（死の欲動）の関与も示唆している。

　Freud以後，超自我の形成をいわゆるエディプス期以前に遡らせる考えが多く起こった。とりわけKlein M［1932］は，超自我の起源が死の欲動にあり0～2歳頃に形成されること，良い対象や悪い対象などの多様な内的対象が超自我を構成すること，発達の過程で過酷な超自我が修正・緩和されることなどを示した。なおO'Shaughnessy E［1999］は，Freud［1923］が記したうつ病者の超自我などを病理的な超自我として，正常な超自我と区別している。　　　　　　　　　　　　（古賀靖彦）
⇨局所論，構造論的観点，自我理想／理想自我
[文献] Freud S（1923a, 1933a），Klein M（1932），O'Shaughnessy E（1999）

超自我［ラカン］

　超自我はFreud Sが『自我とエス』において提示した概念である。幼年期における両親の影響により形成されるこの心的審級の意義にLacan Jが加えた新しさは，彼の〈他者〉l'Autre概念の発展を考慮することによって測る必要があるだろう。

　まず，言語学と構造主義の影響下でFreudの再読解を行っていた初期のLacanの理論において，〈他者〉は，主体をとり巻きつつ，主体を背後で支えている言語の領野として提示された。主体は，この領野に参入することにより，言語を媒介に構築された人間社会の一員となる。しかし，この参入は代償なしにではない。Lacanは，この〈他者〉の領野が，それ自体としては何ものによっても保証されていないことを強調するようになる。主体は，言語を介してのみ自らを表現することができるのであるが，しかし，言語自体には，そうした表現を妥当なものとして支える基盤が欠けている。したがって主体が話す者となるということは，同時に，主体の存在にかかわる何かが決して表現されることなく潰えるということと裏腹なのだ。Lacanはこの言語の非一貫性から垣間見える失われた存在の次元を享楽と呼んだ。

　Lacanにおける超自我は，この〈他者〉と主体の出会いの最も原初的なインパクトを，主体の生のうちに呼び出す審級として考えられる。Freudの導入以来，超自我は二つの矛盾する命令を発するとされる。すなわち「父のようにあってはならない」（エディプス的欲望の禁止）と「父のようにあれ」（エディプス的欲望の定立）である。Lacanにおいても同様，超自我は，主体を矛盾のうちに位置づける。言語との出会いそのものにより享楽への道は閉ざされている。しかし，超自我は，この享楽をあきらめないことを主体に執拗に命令する。「享楽せよ！」この命令こそが超自我である。享楽を禁じる言語の領野のうちで，言語そのものを使って話しながら享楽を目指す。こうした矛盾のうちに置かれた主体のあり方を，Lacanの超自我概念は指し示している。　　　　　　　　　　　　（上尾真道）
⇨超自我［精神分析］，大文字の他者，エディプスコンプレクス［ラカン］，セクシュアリテ［ラカン］，自我［ラカン］
[文献] Freud S（1923a），Lacan J（2004, 1975）

超日リズム　➡ウルトラディアンリズム

超心理学　➡パラサイコロジー

腸内寄生虫妄想　➡皮膚寄生虫妄想

超皮質(性)運動失語　➡ブローカ失語

超皮質(性)感覚失語　➡ウェルニッケ失語

超皮質性失語
［英］transcortical aphasia
　復唱が良好な失語群である。超皮質性運動

失語は自発話が乏しく，発話の発動性が基本的な障害である．日常会話は十分理解されるが，複雑な構文は理解されない．自発話は発話開始が困難で，構音の誤りはみられない．失文法が顕著で，発話は1語か2,3文節である．復唱は非常に良好で，短文レベルが可能である．ことわざや歌などを検者が言い始めると患者はそれをほとんど自動的に完成させ，補完現象と呼ばれる．超皮質性感覚失語では，意味理解が著しく障害され，重度例では単語レベルの理解も困難である．自発話は流暢で，新造語と意味性錯語が頻発する．発話内容は乏しく，冗長で際限がない．復唱は良好である．書字は障害され，かなの方が漢字よりも保たれる．混合型超皮質性失語は言語野孤立症候群とも呼ばれ，あらゆる言語機能の中で復唱だけが残され，強迫的な反響言語になる．復唱する文の意味は捉えず，非文法的な文や無意味語も正確に復唱する．

(種村　純)

⇨錯語，失文法
[文献] Berthier M (1999)

重複記憶錯誤

[英] reduplicative paramnesia
[独] reduplizierede Paramnesie

「こことまったく同じ場所がもう一つある」とか，入院している病院で目の前の配偶者などを指して「彼女は確かに私の妻だが，まったく同じ妻が自宅にもう一人いる」と述べたりする特異な症状を指す．対象となるのは場所や人が多い．本来なら一つしかないはずの場所や人が複数存在する，と述べる病態を指す．Pick A [1901] によって記載された．妄想性人物誤認症候群（delusional misidentification syndromes）[Christodoulou GN] との異同が問題とされる場合もある．最近，重複記憶錯誤とカプグラ症状を同等に扱う立場もある [Alexander MPら] が，症状の構造は明らかに異なっており，重複記憶錯誤では同じ対象が複数存在するのに対し，カプグラ症状では目の前の対象は偽物であり本物は別にいる．ただ両者とも，症状の発現には比較的器質性基盤の明確な症例がまれではなく，とくに右前頭葉損傷による「矛盾解決能力の欠如」との関連が指摘されている．いずれにせよ，重複記憶錯誤はときに作話，妄想との鑑別が微妙な場合があることは否定できない．

(大東祥孝)

⇨妄想性人物誤認症候群
[文献] Pick A (1901), Alexander MP, Stuss DT, Benson DF (1979), Alexander MP, Stuss DT (1998), 大東祥孝, 山田真希子 (2003)

重複決定

[英] over-determination

症状や夢などの無意識の形成物には，複数の決定要因が関与している事実を表す精神分析用語．次の2つの意味に理解されうる．

第1は，無意識の形成物は，いくつもの原因が合わさった結果であり，ただ1つの原因によっては十分に説明されえないこと．

第2は，無意識の形成物は，多数の無意識的要素に関係しており，それらの無意識的要素は，違った意味をもついくつかの場面系列として組織することができる．そのため，どの場面系列で解釈するかによって（解釈の水準）それぞれの水準に固有な一貫性のある意味をもつ．今日一般には第2の意味に用いられる．

はじめ Freud S は，この言葉を「ヒステリー研究」[1895] で用いた．「ヒステリー研究」には上記の2つの意味が並存している．第1の意味では「神経症の病因における主要な特質は，その発生が大抵は幾重にも決定されているという点である．すなわち，この疾患が引き起こされるためには幾つかの要因が重なりあわなければいけない」と，ヒステリー症状が体質的素因と多数の外傷的体験の系列双方の結果生じるという意味で重複決定さ

れていると述べられている。第2の意味に近いのは，症状を「病因となる核」に結びつける連想の鎖は「分岐しながらも，収斂してゆくさまざまな線の体系」を構成する，と述べられている部分である。

　重複決定について最も明快に説明されているのは『夢判断』［1900］である。Freud は，夢の顕在内容の要素は重複決定されており，それは圧縮（condensation）の作業の結果であり，さらに個々の要素のみならず，一つの夢全体も，いくつもの異なる潜在思考系列により決定されているので重複解釈が必要になる，と述べている。固着とは，外傷的な出来事とそれに関連する対象，ならびに外傷時の断片化した，主流のパーソナリティに未だ統合されていない部分パーソナリティを意味するので，これらを考慮して原因論を理解する必要がある。　　　　　　　　　　　（関谷秀子）
⇨解釈［精神分析］，圧縮，固着
【文献】Freud S（1893-1895, 1900）

直面化

［英］confrontation

　精神分析あるいは精神分析的精神療法で用いられる治療技法の一つ。患者にも半ば意識されつつある現実状況，葛藤，思考や行動のパターンを提示し，直面させ，その矛盾や問題点を吟味させる方法である。精神分析の最重要技法である解釈との最大の違いは，解釈が空想（phantasy）や早期の対象関係といった無意識の素材を扱い，そこに情緒を伴った意味を与える作業であるのに対して，直面化は分析家にも患者にもほぼ明らか（前意識的）な抵抗や防衛に焦点を当てるという点にある。したがって，直面化は明確化と並び，解釈のための下準備的介入といえる。また，直面化は，セッション中の「いま，ここで（here & now）」の感情や言動をとり上げることが多いため，境界レベルのパーソナリティ構造をもつ患者ではとくに，現実検討能力を強化・支持し，退行や行動化を防いで自我の統合を図るという意味での限界設定の機能をも含んでいる。そのため直面化は，明確な言葉遣いでなされるのが望ましい。（池田暁史）
⇨解釈，明確化
【文献】Gabbard GO（2010），Kernberg OF（1984）

直観像素質

［英］eidetic disposition
［独］eidetische Anlage
［仏］disposition d'eidétisme

　成人にはきわめてまれで，多くは児童期に認める異常視知覚体験で，思い浮かべた光景が再び鮮明に見える現象。主観的なものであるとの認識を有しているという点で幻覚とは異なり，投射距離に比例して光景の大きさが変化するというエンメルトの法則に合致しないという点で残像とは異なる。Jaensch ER は，直観像を表象に近い性質をもつ B 型と残像に近い性質をもつ T 型に区別し，前者は外向型と，後者は内向型と関連があるとした独自の性格類型を提唱した。　　　（小川俊樹）
【文献】Jaensch ER（1927）

貯留ヒステリー

［英］retention hysteria
［独］Retentionshysterie

　外傷的体験によって生じた興奮や感情が貯留し，身体症状に転換されることで生じるヒステリーをいう。ヒステリーの病型の一つとして，類催眠ヒステリー，防衛ヒステリーとともに Breuer J と Freud S が定義した。貯留ヒステリーという用語は，Freud［1894］が『防衛−神経精神病』の中で用いた。Freud は貯留ヒステリーについて，除反応（abreaction）により感情や興奮を放出することで改善することをその特徴として挙げた。つまり貯留という概念は，除反応を起こすことを治療機序とするカタルシス法と密接な関係がある。Freud［1895］は『ヒステリー研

究』の第4章「ヒステリーの心理療法」において，すべてのヒステリーで抑圧（防衛）が関与している可能性を示唆した。その後，抑圧概念が重要な意義をもつに従い，貯留ヒステリーは防衛ヒステリーの概念に取って代わられることになった。　　　　　　　（小林要二）
⇨類催眠ヒステリー，防衛ヒステリー，除反応
【文献】Freud S (1894), Breuer J, Freud S (1893-1895)

治療ガイドライン
［英］treatment guideline

　治療ガイドラインという用語は，治療者が治療方針，治療法の選択・決定に役立てるために作成された患者ケア計画のセットを表している。1990年代以後，「根拠にもとづく（evidence based）」精神科治療ガイドラインが開発されるようになった。EBMガイドラインの他にも，より医療実態に近いガイドラインである専門家コンセンサス・ガイドラインやエビデンスとコンセンサスを折衷したガイドラインも作成されている。

　精神科の治療の場合には，治療法が薬物療法やECTなどの生物学的療法，精神療法や認知療法などの社会心理学的療法など多岐にわたるため，治療のガイドラインの内容も広範なものになる。代表的な治療ガイドラインにAPAのガイドラインがあるが，これはⅠ.疾患の定義，疫学，経過，Ⅱ.治療原則と選択肢，Ⅲ.治療指針のまとめ，Ⅳ.研究の方向の4つの章で構成されている。APAガイドラインの目的は，その趣旨の中で明確に記されているので，その部分を紹介しておく。「このガイドラインは医療の標準化を目指したものではなく，そのように使うことを意図したものでもない。標準的な医療は，個々の症例のあらゆる臨床データに基づいておこなわれるものであり，科学的な知見やテクノロジーの進歩とともに変わっていくものである。（中略）特定の臨床手段や治療計画は精神科医の裁量で最終的に決められなくてはならないし，その際には，患者から提示される臨床データや診断と治療の選択肢を参照して行う必要がある。」

　最近，関心を集めているガイドラインに英国で作成されたNICEのガイドラインがある。NICE（National Institute of Clinical Excellence）は1999年に英国で設立された機関であり，過去の無作為化比較試験をもとに行ったメタ解析の結果にもとづいて治療法の評価を行い，それをもとに治療のガイドラインを作成している。　　　　　　　　（樋口輝彦）
⇨EBM〔エビデンス・ベイスト・メディシン〕，精神科薬物療法，精神療法
【文献】American Psychiatric Association (2003, 2004)

治療可能な認知症
［英］treatable dementia

　認知症を定義する場合，一度獲得した知能や認知機能が進行性に失われていくだけでなく，不可逆的でなければならないとする立場もあるが，現在の代表的診断基準であるICDやDSMに従えば「不可逆性」は必ずしも必要ではない。よってこれらの中には，現在行うことが可能な治療により軽快・完治する認知症がある。歴史的には進行麻痺に対する発熱療法がその始まりといえる。現在，治療可能な認知症としては，内分泌・代謝性などの内科的疾患に伴うもの（甲状腺機能異常，ビタミン欠乏症，膠原病など），脳の器質的障害によるもの（正常圧水頭症，慢性硬膜下血腫など），感染症によるもの（神経梅毒，ウイルス性脳炎）などが挙げられる。これらには，緩徐進行性のものもあれば，急性発症するものもあるが，いずれにせよ治療が遅れると不可逆的な認知症症状に移行していくことが多い。そのため，認知症症状をみた場合には，迅速な診断が行われることが重要である。　　　　　　　　　　　　　（田渕 肇）

⇨甲状腺機能亢進症，甲状腺機能低下症，膠原病，水頭症，慢性硬膜下血腫，神経梅毒，脳炎

治療教育
[英] educational treatment；remedial treatment

　治療教育は発達障害，行動障害あるいは情緒障害をもった子どもたちに対して，精神医学，心理学の知識を可能な限り適用して，教育的な方法により，障害の克服と代償のために働きかける治療の体系である。治療教育は，20世紀の初め頃より起こった精神医学的治療法である。この用語はオーストリアのHeller Tやスイスの Hanselman Hらなどによって概念化されたことに始まる。Asperger H［1961］は，「治療教育学は，子どもの異常な人格に関して生物学的に基本をおいた知識の上に構成されるが，とくに児童や青年にみられる知的障害や感情的欠陥，神経的・精神的障害の治療に際して教育的な方法を求める学問である」と定義づけている。また治療教育の目的は適応行動の獲得や異常行動の予防と減弱だけでなく，精神機能の発達の促進と脳機能の増進にもあるといえる。「療育」も同義語として扱われることがある。

（飯田順三）

⇨発達障害，行為障害［素行障害］，情緒障害
[文献] Asperger H（1961），太田昌孝，永井洋子（1992）

治療共同体
[英] therapeutic community

　Jones Mが1940年代に英国ベルモント病院で始めた，改革的な病院治療運営，治療形態。Jonesは従来の病院治療のあり方を批判的に総括して，スタッフと患者がともに各自の責任性と主体性を発揮して共同体に関与し，日常的に起きている出来事について理解し解決することでともに成長することを目標とした病棟運営を実践した。スタッフと患者全員が出席するコミュニティミーティング，レビュー・スタッフミーティング，対人関係での緊張や問題を取り上げる小ミーティングや患者自治会を組織して，日常生活や対人関係における問題や管理運営について情報を共有し，スタッフ，患者を問わず各自が共同の責任をもって解決する治療文化を強調した。Rapoport RN［1960］はこうした治療共同体の社会構造イデオロギーについて，民主化，自治主義，許容性，現実直面化の4要素を挙げている。治療共同体アプローチは1950年代以降多くの精神科病院で普及し，後の病棟開放化，患者の権利改善や社会復帰促進に貢献している。

（舘 哲朗）

[文献] Jones M（1953, 1968b），Rapoport RN（1960），舘哲朗（1991）

治療契約
[英] therapeutic contract

　治療をはじめるにあたって，治療者と患者との間でさまざまなとり決めや約束事を交わすこと，およびそのとり決めや約束事の内容を指す。とり決める事柄は，治療の方法と目標，治療期間，面接頻度などにはじまり，費用とその支払い方法，情報のとり扱いを含めた面接のルールなど，治療構造と呼ばれるものに相当する。Freud Sは，神経症状態を自我がエスと超自我の圧力によって弱化し現実に対する正常な関係に支障をきたしている状態と捉え，精神分析療法とは弱化した自我に治療者が力を貸し，互いに協働して神経症状態からの回復を図る作業であるとした。この協働作業のあり方を定めるが治療契約である。そして，この治療契約の履行を支え，治療を推し進めていく力が，治療者と患者との間で結ばれる治療同盟という関係性である。なお，Freudは「このような自我の同盟（治療契約）を基盤として分析状況は成立する」と述べており，治療同盟と治療契約を置き換え可能と考えたようである。

（白波瀬丈一郎）

⇨治療同盟,神経症
[文献] Freud S (1940a)

治療効果発現必要症例数
➡ NNT〔治療効果発現必要症例数〕

治療構造

[英] therapeutic structure

Freud S [1913] を引用しつつ構造と過程の二面から精神療法を捉えた Ekstein R [1952] の「構造」という見地を,小此木啓吾は治療構造論に発展させた。小此木 [1964] は治療構造の要素として,(1)外面的構造:(a)治療者・患者の数(個人療法,集団療法など),(b)場面設定(部屋の広さ,一対一,同席など),(c)空間的配置(対面法,仰臥法など),(d)時間的要素(面接時間,頻度,治療期間),(e)料金,(f)通院か入院か,(2)内面的構造:(a)治療契約,(b)面接のルール,(c)秘密保持,アポイント制などのとり決め,を挙げた。治療対象の特性,治療目標などによってこれらの諸要素を組み合わせるが,いったん設定した治療構造が逆に治療関係のあり方,過程を規定していく。治療構造は治療者と患者との自他の境界を保ち,認識の枠組みの提供という心的機能をもつが,治療者と患者を守る安定した場所ともなり,両者の交流を促す。相田信男 [2004] は精神療法の過程で治療構造を媒介に心の内的構造自体が形成される機能を強調した。
(相田信男)

⇨治療構造論,治療契約
[文献] 相田信男(2004),Ekstein R(1952),Freud S(1913g),小此木啓吾(1964)

治療構造論

[英] theory of therapeutic structure

小此木啓吾が提示した精神分析的な了解と実践における基本的な方法論。Ekstein R が用いた「構造」を意味する治療構造は治療者・患者の個別的な体験・表現を生む先験的な普遍的条件である。そこで治療関係や治療状況に内在する治療構造の分析から,治療者は患者が個別に表現する体験内容を了解する手がかりを得るとともに,生じる反応についても一定範囲で予測可能となる。小此木はこのような了解‐予測を「治療構造論的了解」と呼び,Freud S の精神分析理論をもフロイト的態度により構成された治療構造論的了解の結果とみなし,この了解が精神分析そのものを理解する認識的方法論の意義をもつとした。しかも治療構造は治療者にとって患者の反応生起の条件として変化・調整が可能であり,こうした言語的・非言語的な構造の動的調整を「治療構造論的設定」と呼ぶ。治療構造論は精神分析に限らず一般の治療関係,看護関係,心理テスト状況などの臨床現象を精神分析的に理解する方法として,また異なる精神療法相互を比較する方法としても有効である。

相田信男 [1990, 2004] は治療構造がもつ容れ物機能を強調し同時に構造化過程に伴う「排除」について考察した。つまり治療構造とは時空間軸に規定された境界をもつ「構造」であるので,そこに境界の内と外をめぐる排除や拒絶の体験を伴うが,そうした現実検討またそれゆえの諦念にこそ,ひいては心に容れ物としての構造を形成・醸成する機能を見出していける。しかしこうした機能を理解しないところで,あるいは徒らに「構造(だけ)を守る」とき,それが治療状況を膠着化させるという治療構造論批判を惹起するが,こういった批判は本来の治療構造論への認識不足に由来するという問題意識を述べた。他方で北山修 [1990] は,精神分析が提供するある面で厳しい父親的構造におさまらない患者たちには適応的な母親的設定を用意して,すなわち多くの治療者が二つのモデルを対象や局面によって使い分けざるをえないと語った。
(相田信男)

⇨治療構造,フロイト的治療態度

[文献] 相田信男 (1990, 2004), Ekstein R (1952), 北山修 (1990), 小此木啓吾 (1990a)

治療抵抗性うつ病

[英] treatment-resistant depression;
treatment-refractory depression; TRD

　大うつ病の 30～50％ は，十分量，十分期間の抗うつ薬療法に治療抵抗性である。NIMH-STAR*D 研究においても，2 回の抗うつ薬療法に反応しない大うつ病では，その後の治療で寛解する可能性がかなり低いことが明らかにされている。治療抵抗性うつ病 (TRD) は，大うつ病を対象として，適正な抗うつ薬療法や電気けいれん療法などの生物学的治療を行ったにもかかわらず改善がみられない難治性うつ病を指す。しかしながらTRD の診断基準は定まっていない。一般には，2 種類の異なる抗うつ薬を十分量，十分期間使用しても改善が無い場合を指して用いられることが多い。治療抵抗性の程度をステージ分類したものに，Thase and Rush 分類 [1997] と MGH 分類がある [Fava M 2003]。TRD は，より効果的な治療法の探索をめざした研究の格好な対象とされてきた。また，TRD に関与する因子として，他の精神障害や身体疾患の併存，大うつ病のサブタイプ，パーソナリティ，再発頻度，社会心理的要因，服薬アドヒアランスなどが検討されている。

（神庭重信）

⇨大うつ病性障害，STAR*D，アドヒアランス
[文献] Thase ME, Rush AJ (1997), Fava M (2003)

治療的退行

[英] therapeutic regression

　神経症者のための精神分析治療のねらいは観察自我を強化していくことにあり，そのために患者は自己観察したものを治療者に話したり，これを共有する分析者から問題を照らし返されたりするという過程が必要である。ここで観察される対象とは自らの内にある「子ども」や「赤ん坊」の部分であり，分析場面で自らの主観性の高まりとして起こる発達の退行過程（子ども返り）を介して可能になり，この退行が治療に対し有効に作用するとき治療的退行と呼ばれる。そして退行そのものがカタルシスなどにより一定の治療効果をもたらすことがあり，Ferenczi S の主張を受けて Balint M は退行の在り方について吟味し，「良性の退行」を重視する治療を提案している。また，Winnicott DW は「ひきこもり」を退行として体験することで依存状態が本当の自己の発露の機会となる可能性を提示した。しかし，このような退行現象が治療者を対象にして体験されるならば，それは転移神経症であり，治療的退行をすべて転移分析の対象として理解する立場もある。

（北山　修）

⇨退行，ひきこもり，転移神経症
[文献] Balint M (1968), Winnicott DW (1958)

治療同盟

[英] therapeutic alliance

　作業同盟とほぼ同じ意味であり，治療関係における治療課題に対しての現実的協力や共同作業を表す概念である。その源は，Freud S の転移の考えにすでに見出すことができ，彼は陽性転移が分析治療という共同作業を推進するための最も強力な動機になるとした。治療同盟という用語は Zetzel ER が初めて導入し，彼女はそれが本質的には早期母子関係において乳児が母親に対して援助を求めることの反復であり，退行促進的なものであるとした。また Greenson RR は，治療者と患者の間の非神経症的，合理的ラポールを作業同盟と呼び，退行を防ぐものであるとした。この二者が転移神経症と治療同盟は区別しうるものであるとしたのに対して Brenner G は，両者は区別し難い場合があると主張した。たとえば，神経症的な動機をもとにした，いわ

ば偽りの治療同盟などである。また，治療同盟のあり様は患者のみならず，治療者の内的態度や実際のかかわり方によっても影響を受けるものである。 (村岡倫子)
⇨転移神経症，ラポール，傾聴
[文献] Zetzel ER (1956), Greenson RR (1967)

治療を受ける権利
[英] right to adequate treatment

アメリカ精神医療の悲惨な状況を改善するために導入された権利概念であって，「強制」治療の是非について議論するものではない。「強制」治療の議論は，さらに10年以上経って自己決定権と治療拒否権の登場を待つことになる。1960年，Birnbaum M は患者が強制収容させられた以上は，患者には「適切な医療を受ける権利」があると主張した。これが実際に治療権として確認されたのは1966年，Rouse vs. Cameron の裁判であった。入院条件として，誠意をもった努力，スタッフ数の確保，入院時からの定期審査などが定められた。その後，1968年，Nason事件では，訴訟能力のない者にも治療権が認められ，Millard vs. Cameron の裁判では，「適切で十分」な治療が必要とされ，1971年，Wyatt vs. Stickney の裁判ではじめて治療権が憲法上の権利となった。 (熊倉伸宏)
⇨パターナリズム，インフォームド・コンセント
[文献] 熊倉伸宏 (1994)

治療を拒否する権利　➡治療を受ける権利

遅漏　➡性機能不全

チロシン水酸化酵素
[英] tyrosine hydroxylase

チロシン水酸化酵素は，神経細胞内に取り込まれた L-チロシンを L-ドーパに合成するカテコールアミン合成の律速酵素である。L-ドーパはドーパミン，ノルエピネフリン，エピネフリンへ順次変換される。チロシン水酸化酵素はこれらの産物によってネガティブフィードバックを受ける。チロシン水酸化酵素の活性は，サイクリック AMP 依存性酵素，カルシウム／カルモジュリン依存性酵素，プロテインキナーゼ C などにより調節される。 (寺尾 岳)
⇨ドーパミン，レボドパ〔L-DOPA〕，ノルアドレナリン〔ノルエピネフリン〕，サイクリック AMP／サイクリック GMP
[文献] Schatzberg AF, Nemeroff CB, ed. (2004)

鎮咳剤依存
[英] dependence of cough medicines

日本では薬局店頭で購入できる市販鎮咳剤の乱用・依存が1980年代に入ってから急増した。鎮咳剤は製薬会社ごとまた剤型によっても配合成分が異なるが，メチルエフェドリン，ジヒドロコデイン，カフェインなど複数の成分から構成されており，その複合作用で依存が形成されると考えられている。当初は1社の液状（シロップ）の鎮咳剤1種類に，乱用対象が集中していた。その後同薬の配合成分からメチルエフェドリンが除去され新薬として発売されて以降，1990年代末で集中的な乱用が終息した［妹尾栄一ら 1996］。その後は，メチルエフェドリンとジヒドロコデインの両者を配合する錠剤型鎮咳剤に移行して乱用継続する事例もある。また，各種総合感冒薬にも鎮咳剤と類似の成分が含まれており，まれではあるが乱用対象となる。 (妹尾栄一)
⇨薬物依存(症)
[文献] 妹尾栄一，森田展彰，斎藤学ほか (1996)

陳述記憶
[英] declarative memory

宣言記憶ともいう。長期記憶の中に表象されている情報は，その内容により言葉やイメージで表すことができる陳述記憶と，それができない非陳述記憶（非宣言記憶）とに分け

られる。Tulving E は陳述記憶をさらにその内容からエピソード記憶と意味記憶とに区分した。健忘症候群の障害は主として陳述記憶の領域にあり，とくに近時記憶の範囲にあるエピソード記憶の障害が中核である。一方で，多くの臨床観察から，健忘症候群患者では非陳述記憶が保たれていることがわかっている。陳述記憶，ことにエピソード記憶は意識的に学習，想起される記憶であり，顕在記憶として捉えることができる。これに対して，非陳述記憶は体験の反復により何らかの知識が獲得されるが，意識的に学習したり，想起したりすることのない潜在記憶である。

(三村 將)
⇨短期記憶，エピソード記憶，近時記憶，健忘
[文献] 三村將 (1999), Squire LR (1994)

ツァイトゲーバー　➡同調因子

追跡眼球運動　➡探索眼球運動

追跡妄想
[英] delusion of persecution
[独] Verfolgungswahn
[仏] délire de persécution

臨床的に最もよく現れる妄想の一形式であり，自分が周囲の人々の悪意にさらされているという病的確信，迫害妄想ともいう。具体的には，身体的損害（電流，電波，高熱，毒などで身体が毀損される，生命が脅かされる），物質的損害（財産が奪われる）あるいは精神的損害（不当な仕方で虚偽の噂が広められる，監視される，外部の影響力の支配下にある）などが訴えられる。追跡妄想は，迫害の目的が並外れた知識，能力，声望やうらやむべき財産にもとづいていると当事者に確信されている場合には，誇大妄想や罪責妄想と結びつくことがある。追跡されていると確信した人が，反対に警察や裁判所に訴え出たり，想定された追跡者へ反撃に出ることもある。追跡妄想は，とりわけ統合失調症やアルコール性幻覚症などでは頻度が高く，また難聴者の迫害妄想としても現れる。　(生田 孝)
⇨迫害妄想，誇大妄想，罪業妄想，アルコール幻覚症，難聴者の迫害妄想

追想幻覚　➡記憶幻覚

追想錯誤　➡記憶錯誤

追想錯覚
[英] mnemic delusion
[独] Erinnerungsillusion
[仏] illusion mnésique

過去の事実が改変されて追想されること。誤記憶あるいは記憶変容（allomnesia）ともいう。正常でも追想の内容は，誇張されたり美化されたり多少とも修正を受けるが，その歪曲が著しい場合が病的とされる。(濱田秀伯)
⇨記憶錯誤，記憶幻覚

通院公費負担制度

精神衛生法改正（1965〔昭和40〕年）によって新設された在宅精神障害者の医療の確保を容易にするための制度である。1962年頃から精神衛生法を全面的に改正することが検討されていたが，1964年のライシャワー事件は治安的な措置のための緊急一部改正を促すこととなり，それに反対する精神医療従事者，患者家族等による運動が起こり，精神衛生審議会に精神衛生法改正を諮問することとなった。その諮問事項の一つが「措置入院患者以外の精神障害者に対する医療費等の公費負担」であって，1965年の精神衛生法改正によって通院公費負担制度として創設された。制度創設の理由として，①精神障害者は

自己の病状についての認識を欠き，社会適応性が著しく低いこと，②家族への精神的，経済的負担が著しいこと，③病状の変化が比較的著しく，適正な医療が行われないと措置入院を要する程度に増悪する可能性が高いこと，④精神科医療の新しい治療方法等を周知させ，適正な医療を普及する必要があることが挙げられているが，同年の法改正が保健所を精神衛生行政の第一線機関に位置づけ，精神衛生センターの設置に関する規定を設けたこと等とともに，地域精神保健医療の発展に大きく寄与したと考えられる。制度創設時は通院医療費の1/2を負担するという公費優先の仕組みであったが，1995（平成7）年の精神保健法の一部改正により保険優先へと改正され，患者の自己負担額は医療費の5%相当額となった。そして2006（平成18）年の障害者自立支援法の制定により，同法の自立支援医療の公費負担医療に組み入れられた。通院公費負担制度の利用者は，制度創設時の1966年は3.3万人であったが，1975年11.2万人，1985年24.1万人，1995年42.5万人，2004年107.3万人と増加しており，とくに1995年の精神保健福祉法改正以後の増加が著しい。増加要因としては，国の入院外医療の普及を図る政策とともに，精神健康の問題が国民的課題となってきたことが挙げられる。

(竹島　正)

⇨精神衛生法，ライシャワー事件，障害者自立支援法，精神保健福祉法
[文献] 精神保健福祉行政のあゆみ編集委員会 編 (2000), 精神保健福祉研究会 監修 (2000), 竹島正, 立森久照 (2009)

痛覚失象徴　➡痛覚失認

痛覚失認
[英] agnosia for pain

　痛みのもとになる刺激の性状，部位は認識しているが，逃避，防禦，怒りなどの痛覚反応が不十分なこと。痛みに対する血圧上昇，呼吸数増加，瞳孔散大などの，反応は保たれている。Schilder Pら［1928］が痛覚失象徴として初めて報告した。優位半球頭頂葉を含む病巣で出現する場合が多く，身体図式と関連づけて解釈されるが，二次性感覚野と島を含む辺縁系の離断により説明しようとする報告もある。

(坂村　雄)

⇨身体図式，失象徴，失認
[文献] 濱中淑彦, 東村輝彦 (1967)

通過症候群
[英] transit syndrome
[独] Syndrom des Durchgangsstadiums；Durchgangssyndrom

　一定以上の広範囲の脳領域に影響を与える頭部外傷においては，急性状態では意識障害が，慢性状態では認知症の状態を呈するが，Wieck HHは，意識障害と同様に可逆的でありながら，通常の臨床的な手段では明確な意識障害が把握できない状態があることを指摘し，一過性であることとその詳細な精神病理学的病像が未規定であることから，これを通過段階の症候群（Syndrome des Durchgangsstadium）と名づけた。通過症候群は頭部外傷以外の症状性精神病においても遭遇する病態であり，短ければ時間単位のこともあるが，数週間から時には数ヵ月にわたって，情動の異常や幻覚・妄想などの精神症状が，さまざまの程度の認知機能の障害を伴いつつ出現するものである。重度から中等度，軽度へと回復過程をたどるが，数の順唱や逆唱など注意力と強い関連のある課題は鋭敏にその重症度を反映する傾向がある。

(兼本浩祐)

⇨意識障害
[文献] Wieck HH (1956)

通時的観点　➡共時的観点／通時的観点

ツェルレッティ
Ugo Cerletti　1877～1963

　Bini L とともに電気けいれん療法（ECT）を世界で最初に行ったイタリア人神経病理学者であり，ローマ大学で精神科の教授を務めた。彼らはてんかん発作による海馬の変化についてイヌを用いた動物実験で検討していたところ，電気によるけいれん誘発の報告を知った。最初は口と肛門に電極を置いて通電したため，多くの動物が死んだが，その後頭部にのみ電極を置く方法で，安全にけいれんを誘発することに成功した。また，ローマの屠殺場で電気により豚を殺しているとの噂を聞き，実際に見学したところ，通電による全身けいれん後に豚が気絶しているうちに屠殺されていることを知り，電気の安全性を検討した。そこで，ヒトへの応用を考え，1938年に身元不明の統合失調症患者に電気けいれん療法を初めて行った［Cerletti U ら 1938］。その後も ECT の技法，作用機序や副作用についての研究を精力的に行った［Cerletti 1940］。
（本橋伸高）

⇨電気けいれん療法〔ECT〕
[**主著**]　Cerletti U（1940, 1950）, Cerletti U, Bini L（1938）
[**文献**]　Shoter E, Healy D（2007）

付添人　⇨心神喪失者等医療観察法

憑きもの妄想　⇨憑依妄想

土田　獻
つちだけん　生没年不詳

　1819（文政 2）年に，本邦初の精神科専門書といえる『癲癇狂経験編』を出版した漢方医。自序によれば，陸奥（一説には現二本松市近郷）の出身で，江戸で医学を学んだ後に，土田氏の姓をつぎ江戸で仕官した。土田は精神の中枢は胃にあり，胃に五臓・五気の伏熱がたまると癲狂が生じ，陰陽・虚実の増減により発陽性と憂鬱性の病状が生まれると論じた。その理論は後藤艮山の「一気留滞説」に酷似し，経験的・実証的態度で腹診と順気を重視したことなどから，古方派に属する人物と推測される。「近年，癲狂の患者が増えたのは，思慮嗜欲に節度がなくなったためだ」と，患者の増加とその社会的背景を指摘した。治療では自作の下気円，丹砂円のほか，麦芽汁，小柴胡湯，降火湯，消毒煉などを用いた。経験の章では，気分障害，統合失調症，症状性精神障害，身体表現性障害，てんかん性精神発作と推定できる症例など，自験例 61 件が記述されており興味深い。
（昼田源四郎）

⇨癲狂
[**主著**]　土田獻（1819）
[**文献**]　山田照胤（1957），昼田源四郎（2000）

ツット
Jürg Zutt　1893～1980

　現象学的人間学を代表するドイツの精神医学者。フライブルク大学で医学を学び，その後 Bleuler E のもとで，次いで Bonhoeffer K の助手として研究に従事した。ヴュルツブルク大学を経て，1950 年から 1962 年退職までフランクフルト大学精神科主任教授を務めた。彼は従来の精神医学の方法論を批判して，女婿の Kulenkampff C の協力も得て独自の「了解人間学（verstehende Anthropologie）」を提唱した。病者に現れる諸現象をただ医学的症状へと還元するのではなくて，心身二元論を超えて新たな人間学的了解の地平を切りひらくことで，おもに内因性精神病の研究を行い，個別症例への治療的接近を試みた。人間は，空間秩序，住まいの秩序，階層秩序などによって現存在秩序（Daseinsordnung）を構成しつつ，個々人の状況を形成し決断し賭けていくことで人生の道を歩んでいく。これらの障害による立場の喪失（Standverlust）と現存在秩序の破壊から妄想症候群の発生を論じた。さらに関心を社会精神医学へ

と広げて，自由の問題についても論じた。

(生田 孝)

⇨了解人間学，現存在分析
[主著] Zutt J (1963, 1970), Zutt J, Kulenkampff C (1958)

つつぬけ体験

長井真理［1981］が提唱した概念。「思っていることがつつぬけになる」と訴えられる，主に統合失調症でみられる病的体験。思考伝播，思考察知，思考奪取といった思考領域での自我漏洩症状のことであるが，長井は現象学的考察にもとづいてそれらを一括し，つつぬけ体験と名づけた。長井によると，つつぬけ体験ではすでに明確な形をなした思考内容が「ぬける」のではない。人が思考する時，まず自己と他者の「あいだ」［木村敏］ともいえる自他が不分明な心的領域に意味志向が生じる。健常者ではその意味志向を「自分の側に奪い取る」ことでその思考を自己のものと感じ，ついで言葉として記号化することで自己自身を他者から隠すことができる。つつぬけ体験においては意味志向を自分の側に奪い取ることに失敗し，生じた言葉も他有化されてしまうので，「自己の他者へのあらわな現前」が起こり，「つつぬけ」が生じる。「自己が自己として成立しえない事態」という意味において，つつぬけ体験は統合失調症の基礎的事態の端的な現れと考えることができる。

(宮田善文)

⇨考想察知，考想伝播，思考奪取，自我漏洩
[文献] 長井真理（1981）

つまずき言葉

［英］slurring speech
［独］Silbenstolpern

中枢神経系の梅毒である神経梅毒は，無症候性神経梅毒，髄膜血管型神経梅毒，実質型神経梅毒（脊髄癆，進行麻痺）に分けられるが，大脳皮質や皮質下諸核が侵され精神神経症状を呈する進行麻痺でみられる症状の一つである。たとえば「ルリモハリモテラセバヒカル」を復唱させると，「ルルリモハルリモヒカル…」など，不明瞭な上に語を重ねたり抜かしたりする独特の構音障害である。言語蹉跌（syllable stumbling）ともいう。

(前田貴記)

⇨神経梅毒，脊髄癆，進行麻痺，麻痺性構音障害

爪かみ　➡習癖障害

津山事件

1938年に岡山県津山市近郊の山村で発生した大量殺人事件で，30名の死者を出した。犯人の都井睦雄は幼時に両親を結核で失う。成績優秀な模範児童といわれたが，14歳で胸膜炎をわずらい，人嫌いとなった。18歳で病が再発し，自棄的となり，性的放縦にふけった。徴兵検査では結核を理由に不合格とされた。これらの打撃で絶望を深め，自分に恥辱を与えた女性への復讐を決意した。武器を購入するなど犯行計画を練るうち，周囲から疑惑の目でみられると感じ，殺意が多数の人へと拡大した。周到な計画のもとにまず村を停電させ，祖母を殺害したのち，猟銃などで厳重に武装して短時間に民家を次々に襲った。直後に自殺をとげたが，遺書から犯行に至る心理が詳細に知られた。強い自尊心と傷つきやすさ，狭い山村の環境，当時不治の病とされた結核の罹患，徴兵検査の不合格，女性の裏切りという屈辱的体験の累積から関係妄想が発展したと考えられ，中村一夫はKretschmer Eの敏感関係妄想と推定した。

(中谷陽二)

⇨敏感関係妄想
[文献] 中村一夫（1978）

ツング自記式うつ病評価尺度

［英］Zung Self-rating Depression Scale；SDS

Zung WWKによって1965年に発表され

た自記式のうつ病評価尺度である。2010年4月現在，保険診療上の算定対象となっている。SDSは20項目からなり，各項目は過去1週間の症状の有無によって1点から4点までの4段階で評価され，基本的には全20項目の合計点（20〜80点）にもとづいてうつ状態の重症度が評価される。Beck Depression Inventoryなどと異なり，SDSは各項目の選択肢が共通しているので記入が容易であり，10〜15分程度で回答を完了できる。すでに，福田一彦らによってSDSの日本語版が作成され，信頼性・妥当性も確立されている。

（稲垣 中）

⇨評価尺度，ベックうつ病評価尺度〔BDI〕
[文献] Zung WWK（1965），福田一彦，小林重雄（1973）

出会い

[英] encounter
[独] Begegnung
[仏] rencontre

人間と人間の出会いについて深い考察を加えたのは哲学者Buber Mであるが，第二次大戦後，オランダのvan den Berg JH，Buytendijk FJJ，スイスのTrüb Hらがこの問題をとりあげ，さらにドイツのBaeyer W von〔1955〕が臨床の場でこれを論考するに及んで，出会いの概念は戦後のヨーロッパ精神医学の分野で市民権を獲得し，これがさらに当時の人間学的思潮を鼓吹することになった。Baeyerによれば，出会いは根源的な人間の相互存在（Miteinandersein）であり，すなわち，共にあること（Mit-sein）が我－汝の両数的（dual）な関係の中でその都度現実化されるような一つの形態であって，これは妄想病者などでさまざまな変容をこうむる。このように，出会いは人間存在の規範として病的な行動や体験を織りなすが，その他，生活史における不幸な出会いは精神反応的な障害因子になり，また医師が病者をふたたび「自然な空間」の中で出会いうるように配慮する治療因子としても重要性をもっている。

（加藤 敏）

⇨人間学的精神病理学
[文献] Trüb H（1951）

DIS

[英] Diagnostic Interview Schedule

Robins LNら〔1981〕により，米国国立精神保健研究所（NIMH）のepidemiologic catchment area project（ECA）の調査のためにSchedule for Affective Disorders and Schizophrenia（SADS）を基礎として開発された構造化面接である。18歳以上の成人を対象とし，症状の有無，症状に関連した専門家とのコンタクトの有無，機能障害の有無，精神症状と身体疾患・物質摂取との関連性を各症状に関して質問するように構成され，訓練を受けた非専門家による面接でも診断が可能となっている。コンピュータによって運用できるcomputerized DIS-Ⅳ（C-DIS）も開発されている。

（今村 明）

⇨構造化面接／半構造化面接
[文献] Robins LN, Helzer JE, Croughan J, et al.（1981），Regier DA, Myers JK, Kramer M, et al.（1984）

DIB ➡境界例診断面接〔DIB〕

TRH

[英] thyrotropin-releasing hormone

甲状腺刺激ホルモン放出ホルモンである。視床下部から放出されるペプチドホルモンで，下垂体前葉からの甲状腺刺激ホルモンやプロラクチンの分泌を調節している。構造は，-ピログルタミン酸 - ヒスチジン - プロリン -

(Glp-His-Pro-) の3アミノ酸から構成され，C末端がアミド化されたペプチドである．臨床的には，視床下部や甲状腺の機能を検査する目的で，合成TRHを投与する検査法が存在する．また，脊髄小脳変性症の症状を緩和する目的で治療に用いられている．（田中稔久）
⇨脊髄小脳変性症
[文献] O'Leary R, O'Connor B (1995)

DRPLA
➡歯状核・赤核・淡蒼球・ルイ体萎縮症〔DRPLA〕

DV防止法〔配偶者からの暴力の防止及び被害者の保護に関する法律〕
➡ドメスティックバイオレンス〔DV〕

DAI
[英] Drug Attitude Inventory

Drug Attitude Inventory（DAI：薬に対する構えの調査表）は，Hogan Tら [1983] により作成された抗精神病薬治療中の患者への自記式質問表で，日本語版 [宮田量治ら1996] は，研究だけでなく服薬指導等の臨床場面でよく用いられている [宮田1999]．本調査表は，30項目版（DAI-30）と短縮版（DAI-10）があり，薬物や薬物治療に関連するコメント（これらは治療コンプライアンスに関する予測力が高い）への2件法による回答内容にもとづき総得点が算出され，総得点が正の数なら，抗精神病薬への自覚反応が良好とされる．
（宮田量治）
⇨アドヒアランス，抗精神病薬
[文献] 宮田量治 (1999)，宮田量治，藤井康男，稲垣中ほか (1996)，Hogan T, Awad A, Eastwood R (1983)

DSM
[英] Diagnostic and Statistical Manual of Mental Disorders

米国精神医学会から発表される精神疾患の診断・統計マニュアル．DSMはその略称．第1版 [DSM-Ⅰ 1952]，第2版 [DSM-Ⅱ 1968]，第3版 [DSM-Ⅲ 1980]，第3版改訂版 [DSM-Ⅲ-R 1987]，第4版 [DSM-Ⅳ 1994] を経て，2000年に第4版の解説部分を改訂したDSM-Ⅳ-TRが発表されている．DSM-ⅠおよびⅡは有名でないが，DSM-Ⅲで導入された方法論的大改革，すなわち症状記述的で操作的な診断基準の設定，多軸評価システムの採用，実証的データにもとづいた検討手法により，DSMは世界中の精神科診断学に画期的な影響を与えた．以降，この考え方を踏襲し，より臨床・研究・教育に役立つ指針を目指し改訂が重ねられてきた．DSM-5の準備も進んでおり，2013年5月に発表される予定である．

DSMという操作的診断基準による信頼性の高い共通言語の利点は，精神保健従事者間のコミュニケーション促進，臨床上有用な知識の共有，教育学習効果，診断や治療に関する実証的検討の促進，それによる症候学の見直しや経験的証拠にもとづいた精神疾患の整理，などに集約される．一方，診断基準だけを集めたいわゆるMINI-Dのみを機械的に用いた診断が氾濫し，精神病理学や精神科症候学の希薄化を招いたとの批判もある．しかし，DSM-Ⅳでは「研修や経験が充分でないものに機械的に用いられるべきでない」と明確に述べられており，操作的診断基準の運用上の問題と考えられる．今日の精神医学では臨床診断と診断分類の関連について誤解されている面があるが，操作的診断基準は診断分類の指針であり，それは臨床診断の一部にすぎず，臨床的判断により生かされるものである，と改めて認識する必要がある．（染矢俊幸）
⇨多軸診断，ICD，EBM〔エビデンス・ベイスト・メディシン〕
[文献] American Psychiatric Association (2000)

TAT
［英］thematic apperception test

「主題統覚検査」「絵画統覚テスト」と邦訳されている投映法人格検査の一つである。元の英語の表記も邦訳も，本テストがどのようなものかをイメージさせにくいが，要するに被検者に一連の絵を見せてゆき，各絵に一つの物語を作ってもらい，それらの物語から，被検者の人格特徴を明らかにしようとするものである。米国のMurray HAを中心とするハーバード心理クリニックのスタッフが共同で作成に当たり，1943年に現今の絵シリーズとマニュアルが公刊され，以来同じ絵が使われ続けている。物語の分析と解釈の仕方については，ロールシャッハ法におけるような基本型は今のところ存在しない。しかし被検者が作った物語は，形式面でも内容面でも，語り手の人格特徴を示唆するものを豊かに含み，本テストに習熟すれば，他のテストでは得がたい知見を与えてくれる。とくに人やものとのかかわりの主要な相や父母・同輩・異性などの内的イメージを明らかにしてくれるといえる。〔鈴木睦夫〕

[文献] Murray HA（1943），鈴木睦夫（1997）

TMS　→経頭蓋磁気刺激法

T‐グループ
［英］T-group ; training group

T‐グループはLewin Kによって始められた人種的宗教的偏見をなくすためのワークショップ（1946）に起源をもつとされる。そこでは，小グループでの討論やロールプレイングが行われたが，セッション後のスタッフのレヴューにメンバーが参加したことから，この形が出来上がったとされる。その後この技法は感受性訓練（sensitivity training）と呼ばれたり，T‐グループと通称されるようになって，とくに専門家の訓練にとって有効であるということが理解されるようになって来た。一方，同じころにロンドンのタヴィストッククリニックにおいて，Bion WRにより精神分析家の訓練に集団の体験グループが導入され，精神分析家のトレーニングプログラムに必須のものとされてから，その経験と交流することによりT‐グループはさらに発展していった。また，この技法との関連でRogers CRはエンカウンターグループの技法を開発するにいたっている。わが国においても1970年代には企業の中での訓練と個人的な資質の向上とに役立つものとして，注目を浴びた。ただし注意すべきことは，T‐グループの目的はあくまでも参加メンバーの対人的な感受性の訓練に目的があるということであり，また集団において起きる事象，すなわち集団力動の体験的な理解に資するということにあるのであって，治療的な目的をもったグループとの混同は厳に避けなくてはならないということである。〔磯田雄二郎〕

[文献] Siroka RW, Siroka EK, Schloss GA, ed. (1971)，日本集団精神療法学会 監修（2003）

デイケア
［英］day care

精神障害者の社会生活機能の回復や再発予防を目的として，個々の患者に応じたプログラムに従ってグループごとに治療する日中の活動である。わが国でのデイケアの実施時間は1日につき6時間を標準としている。精神科医，看護師，心理士，ソーシャルワーカー，作業療法士など多職種のスタッフがチーム医療であたり，陶芸，園芸，料理，手芸などの作業療法活動や，スポーツ，カラオケ，その他のレクリエーション活動，SST（social skills training，社会生活技能訓練），ミーティングなどのバラエティに富むプログラムにより運営する。

デイケアが臨床実践として精神科医療の歴史に現れたのは1930年代の欧米においてであり，入院が長期化すると社会性が減退し，

それとともに病院への依存度が高まり、ホスピタリズムが生じるので、それらを避けるためにデイケアが登場したという。1930年代から1940年代にかけてのデイケアはほとんどが部分入院という形を取りながら、入院治療に匹敵するサービスを提供するもので、代表的なデイケアとしては Cameron DE のデイホスピタル、および Bierer J のマールボロ・デイホスピタルがある。

わが国では、浅香山病院などの先駆的なデイケアが試みられたわけだが、本格的なデイケアは1958年に精神衛生研究所で研究的に始められた。1965年には群馬大学病院で精神科デイケアの試みが始められた。1974年に厚生省の許可施設として民間病院では福間病院が精神科デイケア第1号として、大学病院では国内第1号の大学病院として福岡大学の精神科デイケアが開始されている。1980年代に入ると民間の病院でのデイケアが急増しているが、わが国の精神科デイケアは欧州の治療共同体の理論（病院改革運動と開放化、施設内コミュニティ治療など）に学びながら、治療理論や構造についてさまざまな工夫と考察を重ねて、現在に至っているといえよう。

(西村良二)

⇨デイサービス、チーム医療、SST、ホスピタリズム、デイホスピタル、ナイトケア

[文献] 望月美知子（1999）

低血糖症候群 ➡**インスリノーマ**

抵抗

[英] resistance

精神分析療法において、自由連想とそれへの操作によってもたらされる治療的進展を妨げるような患者側の情緒や行動の様式を指す。これは患者が症状形成の背景にある抑圧された無意識過程を意識するのが耐え難く、自由連想に抵抗するようになるため生じる。Freud S は、抑圧にもとづく防衛を抵抗とおおむね同義と考えた。抵抗は無意識的に生じるものであり、まず治療の中で意識化させる必要がある。抵抗は治療の妨げともなるが、Freud は抵抗が患者の過去の生活の大切な材料を再現するものであり、それらを正しく活用することが分析の最良の手がかりとなることを指摘した。さらに彼は抵抗の5種、すなわち自我由来の抑圧抵抗（分析家の意識化の試みに対する抵抗）、疾病利得抵抗（病気を患うことによって得た満足や安心を放棄することに対する抵抗）、転移抵抗（過去の対象に向けられた願望を想起することに抵抗し、分析状況の中で再現させ満足を得ようとするもの）、イド由来の反復強迫抵抗（ひとたび抵抗が意識化されても、反復強迫のために抵抗が生じる。このため徹底操作が必要になる）、および超自我抵抗（無意識の罪悪感や処罰欲求にもとづくもの）を明らかにした。また Reich W は、態度やふるまいといった連想の形式面に表される抵抗を性格抵抗と呼び、そこに用いられる防衛的態度が他者との情緒的な交流を疎外している場合を性格の鎧と名づけた。その後、Freud A をはじめとする自我心理学派は、すべての抵抗は自我が防衛の一環として示すものであるとし、一方 Klein M はそれらをすべて陰性転移の表れとして理解した。抵抗は臨床的には、さまざまな形をとる。たとえば沈黙によって連想が停滞したり、同じような内容を繰り返し連想したり、治療者を無視するかのように一方的に連想を続けるなどである。あるいは、遅刻や欠席、突然の中断など、無意識内容が面接場面で連想される代わりに行動を通して発散され洞察が妨げられる、すなわち行動化の形をとることもある。さらに、治療上の建設的変化に際しそれに頑なであったり、かえって状況を悪化させるような反応、すなわち陰性治療反応をもたらすこともある。

(村岡倫子)

⇨抵抗分析、性格分析、防衛機制、転移、行動化、陰性治療反応

[**文献**] Freud S（1917e, 1926b, 1937a）, Reich W（1933）

抵抗分析
[英] resistance analysis

　抵抗とは，精神分析療法において自由連想とその操作によってもたらされる治療的進展を妨げるような患者側の情緒や行動を指す。そうした抵抗に対して，その原因，目的，様式，歴史を明らかにし解釈することによって，それらを克服する作業を抵抗分析と呼ぶ。抵抗は無意識に生じるものなので，治療上はまずそれを意識化することが必要である。実際には，患者の連想する内容や葛藤そのものに触れる前に，まず患者がどのようなことを連想するのを避け，どのような葛藤に触れることを避けているのかを理解する。そして，患者がどのような態度や防衛機制を用いて抵抗を表しているのか，またその抵抗によって覆い隠されている葛藤がいかなるものなのかなどについて，順序立てた解釈によって患者にそれらのことを理解させていく。抵抗分析の中で，防衛を用いて表される抵抗を分析するものを防衛分析と呼ぶ。Reich W の「ふるまい分析」は，治療中の患者の態度・ふるまいを積極的に取り上げることで抵抗を分析し克服する技法である。
　　　　　　　　　　　　　　　　　　　　（村岡倫子）
⇨抵抗，防衛機制
[**文献**] Reich W（1933）

テイ＝ザックス病
[英] Tay-Sachs disease

　リソゾーム内に局在するβヘキソサミニダーゼα鎖ポリペプチドの異常により，GM2ガングリオシドが蓄積する乳児発症の重症型。かつて「家族性黒内障性白痴」と呼ばれていた。常染色体劣性遺伝形式をとり，生後早期に精神運動発達が停止し，驚愕反応の亢進や視力障害，眼底黄斑部の cherry-red-spot を認める。やがて四肢麻痺，けいれんなどで寝たきりとなり 3～5 歳で死亡する。治療は対症療法にとどまる。なおβヘキソサミニダーゼβ鎖の異常によるサンドホフ病とは臨床症状だけでは区別できない。
　　　　　　　　　　　　　　　　　　　　（依藤史郎）
⇨脳リポイド症
[**文献**] 岡田伸太郎（1996）

デイサービス
[英] day service

　高齢者を対象とする介護に関しては「介護保険法」，「老人福祉法」がその中心となり，要介護者には在宅および施設にわたる多彩なサービスが提供されるし，要支援者には介護予防という観点から在宅サービスが提供される。高齢者を支える通所型のサービスの代表的なものとしては，老人保健施設や医療機関等で行われるデイケア（通所リハビリテーション）と，デイサービスセンター等で行われるデイサービス（通所サービス）がある。デイサービスとしては，通所介護施設（デイサービスセンター）に昼間通い，入浴，食事，洗濯，養護などの介護サービスを受けることができる。また，生活などに関する相談や助言，健康診査，日常生活の援助と機能訓練なども行われる。デイサービスは，在宅で生活する高齢者が心身の機能を維持しながら少しでも健康な生活が送れるよう支援する在宅サービスといえよう。
　　　　　　　　　　　　　　　　　　　　（西村良二）
⇨デイケア
[**文献**] 加藤伸司（2005）

TCI　➡ TPQ／TCI

DISC1　ディスクワン
[英] Disrupted-In-Schizophrenia-1

　St Clair D ら［1990］により発見された，スコットランドの精神疾患多発大家系における 1 番と 11 番染色体間の均衡転座点において同定された遺伝子。その後の遺伝学的相関解析により，統合失調症など多くの精神疾患

発症における共通の脆弱性に関わる危険遺伝因子の一つとして認知されている。他の危険遺伝因子を含むさまざまな分子との相互作用を介し、脳神経発達を含む多様な中枢神経機能にかかわっていると考えられている。

（神谷　篤）

⇨統合失調症〔生物学〕
[文献] St Clair D, Blackwood D, Muir W, et al. (1990)

ディスチミア親和型
[英] dysthymic type
[独] Typus Dysthymics

うつ病の代表的な病態として Tellenbach H のメランコリー親和型が知られている。樽味伸[樽味伸 2005, 樽味伸ら 2005]は、メランコリー親和型に当てはまらない抑うつを呈する、主として若年者にみられる臨床像をディスチミア親和型として定式化した。これは、退却神経症（笠原嘉）、逃避型抑うつ（広瀬徹也）、未熟型うつ病（阿部隆明、宮本忠雄）などと、相互に重なる概念である。役割抜きの自己への愛着と漠然とした万能感、秩序への否定的感情、愁訴としての不全感と倦怠、もともと仕事熱心ではない、ストレス状況からの回避と他罰的感情、衝動的な自殺企図などを特徴とする。さらに、どこまでが「生き方」でどこまでが「症状」かが不分明で、抗うつ薬の効果が乏しく、休養と服薬のみでは慢性化しやすい一方で、環境の変化で急速に改善することがある。樽味伸が、ディスチミア親和型の提唱をもって意図したことは、治療者が患者に皮肉な視線を向けるのを慎み、うつ病に対する通り一遍な診断・治療態度、医療化［松尾信一郎 2009］を戒めることであった。

（神庭重信）

⇨メランコリー親和型、退却神経症、逃避型抑うつ、未熟型うつ病、テレンバッハ
[文献] 樽味伸（2005）, 樽味伸, 神庭重信（2005）, 松尾信一郎（2009）

ディスビンジン
[英] dysbindin

ディスビンジンの遺伝子多型は統合失調症と強い遺伝的相関があり、さらに本症の死後脳において発現量低下が認められるため、有力な疾患関連因子と考えられている。神経細胞のシナプスに強く発現し、シナプス伝達を制御する。本遺伝子の自然発症変異体 Sdy マウスは統合失調症様の行動および神経化学的変化を示すことより、本症の動物モデルと報告されている。

（林(高木)朗子）

⇨シナプス、統合失調症〔生物学〕
[文献] Talbot K（2009）.

TEACCH　ティーチ
[英] Treatment and Education of Autistic and related Communication handi-capped CHildren

Schopler E らが 1970 年頃ノースカロライナで研究開発した、自閉症スペクトラムの治療教育プログラム。1972 年に同州の公式プログラムに認定された。早期発見・診断から学校教育を経て、生涯にわたる支援をする包括的なプログラムである。その原理は、自閉症の人が自閉症のまま、自立的に、健康で幸福に生きていくように、教育や支援をする。教育や支援に当たる専門家は、ジェネラリスト・モデルとして養成され、狭い視野で機能するスペシャリストと区別される。保護者を共同療育者（co-therapist）と重視し、対等な立場で機能する。教育や支援には視覚的構造化の方策が重視される。成果は世界中で確認され、五大陸のすべてで多くの国や都市に普及している。

（佐々木正美）

⇨自閉症スペクトラム、構造化
[文献] Mesibov GB, Shea V, Schopler E（2005）, 佐々木正美（1993, 2008）, 佐々木正美 編（2002-2007）, 内山登紀夫（2006）

DTI　➡拡散テンソル画像〔DTI〕

D-トリソミー症候群
[英] trisomy D syndrome

第13番染色体の過剰を原因とする先天奇形症候群。13トリソミーまたは報告者の名前をとってパトー症候群ともいう（Patau K）。出生児の1/10000頻度で発生し，その80%が完全な13トリソミーである。正中部の異常が特徴であり，口唇口蓋裂・単眼症などの眼球異常・全前脳胞や無嗅脳・双角子宮や停留睾丸の合併が多い。患児の大部分は生後1ヵ月を待たず死亡し，1年以上生存するのは10%未満である。 （加藤 隆）
⇨小頭症，染色体異常，ダウン症候群
[文献] Patau K, Smith DW, Therman E, et al. (1960)

DBS ➡深部脳刺激〔DBS〕

TPQ／TCI
[英] tridimensional personality questionnaire/temperament and character inventory

TPQは，Cloninger CRが，心理的・社会的・生物学的知見をもとに提唱した3次元人格モデルを検査する自己記入式質問紙（100項目）である[Cloninger 1987]。この3次元は新奇性追求，損害回避，報酬依存からなり，環境刺激への感受性の個体差を，行動の触発（賦活），抑制，および維持として測定する。またこれら3つの次元は各々ドーパミン系，セロトニン系，ノルエピネフリン系の神経機能との関連が想定されている。TCIは，4次元の気質（TPQの3次元および固執）と3次元の性格（自己志向，協調，自己超越）から構成される7次元モデルへと発展させた人格理論にもとづく自己記入式質問紙（240項目）である[Cloningerら 1993]。気質は，遺伝素因にもとづき，幼少期から出現するものであり，性格は環境との相互作用の結果，自己洞察により成長し変化していくものとされている。ともに，パーソナリティ障害の鑑別診断に有用とされる。日本語版の信頼性，妥当性が検討されている。 （光安博志）
⇨人格，気質，パーソナリティ障害
[文献] Cloninger CR (1987), Cloninger CR, Svrakic DM, Przybeck TR (1993)

DBT ➡弁証法的行動療法〔DBT〕

DV ➡ドメスティックバイオレンス〔DV〕

DIEPSS ディープス
[英] Drug Induced Extrapyramidal Symptoms Scale

稲田俊也[1996]によって開発された薬原性錐体外路症状を評価するための尺度である。パーキンソニズム5項目とアカシジア，ジストニア，ジスキネジアの個別症状8項目と概括重症度の合計9項目で構成され，各項目は5段階で評価を行う。評価訓練を行うことで，この種の尺度の中では最も高い信頼性のあることが示されており，英語版と日本語版のほか，韓国語，台湾語，中国語を含む5ヵ国語版が公表されている。 （稲田俊也）
⇨錐体外路症状
[文献] 稲田俊也（1996），Inada T（2009）

デイホスピタル
[英] day hospital
[独] Tagesklinik

デイケアとほぼ同義語である。厳密に区分すれば，病院や診療所などの24時間医療施設における入院医療に代わる部分入院医療をデイホスピタルと呼ぶ。Cameron DEとBierer Jがデイホスピタルという用語を用いたが，場合によっては，病棟に付属しているという意味で，デイウォード（day ward）とも呼ぶことがある。Cameronは病院精神医学肯定派で，インスリン療法や電撃療法を午前中に行い，午後はレクリエーションを行う方法をとり，長期の入院を避けたといわれる。

一方，Biererは集団の動きや患者の社会生活に強い関心を示し，チーム医療にも関心を抱き，デイケアの活動を通して患者の自己評価を回復させることを主目標とした。

1930～1940年代のデイケアはほとんどが部分入院という形をとりながら，入院治療に匹敵するサービスを提供した。デイホスピタルは，「ベッドのない病院」としてホスピタリズムを予防し，地域ケアの一環として世界中に広がった。 (西村良二)

⇨デイケア，ホスピタリズム，ナイトホスピタル
[文献] 望月美知子 (1999)

DUP　➡精神病未治療期間〔DUP〕

適応

[英] adjustment

互いに葛藤する要求間のバランスをとったり，障壁となっている環境に働きかけたりして，個体の体験するストレスを最小限にすることを目的とした行動的な過程をいう。本項目のadjustmentは，生物学の基本概念であるadaptationから発展し区別されるようになったものがあるが，ここでは両者を区別するために，本項目には適応という用語を充て，後者は順応と呼ぶことにする。

(1)順応（adaptation）　順応とは，有機体がその生息環境によりよく適合していく進化の過程をいい，この過程はいくつかの世代を経て起きるものである。ある特徴の有無が生存率および繁殖率という面で差を生じさせる時，生存や繁殖に有利な特徴をもった個体がその集団の中で増加していく。こうした自然選択によって順応は生み出されると考えられる。形質や行動についてだけでなく，人の心の成り立ちにも進化理論を適用するのが進化心理学である。なお，心理学では特定の自然的・物理的環境に適合する過程に順応という用語を充てることがある。その例が「暗闇に徐々に目が慣れていく」という暗順応である。

(2)適応（adjustment）　心理学的意味での順応との対比でいうと，順応が環境の要求に対してあくまで個体の側から適合していく過程であるのに対して，適応には環境に働きかけて環境を変えるという積極的な側面も含まれる。この過程の結果として，適応している状態となった場合，個体が環境に対して適切で有効な行動あるいは反応ができていることを意味する。このことは，個体が環境との間で体験するストレスの低さ，あるいは自己効力感や自己肯定感の高さとして表現される。

さらに，適応は外的環境に対してだけでなく，内的環境，つまり内的欲動や超自我との関係においても成立する。この時の適応過程の担い手が自我である。このような適応論的観点を明確化したのがHartmann Hである。なお，このように精神分析の文脈で適応を議論する場合，精神分析は生物学に基礎を置いていることを示す意味で，adjustmentではなくadaptationという言葉が用いられる。

(白波瀨丈一郎)

⇨進化心理学
[文献] Hartmann H (1939)

適応障害

[英] adjustment disorders

明確に特定することのできるストレス因子への反応として起こる情動面あるいは行動面の症状で，他のⅠ軸障害の基準を満たさない，あるいは他のⅠ軸障害の悪化として説明できない状態を述べた残遺カテゴリー。死別反応も除外される。アメリカ精神医学会のDSM-IV-TRによれば，ストレス因子の始まりから3ヵ月以内に症状が出現し，通常想定されるものをはるかに超えた苦痛をもたらすか，社会的または職業上・学業上の機能の著しい障害をきたすが，そのストレス因子（またはその結果）の終結後は，症状がさらに6ヵ月以上持続することはない。主要な症状によって，抑うつ気分を伴うもの，不安を伴うもの，

不安と抑うつ気分の混在を伴うもの，素行の異常を伴うもの，情動および素行の混在性異常を伴うもの，特定不能の適応障害という各病型に分類される。ストレス因子あるいはその結果が持続したために症状が6ヶ月以上持続すると慢性の適応障害とされる。〈水島広子〉
[文献] American Psychiatric Association（2000）

適応的退行

[英] adaptive regression in the service of ego；ARISE

　Kris E［1952］が提唱した自我の退行に関する自我心理学的概念。Freud Sの「抑圧の柔軟性」（flexibility of repression）概念を手掛かりに，芸術の創作過程を検討することにより概念化された。Krisは，芸術の創作過程において自我が随意的部分的に退行すること，退行からの回復過程でより適応的な統合を達成することに着目し，この過程を「自我による自我のための退行」（regression in the service of the ego）と述べた。この時，自我は部分的に退行しながらも一次過程を取り入れ使用する能力をもち，現実との接点を保っている点で病的な退行とは異なるとし，遊びやユーモアといった日常生活での心理過程にも広く自我の随意的部分的退行が関係していると指摘した。Krisの自我の退行概念をBellak Lは適応的退行（ARISE）と呼び，この用語が一般化した。〈小林要二〉
⇨退行
[文献] Kris E（1952），Bellak L, Hurvich M, Gediman HK（1973）

デキサメサゾン抑制試験

[英] dexamethasone suppression test

　視床下部−下垂体−副腎系（hypothalamic-pituitary-adrenal axis；HPA系）は，副腎皮質から放出されるグルココルチコイドが負のフィードバックを与えることにより恒常性を保っている。デキサメサゾン抑制試験は，合成グルココルチコイドであるデキサメサゾンを内服した後，ACTHとコルチゾールを測定し，このフィードバック機構が正常に働いているかどうかをみる試験であり，クッシング症候群のスクリーニングに用いられる。HPA系はストレス応答において重要な役割を果たしており，精神疾患，とりわけメランコリー型うつ病において，HPA系の機能亢進（デキサメサゾン抑制試験で非抑制）があることは，1960年代後半頃からの数多くの研究によって明らかにされている［Carroll BJ 1982］。精神疾患を対象とした試験のプロトコールは，通常，前夜23時にデキサメサゾン0.5 mgまたは，1 mgを経口投与し，検査当日に採血を行い，血漿コルチゾールやACTHを測定する。健常者ではデキサメサゾンによってコルチゾールやACTHの分泌は約24時間抑制されるが，翌日のコルチゾール値が$5\,\mu g/dl$以上を呈した場合は非抑制と判定する。米国精神医学会による大うつ病の大規模調査によれば，1 mgを用いて測定した場合，感受性（患者における非抑制の割合）はおよそ40〜50%であったと報告されている［American Psychiatric Association 1987］。CRH負荷テストを組み合わせたデキサメサゾン／CRHテストは，より感受性が高いとされ，近年汎用されている。なお，心的外傷後ストレス障害や慢性疲労症候群などでは，デキサメサゾン抑制テストでむしろ過剰抑制を示すとされる。〈功刀浩〉
⇨クッシング症候群，ホルモンチャレンジテスト，グルココルチコイド，フィードバック，ACTH
[文献] American Psychiatric Association（1987b），Carroll BJ（1982），堀弘明，功刀浩（2008）

テクノストレス

[英] technostress

　テクノストレスとはアメリカの臨床心理学者Brod Cがコンピュータに関連する人々にみられる心身の病理に命名した用語である。

本症は，テクノ不安症とテクノ依存症の二つに分けられる。前者はコンピュータ技術についていけないという，いわばコンピュータ不適応症である。後者はコンピュータ技術への特殊な過剰適応症である。コンピュータは思い通りに操作できる反面，手順どおりでないと作動しないという特性をもつため，対人関係においてもコンピュータに対するのと同様に，画一的で感性の乏しい自己中心的な態度をとるようになるという。テクノ依存症は，コンピュータ親和性性格ともいえる執着性性格や，シゾイド性格の人がコンピュータにのめり込むような状況で顕在化しやすい。途中で中断できず，コンピュータが使用できない状況で不安やいらだちが顕著になるなど，依存症全般と共通する面がある。治療的にはコンピュータから離れる必要がある。　（岩瀬真生）
[文献] Brod C (1984)

手首自傷症候群　➡リストカット

テタニー
[英] tetany
[独] Tetanie

　主に，副甲状腺機能低下症に伴う低 Ca 血漿によることが多い，疼痛を合併する筋肉の強直性けいれん。上肢の"助産師の手"症状と下肢の股関節と膝関節の伸展と内反尖足症状を特徴とするが，重症児には顔面や横隔膜のけいれん症状を伴うこともある。耳の前部での顔面神経の叩打による顔面筋のけいれんを誘発するクボステーク（Chvostek）兆候や上腕をマンシェットで絞めつけることによる手指のけいれん誘発するトルーソー（Trousseau）兆候が診断に有用である。
　　　　　　　　　　　　　　　　（堀　宏治）
⇨副甲状腺機能低下症

手続記憶
[英] procedural memory

　潜在記憶の中の最もよく知られているタイプの記憶である。運動技能に熟練したり，仕事の手順が速くなる，課題遂行が容易になるなどの技能や操作に関する習熟・獲得を指す（正の転移）。これは自動的に手順や手続を再現する際の知覚的，運動的，あるいは認知的な記憶であり，繰り返すことで獲得されていく。いわば，「体でおぼえる記憶」である。手続記憶は自転車の乗り方や楽器の弾き方などの熟達，腕前などでみることができるが，これを定量的に検査するさまざまな方法が考案されている。よく用いられる課題として，鏡映描画，鏡映読み，両手同時トラッキング，ハノイの塔などが挙げられる。手続記憶は一般に，著明な健忘症候群であっても比較的保たれており，基底核や小脳の損傷で障害されることがわかっている。　　　　　（三村　將）
⇨潜在記憶，陳述記憶，大脳基底核
[文献] 三村將, 穴水幸子, 師岡えりの(1999), Squire LR (1987)

徹底操作
[英] working through
[独] Durcharbeitung
[仏] perlaboration

　Freud S の精神分析技法論において構想された一つの心的作業もしくは心的過程であり，解釈がなされた後抵抗を克服して解釈を根付かせ，心的変化を達成する過程である。原語であるドイツ語の Durcharbeitung，英訳の working through は，仕事を完遂するまで続けること，という意味である。和訳語についてはさまざまに議論があり，岩波書店版のフロイト全集では反芻処理という新しい訳語も登場している。単に葛藤と抵抗を意識化する知的な作業だけでは変化が生じず，真の心的変化が起こるには何らかの心的作業が必要である。Freud のテクストにおいては，徹底操

作についてすべて患者が主体として描かれていて，元来患者が治療状況の中で行う心的作業である．Freud は後期になって，この作業を反復強迫にもとづく「エス抵抗」と呼ばれる抵抗と結びつけて考えるようになった．リビドーの「心的慣性」「粘着性」「不活発性」といった概念を Freud は使用した．その後，Fenichel O はエス抵抗だけでなく，超自我や自我の抵抗をも視野に入れた．同時に徹底操作を分析家のする「一種の解釈」であるとし，同じことを何度でも違うときに違うつながりで示し続けることを示し，分析家の役割を強調した． 〔藤山直樹〕
⇨反復強迫

デポ剤
[英] depot

　持効性抗精神病薬．現在わが国には第一世代（定型）抗精神病薬として，デカン酸フルフェナジン（フルデカシン）とデカン酸ハロペリドール（ネオペリドール，ハロマンス）の2種類があり，それぞれ1回 12.5〜75 mg, 1回 50〜150 mg を4週間隔で筋注する．これらの薬剤はエステル化させ脂溶性を高めており，これを油性基剤に溶け込ませている．一方，第二世代（非定型）抗精神病薬リスペリドン（RIS）はエステル化が困難なために RIS をポリマーのマトリックスでコーティングし，これを水で懸濁し，この液を注射する．注射直後からこのポリマーのマトリックスが徐々に崩壊して薬物が遊離・拡散して血中に移行する．この RIS デポ剤（コンスタ）は，血中濃度が治療域に達するまでに2週間かかり，25 mg, 37.5 mg, 50 mg を2週間毎に投与する．デポ剤は，経口よりも生体利用効率が高まり，内服薬よりも血中濃度は高くなる（初回通過効果）．用量は，経口剤の 10〜15 倍が目安とされる．また，デポ剤は統合失調症者が怠薬し，再発に至る経過を改善するためにも用いられる． 〔中村　純〕

⇨第二世代抗精神病薬〔SGA〕，リスペリドン
[文献] 融道男（2008）

出まかせ応答　➡的はずし応答

テーミングエフェクト　➡馴化作用

テューク
Wilhelm Tuke　1732〜1822

　ヨーク市生まれのクエーカー教徒の商人で，イギリスにおいてクエーカー教の教えの影響下に人道的な精神医療を推し進めた先駆者である．当時のイギリスの精神病院では，患者は藁の上で鎖に繋がれ，きわめて非人間的な扱いを受けていた．1791 年クエーカー教の女性の信者がヨークの精神病院に入院し，院内での暴力的行動のため死亡した．このことを機に Tuke は，教徒による「友の会（The Society of Friends）」の信者のために，理想的な精神科施設をつくることを決意し，資金が集められた．1796 年に完成し，ヨーク隠退所（The York Retreat）と名づけられた．この施設では，しばしば暴力的手段に訴えられる伝統的治療と決別し，患者の人間性を尊重するモラルトリートメント（moral treatment）が治療原則に据えられた．ヨーク隠退所は英米の精神病院のモデルになった．Tuke の長男 Tuke H（1755〜1814），孫の Tuke S（1784〜1857），曾孫の Tuke DH（1827〜1895）は，いずれもイギリスの精神医学において大きな貢献をした．とくに Tuke DH はイギリスの代表的な精神医学事典にあたる『心理医学事典』'A dictionary of psychological medicine' の編纂をした．また，Bucknill JC と共著で 1858 年（31 歳時）に精神医学の教科書にあたる『心理学的医学マニュアル』'A manual of psychological medicine' を執筆している． 〔加藤　敏〕
⇨モラル療法

[文献] Tuke DH, ed.（1892）, Bucknill JC, Tuke

DH (1858)

デュルケーム
Emile Durkheim　1858〜1917

　フランスの社会学者。ラビ（ユダヤの律法学者）の家系に生まれ，Janet P とともにパリの高等師範学校で学んだ後，リセで哲学を教え，ボルドー大学教授を経て，1902年にソルボンヌ大学の教授に就任し，フランスで最初の社会学の講座を主宰した。Comte A 以後のフランス社会学の第一人者で，「デュルケーム学派」または「フランス社会学派」と呼ぶ一派が形成され，その中には『贈与論』を著した甥の Mauss M や原始心性の研究で有名な Lévy-Bruhl L がいる。研究は多岐にわたるが，まず注目されるのは，客観的科学としての社会学固有の方法を明示し，哲学からの独立を図った点にある。彼によれば，社会学は宗教や法律，言語などの最広義における制度，つまり社会的事実（faits sociaux）を対象とし，これを個人に外在的かつ強制的な《物》（chose）として考察しなければならない。彼はこの観点から有名な自殺研究〔1897〕を行い，自殺の原因として，まず社会的要因が重要であるという前提に立ち，その性状の違いにより利己的自殺（suicide egoiste），愛他的自殺（suicide altruiste），アノミー的自殺（suicide anomique）の3つの自殺の基本型を導いた。この研究は精神医学の領域でも必須の文献になっている。その他，宗教を社会的機能の観点から捉え，宗教の本質を社会の根本的な統合力に求める晩年の研究がよく知られている。　　　　（加藤　敏）
⇨アノミー，自殺
[主著] Durkheim E (1897)

デルタ群発　➡群発（波）〔バースト〕

デルタ〔δ〕波
[英] delta wave

　脳波にて記録される周波数が 4 Hz 未満の徐波であり，成人で安静覚醒時に δ 波が出現すれば明らかに異常脳波といえる。基礎律動が徐波化し δ 波が混入するパターンの場合，多くは脳機能低下を表していると考えられる。一方，δ 波が局在性に出現するパターンは脳の局在性の機能障害を表すと考えられる。また，皮質下の脳損傷で律動性の δ 波が間欠的に群発をなして現れることがあり，これは間欠律動性デルタ活動（IRDA）と呼ばれる。
　　　　　　　　　　　　　　　（鬼塚俊明）
⇨徐波，IRDA，脳波〔EEG〕
[文献] 大熊輝雄（1999a）

テレパシー
[英] telepathy
[独] Telepathie
[仏] télépathie

　本来は遠隔の者と音声や道具を用いずに交信する能力のことを指し，超感覚的知覚（extrasensory perception；ESP）の一つである。統合失調症をはじめとする精神病水準の患者は，「他人の心が読める」「自分の気持ちを"以心伝心"で他人に伝えることができる」という体験をテレパシーと呼ぶことがある。症状論的には，思考吹入，考想察知，考想伝播が含まれる。
　　　　　　　　　　　　　　　（岩井圭司）
⇨思考吹入，考想察知，考想伝播，パラサイコロジー
[文献] Schneider K (1950), 藤縄昭（1972）

テレンバッハ
Hubertus Tellenbach　1914〜1994

　20世紀ドイツの現象学的人間学派を代表する精神医学者。ケルンに生まれ，フライブルク，ケーニヒスベルク，キール，ミュンヘンで医学と哲学を学んだ。フライブルクでは Heidegger M に師事し，1938年には哲学の

学位論文である「若きニーチェの人間像における使命と発展」を発表した。医学者としてはミュンヘンで神経学を専攻した後に精神医学に転じた。1956年にハイデルベルクに移り，1958年に教授となり，1971年から1979年に退官するまで，彼のために設置された臨床精神病理学部門の長を務めた。Binswanger LやGebsattel VE von, Minkowski E, Straus Eから多大なる影響を受けて，1961年には主著である『メランコリー』を著した。その中で，内因概念を捉え直すとともに，内因性うつ病へと自ら発病状況を構成するメランコリー親和型という現存在類型を提示した。1969年には，医学的所見と文化史的知見を結びつけた「味と雰囲気」に関する研究も発表している。 （阿部隆明）
⇨現象学，状況因，メランコリー親和型
[主著] Tellenbach H (1961, 1968)

転移［精神分析］
[英] transference
[独] Übertragung
[仏] transfert

　精神分析臨床で最も重要な概念であるとともに，今日では精神科一般臨床でも使用される臨床概念になっている。Freud S [1905] がドラ症例を考察する過程で転移は初めて認識された。フロイト自身の転移の定義は「分析の圧力によって引き起こされた意識にもたらされる興奮や空想の新版と複写」である。その後 Greenson RR [1967] による転移の定義，すなわち「目の前にある人物に無意識に置換された早期小児期の重要人物にまつわって発生している反応の反復。転移は対象関係，対象との過去の関係の反復，置き換えの機制，退行である」が精神科臨床にも普及している。

　精神分析内では転移の理解はさらに精緻なものとなっている。その本質が内的衝迫による無意識の一次過程にあること，分析の始まりから転移は発生しその部分が融合していくこと，その起源が乳児期早期の体験を基盤とした無意識的空想にあり，転移形成過程の全体状況が言語的非言語的に治療者を巻き込んでエナクトメントされること，思考の退行が起こり，劇化や視覚要素が大きくなること，Freudは否定していた精神病性転移はそれとして存在し特異性を持つことなどが挙げられる［Joseph B 1988，松木邦裕 2008］。

　そこで今日では転移をそれだけを限定して認識するのではなく，治療者の逆転移との関連で理解する視点が強調されている。これは転移を患者単独の生起物とみるよりも，治療者・患者の相互作用の産物であること，あるいは関係マトリクス上の生成物であること，転移が患者の個人体験に留まらず投影同一化などの作用により必然的に治療者に及んでいることなどを認識した見解にもとづいている。臨床的には逆転移を活用する転移理解の深化とともに今ここでの転移解釈の重要性が高まっている［松木邦裕 2002］。

　転移にかかわる用語には，転移抵抗，自己愛転移，転移性治癒，転移神経症，転移性精神病などがある。 （松木邦裕）
⇨無意識［精神分析］，エナクトメント，精神病性転移，逆転移，投影同一視
[文献]
Freud S (1905b), Greenson RR (1967), Joseph B (1988), 松木邦裕 (2002, 2008)

転移［ラカン］

　Lacan Jの初期の転移概念は，分析家と分析主体の感情の相互作用という，想像的な水準において現れる抵抗の一機序であった。この頃，分析実践は，こうした想像的抵抗に間隙を開き，主体と言語的〈他者〉l'Autre をつなぐ同一化の軸（象徴的同一化，すなわち「誰」の場において主体は話しているのか）を見極めることを目指して組織された。

　これに対し，後にLacanが注目を移していくのは，この主体と〈他者〉をつないでい

る絆の不確実さである。言語という〈他者〉のもとでは，主体は自らを十全に表現できない。他方，〈他者〉は主体についてすべてを知っているものではない。こうした，主体の欠如と〈他者〉の欠如との重なりの点に，Lacan は，その無理解の縁を超えて何がしかの意味へと向かいうるための問い，「汝，何を欲するか」という欲望の問いを置いている。

こうした後期の理論の発展において，転移とは，この欲望の問いを中心軸としつつ，主体と〈他者〉の間にある欠如を開くことを目指して踏破される領野である。転移の始まりにおいて分析家は，主体が自ら十分に言い表すことのできない自身の欲望についての答えをもつ者，すなわち「知を想定された主体」として呼び出される。しかし無論，分析家はこの答えを与えることはできない。分析家もまた〈他者〉として，主体についてすべてを知る位置にはいないのだ。Lacan が「騙しの純粋機能」の顕在化と述べた転移において，こうして欲望そのものが，一つの欠如の様相のもとで現れてくる。そしてこの欠如こそが，唯一，〈他者〉の依存から免れた主体に固有の取り分として，主体の原因の場を示すことになる。それゆえ Lacan はこれを，主体の理想的なあり方を教える審級 I（自我理想）と，主体の原因である a（対象）とを引き離す作業として述べた［1973］。同一化の軸を超え，転移を横断した末に見出した欠如を，主体は自らの原因として再発見しなければならないのである。 （上尾真道）

⇨転移［精神分析］，大文字の他者，欲望［ラカン］，自我理想／理想自我，対象 a
[文献] Lacan J（1978，2001，1973）

転移神経症
[英] transference neurosis
[独] Übertragungsneurose
[仏] névrose de transfert

Freud S は転移神経症を二つの意味で論じた。第 1 は，精神神経症の中で転移能力をもち分析的な治療の適応となるもので，自己愛神経症と対比される。第 2 は，分析過程の進展につれて転移が発展し，本来の対象との葛藤が治療者との関係に置き換えられ組織化された状態を指し，今日では主にこの意味で用いられる。Freud［1914］は，転移における幼児期の葛藤の反復に着目し，「患者が治療を存続するための条件を尊重してくれるならば，我々は必ず病気の症状の一つ一つに，転移としての新しい意味づけをすることが可能になり，患者の通常の神経症を転移神経症にかえることができ，そこから患者を治療活動によって治癒させることができる」と述べた。すなわち，分析治療によって成立した転移神経症の治療を通じて，患者の神経症の中核にある幼児期神経症の治療が可能となるのである。また，Gill MM［1982］は，転移と転移神経症とを区別し，今ここでの解釈について論じた。 （遠藤幸彦）

⇨自己愛神経症，転移，葛藤，置き換え
[文献] Freud S（1914b），Gill MM（1982）

転移精神病
[英] transference psychosis

統合失調症の精神分析治療においては，転移状況が精神病的になることを表す概念である。Freud S は，統合失調症の患者は一次性ナルシシズムと類似の状態にあり，対象からのカセクシスを引き上げている。そのため，治療において転移関係を形成することができないので，精神分析療法の対象にはならないと考えた。Klein M は，Freud の一次性自己愛の状態を否定し，統合失調症の状態は内的対象関係の世界に引きこもった状態であると考えた。そして，内的世界は活動していて，転移を起こすこともできるのであり，統合失調症は精神分析治療が可能であると考えた。その原始的転移の起源は，生後から 3〜4 ヵ月の乳児の心性にあり，Klein は「妄想分裂

ポジション」と呼んだ。それは部分対象関係であり、絶滅の不安や迫害の不安が特徴で、それらに対処する防衛機制は原始的なもので、分裂、投影性同一視、否認、万能などである。その転移状況は、精神病的な性質をもっている。Rosenfeld H は、それを転移精神病と呼んだ。 (衣笠隆幸)

⇨対象関係(論)、妄想分裂ポジション、投影同一視、クライン、ローゼンフェルド

[文献] Freud S (1914c), Klein M (1946), Rosenfeld H (1965)

転移分析
[英] transference analysis

催眠法による外傷的な記憶の回復を発端として、Freud S は症状の無意識的な意味を解明しようとすることで抵抗と転移の現象を見出し、自由連想法という治療設定と精神分析の方法論を確立していった。彼にとって転移は最初、自由連想を妨げる転移抵抗であり克服されるべき障壁だったが、むしろそれを通じて患者を理解できることに彼は気づいた。転移分析は、患者の内的世界と分析者の直接の情動的接触を取り上げることで、患者のパーソナリティに変容をもたらすと考えられている。それは、患者がその時その場で分析者を経験している対象関係を定式化した解釈である。しかしながら、Freud の当時と現代の転移理解および技法は異なっており、また現代でもさまざまな流派が存在している。Freud は転移を印刷物に喩えて、その「印刷原版」は「素質と幼児期に受けた諸影響との相互作用」によって形成されるとした。彼によれば転移は、分析状況において過去の重要な人物への感情・思考・態度が、医師へと向けられることである。Freud は転移分析の治療的要因として医師の人間的影響力を挙げた。最終的に彼はその治療の意義を、分析者が新しい超自我として患者を「再教育」することにあるとした。Strachey J [1934] は、摂取

と投影が基本的な対象関係の様式であり、超自我の形成に強く影響していることを指摘した。転移解釈の意義は、外的対象に破壊性を投影してさらに攻撃される悪循環に陥っている神経症患者に対して、患者が分析者にイド成分を投影していること、それが現実の対象ではなく原始的な空想対象に対してであることを気づくのを助けることにある。彼は転移解釈をとくに変容性解釈 (mutative interpretation) と呼んだ。Klein M は、プレイの理解の延長で、治療者への直接的な言及を含まない連想にも here & now での内的な対象関係の転移が認められることを指摘して、全体状況と呼んだ。Joseph B は、here & now での転移関係の分析を、治療において優先されるべき課題として強調した。 (福本 修)

⇨抵抗、転移、自由連想(法)、超自我、投影

[文献] Freud S (1905a), Strachey J (1934), Klein M (1952b), Joseph B (1985)

電解質代謝異常
[英] electrolyte disorder

電解質代謝異常が問題となるのは、Na, K, Mg, Ca, Cl であるが、細胞膜電位の維持に Na, K はとくに重要である。統合失調症患者での水過剰摂取による水中毒、ADH 分泌異常症候群 (SIADH) などでは低 Na 血症がみられ、傾眠、せん妄、けいれん発作を生じる。治療に際しては緩徐に電解質を補正することが原則で、48 時間以内に 25 mEq/l 以上 Na 補正すると浸透圧性脱髄症候群 (中心橋髄鞘融解症 central pontine myelinolysis とも呼ばれる) を発症し、昏睡状態や四肢麻痺を呈する。高 Na 血症は水欠乏、尿崩症等でみられ、被刺激性亢進、嗜眠、さらに筋れん縮、けいれんを示す。低 K 血症は利尿薬の副作用や、甘草を含む漢方によるアルドステロン症が原因として多く、脱力や傾眠、易刺激性、さらに心室性不整脈や横紋筋融解の可能性もある。低 Ca 血症ではテタニーを生じ、けい

れん発作，腱反射亢進がみられる。(紙野晃人)
⇨尿崩症
[文献] Kumar S, Fowler M, Gonzalez-Toledo E (2006)

てんかん
[英] epilepsy

(1)てんかん（真性てんかん）　種々の原因（遺伝，外因）により起きる慢性の脳の病気であり，自発性かつ反復性の発作（てんかん発作）を主徴とし，脳波検査で発作性放電を示し，焦点部位の機能異常により多彩な発作症状を示す疾患ないし症候群である。人口の約0.6％が罹患する最も頻度の高い神経疾患で，好発年齢は小児期と高齢者の2峰性を示す。最近，一部てんかん類型の責任遺伝子（Na^+，Ca^{2+}，K^+チャネルやチャネル内臓型受容体遺伝子）が判明し［兼子直, Nau H 2006］，てんかん原性，発作原性確立の観点から，遺伝子改変動物を用いた分子病態解析［Zhu Gら 2008］が展開されている。

(2)診断　患者および発作の目撃者から十分な病歴（発作の情報）を聴取する。2回以上の発作でてんかんと診断するが，初回発作で非誘発性の全般性強直間代発作と確診された患者は，既往にミオクロニー発作，欠神発作，単純および複雑部分発作がある場合には，1回の発作でもてんかんと診断できる［SIG Network 2003］。発作の状況（患者の意識水準，発作症状・持続時間，外傷・咬舌・尿失禁の有無など），誘因（光過敏性など），発作前の身体的・精神的症候，既往歴，薬剤使用の既往，家族歴の聴取が重要で，脳波検査は補助手段である。血液検査は必須で，必要に応じ，MRI，PETなどの画像検査を併用し，脳の器質的疾患を除外した上で，抗てんかん薬（AED）治療を開始する［兼子直 2003］。

(3)発作型の分類　AEDの選択に不可欠である。現時点では，発作型の分類は1981年，てんかん，てんかん症候群および関連発作性疾患の分類は1989年の国際抗てんかん連盟の分類を用いる［兼子直 2003］。

部分発作は，A.単純部分発作（意識減損はない）：1.運動徴候を呈するもの；2.体性感覚または特殊感覚症状を呈するもの；3.自律神経症状あるいは徴候を呈するもの；4.精神症状を呈するもの（多くは「複雑部分発作」として経験される）と，B.複雑部分発作：1.単純部分発作で始まり意識減損に移行するもの（a.単純部分発作で始まるもの；b.自動症で始まるもの），2.意識減損で始まるもの，およびC.二次的に全般化する部分発作：1.単純部分発作（A）が全般発作に進展するもの；2.複雑部分発作（B）から全般発作に進展するもの；3.単純部分発作から複雑部分発作を経て全般発作に進展するもの，に分類される。

全般発作は，A.1.欠神発作（a.意識減損のみのもの；b.軽度の間代要素を伴うもの；c.脱力要素を伴うもの；d.強直要素を伴うもの；e.自動症を伴うもの；f.自律神経要素を伴うもの），2.非定型欠神発作（a.筋緊張の変化はA1よりも明瞭；b.発作の起始／終末は急激でない），B.ミオクロニー発作，C.間代発作，D.強直発作，E.強直間代発作，F.脱力発作と未分類てんかん発作，に分類される。

鑑別すべき疾患には，失神（神経調節性，心原性），心因発作，脳卒中，一過性脳虚血発作，薬物急性中毒と離脱，急性代謝障害，急性腎不全，頭部外傷直後，小児では熱性けいれん，憤怒けいれん，睡眠時ミオクロニー，夜驚症／夢遊病，良性乳児けいれん，心因発作，などがある。

(4)治療　AED療法が基本であり，約70％の症例で発作は抑制されるが，一部症例では外科治療，食事療法などが施される。発作抑制のみならず，発作後・発作間歇期精神病への対応，患者の年齢やうつ病を含むQOLに配慮した治療が求められる。最近，遺伝子診

断を含む個別化治療開発［Kaneko S ら 2008］や発病前の分子病態補正による根治療法開発が進行している。　　　　　　　　　　（兼子　直）
⇨抗てんかん薬，てんかん外科，強直間代発作，ミオクロニーてんかん，欠神発作，単純部分発作，複雑部分発作，自動症，部分発作，全般発作，情動脱力発作〔カタプレキシー〕，失神，熱性けいれん，睡眠時驚愕症〔睡眠驚愕障害，夜驚症〕，発作後精神病，発作間欠期精神病

[文献] 兼子直, Nau H (2006), 兼子直 (2003), Kaneko S, Yoshida S, Kanai K, et al. (2008), Scottish Intercollegiate Guidelines Network (2003), Zhu G, Okada M, Yoshida Y, et al. (2008)

転換
［英］［仏］conversion
［独］Konversion

　Freud S［1894］は，ヒステリーのうちの防衛ヒステリー（後天性）において，自我が相容れない表象を防衛として抑圧する際，その表象に付着している興奮量全体すなわち情動の行方を考察した。その相容れない表象を無害化するため，その表象の興奮量全体を身体的なものへと移しかえることを，転換（Konversion）と呼んだ。抑圧された表象については，その記憶痕跡は消え去らず，第二意識（無意識）における表象集合体を構築し持続的作用を及ぼすとした。『制止，症状，不安』［1926］では，よくみられる転換症状として，「運動麻痺，拘縮，不随意運動，けいれん，痛み，幻覚」などを挙げ，このうち「麻痺や拘縮」のような運動機能に移行した症状は，不快感を欠き自我は関与しないかの如く振るまうとした。そして，それら多様な症状形成を一元的には説明できないと考えた。
　Freud は，転換を呈する防衛ヒステリー（後天性）を，解離を呈することのより多い類催眠ヒステリー（素因性）に対比して提示したが，両者の間に連続体の存在を認めた。そして両者の根底は同じであり，両者とも防衛が一次的ではないかと示唆した。Freud 以後の転換概念は，抑圧を前提とせず議論されたり身体化と混同されたりする場合もあるようである。　　　　　　　　　　（三宅雅人）
⇨防衛ヒステリー，抑圧，防衛機制，器官言語，超自我

[文献] Freud S (1894b, 1926), Breuer J, Freud S (1893-1895)

てんかん気質　⇨粘着気質

てんかん外科
[英] epilepsy surgery

　てんかん治療の基本は薬物治療であることは自明であるが，発作型に有効と考えられる薬剤を2～3年，十分に投与しても期待する程度に発作が抑制されないとき，難治性てんかんとされる。このような際，発作症状，脳波所見，画像診断などを参考に外科手術を考慮する。脳神経外科手術としてのてんかんの外科治療の歴史は古く，1896年（Horsley V）にさかのぼる。1940年代にはPenfield WGとJasper HHにより術中脳波記録が導入された。内側側頭葉てんかんは最もよい手術適応である。側頭葉てんかんに関しては外科治療と薬物治療との無作為群間比較試験で外科治療の優位性が示されている［Wiebe S 2001］。近年のMRIなどの形態画像とPET/SPECTや脳磁図などの機能画像診断の進歩により，側頭葉てんかん以外でも切除すべき焦点が明らかな症例が増えてきており，このような症例では病巣切除術（lesionectomy）の適応となる。焦点が一次知覚運動野，視覚野，言語野などにある場合は軟膜下多切術を用い，てんかん原性の抑制を試みる。病変の広範な皮質におよぶ場合は神経経路を遮断する半球離断術（hemispherotomy）が行われる。また根治にはつながらないが，発作の全般化を抑制する目的で，脳梁離断術が用いられる。脳全体の発作閾値を上昇させ，発作を軽減する目的で，迷走神経刺激術が欧米では

すでに一般化しているが、本邦でも近日中に導入される予定である。発作に対する外科療法は、従来は最終手段と位置づけられてきたが、近年では薬剤に反応の悪い患者群では早期手術の妥当性が示唆されている。また近年では脳神経外科手術および麻酔の進歩から、手術中に直接脳波をモニタリングしながら、また症例によっては覚醒下に手術を行い、安全かつ確実に発作焦点を切除することも可能である。 (難波宏樹)

⇨側頭葉てんかん

[文献] Wiebe S, Blume WT, Girvin JP, et al. (2001)

転換性障害 ➡解離性障害／転換性障害

てんかん精神病

[英] epileptic psychosis; psychosis in epilepsy

てんかんにみられる精神病は、発作時、発作後、発作間欠時、および挿間性と非挿間性に分けられる。発作時は情動、錯覚、幻覚の発作や発作重積時の遷延する意識障害を背景に生じる。発作後にはもうろう状態によるものと、発作終了後しばらくして生じる情動的色彩の濃い一過性の急性精神病がある。発作間欠時は発作と交代するもの（交代精神病；強制正常化）としないものがあり、陽性症状は統合失調症様の症状が多い。陰性症状は目立たないことが多い。発作時と発作後および発作間欠時の一部は挿間性である。てんかんの精神病合併の頻度は通常より数倍多い。てんかん発作、てんかんの側頭葉焦点、背景脳障害、抗てんかん薬、素因、心理社会的要因などが原因となりうる。治療は精神病を生じるメカニズムによって異なり、発作に関連したものでは抗てんかん薬、関連しないものでは向精神薬が用いられる。発作関連性ではてんかん外科の適応もありうる。 (井上有史)

⇨発作間欠期精神病、交代精神病、てんかん外科

[文献] Trimble MR (1991)

てんかん性脳波

[英] epileptiform discharge

てんかん患者にみられるてんかん性脳波異常は突発波と背景波の異常に分けられる。突発波には、棘波、鋭波、高振幅徐波、棘・徐波複合などがある。棘波と鋭波は、一過性の、背景脳波から明らかに分離した鋭い波を指し、通常は、陰性で単発性であるが、前後に小さな陽性の切れ込みをもつことが多い。これらの二つの波形は波の持続時間で区別し、20〜70 ms のものを棘波、70〜200 ms のものを鋭波と呼ぶが厳密なものではない。さらに波の持続はもっと長いが同様の波形の特徴をもつ波を、高振幅徐波と呼びてんかん性脳波とみなすこともある。棘波の後に1対1の関係で高振幅の徐波が続く場合は棘・徐波複合と呼ぶ。棘・徐波複合の棘波成分は大脳の興奮性の活動を反映し、引き続く徐波成分は抑制性の活動を反映しているとされている。棘・徐波複合は広汎性に出現することが多いが、時には限局した部位のみで記録されることもある。

背景波の異常としては、周期や振幅が不規則な非律動性の徐波が特定の電極に連続して記録される場合や、律動性の高振幅または低振幅の θ 領域または δ 領域の徐波が広汎性や限局性に出現する場合などがある。限局性の背景波の異常が出現する場合は、その場所がてんかん焦点である可能性を示唆する。

棘波や鋭波などのてんかん性異常波は、大脳皮質活動の過同期によって生じ、同期する範囲が広いほど振幅が大きくなると考えられている。大脳深部のてんかん性活動は頭皮に到達するまでに振幅が減衰してしまうため、頭皮上の脳波で観察されるてんかん性の活動のほとんどは、頭皮近くの大脳活動の反映である。また、脳溝などの頭皮に垂直な皮質の神経活動も電流の向きの関係で頭皮上脳波で

は振幅が小さくなる。これらの理由から，患者の脳波にてんかん波が記録できないからといって，必ずしもてんかんでないとはいえず，診断時には注意が必要である。　　（渡辺裕貴）
⇨てんかん，突発波，棘波，鋭波，棘・徐波複合，脳波〔EEG〕
[文献] 大熊輝雄（1999a），渡辺裕貴（2002）

てんかん性もうろう状態
[英] epileptic twilight state
[独] epileptischer Dämmerzustand
[仏] état crépusculaire epileptique

　てんかん性活動により，知覚，認知，情動などを統合する精神活動（意識）が一過性に障害された状態。とくに発作からの回復過程でみられ，脳波では徐波が先行する。発作による脳機能の障害が一様ではないためさまざまな状態があり，また時間とともに変容する。ごく軽い場合には，異常行動が目立たず，外的刺激に対する不適切な反応や状況にそぐわない行動がみられる場合がある。健忘を残す。
（井上有史）
⇨徐波，健忘
[文献] Lüders HO, Noachtar S, ed.（2000）

転換ヒステリー
➡解離ヒステリー〔転換ヒステリー〕

てんかん病質
[英] epileptoid
[独] Epileptoid

　Kretschmer E は体格と性格を研究し，闘士型体格者に親和性をもつ性格は粘着気質であること，および，この性格特徴はてんかん患者において明確にみられることから，この傾向の著しい精神病質をてんかん病質と呼称した。また，その特徴として，粘着気質の特徴である強靭性（粘着性）と爆発性が異常に強くみられること，また，その他に，保続，緩慢，迂遠，形式的，衒学的，頑迷，病的な信心深さ，偏狂，自己中心的，易怒性などがみられると記載した。しかし，これまでの研究によって，てんかん病質がてんかんと密接に関連する根拠は得られていないことから，てんかん病質はすでに歴史的用語となり，今では臨床的に用いられることはない。現在，てんかんでみられる性格変化や行動変化を含めたさまざまな精神症状は，てんかんに関連する脳器質的障害や，脳内てんかん性発作発射に伴う機能的障害，抗てんかん薬の影響，心理社会的問題（たとえば偏見や日常生活に関する悩み）などの要因が複雑に関連して発現すると考えられている。
（千葉茂）
⇨性格，粘着気質，病前性格
[文献] 千葉茂（2007）

てんかん発作国際分類　➡てんかん

てんかん発作重積状態〔てんかん発作重延状態〕
[英] status epilepticus

　てんかん発作重積状態とは，通常は30分以上持続的にてんかん発作が持続するか，あるいは一つの発作が起こってから大脳の機能が回復しないまま，次の発作が出現する状態をいう。てんかん発作が持続的に出現する状態には，児童の場合には間代発作重積があるが，成人ではほとんど認められない。成人で最も頻度が高いのは，二次性全般化発作あるいは複雑部分発作が3回以上出現し，その間に意識が回復しないものであり，緊急の治療的介入を要する。次いで頻度が高いのはいわゆる欠神発作重積状態であり，この病態は単純な欠神発作の延長ではなく，spike-wave-stupor や環状二十番染色体など特異な病態を含む。主観的な体験である前兆が持続する aura continua や部分運動発作が持続する epilepsia partialis continua などもてんかん発作重積状態の一種である。薬剤の離脱としての重積には注意を要する。
（兼本浩祐）
⇨てんかん

[文献] Shorvon SD (1994), 細川清 (1995)

てんかん発作性昏迷
[英] ictal stupor

　棘・徐波複合や高振幅徐波などの高度の脳波異常とともに種々の程度の意識障害が数十分から数日間持続する状態をいう。反応性および自発性が減退する。軽い場合には，認知障害や精神症状が前景に出る場合もある。少なからず運動徴候を伴う。非けいれん性てんかん重積に含まれる。欠神発作重積と複雑部分発作重積に大別されるが，区別困難なことも少なくない。高齢女性で初発するものや，染色体異常症でみられることもある。

（井上有史）

⇨棘・徐波複合，てんかん発作重積状態〔てんかん発作重延状態〕，欠神発作，複雑部分発作
[文献] 池田仁，井上有史 (2009)

電気けいれん療法〔ECT〕
[英] electroconvulsive therapy

　けいれん療法の一つとして1938年にCerletti Uらにより開発された。化学物質によりけいれんを誘発することで精神障害を治療する試みは18世紀には行われていたが，てんかんと統合失調症患者脳の神経病理所見の違いから，camphorによるけいれん療法を考案したのはハンガリーの神経病理学者Meduna LJである[1934]。しかし，camphorによるけいれん誘発が確実でなかったことから，まもなくpentylenetetrazoleを用いるようになった[Meduna 1935]。それよりも簡便にけいれんを引き起こす方法として少量の電流を頭部に流したのが，イタリアのCerlettiらである。わが国でも同じ頃研究は行われており，1939年に最初の報告が発表されている[安河内五郎ら1939]。ECTは電気ショック療法とも呼ばれたが，現在は電気けいれん療法，通電療法などと呼ばれることが多い。薬物療法の進展とともに一時用いられない時期があったが，薬物治療抵抗例に対する治療法として見直されている。安全性の観点から世界的には麻酔薬と筋弛緩薬を用いる修正型が一般化している。ECTは統合失調症の治療法として開発されたが，まもなくうつ病を中心とする気分障害に著効することが判明した。現在では，うつ病や緊張病に用いられることが多く，週2～3回で合計6～12回程度行うことが一般的である。副作用としては，逆向性健忘を中心とする認知機能障害があり，電極を劣位半球にのみ配置する片側性ECTやより少ないエネルギーで治療を行う短パルス矩形波の治療器を用いることで軽減が試みられている。ECTの治療効果は持続しないことも少なくなく，その後の継続・維持薬物療法が必要であり，ECTを一定間隔（週や月単位）で行う継続・維持ECTも行われている[本橋伸高 2000, 2004]。

（本橋伸高）

⇨修正型電気けいれん療法
[文献] Meduna LJ (1934, 1935), 安河内五郎，向笠広次 (1939), Endler NS (1988), 本橋伸高 (2000, 2004)

電気ショック療法
➡電気けいれん療法〔ECT〕

癲狂

　現存する中国最古の医書である『黄帝内経』は紀元前，ヒポクラテスとほぼ同時代に編纂された。『内経』は『素問』『霊枢』各9巻からなり，『霊枢』に「癲狂篇」がある。「癲」は癲癇であり，前兆・大発作・意識障害・自律神経症状・発作後の回復過程が記され，「狂」は精神障害で，うつ状態・誇大妄想を伴う躁状態・幻覚妄想・精神運動興奮の症状や，その鍼灸治療が記されている。日本最古の法典『養老律令』[718]には，「癲狂」は篤疾（重度障害）として看護人をつけ，罪を犯した場合も責任無能力者として扱うと明記された。江戸時代後期になると，漢方医書

では依然として「癲狂」が使われたが,『泰西方鑑』[1829]など蘭方医書では「癲狂」のほかに「卒中」「鬱證」「神経病」などの用語も使われた。明治以降も「京都癲狂院」(1875年),「東京府癲狂院」(1879年)など病院名にも「癲狂」が使われたが, 1900年以降になるとその語感が嫌われ, 使われなくなった。

(昼田源四郎)

⇨香川修徳, 土田献
[文献] 南京中医学院中医系(1986), 井上光貞, 関晃, 土田直鎮ほか 校注(1976), 金子準二 編著(1965), 小俣和一郎(2000)

電気療法

[英] non convulsive electrical stimulation therapy
[独] Elektrotherapie
[仏] électrothérapie

　頭部, あるいは体の表面に弱い電流(たとえば, 15mA)を短時間(たとえば10分)一定期間流し, 脳細胞あるいは身体の細胞の刺激をする治療である。薬物療法が導入される前の時期に, 欧米, またわが国でも水浴療法とともに精神疾患に対し行われた。神経衰弱, 抑うつ状態, 不眠, 破瓜病, 緊張病などがその対象例である。現在ではほとんどといっていいほど実施されなくなった。最近うつ病に対し行われ始めている(経頭蓋)磁気刺激療法は, 電気療法の現代版の治療法ということができる。時々誤解されるむきがあるが, 電気けいれん療法とは別の治療である。アメリカでは, 一時, 神経症, また外傷神経症に対し麻酔下で両側側頭葉に電気刺激を行う非けいれん性電気刺激療法(nonconvulsive electrical stimulation therapy)が行われた。

(加藤 敏)

⇨経頭蓋磁気刺激法
[文献] 呉秀三(1894), Ey H, Bernard P, Brisset CH(1974), Freedman AM, Kaplan HI, Sadock BJ(1976)

テンソル画像　➡拡散テンソル画像〔DTI〕

伝導失語

[英] conduction aphasia

　中枢性失語と呼ばれることもある。Wernicke C によってウェルニッケ言語野とブローカ言語野とを結ぶ伝導路の損傷によって復唱障害を主徴とする失語型が現れることが推測された。縁上回や島の病変が重視され, それぞれ縁上回失語, 島失語と呼ぶことがある。神経学的所見はほとんど見出されない。聴覚的理解面では通常の会話には支障はなく, 文法構造が複雑であったり, 一時に処理されるべき情報量が多い場合に限って困難を示す。読解は良好である。発話量はやや少なく, 音韻的誤りのため単語の産出が困難となり, 途切れることが多い。短い文が難なく, 文法的にも正確に発話され, 抑揚も正常である。音韻性錯語が頻発する。ブローカ失語の音韻変化は発語失行によってもたらされ, 音の歪み, 置換が目立つが, 伝導失語では構音は優れているが, 音の企画の誤りによるとされる。自発話は全般的に流暢と判断される。自動言語は良好である。書字はある程度障害を受ける。

(種村 純)

⇨錯語, ブローカ失語
[文献] Kohn SE(1992)

点頭てんかん　➡ウエスト症候群

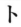

土居健郎

どいたけお　1920～2009

　精神科医, 精神分析家。広い視野から臨床理論を構築した。ベストセラーの『「甘え」の構造』の著者であり, 彼の理論は「甘え」理論と呼ばれる。1920年3月17日, 東京に

生まれ，42年東京帝国大学医学部卒，同皮膚科教室を経て，46年1月から聖路加国際病院内科にて勤務。50年1月東京大学医学部精神科入局，同年7月より米国メニンガー精神医学校留学を経て，52年7月東京大学精神科に勤務した。55年から56年まで米国サンフランシスコ精神分析協会へ留学した後，56年聖路加国際病院精神科に勤務し，61~63年，米国国立精神衛生研究所に招聘された。71年から東京大学医学部保健学科精神衛生学教室教授，83年から85年まで国立精神衛生研究所所長，2009年7月5日89歳にて死亡した。主たる受賞はアメリカ精神医学協会賞，世界文化精神医学協会賞，世界小児精神衛生協会賞，瑞宝小綬章など。

(熊倉伸宏)

⇨甘え
[**主著**] 土居健郎（1961, 1965, 1971）
[**文献**] 熊倉伸宏，伊東正裕（1984）

ドイチュ

Helene Deutsch　1884~1982

　精神科医，精神分析医。Freud Sに師事し，Freudの精神分析協会で最初の指導的な女性メンバーだったことで知られる。彼女の功績は，両親に対する壊れやすい同一化と自己愛との関連性についての理論的な基礎を築いた点にある。Deutschの名を後世に最も知らしめた「かのようなパーソナリティ」とは，情動と道徳性が表層的である点を除けば正常にみえるような，偽りのアイデンティティをもつパーソナリティである。また，Deutschは主著である『女性の心理』[1944]の中で，女性のマゾヒズムを生来的なものとみなし，膣性感の起源は口唇性感にあると論じた。息子や娘の視点から論じられてきた，それまでの精神分析理論と対照的に，Deutschの理論は女性としての母親に焦点があてられていた点で画期的だったが，師としてのFreudに忠実なあまり，その枠から脱することができ

なかったために，彼女の独創性は十分に評価されているとはいえない。

(平島奈津子)

⇨アズイフパーソナリティ
[**主著**] Deutsch H（1942, 1944）

島（葉）

[英] insular cortex; insula; insular lobe; island of Reil
[ラ] lobus insularis

　外側溝の奥で弁蓋に覆われた，前頭葉・頭頂葉・側頭葉のつなぎめに位置する大脳皮質の領域。輪状溝に囲まれた領域を島中心溝が横切り，短回からなる前部と長回からなる後部に二分しているが，組織学的には，前方の無顆粒部から後方の顆粒部まで連続的に移行している。島皮質は，体性感覚皮質や頭頂連合野，眼窩前頭皮質，扁桃体，線条体底部，視床下部外側野と線維連絡を有している。視床後腹側核小細胞部からの入力は，味覚や内臓性感覚を，主に島皮質中部に伝え，視床内側腹側核後部からの入力は，前側索系由来の全身の組織の情報を，主に島皮質後部に伝える。それに対して島皮質前部は，ヒトにおいて高度に発達した部位であり，自己意識の中枢と見なされることもある。画像研究によれば，島皮質前部は，非常に多くの物理的刺激や感情的賦活によって，帯状皮質前部とともに賦活されることがわかり，さまざまな精神疾患への関与も報告されている。

(本村啓介)

⇨前頭葉，後頭葉，側頭葉，扁桃体，線条体，視床下部
[**文献**] Saper CB（2002），Craig AD（2009）

当意即答　➡的はずし応答

同一化〔同一視〕[精神分析]

[英][仏] identification
[独] Identifizierung

　主体が，対象の特性を内在化させ，主体を変容する心理的プロセスのこと。

Freud S は，「悲哀とメランコリー」[1917]で，同一化の機制を体内化や口唇的衝動の心的等価物と関係づけ，「自我とエス」[1923]で，イドが対象を放棄しなければならないときに，それを自我の内部に再建する過程と述べた。

その規制は，対象関係を豊かにするものとして表され，外的な対象の様式を取り入れ自分のものにする健康な発達や性格形成を理解する概念として位置づけられた。

また，同一化の様式は，取り入れだけでなく，投影・排出も重要な役割を担っていると認識されるようになった。Klein M [1955] は，Freud が述べたものより早い発達段階で生じる，妄想分裂ポジションでの投影による「自己愛的」な同一化を表した。それは，主体が内的対象そのものになるあり方である。一方，抑うつポジションでは，対象の独立が認められ，そこでの同一化は，主体が対象の「ように」なって，内在化されるとした。

分析理論の変遷に伴い，同一化の概念は推敲された。同一化は，つねに取り入れと投影の結果うまれ，それらはほぼ同時に相補的に生じると考えられる。健康な発達，性格形成を理解する概念としてだけでなく，破壊的で迫害的な不安を処理する防衛機制としても記述され，病的現象や治療過程に生じるものとして理解されている。また，コミュニケーションとしての次元 [Bion WR 1962] や，心的苦痛を受容し同化していく過程 [Meltzer D 1978] としても使われる。しかし，その定義は，学派間の理論枠によって異なってもいる。

同一化には，取り入れ同一化，投影同一化，さらには，投影同一化を病的に使用する侵入同一化，原始的な自己愛的な同一化の一形式である付着同一化 [Meltzer 1974]（自閉症では，内的空間が存在しないために対象の表面の特質に付着する）がある。　　　　　（鈴木智美）

⇨妄想分裂ポジション，抑うつポジション，防衛機制，投影同一視，付着同一化

[文献] Bion WR (1962a), Freud S (1917d, 1923), Klein M (1955), Meltzer D (1974, 1978)

同一化〔同一視〕[ラカン]

Lacan J は，同一化について，自我の形成にかかわる想像的同一化と主体を基礎づける象徴的同一化とを厳密に区別した。前者の想像的同一化について，Lacan は「鏡像段階論」[1936] で論じ，象徴的同一化については，「同一化」のセミネール [1961-1962] で扱っている。想像的同一化においては，自身の似姿すなわち鏡像のイメージが，いわばビンの口のように作用して，まだ神経機能が整わないためにバラバラである身体イメージを一つに束ねるという仕方で自我が形成されていく。すなわち自我は最初に他者の身体のイメージにおいて形成され疎外されていることになる。この鏡像段階は，このように他者のイメージにおいて欲望が束ねられるという過程でもあるので，他者イメージが自我の欲望を先取りしていることになり，そこから耐え難い緊張が生じその他者を破壊しなければ，収まらない攻撃性が生じる。これは，Klein M が羨望（envy）として論じたことを別の観点から理論化したものともいえる。さて，もう一方の象徴的同一化すなわちシニフィアン的同一化では，大文字の他者（人類の知恵の全体や文化あるいは母親）のもつ何らかの理想やある徴（trait unaire）が，自我理想の核として機能していて，主体はその効果として二次的に生じる。さて，この二つの同一化の関係をみてみたい。実際，想像的同一化は象徴的同一化にもとづいている。鏡像段階において，幼児は自身のイメージを確実なものにするために彼を支える母親的大文字の他者に何らかの徴，合図，兆候，言葉などのシニフィアンを求めるのである。そしてこの自我理想の核であるシニフィアンの背後には，父の名のシニフィアンと象徴的ファルスが構造化されている。主体の性的同一性は，一つの

イメージによって決まるのではなく，象徴的ファルスに対する主体の位置によって決まる。男性は，象徴的ファルスに対して所有という関係をもつし，女性は，所有ではなく「それである」という仕方で関係する。　（小川豊昭）
⇨鏡像段階，他者，大文字の他者，シニフィアン／シニフィエ，父の名，クライン，エディプスコンプレクス
[文献] Lacan J (1949, 1961-1962).

同一性　➡自我同一性

同一性拡散

[英] identity diffusion

　Erikson EH は，1950年代の青年期境界例患者に対する臨床経験にもとづき，自我同一性の確立過程において生じた障害を，一つの症状群（syndrome）である同一性拡散として記載した。その臨床像は，①過剰な同一性意識：同一性拡散に陥り始めたときに生じる自意識過剰や自己像へのとらわれ，②著しい選択の回避：選択の回避は孤立と空虚感を引き起こし，いつまでも選択できる自由な状態に留まろうとする心理機制が一種の麻痺状態を引き起こす，③親密さの問題：暫定的・遊戯的な親密さでさえも同一性の喪失を引き起こすような対人的融合の恐れを引き起こすことから，自分を内的に孤立させ，ごく形式的な対人関係に終始する。あるいは，親密な対象や特定の指導者との合体を望み，それに失敗すると深刻な麻痺的状態に陥る，④時間的展望の拡散：非常な危険が迫っているという切迫感と時間意識の喪失，生活全体の緩慢化，⑤勤勉さの拡散：勤労感覚の急激な崩壊に悩み，周囲から指示された課題にしか取り組めなくなるか，読書過剰のような一面的活動への自己破壊的没入という形をとる，⑥否定的同一性の選択：家族や身近な共同体が望ましいとする役割や同一性の放棄と，最も望ましくない，危険な対象への倒錯的な同一化，で

ある。また Erikson は，同一性拡散に対する防衛的な表れとして，青年が自分たちとは違う他者を排除するという点で団結し，不寛容で残酷な全体主義的教義を確信する社会現象にも言及している。その後の社会変動とともに，あらゆる同一化を拒否し，モラトリアム状態に留まり続けようとする青年が目立つようになっており，臨床概念であった同一性拡散は，現代の一般的な青年を理解するために有用な社会心理学的な一つの鍵概念となった。
（近藤直司）

⇨自我同一性，同一性障害，思春期危機〔青年期危機〕，スチューデントアパシー，モラトリアム，青い鳥症候群，キャンパス精神医学，エリクソン，E. H.
[文献] Erikson EH (1959a)

同一性危機

[英] identity crisis

　Erikson EH が同一性理論において導入した臨床的概念で，歴史，環境の変動，あるいは個体側の発達や内的変動に伴う同一性葛藤（identities conflict）を統合しえなくなった結果として生ずる，同一性の解体を予測させるような危機的状態をいう。たとえば，時代，社会の急激な変動や価値観の急速な変化，亡命，海外移住，国際結婚などに伴って，それまでの同一性を放棄し，新たな同一性を獲得する途上で一種の根こぎ状態（uprootedness）に陥る場合がある。また，自ら求めた自己変革，あるいは洗脳や強制的感化などによっても同様の根こぎ状態に陥る場合がある。同一性危機が，急性の心因反応や神経症，うつ病や統合失調症の発病状況に関連している場合もある一方で，同一性の危機が必ずしも精神病理学的な状態の発生につながるわけではなく，この危機を乗り越え，より発展した自我同一性を獲得する場合もある。（近藤直司）
⇨自我同一性，思春期危機〔青年期危機〕，同一性拡散，モラトリアム，同一性障害，エリクソン，E.

H.
[文献] Erikson EH（1959a）

同一性障害

[英] identity disorder

　同一性は「自己」と同義である。精神医学でこの概念が実践的に有用なのは境界性パーソナリティ障害の診断基準の一要素としてである。この概念が精神医学の中で最初に登場したのは，境界例などをめぐる人生最早期の母子関係の自我心理学的研究においてであった。Freud Sの本能活動を制御する精神装置である自我（ego）に代わって，対象である母親に対峙する「自己」という概念が必要になったのである。いわば，対象から自立し，自律する自己感覚，自己像を描くために導入された［Jacobson E］。ここには自己形成が対象との同一化を経てなされるという考えが包蔵されていることを忘れてはならない（斉一性）。この自己像に社会的役割（日本人らしさ，学者らしさ，警察官らしさなど）をも担わせて青年期心性と絡ませたのがErikson EHの「自我同一性」である。つまり，同一性障害とは，自己像，性志向（男らしさ），長期目標または職業選択，もつべき友達のタイプ，価値観などが状況の変化に影響を受けない一貫性を保持し，周囲との関係を維持することができなくなった心理状態を表す用語ということができる。　　　　　　　　　（牛島定信）

⇨境界性パーソナリティ障害，自我同一性
[文献] Jacobson E（1964），Erikson EH（1950）

同意入院

　1961（昭和36）年，厚生省公衆衛生局長は同意入院に関し，「入院医療が必要である精神障害者につき，患者の病識欠如，入院に対する非協力・拒否等がある場合，精神病院長の権限として，患者本人の同意が無くても保護義務者の同意を得て入院させる入院形式」との通知を都道府県知事に送付している。その後，1988年，精神保健法施行に伴い，本条項は精神障害者本人の同意にもとづく任意入院制度の一つの形態とされている。

（広田伊蘇夫）

⇨任意入院

動因喪失症候群

[英] amotivational syndrome

　当初は大麻の長期乱用者に時に出現する精神症状として報告された［McGlothlin WHら1968］。日本では動因喪失症候群または無動機症候群の呼称が定着している。その特徴は，自発性や意欲が減弱し，活動性や社交性が低下し，感情も平板化する点にある。その後，大麻乱用の後遺症に限定することなく，有機溶剤や覚せい剤，市販鎮咳薬などの長期乱用者でも報告されている。多くは薬物を長期間連用した結果として生じるので，広義には中毒性の人格変化として理解される。ほとんどの場合，薬物乱用を止めても早期には回復せず，乱用しなくなっても数ヵ月から数年単位で残遺する場合もある。気分障害との鑑別は難しいが，抗うつ薬の投与での改善ははかばかしくない。さまざまな精神活性物質で動因喪失症候群が生じるとされるが，適用が広範囲になった反面，大麻に起因する精神症状としての特異性は薄らいでおり，無動機症候群の疾病としての独立性は不明確となっている。

（妹尾栄一）

⇨大麻，薬物依存（症）
[文献] McGlothlin WH, West LJ（1968）

投影

[英][仏] projection
[独] Projektion

　自己の衝動・情緒・願望などを内部にとどめておくことが不快な場合，これらを外在化し自己とは異なる他者に属するものとして知覚する防衛機制。投射とも訳される。たとえば自分が他者に怒りを抱いている場合，他者

が自分に対し怒っていると認識するような機制である。このように投影は客観的現実を主観的に歪曲する機制であり，無意識的な防御機制として，思い込みによる事実誤認，恐怖症，妄想などの形成に関係する。とり入れが自己保存に必要なもの，心地よいもの，好ましいものを自分の中へとり入れるのと対照的に，投影は苦痛を与えるものや不快なものを自分の内部から吐き出し，排泄することを意味することが多い。しかし投影同一視の概念を導入した Klein M は，正常の発達においても投影は重要な役割を果たすと述べており，乳幼児は不安や緊張から一時的に自己を保護するため投影を用い，自己の一部との関連性をもちながらとり入れるというプロセスを経て成長すると考えられる。　　　　（黒崎充勇）
⇨防衛機制，とり入れ，投影同一視
[文献] Freud S (1911c), Klein M (1946)

投影同一視

[英] projective identification

投影性同一視，投影同一化とも訳されている。Klein M は 1946 年に統合失調症の研究論文を発表し，妄想分裂ポジションの概念を提唱したが，投影同一視はその中心的な原始的防衛機制の一つとして提唱された。他の原始的防衛機制としては，分裂，否認，万能などが同時に機能している。Klein は，統合失調症は転移が可能であり，その起源は，生後直後から3〜4ヵ月の乳幼児の心性にあると考えている。それは認知機能が未熟で，「良い対象」と「悪い対象」が部分対象として統一性のない状態で存在している。そして未熟な自我は，自分に絶滅の不安や迫害的不安を与える悪い対象と悪い自我の部分を分裂して対象に投影し，対象と同一視することによって，その不安を回避しようとする。これが投影同一視の機制である。後には，Bion WR により，健康な正常の投影同一視の研究が行われ，コンテイナー／コンテインドの理論と

して，コミュニケーションの基礎になるものと考えられるようになった。Heimann P や Money-Kyrle R は，逆転移の研究を行い，コミュニケーションとしての正常な逆転移を明らかにして，その場合にも正常な投影同一視が活動していることを明らかにした。Rosenfeld H は，統合失調症における病理的および健康な投影同一視の研究を行っている。なお，他の学派にも注目され始め，対人関係の側面を強調した定義がなされており，流動的な側面もみられる。　　　　　　　（衣笠隆幸）
⇨妄想分裂ポジション，原始的防衛機制，良い対象／悪い対象，対象関係（論），コンテイナー／コンテインド，逆転移，クライン理論，同一化〔同一視〕，投影，愛他主義
[文献] Klein M (1946), Bion WR (1962a), Heimann P (1950), Money-Kyrle R (1956), Rosenfeld H (1971b)

投影法〔投映法〕

[英] projective technique

性格検査の一つ。被験者に対して，比較的自由度が高く，正誤のない課題の遂行を求め，その結果からパーソナリティを測定する。新奇で構造性をもたない多義的な刺激と，自由な反応を求める教示を行うという曖昧な刺激状況を提供し，被験者の自由な連想や想像の産物や産出過程，その反応様式を明らかにするものである。このような連想や反応様式の中に被験者の内にある情緒や欲求，経験，外界に対するその人の固有の見方が投影されると考えられている。質問紙法とは異なり，反応が故意に一定方向に歪められる危険性が少なく，外部からの観察や意識的な内省によっては直接とらえることができない無意識のレベルの個性を知ることができるという利点があるが，検査の施行と結果の整理が複雑で解釈が難しく，統計的基準をつくることが困難である。検査者の主観的判断によって解釈が異なりやすいなどの指摘もあり，検査者には専門的知識や熟練が不可欠である。

（堀井麻千子）
⇨パーソナリティ検査
[文献] 安香宏, 大塚義孝, 村瀬孝雄 編 (1992), 小川俊樹 編 (2008)

頭蓋咽頭腫　➡頭蓋咽頭腫　ずがいいんとうしゅ

頭蓋頂鋭一過波
[英] vertex sharp transient；vertex sharp wave

主として軽睡眠期において出現する高振幅の徐波。主に頭頂部から中心部にかけて左右対称的に出現し, 持続100〜300 msec, 振幅100μV 以上の陽・陰の二相性もしくは陽・陰・陽の三相性を呈する。波の形から瘤波（hump）, 中心部鋭波（central sharp wave）とも呼ばれる。若年者で最も顕著であり, 加齢に伴って振幅は小さくなる。頭蓋頂鋭一過波が現れ始めると間もなく紡錘波が出現するようになり, 国際分類では睡眠段階2に移行する。　　　　　　　　　　　　（三島和夫）
⇨徐波, 鋭波, 紡錘波
[文献] 大熊輝雄 (1999a)

盗害妄想
[英] delusion of robbery
[独] Bestehlungswahn
[仏] délire de vol

もの盗られ妄想, 被窃盗妄想。自分の持ち物が誰かに盗まれた, という被害妄想。金, 預金通帳, 衣類など大事な物が盗まれたと主張する。疑いは世話をしている嫁など身近の人に向けられることが多い。施設にいる場合は職員より付添人や同室者に向く［竹中星郎］。高齢期認知症とくにアルツハイマー病に多い。記憶力低下もおそらく関係して, 求める物が見つけられないと単純に盗まれたと思い込む。遅発パラフレニーでもみられる。　（原田憲一）
⇨被害妄想, アルツハイマー型認知症, 遅発パラフレニー

[文献] 竹中星郎 (1983)

等価電流双極子法　➡脳磁図〔MEG〕

同期(性)
[英] synchronization；synchrony

個々の単位発生源（たとえば神経を構成するニューロン）における単位電位現象（たとえば活動電位）が時間的に同時に発生することを同期（synchronization）という。一方, 時間的に at random に生起することを非同期（asynchrony）という。脳波の発生は, 大脳皮質にある錐体細胞の樹状突起, 細胞体の後シナプス電位が同期発生したものと考えられている。脳波学でいう同期性（synchrony）とは多くの場合, 周波数・波形・位相が等しい脳波の波が, 頭部の同側部位あるいは対側部位に同時に出現することを指す。同期性の判定は臨床脳波学における局在診断上重要である。たとえば, 一般に徐波やてんかん性突発波が両側同期性に出現する時, その発生源は大脳皮質の限局した部位ではなく両側半球にほぼ均等に投射する皮質下領域に存在すると推定される。

認知神経科学の分野では, 認知機能に関する脳活動の同期現象についての解明が進み, 認知や行動にγ帯域を主とした各周波帯域の脳の同期活動が関係することがわかってきた［Varela F ら 2001］。統合失調症では記憶や知覚, 意識に関連したβやγ帯域の同期現象に障害を認め, これらの障害が統合失調症の認知障害や他の症状の病態生理を説明する上で重要な役割を果たしているとされている［Uhlhaas PJ ら 2010］。　　　　（平野羊嗣）
⇨徐波, 突発波

[文献] Varela F, Lachaux JP, Rodriguez E, et al. (2001), Uhlhaas PJ, Singer W (2010)

動機づけ

[英][仏] motivation
[独] Motivation

行動を発動させ方向づける条件を意味する言葉である。動機づけは，意識的な欲求（飲食物，性的対象への欲求など）として体験される。動機づけの原因は，脳や身体の生理学的活動から，周囲の人間との相互作用，さらに文化まで多様である。空腹，渇き，性欲などの基本的な動機づけに関して，動因理論（drive theories）と誘因理論（incentive theories）の二つの理論がある。

動因理論は，動機づけの内的要因を強調する。基本的な動因となる生理的な欲求や嫌悪は，生体のホメオスターシスの維持や種の保存の目的で，あらかじめ生体に組み込まれたものである。たとえば，食事をしようする時に，生理的な空腹感は，大きな動因となる。暑い夏には，体温が上昇しないように発汗が起きるが，同時に暑さや渇きを感じ，冷たい水を飲んだり，日陰を探したりする。渇きという動因や体温調節という動因によって，体温を保つというホメオスターシス維持のための行動をとるのである。空腹，渇きのほかに，性的欲求，攻撃性も基本的な動因である。安全を求める欲求，承認欲求，達成欲求なども動因となるが，後天的に獲得される部分があるために二次的動因と呼ばれることがある。しかし，安全を求める欲求が，生理的欲求を媒介として二次的に形成された動因ではなく，生得的な基本的動因である可能性を，サルやヒトを対象とした愛着研究は示唆している。

誘因理論は，生体がその行動の結果として体験する快・不快や感情を重視する。美味しい食べ物や性的快感をもたらす刺激は，行動の誘因となる。一般に，快は報酬として作用する。甘い味，性的な快感などは，学習以前に誘因として働く一次性の強化子である。金銭，よい成績などの多くの誘因は，学習によって形成される二次性の強化子である。動因理論と誘因理論は，動機づけに対する異なった観点を示すものだが，現実場面では，動因と誘因の二つの要因が一緒に作用していると考えられる。 （生地 新）

⇨嗜癖，アタッチメント〔愛着〕，行動療法，ホメオスターシス，欲求理論

[文献] Atkinson RL, Atkinson RC, Smith EE, et al. (2000)

道具障害

[英] manipuration disturbances of tools

道具をうまく使用できなくなる障害は，失行で生じるが，とくに観念性失行，肢節運動失行で明らかである。前者では，左優位半球病変で両手に，後者では左右いずれかの半球病変で反対側の手に生じる。また，道具の強迫的使用といって，道具をみる，あるいは道具に触れることによって，本人の意思とは無関係にその道具を使用する現象が知られている。この場合，右手（利き手）に生じ，左手は本人の意思に従って右手を抑制する。通常，右手の把握反射を伴い，病巣は左前頭葉内側面にある。 （河村 満）

⇨観念(性)失行，道具の強迫的使用現象

[文献] 河村満（2004），山鳥重（1994）

道具の強迫的使用現象

[英] compulsive manipulation of tools

右手が眼前に置かれた道具を意志に反し強迫的（強制的）に使用してしまい，左手が意志を反映してこの運動を押さえこんだり道具をとり去ろうとしたりする現象である。たとえば，机の上にヘアーブラシを置いた場合に右手がこれをとり上げて握り髪をとかしてしまい，左手がヘアーブラシをとり去ろうとする。右手には，必ず把握反射や強制把握を伴う。左手に認められる目的不明の運動である他人の手徴候（alien hand sign）とは基本的に区別される。発現機序としては，把握現象と同様に，前頭葉損傷により，頭頂葉を抑制

する前頭葉の機能が障害された結果，後天的に獲得された道具使用に関する運動シークエンスが解放される現象と考えられている。責任病巣は，前部帯状回や補足運動野を含む左前頭葉内側面と脳梁膝部である。この二つの病巣の合併により，両側半球からの道具使用行動への制御が不能となった結果，刺激透過性が高まり，この現象が出現すると考えられている。 (加藤元一郎)

⇨強迫にぎり〔強制にぎり，強制把握〕，拮抗失行
[文献] 森悦朗, 山鳥重（1985）

道化症候群

［英］buffoonery psychosis
［独］Faxensyndrom

　意図せずに，おどけた表情やしかめっ面をする，わざとらしくみえる馬鹿げた態度をとる，間違った応答をするといった状態。サーカスの道化（クラウン）のようにみえることから，clownism とも呼ばれる。Bleuler E［1916］によれば，通俗的な意味の狂人の行動が表現されていて，当惑のせいで，あるいは精神病者に思わせたい願望やその他の諸理由から生じるという。不本意な状況を逃れたいという無意識の動機が存在する場合は，ガンザー症候群における仮性認知症と類似の現象であり，英語圏では主にこちらを道化症候群としているが，脳器質性精神病や統合失調症でも外見上同様の症状が観察される。統合失調症の場合は，緊張病として現れるが，Bleuler はこれを道化精神病（Faxenpsychose）と呼んだことがある。ただし，ヒステリー性の道化症候群でも，このような行動様式が一貫して持続していると，緊張病性の状態と区別することは必ずしも容易ではない。

(阿部隆明)

⇨ガンザー症候群，仮性認知症，緊張病〔緊張病症候群〕
[文献] Bleuler E（1916）

登校拒否　➡不登校

統合失調感情障害

［英］schizo-affective disorders
［独］schizoaffektive Störungen

　1933 年に Kasanin JS が提唱した統合失調感情精神病［Pichot P 1986］を DSM-Ⅲ が状態像水準で採択した概念。Kasanin の概念は初発時激動する病的体験と躁性あるいは抑うつ性感情障害とが支配するが，経過中に感情病性変化が後退して典型的統合失調症の諸症状が明瞭になる統合失調症の特殊現象型である。DSM-Ⅲ 以前の米国精神医学ではドイツ語圏の類循環病と同義であった。［Perris C ら 1989］。ただし独立類型ではなく統合失調症と躁性抑うつ性徴候との両者の等価の存在を意味していた。DSM-Ⅲ は両者が区別不可能な状態という消極的基準によって，統合失調感情障害の呼称に変更して採択した。DSM-Ⅲ-R は両者の基準を満たさないが，ある時期は両方の症状を，別の時期は感情病性症状を伴わず精神病性症状だけを示すものとした。DSM-Ⅳ 以降 DSM-Ⅳ-TR にも踏襲された積極的基準として，①抑うつ性／躁性基準と統合失調症性基準との同時存在（ドイツ語圏の混合精神病），②明瞭な感情病性障害を伴わず妄想や幻覚が 2 週間は存続，③ほぼ全エピソード中の感情病性症状の存在，が示された。

(古城慶子)

⇨統合失調感情障害中間領域，類循環精神病，混合精神病
[文献] American Psychiatric Association（2000），Kasanin JS（1933），Perris C, Eisenmann M（1989），Pichot P（1986）

統合失調感情障害中間領域

［英］schizo-affective intermediate area
［独］der schizoaffektive Zwischenbereich

　「中間領域」とは内因性（特発性）精神病の中間形態ないしは Schneider K の「中間例

(Zwischen-Fälle)」を Janzarik W が単一精神病の視座から名づけた概念。この領域はさまざまな呼称で感情病と統合失調症性精神病の間に包摂されてきた。その呼称とは統合失調感情精神病，辺縁精神病，フランス語圏の妄想勃発，類循環病，統合失調症様状態（schizophreniform states），非定型精神病である。このうち類循環病や非定型精神病の概念を疾病分類学的単位とする著者らはいる。しかし Schneider, Huber G, Janzarik, Kojo K らは中間領域の疾病単位性を否定している。「稀少点」つまり統合失調症性精神病と感情病の間の不連続性は証明できず，症状学と経過は特発性精神病の連続性仮説を支持しているからである。Janzarik の感情症候群から統合失調感情障害中間領域を経て統合失調症症候群へと至る連続体という単一精神病論の裏づけとして，Kraepelin E の二分法の通則が予後研究によって相対化されたこと，さらに遺伝的所見がある。　（古城慶子）
⇨単一精神病，統合失調感情障害，辺縁精神病，類循環精神病，非定型精神病
[文献] Brockinton IF, Roper A (1990), Huber G (2005), Janzarik W (1980), Kojo K (1995), Langfeldt C (1939), Mitsuda H (1962), Schneider K (1950), Störring GE, Suchenwirth R, Völkel H (1962)

統合失調気質

[英] schizothymia
[独] Schizothymie
[仏] schizothymie

　Kretschmer E [1921] は，統合失調病質（分裂病質）の概念を展延して，健康な人の中にもみられる統合失調気質（分裂気質）を記述した。彼によれば，この気質は，体型上，細長型と関係が深い。具体的には，上品で感覚の繊細な人，孤独な理想家，冷たい支配家，果断な将校，官吏などを記載し，個人を超えた公平さ，不撓の信念で利他的献身に乗り出す人もこの気質であることを述べている。なお，今日，Kretschmer が統合失調気質，統合失調病質として記載したものと，広汎性発達障害圏の人の性格特性との関連が，議論されている。
（津田 均）
⇨統合失調病質，広汎性発達障害
[文献] Kretschmer E (1921)

統合失調言語症
➡分裂言語症〔統合失調言語症〕

統合失調症 [歴史]

[英] schizophrenia
[独] Schizophrenie
[仏] schizophrénie

　統合失調症が人類の歴史においていつ頃から登場したのかに関して定説はないが，ダーウィンの進化論の流れを汲む Crow TJ は，統合失調症は人間が言語を獲得したのと同時期に出現したことを主張している。この考え方は，統合失調症が言葉を話す人間に特有な病態であるという見地に立つなら，原理的には正しい。しかし，統合失調症の大量出現は個としての人間の主体性が強調されるようになった近代社会に入ってからのことだと考えられる。統合失調症が精神医学の歴史において一つの独立した臨床疾患として明確な輪郭を初めて与えられたのは，ドイツの精神医学者 Kraepelin E による 1893 年の『精神医学教科書』第 4 版においてである。そこでは，心的変質過程（Die psychische Entartungsprozess）なる呼称が提唱され，その下位分類として早発痴呆，緊張病，妄想性痴呆が挙げられた。心的変質過程は脳の悪性の生物学的変化を暗に前提とした概念で，次のように定義された。①「持続する心の衰弱状態が急激に生じる」。②「この出現の仕方は，多く随伴症状から明白に区別される」。③「精神の廃疾は最初から，あるいは早期からみられる」。この規定は，幻覚や緊張病症状などが最初にみられた当初から，または，ほどなく

状況に即した正しい振る舞い，言動ができない，一種の慢性の痴呆状態が若い青年に出現することを示している。1899年の第6版において，早発痴呆（Die Dementia Praecox）が一つの下位分類の呼称名から，破瓜型，緊張型，妄想型の病型を包摂する統一的な臨床疾患の仮称名へと格上げされるに至る。Griesinger Wの分類では，精神疾患は大きく①心的抑うつ状態，②心的高揚状態，③（抑うつ状態や高揚状態に続発する慢性の不全状態を指す）心的衰弱状態に分類されていた。Kraepelinによる早発痴呆は，Griesingerにあっては二次性と位置づけられていた慢性の心的衰弱状態こそ，一次性の精神障害に見定める形で導かれたということができる。その際，「特有な」言語表出，「特有な」振る舞いなどが認められるという形で早発痴呆の概念が導かれている。この創見は，Kraepelinが患者との出会いを現象学的に記述し，感情障害には還元できない患者の人格全体の決定的な変化をみてとることによってなされたということができる。　　　　　　　　〔加藤　敏〕
⇨早発性痴呆，変質，グリージンガー，クレペリン
【文献】Crow TJ（1996, 2000），Kraepelin E（1893, 1899），Griesinger W（1845），加藤敏（2005）

統合失調症［生物学］

1950年代からの抗精神病薬の導入，1980年代からの脳画像解析方法と分子生物学的研究，さらには2000年代からの分子遺伝学的研究手法の導入などにより統合失調症の生物学的理解は大きく進展している。多くの抗精神病薬がドーパミンD_2受容体遮断作用を有することから，統合失調症のドーパミン仮説が提唱された。このドーパミン過剰仮説は統合失調症の陽性症状をよく説明するものとして受け入れられた。

Zubin Jは1977年に統合失調症の脆弱性モデルを提出した。統合失調症はさまざまな程度の脆弱性をもつ個人に，その閾値を超えたストレスが加わることにより精神病エピソードが発症するとした。Crow TJは，1980年に統合失調症の二症候群仮説を提唱した。統合失調症の成因は一つではなく，陽性症状を主たる症状とするもの（Ⅰ型）と陰性症状を主たる症状とするもの（Ⅱ型）に区別することができ，それぞれ成因が異なるとする仮説である。Ⅰ型は，ドーパミン過剰による症状であり，ドーパミン放出を引き起こすアンフェタミンの乱用により幻覚妄想が惹起されること，抗精神病薬の多くがドーパミン遮断作用により幻覚妄想を鎮静化させること，統合失調症の死後脳において線条体ドーパミン受容体数が増加していることなどにより支持される。一方，CrowのⅡ型は，陰性症状を主とする一群であり，多くは統合失調症の慢性期の欠陥状態として知られる自発性低下，感情の平坦化，人格水準の低下などを主症状とする。これらの症状は，必ずしもドーパミン仮説では説明できないものである。Crowは，ドーパミン過剰ではなく，他の原因による神経細胞の消失や脳構造の異常が成因となると考えたが，Ⅱ型は，アンフェタミンによる陰性症状の増悪がみられないこと，慢性期の統合失調症では認知障害を呈することが多いこと，脳画像において陰性症状の強い患者では脳室の拡大を認めることが多いことなどから支持される。Crowの仮説は，これまで単一疾患としての理解の試みがなされてきた統合失調症の多様性をとり上げ，生物学的にみても，統合失調症が単一疾患というよりも症候群であることを提示した点で意義が大きい。

神経発達仮説は，1980年代後半のLewis DAやWeinberger DRに負うところが多いが，統合失調症の最初の病理過程を脳の分化発達・分化の時期に求めるという考えである。大脳の分化発達の時期に受けた脳障害は，固定されて非進行性に存在し続け，発症以前の十数年間は無症候のまま存在する。そして，思春期になりストレスが負荷されるとその障

害に起因する症状が初めて顕在化してくるという仮説である。統合失調症では古典的な神経変性過程がみられず，ほんのわずかな形態的異常しか見出せないという事実はこのような仮説を支持する所見とみなされていた。

しかしながら最近では，統合失調症患者の脳は進行性に変性・萎縮するとの見方が優勢になりつつある。近年のMRIを使用した脳画像解析法では，初回エピソード時における患者の上側頭回の体積がすでに減少していること，若齢発症の統合失調症患者では上側頭回が進行性に萎縮すること，また，海馬体積も初回エピソード以降，進行性に萎縮することが報告されている。このような脳容積の減少がどのようなメカニズムで起こっているかについては未だ明らかにはされていないが，皮質ニューロンサイズの減少，樹状突起密度の減少，シナプス蛋白の減少などが報告されている。　　　　　　　　　　　(武田雅俊)

⇨ドーパミン仮説，クロウⅠ型／クロウⅡ型

統合失調症 [精神病理]

早発性痴呆なる術語はMorel BAに端を発しており，Kraepelin Eの構想にも，遺伝的素因にもとづき，鈍化（Verblödung）に至る疾患という認識が背景にあった。それに対して，同時代のFreud Sは統合失調症に相当する疾患の心因論的な解釈を試み，以後，器質論と心因論を両極にして，統合失調症のさまざまな臨床症状の基礎にあって，それを担う根本の障害，すなわち基本障害の理論が試みられてきた。

Bleuler Eは，連合心理学の影響下に基本障害を連合機能の弛緩とし，4Aといわれる自閉（Autismus），両価性（Ambivalenz），感情の平板化（Affcktverflachung），連合弛緩（Assoziationslockerung）を基本症状とした。Kretschmer Eは，気質−病質−疾病という正常から病気に移行するスペクトラムと捉えている。人間学的な文脈では，Minkowski Eが「現実との生きた接触性の障害」を基本障害とし，Binswanger Lの現存在分析では，「思い上がり」「ひねくれ」「わざとらしさ」など現存在としての人間のあり方の挫折と捉えられた。Blankenburg Wは統合失調症患者では「自然な自明性の喪失」があるとした。

Jaspers KとSchneider Kは統合失調症の基本障害を論じることはなかったが，前者はその病的体験を了解不能と特徴づけ，後者は診断において特異性の高いものとして一級症状を記載したのが重要である。

Ey Hは統合失調症を神経系の機能解体の諸段階の中で捉え，Conrad Kはゲシュタルト分析の手法で体験野の構造変遷を記述した。構造力動論のJanzarik Wは力動の不安定を基本的な病態とみた。Huber Gは残遺型統合失調症の症状から基底症状を取り出し，これが器質的障害を反映していると考えた。

日本では，西丸四方の背景体験の前景化，安永浩のファントム短縮，木村敏の個別化原理の障害，宮本忠雄の言語危機などの概念が提唱された。　　　　　　　　　　　(小林聡幸)

⇨早発性痴呆，基本障害，連合弛緩，自閉，現実との生きた接触，ひねくれ，わざとらしさ，自然な自明性の喪失，一級症状，解体，器質力動論，残遺型統合失調症，基底症状，言語危機，ストーミーパーソナリティ，躁うつ病，非定型精神病，クレペリン，ブロイラー，E.

[文献] Binswanger L (1956), Blankenburg W (1971), Bleuler E (1911), Conrad K (1958), Ey H (1996), Huber G (1966), Janzarik W (1988), 木村敏 (1975b), Kraepelin E (1909-1915), Kretschmer E (1921), Minkowski E (1927), 宮本忠雄 (1974a, 1977), 西丸四方 (1958), Schneider K (1950), 安永浩 (1978)

統合失調症 [ラカン]

Lacan Jの構造論的な精神分析からみて，精神病において最も基礎的であると考えられるのは，「父性隠喩」の停滞，あるいは「父

の名の排除」といわれる事態である。構造論的には，人間主体と自然の関係は，交換体系という横滑り機能を間に挟みながらも，自然の一部として自己自身を同定するという逆説的な言語活動によって支えられている。前者は「換喩」，後者は「隠喩」の機能である。隠喩の機能の特徴は，「根源的に失われた対象」に対する関係と「父」への同一化の関係を含むことである。交換体系に自己を移譲する換喩的事態の他に，自己にとっての現実を確保させる隠喩的事態が必要となる。これが「父性隠喩」の成立であり，それは主体の内側に「失われた対象」という現実を発生させながら，その対象の交換可能性をも担保する言語的作動を組み込む。この過程を阻む危険因子として，元の対象の実在性への過度の備給や父との両価性の処理の難しさ，すなわちエディプス的状況が指摘される。Lacan はこれを 1950 年代の諸論文において，さらに 60 年代に「アファニシス」概念の再定式化によって明らかにした。たとえばある日本の患者が，自分の幻聴について「子どもはお母さんに甘えられるから"声"は要らないんです」と言う時，Lacan の概念でいえば，父の「否」は構造化されず，母の実在の"声"に代わる何かが，患者の行為を論評する統合失調性幻聴の形で経験され続けていることが知られる。こうして「父の名の排除」という事態は，早期に精神病の前提条件を構成するが，主体は一旦この事態を「父の名」に似たもので想像的に埋め合わせて生育するので，この事態は発病の十分条件とはならない。むしろ主体は未然形に終わった「父の名」の成立を求め続け，青年期に至ってそれを見出そうとする時に，本来の危機が訪れる。こうして，「父の名の排除」という事態を根底に抱えながらもその都度の補綴物によって発病を回避する危うい生存と，「父のような者」に出会い，自己意識の主体性を移譲させられて一挙に幻覚と妄想に導き入れられる発病の瞬間と

が，共に理解されることになる。　　(新宮一成)
⇨アファニシス，対象 a，ラカン，隠喩／換喩，父の名

[文献] Lacan J (1953, 1957, 1959, 1973, 1980, 1981, 2005), 新宮一成, 佐川眞理子, 三角真之介 (1999), Lacan J／宮本忠雄, 関忠盛 訳 (1984), 新宮一成 (1989), 小出浩之 (1986), 加藤敏 (1995a)

統合失調症 [社会・文化的観点]

　統合失調症における社会・文化的要因は，社会的要因，つまり都市部の劣悪な環境や移民という過酷な境遇が統合失調症の発症の原因であるという見方（社会原因説）と，統合失調症を発症した人あるいはそのリスクが高い人が都市部に集まる，あるいは移民するという見方（漂流説）と，病因に関して鋭く対立する説が並び立ち，結論は出ていなかった。

　近年の英国での移民研究と北欧における農村部と都市部の発症頻度の比較研究は，サンプル数，方法論の洗練，統計手法の発展によって，統合失調症が移民に多いことと農村部よりも都市部に多いこととを再現性をもって報告している [McGrath J ら 2008]。それらの結果は社会原因説を支持するものとなっている。

　こうした研究に加えて重要であるのは，WHO による統合失調症の国際的な比較研究の知見である [Hopper K ら 2007]。これらの研究では，統合失調症の転帰は先進国よりも発展途上国の方で良好であることが再現性をもって確認されている。

　以上の研究は，統合失調症の発症，転帰にとって，単に生物学的要因のみならず，社会や文化的要因の影響も重要であることを支持している。

　具体的にどのような社会・文化要因が統合失調症の発症・経過に影響しているのか。この点はまだ今後の課題であるが，家族関係のあり方（家族の感情表出の研究），社会が病者に対して受容的な態度をとっているかどう

かや患者の自己評価が保たれるかどうか［Scheff TJ 1999］，就労機会の有無［Warner R 1994］，幼少時の過酷な環境などが考えられている。この他にも宗教やそれぞれの文化がもっている精神病概念（代表的なものにラテンアメリカの nervios）などがもつ経過への影響も報告されている。心理社会的治療の発展にとってもこれらの研究分野は重要である。

文化・社会の要因の研究には人類学や社会学など社会科学との対話が欠かせない。このような学際的研究も今後いっそう必要とされてくるであろう。　　　　　　　　　（野口正行）
⇨EE〔感情表出〕，医療人類学
［文献］ Hopper K, Harrison G, Janca A, et al. ed. (2007), McGrath J, Saha S, Chant D, et al. (2008), Scheff TJ (1999), Warner R (1994)

統合失調症後抑うつ　➡精神病後抑うつ

統合失調症スペクトラム
［英］schizophrenia spectrum

統合失調症を定型としてその周辺に位置する状態として，統合失調型障害（schizotypal disorder）と統合失調質パーソナリティ障害（schizoid personality disorder）とがある。統合失調型障害は統合失調症と類似した奇妙な行動，思考・感情の障害を特徴とするが，統合失調症の診断基準を満たすほどではないものをいう。慢性に経過した時には統合失調症に発展することもある。統合失調質はパーソナリティ障害の範疇に入れられることが多いが，感情的に冷淡で，喜びを表さず，他人に対する感情も少なく，孤独で空想にふける性格傾向をいう。これらは統合失調症と遺伝的な関係を有する者に多くみられることから，遺伝的に共通の基盤を有する障害としてまとめられる。　　　　　　　　　（武田雅俊）
⇨スキゾイドパーソナリティ障害

統合失調症性反応
［英］schizophrenic reaction
［独］schizophrene Reaktion
［仏］schizophrénie réactionelle

(1) ドイツ　Popper E［1920］は，統合失調症の症状が明確な心因（体験）に引き続いて急激に発症し，短期間のうちに完全な回復に至り，反復傾向のないものをこう呼んだ。この意味では，統合失調症というより，むしろ心因反応の一型として位置づけられよう。

(2) 米国　20 世紀の半ばまで米国では，統合失調症の発症因として心因を重視する立場が有力であり，その発症において心因性要素の寄与が大きいと考えられる統合失調症に対する名称として用いられた。　　　　（岩井圭司）
⇨心因反応
［文献］ Popper E (1920)

統合失調病質
［英］schizoidia
［独］Schizoidie
［仏］schizoïdie

Kretschmer E［1921］によって，統合失調症と関連する性格として提唱されたもの。それは，彼自身の遺伝学的な生活史研究と，才能ある統合失調症患者，統合失調病質（分裂病質）の人の研究，さらに Bleuler E［1911］が統合失調症研究でコンプレクスが果たしている役割を発見したことに負っている。

Kretschmer は，統合失調病質に共通の第一要素として，非社交的側面，たとえ一見社交的にふるまっていても他人との間につねにガラス板一枚を隔てているような内閉性を挙げる。相反する第二，第三の要素としては，敏感，感じ易い側面と，従順，鈍感な側面を挙げる。そして第二，第三の要素の比率を精神感性の釣合と呼び，精神病を通過するとこの釣合は鈍感優位の方へ非可逆的にずれていくと考えた。

Minkowski E［1927］は，Bleuler, Kretschmer の影響のもとに，統合失調病質者，統合失調症患者における「現実との生ける接触の喪失」を取り出し，感情，洞察診断が精神病理学に本質的なものであることを述べた。

(津田 均)

⇨統合失調気質，現実との生きた接触

[文献] Kretschmer E (1921), Bleuler E (1911), Minkowski E (1927)

同語反復

[英] palilalia

反復言語ともいう。自ら発した語や句，文を繰り返し表出し，意図的に中断することができない。仮性球麻痺，パーキンソン症候群などの錐体外路系疾患，前頭葉内側面の局在病変，てんかん性の言語症状，ピック病などの変性疾患，統合失調症などでみられる。失語症を伴わないことが多いが超皮質性運動失語で出現することもある。基底核や補足運動野を含む前頭葉内側面との関連が指摘され，多数の要因が関与すると考えられる。

(春原のりこ)

⇨仮性球麻痺〔偽性球麻痺〕，パーキンソン症候群，ピック病，ブローカ失語

倒錯　➡性倒錯

倒錯視

[英] inverted vision

外界が上下に転倒した位置に見えるという，きわめてまれな症状。頭頂後頭領域または前庭小脳系の障害によるものが大部分で，その多くは急性期に一過性に出現し，持続時間は数分〜数秒である。また，短時間の閉眼により解消させることもできる。嘔気やめまいを伴うことが多い。転倒した位置まで回転していくのを自覚できる場合，その回転は時計回りである。

(村松太郎)

⇨変形視

洞察

[英] insight

精神医学での一般的用語としては病識の意味を含むこともあるが，より専門的には精神分析的治療における治療機序の概念として用いられ，無意識へと抑圧されている記憶や願望，幻想といった心的内容を意識化し，それらの意味や因果関連を理解することを指す。これに関連して Freud S [1933] は，「エス (Es) のあるところに自我をあらしめよ」と述べ，自我機能の改善を精神分析の意図するところとしている。そのためには無意識的な心的内容を意識化するうえでの葛藤を徹底操作（working through）する作業が必要となり，一定の治療構造のもとで治療的介入（明確化，直面化，解釈）を繰り返す。治療的な洞察には情緒を伴うことが重視され，そのためには治療者との転移状況を媒介として患者の連想が展開することが望まれる。一方，情緒を伴わない知的洞察は知性化による防衛とされる。

(小野 泉)

⇨明確化，直面化，解釈[精神分析]

[文献] Freud S (1933a)

闘士型

[英] athletic type

[独] athletischer Typus

[仏] type athlétique

Kretschmer E が『体格と性格』で述べた4つの体型，やせ型，ふとり型，闘士型，発育不全型の一つである。隆々と発達した筋肉と逞しい骨格が特徴で，頑強な体格といえる。肩幅も広く，手足は大きく，腹部は引きしまっている。闘士型は粘着気質を示すこと多く，一部統合失調症と多くはてんかんとの関連性が指摘されている。

(大森健一)

⇨やせ型，ふとり型，発育異常型，体型，粘着気質

同時失認

[英] simultanagnosia

定義的には視覚失認の一型である。現代では，異なる2群の病態が同時失認と呼ばれている。第1は，Wolpert型と呼ばれるもので，部分が認知できるが全体が認知できないという病態で，左後頭葉前方部または後頭・側頭が責任病巣とされる。第2は，Kinsbourne M らが報告したもので，複数対象の同時知覚の障害で，両側頭頂・後頭葉が責任病巣とされる。Wolpert型は，状況図のような複雑な絵を呈示された時，部分は認知できるのに全体は把握できず，字を呈示された時，個々の文字は読めるのに単語全体は把握できない。Kinsbourne らの病態は，タキストスコープで二つのパターンを同時に呈示された時，どちらか一方しか認知できない。これら2群は明らかに異なる病態であり，同じ同時失認という名で呼ぶことの問題はしばしば指摘されている。 (村松太郎)

⇨視覚失認

[文献] Wolpert I (1924), Kinsbourne M, Warrington EK (1962)

島失語　➡伝導失語

糖質代謝障害

[英] disorders in carbohydrate metabolism

糖質の合成や分解にかかわる酵素異常により多様な症状を呈する疾患群。乳糖分解酵素の異常によるガラクトース血症（肝脾腫，白内障，無治療では精神遅滞），グリコーゲン分解酵素の欠損により心臓，肝臓，筋肉などにグリコーゲンが蓄積され一部は乳児期に致死的（ポンペ病）となる各型糖原病，高乳酸血症，高ピルビン酸血症を呈するピルビン酸代謝異常症，先天性グリコシル化異常症（精神遅滞，低緊張，小脳低形成）などがある。

(加我牧子)

⇨耐糖能異常

投射　➡投影

同性愛

[英] homosexuality
[独] Homosexualität
[仏] homosexualité

同性愛は文化人類学的な見地からするならば，世界の多くの文化において認められるものであるとされる。歴史的にみてもギリシャ時代，Socrates や Platon は「少年愛」についてそれを称揚している。少なくとも地中海世界においては，同性愛は忌むべきものとはされなかった。Platon の『饗宴』において，Pausanias（の口を借りた Platon）は，エロスを天上のもの（ウラヌス）と地上のもの（パンデモス）とに分けた。男性同性愛において，肉体的関係を否定する，あるいは「天上の精神愛」がウラニズムと名づけられているのはこの伝統によっている。また，男性の同性愛に対して，女性の同性愛ももちろん歴史の当初からあったと思われる。しかしギリシャ世界においては女性には発言権がなく，このために彼らの愛の形態も問題とはされなかったと思われる。しかし著名な女流詩人 Sappho は，自らの出身地レスボス島に少女たちを集め共同生活を送ったといわれている。これが女性同性愛の別名レズビアンないしサッフィズムの語源とされている。もちろん Sappho に同性愛の事実があったというわけではないのであるが。

このように同性愛に寛容な地中海世界の文化的伝統に反して，同性愛が禁止されたのはキリスト教にあってのことである。キリスト教においては初期にはとくに同性愛に対しての批判的態度はとられていない。これが方向性を変えたのは4世紀の Augustinus A からであったとされる。彼は『告白』において，自らの若き日々の放蕩生活を告白し，同性愛を神の意思に反する行為として厳しく指弾している。ちなみにいえば，彼がこの書物の中

で初めてソドムの人々を「本性に反する汚れた行為にふけった」と批判したことが，現在の肛門性交の別称「ソドミー」の語源となっている。もちろん旧約聖書にはそうした事実は記載されていないことは言うまでもない。
さて，こうしたキリスト教的な伝統に反して，精神医学において，同性愛を性的倒錯と記載しつつも性的な多様性として科学的に探求しようとしたのは Ellis HH ［1897］が初めてであったといわれている。しかしここで最も触れなくてはならないのは Freud S の同性愛に関する議論であろう。Freud はフリース体験によって，元来人間の両性具有という概念に魅了されていたといわれる。しかし彼が最も力を注いだのがいわゆるシュレーバー症例［1911］である。シュレーバー症例において，Freud は Schreber DP の主治医フレヒジッヒに対する同性愛願望の抑圧がパラノイアを生み出すことを立証しており，同性愛についての深い考察をさらに加えたといえるからである。

(磯田雄二郎)

⇨シュレーバー［症例］
[文献] 海野弘（2005），Freud S (1911c)

同席面接
［英］joint interview

合同面接（conjoint interview）ともいう。家族療法は，1950 年代終盤に米国の数ヵ所で同席面接の試みが行われたことによって始まった。それ以前は，ただ一人の患者を家族や生活の場からできるだけ切り離し，妨害が入らない空間で治療者と一対一で会うという考え方が基本だった。Ackerman NW ら［1961］は，あえて基本を離れて同席面接という方法で家族診断と治療を行う理由について，合同（同席）面接を容認させるに至った出来事というタイトルで概観している。

下坂幸三［1998］は，同席面接を習う者は少ないだろうと述べて，どこまでも患者中心という精神医学の発想を括弧に入れ，患者の言い分と家族の言い分それぞれに等分に耳を傾け，等分に肩入れしてそれぞれの言い分の差をはっきり認識することが要諦だとまとめている。個人を志向した（individual-oriented）諸技術とは異なる技術が求められること，家族内の諸過程（processes within the family）が映し出されることをよく理解することで，同席という面接形態を活用する道が開かれる。

(中釜洋子)

⇨合同家族療法，家族療法
[文献] Ackerman NW, Beatman FL, Sherman SN (1961)，下坂幸三 (1998)

闘争妄想症 ⇨敏感関係妄想

同調［生物時計の］
［英］entrainment

生物時計は，自律性の概日振動，および，生体機能への概日振動の伝達と発現のほかに，地球周期がもたらす 24 時間の昼夜変化に同調するという機能をもつ［本間研一 2009］。24 時間よりも長い概日振動をもつヒトの生物時計は，感覚器から入る外界のさまざまな事象の変化（同調因子，time cue）を手がかりとして，地球の環境条件である 24 時間周期に微調整される。その結果，微調整を受けた生物時計が発振する 24 時間リズムがさまざまな生体リズムに伝えられ，ヒトは地球周期に合わせて生活することができる。なお，同調因子としては，光，食事，身体的活動，社会的活動などがあるが，光は最も強力な同調因子である。

(千葉 茂)

⇨概日リズム
[文献] 本間研一 (2009)

同調因子
［英］synchronizer
［独］Zeitgeber

体内時計が 24 時間周期の環境変化サイクルのもとで，これと一定の位相関係を保って

リズムを継続することを同調と呼び，同調させる要因を同調因子（時間の手がかり；ツァイトゲーバー）と呼ぶ。光，ホルモン（外因性メラトニン），食事，温度などが主要な同調因子であり，ヒトの場合は社会的因子も関与するとされる。刺激が与えられるタイミングが概日リズムのどの位相に当たるかで変化が異なることにより同調が達成される。通常生活をするヒトの場合，高照度光を早朝に照射すると概日リズムが前進し，夕方から夜にかけて照射すると概日リズムは後退する。

(内山　真)

⇨概日リズム，ウルトラディアンリズム，概日リズム睡眠障害
[文献] 柴田重信（2008）

同調性

[独] Syntonie

Kretschmer E [1921] は『体格と性格』において，統合失調質の系列と，循環気質の系列を対比させた。これらは，精神病の領域から健常の領域まではっきりとした境界なく広がる連続体の中に見出された系列である。このとき，循環気質の語には二つの問題が伴う。一つは，それが内閉性を特徴とする統合失調性の系列と対比される概念を表す名称となっていないという問題である。もう一つは，健常な循環気質者においては実際に目立って気分が循環，変動しているわけではないという問題である。そこで Bleuler E [1922] は循環気質に代わって同調性という概念を使うことを提唱した。同調性は，環境，周囲の人と共鳴する性格を示す概念である。と同時に，その性格の人が悲しんだり楽しんだりするときは，その人全体がその一つの感情に支配され，それに没頭するということを意味している概念でもある。

(津田　均)

⇨統合失調気質，循環気質
[文献] Kretschmer E (1921), Bleuler E (1922)

頭頂葉

[英] parietal lobe

前頭葉の運動野と後頭葉の19野の間にあり，視覚と運動の統合機能を基礎にさまざまな高次認知機能に関与する。頭頂葉には，中心後溝，頭頂間溝（IPS），および外側溝と上側頭溝の後部上行枝が含まれる。IPSを境に上部を上頭頂小葉（SPL），下部を下頭頂小葉（IPL）と呼ぶ。SPLは，視覚運動制御や空間の選択的注意，身体の心的変換などに関わり，この部位が障害されると視覚失調が生じる。また，右IPLは身体に近い空間の体性感覚的な処理機能をもち，この部位が損傷されると，立体図形の模写障害などが生じる。また，左IPLは，運動のイメージ生成，心的回転などに関わり，損傷によって観念運動失行や手話，ジェスチャーの認知障害，手指失認などを含むゲルストマン症候群が生じる。とくに左縁上回（40野）は，音韻のワーキングメモリーに関連する。また右IPLを磁気刺激すると対側の手足を動かしたいという意図，あるいは動かしているという意識が，左角回（39野）を刺激すると口を動かそうとする意図が生じる。角回の後部は，海馬傍回との強い結合がある。角回付近は頭頂側頭接合部（TPJ）といわれ，身体と関連する運動の予測機能をもち，右TPJ損傷によって幽体離脱や自己幻視が生じる。IPSは，外側頭頂間溝（LIP），内側頭頂間溝（MIP），前部頭頂間溝（AIP），腹側頭頂間溝（VIP），および後部頭頂間溝（CIP）に分けられる。LIPは眼球運動制御に関わる。MIPは腕の運動制御に関わり，頭頂到達領域（PRR）とも呼ばれる。AIPは把握運動や三次元物体の形状把握に関わり，運動前野腹側部と強い結合がある。VIPは身体周辺空間の知覚に関わる。CIPは物体の長軸方向など，形状の三次元的方位の知覚に関与する。言語に関連する情報を伝達する経路（神経束）には，直接経路と間接経路がある。直接経路は

BA44/45 と BA22 を結び，間接経路は BA44/45 から BA40 を経由し，BA21/37 に至る。前者を弓状束，後者を上縦束と呼ぶ。
(乾　敏郎)
⇨観念運動(性)失行，ゲルストマン症候群
[文献] 甘利俊一，外山敬介 編 (2000), 酒田英夫 (2006), 鈴木寿夫，酒田英夫 編 (1988)

頭頂葉症候群

[英] parietal lobe syndrome

　頭頂連合野の障害により出現する症候群を指す。主要なものは以下の通り。
Ⅰ．視空間認知障害
(1)半側空間無視　　半側の対象物を無視する症候。右半球損傷により左半側の無視として出現するものが大部分である。右半球損傷で最も出現頻度が高い症候である。
(2)バリント症候群　　精神性注視麻痺・視覚失調・視覚性注意障害の3症候。
(3)地誌的障害　　道順障害（家に帰り着けないなどの実地行動面の障害）と地誌の記憶障害（よく知っているはずの道順や自宅の間取りを叙述できない・描けない）に大別される。
Ⅱ．読み書き障害
(1)失読失書　　音声言語（自発語，復唱，言語理解など）にはほとんど障害がないのに，読字および書字に強い障害を認める。相対的に仮名は読めるが漢字は読みにくいという形の解離を示す（この点において，側頭葉に病巣がある失読失書と異なる）。責任病巣は言語優位半球の角回である。
(2)純粋失書　　自発書字や書き取りの障害が著明な一方，写字の能力は保たれている。失語や読みの障害は伴わない。
Ⅲ．失行
　運動器官に麻痺や失調などがなく，認知面にも了解などの異常がないのに，指示された行為ができない。失行の分類は研究者により異なるが，一般的には次の3つが主要とされる。
(1)観念運動失行　　物品を使用しない慣習的なジェスチャー（「敬礼をする」「歯を磨くジェスチャーをする」など）の障害。検査時にはできなくても日常生活ではできるという形の解離を示す場合が多い。
(2)観念失行　　日常物品の使用障害（「歯ブラシで歯を磨く」など）。
(3)肢節運動失行　　運動行為（とくに手指）が拙劣になった状態。
Ⅳ．身体失認
　自分や他人の身体部位の呼称や指示の障害。
Ⅴ．伝導失語
　復唱が極端に障害される。理解その他の自発語能力はよく保たれている。言語優位半球の縁上回（下頭頂小葉の一部）が古典的病巣だが，頭頂葉以外の損傷でも現れることがある。
(村松太郎)
⇨頭頂葉，脳局所精神症候群，巣症状，視空間失認，半側空間無視，バリント症候群，地誌的障害，失読失書，観念運動(性)失行，観念(性)失行，自己身体部位失認，半側身体失認，伝導失語

疼痛性障害

[英] pain disorder

　DSM-Ⅳの用語 Pain Disorder の訳語。疼痛が臨床像の中心を占め，生活における機能障害を引き起こし，心理的要因が，疼痛の発症，重症度，悪化，あるいは持続に重要な役割を果たしていると判断される痛みに対する診断名。持続時間が6ヵ月以上なら慢性。「痛みの訴えの程度が器質的な所見を上回る」いわゆる慢性疼痛の患者は，DSM-Ⅰと DSM-Ⅱ下では，心理生理的障害と診断されることが多かったが，「情緒的要因によって起こった身体的症状を呈する障害」という以上の診断基準はなかった。DSM-Ⅲ [1980] は，慢性疼痛に関しても診断基準を導入したが，Psychogenic Pain Disorder（心因性疼痛障害）という用語が，現場の混乱を招いた。1987年の DSM-Ⅲ-R では Somatoform Pain

Disorder（身体表現性疼痛障害）となり，1994年のDSM-IVからPain Disorder（疼痛性障害）となった。　　　　　　(丸田俊彦)
⇨心因性疼痛，身体表現性疼痛障害，痛み
[文献] 丸田俊彦（1999, 2007）

道徳的マゾヒズム
[英] moral masochism
[独] moralischer Masochismus
[仏] masochisme moral

Freud Sによって提唱された精神分析概念。Freudは「マゾヒズムの経済的問題」[1924]の中で，マゾヒズムを性愛的・女性的・道徳的マゾヒズムの3つに大別して論じた。道徳的マゾヒズムとは，無意識的罪悪感や処罰欲求のために自らを苦痛な体験や屈辱的な状況に陥らせるような心理機制を意味する。道徳的マゾヒズムの特徴は，その無意識性と，苦痛を与える対象の不在，性的な快楽との関係が曖昧であることである。すなわち，道徳的マゾヒズムでは，苦痛が誰から与えられたかは問題にはされず，苦痛そのものが問題となる。Freudは，道徳的マゾヒズムを一次的マゾヒズムや死の本能を仮定する根拠として論じた。臨床的には，道徳的マゾヒズムは陰性治療反応や失敗神経症として現れることがある。　　　　　　　　　　　　(平島奈津子)
⇨事故頻発人格，生の本能／死の本能，陰性治療反応
[文献] Freud S（1924a）

道徳療法　➡モラル療法

同伴者の幻覚
➡想像上の仲間〔イマジナリーコンパニオン〕

逃避
[英] flight
[独] Flucht
[仏] fuite

有害不快な刺激に対し有機体が接触を避けようとする反応行動。内的な不快刺激や興奮に対しては，自我は防衛により意識化を阻む。小此木啓吾[1978]は，逃避にもとづく防衛として，抑圧，否認，隔離を挙げた。疾病への逃避，健康への逃避などの用例もある。倒錯，パーソナリティ障害など重篤な病理の精神力動として心的退避がある。健康な自己部分は破壊的病理的組織に支配され，対象との接触を絶たれ，安全の保証と引き換えに隔絶した世界に退避する。　　　　　(浅田義孝)
⇨抑圧，否認，隔離，防衛機制，疾病への逃避
[文献] 小此木啓吾（1978b），Steiner J（1993）

逃避型抑うつ
[英] avoidant type of depression

1977年広瀬徹也が提唱した新しいタイプの抑うつで，各種の新型うつ病の先駆けをなすものとして認められている。典型的には若いエリートサラリーマンが入社して数年，30歳前後で発症する。職場における自己愛の傷つきがその主因とみられることが多い。週日の朝の寝込みが特徴的であるが，午後や週末には自分の趣味や家族サービスなどができる点が従来のうつ病と異なる。出社恐怖症状もあり，会社が近くなるにつれ不安が増強して引き返すことや，時には遁走もみられる。月曜日や連休明けに欠勤しやすい。得意な仕事や上司との相性が良い時には人一倍の仕事をこなすこともあり，soft bipolarな要素をもっている。初期の抗うつ薬の効果とともに気分障害に位置づけられる所以である。過干渉な母親など女性との結びつきが強いことは診断に役立つ。治療上職場，家庭と一体となって欠勤を防ぐ努力が肝要である。症候学的に非定型うつ病との類似点があるが，背景因子

はわが国固有のものと思われる。　（広瀬徹也）
⇨ディスチミア親和型，ソフトバイポーラースペクトラム
[文献] 広瀬徹也（1977, 2005, 2008）

頭部外傷後遺症
［英］sequelae of head trauma
［独］Folgen von kopfverletzungen
［仏］séquelles de traumatismes crâniens

　一般的には頭部外傷を受け，急性期が過ぎたのちに，残存している症状，あるいは出現した症状のことを指し，その社会的な指標として，Jenett Bら［1975］が提唱したGlasgow outcome scale（GOS）が用いられることが多く，good recovery, moderate recovery, severe disability, vegetative stateの4段階に分類されている。Caspruso Dら［2000］は，GOSに年齢，急性期のGCS（Glasgow coma scale），異常脳幹反射，急性期が過ぎたのちの脳室拡大，外傷後健忘の持続時間が影響するとしている。このなかで，vegetative stateは，灰白質や白質の広範な損傷のみならず，視床の損傷が重要な役割を果たしているという報告がある［Kinney HCら1994］。
　また，外傷てんかんは，臨床的には外傷性脳損傷後の患者の4〜10%に認められ［Annegers JFら1998］，頭部外傷後遺症の代表的な疾患であるが，動物による閉鎖性頭部外傷モデルで，海馬に永続的な変性を引き起こし，けいれん発作の閾値の低下が認められたという［Santhakumar Vら］。近年，頭部外傷後の注意力の障害を含む認知障害について，高次脳機能障害という言葉で語られることが多く，その症状として洞察・判断・思考の混乱，行為に対するスピードの低下や集中力の欠如，抽象的な思考能力や計画能力・問題解決能力やマルチタスキングなどの実務能力の欠損などが指摘されている［Arlinghaus KAら2005］。このなかで，記憶障害が最も多くみられる認知障害であり，急性期の重症度に比例する。

また記憶障害に，言語の読み書きやbody languageにも障害が及ぶことが多く，このような場合は，大脳白質の広範な軸索損傷を考慮する必要がある［Kinnunen KMら］。
（女屋光基）
⇨脳震盪後症候群，高次脳機能障害，外傷てんかん，グラスゴーコーマスケール，視床，海馬
[文献] Jenett B, Bond M（1975）, Capruso D, Levin HS（2000）, Kinney HC, Samuels MA（1994）, Annegers JF, Hauser WA, Coan SP, et al.（1998）, Santhakumar V, Ratzliff AD, Jeng J, et al.（2001）, Arlinghaus KA, Shoaib AM, Price TRP（2005）, Kinnunen KM, Greenwood R, Powell JH, et al.（2011）

動物恐怖
［英］fear of animals

　特定の動物や虫をみることや触れることを極端に恐れる状態のことで，生活に支障をきたす程のものである。犬に噛まれたり，驚かされた経験のある人が犬を怖がるように明確な理由がある場合もあるが，蛇を気持ちが悪いと恐れるように，恐怖の理由が意識としてはっきりしないものも多い。このような場合，無意識的な「置き換え」の防衛機制が働いていると考えられる。この病型は通常，小児期に発症する。　（川地友二）
⇨置き換え，少年ハンス［症例］，防衛機制

動物幻視
［英］zoopsia
［独］Zoopsie
［仏］zoopsie

　アルコール性の振戦せん妄で典型的に出現する。活発に動きまわる鼠や虫などの小動物が多いが，実物より小さく見えたり，こびと幻視（lilliputian hallucination）も現れる。しばしば虫が這いまわる幻触を伴い，患者は虫をつまみ取ろうとする。不安で彩られやすいが，幻想的光景が患者を楽しませることもある。虫の幻視と幻触はコカイン中毒でも認め

られる。Lhermitte J が報告した血管障害による脳脚幻覚症（hallucinose pédonculaire）では生き生きとした奇妙な猫や鶏の幻視が現れたとされる。
(中谷陽二)
⇨コカイン依存(症)，こびと幻覚，振戦せん妄，脳脚幻覚症
[文献] Lhermitte J (1922)

動物モデル

[英] animal models

　精神疾患の研究において生きた人の脳を対象にすることは倫理的・実際的な問題が伴うため，その分子病態生理を明らかにし治療法の開発を行うためには動物モデルが必須である。精神疾患の動物モデルは，薬物・物質の投与，環境の操作，脳の一部の破壊・刺激，遺伝子改変などによる方法で作成される。たとえば，統合失調症の場合であれば，グルタミン酸受容体拮抗薬や Poly IC などの投与，母子分離などのストレス負荷，新生仔期における腹側海馬破壊，DISC1 や Dysbindin などの感受性遺伝子や NMDA 受容体やドーパミントランスポーターの遺伝子などの遺伝子改変などによって動物モデルが作成されている。

　動物モデルの妥当性は，ヒトの疾患の症状・特徴との間に表面的な類似性が認められるかどうかという「表面妥当性」，疾患に対する薬剤の臨床効果をどの程度予測できるかについての「予測妥当性」，ヒト疾患での病因・病態生理との類似性に関する「構成概念妥当性」等の観点から評価される。統合失調症モデルでは，作業記憶やプレパルス抑制の障害，社会的行動の低下，過活動などを示すかどうか（表面妥当性），クロザピンやハロペリドールなどの抗精神病薬により一部の行動異常が改善するかどうか（予測妥当性），ヒトで見出された感受性遺伝子に対応する遺伝子変異の導入をしているかどうか，ドーパミン放出の亢進や抑制性神経細胞数の低下の有無など既存の病因・病態生理に関する仮説・知見を反映しているか（構成概念妥当性），などが妥当性の評価に用いられる。

　精神疾患のほとんどでは，症状の組み合わせや薬物反応性も一様でなく，病因・病態が複数ある「ヘテロ疾患」であると考えられるため，単一の動物モデルでこれらの妥当性をすべて満たすのは容易ではなく，また必要ともいえない。それぞれのモデルの長所・短所を意識し，目的に応じて使い分けることが大切であると考えられる。
(宮川　剛)
⇨神経心理学，遺伝子改変動物，感受性遺伝子
[文献] Powell CM, Miyakawa T (2006), Nestler EJ, Hyman SE (2010)

盗癖　➡窃盗癖

同胞葛藤

[英] sibling rivalry
[独] Geschwisterrivalität
[仏] rivalité fraternelle

　同胞間で起こる種々の心理的葛藤を指し，兄弟葛藤，同胞抗争とも呼ばれる。Freud S は『夢判断』[1900] の中でこのことについて論じており，ハンスの症例 [1909] では妹の誕生をめぐる空想を記述している。Adler A [1927] は，子どもの出生順位によって子どもが幼少時に体験するさまざまな劣等感を心理学的に概念づけた。Mahler MS ら [1975] は，母親の妊娠・出産に際してひどく沈み母親にまとわりついたり，赤ちゃんと一緒にいる母親から目をそらそうとした男の子を観察した。生まれてくる弟や妹に対して愛情や信頼を抱くとともに，親の愛情が自分から移ってしまうことを恐れ，嫉妬や怒り，不安などの情緒や空想を体験したり，兄や姉の体力や身体の大きさや特典を妬んだり不安になるもので，赤ちゃん返りの行動，反抗的な態度，身体症状などが認められることもある。発達の過程で生じるこれらの感情は，正

常なものといえ，通常は両親の支持を得ながら自然に乗り越えられるものである。

(遠藤幸彦)

⇨葛藤，少年ハンス〔症例〕
[文献] Freud S(1909a), Mahler MS, Pine F, Bergman A (1975)

同胞葛藤(性)障害〔同胞抗争(性)障害〕

[英] sibling rivalry disorder

通常，幼児の多くは，同胞の誕生後数ヵ月以内に親の注意や愛情をめぐって，同胞と激しく競い合い，多少の情緒的な障害を示すが，その程度は軽く期間も短い。同胞葛藤障害は，同胞への対抗や嫉妬の程度および持続期間が長期であり，情緒の障害や攻撃的な行動といった心理社会的問題を伴い個人や家族へ影響を与える状態で，退行し赤ん坊のように振る舞う，同胞に対する明らかな敵意を示す，攻撃的な行動に発展するなどがみられる。

(石塚一枝)

⇨同胞葛藤
[文献] Adler A (1927b)

動脈硬化精神障害

[英] mental disorder due to arteriosclerosis

脳動脈硬化に伴う精神症状の判定は難しい。はっきりとした身体症状があって，さらに認知症症状や意識障害などがあれば容易であるが，軽度抑うつ状態などはっきりしない症状の場合には脳動脈硬化との結びつきの判定は容易ではない。また反対にはっきりとした身体症状があったり，意識清明でまとまった感じがあったりしても，妄想（嫉妬妄想や被害妄想）のある場合にはその結びつけは簡単にできない。脳動脈硬化は老年期に限るというわけではないので一概にいえないが，上記の診断を困難にする要因の一つとして，老化に伴う一般的な心理・精神面の変化との見極めがある。老化によって，知能の低下，性格の変化（鈍化していく人と，かえって先鋭化する人がある），老人癖（保守的，自己中心的，愚痴っぽい，くどい，世話好き），身体変化（病弱），経済的貧困（他人の世話になるようになる），社会的孤独（退職，離職，配偶者との別離），家族制度の変化（核家族傾向）などの影響がさまざまの形で現れてくるので，これらを無視しては，精神症状の判定ができない。脳動脈硬化の初期の症状として頭痛，めまい，逆上感，もの忘れ，不眠など，進んだ場合には，認知機能低下，感情の変化（易怒性，感情失禁，涙もろさ），人柄の変化，意識障害（とくに夜間せん妄），その他，抑うつ，躁状態や妄想状態がある。これらに各種の身体症状や巣症状が加わる。精神症状の改善を妨げるものは，身体疾患（心，腎，肝疾患の併存，片麻痺の存在）の存在，アルコール依存症や糖尿病の既往，精神症状そのもの（興奮したり，妄想で治療を妨げたり拒否したりする）などや，抗精神病薬，抗うつ薬，血圧降下剤による副作用である。

(光田輝彦)

東洋医学

[英] oriental medicine

文字通り，東洋の各地にて行われている医学（通常は，伝統的な治療法のみを指す）の総称であり，日本の漢方（漢方医学，[英] kampo），中国の中医学（中国大陸における伝統医学を指し，わが国の漢方医学とは一線を画す），インドのアユールベーダのほか，チベット，モンゴル，東南アジア，中央アジア，中東の伝統医学などが含まれる。しかし，現代のわが国で東洋医学という場合には，漢方薬，鍼，灸による治療のみを指すことが多い。一部に，中医薬（中医学で用いる薬剤）による治療を含めることがある。"漢方（漢方医学）"とは，後漢時代以降の古代から中世の中国の古典をルーツとするものの，江戸時代以降に独自の発展を遂げた，わが国特有の伝統医学を指す。江戸時代に，オランダから輸入された医学が"蘭方"と呼ばれたこと

に対抗して，わが国の伝統医学に付けられた名称が漢方である。通常，"漢方"という場合は，漢方薬による治療のみを指し，鍼，灸，中医薬は含まれないことが多い。漢方薬は，いわゆる民間薬とは異なり，根拠となる古典（原典）をもち，生薬の量や配分が決められている。また，ごく一部の例外を除き，複数の生薬からなる。現在，148処方の医療用漢方エキス製剤が薬価基準収載されている。漢方医学は，精神（心）と肉体（身）を相互に関連しているものとして捉える心身一元論を基本とする医学であり，漢方治療の基本的な目標は，心身全体の調和をはかることとされている。これを，漢方医学では"心身一如"と称する。なお，漢方薬を処方する際には，漢方医学的な理論にもとづき，漢方医学的な診断名である"証"にしたがって行う。これを"随証治療"という。精神科領域においては，主として，①身体表現性障害や軽症の不安障害などに対する漢方薬単独での治療，②難治の精神疾患に対する向精神薬への漢方薬併用治療，③向精神薬の有害作用に対する漢方薬併用治療などが行われている。

(山田和男)

⇨心身論〔心身問題〕
[文献] 山田和男，神庭重信（1997）

トゥレット障害
➡ジル・ドゥ・ラ・トゥレット症候群

当惑作話

[英] momentary confabulation; embarrassment confabulation

記憶障害を有する患者が，自己の記憶の間隙を補填するために話す事実と異なる話。質問に対して回答できない時によく観察される。たとえば，「昨日はどこか行きましたか」と問うたときに実際はどこにも行っていなくても「○○に行きました」と回答する場合である。自信のない様子，当惑している様子が観察される場合もあるが平然としている場合もある。アルツハイマー病，コルサコフ症候群，前交通動脈瘤破裂後，頭部外傷などの患者に認められる。

(数井裕光)

⇨作話，アルツハイマー型認知症，コルサコフ症候群
[文献] 山鳥重（1985b）

とぎれ言葉〔断綴性発語〕

[英] scanning speech

小脳障害による失調性構音障害。音の強弱が一定せず，一つ一つの発音が途切れる発語。発音は不明瞭でなめらかさを欠く。　(数井裕光)
⇨麻痺性構音障害

特異的算数能力障害　➡学習障害

特異的綴字障害　➡学習障害

特異的読字障害　➡学習障害

特異的発達障害　➡学習障害

独語

[英] soliloquy; monologue
[独] Selbstgespräch; Monolog
[仏] monologue

相手なしになされる談話（monologueには会話を独り占めにする含意がある）。小児では独語は頻繁に認められ，それは周囲の者の言葉をなぞることから始まって次第に内言に発達する［Vygotsky LS 1934］。独語は健常でもみられ，3つの基本要素が同定される［Grumet GW 1985］。ハンマーで指を叩いて思わず毒づく「退行的」要素，忘れないよう電話番号を口ずさみながら電話をかける「個人内」要素，スピーチのリハーサルのような「個人間」要素。統合失調症などの病的状態では，他覚的に独語の形態をとるものと，独語妄想や独語幻覚など主観的にのみ独語と体

験されるものがある。前者は独語時の主観的体験に着目して，強迫性言語衝迫，対話形式の独語，影響感情を伴う独語に分けられるが，人格解体が進めば自動性独語となる［小倉日出麿 1965］。幻聴との関連についても古くから指摘があり，言語性精神運動幻覚［Séglas LJE 1882］や subvocal speech の研究がある。

(小林聡幸)

⇨独語幻覚，言語性精神運動幻覚

【文献】Grumet GW (1985), 小倉日出麿 (1965), Séglas LJE (1882), Vygotsky LS (1934)

独語幻覚

[英] hallucination of soliloquy

自分が独り言をいっているという，客観的には観察されない「独語」のうち，独語妄想ではなく，独語の幻覚と理解されるもの。自分自身の独語の声が聞こえているという聴覚の幻覚と，その独語を実際に喋っているという発話運動の感覚の幻覚によって構成された「喋り」かつ「聴く」病の体験。筋感幻覚［Cramer A 1889］や言語性精神運動幻覚［Séglas LJE 1892］類似の運動感覚の幻覚に，考想化声が結びついたものと理解される。 (小林聡幸)

⇨独語，幻覚，言語性精神運動幻覚，筋感幻覚，考想化声

【文献】Cramer A (1889), 小林聡幸, 加藤敏 (1998), Kobayashi T, Kato S (2000), Séglas LJE (1882)

読字障害 ➡失読

特殊性色彩失語

[英] specific color aphasia

Oxbury J ら［1969］は色彩失名辞（color anomia）の症例の中で，視覚-言語性課題の障害ばかりでなく，言語-言語性課題に障害を示す症例を特殊性色彩失語と呼んだ。このタイプは色と色の照合や分類の課題は障害を認めないが，しばしば形態と色の組み合わせに障害がみられ，塗り絵をさせると奇妙な色を塗りつける。Kinsbourne M ら［1964］の症例では左下頭頂葉領域の硬膜下血腫で同様の症状を報告している。 (小山善子)

⇨色彩失名辞，色彩失認

【文献】Oxbury J, Oxbury S, Humphrey N (1969)

読書てんかん

[英] reading epilepsy

言語素材を発語へと変換する過程がてんかん発作の誘因となり，とくに音読で口周囲のミオクローヌスあるいは感覚症状が誘発される。右側一側の症状が多いが両側もある。発音が難しいほど誘発されやすい。左側優位の発作波がみられることが多い。眼運動や視覚症状が誘発されることもあり，まれには光過敏性もある。同様の口周囲ミオクローヌスは若年性ミオクロニーてんかんでもみられる。Bickford RG が最初に記載した。 (井上有史)

⇨若年性ミオクロニーてんかん

【文献】Bickford RG, Whelan JL, Klass DW, et al. (1956)

読書反響

[英] echo of reading; reading echo
[仏] écho de la lecture

思考反響／考想化声の一変型であり，読んでいる単語や文章に反響が伴う，すなわち「読んでいることが声になって聞こえる」という現象。通常，言語性幻聴に分類されるが，わずかな喉頭筋運動（subvocalization）を伴うこともある。一方，書いている単語や文章に反響が伴うものは筆記反響（écho de l'écriture）と呼ばれる。思考反響と同様に，反響は読書／筆記の直後，同時あるいは先行して体験される。 (針間博彦)

⇨考想化声，幻聴

【文献】Clérambault GG (1942), Blom JD (2010)

特発性てんかん
[英] idiopathic epilepsy

　素因規定性あるいは遺伝子に発現基盤をもつと想定されるてんかん群。まだ多くの遺伝子基盤はみつかっていない。以前は原発性（primary）と呼ばれた。脳器質基盤をもつ症候性てんかんの対概念。全般てんかんと部分てんかんに分けられるが，その区別は截然としたものではなく，皮質に不均一なあるいは閾値に差のあるてんかん原性を有し，もっとも閾値の低い（興奮性の高い）領域で活性化されたてんかん発射が固有のネットワークあるいはシステムを通じて発作症状を引き起こす。視覚や聴覚刺激，発語や行為による反射誘因をもつことがある。年齢依存性に発症し，小児欠神てんかんや若年性ミオクロニーてんかん，中心・側頭部に棘波をもつ小児部分てんかんなどが典型である。バルプロ酸が有効であり，予後はよいものが多い。なお今後，この概念は修正されていく可能性がある。

(井上有史)

⇨症候性てんかん，全般てんかん，若年性ミオクロニーてんかん，バルプロ酸

[文献] 清野昌一，大田原俊輔 (1998), Commission on Classification and Terminology of the International League Against Epilepsy (1989)

特別患者　➡スペシャルペーシェント

特別支援教育
[英] special needs education

　特別支援教育は，障害のある子どもの教育の呼称で，「障害の種類と程度」のみならず「一人一人の教育的ニーズ」に注目し適切に応えていく。従来は特殊教育と呼ばれていた。さらに，発達障害のある子どもも対象となり，特別支援学校（従来の盲・聾・養護学校），小中学校に設置される特別支援学級（従来の特殊学級）や通級指導教室の他に，通常学級でも行われるものになった。このような特別支援教育への転換の動きは，2001年から徐々に始まり，2007年には改正学校教育法が施行された。各学校では，特別支援教育コーディネーターが指名され，特別支援教育を推進する委員会が設置され，「個別の指導計画」「個別の教育支援計画」が作成され，さらには，専門家チームや巡回相談などによる支援を受けることができるようになった。

(柘植雅義)

⇨発達障害，院内学級
[文献] 柘植雅義 (2008)

匿名断酒会
➡ AA〔アルコホーリクス・アノニマス〕

時計遺伝子
[英] clock gene

　概日リズムの基本振動の発生機構を構成する蛋白質をコードする一群の遺伝子を指す。時計遺伝子の転写が，その産物である蛋白によって抑制的に制御されるというネガティブフィードバックループが自律発振の基盤で，mRNA転写と蛋白翻訳の位相差がリズムを作り出す。時計遺伝子の代表であるPER (period), CLOCK, BMAL1, CRY (cryptochrome) の各分子は，*Per*遺伝子の転写制御にかかわるコアループの構成要素である。CLOCKとBMALはともにbHLH-PAS型転写因子で，そのヘテロダイマーが核移行し転写因子結合配列であるE-boxに結合して*Per*遺伝子の転写促進作用を示す。一方*Per*遺伝子の産物であるPER蛋白とCRYのヘテロダイマーあるいはCRYのホモダイマーは，核移行してCLOCK-BMAL1に結合し*Per*の転写を抑制する。PER蛋白をリン酸化するカゼインキナーゼCKIεも，PERの核内蓄積遅延を介して周期延長をもたらす時計遺伝子である。コアループの他に，*Bmal1*遺伝子の転写もフィードバックループを形成する。CLOCK-BMAL1ヘテロダイマーは，

上流に E-box をもつ *Rev-erbα* 遺伝子に対しても転写促進作用をもつが，その産物 REV-ERBα は *Bmal1* 遺伝子の上流にある RORE 配列に結合し転写抑制作用を示す。bHLH 型の抑制性転写因子 *Dec1, Dec2* もそれぞれ自律的な転写制御ループを形成し，コアループと連動する。システム解析から，主観的な昼に発現ピークをもつ遺伝子群は上流に E-box を，夜に発現ピークをもつ遺伝子群は RORE 配列をもつこと，さらに上流に bZIP 転写因子が結合する D-box をもつ遺伝子群は夜から昼にかけての発現ピークをもつことが判明している。なお時計遺伝子以外に 24 時間リズムで発現が振動する遺伝子も多く，時計関連遺伝子（時計制御遺伝子）と呼ばれる。

(本多　真)

⇨概日リズム
[文献] Vitaterna MH, Pinto LH, Turek FW (2005), 本間さと (2009), Ueda HR, Hayashi S, Chen W, et al. (2005)

閉じ込め症候群

[英] locked-in syndrome

意識は清明であるが，眼球・眼瞼運動の一部を除いて随意運動の能力を失った状態。あたかも動かない身体という密室に閉じ込められたような状態という意味で Plum F と Posner JB〔1966〕が名づけた。橋底部の局在病変によって生じるものが有名であるが，重症のギラン・バレー症候群，向精神薬の大量服薬など末梢性の広範な麻痺でも類似の状態を認めることがある。橋底部の病変は脳底動脈領域の梗塞が多く，ほかに同部の出血，頭部外傷，急激なナトリウム補正による橋中心部髄鞘崩壊症，脳腫瘍を原因とする例が報告されている。橋底部病変の典型例では，四肢麻痺，仮性球麻痺，両側顔面神経麻痺，外転神経麻痺を呈するが，動眼神経は保たれているので眼の挙上と垂直方向の眼球運動は残存し，これらを用いて意識や記憶，言語理解，認知，感情機能が保たれていることを確認できる。また，呼気と発声を同調させられないため実用的な発語は困難であるが，不随意的な笑いや泣き，吸啜反射などは認められる。

(西川　隆)

⇨橋中心髄鞘崩壊
[文献] Plum F, Posner JB (1966)

途絶

[英] blocking
[独] Sperrung
[仏] barrage

思考または行為が，進行中に突然に停止してしまうこと。阻害ともいう。思考の流れ（思路）の途絶を，とくに思考途絶という。主観的には「考えが突然消えた」「頭の中が真っ白になった」などと体験されるし，外見的には会話や行為が突然に中断してまた急に再開される現象として認められる。統合失調症に非常に特徴的な症状である。もともとは Kraepelin E によって緊張病の運動障害の特徴を記述するために用いられたが，後に Bleuler E が統合失調症性思考障害を特徴づけるために用いた。

(生田　孝)

⇨思考途絶，緊張病〔緊張病症候群〕
[文献] Bleuler E (1911)

突発波

[英] paroxysm

突然に起始し，急激に最大となり，急速に終了し，基礎活動から区別される波形を指す〔Noachtar S ら 1999〕。突発波はさらに棘波，鋭波，突発性律動波等へ分類される。

(平野昭吾)

⇨棘波，鋭波，脳波〔EEG〕
[文献] Noachtar S, Binnie C, Ebersole J, et al. (1999)

ドッペルゲンガー　➡二重身

ドニケル

Pierre Deniker　1917〜1997

　パリのサンタンヌ（Sainte-Anne）精神科病院において，Delay J と Deniker がクロルプロマジンを患者に投与したのは，1952年のことであった。Laborit H によりクロルプロマジンが人工冬眠様作用をもつことが発見されると，そのニュースがパリの街を駆けめぐり，二人の精神科医の耳にも届いた。Delay は当時45歳でサンタンヌの所長であり，Deniker はさらに10歳若いサンタンヌの勤務医であった。彼らは，この薬物のもつ人工冬眠様作用が精神病の治療に有効なのではないかと予測し，さまざまな精神病状態にあった患者に投与，その顕著な効果を 'Ann Méd Psychol' [Delay ら 1952] に報告した。また彼らは，精神病症状に特異的な効果をもつ薬物（当時はクロルプロマジンとレザルピンの2種類）を neuroleptiques（神経遮断薬）と命名した（1954）。ちなみにこれらの薬物は，米国では抗精神病薬（antipsychotics）と呼ばれることが多い。Deniker は1917年に生まれ，1945年にパリ大学医学部を卒業。1961年にパリ大学の神経学・精神医学の教授となり，1985年にはサンタンヌ病院長となった。精神薬理学をはじめとして，神経精神医学，司法精神医学，社会精神医学，倫理に通暁し，国際神経精神薬理学会（CINP）の会長（1974〜1976）をはじめ数多くの学会長を務めた。　　　　　　　　　　　（神庭重信）

⇨神経遮断薬，抗精神病薬，精神薬理学，サンタンヌ学派，ドレー

[主著] Deniker P (2007)

[文献] Delay J, Deniker P, Harl JM (1952)

ドーパミン

[英] dopamine

　ドーパミンはノルアドレナリンとともにカテコールアミンの一つであり，神経伝達物質として情動・認知などの精神機能に重要な役割を果たす。アミノ酸神経伝達がすばやい神経機能を担うのに対して，ドーパミンは情動などの比較的緩慢な神経機能にかかわることから slow neurotransmitter と呼ばれている。ノルアドレナリン神経が大脳皮質全体に投射するのに対して，ドーパミン神経は黒質から線条体，腹側被蓋野から辺縁系や前頭前野皮質など投射される領域が限定されている。

　ドーパミンはチロシンから律速酵素であるチロシン水酸化酵素によりドーパに変換され，ドーパ脱炭酸酵素の働きによってドーパミンに合成される。神経終末から放出されたドーパミンはドーパミン受容体に情報を伝えた後に，ドーパミントランスポーターにより神経終末に再取り込みされる。最終的にホモバニリン酸（HVA）として代謝される。ドーパミン受容体は G 蛋白質共役受容体に属し，D_1タイプ（D_1, D_5）と D_2タイプ（D_2, D_3, D_4）の二つのサブファミリーに区別される。D_1ファミリーの受容体へのドーパミンの結合はアデニル酸シクラーゼを活性化するが，D_2ファミリーの受容体では逆に阻害する。

　ドーパミンは快情動に関与し，報酬効果をもつ依存性薬物の多くは側坐核でのドーパミン神経伝達を増強させる。さらに中枢刺激薬の反復投与によりドーパミン神経伝達を間欠的に増強させると幻覚や妄想を呈する精神病を引き起こす。一方，統合失調症の治療薬である抗精神病薬が共通して有するドーパミン受容体の阻害作用は，幻覚や妄想に対して治療効果をもたらす。しかし，抗精神病薬がドーパミン受容体の阻害作用によりパーキンソン症候群を起こすことがある。　　　（曽良一郎）

⇨脳内アミン〔モノアミン〕，神経伝達物質，レボドパ〔L-DOPA〕，線条体，抗精神病薬，薬物依存（症），パーキンソン症候群

[文献] Grace A (2002), Siegel G (1999)

ドーパミン仮説
[英] dopamine hypothesis

　統合失調症の治療薬である抗精神病薬はドーパミン受容体の拮抗作用を共通して有することから，統合失調症の病態としてドーパミン神経伝達が過剰となっている「ドーパミン仮説」が唱えられた。さらに，メタンフェタミンなどのドーパミン間接作動薬の反復投与により，ドーパミン神経伝達が間欠的に活性化されると，統合失調症に類似した幻聴・妄想を引き起こすことも「ドーパミン仮説」のもう一つの根拠と考えられている。このようにドーパミン神経伝達が過剰となっているとする「ドーパミン仮説」は，統合失調症においてドーパミン神経の細胞体のある中脳から辺縁系に投射する神経系に生じていると考えられている。一方，統合失調症において中脳から前頭前野皮質に投射しているドーパミン神経系では逆にドーパミン神経伝達が低下しているという報告もある。　　　　　(曽良一郎)
⇨脳内アミン〔モノアミン〕，ドーパミン，抗精神病薬，統合失調症
[文献] Seeman P (1987), Sedvall G (1990)

ドーパミン受容体　➡ドーパミン

ドーパミントランスポーター　➡ドーパミン

トポグラフィー
[英] topography

　一般語としては地形を表し，医学においては生体表面から得られるデータを地形図のように表示したものを指す。精神医学においては，脳波・NIRS・脳磁図などについて頭皮上の複数の測定点から得たデータを補間してトポグラフィー表示することが多い。3次元データである断層像 (tomography) と異なり深さ方向の情報がない2次元データであり，おもに脳機能画像に用いられる。脳を直進して透過できない信号を用いた測定法の表示に適し (例：容積伝導がある脳波についての脳波トポグラフィー，散乱光を用いる NIRS についての光トポグラフィー)，おもに直下の径3cm 程度の範囲の大脳皮質の機能を反映することが多い。そのため，頭皮上の測定点間の距離は3cm 程度以下が望ましい。深部脳構造については，大脳皮質機能への影響という間接的な形で捉えることになる。断層像よりも高い時間分解能で測定できることが多いので，時間経過にそった動画としても表示できる。　　　　　　　　　　(福田正人)
⇨脳波トポグラフィー，NIRS，脳磁図〔MEG〕，脳波〔EEG〕

ドメスティックバイオレンス〔DV〕
[英] domestic violence

　親密な関係において，一方の側からもう一方の側への，身体的暴力，脅迫，ののしり，監視など，あらゆる権力や支配の行使を含む [Pense E ら 2004]。結婚している配偶者間に限らず，恋人なども包摂される。各種疫学調査の結果，深刻な暴力ほど男性が加害者となる割合が多く，最近では同性愛者間でも発生することがわかっている。加害者には，相手に対する蔑視の念，自分に服従すべきとの優越感，自分の思い通りに動くべきとの支配欲など，ジェンダーの観点からの歪んだ信念が想定されている。被害者には長年にわたる暴力支配の結果として，深刻な心的外傷や抑うつ症状，自尊感情の低下などが生じ，遷延しやすい[Walker LEA 1997]。またドメスティックバイオレンスに曝される子どもへの，発達上の影響に関しても深刻な実態がわかってきている [Schecher S ら 1999；Edleson JL 1999a, 1999b]。日本では DV 防止のため，「配偶者からの暴力の防止及び被害者の保護に関する法律」(配偶者暴力防止法) が 2001 (平成13) 年から施行された。　　　(妹尾栄一)
⇨家庭内暴力，虐待，児童虐待，メディアコンプレクス

[文献] Pence E, Paymar M (1993), Walker LEA (1979), Schechter S, Edleson JL (1999), Edleson JL (1999a, 1999b)

吃り　→コミュニケーション障害

ドラ [症例]
Dora

　Freud S が，『あるヒステリー患者の分析の断片』[1905]で報告した18歳ユダヤ人女性ヒステリー患者。本名はイーダ・バウアー (Ida Bauer)。分析は，1900年10月から12月までの3ヵ月足らずで，ドラの突然の申し出で中断となっている。登場人物は，精力的で有能な父親，父親の密かな愛人 K 夫人，K 夫人に愛着するドラ，ドラにいい寄る K 氏である。強迫的に家事に打ち込む母親はいわば不在である。ドラは，父親が K 夫人との情事の代償に自分を K 氏に引き渡していると感じていた。その K 氏が，ドラにいい寄って「自分にとって妻（K 夫人）は何の価値ももたない」というのだが，その言葉を聞いてドラは，自分は一体なんなのかと思ったことから発症している。治療は，二つの夢の詳細な分析を中心にして進むが，父親への性愛，K 氏への性愛など，エディプス的構造の解明を巡って行われている。しかし Freud は，ドラの K 夫人に対する同性愛感情（これを土居健郎は「甘え」だと述べている）が，重要だったことに後で気づいている。また，Freud 自身が，父親や K 氏に同一化してしまっている逆転移については，十分意識化されていないということが，後の分析家たちによって議論されている。　　(小川豊昭)
⇨ヒステリー，同性愛，夢解釈 [フロイト]
[文献] Freud S (1905a)

トラウマ
[英] trauma

　字義的には身体，心理を問わず，生命の危機を伴う予期せぬ破局的体験による傷つきを指す。日本では心的外傷体験と同義に使われることが多い。戦争（テロ行為），災害・事故，犯罪被害といった自己，身近な他者の生命の危機を経験する単回性のトラウマと，虐待・ネグレクトのように生活環境において日常的に反復される複雑（蓄積）トラウマ（この場合，生命の危機を伴うには至らないものも含む）とに大きく分けられる。単回性，複雑性を問わず人格形成の上でストレス耐性，空想世界に影響を与えるため，トラウマの影響は小児期に被ったものほど根深い病理を形成する。なかでも性的なトラウマは深刻な対人不信と破綻を予測する病態をもたらす。成人期以降のトラウマ体験が精神障害を来たす背景として養育期の環境上の問題の存在が示唆されている。トラウマ記憶が想起されて認知，思考，情緒といった心的活動に積み重なって侵襲的に働くことは，それぞれの動きや働きを拘束し，慢性化すると障害をきたす。特徴的な病理として，自分自身に責任のない問題について罪悪感をもったり，対人関係における過剰な気遣いを示したり，トラウマ体験の克服を求めるあまり同種の刺激の回避を怠りがちになることなどが挙げられる。パーソナリティ形成期においてはもちろんのこと，成人してからも悲観的で人の助けを借りられないことはトラウマ受傷者の社会生活を大きく制限する。また，日本における伝統的精神主義のために当事者の弱さとみる社会的偏見もぬぐいきれておらず，抑圧的な日本文化との関連もうかがわれる。

　治療としては，減感作と認知の是正を中心とした認知行動療法（prolonged exposure）と，トラウマによって発揮はおろか自覚すらされていない「真の自己」を見出し，その実現を図る精神分析的な精神療法とが主であり，薬物療法では多くの効果を認めない。近代社会においてトラウマが生じるのは本来的には行政が整備すべき社会環境における安全の保

障の失敗であり，治療に費やすマンパワーの負担のかなりを当事者に帰す現況は社会問題と捉えるべきである。
〔奥寺　崇〕
⇨PTSD〔外傷後ストレス障害〕，持続エクスポージャー療法
［文献］ Allen JG（1995），Van der Kolk BA, McFarlene AC, Weisaeth L（1996）

トラウマ［ラカン］

Freud S と Breuer J の『ヒステリー研究』［1895］でヒステリーの病因として提示されて以来，トラウマとは，主体にとって，表象の連鎖のうちに組み込みえない或る出来事のことを指す。しかし，言葉による理解を超えることを特徴とするような出来事が，何ゆえに病因として振舞うのか。この問いについて，Lacan J は「トラウマが症状へと自ら巻き込まれていく」時間的過程を，Freud からとり出した言葉を使って「事後的(nachträglich)」と形容している［1964］。トラウマは，それ自体で直接的に症状の原因となるのではない。意味を欠いた情動として与えられた最初の出来事は，それを象徴の連鎖へと組み込む第二の時間の訪れを待って初めて「事後的に」症状の原因となる。Lacan においてはこうして，トラウマという剥き出しの出来事を中心に組織される象徴の網目の複雑な構成と，それを成立させる時間的拍動とが強調されている。
〔上尾真道〕
⇨トラウマ，事後性［ラカン］
［文献］ Freud S, Breuer J（1893-1895b），Lacan J（1964b）

とらわれ

［英］mental preoccupation

不安に陥りやすい生来的傾向をもった人（ヒポコンドリー性基調）が，内的，外的刺激（機会）によってその人に固有で自然な心身の反応を起こす。この"自然な"心身の反応を自己の生存，適応に否定的な反応として決めつけ，何とか取り除こうとする（思想の矛盾）。そしてその心身の反応に注意が引きつけられ，その反応が鮮明に感じられ，そこに固着してしまう（精神交互作用）。これが「とらわれ」で，森田療法の主たる精神病理仮説である。
〔北西憲二〕
⇨ヒポコンドリー性基調，精神交互作用，森田神経質
［文献］ 森田正馬（1928）

トランス　➡催眠

トランスジェニック動物　➡遺伝子改変動物

トランスセクシュアリスム　➡性同一性障害

とり入れ

［英］［仏］introjection
［独］Introjektion

外界にあるものを自己のうちにとり入れて，自分の一部とする防衛機制。摂取とも訳される。同一化と同義的に理解されることもあるが，厳密にはとり入れは同一化が生ずるために必要な前段階となる機制である。とり入れは乳幼児が母親との欲求充足的な体験により活動し始め，母親の禁止する態度がとり入れられて超自我前駆を形成し，同一化を経て自我同一性形成に向かうように早期自我の発達上重要な役割をもつ。その一方でとり入れは，分裂，投影，同一化などとともに原始的防衛機制の一つであり，体内化と同様に内在化と同義で用いられることがある。体内化は自他の区別が消失し，身体的要素と心理的要素，具象性と象徴性の未分化な段階での心的活動の表現であるのに比し，とり入れは具象体験水準から象徴性が加わった抽象思考水準での精神活動までの幅広い形の内在化を含む概念である。とり入れについての著述は Freud S のメランコリーの研究，Abraham K のリビドー発達の研究に詳しい。
〔黒崎充勇〕

⇨防衛機制，同一化〔同一視〕，自我同一性，投影，体内化〔呑み込み〕
[文献] Freud S (1917d), Abraham K (1924b)

トリヌクレオチドリピート〔トリプレットリピート〕
[英] trinucleotide repeat ; triplet repeat

　CAG，CGG，CTG などの3塩基の繰り返し配列を意味し，ゲノム上にしばしば認められる。特定の遺伝子内のトリヌクレオチドリピート数が異常に増大し疾患を引き起こすことがあり，次の世代へ伝達される際にリピートがさらに伸長し，症状が重篤化し，発症年齢が若年化することがある（表現促進現象）。このような遺伝性疾患はとくに神経筋疾患にみられる（筋緊張性ジストロフィー，脆弱X症候群，ハンチントン病，歯状核・赤核・淡蒼球・ルイ体萎縮症）。　　　（佐野　輝）
⇨筋強直性ジストロフィー，脆弱X症候群，ハンチントン病，歯状核・赤核・淡蒼球・ルイ体萎縮症〔DRPLA〕，ポリグルタミン病
[文献] Huntington's Disease Collaborative Research Group (1993), 上野修一, 小牟禮修, 佐野輝 (1997), 上野修一, 佐野輝 (2000)

トリプトファン
[英] tryptophan

　必須アミノ酸の一種で，肉，魚，豆，ナッツ，乳製品などの蛋白質に含まれる。トリプトファンの代謝経路には，ナイアシン（ビタミン B$_3$）へ至るキヌレニン代謝経路とセロトニン・メラトニンへ至る代謝経路がある。トリプトファン摂取が，睡眠補助や気分の改善に効果をもつとの報告もあるがその信頼性は低い。一方，急性トリプトファン欠乏処置はうつ病の信頼性の高い生物学的指標となることが知られている。　　　（岡本泰昌）
⇨セロトニン〔5-HT〕，メラトニン
[文献] Russo S, Kema IP, Bosker F, et al. (2009)

トリプレットリピート
➡トリヌクレオチドリピート〔トリプレットリピート〕

ドレー
Jean Delay　1907〜1987

　20世紀フランスを代表する精神医学者の一人。パリ大学の医学部と文学部で学び，立体感覚失認（astéréognosie）の論文で学位を得た。サルペトリエール病院の医長，パリ大学の精神科教授およびサンタンヌ病院の主任，ソルボンヌの心理学研究所の所長を務め，1950年の第1回世界精神医学会を主宰するなど指導的地位にあった。生物学的方法と心理学的方法を統合した幅広く実証的な研究で知られる。業績は，クロルプロマジンとハロペリドールの精神病治療への導入や悪性症候群に関する精神薬理学的研究，意識・情動・気分と間脳・脳幹機能との関連に関する精神生理学・心身医学的研究，Jackson JH や Janet P の学説を踏まえた記憶の階層的分類およびその解体に関する理論，創造性および芸術療法に関する研究など多岐にわたっている。文学にも造詣が深く，心理的伝記（psychobiographie）の大著である『ジイドの青春』では神経症と文学創造との関係を明らかにした。Jean Faurel のペンネームで著した3篇の小説がある。　　　（中谷陽二）
⇨サンタンヌ学派，抗精神病薬
[主著] Delay J (1942, 1956-1957, 1961), Delay J, Deniker P (1961)

頓挫性パラノイア
[独] abortive Paranoia

　Gaupp R が記述したパラノイアの一亜型。良心的，細心，自信が乏しく，自己批判の傾向をもつ人で，感情を揺り動かす体験と多少とも時間的に関連して，病的な自己関係づけを基盤に，不安な気分を伴う迫害妄想が生じる。妄想は特定の人物や組織に向けられる。

性格の論理性や繊細さが妄想に反映され，患者は自分の行動が迫害の原因ではないかと内省する。ただし確固とした妄想体系をつくることはない。精神衰弱症状や病感を伴い，患者は医師に助力を求める。不安や猜疑心は動揺し，強まると迫害観念はより明瞭となり，ときに妄覚が現れる。寛解と悪化の長い経過を示すが，明らかな進行はまれで，荒廃には至らない。高慢さや誇大性はみられない。Gaupp はこの本態を性格因的な妄想形成とみなし，抑うつ－良心的な素質から生じるという点で，躁的な色彩の強い好訴妄想の対局に位置づけた。Friedmann M の軽パラノイア（milde Paranoia）と並んで，Kretschmer E の敏感関係妄想の重要な先駆的概念となった。　　　　　　　　　　　　　　（中谷陽二）

⇨パラノイア，敏感関係妄想

[文献] Gaupp R（1910）

遁走

[英][仏] fugue
[独] Fugue

心因健忘に空間的場所移動が加わること。突然に日常生活を放棄し，失踪する。その間新たな同一性を獲得することもあるが，自らの身辺管理は保たれており，第三者からみて一見正常に映ることもある。耐えがたい現実から逃げだしたいという心性にもとづく。全生活史健忘や解離性同一性障害（多重人格障害）などの解離性障害はしばしば解離性遁走を伴う。うつ病にみられる遁走は心身の負荷の極みで起こりやすく，とくに激越うつ病に生じやすい。てんかんでは，複雑部分発作の自動症や挿間性精神症状としてのもうろう状態でみられる。　　　　　　　　　（廣常秀人）

⇨心因健忘，全生活史健忘，多重人格，解離性遁走，激越性うつ病，自動症，徘徊症〔徘徊癖〕，挿間性もうろう状態

[文献] 大矢大（1999）

ナ

内因性

[英] endogenous
[独] endogen
[仏] endogène

外因性と対置される精神病の病因を示す標識で，ドイツ語圏を中心に発展した概念。語源はギリシャ語の「内部から発生する」である。科学用語としては近世に植物学や鉱物学で用いられた。病因が人の外か内かを疾患分類の原理とした Möbius PJ が精神医学に導入し，種の欠陥的偏りである変質（Entartung）を条件とする「先天性の抵抗力欠如，素質としての弱さ」と定義した。Kraepelin E は教科書第 8 版で早発性痴呆をパラフレニーとともに内因性鈍化（endogene Verblödungen），すなわち認めうるような外的きっかけなしに内的な原因から生じる疾患と定義した。内的な原因としては代謝異常など後天的な体内病変の脳への影響が想定された。しかし Bonhoeffer K による外因反応型の提唱や，心因性疾患の範囲が拡大するに従って，内因性の独自の範囲は狭められた。Schneider K は精神異常を「心的資質の異常変異」と「疾病（および奇形）の結果」に分類し，後者をさらに「身体に基礎づけうる精神病」と「（今日までのところ）身体に基礎づけえない精神病」に分け，このうち後者をいわゆる内因性精神病である統合失調症と循環病とした。疾病はつねに身体病であるとする Schneider の立場では，内因性とは身体的基礎づけがいまだ発見されない秘因性（kryptogen）と理解される。他方，内因性をポジティブに捉える立場として，Tellenbach H はメランコリーの源泉を心身の分離以前の領域であるエンドン（Endon）と名づけ，その変容が内因性精神病として顕在化す

ると論じた。また Mundt C は，内因性精神病を，神経症等とは精神病性（Psychotizität）を有することにより，器質性精神病とは器質的次元と精神病理的次元とが間接的であることにより区別される独自の疾病学的位置をもつとした。病因論を括弧に入れる DSM-Ⅳ では内因性の語は用いられず，ICD-10 では反復性うつ病性障害の一つに内因性うつ病が挙げられているに過ぎない。内因性は疾患分類の公式の標識としては後退しているが，臨床的意義や生物学的精神医学の観点から新たな光が当てられる可能性がある。

(中谷陽二)

⇨外因精神病，症状精神病，器質精神病，神経症

[文献] Möbius PJ (1892), Kraepelin E (1913c), Schneider K (1950), Tellenbach H (1961), Mundt C (1991), 中谷陽二 (1996)

内因性うつ病

[英] endogenous depression
[独] endogene Depression

Bonhoeffer K は，一部の躁病（たとえば発熱性の）は外因により起こり，躁うつ病や純粋なうつ病は内因によると考えた。Schneider K [1967] は，うつ病・うつ状態を，生気悲哀（vitale Traurigkeit）を基本として漠然とした身体の不調，重苦しさとして現れる身体の平面の障害と，反応悲哀（reactive Traurigkeit）を基本とする感情平面のものとに分類した。生気悲哀と内因性うつ病とはほぼ同義である。こうして，内因性うつ病とは，生気悲哀を特徴とし，身体症状（日内変動，早朝覚醒，体重減少，無月経など），強い自責感，貧困念慮（妄想）などを伴ううつ病のことであるという概念が生まれた。付言すると，Schneider の考察は，単一論としての循環病を対象としたものであり，今日のように気分障害を双極性障害と大うつ病性障害に分類したものではない。また，語義的には，内因すなわち，誘因のない（身体に基礎づけうる），自律的な疾患ということであるが，実際には何らかの誘因（状況因）が認められることが少なくない。

内因性うつ病の，特異的な症状，背景，誘因，経過，また生物学的特徴（デキサメサゾン抑制試験陽性など）についてさまざまな研究が行われた。わが国では，メランコリー親和型や執着気質などの病前性格との関係が盛んに議論され，たとえばその成果を，うつ病・うつ状態の笠原・木村分類にみることができる。一方，うつ病に下位分類を配置することに批判的な学者もいた。Mapother E や Lewis A らのモーズレー学派は，Kraepelin E の躁うつ病単一論を支持し，下位分類は重症度の違いに過ぎないとした。米国のマイアー学派も単一論を支持した。

DSM-Ⅲ [1980] の大うつ病の大は重篤（serious）ということである。DSM-Ⅲ は，それまでの，内因対心因の長い混沌とした議論をひとまず棚上げにし，均質性や原因論に距離を置き，症状の重症度を尺度としてうつ病を囲い込んだ [神庭重信ら 2009]。内因性うつ病の特徴的な症状を認める大うつ病をメランコリア型の特徴を伴う大うつ病として残したが，その後の研究は大うつ病を中心に行われるようになり，内因性うつ病の研究は一時期沈滞した。しかし再び近年になり，内因性うつ病を重視する国際的な流れが起きている。

(神庭重信)

⇨内因性，メランコリー，メランコリー親和型，執着気質，大うつ病性障害

[文献] Schneider K (1950), 笠原嘉，木村敏 (1975), 神庭重信，黒木俊秀 編 (2009)

内因・反応性気分変調(症)

[独] endo-reaktive Dysthymie

Weitbrecht HJ [1952, 1960] が主張したうつ状態の一つの型である。彼によれば，循環病（躁うつ病）の中核群には属さないが，異常体験反応というわけではなく，やはり内因

性をもつ抑うつが存在する。彼はこれを，疾病であるという意味の内因の語と，反応性に生じるという意味の語をつなげて，「内因・反応性気分変調症」と呼んだ。彼が具体例として挙げているのは，身体的な重度の疲弊，栄養失調，感染症，出産，流産，根こぎ状態，安住すべき家の喪失などに引き続いて生じる抑うつである。この気分変調は，循環病と異なって境界の際立った病相を形成せず，緩徐に始まりだんだんと生気の症状を伴ってくる。一次性の罪責観念は欠く。病前性格としては，無力性で，疲弊しやすい性格が多い。

人間学的発病状況論は，うつ病の特別な発病状況に注目したが，Weitbrecht の概念は，純粋に身体的，精神的負荷がうつ病を引き起こすという，単線的なストレスモデルにも通じる。Tellenbach H［1961］は，Weitbrecht のこの概念について，「状況因性」が正確に把握されていないと批判を加えてもいる。

〈津田　均〉

⇨うつ状態，脆弱性－ストレスモデル
【文献】Weitbrecht HJ（1952, 1960），Tellenbach H（1961）

内観療法
［英］Naikan therapy

吉本伊信が"身調べ"と呼ばれた自己洞察法をもとにして創始した日本発祥の心理療法である。内観とは，"感謝・素直・謙虚"のキーワードをもとに相手の立場から客観的に自己をみつめる作業である。その方法は，部屋の片隅に屏風を直角にたて，その畳半分の空間に1人で静座し，生まれてから現在までの自分を調べる。これまで自分のかかわりの深かった人（母，父，兄弟姉妹，配偶者など）に対して過去の自分の行動や生活態度を，内観3項目（「お世話になったこと」「して返したこと」「ご迷惑をかけたこと」）やうそと盗みについて年代別に，具体的・自己批判的に省みてもらう。こうして自己内省が進むに

つれ，お世話になった人々へお返しをしていこうとの具体的な生き方を学びとる。同時に自己存在の意義と価値を知り，生かされている喜びが生じる。患者自身が思いを巡らすことで，自己中心的な思考から他者に生かされているという発想の転回を主眼にしている。

〈久保千春〉

⇨吉本伊信，森田療法
【文献】三木善彦（1976），川原隆造（1996）

内言語
［英］inner speech
［独］innere Sprache
［仏］langage intérieur

外界に対して表出される言葉（外言語）の前の段階に存在すると考えられる心的プロセスを，言語という側面から捉えた概念であり，さまざまな捉え方がある。Goldstein K は，自己の思考を外言語に表現しようとする時，また外部から聴きとられた音声を言語として知覚しようとする時に生じるプロセスと経験の全体が内言語であり，一方で非言語的思考過程とかかわり，他方で言語の外的道具性（外言語）とかかわる中間的存在であるとした。彼によれば，脳損傷により内言語が障害されると中心性失語（伝導失語）が生じる。Vygotsky LS は，外言語は他者に対して，内言語は自己自身に対して用いる言語であるという考えにもとづいて，思考と言語という二つの極の中間に位置し，この間を動く動的な過程であると考えている。この立場では，内言語は外言語への変換のための前過程という考えではなく，それ自身が独立した規則をもつ心的過程とみなされている。古くは，言語記憶そのものを指すこともあり，意識や思考という概念を用いない行動主義心理学では，言語から音声表象をとり除いたもの，すなわち発語されない言語の状態を指す。統合失調症の症状である思考化声や思考化視が内言語の障害であると考える立場もある。

内向／外向

[英] introversion/extraversion

内向とはリビドーが外的対象（object）から撤収されて主体（subject）の方に向けられていて，主体が対象と陰性の関係にあること，外向とはリビドーが外に向けられ，主体の関心が対象に向けられていることを意味する。習慣的な意識の態度がおもに内向であるのか，外向であるのかによって，Jung CG は性格を内向型と外向型とに分類した。彼の理論において，内向と外向とは対立的な態度であるが，両者は対等の意義をもっていて，外向型に対して内向型が発達的に未熟，あるいは病的であるとは見なされていない。精神分析においては，リビドーが対象から撤収されて自己に向けられる自己愛やスキゾイド人格は，対象愛に到達する以前の段階にあると否定的に考えられてきたのと，対照的な理論である。

内向型の病理性は Jung によれば，内向が受動的で，外的対象にリビドーを戻せないような内向型の場合に生じる。彼にとって内向のリビドーが向けられる主体とは，意識的な自我ではなく，集合的無意識の中心としての自己のことであり，自己にリビドーが向けられることによって無意識的空想が刺激されるので，自我はその強力な影響に直面する。リビドーが外的対象に戻せない内向型では，外界から引きこもり無意識的空想に圧倒される病的な異常状態に陥る危険があると Jung は理解する。

彼は同時に内向の創造的な面を強調，リビドーの内向が能動的で意図的なものであるならば，無意識的空想に関心を向ける内向的態度によって高度の精神活動が可能になると述べているように，内向型を基本的に肯定的に捉えている。Jung は意識的な態度と反対の傾向が無意識の中に存在して，補償されていると理解，それの意識化による内向と外向のバランスの実現という観点がそこには含まれている。

(鈴木　龍)

⇨リビドー，集合的無意識，無意識，自己，自我，ユング

[文献] Jung CG (1921)

NICE　➡治療ガイドライン

内的葛藤反応

[独] innere Konfliktreaktion

内的抗争反応とも訳す。Schneider K による用語で，神経症に相当する。体験に対する感情的応答である体験反応は，正常と異常の体験反応，また外的体験と内的体験の反応とに分けられ，それぞれ後者の，異常な，内的体験に対する反応のこと。内的な不均衡，緊張，欲動状況に対する異常体験反応である。敏感性，自信欠乏性のパーソナリティと結びついているとされる。内的体験だが，外的体験によって点火され（Kretschmer E が呼ぶ鍵体験），心の中の傷ついた個所にぴったり合うことがある。鍵体験は，内的葛藤反応を強め，硬化させる。

(柏瀬宏隆)

⇨環境反応，異常体験反応

[文献] Schneider K (1950)

内的ワーキングモデル

[英] internal working model

乳幼児が内的にとり入れた，世界（とくに養育者との関係）についてのイメージのこと。内的作業モデルとも訳す。Craik K [1943] の概念にもとづき，英国の精神分析家 Bowlby J が愛着理論の中で精緻化した。養育者との愛着関係を維持し発展させるため，子どもは内的ワーキングモデルを用いて，自らの行動を修正する。つまり，何をしたときに養育者

が喜んだり嫌がったりしたのかという過去の知識を用いて，現在や未来の行動を決定するのである。成長に伴い養育者以外の人物とも交流が生じると，内的ワーキングモデルは対人関係全般に拡張される。安定型の愛着関係をもつ子どもは，相互信頼的で愛情に満ちた内的ワーキングモデルを築き，他者との関係も安定する。一方，不安定な愛着関係をもつ子どもは，他者を危険なものと捉え，警戒して接する。愛着理論にもとづく精神療法では，治療者との関係の中で歪んだ内的ワーキングモデルを修正し，より現実的なものへと発展させることが目標となる。 (池田暁史)
⇨アタッチメント〔愛着〕
[文献] Bowlby J (1988), Craik K (1943)

ナイトケア
[英] night care

　精神障害者の社会復帰の支援や，社会生活機能の回復を目的として行われる夜間外来の治療プログラムである。わが国では，開始時間は午後4時以降とし，標準では1日に4時間の活動が行われる。精神科医や看護師，精神保健福祉士，臨床心理技術者らによるチーム医療であり，実施されるプログラム内容は個々の患者の症状などに応じて作成され，グループごとに治療が推し進められる。
(西村良二)
⇨チーム医療，デイケア，ナイトホスピタル
[文献] 望月美知子 (1999)

ナイトホスピタル
[英] night hospital
[独] Nachtklinik

　夜間病院のことである。社会復帰治療の一形態として1953年にカナダのモントリオール総合病院で始まり，日本でも1960年頃から単科の精神科病院に導入され，主に慢性統合失調症を対象に，院内社会復帰治療の方法として展開された。昼間は職場や学校などで生産活動にかかわり，夜間は病院において医療や保護を受け，社会生活能力を回復・習得し，病識を身につけ，自尊心を高め，社会的に自立していくことを支援する。 (西村良二)
⇨デイホスピタル，SST，ナイトケア
[文献] 望月美知子 (1999)

内分泌精神症候群
[独] endokrines Psychosyndrom

　内分泌疾患による慢性期の精神症状をとらえた Bleuler M [1954] の概念である。身体疾患で起こる精神症状には基本形がある。急性期には外因反応型が，慢性期非可逆期には知的機能障害と人格変化を主徴とする脳器質精神症候群がみられることがある。しかも内分泌疾患の場合，その内分泌腺が何であるかに比較的関係なく，慢性期に至ると内分泌精神症候群がみられることがある。具体的には，気分基調（不快または多幸，不安，焦燥，刺激性の混在），意欲・発動性（不穏，興奮，衝動・爆発，あるいは不活発，遅鈍など），欲動（食欲・性欲・睡眠の亢進または低下）の3領域の異常亢進あるいは減退を特徴とする。記憶障害は一般に軽度である。性格は自己中心的で幼稚化し，思考は緩慢となり，回りくどく要領を得なくなる。内分泌精神症候群は，大脳皮質以外の脳部位で限局性に病変がみられる際に部位や病気の性状と関係なく共通した精神症状が現れる，脳局所精神症候群 [Bleuler 1943] あるいは皮質下認知症と概念がかぶる。 (神庭重信)
⇨外因反応型，脳器質精神症候群，脳局所精神症候群，皮質下認知症，ブロイラー，M.
[文献] Bleuler M (1954)

内閉相 ➡裂開相／内閉相

中 脩三
なかしゅうぞう　1900～1988
　中脩三は，九州帝大医学部を卒業し，下田

光造の精神病学教室に入り，最初の弟子となった。中は，脳の生化学的研究を手がけ，わが国における神経化学のパイオニアとなった。1934年，台北医学専門学校教授に着任し，2年後には台北帝大教授となった。この間，欧米に遊学し，ウィーンの Wagner Jauregg von J 博士（マラリア療法の開発者）をはじめ，多くの著名な精神医学者，生化学研究者に会っている。終戦とともに台湾より帰国した中は，1946年2月に下田の後任として九大（精神科第3代教授）に就任し，ウシの脳下垂体の移植療法，神経痛のビタカイン療法を始めた。小児の精神発達にも関心があり，学際的研究会「教育と医学の会」を発足させ，『できる子供できない子供』などの一般向きの啓発書はベストセラーになった。1948年，九州神経精神医学会（現在の九州神経精神医学会）を結成し，翌年，会誌『九州神経精神医学』を創刊した。1957年，大阪市立大学第二代精神科教授として赴任し，神経化学の研究をさらに発展させた。　　　　（神庭重信）

⇨マラリア療法，下田光造，神経化学

[主著] 中脩三（1951, 1952），中脩三 編（1954）
[文献] 九州大学精神科教室開講百周年記念事業実行委員会（2000），中脩三先生門下生関西在住有志（1991）

ナーシングホーム
[英] nursing home

　欧米において，当初は高齢者のケアのために作られた居住施設である。スタッフとしては看護師，介護スタッフが中心である。欧米では，1960年代から始まる脱施設化の中で，高齢精神障害者の地域での居住施設として注目された。わが国では，特別養護老人ホーム，養護老人ホーム，老人保健施設などがこれにあたる。精神科病院からこうした施設へ移ることは，地域ケアを進める上での一つの代替案となりうる。　　　　　　　（三野善央）

⇨脱施設化，老人ホーム，コミュニティケア

Na$^+$-K$^+$ ポンプ　➡イオンチャネル

鉛中毒
[英] lead poisoning ; saturnism

　鉛は食物にもごく微量が含まれており，日常的に摂取されている。そのような自然由来の鉛では急性の中毒症状を起こす量を摂取することはないが，鉛に汚染された食品を摂取し続けた場合は体内に蓄積され健康に影響を及ぼす。急性中毒では嘔吐，腹痛，ショックなどを示す。慢性中毒では，人格変化，頭痛，腹痛，神経障害が数週間以上かけて発現するのが特徴的である。小児における慢性鉛中毒は，精神遅滞，行動異常，腹痛，貧血を引き起こすことがある。診断は全血鉛濃度により行う。治療には，鉛への曝露の中止，および時に，サクシマーまたはエデト酸カルシウム二ナトリウムの単独またはジメルカプロールとの併用によるキレート療法がある。

　　　　　　　　　　　　　　　（山森英長）

⇨急性中毒，工業中毒

ナラティブ
[英] narrative

　1990年代以後，物語モデルをもとに保健医療および心理療法の実践を進め記述する動向が展開している。とくに Greenhalgh T らの NBM（Narrative Based Medicine）と医療人類学[Kleinman A]が医療領域に導入された。ナラティブは「筋（plot）を通じて複数の出来事がつなげられ，一つのまとまりをもって区切られる言語形式」である。物語，語りそしてストーリーという言葉も類義的に用いられている。ナラティブは意味を生む行為と深く関係する。変えようのない事実や関係そのものも，語りのあり方で意味づけが変わり，あらたな現実を生んでいく。この特性を心理療法に活かすアプローチも盛んで，社会構成主義を理論的背景においたナラティブセラピーをはじめとして，立場の異なる学派

をつなぐ概念と目されている。トラウマやグリーフケアの実践報告は多い。ナラティブは病者の個別具体性を活かす現場記述の視点を提供する点で，質的研究にも応用されている。

〈森岡正芳〉

⇨ NBM〔ナラティブ・ベイスト・メディシン〕，社会構成主義，ナラティブセラピー，グリーフセラピー

[文献] Greenhalgh T, Hurwitz B, ed.（1998），Kleinman A（1988b）

ナラティブセラピー

[英] narrative therapy

White M と Epston D によって提唱された家族療法の一学派を出自とする対人援助アプローチ。1990 年に刊行された"Narrative means to therapeutic ends"によって一気に世界的広がりをみせ，同様の認識論的立場を取る治療技術や narrative と冠するアプローチに大きな影響を及ぼした。

narrative が「物語」と「語り」という二つの意味をもつことからもあきらかなように，本療法はクライエントの問題のしみ込んだストーリーを新しいオルタナティブなストーリーに書き換えること以上に，新しい語りという行為に挑戦できるよう人々を援助することを目的としている。よって，心理学的知見よりも，Foucault M にみられるような社会構成主義的知見や文化人類学的知見を認識論的に取り込むことにより治療が組み立てられている［Epston 1998, White 2007］。

中心にある面接技術は「外在化する会話」であり，White による遺糞症治療がその端緒となった。ある面接中に White は患児家族にならって症状全般を「スニーキー・プー」と呼び，プーの家族に対する影響のみならず，逆にプーに対する患者家族の影響をも詳細に辿った。失敗エピソードの影に隠れた例外的エピソードを丹念に掘り起こしたのである。それらは「ユニークな結果」と呼ばれ，オルタナティブ・ストーリーの貴重な核とされた。本技術は，問題を擬人化することにより，それまで患児が問題として内在化されていた状況を一新し，家族を新しくポジティブな雰囲気に誘導したことがその治療機序と考えられる。

新しいストーリーを巨厚くする技術としては，面接を要約した文書を人々のあいだで共有してもらう文書手段や，「リ・メンバリングする会話」に代表されるように重要な他者の面接への招待参加など，人々の相互作用を積極的に活用することが求められている。

本療法は，特定の禁忌および特有の適応領域や治療構造などはなく，幅広い領域において，その対象に案配されながら活用されている。日本でも徐々に普及を見ている［小森康永 2008］。

〈小森康永〉

⇨家族療法，社会構成主義

[文献] Epston D（1998），小森康永（2008），White M（2007），White M, Epston D（1990）

ナラティブ・ベイスト・メディシン
➡ NBM〔ナラティブ・ベイスト・メディシン〕

ナルコティクス・アノニマス〔NA〕

[英] Narcotics Anonymous

世界的に用いられている薬物依存症の回復のための自助グループである。アルコール依存症者の自助グループ AA（Alcoholics Anonymous）の手法を，薬物依存者にあてはめたものが NA である。NA のスタッフはすべて，薬物依存症からの回復者であり，専門家はいない。NA のメンバーは，地位や職業から離れ，1 人の人間としての交流を行うという意味で，アノニマス・ネームで呼び合い，本名は出さない。NA には 12 ステップという回復の指針がある。その内容は「アディクションに対する無力」を受け入れ，「ハイヤーパワー」に意志と命を委ねる姿勢を学んだ上で，これまでの人生の棚卸しや周囲の

人への埋め合わせを進めていくものとなっている。具体的なプログラムの中心は定期的なミーティングであり，同様の問題を抱える仲間の前に自分の体験や感情を正直に表現し，これを 12 ステップの指針と照らし合わせていく過程で，身体，心理，社会，スピリチュアルな次元における全人的な回復を目指す。

(森田展彰)

⇨薬物依存(症)，自助グループ，AA〔アルコホーリクス・アノニマス〕
[文献] Narcotics Anonymous World Services (1983)

ナルコレプシー

[英] narcolepsy

　睡眠覚醒中枢の異常にもとづく狭義の過眠症の一つ。耐え難い眠気により居眠りを反復することと，情動脱力発作が中核症状。睡眠麻痺，入眠時幻覚，夜間中途覚醒もしばしば合併する。短時間の居眠りでサッパリと覚醒する特徴がある。覚醒からレム睡眠への易移行性を反映した入眠時レム睡眠期が生理検査指標となる。非典型例についても，反復睡眠潜時検査でこの入眠時レム睡眠期が複数回出現すると，「情動脱力発作を伴わないナルコレプシー」と診断する。HLA-DQB1*0602 と密接な関連があること，脳脊髄液中のオレキシン A 濃度異常低値がみられることが病態指標として用いられる。覚醒性オレキシン神経系の機能低下により，覚醒維持の障害が生じ睡眠覚醒が分断化すること，覚醒と睡眠（とくにレム睡眠）の切り替えスイッチの不安定化に伴いレム睡眠構成要素の筋緊張消失や夢体験が覚醒・半覚醒中に生じること（レム睡眠関連症状）が病態基盤とされる。

(本多 真)

⇨睡眠過剰症，情動脱力発作〔カタプレキシー〕，オレキシン，入眠時幻覚，レム睡眠行動障害
[文献] Mignot E (2005), 本多真 (2008)

ナルシシズム

[英] narcissism
[独] Narzißmus
[仏] narcissisme

　Freud S が，症状神経症のための精神分析から精神病や死をも含むもっと広範な分野のそれへと進化させる際に用いた鍵概念である。したがって，この語は精神分析のいたるところで使用されており，それは混乱していてもっと限定して使用すべきだという意見もあるほどである。邦訳も小此木啓吾は「自己愛」で通しているが，土居健郎は甘えが満たされないとき招来する事態がナルシシズムで，自己愛は人間がもっている健康な愛であると主張しているなど定説があるわけではない。この言葉は自己像への愛である。Ellis H が自体愛の男性例についてギリシャ神話の美少年ナルキッソスの話を引用した。ついで Näcke P は自分の肉体を性的対象のように扱う行為すなわち性倒錯を表す語として用いた。Freud はこの語を Näcke から借りたのだが，この経緯から明らかなように，まず彼がいうのは精神病において自我が性愛化しているということである。

　Freud は最初，自体愛と対象愛との中間の発達段階にナルシシズムをおいた。その後 1914 年の「ナルシシズム入門」において，彼は一次的ナルシシズムと二次的ナルシシズムについて述べた。前者は，自己への原初的なリビドー備給であり，非性愛的な自己保存本能それに続く自我リビドーの存在が示唆されている。一次的ナルシシズムにおいては対象がまだ成立していないという彼の主張は後に大きな議論を喚起した。後者は，一度対象に備給されたリビドーが喪失により自我に向け変えられたものである。しかし，これでは自我はつねに性愛化しているという矛盾が起きるため，のちに Hartmann H は，リビドーが向かうのは自我ではなく自我システム内の自己表象に対してであることを明らかにし

た。

　ついで，このナルシシズムという事態は，対象関係が欠如しているという環境との関係様式であることが主張された。これは自他が未分化であるために対象喪失が同時に自己喪失になってしまうような病態について言及したことになる。

　Kohut H はその自己心理学においてリビドーを自我リビドーと対象リビドーに分けるという矛盾した考えを止揚し，ナルシシズムは自己愛から対象愛へと進むのではなく，主体を支えつつそれ自体独自に発達すると主張した。いっぽう Kernberg OF は，健康なナルシシズム（Federn P），健康なナルシシズムに裏打ちされた同一性論（Erikson EH）という正常なナルシシズムを認めつつ病的なナルシシズム，とりわけ自己愛パーソナリティ病理を提唱した。現代 Kleinian は対象および対象関係は原初から存在するとして一次的ナルシシズムを否定し，ナルシシズムはすべからく二次的であり病理的であること，とくに病理的組織化の存在を主張しているなど，この概念は現代においても豊かな議論を生成し続けている。
　　　　　　　　　　　　　　　　（狩野力八郎）
⇨甘え，自体愛，自我本能〔自我欲動〕，自我，自己，自己愛パーソナリティ障害，受身的対象愛，自我同一性，自己心理学
[文献] Freud S (1914c), 藤山直樹 編 (2008)

難治性うつ病　➡治療抵抗性うつ病

難聴者の迫害妄想
[独] Verfolgungswahn der Schwerhörigen
　難聴者および聾唖者は周囲をしばしば十分に理解することができず，易刺激的，猜疑的になり迫害妄想や追跡妄想を呈しうる。一般に幻聴や不安を伴う。妄想形成には，難聴のため外界との遮断が生じ，思考や関心が狭窄化することや，言語的疎通ができないことからくる孤独，疎外感，邪推，あるいは性格の先鋭化が関与する。これらは不安性危惧の特性をもち，一般に心因的ないし状況因的に了解可能である。経過は慢性であるが外的条件に左右されやすく，補聴器の使用や，相手にこちらの顔，とくに口元をよく見せたり，紙やホワイトボードを使用して筆談を加えたりするなど適切な配慮によって，妄想や幻覚が軽減・消失することもあるが，逆に感情的動揺はしばしば状態を悪化させる。遅発性パラフレニー症例の約 40% は中等度以上の難聴を有し，15% は重度の聴力障害を呈していたといい [Kay DWK ら 1961]，本症との間には視聴覚障害の合併，社会的孤立など若干の共通点がある。
　　　　　　　　　　　　　　　　（日野原圭）
⇨遅発パラフレニー
[文献] Kay DWK, Roth M (1961), Cooper AF, Porter R (1976)

二

荷おろし抑うつ
[英] relief depression
[独] Entlastungsdepression
　生活状況の中で心理的負担が解消した後に発生するうつ状態をいう。たとえば，大きなプロジェクトが無事に終わった後，長年の介護から解放された後などである。Schulte W [1951] がさまざまな身体疾患，神経疾患が発生する状況の一つとして，捕虜収容所からの帰還を例に挙げて，荷おろし（Entlastung）を指摘したことに由来する。Schulte の狙いは内因と外因の硬直化した二分法を乗り越えようとしたものだったが，同じ時代の根こぎうつ病 [Bürger-Prinz H]，内因・反応性気分変調症 [Weitbrecht HJ] などの諸概念とともに，内因性うつ病の発病状況論とみなされるようになった。荷おろし状況は内因という概念が使われなくてもうつ病の心理的ストレス

要因として考察することができるが，近年はあまり言及されない歴史的用語になりつつある。
(岩脇 淳)
⇨根こぎ抑うつ，内因・反応性気分変調(症)，状況因
[文献] Schulte W (1951)

にぎり反射　➡把握反射〔にぎり反射〕

ニコチン
[英] nicotine

　タバコの成分であり，依存を引き起こす。ニコチンには眠気のある場合には覚醒効果を，緊張している場合には静穏効果をもたらす作用があるといわれている。長期使用により精神依存が形成され，離脱症状として不快または抑うつ気分，不眠，不安などが生じる。禁煙療法としてはニコチンパッチやニコチンガムを用いて低濃度のニコチンを補充することにより離脱を和らげるアゴニスト代替療法や，喫煙と結びついた行動を変える行動療法などが用いられる。
(伊豫雅臣)
⇨依存，覚せい剤，コカイン
[文献] 伊豫雅臣 (2009)

二次加工
[英] secondary elaboration ; secondary revision
[独] sekundäre Bearbeitung
[仏] élaboration secondaire

　『夢解釈』〔Freud S 1900〕では，報告された顕在的な夢を対象とし，潜在的な夢思考を手に入れることが目指されるのだが，逆に夢の作業では，潜在的な夢思考という材料から，意識に許されるような顕在的な夢がつくりだされる。夢の作業のうちの一次加工とは，感覚像（たいてい視覚像）や具体的象徴への置き換え，圧縮，情動が切り離された表象の重みの移動，性的意味を覆い隠す「夢の象徴作用」である。二次加工とは，それら一次加工の成果を組み合わせて，全体的でおおむね調和のとれた夢をつくりだすことである。この結果，自我に何とか受け入れられることになる。これら夢の作業の対象は，主に夢思考の表象であり，夢思考の情動は加工されることが少ない。Freud は『トーテムとタブー』〔1913〕において，二次加工を思考の万能という観点から考察し，統一のため心的素材を再配置し，関連し合うおおむね理解可能な体系を形成することとした。その際，間違った連関が立てられることもあり，そのような体系形成は，夢のみならず，恐怖症，強迫思考，パラノイアの妄想形成においてもみられるとした。
(三宅雅人)
⇨夢，夢解釈，圧縮，置き換え，合理化，防衛機制
[文献] Freud S (1900, 1913f, 1933a)

二次過程　➡一次過程／二次過程

西丸四方
にしまるしほう　1910〜2002

　実弟島崎敏樹とともに，本邦精神病理学の鼻祖の一人。東京大学医学部卒後，精神医学を専攻。傑出人脳の研究に従事。戦後，精神病理学に転向。1949年に刊行した『精神医学入門』は，本邦初の独創的教科書で60年を過ぎた今日も読み継がれている傑作である。信州大学教授，愛知医科大学教授等を歴任。若き日に結核の病床で訳した Schneider K『一般医師への精神医学講義』，戦後の共訳書 Jaspers K『精神病理学総論』から，引退後に訳した『精神分裂病』他の Kraepelin E の古典まで，膨大な原著を訳出・紹介しており，本邦の精神科医に学説史的展望を与えた意義は大きい。自伝『彷徨記』の「狂気を担って」との副題のとおり，文豪島崎藤村の DNA と精神病の負因を負った精神医学者として知られる。病者への温かな視線と真摯な診療態度は，長く後進の範であった。洒脱な文体で人気を博し，『異常性格の世界』『精神

医学の古典を読む』など一般向けの著作も多い。　　　　　　　　　　　　　　　　（井原　裕）
⇨精神病理学，島崎敏樹
[主著] 西丸四方，西丸甫夫（2006）
[文献] 西丸四方（1991）

西村式知的機能検査〔N式精神機能検査〕
[英] Nishimura dementia test

　阪大式老人用知能テスト（OISA；Osaka Intelligence Scale for the Aged）の改良を目的として，記憶・見当識のほかに範疇化・計算・図形模写・構成能力・書字・読字などの広範囲の課題を加えて作成された，高齢者用認知機能検査である。質問項目がバラエティに富んでいて，難易度の面でも配列に工夫がされていて，短時間（10分以内）に簡便に実施でき，採点法も容易で実用的である。

　認知症判定の外的基準として，臨床的観察による精神状態評価尺度である NM スケール（N 式老年者精神状態尺度；Nishimura's Scale for Rating of Mental States of the Elderly）を採用し，正常・境界・軽度・中等度・重度の5段階で認知症の程度を段階づけることにより，判別基準の意味づけが，臨床像とよく対応している。また物語記憶課題を含んでいるので，論理的記憶の側面を簡便な方法で測定しうる。

　本テストは認知症のスクリーニング，経過観察，薬物療法やリハビリテーションの効果判定，社会的処遇の決定などに利用できる［福永知子ら 2005］。　　　　　　（福永知子）
⇨知能，知能検査，ビネー式知能検査，長谷川式簡易知能評価スケール，老人用知能評価スケール
[文献] 福永知子，西村健（2005）

二重見当識
[英] double orientation
[独] doppelte orientierung
[仏] orientation doublée

　二重記帳（doppelte Buchführung）ともいわれる。日常の生活機能においてはある程度の適切さを有しながらも，同時に，それとは全く矛盾する空想的な妄想を真剣に信じ込んでいるという Bleuler E［1911］が提唱した統合失調症患者の能力。正常意識と病的意識，あるいは健常者と共通な体験と患者固有の病的体験の並存と切り換えを指す。慢性の統合失調症患者に典型的にみられる。この二重見当識をもつ患者にとっては精神病的現実が本来の現実であり，普通の現実世界は仮象の世界になっている。しかし患者はその現実をそれとして正しく見渡すことができる［Jaspers K 1973］。たとえば，長期入院の患者が，一方では，自分がアメリカの大統領であるというゆるぎない確信をもちながら，他方では，病棟生活の規則を遵守して，何のトラブルも起こさず生活している。二重見当識は，急性精神病状態を経験した後の安定化，自己治癒的傾向とされるが，患者がより自閉的になっていくか，より現実的になっていくか，それとも精神病性増悪に向かうかの分かれ目でもある。　　　　　　　　　　　　　（大塚公一郎）
[文献] Bleuler E（1911），Jaspers K（1973），岩脇淳（1990）

二重拘束　➡ダブルバインド

二重身
[英] double
[独] Doppelgänger

　二重身とは，ドイツ語のドッペルゲンガーの訳であり，分身とも訳される。自分がもう一人存在するという体験の総称であり，体外離脱体験（out-of-body experience）が併存することが多い。二重身の中でも実際に自分の身体を外界に第2の身体として幻覚化される現象を自己像幻視（autoscopy）という。二重身は，単なる表象のことも，妄想のことも，実体的意識性のこともある。統合失調症をはじめとする精神疾患，さまざまな脳器質

疾患，てんかんなどにおいてまれに出現する。二重身を認めるてんかんの報告は，側頭葉てんかんが多い。脳器質疾患では，右側を中心とする側頭－頭頂葉接合部や角回が責任病巣であるという報告がある。統合失調症の二重身は，離人症と表裏一体の現象であり，二重身によるさせられ体験もしばしば認められる。

(船山道隆)

⇨自己像幻視，側頭葉てんかん，離人症，させられ体験
【文献】Jaspers K (1913/1948)

二重人格　➡多重人格

二重盲検法

[英] double-blind test ; double-blind trial

盲検とは，臨床試験において被験者もしくは観察者（評価者，研究者，医師等）がどの治療等の介入が行われているか知ることができない状態にすることである。単盲検は，観察者は被験者にどの介入が行われているかを知っているが，被験者は知らない状態である。二重盲検は，被験者に行われている治療を被験者および観察者とも知らない方法である。ICH（日米 EU 医薬品規制調和国際会議）E9 ガイドライン[厚生省医薬安全局審査管理課長 1988]が示す通り，盲検法は，無作為割付けと並び，比較対照試験での比較にかかわるバイアスを排除し比較可能性（内的妥当性）を確保する手段である。比較にかかわるバイアスには，割付けバイアス，割付け後の治療に関するバイアス，評価バイアス等があり，単盲検法ではこれらのバイアスが排除できないが，二重盲検法では排除が可能である。

(中林哲夫)

⇨無作為化比較試験[RCT]，プラセボ効果
【文献】厚生省医薬安全局審査管理課長 (1988)

二次予防　➡予防精神医学

二次利得　➡疾病利得

二相説

[英] diphasic theory

精神・性的発達の時期が，潜伏期という休止期間を挟んで，乳幼児期と思春期以降の二つの相に別れているという Freud S [1905]の主張。第1の相は幼児性欲の時期であり，幼児が男根期（幼児性器期）を通過する際に性的衝動は一旦抑圧される。第2の相は思春期の身体的な変化に呼応して再び性的衝動が高まり，最終的に性器性欲優位を確立するまでであり，この時期を性器期と呼ぶ。Freud は二相説を生物学的な必然と考えたが，一方で潜伏期は教育上の理想であると述べ，多くの点で発達はこの理想から逸れることを指摘した。つまり潜伏期の発達休止とはあくまで相対的なものと考えるべきである。本来の二相説は狭義のリビドー論の枠組みにあるが，分離－個体化論 [Blos P 1962] でも思春期が第2の分離固体化の時期と呼ばれるなど，いくつかの精神分析的な発達ラインが「二相」性に進展することが知られている。(山科 満)

⇨精神・性的，潜伏期，幼児性欲，男根期，性器期，リビドー，分離－個体化
【文献】Blos P (1962), Freud S (1905c)

日内変動

[英] morning worst time of day ; morning exacerbation ; diurnal variation
[独] Tagesschwankungen

広義では相当規則的に1日の時刻と連関して襲来する病像の変化を意味する概念。狭義には体験面での抑うつ性気分失調が朝には最悪，夕刻には軽快あるいは回復する，理由のない機嫌の変動（表現面では朝は悶々，昼間は幾分良好，夕方には愛想がよい事態）をいう。ドイツ精神医学で注目され続けてきた日内変動はまれならず内因性うつ病の証拠とみなされている。時には内因性うつ病の始まり

あるいは終わりに近い時期の予兆ともされている。しかし神経症性あるいは器質性うつ状態においても観察されうるものではある。米国精神医学（DSM-Ⅳ-TR）では気分障害の中で「メランコリーを伴うもの」という表現で狭義の日内変動を重視している。日内変動は人格を超える疾病性徴候（非疾病性うつ状態との識別徴候）とみなすことができるか，その点については概日リズムをめぐるうつ状態の比較臨床研究や時間生物学あるいは生化学の研究が多数試みられている。体内時計における自然界の24時間リズムへの同調不全によると推測されている。　　　　　（古城慶子）
⇨気分障害，概日リズム
[文献] Carpenter L, Kupfer D, Frank E (1986), 川上富美郎 (1999), Leibenluft E, Noonan BM, Wehr TA (1992), Peters UH (2007), 清水徹男 (2008), Tellenbach H (1961)

日中眠気過度〔EDS〕

[英] excessive daytime sleepiness

夜間睡眠時間を十分とっても，日中不適切な時間帯に強い眠気が生じる過眠症の症状。重症の場合，眠気を感じる前に眠りこむ睡眠発作，開眼中のマイクロスリープ，記憶欠損を伴う寝ぼけ行動である自動症等がみられる。日中眠気過度の鑑別診断には，夜間睡眠の量的障害（睡眠不足），質的障害（睡眠時無呼吸など），中枢性過眠症（ナルコレプシーなど）の他に，概日リズム睡眠障害や冬季うつ病などの精神疾患も挙げられる。　（本多 真）
⇨睡眠過剰症，睡眠発作，自動症，ナルコレプシー，概日リズム睡眠障害，季節性感情障害
[文献] 本多真 (2009), Mignot E (2008)

日本精神衛生連盟

[英] Japanese Federation for Mental Hygiene

世界精神衛生連盟の日本での組織。わが国では1902（明治35）年に創立された精神病者慈善救治会，1926（大正15）年に発足した日本精神衛生協会など精神衛生団体がこの役割を担ってきたが，1943（昭和18）年に精神厚生会に統合された。1951年に日本精神衛生会（内村祐之初代理事長）が設立され，現在まで活動している。

1908年にアメリカのBeers CWの精力的な活動に端を発した精神衛生運動は世界各国に拡がり，1930年に世界精神衛生連盟が発足した。わが国でもこれに加盟し，1931年にワシントンで開かれた第1回世界会議には三宅鑛一，植松七九郎が代表として参加した。この組織は，現在では世界精神保健連盟（World Federation for Mental Health；WFMH）と呼称を変えている。わが国では，1993年に千葉県幕張で第19回会議が開催された。　　　　　（風祭 元）
⇨精神病者慈善救治会，世界精神保健連盟
[文献] 日本精神衛生会 編 (2002)

日本精神科病院協会

[英] Japanese Association of Psychiatric Hospitals

1948（昭和23）年6月に金子準二，松原太郎らの呼びかけで，全国の82の私立精神病院が集まり「日本精神病院協会」が設立された。現在の会員病院数は1,213病院であり，全国の精神科病床をもつ病院数の74％，病床数では全国の85％を占める組織である。1954年に社団法人となり，現在の正式名称は「社団法人日本精神科病院協会」である。これまで，民間精神科病院の団体として，精神衛生法の制定（1950），全国精神科病院の現況調査（1952），ライシャワー事件と精神衛生法改正（1964），精神衛生法改正（精神保健福祉法；1986），心神喪失者等医療観察法（2003），さらには，診療報酬改定などについて，意見を述べ，政策に大きな影響を与えてきている。現会長は，山崎學，副会長は，河﨑建人，長瀬輝諠，冨松愈である。

(松原三郎)

⇨精神科病院, 精神保健福祉法, 心神喪失者等医療観察法
[参考] 日本精神科病院協会 HP
http://www.nisseikyo.or.jp/

日本精神神経科診療所協会

[英] Japanese Association of Neuro-Psychiatric Clinics ; JAPC

精神科診療所の開設者を会員とする厚生労働省所管の社団法人で1995年に設立された。会員診療所の資質の向上を図るとともに, 精神保健に関する正しい知識の普及および相談事業, 地域精神保健事業などを目的として運営されている。前身は1973年に結成された精神神経科診療所医会で, 地域精神医療の特性が異なる各県地区協会の独自性があることが特徴である。1980年代まで少数であった精神科診療所が大都市圏を中心として多く開設され, 地域に密着した存在となったのは地域医療重視の診療報酬体系によるところが大きい。精神科医療の多様化のニーズに精神科診療所がいかに対応していくのかが, 今後の重要な課題である。会員数1540名（2010年現在), 機関紙は『日本精神神経科診療所協会誌（日精診誌)』。事務局は東京都渋谷区に置く。
(三野 進)
[参考] 日本精神神経科診療所協会 HP
http://www.japc.or.jp/

日本精神神経学会

[英] The Japanese Society of Psychiatry and Neurology

精神科医を主体とした学術団体で, 精神医学と神経学の発展と学術文化への寄与を目的とし, 学術講演会の開催（総会は年に1回開催), 会誌（月刊）や書籍の発行, 国際学術交流などを主要な事業活動としている。2010年現在, 1万4000名を超える会員を擁している。本学会は, 1902（明治35）年, 東京帝国大学の精神病学教授呉秀三, 同内科学教授三浦謹之助の主導のもとに会員約200名によって創立された日本神経学会を嚆矢とする。同年には会誌「神経学雑誌」が刊行された。1935年, 学会名は日本精神神経学会, 会誌名は「精神神経学雑誌」と改称された。1946年に社団法人となった。本学会は, 当初から, 精神科医と神経医との共同で運営され, 会員も両者が等しく参加していたが, 1960年, 日本臨床神経学会（後に, 日本神経学会）が設立され, それを契機に, 神経医の会員数が減り, 現在のように精神科医主体の学会となってきた。1964年のライシャワー事件, 1969年の金沢総会, 1984年の宇都宮病院事件など社会の影響を受けて本学会は大きく変貌してきた。2002年には世界精神医学会（WPA）の主催国となり, 2004年には学会専門医制度が導入された。

学会の本来の活動は, 会員自身の自己研鑽によって自らの専門性を深め, さらに, 精神科関連学会や他の診療科学会（とくに日本神経学会）とも協調して, 日本の精神医学研究, 精神科臨床の充実と発展を目指すことにあるが, それとともに, 国が行う精神科医療行政への関与, 働きかけ, そして提言を行って日本の精神科医療の責を担い, それによって精神科疾患に病む人たちの幸福のために尽くすとともに, 彼らへの偏見や差別を除去することに力を注ぐことにある。
(松下正明)
⇨精神病者慈善救治会, 呉秀三
[参考] 日本精神神経学会 HP
http://www.jspn.or.jp/
[文献] 日本精神神経学会百年史編集委員会編(2003)

日本脳炎

[英] Japanese encephalitis

日本脳炎ウイルスによる脳炎。ヒトからヒトへの感染はない。体内でウイルスが増殖したブタなどの動物を, コガタアカイエカなどウイルスを媒介する蚊が刺し, その蚊がさら

ヒトを刺すことによって感染する。不顕性感染がほとんどであるが，発症すると高熱，頭痛，意識障害，けいれん，筋強硬，不随意運動，麻痺などが起こる。有効な治療法はなく，20～40％が死亡する。日本脳炎ワクチンの接種が予防的に重要で，わが国の患者発生は非常に少なくなっている。
〈数井裕光〉
⇨脳炎，エコノモ脳炎，林道倫
[参考] 国立感染症研究所感染症情報センターHP http://idsc.nih.go.jp/disease/JEncephalitis/QAJE.html

ニーマン＝ピック病
[英] Niemann-Pick disease

肝脾腫，中枢神経障害，骨髄の泡沫細胞，スフィンゴミエリンとコレステロールの蓄積を認める常染色体劣性遺伝疾患で，生化学的にはA型B型C型があり，AとBでは酸性スフィンゴミエリナーゼの欠損，Cはコレステロール輸送蛋白のNPC1蛋白異常による。Aは乳児早期から精神運動発達障害で寝たきりで死亡するが，Bは肝脾腫が主である。Cは各年齢にみられ，肝脾腫と中枢神経症状とくに垂直性眼球運動障害，骨髄細胞内にsea-blue-histiocyteを認めることがある。
〈依藤史郎〉
⇨脳リポイド症，リピドーシス
[文献] 大野耕策（1996）

乳汁漏出　➡プロラクチン

入眠期過同期
[英] hypnagogic hypersynchrony

生後3ヵ月～13歳頃までの小児の入眠期脳波によく認められる現象で，1～5歳に著明にみられる。左右同期的な3～5Hzのθ波で，振幅は150～200μVになるものもあり，4～10秒ほど続く突発波である。前頭部中心部優位に出現し，全導出部位にわたる。また小児では睡眠から覚醒に移行した時にも同じような高振幅徐波（覚醒後過同期）が認められることもある。正常範囲の脳波であるが異常波と間違えやすく注意を要する。〈高野謙二〉
⇨睡眠脳波，同期(性)，シータ[θ]波，突発波
[文献] 市川忠彦（2005）

入眠時幻覚
[英] hypnagogic hallucination

覚醒から睡眠への移行期，意識水準が比較的高い状態で生じる夢体験で，生々しい現実感をもつ。幻視や体感幻覚を中心とした幻覚症状で精神病性の幻聴とは性格が異なる。ナルコレプシー症例に多く約2/3にみられ，典型的には，幻覚中に体を動かせず，助けを求める声も出せない睡眠麻痺（金縛り現象）を伴う。自分が寝ている部屋に何者かが入り込んでくる，あるいは体を触る・押しつぶされる・切られる・性交渉をうける等のありありとした実在感（実体的意識性）をもち，強い不安や恐怖感を伴うことが通常である。浮遊感覚や幻聴を伴う場合もある。レム睡眠の構成要素である夢体験と筋弛緩が，意識水準と解離して生じるレム睡眠関連症状の一つである。なお生活が不規則となりレム睡眠が生じやすい時間帯（明け方など）に入眠する状況では健常者にもみられ，疾患特異性は低い。
〈本多　真〉
⇨幻視，ナルコレプシー，実体的意識性，睡眠麻痺，レム睡眠行動障害
[文献] 本多真, 本多裕（1998）, 松本京介, 本多裕（2008）

入眠時体験
[英] hypnagogic experience

入眠期に覚醒水準が低下し，思考の秩序が失われ，自我意識が減弱した際に，観念や微弱な感覚刺激が映像化しやすくなり幻覚体験を生じる現象を指す。入眠時心像（hypnagogic state），入眠時幻覚（hypnagogic hallucinations）とも呼ぶ。夢と同様に視覚性幻覚

が多いが、体が浮き上がるような奇妙な体感幻覚や幻臭などのこともある。健常人でも認められるときがある。とりわけナルコレプシー患者では入眠時にレム睡眠が出現することが多いため、骨格筋緊張の抑制による睡眠麻痺（金縛り）を伴った鮮明な入眠時幻覚（夢）として体験することがある。 （三島和夫）
⇨入眠時幻覚，ナルコレプシー
[文献] 大熊輝雄（1999a）

乳幼児観察
[英] infant observation

　乳幼児観察は精神分析の早期母子関係への関心によって発展してきた。英国ではKlein Mの直弟子であるBick Eが創案した児童精神分析家になるための訓練の一つである。訓練生は毎週、誕生まもない乳児と母親のいる自宅を訪問し、1時間の観察後に記憶を頼りにその記録を起こす。一般的には2歳になるまで毎週続けられる。それを小グループで議論することで乳幼児の発達、母子関係、その無意識的やりとりを理解する。これによって、訓練生は早期母子関係を学ぶことができ、臨床家の基礎訓練として有用である。これはタヴィストック方式ともいわれる。これに対して、米国の自我心理学派のMahler MSは1960年代よりビデオを使用し、新生児期から3歳までの正常な乳幼児の発達を映像的に記録した。これは「分離-個体化」という発達の図式を明示した。その後、Stern DNは新生児期から幼い乳幼児までの発達を、実験などを通して実証的な観点から観察することで、乳幼児の「自己感」の発達を論じた。これは乳幼児精神医学の中心となっている。また、この科学的な視点からの観察は発達心理学の領域にも重なっている。 （木部則雄）
⇨アタッチメント〔愛着〕，分離-個体化，付着同一化
[文献] Bick E（1964），Mahler MS, Pine F, Bergman A（1975），Stern DN（1985）

乳幼児けいれん
[英] infantile seizures

　一生の中で最もけいれんのおきやすい年代は、乳幼児期（0～4歳）と老年期（60歳以上）である。中でもてんかん発症は0歳代がピークで、その後年齢とともに減少する。0歳代で最も頻度が高いてんかん型がウェスト症候群であり、さまざまな脳障害（脳形成異常、先天性代謝異常や周産期障害）を基盤として発症する場合が多い。しかしながら0歳の後半から1歳を過ぎると良性乳児けいれんや熱性けいれんといった予後良好なけいれん発作も多くなる。 （小国弘量）
⇨ウェスト症候群，熱性けいれん
[文献] Arzimanoglou A, Guerrini R, Aicardi J（2004b）

乳幼児精神医学
[英] infant psychiatry

　乳幼児精神医学という用語が用いられるようになったのはそれほど古いことではなく、1970年代中頃である。そして、1980年には、ポルトガルにおいて第1回世界乳幼児精神医学会が開催された。その後この学会は他学会と合併し、現在は世界乳幼児精神保健学会と呼称されている。乳幼児精神医学は、子どもの妊娠期から生後3～4歳までの幼児期にかけての子どもの精神的問題を対象とする児童精神医学の下位分類の一つである。類似した領域を扱うものとして、周産期精神医学という用語もよく用いられる。乳幼児精神医学の特徴は、他専門領域との連携が不可欠であるということであり、Emde Rは、乳幼児精神医学の特徴を①多領域的、②多世代的（必然的に関係および家族指向的）、③発達指向的、④予防指向的、とまとめている。乳幼児期の精神的問題についての診断分類に関しては、まだ確定的なものはなく、DSM-Ⅳ-TRなどが用いられている。しかし、この時期に固有の精神障害の診断分類を作成する試みがなされており、Zero to Three-Rが公表されてい

る。乳幼児における治療技法としては，母親と乳幼児を同席させて一緒に治療する母-乳幼児精神療法が注目されている。親と子どもを同席させて面接することによって，親の深い記憶や感情が喚起されやすくなるとされている。これらの治療様式は，①短期危機介入，②発達ガイダンス-支持的療法，③乳幼児-親精神療法，に分けられている。このように，乳幼児の治療においては，親と子どもの関係性が問題とされるのであり，乳幼児精神医学では，母子の相互作用に関する問題に関心が向けられている。母子の相互作用に関連する要因として，子どもの気質，愛着の問題，妊娠，産褥期の母親の抑うつなどが取り上げられ，研究が進められている。また，乳幼児の早期の体験が子どもの身体的，情緒的発達にどのような影響があるかといった問題も調べられている。　　　　　　　　　　　（本城秀次）
⇨児童青年精神医学，親-乳幼児精神療法，アタッチメント〔愛着〕
[文献] 本城秀次（1992, 2008）

乳幼児突然死症候群
[英] sudden infant death syndrome

外見上は健康な1歳未満の乳幼児が（1歳以上の幼児を含める場合もある），睡眠中に呼吸停止をきたして死亡するもので，詳細な調査（剖検，病歴，事故が生じうる環境でないことの確認）でも死因不明であるもの。世界的には出生1000人に対して0.54人（日本では0.25人程度）である。多くは生後2〜4ヵ月にみられる。特定の発達段階における血圧・脈拍・呼吸・体温調節などの自律神経系機能不全や覚醒系の未熟を背景として，何らかの理由で生じた呼吸困難に反応できないことが原因とされる。危険因子として，男児，セロトニン神経系の機能低下，未熟児，受動喫煙，うつぶせ寝，軽い感染症，高温室内での厚着，人工乳栄養などが報告されている。うつぶせ寝では気道閉塞と高体温症になりやすいこと，未熟児では覚醒反応が短く少ない上，呼吸循環系の形成が未熟で，気道閉塞に対する反射運動（顔をそむける等）も不十分であることが原因と考えられている。

　　　　　　　　　　　　　　　（本多　真）
⇨自律神経機能異常
[文献] Kinney HC, Thach BT (2009), Hauck FR, Tanabe KO (2008), 加藤稲子, 齋藤紀子, 戸苅創 (2009)

ニューオブジェクト
[英] new object

Freud A は，児童の精神分析において，分析者は①新しい対象，②リビドーならびに攻撃性の転移の対象，および③外在化の対象となることを述べた。児童は分析者の中に新しい対象を発見し，彼の人格の中にある健康な部分は，分析者を新しい対象として扱う。彼が神経症かその他の障害をもつ場合，分析者を反復すなわち転移のために使うとした。Neubauer PB は，児童分析において，治療者が初めての連続性のある対象となり，信頼や同一化が可能な一次的対象となる場合があると述べた。この治療者との新しい関係が，通常の転移とは逆方向に，本来の親との関係に転移されるとした。Loewald HW によれば，成人の精神分析において，治療者は過去の重要な人物との対象関係や無意識からの転移を引き受けるとともに，それを新たな経験として統合し，内在化するための対象となる。すなわち，精神分析の治療機序として，治療者という新対象との間で，過去の対象の新たな発見がもたらされることを挙げた。（生田憲正）
⇨転移［精神分析］
[文献] Freud A (1965), Neubauer PB (1972), Loewald HW (1980)

ニューロイメージング
➡神経画像〔ニューロイメージング〕

ニューロステロイド
➡神経ステロイド〔ニューロステロイド〕

ニューロペプチド　➡神経ペプチド

ニューロペプチドY
［英］neuropeptide Y；NPY

中枢神経系および末梢神経系に存在するペプチドであり，36個のアミノ酸からなる。末梢神経系ではNPYはノルエピネフリンと共存し，強力な血管収縮因子として機能する。中枢神経系では脳内に広く分布するが，NPYを脳内へ投与すると持続的な摂食促進が認められ，脳内，とくに視床下部において摂食およびエネルギー調節に重要な役割を果たしていると考えられている。また，記憶と学習，そして，てんかんなどにも関連していることが報告されている。　　　　（田中稔久）

⇨ノルアドレナリン〔ノルエピネフリン〕

[文献] 上野浩晶, 中里雅光 (2006)

ニューロン
［英］neuron

神経細胞。中枢神経系（脳および脊髄），末梢神経系を構成する細胞で，興奮，すなわち，脱分極から再分極に至る一連の過程によって，電気的信号を伝える。シナプスにおいては，神経伝達物質を分泌し，これが次の神経細胞に存在する受容体に作用することによって，化学的な信号伝達も行う。通常，細胞体から伸びる1本の軸索と多数の樹状突起をもつ。樹状突起には，スパインと呼ばれる無数の棘が存在し，シナプスを作る。発生の段階では，グリア細胞と共通の幹細胞から作られる。その活動は周辺のグリア細胞に支えられている。その形態や機能は多様である。

（加藤忠史）

⇨シナプス，神経伝達物質，神経幹細胞

[文献] 森寿, 真鍋俊也, 渡辺雅彦ほか 編 (2006)

ニューロン新生　➡神経新生〔ニューロン新生〕

尿道性愛
［英］urethral erotism
［独］Urethral erotik
［仏］érotisme urétral

排尿の快感と結びついたリビドー満足の様式をいう精神分析的用語である。Freud Sは「ドラの症例」[1905a]で排尿の快感をマスターベーションと等価物だとし，「性欲論三編」[1905c]で尿道性愛を幼児マスターベーションの第2期（4歳頃）に位置づけた。排尿と火との象徴的関係が「火の支配について」[1932]で展開された。性格との関係では「性格と肛門愛」[1908a]で夜尿症と過度の燃えるような名誉心との関連を指摘している。Abraham Kは排尿があらゆる対象を創り出したり破壊したりする全能の力をもつという空想を伴う事実を指摘し，Klein Mはとくに尿による攻撃性と破壊の幻想の重要性を強調した。Fenichel Oは排尿失敗の懲罰によって恥の感情が生じることを述べている。男子では排尿に関する能動的な全能の空想や野心は，男根愛に置き換えられていくが，女子では，男子の排尿行為の目撃を介して去勢コンプレックスを刺激され，ペニス羨望が強められる。

（古井博明）

⇨ドラ［症例］，リビドー，自慰，去勢コンプレックス，ペニス羨望

[文献] Freud S (1905a, 1905c, 1908a, 1932), Abraham K (1920), Klein M (1932), Fenichel O (1945)

尿毒症
［英］uremia

腎不全に伴う症状を意味する。腎不全では尿素その他の老廃物が血液中に残存し，精神症状として初期に不眠，傾眠，うつ状態を示し，せん妄から昏睡に至る。高アンモニア血症，高K血症を認め，けいれん発作が生じることもある。腎不全における脳波は，肝性

脳症，一酸化炭素中毒と同様に徐波化，三相波が認められる［大熊輝雄1999］。球形吸着炭の内服薬は対症療法で，血液透析の適応である。

(紙野晃人)

⇨徐波，三相波
[文献] 大熊輝雄（1999b）

尿崩症
［英］diabetes insipidus；DI

腎尿細管での水再吸収低下により多飲，多尿となる状態で，高Na血症，希釈尿を示す。視床下部・下垂体後葉でのバソプレシン（ADH）の合成低下による中枢性尿崩症，腎尿細管でのADH作用低下による腎性尿崩症に分類され，リチウムなどADH阻害作用による薬剤性も知られる［Lee RVら1971, Grünfeld JPら2009］。水制限，DDAVP負荷にて診断され，デスモプレシン点鼻にて治療される。

(紙野晃人)

⇨下垂体機能低下症
[文献] Lee RV, Jampol LM, Brown WV（1971），Grünfeld JP, Rossier BC（2009）

二硫化炭素中毒
［英］carbon disulfide poisoning

二硫化炭素は，純度が高いものは芳香をもつ無色の液体だが，保存中に分解しやすく黄色を呈し，悪臭をもつようになる。揮発性が高く，非常に引火しやすい。蒸気でなく，皮膚からも吸収されるので取り扱いには注意が必要。中毒は，ガス吸入によるものが多く，時に経口，経皮的に発生する。中枢神経系，ことに淡蒼球のほか，副腎皮質，造血器にも病変を示す。急性の二硫化炭素中毒症状は，視覚障害，精神の高揚を伴う興奮発作，次いで意識不明，昏睡，呼吸麻痺として現れる。度々，より長時間の吸引による慢性の中毒症状は，頭痛，不眠，記憶・視覚・聴覚障害，神経炎，血管障害として現れる。検査所見では，貧血，白血球異常，血清コレステロール増加，血尿，蛋白尿，肝機能障害が示される。

(山森英長)

⇨急性中毒，一酸化炭素中毒

任意後見　➡成年後見制度

任意入院
［英］voluntary hospitalization

精神保健福祉法22条の3で規定されている自らの意思（voluntary）により入院する入院形態。1987年の法改正で設けられた。旧精神衛生法では自らの意思による入院については規定がなく，自発意思による入院は精神衛生法の枠外で，一般入院，自由入院と呼ばれていたが，厚労省はこれらの入院者についても念のため保護者の同意による同意入院とすることをすすめた経緯がある。その結果，日本の入院者の大部分が非自発的・強制入院にあたると国内外から強い批判を受けていた。このような批判を回避するために任意入院制度が創設された。まず任意入院とするよう努力すべきであるとされ，任意入院しやすくするため入院者の同意能力については低く解釈されている。このため見せかけの同意を防ぎ，任意入院者の人権を守るため，精神科病院管理者は退院の自由，原則開放処遇など入院者の権利を本人に告知し，同意を書面で得るという手続きを定めている。

(高柳　功)

⇨精神保健福祉法，同意入院
[文献] 山本紘世（2007a）

人間化　➡擬人化

人間学的精神病理学
［独］anthropologische Psychopathologie

近代の精神医学は，精神の病は脳の病であるという考えから出発した。しかし，20世紀に入ったころより，当時の心理学に依拠して，精神の病を整理するようになった。Bleuler Eによる統合失調症概念も，その一つで

ある。以来，主としてヨーロッパを中心に「人間学的精神病理学」が展開し，わが国の精神病理学にも大きな影響を与えた。人間学とは，「人間とは何か」という問いかけである。統合失調症をはじめとして，精神障害者は何故にその状態に陥ったのか，その当人にいかなる動機があったのか，その人の人生，価値観，環境など，どのようにからんで現在の状態にあるのかなど，当人とのかかわりの中で，治療関係を維持することは，今もなお大きな意義のあることである。　　（山口直彦）
⇨出立／合体，現象学，了解人間学

人間学的精神療法
［英］anthropological psychotherapy
［独］Anthropologische Psychotherapie
［仏］psychothérapie anthropologique

主としてスイスの Binswanger L の現存在分析（Daseinsanalyse）と，同じくスイスの Boss M の現存在分析論療法（Daseinsanalytik）を総称するもので，現今流行の evidence based など，人間を，生物学的存在として，測定可能なものと対象化・矮小化して，操作的・機械的に捉えるのでなく，Husserl E の現象学（Phenomenologie）に基盤をおき，Heidegger M の現存在分析論にもとづき，人間を「世界内存在（In-der-Welt-sein）」「現存在（Dasein）」今ここに生きてある「かけがえのない，一回限りの存在」として捉える。しかも，Freud S の精神分析の治療的実践を尊重しつつ，しかし，エス・自我・超自我などのメタ心理学的構築物を一切排斥して，ひたすら人間に生じてくるこころの現象に忠実に向き合い，最終的には，自身が主人公になって自己決定し，自分で世界に向かって生きていけるようになるところまで寄り添う態度が中心である。ただ漫然と隣りにいればよい，というものではない。Boss は尽力的・支配的顧慮（einspringend-beherrschende Fürsorge），と垂範的・解放的顧慮（vorausspringend-befreiende Fürsorge）を区別した。前者は，「他者のために心配を除いてやり，その身代わりになったり，引き受けてやる」という態度であり，後者は，「他者が，その実存可能性に開かれるべく，先立ってその手本を示し，その関心すべきものをもたらす」方法である。確かに，彼のいうように，前者は一見，立派な自己犠牲的献身であるかにみえるが，当の本人は，ただ献身を受けるだけで，あくまで他者のままにすぎず，自己の真の成長は見込めない。それに対して，後者は，結果として，自身の内的成長をもたらすことにはなるが，筆者はこの物言いにも，少しく抵抗を感じる。つまり，治療者が，垂範する，手本を示す，という部分である。そうではなく，患者の尊厳（dignity）を尊重し，彼への尊敬（respect）の気持ちをもちつつ，ひたすら，必ず，一定の時空間を保障する，という構造さえしっかり守り，ひたすら耳を傾けていけば，必ずや，その存在可能性が開けてくる，と信じるからである。精神病者や境界例には「護りの堅固さ」の確保とそれへの配慮が必須であり，神経症者や心身症者には，症状という「偽の悩み」を，人間が生きていくうえで出会う本来の悩みを自ら引き受けていくという「真の悩み」を悩むべく，変容していく「覚悟」を本人がもてるところまで付き合うことになる。　　（山中康裕）
⇨ビンスワンガー，現存在分析，ボス，現象学，尽力的顧慮（の排除）

[文献] Binswanger L (1942, 1957a), Boss M (1953, 1957), 荻野恒一，大橋一惠，山中康裕 (1977), 霜山德爾 (2000), 山中康裕 (2009a, 2009b)

妊娠精神病
［英］gestational psychosis

妊娠期間中に発症する精神病状態を総称するもの。特有のものを指すわけではなく，漠然と内因性精神病や心因性（ヒステリー性）精神病，症状精神病などを指すと思われる。

産褥期に比べ妊娠中の精神病の発症はきわめてまれである。古典的な研究であるが，Paffenbarger RS, Jr.［1964］は妊娠中と産褥期で精神病の発病頻度を比較し，妊娠中の発症は産褥期に比べきわめてまれであることを報告している。
(永田利彦)
⇨産褥期精神障害，産後うつ病
[文献] Paffenbarger RS, Jr. (1964)

妊娠妄想
[英] delusion of pregnancy
[独] Schwangerschaftswahn
[仏] délire de grossesse

「院長の子どもを宿している」など妊娠していると思い込む妄想を指し，被愛・結婚妄想の一部としてみられる。「チャールズ国王の子ども」という血統妄想など誇大的色彩を帯びることも多い。統合失調症者の1～5%程度にみられるが，とくに慢性期の患者で「子どもが数十人おなかにいて，昨日産まれた」など荒唐無稽で奇異な内容をもつ場合もある。そのほかにヒステリー性格の女性に心因性につわりや腹部膨張などが起こる想像妊娠が知られている。
(立山萬里)
⇨想像妊娠

認知
[英] cognition

認知（cognition）とは，ラテン語のcognoscereに語源があり，「知る」という意味をもつ。哲学の分野では「認識」と訳される場合が多い。認知という用語が意味するところは，実に多岐に及んでいるが，一般には，外界の情報を何らかの処理過程を通して内部にとり入れる機能的な活動全般を指す。実際には，具体的な情報処理の諸側面に注目し，知覚・注意・記憶・言語・意識・情動・推論・思考・問題解決・視空間処理・時間処理などの機能に分けられた上でそれぞれの特性について議論されているのが現状である。人間の場合，上記のいずれの情報処理過程においても，外部入力情報から表象（representation）の形成がなされ，その表象の操作を通して，出力が生み出される。その中間段階での複雑な処理過程は，上記のような具体的な機能から成り立つとする考え方，すなわち構成論的な捉え方を「認知主義」と呼ぶ。認知主義が台頭する以前は，行動主義的な考え方が旺盛であり，表象操作などの内的活動は仮定せず，刺激と反応の連合のみによって行動を説明しようとする考え方が主流であった。しかしながら，計算機科学や人工知能研究が発展するとともに，人間を情報処理システムとして捉え，その内部メカニズムを探る動きが急激に盛んになり，「認知科学」という分野の誕生に至った。現在では，さらに細分化が進み，自らの情報処理活動を客観的にモニターする機能である「メタ認知」，社会性やコミュニケーション場面で特異的に必要とされる処理活動に焦点を当てた「社会的認知・対人認知」，情報処理の諸側面の発達を精査する「認知発達」など，各分野で活発な研究が行われている。近年では，局所脳損傷に伴う認知機能の障害から，その神経基盤について考える「認知神経心理学」や，機能的MRIなどの脳機能画像技術などを用いた神経基盤に関する研究も急速に発展しており，「認知神経科学」という融合学問領域が誕生している。
(梅田聡)
⇨知覚，情動，思考，認知心理学，メタ認知
[文献] Gazzaniga MS, Ivry RB, Mangun GR (2009), 大津由紀雄, 波多野誼余夫 編著 (2004)

認知改善薬　➡向知性薬

認知行動療法　➡認知療法〔認知行動療法〕

認知症
[英] dementia

ICD-10では，「脳疾患による症候群であ

り，通常は慢性あるいは進行性で，記憶，思考，見当識，理解，計算，学習能力，言語，判断を含む高次皮質機能障害を示す。意識の混濁はない。通常，情動の統制，社会行動あるいは動機づけの低下を伴う」とされる。元来の認知機能からの低下を指し，幼少期からの神経発達障害による認知機能低下と区別する。認知症状などの中核症状に加えてBPSD (Behavioral and Psychological Symptoms of Dementia) なる精神行動症状が伴うこともある。

認知症は，何らかの処置により認知機能等が旧に復する可逆認知症（treatable dementia）とその反対の非可逆認知症に鑑別することが，臨床上重要である。可逆性認知症の原因疾患として，中枢神経領域では正常圧水頭症や慢性硬膜下血腫などが，内科疾患として甲状腺や副腎などの内分泌異常や電解質異常などが，またうつ病患者が認知症様の症状を呈する仮性認知症が知られている。また，薬剤に起因する認知症様状態もよくみられる。抗うつ薬，抗精神病薬，抗不安薬，抗パーキンソン病薬など精神神経薬あるいは，消化器用薬のH_2遮断薬，ジギタリス製剤，β遮断薬などが認知障害を起こす頻度が高い薬剤とされる。

本来の認知症ともいうべき非可逆性認知症は，脳血管性認知症と変性性認知症に分けられる。脳血管性認知症は，高血圧症や糖尿病などを基礎疾患にして，脳梗塞や脳出血などによる脳実質障害によって発症する。変性性認知症の主な疾患は，アルツハイマー病，レビー小体病，前頭側頭型認知症が挙げられる。また，頻度は低いが，大脳皮質基底核変性症，進行性核上性麻痺なども変性性認知症に含まれる。変性性認知症の病態機序は不明なものがほとんどであるが，神経細胞内に異常蛋白が蓄積するといった共通の病態も指摘されている。

変性性認知症の治療薬としては，アルツハイマー病に対するドネペジル，ガランタミン，メマンチンがあるが，これらはsymptomatic drugであり，根本的治療を目指したdisease-modifying drugの開発が待たれる。

（工藤 喬）

⇨水頭症，慢性硬膜下血腫，仮性認知症，血管性認知症，アルツハイマー型認知症，レビー小体型認知症，前頭側頭型認知症，大脳皮質基底核変性症，進行性核上性麻痺，タウ蛋白，器質認知症，精神遅滞

[文献] World Health Organization (1992)

認知障害

[英] cognitive impairment

認知機能（cognitive function）とは，一般には外界の事象を認識する能力とされるが，精神医学では，知覚，注意，記憶，学習，言語，遂行機能などをも含めて広義に認知機能とする場合が多い。認知障害の代表としてアルツハイマー病などの認知症があり，アルツハイマー病の前段階としての軽度認知障害（mild cognitive impairment），さらにその前段階として主観的認知障害（subjective cognitive impairment）がある。広義の認知機能障害は，統合失調症，気分障害，不安障害を含めて多くの精神障害において認められると理解されるようになっており，MATRICSなど統合失調症の特徴的な認知機能障害を評価するための尺度が開発されている。

（武田雅俊）

⇨アルツハイマー型認知症，軽度認知障害

認知症評価尺度

[英] dementia rating scale

これらの尺度が標的とする症状は，①認知機能障害ばかりではない。②精神症状・行動異常，③日常生活動作，さらに④認知症の全般的重症度などがある。これらについて個々に具体的な尺度を示す。

①については，スクリーニング用と詳細なものあるいは特定の認知領域を評価するもの

とに大別される。前者として Mini-Mental State Examination（MMSE）[Folstein MF ら 1975]，長谷川式簡易知能評価スケール（HDS）[長谷川和夫ら 1974]，その改訂版 HDS-R [加藤伸司ら 1991] が最も有名である。後者として，抗認知症薬の治験で世界的に用いられる ADAS-Cog（Alzheimer's Disease Assessment Scale Cognitive Subscale）[Rosen WG ら 1984] が名高い。また世界規模のアルツハイマー病研究組織である Alzheimer Disease Neuroimaging Initiative（ADNI）においては，記憶は Wechsler Memory Scale-Ⅲ の logical memory が用いられている。

②については Neuropsychiatric Inventory（NPI）[Cummings JL ら 1994]，また Behave-AD [Reisberg B ら 1987] が代表的である。またわが国でも問題行動評価尺度（TBS）[朝田隆ら 1994] が作成されている。

③としては，アメリカの国立老化研究所 NIA とカルフォルニア大学サンディエゴ校との連携で 1991 年に創立されたアルツハイマー病共同研究（The Alzheimer's Disease Cooperative Study；ADCS）による ADCS-ADL [Galasko D ら 1997] が主流になっている。わが国のものでは，小林敏子らによって開発された N 式老年者用日常生活動作能力評価尺度（N-ADL）がある。

④認知症の全般的重症度を測定する尺度としては，Clinical Dementia Rating（CDR），また Reisberg B らによる Global Deterioration Scale（GDS），ならびに Functional Assessment Staging（FAST）が代表的である。

その他に，全般的な精神機能を評価するもの，また介護者の負担を評価する尺度などもある。 　　　　　　　　　　　　（朝田　隆）

⇨老人用知能評価スケール，長谷川式簡易知能評価スケール，西村式知的機能検査〔N 式精神機能検査〕

[文献] Folstein MF, Folstein SE, McHugh PR（1975），長谷川和夫，井上勝也，守屋国光（1974），加藤伸司，下垣光，小野寺敦志ほか（1991），Rosen WG, Mohs RC, Davis KL（1984），Cummings JL, Mega M, Gray K, et al.（1994），Reisberg B, Borenstein J, Salob SP, et al.（1987），朝田隆，吉岡充，森川三郎ほか（1994），Galasko D, Bennett D, Sano M, et al.（1997）

認知心理学
[英] cognitive psychology

広義には知的機能の解明をめざす心理学全般を指す。たとえば注意，知覚，学習，記憶，思考，推論，理解，言語活動などを研究対象とする。狭義には，心的活動を情報が処理される過程とみなす心理学を指す。

歴史的には，すでに 1800 年代末期から 1900 年代初期にかけて，Wundt WM, James W らによってヒトの知的機能の内的過程解明をめざす研究がなされていたが，その後，20 世紀前半の心理学の主流となった行動主義心理学は心の内的過程を研究対象から排除した。行動主義心理学では客観的に観察可能な刺激と行動のみが科学的研究対象になりえるとされた。しかし，同時代に盛んであったゲシュタルト心理学によって心の内的過程の重要性が示され，さらに 1950 年代の通信・計算機系の情報処理理論や心理言語学の勃興とともに，心の内的過程を情報処理過程としてみる見方が広まっていった。この分野で取り上げられるようになった研究テーマは注意のフィルターモデルやカクテルパーティー効果，知覚情報のトップダウンとボトムアップ処理，言語の産出・理解，思考，問題解決，その計算論などである。これらの研究は Cognitive Psychology（認知心理学）と称されることになったが，この名称は 1967 年に出版された Neisser U の同名の書とともに広まったとされる。認知心理学的研究にあたっての一般的な仮定は，ヒトの心は情報処理過程として記述できるだろうというもので，心的活動の情報処理モデルを構成し，シミュレ

ーションや実験でその妥当性を検証するという手法がとられている。認知心理学の実験では生理学的反応，反応時間，眼球運動，脳波・事象関連電位などが測定され，近年は脳画像も多く用いられている。認知心理学は精神医学にも応用され，さまざまな精神障害の認知機能障害が研究されている。また過去の経験が心に内的図式（schema）を構成し，この図式がその後の情報処理に影響を与えるという考え方は認知療法の成立にも影響を与えた。近年，認知心理学は，その情報処理モデルを神経現象の中で検証する認知神経科学に吸収されていく傾向にある。　　（豊嶋良一）
⇨神経心理学，脳画像〔ブレインイメージング〕，事象関連電位，認知療法〔認知行動療法〕，アフォーダンス，思考
[文献] Baars BJ, Gage NM, ed. (2007), Anderson JR (1980)

認知リハビリテーション
[英] cognitive rehabilitation

リハビリテーションとは，障害をもつ人が，身体的，心理的，社会的側面を含めた全人的な適応状況を，到達可能な最も高いレベルまで回復していく過程のことであり，障害やハンディキャップを軽減し，障害をもつ人の社会的参加を可能にするあらゆる方略を内包する。したがって，リハビリテーションは医学領域に限ったものではなく，教育・職業・社会福祉など，広い分野にわたる理念である。また，本人と治療者のみならず，家族や周囲，地域や社会を含めた多くの人々の参加が不可欠となる。このうち認知リハビリテーションはとくに，脳の器質的損傷に伴って生じた，失語・失行・失認，注意障害，記憶障害，視空間認知障害，遂行機能障害など，さまざまな高次脳機能障害について，多様な取り組みを行っていくことを指している。主な対象疾患は，脳血管障害，頭部外傷，神経変性疾患，代謝性疾患，中毒などが挙げられる。認知リハビリテーションの手順としては，医学的評価から開始し，個々の症例の問題点と保たれている点を抽出する。その上で目標を設定し，訓練・介入を実施する。訓練・介入については，認知機能そのものの回復を促す訓練と，日常生活への適応を促す訓練との二つを考えることができる。たとえば，半側空間無視に対しては，視覚操作訓練やプリズムメガネなどが前者に該当し，ベッドや車いすの工夫や環境調整などが後者に該当する。しかし，認知リハビリテーションにおいては一般に，機能障害レベルの改善よりは，とくに生活場面における能力障害の軽減，支援に力点が置かれる場合が多い。また，高次脳機能障害の生活様態については個人差が大きいため，テーラーメイドの認知リハビリテーションが求められることになる。　　（三村　將）
⇨高次脳機能障害
[文献] 鹿島晴雄，加藤元一郎，本田哲三 (1999), 三村將 (2009), Prigatano GP, Klonoff PS, O'Brien KP, et al. (1986), Wilson BA (1987)

認知療法〔認知行動療法〕
[英] cognitive therapy；cognitive-behavior therapy；cognitive behavioural therapy

認知療法（認知行動療法）とは，人間の気分や行動が認知のあり方の影響を受けるという理解にもとづき，認知（ものの考え方や受けとり方）のあり方に働きかけることによって精神疾患を治療することを目的とした構造化された短期の精神療法である。認知療法は，うつ病，不安障害（パニック障害，社会不安障害，強迫性障害，PTSD等），摂食障害，さらには統合失調症や双極性障害などの治療で用いられ，薬物療法に匹敵する効果があり，とくに再発予防効果が高い。認知療法と薬物療法の併用療法はそれぞれの単独の治療効果をしのぐとされている。こうしたことから，2010年から健康保険の対象となった。認知療法は，私たちが日常的に，半ば自動的に行

っている主観的判断に注目し、気持ちが大きく動揺したりつらくなったりしたときに患者の頭に浮かぶ考え（自動思考）をより現実的でバランスがとれたものに修正することでうつや不安を軽減し、問題解決を助けることで効果を上げる。認知療法では、症例の概念化を行って基本的な問題点を理解し、認知再構成法などの認知的アプローチや行動活性化、問題解決法、主張訓練法などの行動的アプローチを用いて認知の修正を図る。認知療法では、面接はもちろん、ホームワークを用いて日常生活の中で認知の修正を行うようにする。治療後半ではスキーマと呼ばれるその人に特有の考え方のパターンを修正していくが、これが再発予防効果につながるとされている。認知療法では治療者と患者が一緒になって科学者のように認知を検証していく協同的経験主義と呼ばれる関係を重視し、患者が自分で答えを見つけだしていけるようなソクラテス的質問と呼ばれる質問技法を用いて治療を進めていく。認知療法の詳細な治療プロセスは、厚生労働省ホームページの「こころの健康」に掲載されている。なお、最近英国では、従来型の認知行動療法（高強度認知行動療法 high-intensity cognitive behavioural therapy）に加えて、より広くサービスを提供するために簡便型の低強度認知行動療法（low-intensity cognitive behavioural therapy）が行われるようになっている。わが国でも、セルフヘルプを手助けする書籍やサイトも多く提供されている。　　　　　（大野　裕）

⇨認知，ベック

[参考] 厚生労働省 HP 内「こころの健康」
http://www.mhlw.go.jp/bunya/shougaihoken/kokoro/
うつ・不安ネット HP
http://www.cbtjp.net/

[文献] Bennett-Levy J, Richards DA, Farrand P, et al. ed. (2010), 大野裕 (2003, 2010), Wright JH, Basco MR, Thase ME (2006), Wright JH, Sudak DM, Turkington D (2010)

ニンフォマニア

[英] nymphomania

（女子）色情症。淫楽症。女性が性的刺激や性的満足に対して過剰で飽くことを知らない欲求を示す障害であり、性欲の量的異常である。この性的欲求は強迫的な性質をもち、患者は性的関係をもつ欲求に抵抗できず、どのような代償を払っても即時的に性的満足を得ようとし、自分の性的行動に苦悩や葛藤を伴う点で、単なる性的放縦とは区別される。性欲過剰が身体的疾患の症状として生じている場合はニンフォマニアとは診断されない。

（小畠秀吾）

⇨性嗜好異常
[文献] Ellis A, Sagarin E (1965), Groneman C (2001)

ヌミノーゼ

[英] numinosity
[独] Numinose
[仏] sentiment numineux

ドイツの神学者 Otto R による、神性を意味するラテン語ヌーメン（Numen）からの造語。絶対的優越存在の前で被造者感情が生じる体験と説明される。ヌミノーゼには、「戦慄すべき秘義」「魅するもの」の2要素がある。前者は恐れや畏怖、優越、威力を含んだ驚きであり、後者は人を惹きつけ捉え、法悦に導くものであるという。したがって、宗教的体験から道徳的要素と合理的要素を差し引いた、非合理的な要素を指す。　（森口眞衣）

⇨神秘体験，神秘的合一
[文献] Otto R (1917)

ネ

NEO〔5因子モデル〕 ネオ
[英] NEO；neuroticism, extraversion, openness to experience（five-factor model）；NEO-PI-R；revised NEO personality inventory

Costa PT, Jr. と McCrae RR が提唱する人格の5因子モデル。神経症傾向（N），外向性（E），および，経験への開放性（O）の3因子を測定する NEO inventory（1978年）の開発後，調和性（A：agreeableness）と誠実性（C：conscientiousness）の2因子が追加され，5因子モデルの質問紙法パーソナリティ検査となり（NEO-PI, 1985年），その後改訂された（NEO-PI-R）[Costa PT, Jr ら 1992]。 （光安博志）
⇨ TPQ／TCI
[文献] Costa PT, Jr, McCrae RR（1992）

ネオジャクソニズム ➡新ジャクソン学説

ネオヒポクラティズム
[英] neo-hippocratism

自然治癒力の科学的解明と治療の応用をめざす医学思想。近現代医学の発病研究（病因・危険因子の発見・検出，発病メカニズムの解明）一辺倒に対して，回復研究（回復要因の発見，回復メカニズムの解明）の重要性を強調。一連の論述として，精神疾患における自然治癒力の精神生物学的検証[1989]，ドーパミン系を自己回復システムの一部とみる統合失調症の薬物治療論[1993]，精神病治療の開発史における発病論の挫折と回復論の成功[1999]，発病論に偏向した現代精神医学の定説批判[2005]がある。いま注目されている「レジリアンス」（病を防ぎ病を治す心身の働き；疾病抵抗力）は，ネオヒポクラティズムの系譜に連なる「自然治癒力の現代医学版」であり，その疫学的・生物学的研究は，疾病抵抗因子（発病防御因子と回復促進因子）の検出と回復メカニズムの解明を通じて，病気の理解と治療の進歩に寄与することが期待される。 （八木剛平）
⇨自然治癒力，レジリアンス
[文献] 八木剛平（1993, 2005）

ネクロフィリア ➡死体性愛

根こぎ抑うつ
[独] Entwürzelungsdepression

内因性うつ病の発症要因として自己をとりまく環境の変化に注目し，後のうつ病発病状況の人間学的研究の先駆的業績の一つとなった，Bürger-Prinz H の提唱した病態である。彼は1951年住居，家族，財産，職業，地位などの喪失体験の状況，その例として，ナチスによって迫害されそれまでの生存の場，意義を失ったユダヤ人の場合を挙げ，このように自己の存在が失われたとき，そこから了解される反応性のうつ状態が突然出現する。それはさらに内因性のうつ病と変わりない病像，経過を示すことを指摘した。現存在が危機に瀕したときに生じる実存うつ病，喪失うつ病などと並ぶものである。 （大森健一）
⇨状況因，荷おろし抑うつ，遷延性うつ病，内因・反応性気分変調（症）
[文献] Bürger-Prinz H（1951）

猫鳴き症候群
[英] cat cry syndrome

5番染色体短腕の一部の欠失（5pモノソミー）によって起こる。新生児10000人に一人に認められ，女児に多い。新生児期の泣き声が，子猫の鳴き声に似ていることから命名された。丸い顔，小頭症などの顔貌上の特徴に加え，精神遅滞，筋緊張低下，そしてかん高い声が認められる。生命予後は比較的良好

である。　　　　　　　　　　　　　（橋本亮太）
⇨染色体異常
[文献] 森川昭廣, 内山聖, 原寿郎 編（2006）

ねずみ男 [症例]
rat man

　Freud S は自らの症例報告を出版するとその治療記録を処分することが多かったが, 「強迫神経症の一症例に関する考察」[1909]で報告された「ねずみ男」の治療記録だけがフロイトの遺品から発見された。これが, Strachey J により英訳され, 有名なオリジナルケースレコード [1955] となった。強迫行為や強迫観念に悩み, 「父の死」を棚上げして支払いをめぐって苦しむ患者は, 分析者に抵抗し攻撃的にぶつかっていく。焦点づけられたエディプスコンプレクス, そしてアンビヴァレンスや転移をどう取り扱ったのかという点だけではなく, 他者に読まれることを意識しない記録には分析者自身の興奮や困惑という逆転移も記され, 二人の応酬が生き生きと蘇ってくる。その後, より正確に読み取られた独語版も発表され, 邦訳されており, 一人の精神分析家 Freud が他人の人生に参加し, 毎晩詳細を想起し書き記すという治療記録や, 観察し, 考え, 「生き残る」とはどういうことなのかなどの意義も知られるようになった。　　　　　　　　　　　　　（北山　修）
⇨エディプスコンプレクス[フロイト], 思考の全能
[文献] Freud S（1909b, 1955）, 北山修 監修, 編訳／高橋義人 訳（2006）

熱狂者　➡狂信者

熱情犯罪者　➡激情犯罪者

熱情妄想
[仏] délire passionnel

　Sérieux P と Capgras J が復権妄想を解釈妄想から区別したことを背景として, Clérambault G de は恋愛妄想, 嫉妬妄想, 復権妄想（広義には好訴妄想）を熱情妄想と総称し, これらがパラノイア性格を基底とする解釈妄想とは異なることを示した。ここに熱情とは行為に至る傾向を有する強い持続性の感情状態であり, 熱情妄想とは最初の観念感情複合体（「公準 Postulat」と呼ばれる）から発展する病的な心理学的症候群である。解釈妄想とは対照的に, ある明確な時期に始まり, 最初から明確な目的をもった意志が働き, 患者は未来に向かった努力状態の中に生き, 妄想は扇状の発展を示す。この妄想は心理学的に発生するものであるから, 患者の性格や環境によって大きなバリエーションを示す。いずれの熱情妄想も, 完全に自律的に出現することもあれば, 精神病による精神機能の変化にもとづき, 精神病の前駆症として, あるいは幻覚性妄想など他の妄想に付加されて生じることもある。　　　　　　　　　　（針間博彦）
⇨解釈妄想, 恋愛妄想, 嫉妬妄想, 復権妄想(症), 好訴妄想, エロトマニー, クレランボー
[文献] Clérambault G de（1909）

熱性けいれん
[英] febrile seizures

　通常 38℃ 以上の発熱に伴って乳幼児に生ずる発作性疾患（けいれん, 非けいれん性発作を含む）で, 中枢神経感染症, 代謝異常, その他明らかな発作の原因疾患（異常）のないものをいう。生後 6 ヵ月から 5 歳の間に好発し, 生後 3 ヵ月以前, 6 歳以降の発症はまれである。発作は強直性, 強直間代性あるいは間代性の全身けいれんで数分以内に終了し, 15 分以上持続することはまれである。熱性けいれんの再発率は 25～50%（平均 30% 台）で, 3 回以上の発作反復は, 患児全体の 9% 程度とされる。発症前の明らかな神経学的異常, 非定型発作（①部分発作, ②発作の持続が 15 分以上, ③24 時間以内の繰り返し, のいずれか 1 つ以上）, 両親・同胞における無

熱性けいれんの家族歴のいずれかの因子をもつ患者ではてんかん発症率がやや高くなるので注意が必要である（複雑型熱性けいれん）。このような危険因子をもたない単純型熱性けいれんは6歳までに自然寛解する。　（小国弘量）
⇨部分発作
[文献] Nelson KB, Ellenberg JH (1976), 関亨 (1991)

涅槃原則
[英] nirvana principle
[独] Nirvanaprinzip

　内的な刺激緊張を減少させ一定の割合に保つ，あるいはそれを取り除こうとする，神経活動の一般的な傾向のことである。Freud Sは「快感原則の彼岸」[1920]において，この傾向に対して，涅槃原則というLow Bの表現を援用した。そしてこの涅槃原則を自我本能の一部である自己保存本能と関係づけることによって，性本能では説明できない，有機体が以前の状態を回復しようとする傾向を説明しようとした。そして有機体が放棄せざるをえなかった以前の状態を回復しようとすることは，短絡的に死を求めているのではないとしても，究極的には無機物に還ることを目指していると述べて，自己保存本能を死の本能（Todestrieb, death instinct）と結び付けた。この概念によって，快感原則に従う不快な緊張を軽減させ快を求める性本能では説明できないマゾヒズム的過程，たとえば被分析者が転移において繰り返す反復強迫や，外傷性神経症者が繰り返しみる，願望充足では説明できない外傷場面の夢を説明しようとした。　（岡 達治）
⇨自我本能〔自我欲動〕，生の本能／死の本能
[文献] Freud S (1920a), Low B (1920)

寝ぼけ　➡睡眠時随伴症

粘液水腫
[英] myxedema

　皮膚・粘膜の特有な浮腫様変化を伴う成人の甲状腺機能低下症 [Gull 1874, Ord 1877]。皮膚は蒼白で乾燥し肥厚して浮腫様だが圧痕を残さない（non pitting edema）。発汗減少，爪甲脆弱，脱毛，体重増加，寒冷過敏性，便秘，徐脈，月経異常を呈する。精神活動鈍化，易疲労性，意欲低下，抑うつ傾向，記銘力低下，重症例では認知症様の外見を示すので，うつ状態や認知症をきたす疾患との鑑別を要する。時に多彩な急性精神病症状，神経筋症状，全身けいれんや昏睡をきたすことがある。
（岩瀬真生）

⇨甲状腺機能低下症

粘着気質
[独] visköse Temperament
[仏] tempérament visqueux

　Kretschmer Eが挙げた3つの気質（統合失調気質，循環気質，粘着気質）のうち1つであり，闘士型体型と結びつき，てんかんの病前気質とも考えられている。てんかん気質とほぼ同義。この気質の特徴は粘着的傾向とときに爆発的傾向が指摘されている。粘着的とは，粘り強いが精神的テンポは遅い。すなわち，思考も行動も遅く，話は緩慢，くどく，一方で強情で忍耐強く誠実さが目立つ場合もある。ときに爆発的に興奮，怒りの感情を表出する傾向がみられたりする。　（大森健一）
⇨気質，闘士型，循環気質，統合失調気質

年齢関連性記憶障害〔AAMI〕　➡記銘力

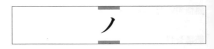

ノイローゼ　➡神経症

脳炎
［英］encephalitis
［独］Encephalitis
［仏］encéphalite

脳実質の炎症。髄膜の炎症が脳に波及した場合を髄膜脳炎，炎症が脳と脊髄に及ぶ場合を脳脊髄炎という。頭痛，発熱，けいれん，意識障害，精神症状などの全般症状のほか，炎症が及んだ部位の局所症状（巣症状）として，脳神経症状，錐体路症状，錐体外路症状，感覚障害，種々の高次脳機能障害など，あらゆる種類の中枢神経症状が出現しうる。原因の多くは各種病原体の感染によるものであるが，自己免疫による脳炎も少なくない。病原体には各種のウイルス，細菌，リケッチア，真菌，原虫など広範なものが挙げられる。炎症の発生機序により，病原体が脳組織に直接侵襲して炎症を起こす一次性脳炎と，呼吸器や消化器など他の器官へのウイルス感染後に免疫機序によって炎症を起こす二次性脳炎に分類される。日本脳炎，単純ヘルペス脳炎などは前者であり，後者にはインフルエンザ，麻疹，風疹，水痘などの感染や予防接種後の急性散在性脳脊髄炎，麻疹ウイルスによる亜急性硬化性全脳炎，パポバウイルスによる進行性多巣性白質脳炎などがある。　　　（西川　隆）
⇨日本脳炎，ヘルペス脳炎，急性散在性脳脊髄炎〔ADEM〕，亜急性硬化性全脳炎
［文献］ Merritt HH（1979）

脳科学　➡神経科学

脳画像〔ブレインイメージング〕
［英］brain imaging

脳の構造および機能を，医工学技術によって2次元または3次元化して視覚的に定性的・定量的に表出する技術の総称。おもに脳構造画像と脳機能画像の2つに分けられる。精神医学においては神経画像（ニューロイメージング；neuroimaging）とほぼ同義。認知症などの器質性疾患の画像診断に重要な役割を果たすだけでなく，精神疾患の病態を調べる上で，近年飛躍的に進歩した領域である。歴史的には機能性精神障害と考えられていた統合失調症や双極性障害において脳構造の変化があることや，病態や治療によって形態が変化することも報告されている。

(1)脳構造画像　　コンピュータ断層撮影（computed tomography；CT）と核磁気共鳴画像法（magnetic resonance imaging；MRI）がある。CTはX線を用い，吸収値を計測することで頭蓋内組織の構造を再現する技術である。空間解像度は低いものの比較的低価格で普及度が高く，骨折や脳出血，脳梗塞などの急性期の病態の評価に力を発揮する。造影剤を使用することで，血管性病変や脳腫瘍などをより鮮鋭に検出することが可能である。MRIは磁場を利用し，組織内の水素原子核の変化を計測し画像化する技術である。臨床的にはミリ単位の構造変化を特定することも可能となっている。生物学的精神医学領域では，MRIを用い脳内関心領域の変化を調べる研究が進んでいる。解析ソフトを用い関心領域を手動でトレースしていく手法のほかに，複数の画像の信号強度を統計学的に処理し比較するvoxel-based morphometry（VBM）も用いられている。また，白質内の水分子の動きを表出することで白質繊維の方向性や密度を計測するdiffusion tensor imaging（DTI）による研究も注目されている。

(2)脳機能画像　　単一光子放射断層撮影（single photon emission computed tomography；SPECT），ポジトロン断層法（positron emission tomography；PET），機能的（functional）MRI，近赤外線スペクトロスコピー（near-infrared spectroscopy；NIRS）などがある。SPECTは体内に投与した放射性同位体から放出されるγ線を検出することで，血流動態を画像化する。すでに多くの医療機関に普及しているので，脳血流動態を評価する

検査として活用されている。精神科領域では同年齢の健常対象者集団の血流分布と比較し、脳部位ごとの統計値を画像化する方法を用いて、認知症の鑑別診断への利用が試みられている。PET は SPECT と比較して空間解像度や時間解像度が優れているが、高価で放射線同位元素の精製や管理にも特殊な方法を要する。脳画像としては一般に研究領域で使用されている。同位元素で標識された物質が体内にとどまっている間に、脳活動を要する負荷試験を行うことで、認知機能などの脳機能の主たる活動部位を同定する研究に広く用いられている。また、PET は、神経伝達物質の受容体に親和性のある物質を標識することで、向精神薬と競合させ、向精神薬の濃度と受容体占拠率の関係を推定することに利用されている。この手法によって、薬物の効果・副作用の発現と投与量や受容体占拠率との関係の理解が進んだ。functional MRI は脳内のヘモグロビンの酸化・還元変化を同定することで画像化し、さまざまな課題負荷時の脳活動を推定する手法である。空間解像度が高く、放射性物質を使用しないため安全性は高いが、高精度の MRI や統計的処理技術を要する。NIRS は近赤外線を頭皮上から投射し組織からの反射光を計測することで脳活動を推定する技術である。平成 21 年度より「光トポグラフィ検査を用いたうつ症状の鑑別診断補助」として精神科領域では初めて先進医療として認められた。

その他、脳波は厳密には生理機能検査法に分類されるが、時間解像度にすぐれ、1000分の1秒単位で脳活動を記録することができる。解析技術の発展によって、電位を2次元や3次元的に表出するトポグラフィー技術によって生理機能を視覚化して表現することが可能であり、広義に脳画像として分類することもできる。 (平安良雄)

⇨神経画像〔ニューロイメージング〕, CT, MRI, VBM, 拡散テンソル画像〔DTI〕, SPECT〔単光子放射断層撮影〕, PET, fMRI〔機能的 MRI〕, NIRS
[文献] 平安良雄, 笠井清登 編 (2008)

脳幹症候群
[英] brainstem syndrome
[独] Hirnstamm Syndrome
[仏] syndrom du tronc cérébral

脳幹（中脳，橋，延髄）の損傷によって生じる症候群。脳幹にはⅢ～Ⅻ脳神経の核および神経線維、錐体外路の諸核と神経線維のほか、皮質脊髄路（錐体路），脊髄視床路（表在感覚路），内側毛帯（深部感覚路），脊髄小脳路，交感神経下行路などの伝導路が走っている。またこれらの核や伝導路以外の中脳から橋の中央部には脳幹網様体があり、広範な大脳皮質に線維を投射して意識や全般的脳活動の水準の維持に関与している。このため脳幹の病変はその部位により以下のような多様な症状の組み合わせをもたらす。除脳硬直は、中脳・橋の切断的病変によって頸部・体幹・四肢の伸展、両前腕の回内という特徴的肢位を伴った痙性麻痺。無動性無言の一部の例は、中脳・橋の傍中心部病変によって追視運動や睡眠・覚醒リズムが残存しているが自発的運動や発語がみられない状態。閉じ込め症候群は、橋底部の病変によって意識は清明であるが、眼球・眼瞼運動の一部を除き随意運動の能力を失った状態。脳脚幻覚症は、主に中脳の病変によって注視麻痺や不随意運動などの神経症状とともに本人に病識のある幻視を呈するもの。球麻痺は、Ⅸ以下の脳神経核の両側性障害によって構音・嚥下障害を呈するものである。より局在的な病変によって生じる症候群には、ウェーバー症候群（中脳腹側），クロード症候群，ベネディクト症候群（中脳背側），パリノー症候群（中脳視蓋），ミヤール＝ギュブレール症候群（橋底部外側），ワレンベルク症候群（延髄背外側）など人名を冠して命名されているものが多い。 (西川 隆)

⇨無動無言症，閉じ込め症候群，脳脚幻覚症，球麻痺
[文献] 平山惠造 (1971)

脳幹聴覚誘発電位　➡誘発電位

脳幹網様体　➡網様体賦活系

脳器質精神症候群
[英] mental disorders due to brain damage and dysfunction

　外因性精神障害と呼ばれるものの一部で，脳の一次的な病変にもとづく精神障害を指す。ICD-10 によれば，「Other Mental Disorder Due to Brain Damage and Dysfunction and to Physical Disease (F06)」に分類されるものである。基礎疾患としては，頭部外傷，脳腫瘍，脳血管障害，脳炎，てんかん等がある。基礎疾患と精神症状群の発症の間に（数週あるいは 2～3ヵ月の）時間的関連があることや基礎疾患の除去や改善に伴い，精神疾患も快復する特徴がある。傾眠，昏迷，昏睡など意識水準の低下と，それに錯覚，幻覚，妄想等の精神現象が加わった状態である意識混濁を呈することが多い。意識障害からの快復過程では，内因性精神病に類似した可逆的な感情，意欲の障害，不機嫌，健忘等の症状が出現することがあり，通過症候群といわれる。
　　　　　　　　　　　　　　　　　（工藤　喬）
⇨通過症候群
[文献] World Health Organization (1992)

脳機能調整薬　➡向知性薬

脳脚幻覚症
[英] peduncular hallucinosis
[仏] hallucinose pédonculaire

　中脳の損傷に伴って出現する幻覚症。原因病巣が大脳脚だけではないので中脳幻覚症とも称する。幻視が主であるが幻聴や触覚性幻覚を伴うこともある。夕暮れに現れやすく，色彩のついた人物や動植物・模様などが強い感覚性をもって体験される。通常，患者は幻覚に対して客観的で批判的な態度を保っており，妄想的確信を抱くことはない。明らかな意識障害はなく見当識も保たれているが，睡眠リズムの障害がみられる。最初の症例を報告した Lhermitte J［1922］によれば，睡眠中の夢やナルコレプシーの入眠時幻覚と同様のものであるという。血管障害例が多く，一側の動眼神経麻痺と対側の小脳性運動失調，舞踏病・アテトーゼなどの不随意運動を伴うことが多い。病変は中脳吻側にあり，脳幹網様体から視床への投射路を離断するために，大脳皮質が自走的に賦活され幻覚を産生するという病態が想定されている。
　　　　　　　　　　　　　　　　　（西川　隆）
⇨入眠時幻覚，アテトーゼ
[文献] Lhermitte J (1922), Manford M, Andermann F (1998)

脳局在論
[英] theory of cerebral localization
[独] zelebrale Lokalisationslehre
[仏] théorie de localization cérébrale

　さまざまな心的機能が脳の一定の部位に局在すると考える立場。現在では比較的広くみとめられているといってよいが，1861 年の Broca P による失語症例の公表に至るまで，あるいはその後も，言語などの高次の機能が特定の部位に局在することについて多様な「異論」があって，これらは概括的に全体論と称されてきた。確かに Broca 以前は，言語といった高次な機能が脳の特定の部位に局在することなどありえないというのがアカデミズムの保守的な立場であった（Flourens P ら）。しかし Broca，Wernicke C を経て古典論が成立して以降に登場する反古典論の主張は，ある程度の局在をみとめつつも，図式的な局在には異を唱えるという共通点はあるにせよ，その主張はさまざまである。言語心像

の局在について否定的である論者（Freud S, Marie P）や，単なる空間的局在ではなく時間的局在を主張する立場（Monakow C von），象徴形成を重視する Head H やゲシュタルト学説を援用する Goldstein K など，実際には研究者によって見解はそれぞれに独自であり，単純に「全体論」対「局在論」という二分法に収まらない側面も少なくない。現在の神経心理学は，原則として脳局在論の立場に依拠しているといってよい。損傷症状について心的機能と脳の特定の部位に関する二重の解離が成り立つこと（部位 A の損傷で症状 X が生じるが Y は生じず，一方部位 B の損傷では症状 Y は生じるが X は生じない場合に部位 A と症状 X，部位 B と症状 Y の対応を想定しうる）や，機能画像（fMRI や PET など）である心的作業に応じて特定の部位が賦活されること，などがその局在の根拠となっている。最近では機能と部位の 1 対 1 対応だけでなく，特定の機能を担う「回路」が想定されることもまれではない（パペツの回路，前頭葉の皮質・皮質下回路など）。その場合には複数の領域が分散して一定の役割を分担しつつ，全体として共同して一つの機能を実現していると考えられる。 （大東祥孝）

⇨神経心理学，クライスト，ペンフィールド，シャルコー，fMRI〔機能的 MRI〕，PET，脳地図，巣症状

[文献] Hécaen H, Lanteri-Laura G（1977）

脳局所精神症候群

［独］hirnlokales Psychosyndrom

　脳障害の部位別に前頭葉症候群，側頭葉症候群，頭頂葉症候群，後頭葉症候群，脳梁症候群，間脳・中脳・脳幹症候群と分類することがある。

　前頭葉症候群では，自発性の低下，無感情，無関心，発動性の欠如，抑うつなどが主症状であるが，時にはモリア，ふざけ症，興奮，多幸，多動，脱抑制が伴う場合がある。これらは，ピック病や進行麻痺などでみられる。側頭葉症候群では，記憶障害や知覚障害（とくに幻臭）が主体であり，記憶障害情動変化が激しくなる。両側の広汎な側頭葉障害では，精神盲，情動反応の欠如，性行動の亢進，視覚刺激に対する過剰反応，何でも物を口に入れる傾向（口唇傾向）などが特徴のクリューヴァー＝ビューシー症候群がみられる。頭頂葉症候群では，優位半球の障害で，言語障害，触覚失認，構成失行，視空間失認等が出現する。手指失認，計算障害，左右障害，失書が出現するゲルストマン症候群がみられる。

（工藤 喬）

⇨前頭葉症候群，側頭葉症候群，頭頂葉症候群，後頭葉症候群，脳梁症候群，間脳症候群，脳幹症候群，ピック病，進行麻痺，クリューヴァー＝ビューシー症候群，ゲルストマン症候群

脳空洞症

［英］porencephaly
［独］Porenzephalie
［仏］porencéphalie

　孔脳症ともいう。脳奇形の一種で，脳実質が欠損し空洞となった部分に髄液が貯留しているもの。先天性の脳実質の無形成のほか，胎生後期から周産期に生じた脳の虚血や出血・外傷などの病巣から生じるものがある。空洞は通常くも膜下腔または脳室と交通している。症状として，発達遅滞，痙性の四肢麻痺や片麻痺，けいれん発作などがみられる。裂脳症（schizencephaly）は先天性の無形成により大脳皮質から脳室まで通じる裂隙が生じるもので，小多脳回，異所性灰白質などの奇形を伴うことが多い。水無脳症（hydranencephaly）は胎生期の広範な脳虚血の結果，大脳半球がほとんど空洞化したものである。

（西川 隆）

⇨小頭症，水頭症

[文献] Barkovich AJ, Kuzniecky RI, Jackson GD（2005）

脳血管障害
[英] cerebral vascular disorder

　脳血管の異常に起因した脳障害を指す。脳卒中（stroke）ともいう。脳梗塞と脳出血に大きく分けられる。現在臨床では，米国のNational Institute of Neurological and Stroke（NINDS）の分類が使用されている。

　脳梗塞では，臨床カテゴリーとしてラクナ梗塞，アテローム血栓性脳梗塞（脳血栓），心原性脳塞栓症，その他の脳梗塞に分けられる。また，発生機序として，血栓性，塞栓性，血行力学性に分類し，さらに病巣や灌流域による分類を総合して診断がくだされている。ラクナ梗塞は，深部穿通動脈の血流障害による。アテローム血栓性脳梗塞は，頭蓋内外の大血管の粥状硬化病変を基盤として発症する。心原性脳塞栓症では，心臓内で形成されたり，心臓を経由した栓子が脳血管を閉塞することで生じる。脳出血の原因としては，ラクナ梗塞によって生じた微小動脈瘤，脳アミロイドアンギオパチー，腫瘍，脳動静脈奇形，脳動脈瘤，出血性素因や抗血栓療法などが挙げられる。脳動脈瘤の破裂でくも膜下出血が起きやすい。　　　　　　　　　　　　　　（工藤 喬）
⇨血管性認知症，血管性うつ病，アミロイドアンギオパチー，脳器質精神症候群

[文献] National Institute of Neurological Disorders and Stroke（1990）

脳血管性認知症　➡血管性認知症

脳血栓　➡脳血管障害

脳血流量
[英] cerebral blood flow

　脳の血流量のこと。通常は大脳皮質の局所脳血流量を指す。脳機能に必要なエネルギーはグルコースの酸化的代謝によって補給される。脳内にはグルコースと酸素の蓄積がないことから，脳のエネルギー代謝維持には脳血流が必須となる。したがって，脳血流量は脳のエネルギー代謝，すなわち神経活動を反映する。脳血流量は各種の神経画像検査によって測定可能である。　　　　　（大久保善朗）
⇨神経画像〔ニューロイメージング〕，PET，SPECT〔単光子放射断層撮影〕，fMRI〔機能的MRI〕，NIRS

脳腱黄色腫症
[英] cerebrotendinous xanthomatosis

　ミトコンドリア内のsterol 27-hydroxylaseの欠損によって生じる常染色体劣性のまれな脂質代謝異常症である［Moghadasian MHら2002］。コレステロールから胆汁の主成分であるケノデオキシコール酸（CDCA）への経路が遮断される代わりにコレスタノールへの経路が増大するため，血中のコレスタノールが増加する。コレスタノールは肝臓以外では正常な組織ではごく少量しか存在しないが，脳腱黄色腫症では腱（とくにアキレス腱），皮膚，脳，眼，肺などに沈着する。小児期に現れる特徴的な症状は慢性下痢と若年性白内障で，アキレス腱黄色腫，動脈硬化症，知能低下，錐体路徴候，小脳症状，骨軟化症，骨折などの臨床症状が徐々に出現する。進行が緩徐なため成人になり初めて診断されることもある。治療はCDCAの経口投与で，早期診断と早期の治療開始によって神経症状の進行を阻止することが可能である。　　（秋山一文）
⇨脂質代謝障害

[文献] Moghadasian MH, Salen G, Frohlich JJ, et al.（2002）

脳梗塞　➡脳血管障害

脳挫傷
[英] cerebral contusion

　頭部外傷の急性期症状の1型で，頭部を強打するなどの要因によって起こる脳実質の挫滅，小出血や浮腫などの器質的障害。外力が

直接加わった皮質部位の挫傷（直接損傷）のほか，外力により受傷部位と反対側の脳部位が頭蓋骨に打ちつけられて皮質反跳巣を生じることが多い（反衝損傷）。頭蓋内は不均一な構造になっているため，加速減速に対する脳の各部分の相対的運動の間に生じた損傷（剪断損傷）や脳幹部と脳底動脈穿通枝とのずれによる小出血が生じることもある。頭蓋骨・頭蓋底骨折を受けていることも多く，出血によって脳内血腫をきたすこともある。激しい頭痛，嘔吐，意識障害をきたし，挫傷部位に対応した局所症状として運動知覚麻痺，けいれん発作や視野欠損などが起きる。これら急性期の症状に引き続いて，亜急性期には主として健忘症候群（見当識障害，記銘力障害，健忘，作話）がみられる。さらに後遺症期には知的機能の障害，人格変化，自律神経機能障害，巣症状，外傷てんかん，外傷神経症などの頭部外傷後遺症を呈する場合がある。

(田上真次)

⇨脳震盪，健忘，頭部外傷後遺症
[文献] 大熊輝雄（2005）

脳死

[英] brain death

大脳および脳幹を含む脳機能が喪失して回復不可能な状態のこと。医療の進歩により，脳の機能が停止しても人工呼吸器等の管理によって，呼吸，循環，体温などが維持された状態が認められることから脳死の概念が検討されるようになった。わが国では，和田心臓移植問題のため10年間にわたり公的な検討が止まった時期を経て，厚生省の特別研究事業として検討が再開され，1985（昭和60）年に報告書として脳死判定基準が提案された。脳死が法的に問題になるのは臓器移植を検討する場合である。1997（平成9）年，「臓器の移植に関する法律」が制定され，死亡した者が臓器移植の意思を生前に書面で表示していて，遺族が拒まない場合に限り，法的にも脳死を人の死として認めることが決められた。さらに2010（平成22）年には，移植医療を推進する立場から，本人の臓器提供の意思が不明な場合でも家族の承諾があれば，法的脳死判定を行った上で臓器を提供がすることが可能になった。法的脳死判定については厚生省の脳死判定基準に準じて守るべき事項と実施マニュアルが決められている。すなわち，脳死と判定するための前提条件として，①器質的脳障害により深昏睡および無呼吸をきたしている，②原疾患が確実に診断されている，③現在行いうるすべての適切な治療をもってしても回復の可能性が全くないと診断される必要があり，除外条件として，①急性薬物中毒，直腸温，食道温等の深部温が32℃以下の低体温，代謝・内分泌障害など脳死と類似した状態になりうる場合，②15歳未満の小児，③知的障害者等，本人の意思表示が有効でないと思われることが挙げられている。確認すべき生命徴候としては，①直腸温，食道温等の深部温が32℃以下でないこと，②収縮期血圧が90 mmHg以上であること，③心拍，心電図等で重篤な不整脈がないことを確認する必要がある。そして，法的に脳死と判定するためには，①深昏睡，②両側瞳孔径4 mm以上，瞳孔固定，③脳幹反射の消失，④平坦脳波，⑤自発呼吸の消失のいずれもが必須とされる。さらに，第1回目の脳死判定が終了した時点から6時間以上を経過した時点で，第2回目の脳死判定を開始し，第2回目の脳死判定終了時をもって脳死と判定することが決められている。

(大久保善朗)

⇨植物状態，昏睡
[文献] 厚生省厚生科学研究費特別研究事業・脳死に関する研究班（1985）

脳磁図〔MEG〕

[英] magnetoencephalography

脳の神経活動により生じた磁場変化（脳磁気）を捉える装置全般を指す。ヒトの神経細

胞活動により発生する磁界は，地磁気や周囲の磁気の1億分の1～1万分の1程度であるが，周囲の磁界を遮断するシールドルーム，超伝導を利用したSQUID磁束計（superconducting quantum interference device）を使用することにより，脳磁気が記録できる。近年では，全頭型の多チャンネル脳磁図が用いられている。脳磁気の発生源は大脳皮質の錐体細胞の細胞内電流と考えられるが，多数が同期すると大きな磁場を発生することになる。その結果，脳磁図で神経細胞の活動を捉えることができる。得られた磁場波形からその発生源を推定するために，等価電流双極子法が使用される。臨床的には，てんかん患者の自発脳磁界を測定し，発作間欠期のてんかん焦点位置をミリメートル単位で推定することが可能である。

(鬼塚俊明)

⇨脳波〔EEG〕，脳画像〔ブレインイメージング〕

[文献] 重藤寛史（2005）

脳出血　➡脳血管障害

脳腫瘍

[英] brain tumor

　頭蓋内組織に発生する腫瘍のこと。神経上皮組織性腫瘍，神経鞘性腫瘍，髄膜性腫瘍，リンパ腫・造血細胞性腫瘍，胚細胞性腫瘍，トルコ鞍部腫瘍，転移性腫瘍に大別される。成人腫瘍の約80％はテント上に発生する。これに対して小児腫瘍はテント下が比較的多い。良性頭蓋内腫瘍であっても，頭蓋内で増大すると致命的となることがある。転移性腫瘍は気管支あるいは乳房からの転移が多い。精神医学領域において脳腫瘍が問題となるのは，初期症状として頭痛（朝に強い），けいれん発作，発生部位による局在症状として視野欠損や言語障害，運動麻痺などが生じる場合と，経過中に何らかの精神症状を示すことがある場合である。精神症状は前頭葉，側頭葉の腫瘍で最も多く，頭頂葉，後頭葉がこれ

に次ぐ。前頭葉腫瘍では発動性の低下，感情の平板化や錯乱などの状態を示す。側頭葉腫瘍では健忘症候群や抑うつなどに加えて，発作性に夢幻状態，既視感や未視感などが出現することがある。

(田上真次)

[文献] 大熊輝雄（2005）

脳震盪

[英] cerebral concussion

　頭部外傷の急性期症状の1型で，受傷直後に起こる一過性の神経機能麻痺である。ほとんどつねに健忘期間を伴う。意識障害（意識消失）は通常，短時間の内に回復する。その他，視力障害，平衡機能障害，頭痛，嘔吐などが一過性に起こる場合がある。脳器質障害はないかあっても軽度である。一過性の脳乏血による脳機能障害，脳全体あるいは脳幹の興奮や麻痺によると考えられている。

(田上真次)

⇨脳挫傷

[文献] 大熊輝雄（2005）

脳震盪後症候群

[英] post-concussion syndrome；PCS

[独] Postkommotionelles Syndrom

[仏] syndrome de post commotion cérébrale

　一般的には軽微の外傷性脳損傷後に出現する自覚的な症状で，集中力の欠如，記憶力や行為遂行スピードの減退，行為の開始や計画の困難さなどに加え，抑うつ，易刺激性，怒り，気分変調性，性欲の減退，頭痛，羞明，不眠，易疲労感，視力障害，めまいなどを訴えることが多い。診断としては，症状が受傷後3ヵ月以上たっても持続する［McHugh Tら］，あるいは受傷後1週間あるいは10日以内に発現するものとされ，このうち6ヵ月以上症状が持続するものを，persistent or prolonged PCS (PPCS) とするものもある［Evans RW］。いまだに脳震盪でさえ，その原因について定まっていない状況であり，本症

候群についても、どのような症状が、脳の器質的なダメージであるのか、また心理的な問題が原因なのかは明らかにはなっていない。

(女屋光基)

⇨頭部外傷後遺症、高次脳機能障害
[文献] Evans RW (2004), McHugh T, Laforce R, Gallagher P, et al. (2006)

脳性麻痺

[英] cerebral palsy

受胎からの新生児期（生後4週間）の間に生じた脳の非進行性病変にもとづく、永続的なしかし変化しうる運動および姿勢の異常である。その症状は通常2歳までに発現する。進行性疾患や一過性運動障害、または正常化するであろう運動発達遅延は、これを除外する。発生頻度は出生1000人に対して1.5〜2人といわれ、近年では重度重複化が問題となっている。①痙直型、②アテトーゼ型、③固縮型、④失調型、⑤低緊張型、⑥混合型に分類される。危険因子・原因として低体重出生、早期産、多胎、新生児仮死などが挙げられ、実際には低酸素性虚血性脳症、脳室周囲白質軟化症、脳梗塞、脳形成障害（裂脳症・孔脳症など）があるが、原因がよくわからないものも多く含まれる。治療方法には、①リハビリテーション（理学・作業・言語聴覚療法）、②装具・ギプス療法、③薬物療法（筋弛緩剤・神経ブロック・注射［志村司2007］など）、④手術療法（軟部・関節・骨手術）［松尾隆1998］などがある。

(末光 茂)

[文献] 志村司 (2007), 松尾隆 (1998)

脳脊髄液

[英] cerebrospinal fluid ; CSF

髄液。脳・脊髄を囲むくも膜下腔や脳室を満たす液体。通常では無色透明だが細胞成分が混入すると混濁し、血液が混入すると血性になる。正常人で比重1.005〜1.009、全量130〜140 ml、細胞数は5/μl以下（リンパ球優位）。糖は血糖の約65%（50〜80 mg/dl）であり、髄膜炎や脳炎では低下する。総蛋白量は15〜45 mg/dlで、50 mg/dl以上なら病的であり、中枢神経系の感染症や多発性硬化症、脳腫瘍などで増加し、蛋白分画も診断の参考になる。液圧は正常人の仰臥位で65〜195 mmH$_2$Oだが、低髄圧（50 mmH$_2$O以下）でめまい、耳鳴、頭痛、意識障害、徐脈、乳頭浮腫がみられ、高髄圧（200 mmH$_2$O以上）で意識障害、めまい、頭痛、嘔吐、反射亢進、乳頭浮腫、小脳失調、眼振、てんかん発作などがみられる。髄液の大部分は側脳室脈絡叢から産出され、室間孔を経て第3脳室に流入し、さらに第4脳室付近でくも膜下腔へと流れ込む。そして主に上矢状静脈洞近傍のくも膜顆粒を経て、静脈系に吸収される。24時間に約500 mlが産出されるが、生成量と吸収量の間に不均衡を生じると、髄液が脳室などに鬱滞し水頭症となる。髄液の機能としては髄液中に半ば浮遊している脳や脊髄を危険にさらす物理的外力を分散させ、これらを保護している。また中枢神経系にはリンパ系が存在しないため、代謝産物の運搬や局所免疫能に関与していると考えられている。頭部外傷や脳動脈瘤破裂などにより、くも膜下腔に出血すると8〜12時間後にはヘモグロビンがビリルビンに分解され、髄液は黄色調となる（キサントクロミー）。また近年、交通事故などのむち打ちや腰椎穿刺などの外的刺激により髄液が漏出し、慢性的な頭痛や視力の調節障害などの症状を呈する脳脊髄液減少症（診断基準は2010年4月時点で策定中）が注目され、臥床安静や大量飲水による生活指導やブラッドパッチなどの治療が試みられている。

(小曽根基裕)

⇨脳炎、多発性硬化症、脳腫瘍、水頭症、鞭打ち症
[文献] 野村総一郎、樋口輝彦 編 (2001), 伊藤隆、高野廣子 (2005), 伊勢恵子、澤部祐司、野村文夫 (2009)

脳脊髄液減少症　➡鞭打ち症

脳塞栓　➡脳血管障害

脳卒中　➡脳血管障害

脳代謝
[英] brain metabolism

　代謝とは有機体が生命を維持するために化学反応によって体内でさまざまな物質を合成・分解することをいう。脳内物質としては酸素，糖，アミノ酸，脂質，ペプチドなどさまざまなものがある。いずれも脳機能の成立のためには必須であり，それぞれの代謝される物質に対応して，酸素代謝，糖代謝，アミノ酸代謝などと呼ばれる。また代謝は生命機能の維持に必要なエネルギーを産生する過程であることからエネルギー代謝ともいわれる。ヒトの脳は生理的な条件下ではグルコースのみをエネルギー基質として，その酸化的代謝によって得られるATP（アデノシン三リン酸）で神経機能活動を維持している。そのため脳機能に必要なエネルギー代謝とはグルコース代謝によって反映される。脳内にはグルコースと酸素の蓄積がないことから，脳虚血は直ちにエネルギー基質の欠乏を招き，ATP枯渇から脳機能活動を障害して短時間に不可逆的な損傷をもたらす。すなわち，脳のグルコース代謝維持には脳血流の維持が必須となる。神経画像において脳代謝は，グルコース，酸素消費量，脳血流量などを指標に測定される。　　　　　　　　　　（大久保善朗）
⇨神経画像〔ニューロイメージング〕，脳画像〔ブレインイメージング〕，脳血流量

脳地図
[英] map of cerebral cortex
[独] Gehirnkarte
[仏] carte du cortex cérébrale

　脳地図という述語は，①大脳皮質の細胞構築学的区分，②大脳皮質の機能局在地図，という二つの意味で使用されている。細胞構築学的には，Brodmann K，Bailey P，Bonin G vonや最近ではMesulam MMによる区分地図が知られている。純粋に皮質の6層構造の形態的パターンを基盤に作成されたBrodmannらのものや，一次知覚野，知覚連合野，連合野の連合野，辺縁系ないし傍辺縁系などの機能系を考慮したMesulamの脳地図があるが，最近の豊富な知見を反映して，かなり詳細な脳局在地図の作成が試みられている。②に関しては，すでに20世紀前半に，Kleist KやHeschen SEによるきわめて詳細な機能局在地図が発表されていた。Kleistは，自験例や文献例の検討を通して，個我および社会我を内側眼窩脳に，身体我（自己体験）を帯状回に局在させるなど，大胆で極端とも思える脳地図を提示しているが，最近の認知神経心理学などの知見からすると，その先見性に驚かされる部分も少なくない。（大東祥孝）
⇨脳局在論，クライスト
[文献] Mesulam MM（2000）

嚢虫症
[英] cysticercosis

　虫卵の経口摂取によって感染した有鉤条虫の幼虫が寄生して起こる病気。体のさまざまな臓器に寄生するが，脳・脊髄に寄生した場合をとくに神経嚢虫症（neurocysticercosis）と呼ぶ。神経嚢虫症の症状には，てんかん，頭蓋内圧亢進症状，脳局所神経症候，髄膜炎，脊髄神経根症状などがあるが，これらは嚢胞が周辺構造物を圧迫して起こる。診断には画像検査と抗体検査が有用。治療法には手術治療の他，抗寄生虫薬であるアルベンダゾール，プラジカンテル投与などがある。　　（数井裕光）
⇨脳炎，脳腫瘍
[文献] Sinha S, Sharma BS（2009）

ノウドウイシキ

能動意識
[英] awareness of self-activity
[独] Aktivitätsbewußtsein

「能動性の意識」とも記されるが，Jaspers Kが挙げた，自我意識の4つの形式標識の1つ（他は単一性の意識，同一性の意識，自他の区別の意識）である。島崎敏樹はこれを「自律性の意識」と称した。この能動意識はさらに存在意識と実行意識に分けられるが，従来の考え方によれば存在意識の障害の典型が自己精神離人症であり，実行意識の障害は自己精神離人症のみならず，考想吹入や考想奪取，作為体験など統合失調症に認められる各種の自我意識異常である。　　（中安信夫）
⇨自我意識，離人症，思考吹入，思考奪取，させられ体験
[文献] Jaspers K（1913/1948），島崎敏樹（1949-1950）

能動性／受動性〔分析者の〕
[英] activity/passivity

精神分析療法において，分析者は受動性という言葉で表される治療態度を基本とする。その態度が意図するのは，被分析者の心的内界，とくに無意識内容の治療場面への展開を促進し，さらにそれらを分析者が認識しやすくすることである。こうした治療態度は，禁欲規則，空白のスクリーン，分析の隠れ身，フロイト的治療態度といった言葉で表現される。この基本の中で，分析者が能動性を発揮するのは，治療を構造化するときと解釈を行うときである。これに対して，分析療法において分析者は能動性をもっと発揮するべきであると主張したのが，Freud Sが「恐るべき子どもたち」と呼んだFerenczi S，Rank O，そしてReich Wの3人である。小此木啓吾は彼らの主張をまとめてフェレンツィ的治療態度と呼んだ。さらに，分析者の能動性が議論されるのが，患者の病態に対する技法の修正（modification）においてである。その一つが境界性パーソナリティ障害の治療である。
　　　　　　　　　　　　　（白波瀬丈一郎）
⇨禁欲規則，分析の隠れ身，フロイト的治療態度，フェレンツィ的治療態度

脳動脈瘤
[英] cerebral aneurysm
[独] Gehirn aneurysma；zerebrales Aneurysma
[仏] anévrisme cérébral

動脈瘤とは血管壁の疾患によって動脈の一部が嚢状や紡錘状に拡張するものである。頭蓋内ではウィリス動脈輪を形成する脳底部の大血管の吻合・分岐部に多く生じる。先天性の動脈壁中膜の欠損，胎生期の血管の遺残，血管の発生異常などに血圧の負荷が加わって発生したと考えられるものが多いが，アテローム性動脈硬化，細菌・梅毒感染，外傷などを原因とするものもみられる。くも膜下出血の最大の原因は脳動脈瘤破裂であり90%近くを占めるという。　　　　　　　（西川　隆）
⇨脳血管障害
[文献] Pakarinen S（1967），太田富雄，松谷雅生 編（2000）

脳内アミン〔モノアミン〕
[英] brain amine；monoamine

(1)概念　脳内に存在する内在性芳香族アミンの総称であり，カテコールアミン（ノルアドレナリン，ドーパミン）やインドールアミン（セロトニン）など主要な神経伝達物質を含む。1960〜1970年代にかけて脳内における局在や生理的役割が明らかになった結果，脳内アミンはヒトの情動の制御やさまざまな精神疾患の病態に大きく関与すると考えられるようになった。イミダゾール環を有するヒスタミンや直鎖アミンであるアセチルコリンも同様の生理活性アミン（biogenic amine）であるが，狭義には脳内アミンに含めない。またスペルミンやスペルミジンのようなポリ

814

アミン（polyamine，2個以上の第一級アミノ基が結合した有機化合物）も興奮性アミノ酸受容体の修飾物質として働くが，脳内アミンには含めない。カテコールアミンやインドールアミンのように1個のアミン基を有するものをモノアミン（monoamine）と呼び，現在では脳内アミンよりもモノアミンの呼称を用いることが多い。モノアミンの誘導体であるβ-フェニルエチルアミン，チラミン，オクトパミン，トリプタミンなどの内在性微量アミン（trace amine）も神経伝達の修飾物質と考えられている。

(2)分布　脳内アミンの多くは末梢にも存在するが，中枢では脳幹にモノアミン神経路の起始核が局在しており，前方脳領域に向かって広く投射している。一部は下行性に脊髄に投射する。脳幹に分布するカテコールアミン含有神経細胞群の局在はA1～A7（ノルアドレナリン），C1～C3（アドレナリン），A8～A15（ドーパミン）のように示し，とくに弧束核（A2），青斑核（A4, A6），黒質緻密部（A9），腹側被蓋野（A10），弓状核（A12）などの部位に高密度に存在する。脳幹のセロトニン含有神経細胞群は縫線核に局在し，B1～B9で示す。

(3)合成・代謝　モノアミンは主に細胞体で合成され，神経終末へ輸送され，シナプス小胞に貯蔵された後にシナプス間隙へ放出されるが，大部分はトランスポーターによって再取込みされ，モノアミン酸化酵素（monoamine oxdase；MAO）やカテコール-O-メチル基転移酵素（catechol-O-methyltransferase；COMT）によって分解される。カテコールアミンは，チロシンから誘導されるカテコール基を有するアミン類であり，チロシンからチロシン水酸化酵素によりドーパが合成され，さらに芳香族L-アミノ酸脱炭酸酵素によりドーパミンへ変換される。ドーパミンはドーパミン-β-水酸化酵素によりノルアドレナリンへ変換され，さらにアドレナリンに変換される。ノルアドレナリンとドーパミンは分解されて，それぞれ3-メトキシ-4-ヒドロキシフェニルグリコール（3-methoxy-4-hydroxyphenylglycol；MHPG）とホモバニリン酸（homovanillic acid；HVA）になり，尿中に排泄される。血中，尿中のMHPGとHVAの40～60％は中枢神経系由来であり，中枢のカテコールアミン神経系活動の指標となる。一方，インドールアミンは，トリプトファンから誘導されるインドール基を有するアミン類で，トリプトファンからトリプトファン水酸化酵素により5-ヒドロキシトリプトファンが合成され，さらに芳香族L-アミノ酸脱炭酸酵素によりセロトニンへ変換される。セロトニンからさらにメラトニンが誘導される。セロトニンは分解されて5-ハイドロキシインドール酢酸（5-hydroxyindole acetic acid；5-HIAA）になる。血中，尿中の5-HIAAのほとんどは末梢由来である。

(4)生理的機能　脳内アミンは動物の覚醒や行動の制御に関与し，各モノアミンが特異的に結合するG蛋白質共役代謝型受容体を介して複雑な調節を行う。抗うつ薬がモノアミントランスポーターを阻害し，また抗精神病薬がドーパミンD_2受容体を遮断することから，うつ病のモノアミン仮説や統合失調症のドーパミン仮説などが提唱されるに至った。近年，脳内アミンは精神疾患のみならずヒトの性格特性とも関連するといわれている。

(黒木俊秀)

⇨アドレナリン〔エピネフリン〕，ノルアドレナリン〔ノルエピネフリン〕，ドーパミン，セロトニン〔5-HT〕，モノアミントランスポーター，モノアミン仮説，ドーパミン仮説

[文献] Schildkraut JJ（1965），Deutch AY, Roth RH（2004）

脳内微小透析法
➡マイクロダイアリシス〔微小透析法〕

脳膿瘍

[英] brain abscess ; cerebral abscess
[独] Hirnabzeß ; Gehirnabzeß
[仏] abcès encéphalique ; abcès cérébral

　脳実質内で囊状・腫瘤状となった細菌感染巣。中耳炎，副鼻腔炎，扁桃腺炎，歯膿瘍など頭頸部の感染巣から波及するほか，肺膿瘍，気管支拡張症に伴う慢性気管支炎，膿胸，細菌性心内膜炎，胃腸感染など胸腹部の感染巣からも，とくにファロー四徴症など先天性チアノーゼ疾患のある場合に血行性に伝播して発生する。起炎菌は連鎖球菌，黄色ブドウ球菌，プロテウス・ミラビリス，肺炎球菌などである。臨床症状・所見は頭痛，発熱，白血球増多，髄膜炎症状などの炎症徴候のほか，占拠性病変としての性格から，けいれん，巣症状，精神症状，頭蓋内圧亢進症状も高率にみられる。造影 CT ではリング状の増強像と周辺に広がる浮腫が特徴である。脳室穿破と脳ヘルニアが致命的となりうるので外科的摘除術の対象となる。
(西川　隆)

[文献] Gruszkiewicz J, Doron Y, Peyser E (1982)

脳波〔EEG〕

[英] electroencephalogram
[独] Elektroenzephalogramm
[仏] électroencéphalogramm

　脳は神経細胞の集合体であるが，それらの電気活動を一定の条件で検出し，頭皮上に装着された電極から記録したものを一般的には EEG という（頭皮脳波）。ヒトの脳波に相当する現象を最初に記録したのは Berger H [1929] であり，脳波という呼称も彼によるものである（脳電図という呼称もある）。脳波は，大脳皮質（第Ⅴ層）の錐体細胞の後シナプス電位（postsynaptic potential ; PSP）が起源であると考えられているが，実際に頭皮から検出される電位は，脳の多数の錐体細胞の電気活動によって発現する電流双極子（current dipole）の形成によって生じた電場の変化を捉えたものである。頭皮上から検出される電位は，きわめて微弱（μV オーダー）であり，導出された脳波を記録するための複数の増幅器を備えた脳波計を用いて検出する。頭皮上の電極設置基準は国際 10-20 法と呼ばれる共通の条件にもとづいた複数の位置に電極を配置し（通常は 16 ないし 21 誘導），電極同士の配列パターン（モンタージュ）を何種類か設定し記録を行う。安静閉眼時の記録を基本とし，光刺激，過呼吸，睡眠などによる賦活時の脳波変化も記録する。脳波は周波数特性によって，α 波：8〜13 Hz，β 波：13 Hz より早い周波数，θ 波：4〜8 Hz 未満の周波数，δ 波：4 Hz より遅い周波数，などギリシャ文字で表記する。安静閉眼時の脳波活動を基礎律動あるいは背景活動と呼ぶが，正常成人では後頭部からの誘導で α 波成分を主体とした規則的なリズムをもった左右同期性の脳波活動（α 律動）が観察される。この α 律動は，開眼や緊張，外部からの痛みなどのストレスとなる刺激で抑制され，低電位の β 波成分が主体の律動に変化する。この現象を α 波減衰（attenuation）または α 波抑制（α-blocking）といい，正常な神経生理学的な反応が保たれていることを示すものである。

　脳波は，意識レベルや睡眠覚醒段階の判定の指標としても有用である。睡眠段階は，脳波学的には，第 1 段階で α 波の減衰や低振幅速波の出現，第 2 段階では高振幅の瘤波（hump）や紡錘波（spindle）と呼ばれる特徴的な波が出現する。さらに睡眠深度が深くなると，高振幅 δ 波が混入し（第 3 段階），第 4 段階では脳波記録の 50% 以上が不規則な高振幅 δ 波となる。第 1 から第 4 睡眠段階をノンレム（NREM）睡眠と呼ぶ。一方，レム（REM）睡眠は，第 1 段階様の脳波パターンであるが，自律神経系の反応や筋緊張低下を伴い，夢をみていることがある睡眠段階である。睡眠時の脳波も，何らかの脳機能の障害によって変化するため，神経生理学的

な側面からの重要な指標となる。

　また脳波の特性は年齢によっても異なる。背景活動から明らかに区別され突出して出現する波を突発波（paroxysm）と呼ぶが，とくに棘波（spike），棘・徐波複合（spike and slow wave complex）などは，脳内の過剰な放電を反映している場合が多く，てんかん症候群の診断を進める上で重要な所見である。ちなみに，脳波学はてんかん学とも密接な関係があり，てんかん性の病態の診断や研究には欠かせない。脳波は，侵襲性がなく，リアルタイムで脳機能の状態を把握しうるすぐれた診断ツールである。通常の頭皮脳波以外にも，てんかん外科治療の際の頭蓋内脳波記録や，デジタル処理によるさまざまな脳波解析も行われている。さらに事象関連電位など脳波データにもとづく分析によって，疾患の診断や高次脳機能の解明のための研究手段としても重要な意義をもっている。しかし，脳波そのものはあくまで単なる「電気活動」の反映であり，脳機能や精神機能のすべてが把握できるものではない。その意味づけや病態基盤の鑑別には，臨床所見や他の検査所見など複合的な側面からの検討が重要である。

（岩佐博人）
▷ 10-20 電極配置法，アルファ〔α〕波，ベータ〔β〕波，シータ〔θ〕波，デルタ〔δ〕波，背景活動，頭蓋頂鋭一過性，紡錘波，レム〔REM〕睡眠／ノンレム〔NREM〕睡眠，突発波，棘波，棘・徐波複合，事象関連電位
[文献] Berger H (1929-1938), Gibbs FA, Gibbs EL (1952), Lüders H, Noachtar S (2000), 大熊輝雄 (1999a)

脳梅毒　➡神経梅毒

脳波トポグラフィー

［英］EEG topography

　頭皮上から記録する脳波や脳磁図データをトポグラフィー表示したもの。脳活動を脳部位とある程度対応させ，その時間軸に沿った変化を概観するのに適した方法である。突発波などの一過性現象，定常状態の脳波を周波数解析した周波数帯域ごとのパワー，誘発電位や事象関連電位の振幅などの頭皮上分布の表示に利用し，てんかん焦点の同定，向精神薬の神経生理学的作用の検討（薬物脳波学），精神疾患の病態研究などに用いる。測定点間のデータを比較すると，脳部位間の機能関連を明らかにできる（コヒーレンス解析）。さらに，脳磁図においてはそのデータをもとに，脳内電気活動の位置と大きさをダイポールという局在した形で推定する。脳波についてのそうした処理は容積電導の影響を受けるため，LORETA（low resolution brain electromagnetic tomography）など一定の仮定を置いた処理により三次元的な広がりをもった脳内電気活動源とした推定が行われる。　（福田正人）
▷ トポグラフィー，NIRS，脳波〔EEG〕，脳磁図〔MEG〕，自動周波数分析，誘発電位，事象関連電位，パワースペクトル，LORETA

脳波賦活法　➡賦活法〔脳波賦活法〕

脳病理学　➡神経心理学

脳浮腫

［英］cerebral edema
［独］Hirnödem
［仏］œdème cérébral

　脳実質における過剰な水分貯留。一般に浮腫とは細胞間質液の過剰な貯留をいうが，脳浮腫の場合は細胞内外を含めた水分貯留を指す。血液脳関門の破綻による血管原性浮腫（腫瘍，血腫，梗塞，外傷，感染など），細胞毒性浮腫（低酸素，梗塞初期，中毒などによる血漿浸透圧の急激な低下），浸透圧性浮腫（水中毒，SIADH など），液体静力学的浮腫（高血圧），間質性浮腫（閉塞性水頭症）に分類される。頭蓋内圧の亢進をきたし，脳ヘルニアの危険を増大させる。脳梗塞や脳出血で

は卒中発作後 3～4 日で浮腫の体積がピークとなり，7 日前後で消退する。　　（西川　隆）
⇨水頭症
[文献] Bell BA（1983）

脳由来神経栄養因子　➡神経栄養因子

脳リポイド症
[英] cerebral lipoidosis

　リポイド（lipoid）という用語は，「脂質（lipid）のような」という意味で類脂質と訳されているが，雑多なものが含まれるため近年はあまり用いられない。脂質に糖やリンなどが結合した分子で，疎水性と親水性の両方の性質をもつことにより脂質二重膜の中に組み込まれて，細胞の特定の機能部位を形成するのに重要な働きをしている。とくに神経細胞において，細胞膜に埋め込まれた受容体や免疫認識部位などに存在し種々の重要な機能を担っている。リポイド代謝に関連する酵素の遺伝子変異が存在し，異常な糖脂質やリン脂質などがとくに脳内に蓄積して中枢神経障害を示す疾患が脳リポイド症であるが，近年は蓄積する物質の分析が進んだためスフィンゴ脂質が蓄積する場合はスフィンゴリピドーシスと呼び，とくにシアル酸をもつ脂質が中枢神経系に蓄積する場合はガングリオシドーシスと呼んでいる。たとえばゴーシェ病，テイ＝ザックス病，β-ガラクトシダーゼ欠損症，ファブリー病，ニーマン＝ピック病など，多数の疾患が存在する。　　（依藤郎郎）
⇨リピドーシス，ゴーシェ病，テイ＝ザックス病，ニーマン＝ピック病
[文献] 鈴木義之（1996）

脳梁欠損
[英] agenesis of corpus callosum ; dysgenesis of corpus callosum
[独] Balkenmangel
[仏] agénésie du corps calleux ; disgénésie du corps calleux

　脳梁無形性，脳梁形成不全ともいう脳の先天奇形。胎生 11～20 週の間に大脳半球間交連線維が連絡して脳梁が形成されるが，染色体異常，代謝障害，物質使用，母体の感染などによりこの過程が障害されて発生する。脳梁は膝－幹－膨大－吻の順に形成されることから，部分欠損では脳梁幹後部から膨大・吻に欠損が多くみられる。無症状の例もあるが，通常は小児期までに水頭症，精神発達遅滞，小頭症，けいれんなどにより発覚する。脳梁離断症候は成人の離断例に比べて目立たないが，詳しい検査で左右半球間の情報伝達障害が認められ，自閉症様の社会的行動障害の原因ともなる。2000～3000 人に 1 人の発生頻度といわれ，孔脳症，小脳回症，中脳水道またはモンロー孔の閉鎖，二分脊椎，ダンディ＝ウォーカー症候群，小脳奇形，血管奇形，短頭症，尖頭症，結節性硬化症，口唇裂，外反股，外反膝，多指症など他の奇形を合併することも多い。　　（西川　隆）
⇨離断症候群，小頭症，水頭症，結節性硬化症
[文献] Atlas SW, Zimmerman RA, Bilaniuk LT, et al.（1986）, Kamnasaran D（2005）

脳梁失行
[英] callosal apraxia

　脳梁症候群にみられる障害の一つで，右手では正しく行える慣習的行為が左手では行えないという障害である。失行の古典的タイプ分類の中では，社会習慣上の意味を有する非客体動作の障害である観念運動失行が多い。言語による動作命令だけでなく，模倣にも左手の失行は認められるが，前者の方が後者より障害は強い。左手の失行をきたす病変の脳

梁内局在としては，脳梁体部が重視されている。　　　　　　　　　　　　　　（吉野文浩）
⇨脳梁症候群，観念運動(性)失行

脳梁症候群
[英] callosal syndrome
　脳梁は代表的な交連線維束であり，両大脳半球皮質の大部分の領域は脳梁により連絡されている。脳梁は脳梁切断術，腫瘍，アルコールや栄養障害により生じる Marchiafava-Bignami 病［Marchiafava E ら 1903］，脳血管障害などにより損傷されることがあり，脳梁症候群（あるいは脳梁離断症候群）とは，それらによる脳梁損傷に伴う一連の症状のことである。脳梁症候群は左側にみられる障害，右側にみられる障害，左側と右側の間にみられる障害に分けることができるが，左側にみられる障害には，左側の感覚情報に対する言語化の障害，左手の失行，左手の失書，拮抗失行があり，右側にみられる障害には，右手の構成失行がある。さらに，左側と右側の間にみられる障害としては，左右視野間の視覚情報の異同に関する判断障害，左右手間の体性感覚情報の交叉性対応障害，半球間の感覚運動連合障害が報告されている。　（吉野文浩）
⇨脳梁失行，離断症候群，失行，失書，拮抗失行，構成失行
[文献] Marchiafava E, Bignami A（1903）

脳梁離断症候群　➡離断症候群

能力障害　➡社会的不利〔ハンディキャップ〕

野口英世
のぐちひでよ　1876～1928
　細菌学者。独学で医師免許を取得，伝染病研究所（1898 年）を経て，1900 年アメリカに渡り，ペンシルベニア大学医助手となり蛇毒の研究で評価を受ける。1904 年よりロックフェラー医学研究所助手。1913 年，進行麻痺および脊髄癆の神経組織内にスピロヘータ・パリダを確認し，それらの疾患が梅毒に因ることを明らかにした。他に多くの感染症に関する国際的な業績を残す。1928 年，黄熱病の研究のため滞在していたガーナのアクラで自身同病に感染して死亡した。1915 年，帝国学士院恩賜賞を受賞。1923 年帝国学士院会員。また 3 度ノーベル生理学・医学賞候補になっている。　　　　　　　　　（鹿島晴雄）
⇨神経梅毒，進行麻痺，脊髄癆
[主著] Noguchi H, Moore JW（1913）

のぞき　➡窃視症

ノックアウト動物／ノックイン動物
➡遺伝子改変動物

ノーマライゼーション
[英] normalization
　1950 年代にデンマークの Bank-Mikkelsen NE らが，知的障害者の家族会による施設改善運動の中で提唱しはじめた理念である。正常化や平常化と訳される。「障害者にできるだけ正常に近い生活を保証すべきだ」と主張され，その後，脱施設化や在宅ケアの基本的な価値となった。スウェーデン人の Nirje B［1969］は，1 日の正常なリズム，正常な発達，正常な経済水準など，具体的に 8 つの基準を挙げて，カナダの政策に展開した。物理的側面からバリアフリーという理念が出現し，教育面ではインテグレーションという活動が生まれた。米国ではメインストリーム（主流化）という言葉が前面に出て，1990 年に「障害のあるアメリカ人法」（ADA）を成立させた。近年のヨーロッパではソーシャルインクルージョン（社会的包摂）の概念で論じられている。ノーマライゼーションに比べると，社会の偏見に対抗し，街全体，住民全体として予防的に取り組むことを強調しており，障害者に限定せず，マイノリティにも対象を

のみ込まれる不安

[英] anxiety of engulfment

　自分の欲望を禁止する外部的なもの（超自我やタブー）に脅かされる去勢不安と対比される，幻想的にほれ込んだ，甘えて身を任せたい（自分の内部にある）欲求の対象に愛されたり世話されることで相手に支配され自分を失ってしまう不安を，古澤平作がこう呼び，小此木啓吾［1983］はこの概念を用いつつFreud Sの諸症例への理解を広げた。シュレーバーの同性愛願望とその抑圧‐投影による迫害妄想は実は相手フレヒジッヒに愛されたい願望に由来したのみ込まれ不安の投影である。また狼男では（権威的でない）優しい父親に実は無意識に抱いていたのみ込まれる不安が幼児神経症（4歳時の狼に食べられる不安夢とその後の宗教的強迫症状），やがて治療中の転移神経症（分析医に食べられる）を生じたのであり，小此木はFreudの「のみ込み（＝とり込み）」かねない逆転移も指摘した。Guntrip H［1971］やLaing RD［1960］におけるスキゾイド論，Bellak L［1970］による山あらしジレンマ，さらに今日的な同一性拡散状態との関連も論じられた。

（相田信男）

⇨シュレーバー［症例］，狼男［症例］，山あらしジレンマ

［文献］ Bellak L（1970），Freud S（1918a），Guntrip H（1971），Laing RD（1960），小此木啓吾（1983）

呑み込み　➡体内化〔呑み込み〕

ノルアドレナリン〔ノルエピネフリン〕

[英] noradrenaline；norepinephrine

　ノルアドレナリンを神経伝達物質とする神経（ノルアドレナリン作動性神経）の細胞体は中枢神経系では主として橋中心灰白質内の青斑核にあり，そこから脳全体に投射するため，この神経系は広汎投射神経系とも呼ばれる。ノルアドレナリンはチロシンからドーパミンを経由して合成される。ドーパミンと同様に，チロシン水酸化酵素が律速段階で，ノルアドレナリン合成はノルアドレナリン作動性神経のインパルス量に依存し，さらにシナプス前ノルアドレナリン受容体（自己受容体，$α_2$ノルアドレナリン受容体）刺激によって抑制される。ノルアドレナリンはドーパミンと同様にモノアミン酸化酵素（MAO）とカテコール-O-メチル基転移酵素（catechol-amine-O-methyl transferase；COMT）により主たる代謝産物である3-methoxy-4-hydroxyphenylglycol（MHPG）まで代謝される。

　ストレスなどのノルアドレナリン作動性神経のインパルス流量を増やす刺激により，シナプス小胞からシナプス間隙へのノルアドレナリン放出が促進され，細胞外ノルアドレナリン濃度は増加する。いったん放出されたノルアドレナリンはノルアドレナリン作動性神経の神経終末にあるノルアドレナリントランスポーター（以前はノルアドレナリン取り込み部位と呼ばれていた）という蛋白質により神経終末に再取り込みされ，シナプス間隙のノルアドレナリン濃度は調節されている。ノルアドレナリン再取り込み阻害薬（ほとんどの三環系抗うつ薬，四環系抗うつ薬，SNRIのほか，2009年4月にADHDの治療薬として承認されたアトモキセチン）投与はほぼ全脳で細胞外ノルアドレナリン濃度を増加させる。自己受容体である$α_2$ノルアドレナリン受容体遮断はノルアドレナリン再取り込み阻害作用による細胞外ノルアドレナリン濃度増加作用を増強する。

　ノルアドレナリンとアドレナリンが作用する受容体はアドレナリン受容体と呼ばれる

（なお，中枢神経系ではアドレナリン作動性神経はノルアドレナリン作動性神経に比べてはるかに数は少ない）。アドレナリン受容体のサブタイプは $α_1$ が A，B，D の3種類，$α_2$ が A，B，C の3種類，$β$ が 1，2，3 の3種類あり，計9種類ある。そのうち，脳に多いのは $α_{1A}$, $α_{1B}$, $α_{1D}$, $α_{2A}$, $α_{2C}$, $β_1$ といわれている。抗うつ薬服用によって増えた細胞外ノルアドレナリンがどの受容体サブタイプを介して抗うつ効果を惹起しているのかについてはまだわかっていない。　　　　（井上　猛）
⇨ドーパミン，モノアミン酸化酵素〔MAO〕，COMT〔カテコール-O-メチル基転移酵素〕，SNRI〔セロトニン・ノルアドレナリン再取り込み阻害薬〕
[文献] 井上猛, 中川伸, 小山司 (2009), Cooper JR, Bloom FE, Roth RH (2003)

ノルアドレナリン受容体
➡**ノルアドレナリン〔ノルエピネフリン〕**

ノルアドレナリントランスポーター
➡**ノルアドレナリン〔ノルエピネフリン〕**

ノルエピネフリン
➡**ノルアドレナリン〔ノルエピネフリン〕**

ノンバーバル交流
➡**非言語的コミュニケーション／言語的コミュニケーション**

ノンヒューマン環境
[英] nonhuman environment

　米国の精神分析医である Searles HF が提唱した，ノンヒューマンな環境それ自体に心理的意味があるという概念。個人の内界の過程であれ，対人的な過程であれ，それまでの精神分析理論において人格の発達や精神疾患の発生とは無縁であると考えられていたノンヒューマンな環境に Searles は注目した。本概念が生まれた背景には，米国メリーランド州のチェスナット・ロッジ病院における慢性期および重症の統合失調症に対する精神分析的な臨床経験がある。ノンヒューマンな環境とは，人間生活を取り巻く環境全体から人間だけを取り除いたもので，風景，樹木，動物，建物，機械などを指す。

　Searles はノンヒューマンな環境の心理的意味を，正常な乳児，健康な人格の発達，成熟した人間などの健常な力動のみならず，神経症や精神病などの病理的な力動としても捉えて，さらに治療関係における力動にも言及している。

　乳児は自分自身とノンヒューマンな環境を区別できず，主観的には一体であると体験している。乳幼児にとって，ノンヒューマンな環境は，生活における安心感，安定感，経験の連続性の感覚，さらに人格の同一性の感覚に寄与しており，子どもの自己認識の場である。成熟した人間にとって，ノンヒューマンな環境は，実存的孤独などさまざまな心的苦痛を和らげる意味，自己実現を促す意味，現実感覚を深める意味，仲間を受容する能力を育む意味があり，これによって人間は全能の追求を断念し，自己受容を可能にする。

　精神病者は自己概念の障害をもっており，自分自身とノンヒューマンな環境を区別できない。しばしば自分がノンヒューマンなものになる不安や自分の中にあるノンヒューマンなものが露呈する不安を抱いている。また精神病者は防衛としてノンヒューマンなものになりたいという願望がある。この願望は健常者にもみられるもので，人類の進化の出発点となったノンヒューマンな状態まで系統発生的に退行したいという欲求の表れである。

　精神病者は環境概念の障害をもっており，しばしば周囲の人間があたかもノンヒューマンなものであるかのように反応する。そこには自分自身がノンヒューマンなものであるという考えを抑圧して，環境に投影する脱人間化（dehumanization）の過程がある。他方

で精神病者はノンヒューマンな環境の諸要素に対して、あたかも人間であるかのように反応することがある。

転移との関連で、患者は人生早期に出会った人物を現在のノンヒューマンな環境に転移し、転移性歪曲を引き起こすことがある。また治療関係において、相手をノンヒューマンなものとして扱うことへの不安が治療者-患者の双方で起こりえる。

またこれに関連する精神分析的概念としてWinnicott DWのいう環境母（environment mother）や移行対象（transitional object）がある。 (岡田暁宜)

⇨転移［精神分析］，移行対象／移行現象／移行空間

[文献] Searles HF (1960)

ノンレム〔NREM〕睡眠
➡レム〔REM〕睡眠／ノンレム〔NREM〕睡眠

ハ

把握反射〔にぎり反射〕
[英] grasp reflex

圧迫しながら遠位に向かって動く刺激を手掌に与えた際に一指以上の手指が屈曲・内転する反応。収縮している屈筋，内転筋の腱を牽引し続けることで把握が維持される。原始反射の一種であり乳児には正常に認められるが生後3～4ヵ月で消失する。成人では病的反射とされ前頭葉を障害する変性疾患や血管障害等の際に出現する。責任病巣として補足運動野，前部帯状回が重視されているが正確な部位について結論はでていない。 (谷口 謙)

⇨原始反射

[文献] Schott JM, Rosser MN (2003)

ハイEE　➡EE〔感情表出〕

配位子　➡リガンド〔配位子〕

バイオインフォマティクス
[英] bioinformatics

計算生物学とも呼ばれ、計算機を用いて生命現象にかかわるさまざまな情報を処理・解析する研究分野である。とくに、DNA塩基配列決定をはじめとしたハイスループット実験技術がもたらす分子レベルの大量データを統合的に処理し、高次レベルの生物学的意味を解釈する情報技術の開発研究を中心とした分野である。1990年代から2000年代初めにかけて行われたヒトゲノム計画以降、ハイスループット実験データからさまざまな疾患の遺伝要因を見出し、診断・治療・予防につなぐ戦略がとられており、医学においてもバイオインフォマティクスの重要性が高まっている。計算物理学や計算化学では原理をいかに定式化し数値計算処理するかが課題であるが、計算生物学ではデータや知識をデータベース化し、主に非数値の計算処理をすることが課題である。この意味でバイオインフォマティクスは人工知能と呼ばれる情報科学の研究分野とも深い関係がある。 (金久 實)

⇨ゲノムワイドスキャン，人工知能

[文献] 日本バイオインフォマティクス学会 (2006)

バイオフィードバック療法
[英] biofeedback therapy

バイオフィードバック療法（BF）とは、行動療法の一分野として発展してきた治療法であり、学習理論の一つであるオペラント条件づけを背景としている［平井久 1976；平井久，渡邉克己 1988］。自分では知覚できない生理情報を、電子工学的手法を用いて増幅または変換し、光や音、映像など人が知覚可能な情報として生体に還元（フィードバック）することで、生理反応を自己制御する治療法である［Fuller GD 1977］。つまり、BFは自分の身体の中に生じている好ましくない反応を自

分自身が知り，さらに自己制御を学習しようとする治療法である［坪井康次 1997］。指標となる生理反応は筋電図，血圧，心拍，皮膚温，皮膚電位活動，脳波などが挙げられ，近年では医用工学の進歩により多チャンネルによるBFも行われている。方法には直接法と間接法が挙げられ，前者は疾患や症状を形成している生体反応を指標とし，BFにより操作・制御しようとするものである。間接法はBFによりリラクセーションを獲得することにより心身相関の気付きを深めたり，不安や緊張の低減を行ったりするものである。適応疾患としては，ほとんどの心身症が適応となりえ，その他にうつ病，不安障害のリラクセーションやリハビリテーションの分野でも活用されている。 (坪井康次)

⇨行動療法，条件づけ，リラクセーション療法

[文献] 平井久（1976），平井久，渡邉克己（1988），Fuller GD（1977），坪井康次（1997）

徘徊自動症〔歩行自動症〕　➡自動症

徘徊症〔徘徊癖〕

[英] poriomania

　突然に家庭や職場などの居場所を出て，なんら準備も当てもなく歩き回ること。意識的で健忘を伴わないものから，無意識的で健忘を伴うものまでさまざまなものがあり，放浪の形をとることも，遁走の形をとることもある。反復傾向がある。遁走（fugue）は発作性で一過性であるが，放浪癖（dromomania）は旅への持続的素質で意識的なものである。浮浪（vagabondage）は社会生活への適応不能者の持続的習慣的なさすらいで，一種の生き方ともいえる。　　　（森本陽子）

⇨健忘，遁走

[文献] 濱田秀伯（2009）

背外側前頭前野　➡前頭前野背外側部

俳句・連句療法

[英] haiku-renku therapy

　俳句もしくは連句を用いた精神療法技法のこと。俳句表現のもつ特殊性（季語の存在，簡潔性，リズム，切れ字の役割，連想の広がり方など）と慢性統合失調症患者との親和性に着目して治療に応用し，1977年に飯森眞喜雄によって発表された。つづいて浅野欣也により連句を用いた方法も考案され，俳句・連句療法として適応範囲も拡大した。その後，海外でも試みられて成果を上げ，haiku therapyとして知られるようになった。すぐれて日本的あるいは日本語的詩歌が普遍性を有することから，詩歌全般の治療的意義にとどまらず，精神療法における言葉のはたらきにも光を当てることになった。　　（飯森眞喜雄）

⇨詩歌療法，芸術療法

[文献] 飯森眞喜雄，浅野欣也 編（1990），德田良仁，大森健一，飯森眞喜雄ほか 監修（1998），飯森眞喜雄 編集代表（2004-2011）

背景活動

[英] background activity

　背景活動とは，脳波で観察される基礎律動と混入する徐波および速波である。突発波は背景活動とは区別して記載する［飛松省三 2006］。基礎律動は脳波の背景活動を構成する波のうち，時間的に最も多く出現している活動である。健常成人の安静覚醒閉眼時では，通常後頭部優位に出現するα波が基礎律動となる。周波数，振幅，分布，左右差の有無，出現量，開閉眼や各種賦活法による変動性を観察する。基礎律動の徐波化，徐波の混入の増加は大脳皮質の機能低下を示唆する。

(飛松省三)

⇨徐波，速波，アルファ〔α〕波

[文献] 飛松省三（2006）

排除

[英] foreclosure ; repudiation
[独] Verwerfung
[仏] forclusion

　Lacan Jによって導入された，精神病の基礎となるメカニズム。Freud Sはすでに初期の「防衛-神経精神病」[1894] で，精神病の防衛機制を「自我が耐えがたい表象をその情動ともども棄却してしまい，あたかもそのような表象が自我の中に一度たりとも入り込んではいなかったかのように振舞う」と書いている。また「症例狼男」[1918] においても，狼男の病理を「彼は去勢を棄却した」と，棄却（Verwerfung）という用語で説明している。LacanはFreudのこのVerwerfungをforclusion（排除）と訳し，概念化を進めた。

　排除のメカニズムの本質は，Freudの「否定」論文の読解から導き出される。主体にとって最初の重要な機能は，ある表象を快・不快原理によって，自分の中にとり入れるか追い出すかの判断である。主体が自身の中へとり入れる操作は，Bejahung（是認）と呼ばれ，原初的な是認の過程は，ある表象が主体の中に実在するための条件である。一方，排除とはそれとは反対で，主体から表象を追い出す働きである。精神病において排除されるものは，ラカン理論では，主体を構造化する「父の名」のシニフィアンであり，この排除こそが，神経症や倒錯とは異なる，精神病の構造を決定づける。しかし，排除はそれ自体は，発病ではない。排除がありながらも，他者とのアズイフ的な同一化によって，排除を隠蔽している精神病者もいる。排除が作動するのは，主体の「父の名」のシニフィアンに対して呼びかけが起きたときである（精神病の発病の際に，しばしば「父である」とは何かという問いかけがあることは知られている）。その際，その場所に穴をもつ精神病者は，象徴界全体の崩壊の危機に陥る。Lacanは精神病の発症に関して，象徴界から排除されたものが現実界に回帰すると定式化している。精神病者にみられる幻覚は，発病によって生じた主体の混乱に対する，想像界による大幅な修正の試みと考えることができる。

〔十川幸司〕

⇨父の名，表象，シニフィアン／シニフィエ，狼男〔症例〕，象徴界，想像界，隠喩／換喩，要素現象，ラカン

[文献] Lacan J (1981), Maleval JC (2000)

賠償神経症

[英] compensation neurosis
[独] Rentenneurose
[仏] nérvose de rente

　事故・災害の賠償・補償制度下において，より多くの保護や金銭的補償を受けたい願望が動機となって発生する神経症。Reichhardt M [1933] によって提唱された。19世紀後半の鉄道発達に伴い，事故被害者の賠償・補償が大きな社会問題となり，Erichsen JEは，鉄道事故被害者の症状が脳・脊髄神経系の変化により生じるとし，鉄道脊髄症として報告した。しかし，その概念は症状形成が心因性か器質因性・機能性かという点で，激しく議論された。外傷性神経症を提唱したOppenheim Hは，脳の機能的要因を重視しヒステリーとの共通性をみていた。やがて，心因論を重視する考え方が優勢となり，Struempell Aは欲求観念が外傷性神経症を引き起こすとし，欲求神経症とされ，のちに事故神経症，補償神経症，欲求神経症，願望神経症とも呼ばれるようになった。心因論には，意識的な詐病とする説から，無意識の研究の発展によって，意識外機制によるとする説まであり，各国の賠償・補償制度にも影響を大きく与えた。

〔廣常秀人〕

⇨外傷神経症，災害精神病，PTSD〔外傷後ストレス障害〕，詐病，補償

[文献] Reichhardt M (1933)

肺性脳症
[英] pulmonary encephalopathy

肺性脳症の定義は必ずしも明確ではないが，肺機能不全にもとづく中枢神経症状を指し，狭義には CO_2 中毒症候群や CO_2 ナルコーシスによる脳症であるが，これを広義にとって低 O_2 血症による無酸素脳症，あるいは過換気症候群にみられる脳神経症状を加える場合がある。基礎疾患として最も多いのが肺気腫であるが，慢性気管支炎，硅肺，肺結核，肺胞低換気症候群，縦隔腫瘍などによっても生ずる。心肺症状（呼吸困難，チアノーゼ，肺性心）とともに頭痛，羽ばたき振戦，筋けいれん，乳頭浮腫，縮瞳などの神経症状および精神症状（傾眠，錯乱，昏睡）がみられ，脳波異常（徐波化）を呈する。予防および治療としては，基礎疾患が疑われる場合，換気障害のような誘因を避けることであり，このような状態になった場合には，脳組織 pH 低下を改善させる薬剤の投与，人工呼吸による呼吸管理，必要な場合は気管切開，気管支拡張薬の使用，細心の呼吸管理のもとでの O_2 吸入，呼吸刺激薬，ステロイドの使用が挙げられる。
(岩瀬真生)
⇨過換気症候群，羽ばたき振戦

排泄孔理論　➡クロアーカ理論

排泄障害
[英] elimination disorders

器質的な基礎疾患がなく，自立した排泄行動の習得が期待される年齢になってもできないものである。男児に多い。（機能性）遺尿と（機能性）遺糞に分けられる。排泄行動が一度自立して6ヵ月以上無症状の後に出現した場合は二次性，そうでない場合は一次性とされる。一次性は身体素因の関与が，二次性は心理的要因の関与が大きいとされる。遺尿は，無意識的な排尿，ないしは排尿してはいけない場所での不随意あるいは随意的な排尿の反復をいう。5歳以後で診断される。遺尿は，失敗する時間帯により昼間遺尿，夜間遺尿，全遺尿の3つに分けられる。夜間，睡眠中に起こるものを夜尿という。遺糞は，無意識的な排便，ないしは排便してはいけない場所での随意あるいは不随意的な排便の反復をいう。4歳以後で診断される。遺糞は，トイレで排便することを拒否した結果，下着内への排便となっていることが多い。慢性便秘の合併も多い。
(宮本信也)
⇨夜間遺尿

[文献] 岩佐光章(2008), Walsh T, Menvielle E(2004), American Psychiatric Association (2000)

ハイデルベルク学派
[英] Heidelberg school
[独] Heidelberger Schule

時期的には1909年から1932年まで，場所的にはハイデルベルク大学精神科病院に限定された精神医学の一学統。反対潮流としてのチュービンゲン学派とのカウンターバランスを兼ね備えた正統派（記述現象学による伝統的精神医学）を意味する。1909年のJaspers Kの学位論文「郷愁と犯罪」が本学派の端緒とされる。1913年のJaspersの『精神病理学総論』が発行されて本学派は記述現象学の基準本を得た。1924年 Mayer-Gross Wによる『錯乱の自己描写』が最初の原著とされる。Wilmanns Kが学派の筆頭とされるのは Bumke O編集の精神病全書の中で統合失調症の第9巻を1932年にハイデルベルク大学の精神科医だけで執筆したときの主任教授兼編集責任者であったからである。さらなる寄与は Gruhle HW, Beringer K, Homburger A, Steiner G, Straus A らによる。ナチズム台頭で学派は解散した。1946年 Schneider Kの主任教授就任による旧ハイデルベルク学派の一部が復活し，新ハイデルベルク学派 [Schneider 1950] として発展的に継承された。
(古城慶子)

梅毒恐怖

[英] syphilophobia

梅毒に罹患しているのではないかという過剰で不合理な恐怖を抱き何らかの身体兆候を梅毒に結びつけて恐怖する症状。主として恐怖症性不安障害および心気障害に認められる症状である。精査などで梅毒を否定されることによって，前者では一応の安心が得られるが，後者では頑固な信念ととらわれが持続し治療に著しく抵抗する。さらに重篤な場合には，妄想性障害においても認められる。最近ではエイズの方がこれらの障害の対象として一般的である。　　　　　　　　　　（豊原利樹）

⇨妄想性障害

[文献] Ladee GA (1966)

背徳症

[英] moral insanity

イギリスの精神科医 Prichard JC [1832] は，精神障害を道徳的障害と知的障害に二分し，1835年の著書においては，道徳的障害すなわち背徳症を「幻覚・妄想・知的障害を伴わず，自然な感情・親愛・性行・気分・習慣・道徳的資質などの病的倒錯」と定義した。彼のいう道徳とは，狭く倫理性や行動規範だけを指すばかりでなく，人間の情緒的・気分的側面や礼儀作法・マナーなどといった行動面の特徴をも意味する広い概念である。背徳症は，DSM-Ⅳではパーソナリティ障害クラスターBの一部，とくに反社会性パーソナリティ障害に対応するということもできる。

（福島　章）

⇨非社会性パーソナリティ障害

[文献] Prichard JC (1835)

排尿障害

[英] urinary disturbance

排尿困難，尿失禁，遺尿といった排尿状態の異常や排尿回数の異常（頻尿，希尿），尿量の異常などを総じていう。排尿は尿道括約筋が弛緩し，膀胱体部の平滑筋が収縮する排尿反射が誘発されて起きるが，これらを司る末梢神経系の下位中枢は仙髄側角にある。これは脳幹や前頭葉にある排尿中枢により抑制的に支配される。大脳辺縁系や基底核も脳幹排尿中枢に影響を与えていると考えられている。排尿障害はこれらの排尿に関する中枢機構が障害されることにより生じる。脳血管性障害や脳腫瘍，頭部外傷などにより中脳より上部が障害されると排尿反射に対する抑制が減じ，尿意切迫となり頻尿，尿失禁などが生じる（無抑制性神経因性膀胱）。（田上真次）

⇨失禁，脳腫瘍

[文献] 平山惠造（2000）

バイポーラースペクトラム　➡双極スペクトラム

バイヤルジェ

Jules Gabriel François Baillarger
1809〜1890

19世紀フランスの精神科医。中西部マントバゾン生まれ，パリで医学教育を受け，シャラントン王立精神科病院の Esquirol E の下でアンテルヌを勤め，1840年にサルペトリエール病院に勤務。1843年医学心理学雑誌 'Annales médico-psychologiques' を創刊し，1852年には医学心理学会（Societe médico-psychologique）創立にかかわった。進行麻痺，モノマニー，司法精神医学に関連する業績があるが，自動症（automatisme）をもとにした幻覚理論と二相狂気（folie à double forme）が知られている。自動症は精神機能が人格の統制を離れて活動する現象で，記憶

と想像の自動症が精神幻覚（hallucination psychique）をもたらし，さらに感覚性を帯びて幻覚に発展するとした。二相狂気は1つの発作中に躁うつ2つの病相を含む躁うつ病の先駆概念で1854年に発表された。Falret JPの循環狂気（folie circulaire）とほぼ同じもので，二人の間にプライオリティをめぐる論争があった。

（濱田秀伯）

⇨ファルレ父子
[主著] Baillarger J (1846, 1854, 1890)

廃用萎縮
[英] disuse atrophy

固定や疼痛，寝たきりなどの理由で本来の活動が制限または停止されて起こる萎縮。骨格筋の萎縮，骨組織の萎縮，心肺機能の低下，精神機能の低下をきたす。最も急速に発生するのは筋組織であり可溶性蛋白，筋形質が減少，後に構造蛋白も減少する。骨組織にも起こり，骨代謝回転の異常を生じる。精神機能においては，注意・集中力の低下や興味の減退，発動性の低下がみられるようになる。

（阪上由香子）

[文献] 大内尉義, 秋山弘子, 折茂肇 編 (2010)

ハイリスク者
[英] high-risk individuals

疾患またはある病態への罹患リスクが一般人口中よりも高い個人または集団をハイリスク者という。高リスク者は罹患率が高いので，出生コホート研究のように巨大な標本を要しない。精神疾患への罹患リスクを高める原因には遺伝要因から環境要因まで多様である。いずれにしても通常，幼児から罹病危険年齢域を通過するまでの追跡研究が必要となる。統合失調症の高リスク者研究は活発に行われた。統合失調症への高リスク者の定義としては，両親または片親が統合失調症，周産期障害，養子，思春期行動障害，あるいはこれらを多重的にもつものなどが採用されてきた。

これらの研究の中から，親の同種疾患罹患，周産期障害，胎生期インフルエンザ感染，不良な養育条件などの統合失調症リスクファクターが見出され，小児期の注意障害などの行動異常，IQ，学校での行動特徴などが病前特徴として確認された。またスウェーデン，ルンドビーの多重リスク児の追跡研究は，精神病に罹患しにくい小児期体験などを見出している。

（岡崎祐士）

⇨ハイリスク新生児〔ハイリスク乳幼児〕
[文献] 岡崎祐士 (1990)

ハイリスク新生児〔ハイリスク乳幼児〕
[英] high-risk neonate；high-risk infant

生命の危険または後に高度の心身障害を残す可能性が大きいため，出生後一定期間の観察を要する新生児。ハイリスクの因子には，社会的因子（母親の年齢が16歳未満または40歳以上，ストレス，貧困など），母体の健康状態に関する因子（糖尿病，高血圧，感染症，薬物服用など），先行妊娠の異常（子宮内胎児死亡，子宮内発育遅延，新生児死亡，先天性奇形など），妊娠・分娩に伴う異常（不正出血，性感染症，胎児仮死，多胎，骨盤位，鉗子分娩など），新生児の異常（出生体重2500g未満または4000g以上，在胎週数37週未満または42週以上，小奇形など）がある。一見正常と思われる新生児の中に，母体の既往歴や妊娠・分娩の経過の異常に由来する疾患や障害を呈するケースが含まれるため，ハイリスクの概念が適用されている。その頻度は，全出生児の10〜20%程度とされる。重症例では，NICUに収容するなどして迅速に対応する。一部に，後に多動や学習障害などの発達障害がみられる場合がある。

（本田秀夫）

⇨発達障害, 学習障害
[文献] Klaus MH, Fanaroff AA (2001)

ハインロート

Johann Christian Friedrich August Heinroth
1773〜1843

　ドイツの精神科医。ライプツィヒ生まれ，ウィーンで医学教育を受け，ナポレオン戦争時にはフランスの病院や保護施設につとめ，パリで Pinel P，Esquirol E らと交流した以外は各地からの招聘を断り生涯ライプツィヒにとどまった。1827 年ドイツ初の精神科教授，1829 年枢密顧問官，1842 年医学部長。哲学，神学，宗教に関心が高く，ペンネームによる文筆作品もある。啓蒙思想に対する反動から 19 世紀前半のドイツに広まったロマン主義精神医学（romantische Psychiatrie）を代表する一人で，精神障害の本質を宗教・道徳的欠落による罪，煩悩，熱情，霊魂の不自由にあるとみて，身体素質派とは対立する。その分類は知・情・意の 3 属と，高揚・沈滞・混合の 3 目との組み合わせから，マニア，メランコリア，パラノイアなどの 9 種の主な精神障害と関連する亜種が区別されている。後の人間学，心身医学，力動精神医学の先駆でもある。

(濱田秀伯)

⇨ロマン派精神医学
[主著] Heinroth JCA (1818)
[文献] 石井厚 (2006)

バウムテスト

[英] tree test
[独] Baumtest

　投映法の一種。樹木画とも呼ばれるように，白紙に描かれた 1 本の樹について分析し解釈する方法である。創始は Koch K [1949] であるが，同時期（1948 年）に Buck JN の HTP が創始され，この中にも樹木画の発想がある。さらに樹木画法を推敲した研究者として，Bolander K，わが国では山中康裕ら [2005] が挙げられる。樹木画では，樹を人間と見立て，樹幹を躯幹，枝葉を外界への広がりと交流，根を現実との接触というように，象徴的解釈にもとづいて被検者の自己像を理解する。ただし，本法に自己像を投映する程度や質，どのような心的状態の自己を示すかなどは，検査者－被検者関係によって大いに影響されるというのが本法を深く臨床的に理解した研究者たちの見解である。この意味では客観性を重視する検査法とはいえないかもしれないが，そこに本法の独特の意義がある。なお，Koch の教示にある果樹（Obstbaum）を「実のなる木」と教示すると誤解を生じるので，最近ではこの教示を行わない。

(馬場禮子)

⇨投影法〔投映法〕，HTP 法
[文献] Koch K (1949), 山中康裕，皆藤章，角野善宏 編 (2005), Bolander K (1977)

パウライコフ

Bernard Pauleikhoff　1920〜2005

　ドイツの精神病理学者の一人。ハイデルベルク学派の記述現象学とチュービンゲン学派の多次元精神医学との双方から鼓舞を受けながら，独自の精神病理学へと次元を上げた。ハイデルベルクの Weizsäcker V von やミュンスターの Mauz F にも師事。ミュンスター大学精神病理学部門の教授を務めて退官。病像と経過を生活史，人格，発病状況の側面に立ち返り，その内的連関とそれを貫く意味を探究した。その視座から実践的治療をも加味して非定型精神病を統合失調症の特殊疾病類型として分離した。独自性は非定型精神病としてアメンチア，精神病的原始反応，30 歳代の妄想幻覚精神病，嫉妬妄想，恋愛妄想など好発類型を抽出したことにある。Pauleikhoff 独自の非定型精神病概念を今日支持する立場と 3 つの歴史的観点（二分法分類に還元，単一精神病論的連続体の中での中間領域，そして二分法的分類とは独立した疾病分類学的単位）の折衷的産物とみて相対化する立場とがある。時間論，人間学，精神医学史の研究もある。

(古城慶子)

⇨非定型精神病，アメンチア，原始反応，嫉妬妄想，恋愛妄想
[主著] Pauleikhoff B（1957，1979）
[文献] Pauleikhoff B（1968，1983，1985，1991）

パヴロフ

Ivan Petrovich Pavlov　1849〜1936

　ロシアの生理学者。Sechenov IM の著作『脳の反射』に強い影響を受け，ペテルブルク大学卒業後，1878 年より Botkin SP が開設した生理学研究室に招かれ独創的な研究生活を開始する。そこでの血液循環の神経調節の研究を通じて，後年の高次神経活動学説の基本軸となる慢性実験とネルヴィズムの考えを確立する。ネルヴィズムは神経系を生体活動の最優位の活動を担うものと位置づけ，神経系が全一体としての生体を統一，調節しているとする考えである。1891 年，ペテルブルクの実験医学研究所の研究部長となり，以後 45 年間，研究所にとどまり偉大な業績をあげることになる。1895 年よりは軍医学校の生理学教授も兼ねる。消化生理学の研究（『消化腺の研究』[1897]）により 1904 年ノーベル賞受賞。Pavlov は消化生理学の研究のなかで，犬は食物を見た場合にも唾液や胃液を分泌するという事実に注目し，1901 年"心理的刺激"の研究を開始する。Pavlov の基本的立場は，実験を通して外的刺激と動物の反応行動を客観的に観察し，大脳皮質における神経課程の法則性を捉えようとするものであり（心理活動の科学的客観的研究），心理活動を高次神経活動と捉え，大脳における興奮と抑制という両過程の配置と動きとして，その生理学的法則性が徹底して追求されている（高次神経活動学説）。Pavlov が犬を対象とした高次神経活動の研究を行ったのは，それが人間の心理機能の解明につながるものと考えたからであり，当然ながら Pavlov の関心は人間の精神機能，とりわけ精神疾患に向けられ，その研究生活の最後の数年間には精神疾患に関する検討や思索が展開された。これらの検討や思索は，その後のパヴロフ学派というべき生理学者や精神医学者に受け継がれ，発展された。

〈鹿島晴雄〉

⇨条件反射［パヴロフ］，条件づけ
[主著] Pavlov IP（1926）

破壊性　➡攻撃性

破壊的行動障害
➡注意欠陥および破壊的行動障害

破壊欲動　➡生の本能／死の本能

破瓜病

[英] hebephrenia
[独] Hebephrenie
[仏] hébéphrénie

　Kahlbaum KL が提唱し，弟子で共同研究者の Hecker E が 1871 年に詳細に記述，発表した一精神疾患であり，今日では統合失調症の一型として知られる。原語の Hebephrenie はギリシャ語由来の「青春」と「精神病」からなる。Hecker によれば，思春期に連接して 10 代後半から 20 代初めに発症し，メランコリー，マニー，錯乱の段階を経て速やかに荒廃に至る経過が特徴であるという。症候学的には幻覚や妄想は少ないが，まとまらない子どもじみた言動にみられる，思考の形式的障害が顕著とされた。後の 1899 年に Kraepelin E は早発性痴呆の下位分類に，緊張型，妄想痴呆と並んで，破瓜病を破瓜型として導入した。これが今日の破瓜型統合失調症［ICD］あるいは解体型統合失調症［DSM］という疾患概念の原型となった。今日の破瓜病概念では，感情・意欲の鈍麻，自閉傾向なども特徴とされ，病勢増悪を繰り返しつつ比較的緩徐に慢性に進行するといわれる。

〈清水光恵〉

⇨統合失調症，類破瓜病

ハギシリ

[文献] Hecker E（1871），神谷美恵子（1970）

歯ぎしり ➡習癖障害

破局反応
[英] catastrophic reaction

　大脳を一つの局在的病巣の機能脱落とみる局在論的立場ではなく，大脳または生体全体の反応とみなす全体論者であった Goldstein K が 1948 年に記載した，脳損傷者にみられる生体全体の心的秩序が崩壊する症状。脳損傷者にとっては解決が困難な課題を与えられて解決できないことに直面すると，平静で秩序のある態度が突然くずれ，動揺，絶望感，不安，焦燥，怒り，敵意などが現れ，従来は容易に解決できていた問題も処理できなくなるということを破局反応という。左半球の脳血管障害後に多く報告される。脳卒中後うつ病（poststroke depression）との関連や，本人および家族の精神疾患の既往歴が関連するという報告もある。　　　　　（船山道隆）

⇨全体論
[文献] Goldstein K（1948）

パーキンソン症候群
[英] Parkinson syndrome

　振戦，固縮，無動，姿勢反射障害などパーキンソン病様の症状が出現する疾患全体を指す概念。多数の疾患が含まれるが，パーキンソン病が最も多く，パーキンソン病以外の神経変性疾患によるパーキンソニズム（一次性），別の原因疾患による症候性パーキンソニズム（二次性）がある。パーキンソニズムをきたす神経変性疾患には，進行性核上性麻痺，線条体黒質変性症，大脳皮質基底核変性症などがある。症候性パーキンソニズムでは，脳血管障害と薬剤性の鑑別が重要で頻度も高い。また，他の原因には脳炎後，中毒，正常圧水頭症，脳腫瘍などがある。血管障害性パーキンソニズムでは，画像上，大脳基底核の多発梗塞や大脳皮質下の虚血性変化を認める。薬剤性パーキンソニズムの原因薬剤は，ベンザミド系・フェノチアジン系・ブチロフェノン系の抗精神病薬，脳循環改善薬，降圧薬などがあり，薬剤中止により改善する。
　　　　　（阪上由香子）

⇨パーキンソン病，進行性核上性麻痺，線条体黒質変性症，大脳皮質基底核変性症，水頭症，ドーパミン
[文献] 武田雅俊 編（2005），大内尉義，秋山弘子，折茂肇 編（2010）

パーキンソン認知症複合
[英] Parkinson-dementia complex

　パーキンソン症状と認知症症状を中核症状とする疾患。グアム島，西ニューギニアと紀伊半島南部に多発し，1961 年に平野朝雄らにより一つの疾患として確立された。70％以上に筋萎縮性側索硬化症（ALS），もしくは本疾患の家族歴がある。初発症状はもの忘れなどの精神症状またはパーキンソン症状で，進行に伴いパーキンソン症状と精神症状が顕在化する。大部分の症例で四肢筋萎縮や球麻痺，錐体路徴候などの ALS 症状を認める。
　　　　　（阪上由香子）

⇨線条体黒質変性症，パーキンソン病
[文献] 小久保康昌，葛原茂樹ほか（2004）

パーキンソン病
[英] Parkinson disease

　1817 年に Parkinson J が振戦麻痺として発表した疾患で，多くは孤発性で中年以後に発症する。10 歳以下で発症する若年性パーキンソン病も認められる。振戦，固縮，無動，姿勢反射障害を四主徴とし，安静時振戦は本疾患に特徴的である。他に，仮面様顔貌，前傾姿勢，小刻み歩行，すくみ足，突進歩行などが出現し，便秘・膏顔などの自律神経症候，抑うつ・認知症などの精神症候も伴う。パーキンソン病の一次的要因は依然不明であるが，

5％に遺伝性パーキンソン病が存在し遺伝的素因の関与が注目され，また何らかの中毒物質の関与も推定されている。病理学的には，黒質緻密層ドーパミン性神経細胞の変性ならびにレビー小体を特徴とし，進行すると青斑核ノルアドレナリンニューロン，マイネルト基底核アセチルコリンニューロンなどにも変性が及ぶ。治療としては，レボドパやドーパミン受容体作動薬，ドーパミン遊離促進薬，抗コリン薬などを用いる。　　（阪上由香子）
⇨振戦，錐体外路症状，青斑核，ドーパミン，パーキンソン症候群
【文献】 大内尉義，秋山弘子，折茂肇　編（2010），杉本恒明，小俣政男，水野美邦　総編集（2003）

迫害不安　➡妄想分裂ポジション

迫害妄想
［英］delusion of persecution
［独］Verfolgungswahn
［仏］délire de persécution；
idée de persécution

　日本や英語圏では被害妄想（Beeinträchtigungswahn）の中に含めて区別しないが，本来は被害感がより強まって対象や方法が具体的になったものを指す。被害妄想とあわせて，精神科臨床の上からは最も多い妄想主題であり，統合失調症の経過を通じて80％前後の症例に認められる。近年減ってきた誇大妄想に比べて，この被害・迫害妄想の頻度は時代や文化による影響が少ないが，日本では「まわりに中傷される」など関係妄想の内容が多いのに対し，ドイツや中国などにこの迫害妄想は目立つ。

　批判や脅迫をする内容の幻聴や，「身体に電波や放射能をかけられる」などの体感幻覚，させられ体験を伴うこともある。初めは「何か不気味なことが起こりつつある」といった妄想気分から始まり，次いで「陰謀が張りめぐらされている」「あちこちで警察が待ち伏せしている」など具体的な意味づけがなされる。周囲のただならぬ雰囲気から「自分は特別な人間だ」と誇大的な妄想が一体をなしていることもある。あるいは慢性期に移行し，血統妄想などの誇大妄想に変わる場合もあるが，内容の切実感はうすれ，陰性症状の中に被包化されていることが多い。このような妄想の経過は，歴史上はフランスのLasègue C［1852］やFalret JP，Falret Jの被害妄想病（délire de persécution），あるいはMagnan Vの慢性妄想病（délire chronique）の経過として報告された。迫害の対象がさらに拡大して，「会社だけでなく町ぐるみでやられる」と系統的な妄想へと発展し，あくなき訴訟を続けるパラノイア（好訴妄想）の例もまれにある。嫉妬妄想と同時に迫害妄想がみられることも知られている。また「重大な犯罪のために警察に追われて死刑にされる」と刑法上の罪として罪業妄想の側面がみられることもある。ほとんどの精神疾患に出現するが，統合失調症とくに高い年齢の発症例に特徴的で，遅発性パラフレニーを含めた一連の妄想性障害の中心主題でもある。覚せい剤中毒やアルコール精神病（幻覚症や妄想症）のほか，難聴者，聾唖者，言葉の通じない外国移住者や捕虜などの状況による迫害妄想例も知られている。
　　　　　　　　　　　　　　（立山萬里）
⇨好訴妄想，難聴者の迫害妄想，被害妄想
【文献】 保崎秀夫（1960b），荻野恒一（1965），Huber G, Gross G（1977），小木貞孝（1985），立山萬里，神定守，浅井昌弘ほか（1988）

白質切截術　➡ロボトミー

白昼夢
［英］day-dream
［独］Tagträumereien
［仏］rêve diurne

　覚醒した状態で，現実には満たされない欲求を空想の中に満たすこと，およびその派生

物。夢と異なり象徴化されない。必ずしも病的なものではなく，健常人や，心的成長過程にある子どもの遊びにおける空想にもみられる。Freud S [1916-1917] によると，その内容は野心，誇大的願望，権力欲，性愛的欲望で，神経症の症状の源泉にもなるし，芸術的創造的活動の原料ともなる。白日夢，覚醒夢と同義。　　　　　　　　　　　　　　(玉井康之)

[文献] Freud S (1917e)

爆発者

[英] explosive personality
[独] explosiver Psychopath

Schneider K による精神病質者の類型の一つであり，周囲に対して易刺激的で興奮しやすく，ごく些細なことをきっかけに激高するものである。なんらかの言葉が気に障ると，その価値と意味が正しく把握・処理されないうちに，Kretschmer E のいう原始反応として罵詈による応酬や暴力行為が生じる。こうした爆発的反応の傾向が人格異和的なものとして新たに出現した場合，脳器質的疾患による精神症状の鑑別が必要である。　(針間博彦)
⇨精神病質，原始反応

[文献] Huber G (2005), Schneider K (1950)

歯車様固縮

[英] cogwheel rigidity

検者が他動的に被検者の手関節や肘関節の屈伸運動を行った際に，歯車を回すようなガクガクとした不連続的な抵抗を感じるものを指す。筋緊張の不随意性により生じる筋固縮のうち，持続的に緊張亢進しているために連続的で一様な抵抗を感じる鉛管様固縮と異なり，振戦が固縮に重畳したものとされる。錐体外路系の障害による神経症状の一つで，パーキンソン病や抗精神病薬による薬剤性パーキンソニズムなどでみられる。　(冨田真幸)
⇨パーキンソン病，固縮

曝露反応妨害法

[英] exposure and response prevention

曝露反応妨害法は，曝露法 (exposure) と反応妨害法 (response prevention) という二つの構成要素からなっている。曝露法は，不安を引き起こす刺激場面に対象者を曝し，刺激への馴化を通して不安反応を減弱しようとするものである。最近の認知理論では，刺激への曝露によって，「不安は自分に破局をもたらす」「経験することはすべて不安に結びついている」といった，恐怖や不安に対するスキーマの修正が生じるとの考えがある。反応妨害法は，不安を不適切に減少させようとする習慣的な行動 (回避条件づけによって獲得された不適切な回避行動，安全確保行動) を患者に行わせない手続きを指し，習慣的に行ってきた回避行動をとらなくても不安が自然に減少するということを患者に体験してもらう。強迫性障害の強迫行為，社交不安障害にみられる社会的回避行動，広場恐怖や特定の恐怖症にみられる回避行動の消去にとくに有効である。　(坂野雄二)
⇨条件づけ，強迫性障害，社交不安障害，広場恐怖，恐怖症，マークス

[文献] 飯倉康郎 (2010)

箱庭療法

[英] sand play therapy

Lowenfeld M が子どもの治療のために考案した世界技法にもとづきつつ，Kalff D が，ユング心理学の理論を取り入れて作りだした治療技法。内側を青く塗った長方形の砂箱 (52×72×7) に，砂を掘ったり盛ったり，ミニチュアを選んで置いたりして表現するものである。日本では日本庭園や華道などの伝統に添っていたこともあって，河合隼雄の導入により爆発的に広まった。治療の中で繰り返し作られて，その結果シリーズとしてみることができる場合が多いが，セラピストもクライアントも変化を具体的に追いやすく，適度

の意識化を促す利点がある。そのような物語性と，作品の象徴性がユング心理学の視点からは重視される。視覚が優勢になる絵画などによるイメージ技法と比べて，箱庭療法は遊びの要素や，砂を触ることによる触覚も重要なのが特徴的である。

〈河合俊雄〉

⇨風景構成法
[文献] 河合隼雄 編（1969）

はさみ(脚)歩行
[英] scissors gait

股関節伸展・内転・内旋位で歩行すること。腰と膝の関節を多少曲げて歩くので，腰をかがめて歩いているようにみえる。はさみを使うときのように両膝を打ちつけるか，交差させて歩くのでこのように呼ばれる。痙性対麻痺でみられる。脳血管障害，脊髄腫瘍など両側の錐体路障害をきたす疾患でみられるが，痙直型脳性小児麻痺では，大腿内転筋の緊張がとくに強く，尖足も著明であるため，起立位をとると，両下肢が交差してしまい，とくに痙性はさみ脚歩行と呼ぶこともある。

〈女屋光基〉

⇨脳血管障害
[文献] 水野美邦 編（2010）

把持　➡保持〔把持〕

パーシャルアゴニスト〔部分作動物質〕
➡アゴニスト〔作動薬〕

場所見当識
[英] spatial orientation；orientation to place
[独] räumliche Orientierung；
Orientierung zum Ort
[仏] orientation spatiale

空間見当識ともいう。見当識とは自分の置かれている状況に対する認識であり，場所見当識とは今自分がどこに居るのかということに関する見当識である。時間見当識，人物見当識，状況見当識などとともに見当識の一部をなす。これが障害された状態を場所見当識障害といい，部屋，建物，街，地域，国などの中で自分を定位する能力が障害される。場所見当識は単位的な認知機能ではなく，空間認知，視覚認知，近時記憶（エピソード記憶），遠隔記憶，注意操作などの複合的機能と考えられる。そのため意識混濁，記憶障害，視空間認知障害など多様な原因によって異なる特徴を有する場所見当識の障害が生じる。たとえば意識混濁によるものは時間や人物など他の見当識も障害されるが，視空間認知障害によるものでは時間見当識は保たれる。近時記憶の障害では慣れない場所で問題が生じるが，視覚認知の障害では熟知していた場所でも問題が生じる。場所見当識障害が比較的独立して現れるものに地誌的失見当（topographical disorientation）と地誌的記憶障害（topographical memory-loss）がある。前者は既知の建物や街並みが識別できないために道に迷う。後者は建物や街並みが識別できても地誌的空間に配置できないために道に迷ってしまう。それぞれ街並み失認，道順障害ともいう。

また，spatial orientation という用語は，空間見当識として場所見当識と同義に用いられるほか，「空間定位」と訳されて，外刺激を視野内や身体部位に位置づける能力を指している場合がある。

〈西川　隆〉

⇨見当識
[文献] Bleuler E（1916），大橋博司（1965）

バースト　➡群発（波）〔バースト〕

バーストサプレッション
➡群発（波）〔バースト〕，サプレッションバースト

長谷川式簡易知能評価スケール

[英] Hasegawa's Dementia Scale；HDS
Hasegawa's Dementia Scale-Revised；HDS-R

　本スケールには原版と近年頻用される改訂版がある。長谷川和夫らによる原版［1974］では，見当識問題に，即時記憶と計算問題を加えた11項目があった。満点は32.5点であり，本スケールの信頼性と妥当性が示されている。そして31.0点以上は正常，30.5～22.0点は境界あるいは軽度異常，21.5～10.5点は中等度異常，10.0点以下は高度異常が疑われる，という区分がなされていた。これはあくまでも目安であって，最終診断は専門医の診察によりなされる。その後，項目としての安定性，戦争体験の風化などの問題点を克服するために改訂版が作られた。

　1991年に加藤伸司らにより報告された改訂版では，原版の5項目が削除され，スクリーニングの精度を上げるために3項目が追加された。改訂版も30点満点で，20以下が認知症，21以上は非認知症とされる。ここでも点数はあくまでも目安であることに留意が求められる。

（朝田　隆）

⇨認知症評価尺度，老人用知能評価スケール
[文献] 長谷川和夫，井上勝也，守屋国光（1974），加藤伸司，下垣光，小野寺敦志ほか（1991）

バセドウ病　➡甲状腺機能亢進症

パーソナリティ　➡人格

パーソナリティ検査

[英] personality test

　パーソナリティの特性や病理的特徴などの測定を目的とした心理検査の総称。その特徴によって以下の3種類に大別される。①質問紙法では，被検者に具体的な質問を提示して，自己評定による回答から結果を得る。信頼性と妥当性が十分に検証されているものも少なくない。MMPI（ミネソタ多面人格目録），YG性格検査などが著名。②作業検査法は，被検者に一定の作業を課す検査である。代表的な作業検査法である内田＝クレペリン精神作業検査では，連続して実施した加算作業の量と作業曲線から，性格や意志の発動様式を調べる。③投映法では，曖昧で多義的な刺激を提示して，そこに反映される特徴からパーソナリティを読み取ろうとする。結果には本人が自覚しにくい性格・行動上の特徴や心的葛藤が表れやすいが，深い人間理解をもたらすだけに，解釈には検査者の熟練が不可欠である。ロールシャッハ法，TAT（主題統覚検査），SCT（文章完成テスト），描画法などが代表的。

（吉村　聡）

⇨ミネソタ多面人格目録〔MMPI〕，矢田部＝ギルフォード性格検査〔Y-G検査〕，クレペリンテスト，ロールシャッハテスト，TAT，文章完成テスト
[文献] 上里一郎（2001），氏原寛，岡堂哲雄，亀口憲治ほか 編（2006）

パーソナリティ構造質問票
➡IPO〔パーソナリティ構造質問票〕

パーソナリティ障害

[英] personality disorder

　パーソナリティ障害とは，倫理観や品位といったその人の人格によくない何かがあるということではない。この否定的，差別的な意味を払拭する目的で，以前の人格障害という名称は，パーソナリティ障害に変更された。パーソナリティ障害が意味するのは単に，外界との交流において柔軟性がなく不適応な様式が長年にわたって持続しているということに過ぎない。この不適応な様式は，その人の思考，感情，行動，そして何よりも対人関係に表れる。パーソナリティ障害をもつ人はしばしば，他者との間で満足感を伴う互恵的で意味のある関係を持続的にもつことができない。とはいえ，パーソナリティ障害が健康な

パーソナリティと完全に異なるわけではない。なぜならば，人はすべてパーソナリティをもち，さまざまな偏りを有しているからである。したがって，その人のパーソナリティの偏りが障害の水準にあるかどうかを判断するとき，その偏りがその人の属する集団の平均的な概念からどの程度隔たっているかが一つの基準となる。

現在，パーソナリティ障害の分類はDSM, ICDともにカテゴリー分類が採用されている。たとえば，DSM-Ⅳであれば10の特定のパーソナリティ障害が挙げられている。さらにそれらは，記述的な類似性にもとづいて3つの群にまとめられる。しかし，カテゴリーでパーソナリティ障害を分類するのは不適切だという考えもあり，パーソナリティをいくつかの次元（dimension）で捉えようとする考えもある。DSM-5では，パーソナリティ障害に次元モデルが導入される方向がある。

パーソナリティ障害に対する標準化された治療方法は存在していない。ただし，研究が盛んな境界性パーソナリティ障害では，治療ガイドライン作成の動きがあり，無作為化比較試験で治療効果を示した精神療法も散見される。長期予後調査では，パーソナリティ障害の治療可能性も議論されており，少なくとも境界性パーソナリティ障害の予後は精神医療従事者が一般に考えるより良好であるという報告がある。　　　　　　　（白波瀬丈一郎）
⇨失調型パーソナリティ障害，スキゾイドパーソナリティ障害，境界性パーソナリティ障害，自己愛パーソナリティ障害，妄想性パーソナリティ障害，依存性パーソナリティ障害，回避性パーソナリティ障害，受動-攻撃(性)パーソナリティ障害，強迫性パーソナリティ障害，非社会性パーソナリティ障害，演技性パーソナリティ障害
[文献] American Psychiatric Association（2000）

パーソナリティ障害診断法
[英] Diagnostic Interview for Personality Disorders

患者の呈している感情面，行動面のさまざまな症状がパーソナリティに由来すると判断し，パーソナリティ障害の診断を行う作業は時間を要する複雑な作業である。この作業をできるだけ短時間でかつ信頼性を担保した形で行うために開発されたのが，パーソナリティ障害診断法である。診断法には大きく分けて，構造化されたまたは半構造化された面接法（以下，構造化面接法），自記式の質問紙，そしてロールシャッハテスト等の投影法を用いる方法などがある。代表的な構造化面接法としては，International Personality Disorder Examination（IPDE），Structured Clinical Interview for DSM-IV Axis Ⅱ Personality Disorders（SCID-II），Structured Interview for DSM-IV Personality（SIDP-IV），および Revised Diagnostic Interview for Personality Disorders（DIPD-R）がある。代表的な質問紙としては，Millon Clinical Multiaxial Inventory（MCMI），Personality Diagnostic Questionnaire（PDQ）がある。構造化面接法はおしなべて信頼性と妥当性が高い反面，施行に長時間を要する。それに対して，質問紙は比較的実施が簡便である反面，信頼性の問題がある。　　（白波瀬丈一郎）
⇨構造化面接／半構造化面接，ロールシャッハテスト，SCID
[文献] 大野裕（1988）

バタードウーマン　➡被虐待女性症候群

パターナリズム
[英] paternalism

パターナリズムの日本語訳は保護主義，温情主義，家父長主義，父権主義など定まっていない。pater, つまり「父なる」真理を根拠とする社会規範のことである。一般には，

個人を守るための当該個人の自由制限の論拠、とくに「矯正」、「しつけ」、医療上の拘禁、非自発的医療などの根拠として主張される。19世紀、Mill JS は社会が個人の自由に制限を加えうるのは、その個人が他者に侵害を加える場合だけであるとした。これを Mill による侵害原理という。しかし、1961年のShow 事件において、Hart HLA は「人々を彼ら自身から守ること」を目的とした自由制限が必要であると主張した。パターナリズムを総括的に論じのは、1971年、Dworkin G であった。個人を守ることを目的として国家権力が個人に介入する場合は、とくに国親権限（parens patriae）と呼ぶ。　　　　（熊倉伸宏）
⇨インフォームド・コンセント、治療を受ける権利
[文献] Dworkin G (1983), 熊倉伸宏 (1994)

パターン逆転
[英] pattern reversal

20世紀中葉、つまり 1950 年前後、世界の精神医学、なかんずく精神病理学は混沌状態に陥っていた。とくに、統合失調症（schizophrenia；当時はわが国では精神分裂病と呼ばれていた。周知の如く 2002 年の学会の公式指示でこの変更が行われた。これは歴史的病名にまつわる恐怖・嫌悪的感情を和らげるためで、このためにはたしかに便利であり、筆者自身も臨床現場では活用しているが、反面このような変更をした国は日本以外にはないこと、またこのような名称変更で、この疾患の鋭い特異性と漠然とした一般非特異的状態とをあいまいにしてしまったことに注意の必要がある。今回の論述では両者を便宜的に使い分けている点にお許しを乞う。）は身体病なのか心因性の病いなのかについてさえ諸説紛々、決着のつかない論争が繰り返されていた。当時の碩学 Jaspers K は精神分裂病の奇妙な諸症状はどう共感しようとしても了解不能である、と断じ、このような症状は脳症状として説明するしかない、と主張していた。ただこれは病者をなんとか人間として了解したいと望む精神病理学者を満足させず、また当時知られていた脳病の精神症状とはあまりに似ていない特異な状態だったので、諸説紛糾するばかりで、つまり評判が悪かった。

(1)〈パターン〉　これより少し前、1948年、英国の哲学者 Wauchope OS がきわめて斬新、独創的な一書を発表しており、わが国の深瀬基寛京大教授によってただちに邦訳されていたのであるが、種々の事情があり、その広大な思想史的価値も、一部の人士以外には知られることがなかった。その論旨は一言でいえば、認識論上最大の非対称的対概念、彼の呼ぶ〈パターン〉の確定である。人間は巨大なカテゴリー群をすでにもっているがその中にこの形としてしか用いえない一群がある。A/B と一般化されるが、A は自明な了解の出発点、B はそれに対置されるもの、として定義される。この順序は逆にはできない。このこと自体が定義に入っている。順序交換できる対概念は単なる相対概念であって Wauchope のいう〈パターン〉ではない。各対において前の極は生きている人間ならば自明に共感了解できるが、後の極はそれ自体としてはそもそも了解することができず、出発点とすることもできない。ただし A への対抗因子としては体験に入ってこざるをえない（最もわかりやすい例は「生」と「死」であろう）。人が生きものを何の苦もなく共感了解してまず入っていけるのは自分が生きているからである。ただしこの形の了解だけだったら、どこまでいってもそれは私秘性の空間であって公共の客観性にはならない。「死」は「もう生きていない」という形でのみ体験を補うが、対になって伴う科学的認識、という形では公共の空間に開く。

体験空間では純 A、純 B というものは存立できず、つねに何がしかの B を含んだ何らかの A である。自／他、生／死、生命／物質、質／量、全体／部分、統一／差別、

等々がその例である。さらには因／果，時間／空間，存在／無…の如きものを付け加えてもよい。要するに（Jaspersは精神的なことに対しては了解，物質的なことに対しては説明，と真っ二つにしたのだが），Wauchopeはあらゆる理解はその両者を含んだものでしかありえないのであり，換言すれば，了解と説明を，もう一段上の〈パターン〉的理解ということで乗り越えることを提唱したのである。上述の一方向性をA≧Bと記号化すれば，それが正常に機能している「意識」のユークリッド公理とみなせる。

(2)〈パターン逆転〉 1960年，安永浩が，これを逆転してA＜Bとおけば，通常は理解できない分裂病心理を，包括的に理解できる法則になることを論文として発表した（すべての非合理を，ではない）。つまりこの原理，〈パターン逆転〉の非ユークリッド的公理から出発すれば，分裂病者の一見奇妙，不可解な心理は，直接追体験はできないけれども，理解，言語化しうるものとなる。かつそれは分裂病における幻覚，妄想，思考障害，自我障害等々の奇妙さを一挙に，広範に，過不足なく包括して理解し，言語化しうるものとなることを示した。　　　　　　　　　（安永 浩）

⇨ファントム空間

[文献] 安永浩（1960, 2002, 2003），Wauchope OS（1948）

八ヵ月不安

[英] eight-month anxiety；
anxiety in the presence of the stranger

　Spitz RAが提唱した，乳児にみられる情緒反応を記述する用語である。乳児は一般に，生後3～4ヵ月頃には，誰を見ても微笑む，身を乗り出すなど肯定的な表情・態度をみせる（無差別微笑期）が，生後5～10ヵ月頃になると，見知らぬ人間（見慣れぬ顔の持ち主）に対して泣く，顔を背ける，目を伏せるなどの否定的反応を示すようになる。Spitzは，この否定的反応が生後8ヵ月頃ピークに達するとして，この人みしり反応を"八ヵ月不安"と名づけた。さらにSpitzは，この不安反応は乳児の自我が第三者と母ないしそれに準じる身近な人物とを識別する能力を獲得した結果生ずるもので，この「母ではない」という認知の成立は，依存対象および自己の恒常性・同一性の記憶と認識がある程度成立した結果であると述べた。したがって，人みしり不安は母からの分離不安の一型とみなすこともできる。　　　　　　　（山脇かおり）

⇨人みしり，分離不安

[文献] Spitz RA（1962）

発育異常型

[英] dysplastic type
[独] dysplastischer Typ
[仏] type dysplastique

　Kretschmer Eの体型分類において，やせ（細長）型，ふとり（肥満）型，闘士型の三体型に当てはまらない雑多な群を総称して発育異常（形成不全）型という。内分泌機能障害でみられるような特殊な体型であってもいいし，上記三体型の極端化したものであってもいい。彼が例示しているのは，類宦官性の身長過大型，内分泌性脂肪過多型群，小児型発育者および過小形成者群である。発育異常型はてんかんや早発性痴呆でみられる。

（小林聡幸）

⇨体型，クレッチマー

[文献] Kretschmer E（1921）

発語失行　➡失構音

ハッシッシュ　➡大麻

発射〔放電〕

[英] discharges

　てんかん性異常脳波活動の総称。ニューロンの脱分極に伴いナトリウムチャンネルを介

した活動電位が起こるが，巨大な脱分極性興奮性後シナプス電位に重畳して活動電位バーストが起こると，脳波上には棘波や棘・徐波などの突発波として現れる．てんかんの神経機序の基礎となる現象で，発作時にみられるものと発作間欠期にみられるものとが区別される．またクロイツフェルト＝ヤコブ病などでの周期性同期性放電を構成する鋭波なども発射の一つである．
(山田了士)
⇨群発(波)〔バースト〕，周期性同期性放電，鋭波
[文献] Ayala GF, Dichter M, Gumnit RJ, et al. (1973), 大熊輝雄 (1999a)

発生的了解
[独] genetisches Verstehen

20世紀ドイツの精神医学者・実存哲学者Jaspers Kによる了解概念の一形式．心的なものの中へ身を移し入れることによって，ある心的現象から他の心的現象が発生するところを直接的明証的に心の内から捉えること．Jaspersの挙げる端的な例は，攻撃された者は腹を立てて防御行為をする，欺かれた者は邪推深くなる等を了解すること．臨床的には正常・異常体験反応，夢，強迫症状，解離・転換症状，一部の妄想の内容，さらには病に対する患者自身の態度を対象とする．一個人における発生的了解の関連の全体が人格である．なお，個々の臨床事例に発生的了解を行う場合，その事例に関して把握可能な客観的材料（表情，行為，言語による表明など）を手がかりとしながらの解釈を伴う．発生的了解によって種々の心的事象の関連を認識しその機構を考究する学問を了解心理学という．了解心理学は基本的に意識内の現象を対象とするのに対し，了解不能なものを客観的因果的に説明する説明心理学では，身体すなわち脳を基盤とする意識外の機構を想定する．
(清水光恵)

⇨了解，了解心理学，人格，因果関連，感情移入的了解

[文献] Jaspers K (1913/1948)

発生率〔発症率〕 ➡疫学的精神医学

発生論的観点
[英] genetic point of view

Hartmann HとKris Eによれば，精神分析における発生的理論とは，単なる既往的データや現在の中に残っている過去を扱うのではなく，過去の葛藤状況において，どのような解決が行われ，なぜ別の解決が行われなかったか，それらの解決が後の発達にどのような因果関係をもつのかを捉えることである．Rapaport DとGill MMは，この発生論的観点がもつ仮説として，①すべての心的現象は，その起源と発達の歴史をもつこと，②すべての心的現象は生得的に与えられたものから発生し，ある基本的なプランに従って成長すること，③早期の心的現象は，後の心的現象によって取って代わられるが，再び活動する可能性があること，④心理発達のある時点において，それ以前にあったさまざまな心的形式全体が統合され，その後の心的現象を決定することを挙げた．Freud Aによる精神分析的発達プロファイルでは，発生的評価の項目において，リビドー発達段階における固着点とそれへの退行の性質について評価している．
(生田憲正)
[文献] Hartmann H, Kris E (1945), Rapaport D, Gill MM (1959), Freud A (1977)

発達検査
[英] developmental test

発達には，運動，言語，認知，社会性，生活習慣などさまざまな側面があるが，発達検査ではそれらのさまざまな発達の側面を評価する．知的な能力のみを評価する知能検査とは，その点で違っている．主に乳幼児期の発達を評価することが多いが，精神発達が乳幼児期レベルにある場合，高年齢にも使用され

る。検査時点のさまざまな面の発達をみることは，子どもの状態の適切な理解と養育や教育に役立つ。発達検査から，発達年齢を歴年齢（実際の年齢）で割ったものに100をかけて発達指数（DQ）が得られ，発達の速さが示されるが，一時期の発達指数により，子どもの発達についての診断をすることは慎重であるべきである。あくまでも検査時の発達の状態であり，子どもの発達経過はさまざまであることから，経過を追うことが重要となる。

主な発達検査として，①遠城寺式乳幼児分析的発達検査法（適用年齢：0ヵ月～4歳8ヵ月，目的：乳幼児の発達を運動，社会性，言語の各分野毎に評価し，発達上の特徴を明らかにする。所要時間：約15分），②（津守式）乳幼児精神発達診断法（適用年齢：0～7歳，目的：子どもの日常生活の行動を運動，探索・操作，社会，食事・生活習慣，言語の各領域から理解する。所要時間：約20分），③新版K式発達検査（適用年齢：0～13，14歳〔より年長の発達遅滞者にも適用可能〕，目的：精神発達のさまざまな側面にわたって，全般的な進みや遅れ，バランスの崩れなどを調べ，療育に役立てる。所要時間：約30分），④改訂日本版デンバー式発達スクリーニング検査（適用年齢：0～6歳の乳幼児，目的：外見上異常のないようにみえる者の中から，発達遅滞や歪みのある可能性の高い者を見出し，支援に結びつける。所要時間：約15～20分），がある。 　　　　　　（石崎朝世）
⇨知能検査，発達指標
[文献] 松原達哉 編著（2002），前川喜平（1994）

発達指数　➡発達検査

発達指標
［英］developmental mile post
子どもの平均的な発達過程における主な達成項目とその平均的な達成月齢あるいは年齢を示す用語である。発達の里程表，発達のマイルストーンともいう。この指標を目安に，子どものおおよその発達の程度を推察することができる。たとえば，運動発達の指標は，頸定3ヵ月，寝返り5ヵ月，座位保持6ヵ月，ハイハイ9～10ヵ月，歩行12ヵ月，言葉に関連する発達の指標は，喃語8～9ヵ月，発語12ヵ月，二語文2歳である。しかし，発達は受胎から成熟までの連続的な過程であり，また，さまざまな機能が関連しあって発達する。限られた発達の指標のみから，また，その隔たりのみから，発達の診断や評価をしたりすべきではない。発達の順序は，おおよそ同じであるが，発達の速度は，子どもによって違う。たとえば，運動の質に問題がないなら1歳半過ぎて歩行を始めても，言葉の理解が比較的よければ2歳過ぎてやっと発語があったりしても，その後，問題なく発達することも少なくない。さまざまな発達の形に精通した上でなら，一つの目安として，発達指標が参考になる。 　　　　　　（石崎朝世）
⇨発達検査
[文献] Illingworth RS（1991）

発達障害
［英］developmental disabilities；developmental disorders
医療における定義としては，DSM-Ⅲ-Rの中で，精神遅滞，広汎性発達障害，特異的発達障害を発達障害（developmental disorders）として定義している。注意欠如・多動性障害（ADHD）は歴史的背景の中で，"脳の器質的障害"と考えられてきた。最近の医療における発達障害の定義では，「発達段階で生じてくる精神科的疾患」として捉えており，精神遅滞，学習障害，運動能力障害，コミュニケーション障害，広汎性発達障害，注意欠如・多動性障害がある。

行政上の定義として，米国では1970年の「発達障害のためのサービスおよび施設建設のための法」があり，developmental disabilities とされている。この中には精神遅滞，脳性麻痺，自閉症スペクトラム障害，遺伝子・染色体障害，胎児性アルコール障害などを含んでいる。日本では，2005年の発達障害者支援法の中で定義されている。この中では，「自閉症，アスペルガー症候群その他の広汎性発達障害，学習障害，注意欠陥多動性障害その他これに類する脳機能障害であり，その症状が通常低年齢で発現するもの」とされている。細目では「脳機能の障害であって，その障害が通常低年齢に発症するもののうち，ICDのF8（学習能力の特異的発達障害，広汎性発達障害など）およびF9（多動性障害，行為障害，チック障害など）に含まれるもの」とされている。ICDにもとづいて定義されており，この法による発達障害はdevelopmental disordersとされるべきである。現在の定義の中には，厳密な医学的定義は見当たらないが，発達期に生じそれ以降も社会生活上に不適応をもたらす可能性があるものの総称と考えられる。 (市川宏伸)

⇨精神遅滞，広汎性発達障害，学習障害，コミュニケーション障害，脳性麻痺，自閉症スペクトラム，行為障害〔素行障害〕，チック〔チック障害〕

[文献] 斎藤万比古，渡部京太 編 (2008)，市川宏伸 監修／内山登紀夫，田中康雄，辻井正次 編 (2010)

発達障害者支援センター

2002（平成14）年度より開始された「自閉症・発達障害支援センター運営事業」は，2005年度より「発達障害者支援センター」として発達障害者支援法に規定され，各都道府県・指定都市における相談・支援の中心的役割を担うことになった。発達障害者支援センターの役割は以下の通りである。①発達障害者および家族に対し，専門的に，その相談に応じ，又は助言を行うこと，②発達障害者に対し，専門的な発達支援および就労の支援を行うこと，③医療，保健，福祉，教育等に関する業務を行う関係機関および民間団体な
らびにこれに従事する者に対し発達障害についての情報提供および研修を行うこと，④発達障害に関して，関係機関および民間団体との連絡調整を行うこと，⑤その他前各号に掲げる業務に附帯する業務を行うこと，とされている。これら業務を遂行するために支援センターには，相談支援，発達支援，就労支援を行う職員を配置している。 (大塚 晃)

⇨発達障害，発達障害者支援法

発達障害者支援法

「発達障害者の自立及び社会参加に資するようにその生活全般にわたる支援を図り，もってその福祉の増進に寄与することを目的」とした発達障害者支援法は，2005（平成17）年4月1日から施行されている。発達障害者支援法は，発達障害を「自閉症，アスペルガー症候群その他の広汎性発達障害，学習障害，注意欠陥多動性障害その他これに類する脳機能の障害であってその症状が通常低年齢において発現するものとして政令で定めるもの」と定義し，発達障害者の福祉についての国民の理解を求めるとともに，発達障害については，症状の発現後できるだけ早期に発達支援を行うことが重要であることから，発達障害を早期に発見し，発達支援を行うことに関する国および地方公共団体の責務を明らかにするとともに，学校における発達障害者への支援，発達障害者の就労の支援，発達障害者支援センターの指定，専門的な医療機関の確保等を定めている。 (大塚 晃)

⇨発達障害，発達障害者支援センター

発達性協調運動障害

[英] developmental coordination disorder

運動の協調が必要な日常の動作の能力が，年齢や知能から期待される水準よりも著しく低いことを特徴とする障害。運動発達の遅れ，粗大および微細運動に対する不器用さ，スポーツや書字の苦手さなどの特徴がみられる。

原因は明らかになっていないが，器質的要因と発達的要因の両方が関与していると考えられている。学童のおよそ5〜8％にみられるといわれ，単独で生じることは少なく，他の発達障害と併存することが多い。DSM-IV-TRでは，広汎性発達障害が一般身体疾患とともに除外診断として規定されているが，注意欠如・多動性障害や学習障害と併存する例は多く，発達性協調運動障害の半数以上を占める。治療は大きく分けて，目標となる行動や活動が行えるスキルを身につける方法（トップダウンアプローチ）と，発達の順序性を重視して各段階を積み上げていく方法（ボトムアップアプローチ）とがあるが，多様な病態を含む障害であるため，それぞれの病態や状況に対応した介入方法の選択が必要である。

(篠山大明)

⇨発達障害，広汎性発達障害，注意欠如・多動性障害〔ADHD〕

【文献】Polatajko H, Fox M, Missiuna C（1995），Polatajko HJ, Cantin N（2005）

発達性失語

[英] developmental aphasia

数少ないが，現代でもこの用語を用いる臨床家や研究者は言語発達のみが遅れていて他の認知機能はほぼ正常な症例について報告している。先天性の障害と考えられることから先天性失語と呼ばれることもある。大脳の器質的損傷があるかどうかについては問わない。この用語は1970年代までは使用されていたが，現在ではほとんど使用されてはいないようである。後天性の大脳損傷によって生じるとされる失語症の定義に沿わないからと思われる。先天性または発達性と考えられる失語症状に類似した言語発達のみが障害される診断評価名もしくは症状名としては，特異的言語障害（specific language impairment；SLI）とDSM-Ⅳにおけるコミュニケーション障害（communication disorders）の中の表出性言語障害（expressive language disorder）と受容-表出混合性言語障害（mixed receptive-expressive language disorder）などがある。どちらの診断基準においても自閉症や知的障害は除外されている。

(宇野 彰)

⇨コミュニケーション障害

【文献】笹沼澄子 編（2007），宇野彰 編著（2007）

発達性失読失書

[英] developmental dyslexia with dysgraphia

発達性失読失書という用語は主に成人を対象としている神経心理学領域では使用されることがあるが，小児を対象とする分野ではほとんど使用されず，発達性読み書き障害（developmental dyslexia）や発達性ディスレクシアと呼ばれることのほうが多い。先天性の障害と考えられる読み書きの障害は，WHOのICD-10や米国精神医学会のDSM-Ⅳでは学習障害（learning disorders）に分類されている。1896年にMorgan WPが先天性語盲（congenital word blindness）という名称で，聡明ながら音読困難な少年を報告したのが最初の報告例と考えられている。

(宇野 彰)

⇨失読，学習障害

【文献】笹沼澄子 編（2007），宇野彰 編著（2007），Morgan WP（1896）

発達性読み書き障害　➡発達性失読失書

発熱療法　➡マラリア療法

発病危険率〔発症危険率〕　➡疫学的精神医学

発明妄想

[英] delusion of invention
[独] Erfindingswahn
[仏] délire d'invention

何か重大なことを発明，発見したという妄

想。古典的な妄想疾患（パラノイア）に特徴的な妄想主題の一つとして，恋愛妄想や宗教妄想と並んで取り上げられるが，統合失調症，双極性障害の躁病期においてもみられる。自己の能力を過大評価する誇大妄想の一部として生じ，その発明内容，アイデアが他者に奪取されるとの被害妄想を伴って好訴的となるケースが臨床上しばしばみられる。

(久保田泰考)
⇨誇大妄想，被害妄想，好訴妄想

抜毛癖〔抜毛症〕

[英] trichotillomania ; hair pulling

体毛を引き抜くことが習慣化した結果として，部分的な脱毛巣を生じる状態のことであり，頭髪や眉毛が対象となることが多い。学童期の後半から青年期前期にかけて発症しやすい。男女比についての明確なデータはない。抜毛癖は DSM-Ⅳ-TR では「他のどこにも分類されない衝動制御の障害」の中に位置づけられているが，強迫性スペクトラムの中に位置づけようという考えもある。また抜毛癖の多くが Winnicott DW のいう「移行現象」の病的な状態であり，攻撃的な衝動や寂しさを和らげる手段として子どもが発達させる習癖として理解する考えもある。要因としては家庭内の持続的葛藤や対人関係でのストレスが考えられ，治療としては遊戯療法，行動療法，家族療法，精神分析的精神療法などが用いられるが，薬物療法としてクロミプラミンや選択的セロトニン再取り込み阻害薬（SSRI）の有効性が報告されている。

(飯田順三)
⇨習癖障害
[文献] 生地新，森岡由起子 (2008)

発揚者

[英] hyperthymic personalilty
[独] hyperthymer Psychopath ;
Hyperthymiker

Schneider K による精神病質者の類型の一つであり，基本的な高揚気分，活発な気質（「多血質」），単純素朴な肯定的自己価値感情を特徴とする。身近で現実的なことに向かう楽天家であり，深刻さ，徹底性，信頼性に欠ける。バランスのとれた発揚者（ausgeglichene Hyperthymiker）と，爽快気分を伴わない興奮したせわしない発揚者（aufgeregt-gehetzte Hyperthymiker）に分けられる。周囲と紛争を起こしやすいこと，またとくに青年では軽佻性が問題となる。

(針間博彦)
⇨精神病質，高揚気分，軽佻者
[文献] Schneider K (1950)

ハートナップ病

[英] Hartnup disease

中性アミノ酸の輸送体蛋白 SLC6A19 の遺伝子変異により，中性アミノ酸の小腸での吸収と腎臓近位尿細管での再吸収とが障害される常染色体劣性遺伝疾患。トリプトファンの吸収不全により，それを原料とするセロトニン，メラトニン，ニコチン酸などの重要な物質産生が低下し，乳児期よりペラグラ様の皮疹や失調症が出現し，不安や気分変調，幻覚などの精神症状も認められる。治療は，高蛋白食をとり，日光を避け，ニコチン酸を補充する。

(依藤史郎)
⇨アミノ酸代謝障害
[文献] 大柳和彦，長尾雅悦 (1996)

パニック

[英] panic

パニックという言葉は，日常会話，精神医学，集団心理学，経済学などさまざまな領域で使用され，恐慌，大慌て，狼狽，精神的混乱，怯え，不安，恐怖などの意味を含んでい

る。日常語として，パニックやパニック状態という表現は，健常者が自らの不安や恐怖に関する主観的体験を描写する言葉として用いられている。

精神医学において，パニックとは通常の不安や恐怖に比べて自己制御できないほどの激しい不安や恐怖のことで，多くは身体感覚を含んでいる。よって患者はパニック症状を身体症状として体験することも多い。パニック発作（panic attack）とは予期しない状況で突然に起こる激しい不安や恐怖を指す記述的な症状のことである。

集団心理学において，パニックとは集団がさまざまな不安によって衝動的で非合理的な行動（闘争，逃避，獲得，回避など）をとる群衆心理のことである。経済学において，パニックとは，経済恐慌など経済の混乱状態のことである。 (岡田暁宜)
⇨不安神経症，パニック障害
【文献】American Psychiatric Association (1994), World Health Organization (1992)

パニック障害［概念史］

［英］panic disorder

恐慌性障害とも訳される。パニック障害の概念の歴史は，発作性の不安に伴う身体的障害の概念と精神的障害の概念の統合の歴史である。

歴史的に，多くの研究者が心筋疲労（cardiac muscular exhaustion）[Hartshorne H 1864]，過敏性心臓（irritable heart）[Da Costa JM 1871]，過換気（hyperventilation）[Haldane JS 1908]，軍人心臓（soldier's heart）[Mackenzie J 1916]，神経循環無力症（neurocirculatory asthenia）[Oppenheimer BS 1918]などの身体的な臨床記述をしている。その後，乳酸，CO_2，ノルアドレナリンなどの精神生理からイミプラミンやアルプラジラムなどの精神薬理に至る多くの生物学的研究が加わり，現在の疾患概念を形成している。

現在の精神医学における疾患概念としては，それまで不安神経症（anxiety neurosis）[Freud S 1895] と呼ばれていた病態がDSM-Ⅲ [1980] から，急性の不安発作を中心とするパニック障害と慢性全般性の不安を中心とする全般性不安障害に分けられた。パニック障害は，DSM-Ⅲ-R [1987] と DSM-Ⅳ [1994] では広場恐怖を伴うかどうかで，下位分類が設けられている。DSM-Ⅳではパニック発作が繰り返されることによって広場恐怖が形成される，という考えのもとに広場恐怖よりもパニック障害の方を中心概念に置いている。これに対してICD-10 [1992] では，特発性のパニック発作のみをパニック障害と捉えており，広場恐怖があれば，パニック障害の有無にかかわらず，恐怖症性不安障害の一部として捉えており，パニック障害よりも広場恐怖の方を中心概念に置いている。

臨床的にはパニック障害は予期不安や広場恐怖，さらに抑うつ症状や心気症状など，他の病態への移行や合併が注目されている。また鑑別すべき疾患も多い。 (岡田暁宜)
⇨不安神経症，全般性不安障害，広場恐怖，予期不安
【文献】Freud S (1895b), American Psychiatric Association (1980, 1987a, 1994), World Health Organization (1992)

パニック障害［生物学］

不安神経症がパニック障害と呼称されるようになった三つの事実がある。①抗うつ薬イミプラミンが奏効した，②素質のあるものに炭酸ガス吸入によりパニック発作が生じる，③睡眠時パニック発作はレム期ではなく深睡眠期の少し前に生じ，夢を見て恐怖感によって生じるといった心理学的解釈に対応しない。パニック障害ではベンゾジアゼピン系抗不安薬とSSRIが現在標準的治療薬であるが，それにかかわる形質関連脳画像所見として，GABA-A受容体と$5-HT_{1A}$受容体の減少が

843

脳幹部で示された。また、恐怖ネットワークの興奮系部位である扁桃体と海馬における糖代謝や血流の増加，抑制系部位である前頭前部（とりわけ眼窩脳）における機能低下所見が蓄積されてきている。患者群の第一度親族では正常対照群に比し8倍の発症危険率となっている。また，双生児研究によればその遺伝率は 0.38 である。 　　　　　（貝谷久宣）
⇨不安神経症，抗うつ薬，パニック，抗不安薬，双生児研究
[文献] Stein DJ, Hollander E (2002)

パニック障害 [精神分析]

Freud S [1895] により概念化された不安神経症（anxiety neurosis）は，DSM-IVでは不安障害の下位分類であるパニック障害と全般性不安障害にほぼ分割されている。不安神経症の不安は，予期不安や浮動性不安が中心で，現実の性生活の不満，過労，看病などの現実的要因によって作動した抑圧の結果うっ積したリビドーが直接変形されたものと考えられている（うっ積不安説）。

その後，Freud [1926] は神経症にみられる不安はイドの衝動や超自我の圧迫に対する自我の抑圧が効かなくなり，リビドーが動悸や不安発作などの身体症状として現れたものと以前の考えを修正した。それによれば不安は危険信号であり，抑圧されるものと考えられている（不安信号説）。不安の起源は最早期の外傷的な不安の記憶であり，崩壊への不安，迫害不安，対象喪失の不安（分離不安），愛を失う不安，去勢不安，超自我不安などの内的不安と考えられる。いずれにしても，パニック障害におけるパニック発作は，内的不安に対する防衛の破綻という内的過程を経ているといえる。 　　　　　（岡田暁宜）
⇨不安神経症，全般性不安障害，うっ積不安(説)，不安信号
[文献] Freud S (1895, 1926)

母親　➡母性

羽ばたき振戦
[英] flapping tremor

手掌を下にして上肢をまっすぐに伸展させ，水平に保持させた時に，両側性に手や中指が小さく羽ばたくような不随意運動が不規則かつ間欠的に起こることがあり，羽ばたき振戦と呼ばれる。これは，姿勢を保持するための筋緊張が突然失われて，すぐに姿勢が戻ろうとする一連の動きの反復であり，姿勢保持困難（asterexis）の症状である。手を伸展させた際に，手関節をやや背屈させると誘発されやすくなる。肝レンズ核変性症（ウィルソン病）で有名であるが特異的なものではなく，一般的な肝不全における肝性昏睡や尿毒症性昏睡でしばしば観察される。肝不全における肝性昏睡の重症度分類（本邦では5期に分けられる）では，前昏睡期にあたる第2〜3期でみられる兆候として診断的に重要な位置づけが与えられている。なおフェニトインやフェノバルビタールの副作用としても生じることがあり，てんかんの治療において注意すべき兆候でもある。 　　　　　（山田了士）
⇨ウィルソン病，肝性脳症
[文献] 水野美邦 (1993), 森脇久隆 (2006)

母-乳幼児治療　➡親-乳幼児精神療法

バビンスキー

Joseph François Félix Babinski　1857〜1932

ポーランド人の父をもつ，パリに生まれパリに没した神経学者。Vulpian EFA に学び，Charcot JM の外来医長となり，のちにピティエ病院で37年間臨床と研究を続けた。足指現象（バビンスキー反射）の記載，脳脊髄梅毒におけるアーガイル・ロバートソン徴候，小脳症状の研究（とくにアジネルジー asynersie とアディアドコキネジー adiadococinésie）等の記載で神経学の歴史にその名を残

した。Charcotのもとでヒステリー研究を行ったが，後の1906年のパリ神経学会で師Charcotのヒステリー理論は多く暗示によるものであったとして否定。これに代わって1901年，ピチアチスム（pithiatisme）という概念を提唱した。その語源は説得（peitho）と治癒可能（iatikos）が合わさったもので，ヒステリーを自己暗示にもとづく精神状態とし，暗示で再現され説得によって消失する一次障害と，これに付随する二次障害に分けた。生涯に300近い論文を残したが，死後Barré JAら［1934］の手により代表論文を収めた著作集が編集された。　　（江口重幸）
⇨バビンスキー反射，アーガイル・ロバートソン症状，ピチアチスム，ヒステリー
[主著] Barré JA, Chaillous J, Charpentier A, et al. ed.（1934）
[文献] 萬年甫 編訳（1992），Philippon J, Poirier J（2009）

バビンスキー反射
[英] Babinski reflex；Babinski sign
[仏] signe de Babinski

　足底の外側を安全ピンの先等で踵から小趾の方に向かってこすった際に母趾が背屈する現象で錐体路障害の存在を示す。正常なら全足趾が底屈する足底反射の異常でありバビンスキー徴候とも呼ばれる。1896年Babinski Jにより報告され神経学的徴候の中で最も重要な発見と広く考えられている。乳幼児，熟睡時などには正常でも陽性となる。母趾の背屈と一緒に他の四趾が開く開扇徴候は錐体路障害の可能性を示すが判定には母趾の背屈が重要である。　　　　　　　　　　　　（谷口　謙）
⇨錐体外路症状
[文献] Lance JW（2002）

ハーフウェイハウス　➡中間施設

ハミルトンうつ病評価尺度
[英] Hamilton Depression Rating Scale；HDRS；Hamilton Rating Scale for Depression

　イギリスの精神医学者Hamilton Mによって1960年に発表された，うつ病患者のうつ病症状の重症度を測定する他者評価尺度である［Hamilton 1960］。HDRSまたはHAM-Dと略される。17項目版，21項目版，その他さまざまな著者によって改変された版がある。17項目版は，抑うつ気分，罪責感，自殺，入眠困難，中途覚醒，早朝覚醒，仕事と活動，精神運動制止，精神運動激越，不安の精神症状，不安の身体症状，消化器症状，全身の身体症状，生殖に関する症状，心気症，体重減少，病識欠如を含み，21項目版ではさらに日内変動，離人症，被害関係念慮，強迫症状を評価する。各3段階（0～2）または5段階（0～4）で評価され，17項目版の得点の範囲は0～52点である。27点以上＝きわめて重症，26～16点＝中等症，15～8点＝軽症，7～4点＝境界域，3～0点＝無症状とされる［Furukawa TAら 2007］。評価のアンカーポイントや質問文を明記した構造化面接として，SIGH-DやGRID-HAMDがあり，日本語訳もある。　　　　　　　　　　　　（古川壽亮）
⇨ベックうつ病評価尺度［BDI］，モンゴメリ＝アスベルグうつ病評価尺度［MADRS］
[参考] 日本臨床精神神経薬理学会HP
http://www.jscnp.org/scale/index.html
[文献] Hamilton（1960），Furukawa TA, Akechi T, Azuma H, et al.（2007）

ハミルトン不安評価尺度
[英] Hamilton Anxiety Rating Scale；HARS；Hamilton Rating Scale for Anxiety

　イギリスの精神医学者Hamilton Mによって1959年に作成された，不安の総合的重症度を評価する他者評価尺度である［Hamilton 1959］。HARSまたはHAM-Aと略称される。臨床家が患者の面接によって不安の精神的

（認知的）および身体的側面の両方を評価する。全14項目，各5段階（0＝症状なし～4＝きわめて重症）で評価され，総得点は0～56点の範囲にある。評価される項目は，不安気分，緊張，恐怖，不眠，知的能力の変化，抑うつ気分，身体症状（筋肉系），身体症状（感覚系），心血管系症状，呼吸器症状，胃腸症状，生殖器尿路系症状，自律神経症状，面接時の行動である。日本語訳には慶大版・長崎大版・北里大版がある。　　　　（古川壽亮）
⇨ハミルトンうつ病評価尺度
[文献] Hamilton M（1959）

ハムレット [症例]
Hamlet

Freud Sは『夢解釈』において，ハムレットをエディプス王と結びつけて論じた。ハムレットが，父を殺して母の傍らの座にいる義父に復讐ができないのは，Goethe JW vonがいうように彼が過剰な思考活動の麻痺のために，行動力が麻痺したということではない。彼は行動できないのは，抑圧された幼年期願望を義父が体現していて，そのために復讐へと駆り立てるはずの気持ちが自己非難へと変わるからである。エディプス王において実現された行為が，ハムレットにおいては抑圧されるのは，歴史の進行とともに抑圧が強くなったためである。この点にハムレットの現代性がある。その後，Jones EはFreudの考えにもとづき，ハムレット劇における母殺し，その同性愛的性格にまで論点を広げた。またSharpe Eは，亡き父の超自我サディズムこそが，この悲劇の中心テーマと考えた。一方，Lacan JはFreudのエディプス理論を作り直すなかで，ハムレットをエディプス図式から切り離し，欲望の悲劇として把握し直した。
　　　　　　　　　　　　　　　　（十川幸司）
⇨エディプスコンプレクス
[文献] Freud S（1900），Jones E（1949），Lacan J（1958-1959），Sharpe E（1929）

場面緘黙　➡**選択性緘黙〔場面緘黙〕**

林　道倫
はやしみちとも　1885～1977

1885年に山形県米沢で出生。1910年に東京帝国大学医学部を卒業後，呉秀三の下で精神病の神経病理学的研究に着手した。1913年「進行麻痺に於ける鉄反応」の論文を発表し，組織診断上画期的と評価された。1921～1924年までドイツに留学。ハンブルク大学のWeygandt Wの教室にとどまり，おもに小脳の発生・病理を研究した。帰国後，岡山医科大学教授に就任し，まもなく流行した日本脳炎の病因研究に取り組み，台湾尾長サルへのウイルス移植に成功して予防と治療法の開発を可能にした。1936年には神経精神学用語統一試案をまとめ，「病」「症」「症状群」を定義し，Psychiatrieを精神医学，Schizophrenieを（精神）分裂病と訳すなど，のちの精神医学用語集の指針となった。1940年から本格的に精神分裂病の生化学的研究を始め，脳血を採取して解糖，呼吸，代謝を研究して「精神分裂病の生化学的研究」（宿題報告）をまとめ，朝日賞（1949）を受賞した。1946～1952年まで岡山医科大学学長をつとめ，退職後も精神医学研究所を開設して終生を精神分裂病の病因解明に尽くした。　（佐藤光源）
⇨精神分裂病，日本脳炎
[主著] 林道倫（1913, 1937, 1950, 1965）
[文献] 秋元波留夫（2002）

パラサイコロジー
[英] parapsychology

日本語では超心理学という。この言葉は心理学の中でも特異な3つの研究領域に対応する。すなわち，①超常現象（psi-phenomena）である透視（clairvoyance），千里眼（telescope），テレパシー（telepathy），念力（psychokinesis；PK），感覚外知覚（extra-sensory perception；ESP），予言・予知

(precognition）などを，一般人を対象にして実験・実証する。②霊媒，巫女，教祖などの霊能者を交霊会等で観察したり，私的に面接して評価・考察する。③臨死体験，幽体離脱，転生，死者との交流（reincarnation）などの現象を観察・記述する。これらはいずれも既存の科学知識では説明できない不可思議な現象を心理学的な方法論や枠組みの中で研究することを目指している。ちなみに精神科医・津本一郎［1982］は病跡学の視点から，大天才の中には上記の超常現象のいくつかを示す者がいるが，これは統合失調症の第一級症状（受動態）の鏡像（能動態）に他ならないことを指摘し，この種の超常現象をカリスマ症状群と命名した。　　　　　　　　（福島　章）
⇨テレパシー
【文献】津本一郎（1982）

ハーラー症候群　➡ムコ多糖症

パラソムニア　➡睡眠時随伴症

パラタクシックなゆがみ

［英］parataxic distortion

　Sullivan HS の概念。現在の対人的な場を過去の未解決な対人的な場の再現としてゆがんで体験することをいう。この時，意識可能な対人関係と並んで，意識されない過去の対人関係が影のように寄り添い，治療者もその役割に添って動かされる。精神分析における転移・逆転移の概念に近い。

　パラタクシックとは Moore TV が最初に使用した概念である。パラタクシックな体験はプロトタクシック（prototaxic；非個別的，言葉以前の先知覚）な体験とシンタクシック（syntaxic；社会的に他者と共有できる）な体験との間にあり，個々の体験は互いにバラバラで連結されず自閉的である。

　治療の中で，パラタクシックなゆがみのもととなった過去の対人関係が想起されていく。想起は治療初期は不安を高めるが，洞察が進むにつれ，自己の拡大が起こり，現実の他者とかかわりあっている姿が自己認識による姿通りになっていく。これが精神医学的治療である。　　　　　　　　　　　　　（重田理佐）
⇨サリヴァン，妥当的確認，転移［精神分析］，逆転移
【文献】Sullivan HS（1940, 1953, 1956）

パラトニア

［英］paratonia；paratony
［独］Gegenhalten

　患者の注意が他に向けられているときは筋緊張亢進がみられないが，力を抜くように指示すればするほど無意識に筋緊張が亢進し，受動運動に抵抗が生じる現象である。Dupré E［1910］や Kleist K［1927］の報告以降詳細に検討され，認知症や前頭葉機能との関連が注目されている［Vahia I ら 2007］が発現機構は明らかでない。パーキンソン症候群でみられる筋強剛との区別が重要である。（三上章良）
⇨パーキンソン症候群，意識障害，失行，前頭葉症候群，把握反射〔にぎり反射〕
【文献】Dupré E（1910），Kleist K（1927），Vahia I, Cohen CI, Prehogan A, et al.（2007）

パラノイア

［英］paranoia
［独］Paranoia
［仏］paranoïa

　主にドイツ語圏で発展した慢性妄想性疾患の概念。Heinroth JCA が Verrücktheit（妄想症）の同義語として最初に用い，知性の不自由性，悟性の緊張過度を本質とする疾患とみなした。Esquirol JED によるモノマニーすなわち部分的精神障害の説の影響のもとで，Kahlbaum KL, Snell L, Griesinger R らが原発性の知性の疾患を Verrücktheit もしくはパラノイアと呼んだ。Kraepelin E は教科書第 8 版で「Verrücktheit（パラノイア）」を早

発性痴呆の妄想型，パラフレニー，好訴妄想と切り離し，「内的原因から発生し，思考，意志，および行動の秩序と明晰さが完全に保たれたまま徐々に発展する，持続的で揺ぎない妄想体系」と特徴づけた。Gaupp R は大量殺人事件の犯人ワーグナーをパラノイアと診断し，妄想発展と犯罪の関連を詳しく記述した。Kraepelin や Gaupp のいうパラノイアの典型例が臨床的にきわめてまれであることから，これを独立した疾患概念とみなすべきかという「パラノイア問題」が 20 世紀初頭から展開された。今日の疾患分類では ICD-10 の妄想性障害に含められ，命脈を保っている。
（中谷陽二）

⇨妄想性障害，モノマニー，教頭ワーグナー［症例］

[文献] Heinroth JCA (1818), Kraepelin E (1913b), Gaupp R (1938)

パラノイド・スキゾイド態勢 ➡妄想分裂ポジション

パラフィリア ➡性嗜好異常

パラフレニー

[英] paraphrenia
[独] Paraphrenie

パラフレニーの語は，生物学的な成長の移行期に生じる一群の精神障害に対して Kahlbaum KL［1863］により提唱された。パラフレニーは本態性障害としての Vesania（パンフレニー）などと共に精神障害の分類の綱（Klasse）として位置づけられたが，その後さまざまな概念変遷を経て，今日では ICD-10 に僅かに登場するにすぎない。症例 A［Lehmann HE 1984］：33 歳で，多彩な迫害妄想で初発した女性 A。A は治療で多少改善したが，結局は 20 年以上にわたり入院中である。家族に対して A は病院の調理場で責任ある立場で働いていると語る。実際に A は信頼のできる働き手であり，社会的行事でもよきまとめ役を果たす。他方，15 年以上にわたり A はフランス人男爵と結婚していて，莫大な資産があると確信している。ICD-9 でパラフレニーと診断されていたのは，A のように，慢性の統合失調症例で長年にわたり誇大妄想を中心とした妄想体系を有しているが，人格が保たれているケースである。
（迎 豊）

⇨カールバウム，ヴェサニア，迫害妄想，誇大妄想，妄想体系

[文献] Kahlbaum KL (1863), Lehmann HE (1984)

バリスムス ➡錐体外路症状

バリント

Michael Balint　1896〜1970

ハンガリー出身の精神分析家。後に英国に移住した。Ferenczi S の後継者であり，Fairbairn WRD，Winnicott DW らと並んで英国の独立学派（中間学派）の理論的中核をなし，一次的対象愛の障害といえる基底欠損（basic fault）の病理を提唱したことで知られる。また，ハンガリー時代から一般医を対象とした小グループによる疾病全般の心理要因の理解と対応の訓練を目したバリントグループを率いたことでプライマリケアに多大な貢献をもたらした。基底欠損は，三者関係の病理であるエディプス水準より原始的な二者関係の病理である。原始的防衛機制として，対象へのしがみつきにとらわれるオクノフィリアと，関係性の継続を避け続けるフィロバティズムとがあるとした。これらは分析過程における口唇期レベルの退行が満たされ，引き続いての新規蒔き直しによって克服されるとする。他にも，タヴィストック・クリニックにおける夫婦関係の問題の精神分析的見地からの支援など，精神分析と一般の医療，日常生活の諸問題を結び付け，全人的な医療を展開するなど精神分析以外への影響も大きい。

(奥寺　崇)

⇨基底欠損，バリントグループ
[主著] Balint M（1968, 1952, 1959）

バリントグループ

[英] Balint group

Balint M はハンガリー時代から生涯を通じてプライマリケアを担当する医師（家庭医，一般医＝general physician；GP）を対象として精神分析の一般医療への応用を図った。その理念は病態形成への心理的要因を吟味することで人間理解を深めることが心身の健康維持には重要であるという考えにもとづいている。彼は，家庭内の親密な対人関係（夫婦，親子）の問題とライフイベントは身体的な愁訴に密接に関連すると主張した。一般医は断続的であっても長期的に当事者，家族とかかわることのできる利点を生かして，プライマリケアの段階で精神療法を行うことが効果的なのであるという。したがって，このようなかかわりをもつことが重要な保健活動となり，その際，精神分析的な人間理解が重要となると指摘した。また，疾病の力動的理解を小グループで積み重ね，相互的フィードバックにより深めていく教育方法も独創的であり，バリントグループは全人的医療の嚆矢として，ヨーロッパの広範囲，米国，日本（主に心療内科領域，終末期医療）にも紹介され，現在でも活動は続けられている。

(奥寺　崇)

⇨バリント
[文献] Balint M, Balint E（1961），Balint M（1957）

バリント症候群

[英] Bálint's syndrome

精神性注視麻痺・視覚失調・視覚性注意障害の3症候を指す。精神性注視麻痺とは，呈示された対象物に視線を移動させて捉えることができない症状である。視覚失調とは，手の届く範囲にある対象物をつかもうとしても，定位が不正確でつかむことができない症状である。視覚性注意障害とは，一度に一つの対象しか視覚的に認知できない症状である。これら3症候はいずれも視覚領域の症状であるが，視力，視野，眼球運動は正常であることがバリント症候群と呼ぶための必要条件である。責任病巣は両側頭頂後頭領域とされている。

(村松太郎)

⇨頭頂葉症候群，視覚性運動失調，視空間失認，巣症状
[文献] Bálint R（1909）

ハルトマン

Heinz Hartmann　1894〜1970

精神分析的自我心理学を発展させた代表的な理論家の一人。ウィーン生まれ。第二次大戦前にウィーンを離れてニューヨークに移り，ニューヨーク精神分析研究所長や国際精神分析学会会長などを務めた。Freud Sの構造論を基盤に，自我とその発達に関する考えを推敲し，初期の精神分析的な深層心理学，いわゆる欲動心理学を自我心理学へと展開させた。自我の機能を，防衛だけでなく，適応という観点から理解し，精神発達にそって解明しようとした。葛藤・防衛的な側面によって自我は成長するとはいえ，葛藤だけが自我発達の唯一の根元ではないと考え，生物学的な基礎をもつ葛藤外の自我領域を解明し，主体性をもち外界への適応を行う自律自我の機能に注目した。また，自我を，主体としての私である自我と自己表象に区別し，自己表象と対象表象を概念づけ，自己愛を自己表象へのリビドーの備給と定義して，自我心理学的自己愛理論を整理した。また，対象恒常性の概念化にも寄与した。

(松波聖治)

⇨自我心理学，適応，自己表象／対象表象
[主著] Hartmann H（1939）

バルプロ酸

[英] valproate ; valproic acid

バルプロ酸はもともと抗てんかん薬として

承認された薬物であり，気分安定化作用を併せもつことが認められた結果，気分安定薬としても承認された。躁病患者の中でもとくに，被害妄想など気分に一致しない精神病像を有する患者，混合状態の患者，焦燥感や不快気分の目立つ患者，再発頻度の多い患者に奏効することが知られている。バルプロ酸の抗てんかん薬としての有効血中濃度は 50～100 μg/mL とされていたが，最近の研究では抗躁効果を発揮するための有効血中濃度は 70 μg/mL を超える必要があることが判明した。また，躁病エピソードにバルプロ酸を投与する場合に，最初から高用量を負荷して鎮静作用を発揮させようという方法が一部で行われ即効性が確認されている。副作用としては，吐き気などの胃腸障害やふらつきがしばしば生じ，時に肝機能障害，血中アンモニア上昇，まれに血小板や白血球減少，脱毛，胎児の神経管欠損などがある。 (寺尾 岳)

⇨躁病，抗てんかん薬，気分安定薬，リチウム

[文献] 寺尾岳 (2006)，寺尾岳，和田明彦 (2010)

パレイドリア

[英] pareidolia
[独] Pareidolie
[仏] paréidolie

「雲や壁のしみが顔に見える」「電車のリズミカルな音があるメロディに聞こえる」など，不完全な感覚材料から明瞭な錯覚像が作り出されることで，批判が保たれ，注意を集中しても消えない。活発な想像力による表象と，現実の感覚とが重なりあう一種の二重知覚とみることもできる。意識はおおむねはっきりしている正常者や幼児の体験を指す場合が多いが，広義にはせん妄，錯乱などの意識変容時のものも含める。変像(症)ともいう。

(濱田秀伯)

ハレルホルデン＝シュパッツ病

[英] Hallervorden-Spatz disease；HSD

panthothenate kinase 2 遺伝子（PANK2）の変異によって起こる常染色体劣性遺伝の進行性疾患。発症は小児期後期から思春期早期が多く，30 歳代までに死亡する。ジストニア，筋強剛，コレオアテトーシスなどの錐体外路症状で発症することが多く，これに錐体路症状，認知機能障害が加わる。病理学的には淡蒼球，尾状核，黒質緻密層に鉄沈着を認める。頭部 MRI T2 画像では，中心が高信号でその周囲に低信号を示す「eye of the tiger」所見を淡蒼球に認める。 (数井裕光)

⇨錐体外路症状，淡蒼球

[文献] 市場美緒，中村雅之，佐野輝 (2008)

パロキセチン

[英] paroxetine

パロキセチン（パキシル）は，1975 年にデンマークの Ferrosan 社で合成された後，英国のスミスクラインビーチャム社（現・グラクソ・スミスクライン社）で開発された選択的セロトニン再取り込み阻害薬（SSRI）であり，わが国では 2000（平成 12）年に上市された。現在の適応症は，うつ病・うつ状態，パニック障害，強迫性障害，社会不安障害。至適用量は，対象疾患によって異なるが 20～40 mg/日。 (山田和男)

⇨SSRI〔選択的セロトニン再取り込み阻害薬〕

パワースペクトル

[英] power spectrum

脳波などで描かれる波をいくつかの三角関数の代数和として分析する方法をフーリエ変換と呼ぶ。一定の時間区間についてフーリエ変換して得られる各成分波の振幅を二乗したものをパワースペクトルという。横軸に周波数，縦軸にパワースペクトルをとったグラフとして表現され，分析した区間における各周波数成分のエネルギー強度を知る目的で使わ

れる。脳波では α 波などの基礎律動の成分についてどの周波数が優勢であるかといったことを定量的に表現することのほか，麻酔深度の測定にも簡略化したパワースペクトルが応用されている。精神医学領域では，脳波の定量的分析法の一つとして研究目的で使われることが多い。脳波の各誘導について求めたパワースペクトルを，周波数帯ごとに頭の絵の上に二次元的に色分けして描くものはパワースペクトルマップと呼ばれ，脳波トポグラフィーの一つとしてよく用いられる。

(山田了士)

⇨脳波〔EEG〕，脳波トポグラフィー
[文献] 大熊輝雄（1999a）

パワーハラスメント

［英］power harassment；moral harassment
［独］moralische Belästigung
［仏］harcèlement moral

　優位な立場にいる者が，力関係を背景にして弱い立場の人を傷つける発言や行動をすることを意味する言葉である。株式会社クオレ・シー・キューブ代表の岡田康子が，主に職場の上司によるハラスメントを意味する言葉として提唱した。一般には，医師や医療スタッフから患者，あるいは教師から生徒へのハラスメントもこの概念の中に含められている。パワーハラスメントは，和製英語であるが，欧米では，単に harassment あるいは moral harassment と表現されることが多い。その場合，被害者の性別，年齢，人種，民族，文化，宗教，言語などを理由にしたいじめや嫌がらせの発言や行為を意味する。日本でパワーハラスメントという場合は，上述の定義からわかるように，これらの属性の違いを理由にしたものだけでなく，広く力関係を背景にした嫌がらせやいじめを意味する。セクシャルハラスメントもこの概念の中に含める場合もあるが，性的なものを含めないこともある。また，医師によるハラスメントをドクターハラスメント，教育機関の教師から生徒へのハラスメントをアカデミックハラスメントと呼ぶこともある。

(生地 新)

⇨セクシャルハラスメント，アカデミックハラスメント
[文献] 岡田康子（2003），Nagy TF（1999）

半陰陽

［英］hermaphrodite

　生下時，外性器が男女両方の特徴をもっていたり，男女どちらかに明確に分化していないものを古くから半陰陽と呼び，間性（intersex）ともいわれるようになった。内性器の異常を伴う場合が多い。精巣と卵巣の両方を持ちあわせる場合を真性半陰陽，生殖腺は分化しているものを仮性半陰陽という。クラインフェルター症候群やターナー症候群，アンドローゲン不応症，副腎性器症候群などが挙げられる。最近，性分化疾患の名称が提案されている。

(塚田 攻)

⇨クラインフェルター症候群，ターナー症候群，副腎性器症候群

反響言語　➡反響現象

反響現象

［英］echophenomenon
［独］Echoerscheinungen
［仏］echophenomene

　反響症状（echo symptom）ともいい，反響言語と反響動作に大別され，自発的意志が欠落している点で共通する。反響言語（echolalia）は，ある単語を言うとそのまま繰り返すおうむ返し言葉（parrot-like speaking）の場合のほか，「あ」とか「か」など無意味な言葉を言ってそのまま返ってくる即時反響言語（immediate echolalia）や，以前ある状況で用いた言葉をある一定の時間的経過の後に繰り返す遅延性反響言語（delayed echolalia）などが含まれる。反響動作（echopraxia）は，病者の前で，手を上げたり，まばたきをしたり，足踏みすると，病者が同じような動作をすることで気づかれる。その出現規制は心理学的側面と神経学的側面から説明される。前者の立場からは，被暗示性の亢進，意志抵抗性の減弱，情動不安などが症状発生と密接な関連をもつとされ，後者の立場からは，器質的疾患により，皮質の働きが制止されると皮質下領域の反射が脱制止され，自動運動や模倣運動が前景に現れると考えられている。近年では，mirror neuron systemや，心の理論からの説明がなされることもある［Pridmore Sら 2008］。　　　　　（日野原圭）

⇨ミラーニューロン，心の理論
［文献］ Pridmore S, Brüne M, Ahmadi J, et al. (2008), Stengel E (1947), Kraepelin E (1919)

反響動作　➡反響現象

反抗期

［英］period of opposition

子どもの発達過程において，反抗的行動が顕著に現れる時期を指す。Bühler C［1921］の説として，反抗期の時期については，2〜3歳頃を中心とする第一反抗期と，12〜15歳頃の第二反抗期があることが一般に知られている。

第一反抗期は幼児期にみられ，自我の芽生えに伴い，親の言う通りにならなくなる時期をいう。親からのしつけや要求によって，自身の行動を指示されたり，制限・禁止されると拒否をしたり，反対のことをするなど反抗的な態度が目立つようになる。子どもは母親から分化してくると，ようやく一人の自分という個体化，自律性が生じ，言葉も増えて，親と言葉で交流ができるようになってくる。最初は自分というものが断片的にしかわからなかったのが，全体的に親や自分がわかるようになり，親から次第に離れようとし，他の子どもにも関心が向いていく。自分の目の前に母親がいなくても自分を大切に見守ってくれているという安心感の源としての母親イメージをもつことが，一人立ちしていくための基盤となる。

第二反抗期は思春期・青年期にみられ，自立した一人の人間としての自我を確立しようとするときに親との葛藤や親への反抗が生じやすくなる時期をいう。反抗的な言動は主に両親や教師などの年長者や権威的な存在に対して向けられる。心理的離乳，自我の目覚めに伴って，子どもから大人への発達過程にみられる現象である。Bühlerによると，この時期は不機嫌，落ち着きのなさ，不安，肉体−精神的不快などの消極的な特徴を有し，それは反抗と粗暴，気まぐれ，だらけた態度などに現れる。両親への反抗が現れる一方で，仲間集団や部活動などといった家庭の外にある新しい集団に関心をもち始め，その集団の中での親密感のある人間的結びつきが自我形成にとって意味ある経験となる場合もある。

（村瀬嘉代子）

⇨自我感情，自我同一性
［文献］ Bühler C (1967), Mahler MS, Pine F, Bergman A (1975)

半構造化面接　➡構造化面接／半構造化面接

反抗挑戦性障害

［英］oppositional defiant disorder；ODD

DSMによる反抗挑戦性障害（ODD）とは，「拒絶的，敵対的，挑戦的な行動様式」である。具体的には，かんしゃく，大人との口論，大人の要求や規則への反抗・拒否，故意の挑発，責任の転嫁，神経過敏やいらいら，怒り，意地悪や執念深さといった行動が，6ヵ月以上にわたり，4種類以上，通常認められるよりも頻繁に起こるときに診断される。

ODDは注意欠陥/多動性障害をはじめとする発達障害に併存することが多い。発達障害児は，同様の脆弱性をもつ親から不適切な

養育を受ける可能性が高くなり，それに対して生じた怒りがさらなる不適切な養育を引き出すという悪循環に陥る。そこで生じるのがODDであり，行為障害の前段階といわれている。行為障害治療の有効性は低いためODD段階での介入が推奨される。治療は，ソーシャルスキルストレーニング，薬物療法，ペアレントトレーニングを，その親子の実情にあわせて統合的に行う。関係者が集まり対応を協議するケア会議も有効な支援である。

(原田 謙)

⇨注意欠如・多動性障害〔ADHD〕，行為障害〔素行障害〕

[文献] Loeber R, Burke JD, Lahey BB, et al. (2000), Burke JD, Loeber R, Birmaher B (2002), 原田謙, 今井淳子, 酒井文子 (2005)

瘢痕てんかん ⇨外傷てんかん

犯罪精神医学

[英] criminal psychiatry
[独] Kriminalpsychiatrie
[仏] psychiatrie criminelle

　犯罪学は経験的・学際的科学である。犯罪精神医学は犯罪心理学，犯罪社会学と並ぶ犯罪学の三大方法論の一つであり，狭義では精神医学的犯罪学を指す。Göppinger H [1971] が採用していたこの用語を中田修 [1972] が導入し，後に刑事司法精神医学をも包括するものとして広義的定義を与えた。精神医学的方法により，犯罪現象（とくに犯罪者）を対象とし，その原因と犯行力動の解明と犯罪防止，犯罪者の分類と治療，（刑事）司法鑑定の理論構築と実践を目的とした応用精神医学の一つでもある。犯罪学と精神医学との学際的領域に位置づけられる。ほぼ同義語に「犯罪精神病理学（Kriminalpsychopathologie）」[影山任佐] がある。「犯罪病理学」[吉益脩夫] は犯罪精神病理学の略称である。犯罪と精神医学との関係では古くから，司法（裁判）精神医学（forensic psychiatry）が知られてきたが，近年精神保健関連法が重視され，英米学派の影響もあり，より広義の「法(制度)精神医学（legal psychiatry）」や「法と精神医学（law and psychiatry）」等が定着してきている。これらは責任能力論を中心とした刑事，民事鑑定と精神保健福祉法等精神医療関連法とその実践，医療観察法による精神鑑定と司法医療が主要な領域で，犯罪学は含まれない。逆に犯罪精神医学には民事鑑定や精神保健福祉法関連は含まれない。しかし犯罪精神病理学的な知見や犯罪成因論，犯行力動論を基盤としない刑事精神鑑定は不可能である。また医療観察法下の司法精神医療は触法精神障害者の再犯防止に主眼があるが，初犯がなければ再犯もない。司法医療の経験知と技法，リスク等の評価方法を一般臨床現場での初犯防止に活かすことが犯罪精神病理学的臨床として必要である。犯罪精神医学，司法精神医学の連携が両者の発展のためにも今後一層重要となる。

(影山任佐)

⇨犯罪生物学，司法精神医学，精神鑑定，精神保健福祉法，心神喪失者等医療観察法

[文献] Göppinger H (1971/1976), 吉益脩夫 (1955), 中田修 (1972/1987), 影山任佐 (2000, 2010)

犯罪生物学

[英] criminal biology
[独] Kriminalbiologie
[仏] biologie criminelle

　犯罪者学で，用語的には現在歴史的意義しか有さない。Liszt F von は犯罪学を犯罪社会学と犯罪生物学に分け，さらに後者を犯罪身体学（Kriminalsomatologie）と犯罪心理学（Kriminalpsychologie）に分けた。犯罪心理学，犯罪人類学，犯罪精神病理学として研究されてきたものを包括している。犯罪を犯罪者の人格の生活表示として把握し，その人格の生成と本性の研究が中心である。犯罪生物学会（1927）は総合犯罪学会（Gesell-

と改称され，1988年に犯罪社会学中心のドイツ犯罪学会（1959）と統合され（新犯罪学会），2007年に犯罪学会（Die Kriminologische Gesellschaft）と名称変更された。犯罪者処遇，治療論に重点があるものの，ゲルマン系の犯罪生物学に対応するものとしてラテン系仏伊を中心とした臨床犯罪学（criminologie clinique）がある。　　　　　（影山任佐）
⇨犯罪精神医学
[文献] 吉益脩夫（1958），Pinatel J（1963）

反社会性パーソナリティ障害
➡非社会性パーソナリティ障害

反射幻覚　➡機能幻覚

反射性瞳孔強直
➡アーガイル・ロバートソン症状

反射てんかん
[英] reflex epilepsy

　てんかん発作の中に，特定の知覚刺激や精神活動によって再現性をもった発作を反射性てんかん発作といい，この発作が臨床像の大半を占めるものを反射てんかんという。誘因となる刺激と発作との関係が明らかである点が特徴である。反射てんかんの誘因による分類は，①視覚刺激（光刺激による光過敏性てんかんや図形による誘発），②聴覚刺激（音楽などによる），③触覚（接触刺激〔驚愕〕による），④体性感覚（急な動きなどによる），⑤精神的刺激（驚き，読書，計算などによる）とされている。このうち頻度の高いものは光過敏性てんかんで，光刺激による特発性全般てんかんで，脳波では光刺激による全般性棘・徐波複合，すなわち光突発反応が出現する。なお，他のてんかんでも反射性てんかん発作を示すことがあり，光刺激と若年性ミオクロニーてんかん，音刺激と側頭葉てんかんなどの関連がみられる。　　　　　（山田了士）
⇨光感受性てんかん，光突発反応〔PPR〕，ミオクロニーてんかん，側頭葉てんかん
[文献] 兼本浩祐（1996），伊与田邦昭（2006）

反精神医学
[英] anti-psychiatry

　1960年代に英米仏伊などで現れた運動で，体制としての精神医学への大規模な異議申し立て運動。イギリスのLaing RD，Cooper D，アメリカのSzasz T，イタリアのBasaglia Fなどが代表的である。

　1960年代の先進国を席巻した対抗文化，現象学，実存主義やFoucault Mらが大きな影響を及ぼしました。

　反精神医学はとくに旧来の精神医療のもつ強制性と拘禁性に強い批判を向け，精神疾患が客観的な疾患ではなく，社会的過程の産物である，などと主張した。また精神病をより望ましい仕方で正気へと帰還してくる内面的な「旅路」であるとした〔笠原嘉ら1984；Crossley N 2006〕。

　彼らの主張は極端な意見であるとされ，今では言及されることは少ない。しかし，精神障害を個人の内側に限定する見方への批判や，精神医学の診断・治療行為がさまざまな社会政治経済的影響下におかれているという指摘は重要である。実践面ではBasagliaのトリエステでの活動が，地域精神医療の先駆的試みとして現在も多大な影響を及ぼしている。
　　　　　（野口正行）
⇨レイン，フーコー
[文献] 笠原嘉，酒井克允（1984），Crossley N（2006）

半側空間失認　➡半側空間無視

半側空間無視
[英] hemispatial neglect；unilateral neglect

　視空間失認の一型で最も出現頻度の高い症状。半側空間失認ともいう。右半球病変で空

間の左側を無視する左側無視が最も多く，症状も重篤であり，右半球機能の解明に重要な役割を果たす臨床像である。無視される空間側に同名半盲のあることが多いが，半盲がなくても著しい無視が生じるなど，両者は別個の臨床像である。臨床場面では，日常生活同様，一つの検査で一義的に捉えることのできない多様性を示すのも特徴である。この多様性は，症状の発現機序，評価法やリハビリテーションを検討する際に重要になってくる。発現機序を，刺激の入力から出力に到る情報処理過程にもとづくかたち（認知的視点）でまとめると，感覚障害に知的機能や運動機能の障害が加わり生じるとする感覚入力遮断説，感覚刺激の空間統合の一側性障害により生じるとする知覚障害説（形態合成不全を含む），空間心象形成の障害と考える表象障害説，そして空間定位反応にかかわる半球間相互抑制仮説や空間への注意配分にかかわる左右半球の機能的非対称性を含む，注意−覚醒機能の障害を考える注意障害説などが提唱されている。このうち，表象障害説と注意障害説が有力と考えられており，後者には，左方への動作開始の遅れや，その運動速度の遅延の観察から提唱されている方向運動低下説も加えられている。本症状をめぐる最新のトピックスとして注目されるのは，意識下の情報処理の問題である。実験に用いられる刺激の質的違い（情動価の強さ）により無視の出現に差が生じるという結果は，認知における情動の影響，意識体験に及ぼす意識下のメカニズム（無意識あるいは無自覚のメカニズム，意識の事後性仮説など）の問題とも関係する重要な指摘である。病巣は，下頭頂小葉の損傷が重視されるが，前頭葉背外側面，帯状回，新線条体，大脳基底核，視床などの損傷でも起こるとされ，病巣の多様性は，右半球の機能体制の特徴を象徴しているともいえる。

(宮森孝史)

⇨視空間失認

[文献] Bisiach E (1999)，武田克彦，宮森孝史 (2002)，Heilman KM, Watson RT, Valenstein E (2003)

半側身体失認

[英] hemiasomatognosia

片側身体失認ともいう。身体に関する失認を身体失認（asomatognosia）といい，半側性身体失認（半側身体失認，自己の片麻痺を否認するバビンスキー型病態失認）と，両側性身体失認（ゲルストマン症候群，身体部位失認）に大別される。本症状は右半球頭頂葉病変による身体左側の無視，忘却がほとんどであり，自己の(左)半身に対する関心に欠け（無関心），自発的に使用しようともせず，半身が存在しないかのような奇異な行動を示す。片麻痺を否定するばかりでなく，麻痺側の存在さえ否認する顕著なタイプを身体パラフレニー（somatoparaphrenia），麻痺の存在は認めるものの，病態理解に欠けるものを疾病無関心（anosodiaphoria）と呼ぶ。また，麻痺がないのに使用しない場合を運動発動性障害（motor aspontaneity）と呼ぶ。体性感覚異常（両側同時刺激における患側の消去，位置覚の異常など）を伴うときは，頭頂葉下部，それを伴わないときは，中心溝前方あるいは後方が責任病巣と考えられている。(宮森孝史)
⇨失認，身体認知障害，ゲルストマン症候群，パラフレニー
[文献] Denes G (1999)

ハンター症候群　➡ムコ多糖症

反跳性不眠

[英] rebound insomnia

睡眠薬を常用し，ほぼ満足に睡眠が得られるようになった段階で，急に睡眠薬の服用を中止あるいは減量すると，睡眠薬を使用する以前より強い不眠が出現することがあり，反跳性不眠と呼ばれる。反跳性不眠は，長時間作用型の睡眠薬よりも短時間作用型の睡眠薬

で起こりやすい。また，非ベンゾジアゼピン系睡眠薬よりベンゾジアゼピン系睡眠薬で起こりやすい。したがって，睡眠薬使用を中止する際の反跳性不眠を防止するためには，服用量を徐々に減らしていく漸減法，あるいは服用間隔を開けていく隔日法を用いる。また，短時間作用薬を使用している際には，いったん中間型か長時間型の睡眠薬に置き換えてから減薬を試みる。 (山田尚登)

⇨睡眠薬

[文献] 睡眠障害の診断・治療ガイドライン研究会, 内山真 編 (2002)

ハンチントン病

[英] Huntington disease

舞踏運動を中心とする不随意運動および人格変化や認知症状などの精神神経症状を呈する慢性進行性の神経変性疾患で，1872年に米国のHuntington Gによって最初に報告された。常染色体優性遺伝性疾患。有病率は，白人では人口10万人当たり3〜7人であるが，アジア人，アフリカ系黒人には少なく，わが国では0.1〜0.4人と少ない。4番染色体短腕4p16の遺伝子(*IT15*)が病因遺伝子であり，その翻訳領域中のCAGリピートの過剰伸長が原因であり，父系伝達で表現促進現象が認められる。この伸長は，遺伝子産物中のグルタミン残基の並び（ポリグルタミン）を過剰伸長させるポリグルタミン病の一種である。精神症状としては，人格変化，皮質下認知症，無為，強迫症状，反応性の精神病，統合失調症様の精神症状などが高頻度にみられ，自殺率も高い。妄想，とくに被害妄想がよくみられるが，幻覚は少ない。根本的治療はいまだなく，舞踏運動に対して対症的にドーパミンD_2受容体拮抗性の抗精神病薬を用いる。

(佐野 輝)

⇨染色体異常，ポリグルタミン病，ヒョレアアカントサイトーシス

[文献] Huntington's Disease Collaborative Research Group (1993), 金澤一郎 (2001)

ハンディキャップ
➡社会的不利〔ハンディキャップ〕

汎適応症候群

[英] general adaptation syndrome
[独] allgemeine Anpassungssyndrome
[仏] syndrome general d'adaptation

Selye Hは，外界からのさまざまな要因により非特異的に生体に引き起こされる状態をストレスとし，ストレスを生じさせるさまざまな要因をストレッサーと定義した。そしてストレッサーの種類にかかわらず共通し，非特異的で全身にわたるストレス症候群を汎適応症候群として提唱した。この汎適応症候群は警告反応期，抵抗期，疲憊期の3段階に分けられている。警告反応期では生体の抵抗力は低下し，副腎皮質の肥大やリンパ組織の萎縮，消化器系の出血や潰瘍などの変化がみられる。ストレッサーにさらされ続けると次に抵抗期に移行する。この段階では抵抗力が高まり，生体は正常な機能を取り戻したかのようにみえる。しかしこの状態が長く続くと疲憊期へと突入する。この段階では長期にわたるストレスに生体が適応し続けられなくなり，適応のためのエネルギーが疲憊し，警告反応が再発してついには死に至るとされている。

(谷向 仁)

⇨ストレス，セリエ

反動形成

[英] reaction-formation
[独] Reaktionsbildung
[仏] formation réactionelle

Freud Sによって明らかにされた防衛機制の一つ。意識の内に，自らは許しがたい衝動や空想などが沸き起こってきた場合，それらとは逆方向の心的態度をとることをいう。Freud [1905]は，性衝動を本来の目標から，

社会的・文化的により価値のある目標に向け変える適応機制を昇華と述べ、反動形成をその一亜種とした。そして性格や道徳が主に形成される小児期において、昇華とならんでこの反動形成が果たす役割を強調した。しかし、防衛機制としての反動形成はしばしば行き過ぎてしまい、わざとらしさを伴うことが多い。慇懃無礼といわれる態度はそのよい例である。敵意・攻撃性が優勢であるにもかかわらず、それとは反対の非常に従順で、一見きわめて好意的であるかのように振る舞うが、結果的に相手に不快感を与える。防衛しきれなかった無意識の敵意・攻撃性が滲み出てしまうのである。一般に、過度の潔癖さ、過度の細かさといった周囲の者に不自然な印象を与えることが多い。 (永松優一)

⇨防衛機制，昇華［精神分析］，攻撃性［精神分析］
[文献] Freud S (1905c)

ハンド＝シューラー＝クリスチャン病

[英] Hand-Schüller-Christian disease

小児期に発症し眼球突出、頭蓋骨病変、尿崩症を3主徴とする疾患。原因は頭蓋骨、肋骨等の扁平骨、内分泌腺など多様な組織への組織球の浸潤、増殖である。本疾患とレッテラー＝ジーベ病、好酸球性肉芽腫症は本態不明の組織球浸潤による同一基礎疾患の異なる臨床型と考えられ histiocytosis X と呼ばれていた。浸潤する主要な組織球が抗原提示能をもつランゲルハンス細胞であることが明らかになり現在はランゲルハンス細胞組織球症と命名されている。 (谷口 謙)

⇨尿崩症
[文献] Coppes-Zantinga A, Egeler RM (2002)

反応性うつ病

[英] reactive depression
[独] reaktive Depression

発病がそれと了解的関連のある出来事もしくは心因によって反応性に生じたと考えられるうつ病である。抑うつ症状が比較的軽度であり、持続が短く、心因の影響が減じると軽快するのが通例である。とくに持続の短いものは抑うつ反応と呼ばれる。近親者の死別の後にみられる死別反応は、その典型である。抑うつ反応は、悲哀感は強くとも抑制症状は著しくなく、日常生活に対する影響が小さいので、治療を必要としないことが多い。抑うつ反応は、抑うつ症状を伴う適応障害との異同が問題になり、しばしば鑑別が困難である。他方、この反応性に生じたと考えられるうつ状態が重症のまま長期間持続すると、うつ病との鑑別が困難になる。診断では、心因の有無だけに頼るのでなく、持続期間や重症度も勘案する必要がある。なお、DSM-Ⅳ-TR や ICD-10 では、反応性うつ病とうつ病（うつ病エピソード）とは区別されていない。

(林 直樹)

⇨抑うつ反応，適応障害，うつ病
[文献] Jaspers K (1913/1948)

反応精神病

[英] reactive psychosis
[独] reaktive Psychose
[仏] psychose réactionelle

明確な心因（体験）に引き続いて急激に発症する精神病状態のこと。つまり、心因反応のうち、精神病水準の症状を呈するものをいう。Jaspers K［1913］は、ある病態が体験に対する反応であるための標識として、①内容・主題が体験と了解的関連をもつこと、②原因となる体験がなければその状態は生じなかったこと、③原因が去ればその状態は消失することの3項目を挙げたが、実際には反応精神病と体験が誘因となって発症した内因性精神病とを区別することは容易ではない。今日、反応精神病はかなりまれな病態であると考えられている。これにほぼ相当するものとして DSM-Ⅲ-R［American Psychiatric Association 1987］には短期反応性精神病という診断

カテゴリーがあったが，その発症率は人口10万対1.4であるとされていた。DSMの現行版（DSM-Ⅳ-TR）では，診断にあたって病因を問わないという編集方針から，298.8短期精神病性障害という名称になっている。ICD-10ではF23急性一過性精神病性障害に分類される。 (岩井圭司)

⇨心因反応，短期反応精神病，短期精神病性障害
[文献] Jaspers K (1913/1948), American Psychiatric Association (1987a)

反復強迫 [精神分析]

[英] repetition compulsion
[独] Wiederholungszwang
[仏] compulsion de répétition

　本人の気づかないうちに苦痛な体験や人間関係を強迫的に繰り返す現象で，精神分析の概念の一つ。Freud S [1914] は当初，転移の領域において被分析者が抑圧された幼児期体験を過去の一部として想起するかわりに行為として再現（行動化）することに，反復への強迫として注目した。また Freud [1920] は反復強迫を，「不気味なもの」に関連づけた後，転移の現象に加えて，悪夢を繰り返す災害神経症患者，苦痛な体験を遊びとして反復する子ども，迫害される運命につきまとわれている人々などの事例を通して，広汎に検討した。その結果，この現象が快原理の埒外にあり，生命体を生命なき状態に引き戻そうとする死の欲動の現れであるという思弁に到った。さらに Freud [1926] は，自我抵抗の解消後にもワーキング・スルーを必要とする反復強迫を無意識の抵抗（エス抵抗）と名づけ，それが心的不活発に等しいことを示唆した。
(古賀靖彦)

⇨生の本能／死の本能，快感原則／現実原則，涅槃原則，抵抗，運命神経症
[文献] Freud S (1914b, 1920a, 1926b)

反復強迫 [ラカン]

　1950年代の Lacan J において，反復は，象徴の自律的秩序のうちで繰り返される回帰として論じられている。「『盗まれた手紙』のセミネール」[1956] では，数学的オートマトンを援用しながら，記号の連鎖がそれ自体でいくつかの固有の象徴を作り出す過程が示された。ここでは反復強迫の運命的性格は，主体を捉える言語的回路がもつ執拗さとして理解される。だが1960年代から，強調点はこうした象徴的秩序の裂け目へと移される。象徴の回路はつねに一貫した整合性を保つわけではなく，その躓きにおいて，回路の入り口で主体が置き去りにしてきた現実界がその渋面をさらけ出す。この理論上の転回に従い，反復強迫もまた新たな仕方で考察された。すなわちこの現実界が主体と出会われる契機として。しかしこの出会いは，つねに失敗により特徴づけられる，言わば出会い損ねである。一瞬の閃光としての現実界の反復が，主体を運命づけるのである。 (上尾真道)

⇨反復強迫 [精神分析]，ラカン
[文献] Lacan J (1956, 1973)

反復言語　➡同語反復

反復睡眠潜時テスト〔MSLT〕

[英] Multiple Sleep Latency Test

　通常覚醒している時間帯において，2時間おきに，4から6回入床させ，おのおののセッションにおいて，睡眠潜時および睡眠段階を睡眠ポリグラフを用いて測定する検査のことである。検査の目的は，①睡眠潜時を指標とした眠気を客観的に評価すること，② sleep onset REM period（入眠時レム睡眠期）の有無を観察し，ナルコレプシーの診断・鑑別に用いることである。American Academy of Sleep Medicine は，MSLT施行の前日はカフェイン，アルコール摂取は禁じ，検査当日30分前に禁煙，15分前には激しい運動を

控えるように勧告している。　　（橋爪祐二）
⇨ナルコレプシー
[文献] American Academy of Sleep Medicine (2005)

反復性短期うつ病性障害
[英] recurrent brief depressive disorder

　2日～2週間の持続で，月1回1年以上病相を繰り返すうつ病。期間は短いものの，症状そのものは定型的なうつ病と同等で重症化することもまれではない。病像としては，不安症状や機能性腸症状，反復性不眠を指摘する報告もあれば，制止や過眠が優位とする報告もある。治療法についてはまだ確立していないが，抗うつ薬よりも，炭酸リチウムやバルプロ酸などの気分安定薬の有効性が報告されている。双極性障害との関連については，賛否両論がある。　　　　　　　　（阿部隆明）
⇨気分安定薬
[文献] 柴山雅俊（1998）

半眠思考
[英] subwaking sleeping

　入眠時または半睡半覚（まどろみ）状態では，思考は浮動的でまとまりがなく，概念の意味も抽象的で不安定となる。統合失調症の支離滅裂思考と似ており，統合失調症の思考異常と比較して説明される。　　（山田尚登）
⇨支離滅裂

悲哀
[英] sadness ; mourning ; grief
[独] Traurigkeit ; Trauer

　悲哀の感情は正常でもみられるが，精神医学的に問題になるのは，①動機もなく非反応性に生じる悲哀と，②反応性に生じる悲哀のうち病的なものである。①は身体的感情である生気（生命）感情（vitales Gefühl）の沈滞によって生じるもので生気的悲哀（vitale Traurigkeit）ともいい，（内因性）うつ病において特徴的にみられる［Schneider K］。これは②とは異なり，全身の疲労感とともに「からだじゅうが悲しいのだ」［室生犀星　老いたるえびのうた］といった状態を呈するもので，何事にも悲観的となり，罪悪感や希死念慮を抱いたりする。これに対して②は，心的感情（seelisches Gefühl）として反応性に生じるもので，臨床上問題になるのは死別などの喪失体験の際にみられる悲しみ（mourning）や悲嘆（grief）のうち重度なもの（遷延したり深刻な罪悪感や悲観，精神病症状などを伴う）で，①との鑑別は容易ではないことが多い。なお，うつ病においては自然な心的感情としての悲哀を感じることができなくなる「悲哀不能（Nichttraurigseinkonnen）」に陥ることがあり（患者は「悲しいという感情が湧いてこない」などと訴える），Schulte W はこれをうつ病の本質とした。　（飯森眞喜雄）
⇨感情異常，うつ病，感情沈滞，死別，悲嘆反応
[文献] Schneider K（1931, 1950），Schulte W（1964）

悲哀の仕事　➡喪の仕事

ピアジェ
Jean Piaget　1896～1980

　20世紀に世界的に最も影響を与えたスイスの児童心理学者の一人。21歳の時ニューシャテル大学で軟体動物の研究で博士号をとる。その後，関心を心理学に移し，1921年ジュネーブ大学附属ルソー研究所の主任研究員となり，学生を指導するとともに児童の発達心理学的研究に没頭する。ここでの研究をもとに子どもの精神の本質が自己中心性にあると発表して，学界に大きな反響を呼んだ。1924年ニューシャテル大学教授，1928年ジュネーブ大学の教授になり，ルソー研究所長

も兼ねた。1952～1962年までソルボンヌ大学の発生心理学の教授を兼任しながら、ジュネーブ大学でも継続して教鞭をとり、ルソー研究所も主宰した。彼の発達心理学の研究業績は独創的でありきわめて多く、新教育の理論と実践にも影響を与えた。第二次大戦後、主要な関心は発生的認識論に向かい、1956年にジュネーブ大学内に国際発生的認識論研究センターをつくり、海外の研究者と交流、研究の発展に寄与した。

(太田昌孝)

⇨児童青年精神医学

[**主著**] Piaget J (1936, 1949-1950)
[**文献**] 白井桂一 編著 (2004), 波多野完治 (1996), Piaget J (1970)

ビーアズ

Clifford Whittingham Beers　1876～1943

アメリカ精神衛生運動の歴史的原点となった名著 'A Mind That Found Itself' [1907] の著者である。Beersはエール大学を卒業後、実業家となることを夢見てニューヨークのウォール街に勤めた。しかし彼は間もなく精神病を発症し、前後4回通算3年に及ぶ残虐で悲惨な入院生活を体験した。その体験の後、彼の人生の目的は実業家になることではなく、精神障害者の介護と治療を改善し、精神疾患を予防する運動を起こすことであった。彼は、自らの生い立ちから精神病の発症と精神科院での悲惨な体験を上記の一書にまとめた。その後同書は、アメリカだけではなく世界各国に翻訳されて再版を繰り返して現在に至っている。彼はまた、当時の精神医学界の実力者 Meyer A 教授および心理学会の重鎮 James W 教授の応援を得て精神衛生運動を精力的に展開した。1909年には、National Committee for Mental Hygiene を設立した。それは後に、National Mental Health Association へ、さらに Mental Health America へと発展した。それらの組織は、アメリカにおける地域精神衛生運動の基盤となり、さらに は障害者差別を撤廃する Americans with Disabilities 法の成立をもたらした。彼はさらに、精神衛生運動の国際化の基盤も築いた。1930年に第1回 International Congress on Mental Hygiene をワシントンにおいて開催した。それは後に、World Federation for Mental Health (世界精神保健連盟) へと発展し、現在も隔年で世界大会が開催されている。

(江畑敬介)

⇨精神衛生、世界精神保健連盟

[**主著**] Beers CW (1907)
[**文献**] Dain N (1980)

被暗示性

[英] suggestibility

暗示に反応する傾向で、性別、知能、年齢と関連があるといわれており、パーソナリティの特性の一つでもある。また、アルコールや薬物の影響、疲労、眠気などによっても被暗示性は高くなるといわれている。対人関係、心身の状態、社会的状況にも左右される。また、社会的パニックや宗教儀礼、流行にみられるように、無統制な群衆では被暗示性は亢進する。暗示を治療に活用したものとして、催眠療法、自律訓練法、イメージ療法などがある [成瀬悟策 1981；平島奈津子 1993]。

(岡島由佳)

⇨暗示、暗示療法、催眠療法、イメージ療法、自律訓練法、自己暗示

[**文献**] 成瀬悟策 (1981), 平島奈津子 (1993)

PANSS
➡陽性陰性症状評価尺度〔PANSS〕

BNSけいれん　➡ウェスト症候群

P-Fスタディ

[英] P-F Study

1945年、Rosenzweig S によって発表され、正式には、欲求不満に対する反応を測定する

ための絵画連想研究（The Picture-Association Study for Assessing Reaction to Frustration），略してP-Fスタディと呼ばれる投影法の一つである。24のさまざまな欲求不満場面が描かれており，対人間の対話的やりとりが書かれた吹き出しの空白部分に，その登場人物だったらどう応ずるかを書き入れてもらう設定になっている。日本版には，児童用，青年用，成人用がある。その反応語は，攻撃性の方向と型にもとづいて解析される。

(森さち子)

⇨投影法〔投映法〕
[文献] Rosenzweig S（1978a, 1978b）

PMR　➡光筋原性応答〔PMR〕

ビオン

Wilfred Ruprecht Bion　1897〜1979

英国の精神分析家。Klein Mの分析を受け，精神病の精神分析を実践するとともに，Freud S, Klein Mの精神分析理論に認識論を加味した斬新な理論構築をなし遂げ，技法や分析家の在り方にも卓越した見解を提示した。今日までクライン派精神分析の範疇を越えた精神分析世界全体に大きな影響を与え続けている。Bionは精神分析体験を思考の成熟とそれによる外界体験の的確な内的現実化によってパーソナリティの進展が達成される過程と捉え臨床実践した。また人間の二者関係の基盤をコンテイナー／コンテインド関係モデルに還元し，精神分析関係ではそこでの創造が必須であると理解した。技法としての直観の活用，分析家の心的態度として夢想，「記憶なく，欲望なく，理解なく」，O（もの自体，究極の真実）になることを説いた。Kleinの諸概念を豊饒にしただけでなく，α機能，コンテインメント，グリッドGrid，Kリンク，頂点，破局的変化，反転できる展望など新たな概念を提供し，精神分析を革新した。

(松木邦裕)

⇨コンテイナー／コンテインド，夢想〔ビオン〕
[主著] Bion WR（1967b, 1977）
[文献] 松木邦裕（2009a），Symington J & N（1996），Lopez-Corvo RE（2003）

被害者学

[英] victimology

被害（victimization）および被害者（victim）を対象として法学，社会学，心理学，精神医学などの領域からの学際的なアプローチにより研究を行う学問である。被害者学の始祖とされるHentig H von［1948］は，犯罪の被害者を対象として，その分類や心理学的類型を示した。このような伝統的な被害者学（positivist victimology）に対し，1970年代には異議が申し立てられ，被害者の権利運動の影響を受けてradical victimologyと呼ばれる新しい被害者学が現れた。さらに，1990年代末からは，Zehr H［1990］などの著作の影響を受けて，被害を修復することを司法の第一の目標とする修復的司法の概念が現れ，被害者学における多くの論点を提供している。現在では司法，社会における被害者支援の実践活動も被害者学の研究対象となっている。

(小西聖子)

⇨PTSD〔外傷後ストレス障害〕
[文献] Karmen A（2009），Hentig H von（1948），Zehr H（1990）

被害妄想

[英] delusion of persecution
[独] Verfolgungswahn

他者から嫌がらせをされる，危害を加えられるといった，自分自身が被害を被ることをテーマとする妄想の総称。統合失調症，妄想性障害などの精神病性障害でもっとも一般的な妄想である。他にも，感情障害，精神遅滞，薬剤性精神病，てんかん，認知症など広範囲の精神障害にみられる。被害妄想によって周囲の人々を敵視するために，患者は，不適応

をきたして生活困難に陥ったり，他者への暴力に及んだりすることがある。被害妄想には，他者から迫害される迫害妄想，追跡される追跡妄想，注察・監視されている注察妄想，毒を盛られる被毒妄想，配偶者に浮気をされている嫉妬妄想，ものを盗まれる盗害妄想などが含まれる。被害妄想の発生には，性急な結論バイアス，強い確信を抱きやすいといった認知や推論の障害やさまざまな心理学的特性が関与していると考えられている。　　(林　直樹)
⇨統合失調症，妄想性障害，迫害妄想，追跡妄想，注察妄想，嫉妬妄想，盗害妄想
[文献] Huber G, Gross G (1977)

比較精神医学　➡比較文化精神医学

比較精神療法学

[英] comparative psychotherapy

Ellenberger HF によって提唱された精神医学の一分科。非医学的な技法を含めたさまざまな精神療法に関して，そのメカニズムや効果を比較研究することを目的とするが，対象が時代や社会文化的背景と切り離せないため，比較文化精神医学や医療人類学とも重なる研究領域である。古代の寺院治療，仏教や漢方医学における精神療法，シャーマンや呪術医の治療，さらには洗脳やいかさま医師による治療に至るまで，時代や文化を超えたあらゆる技法を扱う。今日でも，それなりの効果をあげ，現代精神医学と相補的に共存している技法もある一方で，有害なものも少なくないという事情も，この学問の必要性を後押しする。加藤敏は，それぞれの文化のもつ狂気観との関連で，西欧型精神療法，伝統型精神療法，大衆型精神療法の相互比較を行っている。比較精神療法学は，現代精神医学の枠内で，精神力動的精神療法，認知療法，クライアント中心療法などの諸精神療法の効果を比較する際にも用いられる。　　(阿部隆明)
⇨精神療法，比較文化精神医学，医療人類学，東洋医学，洗脳，精神分析的精神療法，認知療法〔認知行動療法〕，クライアント中心療法
[文献] Ellenberger HF (1970, 1978a), 加藤敏 (1984)

比較文化精神医学

精神医学の諸現象を文化比較的な視点から，あるいは文化的現象を精神医学的視点から検討する学問領域を広く文化精神医学と呼ぶ。Esquirol JED の論集にすでに精神障害発症の地域比較や症状の時代的変遷が論じられているが，本格的に注目されるのは Kraepelin E が主要精神疾患の普遍性を検証しようとした 20 世紀初頭のジャワ航海からであり，彼はそれを比較精神医学（Vergleichende Psychiatrie）と呼んだ。こうした探究はその地の独特の病い，たとえばラター（latah）やアモク（amok）等，今日，文化結合症候群（culture-bound syndromes）と呼ばれるものへの注目に寄与することになった。その後こうした関心は米国の文化人類学と合流し，比較文化精神医学（cross-cultural psychiatry），さらにはカナダの Wittkower ED 命名によるトランス文化精神医学（transcultural psychiatry）[1978] として展開している。日本では後者を多文化間精神医学と訳し学会名としている。簡単に文化精神医学（cultural psychiatry [Tseng WS 2001], Kulturpsychiatrie [Battegay R 1992]）と呼ばれることもあるが，ヨーロッパでは人類学（anthropology）というより民族学（ethnology）と呼ぶ伝統が強く，その影響もあって Wulff E や Devereux G の主導で民族精神医学（ethnopsychiatry）という名称が広く行きわたっている。この領域は，移民や難民をはじめとする人々のグローバルな移動が急速に進む 20 世紀後半に多様化し，Kirmayer L ら [2002] が論じるように，①精神障害と伝統的治療の比較文化的研究，②先住民や移民，難民等の精神保健のニーズへの応用，そして③精神医

学自身を文化的歴史的産物と考える批判的・民族誌的研究として展開している。現在では医療人類学などとも重なり，文化的感受性（cultural sensitivity）や文化的能力（cultural competence）を育成する医学教育の面からも注目されている。日本でも荻野恒一，土居健郎，宮本忠雄，木村敏，中井久夫など数多くの精神医学者がこの領域を開拓してすぐれた業績を残している。
(江口重幸)
⇨ラター，アモク，文化結合症候群，医療人類学
[文献] Devereux G（1970），Esquirol JED（1838），Kraepelin E（1904），Kiev A（1972），Kirmayer L, Minas H（2002），中井久夫（2001）

光感受性てんかん
[英] photosensitive epilepsy

光による誘発発作をきたすてんかんを光感受性てんかんと呼ぶ。光感受性てんかんのうち，自然発生的に起こってくる発作（自生性発作）をももつものは光感受性てんかん（epilepsy with photosensitivity），自生性発作がなく光による誘発発作のみの場合を純粋光感受性てんかん（pure photosensitive epilepsy）として区別する。強い光刺激を与えて初めて光突発脳波反応を呈する軽症の光感受性をもつものは体質性光感受性者（非てんかん）と呼ばれる。1997年に起こったアニメ"ポケモン"事件で，光感受性発作が誘発された症例の大多数は体質性光感受性者であった。したがって，俗にビデオゲームてんかんと呼ばれるものは，その意味では真のてんかんとは区別されるべきものである。
(清水徹男)
[文献] 高橋幸利，日本てんかん学会ガイドライン作成委員会（2005）

光筋原性応答〔PMR〕
[英] photomyogenic response

特定の周波数の閃光刺激に対して起こる両側性の顔面筋や四肢筋に誘発されるミオクロニーけいれんで，光ミオクロニー反応（photomyoclonic response）とも呼ばれる。脳波ではその筋活動がアーチファクトとして記録されるが，明らかな突発波は伴わない。通常は光刺激を止めると消失し，また開眼でも抑制される。なお光刺激に対して棘徐波複合などが生じる光突発反応（PPR）とは鑑別が必要である。
(山田了士)
⇨ミオクロニーてんかん，突発波，光突発反応〔PPR〕
[文献] 大熊輝雄（1999a）

光駆動
[英] photic driving

3～30 Hz の頻度の光を5～10秒間連続して与える閃光刺激により，刺激周波数と同一あるいは調和関係にある周波数の波形が左右の後頭部優位に出現する現象を指す。正常者においても出現する生理的反応である。出現周波数により，被験者の背景脳波に近い周波数での反応である基本同調駆動反応，その整数倍の高次同調駆動反応，整数分の一の低次同調駆動反応に分類される。光駆動反応は閃光刺激に伴う視覚中枢の応答の表出であると考えられ，被験者の背景脳波に近い周波数（8～13 Hz）の刺激に最もよく反応する。また，光過敏性てんかん，欠神発作，ミオクロニーてんかんなどで突発性異常波が出現しやすい。
(三島和夫)
⇨光感受性てんかん，欠神発作，ミオクロニーてんかん
[文献] 大久保善朗，本間伊佐子（2002）

光刺激賦活法　➡賦活法〔脳波賦活法〕

光照射療法　➡高照度光照射療法

光突発反応〔PPR〕
[英] photoparoxysmal response

間欠的光刺激によって脳波上全般性に棘・

徐波複合を主とする突発波が出現する現象を指す。この状態が続くと臨床発作が誘発される。好発年齢は8〜19歳で，男児よりも女児に多くみられる。光刺激を中止しても光ミオクロニー反応のようにすぐには終止せず，しばらく突発性異常波は持続する。健常小児の7.6％の頻度で脳波上PPRがみられるが，PPRをもった小児の3％が20歳までにてんかんを発症するという。
〔三島和夫〕
⇨棘・徐波複合，突発波
[文献] 大熊輝雄 (1999a)

光療法　⇨高照度光照射療法

ひきこもり
[英] social withdrawal；hikikomori

不登校や就労の失敗などをきっかけに，長期間自宅に閉じこもりがちになっている青少年の状態像を指す。定義には複数あるが，①6ヵ月以上社会参加（就学・就労，あるいは家族以外の親密な対人関係）がなく，②基礎疾患がない点は共通している。ただし発達障害や統合失調症との鑑別は重要である。日本では1970年代から事例が増加し，内閣府による2010年度の報告では推定約70万人が存在する。また厚生労働省による2010年度の調査報告によれば，性別では男性が82.1％，平均年齢は32.8歳と，著しい高年齢化傾向がみられた。調査にもとづき厚生労働省は，ひきこもり事例への対応ガイドラインを全国の精神保健福祉センターなど専門機関の職員向けに配布している。ひきこもり状態は長期化とともに社会恐怖，強迫行為，家庭内暴力，希死念慮などの精神症状が合併しやすく，精神医学的治療や，家族相談や訪問相談を含む支援が有効である。
〔斎藤 環〕
⇨不登校，退却神経症，インターネット依存，フリーター，青年精神医学，キャンパス精神医学
[文献] 斎藤環 (2003)

被虐待児症候群
[英] abused child syndrome

児童虐待による心理的後遺症としての精神症状であり，相互に不可分な3つの局面に整理できる。
(1)発達初期からの対人認知と関係行動の障害。健康な成育環境ではバランス良く形成されるはずの，周囲の人との信頼関係や親密さに対するの根強い抵抗や両価性として表現され，操作的診断基準では反応性愛着障害（RAD）として概念化される。この対人認知と関係行動の障害は，周囲への過剰で無選択な関係要求という形で表現される場合もあり，RADの脱抑制型［DSM］ないし脱抑制性愛着障害［ICD］として概念化されている。
(2)被虐待体験の心的外傷としての側面。外傷性の記憶や侵入体験・過覚醒などの外傷後ストレス障害としての症状が，解離などの自我障害を伴う未分化な様式で出現する。性的虐待の後障害としてとくに顕著である。
(3)思春期以降の自我形成への影響。自我形成の基盤が脆弱化させられることによる，自尊感情の低下，行動統制の失敗，自己像の不明確化などで，症候単位としては概念化されていない。
〔田中 哲〕
⇨児童虐待，性的虐待，アタッチメント〔愛着〕
[文献] Levy TM, Orlans M (1998), Brisch KH (2002)

被虐待女性症候群
[英] battered woman syndrome

親密な関係にあるパートナーから繰り返し暴力を受けている女性（バタード・ウーマン）に特徴的な心理学的反応を説明した記述的概念である。最初にこの言葉を提唱したのはWalker LEA［1984］であり，その暴力のサイクル理論とともに広く知られた。その後，Walker［2006］は，被虐待女性症候群はPTSDの下位概念であり，①殴打のないときでも，それがまた起こっているかのように再体験す

る，②活動や人や感情を避けることで殴打の心理的衝撃を避けようとする，③過剰な覚醒，過剰な警戒，④対人関係の破綻，⑤身体イメージの歪みやその他の身体的な問題，⑥性的な問題，親密性における問題の6つによって構成されると主張したが，その診断的実証性は十分ではない。この概念に関する文献を展望して Roth DL と Cole EM [1995] は特徴的な心理的症状として抑うつ，無力感，低い自己評価，否認を上げている。近縁の概念として複雑性 PTSD，ストックホルム症候群，洗脳などがある。　　　　　　　　　　（小西聖子）
⇨虐待，PTSD〔外傷後ストレス障害〕，ストックホルム症候群，洗脳
[文献] Roth DL, Coles EM（1995），Walker LEA（2006, 2009）

備給／脱備給

[英] cathexis/decathexis
[独] Besetzung/Unbesetzheit
[仏] investissement/déinvestissement

　精神分析における経済的概念。一定量の心的エネルギーが，ある表象，表象群，身体の一部，対象，心的装置などに振り当てられること，すなわち関心や注意や情緒の充当のことである。ある対象へのリビドー備給とはそうした人物や事物に性愛的な関心を抱くことである。このことはヒステリー理解において明瞭に示されている。Freud S はヒステリーの治療において「表象」と表象に備給されている「情動価」との区別を考えるに至った。ヒステリー特有の不愉快な体験に対する「無関心」が生じるのは，そうした表象に備給されるはずのリビドーが置き換えられているのである。さらにヒステリーの身体症状も，心的エネルギーの「神経支配のエネルギー」への転換によって生じると理解された。cathexis という言葉は，Freud 全集英訳標準版の訳者 Strachey J が，Besetzung に相当する英語がないためギリシャ語から造語したものである。Bestzung は，ドイツ語では投資や補給といった意味の日常語である。日本語では備給以外に充当，充塡，配当，投資などの訳語があり，カテクシスのまま用いることも少なくない。

　Freud はこの語に特別な定義を与えずに，何かに充当されたり撤去されたり，増減したり，置き換わったり，放出されたりと，いろいろな文脈で自在に用いている。抑圧に備給エネルギーが使われるのを逆備給あるいは対抗備給といい，一次過程では備給は自由エネルギーの状態にあり，二次過程では拘束エネルギーの状態にあると説明する。発達的には自由エネルギーはある種の発達的ポテンシャルを意味する。幻覚的願望充足において，願望希求が再び生じると，備給は回想へと移行し，回想像を生き返らせる。脱備給は関心，注目，情緒的かかわりの離脱を意味し，それが防衛機制に用いられる場合や自己に向け変えられ二次的ナルシシズムになる場合がある。今日的にみると，この語には独特の曖昧さが付きまとっており「対象関係とそこに付随する情動」という大きな枠組みに吸収されているにしても，統合失調症患者の心的表象を維持する能力の障害を脱備給とみなす理論や，メランコリーの空虚さについて貧弱なリビドー備給と過剰な攻撃衝動の備給という不均衡による説明など，この概念はなお捨てられないのである。　　　　　（狩野力八郎）
⇨一次過程／二次過程，経済的観点，転換，喪の仕事，欲動，リビドー，自我カテクシス
[文献] Freud S（1900），Green A（1986），London N（1973）

PQS〔精神療法過程 Q セット〕

[英] psychotherapy process Q-set

　Jones EE が作成した，精神療法の1回の面接の特徴を100項目で数量化する評定方法である。録音，録画した面接，または逐語録を用いて，第三者が，それぞれの項目をあて

はまるものから順に，9〜1の9段階で評定する。項目は患者の態度，治療者の作用，両者の相互作用に関するものから成り，汎理論的である。PQSを用いることによって，精神療法の異なった技法の比較や，一症例の治療過程についての実証研究が可能となっている。

(守屋直樹)

[文献] Jones EE (2000)

ピクノレプシー

[英] pyknolepsy

てんかん症候群の国際分類［1989］における全般性てんかん‐特発性てんかん‐小児欠神てんかんと同義である。典型的には小児〜学童期（4〜14歳，とくに5〜7歳）に発症する。突然意識がなくなり，数秒〜十数秒続いてまた意識が戻る欠神発作を，ときに日に数十回以上も頻発する。頻回の発作による集中力や学力の低下で周囲に気づかれる場合もある。脳波検査では3Hzの全般性棘・徐波の群発が左右対称性に認められる。続発的に全般性強直間代発作（大発作）を起こすことがあるがその頻度は低い。薬物治療によく反応し，予後は良好であり，12歳頃までに寛解することが多い。知的障害などの合併症はない。

(三島和夫)

⇨強直間代発作

[文献] 兼本浩祐 (2006)

非系統性統合失調症

[英] unsystematic schizophrenias
[独] unsystematische Schizophrenien

Leonhard K［1952］が提唱した内因性精神病の中の一疾患群。系統性統合失調症が遺伝負因は少なく，慢性に経過して重症の終末状態へ進行するのに対し，非系統性統合失調症の遺伝負因は濃厚で，急性のシューブを繰り返して欠陥状態に陥るものとされ，良性経過を示す類循環精神病の「悪性の親戚」と称される。これらは，さらに感情負荷パラフレニー，カタファジー，周期性緊張病の3型に分類され，個々の家系に同型の病像が見出されることから，これらの疾患の独立性が主張されている。

わが国の満田久敏は，研究を始めた当初，これらに類似の症例を非定型精神病と定型分裂病（Leonhardの分類では類循環精神病と系統性統合失調症に相応）との間にある「中間型」と呼称していたが，遺伝様式の類似性からこれらを最終的に非定型精神病に含めている。いずれにしても，彼らの意図するところは，統合失調症概念を解体して均質なグループを取り出そうとすることにある。

(林 拓二)

⇨類循環精神病，非定型精神病，レオンハルト

[文献] Leonhard K (1952)

非言語的コミュニケーション／言語的コミュニケーション

[英] nonverbal communication/verbal communication

言語的コミュニケーションとは，明示的な言葉を互いに発することによって行われる交流である。それとは対照的に，言葉を用いないで行われるノンバーバル交流を非言語的コミュニケーションという。非言語的コミュニケーションは，言葉以外のもの，たとえば表情・しぐさ・体の姿勢・態度・ふるまい・行為・話し方の抑揚・強弱・イントネーションなどを介して生まれる相互交流である。明確な意味内容をもった言葉を媒体とするのではなく，言語領域以外の体験世界の交流を指す。それは，意図や主張，意思表示を伴う言葉を用いた意識的世界を超え，主体が意図をもっているかいないかにかかわらず，意識されないままに暗黙のうちに相手に伝わる情緒体験，情緒状態も含まれる。内的体験の理解や探索にかかわる精神医学や臨床心理の領域では，言語的コミュニケーションだけでなく，非言語的コミュニケーションのありようが重視さ

れる。とりわけ，言語を主たる治療媒体とする精神分析において，Freud S 以来，言葉と意識，無意識の関係が検討され，言葉による力動的解釈や体験の言語化が重要な技法として位置づけられてきた。そこに展開する言語的コミュニケーションは治療機序としての役割を担っている。しかしそれだけでなく，意識的言語的交流の背景にある，もしくはその交流と同時に展開する非言語的交流に注目することの意義が，現代精神分析において改めて見直されている。そうした非言語的コミュニケーションは，主知的合理主義が象徴される言語的コミュニケーションでは網羅できない，人間的な温かみや愛情も含まれる発達促進的な情動的交流，すなわち治療者・患者間に生起する情緒応答性や情動調律など，双方向的交流への視点を開く。また，体験の言語化を目指す精神分析において，行動化は本来，禁欲規則が適用されるが，行動を介した非言語的相互交流の中にも，患者・治療者間の関係性を理解する鍵があると考えられている。

(森さち子)

⇨意識，無意識，情緒応答性，情動調律，言語化
[文献] Freud S（1919b），Ferenczi S（1916/1950），Stern DN（1985），小此木啓吾（2002b）

非現実化　➡アクロポリス体験

非現実感

[英] derealization
[独] Derealisation

　離人症に包括される症状の一側面である。離人症は，Wernicke C にならえば，自己精神離人症，身体精神離人症，外界精神離人症に分けられるが，とりわけそのうちの外界精神離人症は非現実感に相当する。外界が，平板となり，生き生きとした感じを失い，あるいはよそよそしく感じられる状態である。非現実感の出現は，診断非特異的である。正常人の疲労時などにも現れ，純粋な離人症にも当然現れるが，Gebsattel VE von［1937］が記述したように，うつ病相においても前景に立つ場合がある。側頭葉てんかんの一症状として存在することもあり，解離症状の一様態として，パーソナリティ障害患者などに，持続的にまたは一過性に現れもする。一方で，たとえば安永浩［1972］の論じるように，統合失調症の症状発展の基礎状態としても注目される。非現実感は，とりわけ，世界が何か変わってしまったという妄想気分，さらには世界没落体験の萌芽として現れたとき，統合失調症の診断を示唆する。

(津田　均)

⇨離人症，うつ病，側頭葉てんかん，解離，世界没落体験
[文献] Gebsattel VE von（1937），安永浩（1972）

非現実思考

[英] dereistic thinking
[独] dereistisches Denken；dereierendes Denken
[仏] pensée déréelle

　Bleuler E の術語で，自閉的‐無規律思考または非現実思考と記述され，自閉的思考と訳される場合もある。自らを現実に適応させようとする傾向が欠けた思考であり，願望，努力，恐れなどに従い，現実との矛盾を回避しない。願望思考，白昼夢もここに含まれる。文化的・発達的に原始的な思考であるが，知能の訓練や内的成熟には欠くことができない。統合失調症患者は健康人が経験にもとづき論理的に思考する場で非現実思考を示す。

(小林聡幸)

⇨白昼夢
[文献] Bleuler E（1916）

P50　➡事象関連電位

微細脳機能障害
➡**注意欠如・多動性障害〔ADHD〕**

ピサ症候群
[英] Pisa syndrome

Ekbom Kら[1972]により初めて報告された，主に抗精神病薬により惹起される特徴的なジストニア様の不随意運動のことである。体幹が後方に軽度回旋し，ピサの斜塔のように側方に屈曲する側方反張(pleurothotonus)を特徴とする。本邦では，鈴木映二ら[1992]がいち早く注目し，独自の診断基準を提案している。遅発性ジストニア[Burke REら1982]の亜型と考えられており，発症頻度は0.1%とまれである。脳器質疾患は発症のリスク因子である。第二世代抗精神病薬による報告もある。一般に難治で，まず原因薬剤の減量・中止あるいは変更が必要である。抗コリン薬，抗ヒスタミン薬，ドーパミン作動薬が有効であったという症例報告がある。

(神庭重信)

⇨遅発性ジスキネジア，錐体外路症状
[文献] Ekbom K, Lindholm H, Ljungberg L(1972), Burke RE, Fahn S, Jankovic J, et al. (1982), 鈴木映二, 神庭重信, 丹生谷正史ほか (1992)

P300 ⇒事象関連電位

PGO波
[英] ponto-geniculo-occipital waves

ネコなどのレム睡眠時に橋(pons)，外側膝状体(lateral geniculate nucleus)，後頭皮質(occipital cortex)で記録されるphasicな電場電位の群発で，各部の頭文字からPGO波と呼ばれる。PGO波はレム睡眠中に観察され，レム睡眠の誘発や制御に重要な役割をもつと考えられているもので，夢の視覚的機序における役割も推定されている。ヒトにおいてもPGO波が存在することが間接的ながら示されている。

(山田了士)

⇨レム[REM]睡眠／ノンレム[NREM]睡眠，夢
[文献] Datta S (1997)

非指示的精神療法 ⇒クライアント中心療法

皮質下失語
[英] subcortical aphasia

左半球皮質下，とくに線条体内包領域(尾状核頭部，被殻，内包後脚を含む)および視床の病変により言語機能の低下が生じる。視床病変に伴う失語では超皮質性失語に似た症状を示し，喚語困難，錯語がみられ，自発話は減少し，復唱は保たれる。大脳基底核による病変で生じる失語の症状は多彩である。皮質下病変により皮質領域の血流が低下し，これらの症状が出現すると考えられる。症状は一時的で軽度なものから，慢性化する場合もある。

(種村 純)

⇨超皮質性失語，錯語，大脳基底核
[文献] Murdock BE (2010c)

皮質下認知症
[英] subcortical dementia

大脳基底核，辺縁系，間脳，脳幹，小脳など皮質下部に比較的限局性の病変を生じる疾患により認知症症状が生じるもの。主として大脳皮質が障害され，認知症を主徴とするアルツハイマー病と対比的に用いられている。元来，認知症が必発する進行性核上性麻痺で提唱された概念であるが，パーキンソン病やハンチントン舞踏病，ビンスワンガー病，多発性硬化症，視床変性症，ウィルソン病などに伴う認知症なども含まれる。皮質下認知症の特徴は，獲得した知識を活用する能力の障害，思考過程の緩徐化，失念(記憶されたことの喚起困難)，感情・人格の障害(無気力，無感動，抑制欠如)などである。

(田上真次)

⇨アルツハイマー型認知症，進行性核上性麻痺，パーキンソン病，ハンチントン病，ビンスワンガー病，多発性硬化症，ウィルソン病
[文献] 大熊輝雄 (2005)

皮質基底核変性症
[英] corticobasal degeneration ; CBD

1968年 Rebeiz JJ によって報告され，1989年 Gibb WRG により名づけられた．臨床徴候としては，典型例では，肢節運動失行，構成障害，皮質性感覚障害，他人の手徴候，ミオクローヌスなどの大脳皮質症状と，無動・筋強剛を中心とする基底核症状がみられ，顕著な一側優位性がみられることが特徴である．通常，認知症は遅れて出現する．非典型例では，側頭葉の限局性萎縮により失語が前景に立つ例や，前頭葉の限局性萎縮により行動障害が前景に立つ例もある．大脳皮質には神経細胞の脱落がみられるとともに，残存神経細胞が腫大している（ballooned neuron）．黒質神経細胞には神経原線維変化がみられ，広範に argyrophilic threads が出現し，タウ蛋白の異常リン酸化によって起こるタウオパチーに分類されている．神経細胞のみならずアストログリア細胞にも異常タウ蛋白が蓄積する．
(池田　学)
⇨タウオパチー，タウ蛋白
[文献] Gibb WRG, Luthert PJ, Marsden CD (1989)

非失語性言語障害
[英] non-aphasic speech disorders of speech

失語によらない言語障害の総称である．失語は一定水準の言語機能獲得後の脳器質損傷によって生じた言語機能全般におよぶ障害であり，意識や精神活動，あるいは要素的な神経学的障害によらないものであるので，非失語性言語障害には，発達性失語，非失語性呼称障害など意識障害の関与した言語障害，統合失調症など精神疾患にみられる言語障害，聴覚や記憶機能の障害による言語障害，純粋語唖，純粋失読などさまざまな言語障害が含まれる．
(吉野文浩)
⇨発達性失語，語唖，失読

非失語性呼称障害
[英] nonaphasic misnaming

非失語性命名錯誤とも呼ばれ，Weinstein EA ら [1952] により失語患者にみられる錯語とは異なる特徴を有する呼称障害として報告されたものである．語の変形やプロソディー障害がなく，呼称の間違いについての病識もないことなどが特徴として挙げられる．本症状は，両側性に脳波の徐波化を示すような脳深部あるいは脳全般の病的過程に伴って，失見当，作話，疾病否認，多幸といった精神症状とも並行して一過性に出現するものとされる．
(吉野文浩)
⇨失音調〔プロソディー障害〕
[文献] Weinstein EA, Kahn RL (1952)

皮質失語
[英] corical aphasia

左大脳半球皮質損傷に伴う失語症を指す．シルヴィウス裂周辺の病変により，前方から順にブローカ失語，純粋語唖，伝導失語，ウェルニッケ失語と，音声言語の障害が出現する．この領域の外側に位置する左側頭葉の前方および中側頭回の損傷のために語義失語や超皮質性感覚失語，すなわち意味の障害が生じる．左前頭葉のブローカ領域前方の損傷では失文法，さらにその前方の前頭前野外側面の損傷後には超皮質性運動失語が出現する．
(種村　純)
⇨失語，失文法，超皮質性失語，ウェルニッケ失語，ブローカ失語，伝導失語，語義失語
[文献] Murdock BE (2010b)

皮質盲
[英] cortical blindness

両側の有線野の広範囲の損傷により視力が消失した状態．視神経乳頭や網膜は正常で，対光反射が保たれていることより末梢性の盲と異なる．完全な皮質盲は全く対象が見えない．回復は明暗の知覚，運動の知覚，色の知

覚の順に回復していき，形態の知覚は最後に回復する。回復過程で種々の視覚失認症状がみられることがある。幻視，失見当識，注意障害，記憶障害などの錯乱状態がみられる。皮質盲の中には盲を否定するアントン症候群や盲視（blind sight）がみられる。　　（小山善子）
⇨視覚失認，幻視，失見当（識），アントン症候群，皮質聾
[文献] Bergman PS（1957）

皮質聾

[英] cortical deafness

　大脳皮質の損傷が原因で生じる聴覚（聴力）障害（難聴）であり，両側側頭葉損傷によって生じる。責任病巣は横側頭（ヘッシェル回）あるいは両側内側膝状体から聴放線の損傷であり，聴覚失認（auditory agnosia）と呼ばれることもある。片側の損傷ではほとんど聴力障害は起こらない。代表的な症状は「音はわかるが言葉は全く聞きとれない」「言葉も音楽も環境音も聞きとれないが音としてわかる」「音の方向がわかりにくい」などである。　　（田渕　肇）
⇨アントン症候群，皮質盲
[文献] 加我君孝，竹腰英樹，林玲匡（2008）

非社会性パーソナリティ障害

[英] dissocial personality disorder

　ICD-10によるパーソナリティ障害の亜型の一つ。DSM-Ⅳ-TRでは「反社会性パーソナリティ障害」と呼ばれる。社会的義務を顧みないこと，また他者の感情に対する共感が欠如していることを特徴とし，無謀な行動と社会規範との間に著しい差がある。罪悪感や後悔を感じることができず，刑罰など自分にとって不都合な体験によって行動が容易に修正されない。欲求不満に対する耐性が低く，衝動制御が不良であるため，暴力など攻撃性の発散に対する閾値が低い。社会との衝突をもたらした行動に関して，他の人を責める，あるいはもっともらしい合理化によって正当性を主張する傾向が著しい。一見魅力的であるため人間関係を作ることはできるが，それを維持できず，しばしば結婚・離婚を繰り返す。転職・無職といった社会的機能不全や，育児放棄・児童虐待が生じやすい。うそをつくため，その経歴は信頼できない。児童期・思春期に始まる行為障害の経歴が認められることが多く，物質乱用や窃盗などの累犯性がしばしばみられる。異常性格との差異は，これがたんなる平均概念であるのに対し，非社会性パーソナリティ障害には社会規範という価値概念が加わっていることである。

（針間博彦）

⇨精神病質，社会病質人格，慣習犯罪者
[文献] World Health Organization（1993），Casey P, Kelly B（2007）

微小透析法
➡マイクロダイアリシス〔微小透析法〕

微小妄想

[英] delusion of belittlement
[独] Kleinheitswahn
[仏] délire de petitesse

　自身を道徳，身体，経済的な側面などにおいて不当に低く評価する妄想で，一般的にはうつ病三大妄想といわれる罪業妄想，心気妄想，貧困妄想の総称である。単に自分がとるに足らない，価値のない人間であるというだけでなく，著しい場合には罪業妄想のように良心にもとる存在だという確信や，ついには自分の体はなくなり，死ぬことさえできないという否定妄想に至ることもある。Schneider K [1950] は，三大主題は人間の原不安（Ur-ängste）がうつにより露呈したものであるとしたが，一方で Janzarik W [1956/1957] のように，病者の生活史を通して形成された価値基準によって三大主題のいずれかが選択されるという見方もある。また，宮本忠雄[1992]

は妄想の発展に針小棒大ともいえる誇張が認められることから，観念の微小性に誇大性が混入しているという意味で，うつ病に内在する躁的な成分を認めている。　　　　（岡島美朗）
⇨罪業妄想，心気妄想，貧困妄想，原不安
[文献] Schneider K（1950），Janzarik W（1956），宮本忠雄（1992）

ヒステリー ［精神医学史］
［英］hysteria
［独］Hysterie
［仏］hystérie

　ヒステリーについての記載はすでに古代エジプトにおいてみられ，その状態は「体内で子宮が動き回る婦人病」と理解されていた。そもそもヒステリーの語源は，「子宮」を意味するギリシャ語に由来するという。

　19世紀中葉，フランスの神経学者 Charcot JM が登場し，それまでのヒステリー概念を変えることとなった。彼は解離状態が催眠の暗示によって惹起されたり消失したりすることを発見したのである。フランスの Janet P は，解離とは，ある精神内容を切り離すことであり，ヒステリーを当人の「統合の病気」と考えた。周囲の状況とのかかわりの中で体験されること，すなわち，概念，イメージ，感情，運動や諸現象はその人格（一つの心理学的システム概念）に結びつけられていて，この人格の意識の視野は，外傷などにより心的緊張の一部が低下すると，その視野が狭まり，それまで人格に結びつけられていた概念や機能などの諸現象が解離し，さらに解き放たれたさまざまの心的現象が観念体系を形成していく。これを，残された他方の人格の意識全体のほうから眺めると，一種の空白が生じ，それが健忘として体験されるという。Janet はこの考察を敷衍し，失声，麻痺などのいわゆる転換症状についても，機能の解離もしくは部分的自動症として解離と同じ視点から捉えた。

　さて，Freud S は Charcot から催眠を学び，解離の現象を探求した。しかし，後年は，現実の外傷的な出来事の痛ましい記憶よりも，発達過程で生じる心理的葛藤（性欲，攻撃性）をめぐる葛藤に関心を抱くようになり，外傷理論を放棄した。解離現象よりもむしろ転換ヒステリーへとその関心の力点を移し，意識の分割という考え方から離れていき，抑圧という考え方を導いたのである。それは患者の内的体験を重視するといった精神分析の発展につながり，20世紀の精神医学界に大きな影響力をもったのである。　（西村良二）
⇨解離，健忘，自動症，解離ヒステリー［転換ヒステリー］，抑圧
[文献] Ellenberger HF（1970）

ヒステリー ［シャルコー，ジャネ，フロイト］

　ヒステリーは多様な症状を示すが，子宮病等ではなく，脳の疾患であると述べたのは Briquet P［1859］であった。Charcot JM とサルペトリエール学派はこの視点を受け継ぎ，大ヒステリー＝大催眠理論を構築。1880年代にこのヒステリー研究は頂点を迎えた。Charcot の理論は当時の遺伝・変質理論をベースにし，「神経病家系」のものが何らかの誘因で自動的に発症するものと考えた。そのうえで以下の5つの（神経学的）徴候（stigma）をもつものとした。①半身の感覚消失，②卵巣痛または鼠径部の圧迫で生じる睾丸痛，③ヒステリー誘発点の存在，④典型的な一連の大発作，⑤腱反射の亢進や減弱を伴う対麻痺や片麻痺である。こうした上でヒステリーの典型をヒステロエピレプシーにみてとり「大ヒステリー」と呼んだ。これは，発作が始まると，類てんかん期，大運動発作期，熱情的態度期，せん妄期の4期を経て回復するものとした。加えて，Mesmer FA から Braid J を経由する催眠（動物磁気）研究の系譜を取り入れ，催眠はヒステリー患者に特有な現象であるとした。これを，カタレプシー，嗜眠，

夢中遊行という，(神経＝筋)生理学的にも心理学的にも画然と鑑別できる3状態を呈するものとして，鑑別や治療論に組み入れた。(この点で催眠をヒステリーに限らず誰でも生じうるとしたBernheim Hを代表とするナンシー学派と大きな論争に発展し力動精神医学の歴史に大きく寄与した｡) Janet PはCharcotのもとで研究を重ねたが，次第にサルペトリエール学派の多くとは異なる心理学的解釈へと進んだ。Janetは，典型事例の考察からヒステリーの主要症状を，暗示，放心状態，感覚の転換に要約し，これらが「意識野の狭窄」という概念で括ることができる精神機能の低下の一形式であり，「人格を形成する諸観念や諸機能の体系の解離や解放に向かう傾向」と定義づけた。Freud SもCharcotの影響を受けBreuer Jとともに『ヒステリー研究』[1895]を著し，抑圧などの心的機制によって，転換ヒステリーと不安ヒステリーに大きく分けられるものとして定式化していった。前者は多彩な身体症状として象徴化され，後者では不安や恐怖となって現れることを示した。 　　　　　　　(江口重幸)
⇨ヒステロエピレプシー，催眠，解離ヒステリー[転換ヒステリー]，不安ヒステリー

[文献] Breuer J, Freud S (1893-1895), Briquet P (1859), Charcot JM (1887), Janet P (1907), Micale MS (1995)

ヒステリー [ラカン]

Lacan Jにとって，ヒステリーは強迫神経症とともに神経症として分類される。しかしこれは，転換症状などの古典的なヒステリー症状によって特徴づけられる疾患概念ではなく，人間主体の一つの構造であるとされる。それゆえ，Lacanの精神分析の見地からは，ヒステリーを思わせる症状があるからといって，すぐさまその診断を下すことはできない。

ヒステリーの構造を特徴づけるのはむしろ，「私は男か女か」「女性性とは何か」という無意識の問いの存在であり，この基本的な問いは男性患者でも女性患者でも共通している[Lacan 1981]。たとえば症例ドラでは，女性性を体現するK夫人がドラにとっての謎であり，ドラはK夫人に魅了されている。ドラがK氏と一定の関係を結ぶのは，Freud S [1905]が考えたようにドラがK氏そのものを愛しているからではなく，K夫人という女性性の謎に対する手がかりをK氏がもっていると想定されるがゆえに，K夫人の「代理人」としてのK氏に対する想像的同一化がなされるからである [Lacan 1998a]。

また，『ヒステリー研究』[Freud, Breuer J 1895]に出てくる症例のほとんどが病気の父を看病した後に発症していることからもわかるように，ヒステリーの臨床的な発症には「不能の父」が大きくかかわっている。ドラにとっても父は不能であり，彼女は父から愛(ファルス)の贈与を受け取ることが不可能であった。ヒステリー者の欲望は，父の欲望を支えることであり，その欲望は満足を求める欲望ではなく，自らの欲望を不満足な欲望として示すことを欲望するものとなる [Lacan 1998b]。

性愛の水準においてヒステリーを特徴づけるのは，嫌悪反応（réaction de dégoût）と呼ばれる事態である。ヒステリー者は，去勢不安から逃れるために，自らの性器官を脱性愛化し，かわりに性器官以外の身体を性愛化(ファルス化)する。ヒステリーの嫌悪反応では，ファルス的な性的対象が脱性愛化された途端に，あまりに現実的な「肉の塊」として現れてしまうことから嫌悪感が生じるとされる [Lacan 1973]。

このように，ヒステリーは自らのファルス(愛)の剥奪の契機と密接に結びついており，主体における去勢の問題への接近を可能とする構造でもある。それゆえ，種々の神経症の精神分析において，患者の語らいのヒステリー化（hystérisation）が必要であるとされる。

このような語らいは「ヒステリー者の語らい（discours de l'hystérique）」と名づけられ，この概念は精神分析臨床のみならず，広く社会的諸関係の分析にも道を拓くものである［Lacan 1998c］。

(松本卓也)

⇨神経症，精神分析，構造主義，ファルス，同一化〔同一視〕，ドラ〔症例〕，欲望〔ラカン〕
【文献】Lacan J（1973, 1981, 1998a, 1998b, 1998c），Freud S, Breuer J（1893-1895b），Freud S（1905a）

ヒステリー［診断学，分類学］

Freud S はヒステリー研究において解離という用語を用いたが，アメリカ精神医学会の精神障害の診断・統計マニュアル第4版（DSM-Ⅳ）および WHO の国際疾病分類第10改訂版（ICD-10）などの精神科国際診断分類では，ヒステリーの取り扱いが大きく変化している。ICD-10 では，「"ヒステリー"という言葉は，数多くのさまざまな意味をもつために，現在では可能な限り使用を避けることが最良であると思われる」と記されている。ICD や DSM では，無意識や二次的利得のような，何か一つの特別の理論から得られた概念は診断や分類のためのガイドラインや基準には含まれないとしているのである。

近年までは，精神医学界での精神分析の影響力は強く，ヒステリーの身体症状を転換という機序で Freud は説明したので，神経症の疾病分類ではヒステリー神経症の概念が継承され，転換ヒステリーと解離ヒステリーに分類された。すなわち，1952 年の DSM-Ⅰでは，転換反応と解離反応が記載されている。1968 年の DSM-Ⅱでは，この二つの反応がヒステリー性神経症として掲げられ，下位分類として転換型，解離型に分けられた。ところが 1980 年の DSM-Ⅲでは抜本的な改訂が行われ，狭義の解離症状を呈する精神障害は解離性障害という新しい臨床単位のカテゴリーでまとめられた。1994 年の DSM-Ⅳにも同様の解離性障害が分類されている。DSM では解離を「意識，記憶，同一性，あるいは環境の知覚という日頃は統合されている機能の混乱」と定義している。

一方，1992 年の ICD-10 では，転換症状も解離性（転換性）障害に含まれており，たとえば，失立・失歩は運動機能の解離として理解され，解離性運動性障害の病名が与えられている。

こうしてみると，ヒステリーの診断分類の最近の動向は，脳機能への学問的隆盛や外傷後ストレス障害研究の進歩とともに，さまざまな神経症性障害やパーソナリティ障害を見直すことによって生じているといえよう。

(西村良二)

⇨解離，転換，解離ヒステリー〔転換ヒステリー〕
【文献】梅末正裕（2006）

ヒステリー球

［ラ］globus hystericus

ヒステリー（神経症）における，咽頭部のけいれんに関係する，一つの球が上腹部あたりから咽喉へと上昇してくる感覚である。1707 年 Purcell J はこの症状を，ヒステリー的な人にみられる咽喉のつかえとして記述し，のちにヒステリー球として 'Oxford dictionary' に収載された。転換ヒステリーにおいて出現しやすく，「何か玉のようなものが胃から上に上がってきて，のどのあたりが詰まったように感じる」「ものが飲み込みにくい」などと訴えられる。

(三宅雅人)

⇨ヒステリー，身体化障害，解離ヒステリー〔転換ヒステリー〕

ヒステリー人格

［英］hysterical personality
［独］hysterische Persönlichkeit

ヒステリー症状（転換や解離）を呈するような心的メカニズムをもつパーソナリティの総称。それらは，精神分析でいうエディプス葛藤をめぐる不安と抑圧・否認を主にした防

衛機制を使用する神経症レベルのヒステリー人格と，前エディプス（口愛期）葛藤をめぐる不安と分割（splitting）といった原始的防衛や情緒不安定性を主にしたパーソナリティ障害レベルのヒステリー人格に大きく分けられる。前者は近親姦願望とその罪悪感をめぐる三者関係に特徴づけられる全体対象関係の病理を展開するが，後者は対象へのしがみつきや衝動性が強く，被害的で内的現実と外的現実が区別できない原始的二者関係に関連した部分対象関係の病理を展開する。Fairbairn WRDは，ヒステリー人格の基底にあるシゾイド葛藤を提示し，Zetzel ER [1968] は，ヒステリー人格を4つに分け，後者を"so-called good hysterics"と呼んだ。また，症候学的診断であるDSM-ⅣやICD-10の演技性パーソナリティ障害（histrionic personality disorder）は，後者に属するといえる。

(福井　敏)

⇨解離ヒステリー〔転換ヒステリー〕，葛藤，演技性パーソナリティ障害

[文献] Zetzel ER (1968)

ヒステリー(性)精神病

[英] hysterical psychosis

　ヒステリーに生じる精神病状態をヒステリー精神病，またはヒステリー性精神病と呼ぶことがある。ヒステリーは現在の疾病分類では解離性障害にあたるが，この場合は解離症状が主要症状ではないためあてはまらない。この診断名は解離性障害の併存または既往がある患者が急性多形性精神病の病像を呈し，その性格特徴や発生状況が解離性障害と類似している場合に使用される。現代の診断概念を用いれば，非定型精神病，急性一過性精神病，統合失調症様精神病などに診断されるだろう。濱田秀伯 [2009] によると，Griesinger W [1845] がヒステリー性偏執狂（hysterische Verrücktheit）を記述したのが近代では最も古く，概念のあいまいさからその後使われなくなったという。20世紀に入ってからはHollendar MHとHirsch SJ [1964] による再考の試みがあり，日本では藤谷興一と岩脇淳 [1990] による同様の提唱がある。

(岩脇　淳)

⇨非定型精神病，短期精神病性障害，急性多形性精神病性障害

[文献] 濱田秀伯 (2009), Hollender MH, Hirsch SJ (1964), 藤谷興一, 岩脇淳 (1990)

ヒステリーてんかん　➡ヒステロエピレプシー

ヒステロエピレプシー

[英] hystero-epilepsy
[独] Hysteroepilepsie
[仏] hystéro-épilepsie

　ヒステリーとてんかんが混合した状態として，18世紀にはすでにこの名称が知られ，19世紀末には以下の二つに分けて考えられた。一つは，ヒステリーとてんかんという2種類の別個の発作が時間をおいて観察されるもの，他は，同一の発作内でヒステリーとてんかんが一連のものとして現れ，両者が混合したもののようにみえるものである。前者は「異なる発作によるもの（hystéro-épilepsie à crises distinctes）」[Landouzy H]，後者は「結合した発作によるもの（hystéro-épilepsie à crises combinées）」[Charcot JM] とされた。とくに後者はヒステリーの重篤な形態と考えられ「てんかん様ヒステリー（hystérie épileptiforme）」[Louyer-Villermay JB, Tissot J]，「混合発作をもつヒステリー（hysterie à attaques mixtes）」[Briquet P]，「大ヒステリー（hysteria major/grande hystérie）」[Charcot] 等と呼ばれた。CharcotとRicher Pがこの「大ヒステリー」の一連の発作を集大成したが，それは「類てんかん期」「大運動発作期」「熱情的態度期」「せん妄期」の4期を経るものとされた。のちにこの診断名自体きわめてあいまいで，回避されるべきものであるとさ

れ，今日ではほとんど使用されていない。日本では「ヒステリーてんかん」とも呼ばれた。

(江口重幸)

⇨ヒステリー〔シャルコー，ジャネ，フロイト〕，てんかん

[文献] Richer P（1885）

ひそめ眉

[独] Gesichtsschneiden

　統合失調症，とくに緊張病症候群においてみられやすい表情の異常の一つである。患者は自然さを欠いた奇妙なあるいは堅い，冷たい表情をする。たとえば顔を奇妙にゆがめたり（しかめ顔 Grimasse），唇を尖らせたり（とがり口 Schnauzkrampf），表面的で深みのない笑いを浮かべたりする（空笑 leeres Lachen）が，その一つとして不自然に眉をひそめたりすることがあり，ひそめ眉という。ときには器質性精神障害あるいは症状精神病でも出現する。

(大森健一)

⇨緊張病〔緊張病症候群〕，空笑，しかめ顔

ピーターパン症候群

[英] Peter Pan syndrome

　英国の劇作家 Barrie JM の童話劇（1904年初演）に由来する言葉。成長すること，大人になることを拒否する主人公をもじって，社会参画を拒否する青年を評する際に用いられ，医学概念ではない。モラトリアム人間，青い鳥症候群など，さまざまな言葉で表現された高度経済成長後のわが国にみられた若者像である。

(清水將之)

⇨モラトリアム，青い鳥症候群

悲嘆反応

[英] grief reaction
[独] Trauerreaktion
[仏] réaction de deuil

　喪（mourning）は対象喪失の後に起こる心的過程を総称しているが，Bowlby J は心的な苦痛や苦しみの情緒を指して悲嘆（grief）と呼んだ。Lindemann E は，大火災被害者の遺族研究を皮切りに家族との死別に注目し，悲嘆を喪より一般的な用語とみなしそのプロセスを悲嘆の仕事（grief work）と表現した。Worden JW［1982］は，悲嘆における4つの課題として，①喪失を受け入れる，②悲嘆の葛藤を乗り越える，③死者の不在の環境に適応する，④死者を情緒的に再配置し生活を続ける，を挙げた。また異常な悲嘆反応を分類し，悲嘆のプロセスを援助する悲嘆カウンセリング（grief counseling）を提唱した。なお，悲嘆の標準モデルが浸透した一方では批判的検討も行われ，離脱が目標とされるのではなく，死別に対しての意味の再構成が悲嘆の中心的プロセスであること［Neimeyer RA 1998］，普遍化されたパターンよりも個別的かつ複雑なプロセスを重視すること，継続する故人との絆の意義を認めることなどが主張されている。

(髙野 晶)

⇨対象喪失，喪の仕事，死別

[文献] Neimeyer RA（1998），Worden JW（1982）

ピチアチスム

[英] pithiatism
[独] Pithiatismus
[仏] pithiatisme

　Babinski J（1857〜1932）が，1893年の Charcot JM の死後，ヒステリーという用語の代わりに用いた言葉であり，「暗示症」ともいう。ピチアチスムという言葉はギリシャ語の「説得する」と「治癒可能」という言葉に由来している。Babinski は，ヒステリー者は被暗示性が高いことを強調し，その症状は自己暗示によるものであり，対抗暗示や説得などによって消失させることができると主張した。彼は，このことに注目することによって神経学的障害とヒステリーとの鑑別診断を確立しようとした。しかし，ヒステリーをこのように把握することは，その原因が無意

識にあるのではなく，感情，信念，確信，意志など意識的要因が関与しているという視点に導きやすく，必然的に詐病とヒステリーの境界は曖昧となり，さらにはヒステリーという「病」は存在しないという誤解を招くことにもなった。 (柴山雅俊)

⇨ヒステリー［シャルコー，ジャネ，フロイト］，暗示，被暗示性，自己暗示
[文献] Peters UH (1990)

ピック

Arnold Pick 1851〜1924

1851年7月にチェコのモラヴィアで生まれた。ウィーン大学医学部を卒業後，精神医学講座のMeynert教授に師事。さらに，ベルリン大学の精神科で，Westphal教授の助手として数年勤めた後にプラハに戻り，1886年から1921年，70歳で退官するまで，ドイツ系のプラハ大学の教授として幅広い臨床研究を行った。1924年に亡くなるまで，約350編の発表論文があり，重複記憶錯誤など神経精神医学，とくに神経心理学領域で多数の功績を残した。のちにピック病と名づけられる限局性脳萎縮症の最初の例は，1892年のプラハ医学週報に報告され，その後1906年までの間に8症例がPick自身によって報告された。 (池田 学)

⇨ピック病，重複記憶錯誤，病識
[主著] Pick A (1892)
[文献] 松下正明，田邉敬貴(2008), 松下正明(2010), 立津政順 (1991)

ピック病

［英］Pick's disease
［独］Picksche Krankheit
［仏］maladie de Pick

Pick Aが19世紀末から20世紀初頭にかけて報告した主に初老期に発症する脳変性疾患で，特有の人格・行動変化や失語などを主症状とし，脳の前方部に限局性ないし葉性の脳萎縮と大脳白質のグリオーシスを呈する一群の症例群に対し，1926年にOnari KとSpatz Hがピック病と呼ぶことを提唱した。神経病理学的には，Alzheimer Aが発見した神経細胞内嗜銀性構造物（ピック嗜銀球）の有無をめぐって議論が続いていたが，最近では，前頭側頭葉変性症（fronto-temporal lobar degeneration）の中核群として扱われることも多い。前頭葉優位型の場合は，病識欠如，脱抑制などが顕著にみられ，側頭葉優位型の場合は語義失語などの失語が前景に立つが，常同行動，食行動異常などは共通してみられる。 (池田 学)

⇨前頭側頭型認知症，意味認知症，進行性皮質下グリオーシス，前頭葉症候群，常同症，滞続症，わが道を行く行動，ピック
[文献] 松下正明 (2010)

引越し抑うつ

［独］Umzugsdepression

Lange J [1928] は，躁うつ病，なかでも退行期うつ病が精神的要因によって誘発されることを指摘して，近親者の死，不和や争い，経済的困難などとともに引越しを要因に挙げた。内因性うつ病は，本来は心因無く発症することを定義としているので，これらの事態を心因とは呼ばず，状況因（Situagenie）として区別することがある。飯田眞 [1972] は，転居によるうつ病では大半が女性であることを確かめ，当時の女性にとり住まいは，生活・関心の中心であり，唯一の自己実現の場であるため，住まいとの同化・一体化が起こりやすく，引越しは自らの世界の喪失と新しいものへの同化という存在様式の変化を意味するのではないかと考えた。引越し抑うつは，捕虜収容所からの帰還兵にみられた「荷おろし抑うつ」[Schlute W 1951]，ナチス時代のユダヤ人の強制移住や追放にみられた「根こぎ抑うつ」[Bürger-Prinz H 1951]，あるいは内因・反応性気分変調 [Weitbrecht HJ 1952] な

どの概念とともに，内因性の概念の再考を迫り，発症状況論の考察を深めた。　　（神庭重信）
⇨状況因，荷おろし抑うつ，根こぎ抑うつ，内因・反応性気分変調（症）
[文献] 飯田眞（1972），Lange J（1928）

否定〔フロイト，ラカン〕
［英］negation
［独］Verneinung
［仏］négation

「否定（Verneinung）」と題した論文において，Freud S が人間の判断機能を考察する中で提出した概念である。原初の判断は，快原理に従って自我への取り込み，つまりエロースと，自我からの放逐，つまり破壊衝動の2種類からなる。言語を使用する段階になって，はじめて「否定」の契機を基礎にした高次の判断が出現をみるという考え方が示される。この判断の例として挙げられるのは，分析場面で被分析者が「そんなことを意図したことはない」「そんなことは考えたことはない」などといった無意識の欲望を「否定」する言葉を発する現象である。Freud は「否定」の言葉によって初めて，「知的機能が情動的過程から分離する」ことが可能になると述べる。そこで言われている知的機能の術語は言語機能と言い換えることが可能である。他方，情動過程は欲動の蠢き，あるいはエスの要求が主体（自我）を支配しようとする力動，あるいは欲望の過程と考えられる。自分の無意識の欲望を否認する「否定」の言葉は「抑圧されたものを知る一つの方法である」という認識から，否定は「抑圧の一種の解除（eine Aufhebung）である」，ただし「抑圧されたものの承認ではない」と Freud は述べる。このように精神分析実践から導かれた否定の概念は，Lacan J によって練り上げられ，Lacan の精神分析理論の発展において重要な意義をもつ。　　（加藤　敏）
⇨抑圧，除反応，ラカン

[文献] Freud S（1925a），Lacan J（1966c, 1966d），Hypolitte J（1966）

BDI　➡ベックうつ病評価尺度〔BDI〕

PTSD〔外傷後ストレス障害〕
［英］posttraumatic stress disorder

(1) 概念　　生命や身体に脅威を及ぼし精神的衝撃を与える心的外傷体験（例：災害，重度事故，レイプ，暴行等）を原因として生じる特徴的なストレス症状群である。凄惨な光景を目撃したり，家族や身近な者の被害に直面することも原因となりうる。「心的外傷後ストレス障害」と呼ばれることもある。歴史的には，1970 年代のベトナム帰還兵やレイプ被害女性等の精神的後遺症に関する研究知見を主たる根拠として，1980 年の米国精神医学会診断基準第3版（DSM-Ⅲ）において初めて診断カテゴリーとして登場した。PTSDの登場により，それまでさまざまに呼称されてきた心的外傷（トラウマ）後の精神症状に対して，共通の診断的枠組みが与えられ，疫学研究や，生物・心理・社会的側面を含めた病態および介入研究が飛躍的に進展した［飛鳥井望 2008］。現行の診断基準には米国精神医学会による DSM-Ⅳ-TR と WHO による ICD-10 とがあるが，現在 DSM-5 と ICD-11 に向けた改訂が進行中である。

(2) 疫学　　米国の研究［Kessler RC ら 1995］では一般人口中の PTSD 生涯有病率は男性の5％，女性の10％であったが，他の国の報告ではそれよりも低い。発症率は出来事の種別により異なり，自然災害や事故に比べ，性暴力被害などの対人暴力で高くなる。また抑うつ状態を合併することも多い。

(3) 病因　　神経症傾向等の個人的脆弱性は危険因子として発症に一定の関与をしていることが想定されるが原因となるものではない。またソーシャルサポートの欠乏も危険因子となる。生物学的所見として，PTSD 患者では

刺激に対する交感神経系の反応過敏，視床下部-下垂体-副腎（HPA）系の調節障害が認められ，また扁桃体の過剰活性と内側前頭前野の機能不全が示唆されている［Friedman MJら 2007］。

(4)症状　現行の基準では以下の3症状が同時に出現する。(a)再体験症状：外傷的出来事に関する不快で苦痛な記憶が突然蘇ってきたり（フラッシュバック），悪夢として反復される。また思い出したときに気持ちの動揺や生理的反応（動悸や発汗）を伴う。(b)回避・精神麻痺症状：出来事に関して考えたり話したりすることを極力避けようし，思い出させる事物や状況を回避する。また興味や関心が乏しくなり，周囲との疎隔感や孤立感を感じ，自然な感情が麻痺したように感じられる。(c)過覚醒症状：睡眠障害，いらいら感，集中困難，過剰な警戒心が現れ，物音などの刺激に過敏に反応する。

DSM では，再体験5項目中1項目以上，回避・精神麻痺症状7項目中3項目以上，過覚醒症状5項目中2項目以上を満たし，症状が1ヵ月以上持続し，それによりあきらかな精神的苦痛や生活上の支障を伴うことが診断条件となる。ただしあくまでも原因となりうるほどの深刻な外傷的出来事を体験していることが前提である。

(5)診断尺度　自己式質問紙法と構造化面接法に大別される。質問紙法は簡便であるが，診断精度に限界がある。構造化面接法はより正確な診断が可能であるが，面接者トレーニングの必要と時間的手間を伴う。したがって目的により両者を使い分ける。「外傷後ストレス診断尺度（PDS）」は，DSM-Ⅳ基準によるPTSD17症状項目について過去1ヵ月間の頻度を評価する自記式質問紙である。「PTSD臨床診断面接尺度（CAPS）」は，精度の高い構造化面接法として国際的に広く使用されている。17症状項目それぞれの頻度と強度について，過去1ヵ月間（ないし1週間）の評価（現在診断）と，遡って外傷的出来事以降の評価（生涯診断）が可能である。合計得点により重症度を評価できる。その他にも，外傷性ストレス症状のスクリーニングや経過観察を目的とした簡便な質問紙として「改訂出来事インパクト尺度（IES-R）」が広く使用されている。

(6)治療　ランダム化比較試験により有効性を証明された治療は，認知行動療法，EMDR（眼球運動による脱感作と再処理法），および選択的セロトニン再取り込み阻害薬（SSRI）を中心とする抗うつ薬である。各種の薬物療法や精神療法の中では曝露療法の有効性が優れているとされる。曝露療法は，外傷体験記憶に向き合い繰り返し想起するイメージ曝露と，回避している事物・状況に少しずつ近づき馴らしていく実生活内曝露の二つの技法から構成される。また自責感や不信感などの非機能的認知の修正も促される［飛鳥井 2008］。

〈飛鳥井望〉

⇨戦争神経症，強制収容所症候群，過覚醒，被害者学，被虐待女性症候群，解離性健忘，急性ストレス障害，驚愕神経症，フラッシュバック

【文献】 飛鳥井望（2008），Friedman MJ, Keane TM, Resick PA, ed.（2007），Kessler RC, Sonnega EJ, Bromet M, et al.（1995）

BDNF〔脳由来神経栄養因子〕　➡神経栄養因子

非定型うつ病

［英］atypical depression

非定型うつ病概念は，従来は神経症あるいはパーソナリティの病理と見なされて精神療法の対象となっていた（電気けいれん療法は無効とされた）軽症慢性うつ状態群の一部に，モノアミン酸化酵素阻害薬の効果が確認されたことに端を発する［West EDら 1959］。非定型うつ病の病像のうちで主要なものは，対人関係の拒絶に敏感な女性に多い若年発症の慢性軽うつ状態で，過眠・過食，脱力感を呈し，

気分は喜ばしいイベントに反応して改善するため，病的なうつ状態と性格反応との区別が困難な群である。しかしこれらの群に対する疾患論的定義と治療方針の提案は，各研究グループによって多種多様であり，統一的見解に至っていない［大前晋 2010］。また DSM-IV において，状態像（軽症），縦断像（若年発症，慢性持続性），さらに性差（女性に多い）などの特徴が省かれたために非定型うつ病概念は広がり，その結果として診断学的有用性が失われつつある。今後の見直しが必須とされる概念である。 （大前 晋）

⇨モノアミン酸化酵素［MAO］
【文献】West ED, Dally PJ (1959), 大前晋 (2010)

非定型抗精神病薬
➡第二世代抗精神病薬〔SGA〕

非定型精神病
［独］atypische Psychose

　統合失調症にも気分障害にも属せしめえない，その両者の辺縁にある病像を呈する精神病。両者の混合状態と考える見方（混合精神病；Mischpsychose）と，その二つとは独立した疾患群と考える見方とがある。Kleist K, Leonhard K, 満田久敏らは臨床遺伝学を基礎に非定型精神病の疾患論的独立性を主張し，その病態の特徴を，①発症が急激で位相性周期性の経過をとり，予後は比較的良好であり著しい欠陥を残さない，②病像は，意識，情動，精神運動性の障害が支配的であり，幻覚は感覚性が著しく，妄想は浮動的，非系統的である，③病前性格は統合失調症者の自閉的性格とは異なり，易感性，几帳面，頑固といった面がみられる，④発症には精神的身体的な負荷という契機が認められることなどをあげている。Leonhard は，これらの疾患群を，その病像と臨床遺伝学的見地から，①類循環精神病（zykloide Psychosen）と②非定型統合失調症（atypische Schizophrenie）とに大別し，前者に運動精神病，錯乱精神病，不安‐恍惚精神病を，後者に情動豊かなパラフレニー，周期性緊張病，統合失調言語症（分裂言語症）という病型を属せしめている。Kasanin JS［1933］によって提唱され，DSM, ICD の疾病分類に引き継がれている失調感情障害（分裂感情障害；schizo-affective disorder）にほぼ相当しよう。 （松本雅彦）

⇨混合精神病，類循環精神病，運動精神病，錯乱精神病，不安‐恍惚精神病，分裂言語症〔統合失調言語症〕，クライスト，レオンハルト，満田久敏
【文献】Leonhard K (1960), 鳩谷龍 (1963)

否定妄想　➡コタール症候群

ビデオゲームてんかん　➡光感受性てんかん

P 糖蛋白
［英］P-glycoprotein

　異物，薬物などを細胞外に排出する ABC トランスポーターの一つで，アミノ酸数 1,280，分子量 17〜18 万の細胞膜糖蛋白である。細胞膜を 6 回貫通する膜貫通領域と細胞内の ATP 結合部位のユニットがそれぞれ二つ連続する構造をもつ。当初，抗がん剤に耐性のあるがん細胞に高頻度に発現する膜蛋白質として同定されたが，消化管粘膜，腎尿細管上皮細胞，脳血管内皮細胞などにも存在していることがわかった。この蛋白をコードする遺伝子は，ヒトでは MDR1（ABCB1）である。向精神薬との関連では，薬物が血液脳関門を通過する際の透過性を調節している。
 （塩入俊樹）

⇨血液脳関門
【文献】長田賢一, 中野三穂, 大友雅広, ほか (2008)

非同調型（フリーラン型）睡眠・覚醒症候群
➡非 24 時間睡眠・覚醒症候群

人嫌い　➡嫌人症

ヒトゲノム　→ゲノム〔ヒトゲノム〕

人みしり
[英] stranger anxiety

　見知らぬ他人と出会う際に生ずる困惑・緊張・不安などの心理的反応を指す。出会った人が自分の顔見知りでないという否定的な情緒反応と，自己が他者から見知られる不安・恐れとが含まれる。乳児での人みしりは，見知らぬ他人に出会った際の，泣く，顔を背けるといった否定的反応を指し，乳児が見慣れた母親と見知らぬ他人とを識別する能力を獲得したことを示す。母親との愛着・依存関係の成立と自我機能の発達の両面での発達上の一里塚であるとされる。小此木啓吾〔1971〕は，年長の幼児の人みしりには他者から見知られる困惑や恥が含まれ，この他者には内的対象または超自我が投影されると述べた。さらに，成長するにつれておどけ・道化といった自己露出による適応的な防衛機制が発達し，昇華されて挨拶や自己紹介などの社交術に発展すると論じた。なお精神病理学的には，対人恐怖は人みしりの病態化として理解される側面をもつ。
（山脇かおり）

⇨八ヵ月不安，対人恐怖
[文献] 小此木啓吾（1971）

非24時間睡眠・覚醒症候群
[英] non-24-hour syndrome

　概日リズム睡眠障害（アメリカ睡眠障害連合会による睡眠障害国際分類ICSD-2，およびDSM-Ⅳ-TR）もしくは睡眠・覚醒スケジュール障害（ICD-10）と呼ばれる睡眠障害の一型である。最近の診断分類では非24時間睡眠・覚醒症候群という診断名は使用されず，ICSD-2では非同調型（フリーラン型）と名称が変更された。一般的に概日リズム睡眠障害では昼夜サイクルにマッチしない異常な時間帯に睡眠が出現することを主徴とする。基本的な睡眠構造には問題がなく，いったん寝ついてしまえば良眠し，むしろ長時間睡眠のケースが多い。したがって，不眠症などとは異なり，入眠や覚醒が自然に訪れる時間帯に合わせて自由に生活できる場合には大きな問題は生じない。しかし，多くの場合には出勤や登校などの社会制約から，寝不足のまま起床時刻になる，眠気もないのに就床時刻になるなど睡眠習慣を維持するのに困難が生じる。結果的に入眠困難，覚醒困難，睡眠不足による日中の強い眠気などの不眠・過眠症状が出現する。慢性的な不眠症状を訴える患者の1割ほどが概日リズム睡眠障害であるとされる。概日リズム睡眠障害における睡眠時間帯の異常は，患者自身がもつ生物時計機能の異常のために出現する場合（睡眠相前進型，後退型，非同調型，不規則型など）と，時差飛行や交代勤務のために睡眠時間帯を人為的にずらした結果として生じる場合がある。非同調型（フリーラン型）では睡眠・覚醒リズムのフリーランが特徴的である。フリーランとは，もともと24時間より長い周期をもつ生物時計が昼夜サイクルに同調しなくなり，睡眠が24時間周期から外れて出現する現象を指す。そのため本症では，日々，入眠時刻と覚醒時刻が遅れていく。睡眠相が夜間に一致している時期は無症状だが，徐々に入眠困難や覚醒困難が強まる。さらにずれていくと睡眠相が日中にずれこんでしまうため，強い眠気，集中力の低下，倦怠感などが出現し，学業や仕事といった社会生活に支障が生じる。視覚障害者や精神疾患患者にもみられる。思春期・青年期に発症するものが多い。短期的な症状観察では不眠症，過眠症と誤診されることが多い。本症を念頭に置いた問診と，最低1ヵ月程度の睡眠表を記載させることで明らかになる。
（三島和夫）

⇨概日リズム睡眠障害，自由継続，不眠症，睡眠過剰症

[文献] American Academy of Sleep Medicine, ed. (2005)

否認

［英］denial；disapproval
［独］Verleugnung
［仏］déni（de la réalité）

　不快，不安，恐怖などを引き起こす外的現実や自己の内的現実の存在を認知することを拒否する自我の防衛機制。Freud Sは，少女にペニスのない事実を知覚しながら，その知覚を否認する少年の例を挙げ，現実の知覚がありながら，その知覚した現実を認知しない働きが否認であると述べている。また，現実を知覚している自我とその知覚を否認している自我とが並存する自我分裂の状態を伴うことを明らかにしている。Jacobson Eは抑圧と比較して，苦痛な感情を引き起こす特定の葛藤に対処する代わりに，外側からの刺激からも内側で起こる反応からも同時に目をそむけその葛藤にからむ内外の体験のすべてをかき消すのが否認であるとし，この過程は投影やとり入れその他の未熟な防衛機制との共同作業であると述べている。否認は神経症，境界例，精神病水準のみならず，外傷体験，喪失体験，ターミナル状態のストレス状況でみられるさまざまな防衛活動でも認められる。
（黒崎充勇）
⇨防衛機制，抑圧，投影，とり入れ
[文献] Freud S（1927c, 1940b）, Jacobson E（1971）

ビネー

Alfred Binet　1857～1911

　フランスの心理学者。最初期の知能検査の制作者として知られている。Taine HやRibot TAに学び，その影響を受けて実験的，経験的な方法による研究を進めたが，当時，形而上学的な心理学が盛んであったフランスでは受入れられず，没後にその功績が認められた。1886年には催眠を導入した連想過程の研究を行い，1889年にパリ大学に心理学実験所を開設し，1895年には同じくパリ大学にて生理学的心理学研究所長となるなど，指導的役割を果たした。1895年にはRibotとともに『年報心理学』を創刊。1900年代には，思考や知能など高次の機能に関心を向け，さらに個人差への関心から，知的障害児を中心に，知能の発達の個人差（多様性）を研究した。この研究が認められ，1904年，公教育省からの依頼を受け，Simon Tとともに，今日「ビネー・シモン式知能検査」と呼ばれる知能測定法を完成させた。測定に際して，精神年齢（mental age）の概念を導入したことでも知られる。
（馬場禮子）
⇨催眠，ビネー式知能検査
[主著] Binet A（1904）

ひねくれ

［独］Verschrobenheit

　Binswanger L［1956］は統合失調症やスキゾイドパーソナリティに認められる，ひねくれた，風変わりな，世間離れした，不自然な，独善的，などと形容される行動，態度，身振り，発話などを取り上げ，その基底にある現存在の変容について考察している。たとえば，がんに侵された娘のクリスマスプレゼントとして棺をツリーの下に置いた父親について，クリスマスプレゼントという主題が相互性から離れてしまうほど一貫して追求された結果，逆に主題の一貫性が歪み，ねじれてしまっている事態であるとしている。つまり相互性に対して開かれた，贈るということのために存在する現存在が，その存在可能性を取り違え，相互存在可能性に対し自らを閉ざした事態といえる。このような分析は一見抽象的ではあっても，了解の深さと次元を広げることによって，了解が困難な患者に対する治療者の姿勢に変化をもたらし，治療的効果が期待されることは否定できない。
（仲谷　誠）
⇨統合失調症，スキゾイドパーソナリティ，現存在分析，わざとらしさ
[文献] Binswanger L（1956）

ビネー式知能検査

[英] Binet Intelligence Scale

　個別式知能検査法。フランスの心理学者 Binet A が精神科医 Simon T とともに，精神発達遅滞児の鑑別を目的として，1905 年版，1908 年版，1911 年版の 3 種類の検査を作成した。Binet は，方向づけ，目的性，自己批判性を本質的な機能とする統一的な一般知能の測定を目指して検査問題を作成し，その結果を精神年齢という指標で表した。ビネー式知能検査は多くの研究者の注目を集め，その後翻訳や改訂が行われた。アメリカの Terman LM が 1916 年に発表したスタンフォード改訂増補ビネー・シモン知能測定尺度は，精神年齢（MA）と生活年齢（CA）との比から知能指数（IQ）を算出する方法をとり入れ，広く用いられるようになった。日本でも多くの翻訳が試みられており，鈴木治太郎や田中寛一が標準化作業を行った，鈴木＝ビネー式検査（初版は 1930 年の『実際的個別的智能測定法』），田中＝ビネー式検査（初版は 1947 年の『田中びねー式智能検査法』）として広く普及した。対象年齢はどちらも 2 歳から成人までである。鈴木＝ビネー式検査は，改訂により 1956 年版が 76 問，2007 年版が 72 問となっている。田中＝ビネー式検査は，1987 年に改訂された全訂版田中＝ビネーが 118 問で構成されており，精神年齢（MA）と生活年齢（CA）の比による知能指数（IQ）算出を基本としながらも，偏差知能指数（DIQ）の算出も可能である。また 2003 年版の田中＝ビネーVは 112 問で構成されており，14 歳以上の被検査者には精神年齢を算出せず偏差値知能指数だけを求め，14 歳以上では結晶性，流動性，記憶，論理推理の 4 分野についてそれぞれ偏差値 IQ を算出することができ，さらに 1 歳級以下の発達指標作成ができるように改訂された。　　（北村麻紀子）
⇨知能検査，WISC，WAIS，知能指数，発達指標
[文献] 中村淳子，大川一郎（2003），大川一郎，中村淳子，野原理恵ほか（2003），田中教育研究所 編（2003），鈴木ビネー研究会（2007）

ピネル

Philippe Pinel　1745～1826

　フランスの精神医学者，病理学者。「近代精神医学の創始者」と謳われ，Tuke W, Cullen W など英国等の精神医療の影響を受けながら，観察を重視した科学的精神医学を構築し，革命下のパリで，元患者の監護人 Pussin JB 夫妻とともに患者の鎖からの解放，Pinel's system といわれる非拘束処遇を掲げ，人道主義にもとづく治療論を実践した。彼の「心（理的）療法（traitement moral）」は病める人間への同情を基盤にした，心理的，社会的な非身体的総合的処遇といえる。狂気（folie）の言葉は非科学的であるとの理由で排除し，17 世紀以来の aliénation mentale（精神病，心的疎外）の用語を採用するなど，科学的言説の誕生の基礎を築いた。多次元的病因論，症候論にもとづくマニー，メランコリー，痴呆，白痴の 4 種を分類し，これら相互の移行も認めた。精神機能（知情意）の観点から分類する機能心理学の影響があり，精神病と性格障害・神経症の概念区分がなく，矛盾も含む分類であった。彼の『精神病論 第 2 版』［1809］は論文集的色彩が濃厚な初版［1800］とは異なり，病因論，症候論，病種分類，治療論，治療効果という体系的構成を示し，その現代性に驚く。　　（影山任佐）
⇨テューク，精神科病院
[主著] Pinel P (1800)
[文献] Garrabé J, éd.(1994), 影山任佐(1981, 1990, 1999), Lechler WH (1959), Semelaigne R (1888)

PPR　➡光突発反応〔PPR〕

BPRS

[英] Brief Psychiatric Rating Scale

　Brief Psychiatric Rating Scale（BPRS：簡

易精神症状評価尺度）は，Overall JE らにより作成された 16 項目 7 段階の評価尺度［Overall, Gorham DR 1962］で，精神症状の包括的尺度としては，もっとも初期の，かつ，もっとも成功した評価尺度である［熊谷直樹ら 1990］。BPRS 原版は，1965 年頃に Overall と Gorham により，興奮と失見当識の 2 項目が追加されて 18 項目版となり，今日用いられている形となった［Overall 1988］。国内では，NIMH による研究（ECDEU；Early Clinical Drug Evaluation Unit）で使用された改訂版（ECDEU 版：Overall による 18 項目に評価指針が追加されたもの）［Guy W 1976］に基づく日本語版 BPRS［宮田量治ら 1995］がよく用いられている。また，Oxford 大学版［北村俊則ら 1985］，Bech 版［熊谷ら 1994］など，評価の信頼性向上のために評点基準（アンカーポイント）が追加されたり，評価簡便化のために項目数が削減された改訂版も用いられている。BPRS は，今日なお，統合失調症の症状評価に有用である。しかし，統合失調症評価尺度としては，Kay SR らによる PANSS［1991］に首座を譲り，評価に簡便さが優先されるような場面での活用が中心となっている。 　　　　　　　　　　　　（宮田量治）

⇨陽性陰性症状評価尺度〔PANSS〕

[文献] Overall JE, Gorham DR (1962), Overall JE (1988), 熊谷直樹, 丹羽真一, 永久保昇治ほか (1990), Guy W (1976), 宮田量治, 藤井康男, 稲垣中ほか (1995), 北村俊則, 町澤静夫, 丸山晋ほか (1985), 熊谷直樹, 宮内勝, 本多真ほか (1994), Kay SR, Opler LA, Fiszbein A (1991)

BPSD　➡行動心理学的症候〔BPSD〕

皮膚寄生虫妄想

[英] acarophobia；delusion of infestation；Ekbom's syndrome
[独] Dermatozoenwahn
[仏] acarophobie；hallucinose tactile

　皮膚異常感覚があり皮膚の中に虫が寄生していると確信する妄想性疾患。1938 年に Ekbom KA が概念化したため，エクボム症候群とも呼ばれる。患者は皮膚を虫が這いまわったり，刺したり，噛んだりすると訴え，医療機関を訪れて執拗に虫の検出を希望したり，家中を消毒したり，ときに虫を取り出そうと自傷に及ぶ。主に初老期に出現する単一症状性の一貫した妄想であり，人格の崩れは認められない。皮膚以外の部位に虫の存在を主張する場合もあり，その場所により腸内寄生虫妄想や口腔内寄生虫妄想と呼ばれる。疾病学的位置づけとしては多くの仮説があり，慢性幻覚症，気分障害を背景とした限局性心気症，体感異常型統合失調症などと主張されてきた。一部の症例で，脳波上徐波の混入や頭部画像にて脳萎縮所見が認められるが，一定の所見は得られていない。抗精神病薬が有効で予後は比較的良好だが，一般に皮膚科などを渡り歩く症例が多く精神科治療への導入は容易ではない。　　　　　　　　　　　　（野間俊一）

⇨幻覚症, 心気症, 体感異常型統合失調症

[文献] De Leon J (1992), Ekbom KA (1938), 林拓二, 深津尚史, 橋元良ほか (2004)

皮膚筋炎

[英] dermatomyositis
[独] Dermatomyositis
[仏] dermatomyosite

　主として体幹，四肢近位筋，咽頭筋などに対称性筋力低下をきたす横紋筋のびまん性炎症性筋疾患。女性に多く，ゴットロン徴候と呼ばれる手指伸側関節表面の紫紅色の皮疹や，ヘリオトロープ疹と呼ばれる眼瞼部の浮腫性腫脹を伴う紫紅色の皮疹など特徴的な皮疹を呈する。関節，呼吸器，心臓にも病変がみられる。とくに間質性肺炎は 40〜50% に起こるとされる。また悪性腫瘍との合併も認められる。神経精神症状はまれである。（谷向　仁）

⇨強皮症

ヒプスアリスミア

[英] hypsar(r)hythmia
[独] Hypsar(r)hythmie
[仏] hypsar(r)hythmie

ウェスト症候群の発作間欠期に高率に出現する，持続性の異常脳波所見である。Gibbs夫妻［1952］により命名された。ギリシャ語のhypsi-（山のようにそびえる），arrhythmia（リズムを欠く）を語源とし，高振幅かつ，空間的・時間的に無秩序であることが特徴である。全般性の高振幅徐波に棘波（spike），鋭波（sharp wave），棘・徐波複合（spike-and-wave-complex）が混じ，各成分の持続時間や振幅，出現部位は刻々と変化する。上記の特徴は通常乳児期においてより明瞭で，年齢とともに同期性が高まり，レンノックス＝ガストー症候群の特徴である全般性遅棘・徐波（generalized slow spike-and-wave pattern）に移行することもある。

深睡眠時は断片化・周期化しやすい。また，棘波に同期性のあるもの，左右非対称性あるいは片側性のもの，徐波または速波を主体とし棘波は目立たないものなど，非典型的な所見を示す場合もある。　　　　　（宮島美穂）

⇨ウェスト症候群，棘波，鋭波，棘・徐波複合，レンノックス＝ガストー症候群

[参考] International league against epilepsy HP：West Syndrome
http://www.ilae-epilepsy.org/visitors/centre/ctf/west_syndrome.cfm

[文献] Gibbs FA, Gibbs EL（1952），大熊輝雄（1999a）

皮膚電気活動　➡皮膚電気反射

皮膚電気反射

[英] galvanic skin response

精神的発汗に伴う皮膚の活動電位および電気抵抗の変化を記録したもの。精神電流現象と呼ばれたが，最近は皮膚電気活動という。感情の動きに伴う皮膚の汗腺の活動電位の高まり，発汗による皮膚の電気抵抗の変化を記録する。測定方法には手掌に置く探査電極と前腕に置く基準電極の電位差を指裏に活動電位を測る電位法と，手掌と手背の電極に通電して電気抵抗の変化を測る通電法がある。質問に対して虚偽の応答をした際の感情的な動きで皮膚電気反射が認められることから，嘘発見器として利用される。　　（大久保善朗）

⇨生物学的マーカー，精神生理学，ポリグラフィー

BEHAVE-AD　ビヘイヴ-エーディー

[英] behavioral pathology in Alzheimer's disease

Reisberg Bらによりアルツハイマー病患者の精神症状に対する薬効評価を目的として考案された評価尺度［1987］。妄想観念（7），幻覚（5），行動障害（3），攻撃性（3），日内リズム障害（1），感情障害（2），不安・恐怖（4）の7領域に（　）内に示した数の質問が用意されており，0～3の4段階で評価するとともに，介護者の負担が全くない（0）から，負担が耐え難い（3）までの4段階で総合評価をする。日本語版の標準化がなされており，その使用の手引きも発表されている。
　　　　　　　　　　　　　　　（武田雅俊）

⇨アルツハイマー型認知症

ヒペルパチー

[英] hyperpathia

痛覚閾値は上昇しているので普通の刺激では感覚は鈍麻しているが，閾値を越えた刺激に対して異常に強く不快な痛みを感じるものである。触覚・温度覚（とくに冷刺激）や視覚・聴覚の刺激によって誘発されることもあり，痛みは放散しやすく，刺激を中止した後も持続することがある。視床障害に伴い対側に出現することが多いが，末梢神経障害や脊髄視床路障害で生じることもあり，その病態は十分に解明されていない。　　　（三上章良）

⇨痛み，視床症候群，スモン〔SMON〕

[文献] 田崎義昭，斎藤佳雄（2010）

非ベンゾジアゼピン系抗不安薬　➡抗不安薬

ヒポコンドリー　➡心気症

ヒポコンドリー性基調
[英] hypochondriacal temperament

　ヒポコンドリーとは，死を恐れ，病を苦にし，不快苦痛を気にする傾向である。これはすべての人間に共通なものであるが，そのような思考（認知）と感情の基調が顕著である場合がヒポコンドリー性基調である。それが基盤となり，精神交互作用と思想の矛盾が相まってとらわれの病理が形成される。森田正馬はヒポコンドリー性基調に最も重要なものは素質とし，森田療法の治療はとらわれの打破とヒポコンドリー性基調の陶冶であるとした。
（北西憲二）
⇨精神交互作用，とらわれ，森田神経質
[文献] 森田正馬（1921）

肥満（症）
[英] obesity
[独] Fettsucht
[仏] obésité

　身体に脂肪が過剰に蓄積した状態である。脂肪蓄積を評価するためには，まずBMIを使用する〔BMI＝［体重(kg)］／［身長(m)］^{2}〕。BMIは測定しやすく，信頼性が高く，体脂肪量や体脂肪率と相関が高い。WHOではBMI30以上を肥満としているが，わが国ではBMI25以上を肥満と判定している［松澤佑次ほか2000］。肥満は成因により，原因疾患が見当たらないものを単純性（一次性）肥満〔simple (primary) obesity〕と呼び，他の基礎疾患によるものを症候性（二次性）肥満〔symptomatic (secondary) obesity〕と呼ぶ。また体脂肪の分布の違いにより，皮下脂肪型肥満と内臓脂肪型肥満とに分けられる。後者では，糖質代謝異常や脂質代謝異常，高血圧などの危険性が高い。症候性肥満には内分泌疾患，中枢性疾患，薬物性などがあり，その頻度は少ない。大部分は原因疾患がなく，食べ過ぎと運動不足で生じる単純性肥満である。治療として症候性肥満には，原因疾患の治療を行い，単純性肥満には食事療法や運動療法を行う［肥満治療ガイドライン作成委員会 2006］。
（切池信夫）
⇨メタボリックシンドローム
[文献] 松澤佑次，井上修二，池田義雄ほか（2000），肥満治療ガイドライン作成委員会（2006）

びまん性軸索損傷
[英] diffuse axonal injury；DAI
[独] Diffuse Axonale Schädigung
[仏] lésion axonale diffuse

　従来頭部外傷は，開放性と閉鎖性あるいは鈍的頭部外傷（blunt head injury）と二つに大別されてきた。さらに閉鎖性頭部外傷は，肉眼的病理変化によって脳軟膜損傷（くも膜下出血），脳皮質損傷（脳皮質反兆創・脳挫創），脳髄質・脳幹損傷（中心性脳損傷），頭蓋内血腫に分けられていた。閉鎖性頭部外傷のうち，頭部CT上明らかな骨折や出血が認められないにもかかわらず，受傷直後より高度の意識障害を呈し，予後の不良な症例が存在することが以前より広く認識され，その病理解剖学的基盤としては，CT検査などの出現する以前より一次性の脳幹部出血などが考えられてきた。しかしStrich SJは，その成因を大脳白質に生じたびまん性のshearing injury（剪断力による損傷）に求め，その後Gennarelli TAやAdams JHらがサルを用いた実験で，頭部の矢状線より回転角加速度（斜め外側から脳を回転させる力）を加えたときに，頭蓋内血腫を伴わずに遷延性昏睡を起こすことに成功し，その原因は大脳白質の軸索が広範に断裂することであり，形態学的基盤はretraction ball（RBs）であるとして

diffuse axonal injury の概念を提唱した。

しかし，われわれの神経病理学的な検索によれば，受傷時に shearing force（剪断力）が加わったことによる retraction ball の出現部位は，実際は"びまん性"ではなく，脳梁，側脳室周辺白質，内包，脳幹の伝導路など shearing injury が加わる部位に限局していた。現在は，受傷時の軸索の器械的な損傷よりも，それに伴う神経生理学的に細胞骨格が破壊されることのほうが重視されつつある［Iwata A 2004］。臨床的には急性期の DAI は CT や MRI では直接所見を見出すことは困難であったが，最近の Diffusion Tensor Imaging では白質の伝導路の損傷をより直接的に描出できるようになった。　　　　　　　　（女屋光基）

⇨頭部外傷後遺症，高次脳機能障害，拡散テンソル画像〔DTI〕

[文献] Adams JH, Graham DI, Murray LS, et al. (1982), Gennarelli TA, Thibault LE, Adams JH, et al. (1982), Iwata A, Stys PK, Wolf JA, et al. (2004), Onaya M (2002), Strich SJ (1956)

びまん性レビー小体病　➡レビー小体型認知症

ビューラー，C.

Charlotte Bühler　1893～1974

ドイツの初期の心理学者として，思考心理学，発達心理学から出発したが，晩年には精神分析その他の臨床心理学的な理論を学び，心理療法の実践にあたった。夫 Karl Bühler とともに，数々の研究業績を残した。その中心は発達心理学で，新生児の発達，児童の遊びに現れる社会的行動の発達，日記分析の手法による青年期の適応不全の研究，晩年には中年期の発達的意義と危機に関する研究等を進めた。心理検査の領域でも，0～5 歳のための乳幼児発達検査を作成し，6 種の領域での発達年齢の測定法と発達指数（EQ）を開発したこと，ロールシャッハ法の統計的処理による病態診断法（BRS）を創案したこと，さらに Lowenfeld M の世界技法を発展させた世界テスト（world test）を開発したことで知られる。これは箱庭療法の診断的側面を発展させたともいえるものである。（馬場禮子）

⇨ビューラー，K., 発達検査，EQ

[主著] Bühler C (1928, 1959)

ビューラー，K.

Karl Bühler　1879～1963

ドイツの心理学者。妻 Charlotte Bühler より早くから初期の心理学に貢献していた。思考心理学と発達心理学の分野で知られている。主としてミュンヘン大学で Külpe O に学び，ヴュルツブルグ学派の一人であり，Külpe の没後，その研究室の室長となっている。心像のない思考（biltlose Gedankenheit）について研究し，これを思考態（Gedanken）と名づけた。彼によれば思考過程の中心的要素は，この心像のない思考であるという。発達の研究としては，発達の 3 段階説，すなわち児童の精神発達は本能，訓練，知能の発達過程が連続して進行するという観点を導入したことで知られている。1922 年ミュンヘン大学の教授となるが，1938 年ナチスに囚われ，1940 年アメリカへ亡命。苦難の中，1949 年には発達に関する英文の著書を刊行している。
　　　　　　　　　　　　　　　　（馬場禮子）

⇨ビューラー，C.

[主著] Bühler K (1918, 1949)

憑依

［英］possession
［独］Besessenheit

超自然的・霊的存在が人間にとり憑く現象で，広くは世界各地でみられる精霊憑依やシャーマニズム，狭義では狐や蛇等動物霊の憑き物現象を含む。19 世紀まで欧州でも病気や異常な状態はこれらによってもたらされると考えられていた。多くは意識変容，トランス，交代人格，宗教的恍惚，幻覚・幻視を伴

う。祓霊（儀礼），物理的退散，動物等への転移が主な治療手段であり，宗教学，人類学，民俗学，社会学等の学際的研究がなされている。

(江口重幸)

⇨憑依妄想，憑依障害，けもの憑き妄想，犬神憑き，悪魔憑き，祈禱性精神病，呪術的思考
[文献] 吉田禎吾（1972），高畑直彦，七田博文，内潟一郎（1994）

憑依障害

［英］possession disorder
［独］Besessenheitsstörung
［仏］états de possession

　精霊，先祖霊，悪魔，神，獣の霊などが人にとり憑くとされる障害。外界の刺激に反応しなくなったり，声や態度が変化するなど，それまでの同一性に変化が生じる。憑依する霊が心や体に影響を及ぼしたり，占領したりするためにさまざまな面での障害が生じる。その際の健忘の程度は症例によって異なる。地域の文化によって受け入れられている憑依現象は憑依障害には含まれない。解離性障害や統合失調症にみられることが多い。

(柴山雅俊)

憑依妄想

［英］delusion of possession
［独］Besessenheitswahn
［仏］délire de possession

　狐，狼などの動物や，精霊，悪魔，神などの超自然的な存在がもともとの人格にとり憑いて，支配しているとする妄想。憑きもの妄想ともいう。統合失調症などでよくみられる。発展途上国によくみられる妄想のテーマである。わが国でもかつて農村部などで「狐憑き」などとしてよくみられていた［宮本忠雄1972］が，最近はまれである。憑依自体は必ずしも病的とは限らず，シャーマン（shaman）による儀礼では超自然的存在の憑依は宗教的に重要な意味をもつ［Lewis IM 2003］。

(野口正行)

⇨けもの憑き妄想，悪魔憑き，祈禱性精神病
[文献] Lewis IM（2003），宮本忠雄（1982c）

病院症　➡ホスピタリズム

評価尺度

［英］rating scale

　臨床研究では一般に数量化された治療アウトカムにもとづいて有効性を検証する。しかし，精神障害は，その性質上，糖尿病治療における血糖値のような検査所見にもとづいたアウトカム評価が困難なので，ハミルトンうつ病評価尺度（Hamilton Depression Rating Scale；HAM-D）をはじめとしたさまざまな評価尺度を用いて評価が行われる。評価尺度は大まかにいうと，①陽性・陰性症状評価尺度（Positive and Negative Syndrome Scale；PANSS）のように，患者の症状プロフィールを把握できるようさまざまな症状項目から構成されているものと，②機能の全体的評定尺度（Global Assessment of Functioning；GAF）のように，1項目のみで全般的な症状評価を行うことが想定されているものの2種類が存在する。また，誰が症状評価にあたるかによって，①医療従事者や研究者によって症状が客観的に評価されるものと，②Beck ATのうつ病評価尺度などのように患者自身が評点を記入する自記式評価尺度の2通りに分類することもできる。通常，評価尺度の各項目にはアンカーポイントが用意され，それにもとづいて重症度を客観的に評価できるよう設計されている。評価尺度を開発する際には妥当性や信頼性などについて十分な検証を行わなければならない。一言でいうと，妥当性とはその尺度によりどの程度正しく症状を評価できているかを指し，内容妥当性，基準関連妥当性，構成妥当性などからなる。信頼性とは，いつ，誰が評価しても同様に評価できているかを指し，試験再試験信頼性（評価

者内信頼性）と評価者間信頼性の2通りの手段により検証される。クロンバックのα係数は尺度内の関連の深い項目が互いに類似した反応を示しているか，すなわち，内部一貫性を確認するものであり，妥当性の指標の一つとしても信頼性の指標の一つとしても扱われる。評価尺度を使用する際には，対象疾患や研究目的などを踏まえ，どの評価尺度を使用するか十分な吟味の後に決定した上で，評価マニュアルや教育用DVDなどを用いた訓練も行うべきである。　　　　　　　　（稲垣　中）
⇨信頼性／妥当性，ハミルトンうつ病評価尺度，陰性症状評価尺度〔SANS〕, GAF
[文献] 北村俊則（1995），萬代隆 監修（2001）

病感

[独] Krankheitsgefühl

　精神疾患患者がもつ自分が病気である，あるいは以前と比べて変わったという感じ。疾病意識（Krankheitsbewußtsein）ともいう。病気だという意識が病気のすべての症状や病気全体にまで及ばず，病気の重さや種類が客観的に正しく判断されていないものが病感であり，それらが正しく判断される場合は病識（Krankheitseinsicht）と呼ばれて区別されるが，両者の境界は曖昧である。たとえば急性精神病の際の困惑や不気味な体験において，病感が顕著に認められる。　　　　　（野間俊一）
⇨病識
[文献] Jaspers K (1913/1948)

表現精神病理学

[英] psychopathology of expression
[独] Psychopathologie des Ausdruck
[仏] psychopathologie de l'expression

　広く人間の表現を対象とする精神病理学の一分野。表現ということでは患者の行動や化粧，ファッションなども含まれうるが，通常は，絵画，彫刻，文学，音楽，演劇，舞踊など，狭義の芸術活動が対象とされる。ある精神疾患においてどのような表現が一般的になされるのか，また，その精神疾患の精神病理と表現との関連がどうなのかといった問題が研究される学問である。Prinzhorn Hの『精神病患者の造形』［1922］が，こうした問題について初めて集中的に扱ったものといえる。1959年に設立された，国際表現精神病理・芸術療法学会と同様，日本芸術療法学会も英語名には表現精神病理を入れているが，芸術療法との関連においては実践的な活動を担う。また，例外的に傑出した人物の表現精神病理を扱うと病跡学の分野と重なる。精神疾患患者の芸術表現への関心は「アール・ブリュット」「アウトサイダー・アート」として精神医学外にも広がっている。　　　　（小林聡幸）
⇨芸術療法，絵画療法，病跡学，太陽体験，風景構成法，プリンツホルン
[文献] Prinzhorn H (1922)

表現促進現象

[英] genetic anticipation

　優性形質が世代を経るごとに発病年齢が若くなり重度になる現象。遺伝子疾患においては発症年齢が早くなり重症となる。脆弱X症候群や筋緊張性ジストロフィー，ハンチントン病などにおいて不安定な三塩基反復配列の伸張が発見され，重症度や発症年齢が反復の長さと相関し，反復の長さが世代で伝達されるごとに伸張する傾向があることから分子遺伝学的な解釈となっているが，ある表現型に促進現象があると証明することは簡単でなく慎重な裏づけが必要である。　　　（岩田仲生）
⇨脆弱X症候群，筋強直性ジストロフィー，ハンチントン病

病識

[英] insight into disease
[独] Krankheitseinsicht
[仏] autocritique

　精神疾患患者のもつ自分の病気に対する正

しい認識。1882年にPick Aが初めてこの概念について議論し，1913年にJaspers Kがさらに概念を精緻化した。Jaspersは，患者が体験と自己に目を向けて精神疾患の原因をたずねながら，自分の病気のいろいろな側面や病気全体を判断する時にとる患者の態度のうち，あらゆる症状が正しく判断され病気全体の種類も重さも正しく判断されているものを病識と呼んだ。患者と同一の文化圏の平均的な健康な人が行う判断を基準にする，と注釈されている。それに対して，病気の判断が不十分な場合を病感（疾病意識）と呼ぶが，病識と病感の境界は曖昧である。どの精神疾患でも用いる概念だがとくに統合失調症で問題にされ，治療過程での出現は寛解の指標とされる。ただし，患者自身に対して病識の有無を問うことの治療上の矛盾については早くから指摘されており，本人に病識を確認するより病気に対する構えを観察することを重視する意見もある。 　　　　　　　　　(野間俊一)

⇨病感

[文献] Jaspers K（1913/1948）

表出型精神療法　➡精神分析的精神療法

表出(型)失語　➡ブローカ失語

表象　[精神病理学]

[英] representation
[独] Vorstellung

　表象という概念は専門領域によって異なり多義的である。心象（mental image）ともいう。精神医学，とくに精神病理学的には，知覚との対比で特に重要な概念であり，知覚と表象の区別をしなければ，幻覚についての症候学的な定義も困難となる。Jaspers Kによれば，対象意識は知覚と表象に分けられるが，どちらも，自己に相対立する対象として意識されることにかわりはない。しかしながら，知覚における対象は，外界に実体的に時間空間的に定位され，客観的に現前に在るものと意識されるが，表象は客観的には存せず，模像的なもので主観的な内的空間における対象意識である。表象は，感覚質（色彩など）や形態など，その属性が不明瞭であるが，自己の意志によって制御可能であり，自由に産出させたり，変化させたり，消去させたりすることが可能であり，能動性の感じを有する。一方，知覚は，自己の意志によらず現前し続け，自由に制御することはできず，被動性の感じをもって体験されている。感覚モダリティによって，視覚表象，聴覚表象などと分けられる。 　　　　　　　　　(前田貴記)

⇨知覚，幻覚

[文献] Jaspers K（1913/1948）

表象　[精神分析]

　心が現実には存在しないものの心像を思い浮かべることを可能にするもの。心的表象とは，以前に知覚されたものの比較的永続性をもつ心像（イメージ）と，そのような心像が獲得される過程とのいずれかを指す。精神分析における表象の特徴は，①無意識的な表象の存在を前提とする，②人間とりわけ母親という対象に関する表象の発達に重点を置く，という点にある。おそらく発達の最早期では心的表象は存在しない。双方向性の母子交流の積み重ねが乳幼児の表象を確立する。それは自己としての一貫性をもった記憶の集積であり，心的表象は「記憶痕跡表象」でもある。Hartmann HやJacobson Eらの自己表象／対象表象論やSandler Jの表象世界論，Stern DNの「主観的自己感」など何れもこうした理論的発展である。逆に，言語表象の獲得過程に問題があると，心的な障害の要因となりうる。Londonn Nは統合失調症を，Kernberg OやFonagy Pは境界例の病理を表象機能の障害で説明している。 　　　(池田暁史)

⇨自己表象／対象表象

[文献] 狩野力八郎（1995），Laplanche J, Pontalis

JB (1967)

病跡学

[英] pathography
[独] Pathographie
[仏] pathographie

病跡学の創始者はイタリアの精神科医 Lombroso C である。彼は『天才論』[1894] 等を著し，天才を精神医学の視点から解析しようとした。病跡学という用語を創案したのは，ドイツの精神科医 Möbius PJ [1902] である。天才の生涯には精神障害があることが多く，業績，創造性と関連させてその病を跡づけしていくことを病跡学と名づけた。たとえば，ゲーテは青年期から老年期まで7年周期の躁うつ病であることを明示し，創作との関係を論じた。ドイツの精神病理学者 Jaspers K は『精神病理学総論』[1913] の中で「病跡学とは，生活誌あるいは伝記で，その目的とするところは，第1に精神病理学者に興味ある精神生活の側面を記述し，その発生（起源）を論じることであり，第2に，このような人間の創造力の発生に精神病理学的な精神生活がどのような意味をもつかを明らかにすることである」と記している。実際に『ストリンドベルクとファン・ゴッホ』[1949] を著し，天才の創造と精神病の関係を現象学的に詳細に記述し，病跡学的研究の一つの範例を提示した。

病跡学とは，天才の業績・創造性を天才が有した精神的な病との関連で跡づけ，精神病理学的に分析する学問である。その際，精神的病は創造性に直接的にかかわる場合もあるし，別箇にそれぞれ独立して存在する場合もある。病跡学の対象となった人物は芸術家や科学者が多いが，その他政治家や宗教家，哲学者，精神科医などもある。たとえば作家では，ゲーテ（双極性障害），バルザック（双極性障害），バージニア・ウルフ（双極性障害），カフカ（統合失調症），ネルヴァル（統合失調症），ヘルダーリン（統合失調症），ストリンドベルク（統合失調症），ドスエトフスキー（てんかん），モーパッサン（進行麻痺），ディケンズ（強迫性障害），ボードレール（薬物依存），夏目漱石（反復性うつ病性障害），宮澤賢治（双極性障害），北村透谷（双極性障害），有島武郎（双極性障害），開高健（双極性障害），芥川龍之介（統合失調症），倉田百三（強迫性障害），高見順（強迫性障害），坂口安吾（薬物依存），田中英光（薬物依存），伊藤比呂美（摂食障害）等がある。

(山田和夫)

⇨ロンブローゾ，ヤスパース，創造の病
[文献] 山田和夫（1996, 2005）

病前性格

[英] premorbid character
[独] prämorbider Charakter
[仏] caractère prémorbide

患者が精神障害の顕在発症前に有していた性格。疾患により特徴的な病前性格が認められるという指摘が，これまでになされてきた。Kretschmer E [1921] は，当時の3大内因性精神病（統合失調症，躁うつ病，てんかん）の遺伝負因をもつ者の性格傾向をそれぞれ統合失調病質，循環病質，てんかん病質とし，さらにそれに関連する健常者の性格を統合失調気質，循環気質，粘着気質と名づけ，また性格と体型とを関連づけて論じた。そこでは，病前性格は精神障害に対する生物学的素因の現れとして捉えられているといえる。一方，下田光造 [1941] が躁うつ病の病前性格として提唱した執着気質や，Tellenbach H [1961] がうつ病の病前性格として提唱したメランコリー親和型（Typus melancholicus）は，個人の性格，生活史，発病状況など，自己と世界との関係の総体である生きられた状況から精神障害の発生を解き明かそうとする発病状況論的研究から生まれてきた概念である。いずれにせよ，病前性格を精神疾患に対する脆

弱性と解すべきではない。　　　　　（岩井圭司）
⇨性格，気質，性格類型，性格学，体型，執着気質，メランコリー親和型，状況因

[文献] Kretschmer E（1921），下田光造（1941），Tellenbach H（1961）

病相〔エピソード〕

［英］episode

　エピソードは，一般的には挿話的な出来事，物語の挿話などを意味するが，医学用語では病気の期間を意味する。精神医学領域では，気分障害で頻用される。大うつ病エピソードを反復するものが大うつ病性障害であり，大うつ病エピソードに加えて（軽）躁病エピソードもみられるものが双極性障害である。統合失調症でシューブ（Schub）と呼ばれる急性増悪は，その後残遺状態を呈することを前提とした概念であるところが，完全寛解することを前提とした気分障害のエピソード概念とは相違する。　　　　　　　　　（坂元　薫）
⇨気分障害，大うつ病性障害，双極性障害，シューブ

[文献] Huber G（2005）

病像形成的／病像成因的

［独］pathoplastisch/pathogenetisch

　20世紀前半のドイツの精神医学者Birnbaum Kは病像にかかわるさまざまな要素のうち，病因に直接かかわり，当該の疾患に特異的な性質を与えるものを病像成因的な要素と呼び，他方，病因への直接的な関与はないが病像の内容に個別の特徴を賦与する要素を病像形成的な要素と呼んだ。Birnbaumの仕事の背景として，当時の精神医学では，たとえばアルコール性精神障害ではアルコールという原因は同一でも患者によって異なる病像を呈するという，病因と臨床像とが一対一対応しない事実を説明するための参照枠が求められていた。Birnbaumによれば，ある一定の病像構成要素が場合によって病像成因的に，あるいは病像形成的に働くため，アルコールという要素が病像成因的に作用するとアルコール性せん妄となり，統合失調症の幻覚性興奮に病像形成的に作用するとその内容にアルコール性の特色が賦与される。彼によって，臨床症状をすべて一様に無選択に取り扱う経験主義にとらわれず，病因に直接つながる症状を分析する傾向が促されたが，一方，病像成因と病像形成との判別は困難だという批判もなされた。しかし今日でもたとえば，内因性とされる統合失調症において，心因性とされる感応精神病が認められた場合，当該の心因的な要素が病像成因的なのか病像形成的なのかという議論がなされる。　　　　　　（清水光恵）
⇨疾患単位／臨床単位

[文献] Birnbaum K（1923），内村祐之（1972）

病相頻発型気分障害　➡ラピッドサイクラー

病態失認

［英］anosognosia

［独］Anosognosie

［仏］anosognosie

　脳損傷患者でみられる疾病否認（denial of illness）のことを病態失認（アノソグノジー）と呼ぶ。自己の劣位（右）半球病変による左片麻痺を言語的に否認する症状に，病態失認という語をはじめて用いたBabinski JFF［1914］にちなみバビンスキー型病態失認と呼ぶが，最初に記載したのはMonakow C von［1885］とAnton G［1899］とされている。広義には麻痺に対する無関心な態度のこともこれに含め，疾病無関心（anosodiaphoria）と呼んでいる。右半球損傷による片麻痺では約30～60％で疾病無関心が生じる。さらに麻痺を否認するだけでなく，積極的に麻痺肢を「見舞いに来た娘の手だ」などと述べてきれいに洗うなど，二次的な妄想や作話を行う場合には身体パラフレニア（somatoparaphrenia）と呼ばれる。皮質盲の否認はアント

ン症状と呼ばれ，半盲の否認は約90％の右半球損傷で生じる。この他，半側無視，視覚失認，皮質聾，ウェルニッケ失語，錯語，ジャルゴン，失読，健忘，作話，さらに切断肢欠如などの否認・無関知も知られている。認知症でも病識が失われる。

病態失認の定義，分類は定まったものがなく，片麻痺に対する本症状が右損傷で生じること，時間的には急性期に出現することが特徴であるものの，その成立機序などは不詳である。旧くは Head H [1911] が，身体図式（body schema）の欠損が病態失認の原因であるとした。この説では身体図式機能は右半球，とくにその頭頂葉に局在すると考えられ，その機能障害により反対側の半身認知が障害されると考えた。Geschwind N [1965] は右半球の疾病に合併した病態を説明するために離断（disconnection）仮説をとり上げ，右半球病変による対側の感覚監視の障害と左半球からの離断を原因と考えた。左片麻痺（右半球損傷）患者では，リハビリテーション場面などで深刻味のない奇妙な態度や的外れな応答，疾病否認や無関心反応，自己の誤りに対する過小評価などの特徴が指摘され，言語の情動的側面の理解あるいは表出障害（aprosodia）も生じる。このことから，左半球損傷患者の場合とは異なる特有の性格変化あるいは器質性人格変化の存在が指摘されている。 （水野雅文）

⇨失認，皮質盲，アントン症候群，視覚失認，皮質聾，ウェルニッケ失語，錯語，ジャルゴン失語，性格変化

[文献] Anton G (1899), Babinski JFF (1914), 水野雅文, 鹿島晴雄 (1991)

病態水準

[英] level of psychopathology

精神病理の表れを精神分析的な精神発達論にもとづいて評価した水準のこと。とくに精神療法の方針や予後を検討する上で有意義な概念として，わが国の力動精神医学の臨床で広く用いられている。欧米にはこれに直接対応する用語は見出せないが，病態水準に関連した理論や概念は多く，また臨床においてもその有用性は認められてきた。古典的には Abraham K 以来，統合失調症と口愛期前半，うつ病と口愛期後半，強迫神経症と肛門期，ヒステリーとエディプス期のように，リビドー発達における固着と精神病理との関連を捉える認識があるし，近年では潜伏性精神病や境界状態の研究から，自我機能水準や人格水準に関する理論が生まれている。たとえば，現実検討能力（精神内界と外的現実世界の区別），防衛機制の種類（優勢な防衛機制は抑圧か分裂か），および同一性や対象関係の統合度を評価することで，神経症性，境界性，精神病性の3水準を区別する Kernberg OF の人格構造論は有名である。 （舘 哲朗）

⇨力動精神医学，リビドー，カーンバーグ

[文献] Kernberg OF (1975, 1984)

病的幾何学主義

[仏] géométrisme morbide

生命の力動性を犠牲にして空間的な基準や要素を病的に偏愛することで，統合失調症に特徴的な思考や態度の一つ。Minkowski E によると，統合失調症の根本的障害は，「現実との生命的接触の喪失」であり，この喪失を代償するために合理的幾何学的思考が病的に亢進するという。その結果，生成や時間の要素はことごとく生活から排除され，有機性，統合性，前進に他ならない生が，論証的格率と思考の断片から構成された思考のモザイクと化す。 （阿部隆明）

⇨現実との生きた接触，病的合理主義，ミンコフスキー

[文献] Minkowski E (1927, 1933)

病的合理主義
［英］morbid rationalism
［独］morbider Rationalismus
［仏］rationalisme morbide

統合失調症患者における，ただ合理的判断のみをもって自己の行動を律する病的な態度。Minkowski E は，統合失調症の基本障害を「現実との生ける接触の喪失」と規定し，生との一致感という非合理性が失われた結果，精神生活を抽象性合理性が支配してきわめて融通の利かない人間になると説いた。そのうち，空間的観念が支配的な態度を病的幾何学主義（géométrisme morbide）と呼ぶ。現代ではこの傾向は，一部の広汎性発達障害にも認められる。 （野間俊一）
⇨現実との生きた接触，病的幾何学主義
[文献] Minkowski E（1927）

病的旅　➡旅行精神病

病的賭博
［英］pathologic gambling

持続的で繰り返される不適切なギャンブルパターンを指す。病的賭博は生活上の機能不全に結びつきやすく，しばしば経済的破綻や離婚などに至る場合もある。仕事面でも支障をきたし，欠勤，作業効率の低下，失業などが多い。不適切な行動を制御できないことに関し，自ら複雑な思いをつのらせ，ひいては羞恥心や罪責感へと通じる。病的賭博を強迫的障害の範疇で理解するか，嗜癖的行動として理解するか，識者の間でも一致をみない［Grant JE ら 2009］。アルコールまたは薬物依存の合併率が，健常者よりも高い。気分障害の併発率も高い。気分障害，アルコール依存などの家族歴も頻度が高い。治療として多く採用されているのは認知行動療法で短期介入療法や動機づけ面接も含まれる［Perry NM ら 2006］。AA など依存症の治療で用いられる自助グループ（12 ステップ）方式を採用した，GA（Gamblers Anonymous）の集団療法も拡がりつつある。 （妹尾栄一）
⇨ギャンブル依存，嗜癖，衝動行為，自助グループ
[文献] Grant JE, Odlaug BL, Potenza MN（2009），Perry NM, Ammerman Y, Bohl J, et al.（2006）

病的酩酊
［英］pathological intoxication
［独］pathologischer Rausch
［仏］ivress pathologique

司法精神医学的酩酊分類の一つ。Binder H の酩酊分類では単純酩酊，異常酩酊（複雑酩酊，病的酩酊）に分類されている。単純酩酊（普通酩酊，尋常酩酊）からの質的異常で，意識障害が質的に異なり，幻覚や妄想など質的に異なる病的症状が出現しうる。量的異常でもある複雑酩酊が加重され，質的，量的異常を呈することもある。症状に特徴がある。診断上もっとも重要なものは，基本的状況の見当識障害で，行動と環境とは了解関連が断裂される。基礎気分は不安である。複雑酩酊が興奮を伴う人格面での障害が中核を占めるのに対して，病的酩酊は意識障害が質的に異なっている。意識障害の型に応じて，病的酩酊はもうろう型（夢幻様状態），せん妄型（意識混濁と幻視）に Binder は亜型分類している。これに幻覚症型（幻聴）を影山任佐らは加えた。酩酊時の記憶障害は強く，島状健忘ないし全健忘が生じうる。酩酊状態で睡眠し，寝ぼけが生じ，病的酩酊等価状態が生じうる（アルコール寝ぼけ Alkoholschlaftrunkenheit，エレペノール症候群 syndrome d'Elépenor）。病的酩酊下での犯行には原則的には責任無能力が認定される。 （影山任佐）
⇨酩酊（状態），複雑酩酊，責任能力
[文献] Binder H（1935-1936），影山任佐，中田修（1984）

平等に漂う注意
[英] evenly suspended attention
[独] gleichschwebende Aufmerksamkait
[仏] attention également flottante

　Freud S [1912] が，患者の自由連想を傾聴する分析家の基本的態度として記述した表現。分析家は通常方向づけられている意識的注意を中断し，先入見や価値判断を保留し，患者の語る連想内容のいかなる要素にも偏らず，自らの無意識的活動を可能な限り自由に働かせ，患者の無意識的な空想や動きを「自分自身の無意識を受容器官として」傾聴しようとする。これは患者の自由連想と対をなすものである。

　これは Freud A によって「現実，エス，超自我から等距離に」と定式化され，Bion W により「記憶なく欲望なく理解なく」と表現されるなど，一種到達不可能な理想といえる。その最も重要な点は，精神分析を可能にする患者と分析家の交流が無意識的コミュニケーションであり，分析家は自らの無意識活動に開かれることでのみ分析的交流・理解が可能であるということである。分析家の訓練において訓練分析が最重要視されるのもこのためである。　　　　　　　　　　（浅田義孝）

⇨自由連想(法)，傾聴，訓練分析，夢解釈，少年ハンス [症例]

[文献] Freud S (1912c), Bion WR (1967a)

病名告知

　病名告知はインフォームド・コンセントの構成要素である情報に関する因子の一つである。インフォームド・コンセントが適応されない状況として，緊急事態，患者判断能力の欠如，患者が情報開示を希望しない，開示される情報が患者に有害などがある。実際に病名告知が問題になるのは致死的疾患，難病，重度慢性疾患，社会的偏見の強い疾患などで，精神科臨床では統合失調症や認知症などで問題になりうる。統合失調症では，旧病名の時は病名告知率が低かったが，2002年の呼称変更後は，病名を告知する医師は70%に達した [西村由貴 2008]。告知の際には，患者・家族の意向，準備状態，提供する側の治療方針などを十分勘案する必要がある。また病名だけを告知するのではなく，病態生理・症状・治療・経過予後など総合的に説明し理解を得る必要がある。この作業は治療アドヒアランスを高め，患者が主体的に治療を進める態度の育成につながりうる。認知症では病初期や軽度認知障害の時に告知するかどうかが問題になるが，賛否両論の状況である。
　　　　　　　　　　　　　　　　　　（井上新平）

⇨インフォームド・コンセント
[文献] 西村由貴 (2008)

ヒョレアアカントサイトーシス
[英] chorea acanthocytosis

　有棘赤血球舞踏病とも呼ばれ，国際的にも数百例の報告しかない常染色体劣性神経変性疾患で，わが国からの報告例が約半数を占める。成人早期に発症し，舞踏運動，てんかん，強迫から常同症状や人格変化および皮質下認知症などの精神症状，軽度の筋力低下，深部腱反射低下などの神経筋症候を多彩に示し，ハンチントン病と類似する。不随意運動では，口腔舌のジスキネジアあるいはジストニア運動が著しく，自咬症を伴うことが多い。末梢血に有棘赤血球症をみるが，貧血には至らない。血液生化学的には血清 CK 値の軽度上昇が認められる。画像診断的には，尾状核の萎縮が顕著である。疾患遺伝子として9番染色体長腕 9q21 の *VPS13A* が同定され，患者の *VPS13A* 遺伝子には機能喪失型の変異がホモ接合性もしくは複合ヘテロ接合性に見つかる。治療的には，舞踏運動に対して抗精神病薬，てんかんに対して抗てんかん薬で対症的に対処する。予後は不良で，緩徐に慢性進行性に経過し，摂食嚥下障害等から感染症を引き起こして死亡する例が多い。　（佐野　輝）

⇨染色体異常，ハンチントン病，錐体外路症状，ヒョレア症候群
[文献] Rampoldi L, Dobson-Stone C, Rubio JP, et al.（2001），Ueno S, Maruki Y, Nakamura M, et al.（2001），市場美緒，中村雅之，佐野輝（2008）

ヒョレア症候群
［英］chorea syndrome
［独］Choreasyndrom
［仏］syndrome chopréique

　ヒョレア（舞踏運動）とは，「不随意な過剰な運動の状態で，その性質としては出現間隔が不規則で，非反復性で，出現部位もばらばらで，唐突である。これらの運動は，重篤度もさまざまで，身振りや表情を落ち着きなく間欠的に軽く強調するといった程度のものから，手足の自由が利かない激しい持続的な一連の運動といったものまである」と定義され，不随意運動の中でも振戦に次いで頻度も高い。舞踏運動を呈する代表疾患であるハンチントン病では，早期から線条体－淡蒼球外節系のGABA/エンケファリン－ニューロンが変性脱落し，線条体－淡蒼球外節系のニューロンからの視床下核（ルイ体）ニューロンへの抑制が強化されて舞踏運動が生ずるものと理解されるに至っている。舞踏運動に対しては臨床的にドーパミン受容体拮抗薬で治療され，またレボドパの投与で悪化するなどドーパミン系の関与も明らかである。舞踏運動を呈する代表疾患はハンチントン病をはじめとした神経変性疾患であるが，臨床の現場ではレボドパなどの薬剤誘発性舞踏病や小児期にはリューマチ熱に合併したシデナム舞踏病（小舞踏病），また内分泌性の妊娠性舞踏病が多いと考えられる。遺伝性舞踏病に属するものとしては，トリヌクレオチド（トリプレット）リピート病，家族性プリオン病，神経有棘赤血球症におよそ大別できる。トリプレットリピート病にはハンチントン病をはじめ，Junctophilin-3 遺伝子の CTG リピートが伸長した Huntington disease like-2（HDL2）および TATA-binding protein 遺伝子の CAA/CAG リピートが伸長した SCA17 の報告がなされている。CAG リピートである歯状核・赤核・淡蒼球・ルイ体萎縮症（DRPLA）では，舞踏アテトーゼ運動が認められる。神経障害と有棘赤血球症を伴う病態を示す神経有棘赤血球症には，伴性劣性遺伝性のマックレオド症候群，常染色体劣性の有棘赤血球舞踏病（ヒョレアカントサイトーシス），常染色体劣性遺伝性を示し舞踏病は示さずフリードライヒ失調症と網膜色素変性を呈するβ-リポ蛋白質欠損症が従来挙げられていたが，優性遺伝性を示す有棘赤血球舞踏病の中には，上述の HDL2 の存在も確認された。

（佐野　輝）

⇨錐体外路症状，ハンチントン病，シデナムヒョレア，トリヌクレオチドリピート〔トリプレットリピート〕，歯状核・赤核・淡蒼球・ルイ体萎縮症〔DRPLA〕，ヒョレアアカントサイトーシス
[文献] 佐野輝（2004），市場美緒，中村雅之，佐野輝（2008）

非流暢失語　⇨流暢性失語

ビルドアップ
［英］build-up

　過呼吸賦活法によって脳波背景活動が徐波化し振幅が増大する現象のこと。年齢により違いがあり成人よりも小児でより目立つ。成人では3分以内の過呼吸負荷でビルドアップが観察されると異常と判定される場合がある。10歳以下の小児では正常でも大きなビルドアップが認められることがある。　（大久保善朗）
⇨賦活法〔脳波賦活法〕，背景活動

ビルンバウム
Karl Birnbaum　1878〜1950

　ドイツの精神医学者。1878年シュヴァイドニッツ生，1950年アメリカ，フィラデル

フィア没。1927年犯罪心理学および犯罪精神病理学でベルリン大学の教授資格を取得，1930年ベルリン-ブーフ精神病院長。1923年『精神病の構造』を発表。精神病の病像を詳細に検討，症状相互間の関連や症状発生機構を考察，精神病の体系化を試みた（構造分析）。精神病を構成する要素として，疾患の原因に直接関連し，疾病に特異的な性格を与える病機序的（病像成因的 pathogenetisch）な要素と，病像の内容に色彩と特別の形を与える病賦形的（病像形成的 pathoplastisch）な要素を区別，個々の要素は，基礎的疾患型により病機序的であったり，病賦形的に作用したり，その役割が異なる。理論的には正しいように思われるが，それぞれの要素が明瞭に病機序的，病賦形的と区別できないことがあり，図式的な理論であるという批判もある。その他の業績として司法精神医学領域の研究（詐病精神病 Simulationspsychose），『医学的心理学辞典』の編纂が知られている。1933年に職権を剥奪され，アメリカへ移住した。

(古茶大樹)

⇨病像形成的／病像成因的，詐病精神病
[主著] Birnbaum K (1923)
[文献] 内村祐之 (1972)

広場恐怖

[英] agoraphobia

Westphal Cによって名づけられた。agoraはギリシャ語の αγορα（公共の広場）に由来する。広場のような開放空間とは限らず，群衆の中や閉鎖空間といった，逃げるに逃げられないような場所や，不安が生じた場合に助けが得られないかもしれない場所や状況にいることについての不安である [American Psychiatric Association 2000]。したがって，一人で外出する，店や人ごみの中，公共の場所に出ていく，列車，バス，飛行機などの中で閉じ込められる状況に対する回避がみられる。外出恐怖，閉所恐怖，乗り物恐怖などと呼ばれていたものはこれに含まれる。DSM-Ⅳではパニック障害と関連して取り上げられている。患者の多くは，公衆の面前で倒れ，孤立無援になることを考えて恐怖に襲われる。この不安は誰か支えになる人と外出することで軽減される。一方で自宅は対象になることは少なく，Janet Pは，広場恐怖とは慣れ親しんだ場所を離れ，自分一人孤立することへの恐怖であると指摘している [五味渕隆志 1998]。

(岡島由佳)

⇨閉所恐怖，パニック障害，恐怖症
[文献] American Psychiatric Association (2000), 五味渕隆志 (1998)

頻回手術症　⇒頻繁手術症〔頻回手術症〕

敏感関係妄想

[独] sensitiver Beziehungswahn

心因性に形成される妄想の一型。Kretschmer E [1918] によって提唱された。典型的には，敏感性性格者が屈辱体験や倫理的敗北体験を契機として極端な罪責感情にとらわれて，自己関係づけ妄想を形成する現象をいう。ここでいう敏感性格とは，無力性の性格成分（繊細で傷つきやすく不全感を抱きやすい）が中核をなしながらも，若干の強力成分（頑固で辛抱強く名誉を重んじる）を併せ持つ性格のことである。このような性格の者は，体験に対する印象能力が強いにもかかわらず伝導能力（発散能力）が低いために，その印象を長期間維持しながら加工する傾向がある。他方，強い体験感動をもっぱら外部に向かって発散する場合には，敏感関係妄想ではなく，闘争妄想症の形をとる。また，敏感性格に誇大的要素の加わった者では，空想によって恋愛や救劾といった願望を充足することから願望妄想症に発展することがある。

このようにKretschmerは，心因性に発展（Entwicklung）をみる病態を扱う際には，つねに性格，体験，環境の3要因の関与を考

慮しなければならないとした。Kraepelin E 以来の正統精神医学において不治と考えられてきた妄想の中にも，発生的に了解可能で予後良好な一群があることを示したという点において，歴史的な意義がある。　　　　（岩井圭司）
⇨鍵体験，関係妄想，妄想反応，敏感者，クレッチマー
[文献] Kretschmer E (1918)

敏感者
[独] Sensitive

　敏感精神病質（sensitive Psychopathie）と同義的に使われ，自信欠乏精神病質の中の一群であり，敏感さを中核とする精神病質人格者である。感じやすい傾向が顕著で，小心で体面を気にし，その時の体験，感情を発散，処理することができず，いつまでもくよくよと思いわずらう。一方で，高い自我理想，倫理観を有しており，その体験，印象で恥辱感や罪責感をもったりする。その結果，敏感関係妄想（sensitiver Beziehungswahn）の発生に連なりやすい。　　　　（大森健一）
⇨精神病質，敏感関係妄想

ピンクスポット
[英] pink spot

　1962年 Friedhoff AJ と Van Winkle E が統合失調症患者尿に pink spot を生じる β-3, 4-dimethoxyphenylethylamine（DMPE）が認められると Nature 誌に報告した。化学構造式近似の幻覚剤の存在やモノアミン異常メチル化仮説との関係で注目されたが，健常者やパーキンソン病患者にも認められるなど特異性が疑われ，食事の影響や検査方法の問題も指摘され，影響力は失われた。　　　（岡崎祐士）
[文献] Boulton AA, Felton CA (1966)

ヒンクリー事件
[英] Hinckley's case

　1981年3月30日，ワシントンのホテルを出たレーガン大統領に向け，6発の弾丸が発射され，胸を撃たれた大統領ほか3名が負傷したが，幸い生命に別条はなかった。大統領暗殺未遂等13の訴因で起訴されたヒンクリー（John Warnock Hinckley, Jr.）に対して，コロンビア特別区の陪審は1982年6月21日，大方の予想を覆して責任無能力による無罪（not guilty by reason of insanity）との評決を出した。この無罪評決が全米に巻き起こした憤激は，多くの州で責任無能力制度の大幅な修正を余儀なくさせた。主要な改定は，ヒンクリーを無罪に導いた「自己の行為を法に従わせる」制御能力基準の削除，検察官から被告人への立証責任の転換，鑑定人としての精神科医の証言範囲の限定，責任無能力で無罪になった者の収容制度強化，「有罪ただし精神疾患」（guilty but mentally ill）という評決形式の採用であり，4州は責任無能力の抗弁を廃止して，犯意（mens rea）さえあれば有罪にできる制度に変えた。　　（横藤田誠）
⇨責任能力
[文献] Bonnie RJ, Jeffries JC, Jr., Low PW (2008)

貧困妄想
[英] delusion of poverty
[独] Verarmungswahn
[仏] idée de ruine ; idée de misère

　自らの過失や無能力のために，自分や家族が経済的に困窮してしまうと確信する妄想。「破産してしまって医療費も払えない」「蓄えもなくなって，一家が路頭に迷う」などの訴えで，典型的にはうつ病にみられ，うつ病性妄想三大主題の一つに数えられる。宮本忠雄は貧困妄想が「自分のために自分だけでなく家族もだめにする」という微小性の特徴を顕著に示している点で，うつ病性妄想の中核に据えるべきものだとしている。　　（岡島美朗）
⇨心気妄想，罪業妄想
[文献] 宮本忠雄（1982a）

ビンスワンガー

Ludwig Binswanger　1881～1966

現存在分析で知られるスイスの精神医学者。祖父の代から続く精神病院院長の家庭に生まれた。ハイデルベルク，チューリヒなどをへてブルクヘルツリで Bleuler E に学び，彼を介して Jung CG, Freud S と親交を結ぶ。叔父であるイェーナ大学教授 Binswanger O のもとで助手を務めるが，1910 年，父の死に伴い院長職を継ぎ，以後，臨床の傍ら研究を続けた。1922 年，『一般心理学の諸問題への入門』を上梓。その後，Husserl E との交流のもと現象学的な方向に転じた。1930 年の「夢と実存」では人間存在の独自の意味方向である「上昇と下降」の人間学的本質特徴を描き出し，Heidegger M の影響下に，1940 年代には現存在分析の方法論を確立した。『人間的現存在の根本形式と認識』[1942]，『失敗した現存在の三形式』[1956]，『精神分裂病』[1957] などを著す。晩年には再び Husserl の現象学に接近し，『うつ病と躁病』[1960]，『妄想』[1965] を書き上げた。

(小林聡幸)

⇨現存在分析，現象学，チューリッヒ学派，統合失調症，自閉，ひねくれ，わざとらしさ，人間学的精神療法

[主著] Binswanger L (1942, 1956, 1957b, 1960, 1965)
[文献] 宮本忠雄 (1979)

ビンスワンガー病

[英] Binswanger disease

脳血管性認知症の一種であり，大脳白質に広範，かつ，びまん性に脱髄と萎縮を生じ，認知機能障害，抑うつ，両側不全麻痺，脳血管性パーキンソニズム（すくみ足，小刻み歩行，無動，固縮），腱反射亢進，前頭葉徴候，排尿障害などがみられ緩徐に進行する。血圧の変動などによる虚血が原因と推定される。血圧変動の原因には心筋梗塞，不整脈，脱水，不適切な降圧薬使用等が挙げられ，高血圧を有する中高年に発症する。画像所見としては，脳室周囲や白質深部の多巣性あるいはびまん性病変（CT では低吸収域，MRI T2 強調画像では高信号域）と脳室拡大，皮質萎縮を特徴とする。鑑別診断には，パーキンソニズムを呈する疾患，正常圧水頭症，慢性硬膜下血腫，神経梅毒，アルツハイマー病，ラクナ梗塞などがある。ラクナ梗塞との鑑別は画像所見によらなくては不可能なことが少なくなく，両者の合併もまれではない。

(阪上由香子)

⇨血管性認知症，皮質下認知症
[文献] 日本認知症学会 編 (2008)，水野美邦 編 (2002)，大内尉義，秋山弘子，折茂肇 編 (2010)

頻繁手術症〔頻回手術症〕

[英] polysurgery

頻回に手術を受けている患者を指す。頻度的には腹部手術が最も多く，他に腰背部痛による整形外科的手術，顔面の美醜へのこだわりにもとづいた美容外科的手術などがある。疼痛や不快感などの自覚症状が執拗に訴えられることが多いが，本人の訴えと客観的身体所見が合致しないまま手術が繰り返されることが特徴であり，心気症，転換性障害，パーソナリティ障害，ミュンヒハウゼン症候群との関連が指摘されている。

(和田良久)

⇨心気症，解離性障害／転換性障害，ミュンヒハウゼン症候群
[文献] 浅井昌弘 (1983)

ファノン

Franz Fanon　1925～1961

フランス領マルチニック島生まれの精神科医，革命家。戦後，リヨンに留学して医学を学ぶが，彼がフランスの都会で経験したものは，黒人に対する日常化された人種差別であ

った。27歳時に『黒い皮膚・白い仮面』を執筆，植民地状況における黒人の心理的・社会的疎外を鮮明に描き出した。その後彼はTosquelles Fが院長であるサン・タルバン病院で勤務し，「制度論的精神療法」を積極的に推し進めていく。1953年にはアルジェリアのブリダ精神病院に赴任し，そこで彼は，植民地状況が黒人の患者のみならず，白人の患者にも生々しい傷を刻印していることを目撃する。翌年，アルジェリア戦争が勃発するとFLN（民族解放戦線）に身を投じるが，その間も亡命先のチュニジアで臨床に携わる。彼にとって臨床という場所は，政治的なものが最も赤裸々に析出してくる現場でもあった。白血病のため，ワシントンの病院で死去。享年36歳であった。　　　　　　　（十川幸司）
[主著] Fanon F（1952，1959，1961，1964）
[文献] 海老坂武（2006）

ファミリーロマンス
[英] family romance
[独] Familienroman

　Freud S [1909] によって作られた表現で，子どもや神経症者が両親との関係を想像上で変更する一連の幻想を示す（たとえば「自分は捨て子だった」「本当の両親は別に居るはずだ」などと想像し，空想の物語を作る）。家族妄想，家族小説という場合もある。Freudによればこのような幻想は，エディプスコンプレックスにもとづいている。これらは通常は一時的なものであるが，その原因としては，現実の両親の姿をみることでそれまで理想化されていた両親のイメージを維持できない場合，幼児期の「完全な」両親イメージに郷愁を感じている場合，エディプス的な罪悪感を緩和しようという願望がある場合，同胞葛藤の一つの表現の場合，などが考えられる。このような空想物語は，その子どもの願望の代理充足となり，また防衛的な機能を果たしていると考えられる。ときに，血統妄想，家族妄想などへと発展することがある。
　　　　　　　　　　　　　　　　（館　直彦）
⇨エディプスコンプレックス［フロイト］，同胞葛藤，血統妄想
[文献] Freud S（1909c）

ファルス
[英][仏] phallus
[独] Phallus

　ファルスという言葉は，一般に宗教などにおいて象徴的に使用されるペニスの像を指すものとして用いられる言葉である。Freud Sはこの言葉を男根期という表現において使用しているが，それとは別に，去勢の対象としてのペニスという言葉も頻繁に用いている。Lacan Jは，Freudを正確に読み解くことによって，解剖学的概念であるペニスと区別されるものとしてのファルス（男根）の重要性を明確な形でとり出した［Lacan 1958］。Lacanによれば，去勢コンプレックスが組織化される際に中心となる対象は解剖学的なペニスではなくファルスなのである。ファルスは性が言語活動の中にとらえられることに伴う喪失の効果を指し示すシニフィアンである。このファルスの機能を理解するためには，想像的ファルスと象徴的ファルスの二面を区別する必要がある。想像的ファルスは去勢不安において機能する無意識的な心的表象であり，以下の3つの要因によって形成される。第1にこの身体的突起物がもつ明確な優位性，第2にペニス部位に充当される大量のリビドー，第3に自分のペニスがいつかは切り取られるかもしれないという幻想における不安である。この想像的ファルスから象徴的形姿をとるものとしての象徴的ファルスの次元が分離する。象徴的ファルスは，とりはずし可能なもの，他の対象と交換可能な対象としての価値をもつ。この象徴的ファルスに支えられて，ペニス＝糞便＝贈り物＝子ども…という交換の系列が登場するわけである。しかし，象徴的フ

ァルスは単に交換可能な系列の一項目であるわけではなく，この系列の外側にあって，これを支え維持する条件として機能する．ファルスは，人間の欲望の秩序の中でさまざまな対象が互いに等価な対象となることを可能にする条件となるシニフィアンである．つまり，人間の欲望は，ファルスの作用によって，永遠に満たされない欲望として，交換の連鎖の中に位置づけられることになるのである[Lacan 1956-1957]． (鈴木國文)
⇨男根期，去勢コンプレックス，シニフィアン／シニフィエ，欲望，父の名，ラカン
[文献] Lacan J (1958, 1994)

ファール病

[英] Fahr disease
[独] Fahrsche Krankheit
[仏] maladie de Fahr

1930年に Fahr T は，大脳基底核に石灰化をきたした81歳男性の認知症例を報告し，その後，特発性の大脳基底核，小脳歯状核や小脳皮質などの石灰化の病態は，ファール病あるいはファール症候群と称されてきた．臨床的には，30～50歳を中心とした成人に発症し，ヒョレア・アテトーゼ，パーキンソニズム，構音障害，運動失調などの神経症状に加え，精神病性のエピソードや気分障害，せん妄，高次機能障害，認知症など多彩な精神症状を呈する．しかし，大脳基底核の石灰化は副甲状腺機能低下症や偽性副甲状腺機能低下症でもみられ，これらとの鑑別を要する．その他多くの感染症，代謝性疾患や遺伝性疾患でも大脳基底核の石灰化がみられ，さらには60歳以上の人口の1％ほどにCTスキャンで観察される．後に Fahr T の症例はおそらくは副甲状腺機能低下症にもとづくけいれん発作で死亡したことが明らかにされ，特発性の大脳基底核石灰化症を広くファール病と称することは誤りであるとされる．家族性特発性大脳基底核石灰化症，両側線条体淡蒼球

石灰沈着症や特発性非動脈硬化性頭蓋内石灰化症のような用語を使用すべきであるとされる． (佐野 輝)
⇨副甲状腺機能低下症，偽性副甲状腺機能低下症
[文献] Fahr I (1930), Manyam BV (2005)

ファルレ父子

Jean-Pierre Falret　1794～1870
Jules Falret　1828～1899

父の Jean-Pierre は Esquirol JED の次世代を代表する精神医学者の一人．パリのサルペトリエール病院で Esquirol に学び，その最良の弟子といわれた．当時の思潮に影響されて精神病の原因を脳の損傷に求める解剖学的研究に没頭した後，心理学的方向に転じた．1867年に引退するまで研究のかたわらサルペトリエール病院の改良に努めた．精神を個々の機能に細分化するのではなく，病的状態とその経過を浮き出した部分 (relief) と基底 (fond) の変化を含めて全体的に観察する臨床的方法を実践した．この立場からモノマニー概念の解体に重要な役割を果たした．妄想の法則的発展や循環精神病 (folie circulaire) の記述，精神科医療の改革でも知られている．子の Jules はサルペトリエール病院の父のもとで学び，その学説を発展させた．当時まで一つの単位とみなされていた分別ある狂気 (folie raisonnante) がさまざまなカテゴリーの病態を含むことや，二人(組)精神病 (folie à deux)，迫害妄想の系統化の諸段階に関する論文で知られている． (中谷陽二)
⇨循環精神病，モノマニー
[主著] Falret JP (1854), Falret J (1890)

不安 [現象学]

[英] anxiety
[独] Angst
[仏] anxiété ; angoisse

不快感と緊迫感を伴う安らかでない心身の状態にあることであり，漠然とした不確かさ，

落ち着かない不快な気分，何かに脅かされている予感を含んだ情態性である．したがって不安そのものは，基本的には明確な心理学的対象概念となりえないが，精神分析および生物学的精神医学においては，一般的にこのような状態（情態）性を一種の「感情」として対象化して捉えている．その場合も不安は，単一の心理的要素として明確な形はとりえず，せいぜい「漠然とした未分化な怖れの感情」と定義されるにとどまり，同時に身体現象が併記されることになる．

　心身の状態（情態）性としての不安を現象学的に記述すれば，①胸をしめつけられるような狭窄感，②それをあおられるような心迫性，③よりどころのない浮動性，④何かおびやかされるといった不信感，⑤交感神経緊張に伴う生理学的な変化にもとづく熱冷感，およびそれに伴う気分変容となり，その主体は身体感覚となる［霜山徳爾 1996］．このうち狭窄感は，欧米語の anxiety, Angst, anxiété のいずれもの語源と重なり，不安に共通する主観的感覚といえる．

　このような状態（情態）性は，歴史的には実存哲学の領域で深く探求されてきた．Kierkegaard S［1844］は，キリスト教の原罪の見地から，不安を人間が自己の自由に直面したときの状態，すなわち動物にも神にもない「自由の眩暈」の体験とし，人間の存在を深い宗教的世界へ深める契機と位置づけた．Heidegger M［1927］は，日常的に人間は，存在とは何かを問い続けるあり方，すなわち現存在（Dasein）に暴露されており，それゆえにある種の気分の中にいるとみた．そしてこの情態性（Befindlichkeit）を不安とし，この不安において，現存在は無の前にあるものと自らを見出すと述べた．Zutt J もまた了解人間学的に不安を捉え，それを単なる症状としてではなく，患者本人の存在様式とみた．すなわち，主体が世界との秩序を保っている体制（現存在秩序；Daseinsordnung）が限界にさらされ，今までの信頼と安全が揺らいだ状態と捉えた．このような見方は，死や破局を孕んだ現存在の無に注目した Frankl VE の実存神経症の概念などとも通じ，精神分析的立場にも影響を与えている． （広沢正孝）
⇨現存在分析，ツット
［文献］Heidegger M（1927），Kierkegaard S（1844），霜山徳爾（1966），Zutt J（1963）

不安［精神分析］

(1)症状と不安　　Freud S［1933］は，人が圧倒的な寄る辺なさを体験する外傷的瞬間から派生してくる不安と，そのような外傷的瞬間が起きそうだと予感する信号としての不安とを区別した．前者は象徴化以前の情緒であり，後者は象徴化可能な情緒である．後者の例として少年ハンスの馬恐怖が挙げられる．ハンスの母親への性愛的愛着は，父親から去勢される不安を惹起し，抑圧されて馬恐怖へと置換された．後者では，語られた不安は本当に恐れられている何かを防衛している．これは現代の不安の臨床では見過ごされがちな点である．

(2)心の水準と不安　　Freud［1926］は最初の抑圧が生じる外傷的瞬間を重視し，これを知るには乳幼児を観察するしかないと述べたが，子どもの遊びを通してこれを行ったのが Klein M［1932］である．彼女は，子どもが無意識的空想において，母親の体内の次の赤ん坊等を奪い取ろうとし，それらから報復される不安に圧倒される様子をみた．これは言語化以前の世界であり，良いものは自分だが，悪いものは自分ではないと投影され，対象が迫害してくると体験される．Klein［1946］は，この不安が自己の安全に限定されている状態を妄想分裂ポジションと呼んだ．発達するにつれ，幼児は自分が良い対象を傷つけてきたことに気づき，対象を破壊した不安と罪悪感に向き合い始める（抑うつポジション）．この時点での不安は対象の安全に関するものと

(3)関係と不安　　抑うつポジションへと進む際に，母親との関係が重要であることを述べたのが Bion WR [1962] である。彼は，乳児が死の恐怖を母親に投影し，それが母親にコンテインされ，耐えられるものに変形される過程を重視した。この過程の失敗は言いようのない恐怖（解体不安）を乳児に押し込むことになる。

　以上を深層から順に書けば，解体不安，迫害不安，対象喪失不安，去勢不安，超自我不安となる。　　　　　　　　　　　　　　（小林俊三）

⇨寄る辺なさ［無力感］，自動性不安，不安信号，去勢コンプレクス，少年ハンス［症例］，出産外傷（説），妄想分裂ポジション，抑うつポジション，コンテイナー／コンテインド，言いようのない恐怖

[文献] Bion WR (1959), Klein M (1932, 1946), Freud S (1926b, 1933a)

不安 [脳科学]

　不安などを含む主観的情動体験は，脳内および身体反応の総和である。脳は視床下部を通じて，内分泌系や自律神経系などの身体機能に影響を及ぼしている。また反対に心拍，腸管運動，発汗などの身体・内臓感覚は脳にフィードバックされている。一般的に，脳内反応は身体反応に先行すると考えられている。不安は不快な感覚刺激や記憶の想起などを誘引として惹起されることが多い。また，特定の対象や状況に対する極度な不安は恐怖と呼ばれる。これらの生じる脳内メカニズムは，主に扁桃体と前頭前野の神経回路の働きによると考えられている。扁桃体ニューロンは感覚モダリティからの情報により興奮するが，中でも情動的価値の高い刺激に対して強く反応する。また扁桃体は情動的記憶にも関連していることが報告されている。扁桃体内で処理された情報は，線維連絡の豊富な前頭葉内側部や眼窩部に送られる。さらに前頭葉内側部からは視床下部への連絡があり，室傍核などを経由して内分泌系および自律神経系の活動に影響を与えている。不安や恐怖の動物モデルとしては，嫌悪条件づけ課題を用いた実験が行われている。動物は実験前には無反応であった刺激に対して，条件づけを行った後には情動反応を示す。これらの反応は，扁桃体と前頭前野内側部との相互作用により学習される。関連する神経伝達物質として NMDA とその受容体が挙げられるが，近年では GABA を含む抑制性ニューロンの重要性も指摘されている。類似した反応がヒトの脳において生じていることは，嫌悪条件づけ課題と脳賦活検査を用いた実験で確かめられている。臨床的には不安障害，社交不安障害，恐怖症などの患者と脳賦活検査を用いた研究が行われている。これらの患者群において不安が惹起された場合には，扁桃体や島の活動が亢進していることが報告されている。島の反応は，不安により惹起された身体や内臓感覚の脳内での表象と考えられている。（飯高哲也）

⇨視床下部，扁桃体，前頭前野，前頭葉，条件づけ，GABA，島（葉）

[文献] 高橋正洋，飯高哲也，尾崎紀夫 (2006)，飯高哲也 (2007)，Ehrlich I, Humeau Y, Grenier F, et al. (2009)

ファンクショナル MRI
➡ fMRI〔機能的 MRI〕

不安‐恍惚精神病

[独] Angst-Glückspsychose

　非定型精神病の一亜型。不安‐啓示精神病 (Angst-Eingebungspsychose)，不安‐恍惚妄想病 (ängstlich-ekstatische Wahnpsychose) ともいう。Leonhard K により非定型精神病のうち類循環精神病 (zykloide Psychosen) の一亜型とされた。病像は Wernicke C が苦悶精神病 (Angstpsychose) として記載したような不安‐苦悶が前景を占め，ときに不安焦燥の著しい興奮状態と硬直した

緘黙状態とが頻繁に交代する。まれならず妄想知覚，関係妄想も混在するが，これらは不安，自責感，不信感を基盤にしており，この点で了解可能な妄想といわれる。この病型には，ことに女性の場合，不安の対極として神からの啓示を受けての神秘体験の中，至福‐恍惚状態に至ることがあり，その後に来る抑うつ状態を経て治癒する。男性の場合，至福‐恍惚状態よりも誇大的な気分および思考に傾くことが多い。今日，社会に宗教的風土が薄れ，また精神病そのものも重篤度が減じて，まれにしかみられなくなった古典的病型といえようが，臨床ではその軽症化した病像がまだまだ散見される。　　　　(松本雅彦)
⇨非定型精神病，類循環精神病，苦悶精神病
[文献] Leonhard K（1960）

不安障害

[英] anxiety disorder

　これまで，"神経症" という用語は精神的原因（心因）によって精神的あるいは身体的症状が引き起こされた状態を指すものとして用いられてきた。しかし，近年これらの疾患への生物学的要因の関与も指摘されるようになっている。米国精神医学会ではDSM-Ⅲより，記述的診断を中心とし，疾患の原因に関しては科学的証明のない理論は採用しないという立場から，精神分析理論を前提とする"神経症" という用語を廃止して，神経症に属していた諸類型を細分化し，とくに不安にもとづくものを不安障害と定義した［丸田俊彦 1998］。DSM-Ⅳでは広場恐怖を伴うかあるいは伴わないパニック障害，パニック障害の既往歴のない広場恐怖，特定の恐怖症，社会恐怖，強迫性障害，外傷後ストレス障害，急性ストレス障害，全般性不安障害などで構成されている。WHOでもICD-10からは，"神経症" と "精神病" の間の区別は採用していない。ただし，ICD-10では "神経症性" という用語は残されている［高田浩一

1998］。　　　　　　　　　　　　(岡島由佳)
⇨不安，神経症，広場恐怖，パニック障害，恐怖症，社会不安障害，強迫性障害，PTSD〔外傷後ストレス障害〕，急性ストレス障害，全般性不安障害
[文献] 丸田俊彦（1998），高田浩一（1998）

不安神経症

[英] anxiety neurosis
[独] Angstneurose

　Freud S［1895］が，より広い概念である神経衰弱から疾患単位として初めて抽出した神経症。すでに予期不安，心悸亢進等を伴う不安発作などの症状が把握されており，DSMではパニック障害と全般性不安性障害に分断されたものの，それらの概念的基礎を作った。Freudは当初，不安神経症の不安は，禁欲等によってうっ積した性的興奮（リビドー）が原因であると考えていた。この初期の理論は1926年の不安信号説によって大きく変更された。不安は危険な状況に対する信号であり，リビドーの抑圧が不安を生じるのではなく，不安が抑圧を引き起こすという新しい理論である。彼はここで，人間が圧倒的な無力を体験する外傷の瞬間（その原型は出生）から直接派生してくる不安（自動性不安）と，そのような外傷の瞬間が起きそうだと予期して備える信号としての不安（信号不安）を区別した。不安神経症の不安発作は前者に近く，予期不安は後者に近い。　　　　(小林俊三)
⇨神経症，神経衰弱，不安，自動性不安，不安信号，予期不安，パニック障害
[文献] Freud S（1895, 1926b）

不安信号

[英] anxiety as signal
[独] Signalangst

　Freud S［1926］後期の不安理論。Freudは当初，神経症では抑圧によって性的欲動（リビドー）がうっ積して不安に変換されるという，うっ積不安説をとっていた。しかし『制

止・症状・不安』[1926]では，抑圧と不安の関係を逆転させた。たとえば男児では，母親へのリビドーが抑圧されて不安になるのではなく，母親へのリビドーの過剰が父親に去勢される不安を引き起こし，その結果抑圧を生じるとした。自動性不安は，寄る辺ない乳児に圧倒的な外傷的状況が生じた時に訪れる不安であるが，子どもはこの不安を救う母親がいなくなることを危険として認識するようになる。受動的に体験させられていた対象喪失から，人間は対象喪失への不安を信号として利用するようになっていく。Freud は，発達につれて，出生時の原初的不安，対象喪失の恐れ，去勢不安（ペニスを失う恐れ），超自我不安（超自我の愛を失う恐れ）へと発達していくと述べた。　　　　　　　　　　（小林俊三）
⇨出産外傷（説），自動性不安，対象喪失，去勢コンプレクス，うっ積不安（説），信号探査情動
[文献] Freud S (1926b)

不安性パーソナリティ障害
➡回避性パーソナリティ障害

ファントム棘・徐波　➡6Hz 棘・徐波

ファントム空間
[英] phantom space

　正常人の，他人や物事への一般理解の公式としての正常〈パターン〉公理（記号表現として A≧B），および統合失調症（分裂病）事態にのみ通用する特殊公理（A＜B）について説明するのが〈パターン〉〈パターン逆転〉であるが，ファントム空間論は，その具体的諸面にわたり，図式化を介しつつ，説明する理論である（その図式は 1970 年頃からはっきり形成され，分裂病病因論をも包みこむことになる）。そしてそれはまた「われ」を中心として対象世界全部を含む心理的空間一般を代表できるようになったことから，「ファントム空間」とも呼ばれることになった（パターン逆転の項目の〈パターン〉の解説で述べたように，認識には純 A も純 B もありえないのであるから，純想像も純真実もありえない。「何がしかの真実を含んだ何らかの幻想」があるのみであるから，認識はすべて「何らかの幻想図（ファントム）」であらざるをえない。「ファントム空間」の名はそれに由来し，それ以上でも以下でもない）。

　この空間は（地球儀と同じく），ただし中心を「われ」として八方へ向かう球形空間であるが，簡便のため通常左端を A として右に向かい，右端を B とする，つまり半径の一本で代表させる。物理空間では次元の要素が距離，しかも量的距離だけであるのに対して，ファントム空間では根本次元は〈パターン〉的強度（狭くいえば B 強度）である点が異なる（眼のない生物もいるが，その触覚的強度を 2, 3 段階でも識別できるならば，強い方を近い，弱い方を遠い，と展開できる）。実際この意味で強いのは餌にせよ敵にせよ食うか食われるかの質的弁別にかかわる切実さをもつから，〈パターン〉強度の切実さをうかがい知るにはこの方がよい例であろう。〈パターン〉空間の質／量的全体強度はどの感官モードにおいてもこの意味で細部においては瞬刻ごとに変動，振動している。しかしその全合力としての生物のファントム空間は，広大な物理的世界をも根本から包み込む質／量的基本的認識の空間なのである。

　もう一つこれが物理空間と異なるのは，ファントム全空間にわたってある種生命的エネルギーが満ち満ちていることである。それはさながら外力に対応して弾力を生ずる媒質が満ちているかのようである（それの物質的基盤については今は知れていないが，これはそれ自体が生命の原理そのものであるから当分は知る由もなかろう）。ただ生き物の振る舞い全体をみれば大局的には十分合理的な仮定である（A は侵入する B の圧力に拮抗し，あるいは利用して，何億年かこの地球に生を

ファントム空間の模式図略図

```
                広義の自己体験世界
         ⌒⌒⌒⌒⌒⌒⌒⌒⌒⌒⌒⌒⌒⌒⌒
                    (体験の B 強度を象徴)
  始                                              終
  端                                              端
  ●━━━//////////━━━━━━━━━▶━━━//////////━━━●
 (e) 自極                                 (f) 他極（内容はなく，
                                              位置のみ）

      (E 群) 自我図式        (F 群) 対象図式 ⎫ 内容もあり，その
                                             ⎬ 種類もあり，位置
                  肉体図式                    ⎭ の幅もある。
                  言語図式
```

注：「図式」とはおよそ形あるもの，組織，機構あるもの，全般を包括してそう呼んでいる。総じてあまり難しく考えるには及ばない。体験をみる方向がつねに A→B であることさえ外さなければよい。体験のどの瞬間にも，それなりのファントム空間がある（精神の「細胞」の如くに）。その時必要な内容だけ考えていればよい。

保ってきたのである。B も，ましてや A も，あまりに強い力にさらされれば破綻する。≒死）。

統合失調症者にとってのファントム空間への推論に関して最小限度に基本を略述する。上述したエネルギー媒質の"弾性率"が病的に低下した，と仮定する（地球空間との類比でいえば重力や磁力の定数が変化した，というに近い）。本人はそれを自覚しないので，ファントム空間はその分だけ低く，のびる形になって，もとの認識図式系 B（当人が何十年かそれを前提に生きてきた旧空間図式系は慣習的に保存されているのでそれとの）ずれを生じ，位置だけが右方へ偏移する，と錯覚される，というのが推論である。もともと右端にあった対象図式群は，このため，いわば真空状態の，ファントム空間外に逸出しつづける，と知覚される（"踏もうとするたび大地が沈む"の比喩。症状でいえば離人症状）。右端に近いが知覚とは区別できる位置にあった想像力の図式群は，位置が B 端そのものに密着状態になり，もともとの知覚図式群と区別がつかなくなる（外界想像意味の知覚化＝妄想知覚）。逆方向へ偏移する解法もあって，もともと左端に位置した自我図式群が，ファントム空間の背方真空へ逸出する（背方から聞こえる幻聴や，させられ体験）。もともとは左端より少し右へ寄っていた想像的自我図式が左端まで偏移した場合は，本来の自我と想像的他者主体とが位置同等となって区別がつかなくなる（擬憑依）等々。これら統合失調症症状がほとんど網羅され，あるいは重複出現する等の臨床的異様さが（理念でなく）病者のいう通りの現実性をもって理解されうるものとなる。ついでながら，ずっと小さな知覚〜運動図式でも，それが普段用いられている暗黙の条件が変化すれば錯覚が生じる。それは一般的現象であって，少しも珍しいことではない。　　　　　　　　　　（安永　浩）

⇨パターン逆転，離人症，妄想知覚，幻聴，させられ体験，憑依

[文献] 安永浩（1992a, 1992b, 1987/1999）

不安ヒステリー
[英] anxiety hysteria
[独] Angsthysterie
[仏] hystérie d'angoisse

　恐怖症を主症状とする神経症を分離し，その構造が転換ヒステリーと類似していることを強調するために，Freud S が用いた神経症の病型。記述精神医学では恐怖症は強迫観念の一つとされているが，Freud はまず強迫神経症の症状としての恐怖症とは質の異なる不安神経症における恐怖を分離した。その後少年ハンスの恐怖症を分析して，抑圧された衝動が不安に変化する機制を明らかにし，その機制が抑圧された衝動が身体症状に転換されるヒステリーの機制との類似点をもつことから，この恐怖を不安ヒステリーと名づけた。

(黒崎充勇)

⇨解離ヒステリー〔転換ヒステリー〕，不安神経症，少年ハンス〔症例〕
[文献] Freud S (1909a)

フィードバック
[英] feedback

　ある系の出力（結果）を入力（原因）側に戻す操作。生理学，システム工学などを統合的に扱うサイバネティクスの用語。「系の状態を示す情報」を意味していたが，出力から入力への関与過程への着目によりシステム制御機構の理解が進展。生物，経済，心理など多分野に適応例がある。外乱による出力変位量（誤差）に応じて，入力側に正または負の帰還を加えることによって入力を調整する。負帰還を用いる「ネガティブフィードバック」は，系全体を安定させ，恒常性の維持に働く。深部感覚や視覚情報をもとにした運動軌跡修正，体温変化に応じた皮膚血流調整などの例がある。正帰還による「ポジティブフィードバック」では，細胞膜脱分極と Na イオンチャンネル開口の関係や，社会心理学における他者評価の当事者への返還による行動変化などが知られる。短時間の爆発的な出力増大に有用。意識下の情報を可視化して制御するバイオフィードバックなども一例。

(長峯　隆)

⇨バイオフィードバック療法，フィードフォワード
[文献] 川人光男 (1996), Arbib MA, ed. (2002)

フィードフォワード
[英] feedforward

　予測制御。層構造で行われている入出力の制御において，入力に近い層から出力に近い層への一方向のみ情報結合が行われること。フィードバック制御においては，センサーを介した出力情報が入力側に戻される閉ループになっているのに対し，予測的に制御を行う開ループとなる。外的要因が発生した場合に予測される影響に対する修正情報をあらかじめ出力側に加えることによるシステム制御方式であり，入力から出力が完了するまでの経過の間に外的要因が不変であることを前提としている。運動に伴う脊髄 α 運動ニューロンの活動増加と同時に起こる γ 運動系の制御，伸張反射機能のない外眼筋運動制御，筋肉収縮制御と同時に必要とされるエネルギー源供給のための循環系，呼吸系の事前制御などの例が知られる。すばやい運動制御に特徴的にみられるが，外乱の時間変化などによって誤差が大きくなるとフィードバックなどの修正機構が必要となる。

(長峯　隆)

⇨フィードバック
[文献] 川人光男 (1996), Arbib MA, ed. (2002)

FIRDA〔前頭部間欠律動性デルタ活動〕　フィルダ
➡ IRDA　イルダ

風景構成法
[英] landscape montage technique

　中井久夫の考案した描画による非言語的接近法で，芸術療法でもある。元々は，統合失調症者の箱庭療法への適応可能性を目的とし

た。画用紙に順にアイテムを指示して風景を構成していくもので，簡便で侵襲性も低く「関与しながらの観察」も容易なため，臨床で広く用いられている。具体的には，面接途中で，①施行者が，被験者の眼前でA4画用紙にサインペンで枠づけし，枠の中に一つの風景を仕上げるように指示。②サインペンを手渡し，順に「川」「山」「田」「道」「家」「木」「人」「花」「動物」「石」の10のアイテムを書き込んだ後，足らないと思うものを描き加えてもらう。③クレヨンで彩色し完成。④完成した描画を一緒に眺めながら，季節，時刻，天候，川の流れの方向，人と家や田などの関係などを尋ねる。標準化された解釈はない。3次元世界を画用紙という2次元平面に投影させて風景を構成していくことに治療的意義のある技法である。 〈大矢 大〉

⇨芸術療法，箱庭療法，関与しながらの観察
[文献] 中井久夫（1970, 1992），皆藤章（1996）

封入性　➡インクルーデンツ〔封入性〕

夫婦療法

［英］marital therapy

　夫婦の問題を解決するために彼らの出生家族との関係を含む夫婦の歴史的な成り立ちや，その精神分析的理解，さらには目の前で展開される夫婦のコミュニケーションや行動の分析，また関係がうまくいっていたころ，あるいは双方にとって理想的な関係を想定させ問題解決をはかろうとする治療法。既存の家族療法で培われてきたさまざまな理論や技法が駆使される。原則は夫婦同席だが場合によっては一人の治療者が夫婦個々に別々に会うという方法もとられる。夫婦間での葛藤，一方がうつ病もしくはうつ状態，パーソナリティ障害，浮気，セックスレスなどの性的な機能不全などの問題を解決しようとする。経過中に離婚のプロセスに移行することもあり，この場合は離婚療法となる。離婚療法では結婚関係の喪失に伴う悲哀の作業を扱うことになる。また婚前カウンセリングを求めてやってくるカップルもあり，この場合は将来の結婚生活での不安を解消することが目的となる。
〈中村伸一〉

⇨同席面接，家族療法
[文献] Jacobson N, Gurman A, ed.（1995）

フェアベーン

William Ronald Dodds Fairbairn
1889〜1964

　スコットランド生まれの精神分析医。Klein Mが「抑うつポジション」とともに定式化した「妄想分裂ポジション」は，Fairbairnが，重篤なスキゾイド的な人から正常まで，すべての人の心内的状況を「スキゾイド（分裂的）ポジション」とした知見をとり入れた概念である。また彼がはじめて用いた「対象関係」の語が後に他の学者たちとともに対象関係論と呼ばれる出発点となった。Fairbairnは本能論を基礎においたFreud S以来の伝統的精神分析を批判して「自我は基本的に対象関係希求的（object-seeking）である」と主張し，さらにFreudによる心的装置モデルとははっきり異なる独特の精神内的構造論を樹立した。彼の理論は「対象」を対人関係領域での外的人物とその人物の内的改訂版の双方の意味に用いたところから対人関係論にも自我心理学派にも影響を及ぼした。実際Kernberg O, Masterson JF, Rinsley DBらも，自らの理論構成へのFairbairnによる影響を語っている。同様にOgden THは外的な現実が心理的成長にとってもつ意義を述べ，Fairbairn理論を高く評価している。
〈相田信男〉

⇨妄想分裂ポジション
[主著] Fairbairn WRD（1952）
[文献] 相田信男（1995），Grotstein JS, Rinsley DB, ed.（1994），Ogden TH（2010）

フェダーン

Paul Federn　1871〜1950

　Freud Sに直接師事した精神科医で精神分析の先駆者の一人。ウィーン生まれのユダヤ人。1895年ウィーン大学医学部卒業。1902年内科専門医として開業した頃Freudに会い，研究会出席，個人指導を受け，1919年から1924年までウィーン精神分析学会の教育研修委員長にあり，多数の分析医の訓練分析を行った。Freudががんで倒れた後ウィーン精神分析診療所の所長を務め，精神分析療法の適応の判断をした。1932年から1933年まで古澤平作のスーパーバイザーであった。彼は，1906年頃から統合失調症や躁うつ病の精神分析を行い，精神分析と精神病理学の交流に貢献した。その過程で，潜伏性精神病の発見，神経症のそれと異なる精神病の精神療法技法の提唱などの貢献をした。精神病の障害は本質的には自我備給の欠乏による自我境界の障害であり，自我境界を支持する精神療法が必要であると同時に治療環境すなわち母性性を提供する看護師などとのチーム医療の必要性を唱えた。こうした中で，Schwing G夫人の功績を認め，彼女の精神分析的教育に努め，協働治療を実践した。1938年米国亡命，しかし妻を喪い息子は大戦で行方不明という孤独な状況で1950年5月4日自殺した。在米中にまとめた独自の自我心理学は，後に弟子のWeiss Eの編集によって出版された。
〈狩野力八郎〉

⇨自我心理学，自我境界，シュヴィング

[主著] Federn P (1953)

フェティシズム　[精神分析]

[英] fetishism
[独] Fetischismus
[仏] fétichisme

　元来，性倒錯の一形態であり，精神分析的には，物品たとえば下着・装身具や性器以外の身体部分への性的愛着によって満足を得る心的機制である。その対象をフェティッシュ（物神・呪物）という。Freud Sによれば，それは女性に欠けているペニスの代理物であり，この機制によって去勢不安が回避される。自我は性的差異の現実を認めると同時に否認して欲望を充足しており，そこには自我の分裂が含まれている。この否認は，精神病における全面的な現実否認とも神経症における欲望の抑圧とも異なる，精神病性不安や分離不安の防衛を含んだ倒錯的な対象関係の在り方である。Freudは，倒錯と小児の多形的なセクシュアリティを概念的に十分に区別しなかった。現代では，倒錯には対象を貶め非人間化する破壊性や自己愛性があると考えられている。クライン派は賛成していないが，Winnicott DWは，健康な使用として移行対象の概念を提唱した。また，フェティシズムは時代や文化の影響を受けやすく，現象のみで病理性を云々することは困難である。
〈福本　修〉

⇨性倒錯，去勢コンプレックス，スプリッティング，移行対象／移行現象／移行空間

[文献] Freud S (1905c, 1927c, 1940b), Meltzer D (1973)

フェティシズム　[ラカン]

　フランスの精神分析家Lacan Jは，Freud Sのフェティシズム論を吟味して，この現象を，「人間と対象との関係」を根本的な水準で表現しているものとして考究した。Freudはフェティッシュの起源を初めは乳房との関係に，次には母の（不在の）ペニスとの関係に求めた。母のペニスは不在であるが，しばしば人はそれを「在る」ものとして幻覚する。フェティッシュはこの幻覚が何か別のものに固体化したものである。Freudは，フェティシズムにおいては，それが何か別のものでしかないことを知りつつその中に元の母のペニスを感覚しているという点で人間精神は分裂していると捉えた。Lacanはこの在と不在の分裂

が，実際の臨床，たとえば倒錯や恐怖症において，一つのヴェールの機能へと統合されてフェティッシュとなっていることを指摘して，Winnicott DW が「フェティッシュと移行対象の関係」を見極めたことを高く評価する。すなわち，フェティッシュは，一方では人間の生命的対象への関係とその挫折，すなわち人間自身の生命への関係を表し，他方では，可想的でしかないものへの関係，すなわち人間自身の死あるいは不死への関係を表す文化的事象として，精神生活にとって重要な構成要素をなしているのである。Lacan の思考の発展の中では，このフェティシズム論は対象 a の概念の源流の一つをなす。 〈新宮一成〉

⇨ラカン，移行対象／移行現象／移行空間，対象 a
[文献] Lacan J（1994），新宮一成（2009）

フェティシズム〔犯罪精神医学〕

毛髪や脚など人体の一部や，布・ゴム・革など生命のない物品に対する性的欲求を特徴とする性倒錯の一型。呪物・物神を意味する fetiço というポルトガル語から派生した言葉であり，Binet A［1887］や Krafft-Ebing R von［1886］により臨床概念として記載された。近年では，身体の部分に対する性的嗜好はフェティシズムから除外され，部分愛（partialism）として独立した性嗜好異常に分類される傾向にある。Krafft-Ebing は，フェティシストが性的対象物を入手するために窃盗や強盗をすることがあることを述べて，フェティシズムと犯罪との関連を強調した。フェティシズムを，他者を殺傷することの願望に対する防衛機制とみなす見解もあったが［Snow E ら 1969］，現在は否定されており，一般にフェティシズムそれ自体は盗み以外の犯罪には親和性が低いとみなされている。

〈小畠秀吾〉

⇨性倒錯，性嗜好異常
[文献] Snow E, Bluestone H（1969），Laws DR, O'Donohue W, ed.（1997）

フェニヘル

Otto Fenichel　1897〜1946

オーストリアからアメリカに移住した精神分析医。Freud S の後継者，体系家として後世に重要な役割を果たした。ウィーンにて出生，医学校在学中 17 歳の時に精神分析を志す。21 歳で論文をウィーン精神分析協会に提出。24 歳で医師となり，ベルリンにて Rado S の指導を受け，28 歳で訓練分析医となり，Jacobson E, Greenson RR らを指導する。35 歳にオスローに移り，37 歳にプラハに招かれ，それぞれで教育，研修に尽力した。1938 年にロサンゼルスに亡命移住したが，1946 年に 48 歳で早世した。彼は Freud の直接の誠実な後継者，教育者としての役割を果たし続け，精神分析の百科事典と評される主著『神経症の精神分析理論』［1945］を上梓した。しかし前エディプス期の意義や幼児期の発達における同一視の研究など，独自の新知見での貢献も大きい。死の欲動論には慎重な反対論を展開した。

〈浅田義孝〉

⇨精神分析，精神分析療法
[主著] Fenichel O（1941, 1945）

フェニルケトン尿症〔PKU〕
➡アミノ酸代謝障害

フェレンツィ

Sandor Ferenczi　1873〜1933

ハンガリー出身の精神分析家，軍医時代に戦争神経症の治療に携わり，外傷性精神障害への精神分析療法の嚆矢となった。国立大学医学部（ブダペスト大学）の精神分析学教授となった初めての精神分析家でもある。Freud S から分析を受け，Klein M, Jones E, Balint M といった精神分析運動初期の重鎮に教育分析を行った。地理的にも心理的にも Freud に近く，同じ時代の Jung CG, Adler A とは異なり，終生精神分析を追求した。業績は，発達心理，セクシュアリティ，精神病理，

技法論，教育分析の必要性など多岐にわたるが，①二者関係の病理を明確化し，②現実感の発達，③発達期に受けた外傷体験がセクシュアリティにもたらす影響の分類，④二者関係の病態のとり扱いには分析家自身の被分析体験が必要と主張（教育分析）し，⑤重症な外傷性障害に対して積極技法，リラクセーション技法，相互分析などの治療技法を試みたことにまとめられる。分析過程における退行の意義づけ，時間を制限しない治療設定，相互分析の技法などが標準的な精神分析療法の技法と方針を異にすることなどから，晩年にはFreudとの相克があった。　　　　　　　（奥寺　崇）

⇨フェレンツィ的治療態度

[主著] Ferenczi S (1938, 1994a, 1994b, 1994c)
[文献] Ferenczi S (1985, 2007)

フェレンツィ的治療態度

[英] Ferenczian attitude

　フロイト的治療態度に比すべき治療者の基本的態度として，小此木啓吾が明確化した精神分析概念。それは治療対象の拡大と技法の展開の過程で，Freud Sと後継者たちとの厳しい対話によって醸成されてきたものでフェレンツィの名を象徴的に用いているが，次のような特徴をもつ。①医師としての分別を超える柔軟な態度，②患者のニーズに順応するような積極性あるいは能動性，③人間的温かみ，情緒交流といった非言語的コミュニケーションの重視，④治療者のパーソナリティと逆転移の重視，⑤精神内界主義に対し外界志向的な接近の重視。これらはいずれも，その当時Freudから厳しく否定されたものの，Freud以降の精神分析の展開の中でより入念な形へと精緻化されてきた。一般的に言って，今日の精神分析家はフロイト的治療態度とフェレンツィ的治療態度という矛盾を内包するような専門的態度が求められているといえる。
　　　　　　　　　　　　　　　　　（狩野力八郎）

⇨医師としての分別，禁欲規則，中立性〔分析者の〕，能動性／受動性〔分析者の〕，フロイト的治療態度，フェレンツィ

[文献] 小此木啓吾 (1964)

フェンサイクリジン〔フェンシクリジン〕
➡細胞内情報伝達系

フォーカシング

[英] focusing

　Gendlin ETらが開発した精神療法および自己理解のための視点と方法である。フォーカシングでは，クライアントの気持ちを分析するのではなく，その気持ちをフェルト・センス（felt sense）と称して，体の感覚として体験できると考える。その感覚に着目し，それが何を暗示し，何が起こるとぴったりと腑に落ちた感覚になって体験的変化が生じるのか（フェルト・シフト；felt shift）という過程に注意を向けていく。フォーカシングの技法を応用した精神療法はフォーカシング指向精神療法と呼ばれる。たとえば，フォーカシング簡便法と呼ばれる方法は次のようなプロセスで進める。①楽な自分でいられる心の空間を作る，②フェルト・センスに注目する，③フェルト・センスをぴったり表現できる見出しを作る，④見出しを心の中で響かせてみる，⑤見出しを響かせてもフェルト・シフトが起こらないときには自分に問いかけをして，新しい気付きを待つ，⑥新しい気付きが得られたらそれを受容する。　　　　　　（藤澤大介）

[文献] Gendlin ET (1981, 1996)

フォークト＝小柳＝原田病

[英] Vogt-Koyanagi-Harada(VKH) disease

　メラノサイトに対する自己免疫疾患と考えられ，日本をはじめ環太平洋地域のモンゴロイドに多い。関連遺伝子はHLA-DRB1*0405。臨床所見は前駆期，眼病期，回復期に分けられる。眼症状がみられる前を前駆期と呼び，この時には感冒様症状，耳鳴，めまい，項部

痛,眼窩深部痛などが生じる。その後,両眼のぶどう膜炎が起こり眼病期と呼ぶ。球結膜や上強膜の充血,多発性滲出性網膜剝離,視神経乳頭浮腫などを認めうる。発症後2カ月を過ぎるころから回復期となり,ぶどう膜炎が消退しはじめる。また眼底周辺部に小白斑が現れ,眼底,皮膚,睫毛,眉毛,毛髪の脱色素がはじまる。色素脱失は眼底と角膜輪部で最も多く,脈絡膜色素脱失のために赤くみえる眼底を「夕焼け状眼底」,角膜輪部色素脱失を「杉浦徴候」と呼ぶ。皮膚の白斑は頭部,頸部,眼瞼,背部,殿部に好発する。その他,内耳機能障害も起こりうる。治療には早期に急性炎症を沈静化すること,遷延化を防ぐことが大切で,ステロイド薬の大量療法が行われる。

〈数井裕光〉

[文献] 北市伸義,三浦淑恵,大野重昭(2008)

フォスターケア ➡里親制度〔フォスターケア〕

フォスフォジエステラーゼ ➡細胞内情報伝達系

不快原則 ➡快感原則/現実原則

賦活再燃現象 ➡添え木療法

賦活症候群
➡アクティベーション症候群〔賦活症候群〕

賦活睡眠
➡レム〔REM〕睡眠/ノンレム〔NREM〕睡眠

賦活法〔脳波賦活法〕
[英] methods of EEG activation

　脳波記録は安静覚醒閉眼時の状態を中心に記録するが,安静閉眼時の記録では顕在化しないてんかん性放電などの脳波異常を出現させるための操作を脳波賦活法という。通常の脳波記録では,開閉眼賦活法,過呼吸賦活法,光刺激賦活法,睡眠賦活法が行われる。この他に,けいれん誘発薬ペンテトラゾールあるいはベメグライドを用いた薬物賦活法がある。

〈大久保善朗〉

⇨背景活動,光駆動,ビルドアップ

不感症 ➡不能症/不感症/冷感症

不機嫌躁病
[英] dysphoric mania

　Kraepelin E〔1913〕以来,躁うつ混合状態の一病態として記載されていたが,近年,その頻度の高さと特別な治療的配慮を要することから,英語圏でも注目されている病態。混合躁病(mixed mania)とも呼ばれる。気分は不快気分,思考は促迫,精神運動も興奮状態にある。純粋躁病やうつ病よりも自殺の危険が高い。McElroy SLら〔1992〕は,操作的診断基準として,DSM-Ⅲ-Rの躁病ないし軽躁病エピソードの間に大うつ病の3つ以上の症状をもつことと規定した。炭酸リチウムに反応しにくく,抗てんかん薬やECTが効くとの報告もある。

〈大塚公一郎〉

⇨混合状態

[文献] Kraepelin E(1913d), McElroy SL, Keck PE, Jr., Pope HG, Jr., et al.(1992)

復元 ➡打ち消し

副甲状腺機能亢進症
[英] hyperparathyroidism

　過剰に副甲状腺ホルモン(PTH)が分泌されることにより起こる代謝性疾患で,上皮小体機能亢進症とも呼ばれる。副甲状腺の異常を原因とする原発性副甲状腺機能亢進症とカルシウム代謝の破綻を原因とする二次性副甲状腺機能亢進症とに区別される。症状は,PTHの作用によるカルシウム,リン,蛋白代謝の異常と,それに伴う骨変化と腎障害が中心である。精神症状としては,抑うつ,不安,意欲の低下がみられる。精神症状の背景

には，高カルシウム血症による，脱力，食欲不振，吐き気，また蛋白代謝異常からの体重減少，全身疲労があると考えられる。血清カルシウムの上昇が急激なときは，発熱や脱水症状とともに，せん妄，昏睡をきたすこともある。診断は，血清カルシウムの増加，リンの減少，PTHの増加を確認する。副甲状腺腫の部位同定には超音波断層を利用する。治療としては，腫瘍や過形成の外科的摘出が行われる。 (山森英長)

⇨副甲状腺機能低下症

副甲状腺機能低下症

[英] hypoparathyroidism

副甲状腺ホルモン（PTH）の不足を原因とした低カルシウム血症，高リン血症によって種々の症状を示す代謝性疾患。上皮小体機能低下症とも呼ばれる。特発性のものと，甲状腺切除後や，頸部の外傷や腫瘍に続発するものがある。症状は，低カルシウム血症に関連し，テタニー，顔面筋のけいれん，全身けいれん，運動失調，歩様異常，下痢，嘔吐などが認められる。精神症状としては，不安，焦燥，易刺激性，易疲労性が多く，ときに抑うつ，軽躁，せん妄を呈することもある。診断は，血清カルシウム低下，リン増加，慢性のテタニー，腎不全，骨軟化症がないこと，エルスワース・ハワード試験に反応する，などでなされる。治療にはカルシウム剤，ビタミンDの投与が行われる。 (山森英長)

⇨副甲状腺機能亢進症，偽性副甲状腺機能低下症

複雑部分発作

[英] complex partial seizure

1981年のてんかん発作国際分類で，部分発作のうち発作中に意識が障害されるものを呼ぶ。発作の途中から意識が障害されるものと，発作起始時から意識が障害されるものとの両者を含む。本発作中には，口部自動症，身ぶり自動症，徘徊自動症などの自動症 (automatism，適切な目的性を欠き状況にそぐわない動作を無意識にとること) をしばしば伴う。なお1970年のてんかん発作国際分類では，部分発作は要素発作，複雑発作，二次性全般化発作に三分されていた。複雑発作は，1981年の分類では単純部分発作のうちの精神発作と，複雑部分発作を合わせたものにおおむね相当するが，現在では用いられない用語である。また「精神運動発作」の語義は錯綜している。古典的には側頭葉てんかんにみられる特徴的な一連の発作症状あるいは側頭葉てんかんを意味したが，現在では単に意識障害と自動症を主徴とする複雑部分発作と同義，と考えるのが妥当とされる。

(加藤昌明)

⇨部分発作，自動症，側頭葉てんかん，単純部分発作

[**文献**] Commission on Classification and Terminology of the International League Against Epilepsy (1981), Gastaut H (1970)

複雑発作　➡複雑部分発作

複雑酩酊

[英] complicated intoxication
[独] komplizierter Rausch
[仏] ivress compliquée

司法精神医学的酩酊分類で，Binder Hの酩酊分類では単純酩酊，異常酩酊（複雑酩酊，病的酩酊）に分類されている。単純酩酊（普通酩酊，尋常酩酊）からの量的異常で，質的異常でもある病的酩酊とは区別される。症状と経過に特徴がある。診断上もっとも重要なものは生気的な激しい興奮である。基礎気分は易刺激的で，時に抑うつや不安を混合し，人格異質的な暴力的運動発散が生じる。病的酩酊との鑑別上重要なことは，基本的状況の見当識障害はなく，行動と環界とは有意味的で，了解関連は保持され，真の妄想や幻覚は出現しない点である。憤怒の放散（八つ当た

り），コンプレクス傾向が脱抑制により顕在化する。酩酊の進行も急激で，意識障害が突発的に深化したり，麻痺期に入ってから興奮が再燃し，興奮状態が波状的に反復する場合がある。酩酊時の記憶障害は比較的強いが，概括的記憶は保持されている。まれならず，重大な情動犯罪が生じる。突発的自殺が生じうる。攻撃対象人物が突然いなくなると激しい攻撃性が自己に向かい自殺に至ることがある（攻撃性反転型自殺）。複雑酩酊の発生機序は不明だが，素因とアルコール量が関与していることが示唆されている。複雑酩酊状態での犯行には原則的には限定責任能力が認定される。 (影山任佐)

⇨酩酊(状態)，病的酩酊，責任能力

[文献] Binder H（1935-1936），影山任佐，青木勇人，那須匡ほか（1989）

福祉工場

　身体障害者福祉工場は，作業能力はあるが，職場の設備・構造，通勤時の交通事情等のため一般企業に雇用されることの困難な重度の身体障害者に職を与え，生活指導と健康管理のもとに健全な社会生活を営ませることを目的とする施設。知的障害者福祉工場は，作業能力はあるものの，対人関係，健康管理等の事由により一般企業に就労できないでいる知的障害者を雇用し，生活指導，健康管理等に配慮した環境のもとで社会的自立を促進することを目的とした施設。精神障害者福祉工場は，通常の事業所に雇用されることが困難な精神障害者を雇用し，および社会生活への適応のために必要な指導を行うことにより，その者の社会復帰の促進および社会経済活動への参加の促進を図ることを目的とした施設。いずれの福祉工場に雇用された従業者も，労働三法の適用を受ける。2006（平成18）年度から施行されている障害者自立支援法においては，福祉工場は就労継続支援事業A型に移行するものとされている。 (大塚 晃)

⇨障害者自立支援法

副腎機能亢進症

[英] hyperadrenalism

　副腎皮質機能亢進症は，副腎皮質の腫瘍や過形成などにより，副腎皮質ホルモンが過剰産生されて生じた病態の総称である。原発性アルドステロン症，クッシング症候群，副腎性器症候群などがある。とくにコルチゾール過剰による，クッシング症候群では精神症状をきたしやすい。気分障害，うつ病性障害の症状を呈し，自殺を引き起こすこともある。また，集中力低下や記憶欠損，精神病性反応を引き起こすこともある。 (山森英長)

⇨副腎皮質ホルモン，クッシング症候群，コルチゾール，副腎性器症候群

副腎性器症候群

[英] adrenogenital syndrome

　副腎皮質ホルモン，アンドロゲンの分泌が増加し，性器の発達に障害が起こるものである。先天性の酵素欠損による副腎の過形成か，副腎腫瘍が原因となる場合もある。男子では性早熟を，女子では男性化，仮性半陰陽をきたす。思春期には，性早熟，ペニス巨大化，女児の男性化，思春期以降には，乳房萎縮，月経がなくなる，体型の丸みが失われる等の症状がみられる。治療は，ハイドロコーチゾンの服用，また，腫瘍は摘出する。

(山森英長)

⇨副腎機能亢進症，副腎皮質ホルモン

副腎白質ジストロフィー
➡アドレノロイコジストロフィー〔副腎白質ジストロフィー〕

副腎皮質機能低下症

[英] adrenal cortical insufficiency

　副腎における副腎皮質ホルモンの産生低下により，諸症状を呈する症候群。慢性型の副

フクジンヒシツシ

腎皮質機能低下症は，アジソン病とも呼ばれる。原因としては結核，自己免疫による副腎萎縮，悪性腫瘍の副腎転移，出血，感染症などによる病変等がある。症状としては，悪心，脱水，筋力低下，皮膚の色素沈着，低血圧，下痢などがあり，精神症状としては，無関心，易疲労性，易刺激性，抑うつを呈することがある。ときおり精神病性反応や錯乱が出現することもある。治療としては，副腎皮質ホルモンの補充を行う。　　　　　　　（山森英長）
⇨副腎皮質ホルモン，副腎機能亢進症，アジソン病

副腎皮質刺激ホルモン　➡ ACTH

副腎皮質ホルモン

[英] adrenal cortical hormone

　副腎皮質より産生されるホルモンで，コルチコステロイドと総称される。副腎皮質ホルモンは糖質コルチコイドと鉱質コルチコイドの二種に大別される。糖質コルチコイドは，炭水化物，脂肪，および蛋白代謝を制御し，リン脂質の生成を防ぐことによって抗炎症剤としても働いたり，好酸性物質を減少させたりするなどさまざまな作用をもつ。代表的なものとしてコルチゾールがある。鉱質コルチコイドは，主に腎臓でナトリウム貯留を促進させ，電解質と水分を制御する働きをもつ。アルドステロンが代表的なホルモンである。副腎皮質ホルモンは，膠原病をはじめとする各種疾患の治療に用いられるが，使用に際し，気分変調をきたす場合がある。　（山森英長）
⇨コルチゾール，副腎機能亢進症，副腎皮質機能低下症

服装倒錯

[英] transvestism

　すでに ICD-10 や DSM-Ⅳ-TR の病名から外されている。反対の性別の服装をするが，人目をはばかって一人で行うものから，完璧さを求め，集団で街中に繰り出して誇示するようなものまで幅広い。性別違和のストレスがある時のみの場合は，性同一性障害に分類される。性的興奮を得るための手段である場合には，服装倒錯的フェティシズムという。この中には，性的興奮が薄れ，やがて性同一性障害に移行するものもある。異性装ともいう。　　　　　　　　　　　　　（塚田　攻）
⇨性同一性障害

腹部てんかん　➡自律神経発作

不潔恐怖

[英] mysophobia

[仏] mysophobie ; délire du toucher

　不潔に対して過剰で不合理な恐怖を抱き不潔とみなされる対象を回避しようとする症状。手を繰り返し洗うなどの外的あるいは心の中での内的な強迫行為を伴うことが多く，主として強迫性障害に認められる症状である。強迫行為をともなわない場合は，恐怖症性不安障害の症状としてとらえられる。強迫性障害の場合，患者は症状に対する葛藤に乏しく症状の無意味さを自覚しにくく，治療に著しく抵抗する。なお，フランスでは接触恐怖とも呼ばれる。　　　　　　　　　　　（豊原利樹）
⇨強迫性障害，洗浄強迫
[文献] 森温理，北西憲二 編（1989）

フーコー

Michel Foucault　1926～1984

　20 世紀を代表するフランスの哲学者。Foucault は，「狂気」についての知および治療制度としての精神医学を，研究の一貫した主題としているため，彼の仕事は精神医学にとっても重要な意味をもつ。初期の集大成である『狂気の歴史』は，狂気がどのように歴史的に表象され，精神医学の言説の中に捉えられてきたかという狂気の「考古学」的分析である。この書物の中で，Foucault は Descartes R の懐疑（コギト）に，狂気と理性を

分割する特権的な位置を与えた。その後彼は，自らの研究の方法論を，狂気が社会においてどのように形成され，管理されているかという「系譜学」的分析へと変更し，狂気を知と表象の問題ではなく，権力の問題として捉え直した。コレージュ・ド・フランスの講義『精神医学の権力』，『異常者たち』では，精神医学は規律訓練型の権力として再検討されている。また晩年の『性の歴史』では，精神分析をキリスト教の伝統を引き継ぐ牧人＝司祭型の権力装置として批判的に論じた。

(十川幸司)

⇨狂気，反精神医学
[主著] Foucault M (1961, 2003, 1999, 1976)
[文献] Gros F (1997), 佐々木滋子 (2007)

ふざけ症〔モリア〕

[英] [仏] moria
[独] Moria

ふざけ症(モリア)は，Jastrowitz MJ [1888] により記載されたもので，多幸的でふざけた態度を示し，軽率軽口で児戯的で多弁な状態である。多幸という感情障害に加えて，眉をしかめたり，動きまわったりする精神運動性の軽躁状態を示すという考え方もある。社会的障害を示す例では，道徳的な規範を失い，嘘や盗みにつながる。元来症候の脳局在的な意義は少なく，認知症にみられる状態を指すことが多い。これとほぼ同義の概念として，Oppenheim H [1890] により記載された Witzelsucht（諧謔症）がある。これは前頭葉眼窩部の損傷の際に認められるとされ，上機嫌という気分を基礎に，軽口，語呂合わせ，ばかばかしい冗談がみられる。ジョークやからかいを言うことへの脱抑制的な衝動が存在するとされる。

(加藤元一郎)

⇨脳局所精神症候群，語呂合わせ，多幸症〔多幸感〕
[文献] 大橋博司 (1965)

不思議の国のアリス症候群

[英] Alice in Wonderland syndrome

1952年に Lippman CW は，自分の身体やその一部が急に拡大・縮小する奇妙な身体像の変形感を訴える特異な片頭痛の7症例を報告した。1955年に Todd J は片頭痛だけでなくてんかん患者にも同様の症状を認め，ルイス・キャロルの作品『不思議の国のアリスの冒険』に依拠して本症候群の名称を提唱した。視界の人物や物体が異常に大きく見えたり（macropsia），小さく見えたり（micropsia），遠くに見えたり（teliopsia），近くに見えたり（periopsia）といった変形視（metamorphopsia）が生じる。時間経過が異常に速く感じられたり，遅く感じられたりといった時間感覚の錯覚や，身体の空中浮遊感も訴えられる。しばしば離人症状や現実感喪失を伴う。その後，EBウイルス脳症，ウイルス性脳炎，熱性せん妄，薬物中毒，催眠状態，あるいは心因性にも生じることが報告された。

(松浦雅人)

⇨片頭痛，変形視
[文献] Lippman CW (1952), Todd J (1955)

不死妄想

[仏] délire d'immortalité

「何百年何千年も，地球が滅亡しても，死ぬことができない」などといった自己が死ねないという妄想的確信を指す。Cotard J が心気妄想病，つまりコタール症候群において，便が出ない，腸がないなどの否定妄想，未来永劫罰せられるという罪責妄想，自分のからだが世界大の大きさになるといった巨大妄想と並んで記述した特徴的な妄想である。誇大的な色彩をもつ不死妄想は，罪業妄想に不随する形で未来永劫にわたり罰せられるという形で表明されることが多い。自己の死の否定という点で，不死妄想は否定妄想に入るということもできる。現代においてまれな妄想である。

(加藤 敏)

⇨コタール症候群,心気妄想
[文献] Cotard J (1880), 加藤敏 (1995c)

不随意運動　➡錐体外路症状

父性
[英] fatherhood
[独] Vaterlichkeit
[仏] paternité

　父親や父親代理の人物の子どもへのかかわり方や子育てにおける機能・役割の特徴を父性と呼ぶ。母性が子どもの欲求や感情を読みとり，必要な世話を行い，安心感を与えるという特性であるとすれば，父性は，子どもと母親を守りながら，徐々に子どもの探求心や冒険を刺激し，母親からの分離を促し，社会へと橋渡しするという特性を意味する。父性は，保護的で支持的な側面と権威的で厳格な側面の両方をもつと考えられる。父性が男性だけのもつものではなく，母性も女性だけがもつものではない。Freud S は，子どもが性を意識するようになる幼児期において，父親が母子の間に入ることで，男児が母親との性的な結びつきをあきらめ，父親を同一視してとり入れ，倫理や社会規範を超自我として内在化させると考えた。女児の場合には，この過程は多少異なるが，母親を同一視してとり入れることになる。男児は，母親から離れて，母子の間に割って入り秩序を導入するような父親像を内在化させることで，思春期における異性への接近が可能となり，父性的な存在となる準備が整うと考えられる。Freud の説には異論もあるが，子どもが社会性や向上心を身につける際に父親の役割が大きいといわれている [Pruett K 2000]。また，男児の問題行動や若い女性の倫理的な動機を減らすために，父親が重要な役割を果たす証拠がある [Sarkadi A ら 2008]。　　　　　(生地　新)
⇨母性,エディプスコンプレックス

[文献] Freud S (1923a), Pruett K (2000), Sarkadi A, Kristiansson R, Oberklaid F, et al. (2008)

父性精神病
[仏] psychose de paternité

　フランスで提唱された概念で，妻の妊娠，出産を契機に父になることに直面して幻覚・妄想をはじめとした精神病症状が出現する病態を指す。男性が子をもうけることにより父になる，と言われる際の父には，性行為により子どもをつくるという生物学的父のレベルだけでなく，子どもに対する命名の手続きを介して戸籍上の父となるという象徴的父のレベルがある。この意味での象徴的父になることは，言葉の次元で親子関係をうちたて，子どもに対し責任を負うことを意味し，男性にとり一つの乗り越えなければならない試練である。父性精神病はこの課題に挫折した精神病性の病態を指す。他方で，子どもの誕生を前にして，父親になる男性に歯痛や腰痛，あるいは便秘，めまいなどの心身症状の出現をみることがある。この病態は擬娩症候群 (syndrome de couvade) と呼ばれる。こちらは父になることに関連した神経症レベルの病態である。　　　　　(加藤　敏)
⇨父性,クヴァード症候群

[文献] Ebtinger R (1978), 加藤敏 (1995b)

ふたご研究　➡双生児研究

二人(組)精神病　➡感応性妄想性障害

付着同一化
[英] adhesive identification

　クライン派の乳幼児観察の創案者である Bick E によって提唱された投影同一化が作動する以前の最早期の原始的防衛。Bick は乳幼児観察，成人の精神分析の経験から，投影同一化と異なる自己愛同一化を付着同一化と名づけた。Bick によれば，乳児は母親に抱かれることによって，母親の包容機能を皮

膚が内在化することができる。その結果，内的空間，心的空間が形成され，初めて投影同一化が可能となるとした。投影同一化は母子関係，その後のコミュニケーションの基盤となるものである。この内的空間，心的空間の形成に支障が生じると，主体は客体とのコミュニケーションが不能となり，対象の表面に付着することしかできなくなる。これは結果的に，自分の意思もなく，客体の模倣に終始することになる。たとえば，成人であれば自分の価値観もなく，権威的な人や組織に盲目的に従うことしかできなくなる。その後，Meltzer D は自閉症の精神分析研究をもとに，人の心の発達を時間と空間の観点から心的次元論を提案した。付着同一化は 2 次元性の平面的な心的世界であり，自閉症児では空間認識が遅く，指さしも遅れ，両親の手を自分の手のように使用したり，意味なくビデオの台詞を覚えたりといったことなどが典型である。付着同一化は成人では Winnicott D の偽りの自己，Deutsch H のアズイフパーソナリティに関連している。 (木部則雄)

⇨乳幼児観察，アズイフパーソナリティ，投影同一視

[文献] Meltzer D（1974）

普通神経質

[英] ordinary nervousness；
ordinary shinkeishitsu-neurosis

森田正馬は神経質性格素質から発展する神経症を普通神経質，発作性神経症，強迫観念症の 3 病型に分類した。森田は普通神経質を「固有の神経質で，神経質の狭義のものといってもよい」と述べ，従来の神経衰弱にほぼ相当する病型だとした。このタイプの特徴は，身体各部のさまざまな不調にとらわれ，しばしば心気的懸念を抱くことである。森田は，これらの訴えを「精神的執着によって起る処の神経質の症状である」とみなした。
(中村　敬)

⇨神経衰弱，神経質(症)，発作性神経症
[文献] 森田正馬（1928）

復権妄想（症）

[仏] le délire de revendication

人格変化や知的低下を示すことなく一定の事柄について誤った確信を発展させる病態に関し，ドイツではパラノイアという病名が用いられてきた。こうした病態に関するフランスでの記述は古く詳細で，Trélat U の「覚醒狂気（la folie lucide）」，Falret JP の「理性的加害者（les percécuteurs raisonants）」，Sérieux P の「解釈妄想（le délire d'interprétation）」などがある。1909 年，Sérieux と Capgras J が「復権妄想症」を「解釈妄想症」から分離した。「復権妄想症」は何事かによって被害を受けたと確信し，その復権と弁済とを訴える病態であるが，歪曲的解釈よりも復権への情熱が前景にあることがこの分離の根拠であった。Clérambault G de は恋愛妄想病を解釈妄想から区別し，嫉妬妄想病と復権妄想とともに熱情妄想病の名の下に一括した［1921］。Lacan J は症例エメの解析を通じて自罰パラノイアとこの復権妄想を超自我の精神病という枠に入れ，両者が表裏の関係にあることを示した。　(鈴木國文)

⇨パラノイア，好訴妄想，解釈妄想，恋愛妄想，嫉妬妄想，熱情妄想，自罰パラノイア，エメ [症例]
[文献] Sérieux P, Capgras J（1909），Clérambault G de（1921），Lacan J（1932）

物質乱用

[英] substance abuse

わが国では，社会規範から逸脱した目的や方法で依存性物質（事実上薬物）を自己使用することをいう。薬物乱用と同義である。

DSM-IV では，臨床的に著明な障害や苦痛を引き起こす不適応的な物質使用様式をいい，規定 4 項目（①薬物使用に関連した欠勤，欠席，能率低下，停学，退学，育児・家事の

放棄などの社会的不適応，②薬物使用中の運転や機械操作などの危険行為，③薬物使用に関連した違法行為，④薬物使用に関連した対人関係上の不適応）の内，少なくとも1項目が12ヵ月以内に起こっていることによって診断される。ただし，イスラム諸国では法的に飲酒を禁止している国が少なくないなど，社会的不適応や法的問題は国や文化により均一ではないため，何をもって薬物乱用とするかは国や文化によって差異が生じる。そのためICD-10には薬物乱用という概念はないが，精神的・身体的に有害な使用を指す「有害な使用」という概念がある。　　　　　　　(和田　清)
⇨薬物依存(症)，精神作用物質
【文献】和田清（2000a）

物体失認　➡視覚失認

不定愁訴

[英] unidentified complaints

　多彩で変動し持続的な身体的愁訴がありながら，十分説明できる客観的所見が得られない病態を包括した概念であり，自律神経失調症とも呼ばれてきた。DSM-Ⅳ-TR [American Psychiatric Association 2000] では，身体表現性障害の身体化障害（ブリケ症候群）・鑑別不能型などに，ICD-10 [World Health Organization 1992] では，身体化障害・身体表現性自律神経機能不全などにみられる。症状は，胃腸症状（腹痛，下痢）・神経症状（頭痛，めまい，しびれ）・皮膚症状（掻痒感）・呼吸器症状（呼吸困難）・交感神経亢進症状（動悸，発汗）・疼痛・全身倦怠感など，どのような部位や器官にも起こる。患者の苦痛は著しく社会的家族的役割に支障をきたす。器質的疾患の除外が重要であるが，異常所見がないという説明だけでは適切な治療にならない[天野雄一 2009]。気分障害・不安障害との併存も多いが，心理的問題を強調しすぎると患者の拒否感を招きやすい。　　　　　(三上章良)

⇨自律神経失調症，身体表現性障害，身体化障害，ブリケ症候群
【文献】American Psychiatric Association (2000), World Health Organization (1992), 天野雄一 (2009)

舞踏アテトーゼ（運動）　➡ヒョレア症候群

不登校

[英] non-attendance at school; school refusal

　現在わが国で「不登校」と呼ばれている学校の持続的あるいは反復的な欠席状態は，その中心が1960年代前半に「学校恐怖症」(school phobia) と呼ばれ，その後1990年代前まで「登校拒否」(refusal to go to school; school refusal) と呼ばれてきたものとおおむね同一といってよい。学校恐怖症 [Johnson AMら1941] と呼ばれた20世紀半ばには小児神経症の一疾患と想定されたが，登校拒否と呼ばれるようになるにつれ，児童思春期の子どもに一般的な現象あるいは症状と捉える観点が定着していった。不登校は，学校に参加することに恐れや拒否感，あるいは怒りとともに強い罪悪感をもち，家庭にひきこもる生活は総じて葛藤的であるという特性をもった長期欠席であり，不登校を定義する欠席日数については文部科学省が1991年以来用いている「年間30日以上」の欠席という基準が参考になる。文部科学省の統計によると，不登校の近年の出現率は中学生で約3％，小学生で約0.3％であり，思春期心性との関連がより強いことがうかがえる。不登校を症状にもつ精神障害は多彩であるが，社会不安障害，全般性不安障害などの不安障害と適応障害が最も一般的である。分離不安障害はかつて不登校と同義語であったが，現在は背景精神障害の一つと位置づけられている。治療・支援は個々の不登校の多様性に対応したものでなければならず，環境の調整と支援力の開発など環境要因への介入からなる第一層，背景にある発達障害を含む精神障害に対する治療の

提供からなる第二層，不登校がもたらした自立過程の挫折を克服するための支援（たとえば保健室登校）を提供する第三層からなる重層的で総合的なものでなければならない。不登校の社会適応上の予後は悪くはないが，少数とはいえ遷延化し，20歳以降のひきこもりにつながるものも確実に存在する。

(齊藤万比古)

⇨社会不安障害，適応障害，ひきこもり，怠学，フリースクール

[文献] 稲村博（1994），Johnson AM, Falstein EI, Szurek SA, et al.（1941），齊藤万比古 編（2007）

浮動性不安

[英] free-floating anxiety

　不安とは，漠然とした対象のはっきりしない怖れの感情を指す。対象がはっきりしたものを恐怖症と呼び，不安が特定の状況や対象と結びつかない場合を浮動性不安と呼ぶ。フロイト［1895］は不安を浮動性不安（ないしは予期不安）と恐怖症と身体症状として現れる不安発作の3つに分類し，不安神経症の典型的な臨床像はこの浮動性不安だと考えた。DSM-Ⅲ以降，今日では，不安神経症は不安発作と慢性浮動性不安に二分割されている。

(川谷大治)

⇨不安，予期不安，不安神経症，恐怖症

[文献] Freud S（1895）

舞踏病症候群　➡ヒョレア症候群

ふとり型

[英] pyknic type
[独] pyknischer Typus
[仏] type pycnique

　Kretschmer E の述べた，やせ型，闘士型，発育不全型などと並ぶ体型類型の一つである。大きい頭，しばしば禿頭の傾向，短く太い頸で，顔は丸く，手足は短く，皮下脂肪の沈着がことに腹部に著しい体型である。この体型の人には，Kretschmer のいう循環気質が多く，社交的，外向性，情味が深く，親しみやすい基本的傾向に加えて，情緒が朗らか，熱中しやすい軽躁的傾向と穏やかであるが気重で口数が少なく軽うつ的になる2亜型があり，ときにその間を動揺する。躁うつ病に連なりやすい体型，気質として注目された。

(大森健一)

⇨体型，循環気質，やせ型，闘士型，発育異常型

不能症／不感症／冷感症

[英] impotence/dyspareunia/frigidity

　これらの用語は，性医学の分野では死語になっている。男性性機能不全と女性オルガズム障害を指していたが，語源が「役立たず」や「悪い配偶者」「冷血」などであるため，1980年頃から蔑視する表現であるとして，用いられることが少なくなってきた。男性の性的不能症（impotence）も，問題点が性欲なのか，勃起力なのか，射精にあるのかが明確でないし，不感症／冷感症と同様に侮蔑的用語であることから使用されなくなった。

(阿部輝夫)

⇨性機能不全，オルガズム障害，セックスセラピー，性嗜好異常，同性愛

フーバー

Gerd Huber　1921～

　Huber と Gisela Gross（1936～）は精神病理学者で，ハイデルベルク学派に所属するSchneiderian である。あえて Huber と並べて Gross を挙げたのは，今日に至るまでおよそ半世紀にわたり，Gross は Huber の弟子，共同研究者としてとくにスキゾフレニア研究において見解と目的を一にして，肩を並べて歩んで来たからである。現在も2人は研究の現役である。スキゾフレニアの本態に関してpsychisch（精神面）にも somatisch（身体面＝器質面）にも数々の研究成果が上がって来ているとはいえ，まだ謎が多い。2

人は Schneider K が唱えた「スキゾフレニアは未知の疾患（過程）における種々の精神病理症状の顕現である」という信念を踏襲し，これまで「唯心的研究，唯物的研究（生物学的手法）」方向を歩んで来た。

2人の主たる研究成果のエッセンスは以下の通り。

(1) Wahn: Eine deskriptiv-phänomenologische Untersuchung schizophrenen Wahns：総勢621人の妄想患者群を記述現象学により分析検討を加え，数十年間の予後追跡研究。

(2) 1950年代初期，奇妙な身体感情障害を訴える患者に注目。これにもとづき先駆症候群，前哨症候群などより成る基底段階説を唱え，スキゾフレニアの多数は基底症状でもって始まる。体感異常が前景にあるタイプを Coenästhetische Schizophrenie と呼んだ。体感異常は間脳を中心とした周辺構造が問題である。

(3) 1960年代初めになって，身体感情障害をもとに心理学者 Süllwold L とともに基底段階症状を項目別に分別整理し，BSABS（ボン基底症状評価尺度）を作り上げた。

Huber らの長期経過研究により，かつてのスキゾフレニア予後悲観論は大きく後退した。
(池村義明)

⇨基底症状

[主著] Huber G, Gross G (1977, 2005a, 2005b), Süllwold L, Huber G (1986)

[文献] 池村義明 (1992), Ikemura Y, Akena H, Iida M, et al. (1987)

部分健忘

[英] partial amnesia

記憶・健忘のメカニズムは複雑で，研究者によって名称や定義が異なる。記憶には，記銘（学習し覚える）・保持（覚えたことを持続する）・再生（想起，追想する）の3つの過程がある。健忘とは，狭義には記憶の再生の障害で，一定期間や事柄についての追想が完全に障害されるのが「全健忘」であり，追想が部分的に欠如するのが「部分健忘」である。広義の健忘では，記銘・保持の障害も含める。発症時点から過去の記憶がなくなるのが逆向性健忘であり，発症後の記憶に障害が生じるのが前向性健忘である［松下正明 2009］。
『神経心理学事典』［2007］では「部分健忘」という用語の記載がなく，健忘は，あらゆるタイプの一過性ないしは永続性の記憶障害とされている。健忘は器質性（頭部外傷・脳血管障害・脳腫瘍・代謝性疾患など）と心因性に分類される。記憶の一過性障害の原因として，一過性脳虚血・脳震盪・てんかん・向精神薬などが重要である。
(三上章良)

⇨記憶，記憶障害，健忘，全健忘，逆向健忘，前向健忘，一過性全健忘，一過性脳虚血，脳震盪

[文献] 松下正明 (2009), Beaumont SG, Kenealy PM, Rogers MJC, ed. (1996)

部分発作

[英] partial seizure

1981年の国際抗てんかん連盟によるてんかん発作分類（いわゆるてんかん発作国際分類）で，てんかん発作は発作の始まり方により，全般発作と部分発作に大別されている。部分発作とは，脳の局所に限局した神経細胞群の過剰興奮から始まる発作をいう。過剰興奮が始まる部位がてんかん焦点である。部分発作は，焦点発作（focal seizure），局所発作（local seizure）とも呼ばれる。部分発作はさらに，発作中を通じて意識が保持される単純部分発作，意識が障害される複雑部分発作，二次性全般化部分発作の3種類に分けられている。なお1970年のてんかん発作国際分類では，部分発作は要素発作，複雑発作，二次性全般化部分発作に三分されていた。要素発作は，新皮質からのけいれんや感覚障害などの発作症状におおむね相当し，1981年の分類では単純部分発作のうち精神発作を除いた

ものにおおむね相当するが，現在は用いられない用語である。　　　　　　　　　（加藤昌明）
⇨全般発作，単純部分発作，複雑部分発作
[文献] Commission on Classification and Terminology of the International League Against Epilepsy (1981), Gastaut H (1970)

部分欲動
[英] component instinct
[独] Partialtrieb

　性器性欲優位に至る発達途上で，さまざまな性感帯（口唇，肛門，尿道，幼児における性器など）が独立して性欲動の源泉となってそれ自体の満足を求めたり，欲動満足の様式が特定の活動（サディズムとマゾヒズム，窃視症と露出症など）に限局されている性欲動のあり方を，部分欲動と呼ぶ。Freud S [1905, 1916-1917] は，部分欲動が成人になっても抑圧されない場合が性倒錯であり，抑圧が部分的かつ不十分な場合に神経症の症状形成に至るとした。性器性欲優位が確立された成人でも，性交時などに部分欲動が表出されることがある。　　　　　　　　　　　　（山科　満）
⇨幼児性欲，性感帯，性倒錯，サディズム，マゾヒズム，窃視症，露出症
[文献] Freud S (1905c, 1917e)

普遍的無意識　➡集合的無意識

父母カウンセリング　➡父母治療

父母治療
[英] parent therapy

　父母自身の精神的問題や葛藤へ介入することにより，児童・思春期の患者との親子関係や家族関係の心理的側面に治療上好ましい影響を与えることを目標として行われる [Ackerman NW 1958]。すなわち父母の親としての役割や機能の歪みを，技法としては，①ガイダンス，再教育，②父母としての役割に統合されたパーソナリティの意識的機能の再組織化，③パーソナリティの父母としての役割への統合を妨げるような無意識的機能の再組織化など，精神力動的技法などの技法を用いて治療する [Ackerman NW 1958, 國谷清朗ら1982]。セッティングとしては，同一または2人の異なる治療者が，児童・思春期の患者の個人治療と並行して，継続的に面接を続ける。
　　　　　　　　　　　　　　　　　（青木　豊）
⇨家族療法
[文献] Ackerman NW (1958), 國谷清朗, 本多裕 (1982)

不眠症
[英] insomnias

　入眠困難，睡眠維持困難，早朝覚醒，回復感欠如などの夜間の睡眠困難があり，それによって日中の疲労，不調感，注意・集中力低下，気分変調などの問題が生じ，QOL（生活の質）が低下した状態をいう。不眠症の国際睡眠障害分類では，①適応障害性不眠症，②精神生理性不眠症，③逆説性不眠症，④特発性不眠症，⑤精神疾患による不眠症，⑥不適切な睡眠衛生，⑦小児期の行動性不眠症，⑧薬物もしくは物質による不眠症，⑨身体疾患による不眠症などに分類されている。その中で臨床的に最も遭遇する疾患は，精神生理性不眠症である。精神生理性不眠症では，身体化された緊張と学習された睡眠妨害的な連想という二つの要因の相互強化の結果として，不眠の訴えとともに，それに関連した意欲の低下，注意・集中力の低下，全身倦怠感など覚醒時の機能低下がみられる。就床して，眠ろうとしてもなかなか寝付くことができないが，逆に眠ろうと意識しない状況で居眠りすることがあるなどの臨床上の特徴が挙げられる。すなわち，眠りに対するこだわりが強くなり，夜が近づくにつれて，不安が高まり，交感神経が優位になってかえって寝つけなくなる状態を呈する。精神生理性不眠症の治療

は，①睡眠衛生教育，②認知行動療法，③ベンゾジアゼピン系などの睡眠導入剤による薬物療法などが行われている。　　　（内村直尚）
⇨睡眠障害，睡眠薬
[文献] American Academy of Sleep Medicine (2005)

ブムケ
Oswald Bumke　1877～1950

ドイツの神経精神医学者で北ドイツのポンメルンの医家に生まれ，長じてフライブルク（旧東独），ライプツィヒ，ミュンヘン，ハレの各大学で医学を学ぶ。ハレではチフス菌の発見者 Eberth KJ の指導にて"Über eine Ruptur der aufsteigenden Aorta"で学位取得。1901 年フライブルク大学の Hoche A の助手，04 年に"Fehlen der Psychoreflexe der Pupillen bei Schizophrenie"（ブムケのサイン）で教授資格を得る。

1914 年ロシュトック大，16 年ブレスラウの Alzheimer A の死後，彼の後任となる，21 年ライプツィヒ大（Flechsig P の後任）の主任教授，24 年 Ludwig Maximilian 大で Kraepelin E の後任となる。28～29 年まで同大の学長，以後 22 年間大学を守ってきた。ミュンヘンでの Bumke は長らく大変だった。Kraepelin の弟子は招聘されず，Bumke は神経学志向で，存命中の Kraepelin は筋金入りの精神科医であり，一時大学内は政治争い，陰謀に明け暮れる。

Bumke は雄弁の上に天才的組織家であった。活動範囲も広く Archiv für Psychiatrie の主筆，Münchner Med. Wochenschrift の編集委員の座長をしたり，1923 年病に臥っていたレーニンの治療に Nonne M, Strümpel A von, Foerster O, Henschen S らとモスクワへ遠征し，かの地では革命思想家トロツキー，ラデックの知遇を得た。

ヒットラー時代には，ナチスに所属する各種の組織，連盟などで何らかの役を担った親ナチ派であった。　　　　（池村義明）
[主著] Bumke O (1904, 1917, 1929)
[文献] Engelhardt H von, Hartmann F (1991), Maurer K, Maurer U (1998)

扶養義務者
[英] legal sustainer

扶養義務者は民法 877 条で規定されており，「直系血族および兄弟姉妹は，互いに扶養をする義務がある」こと，および家庭裁判所は，「三親等内の親族においても扶養の義務を負わせることができる」と定めている。父母，祖父母，子，孫，および兄弟姉妹は互いに扶養義務者であり，叔父，叔母，甥姪は家庭裁判所の審判を経て扶養義務者になる。扶養義務者は精神保健福祉法 20 条 1 項で，後見人または保佐人，配偶者，親権を行う者とともに保護者となることが定められている。医療保護入院の保護者の多くは，扶養義務者のうちから家庭裁判所の審判により選任されている。同法 33 条 2 項で 4 週間に限り，保護者が選任されていない場合および同法 34 条の移送を行った場合に扶養義務者を保護者とみなし，その同意によって医療保護入院をさせることができると定められている。保護者の義務が重いとして扶養義務者が保護者への選任を拒否するケースが少なくない。（高柳　功）
⇨精神保健福祉法，保護者
[文献] 高柳功，山角駿 (2007)

フライバーグ
Selma Fraiberg　1918～1981

アメリカの児童精神分析家，乳幼児精神保健のパイオニア。ソーシャルワークと精神分析の両者を統合して，児童の早期発達に関する臨床研究を行った [Fraiberg 1959]。1960 年代の先天性視覚障害児の研究では，視覚障害から二次的に愛着障害が生じる過程を解明し，援助方法をまとめた [Fraiberg 1977]。1972 年ミシガン大学に，乳幼児精神保健分

野の最早期の研究プロジェクトである Child Development Project を立ち上げ，虐待，ネグレクトなど早期のトラウマをもつ母子への治療的介入を研究した。さらに 1979 年サンフランシスコに Infant-Parent Program を開設した。代表的論文 "Ghosts in the nursery" [Fraiberg ら 1975] で，養育者自身の負の体験が無意識に乳児に投影され関係性が障害された症例を報告し，親の内的世界が愛着形成に与える影響など，乳幼児精神保健の基礎的概念を作り，治療技法である親 - 乳幼児精神療法を確立した。

(濱田庸子)

⇨親 - 乳幼児精神療法，乳幼児精神医学
[主著] Fraiberg S (1959, 1977), Fraiberg S, Adelson E, Shapiro V (1975)
[文献] Shapiro V (2009)

プライミング
[英] priming

呼び水現象(効果)ともいう。過去に体験した先行刺激の受容が本人の意識に浮上しない形で，後続刺激の処理に何らかの促進効果を及ぼす現象を指す。プライミングは潜在記憶の中に分類され，基本的に再現意識（現在，体験していることが過去に体験したことであるという意識）を伴わず，先行刺激（プライム）を意識的に想起しなくても，後続刺激（ターゲット）の処理が容易になる（認知閾値の低下）。顕在記憶と対比してみると，プライミングは他にも処理水準の深さが影響しない点，効果が長続きする点，知覚的特異性が高い点などの特徴があり，系統発生的にも個体発生的にも早期に形成される基礎的な記憶であると考えられている。プライミングは，後続する刺激が先行刺激と同じ直接プライミング（反復プライミング）と，先行刺激と後続刺激とが同一ではなく，ある関係（主に意味的関連；意味プライミング）を有している間接プライミングとに大きく分けられる。通常，プライミングは健忘症候群では保たれている。

(三村 將)

⇨潜在記憶
[文献] 三村將（1996），元村直靖（1999）

フラストレーション　➡欲求不満

プラセボ効果
[英] placebo effect

プラセボとは，包装，味，におい，感触，形，色および大きさ等の概観上では実薬との識別が不可能で，薬理活性をもたないもののことである。プラセボ効果は，治療効果にかかわらず治療を受けていることに対する正の反応，つまり好ましい反応を意味する。プラセボ効果とは逆に負の反応として「ノセボ効果（nocebo effect）」という用語が用いられることがあるが造語である。手術に対するプラセボは存在しないため，主に薬剤に限定される。臨床試験におけるプラセボの役割は薬効評価のための対照と盲検化である。薬剤の治療効果は，真の薬効に加えプラセボ効果が含まれるためプラセボ対照二重盲検比較試験では，プラセボ群を対照とし被験薬とプラセボ群の効果を差し引くことで，被験薬の有効性を推定する。ICH（日米 EU 医薬品規制調和国際会議）E10 ガイドライン [厚生労働省医薬局審査管理課長 2001] では，うつ病や不安障害等のようにプラセボに対する反応性が一定しない領域では，非劣性試験により被験薬の有効性を証明することは不可能であることが指摘されている。

(中林哲夫)

⇨二重盲検法，無作為化比較試験〔RCT〕
[文献] 厚生労働省医薬局審査管理課長（2001）

プラダー＝ウィリ症候群
[英] Prader-Willi syndrome

第 15 番染色体異常（父親由来 q11-q13 領域の隣接遺伝子群の発現欠如）により，内分泌系異常，身体奇形などの多彩な身体症状と，特有の行動異常をきたす遺伝子疾患である。

行動異常としては，食行動異常（過食）による高度肥満と，結果としてのⅡ型糖尿病の合併がとくに問題である。さらに，強迫性，頑固さ，プライドの高さ，執念深さ，かんしゃく，反復症，皮膚の引掻きなどが伴い，パニック障害，気分障害，幻覚妄想などの精神疾患も合併する。知能については境界〜軽度遅滞だが，ジグソーパズルが得意という特殊能力があり診断基準にも挙げられている。母親由来の同領域遺伝子群の発現欠如では，臨床像の全く異なるアンジェルマン症候群（Angelman syndrome）が出現する。遺伝子発現欠如の原因には，欠失（deletion〔70%〕），母親由来の15番染色体が2本存在する（uniparental disomy；UPD〔25%〕），刷り込み変異（imprinting mutation〔5%〕），染色体転座（balanced translocation〔0.1%〕）がある。遺伝子異常のパターンによって臨床像が異なり，欠失よりもUPDの方が若干軽症であるとされている。発生頻度は20000人に1人で，性差，人種間の差はない。

（加藤元一郎）

⇨染色体異常
[文献] 加藤元一郎，前田貴記（2004）

フラッシュバック

［英］flashback

　過去の体験が強い感情とともに視覚的に，一過性に再体験されること。DSM-Ⅳでは幻覚剤持続性知覚障害として分類される。典型的にはLSD，メスカリンなどの幻覚性物質の大量の摂取の後，中毒状態を脱した後に生じる。最終摂取の数ヵ月後に生じることも多い。幻視の内容は無意味な幾何学模様や，色彩，輝き，薬物摂取中の幻視の再体験などであり，ストレスや不安，同一もしくは他の薬物の再摂取が誘因となりやすい。それについて考えるだけで自己誘発性に生じることもある。真性幻覚とは異なり，現実との区別は基本的に可能である。PTSDでトラウマとなった体験が当時の恐怖感，身体反応を伴い，幻覚と区別できないほどの明瞭な感覚を伴って再体験されることもフラッシュバックと呼ばれる。

（金　吉晴）

⇨幻覚薬，精神異常発現薬，LSD-25，瞬間想起現象，PTSD〔外傷後ストレス障害〕，急性ストレス障害
[文献] Abraham HD（1983）

フラッディング法

［英］flooding

　不安が喚起される刺激の中で最も強度の強い刺激を患者に提示し，刺激への馴化を起こさせることによって不安・恐怖反応の消去をねらう治療法。強度の強い刺激に曝すと患者には非常に強い情動反応が生じるため，emotional flooding（情動的フラッディング）と呼ばれた。しかし，1960年代以降に進められた研究の結果，とくに強度の強い刺激を提示しなくても馴化は生じるため，刺激場面に曝す手続き一般が曝露法（エクスポージャー，exposure）と呼ばれるようになり，現在では，曝露法の中で刺激強度の強い場面に曝す手続きを単にフラッディング法と呼んでいる。対象者に習得してもらう反応をモデルで提示するモデリング法と併用して用いられることが多い（modeling/flooding）。広場恐怖，強迫性障害，外傷後ストレス障害，社交不安障害，特定の恐怖症など，不安障害の治療に適用される。

（坂野雄二）

⇨馴化作用，持続エクスポージャー療法，モデリング，広場恐怖，強迫性障害，PTSD〔外傷後ストレス障害〕，社会不安障害，恐怖症，マークス
[文献] Wolpe J（1969/1973/1982/1990）

フランクル

Victor Emil Frankl　1905〜1998

　アウシュヴィッツの強制収容所での体験とその分析を綴った『夜と霧』の著作でよく知られるオーストリアの精神医学者。1946年

よりウィーン市立総合病院精神科部長とウィーン大学医学部神経科教授を兼任した。ウィーン大学医学部を卒業後，この街で活躍していた Freud S や Adler A の教えを受けた。第二次世界大戦，ユダヤ人迫害の対象となり強制収容所で，限界状況（Jaspers K）を体験した。この時の体験が Frankl の精神医学理論，ひいては思想形成にとり決定的な影響を及ぼした。彼は Freud の精神分析，また Adler の個人心理学とは一線を画す形で実存分析（Existenzanalyse）とロゴテラピーを創始し，精神療法において大きな貢献をした。このアプローチの根本には，人間は苦悩する者（ホモ・パティエンス；Homo Patiens）であることを本質とし，苦悩を引き受け，苦悩することによってはじめて人格の成熟をするという洞察がある。この考え方は，強制収容所に拘留され死の恐怖に直面した自らの限界状況を引き受け，生き抜くための指針に裏打ちされていることは間違いない。熱心に治療に当たる臨床家で，その実践の中から実存的欲求不満を基礎に生じる神経症を指す精神因性神経症（noogene Neurose）という術語を提唱した。集団的パラノイアといえるナチズムの現象を目の当たりにした Frankl は，時代精神の病理についても発言し，近代以降，人間が超越的次元を忘却して，人間中心主義を推し進めた結果，ヒューマニズムの危機に陥っていることに警鐘を鳴らした。 (加藤　敏)
⇨実存分析，ロゴテラピー
[**主著**] Frankl VE (1946a, 1946b, 1947, 1951, 1955, 1956, 1959a, 1959b, 1960, 1967)

ブランケンブルク
Wolfgang Blankenburg　1928〜2002

ドイツの現象学的精神病理学者。フライブルクで Heidegger M に哲学を学んだのち精神医学に転じ，Binswanger L の現存在分析を継承しながら，Husserl E の厳密な現象学の方法をも取り入れて，とくに統合失調症者の世界および自己との関わりを追求した。弱冠 30 歳の時に『スイス神経精神医学雑誌』に発表した「妄想型統合失調症の 1 例についての現存在分析的研究」で一躍脚光を浴び，41 歳でフライブルク大学からハイデルベルク大学に移って，Baeyer W von, Tellenbach H らとともに人間学的精神医学の「新ハイデルベルク学派」を形成した。その後，ブレーメン市立病院精神科部長を経て，マールブルク大学精神科主任教授を 65 歳の停年まで勤めた。単純型統合失調症における経験的自己と超越論的自己との関係の障害を論じた『自然な自明性の喪失』は邦訳されて日本の精神病理学界に多大な影響を及ぼした。厳密な哲学的思索を貫く一方で，終始臨床に密着した実践的姿勢を堅持し，薬物療法に対する批判的考察，リハビリテーション論，家族療法論などの論文もある。没後『目立たぬものの精神病理』と題する論文集が刊行されている。 (木村　敏)
⇨現存在分析，現象学，ハイデルベルク学派，自然な自明性の喪失
[**主著**] Blankenburg W (1958, 1971, 2007)

プリオン病
[英] prion diseases

ヒトおよび動物にみられる中枢神経系の致死性伝播性疾患で，その病態生理や伝播因子にプリオン蛋白（prion protein；PrP）が深く関与している疾患群である。Gajdusek DC ら [1966] は，ニューギニアの Fore 族に蔓延していた，小脳失調と躯幹の振戦を主症状とする Kuru 患者の脳乳剤をチンパンジーの脳内に接種することにより伝播実験に成功し，その後同様な海綿状脳症の病理像を有するクロイツフェルト＝ヤコブ病（Creutzfeldt-Jakob disease；CJD）でも感染実験に成功した。Prusiner SB [1982] は感染性分画に核酸はなく，蛋白質のみであることを発見し，これを蛋白性感染因子（proteinaceous infection paricle；prion）と命名した．宿主の第20番染色体短腕上の遺伝子（PrP遺伝子）によってコードされており，主に中枢神経に発現している．正常のPrPは感染性がなく，蛋白分解酵素で分解され，蓄積することはない．一方，異常PrPは翻訳後に立体構造の変化を起こし，蛋白分解酵素抵抗性となり，脳内に蓄積することにより神経障害を生じるとされている．

ヒトのプリオン病の代表はCJDで，孤発性，遺伝性，獲得性に大別される．
(1)孤発性　プリオン病の約80％を占め，有病率は100万人に1人前後である．中年の発症が多く，性格変化，異常行動，知能低下，皮質性視覚障害，運動失調などで発症し，亜急性に進行する．ミオクローヌス，錐体路徴候，パーキンソニズムなどが加わり，数ヵ月で失外套状態，除脳硬直状態となり，通常2年以内に死亡する．PrP遺伝子に異常はみられない．髄液中の14-3-3蛋白が初期より増加し，脳波では周期性同期性放電，MRIでは拡散強調画像での高信号域などが診断の一助となる．病理学的に最も多いのは亜急性海綿状脳症で，海馬を除く大・小脳の灰白質，白質，脳幹は萎縮し，神経細胞脱落とグリオーシスに加え，高度の海綿状変化をみる．PrP免疫染色では灰白質がびまん性に染色される．
(2)遺伝性　PrP遺伝子自体に変異があり，当初より異常PrPが合成される．家族性CJD，ゲルストマン＝ストロイスラー病，致死性家族性不眠症がこれに含まれる．
(3)獲得性　Kuruは死者の脳を食することにより伝播したものであるが，その他に角膜移植，深部電極刺入，脳外科手術時に修復用に多用されたヒト死体由来の硬膜移植，ヒト死体下垂体より抽出したホルモン注射など，医療行為を介して発症したと考えられるCJDがある．また英国とフランスを中心に報告されている変異型CJDは病像や病理所見が孤発性CJDとかなり異なるが，1985年から英国で発生した牛海綿状脳症（狂牛病）のヒトへの伝播が推測されている．

治療薬の開発が行われているが，いまだ有効な治療手段はない． (冨永 格)
⇨クロイツフェルト＝ヤコブ病，ゲルストマン＝ストロイスラー病，亜急性海綿状脳症
【文献】 Gajdusek DC, Gibbs CJ, Alpers M (1966), Prusiner SB (1982)

ブリケ症候群
［英］Briquet's syndrome

1859年にフランス人のBriquet Pにより記載された，医学的な説明のつかない多彩な身体症状が反復して出現する慢性の疾患．身体化障害の原型となる概念で，転換性障害とともに，従来ヒステリーと呼ばれていた．女性に多く，米国の家族研究では，男性の反社会性パーソナリティ障害と女性の身体化障害が同一家系にみられることが示されている．

(中尾和久)

⇨身体化障害，ヒステリー
【文献】 Briquet P (1859), Guze SB, Cloninger CR, Martin RL, et al. (1986)

フリース
Wilhelm Fliess　1858〜1928

ベルリンの耳鼻科医で，1887〜1902年の間，Freud Sが精神分析を創始する時期に手紙その他で交流した．Freudが彼に宛てた手紙は死後公刊され，FreudはFliessの概念から大きな影響を受けて，その交流を自己分析として活用したことがわかっている．Fliessは鼻と性器との関連性に注目し，頭痛や神経痛を伴う「鼻反射神経症状」という新しい症候群を1897年に発表，さらには耳鼻科の領域から生物学全般に関心をもち，やや神秘的な生命の周期学説を提唱し，1906年の『生の律動』'Der Ablauf Des Lebens'を出版している．その学説は，月に1回月経が起き

るように，あらゆる生命活動に周期性があるというもので，男性には 23 日，女性には 28 日の周期があり，男女は基本的に両性具有なので，それぞれの周期が男性にも女性にも影響を与えるというもので，この点で彼はバイオリズム研究の先駆者と呼ばれる。息子の Fliess R は著名な精神分析家になっている。

(妙木浩之)

⇨自己分析，両性素質，同性愛，フロイト，S.，ボナパルト
[主著] Fliess W（1906）
[文献] Fliess R（1956），Masson JM（1985）

フリースクール

[英] free school

一般にフリースクールと呼ばれる概念は，アメリカやイギリスなどでも使われ，また非常に多義的である。日本では，主に公立学校に通っていた子どもが不登校になった場合の受け皿として，学習権の保障や安心して過ごせる居場所を提供する施設，通信制高校での学習をサポートするサポート校など，既存の学校とは異なる機関や施設がフリースクールと総称されている。フリースクールの状態は，設置主体，規模（子どもの数），活動内容などさまざまである。学校のようなカリキュラムをもっているところもあれば，子どもの主体性を重視してかなり柔軟に設定しているところまで幅広い。正規の学校としての認可を受けていないため，フリースクールを卒業・修了しても進学や就職，資格取得に必要な学校の卒業資格は得られないが，1992 年からは在籍する学校の校長の裁量によって，フリースクール等の民間施設に通った期間を出席扱いすることができるようになった。

(柘植雅義)

⇨不登校

フリーター

[英] freeter

1987 年にアルバイト情報誌の編集者が「フリーアルバイター」を略して定着した造語。厚生労働省の定義では，15 歳から 34 歳で在学しておらず「アルバイト・パート」と呼ばれる雇用者，あるいはそうした仕事を希望する無業者とされる。本来は若者が選ぶライフスタイルの一つだったが，近年では雇用状況が悪化したため急増した，不安定雇用に苦しむ若者を象徴する言葉となっている。ニートやひきこもりなどとも関連性が深い。

(斎藤 環)

⇨ひきこもり
[文献] 内閣府 編（2003）

フリッツ [症例]

Fritz V

Asperger H が 1944 年までに観察し，それぞれ詳細に記述してきた 200 例のアスペルガー症候群患児の代表例の一人である。

まったく修学不能ということで学校側の紹介で Asperger の前に現れた時，フリッツは 6 歳であった。正常に生まれ，特別な脳や身体疾患の経験はなく，発育が遅かった。やせて華奢，顔貌は繊細で分化し，まるで王子のようである。不器用で，日常生活上の必要行為の習得は困難であった。言葉の発達はむしろ早く，躾，教育は著しく困難，彼の行動はコントロール不能に近く，やりたい放題，指示とは反対行動で，絶えず動き回り，落ち着きが欠如。制限を無視し，何にでも興味を持つ。物品の破壊行為顕著。

入院病棟ではつねにひとりを好み，他の児童とは融和しない。ドロップアウトし，絶えず徘徊，ステレオタイプな動き，揶揄されるとすぐ攻撃的になり，抑制が効かず，打ちかかる。周りに心を開かない，感情の表現を欠き，心配，叱咤にも無反応，むしろ相手のイライラや怒りを楽しんでいるようである。突

然の奇行，奇声を発する．知能テストは極めて困難．ただ数や計算には異常な興味を見せ，尋常ならざる才能を示す．Asperger らの治療教育にて，第3学年まで進学．

彼の家系は母親側にはインテリが多いが大概は変わり者である．父親は農家出身で，地位ある国家公務員にまで出世．物静かで内にこもり勝ちである．

フリッツのような人格の異常偏倚の場合，病態より，二つの臨床疾患単位，すなわち，①児童統合失調症，②脳炎後のパーソナリティ障害を鑑別すべきであるが，しかし本人はこの2病態にみられる本態特徴をいずれも欠く．
(池村義明)

⇨アスペルガー症候群
[文献] Asperger H (1944), 池村義明 (2002, 2004, 2008), Remschmidt H, Hebebrand J (1990), Wing L (1981)

ブリーフサイコセラピー ➡短期精神療法

ブリーフセラピー

［英］brief therapy

短期療法，短期精神療法，簡易精神療法，簡便精神療法などという訳語があてられるが，その指すところはさまざまである．Mann J の時間制限精神療法や，Talmon M のシングル・セッション・セラピーなどが有名であるが，それにとどまるものでもない．明確な治療目標や治療期間を設定しない旧来の精神分析ないし精神力動的精神療法に対して，治療目標や治療の焦点を絞ることで治療期間を短期にすることを達成した短期精神力動的精神療法（本邦では，簡易精神分析などと呼ばれた）を指している場合もある．また，日本では慣習的に，解決指向型精神療法を指すことも多い．
(藤澤大介)

⇨短期療法，簡易精神療法，時間制限精神療法
[文献] Talmon M (1990), Mann J (1973), 前田重治 (1978)

ブリュッケ

Ernst Wilhelm Ritter von Brücke
1819〜1892

ドイツの医師，生理学者であり，1849年よりウィーン大学の生理学教授になり，1873年にはナイトの称号を与えられている．Du Bois-Reymond E, Helmholz H らとベルリンで生理物理学会（Phychikalische Gesellschaft）の創設に，その後，ケーニヒスゲルクの生理学教授を経て，ウィーン大学の教授になる．有機体の諸原理は物理化学の力動，あるいはエネルギー恒常説とほぼパラレルな形で働くという考え方を基本的な仮説とした．そのため彼の研究室にいた Waldeyer W は1891年に神経の組織についてニューロン学説に近い理論を打ち立てた．またその後彼に師事した Freud S に個人的な人生を左右しただけでなく，その基本的な着想である精神力動的な仮説に多大な影響を与えた．Freud の心身の関係性の理論，リビドー論，原子論的，機械論的な発想は，Brücke の影響が強いと考えられている．
(妙木浩之)

⇨フロイト，S.
[主著] Brücke EW (1871)
[文献] Sulloway F (1979)

フリーラン ➡自由継続

プリンツホルン

Hans Prinzhorn 1886〜1993

精神病患者の造形（Gestaltung）に関心を向け，芸術と非芸術の境界を超える表現精神病理学を切り開いた．美術史と声楽を学んだのちに医学に進み，ハイデルベルク大学の助手時代に教授 Wilmanns K が始めていた収集を引き継いでヨーロッパ各地の病院から5千枚に及ぶ患者の作品を集め，1922年に『精神病患者の造形』を著した．Klages L の表現学や民族心理学を拠り所に，小児や未開人の造形と患者の造形の共通性に着目した．美

術の修練を受けていない患者の作品の中に文明に抑圧されない普遍的，原初的な表現過程すなわち遊戯性，装飾性，規則性，模倣性などの傾向が見出されるとした。ハイデルベルク大学所蔵のコレクションは Klee P など表現主義の画家らに影響を与え，近年はアウトサイダーアートとの関連で再評価されている。ハイデルベルクを 2 年で去ってからは活動の場所を転々と変え，精神療法，人格心理学，心身問題，ニーチェ論や Gide A の作品の独訳など，多方面の仕事を残した。　（中谷陽二）
⇨表現精神病理学
[主著] Prinzhorn H（1919, 1922）
[文献] Bader A（1979），宮本忠雄（1983）

フルボキサミン
[英] fluvoxamine

　フルボキサミン（デプロメール，ルボックス）は，1970 年代にオランダのソルベイ社で開発された選択的セロトニン再取り込み阻害薬（SSRI）であり，わが国では 1999（平成 11）年に上市された。シグマ-1 受容体に親和性を示すことも知られている。現在の適応症は，うつ病・うつ状態，強迫性障害，社会不安障害。至適用量は 50〜150 mg/日。その他の不安障害や摂食障害（神経性大食症）の治療に用いることもある。　（山田和男）
⇨SSRI〔選択的セロトニン再取り込み阻害薬〕

FLAIR 法　フレアほう
[英] fluid attenuated inversion recovery

　MRI 撮像法の一つであり，パルスシーケンスの preparation 期において縦磁化を反転させる反転パルス（inversion pulse）を印加する inversion recovery（IR）法の一種である。IR 法では，反転パルスにより Z 軸方向の磁化が一度反転し，T1 緩和により再び元の符号に回復してくるが（inversion time；TI），その過程で大きさが 0 の null point を通過する。FLAIR 法では，脳脊髄液の磁化が null point となるように TI を設定することでその信号を抑制した画像が得られ，脳表，脳室近傍等に位置する脳病変の診断能の向上に利用されている。　（松澤 等）
⇨MRI，脳画像〔ブレインイメージング〕
[文献] De Coene B, Hajnal JV, Gatehouse P, et al.（1992），Hajnal JV, De Coene B, Lewis PD, et al.（1992）

プレイセラピー
[英] play therapy

　言語によって自分の考えや感情を十分に表現するには至らないクライエントを対象とする遊びを主な表現，コミュニケーションの手段とする心理療法。遊戯療法とも呼ばれる。当初は神経症圏の幼児・児童を対象としたが，次第に精神病圏の子ども，広汎性発達障害児，被虐待児，難治性疾患，自然災害や事故後のこころのケアなど，より重篤なあるいは幅広い問題を対象とするようになってきた。決められた時間と場所の枠の中で遊具・玩具を用いて遊ぶが，子どもにとっては遊び自体に自己治癒的な意味がある。並行して親面接を行うことが一般的である。理論的立場の展開は，Freud S の精神分析の流れを汲む Freud A と Klein M による児童分析，Winnicott DW の対象関係学派がある。Axline VM［1947］は Rogers CR のクライエント中心療法の立場から，子どもの主体性を重んじる非指示的なプレイセラピーを提唱した。Axline による 8 つの基本原理は学派を問わずプレイセラピーの基本とされている。　（村瀬嘉代子）
⇨対象関係（論），クライエント中心療法
[文献] Axline VM（1947）

ブレインイメージング
➡脳画像〔ブレインイメージング〕

ブレインバンク
[英] brain bank

人の死後脳を体系的に収集し，保存し，研究者に利用しやすい形で提供する仕組み。精神疾患の原因解明のためには，脳の分子細胞レベルでの研究が必須であり，死後脳を収集できる施設と最先端の神経科学研究を行う施設の連携を促すことにより研究が促進されることから，ブレインバンクの設立は精神神経疾患解明のために必須である。他の研究者に提供する仕組みが整っていない場合は，施設内コレクション，脳リソースなどと呼ばれる。海外では多くのブレインバンクが活動しており，中でも多数の施設に脳サンプルを供与してきたスタンレーブレインバンクの活動は，精神疾患の死後脳研究に大きく貢献した。日本では東京都健康長寿医療センター・高齢者ブレインバンク，福島県立医科大学・精神疾患死後脳バンク，国立精神神経センター・パーキンソン病ブレインバンクなどがある。近年，精神疾患ブレインバンクの必要性の認識が高まり，日本生物学的精神医学会のブレインバンク設立委員会が設立を目指して活動している。　　　　　　　　　　　　　　　　（加藤忠史）
[文献] 池本桂子，國井泰人，和田明ほか（2008）

プレコックス感
[英] praecox feeling
[独] Praecox-Gefühl
[仏] sentiment præcox

Rümke HC は統合失調症か否かについて，個々の症状の列挙ではなく，統合失調症患者を前にして，対人的相互関係の中で面接者側に生ずる独特な感覚，すなわちプレコックス感の把握で診断することを提唱した。それは（面接者にとっての）「統合失調症体験」とも換言される。彼は統合失調症の基本的な症状として対人接近本能の減弱の存在を推測している。患者側の対人接近が乏しいため，面接者の感情移入が患者に届かないことで，面接者は異質なものの存在を己の内部に感ずる。それは一種の奇妙なためらいと自分がよそ者であるという内的自己不確実感の体験であり，患者とコミュニケーションを成立させようとする医師にとっては，自分のナルシシズムの鼻がくじかれたような感覚である。当初，Rümke はプレコックス感の生じない患者は真性統合失調症ではないとしたが，陳旧性統合失調症患者ではこれが生じないなど，病勢で変化するものと修正した。　　（小林聡幸）
⇨リュムケ
[文献] 中井久夫（1984），Rümke HC（1941）

フレゴリ症候群
[英] Frégoli syndrome

一人の迫害者がさまざまな人物に変装して患者の前に現れると訴える人物誤認の一形式で，統合失調症にまれな頻度で出現する。Frégoli は変装を特技とした俳優の名前で，外観の差異にかかわらず実体の同一性を主張する点から「ポジティブな替え玉錯覚」とも呼ばれる。人物の同一性に関する判断の誤りは「このもの性」の成立に関わる存在論的条件に根ざしているため，本症候群を錯覚・妄想知覚・妄想着想・相貌失認・記憶錯誤といった要素レベルの障害に還元することはできない。　　　　　　　　　　　　　　　　（鈴木　茂）
⇨人物誤認，妄想性人物誤認症候群，錯覚／脱錯覚，カプグラ症候群
[文献] Courbon P, Fail G（1927）

プレスビオフレニー
[英] presbyophrenia
[独] Presbyophrenie

老年認知症（senile dementia）の中の一型で，著しいコルサコフ（Korsakov）症状（記銘力低下，失見当）を示すが，精神的・情動的には活発で，身体的には見かけ上の活動が活発な状態。

認知症は大脳皮質内に不溶性アミロイドや

リン酸化タウ蛋白の沈着による神経細胞変性変化をもとに，記銘力障害や失見当などの認知機能障害が出現するが，情動反応は外部の刺激に対する辺縁系を主な情報処理過程に起因し，認知症者でも比較的保たれている。このため，表面上でも外界からの反応に適した"結果"を提示できれば，精神的には安定し，見かけ上こうした活動を"遂行しよう"とする状態が保たれ，精神的に安定し，活動が活発な状態になると考えられる。

認知症の精神症状は必ずしも，大脳皮質の障害のみならず，病前性格，環境因子が絡んだものであることを示す一例と考えている。

(堀　宏治)

⇨認知症，コルサコフ症候群，記銘力，失見当(識)

プレセニリン

[英] presenilin

家族性アルツハイマー病の原因遺伝子として 1995 年に同定された。プレセニリン 1 には 70 以上の変異が知られており，家族性アルツハイマー病の大部分を説明する。プレセニリン 1（presenilin 1；PS1）は第 14 番染色体，プレセニリン 2（presenilin 2；PS2）は第 1 番染色体上の遺伝子によりコードされ，それぞれ 467，448 アミノ酸からなる。主に小胞体やゴルジ体に局在し，膜内蛋白分解酵素としての作用を有しており，アミロイド前駆体蛋白や notch 蛋白を切断する。アルツハイマー病の脳に沈着する Aβ アミロイド蛋白はその前駆体であるアミロイド前駆体蛋白（APP）から β-セクレターゼおよび γ-セクレターゼによって切り出されるが，プレセニリンは γ-セクレターゼの活性本体と考えられている。プレセニリンに異常が起こると，γ-セクレターゼによる APP の切断位置が 2 アミノ酸だけ C 末側にシフトし，正常ではあまり産生されない長い Aβ42 が産生され，Aβ42 は Aβ40 よりも凝集しやすく脳に沈着しやすいことによりアミロイド沈着が説明されている。

(武田雅俊)

⇨アルツハイマー型認知症，アミロイド β 蛋白

プレパルスインヒビション

[英] pre-pulse inhibition；PPI

弱い聴覚刺激が先行することによって本来ならそれよりも強い聴覚刺激によって誘発される驚愕反応（ヒトでは瞬目反射）が抑制されることをいう。PPI は知覚情報を伝達する大脳皮質-基底核-淡蒼球-橋からなる神経回路によって維持されていると考えられている。一般に統合失調症では PPI が減弱し，初発未投薬患者でも報告されている［Mackeprang T ら 2002］。二つの聴覚刺激を聞かせて記録した事象関連電位（P50）も統合失調症で減弱する［Judd LL, McAdams L ら 2002］。PPI の減弱は幼弱期の海馬損傷，幼弱期隔離など統合失調症の発達障害モデルでも報告されている［Swerdlow NR, Geyer MA 1998］。PPI や P50 の減弱と脳内ニコチン性アセチルコリンレセプターの脱感作の異常との関連が示唆されている。

(秋山一文)

⇨驚愕反応，統合失調症［生物学］

[文献] Mackeprang T, Kristiansen KT, Glenthoj BY (2002), Judd LL, McAdams L, Budnick B, et al. (1992), Swerdlow NR, Geyer MA (1998)

ブロイアー

Joseph Breuer　1842～1925

ウィーンの高名な医師，科学者。迷走神経による呼吸の自動的制御や三半規管による身体の姿勢調節機構を発見。1868 年私講師，1871 年開業，1894 年ウィーン科学院客員。

1870 年代終わりに Freud S と知り合い，家族ぐるみの親しい間柄となり，さまざまな援助を行った。1880 年 12 月から 1882 年 6 月までヒステリーの古典的な症例とされるアンナ・O 嬢（本名は Bertha Pappenheim）に催眠を含む治療（患者曰く「談話治療，煙突掃除」）を行い，これを通利療法（cathar-

sis）と名づけた。彼の臨床経験と発想から多くの示唆を受けた Freud は，共に「ヒステリー研究」などを著し，後に自由連想法による精神分析療法を確立した。しかし Breuer は，患者からの恋愛転移に耐えられず，神経症の性的病因論を受け入れられず，1897年 Freud が Fliess W と親密になった頃から Freud とは疎遠になっていった。　（池田政俊）
⇨アンナ・O［症例］，自由連想（法）
[主著] Breuer J, Freud S（1893, 1893-1895）
[文献] Jones E（1953-1957），Strachey J（1966）

フロイト，A.
Anna Freud　1895〜1982

　Freud S の末娘にしてその寵愛を受け，彼の子どもの中で唯一精神分析家となった。1938年父と共にロンドンに亡命し，やがて Hampstead Child Therapy Clinic（ハムステッドクリニック）を設立して終生その地で活動したが，その影響はむしろアメリカで大きかった。学問的には，自我の防衛機制を整理・体系化し，Hartmann H らと共に精神分析学を深層心理学から自我心理学へと転回・発展させた功績は大きい。また早くから精神分析を児童に適用することを試み，自由連想に代わるものとして遊戯療法を導入した。さらに，発達ラインの概念を提示し複雑な発達過程を多面的に捉える観点を確立し，これは発達プロフィールを用いた発達診断システムへと発展した。他方，遊戯療法の技法やその理論的背景を巡って，長年にわたり Klein M と激しい論争を繰り広げた。精神分析や児童精神医学だけでなく，保育や教育学にも多大な貢献をなした。　（山科　満）
⇨フロイト，S., 自我心理学，プレイセラピー
[主著] Freud A（1936, 1965）
[文献] 妙木浩之（2010）

フロイト，S.
Sigmund Freud　1856〜1939

　精神分析の創始者。オーストリア帝国下モラビアの小都市フライブルグの裕福でないユダヤ人家庭に生まれ，4歳からウィーンに在住。ウィーン大学医学部に進み，神経学の道を進んだ。しかし，さまざまな事情で大学でのアカデミックな人生をあきらめて1886年に開業し，多くのヒステリーの患者と出会うことになった。

　当初，先輩医師の Breuer J と共同でヒステリーの病理と治療論を研究し，共著『ヒステリー研究』で，ヒステリーを性的外傷にもとづく病理とし，無意識的記憶の意識化，除反応による治療を主張した。だが，ヒステリー患者の回想が必ずしも事実ではないことを悟り，ベルリンの耳鼻科医 Fliess W との文通の中で自己分析を進めるうちに，外傷でなく内因的欲動に病因を求めるに至り，エディプスコンプレクスを中核とする心的組織化についての発想を得た。その成果は，自らの夢を素材にした著作『夢の解釈』［1900］となり，ここに至って精神分析が姿を現した。その後，精神分析という実践を一つの人間の心に対する研究法として人間のこころの深部を解明する営みを続けていった。幼児性愛から生殖性へと向かう性的発達，快原理から現実原理，一次過程から二次過程に向かう自我発達，発達／固着／退行による発達論的病理形成論，治療設定としての自由連想技法，転移と抵抗を中心とする治療過程，ナルシシズム，喪の仕事などを次々に着想して，1920年にはほぼ精神分析の古典理論を確立した。「ドラ」「鼠男」「狼男」などの魅力的で詳細な症例も呈示した。同時に，1910年に国際精神分析学会を成立させ，国際的な精神分析運動を主導した。1920年以後はがんに苦しみながら，自分の理論を批判的に再考察し，多くの理論の修正をなしとげた。とりわけ，死の本能を含み込んだ本能論，エス／自我／超自

我という新しい局所論，信号不安という概念を含む不安論といった新しい概念化を生み出した。同時に『終わりある分析と終わりなき分析』[1937]において自分の生み出した精神分析の限界にも触れた。1938年ナチスのオーストリア侵攻に伴って娘のアンナらとロンドンに亡命し，1939年当地で死亡した。

(藤山直樹)

⇨精神分析，エディプスコンプレクス，無意識，自我，超自我

[主著] 巻末「参考文献一覧」Freud S (1893-1940) 参照

フロイト的治療態度

[英] Freudian attitude

小此木啓吾は1960年代初めに世界の動向に先駆けて精神分析における治療者の基本的な態度にはフロイト的態度とフェレンツィ的態度が内在していることを明確化した。フロイト的態度は以下のような心のあり方である。①臨床的個人主義（治療者と患者とを個として尊重する），②合理主義（真実，自然科学的精密さ，精神科学的厳密さ，人間的誠実さの重視），③対話的協力（言語的コミュニケーションを重視しつつ，非指示的，受動的，平等に漂う注意，などという独特な傾聴の仕方と解釈の伝達という試行錯誤的な対話過程を特徴とする），④精神内界主義（行動化を抑制し，心的現実，言語化，洞察に価値を置く，禁欲原則にもとづく態度），⑤医師としての分別（分析の隠れ身，匿名性，価値を押し付けない，心を構成するすべての側面に等距離，confidentialityの維持，守秘義務，職業として社会的に公認された精神療法という認識）などである。フェレンツィ的態度に比べ，厳格さが際立つが，これらの治療態度を守って初めて精神分析の治療機序と技法が成り立つもので，訓練をとおして身につけるべき基本である。

(狩野力八郎)

⇨医師としての分別，禁欲規則，中立性［分析者の］，能動性／受動性［分析者の］，フェレンツィ的治療態度，分析の隠れ身，フェレンツィ，フロイト，S.

[文献] 小此木啓吾 (1961, 1964)

ブロイラー，E.

Eugen Bleuler 1857〜1939

スイスの精神医学者。チューリッヒ近郊の農家出身。1881年チューリッヒ大学卒業後，パリ，ロンドン，ミュンヘンに遊学。1885年，チューリッヒ大学精神科病院ブルクヘルツリ第4代主任教授Forel Aの下で助手となる。29歳で州立精神科病院の院長となり，12年間，患者と起居を共にする。その膨大なメモから『早発性痴呆または精神分裂病群』が生み出された。1898年ブルクヘルツリの第5代主任教授となる。Jung CGと共同してFreud Sの精神分析を研究し，それをKraepelin Eの早発痴呆に応用し，新たに統合失調症という名称を提唱した。最も重要な特性は精神機能の分裂にあるとして，連合障害，情動障害，自閉，両価性を基本症状（Bleuler Eの4A），幻覚，妄想などを副次症状とした。さらに連合障害を一次症状，その他を二次症状とする精神力動論を展開し，精神療法への道を開いた。自閉，両価性の他に，情動性，二重記帳，道化症候群，同調性，器質性精神症候群などの精神医学用語を作り上げた。その人格特徴はPolyphrenieとされる。

(人見一彦)

⇨統合失調症，早発性痴呆，自閉，アンビヴァレンス，道化症候群，同調性

[主著] Bleuler E (1911, 1916)
[文献] Bleuler M (1979), Scharfetter C (2006)

ブロイラー，M.

Manfred Bleuler 1903〜1994

スイスの精神医学者。1903年チューリッヒ生，1994年スイス，ツォリコン没。Bleuler Eの息子で，1942〜1969年までチューリ

ッヒ大学精神科教授。主な業績に統合失調症の長期経過研究，統合失調症の内分泌研究，遅発統合失調症，内分泌的精神医学がある。統合失調症の長期経過研究［1941, 1972］では，統合失調症には典型的な経過がないことを明らかにし，Kraepelin E に代表される悲観的すぎた予後観を大きく修正した。内分泌的精神医学については，個々の内分泌器官の種類と関係なく，さまざまな内分泌疾患にほぼ共通した精神症状が存在することを見出し，1948年に内分泌精神症候群（endokrines Psychosyndrom）を発表した。この症候群は気分変調，意欲低下，個々の欲動の異常を主徴とするもので，一般的には脳局所精神症候群（hirnlokales Psychosyndrom）の概念に属する。精神的な病像からは特定の身体的原因を明らかにすることができないことを示した。1943年には統合失調症全体の約15%が40歳以降に発症した遅発例であることを明らかにし，遅発統合失調症の名称を初めて使ったことでも知られる。　　　　（古茶大樹）
⇨遅発統合失調症，内分泌精神症候群，脳局所精神症候群，脳器質精神症候群
[**主著**] Bleuler M (1943, 1954, 1972)

ブローカ
Pierre Paul Broca　1824～1880

フランスの外科医，人類学者。パリ人類学会を創設し事務局長を務めるかたわら，ビセートル病院の外科医として勤務。1861年，陳旧性脳梗塞によって言語機能を失ったルボルニュ例の病理所見を人類学会，ついで解剖学会に提示し，脳における言語の座をめぐる人類学会での論争を解決した。これが，言語表出に関与するブローカ領域の発見である。1865年には，彼は同様の自験症例と文献報告の検索から，言語機能が左大脳半球に局在していることを発見する。彼自身は，これらの症例の呈する言語障害を，aphémie と呼んだが，パリ大学内科教授の Trousseau A は，これは適切ではないとして，失語症（aphasie）という用語を提唱し，この用語が定着した。ブローカの学問的業績としては，この他, 大脳辺縁系の元となった辺縁大葉（grand lobe limbique）の命名，クロマニョン人の骨格研究などがある。　　　　（岩田　誠）
⇨ブローカ失語
[**主著**] Broca P (1861, 1865, 1878)
[**文献**] Schiller F (1979), 萬年甫, 岩田誠 編訳 (1992)

ブローカ失語
[英] Broca aphasia

Broca P [1961] が報告した症例 tan はブローカ失語であった。失語症のタイプは症状の組合せ，すなわち症候群であり，ブローカ失語はこの一つである。

(1) **症状**　まず話し言葉の理解は相対的に良好に保たれている。了解面に比べ表出面の障害が重篤である。発話は努力的でぎこちない構音となり，発話量は少ない。発語失行を伴っており，発話速度の遅さ，単調なリズム，不自然な引き延ばし，たどたどしさなどプロソディーの障害も認められる。発語失行の重症度と言語機能の重症度とは必ずしも一致しない。重度例では助詞の脱落や末尾の省略，文の単純化などを特徴とする失文法が認められる。発話面の最大の特徴が非流暢性である。文字の読解や書字はかなより漢字で良好であるのが通例である。

(2) **病巣**　ブローカ野，中心前回，中心後回，ブローカ野深部の白質など優位半球前頭葉下後部を中心とする病巣により生じる。ブローカ野のみの限局病巣ではブローカ失語は生じないことが知られている。軽度の喚語困難と文レベルの理解障害を示し，比較的流暢な発話を呈する。このような失語はブローカ領域失語と呼ばれることもある。

(3) **合併する症状**　ブローカ失語は神経学的には右片麻痺を合併することが多く，また口腔顔面失行を伴う場合がほとんどである。観

念運動失行の合併も多くみられる。ブローカ失語は運動失語，運動性失語，あるいは表出(型)失語と呼ばれることもある。超皮質(性)運動失語とブローカ失語との差異は復唱の障害の程度である。超皮質性運動失語では復唱は比較的保たれているが呼称や語列挙，自発話の減少など意図的な発話の障害が特徴となっている。発症当初は完全な無言症を示すこともある。 (立石雅子)

⇨失文法，口腔顔面失行，無言症，失語，ウェルニッケ失語

[文献] Benson DF (1967), 大槻美佳, 相馬芳明, 小野寺理ほか (1995), 水田秀子 (2006)

ブローカ領域　➡言語中枢

プロスタグランジン
[英] prostaglandin

　プロスタグランジンは生体組織内に豊富に存在する生理活性物質で，さまざまな側鎖をもったプロスタン酸の誘導体である。構造によってAからJまでの系列に分類される。生理作用はきわめて多様で，血管の拡張と収縮，腸管や気管支の平滑筋収縮，子宮筋収縮，血液凝固，炎症などに関与する。精神医学領域では，脳内のプロスタグランジンD_2が睡眠促進作用をもち，プロスタグランジンE_2が覚醒に関与することが早石修らの研究 [Hayaishi O 1991] で明らかにされている。

(仙波純一)

⇨睡眠
[文献] Hayaishi O (1991)

プロソディー障害
➡失音調〔プロソディー障害〕

ブロナンセリン
[英] blonanserin

　ブロナンセリン(ロナセン)は，1980年代に大日本製薬(現・大日本住友製薬)で合成され，開発されたセロトニン・ドーパミン拮抗薬(SDA)であり，わが国では2008(平成20)年に上市された。ドーパミン2(D_2)受容体およびセロトニン2(5-HT_2)受容体に対する遮断作用を有する。既存のSDAよりも，D_2遮断作用が強いとされる。現在の適応症は統合失調症。維持用量は8～16 mg/日(最高用量は24 mg/日)。(山田和男)

⇨第二世代抗精神病薬〔SGA〕

フロム
Erich Fromm　1900～1980

　アメリカの精神分析学者。社会心理学者。対人関係学派の創始者の一人。1900年にドイツのフランクフルトに生まれる。フランクフルト大学とハイデルベルク大学で社会学を学び，22歳で Ph. D. を受けた。ベルリン精神分析研究所を1930年に卒業。1934年にニューヨークに移り住んだ。1943年にはウィリアム・アランソン・ホワイト研究所の設立に助力し，精神分析の臨床と教育に携わるとともに，社会心理学的な著作も多数執筆した。1950年にはメキシコに移住し，医学部の教授として精神分析学を講じた。晩年はスイスに移り住んだ。ユダヤ人として生まれ Marx K の思想に影響を受けた Fromm は，人道主義的な社会主義にもとづいた精神分析理論を展開した。人間の性格を欲動の派生物としてみるよりも，社会と個人の関わりの産物としてみる性格論を提唱し，愛や自由や破壊性についても，対人関係的な創造性の観点から論じた。Fromm らの思想は新フロイト派，文化派とも呼ばれる。 (横井公一)

⇨新フロイト派，フロム-ライヒマン
[主著] Fromm E (1941, 1947, 1951, 1956, 1959, 1962, 1970, 1979)
[文献] Knapp G (1989)

フロム-ライヒマン

Frieda Fromm-Reichmann　1889〜1957

アメリカで活躍した精神科医。対人関係学派の精神分析家。1889年にドイツで生まれ，1914年に医科大学を卒業。ベルリンで精神分析の訓練を受け，ハイデルベルクでFromm Eと出会い結婚。フランクフルトでFrommとともに南西ドイツ精神分析研究所を設立した。ヒトラーの台頭によって，ユダヤ人であった彼女は1935年にアメリカに移住し，チェスナット・ロッジ病院で精神科医としての職を得て，生涯をそこで臨床家として過ごした。ヨーロッパの古典的精神分析と，アメリカで出会ったSullivan HSの対人関係精神医学を結びつけて，統合失調症や躁うつ病などの重症な病理をもつ患者との積極的な精神療法を行った。統合失調症患者も転移を形成すると主張し，今ここでの治療状況に注目し，治療者の逆転移が治療に与える影響を重視した。献身的で積極的な精神療法で知られ，Sullivanの理論を具体的に発展させた精神分析家として著名である。　　　　（横井公一）

⇨フロム，サリヴァン

[主著] Fromm-Reichmann F (1950, 1959)
[文献] Green H (1964), Hornstein GA (2000)

プロラクチン

[英] [仏] prolactin
[独] Prolactin

プロラクチンは199個のアミノ酸からなるポリペプチドホルモンである。ドーパミンはプロラクチン放出を抑制するため，抗精神病薬や制吐薬などドーパミンD_2遮断作用をもつ薬物によって，高プロラクチン血症が生じる。高プロラクチン血症によって引き起こされる身体的な問題として，短期的には乳腺に対するプロラクチンの直接作用で乳汁漏出や乳房腫大，女性化乳房が，また視床下部-下垂体-性腺系への抑制作用によって月経不全，性機能障害，不妊，射精遅延などが生じる[Maguire GA 2002]。

長期的には，プロラクチンを上昇させる薬物治療群で治療期間の長さと骨密度の低下が有意に関連すると示されている。これには性腺系への抑制作用で性ホルモンの低下を招くことにより，閉経後骨粗鬆症様の病態が生じているのではないかとされている[Kishimoto Tら 2008]。また乳がんに関して，大規模な後方視的コホート研究によって制吐薬を含むドーパミン遮断薬使用群において非使用群に比して発現の危険を16%高めたことが示されている。

抗精神病薬を投与している際は，プロラクチン値の検査を積極的に行う必要がある。とくに第一世代抗精神病薬や，リスペリドン，スルピリドなどドーパミン遮断が強い，または脳内移行の悪いものでプロラクチン値の上昇は多くみられる。Arakawa Rらの報告ではプロラクチン値の上昇は用量依存性であり，下垂体のD_2受容体占拠率と相関したという[2010]。なお，アリピプラゾール，クエチアピン，ペロスピロンなどでは生じにくいことがわかっているため，これらへの変薬は有効である。また精神症状悪化の危険もあるかもしれないが，ブロモクリプチンやテルグリドなどのドーパミン作動薬の併用が有効な場合もある。高プロラクチン血症は，長期に持続させることで非可逆的な身体合併症を起こしうるため，とくに亜急性期以降の治療においては，リスク-ベネフィット比をよく考慮した薬物の選択に配慮し，個々の有害事象の予防，早期発見，そして早期治療に努めることが大切である。　　　　（渡邊衡一郎）

⇨ TRH，向精神薬副作用，抗精神病薬

[文献] Maguire GA (2002), Kishimoto T, Watanabe K, Makita K, et al. (2008), Arakawa R, Okumura M, Ito H, et al. (2010)

ブロンデル

Charles Blondel　1876〜1939

　フランスの心理学者，医師。リヨンに生まれ，パリの高等師範学校を卒業した。哲学の教授資格を取得したのち医学を学び，1906年に自傷者（automutilateur）に関する論文で医学の学位を，また1914年に病的意識（conscience morbide）の研究で文学の学位を得た。1919年よりストラスブール大学の心理学教授を務め，1937年にソルボンヌ大学に招請された。社会学者 Durkheim E の影響を受け，主に異常心理学，社会心理学の領域で，精神病患者の心性，原始的心理，集合心理について研究した。人間の意識や言語が社会的に規定されることを重視し，社会化された正常な意識に対して，精神病患者の意識では体感（cénesthésie）と結びついた純粋に個人的な要素が現れることを明らかにした。作家 Proust M の小説に描かれた記憶の現象を心理学的に解釈した心理誌（psychographie）の著書でも知られている。　　　（中谷陽二）

[主著] Blondel C（1926）

文化結合症候群

[英] culture-bound syndrome

　1969年に Yap PM によって提唱された概念で，病態と頻度が文化的な要素によって決定づけられる症候群と定義された。驚愕，恐怖，憤怒，精神的混乱などによって特徴づけられる地域的で非定型的な反応である。この症候群は，DSM-Ⅳで精神障害の鑑別の際に，とくに文化的な面を配慮すべきものとして，25疾患が挙げられているが，基本的には，Kraepelin E 以来の，普遍的で定型的な西欧精神医学の基準からみた反応性疾患の亜型と考えられている。代表的な疾患として，マレーシアを中心にみられる，突然興奮状態になり殺人行為に至ってしまうアモク，驚愕が引き金になって，感覚過敏，解離的状態を引き起こすラター，陰茎が腹腔に退縮し，死の不安を抱く東南アジアのコロ，脱魂による恐怖反応とされるラテンアメリカのスストなどが挙げられる。日本では，1938年に内村祐之らが記載したアイヌのイム，最近では対人恐怖が，また拒食症も欧米諸国にみられる文化結合症候群と考えられている。　　　（阿部　裕）

⇨アモク，ラター，コロ

[文献] Simons RC, Hughes CC（1985），Yap PM（1969）

文化精神医学　➡比較文化精神医学

分子遺伝学

[英] molecular genetics

　分子レベルの情報をどのように子孫に伝え，その情報が生涯にわたってどのように利用されるかを含めて遺伝現象を科学的に研究する科学。分子遺伝学の基盤となる事実として，①生物情報は DNA 分子にコードされている，②生物の機能はおもに蛋白分子に担われている，③生物というシステムは遺伝子と蛋白の特異的作用を決定する調整ネットワークにより機能発現している，④地球上の生物はすべて共通の祖先から派生しており，したがって分子レベルにおいて密接に関連している，⑤ゲノムはさまざまな構成単位から成り立ち，したがって複雑で急速な進化を可能にしている，⑥分子遺伝学的手法により複雑な生物の様式が解析可能となっている，などがある。

　地球上における生物の遺伝情報の継承方法は分子レベルでは共通である。ヒトの遺伝子や遺伝産物としての蛋白を大腸菌で発現させたり，マウス等の実験動物に導入したりして利用することが可能となる。原核生物から真核生物への進化によって複雑な染色体構造が構築されこれによって急速な生物進化が可能となった。遺伝情報は DNA 分子の塩基対の配列として不連続，デジタルに記憶されている。蛋白をコードしている DNA の領域を遺伝子と呼び，DNA 分子は染色体を構成し，

染色体をすべて集めたものをゲノムという。遺伝子は蛋白のアミノ酸配列をコードしており、蛋白の発現を制御している。複雑な生物システムは蛋白とDNA，蛋白と蛋白の相互作用によって作り出されており，これらの複雑なシステムの解析を分子遺伝学は可能にしている。現代の分子遺伝学は構成している分子全体の相互作用としてできあがる複雑な生命体システムの研究を目的としている。ヒトの遺伝学においては，複雑な病態の解明とその理解，医学的な対処によって健康状態がどのように変化するかの予測，遺伝情報から予測される病態の発現，進行への予防的対処などを可能にする。

(岩田仲生)

⇨ゲノム〔ヒトゲノム〕，遺伝子改変動物
[文献] Strachan T, Read AP (2004)

分子シャペロン

[英] molecular chaperone

蛋白質分子の正しい折りたたみ（フォールディング）を助けてその蛋白分子の機能を獲得するのを助ける蛋白質の総称。分子シャペロンの多くは温度が上昇したときに発現される熱ショック蛋白質（heat shock protein；HSP）であり，蛋白質が熱により変性を受けたときに，その蛋白質の正しい折りたたみ構造を制御する。また，小胞体ストレス反応では，GRP78などの分子シャペロンが誘導されて，ミスフォールドされた蛋白分子の正常な立体構造維持に関与する。異常蛋白の蓄積により起こる神経変性疾患において分子シャペロンの機能の重要性が指摘されている。

(武田雅俊)

⇨シグマ受容体

文章完成テスト

[英] Sentence Completion Test；SCT

SCTと略される。たとえば「本を読むと」のような書きかけの文章が提示され，そこから連想したことを自由に記入して文章を完成させる心理テスト。反応文の長さや記入様式，誤字脱字の有無といった形式分析と，文章の内容分析によって解釈していく。ロールシャッハテストやTATに比べて，被検者が回答を自己統制しやすく，より意識に近い水準での人格像を捉える。また，被検者の心的状況や対人関係などがより広く具体的に把握できる。実施法は比較的簡便で，集団にも施行できる。

(小野田直子)

⇨人物画テスト，ロールシャッハテスト，TAT
[文献] 氏原寛, 岡堂哲雄, 亀口憲治ほか 編 (2006)

分身　⇨二重身

分析可能性

[英] analyzability

精神分析療法が適応となる条件の重要な一つ。精神分析療法は頻回の長期にわたる面接（自由連想法）によって被分析者が自己洞察を得ることが目的であり，必ずしも症状の消失を目標とはしない。そしてその過程では，治療そのものや分析者によって現実的満足が得られないにもかかわらず，自己を観察し続ける能力を備えていることが被分析者に必要となる。これは，作業同盟（治療同盟）との関連でも論じられ，実証的研究（メニンガー財団やフィラデルフィア精神分析研究所の研究）もなされてきた。それらによると，成長した治療動機，深い心理的内省力，適切な主観的反応，頑なな防衛のなさ，良い社会適応，エディプス葛藤が病理の中心，といった，適度な自我の強さが被分析者に必要であるとされた。また，この分析可能性を診断するために，一定期間の審査分析や数回のアセスメント面接が必要とされている。

(福井 敏)

⇨自由連想(法)，治療同盟

分析状況／分析設定

[英] analytic situation/analytic setting

精神分析療法を成立させるための基本条件

であり基本的方法である。Freud Sの最大の発明といってもよい。それは2つのセットから成り立っている。第1は、静かな部屋とカウチの使用、頻度の設定、料金システムと治療契約、confidentialityとprivacyを守ること、身体的接触をしないこと、第2は、特殊な相互関係であり、自由連想法、匿名性を維持すること、非判断的であること、禁欲規則や中立的態度を維持すること、相互関係を理解し無意識過程を解釈することに裏づけられた特殊な対話過程である。しかも、精神分析という方法の特徴は、マニュアル的に対応するのではなく、その時々においてこれら設定や状況の力動的意味を読み取ることにある。たとえば規則の遵守と逸脱、無時間性と時間的拘束（時間契約）など矛盾した意味あるいは力動が理解されるし、これらの力動こそが生きた状況を提供しているといえる。小此木啓吾の治療構造論、Winnicott DWの「抱える環境」、Bion WRの「コンテイナー／コンテインド」という概念はこのような視点から生まれたものである。　　　　　　（狩野力八郎）

⇨禁欲規則、中立性〔分析者の〕、自由連想（法）、解釈、治療構造論、抱えること〔ホールディング〕、コンテイナー／コンテインド

[文献] 岩崎徹也ほか 編(1990)、狩野力八郎(2009)

分析心理学
[英] analytical psychology

Jung CGによって創始、確立され、それにもとづいてPost-Jungiansによって発展されてきた人間のこころの理論と探求法と精神療法の全体を分析心理学と呼ぶ。その理論の主な特徴は、Freud Sが発見した個人的無意識のさらに深層に集合的無意識の存在を認め、それの意識に対する補償的働きを重視したことである。無意識からの空想的イメージをFreudは分析的に還元論的に説明したが、Jungはそれを象徴として受けとめ、神話や人類学、宗教学などの知識を援用する拡充法によって、イメージの意味を目的論的に理解しようとした。分析治療においては夢分析が主な方法であり、転移の意味についてJungはアンビバレントな態度をとった。無意識の中心としての自己と意識的自我の相互関係を通しての自己実現がユング派の分析の目的とされる。Post-JungianはJungの自己の概念に忠実な古典派、個人の発達過程を重視する発達学派、そして元型学派の3つの傾向に分かれる。　　　　　　（鈴木　龍）

⇨無意識、集合的無意識、象徴、夢、夢解釈、自己〔ユング〕、個性化、元型、アニマ／アニムス、コンプレクス、ユング

[文献] Samuels A (1985)

分析的第三者
[英] the analytic third

米国の精神分析家Ogden THが作り出した精神分析の技法論的概念であり、より詳しくは間主体的分析的第三者と呼ばれる。Winnicott DWの母親-乳児ユニット概念、すなわち「一人の乳児などというものはない」という考え方から出発し、最早期の養育空間には、乳児も環境としての母親も主体性をもたず、母親-乳児だけが萌芽的主体性を担っていたように、分析空間においても「一人の被分析者などというものはない（一人の分析家などというものもいない）」。精神分析という営みの主体は、分析家でも被分析者でもなく、両者が共同で両者の一部分を差し出して無意識のうちに生成する主体であると考えた。精神分析という非対称性を帯びた独特の状況の中で生まれる独特の性質を帯びたこの主体と、被分析者、分析家の主体との交流と交錯という形で精神分析実践は思い描かれることになる。　　　　　　（藤山直樹）

⇨ウィニコット、抱えること〔ホールディング〕、能動性／受動性〔分析者の〕、中立性〔分析者の〕

[文献] Ogden TH (1994)

分析の隠れ身
[英] analytic incognitio

この言葉は Kubie LS [1950] に由来し, Freud S が「医師の分別」の一つとして提唱した分析家の匿名性 [Freud 1912] を言い表したものである。分析家の匿名性とは, 患者の転移の発展を妨げないように, 分析家が自分の個人的な感情や倫理的判断について患者に明らかにすることに対する戒めである。Freud は分析家は自らは白紙のような状態で患者の転移の受け手となり, いわば客観的な鏡の役割 [Freud 1912] を果たしつつ患者の自由連想を聞くことで, その言葉に表れた無意識的な病理を把握して解釈を行うことができると考えた。ただし Freud はまた, 患者が治療者について知ることで, 患者の抵抗が和らぎ, 患者自身が自分のことについて話すようになる可能性も認めた [Freud 1912]。さらに Freud が行った実際の治療においても, 彼自身が自分の個人的なことについて患者に開示した例がまれならずあったことが指摘されている [Momingliano LN 1987]。現代の精神分析においては, 分析の隠れ身をおおむね妥当とみなす立場と, それを批判的に再検討し, 自己開示にも一定の治療的意義を見出す立場との両者がみられる。　　　　　　　　(岡野憲一郎)
⇨医師としての分別, 転移, 自己開示
【文献】Kubie LS (1950), Momingliano LN (1987), Freud S (1912c)

憤怒発作　➡息止め発作

分別もうろう状態
[英] masked twilight state; hidden twilight state
[独] besonnener Dämmerzustand

悟性もうろう状態ともいう。一見, 明らかな意識障害が認められず, かなり正常に近い行動をとり, 周囲からの刺激に対して一応は正しく応答し, また環境の変動にも適応した動作を示す。あたかも清明な意識下に行動しているかのようにみえるが, あとになって健忘を認めることからはじめて意識障害があったことがわかる。意識の混濁の要素がほとんどなく, 意識の変容, 狭縮ともいうべき障害が主体の状態である。このような状態下で, 徘徊 (poriomanie), 失踪 (fugue) などがみられることもある。てんかん, 解離性障害 (ヒステリー) でみられるほか, 器質性脳障害でもみられる。なお, 分別もうろう状態と類似して一見まとまりのある行動をしているが, 詳しく観察するとその人の普段の行動特性と幾分異なったり, あるいは不審の念を感ずるような行為をとる状態を, 秩序性もうろう状態 (orientierter Dämmerzustand) という。　　　　　　　　(加藤昌明)
⇨意識混濁, 意識障害, 意識変容, てんかん性もうろう状態, もうろう状態
【文献】佐藤時治郎, 堀浩 (1964), 原俊夫, 村崎光邦 (1977)

分離-個体化
[英] separation-individuation

Mahler MS は, 乳幼児の直接観察研究を行い, 自閉および共生段階を経た後, 生後4, 5ヵ月頃から2歳半頃まで継続する分離-個体化過程をまとめた。この過程は, 互いに関係する二つの路線に沿って進む。「分離」の路線は自他が分離していることの精神内的意識へと導き, 「個体化」の路線は明確で独自の個体性の獲得へと導く。次の4つの下位段階がある。

(1)第1下位段階:分化 (differentiation)
生後4, 5ヵ月から9ヵ月。移動運動機能の成熟によって, 母親の顔や身体を探索する, 母親から身体を引き離す, あるいは母親と他の人を見比べる (照合様式 checking-back pattern) などの特徴的行動がみられる。これは, 原始的であるが別個の身体イメージの分化が生じていることを意味し, 第二の心理学的誕

生（孵化 hatching）と呼ばれる。
(2)第2下位段階：練習（practicing）　生後9ヵ月から14ヵ月。乳児は這うことから始まり，直立歩行を習得することによって，母親から能動的に離れたり，戻ったりできる。環境の探索や運動技術の練習に夢中になり，自分自身の諸機能や身体に対する多大な自己愛的投資が行われる。ぶつかること，倒れること，その他のフラストレーションに対して，相対的に鈍感である。
(3)第3下位段階：再接近（rapprochement）15ヵ月から24ヵ月。今や母親は分離した外部のものとしてより明確に知覚され，それとともに幼児は傷つきやすくなる。短時間の分離に対する陰性の反応や母親への後追いと飛び出しがみられる。再接近期危機（rapprochement crisis）では，両価傾向（ambitendency）が強くなり，母親と結合するのを望むと同時に離れることを望む。分離反応は頂点に達し，その防衛として対象の分裂（splitting）を認める。
(4)第4下位段階：個体性の確立と情緒的対象恒常性(emotional object constancy)　2年目の終わり頃始まり，しかも未完結である。この時期に，対象恒常性が達成され，愛情対象が不在でも，良い対象と悪い対象を一つの全体表象に統合する。母親は外界における分離した人間として明確に知覚され，それと同時に子どもの内的な表象世界に存在する。

(生田憲正)

⇨再接近期危機，アンビヴァレンス，良い対象／悪い対象

[文献] Mahler MS, Pine F, Bergman A (1975)

分離脳　➡離断症候群

分離不安

[英] separation anxiety

　乳幼児が，その依存対象である母親またはその代理人物から，引き離されるときに示す不安。生後6ヵ月から幼児期前半までみられる。分離不安は，何らかの危険に曝されることへの恐れと，自分を守ってくれる対象を失うことへの恐れという二つの要素が密接に関連したものである。Freud S は 1926 年の『制止，症状，不安』においてこれを系統的に述べている。この不安自体は病的なものではなく，子どもが母親を特別な存在として認識しているという，良好な母子関係の存在を示す反応である。Spitz RA の「八ヵ月不安」（いわゆる人見知り）も，母親からの分離不安の一型とみなすことができる。

　その一方で，分離不安が個体の自我発達の段階に照らして強すぎたり遷延化していたりすると，社会生活に問題が生じる。新奇場面法を用いて観察すると，分離不安に対する幼児の反応を，愛着の観点から安定型と不安定型（回避型，両価型そして混乱型）に分類できる。不安定型の愛着児も成長とともに多くは安定型の愛着へと移行することが知られているが，成長しても不安定型のままの個体では分離不安が遷延化していると理解できよう。また，不登校の背景に強すぎる分離不安がある場合もあろう。多くの場合，母親との分離と再会を繰り返すうちに，子ども側に母親の恒常性が確立されることで，こうした不安は徐々に解消されていく。しかしその後も，思春期の依存と独立を巡る葛藤や，成人の不安の中に，無意識的な分離不安が見出される場合もある。

　分離不安との関連で個体の心的発達を考慮する理論は多い。上述した通り愛着理論にもその側面が認められるし，Mahler MS は人間の心理的な発達を母親からの分離と独立の視点から解明している。Freud が『制止，症状，不安』で反駁を試みた Rank O の出産外傷説も，現代の対人関係論者に倣えば，母体からの身体的分離という最初にして最大の分離不安に対する乳幼児の反応という観点で捉え直すことも可能である。

(池田暁史)

⇨分離－個体化, 八ヵ月不安, 出産外傷(説)
[文献] Freud S(1926b), Mahler MS, Pine F, Bergman A (1975), Rank O (1909), Spitz RA (1962)

分離不安障害
[英] separation anxiety disorder

　乳幼児が愛着対象である母親または父親, その代理の人物から, 引き離されるときに示す不安を分離不安という。たとえば, 乳幼児が母親と離れる際に, 母親にしがみついて泣くのは分離不安を表している。分離不安は正常な発達過程でみられ, 成長に伴い治まると考えられる。しかし, 不安の程度が強く, 著しく社会的機能が障害される, あるいは通常の年齢期を超えて続くなど, 正常の分離不安の範囲を超えた場合は分離不安障害と診断される。分離不安障害では, 愛着対象者からの分離の状況で, かんしゃくや愛着対象者以外への強い拒否, 頭痛や嘔気などの身体症状, 不登校などがみられる。また, Bowlby J は, 『母子関係の理論』の中で, 愛着対象との間に安定した愛着が形成されていないと分離不安が克服されないと述べている。このように, 分離不安が生じる背景を母子関係で説明する論文が多くみられる。　　　　　　　(石塚一枝)
⇨分離不安, 不登校
[文献] Bowlby J (1973), Mahler MS, Pine F, Bergman A (1975)

分裂　➡スプリッティング

分裂気質　➡統合失調気質

分裂言語症〔統合失調言語症〕
[独] Schizophasie

　症候論的には, 他の精神症状が比較的少ないにもかかわらず, 言語表出の障害(過剰)だけが目立って著しく, かつ長期にわたる病像をいう。論理性を欠いた支離滅裂, 多弁, 常同的な反復語唱, 談話心迫を特徴とする。言葉のサラダ, 言語新作などと記述されることが多い。Kraepelin E は, これを Bleuler E の分裂言語症にならって言語性錯乱(Sprachverwirrtheit) と名づけ, 破瓜, 緊張, 妄想型に付け加えるべき病型と考えていた。これに対し Kleist K は緊張病との関連の上でそれとは独立した疾患とみなし, その弟子 Leonhard K は錯乱精神病と類縁にあるものとしながらも, 予後が良好とはいえないこと, 周期性のない点などから非定型統合失調症の一亜型としている。一方, この病態の出現を, 病者が社会的集団から離れた自閉の中で独自に創りあげる言語活動と考える人たちも少なくない。Freud S の夢における圧縮と置き換えの理論を言語活動に敷衍して, その音声理論から分裂言語症を解釈しようとする試みが行われている。　　　　　　　　(松本雅彦)
⇨錯乱精神病, 圧縮, 置き換え
[文献] Bleuler E (1911), Kraepelin E (1913c), Leonhard K (1960)

分裂病　➡精神分裂病

分裂病質　➡統合失調病質

「分裂病をつくる親」
[英] schizophrenogenic parent
[独] schizophrenogene Eltern
[仏] parent schizophrénogenique

　分裂病(統合失調症)の病因を, 家族, とりわけ母親との相互関係に見出す研究は, 精神分析の影響を受けたアメリカの研究者の中で 1930 年代から行われていた。Fromm-Reichmann F の「分裂病をつくる母親」はその趨勢の中で生まれた概念である。彼女によれば, 分裂病の病因となる母親は, 子どもに対して過保護で束縛的であると同時に, その背後に攻撃性と微妙な拒否を隠しもつ。しかし, その後の家族研究の結果, 今日では「分裂病をつくる母親」という概念は, 科学

的な根拠をもたない,アメリカの家族研究が生み出した一つの「神話」とみなされている。

(十川幸司)

[文献] Fromm-Reichmann F (1948), Hartwell CE (1996), Neill J (1990)

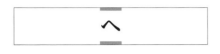

ベアード

George Miller Beard 1839〜1883

ニューヨークの神経科医。心身の衰弱症状を呈する新型の神経病の流行に注目,神経衰弱症(neurasthenia)を記載(1869年)。当時,新大陸に波及した産業革命の波は,市民生活に未曾有の変化をもたらし,神経を酷使してついには神経消耗をきたす人々が増えたことがこの病気の主な原因と論じた。その臨床像は西欧の医学界でも注目され,病名がひろく普及した。Freud S は,臨床像に不安・恐怖症状の一群をとらえて分離し,不安神経症を記載した(1894年)。Beard は早晩日本でも流行がみられると予言していたが,昭和年代になって,森田正馬は改めて神経質と名づけ,神経消耗説を否定,独自の学説を提唱した。Beard はまた,カナダ国境近くのメーン州の宗教カルト集団にみられた独特の驚愕反応を調査し,Jumpers として報告している。

(髙橋 徹)

⇨神経衰弱, 不安神経症, 森田神経質
[主著] Beard GM (1880a, 1880b, 1881)

閉眼失行 ➡開眼失行

閉所恐怖

[英] claustrophobia

狭い場所や閉ざされた空間への不合理な恐れ。閉所恐怖のみを症状とする恐怖症はDSM-Ⅳでは「特定の恐怖症」の状況型に分類される。乗り物やトンネル,エレベーター,MRI検査などの閉所状況が恐怖の対象となる。窒息するような身体感覚を伴った閉塞感や身動きのとれない被束縛感をもつことが多く,パニック発作に至ることもある。

心性としての閉所恐怖は,さまざまな精神疾患に伴って認められ,しばしば閉所恐怖・広場恐怖葛藤として論じられる。この場合,他者との関係性における閉所状況と孤立状況,対象に飲み込まれ支配される恐怖と見捨てられ拒絶される恐怖との振動として理解される。これは境界例や倒錯心性の特徴の一つとされる[Rey JH 1979]。

(飛谷 渉)

⇨広場恐怖
[文献] Rey JH (1979)

併存障害 ➡コモビディティ

平坦脳波 ➡脳死

ベイトソン

Gregory Bateson 1904〜1980

イギリスで生まれ,生物学者を父にもち,若い人類学徒として出発したあと,精神医学,サイバネティクス,コミュニケーション理論,生態学,学習理論,進化論,美学と多領域で研究し,その一つひとつに大きな足跡を残した。人類学者 Mead M の夫でもあった。主著『精神の生態学』は約40年にわたる研究を収める。ニューギニアの調査からエスカレートする二者関係を定式化し,バリ島人の研究からそれらを相殺するメカニズムを見つけ出し,分裂症(統合失調症)の家族の研究からパラドクスがヒトの人間関係に与える影響を抽出し,ダブルバインド理論(二重拘束論)へと結びつけた。彼の功績は,デカルト以来の直線的因果論を循環的相互作用に基づく認識論へと書き換えたこと。われわれは病名や性格など個を語る言語をたくさんもつ半面,関係性を語る言語は貧弱である。関係が

個の性質よりも先にあるという観点を使って，関係性を起点に据える精神療法が生まれた。家族療法，ブリーフセラピー，ナラティヴセラピーなどは，ベイトソンの認識論の延長上で発展した。　　　　　　　　　　　（野村直樹）
⇨ダブルバインド
[主著] Bateson G（1972, 1979），Bateson G, Mead M（1942）
[文献] Berman M（1981），野村直樹（2008）

βアミロイド　➡アミロイドβ蛋白

βカルボリン
[英] β-carboline
　β-カルボリン化合物はインドール基本骨格を有するインドールアルカロイドに含まれ，ハルミンおよびハルマリンがよく知られている。南米アマゾン川流域地方の原住民が古くより宗教儀式に摂取するハマビシ科のハルマラ（Peganum harmala）に含まれており，麻薬のDMT（dimethyltryptamine）と類似した化学構造をしている。これらは，モノアミン酸化酵素阻害作用や催幻覚作用をもっており，多幸感，幻聴，知覚障害，めまい，悪心などをきたすとされている。（門司　晃）
⇨モノアミン酸化酵素〔MAO〕
[文献] Lester G, James BB（1997）

ベータ〔β〕昏睡　➡昏睡

ベータ〔β〕波
[英] beta wave
　α帯域（8〜13 Hz）よりも高い周波数帯域，すなわち14 Hz以上の周波数を有する脳波を指す［Noachtar Sら 1999］。　　　（平野昭吾）
⇨アルファ〔α〕波，脳波〔EEG〕
[文献] Noachtar S, Binnie C, Ebersole J, et al.（1999）

β要素
[英] β elements
　Bion WRの精神病的パーソナリティと非精神病的パーソナリティの，形成過程についての研究において提唱された概念。乳児が，外的対象の感覚印象をもったときに，満足の体験が十分であったり，欲求不満や不安に対する耐性が十分であるときには，その体験に意味づけがなされ，心に保持されて，記憶，思考，夢，空想などの心の素材として生かされるようになる。これをBionはα機能，α要素といった。逆に，欲求不満が強過ぎたり，乳児の耐性が十分でないときには，感覚印象は意味を剝奪され，粉砕されて外界に投影性同一視されてしまう。Bionは，これをβ要素と呼んだ。そして，奇怪対象が形成され，迫害的で攻撃的な外的対象となる。自己はそれらを制御しようとして再びとり入れ，内的な奇怪対象と同一化するが，それらは元来迫害的で攻撃的な性質をもち，病理的な精神病的パーソナリティが形成される。なお，Bionはコンテイナー／コンテインドの理論によって，母－乳児の基本的関係性を明らかにした。それによると，母親のとり入れ性同一化と夢想の機能（母親のα機能）が，母親に投影性同一視された乳児の混乱するβ要素に意味を与え，α要素に変換していく。そしてそれらを緩和して乳児に返していく母親の機能が，乳児のα機能やα要素の維持に重要であると考えた。その母親の機能が十分でないときには，β要素が赤ん坊に対してそのまま返され，乳幼児に病理的パーソナリティの世界が形成される。　　　　　　　　　（衣笠隆幸）
⇨精神病的パーソナリティ，α機能／α要素，投影同一視，奇怪な対象，同一化〔同一視〕，コンテイナー／コンテインド，とり入れ
[文献] Bion WR（1962a, 1962b）

βリポトロピン　➡エンドルフィン

ベーチェット症候群 ➡神経ベーチェット病

ヘッカー
Ewald Hecker　1843～1909

　Kahlbaum KL の愛弟子で，師が院長を務めるゲルリッツの私立病院で一臨床医として働く。Hecker はなによりも破瓜病の概念の実質的な提唱者として知られる。この概念は彼の師である Kahlbaum が『精神疾患のグループ化と心的障害の分類』[1863]の中で述べたものであるが，Hecker は師の依頼により破瓜病について7症例を詳しく記述し「破瓜病」と題した論文を公刊した。それは，思春期に出現し，メランコリーとマニーが交互に，あるいは継起して現れ，急速に精神荒廃状態に至る「全身性かつ進行性の麻痺を伴う精神病」と規定された。思考，感情，行動面における支離滅裂は特徴的で，Hecker は症例記述にあたり患者を前にした印象として独特なばかばかしさ（Albernheit）を強調した。Hecker のいう破瓜病は Kraepelin E の早発性痴呆に組み込まれ，児戯性荒廃（läppische Verblödung）という下位病型を与えられた。Hecker は外来にて広義の神経症圏の患者の治療にもあたり，当時ドイツでも注目されていたアメリカ由来の神経衰弱に関し，神経衰弱において不安症状が重要な位置をもつことについて考察している。　　　（加藤　敏）

⇨破瓜病，早発性痴呆，カールバウム
[主著] Hecker E (1871, 1893)

ベック
Aaron Temkin Beck　1921～

　Beck は米国の精神科医で，ペンシルベニア大学の名誉教授であり，Beck Institute for Cognitive Therapy and Research のプレジデントである。また，認知療法家の国際的な認定機関である Academy of Cognitive Therapy の名誉プレジデントでもある。彼は，1921 年 7 月 18 日にロードアイランド州のプロビデンスで5人兄弟の末っ子として生まれ，1942 年にブラウン大学を，1946 年にエール大学医学部を卒業し，フィラデルフィア精神分析研究所で精神分析の訓練を受けた。その研究の過程で，うつ病患者が悲観的な思考（否定的認知の三徴）をもっていることを明らかにして，こうした認知の歪みを修正する新たな治療的アプローチとして認知療法（cognitive therapy）を開発し，その治療効果を実証した。彼は，ベックうつ病尺度，ベック絶望感尺度，ベック自殺念慮尺度，ベック不安尺度などの評価尺度を開発したことでも知られている。2006 年には，彼の輝かしい業績に対して Lasker-DeBakey Clinical Medical Research Award が贈られており，何度かノーベル医学賞の候補にもなっている。
　　　　　　　　　　　　　　　（大野　裕）

⇨認知療法〔認知行動療法〕，認知，ベックうつ病評価尺度〔BDI〕
[主著] Beck AT (1976), Beck AT, Rush AJ, Shaw BF, et al. (1979), Clark DA, Beck AT (2009)
[文献] Weishaar ME (1993)

ベックうつ病評価尺度〔BDI〕
[英] Beck's Depression Inventory

　Beck AT ら[1961]が開発したうつ病の重症度を評価するための自己記入式の質問票である。悲哀感，将来に対する希望，自己嫌悪感，罪責感，満足感，イライラ感，希死念慮，他人に対する興味，睡眠，易疲労感，食欲，体重減少，心気症状，性的関心などの過去 1 週間の患者の状態についての 21 項目にわたる質問で構成され，それぞれ 4 段階で評価を行う。重症度の判定は 21 項目の合計得点（0～63 点）で行い，0～13 点をほぼ正常，14～24 点を軽症から中等度のうつ病，25 点以上を重症のうつ病としている。多くの研究でうつ病の診断について高い判別能力のあることが示されており，岡部祥平[1972]は BDI がうつ病の鑑別診断を行う際にもある

程度有用であると述べている。Svanborg Pと Åsberg M［2001］の研究では自己記入式MADRSとの間に高い相関のあることが報告されている。　　　　　　　　　　（稲田俊也）
⇨モンゴメリ＝アスベルグうつ病評価尺度〔MADRS〕
[文献] Beck AT, Ward CH, Mendelson M, et al. (1961), 岡部祥平（1972）

ペッテルソン躁病評価尺度
[英] Petterson Mania Rating Scale

　気分障害の躁病エピソードに対する薬物療法の縦断的な効果を判定する目的でPetterson Uら［1973］が開発した評価尺度である。運動活動性，会話心迫，観念奔逸，騒々しさ，攻撃性，見当識，気分の高揚を評価する個別症状7項目と，躁状態の総合評価と，前回評価以来躁状態にみられた変化に関する総合評価の合計9項目で構成される。見当識は3段階で，その他の項目は5段階で評価を行う。日本語版も開発されている。　　　（稲田俊也）
⇨ヤング躁病評価尺度〔YMRS〕
[文献] Petterson U, Fyro B, Sedvall G (1973), 大井健，飯田英春，辻元広ほか（1985）

ベッテルハイム
Bruno Bettelheim　1903～1990

　ウィーン生まれのユダヤ人であり，1938年には1年間，ナチスのユダヤ人強制収容所に収容の経験がある。1939年に米国に移住し，シカゴ大学付属の養護学校であるオーソジェニック学校の校長 兼 心理学の教授となり，自閉症の実践研究を行った。Bettelheimは自らの強制収容所体験と重ね合わせ，環境因を重視し，自閉症の心因論を展開した。その代表的な用語が「冷蔵庫のような母親」であり，自閉症児は母親の子どもに対する冷淡な態度が成因であるという推測であった。当時の自我心理学の理論の枠組みで自閉症を論じた。Bettelheimはテレビやマスコミに注目され，自閉症の心因論が周知されたことで，多くの自閉症児の保護者を苦しめた。その後，多くの実証的研究から環境因は否定されている。Bettelheimの著作は，自閉症だけでなく，精神分析，情緒障害児，おとぎ話，強制収容所による人間性など多岐にわたっている。シカゴ大学名誉教授となってから，1990年にピストル自殺をしている。死後，Bettelheimの業績や治療態度に疑義が噴出し，その評価は大きく失墜した。　　　　（木部則雄）
⇨自閉症
[主著] Bettelheim B (1967)

ヘッド
Henry Head　1861～1940

　英国の生理学者，臨床神経学者。ケンブリッジ大学で生理学を専攻。その後ドイツのハレやチェコのプラハでの研究を経て，ロンドン大学病院（University College Hospital）で臨床神経学の研鑽を積み，Bastian HCやGowers WRに師事し，内臓疾患に伴う知覚過敏帯（いわゆるヘッド帯）の研究で学位を取得した。彼のもっとも有名な実験は，自らの左手の橈骨神経と外表面の神経の外科的切断である。切断後の知覚の回復過程を自ら観察し，知覚における「識別感覚（epicritic sensibility）」と「原始感覚（protopathic sensibility）」の区別を提唱した。こうした研究をもとに，視床症候群の記載や身体図式（body schema）の概念提起が行われた。彼の失語症論は，Marie PやMonakow C vonらとととともに古典論批判の急先鋒に立っているとみなされる。失語を「象徴的形成と表現（symbolic formation and expression）」の障害とみなし，古典的失語図式を評価せず，むしろJackson JHの失語論を重視した。有名な雑誌'Brain'の編集委員を務めたが（1910～1925年），パーキンソン病におかされ，公職を退いた。　　　　　（大東祥孝）
⇨身体像，識別感覚，視床症候群，身体図式
[主著] Head H (1920/1970, 1926)

[文献] Denny-Brown D (1970)

PET　ペット
[英] positron emission tomography

　PET（陽電子放射断層撮像法）は，ポジトロン（陽電子）放出核種で化合物を標識することにより得られる標識化合物（標識リガンド）を用い，放出されたポジトロンが消滅する際180°方向に出る2本のγ線を測定し，ポジトロン放出核種の分布を画像化する技術である。PETはさまざまな化合物を標識可能することができ，神経伝達機能や脳血流代謝を定量するのに適している。標識に用いられる酸素（^{15}O），炭素（^{11}C）やフッ素（^{18}F）などの放射性同位元素は半減期がきわめて短く（たとえば^{15}Oで2分，^{11}Cで20分）被曝が少なく，かつ生体を構成する要素であるため，化合物の構造を変えることなく標識することができる。さらに，これらの核種は最大比放射能（単位分子あたりの標識できる放射能量）がきわめて高いため，生体に投与される薬物分子はごくわずかでナノモルレベルである。精神医学領域では，PETは主に精神・神経疾患の病態研究および向精神薬の薬物動態の評価に用いられる。神経受容体・トランスポーター・酵素活性といった脳内機能分子やβアミロイドのような異常分子の蓄積を定量的に画像化できることから，たとえば統合失調症におけるドーパミン機能，気分障害におけるセロトニン機能，アルツハイマー病における脳内グルコース代謝やβアミロイド蓄積を生体で評価できる。向精神薬は脳内の神経受容体やトランスポーターに特異的結合部位をもち，それらを介して薬理効果を発現するため，標識リガンドとの競合阻害を測定することにより，生体内で標的分子への結合の度合いを評価でき，近年では中枢神経系の医薬品開発にも応用されている。　（小高文聰）

⇨アミロイドβ蛋白
[文献] 伊藤浩（2009），高野晴成，須原哲也（2009）

ペドフィリア　➡小児性愛

ペニス羨望
[英] penis envy
[独] Penisneid
[仏] envie du pénis

　女性が，ペニスの無いことを欠落感や劣等感として体験し，男性に対してペニスを奪い取ろうとする願望や怒り，競争心を抱くこと。男根期において，女児にみられる一過性の現象であるが，母親に同一化できないなどで，こうした衝動が強く持続すると，神経症的な性格や性機能不全に至ることもある。Horney K [1926] は，この心性について，解剖学的・生理学的要因よりも，男性に特権的な文化・社会的要因の関与が大きいとした。
（湊真季子）

⇨男根期，性機能不全
[文献] Horney K (1926)

ペニスをもった女性〔ペニスをもった母親〕
[英] phallic woman; phallic mother
[独] phallische Frau; phallische Mutter
[仏] femme phallique; mère phallique

　母親もペニスを所持しているという男根期における普遍的な無意識的ファンタジー[Freud S 1910]。男根期以後は，解剖学的差異を認識しているにもかかわらず，それを否認する機制となる。この機制が優勢な女性を指すこともあり，そうした女性は，攻撃的，支配的，能動的など一般的に男性的といわれる性格傾向を示し，他者に対して去勢不安を掻き立て，恐怖の対象とみなされることがある。
（湊真季子）

⇨男根期，ペニス羨望
[文献] Freud S (1910c)

ペラグラ精神病

[英] pellagra psychosis
[独] Pellagrapsychose
[仏] psychose pellagreuse

ニコチン酸欠乏によるペラグラでは，精神症状は三徴（①消化器症状：下痢，食思不振，嘔吐，②皮膚症状：日光過敏性の紅斑，水泡形成，落屑を伴った粗面化，③精神症状）の一つに数えられる。最近では，地域性に風土病としてみられることはなくなり，慢性のアルコール症患者や栄養不良の路上生活者などにみられる。前駆的には，食思不振，不眠，神経質，不安，めまい，頭痛などの不定愁訴的症状を訴えるほか，情動不安定性や抑うつ状態を示す。続いて，記憶障害が出現し，作話を生じる。さらに慢性化し重篤化すると，見当識障害，せん妄，被害的妄想形成や幻覚が出現する。治療的には急性の精神病状態に対してもニコチン酸の投与が有効である。治療がなされない場合はコルサコフ症候群類似の病像あるいは緩徐進行性の全般性認知症の病像が完成する。神経学的には，末期に振戦，運動失調，構音障害，嚥下障害や末梢神経障害が認められる。 (佐野 輝)

⇨作話，コルサコフ症候群，認知症

[文献] Ishii N, Nishihara Y (1981), Kertesz SG (2001)

ヘラー症候群　➡小児期崩壊性障害

ペリオドグラム

[英] periodgram

時系列のデータを与えられたときにそのパワースペクトルの密度を推定する方法の一つ。たとえば太陽光はすべてのスペクトルを含むのでパワースペクトル密度は平坦になる。これに対してある周波数のみを含む正弦波のパワースペクトル密度はある周波数成分のみに値をもつ線スペクトルとなる。有限個のデータからこのようなスペクトル密度を推定する方法であり限界も認識されているが，平均化や窓関数を利用することで修正ペリオドグラムとして利用されている。 (上野雄文)

⇨パワースペクトル

ヘリタビリティ　➡遺伝率〔遺伝力〕

ペリツェウス＝メルツバッヘル病

[英] Pelizaeus-Merzbacher disease
[独] Pelizaeus-Merzbachersche Krankheit

先天性白質形成不全をもたらす伴性劣性遺伝の疾患。中枢神経系ミエリンの主要成分である proteolipid protein 1 (PLP1) およびそのアイソザイムである DM-20 をコードする X 染色体上 (Xq22.2) の *PLP1* 遺伝子の変異が原因である。幼児期早期に眼振，頭頸部の振戦で発症し，発語緩慢，断綴性発語，上肢運動失調，四肢痙縮，アテトーゼ，認知障害等の症状を呈しながら緩徐に進行する。同じ遺伝子の変異による疾患に痙性対麻痺2型 (spastic paraplegia type 2; SPG2) があり本疾患とは表現型上のスペクトラムを形成している。 (谷口 謙)

[文献] Garbern JY (2007)

ベーリンガー

Kurt Beringer　1893～1949

幅広い領域で活躍したドイツの精神医学者。1920年から32年まで Wilmanns K の主宰するハイデルベルク大学で活動。ハイデルベルク学派の一人。1928年ブリアート－モンゴル（東シベリア）でのドイツ－ロシア梅毒研究派遣団に参加。1932年からミュンヘン大学員外教授。1934年からフライブルク大学主任教授。メスカリン酩酊状態を主題にした実験精神病の領域での先駆的研究 [1927] で有名。統合失調症類似症状を惹起するとして自身を含め精神科医30人に投薬して酩酊状態を調査した。精神病理学の領域ではハイデルベルク学派時代に統合失調症性思考障害に

対して志向弓（intentionaler Bogen）の説を提唱し，その説で能動的思考の遂行障害を説明できるとした．なお1929年にMayer-Gross Wらと専門誌'Nervenarzt'を創刊．学派解散後は腫瘍や炎症による前頭葉性あるいは間脳性の発動性障害を研究した．個人史や業績はJung RあるいはZutt J［1949］の追悼文や没後50年に酩酊学編纂者のPieper W［1999］による論文集に詳しい．　　（古城慶子）
⇨ハイデルベルク学派
［主著］ Beringer K（1927）
［文献］ Jung R（1949），Pieper W（1999），Zutt J（1949）

ベルガー

Hans Berger　1873〜1941

　1919年，ドイツ，イエナ大学の精神医学，神経学の正教授ならびに科長に選ばれ，1938年に退職した．Bergerの研究者としての興味の中心は脳生理学に向けられ，とくに「ヒトの脳波について」と題したものが14編ある．その第1報［1929］は，ヒトの脳波についての世界最初の報告であり，平均90 msecの持続をもつ大きな波（第1級）と平均35 msecの持続をもつ小さな波（第2級）を区別し，硬膜上および頭皮上から誘導したこの活動電流の曲線をElektrenkephalogramm（脳波）と名称づけた．第2報［1930］では，第1級の波をα波，第2級の波をβ波と名づけ，ElektrenkephalogrammをEEGと略称することを提案した．この14編の中で，感覚刺激や計算によるα減衰，クロロホルム麻酔によるα波消失と低電位化，バルビツール酸系全身麻酔薬による徐波化などを報告している．1938年には「ヒトの脳波」と題して，上述の14編の所見を総括した論文を書いている．第1報の終わりでBergerは，実地的観点から，心臓疾患における心電図のごとく，脳波によって中枢神経系の活動における病的変化の客観的研究方法を所有することになったと強調している．　　（山口成良）
⇨脳波〔EEG〕
［主著］ Berger H（1929, 1930, 1931-1938, 1938）
［文献］ Gloor P（1969），Wieczorek V（1991），山口成良（1994, 2003）

ヘルシンキ宣言

［英］World Medical Association Declaration of Helsinki

　1964年に世界医師会が採択した，ヒトを対象とする医学研究のための倫理原則．1975年の改定でインフォームド・コンセントという用語が導入され，2000年の改定では保護対象をヒト由来の材料および個人を特定できるデータにまで拡大した．宣言のA章は，自ら同意することができない人々や，強制下で同意を求められる人々に対しては特別な注意が必要であると明記している．その上でB章は，法的無能力者を対象とする研究は法的資格をもつ代理人からのインフォームド・コンセント取得を必要とし，かつ法的能力者では代替しえない場合に限られること，未成年者を対象とするときには，法的資格のある代理人の同意とともに未成年者の賛意が必要であることなどを記している．なお，C章にはプラセボ対照試験についての項目があり，その後に追加された注釈は，深刻または非可逆的損害のリスクが生じないであろうときに限ってそれを行ってよいとしている．　（高岡　健）
⇨インフォームド・コンセント
［文献］ World Medical Association（2002）

ペルソナ

［英］persona

　古代ギリシャの演劇において使われた仮面のことで，Jung CGは人間が外的世界や対象に対するときにとる役割や態度，外的人格のことをペルソナと呼んだ．外界に適応するうえでペルソナは必然的で普遍的であるが故に元型の一つと見做され，それには偽りとか病

的という観念は含まれないが，自我がペルソナに同一化して，内界から切り離された状態は病理的であり，内的人格のアニマ／アニムスとの関係の回復が重要な心的課題になる。

(鈴木 龍)

⇨アニマ／アニムス，元型
[文献] Jung CG (1928)

ベルツ

Erwin von Baelz　1849〜1913

　東京大学お雇い教師，内科医．『ベルツの日記』の著者として知られる．医学部卒業後，1872年からライプツィヒ大学で Wunderlich KRA の下で内科学を学んだ．1876（明治9）年に東京医学校（現在の東京大学医学部）に内科学教師として招聘され，外来診療のほか特殊病理学，診断学，臨床講義，精神病学を担当した．1879年中央衛生会の発足とともに委員となり，ツツガムシ病，脚気，肺結核対策など公衆衛生行政に尽力した．温泉の治療的効能に着目し，日本各地の温泉地を訪れた．1902年大学退職後は宮内庁侍医となり，1905（明治38）年に帰国後は若い頃から関心のあった人類学研究に没頭した．精神医学における功績として，日本で初めて精神病学講義を行った（これは1886年11月に榊俶が初代精神科教授に着任するまで続いた），日本の狐憑病について研究し海外に紹介した2点が大きい．

(昼田源四郎)

⇨けもの憑き妄想
[主著] トク・ベルツ 編／菅沼竜太郎 訳 (1979)
[文献] 安井広 (1995)

ヘルペス脳炎

[英] herpes encephalitis

　単純ヘルペスウイルス（herpes simplex virus；HSV）Ⅰ型（HSV-1），あるいはⅡ型（HSV-2）が原因で起こる脳炎．小児，成人の場合，HSV-1 によることがほとんどで，新生児の場合，HSV-2 感染による患者も多くなる．HSV が中枢神経に移行する経路は，血行性ルート，上気道感染から嗅神経を介してのルート，感染した神経節からのルートの3通りが考えられている．新生児では産道で感染した HSV が血行性に全身性に広がり全脳炎となることが多い．小児や成人の場合は，神経行性に脳に侵入し，側頭葉，大脳辺縁系に病変を呈することが多い．病原診断には，髄液中の HSV DNA を polymerase chain reaction（PCR）法で検出する方法が有用である．頭部 MRI では，側頭葉下部，海馬，島などの病変を認める．治療の第一選択薬は抗ウイルス薬のアシクロビルである．ヘルペス脳炎は辺縁系脳炎の代表疾患であるが，他に傍腫瘍性辺縁系脳炎，自己免疫疾患に伴う辺縁系脳炎など非ヘルペス性辺縁系脳炎もある．

(数井裕光)

⇨脳炎
[参考] 国立感染症研究所感染症情報センター HP ヘルペス脳炎
http://idsc.nih.go.jp/idwr/kansen/k03/k03-06/k03_06.html

ベルリン学派

[独] Die Berliner Schule

　1727年，プロイセン王フリートリッヒ・ヴィルヘルムⅠ世が慈善病院を建立し，Charité と命名したのが現在のベルリンフンボルト大学付属病院の源で，Charité で世界的に通用する．

　ベルリン学派の基礎を築いたのは Griesinger W であり，彼は1865年にベルリンへ招聘を受けるが，すでに退職していたドイツ神経学の創設者 Romberg MH（1795〜1873）の講座も吸収し，はじめて精神科・神経科の統合単科が誕生した．

　Griesinger の後任は反射学の Westphal C（1833〜1890）である．彼の周りにも Oppenheim H，Binswanger O，Creutzfeldt HG ら幾人か優れた学者が集まり，彼の時代になっ

て学派（die erste Berliner Schule）が意識に上る。

1912年から1938年まで26年間にわたりCharitéの主任を務めたBonhoeffer KL一門はdie zweite Berliner Schuleと称される。彼は医師になってから偉大な学者Wernicke Cの許で多くを学んだ後，3大学の主任を経験，最終的にCharitéに落ち着き，彼のキャリアが始まる。周りには優秀な研究者が集まり，人種差別せず，在任中に名を挙げて行った30人のユダヤ系学者も出入りして，精神医学・神経学の全領域をカヴァーしていた。彼の大きな業績の一つは外因性精神病の原点，(acute) exogene Reaktionstypen の抽出である。外部から大脳を攻撃する原因の多様性によらず，出現する精神病像は一様で共通性があり，非特異的である。侠気，度量の大きさにより弟子たちの個性的考えを尊重しつつ，彼の学問的業績が加わりBonhoefferはいち早く斯界の中心入りで世界的に名声を馳せ，一門はベルリン学派の牙城を築く。ナチスのAntisemitismusの犠牲になったユダヤ系を彼の権威で救うに力を発揮。一方，彼の一族には反ナチス家が多く，息子以下5人もの血縁を処刑台にて失う悲惨な地獄も経験。第二次大戦終結時まで，通常ベルリン学派といえば，研究者の数，業績，主の知名度や教室の規模の大きさなどからBonhoeffer一門を指す。　　　　　　　　　　　　　　(池村義明)
⇨グリージンガー，ボンヘッファー〔ボネッファー〕

[文献] Bonhoeffer K (1910), Holdorff B, Winau R (2001), Peters UH (1999), Tölle R (2002), Ikemura Y, Akena H, Okada A (1984), Ikemura Y, Akena H, Iida M, et al. (1987), 池村義明 (2003, 2004, 2005, 2008)

ペロスピロン
[英] perospirone

　ペロスピロン（ルーラン）は，1985年に住友製薬（現・大日本住友製薬）で合成され，開発されたセロトニン・ドーパミン拮抗薬（SDA）であり，わが国では2000（平成12）年に上市された。化学構造上はベンゾイソチアゾール骨格を有し，ドーパミン2受容体およびセロトニン2受容体に対する遮断作用を有する。また，セロトニン1_A部分刺激作用も有する。現在の適応症は統合失調症。至適用量（維持量）は12〜48 mg/日。　(山田和男)
⇨第二世代抗精神病薬〔SGA〕

辺縁症状　➡主軸症状

辺縁神経症　➡中核神経症／辺縁神経症

辺縁精神病
[独] Randpsychose

　統合失調症，気分障害，てんかんの辺縁・周辺に位置づけされる疾患群を指す古典的病名。したがって混合精神病（Mischpsychose）とも周辺精神病（Nebenpsychose）とも称される。定型群（Kerngruppe）とは症状も経過も異なるために，Wernicke Cは多様な病像を記載したが，この非定型群を①定型群の「混合」とみるか，②それぞれ独立した疾患とみるかが論じられたが，後者の立場をとるKleist Kらによって類循環精神病（zykoide Psychosen）の中にまとめられた。位相性周期的に出現し，浮動的な幻覚妄想を呈し，比較的すみやかに消退して，欠陥を残すことが少ない病像を呈する。Kleist, Leonhard Kらは，臨床遺伝学の知見からこの種の非定型群の疾患特異性を主張しているが，彼らのいう非定型精神病にほぼ等しい。
　　　　　　　　　　　　　　(松本雅彦)

⇨混合精神病，類循環精神病，非定型精神病
[文献] Kleist K (1928), 鳩谷龍 (1963)

変形視

[英] metamorphopsia
[独] Metamorphopsie
[仏] metamorphopsie

　広義の変形視とは，視覚対象の形態のゆがみだけではなく，大きさ・距離・方向・色・立体感のいずれかまたは複数における変容と定義され，大視症，小視症，遠近視障害，視軸の歪曲，倒錯視などを含む。一方，狭義の変形視とは，視野の一部に部分的な大視症あるいは小視症のいずれか一方あるいは両者が同時に起こった結果みられることがある。てんかん（錯覚発作），脳梗塞，脳腫瘍，変性疾患（多発性硬化症等）などでみられることがある。　　　　　　　　　　　　　　　（小笠原將之）
⇨大視症，小視症，倒錯視
[文献] 野上芳美（1993）

変質

[英] degeneration
[独] Degeneration
[仏] dégénérescence

　精神疾患の原因の一つとして19世紀フランスで提唱された概念。最初，Morel BA が変質と述べた際には，それは「神が創りたもうた人類の原初型（type primitive）からの偏倚」を指していて，アルコール，ハシッシュ，タバコなどの害的物質によって惹起されると想定された。Morel をうけた Magnan V は同じ変質ということばを使用したが，神学的側面は払拭され，スペンサー流の進化論の影響のもとに未来へ向かう人類の理想型からの退化という含意を有していた。いずれにせよ変質家系というのがあって，代を経るごとに神経質，神経症，精神病，痴呆へと進行して遂にその家系は滅亡に至るという想定や，変質者が特有の身体的精神的特徴（変質徴候）を有するとみなす点では一貫していた。こうしたみかたは19世紀後半のフランスの時代思潮ともなり，ゾラの小説「居酒屋」「ナナ」などに如実にみとめられる。変質論はドイツにおいて，変質性精神病ないし非定型精神病という疾患概念の発端となった。
　　　　　　　　　　　　　　　　（大東祥孝）
⇨変質精神病，非定型精神病，シュレーダー，クライスト
[文献] Morel BA（1857），大東祥孝（1994, 1999）

偏執狂

[独] Verrücktheit；Paranoia

　Verrücktheit は，パラノイアのもとになった概念だが，元来は「ずれ」を意味する学問以前の日常語であり，思考面の「狂い」の謂いにすぎなかった。この語は19世紀の単一精神病論の中で，メランコリーから二次的に発展した第三段階としての「妄想症」と等値されたとき，学問的な内包を有する歴史的用語になった。さらに後年，Griesinger W が原発性偏執狂の存在を認めるに至って，Kraepelin E のパラノイア概念の一つの原型となってゆく。　　　　　　　　　　（鈴木　茂）
⇨パラノイア
[文献] 内沼幸雄（1975）

変質精神病

[独] Degenerationspsychose

　急性に発症し，多彩な統合失調症様症状を呈しながらも比較的すみやかに軽快する，しかし周期的ないし挿話的に再発を繰り返す病型を指す。この病型は Kleist K，Schröder P らによって変質（Degeneration）という体質的特異性を基盤に発症すると考えられ，自生的体質精神病（autochotone konstitionelle Psychose）あるいは自生的変質精神病の名でその疾病の独立性が主張された。定型精神病の周辺に位置づけられるべきものとして辺縁精神病（Randpsychose）ともいわれる。今日でいう非定型精神病に相当する。なお変質（dégénéré）なる概念は，変質者の家系に劣悪な遺伝因子を想定した Morel BA に遡

る。　　　　　　　　　　　　　（松本雅彦）
⇨変質，非定型精神病，辺縁精神病
[文献] Kleist K(1928), Schröder P(1920a), Mayer-Gross W (1932a, 1932b), 村上仁 (1953)

弁証法的行動療法〔DBT〕
[英] dialectical behavior therapy

　Linehan MM［1993］により構築された，自殺企図，自傷行為の激しい境界性パーソナリティ障害（BPD）をもつ患者のための認知行動療法。数多くのRCTによる実証研究により，その効果が実証され，BPDのみでなく，摂食障害，薬物依存，思春期患者のための自殺予防，そして触法患者や非行にも応用されてきている。理論的には感情の不安定および衝動性を特徴とするBPD患者の障害を感情調節機能不全として捉える。患者の生物学的因としての感情的脆弱性と，患者の感情的反応に対する社会環境からの非承認（invalidation）的反応との長期にわたる相互関係によって，患者は多くの感情の調節が困難になってしまうと要約される社会生物理論が治療の基礎理論である。そのために治療が必要であるということ自体，患者にとっては非承認の体験になることがあり，そのために治療者への感情反応や治療中断も起きやすい。基本的には患者が感情調節，対人関係，危機対処スキルを身につけるための認知行動療法であるが，治療継続と促進のために包括的な治療的創意工夫が組み込まれている。
（遊佐安一郎）
⇨境界性パーソナリティ障害，認知療法〔認知行動療法〕
[文献] Linehan MM (1993a)

変身願望

　変身（transformation）とは，形と構造の変化を表現するラテン語のmetamorphosisを意味し，日本語ではひろく「姿を変えること，またその変えた姿」を指す。人の場合には，身体的ないし外見的，精神的，社会的な様相が短時間で変化し，変身する主体は，必然的にそれまで築いてきた同一性の危機を体験する。変身願望とは，変身という現象そのものよりも，変身の結果得られる新たな同一性を意識的に求めることであり，通常快感を伴う。変身願望は，幼児から成人まで幅広く認められる。とりわけ同一性の確立とその維持を強く求められる現代では，社会現象として，新たな同一性を求めるこの種の願望は強く認められる傾向にある。一方で変身願望は，同一性をめぐる種々の課題や適応不全を露呈させる要因ともなり，解離性障害，摂食障害，種々の行動の障害の関連も示唆されている。
（広沢郁子）
⇨自我同一性，解離性障害／転換性障害，摂食障害
[文献] 倉持弘, (1989), 宮原浩二郎 (1999)

片頭痛
[英] migraine

　国際頭痛分類［2004］では，一次性頭痛を片頭痛・緊張型頭痛・群発頭痛・その他に分類している。片頭痛は，片側性・拍動性の強い痛みが4〜72時間持続するもので，悪心・嘔吐や光・音過敏を伴い，体動により増悪する。長年にわたり発作を繰り返し，「前兆のない片頭痛」と「前兆のある片頭痛」とがある。前兆としては，完全可逆性の「視覚症状（きらきらした光・点・線や視覚消失）」「感覚症状（チクチク感や感覚鈍麻）」「失語性言語障害」があり，5〜60分で徐々に進展する。日本の有病率は，8.4％（前兆なし5.8％，前兆あり2.6％）で20〜40歳代の女性に多い。病態生理として，三叉神経・脳幹部・神経ペプチド・セロトニンの関与が提唱されているが確定的なものはない。治療としては，薬物療法（急性期治療および予防療法）と非薬物療法（誘発因子を避けるなど）があるが，完治させることは難しい［日本頭痛学会 2006］。

（三上章良）

⇨頭痛
[文献] Headache Classification Subcommittee of the International Headache Society（2004），日本頭痛学会 編（2006）

変像(症) ➡パレイドリア

片側バリズム〔ヘミバリスムス〕 ➡錐体外路症状

ベンゾジアゼピン系抗不安薬 ➡抗不安薬

ベンゾジアゼピン受容体

[英] benzodiazepine receptor

ベンゾジアゼピン（benzodiazepine；BZ）受容体はBZ化合物の結合により抗不安，鎮静・催眠，筋弛緩，抗けいれん作用を発揮する受容体である。BZ受容体はγアミノ酪酸（gamma-aminobutyric acid；GABA）受容体とともにGABA$_A$ - BZ - Cl$^-$ イオンチャンネル複合体を形成し，GABA，BZ，ピクロトキシン，バルビツール酸，エタノール，神経ステロイドなどさまざまな物質の結合部位をもつ。BZ受容体はGABA$_A$受容体におけるCl$^-$の細胞内流入とそれに伴う神経細胞の過分極を増強するアロステリック調節を行う。

GABA$_A$受容体は構成されるサブユニットの組み合わせから，機能の異なるサブタイプが構成される。サブタイプはω_1～ω_5に分類され，ω_1，ω_2が中枢に分布する。ω_1受容体は小脳，淡蒼球，大脳皮質第4層に高密度で，主に抗不安，鎮静，催眠作用に関係する。ω_2受容体は脊髄，線条体，海馬に多く存在し，運動失調や筋弛緩作用に関係している。ω_1受容体に選択的な薬剤は抗不安，鎮静催眠作用のみを有し，筋弛緩作用をもたないと期待されている。

(稲田 健)

⇨GABA，抗不安薬
[文献] 稲田健，鈴木映二，宮岡等（2003）

ベンダーゲシュタルト検査

[英] Bender Gestalt Test；Visual Motor Gestalt Test

1938年，Bender Lによって考案された検査である。刺激図版9枚を被検者に1枚ずつ提示し，すべての図形をA4サイズの1枚の用紙に模写させる。結果の解釈には記述的な立場と定量化して判断する立場とがあり，数量的に処理するものとしてパスカル・サッテル法[Pascal GR, Suttell BJ 1951]やコピッツ法[Koppitz EM 1967]が用いられている。ゲシュタルト心理学では刺激やそれに対する反応も，統合されまとまりのある人間全体が支配するとされる。Benderは描写されたものにこれらの統合機能が反映されると考えた。図形の知覚や再生の過程にみられる誤りから大脳の器質的損傷の検出や精神障害者の性格や情緒面の特性の評価，さらには児童の知覚と運動の協応に関する発達の程度の評価が可能とされている。心理検査の中で視覚的構成力を評価するための神経心理学的検査として位置づけられている。

(立石雅子)

⇨ゲシュタルト学説
[文献] Bender L（1938）

扁桃体

[英] amygdala

側頭葉先端内側部の皮質下に位置する構造物で，中心核，外側核，基底核，内側核など複数の核の集合体である。従来から辺縁系の一部とみなされ，情動との関係が深いとされていた。側頭・後頭葉の連合野から，複数の感覚情報が入力している。また皮質下経路として，視床などを通じて情報の入力がある。それらの情報は扁桃体内部における処理の後に，前頭前野に転送され高次の価値判断が行われる。神経投射としては前頭前野の眼窩部と内側部において豊富な連絡が認められている。現在では扁桃体の機能は顔認知，学習，記憶，社会的判断などにも関連していること

が報告されている。クリューヴァー＝ビューシー症候群の一部は，扁桃体の障害にもとづくと考えられる。また自閉症，統合失調症，気分障害，不安障害，認知症など精神神経疾患の症状の一部は扁桃体の機能的または構造的な変化と関連していることが神経画像研究で指摘されている。

(飯高哲也)

⇨前頭前野，前頭前野眼窩部

[文献] Aggleton JP, ed.(2000)，有田秀穂 編(2008)

ベントン視覚記銘検査

[英] Benton Visual Retention Test

アメリカの神経心理学者 Benton AL により開発された視覚認知・視覚記銘・視覚構成能力の評価を行う検査。一つ以上の図形が描かれた10枚の図版を提示し，その図形を再生させる。直接的な模写や図版の提示時間が再生まで時間が異なる4つの施行方式がある。再生された図形の正確数と誤謬数を採点するが，誤謬数は量的・質的な分析を行うことができる。実施手順，採点基準が明確であり，3つの形式があるため繰り返し施行できる。

(堀井麻千子)

[文献] Benton AL (1963)

ペンフィールド

Wilder Graves Penfield　1891〜1976

米国ワシントン州生まれのカナダの脳神経外科医。長年にわたり，てんかんの外科治療に数多くたずさわるとともに，人間の脳の局在機能に関する神経生理学的な研究を行って多くの成果を挙げた。もっとも有名な業績として，1933年，てんかん治療のために行われる開頭手術の際に，脳を電極で刺激すると鮮明な記憶がよみがえることを発見した。同年マギル大学教授となり，翌年モントリオール神経科学研究所を創設した。その後，てんかん患者の手術部位の決定に際し，ヒトの大脳皮質を電気刺激し，運動野や体性感覚野と体部位との対応関係をまとめ，ペンフィールドの「こびと」（ホムンクルス）としてよく知られている。Penfieldはこのように大脳局在論の指導的立場にあったが，晩年には「心」は「身体」（「脳」を含む）とは別であるとする心身二元論を唱えるようになった。晩年の著書に『脳と心の正体』がある。

(三村　將)

⇨脳局在論，てんかん外科，経験幻覚

[主著] Penfield W (1975)

保安処分

[独] Sicherungsmaßregeln

刑罰を補充または代替するものとして，刑事裁判により言い渡される自由・資格の剥奪，または制限を伴う治療・改善・隔離などに関する刑法上の措置である。責任主義を堅持する限り，行為者が行為時に責任無能力かまたは限定責任能力であった場合，たとえ重大な法益侵害が発生しても，無罪または必要的に刑の減軽が言い渡される（刑法39条1項，2項）。現行刑法上は責任無能力で無罪になった触法精神障害者に刑事制裁としての保安（治療）処分を科すことはできない。「保安処分」には，治療や改善を目的にした触法精神障害者に対する治療処分（刑法草案98条，ドイツ刑法63条）やアルコール・薬物依存者に対する禁絶処分（同草案101条，ドイツ刑法64条），改善・保安を目的とした危険なパーソナリティ障害・精神病質者に対する保安監置処分（ドイツ刑法66条）などがある（「事後的保安監置」処分は，ヨーロッパ人権条約違反）。「自傷他害のおそれ」のある触法精神障害者に対する措置入院（精神保健福祉法29条）の保安処分化を克服するため「医療観察法」が2005年に施行された。しかし，同法の「指定病院入院」命令は，刑法上の処

分ではないので、無罪となった者に対する「強制入院」は、憲法違反のおそれもある。また、同法が対象としていない処遇困難なパーソナリティ障害犯罪者に刑事治療処分制度や社会治療モデルを導入していく必要がある。
(加藤久雄)

⇨触法精神障害者，心神喪失者等医療観察法
[文献] 加藤久雄 (2010)

ボヴァリスム
[英] bovarism
[独] Bovarismus
[仏] bovarysme

Gaultier J de が Flaubert G の小説『ボヴァリー婦人』[1857] に着想を得て提出した概念で、「自分を実際の自分とは別な人間と思い込む生来性の能力」と定義される [1902]。ボヴァリスムは、虚栄心と豊かな想像力、および自己暗示の要素をもち、自らの境遇に対する強い不満を基礎に自分の憧れを実現する幻想の世界への逃避が試みられ、その結果、現実と空想の混同がもたらされるもので、病態としてはヒステリーや虚言症、ひいてはパラノイア性精神病に近縁である。精神分析的にはボヴァリスムは自我理想への同一化と理解できる。『ボヴァリー夫人』の主人公のように、比較的若い婦人にみられる理想追求的な恋愛についていわれることが多い。ボヴァリスムは成功をおさめることもあるが、ある段階で失敗に終わることが少なくない。Delay J [1956] によれば、Flaubert 自身が成功例のよい例だという。Lacan J は、博士論文『人格との関係からみたパラノイア性精神病』の中で、パラノイア性精神病の一つとするパラノイア性体質を Gaultier の意味でのボヴァリスムによって特徴づける。その際、パラノイアを病的な高度なボヴァリスムとする Genill-Perrin G の学説も考慮されている [Lacan 1932]。
(加藤 敏)

⇨虚言症，パラノイア，自我理想／理想自我

[文献] Gautier J de (1902), Delay J (1956-1957), Lacan J (1932)

防衛機制
[英] defense mechanisms

Freud S によって明らかにされた精神分析の中心的理論概念の一つで、防衛を目的とする心的機制を指す。防衛とは、それを意識することによって、不安、不快、苦痛、罪悪感、恥などを体験するような情動や欲動を意識から追い出し、無意識化してしまう自我の働きである。Freud [1893] は、機制という用語と概念を初めて用いた。さらに Freud [1926] は、それまで同義に用いられていた抑圧と防衛の定義を明確にして、抑圧を防衛機制の一つとして位置づけた。

Freud はまず、ヒステリーにおける抑圧を症状形成との関連について論じ、強迫神経症では欲動の早期発達段階への退行と反動形成、隔離、打ち消しを、パラノイアでは投影を、うつ病では、とり入れまたは同一化、さらに加えて衝動の自己自身への向け換え、衝動の逆転などの防衛機制を明らかにした。また Freud A [1936] は、Freud が明らかにした前述の9つの防衛機制と昇華を含めた10の防衛機制について述べた。さらに Freud A は、健常な適応的自我活動としての防衛という視点を導入し、発達過程における防衛機制の形成を明らかにし、新たな防衛機制について述べた。すなわち、幼児期の現実否認、超自我形成過程に生じる攻撃者への同一化、愛他的同一化（愛他主義）、思春期における禁欲主義、知性化などである。一方、Klein M とその学派は、最早期乳幼児期の研究を通して未分化な対象関係にもとづく防衛機制群を明らかにした。すなわち、妄想分裂ポジションにおける分裂、とり入れ、投影、投影同一視、理想化、抑うつ的不安に対する躁的防衛などである。また、今日までには健常から病理までを含む人格形成において、どのような

防衛機制が選択されるのかが注目され解明されるに至っている。

そして，こうした防衛機制は精神分析的治療において抵抗として現れるため，連想内容のみならず連想態度，連想形式，話し方などの形式面における防衛の在り方を扱うこと，すなわち防衛分析が治療の中心的課題となる。

(村岡倫子)

⇨抑圧，退行，反動形成，隔離，打ち消し，投影，とり入れ，同一化〔同一視〕，自己自身への向け換え，逆転〔反対物への〕，スプリッティング，投影同一視，理想化，躁的防衛，愛他主義，妄想分裂ポジション，抵抗，抵抗分析

【文献】Freud S, Breuer J (1893-1895b), Freud S (1926b), Freud A (1936)

防衛神経精神病

[英] neuro-psychosis of defense
[独] Abwehr-neuropsychosen
[仏] psychonévrose de défense

Freud S が「防衛神経精神病」[1894]で初めて用いた概念で，彼のいう防衛神経症と防衛精神病を総称した名称。今日では一般に用いられない。Freud は，防衛神経症として，ヒステリー，恐怖症，強迫観念などの精神神経症を，防衛精神病としては，心因性の幻覚精神病反応を挙げ，そのいずれもが，「防衛」の所産であるという観点によって統一的に理解したところにこの概念の意義がある。

(浅田 護)

⇨防衛機制，防衛ヒステリー，恐怖症，強迫観念

防衛ヒステリー

[英] defense hysteria
[独] Abwehr-hysterie
[仏] hystérie de défense

Freud S の提唱したヒステリーの一概念。意識すると不快な情動反応を引き起こすような観念に対する防衛活動によって生ずる型のヒステリーを指す。意識と和解しがたい表象は排除され，表象に結びついていた興奮は身体的なものに転換（conversion）されるとした。Freud は，「防衛神経精神病」[1894]では，Breuer J による類催眠ヒステリー，貯留ヒステリーと並置し，防衛ヒステリーを挙げその重要性を強調した。「ヒステリー研究」[1895]以降では，防衛がヒステリー全体ひいては神経症の心的機構の中心とみなされるようになり，防衛ヒステリーという用語は使われなくなる。

(浅田 護)

⇨類催眠ヒステリー，貯留ヒステリー，解離ヒステリー〔転換ヒステリー〕，防衛機制，防衛神経精神病

防衛分析 ➡抵抗分析，防衛機制

放火癖

[英] pyromania
[独] Pyromanie
[仏] pyromanie

金銭的利益，復讐，犯罪行為の隠蔽など火災がもたらす効果を目的とする放火と異なり，炎上やそれに附随する消火活動の光景を体験するために故意に繰り返される放火。DSM-Ⅳでは衝動制御の障害に分類され，ICD-10 では習慣および衝動の障害に「病的放火 pathological fire-setting（放火癖）」として分類されている。着火に際して緊張感や興奮を，遂行後に満足感，解放感を体験する。幻覚，妄想，判断力低下などの器質的障害，行為障害，反社会的パーソナリティ障害から説明される放火は除かれる。窃盗癖と同様に 19 世紀初めに遡る古い概念であるが，精神障害の独立したカテゴリーとすることには異論も多く，紆余曲折の末に DSM-Ⅲに加えられた。診断基準を十分に満たす事例はまれである。古典的な精神分析理論では，放火癖の特徴である「火の喜び」が性的源泉をもち，着火や消火は性的衝動を満足させる代理行為として説明された。しかし性的興奮を実際に体験する放火者の存在は疑問視されている。

(中谷陽二)

[文献] 中田修（1977）

報酬系

[英] reward system

　Olds J と Milner P は，1954 年，中隔に刺激電極を留置したラットが，繰り返し電気刺激を求めることを見出した。この行動は，脳内自己刺激行動（intracranial self-stimulation）と呼ばれており，後に中脳被蓋の腹外側部から視床下部外側野にかけて，前頭前野，扁桃体，海馬，側坐核などでも認められることが明らかとなった。これらの部位は，自然報酬の快楽に関与していると考えられ，構成される回路は，報酬系と呼ばれている。

　脳内自己刺激行動は，側坐核におけるドーパミン放出を増加させること，またドーパミンアゴニストの投与により同行動が減弱することなどより，中脳ドーパミン系，中でも腹側被蓋に細胞体をもち，側坐核や皮質に軸索を投射している中脳皮質辺縁系経路が深く関与していることが示唆されている。またこの経路は，嗜癖性薬物の嗜癖形成にも重要な役割を果たしている。　　　　　　　　（三浦智史）

⇨視床下部，前頭前野，扁桃体，海馬，ドーパミン，嗜癖

[文献] Pinel JPJ（2003），田代信維，住田靖尚（2002）

紡錘波

[英] sleep spindle；sigma rhythm

　ノンレム睡眠中に主に頭頂部中心部に出現する 14 Hz 前後で 0.5 秒間以上継続する脳波波形。シグマ律動とも呼ばれた。発生機序は不明。大脳皮質神経細胞の電気活動の同期性が高まった状態で生じる。睡眠段階 2 では頭蓋頂鋭波（K 複合波）に引き続いて出現し，深睡眠期では頭蓋頂鋭波を伴わない紡錘波のみとなり，前頭部優位の 10〜12 Hz の紡錘波も出現しうる。高密度脳波検査により使われた脳部位特異性や記憶や精神疾患との関連が報告されている。　　　　　　　　　（本多　真）

⇨レム〔REM〕睡眠／ノンレム〔NREM〕睡眠，睡眠時後頭部一過性陽性鋭波

[文献] Eschenko O, Moelle M, Born J, et al. (2006), Farrarelli F, Huber R, Peterson MJ, et al. (2007)

紡錘波昏睡　➡昏睡

包摂　➡インクルージョン〔包摂〕

縫線核

[英] raphe nucleus；nucleus of the raphe

　脳幹の正中部に縫線核群があり，大部分がセロトニン（5-HT）作動性ニューロンからなる。縫線核群は尾側と吻側に大別され，尾側から下行線維，吻側から上行線維が出る。尾側核群は延髄腹側に分布し，不確縫線核，淡蒼縫線核，大縫線核に分けられ，軸索は脊髄を下行する。吻側核群は主に中脳背側に分布し，背側縫線核，正中縫線核などに分けられ，軸索は小脳，中脳，間脳，辺縁系，大脳皮質などに投射する。役割として，覚醒状態の調節，運動生理機能の調節，脊髄皮質路における鎮痛作用が知られている。歩行運動，咀嚼運動，呼吸運動などのリズム性運動で興奮し，覚醒状態における種々の活動に適度な緊張を与える。睡眠・覚醒の状態に依存した活動変化として，背側縫線核のセロトニンニューロンの活動は覚醒時に最も高く，徐波睡眠で減弱し，レム睡眠ではほとんど停止する。5-HT 神経系の活動が抑制された状態はうつ病などの症状を惹起すると考えられている。

（岩城　徹）

⇨セロトニン〔5-HT〕

[文献] Jacobs BL, Azmitia EC（1992）

砲弾ショック　➡シェルショック

包虫症〔エキノコックス症〕

[英] hydatid disease ; echinococcosis

エキノコックス属条虫の幼虫（包虫）による重要な人畜共通寄生虫症。単包条虫による単包性エキノコックス症と多包条虫による多包性エキノコックス症とがある。終宿主であるキツネ，イヌなどの糞便内の虫卵を中間宿主であるヒトが経口摂取することで感染する。感染初期 10 年くらいは無症状で経過することが多いが，肝，肺，腎，脳などに囊胞をつくり周囲臓器を圧迫して症状を起こす。画像検査と免疫血清学的検査が診断に有用で，外科的切除が根本的な治療法。　　　　（数井裕光）

[参考] 国立感染症研究所感染症情報センター HP エキノコックス症
http://idsc.nih.go.jp/idwr/kansen/k01_g3/k01_48/k01_48.html

放電　➡発射〔放電〕

訪問看護

[英] nurse visit

訪問看護は医療系アウトリーチサービスの一つである。その歴史は古く，1900 年以前に派出看護として始まり，1970 年ごろから訪問看護が行われるようになった。精神科で診療報酬の裏づけができたのは 1986 年で，当初は週に 3 回までであったが，その後最大週 5 回まで認められている。現在は退院前訪問看護が入院中に退院の準備として行われ，短期入院で退院し社会復帰できるようになった。訪問看護ステーションは 1992 年に始まったが，1994 年には精神障害者にも訪問できるようになった。精神科訪問看護は保健師，看護師，精神保健福祉士が，訪問看護ステーションでは保健師，看護師，准看護師が訪問できる。最近は複数訪問も認められ個々の患者のニーズに応じてチームが組めるようになった。訪問看護の目的は，再燃・再入院の防止，地域生活の維持といってよいが，そのための手法は限定されない。訪問看護の効果は絶大で，入院回数が約 1/3，入院日数が 1/5 以下になるという報告もある。

（澤　温）

⇨アウトリーチサービス，コミュニティケア，在宅ケア，脱施設化，早期介入，老人保健法

[文献] 澤温 (1998a, 1998b, 1991), 坂田三允, 萱間真美, 根本英行ほか (2009)

包容〔コンテイン〕
➡コンテイナー／コンテインド

暴力　➡虐待

ボウルビー

John Bowlby　1907〜1990

イギリスの精神分析家，児童精神医学者。愛着理論の提唱者。WHO の要請により，欧米で家庭のない子どもの状況を調査して，母性的養育の剝奪（maternal deprivation）が子どもの心身の発育に悪影響を与えることを明らかにし，子どもの精神衛生の根本は母親との親密で喜びに満ちた関係であることを主張し［Bowlby 1951］，世界中に大きな反響を呼んだ。彼は精神分析学に動物行動学やコントロール・システム理論を統合し，人間の乳児には養育者を近くに保ち，愛着を形成する生得的な能力があり，愛着対象は乳児が世界を探索するための安全基地となる，などの愛着理論を構築した。母子関係の理論三部作［Bowlby 1969/1982, 1973, 1980］では，愛着，分離不安，対象喪失など，後に乳幼児の発達理論の中心となる概念を多数提唱した。愛着理論は Ainsworth MDS の Strange Situation 法により実験室的に観察可能な研究対象となり，早期発達研究に多大な貢献をした。

（濱田庸子）

⇨アタッチメント〔愛着〕，母性剝奪，安全基地，生得的触発機構〔IRM〕，分離不安，対象喪失，乳幼児精神医学

[主著] Bowlby J (1951, 1969/1982, 1973, 1980)

[文献] Holmes J (1993)

法令遵守　➡医療倫理

ボクサー脳症
[英] boxer encephalopathy
[独] Boxer-Enzephalopathie

パンチによる急性期頭部外傷では，硬膜外・下血腫，脳挫傷，びまん性軸索損傷などを認める。何度も繰り返される長期間のパンチ外傷は，意欲の減退，注意力の低下，性格変化や認知症を生じせしめるものとして，以前よりパンチドランク症候群として理解されていたが，最近ではボクサー脳症，ボクサー認知症と呼ばれている。これらには，アルツハイマー病と同様に神経原線維変化を認め，タウにより陽性に染色されることが知られている。
（女屋光基）

保健室登校　➡不登校

歩行失行
[英] apraxia of gait

必ずしも概念や機序が確立されたものではないが，運動麻痺，運動失調，錐体外路症状，知覚障害を伴わずに，歩行を命じても足が地面に根づいているようで，なかなか一歩を踏み出せず，踏み出す時も地面をこするように小さいステップをとる症状のことをいう。パーキンソン病の歩行との違いは，いったん歩き出してもリズムをもった歩行ができないことである。把握反射，緊張性足蹠反応，吸引反射，Gegenhalten，保続を伴う。責任病巣は両側前頭葉内側面の補足運動野が挙げられている。
（船山道隆）
⇨把握反射〔にぎり反射〕，吸引反射，保続(症)
[文献] Gerstmann J, Schilder P (1926), Della Sala S, Francescani A, Spinnler H (2002)

保護観察所　➡心神喪失者等医療観察法

保護者

精神保健福祉法22条に規定される制度で，保護者は精神障害者に治療を受けさせる，診断が正しく行われるよう医師に協力する，医療を受けさせるときは医師に協力する，精神障害者の財産上の利益を保護する，ことに加え，医療保護入院の際に同意を行う，自立支援医療の申請や入院中の精神障害者者の退院や処遇改善を行う，退院する措置入院者を引き取る，などの責務を負う。医療が必要であるにもかかわらず自ら進んで医療を受けない精神障害者について，その後見人または保佐人，配偶者，親権者，扶養義務者のうち家庭裁判所で選任された者などが保護者に就任する。保護者の任に当たることができる者がいないときは，市町村長が保護者となる。精神病者監護法の監護義務者の制度が廃止となったあと，精神衛生法に規定された。保護者の責務が過重であるなどの精神障害者家族会からの訴えなどを受け，1993年にそれまでの保護義務者から保護者への呼称変更，1999年に自傷，他害防止の監督義務の削除などの変更があった。平成24年を目途にさらに見直しが行われる見込みである。
（白石弘巳）
⇨精神保健福祉法，医療保護入院，措置入院，成年後見制度
[文献] 白石弘巳（2005）

保佐　➡成年後見制度

保持〔把持〕
[英] retention

符号化された情報をあとで想起できるような状態にとどめておく機能を意味する。把持ともいう。「覚える→覚えておく→思い出す」という一連の記憶の処理過程を表すために，情報処理プロセスに着目した「符号化→貯蔵→検索」という用語や，主体の心理プロセスに着目した「記銘→保持→想起」という用語が用いられる。記銘や想起と比べ，保持は多

分に現象的な側面が強く，短期記憶や作動記憶など，保持期間が比較的短い場合にその性質について議論される傾向にある。　　（梅田　聡）
⇨短期記憶，作業記憶，即時記憶，記銘力検査，健忘
[文献] Parkin AJ（1997）

母子相互作用
[英] mother-infant interaction

　母親と子ども（乳幼児）との間にみられる行動的・感覚的ならびに心理学的な相互作用で，それにより母子関係が形成される［小林登 1983］。母親と乳児の関係はすでに胎内から始まっており，胎盤を介して活発に化学物質の交換が行われている。そして出生後には感覚系を介して情報交換が行われ，心理学的なきずなが形成される。たとえば乳児が乳房を吸うことが刺激になり母乳が分泌され，栄養的，免疫的な母子相互作用が生じる。また出生直後から母親の語りかけに対して，乳児が手足の動きを同調させる現象（エントレインメント）も明らかにされている。このようにごく早期から乳児は母親に積極的に働きかけており，これらの働きかけが母親の母性的感情や養育行動の発達を促している。応答的な母子相互作用によって，安定した愛着が形成される一方，相互作用の不全により子どもの発達に好ましくない影響が生じる危険もある。母子相互交流とも訳される。　　（濱田庸子）
⇨アタッチメント［愛着］，母性，情緒応答性，ボウルビー，乳幼児精神医学
[文献] 小林登（1983）

補助　➡成年後見制度

補償
[英][仏] compensation
[独] Kompensation

　Jung CG, Adler A が各々独自に提唱した心的機制の概念。Jung は，一面的になった意識の態度を補う働きが無意識内に存在し，心の働きは心の全体性を志向すると考え，内向と外向，ペルソナと無意識の深層にあるアニマ（女性像）とアニムス（男性像）の相補性などの概念を発展させた。一方，Adler は人間行動の動因として権力への意志を想定し，心の働きはつねに劣等感を克服しようとして補償を求めると考えた。　　（平島奈津子）
⇨内向／外向，アニマ／アニムス，個人心理学〔アドラー心理学〕，過補償
[文献] Adler A（1969），Fordham M（1978），Jung CG（1921）

補償神経症　➡賠償神経症

ボス
Medard Boss　1903～1990

　スイスの精神科医，精神分析家。Binswanger L と並び現存在分析を発展させた。1903 年スイスに生まれ，チューリッヒ大学卒業後，パリとウィーンで学び，Freud S と Jung CG から直接影響を受けた。1930 年頃から Bleuler E のもとで研究を続け，チューリッヒ大学精神療法訓練部長を経て 1952 年同大学教授となる。「精神分析と現存在分析論」では，Heidegger M の現存在分析論にもとづき，Freud の精神分析を再検討し，その意義は当時の自然科学を範としたメタ心理学としての精神分析理論にあるのではなく，自由連想を基盤とした精神分析状況そのものにあることを強調した。つまり人間はそもそも自らの現存在（Dasein）の光の下で理解される事物や共人間との関係のうちへと，あらかじめ自ら場所を整えるという仕方で，自己を示し実存し自己の現存在を充実させるのであり，その意味で分析者との共人間的関係そのものが精神分析において本質的だということである。Boss は次第にインドに関心を抱くようになり，1956，1958 年インド，インドネシアに滞在した経験から，『精神医学

者のインド紀行』を著わしている。　　（岡　達治）
⇨現存在分析，自由連想（法）
[**主著**] Boss M（1957, 1959）

ポスト・フェストゥム
➡アンテ・フェストゥム／ポスト・フェストゥム／イントラ・フェストゥム

ポストベンション
[英] postvention

　これは Shneidman ES [1971] の造語であり，狭義には，強い絆のあった人が自殺した後に遺された人へのケアを指す。しかし，Shneidman は後に，自殺ばかりでなく，事故死や病死の後に遺された人が抱く外傷体験を和らげることを目的としたケア全般を指すようになった [Shneidman 2008]。愛する人が突然の悲劇的な死を迎えたときに，遺された人には嵐のような強烈な感情が襲う。不安障害，うつ病，ASD（急性ストレス障害），PTSD（外傷後ストレス障害），アルコールや薬物の乱用などを呈することさえある。心理的な問題ばかりでなく，持病の悪化などといった身体的な問題が生ずることもある。最悪の場合には，悲劇的な死が引き金となって，その後に，複数の自殺が生じる群発自殺といった現象が引き起こされることさえある。したがって，悲劇的な死が起きた後には，個人そしてグループに対して心身両面のケアが必要となる。　　　　　　　　　　（高橋祥友）
⇨遺族ケア，群発自殺，PTSD〔外傷後ストレス障害〕
[**文献**] Shneidman ES（1971, 2008）

ポストモダン
[英] postmodern
[独] Postmoderne
[仏] postmoderne

　1970年代初頭，建築を論ずる際に美学的文脈において用いられたのが端緒である。機能性と美との結合に重点を置いたモダニズム建築の終焉後をいうこの言葉が文化全般へと広げられ，思想状況そのものを表す言葉として用いられるようになったのは，1979年にLyotard JF が物語の危機と関連づけてモダニズム後の時代を論じてからである。Lyotard はこの言葉を「19世紀から始まって，科学や文学，芸術のゲーム規則に大幅な変更を迫った一連の変化を経た後の文化の状態」を指すとしている。Deleuze G と Guattari F が『アンチ・オイディプス』を著し，パラノイアとスキゾフレニアを対置し，パラノイア的あり方を近代精神と結びつけたのは1972年，『千のプラトー』においてリゾームを論じ，ポストモダン的あり方に強烈なイメージを与えたのは1980年である。同じ年にDSM-Ⅲが出されるが，精神医学におけるポストモダニズムはこの手引きの一側面にみることができるかもしれない。　　（鈴木國文）
[**文献**] Lyotard JF（1979），Deleuze G, Guattari F（1972, 1980）

ホスピス
[英] hospice

　がんなどにより治癒が難しくなった終末期患者とその家族が残された時間を可能なかぎり人間らしく快適な生活が送れるよう支援とケアを提供する理念を表す言葉であり，その理念を実践する場を意味する [柏木哲夫 2006]。近年，「緩和ケア」「緩和ケア病棟」と表現することが多い。歴史的には中世ヨーロッパの巡礼者たちが食事や宿泊をしたり，精神的励ましを得た施設の名に由来する。近代的ホスピスは「人の死は一つの通過点であり終着駅ではない」という考えにもとづき，1967年，英国の聖クリストファ・ホスピスから始まった。単なる延命処置は行わず，患者の苦痛や疼痛を軽減する薬物による対症療法が基本である。患者のベッド周りの生活空間を快適にする工夫がなされ，不安，恐れ，孤独などの

精神的な痛み，病気による経済的な問題や家族関係，残される家族の悲しみや不安などの社会的な痛み，死そのものや死後の世界をどう考えるかなどの信仰的な痛みをケアする。ホスピスでは医師や看護師だけでなく，ソーシャルワーカー，宗教家，精神科医，臨床心理士，ボランティアなどがチームでケアにかかわる。 (福永知子)
⇨臨死患者，ターミナルケア，生活の質〔クオリティ・オブ・ライフ〕
[文献] 柏木哲夫（2006）

ホスピタリズム
[英] hospitalism

　施設症，病院症とも訳す。Spitz RA［1945］が直接観察にもとづき報告した，1歳未満の乳児が施設などで長期的に育つと生じる，持続的かつ不可逆的な破局状態のこと。すなわち，高い乳幼児死亡率，身体発達の遅滞，言語の遅れ，情動不安定，成長後のパーソナリティ障害など。ある時期まで健全な母子関係を育んだ乳児が，その後施設に収容された際に示す依託抑うつ（anaclitic depression）とは回復可能性の観点から区別される。これらの原因は，母性的な養育や愛情の欠如，および適切な刺激環境の欠如にあると考えられ，少なくとも生後1年間は特定の養育者の下で育てられることの重要性が認識されるようになった。なお類似の言葉にインスティテューショナリズム（institutionalism）がある。これは精神障害者，とくに統合失調症患者が長期入院によって退院への意欲を失い，自閉，受身的依存性，常同性などの荒廃現象を呈することである。 (池田暁史)
⇨依託抑うつ，スピッツ
[文献] Spitz RA（1945），Spitz RA, Wolf KM（1946）

母性
[英] maternity

　母性とは，従来生得的に女性に備わった子どもを産み育てるという特性（母性本能）とされていたが，大日向雅美は形成され発達変容するという視点から「子どもを持つ女性が子どもとの関係で発揮し得る育児能力」と規定しなおし［大日向 1988］，生理的・生物的次元，社会的・文化的次元，個の次元から成立するとした。乳幼児研究からも育児行動は母親自身が意識化できない被養育体験の記憶から起こることが明らかにされている。Stern DN は，新たに母親になった女性には母親−自分−乳児を中心とした新たな心的編成（母性のコンステレーション）が生じるとした。精神分析的発達理論では，Mahler MS の分離個体化研究，Bowlby J のアタッチメント理論，Winnicott DW の「環境としての母親／対象としての母親」など，子どもの精神発達における母親の役割が重視されている。なお母性的な養育を担うのは生物学的な母親である必要はなく，「養育者」という言葉が使われることが多い。 (濱田庸子)
⇨アタッチメント〔愛着〕，母子相互作用，情緒応答性，分離−個体化
[文献] 大日向雅美（1988），Stern DN（1995）

母性剥奪
[英] maternal deprivation

　Spitz RA は，ホスピタリズム（hospitalism）の研究において，生後から母性的養育が欠如した施設では，乳児に十分な栄養や衛生状態が与えられても，生後2年間の死亡率が約4割に達していたこと，その施設で育った子どもは，2〜4歳になっても多くの子が自力で歩行できず，言語発達も著しく遅れていたこと，を明らかにした。また，その論文中に，子どもが誰に対しても極端な親しさを示すという，現在の愛着障害（attachment disorder）に当てはまる記述がみられる。彼

の研究対象となった別の施設では，生後から直接母親が乳児を養育したが，生後6～12ヵ月の間に，母親が不在となる時期があった。乳児は，母親から引き離された後，徐々に泣きやすく，気むずかしくなり，体重減少や睡眠障害などが生じ，離別が2，3ヵ月以上たつと，周囲の状況に対する反応が減退し，運動が緩慢になり，うつろな目つき，無表情になってくることを観察した。この状態は，依託抑うつ（anaclitic depression）と名づけられた。つまり彼は，母性的養育の最初からの欠如と生後6ヵ月以降の喪失がもたらす影響を明らかにした。

Bowlby Jは，同様に母性的養育の剥奪に関する研究から，愛着理論を作り上げた。その理論によれば，親子間に成立する絆は，一次的，生得的なものであり，摂食などの本能的欲求充足から二次的に生じるものではないと考えられている。愛着行動システムとは，ある特定の愛着人物に対する接近行動，あるいは接触を維持しようとする行動様式であり，それは内外から生じる危機的状況によって誘発される。たとえば，見知らぬ人に遭遇した1歳児には危険を示す脅威が生じ，愛着行動システムが発動する。その結果，子どもは安全な基地（secure base）として作用する養育者のもとに戻り，そこで安全感を得ることによって，再び探索行動を始める。この愛着理論は，Ainsworth MDSによる個人の愛着パターン分類の研究を経て，愛着がおよぼす成人期までの精神発達への影響，その世代間伝達の問題，不適切な養育や精神病理との関係，および臨床的応用など，さまざまな分野に寄与している。　　　　　　　　　（生田憲正）

⇨ホスピタリズム，アタッチメント〔愛着〕，依託抑うつ，安全基地

[文献] Spitz RA (1945), Spitz RA, Wolf KM (1946), Bowlby J (1969/1982), Ainsworth MDS, Blehar MC, Waters E, et al. (1978)

保続（症）

[英] perseveration
[独] Perseveration
[仏] persévération

認知症，脳卒中などの脳障害，とくに前頭葉損傷で出現することが多い。新しい行為を起こそうと意図する時に以前やった行為が繰り返される意図性保続，ある行為を一旦始めるとその行為が繰り返し続く間代性保続がある。たとえば，まとまりのある文が相手の問いかけに応じて繰り返される滞続言語は意図性保続であり，単語の一部を反復する語間代は間代性保続の例である。また，保続はこれらの運動面だけでなく知覚にも出現し，視覚保続，聴覚保続，触覚保続などが知られている。原因となる視覚刺激が取り除かれているのにその刺激の視知覚が生じる視覚保続の例としては，「駐車場の車をみていて視線を変えると，その車と同型同色のものが次々と視線の方向に列をなしてみえる」といった例が知られている。　　　　　　　　　　（池田　学）

⇨滞続症，語間代，固執，失行，前頭葉症候群，思考障害

[文献] 山鳥重（1985a）

母体保護法

[英] Maternal Protection Act

旧「優生保護法」（1948〔昭和23〕年公布）を1996（平成8）年に改題した法律。最終改正は2006年（2008年施行）。「母性の生命保護を目的とする法律」であり，主として不妊手術および人工妊娠中絶にかかわる全34条からなる。優生保護法は戦前の1940年に施行された「国民優生法」を土台としており，優生学的色彩が強く残り，経済的理由による人工妊娠中絶をも容認していた。国民優生法は1933年に施行された当時のナチ・ドイツにおける「遺伝病子孫予防法」（いわゆるナチ断種法）を手本としており，精神障害

の一部も強制断種(強制的不妊手術)の対象に組み込んでいた。国民優生法下における断種例は,法の施行期間が短いこともあって戦後の優生保護法下におけるそれよりもはるかに少ないが,かつての国民優生法の精神は優生保護法に基本的に継承されていた。母体保護法では強制断種にかかわる条項は削除され,「優生手術」を「不妊手術」に訂正するなどの優生学的色彩を取り除く配慮が見受けられる。 (小俣和一郎)
⇨優生学
[文献] 小俣和一郎(2003)

ボーダーラインチャイルド
[英] borderline child

　ボーダーラインチャイルドは1954年の論文[Ekstein R, Wallerstein J]に初めて登場した。しかし,psychotic childと区別が曖昧であった。Singer MT[1960]は7歳男児の治療経過について報告している。Blum HP[1974]は,Freud Sの論文「狼男」が最初の報告であると述べている。Weil A[1953]によると,境界群(borderline constellation)はFreudによって述べられている。Pine F[1974]やMorales J[1981]は,成人におけるボーダーラインスペクトラムの種々のサブグループに言及する中で,子どもに関して言及し,パニック発作,拷問を受ける空想,驚愕反応,コントロール不能感,あふれ出る憤怒などは自我の偏倚であるとしている。Moralesは,5つのサブグループに分類した。①衰弱を伴った重度の退行を示すタイプ,②激しい攻撃性を示すタイプ,③高度の依存性としがみつき行動を示すタイプ,④激しい分離不安を示すタイプ,⑤自己愛傾向を伴った境界パーソナリティを示すタイプ,といったサブグループである。Vela Rら[1980]は境界児童の診断基準について,境界例児童に関する8名の論文から19の徴候を選び出し,検討した。
(松田文雄)

⇨狼男[症例],境界例,境界性パーソナリティ障害
[文献] Kenneth SR, ed.(1983)

勃起障害　➡性的興奮障害

発作間欠期精神病
[英] interictal psychosis

　てんかん患者にみられる精神病性障害のうち,発作と関連せずに発現するものである。WHO国際てんかん用語委員会[Gastaut H 1973]によれば,「てんかん者にみられる急性精神病は数日間から数週間にわたる急性の精神病状態で,発作時ないし発作後の錯乱状態と関連なく発来し,ほとんどは側頭葉てんかんで,主に発作の寛解中に出現する」とある。また,「てんかん者にみられる慢性精神病は,主に側頭葉てんかんに出現するまれな慢性幻覚妄想状態で,発作が軽減した例にみられることが多く,宗教的あるいは神秘的な妄想の頻度が高く,変異に富み,社会性が保たれるが,機能性妄想精神病との鑑別が難しい」と記載されている。治療によって発作が抑制されると,発作と交代するかのように精神病症状が出現する場合は交代精神病(alternative psychosis)[Tellenbach H 1965]と呼ばれ,頭皮上脳波を記録するとてんかん性異常波が消失する強制正常化現象[Landolt H 1955]がみられることがある。 (松浦雅人)
⇨発作間欠期不機嫌症候群,側頭葉てんかん,交代精神病
[文献] Gastaut H(1973), Tellenbach H(1965), Landolt H(1963)

発作間欠期不機嫌症候群
[英] interictal dysphoric syndrome

　てんかんのある人に慢性的な抑うつ気分がみられることはギリシャ時代にヒポクラテスが記載しているが,1913年にKraepelin Eはてんかん患者に周期性不機嫌症がみられると

指摘した．その後，てんかん性不機嫌症，妄想性不機嫌症，非定型うつ病などの名称で報告されたが，Blumer D［2000］は発作間欠期不機嫌症候群として，いらいら感，易疲労感，不安感，恐怖感，多幸感，疼痛，不眠などの特徴的な症状を記載した． （松浦雅人）
⇨発作間欠期精神病，周期性気分変調
[文献] Kraepelin E (1913d), Blumer D (2000)

発作後精神病
［英］postictal psychosis

てんかん患者に大きな発作あるいは群発する発作が生じた後に，1～2日間の意識清明期を経て急性精神病症状が出現する［Logsdail SJら 1988］．躁的感情状態を背景に多形性精神病像を呈し，数日から数週間にわたって持続する．暴力や自殺企図などの衝動行為を伴うことがある［Kanemoto Kら 1996］．発作直後から急性精神病状態に移行したり，見当識障害など意識混濁の存在を示唆する非定型例もある． （松浦雅人）
⇨発作後もうろう状態，発作間欠期精神病
[文献] Logsdail SJ, Toone BK (1988), Kanemoto K, Kawasaki J, Mori E (1996)

発作後もうろう状態
［英］postictal twilight state
［独］postparoxysmaler Dämmerzustand
［仏］état crépusculaire postparoxystique

発作後もうろう状態は，Jackson JH［1889］が「てんかん発作後には激しい興奮を呈する躁狂から，一見まとまって正常に見えるものまでさまざまな病像があり，共通するのは行動が無意識で自動的である」と記載したのが最初である．英米圏では発作後錯乱（postictal confusion）と表現されることが多く，興奮や激しい行動を伴う場合には発作後せん妄（postictal delirium）と呼ばれる．強直間代発作後に典型的にみられるが，複雑部分発作後にも生じる．周囲の人が行動を制限しようとすると，これに抵抗して乱暴な言葉を発したり，暴れたりする抵抗性暴力（resistive violence）が生じる．通常は数分で徐々に覚醒するが，脳器質障害を伴う例などでは遷延することもある．発作後もうろう状態から回復する際に複雑な行動が出現し，発作後自動症と呼ばれる． （松浦雅人）
⇨発作後精神病，複雑部分発作
[文献] Jackson JH (1889), 松浦雅人 (2007)

発作性昏迷
［英］ictal stupor

てんかん発作として昏迷状態を呈するもので，現在は非けいれん性てんかん重積（nonconvulsive status epilepticus）と呼ばれる［Engel J. Jr. 2006］．全般発作である欠神発作重積と，部分発作である複雑部分発作重積とがある．側頭葉起源の複雑部分発作重積では意識混濁が変動し，個々の発作の存在を確認できることがある．前頭葉起源では意識障害が軽度で周期的変動を伴わず，注意や認知の障害が持続する．臨床症状からは鑑別困難で，脳波検査を行ってはじめて診断できる．
（松浦雅人）
⇨昏迷，てんかん発作重積状態〔てんかん発作重延状態〕
[文献] Engel J. Jr. (2006)

発作性神経症
［英］paroxysmal neurosis

神経質性格素質から発展する神経症（いわゆる森田神経質）の一類型で，今日のパニック障害にほぼ相当する．森田正馬は発作性神経症の症状として「心悸亢進発作，四肢脱力発作，眩暈発作，逆上，卒倒感，不安発作，悪寒，震顫発作，其の他胃痙攣又は子宮痙攣と誤られる諸種の疼痛様発作等」を挙げ，これらの発作の本態は「恐怖の感動である」とした．症状の成立には森田のいう「精神交互作用」（注意と感覚の悪循環）が重要な役割

を果たしている。　　　　　　　　　（中村　敬）
⇨森田神経質，神経質（症），普通神経質，パニック障害，精神交互作用
[文献] 森田正馬（1928）

発作発射〔発作放電〕

[英] seizure discharge

　てんかん性の発作発射（epileptic seizure discharge）は，脳波上で観察される場合，いわゆる「（てんかん）発作波」と呼ばれる。発作波の代表格は持続が 20～70 ms の急峻な棘波であり，ニューロンの過同期性発火の結果であると考えられている。これに 300 ms 前後の徐波が続いて，棘・徐波複合を形成することも多い。また，持続が 70～200 ms の鋭波やそれに徐波の続く鋭・徐波複合も発作波である。　　　　　　（矢部博興）
⇨棘波，徐波，ニューロン，棘・徐波複合，鋭・徐波複合
[文献] 大熊輝雄（1999a）

ホッヘ

Alfred Erich Hoche　1865～1943

　ドイツの精神科医。ベルリン大学，ハイデルベルク大学で医学を学び，精神科医としての臨床経験を経たのち，1902 年（37 歳）にフライブルク大学精神科教授となり，1933 年（68 歳）までその任にあった。臨床精神医学における多岐にわたる研究を行い，1901 年，司法精神医学教科書を編纂，1912 年には，ドイツ精神医学会総会での講演で，当時の精神医学界の大御所である Kraepelin E の疾患単位説を厳しく批判し，機能性精神病では疾患単位は存在せず，症候群による状態像の違いでしかないという症候群学説を唱えた。第一次世界大戦で一人息子を失い，以来ひきこもりがちとなり，1928 年以降は精神医学関係の論文執筆は皆無となった。詩人でもあり，1934 年に刊行された自伝は広く読まれた。一方，1920 年，法律家の Binding K と共著で『生きるに値しない生命の抹殺の解除』を刊行，その後のナチス第三帝国における「精神障害者の安楽死（抹殺）」の理論的根拠を与えることになった。Hoche 自らはナチスの政策に同調しなかったが，彼の著作の責任は重い。1943 年，自死。　（松下正明）
⇨疾患単位／臨床単位，クレペリン
[主著] Hoche AE（1901, 1912, 1934），Binding K, Hoche AE（1920）
[文献] 内村祐之（1968, 1972），Dening TR, Berrios GE, Dening RG（1991）

ボーディングホーム

[英] boarding home；board and care home

　賄い付き住居。欧米で取り組まれた脱施設化の政策により精神科病院に長期入院していた患者の地域の住居の受け皿が必要になった。それには，患者のニーズや能力により，ナーシングホームのように病院に近いケアを受けられるものから，単身アパートメントのように自立生活に近いものまでさまざまな形態が用意された。ボーディングホームは部屋と食事を提供するもので，中間施設やハーフウェイハウスなどに比べると医療支援や生活支援は少ない。提供されるプログラムは施設によって異なる。精神保健の専門家が常在し服薬管理，通院援助などを行い，患者会，レクリエーション等のスケジュール化されたプログラムを有するところもあれば，専門家は置かず，生活全般が管理的でなく服薬も自主的に行うようなところもある。わが国にはボーディングホームと呼ばれるものはないが，グループホームがもっとも近い。類語として residential facility, residential care home などがある。　　　　　　　　　　　　　　（井上新平）
⇨脱施設化，ナーシングホーム，中間施設，グループホーム
[文献] 井上新平（1987, 1988）

ほどよい母親
[英] good enough mother

Winnicott DW [1965] による養育者としての母親の機能についての概念で，普通の良い母親（ordinary good mother）ともいう。彼は，とくに出産前後の母子が一体化した状態の絶対依存（absolute dependence）の段階から，自他が分化する相対依存（relative dependence）の段階への移行期の母子関係とこの時期の環境の失敗から生ずる子どもの病理に注目した。絶対依存の段階では母親も原初の母性的没頭（primary maternal preoccupation）により，乳児の欲求（need）に合わせた抱える環境（holding environment）を供給する。乳児はそれをあたかも自分が創ったかのように錯覚（illusion）し，万能感をもち，自分が依存していることさえも自覚しない。この段階では時間的・空間的な存在の連続性が保証される母親の抱える（holding）機能が乳児の自己の生成と統合を支える基盤となる。しかし，成長に応じて母親は徐々に適応の失敗を提供する。これによって乳児は万能の世界から脱錯覚（disillusion）をし，環境の存在を知り，何をしてほしいかという願望（I wish）を自覚し，自他が分化する。なお，Winnicott は子どもにとっての母親の機能を対象としての母親と環境としての母親に分けている。ほどよい母親は対象として幼児の欲求を満たし，環境としての母親は不慮の事態を取り除いてやり，育児全体に気を配り，幼児の活動力の激しさ，破壊性から生き残り，仕返しをしないことが重要とされる。

（深津千賀子）

⇨抱えること〔ホールディング〕，錯覚／脱錯覚，エントレインメント〔早期母子関係〕

[文献] Winnicott DW（1958, 1965）

ホーナイ
Karen Horney　1885～1952

ハンブルグ近郊の出身。医師で精神分析家。ベルリン精神分析研究所で Abraham K の訓練分析を受け，同研究所のスタッフになりさらに Sachs H の訓練分析を受けている。女性分析家として女性心理の解明を模索。この時期の研究は後に，Freud S の女性における去勢コンプレクスの否定へと発展させた。1932 年アメリカに移住。はじめはシカゴで Alexander F に協力していたが 1934 年にはニューヨーク精神分析研究所のスタッフになり移住。1941 年同研究所から追放され独自の研究所を設立し 1952 年死去するまで活動を続けた。1930 年代は追放の理由となった Freud 理論体系に批判的な人々との交流から次第に独自の理論を発展させ，文化的要因，対人関係，母子関係を重視するようになり，基底不安（basic anxiety）を唱えた。1940 年代から 1952 年死去するまで，「自己実現のための真の自己」論を追求した。禅にも関心を示し来日し禅寺を訪ねもしたが帰国後，間もなく死去した。

（西園昌久）

⇨去勢コンプレクス〔精神分析〕，基底不安

[主著] Horney K（1939）
[文献] Horney K（1937），Ingram DH. ed.（1987）

ボナパルト
Marie Bonaparte　1882～1962

フランスの分析家，ギリシャ，デンマーク王妃。ナポレオン・ボナパルトの弟の曾孫として，パリ西郊のサン＝クルーに生まれる。生後すぐに母を失い，父と父方祖母に育てられる。1907 年にギリシャ・デンマーク王子と結婚し，二人の子どもをもうけるが，この結婚生活は幸福なものではなかった。彼女は長年にわたって不感症で悩み，不感症の女性に対して，陰核をヴァギナに近づける手術を推奨する論文を書いた（後に自らも手術を受けたが，効果はなかった）。1924 年，父の死の後，精神的な危機に陥り，ルネ・ラフォルグの紹介により，Freud S の分析を受けるが，このことは彼女の人生を一変させた。彼女は，

Freudの著作を精力的に翻訳し，パリ精神分析協会の創設者の一人となった．Freudの亡命の際には，最大の協力者になり，またFreudとFliess Wの往復書簡の破損を防いだ．彼女の重要な業績として，Poe EAの伝記的研究と女性の性に関する研究を挙げることができる． 　　　　　　　　　　　　　（十川幸司）
⇨フリース
[主著] Bonaparte M（1933, 1951）
[文献] Bourgeron JP（1997）

ボネッファー
➡ボンヘッファー〔ボネッファー〕

母斑症
[英] phacomatosis

腫瘍性増殖能をもった外胚葉性疾患であり，母斑性病変が皮膚をはじめとして複数の器官に生じて，まとまった一つの独立した疾患を呈するものである．遺伝性であるものが多い．神経皮膚症候群（neurocutaneous syndrome）とも呼ばれる．母斑とは「あざ」のことである．母斑症は多数あるが，結節性硬化症（tuberous sclerosis，ブルヌヴィーユ＝プリングル病），神経線維腫症（neurofibromatosis，レックリングハウゼン病），神経皮膚黒色症，ポイツ＝イェガース症候群，色素失調症，フォン・ヒッペル＝リンダウ病，血管腫症，スタージ＝ウェーバー症候群，クリッペル＝ウェーバー症候群，太田母斑などがある．
　　　　　　　　　　　　　（橋本亮太）

⇨結節性硬化症，レックリングハウゼン病〔神経線維腫症〕，スタージ＝ウェーバー病
[文献] 水野美邦 編（2002）

ホームヘルプサービス
[英] home help service

高齢者，身体障害者に対して地域での日常生活を支えるために，家庭を訪問し，食事，介護等を援助するサービスとして始まった．その後，精神障害者の地域での日常生活をサポートする必要性から精神障害者ホームヘルプサービスも開始された．精神障害者を対象とする場合には，ニーズに合わせたよりきめ細やかな計画，評価が必要である．当初は，精神障害者ケアマネジメントの一環として計画されたが，ケアマネジメントが整備されないままホームヘルプサービスのみが先行して実施されたため，現場ではしばしば混乱が生じている． 　　　　　　　　　　（三野善央）
⇨ケアマネジメント，コミュニティケア，在宅ケア

ホメオスターシス
[英] homeostasis

「生体恒常性維持」を意味する概念．フランスの生理学者Bernard Cにより提唱された「内部環境」の概念に由来し，後に米国の生理学者Cannon WBにより体系化された．生体はある一定の状態，安定した状態を維持しようとして，あらゆる外部環境の変化に動じない機構を備えているというものである．たとえば緊急反応では交感神経系の興奮によるエネルギー発散作用，安静時には副交感神経系の興奮によるエネルギー蓄積作用の亢進など自律神経系の微妙な変化で生体をある一定の状態に維持しようとする．このホメオスターシスは，有害物質の侵入への防衛手段としても働く．たとえば，細菌が体に侵入するとその刺激で毛細血管の透過性が亢進し，血漿が血液から組織のすき間に入り込み，細かい線維状の網を作る．リンパ管はリンパ液の凝固で閉ざされる．つまり網目と固まったリンパ液で，その部分は体の他の部分から閉め出される．この防壁の中でリンパ球が大活躍して，閉じこめられた侵入細菌を殺し，食べてしまう，という如くである． 　　（須藤信行）
[文献] Cannon WB（1932），林峻一郎（1993）

ホモシスチン尿症
[英] homocystinuria

シスタチオニン-β合成酵素の先天的欠損に起因する常染色体性劣性遺伝疾患で，約40万人に1人の頻度である。必須アミノ酸であるメチオニンの代謝が障害されるため，その中間代謝産物であるホモシスチンが血中および尿中に増加する。水晶体脱臼，骨粗鬆症，クモ肢，側彎，知能障害，けいれん，動静脈血栓などが特徴的症状である。確定診断の後にシスチン添加低メチオニン食による治療が行われる［青木菊麿 1985］。　　（紙野晃人）
⇨染色体異常
[文献] 青木菊麿（1985b）

ホモセクシャル　➡同性愛

ホモバニリン酸〔HVA〕　➡ドーパミン

ポリグラフィー
[英] polygraphy

多現象記録法（polygraphic recording）と同義とされる。脳波（electroencephalography）の判読の質や診断技術の向上のために，脳波だけでなく脳波以外の生体情報を同時記録することをいう。最もポピュラーなのは睡眠覚醒リズムの観察を行う睡眠ポリグラフィー（polysomnography）である。循環器系の観察と雑音除去の目的で心電図，雑音判別のために眼球運動，睡眠段階判定で用いられる頤部持続筋電図，睡眠時無呼吸症候群などの診断に用いられる呼吸曲線などがある。これらに精神性発汗の指標である手掌部の皮膚電気活動（electrodermal activity）を加えて犯罪捜査などに使われたため，一般的にポリグラフ装置＝嘘発見器と誤解されることもあった。　　（矢部博興）
⇨脳波〔EEG〕，睡眠ポリグラフィー
[文献] 大熊輝雄（1999a）

ポリグルタミン病
[英] polyglutamine disease

多数のCAGからなるトリヌクレオチド（トリプレット）リピート（3塩基の繰り返し配列）は，ゲノムの特定の遺伝子内に存在する際に，リピート数が異常に増大し疾患を引き起こすことがあり，次の世代へ伝達される際にリピートがさらに伸長し，症状が重篤化し，発症年齢が若年化することがある（表現促進現象）。1993年にハンチントン病では，病因遺伝子が同定され，その遺伝子が産生する蛋白質内のポリグルタミン鎖をコードするCAGリピートの異常伸長が分子的病因となることが示された。ポリグルタミン鎖の異常伸長により神経変性を引き起こされる疾患としては，脊髄小脳失調症（SCA）1，3，6，7，17型，歯状核・赤核・淡蒼球・ルイ体萎縮症（DRPLA），球脊髄性筋萎縮症（SBMA）などが見つかっており，ポリグルタミン病と総称される。　　（佐野　輝）
⇨トリヌクレオチドリピート〔トリプレットリピート〕，ハンチントン病，脊髄小脳変性症，歯状核・赤核・淡蒼球・ルイ体萎縮症〔DRPLA〕
[文献] 小牟禮修，上野修一，佐野輝（1997），上野修一，佐野輝（2000）

ポリサージェリ　➡頻繁手術症〔頻回手術症〕

ポリジーン遺伝
➡多因子遺伝〔ポリジーン遺伝〕

ポリソムノグラフィー　➡睡眠ポリグラフィー

ホール
Granvill Stanley Hall　1844～1924

米国心理学の創始者の一人。マサチューセッツ州に生まれ，ウィリアムズカレッジを卒業後，ユニオン神学校に学ぶ。心理学を志し，1878年ハーバード大学のJames Wの下で米国初の心理学のPh. D.を取得。渡独してラ

イプツィヒの Wundt WM の研究所で学んだあと，1882 年に米国最初のものといわれる心理学研究室をジョンズ・ホプキンス大学に設立し，1884 年に教授となる。1889 年から 1920 年まではクラーク大学の総長兼教授として活躍した。1887 年には『米国心理学誌（American Journal of Psychology）』を創刊。1892 年には米国心理学会の初代会長となる。彼の基本的立場は進化論と Haeckel E の反復説に影響を受けた発生論的な自然哲学にもとづくが，その業績は多方面におよび，米国において教育心理学，児童心理学，青年心理学，宗教心理学，応用心理学などの新しい領域を開拓して，多大な影響を与えた。1909 年には，Freud S, Jung CG, Ferenczi S をクラーク大学に招き，米国に精神分析を紹介した。

〔横井公一〕

[主著] Hall GS（1904, 1906, 1907, 1912, 1917, 1922）
[文献] Hall GS（1923），Ross DG（1972）

ホールディング
➡抱えること〔ホールディング〕

ポルフィリン症
[英] porphyria

ポルフィリン（porphyrin）は環状テトラピロールの総称で，ポルフィリン症は先天的ヘム合成酵素欠損に起因する。急性間欠性ポルフィリン症（acute intermittent porphyria）はバルビタールなどの抗けいれん薬，鎮痛解熱剤などが誘因となり，発作時には腹痛，嘔吐，四肢のしびれ，情動不安，脱力などを示し，尿中ポルホビリノゲンが増加する。治療は輸液とクロルプロマジン投与とされる［青木菊麿 1985］。

〔紙野晃人〕

[文献] 青木菊麿（1985a）

ホルモンチャレンジテスト
[英] hormone challenge test

ホルモン負荷テストと同義。ホルモンや合成ホルモン剤を内服・注射などによって投与し，それによって刺激される反応の経時的変化をみる（ホルモン反応をみることが多い）。ストレス応答において重要な役割を果たす視床下部−下垂体−副腎系では，デキサメサゾン抑制試験，CRH 負荷テスト，これらを組み合わせたデキサメサゾン／CRH テストなどがある。メランコリー型うつ病や慢性疲労症候群では健常者と比較してこの系での機能亢進がみられることが多く，心的外傷後ストレス障害や慢性疲労症候群ではこの系の過剰抑制がみられる。視床下部−下垂体−甲状腺系では，甲状腺刺激ホルモン放出ホルモン（thyrotropin-releasing hormone；TRH）を用いた TRH 負荷テスト（TRH を経静脈的に投与した後の TSH の経時的反応をみる）により，健常者と比較してうつ病患者では TSH の低反応を示す者がより多いとされる。視床下部−下垂体−性腺系では，性腺刺激ホルモン放出ホルモン（luteinizing hormone-releasing hormone；LHRH）負荷テストがあり，LHRH を静脈注射後の LH，FSH の反応を経時的に測定する。うつ病患者に対する LHRH テストでは男性，女性とも異常を示さないという報告が多い。

〔功刀 浩〕

➩デキサメサゾン抑制試験
[文献] 堀弘明，功刀浩（2008）

本質属性
[独] Wesenseigenschaft

知覚対象の属性の一つで，山並みの"力強さ"，"陰気な"部屋，"尊大な"態度，色鮮やかな光を放つスカーフなどの例が示すように，対象における相貌的なものや表現属性（Ausdruckseigenschaft）を指し，ゲシュタルト心理学で重視された。Metzger W[1940]によれば，本質属性は，丸い，三角，あるいは上昇，落下などの知覚対象の形や動きに関わる構造特性（Gefügeeigenschaft）や，柔らかい，硬いなどの素材に関わる全体

質（Ganzqualität）と並んで，知覚対象の全体属性（Ganzeigenschaft）の一つに数えられ，個々の知覚に際しいずれの属性が優位を占めるかは全体の側の因子や，主体のおかれた状況に依存する。赤，黄色，緑などの色そのものは本質属性を前景化させるなによりのものといえる。一般に幼児の外界認知や芸術作品の鑑賞において本質属性の前景化を認める。この現象は統合失調症においても認められ，とりわけ急性期に出現する。ちなみに，Matussek P は妄想知覚の考察を行い，その本態を知覚連関の弛緩に加えて本質属性の広汎かつ顕著な突出に求める。たとえば，赤い洋服を着ている人をみて，その赤が患者に圧倒的な力をもって迫るといった体験がよい例となる。この意味が不明な第１段階の妄想知覚から，世界の破滅を意味することを確信する，といった意味が啓示される第２段階の妄想知覚へと発展をみることがしばしば観察される。
（加藤 敏）
⇨アポフェニー，妄想知覚
[文献] Metzger W（1941），Matussek P（1952-1953）

本態性振戦　➡振戦

ボンディング
[英] bonding

生まれたわが子に抱く母親の情緒的な絆のありようをボンディングとする。それは，わが子のそばにいてかかわり合う欲求や，わが子への許容，母親である自身や満足感などの感情を介して好ましい育児行動に現れる。その絆の障害は虐待の危惧など臨床的関与と治療の対象となりうるため，「ボンディング障害」としての疾患の概念が提唱され［Brockington IF 2001］，いくつかの質問票も開発されているが，重症の産後うつ病の症状との位置づけなどまだ検討の余地がある。Parental Bonding Instrument（PBI）は，両親から受けた養育体験について想起して記入する自己質問票であり，ケアと過保護の二つの因子で構成される［Parker G 1979］。ボンディングの障害との関連についてのエビデンスの蓄積が待たれる。
（吉田敬子）
⇨産後うつ病
[文献] Brockington IF, Oates M, George S, et al.（2001），Parker G（1979），Taylor A, Atkins R, Kumar R, et al.（2005）

本当の自己
[英] true self

イギリスの精神分析家 Winnicott DW が，偽りの自己（false self）という概念と対で用いた概念で，偽りの自己が環境の侵襲に対して組織され防衛的，迎合的であるのに対して，自発的，創造的で，現実を感じる本来の自我の側面のことをいう。抱える環境が依存状態を生み出し，そのなかで本当の自己が，人生の秘密をもって交流しない孤立の領域のなかで生み出される。環境との間で過剰な，持続的な偽りの自己が生み出されると，本当の自己はしばしば空虚で，スキゾイド的，自己愛的，あるいは倒錯的でつぎはぎの状態になる。想像力をもち，一人でいられる能力をもてる限り，本当の自己は外的な，偽りの自己よりもリアルで創造的である。自分の複数化は，土居健郎が表と裏と呼ぶように，裏の部分が本来の姿で，表が適応的で，迎合的だという発想として多い。たとえば Horney K は，「現実自己（real self）」と「理想自己」の間に分けて，神経症はその乖離によって生じると述べる。
（妙木浩之）
⇨ウィニコット，創造性，スキゾイドパーソナリティ，過剰適応
[文献] Horney K（1942），Winnicott DW（1965, 1958）

本能〔欲動〕
[英] instinct

　本能とは，生得的で生物学的な起源による心の内から駆り立てる力，ないしはその心的表象をいう。Freud S [1905] の二元論モデルは，自我本能の定義 [1910] を経た後，「(略)『本能』は精神的なものと身体的なものとのあいだの境界概念（略。つまり）肉体内部に由来して，精神の中に到達する刺激の心的代表であり，肉体的なものとの関係の中で，精神的なものに課せられる活動要求を測る一つの尺度である」[1915] とし，やがて生の本能 - 死の本能論 [1920] へと至る。現代最大の課題は訳語上の問題で，Freud によるドイツ語 Trieb（本能）を Strachey J は英語 instinct に翻訳，これをめぐる論争が永いこと続いた。小此木啓吾 [1985] は，Trieb は本能 (instinct)，衝動 (impulse)，欲求または要求 (need)，欲動または動因 (drive) などの意味を含むが，元来多義的なので結局もっとも包括的な概念として日本語訳では「本能」を用いたという。Symington N [1986] は欲動や衝動が適切と主張し，北山修 [2005] は今後改訂の標準版では drive（欲動）に置き換えられるという話だと伝える。今日ではしばしば drive（欲動）が用いられる。

(相田信男)

⇨生の本能／死の本能，欲動

[文献] 相田信男 (2008), Freud S (1905c, 1910a, 1915d, 1920a), 北山修 (2005), 小此木啓吾 (1985c), Symington N (1986)

ボンヘッファー〔ボネッファー〕
Karl Bonhoeffer　1868〜1948

　ドイツの精神医学者。チュービンゲン大学卒業，ブレスラウ大学精神科 Wernicke C の助手。アルコール精神病の臨床研究で教授資格を得る。1912年ベルリン大学精神科教授。1938年70歳で引退後，ベルリンのヴィッテナウ病院（現在カール・ボンヘッファー病院）院長。80歳で突然脳卒中で倒れ逝去。彼の最大の業績は「急性外因反応型」概念の確立である。この概念と結びつけて考察された「病因的中間節」の考えも貴重。またコルサコフ症候群とくにその作話についての精神病理学的研究，神経学領域の業績（舞踏病の時の筋緊張喪失を初めて記載──「ボンヘッファー症状」）など。彼は精神障害の心因，状況因への考慮をつねにもち，外傷性神経症の分子振盪説 [Oppenheim H] に反対して心因説を主張した。また戦時の身体的消耗や睡眠奪取でアメンチアが生じることを強調。Kraepelin E と対照的に彼は精神医学と神経学の分離に反対した。ベルリン大学時代ナチズムの狂信性に終始背を向けた。ヒトラーの肖像を掲げない唯一の教室が彼の精神科であった。2人の息子と2人の娘婿を反ナチ運動の故にナチにより処刑された。末の息子 Dietrich は反ナチのキリスト教神学者として有名。

(原田憲一)

⇨外因反応型

[主著] Bonhoeffer K (1912, 1917)
[文献] 原田憲一 (1991)

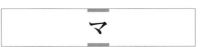

マイアー
Adolf Meyer　1866〜1950

　スイスから米国にわたり，Freud S と並んで米国精神医学の流れに大きな影響を与えた精神科医。精神疾患は，人に心理的，社会的要因が作用した結果として，パーソナリティが機能不全に陥り，反応として現れる現象であると説明した。その精神医学の思想は精神生物学 (psychobiology) として知られる。早くから Freud を米国に紹介した1人であったが，教条的な精神分析学からは距離をとり，人の生活の検証可能な，客観的な面の研

究をより好み，常識（コモンセンス）による精神医学を主張した。また生活状況を現実に改善する方法としての，作業療法，ソーシャルワーク，精神衛生活動，あるいは社会精神医学の流れを生み出した。1866年にスイスに生まれ，チューリッヒでForel Aに学び，ロンドンではJackson JHの機能的並行主義やHuxley Tのダーウィン主義に触れ，パリではDéjerine JJに師事した。1892年に米国に渡り，カンカキー州立病院，ニューヨーク州立病院などで神経病理医として勤めたのち，1910年にジョンズ・ホプキンス大学で念願の精神医学の教授となった。米国ではプラグマティズムを提唱したDewey JやJames Wと長く交流をもった。　　　　　　　(神庭重信)

⇨精神生物学，ジャクソン，ジェームズ，社会精神医学，精神衛生

[主著] Meyer A (1948, 1957)
[文献] Litz T (1966), Neill JR (1980)

マイアー-グロース

Wilhelm Mayer-Gross　1889～1961

　ドイツおよび英国で活躍した精神医学者である。1889年にドイツ中部で生まれ，1912年にハイデルベルク大学の精神科に勤務，以後いわゆるハイデルベルク学派の一人として活躍した。とりわけ急性精神病者の病後態度（構え；Stellungsnahme）や精神病後抑うつ[1920]，夢幻様体験型[1924]などの臨床に根ざした精神病理学的研究において実績があるほか，Beringer Kらとともに行ったドイツ語圏の精神医学の代表的専門誌'Nervenarzt'の創刊[1928]，Bumke O編集の『精神医学全書』(Handbuch der Geisteskrankheiten) 第9巻[1932]の統合失調症に関する大部分の著作に携わった。1933年にナチスの台頭を受けて渡英した後は，スコットランドのクライン精神病院臨床研究部長やバーミンガム大学実験精神医学部のsenior fellowを歴任した。この間英語で著述を発表したが，臨床にもとづいた精緻な観察と記述に関する熱意は衰えず，現実感喪失[1935]などの概念提示をはじめとして，その業績は枚挙に暇がない。とりわけSlater Eらと出版した『臨床精神医学』(Clinical psychiatry) の第2版では，執筆の主導的役割を演じ，英国の精神医学に与えた影響も大きい。　　　　　　　(広沢正孝)

⇨ハイデルベルク学派，精神病後抑うつ，夢幻様体験型

[主著] Mayer-Gross W (1920, 1924, 1935a), Mayer-Gross W, Slater E, Roth M (1954/1960/1969)

マイクロアレイ

[英] microarray

　「DNAマイクロアレイ」，「DNAチップ」とも呼ばれる。ガラスまたはシリコンチップ上に，各遺伝子の塩基配列に対応したオリゴヌクレオチドDNAを配置したもの。標的組織／細胞のmRNAから作製したcDNA（およびcRNA）サンプルをハイブリダイズさせ，蛍光標識を用いて結合を検出することで，mRNAの発現を網羅的に同定・比較する。mRNA発現解析以外にも，SNP解析やDNAメチル化解析，DNA結合蛋白質の標的配列の同定（ChIP-on-chip法）等にも使用されている。　　　　　　　(加野真一)

[文献] Bowtell D, Sambrook J (2002)

マイクロダイアリシス〔微小透析法〕

[英] microdialysis

　脳内微小透析法ともいい，局所に埋め込んだ微小なプローブの先端に装着した透析膜を介して，麻酔下あるいは覚醒下に動物の細胞外液，髄液，血液中の物質を連続的に回収して計測する生化学実験方法。神経伝達物質や代謝物のような生体内物質の動態を直接観察するのに適する。逆に，プローブを介して薬物を溶解した還流液を流すことで，局所的な薬物投与にも利用できる。類似の実験方法に，push-pull法がある。　　　　　　　(黒木俊秀)

⇨神経伝達物質

マイクロチューブルス　➡軸索内輸送〔軸索流〕

埋葬恐怖
［英］taphephobia
［独］Tafephobie
［仏］taphéphobie

　埋葬恐怖（taphephobia）という言葉はギリシャ語の $τάφος$（埋葬）と $φόβος$（恐怖）に由来する。生きたまま埋葬されることに対する恐怖であり，自分でいろいろな設備を整えた埋葬地を作ることもある。19世紀のヨーロッパでは実際に死亡と誤認されて埋葬されたこともしばしばであったことから，人々の関心を集めるようになった。閉所恐怖や死の恐怖と関連していることが多い。　　（柴山雅俊）
⇨恐怖症，閉所恐怖，死恐怖

マイナートランキライザー　➡抗不安薬

マイネルト
Theodor Meynert　1833〜1892

　オーストリアの解剖学者，神経病理学者，精神医学者。解剖学者 Rokitansky K von の弟子。1870年よりウィーン大学の精神科教授，ウィーン大学附属病院精神科の長を務めた。短期間 Freud S の師でもあった。中枢神経の比較解剖学，とくに細胞構築の研究を行う。マイネルトの基底核はその名を冠したものである。精神医学を解剖学にもとづく学として確立することを目指した。アメンチアの病像（中心症状は錯乱）を詳述し，大脳皮質と基底核の協同的働きの障害に因るものとした。　　　　　　　　　　　　（鹿島晴雄）
⇨アメンチア
[主著] Meynert T（1884, 1890）

マインドコントロール
［英］mind control

　広義には，他者の思想・行動を統御することおよびその技法を指す。Hassan S の定義によれば，「個人が自己自身の決定を行うときの人格的統合性を壊そうとするシステム」である。類語に洗脳があるが，洗脳が強制的な手段による生理学的な脱条件づけであるのに対して，マインドコントロールは非強制的手段による社会心理学的テクニックである点で異なるとされる。Lifton R は，マインドコントロールの重要な要素として，①環境コントロール，②密かな操作，③純粋性の要求，④告白の儀式，⑤聖なる科学，⑥特殊用語の詰め込み，⑦教義の優先，⑧存在権の配分の8つを挙げている。とくに宗教的カルトとの関係で社会的問題になることが多く，マインドコントロール下における行為の法的な有効性や責任能力などについては議論が多い。
（小畠秀吾）
⇨洗脳
[文献] Hassan S（1990）

マインドフルネス
［英］mindfulness

　1979年に Kabat-Zinn J によりマサチューセッツ大学医学部にストレス低減プログラムとして創始された瞑想とヨガを基本とした治療法。慢性疼痛，心身症，摂食障害，不安障害，感情障害などが対象となる。Kabat-Zinn は鈴木大拙の Zen（禅）に影響を受け，仏教を宗教としてではなく人間の悩みを解決するための精神科学としてとらえ，医療に取り入れた。その基本的考えは，煩悩からの解脱と静謐な心を求める坐禅と軌を一にしている。マインドフルネスの語義は「注意を集中する」である。一瞬一瞬の呼吸や体感に意識を集中し，「ただ存在すること」を実感し，「今に生きる」ことのトレーニングを実践する。これにより自己受容，的確な判断，およびセ

ルフコントロールが可能となる。マインドフルネスは認知行動療法に取り入れられ脚光を浴びるようになった。しかし，認知行動療法は認知の変容を目指すのに対して，マインドフルネスは認知のとらわれからの解放を誘導する。

(貝谷久宣)

⇨認知療法〔認知行動療法〕
[文献] Kabat-Zinn J (1990)

マウツ
Friedrich Mauz 1900〜1979

ドイツの精神医学者。Gaupp R, Kretschmer E とともにチュービンゲン学派を代表する学者である。チュービンゲン大学の Gaupp に師事，1926 年 Kretschmer とともにマールブルク大学に赴任，1939 年ケーニヒスベルク大学教授，戦後はハンブルクのオクセンツォル病院長を経て，1953〜1968 年までミュンスター大学教授。

主著『内因性精神病の予後学』[1930] では発病，症状形成，予後を規定する要因として，病前の体質類型，人格特徴とともに「心的-反応性要因」を重視している。統合失調症の発病を促す刺激として，性的，宗教的体験に着目し，神経症で始まる統合失調症の抑圧能力の喪失を指摘している。また頻回性うつ病の誘因として「自己の可能性の限界まで仕事を自らに課す意識」を挙げているが，これは下田光造の執着性格の特徴と共通する部分がある。『けいれん発作性素質』[1937] ではけいれん親和性体質を粘着性体質と混合欠陥性体質に二分しているが，これは後の Janz D の分類の原型である。「内因性精神病における精神療法の可能性」[1965] は統合失調症への精神療法の多年の経験を語った珠玉のような論文である。

(飯田 眞)

⇨チュービンゲン学派，執着気質
[主著] Mauz F (1930, 1937, 1965)

マークス
Isaac M. Marks 1935〜

南アフリカ生まれ。1956 年ケープタウン大学卒業後 1960 年からロンドン大学ベスレム・モーズレイ病院で臨床研究に従事。その後 1978 年から 2000 年までロンドン大学精神医学研究所実験精神病理学部門の教授，およびベスレム・モーズレイ病院の名誉コンサルタント精神科医を務めた。2000 年ロンドン大学名誉教授。1960 年代後半から強迫性障害に対するモデリング・フラッディング法の治療効果研究に従事し，不安と恐怖の治療論の領域で多くの業績をあげ，今日不安障害に対する認知行動療法において標準的に用いられ，不安障害に対する治療法の選択肢の上位に位置する曝露反応妨害法の基礎を築いた。2000 年からロンドン大学インペリアルカレッジを拠点として，インターネットを用いた強迫性障害の治療プログラムを提供し，その効果研究を精力的に行っている。その他，精神科看護領域での教育プログラムの開発や精神医療の地域援助等に関する功績を残している。

(坂野雄二)

⇨モデリング，フラッディング法，曝露反応妨害法
[主著] Marks IM (1980, 1986, 1987)

マクノートンルール
[英] McNaughton's rule

精神障害者の刑事責任能力免除の条件の一つで，正邪の区別テストともいわれる。1843 年 1 月，グラスゴーのダニエル・マクノートンが，自分はトーリー党のスパイによって監視されている，命や財産を狙われているという妄想により，党首のピール卿を殺害しようとして誤って秘書を殺害した事件が発生。裁判で，精神異常のために無罪という判決が出されたが，イギリス国民やマスコミ，さらには議会やヴィクトリア女王からも批判が沸騰し，それを受けて，大法官が最高裁判所の裁判官に対し，精神障害者の刑事責任能力につ

いて5つの質問を行った。それに対する答弁すべてをまとめてマクノートンルールと称する。それによると、①正邪の区別（right か wrong か）ができない、②犯罪を犯しているという認識がない、③法律に反している行為を行っているという認識がないという3つの条項が満たされれば責任能力なしとされた。のちに、答弁の中心であった、①の正邪の区別ができない項目のみをマクノートンルールといわれることになった。マクノートン裁判の経緯とマクノートンルールの成立は精神障害者の責任能力を考える上できわめて重要である。 (松下正明)

⇨責任能力

[文献] Diamond BL (1956), Quen JM (1968), West DJ, Walk A (1977), 松下正明 (2006a, 2006b)

マグーン

Horace Winchell Magoun　1907〜1991

アメリカの神経解剖学・神経生理学者。1934年ノースウェスタン大学で Ph. D. を取得。1949年にイタリアの Moruzzi G とともに発表した「脳幹網様体と脳波の賦活」の論文で、覚醒状態を維持する上行性網様体賦活系（ascending reticular activating system）の存在を提唱し、意識の生理学的機序に関する画期的な論文として、現在に至るまで意識の神経機構を論ずる際に必ず引用される業績である。Magoun はこの研究の前から、Ranson SW らとともに脳幹の種々の場所の電気刺激実験を行っており、とくに対光反射の中継路（縮瞳野）に関する研究、筋の緊張に及ぼす延髄網様体の役割などの研究は、現在でも臨床神経生理学にとって重要な実験結果である。日本からも多数の研究者が UCLA の脳研究所へ留学し、Magoun による研究の指導・助成を受けた。よって日本政府は1971年、勲二等瑞宝章を贈ってその功を称えた。Magoun の研究室の業績の集大成は、'The Waking Brain' にまとめられている。(山口成良)

⇨網様体賦活系，モルッツィ

[主著] Magoun HW (1958/1963), Ranson SW, Magoun HW (1933), Magoun HW (1944), Moruzzi G, Magoun HW (1949)

[文献] Johnson RA (1992), 山口成良 (2009)

摩擦症

[英] frotteurism
[独] Frotteurismus
[仏] frotteurisme

狭義の摩擦症は、主に電車などの見知らぬ集団の中で、自分の性器部分を異性の体にこすり合わせることに強い性嗜好を有することを意味する。手で相手の股間や乳房を触れることに強い欲求を抱き、そのような行為を繰り返すものを窃触症（toucherism）と呼び区別する場合もあるが、広義の摩擦症は両者を含む。DSM-Ⅲ-R 以来、広義の摩擦症がパラフィリアの一型として独立した項目とされた。わが国では車内での痴漢行為として行われることが多い。15歳から25歳にピークがある。病因論・治療法ともに決定的なものはない。 (鍋田恭孝)

⇨性嗜好異常，性倒錯

[文献] Freund K (1997)

マジンドール

[英] mazindol

マジンドール（サノレックス）は、1967年に米国のサンド・ファーマ社（現・ノバルティス・ファーマ社）で開発された食欲減退薬であり、わが国では1992（平成4）年に上市された。適応は、あらかじめ適用した食事療法および運動療法の効果が不十分な高度肥満症（肥満度が +70% 以上または BMI が 35以上）における食事療法および運動療法の補助。薬理学的特性はアンフェタミン類と類似しているため、投与期間は3ヵ月を限度とする。 (山田和男)

麻疹(性)脳脊髄炎

[英] measles meningoencephalitis

続発性脳脊髄炎の一種で，麻疹発症例1000例から5000例に1例の頻度で起きる。麻疹発症後4～7日頃に，つまり発疹の消失しかかった頃に症状が現れる。臨床症状はさまざまであり，発熱，意識障害などで始まり，けいれん発作，運動麻痺および錐体外路症状などが生じる。約60％の症例は後遺症なく回復するが，約15％の症例は死亡し，20～40％の症例は後遺症を残すと考えられている。麻疹による脳脊髄炎は上述の急性のタイプと，亜急性硬化性全脳炎（subacute sclerosing panencephalitis；SSPE）と呼ばれる遅発性のタイプが存在する。 (田中稔久)

⇨亜急性硬化性全脳炎

[文献] 二瓶健次，楠原浩一，堀田博ほか (2007)

麻酔分析

[英] narcoanalysis

アモバルビタールナトリウムをゆっくり静脈に注射して半覚半睡の脱抑制状態で面接を行って，情動葛藤の放出や内的体験の言語化をはかる手技。市販薬名によってアミタール面接／イソミタール面接とも呼ばれた。精神療法として，統合失調症・うつ病の昏迷をとくために，心因健忘患者で外傷体験を想起させるために用いられた。一時期自白剤としても用いられたが，被術者は誘導に乗りやすいので，今は用いられない。 (岡田靖雄)

貧しい自閉 ➡豊かな自閉／貧しい自閉

マスターソン

James Francis Masterson　1926～

アメリカの精神医学者。コーネル大学教授を経て，マスターソン研究所およびマスターソン・グループを創設し，現在所長。境界例に対する発達的・対象関係論的見方を展開し，現在の精神分析的パーソナリティ障害研究をリードする研究者の一人。青年期境界例の中心病理を Mahler MS のいう母子の分離個体化過程とくに再接近期に母親が子どもの自律を喜んでやれないことから子どもに生じる「見捨てられ抑うつ」にあるとし，患者の示す多彩な症状や行動化をそれに対する防衛と捉え，直面化を中心とする治療技法を提示した。その後，次第に関心を自己愛，さらに自己の病理へと深め，境界性，自己愛性，スキゾイドなどのパーソナリティ障害や外傷を受けた人々を自己の障害として捉え，「本来の自己」（real self）の出現を促す治療を提唱し，自身のアプローチを発達的・自己・対象関係論的アプローチと称している。 (成田善弘)

⇨境界例，見捨てられ抑うつ

[主著] Masterson JF (1972, 1981, 1985), Masterson JF, Lieberman AR, ed. (2004)

[文献] 成田善弘 (1990b)

マゾヒズム

[英] masochism

[独] Masochismus

[仏] masochisme

小説で被虐性を描いた19世紀オーストリアの作家 Sacher-Masoch の名にちなんで Krafft-Ebing R von が命名した。苦痛を与えることで性的に興奮するサディズムと一語にしてサド－マゾヒズムとも呼ばれる。DSM-Ⅳでは性的マゾヒズムとして性嗜好異常に含まれる。辱められる，打たれる，縛られる等の苦痛を受ける（擬似的ではなく現実の）行為に関する，強烈に性的に興奮させる空想，性的衝動，行動が少なくとも6ヵ月にわたり反復され，苦痛や社会的機能障害を引き起こすことを診断基準とする。 (中谷陽二)

⇨サディズム，サド－マゾヒズム，性嗜好異常，性倒錯

[文献] Krafft-Ebing R von (1886), American Psychiatric Association (2000)

マゾヒズム的性格
［英］masochistic character
［独］masochistischer Charakter

　マゾヒズム的性格は Reich W［1933］が最初に唱えた言葉であり，外界に向けられた攻撃性が自分自身に向けられてマゾヒズムになるという，Freud S の初期の考えを基礎としている。マゾヒズム的性格の持ち主は，快を求めるために，あえて挑発的な言動をしたり，自己の利益に反する行動を起したりするが，これをマゾヒズム的挑戦（masochistic provocation）と呼ぶ。その背後には，子ども時代の重度の欲求不満と攻撃性の高まりがあるが，それが他者に向けられるのではなく，防衛的に自分自身に向けられることを Reich は強調している。Reich 以降，この性格に関してはさまざまな検討がなされてきたが，Cooper A［1988］は，自己愛が並存することに注目して，自己愛的マゾヒズム的性格（narcissistic-masochistic character）の概念を提起している。なお，マゾヒズム的性格は，パーソナリティ障害としては，DSM-Ⅲ-R では自己敗北型パーソナリティ障害として記載されていたが，DSM-Ⅳでは記載されていない。
（館　直彦）
⇨ライヒ，マゾヒズム
【文献】Reich W（1933），Cooper A（1988）

マタニティブルーズ
［英］maternity blues

　出産の日から 10 日頃までに生じる一過性の気分の変動や体調の不調であり，欧米では大半の母親が経験するとされ，日本では約 25％～30％ と報告されている［岡野禎治ら 1991］。涙もろく気分の易変性が特徴である［Yalom ID ら 1968，Pitt B ら 1973］。その他に，不安や緊張，もの忘れや集中力の低下，時には，困惑状態がみられる。また，疲労感や食欲不振や頭痛などの身体症状や，夢をよくみるなどの睡眠の障害がみられる。ただし，持続が数時間から数日と短く，訴えは自然に消失するので治療の必要はないし，産後うつ病とは区別して処遇する。周産期医療スタッフは，本人の気持ちの変化を矮小化せずに受けとめ，家族にも落ち着いて対応するように説明を行うことが重要である。訴えの持続が長引いた場合は，産後うつ病の発症を考える。
（吉田敬子）
⇨産後うつ病，産褥期精神障害
【文献】岡野禎治，野村純一，越川法子ほか（1991），Pitt B（1973），Yalom ID, Lunde DT, Moos RM, et al.（1968）

まだら認知症
［英］lacunar dementia

　血管性認知症では，認知の障害はアルツハイマー病のように一般的に均一ではないため，まだら認知症といわれる。すなわち，記憶力は失われても，判断力はかなり残っているなど，症状に偏りのある場合を指している。
（工藤　喬）
⇨血管性認知症
【文献】World Health Organization（1992）

松沢病院
［英］Tokyo Metropolitan Matsuzawa Hospital

　正式呼称は東京都立松沢病院。東京都世田谷区にあるわが国に現存する最も古い公立精神科病院。起源は 1879（明治 12）年に東京上野の養育院内の狂人室が独立して設けられた東京府癲狂院で，その後向ケ丘，ついで駕籠町に移転していた。1887 年に，欧州に留学し，帰国して東京帝国大学医科大学精神病学講座の初代主任教授になった榊俶が医長（院長）となり，東京帝国大学精神病学教室を置いた。彼は 1889 年に東京府巣鴨病院と改称し，精神科の医療と研究の基礎を築いたが，1897 年に早逝した。1901 年に呉秀三院長となって無拘束主義を基盤とした精神科医

療の整備に努めた。呉は病院の更なる拡張と発展のために現在地（当時の東京府荏原郡松澤村）の約6万坪の敷地に分棟式病棟を建築して巣鴨病院を移転し，東京府立松澤病院となった。その後，太平洋戦争の時期まで，松澤病院はわが国の精神科医療と研究の中心的存在であった。歴代の院長は東大教授が兼任する慣例であったが，1949（昭和24）年にこの慣例は廃止され，さらに1970年代に構内にリハビリテーション・センターと精神医学総合研究所が設立されて，病院の社会復帰活動と研究機能の一部が移管された。その後，松沢病院は，従来の精神疾患の外来・入院機能に加えて救急医療，身体合併症医療，老人医療などのより特化された医療が要求され，内科，外科などの診療科が設置され，近年には，医療観察法病棟も開設されている。

2020年には全面改築が終了し，高層建築の新しい病院が，東京都立精神医療センター（仮称）として発足する予定になっている。

(風祭 元)

⇨榊俶，呉秀三，京都癲狂院
【文献】岡田靖雄（1981a），後藤彰夫，秋元波留夫，中川米造ほか（1980），風祭元（1999）

松原三郎
まつばらさぶろう　1877～1936

石川県河北郡小坂村にて出生。1898年第四高等学校医学部卒業，医学得業士となる。1899年東京帝国大学医科大学助手，精神病学教室勤務。1902年日本神経学会（日本精神神経学会の前身）創立当時，幹事として機関誌『神経学雑誌』（『精神神経学雑誌』の前身）の編集発行など万般の事務を処理した。1903年渡米。ニューヨークのウォーズ島にあるニューヨーク州立病理学研究所所長のMeyer A（後にジョンズ・ホプキンス大学精神医学教授）に師事。1908年12月帰国。1909年2月金沢医学専門学校教授となり，精神病学，神経病学，法医学の講義を担当。教授時代の研究として神経衰弱症，早発痴呆（統合失調症），神経系統緊張に関するものがある。学位論文は「鬱憂性精神病の本態」であった。本人の日記［1922］に「神経内科ノ課外講義ヲヤリツツアリ」という記載がみられたところから，わが国で初めて神経内科という用語を使われたものと推察される。小脳萎縮と小脳腫瘍にて1936年8月5日死去。

(山口成良)

⇨神経衰弱
【主著】松原三郎（1910, 1914, 1919, 1920, 1921）
【文献】早尾虎雄，谷野亮一（1937），吉田勝芳 編（1977），秋元波留夫（1979），寺畑喜朔（1992），岡田靖雄（1996），山口成良（1979, 1998）

的はずし応答
［英］approximate answer
［独］Vorbeireden
［仏］réponse à côté

1897年にGanser SJMが報告した未決囚にみられる特異なもうろう状態の中核にある症状が的はずし応答である。質問の意味は理解しているが，わざと間違えるような返答をいう。Ganserはこのような特徴を，「正しい答えをかすめる（vorbeigehen）」と表現した。「出まかせ応答」とか「当意即答」などとも呼ばれる。またわざと計算を間違えたり，わざと的はずれな行動（的はずし行動 Vorbeihandeln）をしたりする。Ganserはこの他に幻覚（黒い人影などの幻視であるが，これは解離性の病態でよくみられる），意識変容，痛覚脱失などを指摘している。意図的で作為的なところがないため，Ganserは詐病とは異なるとしている。DSM-Ⅳでは特定不能の解離性障害の一つに分類されている。従来，ヒステリー性ないし解離性の病態であるとされてきたが，同様の症状が脳器質性疾患にみられることがあるので注意を要する。

(柴山雅俊)

⇨仮性認知症，ガンザー症候群

[文献] Ganser SJM (1898)

MADRS マドラス
➡モンゴメリ＝アスベルグうつ病評価尺度〔MADRS〕

マニー親和型
[英] manic type personality
[独] Typus manicus

　マニー親和型の用語は，躁病に親和性のある性格特徴としてさまざまな研究者によって用いられているが，それをもっとも自覚的に定式化したのは，Zerssen D von［1992］と考えられる。気分障害（躁うつ病）一般にみられる性格としては，Bleuler E の同調性，Kretschmer E の循環気質が早くから受け入れられてきた。Tellenbach H によって単極性うつ病の病前性格として打ち出されたメランコリー親和型は，これらの特徴と矛盾するものではないが，秩序性という特徴が前面に押し出されている。メランコリー親和型と対置され，主に躁状態を呈する経過をたどる患者の病前性格として構想されたのがマニー親和型である。メランコリー親和型の特徴が患者のうつ病時のあり方そのものではないのに対し，マニー親和型は，軽躁状態，躁状態の患者の特徴をそのまま希釈したような特徴をもつ。Zerssen［1991］は，患者の生活史研究から，マニー親和型の特徴として，自立的な職業に就こうとし危険を好むこと，拘束されることを嫌うこと，多人数とかかわるが表面的でよく変わる交際関係，社会的規範を逸脱しがちな傾向などを挙げている。　　（津田　均）
⇨躁病，同調性，循環気質，メランコリー親和型，病前性格
[文献] Zerssen D von（1991, 1992）

マニャン
Valentin Jacques Joseph Magnan
1835〜1916

　フランスの精神医学者。南仏ペルピニャン生まれ。19 世紀精神医学は「Pinel P, Esquirol JED とともに始まり，Magnan V とともに幕を閉じた」［Sérieux P］。ビセートルで Marcé L の弟子となり，ラ・サルペトリエールでは Baillarger J に症候論，病理解剖を，Falret JP に疾病論を学んだ。1867 年に開設されたサンタンヌ病院に移り，1912 年に同病院を辞した。1873 年以降臨床講義を開始し，『講義録』（Möbius PJ が 1891〜1893 年独訳出版）を出版し，Legrain M や Sérieux らの弟子を輩出し，サンタンヌ学派を形成した。1893 年には医学アカデミー会員となった。Morel BA の変質論を改変し，このドグマ的病因論と経過全体にもとづく自然な病種の体系的分類を提唱し，Pinel 以降の症候群的分類とは画する時代を形成した。フランスの Kraepelin E とも称され，研究領域はアルコール中毒など広範囲に及ぶ。非変質者の「慢性妄想病」（潜伏期，被害妄想期，誇大観念期，痴呆期へと順次規則的に経過する）と「変質者の非幻覚性妄想病」は彼ら師弟の疾病論的貢献の一つで，後に前者は妄想型統合失調症へと，後者は解釈妄想病や復権妄想病などパラノイアへと発展する母胎となった。
（影山任佐）
⇨サンタンヌ学派，パラノイア
[主著] Magnan V, Sérieux P（1892）, Magnan V（1893）, Magnan V, Legrain M（1895）
[文献] Baruk H（1967）, 影山任佐（1987, 2009b）, Postel J, Quétel C, éd.（1983b）, Sérieux P（1918）, Sociéte Médico-Psychologique, éd.（1935）

麻痺性構音障害
[英] dysarthria

　脳血管障害などにより発声発語器官の運動が障害され，声，共鳴，構音，プロソディー

など発声・発語の各側面の異常が生じた状態である。構音障害の下位分類の一つであり，運動障害性構音障害とも呼ばれる。損傷部位により弛緩性構音障害，痙性構音障害，小脳失調性構音障害，運動低下性構音障害，運動過多性構音障害など，いくつかのタイプに分類される。 (立石雅子)

[文献] 廣瀬肇, 柴田貞雄, 白坂康俊 (2001)

麻痺性発作　➡進行麻痺

麻痺(性)痴呆

[英] paralytic dementia
[仏] démence paralytique

痴呆という用語は 17 世紀には狂気（insanity）と同義であり，19 世紀には統合失調症を早発痴呆（dementia praecox）と呼んでいた。このため晩期の実質性神経梅毒である進行麻痺は，痴呆症状を中核とし，それに神経衰弱，性格の変化，無責任，注意力散漫や記憶力減退などの多彩な精神症状が加わり，一方，麻痺性発作としてけいれん，めまい，卒中様発作を認めたため，早発痴呆と比し麻痺(性)痴呆といわれた。

身体所見としてはアーガイル・ロバートソン瞳孔（対光反射消失，輻輳反射保持）や運動失調，つまずき言葉，反射の亢進を認めることが知られ，FTA-ABS（fluorescent treponemal antibody-absorption test）陽性のものに，髄液検査を行い診断する。

治療は結晶ペニシリン G の 200 万〜400 万単位を 4 時間ごと 15 日間静注が推奨されるが，実質組織の障害を伴う症例では神経症状の悪化をくいとめるにすぎないことに留意すべきである。 (女屋光基)

⇨早発性痴呆，進行麻痺，アーガイル・ロバートソン症状，つまずき言葉

[文献] 水野美邦 編 (2010)

麻薬

[英] narcotics

古今東西を問わず，世間一般では，乱用され，薬物依存を形成し，さまざまな健康被害や社会的問題を生み出す薬物を総称して「麻薬」という。narcotics の語源は，ギリシャ語の narke（麻酔，麻痺）に由来するといわれており，「麻薬」の語源は「麻酔」にあるといわれている。

しかし，法的，行政的には，麻薬とは，麻薬及び向精神薬取締法 2 条 1 項（別表第 1）および政令により麻薬として指定された物質（薬物）の総称である。したがって，覚せい剤取締法により規定されている覚せい剤は，法的，行政的には麻薬ではない。このことは，国が異なると麻薬に指定される薬物の種類も異なることを意味している。

わが国で麻薬として指定されている主な薬物は，アヘンアルカロイド（アヘン，モルヒネ，ヘロイン，コデインなど。中枢神経抑制作用を有する），コカアルカロイド（コカインなど。中枢神経興奮作用を有する），LSD（催幻覚作用を有する），MDMA（中枢神経興奮作用，および催幻覚作用を有する）などである。2009 年 12 月 31 日現在で，麻薬及び向精神薬取締法で定められたものが 74 種，政令で定められたものが 80 種，計 154 種が麻薬指定されている。

もともと，世界的に「麻薬」といえば，アヘンアルカロイドを指していた。しかも，アヘン戦争に象徴されるように，このアヘンを巡って，世界中に社会問題が発生していたため，それを世界規模でコントロールするために，1925 年第 2 回阿片会議（ジュネーブ）によりアヘン条約が発効された。これによりわが国では国内法を整備する必要が生じ，1930（昭和 5）年に麻薬取締法（麻薬及び向精神薬取締法の前身）を制定して，アヘンアルカロイド，コカアルカロイドの管理，規制を行うことになった。しかし，その後，さま

ざまな依存性薬物が登場したため，麻薬及び向精神薬取締法により規制される薬物は，依存性薬物という共通項以外は，多種多様なものが含まれるようになり，今日に至っている。

(和田　清)

⇨精神作用物質，覚せい剤取締法，アヘン〔阿片〕
[文献] 田所作太郎 (1998)

マーラー

Margaret S. Mahler　1897〜1985

ハンガリーに生まれ，オーストリア人の内科医，精神科医として米国に移住後，小児期の精神病，自閉症の臨床を通じて，正常乳児の発達研究を行った。誕生後から3年間の健康な乳幼児の発達をビデオを用いて観察し，分離個体化理論を確立した。自閉症などの発達障害から境界パーソナリティ障害などの発達精神病理の礎石となった。誕生から生後2ヵ月までの自閉期，5ヵ月頃までの共生期，9ヵ月までの分化期，14ヵ月までの練習期を経て，15ヵ月から24ヵ月にかけて再接近期を経る。その後3歳にかけて対象恒常性の確立に至る。分離 (separation) とは，母親から実際に身体的に離れることができるにつれて芽生える自他の区別の認識。個体化 (individuation) とは乳児の脳の発達にもとづく自我発達，つまり自己感，アイデンティティ，記憶などの認知行動機能を指す。分離意識が発達することにより生じる不安と，母親の情緒応答性のまずさにより乳児のこうむる自我発達障害は，再接近期に危機的になる。克服できれば，心の中に消えない母親像が確立するが，克服できず境界例現象が長引くと境界パーソナリティ構造につながっていく。

(渡辺久子)

⇨分離 - 個体化，分離不安障害，境界パーソナリティ構造，情緒応答性，再接近期危機
[主著] Mahler MS, Pine F, Bergman A (1975)

マラリア療法

[英] malariatherapy

進行麻痺の治療法として，Wagner Jauregg von J [1917] が創始した発熱療法の一種。高熱を伴う化膿性疾患の後に進行麻痺が寛解するという経験にもとづき発案された。方法は，通常，三日熱マラリアに罹患した患者から，マラリア原虫を含む血液2〜4 ml を採取し，これを進行麻痺患者に静注して移植する。普通は数日から10日の潜伏期後に39℃から41℃の発熱が始まる。1日おきに8〜12回反復させ1クールとし，キニーネにより発熱を中止させる。寛解率は50〜80％といわれ，進行麻痺に対する有効な治療法としてJauregg は精神医学界初のノーベル科学賞を受賞した。発熱療法にはマラリア療法の他にチフスワクチン，ツベルクリンなどのワクチンを使用するワクチン発熱療法があり，より副作用が少ないというが，抗生物質療法が行われるようになった後は，ほとんど行われていない。

(坂村　雄)

⇨進行麻痺，ワグナー・ヤウレッグ
[文献] Wagner Jauregg von J (1918-1919), 原田憲一 (1999)

マリファナ　➡大麻

丸井清泰

まるいきよやす　1886〜1953

東京大学卒業。1915年，教授予定者として東北大学講師に任ぜられ，1916年から2年半，ジョンズ・ホプキンス大学のMeyer Aのもとに留学，同教授の精神生物学に感化を受け，また図書室でFreud Sの精神分析書を精読したといわれる。帰国後，ただちに学生に精神分析を講義するとともに以後，精神分析研究に精力的に取り組んだ。神経症論をめぐって，森田正馬との日本精神神経学会での論争は長期に及んだ。1933年，ウィーンにFreudを訪ね国際精神分析協会Inter-

national Association 仙台支部設立の許可を得ている。東北大学退官後は青森医学専門学校（弘前市）校長を勤めた。丸井のもとから，古澤平作，山村道雄，懸田克躬らの精神分析家が輩出した。丸井の精神分析研究の特徴は症状の無意識的意味の理解を主としたもので治療の中心をなす治療者−患者関係に及ばなかった。その後の発展はFreudのもとに留学した古澤平作に委ねられた。　　　（西園昌久）
⇨古澤平作
[主著] 丸井清泰（1951）
[文献] 三浦信之（1955），牛島定信（2003）

マルキアファーヴァ＝ビニャーミ病

［英］Marchiafava-Bignami disease；MBD

赤ワインを毎日2ℓ以上，10年から20年間飲酒しつづけ，かつ栄養障害を有するような中年男性のアルコール多飲者に起こるまれな疾患。ワイン以外のアルコール飲料でも起こる。またアルコール非飲料者にも起こり，病態機序は不明。病理学的特徴は，脳梁の壊死と脱髄性変化。頭部MRIでは脳梁の萎縮とT1画像低信号・T2画像高信号の局所的な異常を認める。臨床経過から急性，亜急性，慢性の3型に分類される。急性MBDは意識障害とけいれんで突然発症し昏睡に至る。全身性の筋緊張亢進と嚥下障害が先行することがある。ほとんどの患者は数日以内に死亡する。亜急性MBDは突然の認知症症状で発症し植物状態へと移行する。構音障害，四肢の筋緊張亢進，頸部の伸展，しかめ顔を伴うことがある。患者は発症後数ヵ月以内に死亡する。慢性MBDは近年の神経画像検査の発達に伴い認知されるようになってきたが全MBD患者の10％程度。記憶障害，前頭葉機能障害，脳梁離断症状などを認める。
　　　　　　　　　　　　　　　　（数井裕光）
⇨アルコール中毒，脳梁症候群
[文献] Kohler CG, Ances BM, Coleman AR, et al. (2000)

マルファン症候群

［英］Marfan syndrome；MFS

長管骨過形成による骨格症状（長い四肢と指と高い背丈），眼症状（近眼と水晶体転位），関節過進展，心臓血管系症状（弁閉鎖不全，動脈破裂と解離）などの症状のある常染色体優性遺伝疾患である。時に知能障害が認められる。15q21.1にある細胞間接着因子であるフィブリン遺伝子が原因遺伝子である。
　　　　　　　　　　　　　　　　（橋本亮太）
⇨染色体異常
[文献] 村松正實，木南凌 監修（2005）

マレー

Henry Alexander Murray　1893〜1988

アメリカの心理学者で，TAT（thematic apperception test）の制作者として知られている。ハーバード大学で歴史学を，コロンビア大学で医学を学ぶが，その後に心理学に関心をもつ。1927年ハーバード大学の心理クリニックに勤務。後にTAT作成で協働したMorgan Cの勧めでスイスにJung CGを訪ね，強い影響を受ける。さらにAlexander F，Sachs Hから教育分析を受け，精神分析理論に深くかかわりながら，独自のパーソナリティ理論，すなわち欲求−圧力理論を編み出していく。その概略は，個体の全体と部分は有機的に関連し，また個体はつねに環境と相互作用しているので，個体の行動は，内面からの欲求と環境からの圧力の相互作用に規定され，一定の方向性をもって体制化される。このような理論にもとづき，ありうる欲求と圧力を列挙し，それがどのように一人の被験者の中で働くかをみるために考案したのがTATである。しかし現在では，TATはこの理論から離れて投映法検査として使われ多くの研究者による研究書がある。　（馬場禮子）
⇨TAT，投影法〔投映法〕
[主著] Morgan CD, Murray HA（1935），Murray HA（1938）

[文献] 鈴木睦夫（1997）

マンガン中毒
[英] manganese poisoning

　マンガン鉱石精錬所作業員，れんが職人，鋼管製造業者など，過剰にマンガンに曝露されるとマンガン中毒を起こす。肺に吸入され，さらに喀痰により消化管に達して，ここからも吸収される。造血器や皮膚の障害，肝硬変をきたす。中枢神経系では，大脳基底核や錐体路も障害し，パーキンソニズム，ジストニア，平衡覚障害などの神経症状を呈する。精神症状としては，易刺激性，感情失禁，抑うつ，無関心などを呈することがある。治療としては，BALやEDTAを使用する。マンガン曝露から離れれば，3〜4ヵ月で症状は消える。　　　　　　　　　　　　　　　（山森英長）
⇨工業中毒，錐体外路症状

慢性うつ病　➡遷延性うつ病

慢性幻覚精神病
[仏] psychose hallucinatoire chronique；PHC

　フランス精神医学で，現在も臨床で用いられる疾病概念。この用語を最初に使ったのは，Dupré Eだが，Ballet Gが1911年の論文で一つの疾病単位として規定した。Balletは，Magnan Vの慢性妄想病の経過が実際の症例には的確に当てはまらないこと，またKraepelin Eの早発性痴呆が必ずしも「早発」の「痴呆」という経過を辿らず，慢性の経過を示す病態があることなどの点を批判検討し，慢性幻覚精神病（PHC）という疾病概念を引き出した。PHCには遺伝負荷が認められ，病前の性格異常もしばしばみられる。症状の特徴は，病初期にみられる，重苦しい不快感と長期にわたる幻覚，および被害念慮，誇大念慮の混在である。Delmas A［1929］はPHCを「幻覚に基づく，多少とも系統化された妄想の進展と，遅発性の痴呆の出現を特徴とする」と定義している。後にClérambault GはPHCの患者の幻覚を観察，分析することによって精神自動症の概念を生み出した。　　　　　　　　　　　　　　　（十川幸司）
⇨幻覚，慢性妄想病，早発性痴呆，精神自動症
[文献] Ballet G (1913), Grivois H (1989), 小木貞孝 (1985)

慢性硬膜下血腫
[英] chronic subdural hematoma

　転倒など軽微な頭部外傷後3週間〜3ヵ月を経て，硬膜下に血液が貯留する病態。頭部打撲に伴う脳の偏位により，脳表のbridging veinが破綻し，頭蓋骨硬膜と脳表の間隙に徐々に静脈血が貯留し血腫が発生し増大すると想定されるが，血腫形成機序には不明な点が多い。臨床徴候としては，歩行障害，片麻痺，頭痛，認知症症状を呈する。酒好きの男性や高齢者に好発し，前頭葉，頭頂葉に多く後頭蓋窩にはまれである。飲酒による酩酊のために外傷歴が明らかでない場合もある。CTでは三日月状の高吸収域，または重層した高・低吸収域が認められる。高齢者の片麻痺，歩行障害，認知症症状では，治療可能な認知症としてこの疾患を念頭に置く必要がある。1〜2個のburr holeを置き血腫を吸引，除去することで改善する場合が多いが，約15％に再発症例があり，高齢者の場合，再拡張率が若年者に比べて悪い。　（阪上由香子）
⇨治療可能な認知症，頭部外傷後遺症
[文献] 日本認知症学会 編 (2008), 水野美邦 編 (2002)

慢性疼痛　➡疼痛性障害

慢性疲労症候群〔CFS〕
[英] chronic fatigue syndrome

　1984年米国ネバダ州で原因不明の慢性的な疲労患者が多発し，調査を行った米国疾病

対策センター（CDC）が 1988 年に提唱した疾病概念。わが国では厚生労働省研究班が 1991 年に診断基準を作成した。しばしば臥床しなければならないほどの強い疲労感が 6 ヵ月以上持続ないし再発を繰り返し，疲労の原因となる内科疾患（悪性腫瘍，自己免疫疾患，感染症，内分泌疾患）や精神疾患はない（大基準）。ただし CFS 発症と同時にあるいは発症後に心身症，神経症，うつ病が発現した場合には CFS から除外しない。微熱，疼痛（頭痛，筋肉痛，関節痛），リンパ節腫脹，脱力感，精神神経症状（思考力低下，集中力低下，抑うつ），睡眠障害などの症状（小基準）が出現する。内分泌・代謝系，免疫系，自律神経系の検査においてしばしば異常が認められる。発症と同時に精神疾患を併発する症例は精神科的治療が中心となる。SSRI，睡眠導入剤，抗不安薬等の投与，認知行動療法などが行われている。 　　　　　　(井上洋一)

[文献] 木谷照夫, 倉恒弘彦 (1988)

慢性妄想病

[仏] délire chronique

フランスの精神科医，Magnan V が 1880 年代に確立した疾病概念。Esquirol JED は妄想内容に着目して多くの疾病単位を作り上げたが，Lasègue C や Falret JP は妄想の経過に焦点を当て被害妄想病という疾病概念を構築した。Magnan は Lasègue や Falret の研究の影響を受け，病前に変質者にみられるような知的，道徳的，情動的な異常がなく，発症後に妄想が系統的発展を示す慢性妄想病という考えを提示した。Magnan は慢性妄想病の経過を次の四期に分類した。①潜伏期，②被害妄想期，③誇大観念期，④痴呆期。この疾患の特徴は，長年にわたる経過と規則性進行性の病像変化である。第一期では不安，心気症状がみられ，第二期を特徴づけるのは持続的幻覚である。この幻覚を基盤にして二次的に妄想が生じる。第二期から第三期への移行は論理的演繹によって生じる。そして最終的に荒廃に至る。慢性妄想病の概念は Kraepelin E とは独立した形で，今日の統合失調症（妄想型）の概念を準備した。

　　　　　　(十川幸司)

⇨マニャン，解釈妄想，虚言妄想，迫害妄想，加害的被害者，器質力動論

[文献] 影山任佐 (1987), Magnan V (1893)

マンダラ

[英] mandara

東洋の宗教的観想に用いられてきた幾何学的図形のこと。マンダラとはサンスクリット語で，語源的には「本質をもつ」とか「円輪」などを意味する。図形は円形と正方形の組み合わさったものが多い。精神的危機からの脱却過程で円形図を多く描いた Jung CG は，分析治療でも患者が自発的に円形図を描いて心的調和を実現していくことを観察，その後東洋におけるマンダラの存在を知って，円形図形が自己の象徴的イメージであるとみなした。 　　　　　　(鈴木 龍)

⇨ユング

[文献] 河合隼雄 (1967)

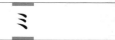

三浦岱栄

みうらたいえい　1901〜1995

精神医学者であり神経学者。慶應義塾大学医学部卒業。生理学的研究（麻酔筋の興奮性）により学位取得。1935 年フランス政府給費留学生として，Guiraud P, Thomas A, Lhermitte J のもとで精神医学，神経学の研究を行う。1953 年，慶應義塾大学医学部神経科（精神神経科）の第 3 代教授。神経症状の診断や治療学に関する著作，訳書など神経学における業績も多い。純粋失読の症候学に

関する論文は大脳病理学(神経心理学)の領域でのわが国での先駆的業績である。ネオジャクソニズムとしての Ey H の器質力動論など,フランス精神医学の考えを広く紹介し,精神医学における日本とフランスの交流にも力を尽くした。日本精神神経学会会長,精神分析学会会長,日仏医学会会長ほかを務めた。教科書として塩崎正勝との共著である『現代精神医学』[1961]がある。

(鹿島晴雄)

⇨新ジャクソン学説
[主著] 三浦岱栄(1965, 1967)

ミエリン

[英] myelin

　グリア細胞の一つであるオリゴデンドロサイトはニューロンのアクソン(軸索)に巻きついて,髄鞘(ミエリン鞘; myelin sheath)を産生し,活動電位の伝達と周囲からの電気的絶縁を行うことで,神経伝達を効率的に行うような役割(跳躍伝導)を果たす。ミエリンの障害により,ニューラルネットワークの信号伝達が阻害される。多発性硬化症ではそのことが典型的に認められるが,最近では統合失調症や気分障害でも,類似の病態が起きているという知見が集積されつつある。

(門司　晃)

⇨多発性硬化症,グリア
[文献] 藤田哲也,浅野孝雄(2009)

ミオクロニー　➡錐体外路症状

ミオクロニーてんかん

[英] myoclonic epilepsy

　ミオクロニー発作とは,一部の筋群が不随意的に瞬間的に収縮するてんかん発作を指す。1989 年の国際てんかん分類では,「焦点性か全般性が決定できないてんかん」に分類される乳児重症ミオクロニーてんかん(ドラベ症候群)も,欠神発作や間代けいれん発作重積や精神発達遅滞などを伴い予後不良である。「特発性全般てんかん」には,乳児良性ミオクロニーてんかん,若年ミオクロニーてんかんがあり,「潜因性,症候性の全般てんかん」としてミオクロニー失立発作てんかん,ミオクロニー欠神てんかんが知られている。「症候性全般てんかんの非特異的病変」として早期ミオクロニー脳症が,「特異病変による症候群」として,ミオクロニー発作,小脳失調,認知症を主症状とする進行性ミオクローヌスてんかんがあり,病因によってラフォラ病,脂質症型,ウンフェルリヒト=ルンドボルグ症候群[1903]などの変性型に分類されているが,すべて遺伝性疾患である。

(矢部博興)

⇨全般てんかん,欠神発作,若年性ミオクロニーてんかん,進行性ミオクローヌスてんかん
[文献] Commission on Classification and Terminology of the International League Against Epilepsy (1989), Aicardi J (1994), 和田豊治(1975), 岡鉄次,扇谷明,内藤明彦ほか(1998)

ミオクロニー発作　➡ミオクロニーてんかん

ミオパチー

[英] myopathy

　ミオパチーは筋肉病という意味である。すなわち筋肉の疾患すべての総称となるが,その大半は筋肉が萎縮することによって起こる筋力の低下である。このような筋疾患のうち,筋肉を動かす神経に問題がある神経疾患(ニューロパチー)は通常含まれず,筋原性のものをいう。ミオパチーには,近位型(体幹に近い部分から進行するタイプ)と遠位型(体幹から離れた手足から進行していくタイプ)があり,近位型の方が多い。ミオパチーを原因別に分類すると,筋原性,内分泌性,代謝性,免疫不全,炎症性,薬剤性等がある。筋原性のものは,遺伝性であることが多い。代表的なミオパチーには,X 染色体性劣性遺伝形式をとり,ジストロフィン遺伝子の異常

によって引き起こされるデュシェンヌ型筋ジストロフィーがある。筋ジストロフィーの中で最も頻度が高く，筋力低下と筋萎縮が進行し，20〜30歳頃までに死亡する予後不良の疾患である。 (橋本亮太)
⇨ジストロフィン，筋強直性ジストロフィー
[文献] 水野美邦 編 (2002)

味覚発作
[英] gustatory seizure

てんかん発作の国際分類 [1981] において，意識障害を伴わない単純部分発作 (simple partial seizure) の内の体性感覚ないし特殊感覚症状を伴う発作に含まれる。てんかん発作の始まりとして出現することが多く，単独で出現するのはまれである。苦味，酸味，塩味などの異常な味覚が発作的に出現するが，弁蓋部・島部 (opercular-insular region) に発作焦点を有する場合に生じる。 (矢部博興)
⇨単純部分発作，嗅覚発作
[文献] Commission on Classification and Terminology of the International League Against Epilepsy (1981), 井上有史 (1998), 和田豊治 (1975)

ミクログリア
[英] microglia

グリア細胞の一種で，1919年に del Rio-Hortega P によって初めて記載された。旧称，小膠細胞。脊髄および脳全体に分布し，全体の5〜15%を占めている。中胚葉起源の間質細胞で，網内系を構成し，形態学上また染色上において貪食細胞と類似の特徴を有する。機能的側面に関して長年謎であったが，近年解明が進んでいる。静止状態では樹状に突起を伸展して脳内の監視役としてシナプス間を含む微細な環境変化をモニターしている。環境変化に敏速に反応し活性状態になると，遊走能を有するアメーバ状の形態へ変化し貪食細胞マクロファージと類似した性質を呈し，炎症性サイトカインやフリーラジカルといった細胞障害因子および神経栄養因子を産生する。こうして，中枢神経系における免疫応答・神経障害・神経保護において重要な役割を担い，アルツハイマー病などの神経変性疾患や神経損傷後の慢性疼痛の病態に深く関与している。統合失調症や気分障害など精神疾患においても，ミクログリア仮説という新しい病態・治療機序が近年提唱されている。
(加藤隆弘)
⇨アルツハイマー型認知症，疼痛性障害
[文献] del Rio-Hortega P (1919), Hanisch UK, Kettenmann H (2007), Monji A, Kato T, Kanba S (2009), 加藤隆弘 (2008)

ミクログリア仮説 ➡ミクログリア

未視感
[仏] jamais vu

よく見知っているはずの物や場所について，初めて見たような違和感を感じる現象。既視感 (déjà vu) の反対概念で，英語の"never seen"に当たる仏語がそのまま概念名となっている。随伴する感情は「不気味」などの否定的なものであることが多いが，「新鮮」などの肯定的なものである場合もある。離人症や妄想気分との鑑別が問題になる。既視感と同様に側頭葉てんかんの精神発作の一型として出現することがある。 (深尾憲二朗)
⇨既視感，側頭葉てんかん，精神発作
[文献] Penfield W, Jasper H (1954)

未熟型うつ病
[英] immature form of depression

成人前期に発症する双極性障害の一型。それまでは周囲から庇護されて葛藤もなく過ごしてきた20代後半〜40代の男女に好発する。発症契機は職業上の挫折ないし家庭生活上の困難から思い通りの生活スタイルを維持できなくなる事態である。彼らは経過中に不安・焦燥優位のうつ病像を呈し，周囲に対して依

存と攻撃性を露にする一方で，状況からのストレスが棚上げされると軽躁状態になりやすい。薬物療法的には気分安定薬が主剤となるが，本人の能力に見合った現実的な生活スタイルを取り戻すことで回復する。より上の世代でみられる自責を中心としたメランコリー親和型のうつ病とは，依存や他責性が目立つ点で対照的であり，同年代で観察される軽い制止優位の逃避型抑うつとは，希死念慮が高く不安・焦燥が顕著な点で異なる。また，より下の世代における人格と気分変動が融合したような軽微双極型（soft bipolar）とは，成人前期に至るまでの適応が悪くないことで区別される。　　　　　　　　　　　　（阿部隆明）
⇨ディスチミア親和型，メランコリー親和型，逃避型抑うつ，抑うつ神経症
【文献】阿部隆明，大塚公一郎，永野満ほか（1995），阿部隆明（2011）

未生怨　➡阿闍世コンプレックス

水中毒
［英］water intoxication

多飲（水）症（polydipsia）とは，異常検査所見や臨床症状にかかわりなく，精神障害患者において過剰な水分摂取がみられる病態のことであり，この多飲症により水分の体内貯留が起こり急性の低 Na 血症をきたし，失禁，嘔吐，けいれん，意識障害など多彩な中枢神経症状を呈する状態が水中毒であり，重篤な場合は死に至ることもある。Barahal HS［1938］が統合失調症患者の多飲水による水中毒を初めて症例報告した。慢性統合失調症に多いが，精神遅滞やてんかんなど他の精神障害でもこの多飲水が認められる。典型的な臨床経過は精神障害発症から5～15年で多飲症が始まり，そののち数年で挿間的に水中毒を発症する。身体合併症として，巨大膀胱，水腎症，麻痺性イレウス，横紋筋融解症などがある。その病態仮説は薬物の副作用としての ADH 不適

合分泌症候群（SIADH）が有力である［Kishimoto T ら 1989］。多飲症への対応としては飲水制限を中心とした行動療法が有効［市江亮一ら 2004］で，水中毒が発症すれば低 Na 血症を緩徐に補正する。その急速な補正は橋中心髄鞘崩壊症を惹起する。　　（岸本年史）
⇨橋中心髄鞘崩壊
【文献】Barahal HS（1938），Kishimoto T, Hirai M, Ohsawa H, et al.（1989），市江亮一，藤井康男（2004）

見捨てられ抑うつ
［英］abandonment depression

Masterson JF［1972］が境界性パーソナリティ障害の中核的病理として抽出した力動的概念。見捨てられ感情は，抑うつを中心として，憤怒，恐れ，罪責感，受動性，空虚感，の6つの複合的感情とされた。境界性パーソナリティ障害の患者は，分離を経験すると見捨てられ抑うつが発動する。患者は，見捨てられることを回避するために，しがみつき，自傷行為，物質乱用，性的逸脱などのさまざまな行動化を起こす。行動化が前景にある混乱した状況において，患者は見捨てられ抑うつの回避に成功し，主観的に抑うつを体験することはない。したがって，患者が見捨てられ抑うつを体験し言葉で表出することにより，行動化が沈静すると考えられている。

近年では，境界性パーソナリティ障害は，感情の障害，認知の障害，衝動の障害，対人関係の障害という4つの領域から構成されていると考えられ，見捨てられ抑うつは，対人関係の障害に位置づけられている。（木村宏之）
⇨境界性パーソナリティ障害
【文献】Masterson JF（1972），Lieb K, Zanarini MC, Schmahl C, et al.（2004）

ミスマッチ陰性電位〔MMN〕
［英］mismatch negativity

ヒトにおける感覚入力の情報処理は，自動的，意識的な過程に大別される。事象関連電

位では，前者はMMNが，後者はP300成分を指標として研究されている。入力情報は以前の記憶と比較照合され，変化があれば不一致（ミスマッチ）となり，MMNが出現する[Näätänen Rら 1978]。MMNの記録は連続して同じ音刺激（標準刺激）を呈示してまれに別の音刺激（逸脱刺激）を呈示すると，逸脱刺激に対する反応が標準刺激に対する反応よりも潜時100～200 msで陰性に変位する。MMNは刺激に対して注意を向けなくても，また心理的に変化に気付かなくても記録される。MMNの主な発生部位は，聴覚皮質と前部帯状皮質であり，MMNが注意を切替えるタイミングとなる。たとえばパーティ会場で会話している時に，自分の名前を呼ばれると思わず振り向いてしまう。このような入力情報を選択する時に働くのではないかと考えられている。

(飛松省三)

⇨事象関連電位

[文献] Näätänen R, Gaillard AWK, Mäntysalo S (1978).

満田久敏

みつだひさとし　1910～1979

大阪医科大学精神科初代教授（1953～1976）。大阪市生まれ。京都大学医学部卒業。ベルリン・ダーレム遺伝学研究所に1年半留学したあと京大講師となるが，膨大な症例の詳細な家系調査にもとづいて，統合失調症が単一の疾患ではなく，少なくとも定型分裂病と非定型精神病とに分類されうることを示唆し[1942]，Kraepelin E以来の伝統的精神医学体系を痛烈に批判した。その後，京大附属医専，京都医療少年院を経て，大阪医科大学に移って研究を続け，その成果を門下の論文と併せ著書[1967]にまとめている。非定型精神病概念における独創的な視点は，意識障害およびてんかんとの密接な関係が指摘されたことにあり，この点で欧米における類似の概念である統合失調感情病や類循環精神病とは大きく異なる。

非定型精神病の研究は，統合失調症という曖昧な名称を解体し，疾病学的に同質な疾患を見出そうとする試みであり，彼の死後もなお多くの研究が続けられている[林拓二 2008]。

(林 拓二)

⇨非定型精神病，レオンハルト

[主著] Mitsuda H (1967)

[文献] 満田久敏（1942），林拓二（2008）

ミッチャーリッヒ

Alexander Mitscherlich　1908～1982

ドイツの精神分析医，社会心理学者。1947年，代表的な精神分析雑誌 'Psyche' を創刊。以来ドイツにおける精神分析学の中心となって活動した。1952年ハイデルベルク大学の精神分析学・精神身体医学の初代教授。1960年フランクフルト・アム・マインにS.フロイト研究所を設立し，研究と教育に貢献した。社会事象についても活発に発言し，『父親なき社会』[1963]では現代社会における模範とすべき父親像や伝統的価値基準の喪失を批判。妻マルガレーテとの共著『喪われた悲哀』[1967]では，ドイツの戦後社会の病理を追究し，人間の集団心理にひそむファシズム的基盤を抉出した。文明批評家としても優れた業績を残したが，そこにおいても個人の責任性の追求とその回復を目指すフロイト的な精神分析の本質を見失っていない。高度技術社会への進行のうちに受身的人格や瞬間的人格へと流されてゆく状況から脱して，いかにして人間の主体性を回復するかが彼の変わらぬ主題であった。

(馬場謙一)

[主著] Mitscherlich A (1963, 1966, 1969, 1970), Mitscherlich A, Mitscherlich M (1967)

ミード

Margaret Mead　1901～1978

アメリカの人類学者。心理学と人類学を学び，「アメリカ人類学の父」と呼ばれたコロ

ンビア大学の Boaz F に師事，その助手の Benedict R（『菊と刀』［1946］の著者）と長年にわたる親交を結んだ。主に南太平洋の社会でフィールドワークを行い，それはサモア（1925～1926 年），マヌス島（1928～1929 年），ニューギニア（1931～1933 年），バリ（1936～1938 年）と続いた。1928 年に出版した『サモアの思春期』はベストセラーになって，Mead は一躍有名になり，後にはメディアでも積極的に発言し，アメリカで最も知られる女性文化人類学者になった。幼年期の育児がパーソナリティ形成に及ぼす文化的影響，性差と気質の問題［1949］等をテーマに調査・研究を重ね，Sullivan HS などとも交流し，また一時伴侶となった Bateson G（『精神の生態学』［1972］の著者）とともにバリ島人の写真分析をした共著［1942］がある。1930 年代に開花する「文化とパーソナリティ」学派を形成した。 〈江口重幸〉

⇨比較文化精神医学，ベイトソン

[主著] Mead M（1928, 1949），Bateson G, Mead M（1942）

ミトコンドリア脳筋症

[英] mitochondrial encephalomyopathy

ミトコンドリアは，エネルギーを産生する細胞内小器官であり，その機能異常が発生すると，エネルギー依存性の高い骨格筋，中枢神経系等に障害をきたす。ミトコンドリアの障害から発生するのがミトコンドリア病であり，このうち 60～70% は，ミトコンドリア自身がもつミトコンドリア DNA（mtDNA）に変異をもつ 3 大病型である慢性進行性外眼筋麻痺症候群（chronic progressive external ophthalmoplegia；CPEO），MELAS（mitochondrial myopathy, encephalopathy, lactic acidosis, and stroke-like episodes），MERRF（myoclonus epilepsy associated with ragged-red fibers）が占める。これらは，障害の起こる部位にちなんでミトコンドリア脳筋症とも呼ばれる。その他に，Leigh 脳症，Leber 病，Pearson 病等がミトコンドリア病として挙げられる。 〈佐野 輝〉

[文献] 佐野輝（2008）

M. I. N. I.　ミニ

[英] The Mini-International Neuropsychiatric Interview

Sheehan DV らによって作成された，短時間（15 分程度）で施行可能な，精神障害の診断のための簡単な構造化面接であり，大坪天平らによって 2000 年に日本語版が訳出された。本格的な研究用面接より簡略だが，単なるスクリーニング検査ではなく包括的な診断面接の体裁をとっている。疫学研究で 12 ヵ月有病率が 0.5% 以上であった疾患を優先として 19 診断（大うつ病性障害，気分変調症，自殺傾向，躁病，パニック障害，広場恐怖，社会恐怖，特定の恐怖症，強迫性障害，全般性不安障害，アルコール依存，アルコール乱用，薬物依存，薬物乱用，精神病性障害，神経性無食欲症，神経性大食症，外傷後ストレス障害，反社会性パーソナリティ障害）の有無が評価される。診断基準は，WHO の国際診断分類（ICD-10）および米国精神医学会の精神疾患の分類と手引き（DSM-Ⅳ）に対応している。精神障害の疫学調査，多施設共同研究，転帰調査などに用いられる。

〈大森哲郎〉

⇨構造化面接／半構造化面接

[文献] Sheehan DV, Lecrubier Y, Sheehan KH（1998）

ミニメンタルステイト
➡老人用知能評価スケール

ミネソタ多面人格目録〔MMPI〕
［英］Minnesota Multiphasic Personality Inventory
［仏］inventaire de personnalité de Minnesota

ミネソタ大学の Hathaway S と Mackinley J によって開発された質問紙。そもそもは，Kraepelin E による精神病の分類をもとにして，精神障害の種類と程度を知るために作成された。本検査の特色は，人格特性を捉える臨床尺度のほかに，被検者の意識的・無意識的な応答の歪みを検出する妥当性尺度が追加されている点である。妥当性尺度は，？尺度（無回答数から算出），L 尺度（虚構：意図的に良い印象を作ろうとする構え），F 尺度（頻度：標準化集団で出現率 10% 以下の回答），K 尺度（修正：防衛的な受検態度）の 4 種がある。臨床尺度は，Hs（心気症），D（抑うつ），Hy（ヒステリー），Pd（精神病質的逸脱），Mf（男性性・女性性），Pa（パラノイア），Pt（精神衰弱），Sc（精神分裂病），Ma（軽躁病），Si（社会的内向）の 10 種がある。各尺度得点からプロフィールを作成する。解釈に際しては，まず妥当性尺度を中心に受検態度を査定し，臨床尺度を中心に被検者のパーソナリティ特徴を推論する。臨床尺度の中で一番得点の高い尺度と二番目に高い尺度の組み合わせによって類型化する手法を 2 点コード法という。 (小野田直子)

⇨心理検査，パーソナリティ検査，矢田部＝ギルフォード性格検査〔Y-G 検査〕

[文献] 氏原寛，岡堂哲雄，亀口憲治ほか 編 (2006)

三宅鑛一
みやけこういち　1876〜1954

精神科医。元東京大学教授。1901 年，東京帝国大学を卒業後，呉秀三門下となり，1905 年から 2 年間，ウィーン大学の Obersteiner H 教授，ミュンヘン大学の Kraepelin E 教授に師事したのち，東京帝国大学精神科の講師，助教授を経て，1925 年同教授となった。1936 年の退任後，医学部附属脳研究室の主任を務めた。不良少年の調査，精神遅滞児童，記憶に関する実験（後に脳研式記銘力テストに結実），精神測定法など心理学的研究に加え，司法精神医学などでも大きな業績を挙げた。精神病院法成立，精神衛生会や東大脳研の設立にも貢献した。1932 年に初版が刊行され，以後版を重ね，日本の代表的な精神医学教科書となった『精神病学提要』を著した。 (松下正明)

⇨三宅式記銘力検査

[主著] 三宅鑛一，内田勇三郎 (1924)，三宅鑛一 (1930, 1932, 1937)

[文献] 金子準二 (1963)，風祭元 (1994)

三宅式記銘力検査
［英］Miyake-shiki Memory Test

言語性記憶検査。原型は 1923 年に三宅鑛一と内田勇三郎により発表されたが，現在は 1977 年に改変された東大脳研式が主に用いられている。検査には有関係対語試験と無関係対語試験があり，各 10 組の対になった単語を提示し想起させるものである。対語の選択の妥当性や各年齢層での標準化がなされていないなどの問題があるものの，短時間で施行できる簡易な検査であり，高次脳機能障害や認知症の評価法として広く使用されている。 (堀井麻千子)

[文献] 尾形和毅，丹羽真一，鈴木智子ほか (1998)

宮本忠雄
みやもとただお　1930〜1999

1930 年 3 月 11 日埼玉県草加市に生まれる。東京医科歯科大学医学部を卒業し，インターン終了後同大学大学院に入学。島崎敏樹教授のもと，現象学の見地から統合失調症の病態に斬新かつ明晰な光をあてた博士論文「実体的意識性について——精神分裂病者における他者の現象学」を著した。1968 年 11 月より

1年間ハイデルベルク大学精神医学教室（主任教授 Tellenbach H）に留学。1973年より自治医科大学精神科教授に就任。1975年5月に第72回日本精神神経学会会長を務める。わが国における精神病理学，病跡学，表現病理学の発展に大きな寄与をなした。統合失調症では博士論文の主題とした実体的意識性の研究を皮切りにした現象学－人間学的研究，言語のありかたに注目して「もの体験」「言語危機」といった概念で統合失調症の急性期の病態を明らかにした研究などがある。病跡学では「エピ－パトグラフィー」の研究，表現病理では「太陽体験」の研究などがある。また時代の精神病理に当初から関心を寄せ，現代社会を「狂気の内包の縮小と外延の拡大」と特徴づけた。

(加藤 敏)

⇨実体的意識性，言語危機，エピ－パトグラフィー，太陽体験

[主著] 宮本忠雄 (1959, 1966b, 1972a, 1974a, 1982a, 1997)

ミュー〔μ〕律動
[英] μ rhythm；comb rhythm；wicket rhythm；precentral alphoid activity
[仏] rhythme rolandique en arceau

ウィケット律動（ウィケットリズム）ともいう。開眼で，C3, C4（中心回部）優位に，両側性に出現する10 Hz前後のアーチ状波形である。ギリシャ文字μ（ミュー）に似ていることから名づけられた。覚醒時から入眠期の抑制期間まで出現する。開眼時α波が抑制されるために目立つ。また，その倍の周波数の速波を伴うことが特徴である。四肢の運動負荷や知覚刺激で抑制される。開眼でのμ律動出現状態の最中，左手を握るよう指示するとC4に出現していた波形が抑制される。

(金澤 治)

⇨アルファ〔α〕波

[文献] 大熊輝雄 (2006a)

ミュンヒハウゼン症候群
[英] Munchausen syndrome
[独] Münchhausen Syndrom

ミュンヒハウゼン症候群とは1951年にAsher Rが報告した，身体症状を自ら産出し，症状や生活史の説明は劇的で虚偽が多く，多くの病院を転々とすることを特徴とする症候群である。これはほら吹き男爵と呼ばれるミュンヒハウゼン男爵にちなんで名づけられたが，他にもアッシャー症候群，病院放浪者などとも呼ばれている。病者の役割を演じることが目的であり，現実的な利得を求める詐病とは区別される。自己産出する身体症状により，急性腹症型，出血型，神経疾患型，皮膚型，心臓型，呼吸器型，異物型，混合・多症状型と分類されている。多くは腹痛や出血などの急性症状を訴え，救急受診を繰り返し，時に頻回の手術（ポリサージェリ）につながることもある。この症候群は背景に境界性，自己愛性，反社会性などのパーソナリティ障害の存在が指摘されている。そのため治療関係構築が難しく，病院では管理上の問題も生じやすいため治療が困難な場合が多い。

(和田良久)

⇨頻繁手術症〔頻回手術症〕，パーソナリティ障害

[文献] Asher R (1951), 浅井昌弘 (1994)

ミラーニューロン
[英] mirror neurons

自らがある動作を遂行するときにも活動するが，他者がその動作あるいは類似の動作を遂行するのを自分が観察するときにも活動する，そのような特性を持った神経細胞〔Rizzolatti Gら 1996, 2009〕。マカクザルの大脳皮質の複数の領域（運動前皮質，下頭頂小葉）においてその存在が実験的に確かめられている。ヒトにおいても機能的神経画像研究の結果などから，マカクザルの場合と相同する領域にその存在が推測されている。運動だけでなく，感覚や情動についてのミラーニューロ

ンが存在するのではとの推測もなされており，さらにはミラーニューロンの示す興味深い特性から，これらの神経細胞が，他者の意図や信念の理解，他者への共感，さらには言語や道徳性とも関連するという仮説も提唱され，自閉症の病態との関連を示唆する研究者もいる。　　　　　　　　　　　　　　　　　（村井俊哉）
⇨ニューロン，社会脳，心の理論
[文献] Rizzolatti G, Fadiga L, Fogassi L, et al. (1996), Rizzolatti G, Fabbri-Destro M, Cattaneo L (2009)

ミルタザピン

[英] mirtazapine

　ミルタザピン（リフレックス，レメロン）は，オランダのオルガノン社（現・米国メルク社）で開発された，ノルアドレナリン作動性・特異的セロトニン作動性抗うつ薬（NaSSA）と呼ばれる薬剤で，わが国では2009（平成21）年に上市された。現在の適応症は，うつ病・うつ状態。至適用量は15〜45 mg/日。ヒスタミン1，セロトニン2, 3受容体に対する強力な拮抗作用も有するため，眠気や食欲亢進をきたしやすい。
　　　　　　　　　　　　　　　　　（山田和男）

ミルナシプラン

[英] milnacipran

　ミルナシプラン（トレドミン）は，フランスのピエール・ファーブル・メディカメン社で開発されたセロトニン・ノルアドレナリン再取り込み阻害薬（SNRI）であり，わが国では2000（平成12）年に上市された。わが国では最も古いSNRIである。現在の適応症は，うつ病・うつ状態。至適用量は25〜100 mg/日（65歳以上では25〜60 mg/日）。各種の不安障害や疼痛性疾患の治療に用いることもある。　　　　　　　　　　　　　（山田和男）
⇨ SNRI〔セロトニン・ノルアドレナリン再取り込み阻害薬〕

ミンコフスキー

Eugène Minkowski　1885〜1972

　20世紀フランスの精神科医。サンクト・ペテルスブルグに生まれ，ワルシャワ，ミュンヘン，カザフで医学教育を受けた。哲学や数学に興味があったが，第一次大戦時にチューリッヒのBleuler Eの下で精神医学を学んだ。終戦後はパリに居をかまえ，雑誌『精神医学の発展』の編集主幹となり，サンタンヌ病院内のアンリ・ルセル館で精神療法の外来をもった。5冊の著作と大半がフランス語，一部ドイツ語と英語で書かれた240編の論文がある。Husserl Eの現象学，Bergson H哲学の影響を受けた時間・空間論を展開し，Bleulerの自閉概念を発展させて「貧しい自閉」と「豊かな自閉」を区別し，統合失調症の基本障害として「現実との生きた接触の喪失」を提唱した。心的生活から動的な要素が失われると合理・空間要素が肥大し，夢想，悔恨などが前景に立つ病的態度や，柔軟を欠く病的合理主義になるとみている。夫人Minkowska Fもロールシャッハテストで知られる。　　　　　　　　　　　　　（濱田秀伯）
⇨豊かな自閉／貧しい自閉，現実との生きた接触，サンタンヌ学派
[主著] Minkowski E (1927, 1933, 1936, 1968)
[文献] 小木貞孝 (1961)，濱田秀伯 (1994b)

民事収容

[英] civil commitment

　精神障害者等の本人の意思にもとづかない入院措置を，刑罰としての拘禁（criminal commitment）と区別する意味でこう呼ぶことがある。精神保健福祉法に規定する入院形態や心神喪失者等医療観察法にもとづく入院がこれに該当する。民事収容を刑事拘禁と比較すると，収容の手続が簡略であり，また収容期間が限定されず長期に及ぶことがあり，身体の自由との関係で議論がある。そもそも，他にも危険な者がいるのになぜ精神障害者等

だけが民事収容の対象となるのか，難問はまだ解決していない。なお，criminal commitment は，刑罰としての拘禁ではないが刑事手続に関連する収容，たとえば責任無能力で無罪とされた者の収容や近年米国で制度化された性犯罪常習者の刑期満了後の収容等を指す場合がある。用語法の混乱の背景には，「民事」収容であっても現実には社会防衛の機能を期待され，両者の峻別が容易ではないという状況がある。 (横藤田誠)
⇨心神喪失者等医療観察法
[文献] Slobogin C, Rai A, Reisner R (2009)

民族精神医学 ➡ **比較文化精神医学**

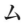

無為
[英] abulia

意志や欲動が病的に欠如することで，周囲へ積極的に働きかける構えを失い，感情的反応や関心が乏しくなった状態をいう。進行した統合失調症でみられることが多いが，器質性・中毒性・症候性精神障害にも認められる。統合失調症では無為は陰性症状の一つとされ，予後不良性を示す特徴と考えられてきたが，現在では議論が分かれるところである。また脳梗塞や脳出血などの脳損傷例にみられる無為の検討から，基底核や帯状回皮質，内包膝などの脳部位との相関性を推定する研究もある。 (石井良平)
⇨陰性症状／陽性症状，欠陥統合失調症，残遺型統合失調症

無意識 [精神医学史]
[英] the unconscious
[独] das Unbewußtes
[仏] l'inconscient

意識可能な合理的世界の背後で目に見えぬ力動が作用することは，古代の信仰・治療から長らく注目されてきたが，哲学的主題になるのは Leibniz GW や Kant I を経てからである。ドイツの哲学者 Hartmann KRE von は，Hegel 的「理性」と Schopenhauer 的「生への意志」を止揚する「無意識者（das Unbewußte）」を中心に据えた『無意識の哲学』[1869] を展開し，19 世紀後半広くこの現象への関心を刺激した。のちに James W が指摘するように，1886 年前後，意識の中心と周辺という場を超えてさらにその外部に，一群の記憶・思想・感情の形で存在するものがあり，それが時に重要な働きをすることに多くの研究者が気づいた。Myers F の「閾下意識（subliminal consciousness）」，Binet A の「人格変化（alterations of personality）」が代表例だが，「下意識固着観念」の生成とそれによる『心理自動症』を論じた Janet P もこれに加えられるであろう。これらはのちに精神分析学の「無意識」へと収斂することになるが，多くの論者がこの心的現象に注目し論じたのである。 (江口重幸)
⇨下意識，性格変化，心理自動症，無意識 [精神分析]
[文献] Ellenberger HF (1970), James W (1901-1902), Janet P (1889), Hartmann KRE von (1869)

無意識 [精神分析]

Freud S の発見を一つの言葉であらわさなければならないとするなら，それは無意識ということになるといわれるが，精神分析理論の中核をなす概念である。当初，無意識は本能欲動であるエスと同義と考えられたが，やがて自我と超自我の一部も無意識的であると考えられるようになった。Freud [1915] は

無意識という言葉には，記述的（descriptive），局所的（topographical），力動的（dynamic）の3つの用法があると述べている．記述的無意識とは，ある時点において意識されない事象や行動を表す．局所的無意識とは，意識，前意識とともにシステムをなす心的装置の一つの局所としての無意識であり，快-不快原則（pleasure-unpleasure principle）と一次過程思考（primary process thinking）に従う心の領野である．力動的無意識とは，抑圧された心的内容のことであり，それらは夢，失錯行為，症状などの無意識の派生物を介して意識に表れようとするものである．とくに恒常的で組織化されて行動に影響を及ぼしている場合に，無意識的幻想と呼ぶ[Arlow J 1969]．「抑圧されたものが無意識のすべてではない」ことは，抑圧する側も無意識だからわかることであるが，Freud [1915] は，無意識の内容には，①本能的表象，②原初的に抑圧されたもの，③抑圧されたもの，④原光景のように人類に共通の幻想，に分類した．しかし，Freud 以降の一時期，抑圧されて無意識となったものを意識化することが精神分析療法と考えられたため，抑圧された内容と無意識とがほぼ同義であるとみなされた一時期があった．近年，無意識には受容的な側面があると Freud が述べていたことが注目されるようになり，人間同士の交流の一部が無意識的になされることや，無意識に創造的な側面があることに関心が向けられつつある [Bollas C 2009]．　　　（館 直彦）
⇨エス，自我，超自我，原光景
[文献] Freud S（1915b），Arlow J（1969），Bollas C（2009）

無意識 [ラカン]

構造主義の光のもとで Freud S の発見を新たに照らしだそうとする初期 Lacan J の仕事の，最もはっきりとした成果の一つとして「無意識は言語のように構築されている」という定式がある．夢・機知・言い間違いなどの分析により示唆されていた Freud の無意識の言語的構造を，Lacan は言語学者 Saussure F に由来するシニフィアンの概念にもとづいて組み立てなおした．こうした無意識の言語的構造が，別の定式「無意識は〈他者〉l'Autre の語りである」が示すように，主体についての潜在的な語りとして，主体を条件づけつつ，支えているのである．さらに Lacan は，こうした言語的〈他者〉-主体の弁証法にかかわる考察を経て，無意識のより力動的な側面をも強調するようになる[1973]．そこでは，この弁証法に回収されない余剰，すなわち「実現されなかったもの」が語らいの中に闖入してくる契機としての無意識の開かれが論じられている．　　（上尾真道）
⇨無意識 [精神分析]，無意識 [精神医学史]，無意識 [生物学]，シニフィアン／シニフィエ，構造言語学
[文献] Lacan J（1953, 1973）

無意識 [生物学]

主観的・直接的に体験・覚知される意識に登場してくるのは心的活動の中のごく一部に過ぎない．19世紀末より，Janet P や Freud S によって意識にのぼらない心的活動の存在が医学分野で着目されるようになり，無意識と呼ばれるようになった．現代神経科学のパラダイムからみれば，この力動的過程としての無意識は，意識野に登場することなくその背後で意識を駆動しているさまざまな欲動を発現する神経活動や神経内分泌活動とみなすこともできる．こうした力動的無意識の起源について，Jung CG はこれを普遍的無意識と個人的無意識に分け，普遍的無意識は「元型」すなわち，人類が系統発生過程で受け継いできた種々の行動・欲動の型の集まりであるとした．この普遍的無意識を行動生物学，あるいは進化学的観点から眺めれば，これは進化で形成されたさまざまな型の生得的行動

が駆動される過程とみなされる［Stevens A 1982；Stevens, Price J 2000］。一方，1960年代以降に発展した認知科学では，意識にのぼらないが行動に影響を与えることでその存在が知られる心的活動を無意識と呼んでいる。

(豊嶋良一)

⇨意識，集合的無意識，元型，進化心理学
[文献] Stevens A（1982），Stevens, A, Price J（2000），豊嶋良一（2010）

無意識の主体
［英］subject of the unconscious
［仏］sujet de l'inconscient

Freud Sにおいて無意識とは，第一に一つの思考であり，個々の人間の症状や失錯行為を背景でとり仕切るある種の論理であった。これをフランスの精神分析家Lacan Jが人間の言語能力とのかかわりで捉えて浮き彫りにしたのだが，その際に人間存在の中心として，そうした思考の主体が改めてとり出されたのである。とはいえこの中心は，自我や自己意識として理解されるものと比べれば脱中心的（エキセントリック）なものである。自我や自己意識を誤認にもとづくものとしながら，Lacanは，言語記号の自律的な作用が人間へと影響し，また人間を条件づけさえすることを強調した。人間は意識により考えているという以上に，言語の自律的な働きがもたらす論理の中にあらかじめ巻き込まれている。それゆえ無意識の主体は，言語への従属のもとに再発見されるしかないものでもある。この言語の刻印を，Lacanは主体（sujet）を表すSに斜線を引いて表している。　(上尾真道)

⇨無意識［ラカン］，事物表象／言語表象，構造言語学
[文献] Lacan J（1956, 1978）

向け換え　➡自己自身への向け換え

夢幻意識
［独］traumhaftes Bewußtsein
［仏］conscience onirique

Ey H［1979］によって提唱された病的な意識水準で，覚醒思考の中へ夢の産物が侵入する病態とされる。Eyはネオジャクソニズムの立場から意識の階層構造と心的水準の概念を導入し，さまざまな急性精神症状を意識の病理で説明した。心的水準の低下によって意識の解体が生じ，全体としての統一性を欠いたまま気分変化，錯覚，幻覚，誤認，妄想などが断片的に生じる。意識解体の水準が浅いと躁やうつといった気分変化，中等度であれば幻覚妄想や夢幻意識（conscience onirique），さらに深くなれば錯乱やせん妄が出現するとした。独語圏でいう夢幻意識（traumhaftes Bewußtsein）とは，軽微な意識混濁を背景に，強い情動を伴った幻覚，生き生きとした情景的な幻視，あるいは幻想的な体験など，健常者の夢に似た多彩な病的症状が出現することをいう。英米圏では夢幻意識に相当する術語はなく，せん妄に含まれる。

(松浦雅人)

⇨新ジャクソン学説
[文献] Ey H（1975），三浦岱栄（1965）

夢幻症
［仏］onirisme

正常人の夢に似た病的意識状態がみられ，幻覚，とりわけ幻視が情景をなして展開する精神異常を指し，ドイツ流の疾患単位の考え方の希薄なフランスで用いられた概念である。通常何らかの意識障害を背景として急性に出現して，回復後に幻覚体験の記憶をとどめない。この概念の端緒は，中毒および感染症における精神病と病的睡眠の夢，夢遊状態とを関連させたRégis E［1894］による夢幻精神病（délire de rêve；délire onirique）の記述に求められるが，フランス語圏ではその後次第に精神錯乱（confusion mentale）のある種

の病像をもつものを指すようになった。一方 Ey H［1948, 1954］は, 夢幻症をむしろもうろう状態に近いものと考え, なまなましい幻視, ある程度一貫した主題をもったドラマ性, 強い情動的負荷, 作業せん妄, 意識障害, 後遺健忘をその症状の典型とみた。臨床の上からは情動性に応じて不安, 多幸, 忘我を伴う夢幻症, 病因からは中毒性夢幻症 (onirisme toxique), 感染症性夢幻症 (onirisme infectieux), 脳疾患による夢幻症に区別されることもある［濱中淑彦 1986］。　　　（広沢正孝）

⇨幻視, 夢幻精神病, 精神錯乱, 夢幻状態, 夢幻様体験型

【文献】 Régis E (1926), Ey H (1954), 濱中淑彦 (1986)

夢幻状態

［仏］états oniriques

Ey H が, 意識野の構造解体の最も重篤なレベルとして位置づけた状態である。Ey はネオジャクソニズムの立場から心的水準の概念を導入するとともに, 現象学的視点をもとり入れて, 独創的な意識障害論を展開した。著書『精神医学研究Ⅲ』［1954］では, 意識の病理と人格の病理の区別, および両者の解体水準を図式化し, それをもとに精神疾患, 精神状態の分類を試みた。意識の病理には, 高次から低次にわたる階層が設定され, その中で心的水準の低下とともに最も低次の階層の病理が出現した状態が, 錯乱 - 夢幻状態なのである。そこではしばしば強烈な感動を伴う体験がみられるが, 主体は不在であり, 夢の体験と同様に把握されがたく, 健忘を残す。なお次に重篤な水準であるもうろう - 夢幻様状態 (états crépusculaires et oniroides) では, 世界は変形をこうむっているが, 主体は存在している点が異なり, これは Mayer-Gross W のいう夢幻様状態像 (oneiroides Zustandsbild)［1924］と重なり合う。なお夢幻状態の状態像そのものは, てんかんとの関連で記載された Höring C［1859］の夢状態 (Traumzustand), Jackson JH［1876］の夢様状態 (dreamy state) と類似している。

（広沢正孝）

⇨新ジャクソン学説, 健忘, 夢幻様体験型, 夢幻症

【文献】 Ey H (1954), Mayer-Gross W (1924)

夢幻精神病

［英］oneirophrenia
［独］Oneirophrenie

狭義には Meduna LJ が提唱した統合失調症類似の病型。思考障害と情動障害が前景に立つが, 夢をみているような, かつまた幻視を伴う意識混濁ないし意識変容がまれならず認められる点で統合失調症から区別される。多く急性に発症し, 経過も一過性ないし周期的で, 病相の経過後に欠陥を残すことが少ない病態をいう。非定型精神病ないし統合失調感情障害に相当しよう。夢幻状態（［仏］onirisme；［独］Oneirismus）なる用語は, 歴史的にも, traumhaft（独）という形容詞をはじめ, 夢幻様状態 (oneiroider Zustand), 夢幻様体験 (oneiroide Erlebnisse), 夢幻様もうろう状態 (oneiroide Dämmerzustände), 夢幻様妄想 (délires oniroïdes) などと多様に用いられている。それらに共通する特徴は, さまざまな程度の意識水準の低下あるいは意識変容を基盤にして, 幻視を主とする多彩な幻覚妄想状態, 精神運動性興奮ないし昏迷を呈するところにある。比較的すみやかに消退し, しばしばその間の記憶欠損を残すことも特徴の一つである。この病態を Ey H は「醒めた意識のなかに夢の構造が浸透してくること」と要約しており, 急性錯乱 (bouffée délirante) とりわけ錯乱 - 夢幻精神病 (psychose confusio-onirique) として取り扱われることが多い。　　　（松本雅彦）

⇨非定型精神病, 統合失調感情障害, 夢幻状態, 急性錯乱

【文献】 Meduna LJ von (1950), Ey H (1948-1954)

夢幻様体験型
［独］oneiroide Erlebnisform

　Mayer-Gross W［1924］が，豊富な幻想的体験内容と意識混濁を特徴とする患者の自己描写をもとに提唱した内因性精神病患者の内的体験の類型である。その体験の特徴は，意識変容の中で，多彩な幻視や錯視が強い情動を伴って種々の情景をなして展開するが，完結することなく次々と交代する点にある。したがって正常人の夢の体験にも似ており，夢幻様と呼ばれる。類似の体験がみられる病態として，外因性精神病でみられる夢幻症（onirisme）や症候性アメンチア（symptomatische Amentia）が挙げられるが，これらはいずれも意識崩壊（zerfallendes Bewußtsein）が主体であるのに対して，夢幻様体験型の内的体験はあくまでも意識変容（verändertes Bewußtsein）が中心である。この体験がみられやすい患者には，素質として活発な幻想準備性（Phantasiebereitschaft）を伴う強い表象能力が想定されるが，同時に患者が一連の幻想的世界（Phantasiewelt）に，一貫したテーマを見出そうとする姿勢が観察される点が特徴である［広沢正孝1997］。　　　　　　　　　　　　（広沢正孝）
⇨夢幻症，夢幻状態，マイアー-グロース
［文献］ Mayer-Gross W（1924），広沢正孝（1997）

無呼吸低呼吸指数
➡ AHI〔無呼吸低呼吸指数〕

ムコ多糖症
［英］mucopolysaccharidosis

　ムコ多糖症は，グリコサミノグリカンという以前ムコ多糖と呼ばれた長鎖多糖が，分解酵素である種々のサルファターゼやグルコシダーゼの先天的欠損により肝臓や脾臓などの網内系に蓄積して発症する。欠損酵素やその活性の程度により種々の臨床症状を示し，病型はⅠ型からⅧ型までが報告されさらに亜型がある。たとえばⅠ型のハーラー症候群は α-L-イズロニダーゼが欠損する重症型で，生後半年頃より特異な顔貌，角膜混濁，巨舌，骨変形，関節拘縮，肝脾腫，発達障害，知的障害，心肥大，弁膜症などが生じ10歳頃に死亡する。尿中にデルマタン硫酸，ヘパラン硫酸が大量に排泄され，臓器にこれらが蓄積する。末梢白血球ではムコ多糖の封入体がみられ，酵素活性測定で診断する。骨髄移植療法や欠損酵素補充療法も試みられる。Ⅱ型はハンター症候群で，Ⅰ型に準じるが角膜混濁がない。Ⅲ型のサンフィリッポ症候群は知能障害が顕著である。Ⅳ型のモルキオ症候群は骨関節症状を認めるが知能障害はない。Ⅴ型は欠番，Ⅵ型はマロトー・ラミー症候群，Ⅶ型はスライ症候群と呼ばれる。　　（依藤史郎）
［文献］ 衛藤義勝（2007）

無言症
［英］mutism

　無言症は緘黙（症）と呼ばれていた状態で，構音や発生にかかわる筋に麻痺がなく，また失語症でもないのにしゃべらない現象を指す。まったくしゃべらない全無言症，すこしはしゃべる部分無言症，特別な人や状況以外に無言で通す選択無言症あるいは場面無言症などがある。統合失調症やうつ病，自閉症，心因反応，進行麻痺，てんかん性精神病など，種々の精神疾患で無言症はみられるが，それぞれの疾患でその表れ方は異なっている。統合失調症では，緊張病性昏迷や拒絶，妄想あるいは自閉の表れとして出現する。心因反応では，昏迷状態における無言症のほかにヒステリー性の聾唖症として無言症や拒絶的な無言症がみられる。幼児自閉症では精神発達遅滞や自閉に加えて，外部からの働きかけに無関心や拒絶を示す。うつ病の場合には，拒絶ではなく精神運動抑制が強いために，昏迷状態になって無言症を示す。まれな病態として，橋の中低位障害による四肢の痙性麻痺である

閉じ込め症候群や失外套症候群などの脳器質疾患や，正常の小児にもみられることがある。

(石井良平)

⇨昏迷，自閉，自閉症，拒絶症，失語，無動無言症，閉じ込め症候群，失外套症候群，選択性緘黙〔場面緘黙〕，ヒステリー．

無作為化比較試験〔RCT〕

[英] randomized controlled trial

新しい治療法等の特定の作用因子について，その有効性や安全性等の効果を評価するためには，自然な軽快や交絡因子の影響を区別するために対照を設定する必要がある。無作為化比較試験は，新しい治療法や対照等の作用因子を無作為に割付け，その効果を評価する調査，実験，そして試験等の総称である。無作為化比較試験の役割は，交絡因子とデータのばらつきの影響を少なくすることにある。また無作為割付けの目的は，ICH（日米EU医薬品規制調和国際会議）E9 ガイドライン〔厚生省医薬安全局審査管理課長 1988〕が示す通り，盲検法と並び比較対照試験での比較にかかわるバイアスを排除し比較可能性（内的妥当性）を確保することである。無作為化比較試験では，治療法等が無作為に割付けられるが，評価対象の因子と対照の効果の違いが不明確な場合には倫理的に問題がないと考えられている。

(中林哲夫)

⇨二重盲検法
【文献】厚生省医薬安全局審査管理課長（1988）

無差別微笑期　➡八ヵ月不安，スピッツ

むずむず脚症候群〔下肢静止不能症候群〕

[英] restless legs syndrome

本症候群は Willis T［1685］が初めて記載し，Ekbom KA［1945］がレストレスレッグス症候群と命名した。就床時や安静時に主に下肢にむずむず感などの異常感覚が発現して不眠が生じる。国際分類［American Academy of Sleep Medicine 2005］では睡眠関連運動障害に分類されるが，IRLSSG（国際レストレスレッグス症候群研究グループ）による診断基準［Allen RP ら 2003］が用いられる場合が多い。すなわち，患者はこの異常感覚のために，脚を動かしたくてたまらず，じっとしていると悪化し，この感覚は脚の運動によって軽減・消失し，夕方から夜間に出現ないし悪化する。欧米諸国での有病率の報告が高頻度である。女性や高齢者に多く，小児例の報告もある。特発性と，身体疾患などに併発する症候性（二次性）とに分類される。病態は不明であるが，脳内の鉄欠乏やドーパミン神経系の機能障害，遺伝的要因，睡眠時周期性四肢運動などとの関連からの検討がある。薬物治療ではドーパミン作動薬やレボドパ製剤，クロナザパムなどが用いられる。

(堀口　淳)

⇨睡眠時周期性四肢運動障害，皮膚寄生虫妄想
【文献】Willis T（1685），Ekbom KA（1945），American Academy of Sleep Medicine（2005），Allen RP, Picchietti D, Hening WA, et al.（2003）

夢想［ビオン］

[英] reverie

「もの想い」と訳出されることも多い。英国の精神分析家 Bion WR が提示した分析家の心的な在り方にかかわる概念で，乳児に対する母親の心的姿勢と共通している。

思いを自由に漂わせながら，患者や乳児がその苦痛にたえられず自身のこころから排出（具体水準での投影同一化）した情緒体験を自らのこころに受け取りそれらを包み置く働きをなす分析家や母親のこころを指している。乳児の概念化できていない情緒体験を思考に変換してやる母親の機能を α 機能と Bion［1962］は名づけたが，夢想はその因子でもあり，夢想する分析家や母親は排出された苦痛な感覚をこころに滞在させて解毒し患者や乳児に意味を有するこころの栄養となる形で返すことができる。母親の夢想の失敗は病理

の中核をなす，名前を剥ぎ取られた恐怖（nameless dread）や誤った概念（misconception）が乳児のこころに生まれる素地となる．米国では Ogden TH [1997, 2001] が，第三の主体を生成する治療者の無意識的受容という独自の見解を付け加えている．

(松木邦裕)

⇨投影同一視，α機能／α要素
[文献] Bion WR (1962a), 松木邦裕 (2009a), Ogden TH (2001)

鞭打ち症

[英] whiplash injury

過伸展・過屈曲損傷（hyperextension-hyperflexion injury）ともいう．外傷性頸部症候群（traumatic cervical syndrome）の一種．自動車事故で典型的にみられるように，頸部が急激に伸展・屈曲されることで生じる損傷．鞭のように前後にしなう様子から名づけられた．基礎的な損傷として，頸神経根を含む軟部組織の圧迫と伸張，時に破断，腫脹を伴う炎症，靭帯・腱・筋の断裂，骨膜の破断，関節水腫，関節の病的可動性・脱臼などが生じている．多い症状は，頭頸部の疼痛，圧痛，筋力低下，運動制限，不随意運動，不随意姿勢であるが，頸神経根の障害により肩腕部の筋力低下，感覚鈍麻・過敏，異感覚，皮膚の蒼白・紅潮，皮膚温低下，筋けいれん，局所の圧痛，拍動性の深部痛を伴うことがある．また受傷後2～3週は症状が新たに発現・悪化する可能性がある．慢性化した場合には，頸部や上肢に末梢神経損傷または廃用による筋萎縮や感覚・運動症状の固定化をきたす．鞭打ち症の症状の一部に脳脊髄液の硬膜外への漏出あるいは吸収の亢進による脳脊髄液減少症が関連していることが報告されている．

(西川 隆)

[文献] Huddleston OL (1958), Takagi K, Bölke E, Peiper M, et al. (2007)

夢中遊行　➡睡眠時随伴症

無動機症候群　➡動因喪失症候群

無動症　➡錐体外路症状

無動発作

[英] akinetic seizure

筋緊張が保たれているのに動きが停止した状態になるてんかん発作の総称で，今日のてんかん発作国際分類では用いられない．転倒して無動となる脱力発作（atonic seizure）や失立発作（astatic seizure）を指すこともあり，使われ方にも混乱がある．歴史的には，Lennox WG と Lennox MA が欠神発作，ミオクロニー発作，無動発作を小発作3型と名づけ，無動発作は今日でいうレンノックス＝ガストー症候群でみられると記載した．

(松浦雅人)

⇨失立発作，欠神発作，ミオクロニーてんかん，レンノックス＝ガストー症候群
[文献] Lennox WG, Lennox MA (1960)

無動無言症

[英] akinetic mutism

構音や運動機能に障害を認めないのに，自発的な発語や運動を示さない状態で，脳の器質性障害に起因する意識障害の一種である．覚醒・睡眠のリズムや，覚醒時の追視，嚥下・逃避反射は認められるが，自発的な身体運動や自発語，刺激に対する反応はない．原因となる障害部位として，視床・視床下部・脳幹網様賦活系，前頭葉・帯状回前部・脳梁，大脳の広汎な障害によるものの3つに分類されており，前二者が定型的な無動無言症で，最後の病態は失外套症候群に該当する．無動無言症と失外套症候群とは状態像がよく似ていることと，脳波上で広汎な徐波活動がみられることから，臨床像からも脳波からも区別しにくい．

(石井良平)

⇨意識障害，無言症，網様体賦活系，前頭葉症候群，失外套症候群
[文献] 豊倉康夫, 柳沢信夫（1967）

ムードスタビライザー　➡気分安定薬

夢遊病　➡睡眠時遊行症

無様式知覚
[英] amodal perception

　一定の知覚様式から得られる情報に関する認知を，別な知覚様式からの情報に関する認知に変換し，同一の認知として同定することのできる知覚である。乳児観察の中で Stern DN が見出した，情報を知覚様式交叉的に処理する人間の生得的な能力である。形・強さ・時間的パターンなどが無様式に総括的な体験の特性として認知され，その特性の抽象表象が作り出される。特定の知覚様式に規定されない，体験に関するグローバルな特性をもつ。　　　　　　　　　　　　　（森さち子）
⇨知覚
[文献] Stern DN（1985）

村上　仁
むらかみまさし　1910～2000

　1910 年岐阜県生まれ，第八高等学校，京都帝国大学医学部を卒業し，京都帝国大学助手，講師を経て，1938 年フランス留学（パリ・サンタンヌ病院），1951 年名古屋市立大学精神医学教室教授，1955 年京都大学医学部教授，1973 年京都大学を退官し，京都大学名誉教授，兵庫医科大学教授。1982 年兵庫医科大学教授退職，2000 年没。精神病理学を専門領域とし，『精神分裂病の心理』，『異常心理学』などの著書と，統合失調症，影響精神病，セネストパチー，神経症，変質性精神病などに関する多数の論文を発表した。また，ミンコフスキー『精神分裂病』，セシュエー『分裂病の少女の手記』（共訳），ボス『性的倒錯』（共訳），ヤスパース『ストリンドベルクとファン・ゴッホ』などを含む多数の精神医学における名著を翻訳・紹介した。精神病理学を通じて，精神病者の心理を理解し解明する姿勢を貫き，多くのすぐれた精神病理学者，精神医学者を育て，わが国の精神医学の発展に多大な貢献をした。　（三好功峰）
⇨精神病理学
[主著] 村上仁（1942, 1952, 1971）
[文献] 村上仁（2009）

村松常雄
むらまつつねお　1900～1981

　東京生まれ。東大医学部卒業後，同大精神医学教室に入り，国立国府台病院長を経て 1950～1964 年の間名古屋大学精神医学教室の第 3 代教授。その後東京にもどり国立精神衛生研究所所長。村松は第二次世界大戦直後の日本にアメリカ流の，しかも精神分析一辺倒でない，常識的な holistic-dynamic な精神医学を導入した。その主要研究対象は神経症であり，それまでヨーロッパの精神医学の影響下で，精神病ないしそれに準ずる状態に焦点をおいてきた学会に新風を吹き込んだ。またその研究方法も精神科医，心理学者，社会学者，ケースワーカーなどによる multi-disciplinary なものであり，さらに精神疾患の研究と治療の枠をこえて心の精神衛生，日本人の特性にまで関心をひろげた。もっとも村松の意図に反して multi-disciplinary な方法は必ずしも十分に根づかず，それゆえに村松をわが国には 30 年ないし 50 年早すぎた先駆者という人もいる。名大時代直腸がんをわずらい，国立精研時代には横行結腸がんの手術を受けながら，日常一切不満を口にせず生活態度もまったく変わらなかった。晩年，宗教的心境をつづった『不安と祈りの心理』[1980] を著し，昇天の少時前カトリックに入信した。　　　　　　　　　　　　　（笠原　嘉）
⇨チーム医療

[主著] 村松常雄（1962, 1971）
[文献] 高臣武史（1985）

無力感　➡寄る辺なさ〔無力感〕

無力者
［英］asthenic personality
［独］asthenische Psychopath

　Schneider K による精神病質者の類型の一つ。心的に不十分であると感じている人と，身体的に不全を生じやすい人という二つの下位形態が区別される。第1の形態では，作業能力・集中力・記憶力の低下や疎隔体験が，自己観察によって引き起こされ維持される。第2の形態では，自己の身体に対する習慣的な自己観察によって，易疲労性，不眠，頭痛，心臓・血管・膀胱・月経障害など，さまざまな身体障害が心因性に生じ，また実際の身体的機能障害は心因性に増強・堅持される。

（針間博彦）

⇨精神病質
[文献] Schneider K（1950）

ムンク

Edvard Munch　1863～1944

　ノルウェーの画家。恵まれた家系に生まれたが，幼小児期に母の結核死に続いて，姉そして弟も相次いで失うという不幸に見舞われている。父は軍医であったが，Munch は画家を志し，北欧的風土を背景に激しい愛と死，不安，メランコリーをその作品に提示することによって，ヨーロッパ画壇に衝撃と論争をまき起こし，ドイツ表現派にも強い影響を与えた。中でも「叫び」と題する絵などにうかがわれる実存の不安，恐怖の表現は，統合失調症者の内面を表すものではないかとの意見もある。1902年，40歳前後に起きた女性をめぐるトラブル，過度の飲酒をきっかけにして生じた精神障害（被害妄想）については，急性反応性，アルコール性，あるいは統合失調症といった疾病概念をめぐって精神医学的に問題にされることが多い。1909年からは母国ノルウェーに落ち着き，オスロ大学講堂の壁画コンクールにも参加し，1915年に完成している。晩年も絵画制作は続けていたが，人を避けた静かな生活を送り，80歳で亡くなっている。

（武正建一）
[文献] 滝口修造（1959）

明確化
［英］clarification

　精神分析あるいは精神分析的精神療法で用いられる治療技法の一つ。患者が話す曖昧な内容に明確さをもたらすための手段である。明確化の第1の機能は，患者が述べたことを整理しなおすことによって，患者があるパターンを認識することを手助けしたり，治療者による患者理解の正確さを照合したりすることである。つまり「私の理解が正しければ，あなたは○○すると，いつも××な気持ちになって，△△してしまうということでしょうか」というような介入である。明確化の第2の機能は「済みません。それはいつ頃の話なのですか」といった単純な事実の照合である。明確化は直面化と並んで，解釈の前段階的性質をもつ重要な介入であるが，直面化と明確化のどちらがより深層的な介入であるのかについては，明確化の方が深いという Greenson RR らと，直面化の方が深いという Gabbard GO らとで意見が異なる。実際には，ある介入には両方の要素が入り混じっている場合が多い。

（池田暁史）
⇨解釈，直面化
[文献] Gabbard GO（2010），Greenson RR（1967）

明識困難状態

[独] Schwerbesinnlichkeit

　昏蒙よりさらに軽度の意識混濁。明識不能状態ともいう。原田憲一は 1967 年，症状精神病にみられる軽い意識混濁（軽い昏蒙）の標識として不注意による連続暗算の誤り，単語の言い間違い，思考過程の粗雑さ，思考のまとまりの悪さ，感情障害（躁うつ的な気分変調，繊細な感情表出の欠如）などを挙げた。

（濱田秀伯）

⇨昏蒙，意識混濁
[文献] 原田憲一 (1967)

明識不能状態　➡明識困難状態

名称強迫〔名称癖〕　➡命名強迫

迷走神経刺激

[英] vagus nerve stimulation

　迷走神経刺激は，難治性てんかん，および治療抵抗性うつ病に対する治療法であり，埋め込み式の刺激装置を用いて左迷走神経を間欠的に刺激する方法である。

　1990 年代に難治性てんかんの治療法としてヒトへの臨床応用が模索され，1997 年にその有効性が確認され，米国において正式に認可された。その後，同治療法がてんかん患者の気分を改善させることが報告され，うつ病に対する有効性が検討されるきっかけとなった。

（三浦智史）

⇨ VBM
[文献] Rush AJ, Siefert SE (2009)

酩酊（状態）

[英] intoxication；drunkenness

[独] Rausch

[仏] ivress；ébriété

　薬物の急性一過性の中毒状態で，意識障害や感情，気分の変化を中心とした精神症状を呈し，これに運動障害，自律神経症状などの身体症状を伴う精神・神経症候群である。広義の酩酊は有機溶剤，大麻などアルコール以外のものも含む。狭義では専らアルコール酩酊を指す。興奮期，酩酊期，麻痺期の酩酊段階に分けられる。司法精神医学的には Binder H の酩酊分類に従い，単純酩酊，異常酩酊（複雑酩酊，病的酩酊）に分類されている。単純酩酊（[英] simple intoxication，[独] einfacher Rausch，[仏] ivress simple）は正常酩酊，尋常酩酊ともいわれる。菊池甚一の異常酩酊，青木義治の問題酔，小沼十寸穂の破綻酩酊，中田修の非定型異常酩酊などは病的酩酊と単純酩酊の中間群に属する複雑酩酊の亜型とみなされる。異常酩酊各種は疾患ではなく，症候群である。異常酩酊の原因，本態については明確になっていない。てんかん，アルコール症などの基礎疾患や素因，アルコール量，心身の状態等の誘因や布置因子等の複合的作用が指摘されてきた。情動などが加重されるなどして，複雑酩酊が病的酩酊等価状態になるなど，各酩酊間に移行が生じる。司法精神医学的には単純酩酊状態での犯行には原則完全責任能力が認定される。ドイツでは血中アルコール濃度から機械的に刑事責任能力が判定される法医学的判断が主流となっている（例：200 mg/dl 以上限定，300 mg/dl 以上無能力）。ドイツ刑法 323 条 a（完全酩酊 Vollrrausch）により責任無能力になるような酩酊状態そのものが処罰対象となり，5 年以下の自由刑等で，有罪となる。

（影山任佐）

⇨複雑酩酊，病的酩酊，責任能力
[文献] Binder H (1935-1936)，影山任佐 (1975, 1992)

命日反応　➡記念日反応

命名強迫
［英］onomatomania
［独］Namenszwang
［仏］onomatomanie

　ギリシャ語で onoma は名前の意味。名称強迫と同義である。Charcot JM と Magnan V により記載された。特定の言葉を，強迫的に思い出さずにはいられない状態で，そうしないと激しい不安に陥る。強迫性障害に典型的に出現する。たとえば，テレビで見たある人物の名前を想起できないと，強い不安に陥る。特定の言葉を聞くことを，強迫的に恐れている状態を命名強迫と呼ぶこともある。

（五味渕隆志）

⇨強迫性障害，精神反芻，詮索癖

命令自動
［英］command automatism
［独］Befehlsautomatie
［仏］abéissance automatique au commandement

　外からの指示を無批判に受け入れて従う病的態度。意志の障害とも被暗示性の亢進とも考えられており，その特殊型が相手の言葉（反響言語 Echolalie）や身振り（反響動作 Echopraxie）を反射的に模倣する反響症状（Echoerscheinungen）である。その正反対の状態として外からのあらゆる指示に抵抗する拒絶症（Negativismus）があるが，両者はともに緊張病症候群においてしばしばみられる。そのほか，脳器質性疾患，薬物中毒（アトロピンなど），解離状態，催眠でも認められる。

（野間俊一）

⇨反響現象，拒絶症，緊張病〔緊張病症候群〕
[文献] Bleuler E（1916）

めざめ現象　➡アウェークニング

メジャートランキライザー　➡抗精神病薬

メージュ症候群
［英］Meige's syndrome

　1910 年，Meige H によって報告された特発性の下顎を中心とした口周囲顔面筋のジストニアである。眼瞼けいれんもしばしば伴う。異常な瞬目，顎の突き出し，口つぼめ，異常な舌の運動等が主な症状である。中年以降に発症し，原因は不明であるが，心理的ストレスによって増強され，睡眠中は消失するとの報告もある。また，ガムを噛んだり，口笛を吹いたりすることにより消退するとされる。よく似た状態として，パーキンソン病患者におけるレボドパ治療中の口の不随運動や抗精神病薬による遅発性ジスキネジアがあり鑑別を必要とするが，本症候群が基底核のドーパミン神経の何らかの異常を反映していることを示唆しているのかもしれない。　（工藤　喬）

⇨錐体外路症状，遅発性ジスキネジア
[文献] Tolosa ES, Klawans HL（1979），Tolosa ES（1981）

メスマー
Franz Anton Mesmer　1734〜1815

　ウィーンの医師。35 歳で医師となり，Paracelsus T の影響を受けて，1766 年，遊星の人体に及ぼす影響についての論文を発表。1779 年には，27 の命題の形で動物磁気説を公表した。これは人体では，宇宙に満ちている動物磁気の配分のバランスの乱れによって病気が起こるという考えである。そこで動物磁気を患者に流入させる治療法が始められた。パリにおける彼の治療室の中央のバケ（桶）には，ビン，鉄粉，ガラス片などが置かれ，水が満たされていた。その蓋から四方へ出ている鉄の棒を患者の患部に当てる。そして Mesmer が手や杖で患者に触れてゆくと，患者は絶叫したり，ひきつけたり，笑ったり，涙を流すなど，さまざまな反応を起こして多くの病気が治ったという。一種の集団ヒステリーであろう。やがてこれは当局の命令によ

って禁止され，かえりみられなくなったが，暗示による催眠療法の開祖として，メスメリズムの名は残っている。　　　　　（前田重治）
⇨催眠療法，メスメリズム
[主著] Mesmer FA (1766)
[文献] Allen C (1952)

メスメリズム
[英] mesmerism

　Mesmer FA が行った方法で，動物磁気術 (animal magnetism) とも呼ばれる。治療者がもつ生体の磁気により患者の磁気の不均衡を正すとしたもので，けいれん発作ののちに目覚めた患者は症状から解放される。治療者が磁化した磁気桶を利用した集団法も行われた。のちに，もっと穏やかな方法である Puységur AMJ の人工的夢遊病 (artificial somnambulism) を経て，Braid J の命名になる催眠法 (hypnotism) へと展開した。
　　　　　　　　　　　　　　　　（笠井　仁）
⇨メスマー
[文献] Ellenberger HF (1970), Gauld A (1992)

メタアナリシス〔メタ解析〕
[英] meta-analysis

　メタアナリシスは，複数の一次研究を統計学的手法で統合して，一つの量的結果をもたらす分析で，樹形図 (forest plot) で視覚的に結果を表現することが多い。一次研究間で効果の程度が異なる場合や，一つの一次研究では統計学的パワーに欠けたため統計学的有意差を伴う結論が出ない場合には，複数の研究を統合することで偶然の作用による修飾を補正して，より真実に近い結論を導くことができる。

　治療の EBM では，複数の RCT のメタアナリシスが強いエビデンスを提供しうる〔古川壽亮 2000〕。メタアナリシスの限界として，出版バイアスやアウトカム報告バイアス（インパクトの強い一次研究結果は報告されるが，そうでないものは報告されない），一次研究間の異質性（各一次研究間の性質が異なり，本来は合算すべきでない研究を合算してしまっている危険性）がある。質の良いメタアナリシスのために「PRISMA 宣言」〔Moher D ら 2009〕というガイドラインが発表されている。　　　　　　　　　　　　　　　　（渡辺範雄）
⇨ EBM〔エビデンス・ベイスト・メディシン〕，無作為化比較試験〔RCT〕
[文献] 古川壽亮 (2000), Moher D, Liberati A, Tetzlaff J, et al. (2009)

メタサイコロジー
[英] metapsychology

　メタには「超えて」とか「のあとに」の意があり，Freud S が 1896 年に Fliess W に宛てた書簡の中で初めて用いた。古典的意識心理学にたいして「意識とは別の側面に向かう」心理学を構築するという彼の意図の独創性を明示するためであった〔Laplanche J, Pontalis JB 1967/1976〕。わが国ではメタ心理学または無意識心理学と呼びならわされている。Freud はメタサイコロジーを精神分析がそこに基礎をおく仮説に関する研究と位置づけており〔Greenberg J ら 1983〕，1915 年に未発表の論文もふくめて全 12 編からなる「メタサイコロジー序説」を書きあげた後も，心と身体の関係の科学的解明を追求してたびたび自説に改変を加えた。その基本的な観点として，力動的観点，局所論的観点，経済論的観点の 3 つを挙げたが，その後 Hartmann H らの自我についての心理学的研究の進展をふまえて，Rapaport D ら〔1959〕はこれに発生論的観点と適応的観点を追加した。未完の理論体系は彼の系譜に連なるさまざまな学派による発展に委ねられた。　　　　　　　　　　　　（小土井直美）
⇨精神分析，フロイト，S.
[文献] Laplanche J, Pontalis JB (1967), Greenberg JR, Mitchell SA (1983), Rapaport D, Gill MM (1959)

メタ認知
[英] metacognition

「自らの認知を認知すること」を指す。質問をされたがその答えについて自分の記憶が定かでないことに気づいている時、その人は自らの認知状態をモニターしていることになる。そして自分の知識が不確かなので即答を控えるとすれば、それは自らの認知状態をモニターした結果をもとに自らの行動を制御していることになる[Flavell JH 1979]。このような能力が人間に固有のものであるのかという問いが関心を集めており、メタ認知を操作的に定義した上で、人間以外の動物でのメタ認知能力の存在を報告する研究が相次いでいる[Smith JD 2009]。メタ認知能力は効果的な学習に必須であり、学校教育の現場でその重要性が認識されている。精神神経疾患においては、外傷性脳損傷後遺症[Bach LJら 2006]やアルツハイマー病[Cosentino Sら 2005]などで、記憶障害などの認知障害を本人が十分に自覚できていない場合があるが、これらはメタ認知の障害といえる。 （村井俊哉）
⇨認知障害
【文献】Flavell JH（1979）, Smith JD（2009）, Bach LJ, David AS（2006）, Cosentino S, Stern Y（2005）

メタボリックシンドローム
[英] metabolic syndrome

メタボリックシンドロームとは、肥満、インスリン抵抗性、低HDLコレステロール血症、脂質異常症、高血圧などの動脈硬化性疾患の危険因子が集積しやすい病態を総括している症候群であり、内臓脂肪型肥満に高血糖・高血圧・脂質異常症のうち2つ以上を合併した状態をいう。これらの代謝異常は病因として一元的なものが存在していることが明らかになりつつある。糖代謝異常を考えた場合、各臓器のインスリン抵抗性の上昇がメタボリックシンドロームの基盤になると考えられている。高血糖・高血圧・脂質異常症はそれぞれ単独でも動脈硬化性疾患の発生リスクとなるが、これらが多数重積すると相乗的に発生頻度が高まるため、危険因子が重積した状態を早期に把握しようとする試みが考えられ、そういった予防医学的な見地から重要視される症候群である。今後、生活習慣病の予防上、その概念の応用が必要となると思われる。なお、メタボリックシンドロームと気分障害とは密接な関わりがあるとされる報告が多く、治療にあたっては双方からのアプローチが重要となる。また、統合失調症においても近年、外来中心の加療が増えており、食事のコントロールがうまくいかず、メタボリックシンドロームの合併が問題となっている。
（山家邦章）
【文献】荒井秀典, 北徹（2004）

メタンフェタミン　⇨アンフェタミン

メチルフェニデート　⇨中枢（神経）刺激薬

減裂思考〔思考減裂〕
[英] incoherence of thought
[独] zerfahrenes Denken ; Zerfahrenheit
[仏] incohérence de la pensée

思考過程（思路）全体の論理的連関と統一性が失われた状態。無関係な要素が結びつけられ全体の目的表象（Zielvorstellung）を欠き、言語新作（Wortneubildungen）や言葉のサラダ（Wortsalat）が認められる。軽度のものは連合弛緩（Assoziationslockerung）と呼ばれる。ドイツ語圏では主に統合失調症にみられる意識清明な状態を指し、急性精神病や器質性精神病での意識混濁を伴うものを思考散乱（Inkohärenz）と呼んで区別する。また、連合活動が活発なため思考のまとまりを欠いた躁状態の特徴を観念奔逸（Ideenflucht）という。 （野間俊一）
⇨言葉のサラダ, 連合弛緩, 思考散乱, 観念奔逸
【文献】Bleuler E（1916）

メディアコンプレックス
[英] Medea complex

　ギリシャ神話のコルキスの王女メディアの名を冠した，精神分析における感情複合の命名の一つである。エウリピデスのギリシャ悲劇「メディア」の描写を下敷きにしており，夫への激しい怒りが母の子殺しの動機となる，というものである。メディアは英雄イアソンのアルゴー号の遠征の話に登場する。父を裏切り，弟を殺し，イアソンの冒険の成功を導く。エウリピデスの悲劇が扱うのはその後である。イアソンとメディアはコリントに逃れるが，野心家イアソンはメディアを捨て，コリントス王の娘グラウケーと結婚しようとする。怒ったメディアは，グラウケーとその父王を殺し，イアソンとの間にできた2人のわが子を刺殺して空に逃れたという。メディアコンプレックスは，夫の横暴があり，子どもの生命よりも夫への愛憎のほうが優先される状態と捉えなおせば，DVと虐待が同時に存在する状態として現代的な問題への視点を提供する。2010年に「夫に似ているので」憎らしくて5歳児を餓死させたという母親の事件があり，やはり夫からの妻への暴力が存在していたという。
　　　　　　　　　　　　　　　　(小西聖子)
⇨ドメスティックバイオレンス〔DV〕，虐待
[文献] Stern ES (1948)

メディカル精神医学
[英] medical psychiatry

　精神障害のために身体的医療の質が低下することがあってはならないといった機運が総合病院精神科医の中に高まり，その理念の中心となったのがメディカル精神医学である。メディカル精神医学が実践される病棟がMPU（medical psychiatry unit）である。米国では1980年代に身体的にも精神的にも重症な患者の受け皿として誕生し，日本では野村総一郎が中心となり立川共済病院にMPUが誕生した。その維持には多大なエネルギーが必要とされたが，熱意ある総合病院精神科医によって，MPUは現在のわが国における合併症医療の先駆的なモデルになった。MPUでは，精神科医が身体合併症患者の主治医になり，身体医学の知識と技術を活用し治療にあたる。そのためには，精神科医自身が身体的治療能力の限界を熟知し，専門医と連携することが必須になる。メディカル精神医学の実践には，合併症病棟のある総合病院や精神科病院の治療理念，精神科医の身体管理能力，地域特性，マンパワーなどが影響する。
　　　　　　　　　　　　　　　　(渡辺俊之)
⇨総合病院精神医学，コンサルテーション・リエゾン精神医学
[文献] 野村総一郎 監修／本田明 編 (2008), Koran LM (1985)

メデュナ
Ladislas-Joseph von Meduna　1896～1964

　精神医学的治療を目的とした全身けいれん発作を引き起こすために，カルジアゾール（Pentetrazol）の急速静注法を導入したハンガリーの精神医学者。1921年ブダペストの王立大学で医学を修めた後，1933年にはレオポルド-フィールド病院の医長に任命されたが，翌1934年，統合失調症例でのカルジアゾールによるけいれん発作の誘発に成功している。1939年，アメリカに移住してからも炭酸ガス吸入療法など，けいれん療法への関心をもち続けていた。また，1950年には，Oneirophrenia（夢幻精神病）の概念を明らかにしている。
　　　　　　　　　　　　　　　　(武正建一)
⇨カルジアゾールけいれん療法，夢幻精神病
[主著] Meduna LJ von (1935, 1950)

メニエール病
[英] Meniere's disease

　激しい回転性のめまいと難聴・耳鳴り・耳閉感が発作的に出現し反復する耳鼻科疾患である。内耳の内リンパ液の過剰分泌や，内耳

感覚器の圧迫等による聴神経障害が発作の原因とされている。内服薬や点滴などの薬物療法でほぼ症状のコントロールは可能である。精神科的には抑うつ症状を伴うことが多く，自律神経失調症，心因性めまい，過換気症候群などの心因性の病態とも鑑別を要する。「メニエール症候群」は，原因を問わず「めまい」「耳鳴り」「難聴」の3症状がそろえば診断されるという広範な概念で，誤用されることが多いので注意を要する。　　　（石井良平）
⇨めまい

メニンガー
Karl Augustus Menninger　1893～1990

　アメリカの精神科医，精神分析医。ハーバード大学卒業後故郷のカンザス州トピカに帰り，内科医の父 Charles およびやはり精神分析医の弟 Williams とともに1925年メニンガークリニックを設立し，その発展につくした。クリニックは，それまで外来患者を対象としていた精神分析の治療原理を入院に応用し，世界の力動的病院精神医学を代表する施設となった。彼は続いて1942年にトピカ精神分析研究所を，また1945年にメニンガー精神医学校を設立し，ここで育った精神科医たちがわが国を含め世界の力動精神医学の発展に大きな影響を与えている。臨床，研究のみでなく，教育者，文筆家としても幅広い活動をした。すなわち，①精神分析技法の理論的な解明，②精神分析の精神医学への応用，③死の本能論の臨床的研究，④精神疾患の一元論的理解，⑤犯罪者の理解と処罰制度改善の努力，⑥心身医学の研究などである。　（岩崎徹也）
⇨力動精神医学

[主著] Menninger KA (1958, 1959, 1968), Menninger KA, Maynan M, Pruysep P (1963)

めまい
[英] vertigo；dizziness

　狭義には平衡感覚を司る内耳の前庭の障害で，体が回転しているような平衡感覚の喪失が起きるものであるが，器質的な障害部位を欠きながら類似の症状を呈する病態も頻繁にみられる。まず，症候による分類として，回転感，昇降感など運動位置覚の異常は真性めまい（vertigo），それに対し立ちくらみ，眼前暗黒感，浮動感などは仮性めまい（dizziness）と呼ぶ。さらに，原因による分類として，中耳炎や内耳炎，突発性難聴等の症状や前兆として起こるものを前庭性めまい，更年期障害や自律神経失調症等によるめまいを非前庭性めまいと呼ぶが，その原因の1/3は心因性とされ，うつ病や不安障害に伴ってみられることもある。ほかにも，低血糖，貧血，血圧異常，椎骨・脳底動脈循環不全，大動脈弁狭窄，小脳・大脳の腫瘍・出血・梗塞，てんかんなどの身体疾患の病態の一症候として現れることがあるので注意を要する。随伴する症状としては平衡感覚の喪失，耳鳴り，難聴，吐き気などがある。　　（石井良平）
⇨起立性調節障害，脳血管障害，メニエール病

メラトニン
[英] melatonin

　脳の松果体などでセロトニンより合成されるホルモンである。メラトニンは夜間に分泌され，その血中濃度は暗期の中点で最高レベルに達し，夜明けには低下する。この分泌パターンは夜行性の動物，たとえばラットでもメヒトを含む昼行性の動物と同様であることから，メラトニンが内因性の睡眠物質である可能性は低い。メラトニンの分泌は網膜への光刺激によってただちに抑制される。メラトニン分泌は視交叉上核の刻む生体リズムのよい指標であるとともに，外部から投与されたメラトニンは生体リズムに作用する。メラトニンを夕方から宵に投与すると生体リズムの位相は前進し，朝に投与すると後退する。また，メラトニンをヒトに投与すると催眠作用がみられる。メラトニンの受容体は視交叉上

核，網膜，生殖器，リンパ球などに存在する。薬理量のメラトニンとメラトニン受容体に対する選択的アゴニスト（ラメルテオンなど）は睡眠導入剤として用いられている。

(清水徹男)

⇨松果体，セロトニン［5-HT］，生体リズム
[文献] 海老澤尚 (2009), Scheer FA, et al. (2005)

メランコリー
[英] melancholia
[独] Melancholie

　その起源は古代ギリシャ時代の言葉で黒い胆汁を意味する。当時の体液学説から黒胆汁が体液中に過剰になるとメランコリーになると考えられたが，紀元前5世紀 Hippocrates にすでにメランコリーの記載をみる。その病像は時代により異なるが，広く抑うつ状態の枠内にある状態を意味していた。その後も Kraepelin E の時代まで，このメランコリーという病名は途絶えたことがなかったが，Kraepelin の登場により，同じく長い歴史をもつパラノイアと同様に，新しい概念が登場するたびにその範囲が狭められていった。その最終的な側面が，（退行期）メランコリーの独立性を巡る論争であったが，Kraepelin は『教科書 第8版』でメランコリーの大半を躁うつ病に帰属させた。ここに Kraepelin による巨大な躁うつ病概念が完成するが，それは同時にギリシャ時代からさまざまな形態で提唱されてきたメランコリーという単位の消滅を意味するものであった。もっともこの統合には少なからぬ異議があった。今日メランコリーといえば，抑うつ状態の総称あるいはうつ病一般を意味することが多いが明確な定義づけはない。メランコリー型大うつ病は DSM の概念である。わが国では退行期メランコリーを再評価する意見があるが，Taylor MA と Fink M は気分障害の中核群としてのメランコリーを新たに提唱している。

(古茶大樹)

⇨パラノイア，退行期メランコリー，躁うつ病，うつ病，気分障害
[文献] 濱田秀伯, 古茶大樹 編著 (2008), Taylor MA, Fink M (2006)

メランコリー親和型
[独] Typus Melancholicus

　Tellenbach H［1961］によって提唱されたメランコリー（内因性うつ病）への親和性をもつ人間学的・現存在類型。彼は内因という概念を新たに捉え直し，身体と精神の分離に先行する領域に位置づけた。共同世界とこの内因（エンドン）とが交差する地点で，発症に特異的な状況が構成されて，メランコリーへの現存在変化が誘発されるとした。この状況を自ら構成するのがメランコリー親和型である。その性格特徴は几帳面，律儀，強い責任感，対他配慮であるが，本質は秩序結合性と高い自己要求にある。そのため，空間的には自らの秩序に固着するあまり，その限界に閉じ込められ（Inkludenz），時間的には自分自身に絶えず高い要求を課すあまり，その背後に取り残される（Remanenz）。この二つの状況が極端に先鋭化し，自己矛盾に捉われ出口がなくなると，エンドンの変化が発動して発症する。Zerssen D von［1977］は，心理計測的にメランコリー親和型とマニー親和型とを対比した。

(阿部隆明)

⇨メランコリー，状況因，病前性格，テレンバッハ，マニー親和型，ディスチミア親和型，インクルーデンツ［封入性］
[文献] Tellenbach H (1961), Zerssen D von (1977)

免疫組織化学
[英] immunohistochemistry

　生物組織を試料として，目的とする蛋白質を抗原抗体反応により可視化して検出する方法。組織または細胞内における分布，局在を明らかにできる。生体内の状態をより正確に観察するために，標的としている蛋白質にあ

った方法で凍結または固定を行い，包埋した後切片を作成する．一次抗体を標識する直接法や一次抗体を認識する二次抗体を標識する間接法がある．
(楯林義孝)

[文献] Cuello AC, ed., Boersma WJA, Côté A, Cuello AC, et al. (1993)

メンケス病
[英] Menkes disease

1962年，Menkes JHらによって報告されたX連鎖銅代謝異常症である．X染色体上のATP7A遺伝子の変異により発症する（現在まで160の変異が報告されている）．ATP7A蛋白は細胞膜を介した金属イオンの輸送に関与しており，その異常は腸管からの銅吸収障害を生じ，とくに脳内の銅含有量低下を招く．症状は，進行性の神経変性，結合組織異常，毛髪異常（縮れ毛，剛毛）であり，多くは幼少期に死亡する．
(工藤 喬)
⇨ウィルソン病

[文献] Møller LB, Mogensen M, Horn N (2009)

メンタライゼーション
[英] mentalization

Fonagy Pによって導入された精神分析的概念．メンタライジングともいう．個人が，自分や他者の行為を，個人的な欲望や，ニーズ，感情，信念，理由といった志向的精神状態の観点から理解すること．自分を含むヒトの行為を，心の状態と因果関係をもつものとして解釈する過程のことであり，本人の意識的努力を伴うかどうかで明示的メンタライジングと黙示的メンタライジングとに二分される．①「心の理論」などの神経科学，②Bion WRやWinnicott DWによる対象関係論的母子交流モデル，③フランス精神分析のリビドー論と表象論，④Bowlby Jの愛着理論，を概念的起源とする．メンタライジング能力は瞬間瞬間で変動する．境界例の治療では，患者も治療者もしばしばメンタライゼーションが破綻する．認知的，精神分析的を問わず，よい精神療法は，メンタライゼーションが損なわれる状況を同定し，そのスキルを強化すると考えられる．
(池田暁史)
⇨リフレクティブ・ファンクション，心の理論

[文献] Allen JG, Fonagy P, ed. (2006), 池田暁史 (2010)

メンタルヘルス
[英] mental health

戦前の精神病者監護法と精神病院法を廃止して，精神障害者への適切な医療・保護の機会を提供することを目的に公布された精神衛生法（1950〔昭和25〕年）のもとでは，「精神衛生（mental hygiene）」であったが，精神保健法が国民の精神的健康の保持増進を図ることを目的としてスタート（1988〔昭和63〕年）して以来，「精神保健（mental health）」が一般になった．世界保健機関（WHO）の憲章に「健康とはただ単に疾病がないというだけでなく，身体的・心理的・社会的に良好な（well-being）状態にあること」とあり，メンタルヘルスにいう精神健康も，これに準じて心身共に充足した健康状態を目指すことである．一般に，こころの健康の定義には，何らかの精神障害に罹患していないだけでなく，①心的葛藤に妨げられたり，激しい衝撃を受けたりせず，ためらわずに物事を決める能力をもつこと，②充分な労働能力があり，不当な疲労を訴えることなく仕事を楽しみ，最適な能力を持ち続けることができ，やたらに変化を求めないこと，③自己を愛する以上に他者を愛することができ，他人の感情や欲求および考え方などを理解して適切な対応ができる状態にあることをいう．精神保健の話題を，ライフサイクルに合わせて縦断的に見ていく立場（乳幼児期，思春期，青年期，壮年期，初老期，老年期のメンタルヘルスなど），あるいは横断的な立場（家庭，学校，職場，地域のメンタルヘルスなど），

さらに社会病理の事象にもとづく立場（離婚，自殺にかかわるメンタルヘルスなど）から考えることができる。メンタルヘルスには精神健康の保持増進とともに，精神不健康の予防・防止もまた重要な話題である。このとき，一次予防，二次予防，そして三次予防という用語が利用される。多くは精神疾患の予防を中心とするもので，一次予防は発生予防，二次予防は早期発見と慢性化予防，三次予防は治療後の社会復帰・アフターケアや地域ケアをいう。
(中根允文)

⇨疫学的精神医学，コミュニティケア，精神保健福祉法，予防精神医学，WHO〔世界保健機関〕

[文献] 精神保健福祉研究会 監修 (2007, 2010)，精神保健福祉行政のあゆみ編集委員会 編 (2000)

モ

妄覚

[英] false perception
[独] Trugwahrnehmung

錯覚，パレイドリア，幻覚，偽幻覚などを一括する誤った知覚の総称。感覚錯誤 (Sinnestäuschung)，感覚妄像 (Sinnentrug) もほぼ同義。
(濱田秀伯)

⇨パレイドリア，偽幻覚

妄想

[英] delusion
[独] Wahn
[仏] délire

妄想についていまだ満足できる一般的定義は存在しないが，古くは仏教語の「もうぞう」つまり「妄らな想い」に由来し，日常的には病的な判断ないし観念を意味する。現代につながる妄想の記述現象学は，Jaspers K に始まる。彼は妄想を原現象として捉え，「妄想は判断のうちにあらわれる」のであり，病的に誤られた判断であるとした。心理学的にはそれ以上遡及しえず，発生的に了解不可能で，現象学的に究極的なものを一次妄想とし，それを真性妄想 (echter Wahn) と呼んだ。それに対して他の病的体験や異常な感情状態から二次的に導出しうるものを二次妄想としたが，Jaspers の妄想様観念 (wahnhafte Idee)，Schneider K の妄想様反応 (wahnähnliche〔paranoide〕Reaktion) がこれにあたる。Jaspers は，妄想体験が妄想知覚，妄想表象，妄想意識性からなるとした。そして妄想の外面的標識として以下の3つ，①主観的確信，②訂正不能性，③内容の不可能性をとり出した。Jaspers の見解について，①と②は現在も妥当とされているが，③に該当しない事例が存在するため，多くの疑義が提出されてきた。Schneider は，妄想体験を妄想気分，妄想知覚そして妄想着想の3つに分類した。この場合，妄想着想が，Jaspers の妄想表象と妄想意識性に対応している。Schneider は，妄想知覚のみを彼の提唱した統合失調症の一級症状に含めた。Spitzer M は，妄想と自己の陳述に関する①と②の同型性に注目して，妄想とは①と②を満たしかつ「形式的には自己の精神状態に関する陳述のように述べられていながら，その内容は間主観的（客観的）事態に言及している」ものとした。

妄想の発生を，危機に瀕した精神の混乱状態に対して主体がとる暫定的な秩序回復の試みと考える精神分析や人間学的見方もある。妄想が患者にとってその思考に整合的に組み込まれることを妄想加工 (Wahnarbeit) といい，そのようにしてできあがった観念複合体を妄想構築 (Wahngebäude) ないしは妄想体系 (Wahnsystem) という。妄想の内容に関しては無数にあるが，その代表的なものは，関係妄想，虚無妄想，誇大妄想，血統妄想，罪業妄想，宗教妄想，嫉妬妄想，心気妄想，迫害妄想，発明妄想，被害妄想，貧困妄

想, 憑依妄想, 微小妄想, 恋愛妄想などである。　　　　　　　　　　　　(生田 孝)
⇨一次妄想, 妄想様観念, 妄想知覚, 妄想表象, 妄想気分, 妄想着想, 妄想体系, 関係妄想, 虚無妄想, 誇大妄想, 血統妄想, 罪業妄想, 宗教妄想, 嫉妬妄想, 心気妄想, 迫害妄想, 発明妄想, 被害妄想, 貧困妄想, 憑依妄想, 微小妄想, 恋愛妄想
[文献] Jasper K (1913/1948), Schneider K (1950), Spitzer M (1989)

妄想観念
[英] delusional idea
[独] Wahnidee
[仏] idée délirante

　妄想を構成している一つ一つの誤った考えを指し, 19世紀の初め頃からドイツ語圏では用いられてきた。妄想思考（Wahngedanke）, 妄想表象（Wahnvorstellung）とほぼ同義であり, 患者は「スープに毒が入っている」など個々の具体的な妄想体験（Wahnerlebnis）を述べる。この個々の病的に誤った判断や確信が, 幻覚やその他の病的体験と結びつき, 妄想（Wahn）を形成する。この体験が慢性に続き,「最近, 食事の味が変だ」など患者の実際の知覚や知識と矛盾を起こさないように妄想加工（Wahnarbeit）が行われ,「妻があやつる組織に殺される」など妄想体系（Wahnsystem）ないし, 妄想建築（Wahngebäude）に発展することもある。Jaspers K は, その患者の感情や妄覚, 意識障害時の知覚変容から, 妄想の発生がわれわれに了解できる二次的な妄想様観念（wahnhafte Idee）と, 心理学的にたどれない一時的な真性妄想（echte Wahnidee）とを区別した。Schneider K は古い心理学に由来する言葉として妄想観念のかわりに妄想思考と呼んでいる。日本や英語圏では妄想（delusion）と一括して捉えることが多い (立山萬里)
⇨妄想表象, 一次妄想, 妄想様観念

妄想気分
[英] delusional mood
[独] Wahnstimmung

　周囲に何ごとかが起こっているような無気味な感じ, あるいは何ものかに脅かされているというような, 外界の変容感を伴った特有の不安緊迫感である。いろいろな物や人や出来事は不気味で恐ろしいとか, あるいは奇妙で不思議であるとか, または超自然的でこの世のものではないとかというように, 外界の事象に対して自己関係づけは生じているが, しかしいまだ特定の意味はなしていないという体験であり, 臨床的には妄想知覚の前段階に認められる症状である。気分性に注目したこの用語は拡大適応される危険があるため, むしろ特有の気分の背景をなしている認知的異常に着目して概念化された Jaspers K [1948] の意味妄想, あるいは患者の体験内容に即して表現された諏訪望［1990］の不気味体験の方が本症状の臨床的同定には有用と思われる。これが高じると, 世界没落体験（Weltuntergangserlebnis）として訴えられることがあるが, これはすでにいささかの意味づけがなされた体験であるといえる。
　　　　　　　　　　　　　(関由賀子)

⇨妄想知覚, 意味妄想, 世界没落体験
[文献] Jaspers K (1913/1948), 諏訪望 (1990)

妄想錯乱
➡ワーンジン〔妄想錯乱, 急性幻覚妄想症〕

妄想症　➡パラノイア

妄想性うつ病
[英] delusional depression

　妄想性うつ病は, うつ病に妄想や幻覚等の精神病症状を伴うもので, 妄想の内容としては, 気分に一致して抑うつ性の主題を含むことが多く, 三大妄想として心気妄想, 貧困妄想, 罪責妄想が挙げられる。それらは抑うつ

的な気分から二次的に生ずる妄想であると考えられており，Janzarik W はそれらを患者がもっている価値構造から分析している．さらに妄想出現の様相においても触れており，思考抑制が強く不安や興奮が少ない場合には抑うつ性の妄想の出現はみないことが多く，抑制の強いうつ病はうつ病のうちでは軽症であるとしている．また，生命に関する不安は万人に共通しているので，妄想が出現するならば心気妄想がまず生じ，価値構造の高度な人ほど貧困妄想や罪責妄想が出現するのであろうと説明している．逆に妄想性うつ病の場合は重症であることが多く，非妄想性うつ病に比べて自殺企図の頻度が高く，転帰も悪いケースが多い． (山家邦章)

⇨心気妄想，貧困妄想，罪業妄想
[文献] Janzarik W (1968)

妄想性障害

[英] delusional disorder
[独] wahnhafte Störungen

DSM-Ⅲにおける妄想性障害（paranoid disorder；PD）のカテゴリーは DSM-Ⅲ-R において delusional disorder；DD と改称された．その理由として①妄想がその主要症状である，② paranoid の語の多義性，が挙げられる一方，4つの下位範疇（パラノイア，共有性妄想性障害，急性妄想性障害，非定型妄想性障害）から成る PD とは対照的に，DD は妄想主題により5類型（恋愛妄想型，誇大型，嫉妬型，迫害型，身体型）に分類された．次いで DSM-Ⅳ〜Ⅳ-TR ではさらに2類型（混合型，不特定型）が追加されている．暫定的な phenotype としての DD は，Blaney PH が指摘するように，妄想性パーソナリティ障害や妄想型統合失調症などとの境界が不鮮明で，鑑別も困難なことが少なくない．Murray V らによる精神病の latent class analysis の研究では 387 例中 9 例が DD（DSM-Ⅲ-R）であり，そのうち5例は de-pression, 4 例は disorganization の class に属している． (迎 豊)

⇨パラノイア
[文献] Blaney PH (1999), Murray V, Mckee I, Miller PM, et al. (2005)

妄想性人物誤認症候群

[英] delusional misidentification syndromes

数え方次第では 10 種を超える人物誤認の諸形態の中から，Christodoulou GN [1986] が，カプグラ症候群，フレゴリ症候群，相互変身症候群，自己分身症候群の4亜型を一括した際の上位概念であるが，人物の同一性判断に関する誤認の諸形式を単に広く網羅した「統合」に過ぎず，とくに後二者で，本来の人物の同一性自体が変質したり，自分自身が替え玉として認識されたりする事態と，前二者との間の差異や内的関連がさらに探求されなくてはならない． (鈴木 茂)

⇨人物誤認，カプグラ症候群，フレゴリ症候群
[文献] Christodoulou GN (1986), 西田博文 (1991), 大東祥孝, 村井俊哉 (2004)

妄想性パーソナリティ障害

[英] paranoid personality disorder

米国の精神疾患診断基準である DSM-Ⅳ-TR で規定されているパーソナリティ障害類型の一つであり，広範囲にわたる猜疑心・警戒心，屈辱感に対する過敏性と攻撃性，秘密主義，強い恨みの持続，自己中心的，偏狭的認知が特徴である．そのため彼らは，絶えず周囲との不和や摩擦を引き起こす．一般人口における有病率は 0.7〜2.4% とされている．患者が自ら精神科治療を求めることはまれであり，受診に至るのは，多くが妄想性パーソナリティ障害に加えてうつ病，妄想性障害といった精神疾患を発展させた場合である． (林 直樹)

⇨パーソナリティ障害，妄想性障害
[文献] Millon T, Davis RD (1996)

妄想体系

[英] delusional system
[独] Wahnsystem

　妄想着想，妄想知覚による個別の妄想的信念が相互に矛盾しないように，患者自身が作り上げた信念の総体をいう。妄想構築，体系妄想とも呼ばれる。この作業は患者の知識や推論を総動員して行われるもので，体系化あるいは妄想加工と呼ばれる。加工は正常な心理的機制によることが多いため，素材となった妄想着想や妄想知覚に比べて了解できる部分が大きい。しかし詳しくみるとやはり相互に矛盾している部分や奇異な論理が認められ，当然，事実とも一致しない。このような妄想体系をもつ患者の多くは妄想の世界と現実の世界の両者に矛盾を感じることなく同時にかかわり，いわゆる二重見当識を示し，妄想にもとづく行動化は少なくなる。妄想体系は妄想型統合失調症の長期経過の後に認めることが多いが，現代では治療法の進歩により観察されることが少なくなった。　　　　　（岩脇　淳）
⇨妄想着想，妄想知覚，二重見当識
[文献] Jaspers K（1913/1948）

妄想知覚

[独] Wahnwahrnehmung

　実際の知覚に，通常は自己に向けられた，合理的にも情動的にも了解できない異常な意味づけがなされる病的現象を妄想知覚という。たとえば一匹の犬が患者をみながら一方の前足を上げたとき，患者はそこに天の啓示を確信する場合である。こうした現象は黒猫をみて不幸を予感したり，春の花の蕾に恋の訪れをみる通常の象徴的体験とは異なっている。後者は個人的あるいは集合的に了解可能であるのに対し，妄想知覚は覚知される意味が了解できない。Schneider K [1950] は，知覚それ自体は正常で覚知される意味が異常であるということから妄想知覚の二節性を唱え，妄想着想の一節性と対比し，統合失調症診断における一級症状としての重要性を妄想知覚に与えている。一方 Matussek P [1952, 1953] は，妄想知覚では知覚自体に変化が起きているとし，自然な知覚連関の弛緩と本質属性の異常な前景化から妄想知覚を説明した。（仲谷　誠）
⇨知覚，一級症状
[文献] Schneider K（1950），Matussek P（1952-1953）

妄想(性)痴呆

[英] paranoide dementia
[独] Dementia paranoides
[仏] démence paranoide

　日本語の妄想痴呆は，通常 Kraepelin E の提唱した歴史的概念である Dementia paranoides を指し，のちに教科書第 6 版 [1899] で早発痴呆の下位群である妄想型に位置づけられたものである。ただしこの概念が登場した教科書第 4 版 [1893] では，独立した一つの概念であり，それはフランス精神医学におけるモノマニー [Esquirol JED] からパラノイア概念形成に至る歴史を反映したものであった。なお妄想痴呆と混同されやすい概念に，同じく Kraepelin の提唱した Paranoid Verblödung（妄想性痴呆化）があるが，これはパラフレニー（Paraphrenie）を指し，早発痴呆とは区別されている。　　　（広沢正孝）
⇨早発性痴呆，モノマニー，パラフレニー
[文献] Kraepelin E（1893, 1899）

妄想着想

[英] sudden delusional idea
[独] Wahneinfall

　まったく根拠なく突然に，自分は宗教的あるいは政治的使命をもっている，特殊な能力がある，迫害されている，あるいは愛されているなどというような，一般には蓋然性が低いと判断される観念を，本人にとって特別な重要性，特別な価値を有する歴然とした事実として確信に満ちて思いつく体験である。自

生妄想ともいう。体験形式としては正常な観念が突然浮かぶのと区別ができない。Schneider K によれば，妄想着想の体験構造は一分節性であり，二分節性の妄想知覚に対し，統合失調症の診断的意義は少ないとされている。　　　　　　　　　　　　　（関由賀子）

⇨妄想知覚，自生思考
[文献] Schneider K（1950）

妄想追想

[独] Wahnerinnerung

過去の出来事が，あるいは過去にまったくなかったことがあったとされて，妄想的に追想されること。妄追想ともいう。Jaspers K は，妄想着想と妄想追想を含めて妄想表象（Wahnvorstellung）とした。Schneider K は，妄想追想を，追想された知覚にあとで特別な意味づけがなされる記憶的妄想知覚と，たとえば，子どものころにすでに超自然的な力をもっていたと着想するように着想が追想の性格を帯びたものを記憶性妄想着想として区別した。　　　　　　　　　　　　　　（生田　孝）

⇨妄想着想，妄想表象，妄想知覚
[文献] Jaspers K（1913/1948），Schneider K（1950）

妄想的発展

[英] paranoid development
[独] Wahnentwicklungen

本来は，Gaupp R や Kretschmer E（チュービンゲン学派）の考えにもとづき，ある妄想障害の妄想の成り立ちを，特有の性格をもとに体験や環境に対する反応として精神力動的に捉えること。亜急性ないし慢性の妄想反応としてみられる場合が多い。今日の精神医学では，ほぼ妄想性障害（delusional disorder）に含まれるが，特異な性格の発展形とみなすか，妄想型統合失調症の発症とするかは，Jaspers K の問題提起（"発展"か病的"過程"か）にはじまる。典型例として，閉鎖社会に住む敏感性格をもった高年の独身女性が，ある性的体験をもとに関係妄想をもつ敏感関係妄想がある。そのほかに好訴妄想，難聴者に起こる迫害妄想，そして感応精神病における妄想（迫害，まれに皮膚寄生虫妄想もある）やアルコール精神病の嫉妬妄想などが挙げられる。中年以降など年齢が高く人格の崩れが目立たないことも必要な条件である。
　　　　　　　　　　　　　　　　　　　　　（立山萬里）

⇨好訴妄想，難聴者の迫害妄想，敏感関係妄想，皮膚寄生虫妄想，妄想反応，嫉妬妄想，妄想性障害

妄想・統合失調質態勢　➡妄想分裂ポジション

妄想の多産期　➡エメ［症例］

妄想反応

[英] paranoid reaction

心因反応の一種で，ある出来事や状況を契機として心因性に了解できるような妄想様観念を生じることをいう。症状は唯一妄想のみであり（妄想にもとづく種々の感情の生起は別として），経過はおおむね一過性で，また契機となった出来事や状況と妄想内容との間に了解可能な関連性が認められる。環境的要因や身体的要因が誘因となるが，一部には性格的要因も関与している。代表例を挙げると，環境的要因を主たるものとしては死刑囚や重大犯罪の未決拘禁者などに生じる赦免妄想（拘禁反応），言語が通じない，ないし生活習慣の異なる状況での被害妄想（海外渡航者の迫害妄想）があり，身体的要因を主たるものとしては難聴者が周囲の人に抱く被害妄想（難聴者の迫害妄想）があり，また性格的要因を主たるものとしては好訴者が自己の法的権利が侵害されたとして述べ立てる被害妄想（好訴妄想）がある。また特記すべきものに Kretschmer E［1918］が報告した敏感関係妄想がある。これは，敏感性格者が困難な対人的・社会的状況の下，恥辱となる体験を契機として関係妄想等，種々の内容の妄想を生じ

るものである。　　　　　　　(関由賀子)
⇨心因反応，赦免妄想，拘禁反応，被害妄想，迫害妄想，難聴者の迫害妄想，好訴妄想，敏感関係妄想，関係妄想
[文献] Kretschmer E（1918）

妄想表象
[英] delusional representation；delusional image
[独] Wahnvorstellung

　表象（記憶表象，空想表象）が妄想的意味づけを帯びたもの。Jaspers K［1913］における一次妄想体験の一つ。過去の記憶に新たな意味づけがなされるもの（妄想追想）と，突然に新たな意味が空想表象として現れるもの（妄想着想）とがあるとされた。一方でSchneider K［1950］は，妄想表象には視覚的表象性が明瞭であるものは実際には少ないとして，妄想表象という語の替わりに妄想着想を用いる。　　　　　　　(岩井圭司)
⇨妄想，妄想着想，妄想追想，妄想観念
[文献] Jaspers K（1913/1948），Schneider K（1950）

妄想分裂ポジション
[英] paranoid-schizoid position

　パラノイド・スキゾイド態勢および妄想・統合失調質態勢とも訳されている。妄想分裂ポジションは，統合失調症の病理に関する内的対象関係の在り方を概念化したものであり，Klein M の1946年の論文の中で明らかにされた。Klein は，統合失調症の患者は内的世界をもっており，転移を起こす能力をもっていると主張した。彼女はその転移の起源としての内的対象関係の世界を妄想分裂ポジションと呼んだ。その転移状況は精神病的なものである。統合失調症の転移状況で観察されたものは，Klein が早期分析の中で観察した 0 歳児の心性に類似のものであった。彼女は，その状況は生後から 3〜4 ヵ月の乳児の内的世界と類似していると主張した。Klein が固着や退行の用語をあまり採用せず，ポジションの用語を使用するのは，それが現在の無意識の中でも活動している原始的世界を表しているからである。つまり，ポジションとは，内的対象，防衛機制群，基本的不安の活動状況を表す概念である。妄想分裂ポジションは，部分対象関係であり，自分に満足を与える良い対象と欲求不満を与える悪い対象群に分けられる。それは良い乳房，悪い乳房，良い目，悪い目，口，声など部分的な対象の幻想からなっている。またそれらの部分対象に対応する自我も未熟で断片的なものである。時間と空間の認知機能が原始的で未熟なものであるので，母親を全体的に認識することができない。そこで活動している不安は，絶滅の不安や迫害的不安であり，精神病的な不安である。それらに対処するために原始的な防衛機制が活動しているが，分裂，投影性同一視，否認，万能などが活動している。そこでは，過剰な不安や恐怖をもたらす対象関係は，分裂され対象に投影性同一視されてしまう。そして，対象が悪い対象となり，乳児は，自分が攻撃され迫害されると体験する。これらが，過剰で発達上次の段階に統合されず，無意識の中に分裂排除され，思春期青年期後期まで未解決のまま持ち越された場合，統合失調症の素因となると考えられる。どのような乳児も妄想分裂ポジションを経験するが，健康な子どもは不安が軽度で対象との良い関係が十分である時には，健康な統合が行われ生後 5〜6 ヵ月頃から抑うつポジションへと移行していく。　　　　　　　(衣笠隆幸)
⇨対象関係(論)，良い対象／悪い対象，投影同一視，抑うつポジション，クライン理論，羨望，躁的防衛，ウィニコット，クライン
[文献] Bion WR（1957），Klein M（1946），Rosenfeld H（1947, 1953），Segal H（1964）

妄想様観念
[独] wahnhafte Idee

心理学的にそれ以上遡及不可能な真性妄想(echter Wahn)ないし一次妄想(primärer Wahn)とは違って,患者の感情,体験や妄覚から,あるいは一定の性格者の状況への反応として,二次的に他の精神現象から了解しうるように発生する二次妄想のこと。Jaspers K が用いた。Schneider K の妄想性(様)反応(wahnähnliche〔paranoide〕Reaktion)とも同義。なお Schneider は,主著『臨床精神病理学』で第 4 版 [1955] までの wahnähnliche を,第 5 版 [1959] 以降は paranoide と書き換えている。二次妄想の形容詞としては wahnartig もある。　　　　　(生田　孝)

⇨一次妄想,妄想反応

[文献] Jaspers K (1913/1948), Schneider K (1950)

盲点化
[英] scotomization

その存在を認めると危険や葛藤を生じるような眼前にある事象から注意をそらし,心理的盲点を生じるような心理的メカニズムについて,Laforgue R [1926] によって用いられた用語。ヒステリーの症例などに用いられた用語だが,Freud S [1927] は否認の方が適切だとした。なぜならば,盲点は本来,網膜上の視神経乳頭に相当するために生理的に知覚されないことを指す用語であるのに対して,これは知覚されていながら否認しようとする心理的メカニズムを指すものだからである。
　　　　　(嶋田博之)

⇨否認

[文献] Laforgue R (1926), Freud S (1927c)

網様体賦活系
[英] reticular activating system

大脳皮質から得られる脳波を指標として,覚醒をもたらす脳内機構を研究していた Moruzzi G と Magoun HW は,感覚入力を遮断しても,脳幹網様体および間脳の刺激によって,脳波の脱同期化(覚醒)が生じることを見出した。従来,覚醒は末梢からの感覚入力によってもたらされると考えられていたが,この研究によって,中枢神経系内に覚醒を維持する機構が存在することが示され,それが後に(上行性)網様体賦活系(上行性覚醒系とも)と呼ばれるようになった。

その後の研究により現在,網様体賦活系は,橋吻側のアセチルコリン含有細胞群や,橋および中脳のノルアドレナリンおよびセロトニン含有細胞群などを起点として上行性に投射する,汎性投射系の集合体と見なされている。視床を経由する流れと,視床下部および前脳基底部を経由する流れがあるが,いずれの損傷によっても,意識障害が生じる。
　　　　　(本村啓介)

⇨脳波〔EEG〕,視床,視床下部,モルッツィ,マグーン

[文献] Moruzzi G, Magoun HW (1949), Saper CB (2000)

もうろう状態
[英] twilight state
[独] Dämmerzustand
[仏] état crépusculaire

もうろうとして全体的な判断力が欠けている,意識変容状態の一型である。軽度の意識混濁とともに意識は狭窄し,感情,表象,思考内容は制限される。患者は内面に向かい,外界との関連は絶たれているかにみえる。放心状態で動き回り,時に興奮していたかと思うと,昏迷状態に陥ることもある。内的には夢のような状態を体験しており,強い不安や妄想気分を呈していることがある一方で,とりわけ幸福なもうろう状態をエクスタシーと呼ぶ。行動の能力は保たれており,意識混濁が軽ければ,行動はだいたいにおいて整然としており,旅行をすることすらある。このように行動異常が目立たない場合を分別性もう

ろう状態という。しかし外界を誤認することから，唐突な行動や衝動的な行動をとることがある。通常，始まりと終わりがはっきりしており，その間の健忘を残す。興奮が強ければ急性錯乱状態に，夢様の体験が目立てば夢幻状態に踵を接する。病因から大きく分けると，てんかん性，心因性，薬物性のもうろう状態がある。(1)てんかん性もうろう状態は，①精神運動発作など発作そのものとして出現する場合，②てんかん重積状態で生ずる場合，③発作と別個に現れる場合，④発作に引き続いてみられる場合がある。軽症の場合，てんかん性不機嫌状態の形をとることが多い。またてんかん以外でも種々の脳疾患において急性外因反応型として起こりうる。(2)心因性もうろう状態は，耐え難い現実から夢の世界への逃避と説明される。解離の機序によると考えられ，夢中遊行と結びついていることがある。しばしば患者の立ち居振る舞いや行動は大げさで演技的である。ガンザー症候群でみられるもうろう状態もこれに当たる。(3)アルコール性もうろう状態は病的酩酊や急性アルコール中毒の際にみられる。また他の精神活性物質濫用でも同様の現象が起こりうる。

〈小林聡幸〉

⇨意識変容，意識混濁，分別もうろう状態，てんかん性もうろう状態，発作後もうろう状態，挿間性もうろう状態，ガンザー症候群

[文献] Bleuler E（1916），Jaspers K（1913/1948），Kraepelin E（1909-1915），田崎義昭，斎藤佳雄（2004），和田豊治（1972）

燃え上がり現象　➡キンドリング

燃え尽き症候群

[英] burnout syndrome

　職務や自分に求められる役割に対して，たえず努力を続けたが，それに見合うだけの報酬や成果が得られなかった結果，うつ病症状や社会機能低下を呈する場合に用いる。1970年代半ばにアメリカで使われはじめたといわれる。「燃え尽き」が社会的に受け入れられやすい用語であるためか，定義が曖昧にもかかわらず広く用いられているが，精神疾患との関係は慎重に評価する必要がある。

〈宮岡　等〉

モーズレー

Henry Maudsley　1835〜1918

　英国の精神科医。1857年ロンドン大学卒。英国の現代精神医学の礎を築いた一人。犯罪学にも重要な貢献をした。「精神障害者に対して正気でないことの責任を負わせるのは，けいれんを起こす人にけいれんを止められないことの責任を負わせるのに等しい」と訴え，精神障害者の犯罪を罰することに頑強に反対した。1869〜1879年ロンドン大学法医学教授。1876年 Journal of Mental Science（現在の British Journal of Psychiatry）の上級編集委員となる。交流のあった Darwin C は，'The expression of the emotion in man and animals.'[1872]の執筆にあたり Maudsley の講義テキストを詳細に検討した。周囲に打ち解けず短気で孤立しがちな性格だった。後年は隠遁生活を送り，哲学，とりわけ実証主義哲学に傾倒するようになった。ロンドン南部にあるモーズレー病院は，彼の多額の寄付にもとづいて建てられた精神病院である。

〈皆川英明〉

⇨神戸文哉

[主著] Maudsley H（1867, 1870, 1874, 1886, 1908, 1916, 1918）

[文献] Lewis A（1951），Turner T（1988）

モーズレー強迫スケール〔MOCI〕

[英] Maudsley Obsessional-Compulsive Inventory

　MOCI は，Hodgson RJ，Rachman S[1977]開発の自記式評価尺度である。検査が簡便で強迫性障害（OCD）のスクリーニングに適

している。日本語版は吉田充孝ら［1995］により作成された。30項目の質問を「はい」「いいえ」のいずれかで回答し総点30点となる。また「確認」「清潔」「優柔不断」「疑惑」の4つの下位尺度点数が算出される。OCDをスクリーニングするカットオフポイントは13点（13/12）または12点（12/11）といわれる。ただ疑陽性が多く、最終診断には面接が必要となる。攻撃的な観念や、収集癖をもった患者が漏れてしまう可能性、単一の強迫症状のみしかもたぬ患者の総点が低くなる可能性、下位尺度「優柔不断」「疑惑」の再テスト法による信頼性の低さなどが指摘されている。幅広い強迫症状の把握は困難で、また治療による比較的短期間の効果判定には不向きとされる。 (多賀千明)
⇨強迫性障害
[文献] Hodgson RJ, Rachman S (1977), 吉田充孝, 切池信夫, 永田利彦ほか (1995)

持ち越し効果

[英] hung over

薬剤の効果が期待される時間以上に持続すること。睡眠薬は、体内消失半減期が2〜4時間程度の超短時間型、6〜12時間の短時間型、12〜24時間の中間作用型、それ以上の長時間作用型に分類される。中間型、長時間作用型では翌朝〜翌日の日中にも、眠気、注意力の低下を生じることがあり、持ち越し効果と呼ばれる。頻用されるベンゾジアゼピン系薬剤においては自覚的な眠気を伴わなくとも、注意力の低下を生じるので注意が必要である。対策として作用時間の短い薬に変更する、薬の減量をするなどがある。 (稲田健)
⇨睡眠薬
[文献] 石郷岡純 (1999)

モデリング

[英] modeling

自らの試行錯誤によらず、他者（モデル）の行動や行動の結果を観察することによって新しい反応の獲得や修正が生じるという行動原理を指し、Bandura A によって体系化された。①注意（モデルへの注目）、②保持（認知的表象による獲得）、③再生（反応の表出）、④動機づけ（反応表出のコントロール）という4つの過程からなる。行動の認知的学習の基礎理論となっている。社会的スキル訓練その他多くの行動療法、認知行動療法の手続きの中にとり入れられている。 (坂野雄二)
⇨フラッディング法, SST, 行動療法, 認知療法〔認知行動療法〕, マークス
[文献] 祐宗省三 編著 (1983), 祐宗省三, 原野広太郎, 柏木恵子ほか 編 (1985)

モデル精神病

[英] model psychosis

統合失調症はその生物学的病態に不明なところが多く、明らかな原因のもとで幻覚妄想など統合失調症と同様の精神病状態を示す物質などがあると、その原因となる物質を動物に処置することにより、病態や病因、治療法の開発などに有用となる。たとえば、LSDや覚せい剤、フェンサイクリジン（PCP）、大麻は、その使用者に精神病症状を惹起することから、動物等でそれらの詳細な薬理作用やそれらの投与による脳の変化を調べることにより精神病症状の発現機構や統合失調症の病因・病態の理解に繋げていくことが可能となる。このような精神病をモデル精神病と呼ぶ。当初はLSDや覚せい剤のように幻覚妄想など陽性症状を引き起こすものに注目が集まり、抗精神病薬の効果を評価する場合にはラットなどで覚せい剤投与により引き起こされる移所行動運動への抑制効果が評価の対象となった。一方、近年では陽性症状のみならず陰性症状や認知機能障害を引き起こすPCPの方がより統合失調症に類似したモデル精神病を出現させると考えられている。

(伊豫雅臣)

⇨ LSD-25，覚せい剤，覚せい剤精神病，細胞内情報伝達系，大麻，抗精神病薬，外因精神病，精神異常発現薬
[文献] Bossong MG, Niesink RJM（2010）

モナコフ

Constantin von Monakow　1853～1930

スイスの神経科医，神経解剖学者。モスクワの北ボログダに生まれ，ドレスデン，パリを経てチューリッヒへ移住し，スイスの市民権を得た（1869 年）。Hitzig E，Gudden B von のもとで神経解剖の研究をし，ウサギの後頭葉を破壊した後，約 1 年間生存させ，外側膝状体に変性のくることを確認するなどして，視覚伝導路についての古典的研究をまとめ，また視床核の区分と局在およびその皮質投射について研究，さらに聴覚路や赤核脊髄路の発見などの業績をあげた。ベルリンへ行き（1885 年），Westphal C，Oppenheim H，Virchow R，Du Bois-Reymond E，Munk H らの講義を聞き，チューリッヒに脳研究所を設立，これはのちにチューリッヒ大学に編入された。臨床解剖学では失語，失行，失認に関する膨大な脳病理学的研究があり，単に空間的な局在のみならず時間因性局在（chronogene Lokalisation）の重要性や，急性期の遠隔効果としてのディアスキシス（Diaschisis）の意義を重視した。当時の全体論を代表する研究者の一人とされる。スイス精神神経学雑誌を創刊（1917 年）。晩年には哲学的傾向を強め，Mourgue R とともに『神経学と精神病理学への生物学的序説』[1928] を刊行した。　　　　　　　　　　　（大東祥孝）
⇨全体論，脳局在論
[主著] Monakow C von（1905, 1914），Monakow C von, Mourgues R（1928）
[文献] Yakovlev PI（1970）

モニス

Egas Moniz　1874～1955

ポルトガルの神経精神医学者で，医学の分野のみならず政治家としても活躍した人物である。1902 年コインブラ大学医学部を卒業後，ボルドー，パリで学び，1911 年に帰国し，リスボン大学に新設された神経科講座の主任教授になった。1927 年には脳血管造影術を開発し発表しているが，彼の名を有名にしたのは前頭葉白質切截術（prefrontal leucotomy）である［Moniz E ら 1936］。精神病にみられる症状は，前頭葉シナプス間の異常な結合によるもので，これを断ち切ることで改善されるという仮説にもとづいていた。1949 年には，前頭葉白質切截および脳血管造影の業績に対してノーベル賞（医学生理学）が授与されている。前頭葉白質切截の技法はとくにアメリカで発展し，一時期各国でも行われるようになっていたが，無効例や術後の後遺症の問題などから次第に衰退し，現在では修正された手技（定位脳手術）がわずかに残されているのみである。　　　　　　（武正建一）
⇨ロボトミー
[主著] Moniz E, Lima PA（1936）

モノアミン　➡脳内アミン〔モノアミン〕

モノアミン仮説

［英］monoamine hypothesis

うつ病はセロトニン，ノルエピネフリンなどのモノアミン系神経伝達物質の欠乏に起因すると考えるのが「モノアミン仮説」である。「モノアミン仮説」は抗うつ薬がセロトニン，ノルエピネフリンの再取り込み分子であるトランスポーターに結合してシナプス間隙のモノアミンを増やす作用を有することから導かれた。しかし，うつ病においてモノアミン神経伝達の低下の所見は必ずしも一致しない。さらに，うつ病がモノアミンの欠乏が病因であれば，抗うつ薬によるモノアミン神経伝達

の増強は速やかにうつ病の症状を改善するはずである。しかし，抗うつ薬がうつ病の症状改善に効果を発揮するには1～2週間を要することからも，うつ病の「モノアミン仮説」が見直された。
(曽良一郎)
⇨脳内アミン〔モノアミン〕，セロトニン〔5-HT〕，ノルアドレナリン〔ノルエピネフリン〕，抗うつ薬
[文献] Heninger GR, Delgado PL, Charney DS (1996), Schildkraut JJ (1965)

モノアミン酸化酵素〔MAO〕
[英] monoamine oxidase

モノアミン神経伝達物質の酸化を促進する酵素で，ミトコンドリアの外膜に存在する。ニューロンとグリアの双方に存在し，中枢神経系以外にも肝臓，消化管，胎盤，血小板等にもある。セロトニンやノルアドレナリンを基質とするMAO-Aとβ-フェニルエチルアミンを基質とするMAO-Bの2種類が存在する。ドーパミンは両者により代謝される。MAO活性の異常はうつ病や統合失調症，物質依存などさまざまな精神疾患の病態に関与すると考えられており，精神疾患の生物学的指標として血小板MAO活性を調べた研究がなされてきた。MAO-A遺伝子ノックアウトマウスでは攻撃行動が亢進することから，MAO-A遺伝子の機能的多型とヒトの攻撃性との関連を検討した研究も近年盛んである。臨床的にはMAO阻害薬は難治性うつ病や不安障害の治療に用いられており，とくに非定型うつ病では反応性が高いとされる。また，選択的MAO-B阻害薬はパーキンソン病の治療薬でもある。
(高橋知久)
⇨脳内アミン〔モノアミン〕，神経伝達物質，セロトニン〔5-HT〕，ノルアドレナリン〔ノルエピネフリン〕，ドーパミン，生物学的マーカー

モノアミン酸化酵素阻害薬
➡モノアミン酸化酵素〔MAO〕

モノアミントランスポーター
[英] monoamine transporter

モノアミンの放出や再取込みに関与する蛋白質で，神経終末の細胞膜モノアミントランスポーターとシナプス小胞モノアミントランスポーターがある。前者はドーパミン，ノルアドレナリン，セロトニンそれぞれを基質とする3種類があり，抗うつ薬やコカイン，アンフェタミン，メチルフェニデート等精神刺激薬の作用部位である。後者は，すべてのモノアミンを基質とする単一蛋白で，アンフェタミンやレセルピンにより阻害される。
(高橋知久)
⇨脳内アミン〔モノアミン〕，アンフェタミン，中枢(神経)刺激薬

物語モデル　➡ナラティブ

喪の仕事
[英] mourning work
[独] Trauerarbeit
[仏] travail de deuil

Freud S〔1917〕は，人が愛着や依存の対象を喪失（対象喪失）した時に生じる心的過程が喪（mourning）であり，失った対象から次第に離脱し，最終的に断念する過程での心的作業が喪の仕事であると述べた。Freudによれば，対象への罪悪感や悔やみ・償いや，対象からの怒りへの不安などさまざまな心理を経て失った対象に対する愛と憎しみのアンビヴァレンスを再体験するという。これらを統合することによって対象への思慕やとらわれから離脱するとされている。これに対し，自己と対象が未分化な場合には対象喪失は自己の喪失となり，喪の仕事のプロセスを進むことはできず，メランコリー（病的抑うつ）に陥ると考えられた。Bowlby Jに始まる段階説はこのプロセスにおける有力な道標であったが，その後Worden JWなどにより，喪の仕事の各課題を行きつ戻りつ達成し，終え

ていくという課題説も論じられている。死別では「悲哀の仕事」と表されることもある。おおむね同義。　　　　　　　　　　（高野　晶）
⇨死別，対象喪失，悲嘆反応，アンビヴァレンス，メランコリー
[文献] Freud S (1917d), 小此木啓吾（1991）

もの盗られ妄想　➡盗害妄想

モノマニー
［英］monomania
［独］Monomanie
［仏］monomanie
　部分的狂気あるいは部分的妄想に19世紀に付けられた言葉で，特定の傾向，行動様式，妄想などが病的に際立っているが，他の感情面，判断などには障害がないという考え方に立っている。19世紀にフランスで用いられた用語であり，単一狂と訳されたこともある。Esquirol JED は本能的モノマニー，感情的モノマニー，知的モノマニー，理性あるモノマニーに分け，モノマニーに対立し抑うつ感情を伴うものをリペマニー（lypémanie）と呼んだ。この部分的狂気という考え方は，後のパラノイアの考え方に発展するものである。かつて窃盗癖（Kleptomanie），徘徊癖（Poliomanie），放火癖（Pyromanie）という言葉がモノマニーの考え方にもとづいて使用されたが，今日ではこれらは一つの症状に過ぎない。モノマニーという言葉はほとんど用いられなくなっている。　　　　　　（保崎秀夫）
⇨パラノイア，エスキロール

もやもや病
［英］Moyamoya disease
　ウィリス動脈輪閉塞症と同義。両側内頸動脈終末部，前および中大脳動脈近位部が進行性に狭窄・閉塞し，側副血行路として異常血管網の発達を認める。本邦に多く，10％に家族内発症をみる。発症年齢は10歳以下と30歳代の2峰性を示す。10歳以下の多くは過呼吸時に一過性の片麻痺，言語障害，けいれんなどの脳虚血症状で発症し，30歳代では，側副血行路である異常血管網の破綻による頭蓋内出血での発症が多い。確定診断には脳血管撮影による両側内頸動脈終末部の狭窄，異常血管網の発達を確認する必要があるが，最近では MRA による内頸動脈終末部狭窄病変や MRI による異常血管網の flow void の確認により診断が可能となっている。治療法としては，頭蓋外内血行再建術が有効で，浅側頭動脈・中大脳動脈吻合術に代表される直接血行再建術と浅側頭動脈や大網などを用いる間接的血行再建術に大別される。若年発症ほど予後不良のため，早期の血行再建が必要である。　　　　　　　　　　　（阪上由香子）
[文献] Suzuki J, Kodama N (1983), 水野美邦 編（2002），ウイリス動脈輪閉塞症における病態・治療に関する研究班（2009）

モラトリアム
［英］moratorium
　本来，モラトリアムという用語は，戦争や暴動，天災などの非常事態下で，国家が債権債務の決済を一定期間延期し，猶予することによって，金融機構の崩壊を防止する措置のことを指す。Erikson EH は，この用語を，人間の発達に必要な一定の準備期間を意味する用語として転用した。精神－性的猶予期間（psycho-sexual moratorium）は Freud S のいう潜伏期（latency period）に相当する。また現在，Erikson のライフサイクル論において最も一般的に用いられるのは心理－社会的猶予期間（psycho-social moratorium）であり，性的に成熟して異性愛能力の発達や親になることへの準備，社会の中に自己を適応させていくための準備期間を指す。青年はこの期間に，最終的な自己定義や非可逆的な社会的役割などを見出し，自我同一性の統合を果たす。また，小此木啓吾は，現代における

わが国の若者全般に自我同一性の選択を延期しようとする現象がみられることを指摘した。
(近藤直司)

⇨自我同一性，同一性拡散，スチューデントアパシー，ライフサイクル，青年期，キャンパス精神医学，エリクソン，E. H.
[文献] Erikson EH (1959a), 小此木啓吾 (1978a)

モラルトリートメント　➡モラル療法

モラル療法
[英] moral therapy ; moral treatment
[独] moralische Behandlung
[仏] traitement moral

18世紀後半から19世紀前半にイギリスのTuke W，イタリアのChiarugi V，サヴォアのDaquin J，フランスのPinel Pらにより行われた精神科治療。薬物などによる身体療法に対して，宗教訓練，作業，娯楽などによる精神的な働きかけを重視した。ドイツではロマン主義精神医学と結びつき，アメリカにはRuch Bが取り入れた。道徳療法，モラルトリートメントともいう。精神療法の原型である。
(濱田秀伯)

⇨テューク，ピネル，ロマン派精神医学

モリア　➡ふざけ症〔モリア〕

森田正馬
もりたまさたけ　1874〜1938

森田療法の創始者。名前は「しょうま」とも読む。幼少期に死の恐怖で悩み，それ以後もさまざまな心気的不安，パニック発作などに苦しんだ。そのため，仏教書，哲学書などを読みあさり，そこでの理解が森田療法の思想的バックボーンとなった。その後精神科医を志し，東京帝大医学部に入学。進級試験の前に，折り合いの悪かった父からの送金が来ないと誤解し，今まで神経衰弱症などの診断で多くの薬を飲んでいたが，それらを投げ捨て，目の前の試験勉強に取り組んだ。この経験から，恐怖をそのまま受け入れ，目の前のことに取り組むという森田療法の骨格が作られることになった。大学を卒業後，大学院生となり，研究題目として「精神療法に就いて」を呉秀三教授に提出した。森田正馬は1919年に今まで不治の病と考えていた赤面恐怖（強迫性恐怖）に対して自宅を開放し，絶対臥褥期から始まる4期の入院森田療法によって治癒させることができた。森田が46歳で，通常森田療法の始まりといわれる。
(北西憲二)

⇨森田療法，森田神経質
[主著] 森田正馬 (1921, 1926, 1928)
[文献] 野村章恒 (1974)

森田神経質
[英] Morita shinkeishitsu

森田正馬は，森田神経質（森田療法の適応となる神経症者）の成り立ちを，神経質＝ヒポコンドリー性基調（素質）×機会（何らかのきっかけ）×精神交互作用（病因）と考えた。とらわれやすい人（ヒポコンドリー性基調）が何らかのきっかけ（機会）で症状に悩むようになる。たとえば授業中に指されて赤面したとする。患者は赤面に注意が引きつけられ，何とかしようとしてますますとらわれてしまう。日本森田療法学会では，森田神経質の診断基準を発表し［1995］，そこでは3つのレベルの確認が必要であるとした。まず症状レベルで，自我異質的な不安，恐怖および適応不安，次いでとらわれの機制レベル（症状構成機制）で，精神交互作用と思想の矛盾，そして性格レベルでは内向性，不安になりやすい傾向とそれと抗争する強迫的，強力的傾向の二極性，などのそれぞれのレベルでの確認を求めている。森田神経質は，症状，とらわれ，そして性格傾向の連鎖として理解できる。
(北西憲二)

⇨ヒポコンドリー性基調，精神交互作用，とらわれ，

神経質(症),普通神経質,森田正馬
[文献] 北西憲二,藍沢鎮雄,丸山晋ほか(1995),森田正馬(1921)

森田療法
[英] Morita therapy

　森田療法は1919年に森田正馬によって創始され,世界的にその名を知られている精神療法である。森田自身は,この療法について次のように述べている。「この療法は,ある場合には自宅療法として,患者の日記からその生活状態を指導してゆく方法もあるけれども,完全には,入院させて行うものである。……本療法の実質は,心身の自然療法であって,これをまた体験療法とも見ることができる」,また「私の神経質に対する精神療法の着眼点は,むしろ感情の上にあって,論理,意識などに重きを置かないものであるから,……」。森田自身はこの療法を,このように自然療法,体験療法,自覚療法,家庭的療法などと呼んだが,後に森田自身の名前を冠して森田療法と呼ばれるようになった。

　東洋的な仏教哲学と関連が深く,その基本的な治療原理は,①とらわれにもとづく悪循環の打破と自然治癒力の発動,②不安,苦悩をあるがままに受けいれていくこと,③自らの生きる欲望に乗って目の前の目的に取り組んでいくこと,を挙げることができる。

　治療法として,入院森田療法と,外来森田療法がある。入院では,絶対臥褥期,軽作業期,作業期,社会復帰期の4期に分けられ,森田の時代では4週間の入院期間を原則としたが,現在ではおよそ3ヵ月程度である。そこでの治療は治療者の不問的態度(症状の訴えを取り上げないこと),患者が不安をもちながら,目の前の作業に取り組むという行動的体験,日々の行動を日記で記載することなどからなる。

　現代では外来森田療法が重視されている。日本森田療法学会の外来森田療法のガイドライン[2009]によると,治療の導入として,症状の理解,とらわれの機制や治療目標の共有化などが挙げられ,治療の基本的構成要素として,①感情の自覚と受容の促し,②生の欲望を発見し賦活する,③悪循環を明確にする,④建設的な行動の指導,⑤行動や生活のパターンを見直す,が示されている。

〈北西憲二〉

⇨とらわれ,あるがまま,絶対臥褥期,森田正馬,森田神経質
[文献] 森田正馬(1928),中村敬,北西憲二,丸山晋ほか(2009)

モルッツィ
Giuseppe Moruzzi　1910〜1986

　イタリアの神経生理学者。パルマ大学医学部卒業。ブラッセルのBremer F,ケンブリッジのAdrian ED(ノーベル賞受賞者)のもとで神経生理学の研究に従事する。1948年ピサ大学生理学研究所所長となり,同年ノースウェスタン大学客員教授となり,Magoun HWと共同研究を始め,「脳幹網様体と脳波の賦活」の論文を発表する。この論文の意義は,ネコの脳幹網様体の高頻度電気刺激により,高電位徐波の睡眠脳波が,低電位速波の覚醒脳波へ移行することを見出し,従来から知られている上行性または下行性の経路とは別に,延髄の内側網様体から橋,中脳被蓋,背側視床下部および視床腹部などを上行して皮質脳波の賦活を惹起し,覚醒状態を維持する上行性網様体賦活系が存在することを提唱したことであり,現在に至るまで意識の神経機構を論ずる際に必ず引用される業績である。その後,Moruzziは,睡眠,とくにREM睡眠の神経生理学的研究とともに,従来から行ってきた小脳の神経生理学的研究も続行して,長くイタリアにおける神経生理学界の第一人者であった。

〈山口成良〉

⇨網様体賦活系,レム[REM]睡眠/ノンレム[NREM]睡眠,マグーン

[主著] Moruzzi G, Magoun HW (1949), Dow RS, Moruzzi G (1958), Moruzzi G (1966)

モルティドー

[英] mortido
[独] Mortido

　死の欲動により生じる心的エネルギー。Freud S の死の欲動概念を受容した Federn P が重度の精神疾患の理解のために提唱した力動論的概念。彼は生の欲動に由来するリビドーに対しモルティドーは苦痛による充足を求めると考えた。そしてモルティドーとリビドーは合一して自我に備給され自我境界を形成し，うつ病ではリビドーが減退して快感や意欲が減退し，モルティドーの自己破壊性のみが充足されていると捉えた。　　　（浅田義孝）
⇨生の本能／死の本能，心的エネルギー，リビドー，自我境界，自我カテクシス，フェダーン
[文献] Federn P (1953)

モルヒネ　➡麻薬

モレノ

Jacob Levy Moreno　1889～1974

　サイコドラマ（心理劇）および，ソシオメトリーの創始者。ブカレストで生まれ，ウィーン大学で精神医学を学ぶ。当初は，子どものグループ，難民キャンプでのグループワーク，さらに，即興劇形式を用いた新しい演劇活動を行う中でサイコドラマの構想を育てていった。しかし，ナチスの台頭とともに，ユダヤ人としての危険を感じ 1925 年にアメリカに移住。シンシン刑務所でのソシオメトリーの研究で注目されるようになる。1935 年，演劇関係の人たちとニューヨークの北にあるビーコンに開いた演劇研究所は，やがて，演劇関係の人と袂を分かち，ウィーンで行っていた即興劇形式の集団精神療法サイコドラマを完成させた。以後，ビーコンハウスは，サイコドラマの拠点となり，Zerka Moreno という良き配偶者の協力の下に確立していった。1942 年には集団精神療法・サイコドラマ学会を設立しアメリカ集団精神療法学会へと発展する。1951 年には，国際集団精神療法学会を設立し，初代の会長になった。さまざまな興味深いエピソードの持ち主で，詳細は，Marineau RF の著書を参考にするといい。
（増野 肇）

⇨サイコドラマ，ソシオメトリー
[主著] Moreno JL (1934, 1946)
[文献] Marineau RF (1989)

モレル

Bénédict Augustin Morel　1809～1873

　フランス人を両親としてウィーンに生まれたが，教育はパリで受け，苦学しながら医学の課程を修めた。その後，学生時代からの親友 Claude Bernard に紹介された Falret JP のもとで精神医学の教えを受けた。そして，ナンシー近郊のマレビル保養院医長をはじめさまざまな施設で臨床に携わる間に，有名な変質論が生まれた [1857]。宗教的原罪の思想を背景にした，遺伝的に伝承される身体，精神の変質（dégénérescence）という考えは単なる宿命論ともとられがちであるが，遺伝的要因に加えて環境的，社会的観点についても述べている。Morel はまた，Kraepelin E による早発性痴呆 [1893] の先駆となった概念（démence précoce）について，マレビル保養院の講義録『臨床研究』[1852] および『精神病概論』[1860] の中で明らかにしている。
（武正建一）

⇨早発性痴呆，変質
[主著] Morel BA (1857, 1860)
[文献] 大東祥孝 (1994)

モンゴメリ＝アスベルグうつ病評価尺度〔MADRS〕

[英] Montgomery-Åsberg Depression Rating Scale

　Åsberg M ら［1978］が開発した包括的精神病理学評価尺度（CPRS）の中からうつ病の重症度を測定するために10項目（外見に表出される悲しみ，言葉で表現された悲しみ，内的緊張，睡眠減少，食欲減退，集中困難，制止，感情をもてないこと，悲観的思考，自殺思考）を抽出した CPRS の下位尺度である。CPRS 英語版の公表された翌年に，同じ著者らが，重症度を0～6の7段階にして，各項目のアンカーポイントを偶数点に位置づけ，CPRS の英文表現を改訂して公表している。抑うつ症状の改善を鋭敏に反映させるため身体症状の影響を極力除外して，精神症状を中心とした抑うつ症状と無快感症を重視している点が特徴である。構造化面接ガイドSIGMA（Stuructured Interview Guide for MADRS）を用いることによって MADRS 日本語版は高い評価者間信頼性のあることが示されている。　　　　　　　　（稲田俊也）
⇨ベックうつ病評価尺度〔BDI〕
[文献] Montgomery SA, Åsberg M（1979）, Takahashi N, Tomita K, Higuchi T, et al.（2004）, 稲田俊也 編／稲田俊也, 岩本邦弘, 高橋長秀ほか（2009）

門脈－大循環性脳症　➡肝脳疾患

夜間遺尿

[英] nocturnal enuresis

　遺尿が，夜間，睡眠中に起こるものである。夜尿（症）ともいう。夜尿が消失した時期が6ヵ月未満の一次性夜尿が多い。一次性夜尿の出現には，睡眠中の抗利尿ホルモン分泌増加の欠如（尿が多量に産生される），機能的膀胱容量の減少（少量で尿意を感じる），睡眠中の覚醒困難などが関与しており，夜間，睡眠中に尿を溜めておく機能の未熟性が考えられている。治療は，生活指導，薬物療法，行動療法などが行われる。　　　（宮本信也）
⇨排泄障害，児童神経症，情緒障害
[参考] 日本夜尿症学会 HP　夜尿症診療のガイドライン
http://www.jsen.jp/guideline/
[文献] Walsh T, Menvielle E（2004）

夜間せん妄

[英] night delirium

　軽度の意識障害（混濁）のため，認知機能，知覚機能，注意の集中・持続が障害される。数時間から数日間の短期のうちに急性発症し，症状には日内変動がみられる。睡眠－覚醒リズム障害を伴うことが多く，夜間に増悪する。幻視を中心とした幻覚，妄想，時間や場所などの失見当識などの精神症状を認める。活発な精神症状を認める活動性せん妄と活動性が低下する非活動性せん妄，両者が混在する混合型せん妄に分類される。準備因子として加齢などによる脳機能の脆弱性があり，中枢神経系疾患，中枢神経作用物質，全身性代謝疾患などが直接因子となり，身体拘束や心理ストレスが誘発因子となる。せん妄を惹起しやすい薬物には，抗不安薬・睡眠薬・抗潰瘍薬・ステロイド・抗パーキンソン病薬などがある。せん妄一般への治療薬はなく，身体疾患の管理，原因と考えられる薬物の減量・中止，環境調整を行い，必要に応じて注意深く対症的鎮静を行う。　　　　（阪上由香子）
⇨せん妄，意識変容，動脈硬化精神障害
[文献] 千葉茂（2010）, 大内尉義, 秋山弘子, 折茂肇 編（2010）

夜間てんかん　➡睡眠てんかん

夜驚症
➡睡眠時驚愕症〔睡眠驚愕障害，夜驚症〕

薬原性錐体外路症状　➡錐体外路症状

薬物依存（症）
[英] drug dependence

　薬物乱用の繰り返しの結果生まれる，薬物使用に対する自己コントロールを失った状態をいう。かつては，アルコール中毒，薬物中毒など，中毒（addiction）と呼ばれていたが，WHOにより依存（dependence）という概念が定義づけられて以降は，中毒は急性アルコール中毒，睡眠薬中毒などの（acute）intoxicationを意味する用語となった。

　WHOは依存を以下のように定義づけている。「ある生体器官とある薬物との相互作用の結果として生じた精神的あるいは時には身体的状態であり，その薬物の精神作用を体験するため，あるいは，時にはその薬物の欠乏からくる不快を避けるために，その薬物を継続的ないしは周期的に摂取したいという衝動を常に有する行動上の，ないしは他の形での反応によって特徴づけられる状態」。

　薬物依存は精神依存と身体依存という二つの概念で考えることができる。精神依存とは，薬効が切れてくると，その薬物を摂取したいという衝動（渇望）に抗しきれずに，薬物を使ってしまう状態である。身体依存とは，その薬物が体内から減ってくるとさまざまな退薬徴候（離脱症状）が出現し，とくに身体的不都合を生じる状態である。そのため，退薬徴候を避けるために，自らその薬物を使用することになる。多くの依存性薬物は精神依存と身体依存の両方を引き起こすと同時に，耐性を形成する。しかし，覚せい剤には身体依存惹起作用はないとされており，コカインには耐性形成はないとされている。したがって，薬物依存の本体は，精神依存であり，身体依存，耐性は必須ではない。薬物依存に陥ると，その薬物を自ら入手しようとする行動（薬物探索行動）が認められる。

　依存性薬物は薬物ごとに脳内での作用部位は異なるが，いずれの依存性薬物も腹側被蓋野から側坐核に至るA10神経系（脳内報酬系）のドーパミン神経系の慢性的異常を引き起こすという共通点がある。　　　（和田　清）
⇨物質乱用，耐性，離脱症状，中断症候群〔退薬症候群〕，多剤依存（者），精神作用物質
[文献] 和田清（2000a）

薬物血中濃度
[英] blood drug concentration

　血清または血漿中の薬物の濃度（定常状態は通常，薬物半減期の約5倍）を指し，治療濃度域を有する薬物の投与後の反応予測の指標に用いることを，治療薬物濃度モニタリングと呼ぶ［石崎高志2008］。薬物動態には個人差があり，投与量よりも血中濃度が効果を正確に反映する。治療濃度域以下では効果が不十分で，治療濃度域を越えると中毒症状が発現しやすい。リチウム，ハロペリドールおよび多くの抗てんかん薬で血中薬物濃度モニタリングの有用性が認められている。（近藤　毅）
⇨リチウム，抗てんかん薬
[文献] 石崎高志（2008）

薬物相互作用
[英] drug-drug interaction

　薬物の併用が単純な薬理学的相加作用にとどまらず，影響薬が加わることで被影響薬の作用が減弱または増強することを指す。薬物動態学的および薬力学的な相互作用がある。前者の機序としては，影響薬によるチトクロームP450酵素群やグルクロン酸転移酵素などの誘導／阻害を介して基質となる被影響薬の代謝変動が起こる場合が挙げられ，その他に薬物輸送蛋白であるP糖蛋白の阻害を介した機序も存在する［近藤毅2008］。抗てんかん薬多剤併用時に予想外の効果減弱や中毒症

状発現がみられる際には，これらの薬物相互作用が関与することが多い［兼子直ら1995］。一方，薬力学的相互作用は，薬物作用部位において同効薬剤同士の相加的作用を上回る相乗効果が過剰に発現する場合を指し，セロトニン機能を増強する抗うつ薬同士の組み合わせやこれらとリチウムの併用により惹起される精神刺激症状を中心としたセロトニン症候群がその好例である。 （近藤 毅）
⇨チトクローム P450，途絶，P 糖蛋白，抗てんかん薬，セロトニン症候群
[文献] 近藤毅（2008），兼子直，近藤毅（1995）

薬物代謝酵素
[英] drug-metabolizing enzyme

薬物の代謝は主に肝臓で行われ，薬物代謝酵素は脂溶性薬物を水溶性の高い代謝産物に変化させた後に腎臓からの排泄を促す。薬物代謝酵素は第Ⅰ相酵素と第Ⅱ相酵素に大別され，前者には酸化酵素，還元酵素および加水分解酵素が属し，後者にはグルクロン酸抱合反応を行う転移酵素などが属する［大谷浩一ら1995］。これらの薬物代謝酵素の活性は遺伝的に規定される多型性（genetic polymorphism）を示すものがあり，代謝能力は正常者（extensive metabolizer）と欠損者（poor metabolizer）の表現型に分かれ，その分布には人種差がある［Bertilsson L 1995］。薬物代謝酵素のうち最も広範に薬物代謝に関与するものは，酸化的代謝を行うチトクロームP450（CYP）酵素群であり，その中でも向精神薬の代謝に深く関与するものはCYP2D6, 2C19, 3A4, 1A2 である。 （近藤 毅）
⇨チトクローム P450
[文献] 大谷浩一，石崎高志（1995），Bertilsson L（1995）

薬物治療アルゴリズム　➡アルゴリズム

薬物半減期　➡薬物血中濃度

薬物乱用　➡物質乱用，薬物依存（症）

薬物療法　➡精神科薬物療法

薬理遺伝学
[英] pharmacogenetics

生体における薬理作用は，薬物の体内動態（薬物動態）と生体の薬物に対する応答性（薬力学）の2つの要素によって決定される。前者は代謝や排泄を担う蛋白である酵素や輸送系の活性の影響を受け，後者は薬物の標的蛋白である酵素，受容体，チャネルの薬物感受性の影響を受ける。薬理作用に関与する種々の蛋白の働きは遺伝的素因により異なっており，このような遺伝的素因による薬理作用の個人差を検討する学問領域。 （染矢俊幸）

役割理論
[英] role theory
[独] Rollentheorie
[仏] théorie de rôle

アメリカ社会学派に端を発し，一般に役割の概念を基軸にして社会や集団の在り方，あるいは人間の行動を理解しようとする方法論を指す。役割は同じ社会システムにおいて別の位置を占める人からの行為内容に関する期待，つまり役割期待と不可分で，これが役割の本質的部分を構成する。個人を社会的役割を単に受け入れる存在としてみるのではなく，役割に対する主体的かかわりを強調する社会心理学的な役割理論が有力となっている。事実，人が社会の中で適切に行動するには，まず他者の役割期待を認識しなければならず，ついで，人は役割期待に全く一致した行動を必ずしもとるわけではなく，しばしばそれに修正を加えて行動したり，あるいは全く別な行動をする。こうした行動を考えるうえで重要なのは役割距離（role distance）の概念で，人は役割と一体になっているのではなく，それに対し一定の距離をとるのが普通である。

これに関連する役割葛藤（role conflict）も重要な概念で，人はある時に複数の役割に直面し（たとえば，主婦と教員），あるいは一つの役割の遂行に際して，その困難に陥ることがある。それぞれ役割間葛藤，役割内葛藤と呼ばれる。この種の役割概念は，自己と他者ないし社会の相互媒介過程と同時に，個人の実存様態にかかわっている点で，精神医学に実り豊かなパラダイムとなる。躁うつ病者の対人行動様式を扱った Kraus A の研究 [1977] がそのよい例である。そのほか，役割概念は家族研究においてもシステム理論の一分枝として，家族内で果たす病者の特異な役割構造の解明に寄与する。さらに，精神医学における独自の役割理論に Moreno JL のロールプレイングの概念がある。　　（加藤　敏）
⇨システム理論，交流分析，ロールプレイング
[文献] Kraus A（1977, 1980）

ヤスパース

Karl Jaspers　1883〜1969

ドイツの精神病理学者かつ哲学者。法学を学んだ後，医学の道を専攻し，1909 年から 1915 年までハイデルベルク大学医学部精神科に勤務した。この間の臨床経験，また文献渉猟をもとに，1913 年に『精神病理学原論』（つまり『精神医学総論』第 1 版）を著した。現象学の見地に立って精神疾患の理解の大きな道筋を示したという意味で画期的な意義をもっている。患者が体験している事柄をありありと描き出す（anschaulich zu vergegenwärtigen）ことを根幹とする現象学的記述の方法論，また了解と説明の峻別の考え方などは，現代においてもその意義は大きい。この著作によって Jaspers は教授資格を得て，ハイデルベルク大学哲学部心理学科に転任となり，1921 年より哲学講座の教授に就任した。『精神病理学総論』は第 1 版から版を重ね初版後 60 年にあたる 9 版まで出された。第 1 版から 9 版まで，版を重ねるごとに新しい事項が加筆され内容が豊かになっていっている。そこには，哲学における彼の主著『哲学』三部作 [1932] の成果も盛り込まれていく。Jaspers は精神医学から哲学へと転向したとよくいわれるが，この事情からも察せられるように，彼は終生，精神医学者であり，しかも精神病理学の知に裏打ちされた哲学を展開した思想家とみるべきである。精神医学においては病跡学の先駆的研究でも知られ，1922 年の『ストリンドベリとヴァン・ゴッホ』は，創造性の精神病理学を本格的に論じた初めての著作として大いに評価に値する。『哲学』において提起され，晩年に強調された「哲学的信仰」の立場は，既成の宗教から離れて，意味に還元不能な暗号に「滞留」し，いわば新たな瞬間，瞬間を生きる永久革命的な信仰といえるもので，広義の精神療法家としての Jaspers の生きる信条をよく示す。　　（加藤　敏）
⇨現象学，了解，了解心理学
[主著] Jaspers K（1913, 1913/1948, 1919, 1922, 1932a, 1932b, 1963）
[文献] 加藤敏（2010）

やせ型

[英] leptosomic type
[独] leptosomer Typus
[仏] type leptosome

Kretschmer E の提唱した 4 つの体型，やせ型，ふとり型，闘士型，発育不全型の 1 つである。やせ型は，細長型ともいわれる。その身体的特徴は，身長は劣っていないが，肩幅，胸囲，腹囲が狭い細長い体格で，筋肉および骨格が脆弱であり，手足は長く，皮下脂肪に乏しい傾向あり，卵型の顔で鼻が高いことが多い。気質としては，内向的，非社交的，控え目，内気，繊細な感受性をもち，抽象的世界に閉じこもりやすく，ときに神経質になり興奮したり，あるいは他人の気持ちに気づかなかったりと敏感と鈍感の傾向を併せもつ統合失調気質（schizothyme Temperament,

Schizothymie）を有し，統合失調症との相関が注目された。　　　　　　　　　（大森健一）
⇨体型，ふとり型，闘士型，発育異常型，統合失調気質

矢田部＝ギルフォード性格検査〔Y‐G検査〕
［英］Yatabe-Guilford Personality Inventry
［仏］questionnaire de Yatabe-Guilford

　Guilford J が作成したギルフォード・マーチン人格目録をもとに，矢田部達郎らが開発した。質問項目に対して，「はい」「いいえ」「どちらでもない，わからない」のいずれかを選ぶ3件法。120項目からなり，「抑うつ性」，「思考の外向」など12の性格特性尺度について粗点を計算し，プロフィールを作成する。プロフィールの全体的傾向によって，平均（A）型，不安定積極（B）型，安定消極（C）型，安定積極（D）型，不安定消極（E）型のいずれかの性格類型に分類する。
（小野田直子）
⇨心理検査，性格類型，ミネソタ多面人格目録〔MMPI〕
[文献] 氏原寛, 岡堂哲雄, 亀口憲治ほか 編（2006）

夜尿（症）　➡夜間遺尿

山あらしジレンマ
［英］porcupine dilemma

　人と人との間の心理的距離をめぐるアンビヴァレンスを，Schopenhauer A の寓話から喩えを得て表した精神分析用語。その寓話とは「ある寒い冬の日，山あらしたちが寄り添って温め合おうとしたが，お互いの棘で刺してしまうので近づいたり離れたりするうち，棘の痛みを我慢できる適当な距離を見つけ出した」というもので，Freud S はこの葛藤を，距離が近くなればなるほど相手が自己愛の対象となって些細な違いに敏感になり，自他の差異に対する寛容度が下がって憎しみが募る，というアンビヴァレンスとして説明した。
（小此木加江）
⇨アンビヴァレンス
[文献] Freud S（1921）

ヤング躁病評価尺度〔YMRS〕
［英］Young mania rating scale

　米国の精神科医 Young RC ら［1978］が開発した躁病の重症度を評価するために開発された尺度であり，気分高揚，活動の量的‐質的増加，性的関心，睡眠，易怒性，会話（速度と量），言語‐思考障害，思考内容，破壊的‐攻撃的行為，身なり，病識の合計11項目で構成される。各項目は5段階で評価を行い，評価にあたっては主として臨床面接による行動観察に重きを置き，患者の主観的な陳述も併せて考慮し，該当するアンカーポイントのうち最も重症の操作的定義に当てはまる評点をその重症度と定義している。11項目のうち，易怒性，会話，思考内容，破壊的‐攻撃的行為の4項目は，躁病エピソードが重症であり面接に協力が得られない場合を補うために，その他の7項目の2倍の重みづけがなされている。高い評価者間信頼性を得るために質問例や評価ポイントをまとめた日本語版の解説書［稲田俊也ら 2005］が公表されている。　　　　　　　　　（稲田俊也）
⇨ベッテルソン躁病評価尺度
[文献] Young RC, Biggs JT, Ziegler VE, et al.（1978）, 稲田俊也 編／稲田俊也, 稲垣中, 中谷真樹ほか（2005）

ヤンセン
Paul Adriaan Jan Janssen　1926～2003

　ベルギーのヤンセン（Janssen）薬品会社の創立者で，ブチロフェノン化合物などの多くの抗精神病薬を創製した精神薬理学者。彼は1926年にベルギーのツーナートに生まれ，1951年にゲント大学医学部を卒業し，ドイツやベルギーで薬理学を研究した。1953年に彼の父が経営していた小さな薬品会社の中

に研究所を設立して薬物の合成と薬理の研究を始め、いくつかの薬品の合成と販売に成功した。1956年に、彼はヤンセン製薬を創立し、1958年に、統合失調症の画期的な治療薬となったハロペリドールを合成した。さらに、彼は精神医学、麻酔学領域などの多くの領域の新薬を世に送り出し、ヤンセン製薬は世界的な大企業に成長した。彼は世界中の多くの医学・薬学賞と名誉学位を受け、1990年にベルギー国王から男爵を授爵して、2003年11月にローマの学会に出席中に急逝した。

彼の業績を記念して、2005年に優秀な生物学的医学（Bio-medical）研究に対してPaul Janssen賞が設けられている。 （風祭　元）

[**主著**] Janssen PAJ（1970）
[**文献**] 市川一男（1988）

ヤンツァーリク

Werner Janzarik　1920〜

構造力動論という独自の精神病理学を創始したドイツ精神病理学界の重鎮の一人。単一精神病論者。1946年から1951年までハイデルベルク大学でSchneider Kの助手。マインツ大学精神科医長、司法精神医学部門主任を経て1973年から1988年までハイデルベルク大学主任教授。退官後は執筆と鑑定業務。1959年以来3つの成書が相継いで1988年に著書『精神医学の構造力動的基礎』として結実した。自身の立場はハイデルベルク学派の記述現象学にもとづく診断指標の発見という方向を乗り越えての全体論的転回と、疾病論から離れて原因論的言及を括弧に入れて心理学的事象の連関領域としてみようとする「純粋精神病理学」の要請である。ロマン期精神医学に由来する「力動」概念と心的奥行きを把握するための「構造」概念との連関から「心的場」全体の働きが構造分析できるとされる。構造力動論は生物学的還元主義からも哲学的人間学的精神医学からも距離を保ちつつ、精神病理学の「第3の道」を開拓しよう

とする独自の心身論といえる。 （古城慶子）

⇨力動の基本布置
[**主著**] Janzarik W（1959, 1968, 1974, 1988）
[**文献**] Janzarik（2004）、古城慶子（2001）

ヤンツ症候群　➡若年性ミオクロニーてんかん

ユ

優位（脳）半球　➡大脳半球優位

有害事象

[英] adverse event

医薬品を服用している患者に生じたあらゆる好ましくない出来事のことであり、医薬品との因果関係の有無は問わない。これに対し、薬物有害反応（adverse drug reaction）は、その薬物との因果関係が明確な、もしくは因果関係が疑われる、有害かつ意図しない反応をいう。類似の言葉に副作用（side effect）があるが、副作用の本義はその薬物によって生じる主作用以外のすべての薬理作用を指している。通常、主作用以外の作用は好ましくないことが多いので、副作用と薬物有害反応は互換的に使用されることがある。新薬の臨床試験のときには、服用している患者に生じた有害事象がすべて報告される。偶発的にみえるかもしれない未知の副作用を予断なく拾い上げるためには、因果関係を問わずに有害事象を集計する方法が有効だからである。

（大森哲郎）

⇨向精神薬副作用, IRB, 治験

優格観念　➡支配観念

有機溶剤

[英] organic solvent

有機溶剤は、常温で揮発性の化合物で、非

水溶性の各種物質を溶かす用途で用いられる。化学工業の発展に伴って有機溶剤に包摂される物質は，きわめて多岐にわたるが，日本では 1970 年代以降トルエンとトルエンを含有するラッカーシンナーの乱用が社会問題化した。その後，シンナー乱用は減少傾向にあるが，それに代わってブタンガスを含有するライターガス充填液や，卓上カセットコンロ用ガスの意図的吸入が若年者に蔓延しつつある［上條敦史ら 2003］。有機溶剤による有害作用は，急性中毒と慢性中毒に分類され，前者では呼吸抑制などによる急性中毒死が問題となる。また有機溶剤は脂肪に吸収されやすく，結果として神経細胞へも蓄積しやすい。そのため，中枢神経系や末梢神経系にダメージを与え，難聴，失明，歩行障害や，脳萎縮などを生じる。また有機溶剤依存を基盤として中毒性（物質誘発性）精神障害を生じることもあり，幻覚体験と被害妄想や誇大妄想などが主体である［Kurtzman TL ら 2001］。　　(妹尾栄一)
⇨精神作用物質
［文献］上條敦史，南健一，遠藤桂子ほか（2003），Kurtzman TL, Otsuka KN, Wahl RA (2001)

有棘赤血球舞踏病
➡ヒョレアアカントサイトーシス

遊戯療法　➡プレイセラピー

夕暮れ症候群〔たそがれ症候群〕
［英］sundown syndrome

　夕刻になり，精神的に過敏で不安定な状態になる現象。認知症の症例に多い。軽度の気分の高揚から帰宅欲求など精神不穏を呈する場合もある。せん妄の類似の機序が想定され，明順応から暗順応への切り替え障害，日内リズムの変化により，脳内のドーパミン，アセチルコリン，セロトニン，GABA などの伝達物質が一時的に不均衡を呈することが想定されている。　　(堀　宏治)
⇨認知症，せん妄，概日リズム

優秀変質者
［英］superior degenerate
［仏］dégénéré supérieur

　Magnan V ら［1895］の提唱した概念で，精神不均衡者の一つ。Magnan は精神不均衡を知能，感受性，意志に分けて論じ，知能不均衡者として，白痴，痴愚，軽愚，優秀変質者を挙げた。優秀変質者の知的発達は高度であり，均衡のとれた者になるために必要な要素は備えているが，思考や行動，情緒，衝動などを合目的に制御できないため，結局のところ不均衡が知能の分野のみには留まらず，奇妙，無思慮，突飛と形容できるような人であるという。　　(森本陽子)
⇨精神不均衡者，精神病質
［文献］Magnan V, Legrain M (1895)

優生学
［英］eugenics
［独］Eugenik

　元来の意味は「良い血筋を作る術」であり，ギリシャ語のオイゲネイカに由来する。この言葉を「優生学」として学問の名称にしたのはイギリスの Galton F であった［1883］。学問上の領域は遺伝学，人類学，生物進化論などと重複するが，19 世紀の近代国民国家の勃興と時期を同じくして登場したため，各国で政治イデオロギーと容易に結びつき，自国民や自民族の健康向上のための科学という色彩を強めた。とりわけドイツでは Rüdin E, Fischer E, Lenz F, Ploetz A らが「民族衛生学」を構想して，これが優生学の同義語となった。また 19 世紀後半以降の社会ダーウィニズムと合流し，ナチズム期には「遺伝病子孫予防法」が成立して精神障害者の強制断種が実施され，さらに「安楽死」という名目の大量殺人へとつながった。また，Mengele J によるアウシュヴィッツ強制収容所におけ

る人体実験にも同様の思想が影響した。戦後は，このような歴史経緯から優生学は敬遠されたが，近年では遺伝子医学をはじめとする先端医療とのかかわりで優生学を改めて科学史的に解明しようとする傾向が生まれている。

(小俣和一郎)

⇨母体保護法
[文献] Adams MB, ed.(1990)，小俣和一郎(1995)

優生保護法　➡母体保護法

ゆう度比
[英] likelihood ratio ; LR

ゆう度比とは，ある検査結果が疾患を有する者でみられる割合(ゆう度)を，その結果が疾患を有さないものでみられる割合で除した比をいう。たとえば，検査結果の陽性陰性と，診断の有無が次の2×2表のようになったとしよう。

	疾患あり	疾患なし
検査結果陽性	a	b
検査結果陰性	c	d

この時，検査結果陽性についてのゆう度比は陽性ゆう度比(LR+)と呼ばれ，

$$LR+ = \frac{\frac{a}{a+c}}{\frac{b}{b+d}}$$

で与えられる。同様に，検査結果陰性についてのゆう度比は陰性ゆう度比(LR−)と呼ばれ，

$$LR- = \frac{\frac{c}{a+c}}{\frac{d}{b+d}}$$

で与えられる。ベイズ統計学ではLRは事前オッズおよび事後オッズと

　　　事後オッズ=LR×事前オッズ
の関係にある。オッズと確率は
　　　オッズ=確率/(1−確率)

の関係にあるので，LRが1よりも大きいとき，事後オッズは事前オッズよりも大きくなり(同様に事後確率は事前確率よりも大きくなり)，LRが1よりも小さいときは，事後オッズは事前オッズよりも小さくなる(同様に事後確率は事前確率よりも小さくなる)。

(大森一郎)

⇨リスク比
[文献] Furukawa TA, Kessler RC, Slade T, et al. (2003), Furukawa TA, Strauss S, Bucher HC, et al. (2008)

誘発電位
[英] evoked potential

感覚受容器や神経系に対する刺激によって誘発される電気的反応を指す。Berger H [1929]が初めてヒト脳波記録に成功するより先に，ウサギやサルを用いた動物実験で外界からの感覚刺激によって脳内で電気的変化が生じることが観察されたのが，誘発電位の始まりであった[Brazier MA 1984]。

一般的に誘発電位は背景脳波に比して低電位であるため，そのままでは観察が困難な場合が多い。そこで，刺激を繰り返し，得られた波形を刺激開始時点で同期して加算平均化することによって，刺激に無関連な背景脳波活動を減衰させ，刺激で誘発される電気的活動を抽出する方法(加算平均法)が用いられる[中西孝雄ら 1989]。

現在，感覚受容器から一次感覚野までの感覚神経路の機能を反映する大脳誘発電位として，パターン反転刺激を用いる(図形反転)視覚誘発電位，末梢神経電気刺激による体性感覚誘発電位，クリック音刺激による聴覚(脳幹)誘発電位が臨床応用されている。その他，大脳皮質運動野を頭皮上から(あるいは運動神経遠心路のいずれかの部位を)磁気刺激して，対応する筋の筋電図を記録する運動誘発電位も錐体路の機能検査として，誘発電位に含まれる。

感覚神経路，錐体路の機能は，各誘発電位成分の頂点潜時，頂点間潜時および振幅を用いて評価される。ヒトの生体組織は容積媒体であるため，容積伝導によって体内の電位発生源から離れた身体部位で電位を記録することができる（遠隔電場電位）。たとえば，頭皮上で記録される聴覚脳幹誘発電位は，聴覚脳幹求心路のさまざまな部位（Ⅰ波：聴神経，Ⅲ波：上オリーブ核，Ⅴ波：下丘）からの電位を記録したものである。したがって，各成分の頂点潜時や振幅の変化から，どの部位に障害があるかを推測することができる。また，聴覚脳幹誘発電位は，その他にも脳死の判定や手術中のモニタリングに用いられている［和田伸一 1991］。　　　　　　　　　　（中込和幸）
⇨事象関連電位
【文献】 Brazier MA (1984), 中西孝雄, 吉江信夫 編 (1989), 和田伸一 (1991)

有病率
［英］prevalence rate

　ある時点あるいは一定の期間内に疾病であった者の数を，それに対応する人口で割ったもので，時点有病率（point prevalence）および期間有病率（period prevalence）として表す。記述疫学の代表的指標で，疾病別あるいは人間集団別（性，年齢，地域別等）に計算することができる。発生率との関係について数学的には，たとえば「時点有病率＝発生率×平均期間」と考えられる。　　　　（中根允文）
⇨疫学的精神医学

ユーサイミア　➡気分障害［生物学］

豊かな自閉／貧しい自閉
［仏］autisme riche/autisme pauvre

　Minkowski E の導入した言葉で，統合失調症ないし統合失調質（Schizoid）の臨床特徴の一つである自閉の対極的なあり方。豊かな自閉とは，周囲との交流は失われているが，内面の精神活動は活発に生起している状態を指す。すでに Kretschmer E が，ある種の統合失調質者を「輝く太陽を遮る鎧戸を閉めているが，内部では薄明かりの中で祭典と饗宴に興じている，古代ローマの別荘」と評していたが，この種の患者は若年の頃から著明な夢想傾向を示す。当初その世界は意識下の思考が活発に浮上するために空想や回想で溢れているが，やがて崩壊して不毛な空虚へと落ち込むこともある。他方，貧しい自閉とは，周囲との生きた交流がなく，内面の精神活動も貧困な状態であり，統合失調症でも破瓜型で多くみられ，その障害を純粋な形で呈示しているといえる。ちなみに今日では，統合失調質と高機能広汎性発達障害との重なりが大きいとされ，豊かな自閉はこちらの特徴でもある。　　　　　　　　　　　　（阿部隆明）
⇨自閉，統合失調症，ミンコフスキー
【文献】 Minkowski E (1927)

指失認　➡ゲルストマン症候群

指しゃぶり　➡習癖障害

夢［精神分析］
［英］dream
［独］Traum
［仏］rêve

　Freud S［1900］は，人が日常的に体験する夢について研究を行い，夢が無意識の重要なメッセージを伝えていることを明らかにした。Freud はその夢の理解の方法を夢解釈と呼んでいる。その夢理論と実際の無意識の意味を明らかにする技法は以下のようである。
(1)顕在夢と潜在夢　　患者が覚醒後に記憶し語る夢の内容を顕在夢という。その夢は，ある無意識的な思考を表現しているが，夢の検閲のために多くの歪曲や修正を受けている。この本来の無意識的思考を潜在夢と呼ぶ。この潜在夢の意味を明らかにするのが，夢解釈

である。

(2)夢の検閲　意識は夢の潜在思考をそのまま受け入れることはできないために，さまざまな変形，歪曲を行って，意識が受け入れることができるような内容に変形する。この働きを夢の検閲という。そこで活躍している変形の作業には，「圧縮」，「置き換え」，「象徴化」，「二次加工」などがある。

(3)潜在夢の内容　つまり潜在思考を形成しているのは，抑圧された無意識からなっている。それは個人の幼児期からの個体発生的な経験が関係しており，Freudはとくにエディプスコンプレクスにまつわる性的願望と，その禁止の葛藤の主題について注目している。

(4)夢解釈の実際　Freudは夢解釈を患者の無意識の理解のためだけでなく，自己分析のためにも利用している。彼は要素分析（夢の各要素について自由連想を行う）による素材を統合して，その意味（潜在夢の潜在思考にあたる）を発見するプロセスを夢解釈と呼んだ。精神分析療法の中でも，夢解釈は重要なプロセスであり，患者に要素分析をしてもらい，その情報を統合して，夢の潜在思考の意味を理解していく。

(5)現代の夢解釈　対象関係論や自己心理学，0歳児の心理に注目する学派など，どのような発達論的に重要な視点に注目するかによって，夢思考の内容の理解や強調点が，Freudの注目したものと異なっている。それは，現在精神分析の流動的な発展に関係している。

(衣笠隆幸)

⇨無意識，夢解釈，検閲，圧縮，置き換え，象徴化，二次加工，エディプスコンプレクス，自己分析，対象関係(論)，自己心理学，クライン学派
[文献] Freud S (1900, 1901b, 1911a), Sharpe EF (1949)

夢 [ラカン]

LacanJは，人間の精神機能の中での夢の位置を見定め，夢を参照項として，無意識と精神病理現象を構造的に捉えた。社会の中での自己の位置づけや，自然と自己との現実的な関係を，人間は象徴界への移行を果たすことにより獲得する。人間の夢は，この移行の際に固有の機能をもつようになる。まずその移行は一つの誕生として捉えられる。そのことはたとえば，自分の誕生日や年齢を示唆する数字が浮かんでいる特徴的な海を泳いでいるという患者の夢[Lacan 1978]によって表される。数は象徴界に不可欠の要素であるが，それは象徴界が贈与と交換に関する演算規則の系であることによる。Lacan[1953]は象徴界の中に，Lévi-Strauss Cの構造人類学によって明らかにされた親族の基本構造が，個々の人間へと挿入されている状態を看取している。婚姻と誕生を巡るエディプスコンプレクスがそこで形成される。たとえば実際の精神療法において，「大勢の男女が古い家の周りを廻っていて自分と彼女もその中に居る」という出だしで始まる夢[新宮一成 1992]は，歴史と婚姻規則の謎を劇のように示すことで，象徴界の入射をよく物語る。Lacan[2006]によれば，象徴界は，最小の論理構造である差異と反復の原理を司る。象徴界によるこの構造的規定を受けて，夢の心像の出現の様式は規則性をもったものになる。新宮[1988]は，Lévi-Straussが神話の中に見て取った反復の構造が夢の中にもあり，在と不在という基本的差異が，贈与と返礼のように繰り返され，そこに主体の存在の場が到来することを明らかにしている。Lacan[1973]はそのことを，「この夢という領野，そこでこそあなたは我が家にいるのです」と述べている。彼はさらに「それがあったところ，それはもともとつねに夢なのです」と述べて，Freud Sの精神分析実践の有名な格言を夢の反復構造によって捉え直している。しかし反復によって実現するのは何らかの全体的な系ではなく，その彼岸の，全体性を無化する何かである。この対比はちょうど，鏡像段階に

おける全体性の「見え」に対する、「寸断された身体」の不安に相当する。精神分析が一定の水準に達すると、しばしばこの「寸断された身体」の像が夢の中に出現してくるとLacan［1949］が言うように、いったん象徴界に誕生した主体は、夢を通して、再び現実界と関係をもつ。 〔新宮一成〕

⇨ラカン，象徴界，想像界，現実界，鏡像段階，寸断された身体

[文献] Lacan J (1949, 1953, 1973, 1978, 2006), 新宮一成 (1988, 1992)

夢 [睡眠科学]

　夢と密接な関係をもつレム睡眠 (REM sleep) の発見は 1953 年に遡る [Aserinsky E, Kleitman N]。夢の体験はレム睡眠の時期に限られるわけではないが、明晰で複雑な内容やストーリーをもつ夢見はレム睡眠の時期に最もよく現れる。レム睡眠の特徴は覚醒時に近い脳波活動と急速眼球運動の出現、骨格筋トーヌスの消失・抑制である。レム睡眠の時期の脳波には低振幅でさまざまな周波数の波が混在するパターンが現れる。すなわち、脳の活動水準が高いことが伺える。また、覚醒時の認知機能や意識の統合と関係した 40Hz 前後の脳波である γ 波は、睡眠中にはレム睡眠の時期のみに現れる。PET を用いたヒトの研究によると、レム睡眠期には橋、海馬や扁桃体を含む辺縁系、視覚と聴覚の連合野の活動は覚醒時並みであるのに対し、計画性や遂行機能を司る背外側前頭前野の活動は著しく低下していると報告されている。レム睡眠期の脳波から判断される眠りの深さは浅いにもかかわらず、外部から刺激を与えても覚醒させるのは比較的に困難である。その理由はレム睡眠期にはすべての感覚入力が抑制されているからである。急速眼球運動はその時期に視覚情報処理が行われていることを示唆する。動物ではレム睡眠期に PGO 波（ponto-geniculo-occipital wave）という橋に発し外側膝状体を経て後頭皮質や他の大脳皮質に投射する棘波が現れる。急速眼球運動は PGO 波を生起させる脳幹部の機構により駆動され、夢資源の生成に関与するものと推測されている。レム睡眠期には骨格筋トーヌスが強く抑制されている。そのおかげで激しい行動を伴う夢見の時期にも体が動いて覚醒がもたらされることはない。骨格筋トーヌスの抑制機序は橋と延髄の神経回路にある。この部の障害により、レム睡眠行動障害と呼ばれる睡眠時随伴症が現れる。レム睡眠行動障害とはレム睡眠時の夢の内容が行動として表出されるもので、その行動によって外傷や配偶者への暴力をもたらすことがある。

　夢の発現機序に関するその他の仮説としては、夢は睡眠段階とは無関係に生まれるとの説、ノンレム睡眠期の夢は前脳のドーパミン回路によるとの説、ノンレム睡眠期の夢もレム睡眠の神経機序と関係するとの説、微小覚醒がノンレム睡眠の夢をもたらすとの説などがある。 〔清水徹男〕

⇨レム [REM] 睡眠／ノンレム [NREM] 睡眠，PGO 波，棘波，レム睡眠行動障害，睡眠時随伴症

[文献] 竹内朋香 (2009), Pace-Scott EF (2005)

夢解釈 [フロイト]

[英] dream interpretation
[独] Traumdeutung
[仏] l'interprétation du rêve

　「夢解釈」は、Freud S による代表的な著作の一つ（人文書院訳では「夢判断」）。Freud は、古くは預言として捉えられ、近代では意義の失われた夢に、幼児期の欲望の充足という無意識的な意味があることを自分自身の夢の分析を通じて見出した。通常、夢は一見矛盾に満ちているが、彼は「日中残渣」を素材として構成された「顕在夢」の背景に、本来の「夢の潜在内容」があると考えた。「夢の仕事」は、無意識的な欲望が意識に受け入れられるために、擬装と検閲の作業をし

ている。Freudは夢の仕事として，①圧縮（一つのイメージに多重の要素を盛り込むこと），②移動（本来のものを他の何かで代理させて，強調を移すこと），③表象可能性の顧慮（思考を視覚的に表現すること），④二次加工（覚醒前に夢の矛盾を調整し，全体として劇化すること）を想定した。潜在内容は，分解された各要素について自由連想を行い，抑圧された内容を復元することによって解明される。Freudはまた，典型夢の象徴化の場合，個人の検閲とは関係なく，直接に解釈できると考えた。彼は，夢解釈の妥当性が何処にあるのか明言していないが，実際には「情緒」を参照している。このようにFreudは，夢が無意識への王道であると考えた。ただし，この表現自体は1909年の第2版での追加である。また，『夢解釈』の夢分析の方法には，自己分析の延長上の象徴解釈である点で根本的な限界がある。Freudは同じ手法を症例ドラで試み，その挫折から治療過程および転移をより重視するようになった。もう一つの発展は，外傷神経症者の不快な反復夢の理解である。そこでは，欲望の充足という夢の機能が破綻している。そうしてみると，夢には一次過程が反映するにしても，夢をみる機能は高度な達成である。このことは，「死の欲動」論や心的機能の早期段階の議論へと展開していった。 (福本 修)

⇨夢，圧縮，二次加工，抑圧，無意識，ドラ［症例］

[文献] Freud S (1900, 1911a)

夢解釈［ラカン］

1950年代前半からのセミネールで，Lacan JはFreud Sの著作『夢解釈』に対して構造的な読み直しを行った。すなわち，夢は，親族の基本構造や贈与・交換体系などとして歴史的に具体化している象徴的諸構造の中に，主体自身の位置を求める反復的運動である。Freud自身による，夢は徹頭徹尾「夢見る人自身を」問題にしている，という発見の意味が，この読み直しにより明らかにされた。Lacanが評価するFreudの夢解釈の例は，まず「イルマへの注射の夢」である。ここではイルマというヒステリー患者の喉の奥に，不定型な構造物が現れ，それを巡ってFreudとその仲間たちが議論をするが，この議論はLacanによれば他者の介入であり，その他者たちは患者に同一化したFreud自身について，「君はこれだよ」と述べている。すなわち仲間たちに体現される「他者の語らい」が，患者の喉の奥の不気味なもののうちに，Freud自身の座を指定する。Freudが「われわれの存在の核」と言っているものの具体的な表れがここに認められる。これはまた，他者の語らいの水準から眺めた，抜け殻としての自分自身の姿であるという意味において，Lacanが後年定式化する「対象a」の範例の一つとなる。もう一つは，わが子の遺骸の安置された部屋の隣の部屋で仮眠をとっていた父親が見た夢で，父の寝床の脇に子どもが立ち「お父さん，分かんないの，僕が燃えているのが」と話しかける。父が目を覚まして行ってみると，蝋燭が倒れて遺骸の一部が焼けていた，というのである。目を覚ますと人は確かに現実に戻るが，この夢は，覚醒によって逆に夢の中に置き去りにされる，出会い損ねになったもう一つの現実，すなわちLacanの言う現実界があることを示している。夢における象徴の解釈による優れた効果をLacanは認めているが，それは累層的反復のうちに看取される構造において主体を現実界へと接近させる機能をもつ場所，すなわちFreudのいう「夢の臍」や「結び玉」を出会い損ねとして同定することによってである。

(新宮一成)

⇨現実界，象徴，象徴界，対象a，夢［ラカン］

[文献] Freud S (1900), Lacan J (1953, 1973, 1978), 新宮一成 (2000)

夢判断　➡夢解釈

夢様状態　➡夢幻状態

ユング
Carl Gustav Jung　1875～1961

　1875年スイスのプロテスタントの牧師の家で生まれた。バーゼル大学医学部卒業後，ブルグヘルツリ病院でBleuler Eのもとで精神医学を専攻，言語連想検査によって抑圧されたコンプレックスの存在を発見したことをきっかけにして，1907年からFreud Sに緊密に協力して精神分析の発展に尽くしたが，精神病者の無意識的空想の神話的テーマを研究した「象徴の変容」の出版［1912］を契機にFreudと決裂，その後の数年間，精神病に近い精神的危機に陥るが，そこで影，アニマ，自己などの無意識的イメージの重要性を発見していく。この「創造的病」の体験はその後の学問的探求の基本的素材になり，彼の分析心理学は発展していった。やがて東洋におけるマンダラを知り，精神的危機において描いた円形図形の意味を理解，引き続いて西欧中世の錬金術の心理学的意味を探求，そこに自己実現の探求をみた。晩年に「自伝」を執筆，彼の人生における内的体験を物語った。

(鈴木　龍)

⇨言語連想検査，コンプレックス，アニマ／アニムス，自己［ユング］，無意識，集合的無意識，象徴，分析心理学，マンダラ，個性化，イマーゴ
[文献] Jung CG (1961)

ユング派　➡分析心理学

ヨ

良い対象／悪い対象
［英］good object/bad object
［独］gutes Objekt/böses Objekt
［仏］bon objet/mauvais objet

　欲求を充足してくれる人あるいは身体部分（対象）を「良い」対象，欲求不満をもたらす対象を「悪い」対象という。人の内的対象世界の中核をなし，成人の現実認識に影響するが，その起源は乳児と母親の乳房との関係に遡る。

　乳児は母乳や愛情が与えられないと，欲求不満，憎しみ，噛み砕くなどの破壊的な無意識的空想を乳房に向ける。この空想は投影され，乳房は迫害的な対象と感じられる。一方母乳，愛情欲求などが充足すると，その乳房は「良い」「完全な」乳房と体験され自我発達の核となる。迫害的不安が過剰だと，良い乳房は理想化され，無限に満足を与えるものとされ，自己愛的病理へとつながる。

　この二対の乳房は別々に体験され（妄想分裂ポジション）後の精神病理の起点となりうるが，乳児が混沌とした中に対立する二項を見出し世界を認識していく重要な段階でもある。抑うつポジションにいたると両者は同じ乳房と認識され，罪悪感や感謝の起源となる。

(浅田義孝)

⇨妄想分裂ポジション，抑うつポジション，対象関係(論)，ローゼンフェルド
[文献] Klein M (1946, 1952a)

養子研究　➡双生児研究

幼児性欲
［英］infantile sexuality

　小児性欲ともいう。Freud Sの性欲論の中心となる理論。Freudは，3～4歳の幼児に

も性欲動の活動が存在すると主張し，「性欲論三篇」[1905]において，幼児の性欲について述べた．幼児性欲の特徴として，①性愛性：幼児性欲の性欲動は，性欲動が生殖器，性器に向かうのではなく，心的エネルギーが性愛的である，②自体愛：幼児性欲は，性欲動の向かう対象が他者ではなく自己の身体の口唇，肛門，尿道，皮膚，ペニス，クリトリスであり，これらの性感帯の快感によって充足される，③自己保存本能への委託：これらの性感帯は，生命の保存に役立つ機能をもっており，これらの身体部位に関心をもつことが，自己保存本能の活動と関係している，④目標の多形倒錯傾向：性感帯が幼児性欲の主な対象ではあるが，覗き見，露出，サディズム，マゾヒズムという多様な行動によっても快感は得られる，⑤性的探求の高まり：3～5歳の幼児は，性に関係した事柄に強い関心を示すようになる，が指摘されている．

(吉田弘道)

⇨自体愛，性感帯，多形倒錯
[文献] Freud S (1905c)，小此木啓吾 (1993b)，乾吉佑 (2008)

陽性陰性症状評価尺度〔PANSS〕

[英] Positive and Negative Syndrome Scale

主に統合失調症の精神状態を把握するために作成された評価尺度である．精神症状は陽性症状尺度と陰性症状尺度，総合精神病理評価尺度に分類されている．気分や認知の障害は総合精神病理尺度に含まれている．全30項目で構成されており，重症度は1点（なし）から7点（最重度）であり合計210点である．陽性症状尺度は妄想，概念の統合障害，幻覚，興奮，誇大性，猜疑心，敵意の7項目からなり，陰性症状尺度は情動の平板化，情動的ひきこもり，疎通性の障害，受動性・意欲低下による社会的ひきこもり，抽象的思考の困難，会話の自発性と流暢性の欠如，常同的思考の7項目から，総合精神病理尺度は心気症，不安，罪責感，緊張，衒奇症と不自然な姿勢，抑うつ，運動減退，非協調性，不自然な思考内容，失見当識，注意の障害，判断力と病識の欠如，意志の障害，衝動性の調節障害，没入性，自主的な社会回避の16項目からなっている．

(伊豫雅臣)

⇨陰性症状／陽性症状，陰性症状評価尺度〔SANS〕
[文献] Kay SR, Opler LA, Fiszbein A (1991)

陽性棘（波）

[英] positive spike(-wave)

アーチ形あるいは櫛形の陽性の極性をもつ波形で，持続は0.5～1 sec，振幅は75μV以下の14（13～17）Hzと6（5～7）Hzが典型的．14 Hzは小児期後期～思春期，6 Hzは小児期初期～成人期に多い．側頭部後方に優勢で一側性が多い．傾眠期に多いが，覚醒時にみられることもある．以前は自律神経発作などとの関連が指摘されたが，12～20歳までの正常人の20～60％でみられ，正常亜型と考えられている．

(井上有史)

⇨棘波
[文献] 日本臨床神経生理学会認定委員会 編 (2008)

陽性症状　➡陰性症状／陽性症状

要素幻覚

[英] elementary hallucination
[独] elementare Halluzination
[仏] hallucination élémentaire

光，音など感覚要素の幻覚を指すBleuler Eの概念．これに対して話し声が聞こえる，姿が見えるなど，より複雑な内容をもつものを有形幻覚（formed hallucination）という．これらが混じる場合は複合幻覚（complex hallucination）と呼ぶ．味覚，嗅覚，触覚など分化度の低い感覚領域ではこうした区別がつきにくい．

(濱田秀伯)

⇨要素幻聴

要素現象

[英] elementary phenomena
[独] elementares Phänomen
[仏] phénomènes élémentaires

元々は Jaspers K［1913］が精神病における原発的体験を指して使用していた用語であるが，彼の影響を受けて Lacan J［1932, 1981］が概念化した。主として精神病の初期段階に生じる言語性幻覚，妄想的解釈のことを指し，Clérambault の小精神自動症の諸症状や，記述精神医学でいう原発性の了解不能な妄想知覚，妄想着想をも含む。象徴的なものであるシニフィアンが現実的なものとして出現するという体験形式の特異性によって定義される現象［加藤敏 1990］。たとえば意味不明な音の連なりからなる他者性を帯びた言葉（シニフィアン）が患者の頭に押しつけられるといった現象がこれにあたる。また，妄想的解釈は通常考えられているように「正しい前提から誤った結論を導きだす推論」ではなく，反対に一切の推論過程を経ずに思考のシニフィアンが無媒介に患者に立ち現れることとされる。この要素現象としての妄想的解釈を基礎として妄想体系が生じる。要素現象は，シニフィアンが他のシニフィアンとの連鎖関係から切り離されている場合に生じるために，Lacan のいう「父の名の排除」の一つの指標となるものであり，精神病の鑑別のための手がかりとされることもある。「基礎的現象」と訳されることもある。　　　　　　(松本卓也)
⇨父の名，象徴界，精神自動症，小精神自動症
[文献] Jaspers K (1913/1948), Lacan J (1932, 1981), 加藤敏 (1990)

要素幻聴

[英] elementary auditory hallucination
[独] elementare Gehörshalluzination
[仏] hallucination auditive élémentaire

声や言葉ではなく，単純な音や響きの聞こえる聴覚領域の要素幻覚。幻音（acousma）ともいう。ベル音，ガラガラ音，ブンブン音，水滴音，金属音などの雑音，エンジンのうなり，蝉しぐれ，風のそよぎ，何かの鳴き声などで特定の意味をもたない。ヘッシュル回周辺皮質の電気刺激で誘発され，主に脳器質疾患，せん妄，てんかんに現れる。統合失調症や妄想性障害の初期や慢性期にも生じることがある。　　　　　　　　　　　　　(濱田秀伯)
⇨要素幻覚

要素発作　➡部分発作

幼稚症

[英] puerilism
[独] Puerlismus
[仏] puérilisme

解離性障害や催眠などにみられる成人の幼稚で退行した行動を意味し，わざと子どもっぽい態度をとっているようにみえる。捕虜や勾留などといった状況においてしばしばみられる。双極性障害や器質性精神障害（脳腫瘍や認知症）などでもみられる。数週間にわたって持続することもあり，こうした場合は小児症との鑑別が必要になる。オランダの歴史学者 Huizinga J も 1930 年代に社会の幼稚化現象についてこの言葉を使った。　　(柴山雅俊)
⇨小児症，仮性認知症，ガンザー症候群，退行

幼年痴呆　➡小児期崩壊性障害

予期不安

[英] expectation anxiety

不安発作や状況依存性の不安がまた起こるのではないかと恐れ，怯える状態である。パニック障害などで不安発作を経験した後に，発作が起きた状況に接近しようとした際に，同様の症状が再び起こるのではないかと予期して不安におののく状態が起こる。また社会不安障害では予期不安のために，実際の状況に曝露される以前から不安がみられているこ

ともある。この不安は注意，心配の増大，過活動など全般性の不安の特徴を多くもつ [Faravelli C, Paionni A 1999]。　　（岡島由佳）
⇨不安，パニック障害，社会不安障害，不安神経症
[文献] Faravelli C, Paionni A (1999)

抑圧
[英] repression

Freud S によって最初に明らかにされた防衛機制で，精神分析理論では重要な概念である。欲動やその派生物（欲動と結びついた観念や記憶など）を意識から無意識の中へ押し留めようとする心の働きである。欲動の満足が不安や不快を生じさせる恐れのある場合に，逆備給によって意識にのぼることを妨げようとする。Freud は，ヒステリー症例の治療経験から，意識にとって苦痛な体験（性的な体験にまつわる記憶）の防衛という意味で抑圧を考えていたが，しばしばみられる心理的な現象であることに気づき，防衛の一つの形式として位置づけるようになり [1926]，Freud A [1936] によって明確に概念化された。正常な心理においてもたえず機能している。無意識の中に抑圧された感情や連想内容は，消えてしまうことなく，精神症状，身体症状，行動として，変装されて表現されることを繰り返す。精神分析的精神療法などでは，抑圧は抵抗として働いてくる。治療的な介入によって，抑圧されたものを意識化することが可能になる。　　（松波聖治）
⇨防衛機制，備給／脱備給，抵抗
[文献] Freud S (1926b), Freud S, Breuer J (1893-1895b)

抑圧の柔軟性
[英] flexibility of repression

Freud S [1917] は，芸術家について，「彼らは強い本能的欲求に駆り立てられるが，これらを満足させうる現実的手段が欠けている。このような空想と同じになるまで材料に形を与え，他人と共に楽しめるようにして，現実へ帰する道を有しており，そこには，抑圧のゆるさ（抑圧の柔軟性）が関与している」と考えた。これを Kris E [1952] は，「自我の一時的部分的退行」の概念へと発展させ，精神分析的な芸術論や自我の健康機能の研究に寄与した。　　（松波聖治）
⇨抑圧
[文献] Freud S (1917e)

抑うつ（状態）　➡うつ状態

抑うつ者〔抑うつパーソナリティ障害〕
[英] depressive personality disorders
[独] Depressive psychopathen

1960 年代までは，ドイツの精神病理学，Kraepelin E, Kretschmer E, Schneider K らによって記述されてきた。「抑うつ精神病質」とも呼ばれるが，この場合の精神病質は，パーソナリティ障害と同義である。その後は，抑うつパーソナリティ障害（あるいは，マゾヒスティックパーソナリティ障害）として英米圏でも注目されるようになった。その特徴は，彼らが人生上の出来事を過度にペシミスティックに捉えるところにある。そして自分自身を価値の無い存在であるとみなし，些細な失敗に拘泥していつまでもくよくよする。自分自身に対して批判的で厳しいが周囲の人に対してもそうであることが多い。彼らは，何事も深刻に捉え，楽しむことができない。彼らの社会機能は，これらの特徴のために多少とも障害されている。またうつ病を発症するかどうかについてはさまざまな議論があるが，自律神経系のうつ病症状は示さない。また，悲哀感や悲しみも少ない。Schneiderによると，深刻で悲観的であることに密かに誇りを抱いているケースもあるという。1960年代以降の精神分析的研究では，成因として抑うつ者の体質的側面より，むしろ幼小児期の対人環境の影響を重視している。Kern-

berg OF は，抑うつ的マゾヒスティック性格の特徴として，過度に懲罰的な超自我と怒りを抑え込む点と他者への過剰な依存を挙げている。　　　　　　　　　　　　　　（小川豊昭）
⇨マゾヒズム的性格
[文献] Kernberg OF（1975），Schneider K（1925/1950）

抑うつ神経症
[英] depressive neurosis
[独] depressive Neurose
[仏] dépression névrotique

　抑うつ神経症という言葉は抑うつ的な心理内容を常日頃から抱きやすい心理的傾向を有するパーソナリティの病理をさして用いられることが多い。これに対し，抑うつ反応は，抑うつ状態がなんらかのストレッサーあるいは心因によって引き起こされたという発症経緯に注目して用いられる。しかし，両者とも了解不能な疾患である内因性うつ病とは違い，心理的な了解が可能な病理である点で同種のものと見なされている。DSMの作成過程で神経症の語は削除されたのでこの名称は用いられなくなった。DSM-Ⅳ-TRにおいて抑うつ神経症に相当するのは気分変調症である。これは軽度の大うつ病性エピソードの症状が長期間（2年間以上）続くものと定義されている。ちなみに，気分変調症に大うつ病が重複する場合にdouble depressionという特別な呼称が与えられている。この場合には抑うつ神経症であると見なされていた人がさらに中核的なうつ病に罹患していることになり，その抑うつ症状は十分な免責の対象となりうる。神経症性うつ病（neurotic depression）という用語も，ほぼ同義で用いられることがある。　　　　　　　　　　　　　　（松浪克文）
⇨気分変調症，大うつ病性障害
[文献] Burton SW, Akiskal HS, ed.（1990），Keller RC, Shapiro RW（1982）

抑うつ性昏迷
[英] depressive stupor ; melancholic stupor
[独] depressiver Stupor
[仏] stupeur mélancoloque

　うつ病の経過中に，高度の思考制止（Denkhemmung）や意志制止（Willenshemmung）のために自発行動が全くなくなった状態。昏迷とは，意識障害がなく外界を認識しているにもかかわらず意志の発動がなされない状態のことをいい，重度の場合には臥床したまま動かずに空を見つめて視線を合わせず，摂食や服薬はきわめて困難である。原疾患によって，緊張病性昏迷，抑うつ性昏迷，解離性昏迷（心因反応），などに分類される。昏迷の状態像のみから原疾患を鑑別することは容易ではないが，抑うつ性昏迷の場合には苦悶様表情をしていることが多い。突然昏迷から脱して不穏興奮状態に転じ，自殺企図に及ぶこともあるため注意を要する。この状態から脱したのちには，多くの場合大まかな記憶しか残っていない。ICD-10 カテゴリーでは，「F32.3 精神病症状をともなう重症うつ病エピソード」に分類される。服薬や飲食ができず全身状態が悪化する危険があるため，治療では抗うつ剤の点滴および補液を行う。　（野間俊一）
⇨思考制止，昏迷，解離性昏迷，心因反応
[文献] Peters UH（1990）

抑うつ精神病質　➡抑うつ者

抑うつ反応
[英] depressive reaction

　はっきりと確認できるストレス因子を経験した結果として生じる心理的反応の中で，抑うつ症状が出現するものである。現在の診断基準では適応障害（抑うつを伴うもの）に相当する。心理的反応は，そのストレス因子の性質から通常予測される範囲をはるかに超えた苦痛，または，社会的・職業的・学業上の機能の著しい障害を伴う。抑うつは，大うつ

病エピソードを満たすほど重篤ではない。通常，ストレス因子の終結後6ヵ月以内に消退する。
(藤澤大介)
⇨適応障害
【文献】 American Psychiatric Association (2000), World Health Organization (1992)

抑うつポジション
[英] depressive position
[独] depressive Einstellung
[仏] position dépressive

 Klein M [1935, 1940] が提示した乳幼児の心的態勢にかかわる精神分析概念。Kleinは子どものプレイ・アナリシスから乳幼児が生後2歳頃までに体験する原初的不安とそれに対処する心的機制，対象関係，感情や思考から成る特異な二種の組織化された心的様相を見出した。その最初が妄想分裂ポジションであり，それが変容されて形成されるのが抑うつポジションである。

 抑うつポジションの特徴は以下の点にある[松木邦裕 1996]。①生後3〜6ヵ月から1年に確立される。②本能論的には生の本能が死の本能に優ってくる。③中核の不安は罪悪感・悲哀感・絶望感などの抑うつ不安である。④部分対象関係が全体対象関係に進展する。⑤心的機制が具体性から洗練されて抽象性を獲得する。⑥付随する心的発達として：象徴機能の発達，思考能力の向上，自他の分化の確立，情緒の分化と成熟を伴う。⑦早期エディプスコンプレックスと並行して進展する。⑧生後最初の喪の仕事（mourning work）という健康な発達面と病理性を併せ持つ。⑨心的発達後のこころの構えにもなる。病理として，うつ病，パーソナリティ障害，神経症が挙げられる。
(松木邦裕)
⇨妄想分裂ポジション
【文献】 Klein M (1935), 松木邦裕 (1996)

抑制
[英] suppression
[独] Unterdrückung
[仏] répression

 Freud S [1900] は『夢判断』で，抑制と抑圧を区別した。抑制は意識的，随意的な努力によって，衝動やそれに伴う感情・思考を意識から前意識へと追いやるもの。たとえば，不安をかき立てる観念や活動を回避するために，それらの観念や活動を避けたり，制限するものである。抑圧は無意識的な機制であり，抑圧された内容は無意識内にとどまり随意的には意識化しえないのに対して，抑制された心的内容は随意的に再び意識化しうる。
(遠藤幸彦)
⇨抑圧，無意識
【文献】 Ursano RJ, Sonnenberg SM, Lazar SG (1991)

欲動 [フロイト]
[英] drive
[独] Trieb

 Freud S [1905] が提唱した，精神分析理論における鍵概念の一つ。Freud [1915] は欲動を「心的なものと身体的なものとの境界概念の一つ」であり，「体内から発して精神に到達する刺激の心的代表」と定義づけている。当初，欲動には「源泉・対象・目標」の要素があるとされ，後にはそこに「心迫」（強さ）が加えられた。欲動は初期には性欲動に他ならなかったが，やがて性欲動と自己保存欲動（ないし自我欲動）とに二分された。性欲動が主に快感原則に沿って充足（興奮の解放）を求めるのに対し，自己保存欲動は自己の生存のために現実原則に従う傾向があり，その点で両者は対立関係にある。「快感原則の彼岸」[1920] では生の欲動と死の欲動の対立という概念が導入された。Klein Mは死の欲動を人間の攻撃性や治療抵抗性を説明する概念として重視したが，Freud Aをはじめ臨

床的意義を全く認めない学者も少なくない。性欲動の発達は，幼児期には身体的源泉（口唇，肛門，性器）も対象も目標もバラバラだった性欲動（部分欲動）が，思春期以降の精神・性的成熟とともに，性器性欲としてまとまり外部の対象を獲得していくという，長く複雑な経過をたどる。また欲動はさまざまな機制を通して充足に至るのであり，たとえば昇華という機制によって性欲動は知的探求などの生産的な活動にも振り分けられる。神経症理論では，転換症状や強迫症状も性欲動の充足の病理的な形態であるとされる。つまり精神分析理論における性欲動とは，一般的な意味での性欲よりはるかに広く複雑な概念を含むものである。

　Freudの英訳標準版でinstinctの用語が当てられたためもあって，Triebはわが国でも「本能」と訳された経緯がある。しかし本能（instinct）が元来遺伝的に規定された画一的で自動的な行動を促す力を意味するのに対し，欲動の場合は自我が介在するために，欲動に駆り立て（drive）られても行動反応は可塑的ないし多様であり，経験と内省による修正が可能なものであるとみなされている〔Tyson P, Tyson R 1990〕。　　　　　　　（山科　満）

⇨本能〔欲動〕，自我本能〔自我欲動〕，生の本能／死の本能，部分欲動

[文献] Freud S（1905c, 1915d, 1920a）, Tyson P, Tyson R（1990）

欲動［ラカン］

［仏］pulsion

　1964年に精神分析の「基本概念」の一つに数えられた「欲動」は，しかし，真の意味でLacan J理論の前景を占めることはなかった。「想像界にたいする象徴界の優位」によって特徴づけられる1950年代のラカン理論において，欲動は「欲望」（象徴界の法によって方向づけられるものとしての）の背後に退き，ほとんど想起されなかった。とはいえ，FreudSの欲動論の反響がまったく聞きとられないわけではない。この時代のLacanにとって，Freudの「生の欲動」と「死の欲動」の対立は，ほぼ想像界と象徴界の対立に含まれるといってよい。シェーマL上に書き込まれた二つの軸，すなわち，ナルシシックな鏡像関係（想像界）と，シニフィアンの「無化する力」（象徴界）とが，それぞれ生の欲動と死の欲動の次元に対応していると考えることができる。

　これに対して，1964年のセミネール『精神分析の四基本概念』では，「欲動」が明確に現実界（象徴界に「同化不能」なものとしての）に関係づけられた。そこでは，「生の欲動」と「死の欲動」の対立ではなく，むしろ「快原理（の支配する領域）」と「快原理の彼岸（たる欲動の領域）」の対立が，「象徴界」と「現実界」の根源的に通約不能な関係として捉え直されている。他方，欲動は「部分欲動」であり，「性欲動」であると同時に，本来的に「死の欲動」でもあるとするラディカルなテーゼも，同じセミネールに見出される。というのも，無意識の性的現実を演出する欲動は，シニフィアンによって無化された主体の存在を浮き彫りにもするからである。しかし，このセミネールでLacan自身が予告した，欲動概念のいっそうの彫琢は，実際には果たされることがなかった。1950年代に「欲望」の概念に隠れがちだった欲動は，これ以後「享楽」の概念にいわばかき消されてゆく。もともと「欲動の満足」を意味していたはずの「享楽」は，1967年にシニフィアンの連接の生産物（剰余享楽）として対象aに同一視されたばかりでなく，1970年代に「ファルス享楽」「剰余享楽」「大文字の他の享楽」と複数化されるに及んで，もはやFreudの概念に再翻訳しうるものではなくなった。　　　　　　　　　　　　　　（立木康介）

⇨想像界，象徴界，シニフィアン／シニフィエ，生の本能／死の本能，対象 a，無意識，夢，欲動，ラ

カン
[文献] Lacan J (1966a, 1973)

欲動解放情動
[英] drive-discharge affect

　Engel GL は情動を，欲動解放情動と信号探査情動に区別した。欲動解放情動は体験されている情動とその観念内容が欲動そのものの表現であり，信号機能を備えていない情動である。感じられている情動が最高潮に達した場合，この情動は目標が達成され解放されるか，あるいはその情動の基底にある欲動の充足が不可能なために阻止されるかであり，いずれの場合にもその後信号探査情動が出現する。欲動解放情動そのものは快か不快かで分類できるものではなく，表現した結果は自我の評価・判断に委ねられ，それ相応の信号探査情動に反映される。　　　　　（黒崎充勇）
⇨欲動，信号探査情動
[文献] Engel GL (1962)

欲動行為
[英] impulsion ; impulsive act
[独] Triebhandlung
[仏] impulsion ; acte impulsif

　欲動が意識的，理性的な統御を受けずに解放される結果として生じる行為。衝動行為と同義で用いられることが多いが，Jaspers K は，欲動（Trieb）が争いや決断を伴わず人格から隠れた制御を受けて解放される欲動行為と，制御しえない衝動行為（impulsive Handlung）を区別した。Bleuler E は，欲動行為もしくは病的欲動（krankhafte Triebe）として，自然な欲動の倒錯（異食や性倒錯），原始反応などでの了解可能であるが過剰な情動反応，放火癖や殺人欲動などの犯罪行為を挙げた。　　　　　　　　　　（中谷陽二）
⇨衝動行為，欲動，欲動障害
[文献] Jaspers K (1913/1948), Bleuler E (1916)

欲動障害
[英] disturbance of drive

　欲動の現れ方や調節の障害。欲動の亢進あるいは減退，対象や手段の異常，欲動を制御する意志の調節障害などがある。欲動が反省などの意志作用を経ずに行動に直接移された場合を衝動行為という。Kraepelin E [1915] は浪費家，放浪者，渇酒者などを欲動者（Triebmenschen）として挙げ，これらの特徴は衝動的な意志興奮によって行動や生活態度が支配されることで，しばしば理由なく不機嫌や不安を伴うとした。　　　　（森本陽子）
⇨衝動行為，性嗜好異常，攻撃性［精神分析］，嗜癖，食欲異常，性倒錯［フロイト］，本能［欲動］，欲動［フロイト］
[文献] Kraepelin E (1915c)

欲動論
[英] instinct theory
[独] Trieb-theorie
[仏] théorie de l'instinct

　人の精神生活に大きく影響を与えると考えられる，身体内部から駆り立てるように心に到達する本能的・衝迫的なエネルギーをもった力（欲動，Trieb，drive）についての，Freud S によって提唱された精神分析理論の一つ。当初は「自我欲動」と「性欲動」があるとされた（リビドー）が，以後それらは「生の欲動」の中に抱合され，それと対比するものとして「死の欲動」が分類された。欲動は，そのまま本能（instinct）とも訳される。　　　　　　　　　　　（福井　敏）
⇨欲動［フロイト］
[文献] Freud S (1905c, 1915d)

欲望［フロイト］
[英] wish
[独] Wunsch ; Begirde ; Lust
[仏] désir

　願望とも訳されている。欲望は，禁止され

た満足を得ようとする内部に由来する心的動きであり、さらには、無意識にその痕跡をもつ乳児期の充足を再現しようとする心的動きである。Freud Sは、初期には、親しい人の死を願うなどの禁じられた願望という観点から欲望を論じた。そして、その葛藤が神経症の原因となっているとした。「夢解釈」[1900]以後は、精神分析の決定要因としての欲望のより厳密な定義へと進んだ。すなわち夢分析が明らかにするのは、夢が最初の満足の経験の際に無意識に刻まれた記憶痕跡に由来するということである。欲望は、検閲を回避し理想に合うようにしながら、一次過程によって刻まれた道をとることで、かつて経験した快を偽装した形で再現しようとするのである。この発見から、Freudは「夢は、欲望の充足である」という重要なテーゼを打ち立てた。しかし、『快感原則の彼岸』[1920]では、外傷神経症における事故の夢など、欲望充足ではない夢の機能に気がつき、反復強迫や死の欲動の概念へと至った。夢と症状は、どちらも構造的に共通の無意識の形成物であることから、症状も欲望の充足であることが明らかになった。ヒステリーのさまざまな症状のみならず神経症一般において、夢におけるのと同様の圧縮、置き換えなどの構造をもつ欲望充足が見出された。 〔小川豊昭〕

⇨夢解釈［フロイト］、圧縮、置き換え
[文献] Freud S (1900, 1920a)

欲望［ラカン］

Kojève Aを経由してヘーゲルに親しんだ影響が色濃く残っていた1940年代から50年代初頭にかけてのLacan Jにおいて、「人の欲望は他者の欲望である」というテーゼは、なによりも、「他者からの承認」を欲望することが人の存立の基盤であるということを意味していた。しかし、ラカン理論の洗練とともに、まず、この「他者」が想像的敵対者（その相手に自分を「認め」させねばならないところの）から「大文字の他者」（その「承認」を勝ち取るために主体が想像的他者と競合することになるところの）へと定義し直され、次いで、この大文字の他者が「もうひとり別の主体」から「シニフィアンの場そのもの」へと位置づけ直されたことで、1950年代後半になると、もはや「他者の承認」という観点は放棄され、このテーゼは主体が「大文字の他者の場において欲望する」ことを意味するようになる。

そのような変化と並行して、「欲望」の概念は、当時完成されつつあった象徴界の理論によって徹底的に鍛え直されてゆく。まず、大文字の他者の場に書き込まれた以上、欲望は、シニフィアンの連鎖によって形作られる「大文字の他者のディスクール」によって運ばれるものと性格づけられる。そこから、欲望はシニフィアンのメトニミー（通時的連鎖）であるとするテーゼが生まれた。他方、主体にとってまず母親が代表することになるこの大文字の他者のディスクールは、それを方向づける「法」によって支配されている。LacanはFreud Sの「エディプスコンプレクス」を、この「法」すなわち「父の名」が主体の欲望に介入するプロセスとみなした。主体は、まさに「父の名」を受け入れることによって、いわば合法的に欲望することができるようになるのである。また、Lacanは欲望を、身体に源泉をもつ「欲求」（生理的欲求）と、言語によって形成され他者に向けられる「要求」とから同時に区別する。ある欲求を要求の形で他者に伝えるとき、そこには必然的に過不足が生じる。Lacanはこの過不足のうちに、主体の欲望が芽生える契機、すなわち、大文字の他者のディスクールに主体が接続する契機を見出した。 〔立木康介〕

⇨他者、大文字の他者、父の名、エディプスコンプレクス
[文献] Lacan J (1966a)

預言者妄想
[独] Prophetenwahn
[仏] délire prophétique

　預言者妄想とは，神や超自然的な力の預言者として活動しているとの妄想的確信をいう。農民の預言者の症例 H［Avenarius R 1978］：34歳で宗教的誇大妄想で初発した際，H は「誤謬と闘い，罪深い人々を導くために，外を走り回り」，村人が追ってきたのは「真理を予言するからだ」と語る。再入院時（62歳）H の風貌は「まるでキリストのようだった」。70歳台の H は，隠居した預言者の体で，「子どもたちが学校で学んでいることだけを教えてきた」と語る。　　（迎　豊）
⇨パラフレニー，誇大妄想，宗教妄想
[文献] Avenarius R（1978）

吉益脩夫
よしますしゅうふ　1899～1974

　東京医科歯科大学総合法医学研究施設犯罪心理学教授（1959～1965）。わが国の犯罪学の祖といわれ，犯罪生物学，遺伝生物学，優生学の分野で業績を残した。犯罪の初発年齢や間隔，方向，種類にもとづいた行動科学的類型モデルである犯罪生活曲線や犯罪双生児の研究は世界的である。内村祐之東大教授と共同で帝銀事件被告人平沢貞通の鑑定にも従事した。これは後に仮性（器質性）精神病質者の刑事責任能力論等についての論争となった。江戸時代の東洋医学の大家吉益東洞を生んだ吉益家を出自とし，大垣市で生まれ，大垣中学校，第六高等学校を経て，1924 年東京帝国大学医学部を卒業し，精神医学教室呉秀三の薫陶を受けた。同大文学部大学院で心理学を専攻するかたわら小菅刑務所等で犯罪者の研究を行い，同大学脳研究所教授を経て，東京医科歯科大学に移り，中田修，小田晋など犯罪精神医学者を輩出させた。日本犯罪学会編集主任として活動し，中央優性審査会臨時委員，監獄法改正調査会委員，科学警察研究所顧問等を歴任した。　　（影山任佐）
⇨犯罪精神医学，犯罪生物学
[主著] 吉益脩夫（1955, 1958）

吉本伊信
よしもといしん　1916～1988

　内観療法の創始者である。1940年頃から師の駒谷諦信とともに身調べから秘密性，苦行性を除き，万人向けの修養法・内観に改革していった。はじめ吉本は企業経営をしながら自宅で希望者に内観をさせていたが，事業から引退し，奈良県大和郡山市に内観道場（のちの内観研修所）を設け内観指導に専念した。1960年代には，刑務所や少年院での収容者の内観普及に尽力し，有力な矯正手法として全国各地の矯正施設で採用された。また 1965 年頃から医学界にも導入された。さらに学校教育界や企業教育の世界にも広がっていった。試行錯誤の末，内観 3 項目が完成したのは 1967 年である。1970 年代前半に現在「吉本原法」と呼ばれる内観のスタイルが完成した。1978 年には日本内観学会が設立されている。その後，全国，さらにはヨーロッパにも内観研修所が設けられた。吉本は死の直前まで研修所で面接に当たり，1988 年，肺炎で死去した。　　（久保千春）
⇨内観療法
[主著] 吉本伊信（1983, 1997）

欲求　⇒本能〔欲動〕

欲求不満
[英][仏] frustration
[独] Frustration

　主体が何らかの理由によって要求満足を阻止されている状態を欲求不満（フラストレーション）状態と呼ぶ。Freud S［1915］は，「成功したときに破滅する人間」の例を挙げ，願望が現実化しようとする際に起こる神経症を指摘した。そして，Freud［1916］は，欲

求不満を外的対象の喪失による型（外的欲求不満）と，現実から提供される満足を自ら拒む，すなわち無意識の超自我によって生じる型（内的欲求不満）とに分けて考え，前者に後者が加わることが神経症の原因となると考えた。また，精神分析では，適度な欲求不満が自我の発達を促すという側面にも注目している。Rosenzweig S［1945］は，不適切な反応の様式をとらずに欲求不満に耐える個人の能力を欲求不満耐性と定義し，欲求不満耐性を測定するための絵画を用いた投影法心理検査「P-Fスタディ」を考案した。また，欲求不満については，実験心理学の領域でもDollard JやMiller NEら［1939］による欲求不満‐攻撃仮説など数多くの研究がなされている。

(遠藤幸彦)

⇨成功した時に破滅する人物，P-Fスタディ
[文献] Freud S（1916b），Rosenzweig S（1945）

欲求理論 [レヴィン]

[英] need theory

　Lewin Kは，ゲシュタルト心理学の立場から心理学の理論を展開し，心理社会現象を独自の視点から考察したが，なかでもFreud Sの力動理論を生活空間の概念を用いて行動を理解する，場の理論，トポロジー心理学として再構成した。この理論では，生活空間という場の中で行動の動機となる欲求は一つではなく，接近と回避の組み合わせで緊張，葛藤関係にあったり，行動を引き出す誘発性になったり，要求水準を決めると考える。

(妙木浩之)

⇨集団力動，ゲシュタルト学説
[文献] Lewin K（1935，1936，1939，1951）

夜泣き　➡睡眠時随伴症

予備面接

[英] preliminary interview
[独] psychodiagnostischen Erstgespräch
[仏] entretien préliminaire

　精神分析的精神療法などの精神療法を始める前に，患者の動機づけ，病態，生活状況，治療技法の適応などを知るために行う面接のことを予備面接と呼ぶ。診断面接と呼ぶこともあるが，一般的な精神科診断面接や構造化された診断面接とは異なる。通常，1回45～50分の対面法による面接を3～4回行い，患者に自分自身と自分の抱えている問題について，自由に話してもらう方法を用いる。単なる病歴や生育歴の聴取ではなく，患者の用いる防衛機制，自我機能，パーソナリティ構造，洞察力などを査定することが目的である。同時に，予備面接は，患者にとって自分の語りに耳を傾ける治療者が理解したことを伝え返すという精神療法過程が治療的であることを体験し理解する機会にもなる。予備面接の最終段階では，面接者は理解した内容を系統的にまとめて述べ（定式化 formulation），治療の枠組みや治療計画を提案し，治療契約を行う。認知療法や行動療法でも，治療に導入する前に，予備的な査定や行動分析の目的で面接が行われる。

　自由連想を用いた精神分析が患者に適応可能かを知る目的で試みに1～2週間の精神分析を行うことを審査分析と呼ぶ［小此木啓吾2002］が，その方法は精神分析そのものであり，ここで述べた予備面接とは方法が異なる。

(生地 新)

⇨診断面接，精神分析，精神分析的精神療法，精神療法
[文献] 小此木啓吾（2002a）

予防精神医学

[英] preventive psychiatry

　メンタルヘルス概念とともに重視されるようになった精神の不健康予防を中心にする精

神医学の一分野。実際的には精神疾患に関する予防であって、一次予防、二次予防、三次予防といった取り組みがある。一次予防は疾患の発生回避や発生率減少であり、二次予防は早期発見や早期治療開始による罹病期間の短縮や有病率の減少を目指し、三次予防は完治できなかった結果として生活機能などに及ぼす影響の軽減あるいはアフターケアなどの試みである。予防のための介入対象は、ポピュレーション・アプローチとしての集団全員、ハイリスク・アプローチとしての選択的集団ないしは標的とみなされる集団であり、そうした集団の個体に介入したり、周辺の環境に介入することもありうる。精神疾患については、発病因子・脆弱性要因の確認、前発病状況や発病時状況の確認、発病時からの早期治療法の確立などの課題とともに、倫理的配慮の問題もあるが、今後の発展は期待される。
(中根允文)

⇨疫学的精神医学、メンタルヘルス
[文献] Caplan G (1964), 岡崎祐士 編 (1999), 小椋力 編 (2002), 松下正明 総編集/小椋力, 倉知正佳 責任編集 (2000)

寄る辺なさ〔無力感〕

[英] helplessness
[独] Hilflosigkeit
[仏] détresse

人間は他のほ乳類と比べて未熟な状態で生まれてくるために、赤ん坊は全面的に母親や母親代理の人物(以下母親と略す)に依存することになる。Freud S [1926] は、人間の新生児が自分の生理的な欲求も自らの行動で満たすことができないという状態として、寄る辺なさに着目した。寄る辺なさは、無力感と訳されることもあるが、感情というよりは、無力な状態、寄る辺のない状態を意味する言葉である。新生児は、全面的に受け身的に母親に依存せざるをえない。そのために、母親という対象からの分離やその喪失は、強い不安をもたらす。寄る辺なさは、人間の不安や外傷体験の原型となるとFreudは考えた。また、Freud [1927] は、宗教の起源は子どもの寄る辺なさにあると論じた。

英国対象関係論学派の精神分析家であるWinnicott DW [1958] は、絶対依存の状態にある乳児の寄る辺なさは、母親の献身的育児によって顕在化しないと考えた。乳児を抱える環境の側の問題や乳児の本質の問題があると、寄る辺なさが露呈し、乳児の側に絶望感や空虚さが生じることになる。これが重症のパーソナリティ病理における寄る辺なさや空虚感の起源として想定される。このような病理をもつ患者の治療において、患者が乳児期から体験してきた寄る辺なさと治療者が体験する寄る辺なさが問題になる。
(生地 新)

⇨フロイト, S.、ウィニコット、対象関係(論)、精神分析、抱えること〔ホールディング〕、フェレンツィ的治療態度、フロイト的治療態度
[文献] Freud S (1926b, 1927b), Winnicott DW (1958)

四環系抗うつ薬　➡抗うつ薬

ラ

ライシャワー事件

[英] Reischauer's injury case

1964 (昭和39) 年3月24日、当時の駐日アメリカ大使ライシャワー氏が19歳の日本人青年に大腿部を刺され重傷を負った事件。犯行の動機は外交問題とは無縁な妄想にもとづくもので、青年は精神鑑定で統合失調症と診断され、不起訴となって入院した。しかし、この事件はわが国の精神障害者対策のあり方に各方面で大きな論議を巻き起こした。精神衛生法の治安的色彩の強化を求める世論が強まったが一方で、精神障害者の犯罪予防には

精神障害の予防，治療，社会復帰が重要なこともあらためて強調され，1965 年に精神衛生法が大幅に改訂されて施行された。

　ライシャワー（Edwin Oldfather Reischauer, 1910～1990）は日本で生まれ，ハーバード大学大学院で東洋文化を研究，東京・京都で日本文化の研究に従事していたが，1961 年にケネディ大統領の要請で駐日大使となり，1966 年まで在任した。帰国後は 1973 年にハーバード大学日本研究所長となり，日米間の理解と関係改善に努力した。

（風祭　元）

⇨精神衛生法
[文献] 秋元波留夫，武村正義（1973）

ライ症候群
［英］Reye's syndrome

　脳疾患と内臓の脂肪変性を伴う症候群である。①急性非炎症性脳症，②脳脊髄液の細胞数が≦8/mm³，③生検または剖検肝の微細脂肪沈着または血清 AST，ALT，または NH3 の基準値の 3 倍以上の上昇，④脳症状や肝障害を説明できる他の成因がない，の 4 つを満たすと診断される。病態は不明であるが，インフルエンザ A 型，インフルエンザ B 型，風疹，帯状疱疹などのウイルス感染やアスピリンの服用が関連しているといわれている。80％以上は 6 歳以下の小児に発症し成人発症はまれである。急性発症の脳症で，他の脳症を除外した上で，髄液検査が正常で微細脂肪沈着の確認を行うことで確定診断される。ちなみにかつて，らい病とも呼ばれたハンセン病とは関係ない。

（橋本亮太）

⇨脳浮腫
[文献] 土谷治久，小林祥泰（2008）

来談者中心療法　➡クライアント中心療法

ライヒ
Wilhelm Reich　1897～1957

　精神科医，精神分析医。Freud S に対し新たな技法と理論を唱えた Rank O，Ferenczi S とともに「恐るべき子どもたち（enfants terribles）」と呼ばれた。オーストリア帝国ガリシア地方にユダヤ人として生まれ，ウィーン大学医学部卒業後，1920 年ウィーン精神分析協会の一員となり，ウィーン精神分析診療所で臨床と教育を行った。Rado S から訓練分析を受けた。その過程で「性格分析」の理論と技法を表した。まだ系統的な精神分析の教科書がない時代にあって，この技法論は多大の貢献をなし，現代のパーソナリティ形成論と適応論の先駆者となった。その概要は 1933 年自費出版されたが，すでにその頃から訓練分析を中断し，性器性欲の解放や社会革命に傾倒するなどし，1934 年国際精神分析学会から除名された。後に支持者による米国亡命後オーガズム体験を喚起させるオーゴンボックスなるものを発売し，罪にとわれ 1957 年コネチカット州のダンベリー刑務所に入り，精神鑑定により統合失調症の診断を受けた。同年 11 月ペンシルバニア州のルイスバーグ刑務所で心臓発作のため死去。

（狩野力八郎）

⇨性格分析
[主著] Reich W（1933）

ライフイベント
［英］life event

　文字通りには生活の出来事であるが，ストレス要因の一部として言及されることが多い。そのような出来事には，災害や犯罪などの破局的な体験，虐待などの持続的な過酷な状況，さらに対人的な不和や転居などの日常的な体験があるが，ライフイベントという場合は通常は日常的な出来事を指す。ただし研究者によって多少の相違がある。ライフイベントと精神疾患の増悪ないし発症の時間的関連としては，経験的には転居うつ病，昇進うつ病，葬送躁病などが知られていたが，これらは疫学的な頻度というよりは組み合わせの意外性

が臨床家の注意を引いた面もある。疫学的にはイベントの種類よりはストレス要因としての強度が問題となることが多い。Kendler KS らによれば重度の強いストレスがあった場合，1ヵ月以内にうつ病を発症するオッズ比は5.64であるが，相関の1/3は患者自身がそのようなイベントに巻き込まれることで説明されるという。　　　　　　　　（金　吉晴）

⇨気分障害，引越し抑うつ，産後うつ病，社会心理的ストレス，遺伝子環境相関，ソーシャルサポート
[文献] Kendler KS, Karkowski LM, Prescott CA (1999)

ライフサイクル
[英] life cycle
[独] Lebenszyklus
[仏] cycle de la vie

もともとは生物の生活史を，前の世代がつくる生殖細胞から出発して次の世代の生殖細胞までを結ぶ生物の成長発達のあり方として表現したものであり，生物学領域では「生活環」と訳されている。このライフサイクルという語を用いて，人間の発達と成熟を，生物学的・心理的・社会的適応による自我の統合過程として捉えたのは Erikson EH [1959, 1982] である。彼は，人間の心身は青壮年期にクライマックスを迎えた後に次第に機能が低下して一生を終えるという"太鼓橋"型のような発達観はとらず，自我同一性ないしパーソナリティの成熟は生涯にわたって進展するという立場に立った。

Erikson はまた，Freud S の性欲説を基盤におきながらも，社会的因子の影響と社会性の発達という観点とを重視した。当時，彼の属していた自我心理学派のサークル内においては，すでに社会的要因が治療論的には正当に考慮されていたにもかかわらず，精神分析理論としてそれを正当に取り上げる向きはほとんどなかった。そのことに不満を抱いた Erikson は，より統合的な発達理論の構築に向かったのである。そこでは，人間の発達は，一人ひとりの個人の成長としてあるばかりではなく，世代の周期（サイクル）による継承および共同（体）性（communality）の問題と切り離せない現象であるとされた。彼は発生学から漸成（epigenesis）という概念を援用して，自我の諸機能にはそれぞれ決定的な発達の時期があり，それによって次の時期に別の機能の発達が起こる条件が準備され，あたかも次々に斜め上方向に向かってバトンタッチがなされていくようにして全体的な発達が進行すると考えた。

Erikson は人生を8つの発達段階に区切った。それぞれの段階には特徴的な二項対立があって，心理・社会的な危機を構成する。そしてその危機を乗り越えることができた人は「基本的強さ」と Erikson が呼ぶものを身につけて次の段階に進むことになるが，乗り越えられない場合には，その段階に特徴的な病理（中核的病理）を発症する。8段階のそれぞれについて，「心理・社会的危機」，「基本的強さ」，「中核的病理」を示すと次のようになる。①乳児期：基本的信頼 対 基本的不信，希望，ひきこもり，②幼児期初期：自律性 対 恥，疑惑，意思，強迫，③遊戯期：自主性 対 罪悪感，目的，制止，④学童期：勤勉性 対 劣等感，的確，不活発，⑤青年期：同一性 対 同一性の混乱，忠誠，役割拒否，⑥前成人期：親密 対 孤立，愛，排他性，⑦成人期：生殖性 対 停滞性，世話，拒否性，⑧老年期：統合 対 絶望，英知，侮蔑。

（岩井圭司）

⇨自我同一性，基本的信頼，メンタルヘルス，エリクソン，E.H.
[文献] Erikson EH (1959a, 1982)

ライフスタイル [アドラー]
[英] life style
[独] Lebensstil

個人心理学の中核概念であり，Adler A に

よれば，どの人のライフスタイルも唯一独自の思考，感情，行動のパターンなのである。彼の功績の一つはこのライフスタイルと呼ばれるものを，心理臨床の場において利用可能となるように言語化したことである。個人心理学臨床においてはこれを，自己概念，自己理想，世界像，および結論（行動）に分割して言語化する。これをライフスタイル分析という。ライフスタイルの機能は，個人が何がしかの課題に直面した際，個人々特有のライフスタイルに従って結論を出すことにある。個人はおよそ10歳までに自分のライフスタイルを完成させ，以後よほどのことがない限り一生涯このライフスタイルに従って生きていくことになる。しかしこのことは個人が自らのライフスタイルに支配されていることを意味するものではない。あくまでライフスタイルは主体に利用されているのであって，個人の意思によってはいつでも変更可能であるという。個人心理学における治療とはより豊かな共同体感覚が得られるようなライフスタイルの獲得にある。 （後藤素規）

⇨個人心理学〔アドラー心理学〕，早期回想〔アドラー〕

[文献] Adler A（1933），Shulman BH, Mosak HH（1988）

ラカン

Jacques-Marie-Emile Lacan　1901〜1981

　フランスの精神医学者および精神分析家。構造主義の見地からFreud Sの精神分析を新たに見直す作業を通し，主体についての斬新なパラダイムを提出し，精神医学や精神分析の枠を超えて哲学や文学，思想一般に大きな影響を及ぼしている。1901年4月13日パリに生まれる。カトリックの堅固なブルジョアの家庭に育ち，父は商業関係の仕事に従事していた。カトリックの修道会が管理するミッションスクール・スタニスラス中学に通う。弟マルク・フランソア・ラカンはベネディクト派の修道士の道を選んだが，Lacan自身は宗教から離れていく。医学を専攻したLacanは26歳で精神医学の道を選び，サンタンヌ病院や自らの精神医学の唯一の師と仰いだClérambault G deが所長をしていたパリ監察医務院などで研修を行う。1932年「人格との関係からみたパラノイア精神病」と題した博士論文により精神分析の研究の一歩を刻む。かたわら，シュールレアリストや文学者らと活発な交流をもち当時の前衛的な雑誌『ル・ミノトール』に論文の寄稿もしている。Lacanの思想は1981年80歳で亡くなる直前まで活動の場を移しながら深化・発展を続けたといっても過言ではない。大づかみにみると，前期，中期，後期の3つの時期からなり，主体の3つの構成要素とされる想像界（想像的なもの l'imaginaire），象徴界（象徴的なもの le symbolique），現実界（現実的なもの le réel）が順次主題化されていく。前期は主要にはサンタンヌ病院をはじめとしたパリの精神科施設での臨床実践の時期で，この経験を通し，以後の思想を萌芽的な形ですべて内蔵しているといえる豊かな内実をもつ鏡像段階論を引き出す。この時期はFreudの思想の一部が考察に必要な範囲で取りあげられたくらいで，Lacanの独創が優位である。中期に入り，サンタンヌ病院で精神科医を前にして当初「フロイト論文解釈セミネール」と銘打たれたセミネールが開講され，Saussure F deの言語学やLévi-Strauss Cの構造人類学，後期Heidegger Mの哲学などを援用して，Freudの理論をトータルに見直す作業が始まる。1953年のローマ講演の題「言語と言語活動の機能と領域（fonction et champ de la parole et du langage）」がよく示すように，この時期より主体と言語のかかわりが主題化されだす。1963年，Lacanは短時間セッションの分析技法を理由に国際精神分析学会（IPA）から除名され，翌年パリ・フロイト派（EFP）を組織する。サンタンヌ病院での

セミネールは中止され、代わって高等師範学校(後にソルボンヌ大学)での講義が始まる。教室は精神科医にとどまらず哲学の学生や哲学者、文学者らさまざまの分野の人で埋めつくされたという。そこでは「経験のなかで精神分析以上に現実的なもの (le réel) はない」という認識のもとに現実界に力点をおいて考察が進められ、あわせてトーラスをはじめとした種々のトポロジーの図形による主体の構造の視覚化が図られる。Lacan の思想で際立っているのは、主体の根本的な在り方を調和ではなく不調和、一致ではなく分裂に見定め、いかんともしがたい根源的欠如を刻印された主体が、いかにこの在り方に忠実に、その意味で論理的に自らの場を見出すかを一貫して模索していることで、数多くの思想家ひいては宗教家、数学者がラカン派精神分析にひかれるのはこの倫理的かつ論理的側面と無関係ではないだろう。精神医学の領域についていえば、想像界、象徴界、現実界のそれぞれに同様な注意を払う方法論は示唆に富み、精神病論や神経症論の展開に対する寄与は大きい。

(加藤 敏)

⇨鏡像段階、想像界、象徴界、現実界、寸断された身体、父の名、ファルス、構造主義、構造言語学
[主著] Lacan J (1932, 1949, 1966a, 1973, 1986)
[文献] Roudinesco E (1993)

ラカン派精神分析

[仏] psychanalyse lacanienne

1963年11月に国際精神分析協会(IPA)から訓練分析家の資格なしと判定されたLacan J は、翌年6月に独自の新組織「パリ・フロイト派(EFP)」を設立する。Lacan を Lacan たらしめた『セミネール』の開始は1953年にまで遡るとはいえ、制度的実体を備えた「ラカン派」が世に誕生したのはこの EFP 設立によってである。

ラカン派の精神分析は、主に以下のような特徴によって IPA のそれと異なる。まず、従来の「訓練分析」と「治療分析」の区別を撤廃したこと。Lacan によれば、いかなる精神分析も治療を含むが、それは同時に、その終結にまで到達すれば、新たな精神分析家を生み出しうる。すなわち、訓練分析となりうる。ここには、訓練分析こそが、精神分析固有の目的性(精神分析主体が精神分析家になること)を満たす「真の分析」だという考え方がある(これにたいして、目的を治療に限定された分析は「応用精神分析」と呼ばれる)。したがってラカン派では、IPA におけるように、訓練分析を受ける主体の事前選考を行わないし、いわゆる「訓練分析家」も存在しない。いかなる分析主体も訓練分析の主体となりうるし、いかなる分析家も訓練分析家となりうるからである。以上の点は、ラカン派がセッション時間および分析期間をあらかじめ設定しないことと厳密な相関関係にある。一回ごとのセッションの終わりや、一つの精神分析の終結は、時計とカレンダーが表す「時間」によってではなく、分析主体の話(パロール)に内在する論理によって、また分析主体の欲望が辿る道筋に固有の論理によって、決定されねばならない。

冒頭に述べた EFP は、1980年、Lacan 自身の手で解散される。それ以後(厳密には、EFP の最初の分裂が起こった1969年以後)、ラカン派は分裂を繰りかえし、IPA のように統一された全体を形作ってはいない。にもかかわらず、ラカン派がフランスの国境を越えてヨーロッパや中南米の広い範囲で勢力を拡大している現状に鑑みれば、今日、世界にはIPA 派とラカン派という二つの精神分析が存在しているといってよいだろう。

(立木康介)

⇨精神分析
[文献] Lacan J (1964a), 立木康介 (2010)

ラター

Michael Rutter　1933～

　レバノン生まれ，バーミンガム大学とロンドン大学（1961）で小児科学，精神医学を学び，モーズレイ病院社会精神医学研究部門の児童精神科医として活躍し，WHOのコンサルタントとしてICD-10の編纂に携わった。自閉症の研究としては，モーズレイ病院での調査をもとに，小児自閉症の原因として統合失調症，心因性の障害は考えにくく，遺伝的要因，脳器質性の病態であろうと主張した。経過良好な一群と発達性言語障害との類比から，自閉症を言語と認知の発達障害であろうとの仮説を立て，検証を試みたが，後にこれを否定した。自閉症の特殊教育については，心理療法を併用する学級，徹底的な受容の学級，学習環境を構造化して課題に取り組ませる学級の3者を比較したところ，構造化した学級の生徒の伸びが良かった。Folstein Sとの共同の双生児研究では一卵生双生児で一致率が高いとした。Hersov Lと編集の教科書[1977]は現在でも版を重ね，邦訳されている。
　　　　　　　　　　　　　　　　（中根　晃）
⇨自閉症
【主著】Rutter M, Hersov L, ed.（1977）
【文献】Rutter M, Schopler E, ed.（1978），Bartak L, Rutter M（1971），Bartak L, Rutter M, Cox A（1977），Folstein S, Rutter M（1977），Rutter M, Bartak L（1971），Bartak L, Rutter M（1976），Rutter M, Sussenwein F（1971），Bartak L, Rutter M（1979）

ラター

[英] latah

　マレー人やインドネシア人に生じる急性の行動障害で，突然の情緒的なストレスへの曝露によって，一過性に自らの行動のコントロールを失い，周囲の人々の言語や行動を模倣し，どんな命令にも従うこと。症状として，被暗示性の亢進，反響動作，反響表情，反響言語，命令自動，汚言，交代意識，憂うつ，不安などがみられる。ヒステリー性もうろう状態と緊張病状態の中間型とみなされ，主に社会的に下層の成人女性で観察される。文化結合症候群の一つであるが，内村祐之によれば，アイヌにみられるイムもラターと全く同じ比較精神医学的現象である。これらは，本質的に共通の生物学的または心理学的原因を備えており，突発事件に遭遇した時の驚愕反応，Kretschmer Eの原始反応の原型ともみなせる。フィリピンではマリ・マリ，タイではバーチ，マレーではジャンピング，ミャンマーではヤウン・ダ・チン・ヨガなどとも呼ばれるが，シベリアでも同様の現象が観察される。
　　　　　　　　　　　　　　　　（阿部隆明）
⇨文化結合症候群，比較文化精神医学，驚愕反応，原始反応
【文献】内村祐之，秋元波留夫，石橋俊實（1938），Yap PM（1974）

ラパポート

David Rapaport　1911～1960

　精神分析家。1911年ハンガリーに生まれ，ブダペスト大学で数学と物理学を学んだ後，ハンガリーで精神分析を受け，ハンガリー大学で心理学の博士号を取得した。1938年アメリカに移住し，1940年よりメニンガー・クリニックに勤務，心理学主任，研究部長を歴任し，ロールシャッハ法などの心理検査バッテリーを用いた診断システムを作り，精神医学的治療に貢献した。Schafer RやGill MMとともに診断についてのテスト技法の本を著し[1946/1968]，ロールシャッハ法上に生じる逸脱言語表現を体系化するなど，精神分析的自我心理学の理論から思考活動の障害の心理学的背景を解明した。1948年にオースデン・リッグス・センターに移り，精神分析の理論体系の基礎となる仮説として，力動的観点，経済論的観点，構造論的観点，発生論的観点，適応論的観点により自我心理学の理論を体系化し，自律的自我など自我心理学のメ

タ心理学的定式化を行った。　　（北村麻紀子）
⇨ロールシャッハテスト，自我心理学，自我自律性，メタサイコロジー
[主著] Rapaport D（1942, 1958），Rapaport D, Gill MM, Schafer R（1945-1946/1968），Rapaport D, ed.（1951）
[文献] Rapaport D, Gill MM（1959），妙木浩之（2010），Kleiger JH（1999）

ラピッドサイクラー

［英］rapid cycler

1974年にDunner DLらは，炭酸リチウムに反応しにくく年に4回以上再発を繰り返す気分障害に注目し，病相頻発型気分障害（rapid cycling）と定義した。すなわち気分障害のうち過去12ヵ月間に少なくとも4回の大うつ病，躁病，混合性，または軽躁病エピソードの基準を満たすものが病相頻発型気分障害であり，その患者群のことをラピッドサイクラーと呼ぶ。ラピッドサイクラーは双極性障害患者の10～20％に認められ，その約8割は女性であり，中年期に多くみられる。ラピッドサイクラー化の要因として，抗うつ薬の使用が指摘されている。そのほか，甲状腺機能低下症やエストロゲンなどの性ホルモンとの関連も示唆されているが，その病態生理は十分に解明されていない。治療の対応としては，抗うつ薬を減量・中止とし，炭酸リチウムやバルプロ酸などを十分量使用することが原則とされる。病相の交代に逐一応じて治療薬を次々と変更，追加するなどして不必要に治療を複雑化し，ひいては多剤併用による病像の不安定化をもたらすことがないよう留意すべきである。　　（坂元薫）
⇨双極性障害，躁転，抗うつ薬，気分安定薬，多剤併用
[文献] Dunner DL, Fieve RR（1974），Schneck CD（2006）

ラビット症候群

［英］rabbit syndrome

抗精神病薬による薬剤性錐体外路障害の一つ。口唇の垂直方向への周期的な運動で，速さは約5Hz。ウサギの咀嚼運動に似ていることから名づけられた。1972年にVilleneuve Aによって初めて報告されている。口部ジスキネジアとの鑑別がしばしば問題になるが，口唇の動きが垂直方向のみに限られ，より速いこと，舌の運動を伴わないこと，などが相違点である。　　（冨田真幸）
⇨錐体外路症状
[文献] Villeneuve A（1972）

ラプトゥス・メランコリクス

［英］raptus melancholicus
［独］Raptus melancholicus

激越発作ともいう。ラプトゥスとは，静かな状態から突然に生ずる暴力的な行動をいう。ラプトゥス・メランコリクスは，重いうつ病制止から突然に爆発する興奮。数日間じっとベッドに横になっていたうつ病患者が突然，窓から外に飛び出したりする。比較的高齢の退行期の精神病（退行期メランコリー）の経過中にみることが多く，その興奮状態の最中に自殺企図や自傷行為，近親者への暴行へと発展することがある。自殺企図は，刃物，首吊り，轢死など凄惨な形をとりやすく，そのような行動選択には，背景にある罪業妄想と関係があるのかもしれない。この興奮状態は，時にせん妄様にみえたり，回復後に健忘を残すことから，一過性の意識障害を経過するという意見もある。激越発作は，あくまでも主観的な精神内界ではなく，行動・表出面での特徴を述べた概念であるから，実際には躁うつ病圏だけでなく緊張病に近いケースもあるだろう。　　（古茶大樹）
⇨退行期メランコリー
[文献] Peters UH（2007）

ラボリ

Henri Laborit 1914～1985

　フランスの海軍外科医，人工冬眠療法の開発者。父の赴任地インドシナで生まれ，1938年に母国の大学を卒業，第2次大戦の勃発後は海軍外科医として戦艦・空母・病院船に乗り込んで戦傷者の治療に従事した。戦後は母国の海軍病院でショックの予防と治療の研究に専念し，その病理を生体防御機構の過剰反応とみる独創的な視点から，それを制御するために体表冷却と自律神経遮断カクテルを用いて，患者を冷血動物の冬眠に似た低体温・低代謝状態に導く治療法を開発した。この構想は，現在の救命救急医療における脳低温管理に引き継がれている。次いで冬眠療法における強力な中枢神経遮断薬の有用性を予測，この要請に応えてスペシア社が合成したクロルプロマジンは後に精神病治療薬の原型になった。さらにその主著で図示した「侵襲後振動反応」は，病気と健康，発病過程と回復過程との関係を一元的に理解する上で，20世紀に提出された最良の生体反応モデルである。

（八木剛平）

⇨人工冬眠療法
[主著] Laborit H (1955)
[文献] 八木剛平, 田辺英 (1999)

ラポール

[英] [仏] rapport
[独] Rapport

　疎通性。治療関係において，治療者と患者とが程よい親密さと率直さをもって双方向性に交流できるようにすることを，「ラポールを形成する」という。治療者－患者間の信頼関係を構築するためにはラポールの形成が不可欠であり，したがってラポールの形成は，最初期の治療目標となる。Othmer S [1989] は，ラポールの形成に6つの段階を想定している。すなわち，①患者と治療者をくつろいだ状態に置く，②患者の痛みに治療者が共感する，③治療者が患者の内省力を評価し患者の味方となる，④治療者が専門家としての見解を示す，⑤治療者が正しい意味での権威性を確立する，⑥治療者が傾聴者－専門家－権威者という3つの役割のバランスをとる，である。

（岩井圭司）

⇨共感, 治療同盟
[文献] Othmer E, Othmer SC (1989)

ラムダ〔λ〕波

[英] lambda waves

　単相性，三角形の陽性鋭波で，覚醒時に模様や図形をみたときや，衝動性眼球運動時にみられる。後頭領域に優勢で，両側性だが非対称のこともある。持続は150～250ミリ秒で，振幅は$50\mu V$以下が多い。閉眼や明度を下げると消失する。光刺激に対する過敏性と関連がある。成人より小児期や思春期に多い。正常人の70％でみられ，正常亜型である。Evans CC が初めて記載した。

（井上有史）

⇨脳波〔EEG〕, 鋭波
[文献] Evans CC (1953)

ラモトリギン

[英] lamotrigine

　ラモトリギン（ラミクタール）は，英国のWellcome Foundation 社（現・グラクソ・スミスクライン社）で開発された抗てんかん薬であり，わが国では平成20（2008）年に上市された。現在の適応症はてんかんのみであるが，国外では双極性障害のうつ病エピソード（双極性うつ病）の治療にも広く用いられている（わが国では適応外使用）。皮膚粘膜眼症候群などの重篤な皮膚障害が起こりうることが警告されている。

（山田和男）

⇨抗てんかん薬

ランク

Otto Rank 1884～1939

　Freud S 存命中，周辺にいた精神分析家の

一人で，最初の非医師の分析家。Freudは彼を父親代わりのように援助して，彼は神話や芸術の研究に専心した。1911年に雑誌『イマーゴ』の編集者の一人になり，精神分析協会の中央委員会のメンバーとして，その秘書的な役割をした。1923年に「出生外傷(birth trauma)」に関する著作を発表，人生において最も外傷的な出来事は出生であり，その外傷を繰り返していくという発想からエディプスコンプレクス他の精神分析仮説を再検討した。また治療期間を短縮，制限して，出生＝分離を中断として治療に取り扱う，今日の短期力動心理療法の先駆的な業績を残した。その後Freudのグループから離れ，ヨーロッパを経てアメリカに永住し，自らの技法を「意志療法」と呼ぶようになった。積極的に自分の生き方を再検討する意志療法に関して，Rogers CRが，この影響下でクライアント中心療法を創始したと述べている。

(妙木浩之)

⇨中断療法，出産外傷(説)，短期精神療法，ロジャーズ

[**主著**] Rank O (1909, 1924)
[**文献**] Lieberman EJ (1997)

ランゲ

Johannes Lange　1891～1938

ドイツの精神医学者。ヴィスマール生まれ。ライプツィヒなどで医学を学び，1917年ミュンヘン大学Kraepelin Eの下で助手となり，1921年「躁病性疾患の枠内における緊張病性症状」で教授資格を取得した。1922年同地のシュヴァービング州立病院精神科医長となり，1926年以降同大学員外教授となりながら，1927年ドイツ精神医学研究所臨床部門部長，1929年にはBostroem Aとともに'Fortschritte der Neurologie, Psychiatrie und ihrer Grenzgebiete'を創刊した。1930年にWollenberg Rの後任としてブレスラウ大学精神神経科主任教授となり終生同地を離れなかった。1927年には恩師Kraepelinが前年に死去したため未完となっていた彼の『精神医学教科書 第9版』(第2巻『臨床精神医学』)を完成させたことは有名である。彼の研究領域は臨床精神医学のほか脳病理学，遺伝学，優生学，犯罪学に及ぶ。とりわけ，Bumke Oの『精神疾患全書』に執筆した「躁うつ病論」の中での転居うつ病についての言及[1928]は戦後の状況論の先駆的業績となった。またAschaffenburg Gの『精神医学全書』[1927]に寄稿したパラノイア問題(Paranoiafrage)のKraepelin, Jaspers Kの研究成果を踏まえた展望的論文はドイツにおけるパラノイア研究の当時の世界的水準を示すに足るものである。

(影山任佐)

⇨パラノイア，状況因
[**主著**] Lange J (1927), Lange J, hrsg. (1927)
[**文献**] Bostroem A (1938)

ランダウ＝クレフナー症候群

[英] Landau-Kleffner syndrome

後天性(獲得性)てんかん性失語(acquired epileptic aphasia)とも呼ばれる。好発年齢は5～7歳，症状は後天性失語，部分性ないし全般性てんかん発作，行動異常，精神運動発達遅滞があり，脳波上は通常両側性の多焦点性棘・徐波複合がみられる。発作は15歳までには寛解するが，言語機能の予後は不良である。焦点は後側頭部である。言語障害は失語よりむしろ言語性聴覚失認による。治療にはバルプロ酸などの抗てんかん薬，言語障害にはステロイドが有効である。

(窪田 孝)

⇨棘・徐波複合，聴覚失認

[**文献**] Commission on Classification and Terminology of the International League Against Epilepsy (1989)

乱買癖

[英] oniomania

　購買欲動の病的な亢進。とりたてて必要のない物品を目的もなく買い込む衝動的な習癖で、心理的嗜癖といえる。時として財産を失い経済的に破綻する結果を招く。Kraepelin E [1915] は、衝動狂（impulsives Irresein）の一つに放火癖、窃盗癖などとともに乱買癖を挙げており、患者は意志形成の動機の一種の不均衡により熟慮や明確な動機なしにこのような行為に追いやられるとした。　　（森本陽子）
⇨収集症
[文献] Kraepelin E (1915c)

乱用　➡️物質乱用，薬物依存（症）

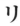

リエゾン精神医学
➡️コンサルテーション・リエゾン精神医学

リガンド〔配位子〕

[英] ligand

　特定の蛋白質と特異的に結合する比較的低分子の化合物。リガンドの例としては、酵素に対する低分子基質や受容体に対するホルモンなどが挙げられる。Fas リガンドは受容体 Fas に結合すると細胞にアポトーシスを誘導するサイトカイン＝デス因子であるが、このリガンド系は、免疫系のホメオスターシスの維持に大きな役割を果たす。その機能低下は自己免疫疾患の原因となることが知られている。　　　　　　　　　　　　　　　（門司　晃）
⇨サイトカイン，神経細胞死〔アポトーシス〕
[文献] 田中千賀子, 加藤隆一 編（2007）

罹患同胞対法　➡️分子遺伝学

力動精神医学

[英] dynamic psychiatry
[独] dynamische Psychiatrie
[仏] psychiatrie dynamique

　人間の精神現象を、生物・心理・社会的な諸力による因果関係の結果として理解することを方法論的な基礎とする精神医学である。疾病や障害だけでなくそれらをもつ人間全体を理解しようとする。事例性を重視するのである。この点で疾病性を重視する記述精神医学と対比的である。力動という言葉は静的に対比する用語であり、精神現象を進展と退行の交錯の中に捉えることを意味している。Ellenberger HF は、1882 年に催眠術研究への門戸を開いた Charcot JM によって喚起された Janet P, Freud S, Adler A, Jung CG らの相互作用こそが現代につながる力動精神医学の潮流であるとした。しかし具体的にいえば、Menninger 兄弟の貢献に代表されるように1920 年代から今日まで米国で実践されてきた精神医学であり、その大部分は Freud の貢献に負っている。わが国には、第二次世界大戦前に、東北大学の丸井清泰や古澤平作らによって力動精神医学や精神分析学が取り入れられていたが、戦後古澤によって教育された土居健郎、小此木啓吾、西園昌久、前田重治らに代表される精神科医たち、欧米に留学した精神科医や心理学者らによっていっそう発展、普及し現在に至っている。今日では力動精神医学ということと精神分析的精神医学とは同じであるという考えが広く受け入れられている。

　これは「関与しながらの観察」にもとづき患者と治療者自身について「考える」という方法を特徴とする診断と治療へのアプローチである。治療において最も重要なその役割は、精神療法であれ薬物療法であれリハビリテーションであれ、患者や家族に一貫性のある治療を提供するために、どの治療手段についても首尾一貫した概念的枠組み、すなわち治療

リキドウテキカン

構造的意味を与えるということである。臨床的アプローチの原則は，第1に，主観的体験や主観的な受診動機に価値を置く，Balint Mのいう「自家製の病気」を理解する，第2に無意識，前意識，意識という概念モデルの使用により，空想，夢，恐怖，願望，自己像，他者像，諸対象関係を理解する，第3に，症状，行動，パーソナリティは心的構造とその諸機能，心的エネルギー経済論，適応的機能などにより重複して決定されるという捉え方，第4は，患者の動機や苦悩を発達論とライフサイクル論を援用して理解する，第5は治療関係を重視し，転移－逆転移，抵抗，現実的関係が複合しているという視点から患者を理解する，ことである。　　　　　　　(狩野力八郎)
⇨関与しながらの観察，精神分析，バリント
[文献] Gabbard GO (1994)

力動的観点

[英] dynamic point of view

　Hartmann H と Kris E によれば，精神分析における力動的理論とは，個人内あるいは環境との反応における心的現象を，さまざまな心的力の相互作用や葛藤として捉えることである。Rapaport D と Gill MM は，この力動的観点がもつ仮説として，①欲動論，自我論，あるいは葛藤論などのすべてが，心的力の存在を基礎にしていること，②心的力は，その方向性と大きさで定義されること，③心的諸力が同時的に働く結果として，各力の単純な合成が生じる場合と，④単純な合成とはいえない結果が生じる場合があることを挙げた。たとえば，アンビヴァレンスは，愛／憎という二つの力の単純な組み合わせであるが，リビドーと攻撃欲動の融合／脱融合は，単純な合成とはいえない結果である。Freud A による精神分析的発達プロファイルでは，力動的および構造論的評価の項目において，外的葛藤（イド－自我と外界との葛藤），内在化された葛藤（自我－超自我とイドとの葛藤），および内的葛藤（欲動間の葛藤）を区別している。　　　　　　　　　　(生田憲正)
⇨アンビヴァレンス，葛藤，内的葛藤反応，発生論的観点
[文献] Hartmann H, Kris E (1945), Rapaport D, Gill MM (1959), Freud A (1977)

力動的基本布置

[英] basic constellation of dynamics
[独] dynamische Grundkonstellation

　Janzarik W が内因性単一精神病論の観点から提唱した精神病理学的概念。その観点では諸病態像は基本障害とその変異型とみなされる。精神病理学的意味での基本障害としてJanzarik が提唱したのが「力動（感情推進面）の逸脱」である。最終的現象形態は基本障害（病態発生）と心的構造（心像賦形）との絡み合いの人間学的加工とされる。力動の逸脱が状況の変化や力動の逸脱を惹起した契機を除外しても回復不可能で「自律的」になることが内因性精神病の唯一の判断基準である。力動の逸脱は「縮小」，「拡張」，「不安定」という3つの基本布置に区別された。縮小を抑うつ症候群，拡張を躁病症候群，不安定を急性統合失調症症候群の「疾病論的動的段階」の基本布置とした。第4の基本布置として長期持続の無力動を「力動不全」と呼称した。それは疾病の直接結果というよりも精神病が病前から存在していた力動不全を暴露したとする「先行する欠陥のパラドックス」の想定であり，統合失調症性残遺と一括する事態に疑義を唱えるものとなった。(古城慶子)
⇨単一精神病，ヤンツァーリク
[文献] Janzarik W (1959, 1988), 古城慶子 (2009a)

力動的精神療法　➡精神分析的精神療法

離人症

[英] depersonalization
[独] Depersonalisation
[仏] dépersonnalisation

　dépersonnalisation という術語は，Dugas L が 1898 年，現在の離人症に相当する現象について，自我が自らの行為に距離を感じよそよそしく思うという自我の疎隔を重視して提案した。「離人症」は 1937 年の三浦百重による邦訳語である。離人症の定義は論者によってさまざまだが，自我意識，自己の身体，外界のいずれかまたはすべてに対する現実感の喪失あるいは疎隔感と要約できる。自我意識に関しては，自己の所属感や能動性意識の喪失，または感情の消失として体験されることもある。臨床的には「自分が自分でなくなった」「何をしても自分でしているという感じがしない」「周りを見ても，映画を見ているみたいで現実感がない」「桜が咲いているのは見てわかるけれど，きれいだという気持ちが湧いてこない」などと表現される。離人症状は種々の精神疾患において多くは一過性に認められるが，まれには単一症候的に数年以上経過する場合もあるため，離人症の疾病論的位置づけや病因論に関する見解も伝統的には百家争鳴の状態だった。Janet P は離人症を精神衰弱（psychasthénie）の一種と考えて，「離人症感情は実在機能（fonction du réel）の障害の内的知覚のようなもの」と述べた。Schilder P は自己観察傾向によって「中心自我」の本来の傾向とは異なる非真性な体験が生じているものとした。Gebsattel VE von はうつ病から離人症を考察し，患者の訴える空虚は Heidegger M 的な現存在の生成の可能性の抑止とした。木村敏は Aristoteles 以来の共通感覚論を独自に展開し，離人症は共通感覚の障害であると考えた。DSM-Ⅳ-TR では解離性障害の一種とされる。単一症候的に経過し，かつ神経症水準の病態と考えられる場合は離人神経症と呼ぶ。

（清水光恵）

⇨疎隔体験，精神衰弱，解離性障害／転換性障害，離人神経症
【文献】Dugas L（1898），Janet P（1903），木村敏（1976b）

離人神経症

[英] depersonalization neurosis
[独] Depersonalisationsneurose
[仏] névrose de dépersonnalisation

　離人症は自己，身体，外界に関する現実感の希薄化ないしは喪失を主症状とし，統合失調症や気分障害，解離性障害，パーソナリティ障害，神経症，器質性疾患などの病態に広くみられる。離人神経症は精神病を疑わせる症状がなく，離人症のみを呈する神経症である。体感異常や幻覚などの症状がみられる場合，従来，統合失調症と捉える見解があったが，解離性障害にこれらの症状がみられることは多く，鑑別診断のうえで注意を要する。

（柴山雅俊）

⇨神経症，離人症，現実感消失

リスク差　➡リスク比

リスク比

[英] relative risk；risk ratio；RR

　二値変数の間の関連の強さを表す指標には，典型的に，リスク比（RR），オッズ比（odds ratio；OR），およびリスク差（risk difference；RD）がある。次のような 2×2 表を考えてみよう。

	改善あり	改善なし
治療あり	a	b
治療なし	c	d

　治療をしない場合に改善がみられる可能性は $c/(c+d)$，治療をした場合に改善がみられる可能性は $a/(a+b)$ であるので，治療をしない場合に比して治療をした場合に改善の

可能性が何倍になるかを表すにはリスク比

$$RR = \frac{a/(a+b)}{c/(c+d)}$$

を用いる。

また治療によって改善率がどれくらい増えるかの絶対値をリスク差

$$RD = a/(a+b) - c/(c+d)$$

で表すこともできる。

一般的にはオッズという表現はなじみがないが，治療をした場合に改善がみられるオッズは a/b であり，治療をしなかった場合に改善がみられるオッズは c/d であることから，治療によって改善のオッズが何倍になるかを表すためにオッズ比

$$OR = (a/b)/(c/d) = ad/bc$$

を用いることもある。

リスク差とリスク比は臨床家にとっても理解しやすい。この二つでは，リスク比の方が一般性がある（異なった集団でも当てはまる傾向がある）ことが知られている。オッズ比は臨床家にとって理解しにくいが，リスク比と同様に一般性があり，かつ数学的に扱いやすい利点がある。 〔古川壽亮〕

⇨NNT〔治療効果発現必要症例数〕

[文献] Furukawa TA, Guyatt GH, Griffith LE (2002), Furukawa TA, Akechi T, Wagenpfeil S, et al. (2011)

リスクマネジメント
[英] risk management

ある組織体の危機を回避し安全な運営を目指す管理業務（活動）一般を指す用語であり，リスクを把握・特定し，その頻度と影響度を評価（リスクアセスメント）し，それに応じた対策を講じ，また，仮にリスクが実際に発生した際には，その被害を最小限に抑えるという一連のプロセスをいう。

精神科臨床においては，患者の自傷・他害の危険性に対する介入がリスクマネジメントの中心的課題である。一定の状況を仮定し，その状況に関連した種々の背景要因を考慮して評価するというリスク概念の導入により，この領域に関する研究が進み，各種の保険数理学的手法にもとづくリスクアセスメントツール（actuarial risk assessment tool）が開発されている。ただし，その予測力には限界があり，必ず臨床的評価とあわせて使用する必要がある。さらに，臨床家には，リスクアセスメントによって同定されたリスクを治療的な介入によって可能な限り減少させること，すなわちリスクマネジメントが求められるようになっている。 〔五十嵐禎人〕

⇨危機介入

[文献] Mullen PE (2000), 黒田治 (2005)

リストカット
[英] wrist-cutting

自分の身体を傷つける自傷行為のうち，手首の内側の表皮を，カミソリなどで傷つける行為を指し，日本では手首自傷ともいわれている。青年期から若い成人期の女性に多くみられ，自傷の回数は，1回でとどまるものは少なく，習慣化する傾向をもつ。典型的な傷は浅い切創であるが，ときに縫合を必要とする開放創に至ることもある。しばしば自傷の前後の記憶は曖昧であり，自傷後には安らかな心境に至ることが多い。この現象をリストカット症候群（手首自傷症候群）として初めて記載したのは Rosenthal RJ ら [1972] であるが，歴史的には 1960 年代からアメリカで流行し，以後西欧諸国，そして今日ではわが国でもしばしば遭遇するようになり，社会現象ないしは文化的な側面もうかがわれる。またこの現象の心理的な契機として，「理解してもらえなかった」といった対象喪失感や「見捨てられ不安」が想定されている。なお精神医学領域では，境界性パーソナリティ障害のほか，心的外傷およびそれと関連したフラッシュバック，さらには解離症状との関連が示唆されている。 〔広沢郁子〕

⇨自傷, 境界性パーソナリティ障害
[文献] Rosenthal RJ, Rinzler C, Wallsh R, et al. (1972)

リスペリドン
[英] risperidone

　セロトニン (5-HT)・ドーパミン (DA) 阻害薬 (serotonin-dopamine antagonist ; SDA) と呼ばれる第二世代 (非定型) の代表的抗精神病薬。5-HT 受容体拮抗薬リタンセリンに抗 DA 作用を付加して合成された。従来の抗精神病薬は DA 受容体阻害作用が強く, 錐体外路症状 (EPS) などの副作用がみられたが, 5-HT 阻害作用が DA 機能を抑制し, 5-HT 拮抗により黒質線条体系の DA が脱抑制され, EPS が軽減された。従来薬と異なり陽性症状だけでなく, 陰性症状や認知機能にもある程度効果があるとされる。錠剤, 細粒の他, 内用液, デポ剤 (持効性抗精神病薬) もある。維持療法として 2〜12 mg/日が投与される。　　　　　　　　　　（中村　純）
⇨第二世代抗精神病薬 [SGA], 錐体外路症状, 陰性症状／陽性症状, デポ剤
[文献] 村崎光邦 (2008), 中村純 (2008)

理想化
[英] idealization

　自己または対象を完全無欠で絶対的な存在として認識することである。Freud S はこれをナルシシズムにおける「惚れ込み」と関連した現象として記述した。また Klein M は発達早期の妄想分裂ポジションにみられる分裂, 投影同一視などと同様に原始的防衛機制の一つであるとしている。乳児は自分に満足を与えるすべてよい母親として理想化し, 欲求不満にさせる母親をすべて悪いものとして脱価値化する。Klein はよい対象を悪い対象から守るために, 理想化と脱価値化は正常発達に不可避なものと考えた。すなわち発達のある段階までは, 理想化は発達促進因子といえる。しかしながら, 続く抑うつポジションで羨望などから, これが人格に組み入れられると障害を呈してくる。また, 自己心理学を発展させた Kohut H は理想化を防衛としては考えず, 発達過程で傷ついた自己対象を修復するためにこれが必要であると考えた。（權　成鉉）
⇨ナルシシズム, 原始的防衛機制, 投影同一視, スプリッティング, クライン
[文献] Freud S (1914c), Klein M (1946), Kohut H (1971)

理想自我　➡自我理想／理想自我

離脱症状
[英] withdrawal symptoms

　精神作用物質が長時間体内にあり効果を発現し続ける結果, 生体がその効果に適応して正常に近い機能を営むようになり, その効果が減弱したり, 消失したりすると, 身体機能のバランスが失われて適応失調の状態となり出現する神経・精神・身体症状をいう。以前は禁断症状という用語を使用していたが, 禁断 (断薬) しなくとも摂取速度・量が減少すれば出現するので, 現在は使用されることはまれである。同義語としては退薬徴候がある。ICD-10 では離脱状態という用語を使用している。また, ICD-10 ではアルコール, アヘン, 大麻, 鎮静剤・睡眠剤, コカイン, カフェインを含む他の精神刺激薬, タバコの離脱状態の症状, 徴候についての記載がある。離脱症候群とは離脱後の時間経過とともに出現する一群の離脱症状をいう。アルコール離脱症候群が多くみられるが, Victor M はこれを出現の時間的経過からアルコール離脱後 7 時間頃より始まり, 20 時間頃にピークをもち不快感情, 自律神経症状, 一過性の幻覚, けいれん発作等がみられる早期症候群と離脱後 72 時間から 96 時間に多くみられる後期症候群 (振戦せん妄) とに分けた。（齋藤利和）
⇨中断症候群 [退薬症候群]

[文献] World Health Organization (1993), Victor M (1971)

リタリン　➡中枢(神経)刺激薬

離断症候群
[英] disconnection syndrome

　失語，失行，失認などの高次脳機能障害を，大脳皮質が担う特定の機能領域間の連絡が離断された結果として説明する仮説であり，米国の神経科医 Geschwind N [1965] が Sperry RW の分離脳に関する臨床研究にも触発されて，自験例の分析と過去の症例の再検討により提唱したもので，離断学説とも呼ばれる。このような考え方は，Geschwind により初めて提唱されたものではなく，Wernicke C, Déjerine J, Liepmann H などの古典的連合論者によりすでに論じられている。しかし，離断症候群発表の意義は，当時まだ有力であった Goldstein K らに代表される全体論に対して古典的連合論の復活を宣言したことにある。認知や行動の解剖学的脳基盤を重視する離断学説では，離断される連合線維あるいは連合路として，一方の大脳半球内にとどまるものと二つの大脳半球をつなぐものが存在するとされ，後者である大脳交連線維の損傷による症状は大脳半球離断症候群とも呼ばれている。離断症候群の代表的な症状には，純粋失読，伝導失語，左手の失行（脳梁離断症候群）などがあるが，たとえば左手の失行の発現機序について，Liepmann ら [1907] は習熟動作の運動記憶を優位に有する左半球が左手の運動を担う右半球から離断されることを指摘し，Geschwind ら [1962] は，右半球は聴覚的言語理解には不十分であり左半球から右半球への言語情報が離断されることを指摘している。
〈吉野文浩〉

⇨伝導失語，脳梁症候群，ゲシュヴィント
[文献] Geschwind N, Kaplan E (1962), Geschwind N (1965), Liepmann H, Maas O (1907)

リチウム
[英] lithium

　リチウムは原子番号3番の元素であり，アルカリ金属に属する。リチウムは水道水や食物から微量摂取され，健常者における血中リチウム濃度はおよそ 0.001 mEq/L である。この値は他のカリウムやナトリウムに比べて，極端に低い濃度である。気分安定薬として投与する場合には，血中濃度が 0.4〜1.0 mEq/L の範囲に入るように投与量を調整するが，躁病の患者には 1.0 mEq/L 前後の比較的高い濃度が必要となることが多い。リチウムは躁病治療の第一選択薬であり，まず投与すべき薬物である。リチウムが奏効しやすい躁病患者は，爽快気分や多幸感を前景とし，誇大妄想など気分に一致した妄想を示し，混合状態や焦燥感が目立たない。また，再発回数が多くない患者の方が反応しやすい。副作用としては，しばしば手指振戦が生じ，時に甲状腺機能低下，腎の濃縮力低下とそれに伴う多尿・多飲，まれに徐脈などが生じうる。さらに，治療濃度と中毒濃度が近接しておりリチウム中毒の危険性があるため，定期的なリチウム濃度の測定が必要である。なお，非ステロイド消炎鎮痛剤との併用は，腎臓からのリチウム排泄が阻害されるので中毒を生じる危険性が高いため，控えるべきである。
〈寺尾 岳〉

⇨気分安定薬，躁病，バルプロ酸
[文献] 寺尾岳 (2006), 寺尾岳, 和田明彦 (2010)

立体感覚失認　➡触覚失認

律動性徐波　➡ IRDA　イルダ

リハビリテーション
➡精神科リハビリテーション〔社会復帰〕

リビドー

[英][仏] libido
[独] Libido

　心のさまざまな過程，構造，および対象表象が帯びるとされる，Freud S が仮定した性的エネルギー。性衝動は発達に伴い，対象との関連（リビドー備給の移動），目標との関連（昇華など），源泉との関連（口唇愛，肛門愛，性器愛など）においてさまざまに変容して現れるが，リビドーはその根底にあるエネルギーを意味する。Freud はすでに Fliess W 宛の書簡の中でリビドーを用いているが，論文上では 1905 年の『性欲論三篇』において詳しい。それによると，リビドーは人間に生得的に備わった本能エネルギーであり，発達とともに成熟する。Freud の幼児性欲論によると，リビドー発達は口唇愛期，肛門愛期，男根期，そして性器期へと発展するが，それぞれの段階に対応する快感刺激帯，充足の目標，充足の対象をもつとされる。また「リビドーの生産，増大または減少，配分，移動などが，観察された精神性的現象を解明する可能性を提供してくれるはずである」と述べ，カセクシスの概念とともに，リビドー理論は精神分析的エネルギー論の中心となった。そのため Freud の神経症論，性欲論，精神病論，自己愛理論はこのリビドー理論を基礎としている。たとえば，欲求挫折の状態では，うっ積して緊張・不安を生じ，抑圧されると無意識化したままでその力を振るい，神経症の症状形成や性格形成のエネルギー源となる。またリビドーの欲求挫折は発達時の固着点への退行を引き起こし，このリビドーが抑圧されると，固着・退行段階に応じた精神医学的症状が現れるとした。Freud は，『快感原則の彼岸』において，すべてを破壊する死の本能と対照的に，新しい統一体を作り出しこれを維持する生の本能としてエロスの概念を導入し，リビドーはエロスのエネルギーの現れであるとした。また Freud は，リビドーが自己に向いた状態を自我リビドーあるいは自己愛，自己以外の対象に向いた状態を対象リビドーあるいは対象愛と呼んだ。　　　　（黒崎充勇）
⇨昇華，愛［精神分析］，幼児性欲，口唇期，肛門期，男根期，性器期，性感帯，固着，退行
[文献] Freud S（1905c, 1920a）

リピドーシス

[英] lipidosis

　リソソーム内に存在する単一酵素の欠損により，細胞や組織に脂質が蓄積する先天性代謝異常の疾患の総称である。リソソームとは細胞の構築物を小さく分解する細胞内小器官で，膜脂質を分解する加水分解酵素を数多く含んでいる。なお，脂質の基本骨格はグリセロールと，スフィンゴシンおよびその類似脂質に分類され，通常リピドーシスは後者を基本骨格とする脂質が蓄積するスフィンゴリピドーシス（sphingolipidosis）を意味する。なお，膜脂質の組成は細胞や臓器によって異なり，セレブロシドやガングリオシドは脳の細胞膜に多く，ミエリン鞘の細胞膜はスフィンゴリピドに富む［Elliott WH ら 1997］。ヘキサミニデース A 欠損によるテイ＝ザックス病（GM2 ガングリオシドーシス），酸性スフィンゴミエリナーゼ欠損によるニーマン＝ピック病など，精神障害を認めるものがよく知られる。　　　　　　　　　　　　　　（紙野晃人）
⇨テイ＝ザックス病，ニーマン＝ピック病
[文献] Elliott WH, Elliott DC（1997）

リビングウィル〔生前遺書〕

[英] living will

　広義には，自分の葬儀や財産の分配などに対して自己の意思を示しておくことを指す。そして，医療技術の革新的な進歩という現状において，狭義には，末期状態となって，その段階では自己の意思を表明できない可能性がある場合に，不必要な延命措置を拒否し，自然な死を迎えたいという自らの意思を生前

から表明しておくという意味で用いられるリビングウィルもあり、最近ではこの意味で用いられることが多い［日本尊厳死協会 1998］。

(高橋祥友)

[文献] 日本尊厳死協会（1998）

リープマン症状

[英] Liepmann's symptom
[独] Liepmann-Symptom
[仏] symptôme de Liepmann

失行を明確に定義したことで知られるベルリンの神経学者 Liepmann H が初めて報告した症状で、リープマン現象、リープマン試験ともいう。アルコールによる振戦せん妄の患者を閉眼させ、眼瞼上から眼球を圧迫することにより人工的に幻視が誘発される。要素的な物体、太陽、月、雲、星、空、情景などが見える。被暗示性の亢進により、検者が言葉をかけることで促進される。

(中谷陽二)

⇨振戦せん妄

[文献] Liepmann H（1895）

リフレクティブ・ファンクション

[英] reflective function

リフレクティブ機能ともいう。Fonagy P ら［1993］によって導入された精神分析的概念。乳幼児が、安全な愛着関係の中で養育者と心的に交流することで生じてくる、ヒトを心理的な観点から理解する能力のこと。リフレクティブ機能が健全に発達するためには、生後3年間の養育者との関係がとくに重要とされる。彼らは、ヒトの攻撃性や破壊性をリフレクティブ機能の不全という観点から捉え、これを境界パーソナリティの中核病理とした。その後1990年代後半には、リフレクティブ機能はメンタライゼーションという用語に置き換えられた。したがってリフレクティブ機能は、メンタライゼーションとほぼ同じ意味である。両者の最大の違いは、リフレクティブ機能には評価尺度があり、成人愛着インタビューの逐語録を基に定量化できるという点にある。現在では、数値化が必要な実証研究ではリフレクティブ機能、臨床領域全般ではメンタライゼーション、という用語の使い分けがみられる。

(池田暁史)

⇨メンタライゼーション

[文献] Fonagy P, Steele M, Steele H, et al.（1991）, Fonagy P, Moran GS, Target M（1993）

リペマニー

[仏] lypémanie

うつ病の先駆概念で、抑うつ気分と心的苦痛からなる悲哀精神病（délire triste）のこと。古代ギリシャに起源をもつメランコリーは、しだいに悲しみに限らずあらゆる情熱の過剰、一徹な考えに支配された部分精神病へと意味が拡大していった。Esquirol JED は1815年にメランコリーを抑うつ性のリペマニーと、高揚性のモノマニー（monomanie）に分けた。19世紀末にリペマニーは躁うつ病、モノマニーはパラノイアへ発展消滅し歴史用語になった。

(濱田秀伯)

⇨メランコリー、モノマニー、躁うつ病

[文献] Esquirol JED（1838）

リボ

Théodule Armand Ribot　1839〜1916

フランスの心理学者。高等師範学校を修了後、翻訳を通してドイツとイギリスの心理学を紹介し、1885年ソルボンヌ大学の実験心理学教授となる。1889年にはコレージュ・ド・フランスの実験・比較心理学の主任となった。彼がフランス心理学の祖と称されるのは、実験・比較心理学に対する彼の見解が、その後のフランス心理学を特徴づけることになったからに他ならない。Ribot 自身の考える実験心理学はイギリスやドイツの実験室実験とは異なり、病態心理学（psychologie pathologique）であった。すなわち物理学などの実験が人為的実験ならば、病気はやむを

えない自然の力によって作り出された自然実験であり，病的な心理的機能の理解が一般的な心理的機能を明らかにするのに役立つと考えた。そして詳細な観察と分析をもとに，「記憶」（リボの法則），「意志」，「人格」のいわゆる疾患三部作を発表した。このような立場から，弟子の多くは心理学者であると同時に医学者である者が多く，その中には Janet P，Dumas G，Wallon H，Lagache D らがいる。また，彼の階層理論（hierarchy）への傾倒はジャクソニズムの紹介を通して，Janet や Ey H の考えに大きな影響を与えた。

(小川俊樹)

⇨ジャクソン学説，ジャクソン，ジャネ，エー
[主著] Ribot TA (1881, 1883, 1885, 1888, 1896, 1905)

リミットセッティング

[英] limit setting

限界設定ともいう。治療設定を構造化することを精神療法技法の一つと捉える考え方にもとづいている。構造化の強さは目的に応じて調整することができる。「治療目標や計画の説明」も構造化の一つである。さらに強い構造化がリミットセッティングであり，厳密には幾分弱いものと強いものに分けられる。前者は「入院中のかくかくの期間外泊禁止である」「精神療法期間，人生における重大な決定は避けるべきだ」など条件付きの構造化つまり制限の設定である。後者は，結果についての約束を伴う制限の設定であり，「もしあなたが病院のルールに違反する行動をとったなら自由外出は禁止する」とか「もしあなたがかくかくの違反をしたなら治療は中止する」などである。この約束は患者も治療者も守らなければならないという意味で相当強い設定である。このような意味における構造化技法は，とくに不適切あるいは衝動的な行動をとる傾向がある境界性パーソナリティ障害をもつ患者の治療で行われることが多い。この方法は，危険な衝動の行動化から患者を守ること，内面の言語化を促し，現実検討能力を促進し人格的な成熟を促すという治療の意義をもっている反面，人権の制限を伴うことに留意すべきである。

(狩野力八郎)

⇨構造化，境界性パーソナリティ障害，行動化，現実検討
[文献] 狩野力八郎 (2004)

流暢性失語

[英] fluent aphasia

失語症の類型化を行う上で自発話の諸特徴をまとめて流暢性失語と非流暢失語に二分する。流暢性発話の特徴をまとめると，速度は速く，日本語では1分間に20語以上とされる。プロソディー，構音は良好で，健常者同様の長さの発話が表出される。単語を産生しようとする際に努力性を示さない。流暢性失語症者では喚語困難のために休止が生じることがある。多弁で，健常者以上の発話量を示すことがある。とくにジャルゴン失語ではこの傾向が著しい。保続は示さない。流暢性発話では機能語は失われずに代名詞，形容詞等は産生されるが重要な情報をもつ言葉が出ない空虚な発話が出現する。流暢性失語では錯語が頻出する。流暢性失語にはウェルニッケ失語，超皮質性感覚失語，伝導失語および失名辞失語が含まれる。流暢性による分類は病変部位の前方・後方の区分によく一致し，ローランド溝後方の言語野に病変がある失語症者では流暢性失語を示す。

(種村 純)

⇨ジャルゴン失語，ウェルニッケ失語，伝導失語，失名辞失語
[文献] Edwards S (2005)

流入仮説

[英] drift hypothesis

統合失調症の発生に関する仮説。発病により患者は孤立化したり貧困状態に陥ったりするという仮説。逆の，孤立化や貧困が発病を

促進するというブリーダー仮説（breeder hypothesis），あるいは社会的孤立仮説（social isolation hypothesis）と対立する。ブリーダー仮説の根拠となった研究はFaris RELらによるシカゴスラム街と郊外における統合失調症と気分障害の有病率比較の研究で，統合失調症は社会経済的地位が最も低い市の中心地区にいくほど有病率が高く，気分障害ではそのような関係がみられないことを示した [Tseng WS ら 1981]。一方 Goldberg EM ら [1963] は，精神科病院初回入院患者の父親の職業等を調査して患者が育った家庭の社会経済的環境は一般と変わらないことを示し，統合失調症患者の低い社会経済的地位は発病の原因ではなく結果であるとした。精神疾患と社会階層との因果関係については今も決着がついていない。 (井上新平)

⇨統合失調症［社会・文化的観点］

[文献] Tseng WS, McDermott JF, Jr. (1981), Goldberg EM, Morrison SL (1963)

瘤波 ➡頭蓋頂鋭一過波

リューディン

Ernst Rüdin 1874～1952

　ドイツの遺伝精神医学者。Kraepelin Eに師事し，無規因の精神障害の論文で教授資格取得。1928年来ミュンヘンのドイツ精神医学研究所の遺伝学部長となり精神障害の原因として遺伝因を重視し，遺伝精神医学の開拓者となった。彼の研究所にはイギリスのSlater E, アメリカのKallmann F, スウェーデンのEssen-Möller E, デンマークのStrömgren Eなどが集まった。

　彼は『統合失調症の遺伝と発生』[1916] の中で今日の遺伝精神医学研究の中心的問題を提示するとともに，経験的遺伝予後を提唱している。これは発端者の家族の精神障害の頻度を一般人口の精神障害の頻度と比較し，経験的な発病危険率を予測するもので，今日なお遺伝相談の科学的根拠として用いられている。また彼は双生児研究を精神医学領域に導入した。門下からは，Lange J（犯罪者），Luxenburger J（統合失調症，気分障害），Conrad K（てんかん）らの優れた研究がうまれた。彼を中心とする研究がナチズムの指導原理に利用されたことは遺伝精神医学にとって不幸な出来事である。 (飯田　眞)

⇨双生児研究

[主著] Rüdin E (1916)

リュムケ

Henricus Cornelius Rümke 1893～1967

　オランダの精神医学者。アムステルダムで医学を学び，まず生理学，そして精神医学に進んだ。チューリヒでBleuler Eの薫陶を受けるとともに，Maeder Aから精神分析的精神療法を学んだ。ユトレヒト大学で，発達心理学の講座を担当したあと，1936～1963年，精神医学講座を主宰した。国際的な精神保健運動にも関与し，1953～1954年には世界精神保健連盟会長を務めた。人間学的現象学の立場から，精神領域の「自己をひらくこと」と「自己を閉じること」という基本的現象，そして医師と精神病患者の感情的接触について論じ，後者からはプレコックス感の考えが生まれた。が，彼は理論家というより実践家であった。『幸福感の現象学と臨床』[1924]，『総論』『精神病』『精神病と正常の間』の3巻からなる教科書『精神医学』[1954/1960/1967] のほか，原書で3集に及ぶ論文集のBaeyer W von編のドイツ語訳選集は『花咲ける精神医学の危機』と題されて出版されている。 (小林聡幸)

⇨プレコックス感，現象学

[主著] Rümke HC (1924, 1954, 1960, 1967a, 1967b)
[文献] 中井久夫 (1984), Baeyer W von (1968)

療育　➡治療教育

了解

[英] understanding
[独] Verstehen
[仏] compréhension

　了解の原語であるVerstehen（わかること，理解の意）は，19～20世紀の哲学者Dilthey W以降，自然科学に対置される人間の学としての人文・社会諸科学（精神科学）に独自の方法論を指した。20世紀ドイツの精神医学者・実存哲学者のJaspers Kは精神科学の伝統概念としての了解を，患者の心的現象を認識するための精神医学の方法論に導入した。Jaspersの了解は，①静的了解（statistisches Verstehen），②発生的了解（genetisches Verstehen）に大別できる。前者は個々の心的現象を対象とし，患者が体験した心的現象を我々の心に描き出してそのまま捉えること。諸現象間の関連や発生は考慮せず，現象を静止状態で捉える。静的了解で捉えた現象を記述し，区別して命名することをJaspersは現象学と呼んだ。現象学の対象は知覚異常，錯覚・幻覚，追憶想，妄想等あらゆる精神症状に及ぶ。一方後者は諸現象間の関連を対象とし，ある心的現象から他の心的現象が動機関連や相互作用によって発生するところを明証的に心の内から捉えること。このように捉えられた諸現象間の関連を了解関連と呼ぶ。発生的了解の端的な例は攻撃された者は腹を立てて防御行為をする，欺かれた者は邪推深くなるなど。臨床的には正常・異常体験反応，夢，強迫症状，解離・転換症状，一部の妄想の内容，さらには病に対する患者自身の態度，性格や人格など。心的現象の了解を進めて了解不能な限界に辿り着くと，自然科学的対象のように因果律で客観的に「説明」される。この了解不能なものは身体を基盤とする意識外の機構に因ると想定された。なお，Jaspersは後に上記の他に「実存的了解」を提示した。Jaspersによれば，我々は個々の心的現象を分析しながらも「人間存在の包括的なものの意識を視界の果てにおいては保持」しなければならない。この包括的なものは「人間の自由性」から発し，ある意味で了解不能だが，了解可能なものの源泉である。了解不能なものの一方の極は身体的な基盤をもつ意識外のもの，つまり自然だが，他方の極は，自由を基盤とした全体としての人間の可能性つまり実存である。　　　（清水光恵）
⇨因果関連，発生的了解，感情移入的了解，現象学
[文献] Jaspers K（1913/1948）

了解関連　⇨了解

了解心理学

[独] verstehende Psychologie

　広義にはDilthey W, Spranger Eなどが提唱した精神科学独自の心理学をいう。Jaspers K [1948] は彼らの影響のもとに，精神医学の「現象学」的方法として「了解心理学」を発展させた。すなわち病的事象の記述における「了解連関」・「因果性」などを論じる方法論的議論である。

　この議論の意義は，たとえば精神医学における記述とは「患者が現実に体験する心的状態をまざまざと心の中に描き出し，近縁の関係に従い考察し，できるだけ鋭く限定し，区別し，厳格な述語で命名する」[Jaspers 1948]ことであるという命題のうちに集約されている。実際「了解連関」・「因果性」に関する議論は，いずれも事象を「近縁の関係に従い考察し，できるだけ鋭く限定し，区分」することにかかわるものに他ならない。精神科医にとり最も基本的かつ重要な営みである記述のうちに，これだけの方法論的要請を見出した研究者は他にはいまい。　　　（金森　敦）
⇨了解，了解人間学，ヤスパース
[文献] Jaspers K（1913/1948）

了解人間学

[英] comprehensive anthropology
[独] verstehende Anthropologie
[仏] anthropologie comprehensive

フランクフルト＝ゲーテ大学の教授であったZutt JやKulenkampff Cの提唱した，精神医学における人間学。Zuttは統合失調症者の，言語性幻聴の特徴を，Jaspers Kのいう「対象なき聴覚」すなわち積極的に他者の声を聞く（aktives Stimmenn hören）のではなくて，他者に圧倒され「受動的に語りかけられる」（passives Ansprechen werden）ものであることを明らかにした。よって，幻視も同じく「対象なき視覚」ではなく，「実在しない他者によって注視されている」（Erblickt werden）のである。つまり，つねに受動態のかたちをとっていることこそ，彼らの本質的なありかたであることを示した。また，彼らの妄想も，Jaspersのいう「了解不能」ではなく，生活史や状況に応じて了解可能なものであること，また，Sartre JPに立脚して，対象を生物学的精神医学の対象たる「身体」（Körper）とは区別して，生きられる「からだ」（Leib）であることも明らかにしている。 (山中康裕)

⇨ツット，了解
[文献] Zutt J, Kulenkampff C (1958), Zutt J (1963, 1970)

利用行動

[英] utilization behaviour

Lhermitte F [1983] が記載した前頭葉損傷にもとづく行動のうちの一つであり，物品を提示すると必要もなくつかみ利用してしまうことをいう。把握現象を伴い，外界の視覚および触覚刺激に依存して行動してしまうことが特徴的である。道具の強迫的使用との違いは，強制的ではなく，右手に限らず両手に出現することであるが，両者を必ずしも明確に区別できない場合もある。神経基盤は，一側ないしは両側の前頭葉内側面の損傷が考えられている。 (船山道隆)

⇨把握反射〔にぎり反射〕，道具の強迫的使用現象
[文献] Lhermitte F (1983), 森悦朗，山鳥重 (1982)

両性具有　➡両性素質

両性素質

[英] bisexuality

生得的に両性の性的素質を人がもっているという考え（両性具有）で，Freud SがFliess Wに影響を受けて精神分析理論に取り入れた概念である。しかしながらFreudは，発達的に男根の有無と去勢不安を重要視したために，欲動理論との関係が明確にならないとし，この概念を明確にできなかった。それは，生物学的に別の性は抑圧されるという心理的意味と生物学的な意味をFreudが一致させるのが困難であったからである。また乳幼児は両親に同一化（心理的な両性素質）するが，Klein Mは，男児，女児とも早期の発達段階で，母親に同一化するとし，これを女性段階（feminine phase）として概念化した。よい母親との関係性を通して，女児は母親の身体に対する破壊的攻撃性を減少させ，全体対象としての母親に同一化し，女性性を獲得する。また男児も同様に，母親の身体内部にあると空想されている男根に同一化し，男性性を確立していく。 (権　成鉉)

⇨欲動［フロイト］，同一化〔同一視〕
[文献] Freud S (1905c), Klein M (1928)

旅行精神病

[独] Reisepsychose

Nilsson L [1966] が提唱した疾患概念。外国旅行などの旅行中に起こる一過性の精神病性障害で，幻覚妄想，錯乱などがみられ，非定型精神病の病像を呈することもある。外国人留学生などにも起こり，文化摩擦や孤立状況，疲労，緊張状態などを背景に生じる。一

見，統合失調症と見分けがつかない場合もあるが，通常，予後は良好である。病的旅 (voyage pathologique) は精神病状態において病的体験に促されて行う旅行を指す。

(宮田善文)

[文献] Nilsson L (1966)

リラクセーション療法
[英] relaxation therapy

心身の緊張状態を一定の訓練方法に従って体系的に弛緩させる技法。リラクセーションは通常さまざまな心理療法の中の構成要素として広く用いられている。どのようなリラクセーション法であっても，自律神経系の働きを交感神経優位の状態から副交感神経優位の状態へ変換し，また，過剰に反応している下垂体を制御して内分泌を調整し，ストレスによって増大している心身の緊張や不安を低減することができる。心身症患者に対しても多くの研究からリラクセーションが治療の効果をもつことが知られている。予防的効果が評価されてストレスコントロールの方法としても用いられている。代表的な技法としては漸進的筋弛緩法，自律訓練法，バイオフィードバック療法などがある。たとえば漸進的筋弛緩法は，筋肉の緊張を低下させ，弛緩されることによって心理的な弛緩を得ようとする方法である。

(坪井康次)

⇨自律訓練法，バイオフィードバック療法，心身症

履歴現象　➡逆耐性現象

リワーク

精神疾患により仕事を休んでいる人に職場復帰（リワーク）を支援するリハビリテーション。背景には，精神疾患とりわけうつ病やうつ状態で休職する社員が増加し，復職してもすぐに再休職することがある。このような傾向は1990年代からみられ，1998年にNTT東日本関東病院で秋山剛ら [2004] により開始されたプログラムが先駆けである。2005年にメディカルケア虎ノ門で精神科デイケアとして始められて以来，医療機関で広く行われ，うつ病リワーク研究会 [五十嵐良雄2008] を結成，リワークに関する研究や啓蒙普及を行っている。病気について学ぶ心理社会教育や認知・行動療法等を用いての生活リズムや症状の自己管理，協同作業や役割分担を通じて対人交流を経験する集団プログラム等が実施される。最終目的は再発予防であるが，復職への準備状態を本人が確認でき，復職への意欲も高まる。また，都道府県ごとに設置されている障害者職業センターや精神保健福祉センターなどでも同様のプログラムが行われている。

(五十嵐良雄)

⇨うつ病

[参考] うつ病リワーク研究会HP
http://www.utsu-rework.org/

[文献] 秋山剛 (2004)，五十嵐良雄 (2008)，五十嵐良雄，加藤由希，福島南 (2009)

臨界期〔クリティカル・ピリオド〕
[英] critical period

ヒポクラテス医学においては，crisisは病状の急激な改善であり，「徐々なる改善」の対立概念であった。中井久夫はConrad Kの発病過程の図式を作成し，統合失調症の急性期から回復過程への転換期を臨界期と命名した。そして，発病時にも類似の時期があるとして，これを発病期臨界期と名づけた。中井によると，この時期には下痢，高血圧，円形脱毛症，無月経，悪夢など，非特異的症状が頻発し，この時期独自の孤独感を経験し，この時期の治療的関与の如何が回復への鍵であるという。そして，言語活動が乏しいこの時期を，中井が開発した治療，つまり絵画療法システムを頻用して，通過を容易にすることを試みた。追試者は，緊張型統合失調症の急性期からこの移行期に限って，効果を認めた。

(山口直彦)

⇨前駆期統合失調症，絵画療法

リンケージ解析〔連鎖解析〕
［英］linkage analysis

同一染色体上で隣接して座位する遺伝子群は，おのおのの遺伝子が独立して遺伝するより，高い頻度で結びついて遺伝するが，これを連鎖という。連鎖解析とは，メンデルの独立の法則の例外である「遺伝子の連鎖」を応用した技術で，遺伝病における原因遺伝子が座位する遺伝子座を決めるための最も一般的なスクリーニング法。大きく，ノンパラメトリック連鎖解析とパラメトリック連鎖解析に分かれる。連鎖解析は，遺伝性疾患の患者の家系の成員を対象とする。世代間の動き（相同染色体の減数分裂における組み換え，具体的には，DNAマーカーおよび疾患という表現型）に着目し，これらの実測されたデータの尤度（θ：組み換え割合）を計算し，この値が高くなる場所を検索する。組み換え割合（θ）は，0と0.5の間をとり，0ではDNAマーカー（遺伝子多型）と同一であり，0.5では完全に独立（連鎖が全くない）ことを意味する。マーカーには，制限酵素断片多型（restriction fragment length polymorphism；RFLP）とマイクロサテライト多型（short tandem repeat polymorphism 座位；STRP座位）などがある。

パラメトリック連鎖解析は原因遺伝子が一つであり（単一遺伝子病），浸透率が1に近いメンデル型の遺伝形式のときに有効である。パラメトリック連鎖解析では単点解析（二点解析）と多点解析があり，単点解析の場合のパラメータは，減数分裂時の疾患原因遺伝子座とマーカー遺伝子座との組み換え割合 θ（0〜0.5）である。尤度比（$L(\theta)/L(0)$）の常用対数をとったものをロッド値（lod score；$Z(\theta) = \log 10 [L(\theta)/L(0)]$）といい，連鎖についての評価の指標となる（ロッド値＞3が有意水準として推奨される）。この手法により，ハンチントン病の原因遺伝子座位，がん抑制遺伝子 Rb の座位が決定された。

ノンパラメトリック連鎖解析は，遺伝形式を仮定しない解析であり，頻度の高い疾患（common disease），多遺伝子疾患が対象となり，罹患同胞対解析（affected sib-pair analysis）が代表例である。　　（川嵜弘詔）
⇨関連解析〔遺伝子関連解析〕，感受性遺伝子
【参考】形質マッピング HP
http://www.genstat.net/parametric/index.html
【文献】鎌谷直之 編(2001)，緒方宣邦，野島博(2000)，鎌谷直之 (2007)

臨死患者
［英］dying patient

医学的に治る見込みがないと診断され，死を間近にした臨死患者の肉体的精神的苦痛に対して，近代医学の力を借りながらも精神的援助を重視し，終末期患者の QOL（quality of life）をより良くし，人生の最後の日々を人間らしい尊厳を維持し安らかな死を迎えられるようケアするターミナルケア（terminal care）が注目されている。臨死患者の疼痛を軽減することが要請され，死を予感した患者の不安，焦燥，易怒，拒絶，抑うつを理解する必要がある。Kübler-Ross E［1969］の唱えた「死の五段階説」の概略は，致命的疾患にかかったことを知ると衝撃を受け，第1段階では現実を「否認」し，第2段階で「怒り」が生じ，第3段階で運命と「取り引き」をしようとし，第4段階で「抑うつ」となり，第5段階では静かな気持ちで死を「受容」するというものである。家族に対しては，患者の死を宣告されたショック，患者への自責感，介護費用などの負担，さらに患者の死後の罪悪感や対象喪失による抑うつ反応に注意する必要がある。臨死患者への対応は担当科の問題だけでなく，リエゾン精神医学の一分野としても重要である。ターミナルケアを行う施設はホスピスと呼ばれる。　　（福永知子）

⇨ターミナルケア，ホスピス，生活の質〔クオリティ・オブ・ライフ〕，キューブラー-ロス
[文献] Kübler-Ross E（1969）

リン脂質
[英] phospholipid

　リン酸エステルを有する脂質の総称。細胞膜などを構成する脂質二重膜の主成分である。グリセロール骨格をもつグリセロリン脂質（フォスファチジルコリン，フォスファチジルエタノールアミンなど）およびスフィンゴシン骨格を持つスフィンゴ脂質（スフィンゴミエリンなど）が含まれる。フォスファチジルイノシトール2リン酸など，細胞内シグナル伝達に重要な役割を果たすリン脂質もある。

〈加藤忠史〉

[文献] 清水孝雄 編（2004）

臨床心理学
[英] clinical psychology

　名称は米国の Witmer L の提唱による。心理的な臨床活動（心理臨床）を実践し研究する学問である。心理臨床とは，人々の何らかの心の問題や葛藤，日常生活での適応上の問題などに対して，広い意味での心理学的な知識や技法を用いて克服や解決をもたらす支援活動のことである。この心理臨床における心のメカニズムや法則性・理論を研究し，かつ支援活動の技術や技法を開発向上させる学問が臨床心理学である。このように臨床心理学は，実践と研究が不即不離に関係し合っている学問といえる。かつて，臨床心理学は一般心理学の理論，方法の原理を臨床活動に応用するという意味で心理学の一つの応用分野と位置づけられた時代があった。しかし，今日個別的で独自性をもった対象である人間およびその営みの状況（家族・組織など）とかかわる心理臨床は，実験場面のように特定条件の制限や範囲を規定し対象化することはできない。当面する問題への対応には，そこに生じる複雑な人間関係の質や状況への詳細な認識と解析が必要となる。また，その関係性や状況に対して，つねに適切な距離を保ち関与観察するには，実践でも研究においても自己を訓練しておく必要がある。この点が他の学問と異なるところであり，相互に織り成す人と人との関係性を認識する心理学独自の方法論と理論をもつものとなった。そして，その心理臨床にあたっては心理学を含む，心の科学全般つまり，文学，哲学，宗教，芸術，精神医学，行動科学，文化人類学，社会学，精神分析などを援用した理論や方法などが用いられるなど，異なる種々のアプローチをもっている。臨床心理学が発展させてきた研究とその心理臨床の内容には，おおよそ4つ領域がある。①問題を把握し程度や性質を査定する臨床心理アセスメント，②介入支援の方法としての臨床心理的援助，③地域や集団に働きかけるコミュニティ援助，④さらに①〜③の領域に対する調査・研究などの臨床心理研究法である。

〈乾　吉佑〉

⇨医療心理学，力動精神医学，臨床心理士
[文献] Kochin SJ（1976），河合隼雄 監修（1995），大塚義孝 編（2004）

臨床心理士
[英] clinical psychologist

　臨床心理学を基盤に心理的な臨床活動（心理臨床）を実践し研究する専門職。心理臨床が社会的活動として認知されるにつれ，心理臨床専門職への社会の要請が高まり専門職として最初に米国で資格化された職業。わが国では1988年に財団法人日本臨床心理士資格認定協会が臨床心理士を創生し，2010年10月1日現在医師を含めた2万1,407人が認定され，おもに以下の7領域（医療・保健領域，福祉領域，教育領域，大学・研究所領域，司法・法務・警察領域，産業・労働領域，私設心理相談領域）で実践活動を行っている。専門的職務として，①臨床心理学的検査や面接

を用いたアセスメント（査定，評価），②カウンセリングや心理療法による臨床心理的援助，③地域や組織へのコミュニティ援助，④上記の①から③の領域についての調査・研究がある。専門職としての訓練教育は必須で，水準維持された大学院の修士修了と認定試験合格後の研修が課せられている。また「臨床心理士倫理綱領」の遵守が義務づけられている。　　　　　　　　　　　　　　　　（乾　吉佑）

⇨臨床心理学，カウンセリング
[文献] Kochin SJ(1976)，河合隼雄 監修(1994)，大塚義孝 編 (2004)

臨床単位　➡疾患単位／臨床単位

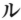

類催眠ヒステリー

[英] hypnoid hysteria
[独] Hypnoidhysterie
[仏] hystérie hypnoïde

1894年から1895年頃にBreuer JとFreud Sが提唱した用語で，類催眠状態に起源をもつヒステリーのことである。類催眠状態は，Breuerによれば「通常の夢想（白昼夢やもうろう状態）に感動が侵入する」際に生起する自発的自己催眠であり，いくつかの状況（恋愛状態，大切な病人の看護など）では，引き起こされやすいという。類催眠状態のときの諸表象は，連想の流れから切断され，いかなる連想形成とも結びつかず，人格や生活史に統合できない。これらの表象は，強い情動が込められた孤立した精神群をかたちづくり，こうして精神生活の中に分裂が形成されるのである。これは人格の二重化においてとくにみられるとした。Breuerは類催眠状態がヒステリーの基本条件とした。後に，Freudは防衛ヒステリーや貯留ヒステリーの概念を提唱し，Breuerの類催眠状態とヒステリーとの関連についての考えは精神分析の発展の中で消えていった。
　　　　　　　　　　　　　　　　（西村良二）
⇨防衛ヒステリー，貯留ヒステリー
[文献] Freud S, Breuer J (1893-1895b)

類循環精神病

[英] cycloid psychosis
[独] zikloide Psychose

Kraepelin Eの二分法で表出した中間群に対して，Wernicke-Kleist-Leonhard学派が疾患単位として提唱してきた概念で，日本では非定型精神病［満田久敏］に当てはまる。Wernicke C［1900］やKleist K［1928］にも疾患概念の記載がみられるが，内因性精神病の中で体系的にまとめあげたのがLeonhard K［1957］である。彼は，情動，思考，精神運動性の症状にみられる二極性から，3つの亜型（不安－恍惚性精神病，興奮－制止性錯乱精神病，多動－無動性運動精神病）に分類している。経過は病相の反復をきたすものの，自然寛解することが追跡調査［1964］において報告されている。彼は，類循環精神病が統合失調症（系統性）とは病像，経過からまったく異なる疾患であるとしているが，症状が類循環精神病に類似しても遺伝負因が高く，周期性経過の後に欠陥状態に至るものとして，非系統性統合失調症を細分している。

　　　　　　　　　　　　　　　　（須賀英道）
⇨非定型精神病，内因性，非系統性統合失調症
[文献] Wernicke C (1900)，Kleist K (1928)，Leonhard K (1957, 1964)

ルイス

Aubrey Lewis　1900～1975

オーストラリア生まれ。後に英国に移住し，当時の英国精神医学の指導者となった。英国では，ドイツ精神医学が内因性うつ病と反応性うつ病を区別したことについて大きな議論が沸騰した。モーズレー病院のMapother E

は Kraepelin E の躁うつ病一元論を支持し，うつ病にみられる型の違いは程度の違いに他ならないと考えた。一方，ガイズ病院の Gillespie RD は，反応性（reactive）うつ病と内因性（autonomous）なうつ病とは独立していると主張した。Lewis は，うつ病に関する歴史的論文"Melancholia"を執筆し［Lewis 1934, 1936］，発症に生体と環境の相互作用が介在する限り，うつ病を細分類することは困難であるとして，うつ病の一元論を主張した。他にも彼は，社会精神医学を発展させた業績が高く評価されている。Lewis は，1923 年にオーストラリアのアデレードで医師となり精神科の研修を受けた。1926 年にはジョンズ・ホプキンス大学へ留学し，Meyer A から大きな影響を受けたことで知られる。1928 年にロンドンのモーズレー病院に勤務し，やがては病院長となる。1946 年にロンドン大学精神科の教授となり，1966 年に名誉教授となる。Institute of Psychiatry, London の設立を立案したことでも知られる。　　（神庭重信）

⇨社会精神医学

[**主著**] Lewis A（1934, 1936）
[**文献**] Shorter E（2005）

類てんかん性格

[英] epileptoid character

てんかん患者には生来的に一定の性格特徴をもつとの歴史的な見解にもとづく用語である。その特徴として粘着性と爆発性が挙げられ，粘着性には緩慢，迂遠，細事への拘泥などがある。しかしながら，現在では粘着性と爆発性がてんかんに特有の性格とは理解されておらず，両者の素因的関係を否定する考えが一般的である。むしろ，てんかん活動それ自体によるもの，器質的要因，抗てんかん薬の影響，心理社会的因子など多様な病態の関与を考慮することが重要である。　　（和田有司）

⇨粘着気質

類統合失調症　➡スキゾマニー

類破瓜病

[英] heboidophrenia
[独] Heboidophrenie; Heboid
[仏] héboïdophrénie

Kahlbaum KL が破瓜病の亜型として概念化した病像で，破瓜病と同様に青年期に発症するが，非行や犯罪など道徳面での症状を呈することと，あまり激しくない経過をとり，精神的能力は天与の状態を保ち，錯乱や荒廃に至らない点が破瓜病との違いである。その精神的な特徴は，心的徳性の複合体としての偏倚と異常，習癖や道徳性の欠如ないし偏倚であり，素人には精神疾患というより，訓育の悪さや不作法という印象を与えるものである。Kahlbaum は性格の不良や養育の不良か精神疾患かの鑑別は容易ではないとしつつも，遺伝的な負荷や発達の問題の重要性を指摘している。今日，用いられなくなった概念であるが，現代の診断学では，破瓜病の亜型という点を重視するなら，単純型統合失調症で反社会的病像を呈するものとなろう。また，行為障害（素行障害）や一部のパーソナリティ障害とも相覆うところがあるであろう。

（小林聡幸）

⇨破瓜病，単純型統合失調症，行為障害〔素行障害〕

[**文献**] Kahlbaum KL（1890）

ルーシー・R 嬢 [症例]

miss R. Lusy; Fräulein R. Lusy

「ヒステリー研究」[Breuer J, Freud S 1895] の第 2 症例。外傷の回想象徴に嗅覚が選ばれた珍しい例として，また遺伝的素質のない人も外傷体験によってヒステリーを生じる例として Freud は紹介した。患者は住み込みで家庭教師をしている女性で，慢性化膿性鼻炎で嗅覚を消失している中で「焦げたプディング」（治療の途中からは「葉巻」）の幻嗅に悩

み，Freudの治療を受けた。Freudは催眠に誘導できず，患者の額に手を当て記憶の想起を強く促す前額法を採用したところ，主人から愛されることを秘かに願っている際に理不尽な罵声を浴びせられ望みを打ち砕かれたという外傷体験が想起された。そして，外傷に関連するエピソードの際に嗅いでいた臭いが感情的な刻印として転換症状形成に寄与したと理解された。「分析の最後の一片が解決され，突如として治癒がもたらされる」経過や，患者が用いた否認の機制，隠蔽症状の存在，治癒した患者が抑圧から解放され「感情を楽しむのは自由だ」と述べたことなど，多くの示唆を与える症例である。　　　（山科　滿）
⇒ヒステリー
[文献] Breuer J, Freud S (1893-1895)

ルソー

Jean-Jacques Rousseau　1712～1778

18世紀ジュネーブ出身の思想家。『社会契約論』『エミール』『告白』などで知られる。人間の悪と不幸の原因を社会に求め，自然人をモデルに良心の声に従い，本来の自己に回帰して社会と個人の関係修復を求めた。臆病で受動的な性格，一時的な錯乱，性倒錯，猜疑，妄想，両価性，遁走，放浪が確認されており，精神病質，統合失調症，躁うつ病，パラノイアなどの可能性が指摘されている。人生後半期は百科全書派に対する辛らつな反論が影を潜め，不安，絶望，孤独，諦めの中でしばしば自殺を考えながら転々と居所を変えた。40歳ごろに生じた妄想は54歳前後に体系化し，晩年には周囲全般に拡大した。死ぬまで知的活動は衰えず，幻覚を欠き，攻撃的な闘争に出ることもなく，むしろ逃げて身を引いてしまうところから忍従型（variété résignée）あるいは弱力性解釈妄想（délire d'interprétation hyposthénique）[Capgras J]，無力妄想[濱田秀伯]との見方がある。

（濱田秀伯）

[主著] 小林善彦，樋口謹一，海老沢敏ほか 訳(1979-1984)
[文献] Sérieux P, Capgras J (1909)，中谷陽二(1984)

ルートヴィヒ二世 [症例]

Ludwig Ⅱ von Bayern　1845～1886

バイエルンの王家ヴィッテルスバッハの世継ぎとして生まれ，1864年，18歳で即位。若いときは長身，スリムで美貌の男子であった。王の生涯は謎多く，ほぼ伝説化している。

王は15歳の時，オペラ「ローエングリン」を見てから，歌劇・楽劇作曲家 Wagner R の虜となり，後々名作と評される作品に溺れてゆく。多額の借金を抱え，流浪の身の彼のパトロンとなり，生活全般を含め，自らの年金に加え，国庫から想像を絶するような大金を費消して行く。

王には，他に天文学的数字の金銭を注ぎ込むほどの築城癖があり，居城のホーエンシュバンガウ，有名なノイシュバンシュタイン，リンダーホーフ，ヘレンキムゼー（ヴェルサイユ風）などは既完，さらに計画にあった二つの築城は夢と化す。

こうして王は責務である政治には全く無関心ゆえ，国家財政は窮乏に瀕し，政府は慌て，ミュンヘン大学精神科の正教授であった Gudden B von と相談，彼を頭に Hagen FW, Grashey H von, Hubrich M の4人の医師団が患者不在で，集めた証言のみで王はパラノイア（当時の概念）を病み，得体知れず，制御不能で危険，人間としての価値を失い，治癒の見込みなしと断じ，鑑定書に署名した（1886年6月8日）。同10日「禁治産宣告」。が，この診断は王の名誉，ひいては国家の理性を守るいわゆる公向けのそれであった。

以後，王は von Gudden 監視の下にベルク城に幽閉され，同13日，von Gudden と散歩に出，ついに帰城することなし。夜半に両人はシュタルンベルク湖にて溺死状態で発見されるが，真相は不明。多分，王は教授を殺害

後，自殺との推測のみ。

　王はオーストリアハプスブルク家のゾフィーとの婚約を簡単に破棄，生涯独身を通す。彼には男色癖（主に家臣達と？）があり，思春期の頃から自殺念慮を伴った narzistische, schizoide Persönlichkeit が目立ち，理想の相手との Liebestod を夢想し，城に籠もり国民の前に姿を現すことはほとんどなかった。

　王の遺体は解剖に付され，剖検での脳の慢性 - 炎症性過程から，まず両側前頭葉，側頭葉の萎縮を伴う晩期脳梅毒（Progressive Paralyse）が考えられた。病理検査には 13 人の医師が関与。

　成長後の慢性の頭痛（モルヒネ服用），不眠（抱水クロラールの頻用），書字障害，次第に，食事，着替え，身体ケアにおける不潔，自制や道徳感情の減退，運動障害，易興奮性，抑うつ気分を含む知的解体（hirnorganisches Psychosyndrom）が 35 歳頃から顕著。肥満体，顔面筋も弛み，目に光無く往年の凛々しい王の面影は消失，時に被害的・誇大的言動の増悪傾向。

　王の病いでの精神科医たちの貢献は政治権力服従，国家利益優先にて，精神医学は「蚊帳の中の学問」で，「隠れ蓑」に利用された。

(池村義明)

[文献] Biermann C (1973), Kisker KP, Lauter H, Mayer JE, et al. hrsg. (1987), Poeck K, Hacke W (1998)

ループスエリテマトーズス
➡膠原病，全身性エリテマトーデス

ループス精神病
[英] lupus psychosis

　膠原病の中でも，とくに精神症状を呈しやすいのは全身性ループスエリテマトーデス（systemic lupus erythematosus；SLE）である。SLE は多臓器障害性で，女性に多く，20 代に好発し，寛解と増悪を繰り返し慢性に経過する。SLE に伴う中枢神経症状は CNS ループス（central nervous system lupus）と呼ばれ，ループス腎炎とともに SLE の二大難治性病態である。症状としてはけいれんや精神症状の頻度が高い。とくに精神症状についてはループス精神病と呼ばれ，急性錯乱，不安，うつ状態，躁状態，幻覚妄想状態，せん妄，認知機能障害など多彩である。原病の治療にステロイドを使用するため，ステロイド精神病との鑑別が難しい。ループス精神病と診断した場合には，パルス療法など高用量でのステロイド治療を行うので，その見極めが重要である。しかし，CNS ループスは，原病の血清免疫学的な活動性と必ずしも相関しないことも診断を難しいものにしている。髄液中の IL-6 上昇は診断の補助になるとされている。発症機序については，微小血管の梗塞や，種々の自己抗体の神経細胞（NMDA 受容体など）への直接的な免疫反応に因ると想定されているが不明である。

(前田貴記)

➡膠原病，全身性エリテマトーデス，ステロイド精神病

ルリヤ
Aleksandr Romanovich Luria (Lurija)
1902〜1977

　ロシアの心理学者，神経心理学者。1921 年カザン大学社会科学部卒業後，Vygotsky LS の下で心理発達の研究を行い，人間の心理活動を発生的に捉える立場を固める。1937 年モスクワ第一医科大学卒業後，心理活動の脳機構に強い関心を向け，以後失語症，前頭葉症状をはじめとして広範なきわめて多くの神経心理学的業績を残した。1945 年モスクワ大学心理学部教授となり，神経心理学科を主宰し，終生その職にあった。Luria の神経心理学における基本的立場は Vygotsky ほかのソヴィエト心理学と Pavlov IP の高次神経活動学説などの生理学を取り入れたもので

"系的力動的局在論"といいうるものである。つまりすべての心理活動はいくつかの基本的な構成環からなる機能系であり，それぞれの環を担っている協調的に働く脳の諸領域の複合体により実現されるとする。したがって機能系としての心理活動はさまざまな環（さまざまな局所脳障害）において，さまざまな形で障害されることとなり，ゆえにさまざまな局所脳障害での心理活動の変化を比較，分析することで障害されている環を解明しうることとなる。

(鹿島晴雄)

⇨神経心理学，パヴロフ，ヴィゴツキー
[主著] Luria AR (1947, 1962, 1963/1970, 1973, 1974/1976, 1975)
[文献] 鹿島晴雄 (1991)

例外状態

[独] Ausnahmezustand

急性に発症するがすぐに消退する一過性の活発な症状を伴う精神病像の総称。ドイツ語圏で慣用的に使用されているが特定の内容ではなく，与えられた状態の詳しい様子や症状がはっきりしない場合に使われる。器質性，てんかん性，ヒステリー性例外状態が存在するが，その病像としてはもうろう状態が多い。例外状態においては，暴力行為，放火，節度のない大量飲酒，フーグが起こりうる。

(古茶大樹)

⇨せん妄，もうろう状態
[文献] Peters UH (2007)

例外人

[英] exceptions
[独] Ausnahmen

精神分析の仕事の一つは，直接的で有害な快感の満足を一時的に断念させ，快感原則に対し現実原則の支配を獲得させることであるが，患者は自分はすでにこれまで十分に苦しんだのだから，その意味で例外人なのだから，これ以上の苦痛な体験はしなくてよいと考えるような性格的特性を示す。この特性は人間一般に認められ，人は内心自分を「例外人」だと思い込み，他の者に対し特権を要求したがっている。Freud Sはこの性格特性を例外人と名づけ，シェイクスピアの『リチャード三世』を例に挙げている。

(狩野力八郎)

⇨神経症，ナルシシズム，快感原則／現実原則
[文献] Freud S (1916b)

冷感症 ➡不能症／不感症／冷感症

レイン

Ronald David Laing　1927〜1989

1927年イギリス（というよりはスコットランド）の港町グラスゴーに生まれる。1951年グラスゴー大学医学部卒業後，3年間軍医として勤務。その後グラスゴー王立精神病院，グラスゴー大学医学部精神科をへて，クライン派精神分析の本拠地タヴィストッククリニックに勤務。以後タヴィストック人間関係研究所（タヴィストックの外部団体で，とくに家族療法や家族研究で有名）に入り，ランガム・クリニック所長を兼務した。Laingは従来疾病とされてきた統合失調症を，家族研究の結果から否定して，家族関係のゆがみが家族内の特定の個人に病気というレッテルを貼り付けて，家族から排除することで家族関係の擬似的な再安定化を図ることを主張した。そして疾病とされる個人にとっては，病的体験とは真の自己を確立するための努力の結果であり，そのための「心の旅路」であるということを主張し，反精神医学を提唱した。反精神医学はその異議申し立ての姿勢から，1970年代に広く全世界に広がったが，後に収束していく。

(磯田雄二郎)

⇨反精神医学

[主著] Laing RD (1960, 1961, 1971)

レオンハルト
Karl Leonhard　1904〜1988

　ドイツの精神医学者。ガーベルゼー精神病院での統合失調症の欠陥像の研究（1936）でKleist K に認められ，フランクフルト大学に招聘される。1957 年，東ベルリンのフンボルト大学シャリテ精神医学教室の主任教授となる。彼は，臨床病像の丹念な記載と長期の経過観察，さらに詳細な臨床遺伝学的調査にもとづいた内因精神病の分類を試み，①病相性精神病，②類循環精神病，③非系統性統合失調症，④系統性統合失調症に大きく分類した上で，さらに細分類し，それぞれが遺伝的に異なる疾患であると主張している［1952］。彼の死後，後継者であるヴュルツブルグ大学の Beckmann H らが設立した国際ウェルニッケ・クライスト・レオンハルト学会が，全3巻の著作集を刊行している。

　なお，日本における非定型精神病（満田久敏）は，類循環精神病と非系統性統合失調症の一部を包含するものと考えられるが，Leonhard の概念とは若干異なり，てんかんとの関連が重視されている。　　　　（林　拓二）
⇨非系統性統合失調症，類循環精神病，満田久敏
[主著] Leonhard K (1952)

レクリエーション療法　➡生活療法

レジリアンス
［英］resilience
［独］Resilienz
［仏］résilience

　レジリアンスは，まずは，発病の誘因となる出来事，環境，ひいては病気そのものに抗し，跳ね返し，克服する復元力，あるいは回復力を指す。この術語は，発病予防，回復過程，リハビリテーションに正面から取り組む観点を提示しており評価に値する。1970 年頃より英米圏でレジリアンスの概念に関心が集まりだした。当初，関心を寄せられたのは主に環境に恵まれない，トラウマを負った子どもたちで，子どもたちがいかに逆境を乗り越えることができるのか，その戦略を練る上でレジリアンスの術語が使用された。レジリアンスの術語は，大きく分けると(1)防御因子の意味と(2)回復の力動的過程の意味がある。防御因子は，①生物学的次元とパーソナリティの次元からなる個人特性のものと，②家族，社会などの集団特性のものにさらに大別される。パーソナリティ特性における防御因子にかかわるレジリアンスは，英語圏で Ego-Resiliency と呼ばれる。これら防御因子としてのレジリアンスは，危険因子の対極に位置するものである。レジリアンスのもう一つの意味である困難な状況，また病気に対する跳ね返し・回復の力動的過程は，防御因子を包括する広い概念で，「明らかに不都合な状況において，ポジティブな適応をもたらす力動的過程」と定義される。力動過程としてのレジリアンスは，脆弱性，およびストレスを包摂する概念で，人間が侵襲をこうむる受動状態におかれた局面で，これを乗り越え，新たな主体を生み出す能動的な振る舞いの過程を指す。レジリアンスの類縁概念として，①対処行動（コーピング），②自己治癒，③可塑性（plasticity），④ネオヒポクラティズム［八木剛平］などの考え方がある。これまでの精神医学のパラダイムとして，①脆弱性モデル，②ストレスモデル，③生物心理社会モデルが挙げられる。レジリアンスモデルはこれらに引き続く形で研究・治療上の新しい展望を切り拓くことが期待される。　　　（加藤　敏）
⇨対処行動，自己治癒，ネオヒポクラティズム
[文献] 加藤敏，八木剛平 編著（2009），Luthar SS (2000), Cyrunik B, Dubal P, ed. (2006)

レストレスレッグス症候群
➡むずむず脚症候群〔下肢静止不能症候群〕

レズビアン ➡同性愛

レスポンデント条件づけ ➡条件づけ

劣位(脳)半球 ➡大脳半球優位

裂開相／内閉相
[英] dehiscent phase／autistic phase

　統合失調症の顕在発症は，概して，高校・大学への入学，会社への入社，結婚など，自己を共同社会へと開いて新たな質の社会参加をする課題に直面した状況で多い。他方，統合失調症の前駆期には他人と接するのを避け，感情表出が少なくなり，家にひきこもりがちとなる。また，発症後の慢性期にも同様な状態が認められる。加藤敏は，こうした状況論的な観点から，ソトに出て共同社会へと参与し，他人の眼差しにさらされる態勢を裂開相，他方，他人の眼差しを避け，ウチにひきこもる態勢を内閉相と呼んだ。容易にわかるように，裂開相／内閉相の考え方は，統合失調症だけでなく，うつ病やパニック障害の病態の理解，および治療の上で有効である。たとえばこの観点からは，職場での過重労働によるうつ病は，過度の裂開相で出現し，入院して仕事課題から自由になり休む態勢をとることは，治療促進的な内閉相とみることができる。また睡眠と覚醒は，人間の生活を織りなす内閉相，裂開相の最も原初的かつ根源的な事象といえる。人間の成長，また精神衛生にとり，ほどよい裂開相と内閉相の反復と平衡が要請され，このリズムに失調をきたすときに精神障害が起こると考えることができる。

(加藤　敏)

[文献] 加藤敏(2005)

レックリングハウゼン病〔神経線維腫症〕
[英] von Recklinghausen disease；neurofibromatosis

　皮膚のカフェオレスポットと呼ばれる長円形で褐色を呈する色素斑が皮膚病変として特徴的な常染色体優先遺伝疾患である。末梢神経に多発するⅠ型（90％を占める）と，中枢神経系を主とするⅡ型があり，それぞれNF1遺伝子（17q11.2）とNF2遺伝子（merlin）が同定されている。

(橋本亮太)

⇨母斑症，染色体異常
[文献] 水野美邦 編(2002)

レッケの昏迷
[英] Raecke's stupor
[独] hysterischer stupor

　拘禁状況でみられるヒステリー性の昏迷状態。拘禁昏迷（Haftstupor）ともいう。昏迷状態は突然出現することも，妄想表象，要素的幻覚，けいれんなどの前駆症状の後に起こることもある。昏迷状態は，無言，無動，不食，失禁などを示しつつ数時間ないし数ヵ月間持続し，その後に回復する。執拗な働きかけや，釈放，病院移送などの環境変化により治癒することも多いが，回復後には高度の記憶障害や追想錯誤を残す。動物の擬死反射にも似た一種の原始反応と考えられる。

(福島　章)

⇨拘禁反応
[文献] Raecke J(1900)

レッシュ＝ナイハン症候群
[英] Lesch-Nyhan syndrome

　1964年，Lesch MとNyhan Mが報告した伴性劣性遺伝性疾患。男児10万人に1人が発症する。遺伝子異常によりヒポキサンチングアニンフォスフォリボシルトランスフェラーゼが欠損し，核酸代謝異常が生じ，尿酸が過剰に生成される。乳幼児早期から精神運動発達遅滞があり，当初低筋緊張で，2歳頃アテトーゼ様不随意運動が始まる。高尿酸血症により痛風や尿路結石，二次的腎機能不全に至る。アロプリノール服用などの対症療法を行う。

(加我牧子)

⇨アテトーゼ

劣等感　➡個人心理学〔アドラー心理学〕

レット症候群〔レット障害〕
［英］Rett syndrome；Rett's disorder

　女児の約10000人に一人に発症する（きわめてまれに男児），小児慢性進行性神経疾患である。生後6〜18カ月までは正常な発達経過を示し，その後知的および運動発達が遅れ，さらに退行，手の有目的運動の喪失と常同運動の出現，中枢性呼吸異常，てんかんなど，年齢依存性の多彩な症候を示しつつ，最終的には，重度の精神遅滞と運動障害を示す。脊柱側弯も高率に合併する。運動障害の程度はさまざまで，座位保持不可能，座位保持可能，歩行可能が，それぞれ全体の1/3を占める。1999年，Amir REらは，メチルGpC結合蛋白2（Mecp2）をコードする遺伝子MECP2の異常が本症の原因と報告した。神経病理学的には，神経細胞は減少していないが，個々の神経細胞のサイズの低下や未熟性，白質の低形成を認める状態になり，神経生理学的には，ドーパミン系やセロトニン系など種々の神経系の発達障害，神経成長因子の障害などが推測される。根本的な治療法はまだない。

〈石崎朝世〉

⇨精神遅滞，てんかん，常同症
［文献］Amir RE, Van den Veyver IB, Wan M, et al.（1999），松石豊次郎（2003），鈴木文晴（2009）

レビー小体型認知症
［英］dementia with Lewy bodies；DLB

　1995年に初めて提唱された名称で，改定された臨床・病理診断基準が診断に用いられている［McKeith IGら2005］。DLBはアルツハイマー病に次いで多い老年期の変性性認知症であり，大脳と脳幹の神経細胞脱落とα-シヌクレインを構成成分とするレビー小体の出現を病理学的特徴とする。びまん性レビー小体病を含むがより幅の広い概念であり，パーキンソン病と合わせて，レビー小体病と呼ばれることもある。

　必須症状である認知機能障害は記憶障害で始まり，注意障害，構成障害，視空間障害などが目立つ。中核症状として，認知機能の動揺，繰り返し現れる幻視，パーキンソニズムの3つが挙げられ，このうち2つあればprobable DLBと診断される。また，1つの中核症状に加えて，レム睡眠行動障害，抗精神病薬への過感受性などの示唆症状が1つ以上あってもprobable DLBと診断される。

　中核症状のうち最も特徴的なのは幻視で，人物や小動物が家の中に入ってくるというものである。幻視以外に，錯視，変形視，誤認がまれならずみられ，カプグラ症状などの妄想性誤認症候群に発展することもある。その他，抑うつや被害妄想，嫉妬妄想もしばしばみられる。パーキンソニズムは，寡動と筋固縮のみで振戦は目立たないことが多く，起立性低血圧や便秘などの自律神経症状を伴う。また，発症に遡ってレム睡眠行動障害がしばしばみられる。検査所見は，脳SPECTやPETで後頭葉の血流低下や糖代謝低下がみられ，MIBG心筋シンチグラフィーで取り込みの低下がみられる［井関栄三2007］。

　DLBの薬物療法は，認知機能障害と幻視に対して，塩酸ドネペジルなどのアセチルコリン・エステラーゼ阻害薬が第一選択薬とされ，幻視の改善が十分でないときは，非定型抗精神病薬の少量投与や漢方薬である抑肝散の投与を行う。パーキンソニズムに対しては，レボドパやドパミン作動薬の投与を行う［井関栄三2006］。

〈井関栄三〉

⇨パーキンソン病，レム睡眠行動障害
［文献］McKeith IG, Dickson DW, Lowe J, et al.（2005），井関栄三（2006, 2007）

レビー小体病　➡レビー小体型認知症

レプチン
[英] leptin

1994年に遺伝性肥満マウスより同定された *ob* 遺伝子によりコードされる蛋白。146アミノ酸残基からなり成熟脂肪細胞より血中に分泌される。レプチン欠損マウスやレプチン受容体欠損マウスは極度の肥満を示し、レプチンの投与により摂食抑制と体重減少がもたらされる。ヒトの血中レプチン濃度は body mass index（BMI：kg/m^2）や体脂肪率（% of body fat）と正の相関を示す。(伊達 紫)
⇨肥満(症)
[文献] Zhang Y, Proenca R, Maffei M, et al. (1994), Friedman JM, Halaas JL (1998)

レボヴィシ
Serge Lebovici　1915～2000

パリ生まれのユダヤ人。精神医学、精神分析学、乳幼児精神保健の世界的リーダー。Winnicott DW, Klein M, Freud Aらと親交が深く、母子関係における幻想的相互作用（fantasmatic interaction）の研究により、母子相互作用には現実の乳児（real infant）、想像上の乳児（imaginary infant）、幻想の乳児（fantasmatic infant）の3層があり、葛藤が世代間伝達することを示した。第二次世界大戦でナチスに父親が殺害され、レジスタンス闘士として闘い、戦後は国際精神分析学会会長（1973～1977）、世界乳幼児精神医学会会長（1989～1992）を務め、多くの後輩を育てた。また、ルーマニア孤児の救済、世界乳幼児精神保健学会への発展、手厚く母子を支えるフランスの育児政策に貢献した。(渡辺久子)
⇨母子相互作用、世代間伝達、想像の赤ん坊
[主著] Lebovici S (1995)

レボドパ〔L-DOPA〕
[英] levodopa

ドーパミンは血液-脳関門を通過しないために、末梢より投与しても脳内には達しないが、その前駆物質である3,4-ジヒドロキシ-L-フェニルアラニン（L-DOPA）は、血液-脳関門を通過し、脳内に移行して芳香族L-アミノ酸脱炭酸酵素によりドーパミンに変換されるので、パーキンソン病の治療に用いられる。しかし、その大部分が末梢で代謝されるため、末梢の脱炭酸酵素阻害薬と合わせて服用することで、投与量を大幅に減らすことができる。(黒木俊秀)
⇨ドーパミン、パーキンソン病、血液脳関門

レマネンツ　➡インクルーデンツ〔封入性〕

レム〔REM〕睡眠／ノンレム〔NREM〕睡眠
[英] rapid eye movement (REM) sleep/ non rapid eye movement (NREM) sleep

睡眠は、急速な眼球運動（rapid eye movement；REM）を伴うレム睡眠（逆説睡眠、賦活睡眠）とノンレム睡眠に大別される[Rechtschaffen Aら 1968]。レム睡眠は、①低振幅でさまざまな周波数の脳波、②筋電位の消失、③急速眼球運動を特徴とした睡眠期である。レム睡眠の中枢は、脳幹の橋にある。橋の背側部にある青斑核とその周辺部からの信号により、脳波パターンの切り替え、レムの開始と停止、骨格筋の脱力が制御される。脱力に関する信号は延髄にある筋緊張の調節中枢（大細胞網様核）を介して、全身の骨格筋に伝達される [Jouvet M 1967]。ノンレム睡眠は、レム睡眠以外の睡眠を指し、脳波パターンによって3～4段階に分類される。ノンレム睡眠の調節機構は間脳（視床下部前部）にある。レム睡眠、ノンレム睡眠の区別が明瞭に認められるのは、恒温性脊椎動物の鳥類と哺乳類だけである [Tobler I 1984、森田雄介 2009]。しかし、鳥類・哺乳類の中には、レム睡眠を欠くもの、左右大脳皮質の活動を交互に停止する半球睡眠をとるものもある。鳥類・哺乳類より下等な変温性脊椎動物の魚類、両生類、爬虫類においては、鳥類や哺乳

類で認められるような、はっきりとした脳波変化にもとづく睡眠は同定できない。

　健常成人では、ノンレム睡眠（覚醒から睡眠に移行する入眠期ならびに熟眠期である徐波睡眠）を経て、レム睡眠に移行する。ノンレム睡眠とレム睡眠は周期的に交代して出現し、1回のノンレム睡眠とレム睡眠を合わせると、その長さは約90分となる。これは睡眠周期（sleep cycle）と呼ばれ、一晩のうち4～5回繰り返される。それぞれの周期を構成する睡眠段階の割合は一定ではない。徐波睡眠は入眠後の2～3時間に集中して出現し、レム睡眠は朝方に向けて持続が増大する。ノンレム睡眠中は、交感神経系活動が低下し、副交感神経系が優位となるため、心拍、血圧、呼吸などの活動が低下し、体温や代謝も低下する[Snyder Fら 1964]。成長ホルモンなど疲労回復あるいは成長に必要な物質や免疫活性物質の分泌が行われる。一方、レム睡眠では自律神経活動は激しく変動し、自律神経系の嵐（autonomic storm）と呼ばれている。ノンレム睡眠に比べレム睡眠では、夢の再生率が高いとする報告が多い。近年の解剖学的・神経認知学的知見から、レム睡眠中の脳は、夢発現に十分な活動状態であることがわかっている。一方で、夢様体験が入眠期やノンレム睡眠期にも発現することから、レム睡眠機構は夢発現機序とは無関係であると主張する立場もある。レム睡眠の夢は鮮明な映像や音声、喜びや悲しみなどの情動を伴う。これに対して、ノンレム睡眠の夢は不鮮明で断片的、情動の変化を伴うことが少なく、日常的で平凡な内容のものが多いという特徴がある[Hobson JAら 1994]。したがって一般的に夢と呼ばれている現象は、レム睡眠時に生じていると考えられる。また、通常、入眠後1時間以上経過した後に現れるレム睡眠が入眠直後ないし出眠時に生じると、睡眠麻痺（金縛り）を呈することがある。睡眠麻痺は、覚醒と睡眠の移行期に認められる一時的な麻痺体験で、レム睡眠の特徴である抗重力筋の脱力が起こるため、体が動かず金縛り状態となる。そこに、レム睡眠中に特有の鮮明でありありとした情動豊かな夢見体験が生じるため、「胸の上に誰かがのっている」などの恐怖体験につながると考えられる[Takeuchi Tら 1992]。

　ノンレム睡眠とレム睡眠では、レム睡眠の方が起源が古いとする説が多い。解剖学的に、レム睡眠の中枢は脳幹部の中脳、橋、延髄にあるが、ノンレム睡眠の中枢は比較的発生の新しい視床下部が中心である。また、哺乳類では、出生直後の睡眠はレム睡眠が大半を占めるが、成長につれてその出現は減り、これに代わってノンレム睡眠が出現することが知られている。これらは、レム睡眠の起源がノンレム睡眠より古いことを示唆するものであろう。

（駒田陽子）

⇨睡眠段階，睡眠脳波，睡眠ポリグラフィー，徐波睡眠，睡眠物質，睡眠麻痺，夢 ［睡眠科学］

[文献] Hobson JA, Stickgold R (1994), Jouvet M (1967), 森田雄介 (2009), Rechtschaffen A, Kales A, ed. (1968), Synder F, Hobson JA, Morrison DF, et al. (1964), Takeuchi T, Miyasita A, Sasaki Y, et al. (1992), Tobler I (1984)

レム睡眠行動障害

［英］REM sleep behavior disorder；RBD

　レム睡眠期に起こる睡眠時随伴症（レムパラソムニア）である。健常者のレム睡眠時に通常みられる抗重力筋活動の抑制を伴わないレム睡眠（REM sleep without atonia；RWA）が存在し、このRWA期に、夢内容に一致して大声で叫ぶ、殴る、蹴る、などの不快感を伴う暴力的な行動がみられることを特徴とする[American Academy of Sleep Medicine 2005]。その症状の激しさと、自他に対する傷害の危険性から、睡眠時随伴症の中で最も注意を要する。本疾患は、まれに若年者で起こることもあるが、高齢期に多く、50～65歳前後で発症する症例が大半である。また、圧倒的に

男性優位で，その比率はRBD症例の9割前後に達する。その病態は明らかになっていないが，レム睡眠期の通常の筋活動抑制を司る脳幹部，その上位中枢となる前頭葉，視床，視床下部，前脳基底部の障害などが考えられる。また，全世界的に，特発性RBD患者の10〜50%がパーキンソン病やレビー小体病に伴う認知症などのα-synucleinopathyへ移行するため［Postuma RBら2006］，RBD発症後はα-synucleinopathyと関連した運動機能や認知機能の低下，自律神経症状の発現にも留意すべきである。異常行動の発現には波があり，飲酒や精神的ストレスで増悪することもある。そのため，心理的なストレスを緩和する対策を立てる，飲酒を控えるなどの指導も重要である。RBDは慢性疾患で，緩徐進行性増悪するので，暴力的行動を呈している症例では薬物療法の適応になる。現在，RBDの治療薬として有効性が最も確立されているのはクロナゼパムである［Gagnon JFら2006］。本剤は，投与後のふらつきや翌日の眠気の持ち越しなどの副作用発現に留意する必要があるが，就寝前0.5〜1.5 mg程度の投与により，暴力的な異常行動が抑制される。第二選択薬としては，メラトニン製剤が挙げられる。両薬剤のRBDへの効果は，RWA自体を抑制するのではなく，睡眠中の総合的な運動調節系の鎮静化ないし不快な夢体験の発生を抑制することにあるとされている。

(笹井妙子)

⇨睡眠時随伴症，レム〔REM〕睡眠／ノンレム〔NREM〕睡眠，パーキンソン病，レビー小体型認知症

[文献] American Academy of Sleep Medicine (2005), Postuma RB, Lang AE, Massicotte-Marquez J, et al. (2006), Gagnon JF, Postuma RB, Montplaisir J (2006)

レム〔REM〕潜時

[英] REM latency

睡眠ポリグラフ検査で測定された睡眠構築において，入眠時刻から最初にレム睡眠が出現するまでの所要時間（分）を指す。レム潜時には加齢変化が認められる。新生児ではほぼなく，発達とともに延長し，20歳代で約90分に到達する。中高年以降は10年ごとに約7分ずつ短縮し，65歳での標準的なレム潜時は約60分である。レム潜時は大うつ病患者において顕著に短縮し，三環系抗うつ剤やMAO阻害剤，ベンゾジアゼピン系薬剤の投与によって延長するためうつ病の生物学的マーカーとして注目された。しかしその後，ナルコレプシーなどうつ病以外の疾患でもレム潜時の短縮が生じていること，抗うつ薬の中にレム潜時の延長作用がないものがあることなどから，疾患特性に乏しい現象であることが明らかになった。

(三島和夫)

⇨レム〔REM〕睡眠／ノンレム〔NREM〕睡眠，大うつ病性障害，ナルコレプシー

[文献] Carskadon MA (1993)

レム断眠　➡断眠

レム〔REM〕密度

[英] REM density

レム睡眠中の単位時間内に急速眼球運動（rapid eye movements；REMs）が出現した割合をいう。REMsの出現数を総レム睡眠時間で除し毎分あたりの平均数で表す方法を基本とするが，レム睡眠を1分間などの単位時間に分割し，REMsが1回以上出現したエポック数を算出し全エポック数で除した比率を示す方法も一般的に行われる。レム密度は睡眠時間の経過に伴い上昇を示し，一定時間を超えたところで飽和する。また断眠後の回復睡眠では睡眠負債の程度に応じたレム密度の低下がみられる。

(三島和夫)

⇨レム〔REM〕睡眠／ノンレム〔NREM〕睡眠

[文献] 堀忠雄 (2008)

恋愛妄想

[英] delusion of love；erotomania
[独] Liebeswahn

　他の人（びと）から愛されているという妄想。一般に「相手から愛される」という被愛の形式をとり，正確には被愛妄想と呼ぶべきである。願望充足的色彩を帯び，誇大的内容をもつ妄想といえるが，相手側から追い回される，調べられる，あるいは妨害されるなどの被害的色彩を帯びることがある。多くは女性にみられ，妄想対象としてはしばしば有名人，俳優，政治家など，本人が潜在的に憧れている異性が選ばれることが多い。単純なパラノイア型から，統合失調症の一症状として，また反応性の妄想発展としてみられるものなど多様な出現様式をもつ。Clérambault G de [1942] は熱情精神病の一型として純粋な恋愛妄想病を抽出し，熱情が持続し，一定の主題に集中，結晶化して扇状に妄想が進展するとした。　　　　　　　　　　　　（関由賀子）
⇨パラノイア，熱情妄想
[文献] Clérambault G de (1942)

連句療法　➡俳句・連句療法

連合弛緩

[英] loosening of association
[独] Assoziationslockerung
[仏] relâchement des associations

　Kraepelin E による早発性痴呆という疾患単位を批判的に継承した Bleuler E は，疾患特異的な4つの基本症状のうち連合弛緩が最も本質的と考えて，Schizophrenie（心の分裂の意）という命名の根拠に据えた。連合弛緩とは，思考の諸要素が類似性や時間的近接性によって関連づけられること，すなわち連合（association；連想とも訳される，イギリス由来の連合心理学上の概念）の機能が低下することである。通常の思考過程からは排除される，主観念と関係の乏しい表象群が恣意的に顕在化したり，複数の観念が一つに圧縮されたり，語音による連合，一つの観念への固執（常同化）などとして現れる。臨床的には患者の思考や陳述に「まとまりがない」等と記述される。連合弛緩は連合障害の一種であり，より重症化すると滅裂思考，途絶となる。思考の形式の障害を統合失調症の trait marker とする Bleuler の立場は，現在の思考障害学説の先駆ともいえる。
　　　　　　　　　　　　　　　　（清水光恵）
⇨早発性痴呆，固執，滅裂思考〔思考滅裂〕，途絶
[文献] Bleuler E (1911)

連合心理学

[英] association psychology
[独] Assoziationspsychologie
[仏] psychologie d'association

　Hobbes T らのイギリスの経験主義哲学を背景として誕生し，後世に多くの影響を与えた心理学説をいう。この学説に従う者は多岐にのぼるが，いずれも近接性，反復などによる連合という観点から，心的過程を研究したといってよい。このような経験主義独自の思考法が有する哲学的問題につき，Husserl E [1900] は徹底した批判を行っている。精神医学の領域では Freud S，Janet P ら力動精神医学に対する影響が重要であろう。たとえば Freud S はいくつかの論文 [1901a, 1905a, 1905b] において「近接性における連合」といった用語を用い，病的観念の形成について論じている。また Bleuler E [1911] は統合失調症の基礎症状を「連合弛緩」に求めた。この理論はその論述過程における Freud の影響をみるかぎり，これら Freud の論考からの直接，間接の影響のもとに導かれているものと考えられる。　　　　　　　　　（金森　敦）
⇨連合弛緩
[文献] Bleuler E (1911), Freud S (1901a, 1905a, 1905b), Husserl E (1900/1922).

連鎖解析　➡リンケージ解析〔連鎖解析〕

連鎖研究　➡分子遺伝学

れん縮　➡単収縮〔れん縮〕

レンズ核切截術　➡精神外科

レンノックス

William Gordon Lennox　1884〜1960

　Lennox は，脳波をてんかん臨床に用いた黎明期の神経科医の一人である。ハーバード医科大学で，Cobb S 教授，Gibbs 夫妻とともに臨床てんかん学の研究を進めた。当時，てんかん患者に対するアメリカ社会の偏見は著しく，Lennox は社会的な使命感をもってこれと戦い，国際抗てんかん連盟にも積極的に参画し，1935〜1946 年にはその会長も勤めた。幼児期に発症し，難治の経過をたどるてんかん性脳症の一つであるレンノックス＝ガストー症候群を確立したのは Lennox の功績である。他方で，Lennox は安楽死の推奨者でもあり，がんなどの末期患者だけでなく著しい脳損傷をもって生まれてきた乳児の安楽死をも推進する立場で一貫して論陣を張った。　　　　　　　　　　　　　　（兼本浩祐）
➡レンノックス＝ガストー症候群，ギブス夫妻
[主著] Lennox WG, Lennox MA (1960)

レンノックス＝ガストー症候群

[英] Lennox-Gastaut syndrome

　年齢依存性に発症する原因不明のてんかん性脳症で，特徴的な発作症状，脳波所見，合併症を示す。発症年齢は 3〜5 歳をピークとし，まれに 8 歳以降の遅発発症もある。多様な発作症状を示すが，中核症状は頻回の強直発作と非定型欠神であり，とくに短い強直発作（tonic spasm）が特徴的である。これにミオクロニー発作や強直間代発作，脱力発作を伴う。また経過中に非けいれん性てんかん重積状態を少なからず認める。発作頻度は，1 日数回以上の場合が多いが，ウェスト症候群のようなシリーズ形成は少ない。特徴的な脳波所見を示し，発作間欠期の覚醒時には全般性遅棘・徐波複合，睡眠期には約 10 Hz の全般性律動波（rapid rhythm）が出現する。発作時脳波としては，強直発作における漸増律動が主たるものである。合併症として，精神運動発達の障害が高率でみられる。治療には，バルプロ酸やベンゾジアゼピン系薬物など種々の抗てんかん薬が用いられるが，難治例が多く，一般に発作および精神発達の予後とも不良である。　　　　　　　　　　（和田有司）
➡強直発作，ミオクロニーてんかん，強直間代発作，てんかん発作重積状態〔てんかん発作重延状態〕，ウェスト症候群

漣波

[英] ripple rhythm

　この波形が出現する時期を漣波期（ripple phase）ともいう。覚醒期から睡眠 Stage I の移行期。入眠期のごく初期（軽睡眠初期）に α 波が抑制され，振幅が低下し，連続性が低下して途切れ途切れになって行く。そして α 波が消失して脳波全体の振幅が低下した直後に現れる。低振幅の 4〜6 Hz の θ 波と β 波が不規則に出現して，脳波は全体としてさざなみを打っているような波形となる。中心頭頂部に瘤波（hump；vertex sharp wave）が続いて現れる。　　　　　　　（金澤　治）
➡アルファ〔α〕波，シータ〔θ〕波，ベータ〔β〕波，頭蓋頂鋭一過波
[文献] 大熊輝雄 (2006b)

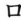

ロイコジストロフィー

[英] leukodystrophy
[独] Leukodystrophy

　白質変性症とも呼ばれ，髄鞘崩壊を主とす

る大脳白質の広汎な変性をきたす，いくつかの遺伝性疾患の総称である。髄鞘崩壊後の残遺物がズダン色素に染まるかどうかで，従来より正染性（ズダン好性）ロイコジストロフィーと異染性ロイコジストロフィーに分類されていた。異染性ロイコジストロフィー（metachromatic leukodystrophy）は arylsulphatase A 遺伝子（22q13）の異常により酵素活性が欠損するために cerebrosulphatide が白質内のグリア細胞に蓄積して発症する。この蓄積物はズダン染色に染まらず，またトルイジンブルー染色により本来の青ではなく赤褐色を呈するために異染性ロイコジストロフィーと呼ばれている。ライソソーム異常症に分類されている。グロボイド細胞ロイコジストロフィーは β-galactocerebrosidase 遺伝子（14q31）の異常により酵素活性が欠損するために galactocerebroside が脳に蓄積して発症する。異常代謝産物を貪食した多核巨細胞であるグロボイド細胞（globoid cell）が認められる。別名クラッベ病（Krabbe disease）と呼ばれ，ライソソーム異常症に分類されている。副腎ロイコジストロフィー（adrenoleukodystrophy）はペルオキシソーム膜蛋白の一つである adrenoleukodystrophy protein 遺伝子（Xq28）の異常により脂肪酸の代謝不全が生じ，極長鎖脂肪酸が蓄積する。大脳白質全体の髄鞘および軸索が消失する。ペルオキシソーム異常症の一つに分類されている。その他に，アレキサンダー病（glial fibrillary acidic protein 遺伝子〔17q21〕変異が原因で，神経病理学的にはローゼンタールファイバーが特徴），ペリツェウス＝メルツバッヘル病（proteolipid protein 遺伝子〔Xq21-22〕変異が原因で，虎斑状の白質脱髄が特徴），カナバン病（aspartoacylase 遺伝子〔17p13.3〕変異が原因で，大脳白質の脱髄に加え大小の海綿状空胞を形成する）などもロイコジストロフィーに含まれる。

（田中稔久）

⇨脱髄疾患，ペリツェウス＝メルツバッヘル病，アドレノロイコジストロフィー〔副腎白質ジストロフィー〕

[文献] 冨永格（1993），新井信隆（2005）

ロイコトミー　➡精神外科

老化
[英] ageing

　老化とは，「年齢を重ねるにつれて，体のあちこちの細胞が傷ついて本来の働きをしなくなり，細胞の再生力も弱くなる」現象であり，生物が死に至るまでの間に起こる機能低下やその過程を指し，加齢とも呼ばれる。老化の原因ははっきりとは解明されていないが，プログラム仮説，エラー仮説，活性酸素仮説などが知られている。細胞には，分裂できる限界がはじめから設定されており，その回数を迎えて分裂ができなくなることにより老化が発生するという説がプログラム仮説であり，細胞分裂の際に少しずつ生じる突然変異が徐々に蓄積されていき，最終的に破綻するという説がエラー仮説である。活性酸素仮説とは，代謝によってミトコンドリアなどから産生される活性酸素によるダメージによって老化が進行するという説である。活性酸素はテロメアの短縮や突然変異の原因となることによって，それぞれ，プログラム仮説およびエラー仮説と結びついている。　　　（門司　晃）

[文献] 石川春律 監修／近藤尚武，柴田洋三郎，藤本豊士ほか 編（2009）

蝋屈症　➡緊張病〔緊張病症候群〕

老人虐待　➡高齢者虐待〔老人虐待〕

老人福祉法
[英] Act on Social Welfare Service for Elderly

　戦後の老人福祉は，養老施設による生活困

窮者対策が支流であったが，1963（昭和38年）に老人福祉の基本原理を明確にした老人福祉法が制定され，特別養護老人ホームが設置された。その後1972年に老人福祉法に老人医療施策が加わったが，1982年の老人保健法制定に伴い，老人医療施策が老人福祉法から削除された。

老人福祉法は，「総則」「福祉の措置」「事業及び施設」「老人福祉計画」「費用」「指定法人」「有料老人ホーム」「雑則」「罰則」の9章からなり，「総則」では老人福祉法の目的，基本理念を掲げ，国や地方公共団体および事業者に対して，老人福祉を推進する責務を規定している。主な内容は，「福祉の措置」では老人居宅生活支援事業や老人ホーム等の入所に関する措置について，「事業及び施設」では，老人居宅生活支援事業の実施，廃止，設置基準等を規定している。また「老人福祉計画」では，市町村ならびに都道府県における老人福祉事業の確保に関する計画を定め，また有料老人ホーム設置に関する規定を謳っている。

(今井幸充)

⇨老人保健法，老人ホーム，デイサービス

[文献] 社会福祉士養成講座編集委員会 編（2009）

老人保健法

1982年8月に成立した老人保健法の目的は，増加する高齢者医療費を国民が公平に負担するために，1973年から施行されていた老人医療費支給制度による高齢者医療費無料化を廃止し，原則として70歳以上の医療について定額の一部自己負担を導入することであった。この他に疾病の予防，治療，機能訓練等にわたる総合的な保健事業を実施することを目的とした。1987年1月の改定では，老人保健施設が創設され，1991年9月には老人訪問看護制度の創設等による介護体制の充実が図られた。2000年4月に介護保険法が施行され，老人保健施設療養費等が介護保険制度下に移行され，2006年の健康保険法等の一部改正に伴い2008年4月より老人保健法は「高齢者の医療の確保に関する法律」へと改正され，これに伴い「後期高齢者医療制度」がスタートした。しかし，2008年6月に「後期高齢者医療制度廃止法案」が参議院で可決されたが，その代案が整備されていないためこの制度の維持が決定した。

(今井幸充)

⇨老人福祉法，老年精神医学，介護保険，介護老人保健施設

[文献] 厚生統計協会 編（2004）

老人ホーム

老人福祉法が定める老人ホームには，「特別養護老人ホーム」「養護老人ホーム」「軽費老人ホーム」がある。「特別養護老人ホーム」は，身体または精神上著しい障害があり，常時介護が必要で，居宅での生活が困難な65歳以上の者を入所させる施設である。平成19年からは，従来の4人部屋の居住環境からユニットケアを提供するユニット型特別養護老人ホームが推進されてきた。「養護老人ホーム」は，環境上あるいは経済上の理由で居宅での生活が困難な65歳以上の者を入所させる施設で，入所は市町村の措置決定にもとづいて行われる。「軽費老人ホーム」は，60歳以上で，家庭環境や住宅事情などの理由で居宅生活が困難な者を低額で利用させる施設。A型は収入が少なく身寄りがない者あるいは家族との同居が困難なもの，B型は，居宅が困難か，自炊できる程度の健康であるものが対象である。ケアハウスは軽費老人ホームの一種で，自炊ができない程度の身体機能の低下があるか，あるいは独居に不安があり，家族による援助を受けるのが困難な60歳以上の人が対象である。

(今井幸充)

⇨老人福祉法，介護保険

[文献] 厚生統計協会 編（2009）

老人用知能評価スケール

ここではわが国で使用されているものとして代表的な，①国立精研式認知症スクリーニングテスト，②ミニメンタルステイト(MMSE)，③ADASを紹介する。

①の特徴はコメディカルスタッフが，地域で使用するために作られていることである〔大塚俊男ら 1985〕。テストは見当識，記憶と計算問題の計20項目で構成されている。信頼性を示すα係数は0.90，妥当性はDSM-Ⅲによる認知症判定で，認知症群 7.0±4.5，正常群 14.5±3.8と統計学的に有意差があり，弁別力も高い。旧版の長谷川スケールとの相関係数は0.89であったとされる。20点満点であり，0〜10が「問題あり」，11〜15は「境界群」，16〜20を「正常」と判定する。

②ミニメンタルステイト(MMSE)はFolstein MFら〔1975〕によって，入院患者の認知障害を測定する目的で作成され標準化された世界的に最もよく知られたテストである。これまで世界の多くの国々の疫学調査で標準的に利用されてきた。30点満点で，20点以下の場合，認知症など何らかの原因により知能が障害されている可能性が高いとされる。なおわが国には，いくつかの異なった日本語版がある。

③ADAS-Cog (Alzheimer's Disease Assessment Scale Cognitive Subscale；ADAS)〔Rosen WGら 1984〕は，本来アルツハイマー病(AD)の重症度評価とこの疾患で障害されやすい個々の認知機能を評価するものとして開発された。本尺度の得点は，ADの進行とともに低下することが知られている。アメリカ食品医薬品局がAD治療薬の治験において使用を推奨したことから今日のように広まった。今日では抗認知症薬の治験で世界的に用いられる尺度として名高い。多くの国の治験では本尺度と，全般的な改善度において対照群との間に有意差が出ることが求められる。 〔朝田　隆〕

⇨認知症評価尺度，長谷川式簡易知能評価スケール，西村式知的機能検査〔N式精神機能検査〕
[文献] 大塚俊男，丸山晋，北村俊則ほか (1985), Folstein MF, Folstein SE, McHugh PR (1975), Rosen WG, Mohs RC, Davis KL (1984)

老年精神医学
[英] geriatric psychiatry

高齢者における精神障害の基礎および臨床を対象とし，高齢社会が進む今後はさらに重要性が増すと考えられる精神医学の1領域である。精神医学は他の医学領域と比べてその特徴をもつが，老年精神医学ではとくに多面的 (bio-psycho-social) なアプローチが必要であり，自然科学と人文科学の融合・統合が重要となる。臨床的にも，老年学や神経内科学から心理学，看護学，社会学，介護・福祉領域までかかわり，学際的で他職種協働が要求される。対象疾患は認知症に限定されたわけではなく，高齢者にみられるすべての精神障害を対象としているが，学問的には疾病論だけでなく高齢者の精神保健や幸福論にまで及ぶ。学術団体としては日本老年精神医学会があり，国際的には International Psychogeriatric Association (IPA) がある。老年精神医学専門医は，日本老年精神医学会の専門医制度により約800人が認定されている (2010年現在)。 〔新井平伊〕

⇨アルツハイマー型認知症，認知症，老人福祉法，老人保健法，老人ホーム，介護老人保健施設，老化，作業療法士，ショートステイ〔短期入所〕，デイケア，在宅ケア
[文献] 日本老年精神医学会 編 (2009)

6 Hz 棘・徐波
[英] 6 Hz phantom spike & slow wave comlex；phantom petit mal

ファントム棘・徐波ともいう。両側同期・左右対称性で，前頭・中心部優位。覚醒時〜入眠期 (Stage W〜I) に，1秒前後の比較的

規則正しく短い群発（3〜4個）をみる。けいれん発作（60%）・自律神経発作・精神症状などに合併する。自律神経症状は，頭痛・腹痛・めまい・失神・嘔気・嘔吐・感覚異常など。精神症状では，抑うつ感情・情動不安定・不機嫌・不安・錯乱等情動障害，自殺念慮や自殺企図を示す症例にもみられる。

（金澤　治）

⇨けいれん，自律神経発作
[文献] 大熊輝雄（2006c）

ロゴテラピー

[英] logotherapy
[独] Logotherapie

ウィーンの精神科医 Frankl VE が創始した実存主義的な心理療法。Frankl は，第二次世界大戦中に強制収容所に収容され3年間を過ごし，その間の悲惨な体験の分析を『夜と霧』（原題は『強制収容所における一心理学者の体験』）[1946] として出版したが，戦後，その体験をもとに人生の意味（ロゴスは意味や精神を意味している）を熟考する方向性をもった心理療法を強調した。彼は自分の立場を Freud S の「快への意志」，Adler A の「力への意志」と対比させつつ，より実存的な「意味への意志」にもとづくものと考えた。人は創造的価値まで至らずとも体験的価値，態度的価値があり，生きていて悩み，意味を求めている存在である。生きている意味の不在，無から生じる神経症を実存神経症と呼んだ。不安の対象から逃れるのではなく，逆にそれを志向する「逆説志向」，あるいは症状よりも自分の人生の意味を考えることに専心する「反省除去」といった技法がある。

（妙木浩之）

⇨フランクル，アドラー，実存分析，逆説療法
[文献] Frankl VE（1946a, 1946b）

ロジャーズ

Carl Ranson Rogers　1902〜1987

アメリカの心理学者。精神療法家。家業の農園を継ぐため，はじめ大学で農学を専攻したが，牧師を目指して専攻を変えて卒業。神学校に入学後に再び進路を変え，コロンビア大学で臨床心理学を学んだ。1942年の『カウンセリングと心理療法』において，「患者」の代わりに「クライアント（来談者）」という用語を用い，クライアントに指示的，指導的に接するそれまでのカウンセリングに代わって，「カウンセラーはクライアントの力を信頼し，非指示的，共感的に接する」ことを提唱した。その後，「非指示的」という手法が単純な「オウム返し」として用いられてしまうことを避けようとして，次第に「クライアント中心」という用語を使うようになった。欧米だけでなく，とくにわが国の心理臨床においては，「カウンセリングといえばロジャーズ」といわれるほど，彼が残した影響は非常に大きいものである。彼は後に臨床の場を離れて一般人を対象として「出会い集団（エンカウンター・グループ）」の実践や，さらには国際平和の活動家としても活躍した。

（村上伸治）

⇨クライアント中心療法，カウンセリング
[主著] Rogers CR（1942, 1951, 1961）
[文献] 青木省三，和迩大樹，三浦恭子（2010）

露出症

[英] exhibitionism
[独] Exhibitionismus

自分の性器や裸体を，そのことを予期していない人物の眼前で露出することに強烈な性的興奮や性的衝動を覚える性倒錯の一型。この性衝動により露出行為を行うと，公然わいせつ罪などの犯罪に該当する。露出症の大部分は，男性が女性に対して行うものである。10代半ば〜20代に発症することが多いとされる。精神分析学的には，去勢不安に対する

防衛として，相手の反応を通じてペニスが自分に存在していることを確認するための行為と解釈される。また，力や優越，女性への敵意の表現として理解されることもある。治療は，他の性倒錯と同様に，嫌悪条件づけや潜在感作法などの古典的行動療法，抗男性ホルモンや抗うつ薬などの薬物療法，認知の歪みの修正や被害者共感性の涵養などの認知行動療法などが行われる。 　　　　　(小畠秀吾)
⇨性倒錯
【文献】Laws DR, O'Donohue W, ed. (1997), Hickey EW (2005)

ローゼンフェルド
Hervert Rosenfeld　1909～1986

　ドイツで出生し，1935年に英国に移住。精神科医師。Klein Mに訓練分析を受け，統合失調症に対する精神分析療法の研究を行った。そしてKleinの提唱した「妄想分裂ポジション」の研究に大きな貢献をした。彼は，統合失調症の精神分析による治療例を提示し，Kleinの理論的統合に大きなちからとなった。そして精神病転移の現象を明らかにしている。さらにRosenfeldは，統合失調症における投影同一視の臨床的分類を綿密に行っている。そして，正常の投影性同一視も存在し，無意識のコミュニケーションや正常の逆転移の理解に重要であると述べている。また，困惑状態の研究では，統合失調症の患者が治療経過上で良い対象と悪い対象が区別がつかなくなり，治療が進展しなくなる状況の研究をしている。彼はこれは「羨望」に対する防衛であると述べている。1960年代になると重症の病理的パーソナリティにおける陰性治療反応の研究を行った。そして，パーソナリティの中に，ギャングのように暴力的に他の自己を支配する，攻撃的で破壊的な「破壊的自己愛組織」が存在しており，その活動が陰性治療反応に関係していることを明らかにしている。 　　　　　(衣笠隆幸)

⇨クライン学派，妄想分裂ポジション，投影同一視，逆転移，良い対象／悪い対象，羨望，陰性治療反応
【主著】Rosenfeld H (1965, 1987)
【文献】Rosenfeld H (1954, 1971a)

ロッド〔LOD〕値　➡分子遺伝学

ローハイム
Géza Róheim　1891～1953

　ハンガリーの首都ブダペスト生まれの人類学者であり精神分析学者。ドイツで地理学と人類学を学び，その後当時のハンガリーで活躍したFerenczi Sのもとでの長年にわたる教育分析を通して精神分析学の影響を受ける。1919年ブダペスト大学人類学講座の初代教授に就任し，人類学と精神分析を結びつける「精神分析学的人類学」と自ら呼ぶ領域を創出する。オーストラリア先住民を調査して，原父殺害から近親相姦の禁忌にいたるFreud Sの文化論的主題を人類学的にあとづけようとした。1938年に米国に亡命。そこでも文化的諸現象はFreudの原理論に還元可能であるとする立場から，アメリカ先住民の文化の中にエディプスコンプレクスを探り出し，文化と精神分析学を架橋する作業に腐心した。主著を含む多くの著作は晩年を過ごしたニューヨークで執筆されたが，アメリカで興隆した文化とパーソナリティ学派とは一線を画した。 　　　　　(江口重幸)
⇨比較文化精神医学，エディプスコンプレクス
【主著】Róheim G (1950)

ロボトミー
〔英〕(prefrontal) lobotomy ; (prefrontal) leucotomy

　日本で最初のロボトミーは，1941年に脳外科医中田瑞穂らが行った。戦後は精神科医によって推進され，1960年頃まで各地の精神病院でかなり手びろくなされた。その中心的技法は白質切截子で前頭葉白質を切截する

(前)前頭葉ロボトミー/白質切截術で，前頭葉と他部位との異常な神経結合を遮断するものとして，統合失調症，苦悶うつ病，強迫神経症，精神病質などに適用された。術式もさまざまで，皮質の部分切除，他部位への侵襲も試みられた。人格変化などの後遺症も大きく，患者は「ロボット・ミー」と自嘲した。ロボトミーの際に脳小片を切除して生化学実験に利用した台弘への批判から，日本精神神経学会は1975年に精神外科否定の総会決議を行った。しかし台実験批判に集中したために，日本におけるロボトミーの実態把握および批判は充分になされなかった。日本でロボトミーを受けた患者数は優に5000名を超すだろう。　　　　　　　　　　　　　　（岡田靖雄）
⇨精神外科
[文献] 廣瀬貞雄（1951），櫻島次郎（2008）

ロマン派精神医学

［独］romantische Psychiatrie

医学史のうえでは18世紀にフランスを中心に勃興した啓蒙主義にもとづく生理学と臨床医学に対して，主にドイツに現れた神秘的・超常的思潮を背景にもつ医学をロマン主義的医学と呼び，Hahnemann S のホメオパチー療法や Gall FJ の骨相学などをその典型としている。精神医学史においても，Pinel P らの啓蒙主義的精神医学に対して，思弁的・神秘主義的傾向をもった Heinroth JCA や Ideler KW らの精神医学が19世紀前半のドイツで認められ，精神障害の原因が不信心や冒瀆に伴う罪悪感などに求められた。また，それに対する精神療法が重視された。このような立場がロマン派精神医学と呼ばれるが，ほぼ同時期に神秘主義的な医療も登場した。その代表は Mesmer FA の動物磁気説にもとづく磁気療法である。Mesmer はこの磁気治療をパリで広め，それが19世紀フランスの催眠学派（Bernheim HM, Liebeault AA, Charcot JM ら）の登場にとっての歴史的伏線ともなるのだが，周知のように Charcot のもとに留学した Freud S はのちに精神分析を創始する。現代の精神療法の歴史起源は，このような広義のロマン派精神医学と，「精神病は治る」とする啓蒙主義的精神医学との接地点に求めることができる。　（小俣和一郎）
⇨骨相学
[文献] 小俣和一郎（2005）

ローランド棘波

［英］Rolandic spike

中心側頭部に棘波を示す良性小児てんかん（小児良性ローランドてんかん）にみられる発作波である。ローランド領域（中心側頭部）に出現し，高振幅の2〜3相性の鋭波で，時に棘波，徐波もみられる。睡眠で賦活される。脳波上側頭部にみられるため側頭葉てんかんと誤診される場合がある。予後良好で通常15歳までには消失する。　　　　（窪田　孝）
⇨棘波，鋭波，徐波
[文献] 黒川徹, 後藤晴美, 折口美弘（1998）

ロールシャッハ

Hermann Rorschach　1884〜1922

スイスの精神科医。インクブロットを使った投映法を創案し，その名を冠したロールシャッハテスト(法)として知られている。

チューリッヒに生まれ，チューリッヒ，ベルリン，ベルンで医学を修め，博士号を取得した（1912年）。子どもの頃からインクブロット遊びに興味をもち，医師になってからも学童や精神病者への実験研究を続け1921年に 'Psychodiagnostik'（『精神診断学――知覚診断的実験の方法と結果』）としてこの方法を世に出した。しかし自身はその翌年に病没し，その後友人の Oberholzer E らが，主として米国でこの方法を広めた。

精神医学者としては Bleuler E の指導を受け，また精神分析理論に関心を寄せ，Binswanger L らと国際精神分析学会のチューリ

ッヒ支部を作り，学術誌に投稿したほか，ロールシャッハ法の精神分析的解釈に関する論文も提出している。
(馬場禮子)
⇨投影法〔投映法〕，ロールシャッハテスト
[主著] Rorschach H (1921)

ロールシャッハテスト
[英] Rorschach test

Rorschach H によって創案された心理検査。投映法の一種。1921年に'Psychodiagnostik'(『精神診断学』) として公開された。10枚のインクブロットによる検査刺激に対して，被検者が似ていると見えたものを列挙し，その後にそう見えた根拠について説明するという施行法である。

本法の特色は，第1に創始者 Rorschach の卓見から，反応語を，反応領域，反応決定因，反応内容，形態質の4側面から分類でき，多面的な分析が可能であること，第2に投映法でありながら記号化，数量化が可能であり，そこから量的分析と質的分析を重ね合わせることが可能なこと，第3に検査刺激や教示や設定の特色から，被検者が日常生活場面よりも心理的に退行した状態を表現しやすいことである。これらの条件から，投映法の中でも情報量が多く，またかなり深層にある心理を読み取ることができ，さらに思考過程，認知過程，思考内容などの歪みが表現されやすいことから，精神病理の査定によく用いられ，思考障害サインの研究書も多い。最近では Kleiger JH による大部の研究書がある。

記号化や数量化のためのシステムは研究者によって主張が異なるため，複数の研究者による複数のシステムがある。Exner JE は，すでに米国で発展していた4人の研究者 (Beck SJ, Klopfer B, Piotrowski ZA, Rapaport D & Schafer R) によるシステムを統合しようとしたが，結局自ら第5のシステムを構成することになった。これは包括システム (comprehensive system) と呼ばれ，現在では全世界で用いられている。わが国独自にも阪大法，名大法，片口法などがあり，他に包括システムも用いられている。

解釈法には，量的分析とその統計的標準値を重んじる実証的 (empirical) な方法と，人格仮説に準拠した質的または解釈学的 (hermeneutic) な方法とがあるが，実際には両者ともに重要なので，併用して結論を出す方法が最も一般に行われている。

(馬場禮子)
⇨ロールシャッハ，投影法〔投映法〕，退行，思考障害
[文献] Rorschach H (1921), Kropfer B, Kelly DM (1942), Beck SJ (1949), Piotrowski ZA (1957), Holt RR, ed. (1968), Exner JE (1974), Kleiger JH (1999)

ロールプレイング
[英] role playing

臨床の場で個人が演ずる役割行動の演技。ロールプレイともいう。サイコドラマ (心理劇) の創始者 Moreno JL が臨床的にロールプレイを最初に活用したといわれる。その後ゲシュタルト療法から Lewin K の集団力動まで，精神療法からリーダーシップ研修まで人間関係に関するさまざまな現場で活用されてきた。最近では生活技能訓練 (Social Skills Training) など，言葉を通しての精神療法に加え，対人関係の実際の問題場面でより適応的な自分の役割を実演するという形でのロールプレイングが盛んになってきている。また臨床訓練，評価でもロールプレイングが活用され，医師の患者に対する適切な面接の訓練でも，患者の役割を演じる俳優を相手に医学生が面接するという形でのロールプレイングも行われるようになってきた。同様に客観的に構造化された臨床試験 OSCE (Objective and Structured Clinical Examination) でも，ロールプレイングは医師が実際に患者に適切な面接，対応，治療行為ができることを

評価するために活用されている。

(遊佐安一郎)

⇨サイコドラマ，モレノ，ゲシュタルト療法，SST
[文献] Burton N (2009), Moreno JD (1992), Linehan MM (1993b)

LORETA　ロレッタ

[英] low resolution brain electromagnetic tomography

LORETAは，脳内電気活動源の分布を三次元画像に表示する一つの方法であり，Pascual-Marqui RDら[1994]により考案された。隣接する神経細胞群の類似した活動が，頭皮上で得られる脳波であると仮定して，ボクセル（三次元推定で用いられる立方体の単位）間の変化量を最小になるよう推定する。空間解像度が約7mmと精度は低いが，頭皮上で得られた脳波活動の発生源を，同期した神経活動の分布として標準脳モデルに重ね描きし，断層写真のように表示できる。

(飛松省三)

⇨脳画像〔ブレインイメージング〕
[文献] Pascual-Marqui RD, Michel CM, Lehmann D (1994).

ローレンス＝ムーン＝ビードル症候群

[英] Laurence-Moon-Biedl's syndrome
[独] Laurence-Moon-Biedlsches Syndrom
[仏] syndrome de Laurence-Moon-Biedl

ゴナドトロピン単独欠損症の特殊型。肥満，網膜色素変性，知能障害，性器発育不全，多指趾症，遺伝性発生を6主徴とし，そのうち4つを認めれば本症と診断できるとされる。さらに，心奇形，頭蓋の変形，口蓋発育不全，眼振，難聴，内反足，尿道下裂，泌尿生殖器異常などの合併が報告されている。肥満，性器発育不全などの病態には，摂食中枢を含めた間脳，視床下部の関与が示唆されている。

(谷向　仁)

ロンブローゾ

Cesare Lombroso　1835〜1909

イタリア犯罪人類学派の創始者で，実証的な犯罪研究の祖。パドヴァやウィーンで医学を学び，クレチン病の研究で学位を取得した。精神医学と法医学を教えたのち，1876年からトリノ大学の法医学教授を務めた。1876年に大著『犯罪人』'L'uomo delinquente'を著し，1880年には犯罪人類学の雑誌を創刊した。1905年から死去するまでトリノ大学の犯罪人類学教授の職にあった。彼の犯罪学説の中心的概念は生来性犯罪者（delinquente nato）であり，身体的・精神的表徴から識別され，不可抗力的に犯罪者となるような特別な人類学的類型が存在すると考えた。このことを身体計測値など膨大な資料から証明したと主張したが，Lacassagne Aらの犯罪の社会的・環境的要因を重視する立場から批判され，世紀末に人類学の一大論争を巻き起こした。犯罪学，法医学，精神医学以外にも，公衆衛生，心霊現象，筆相学，政治問題など多岐にわたる著作を手がけた。天才人に関する著書は日本語にも訳され，今日の病跡学のさきがけとなった。

(中谷陽二)

⇨犯罪生物学，病跡学
[主著] Lombroso C (1894, 1906-1907)
[文献] 中谷陽二 (1994)

論理療法

[英] rational therapy

Ellis A (1913〜2007) は，Horney Kの研究所で精神分析の訓練を受けたが，精神分析の実践に失望して，1954〜1955年頃に自らの心理療法を創始した。それは行動療法の消去法に着想を得て，実際の行動からものの考え方を積極的に変化させる方法として，認知行動療法の流れの中では先取的なものである。彼は独自の研究所を創設，論理療法から論理感情療法（rational-emotive therapy），論理感情行動療法（rational emotive behavioral therapy）と二度ほど名称変更し発展している。神経症的な行動は「非合理的信念（irrational belief）」，つまり事実にもとづかない，あるいは論理的な必然性のない文章記述が前提になっており，そのため願望と事実を混同しているために生じると見なす。出来事と結果との間の解釈として信念があるが，それを反駁するために治療者が働きかけ，患者は実際に行動して，その効果をみることで，信念が合理的なものに変化していくと考える。

(妙木浩之)

⇨行動療法，認知療法〔認知行動療法〕
[文献] Ellis A（1962），Ellis A, Dryden W（1987）

YMRS ➡ヤング躁病評価尺度〔YMRS〕

Y-G 検査
➡矢田部＝ギルフォード性格検査〔Y-G 検査〕

Y-BOCS
➡イェール・ブラウン強迫尺度〔Y-BOCS〕

ワインバーグ法 ➡疫学的精神医学

わが道を行く行動

[英] going my way behavior

ピック病を中核とする前頭葉変性症の主要な症状として田邉敬貴らが指摘した。社会的な関係や周囲への配慮がまったくみられず，気の向くままに行動することを指す。すなわち，自分の行動に対する他者の反応を意識しなくなる。たとえば，大企業の重役が店頭に並んだ駄菓子を堂々と万引きし，それを指摘されても悪びれた様子もなく，あっけらかんとしている。責任病巣としては，前頭葉眼窩面の障害が考えられている。 (池田 学)

⇨ピック病，前頭側頭型認知症
[文献] Tanabe H, Ikeda M, Komori K（1999）

ワーキングメモリ ➡作業記憶

ワクチン発熱療法 ➡マラリア療法

ワグナー・ヤウレッグ

Julius Wagner Ritter von Jauregg
1857～1940

オーストリアの精神医学者。進行麻痺（梅毒性慢性髄膜脳炎）の発熱療法の確立者として 1927 年にノーベル賞を受けた。長いフルネームの von Jauregg は爵位の名称で，通常 Wagner Jauregg と呼ばれる。彼は 1880 年にウィーン大学医学部を卒業し，病理学，精神医学を学んだ。1889 年にグラーツ大学神経精神科教授となり，主にクレチニズムを研究したが，1893 年に Meynert T の後任としてウィーン大学精神神経科教授となった。彼は精神病患者が熱性疾患に罹ると軽快するという臨床経験から，精神病患者を人工的に発熱させる治療を試み，1917 年に三日熱マラリア原虫を進行麻痺患者に接種する発熱療法を発見した。当時，キニーネによるマラリア治療は確立していたので，発熱療法は全世界に広まって進行麻痺の患者が治癒するようになった。

(風祭 元)

⇨マラリア療法
[主著] Wagner Jauregg von J（1887）
[文献] 熊代永（1988）

わざとらしさ

[英] mannerism
[独] Manieriertheit
[仏] maniérisme

マンネリズムの訳語。目標志向性運動の途中に，必要でない無意味な動作が挿入されることをいう。たとえば，靴を履くときに，いったん下肢を大きく前に振り上げてから下ろ

して靴に入れる等。多くは反復性に出現し，常同症化することもある。今日ではより広く，発語や書字，動作などが，奇妙にひねくれていたり大げさであったりすること全般を指して，ひねくれ，衒奇症（Verschrobenheit）の同義語として用いられることが多い。

（岩井圭司）

⇨ひねくれ，ビンスワンガー
[文献] Fish F（1967）

ワトソン

John Broadus Watson　1878～1958

　行動主義心理学の創設者。南カロライナの小さな農場に生まれるが，喧嘩，発砲騒ぎなどを起こし，良い子であったとはいいがたい。シカゴ大学で学位を得るが，当時の心理学の手法である内観が苦手で神経衰弱になったといわれる。次いでジョンズ・ホプキンス大学に移り，美男教授コンテストで優勝したりするが，好事魔多し，不倫がもとで大学を去った。後に広告代理店に務めて成功し，副社長にまでなった。彼が心理学史に燦然と輝くのは1913年の「行動主義から見た心理学」という論文によってである。冒頭に科学の目的を「予測と制御」であると宣言し，ここに，心理学は意識内容の分析から行動の分析へと大きく舵を切った。彼は刺激と反応を研究の対象とし，思考などの複雑な心理も微小な筋運動として分析できるとした。やがて，Pavlov IPの条件反射の理論を取り入れたが，大脳皮質の活動ではなく，あくまでも外から見える反応の分析にこだわった。

（渡辺　茂）

⇨行動主義心理学
[主著] Watson JB（1925）

笑い発作

[英] gelastic seizure；laughing attack
[ラ] ridendi ictus

　頻度は海外（イスラエル）で10万人に0.4人という報告がある。ウェスト症候群，側頭葉てんかん，前頭葉てんかん，頭頂葉てんかんなどの皮質形成異常を伴う器質性の症候性てんかんでみられる。典型的なものは，視床下部の過誤腫にみられるものである。この部位に笑いの中枢があると言われ，連日頻回の発作がみられ，難治であり，性早熟（思春期早発症）をみることもある。笑い発作を見たら，まず頭部MRIで視床下部過誤腫の有無を検索すべきである。本発作の初発はほとんどが乳幼児期で，薬物治療に抵抗し，予後不良で，強直発作や大発作を併発し，レンノックス＝ガストー症候群類似のてんかん性脳症を呈するようになる。長期経過では，行動障害（多動や易興奮性など）や認知障害を呈することが多い。過誤腫自体にてんかん原性があるといわれる。過誤腫に対して，開頭直達手術，内視鏡手術，ガンマナイフ，定位温熱凝固術などの脳外科的治療が行われ，成功すれば比較的高率に発作が消失し，他の症状も改善する。

（金澤　治）

⇨ウェスト症候群，側頭葉てんかん，視床下部，思春期早発症，MRI，強直発作，レンノックス＝ガストー症候群，てんかん外科
[文献] 山崎康博，須藤章，伊藤智城ほか（2009），Wang W, Wang W, Guo X, et al.（2009）

悪い対象　➡良い対象／悪い対象

われわれ体験

[英] we-experience

　精神分析的方向づけの精神療法における治療者の基本的な治療態度の一つ。治療者も患者もともに同じ人間だという共同体験に焦点を当てたもので，歴史的には統合失調症に対する，その点ではかなりの困難を伴った精神療法臨床の中で強調された概念である。精神分析の訓練を受けた看護師であったSchwing G［1940］が治療者‐患者といった社会的役割を超えた人間的連帯感の共有を強調して患者に向かって「私たち」と話しかけたという

報告が概念の出発点。後に Fromm-Reichmann F［1952］が統合失調症者との治療関係をふり返り患者の言葉から「われわれ体験」と呼んだ。Binswanger L［1956］は「我等性（Wirheit）」という人間の現存在の根本形式を明らかにし，Boss M［1957］は精神分析家の基本的態度を現存在の共同性に求めた。他方 Freud S の精神分析的治療態度のアンチテーゼとされるフェレンツィ的治療態度も本概念との関連でしばしば引用される。今日的には Bion WR［1957］らによる人格の精神病的部分，非精神病的部分といった考えにもとづく治療経験が本概念の再検討に寄与するだろう［松木邦裕ら 2008］。　　　　（相田信男）
⇨シュヴィング，現存在分析，フェレンツィ的治療態度

［文献］Bion WR（1957），Boss M（1957），Fromm-Reichmann F（1959），松木邦裕，東中園聡 編（2008），小此木啓吾（2000），Schwing G（1940），竹内直治，竹内光子（1968）

ワーンジン〔妄想錯乱，急性幻覚妄想症〕
［独］Wahnsinn

　興奮を伴う急性幻覚妄想状態。狂気等を意味するドイツ語の俗語であった。Kant I［1798］が『人間学』で精神障害の分類に採用し，Griesinger W や Krafft-Ebing R von なども教科書で採用し，医学用語となった。著者により意味や概念は多少なりとも異なる。Kraepelin E［1893］においては，マニーなどの情動性精神障害（affektive Geistesstörungen）と慢性経過の慢性妄想症（Verrücktheit）との中間的なもので，妄覚，妄想観念とともに，活発な情動（Gemütsbewegungen）が急速に出現し，予後良好な点が特徴とされた。しかし，ワーンジンはその後彼の『教科書 第 5 版』［1896］以降は他の障害分類に解体，吸収され，完全に彼の精神障害分類からは姿を消し，現在では廃語となり，歴史的意義しかない。非定型精神病やフランス学派の急性精神病（bouffées délirantes）にほぼ該当する病態である。　　　　（影山任佐）
⇨クレペリン，グリージンガー，クラフト-エービング

［文献］Kraepelin E（1893）

参考文献一覧

参考文献一覧　凡例

1. 本文の各項目末尾に指示された文献および主著を著作者（監修者，編集者も含む）別に収録したものである。したがって，精神医学全般にわたる文献を体系的にまとめたものではない。
2. 配列は以下の原則による。
   (1) 著作者のファミリーネームのアルファベット順（同姓の場合はパーソナルネームのアルファベット順）
   (2) 同一著作者内は次のように並べた。
      ① 単著→共著（第二著作者，第三著作者の姓のアルファベット順）
      ② 単独編集→共同編集（共編者のアルファベット順）
      ③ 以上が同一の場合は刊行年順
   (3) 日本人の場合はヘボン式のローマ字で読んでアルファベット順配列に組み入れてある。長母音，二重母音の場合はかなの読みをそのままなぞる形でローマ字化する。
      〔例〕藤井＝Fujii　大橋＝Oohashi　遠藤＝Endou
      外国語で発表した著作の著作者の表記はその表記のまま配列する。ただし同一研究者が日本語で発表した著作が別にある場合は，その中に組み込む。
   (4) 刊行年が同一の場合は年の後に a, b…を付したが，その年内の先後を示すものではなく，本文各項目末尾の文献指示と同定するための便宜上の区分である。
   (5) 雑誌の特集など著作者名を特定できないものは，同定のために雑誌名などを著作者名と見なし，アルファベット順の該当する位置に配列した。
3. 文献表示法は原則として，著作者名（刊行年）論文または著作名，発表誌・巻号ページまたは収録書編著者名・書名・出版社・出版地（邦語文献では省略）・ページの順である。翻訳は原著の後の（　）内に示した。
4. 刊行年は，特別の意味のある改訂版また邦訳の底本になっている版など，必要に応じて複数の版を併記した場合もある。
5. 論文の所収誌名は略称で表示したものもある。
6. 複数の項目で同一の文献が参考文献に上がっている場合，原則として個々の該当ページは割愛したが，一部の項目については〔　〕内に項目名：該当ページもしくは該当箇所を付した。
7. Freud S の著作に関しては，同一著作が多くの項目で文献として指示されているため表示の原則を下記のように統一した。
   原著刊行年と原著名を示し，（　）内に Strachey J 編訳の Standard Edition（SE と略記）／日本教文社刊・改訂版フロイド選集（選集と略記）／人文書院刊・フロイト著作集（著作集と略記）／岩波書店刊・フロイト全集（全集と略記），それぞれのタイトル（邦訳は訳者名付き），巻，刊行年を示した。個々の掲載ページは割愛した。

A

阿部隆明(2008)躁状態——臨床的側面. 松下正明, 加藤敏, 神庭重信 編, 精神医学対話. 弘文堂, pp 159-175.
――― (2011)未熟型うつ病と双極スペクトラム——気分障害の包括的理解に向けて. 金剛出版.
阿部隆明, 加藤敏(1999)双極Ⅱ型の躁転に関する考察——解放病棟入院が躁転を導く可能性について. 臨床精神病理 20:195-209.
阿部隆明, 大塚公一郎, 永野満ほか(1995)「未熟型」うつ病の臨床精神病理学的検討. 臨床精神病理 16:239-248.
阿部輝夫(2004)セックスレスの精神医学. ちくま新書. 筑摩書房.
――― (2005)性機能障害とセックスセラピー. 日本性科学会 監修, セックス・カウンセリング入門. 金原出版, pp 99-138.
阿部裕(1988)Cotard 症状群の成立過程——生・死・再生. 臨精医 17(3):365-373.
阿部又一郎, 三島和夫(2008)不眠症の概念と病態生理. 脳 21 63:346-352.
Abély P (1927) Etats schizophéreniques et tendances homosexuelles. Ann Méd Psychol 85(2):251-257.
Abraham HC (1974) Karl Abraham : an unfinished biography. Int Rev Psycho-Anal 1:17-72.
Abraham HD (1983) Visual phenomenology of the LSD flashback. Arch Gen Psychiatry 40:884-889.
Abraham HD, Aldridge AM, Gogia P (1996) The psychopharmacology of hallucinogens. Neuropsychopharmacology 14:285-298.
Abraham K (1920) Zur narzißtischen Bewertung der Exkretionsvorgänge in Traum und Neurose. (translated by Bryan D, Strachey A, Selected Papers of Karl Abraham, M. D. Hogarth Press/Institute of Psycho-Analysis, London, 1927.)
――― (1924a) Beiträge der Oralerotik zur Charakterbildung, Ⅷ. Internationaler Psychoanalytischer Kongreß, Salzburg.(下坂幸三, 前野光弘, 大野美都子 訳:性格形成に対する口唇性格の寄与. アーブラハム論文集——抑うつ・強迫・去勢の精神分析. 岩崎学術出版社, pp 122-137, 1993.)
――― (1924b) Versuch einer Entwicklungsgeschichte der Libido auf Grund der Psychoanalyse seelischer Störungen. In : Neue Arbeiten zur ärztlichen Psychoanalyse, Ⅱ. Internationaler Psychoanalytischer Verlag, Leipzig/Wien/Zürich, pp 1-96.(Bryan D, Strachey A, translated : A short study of the development of the libido viewed in the light of mental disorders. In : Selected papers on psychoanalysis. M. D. Hogarth Press, London, pp 418-501, 1927./下坂幸三, 前野光弘, 大野美都子 訳:心的障害の精神分析にもとづくリビドー発達史試論. アーブラハム論文集——抑うつ・強迫・去勢の精神分析. 岩崎学術出版社, pp 19-97, 1993.)
――― (1927) Selected papers on psychoanalysis. Hogarth Press, London./Basic Books, New York, 1953/1968/1973〔事故頻発人格:pp 58-62〕(下坂幸三, 前野光弘, 大野美都 訳:アーブラハム論文集. 岩崎学術出版社, 1993.)
Abramson HA, ed. (1952) Problems of consciousness. Josiah Macy Jr. Foundation, New York.
Ackerknecht EH (1985) Kurze Geschichte der Psychiatrie, 3 Aufl. Enke, Stuttgart.
Ackerman NW (1958) The psychodynamics of family life. Basic Books, New York.
――― (1966) Treating the troubled family. Basic Books, New York.
Ackerman NW, Beatman FL, Sherman SN (1961) Exploring the base for family therapy. Family Service Association of America, New York.(岩井祐彦 訳:家族治療の基礎理論. 岩崎学術出版社, 1969.)
足立浩祥, 杉田義郎(2009)睡眠随伴症. 日本睡眠学会 編, 睡眠学. 朝倉書店, pp 532-537.
Adair JC, Schwartz RL, Barrett AM (2003) Anosognosia. In : Heilman KM, Valenstein E, ed. Clinical neuropsychology, 4th edition. Oxford University Press, New York, pp 185-214.
Adams JH, Graham DI, Murray LS, et al. (1982) Diffuse axonal injury due to nonmissile head injury in humans : an analysis of 45 cases. Ann Neurol 12:557-563.
Adams MB, ed. (1990) The wellborn science : eugenics in Germany, France, Brazil and Russia. Oxford University Press, New York.(佐藤雅彦 訳:比較「優生学」史. 現代書館, 1998.)

参考文献一覧　A

Adams RD, Vanbogaert L, Vandereecken H (1964) Striatonigral degeneration. J Neuropathol Exp Neurol 23 : 584-608.
Addison T (1855) On the constitutional and local effects of disease of the supra-renal capsules. Samuel Highley, London.
Ader R, ed. (2007) Psychoneuroimmunology, 4th edition. Elsevier Academic Press, Amsterdam/Boston.
Adler A (1907) Studie über Minderwertigkeit von Organen, 2 Aufl. Urban und Schwarzenberg, Berlin/Wien. (Jelliffe SE, trans. : A study of organ inferiority and its psychical compensation : a contribution to clinical medicine. Nervous & Mental Disease Publishing, New York, 1917.／安田一郎 訳：器官劣等性の研究. 金剛出版, 1984.)
―――― (1912) Über den nervösen Charakter. Bergmann, Wiesbaden.
―――― (1924) Praxis und Theorie der Individualpsychologie. Bergmann, München.
―――― (1927a) Menschenkenntnis. S. Hirzel, Leipzig. (高尾利数 訳：人間知の心理学. 春秋社, 1987.)
―――― (1927b) The feeling of inferiority and the striving for recognition. Proceedings of the Royal Society of Medicine 20 (12) : 1881-1886.
―――― (1929a) Individualpsychologie in der Schule. S. Hirzel, Leipzig. (岸見一郎 訳：教育困難な子供たち. 一光社, 2008.)
―――― (1929b) The science of living. Greenberg, New York.
―――― (1930a) The education of children. Greenberg, New York. (高橋堆治 訳：子供の劣等感. 誠信書房, 1962.)
―――― (1930b) Das Problem der Homosexualtät. S. Hirzel, Leipzig.
―――― (1930c) Die Technik der Individualpsychologie. Bergmann, München.
―――― (1931) What life should mean to you. Little, Brown and Company. (高尾利数 訳：人生の意味の心理学. 春秋社, 1984.)
―――― (1933) Der Sinn des Lebens. Rolf Passer, Wien/Leipzig. (岸見一郎 訳：生きる意味を求めて. アルテ, 2007.)
―――― (1969) The science of living. (Introd. & ed. Ansbacher HL) Doubleday Anchor Books, New York. (岸見一郎 訳／野田俊作 監訳：個人心理学講義――生きることの科学. 一光社, 1996.)
Adolphs R (1999) Social cognition and the human brain. Trends Cogn Sci 3 : 469-479.
―――― (2001) The neurobiology of social cognition. Curr Opin Neurobiol 11 : 231-239.
上里一郎 監修 (2001) 心理アセスメントハンドブック 第2版. 西村書店.
Agazarian Y, Peter R (1981) The visible and invisible group. Routledge & Kegan Paul, London.
Aggleton JP, ed. (2000) The Amygdala : A functional analysis, 2nd edition. Oxford University Press, Oxford.
Aghajanian GK, Marek GJ (1999) Serotonin and hallucinogens. Neuropsychopharmacology 21 : 16S-23S.
Aglioti S, Cortese T, Franchini C (1994) Rapid sensory remapping in the adult human : brain as inferred from phantom brest perception. Neuroreport 5 : 473-476.
Aguglia U, Tinuper P, Gastaut H (1984) Startle epileptic seizures. Epilepsia 25 : 712-720.
Aicardi J (1994) Epilepsy in children : the international review of child neurology series, 2nd ed. Raven Press, New York. (丹羽真一 監訳：小児のてんかん. 東京医学社, 2001.)
Aicardi J, Ohtahara S (2005) Severe neonatal epilepsies with suppression-burst pattern. In : Roger E, Bureau M, Dravet Ch, et al. ed. Epileptic syndromes in infancy, childhood and adolescence, 4th edition. John Libbey Eurotext, Moutrouge, pp 39-50.
相田信男 (1990) アソビのある容れ物としての病棟――精神科病院における治療構造化過程. 岩崎徹也ほか 編, 治療構造論. 岩崎学術出版社, pp 367-382. (相田信男, 実践・精神分析的精神療法――個人療法そして集団療法. 金剛出版, pp 85-97, 2006. に所収)
―――― (1995) フェアベーンの考え方とその影響. 小此木啓吾, 妙木浩之 編, 精神分析の現在. 現代のエスプリ別冊. 至文堂, pp 154-166. (相田信男, 実践・精神分析的精神療法――個人療法そして集団療法. 金剛出版, pp 28-39, 2006. に所収)
―――― (2001) レヴュー・ミーティングと私たち. 集団精神療法 17 (2) : 145-150. (相田信男, 実践・精神

分析的精神療法――個人療法そして集団療法. 金剛出版, pp 187-194, 2006. に所収)
相田信男（2004）治療構造論的認識をめぐって. 精神分析研究 48（4）: 398-401.（相田信男, 実践・精神分析的精神療法――個人療法そして集団療法. 金剛出版, pp 218-222, 2006. に所収)
―――― (2008)『本能とその運命』の運命について. 西園昌久 監修, 現代フロイト読本 1. みすず書房, pp 331-347.
―――― (2009) 精神科臨床グループ. 臨床心理学 9 (6): 740-745.
Ainsworth MDS (1967) Infancy in Uganda: infant care and the growth of attachment. Johns Hopkins University Press, Baltimore.
Ainsworth MDS, Blehar MC, Waters E, et al. (1978) Patterns of attachment: a psychological study of strange situation. Erlbaum, Hillsdale.
Akelaitis AJ, Risteen WA, Herren RY, et al. (1942) Studies on the corpus callosum Ⅲ: a contribution to the study of dyspraxia and apraxia following partial and complete section of the corpus callosum. Arch Neurol Psychiatry 47: 971-1008.
Akil H, Bronstein DM, Mansour A (1988) Overview of the endogenous opioid systems: anatomical, biochemical and functional issues. In: Rodgers RJ, Coopers SJ, ed. Endomorphins opiates and behavioral processes. Whiley, New York.
秋元波留夫（1932）視空間認識障害と特に関連せる失行症について. 精神経誌 35: 267-306.
―――― (1935) 失行症. 金原商店.
―――― (1966) 異常と正常――精神医学の周辺. 東京大学出版会.
―――― (1979) 日本精神医学の開拓者――松原三郎の人と業績. 臨床精神医学 8 (10): 1191-1202.
―――― (1989) てんかん論集. ぶどう社.
―――― (1998) てんかんの歴史. 松下正明 総編集／浅井昌弘, 山内俊雄 編, てんかん. 臨床精神医学講座 9. 中山書店, pp 3-10.
―――― (2002) 実践精神医学講義. 日本文化科学社.〔林道倫: pp 104-140.〕
秋元波留夫 編著（1975）作業療法の源流. 金剛出版.
秋元波留夫, 武村正義（1973）ライシャワー大使刺傷事件. 福島章, 中田修, 小木貞孝 編, 日本の精神鑑定. みすず書房, pp 487-529.
Akiskal HS (1983a) Dysthymic disorder: psychopathology of proposed chronic depressive subtypes. Am J Psychiatry 140: 11-20.
―――― (1983b) The bipolar spectrum: new concepts in classification and diagnosis. In: Psychiatry update: the American Psychiatric Association annual review. American Psychiatry Press, pp 271-292.
―――― (2000) Soft bipolarity: a footnote to Kraepelin 100 years later. 臨床精神病理 21: 3-11.
Akiskal HS, Benazzi F (2003) Family history validation of the bipolar nature of depressive mixed states. J Affect Disord 73: 113-122.
Akiskal HS, Mallya G (1987) Criteria for the 'soft' bipolar spectrum: treatment implications. Psychopharmacol Bull 23: 68-73.
秋谷たつ子（1993）ゲシュタルト学説. 加藤正明, 保崎秀夫, 笠原嘉ほか 編, 新版 精神医学事典. 弘文堂, p 195.
秋山剛（2004）総合病院における職場復帰援助プログラム. 島悟 編, こころの病からの職場復帰. 現代のエスプリ別冊: 208-221.
安香宏, 大塚義孝, 村瀬孝雄（1992）人格理解 2. 臨床心理学大系 第 6 巻. 金子書房.
Alajouanine T (1956) Verbal realization in aphasia. Brain 79: 1-28.
Albert ML, Sparks R, Stockert T von, et al. (1972) A case study of auditory agnosia: linguistic and non-linguistics processing. Cortex 8: 427-443.
Alexander F (1930a) The psychoanalysis of the total personality: the application of Freud's theory of the ego to the neuroses. Nervous and Mental Disease Publishing Company, New York/Washington DC.
―――― (1930b) The neurotic character. Int J Psycho-Anal 11: 292-311.

参考文献一覧　A

Alexander F (1932) The medical value of psychoanalysis. W. W. Norton, New York.
――――― (1939) Emotional factors in hypertention. Psychosom Med 1：173-179.
――――― (1950) Psychosomatic medicine. W. W. Norton, New York. (末松弘行 監訳：心身医学の誕生. 中央洋書出版部, 1989.)
――――― (1956a) Psychoanalysis and psychotherapy : developments in theory, technique, and training. W. W. Norton, New York.
――――― (1956b) Two forms of regression and their therapeutic implications. Psychoanalytic Quarterly 25：178-196.
Alexander F, French TM (1946) Psychoanalytic therapy : principles and application. The Ronald Press Company, New York.
――――― (1948) Studies in psychosomatic medicine : an approach to the cause and treatment of vegetative disturbances. The Ronald Press Company, New York.
Alexander MP, Stuss DT (1998) Commentary on Capgras syndrome : a reduplicative phenomenon. J Psychosomatic Research 44：637-639.
Alexander MP, Stuss DT, Benson DF (1979) Capgras syndrome : a reduplicative phenomenon. Neurology 29：334-339.
Allen C (1952) Modern discoveries in medical psychology. Macmillan, Lonon. (小林司 訳：異常心理の発見. 岩崎書店, 1965.)
――――― (1969) A textbook of psychosexual disorders. Oxford Univ. Press, London.
Allen JG (1995) Coping with trauma. American Psychiatric Press, Washington DC. (一丸藤太郎 訳：トラウマへの対処. 誠信書房, 2005.)
――――― (2001) Traumatic relationships and serious mental disorders. John Wiley & Sons, Chichester.
Allen JG, Fonagy P, ed. (2006) The handbook of mentalization-based treatment. John Wiley & Sons, Chichester.
Allen P, Larøi F, McGuire PK, et al. (2008) The hallucinating brain : a review of structural and functional neuroimaging studies of hallucinations. Neurosci Biobehav Rev 32：175-191.
Allen RP, Picchietti D, Hening WA, et al. (2003) Restless legs syndrome : diagnostic criteria, special considerations, and epidemiology. A report from the restless legs syndrome diagnosis and epidemiology workshop at the National Institutes of Health. Sleep Med 4 (2)：101-119.
Allport GW (1937) Personality : a psychological interpretations. Holt, New York. (詫摩武俊, 青木孝悦, 近藤由紀子ほか 訳：パーソナリティ――心理学的解釈. 新曜社, 1982.)
――――― (1961) Pattern and growth in personality. Holt, New York. (今田恵 監訳：人格心理学. 誠信書房, 1968.)
――――― (1965) Letters from Jenny : edited and interpreted by Gordon W. Allport. Holt, New York. (青木孝悦, 萩原滋 訳：ジェニーからの手紙――心理学は彼女をどう解釈するか. 新曜社, 1982.)
Alvaro G, Di Fabio R (2007) Neurokinin 1 receptor antagonists : current prospects. Curr Opin Drug Discov Devel 10：613-621.
Alzheimer A (1911) Über eigenartige Krankheitsfälle des späteren Alters. Z f ges Neurol Psychiat 4：356-385.
天野直二 (1997) 進行性核上麻痺. 三好功峰, 黒田重利 編, 器質・症状性精神障害. 松下正明 総編集, 臨床精神医学講座 10. 中山書店, 第Ⅵ章, pp 195-216.
天野雄一 (2009) 身体症状の訴えが持続する患者への対応. 心身医学 49：255-259.
甘利俊一 監修 (2008-2009) シリーズ脳科学 1-6. 東京大学出版会.
甘利俊一, 外山敬介 編 (2000) 脳科学大事典. 朝倉書店.
天保英明 (2004) 腎疾患と透析. 精神科治療学 19 (増刊号)：214-218.
American Academy of Sleep Medicine (2005) The international classification of sleep disorders : diagnostic and coding manual, 2nd edition (ICSD-2). American Academy of Sleep Medicine, Westchester. 〔睡眠時遊行症：pp 142-144, レム睡眠行動障害：pp 148-152, むずむず脚症候群：pp 178-181, 睡

眠時周期性四肢運動障害；pp 182-186〕（日本睡眠学会診断分類委員会 訳：睡眠障害国際分類——診断とコードの手引き 第2版. 日本睡眠学会, 2010.）

American Association on Mental Retardation（1992）Mental retardation: defintion, classification, and systems of supports, 9th edition. American Association on Mental Retardation, Washington DC.

——（2002）Mental retardation: definition, classification, and systems of supports, 10th edition, 2 vols. American Association on Mental Retardation, Washington DC.（栗田広, 渡辺勧持 訳：知的障害——定義, 分類および支援体系 第10版 AAMR. 日本知的障害福祉連盟, 2004.）

American Psychiatric Association（1980）Diagnostic and statistical manual of mental disorders, 3rd edition: DSM-Ⅲ. Washington DC.（髙橋三郎ほか 訳：DSM-Ⅲ——精神障害の分類と診断の手引. 医学書院, 1982.）

——（1987a）Diagnostic and statistical manual of mental disorders, 3rd edition-revised: DSM-Ⅲ-R. Washington DC.（髙橋三郎ほか 訳：DSM-Ⅲ-R——精神障害の診断・統計マニュアル. 医学書院, 1988.）

——（1987b）The dexamethasone suppression test: an overview of its current status in psychiatry: the APA task force on laboratory tests in psychiatry. Am J Psychiatry 144: 1253-1262.

——（1993）Practice guideline for major depressive disorder in adults. American Psychiatric Association, Washington, DC.（日本精神神経学会 監訳, 樋口輝彦 責任訳：大うつ病性障害. 米国精神医学会治療ガイドライン. 医学書院, 2000.）

——（1994）Diagnostic and statistical manual of mental disorders, 4th edition: DSM-Ⅳ. Washington DC.（髙橋三郎, 大野裕, 染矢俊幸 訳：DSM-Ⅳ——精神疾患の診断・統計マニュアル. 医学書院, 1996.）

——（1999）Practice guideline for the treatment of patients with delirium. Am J Psychiatry 156（Suppl 5）: 1-20.

——（2000）Diagnostic and statistical manual of mental disorders, 4th edition text revision: DSM-Ⅳ-TR. Washington DC.（髙橋三郎, 大野裕, 染矢俊幸 訳：DSM-IV-TR 精神疾患の診断・統計マニュアル. 医学書院, 2002.／新訂版, 2004.）

——（2000a）Quick reference to diagnostic criteria from DSM-Ⅳ-TR. American Psychiatric Association, Washinton DC.（髙橋三郎, 大野裕, 染矢俊幸 訳：DSM-IV-TR——精神疾患の分類と診断の手引き 新訂版. 医学書院, 2003.）

——（2004）American Psychiatric Association practice guidelines for the treatment of psychiatric disorders, Compendium. American Psychiatric Association, Arlington, Va.（佐藤光源, 樋口輝彦, 井上新平 監訳：米国精神医学会治療ガイドラインコンペンディアム. 医学書院, 2006.）

Amir RE, Van den Veyver IB, Wan M, et al.（1999）Rett syndrome is caused by mutations in X-linked MECP2, encoding methyl-CpG-binding protein 2. Nat Genet 23: 185-188.

Amminger GP, Schäfer MR, Papageorgiou K, et al.（2010）Long-chain omega-3 fatty acids for indicated prevention of psychotic disorders: a randomized, placebo-controlled trial. Arch Gen Psychiatry 67: 146-154.

Ancoli-Israel S, Cole R, Alessi C, et al.（2005）The role of actigraphy in the study of sleep and circadian rhythms. Sleep 26: 342-392.

Anderson CM, Reiss DJ, Hogarty GE（1986）Schizophrenia and the family: a practitioner's guide to psychoeducation and management. Guilford Press, New York.（鈴木浩二, 鈴木和子 監訳：分裂病と家族——心理教育とその実践の手引き 上下. 金剛出版, 1988-1990.）

Anderson JR（1980）Cognitive psychology and its implications. Freeman, San Francisco.（富田達彦 訳：認知心理学概論. 誠信書房, 1982.）

Andersson O（1962）Studies in the prehistory of psychoanalysis. Sevenska Bokförlaget, Stockholm.

Andreasen NC（1981）Scale for the assessment of negative symptoms（SANS）. The University of Iowa, Iowa City.（岡崎祐士, 安西信雄, 太田敏男ほか 訳：陰性症状評価尺度（SANS）. 臨精医 13: 999-1010, 1984.）

参考文献一覧　A

Andreasen NC (1982) Negative symptoms in schizophrenia : definition and reliability. Arch Gen Psychiatry 39 : 784-788.（岡崎祐士, 安西信雄, 太田敏男ほか 訳：陰性症状評価尺度（SANS）. 臨精医 13 : 999-1010, 1984.）
─── (1984) Scale for the assessment of positive symptoms (SAPS). The University of Iowa, Iowa City.（岡崎祐士, 北村俊則, 安西信雄ほか 訳：陽性症状評価尺度（SAPS）. 精神科診断学 3 : 365-377, 1992.）
─── (1999) A unitary model of schizophrenia : Bleuler's "fragmented phrene" as schizencephaly. Arch Gen Psychiatry 56 : 781-787.
Andreasen NC, Carpenter WT, Kane JM, et al. (2005) Remission in schizophrenia : proposed criteria and rationale for consensus. Am J Psychiatry 162 : 441-449.
Andreescu C, Aizenstein HJ (2009) Amnestic disorders and mild cognitive impairment. In : Sadock BJ, Sadock VA, Ruiz P, ed. Kaplan & Sadock's comprehensive textbook of psychiatry, vol. 1, 9th edition. Lippincott Williams & Wilkins Philadelphia, pp 1198-1207.
Andrews LB, Burruss JW (2004) Core competencies for psychiatric education : defining, teaching, and assessing resident competence. American Psychiatric Publishing, Arlington.
Angst J, Perris C (1970) Nosology of endogenous depression, a comparison of the findings of two studies. Arch Psychiatr Nervenkr 210 : 373.
Anic-Labat S, Guilleminault C, Kraemer HC, et al. (1999) Validation of a cataplexy questionnaire in 983 sleep-disorders patients. Sleep 22 : 77-87.
Ann-Louise SS (2000) The 2000 Frieda Fromm-Reichmann lecture : the current relevance of Frieda Fromm-Reichmann's works. Psychiatry 63 (4) : 308-322.
Annegers JF, Hauser WA, Coan SP, et al. (1998) A population based study of seizures after traumatic brain injuries. N Engl J Med 338 : 20-24.
Ansbacher H, Ansbacher R, ed. (1956) The individual psychology of Alfred Adler. Basic Books, New York.
Anton G (1899) Über die Selbstwahrnehmung der Herderkrankungen des Gehirns durch den Kranken bei Rindenblindheit und Rindentaubheit. Arch Psychiat Nervenkr 32 : 86-127.
Anzieu D (2001) Freud's group psychology : background, significance, and infuluence. In : Person ES, ed. On Freud's "Group psychology and the analysis of the ego". The Analytic Press, London, pp 39-60.
青木淳, 岩橋和彦, 石郷岡純 (2009) 日本人健常者における Catechol-O-methyltransferase（COMT）遺伝子 Val158Met 多型と NEO-FFI との関連研究. 精神医学 51 : 339-344.
青木菊麿 (1985a) ポルフィリン症. 大倉興司 編, 遺伝性疾患への対応──その知識と実際. 講談社, pp 156-159.
─── (1985b) 先天性代謝異常症. 大倉興司 編, 遺伝性疾患への対応──その知識と実際. 講談社, pp 156-159.
青木省三, 清水將之 編 (1995) 青年期の精神医学. 金剛出版.
青木省三, 和迩大樹, 三浦恭子 (2010) クライエント中心療法のエッセンスを診療に生かす. 臨精医 39 (1) : 5-11.
青木孝悦 (1989) オールポートの人格理論. 本明寛 監修, 性格の理論. 性格心理学新講座 1. 金子書房, pp 183-195.
荒井秀典, 北徹 (2004) Metabolic syndrome──病態の理解と今後の展望について. 日本内科学会雑誌 93 : 1-2.
新井誠 編 (2000) 成年後見──法律の解説と活用の方法. 有斐閣.
新井誠, 赤沼康弘, 大貫正男 編 (2006) 成年後見制度──法の理論と実務. 有斐閣.
新井信隆 (2005) 神経病理インデックス. 医学書院.
Arakawa R, Okumura M, Ito H, et al. (2010) Positron emission tomography measurement of dopamine D_2 receptor occupancy in the pituitary and cerebral cortex : relation to antipsychotic-induced hyperprolactinemia. J Clin Psychiatry 71 (9) : 1131-1137.
Arango C, Moreno C, Martinez S, et al. (2008) Longitudinal brain changes in early-onset psychosis. Schizophr

Bull 34:341-353.
Arata H, Takashima H, Hirano R, et al. (2006) Early clinical signs and imaging findings in Gerstmann-Sträussler-Scheinker syndrome. Neurology 66:1672-1678.
Arbib MA, ed. (2002) The handbook of brain theory and neural networks, 2nd edition. the MIT Press, Cambridge, MA.
Arenkiel BR, Ehlers MD (2009) Molecular genetics and imaging technologies for circuit-based neuroanatomy. Nature 461:900-907.
Arieti S (1955) Interpretation of schizophrenia. Robert Brunner, New York./2nd edition. Basic Books, New York, 1974. (加藤正明, 河村高信, 小坂英także 訳：精神分裂病の心理. 牧書店, 1966.)
——— (1976) Creativity : the magic synthesis. Basic Books, New York. (加藤正明, 清水博之 訳：創造力——原初からの統合. 新曜社, 1980.)
——— (1979) Understanding and helping the schizophrenic. Basic Books, New York. (近藤喬一 訳：分裂病入門——病める人々への理解. 星和書店, 1980.)
有田秀穂 編 (2008) 扁桃体——情動脳と社会脳. Clinical Neuroscience 26:381-462.
有田眞 監修/犀川哲典, 小野克重 編 (2007) QT間隔の診かた・考えかた. 医学書院.
Arlinghaus KA, Shoaib AM, Price TRP (2005) "Neuropsychiatric assessment". In : Silver JM, McAllister TW, Yudofsky SC, ed. Textbook of traumatic brain injury. American Psychiatric Association, Washington DC, pp 59-62.
Arlow J (1969) Unconscious fantasy and disturbances of conscious experience. Psychoanal Q 38:1-27.
Armington JC, Chapman RM (1959) Temporal potentials and eye movements. Electroencephalogr Clin Neurophysiol 11:346-348.
Artaud A (1925/1927) Le Pèse-Nerfs suivi des Fragments d'un Journal d'Enfer. Collection Pour vos beaux yeux, Paris. Les Cahiers du Sud, Marseille. Œuvres Complètes 1 (1956/1970/1976). Gallimard, Paris. (清水徹 訳：神経の秤. アントナン・アルトー全集 1, 現代思潮社, 1971, pp 109-154. 粟津則雄 訳：神経の秤. ヴァン・ゴッホ, 筑摩書房, 1986, pp 71-109.)
——— (1934) Héliogabale ou L'Anarchiste couronné. Denoël et steele, Paris. Œuvres Complètes 7 (1967/1982). Gallimard, Paris. (多田智満子 訳：ヘリオガバルスまたは戴冠せるアナーキスト. 白水社, 1977. アントナン・アルトー著作集 2. 白水社, 1996.)
——— (1938) Le Théâtre et son Double. Gallimard, Paris. Œuvres Complètes 4 (1964/1978). Gallimard, Paris. (安堂信也 訳：演劇とその形而上学. 白水社, 1965. アントナン・アルトー著作集 1 演劇とその分身. 白水社, 1996.)
——— (1946) Lettres de Rodez. GLM éditeur, Paris. Œuvres Complètes 9 (1971/1979). Gallimard, Paris. (宇野邦一・岡本健 訳：アンリ・パリゾーへのロデースからの手紙. アルトー後期集成 1, 河出書房新社, 2007, pp 127-183.)
——— (1947) Van Gogh le suicidé de la société. K éditeur, Paris. Œuvres Complètes 13 (1974). Gallimard, Paris. (粟津則雄 訳：ヴァン・ゴッホ, 筑摩書房, 1986, pp 3-69. ちくま学芸文庫, 1997.)
——— (1948) Pour en finir avec le Jugement de Dieu. K éditeur, Paris. Œuvres Complètes 13 (1974). Garllimard, Paris. (宇野邦一 訳：神の裁きと訣別するため. ペヨトル工房, 1989. 河出文庫, 2006, pp 7-108.)
Artaud A, Thévenin P, Derrida J (1986) Antonin Artaud Dessins et Portraits. Gallimard, Paris. (松浦寿輝 訳：アルトー/デリダ——デッサンと肖像. みすず書房, 1992.)
アルコール中毒診断会議 (1979) アルコール精神疾患の現状と診断基準. 厚生問題研究会.
アルコール保健指導マニュアル研究会 編 (2003) 健康日本21推進のためのアルコール保健指導マニュアル. 社会保険研究所.
Arzimanoglou A, Guerrini R, Aicardi J (2004a) Aicardi's epilepsy in children, 3rd edition. Lippincott Williams & Wilkins, New York.
——— (2004b) Epilepsy in infants. In : Arzimanoglou A, Guerrini R, Aicardi J, Aicardi's epilepsy in children, 3rd ed., Lippincott Williams & Wilkins, Philadelphia, pp210-219.

参考文献一覧　A

浅田和茂（1982）触法精神障害者に関する手続と精神鑑定の役割．ジュリスト 772：50-68.
朝田隆，吉岡充，森川三郎ほか（1994）痴呆患者の問題行動評価票（TBS）の作成．日本公衛誌 41：518-527.
旭出学園教育研究所，上野一彦，越智啓子，服部美佳子（1993）ITPA 言語学習能力診断検査手引 1993 年改訂版．日本文化科学社．
浅井篤，服部健司，大西基喜ほか（2002）医療倫理．勁草書房．
浅井邦彦（2010）わが国の精神保健福祉——精神病者監護法から障害者自立支援法までの経過．松下正明 総編集／浅井昌弘，中根允文 編，精神科診療データブック．中山書店，pp 604-615.
浅井昌弘（1979）事故傾性．黒丸正四郎，諏訪望，西園昌久 編，心身疾患Ⅱ・青春期精神医学．懸田克躬，大熊輝雄，島薗安雄 責任編集，現代精神医学大系 第 7 巻 B．中山書店，pp 25-37.
─── (1983)：ポリサージェリー．医学のあゆみ 125：L 79-85.
─── (1994) Münchhausen 症候群．臨精医 23 増刊号：181-184.
浅井昌弘，鹿島晴雄 編（1999）記憶の臨床．松下正明 総編集，臨床精神医学講座 S2．中山書店．
浅野元志（2009）コンテイニングとホールディング．精神分析研究 53（4）：381-388.
Aschaffenburg G (1903) Das Verbrechen und seine Bekämpfung. Carl Winter, Heidelberg.（高橋正己 訳：犯罪と刑事政策．有斐閣，1953.）
─── (1912) Die Sicherung der Gesellschaft gegen gemeingefährliche Geisteskranke. Oskar Müller, Köln.
─── (1923) Das Verbrechen und seine Bekämpfung. 3. Aufl. Winter, Heidelberg.
Aserinsky E, Kleitman N (1953) Regularly occurring periods of eye motility, and concomitant phenomena, during sleep. Science 118：273-274.
─── (1955) Two types of ocular motility occuring in sleep. J Appl Physiol 8：1-10.
Asher R (1951) Munchausen's syndrome. Lancet 1：339-341.
ASK（アルコール薬物問題全国市民協会）（2002）アディクション——治療相談先・自助グループ全ガイド．アスク・ヒューマン・ケア．
Asperger H (1938) Das psychisch abnorme Kind. Wr klin Wochenzschr 51：1314-1317.
─── (1944) Die "autistischen Psychopathen" im Kindesalter. Archive für Psychiatrie und Nervenkrankheiten 117：76-136.（託摩武元，高木隆郎 訳：小児期の自閉的精神病質．高木隆郎，Rutter M, Schopler E 編，自閉症と発達障害研究の進歩 4．星和書店，pp 30-68, 2000.）
─── (1952) Heilpädagogik. Springer, Wien.
─── (1961) Heilpädagogik : Einführung in die Psychopathologie des Kindes für Ärzte, Lehrer, Psychologen, Richter und Fürsorgerinnen. Springer-Verlag, Wien.（平井信義訳：治療教育学．黎明書房，1973.）
─── (1977) Probleme des kindlichen Autismus. Vortrag 13.3. G. Crummenerl Verlag, Freiburg/ Schweiz, pp 1-12.
飛鳥井望（2008）PTSD の臨床研究——理論と実践．金剛出版．
Atkinson RC, Shiffrin RM (1968) Human memory : a proposed system and its control processes. In : Spence KW, Spence JT, ed. The psychology of learning and motivation : advances in research and theory 2. Academic Press, New York, pp 89-195.
Atkinson RL, Atkinson RC, Smith EE, et al. (2000) Hilgard's introduction to psychology, 13th edition. Harcourt College Publishers, London.（内田一成 監訳：ヒルガードの心理学．ブレーン出版，2002.）
Atlas SW, Zimmerman RA, Bilaniuk LT, et al. (1986) Corpus callosum and limbic system : neuroanatomic MR evaluation of developmental anomalies. Radiology 160：355-362.
Avenarius R (1978) Der Größenwahn. Springer, Berlin.
Axline VM (1947) Play Therapy : The Inner Dynamics of Childhood. Houghton Mifflin, Boston.（小林治夫 訳：遊戯療法．岩崎学術出版社，1974.）
Ayala GF, Dichter M, Gumnit RJ, et al. (1973) Genesis of epileptic interictal spikes : new knowledge of cortical feedback systems suggests a neurophysiological explanation of brief paroxysms. Brain Res 52：1-

17.
Ayd FJ, Blackwell B (1984) Discoveries in biological psychiatry. Ayd Medical Communications, Baltimore.
東洋, 柏木恵子, 繁多進ほか (2002) FDT 親子関係診断検査. 日本文化科学社.

B

Baars BJ, Gage NM (2007) Attention and consciousness. In : Baars BJ, Gage NM, ed. Cognition, brain, and consciousness : introduction to cognitive neuroscience. Academic Press, Amsterdam, pp 225-253.
Baars BJ, Gage NM, ed (2007) Cognition, brain, and consciousness : introduction to cognitive neuroscience. Academic Press, Amsterdam.
馬場禮子 (1997) 心理療法と心理検査. 日本評論社.
Babinski J (1914) Contribution à l'etude des trouble mentaux dans l'hémiplegie organique cérébrale (anosognosie). Rev Neurol 27 : 845-848.
─── (1918) Anosognosie. Rev Neurol 33 : 365.
Bach LJ, David AS (2006) Self-awareness after acquired and traumatic brain injury. Neuropsychol Rehabil 16 : 397-414.
Bach-Y-Rita G, Rion JR, Climent CE, et al. (1971) Episodic dyscontrol : a study of 130 violent patients. Am J Psychiatry 127 : 1473-1478.
Baddeley A, Eysenck MW, Anderson MC (2009) Memory. Psychology Press, Hove／New York.
Baddeley AD (1986) Working memory. Clarendon Press, Oxford.
Bader A (1979) Hans Prinzhorn und die Psychopathologie des bildnerischen Ausdrucks : Prinzhorn seinerzeits. In : Janzarik W, ed. Psychopathologie als Grundlagenwissenschaft. Enke, Stuttgart.
Baelz E (1901) Über Emotionslähmung. Allg Z Psychiat 58 : 717.
Baeyer W von (1947) Zur Pathocharakterologie der organischen Persönlichkeitveränderungen. Nervenarzt 18 : 21
─── (1959) Hans W. Gruhle. Nervenarzt 30 : 193-195.
─── (1966) Situation Jetztsein, Psychose. In : Conditio Humana. Springer, Berlin, pp 14-34.
─── (1968) In memoriam H. C. Rümke. Nervenarzt 39 : 241-242.
唄孝一 (1970) 医事法学への歩み. 岩波書店.
Baillarger J (1846) Des hallucinations, des causes qui les produisent, et des maladies qui les caractérisent. Mémoire de l'Académie royale de médecine. Baillère, Paris.
─── (1854) De la folie à double forme. Ann Méd-Psychol 6 (2) : 369-391.
─── (1890) Recherches sur les maladies mentales. Masson, Paris.
Baird DM, Davis T, Rowson J, et al. (2004) Normal telomere erosion rates at the single cell level in Werner syndrome fibroblast cells. Hum Mol Genet 13 : 1515-1524.
Balint M (1949) Early developmental states of the ego : primary object love. International Journal of Psycho-Analysis 30 : 265-273.
─── (1952) Primary love and psycho-analytic technique. Hogarth, London.(森茂起, 枡矢和子, 中井久夫 訳：一次愛と精神分析技法. みすず書房, 1999.)
─── (1954) Analytic training and training analysis. Internat J Psychoanalysis 35 : 157-162.
─── (1957) The doctor, his patient and the illness. Churchill Livingstone, Edinburgh/London/Melbourne/New York.
─── (1959) Thrills and regressions. International Universities Press, Madison.(中井久夫, 滝野功, 森茂起 訳：スリルと退行. 岩崎学術出版社, 1991.)
─── (1968) The basic fault : therapeutic aspects of regression. Tavistock Publications, London ／ New York.(中井久夫 訳：治療論からみた退行──基底欠損の精神分析. 金剛出版, 1978.)
Balint M, Balint E (1961) Psychotherapeutic techniques in medicine. Tavistock Publications, London.(小此木

参考文献一覧 B

啓吾 監修／山本喜三郎 訳：医療における精神療法の技法. 誠信書房, 2000.)
Balint M, Ornstein P, Balint E (1972) Focal therapy. Tavistock, London.
Bálint R (1909) Seelenlähmung des "Schauens", optische Ataxie, räumliche Störung der Aufmerksamkeit. Monatschr Psychiatr Neurol 25 : 51-81.
Ballet G (1913) La psychose hallucinatoire chronique, la désagrégation de la personalité. L'Encépale 8 (1) : 501-508.
Ban TA, Healy D, Shorter E (1998) The story of CINP as told in autobiography 1-4. Animula, Budapest.
Bancaud J, Talairach J (1992) Kojewnikow's syndrome (epilepsia partialis continua) in children. In : Roger J, Bureau M, Dravet C, et al. ed. Epileptic syndromes in infancy, childhold and adolescence, 2nd edition. John Libbey, London, pp 363-379.
Barahal HS (1938) Water intoxication in a mental case. Psychiatr Q 12 : 767-771.
Barkley RA (2006) Attention-deficit hyperactivity diosorder : A handbook for diagnosis and treatment 3rd ed. The Guilford Press, New York.
Barkovich AJ, Kuzniecky RI, Jackson GD (2005) A developmental and genetic classification for malformations of cortical development. Neurology 65 : 1873-1887.
Barnes TRE (1989) A rating scale for drug-induced akathisia. Br J Psychiatry 154 : 672-676.
Barnes TRE, Spence SA (2000) Movement disorders associated with antipsychotic drugs : clinical and biological implications. In : Reverly MA, et al. ed. Psychopharmacology of Schizophrenia. Oxford University Press, New York, pp 178-210.
Barré JA, Chaillous J, Charpentier A, et al. ed. (1934) Œuvre scientifique/J. Babinski : Recueil des principaux travaux publié par les soins de Barré, Chaillous, et al. Masson, Paris.
Bartak L, Rutter M (1971) Educational treatment of autistic children. In : Rutter M, ed. Infantile autism : Concept, characteristics and treatment. Churchill Livingstone, Edinburgh/London, pp258-280.
―――― (1976) Differences between mentally retarded and normally intelligent autistic children. J Autism Childhood Schizophrenia 6 : 109-120.
―――― (1979) Task difficulty and task performance in autistic children. J Child Psychology Pychiatry 20 : 271-285.
Bartak L, Rutter M, Cox A (1977) A comparative study of infantile autism and specific developmental receptive language disorders, Ⅲ : Discriminant function analysis. J Autism Childhood Schizophrenia 7 : 383-396.
Bartels A, Zeki S (2004) The neural correlates of maternal and romantic love. Neuro Image 21 : 1155-1166.
Baruk H (1967) La psychiatrie française de Pinel à nos jours. PUF, Paris. (影山任佐 訳：フランス精神医学の流れ. 東京大学出版会, 1982.)
Bash KW (1955) Lehrbuch der allgemeinen Psychopathologie. Georg Thieme, Stuttgart.
Bateman AW, Fonagy P (2006) Mentalization-based treatment for borderline personality disorder. Oxford University Press, Oxford. (狩野力八郎, 白波瀬丈一郎 監訳：メンタライゼーションと境界パーソナリティ障害――MBTが拓く精神分析的精神療法の新たな展開. 岩崎学術出版社, 2008.)
Bateson G (1972) Steps to an ecology of mind. The University of Chicago Press, Chicago. (佐藤良明 訳：精神の生態学. 新思索社, 2000.)
―――― (1979) Mind and nature : a necessary unity. John Brokman Associates, New York. (佐藤良明 訳：精神と自然. 思索社, 1982.)
Bateson G, Jackson DD, Hayley J, et al. (1956) Toward a theory of schizophrenia. Behav Sci 1 : 251-261.
Bateson G, Mead M (1942) Balinese character : a photographic analysis. The New York Academy and Sciences, New York. (外山昇 訳：バリ島人の性格――写真による分析. 国文社, 2001.)
Bauer RM, Demery JA (2003) Agnosia. In : Heilman KM, Valenstein E, ed. Clinical neuropsychology, 4th edition. Oxford University Press, New York, pp 236-295.
Baulieu EE, Robel P, Schumacher M (2001) Neurosteroids : beginning of the story. Int Rev Neurobiol 46 : 1-32.

Baynam LJG (2010) Cornelia de Lange syndrome. Adv Exp Med Biol 685 : 111-123.
Beard GM (1869) Neurasthenia (nervous exhaustion) and morbid fears as a symptom of nervous disease. Boston Medical and Surgical Journal ns 3 : 217-221.
───── (1880a) A practical treatise on nervous exhaustion (neurasthenia) : its symptoms, nature, sequences, treatment, 2nd and revised edition. William Wood & Company, New York.
───── (1880b) Experiments with the "Jumpers" or "Jumping Frenchmen" of Maine. J nerv ment dis cit. In : Taylor FK, Psychopathology. Butterworths, London, 1966, p234.
───── (1881) American nervousness : its causes and consequences. a supplement to nervous exhaustion (Neurasthenia). GP Putnam's Sons, New York.
Beaumont JG, Kenealy PM, Rogers MJC, ed. (1996) The Blackwell dictionary of neuropsychology. Blackwell, Oxford.（岩田誠, 河内十郎, 河村満 監訳, 神経心理学事典. 医学書院, pp39-56, 2007.）
Bechara A, Damasio AR, Damasio H, et al. (1994) Insensitivity to future consequences following damage to human prefrontal cortex. Cognition 50 : 7-15.
Bechara A, Damasio H, Tranel D, et al. (1997) Deciding advantageously before knowing the advantageous strategy. Science 275 : 1293-1295.
Beck AT (1976) Cognitive therapy and the emotional disorders. International Universities Press, New York.（大野裕 監訳 : 認知療法──精神療法の新しい発展. 岩崎学術出版社, 1990.）
Beck AT, Rush AJ, Shaw BF, et al. (1979) Cognitive therapy of depression. Guilford Press, New York.（坂野雄二 監訳 : うつ病の認知療法. 岩崎学術出版社, 1992.）
Beck AT, Ward CH, Mendelson M, et al. (1961) An inventory for measuring depression. Arch Gen Pshchiatry 4 : 561-571.
Beck DA, Frohberg NR (2005) Coprophagia in an elderly man : a case report and review of the literature. Int J Psychiatry Med 35 (4) : 417-427.
Beck SJ (1949) Rorschach's test 1 : Basic processes. Grune & Stratton, New York.
Becvar DS, Becvar RJ (2003) Family therapy, 5th edition. Pearson Education, Boston.
Beekman ATF, Deeg DJH, Smit JH, et al. (2004) Dysthymia in later life : a study in the community. Journal of Affective Disorders 81 : 191-199.
Beers CW (1907) A mind that found itself. The American Foundation for Mental Hygiene, Inc.（江畑敬介訳 : わが魂にあうまで. 星和書店, 1980.）
Behrman RE, Kliegman RM, Jenson HB (2004) Nelson textbook of pediatrics, 17th edition. W. B. Saunders, New York.（南谷幹之 訳 : 予防小児医学. 衞藤義勝 監修, ネルソン小児科学. 第5章. エルゼビア・ジャパン, pp 16-21, 2005）
Bell BA (1983) A history of the study of cerebral edema. Neurosurgery 13 : 724-728.
Bellak L (1970) The porcupine dilemma. Citadel Press, Inc., New York.（小此木啓吾 訳 : 山アラシのジレンマ──人間的過疎をどう生きるか. ダイヤモンド社, 1974.）
Bellak L, Hurvich M, Gediman HK (1973) Ego functions in schizophrenics, neurotics and normals : a systematic study of conceptual, diagnostic and therapeutic aspects. John Wiley & Sons, New York.
Ben-Hur T (2006) Human embryonic stem cells for neuronal repair. Isr Med Assoc J 8 : 122-126.
Bender L (1938) A visual motor gestalt test and its clinical use. The American Orthopsychiatric Association, New York.（高橋省己 訳 : 視覚・運動ゲシュタルト・テストとその臨床的使用. 三京房, 1969.）
Benedetti G (1987) Psychotherapy of schizophrenia. New York University Press, New York/London.
Bennett-Levy J, Richards DA, Farrand P, et al. ed. (2010) Oxford guide to low intensity CBT interventions : Oxford guides in cognitive behavioural therapy. Oxford University Press, New York.
Benson DF (1967) Fluency in aphasia : correlation with radioisotope scan localization. Cortex 3 : 373-392.
───── (1988) Classical syndromes of aphasia. In : Boller F, Grafman J, ed. Handbook of neuropsychology, vol. 1. Elsevier, Amsterdam, pp 267-280.
───── (1996) Aphasia : a clinical perspective. Oxford University Press, Oxford.
Benson DF, Greenberg JP (1969) Visual form agnosia. Arch Neurol 20 : 82-89.

Benton AL (1963) The revised visual retention test, 3rd edition. The Psychological Corporation, Iowa City. (高橋剛夫 訳：視覚記銘検査使用手引——臨床と実験的利用 増補2版. 三京房, 1995.)
─────── (1977) Amusia. In : Critchley M, Henson RA, ed. Music and the brain : studies in the neurology of music. Heinemann Medical, London. / C. C. Thomas, Springfield. (柏植秀臣, 梅本堯夫, 桜林仁 監訳：失音楽症. 音楽と脳Ⅱ. サイエンス社, pp 523-548, 1983.)
Berger H (1929) Über das Elektrenkephalogramm des Menschen. Arch Psychiat Nervenkr 87 : 527-570. (山口成良 訳：ヒトの脳波について〔第1回～第3回〕. 精神医学 23 : 829-838, 951-962, 1073-1081, 1981.)
─────── (1929-1938) Über das Elektroenkephalogramm des Menschen, 1-14 Mitteilungen. Arch Psychiat.
─────── (1930) Über das Elektrenkephalogramm des Menschen : Zweite Mitteilung. J Psychol Neur 40 : 160-179.
─────── (1931-1938) Über das Elektrenkephalogramm des Menschen : Dritte-XIV Mitteilung. Arch Psychiat Nervenkr 94 : 16-60, 97 : 6-26, 98 : 231-254, 99 : 555-574, 100 : 301-320, 101 : 452-469, 102 : 538-557, 103 : 444-454, 104 : 678-689, 106 : 165-187, 106 : 577-584, 108 : 407-431.
─────── (1938) Das Elektrenkephalogramm des Menschen. Allg Z Psychiat 108 : 254-273.
Berger PL, Luckmann T (1966) The social construction of reality : a treatise in the sociology of knowledge. Doubleday, New York. (山口節郎 訳：日常世界の構成. 新曜社, 1977.)
Bergman PS (1957) Cerebral blindness. Arch Neurol 78 : 568-584.
Beringer K (1927) Der Meskalinrausch-seine Geschichte und Erscheinungsweise. Springer, Berlin.
Berliner L, Elliot DM (2002) Sexual abuse of children. In : Myers J, Berliner L, Briere J, et al. ed. The APSAC handbook on maltreatment, 2nd edition. Sage, Thousand Oaks, pp 55-78.
Berman M (1981) The reenchantment of the world. Cornell University Press, Ithaca. (柴田元幸 訳：デカルトからベイトソンへ——世界の再魔術化. 国文社, 1989.)
Berne E (1961) Transactional analysis in psychotherapy. Grove Press, New York.
Berner P, Gabriel H, Katschinig W, et al. (1992) Diagnostic criteria for functional psychoses, 2nd edition. Cambridge University Press, Cambridge/New York. (高橋三郎, 高橋清久, 宇野正威 訳：機能性精神病のための診断基準集. 西村書店, 1994.)
Berridge CW, Waterhouse BD (2003) The locus coeruleus-noradrenergic system : modulation of behavioral state and state-dependent cognitive processes. Brain Res Rev 42 : 33-84.
Bertalannffy L von (1968) General systems theory, revised edition. George Braziller, New York. (長野敬, 太田邦昌 訳：一般システム理論——その基礎・発展・応用. みすず書房, 1973.)
Berthier M (1999) Transcortical aphasias. Psychology Press, Hove. (波多野和夫 監訳：超皮質性失語. 新興医学出版社, 2002.)
Bertilsson L (1995) Geographical/interracial differences in polymorphic drug oxidation. Clin Pharmacokinet 29 : 192-209.
Berton O, Nestler EJ (2006) New approaches to antidepressant drug discovery : beyond monoamines. Nature Rev Neurosci 7 : 137-151.
Bettelheim B (1967) The empty fortress : infantile autism and the birth of the self. Free Press, New York. (黒丸正四郎, 岡田幸夫, 花田雅憲 訳：自閉症　うつろな砦 1-2. みすず書房, 1973-1975.)
Bick E (1964) Notes on infant observation in psycho-analytic training. In : Harris M, Bick E, Collected papers of Martha Harris and Esther Bick. Clunie Press, Perthshire, 1987, pp 240-256.
Bickford RG, Whelan JL, Klass DW, et al. (1956) Reading epilepsy : clinical and electroencephalographic studies of a new syndrome. Trans Amer Neurol Assoc 81 : 100-102.
Biermann C (1973) Leiden eines Königs Ludwig Ⅱ von Bayern : Krankengeschichte ohne Patient (Uni. Klinik Tübingen bei Prof. W. Schulte). Deutsches Ärzteblatt 41 : 2685-2691, 42 : 2949-2955, 45 : 3149-3154.
Bilz R (1956) Belagerungserlebnis in der Alkoholhalluzinose. Nervenarzt 27 : 402-409.
Binder H (1935-1936) Über alkoholische Rauschzustände. Schwiz Arch Neurol Psychiat 35 (14) : 209-228, 36

(2): 17-51. (影山任佐 訳／解説：アルコール酩酊状態について. 精神医学 24 (8): 855-866, 24 (9): 999-1007, 24 (10): 1125-1140, 1982.)

Binding K, Hoche AE (1920) Die Freigabe der Vernichtung lebensunwerten Lebens. Meiner, Leipzig.

Binet A (1904) Le development de l'intelligence chez les enfants.

Binswanger L (1942) Grundformen und Erkenntnis menschlichen Daseins, Niehaus, Zürich.

——— (1947) Ausgewählte Vortäge und Aufsätze, Band 1. Franke, Bern. (荻野恒一, 木村敏, 宮本忠雄 訳：現象学的人間学. みすず書房, 1967.)

——— (1956) Drei Formen mißglückten Daseins : Verstiegenheit, Verschrobenheit, Manieriertheit. Max Niemeye Verlag, Tübingen. (宮本忠雄 監訳／関忠盛 訳：思い上がり ひねくれ わざとらしさ——失敗した現存在の三形態. みすず書房, 1995.)

——— (1957a) Mein Weg zu Freud. In, Der Mensch in der Psychiatrie. Günther Neske Verlag, Pfullingen. (竹内直治, 竹内光子 訳：フロイトへの道. 岩崎学術出版社, 1969.)

——— (1957b) Schizophrenie. Neske, Pfullingen. (新海安彦, 宮本忠雄, 木村敏 訳：精神分裂病 1-2. みすず書房, 1960-1961.)

——— (1960) Melancholie und Manie : phänomenologische Studien. Neske, Pfullingen. (山本巌夫, 宇野昌人, 森山公夫 訳：うつ病と躁病——現象学的試論. みすず書房, 1972.)

——— (1965) Wahn : Beitrag zu seiner phänomenologischen daseinsanalytischen Erforschung. Neske, Pfullingen. (宮本忠雄, 関忠盛 訳：妄想. みすず書房, 1990.)

——— (1992-1994) Ausgewählte Werke 1-4. Asanger, Heidelberg.

Bion WR (1957) Differentiation of the psychotic from the non-psychotic : personalities. Int J Psycho Anal 38 : 266-275./In : Second thoughts. Heinemann, London, pp 43-64, 1967./In : Spillius EB, ed. Mainly theory. Melanie Klein today 1. Routledge, London, pp 61-78, 1988. (中川慎一郎 訳：精神病パーソナリティの非精神病パーソナリティからの識別. 松木邦裕 監訳, 再考：精神病の精神分析論. 金剛出版, pp 52-72, 2007.／義村勝 訳：精神病人格と非精神病人格の識別 ウィルフレッド・R・ビオン, 松木邦裕 監訳, メラニー・クラインとゥデイ 1. 岩崎学術出版社, pp 73-95, 1993.)

——— (1959) Attacks on linking. Int J Psychoanal 40 : 308-315. In : Second thoughts. Heinemann Medical Books, London, pp 93-109, 1967. (中川慎一郎 訳：連結することへの攻撃. 再考——精神病の精神分析論. 金剛出版, pp 100-115, 2007.)

——— (1961) Experiences in groups and other papers. Tavistock Publications Limited, London./Basic Books, New York. (池田数好 訳：集団精神療法の基礎. 岩崎学術出版社, 1973.／対馬忠 訳：グループ・アプローチ. サイマル出版会, 1973.)

——— (1962a) Learning from experience. Heinemann, London. (福本修 訳：経験から学ぶこと. 精神分析の方法——セブン・サーヴァンツ 1. 法政大学出版局, 第 1 部, pp 1-116, 1999.)

——— (1962b) A theory of thinking. Int J Psycho-Anal 43 : 306-310./In : Second thoughts. Heinemann, London, pp 110-119, 1967./In : Spillius EB, ed. Mainly theory. Melanie Klein today : developments in theory and practice 1. Routledge, London, pp 178-186, 1988. (中川慎一郎 訳：考えることに関する理論. 松木邦裕 監訳, 再考：精神病の精神分析論. 金剛出版, 第 9 章, pp 116-124, 2007.／白峰克彦 訳：思索についての理論 ウィルフレッド・R・ビオン, 松木邦裕 監訳, メラニー・クラインとゥデイ 1. 岩崎学術出版社, 第 2 章, pp 34-44, 1993.)

——— (1967a) Note on memory and desire. Psycho-Analytic Forum 2 : 272-273, 279-280. In : Spillius EB, ed. Melanie Klein today, vol 2. Routledge, London, pp 17-21, 1988.

——— (1967b) Second thoughts. Heinemann Medical Books, London/Jason Aronson, 1993. (松木邦裕 監訳／中川慎一郎 訳：再考——精神病の精神分析論. 金剛出版, 2007.)

——— (1970) Attention and Interpretation : Technik und Grundlagen für studierende und praktizierende Analytiker. Maresfield Library. Tavistock, London/reprinted by Karnac Books, London, 1984.

——— (1977) Seven servants. Jason Aronson, New York. (福本修, 平井正三 訳：精神分析の方法Ｉ, Ⅱ. 法政大学出版局, 1999.)

Biringen Z (2000) Emotional availability : conceptualization and research findings. Am J Orthopsychiatry 70 (1): 104-114.

Birnbaum K (1923) Der Aufbau der Psychose : Grundzüge der psychiatrischen Strukturanalyse. Springer, Berlin.

Bishop DVM, Norbury CF (2002) Exploring the borderlands of autistic disorder and specific language impairment : a study using standardized diagnostic instruments. J Child Psychol Psychiatry 43 : 917-929.

Bisiach E (1999) Unilateral neglect and related disorders. In : Denes G, Pizzamiglio L, ed. Handbook of clinical and experimental neuropsychology. Psychology Press, Hove, pp 479-495.

Black K, Shea C, Dursun S, et al. (2000) Selective serotonin reuptake inhibitor discontinuation syndrome : proposed diagnostic criteria. J Psychiatry Neurosci 25 : 255-261.

Blanc-Fontenille H (1885/1886) Note sur les zones léthargogènes et léthargofrénatrices chez les hystériques. Journ de méd de Bordeaux 21 : 215-219.

Blaney PH (1999) Paranoid Conditions. In : Millon T, Blaney PH, Davis RD, ed. Oxford Textbook of Psychopathology. Oxford University Press, New York, pp 339-361.

Blankenburg W (1958) Daseinsanalytische Studie über einen Fall paranoider Schizophrenie. Schweiz Arch Neurol Psychiat 81 : 9-105.

――――― (1971) Der Verlust der natürlichen Selbstverständlichkeit : ein Beitrag zur Psychopathologie symptomarmer Schizophrenien. Enke F, Stuttgart.（木村敏, 岡本進, 島弘嗣 訳：自明性の喪失――分裂病の現象学. みすず書房, 1978.）

――――― (1981) Der "Leidensdruck" des Patienten in seiner Bedeutung für Psychotherapie und Psychopathologie. Nervenarzt 52 : 635-642.（親富祖勝己 訳：苦悩の重圧――精神療法および精神病理学に対するその意義. 季刊精神療法 12 : 161-173, 1986.）

――――― (2007) Psychopathologie des Unscheinbaren. : Ausgewählte Aufsätze. Heinze M hrsg. Parodos Verlag, Berlin.

Bleuler E (1908) Die Prognose der Dementia praecox (Schizophreniegruppe). Allg Z f Psychiat u Psychisch-Gericht Med 15 : 436-464.

――――― (1911) Dementia praecox oder Gruppe der Schizophrenien. Aschaffenburg G, hrsg. Handbuch der Psychiatrie. Spezieller Teil 4. Abteilung 1 Häfte. Franz Deuticke, Leipzig/Wien.（飯田眞, 下坂幸三, 保崎秀夫ほか 訳：早発性痴呆または精神分裂病群. 医学書院, 1974.）

――――― (1916) Lehrbuch der Psychiatrie. 1Aufl. Springer, Berlin ; Aufl. 1-6. Springer, Berlin. Bearbeitung der Aufl. 7-15 von Bleuler M, 1943-1983./15Aufl. Springer, Berlin, 1983.（切替辰哉 訳：ブロイラー精神医学書 1-3.〔原著第 15 版の邦訳〕中央洋書出版部, 1988-1990./English translated by Brill AA : Textbook of psychiatry. Macmillan Company, New York, 1924.）

――――― (1922) Die Probleme der Schizoidie und der Syntonie. Z ges Neurol Psychiat 78 : 373-399.

Bleuler M (1943) Die spätschizophrenen Krankheitsbilder. Fortschr Neurol Psychiat 15 : 259-297.

――――― (1954) Endokrinologische Psychiatrie. Thieme, Stuttgart.

――――― (1972) Die schizophrenen Geistesstörungen : im Lichte Langiähriger Kranken- und Familiengeschichten. Thieme, Stuttgart.

――――― (1979) Beiträge zur Schizophrenielehre der Zürcher Psychiatrischen Universitätsklinik Burghölzli (1902-1971). Wissenschaftliche Buchgesellschaft, Darmstadt, 1979.（人見一彦 監訳：精神分裂病の概念――精神医学論文集. 中央洋書出版, 1998.）

Bloch F, Hansen WW, Packard ME (1946) Nuclear induction. Physical Rev 69 : 127.

Blom JD (2010) A dictionary of hallucinations. Springer, New York.

Blondel C (1926) La mentalité primitive. Stock, Paris.（宮城音弥 訳：未開人の世界・精神病者の世界. 白水社, 1941/1952.）

Blos P (1962) On adolescence. The Free Press, New York.（野沢栄二 訳：青年期の精神医学. 誠信書房, 1971.）

Blos P (1967) The second individuation process of adolescence. The Psychoanalytic Study of the Child 22 : 162-186. In : The adolescent passage. International University Press, New York, pp 141-170, 1979.

─── (1985) Son and father : before and beyond the Oedipus complex. Free Press, New York.（児玉憲典 訳：息子と父親──エディプス・コンプレックス論を超えて. 誠信書房, 1990.）

Blumer D (2000) Dysphoric disorders and paroxysmal affects : recognition and treatment of epilepsy-related psychiatric disorders. Harv Rev Psychiatry 8 : 8-17.

Bodamer J (1947) Die Prosopagnosie. Arch Psychiat Nervenkrht 179 : 6-53.

Bolander K (1977) Assessing personality thorough tree drawing. Basic Books, New York.（高橋依子 訳：樹木画によるパーソナリティの理解. ナカニシヤ出版, 1999.）

Bollas C (1999) The mystery of things. Routledge, London/New York.（館直彦, 横井公一 監訳：精神分析という経験──事物のミステリー. 岩崎学術出版社, 2004.）

─── (2009) The infinite question. Routledge, London.

Bonaparte M (1933) Edgar Poe. Denoël & Steele, Paris.

─── (1951) De la sexualité de la femme. PUF, Paris.（佐々木孝次 訳：女性と性. 弘文堂, 1970.）

Bonhoeffer K (1910) Die symptomatischen Psychosen im Gefolge von akuten Infektionen und inneren Erkrankungen. Franz Deuticke, Leipzig/Wien, pp 1-139.

─── (1912) Die Psychose im Gefolge von akuten Infektionen, Allgemeinerkrankungen und inneren Erkranlungen. In : Aschaffenburg G von, hrsg. Handbuch der Psychiatrie. Spezieller Teil 3. Abt. 1. Hälfte. Franz Deuticke, Leipzig/Wien, pp 1-118.

─── (1917) Die exogenen Reaktionstypen. Arch Psychiat Nervenkr 58 : 58-70.（仲村禎夫 訳：精神医学 17 : 1103-1112, 1975.）

Bonner MH, Arand DL (2010) Hyperarousal and insomnia : state of the science. Sleep Med Rev 14 : 9-15.

Bonnie RJ, Jeffries JC, Jr., Low PW (2008) A case study in the insanity defense : the trial of John W. Hinckley, Jr., 3rd ed. Thomson West, St. Paul/Foundation Press, New York.

Bonnier P (1905) L'aschématie. Rev Neurol 13 : 605-609.

Bosc M, Dubin A, Polin V (1997) Development and validation of a social functioning scale, the social adaptation self-evaluation scale. Eur Neuropsychopharmacol 7 (Supp l) : S57-S70.

Bosch G (1962) Der Frühkindliche Autismus. Springer, Berlin.（Jordan D, Jordan I, translated : Infantile autism. Springer-Verlag, New York, 1970.）

Boss M (1953) Der Traum und seine Auslegung. Hans Huber, Bern.（三好郁男, 笠原嘉, 藤縄昭 訳：夢──その現存在分析. みすず書房, 1970.）

─── (1957) Psychoanalyse und Daseinsanalytik. Verlag Hans Huber, Bern.（笠原嘉, 三好郁男 訳：精神分析と現存在分析論. みすず書房, 1962.）

─── (1959) Indienfahrt eines Psychiaters. Verlag Günther Neske, Pfullingen.（霜山徳爾, 大野美津子 訳：東洋の英知と西欧の心理療法──精神医学者のインド紀行. みすず書房, 1972.）

Bossong MG, Niesink RJM (2010) Adolescent brain maturation, the endogenous cannabinoid system and the neurobiology of cannabis-induced schizophrenia. Progress in Neurobiology 92 : 370-385.

Bostroem A (1938) Johannes Lange. Fortschr Neurol 10 : 385-391.

Boszormenyi-Nagy I, Spark G (1973) Invisible loyalties. Harper & Row, Hargerstown.

Boulton AA, Felton CA (1966) The "Pink Spot" and schizophrenia. Nature 211 : 1404-1405.

Bourgeron JP (1997) Marie Bonaparte. PUF, Paris.

Bowen M (1978) Family therapy in clinical practice. Jason Aronson Inc., Northvale.

Bowlby J (1951) Maternal care and mental health. WHO, Geneva.（黒田実郎 訳：乳幼児の精神衛生. 岩崎学術出版, 1967.）

─── (1969/1982) Attachment. Attachment and loss, vol. 1. Hogarth, London.（黒田実郎, 大羽蓁, 岡田洋子ほか訳：愛着行動. 母子関係の理論 1. 岩崎学術出版社, 1976/1991.）

─── (1973) Separation : anxiety and anger. Attachment and loss, vol. 2. Hogarth, London.（黒田実郎, 岡田洋子, 吉田恒子訳：分離不安. 母子関係の理論 2. 岩崎学術出版社, 1977/1991.）

Bowlby J（1980）Loss : sadness and depression. Attachment and loss, vol. 3. Hogarth, London.（黒田実郎, 吉田恒子, 横浜恵三子訳：対象喪失. 母子関係の理論 3. 岩崎学術出版社, 1981/1992.）
――――（1988）A secure base : clinical applications of attachment theory. Routledge, London.（二木武 監訳：母と子のアタッチメント――心の安全基地. 医歯薬出版, 1993.）
Bowtell D, Sambrook J（2002）DNA microarrays : a molecular cloning manual. Cold Spring Harbor Laboratory Press, New York.
Boyer EW, Shannon M（2005）The serotonin syndrome. N Engl J Med 352 : 1112-1120.
Bozzuto JC（1975）Cinematic neurosis following "The exorcist". J Nev Ment Disease. 161（1）: 43-48.
Bramwell B（1899）On "crossed" aphasia and the factors which go to determine whether the 'leading' or 'driving' speech-centres shall be located in the right hemisphere of the brain, with notes on a case of 'crossed' aphasia : aphasia with right-sided hemiplegia in a left handed man. Lancet 1 ; 1473-1479.
Brazier MA（1984）Pioneers in the discovery of evoked potentials. Electroencephalogr Clin Neurophysiol 59 : 2-8.
Breger L（2000）Freud. J. Wiley & Sons, New York.（後藤素規, 弘田洋二 監訳：フロイト. 里文出版, 2007.）
Brenner C（1955）An elementary textbook of psychoanalysis. International University Press, New York.（山根常男 訳：精神分析の理論. 誠信書房, 1980.）
Breuer J, Freud S（1893）Über den psychischen Mechanismus der hysterischer Phänomene.（Vorläufige Mitteilung）Neurol. Centralbl. 12（1）: 4-10, 12（2）: 43-47.（懸田克躬 訳：ヒステリー現象の心的機制について. フロイト著作集 7. 人文書院, 1974.）
――――（1893-1895）Studien über Hysterie.（Studies on hysteria. SE2. 1955.／懸田克躬 訳：ヒステリー研究. 選集 9. 1969.／懸田克躬 訳：ヒステリー研究. 著作集 7. 1974.／芝伸太郎 訳：ヒステリー研究. 全集 2. 2008.／金関猛 訳：ヒステリー研究上下. ちくま学芸文庫, 筑摩書房, 2004.）
Briggs GG, Freeman RK, Yaffe SJ（2008）Drugs in pregnancy and lactation, 8th edition. Lippincott Williams & Wilkins, Philadelphia.
Briggs SR, Cheek JM, Buss AH（1980）An analysis of the self-monitoring scale. J Personality and Social Psychology 38 : 679-686.
Briquet P（1859）Traité clinique et thérapeutique de l'hystérie. JB Baillière et fils, Paris.
Brisch KH（2002）Treating attachment disorders : from theory to therapy. Guilford Press, Chicago.（数井みゆき, 遠藤利彦, 北川恵 監訳：アタッチメント障害とその治療――理論から実践へ. 誠信書房, 2008.）
Britton R（1998）Belief and imagination. Routledge, London.（松木邦裕 監訳／古賀靖彦 訳：信念と想像. 金剛出版, 2002.）
Broadwin IT（1932）A contribution to the study of truancy. Am J Orthopsychiatry 2 : 253-259.
Broca P（1861）Remarques sur le siège de la faculté du langage articulé : suivies d'une observation d'aphémie. Bull Soc Anatom 36 : 330-357.
――――（1865）Du siège de la faculté du langage articulé dans l'hémisphère gauche du cerveau. Bull Soc d'Anthrop 6 : 377-393.
――――（1878）Le grand lobe limbique et la scissure limbique dans la série des mammifères. Revue d'Anthropol（2e Série）1 : 385-498.
Brockington IF, Oates M, George S, et al.（2001）. A screening questionnaire for mother-infant bonding disorder. Archives of Women's Mental Health 3 : 133-140.
Brockinton IF, Roper A（1990）An evaluation of the concept of cycloid psychosis. Psychopathology 23 : 193-195.
Brod C（1984）Technostress : the human cost of the computer revolution. Addisson-Wesley, Boston.
Brodaty H, Filkel SI, ed.（2003）Behavioral and psychological symptoms of dementia（BPSD）: Module 6 Pharmacological management. IPA, Skokie.
Brodmann K, Erdmann AJ, Jr., Wolff HG, et al.（1949）Manual : Cornell medical index health questionnaire.

Cornell University Medical Center, New York.
Brody EB (1998) The search for mental health : a history and memoir of WFMH 1948-1997. Williams & Wilkins, Baltimore.
Broghton R, Mullington J (1992) Circasemidian sleep propensity and the phase-amplitude maintenance model of human sleep/wake regulation. J Sleep Res 1 : 93-98.
Brome V (1982) Ernest Jones : Freud's alter ego. Caliban Books, London.
Brooks CH, Coué E (1960) Better and better every day. Unwin Books, London.(河野徹 訳:自己暗示. 法政大学出版局, 1966/2010.)
Brothers L (1990) The social brain : a project for integrating primate behavior and neurophysiology in a new domain. Concepts Neurosci 1 : 27-51.
Brown AS (2004) The déjà vu experience. Psychology Press, New York.
Brown DP, Fromm E (1986) Hypnotherapy and hypnoanalysis. Erlbaum, Hillsdale.
Brown GW, Birley JLT, Wing JK (1972) Influence of family life on the course of schizophrenic disorders. Br J Psychiatry 121 : 241-258.
Brown GW, Harris T (1978) Social origins of depression : a study of psychiatric disorders in women. Cambridge University Press, London.
Brown GW, Wing JK (1970/2009) Institutionalism and schizophrenia : a comparative study of three mental hospitals 1960-1968. Cambridge University Press, London.
Brown TA (2007) Genomes, 3rd edition. Garland Science, New York.(村松正實, 木南凌 監訳:ゲノム──新しい生命情報システムへのアプローチ 第3版. メディカル・サイエンス・インターナショナル, 2007.)
Brücke EW (1871) Die physiologischen Grundlagen der neuhochdeutschen Verskunst. C. Gerold & Sohn, Wien.
Brüne M (2008) Textbook of evolutionary psychiatry : the origins of psychopathology. Oxford University Press, Oxford.
Bruscia KE (1998) Defining music therapy, 2nd edition. Barcelona Publishers, Gilsum.(生野里花 訳:音楽療法を定義する. 東海大学出版会, 2001.)
Buck JN (1948) The H-T-P technique : a qualitative and quantitative scoring manual. J Clin Psychol, 4 : 317-396.(加藤孝正, 荻野恒一 訳:HTP 診断法. 新曜社, 1982.)
Bucknill JC, Tuke DH (1858) A manual of psychological medicine. Blanchard and Lea, Philadelphia.
Bühler C (1928) Kindheit und Jugend. S. Hirzel, Leipzig.
─── (1959) Der Menschliche Lebenslauf als Psychologisches Problem. Verlag für Psychologie, Göttingen.
─── (1967) Das Seelenleben des Jugendlichen : Versuch einer Analyse und Theorie der psychischen Pubertät. Gustav Fischer Verlag, Stuttgart-Hohenheim.(original work published 1921)(原田茂 訳:青年の精神生活. 協同出版, 1969.)
Bühler K (1918) Die Geistige Entwicklung des Kindes. G. Fischer, Jena.
─── (1949) The mental development of the child : a summary of modern psychological theory. K. Paul, London.
Bumke O (1904) Die Pupillenstörungen bei Schizophrenie. Pflaum, München.
─── (1917) Lehrbuch der Geisteskrankenheiten, 3 Aufl. Pflaum, München.
─── (1922) Das Unterbewusstsein : Eine Kritik. Pflaum, München.
Bundy AC, Lane SJ, Murray EA (2002) Sensory integration : theory and practice, 2nd ed. F. A. Davis, Philadelphia.(土田玲子, 小西紀一 監訳:感覚統合とその実践 第2版. 協同医書出版, 2006.)
Bürger-Prinz H (1951) Psychiatrie und Probleme der Umwelt. Stud Gen 4 : 227-234.
Burke JD, Loeber R, Birmaher B (2002) Oppositional defiant disorder and conduct disorder : a review of the past 10 years, part II. J Am Acad Child Adolesc Psychiatry 41 : 1275-1293.
Burke RE, Fahn S, Jankovic J, et al. (1982) Tardive dystonia : late-onset and persistent dystonia caused by

antipsychotic drugs. Neurology 32:1335-1346.
Burns T (2006) Psychiatry: a very short introduction. Oxford University Press, Oxford.
Burton N (2009) Clinical skills for OSCEs, 3rd edition. Scion Publishing, Bloxham.
Burton SW, Akiskal HS, ed. (1990) Dysthymic disorder. Gaskell, London. (佐藤哲哉, 坂戸薫, 佐藤聡 訳:気分変調症. 金剛出版, 1992.)
Bush G, Fink M, Petrides G, et al. (1996) Catatonia Ⅰ:Rating scale and standardized examination. Acta Psychiatr Scand 93 (2) 129-136.
Butler RN (1963) The life review: an interpretation of reminiscence in the aged. Psychiatry 26:65-76.
Byng-Hall J (1973) Family myths used as defence in conjoint family therapy. Brit J of Med Psychlogy 46:239-250.

C

Cade JFJ (1949) Lithium salts in the treatment of psychotic excitement. Med J Aust 2:349-352.
Calligaris C (1991) Pour une clinique différentieile des psychoses. Point Hors Ligne, Paris. (小出浩之, 西尾彰泰 訳:妄想はなぜ必要か. 岩波書店, 2008.)
Campbell D, Hale R (1991) Suicidal acts. In: Holmes J, ed. Textbook of psychotherapy in psychiatric practice. Churchill Livingstone, London, pp 287-306.
Cannon WB (1932) Wisdom of the body. Kegan Paul, Trench, Trubner and Company Ltd, London. (舘鄰, 舘澄江 訳:からだの知恵――この不思議なはたらき. 講談社学術文庫. 講談社, 1981.)
Capecchi MR (1989) Altering the genome by homologous recombination. Science 244:1288-1292.
Capgras J (1918) Le délire d'interprétation. Ann méd-psychol 74:221-240, 361-376.
Capgras J, Reboul-Lachaux J (1923) L'illusion des <Sosies> dans un délire systématisé chronique: présentation de malade. Bull Soci Clin Méd Ment 11:6-16. (大原貢 訳:慢性系統化妄想における「瓜二つ」の錯覚. 松下正明, 影山任佐 編, 統合失調症・妄想. 現代精神医学の礎 2. 時空出版, 2009.)
Caplan G (1961) An approach to community mental health. Grune & Stratton, New York. (山本和郎 訳:地域精神衛生の理論と実際. 医学書院, 1968.)
――― (1964) Principles of preventive psychiatry. Tavistock Publications, London. (新福尚武 監訳:予防精神医学. 朝倉書店, 1970.)
Capruso D, Levin HS (2000) Neurobehavioural sequelae of head injury. In: Cooper P, Golfinos J, ed. Head injury. McGraw-Hill, New York, pp 525-553.
Carpenter L, Kupfer D, Frank E (1986) Is diurnal variation a meaningful symptom in unipolar depression? J Affect Dis 11 (3) :255-264.
Carpenter MB, Sutin J (1983) Human neuroanatomy. Williams & Wilkins, London. (近藤尚武, 千葉胤道 訳:神経解剖学. 西村書店, 1995.)
Carr HY, Purcell EM (1954) Effects of diffusion on free precession in nuclear magnetic resonance experiments. Phys Rev 94:630-638.
Carroll BJ (1982) The dexamethasone suppression test for melancholia. Br J Psychiatry 140:292-304.
Carskadon MA (1993) Encyclopedia of sleep and dreaming. Macmillan Library Reference, New York.
Cartwright JH (2001) Evolutionary explanations of human behaviour. Routledge. (鈴木光太郎, 河野和明 訳:進化心理学入門. 新曜社, 2005.)
Carvalho AF, Machado JR, Cavalcante JL (2009) Augmentation strategies for treatment-resistant depression. Curr Opin Psychiatry 22 (1) :7-12.
Case C, Dalley T (1992) The handbook of art therapy. Routledge, London. (岡昌之 監訳:芸術療法ハンドブック. 誠信書房, 1997.)
Casey P, Kelly B (2007) Fish's clinical psychopathology: signs and symptoms in psychiatry, 3rd edition.

Gaskell, London. (針間博彦, 中安信夫 監訳：フィッシュ臨床精神病理学——精神医学における症状と徴候. 星和書店, 2010.)
Caspi A, Hariri AR, Holmes A, et al. (2010) Genetic sensitivity to the environment : the case of the serotonin transporter gene and this implications for studying complex disease and traits. Am J Psychiatry 167 : 509-527.
Cassem NH, Stern TA, Rosenbaum JF, ed. (1997) Massachusetts General Hospital handbook of general hospital psychiatry, 4th edition. Mosby Year Book, St. Louis/Tokyo. (黒澤尚, 保坂隆 監訳, MGH総合病院精神医学マニュアル. メディカル・サイエンス・インターナショナル, 1999. pp 1-8.)
Cattell RB (1971) Abilities : their structure, growth, and action. Houghton-Mifflin, Boston.
Ceillier A (1924) Les influencés. Encéphale 19 : 152-162, 225-234, 294-301, 370-381.
Centers for Disease Control (1988) CDC recommendations for a community plan for the prevention and containment of suicide clusters. Morbidity and Mortality Weekly Report 37 : 1-12.
Cerletti U (1940) L'elettoroshock. Rivista Sperimentale di Freniatria 64 : 209-310.
────── (1950) Old and new information about electroshock. American Journal of Psychiatry 107 : 87-94.
Cerletti U, Bini L (1938) Un nuovo metodo di shockterapia : l'elettroshock. Bollettino ed Atti della Reale Accademia Medica di Roma 16 : 136-138.
Cermak T (1986) Diagnosing and treating co-dependence. Johnson Institute, Minneapolis.
Charcot JM (1887) Leçons sur les maladies du système nerveux 3. Progrès Médical, Paris. (Savill T, trans. : Clinical lectures on diseases of the nervous system 3. The New Sydenham Society, London, 1889.) 〔ヒステリー［シャルコー, ジャネ, フロイト］：lecture 20-22.〕
────── (1887-1889) Leçons du mardi à la Salpêtrière, Policlinique 1887-1888, 1888-1889. Progrès Médical, Paris. (佐藤恒丸 訳：沙禄可博士神経病臨床講義 全3巻. 東京医事新誌局, 1906-1911.)
Charych EI, Liu F, Moss SJ, et al (2009) GABA$_A$ receptors and their associated proteins : implications in the etiology and treatment of schizophrenia and related disorders. Neuropharmacology 57 : 481-495.
Chatrian GE, Lettich E, Nelson PL (1988) Modified nomenclature for the "10%" electrode system. J Clin Neurophysiol 5 : 183-186.
千葉茂 (2002) 偽発作. 神経症候群Ⅵ——てんかん症候群. 別冊日本臨床領域別症候群シリーズ37. 日本臨床社, pp 385-389.
────── (2007) てんかんに伴う精神症状とその治療. 臨床精神薬理 10 : 599-606.
────── (2010) せん妄. 今日の精神科治療ガイドライン. 精神科治療学 25（増刊号）: 30-35.
Chidani Sh (1973) Umkehr zur endogenen "Einheitspsychose". Schweiz Archiv f Neul Neurchir und Psychiatr 112 : 315-322.
Chochinov HM, Breitbart W (2000) Handbook of psychiatry in palliative medicine. Oxford Textbook. (内富庸介 監訳：緩和医療における精神医学ハンドブック. 星和書店, 2001.)
Chodoff P (1962) Late effects of the concentration camp syndrome. Arch Gen Psychiatry 8 : 323-333.
Christodoulou GN, ed. (1986) The delusional misidentification syndromes. Bibl Psychiatr, Karger, Basel.
Christodoulou GN, Malliara-Loulakaki S (1981) Delusional misidentification syndromes and cerebral 'dysrhythmia'. Psychiatr Clin (Basel) 14 : 245-251.
Ciompi L (1982) Affektlogik. Klett-Cotta, Stuttgalt. (松本雅彦, 井上有史, 菅原圭悟 訳：感情論理. 学樹書院, 1996.)
────── (1997a) Die emotionalen Grundlagen des Denkens. Vandenhoeck & Ruprecht, Göttingen. (山岸洋, 野間俊一, 菅原圭悟, 松本雅彦 訳：基盤としての情動——フラクタル感情論理の構想. 学樹書院, 2005.)
────── (1997b) The soteria-concept : theoretical bases and practical 13-year-experience with a milieu-therapeutic approach of acute schizophrenia. 第93回日本精神神経学会総会 特別講演. 精神経誌 99 : 634-650.
Ciompi L, Hoffmann H, Broccard M, hrsg. (2001) Wie wirkt Soteria? : Eine atypische Psychosenbehandlung kritisch durchleuchtet. Huber, Bern.

Cipolotti L, Denes G (1989) When a patient can write but not copy : report of a single case. Cortex 25 : 331-337.
Clark DA, Beck AT (2009) Cognitive therapy of anxiety disorders : science and practice. Guilford Press, New York.
Clarke E, Dewhurst W (1972) An illustrated history of brain function. University of California, Berkeley. (松下正明 訳：図説 脳の歴史——絵でみる大脳局在論の歴史. 木村書店, 1984.)
Clarkin JF, Foelsch PA, Kernberg OF (2001) The inventory of personality organization, IPO2001 version. The Personality Disorders Institute, Department Psychiatry, Weil Medical College of Cornell University, New York.
Claude H, Borel A, Robin G (1924) Démence précox, schizomanie et schizophrénie. l'Encéphale 19 : 145-151. (丹生谷（萩生田）晃代, 濱田秀伯 訳：早発痴呆と類分裂病, 分裂病. 松下正明, 影山任佐 編, 統合失調症・妄想. 現代精神医学の礎 2. 時空出版, pp 215-223, 2009.)
Claude H, Ey H (1932) Hallucinose et hallucination. Encéphale 27 (T1) : 576-621.
Clérambault G de (1909) Automatisme mental. In : Œuvre psychiatrique. P. U. F., Paris, 1942, pp 453-654. (針間博彦 訳：クレランボー精神自動症. 星和書店, 1998.)
――― (1920) Psychoses passionnelles. In : Œuvre psychiatrique. P. U. F., Paris, 1942, pp 309-451. (木村敏夫, 時澤哲也, 関忠盛ほか 訳：熱情精神病. 金剛出版, 1984.)
――― (1921) Les délire passionnels : érotomanie, revendication, jalousie. Bull Soc Clin Méd Ment fév.
――― (1942) Œuvre psychiatrique. Presses Universitaire de France, Paris.
Cloninger CR (1987) A systematic method for clinical description and classification of personality variants. Arch Gen Psychiatry 44 : 573-588.
Cloninger CR, ed. (1999) Personality and psychopathology. American Psychiatric Press, Washington DC.
Cloninger CR, Svrakic DM, Przybeck TR (1993) A psychobiological model of temperament and character. Arch Gen Psychiatry 50 : 975-990.
Cohen J (1988) Statistical power analysis in the behavioral sciences, 2nd edition. Hillsdale, Erlbaum.
Commission on Classification and Terminology of the International League Against Epilepsy (1981) Proposal for revised clinical and electroencephalo-graphic classification of epileptic seizures. Epilepsia 22 : 489-501.
――― (1989) Proposal for revised classification of epilepsies and epileptic syndromes. Epilepsia 30 : 389-399.
Cone EJ, Johnson RE (1986) Contact highs and urinary cannabinoid excretion after passive exposure to marijuana smoke. Clin Pharmacol Ther 40 : 247-256.
Conrad K (1958) Die beginnende Schizophrenie : Versuch einer Gestaltanalyse des Wahns. George Thieme, Stuttgart./3 Aufl., 1971 (吉永五郎 訳：精神分裂病 その発動過程——妄想のゲシュタルト分析試論. 医学書院, 1973./山口直彦, 安克昌, 中井久夫 訳：分裂病のはじまり——妄想のゲシュタルト分析の試み. 岩崎学術出版社, 1994.)
――― (1959) Das Problem der "nosologischen Einheit" in der Psychiatrie. Nervenarzt 30 : 488-494.
Cooper A (1988) The narcissistic masochistic character. In : Glick A, Meyers DI, ed. Masochism : current psychoanalytic perspectives. The Analytic Press, Hillsdale/London.
Cooper AF, Porter R (1976) Visual acuity and ocular pathology in the paranoid and affective psychoses of later life. J Psychosom Res 20 : 107-114.
Cooper B, Morgan HG (1973) Epidemiological psychiatry. Charles C & Thomas Publisher, Springfield. (加藤正明, 石原幸夫 訳：疫学精神医学. 星和書店, 1981.)
Cooper D, Moisan J, Gregoire JP (2007) Adherence to atypical antipsychotic treatment among newly treated patients : a population-based study in schizophrenia. J Clin Psychiatry 68 (6) : 818-825.
Cooper H (1996) Insight and acceptance of the need for medication. Primary care psychiatry 2 (suppl 1) : 1-3.
Cooper JE, Kendell RE, Gurland BJ, et al. (1972) Psychiatric diagnosis in New York and London. Maudsley monographs 20. Oxford University Press, Oxford.

Cooper JR, Bloom FE, Roth RH (2003) The biochemical basis of neuropharmacology, 8th edition. Oxford University Press, New York. (樋口宗史 監訳：神経薬理学. メディカル・サイエンス・インターナショナル, 2005.)

Coppes-Zantinga A, Egeler RM (2002) The Langerhans cell histiocytosis X files revealed. Br J Haematol 116 : 3-9.

Cormack AM (1963) Representation of a function by its line integrals with some radiological applications. J Appl Phys 34 : 2722-2727.

Cornelius RR (1996) The science of emotion. Prentice-Hall, New Jersey. (齊藤勇 監訳：感情の科学. 誠信書房, 1999.)

Corrigan PW, ed. (2005) On the stigma of mental illness : practical strategies for research and social change. American Psychological Association, Washington.

Corrigan PW, Mueser KT, Bond GR, et al. ed. (2009) Principles and practice of psychiatric rehabilitation : an empirical approach. Guilford Press, New York.

Cosentino S, Stern Y (2005) Metacognitive theory and assessment in dementia : do we recognize our areas of weakness? J Int Neuropsychol Soc 11 : 910-919.

Costa PT, Jr. McCrae RR (1992) Revised NEO personality inventory (NEO-PI-R) and NEO five-factor inventory (NEO-FFI) professional manual. Psychological Assessment Resources, Odessa.

Cotard J (1880) Du délire hypochondriaque dans une forme grave de la mélancolie anxieuse. Ann Méd Psychol 38 : 168-174.

Courbon P, Fail G (1927) Syndrome d'〈illusion de Frégoli〉 et schizophrénie. Bull Soc Clin Med Ment 15 : 121-125.

Cox J, Holden J (2003) Perinatal mental health : a guide to the Edinburgh Postnatal Depression Scale (EPDS). (岡野禎治, 宗田聡 訳：産後うつ病ガイドブック――EPDS を活用するために. 南山堂, 2006.)

Cox JL, Holden J, Sagovsky R (1987) Detection of postnatal depression. Development of the 10-item Edinburgh Postnatal Depression Scale. Br J Psychiatry 150 : 782-786.

Craig AD (2009) How do you feel now? : the anterior insula and human awareness. Nat Rev Neurosci 10 : 59-70.

Craik FIM (1986) A functional account of age differences in memory. In : Klix F, Hagendorf H, ed. Human memory and cognitive capabilities. Elsevier Science Publisher, Amsterdam, pp409-422.

Craik K (1943) The nature of explanation. Cambridge University Press, Cambridge.

Cramer A (1889) Hallucinationen im Muskelsinn des Sprachapparates. In : Die Hallucinationen im Muskelsinn bei Geisteskranken und ihre klinische Bedeutung. Akademische Verlag, Freiburg, pp 11-22. (加藤敏, 小林聡幸 訳：発声器官の筋感幻覚. 精神医学 31 : 93-99, 1998.)

Critchley M (1949) The phenomenon of tactile inattention with special reference to parietal lesions. Brain 72 : 538-561.

――― (1966) The enigma of Gerstmann's syndrome. Brain 89 : 183-198.

Crook T, Bahar H, Sudilovsky A (1987-1988) Age-associated memory impairment : diagnostic criteria and treatment strategies. Int J Neurol 21-22 : 73-82.

Crossley N (2006) Contesting psychiatry : social movements in mental health. Routledge, New York.

Crow TJ (1980) Molecular pathology of schizophrenia : more than one disease process? Br Med J 280 : 66-68.

――― (1985) The two-syndrome concept : origins and current status. Schizophrenia Bulletin 11 : 471-486.

――― (1996) Language and psychosis : common evolutionary origins. Endeavour 20 : 105-109.

――― (2000) Schizophrenia as the price that homo sapiens pays for language : a resolution of the central paradox in the origin of the species. Brain Res Rev 31 : 118-129.

Cuello AC, ed., Boersma WJA, Côté A, Cuello AC, et al. (1993) Immunohistochemistry II. Wiley Press, New York.

Cullen W (1748) First line in the practice of physic. Elliot, Edinburgth.

Cummings JL, Mega M, Gray K, et al. (1994) The neuropsychiatric inventory : comprehensive assessment of psychopathology in dementia. Neurology 44 : 2308-2314.
Cushing HW (1932) The basophil adenomas of the pituitary body and their clinical manifestations (pituitary basophilism). Bull Johns Hopkins Hosp 50 : 137-195.
Cutts FT, Robertson SE, Diaz-Ortega JL, et al. (1997) Control of rubella and congenital rubella syndrome (CRS) in developing countries, Part 1 : burden of disease from CRS. Bull World Health Organ 75 (1) : 55-68.
Cyrunik B, Dubal P, ed. (2006) Psychanalyse et résilience. Odile Jacob, Paris.
Czeisler CA, Weitzman E, Moore-Ebe MC, et al. (1980) Its duration and organization dependent on its circadian phase. Science 210 : 1264-1267.
Czekalla J, Kollack-Walker S, Beasley CM, et al. (2001) Cardiac safety parameters of olanzapine : comparison with other atypical and typical antipsychotics. J Clin Psychiatry 62 (2) : 35-40.

D

Da Costa JM (1871) On irritable heart : a clinical study of a form of functional cardiac disorder and its consequences. American Journal of the Medical Sciences 61 : 17-52.
Dager SR, Corrigan NM, Richards TL, et al. (2008) Research applications of magnetic resonance spectroscopy to investigate psychiatric disorders. Top Magn Reson Imaging. 19 : 81-96.
大宮司信 (1992) 宗教妄想――「宗教の時代」における現況. 精神医学レビュー 5 : 13-20.
――― (1993) 憑依の精神病理――現代における憑依の臨床. 星和書店.
――― (1995) 宗教と臨床精神医学. 世界書院.
――― (2006) 宗教的信念と宗教妄想. こころの科学 126 : 41-44.
Dain N (1980) Clifford Beers : Advocates for the Insane. University of Pittsburgh Press, Pittsburgh, 1980.
Damasio AR (1994) Descartes' error : emotion, reason, and the human brain. Penguin Putman Pub, New York.
――― (1996) The somatic marker hypothesis and the possible functions of the prefrontal cortex. Phil Trans R Soc Lond B 351 : 1413-1420.
Damasio AR, Anderson SW (2003) The frontal lobes. In : Heilman KM, Valenstein E, ed., Clinical neuropsychology, 4th edition. Oxford University Press, New York, pp 404-446.
Darley FL, Aronson A, Brown J (1975) Motor speech disorders. WB Saunders, Philadelphia.
Datta S (1997) Cellualr basis of potine ponto-geniculo-occipital wave generation and modulation. Cell Mol Neurobiol 17 : 341-365.
Davis H, Davis PA, Loomis AL, et al. (1939) Electrical reactions of the human brain to auditory stimulation during sleep. J Neurophysiol 2 : 500-514.
Davis KE, Frieze IH (2000) Research on stalking : what do we know and where do we go? Violence Vict 15 (4) : 473-487.
De Coene B, Hajnal JV, Gatehouse P, et al. (1992) MR of the brain using fluid-attenuated inversion recovery (FLAIR) pulse sequences. AJNR 13 : 1555-1564.
De Leon J (1992) Delusion of parasitosis or chronic tactile hallucinosis : hypothesis about their brain physiopathology. Compr Psychiatry 33 : 25-33.
De Renzi E, Faglioni P, Grossi D, et al. (1991) Apperceptive and assosiative forms of prosopagnosia. Cortex 27 : 213-221.
de Sanctis S (1906) On some variation of dementia praecox. In : Szurek SA, Berlin IM, ed. Clinical studies in childhood psychoses. Bruner, New York, 1973, pp 31-47.
Deep-Brain Stimulation for Parkinson's Disease Study Group (2001) Deep-brain stimulation of the subthalamic nucleus or the pars interna of the globus pallidus in Parkinson's disease. N Engl J Med

345:956-963.
Deisseroth K (2010) Controlling the brain with light. Sci Am 303:48-55.
Dejerine J (1982) Contiribution à l'étude qanatomo-pathologique et clinique des différentes variétés de cécité verbale. C R Soc Biol 4:61-90.（鳥居方策 訳：異なる2種類の語盲に関する解剖病理学的ならびに臨床的研究への寄与. 秋元波留夫, 大橋博司, 杉下守弘ほか 編, 神経心理学の源流――失語編 上, 創造出版, pp 331-354, 1982.）
Déjerine J, Roussy G (1906) Le syndrome thalamique. Rev Neurol 14:521-532.
Del Pistoia L (1984) Le néologisme sémantique: un signe précoce de chronicité. L'Évolution Psychiatrique 49:553-566.
del Rio-Hortega P (1919) El tercer elemento de los centros nerviosos: Ⅰ. La microglia en estado normal, Ⅱ. Intervencion de la microglia en los procesos patologicos, Ⅲ. Naturaleza probable de la microglia. Boll Socieded Esp Biol 9:69-120.
Delay J (1935) Les astéréognosies: pathologie du toucher. Masson et Cie, Paris.
―――― (1942) Les dissolutions de la mémoire. PUF, Paris.（岡田幸夫, 牧原寛之 訳：記憶の解体. 海鳴社, 1978.）
―――― (1956-1957) La jeunesse d'André Gide 1-2. Gallimard, Paris.（吉倉範光, 尾崎和郎 訳：ジイドの青春 1-3. みすず書房, 1959-1960.）
―――― (1961) Introduction à la médecine psychosomatique. Masson et Cie, Paris.（村上仁, 木村定, 中江育生 訳：精神身体医学序論. 白水社, 1966.）
Delay J, Deniker P (1961) Méthodes chimiothérapiques en psychiatrie. Masson et Cie, Paris.（秋元波留夫, 栗原雅直 訳：臨床精神薬理学. 紀伊国屋書店, 1965.）
Delay J, Deniker P, Harl JM (1952) Utilisation en thérapeutique psychiatrique d'une phénothiazine d'action central elective (4560 RP). Ann Méd Psychol 110:112-131.
Delay J, Lainé B, Buisson JF (1952) Note concernant l'action de l'isonicotinyl-hydrazide dans le traitement des états dépressifs. Ann Méd Psychol 110 (2):689-692.
Delay J, Pichot P, Lemperiere T, et al. (1960) Un neuroleptique majeur non-phenothiazine et non reserpinique, l'haloperidol, dans le traitement des psychoses. Ann Med Psychol 118:145-152.
Delbrück A (1891) Die pathologische Lüge und die psychisch abnormen Schwindler. Enke, Stuttgart.
Deleuze G, Guattari F (1972) L'anti-Oedipe. Ed. Minuit, Paris.（市倉宏祐 訳：アンチ・オイディプス――資本主義と分裂症. 河出書房新社, 1986.）
―――― (1980) Mille plateaux: Capitalisme et schizophrénie 2. Éditions de Minuit, Paris.（宇野邦一, 小沢秋広, 田中敏彦ほか 訳：千のプラトー――資本主義と分裂症. 河出書房新社, 1994.）
Della Sala S, Francescani A, Spinnler H (2002) Gait apraxia after bilateral supplementary motor area lesion. J Neurol Neurosurg Psychiatry 72:77-85.
DeLong MR (2000) The basal ganglia. In: Kandel ER, Schwartz JH, Jessel TM, ed. Principles of neural science, 4th edition. MacGraw-Hill, New York/Tokyo, chapter 43.
Dement W, Kleitman N (1957a) Cyclic variations in EEG during sleep and their relation to eye movements, body motility, and dreaming. Electroenceph Clin Neurophysiol 9:673-690.
―――― (1957b) The relation of eye movements during sleep to dream activity: an objective method for the study of dreaming. J Exp Psychol 53:339-346.
Denes G (1989) Disorders of body awareness and body knowledge. In: Boller F, Grafman J, ed. Handbook of neuropsychology, vol. 2, Elsevir Science B.V., Amsterdam. pp 207-228.
―――― (1999) Disorders of body awareness and body knowledge. In: Denes G, Pizzamiglio L, ed. Handbook of clinical and experimental neuropsychology. Psychology Press, Hove, pp 497-506.
Deniker P (2007) An historical perspective from selected scientific papers. Pierre Deniker Association, Paris.
Dening TR, Berrios GE, Dening RG (1991) The significance of symptom complexes in psychiatry, by Alfred Hoche. Classic Text No. 7. History of Psychiatry 2 (7): 329-343.
Denny-Brown D (1970) Henry Head (1861-1940). In: Haymaker W, Schiller F, ed. The founders of

neurology: one hundred and forty-six biographical sketches by eighty-eight authors, 2nd edition. Charles C Thomas Publisher, pp 449-452.

Department of Health (1990) Care programme approach. Department of Health, London.

Desoille R (1966) The directed daydream. Psychosynthesis Research Foudation, New York.

Deutch AY, Roth RH (2004) Neurochemical systems in the central nervous systems. In: Charney DS, Nestler EJ, ed. Neurobiology of mental illness, 2nd edition. Oxford University Press, Oxford/New York, pp12-28.

Deutsch H (1935) Névrose hystérique de la haine. Revue Francaise de Psychanalyse 4 (3): 472-486.

―――― (1942) Some forms of emotional disturbances and their relationship to schizophrenia. The Psychoanalytic Quarterly 11: 301-321.（狩野力八郎 訳：情緒障害のいくつかの形態およびそれらの分裂病との関係 その1〜その2. 思春期青年期精神医学 3 (1): 103-110, 3 (2): 241-249, 1993.）

―――― (1944) The psychology of women 1. Grune & Stratton, New York.

Devdhar M, Ousman YH, Burman KD (2007) Hypothyroidism. Endocrinol Metab Clin North Am 36 (3): 595-615.

Devereux G (1970) Essais d'ethnopsychiatrie generale. Gallimard, Paris.

Deykin EY, Jacobson S, Klerman G, et al. (1966) The empty nest: psychosocial aspects of conflict between depressed women and their grown children. American Journal of Psychiatry 122 (12): 1422-1426.

Diamond BL (1956) Isaac Ray and the trial of Daniel M'Naghten. Am J Psychiat 112 (8): 651-656.

Diekelmann S, Born J (2010) The memory function of sleep. Nat Rev Neurosci 11: 114-126.

Dietrich H (1968) Über Sammelsucht (Kollektionismus, Collectors Mania). Nervenarzt 39 (6): 271-274.

土井隆義（1995）いじめ問題における視線の構図――社会問題とその対策をめぐる循環のメカニズム. imago 6 (2): 53-69.

土居健郎（1961）精神療法と精神分析. 金子書房.

―――― （1965）精神分析と精神病理. 医学書院.

―――― （1971）「甘え」の構造. 弘文堂.

Donaldson ZR, Young LJ (2008) Oxytocin, vasopressin, and the neurogenetics of sociality. Sci 322 (5903): 900-904.

Dosse F (1991) Histoire du structuralisme. La Découverte, Paris.（清水正, 佐山一, 仲澤紀雄 訳：構造主義の歴史 上下. 国文社, 1999.）

Dow RS, Moruzzi G (1958) The physiology and pathology of the cerebellum. The University of Minnesota Press, Minneapolis.

Dowling S (1977) Seven infants with esophageal atresia: a developmental study. Psychoanalytic Study of the Child 32: 215-256.

Doyle D, Hanks G, Cherny NI, et al. (2004) Oxford textbook of palliative medicine 3rd ed. Oxford University Press. New York.

Drake CL, Roehrs T, Richardson G, et al. (2004) Shift work sleep disorder: prevalence and consequences beyond that of symptomatic day workers. Sleep 27: 1453-1462.

Dreyfus GL (1907) Die Melancholie. ein Zustandbild des manisch-depressiven Irreseins: Eine klinische Studie. Fischer, Jena.

Drohocki Z, Drohocka J (1939) L'electrospectrographie quantitative de cerveau a l'etat de veille et pendant la narcose. C R Soc Biol (Paris) 132: 494-498.

Dugas L (1898) Un cas de dépersonnalisation. Rev philosophique de la France et de l'étranger 45: 500-507.

Duman RS, Heninger GR, Nestler EJ (1997) A molecular and cellular theory of depression. Arch Gen Psychiatry 54: 597-606.

Dunbar F (1954) Emotions and bodily changes. Columbia University Press, New York.

Dunbar HF (1948) Synopsis of psychosomatic diagnosis and treatment. Mosby, St. Louis.

Dunbar RIM (1998) The social brain hypothesis. Evol Anth 6: 178-190.

Dunn BD, Dalgleish T, Lawrence AD (2006) The somatic marker hypothesis: a critical evaluation. Neurosci

Biobehav Rev 30:239-271.
Dunner DL, Fieve RR (1974) Clinical factors in lithium carbonate prophylaxis failure. Arch Gen Psychiatry 30:229-233.
Dunner DL, Fleis JL, Fieve RR, et al. (1976) The course of development of mania in patients with recurrent depression. Am J Psychiatry 133:905-908.
Dupré E (1910) Débilité mentale et débilité motrice associées. Rev Neurol 20:54-56.
――― (1925) Pathologie de l'imagination et de l'émotivité. Payot, Paris.
Dupré E, Camus P (1907) Les cénéstopathies. L'Encephale 2 (12):616-631.
Durkheim E (1897) Le suicide:étude de sociologie. Presses Universitaires de France, Paris.（宮島喬 訳：自殺論. 中央公論社, 1968／中公文庫 1985.）
Dusay JM (1977) Egograms. Harper & Row, New York.
Dworkin G (1983) Paternalism. In:Sartorius R, ed. Paternalism. University of Minnesota Press, Minneapolis.

E

Earl-Slater A (2002) The handbook of clinical trials and other research. Radcliffe Medical Press, Abingdon.（佐久間昭, 宮原英夫, 折笠秀樹 監訳：臨床試験用語事典. 朝倉書店, 2006.）
海老坂武 (2006) フランツ・ファノン. みすず書房.
海老澤尚 (2009) メラトニン. 日本睡眠学会 編, 睡眠学. 朝倉書店, pp 193-195.
Ebtinger R (1978) Aspects psychopathlogiques de la paternité. Confrontations psychiatriques 16:149-189.
Economo C von (1917) Encephalitis lethargic. Wien Klin Wschr 30 (19):581.
――― (1929) Die Encephalitis lethargica, ihre Nachkrankheiten und ihre Behandlung. Urban & Schwarzenberg, Berlin.
――― (1931) Encephalitis Lethargica, its Sequelae and Treatment. Translated by Newman KO, Oxford University Press, London.
Edelman GM (1992) Bright air, brilliant fire:on the matter of the mind. Basic Books, New York.（金子隆芳 訳：脳から心へ―――心の進化の生物学. 新曜社, 1995.）
――― (2004) Wider than the sky:the phenomenal gift of consciousness. Yale University Press, New Haven.（冬樹純子 訳／豊嶋良一 監修：脳は空より広いか―――私という現象を考える. 草思社, 2006.）
Edleson JL (1999a) The overlap between child maltreatment and woman battering. Violence Against Women 5 (2), 134-154.
――― (1999b) Children's witnessing of adult domestic violence. Journal of Interpersonal Violence 14 (8), 839-870.
Edwards S (2005) Fluent aphasia. Cambridge University Press, Cambridge.
江口重幸, 斎藤清二, 野村直樹 編 (2006) ナラティヴと医療. 金剛出版.
江草安彦 監修／岡田喜篤, 末光茂ほか 編 (2008) 重症心身障害通園マニュアル―――在宅生活を支えるために 第2版増補. 医歯薬出版.
――― (2010) 重症心身障害療育マニュアル 第2版. 医歯薬出版.
Ehrlich I, Humeau Y, Grenier F, et al. (2009) Amygdala inhibitory circuits and the control of fear memory. Neuron 62:757-771.
Ekbom K, Lindholm H, Ljungberg L (1972) New dystonic syndrome associated with butyrophenone therapy. Z Neurology 202:94-103.
Ekbom KA (1938) Der präsenile Dermatozoenwahn. Acta Psych scand 13:227-259.
――― (1945) Restless legs syndrome. Acta Med Scand (Suppl) 158:1-123.
Ekman P (1992) An argument for basic emotions. Cogn Emo 6:169-200.
Ekstein R (1952) Structural aspects of psychotherapy. Psychoanalytic Review 39.（古澤平作 訳：精神療法の

構造方面. 精神分析研究会会報 2 (3): 4-6, 2 (4): 5-6, 2 (5): 5-6, 1953.)
Ekstein R, Wallerstein RS (1958/1972) The teaching and learning of psychotherapy, 2nd edition. Basic Books/International University Press, New York.
El-Hai J (2005) The lobotomist. (岩坂彰 訳:ロボトミスト. ランダムハウス講談社, 2009.)
El-Mallakh RS, Ghaemi SN, ed. (2006) Bipolar depression : a comprehensive guide. Amer Psychiatric Pub., New York.
Elder GA, De Gasperi R, Gama Sosa MA (2006) Research update : neurogenesis in adult brain and neuropsychiatric disorders. Mt Sinai J Med 73 (7): 931-940.
Eliade M (1958) Birth and rebirth. Harper and Brothers Publishers, New York. (堀一郎 訳:生と再生――イニシエーションの宗教的意義. 東京大学出版会, 1995.)
Ellenberger HF (1950) La psychothérapie de Janet. L'évolution psychiatrique 15 (3): 465-484. (中井久夫 訳:ジャネの心理療法. エランベルジェ著作集 2. みすず書房, pp 3-27, 1999.)
――― (1964) La notion de maladie créatrice. (中井久夫 監訳:「創造の病」という概念. エランベルジェ著作集 2. みすず書房, 1999, pp 142-161.)
――― (1970) The discovery of the unconscious : the history and evolution of dynamic psychiatry. Basic Books, New York. (木村敏, 中井久夫 監訳:無意識の発見――力動精神医学発達史 上・下. 弘文堂, 1980.)〔無意識, 無意識［精神医学史］: とくに第6章〕
――― (1978a) Développement historique de la notion de processus psychothérapique. In : Les mouvements de libération mythique. Quinze, Montréal, pp 293-316.
――― (1978b) Les mouvements de libération mythique : et autes essays sur l'histoire de la psychiatrie. Quinze, Montréal.
――― (1999-2000) エランベルジェ著作集 1-3. (中井久夫 監訳) みすず書房.
Elliott WH, Elliott DC (1997) Biochemistry and molecular biology. Oxford University Press, Oxford.
Ellis A (1962) Reason and emotion in psychotherapy. Lyle Stuart, New York.
Ellis A, Dryden W (1987) The practice of rational-emotive therapy (RET). Springer Publishing, New York. (稲松信雄, 重久剛, 滝沢武久ほか 訳:REBT 入門――理性感情行動療法への招待. 実務教育出版, 1996.)
Ellis A, Sagarin E (1965) Nymphomania : a study of the oversexed woman. MacFadden-Bartell Book, New York.
Ellis HH (1897-1928) Studies in the Psychology of Sex, vol. 1-7. Davis, Philadelphia. (谷崎英男, 斎藤良象, 鷲尾浩 訳:性の心理学的研究. 世界性学全集 1. 河出書房, 1956.)
――― (1898) Auto-erotism : a psychological study. Alienist and Neurologist 19 : 260-299.
Emde RN, Sorce J (1983) The rewards of infancy : emotional availability and maternal referencing. In : Call JD, Galenson E, Tyson RL ed. Frontiers of infant psychiatry. Basic Books, New York, pp 17-30. (小此木啓吾 監訳:乳幼児からの報酬――情緒応答性と母親参照機能. 乳幼児精神医学. 岩崎学術出版社, pp 25-48, 1988.)
Endler NS (1988) The origin of electroconvulsive therapy (ECT). Convulsive Therapy 4 : 5-23.
遠藤英俊 (2008) 高齢者医療総合診療ガイド 担当医必携 Q & A. じほう.
遠藤英俊ほか 編 (2007) 介護支援専門員基本テキスト四訂版. 長寿開発支援センター.
遠藤邦彦 (1994) 口・顔面失行 (BFA) の症状と責任病巣――行動理論から見た失行症の発現メカニズム. 失語症研究 14:1-10.
Endo K, Miyasaka M, Makishita H, et al. (1992) Tactile agnosia and tactile aphasia : symptomatological and anatomical differences. Cortex 28 : 445-469.
遠藤利彦 (2007) 語りにおける自己と他者, そして時間――アダルト・アタッチメント・インタビューから逆照射して見る心理学における語りの特質. 心理学評論 49:470-491.
Engel GL (1962) Psychological development in health and disease. W. B. Saunders Company, Philadelphia/London. (小此木啓吾, 北田穣之介, 馬場謙一 編/慶大医学部精神分析研究グループ 訳:心身の力動的発達. 岩崎学術出版社, 1977.)

Engel J, Jr. (1993) Update on surgical treatment of the epilepsies. Neurolgy 43 : 1612-1617.
―――― (2006) Report of the ILAE Classification Core Group. Epilepsia 47 : 1558-1568.
Engel J, Pedley TA, Aicardi J, et al. ed. (2007) Epilepsy : a comprehensive textbook 1, 2nd edition. Lippincott Williams & Wilkins, Philadelphia.
Engelhardt H von, Hartmann F (1991) Klassiker der Medizin Ⅱ. Verlag C. H. Beck, München.
Epstein J, Stern E, Silbersweig D (2002) Hallucinations. In : Ramachandran VS, editor-in-chief, Encyclopedia of the human brain, vol. 2. Academic Press, San Diego, pp 389-397.
Epston D (1998) 'Catching up' with David Epston. Dulwich Centre Publications, Adelaide.（小森康永 監訳：ナラティヴ・セラピーの冒険. 創元社, 2005.）
Erikson EH (1946) Ego development and historical change. The psychoanalytic study of the child, 2.（小此木啓吾, 岩男寿美子 訳：自我発達と歴史的変動. 小此木啓吾 訳編, 自我同一性. 誠信書房, 1973.）
―――― (1950) Childhood and society, revised edition. W. W. Norton, New York, 1963.（仁科弥生 訳：幼年期と社会 1-2. みすず書房, 1977-1980.）
―――― (1959a) Identity and the life cycle : selected papers on psychological issues. Monograph, vol. 1, no. 1. International Universities Press, New York.（小此木啓吾 訳編：自我同一性――アイデンティティとライフサイクル. 誠信書房, 1973.）
―――― (1959b) Growth and crisis of the healthy personality. In : Identity and the life cycle : psychological issues, vol. 1, no. 1. International Universities Press, New York.（小此木啓吾, 小川捷之 訳：健康なパーソナリティの成長と危機. 小此木啓吾 訳編, 自我同一性. 誠信書房, 1973.）
―――― (1963) Youth : change and challenge. Basic Books, New York.（栗原彬 監訳：青年の挑戦. 北望社, 1971.）
―――― (1964) Insight and responsibility. W. W. Norton, New York.（鑪幹八郎 訳：洞察と責任――精神分析の臨床と倫理. 誠信書房, 1971.）
―――― (1968) Identity : youth and crisis. W. W. Norton, New York.（岩瀬庸理 訳：主体性――アイデンティティ. 青年と危機. 北望社, 1971.）
―――― (1969) Gandhi's truth. W. W. Norton, New York.（星野美賀子 訳：ガンディーの真理 上下. みすず書房, 1973-1974.）
―――― (1982) The life cycle completed. Rikan Enterprises, New York.（村瀬孝雄, 近藤邦夫 訳：ライフサイクル, その完結. みすず書房, 1989.）
Erikson EH, Erikson JM (1998) The life cycle completed, extended edition. W. W. Norton, New York.（村瀬孝雄, 近藤邦夫 訳：ライフサイクル, その完結 増補版. みすず書房, 2001.）
Eriksson PS, Perfilieva E, Bjork-Eriksson, et al. (1998) Neurogenesis in the adult human hippocampus. Nat Med 4（11）: 1313-1317.
Erman M, Waldvogel B (2008) Psychodynamische Psychotherapie-Grundlagen und klinische Anwendung : Psychiatrie und Psychotherapie, Springer, Berlin, pp704-742.
Ernst C, Mechawar N, Turecki G (2009) Suicide neurobiology. Prog Neurobiol 89 : 315-333.
Eschenko O, Moelle M, Born J, et al. (2006) Elevated sleep spindle density after learning or after retrieval in rats. J Neurosci 26 : 12914-12920.
Esquirol JED (1838) Des maladies mentales considérées sous les rapports médical, hygiénique et médico-légal, 2 vols. Baillière, Paris.
衛藤義勝 (2007) 先天性ムコ多糖症. 杉本恒明, 矢崎義雄 編, 内科学第 9 版. 朝倉書店, pp 1550-1552.
Evans CC (1953) Spontaneous excitation of the visual cortex and association areas ; lambda waves. EEG Clin Neurophysiol 5（1）: 69-74.
Evans RW (2004) Post-traumatic headache. Neurological Clinics 22（1）: 237-249.
Evers S (2006) Musical hallucination. Curr Psychiatry Rep 8 : 205-210.
Evidence-Based Medicine Working Group (1992) Evidence-based medicine : a new approach to teaching the practice of medicine. JAMA 268 : 2420-2425.
Ewald G (1928) Psychosen bei akuten Infektionen. In : Bumke O, ed. Handbuch der Geisteskrankhaiten.

Springer, Berlin, p 88.
Exner JE (1974) The Rorschach : a comprehensive system. Wiley, New York.
Ey H (1934) Hallucinations et délire. Alcan, Paris.
―――― (1948-1954) Études psychiatriques. Desclée de Brouwer, Paris.
―――― (1954) Structure des psychoses aiguës et déstructuration de la conscience. Études psychiatriques 3. Desclée de Brouwer, Paris,〔急性錯乱, 急性多形性精神病性障害：pp 201-324, 精神錯乱：pp 325-425.〕
―――― (1958) Einheit und Mannigfaltigkeit der Schizophrenie. Eine Untersuchung über die klinische und theoretische Fassung der Schizophreniebegriffs. Nervenarzt 29 : 433-439.
―――― (1963/1968) La conscience. Press Universitaires de France, Paris.（大橋博司 訳：意識 1-2. みすず書房, 1969-1971.）
―――― (1973) Traité des hallucinations. Masson, Paris.（宮本忠雄, 小見山実 監訳：幻覚 1-4. 金剛出版, 1995-2001.〔幻覚症：影山任佐, 古川冬彦 訳, 幻覚 1. 幻覚総論. 1995.〕）
―――― (1975) Des idées de Jackson à un modèle organo-dynamique en psychiatrie. Privat, Toulouse.（大橋博司, 三好暁光, 濱中淑彦ほか 訳：ジャクソンと精神医学. みすず書房, 1979.〔夢幻意識：pp 133-195〕）
―――― (1996) Schizophrénie : Études cliniques et psychopathologiques. Synthélabo, Paris.（秋元波留夫 監修／藤本登川五郎 訳：アンリ・エー統合失調症――臨床精神病理学的研究. 創造出版, 2007.）
Ey H, Bernard P, Brisset CH (1974) Manuel de Psychiatrie. Masson et Cie, Paris, pp 1163-1164.
Eysenck HJ (1947) Dimensions of personality. Routledge and Kegan Paul, London.
Eysenck HJ, ed. (1960) Behaviour therapy and the neuroses. Pergamon Press, Oxford.（異常行動研究会 訳：行動療法と神経症. 誠信書房, 1965.）
―――― (1964) Experiments in behaviour therapy. Pergamon Press, Oxford/New York.
Eysenck HJ, Rachman S (1965) The causes and cures of neurosis. Routledge and Kegan Paul, London.（Kegan Paul, London, 1966.）

F

Faden RR, Beauchamp TL (1986) A history and theory of informed consent. Oxford University Press, New York.（酒井忠昭, 秦洋一 訳：インフォームド・コンセント. みすず書房, 1994.）
Fahr T (1930) Idiopathische Verkalkung der Hirngässe. Zbl Allf Path 50 : 129-133.
Fairbairn WRD (1940) Schizoid factors in the personality. In : Psychoanalytic studies of the personality. Tavistock Pub., London, pp3-27, 1952.（山口泰司 訳：人格における分裂の要因. 人格の精神分析学. 講談社, pp 22-68, 1995.）
―――― (1944) Endopsychic structure considered in terms of object-relationships. International Journal of Psycho-Analysis 25 : 70-92.
―――― (1952) Psychoanalytic studies of the personality. Tavistock Pub., London.（山口泰司 訳：人格の精神分析学. 講談社, 1995.）
―――― (1963) Synopsis of an object-relations theory of the personality. Int J Psycho-Anal 44 : 224-225.
Fairburn CG (2008) Cognitive behavior therapy and eating disorders. Guilford Press, London.
Falicov CJ (1995) Training to think culturally : a multidimentional comparative framework. Family Process 34 (4) : 373-388.
Falloon IRH (1992) Early intervention for first episodes of schizophrenia : a preliminary exploration. Psychiatry 55 : 4-15.
Falloon IRH, Boyd JL, McGill CW (1982) Family management in the prevention of exacerbations of schizophrenia : a controlled study. New Engl J Med 306 : 1437-1440.
―――― (1984) Family care of schizophrenia : a problem-solving approach to the treatment of mental

illness. Guilford Press, New York.
Falret J (1878) Du délire de persécution chez les aliénes raisonnants. Ann méd-psych 36 : 396-400.
―――― (1890) Études cliniques sur les maladies mentales et nerveuses. J-B Ballières, Paris.
Falret JP (1851) Cours des maladies. Gazette des hôpitaux, Paris.
―――― (1854) Leçons cliniques de médecine mentale. Gaz d Hop, Paris.
Fanon F (1952) Peau noire, masques blancs. Seuil, Paris.（海老坂武, 加藤晴久 訳：黒い皮膚・白い仮面. みすず書房, 1998.）
―――― (1959) Sociologie d'une révolution. Maspero, Paris.（宮ケ谷徳三, 花輪莞爾, 海老坂武 訳：革命の社会学. みすず書房, 1984.）
―――― (1961) Les damnés de la terre. Maspero, Paris.（鈴木道彦, 浦野衣子 訳：地に呪われたる者. みすず書房, 1996.）
―――― (1964) Pour la révolution africaine. Maspero, Paris.（佐々木武, 北山晴一, 中野日出男 訳：アフリカ革命に向けて. みすず書房, 1969.）
Fantegrossi WE, Murnane K, Reisig C (2008) The behavioral pharmacology of hallucinogens. Biochemical Pharmacology 75 : 17-33.
Farah MJ (1990) Visual agnosia : disorders of object recognition and what they tell us about normal vision. The MIT Press, Cambridge, MA.（河内十郎, 福澤一吉 訳：視覚性失認――認知の障害から健常な視覚を考える. 新興医学出版社, 1996.）
Faravelli C, Paionni A (1999) Panic disorder : clinical course, etiology, and prognosis. In : Nutt DJ, Ballenger JC, Lépine JP, ed. Paninc disorder : clinical diagnosis, management and mechanisms. Martin Dunitz, London.（久保木富房, 井上雄一, 不安・抑うつ臨床研究会 編訳：パニック障害――病態から治療まで. 日本評論社, pp 30-52.）
Farha MJ (2003) Disorders of visual-spatial perception and cognition. In : Heilman KM, Valenstein E, ed. Clinical neuropsychology, 4th edition. Oxford University Press, New York/Oxford, pp 146-159.
Farrarelli F, Huber R, Peterson MJ, et al. (2007) Reduced sleep spindle activity in schizophrenia patients. Am J Psychiatr 164 : 483-492.
Fava M (2003) Diagnosis and definition of treatment-resistant depression. Biol Psychiatry 53 : 649-659.
Favazza AR (2009) Psychiatry and spirituality. In : Sadock BJ, Sadock VA, Ruiz P, ed. Kaplan and Sadock's comprehensive textbook of psychiatry, 2 vols, 9th edition. Lippincott Williams & Wilkins, Philadelphia/Tokyo, pp2633-2650.
Federn P (1919) Zur Psychologie der Revolution : Die vaterlose Gesellschaft. Luzifer-Amor : Zeitschrift zur Geschichte der Psychoanalyse 2 : 13-33, 1988.（Anzengruber-Verlag Brüder Suschitzky, Leipzig.）
―――― (1947) Principles of psychotherapy in latent schizophrenia. American Journal of Psychotherapy 1 : 129-144.
―――― (1953) Ego psychology and the psychoses. (edited and with an introduction by Weiss E.) Imago, London. (Reprinted with permission of Hogarth Press, by H. Karnac, London, 1977.)
Felder CC (1995) Muscarinic acetylcholine receptors : signal transduction through multiple effectors. FASEB J 9 (8) : 619-625.
Fenichel O (1941) Problems of psychoanalytic technique. The Psychoanalytic Quarterly, Albany.（安岡誉 訳：精神分析技法の基本問題. 金剛出版, 1988.）
―――― (1945) The psychoanalytic theory of neurosis. Norton, New York./50th anniversary edition. Norton, New York, 1996.（佐藤紀子 抄訳：性格障害 その 1. 精神分析研究 7(1) : 36-40, 7(2) : 24-32, 7(5) : 65-69, 1960.）
Ferdière G (1937) L'Érotomanie. G. Doin et Cie, Paris.
Ferenczi S (1916) Disease-or patho-neuroses. In : Further contributions to the theory and technique of psycho-analysis. Karnac Books, London, pp78-88.
―――― (1916/1950) Contributions to psychoanalysis. Horgarth Press, London.
―――― (1920) The Further development of an active therapy in psycho-analysis. In : Further

contributions to the theory and technique of psycho-analysis. Karnac Books, London, pp198-216. (森茂起, 大塚紳一郎, 長野真奈 訳：精神分析における「積極技法」のさらなる拡張. 精神分析への最後の貢献. フェレンツィ後期著作集. 岩崎学術出版社, 2007, pp1-20.)

Ferenczi S (1925) Letter from Sándor Ferenczi to Sigmund Freud, Easter Sunday, 1925. In: The correspondence of Sigmund Freud and Sándor Ferenczi, vol. 3, 1920-1933. Harvard University Press, Cambridge, pp 211-212.

─── (1933) Sprachverwirrung zwischen den Erwachsenen und dem Kind: Die Sprache der Zärtlichkeit und der Leidenschaft. International Zeitschrift für Psychoanalyse 19: 5-15. (森茂起, 大塚紳一郎, 長野真奈 訳：大人と子どもの間の言葉の混乱──やさしさの言葉と情熱の言葉. 精神分析への最後の貢献──フェレンツィ後期著作集. 岩崎学術出版社, 2007, pp 139-150.)

─── (1938) Thalassa: a theory of genitality. Karnac, London.

─── (1985) Journal clinique. Payot, Paris. (森茂起 訳：臨床日記. みすず書房, 2000.)

─── (1994a) First contributions to psycho-analysis. Karnac, London.

─── (1994b) Further contributions to the theory and technique of psycho-analysis. Karnac, London.

─── (1994c) Final contributions to the problems and methods of psycho-analysis. Karnac, London.

─── (2007) 精神分析への最後の貢献──フェレンツィ後期著作集. (森茂起, 大塚紳一郎, 長野真奈 訳. 岩崎学術出版社, 2007.)

Ferreira A (1963) Family myths and homeostasis. Arch Gen Psychiatry 9: 457-463.

─── (1965) Family myths: the covert rules of the relationship. Confin Psychiat 8: 15-20.

Ferri E (1917) Criminal sociology. Little, Brown and Company, Boston.

Fifková E (1985) A possible mechanism of morphometric changes in dendritic spines induced by stimulation. Cell Mol Neurobiol 5: 47-63.

Figley CR (1995) Compassion fatigue: coping with secondary traumatic stress disorder in those who treat the traumatized. Series in psychosocial stress. Brunner/Mazel, New York.

Fink B (1997) A clinical introduction to Lacanian psychoanalysis: theory and technique. Harvard University Press, Chambridge MA and London. (中西之信, 椿田貴史, 舟木徹男ほか 訳：ラカン派精神分析入門. 誠信書房, 2008.)

Fink M, Taylor MA (2003) Catatonia: a clinician's guide to diagnosis and treatment. Cambridge University Press, Cambridge.

First MB, Spitzer RL, Gibbon M, et al. (1997) Structured clinical interview for DSM-Ⅳ axis I disorders. American Psychiatric Press, Washington DC. (髙橋三郎 監修／北村俊則, 岡野禎治 監訳／富田拓郎, 菊池安希子 訳：精神科診断面接マニュアル SCID──使用の手引き・テスト用紙. 日本評論社, 2003.)

First MB, Spitzer RL, Williams JBW, et al. (1997) Structured clinical interview for DSM-Ⅳ-clinical version (SCID-CV) (User's guide and interview). American Psychiatric Press, Washington DC.

Fischer CM, Adams RD (1958) Transient global amnesia. Trans Am Neurol Assoc 83: 143-146.

Fish B, Kendler KS (2005) Abnormal infant neurodevelopment predicts schizophrenia spectrum disorders. J Child Adlesc Psychopharmacol 15 (3): 348-361.

Fish F (1967) Clinical psychopathology: signs and symptoms in psychiatry. John Wright & Sons, Bristol. (針間博彦, 中安信夫 監訳：フィッシュ臨床精神病理学──精神医学における症状と徴候. 星和書店, 2010.〔原著第3版の訳〕)

Fisher JA (2006) Investigating the Barons: narrative and nomenclature in Münchausen syndrome. Perspect Biol Med 49 (2): 250-262.

Fitzgerald PB, Brown TL, Marston NA, et al. (2003) Transcranial magnetic stimulation in the treatment of depression: a double-blind, placebo-controlled trial. Arch Gen Psychiatry 60 (10): 1002-1008.

Flavell JH (1979) Metacognition and cognitive monitoring: A new area of cognitive-developmental inquiry. American Psychologist 34: 906-911.

Flicker L, Evans JG (2004) Piracetam for dementia or cognitive impairment. The Cochrane Database of

Systematic Reviews, Issue 1.
Fliess R (1949) Silence and verbalization : a supplement to the theory of the 'analytic rule.' International Journal of Psycho-Analysis 30 : 21-30.
─── (1956) Erogeneity and libido. International Universities Press, Inc., New York.
Fliess W (1906) Der Ablauf des Lebens : Grundlegung zur exakten Biologie. F. Deuticke, Leipzig.
Flugel JC (1921) The psychoanalytic study of the family. Hogarth Press, London.
Foa E, Hembree E, Rothbaum B (2007) Prolonged exposure therapy for PTSD. Oxford University Press, New York.（金吉晴, 小西聖子 監訳：PTSD の持続エクスポージャー療法. 星和書店, 2009.）
Folstein MF, Folstein SE, McHugh PR (1975) Mini-mental state : a practical method for grading cognitive state of the patient for the clinician. J Psychiatric Res 12 : 189-198.
Folstein S, Rutter M (1977) Infantile autism : a genetic study of 21 twin pairs. J Child Psycholgy Psychiatry 18 : 297-321.
Fonagy P, Cooper A, Wallerstein RS, ed. (1999) Psychoanalysis on the move : the work of Joseph Sandler. Routledge, London/New York.
Fonagy P, Moran GS, Target M (1993) Aggression and the psychological self. Int J Psychoanal 74 : 471-485.
Fonagy P, Steele M, Steele H, et al. (1991) The capacity for understanding mental states : the reflective self in parent and child and its significance for security of attachment. Infant Ment Health J 12 : 201-218.
Food and Drug Administration (2004) FDA issues public health advisory on cautions for use of antidepressants in adults and children. FDA Talk Paper T04-08, March 22.
Fordham M (1978) Jungian psychotherapy : a study in analytical psychology. Wiley, Chichester/New York.（氏原寛, 越智友子 訳：ユング派の心理療法. 誠信書房, 1997.）
Foucault M (1961) Histoire de la folie à l'âge classique. Gallimard, Paris.（田村俶 訳：狂気の歴史. 新潮社, 1975.）
─── (1976) La volonté de savoir. L'Histoire de la sexaualité 1. Gallimard, Paris.（渡辺守章 訳：知への意志. 新潮社, 1986.）
─── (1999) Les anormaux : cours au Collège de France (1974-1975). Gallimard, Paris.（慎改康之 訳：異常者たち. 筑摩書房, 2002.）
─── (2003) Le pouvoir psychiatrique : cours au Collège de France (1973-1974). Gallimard, Paris.（慎改康之 訳：精神医学の権力. 筑摩書房, 2006.）
Foulkes SH (1948) Introduction to group analytic psychotherapy. William Heinenmann Medical Books Ltd., London./H. Karnac Books Ltd., London, 1983.
Fraiberg S (1959) The magic years : understanding and handling the problems of early childhood. Charles Scribner's Sons, Inc., New York.
─── (1977) Insights from the blind : comparative studies of blind and sighted infants. Basic Books, Inc., New York.
Fraiberg S, Adelson E, Shapiro V (1975) Ghosts in the nursery : a psychoanalytic approach to the problems of impaired infant-mother relationships. J Am Acad Child Psychiatry 14（3）: 387-421.
Framo J (1992) Family-of-origin therapy : an intergenerational approach. Brunner/Mazel Pub., New York.
Frank E (2005) Treating bipolar disorder : a clinician's guide to interpersonal and social rhythm therapy. Guilford Press, New York.
Frank E, Landgraf R (2008) The vasopressin system : from antidiuresis to psychopathology. Eur J Pharmacol 583 : 226-242.
Frank RT (1931) Hormonal cause of premenstrual tension. Arch Neurol Psychiatry 26 : 1053-1057.
Frankl VE (1946a) Aerztliche Seelsorge. Franz Deuticke, Wien,/6 Aufl.1952.（霜山徳爾 訳：死と愛. みすず書房, 1957.）
─── (1946b) Ein Psycholog erlebt das Konzentrationslager. Verlag für Jugend und Volk, Wien.（霜山徳爾 訳：夜と霧. みすず書房, 1956.）
─── (1951) Homo Patiens : Versuch einer Pathodizee. Franz Deuticke, Wien.（真行寺功 訳：苦悩の存

在論. 新泉社, 1972.)
Frankl VE (1955) Pathologie des Zeitgeistes. Franz Deuticke, Wien. (宮本忠雄 訳:時代精神の病理学. みすず書房, 1957.)
――― (1956) Theorie und Therapie der Neurosen. Urban and Schwarzenberg, Wien. (宮本忠雄, 小田晋, 霜山徳爾 訳:神経症 1-2. みすず書房, 1961.)
――― (1959a) Das Menschenbild der Seelenheilkunde. Hippokrates-Verlag, Stuttgart. (宮本忠雄, 小田晋 訳:精神医学的人間像. みすず書房, 1961.)
――― (1959b) Handbuch der Neurosenlehre und Psychotherapie, 2 Bände. Urban & Schwarzenberg, Berlin.
――― (1960) Paradoxical intention: a logotherapeutic technique. American Journal of Psychotherapy 14:520-535.
――― (1967) Psychotherapy and existentialism: selected papers on logotherapy. Simon and Schuster, New York. (高島博, 長澤順治 訳:現代人の病. 丸善, 1972.)
Frazer JG (1890) The golden bough: a study in comparative religion, vol. 1. Macmillan, London. (吉川信 訳:初版 金枝篇 上. 筑摩書房, 2003.)
Freed ED (1981) Neuroleptic-induced tasikinesia. Med J Aust 2:517.
Freedman AM, Kaplan HI, Sadock BJ (1976) Comprehensive textbook of psychiatry, vol. 2. The Williams & Wilkins Company, Balltimore, p 1988.
French JA, Kanner AM, Bautista J, et al. (2004) Efficacy and tolerability of the new antiepileptic drugs Ⅰ: treatment of new onset epilepsy, report of the Therapeutics and Technology Assessment Subcommittee and Quality Standards Subcommittee of the American Academy of Neurology and the American Epilepsy Society. Neurology 62:1252-1260.
Freud A (1936) Das Ich und Abwehrmechanismen. Internat. Psychoanal. Verlag. (Baines C, translated: The ego and the mechanisms of defence. International Universities Press, New York, 1946./外林大作 訳:自我と防衛. 誠信書房, 1958./黒丸正四郎, 中野良平 訳:自我と防衛機制. 牧田清志, 黒丸正四郎 監修, アンナ・フロイト著作集 2. 岩崎学術出版社, 1982.)
――― (1962) Assessment of childhood disturbance. Psychoanalytic Study of the Child 17:149-158.
――― (1965) Normality and pathology in childhood: assessment of development. The writings of Anna Freud, 6. International Universities Press, New York. (牧田清志, 黒丸正四郎 監修/黒丸正四郎, 中野良平 訳:児童期の正常と異常――発達の評価. アンナ・フロイト著作集 9. 岩崎学術出版社, 1981.)
――― (1977) Assessment of childhood disturbances. In:Eissler RS, Freud A, Kris M, et al. ed. Psychoanalytic assessment: the diagnostic profile. Yale University Press, New Haven, pp 1-10.
Freud S (1891) Zur Auffassung der Aphasien: Eine kritische Studie. (安田一郎 訳:失語症の理解のために. 失語症と神経症. 誠信書房, 1974.)
――― (1893-1895) Studien über Hysterie. (Studies on hysteria. SE2./懸田克躬 訳:ヒステリー研究. 著作集 7. 1974.)
――― (1894) Die Abwehr-Neuropsychosen. (The neuro-psychoses of defence. SE3. 1962./井村恒郎 訳:防衛‐神経精神病. 著作集 6. 1970./渡邉俊之 訳:防衛‐神経精神病. 全集 1. 2009.)
――― (1895a) Entwurf einer Psychologie. (Project for a scientific psychology. SE1. 1966./小此木啓吾 訳:科学的心理学草稿. 著作集 7. 1974./総田順次 訳:心理学草案. 全集 3. 2010.)
――― (1895b) Obsessions et phobies. (Obsessions and phobias. SE3. 1962./立木康介 訳:強迫と恐怖症, その心的機制と病因. 全集 1. 2009.)
――― (1895c) Über die Berechtigung, von der Neurasthenie einen bestimmten Symptomenkomplex als 'Angstneurose' abzutrennen. (On the grounds for detaching a particular syndrome from neurasthenia under the description 'anxiety neurosis'. SE3. 1962./加藤正明 訳:「不安神経症」という特定症状群を神経衰弱から分離する理由について. 選集 10. 1969./兼本浩祐 訳:ある特定の症状複合を「不安神経症」として神経衰弱から分離することの妥当性について. 全集 1. 2009.)

Freud S (1896a) L'hérédité et l'étiologie des névroses. (Heredity and the aetiology of the neuroses. SE3. 1962.／安田一郎 訳：神経症の遺伝と病因. 失語症と神経症. 誠信書房, 1974.／立木康介 訳：神経症の遺伝と病因. 全集 3. 2010.)

——— (1896b) Weitere Bemerkungen über die Abwehr-Neuropsychosen. (野間俊一 訳：防衛‐神経精神病再論. 全集 3. 2010.)

——— (1896c) Zur Ätiologie der Hysterie. (The aetiology of hysteria. SE3. 1962.／懸田克躬 訳：ヒステリー病因論. 選集 9. 1969.／馬場謙一 訳：ヒステリーの病因について. 著作集 10. 1983.／芝伸太郎 訳：ヒステリーの病因論のために. 全集 3. 2010.)

——— (1898a) Die Sexualität in der Ätiologie der Neurosen. (Sexuality in the aetiology of the neuroses. SE3. 1962.／加藤正明 訳：神経症の原因としての性. 選集 10. 1969.／馬場謙一 訳：神経症の原因としての性. 著作集 10. 1983.／新宮一成 訳：神経症の病因論における性. 全集 3. 2010.)

——— (1898b) Zum psychischen Mechanismus der Vergesslichkeit. (The psychical mechanism of forgetfulness. SE3. 1962.／浜川祥枝 訳：度忘れの心理的メカニズムについて. 著作集 10. 1983.／角田京子 訳：度忘れの心的機制について. 全集 3. 2010.)

——— (1899) Über Deckerinnerungen. (Screen memories. SE3：301-323.／小此木啓吾 訳：隠蔽記憶について. フロイト著作集 6 巻. 人文書院, 1970.)

——— (1900) Die Traumdeutung. (The interpretation of dreams. SE4-5. 1953.／高橋義孝, 菊盛英雄 訳：夢判断 上下. 選集 11-12. 1969-1970.／高橋義孝 訳：夢判断. 著作集 2. 1968.／新宮一成訳：夢解釈Ⅰ. 全集 4. 2007.)

——— (1901a) Zur Psychopathologie des Alltagsleben. (The psychopathology of everyday life. SE6. 1960.／浜川祥枝 訳：生活心理の錯誤. 選集 13. 1970.／池見酉次郎, 高橋義孝 訳：日常生活の精神病理学. 著作集 4. 1970.／高田珠樹 訳：日常生活の精神病理学にむけて. 全集 7. 2007.)

——— (1901b) Über den Traum. (On dreams. SE5. 1953.／浜川祥枝 訳：夢について. 著作集 10. 1983.／道籏泰三 訳：夢について. 全集 6. 2009.)

——— (1904) Die Freud'sche psychoanalytische Methode. (Freud's psycho-analytic procedure. SE7. 1953.／小此木啓吾 訳：フロイドの精神分析の方法. 選集 15. 1969.／小此木啓吾：フロイトの精神分析の方法. 著作集 9. 1983.／越智和弘 訳：フロイトの精神分析の方法. 全集 6. 2009.)

——— (1905a) Bruchstück einer Hysterie-Analyse. (Fragment of an analysis of a case of hysteria. SE7. 1953.／細木照敏, 飯田眞 訳：あるヒステリー患者の分析の断片. 著作集 5. 1969.／渡邉俊之, 草野シュワルツ美穂子 訳：あるヒステリー分析の断片［ドーラ］. 全集 6. 2009.)

——— (1905b) Der Witz und seine Beziehung zum Unbewußten. (Jokes and their relation to the unconscious. SE8. 1960.／生松敬三 訳：機知——その無意識との関係. 著作集 4. 1970.／中岡成文, 太寿堂真, 多賀健太郎 訳：機知——その無意識との関係. 全集 8. 2008.)

——— (1905c) Drei Abhandlungen zur Sexualtheorie. (Three essays on the theory of sexuality. SE7. 1953.／懸田克躬 訳：性に関する三つの論文. 選集 5. 1969.／懸田克躬, 吉村博次 訳：性欲論三篇. 著作集 5. 1969.／渡邉俊之 訳：性理論のための三篇. 全集 6. 2009.)

——— (1905d) Psychische Behandlung (Seelenbehandlung). (Psychical (or mental) treatment. SE7. 1953.／小此木啓吾 訳：心的治療（魂の治療）. 著作集 9. 1983.／兼本浩祐 訳：心的治療（心の治療）. 全集 1. 2009.)

——— (1905e) Über Psychotherapie. (On psychotherapy. SE7. 1953.／小此木啓吾 訳：精神療法について. 選集 15. 1969.／小此木啓吾 訳：精神療法について. 著作集 9. 1983.／越智和弘 訳：精神療法について. 全集 6. 2009.)

——— (1906a) Meine Ansichten über die Rolle der Sexualität in der Ätiologie der Neurosen. (My views on the part played by sexuality in the aetiology of the neuroses. SE7. 1953.／木村政資 訳：神経症病因論における性の役割についての私見. 著作集 10. 1983.／越智和弘 訳：神経症病因論における性の役割についての私見. 全集 6. 2009.)

——— (1906b) Tatbestandsdiagnostik und Psychoanalyse. (Psycho-analysis and the establishment of the facts in legal proceedings. SE9. 1959.／福田覚 訳：事実状況診断と精神分析. 全集 9. 2007.)

Freud S (1907a) Der Wahn und die Träume in W. Jensens "Gradiva". (Delusions and dreams in Jensen's "Gradiva". SE9. 1959.／池田紘一 訳：W・イェンゼンの小説『グラディーヴァ』にみられる妄想と夢. 著作集 3. 1969.／西脇宏 訳：W・イェンゼン著『グラディーヴァ』における妄想と夢. 全集 9. 2007.)

────── (1907b) Zur sexuellen Aufklärung der Kinder. (The sexual enlightenment of children. SE9. 1959.／山本由子 訳：児童の性教育について. 著作集 5. 1969.／道籏泰三 訳：子供の性教育にむけて. 全集 9. 2007.)

────── (1907c) Zwangshandlungen und Religionsübungen. (Obsessive actions and religious practices. SE9. 1959.／山本厳夫 訳：強迫行為と宗教的礼拝. 著作集 5. 1969.／道籏泰三 訳：強迫行為と宗教儀礼. 全集 9. 2007.)

────── (1908a) Charakter und Analerotik. (Character and anal erotism. SE9. 1959.／懸田克躬 訳：性格と肛門愛. 選集 5. 1969.／懸田克躬, 吉村博次 訳：性格と肛門愛. 著作集 5. 1969.／道籏泰三 訳：性格と肛門性愛. 全集 9. 2007.／中山元 訳：性格と肛門愛. エロス論学. 筑摩書房, 1997.)

────── (1908b) Der Dichter und das Phantasieren. (Creative writers and day-dreaming. SE9. 1959.／高橋義孝, 池田紘一 訳：詩人と空想すること. 選集 7. 1970.／高橋義孝 訳：詩人と空想すること. 著作集 3. 1969.／道籏泰三 訳：詩人と空想. 全集 9. 2007.)

────── (1908c) Die 'kulturelle' Sexualmoral und die moderne Nervosität. ('Civilized' sexual morality and modern nervous illness. SE9. 1959.／高橋義孝 訳：「文化的」性道徳と現代人の神経過敏. 選集 14. 1969.／高橋義孝 訳：「文化的」性道徳と現代人の神経過敏. 著作集 10. 1983.／道籏泰三 訳：「文化的」性道徳と現代の神経質症. 全集 9. 2007.)

────── (1908d) Hysterische Phantasien und ihre Beziehung zur Bisexualität. (Hysterical phantasies and their relation to bisexuality. SE9. 1959.／高橋義孝 訳：ヒステリー症者の空想と両性具有に対するその関係. 選集 14. 1969.／高橋義孝 訳：ヒステリー症者の空想と両性具有に対するその関係. 著作集 10. 1983.／道籏泰三 訳：ヒステリー性空想, ならびに両性性に対するその関係. 全集 9. 2007.)

────── (1908e) Über infantile Sexualtheorien. (On the sexual theories of children. SE9. 1959.／懸田克躬 訳：幼児期の性理論. 著作集 5. 1969.／道籏泰三 訳：幼児の性理論について. 全集 9. 2007.)

────── (1909a) Analyse der Phobie eines fünfjährigen Knaben. (Analysis of a phobia in a five-year-old boy. SE10. 1955.／高橋義孝, 野田倬 訳：ある五歳男児の恐怖症分析. 著作集 5. 1969.／総田純次 訳：ある五歳男児の恐怖症の分析［ハンス］. 全集 10. 2008.)

────── (1909b) Bemerkungen über einen Fall von Zwangsneurose. (Notes upon a case of obsessional neurosis. SE10. 1955.／小此木啓吾 訳：強迫神経症の一例に関する考察. 選集 16. 1969.／小此木啓吾 訳：強迫神経症の一症例に関する考察. 著作集 9. 1983.／福田覚 訳：強迫神経症の一例についての見解［鼠男］. 全集 10. 2008.)

────── (1909c) Der Familienroman der Neurotiker. (Family romances. SE9. 1959.／浜川祥枝 訳：ノイローゼ患者の出生妄想. 著作集 10. 1983.／道籏泰三 訳：神経症者たちの家族ロマン. 全集 9. 2007.)

────── (1910a) Die psychogene Sehstörung in psychoanalytischer Auffassung. (The psycho-analytic view of psychogenic disturbance of vision. SE11. 1957.／青木宏之 訳：精神分析的観点から見た心因性視覚障害. 著作集 10. 1983.／高田珠樹 訳：精神分析的観点から見た心因性視覚障害. 全集 11. 2009.)

────── (1910b) Die zukünftigen Chancen der psychoanalytischen Therapie. (The future prospects of psycho-analytic therapy. SE11. 1957.／小此木啓吾 訳：精神分析療法の今後の可能性. 選集 15. 1969.／小此木啓吾 訳：精神分析療法の今後の可能性. 著作集 9. 1983.／高田珠樹 訳：精神分析療法の将来の見通し. 全集 11. 2009.)

────── (1910c) Eine Kindheitserinnerung des Leonardo da Vinci. (Leonardo da Vinci and a memory of his childhood. SE11. 1957.／高橋義孝, 池田紘一 訳：レオナルド・ダ・ヴィンチの幼年期のある思い出. 選集 7. 1970.／高橋義孝 訳：レオナルド・ダ・ヴィンチの幼年期のある思い出. 著作集 3. 1969.／甲田純生, 高田珠樹 訳：レオナルド・ダ・ヴィンチの幼年期の想い出. 全集 11. 2009.)

Freud S (1910d) Über Psychoanalyse.（Five lectures on psycho-analysis. SE11. 1957.／懸田克躬 訳：精神分析について. 選集 17. 1969.／懸田克躬 訳：精神分析について. 著作集 10. 1983.／福田覚 訳：精神分析について. 全集 9. 2007.）

——— (1910e) Über einen besonderen Typus der Objektwahl beim Manne.：Beiträge zur Psychologie des Liebeslebens, I.（A special type of choice of object made by men.：contributions to the psychology of love, I. SE11. 1957.／高橋義孝 訳：「愛情生活の心理学」への諸寄与――男性にみられる愛人選択の特殊な一タイプについて. 選集 14. 1969.／高橋義孝 訳：「愛情生活の心理学」への諸寄与――男性にみられる愛人選択の特殊な一タイプについて. 著作集 10. 1983.／高田珠樹 訳：男性における対象選択のある特殊な型について. 全集 11. 2009.）

——— (1910f) Über 'wilde' Psychoanalyse.（'Wild' psycho-analysis. SE11. 1957.／小此木啓吾 訳：「乱暴な」分析について. 選集 15. 1969.／小此木啓吾 訳：「乱暴な」分析について. 著作集 9. 1983.／高田珠樹 訳：「横暴な」精神分析について. 全集 11. 2009.）

——— (1910g) Über den Gegensinn der Urworte.（The antithetical meaning of primal words. SE11. 1957.／浜川祥枝 訳：原始言語における単語の意味の相反性について. 著作集 10. 1983.／高田珠樹 訳：原始語のもつ逆の意味について. 全集 11. 2009.）

——— (1911a) Die Handhabung der Traumdeutung in der Psychoanalyse.（The handling of dream-interpretation in psycho-analysis. SE12. 1958.／小此木啓吾 訳：精神分析療法中における夢解釈の使用. 選集 15. 1969.／小此木啓吾 訳：精神分析療法中における夢解釈の使用. 著作集 9. 1983.／高田珠樹 訳：精神分析における夢解釈の取り扱い. 全集 11. 2009.）

——— (1911b) Formulierungen über die zwei Prinzipien des psychischen Geschehens.（Formulations on the two principles of mental functioning. SE12. 1958.／加藤正明 訳：精神現象の二原則に関する定式. 選集 10. 1969.／井村恒郎 訳：精神現象の二原則に関する定式. 著作集 6. 1970.／高田珠樹 訳：心的生起の二原理に関する定式. 全集 11. 2009.）

——— (1911c) Psychoanalytische Bemerkungen über einen autobiographisch beschriebenen Fall von Paranioa（Dementia Paranoides）.（Psycho-analytic notes on an autobiographical account of a case of paranoia（dementia paranoides）. SE12. 1958.／小此木啓吾 訳：自伝的に記述されたパラノイア（妄想性痴呆）の一症例に関する精神分析学的考察. 選集 16. 1969.／小此木啓吾 訳：自伝的に記述されたパラノイア（妄想性痴呆）の一症例に関する精神分析的考察. 著作集 9. 1983.／渡辺哲夫 訳：自伝的に記述されたパラノイアの一症例に関する精神分析的考察［シュレーバー］. 全集 11. 2009.）

——— (1912a) A note on the unconscious in psycho-analysis.（Einige Bemerkungen über den Begriff des Unbewußten in der Psychoanalyse. German translation by Sachs H.）（A note on the unconscious in psycho-analysis. SE12. 1958.／小此木啓吾 訳：精神分析における無意識の概念に関する二, 三の覚書. 著作集 6. 1970.／須藤訓任 訳：精神分析における無意識概念についての若干の見解. 全集 12. 2009.）

——— (1912b) Beiträge zur Onanie-Diskussion.（Contributions to a discussion on masturbation. SE12. 1958.／高橋義孝 訳：自慰論. 選集 14. 1969.／高橋義孝 訳：自慰論. 著作集 10. 1983.／須藤訓任 訳：自慰についての討論のための緒言・閉会の辞. 全集 12. 2009.）

——— (1912c) Ratschläge für den Arzt bei der psychoanalytischen Behandlung.（Recommendations to physicians practising psycho-analysis. SE12. 1958.／小此木啓吾 訳：分析医に対する分析治療上の注意. 選集 15. 1969.／小此木啓吾 訳：分析医に対する分析治療上の注意. 著作集 9. 1983.／須藤訓任 訳：精神分析治療に際して医師が注意すべきことども. 全集 12. 2009.）

——— (1912d) Zur Dynamik der Übertragung.（The dynamics of transference. SE12. 1958.／小此木啓吾 訳：感情転移の力動性について. 選集 15. 1969.／小此木啓吾 訳：転移の力動性について. 著作集 9. 1983.／須藤訓任 訳：転移の力動論にむけて. 全集 12. 2009.）

——— (1912e) Über die allgemeinste Erniedrigung des Liebeslebens.：Beiträge zur Psychologie des Liebeslebens, II.（On the universal tendency to debasement in the sphere of love.：contributions to the psychology of love, II. SE11. 1957.／高橋義孝 訳：「愛情生活の心理学」への諸寄与――愛

情生活の最も一般的な蔑視について. 選集 14. 1969.／高橋義孝 訳:「愛情生活の心理学」への諸寄与——愛情生活の最も一般的な蔑視について. 著作集 10. 1983.／須藤訓任 訳:性愛生活が誰からも貶められることについて. 全集 12. 2009.)

Freud S (1912f) Über neurotische Erkrankungstypen. (Types of onset of neurosis. SE12. 1958.／加藤正明 訳:神経症の発病の型. 選集 10. 1969.／須藤訓任 訳:神経症の発症類型について. 全集 12. 2009.)

―――― (1913a) Das Interesse an der Psychoanalyse. (The claims of psycho-analysis to scientific interest. SE13. 1955.／木村政資 訳:精神分析への関心. 著作集 10. 1983.／福田覚 訳:精神分析への関心. 全集 13. 2010.)

―――― (1913b) Das Motiv der Kästchenwahl. (The theme of the three caskets. SE12. 1958.／高橋義孝, 池田紘一 訳:小箱選びのモティーフ. 選集 7. 1970.／高橋義孝 訳:小箱選びのモティーフ. 著作集 3. 1969.／須藤訓任 訳:小箱選びのモティーフ. 全集 12. 2009.)

―――― (1913c) Die Disposition zur Zwangsneurose. (The disposition to obsessional neurosis. SE12. 1958.／加藤正明 訳:強迫神経症の素因. 選集 10. 1969.／立木康介 訳:強迫神経症の素因. 全集 13. 2010.)

―――― (1913d) Ein Traum als Beweismittel. (An evidential dream. SE12. 1958.／野田倬 訳:証拠としての夢. 著作集 10. 1983.／道籏泰三 訳:証拠手段としての夢. 全集 13. 2010.)

―――― (1913e) Märchenstoffe in Träumen. (The occurrence in dreams of material from fairy tales. SE12. 1958.／野田倬 訳:夢に出てくる童話素材. 著作集 10. 1983.／道籏泰三 訳:夢における童話の題材. 全集 13. 2010.)

―――― (1913f) Totem und Tabu. (Totem and taboo. SE13. 1955.／吉田正己 訳:トーテムとタブー. 選集 6. 1970.／西田越郎 訳:トーテムとタブー. 著作集 3. 1969.／門脇健 訳:トーテムとタブー. 全集 12. 2009.)

―――― (1913g) Zur Einleitung der Behandlung. (On beginning the treatment. SE12. 1958.／小此木啓吾 訳:分析治療の開始について. 選集 15. 1969.／小此木啓吾 訳:分析治療の開始について. 著作集 9. 1983.／道籏泰三 訳:治療の開始のために. 全集 13. 2010.)

―――― (1913h) Zwei Kinderlügen. (Two lies told by children. SE12. 1958.／飯田眞 訳:子供のうその二例. 著作集 5. 1969.／福田覚 訳:子供のついた二つの嘘. 全集 13. 2010.)

―――― (1914a) Der Moses des Michelangelo. (The Moses of Michelangelo. SE13. 1955.／高橋義孝, 池田紘一 訳:ミケランジェロのモーゼ. 選集 7. 1970.／高橋義孝 訳:ミケランジェロのモーゼ像. 著作集 3. 1969.／渡辺哲夫 訳:ミケランジェロのモーゼ像. 全集 13. 2010.)

―――― (1914b) Erinnern, Wiederholen und Durcharbeiten. (Remembering, repeating and working-through. SE12. 1958.／小此木啓吾 訳:想起, 反復, 徹底操作. 選集 15. 1969.／小此木啓吾 訳:想起, 反復, 徹底操作. 著作集 6. 1970.／道籏泰三 訳:想起, 反復, 反芻処理. 全集 13. 2010.)

―――― (1914c) Zur Einführung des Narzißmus. (On narcissism : an introduction. SE14. 1957.／懸田克躬 訳:ナルチシズム入門. 選集 5. 1969.／懸田克躬, 吉村博次 訳:ナルシシズム入門. 著作集 5. 1969.／立木康介 訳:ナルシシズムの導入にむけて. 全集 13. 2010.)

―――― (1914d) Zur Geschichte der psychoanalytischen Bewegung. (On the history of the psycho-analytic movement. SE14. 1957.／懸田克躬 訳:精神分析運動の歴史について. 選集 17. 1969.／野田倬 訳:精神分析運動史. 著作集 10. 1983.／福田覚 訳:精神分析運動の歴史のために. 全集 13. 2010.)

―――― (1914e) Über fausse Reconnaissance ('Déjà raconté') während der psychoanalytischen Arbeit. (Fausse reconnaissance ('Déjà raconté') in psycho-analytic treatment. SE13. 1955.／小此木啓吾 訳:精神分析治療中における誤れる再認識 (「既に話した」) について. 選集 15. 1969.／小此木啓吾 訳:精神分析治療中における誤った再認識 (「すでに話した」) について. 著作集 9. 1983.／道籏泰三 訳:分析作業中の誤った再認 (「すでに話した」) について. 全集 13. 2010.)

―――― (1915a) Bemerkungen über die Übertragungsliebe. (Observations on transference-love. SE12. 1958.／小此木啓吾 訳:感情転移性恋愛について. 選集 15. 1969.／小此木啓吾 訳:転移性恋愛について. 著作集 9. 1983.／道籏泰三 訳:転移性恋愛についての見解. 全集 13. 2010.)

Freud S（1915b） Das Unbewußte.（The unconscious. SE14. 1957.／井村恒郎 訳：無意識について. 選集 4. 1970.／井村恒郎 訳：無意識について. 著作集 6. 1970.／新宮一成 訳：無意識. 全集 14. 2010.）

――― （1915c） Die Verdrängung.（Repression. SE14. 1957.／加藤正明 訳：抑圧. 選集 10. 1969.／井村恒郎 訳：抑圧. 著作集 6. 1970.／新宮一成 訳：抑圧. 全集 14. 2010.）

――― （1915d） Triebe und Triebschicksale.（Instincts and their vicissitudes. SE14. 1957.／小此木啓吾 訳：本能とその運命. 著作集 6. 1970.／新宮一成 訳：欲動と欲動運命. 全集 14. 2010.）

――― （1915e） Zeitgemäßes über Krieg und Tod.（Thoghts for the times on war and death. SE14. 1957.／森山公夫 訳：戦争と死に関する時評. 著作集 5. 1969.／田村公江 訳：戦争と死についての時評. 全集 14. 2010.）

――― （1916a） Eine Beziehung zwischen einem Symbol und einem Symptom.（A connection between a symbol and a symptom. SE14. 1957.／木村政資 訳：ある象徴と症状. 著作集 10. 1983.／本間直樹 訳：ある象徴と症状の関係. 全集 16. 2010.）

――― （1916b） Einige Charaktertypen aus der psychoanalytischen Arbeit.（Some character-types met with in psycho-analytic work. SE14. 1957.／高橋義孝, 池田紘一 訳：精神分析的研究からみた若干の性格典型. 選集 7. 1970.／佐々木雄二 訳：精神分析的研究からみた二, 三の性格類型. 著作集 6. 1970.／三谷研爾 訳：精神分析作業で現れる若干の性格類型. 全集 16. 2010.）

――― （1916c） Mythologische Parallele zu einer plastischen Zwangsvorstellung.（A mythological parallel to a visual obsession. SE14. 1957.／高田淑 訳：ある具象的強迫観念との神話的類似物. 著作集 10. 1983.／吉田耕太郎 訳：ある可塑的な強迫表象の神話的並行現象. 全集 16. 2010.）

――― （1916d） Vergänglichkeit.（On transience. SE14. 1957.／高橋義孝 訳：無常ということ. 選集 14. 1969.／高橋義孝 訳：無常ということ. 著作集 3. 1969.／本間直樹 訳：無常. 全集 14. 2010.）

――― （1917a） A pszihoanalizis egy nehézségéröl.（Eine Schwierigkeit der Psychoanalyse.）（A difficulty in the path of psycho-analysis. SE17. 1955.／高田淑 訳：精神分析に関わるある困難. 著作集 10. 1983.／家高洋 訳：精神分析のある難しさ. 全集 16. 2010.）

――― （1917b） Eine Kindheitserinnerung aus "Dichtung und Wahrheit".（A childhood recollection from "Dichtung und Wahrheit". SE17. 1955.／高橋義孝, 池田紘一 訳：『詩と真実』にみられる幼年時代の一記憶. 選集 7. 1970.／高橋義孝 訳：『詩と真実』中の幼年時代の一記憶. 著作集 3. 1969.／吉田耕太郎 訳：『詩と真実』の中の幼年期の想い出. 全集 16. 2010.）

――― （1917c） Metapsychologische Ergänzung zur Traumlehre.（A metapsychological supplement to the theory of dreams. SE14. 1957.／木村政資 訳：夢理論のメタ心理学的補遺. 著作集 10. 1983.／新宮一成 訳：夢学説へのメタサイコロジー的補遺. 全集 14. 2010.）

――― （1917d） Trauer und Melancholie.（Mourning and melancholia. SE14. 1957.／加藤正明 訳：悲哀とメランコリー. 選集 10. 1969.／井村恒郎 訳：悲哀とメランコリー. 著作集 6. 1970.／伊藤正博 訳：喪とメランコリー. 全集 14. 2010.）

――― （1917e） Vorlesungen zur Einfürung in die Psychoanalyse.（Introductory lectures on psycho-analysis. SE15-16. 1963.／井村恒郎, 馬場謙一 訳：精神分析入門 上下. 選集 1-2. 1969-1970.／懸田克躬, 高橋義孝 訳：精神分析入門 正続. 著作集 1. 1971.）

――― （1917f） Über Triebumsetzungen, insbesondere der Analerotik.（On transformations of instinct as exemplified in anal erotism. SE17. 1955.／田中麻知子 訳：欲動転換, とくに肛門愛の欲動転換について. 著作集 5. 1969.／本間直樹 訳：欲動変転, 特に肛門性愛の欲動変転について. 全集 14. 2010.）

――― （1918a） Aus der Geschichte einer infantilen Neurose.（From the history of an infantile neurosis. SE17. 1955.／小此木啓吾 訳：ある幼児期神経症の病歴より. 選集 16. 1969.／小此木啓吾 訳：ある幼児期神経症の病歴より. 著作集 9. 1983.／須藤訓任 訳：ある幼児期神経症の病歴より［狼男］. 全集 14. 2010.）

――― （1918b） Das Tabu der Virginität.：Beiträge zur Psychologie des Liebeslebens, Ⅲ.（The taboo of virginity.：contributions to the psychology of love, Ⅲ. SE11. 1957.／高橋義孝 訳：「愛情生活の心理学」への諸寄与――処女性のタブー. 選集 14. 1969.／高橋義孝 訳：「愛情生活の心理学」への

諸寄与——処女性のタブー. 著作集 10. 1983./本間直樹 訳：処女性のタブー. 全集 16. 2010.）

Freud S (1919a) Das Unheimliche.（The 'uncanny'. SE17. 1955./高橋義孝, 池田紘一 訳：無気味なもの. 選集 7. 1970./高橋義孝 訳：無気味なもの. 著作集 3. 1969./藤野寛 訳：不気味なもの. 全集 17. 2006.）

――― (1919b) Wege der psychoanalytischen Therapie.（Lines of advance in psycho-analytic therapy. SE17. 1955./小此木啓吾 訳：精神分析療法の道. 選集 15. 1969./小此木啓吾：精神分析療法の道. 著作集 9. 1983./本間直樹 訳：精神分析療法の道. 全集 16. 2010.）

――― (1919c) 'Ein Kind wird geschlagen'.（'A child is being beaten'. SE17. 1955./高田淑 訳：「子供が叩かれる」. 著作集 11. 1984./三谷研爾 訳：「子供がぶたれる」. 全集 16. 2010.）

――― (1920a) Jenseits des Lustprinzips.（Beyond the pleasure principle. SE18. 1955./井村恒郎 訳：快感原則の彼岸. 選集 4. 1970./小此木啓吾 訳：快感原則の彼岸. 著作集 6. 1970./須藤訓任 訳：快原理の彼岸. 全集 17. 2006.）

――― (1920b) Zur Vorgeschichte der analytischen Technik.（A note on the prehistory of the technique of analysis. SE18. 1955./小此木啓吾 訳：分析技法前史について. 選集 15. 1969./小此木啓吾 訳：分析技法前史について. 著作集 9. 1983./須藤訓任 訳：分析技法の前史にむけて. 全集 17. 2006.）

――― (1920c) Über die Psychogenese eines Falles von weiblicher Homosexualität.（The psychogenesis of a case of homosexuality in a woman. SE18. 1955./高橋義孝 訳：女性同性愛の一ケースの発生史について. 選集 14. 1969./高橋義孝 訳：女性同性愛の一ケースの発生史について. 著作集 11. 1984./藤野寛 訳：女性同性愛の一事例の心的成因について. 全集 17. 2006.）

――― (1921) Massenpsychologie und Ich-Analyse.（Group psychology and the analysis of the ego. SE18. 1955./井村恒郎 訳：集団心理学と自我の分析. 選集 4. 1970./小此木啓吾 訳：集団心理学と自我の分析. 著作集 6. 1970./藤野寛 訳：集団心理学と自我分析. 全集 17. 2006.）

――― (1922a) Traum und Telepathie.（Dreams and telepathy. SE18. 1955./高田淑 訳：夢とテレパシー. 著作集 11. 1984./須藤訓任 訳：夢とテレパシー. 全集 17. 2006.）

――― (1922b) Über einige neurotische Mechanismen bei Eifersucht, Paranoia und Homosexualität.（Some neurotic mechanisms in jealousy, paranoia and homosexuality. SE18. 1955./加藤正明 訳：嫉妬・パラノイア・同性愛における二, 三の神経症メカニズムについて. 選集 10. 1969./井村恒郎 訳：嫉妬, パラノイアと同性愛に関する二, 三の神経症的機制について. 著作集 6. 1970./須藤訓任 訳：嫉妬, パラノイア, 同性愛に見られる若干の神経症的機制について. 全集 17. 2006.）

――― (1923a) Das Ich und das Es.（The ego and the id. SE19. 1961./井村恒郎 訳：自我とエス. 選集 4. 1970./小此木啓吾 訳：自我とエス. 著作集 6. 1970./道籏泰三 訳：自我とエス. 全集 18. 2007.）

――― (1923b) Die infantile Genitalorganisation.（The infantile genital organization. SE19. 1961./吾郷晋浩 訳：幼児期の性器体制. 著作集 11. 1984./本間直樹 訳：幼児期の性器の編成. 全集 18. 2007.）

――― (1923c) Eine Teufelsneurose im siebzehnten Jahrundert.（A seventeenth-century demonological neurosis. SE19. 1961./池田紘一 訳：十七世紀のある悪魔神経症. 著作集 11. 1984./吉田耕太郎 訳：十七世紀のある悪魔神経症. 全集 18. 2007.）

――― (1923d) 'Psychoanalyse' und 'Libidotheorie'.（Two encyclopaedia articles (A) psycho-analysis (B) the libido theory. SE18. 1955./高田淑 訳：「精神分析」と「リビード理論」. 著作集 11. 1984./本間直樹 訳：「精神分析」と「リビード理論」. 全集 18. 2007.）

――― (1924a) Das ökonomische Problem des Masochismus.（The economic problem of masochism. SE19. 1961./高橋義孝 訳：マゾヒズムにおけるエネルギー配分の問題. 選集 14. 1969./青木宏之 訳：マゾヒズムの経済的問題. 著作集 6. 1970./本間直樹 訳：マゾヒズムの経済論的問題. 全集 18. 2007.）

――― (1924b) Der Realitätsverlust bei Neurose und Psychose.（The loss of reality in neurosis and psychosis. SE19. 1961./加藤正明 訳：神経症と精神病の現実喪失. 選集 10. 1969./井村恒郎 訳：神経症および精神病における現実の喪失. 著作集 6. 1970./本間直樹 訳：神経症および精神病における現実喪失. 全集 18. 2007.）

――― (1924c) Der Untergang des Ödipuskomplexes.（The dissolution of the oedipus complex. SE19.

1961.／高橋義孝 訳：エディプスコンプレクスの消滅. 選集 14. 1969.／吾郷晋浩 訳：エディプス・コンプレクスの消滅. 著作集 6. 1970／太寿堂真 訳：エディプスコンプレクスの没落. 全集 18. 2007.）

Freud S（1924d）Neurose und Psychose.（Neurosis and Psychosis. SE19. 1961.／加藤正明 訳：神経症と精神病. 選集 10. 1969.／吉田耕太郎 訳：神経症と精神病. 全集 18. 2007.）

──────（1924e）Psychoanalysis : Exploring the Hidden Recesses of the Mind.（Kurzer Abriß der Psychoanalyse.）（A short account of psycho-analysis. SE19. 1961.／吾郷晋浩 訳：精神分析要約. 著作集 11. 1984.／本間直樹 訳：精神分析梗概. 全集 18. 2007.）

──────（1925a）Die Verneinung.（Negation. SE19. 1961.／高橋義孝 訳：否定. 著作集 3. 1969.／石田雄一 訳：否定. 全集 19. 2010.）

──────（1925b）Einige psychische Folgen des anatomischen Geschlechtsunterschieds.（Some psychical consequences of the anatomical distinction between the sexes. SE19. 1961.／懸田克躬 訳：解剖学的な性の差別の心的帰結の二，三について. 選集 5. 1969.／懸田克躬, 吉村博次 訳：解剖学的な性の差別の心的帰結の二，三について. 著作集 5. 1969.／大宮勘一郎 訳：解剖学的な性差の若干の心的帰結. 全集 19. 2010.）

──────（1925c）Notiz über den 'Wunderblock'.（A note upon the 'mystic writing-pad'. SE19. 1961.／中山元 訳：マジック・メモについてのノート. 自我論集. ちくま学芸文庫, 1996.）

──────（1925d）Résistances à la psychanalyse.（Die Widerstände gegen die Psychoanalyse.）（The resistances to psycho-analysis. SE19. 1961.／池田紘一 訳：精神分析への抵抗. 著作集 11. 1984.／太寿堂真 訳：精神分析への抵抗. 全集 18. 2007.）

──────（1925e）Selbstdarstellung.（An autobiographical study. SE20. 1959.／懸田克躬 訳：自らを語る. 選集 17. 1969.／懸田克躬 訳：自己を語る. 著作集 4. 1970.／家高洋, 三谷研爾 訳：みずからを語る. 全集 18. 2007.）

──────（1926a）Die Frage der Laienanalyse.（The question of lay analysis. SE20. 1959.／池田紘一 訳：素人による精神分析の問題. 著作集 11. 1984.／石田雄一, 加藤敏 訳：素人分析の問題. 全集 19. 2010.）

──────（1926b）Hemmung, Symptom und Angst.（Inhibitions, symptoms and anxiety. SE20. 1959.／加藤正明 訳：制止・症状・不安. 選集 10. 1969.／井村恒郎 訳：制止, 症状, 不安. 著作集 6. 1970.／大宮勘一郎, 加藤敏 訳：制止, 症状, 不安. 全集 19. 2010.）

──────（1926c）Psycho-Analysis.（Psycho-analysis. SE20. 1959.／木村政資 訳：精神の分析. 著作集 11. 1984.／大宮勘一郎 訳：精神分析. 全集 19. 2010.）

──────（1927a）Der Humor.（Humour. SE21. 1964.／高橋義孝, 池田紘一 訳：ユーモア. 選集 7. 1970.／高橋義孝 訳：ユーモア. 著作集 3. 1969.／石田雄一 訳：フモール. 全集 19. 2010.）

──────（1927b）Die Zukunft einer Illusion.（The future of an illusion. SE21. 1964.／吉田正己 訳：幻想の未来. 選集 8. 1970.／浜川祥枝 訳：ある幻想の未来. 著作集 3. 1969.／高田珠樹 訳：ある錯覚の未来. 全集 20. 2011.）

──────（1927c）Fetischismus.（Fetishism. SE21. 1964.／山本巌夫 訳：呪物崇拝. 著作集 5. 1969.／石田雄一 訳：フェティシズム. 全集 19. 2010.）

──────（1928a）Dostojewski und die Vatertötung.（Dostoevsky and parricide. SE21. 1964.／高橋義孝, 池田紘一 訳：ドストエフスキーと父親殺し. 選集 7. 1970.／高橋義孝 訳：ドストエフスキーと父親殺し. 著作集 3. 1969.／石田雄一 訳：ドストエフスキーと父親殺し. 全集 19. 2010.）

──────（1928b）Ein religiöses Erlebnis.（A religious experience. SE21. 1964.／池田紘一 訳：ある宗教体験. 著作集 11. 1984.／石田雄一 訳：ある宗教体験. 全集 19. 2010.）

──────（1930）Das Unbehagen in der Kultur.（Civilization and its discontents. SE21. 1964.／吉田正己 訳：文化のなかの不安. 選集 6. 1970.／浜川祥枝 訳：文化への不満. 著作集 3. 1969.／嶺秀樹, 高田珠樹 訳：文化の中の居心地悪さ. 全集 20. 2011.）

──────（1931a）Über die weibliche Sexualität.（Female sexuality. SE21. 1964.／懸田克躬 訳：女性の性愛について. 選集 5. 1969.／懸田克躬, 吉村博次 訳：女性の性愛について. 著作集 5. 1969.／高田珠

樹 訳：女性の性について. 全集 20. 2011.)
Freud S (1931b) Über libidinöse Typen. (Libidinal types. SE21. 1964./懸田克躬 訳：リビドー的類型について. 選集 5. 1969./懸田克躬, 吉村博次 訳：リビドー的類型について. 著作集 5. 1969./高田珠樹 訳：リビード的な類型について. 全集 20. 2011.)
——— (1932) Zur Gewinnung des Feuers. (The acquisition and control of fire. SE22. 1960./木村政資 訳：火の支配について. 著作集 3. 1969./高田珠樹 訳：火の獲得について. 全集 20. 2011.)
——— (1933a) Neue Folge der Vorlesungen zur Einführung in die Psychoanalyse. (New introductory lectures on psycho-analysis. SE22. 1960./古澤平作 訳：続精神分析入門. 選集 3. 1969./懸田克躬, 高橋義孝 訳：精神分析入門 (続). 著作集 1. 1971./道籏泰三 訳：続・精神分析入門講義. 全集 21. 2011.)
——— (1933b) Warum Krieg? (Why war? SE22. 1960./吉田正己 訳：何故の戦争か. 選集 8. 1970./佐藤正樹 訳：戦争はなぜ. 著作集 11. 1984./高田珠樹 訳：戦争はなぜに. 全集 20. 2011.)
——— (1935) Die Feinheit einer Fehlhandlung. (The subtleties of a faulty action. SE22. 1960./吾郷晋浩 訳：ある微妙な失錯行為. 著作集 4. 1970./道籏泰三 訳：ある微妙な失錯行為. 全集 21. 2011.)
——— (1936) Brief an Romain Rolland (Eine Erinnerungsstörung auf der Akropolis). (A disturbance of memory on the Acropolis. An open letter to Romain Rolland on the occasion of his seventieth birthday. SE22. 1960./佐藤正樹 訳：ロマン・ロランへの手紙 (アクロポリスでのある記憶障害). 著作集 11. 1984./福田覚 訳：ロマン・ロラン宛書簡——アクロポリスでのある想起障害. 全集 21. 2011.)
——— (1937a) Die endliche und die unendliche Analyse. (Analysis terminable and interminable. SE23. 1964./小此木啓吾 訳：終りある分析と終りなき分析. 選集 15. 1969./馬場謙一 訳：終りある分析と終りなき分析. 著作集 6. 1970./渡邉俊之 訳：終わりのある分析と終わりのない分析. 全集 21. 2011.)
——— (1937b) Konstruktionen in der Analyse. (Constructions in analysis. SE23. 1964./小此木啓吾 訳：分析技法における構成の仕事. 選集 15. 1969./小此木啓吾 訳：分析技法における構成の仕事. 著作集 9. 1983./渡邉俊之 訳：分析における構築. 全集 21. 2011.)
——— (1939) Der Mann Moses und die monotheistische Religion. (Moses and monotheism. SE23. 1964./吉田正己 訳：人間モーセと一神教. 選集 8. 1970./森川俊夫 訳：人間モーセと一神教. 著作集 11. 1984./渡辺哲夫 訳：モーセという男と一神教. 全集 22. 2007.)
——— (1940a) Abriß der Psychoanalyse. (An outline of psycho-analysis. SE23. 1964./小此木啓吾 訳：精神分析学概説. 選集 15. 1969./小此木啓吾 訳：精神分析学概説. 著作集 9. 1983./津田均 訳：精神分析概説. 全集 22. 2007.)
——— (1940b) Die Ichspaltung im Abwehrvorgang. (Splitting of the ego in the process of defence. SE23. 1964./小此木啓吾 訳：防衛過程における自我の分裂. 選集 15. 1969./小此木啓吾 訳：防衛過程における自我の分裂. 著作集 9. 1983./津田均 訳：防衛過程における自我分裂. 全集 22. 2007.)
——— (1954) The origins of psycho-analysis : Letters to Wilhelm Fliess, drafts and notes 1887-1902. Basic Books, New York.
Freud S, Breuer J (1893-1895a) Krankengeschichten. (Studien über Hysterie.) (Case histories. SE2. 1955./懸田克躬 訳：病歴. 選集 9. 1969./懸田克躬 訳：病歴. 著作集 7. 1974./芝伸太郎 訳：病歴. 全集 2. 2008.)
——— (1893-1895b) Studien über Hysterie. (Studies on hysteria. SE2. 1955./懸田克躬 訳：ヒステリー研究. 選集 9. 1969./懸田克躬 訳：ヒステリー研究. 著作集 7. 1974./芝伸太郎 訳：ヒステリー研究. 全集 2. 2008.)
——— (1893-1895c) Über den psychischen Mechanismus hysterischer Phänomene : Vorläufige Mitteilung. (Studien über Hysterie.) (On the Psychical mechanism of hysterical phenomena : preliminary communication. SE2. 1955./懸田克躬 訳：ヒステリー現象の心的機構について〔予報〕. 選集 9. 1969./懸田克躬 訳：ヒステリー現象の心的機制について. 著作集 7. 1974./芝伸太郎 訳：ヒステリー諸現象の心的機制について——暫定報告. 全集 2. 2008.)

Freund K (1997) Sexual deviance. The Guilford Press, New York.
Freund-Levi Y, Eriksdotter-Jönhagen M, Cederholm T, et al. (2006) Omega-3 fatty acid treatment in 174 patients with mild to moderate Alzheimer disease : OmegAD study : a randomized double-blind trial. Arch Neurol 63 : 1402-1408.
Fricker-Gates RA, Gates MA (2010) Stem cell-derived dopamine neurons for brain repair in Parkinson's disease. Regen Med 5 : 267-278.
Friedman JM, Halaas JL (1998) Leptin and the regulation of body weight in mammals. Nature. Oct 22 ; 395 (6704) : 763-770.
Friedman MJ, Keane TM, Resick PA, ed. (2007) Handbook of PTSD : science and practice. The Guilford Press, New York.
Friston KJ, Holmes AP, Worsley KJ, et al. (1995) Statistical parametric maps in functional imaging : a general linear approach. Human Brain Mapping 2 : 189-210.
Frith CD, Friston KJ, Ashburner J, et al. (1997) Principles and methods. In : Frackowiak RSJ, Friston KJ, Frith CD, et al. ed. Human brain function. Academic Press, San Diego, pp 3-159.
Frodl T, Schüle C, Schmitt G, et al. (2007) Association of the brain-derived neurotrophic factor Val66Met polymorphism with reduced hippocampal volumes in major depression. Arch Gen Psychiatry 64 : 410-416.
Fromm E (1941) Escape from freedom. Holt, Rinehart & Winston, New York.（日高六郎 訳：自由からの逃走. 東京創元社, 1951.）
─── (1947) Man for himself : an inquiry into the psychology of ethics. Holt, Rinehart & Winston, New York.（谷口隆之助, 早坂泰次郎 訳：人間における自由. 東京創元社, 1955.）
─── (1951) Forgotten language : an introduction to the understanding of dreams, fairy tales and myths. Reinhart, New York.（外林大作 訳：夢の精神分析──忘れられた言語. 東京創元社, 1953.）
─── (1956) The art of loving. Harper & Row, New York.（鈴木晶 訳：愛するということ 新訳版. 紀伊国屋書店, 1991.）
─── (1959) Sigmund Freud's mission : an analysis of his personality and influence. Harper and Brothers, New York.（佐治守夫 訳：フロイトの使命. みすずライブラリー. みすず書房, 2000.）
─── (1962) Beyond the chains of illusion : my encounter with Marx and Freud. Simon & Schuster, New York.（阪本健二, 志貴春彦 訳：疑惑と行動──マルクスとフロイトとわたくし. 東京創元社, 1965.）
─── (1970) The crisis of psychoanalysis. Holt Rinehart & Winston, New York.（岡部慶三 訳：精神分析の危機. 東京創元社, 1974.）
─── (1979) Greatness and limitations of Freud's thought. Harper & Row, New York.（佐野哲郎 訳：フロイトを超えて. 紀伊国屋書店, 1980.）
Fromm E, Kahn S (1990) Self-hypnosis : the Chicago paradigm. Guilford, New York.
Fromm-Reichmann F (1948) Notes on the development of treatment of schizophrenics by psychoanalytic psychotherapy. Psychiatry 11 : 263-273.
─── (1950) Principles of intensive psychotherapy. The University of Chicago Press, Chicago.（阪本健二 訳：積極的心理療法. 誠信書房, 1964.）
─── (1959) Psychoanalysis and psychotherapy. The University of Chicago Press, Chicago.（早坂泰次郎 訳：人間関係の病理学. 誠信書房, 1963.）
Frucht S, Rogers JD, Greene PE, et al. (1999) Falling asleep at the wheel : motor vehicle mishaps in persons taking pramipexole and ropinirole. Neurology 52 : 1908-1910.
藤縄昭 (1962) 病院内寛解について. 精神医学 4 : 95-101.
─── (1972) 自我漏洩症状群について. 土居健郎 編, 分裂病の精神病理 1. 東京大学出版会, pp 33-50.
─── (1982) 臨床精神病理研究. 弘文堂, pp 17-18.
藤岡淳子 (2006) 性暴力の理解と治療教育. 誠信書房.
─── (2008) 関係性における暴力. 岩崎学術出版社.

藤田博史（1990）精神病の構造——シニフィアンの精神病理学. みすず書房.
藤田哲也, 浅野孝雄（2009）脳科学のコスモロジー. 医学書院.
藤田哲也（1999）潜在記憶. 浅井昌弘, 鹿島晴雄 責任編集, 記憶の臨床. 松下正明 総編集, 臨床精神医学講座 S2. 中山書店, pp 38-46.
藤谷興一, 岩脇淳（1990）ヒステリー性精神病に関する疾病論的, 病因論的考察. 精神経誌 92：89-116.
藤原勝紀（2001）三角形イメージ体験法——イメージを大切にする心理臨床. 誠信書房.
藤山直樹（2004）外側からみたクライン. 松木邦裕 編, オールアバウト「メラニー・クライン」. 現代のエスプリ 別冊. 至文堂, pp 256-267.
藤山直樹 編（2008）ナルシシズムの精神分析——狩野力八郎先生還暦記念論文集. 岩崎学術出版社.
深津千賀子（1998）精神医学的診断過程における検査情報の統合. 心理検査. 小此木啓吾, 深津千賀子, 大野裕 編, 心の臨床家のための必携精神医学ハンドブック. 創元社, pp 417-430.
深谷親, 山本隆充, 片山容一（2008）パーキンソン病の定位・機能神経外科的治療——STN-DBS を中心に. 医学のあゆみ 225（5）：406-410
福田一彦（2009）情動と悪夢. 日本睡眠学会 編, 睡眠学. 朝倉書店, pp 261-263.
福田一彦, 小林重雄（1973）自己記入式抑うつ性尺度の研究. 精神経誌 75：673-679.
福田正人, 笠井清登（1999）幻覚. 濱中淑彦, 倉知正佳 責任編集, 脳と行動. 松下正明 総編集, 臨床精神医学講座 21. 中山書店, pp 489-503.
福田正人 編（2009）精神疾患と NIRS——光トポグラフィー検査による脳機能イメージング. 中山書店.
福田正人 監修（2011）NIRS 波形の臨床判読——先進医療「うつ症状の光トポグラフィー検査」ガイドブック. 中山書店.
福永知子, 西村健（2005）大阪大学方式. 鳥羽研二 編, 高齢者への包括的アプローチとリハビリテーション. 日常診療に活かす老年病ガイドブック 7. メジカルビュー社, pp 57-63.
福西勇夫（1998）サイコネフロロジー. 黒澤尚, 山脇成人 編, リエゾン精神医学・精神科救急医療. 松下正明 総編集, 臨床精神医学講座 17. 中山書店, pp 131-139.
福島章（1968）窃盗累犯の研究. 精神経誌 70：853-881.
――――（1974）甘えと攻撃. 現代人の攻撃性——なぜ人は攻撃するのか. 太陽出版, pp 104-153.
――――（1978）拘禁反応. 懸田克躬, 大熊輝雄, 島薗安雄ほか 責任編集／下坂幸三, 諏訪望, 西園昌久 編, 神経症と心因反応Ⅱ. 現代精神医学大系 第 6 巻 B. 中山書店, pp 115-141.
――――（1985）精神鑑定——犯罪心理と責任能力. 有斐閣.
――――（1994）微細脳器質性格変化症状群（MiBOCCS）序説. 日本性格心理学会第 3 回大会発表論文集.
――――（1995a）詐病精神病. 福島章 編, 犯罪ハンドブック. 新書館, p 84.
――――（1995b）脳と人格障害. 福島章, 町沢静夫, 大野裕 編, 人格障害. 金剛出版, pp 347-364.
Fuller GD（1977）Biofeedback：methods and procedures in clinical practice. Biofeedback Press, San Francisco.
船山信次（2003）毒の科学. 図解雑学. ナツメ社.
古家淳（2009）中高生のメンタルヘルス. 海外子女教育 437：4-12.
――――（2010）帰国後のサバイバル. 海外子女教育 450：4-11.
古川壽亮（2000）エビデンス精神医療——EBP の基礎から臨床まで. 医学書院.
Furukawa TA, Akechi T, Azuma H, et al.（2007）Evidence-based guidelines for interpretation of the Hamilton rating scale for depression. J Clin Psychopharmacol 27：531-534.
Furukawa TA, Akechi T, Wagenpfeil S, et al.（2011）Relative indices of treatment effect may be constant across different definitions of response in schizophrenia trials. Schizophr Res 126：212-219.
Furukawa TA, Guyatt GH, Griffith LE（2002）Can we individualize the 'number needed to treat'? An empirical study of summary effect measures in meta-analyses. Int J Epidemiol 31：72-76.
Furukawa TA, Kessler RC, Slade T, et al.（2003）The performance of the K6 and K10 screening scales for psychological distress in the Australian National Survey of Mental Health and Well-Being. Psychol Med 33：357-362.
Furukawa TA, Strauss S, Bucher HC, et al.（2008）Diagnostic tests. In：Guyatt G, Drummond R, Meade MO,

et al. ed. Users' guides to the medical literature : a manual for evidence-based practice, 2nd edition. McGraw-Hill, New York, pp 419-438.
Fuster JM (2008) The prefrontal cortex, 4th edition. Academic Press, London.

G

Gabbard GO (1994) Psychodynamic psychiatry in clinical practice, The DSM-IV edition. American Psychiatric Press, Washington DC.（大野裕, 舘哲朗 監訳／権成鉉 訳：精神力動的精神医学――その臨床実践 DSM-IV 版 1-3. 岩崎学術出版社, 1997-1998.）
――― (1995) Countertransference : the emerging common ground. Int J Psychoanal 76 : 475-485.
――― (2010) Long-term psychodynamic psychotherapy : a basic text, 2nd edition. American Psychiatric Publishing, Arlington.
Gagnon JF, Postuma RB, Montplaisir J (2006) Update on the pharmacology of REM sleep behavior disorder. Neurology 67 : 742-747.
Gajdusek DC, Gibbs CJ, Alpers M (1966) Experimental transmission of a Kuru-like syndrome to chimpanzees. Nature 209 : 794-796.
Galasko D, Bennett D, Sano M, et al. (1997) An inventory to assess activities of daily living for clinical trials in Alzheimer's disease. The Alzheimer's Disease Cooperative Study. Alzheimer's Disease and Associated Disorders 11 : S33-S39.
Gall FJ, Spurzheim JC (1810-1819) Anatomie et physiologie du système nerveux en général, et cerveux en particulier, 5 vols. F. Schoell, Paris.
Ganser SJM (1898) Über einen eigenartigen hysterischen Dämmerzustand. Arch Psychiatr Nervenkr 30 : 633-640.（中田修 訳：古典紹介. 精神医学 16 : 603-609, 1974.）
Ganzarain R (1989) Object relations group psychotherapy : the group as an object, a tool, and a training base. International Universities Press, Connecticut.（高橋哲郎 監訳：対象関係集団精神療法――対象・道具・訓練の基盤としてのグループ. 岩崎学術出版社, 1996.）
Ganzarain RC, Buchele BJ (1988) Fugitives of incest : a perspective from psychoanalysis and groups. International University Press, Madison.（白波瀬丈一郎 訳：近親姦に別れを――精神分析的集団精神療法の現場から. 岩崎学術出版社, 2000.）
Garber KB, Visootsak J, Warren ST (2008) Fragile X syndrome. Eur J Hum Genet 16 : 666-672.
Garbern JY (2007) Pelizaeus-Merzbacher disease : genetic and cellular pathogenesis. Cell Mol Life Sci 64 : 50-65.
Garcin R, Rondot P, Recondot J (1967) Ataxie optique localisée aux deux hemichamps homonymes gauches : étude clinique avec présentation d'un film. Rev Neurl 116 : 707-714.
Garrabé J, éd. (1994) Philippe Pinel. Les Empêcheurs de penser en rond, Paris.
Gastaut H (1970) Clinical and electroencephalographical classification of epileptic seizures. Epilepsia 11 : 102-113.
――― (1973) Dictionary of epilepsy. WHO, Geneva.（和田豊治 訳：てんかん精神病, 急性, 慢性. てんかん事典. 金原出版, 1974, p 75.）
Gastaut H, in collaboration with an international group of expert (1973) Dictionary of epilepsy part 1 : definitions. World Health Organization, Geneva.（和田豊治 訳：てんかん事典. 金原出版, 1974.）
Gauld A (1992) A history of hypnotism. Cambridge University Press, Cambridge.
Gaupp R (1903) Über die Grenzen psychiatrischer Erkenntnis. Zentralblatt f Nervenheilkunde.（飯田眞, ライナー・テレ 編／飯田眞, 市川潤 監訳：精神医学的認識の境界. 多元次元精神医学――チュービンゲン学派とその現代的意義. 岩崎学術出版社, pp 55-71, 2007.）
――― (1910) Über paranoische Veranlagung und abortive Paranoia. Allgemeine Zeitschrift für Psychiatrie und ihre Grenzgebiete 67 : 317-321.

Gaupp R (1914) Der Fall Wagner : Ein ärztliches Gutachten. Zugleich eine kriminalpsychologische und psychische Studie. Springer, Berlin.
——— (1920) Der Fall Wagner : Eine Katamnese, zugleich ein Beitrag zur Lehre von der Paranoia. Z g Neurol Psychiat 60 : 312-327.
——— (1938) Krankheit und Tod des paranoischen Masenmörders Hauptlehrer Wagner. Eine Epikrise. Zeitschrift für die gessammelten Neurologie und Psychiatrie163 : 48-82.（宮本忠雄, 平山正実 訳：パラノイア性大量殺人者教頭ヴァーグナーの病と死――断案. 精神医学 23 : 611-624, 725-740, 1981.）
——— (1947) Zur Lehre der Paranoia Nervenarzt 18 : 167-169.
Gautier J de (1902) Le Bovarysme. Mercure de France, Paris.
Gay P (1988) Freud : a life for our time. W. W. Norton & Company, Inc., New York/London.（鈴木晶 訳：フロイト 1-2. みすず書房, 1997-2004.）
Gazzaniga MS, Bogen JE, Sperry RW (1965) Observations on visual perception after disconnexion of the cerebral hemispheres in man. Brain 88 : 221-236.
Gazzaniga MS, Ivry RB, Mangun GR (2009), Cognitive neuroscience : the biology of the mind, 3rd edition. W. W. Norton & Company, New York.
Gebsattel VE von (1937) Zur Frage der Depersonalisation : Ein Beitrag zur Theorie der Melancholie. Nervenarzt 10 : 169-178, 248-257.（木村敏, 高橋潔 訳：離人症問題に寄せて――メランコリー理論への一寄与. 岩波講座精神の科学 別巻――諸外国の研究状況と展望. 岩波書店, pp 36-87, 1984.）
——— (1954) Prolegomena einer medizinischen Anthropologie. Springer-Verlag, Berlin/Göttingen/Heidelberg.
——— (1968) Imago hominis : Beiträge zu einer personalen Anthropologie. Otto Müller Verlag, Salzburg.
Gelder M, Harrison P, Cowen P (2006) Shorter Oxford textbook of psychiatry, 5th edition. Oxford University Press, Oxford〔神経遮断薬：p 530, 抗精神病薬：pp 530-540, 中枢（神経）刺激薬：pp 564-565〕
Gelder M, Mayou R, Geddes J (2005) Psychiatry, 3rd edition. Oxford core texts. Oxford University Press, New York.（山内俊雄 監訳／丸山敬 訳：オックスフォード精神医学. 丸善, 2007.）
Gendlin ET (1961) Experiencing : a variables in the process of therapeutic change. Am J Psychotherapy 15 : 233-245.（村瀬孝雄 訳：体験過程――治療による変化における一変数. 村瀬孝雄 編訳, 体験過程と心理療法 第 2 章. 牧書店, 1966／ナツメ社, 1981.）
——— (1981) Focusing, 2nd edition. Bantam Books, Toronto.（村山正治, 都留春夫, 村瀬孝雄 訳：フォーカシング. 福村出版, 1982.）
——— (1996) Focusing-oriented psychotherapy. Guilford, New York.（村瀬孝雄, 池見陽, 日笠摩子 訳：フォーカシング指向心理療法. 金剛出版, 1999.）
Gennarelli TA, Thibault LE, Adams JH, et al. (1982) Diffuse axonal injury and traumatic coma in the primate. Ann Neurol 12 : 564-574.
Gerber DJ, Hall D, Miyakawa T, et al. (2003) Evidence for association of schizophrenia with genetic variation in the 8p21.3 gene, *PPP3CC*, encoding the calcineurin gamma subunit. Proc Natl Acad Sci USA 100 : 8993-8998.
Gerstmann J (1924) Fingeragnosie. Eine umschriebene Störung der Orientierung am eigenen Körper. Wien Klin Wochenschr 37 : 1010-1012.
——— (1958) Psychological and phenomenological aspects of disorders of the body image. J Nervous and Mental Disease 126 (6) : 499-512.
Gerstmann J, Schilder P (1926) Über eine besondere Gangstörung bei Stirnhirnerkrankung. Wien Med Wochenschr 76 : 97-102.
Geschwind N (1965) Disconnexion syndromes in animals and man, I-II. Brain 88 (2) : 237-294,88 (3) : 585-644.
——— (1974a) Selected papers on language and the brain. D. Reidel, Dordrecht/Boston.
——— (1974b) The paradoxical position of Kurt Goldstein in the history of aphasia. In : Selected papers

on language and the brain. D. Reidel, Dordrecht/Boston, pp 62-72.
Geschwind N, Fusillo M (1966) Color-naming defects in association with alexia. Arch Neurol 15 : 137-146.
Geschwind N, Galaburda AM (1987) Cerebral lateralization : biological mechanisms, associations, and pathology. MIT Press, Cambridge.
Geschwind N, Kaplan E (1962) A human cerebral deconnection syndrome : a preliminary report. Neurology 12 : 675-685.
Geschwind N, Levitsky W (1968) Human brain : left-right asymmetry in temporal speech region. Science 161 : 186-187.
Gibb WRG, Luthert PJ, Marsden CD (1989) Corticobasal degeneration. Brain 112 : 1171-1192.
Gibbs EL, Gibbs FA, Fuster B (1948) Psychomotor epilepsy. Arch Neurol Psychiatry 60 : 331-339.
Gibbs FA (1941) Atlas of electroencephalography. Lew A. Cummings, Cambridge, Mass.
Gibbs FA, Gibbs EL (1952) Atlas of Electroencephalography. Addison-Wesley, Cambridge, 2nd edition, 1964.
――― (1990) The Gibbs' Boston years : early developments in epilepsy research and electroencephalography at Harvard. Interview by James L. Stone and John R. Hughes. Clin Electroencephalogr 21 : 175-182.
Gibson JJ (1979) The ecological approach to visual perception. Houghton Mifflin, Boston.(古崎敬, 古崎愛子, 辻敬一郎ほか 訳：生態学的視覚論. サイエンス社, 1985.)
Giddens A (1992) The transformation of intimacy : sexuality, love and eroticism in modern societies. Stanford University Press, Stanford.(松尾精文, 松川昭子 訳：親密性の変容――近代社会におけるセクシュアリティ, 愛情, エロティシズム, 而立書房, 1995.)
Gilbert DA, Altshuler KZ, Rago WV, et al. (1998) Texas Medication Algorithm Project : Definitions, rationale, and methods to develop medication algorithms. Journal of clinical psychiatry 59 : 345-351.
Gill MM (1982) Theory and technique. Analysis of transference 1. International Universities Press, New York.(神田橋條治, 溝口純二 訳：転移分析――理論と技法. 金剛出版, 2006.)
Gitelson M (1958) On ego distortion. Int J Psycho-Anal 39 : 245-257.
Gjessing L (1964) Studies of periodic catatonia. I. J Psychiat Res 2 : 123-134.
Glimcher PW, Rustichini A (2004) Neuroeconomics : the consilience of brain and decision. Science 306 (5695) : 447-452.
Gloor P (1969) Hans Berger and the discovery of the electroencephalogram. Electroenceph Clin Neurophysiol Suppl 28 : 1-36.
Glue P, Banfield C (1996) Psychiatry, psychopharmacology and P-450s. Hum Psychopharmacol 11 : 97-114.
Goddard GV (1967) Development of epileptic seizures through brain stimulation at low intensity. Nature 214 : 1020-1021.
Goddard GV, McIntyre DC, Leech CK (1969) A permanent change in brain function resulting from daily electrical stimulation. Exp Neurol 25 : 295-330.
Goedert M, Spillantini MG, Crowther RA, et al. (1999) Tau gene mutation in familial progressive subcortical gliosis. Nat Med 5 : 454-457.
Goetz C, Bonduelle M, Gelfand T (1995) Charcot : constructing neurology. Oxford University Press, Oxford.
Goffman E (1963) Stigma : on notes on the management of spoiled identity. Prentice-Hall, Englewood Cliffs.(石黒毅 訳：スティグマの社会学――烙印を押されたアイデンティティ. せりか書房, 2001.)
Gold C, Heldal TO, Dahle T, et al. (2005) Music therapy for schizophrenia or schizophrenia-like illness (Review). Cochrane Database Syst Rev 18.
Gold PW, Chrousos G, Kellner C, et al. (1984) Psychiatric implications of basic and clinical studies with corticotropin-releasing factor. Am J Psychiatry 141 : 619-627.
Goldberg DP (1972) The detection of psychiatric illness by questionnaire. Oxford University Press, London.
Goldberg DP, Gater R, Sartorius N, et al. (1997) The validity of two versions of the GHQ in the WHO study of mental illness in general health care. Psychological Medicine 27 (1) : 191-197.
Goldberg EM, Morrison SL (1963) Schizophrenia and social class. Br J Psychiatry 109 : 785-802.

Golden RN, Gaynes BN, Ekstrom RD, et al. (2003) The efficacy of light therapy in the treatment of mood disorders : a review and meta-analysis of the evidence. Am J Psychiatry 162 : 656-662.
Goldstein K (1908) Zur Theorie der Halluzinationen. Arch Psychiatr Nervenkr 44 : 584-655, 1036-1106.
――― (1913) Weitere Bemerkungen zur Theorie der Halluzinationen. Z Neurol Psychiat 14 : 502-544.
――― (1917) Die transcorticalen Aphasien. Fischer, Jena.
――― (1919) Die amnestische und zentrale Aphaie (Leitungsaphasie). Arch Psychiat Nervenkr 48 : 314.
――― (1934) Der Aufbau des Organismus. Nijihof, Haag. (村上仁, 黒丸正四郎 訳：生体の機能. みすず書房.)
――― (1948) Language and language disturbances. Grune & Stratton, New York.
――― (1959) Concerning the concreteness in schizophrenia. J Abnorm Soc Psychol 59 : 146-148.
Goldstein K, Gelb A (1925) Über Farbennamenamnesie, nebst Bemerkungen über das Wesen der amnestischen Aphasie überhaupt und die Beziehung zwischen Sprache und den Verhalten zur Umwelt. Psycholog Forschung 6 : 127-186.
Goleman D (1996) Emotional intelligence. Bloomsbury, London. (土屋京子 訳：EQ――こころの知能指数. 講談社, 1996.)
五味渕隆志 (1998) 恐怖症状. 浅井昌弘, 小島卓也 責任編集, 精神症候と疾病分類・疫学. 松下正明 総編集, 臨床精神医学講座 1. 中山書店, pp 116-125.
Good B (1994) Medicine, rationality and experience. Cambridge University Press, Cambridge. (江口重幸, 五木田紳, 下地明友ほか 訳：医療・合理性・経験――バイロン・グッドの医療人類学講義. 誠信書房, 2001.)
Goodglass H (1976) Agrammatism. In : Whitaker H, Whitaker HA, Studies in neurolinguistics, vol. 1. Academic Press, New York, pp 237-260.
――― (1993) Understanding aphasia. Academic Press, San Diego.
Goodman WK, Price LH, Rasmussen SA, et al. (1989a) The Yale-Brown Obsessive-Compulsive Scale : I. Development, use and reliability. Arch Gen Psychiatry 46 : 1006-1011.
――― (1989b) The Yale-Brown Obsessive-Compulsive Scale : II. Validity. Arch Gen Psychiatry 46 : 1012-1016.
Goodwin FK, Jamison KR (1990) Manic-depressive illness. Oxford University Press, New York.
――― (2007a) Manic-depressive illness, 2nd edition. Oxford University Press, New York.
――― (2007b) What is a mood stabilizer? Psychol Med 37 : 609-614.
Göppinger H (1971/1976) Kriminologie. Beck, München.
Gori EC (1989) A note on presentation and representation. Rivista di Psicoanalisi 35 (3) : 688-714.
Gorman JN, Kent JM, Sullivan GM, et al. (2000) Neuroanatomical hypothesis of panic disorder, revised. Am J Psychiatry 157 : 493-505.
後藤彰夫 (1985) 人格崩壊. 加藤正明, 保崎秀夫, 笠原嘉ほか 編, 精神医学事典 増補版. 弘文堂, p 322.
後藤彰夫, 秋元波留夫, 中川米造ほか (1980) 特集：日本精神医学と松沢病院. 精神医学 22 (10)：1022-1099.
後藤牧子, 上田展久, 吉村玲児ほか (2005) Social adaptation self-evaluation scale (SASS) 日本語版の信頼性および妥当性. 精神医学 47 (5) : 483-489.
Gottesman II, Shields J (1982) Schizophrenia, the epigenetic puzzle. Cambridge University Press, New York.
Gould E, Vail N, Wagers M, et al. (2001) Adult-generated hippocampal and neocortical neurons in macaques have a transient existence. Proc Natl Acad Sci USA 98 (19) : 10910-10917.
Grace A (2002) Chapter 9 Dopamine. In : Davis KL, Charney D, Coyle JT, et al. ed. Neuropsychopharmacology : the fifth generation of progress. Lippincott Williams & Wilkins, Philadelphia, pp 119-129.
Grant JE, Kim SW, Odlaug BL (2009) A double-blind, placebo-controlled study of the opiate antagonist, naltrexone, in the treatment of kleptomania. Biol Psychiatry 65 (7) : 600-606.
Grant JE, Odlaug BL, Potenza MN (2009) Pathologic gambling : clinical charcteristics and treatment. In : Ries RK (senior editor), Fiellin DA, Miller SC, Saitz R (associate editiors), Principles of addiction medicine, 4th edition. Lippincott Williams & Wilkins, Philadelphia, pp 509-517.

Green A (1986) On private madness. International Universities Press, New York.
Green H (1964) I never promised you a rose garden. Holt, Rinehart and Winston, New York.（佐伯わか子, 笠原嘉 訳：デボラの世界. みすず書房, 1971.）
Greenacre P (1950) General problems of acting out. Psychoanalytic Quarterly 19：455-467.
Greenberg J (1991) Countertransference and reality. Psychoanalytic Dialogues 1：52-73.
─── (1995) Self-disclosure：is it psychoanalysis? Contemporary Psychoanalysis 31：193-205.
Greenberg JR, Mitchell SA (1983) Object relations in psychoanalytic theory. Harvard University Press, Cambridge.（横井公一 監訳／大阪精神分析研究会 訳：精神分析理論の展開───〈欲動〉から〈関係〉へ. ミネルヴァ書房, 2001.）
Greene R, Dalton K (1953) The premenstrual syndrome. British Medical Journal 1：1007-1014.
Greenhalgh T, Hurwitz B ed. (1998) Narrative based medicine：dialogue and discourse in clinical practice. BMJ Books, London.（斎藤清二, 山本和利, 岸本寛史 監訳：ナラティブ・ベイスト・メディスン───臨床における物語りと対話. 金剛出版, 2001.）
Greenson RR (1967) The technique and practice of psychoanalysis. International University Press, New York.
Griesinger W (1845) Die Pathologie und Therapie der psychischen Krankheiten für Aerzte und Studierende. Adolph Krabbe, Stuttgart. 2-5 Aufl., 1861, 1867, 1871, 1876, 1892.（小俣和一郎, 市野川容孝 訳：精神病の病理と治療. 東京大学出版会, 2008.〔原著第2版の翻訳〕）
Griffiths M (1999) Internet addiction. The Psychologist 12：246-250.
Grinberg L (1962) On a specific counter-transference due to the patient's projective identification. Internat J Psychoanalysis 43：436-440.
─── (1964) Two kinds of guilt. Int J Psycho-Anal 45：366-371.
─── (1968) On acting out and its role in the psychoanalytic process. International Journal of Psychoanalysis 49：211-218.
Grivois H (1989) La psychose hallucinatoire chronique. Masson, Paris.
Grodzinsky Y (1990) Theoretical perspectives on language deficits. The MIT Press, Massachusetts.
Groneman C (2001) Nymphomania：a history. W. W. Norton, New York.
Gros F (1997) Foucault et la folie. PUF, Paris.（菊池昌実 訳：フーコーと狂気. 法政大学出版局, 2002.）
Gross G, Huber G, Klosterkötter J, et al. (1987) BSABS：Bonner Skala für die Beurteilung von Basissymptomen. Springer, Berlin.
─── (2008) BSABS：Bonn scale of the assessment of basic symptoms, English edition. Shaker, Aachen.
Grosskurth P (1986) Melanie Klein. Hodder & Stoughton, London.
Grotstein JS, Rinsley DB, ed. (1994) Fairbairn and the origins of object relations. The Free Association Books Ltd., London.
Grouchy J de, Turleau C (1986) Microcytogenetics 1984. Experientia 42：1090-1097.
Grubin D, Gudjonsson G, Gunn J, et al. (1993) Disordered and offensive sexual behaviour. In：Gunn J, Taylor PJ, ed. Forensic psychiatry：clinical, legal and ethical issues. Butterworth-Heinemann, Oxford, pp 522-566.
Gruhle HW (1933) Kriminalpsychologie. In：Handwörterbuch. De Gruyter, Berlin, p 907.（中田修 訳：犯罪心理. みすず書房, 1956.）
─── (1948/1956) Verstehende Psychologie. Thieme, Stuttgart.
─── (1955) Gutachtentechnik. Springer, Berlin／Göttingen／Heidelberg.（中田修 訳：精神鑑定の技術. 精神鑑定と犯罪心理. 金剛出版, 1979, pp 13-85.）
Grumet GW (1985) On speaking to oneself. Psychiatry 48：180-195.
Grünbaum A (1930) Aphasie und Motrik. Z ges Neurol Psychiat 130：385-412.
Grundke-Iqbal I, Iqbal K, Quinlan M, et al. (1986) Microtubule-associated protein tau：a component of Alzheimer paired helical filaments. J Biol Chem 261：6084-6089.
Grünfeld JP, Rossier BC (2009) Lithium nephrotoxicity revisited. Nat Rev Nephrol 5：270-276.

Grünthal E (1936) Praesenile und senile Erkrankungen des Gehirn und des rückenmarkes. In : Bumke O von, Foerser O, ed. Handbuch der Neurologie, vol. 11. Springer, Berlin, p466.
Grünthal E, Kuhn R (1959) Klinische-Pathologische Untersuchungen einer besonderen Form von perniziöserorganischer Psychose-Kraepelinsche Krankheit. Psychiatrie und Neurologie (Basel) 137 : 1-32.
Gruszkiewicz J, Doron Y, Peyser E (1982) Brain abscess and its surgical management. Surg Neurol 18 : 7-17.
Guerin PJ, Pendergast EG (1976) Evaluation of family systems and genograms. In : Guerin PJ, ed. Family therapy : theory and practice. Gardner Press, New York.
Guilleminault C, Stoohs R, Clerk A, et al. (1993) A cause of excessive daytime sleepiness : the upper airway resistance syndrome. Chest 104 (3) : 781-787.
Gunderson JG (2001) Borderline personality disorder : a clinical guide. American Psychiatric Publishing, Washington DC. (黒田章史 訳：境界性パーソナリティ障害——クリニカル・ガイド. 金剛出版, 2006.)
Gunderson JG, Kolb JE, Austin V (1981) The diagnostic interview for borderline patients. American Journal of Psychiatry 138 : 896-903.
郡司篤晃 編 (2000) パス法——その原理と導入・評価の実際. へるす出版.
Guntrip H (1961) Personality structure and human interaction. International Universities Press, New York.
——— (1968) Schizoid personality and external world. In : Schizoid phenomena, object-relations and the self. The Hogarth Press, London. (狩野力八郎 訳：分裂的パーソナリティと外的世界. 現代のエスプリ 148 : 129-148, 1979.)
——— (1971) Psychoanalytic theory, therapy, and the self. Basic Books, Inc., New York. (小此木啓吾, 柏瀬宏隆 訳：対象関係論の展開——精神分析・フロイト以后. 誠信書房, 1981.)
Guthrie R (1966) The introduction of newborn screening for phenylketonuria. Eur J Pediatr (Suppl 1) : S4-S5.
Guy W (1976) ECDEU assessment manual for psychopharmacology. DHEW Pub. No. (ADM) 76-338. National Institute of Mental Health, Rockville.
Guyatt G, Rennie D, ed. (2001) Users' guides to the medical literature : essentials of evidence-based clinical practice. American Medical Association Press, Chicago. (古川壽亮, 山崎力 監訳：臨床のためのEBM入門——決定版JAMAユーザーズガイド. 医学書院, 2003.)
Guyatt G, Rennie D, Meade MO, et al. (2008) Users' guides to the medical literature : a manual for evidence-based clinical practice. McGraw Hill, New York.
Guyomard P (1992) La jouissance du tragique. Aubier, Paris.
Guyotat J (1980) Mort/naissance et filiation. Masson, Paris.
Guze SB, Cloninger CR, Martin RL, et al. (1986) A follow-up and family study of Briquet's syndrome. The British Journal of Psychiatry 149 : 17-23.
Guze SB, Woodruff RA, Clayton PJ (1972) Sex, age, and the diagnosis of hysteria (Briquet's syndrome). Am J Psychiatry 129 : 745-748.

H

羽渕知可子, 吉田契造, 尾崎紀夫 (2007) CATIE : The clinical antipsychotic trials of intervention effectiveness project. 樋口輝彦, 神庭重信, 染矢俊幸ほか 編, Key word 精神 第4版. 先端医学社, pp52-53.
波多野和夫 (1991) 重症失語の症状学——ジャルゴンとその周辺. 金芳堂.
Haddad P (1998) The SSRI discontinuation syndrome. J Psychopharmacol 12 : 305-313.
Häfner H (1954) Zur Psychopathologie der halluzinatorischen Schizophrenie. Arch Psychiatr U a z Neur 192 : 241-258.
——— (1963) Prozeß und Entwicklung als Grundbegriffe der Psychopathologie. Fortschr Neurol Psychiat 31 : 393-438. (鈴木茂 訳：精神病理学の基本概念としての過程と発展. 木村敏 編・監

訳：分裂病の人間学. 医学書院, 1981 所収.）
Haggard P（2006）Conscious intention and the sense of agency. In：Sebanz N, Prinz W, ed. Disorders of volition. MIT Press, Massachusetts.
帚木蓬生（2004）ギャンブル依存とたたかう. 新潮選書, 新潮社.
Hahn EL（1950）Spin echoes. Phys Rev 80：580-594.
Hajnal JV, De Coene B, Lewis PD, et al.（1992）High signal regions in normal white matter shown by heavily T2-weighted IR sequences. J Comput Assist Tomogr 16：506-513.
Halbey K（1908）Über das Symptom des Gedankensichtbarwerdens. Allg Zeitschr Psychiat 65：307-317.
Haley J（1993）Uncommon therapy：the psychiatric techniques of Milton H. Erickson, M. D. W. W. Norton & Company, New York.（高石昇, 宮田敬一 監訳：アンコモンセラピー——ミルトン・エリクソンのひらいた世界. 二瓶社, 2001.）
Hall GS（1904）Adolescence：its psychology and its relations to physiology, anthropology, sociology, sex, crime, religion and education, 2 vols. D. Appleton, New York.
——————（1906）Youth：its education, regimen and hygiene. D. Appleton, New York.
——————（1907）Aspects of child life and education. Ginn, Boston.（岸本弘, 岸本紀子 訳：子どもの心理と教育. 梅根悟, 勝田守一 監修, 世界教育学選集 45. 明治図書出版, 1980.）
——————（1912）Founders of modern psychology. D. Appleton, New York.
——————（1917）Jesus：the Christ in the light of psychology. Doubleday, Page, New York.
——————（1922）Senescence：the last half of life. D. Appleton, New York.
——————（1923）Life and confessions of a psychologist. D. Appleton, New York.
濱田秀伯（1994a）精神症候学. 弘文堂〔考え不精：p 92〕.
——————（1994b）Eugène Minkowski——生きられる時間, 生きられる空間. 松下正明 編, 続・精神医学を築いた人びと 下. ワールドプランニング, pp 151-163.
——————（2005）精神医学エッセンス. 弘文堂.
——————（2009）精神症候学 第2版. 弘文堂〔ヒステリー(性)精神病：p 114, 自発性欠乏：p 322, 思考眺躍, 支離減裂：p 332, 関係妄想：p 358〕.
——————（2010）急性精神病の初期概念——bouffée délirante を中心に. 精神科治療学 25：1133-1138.
濱田秀伯, 古茶大樹 編著（2008）メランコリー——人生後半期の妄想性障害. 弘文堂.
濱田耕一, 八木和一（1998）てんかん発作の診断と鑑別. 松下正明 総編集／浅井昌弘, 山内俊雄 編, てんかん. 臨床精神医学講座 9. 中山書店, pp 23-32.
濱中淑彦（1983）心とからだ. 飯田眞, 笠原嘉, 河合隼雄ほか 編, 岩波講座精神の科学 1. 岩波書店, pp 123-176.
——————（1986）臨床神経精神医学——意識・知能・記憶の病理. 医学書院〔意識狭縮, 意識混濁, 意識変容, 昏迷：pp 7-93, 植物状態：p 71〕.
——————（1987）Die Rezeption des Werkes Viktor von Weizsäcker in Japan. In：Hahn P, Jakob W, hrsg. Viktor von Weizsäcker zum 100. Geburtstag. Springer, Berlin.
——————（1990）痴呆と象徴機能の神経心理学. 神経心理学 6：241-248.
——————（1993）大橋博司. 加藤正明, 保崎秀夫, 笠原嘉ほか 編, 新版 精神医学事典. 弘文堂, p 849.
——————（2004）試論 20 世紀前半の「脳病理学」における「全体論」の歴史的背景と現代の神経心理学, (精神) 医学, 人文学, 諸科学との関連——Kurt Goldstein の考想を中心に. 精神医学 46：1225-1233.
濱中淑彦, 東村輝彦（1967）「痛覚失認」について. 精神神経誌 69（6）：545-554.
濱中淑彦, 倉知正茂 編（1999）脳と行動. 松下正明 総編集, 臨床精神医学講座 21. 中山書店.
Hamburger F（1939）Die Neurosen des Kindesalters. Ferdinand Enke Verlag, Stuttgart.
Hamilton M（1959）The assessment of anxiety states by rating. Br J Med Psychol 32：50-55.
——————（1960）A rating scale for depression. J Neurol Neurosurg Psychiatry 23：56-62.
Hanisch UK, Kettenmann H（2007）Microglia：active sensor and versatile effector cells in the normal and pathologic brain. Nat Neurosci 10：1387-1394.

半澤周三（2001）光芒の序曲——榊保三郎と九大フィル. 葦書房.

原俊夫, 村崎光邦（1977）精神科的立場から. 福山幸夫 編, てんかんの臨床. 東京医学社, pp 198-229.

原田憲一（1967）症状精神病の症候学への一寄与——「軽い意識混濁」について. 精神経誌 69：309-322.

――――（1976）器質性精神病. 医学図書出版.

――――（1991）Bonhoeffer, Karl 感情移入の心性と最高に綿密な観察力の人. 松下正明 編, 精神医学を築いた人びと 上巻. ワールドプランニング, pp 213-239.

――――（1999）進行麻痺の歴史. 松下正明, 昼田源四郎 編, 精神医療の歴史. 松下正明 総編集, 臨床精神医学講座 S1. 中山書店, pp 425-441.

原田正純（1994）炭じん爆発——三池三川鉱の一酸化炭素中毒. 日本評論社.

原田勝二（1997）アルコール代謝関連酵素遺伝子の変異. 山中學ほか 編, アルコール. 富士レビオ, pp 109-118.

原田謙, 今井淳子, 酒井文子（2005）反抗挑戦性障害と行為障害の精神医学. 思春期青年期精神医学 15：59-70.

Hargaden H, Sills C (2002) Transactional analysis : relational perspective. Brunner-Routledge, East Sussex.（深澤道子 監訳：交流分析——心理療法における関係性の視点. 日本評論社, 2007.）

針間博彦, 岡田直大, 白井有美（2008）Schneider の一級症状の診断的意義. 精神医学 50：838-855.

針間克己（2000）性的欲求の障害. 牛島定信, 山内俊雄 編, 摂食障害・性障害. 松下正明 総編集, 臨床精神医学講座 S4. 中山書店, pp 291-296.

Harlow JM (1868) Recovery from the passage of an iron bar through the head. Publication of the Massachusetts Medical society 2 : 327-347.

Harrison J (2001) Synesthesia : the strangest thing. Oxford University Press, New York.（松尾香弥子 訳：共感覚——もっとも奇妙な知覚世界. 新曜社, 2006.）

Hart B (2007) One hundred years ago. Stereotypy in dementia praecox [Étude clinique sur la stéréotypie des démentia précoces]. (Arch de Neurol, March, 1905.) Dromard G. Br J Psychiatry 191 : 460-461.

Hartmann H (1939) Ich-Psychologie und Anpassungsproblem. (Rapaport D, trans : Ego psychology and the problem of adaptation. International Universities Press, New York, 1958.／霜田静志, 篠崎忠男 訳：自我の適応——自我心理学と適応の問題. 誠信書房, 1967.）

Hartmann H, Kris E (1945) The genetic approach in psychoanalysis. Psychoanalytic Study of the Child 1 : 11-30.

Hartmann KPE von (1869) Die Philosophie der Unbewußten. Carl Duncker, Berlin.

Hartmann N (1949) Der Aufbau der realen Welt, Grundriss der allgemeinen Kategorienlehre. Walter de Gruyter, Berlin, pp 45-61.

Hartwell CE (1996) The schizophrenogenic mother concept in American psychiatry. Psychiatry 59 (3) : 274-297.

春木繁一（2005）移植における精神医学的諸問題——我が国の生体腎移植中心に. 日本臨床 63（増刊号）：1908-1912.

長谷川和夫, 井上勝也, 守屋国光（1974）老人の痴呆検査スケールの一検討. 精神医学 16：965-969.

長谷川寿一, 長谷川眞理子（2000）進化と人間行動. 東京大学出版会.

橋本明（2000）Geel の精神医療史——19～20 世紀に寄せられた国際的関心について. 精神医学史研究 4：29-39.

Hashimoto K (2009) Sigma-1 receptors and selective serotonin reuptake inhibitors : clinical implications of their relationship. Cent Nerv Syst Agents Med Chem 9 : 197-204.

橋本里奈, 向井栄一郎, 横幕能行ほか（2008）HIV 脳症 5 例の臨床的特徴と経過. 臨床神経 48（3）：173-178.

Hassan S (1990) Combatting cult mind control. Park Street Press, Rochester Vt.（浅見定雄 訳：マインド・コントロールの恐怖. 恒友出版, 1993.）

波多野完治（1996）ピアジェの児童心理学. 国土社.

波多野和夫（2002）失語の言語症状. 波多野和夫, 中村光, 道関京子ほか, 言語聴覚士のための失語症学. 医歯薬出版, pp 62-70.

鳩谷龍（1963）非定型精神病. 村上仁, 満田久敏 監修, 精神医学. 医学書院, pp 587-604.
Hatotani N, Nomura J, ed.（1983）Neurobiology of periodic psychoses. Igaku-Shoin, Tokyo/New York.
八田武志（1996）左ききの神経心理学. 医歯薬出版.
Hauck FR, Tanabe KO（2008）International trends in sudden infant death syndrome : Stabilization of rates requires further action. Pediatrics 122 : 660-666.
Haug K（1939）Depersonalisation und verwandte Erscheinungen. In : Bumke O, ed. Handbuch der Geisteskrankheiten, Ergänzungsband 1. Springer, Berlin/Heidelberg/New York, pp 134-204.
Hayaishi O（1991）Molecular mechanisms of sleep-wake regulation : roles of prostaglandins D2 and E2. FASEB J 5 : 2575-2581.
Hayakawa T, Uchiyama M, Kamei Y, et al.（2005）Clinical analyses of sighted patients with non-24-hour-sleep-wake syndrome : a study of 57 consecutively diagnosed cases. Sleep 25 : 945-952.
早尾虎雄, 谷野亮一（1937）故松原三郎博士脳髄ノ病理組織学的所見. 精神経誌 41（11）: 1047-1057.
林道倫（1913）麻痺性痴呆大脳皮質に於ける鉄反応の組織学的研究. 神経学雑誌, 12 : 18-22.
―――（1938）精神病学用語統一試案に関する覚書. 精神経誌 42 : 446-457.
―――（1950）精神分裂病の生化学的研究（宿題報告）. 精神経誌 51 : 193-245.
―――（1965）日本精神医学の過去と展望, 呉秀三先生生誕百年祭記念講演. 精神経誌, 63 : 916-925.
林道倫, 斎藤玉男, 勝沼精蔵ほか（1937）神経精神病学用語統一委員会試案. 精神経誌 41（4）付録.
林美月子（2006）裁判のプロセス, 手続. 松下正明 編, 司法精神医学概論. 司法精神医学 1. 中山書店, pp 235-241.
林峻一郎（1993）「ストレス」の肖像――環境と生命の対話. 中公新書. 中央公論社.
林拓二（2008）非定型精神病――内因性精神病の分類と診断を考える. 新興医学出版.
林拓二, 深津尚史, 橋元良仁ほか（2004）皮膚寄生虫妄想――Ekbom 症候群. 中安信夫 編, 稀で特異な精神症候群ないし状態像. 星和書店, pp 52-62.
Haywood TW, Kravitz HM, Grossman LS, et al.（1995）Predicting the "revolving door" phenomenon among patients with schizophrenic, schizoaffective, and affective disorders. Am J Psychiatry 152 : 856-861.
Head H（1920/1970）Studies in neurology 2 vols. H. Frowde and Hodder & Stoughton, London/Oxford University Press, London/New York.
―――（1926）Aphasia and kindred disorder of speech. Cambridge University Press, New York.
Head H, Holms G（1912）Sensory disturbances from cereberal lesions. Brain : 144-152.
Headache Classification Subcommittee of the International Headache Society（2004）The international classification of headache disorders, 2nd edition. Cephalalgia. 24 Suppl 1 : 9-160.
Healy D（1996-2000）The psychopharmacologists 1-3. Altman, London/New York.
―――（2009）Psychiatric drugs explained, 5th edition. Churchill Living, Edinburgh.（田島治, 江口重幸 監訳／冬樹純子 訳：ヒーリー精神科治療薬ガイド 第5版. みすず書房, pp 19-20, 2009.）
Hebb DO（1949）The organization of behavior. Wiley, New York.（白井常 訳：行動の機構. 岩波書店, 1957.）
Hecaen H, Albert ML（1978）Human neuropsychology. Wiley, New York.（安田一郎 訳：神経心理学. 青土社, 1983.）
Hécaen H, Angelergues R, Houillier S（1961）Les variétés cliniques des acalculias au cours des lésions rétrolandiques : approche staistique du problem. Rev Neurol（Paris）105 : 85-103.
Hécaen H, Lanteri-Laura G（1977）Evolution des conaissances et des doctorines sur les localisations cérébrales. Desclée de Brouwer, Paris.（濱中淑彦, 大東祥孝 訳：大脳局在論の成立と展開. 医学書院, 1983.）
Hecker E（1871）Die Hebephrenie : Ein Beitrag zur klinischen Psychiatrie. Archiv für pathologische Anatomie und für klinischen Medicin 52 : 394-429.（渡辺哲夫 訳：破瓜病――臨床精神医学への一寄与. 破瓜病. 星和書店, 1978.）
―――（1877）Zur klinischen Diagnostik und Prognostik der psychischen Krankheiten. Allg Z Psychiatr 33 : 602-620.

Hecker E (1893) Über larvirte und abortive Angstszustände bei Neurasthenie. Centralblatt f Nervenheilk u Psychiat 16 : 565-572.
───── (1898) Die Cyklothymie, eine cirkuläre Gemütserkrankung. Z f prakt Ärzte 1 : 6-15. (Baethge C, Salvatore P, Baldessarini RJ, translated : Cyclothymia, a circular mood disorder. Hist Psychiatry 14 : 377-399, 2003. 〔原著の英訳〕/Koukopoulos A, translated : Ewald Hecker's description of cyclothymia as a cyclical mood disorder : its relevance to the modern concept of bipolar Ⅱ. J Affect Disord 73 : 199-205, 2003. 〔原著の英訳〕)
Hegadoren KM, O'Donnell T, Lanius R, et al. (2009) The role of β-endorphin in the pathophysiology of major depression. Neuropeptides 43 : 431-353.
Heidegger M (1927) Sein und Zeit. Niemeyer, Tübingen. (桑木務 訳：存在と時間 上中下. 岩波文庫, 岩波書店, 1960-1963.／原佑, 渡辺二郎 訳：存在と時間. 世界の名著62. 中央公論社, 1971)
Heilman KM, Valenstein E (2003) Clinical Neuropsychology, 4th edition. Oxford University Press, New York.
Heilman KM, Watson RT, Valenstein E (2003) Neglect and related disorders. In : Heilman KM, Valenstein E, ed. Clinical neuropsychology, 4th edition. Oxford Universty Press, New York, pp 296-346.
Heim E (1985) Praxis der Milieutherapie. Springer, Berlin/Heidelberg/New York.
Heimann P (1950) On counter-transference. Internat J Psychoanalysis 31 : 81-84.
Heimer L, Van Hoesen GW, Trimble M, et al. (2008) Anatomy of neuropsychiatry. Academic Press/Elsevier, Amsterdam.
Heinroth JCA (1818) Lehrbuch der Störungen des Seelenlebens, oder der Seelenstörungen und ihrer Behandlung. F. C. W. Vogel, Leipzig. (西丸四方 訳：狂気の学理──ドイツ浪漫派の精神医学. 中央洋書出版部, 1990.)
Helfer ME, Kempe RS, Krugman RD, ed. (1997) The battered child, 5th edition. The University of Chicago Press, Chicago. (子どもの虐待防止センター 訳：虐待された子ども. 明石書店, 2003.)
Heller T (1908) Über Dementia infantilis : Verblödungsprozess im Kindesalter. Zeitschrift für die Erforschung und Behandlung des Jugendlichen Schwachsinns 2 : 17-28.
Hengartner MO (2000) The biochemistry of Apoptosis. Nature 408 : 770.
Heninger GR, Delgado PL, Charney DS (1996) The revised monoamine theory of depression : a modulatory role for monoamines, based on new findings from monoamine depletion experiments in humans. Pharmacopsychiatry 29 (1) : 2-11.
Hentig H von (1948) The criminal & his victim : studies in the sociobiology of crime. Yale University Press, New Haven.
Herman JL (1992) Trauma and recovery. Basic Books, New York. (中井久夫 訳：心的外傷と回復. みすず書房, 1999.)
Hesse E (2008) The adult attachment interview : protocol, method of analysis, and empirical studies. In : Cassidy J, Shaver PR, ed. Handbook of attachment : theory, research, and clinical applications, 2nd edition. Guilford Press, New York, pp 552-598.
Hickey EW (2006) Sex crimes and paraphilia. Pearson Prentice Hall, New Jersey.
樋口進 (2008) アルコール依存──生物学的背景. 松下正明, 加藤敏, 神庭重信 編, 精神医学対話. 弘文堂, pp 855-871.
Higuchi S, Matsushita S, Maruyama M, et al. (1994) Aldehyde dehydrogenase genotypes in Japanese alcoholics. Lancet 343 : 741-742.
樋口進, 尾崎米厚, 松下幸生ほか (2007) 新しい男性版 (KAST-M) および女性版 (KAST-F) アルコール依存症スクリーニングテスト開発の試み. 日本アルコール・薬物医学会雑誌 42 : 328-329.
樋口輝彦, 小山司 監修／神庭重信, 大森哲郎, 加藤忠史 編 (2009) 臨床精神薬理ハンドブック 第2版. 医学書院.
Hill AB (1965) The environment and disease : association or causation? : proceedings of the royal society of medicine. Section of Occupational Medicine 58 : 295-300.
肥満治療ガイドライン作成委員会 (2006) 肥満治療ガイドライン2006. 肥満研究12 (臨時増刊号) : 1-93.

Hinshelwood RD (1991) A dictionary of Kleinian thought, 2nd edition. Free Association Books, London.
――― (1994) Clinical Klein. Free Association Books, London. (福本修, 木部則雄, 平井正三 訳：クリニカル・クライン――クライン派の源泉から現代的展開まで. 誠信書房, 1999.)
Hippius H, Peters G, Ploog D, hrsg./Kraepelin E (1983) Lebenserinnerungen. Springer, Berlin. (影山任佐 訳：クレペリン回想録. 日本評論社, 2006.)
平井久 (1976) バイオフィードバック. 医用電子と生体工学 14：279-288.
平井久, 渡邉克己 (1988) 心身症の最近の治療方法 9――バイオフィードバック療法. 心身医学 28 (2)：104-110.
平井信義 (1968) 小児自閉症. 日本小児医事出版社.
平井俊策 監修／荒井啓行, 浦上克哉, 武田雅俊ほか 編 (2006) 老年期認知症ナビゲーター. メディカルレビュー社.
平井富雄 (1977) てんかんの概念と歴史. 大熊輝雄, 佐藤時治郎 編, てんかん I. 現代精神医学大系 11A. 中山書店, pp 3-13.
平野朝雄 (2006) カラーアトラス神経病理 第3版. 医学書院.
平野朝雄, 冨安斉 (2003) 神経病理を学ぶ人のために 第4版. 医学書院.
平野羊嗣, 鬼塚俊明, 神庭重信 (2007) 音に対する感覚フィルタリング機構. 臨床脳波 49：56-64.
平沢一 (1964) 我が国最初の西洋精神医学書――「精神病約説」とその訳者神戸文哉. 精神医学 6 (7)：548-555.
――― (1966) 軽症うつ病の臨床と予後. 医学書院.
平島奈津子 (1993) 被暗示性. 加藤正明, 保崎秀夫, 笠原嘉ほか 編, 新版精神医学事典. 弘文堂, p 662.
――― (1995) 排除されしもの――「イジメ」の深層心理. imago 6 (2)：118-124.
平田豊明, 分島徹 (2009) 精神科救急医療の現在. 専門医のための精神科臨床リュミエール 13, 中山書店.
平山惠造 (1971) 第35章 局所診断学 3〔脳幹〕. 神経症候学. 文光堂, pp 981-1013.
――― (2000) 排尿障害. 臨床神経内科学 第4版. 南山堂, p 289.
――― (2006) 神経症候学 改訂第2版 第Ⅰ巻. 文光堂 pp 356-358.
――― (2010) 神経症候学 改訂第2版 第Ⅱ巻. 文光堂〔アテトーゼ：pp 641-650, 振戦：pp 926-935〕.
Hirayasu Y, Shenton ME, Salisbury DF (1998) First episode schizophrenia differs from first episode affective disorder and a normal comparison group in left temporal lobe MRI volume reduction. Am J Psychiatry 155：1384-1391.
平安良雄, 笠井清登 編 (2008) 精神疾患の脳画像解析. 南山堂.
Hirokawa N, Takemura R (2005) Molecular motors and mechanisms of directional transport in neurons. Nat Rev Neurosci 6：201-214.
広沢正孝 (1997) 夢幻様体験型――Mayer-Gross, W. の原著をたどって. 精神科治療学 12 (4)：337-346.
廣瀬肇, 柴田貞雄, 白坂康俊 (2001) 言語聴覚士のための運動障害性構音障害学. 医歯薬出版.
廣瀬貞雄 (1951) ロボトミー. 医学書院.
広瀬徹也 (1977)「逃避型抑うつ」について. 宮本忠雄 編, 躁うつ病の精神病理 2. 弘文堂, pp 61-86.
――― (1979) 躁うつ病の慢性化と遷延化. 精神経誌 81：797-802.
――― (1997) 転換性障害. 大原健士郎, 広瀬徹也 編, 今日の精神科治療指針. 星和書店, pp 86-87.
――― (2005)「逃避型抑うつ」再考. 広瀬徹也, 内海健 編, うつ病論の現在――精緻な臨床をめざして. 星和書店, pp 49-68.
――― (2008) うつ病周辺群への考察――逃避型抑うつとディスチミア親和型うつ病. 臨床医 37：1179-1182.
――― (2009) 社会精神医学の定義. 日本社会精神医学会 編, 社会精神医学. 医学書院, pp 16-23.
昼田源四郎 (1982) 江戸の精神医学 1 疾病論. 臨精医 11 (1)：39-47.
――― (2000) 江戸時代における精神医学病因論. 精神医学史研究 3：27-33.
人見一彦 (1986) チューリッヒ学派の分裂病論. 金剛出版.
冷牟田英三 (1981) 脳幹障害による強制泣きと強制笑い. 失語症研究 1, 162-169.
Hobson JA, Stickgold R (1994) Dreaming：a neurocoginitive approach. Conscious Cogn 3：1-15.

Hoch P, Polatin P (1949) Pseudoneurotic forms of schizophrenia. Psychiatric Quarterly 23 : 248-276.
Hoche AE (1901) Handbuch der gerichtlichen Psychiatrie. August Hirschwald, Berlin.
─────── (1912) Die Bedeutung der Symptomenkomplexe in der Psychiatrie. Zeitschr Neurol Psychiat 12 : 540-551.（下坂幸三 訳：精神医学における症状群の意義について．精神医学 17 (1) : 77-85, 1975.）
─────── (1934) Jahresringe : Innenansicht eines Menschenlebens. JF Lehmanns, München.
Hodgson RJ, Rachman S (1977) Obsessive compulsive complaints. Behav Res Ther 15 : 389-395.
Hoffman L (1981) Foundation of family therapy : conceptual framework for systems change. Basic Books, New York.（亀口憲治 訳：家族療法の基礎理論──創始者と主要なアプローチ．朝日出版社, 2006.）
Hogan T, Awad A, Eastwood R (1983) A self-report scale predictive of drug compliance in schizophrenia : reliability and discriminative validity. Psychological Medicine 13 : 177-183.
Hogarty GE, Anderson CM, Reiss DJ, et al. (1986) Family psychoeducation, social skills training, and maintenance chemotherapy in the aftercare treatment of schizophrenia, I : one-year effects of a controlled study on relapse and expressed emotion. Arch Gen Psychiatry 43 (7) : 633-642.
Holdorff B, Winau R (2001) Die Geschichte der Neurologie in Berlin Herausgegeben von B. Holdorff und R. Winau. Walter de Gruyter, Berlin/New York.
Hole G, Wolfersdorf M (1973) Depression. Müller C, ed. Lexicon der Psychiatrie. Springer, Berlin, pp 164-170.
Holland JC (1998) Psycho-oncology. Oxford University Press, New York.
Hollender MH, Hirsch SJ (1964) Hysterical psychosis. Am J Pscychiatry 120 : 1066-1074.
Holm-Hadulla R, Benzenhöffer U, Roschmann R (1991) Zur Struktur schizophrenen Denkens und Sprechens : eine mittels Sprich-wortinterpretationen empirisch fundierte psychopathologische Perspective. In : Kraus A, Mundt C, hrsg. Schizophrenie und Sprache. Thieme, Stuttgart/New York, pp 61-70.
Holmberg G, Thesleff S (1952) Succinyl-choline-iodide as a muscular relaxant in electroshock therapy. American Journal of Psychiatry 108 : 842-846.
Holmes E, Brown R, Mansell W, et al. (2005) Are there two qualitatively distinct forms of dissociation? : a review and some clinical implications. Clinical Psychology Review 25 : 1-23.
Holmes J (1993) John Bowlby and attachment theory. Routledge, London.
Holmes RM, Holmes ST (2001) Murder in America, 2nd edition. Sage Publications, Thousand Oaks.（影山任佐 訳：殺人プロファイリング入門．日本評論社, 2005.）
Holmes SD, Krantz DS, Rogers H, et al. (2006) Mental stress and coronary artery disease : a multidisciplinary guide. Prog Card Dis 49 : 106-122.
Holmes TH, Rahe RH (1967) The Social Readjustment Rating Scale. J Psychosom Res 11 (2) : 213-218.
Holsboer F, Ising M (2010) Stress hormone regulation : biological role and translation into therapy. Annu Rev Psychol 61 : 81-109.
Holt RR, ed. (1968) Diagnostic psychological testing, revised edition. International Universities Press, New York.
Home Office in conjunction with Department of Health (1992) Memorandum on good practice on video recorded interviews with child witnesses for criminal proceedings. The Home office under licence from the Controller of Her Majesty's Stationery Office, London.（仲真紀子, 田中周子 訳：子どもの司法面接──ビデオ録画面接のためのガイドライン．誠信書房, 2007.）
本多真（2008）ナルコレプシーと睡眠制御機構．甘利俊一 監修／加藤忠史 編，精神の脳科学．東京大学出版会, pp 221-261.
─────── (2009) 過眠症の鑑別診断と治療．内山真 編，精神疾患における睡眠障害の対応と治療．中山書店, pp 16-30.
本多真, 本多裕（1998）睡眠障害と幻覚．臨精医 27 : 847-855.
本田徹（2008）生活困窮者の医療問題．公衆衛生．72 (9) : 704-707.
本城秀次（1990）登校拒否, 家庭内暴力の病前性格と治療関係．精神科治療学 5 : 1143-1153.
─────── (1992) 乳幼児精神医学──その射程と展望．精神医学 34 : 6-21.

本城秀次（2008）乳幼児精神医学の現状と展望. 精神医学 50：318-328.
本間研一（2000）サーカディアンリズムのしくみと働き——ヒトのサーカディアンリズムの同調機構. Clinical Neuroscience 18（10）：1128-1130.
――――（2008）時間生物学. 石田直理雄, 本間研一 編, 時間生物学事典. 朝倉書店, pp 2-5.
――――（2009）睡眠覚醒リズムの振動機構. 日本睡眠学会 編, 睡眠学. 朝倉書店, pp 156-170.
Honma K, Honma S（1988）A phase response curve for bright light pulses. Jpn J Psychiatr Neurol 42：167-168.
本間さと（2009）睡眠覚醒リズムの分子生物学. 日本睡眠学会 編, 睡眠学. 朝倉書店, pp 233-240.
Honma S, Shirakawa T, Katsuno Y, et al.（1998）Circadian periods of single suprachiasmatic neurons in rats. Neuroscience Letters 250（3）：157-160.
Hope T（2004）Medical ethics. Oxford University Press, Oxford.（児玉聡, 赤林朗 訳：医療倫理. 岩波書店, 2007.）
Hopper E（1997）Traumatic experience in the unconscious life of groups：a fourth basic assumption. Group Analysis 30：439-470.（太田裕一, 西村馨 訳：集団の無意識的営みにおける外傷体験——第4の基底的想定. 集団精神療法 15（1）：11-27, 1999.）
Hopper K, Harrison G, Janca A, et al. ed.（2007）Recovery from schizophrenia：an international perspective：a report from the WHO collaborative project, the international study of schizophrenia. Oxford University Press, Oxford.
堀弘明, 功刀浩（2008）神経内分泌学. 上島国利, 樋口輝彦, 野村総一郎ほか 編, 気分障害. 医学書院, pp 245-252.
堀忠雄（2008）睡眠心理学. 北大路書房.
――――（2009）睡眠覚醒リズムとウルトラディアンリズム. 日本睡眠学会 編, 睡眠学. 朝倉書店, pp 171-175.
Horney K（1926）The flight from womanhood. Int J Psychoanal 7：324-329.（安田一郎, 我妻洋, 佐々木譲 訳：女らしさからの逃避. ホーナイ全集 1. 誠信書房, 1982.）
――――（1937）The neurotic personality of our time. W. W. Norton, New York.（我妻洋 訳：現代人の神経症的人格. ホーナイ全集 2. 誠信書房, 1974.）
――――（1939）New ways in psychoanalysis. W. W. Norton, New York.（安田一郎 訳：精神分析の新しい道. ホーナイ全集 3. 誠信書房, 1973.）
――――（1942）Self-analysis. W. W. Norton, New York.（霜田静志, 国分康孝 訳：自己分析. ホーナイ全集 4. 誠信書房, 1998.）
Hornstein GA（2000）To redeem one person is to redeem the world：the life of Frieda Fromm-Reichmann. The Free Press, New York.
Hosák L（2007）Role of the COMT gene Val158Met polymorphism in mental disorders：A review. Eur Psychiatry 22：276-281.
保崎秀夫（1960a）セネストパチーとその周辺. 精神医学 2：325-332.
――――（1960b）分裂病における被害妄想について. 精神経誌 62（2）：326-338.
――――（1993）器質精神病. 加藤正明, 保崎秀夫, 笠原嘉ほか 編, 新版精神医学事典. 弘文堂.
保崎秀夫 編（1983）Ⅲ 診断と検査. 新精神医学. 文光堂, pp 131-132.
星加明徳（2008）チック障害. 大関武彦, 近藤直実 編, 小児科学 第3版. 医学書院, pp 1720-1722.
星野周弘, 米川茂信, 荒木伸怡ほか 編（1995）犯罪・非行事典. 大成出版社.
細川清（1995）てんかんと精神医学. 星和書店.
北條敬（2002）身体失認概説. 秋元波留夫, 大橋博司, 杉下守弘ほか 編, 神経心理学の源流. 失行編・失認編. 創造出版, pp 669-712.
Hounsfield GN（1973）Computerized transverse axial scanning（tomography）, part 1. Description of system. Brit J Radiol 46：1016-1022.
Howard R, Rabins PV, Castle DJ（1999）Late onset schizophrenia. Wrightson Biomedical Publishing, Philadelphia.

Huber G (1957) Die coenästhetische Schizophrenie. Fortschr Neurol Psychiat 25:491-520.
——— (1966) Reine Defektsyndrome und Basisstadien endogener Psychosen. Fortschr Neurol Psychiat 34:409-426.
——— (1968) Verlaufsprobleme schizophrener Erkrankungen. Schweiz Arch Neurol Neurochir psychiatr 101 (2):346-368.
——— (2005) Psychiatrie:Lehrbuch für Studium und Weiterbildung, 7 Aufl. Schattauer, Sttutgart/New York.
Huber G, Gross G (1977) Wahn:Eine descriptiv-phänomenologische Untersuchung schizophrenen Wahns. Ferdinand Enke Verlag, Stuttgart.(木村定, 池村義明 訳:妄想——分裂病妄想の記述現象学的研究. 金剛出版, 1983.)
——— (2005a) Psychiatrie:Lehrbuch für Studium und Weiterbildung, 7 Aufl. Schattauer, Stuttgart.
——— (2005b) 50 Jahre Schizophrenieforschung in persönlicher Sicht.(池村義明 訳・解説:特別講演——私の統合失調症研究 50 年史.／針間博彦 訳:ボン基底症状評価尺度. 臨床精神病理 26:195-213, 2005.)
Huber G, Gross G, Schüttler R (1979) Schizophrenie:Eine verlaufs- und sozialpsychiatrische Langzeitstudie. Springer, Berlin/Heidelberg/New York.
Hucker S (1990) Necrophilia and other unusual philias. In:Bluglass R, Bowden P, ed. Principles and practice of forensic psychiatry. Churchill Livingstone, Melbourn/New York, pp723-727.
Huddleston OL (1958) Whiplash injuries:diagnosis and treatment. California Medicine 89:318-321.
Hunt JI, Dickson DP, ed. (2009) Bipolar disorder. Child and Adolescent Psychiatric Clinic of North America 18 (2):257-532.
Hunter E (1953) Brain-washing in red China. The Vanguard Press, New York.
Huntington's Disease Collaborative Research Group (1993) A novel gene containing a trinucleotide repeat that is expanded and unstable on Huntington's disease chromosomes. Cell 72:971-983.
Husserl E (1900/1922) Logische Untersuchungen. Niemeyer, Halle.(立松弘孝, 松井良和, 赤松宏 訳:論理学研究 2. みすず書房, 1970.)
——— (1950-) Husserliana:Gesammelte Werke. Nijhoff, Haag.
——— (1954) Die krisis der europäischen Wissenschaften und die transzendentale Phänomenologie:eine Einleitung in die phänomenologische Philosophie. Husserliana, Bd Ⅵ. Martinus Nijihoff, Haag.(細谷恒夫, 木田元 訳:ヨーロッパ諸学の危機と超越論的現象学. 中央公論社, 1974.)
Hutton M, Lendon CL, Rizzu P, et al. (1998) Association of missense and 5'-splice-site mutations in tau with the inherited dementia FTDP-17. Nature 393:702-705.
Hypolitte J (1966) Commentaire parlé sur la Verneinung de Freud. In:Écrits. aux Éditions du Seuil, Paris, pp 879-887.(佐々木孝次 訳:フロイトの《否定》〈Verneinung〉についての, 口述による評釈. エクリ 2. 弘文堂, pp 359-374, 1977.)

I

Iber C, Ancoli-Israel S, Chesson A, et al. (2007) The AASM manual for the scoring of sleep and association events:terminology and technical specifications. American Academy of Sleep Medicine, Westchester.
市場美緒, 中村雅之, 佐野輝 (2008) 神経有棘赤血球症. BRAIN and NERVE——神経研究の進歩 60 (6):635-641.
市江亮一, 藤井康男 (2004) 向精神薬の副作用や有害事象への対策——多飲症・水中毒への対策. 臨床精神薬理 7 (6):971-979.
市川宏伸 監修／内山登紀夫, 田中康雄, 辻井正次 編 (2010) 発達障害者支援の現状と未来図:早期発見・早期療育から就労・地域生活支援まで. 中央法規出版, pp 2-3.

市川潤, 迎豊（1979）躁うつ病Ⅱ. 高橋良, 鳩谷龍 編, 現代精神医学大系 9B. 中山書店, pp 101-116.
市川一男（1988）ハロペリドール誕生への道. 大原健士郎, 渡辺昌祐 編, 精神科・治療の発見. 星和書店, pp 139-155.
市川伸一 編（1996）思考. 認知心理学 4. 東京大学出版会.
市川忠彦（2005）入眠時過同期. 誤りやすい異常脳波 第 3 版. 医学書院, pp 182-187.
Ideler KW（1835-1838）Grundriß der Seelenheilkunde, 2 Bde. Enslin, Berlin.
――― （1847）Der religiöse Wahnsinn：erläutert durch Krankengeschichten. Schwetschke, Halle.
――― （1848）Der Wahnsinn in seiner psychologischen und sozialen Bedeutung：erläutert durch Krankengeschichten. F. Schlodtmann, Bremen.
井筒俊彦（1978）神秘哲学 第 1 部, 第 2 部（とくに第 2 部第 1 章）. 人文書院.
五十嵐良雄（2008）復職支援のためのネットワークと精神科医療. 精神科治療学 23（11）：1313-1317.
五十嵐良雄, 加藤由希, 福島南（2009）うつ病患者の復職支援プログラム「RAMP-T」. 精神科看護 36（8）：22-28.
五十嵐禎人（2005）意思能力について――精神医学的立場から. 松下正明 編, 民事法と精神医学. 司法精神医学 4. 中山書店, pp 42-52.
井原裕（2006）精神科医島崎敏樹. 東信堂.
飯田順三（2006）習癖異常. こころの科学 130：14-16.
飯田眞（1972）状況論. 新福尚武 編, 躁うつ病. 医学書院, pp 119-140.
――― （1975）状況因論. 横井晋, 佐藤宏三, 宮本忠雄 編, 精神分裂病. 医学書院, pp 92-105.
――― （1978）躁うつ病の状況論再説. 臨精医 7：1035-1047.
――― （1983）状況論. 飯田眞 編, 躁うつ病. 国際医書出版, pp 198-215.
飯田眞, 松浪克文, 林直樹（1990）躁うつ病の状況論. 大熊輝雄 編, 躁うつ病の臨床と理論. 医学書院, pp 39-65.
飯髙哲也（2007）うつ病・不安障害と扁桃体 臨精医 36：849-854.
飯倉康郎（2007）強迫性障害の認知行動療法――曝露反応妨害法における治療者と患者のやりとり. 精神科治療学 22（6）：639-646.
――― （2010）精神科臨床における行動療法. 岩崎学術出版社.
飯森眞喜雄 編集代表（2004-2011）芸術療法実践講座 1-6. 岩崎学術出版社.
飯森眞喜雄, 浅野欣也 編（1990）俳句・連句療法. 創元社.
飯沼一宇（2006）West syndrome/Infantile spasms with hypsarrhythmia：ウェスト症候群/ヒプサリズミアを伴う乳（幼）児スパスム. てんかん学用語事典. 日本てんかん学会, pp 156-157.
池田暁史（2010）フォナギーとメンタライゼーション. 妙木浩之 編, 自我心理学の新展開. ぎょうせい, pp 83-96.
池田仁, 井上有史（2009）成人における非けいれん性てんかん重積. 臨床脳波 51：150-157.
池田学（2010）常同行動. 池田学 責任編集, 前頭側頭型認知症の臨床. 専門医のための精神科臨床リュミエール 12. 中山書店, pp 146-153.
池田学, 小森憲治郎（1999）前向健忘と逆向健忘. 浅井昌弘, 鹿島晴雄 編, 記憶の臨床. 松下正明 総編集, 臨床精神医学講座 S2. 中山書店, pp 157-172.
池本桂子, 國井泰人, 和田明ほか（2008）精神疾患に関するブレインバンクの運営とその問題点. 精神医学 50：1015-1019.
池村義明（1992）アノソグノジア――ババンスキー型病態失認の人間学的考察. 濱中淑彦, 河合逸雄, 三好暁光 編, 妄想・幻覚の臨床. 医学書院, pp 169-184.
――― （2002）原点に帰って原典を読む――症例を中心に：Asperger 症候群の原点と原典（その 1）児童期における自閉精神病質者. 精神科治療学 17（4）：499-508.
――― （2003-2004）原点に帰って原典を読む――症例を中心に. 外因性精神病の成立 その 1, その 5. 精神科治療学 18：1347-1354, 19：675-683.
――― （2004）Asperger 症候群――原典から. 神経心理学 20：99-107.
――― （2005）Die Berliner Schule（ベルリン学派）. 臨精医 34（3）：283-293.

池村義明 (2006) 教頭ヴァークナーの大量殺人. 山内俊雄, 山上皓, 中谷陽二 編, 鑑定例集. 司法精神医学 6, 中山書店, pp 116-122.
——— (2008) ドイツ精神医学の原典を読む. 神経心理学コレクション, 医学書院.〔フリッツ：pp 273-319.〕
Ikemura Y, Akena H, Iida M, et al. (1987) Psychiatry of diencephalon damages : a case report. Func Neurol 2 : 87-91.
Ikemura Y, Akena H, Okada A (1984) Postinfektiöse Röteln-Enzephalitis. Nervenarzt 55 : 83-85.
池野知康 (2006) 全般てんかん. 日本てんかん学会用語事典編集委員会 編, てんかん学用語事典. 日本てんかん学会, pp 72-73.
Illes J, ed. (2006) Neuroethics : Defining the Issues in Theory, Practice, and Policy. Oxford University Press, New York. (高橋隆雄, 粂和彦 監修, 脳神経倫理学——理論・実践・政策上の諸問題. 篠原出版社, 2008.)
Illingworth RS (1991) The normal child, 10th edition. Churchill Livingstone, New York. (山口規容子 訳：ノーマルチャイルド. メディカルサイエンスインターナショナル, 1994.)
今田恵 (1962) 心理学史. 岩波書店.
今井幸充 (2008) 家族への支援. 長谷川和夫 編, 認知症の理解：介護の視点からみる支援の概要. 建帛社, pp 147-164.
今村榮一 (2003) 現代育児学 第14版. 医歯薬出版.
今村新吉 (1975) 今村新吉精神医学論文集. 精神医学・神経学古典刊行会.
井村裕夫 編集主幹／大井元晴, 岡崎和一, 尾崎承一ほか 編 (1999) わかりやすい内科学. 文光堂.
井村恒郎 (1967a) 失語の意味型——語義失語について. 脳病理・神経症論. 精神医学研究 2. みすず書房, pp 292-303.
——— (1967b) 精神医学研究 第1～第2. みすず書房.
井村恒郎, 懸田克躬, 加藤正明ほか (1967) 神経症. 医学書院.
稲田浩, 藤原通済 (1979) 伊予の犬神——蛇憑きの精神病理学的研究. 精神医学 21 : 971-979.
稲田健, 石郷岡純 (2009) 新規抗精神病薬は精神科医療を変えたか. 臨床精神薬理 12 : 2263-2272.
稲田健, 鈴木映二, 宮岡等 (2003) ベンゾジアゼピン受容体. 樋口輝彦, 神庭重信, 染矢俊幸ほか 編, KEY WORD 精神 第3版. 先端医学社, pp 224-225.
稲田俊也 (1996) 薬原性錐体外路症状の評価と診断——DIEPSS の解説と利用の手引き. 星和書店.
——— (2009) 抗うつ薬療法. 鹿島晴雄, 宮岡等 編, よくわかるうつ病のすべて——早期発見から治療まで 改訂第2版. 永井書店, pp 62-81.
Inada T (2009) DIEPSS : a second-generation rating scale for antipsychotic-induced extrapyramidal symptoms : drug-induced extrapyramidal symptoms scale. Seiwa Shoten Publishers, Tokyo.
稲田俊也, 中谷真樹, 安井正ほか (1995) 薬原性錐体外路症状（DIEPSS）の評価者間信頼性について. シノプシス 5 : 58-60.
Inada T, Yagi G (1995) Current topics in tardive dyskinesia in Japan. Psychiatr Clin Neurosci 49 : 239-244.
——— (1996) Current topics in neuroleptic-induced extrapyramidal symptoms in Japan. Keio J Med : 95-99.
稲田俊也, 八木剛平 (2001) 悪性症候群. 三浦貞則 監修／上島国利, 村崎光邦, 八木剛平 編, 精神治療薬大系 下 改訂新版. 星和書店, pp 139-154.
稲田俊也 編／稲田俊也, 稲垣中, 中谷真樹ほか (2005) ヤング躁病評価尺度日本語版（YMRS-J）による躁病の臨床評価. じほう.
稲田俊也 編／稲田俊也, 岩本邦弘, 高橋長秀ほか (2009) SIGMA を用いた MADRS 日本語版によるうつ病の臨床評価 改訂版. じほう.
稲垣中, 稲田俊也 (2008) 向精神薬の等価換算. 日本臨床精神神経薬理学会専門医制度委員会 編, 臨床精神神経薬理学テキスト 改訂第2版. 星和書店, pp 485-494.
稲村博 (1994) 不登校の研究. 新曜社.
Ingram DH, ed. (1987) Karen Horney final lectures. W. W. Norton, New York. (近藤章久 訳：ホーナイの最

終講義――精神分析を学ぶ人へ. 岩崎学術出版社, 2000.)
井野恵三 (1982) 悪魔憑きについて――その比較文化精神医学的考察. 臨精医 11:55-62.
猪瀬正 (1950) 肝脳変性疾患の一特殊型. 精神経誌 51:245-269.
――― (1991) Alois Alzheimer――臨床神経病理学の創始者. 松下正明 編, 精神医学を築いた人びと 上. ワールドプランニング, pp 177-192.
井上光貞, 関晃, 土田直鎮ほか 校注 (1976) 律令. 日本思想大系 3. 岩波書店.
井上新平 (1987) バンクーバー便り 5――各種支持組織の活動. 臨精医 16:389-394.
――― (1988) カナダの精神科医療――地域精神医療におけるボランタリー団体の発展. 精神医学 30:977-984.
井上猛, 中川伸, 小山司 (2009) 大うつ病性障害の薬理――抗うつ薬. 樋口輝彦, 小山司, 神庭重信 編, 臨床精神薬理ハンドブック 第 2 版. 医学書院, pp 158-178.
井上由美子, 山田和男, 神庭重信 (2009) 社会脳 (social brain) と心の理論 (theory of mind ; ToM). 精神医学 51:243-249.
井上雄一 (2009) 睡眠時驚愕症. 精神科治療学 24 (2):155-159.
井上有史 (1998) 脳局在てんかん. 松下正明 総編集/鈴木二郎, 山内俊雄 編, てんかん. 臨床精神医学講座 第 9 巻. 中山書店, p 209.
井上有史, 日本てんかん学会ガイドライン作成委員会 (2005) 日本てんかん学会ガイドライン作成委員会報告・成人てんかんにおける薬物治療ガイドライン. てんかん研究 23:249-253.
International League Against Epilepsy (1981) Proposal for revised clinical and electroencephalographic classification of epileptic seizures. Epilepsia 22:489-501.
――― (2001) Glossary of descriptive terminology for ictal semiology : report of the ILAE task force on classification and terminology. Epilepsia 42:1212-1218.
International Psycho-Analytical Association (1954) Report on the eighteenth international psycho-analytical congress. Int J Psycho-Anal 35:267-290.
乾吉佑 (1998) 医療心理学と精神分析. 小此木啓吾 編, 現代の精神分析. 日本評論社, pp 192-205.
――― (2008) もしも, もっと眼をこらして見るならば――『性欲論 Ⅲ 篇』を読む. 西園昌久 監修, 北山修 編集代表, 現代フロイト読本 1. みすず書房, pp 131-151.
入江正洋, 手嶋秀毅 (1994) 精神神経免疫学――免疫からみた心と体. 末松弘行 編, 心身医学 新版. 朝倉書店, pp 60-71.
伊勢恵子, 澤部祐司, 野村文夫 (2009) 髄液. 検査と技術 37 (3):1038-1041.
井関栄三 (2006) 症状性 (器質性) 精神障害の治療ガイドライン――レビー小体型認知症. 精神科治療学 21 (増刊号):312-315.
――― (2007) レビー小体型認知症の精神症状・神経症状. 精神医学 49:691-697.
Ishida H (1954) Le signe du miroir. Folia psychiatrica et neurologica japonica 8 (1):1-6.
石田宏代, 大石敬子 編 (2008) 言語聴覚士のための言語発達障害学. 医歯薬出版.
石塚尊俊 (1959) 日本の憑きもの. 未来社.
石郷岡純 (1999) ベンゾジアゼピン系睡眠薬の副作用と処方上の留意点. 太田龍朗, 大川匡子 責任編集, 睡眠障害. 松下正明 総編集, 臨床精神医学講座 13. 中山書店, pp 148-158.
石井厚 (2006) ハインロートの精神医学史. 精神医学史ノート. 医学出版社, pp 143-187.
Ishii N, Nishihara Y (1981) Pellagra among chronic alcoholics : clinical and pathological study of 20 necropsy cases. J Neurol Neurosurg Psychiatry 44 (3):209-215.
石井卓 (2010) 精神遅滞. 精神科治療学 25 (増刊号):248-251.
石川元 (1991) 治療的二重拘束――古典的精神分析から家族療法への流れ. 臨精医 20:1037-1044.
――― (2007) アスペルガー症候群の歴史. 石川元 編, アスペルガー症候群――歴史と現場から究める. 至文堂, pp 10-51.
――― (2010) 二つのアスペルガー症候群――成立の歴史を辿り直す. 発達 31 (121):113-118, 31 (122):107-112, 31 (123):107-112.
――― (2011) 家族・個人のレジリアンス (高い靱性) とナチスの健康医学――ハンブルガーとアスペ

ルガーによる教訓. こころと文化 10 (1):53-61.
石川春律 監修／近藤尚武, 柴田洋三郎, 藤本豊士ほか 編 (2009) 標準細胞生物学. 医学書院.
石川俊男, 鈴木健二, 鈴木裕也ほか 編 (2005) 摂食障害の診断と治療ガイドライン 2005. マイライフ社.
石坂好樹 (2008) 自閉症考現絮記. 星和書店.
石崎高志 (2008) 臨床薬物動態学. 日本臨床精神神経薬理学会専門医制度委員会 編, 臨床精神神経薬理学テキスト 改訂第 2 版. 星和書店, pp 56-71.
板倉徹, 小倉光博, 西林宏起ほか (2008) 脳内慢性電気刺激の臨床応用. 分子精神医学 8 (4):341-346.
Itard JMG (1801) De l'éducation d'un homme sauvage ou des premiers développements physiques et moraux du jeune sauvage de l'Aveyron. Gouyon, Paris. (野生人の教育についてあるいはアベロンの野生児の身体的精神的な初期の発育について. 中野善達, 松田清 訳：新訳アヴェロンの野生児——ヴィクトールの発達と教育, 福村出版, 1978, pp9-80.)
――― (1807) Rapport fait à son excellence le Ministre de l'Intérieur, sur des nouveaux développments de l'état actuel du sauvage de l'Aveyron. Imprimerie Impériale, Paris. (アヴェロンの野生児の新しい発達および現状に関する内務大臣への報告. 中野善達, 松田清 訳：新訳アヴェロンの野生児——ヴィクトールの発達と教育, 福村出版, 1978, pp81-141.)
伊藤浩 (2009) 分子イメージングによる精神・神経疾患の病態評価. PET Journal 8:30-32.
伊藤斉, 八木剛平, 荻田和宏ほか (1977) 抗精神病薬治療の有効性と安全性についての国際協力比較試験に関する研究——第 2 報 AIMS (NIMH) の Reliability についての検討. 精神薬療基金研究年報 9:218-225.
伊藤正男 (2003) 運動の神経機構——(10)小脳. 伊藤正男 監修, 脳神経科学. 三輪書店, pp. 511-534.
Ito M (2008) Control of mental activities by mental models in the cerebellum. Nat Rev Neurosci 9:304-313.
伊藤隆, 高野廣子 (2005) 解剖学講義. 南山堂.
Iversen LL, Iversen SD, Bloom FE, et al. ed. (2009) Amino acid neurotransmitters. Introduction to neuropsychopharmacology. Oxford University Press, New York, pp 85-127.
岩淵潔 (1997) 脊髄小脳変性症. 三好功峰, 黒田重利 編, 器質・症状性精神障害. 松下正明 総編集, 臨床精神医学講座 10. 中山書店, 第Ⅷ章, pp 195-216.
岩本健一 (2007) 児童自立支援施設の実践理論. 関西学院大学出版会.
岩佐博人, 兼子直 (2008) てんかん症候群の治療. 日本臨床精神神経薬理学会専門医制度委員会 編, 臨床精神神経薬理学テキスト 第 2 版. Ⅲ-6-12, 星和書店, pp 422-437.
岩佐光章 (2008) 遺尿症・遺糞症. 精神科治療学 23 増刊号：229-233.
岩崎徹也 (1997) スーパービジョンをめぐって. 精神分析研究 41 (3):167-181.
岩崎徹也ほか 編 (1990) 治療構造論——小此木啓吾教授還暦記念. 岩崎学術出版社.
岩下豊彦 (1998) 心理学. 双々庵.
Iwata A, Stys PK, Wolf JA, et al. (2004) Traumatic axonal injury induces proteolytic cleavage of the voltage-gated sodium channels modulated by tetrodotoxin and protease inhibitors. The Journal of Neuroscience 24 (19):4605-4613.
Iwata M (1984) Kanji versus kana: neuropsychological correlates of the Japanese writing system. Trends Neurosci 7:290-293.
岩田誠, 河村満 編 (2007) 神経文字学——読み書きの神経科学. 医学書院.
岩脇淳 (1990) 慢性期分裂病患者における二重記帳の臨床的意義. 臨床精神医学 19:1397-1404.
伊豫雅臣 (2009) 精神作用物質使用に伴う精神および行動の障害. 野村総一郎, 樋口輝彦, 尾崎紀夫 編, 標準精神医学 第 4 版. 医学書院, pp 422-437.
伊与田邦昭 (2006) 反射てんかん／驚愕てんかん. 日本てんかん学会 編, てんかん学用語事典. 日本てんかん学会, pp 133-134.

J

Jackson HJ, McGorry PD (2009) The recognition and management of early psychosis: a preventive approach, 2nd edition. Cambridge University Press, Cambridge.（水野雅文, 鈴木道雄, 岩田仲生 監訳：早期精神病の診断と治療. 医学書院, 2010.）

Jackson JH (1887) Remarks on evolution and dissolution of the nervous system. Journal of Mental Science 33: 25-48.

――― (1889) On post-epileptic states: a contribution to the comparative study of insantics. J Ment Sci 34: 490-500.

――― (1931a) Selected writings of John Hughlings Jackson vol. 1. (Taylor J, Holmes G, Walshe FMR, ed.) Hodder & Stoughton, London.

――― (1931b) Epileptic attacks with a warning of a crude sensation of smell and with the intellectual aura (dreamy state) in a patient who had symptoms pointing to gross organic disease of the right temporo-sphenoidal lobe. In: Taylor J ed. Selected writings of John Hughlings Jackson, vol. 1. Hodder and Stoughton, London, pp 464-473.

――― (1931c) On epilepsy and epileptiform convulsions. In: Taylor J ed. Selected writings of John Hughlings Jackson, vol. 1. Hodder & Stoughton, London.

――― (1932) Selected writings of John Hughlings Jackson, vol. 2. (ed. Tayler J), Hodder and Stoughton, London, pp 76-118.

Jacobs BL, Azmitia EC (1992) Structure and function of the brain serotonin system. Physiol Rev 72: 165-229.

Jacobs TJ (1986) On countertransference enactments. J Amer Psychoanal Assoc 34: 289-307.

Jacobson E (1964) The self and the object world. International University Press, New York.（伊藤洸 訳：自己と対象世界. 岩崎学術出版社, 1981.）

――― (1971) Depression: comparative studies of normal, neurotic, and psychotic conditions. International Universities Press, New York.（牛島定信, 奥村幸夫, 安岡誉ほか 訳：うつ病の精神分析. 岩崎学術出版社, 1983.）

Jacobson N, Gurman A, ed. (1995) Clinical handbook of couple therapy. The Guilford Press, New York.

Jaensch ER (1927) Die Eidetik und die typologische Forschungs methode. In: ihrer Bedeutung für die Jugendpsychologie und Pädagogik, für die allgemeine Psychologie und die Psychophysiologie der menschlichen Persönlichkeit: mit besonderer Berücksichtigung der grundlegenden Fragen und der Untersuchungs methodik, 2 Aufl. Quelle & Meyer, Leipzig.

James W (1890) The principles of psychology. American science series. Advanced course, vol. 1-2. Henry Holt, New York.

――― (1892) Psychology: briefer course (Textbook of psychology). Macmillan, London.（今田寛 訳：心理学 上下. 岩波書店, 1992-1993.）

――― (1901-1902) The varieties of religious experience: a study in human nature. Longmans, Green, New York.（桝田啓三郎 訳：宗教的経験の諸相 上下. 岩波書店, 1969-1970.）〔幻覚［比較文化・宗教学］：とくに第1講・第10講, 無意識［精神医学史］：とくに第10講〕

――― (1907) Pragmatism: a new name for some old ways of thinking. Longmans, Green, New York.（上野隆誠 訳：実用主義の哲学. 理想社出版部, 1930.／桝田啓三郎 訳：プラグマティズム. 岩波書店, 1957.）

Janet P (1889) L'automatism psychologique. Félix Alcan, Paris.

――― (1903) Les obsessions et la psychasénie, vol. 1-2. Félix Alcan, Paris./Reprint edition, Arno, New York, 1976.

――― (1907) The major symptoms of hysteria. Macmillan, New York/London.

――― (1909) Les névroses. Flammarion, Paris.（高橋徹 訳：神経症. 医学書院, 1974.）

――― (1932) La force et la faiblesse psychologiques. N. Maloine, Paris.

参考文献一覧　J

Janssen PAJ (1970) The butyrophenone story. In : Ayd FJ, Blackwell B, ed. Discoveries in biological Psychiatry. Lippincott, New York, pp 165-179.
Janz D (1962a) Differentialtypologie der idiopathischen Epilepsien. In : Kranz H, hrsg. Psychopathologie Heute. Thieme Verlag, Stuttgart, pp 176-184.
―――― (1962b) The grand-mal epilepsies and the sleeping-waking cycle. Epilepsia 3 : 69-109.
―――― (1969) Die Epilepsien : spezielle Pathologie und Therapie. Thieme, Stuttgart.〔若年性ミオクロニーてんかん：pp 135-163.〕
Janzarik W (1956) Der lebensgeschichtliche und persönlichkeitseigene Hintergrund des cyclothymen Verarmungswahns. Archiv für Psychiatie und Zeitschrift f. d. ges Neurologie 195 : 219-234.
―――― (1957) Die hypochondrische Inhalte der cyclothymen Depression in ihrer Beziehungen zum Krankentyp und zur Persönlichkeit. Archiv für Psychiatie und Zeitschrift f. d. ges Neurologie 195 : 357-372.
―――― (1959) Dynamische Grundkonstellation in endognen Psychosen. Springer, Berlin/Göttingen/Heidelberg.
―――― (1968) Schizophrene Verläufe : Eine strukturdynanmische Interpretation. Springer, Berlin/Heidelberg/New York.
―――― (1973) Über das Kontaktmangelparanoid des höheren Alters und den Syndromcharakter schizophrenen Krankseins. Nervenarzt 44 : 515-526.
―――― (1974) Themen und Tendenzen der deutschsprachigen Psychiatrie. Springer, Berlin/Heidelberg/New York. (大橋正和 訳：ドイツ精神医学史. 創造出版, 1996.)
―――― (1980) Der schizoaffektive Zwischenbereich und die Lehre von den primären und sekundären Seelenstörungen. Nervenarzt 51 : 272-279.
―――― (1984) : Jaspers, Kurt Schneider und die Heidelberger Psychopathologie. Nervenarzt 55 (1) : 18-24.
―――― (1988) Strukturdynamische Grundlagen der Psychiatrie. Enke, Stuttgart. (岩井一正, 西村勝治, 古城慶子 訳：精神医学の構造力動的基礎. 学樹書院, 1996.)
―――― (2004) Autopraxis, Desaktualisierung, Aktivierung und die Willensthematik. Nervenarzt 75 : 1053-1060.
Jasper H (1958) Ten-twenty electrode system of the International Federation. EEG Clin Neurophysiol 10 : 371-375.
Jaspers K (1910) Eifersuchtswahn. Ein Beitrag zur Frage : "Entwicklung einer Persönlichkeit" oder "Prozeß"？Zs f ges Neurol Psych 1 : 567-637. (藤森英之 訳：嫉妬妄想.「人格の発展」か「病的過程」かの問題への寄与. 精神病理学研究 1. みすず書房, 1969 所収.)
―――― (1913) Über leibhaftige Bewußtheit (Bewußtheitstäuschungen), ein psychopathologisches Elementarsymptom. Zs. f. Pathopsychologie 2 : 151-161. In : Gesammelte Schriften zur Psychopathologie. Springer, Berlin/Heiderberg/New York/London/Paris/Tokyo/Hong Kong, 1963.
―――― (1913/1948) Allgemeine Psychopathologie : ein Leitfaden für Studierende, Ärzte und Psychologen. Springer, Berlin./5 Aufl. 1948. (西丸四方 訳：精神病理学原論. みすず書房, 1971.〔原著第1版の邦訳〕〔意識混濁：pp 103-109〕／内村祐之, 西丸四方, 島崎敏樹ほか 訳：精神病理学総論 上中下. 岩波書店, 1953-1956.〔原著第5版の邦訳〕〔意味妄想, させられ体験, 実体意識性, 二重身, 表象, 欲動行為, 了解心理学：とくに上巻, 自己顕示欲：とくに中巻〕)
―――― (1919) Psychologie der Weltanschauungen. Springer, Berlin. (上村忠雄, 前田利男 訳：世界観の心理学 上下. ヤスパース選集 25-26. 理想社, 1971.〔原書第5版の翻訳〕)
―――― (1922) Strindberg und van Gogh : Versuch einer pathographischen Analyse unter vergleichender Heranziehung von Swendenborg und Hölderlin. Ernst Bircher Verlag, Leipzig/2 Aufl., Piper, München, 1926. (村上仁 訳：ストリンドベルクとゴッホ. 創元社, 1952.／藤田赤二 訳：ストリンドベリとヴァン・ゴッホ――スウェーデンボリ及びヘルデルリーンとの比較例証による病歴誌的分析の試み. ヤスパース選集 36. 理想社, 1980.)

Jaspers K (1932a) Philosophie 1, Philosophische Weltorientierung. Julius Springer, Berlin.（武藤光朗 訳：哲学的世界定位. 哲学 1. 創文社, 1964.）
――― (1932b) Philophie 3, Metaphysik. Julius Springer, Berlin.（鈴木三郎 訳：形而上学. 哲学 3. 創文社, 1969.）
――― (1963) Gesammelte Schriften zur Psychopathologie. Springer, Berlin.（藤森英之 訳：精神病理学研究 1-2. みすず書房, 1969-1971.）
――― (1973) Allegemeine Psychopathologie, 9 Aufl. Springer-Verlag, Berlin/Heidelberg/New York, p 125.
Jaynes J (1976) The origin of consciousness in the breakdown of the bicameral mind. Houghton Mifflin, Boston.（柴田裕之 訳：神々の沈黙――意識の誕生と文明の興亡. 紀伊國屋書店, 2005.）
Jelliffe SE (1923) The Mneme, the engram and the unconscious Richard Semon : his life and work. J Nerv Ment Dis 57（4）: 329-341.
Jenett B, Bond M (1975) Assessment of outcome after severe brain damage. Lancet 305（7905）: 480-484.
Jenett B, Plum F (1972) Persistent vegetative state after brain damage : a syndrome in search of a name. Lancet i : 734-737.
Jensen TS, Krebs B, Nielsen J, et al.（1985）Immediate and longterm limb pain in amputees : incidence, clinical characteristics and relationship to pre-amptation pain. Pain 21 : 267-278.
Jin X, Shearman LP, Weaver DR, et al.（1999）A molecular mechanism regulating rhythmic output from the suprachiasmatic circadian clock. Cell 96 : 57-68.
治徳大介, 吉川武男（2010）双極性障害の全ゲノム関連研究の動向. 分子精神医学 10 : 40-45.
Jobson KO, Potter WZ（1995）International psychopharmacology algorithm project report. Psychopharmacology Bulletin 31 : 457-460.
Johnson AM, Falstein EI, Szurek SA, et al.（1941）School phobia. Am J Orthopsychiatry 11 : 702-711.
Johnson DJ, Myklebust HR（1964）Learning disabilities. Grune & Strutton, New York.（森永良子, 上村菊朗 訳：学習能力の障害. 日本文化科学社, 1975.）
Johnson RA（1992）Horace Winchell Magoun. Bibliography of a neuroscientist. UCLA Brain Research Institute, Los Angeles.
Jones BE（2005）From waking to sleeping : neuronal and chemical substrates. Trends in Pharmacological Sciences 26 : 578-586.
Jones CR, Campbell SS, Zone SE, et al.（1999）Familial advanced sleep-phase syndrome : a short-period circadian rhythm variant in humans. Nat Med 5 : 1062.
Jones E（1908）Rationalization in everyday life. J Abnrom Psychol 3 : 161-169.
――― (1916) The theory of symbolism. Papers on Psycho-Analysis. Beacom Press, Boston.
――― (1948) Papers on psycho-analysis, 5th edition. Bailliere, Tindal and Cox, London.（Reprinted by H. Karnac, London, 1977.）
――― (1949) Hamlet and Oedipus. Victor Gollancz, London.（栗原裕 訳：ハムレットとオイディプス. 大修館書店, 1988.）
――― (1953-1957) Sigmund Freud : life and work, 3 vols./vol 1. The young Freud 1856-1900./vol 2. The years of maturity 1901-1919./vol 3. The last phase 1919-1939. Hogarth Press, London.（The life and work of Sigmund Freud.（Trilling L, Marcus S, ed.）Basic Books, New York, 1957.／竹友安彦, 藤井治彦 訳：フロイトの生涯. 紀伊国屋書店, 1964.）
Jones EE（2000）Therapeutic action : a guide to psychoanalytic psychotherapy. Jason Aronson, Northvale, N.J.（守屋直樹, 皆川邦直 監訳：治療作用――精神分析的精神療法の手引き. 岩崎学術出版社, 2003.）
Jones M（1953）The therapeutic community. Basic Books, New York.
――― (1968a) Beyond the therapeutic community. Yale University Press, New Haven.（鈴木純一 訳：治療共同体を超えて――社会精神医学の臨床. 岩崎学術出版社, 1977.）
――― (1968b) Social psychiatry in practice. Penguin, London.
Joseph B（1978）Different types of anxiety and their handling in the analytic situation. Int J Psychoanal 59 :

223-228.
Joseph B (1985) Transference : the total situation. In : Spillius EB, ed. Melanie Klein today, vol. 2. The Institute of Psycho-Analysis, London, pp 61-72.（古賀靖彦 訳：転移——全体状況. 松木邦裕 監訳, メラニー・クライントゥデイ 3. 岩崎学術出版社, pp 79-93, 2000.）
——— (1988) Psychic equilibrium and psychic change. Routledge, London. （小川豊昭 訳：心的平衡と心的変化. 岩崎学術出版社, 2005.）
——— (1989) Psychic equilibrium and psychic change. Tavistock/Routledge, London.（小川豊昭 訳：心的平衡と心的変化. 岩崎学術出版社, 2005.）
Jouvet M (1967) Neurophysiology of the states of sleep. Physiol Rev 47 : 117-177.
Judd LL, Akiskal HS, Schettler PJ, et al. (2002) The long-term natural history of the weekly symptomatic status of bipolar I disorder. Arch Gen Psychiatry 59 : 530-537.
Judd LL, McAdams L, Budnick B, et al. (1992) Sensory gating deficits in schizophrenia : new results. Am J Psychiatry 149 : 488-493.
Juliano LM, Ferré S, Griffiths RR (2009) The pharmacology of caffeine. In : Ries RK, Fiellin DA, Miller SC, et al. ed. Principles of addiction medicine, 4th edition. Lippincott Williams & Wilkins, Philadelphia, pp 159-178.
Jung CG (1921) Psychologische Typen. Rascher Verlog, Zürich. (translated by Baynes HG / a revision by Hull RFC : Psychological types. Sir Read H, Fordham M, Adler G, ed. The collected works of C. G. Jung, 6. Routledge, London, 1971/1991./Princeton University Press, Princeton, 1971/1976.／林道義 訳：タイプ論. みすず書房, 1987.)
——— (1928) Die Beziehungen zwischen dem Ich und dem Unbewussten. Rascher Verlag, Zürich. (translated by Hull RFC/Sir Read H, Fordham M, Adler G, ed. Two essays on analytical psychology. The collected works of C. G. Jung, 7. Routledge & Kegan Paul, London, 1953.／野田倬 訳：自我と無意識の関係. 人文書院, 1982.)
——— (1961) Erinnerungen, Träume, Gendanken. Rascher Verlag, Zürich. (recorded and edited by Jaffé A/translated by Winston R, Winston C, Memories, dreams, reflections. Collins and Routledge & Kegan Paul, London, 1963.／河合隼雄, 藤縄昭, 出井淑子 訳：ユング自伝——思い出・夢・思想 1・2. みすず書房, 1972-1973.)
———／高尾浩幸 訳 (1993) 診断学的連想研究. ユング・コレクション 7. 人文書院.
Jung R (1949) Kurt Beringer. Arch f Psychiatr u Z Neur 183 : 293-301.

K

Kabat-Zinn J (1990) Full Catastrophe Living. Bantam Dell. A Devision of Random House, Inc., New York.（春木豊 訳：マインドフルネス——ストレス低減法, 北大路書房, 1993.）
門脇眞枝 (1902) 狐憑病新論. 博文館.（復刻版. 精神医学神経学古典刊行会, 1973.）
加我君孝, 黄麗輝 (2000) 環境音の認知. 加我君孝 編, 中枢性聴覚障害の基礎と臨床. 金原出版, pp 174-175.
加我君孝, 竹腰英樹, 林玲匡 (2008) 中枢性聴覚障害の画像と診断——聴覚失認 音声・音楽・環境音の認知障害. 高次脳機能研究 28 : 224-230.
香川修徳 (1788) 一本堂行余医言. 大塚敬節, 矢数道明 責任編集, 近世漢方医学書集成 第 65 巻. 名著出版, 1982, pp 383-574.
影山任佐 (1975) アルコール酩酊下における情動行為——事例と考察. 犯罪誌 41 : 206-216.
——— (1981) モノマニー学説とフランス慢性妄想病論の誕生 1・2. 精神医学 23 : 316-330, 426-436.
——— (1984) Sur histoire de la monomanie. Évol Psych 49 : 155-162.
——— (1985) 精神分裂病と殺人衝動. 精神医学 27 : 976-979.
——— (1987) フランス慢性妄想病論の成立と展開. 中央洋書出版部.
——— (1990) Pinel の生涯と思想——あとがきに代えて. 影山任佐 訳：精神病に関する医学＝哲学論.

中央洋書出版部, pp 239-254.
影山任佐（1992）アルコール犯罪研究. 金剛出版.
―――（1994）Wilmanns, Karl―――時代精神と精神医学. 松下正明 編, 続 精神医学を築いた人びと 上. ワールドプランニング, pp 15-32.
―――（1999）Pinel, Esquirol らの精神医学とその実践；近代精神医学の黎明―――臨床および病院精神医学と司法精神医学の誕生. 松下正明, 昼田源四郎 編, 精神医療の歴史. 松下正明 総編集, 臨床精神医学講座 S1. 中山書店, pp 129-162.
―――（2000）犯罪精神医学研究―――「犯罪精神病理学」の構築をめざして. 金剛出版.
―――（2006）司法精神医学―――フランスにおける歴史と現状. 松下正明 編, 司法精神医学概論. 司法精神医学 1. 中山書店, pp 46-93.
―――（2007）クレペリン疾病論の構造分析―――「疾患形態説」の現代的意義. 坂口正道, 岡崎祐士, 池田和彦ほか 編, 精神医学の方位. 中山書店, pp 23-29.
―――（2009a）J. カプグラ―――解釈妄想病. 松下正明, 影山任佐 編, 統合失調症・妄想. 現代精神医学の礎 2. 時空出版, pp 342-377.
―――（2009b）解釈妄想病をめぐって. 松下正明, 影山任佐 編, 統合失調症・妄想. 現代精神医学の礎 2. 時空出版, pp 370-377.
―――（2010）犯罪精神病理学―――実践と展開. 金剛出版.
影山任佐, 青木勇人, 那須匡ほか（1989）アルコール酩酊下における自殺―――抑うつ型と攻撃性反転型. 精神医学 31（7）：701-707.
―――Ishii T, Nakata O（1989）Aggression and drinking. Acta Crim Japon 55（6）：268-272.
影山任佐, 中田修（1984）病的酩酊の幻覚症型（幻覚症型病的酩酊）について. 精神医学 26（9）：915-928.
Kahlbaum KL（1863）Die Gruppierung der psychischen Krankheiten und die Eintheilung der Seelenstörungen：Entwurf einer historisch-kritischen Darstellung der bisherigen Eintheilungen und Versuch zur Anbahnung einer empirisch-wissenschaftlichen Grundlage der Psychiatrie als klinischer Disciplin. Kafemann, Danzig. In：Krosigk E von, hrsg. Die Gruppierung der psychischen Krankheit und die Eintheilung der Seelenstörung. VDM, Saarbrücken, 2007.
―――（1874）Die Katatonie oder Spannungsirresein：Eine klinische Form psychischer Krankheit. August Hirschwald, Berlin.（渡辺哲夫 訳：緊張病. 星和書店, 1979.）
―――（1882）Über cyklisches Irresein. Irrenfreund 24：145-157.（Baethge C, Salvatore P, Baldessarini RJ, translated："On cyclic insanity" by Karl Ludwig Kahlbaum, MD：a translation and commentary. Harv Rev Psychiatry 11：78-90, 2003.〔原著の英訳〕）
―――（1890）Über Heboidophrenie. Zeitschrift f Psychiatr 46：461-474.（浅井昌弘 訳：類破瓜病について. 精神医学 16：415-474, 1974.／浅井昌弘 訳：類破瓜病について. 松下正明, 影山任佐 編, 統合失調症・妄想. 現代精神医学の礎 2. 時空出版, pp 75-89, 2009.）
皆藤章（1996）心理療法と風景構成法. 山中康裕 編, 風景構成法その後の発展. 岩崎学術出版社, pp 45-64.
懸田克躬, 加藤正明 編（1970）社会精神医学. 医学書院.
懸田克躬, 大熊輝雄, 島薗安雄ほか 責任編集／諏訪望, 西園昌久 編（1979）心身疾患 1. 現代精神医学大系 7A. 中山書店.
Kalamida D, Poulas K, Avramopoulou V, et al.（2007）Muscle and neuronal nicotinic acetylcholine receptors：structure, function and pathogenicity. FEBS J 274（15）：3799-3845.
Kalueff AV, Nutt DJ（2007）Role of GABA in anxiety and depression. Depress and Anxiety 24：495-517.
鎌谷直之（2007）遺伝統計学入門. 岩波書店.
鎌谷直之 編（2001）ポストゲノム時代の遺伝統計学. 羊土社.
上島国利, 樋口輝彦, 野村総一郎ほか 編（2008）気分障害. 医学書院.
上條敦史, 南健一, 遠藤桂子ほか（2003）青年期に発症したブタンガス依存症の3症例. 神奈川県立精神医療センター研究紀要 12：1-5.
神尾陽子（2007）自閉症スペクトラムの言語特性に関する研究. 笹沼澄子 編, 発達期言語コミュニケーション障害の新しい視点と介入理論. 医学書院, pp 53-70.

神尾陽子（2009）自閉症概念の変遷と今日の動向. 児童青年精神医学とその近接領域 50：124-129.
神谷美恵子（1966）生きがいについて. みすず書房.
——— （1970）早発性痴呆をめぐって. 精神医学 12（2）：155-160.
——— （1980-1985）神谷美恵子著作集 1〜10 巻, 補巻 1〜2, 別巻. みすず書房.
Kamnasaran D（2005）Agenesis of the corpus callosum：lessons from humans and mice. Clin Invest Med 28：267-282.
菅修（1937）本邦ニ於ケル精神病者竝ビニ之ニ近接セル精神異常者ニ関スル調査. 精神経誌 41（10）：793-884.
——— （1979）加藤普佐次郎——日本の精神医学を築いた人々 8. 臨精医 8：695-701.
金澤一郎（2001）ハンチントン病研究から学んだこと. 臨床神経学 41（12）：1029-1035.
神庭重信（1989）リチウム非反応者に期待される気分安定薬. 神経精神薬理 11：781-792.
——— （1999）こころと体の対話——精神免疫学の世界. 文春新書, 文藝春秋.
——— （2000）環境の遺伝規定性からみた「内因性」概念. 精神経誌 102：281-285.
——— （2008）うつ病の生物学. 松下正明, 加藤敏, 神庭重信 編, 精神医学対話. 弘文堂, pp 143-155.
——— （2010）つながるこころと体, 科学 80：276-280.
——— （2011）うつ病の精神薬理・生化学的研究を概観する. 精神医学 53：357-362.
神庭重信, 加藤忠史 編（2010）脳科学エッセンシャル——精神疾患の生物学的理解のために. 中山書店.
神庭重信, 黒木俊秀 編（2009）現代うつ病の臨床, 創元社.
神林崇, 近藤英朗, 吉田祥ほか（2009）ナルコレプシー. 日本睡眠学会 編, 睡眠学. 朝倉書店, pp 505-511.
神戸文哉（1876）精神病約説.（復刻版. 精神医学神経学古典刊行会, 1973.）
神田橋條治（1999）精神科養生のコツ. 岩崎学術出版社.
神田橋條治, 八木剛平（2002）対談——精神科における養生と薬物. 診療医学新書, 診療新社.
Kandel ER（1998）A new intellectual framework for psychiatry. Am J Psychiatry 155：457-469.
——— （1999）Biology and the future of psychoanalysis：a new intellectual framework for psychiatry revisited. Am J Psychiatry 156：505-524.
Kandinsky VK（1885）Kritische und klinische Betrachtungen im Grabiete der Sinnestäuschungen. Friedländer u. Sohn, Berlin.
Kane J, Honigfeld G, Singer J, et al.（1988）Clozapine for the treatment-resistant schizophrenic：a double-blind comparison with chlorpromazine. Arch Gen Psychiatry 45（9）：789-796.
Kane JM（1987）Treatment of schizophrenia. Schizophr Bull 13：133-156.
金田眞理（2009）結節性硬化症の分子病態と新しい治療法. 医学のあゆみ 230：981-986.
金久卓也, 深町建（1972）コーネル・メディカル・インデックス——その解説と資料. 三京房.
Kaneita Y, Ohida T, Uchiyama M, et al.（2006）The relationship between depression and sleep disturbances：a Japanese nationwide general population survey. J Clin Psychiatry. 67（2）：196-203.
金子準二 編（1963）三宅鑛一博士事績. 三宅鑛一博士事績編纂委員会.
金子準二 編著（1965）日本精神病学書史 第2——江戸以前篇／江戸篇. 日本精神病院協会.
金子邦彦, 津田一郎（1996）複雑系のカオス的シナリオ. 朝倉書店.
兼子直（2003）てんかん教室. 振興医学出版.
兼子直, 近藤毅（1995）抗てんかん薬の薬物動態と相互作用. 精神科治療学 10：757-764.
兼子直, Nau H（2006）バルプロ酸の臨床薬理. ライフ・サイエンス.
Kaneko S, Yoshida S, Kanai K, et al.（2008）Development of individualized medicine for epilepsy based on genetic information. Expert Rev Clin Pahrmacol 1：661-681.
兼本浩祐（1996）てんかん学ハンドブック. 医学書院, pp 127-133.
——— （2006）てんかん学ハンドブック 第2版. 医学書院〔若年性ミオクロニーてんかん：pp130-134〕
Kanemoto K, Kawasaki J, Mori E（1996）Violence and epilepsy：a close relation between violence and postictal psychosis. Epilepsia 40：107-109.
兼本浩祐, 山内俊雄 編（2009）精神科領域におけるけいれん・けいれん様運動. 専門医のための精神科臨床リュミエール 14. 中山書店.

金野滋(1998)五月病——student apathy あるいは退却神経症.大森健一,島悟 責任編集,家庭・学校・職場・地域の精神保健.松下正明 総編集,臨床精神医学講座 18.中山書店, pp 211-219.
Kanner L (1935) Child psychiatry. Charles C. Thomas, Springfield.(黒丸正四郎,牧田清志 訳:児童精神医学.医学書院, 1964.)
───── (1943) Autistic disturbances of affective contact. The Nervous Child, New York 2:217-250.
狩野力八郎(1991)治療者の支持的役割——治療状況における退行の意味を認識すること.精神分析研究 35:47-57.
───── (1995) 心的表象論.小此木啓吾,妙木浩之 編,精神分析の現在.至文堂, pp 286-300.
───── (2002) 重症人格障害の臨床研究——パーソナリティの病理と治療技法.金剛出版.
───── (2004) 構造化すること.狩野力八郎,高野晶,山岡昌之 編,日常診療でみる人格障害.三輪書店, pp 95-105.
───── (2009) 方法としての治療構造論——精神分析的心理療法の実践.金剛出版.
狩野力八郎,川谷大治 編(2007)特集 A-T スプリット——パーソナリティ障害の治療.精神分析研究 51:343-402.
金生由紀子(2003)Gilles de la Tourette:Etude sur une affection nerveuse caractérisée par de l'incoordination motorice accompagnée, d'écholalie et de coprolalie. こころの臨床 à・la・carte 22 増刊号(3):38-40.
───── (2006) トゥレット症候群の臨床.児童青年精神医学とその近接領域 47(4):318-325.
───── (2007) 習癖・チック・トゥレット障害.母子保健情報 55:1-5.
───── (2010) チック障害.日本臨牀 68(1):114-118.
Kantrowitz JT, Javitt DC (2010) N-methyl-D-aspartate (NMDA) receptor dysfunction or dysregulation:the final common pathway on the road to schizophrenia? Brain Res Bull 83:108-121.
Karavitaki N, Wass JA (2009) Non-adenomatous pituitary tumours. Best Pract Res Clin Endocrinol Metab. 23(5):651-658.
Karceki S, Morrel MJ, Carpenter D (2005) Treatment of epilepsy in adults:expert opinion. Epilepsy & Behavior 7:S1-S64.
Karmen A (2009) Crime victims:an introduction to victimology, 7th edition. Wadsworth, Belmont.
笠原嘉(1967)内因性精神病の発病に直接前駆する「心的要因」について.精神医学 9:403-412.
───── (1968) 精神医学における人間学の方法.精神医学 10:5-15.
───── (1976) 神経症についての総論.村上仁,満田久敏 監修,精神医学.医学書院, pp 682-735./精神病と神経症 2. みすず書房, pp 915-974, 1984.
───── (1984) アパシー・シンドローム,岩波書店/岩波現代文庫(学術 95), 2002.
───── (1996) 軽症うつ病——「ゆううつ」の精神病理.講談社現代新書.講談社.
───── (2007) 精神科における予診・初診・初期治療.星和書店.
笠原嘉,金子寿子(1981)外来分裂病(仮称)について.藤縄昭 編,分裂病の精神病理 10.東京大学出版会.(笠原嘉,精神病と神経症 1.みすず書房, 1984. に再録)
笠原嘉,木村敏(1975)うつ状態の臨床的分類に関する研究.精神神経誌 77(10):715-735.
笠原嘉,酒井克允(1984)反精神医学.精神病と神経症Ⅰ.みすず書房, pp 233-259.
笠原嘉 編(1972)正視恐怖・体臭恐怖——主として精神分裂病との境界例について.医学書院.
笠原嘉,清水將之,伊藤克彦ほか 編(1976-1983)青年の精神病理 1-3. 弘文堂.
笠井清登(2007)脳の電気生理学的評価.佐藤光源,丹羽真一,井上新平 編,統合失調症の治療——臨床と基礎.朝倉書店, pp 180-185.
Kasai K, Shenton ME, Salisbury DF, et al. (2003) Progressive decrease of left superior temporal gyrus gray matter volume in patients with first-episode schizophrenia. Am J Psychiatry 160:156-164.
Kasanin JS (1933) The acute schizo-affective psychosis. Am J Psychiat 90:97-126.
Kasanin JS, ed. (1944) Language and thought in schizophrenia. University of California Press, Berkeley.
鹿島晴雄(1987)力動的局在論——ロシア学派の立場.神経精神薬理 9:311-329.
───── (1991) Luria, Aleksandr Romanovich——心理活動の脳機構の探求とその障害の診断,治療の実

践. 松下正明 編, 精神医学を築いた人びと 下巻. ワールドプランニング.
鹿島晴雄 (1994) イヴァン・ペトロヴィチ・パブロフ——心理活動の客観的研究. 続 精神医学を築いた人びと 上. ワールドプランニング, pp 135-145.
鹿島晴雄, 加藤元一郎 (1993) 前頭葉機能検査——障害の形式と評価法. 神経進歩 37：93-110.
——— (1995) Wisconsin Card Sorting Test (Keio Version)：KWCST. 脳と精神の医学 6 (2)：209-216.
鹿島晴雄, 加藤元一郎, 本田哲三 (1999) 認知リハビリテーション. 医学書院.
鹿島晴雄, 種村純 編 (2003) よくわかる失語症と高次脳機能障害. 永井書店.
柏木哲夫 (2006) 定本ホスピス・緩和ケア. 青海社.
柏女霊峰 (2008) 子ども家庭福祉サービス供給体制——切れ目のない支援をめざして. 中央法規出版.
柏瀬宏隆 (1993) 医原症. 加藤正明, 保崎秀夫, 笠原嘉ほか 編, 新版精神医学事典. 弘文堂, p 30.
——— (1999) 神経・筋肉系心身症——痙性斜頸について. 吉松和哉, 上島国利 編, 身体表現性障害・心身症. 松下正明 総編集, 臨床精神医学講座 6. 中山書店, pp 431-438.
——— (2004) 感応精神病. 新興医学出版社.
柏瀬宏隆, 久場川哲二, 石井弘一ほか (1981) 集団ヒステリー——自験例と本邦の報告例の検討. 臨精医 10 (9)：1107-1117.
柏瀬宏隆 編著 (2002) 痙性斜頸——各科の治療の実際. 新興医学出版社.
——— (2008) 集団の精神病理. 新興医学出版社.
片桐瑞穂 (1984) 多幸症. 精神医学大事典. 講談社, p 592.
Katharine AP (1996) The broken mirror. Oxford University Press, Oxford.（松尾信一郎 訳：歪んだ鏡. 金剛出版, 1999).
加藤普佐次郎 (1921) 松沢病院開放治療成績 第 1 報. 神経誌 20：176-184.
——— (1925) 精神病者ニ対スル作業治療並ビニ開放治療ノ精神病院ニ於ケル之ガ実施ノ意義及ビ方法. 神経誌 25：371-403.
——— (1928) 精神病院管理上ニ於ケル法律的実務. 神経誌 29：211-216.
加藤久雄 (2006a) ポストゲノム社会における医事刑法入門 新訂補正版. 東京法令出版.
——— (2006b) 意思自由論. 加藤久雄, ポストゲノム社会における医事刑法入門 新訂補正版. 東京法令出版, p 126, p 136.
——— (2006c) インフォームド・コンセント. 加藤久雄, ポストゲノム社会における医事刑法入門 新訂補正版. 東京法令出版, p 88.
——— (2010) 人格障害犯罪者に対する刑事制裁論——確信犯罪人の刑事責任論を中心にして. 慶應義塾大学出版会.
加藤稲子, 齋藤紀子, 戸苅創 (2009) 乳幼児突然死症候群. 日本睡眠学会 編, 睡眠学. 朝倉書店, pp 582-583.
加藤清光 (1969) 白天録. 第一出版.
加藤正明 (1955) ノイローゼ——神経症とは何か. 創元社.
——— (1965) 精神医学的疫学——わが国の精神障害者の現状. 厚生省公衆衛生局.
——— (1976) 社会と精神病理. 弘文堂.
——— (1982) 正常とは何か. 読売新聞社.
——— (1986) メンタルヘルス——病気と事例をめぐるこころの健康学. 創元社.
加藤正明 監修／日本産業精神保健学会 編 (1998) 産業精神保健ハンドブック. 中山書店.
加藤正明, 保崎秀夫 監修 (1981) 精神科ポケット辞典. 弘文堂.
加藤正明, 保崎秀夫, 笠原嘉ほか 編 (1975) 精神医学事典. 弘文堂.
——— (1993) 新版精神医学事典. 弘文堂.
加藤正明, 保崎秀夫, 三浦四郎衛ほか 監修 (2006) 精神科ポケット辞典 新訂版. 弘文堂, p 89, p 154.
加藤昌明 (2001) 睡眠とてんかんの関連. てんかん研究 19：163-177.
加藤元一郎 (2006) 神経心理学から見た高次脳機能障害支援モデル事業——特に診断基準と対象の選択について. 高次脳機能研究 26：299-309.
加藤元一郎, 鹿島晴雄 (1996) 前頭葉機能検査と損傷局在. 神経心理学 12 (2)：80-98.
加藤元一郎, 前田貴記 (2004) 22q11.2 欠失症候群とプラダー・ウィリ症候群の神経心理学. 神経心理学 20：

150-156.
加藤敏 (1984) 比較文化的にみた精神療法. 臨精医 13:1087-1096.
─── (1990) 幻覚. 土居健郎, 笠原嘉, 宮本忠雄ほか 編, 異常心理学講座 4. みすず書房, pp 107-170.
─── (1994) 分裂病における心気 - 体感症状の臨床精神病理学的研究. 精神経誌 96 (3):174-219.
─── (1995a) 構造論的精神病理学──ハイデガーからラカンへ. 弘文堂.
─── (1995b) 主体の起源と享楽──父性の精神病理学の試み. 構造論的精神病理学──ハイデガーからラカンへ. 弘文堂, pp 170-206.
─── (1995c) 死の欲動と死への存在. 構造論的精神病理学──ハイデガーからラカンへ. 弘文堂, pp 273-278.
─── (1997) 加害的自生発話 (思考) の臨床──分裂病寛解過程における能動性亢進. 精神経誌 99:321-340.
─── (1999) 分裂病の構造力動論──統合的治療にむけて. 金剛出版, pp 78-83.
─── (2002a) 現代日本における不安・焦燥型うつ病の増加. 精神科 1:344-349.
─── (2002b) 創造性の精神分析──ルソー・ヘルダーリン・ハイデガー. 新曜社.
─── (2004) 現代日本におけるパニック障害とうつ病──今日的な神経衰弱. 精神科治療学 19:955-961.
─── (2005) 統合失調症の語りと傾聴──EBM から NBM へ. 金剛出版.〔裂開相／内開相:pp 107-135〕.
─── (2006) 職場結合性うつ病の病態と治療. 精神療法 32:284-292.
─── (2007) 不安障害. 武田雅俊, 加藤敏, 神庭重信, Advanced Psychiatry──脳と心の精神医学. 金芳堂, pp 33-74.
─── (2008a) Ellenberger における宗教病理学──「神話解放運動」論を中心に. 精神医学史研究 12 (1):39-49.
─── (2008b) アスペルガー障害における「言語世界への入場」「現実との接触」──診断的および精神病理学的検討. 精神治療学 23:199-211.
─── (2008c) グローバリゼーション下の不安──比較文化論の見地から. 松下正明, 神庭重信, 加藤敏 編, 精神医学対話. 弘文堂, pp 473-486.
─── (2010) 人の絆の病理と再生──臨床哲学の展開. 弘文堂.
加藤敏 編 (2003) 語りと傾聴. 松下正明 総編集, 新世紀の精神科治療 第 7 巻. 中山書店.
加藤敏, 八木剛平 編著 (2009) レジリアンス──現代精神医学の新しいパラダイム. 金原出版.
加藤伸司 (2005) 高齢者のデイサービス. 武田雅俊 編, 現代老年精神医療. 永井書店, pp 366-370.
加藤伸司, 下垣光, 小野寺敦志ほか (1991) 改訂長谷川式簡易知能評価スケール (HDS-R) の作成. 老年精神医学 2:1339-1347.
Kato T (2008) Molecular neurobiology of bipolar disorder:a disease of 'mood-stabilizing neurons'? Trends Neurosci 31 (10):495-503.
─── (2009) Epigenomics in psychiatry. Neuropsychobiology 60:2-4.
Kato T, Iwamoto K, Kakiuchi C, et al. (2005) Genetic or epigenetic difference causing discordance between monozygotic twins as a clue to molecular basis of mental disorders. Mol Psychiatry 10 (7):622-630.
加藤隆弘 (2008) 非定型抗精神病薬の活性化ミクログリアへの作用から統合失調症の病態機序を探る. 精神経誌 110 (8):706-711.
加藤隆 (2010) 腹内側前頭前野とソマティックマーカー仮説. 神庭重信, 加藤忠史 編, 脳科学エッセンシャル──精神疾患の生物学的理解のために. 中山書店, pp 15-17.
Katz S, Ford AB, Moskwitz RW, et al. (1963) Studies of illness in the aged. JAMA 185:914-919.
Kaufman AS, Kaufman NL (1983) Kaufman assessment battery for children (K-ABC) administration and scoring manual. American Guidance Service, Circle Pines.(松原達哉, 藤田和弘, 前川久男ほか 訳:K-ABC 心理・教育アセスメントバッテリー──解釈マニュアル. 丸善メイツ, 1993.)
Kaul M (2009) HIV-1 associated dementia:update on pathological mechanisms and therapeutic approaches.

Curr Opin Neurol 22 (3)：315-320.
川畑友二（2007）アスペルガー症候群とシゾイドパーソナリティ障害との関連について——児童精神科医としての見解. 精神経誌 109 (1)：45-49.
川原隆造（1996）内観療法. 新興医学出版社.
川人博（1998）過労自殺. 岩波書店.
河合隼雄（1967）ユング心理学入門. 培風館.
─── （2000）イニシエーションと現代. 河合隼雄 編, 心理療法とイニシエーション. 講座心理療法 1. 岩波書店, pp 1-18.
─── （2009）ユング心理学入門. 河合俊雄 編. 岩波現代文庫. 岩波書店.
河合隼雄 編（1969）箱庭療法入門. 誠信書房.
河合隼雄 監修（1994）実践と教育訓練. 臨床心理学 第4巻. 創元社.
─── （1995）原理・理論. 臨床心理学 第1巻. 創元社.
河合逸雄, 川越知勝, 畑田耕志ほか（1983）てんかん発作としての時間感覚の異常てんかん研究. てんかん研究 1：17-22.
川上富美郎（1999）精神科疾患と日内リズム. Molecular Medicine 36 (10)：1160-1165.
河本英夫（1995）オートポイエーシス──第三世代システム. 青土社.
川村和久（2001）育児情報の発信源とその問題点. 小児内科 33：1353-1358.
河村満（2003）失行と行為障害. Clinical Neuroscience 21：775-777.
─── （2004）古典的失行（Liepmann）の新しい捉え方. 神経研究の進歩 48：637-647.
河村満, 平山惠造, 塩田純一（1986）中心領域（Liepmann）の限局病変による肢節運動失行. 臨床神経 26：20-27.
川崎道子, 宮地女子, 佐々木明子（2008）育児不安・育児ストレスの測定尺度開発に関する文献検討（1983年～2007年）. 沖縄県立看護大学紀要 9：53-60.
川谷大治（2009）自傷とパーソナリティ障害. 金剛出版.
川人光男（1996）脳の計算理論. 産業図書.
Kay DWK, Roth M (1961) Environmental and hereditary factors in the schizophrenias of old age (late paraphrenia) and their bearing on the general problem of causation in schizophrenia. J Ment Sci 107：649-686.
Kay SR, Opler LA, Fiszbein A (1991) Positive and negative syndrome scale. (PANSS) rating manual. Multi-Health System Inc, Tronto.(山田寛, 増井寛治, 菊本弘次 訳：陽性・陰性症状評価尺度（PANSS）マニュアル. 星和書店, 1991.)
栢森良二（1997）サリドマイド物語. 医歯薬出版.
Kayser M, Kohler CG, Dalmau J (2010) Psychiatric manifestations of paraneoplastic disorders. Am J Psychiatry 167：1039-1050.
風祭元（1989）精神科薬物療法の特徴と治癒概念. 八木剛平 編, 精神科領域における薬物療法. 金原出版, pp 1-8.
─── （1994）三宅鑛一──精神医学提要と司法精神鑑定. 松下正明 編, 続・精神医学を築いた人びと 下巻. ワールドプランニング, pp 83-100.
─── （1999）松沢病院 120 年. 精神経誌 101：877-890.
─── （2010）精神科薬物療法の特徴と治癒概念. 最新精神医学 15：437-441.
藪川悟, 白澤英勝, 築島健ほか（2006）精神障害者保健福祉手帳の判定のあり方に関する研究. 平成 16, 17 年度厚生労働科学研究.
Keel PK, Mitchell JE, Miller KB, et al. (1999) Long-term outcome of bulimia nervosa. Arch Gen Psych 56：63-69.
Keith SJ, Kane JM (2003) Partial compliance and patient consequences in schizophrenia：our patients can do better. J Clin Psychiatry 64 (11)：1308-1315.
Keller MB, Shapiro RW (1982) Double depression：superimposition of acute depressive episode of chronic depressive disorders. Am J Psychiatry 139：438-442.

Keller RC, Shapiro RW (1982) "Double depression": superimposition of acute depressive episodes on chronic depressive disorders. Am J Psychiatry 139: 438-442.

Kellett S, Bolton JB (2009) Compulsive buying: a cognitive-behavioural model. Clinical Psychology and Psychotherapy 16: 83-99.

Kendler KS, Karkowski LM, Prescott CA (1999) Causal relationship between stressful life events and the onset of major depression. Am J Psychiatry 156: 837-841.

計見一雄 (2005) 精神救急ハンドブック——精神科救急病棟の作り方と使い方 改訂版. 新興医学出版社.

Kenneth SR, ed. (1983) The borderline child: approaches to etiology, diagnosis, and treatment. McGraw-Hill Book, New York.

Kernberg OF (1975) Borderline conditions and pathological narcissism. Jason Aronson, New York.

――― (1976) Object relations theory and clinical psychoanalysis. Jason Aronson, New York. (前田重治 監訳：対象関係論とその臨床. 岩崎学術出版社, 1983.)

――― (1980a) Neurosis, psychosis, and the borderline states. In: Freedman AM, Kaplan HI, Sadock BJ, ed., Comprehensive textbook of psychiatry, vol. 3, 3rd edition. Williams & Wilkins, Baltimore.

――― (1980b) Internal world and external reality. Jason Aronson, New York. (山口泰司 訳：内的世界と外的現実 上・下. 文化書房博文社, 1992.)

――― (1984) Severe personality disorders. Yale University Press, New Haven. (西園昌久 監訳：重症パーソナリティ障害——精神療法の方略. 岩崎学術出版社, 1996.)

Kernberg OF, Michael AS, Harold WK, et al. (1989) Psychodynamic psychotherapy of borderline patients. Basic Books, New York. (松浪克文, 福本修 訳：境界例の力動的精神療法. 金剛出版, 1993.)

Kerry LJ (2005) The behavioral genetics of psychopathology. Lawrence Erlbaum Associates, Inc., Hillsdale. (安藤寿康, 大野裕 監訳／佐々木掌子, 敷島千鶴, 中嶋良子 訳：精神疾患の行動遺伝学. 有斐閣, 2007.)

Kertesz SG (2001) Pellagra in 2 homeless men. Mayo Clin Proc 76 (3): 315-318.

Kessler RC, Sonnega EJ, Bromet M, et al. (1995) Posttraumatic stress disorder in the national comorbidity survey. Arch Gen Psychiatry 52: 1048-1060.

Kessler RC, Ustün TB (2004) The World Mental Health (WMH) survey initiative version of the World Health Organization (WHO) Composite International Diagnostic Interview (CIDI). Int J Methods Psychiatr Res 13 (2): 93-121.

木戸又三, 武村和夫 (1981) 重症身体疾患とくに悪性腫瘍のいわゆる警告うつ病について. 精神医学 23: 885-892.

Kielholz P (1965) Diagnose und Therapie der Depression für den Praktiker. Lehmanns, München.

Kierkegaard S (1844) The concept of dread. Princeton University Press, Princeton. (斎藤信治 訳：不安の概念. 岩波書店, 1951.)

――― (1849) Die Krankheit zum Tode. Eugen Diederich, Jena./Hegner, Köln, 1956. (斎藤信治 訳：死に至る病. 岩波文庫. 岩波書店, 1957.)

Kiev A (1972) Transcultural psychiatry. The Free Press, New York. (近藤喬一 監訳：トランス文化精神医学. 誠信書房, 1982.)

吉川武彦 (2003) 精神保健マニュアル. 南山堂.

――― (2009) 疾病性・事例性の定義とその意義. 日本社会精神医学会 編, 社会精神医学. 医学書院, pp76-83.

Kim JS, Choi-Kwon S (2000) Poststroke depression and emotional incontinence: correlation with lesion location. Neurology 54, 1805-1810.

Kim W, Erlandsen H, Surendran S, et al. (2004) Trends in enzyme therapy for phenylketonuria. Mol Ther 10 (2): 220-224.

木村敏 (1972) 人と人との間——精神病理学的日本論. 弘文堂. (躁鬱病と文化・ポスト・フェストゥム論, 木村敏著作集 3. 弘文堂, pp 165-319, 2001. に所収)

――― (1974) Über die wahnhafte Herkunftsablehnung und deren kulturanthropologische Bedeutung.

In : Broekman JM, Hofer G, hrsg. Die Wirklichkeit des Unverständlichen. Nijhof, Den Haag, pp184-215.
木村敏 (1973) 躁鬱病の「非定型」病像. 臨精医 2 (1):19. (木村敏著作集 第4巻, 弘文堂. 所収.)
――― (1975a) 宗教と狂気. 伝統と現代 36:52-54.
――― (1975b) 分裂病の現象学. 弘文堂.
――― (1976a) いわゆる「鬱病性自閉」をめぐって. 笠原嘉 編, 躁うつ病の精神病理 1. 弘文堂, pp 91-116.
――― (1976b) 離人症. 大橋博巳, 保崎秀夫 編, 精神症状学 2. 現代精神医学大系 3B. 中山書店, pp 109-143.
――― (1981) 自己・あいだ・時間――現象学的精神病理学. 弘文堂./ちくま学芸文庫. 筑摩書房, 2008.
――― (1983) 非定型精神病の人間学的分類の試み――人間学的診断の臨床的意義. 土居健郎, 藤縄昭 編, 精神医学における診断の意味, 東京大学出版会, pp 171-194. (木村敏著作集 第4巻, 弘文堂. 所収.)
――― (1988) あいだ. 弘文堂. (反科学的主体論の歩み. 木村敏著作集 6. 弘文堂, pp 123-235, 2001. に所収/あいだ. ちくま学芸文庫. 筑摩書房, 2005.)
――― (2001) 木村敏著作集 1-8. 弘文堂.
木村敏, 坂敬一, 山村靖йほか (1968) 家族否認症候群について. 精神経誌 70:1085-1196. (精神医学論文集. 木村敏著作集 5. 弘文堂, pp 117-178, 2001. に所収)
木村清次 (2006) 間代発作. 日本てんかん学会用語事典編集委員会 編, てんかん学用語事典. 日本てんかん学会, pp 35-36.
金吉晴, 栗山健一 (2007) 外傷性記憶と解離. 精神科治療学 22 (4):395-399.
Kindler H (1980) Die Schule Bleuler. In : Peters UH, herg. Die Psychologie des 20 Jahrhunderts, X ; Ergebnisse für Medizin (2), Kindler, Zürich, pp 24-45.
Kindler S, Dannon PN, Iancu I, et al. (1997) Emergence of kleptomania during treatment for depression with serotonin selective reuptake inhibitors. Clin Neuropharmacol 20 (2):126-129.
Kinney HC, Samuels MA (1994) Neuropathology of the persistent vegetative state : a review. J Neuropathol Exp neurol 53:548-558.
Kinney HC, Thach BT (2009) The sudden infant death syndrome. N Engl J Med 361:795-805.
Kinnunen KM, Greenwood R, Powell JH, et al. (2011) White matter damage and cognitive impairment after traumatic brain injury. Brain 134 (2):449-463.
Kinsbourne M, Warrington EK (1962) A disturbance of simultaneous form perception. Brain 85:461-486.
衣笠隆幸, 池田正臣, 世木田久美ほか (2007) 重ね着症候群とスキゾイドパーソナリティ障害――重ね着症候群の概念と診断について. 精神経誌 109 (1):36-44.
Kinzie JD (1988) The psychiatric effects of massive trauma on Cambodian refugees. In : Wilson JP, Harel Z, Kahana B, ed. Human adaptation to extreme stress from the Holocaust to Vietnam. Plenum Press, New York, pp 305-317.
吉良潤一 編 (2008) 多発性硬化症の診断と治療. 新興医学出版社.
切原賢治, 荒木剛, 笠井清登 (2009) 精神生理学的方法 (電気生理学的方法). 精神疾患と認知機能研究会 編, 精神疾患と認知機能. 新興医学出版社, pp 89-95.
切池信夫 (2009) 摂食障害 第2版. 医学書院.
切替辰哉 (1980) 人格, 性格, 気質, 発達, 退行. 川北幸男, 栗原雅直, 中尾弘之 編, 精神疾患の成因Ⅱ. 現代精神医学大系 2B. 中山書店, 第2章1節A項, pp 151-194.
桐野高明 (1994) 遅発性神経細胞死の臨床的意義. 日本内科学会雑誌 83 (5):828-833.
Kirino T (2000) Delayed neuronal death. Neuropathology 20 (suppl. 1):95-97.
Kirk SA (1962) Educating exceptional children. Houghton Mifflin, California. (伊藤隆二 訳編:特殊教育入門. 日本文化科学社, 1969.)
Kirmayer L, Minas H (2002) The Future of cultural psychiatry : an international perspective. (北中淳子 訳:文化精神医学の将来――国際的な視点から. こころと文化 1 (1):39-54.)

岸田修二（2004）HIV 神経合併症——とくに脳症の臨床像と今後の問題点. 臨床神経 44（11）: 852-854.
——— （2007）ウイルス感染症——（4）HIV 脳症・進行性多巣性白質脳症. Brain Medical 19: 231-237.
Kishimoto T, Hirai M, Ohsawa H, et al.（1989）Manners of arginine vasopressin secretion in schizophrenic patients: with reference to the mechanism of water intoxication. Jpn J Psychiatry Neurol 43（2）: 161-169.
Kishimoto T, Watanabe K, Makita K, et al.（2008）Antipsychotic-induced hyperprolactinemia inhibits the hypothalamo-pituitary-gonadal axis and reduces bone mineral density in male patients with schizophrenia. J Clin Psychiatry 69: 385-391.
Kisker KP（1968）Kurt Schneider. Nervenarzt 39（3）: 97-98.
Kisker KP, Lauter H, Mayer JE, et al. hrsg.（1987）Schizophrenie. Psychiatrie der Gegenwart 4. Springer, Berlin, pp 212-215.
Kissen M, ed.（1979）From group dynamics to group psychoanalysis: therapeutic applications of group dynamic understanding. Hemisphere Pub. Corp., Washington.（佐治守夫, 都留春夫, 小谷英文 訳：集団精神療法の理論——集団力学と精神分析学の統合. 誠信書房, pp 67-83, 1996.）
喜多明人, 森田明美, 広沢明ほか 編（2009）逐条解説子どもの権利条約. 日本評論社.
Kitabatake Y, Sailor KA, Ming GL, et al.（2007）Adult neurogenesis and hippocampal memory function: new cells, more plasticity, new memories? Neurosurg Clin N Am 18（1）: 105-113.
北浜邦夫（2009）脳と睡眠. 朝倉書店.
北市伸義, 三浦淑恵, 大野重昭（2008）Vogt-小柳-原田病. 臨床 62（12）: 1852-1859.
北村秀明, 染矢俊幸（2009）MRS 研究の最近の動向. 脳と精神の医学 20: 183-192.
北村俊則（1995）精神症状測定の理論と実際——評価尺度, 質問票, 面接基準の方法論的考察 第 2 版. 海鳴社.
北村俊則, 町澤静夫, 丸山晋ほか（1985）オックスフォード大学版 BPRS の再試験信頼度. 精神衛生研究 32: 1-15.
木谷照夫, 倉恒弘彦（1988）慢性疲労症候群. 日本内科学会雑誌 81: 537-582.
北西憲二, 藍沢鎮雄, 丸山晋ほか（1995）森田神経質の診断基準をめぐって. 森田療法学会誌 6: 15-24.
北野俊光, 梶村太市 編（2009）家事・人訴事件の理論と実務. 民事法研究会.
北山修（1982）悲劇の発生論. 金剛出版.
——— （1985）錯覚と脱錯覚——ウィニコットの臨床感覚. 岩崎学術出版社.
——— （1990）構造と設定. 岩崎徹也ほか 編, 治療構造論. 岩崎学術出版社, pp 217-231.
——— （1993）見るなの禁止. 岩崎学術出版社.
——— （2005）日本語版前書. Strachey J 著／北山修 監訳・編, フロイト全著作解説. 人文書院, pp 1-5.
——— （2006）空っぽ. 北山修 監修／妙木浩之 編, 日常臨床語辞典. 誠信書房, pp 130-133.
——— （2010）Prohibition of don't look: living through psychoanalysis and culture in Japan. Iwasaki Gakujutsu Shuppansha, Tokyo.
北山修, 栗原和彦, 衣笠隆幸（1990）特集開業精神療法. 精神分析研究 33（5）1-46.
北山修, 黒木俊秀 編著（2004）語り・物語・精神療法. 日本評論社.
北山修 監修, 編訳／高橋義人 訳（2006）「ねずみ男」精神分析の記録. 人文書院.
Klages L（1902）Stefan George. Bondi, Berlin.
——— （1910）Problem der Graphologie. Barth, Leipzig.
——— （1920）Menschen und Erde. Eugen Diederichs, Jena.（千谷七郎 訳：人間と大地. うぶすな書院, 1986.）
——— （1921）Vom Wesen des Bewusstseins. Barth, Leipzig.（吉増克實, 平澤伸一 訳：意識の本質について. うぶすな書院, 2010.〔1955 年の原著第 4 版改訂版の訳〕）
——— （1922）Vom kosmogonischen Eros. Eugen Diederichs, Jena.（田島正行 訳：宇宙生成的エロース. うぶすな書院, 2000.）
——— （1926）Die Grundlagen der Charakterkunde. Barth, Leipzig.（赤田豊治 訳：性格学の基礎. うぶすな書院, 1991.）

Klages L (1929-1932) Der Geist als Widersacher der Seele. Bouvier, Bonn.（千谷七郎, 吉増克實, 平澤伸一 訳：心情の敵対者としての精神 全3巻4冊本. うぶすな書院, 2008.〔1954年の原著第3版の訳〕）
─── (1933) Vom Wesen des Rhythmus. Niels Kampmann, Heidelberg.（杉浦実 訳：リズムの本質. みすず書房, 1971.）
─── (1935a) Grundlegung der Wissenschaft vom Ausdruck. Barth, Leipzig.（千谷七郎 訳：表現学の基礎理論. 勁草書房, 1968.）
─── (1935b) Geist und Leben. Junker und Dünnhaupt, Berlin.
─── (1942) Ursprünge der Seelenforschung. Reclam, Stuttgart.
─── (1944) Rhythmen und Runen. Barth, Leipzig.
─── (1948) Die Sprache als Quelle der Seelenkunde. Hirzel, Zürich.
Klaus MH, Fanaroff AA (2001) Care of the high-risk neonate, 5th edition. Saunders, Philadelphia.
Klausberger T, Somogyi P (2008) Neuronal diversity and temporal dynamics: the unity of hippocampal circuit operations. Science 321: 53-57.
Klee E (1983) "Euthanasie" im N-S Staat. Die "Vernichtung Lebensunwerten Lebens." S. Fischer, Frankfurt am Main, 1983.（松下正明 監訳：第三帝国と安楽死──生きるに値しない生命の抹殺. 批評社, 1999.）
Kleiger J (1999) Disordered thinking and the Rorschach. Analytic Press, Hillsdale.（馬場禮子 監訳：思考活動の障害とロールシャッハ法. 創元社, 2010.）
Klein GS (1959) Consciousness in psychoanalytic theory: some implications for current research in perception. J Amer Psychoanal Assn 7: 5-34.
Klein M (1925) A contribution to the psychogenesis of tics. In: Love, guilt and reparation and other works 1921-1945. The writings of Melanie Klein, vol. 1. Hogarth Press, London, 1975, pp 106-127.（植村彰 訳：チックの心因論に関する寄与. 小此木啓吾, 西園昌久, 岩崎徹也ほか 監修／西園昌久, 牛島定信 責任編訳, 子どもの心的発達. メラニー・クライン著作集 1. 誠信書房, 1983, pp 125-149.）
─── (1928) Early stages of the Oedipus conflict. In: Love, guilt, and reparation, and other works, 1921-1945. The writings of Melanie Klein, vol. 1. Hogarth Press, London. / Free Press, New York, pp186-198, 1975.（柴山謙二 訳：エディプス葛藤の早期段階. 小此木啓吾, 西園昌久, 岩崎徹也ほか 監修／西園昌久, 牛島定信 責任編訳, 子どもの心的発達──1921-1931. メラニー・クライン著作集 1. 誠信書房, 1983, pp225-238.）
─── (1930) The importance of symbol-formation in the development of the ego. In: The writings of Melanie Klein, vol. 1. Hogarth Press, London, pp 219-232.（村田豊久, 藤岡宏 訳：自我の発達における象徴形成の重要性. 小此木啓吾, 西園昌久, 岩崎徹也ほか 監修, 子どもの心的発達. メラニー・クライン著作集 1. 誠信書房, 1983, pp 3-62.）
─── (1932) Die Psychoanalyse des Kindes. Internationaler Psychoanalytischer Verl., Wien. (The psycho-analysis of children. The writings of Melanie Klein, vol. 2. Hogarth Press, London, 1975./衣笠隆幸 訳：児童の精神分析. 小此木啓吾, 西園昌久, 岩崎徹也ほか 監修, メラニー・クライン著作集 2. 誠信書房, 1997.）
─── (1935) A contribution to the psychogenesis of manic-depressive states. Int J Psycho-Anal 16: 145-174. In: The writings of Melanie Klein, vol. 1. Hogarth Press, London, 1975, pp 262-289.（安岡誉 訳：躁うつ状態の心因論に関する寄与. 小此木啓吾, 西園昌久, 岩崎徹也ほか 監修, メラニー・クライン著作集 3. 誠信書房, pp 21-54, 1983.）
─── (1940) Mourning and its relation to manic-depressive states. Int J Psycho-Anal 21: 125-153. In: The writings of Melanie Klein vol. 1. Hogarth Press, London, pp 344-369, 1975.（森山研介 訳：喪とその躁うつ状態との関係. 小此木啓吾, 西園昌久, 岩崎徹也ほか 監修, 愛, 罪そして償い. メラニー・クライン著作集 3. 誠信書房, pp 123-155, 1983.）
─── (1946) Notes on some schizoid mechanisms. Int J Psycho-Anal 27: 99-110. In: Envy and gratitude, and other works, 1946-1963. The writings of Melanie Klein, vol. 3. The international psycho-

analytical library, no. 104. Hogarth Press/The Institute of Psycho-Analysis, London.（狩野力八郎，渡辺明子，相田信男 訳：分裂機制についての覚書．小此木啓吾，西園昌久，岩崎徹也ほか 監修／小此木啓吾，岩崎徹也 責任編訳，妄想的・分裂的世界——1946-1955．メラニー・クライン著作集 4．誠信書房，1985 pp 3-32.）

Klein M（1952a）Some theoretical conclusions regarding the emotional life of the infant. In：The writings of Melanie Klein, vol. 3. Hogarth Press, London, pp 61-93, 1975.（佐藤五十男 訳：幼児の情緒生活についての二，三の理論的結論．メラニー・クライン著作集 4．誠信書房，pp 77-116, 1985.）

――――（1952b）The origins of transference. In：Envy and gratitude, and other works, 1946-1963. The Writings of Melanie Klein, vol. 3. Hogarth Press, London, pp 48-56, 1975.

――――（1955）On identification. In：The writings of Melanie Klein. Hogarth Press, London, pp 141-175.（伊藤洸 訳：同一視について．小此木啓吾，西園昌久，岩崎徹也ほか 監修，妄想的・分裂的世界．メラニー・クライン著作集 4．誠信書房，1985, pp 183-226.）

――――（1957）Envy and gratitude：a study of unconscious sources. Tavistock Publications, London.（松本善男 訳：羨望と感謝——無意識の源泉について．みすず書房，1975.／小此木啓吾，岩崎徹也 編訳，メラニー・クライン著作集 5．誠信書房，1996.）

Kleinman A（1988a）Rethinking psychiatry：from cultural category to personal experience. The Free Press, New York.〔幻覚［比較文化・宗教学］：pp 11-12.〕

――――（1988b）The illness narratives. Basic Books, New York（江口重幸，五木田紳，上野豪志 訳：病いの語り．誠信書房，1996.）

Kleist K（1913）Die Involutionsparanoia. Allg Z Psychiat 70：1-134.

――――（1927）Gegenhalten (Motorischer Negativismus) Zwangsgreifen und Thalamus Opticus. Monatschr Psychiat Neurol 65：317-396.

――――（1928）Über zykloide, paranoide und epileptoide Psychosen und über die Frage der Degenerationspsychosen. Schweizer Archiv für Neurologie und Psychiatrie 23：3-37.

――――（1934）Gehirnpathologie. Johann Ambrosius Barth, Leipzig.

Kleitman N（1939/1963）Sleep and wakefulness. The University of Chicago Press, Chicago.

Klemperer P, Pollack AD, Baehr G（1942）Diffuse collagen disease：acute disseminated lupus erythematosus and diffuse scleroderma. J Am Med Assoc 119：331-332.

Klerman GL, Weissman MM, Rounsaville BJ, et al.（1984）Interpersonal psychotherapy for depression. Basic Books, New York.（水島広子，嶋田誠，大野裕 訳：うつ病の対人関係療法．岩崎学術出版社，1997.）

Kline NS（1957）Clinical experience with iproniazid (Marsilid). Symposium Marsilid, New York. In：J Clin Exp Psychopath 19 (Suppl 1)：72-78, 1958.

Klinefelter HF, Reifenstein EC, Albright F（1942）Syndrome characterized by gynecomastia, aspermatogenesis without a-Leydigism, and increased excretion of follicle-stimulating hormone. J Clin Endocrinol 2：615-627.

Klosterkötter J（1988）Basissymptome und Endphänomene der Schizophrenie. Springer, Berlin.

Klosterkötter J, Hellmich M, Steinmeyer EM, et al.（2001）Diagnosing schizophrenia in the initial prodromal phase. Arch Gen Psychiatry 58：158-164.

Klüver H, Bucy PC（1937）"Psychic blindness" and other symptoms following bilateral temporal lobectomy in rhesus monkeys. Am J Physiol 119：352.

Knapp G（1989）The art of living：Erich Fromm's life and works. American University Studies Series Ⅷ. Psychology vol. 13. P. Lang, New York.（滝沢正樹，木下一哉 訳：評伝エーリッヒ・フロム．新評論，1994.）

Knobloch HW, Pasamanick B（1959）Syndrome of minimal cerebral damage in infancy. J Am Med Assoc 170 (12)：1384-1387.

小林八郎（1971）生活療法（日本医事新報 1662 号昭和 31 年 3 月 3 日再録）．病院精神医学研究．医学書院，pp 127-143.

小林英義，小木曽宏 編著（2009）児童自立支援施設これまでとこれから——厳罰化に抗する新たな役割を

担うために. 生活書院.

小林啓之, 野崎昭子, 水野雅文 (2007) 統合失調症前駆症状の構造化面接 (structured interview for prodromal syndromes ; SIPS) 日本語版の信頼性の検討. 日本社会精神医学雑誌 15 (2): 168-174.

小林正信 (1992) 賦活再演現象の精神病理学――臨床場面におけるその分析と治療的応用を巡って. 飯田眞 編, 分裂病の精神病理と治療 4. 星和書店, pp 133-163.

小林登 (1983) 母子相互作用の意義. 周産期医学 13 (12): 1823-1826.

小林祥泰 編 (2008) 脳疾患によるアパシー(意欲障害)の臨床. 新興医学出版社.

小林聡幸 (2011) 独語幻覚. 行為と幻覚――レジリアンスを拓く統合失調症. 金原出版, pp 106-129.

小林聡幸, 加藤敏 (1998)「独語幻覚」の精神病理学的検討――独語を主訴とした分裂病の一例. 精神経誌 100: 225-240.

Kobayashi T, Kato S (2000) Hallucination of soliloquy : speaking component and hearing component of schizophrenic hallucinations. Psychiat Clin Neurosc 54 : 531-536.

小林善彦, 樋口謹一, 海老沢敏ほか 訳 (1979-1984) ルソー全集. 白水社.

Koch K (1949) Der Baumtest. Huns Huber, Bern. (The tree test. Huns Huber, Bern, 1952./林勝造, 国吉政一, 一谷彊 訳: バウム・テスト――樹木画による人格診断法. 日本文化科学社, 1970.)

古茶大樹 (1998) 遅発緊張病について――自験例に基づく症状, 経過, 下位群, 治療の臨床精神病理学的検討. 精神経誌 100 (1): 24-50.

古茶大樹, 古野毅彦 (2009) 退行期メランコリーについて. 精神経誌 111 (4): 373-387.

古茶大樹, 濱田秀伯 (1994) 遅発緊張病. 精神医学 36 (9): 900-907.

Kochin SJ (1976) Modern clinical psychology : principles of intervention in clinic and community. Basic Books, New York. (村瀬孝雄 監訳: 現代臨床心理学. 弘文堂, 1980.)

児玉省, 品川不二郎 (1953) WISC 知能診断検査法. 日本文化科学社.

兒玉昌 (1928) 葦原将軍. 杉田直樹 編, 呉教授在職二十五年記念文集 4. 呉教授在職二十五年祝賀会, pp 124-156.

Koffka K (1935) Principles of gestaltpsychology. Harper, New York.

古賀良彦 (1998) 意識の障害. 浅井昌弘, 小島卓也 責任編集, 精神症候と疾患分類・疫学. 松下正明 総編集, 臨床精神医学講座 1. 中山書店, 第Ⅱ章 A 節, pp 7-14.

小木貞孝 (1961) E. Minkowski の妄想論とその周辺. 精神医学 3: 15-26.

――― (1965) 拘禁状況の精神病理. 井村恒郎, 懸田克躬, 島崎敏樹ほか 編, 社会病理学. 異常心理学講座 第 5 巻. みすず書房, pp 279-347.

――― (1985) フランスの妄想研究. 金剛出版.

Kohler CG, Ances BM, Coleman AR, et al. (2000) Marchiafava-Bignami disease : literature review and case report. Neuropsychiatry Neuropsychol Behav Neurol. 13 (1): 67-76.

Köhler W (1929) Gestalt psychology. Liveright, NewYork.

Kohn SE (1992) Conduction aphasia. Lawrence Erlbaum Associates, Hillsdale.

Kohs SC (1923) Intelligence measurement : a psychological and statistical study based upon the block-design tests. The Macmillan Company, New York.

Kohut H (1971) The analysis of the self : a systematic approach to the psychoanalytic treatment of narcissistic personality disorders. International Universities Press, New York. (水野信義, 笠原嘉 監訳/近藤三男, 滝川健司, 小久保勲 共訳: 自己の分析. みすず書房, 1994.)

――― (1977) The restoration of the self. International University Press, New York. (本城秀次, 笠原嘉 監訳: 自己の修復. みすず書房, 1995.)

――― (1984) How does analysis cure? University of Chicago Press, Chicago. (本城秀次, 笠原嘉 監訳: 自己の治癒. みすず書房, 1995.)

小出浩之 (1986) シニフィアンの病い. 岩波書店.

――― (1990) 第 1 級症状の二つの根. 分裂病と構造. 金剛出版, pp 133-152.

小池淳 (1991) エイ――その生涯と業績. 松下正明 編, 精神医学を築いた人びと 下. ワールドプランニング, pp 201-212.

小泉明 (2010) クレランボー症候群. 分子精神医学 10 (1) : 62-65.
Kojima M, Hosoda H, Date Y, et al. (1999) Ghrelin is a growth-hormone-releasing acylated peptide from stomach. Nature 402 : 656-660.
Kojima M, Kangawa K (2005) Ghrelin : structure and function. Physiol Rev 85 : 495-522.
――― (2009) Ghrelin : From gene to physiological function. results and problems in cell differentiation. Springer, Berlin/Heidelberg.
Kojima T, Matsushima E, Ando K (2000) Eyes and the mind : psychophysiological approach to psychiatric disorders through visual and ocular functions. Japan Scientific Societies Press, Tokyo/Karger, Basel.
Kojima T, Shimazono Y, Isse K, et al. (1981) Eye movement as an indicator of brain function. Folia Psychiatr Neurol Jpn 35 : 425-435.
Kojo K (1995) Cycloid psychotic features in delusions of persecution from a structural dynamic standpoint. In : Beckmann H, Neumärker KJ, ed. Endogenous psychoses : Leonhard's impact on modern psychiatry. Ullstein Mosby, Berlin/Wiesbaden, pp 59-64.
古城慶子 (2001) 構造力動論の精神病理学総論への寄与 第1部 構造力動論からみた主体と構造――Janzarik の顕勢抑止の概念について. 第2部 構造力動論からみた精神分裂病症候群の諸水準――診断学的, 症状学的そして精神病理学的水準での精神分裂病. 第3部 精神症状群の症状構成論的観点からの構造力動論――Birnbaum, K., 千谷七郎, Janzarik, W. の構造分析の視点. 臨精神病理 22 : 3-11, 147-163, 201-218.)
――― (2007) ハイデルベルクの学統と Janzarik, W. の精神病理学. 福岡行動医誌 14 : 3-22.
――― (2008) 精神医学的人間学論考――精神医学から人間をみるとは何を意味するか. 福岡行動医誌 15 : 60-74.
――― (2009a) Janzarik, W. の構造力動論からみた統合失調症. Schizophrenia Frontier 10 : 95-99.
――― (2009b) 内因性精神病の疾病論をめぐる問題についての試論――疾病単位としての統合失調症概念の解消論 (千谷七郎) 再考. 福岡行動医誌 16 : 35-46.
小久保康昌, 葛原茂樹ほか (2004) パーキンソン病と鑑別すべき変性疾患 その他の変性疾患. 診断と治療 92 (5) 789-793.
国立感染症研究所感染症情報センター 編 (2002) 感染症発生動向調査 週報 第4巻21週号. 厚生労働省／国立感染症研究所.
Kolle K (1963) Hans W. Gruhle (1880-1958). In : Kolle K, ed. Grosse Nervenärzte 3. Thieme, Stuttgart, pp 69-76.
小牧元, 久保千春, 福土審 編 (2006) 心身症診断・治療ガイドライン 2006――エビデンスに基づくストレス関連疾患へのアプローチ. 協和企画.
小宮山徳太郎 (1999) 麻薬・鎮痛剤依存症. 佐藤光源, 洲脇寛 編, 薬物・アルコール関連障害. 臨床精神医学講座 8. 中山書店, pp 285-311.
小森康永 (2008) ナラティヴ実践再訪. 金剛出版.
小牟禮修, 上野修一, 佐野輝 (1997) トリプレットリピート病――臨床的側面からみた分子病態. 蛋白質核酸酵素 42 : 1840-1857.
小長井ちづる (2008) 食品の匂いのリクラセーション効果・脳機能賦活効果. 古賀良彦, 高田明和 編, 脳と栄養ハンドブック. サイエンスフォーラム, pp 277-285.
小長井ちづる, 古賀良彦 (2007) 日常生活における匂いの利用. 神経内科 66 (4) : 342-347.
小長谷正明 (2009) スモン――薬害の原点. 医療 63 : 227-234.
近藤智善, 水野美邦 (2010) 不随意運動. 水野美邦 編, 神経内科ハンドブック――鑑別診断と治療 第4版. 医学書院, pp 298-329.
近藤恒夫 (2001) 薬物依存を越えて――回復と再生へのプログラム. 海拓社.
近藤毅 (2008) 薬理遺伝と相互作用の知識をどう使うか. 精神医学 50 : 422-430.
小西聖子 (2006) 性犯罪者の心理とケア. 松下正明 総編集／山上皓 編, 犯罪と犯罪者の精神医学. 司法精神医学 3. 中山書店, pp 2-20.

参考文献一覧　K

小西聖子 編（2008）犯罪被害者のメンタルヘルス. 誠信書房.
紺野加奈江（2003）失語症の陽性症状――錯語, ジャルゴン, 再帰性発話, 反響言語. 鹿島晴雄, 種村純 編, よくわかる失語症と高次脳機能障害, 永井書店, pp 57-58.
小沼杏坪（1993）第 8 章 覚せい剤精神疾患の分類と定義. 佐藤光源, 福井進 編, 薬物依存. II 臨床の立場から. 2 覚せい剤精神疾患の分類と定義. 世界保健通信社, pp 100-110.
Kopelman MD（1995）The Korsakoff syndrome. Br J Psychiatry 166：154-173.
――― （2009）Amnesic syndrom. In：Gelder MG, Andreasen NC, López-Ibor Jr JJ, et al. ed. New Oxford textbook of psychiatry, vol. 1, 2nd edition. Oxford University Press, Oxford／New York, pp 403-411.
Koran LM（1985）Medical-psychiatric units and the future or psychiatric practice. Psychosomatics 26：171-175.
Korsakov（Korsakow）SS（1890a）Eine psychische Störung combiniert mit multipler Neuritis. Allg Zeitschr Psychiat 46：475-485.
――― （1890b）Über eine besondere Form psychischer Störung combiniert mit multipler Neuritis. Arch Psychiat Nervenkr 21：669-704.
――― （1954）Izbornik proizvedenija. Mockva.
Kosarac B, Fox AA, Collard CD（2009）Effect of genetic factors on opioid action. Curr Opin Anaesthesiol 22：476-482.
厚生労働省医薬局審査管理課長（2001）「臨床試験における対照群の選択とそれに関連する諸問題」について. 医薬審発第 136 号.
厚生労働省医薬食品局審査管理課長（2008）「医薬品の臨床試験の実施の基準に関する省令」の運用について. 薬食審査発第 1001001 号.
――― （2010）「医薬品の臨床試験及び製造販売承認申請のための非臨床安全性試験の実施についてのガイダンス」について. 薬食審査発 0219 第 4 号.
厚生労働省「今後の精神保健医療福祉のあり方等に関する検討会」（2009）精神保健医療福祉の更なる改革に向けて.
厚生労働省老健局 編（2006）市町村・都道府県における高齢者虐待への対応と養護者支援について. 厚生労働省老健局.
厚生省医務局事課 監訳（1990）アメリカ大統領委員会生命倫理総括レポート. 篠原出版.
厚生省医薬安全局審査管理課長（1988）「臨床試験のための統計的原則」について. 医薬審第 1047 号.
厚生省厚生科学研究費特別研究事業・脳死に関する研究班（1985）昭和 60 年度報告書. 脳死の判定指針及び判定基準, 日本医師会雑誌, 94：1949-1972.
厚生統計協会 編（2004）国民衛生の動向（2004 年）. 厚生の指標臨時増刊.
――― （2009）国民の福祉と動向（2009 年）. 厚生の指標臨時増刊.
――― （2010）図説 国民衛生の動向 2010／2011. 厚生の指標 臨時増刊号.
小山司 編（2007）SSRI のすべて. 先端医学社.
古澤平作（1932）罪意識の二種――阿闍世コンプレクス.（精神分析研究 1（4）5-8. 1954.に所収／精神分析学会 編, 精神分析研究選集 第 1 巻. 日本精神分析学会, 2004. に所収）
Kraepelin E（1883）Kompendium der Psychiatrie, 1 Aufl. Abel, Leipzig.
――― （1893）Psychiatrie, 4 Aufl. Abel, Leipzig.
――― （1899）Psychatrie, 2 Bände, 6 Aufl. Barth, Leipzig.
――― （1904）Vergleichende Psychiatrie. Zentralblatt fur Nervenheilkunde und Psychiatrie 15：433-437.（宇野昌人, 荻野恒一 訳：比較精神医学. 精神医学 17（13）：114-118, 1975.）
――― （1909-1915）Psychiatrie 2 vols, 8 Aufl. Johann Ambrosius Barth, Leipzig.
――― （1913b）Die Dementia praecox. In：Psychiatrie：ein Lehrbuch für Studierende und Ärzte, 8 Aufl. J. A. Barth, Leipzig, pp 763-792.（渡辺哲夫 訳：早発性痴呆――Psychiatrie 第 8 版より. 破瓜病. 星和書店, 1978.）
――― （1913c）Psychiatrie, 8 Aufl. Barth, Leipzig.（西丸四方, 西丸甫夫 訳：精神分裂病. 精神医学 1. みすず書房, 1986.）

Kraepelin E (1913d) Psychiatrie, 8 Aufl. Barth, Leipzig. (西丸四方, 西丸甫夫 訳：躁うつ病とてんかん. みすず書房, 1986.)
─────── (1915b) Die Schicksalspsychosen (Symbantopathien). XII Die Psychogenen Erkrankungen. In：Psychiatrie, 8 Aufl. Johann Ambrosius Barth, Leipzig, pp 1449-1501. (遠藤みどり 訳：心因性疾患とヒステリー. みすず書房, 1987, pp 48-91.)
─────── (1915c) Psychiatrie：Ein Lehrbuch für Studierende und Ärzte, Achte vollständig umgearbeitete Auflage. Johann Ambrosius Barth, Leipzig. (遠藤みどり, 稲浪正充 訳：強迫神経症. 精神医学 4. みすず書房, 1989.)
─────── (1927) Psychiatrie, 9 Aufl. Barth, Leipzig.
Krafft-Ebing R von (1876) Lehrbuch der gerichtlichen Psychooathologie. Enke, Stuttgart.
─────── (1879-1980) Lehrbuch der Psychiatrie auf klinischer Grundlage für practische Äerzte und Studierende, Band 1-3. Enke, Stuttgart.
─────── (1886) Psychopathia sexualis：Eine klinisch-forensische Studie. Enke, Stuttgart, 4 Aufl., 1889.
Kral VA (1958) Masked depression in middle aged men. Can Med Assoc 79：1-5.
Kranz H (1955) Das Thema des Wahns im Wandel der Zeit. Fortschr Neurol Psychiat 23：58-72.
─────── (1962) Der Begriff des Autismus und die endogenen Psychosen. In：Psychopathologie heute. Thieme, Stuttgart, pp 61-71.
Kraus A (1977) Sozialverhalten und Psychose Manisch-Depressiver. Enke, Stuttgart. (岡本進 訳：躁うつ病と対人行動──実存分析と役割分析. みすず書房, 1983.)
─────── (1980) Bedeutung und Rezeption der Rollentheorie in der Psychiatrie. In：Balmer HH, Peters UH, hrsg. Die Psychologie des 20. Jahrhunderts X, Ergebnisse für die Medizin, 2. Psychiatrie. Kindler Verlag, Zürich, pp 125-148.
─────── (1992) Lügenmotiv und Depersonalisation in der Melancholie. In：Schmidt W, Hofmann W, ed. Phänomen-Struktur-Psychose. S. Roderer Verlag, Regensburg, pp 137-146. (花村誠一 訳：メランコリーにおける虚偽動機と離人体験およびその解説. 臨精医 20：1969-1976, 1991.)
Kremin H (1988) Naming and its disorders. In：Boller F, Grafman J, ed. Handbook of neuropsychology, vol. 1. Elsevier, Amsterdam, pp 307-328.
Kretschmer E (1918) Der sensitive Beziehungswahn：Ein Beitrag zur Paranoiafrage und zur Psychiatrischen Charakterlehre, 3 Aufl. 1950./4 Aufl. 1966. Springer, Berlin. (切替辰哉 訳：敏感関係妄想. 文光堂, 1961.／切替辰哉 訳：新敏感関係妄想. 星和書店, 1979.)
─────── (1919) Über psychogene Wahnbildung bei traumatischer Hirnschwäche. Zeitschrift für gesamte Neurologie und Psychiatrie 45：272-300.
─────── (1921) Körperbau und Charakter. Springer, Berlin. 21/22 Aufl., 1955, 23/24 Aufl., 1961. (相場均 訳：体格と性格──体質の問題および気質の学説によせる研究. 文光堂, 1960. 〔原著 21/22 版の邦訳〕)
─────── (1922a) Hysterie, Reflex und Instinkt. Thieme, Stuttgart. (吉益脩夫 訳：ヒステリーの心理. みすず書房, 1953.／改訂増補版, 1961)
─────── (1922b) Medizinische Psychologie. Georg Thieme Verlag, Leipzig./10 verbesserte und vermehrte Aufl. Georg Thieme Verlag, Stuttgart, 1950. (西丸四方, 高橋義夫 訳：医学的心理学 1-2. みすず書房, 1955／新装版, 1985. 〔死態反射：pp 80-92〕)
─────── (1940) Das apallisches Syndrom. Z ges Neurol Psychiat 169：576.
Kris A (1982) Free association：method and process. Yale University Press, New Haven. (神田橋條治, 藤川尚宏 訳：自由連想. 岩崎学術出版社, 1987.)
Kris E (1951) Ego psychology and interpretation in psychoanalytic therapy. Psychoanalytic Quarterly 20：15-30.
─────── (1952) Psychoanalytic explorations in art. International Universities Press, New York. (馬場禮子 訳：芸術の精神分析的研究. 岩崎学術出版社, 1976.)
Krishnan KR, Hays JC, Blazer DG (1997) MRI-defined vascular depression. Am J Psychiatry 184：497-501.

参考文献一覧　K

Krishnan V, Nestler EJ (2010) Linking molecules to mood : new insight into the biology of depression. Am J Psychiatry 167 : 1305-1320.
Kropfer B, Kelly DM (1942) The Rorschach technique : a manual for a projective method of personality diagnosis. World Book, New York.
Kubie LS (1950) Practical and theoretical aspects of psychoanalysis. International University Press, New York. (土居健郎 訳：精神分析への手引――理論と実際. 日本教文社, 1952.)
Kübler-Ross E (1969) On death and dying. The Macmillan Company, New York. (川口正吉 訳：死ぬ瞬間. 読売新聞社, 1971./鈴木晶 訳：死ぬ瞬間 完全新訳改訂版. 読売新聞社, 1998.)
久保千春 (2009a) 心臓神経症, 神経性無力症, パニック障害. 久保千春 編, 心身医学標準テキスト 第3版. 医学書院, pp 111-112.
――――― (2009b) 過敏性腸症候群. 久保千春 編, 心身医学標準テキスト 第3版. 医学書院, pp 124-125.
久保千春 編 (2009) 心身医学標準テキスト 第3版. 医学書院.
久保田まり (1995) アタッチメントの研究. 川島書店.
Kuhn R (1957) Über die Behandlung depressiver Zustände mit einem Iminodibenzylderivat (G-22355). Schwiez med Wschr 87 : 1135-1140.
Kuipers L, Leff J, Lam D (1993) Family work for schizophrenia. Gaskell, London. (三野善央, 井上新平 訳：分裂病のファミリーワーク. 星和書店, 1995.)
熊谷直樹, 宮内勝, 本多真ほか (1994) 10項目 BPRS (Bech 版) サブスケールの信頼性の検討：慢性精神分裂病の重症度評価のために. 臨床精神医学 23 : 1195-1202.
熊谷直樹, 丹羽真一, 永久保昇治ほか (1990) 簡易精神症状評価尺度 (BPRS). 精神科診断学 1 : 547-566.
熊倉伸宏 (1994) 臨床人間学――インフォームド・コンセントと精神障害. 新興医学出版社.
熊倉伸宏, 伊東正裕 (1984) 「甘え」理論の研究. 星和書店.
熊倉徹雄 (1982) 初老期及び老年痴呆 (とくに Alzheimer 病型痴呆) にみられる鏡現象について. 精神経誌 84 : 307-335.
Kumar S, Fowler M, Gonzalez-Toledo E (2006) Central pontine myelinolysis, an update. Neurol Res 28 (3) : 360-366.
熊代永 (1988) 発熱療法――ワグナー・フォン・ヤウレッグの治療発見に付いて. 大原健士郎, 渡辺昌祐 編, 精神科・治療の発見. 星和書店, pp 290-304.
Kumra S, Oberstar JV, Sikich L, et al. (2008) Efficacy and tolerability of second-generation antipsychotics in children and adolescents with schizophrenia. Schizophr Bull 34 : 60-71.
國本雅也 (2007) 企図振戦. Clinical Neuroscience 25 (3) : 288-289.
國谷清朗, 本多裕 (1982) 家族療法の現代的動向――主として米国における. 加藤正明, 藤縄昭, 小此木啓吾 編, 家族の診断と治療・家族危機. 講座家族精神医学4. 弘文堂, pp 169-191.
Kupfer DJ (1991) Long-term treatment of depression. J Clin Psychiatry 52 (Suppl) : 28-34.
Kupfermann I, Kandel ER, Iversen S (2000) Drinking is regulated by tissue osmolality and vascular volume. Principles of Neural Science, 4th edition. Health Professions Division, McGraw-Hill, pp 1006-1007.
倉持弘 (1989) 変身願望――人間の仮面と素顔. 創元社.
呉秀三 (1894) 精神病学集要 前編・後編. 吐鳳堂書店.
――――― (1909) 精神病ノ名義ニ就キテ. 神経学雑誌 7 : 549-553.
――――― (1912) 我邦ニ於ケル精神病ニ関スル最近ノ施設. 東京医学会廿五年祝賀論文2輯. 東京医学会事務所.
――――― (1914) 箕行阮甫. 大日本図書.
――――― (1916) 精神病学集要 前篇 増訂第2版. 吐鳳堂書店. 〔持続浴：pp 885-894〕.
――――― (1923a) 華岡青洲先生及其外科. 吐鳳堂書店.
――――― (1923b) 医聖堂叢書. 呉秀三.
――――― (1923c) 精神病学集要 後編. 吐鳳堂書店.
――――― (1926) シーボルト先生――其生涯及功業 第2版. 吐鳳堂.
呉秀三, 樫田五郎 (1918) 精神病者私宅監置ノ実況及ビ其統計的観察. 東京医学会雑誌 32 : 521-556, 609-649,

693-720, 762-806.
呉博士伝記編纂会 編（1933）呉秀三小伝. 呉博士伝記編纂会.
栗田広（2004）広汎性発達障害. 山内俊雄, 小島卓也, 倉知正佳 編, 専門医をめざす人の精神医学. 医学書院, pp 484-487.
―――（2006）知的障害. 臨精医 35（増刊号）：207-211.
Kurita H, Osada H, Miyake Y（2004）External validity of childhood disintegrative disorder in comparison with autistic disorder. J Autism Dev Disord 34：355-362.
黒田治（2005）他害. 臨精医増刊号：237-254.
黒田摂子, 岩田仲夫, 尾崎紀夫（2002）ゲノムノート――遺伝率. 分子精神医学 2（3）：258-259.
黒田徹, 後藤晴美, 折口美弘（1998）中心・中側頭部に棘波を示す良性小児てんかん. 清野昌一, 大田原俊輔 編, てんかん症候群. 医学書院, pp 38-51.
黒田由紀子（2005）回想法――高齢者の心理療法. 誠信書房.
黒丸正四郎（1962）〈シンポジウム〉児童神経症――診断学的側面. 児精医誌 3：56-59.
Kurtzman TL, Otsuka KN, Wahl RA（2001）Inhalant abuse by adolescents. J Adolesc Health. 28：170-180.
葛原茂樹（2007）成人の急性ウィルス脳炎と急性散在性脳脊髄炎. Neuroinfection 12：3-10.
Kwan P, Brodie M（2000）Early identification of refractory epilepsy. N Engl J Med 342（5）：314-319.
九州大学精神科教室開講百周年記念事業実行委員会（2000）九州大学精神科――百年の航跡. 九州大学精神科教室.

L

Laborit H（1955）Réaction organique a l'agression et choc. Masson, Paris.（山口與一 訳：侵襲に対する生体反応とショック. 最新医学社, 1956.）
Laborit H, Huguenard P（1954）Pratique de l'hibernothérapie en chirurgie et en médecine. Masson et Cie, Paris.（内薗耕二 訳：人工冬眠療法の実際. 金芳堂, 1955.）
Lacan J（1932）（1932）De la psychose paranoïaque dans ses rapports avec la personnalité. Librairie E. Le François, Paris. Seuil/Seuil, Paris, 1975.（宮本忠雄, 関忠盛 訳：人格との関係からみたパラノイア性精神病. 朝日出版社, 1987.）
―――（1938）La famille：le complexe, facteur concret de la psychologie familiale. Les complexes familiaux en pathologie. Encyclopédie Française. Larousse, Paris.（宮本忠雄, 関忠盛 訳：家族複合. 哲学書房, 1986.）
―――（1945）Le temps logique et l'assertion de certitude anticipée. In：Écrits. Seuil, Paris, pp197-213.（佐々木孝次 訳：論理的時間と予期される確実性の断言. エクリ I. 弘文堂, pp 261-285, 1972.）
―――（1949）Le stade du miroir comme formateur de la fonction du Je, telle quelle nous est révélée, dans l'expérience psychanalytique. Revue française de psychanalyse 13（4）：449-455. In：Écrits. Seuil, Paris, 1966, pp 93-100.（宮本忠雄 訳：〈わたし〉の機能を形成するものとしての鏡像段階. エクリ 1. 弘文堂, 1972, pp 123-134）
―――（1953）Fonction et champ de la parole et du langage en psychanalyse. In：Écrits. Seuil, Paris, 1966, pp 237-322.〔解釈［ラカン派］：p 299, p 316〕（竹内迪也 訳：精神分析における言葉と言語活動の機能と領野. エクリ 1. 弘文堂, 1972, pp 321-445.〔解釈［ラカン派］：p 408, p 431〕）
―――（1956）Le séminaire sur《La Lettre volée》. In：Écrits. Seuil, Paris, 1966, pp 11-61.（佐々木孝次 訳：『盗まれた手紙』についてのゼミナール. エクリ 1. 弘文堂, pp 5-80, 1972.）
―――（1957）L'instance de la lettre dans l'inconscient ou la raison depuis Freud. In：Écrits. Seuil, Paris, 1966, pp 493-528.（佐々木孝次 訳：無意識における文字の審級, あるいはフロイト以後の理性. エクリ 2. 弘文堂, 1977, pp 237-287.）
―――（1958）La signification du phallus. In：Écrits. Seuil, Paris, pp 685-695, 1966.（佐々木孝次 訳：ファルスの意味作用. エクリ 3. 弘文堂, pp 145-161, 1981.）

Lacan J (1958-1959) Le désir et son interpretation (inédit).

―――― (1959a) D'une question préliminaire à tout traitement possible de la psychose. In: Écrits. Seuil, Paris, 1966.（佐々木孝次 訳：精神病のあらゆる可能な治療に対する前提的問題について. エクリ 2. 弘文堂, 1977, pp 289-358.）

―――― (1959b) Séminaires, 15 avril 1959 et 29 avril 1959. (Ornicar? 26/27 : 7-44. 1983.)

―――― (1961-1962) Le séminaire, Livre 9 : L'Identification, 1961-1962. (Cormac Gallagher, ed. Identification. The Seminar of Jacques Lacan 9. Karnac Books, London, 2002.)

―――― (1964a) Acte de fondation. In : Autres écrits. Seuil, Paris, pp 229-241, 2001.

―――― (1964b) Position de l'inconscient. In : Écrits. Seuil, Paris, 1966, pp829-850.（佐々木孝次 訳：無意識の位置. エクリ 3. 弘文堂, pp 347-378, 1981.）

―――― (1966a) Écrits. Seuil, Paris.（宮本忠雄, 竹内迪也, 高橋徹ほか 訳：エクリ 1. 弘文堂, 1972.／佐々木孝次, 三好曉光, 早水洋太郎 訳：エクリ 2. 弘文堂, 1977.／佐々木孝次, 海老原英彦, 芦原眷 訳：エクリ 3. 弘文堂, 1981.）

―――― (1966b) D'un syllabaire après coup. Écrits. Seuil, Paris, 1996, pp 717-724.（佐々木孝次 訳：時期おくれの音綴表で. エクリ 3. 弘文堂, 1981, pp 189-199.）

―――― (1966c) Introduction au commentaire de Jean Hyppolite sur la《Verneinung》de Freud. In : Écrits. aux Éditions du Seuil, Paris, pp 369-380.（佐々木孝次 訳：フロイトの《否定》〈Verneinung〉に関するジャン・イポリットの評釈に向ける序言. エクリ 2. 弘文堂, 1977, pp 65-82.）

―――― (1966d) Réponse au commentaire de Jean Hyppolite sur la《Verneinung》de Freud. In : Écrits. aux Éditions du Seuil, Paris, pp 381-399.（佐々木孝次 訳：フロイトの《否定》〈Verneinung〉についてのジャン・イポリットの評釈に対する回答. エクリ 2. 弘文堂, 1977, pp 83-109.）

―――― (1971-72) Le Séminaire 14, …Ou pire. session du 21 juin 1972.（inédit）

―――― (1973) Le Séminaire, livre 11 : les quatre concepts fondamentaux de la psychanalyse. Seuil, Paris. 〔現実界：p 49〕（小出浩之, 新宮一成, 鈴木國文ほか 訳：精神分析の四基本概念――1964. 岩波書店, 2000.）

―――― (1975) Le séminaire, livre 20 : encore, 1972. Seuil, Paris. 〔現実界：p 87.〕

―――― (1978) Le séminaire, livre 2 : le moi dans la théorie de Freud et dans la technique de la psychanalyse 1954-1955. Seuil, Paris.（小出浩之, 鈴木國文, 小川豊昭ほか 訳：フロイト理論と精神分析技法における自我 上下. 岩波書店, 1998.）

―――― (1980) A Lacanian Psychosis : interview by Jacques Lacan. In : Schneiderman S, ed. Returning to Freud : clinical psychoanalysis in the School of Lacan. Yale University Press, New Haven/London.

―――― (1981) Le séminaire, livre 3 : Les psychoses. Seuil, Paris.（小出浩之, 鈴木國文, 川津芳照ほか 訳：精神病 上下. 岩波書店, 1987.）

――――／宮本忠雄, 関忠盛 訳 (1984) 二人であることの病い――パラノイアと言語. 朝日出版社.

―――― (1986) Le séminaire, livre 7 : L'éthique de la psychanalyse. Seuil, Paris.（小出浩之, 鈴木國文, 保科正章ほか 訳：精神分析の倫理 上下. 岩波書店, 2002.）

―――― (1991) Le séminaire, livre 8 : le transfert, 1960-1961. Seuil, Paris.

―――― (1994) Le séminaire livre 4 : la relation d'objet. Seuil, Paris.（小出浩之, 鈴木國文, 菅原誠一 訳：対象関係 上下. 岩波書店, 2006.）

―――― (1998a) La relation d'objet. Seuil, Paris.（小出浩之, 鈴木國文, 菅原誠一 訳：対象関係. 岩波書店, 2006.）

―――― (1998b) Le séminaire, livre 5 : Les formations de l'inconscient. Seuil, Paris.（佐々木孝次, 原和之, 川崎惣一 訳：無意識の形成物 上下. 岩波書店, 2005-2006.）

―――― (1998c) L'envers de la psychanalyse. Seuil, Paris.

―――― (2001) Le séminaire livre 8 : le transfert, 2 édition. Seuil, Paris.

―――― (2004) Le séminaire, livre 10 : l'angoisse. Seuil, Paris.

―――― (2005) Le Séminaire, livre 23 : Le Sinthome, 1975-76. Seuil, Paris.

―――― (2006) Le séminaire, livre 16 : d'un autre à l'autre, 1968-1969. Seuil, Paris.

Ladee GA (1966) Hypochondrical syndromes. Elsevier, Amsterdam.（藤田千尋, 近藤喬一 訳：心気症候群. 医学書院, 1970.）

Laforgue R (1926) Verdrängung und Skotomisation. Int Z Psychoanalyse 12：54.

Laharie M (1991) La folie au Moyan Age：XIe-XIII^{e}siècles. Le Léopard d'Or, Paris.（濱中淑彦 監訳：中世の狂気. 人文書院, 2010.）

Lai M, Huijbers MG, Lancaster E, et al. (2010) Investigation of LGI1 as the antigen in limbic encephalitis previously attributed to potassium channels：a case series. Lancet Neurol 9：776-785.

Laine M, Martin N (2006) Anomia：theoretical and clinical aspects. Psychology Press, Hove.

Laing RD (1960) The divided self. Tavistock, London.（阪本健二, 志貴春彦, 笠原嘉 訳：ひき裂かれた自己. みすず書房, 1971.）

――― (1961) The self and others. Tavistock Publication, London.（志貴春彦, 笠原嘉 訳：自己と他者. みすず書房, 1971.）

――― (1971) The politics of experience and the bird of paradise. Penguin, Harmondsworth.（笠原嘉, 塚本嘉壽 訳：経験の政治学. みすず書房, 1973.）

Lambert PA, Borselli S, Midenet J, et al. (1966) Action neuro-psychotrope d'un nouvel anti-épileptique：le Dépamide. Ann Méd Psychol 124：707-710.

Lammers GJ, Overeem S, Tijssen MA, et al. (2000) Effects of startle and laughter in cataplectic subjects：a neurophysiological study between attacks. Clin Neurophysiol 111：1276-1281.

Lance JW (2002) The Babinski sign. J Neurol Neurosurg Psychiatry 73：360-362.

Lancman ME, Lambrakis CC, Steinhardt MI (2001) Psychogenic pseudoseizure：a general overview. In：Ettinger AB, Kanner AM, ed. Psychiatric issues in epilepsy. Lippincott Williams & Wilkins, Philadelphia, pp 341-351.

Landolt H (1953) Some clinical electroencephalographic correlations in epileptic psychoses (twilight states), (abstract). Electroencephalogr Clin Neurophysiol 5：121.

――― (1963) Die Dämmer-und Verstimmungszustande bei Epilepsie und ihre Elektroencephalographie. Deut Zeitsch Nervenheil 185：411-430.

Lane H (1976) The wild boy of Aveyron. Harverd University Press, Massachusetes.（中野善達 訳編：アヴェロンの野生児研究. 福村出版, 1980.）

Lange J (1927) Die Paranoiafrage. In：Aschaffenburg G, hrsg. Handbuch der Psychiatrie. Spez. Teil. Abt. 4-2. Deuticke, Wien.

――― (1928) Die endogenen und reaktiven Gemütserkrankungen und die manisch-depressive Konstitution. In：Bumke O, ed. Handbuch der Geisteskrankheiten. Springer, Berlin, pp 1-231.

Lange J, hrsg. (1927) Kraepelinsches Lehrbuch "Psychiatrie", 2 bds, 9 Aufl. Klinische Psychiatrie. Barth, Leipzig.

Langfeldt C (1939) The schizophreniform states. Humphrey Milford, Oxford University Press, London.

Langs RJ (1973) The technique of psychoanalytic psychotherapy 1. Jason Aronson, New York.

Lanteri-Laura G (1991) Les hallucinations. Masson, Paris.（濱田秀伯 監訳／田中寛郷, 慶應義塾大学医学部・精神病理研究グループ 訳：幻覚. 西村書店, 1999.）

Lantz MS, Buchalter EN, American Association for Geriatric Psychiatry (2001) Pseudodementia. Cognitive decline caused by untreated depression may be reversed with treatment. Geriatrics 56：42-43.

Laplanche J, Pontalis JB (1967) Vocabulaire de la psychanalyse. Presses Universitaires de France, Paris/5e édition, 1976.（村上仁 監訳：精神分析用語辞典. みすず書房, 1977.）

Large TH, Bodary SC, Clegg DO, et al. (1986) Nerve growth factor gene expression in the developing rat brain. Science 234：352-355.

Larsen TK, McGlashan TH, Moe LC, et al. (1996) First-episode schizophrenia：I. early course parameters. Schizophr Bull 22：241-256.

Lasègue C (1852) Du délire de persécution. Arch génér de medic 28：128-150.

Lauter H (1973) Altersdepression：Ursachen, Epidemiologie, Nosologie. Act Geront 3：247-252.

Lauterbur PC (1973) Image formation by induced local interaction : examples employing nuclear magnetic resonance. Nature 242 : 190-191.

Laws DR, O'Donohue W, ed. (1997) Sexual deviance : theory, assessment, and treatment. Guilford Press, New York.

Lawton MP, Brody EM (1969) Assessment of older people : self-maintaing and instrumental activities of daily living. Gerontologist 9 : 179-186.

Lazarus RS (1966) Psychological stress and coping process. McGraw-Hill, New York.

Lazarus RS, Folkman S (1984) Stress, appraisal and coping. Springer, New York.(本明寛,春木豊,織田正美 監訳：ストレスの心理学.実務教育出版, 1991.)

Lazoritz S, Palusci VJ (2002) Shaken baby syndrome : a multidisciplinary approach. Routleddge.

Leao AA (1951) The slow voltage variation of cortical spreading depression of activity. Electroencephalogr Clin Neurophysiol 3 : 315-352.

Lebovici S (1984) Comments concerning the concept of fantasmatic interaction. In : Call JD, Galenson E, Tyson RL, ed. Frontiers of infant psychiatry Vol. 2. Basic Books, New York, pp 323-331.

――― (1988) Fantasmatic interaction and intergenerational transmission. Infant Mental Health Journal 9 (1) : 10-19.

――― (1995) Fantasmatic interaction and intergenerational transmission. Infant Mental Health Journal 9(1) : 10-19. (小比木啓吾 訳：幻想的相互作用と世代間伝達. 精神分析研究 34(5) : 1-8, 1991.)

Lechler WH (1959) Philippe Pinel. Fakultät der Universität, München.

Lecours AR, Lhermitte F (1976) The "pure form" of the phonetic disintegration syndrome (pure anarthria): anatomo-clinical report of a historical case. Brain and Language 3 : 88-113.

LeDoux JE (1996) The emotional brain. Scimon & Schuter, New York.(松本元, 川村光毅, 小幡邦彦ほか 訳：エモーショナル・ブレイン――情動の脳科学. 東京大学出版会, 2003.)

Lee HJ, Macbeth AH, Pagani JH, et al. (2009) Oxytocin : the great facilitator of life. Prog Neurobiol 88 : 127-151.

Lee JE, Cooper TA (2009) Pathogenic mechanisms of myotonic dystrophy. Biochem Soc Trans 37 : 1281-1286.

Lee RR, Martin JC (1991) Psychotherapy after Kohut : a textbook of self psychology. The Analytic Press, New Jersey.(竹友安彦, 堀史朗 監訳：自己心理学精神療法――コフート以前からコフート以後へ. 岩崎学術出版社, 1993.)

Lee RV, Jampol LM, Brown WV (1971) Nephrogenic diabetes insipidus and lithium intoxication : complications of lithium carbonate therapy. N Engl J Med 284 : 93-94.

Leese S, Hoefer PFA, Austin JH (1958) The electroencephalogram in diffuse encephalopathies. Arch Neurol Psychiat 79 : 359-379.

Leff J, Vaughn C (1985) Expressed emotion in families. Guilford Press.(三野善央, 牛島定信 訳：分裂病と家族の感情表出. 金剛出版, 1991.)

Lehmann HE (1984) Schizophrenie : Klinisches Bild. In : Kaplan HI, Freedman AM, Sadock BJ, ed. Comprehensive textbook of psychiatry, 3rd edition. Williams & Wilkins, Baltimore. (dt. Übers. von M Philipp, Thieme, Stuttgart, S. 93-142.)

Leibenluft E, Noonan BM, Wehr TA (1992) Diurnal variation : reliability of measurement and relationship to typical and atypical symptoms of depression. J Affect Dis 26 (3) : 199-204.

Leibrock J, Lottspeich F, Hohn A, et al. (1989) Molecular cloning and expression of brain-derived neurotrophic factor. Nature 341 : 149-152.

Lempp R (1960) Frühkindliche Hirnschädigung und Neurose. Huber, Bern.

Lennox WG, Lennox MA (1960) Epilepsy and related disorders, volumes 1・2. Little, Brown. & Company, Boston.

Lenzenweger MF, Clarkin JF, Kernberg OF, et al. (2001) The inventory of personality organization : psychometric properties, factorial composition, and criterion relations with affect, aggressive

dyscontrol, psychosis proneness, and self-domains in a nonclinical sample. Psychological Assessment 13 (4): 577-591.
Leonhard K (1957) Aufteilung der endogenen Psychosen. Akademie, Berlin./4 Aufl., 1968/6. Aufl., 1986. (福田哲雄, 岩波明, 林拓二 監訳：内因性精神病の分類. 医学書院, 2000.)
――― (1960) Die atypische Psychosen und Kleists Lehre von den endogenen Psychosen. In : Grule HW, Jung R, Mayer-Gross W, ed. Psychiatrie der Gegenwart. Springer, Berlin, pp 147-179.
――― (1964) Prognostische Diagnostik der endogenen Psychosen (mit Stieglinde von Trostorff) Fischer, Stuttgart.
――― (1999) Classification of endogenous psychoses and their differentiated etiology, 2nd revised and enlarged edition (Beckmann H, ed.). Springer, Berlin. (福田哲雄, 岩波明, 林拓二 監訳：内因性精神病の分類. 医学書院, 2000.)
Lerner V, Witatum E (2006) Victor Kandinsky, M. D., 1849-1889. Am J Psychiatry 163 : 209.
LeShan LL (1952) Dynamics in accident prone behavior. Psychiatry 15 : 73-80.
Lesky E (1979) Franz Joseph Gall : 1758-1828, Naturforscher und Anthropologie. Huber, Wien.
Lester G, James BB (1997) Psychedelic drugs reconsidered. 3rd edition. The Lindesmith Center. (杵渕幸子, 妙木浩之 訳：サイケデリック・ドラッグ――向精神物質の科学と文化. 工作舎, 2000.)
Leuner H (1969) A method of intensive psychotherapy, American Journal of Psychotherapy. 23 (1) : 4-22.
Levi-Strauss C (1962) La pensée sauvage. Librairie Plon, Paris. (大橋保夫 訳：野生の思考. みすず書房, 1976.)
Levy R, Dubois B (2006) Apathy and the functional anatomy of the prefrontal cortex-basal ganglia circuits. Cereb Cortex 16 : 916-928.
Levy RH, Mattson RH, Meldrum BS, et al. (2002) Antiepileptic drug, 5th edition. Lippincott Williams & Wilkins, Philadelphia/New York.
Levy TM, Orlans M (1998) Attachment, trauma, and healing. Child Welfare League of America, Washington DC. (藤岡孝志 訳：愛着障害と修復的愛着療法――児童虐待への対応. ミネルヴァ書房, 2005.)
Lewin K (1935) A dynamic theory of personality. McGraw-Hill Book, New York. (相良守次, 小川隆 訳：パーソナリティの力学説. 岩波書店, 1957.)
――― (1936) Principles of topological psychology. McGraw-Hill, New York.
――― (1939) Field theory and experiment in social psychology : concepts and methods. American Journal of Sociology 44 : 868-896.
――― (1951) Field theory in social science. Harper, New York. (猪股佐登留 訳：社会科学における場の理論. 誠信書房, 1956.)
Lewis A (1934) Melancholia : a clinical survey of depressive states. J Psycho 109 : 451-463.
――― (1936) Melancholia : prognostic studies and case-material. J Ment Sci 82 : 488-550.
――― (1951) Henry Maudsley : his work and influence. J Ment Sci 97 : 259-277.
Lewis IM (2003) Ecstatic religion : a study of shamanism and spirit possession. New Fetter Lane, London.
Lewis M, Haviland-Jones JM, Barrett LF, ed. (2008) Handbook of emotions, 3rd edition. Guilford Press, New York.
Lezak MD (1995) Neuropsychological assessment, 3rd edition. Oxford University Press, New York. (鹿島晴雄 総監修／三村將, 村松太郎 監訳：レザック神経心理学的検査集成. 新樹会創造出版, 2005.)
Lhermitte F (1983) 'Utilization behaviour' and its relation to lesions of the frontal lobes. Brain 106 : 237-255.
――― (1986) Human autonomy of the frontal lobes. Part 2 : patient behavior in complex and social situations : the "environmental dependency syndrome". Ann Neurol 19 : 335-343.
Lhermitte F, Pillon B, Serdaru M (1986) Human autonomy of the frontal lobes. Part 1 : imitation and utilization behavior : a neuropsychological study of 75 patients. Ann Neurol 19 : 326-334.
Lhermitte J (1922) Syndrome de la calotte du pédoncule cérébral : les troubles psycho-sensoriels dans les lésions du mésocéphale. Revue Neurologique 38 : 1359-1365.
――― (1932) Hallucinose pédonculaire. Encéphale 27 (T1) : 422-435.

Lhermitte J (1951) Les hallucinations : clinique et physiopathologie. Doin, Paris.
――― (1952) Mystiques et faux mystiques. Bloud & Gay, Paris.
Liberman RP (2008) Recovery from disability : manual of psychiatric rehabilitation. American Psychiatric Publishing, Arlington.（西園昌久 総監修／池淵恵美 監訳／SST 普及協会 訳：精神障害と回復――リバーマンのリハビリテーション・マニュアル. 星和書店, 2011.）
Liberman RP, DeRisi WJ, Mueser KT (1989) Social skills training for psychiatric patients. Pergamon Press, Elmsford.（池淵恵美 監訳：精神障害者の生活技能訓練ガイドブック. 医学書院, 1992.）
Lieb K, Zanarini MC, Schmahl C, et al. (2004) Borderline personality disorder. The Lancet 364 (9432)：453-461.
Lieberman EJ (1997) Otto Rank : Leben und Werk. Psychosozial-Verl., Gießen.
Liepmann H (1895) Über die Delirien der Alkoholisten und über künstlich bei ihnen hervorgerufene Visionen. Arch Psychiat Nervenkr 27：172-232.
Liepmann H, Maas O (1907) Fall von linksseitiger Agraphie und Apraxie bei rechtsseitiger Lähmung. Journal f. Psychologie und Neurologie 10：214-227.
Lifton RJ (1968) Death in life : survivors of Hiroshima. Random House, New York.（桝井迪夫, 湯浅信之, 越智道雄ほか 訳：ヒロシマを生き抜く――精神史的考察. 岩波書店, 2009.）
Lin PY, Su KP (2007) A meta-analytic review of double-blind, placebo-controlled trials of antidepressant efficacy of omega-3 fatty acids. J Clin Psychiatry 68：1056-1061.
Lin T-Y, Stanley CC (1962) The scope of epidemiology in psychiatry. World Health Organization, Geneva.
Lindl KA, Marks DR, Kolson DL, et al. (2010) HIV-associated neurocognitive disorder : pathogenesis and therapeutic opportunities. J Neuroimmune Pharmacol 5：294-309.
Linehan MM (1993a) Cognitive-behavioral treatment of borderline personality disorder, Guilford Press,New York.（大野裕 監訳：境界性パーソナリティ障害の弁証法的行動療法――DBT による BPD の治療. 誠信書房, 2007.）
――― (1993b) Skills training manual for treating borderline personality disorder. Guilford Press, New York.（小野和哉 監訳：弁証法的行動療法実践マニュアル. 金剛出版, 2007.）
Lionells M, Fiscalini J, Mann CH, et al. (1995) Handbook of interpersonal psychoanalysis. Routledge, London.
Lippman CW (1952) Certain hallucinations peculiar to migraine. J Nerv Ment Dis 116：346-351.
Liske E, Forster FM (1964) Pseudoseizures : a problem in the diagnosis and management of epileptic patients. Neurology 14：14-49.
Little MI (1987) On the value of regression to dependence. Free Associations 1K (10)：7-22.
Litz T (1966) Adolf Meyer and the development of American psychiatry. Am J Psychiatry 123：320-332.
Loeber R, Burke JD, Lahey BB, et al. (2000) Oppositional defiant and conduct disorder : a review of the past 10 years, part I. J Am Acad Child Adolesc Psychiatry 39：1468-1484.
Loewald HW (1980) On the therapeutic action of psychoanalysis. In : Papers on psychoanalysis. Yale University Press, New Haven, pp 221-256.
Loewenstein RM (1956) Some remarks on the role of speech in psycho-analytic technique. International Journal of Psycho-Analysis 37：460-468.
Logothetis NK (2008) What we can do and what we cannot do with fMRI. Nature 453 (7197)：pp 869-878.
Logsdail SJ, Toone BK (1988) Post-ictal psychoses. Brit J Psychiatry 152：246-252.
Lombroso C (1894) L'uomo di genio. Bocca, Torino.（辻潤 訳：天才論 訂正 5 版. 三陽堂, 1916.）
――― (1906-1907) L'uomo delinquente. Bocca, Torino.
London N (1973) An essay on psychoanalytic theory : two theories of schizophrenia, part 1-2. International Journal of Psychoanalysis 54：169-193.
Lopez-Corvo RE (2003) The dictionary of the work of W. R. Bion. Karnac Books, London.
Lorente de Nó R (1934) Studies on the structure of the cerebral cortes. Ⅱ. Comunication of the study of the Ammonic system. Journal für Psychologie und Neurologie 46：113-177.
Lorenz KZ (1983) Er redete mit dem Vieh, den Vögeln und den Fischen. Deutscher Taschenbuch Verlag

GmbH & Co. KG, Munich.（日高敏隆 訳：ソロモンの指環——動物行動学入門 新装版. 早川書房 2006.）
Low B（1920）Psycho-analysis : a brief account of the Freudian theory. George Allen & Unwin, London.
Luborsky L（1984）Principles of psychoanalytic psychotherapy : a manual for supportive-expressive treatment. Basic Books, New York.（竹友安彦 監訳：精神分析的精神療法の原則——支持‐表出法マニュアル. 岩崎学術出版社, 1990.）
Lüders H, Noachtar S（2000）Atlas and classification of electroencephalography. WB Saunders, Philadelphia.
Lüders HO, Noachtar S, ed.（2000）Epileptic seizures : pathophysiology and clinical semiology. Churchill Livingstone, Philadelphia.
Lund M（1996）On Morel's épilepsielarvée : the first Danish epileptologist Frederik Hallager's opposition in 1884 against Morel's psychiatry epileptic equivalents. J History Neurosci 5（3）: 214-253.
Luria AR（1947）Travmaticheskaja afazija. Moskva.
─────（1962）Vysshije korkovyje funktsii cheloveka. Moskva.
─────（1963/1970）Mozk cheloveka i psikhicheskije protsessy. Moskva.
─────（1973）Osnovy neiropsikhologii. Moskva.（鹿島晴雄 訳：神経心理学の基礎——脳のはたらき. 医学書院, 1978./創造出版, 1999.）
─────（1974/1976）Neiropsikhologija pamiachi. Moskva.
─────（1975）Osnovnyje problemy neirolingvistiki. Moskva.
Luthar SS（2000）The construct of resilience : a critical evaluation and guidelines for future work. Child Development 71 : 543-562.
Lynn SJ, Kirsch I（2006）Essentials of clinical hypnosis : an evidence-based approach. American Psychological Association, Washington DC.
Lyotard JF（1979）La condition postmoderne. Éditions de Minuit, Paris.（小林康夫 訳：ポスト・モダンの条件——知・社会・言語ゲーム. 水声社, 1986.）

M

Macintosh KE, Dissanayake C（2004）Annotation : the similarities and differences between autistic disorder and Asperger's disorder : a review of the empirical evidence. J Child Psychol Psychiatry 45 : 421-434.
Mackeprang T, Kristiansen KT, Glenthoj BY（2002）Effect of antipsychotics on prepulse inhibition of the startle response in drug-naïve schizophrenic patients. Biol Psychiatry 52 : 863-873.
MacLean PD（1949）Psychosomatic disease and the "visceral brain." Psychosom Med 11 : 338-353.
─────（1990）The triune brain in evolution : role in paleocerebral functions. Plenum, New York.（法橋登 編訳：三つの脳の進化. 工作舎, 1994.）
Macville M, Veldman T, Padilla-Nash, H et al.（1997）Spectral karyotyping, a 24-colour FISH technique for the identification of chromosomal rearrangements. Histochem Cell Biol 108 : 299-305.
前田重治（1978）心理療法の進め方——簡易分析の実際. 創元社.
─────（1995）原光景へ——私の精神分析入門. 白地社.
前田貴記, 鹿島晴雄（2008）統合失調症の自我障害の形成機構——主観性の神経心理学. Schizophrenia Frontier 8 : 239-246.
─────（2009）古典再訪——Klaus Conrad「Die beginnende Schizophrenie ; Versuch einer Gestaltanalyse des Wahns」. Schizophrenia Frontier 10 : 69-72.
前田泰（2005）意思能力について——法的立場から. 松下正明 編, 民事法と精神医学. 司法精神医学 4. 中山書店, pp 22-41.
前川喜平（1994）小児科医と発達検査. 小児内科 26 : 789-793.
─────（2000）小児の神経と発達の診かた 改訂第 2 版. 新興医学出版社.

Magnan V (1893) Leçon clinique sur les maladies mentales : faites à l'asile clinique. Bureaux du Progrès Médical, Paris.

Magnan V, Legrain M (1895) Les dégénérés : état mental et syndromes épisodiques. Rueff et Cie., Paris.

Magnan V, Sérieux P (1892) Le délire chronique à évolution systématique. Masson, Paris.

Magoun HW (1944) Bulbar inhibition and facilitation of motor activity. Science 100 : 549-550.

——— (1958/1963) The waking brain. Charles C Thomas, Springfield. (時実利彦 訳:脳のはたらき. 朝倉書店, 1960/1967.)

Maguire GA (2002) Prolactin elevation with antipsychotic medications : mechanisms of action and clinical consequences. J Clin Psychiatry 63 (Suppl 4) : 56-62.

Maher LM, Rothi LJG (2001) Disorders of skilled movement. In : Berndt RS, ed. Handbook of neuropsychology, 2nd edition, vol. 3. Elsevier Sceience B. V., Amsterdam. pp 267-283.

Mahler MS (1971) A study of the separation-individuation process and its possible application to borderline phenomena in the psychoanalytic situation. Psychoanal Study Child 26 : 403-424.

——— (1974) Symbiosis and individuation : the psychological birth of the human infant. The Psychoanalytic Study of the Child 29 : 89-106.

Mahler MS, Pine F, Bergman A (1975) The psychological birth of the human infant : symbiosis and individuation. Basic Books, New York. (高橋雅士, 織田正美, 浜畑紀 訳:乳幼児の心理的誕生──母子共生と個体化. 黎明書房, 1981.)

Maier HW (1912) Über katathyme Wahnbildung und Paranoia. Z Ges Neurol Psychiatr 11 : 555-612.

Main T (1957) The ailment. Br J Med Psychol 30 : 129-145.

牧原浩 (1993) 環境反応. 加藤正明, 保崎秀夫, 笠原嘉ほか 編, 新版精神医学事典, 弘文堂, p 119.

牧野カツコ (1983) 乳幼児をもつ母親の生活と不安. 家庭教育研究所紀要 3 : 34-56.

牧野芳大 (2006) 狂犬病. 臨床と微生物 33 : 351-355.

牧田清志 (1969) 児童精神医学. 岩崎学術出版社.

Malberg JE, Eisch AJ, Nestler EJ, et al. (2000) Chronic antidepressant treatment increases neurogenesis in adult rat hippocampus. J Neurosci 20 : 9104-9110.

Malcolm RR (1992) As if : the phenomenon of not learning. In : Anderson R, ed. Clinical lectures on Klein and Bion. Routledge, London. (平井正三 訳:かのように──学ばないという現象. 小此木啓吾 監訳, クラインとビオンの臨床講義. 第9章, 岩崎学術出版社, 1996.)

Maleval JC (1981) Folies hystériques et psychoses dissociatives. Payot, Paris.

——— (2000) La forclusion du Nom-du-Père. Seuil, Paris.

Mallet L, Polosan M, Jaafari N, et al. (2008) Subthalamic nucleus stimulation in severe obsessive-compulsive disorder. New Eng J Med 359 (20) : 2121-2134.

Malloch S, Trevarthen C, ed. (2009) Communicative musicality : exploring the basis of human companionship. Oxford University Press, Oxford.

Maltsberger J, Buie D (1980) The devices of suicide. International Review of Psychoanalysis 7 : 61-72.

真鍋敦, 宮﨑康二 (2005) 産褥期精神障害. 産科と婦人科 72 (11):1637-1645.

萬代隆 監修 (2001) QOL評価法マニュアル──評価の現状と展望. インターメディカ.

Manford M, Andermann F (1998) Complex visual hallucinations : clinical and neurobiological insights. Brain 121 (Pt 10) : 1819-1840.

Mann J (1973) Time-limited psychotherapy. Harvard University Press, Cambridge, MA. (上地安昭 訳:時間制限心理療法. 誠信書房, 1980.)

Mann JJ (2003) Neurobiology of suicidal behaviour. Nat Rev Neurosci 4 : 819-828.

萬年甫 編訳 (1992) パパンスキー. 神経学の源流1 増補版. 東京大学出版会.

萬年甫, 岩田誠 編訳 (1992) ブロカ. 神経学の源流3. 東京大学出版会.

Mansfield P, Pykett LL (1978) Biological and medical imaging by NMR. J Magn Reson 29 : 355-373.

Manyam BV (2005) What is and what is not 'Fahr's disease.' Parkinsonism Relat Disord 11 (2) : 73-80.

Marchiafava E, Bignami A (1903) Sopra un'alterazione del corpo calloso osservata in soggetti alcoolisti.

Rivista di Patologia Nervosa e Mentale 8:544-549.
Marcie P, Hécaen H (1979) Agraphia: writing disorders associated with unilateral cortical lesions. In: Heilman KM, Valenstein E, ed. Clinical neuropsychology. Oxford University Press, New York, pp 92-127.
Mariën P, Paghera B, De Deyn PP, et al. (2004) Adult crossed aphasia in dextral revised. Cortex 40:41-47.
Marineau RF (1989) Jacob Levy Moreno, 1889-1974. Routledge, London; New York.(増野肇, 増野信子 訳:神を演じつづけた男——心理劇の父モレノの生涯とその時代. 白揚社, 1995.)
Marks IM (1980) Living with fear. McGraw-Hill, New York.
――― (1986) Behavioural psychotherapy: Maudsley pocket book of clinical management. Butterworths, Belfast.(竹内龍雄, 冨山学人, 林竜介ほか 訳:行動精神療法——モーズレイ病院ハンドブック. 中央洋書出版社, 1988.)
――― (1987) Fears, phobias, and rituals. Oxford University Press, New York.
Marneros A (2001) Origin and development of concepts of bipolar mixed states. J Affect Disord 67:229-240.
Marshall JC, Newcombe F (1973) Patterns of paralexia: a psycholinguistic approach. Journal of Psycholinguistic Research 2:175-199.
Martin RS (1990) Differential diagnosis and classification of apathy. Am J Psychiatry 147:22-30.
Martin WR, Eades CG, Thompson JA, et al. (1976) The effects of morphine-and balorphine-like drugs in the nondependent and morphine-dependent chronic spinal dog. J Pharmacol Exp Ther 197:517-532.
丸井清泰 (1951) 精神分析学——その起源と発達. 医学書院.
丸田俊彦 (1976)「痛みの心理的側面」——特に Pain Behavior について. 精神医学 18:1059-1064.
――― (1981) 短期集中精神療法. 精神分析研究 25:307-315.
――― (1989) 痛みの心理学——疾患中心から患者中心へ. 中央公論社.
――― (1992) コフート理論とその周辺——自己心理学をめぐって. 岩崎学術出版社.
――― (1998) アメリカ精神医学における疾患概念と分類の歴史的外観. 浅井昌弘, 小島卓也 責任編集, 精神症候と疾病分類・疫学. 松下正明 総編集, 臨床精神医学講座 1. 中山書店, pp 406-415.
――― (1999) 疼痛性障害. 吉松和也, 上島国利 編, 身体表現性障害・心身症. 松下正明 総編集, 臨床精神医学講座 6. 中山書店, pp 175-184.
――― (2000) 慢性疼痛理論をめぐって. 精神科治療学 15:261-267.
――― (2002) 間主観的感性——現代精神分析の最先端. 岩崎学術出版社.
――― (2007) 痛みの精神医学. 臨床精神薬理 10:191-196.
丸山英二 (2007) カルテの電子化における個人情報の保護. 法と精神医学 20・21:56-69.
丸山圭三郎 (1981) ソシュールの思想. 岩波書店.
Mary B (1999) Freud et le《langage d'organe》. In: Ecole freudienne ed. Savoir de la psychose: essai collectif. De Boeck & Larcier, Paris, pp 17-63.
Masaki M, Higurashi M, Iijima K, et al. (1981) Mortality and survival for Down syndrome in Japan. Am J Hum Genet 33:629-639.
増野肇 (1977) 心理劇とその世界. 金剛出版.
Masson JM (1985) The complete letters of Sigmund Freud to Wilhelm Fliess, 1887-1904. The Belknap Press of Harvard University Press, Cambridge/London.(河田晃 訳:フロイト フリースへの手紙. 誠信書房, 2001.)
Masterson JF (1972) Treatment of the borderline adolescent. Wiley Interscience, New York.(成田善弘, 笠原嘉 訳:青年期境界例の治療. 金剛出版, 1979.)
――― (1981) The narcissistic and borderline disorders: an integrated approach. Brunner/Mazel, New York.(富山幸佑, 尾崎新 訳:自己愛と境界例. 星和書店, 1990.)
――― (1985) The real self: a developmental self and object relations approach. Brunner/Mazel, New York.
Masterson JF, Lieberman AR, ed. (2004) A therapist's guide to the personality disorders: the Masterson approach. Zeig, Tucker & Theisen Inc., Phenix.(神谷栄治, 市田勝 訳:パーソナリティ障害治療

ガイド――「自己」の成長を交えるアプローチ. 金剛出版, 2007.)
松原三郎 (1910) 鬱憂性精神病ノ本態. 官報 8049 号, 4月25日.
――― (1914) 神経衰弱ノ原因. 神経学雑誌 13:1-9, 59-70, 115-121.
――― (1919) 治癒スベキ早發癡病型ニ就テ. 神経学雑誌 18:421-431.
――― (1920) 神経衰弱症ニ於ケル體質異常, 知見補遺. 神経学雑誌 19 (6):255-260.
――― (1921) 神経系統緊張ノ時間的関係. 神経学雑誌 21 (2):83-95.
松原達哉 編著 (2002) 心理テスト法入門――基礎知識と技法習得のために 第4版. 日本文化科学社, pp 31-46.
松原由枝 (2009) ソンディ・テスト――心理臨床に生かす活用法. 培風館.
Matsuda H, Gyobu T, Masayasu I, et al. (1988) Increased accumulation of N-isopropyl- (I-123) p-iodoamphetamine in the left auditory area in a schizophrenic patient with auditory hallucinations. Clin Nucl Med 13 (1):53-55.
Matsuda H, Mizumura S, Soma T, et al. (2004) Conversion of brain SPECT images between different collimators and reconstruction processes for analysis using statistical parametric mapping. Nucl Med Commun 25:67-74.
松田実 (2007) 読みの障害――失読症. 鹿島晴雄, 種村純 編, よくわかる失語症と高次脳機能障害. 永井書店, pp 121-131.
松枝啓 (2008) 過敏性腸症候群の診断と治療――Rome Ⅲ新診断基準を踏まえた合理的アプローチ. 医薬ジャーナル社.
松井一郎 (1980)「ダウン症候群」について. 小林登, 多田啓也, 藪内百治ほか 編, 新小児医学大系 第7巻 B. 中山書店, pp 298-312.
松石豊次郎 (2003) Rett 症候群. 小児内科 35 増刊号:804-807.
松木邦裕 (1996) 対象関係論を学ぶ――クライン派精神分析入門. 岩崎学術出版社.
――― (2001) クラインの二人の分析的息子たち――ウィニコットとビオンの場合. 精神分析研究 45 (2):140-151.
――― (2002) 分析臨床での発見――転移・解釈・罪悪感. 岩崎学術出版社.
――― (2008) 精神病についての理論と精神分析技法. 松木邦裕, 東中園聡 編, 精神病の精神分析的アプローチ. 金剛出版, p11-47.
――― (2009a) 精神分析体験――ビオンの宇宙. 岩崎学術出版社.
――― (2009b) コンテイニング概説. 精神分析研究 53 (4):377-380.
松木邦裕, 福井敏 (2009) パーソナリティ障害の精神分析的アプローチ. 金剛出版.
松木邦裕, 東中園聡 編 (2008) 精神病の精神分析的アプローチ――その実際と今日的意義. 金剛出版.
松本元, 小野武年 (2002) 情と意の脳科学. 培風館.
松本英夫 (1988) 児童期に発症した精神分裂病に関する臨床的研究. 精神経誌 90:414-435.
――― (2009a) 概念・症候学・診断基準と病因仮説. 松本英夫, 飯田順三 編, 子どもの精神病性障害――統合失調症と双極性障害を中心に. 子どもの心の診療シリーズ 8. 中山書店, pp 2-18.
――― (2009b) 学校精神保健. 日本社会精神医学会 編, 社会精神医学. 医学書院, pp 365-370.
松本京介, 本多裕 (2008) ナルコレプシーにおける睡眠麻痺を伴う入眠時幻覚の内容と頻度. 臨精医 37:1595-1605.
松本雅彦 (1996) 精神病理学とは何だろうか 増補改訂版. 星和書店.
松本卓也, 加藤敏 (2009) 症例 Schreber の診断にみる力動的精神病論の再検討. 精神経誌 111:1021-1040.
Matsumoto Y, Unoki S, Aonuma H, et al. (2006) Critical role of nitric oxide-cGMP cascade in the formation of cAMP-dependent long-term memory. Learn Mem 13:35-44.
松尾信一郎 (2009)「ディスチミア親和型うつ病」を通してみる現代うつ病医療. 神庭重信, 黒木俊秀 編, 現代うつ病の臨床. 創元社, pp 133-154.
松尾隆 (1998) 脳性麻痺の整形外科的治療. 創風社.
松岡洋夫, 佐藤光源 (2007) ストレス脆弱性仮説. 佐藤光源, 丹羽真一, 井上新平 編集, 統合失調症の治療――臨床と基礎. 朝倉書店, pp 64-70.

松下正明（1991）Economo, Baron Constantin von――嗜眠性脳炎の発見と大脳皮質細胞構築の研究. 松下正明 編, 精神医学を築いた人びと 下. ワールドプランニング, pp 61-81.
――――（1992）F.J. ガル, J.C. シュプルツハイム『神経第一般，とくに脳の解剖学と生理学』. 科学医学資料研究 216：9-12.
――――（1993）ペガサスに跨ったガル――心の座を求めて. 河合隼雄, 谷泰, 清水博ほか 編, 新しいコスモロジー. 岩波講座 宗教と科学 9. 岩波書店, pp. 151-179.
――――（2004）ヤーヌスの二つの顔. 精神科臨床サービス 4：136-140, 274-278, 414-418, 560-565.
――――（2006a）精神医学と法――マクノートン・ルールを例として. 松下正明 総編集／松下正明 専門編集, 司法精神医学概論. 司法精神医学 1. 中山書店, pp 2-18.
――――（2006b）マクノートン事件（1843）. 松下正明 総編集／中谷陽二 専門編集, 鑑定例集. 司法精神医学 6. 中山書店, pp 92-105.
――――（2009）みんなの精神医学用語辞典. 弘文堂, p43, 64.
――――（2010）Pick 病再考. 池田学 責任編集, 前頭側頭型認知症の臨床. 専門医のための精神科臨床リュミエール 12. 中山書店, pp 82-90.
――――（2011）精神医学の思想. 社会技術研究開発センター.
松下正明, 田邉敬貴（2008）ピック病――二人のアウグスト. 医学書院.
松下正明 総編集／小椋力, 倉知正佳 責任編集（2000）精神障害の予防. 臨床精神医学講座 S3. 中山書店.
松浦雅人（2006）Psychic seizure（精神発作）. 日本てんかん学会 編, てんかん学用語事典. 日本てんかん学会, pp 127-128.
――――（2007）てんかんのもうろう状態の現在の考え方. 精神科治療学 22：1001-1004.
松澤佑次, 井上修二, 池田義雄ほか（2000）新しい肥満の判定と肥満症の診断基準. 肥満研究 6：18-28.
Matte-Blanco I（1975）The unconscious as infinite sets. Duckworth, London.
――――（1988）Thinking, feeling, and being：clinical reflections on the fundamental antinomy of human beings and world. Routledge, London/New York.（岡達治 訳：無意識の思考――心的世界の基底と臨床の空間. 新曜社, 2004.）
Maturana HR, Varela FJ（1980）Autopoiesis and cognition. D. Reidel Publishing Company, Dordrecht.（河本英夫 訳：オートポイエーシス――生命システムとは何か. 国文社, 1991.）
Matussek P（1952-1953）Untersuchungen über die Wahnwahrnehmung Ⅰ. Mitteilung. Arch Psychiat u Nervenkr 189：279-319./Ⅱ. Mitteilung. Schweiz Arch f Neurol u Psychiat 71：189-210.（伊東昇太, 河合真, 仲谷誠 訳：妄想知覚論とその周辺. 金剛出版, 1983.）
――――（1993）Analytische Psychosentherapie 1：Grundlagen. Springer, Berlin.
――――（1997）Analytische Psychosentherapie 2：Anwendungen. Springer, Berlin.
Maudsley H（1867）The physiology and pathology of mind. Macmillan, London.
――――（1870）Body and mind：an inquiry into their connection and mutual influence. Macmillan, London.
――――（1874）Responsibility in mental disease. King, London.
――――（1886）Natural causes and supernatural seemings. Kegan, London.
――――（1908）Heredity, variation and genius, with essay on Shakespeare and address on medicine. John Bale, Sons & Danielsson, London.
――――（1916）Organic to human：psychological and sociological. Macmillan, London.
――――（1918）Religion and realities. John Bale, Sons & Danielsson, London.
Maurel H（1954）Le thème de protection et la pensée morbide. PUF, Paris.
Maurer K, Maurer U（1998）Alzheimer：Das Leben eines Arztes und die Karriere einer Krankheit. Piper, München/Zürich.
Mauz F（1930）Die Prognostik der endogenen Psychosen. Thieme, Stuttgart.（曽根啓一, 植木啓文, 高井昭裕ほか 訳：内因性精神病の予後学――分裂病の部. 精神医学 29：645-654, 1107-1116, 30：219-225, 1987-1988.／市川潤, 迎豊, 大久保健среди 訳：内因性精神病の予後学――躁うつ病の部. 佐藤時治郎教授退官記念誌. 弘前大学医学部神経精神医学教室同窓会, pp 113-140, 1987.／飯田眞, ライナー・テレ 編／飯田眞, 市川潤 監訳：内因性精神病の予後学. 多次元精神医学――チュービンゲン

学派とその現代的意義. 岩崎学術出版社, pp 125-207, 2007.）
Mauz F（1937）Die Veranlagung zu Krampfanfällen. Thieme, Stuttgart.（中内雅子, 五味淵隆志, 松浪克文ほか 訳：痙攣発作性素質. 精神医学 22：769-777, 881-890, 1980.）
─── （1965）Psychotherapeutische Möglichkeiten bei endogenen Psychosen. Arch Psychiat Nervenk 206：584-598.（飯田眞, ライナー・テレ編／飯田眞, 市川潤監訳：内因性精神病における精神療法の可能性. 多次元精神医学──チュービンゲン学派とその現代的意義. 岩崎学術出版社, pp 209-227, 2007.）
Mayberg HS, Lozano AM, Voon V, et al.（2005）Deep brain stimulation for treatment-resistant depression. Neuron 45（5）：651-660.
Mayer-Gross W（1920）Über die Stellungsnahme zur abgelaufenen akuten Psychose. Zeitschr f d ges Neuro u Psych 60（1）：160-212.
─── （1924）Selbstschilderungen der Verwirrtheit. Die oneiroide Erlebnisform. Psychopathologisch-klinische Untersuchungen. Springer, Berlin.
─── （1932a）Mischpsychose. In：Bumke O, hrsg. Handbuch der Geisteskrankheiten, Bd. 9. Springer, Berlin, pp 482-517.
─── （1932b）Degenerationspsychosen. In：Bumke O, hrsg. Handbuch der Geisteskrankheiten, Bd. 9. Springer, Berlin, pp 517-526.
─── （1935a）On depersonalization. British Journal of Medical Psychology 15（2）：103-126.
─── （1935b）Some observations on apraxia. Proc Roy Soc Med 28：1203-1212.
Mayer-Gross W, Slater E, Roth M（1954/1960/1969）Clinical psychiatry, 1st/2nd/3rd edition. Baillière, Tindall & Cassell, London.
McAllister AK, Van de Water J（2009）Breaking boundaries in neural-immune interactions. Neuron 64（1）：9-12.
McCarty DE, Chesson AL（2009）A case of sleep paralysis with hypnopompic hallucinations. J Clin Sleep Med 15：83-84.
McDougall W（1911）Body and mind：a history and defense of animism. Methuen, London.
McElroy SL, Keck PE, Jr., Pope HG, Jr., et al.（1992）Clinical and research implications of the diagnosis of dysphoric or mixed mania or hypomania. Am J Psychiatry 149：1633-1644.
McEwan T, Mullen PE, Purcell R（2007）Identifying risk factors in stalking：a review of current research. International Journal of Law and Psychiatry 30（1）：1-9.
McGlashan TH（1982）Aphanisis：the syndrome of pseudo-depression in chronic schizophrenia. Schizophrenia Bulletin 8（1）：118-134.
McGlashan TH, Carpenter WT（1976）Postpsychotic depression in schizophrenia. Arch Gen Psychiatry 33：231-239.
McGlothlin WH, West LJ（1968）The marihuana problem：an overview. AmJ Psychitry 125：370-378.
McGoldrick M, Gerson R, Petry S（2008）Genograms：assessment and intervention, 3rd edition. W.W. Norton & Company, New York.
McGoldrick M, Gerson R, Shellenberger S（1999）Genograms：assessment and intervention. Norton professional books. W.W. Norton & Co. Inc., New York.（石川元, 佐野祐華, 劉イーリン 訳：ジェノグラム（家系図）の臨床──家族関係の歴史に基づくアセスメントと介入. ミネルヴァ書房, 2009.）
McGrath J, Saha S, Chant D, et al.（2008）Schizophrenia：a concise overview of incidence, prevalence, and mortality. Epidemiol Rev 30：67-76.
McHugh T, Laforce R, Gallagher P, et al.（2006）Natural histology of the long-term cognitive, affective, and physical sequelae of mild traumatic brain injury. Brain and cognition 60（2）：209-211.
McKeith IG, Dickson DW, Lowe J, et al.（2005）Diagnosis and management of dementia with Lewy bodies：third report of the DLB consortium. Neurology 65：1863-1872.
McLean A（1995）Empowerment and the psychiatric consumer/ex-patient movement in the United States：contradictions, crisis and change. Soc Sci Med 40（8）：1053-1071.

McLennan JE, Nakano K, Tyler HR, et al.(1972)Micrographia in Parkinson's disease. J Neurol Sci 15：141-152.
McNamee S, Gergen KJ, ed.(1992)Therapy as social construction. Sage, London.（野口裕二, 野村直樹 訳：ナラティヴ・セラピー――社会構成主義の実践. 金剛出版, 1997.）
Mead M(1928)Coming of age in Samoa. William Morrow and Company, New York.（畑中幸子, 山本真鳥 訳：サモアの思春期. 蒼樹書房, 1976.）
――――(1949)Male and female. William Morrow and Company, New York.（田中寿美子, 加藤秀俊 訳：男性と女性 上下. 東京創元社, 1961.）
Medow W(1922)Eine Gruppe depressiver Psychosen des Rückbildungsalters mit ungünstiger Prognose：Erstarrende Rückbildungsdepression. Arch Psychiat Nervenkr 64：480-506.
Meduna LJ von(1934)Über experimentelle Campherepilepsie. Archiv für Psychiatrie und Nervenkrankheiten 102：333-339.
――――(1935)Versuche über die biologische Beeinflussung des Ablaufes der Schizophrenie：Campher und Cardiozolkämpfe. Zeitschrift für die gesamte Neurologie und Psychiatrie 152：235-262.
――――(1950)Oneirophrenia：the confusional state. University of Illinois Press, Urbana.
Melartin TK, Rytsala HJ, Leskela US, et al.(2005)Continuity is the main challenge in treating major depressive disorder in psychiatric care. J Clin Psychiatry 66（2）：220-227.
Meltzer D(1966)The relation of anal masturbation to projective identification. In：Spillius EB, ed. Mainly theory. Melanie Klein Today：developments in theory and practice, vol. 1. New library of psychoanalysis 7. Routledge, London／New York, 1988, pp 102-116.（世良洋 訳：肛門マスターベーションの投影同一化との関係. 松木邦裕 監訳／古賀靖彦, 世良洋, 中川慎一郎ほか 訳：精神病者の分析と投影同一化. メラニー・クライン・トゥデイ 1. 岩崎学術出版社, 1993, pp 124-141.）
――――(1967)The psychoanalytical process. Clunie Press, Perthshire.
――――(1973)Sexual states of mind. Clunie Press, Perthshire.
――――(1974)Adhesive identification. In：Hahn A ed. Sincerity and other works. Karnac Books, London, pp335-350.
――――(1978)A note on introjective processes. In：Sincerity and other works：collected papers of Donald Meltzer. Karnac, London, pp 458-468.
Meltzer HY, Matsubara S, Lee JC(1989)The ratios of serotonin2 and dopamine2 affinities differentiate atypical and typical antipsychotic drugs. Psychopharmacol Bull 25（3）：390-392.
Melzack R(1992)Phantom limbs. Science American April：90-96.
Menninger KA(1937)Purposive accidents as an expression of self destructive tendencies. Int J Psychoanal 17：6-16.
――――(1938)Man against himself. Harcourt, New York.（草野栄三良 訳：おのれに背くもの 下. 日本教文社. 1952.）
――――(1958)Theory of psychoanalytic technique. Imago, London／Basic Books, New York.（小此木啓吾, 岩崎徹也 訳：精神分析技法論. 岩崎学術出版社, 1965.）
――――(1959)A psychiatrist's world. Viking Press, New York.（小此木啓吾, 草野栄三良 訳：第 1 部 人間なるもの. 第 2 部 こわれたパーソナリティー. 第 3 部 取り残された人間教育. 日本教文社, 1961-1962.）
――――(1968)The crime of punishment. Viking Press, New York.
Menninger KA, Mayman M, Pruyser P(1963)The vital balance. Viking Press, New York.
Merleau-Ponty M(1945)La phénoménologie de la perception. Gallimard, Paris.（竹内芳郎, 小木貞孝 訳：知覚の現象学 1.／竹内芳郎, 木田元, 宮本忠雄 訳：知覚の現象学 2. みすず書房, 1967-1974）
Merritt HH(1979)A textbook of neurology, 6th edition. Lea & Febiger, Philadelphia.
Mesibov GB, Shea V, Schopler E(2005)TEACCH approach to autism spectrum disorders. Plenum Pless, New York.
Mesmer FA(1766)De Planetarum Influxu.

Mesulam MM (2000) Principles of behavioral and cognitive neurology, 2nd edition. Oxford University Press, New York.

Metzger W (1941) Psychologie. Steinkopff, Darmstadt.

Meyer A (1935) The birth and development of the mental hygiene movement. Mental Hygiene 19 : 29-37.

――― (1948) The commonsense psychiatry of Dr. Adolf Meyer : fifty-two selected papers. (Lief A, ed.) McGraw-Hill, New York.

――― (1957) Psychobiology : a science of man. (Winters EE, Bowers AM, compiled and edited.) Charles C Thomas Publisher, Springfield.

Meynert T (1884) Psychiatrie, Klinik der Erkrankungen des Vorderhirns, begründet auf dessen Bau, Leistungen und Ernährung. Wilhelm Braumüller, Wien.

――― (1890) Amentia, die Verwirrtheit. Jahrbücher für Psychiatrie und Neurologie 9 : 1-112.

Mezzich JE, Lin KM, Hughes CC (2000) Acute and transient psychotic disorders and culture-bound syndromes. In : Sadock BJ, Sadock VA, ed. Kaplan & Sadock's comprehensive textbook of psychiatry, 7th ed., vol 1. Lippincott Williams & Wilkins, Philadelphia, pp 1264-1276.

Micale MS (1995) Approaching hysteria : disease and its interpretations. Princeton University Press, Princeton.

Micheal EF, Gordon RM, William DF (2004) Thalidomide. Lancet 363 : 1802-1811.

道辻俊一郎, 中根允文 (1990) 現在症診察表 (PSE). 精神科診断学 1 : 493-507.

Mignot E (2005) Narcolepsy : pharmacology, pathophysiology, and genetics. In : Kryger MH, Roth T, Dement WC, ed. Principles and practice of sleep medicine. Elsevier Saunders, Philadelphia, pp 761-779.

――― (2008) Excessive daytime sleepiness : polulation and etiology versus nosology. Sleep Med Reviews 12 : 87-94.

三木善彦 (1976) 内観療法入門. 創元社.

御子柴克彦 (2006) 細胞内カルシウムの知られざる素顔 (1) ――1% のカルシウムの働き. 現代化学 426 : 14-18.

Millar JK, Wilson-Annan JC, Anderson S, et al. (2000) Disruption of two novel genes by a translocation co-segregating with schizophrenia. Hum Mol Genet 9 : 1415-1423.

Miller EK, Cohen JD (2001) An integrative theory of prefrontal cortex function. Annu Rev Neurosci 24 : 167-202.

Miller J (1978) Living systems. McGraw-Hill, New York. (遊佐安一郎:家族療法入門――システムズ・アプローチの理論と実践. 星和書店, 1984.)

Miller JA (1989) La psychose dans le texte de Lacan. Analytica 58 : 131-141.

――― (1996) ラカン理論と精神病をめぐる諸問題 (三好暁光 訳). 新宮一成 編, 意味の彼方へ――ラカンの治療学. 金剛出版, pp 233-258.

Miller TJ, Cadenhead K, Cannon T, et al. (2003) Prodromal assessment with the structured interview for prodromal syndromes and the scale of prodromal symptoms : predictive validity, interrater reliability, and training to reliability. Schizophr Bull 29 : 703-715.

Millon T (2004) Masters of the mind : exploring the story of mental illness from ancient times to the new millennium. Wiley, Hoboken, New Jersey, p 394.

Millon T, Davis RD (1996) Disorders of personality : DSM-IV and beyond, 2nd edition. John Wiley & Sons, New York.

Milner B, Corkin S, Teuber HL (1968) Further analysis of the hippocampal amnesic syndrome : 14-year follow-up study of H. M. Neuropsychologia 6 : 215-234.

三村將 (1996) Priming. 脳と精神の医学 7 : 369-382.

――― (1998) 顕在記憶と潜在記憶――さまざまな記憶のかたち. こころの科学 80 : 43-49.

――― (1999) 記憶の分類と検査法. 濱中淑彦, 倉知正佳 責任編集. 脳と行動. 松下正明 総編集, 臨床精神医学講座 21. 中山書店, pp 257-271.

――― (2001) 記憶障害. 上島国利, 鴨下重彦 編, 症候から診断へ 4. 日本医師会, pp 8-14.

三村將(2003)記憶の分類. Clinical Neuroscience 21:799-802.
——— (2009)認知リハビリテーション. 総合臨床 58:347-348.
三村將, 穴水幸子, 師岡えりの(1999)手続記憶. 浅井昌弘, 鹿島晴雄 編, 記憶の臨床. 松下正明 総編集, 臨床精神医学講座 S2. 中山書店, pp 113-123.
三村將, 加藤元一郎, 横山尚洋ほか(1988)聴覚失認を呈した Laudau-Kleffner 症候群の 1 例. 失語症研究 8(4):274-282.
Ministry of Education and Science, Spain, United Nations Educational Scientific and Cultural Organization (1994) UNESCO World conference on special needs education : access and quality (Salamanca, Spain, 7-10 Jume 1994), final report. Ministry of Education and Science, Spain, Salamanca/Unesco, Paris.
Minkowski E (1927) La schizophrénie : psychopathologie des schizoïdes et des schizophrènes. Payot, Paris./ 2e éd. Desclée de Brouwer, Paris, 1953. (村上仁, 野村良樹 訳:精神分裂病——分裂性性格者及び精神分裂病者の精神病理学. 弘文堂書房, 1946. 〔原著第 1 版の翻訳〕/村上仁 訳:精神分裂病——分裂性性格者及び精神分裂病者の精神病理学. みすず書房, 1954. 〔原著第 2 版の翻訳〕)
——— (1933) Le temps vécu : études phénoménologiques et psychopathologiques. d'Autrey, Paris./ Delachaux et Niestlé, Neuchâtel, 1968. (中江育生, 清水誠, 大橋博司 訳:生きられる時間 1-2. みすず書房, 1972-1973.)
——— (1936) Vers une cosmologie, fragments philosophiques. Aubier, Paris. (中村雄二郎, 松本小四郎 訳:精神のコスモロジーへ. 人文書院, 1983.)
——— (1968) Traité de psychopathologie. Presses Universitaires de France, Paris.
三野善央(2006)精神障害者リハビリテーションと根拠に基づく実践(Evidence-based practice, EBP). 精神障害とリハビリテーション 10:47-52.
Minoshima S, Frey KA, Koeppe RA, et al. (1995) A diagnostic approach in Alzheimer's disease using three-dimensional stereotactic surface projections of fluorine-18-FDG PET. J Nucl Med 36:1238-1248.
Minoshima S, Giordani B, Berent S, et al. (1997) Metabolic reduction in the posterior cingulate cortex in very early Alzheimer's disease. Ann Neurol 42:85-94.
Minuchin S (1974) Families and family therapy. Harvard Univeisity Press, Cambridge. (山根常男 監訳:家族と家族療法. 誠信書房, 1984.)
Minuchin S, Fishman HC (1981) Family therapy techniques. Harvard University Press, Cambridge.
Mischel W (1968) Personality and assessment. Wiley, New York. (詫摩武俊 監訳:パーソナリティの理論. 誠信書房, 1992.)
みすず書房編集部 編(2004)神谷美恵子の世界. みすず書房.
Mitchell SA, Aron L (1999) Relational psychoanalysis : the emergence of a tradition. The Analytic Press, New Jersey.
Mitchell SW (1871) Phantom limbs. Lippincott's Magazine of Popular Literature and Science 8:563-569.
——— (1890) Some disorders of sleep. Am J Med Sci 100:109-127.
Mitelman F, ed. (1995) ISCN : an international system for human cytogenic nomenclature. Karger, Basel.
Mitscherlich A (1963) Auf dem Weg zur vaterlosen Gesellschaft. R. Piper, München. (小見山実 訳:父親なき社会. 新泉社, 1972.)
——— (1966) Krankheit als Konflikt. Suhrkamp, Berlin.
——— (1969) Die Ideen des Friedens und die menschliche Aggressivität. Suhrkamp, Berlin. (竹内豊治 訳:攻撃する人間. 法政大学出版局, 1970.)
——— (1970) Versuch, die Welt besser zu bestehen. Suhrkamp, Frankfurt.
Mitscherlich A, Mitscherlich M (1967) Die Unfähigkeit zu trauern. R. Piper, München. (林峻一郎, 馬場謙一 訳:喪われた悲哀. 河出書房新社, 1972.)
満田久敏(1942)精神分裂病の遺伝臨床的研究. 精神経誌 46:298-362.
——— (1962) The concept of atypical psychoses under the aspect of clinical genetics. Foria Psychiatr Neurol Jap 16:214-221

参考文献一覧　M

満田久敏 (1967) Clinical genetics in psychiatry : Problems in nosological classification. Igaku-Shoin, Tokyo.
満屋裕明 編 (2010) HIV 感染症と AIDS. 最新医学 別冊 新しい診断と治療の ABC 65／免疫 5. 最新医学社.
三山吉夫 (1998) 急性脳器質性障害・症状精神病. 西園昌久, 山口成良, 岩崎徹也ほか編, 専門医のための精神医学. 医学書院, pp 365-371.
─── (1999) 進行性皮質下グリオーシス. Clinical Neuroscience17 (8) : 934-935.
三浦信之 (1955) 日本の精神分析学の父丸井清泰教授を偲ぶ. 精神分析研究 2 (10) : 1-6.
三浦岱栄 (1965) ジャクソンとネオジャクソニズム. 井村恒郎, 懸田克躬, 島崎敏樹ほか 編, 異常心理学講座 10. みすず書房, pp 295-363.
─── (1967) 精神医学者の世界. 岩崎学術出版社.
宮原浩二郎 (1999) 変身願望. 筑摩書房.
宮原透, 和田さゆり, 三浦総一郎 (1998) 潰瘍性大腸炎. 臨床消化器内科 13 (12) : 1741-1747.
宮川香織 (2003) 精神療法の終わりを謀る. こころの科学 110 : 40-45.
三宅鑛一 (1930) 責任能力. 三宅氏医学的心理学叢書 第 3 集. 南江堂.
─── (1932) 精神病学提要. 三宅氏医学的心理学叢書 第 4 集. 南江堂.
─── (1937) 精神鑑定例. 三宅氏医学的心理学叢書 第 12 集. 南江堂.
三宅鑛一, 内田勇三郎 (1924) 記憶に関する臨床的実験成績 上中下. 神経学雑誌 23 : 459-488, 23 : 523-565, 24 : 12-45.
三宅由子, 皆川邦直, 守屋直樹ほか (1989) DIB (境界パーソナリティ診断面接質問紙) 第 2 版──日本版の信頼性および妥当性に関する研究. 精神科治療学 4 : 1279-1286.
宮本忠雄 (1959) 実体的意識性について──精神分裂病における他者の現象学. 精神経誌 61 (10) : 1316-1339.
─── (1966a) ビンスワンガー. 井村恒郎, 懸田克躬, 島崎敏樹ほか 責任編集, 異常心理学講座 7. 精神病理学 1. みすず書房, pp 384-444.
─── (1966b) 精神分裂病の世界. 紀伊國屋書店.
─── (1972a) 現代の異常と正常──精神医学的人間学のために. 平凡社.
─── (1972b) 太陽と分裂病──「太陽体験」の仮設. 日本芸術療法学会誌 4 : 75-76.
─── (1974a) 言語と妄想──危機意識の病理. 平凡社.
─── (1974b) 太陽と分裂病──ムンクの太陽壁画によせて. 木村敏 編, 分裂病の精神病理 3. 東京大学出版会. (のち, 宮本忠雄, 妄想研究とその周辺. 弘文堂, 1982 に収録.)
─── (1977) 精神分裂病の世界. 紀伊國屋書店.
─── (1979a) エピ・パトグラフィーについて. 臨床精神医学 8 : 39-50.
─── (1979b) ルートウィヒ・ビンスワンガー. 相場均, 荻野恒一 監修, 現代精神病理学のエッセンス──フロイト以後の代表的精神病理学者の人と業績. ぺりかん社, pp 119-137.
─── (1982a) 妄想研究とその周辺. 弘文堂.
─── (1982b) 嫉妬妄想の臨床と精神病理. 妄想研究とその周辺. 弘文堂, pp 174-190.
─── (1982c) 憑依状態──比較文化精神医学の視点から. 妄想研究とその周辺. 弘文堂, pp 361-378.
─── (1983) Hans Prinzhorn──人と業績. 臨床精神医 12 : 1201-1208.
─── (1985) 精神療法と自己治癒──とくに内因性精神病の場合. 臨床精神医学 14 : 1011-1017.
─── (1992) 躁うつ病における混合状態の意義──臨床精神病理学的検討. 臨床精 19 : 1433-1439.
─── (1993) 多幸症 (多幸感), 新版精神医学事典. 弘文堂, p 522.
─── (1997) 病跡研究集成──創造と表現の精神病理. 金剛出版.
宮西照夫 (2001) ススト (驚愕)──中米における自己完結的苦悩の解放システム. 酒井明夫, 下地明友, 宮西照夫ほか 編, 文化精神医学序説──病い・物語・民族誌. 金剛出版, pp 137-159.
宮岡等, 田野尻俊郎 (2004) 口腔内セネストパチー. 中安信夫 編, 稀で特異な精神症候群ないし状態像. 星和書店, pp 100-108.
宮坂雄平 (1964) 精神分裂病の言語性幻聴の経過的観察──その幻覚性賦活体験. 信州医学雑誌 13 : 350-366.
宮田量治 (1999) 治療遵守度の評価方法 : 分裂病の薬物コンプライアンス. 臨床精神医学増刊号 : 265-275.

宮田量治, 藤井康男, 稲垣中ほか (1995) Brief Psychiatric Rating Scale (BPRS) 日本語版の信頼性の検討. 臨床評価 23：357-367.
─── (1996) 精神分裂病患者への薬物療法とクオリティ・オブ・ライフ (その1) 薬の対する構えの調査表 (Drug Attitude Inventory 日本語版) による検討. 精神経誌 98：1045-1046.
三好功峰 (1998a) 老年期の痴呆性疾患. 医学書院.
─── (1998b) Wernicke 脳症. 老年期の痴呆性疾患. 医学書院, pp 201-204.
─── (2009) 大脳疾患の精神医学──神経精神医学からみえるもの. 中山書店.
三好功峰, 松岡龍典 (1980) 肝脳変性疾患特殊型. 神経疾患と精神症状──脳器質性精神疾患. 医学書院, pp 216-223.
Mizoi Y, Yamamoto K, Ueno Y, et al. (1994) Involvement of genetic polymorphism of alcohol and aldehyde dehydrogenase in individual variation of alcohol metabolism. Alcohol Alcohol 29 (6)：707-710.
水野雅文, 鹿島晴雄 (1991) 右 (劣位) 脳損傷者の自己の障害に対する態度について──神経心理学的検討. 脳と精神の医学 2 (4)：751-755.
Mizuno M, Yamada K, Maekawa N, et al. (2002) CREB phosphorylation as a molecular marker of memory processing in the hippocampus for spatial learning. Behav Brain Res 133：135-141.
水野美邦 (1993) 不随意運動. 水野美邦 編, 神経内科ハンドブック──鑑別診断と治療 第2版. 医学書院, p 252.
─── (2010) 運動失調. 水野美邦 編, 神経内科ハンドブック──鑑別診断と治療 第4版. 医学書院, pp 330-341.
水野美邦 編 (2002) 神経内科ハンドブック──鑑別診断と治療 第3版. 医学書院,〔ビンスワンガー病：pp 539-540, もやもや病：pp 555-557, 慢性硬膜下血腫：pp 598-610〕
─── (2010) 神経内科ハンドブック──鑑別診断と治療 第4版. 医学書院.
水澤英洋 (2007) 脊髄小脳変性症. 杉本恒明, 矢崎義雄 編, 内科学 第9版. 朝倉書店, pp 1798-1807.
水田秀子 (2006) 語の産生過程をどう考えるか. 神経心理学 22：247-251.
Möbius PJ (1892) Ueber die Einteilung der Krankheiten. Centralbl Nervenheilk Psychiatr 15：289-301.
─── (1905) Franz Joseph Gall. Johann Ambrosius Barth, Leipzig.
望月美知子 (1999) デイケアおよびナイトケア. 井上新平, 堀田直樹 責任編集, 精神科リハビリテーション・地域精神医療. 松下正明 総編集, 臨床精神医学講座 20. 中山書店, pp 127-138.
Modell AH (1990) Other times, other realities：toward a theory of psychoanalytic treatment. Harvard University Press, Cambridge.
Moghadasian MH, Salen G, Frohlich JJ, et al. (2002) Cerebrotendinous xanthomatosis：a rare disease with diverse manifestations. Arch Neurol 59 (4)：527-529.
Moher D, Liberati A, Tetzlaff J, et al. (2009) Preferred reporting items for systematic reviews and meta-analyses：the PRISMA statement. Ann Intern Med 151 (4)：264-269.
Mojtabai R, Olfson M (2010) National trends in psychotropic medication polypharmacy in office-based psychiatry. Arch Gen Psychiatry 67：26-36.
Mollaret P, Bertrand I, Mollaret H (1959) Coma dépassé et nécrose nerveuse massives. Rev Neurol 101：116-139.
Mollaret P, Coulon M (1959) Le coma dépassé. Rev Nuerol 101：3.
Møller LB, Mogensen M, Horn N (2009) Molecular diagnosis of Menkes disease：genotype-phenotype correlation. Biochimie, 91 (10)：1273-1277.
Momingliano LN (1987) A spell in Vienna-but was Freud a Freudian?：an investigation into Freud's technique between 1920 and 1938 based on the published testimony of former analysands. International Review of Psychoanalysis 14：373-389.
Monakow C von (1905) Gehirnpathologie. A Holder, Wien.
─── (1914) Die Lokalization im Grosshirn und der Abbau der Funktion durch kortikale Herde. Bergman, Wiesbaden.
Monakow C von, Mourgues R (1928) Introduction biologique à l'étude biologique et psychologique. Alcan,

Paris.
文部科学省 編(2010)生徒指導提要.文部科学省.
Money-Kyrle R (1956) Normal counter-transference and some of its deviations. Internat J Psychoanalysis 37 : 360-366.
Moniz E, Lima PA (1936) Tentatives opératoires dans le traitement de certaines psychoses. Masson, Paris.
門司晃(2010)精神疾患における神経免疫仮説.(神谷篤,神庭重信 編,特集:精神疾患への統合的アプローチ.)実験医学 28:2218-2223.
Monji A, Kato T, Kanba S (2009) Cytokines and schizophrenia : microglial hypothesis of schizophrenia. Psychiatry and Clinical Neurosciences 63 : 257-265.
Montgomery SA, Åsberg M (1979) A new depression scale designed to be sensitive to change. Br J Psychiatry 134 : 382-389.
Morel BA (1857) Traité des dégénérescences physiques, intellectuelles, et morales de l'espèce humaine et des causes qui produisent ces variétés maladives. Baillière, Paris.
――――― (1860) Traité des maladies mentales. Masson, Paris.
Moreno JD (1992) Foreword. In : Kellermann PF, Focus on psychodrama : therapeutic aspects of psychodrama. J. Kingsley, London/Philadelphia. (増野肇/増野信子 訳:精神療法としてのサイコドラマ.金剛出版,1998.)
Moreno JL (1934) Who shall survive? : foundation of sociometry, group psychotherapy and sociodrama. Beacon House, New York.
――――― (1946) Psychodrama. Beacon House, New York. (増野肇 監訳:サイコドラマ.白揚社,2006.)
――――― (1987) The essential Moreno : writings on psychodrama, group method, and spontaneity. (Fox J, ed.) Springer Pub., New York. (磯田雄二郎 監訳/横山太範,磯田雄二郎 訳:エッセンシャル・モレノ.金剛出版,2000.)
Morgan CD, Murray HA (1935) A method for investigating fantasies. Archives of Neurology and Psychiatry 34 : 289-306.
Morgan HG (1985) Functional vomiting. J Psychosomatic Res 29 (4) : 341-352.
Morgan WP (1896) A case of congenital word-blindness. British Medical Journal 2 : 1543-1544.
森温理(1988)三環抗うつ薬の発見.大原健士郎,渡辺昌祐 編,精神科・治療の発見.星和書店.
森温理,北西憲二 編(1989)森田療法の研究――新たな展開をめざして.金剛出版.
森悦朗,山鳥重(1982)左前頭葉損傷による病的現象――道具の強迫的使用と病的把握現象との関連について.臨床神経 22:329-335.
――――― (1985) 前頭葉内側面損傷と道具の強迫的使用.精神医学 27 (6) : 655-660.
森寿,真鍋俊也,渡辺雅彦ほか 編(2006)脳神経科学イラストレイテッド第2版.羊土社.
森茂起(2009)DSM-Ⅲまでのトラウマ概念――「神経症」の時代.トラウマティック・ストレス 7 (2) : 13-23.
森川昭廣,内山聖,原寿郎 編(2006)標準小児科学 第6版.医学書院,p 132.
森島章仁(1999)アントナン・アルトーと精神分裂病――存在のブラックホールに向かって.関西学院大学出版会.
森田正馬(1915)余の所謂祈禱性精神症に就いて.神経学雑誌 14:286-287.
――――― (1921) 神経質及神経衰弱症の療法.精神医学叢書 1. 日本精神医学会.(高良武久 編,森田正馬全集 1. 白揚社,pp 239-457, 1974. に所収)
――――― (1926) 神経衰弱及強迫観念の根治法.実業之日本社.(高良武久 編,森田正馬全集 2. 白揚社,pp 71-282, 1974. に所収)
――――― (1928) 神経質ノ本態及療法.吐鳳堂書店.(高良武久 編,森田正馬全集 2. 白揚社,pp 283-394, 1974. に所収)
――――― (1932) 第十八回形外会.森田正馬全集 5. 白揚社,p 188, 1975.
森田洋司(1998)いじめの集団力学.佐伯胖,黒崎勲,佐藤学ほか 編,いじめと不登校.岩波講座現代の教育 第4巻,岩波書店,pp115-134.

森田雄介（2009）睡眠の進化と発達．日本睡眠学会 編，睡眠学．朝倉書店，pp 19-24.
森谷寛之（1988）心理療法におけるコラージュ（切り貼り遊び）の利用．精神医誌 90（5）：450.
─── （1990）心理療法におけるコラージュ（切り貼り遊び）の利用──砂遊び・箱庭・コラージュ．日本芸術療法学会誌 21（1）：27-37.
森脇久隆（2006）肝不全・肝性脳症．井廻道夫，熊田博光，坪内博仁ほか 編，肝臓病学．朝倉書店，pp 149-154.
Moriya H, Ando K, Kojima T, et al.（1972）Eye movements during perception of pictures in chronic schizophrenics. Folia Psychiatr Neurol Jpn 26 : 189-199.
森山敏文（1994）イメージ分析療法入門．ブリーフサイコセラピー研究 3：109-124.
森山泰，村松太郎，加藤元一郎ほか（2009）共感覚に気分変調症を合併した 1 例．精神医学 51（9）：889-892.
諸岡啓一（2003）慎悶痙攣．伊藤正男，井村裕夫，高久史麿 編，医学書院医学大辞典．医学書院，p2203.
Morris H, Dinner D, Lüders H, et al.（1988）Supplementary motor seizures : clinical and electrographic findings. Neurology 38 : 1075-1088.
Morris RG（2006）Elements of a neurobiological theory of hippocampal function : the role of synaptic plasticity, synaptic tagging and schemas. Eur J Neurosci 23 : 2829-2846.
Moruzzi G（1966）The functional significance of sleep with particular regard to the brain mechanisms underlying consciousness. In : Eccles JC, ed. Brain and conscious experience. Springer-Verlag, New York, pp 345-388.
Moruzzi G, Magoun HW（1949）Brain stem reticular formation and activation of the EEG. Electroenceph Clin Neurophysiol 1 : 455-473.
Mosak HH, Maniacci MP（1999）A primer of Adlerian psychology. Brunner Mazel, Philadelphia.（坂本玲子 監訳：現代に生きるアドラー心理学．一光社，2006.）
Mosher LR, Burti L（1989）Community mental health : principles and practice. Norton, New York.（公衆衛生精神保健研究会 訳：コミュニティメンタルヘルス──新しい地域精神保健活動の理論と実際．中央法規出版，1992.）
本橋伸高（2000）ECT マニュアル──科学的精神医学をめざして．医学書院.
─── （2004）電気けいれん療法の過去・現在・未来．精神経誌 106：537-545.
Motokizawa F, Fujimori B（1964）Fast activities and DC potential changes of the cerebral cortex during EEG arousal response. Electroenceph Clin Neurophysiol 17 : 630-637.
元村直靖（1999）プライミング．浅井昌弘，鹿島晴雄 編，記憶の臨床．松下正明 総編集，臨床精神医学講座 S2．中山書店，pp 125-135.
MPI 研究会 編（1969）新・性格検査法．誠信書房.
向笠廣次（1940）躁鬱病の病前性格に就いて．精神経誌 44：65-66.
─── （1941）躁鬱病の病前性格に就いて．精神経誌 45：42-45.
Mullen PE（2000）Dangerousness, risk, and the prediction of probability. In : Gelder MG, López-Ibor JJ, Andreasen N, ed. New Oxford textbook of psychiatry. Oxford University Press, Oxford/New York, pp 2066-2078.
Mundt C（1991）Endogenität von Psychosen : Anachronismus oder aktueller Wegweiser für die Pathogeneseforschung? Nervenarzt 62 : 3-15.
村井俊哉，濱中淑彦（1999）意味記憶．浅井昌弘，鹿島晴雄 責任編集，松下正明 総編集，記憶の臨床．精神医学講座 S2．中山書店，pp 101-112.
村上仁（1942）精神分裂病の心理．弘文堂.
─── （1952）異常心理学．岩波書店.
─── （1953）変質精神病について．（精神病理学論集 Ⅰ．みすず書房，1971，pp 259-281.）
─── （1971）精神病理学論集 1-2．みすず書房.
─── （1979）異常心理学 増補改訂版．岩波書店.
─── （2009）統合失調症の精神症状論．みすず書房.
村上仁，荻野恒一（1965）ジャネ．井村恒郎，懸田克躬，島崎敏樹ほか 編，精神病理学 4．異常心理学講座 10．みすず書房，pp 365-425.

村上靖彦（1981）思春期妄想症．清水將之，高橋徹，吉松和哉 編，神経症の周辺——「境界領域症状群」について．医学書院，pp 58-83.
村上靖彦，舟橋龍秀，鈴木國文（1993）思春期妄想症研究を振り返って——病態構造論を中心に．精神医学 35：1027-1037.
村松正實，木南凌 監修（2005）ヒトの分子遺伝学 第3版．メディカル・サイエンス・インターナショナル．
村松常雄（1962）日本人——文化とパーソナリティの実証的研究．黎明書房．
――――（1971）神経症——その本質と臨床．金原出版．
村崎光邦（2006）Benzodiazepine 系抗不安薬の歴史的使命と今後の動向について．臨床精神薬理 9：2421-2431.
――――（2008）新規（新世代型）抗精神病薬．佐藤光源，丹羽真一，井上新平 編，統合失調症治療ガイドライン 第2版．医学書院，pp 145-187.
村崎光邦，小山司，渥美義仁ほか（2008）第二世代（非定型）抗精神病薬を投与する際の血糖モニタリングガイダンスの提案．臨床精神薬理 11：1139-1148.
村瀨孝雄（1995）アイデンティティ論考——青年期における自己確立を中心に．自己の臨床心理学 2．誠信書房．
Murdock BE (2010a) Acquired speech and language disorders: a neuroanatomical and functional neurological approach, 2nd edition. Wiley-Blackwell, Chichester.
―――― (2010b) Aphasia syndromes. Acquired speech and language disorders: a neuroanatomical and functional neurological approach, 2nd edition. Wiley-Blackwell, Chichester, pp 47-77.
―――― (2010c) Subcortical aphasia syndromes. Acquired speech and language disorders: a neuroanatomical and functional neurological approach, 2nd edition. Wiley-Blackwell, Chichester, pp 78-117.
Murphy HBM (1982) Comparative psychiatry. Springer-Verlag, Berlin.（内沼幸雄，江畑敬介，近藤喬一ほか 訳：比較精神医学．星和書店，1992.）
Murray CJL, Lopez AD, ed. (1996) The global burden of disease. Global burden of disease and injury series 1. Harvard University Press, Boston.
Murray HA (1938) Explorations in personality. Oxford Universities Press, New York.（外林大作 訳編：パーソナリティ 1-2．誠信書房，1961-1962.）
―――― (1943) TAT manual. Harvard University Press, Cambridge, Massachusetts.
Murray V, Mckee I, Miller PM, et al. (2005) Dimensions and classes of psychosis in a population cohort: a four-class, four-dimension model of schizophrenia and affective psychoses. Psychol Med 35：499-510.
Myers CS (1915) A contribution to the study of shell shock: being and account of three cases of loss of memory, vision, smell, and taste. Lancet 187：316-320.
Myers J, Berliner L, Briere J, et al. ed. (2002) The APSAC handbook on maltreatment, 2nd edition. Sage, Thousand Oaks.
妙木浩之（2010）自我心理学——米国精神分析の歴史的展望．妙木浩之 編，自我心理学の新展開——フロイト以後，米国の精神分析．ぎょうせい，pp 6-32.

N

Näätänen R, Gaillard AWK, Mäntysalo S (1978) Early selective-attention effect on evoked potential reinterpreted. Acta Psychol 42：313-329.
鍋島俊隆（2004）脳と心に効く薬を創る．岩波科学ライブラリー 98．岩波書店．
鍋田恭孝（1997）対人恐怖・醜形恐怖——人を恐れ自らを嫌悪する「病」の心理と病理．金剛出版．
Nader K, Hardt O (2009) A single standard for memory: the case for reconsolidation. Nat Rev Neurosci 10：224-234.
長井真理（1981）「つつぬけ体験」について．臨床精神病理 2(2)：157-172.

Nagai Y, Critchley HD, Featherstone E, et al.（2004）Brain activity relating to the contingent negative variation : an fMRI investigation. NeuroImage 21 : 1232-1241.
永田俊彦（1981）精神分裂病の急性症状消褪後の寛解後疲弊病相について. 精神医学 23 : 123-131.
長与又郎, 内村祐之, 西丸四方（1939）傑出人脳の研究. 岩波書店.
Nagy TF（1999）Ethics in plain English : an illustrative casebook for psychologists. American Psychological Association, Washington DC.（村本詔司 監訳：APA 倫理規準による心理学倫理問題事例集. 創元社, pp 65-71, 2007.）
内閣府 編（2003）平成 15 年版 国民生活白書――デフレと生活―若年フリーターの現在（いま）. ぎょうせい.
――――（2009）自殺対策白書 平成 21 年版.
Nair NP, Bloom D, Lal S（1986）Cholecystokinin and schizophrenia. Prog Brain Res 65 : 237-258.
内藤明彦, 田中政春, 廣瀬省ほか（1977）舞踏病・アテトーゼ様運動を伴った変性型ミオクローヌスてんかんの 2 剖検例――遺伝性歯状核・淡蒼球系萎縮症の提唱. 精神経誌 79 : 193-204.
中脩三（1951）できる子供できない子供――脳髄の発達と教育. 慶應通信.
――――（1952）異常児. 医学書院.
中脩三 編（1954）神経化学. 医学書院.
中川哲也（1994）心身医学の歴史. 末松弘行 編, 心身医学 新版. 朝倉書店, pp 10-23.
中井久夫（1970）精神分裂病者の精神療法における描画の利用――とくに技法の開発によって得られた知見について. 芸術療法 2 : 78-89.（中井久夫, 精神医学の経験――分裂病. 中井久夫著作集 1. 岩崎学術出版社, 1984, pp 17-45. に収録）
――――（1984）リュムケとプレコックス感.（分裂病. 中井久夫著作集 1. 岩崎学術出版社, pp 329-346.）
――――（1992）風景構成法. 精神科治療学 7 : 237-248.（山中康裕 編, 風景構成法その後の発展. 岩崎学術出版社, 1996, pp 3-26. に収録）
――――（1997）アリアドネからの糸. みすず書房, pp2-23.
――――（2001）治療文化論――精神医学的再構築の試み. 岩波書店.
――――（2002）医学・精神医学・精神療法は科学か――一見極論にみえる常識論. こころの科学 101 : 2-12.
Nakajima T, Nakamura M, Taga C, et al.（1995）Reliability and validity of the Japanese version of the Yale-Brown Obsessive-Compulsive Scale. Psychiatry Clin Neurosci 49 : 121-126.
中嶋照夫（1995）精神医学教室開講以前――療病院時代. 京都府立医科大学精神医学教室開講百年記念誌. 京都府立医科大学精神医学教室開講百年記念誌編集委員会, pp 71-74.
中島義明, 安藤清志, 子安増生ほか 編（1999）心理学辞典. 有斐閣.
中村純（2008）新規抗精神病薬の使い方. 佐藤光源, 丹羽真一, 井上新平 編, 統合失調症治療ガイドライン 第 2 版. 医学書院, pp 187-202.
中村純, 吉村玲児（2009）睡眠障害の薬理――睡眠薬. 樋口輝彦, 小山司 監修, 臨床精神薬理ハンドブック 第 2 版. 医学書院, pp 280-290.
中村淳（2009）触覚認知の障害. 藤田郁代, 関啓子 編, 標準言語聴覚障害学・高次脳機能障害学. 医学書院, pp 81-86.
Nakamura J, Endo K, Sumida T, et al.（1998）Bilateral tactile agnosia : a case report. Cortex 34 : 375-388.
中村淳子, 大川一郎（2003）田中ビネー知能検査開発の歴史. 立命館人間科学研究 6 : 93-111.
中村一夫（1978）自殺――精神病理学的考察 新装版. 紀伊國屋書店.
中村敬, 北西憲二, 丸山晋ほか（2009）外来森田療法ガイドライン. 森田療法学会誌 20 : 91-103.
中村研之（1987）分裂病者の自発的描画と自己治癒. 日本芸術療法学会誌 18 : 17-24.
中村治, 青山純（2000）癒しの里・洛北岩倉. 岩倉の歴史と文化を学ぶ会.
中村伸治, 天野直二（2006）側頭葉と情動――側頭葉切除後の精神症状. Clinical Neuroscience 2（5）: 583-584.
中村祐輔（2009）これからのゲノム医療を知る. 羊土社.
中根晃（1997）新児童精神医学入門. 金剛出版, pp211-212.
中根允文（1987）精神医学における疫学. 懸田克躬, 島薗安雄, 大熊輝雄ほか 編, 現代精神医学大系 年刊版

'87A——精神医学総論・精神症状学・画像診断・治療. 中山書店, pp 31-57.
中根允文 (1999) 疫学研究の方法. 臨精医 28:39-48.
――― (2001) 疫学的精神医学研究のすすめ. 日本社会精神医学会雑誌 9:269-286.
――― (2006) Mogens Schou 教授のご逝去を悼む——Mogens Schou 教授とリチウム. 精神医学 48:1019-1023.
中根允文, 畑田けい子 (1994) 躁うつ病——概念, 分類学, および ICD-10 における位置づけ. 日本臨床 52:1135-1141.
中根允文, 岡崎祐士 (1994) ICD-10「精神・行動の障害」マニュアル——用語集・対照表付. 医学書院.
中西孝雄, 吉江信夫 編 (1989) 臨床誘発電位診断学. 南江堂.
中尾弘之 (1988) 持続睡眠療法——下田光造のストーリー. 大原健士郎, 渡辺昌祐 編, 精神科治療の発見. 星和書店, pp 263-276.
中尾和久 (1996) 精神療法的アプローチ. 鎌田武信 総編集, 新内科書. 南山堂, 第XIII章心身症 E 節治療 2 項, pp 1674-1677.
――― (2000a) 心因性疼痛. 三好功峰, 前田潔 責任編集, 総合診療における精神医学. 松下正明 総編集, 臨床精神医学講座 S7. 中山書店, pp 75-81.
――― (2000b) 退却神経症 (選択的退却症候群). 狩野力八郎, 近藤直司 編, 青年のひきこもり. 岩崎学術出版社, pp 79-84.
――― (2010) うつ病予防のための精神療法. 日本未病システム学会雑誌 16 (1):46-50.
中尾和久, 頼藤和寛 (1996) 境界性人格障害の薬物療法と精神療法的対応. 思春期青年期精神医学 6 (2):107-125.
中尾智博 (2007) 精神医学用語解説——強迫性緩慢. 臨精医 36 (8):1037-1039.
中島秀之, 高野陽太郎, 伊藤正男 (1994) 思考. 岩波講座認知科学 8. 岩波書店.
中脩三先生門下生関西在住有志 (1991) 中脩三先生を偲ぶ. 大阪市立大学医学部神経精神医学教室.
中田修 (1972/1987) 犯罪精神医学. 金剛出版 (増補, 1987).
――― (1977) 放火の犯罪心理. 金剛出版.
――― (1988) 精神医学からみた拘禁反応と詐病. 矯正医学 37 (2):54-62.
――― (1994a) Gruhle, Hans Walter (1880~1958). 松下正明 編, 続・精神医学を築いた人びと 下. ワールドプランニング, pp 101-114.
――― (1994b) 飲酒試験, とくに酩酊型の再現性について. 犯罪誌 60 (1):32-38.
中田力 (1998) MRI の歴史. Bioengineering News No. 25:3-5.
中谷陽二 (1984) ジャン-ジャック・ルソーの「告白」をめぐって——自伝と妄想. 日本病跡学雑誌 28:2-11.
――― (1988) マニー概念の歴史的検討. 臨床精神病理 9:215-225.
――― (1994) Lombroso, Cesare——身体と表徴. 松下正明 編, 続・精神医学を築いた人びと 上. ワールドプランニング, pp 85-98.
――― (1996) 内因性概念と分裂病. 花村誠一, 加藤敏 編, 分裂論の現在. 弘文堂, pp 203-228.
中塚善次郎 (1991) 内田クレペリン検査の新評価法. 風間書房.
中山和彦 (2006) 自律神経発作. 日本てんかん学会 編, てんかん学用語事典. 日本てんかん学会, p 17.
中安信夫 (1985) 背景思考の聴覚化——幻声とその周辺症状をめぐって. 内沼幸雄 編, 分裂病の精神病理 14. 東京大学出版会, pp 199-235.
――― (1990) 初期分裂病. 星和書店.
――― (1993) 緊迫困惑気分/居住まいを正させる緊迫感——初期分裂病治療の標的について. 精神科治療学 8:1161-1167.
――― (2002) 張りつめ/くすみ——初期分裂病を疑う表出について. 精神科治療学 17:1217-1220.
――― (2010a) 対他緊張——示説例, 形成機序, そして quetiapine の使用経験. 中安信夫 著, 続 統合失調症症候学——精神症候学の復権を求めて. 星和書店, pp 91-130.
――― (2010b) アスペルガー症候群患者の自叙伝にみられる「初期統合失調症症状」. 中安信夫 著, 続 統合失調症症候学——精神症候学の復権を求めて. 星和書店, pp 499-542.

中安信夫, 関由賀子, 針間博彦（2004）初期分裂病 2004. 中安信夫, 村上靖彦 編, 初期分裂病——分裂病の顕在発症予防をめざして. 思春期青年期ケース研究 10. 岩崎学術出版社, pp 11-50.

中澤恒幸（1992）精神医学における生物学の立場と倫理. 日本生物学的精神医学会 編, 精神医学と生物学の語らい. 生物学的精神医学 1. 学会出版センター, pp 143-152.

Narcotics Anonymous World Services（1983）Narcorics Anonymous, 5th edition. Narcorics Anonymous World Services, Van Nuys.（ナルコティクス・アノニマス 第5版日本語翻訳版. NA ワールドサービス社, 2006.）

南京中医学院中医系（1986）黄帝内経霊枢訳釈, 上海科学技術出版社.（石田秀実, 白杉悦雄 監訳：黄帝内経霊枢——現代語訳 上巻. 東洋学術出版社, 1999.）

成田善弘（1990a）Mahler, M. S. の分離個体化とボーダーライン. 北田穣之介, 馬場謙一, 下坂幸三 編, 精神発達と精神病理 増補版. 金剛出版, pp 163-188.

――――（1990b）Masterson の境界例概念と治療技法. 精神療法 16（1）：9-16.

――――（2002）強迫性障害——病態と治療. 医学書院.

成田善弘, 中村勇二郎, 水野信義ほか（1974）強迫神経症についての一考察——「自己完結型」と「巻き込み型」について. 精神医学 16（11）：957-964.

Narrow WE, Rae DS, Robins LN, et al.（2002）Revised prevalence estimates of mental disorders in the United States : using a clinical significance criterion to reconcile 2 surveys' estimates. Arch Gen Psychiatry 59 : 115-123.

成瀬悟策（1981）暗示. 下中邦彦 編, 新版心理学事典. 平凡社, p 9.

Nash MR（2001）The truth and the hype of hypnosis. Scientific American 285 : 46-55.（笠井仁, 徳田英次 訳：催眠現象の神話と真実. 日経サイエンス 31（10）：68-75, 2001.）

Nash MR, Barnier AJ, ed.（2008）The Oxford handbook of hypnosis : theory, research and practice. Oxford University Press, Oxford.

Nasio JD（2005）Le fantasme. Payot, Paris.

National Institute for Clinical Excellence（2004）Quick Reference Guide. The epilepsies : diagnosis and management of the epilepsies in adults in primary and secondary care.（www.nice.org.uk）

National Institute of Mental Health（1976）Abnormal involuntary movement scale（AIMS）. In : Guy W, ed. ECDEU assessment manual for psychopharmacology, revised. U. S. Department of Health, Education, and Welfare, Public Health Service, Rockville, pp 534-537.

National Institute of Neurological Disorders and Stroke（1990）Classification of cerebrovascular disease Ⅲ. Stroke 21 : 637-676.

Nature（2010）A decade for psychiatric disorders. Nature 463 : 9.

Neary D, Snowden JS, Gustafson L, et al.（1998）Frontotemporal lobar degeneration : a consensus on clinical diagnostic criteria. Neurology 51 : 1546-1554.

Neill J（1990）Whatever became of the schizophrenogenic mother? American Journal of Psychotherapy 44（4）：499-505.

Neill JR（1980）Adolf Meyer and American psychiatry today. Am J Psychiatry 137 : 460-464.

Neimeyer RA（1998）Lessons of loss : a guide to coping. McGraw-Hill, New York.（鈴木剛子 訳：〈大切なもの〉を失ったあなたに——喪失をのりこえるガイド. 春秋社, 2006.）

Nelsler E, Duman R（2002）Section 1 Neurotransmitter and signal transduction. In : Davis KL, Charney D, Coyle JT, et al. ed. Neuropsychopharmacology : the fifth generation of progress. Lippincott Williams & Wilkins, Philadelphia, pp 1-239.

Nelson KB, Ellenberg JH（1976）Predictors of epilepsy in children who have experienced febrile seizures. New Eng J Med 295 : 1029-1033.

Nelson RJ, Trainor BC（2007）Neural mechanisms of aggression. Nat Rev Neurosci 8 : 536-546.

Nemeroff CB, Widerlöv E, Bissette G, et al.（1984）Elevated concentrations of CSF corticotropin-releasing factor-like immunoreactivity in depressed patients. Science 226 : 1342-1344.

Nestler EJ, Hyman SE（2010）Animal models of neuropsychiatric disorders. Nat Neurosci 13 : 1161-1169.

Nestler EJ, Hyman SE, Malenka RC (2001) Molecular neuropharmacology: a foundation for clinical neuroscience. McGraw-Hill, New York.(樋口宗史, 前山一隆 監訳:分子神経薬理学――臨床神経科学の基礎. 西村書店, 2004.)

Neubauer PB (1972) Psychonalysis of the preschool child. In: Wolman BB, ed., Handbook of child psychoanalysis. Van Nostrand Reinhold, New York, pp 221-252.

Neuburger M (1926) Die Lehre von der Heilkraft der Natur im Wandel der Zeiten. Verlag von Ferdinand Enke, Stuttgart.(細見博志 訳:自然治癒力学説史. 金沢大学つるま保健学会誌 25:2001, 7-22.)

Neuman MA (1949) Pick's disease. J Neuropathol 8:255-282.

Neuman MA, Cohen R (1967) Progressive subcortical gliosis: a rare form of presenile dementia. Brain 90:405-418.

Neumann H (1859) Lehrbuch der Psychiatrie. Enke, Erlangen.

Newcomer JW (2005) Second-generation (atypical) antipsychotics and metabolic effects: a comprehensive literature review. CNS Drugs 19 (Suppl 1):1-93.

Newson J, Newson E (1979) Toys and playthings. Penguin Books, London.(三輪弘道, 後藤宗理, 三神広子ほか 訳:おもちゃと遊具の心理学. 黎明書房, 1981.)

Nibuya M, Morinobu S, Duman RS (1995) Regulation of BDNF and trkB mRNA in rat brain by chronic electroconvulsive seizure and antidepressant drug treatments. J Neurosci 15:7539-7545.

Nichelli P (1999) Visuospatial and imagery disorders. In: Denes G, Pizzamiglio L, ed. Handbook of clinical and experimental neuropsychology. Psychology Press, Hove, pp 453-477.

Nichols M, Schwartz R (2001) The essentials of family therapy. Allyn and Bacon, Boston.

Niedermeyer E, Lopes da Silva F (2005) Electroencephalography: basic principles, clinical applications, and related fields, 5th edition. Lippincott Williams & Wilkins, Philadelphia.

Nieuwenhuys R, Voogd J, van Huijzen C (1988) The human central nervous system: a synopsis and atlas, 3rd edition. Springer-Verlag, Berlin/Heidelberg/New York.(水野昇, 岩堀修明, 中村泰尚 訳:図説中枢神経系 第2版. 医学書院, 1991.)

二瓶健次, 楠原浩一, 堀田博ほか(2007)亜急性硬化性全脳炎(SSPE). 日本臨牀 65(8):1460-1486.

日本バイオインフォマティクス学会 編(2006)バイオインフォマティクス事典, 共立出版.

日本高次脳機能障害学会 Brain Function Test 委員会(2006)標準注意検査法・標準意欲評価法. 新興医学出版社.

日本認知症学会 編(2008)認知症テキストブック. 中外医学社, pp 252-263, pp 349-350.

日本臨床神経生理学会認定委員会 編(2008)臨床脳波を基礎から学ぶ人のために――モノグラフ. 日本臨床神経生理学会.

日本老年精神医学会 編(2009)改訂老年精神医学講座 総論・各論. ワールドプランニング.

日本作業療法士協会 監修/杉原素子 編(2010)作業療法概論. 作業療法学全書 1 改訂第 3 版. 協同医書出版社.

日本作業療法士協会学術部 編(2008)作業療法ガイドライン実践指針 2008 年度版. 日本作業療法士協会.

日本サイコネフロロジー研究会(2009)日本サイコネフロロジー研究会 20 周年記念誌. 日本サイコネフロロジー研究会世話人会.

日本精神衛生会 編(2002)図説・日本の精神保健運動の歩み――精神病者慈善救治会設立 100 年記念. 日本精神衛生会.

日本精神保健福祉士協会(2004)倫理綱領.

日本精神神経学会百年史編集委員会 編(2003)日本精神神経学会百年史. 日本精神神経学会.

日本精神神経学会専門医制度委員会卒後研修委員会 編(2006)精神科専門医制度 研修手帳. 日本精神神経学会出版局.

日本心身医学会教育研修委員会 編(1991)心身医学の新しい治療指針. 心身医学 31:540-542.

日本心身医学会用語委員会 編(2009)心身医学用語辞典 第 2 版. 三輪書店.

日本集団精神療法学会 監修(2003)集団精神療法の基礎用語. 金剛出版.

日本尊厳死協会 監修(1998)自分らしい終末「尊厳死」. 法研.

日本総合病院精神医学会 (2009) 総合病院精神科の危機とこれからの役割――総合病院精神科のネクストステップ 2009. 日本総合病院精神医学会.
日本睡眠学会 編 (2006) 臨床睡眠検査マニュアル. ライフ・サイエンス.
――― (2009) 睡眠学. 朝倉書店.
日本てんかん学会 編 (2006) てんかん学用語事典. pp 13-14.
日本糖尿病学会 編 (2010) 糖尿病治療ガイド 2010. 文光堂.
日本うつ病学会, 抗うつ薬の適正使用に関する委員会 (2009) SSRI/SNRI を中心とした抗うつ薬適正使用に関する提言. 10 月 30 日. http://www.secretariat.ne.jp/jsmd/koutsu/pdf/antidepressant%20.pdf
日本頭痛学会 編 (2006) 慢性頭痛の診療ガイドライン. 医学書院, pp 54-129.
新山喜嗣 (2001) Capgras 症状と私の同一性. 臨床精神病理 22 (2): 129-145.
Nilsson L (1966) "Über "Reisepsychosen." Nervenarzt 37: 310-313.
Nirje B (1969) The normalization principle and its human management implications. In: Kugel R, Wolfensberger W, ed. Changing patterns in residential services for the mentally retarded. President's Committee on Mental Retardation, Washington DC, pp 181-195.
西田淳志, 中根允文 (2009) 精神疾患の疫学と疾病負担 (DALY). 医学のあゆみ 231 (10): 948-951.
西田博文 (1991) 妄想性人物誤認症候群. 精神医学 33 (7): 684-695.
西口直希, 白川治 (2009) 自殺生物学的アプローチとその成果. 精神医学 51: 1069-1074.
西島衛治 (2005) 図解自閉症児の教室の構造化――特別支援教育のための教室づくりと実践例. 小林出版.
西嶋康一 (2006) セロトニン症候群. 臨床精 35 (増刊号): 294-298.
西川徹 (2009) 統合失調症とグルタミン酸伝達系. 精神経誌 111: 859-867.
西丸四方 (1958) 分裂性体験の研究. 精神経誌 60: 567-571.
――― (1991) 彷徨記. 批評社.
――― (1992) 2. 人格と反応の異常. 精神医学入門 第 23 版. 南山堂, p 74.
西丸四方, 西丸甫夫 (1998) 精神医学入門 第 24 版. 南山堂.
――― (2006) 精神医学入門 改訂 25 版. 南山堂.
西村良二 編著/樋口輝彦 監修 (2006) 解離性障害. 新現代精神医学文庫. 新興医学出版社.
西村忠郎 (1999) いびき, 睡眠時無呼吸. 小松崎篤, 本庄巖 総編集, 野村恭也 編, 症候. 21 世紀耳鼻咽喉科領域の臨床――CLIENT21 1. 中山書店, pp 324-329.
西村由貴 (2008) 病名呼称変更がもたらした影響. Schizophrenia Frontier 9: 22-25.
西山詮 (1968) 入 (出) 眠時の実体的意識性. 精神経誌 70: 1127-1146.
――― (1993) 精神障害者の訴訟をする権利と能力――刑事訴訟の場合. 精神医学 35: 875-882.
――― (1998) 民事精神鑑定の実際 追補改訂版. 新興医学出版社.
――― (2004) 刑事精神鑑定の実際. 新興医学出版社.
――― (2007) 堅い精神科救急 (緊急鑑定) の実態と改革. 精神経誌 (109): 993-997.
西園昌久 (1964) 薬物による依存的精神療法. 小此木啓吾 編/三浦岱栄 監修, 精神療法の理論と実際. 医学書院 (西園昌久, 精神分析の理論と実際 精神病編. 金剛出版, 1976. に所収).
西園昌久, 安岡誉 (1979) 手首自傷症候群. 臨床精 8 (11): 1309-1315.
西園昌久 編著 (2009) SST の技法と理論――さらなる展開を求めて. 金剛出版.
西園昌久, 小此木啓吾, 岩崎徹也ほか 編 (1988) 特集: シンポジウム「力動精神医学」. 精神分析研究 32.
新田義弘 (2001) 世界と生命. 青土社.
丹羽淑子 編著 (1993) 母と乳幼児のダイアローグ――ルネ・スピッツと乳幼児心理臨床の展開. 山王出版.
Noachtar S, Binnie C, Ebersole J, et al. (1999) A glossary of terms most commonly used by clinical electroencephalographers and proposal for the report form for the EEG findings. The International Federation of Clinical Neurophysiology. Electroencephalogr Clin Neurophysiol Suppl 52: 21-40. (山崎まどか, 松浦雅人 抄訳: 国際臨床神経生理学脳波用語集. 臨床神経生理技術講習会・東京 2006 年版テキスト. 日本臨床神経生理学会, pp 299-316, 2006.)
Noack CH, Trautner EM (1951) The lithium treatment of maniacal psychosis. Med J Aust 2: 219-222.
信原幸弘, 原塑 編 (2008) 脳神経倫理学の展望. 勁草書房.

野田明子, 北島剛司, 尾崎紀夫 (2010) 概日リズム睡眠障害――睡眠相後退型・前進型. 臨精医 39 (5): 597-601.

Noetzel MJ (2006) Perinatal trauma and cerebral palsy. Clin Perinatol 33 : 355-366.

野上芳美 (1993) 変形視. 新版精神医学事典. 弘文堂, p 723.

Noguchi H, Moore JW (1913) A demonstration of Treponema pallidum in the brain in cases of general paralysis. J Exp Med 17 : 232-238.

野村章恒 (1974) 森田正馬評伝. 白揚社.

野村直樹 (2008) やさしいベイトソン――コミュニケーション理論を学ぼう！ 金剛出版.

野村総一郎 (2008) 歴史と概念の変遷. 上島国利, 樋口輝彦, 野村総一郎ほか 編, 気分障害. 医学書院, pp 6-15.

野村総一郎, 樋口輝彦 編 (2001) 標準精神医学 第 2 版. 医学書院.

野村総一郎, 樋口輝彦, 尾崎紀夫 編 (2009) 標準精神医学 第 4 版. 医学書院, p 166.

野村総一郎 監修／本田明 編 (2008) 精神科身体合併症マニュアル――精神疾患と身体疾患を併せ持つ患者の診療と管理. 医学書院.

野中猛 (1995) 精神保健領域におけるケースマネジメント. 蜂矢英彦 編, 精神分裂病者のリハビリテーション. 精神医学レビュー 15. ライフサイエンス社, pp 50-59.

――― (2007) 図解チームケア. 中央法規出版.

野崎裕介, 岡田吉郎, 荒井稔ほか (1992) 自己開発セミナーによって誘発された短期反応性精神病の 1 例――現代日本における祈禱性精神病としての側面から. 臨精医 21 : 1691-1696.

橳島次郎 (2008) 脳外科と脳研究の過去と現在. 臨床評価 36 : 85-114.

Nuttin BJ, Gabriëls LA, Cosyns PR, et al. (2003) Long-term electrical capsular stimulation in patients with obsessive-compulsive disorder. Neurosurgery 52 (6) : 1263-1274.

O

Obersteiner H (1882) On allochiria : a peculiar sensory disorder. Brain 4 : 153-163.

Obholzer K (1980) Gespräche mit dem Wolfsmann : eine Psychoanalyse und die Folgen. Rowohlt, Reinbek bei Hamburg. (Shaw M, translate : The Wolf-man : conversations with Freud's patient—sixty years later. Continuum, New York, 1982.)／馬場謙一, 高砂美樹 訳：W 氏との対話――フロイトの一患者の生涯. みすず書房, 2001.)

小田雅也 (1964) 肝脳疾患"類甕痕型"の臨床病理的研究. 精神経誌 66 : 892-931.

小田晋 (1990) 日本の狂気誌, 増補改訂版. 思索社.

――― (1997) 司法精神医学と精神鑑定. 医学書院.

Oesterreich K von (1905-1907) Die Entfremdung der Wahrnehmungswelt und die Depersonalisation in der Psychasthenie. J Psychol u Neur 7 : 253f., 8 : 61-97, 9 : 15f.

緒方晴彦, 日比紀文 (2007) 炎症性腸疾患診療の進歩と今後の展望. 日本消化器病学会雑誌 104 : 1155-1164.

尾形和毅, 丹羽真一, 鈴木智子ほか (1998) 三宅式対語検査法. 痴呆の評価法シリーズ. 老年期痴呆 12 (4) : 435-440.

緒方宜邦, 野島博 (2000) 遺伝子工学キーワードブック 第 2 版. 羊土社.

Ogawa S, Lee TM (1990) Magnetic resonance imaging of blood vessels at high fields : in vivo and in vitro measurements and image simulation. Magn Reson Imaging 8 : 557-566./Magn Reson Med 16 (1) : pp 9-18.

小川朝生, 内富庸介 (2009) 緩和ケアチームのための精神腫瘍学入門. 医薬ジャーナル社.

小川俊樹 編 (2008) 投影法の現在. 現代のエスプリ別冊. 至文堂.

Ogden TH (1994) Subjects of analysis. J Aronson, Northvale, NJ. (和田秀樹 訳：「あいだ」の空間――精神分析の第三主体. 新評論, 1996.)

――― (2001) Conversations at the frontier of dreaming. (大矢泰士 訳：夢見の拓くところ. 岩崎学術出版社, 2008.)

Ogden TH (2010) Why read Fairbairn? Int J Psychoanal 91 : 101-118.
荻野恒一 (1965) 妄想. 井村恒郎, 懸田克躬, 島崎敏樹ほか 編, 異常心理学講座 10　精神病理学. みすず書房, p 185.
荻野恒一, 大橋一恵, 山中康裕 (1977) 人間学的精神療法. 文光堂.
小椋力 編 (2002) 精神障害の予防をめぐる最近の進歩. 星和書店.
小倉日出麿 (1965) 独語症状の研究. 精神経誌 67 : 1187-1196.
小倉清 (2006) 第 7 章 子どもの神経症. 子どもの臨床. 小倉清著作集 1. 岩崎学術出版社, pp121-139.
Ohayon MM, Carskadon MA, Guilleminault C, et al. (2004) Meta-analysis of quantitative sleep parameters from childhood to old age in healthy individuals : developing normative sleep values across the human lifespan. Sleep 27 : 1255-1273.
Ohayon MM, Priest RG, Caulet M, et al. (1996) Hypnagogic and hypnopompic hallucinations : pathological phenomena? Br J Psychiatry 169 : 459-467.
Ohtahara S, Yamatogi Y (2003) Epileptic encephalopathies in early infancy with suppression-burst. J Clin Neurophysiology 6 : 398-407.
生地新, 森岡由起子 (2008) 抜毛症. 精神科治療学 23（増刊号）: 271-275.
及川俊彦 (1980) 脳波の分析. 中西孝雄, 島村宗夫 編, 臨床神経生理学入門. 真興交易医書出版部, pp 26-30.
岡鉄次, 扇谷明, 内藤明彦ほか (1998) てんかん類型とその特徴. 鈴木二郎, 山内俊雄 編, てんかん. 松下正明 総編集, 臨床精神医学講座第 9. 中山書店, pp 183-272.
岡部祥平 (1972) ベックうつ病評定法（BDI）. 新福尚武 編, 躁うつ病. 医学書院, p 153.
岡田章 (1997) ゲーム理論. 有斐閣.
岡田誠治 監修 (2007) RI の逆襲——アイソトープを活用した簡単・安全バイオ実験. 学研メディカル秀潤社.
Okada M, Zhu G, Yoshida S, et al. (2004) Protein kinase associated with gating and closing transmission mechanisms in temporoammonic pathway. Neuropharmacology 47 : 485-504.
岡田伸太郎 (1996) ガングリオシドーシス. 井村裕夫, 香川靖雄, 東野一彌ほか 編, 代謝疾患 6 ミトコンドリア病, リソソーム病. 最新内科学大系 11. 中山書店, pp 187-196.
岡田幸之 (1998) 精神鑑定の現状と問題点. 松下正明 編, 司法精神医学・精神鑑定. 臨床精神医学講座 19. 中山書店, pp 106-116.
——— (2005) 刑事責任能力再考——操作的診断と可知論的判断の実際. 精神経誌 107 (9) : 920-935.
岡田康子 (2003) 許すな！パワー・ハラスメント. 飛鳥新社.
岡田靖雄 (1981a) 私説松沢病院史. 岩崎学術出版社.
——— (1981b) 芦原金次郎一代記. 私説松沢病院史. 岩崎学術出版社, pp 104-116.
——— (1981c) 相馬事件. 私説松沢病院史. 岩崎学術出版社, pp 117-124.
——— (1982) 呉秀三——その生涯と業績. 思文閣出版.
——— (1995) 憑きものと精神病者. 南博 責任編集／南博, 岡田靖雄, 酒井シズ 編, 病気・衛生. 近代庶民生活誌 20. 三一書房, pp 9-240.
——— (1996) 日本の脳研究者たちXIII——松原三郎 1877-1936 年. Brain Medical 8 (3) : 325-328.
——— (1999) 明治期の精神科医療——その初期事情. 松下正明, 昼田源四郎 責任編集, 精神医療の歴史. 松下正明 総編集, 臨床精神医学講座 S1. 中山書店, pp 251-265.
——— (2002a) 精神病者監護法とその後. 日本精神科医療史. 医学書院, pp 138-145.
——— (2002b) 精神病院の発達. 日本精神科医療史. 医学書院, pp 147-158.
岡田靖雄, 吉岡眞二, 金子嗣郎ほか (1965) 私宅監置の運命. 精神医学 7 : 510-516.
岡田靖雄 編 (1982) 呉秀三著作集 1-2. 思文閣出版.
Okano H (2002) Stem cell biology of the central nervous system. J Neurosci Res 69 (6) : 698-707.
岡野憲一郎 (1991) 治療者の自己開示——その治療効果と限界について. 精神分析研究 35 : 169-181.
——— (1997) 治療者の自己開示再考——治療者が「自分を用いる」こと. 精神分析研究 41 : 121-127.
——— (2007) 解離性障害——多重人格の理解と治療. 岩崎学術出版社.
——— (2009) 脳科学から見た解離——そのスイッチングのメカニズムについて. こころのりんしょう

28：325-331.
岡野禎治（2008）産後の精神障害. Hormone Frontier in Gynecology 15（2）：149-154.
岡野禎治, 村田真理子, 増地聡子ほか（1996）日本版エジンバラ産後うつ病自己評価票（EPDS）の信頼性と妥当性. 精神科診断学 7（4）：525-533.
岡野禎治, 野村純一, 越川法子ほか（1991）Maternity blues と産後うつ病の比較文化的研究. 精神医学 33：1051-1058.
岡崎祐士（1990）精神分裂病の高危険者研究の動向. 懸田克躬, 島薗安雄, 大熊輝雄ほか 編, 現代精神医学大系 年刊版'89-A. 中山書店, pp 277-320.
岡崎祐士 編（1999）精神疾患の一次予防. 精神医学レビュー No. 30. ライフ・サイエンス.
小此木啓吾（1961）精神分析学の展望——主として自我心理学の発達をめぐって. 精神医学 3 巻, 4 巻（小此木啓吾, 精神分析の成立ちと発展. 弘文堂, pp 1-179, 1985. に所収）
――――（1964）精神療法の基礎概念と方法. 三浦岱栄 監修／小此木啓吾 編, 精神療法の理論と実際. 医学書院, pp 73-88.
――――（1971）人みしり——その精神分析的理解の可能性. 現代精神分析 2. 誠信書房.
――――（1978a）モラトリアム人間の時代. 中央公論社.
――――（1978b）フロイト. 人類の知的遺産 56. 講談社.／講談社学術文庫. 講談社, 1989.
――――（1979）Brief Psychotherapy の基本問題. 精神分析研究 23：199-206.
――――（1982）精神分析的家族関係論の流れ. 加藤正明, 藤縄昭, 小此木啓吾 編, 講座家族精神医学 1. 家族精神医学の基礎理論. pp 281-284, 弘文堂.
――――（1983）解題. Freud S／小此木啓吾 訳, フロイト著作集 9. 人文書院, pp 457-514.
――――（1985a）精神分析の成立ちと発展. 弘文堂.
――――（1985b）現代精神分析の基礎理論. 弘文堂.
――――（1985c）精神分析概念・用語——その範囲および起源・定義について.（小此木啓吾, 精神分析の成立ちと発展. 弘文堂, pp 329-431.）
――――（1985d）精神分析の臨床的課題. 金剛出版.
――――（1989）精神医学の基礎理論. 精神分析理論. 懸田克躬, 島薗安雄, 大熊輝雄ほか 編, 精神医学総論 II a2. 現代精神医学大系 第 1 巻 B1b. 中山書店, pp 2-199.
――――（1990a）治療構造論の展開とその背景. 精神分析研究 34（1）：5-24.（小此木啓吾 編著, 精神分析のすすめ. 創元社, pp 119-134, 2003. に所収）
――――（1990b）治療構造論序説. 岩崎徹也, 相田信男, 狩野力八郎ほか 編, 治療構造論. 岩崎学術出版社, pp 1-44.
――――（1991）対象喪失と悲哀の仕事. 精神分析研究 34（5）：294-322.
――――（1993a）家族神経症. 加藤正明, 保崎秀夫, 笠原嘉ほか 編, 新版精神医学事典. 弘文堂, p79.
――――（1993b）幼児性欲. 加藤正明, 保崎秀夫, 笠原嘉ほか 編, 精神医学事典 新版. pp 790-791, 弘文堂.
――――（1998）中高年精神医学. 小此木啓吾, 深津千賀子, 大野裕 編, 心の臨床家のための必携精神医学ハンドブック. 創元社, pp 354-359.
――――（2000）フロイト対フェレンツィの流れ. 精神分析研究 44（1）：28-36.
――――（2001）阿闍世コンプレックス論の展開. 小此木啓吾, 北山修 編, 阿闍世コンプレックス. 創元社, pp 4-58.
――――（2002a）診断面接. 小此木啓吾 編集代表, 精神分析事典. 岩崎学術出版社, pp 250-251.
――――（2002b）フェレンツィ的治療態度. 小此木啓吾 編集代表, 精神分析事典. 岩崎学術出版社, p 423.
小此木啓吾, 馬場禮子（1972）精神力動論——ロールシャッハ解釈と自我心理学の統合. 医学書院.（新版, 金子書房, 1989）
小此木啓吾 編（1979）医療心理学読本. からだの科学 増刊 10. 日本評論社.
――――（2003）精神分析のすすめ. 創元社.
小此木啓吾, 岩崎徹也, 橋本雅雄ほか 編著（1981）精神療法の基礎. 精神分析セミナー I. 岩崎学術出版社.
小此木啓吾, 北山修 編（2002）精神分析事典. 岩崎学術出版社.
奥平奈保子（1999）語彙障害の治療. 表 3. 濱中淑彦 監修, 波多野和夫, 藤田郁代 編, 失語症臨床ハンドブッ

ク. 金剛出版, pp 589-598.
Okuma T, Inanaga K, Otsuki S, et al.（1979）Comparison of the antimanic efficacy of carbamazepine and chlorpromazine : a double-blind controlled study. Psychopharmacology 66 : 211-217.
Okuma T, Kishimoto A, Inoue K（1973）Antimanic and prophylactic effects of carbamazepine（Tegretol）on manic depressive psychosis : a preliminary report. Folia Psychiatrica et Neurologica Japonica 27 : 283-297.
奥村満佐子（2002）家族神経症. 小此木啓吾 編, 精神分析事典. 岩崎学術出版社, p64.
奥村雄介, 野村俊明（2006）非行精神医学. 医学書院.
Olden KW, Crowell MD（2005）Chronic nausea and vomiting : new insights and approach to treatment. Current Treatment Options in Gastroenterology 8 : 305-310.
Oldfield RC（1971）The assessment and analysis of handedness : the Edinburgh inventory. Neuropsychologia 9 : 97-113.
O'Leary R, O'Connor B（1995）Thyrotropin-releasing hormone. J Neurochem 65（3）: 953-963.
小俣和一郎（1995）ナチス――もう一つの大罪. 人文書院.
――――（2000）精神病院の起源 近代篇. 太田出版.
――――（2003）日本の精神医療と優生思想. 優生手術に対する謝罪を求める会 編, 優生保護法が犯した罪. 現代書館, pp 134-146.
――――（2005）精神医学の歴史. レグルス文庫. 第三文明社.
――――（2007）W. グリージンガーと近代精神医学の倫理 上下. 思想 1001 : 139-153, 1002 : 187-205.
Onaya M（2002）Neuropathological investigation of cerebral white matter lesions caused by closed head injury. Neuropathology 22 : 243-251.
恩賜財団母子愛育会日本子ども家庭総合研究所 編（2009）子ども虐待対応の手引き――平成21年3月31日厚生労働省の改正通知. 有斐閣.
大原健士郎（1993）職業神経症. 加藤正明, 保崎秀夫, 笠原嘉ほか 編, 新版精神医学事典. 弘文堂, p 370.
大橋博司（1960）失語・失行・失認. 医学書院.
――――（1965）臨床脳病理学. 医学書院.
――――（1967/1987）失語症 改訂6版. 中外医学社.
――――（1976）パラケルススの生涯と思想. 思索社.
――――（1982）失語症研究の黎明に――Kussmaul をめぐって. 秋元波留夫, 大橋博司, 杉下守弘ほか 編, 神経心理学の源流――失語編 上. 創造出版, pp 11-20.
――――（1991）Wernicke, Carl――その生涯と学説（拡大された脳病理学）. 松下正明 編, 精神医学を築いた人びと 上. ワールドプランニング, pp 79-92.
大橋正和, 飯田眞（1999）クライスト――フランクフルト学派. 藤縄昭, 大東祥孝, 新宮一成 編, 精神医学群像. アカデミア出版会, pp 185-211.
大東祥孝（1983）身体図式. 飯田眞, 笠原嘉, 河合隼雄ほか 編, 精神と身体. 岩波講座 精神の科学 4. 岩波書店, pp 209-236.
――――（1992）「離断症状群」の意義と限界. 脳と精神の医学 3 : 263-265.
――――（1993）失見当（識）. 加藤正明, 保崎秀夫, 笠原嘉ほか 編, 新版精神医学事典. 弘文堂.
――――（1994）Morel, Bénédict-Augustin（1809〜1873）――変質論の行方. 松下正明 編, 続 精神医学を築いた人びと 上. ワールドプランニング, 1994, pp 1-15.
――――（1999）モレルとマニャン――変質論の行方. 藤縄昭, 大東祥孝, 新宮一成 編, 精神医学群像. アカデミア出版会, pp 128-143.
――――（2009）解離とニューラルシステム. 岡野憲一郎 責任編集, 解離性障害. 専門医のための精神科リュミエール 20. 中山書店, pp 55-70.
大東祥孝, 村井俊哉（2004）精神神経疾患におけるカプグラ症状. 精神医学 46 : 338-352.
大東祥孝, 山田真希子（2003）重複記憶錯誤に関する最近の話題. 臨床精神医学 32 : 1507-1512.
大日向雅美（1988）母性の研究――その形成と変容の過程：伝統的母性観への反証. 川島書店.
大井健, 飯田英春, 辻元広ほか（1985）ペッテルソン躁病評価尺度と予後予測の有用性. 臨精医 14 : 1237-

1245.
大井正己（1972）幼児期発症の神経症的問題行動についての一考察. 児精医誌 13：295-316.
大石敬子 編（1998）子どものコミュニケーション障害. 大修館書店.
大石正（2008）リズム同調. 石田直理雄, 本間研一 編, 時間生物学事典. 朝倉書店, pp 54-57.
大川一郎, 中村淳子, 野原理恵ほか（2003）田中ビネー知能検査Ⅴの開発 1――1 歳級～13 歳級の検査問題を中心として. 立命館人間科学研究 6：25-42.
大久保善朗, 本間伊佐子（2002）脳波賦活法. 生理機能検査学. 臨床検査学講座. 医歯薬出版, pp 158-160.
大熊輝雄（1983）直接導出脳波. 臨床脳波学 第 3 版. 医学書院, pp 339-352.
――――（1998）てんかん発作の診断と鑑別. 浅井昌弘, 山内俊雄 編, てんかん. 松下正明 総編集, 臨床精神医学講座 9. 中山書店, pp 33-48.
――――（1999a）臨床脳波学 第 5 版. 医学書院.〔Fmθ：pp 99-100, 覚醒反応：pp 546-547, カッパ律動：p 98, 三相波：pp 361-364, 事象関連電位：pp 506-519, 若年後頭徐波：pp 112-114, 徐波睡眠：p 124, 多棘・徐波複合（体）：pp 146-147, 単一律動性徐波：pp 280-283, デルタ波：pp 138-159, 頭蓋頂鋭一過波：pp 119-135, 入眠時体験：pp 268-272, 発射：pp 142-159, パワースペクトル：pp 456-457, 光筋原性応答：pp 51-52, 光突発反応：pp 44-60, 発作発射：p 148, pp 551-558, ポリグラフィー：p 573〕
――――（1999b）透析療法中の慢性腎障害患者の脳波. 脳波判読 step by step 症例編. 医学書院, pp 261-264.
――――（2002）日本におけるカルバマゼピンの気分安定作用に関する研究の歴史. 精神経誌 104：647-655.
――――（2005a）皮質性痴呆と皮質下痴呆. 現代臨床精神医学 改訂第 10 版. 金原出版, p 191.
――――（2005b）脳腫瘍. 現代臨床精神医学 改訂第 10 版. 金原出版, pp 203-204.
――――（2005c）頭部外傷の急性期症状による分類. 現代臨床精神医学 改訂第 10 版. 金原出版, p 206.
――――（2006a）ミュー律動. 大熊輝雄, 松岡洋夫, 上埜高志, 脳波判読 step by step 入門編 第 4 版. 医学書院, pp 228-231.
――――（2006b）睡眠第 1 段階（stage 1）. 大熊輝雄, 松岡洋夫, 上埜高志, 脳波判読 step by step 入門編 第 4 版. 医学書院, pp 258-259.
――――（2006c）6 Hz 棘・徐波. 大熊輝雄, 松岡洋夫, 上埜高志, 脳波判読 step by step 入門編 第 4 版. 医学書院, pp 351-354.
――――（2008a）現代臨床精神医学 改訂第 11 版. 金原出版.
――――（2008b）第 2 章　精神現象の神経科学的基盤. Ⅱ　脳と精神現象, F 間脳と脳幹部. 現代臨床精神医学 改訂第 11 版. 金原出版, pp 38-41.
大国真彦（1984）起立性調節障害. 阿波彰一, 小佐野満, 神谷哲郎ほか 編, 新小児医学大系 10D. 小児循環器病学 4. 中山書店, pp 397-407.
大前晋（2009）「軽症内因性うつ病」の発見とその現代的意義――うつ病態分類をめぐる単一論と二分論の論争, 1926-1957 年の英国を中心に. 精神経誌 111：486-501.
――――（2010）非定型うつ病という概念――4 種の定義. 精神経誌 112：3-22.
大森哲郎 編（2008）双極性障害. 専門医のための精神科臨床リュミエール 6. 中山書店.
大野耕策（1996）Niemann-Pick 病. 井村裕夫, 香川靖雄, 東野一彌ほか 編, 代謝疾患 6 ミトコンドリア病, リソソーム病. 最新内科学大系 11. 中山書店, pp 197-202.
大野裕（1988）パーソナリティ障害の診断分類――新たな体系を求めて. 精神分析研究 32：161-182.
――――（2003）こころが晴れるノート――うつと不安の認知療法自習帳, 創元社.
――――（2010）認知療法・認知行動療法――治療者用マニュアルガイド. 星和書店.
太田昌孝（2009）高機能自閉症. 小児内科 41 増刊号：782-787.
太田昌孝, 永井洋子（1992）自閉症治療の到達点. 日本文化科学社, pp47-52.
太田富彦, 松谷雅生 編（2000）脳神経外科学 改訂 8 版. 金芳堂.
太田富彦, 和賀志郎, 半田肇ほか（1974）意識障害の新しい分類法試案――数量的表現（Ⅲ群 3 段階方式）の可能性について. 脳神経外科 2(9)：623-627.
大谷浩一, 石崎高志（1995）薬物代謝と相互作用に関する基礎知識. 精神科治療学 10：723-728.

大津由紀雄, 波多野誼余夫 編著（2004）認知科学への招待. 研究社.
大塚公一郎（1997）「虚偽主題」の精神病理学的研究——躁うつ病における離人症の特異な一様態. 精神経誌 99：1-22.
大塚公一郎, 加藤敏（2006）統合失調症における虚偽主題. 精神経誌 108：217-231.
大塚俊男, 丸山晋, 北村俊則ほか（1985）痴呆スクリーニング・テストの開発に関する研究. 精神衛生研究 32：39-48.
大塚義孝 編（2004）臨床心理学原論. 臨床心理学全書 1. 誠信書房.
大塚頌子, 大田原俊輔（1996）てんかんおよびてんかん症候群分類の進歩と問題点. 秋元波留夫, 山内俊雄 編, てんかん学の進歩 3. 岩崎学術出版社, pp 19-35.
大槻美佳（2005）Anarthrie の症候学. 神経心理学 21：172-182.
大槻美佳, 中川賀嗣（2010）進行性非流暢性失語の臨床. 池田学 責任編集, 前頭側頭型認知症の臨床. 専門医のための精神科臨床リュミエール 12. 中山書店, pp 124-131.
大槻美佳, 相馬芳明, 小野寺理ほか（1995）左前頭葉内側面損傷による超皮質性運動失語における聴理解. 脳神経 47：1081-1085.
大月三郎, 和気章（1977）ステロイド惹起精神病. 加藤正明, 栗原雅直 編, 薬物依存と中毒Ⅱ. 現代精神医学大系 15B. 中山書店, pp 187-201.
大内尉義, 秋山弘子, 折茂肇 編（2010）新老年学 第 3 版. 東京大学出版会〔夜間せん妄：pp 641-645, 廃用萎縮：pp. 659-666, ビンスワンガー病：pp. 802-807, パーキンソン症候群・パーキンソン病：pp. 807-820.〕
大矢大（1992）全生活史健忘の類型化とその治療的意義について. 精神経誌 94：325-349.
——— （1999）心因健忘. 浅井昌弘, 鹿島晴雄 責任編集, 記憶の臨床. 松下正明 総編集, 臨床精神医学講座 S2. 中山書店, pp 357-393.
大山正, 今井省吾, 和氣典二 編（1994）新編感覚・知覚心理学ハンドブック. 誠信書房.
大山正, 今井省吾, 和氣典二ほか 編（2007）新編感覚・知覚心理学ハンドブック Part 2. 誠信書房.
大柳和彦, 長尾雅悦（1996）Hartnup 病. 井村裕夫, 東野一彌, 山本章ほか 編, 代謝疾患 3 糖質・アミノ酸代謝異常. 最新内科学大系 8. 中山書店, pp 378-379.
織部直弥, 三浦智史, 川嵜弘詔（2006）STEP-BD：米国 NIMH 双極性障害の縦断的治療研究——双極性障害. 臨精医 35（10）：1417-1422.
Ornitz EM（1974）The modulation of sensory input and motor output in autistic children. J Autism Childhood Schizophrenia 4：197-217.
——— （1985）Neurophysiology of infantile autism. J Amer Acad Child Psychiatry 24：251-262.
——— （1988）Autism：a disorder of directed attention. Brain Dysfunction 1：309-322.
Ornitz EM, Ritvo ER（1968）Perceptual inconstancy in early infantile autism. Arch Gen Psychiatry 18：76-98.
Ornitz EM, Tanguay PE, Lee JCM, et al.（1972）The effect of stimulus interval on the auditory evoked response during sleep in autistic children. J Autism Childhood Schizophrenia 2：140-150.
長田賢一, 中野三穂, 大友雅広ほか（2008）P 糖蛋白質——向精神薬の脳内濃度調節について. 分子精神医学 8（4）：367-369.
O'Shaughnessy E（1999）Relating to the Superego. Int J Psycho-Anal 80：861-870.
Othmer E, Othmer SC（1989）The clinical interview using DSM-Ⅲ-R. American Psychiatric Press, Washington DC.
Otto R（1917）Das Heilige：Über das Irrationale in der Idee des Göttlichen und sein Verhältnis zum Rationalen. Trewendt und Granier, Breslau.（山谷省吾 訳：聖なるもの. 岩波書店. 1968.）
Overall JE（1988）The brief psychiatric rating scale（BPRS）：recent development in ascertainment and scaling. Psychopharmacology Bulletin 24：97-99.
Overall JE, Gorham DR（1962）The brief psychiatric rating scale. Psychological Reports 10：799-812.
Oversen P, Kroner K, Ornsholt J, et al.（1991）Phantom-related phenomena after rectal amputation：prevalence and clinical characteristics. Pain 44：289-291.
尾鷲登志美, 上島国利（2006）抗不安薬の概念：現代における抗不安薬をどう定義するか. 臨床精神薬理 9：

2379-2388.

Oxbury J, Oxbury S, Humphrey N (1969) Varieties of color anomia. Brain 92:847-860.

親富祖勝己 (1989) 苦悩の重圧. 臨精医 16:1013-1014.

小山田静枝, 上島国利 (1997) 全般性不安障害および混合性不安抑うつ障害. 田代信維, 越野好文 責任編集, 神経症性障害・ストレス関連障害. 松下正明 総編集, 臨床精神医学講座 5. 中山書店, pp 273-283.

尾崎紀夫 (2001) 精神疾患の分子遺伝学的研究——ヒトゲノム計画完遂を目前にひかえて. 精神経誌 103:532-537.

——— (2007) 精神科臨床における遺伝カウンセリング. 精神経誌 109:786-796.

尾崎米厚, 松下幸生, 白坂知信ほか (2005) わが国の成人飲酒行動およびアルコール症に関する全国調査. 日本アルコール・薬物医学会雑誌 40:455-470.

Ozawa E, Nishino I, Nonaka I (2001) Sarcolemmopathy: muscular dystrophies with cell membrane defects. Brain Pathol 11:218-230.

P

Pace-Scott EF (2005) The neurobiology of dreaming. In: Kryger MH, Roth T, Dement WC, ed. Principles and practice of sleep medicine, 4th edition. Elsevier Saunders, Philadelphia, pp 551-564.

Paffenbarger RS, Jr. (1964) Epidemiological aspects of parapartummental illness. Br J Prev Soc Med 18:189-195.

Pakarinen S (1967) Incidence, etiology, and prognosis of primary subarachnoid hemorrhage. Acta Neurol Scand (Suppl) 43:29.

Palem RM (1997) La modernité d'Henri Ey: l'organo dynamisme. Desclée de Brouwer, Paris. (藤元登四郎 訳: アンリ・エーと器質力動論. そうろん社, 2004.)

Palermo GB (1994) Murder-suicide: an extended suicide. International Journal of Offender Therapy and Comparative Criminology 38:205-216.

Papakostas GI (2007) Are antidepressant drugs that combine serotonergic and noradrenergic mechanisms of action more effective than the selective serotonin reuptake inhibitors in treating major depressive disorder? A meta-analysis of studies of newer agents. Biol. Psychiatry 62:1217-1227.

Paré A (1575) On monsters and marvels, translated with an introduction and notes by Janis L. Pallister. The University of Chicago Press, Chicago (1982).

Parker G (1979) Parental characteristics in relation to depressive disorders. Br J Psychiatry 134:138-147.

Parkin AJ (1997) Memory and amnesia, 2nd edition. Blackwell, Oxford. (二木宏明 監訳: 記憶の神経心理学——記憶と健忘のメカニズムを探る. 朝倉書店, 1990.)

Parnas J, Moller P, Kircher T, et al. (2005) EASE: examination of anomalous self-experience. Psychopathology 38 (5):236-258.

Pascual-Marqui RD, Michel CM, Lehmann D (1994) Low resolution electromagnetic tomography: a new method for localizing electrical activity in the brain. Int J Psychophysiol 18:49-65.

Paskauskas RA, ed. (1993) The complete correspondence of Sigmund Freud and Ernest Jones, 1908-1939. Introducted by Riccardo Steiner. Belknap Press, Cambridge/London.

Patau K, Smith DW, Therman E, et al. (1960) Multiple congenital anomaly caused by an extraautosome. Lancet 9:790-793.

Pauleikhoff B (1954) Die zwei Arten von Personenverkennung. Fortschr Neurol Psychiatr 22:129-138.

——— (1957) Atypische Psychosen. Karger, Basel/New York.

——— (1968) Die Person des Kranken in der Therapie. In: Pauleikhoff B, hrsg. Situation und Persönlichikeit in Diagnostik und Therapie. Karger, Basel/New York, pp 62-76.

——— (1979) Person und Zeit. Huthig, Heidelberg. (曽根啓一 訳: 人と時間. 星和書店, 1982.)

——— (1983) Zeit zwischen Ich Und Du. In: Kerner HJ, Göppinger H, Streng F, hrsg. Kriminologie-

Psychiatrie-Strafrecht. Müller Juristischer, Heidelberg, pp 495-507.
Pauleikhoff B (1985) Zeit und Zeitlichkeit als Zentrum einer anthlopologischen Psychologie und Psychopathologie. In : Bühler KE, Weiss H, hrsg. Kommunikation und Perspektivität : Beiträge zur Anthlopologie aus Medizin und Geisteswissenschaft. Könnigshausen & Neumann, Würzburg, pp 203-210.
─── (1991) Emil Krapelin (1856-1926). In : Engelhardt D von, Hartmann F, hrsg. Klassiker der Medizin. Bd. 2. Von Phillipe Pinel bis Viktor von Weizsäcker. Beck, München, pp 299-322.
Pavlov IP(1926)Лекции о работе больших полушарий головного мозга. (林髞 訳：条件反射学──大脳両半球の働きに就ての講義. 三省堂, 1937.／川村浩 訳：大脳半球の働きについて──条件反射学, 上下, 岩波文庫, 1975.)
─── (1927) Conditioned reflexes : an investigation of the physiological activity of the cerebral cortex. Oxford University Press, London.
Paykel ES, Ramana R, Cooper Z, et al. (1995) Residual symptoms after partial remission : an important outcome in depression. Psychol Med 25 : 1171-1180.
Payne DG (1987) Hypermnesia and reminiscence in recall : a historical and empirical review. Psychological Bulletin 101 (1) : 5-27.
Peirce CS (1960) Collected papers of Charles Sanders Peirce. Cambridge University Press, Cambridge.
Pence E, Paymar M (1993) Education groups for men who batter : the Duluth model. Springer, New York. (波田あい子 監訳／堀田碧, 寺澤恵美子 訳：暴力男性の教育プログラム：ドゥルース・モデル, 誠信書房, 2004.)
Penfield W (1946) Psychical seizures. Lancet 250 : 938-939.
─── (1975) The mystery of the mind : a critical study of consciousness and the human brain. Princeton University Press, Princeton. (塚田裕三, 山河宏 訳：脳と心の正体. 法政大学出版局, 1987.)
Penfield W, Jasper H (1954) Epilepsy and the functional anatomy of the human brain. Little Brown, Boston. 〔ジャクソンてんかん：pp 356-360.〕
Penfield W, Perrot P (1963) The brain's record of auditory and visual experience : a final summary and discussion. Brain 70 : 440-448.
Penny WD, Friston KJ, Ashburner JT, et al. ed. (2006) Statistical parametric mapping : the analysis of functional brain images. Academic Press, London.
Perls FS (1969) Gestalt therapy verbatim. Real People Press, New York. (倉戸ヨシヤ 監訳：ゲシュタルト療法バーベイティム, ナカニシヤ出版, 2009.)
─── (1973) The gestalt approach and eye witness to therapy. Science and Behavior Books, Palo Alto. (倉戸ヨシヤ 監訳：ゲシュタルト療法──その理論と実際. ナカニシヤ出版, 1990.)
Perris C, Eisenmann M (1989) Zykloide psychotische Störungen : ihre Beziehungen zu den schizoaffektive Psychosen. In : Marneros A, hrsg. Schizoaffektive Psychosen : Diagnose, Therapie und Prophylaxe. Springer, Berlin/Heidelberg/New York/London/Paris/Tokyo/Hong Kong, pp 29-43.
Perry HS (1982) Psychiatrist of America : the life of Harry Stack Sullivan. Harvard University Press, Massachusetts. (中井久夫, 今川正樹 訳：サリヴァンの生涯 1-2. みすず書房, 1985-1988.)
Perry NM, Ammerman Y, Bohl J, et al. (2006) Cognitive-behavioral therapy for pathological gamblers. J Consult Clin Psychol 74 : 555-567.
Perugi G, Akiskal HS, Micheli C, et al. (1997) Clinical subtypes of bipolar mixed states : validating a broader European definition in 143 cases. J Affect Disord 43 : 169-180.
Peters UH (1984) Wörterbuch der Psychiatrie und medizinischen Psychologie. Urban & Schwarzenberg, München, p 273.
─── (1990) Wörterbuch der Psychiatrie und medizinischen Psychologie, 3 überarbeitete und erweiterte Auflage. Orbis Verlag, München./mit einem englischen und französischen Glossar, 4 Aufl. Urban und Schwarzenberg, München/Wien/Baltimore.
─── (1999) Ein Jahrhundert der deutschen Psychiatrie (1899-1999). Fortschr Neurol Psychiatr 67 : 540-557.

参考文献一覧　P

Peters UH (2007) Lexikon Psychiatrie, Psychotherapie, Medizinische Psychologie, 6 Aufl. Urban & Fischer, München.〔日内変動：p 550〕
Petersen RC, Doody R, Kurz A, et al. (2001) Current concepts in mild cognitive impairment. Arch Neurol 58 (12)：1985-1992.
Petersen RC, ed. (2003) Mild cognitive impairment：aging to Alzheimer's disease. Oxford University Press, New York.
Petterson U, Fyro B, Sedvall G (1973) A new scale for the longitudinal rating of manic states. Acta Psychiatr Scand 49：248-256.
Philippon J, Poirier J (2009) Joseph Babinski：A biography. Oxford University Press, Oxford.
Piaget J (1926) La représentation du monde chez l'enfant (Bibliothèque de psychologie de l'enfant et de pédagogie). F. Alcan, Paris. (大伴茂 訳：児童の世界観. 臨床児童心理学 2. 同文書院, 1955.)
───── (1936) La naissance de l'intelligence chez l'enfant. Delachaux et Niestlé, Paris. (谷村覚, 浜田寿美男 訳：知能の誕生. ミネルヴァ書房, 1978.)
───── (1949-1950) Introduction à l'épistémologie génétique, 3 vols. PUF, Paris. (田辺振太郎, 島雄元 訳：発生的認識論序説 1-3. 三省堂, 1975-1980.)
───── (1970) Piajet's theory. In：Mussen PH, ed. Carmichael's manual of child psychology, vol. 1, 3rd ed. Wiley, New York. (中垣啓 訳：ピアジェに学ぶ認知発達の科学. 北大路書房, 2007.)
Pichot P (1986) A comparison of different national concepts of schizoaffective psychosis. In：Marneros A, Tsuang MT, ed. Schizoaffective Psychoses. Springer, Berlin/Heidelberg/New York/London/Paris/Tokyo, pp 8-17.
Pick A (1892) Über die Beziehungen der senilen Hirnatrophie zur Aphasie. Prager Med Wochenschr 17：165-167.
───── (1901) Über eine neueartige Form von Paramnesie. Jahrbuch der Psychiatrie 20：1-35.
───── (1915) Zur Pathologie des Bewußtseins vom eigenen Körper. Neurol Zentralblat 34：257-265.
Pieper W (1999) Kurt Beringer und die Heidelberger Drogenforschung der 20er Jahre. Werner Pieper & The Grüne Kraft, Lörbach.
Pinatel J (1963) Criminologie. Bouzat P, Pinatel J, ed. Traité de droit pénal et de criminologie 3. Dalloz, Paris.
Pinel JPJ (2003) Biopsychology, 5th edition. Allyn and Bacon, Boston. (佐藤敬, 若林孝一, 泉井亮ほか 訳：バイオサイコロジー──脳・心と行動の神経科学. 西村書店, 2005.)
Pinel P (1800) Traité médico-philosophique sur l'aliénation mentale, ou la manie. Richard, Caille et Ravier, Paris. (影山任佐 訳：精神病に関する医学＝哲学論. 中央洋書出版部, 1990.)
───── (1801) L'aliénation mentale ou la manie：Traité médico-philosophique. (再版. L'Harmattan, Paris, 2006.)
Pinsker H (1997) A primer of supportive psychotherapy. The Analytic Press, London.
Piotrowski ZA (1957) Perceptanalysis. Macmillan, New York.
Pitt B (1973) Maternity blues. British Journal of Psychiatry 122：431-433.
Pittenger C, Duman RS (2008) Stress, depression, and neuroplasticity：a convergence of mechanisms. Neuropsychopharmacology 33：88-109.
Plomin R, DeFries JC, McClearn GE, et al. (1997) Behavioral genetics, 3rd edition. Freeman WH, New York.
Plum F, Posner JB (1966) The diagnosis of stupor and coma. Davis, Philadelphia, p 197.
Pocock G, Richards CD (2006) Human physiology：the basis of medicine. Oxford University Press, New York. (植村慶一, 岡野栄之 訳：オックスフォード・生理学. 丸善, 2009.)
Poeck K, Hacke W (1998) Neurologie, 10 Aufl. Springer, Berlin.
Polatajko H, Fox M, Missiuna C (1995) An international consensus on children with developmental coordination disorder. Can J Occup Ther 62：3-6.
Polatajko HJ, Cantin N (2005) Developmental coordination disorder (dyspraxia)：an overview of the state of the art. Semin Pediatr Neurol 12 (4)：250-258.
Ponsold A (1957) Lehrbuch der gerichtlichen Medizin. Georg Thieme, Stuttgart.

Poppelreuter W (1914-1917) Die psychischen Schadigungen durch Kopfschuss in Kriege, 2 vols. Voss, Leipzig.
Popper E (1920) Der schizophrene Reaktionstypus. Zeitschrift für die gesamte Neurologie und Psychiatrie 62:154-207.
Porsolt R, Le Pichon M, Jalfre M (1977) Depression:a new animal model sensitive to antidepressant treatments. Nature 266:730-732.
Postel J (2003) Dictionnaire de la psychiatrie et de la psychopathologie clinique. Larousse, Paris.
Postel J, Quétel C ed. (1983a) Nouvelle histoire de la psychiatrie. Privat, Toulouse.
────── (1983b) Esquirol. Nouvelle histoire de la psychiatrie. Privat, Toulouse, pp 620-621.
Postuma RB, Lang AE, Massicotte-Marquez J, et al. (2006) Potential early markers of Parkinson disease in idiopathic REM sleep behavior disorder. Neurology 66:845-851.
Powell CM, Miyakawa T (2006) Schizophrenia-relevant behavioral testing in rodent models:a uniquely human disorder? Biol Psychiatry 59:1198-1207.
Prichard JC (1835) A treatise on insanity. Gilbert and Piper, Schrwood.
Pridmore S, Brüne M, Ahmadi J, et al. (2008) Echopraxia in schizophrenia:possible mechanisms. Aust N Z J Psychiatry 42 (7):565-571.
Prigatano GP, Klonoff PS, O'Brien KP, et al. (1986) Neuropsychological rehabilitation after brain injury. Johns Hopkins University Press, Baltimore.
Prince M (1929) The unconscious, 2nd edition. The Macmillan, New York.
Prinzhorn H (1919) Das bildnerische Schaffen der Geisteskranken. Z Neur 52:307-326.
────── (1922) Bildnerei der Geisteskranken:Ein Beitrag zur Psychologie und Psychopathologie der Gestaltung. Springer, Berlin./Neudruck der 2. Aufl. Huber, Bern, 1968.
Prouty G (1994) Theoretical evolutions in person-centered/experiential therapy:application to schizophrenic and retarded psychoses. Praeger (Greenwood), Westport, Conn. (岡村達也, 日笠摩子 訳:プリセラピー──パーソン中心/体験過程療法から分裂病と発達障害への挑戦. 日本評論社, 2001.)
Pruett K (2000) Fatherneed:why father care is as essential as mother care for your child. Free Press.
Prusiner SB (1982) Novel proteinaceous infectious particles cause scrapie. Science 216:136-144.
Purcell EM, Torrey HC, Pound RV (1946) Resonance absorption by nuclear moments in a solid. Physical Rev 69:37-38.
Putnam FW (1989) Diagnosis and treatment of multiple personality disorder. Guilford Press, New York. (安 克昌, 中井久夫 訳:多重人格性障害──その診断と治療. 岩崎学術出版社, 2000.)

Q

Quen JM (1968) An historical view of the M'Naghten trial. Bull Hist Med 42 (1):43-51.
Quinette P, Gillery-Girard B, Dayan J, et al. (2006) What does transient global amnesia really mean?:review of the literature and thorough study of 142 cases. Brain 129 (7):1640-1658.

R

Rachman SJ (1985) An overview of clinical and research issues in obsessional-compulsive disorders. In:Mavissakalian M, Turner SM, Michelson L, ed. Obsessive-compulsive disorder:psychological and pharmacological treatment. Plenum Press, New York/London, pp 1-47.
Racker H (1953) A contribution to the problem of counter-transference. Internat J Psychoanalysis 34:313-324.

Radzinowicz L (1931) Le crime passionnel. Riveère, Paris. (木村亀二, 土屋文吾 訳：激情犯──愛欲と犯罪. 日本評論新社, 1958.)
Raecke J (1900) Hysterischer Stupor bei Strafgefangenen. Allg Zschr Psychiat 58 : 409.
Ramachandran VS (2003) The emerging mind. Andrew Nurnberg Associates, London. (山下篤子 訳：脳のなかの幽霊, ふたたび──見えてきた心のしくみ. 角川書店, 2005.)
─────── (2005) Plasticity and functional recovery in neurology. Clinical Medicine 5 (4) : 368-373.
Ramachandran VS, Hirstein W (1998) The perception of phantom limbs. Brain 121 : 1603-1630.
Ramachandran VS, Ramachandran DR (2000) Phantom limbs and neural plasticity. Arch Neurology 57 (Mar) : 317-320.
Rampoldi L, Dobson-Stone C, Rubio JP, et al. (2001) A conserved sorting-associated protein is mutant in chorea-acanthocytosis. Nat Genet 28 (2) : 119-120.
Rank O (1909) Der Mythos von der Geburt des Helden : Versuch einer psychologischen Mythendeutung. Inter Psycho Verlag, Vienna/Leipzig./2 Aufl. Franz Deuticke, Wien/Leipzig./Nachdr. der 2 Aufl. von 1922. Turia und Kant, Wien, 2000/2009. (野田倬 訳：英雄誕生の神話. 人文書院, 1986.)
─────── (1924) Das Trauma der Geburt und seine Bedeutung für die Psychoanalyse. Internationaler Psychoanalytischer Verlag, Leipzig./(euausgabe) Psychosozial-Verlag, Giessen./2 unveränd. Nachdr. 2007.
─────── (1929) The trauma of birth. Harper & Row Publishers, New York.
Ranson SW, Magoun HW (1933) The central path of the pupilloconstrictor reflex in response to light. Arch Neurol Psychiatr 30 : 1193-1202.
Rapaport D (1942) Emotions and memory. William & Wilkins, Baltimore.
─────── (1958) The theory of ego autonomy : a generalization. Bull Meninger Clinic 22 : 13-35.
─────── (1959) A historical survey of psychoanalytic ego psychology. In : Erikson EH, ed. Identity and life cycle. International Universities Press, New York. (小此木啓吾 訳：精神分析的自我心理学の歴史的展望. 小此木啓吾 訳編, 自我同一性. 誠信書房, 1973.)
Rapaport D, Gill MM (1959) The points of view and assumptions of metapsychology. International Journal of Psycho-Analysis, 40 : 153-162. (Gill MM, ed. The collected papers of David Rapaport. Basic Books, New York, 1967.)
Rapaport D, Gill MM, Schafer R (1945-1946/1968) Diagnostic psychological testing 2 vols. Year Book, Chicago./International Universities Press, New York.
Rapaport D, ed. (1951) Organization and pathology of thought. Columbia University of Toronto Press, New York.
Rapoport RN (1960) Community as doctor. Tavistock Publications, London.
Rasch W (1999) Forensische Psychiatrie, 2 Aufl. W. Kohlhammer, Stuttgart.
Rechtschaffen A, Kales A, ed. (1968) A manual of standardized terminology, techniques and scoring system for sleep stages of human subjects. Brain Information Service/Brain Research Institute, University of California, Los Angeles. (清野茂博 訳：睡眠脳波アトラス──標準用語・手技・判定法. 医歯薬出版, 1971.)
Reed GF (1963) Elective mutism in children. Journal of Child Psychology and Psychiatry 4 : 99-107.
Regier DA, Myers JK, Kramer M, et al. (1984) The NIMH epidemiologic catchment area (ECA) program : historical context, major objectives and study population characteristics. Arch Gen Psychiatry 41 : 934-941.
Régis E (1926) Précis de psychiatrie, 6 éd. Doin, Paris.
Reich W (1933) Charakteranalyse : Technik und Grundlagen, im Selbstverlage des Verfassers, Wien. (Wolfe TP, translated : Character-analysis. Orgone Insititute Press, 1949./小此木啓吾 訳：性格分析──その技法と理論. 現代精神分析双書 1. 岩崎書店, 1964 ／岩崎学術出版社, 1966.)
Reichhardt M (1933) Der heutige Stand der Beurteilung der sogenannten Unfalleneurosen. Dtsch Z Nervenheilk 54 : 213-215.

Reisberg B, Borenstein J, Salob SP, et al.(1987)Behavioral symptoms in Alzheimer's disease: phenomenology and treatment. J Clin Psychiatry 48 (suppl): 9-15.

Remschmidt H, Hebebrand J(1990)Asperger syndrome and autism neurocognitive aspects. J Am Acad Child Adolesc Psychiatry 29: 130-136.

Reneerkens OA, Rutten K, Steinbusch HW, et al.(2009)Selective phosphodiesterase inhibitors: a promising target for cognition enhancement. Psychopharmacology(Berl)202: 419-443.

Renik O(1995)The ideal of the anonymous analyst and the problem of self-disclosure. Psychoanalytic Quarterly 64: 466-495.

─── (2006)Practical psychoanalysis for therapists and patients. Other Press, New York.(妙木浩之 監訳:セラピストと患者のための実践的精神分析入門. 金剛出版, 2007.)

Reuben DB(1989)Assessment in geriatrics of caveats and names. JAGS 37: 570-572.

Rey JH(1979)Schizoid phenomena in the borderline. In: Spillius EB, ed. Mainly theory. Melanie Klein Today: developments in theory and practice, vol. 1. New library of psychoanalysis 8. Routledge, London/New York, 1988, pp 203-229.(田中俊孝 訳:ボーダーライン患者におけるシゾイド現象. 松木邦裕 監訳/古賀靖彦, 白峰克彦, 世良洋ほか 訳:思索と人格病理. メラニー・クライン・トゥデイ 2. 岩崎学術出版社, 1993, pp 63-69.)

Reynolds CF Ⅲ, Dew MA, Pollock BG, et al.(2006)Maintenance treatment of major depression in old age. N Engl J Med 354: 1130-1138.

Ribot TA(1881)Les maladies de la mémoire. Baillière, Paris.(葛西又次郎 訳:記憶の変態. 日本精神医学会, 1925.)

─── (1883)Les maladies de la volonté. Baillière, Paris.(葛西又次郎 訳:意志の変態. 日本精神医学会, 1925.)

─── (1885)Les maladies de la personalité. Alcan, Paris.(葛西又次郎 訳:人格の変態. 日本精神医学会, 1925.)

─── (1888)La Psychologie de l'attention. Alcan, Paris.

─── (1896)Psychologie des sentiments. Alcan, Paris.

─── (1905)La logique des sentiments. Alcan, Paris.

Richer P(1885)Études cliniques sur la grande hystérie ou hystéro-épilepsie. Delahaye et Lecrosnier, Paris.

Richter HE(1963)Eltern, Kind und Neurose. Klett Verlag, Stuttgart.

─── (1970)Patient Familie. Rowohlt Verlag, Reinbeck.

Rickman J(1950)The factor of number in individual and group dynamics. J Mental Sci 96.

Ridding MC, Rothwell JC(2007)Is there a future for therapeutic use of transcranial magnetic stimulation? Nat Rev Neurosci 8(7): 559-567.

Rilling JK, King-Casas B, Sanfey AG(2008)The neurobiology of social decision-making. Current Opinion in Neurobiology. 18: 159-165.

臨床精神薬理(2008)特集「新規抗うつ薬の課題」. 臨床精神薬理 11(10).

Ritvo S, Ritvo LB(1966/1995)Ernst Kris. In: Alexander F, Eisenstein S, Grotjahn M, ed. Psychoanalytic pioneers. Basic Books, New York./Transaction Publishers, New Brunswick, New Jersey.

Rizzolatti G, Craighero L(2004)The mirror-neuron system. Annu Rev Neurosci 27: 169-192.

Rizzolatti G, Fabbri-Destro M, Cattaneo L(2009)Mirror neurons and their clinical relevance. Nat Clin Pract Neurol 5: 24-34.

Rizzolatti G, Fadiga L, Fogassi L, et al.(1996)Premotor cortex and the recognition of motor actions. Cogn Brain Res 3: 131-141.

Roazen P(1969)Brother animal: the story of Freud and Tausk. Alfred A. Knopf, New York.(小此木啓吾 訳編:ブラザー・アニマル──フロイト, ザロメ, タウスクの世界. 誠信書房, 1987.)

Robertson DA(1869a)Four cases of spinal myosis: with remarks on the action of light on the pupil. Edinburgh Med J 15: 487-493.

─── (1869b)On an interesting series of eye symptoms in a case of spinal disease, with remarks on the

action of belladonna on the iris, etc. Edinburgh Med J 14 : 696-708.
Robins LN, Helzer JE, Croughan J, et al. (1981) National Institute of Mental Health diagnostic interview schedule. Arch Gen Psychiatry 38 : 381-389.
Robins LN, Wing J, Wittchen HU, et al. (1988) The composite international diagnostic interview : an epidemiologic instrument suitable for use in conjunction with different diagnostic systems and in different cultures. Arch Gen Psychiatry 45 : 1069-1077.
Rogers CR (1942) Counseling and psychotherapy. Houghton, Boston.
―――― (1951) Client-centered therapy. Houghton, Boston.
―――― (1957) The necessary and sufficient conditions of therapeutic personality change. J Consulting Psychology 21 : 95-103(伊東博 訳:パースナリティ変化の必要にして十分な条件. 伊東博 編訳:ロージァズ全集 第4巻. 岩崎学術出版社, 1966.)
―――― (1961) On becoming a person. Houghton, Boston. (村山正治 編訳:人間論. ロージァズ全集, 12. 岩崎学術出版社, 1967.)
Róheim G (1950) Psychoanalysis and anthropology : culture, personality and the unconscious. International Universities Press, New York. (小田晋, 黒田信一郎 訳:精神分析と人類学 上下. 思索社, 1980.)
Rohnbaugh M, Tennen H, Press S, et al. (1981) Compliance, defiance and therapeutic paradox : guidlines for strategic use of paradoxical intervention. American Journal of Orthopsychiatry 51 : 454-467.
Rolls ET (2005) Emotion explained. Oxford University Press, Oxford.
Rome HP, Braceland FJ (1952) The psychological response to ACTH, cortisone, hydrocortisone, and related steroid substances. Am J Psychiatry 108 (9) : 641-651.
Roosens E, Van de Walle L (2007) Geel Revisited : After centuries of mental rehabilitation. Garant, Antwerpen.
Rorschach H (1921) Psychodiagnostik : Methodik und Ergebnisse eines wahrnehmungsdiagnostischen Experiments. Hans Huber, Bern. (Published posthumously by Oberholzer E. The application of the form interpretation test. 1923./鈴木睦夫 訳:新・完訳精神診断学. 金子書房, 1998.)
Rose D (2006) Consciousness : philosophical, psychological, and neural theories. Oxford Univ Press, Oxford. (苧阪直行 監訳:意識の脳内表現――心理学と哲学からのアプローチ. 培風館, 2008.)
Rosen WG, Mohs RC, Davis KL (1984) A new rating scale for Alzheimer disease. Am J Psychiatry 141 : 1356-1364.
Rosenfeld H (1947) Analysis of a schizophrenic state with depersonalization. Int J Psycho-Anal 28 : 130-139. In : Psychotic states. Hogarth, London, pp 13-33, 1965.
―――― (1953) Notes on the psycho-analysis of the superego conflict in an acute catatonic patient. Int J Psycho-Anal 33 : 111-131./In : Klein M, Heimann P, Money-Kyrle R, ed. New directions in psycho-analysis. Basic Books, New York, pp 180-219, 1955./In : Rosenfeld H, Psychotic states. Hogarth Press, London, pp 63-103, 1965./In : Spillius EB, ed. Mainly theory. Melanie Klein today : developments in theory and practice 1. Routledge, London, pp 14-51, 1988. (古賀靖彦 訳:急性精神分裂病者の超自我葛藤の精神分析 ハーバート・ロゼンフェルド. 松木邦裕 監訳, メラニー・クライントゥデイ1. 岩崎学術出版社, pp 15-60, 1993.)
―――― (1954) Consideration regarding psycho-analytic approach to acute and chronic schizophrenia. Int J Psycho-Anal 35 : 135-140.
―――― (1965) Psychotic states. Hogarth Press, London.
―――― (1966) The need of patient act out during analysis. Psychoanalytic Forum 1 : 9-29.
―――― (1971a) A clinical approach to the psycho-analytical theory of the life and death instincts : an investigation into the aggressive aspects of narcissism. Int J Psycho-Anal 52 : 169-178. In : Spillius EB, ed. Mainly theory. Melanie Klein today : developments in theory and practice 1. Routledge, London, pp 239-255, 1988. (松木邦裕 訳:生と死の本能についての精神分析理論への臨床からの接近 ハーバート・ロゼンフェルド. 松木邦裕 監訳, メラニー・クライントゥデイ2. 岩崎学術出版社, pp 107-126, 1993.)

Rosenfeld H (1971b) Contribution to the psychopathology of psychotic states: the importance of projective identification in the ego structure and object relations of the psychotic patient. In: Spillius EB, ed. Mainly theory. Melanie Klein today 1. Routledge, London, pp 117-137, 1988.（古賀靖彦, 世良洋, 中川慎一郎ほか 訳：精神病状態の精神病理への寄与. 松木邦裕 監訳, メラニー・クラインドゥデイ 1. 岩崎学術出版社, pp 142-166, 1993.）
——— (1987) Impasse and interpretation. Tavistock Publications, London/New York.（神田橋條治 監訳／館直彦, 後藤素規ほか 訳：治療の行き詰まりと解釈. 誠信書房, 2001.）
Rosenthal D, Kety SS (1968) The transmission of schizophrenia. Perfamon Press, Oxford.
Rosenthal NE, Sack DA, Gllin JC, et al. (1984) Seasonal affective disorder: a description of the syndrome and preliminary findings with light therapy. Arch Gen Psychiatry 41: 72-80.
Rosenthal RJ, Rinzler C, Wallsh R, et al. (1972) Wrist-cutting syndrome: the meaning of a gesture. Am J Psychiat 128: 1363-1368.
Rosenzweig S (1945) The picture-association method and its application in a study of reaction to frustration. J Pers 14: 3-23.
——— (1978a) The Rosenzweig P-F Study basic manual. Rana House, St. Louis.
——— (1978b) The emergence of idiodynamics. Rana House, St. Louis.
Roskies A (2002) Neuroethics for the New Millennium. Neuron 35: 21-23.
Ross CA (1997) Dissociative identity disorder: diagnosis, clinical features, and treatment of multiple personality, 2nd edition. John Wiley & Sons, New York.
Ross DG (1972) G. Stanley Hall: the psychologist as prophet. University of Chicago Press, Chicago.
Rosvold HE, Mirsky Af, Sarason I, et al. (1956) A continuous performance test of brain damage. Journal of Consulting Psychology 20: 343-350.
Roth DL, Coles EM (1995) Battered woman syndrome: a conceptual analysis of its status vis-à-vis DSM Ⅳ mental disorders. Med Law 14: 641-658.
Roth M (1955) The natural history of mental disorder in old age. J Ment Sci 101: 281-290.
Roudinesco E (1993) Jacques Lacan: esquisse d'une vie, histoire d'un système de la pensée. Fayard, Paris.（藤野邦夫 訳：ジャック・ラカン伝. 河出書房新社, 2001.）
労働省労働基準局補償課 編 (1999) 心理的負荷による精神障害等に係る業務上外の判断指針について. 労働省労働基準局平成11年9月14日付け基発第544号.
Rouke B (1989) Nonverbal learning disabilities. Guilford Press, New York.（森永良子 訳：非言語性学習能力障害. 岩崎学術出版社, 1995.）
Rubens AB (1979) Agnosia. In: Heilman KM, Valenstein E, ed. Clinical neuropsychology. Oxford University Press, New York, pp 233-267.
Rubens AB, Benson DF (1971) Associative visual agnosia. Arch Neurol 24: 305-316.
Rüdin E (1916) Zur Vererbung und Neuentstehung der Dementia Praecox. Monographien Neurol, Heft 12. Studien über Vererbung und Entstehung geistiger Störungen 1. Springer, Berlin.
Rümke HC (1924) Zur Phänomenologie und Klinik des Glücksgefühls. Springer, Berlin.
——— (1941) Het kernsymptoom der schizophrenie en het "praecoxgevoel." Nederlandsch Tijdschrigt voor Geneeskunde 81: 4516-4521.
——— (1954) Inleiding. Psychiatrie 1. Scheltema en Holkema, Amsterdam.
——— (1958) Die klinische Differenzierung innerhalb der Gruppe der Schizophrenien. Nervenarzt 29: 49.
——— (1960) Psychosen. Psychiatrie 2. Scheltema en Holkema, Amsterdam.
——— (1967a) Eine blühende Psychiatrie in Gefahr. Springer, Berlin/Heidelberg/New York.
——— (1967b) Tussen psychose en normaliteit. Psychiatrie 3. Scheltema en Holkema, Amsterdam.
Rusconi E, Pinel P, Dehaene S, et al. (2010) The enigma of Gerstmann's syndrome revisited: a telling tale of the vicissitudes of neuropsychology. Brain 133: 320-332.
Rush AJ, Fava M, Wisniewski SR, et al. (2004) Sequenced treatment alternatives to relieve depression

(STAR*D): rationale and design. Control Clin Trials 25 (1): 119-142.
Rush AJ, Siefert SE (2009) Clinical issues in considering vagus nerve stimulation for treatment-resistant depression. Experimental Neurology 219: 36-43.
Rush AJ, Trivedi MH, Wisniewski SR, et al. (2006) Acute and longer-term outcomes in depressed outpatients requiring one or several treatment steps: a STAR*D report. Am J Psychiatry 163: 1905-1917.
Russell GFM (1979) Bulimia nervosa: An ominous variant of anorexia nervosa. Psychol Med 9: 429-448.
Russell S, Norvig P (2009) Artificial intelligence: a modern approach, 3rd edition. Prentice Hall, Upper Saddle River.
Russo S, Kema IP, Bosker F, et al. (2009) Tryptophan as an evolutionarily conserved signal to brain serotonin: molecular evidence and psychiatric implications. World J Biol Psychiatry 10: 258-268.
Rutter M (1997) Nature-nurture integration: the example of antisocial behavior. Am Psychology 52: 390-398.
Rutter M, Bartak L (1971) Causes of infantile autism: some considerations from resent research. J Autism Childhood Schizophrenia 1: 20-32.
Rutter M, Hersov L, ed. (1977) Child psychiatry. Blackwell Scientific Publication, Oxford.
Rutter M, Plomin R (1997) Opportunities for psychiatry from genetic findings. Brit J Psychiatry 171: 209-219.
Rutter M, Schopler E, ed. (1978) Autism: a reappraisal of concepts and treatment. Plenum Press, New York / London.
Rutter M, Sussenwein F (1971) A development and behavioral approach to the treatment of preschool children. J Autism Childhood Schizophrenia 1: 376-397.
Rutter M, Taylor E, ed. (2002) Child and adolescent psychiatry, 4th edition. Wiley-Blackwell. (長尾圭造, 宮本信也 監訳, 児童青年精神医学. 明石書店, 2007.)
Ryn Z (1990) The evolution of mental disturbances in the concentration camp syndrome (KZ-syndrom). Genet Soc Gen Psychol Monogr 116 (1): 21-36.

S

Sachs GS (2004) Strategies for improving treatment of bipolar disorder: integration of measurement and management. Acta Psychiatr Scand Suppl (422): 7-17.
Sachs GS, Thase ME, Otto MW, et al. (2003) Rationale, design, and methods of the systematic treatment enhancement program for bipolar disorder (STEP-BD). Biol Psychiatry 53 (11): 1028-1042.
Sackett DL, Rosenberg WM, Gray JA, et al. (1996) Evidence based medicine: what it is and what it isn't. BMJ 312: 71-72.
Sadeh A, Hauri PJ, Kripke DF, et al. (1995) The role of actigraphy in the evaluation of sleep disorders. Sleep 18: 288-302.
Sadock BJ, Sadock VA, ed. (1995) Kaplan & Sadock's comprehensive textbook of psychiatry. Williams & Wilkins, Baltimore.
――― (2003) Kaplan and Sadock's synopsis of psychiatry: behavioral sciences, clinical psychiatry, 9th edition. Lippincott Williams & Wilkins, Philadelphia/Tokyo. (井上令一, 四宮滋子 監訳, カプラン臨床精神医学テキスト――DSM-IV-TR 診断基準の臨床への展開 第2版. メディカル・サイエンス・インターナショナル, 2004. 〔コンサルテーション・リエゾン精神医学: pp 906-914, 想像妊娠: 938.〕)
Sadock BJ, Sadock VA, Ruiz P, ed.(2003) Kaplan & Sadock's comprehensive textbook of psychiatry, 9th edition. Lippincott Williams & Wilkins, Philadelphia.
最高裁判所事務総局刑事局 (2005)「心神喪失等の状態で重大な他害行為を行った者の医療及び観察等に関する法律」及び「心神喪失等の状態で重大な他害行為を行った者の医療及び観察等に関する法律による審判の手続等に関する規則」の解説. 刑事裁判資料 284.
Saito S, Ikegami N (1978) KAST (Kurihama alcoholism screening test) and its applications. アルコール研究

13:229-235.
齊藤万比古（2005）子どもの診察・診断の仕方. 上島国利 監修, 児童期精神障害. 精神科臨床ニューアプローチ 7. メジカルビュー社, pp 2-13.
──── (2006) 不登校の児童・思春期精神医学. 金剛出版, pp213-224.
齊藤万比古 編 (2007) 不登校対応ガイドブック. 中山書店.
齊藤万比古, 渡部京太編 (2008) 注意欠如／多動性障害―ADHD―の診断・治療ガイドライン 第3版. じほう.〔発達障害：p 3〕
斎藤学 (1988) アルコホリック家族における夫婦相互作用と世代間伝達. 精神経誌 90 (9)：717-748.
──── (2009) 依存症と家族. 学陽書房.
斎藤清二, 岸本寛史 (2003) ナラティブ・ベイスト・メディスンの実践. 金剛出版.
齊藤卓弥 (2010) 児童期の大うつ病性障害の非定型性. 精神医学 52 (5)：433-438.
斎藤環 (2003)「ひきこもり」の治療と援助――本人に対して. 精神医学 45 (3)：255-258.
齋藤利和 (2003) 薬物療法総論. 白倉克之, 樋口進, 和田清ほか 編, アルコール・薬物関連障害の診断・治療ガイドライン. じほう, pp 33-39.
佐治守夫, 飯長喜一郎 編 (1983) ロジャーズ――クライエント中心療法. 有斐閣.
酒井明夫 (1994) 西欧における Lycanthropy――精神医学史的検討. 臨床精神病理 15：55-68.
榊俶 (1893) 狐憑病に就て. 哲学雑誌 8：1259-1268, 1345-1353.
──── (1896a) 麻酔狂ト黴毒トノ関係. 東京医学会雑誌 10：700-707.
──── (1896b) 進行性麻痺狂ノ原因. 東京医学会雑誌 10：989-1008, 1025-1040.
榊俶先生顕彰会 (1987) 榊俶先生顕彰記念誌――東京大学精神医学教室開講百年に因んで. 榊俶先生顕彰会.
榊保三郎 (1909-1910) 教育病理及治療学――異常児ノ病理及教育法 上下. 南江堂.
──── (1919) 性慾研究と精神分析学. 実業之日本社.
榊保三郎, 諸岡存 (1922) スタイナツハ氏若返り法研究. 改造社.
坂元薫, 田中朱美 (1998) 気分障害. 本間昭, 武田雅俊 編, 老年期精神障害. 松下正明 総編集, 臨床精神医学講座 12. 中山書店, pp 245-260.
阪本健二 (1978) 精神分析の分派. 懸田克躬, 大熊輝雄, 島薗安雄ほか 責任編集／笠原嘉, 島薗安雄 編, 精神科治療学 I. 現代精神医学大系第 5 巻 A. 中山書店, pp.116-120.
酒田英夫 (2006) 頭頂葉. 山鳥重, 彦坂興秀, 河村満ほか 編, 神経心理学コレクション, 医学書院.
坂田三允, 萱間真美, 根本英行ほか (2009) 精神科訪問看護. 精神看護エクスペール 8 (8).
坂爪一幸 (2003) 構成障害. 鹿島晴雄, 種村純 編, よくわかる失語症と高次脳機能障害. 永井書店, pp 306-314.
Sakel M (1933) Neue Behandlung der Morphinsucht. Z ges Neurol Psychiatrie 143：506-534.
桜井昭彦 (2002) 情動等価 (物). 小此木啓吾, 北山修, 牛島定信ほか 編, 精神分析事典. 岩崎学術出版社, p 228.
桜井図南男 (1941) 事態神経症に就て. 福岡医学雑誌 35 (1)：1-36.
──── (1969) 序――不安と人間. 桜井図南男 編, 不安の精神医学. 医学書院, pp 1-11.
桜井図南男, 西園昌久 (1962) 診断はどのようになされているか. 精神経誌 64 (9)：937-943.
Salovey P, Mayer JD (1990) Emotional intelligence. Imagination, Cognition, and Personality 9：185-211.
Salzman L (1973) The obsessive-personality：origins, dynamics, and therapy, revised edition. Jason Aronson, New York.（成田善弘, 笠原嘉 訳：強迫パーソナリティ. みすず書房, 1985.）
Sameroff A, Emde R, ed. (1989) Relationship disturbances in early childhood. Basic Books, New York.
Samuels A (1985) Jung & Post-Jungians. Routledge & Kegan Paul, London.（村本詔司, 村本邦子 訳：ユングとポスト・ユンギアン. 創元社, 1990.）
Sandler J (1989) From safety to superego. Karnac Books, London/International Universities Press, New York.
Sandler J, Rosenblatt B (1962) The concept of the representational world. Psychoanal Study Child 17：128-145.
佐野輝 (2001) ミオクローヌスてんかんの分子遺伝. 分子精神医学 1：351-357.
──── (2004) 遺伝性舞踏病――Update. 臨床神経学 44：932-934.
──── (2008) ミトコンドリア病の精神症状. 脳と精神の医学 19：91-95.

参考文献一覧　S

Santarelli L, Saxe M, Gross C, et al. (2003) Requirement of hippocampal neurogenesis for the behavioral effects of antidepressants. Science 301 : 805-809.
Santhakumar V, Ratzliff AD, Jeng J, et al. (2001) Long-term hyperexcitability in the hippocampus after experimental head trauma. Ann Neurol 50 : 708-717.
Saper CB (2000) Brain stem modulation of sensation, movement, and consciousness. In : Kandel ER, Schwartz JH, Jessel TM, ed. Principles of neural science, 4th edition. MacGraw-Hill, New York/Tokyo, chapter 45.
――― (2002) The central autonomic nervous system : conscious visceral perception and autonomic pattern generation. Ann Rev Neurosci 25 : 433-469.
Saper CB, Scammell TE, Lu J (2005) Hypothalamic regulation of sleep and circadian rhythms. Nature 437 : 1257-1263.
Sarason IG, Levine HM, Basham RB, et al. (1983) Assessing social support : the social support questionnaire. J Per Soc Psychol 44 : 127-139.
Sarkadi A, Kristiansson R, Oberklaid F, et al. (2008) Fathers' involvement and children's developmental outcomes : a systematic review of longitudinal studies. Acta Pædiatrica 97 (2) : 153-158.
Sartre JP (1943) L'être et le néant. Gallimard, Paris.（松浪信三郎 訳：存在と無 1-3 分冊. 人文書院, 1956-1960.）
Sasai T, Inoue Y, Komada Y, et al. (2009) Comparison of clinical characteristics among narcolepsy with and without cataplexy and idiopathic hypersomnia without long sleep time, focusing on HLA-DRB1 (*) 1501/DQB1 (*) 0602 finding. Sleep Med. 10 (9) : 961-966.
佐々木秀直 (2007) Shy-Drager 症候群. 脊髄小脳変性症. 多系統萎縮症. 杉本恒明, 矢崎義雄 総編集, 内科学 第 9 版. 朝倉書店, pp 1798-1801.
佐々木裕之 (2005) エピジェネティクス入門――三毛猫の模様はどう決まるのか. 岩波書店.
佐々木正美 (1993) 自閉症療育ハンドブック――TEACCH プログラムに学ぶ. 学習研究社.
――― (2004) 自閉症児のための絵で見る構造化――TEACCH ビジュアル図鑑. 学研のヒューマンケアブックス. 学習研究社.
――― (2006) 自閉症児のための絵で見る構造化――TEACCH ビジュアル図鑑パート 2. 学研のヒューマンケアブックス. 学習研究社.
――― (2008) 自閉症児のための TEACCH ハンドブック. 学習研究社.
佐々木正美 編 (2002-2007) 自閉症の TEACCH 実践 1-3. 岩崎学術出版社.
佐々木正人 (1994) アフォーダンス――新しい認知の理論. 岩波書店.
佐々木三男 (1999) 概日リズム睡眠障害――時差症候群. 太田龍朗, 大川匡子 編, 睡眠障害. 松下正明 総編集, 臨床精神医学講座 13. 中山書店, pp 274-282.
佐々木滋子 (2007) 狂気と権力. 水声社.
笹沼澄子 (2005) 言語コミュニケーション障害の新しい視点と介入理論. 医学書院.
笹沼澄子 編 (2007) 発達期言語コミュニケーション障害の新しい視点と介入理論. 医学書院.
笹沼澄子 監修 (1998) 成人のコミュニケーション障害. 大修館書店.
Satir V (1964) Conjoint family therapy. Science and Behavior Books, California.（鈴木浩二 訳：合同家族療法. 岩崎学術出版社, 1970.）
Sato M (1922) A lasting vulnerability to psychosis in patients with previous methamphetamine psychosis. Ann N Y Acad Sci 654 : 160-170.
佐藤久夫, 小澤温 (2010) 障害者福祉の世界 第 4 版. 有斐閣.
佐藤光源 (2008) 統合失調症――病名変更の波及効果と今日的課題. 精神経誌 110 (9)：849-854.
佐藤光源, 松岡洋夫 (1999) 心理社会ストレスと脆弱性仮説. 中根允文, 小山司, 丹羽真一ほか 責任編集, 精神分裂病Ⅰ. 松下正明 総編集, 臨床精神医学講座 第 2 巻. 中山書店, pp 117-129.
佐藤睦子 (2003) 書字の障害――失書症. 鹿島晴雄, 種村純 編, よくわかる失語症と高次脳機能障害. 永井書店, pp 132-141.
佐藤親次, 小畠秀吾, 田中速 (1997) ストックホルム症候群. 臨精医 26 (3)：301-306.

佐藤時治郎, 堀浩（1964）てんかんの臨床像. 和田豊治 編, てんかん学──臨床・基礎. 医学書院, pp 45-79.
佐藤剛, 土田玲子, 小野昭男 編（1996）みんなの感覚統合──その理論と実践. パシフィックサプライ.
Saunders JB, Aasland OG, Babor TF, et al.（1993）Development of the alcohol use disorders identification test（AUDIT）: WHO collaborative project of early detection of persons with harmful alcohol consumption-Ⅱ. Addiction 88 : 791-804.
Saussure F de（1916）Cours de linguistique générale. Payot, Paris.（小林英夫 訳：一般言語学講義. 岩波書店, 1972.）
澤たか子, 大饗広之, 阿比留烈ほか（2002）青年期にみられる Imaginary Companion について. 精神経誌 104：210-220.
澤温（1991）社会復帰メニューの利用が在院期間におよぼす効果についての統計学的検討. 精神経誌 93（11）: 1042-1052.
─────（1998a）全国の精神科訪問看護の実態調査. 日本精神病院協会雑誌 17（3）: 67-80.
─────（1998b）地域生活支援と訪問看護. 日本精神病院協会雑誌 17（3）: 23-31.
─────（2001）入院措置解除をめぐる問題点. 精神科治療学 16（7）: 675-681.
─────（2007）精神科病院における精神科救急の実践. 精神科 11（4）: 284-290.
─────（2008）ACT とアウトリーチサービス. 臨精医 37（8）: 1015-1020.
─────（2009）精神科救急医療. 日本社会精神医学会 編, 社会精神医学. 医学書院, pp 282-292.
─────（2011）医療機関におけるアウトリーチ. 精神科臨床サービス 11（1）: 37-41.
澤田允茂（1984）心身問題. 新福尚武 編, 精神医学大事典. 講談社, pp 441-443.
沢登俊雄（1999）少年法──基本理念から改正問題まで. 中央公論新社.
Schaef AW（1986）Co-dependence : misunderstood-mistreated. Harper & Row, New York.
Schafer R（1948）The clinical application of psychological tests. International Universities Press, New York.
Scharfetter C（2006）Eugen Bleuler（1857-1939）: Polyphrenie und Schizophrenie. Vdf Hochschulverlag an der ETH, Zürich, 2006.
Schatzberg AF, Nemeroff CB, ed.（2004）The American psychiatric publishing textbook of psychopharmacology, 3rd edition. American Psychiatric Pub., Washington DC.（兼子直, 尾崎紀夫 総監訳／稲田俊也, 樋口久, 中村純ほか 監訳：精神神経薬理学大事典. 西村書店, 2009.）
Schechter S, Edleson JL（1999）Effective intervention in domestic violence and child maltreatment : guidelines for policy and practice. National Council of Juvenile and Family Court Judges, Reno.
Scheer FA, et al.（2005）Melatonin in the regulation of sleep and circadian rhythms. In : Kryger MH, Roth T, Dement WC, ed. Principles and practice of sleep medicine, 4th edition. Elsevier Saunders, Philadelphia, pp 395-404.
Scheff TJ（1999）Being mentally ill : a sociological theory, 3rd edition. Aldine de Gruyter, New York.
Schephard B（2000）A war of nerves : soldiers and psychiatrists in the twentieth century. Jonathan Cape, London.
Schilder P（1923）Das Körperschema : ein Beitrag zur Lehre vom Bewußtsein des eigenen Körpers. Julius Springer, Berlin.（北條敬 訳：身体図式──自己身体意識の学説への寄与. 金剛出版, 1983.）
─────（1935）The image and appearance of the human body : studies in the constructive energies of the psyche. Paul, Trench, Trubner, London.（Das Köperschema. Springer, Berlin, 1923 の改訂版／秋本辰雄, 秋山俊夫 編訳：身体の心理学──身体のイメージとその現象. 星和書店, 1987.）
Schildkraut JJ（1965）The catecholamine hypothesis of affective disorders : a review of supporting evidence. Am J Psychiatry 122 : 509-522.
Schiller F（1979）Paul Broca : founder of French anthropology, explorer of the brain. University of California Press, Berkeley.
Schneck CD（2006）Treatment of rapid-cycling bipolar disorder. J Clin Psychiatry 67（Suppl 11）: 22-27.
Schneider C（1927）Über Picksche Krankheit. Mschr Psychiat Neurol 65 : 230-275.
─────（1939）Behandlung und Verhütung der Geisteskrankheiten. Springer, Berlin.
Schneider K（1920）Die Schichtung des emotionalen Lebens und der Aufbau der Depressionszustände. Z ges

Neurol Psychiatr Orig 59 : 281-286. (赤田豊治 訳／解説：感情生活の成層性と抑うつ状態の構造. 精神医学 18 : 441-447, 1976.)
Schneider K (1923) Die psychopathischen Persönlichkeit. Deuticke, Wien./9 Aufl. Franz Deuticke, Wien, 1950. (懸田克躬, 鰭崎轍 訳：精神病質人格. みすず書房, 1954.〔原著第 9 版の邦訳〕)
─── (1927a) Die abnormen seelischen Reaktionen. Franz Deuticke, Leipzig/Wien.
─── (1927b) Zur Einführung in die Religionspsychopathologie. J. C. B. Mohr, Tübingen. (懸田克躬, 保谷真純 訳：宗教精神病理学入門. みすず書房, 1954.)
─── (1928) Zur Einführung in die Religionpsychopatholohie. Mohr, Tübingen.
─── (1931) Pathopsychologie im Grundriß. In, Handwörterbuch der psychischen Hygiene und der psychiatrischen Fürsorge. Walter de Gruyter, Berlin. (湯沢千尋 訳：病態心理学序説. 中央洋書出版部, 1989.)
─── (1949a) Die Untergrunddepression. Fort Neurol Psychiatr 17 : 429-434.
─── (1949b) Notiz über Ichstörungen und Entfremdungen. Fortschritte der Neurologie u Psychiatrie 17 : 343-347.
─── (1950) Klinische Psychopathologie. Georg Thieme Verlag, Stuttgart. 5 Aufl., 1959./6 Aufl., 1962./8 Aufl., 1967./11 Aufl., 1976./13 Aufl., 1987./14 Aufl., 1992./15 Aufl. Georg Thieme Verlag, Stuttgart/New York, 2007. 〔疎隔体験：14 Aufl. p 60, p 74.〕(平井静也, 鹿子木敏範 訳：臨床精神病理学. 文光堂, 1957.〔原著第 4 版の邦訳〕/1962.〔原著第 6 版の邦訳〕／針間博彦 訳：臨床精神病理学 新版. 文光堂, 2007.〔原著第 15 版の邦訳〕)
─── (1950a) Die Aufdeckung des Daseins durch die cyclothyme Depression. Nervenarzt 21 : 193-194.
─── (1951) Psychiatrie heute. Thieme, Stuttgart.
─── (1952) Über den Wahn. Thieme, Stuttgart.
Schopler E, Mesibov GB, Hearsey K (1995) Structured teaching in the TEACCH system. In : Schopler E, Mesibov GB, eds. Learning and Cognition in Autism. Plenum Pless, New York, pp243-268.
Schott JM, Rosser MN (2003) The grasp and other primitive reflexes. J Neurol Neurosurg Psychiatry 74 : 558-560.
Schou M, Juel-Nielsen N, Strömgren E, et al. (1954) The treatment of manic psychoses by the administration of lithium salts. J Neurol Neurosurg Psychiatry 17 : 250-260.
Schou M, Strömgren E, ed. (1979) Origin, prevention and treatment of affective disorders. Academic Press, London.
Schreber DP (1903) Denkwürdigkeiten Eines Nervenkranken : Nebst Nachträgen und einem Anhang über die Frage. Kessinger Publishing, Wien. (渡辺哲夫 訳：ある神経病者の回想録. 筑摩書房, 1990.／尾川浩, 金関猛 訳：シュレーバー回想録──ある神経病患者の手記. 平凡社, 1991.)
Schröder P (1915) Von den Halluzinationen. Mschr Psychiat Neurol 37 : 1-11.
─── (1920a) Degenerative Irresein und Degenerationspsychosen. Z Neurol Psychiat 60 : 119-126.
─── (1920b) Die Spielbreite der Symptome beim manische-depressiven Irresein und bei den Degenerationspsychosen. S. Karger, Berlin.
─── (1922) Degenerationspsychosen und Dementia Praecox. Arch Psychiat Nervenkr 65 : 1-51.
─── (1933) Über Halluzinationen. Nervenarzt 6 : 561.
Schulte H (1924) Versuch einer Theorie der paranoischen Eigenbeziehung und Wahnbildung. Psychologische Forschung 5 : 1-23.
Schulte W (1951) Die Entlastungsstuation als Wetterwinkel für Pathogenese und Manifestierung neurologischer und psychiatrischer Krankheiten. Nervenarzt 22 : 140-149.
─── (1962) Klinik der Anstaltspsychiatrie. Thieme, Stuttgart. (塩崎正勝 訳：病院精神医学の臨床. 文光堂, 1968.)
─── (1964) Studien zur heutigen Psychiatrie. Quelle & Meyer, Heidelberg. (飯田眞, 中井久夫 訳：精神療法研究. 医学書院, 1969.／岩崎学術出版社, 1994.)
Schultz JH (1932) Das Autogene Training. Thieme, Stuttgart.

Schultz JH (1958) Die seelische Krankenbehandlung (Psychotherapie): Ein Grundriß für Fach- und Allgemeinpraxis, 7 Aufl. Fischer, Jena.

Schultz JH, Luthe W (1969) Autogenic methods. Autogenic therapy, vol 1. Grune & Stratton, New York.(内山喜久雄 訳:自律訓練法.自律訓練法1.誠信書房, 1971.)

シュルツ JH, 成瀬悟策(1963) 自己催眠. 誠信書房.

Schur M (1955) Comments on the metapsychology of somatizaion. The Psychoanalytic Study of the Child 10:119-164.

Schwartz AS, Marchok PL, Llynn RE (1977) A sensitive test for tactile extinction: results in patients with parietal and frontal lobe disease. J Neurol Neurosurg Psychiatry 40:228-233.

Schwartz L (1951) Die Neurosen und die Dynamische Psychologie von Pierre Janet. Benno Schwabe & Co, Basel.

Schwing G (1940) Ein Weg zur Seele des Geisteskranken. Rascher Verlag, Zürich.(小川信男, 船渡川佐知子 訳:精神病者の魂への道. みすず書房, 1966.)

Scottish Intercollegiate Guidelines Network (2003) Diagnosis and management of epilepsy in adults. A national clinical guideline, pp 3-7.

Searles HF (1960) The nonhuman environment: in normal development and in schizophrenia. International University Press, New York.(殿村忠彦, 笠原嘉 訳:ノンヒューマン環境論——分裂病者の場合. みすず書房, 1988.)

Sechehaye MA (1947) La réalisation symbolique: nouvelle méthode de psychothérapie appliquée à un cas de schizophrénie. Rev suisse Psycholog Suppl. 12. Huber, Bern.(三好暁光, 橋本やよいほか 訳:象徴的実現——分裂病少女の新しい精神療法. みすず書房, 1985.)

――――― (1950) Journal d'une schizophrène: auto-observation d'une schizophrène pendant le traitement psychothérapeutique. Presses Universitaires de France, Paris.(村上仁, 平野恵 訳:分裂病の少女の手記——心理療法による分裂病の回復過程. みすず書房, 1955.)

――――― (1954) Introduction à une psychothérapie des schizophrènes. Presses Universitaires de France, Paris.(三好暁光 訳:分裂病の精神療法——象徴的実現への道. みすず書房, 1974.)

Sedvall G (1990) Monoamines and schizophrenia. Acta Psychiatr Scand Suppl 138:7-13.

Seelig E, Weindler K (1949) Die Typen der Kriminellen. J. Schweitzer, Berlin.(中田修 訳:犯罪者の類型. みすず書房, 1964.)

Seeman P (1987) Dopamine receptors and the dopamine hypothesis of schizophrenia. Synapse 1 (2):133-152.

Seeman P, Ko F, Tallerico T (2005) Dopamine receptor contribution to the action of PCP, LSD and ketamine psychotomimetics. Mol Psychiatry 10 (9):877-883.

Segal H (1957) Notes on symbol formation. In: The work of Hanna Segal: a Kleinian approach to clinical practice. Janson Aronson, New York, pp 160-177, 1981.(松木邦裕 訳:象徴形成について. クライン派の臨床——ハンナ・スィーガル論文集. 岩崎学術出版社, 1988, pp 59-80.／松木邦裕 監訳:思索と人格病理. メラニー・クライントゥデイ2. 岩崎学術出版社, 1993, pp 12-33.)

――――― (1964) Introduction to the work of Melanie Klein. Heinemann, Basic Books, New York./Hogarth, London, 1973.(岩崎徹也 訳:メラニー・クライン入門. 岩崎学術出版社, 1977.)

――――― (1973) Introduction to the work of Melanie Klein. Hogarth Press, London.(岩崎徹也 訳:メラニー・クライン入門. 岩崎学術出版社, 1977.)

――――― (1986) The Work of Hanna Segal: a Kleinian approach to clinical practice. Free Association Books, London.

――――― (1991) Dream, phantasy and art. Routledge, London.(新宮一成, 兼本浩祐, 片田珠美ほか 訳:夢・幻想・芸術——象徴作用の精神分析理論. 金剛出版, 1994.)

Séglas LJE (1882) Des troubles du langage chez les aliénés. J. Rueff et Cie, Paris.

――――― (1892) Troubles du langage chez les aliénés. Rueff, Paris.

――――― (1895a) Leçons cliniques sur les maladies mentales et nerveuses. Asselin et Houzeau, Paris.

――――― (1895b) Des hallucinations. In: Leçons cliniques sur les maladies mentales et nerveuses. Asselin et

Houzeau, Paris, pp 1-28. (田中寛郷, 濱田秀伯 訳：幻覚――その機械・局在論的考察と精神運動幻覚の提唱. 精神医学 36：991-996, 1103-1110, 1994.)

Séglas LJE（1897）Délire des negations. Masson, Paris.

――――（1903）Séméiologie des affections mentales. In：Publié sous la direction de G. Ballet. Traité de pathologie mentale. Octave Doin, Paris.

清野昌一（1998）てんかんの概念, 定義. 浅井昌弘, 山内俊雄 編, てんかん. 松下正明 総編集, 臨床精神医学講座 9. 中山書店, pp 11-19.

清野昌一, 大田原俊輔（1998）てんかん症候群. 医学書院.

清野昌一, 八木和一（1999）てんかんテキスト 改訂第 2 版. 南江堂.

精神保健福祉行政のあゆみ編集委員会 編（2000）精神保健福祉行政のあゆみ――精神衛生法施行五十周年（精神病者監護法施行百周年）記念. 中央法規出版.

精神保健福祉白書編集委員会（2006）職親会の歴史. 精神保健福祉白書 2006 年版. 中央法規出版, pp 86-88.

精神保健福祉白書編集委員会 編（2007）精神保健福祉白書 2008 年版. 中央法規出版.

精神保健福祉研究会 監修（2000）精神保健福祉法詳解 改訂. 中央法規出版.

――――（2007）精神保健福祉法詳解 三訂版. 中央法規出版.〔精神保健福祉センター：pp 75-83, 精神障害者社会復帰促進センター：pp 541-546.〕

――――（2008）我が国の精神保健福祉 平成 19 年度版. 太陽美術.

――――（2010）我が国の精神保健福祉――精神保健福祉ハンドブック 平成 21 年度版. 太陽美術.

精神医療史研究会 編（1964）相馬事件. 精神衛生法をめぐる諸問題. 松沢病院医局病院問題研究会, pp 3-7.

――――（1982）呉秀三先生――その業績. 呉秀三先生業績顕彰会.

「精神科治療学」編集委員会 編（2006）症状性（器質性）精神障害の治療ガイドライン. 精神科治療学 21 増刊号.

精神科薬物療法研究会 編（2003）気分障害の薬物治療アルゴリズム. じほう.

――――（2006）統合失調症の薬物治療アルゴリズム. 医学書院.

関計夫（1965）感受性訓練. 誠信書房.

関忠盛（1980）分裂病性加害妄想について. 臨床精神病理 1：195-209.

――――（1981）ラカンのパラノイア論――人格との関連のもとにみた自罰パラノイア. 三浦雅士 編, 現代思想 総特集＝ラカン, 青土社, pp 210-222.

――――（1986）分裂病性残遺妄想. 臨精医 16（1）：19-26.

関亨（1991）予後・後遺症. 福山幸夫 編, 熱性けいれん――最近の考え方. 日本小児医事出版社, pp77-94.

Selvini-palazzoli M, Boscolo L, Cecchin G（1995）Paradox and counterparadox：a new model in the therapy of the family in schizophrenic transaction. Jason Aronson, New York.

Selye H（1936）A syndrome produced by diverse nocuous agents. Nature 138：32.

――――（1946）The general adaptation syndrome and the diseases of adaptation. J Clin Endcrinol 6：117-230.

――――（1955）Stress and disease. Science 122：625-631.

――――（1956）The stress of life. McGraw-Hill, New York.

――――（1974）Stress without distress. J.B. Lippincott, Philadelphia.

Semelaigne R（1888）Philippe Pinel et son œuvre au point de vue de la médecine mentale. Imprimeries Réunies, Paris.（影山任佐 訳：フィリップ・ピネルの生涯と思想. 中央洋書出版部, 1988.）

Semple D, Smyth R, Burns J, et al.（2005）Oxford handbook of psychiatry. Oxford University Press, Oxford.

妹尾栄一, 森田展彰, 斎藤学ほか（1996）市販鎮咳剤の乱用に関する社会精神医学的研究：成分変更にともなう乱用動態の変化. 精神経誌 98：127-150.

Sérieux P（1918）V Magnan：sa vie et son œuvre（1835-1916）. Masson, Paris.（V Magnan sa vie et son œuvre. Ann méd-psych 10e série t. Ⅷ：273-329, 1917.）

Sérieux P, Capgras J（1909）Les folies raisonnantes：le délire d'interprétation. Alcan, Masson, Paris.

社会福祉士養成講座編集委員会 編（2009）高齢者に対する支援と介護保険制度：高齢者福祉論. 新・社会福祉士養成講座 13. 中央法規出版.

Shapiro F (1989) Efficacy of the eye movement desensitization procedure in the treatment of traumatic memories. J Trauma Stress 2 : 199-223.

Shapiro T (1979) Clinical psycholinguistics. Plenum Press, New York.

Shapiro V (2009) Reflections on the work of professor Selma Fraiberg : a pioneer in the field of social work and infant mental health. Clin Soc Work J 37 : 45-55.

Shapiro Y, Gabbard G (1994) A reconsideration of altruism from an evolutionary and psychodynamic perspective. Ethics & Behavior 4 : 23-42.

Sharpe E (1929) The impatience of Hamlet. International Journal of Psycho-Analysis 10 : 270-279.

Sharpe EF (1949) Dream analysis. Hogarth Press, London.

Sheaef AW (1987) When society becomes an addict. Harper and Row, San Francisco.（斎藤学 監訳：嗜癖する社会. 誠信書房, 1993.）

Sheehan DV, Lecrubier Y, Sheehan KH (1998) The Mini-international neuropsychiatric interview (M. I. N. I.) : the development and validation of a structured diagnostic psychiatric interview for DSM-Ⅳ and ICD-10. The Journal of Clinical Psychiatry 59 Suppl 20 : 22-33.（大坪天平, 宮岡等, 上島国利 訳：M. I. N. I. 精神疾患簡易構造化面接法. 星和書店, 2000.）

Sheehan HL (1937) Post-partum necrosis of the anterior pituitary. J Pathol Bacteriol 45 : 189-214.

Sheldon WH (1940) The varieties of human physique. Harper & Brothers, New York.

Shelly M, Lim BK, Cancedda L, et al. (2010) Local and long-range reciprocal regulation of cAMP and cGMP in axon/dendrite formation. Science 327 : 547-552.

Shen WK, Gersh BJ (1997) Fainting : approach to management. In : Low PA, ed. Clinical autonomic disorders : evaluation and management, 2nd edition. Lippincott-Raven, Philadelphia, pp 649-679.

Shepherd GM, Erulkar SD (1997) Centenary of the synapse : from Sherrington to the molecular biology of the synapse and beyond. Trends Neurosci 20 (9) : 385-392.

Sheridan LP, Blaauw E, Davies GM (2003) Stalking : knowns and unknowns. Trauma Violence Abuse 4 (2) : 148-162.

柴崎浩 (2008) 皮質律動波の解析. 柳澤信夫, 柴崎浩 編, 臨床神経生理学. 医学書院, pp 260-268.

─── (2009) 神経診断学を学ぶ人のために. 医学書院.

柴田出 (2000) イメージ心理療法の立場. 開業精神療法研究会 編, 心の相談最前線. 星和書店.

柴田重信 (2008) 同調因子. 石田直理雄, 本間研一編, 時間生物学事典. 朝倉書店, pp 62-65.

柴山雅俊 (1998) Recurrent brief depressive disorder. 広瀬徹也, 樋口輝彦 編, 気分障害. 松下正明 総編集, 臨床精神医学講座 4. 中山書店, pp 373-385.

─── (2001) 解離性障害にみられる実体的意識性. 精神医学 43 : 25-31.

─── (2009) 解離性障害と Schneider の一級症状. 臨精医 38 : 1477-1483.

志田堅四郎 (1984) 健忘失語論について──その歴史的考察. 秋元波留夫, 大橋博司, 杉下守弘ほか 編, 神経心理学の源流──失語編 下. 創造出版, pp 138-166.

重藤寛史 (2005) 脳磁図の基礎と臨床応用. 第42回日本臨床神経生理学会技術講習会テキスト. 日本臨床神経生理学会, pp 65-71.

島崎敏樹 (1949-1950) 精神分裂病における人格の自律性の意識の障害 上下. 精神経誌 50 : 33-40, 51 : 1-7.

─── (1952) 感情の世界. 岩波書店.

─── (1959)「Die beginnende Schizophrenie. (K. Conrad 著)」精神医学 1 : 749-752.

─── (1974) 生きるとは何か. 岩波書店.

─── (1976) 精神分裂病における感情移入の障碍. 人格の病. みすず書房, pp 84-107.

─── (2002) 人格の病 新装版. みすず書房.

島薗進 (2007) スピリチュアリティの興隆──新霊性文化とその周辺. 岩波書店.

島薗安雄, 森温理, 徳田良仁 (1958) 電撃療法時における Succinylcholine chloride (S. C. C.) の使用経験. 脳と神経 10 : 183-193.

清水賢二 (1998) いじめの現代的諸相. 佐伯胖, 黒崎勲, 佐藤学ほか 編, いじめと不登校. 岩波講座現代の教育 第4巻. 岩波書店, pp93-114.

清水將之（1983）青い鳥症候群. 弘文堂.
清水孝雄 編（2004）脂質生物学がわかる——脂質メディエーターの機能からシグナル伝達まで. 羊土社.
清水徹男（2008）睡眠, 精神症状・自律神経症状の概日リズム（サーカディアンリズム）と周期性. 臨精医 37：255-261.
下田光造（1929）異常児論. 大道学館出版部.
——— （1941）躁鬱病の病前性格に就いて——丸井教授の質疑に対して. 精神経誌 45：101-102.
——— （1942）精神衛生講話. 岩波書店.
——— （1949）躁鬱病に就いて. 米子医学雑誌 2：1-3.
下田光造, 杉田直樹（1922）最新精神病学. 克誠堂.
——— （1932）最新精神病学 増訂 5 版. 克誠堂書店, pp 364-365.
下坂幸三（1998）心理療法の常識. 金剛出版.
下山晴彦, 丹野義彦 編（2002）異常心理学 1-2. 講座臨床心理学 3-4. 東京大学出版会.
霜山徳爾（1966）不安（2）. 井村恒郎, 懸田克躬, 島崎敏樹ほか 編, 異常心理学講座 1. みすず書房, pp 297-322.
——— （2000）仮象の世界. 霜山徳爾著作集 5. 学樹書林.
志村司（2007）脳性まひ児の変形とボツリヌス毒素治療について. PROGRESS IN MEDICINE 27：151-154.
品川不二郎, 河井芳文, 森上史朗ほか（1972）TK 式診断的新親子関係検査手引. 田研出版.
進藤美津子（2003）音楽の障害. 鹿島晴雄, 種村純 編, よくわかる失語症と高次脳機能障害. 永井書店, pp 324-333.
——— （2009）聴覚認知の障害. 藤田郁代, 関啓子 編, 標準言語聴覚障害学・高次脳機能障害学. 医学書院, pp 73-80.
新福尚武（1976）新精神医学 第 18 版. 医学出版社.
新宮一成（1988）夢と構造. 弘文堂.
——— （1989）無意識の病理学——クラインとラカン. 金剛出版.
——— （1992）エディプスコンプレックスは如何にして知られ, 如何なる運命を辿るのか. 精神分析研究 36（1）：53-59.
——— （1995）ラカンの精神分析. 講談社現代新書. 講談社.〔解釈［ラカン派］：p 71, pp 82-85, 対象 a：pp 85-103, pp 195-204, pp 232-257, 想像界：pp 118-181, pp 190-194, 現実界：pp 202-204, 象徴界：pp 202-204〕
——— （2000）夢分析. 岩波書店.
——— （2004）Being irrational : Lacan, the objet a, and the golden mean.（Radich M, trans.）Gakuju-Shoin, Tokyo, pp 47-60, 115-121, 139-153.
——— （2009）精神分析学からみたフェティシズム. 田中雅一 編, フェティシズム論の系譜と展望. 京都大学学術出版会, pp 91-106.
新宮一成, 佐川眞理子, 三角真之介（1999）分裂病・あきらめ・甘え. 北山修 編,「甘え」について考える. 日本語臨床 3. 星和書店, pp 197-210.
新宮一成 編（1996）意味の彼方へ——ラカンの治療学. 金剛出版.
新海安彦（1966）総論. 猪瀬正, 臺弘, 島崎敏樹 編, 精神分裂病. 医学書院, pp 83-108.
——— （1986）分裂症の精神療法としての「賦活再燃正気づけ療法」——回顧と現況.「精神科治療学」編集委員会 編, 精神科治療学 1. 星和書店, pp 595-604.
塩入円祐（1991）植松七九郎——老年精神病の病理と老人斑. 精神医学を築いた人びと 下. ワールドプランニング, pp 101-120.
塩田純一, 河村満（1994）肢節運動失行の症候学的検討. 神経研究の進歩 38：597-605.
白井桂一 編著（2004）ジャン・ピアジェ. 西田書店.
白石弘巳（2005）保護者をめぐって. 松下正明 編, 民事法と精神医学. 司法精神医学 4. 中山書店, pp 240-249.
——— （2007）措置入院制度を含む精神科救急医療の適正な供給に関する研究. 厚生労働科学研究費補助金（障害保健福祉総合研究事業）総括研究報告書.
白川治（2006）自殺に関連する生物学的因子. 精神科 8：359-364.

白川静（2007）「狂」の項. 字統 新訂 普及版. 平凡社, pp 197-198.
白川誉史, 加藤進昌, 今井秀樹（2004）有機金属（スズ, 水銀など）と行動発達障害. Brain Medical 16：318-324.
Shneidman ES（1971）Prevention, intervention, and postvention of suicide. Annals of Internal Medicine 75：453-458.
─── （2008）A commonsense book of death：reflections or ninety of a lifelong thanatologist. Rowman & Littlefield, Lanham.（髙橋祥友 監訳：生と死のコモンセンスブック──シュナイドマン 90 歳の回想. 金剛出版, 2009.）
Shorter E（2005）Lewis, Aubrey. In：A historical dictionary of psychiatry. Oxford University Press, Oxford, p 161.
Shorvon S（2007）What is nonconvulsive status epilepticus, and what are its subtypes? Epilepsia 48：35-38.
Shorvon SD（1994）Status Epilepticus：its Clinical Form and Treatment in Children and Adults. Cambridge University Press, Cambridge.
Shoter E, Healy D（2007）Shock therapy：A history of electroconvulsive treatment in mental illness. Rutgers University Press, Piscataway.
庄司順一（2003）フォスターケア. 明石書店.
Shulman BH, Mosak HH（1988）Manual for life style assessment.（前田憲一 訳：ライフ・スタイル診断. 一光社, 2000.）
Siegel A, Victoroff J（2009）Understanding human aggression：new insights from neuroscience. Int J Law Psychiatry 32：209-215.
Siegel G（1999）12. Catecholeamine. In：Siegel GJ, Agranoff BW, Albers RW, et al. ed. Basic neurochemistry：molecular, cellular and medical aspects, 6th edition Academic Press, Amsterdam, pp 243-266.
Siegelbaum SA, Koester J（2000）Ion channels. In：Kandel ER, Schwartz JH, Jessell TM ed. Principles of neural science, 4th edition. McGraw-Hill, New York, pp 105-124.
Siever LJ（2008）Neurobiology of aggression and violence. Am J Psychiatry 165：429-442.
Sifneos PE（1973）The prevalence of "alexithymic" characteristics in psychosomatic patients. Psychotherapy and Psychosomatics 22：255-262.
─── （1979）Short-term dynamic psychotherapy. Plenum, New York.（丸田俊彦, 丸田純子 訳：短期力動精神療法. 岩崎学術出版社, 1984.）
Silberer H（1909）Bericht über eine Methode, gewisse symbolische Halluzinationserscheinungen hervorzurufen und zu beobachten. In：Jahrbuch für psychoanalytische und psychopathologische Forschungen, vol. I, pp513-525.
─── （1914）Probleme der Mystik und ihre Symbolik. Heller, Vienna/Leipzig.
Silverberg WV（1955）Acting out versus insight：a problem in psycho-analytic technique. Psychoanalytic Quarterly 24：527-544.
Simmel M（1962）The reality of phantom sensations. Social Res 29：337-356.
Simmonds M（1914）Über Hypophysisschwund mit tödlichem Ausgang. Deutsche medicinische Wochenschrift 40：322-323.
Simon H（1927-1929）Aktivere Krankenbehandlung in der Irrenanstalt. Allg Z Psychiat 87：97-145, 90：69-121, 90：245-309.（栗秋要, 吉原林, 長谷川保 訳：精神病院における積極的治療法. 医学書院, 1978.）
Simons RC, Hughes CC（1985）The culture-bound syndrome. D. Reidel Publishing Company, Dordrecht.
Simpson GM, Angus JWS（1970）A rating scale for extrapyramidal side effects. Acta Psychiatr Scand 45（suppl 212）：11-19.
Sinclair LI, Christmas DM, Hood SD, et al.（2009）Antidepressant-induced jitteriness/anxiety syndrome：systematic review. Brit J Psychiatry 194：483-490.
Singer P, ed.（1991）A companion to ethics. Blackwell, New York.
Singer W（2004）Synchrony, oscillations, and relational codes. In：Chalupa LM, Werner JS, ed. The visual

neurosciences. A Bradford Book. The MIT Press, Cambridge, pp 1665-1681.
Sinha S, Sharma BS (2009) Neurocysticercosis : a review of current status and management. J Clin Neurosci 16 (7) : 867-876.
Sirois F (2003) Steroid psychosis : a review. Gen Hosp Psychiatry 25 (1) : 27-33.
Siroka RW, Siroka EK, Schloss GA, ed. (1971) Sensitivity training and group encounter. Grosset & Dunlap, New York.
Skinner BF (1938) The behavior of organisms : an experimental analysis. Prentice Hall, New Jersey.
——— (1974) About behaviorism. Knopf, New York.
Slobogin C, Rai A, Reisner R (2009) Law and the mental health system, 5th ed. ch. 8-10. Thomson West, St. Paul.
Smith JD (2009) The study of animal metacognition. Trends Cogn Sci 13 : 389-396.
Smolin A, Guinan J (1993) Healing after the suicide of a loved one. Fireside, New York. (高橋祥友 監修／柳沢圭子 訳:自殺で遺された人たちのサポートガイド——苦しみを分かち合う癒やしの方法. 明石書店, 2007.)
Smoller JW, Sheidley BR, Tsuang MT (2008) Psychiatric genetics. American Psychiatric Publishing, Washington DC.
Smyth JM, Stone AA, Hurewitz A, et al. (1999) Effects of writing about stressful experiences on symptom reduction in patients with asthma or rheumatoid arthritis : a randomized trial. JAMA 281 : 1304-1309.
Snow E, Bluestone H (1969) Fetishism and murder. In : Masserman JH, ed. Science and psychoanalysis, vol. 15. Grune & Stratton, New York.
Snowden JS, Goulding PJ, Neary D (1989) Semantic dementia : a form of circumscribed cerebral atrophy. Behav Neurol 2 : 167-182.
Snyder M (1974) Self-monitoring of expressive behavior. J Personality and Social Psychology 30 : 526-537.
Snyder SH (2004) Opiate receptors and beyond : 30 years of neural signaling research. Neuropharmacology 47 (supp. 1) : 274-285.
So NK (2006a) Proposal for revised clinical and electrographic classification of epileptic seizures. In : Wyllie E, ed. The treatment of epilepsy : principles and practice, 4th edition. Lippincott Williams & Wilkins, Philadelphia, pp 222-228.
——— (2006b) Epileptic auras. In : Wyllie E, ed. The treatment of epilepsy : principles and practice, 4th edition. Lippincott Williams & Wilkins, Philadelphia, pp 299-308.
Société Médico-Psychologique, éd. (1935) Le centenaire de Magnan. Masson, Paris.
Soler C (2009) Lacan, l'inconscient réinventé. PUF, Paris.
Solms M, Turnbull O (2002) The brain and the inner world : an introduction to the neuroscience of subjective experience. Other Press, New York. (平尾和之 訳:脳と心的世界——主観的経験のニューロサイエンスへの招待. 星和書店, 2007.)
総合病院精神科・神経科ガイドプロジェクトチーム 編 (2002) 総合病院精神科・神経科ガイド. 星和書店, pp 62-63.
Spearman C (1904) "General Intelligence" objectively determined and measured. American Journal of Psychology 15 : 201-293.
Sperry RW (1974) Lateral specialization in the surgically separated hemispheres. In : Schmitt FO, Worden FG, ed. The neurosciences : third study program. MIT Press, Cambridge, pp 5-19.
Sperry RW, Gazzaniga MS, Bogen JE (1969) Interhemispheric relationships : the neocortical commissures : syndromes of hemisphere disconnection. In : Vinken PJ, Bruyn GW, ed. Handbook of clinical neurology 4. North-Holland, Amsterdam, pp 273-290.
Spielberger CD, Gorsuch RL, Lushene RE (1970) Manual for the state-trait anxiety inventory. Consulting Psychologists Press, Palo Alto.
Spielmeyer W (1922) Histopathologie des Nervensystems 1, Allgemeiner Teil. J. Springer, Berlin.

Spitz RA (1945) Hospitalism : an inquiry into the genesis of psychiatric conditions in early childhood. The psychoanalytic study of the child, vol. 1. International University Press, New York, pp 53-74.
─────── (1949) Anaclitic depression : an inquiry into the genesis of psychiatric conditions in early childhood. In : The psychoanalytic study of the child, vol. 2. International University Press, New York.
─────── (1950) Anxiety in infancy : a study of its manifestations in the first year of life. Int J Psychoanal 31 (1-2) : 138-142.
─────── (1957) No and yes : on the genesis of human communications. International University Press, New York.(古賀行義 訳：ノー・アンド・イエス，東京同文書院，1968.)
─────── (1959) A genetic field theory of ego formation. Int. Univ. Press, New York.
─────── (1962) Die Entstehung der ersten Objektbeziehungen : direkte Beobachtungen an Säuglingen während des ersten Lebensjahres. Klett Verlag, Stuttgart.(古賀行義 訳：母 - 子関係の成りたち──生後 1 年間における乳児の直接観察，同文書院，1965.)
Spitz RA, Wolf KM (1946) Anaclitic depression : an inquiry into the genesis of psychiatric conditions in early childhood, Ii. Psychoanalytic Study of the Child 2 : 313-342.
Spitzer M (1989) Was ist Wahn? Untersuchungen zum Wahnproblem. Springer, Heidelberg/New York.
Spitzer RL, Klein DF (1978) Critical issues in psychiatric diagnosis. Raven Press, New York.
Spitzer RL, Williams JBW, First MB, et al. (1995) Structured clinical interview for DSM-Ⅳ (SCID-Ⅰ) (User's guide and interview) research version. Biometrics Research Department, New York Psychiatric Institute, New York.
Spitzer RL, Williams JBW, Gibbon M, et al. (1990) Structured clinical interview for DSM-Ⅲ-R (SCID) : user's guide. American Psychiatric Publishing, Arlington.(高橋三郎 監訳／花田耕一，大野裕 訳：SCID/DSM-Ⅲ-R 面接法使用の手引．医学書院，1992.)
─────── (1992) The structured clinical interview for DSM-Ⅲ-R (SCID). I. History, rationale, and description. Arch Gen Psychiatry 49 (8) : 624-629.
Spreen O, Benton AL, Fincham RW (1965) Auditory agnosia without aphasia. Arch Neurol 13 : 84-92.
Squire LR (1987) Memory and brain. Oxford University Press, New York.(河内十郎 訳：記憶と脳．医学書院，1989.)
─────── (1994) Declarative and nondeclarative memory : multiple brain systems supporting learning and memory. In : Schacter DL, Tulving E, ed. Memory systems 1994. MIT Press, Cambridge, pp 265-285.
─────── (2004) Memory systems of the brain : a brief history and current perspective. Neurobiology of learning and memory 82 : 171-177.
St Clair D, Blackwood D, Muir W, et al. (1990) Association within a family of a balanced autosomal translocation with major mental illness. Lancet 336 (8706) : 13-16.
Stahl SM (1996) Overview of the neurotransmitter receptor hypothesis of antidepressant action. In : Stahl SM, Essential psychopharmacology : neuroscientific basis and practical applications. Cambridge University Press, Cambridge, pp 132-151.
─────── (2008) Essential psychopharmacology : neuroscientific basis and practical applications, 3rd edition. Cambridge University Press, Cambridge.(仙波純一，松浦雅人，中山和彦ほか 監訳：精神薬理学エセンシャルズ 第 3 版．メディカル・サイエンス・インターナショナル，2010.)
Standring S, Borley NR, Collins P, et al. ed. (2008) Gray's anatomy : the anatomical basis of clinical practice, 40th edition. Churchill Livingstone/Elsevier, Edinburgh.
Stauder KH (1934) Die tötliche Katatonie. Arch Psychiat Nervenkr 102 : 614-634
Steele JC, Richardson JC, Olszewski J (1964) Progressive supranuclear palsy : a heterogeneous degeneration involving the brain stem, basal ganglia and cerebellum with vertical gaze and pseudobulbar palsy, nuchal dystonia and dementia. Arch Neurol 10 : 333-359.
Stein DJ, Hollander E (2002) Textbook of Anxiety Disorders. American Psychiatric Press, Washington DC.

(樋口輝彦, 久保木富房, 貝谷久宣, 坂野雄二, 野村忍, 不安・抑うつ臨床研究会 監訳：不安障害. 日本評論社, 2004.)

Stein LI, Test MA (1980) Alternative to mental hospital treatment. I : Conceptual model, treatment program, and clinical evaluation. Arch Gen Psychiatry 37 (4) : 392-397.

Stein LI, Test MA, ed. (1978) Alternative to mental hospital treatment. Plenum Press, New York.

Steinberg M (1995) Handbook for the assessment of dissociation : a clinical guide. American Psychiatric Press, Washington DC.

Steiner J (1993) Psychic retreat : pathological organizations in psychotic, neurotic, and borderline patients. Routledge, London. (衣笠隆幸 監訳：こころの退避——精神病・神経症・境界例患者の病理的組織化. 岩崎学術出版社, 1998.)

Stejskal EO, Tanner JE (1965) Spin diffusion measurements : spin echoes in the presence of a time-dependent field gradient. J Chem Phys 42 : 288-292.

Stengel E (1947) A clinical and psychological study of echo reactions. J Ment Sci 93 : 598-612.

Stern DN (1985) The interpersonal world of the infant. Basic Books, New York. (小此木啓吾, 丸田俊彦 監訳／神庭靖子, 神庭重信 訳：乳児の対人世界, 1 理論編, 2 臨床編. 岩崎学術出版社, 1990-1991.)

——— (1995) The motherhood constellation. Basic Books, New York. (馬場禮子, 青木紀久代 訳：親‐乳幼児心理療法——母性のコンステレーション. 岩崎学術出版社, 2000.)

Stern ES (1948) The Medea complex : the mother's homicidal wishes to her child. J Ment Sci 94 (395) : 321-331.

Sternberg RJ (1985) Beyond IQ : atriarchic theory of human intelligence. Cambridge University Press, New York.

Stevens A (1982) Archetype : a natural history of the self. Routledge, London. (相馬寿明 訳：自己実現の心理学——元型論入門. どうぶつ社, 1996.)

Stevens A, Price J (2000) Evolutionary psychiatry : a new beginning. Routledge, London.

Still GF (1902) Some abnormal psychical conditions in children. Lancet 1 : 1008-1012, 1077-1082, 1163-1168.

Stirling J (2007) Beyond Munchausen syndrome by proxy : identification and treatment of child abuse in a medical setting. Pediatrics 119 (5) : 1026-1030.

Stoller JS (1968) Sex and gender : the development of masculinity and femininity. (Reprinted by Karnac, London, 1984.)

Stoller RJ (1974) Symbiosis anxiety and the development of masculinity. Archives of General Psychiatry 30 (2) : 164-172.

——— (1975) Perversion : the erotic form of hatred. Reprinted by Karnac, London, 1986.

Stolorow RD, Brandchaft B, Atwood GE (1987) Psychoanalytic treatment : an intersubjective approach. The Analytic Press, Hillsdale. (丸田俊彦 訳：間主観的アプローチ——コフートの自己心理学を超えて. 岩崎学術出版社, 1995.)

Storch A (1965) Wege zur Welt und Existenz des Geisteskranken. Hippokrates, Stuttgart.

Störring GE, Suchenwirth R, Völkel H (1962) Emotionalität und zykloide Psychosen : Zur Psychopathologie der sogenannten Randpsychosen. Psychiatrie, Neurologie und medizinische Psychologie 14 : 85-97.

Strachan T, Read AP (2004) Human molecular genetics, 3rd edition. Garland Science, New York. (村松正實, 笹月健彦, 木南凌ほか 監訳：ヒトの分子遺伝学 第3版. メディカル・サイエンス・インターナショナル, 2005.)

Strachey J (1934) The nature of the therapeutic action of psycho-analysis. International Journal of Psycho-Analysis 15 : 117-159. (山本優美 訳：精神分析の治療作用の本質. 松木邦裕 監訳, 対象関係論の基礎. 新曜社, 2003.)

——— (1966) Editor's note to volume 2 of the standard edition of the complete psychological work of Sigmund Freud. Hogarth Press, London. (北山修 監訳・編集／笠井仁, 島田涼子ほか 訳：フロイト全著作解説. 人文書院, 2005. pp 51-52, 69-71, 99-120.)

Stransky E (1904) Zur Lehre von der Dementia praecox. Zentralblatt für Nervenheilkunde und Psychiatrie

27:1-19.
Straus E (1935/1956) Vom Sinn der Sinne : Ein Beitrag zur Grundlegung der Psychologie. Springer, Berlin./2 verhehrte Aufl. Springer, Berlin/Göttingen/Heidelberg.
─── (1960) Psychologie der menschlichen Welt : Gesammelte Schriften. Springer, Berlin/Göttingen/Heidelberg.
─── (1978) Geschehnis und Erlebnis. Springer, Berlin/Heidelberg/New York.
Strauss AA, Lehtinen LE (1947) Psychopathology and education of the brain-injured child. Grune & Statton, London.
Strauss HA, Roeder W (1983) Aschaffenburg. International biographical dictionary of central European emigres 1933-1945, vol. 2. Saur, München/New York/London, p 35.
Strentz T (1980) The Stockholm syndrome : law enforcement policy and ego defenses of the hostage. Ann NY Acad Sci 347 : 137-150.
Strich SJ (1956) Diffuse degeneration of the cerebral white matter in severe dementia following head injury. J Neurol Neurosurg Psychiatry 19 : 163-185.
Strunk P (1980) Psychosen bei Schwachsinn (Pfropfpsychosen). In : Harbauer H, Lempp R, Nissen G, et al. ed. Kindrer-und-Jugendrich-Psychiatrie. Springer-Verlag, Berlin/Heiderberg/New York, p 468.
Stuss DT, Benson DF (1986) The Frontal Lobes, 2nd edition. Raven Press, New York.
須江洋成, 古賀聖名子, 高橋千佳子ほか (2003) 渇酒症 (dipsomania) がみられた局在関連性てんかんの1例. 精神医学 45 (7) : 759-762.
末光茂, 笹野京子 (2008) 精神遅滞と精神医学的問題. 中根晃, 牛島定信, 村瀬嘉代子 編, 詳解子どもと思春期の精神医学. 金剛出版, pp399-406.
Suemori H, Yasuchika K, Hasegawa K, et al. (2006) Efficient establishment of human embryonic stem cell lines and long-term maintenance with stable karyotype by enzymatic bulk passage. Biochem Biophys Res Commun 345 : 926-932.
杉本恒明, 小俣政男, 水野美邦 総編集 (2003) 内科学 第8版Ⅳ. 朝倉書店, pp 1995-1998.
杉田峰康 (1979) 心身症に対する Brief Psychotherapy──総合医学的な立場から. 精神分析研究 23 : 214-219.
杉山登志郎 (1994) 自閉症に見られる特異な記憶想起現象──自閉症の time slip 現象. 精神経誌 96 : 281-297.
─── (2007) 子ども虐待という第四の発達障害. 学習研究社.
─── (2008) 高機能広汎性発達障害の歴史と展望──高機能広汎性発達障害 1. 小児の精神と神経 48 : 327-336.
睡眠障害の診断・治療ガイドライン研究会, 内山真 編 (2002) 睡眠障害の対応と治療ガイドライン. じほう.
祐宗省三, 原野広太郎, 柏木恵子ほか (1985) 社会的学習理論の新展開. 金子書房.
祐宗省三 編著 (1983) モデリング. 福村出版.
Sullivan HS (1940) Conceptions of modern psychiatry. W. W. Norton, New York. (中井久夫, 山口隆 訳 : 現代精神医学の概念. みすず書房, 1976.)
─── (1953) The interpersonal theory of psychiatry. W. W. Norton, New York. (中井久夫, 宮崎隆吉, 高木敬三ほか 訳 : 精神医学は対人関係論である. みすず書房, 1990.)
─── (1954) The psychiatric interview. W. W. Norton, New York. (中井久夫, 松川周悟, 秋山剛ほか 訳 : 精神医学的面接. みすず書房, 1986.)
─── (1956) Clinical studies in psychiatry. W. W. Norton, New York. (中井久夫, 山口直彦, 松川周悟 訳 : 精神医学の臨床研究. みすず書房, 1983.)
─── (1962) Schizophrenia as a human process. W. W. Norton, New York. (中井久夫, 安克昌, 岩井圭司ほか 訳 : 分裂病は人間的過程である. みすず書房, 1995.)
Sullivan PF (1995) Mortality in anorexia nervosa. Am J Psychiatry 152 : 1073-1074
─── (2002) Course and outcome of anorexia nervosa and bulimia nervosa. In : Fairburn CG, Brownell KD, ed. Eating Disorders and Obesity, 2nd edition. Guilford Press, New York. pp226-230.

Sulloway F (1979) Freud, biologist of the mind : beyond the psychoanalytic legend. Basic Books, New York.
Süllwold L, Huber G (1986) Schizophrene Basisstörungen. Springer, Berlin.
Sutherland EW, Rall TW (1958) Fractionation and characterization of a cyclic adenine ribonucleotide formed by tissue particles. J Biol Chem 233 : 1077-1091.
諏訪望（1990）分裂病者の不気味体験——臨床精神病理学の原点を踏まえて．精神医学 32 : 118-128.
鈴木映二（2010）薬剤による精神障害．山口徹，北原光夫，福井次矢 編，今日の治療指針 2010 年版．医学書院．
鈴木映二，神庭重信，丹生谷正史ほか（1992）抗精神病薬変更により軽快した Pisa 症候群の1例．精神医学 34 : 431-434.
鈴木文晴（2009）Rett 障害．小児内科 41 増刊号 : 791-793.
鈴木秀典（2002）中枢におけるタキキニン作動性神経の役割．J Nippon Med Sch 69（4）: 322-327.
鈴木寿夫，酒田英夫 編（1988）高次脳機能の生理学．勝木保次，内薗耕二 監修，新生理科学大系 第 12 巻，医学書院．
鈴木純一（1999）集団精神療法の臨床的意義．近藤喬一，鈴木純一 編，集団精神療法ハンドブック．金剛出版，pp 71-75.
Suzuki J, Kodama N (1983) Moyamoya disease : a review. Stroke 14（1）: 104-109.
鈴木國文（1997）分裂病型障害．中根允文，小山司，丹羽真一ほか 編，精神分裂病Ⅱ．松下正明 総編集，臨床精神医学講座 3．中山書店，pp 71-91.
鈴木正泰，高橋栄（2009）A 検査法Ⅳ眼球運動．精神疾患と認知機能研究会 編／山内俊雄 編集統括，精神疾患と認知機能．新興医学出版，pp 109-114.
鈴木幹夫（1998）視覚領域の異常体験：変形視，小視症，大視症．臨床精神医学 27（7）: 907-915.
鈴木睦夫（1997）TAT の世界——物語分析の実際．誠信書房．
鈴木茂（1982）寡症状性分裂病の臨床と精神病理．臨精医 11 : 1375-1382.
——— (1995）分裂病性妄想の起点における私の「同一性」から「本物性」への変容について．臨床精神病理 16（2）: 145-163.
鈴木隆史（1994）子どもの権利条約における「子どもの権利行使主体性」の意味——子どもの意見表明権の二様性について．児童青年精神医学とその近接領域 35 : 187-195.
鈴木竜世，岩田仲生，尾崎紀夫（2005）精神障害の遺伝医学研究における表現型同定の意義——エンドフェノタイプの概念を中心に．分子精神医学 5 : 109-112.
鈴木義之（1996）リソゾーム病．井村裕夫，香川靖雄，東野一彌ほか 編，代謝疾患 6 ミトコンドリア病，リソソーム病．最新内科学大系 11．中山書店，p173-186.
鈴木ビネー研究会（2007）鈴木ビネー知能検査 改訂版．古市出版．
Svendsen M (1934) Children's imaginary companions. Archi Neurol Psychiat 32 : 985-999.
Swartz CM, Shorter E (2007) Psychotic depression. Cambridge University Press, Cambridge.
Swerdlow NR, Geyer MA (1998) Using an animal model of deficit sensorimotor gating to study the pathophysiology and new treatments of schizophrenia. Schizophr Bull 24 : 285-301.
Symington J & N (1996) The clinical thinking of Wilfred Bion. Routledge, London.
Symington N (1986) The analytic experience : lectures from the Tavistock. Free Association Books, London. (成田善弘 監訳：分析の経験——フロイトから対象関係論へ．創元社, 2006.)
Symonds CP (1953) Nocturnal myoclonus. J Neurol Neurosurg Psychiatry 16 : 166-171.
Synder F, Hobson JA, Morrison DF, et al. (1964) Changes in respiration, heart rate, and systolic blood pressure in human sleep. J Appl Physiol 19 : 417-422.
Szasz TS (1957a) Pain and pleasure. Basic Books, New York.
——— (1957b) Psychological and phenomenological aspect of disorders of the body image. J Nervous and Mental Disease 126（6）: 499-512.
Szondi L (1960) Lehrbuch der Experimentellen Triebdiagnostik, Bd. Ⅱ. Text-Band. Hans Huber, Bern/Stuttgart. (佐竹隆三 訳：実験衝動診断法：ソンディ・テスト．日本出版貿易, 1964.)
——— (1972) Lehrbuch der Experimentellen Triebdiagnostik, Bd. Ⅰ. Text-Band, 3. erweitete Auflage. Hans Huber, Bern.

T

田渕肇（2006）遂行機能の評価. 臨精医 35（11）: 1517-1525.
田渕肇, 鹿島晴雄（2004）遂行機能障害の評価法. 江藤文夫, 武田克彦, 原寛美ほか 編, 高次脳機能障害のリハビリテーション Ver. 2. Journal of clinical rehabilitation 別冊. 医歯薬出版, pp 176-181.
田渕肇, 加藤元一郎（2009）遂行機能と認知機能. 山内俊雄 編, 精神疾患と認知機能. 新興医学出版, pp 79-84.
舘哲朗（1991）治療共同体論——力動的入院治療の構成要素として. 精神分析研究 35: 98-114.
─── （1999）力動的精神療法自己心理学派. 岩崎徹也, 小出浩之 編, 精神療法. 松下正明 総編集, 臨床精神医学講座 15. 中山書店, pp 70-84.
立花正一（1995）「いじめられ体験」と精神障害. imago 6（2）: 125-131.
多田啓也, 大浦敏明, 北川照男ほか（1977）先天代謝異常症の治療指針——新生児マススクリーニングの対象疾患. 日本小児科学会雑誌 81: 840-845.
田所作太郎（1998）麻薬と覚せい剤——薬物乱用のいろいろ. 星和書店.
田所作太郎, 栗原久（1990）薬物の反復投与による行動効果の修飾——逆耐性現象を中心に. 日本薬理学雑誌 95（5）: 229-238.
田ヶ谷浩邦, 宮本雅之, 内村直尚ほか（2008）PSG 共通フォーマットガイドライン. 睡眠医療 2: 324-329.
Taheri S, Zeitzer JM, Mignot E.（2002）The role of hypocretins（orexins）in sleep regulation and narcolepsy. Annu Rev Neurosci 25: 283-313.
田嶌誠一（1987）壺イメージ療法——その生いたちと事例研究. 創元社.
高田浩一（1998）WHO の精神障害に関する国際分類（ICD）. 浅井昌弘, 小島卓也 責任編集, 精神症候と疾病分類・疫学. 松下正明 総編集, 臨床精神医学講座 1. 中山書店, pp 416-438.
Takagi K, Bölke E, Peiper M, et al.（2007）Chronic headache after cranio-cervical trauma-hypothetical pathomechanism based upon neuroanatomical considerations. European Journal of Medical Research 12: 249-254.
高木隆郎（1959）前思春期における周期性精神病について. 精神経誌 61: 1194-1208.
高橋秀実, 矢田純一 監訳／Doan T, Melvold R, Viselli S, et al.（2009）イラストレイテッド免疫学. 丸善.
高橋秀俊, 工藤喬, 岩瀬真生ほか（2008）大阪大学医学部附属病院における生体腎移植術前精神科面接について. 精神医学 50: 187-196.
Takahashi K, Tanabe K, Ohnuki M, et al.（2007）Induction of pluripotent stem cells from adult human fibroblasts by defined factors. Cell 131: 861-872.
高橋雅春（1974）描画テスト入門——HTP テスト. 文教書院.
高橋雅春, 高橋依子（1991）人物画テスト. 文教書院.
高橋正洋, 飯高哲也, 尾崎紀夫（2006）神経症圏障害のすべて. 各論 恐怖症性障害——生物学的研究. 臨精医 35: 783-788.
高橋美枝, 池田久男（1988）ステロイド精神病. 神経薬理 10: 61-66.
高橋伸佳, 河村満（1995）街並失認と道順障害. 神経進歩 39: 689-696.
Takahashi N, Kawamura M, Shiota J, et al.（1997）Pure topographical disorientation due to raightretroaplenial lesion. Neurology 49: 164-169.
Takahashi N, Tomita K, Higuchi T, et al.（2004）The inter-rater reliability of the Montgomery-Åsberg depression rating scale（MADRS）using a structured interview guide for Montgomery-Åsberg depression scale（SIGMA）. Hum Psychopharmacol Clin Exp 19: 187-192.
高橋信幸（2009）施設サービス. 社会福祉士養成講座編集委員会 編, 高齢者に対する支援と介護保険制度: 高齢者福祉論. 新・社会福祉士養成講座 13. 中央法規出版, pp 186-188.
Takahashi R, Nakane Y（1978）Clinical trial of taurine in epilepsy. In: Barbeau A, Huxtable RJ, ed., Taurine and neurological disorders. Raven Press, New York, pp 375-385.
高橋良輔 編（2007）神経変性疾患のサイエンス. 南山堂.
高橋徹（2003）日本における不安障害の系譜——対人恐怖から社会恐怖まで. 精神科治療学 18（3）: 257-262.

高橋敏治, 松永直樹 (2009) 睡眠覚醒リズムと時差, 交代勤務. 日本睡眠学会 編, 睡眠学. 朝倉書店, pp 225-228.
高橋祥友 (1998) 群発自殺. 中央公論新社.
高橋幸彦 (1991) 神谷美恵子 その生涯と業績. 松下正明 編, 精神医学を築いた人びと 下. ワールドプランニング, pp 225-235.
高橋幸利, 日本てんかん学会ガイドライン作成委員会 (2005) 光感受性てんかんの診断・治療ガイドライン. てんかん研究 23 (2): 171-175.
高畑圭輔 (2008a) Ⅱ. 各論 (2) 身体疾患に起因する精神症状. 6 症状精神病・器質性精神病. 野村総一郎 監修／本田明 編, 精神科身体合併症マニュアル——精神疾患と身体疾患を併せ持つ患者の診療と管理. 医学書院, pp 303-306.
――― (2008b) 症状精神病・器質性精神病. 野村総一郎 監修／本田明 編, 精神科身体合併症マニュアル. 医学書院, pp 336-339.
高畑直彦, 七田博文, 内渇一郎 (1994) 憑依と精神病——精神病理学的・文化精神医学的検討. 北海道大学図書刊行会.
高野晴成, 須原哲也 (2009) 探索的臨床試験によるイメージング・バイオマーカーの意義. 日本精神神経薬理学会誌 29: 55-59.
高野陽太郎 編 (1995) 記憶. 認知心理学 2. 東京大学出版会.
高折修二, 福田英臣, 赤池昭紀ほか 監訳 (2007) 第 6 章 神経伝達: 自律神経系と体性運動神経系. グッドマン・ギルマン薬理書——薬物治療の基礎と臨床 上 第 11 版. 廣川書店, pp 170-220.
高臣武史 (1985) 村松常雄——日本人の精神医学 100 年を築いた人々. 臨床医 14: 107-111.
高柳功 (1971) 二重身について——Capgras 症状群, 身体図式, 自我障害および離人症についての一, 二の検討. 精神科診断学 73: 42-48.
――― (1999) インフォームド・コンセントの歴史と今日的意味. 松下正明, 高柳功, 中根充文ほか 監修, インフォームド・コンセントガイダンス 精神科治療編. 先端医学社, pp 16-38.
高柳功, 山角駿 (2007) 精神障害者と人権擁護. 高柳功, 山角駿 編, 精神保健福祉法の最新知識. 中央法規出版, pp 45-57.
武田文和 (2005) がん緩和ケアに関するマニュアル. 日本ホスピス・緩和ケア研究振興財団.
武田克彦, 宮森孝史 (2002) 視覚認知障害のリハビリテーション. 診断と治療社, pp 105-144.
武田雅俊 編 (2005) 現代老年精神医療. 永井書店, pp 418-420.
武正建一 (1995) フィンセント・ファン・ゴッホ. 病跡誌 50: 2-16.
――― (2008) アンリ・エーとの出会い——私の見たアンリ・エー. 臨床精神病理 29: 219-226.
武村史, 神林崇, 清水徹男 (2008) 鎮静催眠薬. 日本臨床精神神経薬理学会専門医制度委員会 編, 臨床精神経薬理学テキスト 改訂 2 版. 星和書店, pp 291-300.
竹村和久 (2009) 意思決定と神経経済学. 臨床精神医学 38 (1): 35-42.
竹中星郎 (1983) 妄想・幻覚. 村上元孝ほか 編, 臨床老年医学大系 7. 情報開発研究所, pp235-255.
竹島正, 川野健治 (2009) 自殺対策基本法. 高橋祥友, 竹島正 編, 自殺予防の実際. 永井書店, pp 16-23.
竹島正, 松本俊彦 (2010) 精神保健と公衆衛生学／精神医学. 公衆衛生 74 (3): 236-239.
竹島正, 立森久照 (2009) 精神保健福祉制度. 日本社会精神医学会 編, 社会精神医学. 医学書院, pp 401-413.
竹内直治, 竹内光子 (1968) 解題. Binswanger L 著／竹内直治, 竹内光子 訳, フロイトへの道——精神分析から現存在分析へ. 岩崎学術出版社, pp 179-181.
Takeuchi R, Matsuda H, Yoshioka K, et al. (2004) Cerebral blood flow SPET in transient global amnesia with automated ROI analysis by 3DSRT. Eur J Nucl Med Mol Imaging 31: 578-589.
Takeuchi T (1997) Primary obsessional slowness: long-term findings. Behav Res Ther 35: 445-449.
Takeuchi T, Miyasita A, Sasaki Y, et al. (1992) Isolated sleep paralysis elicited by sleep interruption. Sleep 15: 217-225.
竹内朋香 (2009) 夢のメカニズム——レム・ノンレム睡眠の夢. 日本睡眠学会 編, 睡眠学. 朝倉書店, pp 251-.
竹崎治彦, 花岡正憲 (1971) 躁うつ病および症候性躁うつ状態に対する Carbamazepine (Tegretol) の効果.

精神医学 13:173-183.
滝口修造（1959）ムンク. 幻想画家論. 新潮社, pp 139-158.
Talbot K (2009) Dysbindin-1 and its protein family. In : Javitt DC, ed. Handbook of neurochemistry and molecular neurobiology. Springer, New York, pp 107-241.
Tallon-Baudry C, Bertrand O, Delpuech C, et al. (1996) Stimulus specificity of phase-locked and non-phase-locked 40Hz visual responses in human. J Neurosci 16 : 4240-4249.
Talmon M (1990) Single session therapy. Jossey-Bass Publishers, San Francisco.（青木安輝 訳：シングル・セッション・セラピー. 金剛出版, 2001.）
田宮裕, 廣瀬健二 編（2009）注釈少年法 第3版, 有斐閣.
田辺英（2009）医学哲学からみた発病モデルと回復（レジリアンス）モデル――自然治癒力思想の興亡. 加藤敏, 八木剛平 編, レジリアンス――現代精神医学の新しいパラダイム. 金原出版, 51-74.
田邊敬貴, 池田学, 中川賀嗣ほか（1992）語義失語と意味記憶障害. 失語症研究 12:153-167.
Tanabe H, Ikeda M, Komori K (1999) Behavioral symptomatology and care of patients with frontotemporal lobe degeneration : based on the aspects of the phylogenetic and ontogenetic processes. Dement Geriatr Cogn Disord 10 (Suppl. 1): 50-54.
田辺等（2002）ギャンブル依存症. 生活人新書, 日本放送出版協会.
田中千賀子, 加藤隆一 編（2007）NEW 薬理学 第5版. 南江堂.
田中恵子（2009）急性散在性脳脊髄炎. 精神科治療学 24 : 1391-1396.
田中稔久, 武田雅俊（2010）タウ. 老年精神医学雑誌 21（5）: 532-541.
田中康文, 橋本律夫（1999）エピソード記憶. 浅井昌弘, 鹿島晴雄 責任編集, 記憶の臨床. 松下正明 総編集, 臨床精神医学講座 S2. 中山書店, pp 75-87.
Tanaka Y, Yoshida A, Kawahata N, et al. (1996) Diagonistic dyspraxia : clinical characteristics, responsible lesion and possible underlying mechanism. Brain 119 : 859-873.
田中康雄（2002）習癖異常. 山崎晃資ほか 編, 現代児童青年精神医学. 永井書店, pp391-396.
――――（2009）ADHD と破壊的行動障害. 本間博彰, 小野善郎 編, 子どもの攻撃性と破壊的行動障害. 中山書店, pp65-81.
田中教育研究所 編（2003）田中ビネー知能検査V 理論マニュアル. 田研出版.
丹後俊郎, 上坂浩之 編（2006）臨床試験ハンドブック――デザインと統計解析. 朝倉書店.
樽味伸（2005）現代社会が生む"ディスチミア親和型". 臨精医 34 : 687-694.
樽味伸, 神庭重信（2005）うつ病の社会文化的試論――特に「ディスチミア親和型うつ病」について. 社会精神医学会雑誌 13 : 129-136.
田代信維, 住田靖尚（2002）情動と学習. 田代信維 編, 情動とストレスの神経科学. 九州大学出版会, pp 111-148.
多々良紀夫（2001）高齢者虐待――日本の現状と課題. 中央法規.
立津政順（1991）Pick, Arnord その業績と人. 松下正明 編, 精神医学を築いた人びと 上巻. ワールドプランニング, pp 93-101.
立山萬里, 神недり, 浅井昌弘ほか（1988）日本と西ドイツにおける精神分裂病者の妄想内容の比較. 精神経誌 90（6）: 497-506.
Tausk V (1919) On the origin of the "influencing machine" in schizophrenia. In : Fliess R, ed. The psychoanalytic reader. International University Press, New York, 1948, pp 52-85.
Taylor A, Atkins R, Kumar R, et al. (2005) A new Mother-to-Infant bonding scale : links with early maternal mood. Archives of Women's Mental Health 8 : 45-51.
Taylor GJ (1984) Alexithymia : concept, measurement, and implications for treatment. American Journal of Psychiatry 141 : 725-732.
――――(1992) Psychoanalysis and psychosomatics : a new synthesis. J Am Acad Psychoanal 20 : 251-275.
Taylor MA, Fink M (2006) Melancholia : the diagnosis, pathophysiology, and treatment of depressive illness. Cambridge University Press, Cambridge.
田崎義昭, 斎藤佳雄（2004）ベッドサイドの神経の診かた 改訂16版. 南山堂.

田崎義昭, 斎藤佳雄 (2010) ベットサイドの神経の診かた 改訂 17 版. (坂井文彦 改訂) 南山堂. 〔失調症：pp 155-158, ヒペルパチー：p 98, p 193, p 197.〕

Teasdale G, Jennett B (1974) Assessment of coma and impaired consciousness : a practical scale. Lancet 304 (7872) : 81-84.

Tellenbach H (1961) Melancholie : Problemgeschichte, Endogenität, Typologie, Pathogenese, Klinik. Springer, Berlin./3 Aufl. 1976./4 erweiterte Aufl. 1983. (木村敏 訳：メランコリー. みすず書房, 1978./改訂増補版. 1985.)

───── (1965) Epilepsie als Anfällsleiden und als Psychose : Über alternative Psychosen paranoider Prägung bei "forcierter Normalisierung" (Landolt) des Elektroenzephalogramms Epileptischer Nervenarzt 36 : 190-202.

───── (1966) Gezielte Behandlung von Schädingungsangst (Blaptophobie) mit Imipramin. Dtsch med Wochenschr 91 : 2032-2033.

───── (1968) Geschmack und Atmosphäre. Otto Müller Verlag, Salzburg. (宮本忠雄, 上田宜子 訳：味と雰囲気. みすず書房, 1980.)

Teller C (1990) Carl Schneider : Zur Biographie eines deutschen Wissenschaftlers. In : Wehler HU, ed. Mediziner im Dritten Reich. Sonderdruck aus Geschichte und Gesellschaft 16 Jahrgang, Heft 4. Vandenhoeck & Ruprecht, Göttingen, pp464-478.

Temkin O (1947) Gall and the phrenological movement. Bull Hist Med 21 (3) : 275-321.

寺畑喜朔 (1992) 松原三郎教授と米国留学. 北陸英学史研究 5：17-32.

寺尾岳 (2006) 21 世紀のリチウム療法. 新興医学出版社.

───── (2010) シャルル・ボネ症候群. 老年精神医学雑誌 21 (6)：647-650.

寺尾岳, 和田明彦 (2010) 双極性障害の診断・治療と気分安定薬の作用機序. 新興医学出版社.

Terzian H, Ore GD (1955) Syndrome of Klüver and Bucy : reproduced in man by bilateral removal of the temporal lobes. Neurology 5 : 373-380.

Teyler TJ, DiScenna P (1985) The role of hippocampus in memory : a hypothesis. Neurosci Biobehav Rev 9 : 377-389.

Thase ME, Rush AJ (1997) When at first you don't succeed : sequential strategies for antidepressant nonresponders. J Clin Psychiatry 58 (Suppl 13) : 23-29.

The Expert Consensus Panel for obsessive-compulsive disorder (1997) Treatment of obsessive-compulsive disorder. J Clin Psychiatry Suppl 4 : 2-72.

Theunissen M (1977) Der Andere : Studien zur Sozialontologie der Gegenwart. De Gruyter, Berlin/New York.

Thomas A, Chess S (1977) Temperament and development. Brunner Mazel, New York.

Thomson JA, Itskovitz-Eldor J, Shapiro SS, et al. (1998) Embryonic stem cell lines derived from human blastocysts. Science 282 : 1145-1147.

Thurstone LL (1938) Primary mental abilities. University of Chicago Press, Chicago.

Tinbergen N (1951) The study of instinct. Clarendon Press, Oxford. (永野為武 訳：本能の研究. 三共出版, 1975.)

───── (1963) On aims and methods in ethology. Zeitschrift für Tierpsychologie 20 : 410-433.

飛松省三 (2006) 脳波検査報告書の書き方. 神経内科 特別増刊号 臨床神経生理学的検査マニュアル 65：106-114.

飛谷渉 (2009) アドレッセント過程におけるコンテイニング. 精神分析研究 53 (4)：397-404.

Tobler I (1984) Evolution of the sleep process : a phylogenetic approach. In : Borbely A, Valatx JL, ed. Sleep mechanisms. Springer-Verlag, Berlin, pp 207-226.

Todd J (1955) The syndrome of Alice in Wonderland. Can Med Assoc 73 : 701-704.

Todd J, Dewhurst K (1955) The Othello syndrome : a study in the psychopathology of sexual jealousy. Journal of Nervous and Mental Disease 122 : 367-374.

トク・ベルツ 編／菅沼竜太郎 訳 (1979) ベルツの日記 上下. 岩波文庫.

徳田良仁, 大森健一, 飯森眞喜雄ほか 監修（1998）芸術療法 1——理論編／2——実践編. 岩崎学術出版社.
Tölle R（1997）Die Tübinger Schule : Ursprung der Mehrdimensionalen Psychiatrie.（飯田眞, ライナー・テレ 編／飯田眞, 市川潤 監訳：チュービンゲン学派. 多次元精神医学——チュービンゲン学派とその現代的意義. 岩崎学術出版社, pp 351-366, 2007.）
——— （2002）Wilhelm Griesingers magna charta der Psychiatrie zur Rezeptiongeschichte und Wirkungsgeschichte Fortschr Neurol Psychiat 70 : 613-619.
Tolosa ES（1981）Clinical features of Meige's disease（idiopathic orofacial dystonia）: a report of 17 cases. Arch Neurol 38（3）: 147-151.
Tolosa ES, Klawans HL（1979）Meige's disease : a clinical form of facial convulsion, bilateral and medial. Arch Neurol 36 : 635-637.
冨永格（1993）ロイコジストロフィー. 加藤正明, 保崎秀夫, 笠原嘉ほか 編, 新版精神医学事典. 弘文堂.
友野典男（2006）行動経済学——経済は「感情」で動いている. 光文社新書.
Tonkonogy JM, Puente A（2009）Disorders of recognition in the physical world : other types of agnosia. In : Localization of clinical syndromes in neuropsychology and neuroscience. Springer Publishing, New York, pp 99-185.
殿村壽敏（2009）ショートステイ（短期入所事業）. 精神保健福祉白書編集委員会 編, 精神保健福祉白書 2010 年版. 中央法規出版, p 49.
Tononi G（2004）An information integration theory of consciousness. BMC Neurosci 5 : 42.
外岡豊彦 監修／日本・精神技術研究所 編（1973）内田クレペリン精神検査基礎テキスト. 日本・精神技術研究所.
融道男（2008）向精神薬マニュアル 第 3 版. 医学書院.〔デポ剤：pp 82-92.〕
遠坂治夫（1964）ルネ症例について. 精神医学 6（2）: 127-129.
豊倉康夫, 柳沢信夫（1967）Akinetic Mutism（無動性無言）. 綜合臨床 16（12）: 2570-2581.
豊嶋良一（2010）新しい精神の科学と精神病理学. 臨床精神医学 39 : 973-983.
豊嶋良一, 小山毅（2009）進化心理学からのインパクト——精神保健・自己実現・幸福感の条件. 精神医学 51 : 265-274.
豊嶋良一, 高畑圭輔（2009）意識現象の「特異性」の科学, その基礎概念——意識・情報・時空間構造（パタン）・ニューロン群同期発火. 分子精神医学 9 : 114-122.
Tranel D（2001）Central color processing and its disorders. In : Behrmann M, ed. Disorders of visual behavior, 2nd edition. Handbook of neuropsychology 4. Elsevier, Amsterdam/New York/Tokyo, pp 1-14.
Treffert DA（1989）Extraordinary people. Harper & Row, New York.（高橋健次 訳：なぜかれらは天才的能力を示すのか——サバン症候群の驚異. 草思社, 1990.）
Trimble MR（1991）The psychoses of epilepsy. Raven Press, New York.
Trimble MR, George MS（2010）Biological psychiatry, 3rd edition. Wiley, Chichester.
Trivedi MH, Rush AJ, Wisniewski SR, et al.（2006）Evaluation of outcomes with citalopram for depression using measurement-based care in STAR*D : implications for clinical practice. Am J Psychiatry 163 : 28-40.
Trüb H（1951）Heilung aus der Begegnung. Ernst Klett Verlag, Stuttgart.（宮本忠雄, 石福恒雄 訳：出会いによる精神療法. 金剛出版, 1982.）
Tsapakis EM, Soldani F, Tondo L, et al.（2008）Efficacy of antidepressants in juvenile depression : meta-analysis. Br J Psychiatry 193（1）: 10-17.
Tseng WS, McDermott JF, Jr.（1981）Culture, mind and therapy : an introduction to cultural psychiatry. Brunner/Mazel, New York.（江畑敬介, 箕口雅博 訳：文化と心の臨床. 星和書店, 1984.）
坪井康次（1997）バイオフィードバック療法. 河野友信 編, 心身症の治療シリーズ——心身症の理論と療法. 現代のエスプリ 360 : 172-180.
土田献（1819）癲癇狂経験編. 呉秀三, 磯邊偶渉 下. 精神医学古典叢書 16. 精神医学神経学古典刊行会, 1979, 付録.
土谷治久, 小林祥泰（2008）Reye 症候群. 福井次矢, 奈良信雄 編, 内科診断学 第 2 版. 医学書院, p 980.

津田均（2008）気分変調症と気分循環症——その症候と疾患論的位置づけ. 精神科治療学 23：855-864.
津田正彦, 崎山武志（1996）Gaucher病. 井村裕夫, 香川靖雄, 東野一彌ほか 編, 代謝疾患6 ミトコンドリア病, リソソーム病. 最新内科学大系 11. 中山書店, pp 213-220.
柘植雅義（2008）特別支援教育の新たな展開. 続・学習者の多様なニーズと教育政策. 勁草書房.
立木康介（2010）ラカン派 1964-. 思想 1034：74-100.
Tsujino N, Sakurai T (2009) Orexin/hypocretin : a neuropeptide at the interface of sleep, energy homeostasis, and reward system. Pharmacol Rev 61 : 162-176.
月野隆一（1985a）クラインフェルター症候群. 大倉興司 編, 遺伝性疾患への対応——その知識と実際. 講談社, pp 64-65.
――――（1985b）ターナー症候群. 大倉興司 編, 遺伝性疾患への対応——その知識と実際. 講談社, pp 186-189.
津本一郎（1982）天才と狂気——学としての病跡学のために. 精神医学文庫. 金剛出版.
Tuke DH, ed. (1892) A dictionary of psychological medicine, vol. 1 (part 1-2)/vol. 2 (part 1-2). JA Churchill, London.
Tulpin JP, Halbreich U, Pena JJ, ed. (1984) Transient Psychosis : diagnosis, manegement and evaluation. Brunner/Mazel, New York.
Tulving E (1972) Episodic and semantic memory. In : Tulving E, Donaldson W, ed. Organization of memory. Academic Press, New York, pp 381-403.
――――（1983）Elements of episodic memory. Clarendon Press, Oxford.
Turck CW, ed. (2008) Biomarkers for psychiatric disorders. Springer, New York.
Turner T (1988) Henry Maudsley : psychiatrist, philosopher and entrepreneur. Psychological Medicine 18 : 551-574.
Tylor EB (1871) Primitive culture : researches into the development of mythology, religion, language, art and custom. J. Murray, London．(比屋根安定 訳：原始文化——神話・哲学・宗教・言語・芸能・風習に関する研究. 誠信書房, 1962.)
Tyson P, Tyson R (1990) Psychoanalytic theories of development : an integration. Yale University Press, London. (馬場禮子 監訳：精神分析的発達論の統合 1. 岩崎学術出版社, 2005./皆川邦直, 山科満 監訳：精神分析的発達論の統合 2. 岩崎学術出版社, 2008.)

U

内村祐之（1940）榊俶先生と東京帝国大学医学部精神病学教室の創設. 精神経誌 40：63-79.
――――（1968）わが歩みし精神医学の道. みすず書房.
――――（1972）精神医学の基本問題——精神病と神経症の構造論の展望. 医学書院.〔病像形成的／病像成因的：pp 119-138.〕
内村祐之, 秋元波留夫, 石橋俊實（1938）あいぬノいむニ就イテ——あいぬノ精神病学的研究 第1報. 精神経誌 42：1-69.
内村祐之, 秋元波留夫, 菅修ほか（1940）東京府下八丈島住民の比較精神医学的併びに遺伝病理学的研究. 精神経誌 44：745-782.
内村祐之, 吉益脩夫 監修（1972）日本の精神鑑定. みすず書房.
内沼幸雄（1975）クレペリンのパラノイア論——精神医学基本問題の形成. 臺弘, 土居健郎 編, 精神医学と疾病概念. 東京大学出版会, pp137-163.
――――（1977）対人恐怖の人間学. 弘文堂.
内山喜久雄（1988）行動療法. 日本文化科学社.
内山喜久雄, 坂野雄二 編（2008）認知行動療法の技法と臨床. 日本評論社.
内山真（2008）睡眠を調節する2つのメカニズム. 薬局 59：3-7.
――――（2009a）うつ病の睡眠操作による治療法. 内山真 編, 精神疾患における睡眠障害の対応と治療. 専

門医のための精神科臨床リュミエール 8. 中山書店, pp 164-174.
内山真（2009b）概日リズム睡眠障害. 日本睡眠学会 編, 睡眠学. 朝倉書店, pp 518-531.
内山真, 大川匡子（2008）睡眠障害の概念と国際分野. 臨床睡眠学——睡眠障害の基礎と臨床. 日本臨床 66（増刊号）: 11-20.
内山登紀夫（2006）本当の TEACCH. 学習研究社.
Udd B, Meola G, Krahe R, et al.（2006）140th ENMC International Workshop : Myotonic Dystrophy DM2/PROMM and other myotonic dystrophies with guidelines on management. Neuromuscul Disord 16 : 403-413.
上地安昭（1984）時間制限心理療法の理論と実際. 金剛出版.
Ueda HR, Hayashi S, Chen W, et al.（2005）System-level identification of transcriptional circuits underlying mammalian circadian clocks. Nat Genet 37 : 187-192.
上田展久, 中村純（2008）SSRI による discontinuation syndrome. 臨床精神薬理 11 : 1821-1826.
上田敏（1983）リハビリテーションを考える——障害者の全人間的復権. 青木書店.
Uematu S（1923）On the pathology of senile psychosis : the differential diagnostic significance of Redlich-Fischer's miliary plaques. J Nerv Ment Dis 57 : 1-253, 131-156, 237-260.
植元行男, 村上靖彦, 藤田早苗ほか（1967）思春期における異常な確信的体験について　その 1——いわゆる思春期妄想症について. 児童精神医学とその近接領域 8 : 155-167.
上野浩晶, 中里雅光（2006）NPY と関連神経ペプチドの機能的相互作用と摂食調節. 日薬理誌 127（2）: 71-82.
Ueno S, Maruki Y, Nakamura M, et al.（2001）The gene encoding a newly discovered protein, chorein, is mutated in chorea-acanthocytosis. Nat Genet 28（2）: 121-122.
上野修一, 小牟禮修, 佐野輝（1997）三塩基繰り返し配列伸張と精神神経疾患. 脳と精神の医学 8 : 245-254.
上野修一, 佐野輝（2000）表現促進・3 塩基繰り返し配列異常伸長. 岡崎祐士, 米田博 編. 精神疾患と遺伝. 松下正明 総編集, 臨床精神医学講座 S11. 中山書店, pp 415-424.
Uhlhaas PJ, Singer W（2010）Abnormal neural oscillations and synchrony in schizophrenia. Nat Rev Neurosci 11 : 100-113.
ウイリス動脈輪閉塞症における病態・治療に関する研究班（2009）もやもや病（ウイリス動脈輪閉塞症）診断・治療ガイドライン. 脳卒中の外科 37（5）: 321-337.
氏原寛, 亀口憲治, 成田善弘ほか 編（2004）心理臨床大事典 改訂版. 培風館.
氏原寛, 岡堂哲雄, 亀口憲治ほか 編（2006）心理査定実践ハンドブック. 創元社.
梅田聡（2005）記憶の障害. 中島義明, 繁枡算男, 箱田裕司 編, 新・心理学の基礎知識. 有斐閣, pp 169-170.
梅末正裕（2006）解離性障害の概念史. 西村良二 編. 解離性障害. 新現代精神医学文庫. 新興医学出版社, pp 13-20.
Ungerleider LG, Mishkin M（1982）Two cortical visual systems. In : Ingle DJ, Goodale MA, Mansfield RJW, ed. Analysis of visual behavior. MIT Press, Cambridge, MA, pp 549-586.
United States. Substance Abuse and Mental Health Services Administration（2003）Illness management & recovery : implementation resource kit. Department of Health and Human Services, Substance Abuse and Mental Health Services Administration, Center for Mental Health Services, Washington DC.（日本精神障害者リハビリテーション学会 訳 : IMR——疾病管理とリカバリー. 1 本編／2 ワークブック編. アメリカ連邦政府 EBP 実施・普及ツールキットシリーズ 5. 地域精神保健福祉機構〔コンボ〕, 2009.）
海野弘（2005）ホモセクシャルの世界史. 文藝春秋.
宇野彰（2007）ことばとこころの発達と障害. 永井書店.
宇野彰, 春原則子, 金子真人ほか（2003）小児失語と言語発達の臨界点. 神経研究の進歩 47 : 694-700.
宇野彰 編著（2007）ことばとこころの発達と障害. 永井書店.
宇野邦一（1997）アルトー——思考と身体. 白水社.
宇野昌人（1991）Schneider, Kurt. 経験的二元論の精神医学. 松下正明 編, 精神医学を築いた人びと　下. ワールドプランニング, pp 61-75.
魚谷隆（1995）京都の精神医療史. 京都府立医科大学精神医学教室開講百年記念誌. 京都府立医科大学精神

医学教室開講百年記念誌編集委員会, pp 11-26.
浦田重治郎ほか（2007）措置入院制度の適正な運用と社会復帰支援に関する研究. 平成16〜18年度 厚生労働科学研究費補助金（障害保健福祉総合研究事業）総括研究報告書.
Ursano RJ, Sonnenberg SM, Lazar SG (1991) Concise guide to psychodynamic psychotherapy. American Psychiatric Press, Washington DC.（鑪幹八郎 監修／茂野良一, 本間望, 中丸恵ほか 訳：力動的精神療法入門. 創元社, 1999.）
Usala T, Clavenna A, Zuddas A, et al. (2008) Randomised controlled trials of selective serotonin reuptake inhibitors in treating depression in children and adolescents: a systematic review and meta-analysis. Eur Neuropsychopharmacol 18 (1): 62-73.
牛島定信（1979）Brief Psychotherapy と Freud, S.. 精神分析研究 23: 207-213.
─── (2001) 甘え, 自己愛, そして森田療法. 精神分析研究 45: 120-128.
─── (2002) 境界性障害. 山崎晃資, 栗田広, 牛島定信ほか 編著, 現代児童青年精神医学. 永井書店, pp 316-317.
─── (2003) トピックス 丸井清泰・森田正馬論争. 日本精神神経学会百年史編集委員会 編, 日本精神神経学会百年史. pp 625-626.
牛島定信 編（2008）境界性パーソナリティ障害──日本版治療ガイドライン. 金剛出版.
臺弘 (2006) 生活療法の基礎理念とその思想史. 精神医学 48: 1237-1252.
臺弘 編 (1978) 分裂病の生活臨床. 創造出版.
臺弘, 湯浅修一 編 (1987) 続・分裂病の生活臨床. 創造出版.

V

Vahia I, Cohen CI, Prehogan A, et al. (2007) Prevalence and impact of paratonia in Alzheimer disease in a multiracial sample. Am J Geriatr Psychiatry. 15: 351-353.
Van der Hart O, Nijenhuis E (2001) Generalized dissociative amnesia: episodic, semantic and procedural memories lost and found. Aust NZ J Psychiatry 35: 589-600.
Van der Kolk BA, McFarlane AC, Weisaeth L (1996) Traumatic stress. The Guilford Press, New York.（西澤哲 監訳：トラウマティック・ストレス, 誠信書房, 2001.）
Van der Kolk BA, Van der Hart O (1989a) Pierre Janet's contributions to traumatic stress theory and research. J Trauma Stress 2: 365-378.
─── (1989b) Pierre Janet and the breakdown of adaptation. Am J Psychiatry 146: 1530-1540.
Varah EC (2001) The Samaritans. In: Shneidman ES ed. Comprehending suicide. American Psychological Association, New York, pp167-178.
Varela F (1996) Neurophenomenology: a methodological remedy to the hard problem. Journal of Consciousness Studies 3: 330-350.
Varela F, Lachaux JP, Rodriguez E, et al. (2001) The brainweb: phase synchronization and large-scale integration. Nat Rev Neurosci 2: 229-239.
Vecsey CG, Baillie GS, Jaganath D, et al. (2009) Sleep deprivation impairs cAMP signaling in the hypocampus. Nature 461: 1122-1125.
Vernon PE (1950) The structure of human abilities. Wiley, New York.
Victor M (1971) Neurologic disorders due to alcoholism and malnutrition. In: Baker AB, Baker LH, ed. Clinical neurology, vol. 4. chapter 61. Harper & Row Publishers, New York, pp 1-94.
Victor M, Adams RD, Collins GH (1971) The Wernicke-Korsakoff syndrome. Blackwell, Oxford.
─── (1989) The Wernicke-Korsakoff syndrome and related neurologic disorders due to alcoholism and malnutrition, 2nd edition. FA Davis, Philadelphia.
Vignaendra V (1974) Positive occipital sharp transients of sleep: relationships to nocturnal sleep cycle in man. Electroencephalogr Clin Neurophysiol 37: 239-246.

Vignolo LA (1969) Auditory agnosia : a review and report of recent evidence. In : Benton AL, ed. Contributions to clinical neuropsychology. Aldine, Chicago, pp 172-208.
Villeneuve A (1972) The rabbit syndrome : a peculiar extrapyramidalreaction. Can Psychiatr Assoc J 17 (suppl. 2) : 69, 1972.
Villinger W (1951) Abnorme seelische Reaktionen im Kindesalter. Mschr Kinderheilk 99 : 93-102.
Vitaterna MH, Pinto LH, Turek FW (2005) Molecular genetic basis for mammalian circadian rhythms. In : Kryger MH, Roth T, Dement WC, ed. Principles and practice of sleep medicine. Elsevier Saunders, Philadelphia, pp 363-374.
Volkmar FR, Rutter M (1995) Childhood disintegrative disorder : Results of the DSM-IV autism field trial. J Am Acad Child Adolesc Psychiatry 34 : 1092-1095.
Vygotsky LS (1934) Мышление и Речь.（柴田義松 訳：思考と言語 上下. 明治図書, 1962.／思考と言語新訳版. 新読書社, 2001.）

W

和田清（2000a）鍵概念としての乱用・依存・中毒. 依存性薬物と乱用・依存・中毒. 星和書店, pp 1-15.
――― （2000b）覚せい剤. 依存性薬物と乱用・依存・中毒. 星和書店, pp 79-115.
――― （2000c）大麻. 依存性薬物と乱用・依存・中毒. 星和書店, pp 127-131.
和田攻 編（2008）メンタルヘルスケア実践ガイド 第2版. 産業医学振興財団.
和田伸一（1991）大脳誘発電位. 3. AEP. 島村宗夫, 柴﨑浩 編, 臨床神経生理学――最近の検査法と臨床応用. 真興交易医書出版部, pp 186-198.
和田豊治（1972）臨床てんかん学. 金原出版.
――― （1975）臨床てんかん学 第2版. 金原出版.〔味覚発作：p 139, ミオクロニーてんかん：pp 211-220.〕
和田有司（2006）視覚発作. 日本てんかん学会用語事典編集委員会 編, てんかん学用語事典. 日本てんかん学会, pp 154-155.
Wagner Jauregg von J (1887) Über die Einwirkung von fieberhaften Erkrankungen auf Psychosen. Jb. F. Psychiat Bd7 : 94-132.
――― (1918-1919) Über die Einwirkung der Malaria auf die progressive Paralyse. Psych Neurol Wschr 20 (21-22) : 132-134/(39-40) : 251-255.
Wagner KD, et al. (2008) An update on depression in children and adolescents. J Clin Psychiatry 69 (11) : 1818-1828.
Walker AE, Lichtenstein RS, Marshall C (1960) A critical analysis of electrocorticography in temporal lobe epilepsy. Arch Neurol 2 : 172-182.
Walker LEA (1979) The battered woman. Harper & Row, New York.（斎藤学 監訳／穂積由利子 訳：バタードウーマン――虐待される妻たち. 金剛出版, 1997.）
――― (2006) Battered woman syndrome : empirical findings. Ann. N. Y. Acad. Sci. 1087 : 142-157.
――― (2009) The battered woman syndrome, 3rd edition. Springer, New York.
Wallerstein RS (1986) Forty-two lives in treatment : a study of psychoanalysis and psychotherapy. Guilford, New York.
――― (1989) Psychoanalysis and psychotherapy : an historical perspective. Internat J Psychoanalysis 70 : 563-591.
Walsh T, Menvielle E (2004) Disorders of elimination. In : Wiener JM, Dulcan MK, ed. Textbook of child and adolescent psychiatry, 3rd edition. American Psychiatric Publishing, Washington DC, pp 743-750.
Walsh V, Ellison A, Battelli L, et al. (1998) Task-specific impairments and enhancements induced by magnetic stimulation of human visual area V5. Proc Biol Sci 265 : 537-543.
Walter WG (1959) Intrinsic rhythms of the brain. In : Field J, Magoun HW, Hall VE, ed. Handbook of

physiology : a critical, comprehensive presentation of physiological knowledge and concepts. Sect. 1 Neurophysiology v. 1. American Physiological Society, Washington DC, pp 279-299.

Walter WG, Cooper R, Aldridge VJ, et al. (1964) Contingent negative variation : an electric sign of sensorimotor association and expectancy in the human brain. Nature 203 : 380-384.

Wang W, Wang W, Guo X, et al. (2009) Hypothalamic hamartoma causing gelastic seizures treated with stereotactic radiofrequency thermocoagulation. Epileptic Disord. Dec 11(4) : 333-338.

Warner R (1994) Recovery from schizophrenia : psychiatry and political economy. Routledge, London.

Warner-Schmidt JL, Duman RS (2006) Hippocampalneurogenesis : opposing effects of stress and antidepressant treatment. Hippocampus 16 (3) : 239-249.

渡辺久子 (2000) 母子臨床と世代間伝達. 金剛出版.

渡辺久雄 (2005) 精神療法における「劇的」な治癒機転——長期予後調査によるその検証. 精神医学 47 : 187-193.

渡辺裕貴 (2002) 二次体性感覚野にてんかん焦点をもつ患者の脳波・脳磁図と臨床症状. 臨床神経生理学 30 : 291-298.

渡辺裕貴, 渡辺雅子 (1998) てんかん発作の診断と鑑別 (発作波捕捉法). 浅井昌弘, 山内俊雄 編, てんかん. 松下正明 総編集, 臨床精神医学講座 9. 中山書店, pp 64-71.

――― (2003) てんかん性不機嫌状態. 精神科治療学 18 : 159-164.

Watson JB (1925) Behaviorism. Norton, New York. (安田一郎 訳 : 行動主義の心理学. 河出書房, 1968.)

和辻哲郎 (1934) 人間の学としての倫理学. 岩波書店.

Wauchope OS (1948) Deviation into sense : the nature of explanation. Harper and Harper, London. (深瀬基寛 訳 : ものの考え方——説明の本質. 弘文堂, 1951./講談社学術文庫, 講談社, 1984.)

Waxman SG, Geschwind N (1974) Hypergraphia in temporal lobe epilepsy. Neurology 24 : 629-639.

Wechsler D (1949) Manual for the Wechsler intelligence scale for children. Psychological Corporation, New York.

――― (1967) Manual for the Wechsler preschool and primary scale of intelligence. Psychological Corporation, San Antonio. (日本心理適正研究所 訳 : WPPSI 知能診断検査手引. 日本文化科学社, 1969.)

――― (1987) Manual for the Wechsler memory scale, revised edition. The Psychological Corporation, San Antonio. (杉下守弘 訳 : 日本版ウエクスラー記憶検査法 (WMS-R). 日本文化科学社, 2001.)

――― (1991) Manual for the Wechsler intelligence scale for children, 3rd edition. Psychological Corporation, New York. (東洋, 上野一彦, 藤田和弘ほか 〔日本版 WISC-Ⅲ刊行委員会〕 訳編 : 日本版 WISC-Ⅲ知能検査法. 日本文化科学社, 1998.)

――― (1997) Wechsler Adult Intelligence Scale, 3rd edition (WAIS-Ⅲ). Harcourt Assessment, San Antonio. (日本版 WAIS-Ⅲ刊行委員会 訳編 : 日本版 WAIS-Ⅲ成人知能検査法 理論マニュアル. 日本文化科学社, 2006.)

Weetman AP (2003) Grave's disease 1835-2002. Horm Res 59 (Suppl 1) : 114-118.

Weinstein EA, Kahn RL (1952) Nonaphasic misnaming (paraphasia) in organic brain disease. Arch Neurol Psycahiat 67 : 72-79.

Weishaar ME (1993) Aaron T. Beck. Sage Pulications of London. (大野裕 監訳 : アーロン・T・ベック——認知療法の成立と展開. 創元社, 2009.)

Weiss PH, Flink GR (2009) Grapheme-colour synaesthetes show increased grey matter volumes of parietal fusiform cortex. Brain132 : 65-70.

Weiss RD, Mirin SM (1987) Cocaine. American Psychiatric Press, Washington DC. (和田清, 小沼杏坪, 永井潔ほか 訳 : コカイン. 星和書店, 1991.)

Weissman MM, Markowitz JC, Klerman GL (2000) Comprehensive guide to interpersonal psychotherapy. Basic Books, New York. (水島広子 訳 : 対人関係療法総合ガイド. 岩崎学術出版社, 2009.)

Weitbrecht HJ (1949) Studie zur Psychopathologie Krampfbehandelter Psychosen. Thieme, Stuttgart.

――― (1952) Zur Typologie depressiver Psychosen. Fortschritte der Neurologie, Psychiatrie und ihrer

Grenzgebiete 20 : 247-269.
Weitbrecht HJ (1960) Depressive endogene und manische Psychosen. In : Psychiatrie der Gegenwart, Bd. 2. Springer, Berlin, pp 83-140.
─── (1967) Kurt Schneider 80 Jahre : 80 Jahre Psychopathologie. Fortschr Neurol Psychiat 35 (10) : 497-515.
Weizsäcker V von (1926) Wahrnehmen und Bewegen : Die Tätigkeit des Nervensystems. Suhrkamp Verlag, Frankfurt.
─── (1927) Über medizinische Anthropologie. Philosophischer Anzeiger 2 : 236.（濱中淑彦 訳：医学的人間学. 精神医学 17 : 1209-1220, 1975.）
─── (1940) Der Gestaltkreis : Theorie der Einheit von Wahrnehmen und Bewegen. Thieme, Stuttgart.（木村敏, 濱中淑彦 訳：ゲシュタルトクライス──知覚と運動の人間学. みすず書房, 1995.）
─── (1954) Am Anfang schuf Gott Himmel und Erde. Vandenhoeck & Ruprecht, Göttingen.（大橋博司 訳：神・人間・自然. みすず書房, 1971.）
Wernicke C (1874) Der aphasische Symptomenkomplex. M. Cohen u. Weiger, Breslau.
─── (1881) Lehrbuch der Gehirnkrankheiten, Bd. 2. Kassel, Berlin, p 229.
─── (1894) Grundriß der Psychiatrie. Georg Thieme, Leipzig.
─── (1990) Grundriß der Psychiatrie in klinischen Vorlesungen. G. Thieme, Leibzig./2 Aufl. G. Thieme, Leibzig, 1906.
Wertheimer M (1923) Untersuchungen zur Lehre von der Gestalt, Ⅰ/Ⅱ. Psychologische Forschung 4 : 301.
Wertz RT, LaPointe LL, Rosenbek JC (1984) Apraxia of speech in adults : the disorder and management. Grune & Stratton, Orland.
West DJ, Walk A (1977) Daniel McNaughton : his trial and the aftermath. Gaskell, London.
West ED, Dally PJ (1959) Effects of iproniazid in depressive syndromes. Br Med J 1 (5136): 1491-1494.
West WJ (1841) On a peculiar form of infantile convulsions. Lancet 1 : 724-725.
Westermann J (1922) Über die vitale Depression. Z ges Neurol Psychiatr Orig 77 : 391-422.
Westphal C (1883) Über eine dem Bilde der cerebrospinalen grauen Degeneration-ähnliche Erkrankung des zentralen Nervensystems ohne anatomischen Befund, nebst einigen Bemerkungen über paradoxe Contraction. Arch Psychiatr Nervenkr 14 : 87-127.
Westrin A, Lam RW (2007) Seasonal affective disorder : a clinical update. Ann Clin Psychiatry 19 : 239-246.
Wetzel A (1922) Das Weltuntergangserleben in der Schizophrenie. Z Neur 78 : 403.
White BJ, Madara EJ (2002) The self-help group sourcebook : your guide to community and online support groups, 7th edition. Saint Clares Health Services, Denville.
White M (2007) Maps of narrative practice. W. W. Norton, New York.（小森康永, 奥野光 訳：ナラティヴ実践地図. 金剛出版, 2009.）
White M, Epston D (1990) Narrative means to therapeutic ends. W. W. Norton, New York.（小森康永 訳：物語としての家族. 金剛出版, 1992.）
White WL (1998) Slaying the dragon : the history of addiction treatment and recovery in America. Chestnut Health Systems/Lighthouse Institute, Bloomington.（鈴木美保子, 山本幸枝, 麻生克郎ほか 訳：米国アディクション列伝──スレイング・ザ・ドラゴン──アメリカにおけるアディクション治療と回復の歴史. 特定非営利活動法人ジャパンマック, 2007.）
Whitfield C (1987) Healing the child within. Health Communications, Hollywood.
Wiebe S, Blume WT, Girvin JP, et al. (2001) A randomized, controlled trial of surgery for temporal-lobe epilepsy. N Engl J Med 345 (5) : 311-318.
Wieck HH (1956) Zur Klinik der sogennanten symptomatichen Psychoses. Dtsch Med Wochenschr 78 : 1445.
─── (1962) Zur Analyse der Syndromgenese bei körperlich begründbaren Psychosen. In : Kranz H, hrsg. Psychopathologie Heute. Georg Thieme, Stuttgart.
Wieczorek V (1991) In memoriam Hans Berger (1873-1941). Entdecker des Elektroencephalogramms des Menschen. Nervenarzt 62 : 457-459.

Wilkins RH, Brody IA (1969) The thalamic syndrome. Arch Neurol 20 : 559-562.
Wilkinson LS, Davies W, Isles AR (2007) Genomic imprinting effects on brain development and function. Nat Rev Neurosci 8 (11) : 832-843.
Willi J (1972) Die hysterischer Ehe. Psyche 24 : 326-356.
——— (1975) Die Zweierbeziehung. Rowohlt Verlag, Reinbek bei Hamburg.（中野良平, 奥村満佐子 訳：夫婦関係の精神分析. 法政大学出版局, 1985.）
——— (1978) Therapie der Zweierbeziehung. Rowohlt Verlag, Reinbek bei Hamburg.（奥村満佐子 訳：夫婦関係の治療. 法政大学出版局, 1991.）
——— (1996) Ökologische Psychotherapie. Hogrefe, Göttingen.（奥村満佐子 訳：エコ心理療法, 法政大学出版局, 2006.）
Williams JBW, Gibbon M, First MB, et al. (1992) The structured clinical interview for DSM-III-R (SCID). II. Multisite test-retest reliability. Arch Gen Psychiatry 49 (8) : 630-636.
Willis T (1685) The London practice of physic, 1st edition. Basset and Crooke, London, p 404.
Wilmanns K (1906) Zur Psychopathologie der Landstreicher. Barth, Leipzig.
——— (1940) Über Morde im Prodromalstadium det Schizophrenie. Z ges Neurol Psychiat 170 : 583-662.（影山任佐 訳：精神分裂病前駆期における殺人について. 精神医学 27：853-860, 971-976, 1985./松下正明, 影山任佐 編：気分障害・非定型精神病／児童精神医学／精神科治療／社会精神医学・司法精神医学. 現代精神医学の礎 4. 時空出版, 2010, pp. 568-598.）
Wilmanns K, hrsg. (1932) Die Schizophrenie. Bumke O, hrsg. Handbuch der Geisteskrankheiten 9. Springer, Berlin.
Wilson BA (1987) Rehabilitation of memory. Guilford Press, New York.
Wilson SAK (1912) Progressive lenticular degeneration : a familial nervous disease associated with cirrhosis of the liver. Brain 34 : 295-509.
Wing JK (1978) Schizophrenia : towards a new synthesis. Academic Press, London.
——— (1978/2009) Reasoning about madness. Transaction Publishers, New Jersey.
——— (2006) Diagnosis and clinical measurement in psychiatry. Cambridge University Press, London.
Wing JK, Brown GW (1970) Institutionalism and schizophrenia : a comparative study of three mental hospitals, 1960-1968. Cambridge University Press, Cambridge.
Wing JK, Cooper J, Sartorius N (1974) Measurement and classification of psychiatric symptoms : an instruction manual for the PSE and Catego Program. Cambridge University Press, London.（高橋良, 中根允文 訳：精神症状の測定と分類——現在症診察表とカテゴプログラムのための指導手引. 医学書院, 1981.）
Wing JK, Sartorius N, Üstün TB (1998/2007) Diagnosis and clinical measurement in psychiatry : a reference manual for scan/PSE-10. Cambridge University Press, London.
Wing L (1981) Asperger's syndrome : a clinical account. Psychological Medicine 11 : 115-129.（門眞一郎 訳：アスペルガー症候群——臨床的知見. 高木隆郎, Rutter M, Schopler E 編, 自閉症と発達障害研究の進歩 4. 星和書店, pp 102-120, 2000.）
——— (1996) The autistic spectrum : a guide for parents and professionals. Constable, London.（久保紘章, 佐々木正美, 清水康夫 訳：自閉症スペクトル——親と専門家のためのガイドブック. 東京書籍, 1998.）
——— (2002) The diagnostic interview for social and communication disorders (DISCO), 11th edition.（内山登紀夫, 吉田友子, 藤岡宏ほか 訳：DISCO11 日本語版. 2007.）
Wing L, Gould J (1979) Severe impairments of social interaction and associated abnormalities in children : epidemiology and classification. J Autism Dev Disord 9 : 11-29.
Winkler WT (1954) Zum Begriff der "Ich-Anachorese" beim schizophrenen Erleben. Arch Psychiatr 192 (3) : 234-240.
Winne LC, Rychoff IM, Day J, et al. (1958) Pseudo-mutuality in the family relations of schizophrenics. Psychiatry 21 : 205-220.

Winnicott DW (1951) Transitional object and transitional phenomena. In : Playing and reality. Tavistock, London, 1971, pp 1-25.（橋本雅雄 訳：移行対象と移行現象. 遊ぶことと現実. 岩崎学術出版社, 1979, pp 1-35.）

───── (1955) Metapsychological and clinical aspects of regression within the psycho-analytical set-up. International Journal of Psycho-Analysis 36：16-26.

───── (1958) Collected papers : through paediatrics to psycho-analysis. Tavistock Publication, London.（北山修 監訳：小児医学から精神分析へ──ウィニコット臨床論文集. 岩崎学術出版社, 2005.）

───── (1965) The maturational processes and the facilitating environment : studies in the theory of emotional development. The Hogarth Press / The Institute of Psycho-Analysis, London.（牛島定信 訳：情緒発達の精神分析理論──自我の芽ばえと母なるもの. 岩崎学術出版社, 1977/2000.）

───── (1968) The squiggle game. In : Psycho-analytic explorations. Karnac, London, 1989.（牛島定信 監訳：精神分析的探求 3. 岩崎学術出版社, 1998.）

───── (1971a) Playing and reality. Tavistock Publication, London./Basic Books, New York.（橋本雅雄 訳：遊ぶことと現実. 岩崎学術出版社, 1979.）

───── (1971b) Therapeutic consultations in child psychiatry. Hogarth Press, London.（橋本雅雄 監訳：子どもの治療相談 1-2. 岩崎学術出版社, 1987.）

───── (1986) Holding and interpretation : fragment of an analysis. Hogarth Press, London.（北山修 監訳：抱えることと解釈. 岩崎学術出版社, 1989.）

Woititz JG (1990) Adult children of alcoholics, expanded edition. Health Communications, Inc., Deerfield Beach.（斎藤学監訳／白根伊登恵訳：アダルト・チルドレン──アルコール問題家族で育った子供たち. 金剛出版, 1997.）

Wolfe F, Smythe HA, Yunus MB, et al. (1990) The American College of Rheumatology 1990 criteria for the classification of fibromyalgia : report of the multicenter criteria committee. Arthritis Rheum 33：160-172.

Wolpe J (1952) Experimental neurosis as learned behavior. Br J Psychol 42：243-268.

───── (1969/1973/1982/1990) The practice of behavior therapy. Pergamon Press, New York.（内山喜久雄 監訳：神経症の行動療法──新版行動療法の実際. 黎明書房, 1987/2005.）

Wolpert I (1924) Die Simultanagnosie : Störung der Gesamtauffassung. Z Gesamte Neurol Psychiatr 93：397-415.

Woods BT, Teuber HL (1978) Changing patterns of childhood aphasia. Ann Neurol 3：273-280.

Worden JW (1982) Grief counseling and grief therapy : a handbook for the mental health practitioner. Springer, New York./2nd edition, 1991.（鳴澤實 監訳：グリーフカウンセリング. 川島書店, 1993.）

World Health Organization (1992). The ICD-10 classification of mental and behavioural disorders : clinical descriptions and diagnostic guidelines. Geneva.（融道男, 中根允文, 小見山実ほか監訳：ICD-10 精神および行動の障害──臨床記述と診断ガイドライン 新訂版. 医学書院, 2005.）

───── (1993) The ICD-10 classification of mental and behavioural disorders : diagnostic criteria for research. Geneva.（中根允文, 岡崎祐士, 藤原妙子ほか 訳：ICD-10 精神および行動の障害──DCR 研究用診断基準 新訂版. 医学書院, 2008.）

───── (1997) The Composite International Diagnostic Interview (CIDI), version 2.1. World Health Organization, Geneva.（川上憲人ほか 訳：統合国際診断面接（CIDI）──コア・バージョン 2.1. 私家版, 2000.）

───── (2001) ICF : International classification of functioning, disability and health. Geneva.（障害者福祉研究会 編, ICF 国際生活機能分類──国際障害分類 改定版. 中央法規出版. 2002.）

───── (2005) Preventing violence and reducing its impact : how development agencies can help. Geneva.

World Health Organization QOL group (1997) WHOQOL : measuring quality of life. Geneva.

World Medical Association (2002) World Medical Association Declaration of Helsinki : ethical principles for medical research involving human subjects. J Postgrad Med 48：206-208.

Wright JH, Basco MR, Thase ME (2006) Learning cognitive-behavior therapy : an illustrated guide. American

Psychiatric Publishing. (大野裕 訳:認知行動療法トレーニングブック. 医学書院, 2007.)
Wright JH, Sudak DM, Turkington D (2010) High-yield cognitive-behavior therapy for brief sessions: an illustrated guide. American Psychiatric Publishing.
Wundt WM (1912) Elemente der Völkerpsychologie: Grundlinien einer psychologischen Entwicklungsgeschichte der Menschheit. Barth, Leipzig.
Wyrsch J (1940) Über die psychopathologie einfacher Schizophrenien. Mschr Psychiat Neurol 102: 75-106.

Y

八木剛平 (1993) 精神分裂病の薬物治療学——ネオヒポクラティズムの提唱. 金原出版.
――― (2005) 現代精神医学定説批判——ネオヒポクラティズムの眺望. 金原出版.
八木剛平, 田辺英 (1999) 精神病治療の開発思想史——ネオヒポクラティズムの系譜. 星和書店.
――― (2002) 日本精神治療史. 金原出版.
八木和一 (2009) 抗てんかん薬——開発と歴史. 最新精神医学 14: 313-317.
Yakovlev PI (1970) Constantin von Monakow (1853-1930). In: Haymaker W, Schiller F, ed. The founders of neurology: one hundred and forty-six biographical sketches by eighty-eight authors, 2nd edition. Charles C Thomas Publisher, Springfield, pp 484-488.
Yalom ID (1995) The theory and practice of group psychotherapy, 4th edition. Basic Books, New York.
Yalom ID, Lunde DT, Moos RM, et al. (1968) "Postpartum Blues" syndrome a description and related variables. Archives of General Psychiatry 18: 16-27.
山田和夫 (1996) 文学とのかかわり. 精神医学がわかる。AERA MOOK. 朝日新聞社, pp 127-131.
――― (1999) 神経症の治療史. 松下正明, 昼田源四郎 編, 精神医療の歴史. 松下正明 総編集, 臨床精神医学講座 S1. 中山書店, pp 443-461.
――― (2005) 病跡学の過去・現在・未来. 日本病跡学雑誌 75: 13-17.
Yamada K, Gerber DJ, Iwayama Y, et al (2007) Genetic analysis of the calcineurin pathway identifies members of the *EGR* gene family, specifically *EGR3*, as potential susceptibility candidates in schizophrenia. Proc Natl Acad Sci USA 104: 2815-2820.
山田和男, 神庭重信 (1997) 実践漢方医学——精神科医・心療内科医のために. 星和書店.
山田禎一 編 (2007) 秋元波留夫 1906-2007——明治→平成を駆け抜けたやさしい巨人. 創造出版.
山田光胤 (1970) 江戸時代の精神病学における一本堂——『行余医言』巻五. 日本医史学雑誌 16 (3): 34-43.
山田照胤 (1957) 江戸時代の精神病書, 癲癇狂経験篇について. 日本東洋医学会雑誌 8 (3): 17-20.
山鳥重 (1985a) 神経心理学入門. 医学書院.
――― (1985b) 作話. 神経心理学入門. 医学書院, p267.
――― (1994) 観念失行—使用失行—のメカニズム. 神経研究の進歩 38: 540-546.
――― (2002) 記憶の神経心理学. 医学書院.
山上皓 (2006) 精神医学からみた刑事責任能力. 松下正明 総編集/中谷陽二 編, 刑事事件と精神鑑定. 司法精神医学 2. 中山書店, pp 11-19.
山上敏子 (2007) 「系統的脱感作法の適応についての一考察」とその後. 精神経誌 109 (12): 1095-1099.
山口弘幸 (2007) 障害者自立支援法と小規模作業所——事業体系移行を巡る課題検討. 長崎ウエスレヤン大学現代社会学部紀要 5 (1): 79-90.
山口一郎 (2005) 存在から生成へ——フッサール発生的現象学研究. 知泉書館.
山口直彦, 中井久夫 (1985) 分裂病における知覚潰乱発作について. 内沼幸雄 編, 分裂病の精神病理 14. 東京大学出版会, pp 295-314.
山口成良 (1979) わが国における"神経内科"の語源について. 神経内科 11 (5): 493-494.
――― (1994) Berger, Hans——ヒトの脳波の発見者;その業績と性格. 松下正明 編, 続 精神医学を築いた人びと 下. ワールドプランニング, pp 1-13.
――― (1998) 十全同窓人物伝 4 わが国の神経精神医学の開拓者 松原三郎——明治 31 年四高医学部卒

業. 十全同窓会会報 109：14-15.
山口成良（2003）ベルガー. 酒井明夫 編, こころの科学の誕生. 日本評論社, pp 143-155.
───（2008）日本の脳研究者たち 第 45 回──秋元波留夫 1906-2007. Brain Medical 20（2）：196-199.
───（2009）上行性網様体賦活系の提唱者 H. W. マグーン教授. 一精神科医のエッセイ──心の憩い. 北国新聞社, pp 131-136.
Yamamoto J, Okonogi K, Iwasaki T, et al.（1969）Mourning in Japan. American Journal of Psychiatry 125：1660-1665.
山本紘世（2007a）入院形態と行動の制限. 高柳功, 山角駿 編, 精神保健福祉法の最新知識. 中央法規出版, pp 9-28.
───（2007b）精神障害者と人権擁護. 高柳功, 山角駿 編, 精神保健福祉法の最新知識. 中央法規出版, pp 33-45.
山本暢朋, 稲田俊也（2008）精神・神経系障害. 高橋隆一 監修, 医薬品副作用ハンドブック. 日本臨床社, pp 59-63.
山本経之（2007）カンナビノイド受容体──中枢神経系における役割. 日薬理誌 130：135-140.
山村道雄（1936）人嫌ひの傾向（Menschenscheu）に就いて. 東北大学精神病学教室業報 5：45.
山中康裕（2009a）人間学的精神療法. 精神科治療学 24（増刊号）：50-51.
───（2009b）深奥なる心理臨床のために. 遠見書房.
山中康裕, 皆藤章, 角野善宏 編（2005）バウムの心理臨床. 創元社.
山下格（1989）若年周期精神病. 金剛出版.
Yamashita I（1993）Periodic psychosis of adolescence. Hokkaido University Press.
山下俊幸（2009）精神保健福祉センター. 精神保健福祉白書編集委員会 編, 精神保健福祉白書 2010 年版. 中央法規出版, p 59.
山内俊雄（2004）性同一性障害の基礎と臨床 改訂版. 新興医学出版社.
山脇成人, 内富庸介（1997）サイコオンコロジー──がん医療における心の医学. 診療新社.
山崎晃資, 牛島定信, 栗田広ほか 編著（2002）現代児童青年精神医学. 永井書店.
山崎康博, 須藤章, 伊藤智城ほか（2009）情動で笑い発作が誘発された前頭葉てんかんの 1 例：BRAIN and NERVE 61（8）：989-993.
矢野純（1983）仮面うつ病. 飯田眞 編, 躁うつ病. 国際医書出版, pp 72-79.
Yap PM（1969）The culture-bound reactive syndromes. In：Caudill W, Lin TY, ed. Mental health research in Asia and the Pacific. East-West Center Press, Honolulu, pp 33-53.
───（1974）Comparative psychiatry：a theoretical framework. University of Toronto Press, Toronto.
Yapko MD（1984/2003）Trancework：an introduction to the practice of clinical hypnosis. Routledge, New York.
安井広（1995）ベルツの生涯──近代医学導入の父. 思文閣出版.
安河内五郎, 向笠広次（1939）精神分離症の電撃痙攣療法について. 福岡医科大学雑誌 32：1437-1440.
安永浩（1960）分裂病の基本障害について. 精神経誌 62（3）：1-30.（ファントム空間論──分裂病の論理学的精神病理. 安永浩著作集 1. 金剛出版, 1992. に所収）
───（1972）分裂病症状機構に関する一仮説──ファントム空間論について. 土居健郎 編, 分裂病の精神病理 1. 東京大学出版会, pp 187-218.
───（1978）分裂病の論理学的精神病理. 医学書院.
───（1981）分裂病と自我図式偏位──擬遊戯（演技）性, 擬憑依, 幻聴. 藤縄昭 編, 分裂病の精神病理 10. 東京大学出版会, pp 135-174.
───（1992a）ファントム空間論──分裂病の論理学的精神病理. 安永浩著作集 1. 金剛出版.
───（1992b）ファントム空間論の発展. 安永浩著作集 2. 金剛出版.
───（1999）精神の幾何学 新装版. 岩波書店, pp 187-265（第 3 部）.
───（2002）第 8 章 O. S. ウォーコップの次世代への寄与. 精神科医のものの考え方. 金剛出版.
───（2003）O. S. ウォーコップ続報.「宗教・多重人格・分裂病」その他四章. 星和書店, pp 221-あとがき後半.

横藤田誠（2002）法廷のなかの精神疾患——アメリカの経験. 日本評論社.
横田雅史 編著／福田素子（2009）空への手紙——病弱教育理解のために 1. ジアース教育新社.
横田俊平（2003）インフルエンザ脳症——病態と発症メカニズム. 日本臨牀 61（11）：1953-1958.
吉田一郎（2003）インフルエンザ脳症類縁疾患とその鑑別——Reye 症候群, 急性壊死性脳症, 出血性ショック脳症候群. 日本臨牀 61（11）：1959-1962.
吉田勝方 編（1977）俤——創立 50 周年記念松原三郎追憶集. 松原病院.
吉田充孝, 切池信夫, 永田利彦ほか（1995）強迫性障害に対する Maudsley Obsessional Compulsive Inventory（MOCI）邦訳版の有効性について. 精神医学 37（3）：291-296.
吉田禎吾（1972）日本の憑きもの. 中央公論社.
吉川武男（2008）動物モデル. 上島国利・樋口輝彦・野村総一郎ほか 編, 気分障害. 医学書院, pp 260-271.
吉益脩夫（1955）犯罪病理学. 朝日新聞社.
――――（1958）犯罪学概論. 有斐閣.
吉松和哉（1966）セネストパチーの精神病理. 精神経誌 68：872-890.
吉見陽, 野田幸裕（2007）COMT とドパミン関連. Schizophrenia Frontier 8：159-164.
吉本伊信（1983）内観への招待. 朱鷺書房.
――――（1997）内観法. 春秋社.
吉村玲児, 中村純（2000）薬物による睡眠障害とその対応. 川原隆造, 前田久雄, 吉岡伸一 編著, 現代病としての睡眠障害. 日本評論社, pp 171-194.
吉村壮平, 吾郷哲朗, 井林雪郎（2005）神経ベーチェット病. 分子脳血管病 4：221-228.
吉野文浩, 加藤元一郎（2003）アルツハイマー型痴呆の意味記憶障害——障害構造の分析と意味痴呆・選択的意味記憶障害例との比較. 高次脳機能研究 23：119-129.
吉岡充弘（2009）神経情報伝達のメカニズム. 樋口輝彦, 小山司 監修／神庭重信, 大森哲郎, 加藤忠史 編, 臨床精神薬理ハンドブック 第 2 版. 医学書院, pp 3-20.
吉岡真二（1964）精神障害者監護法から精神衛生法まで. 精神医療史研究会 編, 精神衛生法をめぐる諸問題. 松沢病院医局病院問題研究会, pp 8-34.
吉岡隆 編（2000）共依存——自己喪失の病. 中央法規出版.
Yoshiuchi K, Kumano H, Nomura S, et al. (1998) Stressful life events and smoking were associated with Graves' disease in women, but not in men. Psychosomatic Medicine 60：182-185.
Young A (1995) Harmony of illusion. Princeton Univ, Princeton. (中井久夫, 大月康義, 下地明友ほか 訳：PTSD の医療人類学. みすず書房, 2001.)
Young K (2009) Issues for internet addiction as a new diagnosis in the DSM-V. American Psychological Association, Washington DC. Retrieved from PsycEXTRA database.
Young RC, Biggs JT, Ziegler VE, et al. (1978) A rating scale for mania. Br J Psychiatry 133：429-435.
Yu CE, Oshima J, Fu YH, et al. (1996) Positional cloning of the Werner's syndrome gene. Science 272：258-262.
Yung AR, McGorry PD (1996) The prodromal phase of the first-episode psychosis：past and current conceptionalizations. Schizophr Bull 22：353-370.
Yung AR, Phillips LJ, Yuen HP, et al. (2003) Psychosis prediction：12-month follow up of a high-risk ('prodromal') group. Schizophrenia Research 60：21-32.
遊佐安一郎（1984）家族療法入門——システムズ・アプローチの理論と実際. 星和書店.
湯澤三千男（1920）精神病院法に就て. 神経学雑誌 19：489-495, 543-550.

Z

Zaferiou DI (2004) Primitive reflexes and postural reactions in the neurodevelopmental examination. Pediatrics Neurology 31：1-8.
Zanarini MC, Gunderson JG, Frankenburg FR, et al. (1989) The revised diagnostic interview for borderlines：discriminating BPD from other Axis II disorders. Journal of Personality Disorders 3：10-18.

Zehr H (1990) Changing lenses : a new focus for crime and justice. Herald Press, Scottdale. (西村春夫, 細井洋子, 高橋則夫 監訳：修復的司法とは何か――応報から関係修復へ. 新泉社, 2003.)
Zeig JK, Munion WM (1999) Milton H. Erickson. Key figures in counselling and psychotherapy series. Sage Publications Ltd., Thousand Oaks/London. (中野善行, 虫明修 訳：ミルトン・エリクソン――その生涯と治療技法. 金剛出版, 2003.)
Zeki S, Marini L (1998) Three cortical stages of colour processing in the human brain. Brain 121 : 1669-1685.
全家連30年史編集委員会 編 (1997) みんなで歩けば道になる――全家連30年のあゆみ. 全国精神障害者家族会連合会.
喘息予防・管理ガイドライン作成委員 (2009) 喘息予防・管理ガイドライン. 協和企画.
Zerssen D von (1977) Premorbid personality and affective psychoses. In : Barrows GD, ed. Handbook of studies on depression. Excerpta Medica, Amsterdam/London/New York, pp 79-103.
――― (1991) Zur prämorbiden Persönlichkeit des Melancholikers. In : Mundt Ch, Fiedler P, Lang H, et al. ed. Depressionskonzepte heute. Springer, Berlin, pp 76-94.
――― (1992) Der "Typus manicus" : eine Variante der Zyklothymie? In : Marneros A, Philipp M, ed. Persönlichkeit und psychische Erkrankung. Springer, Berlin, pp 72-86.
Zetzel ER (1956) Current concepts of transferense. International Journal of Psychoanalysis 37 : 369-376.
――― (1968) The so called good hysteric. International Journal of Psychoanalysis 49 : 256-260.
Zhang Y, Proenca R, Maffei M, et al. (1994) Positional cloning of the mouse obese gene and its human homologue. Nature 372 : 425-432.
Zhu G, Okada M, Yoshida Y, et al. (2008) Rats harboring S284L Chrna4 Mutation show attenunation of synaptic and extrasynaptic GABAergic transmission and exhibit the nocturnal frontal lobe epilepsy phenotype. J Neurosci 28 : 12465-12476.
Zigmond AS, Snaith RP (1983) The hospital anxiety and depression scale. Acta Psychiatr Scand 67 (6)：361-370. (北村俊則 訳：Hospital anxiety and depression scale (HAD 尺度). 季刊 精神科診断学 4 (3)：371-372. 1993.)
Zilboorg G (1941a) A history of medical psychology. W. W. Norton, New York. (神谷美恵子 訳：医学的心理学史. みすず書房, 1958.)
――― (1941b) Ambulatory schizophrenias. Psychiatry 4 : 149-155.
――― (1954) The psychology of the criminal act and punishment. Greenwood Press, Westport. (西村克彦 訳：犯罪行為と刑罰の心理. 一粒社, 1960.)
Zoccali R, Muscatello MR, Bruno A, et al. (2007) The effect of lamotrigine augmentation of clozapine in a sample of treatment-resistant schizophrenic patients : a double-blind, placebo-controlled study. Schizophr Res 93 : 109-116.
Zola-Morgan S, Squire LR, Amaral DG (1986) Human amnesia and the medial temporal region : enduring memory impairment following a bilateral lesion limited to field CA1 of the hippocampus. J Neurosci 6 : 2950-2967.
Zubin J, Spring B (1977) Vulnerability : a new view of schizophrenia. J Abnorm Psychol 86 (2) : 103-126.
Zung WWK (1965) A self-rating depression scale. Arch Gen Psychiatry 12 : 63-70.
Zustände mit einem Iminodibenzylderivat(G22355), Schweiz Med Wschr 37 : 1135-1140.
Zutt J (1949) Kurt Beringer. 1893-1949 : Ein Nachruf. In : Pieper W, hrsg. Kurt Beringer und die Heidelberger Drogenforschung der 20er Jahre. Werner Pieper & The Grüne Kraft, Lörbach, pp 73-75.
――― (1963) Auf dem Weg zu einer anthropologischen Psychiatrie. Springer, Berlin/Göttingen/Heidelberg.
――― (1970) Freiheitsverlust und Freiheitsentziehung : Schicksale sogenannter Geisteskranker. Springer, Berlin/Heidelberg/New York. (山本巌夫, 山崎信之, 新居昭紀ほか 訳：自由の喪失と自由の剥奪――いわゆる精神障害者の運命. 岩崎学術出版社, 1974.)
Zutt J, Kulenkampff C (1958) Das Paranoide Syndrom in Anthropologischer Sicht. Springer, Berlin/Göttingen/Heidelberg.

索引

和文事項索引
欧文事項索引
人名索引
執筆者名索引

索引 凡例

1. 和文事項索引,欧文事項索引,人名索引,執筆者名索引の4種類に分けた。
2. 配列は以下の原則による。
   (1) 和文事項索引は本文と同基準の五十音順。
   (2) 欧文事項索引はアルファベット順。
   (3) 人名索引は姓のアルファベット順。日本人はヘボン式のローマ字による読みで配列に組み込んだ。姓が同一の場合はパーソナルネームのアルファベット順に配列する。
   (4) 執筆者名索引は姓(同姓の場合はパーソナルネーム)の五十音順に配列した。
3. 和文事項索引におけるギリシャ文字始まり,数字始まり,アルファベット始まりの索引語,また欧文事項索引におけるギリシャ文字始まり,数字始まりの索引語は,それぞれの末尾に一括した。
4. ノンブル(索引語の出現ページを表わす数字)の後の l と r はそれぞれの該当ページの左欄,右欄を表す。また太数字はその索引語が本文項目の見出しとして掲載されているページを表す。

和文事項索引

ア

愛［精神分析］ **1**l
愛［生物学］ **1**r
IRM ➡生得的触発機構〔IRM〕
IRB **1**r
IMR **2**l
アイカメラ 690r
IQ ➡知能指数
アイコニックメモリ 170r
ICF ➡国際生活機能分類〔ICF〕
ICD **2**l,335l
ICU 症候群 **3**l
相性 640r
あいだ **3**r,724l
愛他主義 **4**l,956r
愛他的自殺 22l,736l
愛他的同一化 956r
愛他的な譲渡 **4**r
愛着 60l,752l,793l
愛着 ➡アタッチメント〔愛着〕
愛着関係 780r
愛着形成 485l,923l
愛着行動システム 964l
愛着障害 922r,963r
愛着パターン 38l
愛着理論 19r,611r,959r,964l,1011r
ITT 解析 **4**r
ITPA **5**l
アイデンティティ 388l,563l,662r
アイデンティティ ➡自我同一性
アイヌ 1055r
IPO（パーソナリティ構造質問票）**5**l
愛糞 497r
アウェークニング **5**r
アヴェロンの野生児［症例］ **5**r
アウグステ・データ［症例］ **6**l
アウトサイダー・アート 888l,929l
アウトリーチ 642l
アウトリーチサービス **6**r,683l,959l
アウラ 633l
アウラ ➡前兆
青い鳥症候群 **7**l,875l
アーガイル・ロバートソン症状 **7**l
アーガイル・ロバートソン徴候 844r

アーガイル・ロバートソン瞳孔 526l,616r,982l
アカシジア 315l,545r,680l,731r
アカシジア ➡錐体外路症状
赤ちゃん返り 766r
アカデミックハラスメント **7**l,851l
亜急性壊死性脳症 91l
亜急性海綿状脳症 8l,926l
亜急性硬化性全脳炎（SSPE） 8r,457l,570l,805l,978l
悪意的変形 38r
悪性緊張病 701r
悪性高血圧 308l
悪性腫瘍 498l,528l
悪性症候群 8r,315l,776l
悪性退行期精神病 261r
アクチグラフ 9r,134l
アクティベーション症候群〔賦活症候群〕 9r,303r,314r
アクティングアウト ➡行動化
アクティングイン **10**l
ACT **10**r,105l
悪魔憑き **10**r,98l
悪夢 **11**l,549r
アクロポリス体験 **11**l
アクロマジア 672r
アゴニスト〔作動薬〕 **11**r
亜昏迷 353l
亜昏迷 ➡昏迷
アザラシ症 370l
アジソン病 **11**l,103l,498l,914r
味と雰囲気 737l
アジネルジー 844r
芦原将軍［症例］ **12**l
足フェティシズム 254l
阿闍世コンプレックス **12**r,124l,337r,352l,544l
アズィフパーソナリティ **13**,917l
「アズイフ」防衛組織 13r
アストロサイト 255l,514l,523l
アストロサイト斑 676l
アスペルガー障害 305l,329r,419l,442r
アスペルガー症候群 13r,**14**l,87r,211r,305l,329r,443l,444l,495r,558r,927r
アセスメント 275r,1074l
アセチルコリン 14r,284l,520l
アセチルコリン細胞 553r

アセチルコリン受容体 ➡アセチルコリン
アセチルコリン受容体 15l
アセトアルデヒド 34l
遊び **15**r,487l,649l
あそび療法 574l
遊ぶこと **16**l,649l
アタッチメント〔愛着〕 **16**l,100l,963r
アタッチメント軽視型 100l
アタッチメント・パターン 16r
アタッチメント理論 127l
頭叩き 464l
頭振り 464l
アダムス = ストークス症候群 427r
新しい対象 793r
アダルトチルドレン **17**l,222l
アダルトチルドレン・オブ・アルコホリックス 222l
アーチファクト 159l
アッシャー症候群 993r
アッシャー症候群 ➡ミュンヒハウゼン症候群
圧縮 **17**r,62l,667r,674r,715l,942r,1036l,1038l,1047l
圧縮像 18l
アディアドコキネジー 844r
アディー瞳孔 502r
アテトーゼ **18**l,64r,807r,1080r
アテトーゼ様不随意運動 414r
アデニル酸シクラーゼ（AC） 356l
アデニレートサイクラーゼ ➡細胞内情報伝達系
アデニレートサイクラーゼ（AC） 360l
アデノシン 553l,554r
アデノシン A₁、A₂A 受容体 164l
アデノシン三リン酸 813l
ADEM ➡急性散在性脳脊髄炎〔ADEM〕
アテローム血栓性脳梗塞 809l
アテローム硬化症 63r
アートセラピー 130r
アドヒアランス **18**l,306r
アトピー性皮膚炎 528l
アトモキセチン 676r,820l
アドラー学派 **19**r
アドラー心理学
➡個人心理学〔アドラー心理学〕
アドレナリン〔エピネフリン〕 **20**l,

1255

和文事項索引　ア

344r, 592l, 815l
アドレナリンα_1　127l
アドレナリン受容体　20r, 820r
アドレナリン受容体
　➡アドレナリン〔エピネフリン〕
アドレノロイコジストロフィー
　〔副腎白質ジストロフィー〕　20r
アナクリシス　21l
アナクリティックデプレッション
　➡依託抑うつ
アナストロフェ　25l, 354l
アナルトリー　426l
アナルトリー　➡失構音
アナンダマイド　181l
アニマ　961r, 1039l
アニマ／アニムス　21r, 950l
アニミズム　21r
アニムス　961r
アネクドート　110l
アノソグノジー　891r
アノソグノジア　➡病態失認
アノミー　22l
アノミー的自殺　22l, 736l
アノミー失語　22l
アーノルト＝キアリー奇形　22r
アパシー　22r, 176r, 276r, 326l, 637r
アパシー・シンドローム　563l
アパシー評価スケール　22r
アファニシス　23l, 757l
アフォーダンス　23r
アブサンス　277l
アブサンス　➡欠神発作
アフターケア　1050l
アヘン〔阿片〕　24l, 982l
アヘンアルカロイド　24l, 982r
アヘン類　24l, 588r
アポカリプス　470l
アポカリプス期　354l
アポカリプティク　25l
アポトーシス
　➡神経細胞死〔アポトーシス〕
アポフェニー　24r, 470l
アポフェニー期　354l, 616l
甘え　25l, 60l, 308l, 745r, 774l, 784r
『甘え』の構造　745r
アミタール面接　➡麻酔分析
アミタール面接／イソミタール面接　978l
アミノ酸　258r, 331r
アミノ酸代謝障害　26l
アミノ酸類　520r
アミロイド　26r
アミロイド仮説　27l
アミロイド斑　282r
アミロイドβ蛋白　26r, 27l, 27r, 675r

アミロイドワクチン　27r
アミン　814r
アミン神経路
　➡脳内アミン〔モノアミン〕
ARMS　27r, 642l
アメリカ集団精神療法学会　1026r
アメリカ精神分析協会　502l
アメンチア　28l, 53r, 130l, 219r, 397r, 828r, 975l
アモク　28r, 862r, 937l
アモバルビタールナトリウム　978l
アモバン　315r
現れ　296r
アリピプラゾール　29l, 206r, 313l, 642r, 671l, 936r
アルカプトン尿症　26l
あるがまま　29r, 1025l
アルカロイド　333r
アルギニンバソプレシン〔AVP〕　29r
アルコホーリクス・アノニマス
　➡AA〔アルコホーリクス・アノニマス〕
アルゴラグニー　368l
アルゴリズム　30l
アルコール　588r
アルコール依存(症)　17l, 30r, 32l, 32r, 99r, 222l, 256r, 257l, 310l, 347l, 639l, 691r, 893l
アルコール患者匿名会　99r
アルコール患者匿名会　➡AA〔アルコホーリクス・アノニマス〕
アルコール関連障害　159l
アルコール幻覚症　31r, 285r
アルコール・コルサコフ症候群　347l
アルコール症　1004r
アルコール使用による精神病性障害　31r
アルコール性幻覚症　721r
アルコール性健忘症候群　237r
アルコール精神病　31r, 32l, 831r, 1016r
アルコール性認知症　501l
アルコール性もうろう状態　1019l
アルコール多飲　984l
アルコール中毒　32l, 91l, 231r
アルコール寝ぼけ　893l
アルコールパラノイア　32r
アルコール酩酊　1004r
アルコールや薬物の乱用　962l
アルコール誘発性精神病性障害　31r
アルコール乱用　519l
アルコール離脱症候群　1063r
アルコール離脱状態　32l
アルコール離脱せん妄　53r, 530r

RCT　➡無作為化比較試験〔RCT〕
アルツハイマー型認知症　33r, 175l, 196r, 276r, 424r, 522r
アルツハイマー神経原線維変化（NFT）　33l, 523r
アルツハイマーⅡ型グリア　183r
アルツハイマー病
　➡アルツハイマー型認知症
アルツハイマー病（AD）　6l, 15l, 22r, 26r, 27l, 27r, 33l, 33r, 111l, 187r, 257r, 264l, 270r, 294r, 300l, 328l, 334r, 501r, 523l, 524l, 569l, 614r, 666r, 675r, 676r, 751l, 768r, 798l, 798r, 868r, 884r, 898r, 988r, 1007l, 1081l
アルデヒド　309r
アルデヒド脱水素酵素〔ALDH〕　34l
アルドステロン　914l
アルドステロン症　739r
α機能／α要素　34r
アルファ〔α〕昏睡　➡昏睡
アルファ〔α〕波　35l
アール・ブリュット　130r, 888r
アルヘティプス　➡元型
アルマ・アタ宣言　684r
アレキサンダー病　683r, 1087l
アレキシサイミア　36l, 152r, 176r
アロヒリー現象〔知覚側転位現象〕　36l
アロマテラピー　36r
アンカバリング／カバリング　36r
暗殺空想　408l
暗示　37l, 37r, 360r, 396l, 410l, 433l, 464r, 860r
アンジェルマン症候群　924l
アンジオテンシン　37r
暗示症　875r
暗示症　➡ピチアチスム
暗示療法　37r
安静時振戦　830r
安全確保行動　832r
安全感　213l
安全基地　38l, 213l, 959r, 964l
安全配慮義務　372r
安全配慮義務違反　168r
安全保障作戦　38r
安全保障操作　38r, 369r
アンタゴニスト　11r
アンタゴニスト〔拮抗薬〕
　➡アゴニスト〔作動薬〕
アンタビュース　309r
アンタビュース　➡抗酒剤
アンチスティグマ・キャンペーン　38r
安定型　100r
アンティゴネ〔症例〕　39l

和文事項索引　ア－イ

安定操作　38r
安定操作　➡安全保障操作
アンテ・フェストゥム／ポスト・フェストゥム／イントラ・フェストゥム　39l
アンドロゲン　913r
アンドローゲン不応症　851r
アントン症候群　40l, 326r, 870l
アントン症状　891r
アンナ・O［症例］　40r, 113l, 158l, 500l, 931r
アンナ・フロイト派　375l
アンネ・ラウ［症例］　40r, 152l, 419l
アンビヴァレンス　1l, 41l, 92r, 198l, 203r, 668l, 803l, 1022l, 1031l, 1060l
アンフェタミン　42l, 148r, 149r, 314r, 581r, 708r, 1022r
アンフェタミン類　588r
アンヘドニア　42r, 176r, 178l
アンモン角第一領域　474r
安楽死　1086l

イ

EIEE　➡早期乳児てんかん性脳症〔大田原症候群〕
EE［感情表出］　43l
EEG　➡脳波［EEG］
言い間違い　43r, 135l, 426r, 439l, 538l
言いようのない恐怖　43r, 83l, 902r
ESES　➡睡眠時電気的てんかん重積状態〔ESES〕
ES細胞　44l, 511l
EMDR　44r, 473r, 878r
イェール・ブラウン強迫尺度〔Y-BOCS〕　44r
イオンチャネル　15l, 45l, 258r
イオンチャネル型受容体　470r
イオンチャネル共役型受容体　624l
異化意識　55l
医学の心理学　45r
医学の人間学　83r
医学モデル　668r
怒り　221r
域外幻覚　46l, 284r, 447r
閾下意識　995r
息止め発作　46l
EQ　46l, 886l
生きられる時間　46r, 295l
イギリス分析協会　502l
育児書　47l
育児障害　373l
育児能力　963r
育児不安　47l, 373l

異形恐怖　458l
医原症　47r
医原神経症　47r
医原神経症［医療神経症］　➡医原症
医原性疾患　47r
医原性疾患　➡医原症
移行現象　842l
移行対象　86l, 560l, 666l, 822l, 908r
移行対象／移行現象／移行空間　48l
意志　48r, 73r
意思　1065r
意識　95l, 238r, 283l, 290r, 319r, 381l, 396r, 867l
意識［現象学的精神医学］　49l
意識［精神分析］　50l
意識［脳科学］　50r
意識[気付]性　55l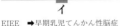
意識下　133l
意識化　50l, 115r, 188l, 288r, 633l, 1042l, 1044r
意識解体　588l
意識狭窄〔意識狭窄〕　52l, 52r, 55l
意識混濁　52l, 52r, 53l, 55l, 145r, 271l, 351l, 353l, 353r, 363l, 425l, 445r, 833r, 1004l, 1018r
意識作用　54r
意識障害　35r, 46l, 52r, 53l, 130l, 221l, 231r, 253r, 293r, 299r, 373r, 422l, 547l, 640l, 722r, 893r, 913l, 1001r, 1004l
意識消失　277r, 811r
意識消失発作　54l, 427r
意識性　54r
意識中枢　50r
意識中枢　➡意識[脳科学]，網様体賦活系
意識的思考　397r
意識の解体　197l, 221l
意識の変容　940r
意識別化　55l
意識変容　52l, 52r, 53r, 55l, 363l, 999l, 1018r
意識変容状態　453r
意識崩壊　999l
意識野　52l
医事刑法　57l
易刺激性　68r, 211l
意志欠如者　55l
意思決定　48r, 396l
意志作用感
　　➡センス・オブ・エージェンシー〔意志作用感，自己主体感〕
意志障害　349r
意志制止　1043r
維持治療　359r

ECT　➡電気けいれん療法［ECT］
医師としての分別　55r, 543r, 910l, 933l
意思能力　56l, 81r, 302r, 581l, 586r
意思の自由　56r
意志薄弱　56r
意志薄弱性精神病質　174l
医事法学　57l
いじめ　57r, 158r
異常意味啓示　25l
異常意味顕現　24r
異常血管網　1023l
異常視知覚体験　715r
異症状性統合失調症　197l
異常人格　473r
異常心理学　58l
異常性愛　116l
異常性格　597l, 870r
異常性格　➡精神病質，非社会性パーソナリティ障害
異常性欲　578l
異常性欲　➡性嗜好異常
異常体験反応　58l, 516l, 780r
異常蛋白　798l
異常パーソナリティ　597l
異常不随意運動　99l
異常不随意運動評価尺度　546l
異常プリオン蛋白　8l, 263l
異常星形グリア　8l
異常酩酊　893r, 912r, 1004l
異常酩酊　➡病的酩酊，複雑酩酊
異食(症)　58r, 464l, 497r, 498l, 1046l
移植医療　351l, 505l
異所性ACTH産生症候群　248r
意志療法　1058l
維持療法　59l
異性イメージ　21l
異性装　914r
異染性白質ジストロフィー
　　➡ロイコジストロフィー
異染性ロイコジストロフィー　683r, 1087l
位相　59l
位相逆転　59l
位相逆転　➡位相
位相変位仮説　199l
遺族ケア　59l
イソニアジド　303l, 605r
イソミン　370l
依存［薬物の］　➡薬物依存(症)
依存　31l, 60l, 149l, 202l, 219l, 556r, 1028l
依存症　100l, 444l, 893l
依存性パーソナリティ障害　60r
依存性物質　917r
依存性薬物　588l, 679r, 772r, 983l

1257

1028r
依存性薬物 ➡薬物依存(症)
依存的人格 60l
依存的薬物精神療法 60r
遺体切断 140l
偉大な病 530l
依託型対象選択 21l
依託抑うつ 61l, 567r, 963l, 964l
痛み 61l, 884r
痛み行動 61r
一塩基多型〔SNP〕 61r
一塩基置換 279l
I型統合失調症 79l
一元論 83r, 529r
一次愛 25r
一次運動野 636l
一次加工 786l
一次過程 537r, 865r, 1047l
一次過程／二次過程 62l
一次過程思考 996l
一次感情 176l
一次記憶 655l
一次視覚野 V1 326r
一次性疾病利得 431l, 431r
一次性進行型 684r
一次性頭痛 563r
一次性(一時的)ナルシシズム 738r, 784r
一次性認知障害 499l
一次性脳炎 805l
一次聴覚野 655l
一次的自我感情 674l
一次的自我自律性 386l
一次的自己愛 228l
一次的対象 793r
一次ナルシシズム 92l
一時保護 437l
一次妄想 62r, 72l, 259r, 623l, 1012r, 1018l
一次妄想体験 72l, 1017l
一症例無作為割り付け比較試験(一症例RCT) 111l
一次予防 1012l, 1050l
一次予防 ➡予防精神医学
一次利得 431r
一次利得〔一次性疾病利得〕 ➡疾病利得
胃腸神経症 63l
一卵性双生児 647r
一過性全健忘 63l, 189r, 213r, 474r, 627l
一過性脳虚血 63r, 920r
一級症状 62r, 63r, 319l, 385r, 398r, 756r, 1015r
一気留滞説 146l, 723r
一孔仮説 262r
一孔仮説 ➡クロアーカ理論

一酸化炭素 305r
一酸化炭素中毒 64l
一酸化窒素〔NO〕 64r
一酸化窒素合成酵素 64r
一体感 230l
逸脱刺激 990l
一般因子 700l
一般感覚 661l
一般健康調査質問紙 377r
一般システム理論 415r, 462r
一般少年鑑別 492r
一般精神療法 607l
一般生物学的システム理論 415r
一般入院 795r
偽りの自己 917l, 972r
EDS ➡日中眠気過度〔EDS〕
イディオサヴァン 65l
イディオティズム 423r
イディオム 19r
遺伝因 647r, 1068l
遺伝疫学 101r
遺伝カウンセリング 65r, 589r
遺伝学 261l, 1058r
遺伝型 119l
遺伝子 279l, 937l
遺伝子改変 766l
遺伝子改変技術 615l
遺伝子改変動物 66l
遺伝子改変マウス 66l
遺伝子環境交互作用 66r
遺伝子環境相関 66r
遺伝子関連解析
 ➡関連解析〔遺伝子関連解析〕
遺伝子・染色体障害 840l
遺伝子相関解析 186l
遺伝子多型 67l, 124r, 279r, 615l
遺伝子発現 677r
遺伝情報 124l, 279l
遺伝子リピート 68l
遺伝性 926l
遺伝性アミロイド性脳出血(HCA-WA, アイスランド型) 27l
遺伝性アミロイド性脳出血(HCA-WA, オランダ型) 27l
遺伝性クロイツフェルト＝ヤコブ病(CJD) 263l
遺伝精神医学 1068l
遺伝性パーキンソン病 831l
遺伝性肥満マウス 1082l
遺伝生物学 1048l
遺伝性舞踏病 895l
遺伝性プリオン病 8l, 282l
遺伝率〔遺伝力〕 68l, 675l
意図 762r
イド 319l, 747l
イド ➡エス
移動 1038l

移動精神科救急サービス 6r
易怒性躁病 68r
意図保続 964l
イニシエーション 68r
遺尿 825l, 826l, 1027l
遺尿 ➡排泄障害
遺尿症 464l, 549r
犬神憑き 69l, 98l, 455r
イノシトール三リン酸(IP3) 360l
猪瀬型 183r
猪瀬型肝脳疾患 ➡肝脳疾患
いのちの電話 69l
医の倫理 75r
EBM〔エビデンス・ベイスト・メディシン〕 69r
いびき 69l, 477l
易疲労性 804r
イプロニアジド 303l, 605r
遺糞 825l
遺糞 ➡排泄障害
遺糞症 464l, 783l
イマーゴ 70l
今ここで 227r, 275l, 654l, 674l, 936l
イマジナリーコンパニオン
 ➡想像上の仲間〔イマジナリーコンパニオン〕
意味記憶 63l, 70r, 71r, 111l, 189r, 300r, 688l, 721l
意味記憶障害 71l, 334r, 517r
意味健忘 71l
意味志向 724l
意味失語 71l, 427l
意味するもの／意味されるもの 438r
意味性錯語 90r, 301l, 364l, 432l, 714l
意味性錯書 91l, 364r
意味性錯読 364r
意味性失名辞 301l
意味体験 72l
意味認知症 71l, 71r, 179l, 334r
意味プライミング 923l
意味プライミング効果〔呼び水現象〕 ➡プライミング
イミプラミン 264l, 303l, 313r, 605r
意味への意志 1090l
意味妄想 71r, 1013r
意味連続性の中断 160l
意味論的造語症 645l
イム 361r, 937l, 1055r
イム ➡ラター, 文化結合症候群
イメージ 70l, 290r
イメージ分析(療法) 73l
イメージ療法 72r, 860r
医薬原性精神障害 73l

医薬品の臨床試験の実施の基準に関する省令　1*r*
意欲　48*r*, 73*r*
意欲減退　**73***r*, 440*l*
意欲増進　**74***l*
意欲低下　804*r*
依頼鑑別　492*r*
いらいら気分　489*r*
医療観察法　853*r*, 955*r*
医療観察法鑑定　445*l*, 529*l*
医療者による情報開示　81*r*
医療情報開示
　➡インフォームド・コンセント
医療神経症　47*r*
医療神経症　➡医原症
医療心理学　**74***l*
医療人類学　**74***r*, 782*r*, 862*l*, 863*l*
医療保護入院　**75***l*, 120*l*, 582*l*, 583*r*, 604*r*, 922*r*, 960*r*
医療倫理　**75***l*
IRDA　**75***r*, 736*r*
岩倉保養所　**76***l*
イン・アンド・アウト・プログラム　**76***l*
因果関連　**76***r*
因果性　1069*r*
インキュバス　11*l*
インクルージョン〔包摂〕　**77***l*
インクルーデンツ〔封入性〕　**77***l*
飲酒　30*r*, 70*l*
飲酒渇望　30*r*
飲酒コントロール　30*r*
飲酒試験　**77***l*
インスティテューショナリズム　963*l*
インスティテューショナリズム
　➡ホスピタリズム
インスリノーマ　**78***l*
インスリン　78*l*
インスリンショック療法　**78***l*
陰性隠蔽記憶　82*r*
陰性エディプスコンプレックス　107*r*
陰性型　697*l*
陰性感情　352*r*
陰性幻覚　**78***r*
陰性自己像視　78*r*
陰性症状　42*r*, 79*l*, 127*l*, 138*l*, 247*r*, 263*r*, 371*r*, 440*l*, 451*l*, 527*l*, 671*l*, 692*l*, 755*r*, 995*l*, 1063*l*
陰性症状／陽性症状　**79***l*
陰性症状尺度　1040*l*
陰性症状評価尺度〔SANS〕　79*l*, **79***r*
陰性治療反応　**79***r*, 134*r*, 251*r*, 253*l*, 354*r*, 577*l*, 613*r*, 728*r*, 764*l*, 1091*r*
陰性転移　41*r*, 728*r*
陰性ゆう度比　1034*l*

インターニューロン　185*r*
インターネット依存　**80***l*
インターフェロン　73*l*, **80***r*, 592*l*
インターフェロンベータ製剤　684*r*
インターベンション　275*r*
インターロイキン　99*l*
インテーク　275*l*
インテグレーション　819*l*
イントラ・フェストゥム
　➡アンテ・フェストゥム／ポスト・フェストゥム／イントラ・フェストゥム
インドールアミン　814*r*
インドールアミン
　➡脳内アミン〔モノアミン〕
インドールアルカロイド　944*l*
院内学級　**81***l*
院内寛解　**81***l*
インバース・アゴニスト　11*r*
インフォーマルケア　358*r*
インフォームド・コンセント　47*r*, 56*r*, 57*l*, 65*r*, **81***r*, 342*r*, 589*l*, 894*l*, 949*r*
インプリンティング　570*l*
インフルエンザ脳症　**82***l*
隠蔽記憶　**82***r*
インポテンス　**82***r*
隠喩　320*l*, 439*l*, 757*l*
隠喩／換喩　**83***l*
淫楽殺人　140*l*
淫楽症　801*r*

ウ

VNTR　**84***l*
ウィケット律動〔ウィケットリズム〕　993*l*
ウィケット律動〔ウィケットリズム〕　➡ミュー〔μ〕律動
WISC　**84***r*, 86*r*, 272*l*, 594*r*
ウィスコンシンカードソーティング検査〔WCST〕　**85***r*
VBM　**86***l*, 805*r*
WPPSI　**86***l*, 594*r*
ウィリス動脈輪閉塞症　1023*l*
ウィリス動脈輪閉塞症
　➡もやもや病
ウイルス　570*l*
ウイルス性脳炎　716*r*, 915*r*
ウイルス性脳脊髄炎　227*l*
ウィルソン病　**86***l*, 183*r*, 844*r*, 868*r*
WAIS　**88***l*, 594*r*
ウェクスラー記憶検査〔WMS〕　**88***r*
ウェクスラー式　594*r*
ウェクスラー式児童用知能検査　84*r*

ウェクスラー式幼児用知能検査　86*l*
ウェクスラー成人用知能検査（WAIS-Ⅲ）　**88***l*, 701*l*
ウェクスラー＝ベルヴュー知能検査　88*l*
ウェクスラー＝ベルヴュー法　700*l*
ヴェコルディア　473*l*
ヴェコルディア・ディスチミア　472*r*
ヴェザニア　**89***l*
ヴェザニア　473*l*
ウエスト症候群　**89***l*, 639*r*, 642*r*, 792*r*, 884*l*, 1086*l*, 1096*l*
ウェストファール＝ストリュンペルの仮性硬化症　**89***l*
ウェストファール徴候　616*r*
ウェーバー症候群　806*r*
ウェルナー症候群　**89***r*
ウェルニッケ＝クライスト＝レオンハルト学派　250*l*
ウェルニッケ＝コルサコフ症候群　347*l*, 531*l*
ウェルニッケ失語　**90***r*, 364*r*, 425*r*, 491*r*, 655*r*, 656*l*, 869*r*, 892*l*, 1067*r*
ウェルニッケ脳症　**91***l*, 347*l*, 347*r*
ウェルニッケ野　655*r*
ウェルニッケ＝リヒトハイムの失語図式　90*l*
ウェルニッケ領域　290*l*
ウェルニッケ領域　➡言語中枢
ウェルニッケ領野　656*l*
ウェルビーイング　574*l*
迂遠　**91***r*, 182*l*
迂遠思考　397*r*
ウォルマン病　409*r*
受身の女性的性格　**91***r*
受身の対象愛　25*r*, **92***l*
迂言　301*l*, 336*r*, 432*r*
ウシ海綿状脳症　8*l*, 570*r*, 926*r*
ウシ海綿状脳症
　➡狂牛病〔ウシ海綿状脳症〕
後ろ向きあるいは逆行性の隠蔽記憶　82*r*
嘘発見器　884*r*, 970*l*
嘘発見器　➡皮膚電気反射
打ち消し　**92***r*, 956*r*
内田＝クレペリン精神作業検査法　85*r*
内田＝クレペリン精神作業検査法
　➡クレペリンテスト
鬱証　745*l*
うつ　80*r*
うつ状態　**93***l*, 640*r*, 778*r*
うつ積不安（説）　**93***r*, 844*l*, 903*r*
うつ病　64*l*, 80*r*, **93***r*, 148*r*, 165*r*, 182*l*, 208*r*, 210*r*, 218*l*, 257*l*, 268*r*,

303*l*, 356*l*, 357*r*, 398*l*, 409*r*, 419*r*, 489*r*, 506*l*, 510*r*, 512*l*, 519*l*, 582*r*, 624*l*, 624*r*, 643*r*, 671*r*, 694*l*, 785*r*, 845*r*, 857*r*, 867*r*, 897*r*, 945*r*, 962*l*, 999*r*, 1021*r*, 1071*l*
うつ病エピソード　359*r*, 857*r*
うつ病三大妄想　870*r*
うつ病者　467*l*
うつ病性仮性認知症　154*l*
うつ病性昏睡　74*l*, 398*l*, 582*r*
うつ病性自閉　94*l*
うつ病性障害　163*r*, 209*l*, 350*l*, 606*l*
うつ病性妄想　69*l*
うつ病の一元論　1075*l*
うつ病評価尺度　725*l*
馬恐怖　237*l*, 901*r*
ヴュルツブルク学派　396*r*, 886*r*
ウラニズム　760*r*
ウラニズム　➡同性愛
ウリジン　554*r*
瓜ふたつの錯覚　164*l*
ウルトラディアンリズム　94*l*, 200*l*
うわの空のハンス　422*r*
運動過多性構音障害　982*l*
運動軌跡修正　906*l*
運動幻覚　95*r*
運動催眠　360*r*
運動時振戦　530*r*
運動視中枢 MT(V5)野　326*r*
運動失語　90*l*, 433*l*, 935*l*
運動失語　➡ブローカ失語
運動失行　95*r*, 426*l*
運動失調　684*r*
運動失調症　428*r*
運動障害　771*l*
運動障害性構音障害　422*r*, 982*l*
運動心迫　74*l*, **96***l*, 302*r*, 362*r*
運動精神病　96*l*, 250*l*, 365*r*, 879*l*
運動前野　634*r*, 636*l*
運動(性)チック　504*l*, 698*r*
運動低下性構音障害　982*l*
運動能力障害　839*l*
運動発動性障害　855*l*
運動暴発　96*r*, 154*r*
運動麻痺　141*l*
運動盲　326*r*
運動誘発電位　1034*r*
ウンフェルリヒト゠ルントボルク型ミオクローヌスてんかん　524*r*
ウンフェルリヒト゠ルントボルク症候群　987*r*
ウンフェルリヒト゠ルントボルク症候群　➡ミオクロニーてんかん
運命強迫　97*l*
運命強迫　➡運命神経症
運命神経症　96*r*
運命分析　659*r*, 660*l*

運命分析　➡ソンディテスト

エ

影響感情　**97***r*, 618*r*
影響観念　97*r*
影響機械　382*r*, 676*l*
影響機械　➡自我境界喪失症候群
影響症候群　**97***r*
影響精神病　1002*l*
影響妄想　**98***l*, 397*l*, 465*r*
英国学派　710*r*
英国病　210*r*
英国舞踏病　434*l*
エイコサペンタエン酸　126*r*
鋭・徐波複合　98*l*, 374*r*, 967*l*
エイズ(後天性免疫不全症候群)　98*r*, 826*l*
エイズ脳炎　257*r*
エイズ脳症　98*r*, **99***l*
鋭波　98*l*, **99***l*, 742*r*, 771*r*, 838*l*, 884*l*, 1092*r*
永罰妄想　340*l*
AIMS　**99***r*
AVP　➡アルギニンバソプレシン[AVP]
AA[アルコーホリクス・アノニマス]　**99***r*
AAI　100*l*
AHI[無呼吸低呼吸指数]　**100***r*
ALDH　➡アルデヒド脱水素酵素[ALDH]
A型行動パターン　**100***r*
疫学研究　87*r*
疫学的精神医学　**101***r*
疫学の調査　535*r*
エキスパートオピニオン　111*r*
液体静力学の浮腫　817*r*
エキノコックス症　➡包虫症[エキノコックス症]
エキノコックス属条虫　959*l*
エクスタシー　**101***l*, 538*r*, 1018*r*
エクスポージャー　924*r*
エクボム症候群　883*r*
エクボム症候群　➡皮膚寄生虫妄想
エクムネジー　**101***r*, 473*r*
エコーイックメモリ　170*r*
エコグラム　**102***l*
エコノモ脳炎　**102***r*, 708*r*
エージェンシー帰属課題　631*r*
壊死型　179*r*
ACTH　**102***r*, 153*l*, 248*r*, 376*l*, 413*r*, 441*l*, 565*l*, 733*r*
エジンバラ利き手スケール　**103***l*
エス　50*l*, **103***l*, 159*r*, 239*l*, 380*l*,

382*r*, 386*l*, 442*l*, 487*l*, 516*r*, 571*r*, 600*r*, 601*r*, 712*r*, 759*r*, 995*r*
SIGH-D　➡ハミルトンうつ病評価尺度
SSRI[選択的セロトニン再取り込み阻害薬]　**103***r*
SST　**104***l*, 448*l*, 461*l*, 727*r*
SNRI[セロトニン・ノルアドレナリン再取り込み阻害薬]　**105***l*
SNP　➡一塩基多型[SNP]
SOPS[精神病前駆症状評価スケール]　**105***r*
SGA　➡第二世代抗精神病薬[SGA]
エス層　531*l*
エスゾピクロン　556*r*
SDA　➡第二世代抗精神病薬[SGA]
エス抵抗　735*l*, 858*l*
エストロゲン　684*l*
SPM　86*l*, **106***l*, 112*r*
エチゾラム　556*r*
HADS　**106***l*
HTP法　**106***r*
ADAS　➡老人用知能評価スケール
ADHD　➡注意欠如・多動性障害[ADHD]
ADL　**107***l*, 449*l*, 574*l*
A-Tスプリット　**107***l*
エディプス葛藤　319*l*, 873*r*
エディプス願望　575*r*
エディプス期　374*l*, 639*r*, 690*r*
エディプスコンプレックス　12*r*, 116*r*, 202*r*, 231*r*, 237*l*, 240*l*, 243*l*, 252*r*, 287*r*, 352*r*, 377*l*, 403*l*, 429*l*, 493*l*, 577*l*, 600*r*, 602*r*, 677*l*, 697*r*, 712*r*, 803*l*, 899*l*, 932*r*, 1036*l*, 1036*r*, 1047*l*, 1058*l*, 1091*r*
エディプスコンプレックス[フロイト]　**107***r*
エディプスコンプレックス[ラカン]　**108***l*
エディプス的欲望　713*r*
エディプス複合　575*r*
エディプス理論　846*l*
エトサクシミド(ESM)　322*r*
エドワード症候群　488*l*
エナクトメント　10*l*, **108***r*, 135*l*, 737*r*
NIRS　**109***l*, 773*l*
NA　➡ナルコティクス・アノニマス[NA]
NNT[治療効果発現必要症例数]　**109***r*
NMR　➡MRI
NO　➡一酸化窒素[NO]
N式精神機能検査　➡西村式知的

機能検査〔N式精神機能検査〕
NPI **110***l*
NBM〔ナラティブ・ベイスト・メディシン〕 **110***l*
N100 ➡事象関連電位
エネルギー源枯渇 275*r*
エネルギー蓄積作用 969*r*
エネルギー発散作用 969*r*
エネルギーポテンシャル 275*r*
エバリュエーション 275*r*
エピジェネティクス 110*r*
エピソード ➡病相〔エピソード〕
エピソード記憶 71*l*, **111***l*, 141*l*, 189*r*, 243*l*, 270*r*, 291*l*, 300*r*, 506*l*, 688*l*, 721*l*
エビデンス 69*r*, **111***l*, 335*l*
エビデンス・ベイスト・メディシン 110*l*
エビデンス・ベイスト・メディシン
➡EBM〔エビデンス・ベイスト・メディシン〕
エピネフリン 720*r*
エピネフリン
➡アドレナリン〔エピネフリン〕
エビ-パトグラフィー 111*r*, 993*l*
エフェクトサイズ 541*l*
エフェクトサイズ ➡効果サイズ〔エフェクトサイズ〕
fMRI〔機能的 MRI〕 **112***l*
Fmθ〔前頭正中部シータ律動〕 112*l*
FTLD ➡前頭側頭型認知症
エミー・フォン・N 夫人〔症例〕 **113***l*
MRI 86*l*, **113***l*, 114*l*, 147*r*, 740*l*, 805*r*, 929*l*
MRS **114***l*
MEG ➡脳磁図〔MEG〕
MAO
➡モノアミン酸化酵素〔MAO〕
MSLT
➡反復睡眠潜時テスト〔MSLT〕
MMSE
➡老人用知能評価スケール
MMN
➡ミスマッチ陰性電位〔MMN〕
MMPI ➡ミネソタ多面人格目録〔MMPI〕
MOCI ➡モーズレー強迫スケール〔MOCI〕
エメ〔症例〕 **114***l*, 440*l*, 537*l*, 917*r*
エラー仮説 1087*l*
エリーザベト・フォン・R 嬢〔症例〕 **115***l*
エリスロマイシン 557*l*
LSD-25 **116***l*
LOCF 法〔最終観察値の再利用〕 116*r*

L-DOPA ➡レボドパ〔L-DOPA〕
エレクトラコンプレクス **116***r*, 352*r*
エレペノール症候群 893*r*
エロス 613*r*, 760*r*, 1065*l*
エロス ➡リビドー
エロトマニー **117***r*, 262*l*
演繹 396*r*
エンカウンター・グループ 249*r*, 727*r*, 1090*r*
遠隔記憶 63*l*, 187*r*, 243*l*, 655*l*
遠隔記憶障害 217*l*
遠隔視 480*l*
遠隔電場電位 1035*l*
円環因果律 416*l*
鉛管様(筋)固縮 338*l*, 832*l*
演技性パーソナリティ障害 **118***l*, 247*l*, 874*l*
塩基配列 279*l*
遠近視障害 952*l*
エングラム **118***r*, 213*r*
嚥下困難 153*r*, 221*l*
エンゲージメント 275*r*
嚥下障害 231*r*
エンケファリン 125*r*
援護寮 590*r*
塩酸メチルフェニデート徐放剤 706*r*
縁上回失語 745*r*
炎症型広汎性硬化症 21*l*
遠城寺式乳幼児分析的発達検査法 839*l*
炎症性サイトカイン 988*l*
延髄症候群 **118***r*
延髄網様体 977*l*
エンドオブライフ・ケア 686*l*
エンドフェノタイプ **118***r*
エンドルフィン **119***l*, 125*r*, 520*r*
エントレインメント〔早期母子関係〕 119*r*, 961*l*
エンドン 777*l*, 1010*r*
エンパシー 225*l*
エンパシー ➡共感
エンパワーメント **119***l*
エンプティチェア 275*r*

オ

OIRDA〔後頭部間欠律動性デルタ活動〕 ➡IRDA
応益負担 590*r*
嘔気・嘔吐 709*r*
応急入院 **120***l*, 583*r*, 604*r*
応急入院指定病院 120*l*
応声虫 **120***r*
横側頭回 655*r*, 870*l*

黄体化ホルモン 153*l*
黄体化ホルモン放出ホルモン (LHRH) 476*r*
黄体期後期不機嫌症候群 277*l*
黄体形成ホルモン 413*r*
横断研究 111*r*
嘔吐 436*l*
嘔吐恐怖 450*r*
黄熱病 819*r*
黄斑回避 326*r*
おうむ返し言葉 851*r*
おうむ返し言葉 ➡反響現象
応用精神分析 1054*r*
覆いをとる/覆いをつける 36*r*
覆いをとる/覆いをつける
➡アンカバリング/カバリング
狼男〔症例〕 91*r*, **120***r*, 281*r*, 288*l*, 820*l*, 824*l*, 965*l*
狼恐怖 121*l*
狼憑き 98*l*, 281*r*, 455*r*
狼憑き ➡けもの憑き妄想
大田原症候群 ➡早期乳児てんかん性脳症〔大田原症候群〕
太田母斑 969*l*
大田原症候群 369*l*
大文字の他者 **121***r*, 240*r*, 293*l*, 318*r*, 380*r*, 483*r*, 666*l*, 681*l*, 747*r*, 1047*r*
大文字の他の享楽 1045*r*
オーガズム 574*r*
オーガナイザー **122***l*
オーガナイジング・プリンシプル **122***r*
置き換え 4*r*, 18*l*, 62*l*, 83*l*, **123***l*, 188*l*, 483*l*, 667*r*, 674*r*, 737*l*, 738*r*, 765*r*, 942*r*, 1036*l*, 1047*l*
オキサゼパム 556*l*
オキシトシン 1*r*, **123***l*, 413*r*, 522*r*
オーギュメンテーション ➡増強療法〔オーギュメンテーション〕
オクトレオチド 167*r*
オクノフィリア 201*r*, 848*l*
奥行き知覚 695*l*
汚言 **123***r*, 504*l*, 698*r*
オーゴンボックス 1051*r*
オセロ症候群 **124***l*
汚染恐怖 234*r*
恐るべき子どもたち 1051*r*
怖れ 236*l*
オーダーメイド医療 **124***l*, 306*r*
オタワ憲章 685*l*
オッズ比 1061*r*
オッズ比 ➡リスク比
オッドボール課題 414*l*
顎筋電図 552*r*, 555*l*
顎部持続筋電図 970*l*
オート CPAP 440*l*

大人　102*l*
オートポイエーシス　**124***r*
オートラジオグラフィー　**125***l*
オナニー　376*l*
オナニー　➡自慰
オピオイド　348*r*
オピオイド受容体　**125***r*, 393*l*
オピオイドμ受容体　119*l*
オフェーリア［症例］　**125***r*
オブローモフ症候群　**126***l*
オペラント条件づけ　283*r*, 324*r*, 325*r*, 478*l*, 559*r*, 822*l*
オペラント条件づけ　➡条件づけ
オメガ脂肪酸　**126***r*
思い上がり　442*l*, 756*r*
おもちゃ　15*r*
表と裏　972*r*
親イマーゴ　395*l*
親子関係診断テスト　**126***r*
親子の関係　619*r*
親子面接　157*r*
親コンサルテーション　325*l*
親 - 乳幼児精神療法　**127***l*, 619*l*, 649*r*, 923*l*
オランザピン　**127***l*, 206*r*, 313*l*, 315*l*, 642*r*, 671*l*
オリゴクローナル IgG バンド　684*r*
オリゴデンドログリア　526*l*
オリゴデンドロサイト　255*r*, 514*l*, 987*l*
オリゴヌクレオチド DNA　974*r*
折りたたみナイフ現象　**127***l*
オリーブ橋小脳萎縮症（OPCA）　439*r*, 629*l*, 678*r*
オルガズム障害　**127***r*, 576*r*
オレキシン　**128***l*, 522*r*, 784*l*
音韻性錯語　90*r*, 364*l*, 432*r*, 745*r*
音韻性錯書　131*r*, 364*l*
音韻性錯読　364*r*
音韻性失読　429*r*
音楽(性)幻聴　**128***l*, 299*l*, 495*l*
音楽てんかん　712*r*
音楽てんかん　➡聴覚(反射)発作
音楽の失行　422*r*
音楽療法　**129***l*, 267*l*
音楽療法士　129*l*
温情主義　835*r*
音声学的変化　336*r*
音声チック　123*r*, 504*l*, 698*r*
音声発作　692*r*
音素性錯語　364*l*
音連合　**129***r*, 349*l*

カ

外因　76*r*, 129*l*
外因好発型　130*l*
外因好発型　➡外因反応型
外因性　204*l*, 777*r*
外因精神病　**129***r*, 130*l*, 196*l*
外因性精神障害　807*l*
外因性電位　414*l*
外因性毒素　520*r*
外因反応型　28*r*, **130***l*, 137*l*, 163*l*, 588*l*, 777*r*, 781*r*
外陰部奇形　252*l*
外界意識離人症　293*r*
外界精神(性)離人症　654*r*, 867*l*
海外渡航者の迫害妄想　1016*r*
絵画統覚テスト　727*l*
絵画統覚テスト　➡TAT
絵画療法　130*r*, 267*l*, 674*r*, 1071*r*
絵画連想研究　861*l*
快感　131*l*, 574*r*
快感原則　62*l*, 103*r*, 388*l*, 804*l*, 1078*l*
快感原則／現実原則　**130***r*
快感刺激帯　1065*l*
開眼失行　**131***r*
諧謔症　637*l*, 915*l*
諧謔症　➡ふざけ症［モリア］
開業精神療法　**131***r*
解決志向型精神療法　928*l*
概月リズム　390*l*
外言語　779*l*
快原理　932*r*
外向　572*l*, 961*r*
外向　➡内向／外向
外向性 - 内向性　3*r*
介護給付　499*r*, 590*r*
介護殺人　**132***r*
介護サービス　132*l*
介護支援専門員　265*r*, 344*r*, 358*r*
介護保険　**132***l*
介護保険施設　132*l*
介護保険法　265*r*, 344*r*, 1088*l*
介護予防サービス　132*l*
介護老人保健施設　**132***l*
介在ニューロン　516*r*
カイザー゠フライシャー角膜輪　86*r*
下意識　**133***l*, 542*r*
下意識固着観念　133*l*, 995*r*
概日振動　761*l*
概日リズム　9*r*, **133***l*, 199*l*, 390*l*, 391*l*, 397*l*, 458*r*, 476*r*, 547*r*, 552*l*, 762*l*, 770*r*, 789*l*
概日リズム障害　326*l*
概日リズム睡眠障害　**134***l*, 311*r*, 458*r*, 550*r*, 551*r*, 789*l*, 880*l*
解釈　37*l*, 127*l*, 410*l*, 715*l*, 759*r*, 814*l*, 910*l*, 1003*r*
解釈［精神分析］　**134***r*

解釈［ラカン派］　**135***l*
解釈の水準　714*r*
解釈妄想　**135***r*, 239*r*, 803*r*, 917*r*
解釈妄想病　144*r*, 164*l*, 981*r*
外出恐怖　896*l*
外受容感覚　170*l*
解除　877*l*
外傷　141*l*, 142*l*, 220*r*, 479*r*
外傷後ストレス障害　145*r*, 225*l*, 505*r*, 507*r*, 864*r*, 903*l*, 924*r*, 962*l*
外傷後ストレス障害　➡PTSD〔外傷後ストレス障害〕
外傷後ストレス診断尺度（PDS）　878*l*
外傷後ストレス反応　136*l*
外傷状況　295*r*
外傷神経症　**136***l*, 355*l*, 372*r*, 632*l*, 824*r*
外傷性記憶　**136***l*
外傷性頸部症候群　1001*r*
外傷性心的小児症　566*l*
外傷精神病　**137***l*, 355*l*
外傷性ストレス症状　878*r*
外傷性脳損傷　309*l*
外傷性脳損傷後遺症　1007*l*
外傷体験　82*r*, 136*l*, 681*r*, 1050*r*, 1075*r*
外傷体験　➡トラウマ
外傷的瞬間　901*r*, 903*r*
外傷的状況　436*r*
外傷てんかん　**137***l*, 765*l*
会食恐怖　669*l*
解除反応　500*r*
解除反応［解放反応］　➡除反応
解析法　101*l*
開扇徴候　845*l*
回想　188*l*
階層原則　207*r*
咳嗽失神　427*r*
回想法　**137***r*
階層理論　1067*l*
階層論　451*l*, 653*r*
外側核　954*r*
外側穹窿部損傷　636*r*
外側溝　655*r*
外側後頭側頭回　326*r*
外側側頭葉てんかん　656*r*
外束帯　413*l*
外側野　413*l*
解体　28*r*, 97*r*, **137***l*, 160*l*, 451*l*, 451*l*, 663*r*
解体型統合失調症　829*r*
解体不安　902*l*
改訂出来事インパクト尺度（IES-R）　878*r*
外的異常体験反応　171*r*
外的葛藤　159*r*, 1060*r*

外的現実　48*l*
外的自我境界　382*l*
外的人格　949*l*
外的体験反応　58*r*
外的対象喪失　667*r*
外的欲求不満　1049*l*
回転性めまい　428*l*
回転ドア現象　43*l*,**138***r*
回転扉の原理　83*r*
回避(向反)発作　692*l*
概日リズム睡眠調節機構　547*l*
概念学習　396*r*
概念形成　396*r*
概念的言語の仮説　402*r*
概年リズム　390*l*
海馬　**138***r*,187*r*,208*r*,258*l*,348*l*,673*l*,765*l*,958*l*
外背側被蓋核　553*l*
外胚葉型　379*l*
海馬支脚　138*r*
海馬・歯状回　138*r*
海馬シナプス　513*r*
海馬神経細胞　355*r*
海馬体　138*r*
海馬傍回　326*r*,655*r*,673*l*,762*l*
外反股　818*r*
外反膝　818*r*
概半日リズム　94*r*
回避型　100*r*
回避行動　832*r*
回避条件づけ　832*r*
回避・精神麻痺症状　878*l*
回避性パーソナリティ障害　**139***l*
快‐不快原則　130*l*,239*l*,996*l*
快‐不快原理　824*l*
回復　397*l*,705*l*
開閉眼賦活法　911*l*
解放体験　650*l*
解放反応　500*r*
開放療法　161*l*
外密　293*l*
海綿状変化　8*l*
買い物依存　**139***l*
潰瘍性格　193*l*
潰瘍性大腸炎　**139***r*
外来統合失調症　**139***r*
外来森田療法　1025*l*
快楽殺人　**140***l*,307*r*,367*r*,421*l*
快楽消失　42*r*
快楽消失　➡アンヘドニア
解離　136*r*,141*l*,141*r*,142*l*,142*r*,220*l*,341*l*,401*r*,402*r*,453*l*,485*r*,631*r*,632*r*,681*r*,808*l*,867*r*,871*l*,873*l*,873*r*,1062*l*
解離[精神分析]　**140***l*
解離[神経心理学]　**140***r*
解離型　873*l*

解離症状　608*l*
解離性運動性障害　873*r*
解離性健忘　140*r*,**141***l*,220*r*
解離性昏迷　141*l*,1043*r*
解離性障害　54*l*,64*l*,142*l*,158*r*,166*l*,203*l*,212*l*,368*l*,428*l*,500*r*,516*l*,535*l*,631*l*,641*r*,694*r*,873*l*,874*l*,940*r*,953*r*,980*l*,1061*l*
解離性障害／転換性障害　**141***r*,516*r*,873*r*
解離性同一性障害　140*r*,141*l*,142*l*,243*l*,253*l*,321*l*,506*l*,681*r*,777*l*
解離性同一性障害　➡多重人格
解離性遁走　140*r*,141*l*,**142***l*,777*l*
解離反応　873*l*
解離ヒステリー[転換ヒステリー]　**142***r*,873*l*
開ループ　906*l*
会話量の貧困　79*l*
カウザルギー　535*l*
カウンセラー　143*l*
カウンセリング　143*l*,560*l*,1074*l*,1090*l*
替え玉錯覚[フレゴリの錯覚]　➡フレゴリ症候群
カオス理論　**143***l*
加害恐怖　**144***l*
加害的自生発話[加害的自生思考]　**144***l*
加害の発話　144*r*
加害的被害者　**144***r*
加害不安　234*r*
加害妄想　144*l*,**144***r*
抱え　968*l*
抱える環境　939*l*
抱えること[ホールディング]　**145***l*,410*l*
化学シナプス　438*l*
過覚醒　**145***r*,257*r*,878*l*
過活動　520*l*
過活動性膀胱　424*r*
鏡　662*r*
鏡転移　**145***r*,395*l*
鏡の役割　940*l*
過呼吸　843*l*
過呼吸症候群　54*l*,**146***r*,427*r*,460*r*,825*l*
過呼気テスト　147*l*
鍵体験　**147***l*,260*r*,508*l*,780*l*
書き間違い　43*l*
加虐性愛　367*r*
加虐性愛　➡サディズム
可逆認知症　798*l*
可逆認知症　➡認知症
核医学的検査　179*r*
角回　762*l*,763*l*
角回性失読失書　429*l*

拡散強調画像　113*r*
拡散テンソル画像[DTI]　**147***l*
核磁気共鳴　113*l*,114*l*
核磁気共鳴(断層撮影)　➡MRI
核磁気共鳴画法　805*l*
核磁気共鳴信号　112*l*
隔日法　856*l*
学習　570*l*,640*l*,700*l*,752*l*
学習障害　**147***r*,171*l*,330*l*,706*l*,839*r*,841*l*,841*r*
学習障害児　5*l*
学習性無力　**148***l*
学習能力の特異的発達障害　➡学習障害
学習理論　525*l*,572*r*
覚醒　133*l*,547*l*,552*r*,554*l*,1018*r*
覚醒暗示　37*l*,37*r*,360*r*
覚醒暗示　➡暗示療法
覚醒機能　353*l*
覚醒狂気　917*r*
覚醒後過周期　791*r*
覚醒昏睡　351*l*,497*l*
覚醒困難　880*r*
覚せい剤　**148***l*,149*l*,360*l*,581*r*,708*r*,709*l*,1020*r*,1028*l*
覚せい剤依存(症)　**149***l*
覚せい剤急性中毒　149*l*
覚せい剤精神病　149*l*,**149***r*,215*r*,709*l*
覚せい剤中毒　149*l*,831*l*
覚せい剤中毒　➡覚せい剤依存(症)
覚せい剤取締法　42*l*,148*l*,**149***r*,709*l*,982*r*
覚醒時大発作てんかん　150*l*
覚醒時発作　150*l*
覚醒時発作　➡覚醒てんかん
覚醒障害　548*l*,550*l*,551*l*
覚醒水準　50*r*
学生相談室　218*l*
学生相談室　➡キャンパス精神医学
覚醒中枢　553*l*
覚醒てんかん　39*l*,**150***l*,452*l*
覚醒脳波　1025*r*
覚醒反応　**150***r*
覚醒夢　832*l*
覚醒夢　➡白昼夢
拡大自我　**150***r*
カクテルパーティー効果　799*r*
学童　1052*r*
獲得性　926*l*
獲得性てんかん性失語
　➡ランダウ＝クレフナー症候群
確認儀式　233*r*
確認強迫　**151***l*,234*r*
核部　654*r*
殻部　654*r*
楽譜の失書　422*r*

楽譜の失読　422r
隔離　151l,696r,764r,956r
影　1039l
家系研究　151r,647r
過呼吸症候群　146r
過呼吸筋活法　895r,911l
過誤腫　278l
過去把持　297l
過昏睡　351l
重ね着症候群　558r
笠原・木村分類　197r,778l
加算平均法　1034r
家事審判所　160r
下肢静止不能症候群　545r
下肢静止不能症候群　➡むずむず脚症候群〔下肢静止不能症候群〕
加重　691l
過書　151l
寡症状性統合失調症　40l,64l,152l,174r,419l
過剰性欲　367l
過剰適応　152l
過剰投与〔過剰与薬〕　152r
過食　464l,487l,519l,621r,924l
過食（症）　➡神経性過食症
過食エピソード　519l
過伸展・過屈曲損傷　1001l
下垂体性巨人症　153l
下垂体　258l
下垂体〔脳下垂体〕
　➡間脳下垂体系
下垂体壊死　446r
下垂体機能亢進症　153l,183l
下垂体機能低下症　153l,183l
下垂体後葉ホルモン　29r
下垂体性悪液質　446r
下垂体性クッシング病　102r,153l,183l,248l
下垂体腺腫　153r
下垂体前葉機能亢進症　153l
下垂体前葉機能低下症　153r,260l,441l
加水分解酵素　1029l
カスパーゼ群　515l
仮性記憶　188r,189l
仮性球麻痺〔偽性球麻痺〕　153r,221l,231r,235r,759l
仮性幻覚　129l,194l,454r
仮性幻覚　➡偽幻覚
仮性精神病質〔偽精神病質〕　153r
仮性認知症　154l,173l,306l,753l,798l
仮性脳炎　91l
仮性半陰陽　851r,913r
仮性めまい　1009r
下層意志機制　154r,260r,421l

下層意志的反応　296r,694r
画像失認　383l
画像診断　805r
画像診断（法）　➡脳画像〔ブレインイメージング〕
下層知性機制　154r
下層知性機制　➡下層意志機制
下層知性的　296r
家族会　155l,627r
家族関係　757r
家族関係図　682r
家族間の共謀　156r
家族教室　155l,541r
家族空想　899l
家族構造　155r
家族史　156r
家族自我　682r
家族システム　157r
家族システム論　645r,682r
家族小説　899l
家族神経症　156l
家族心理教育　155l
家族神話　156r
家族図　156l
家族性アルツハイマー病　501r,931l
家族性英国型認知症（FBD）　27l
家族性黒内障性白痴　729l
　➡テイ＝ザックス病
家族精神病　184l
家族性精神運滞　595l
家族性前頭側頭型認知症　676r
家族性デンマーク型認知症（FDD）　27l
家族性特発性大脳基底核石灰化症　900l
家族性プリオン病　895l
家族的無意識　659r,660l
家族同一性　157r,387r
下頭頂回　326r,655l
家族内境界　155l
家族の恒常性　156r
家族否認症候群　156l
家族ホメオスターシス　17r
家族画面　474r
家族妄想　899r
家族ライフサイクル　157l,378l,682r
家族力動　157l
家族療法　17l,115r,155l,157l,157r,214r,219l,378l,415r,621r,682r,761l,783l,907l,944l
可塑性　1079r
課題集団　462l
過代償　➡過補償
片側巨脳症　642r

片側身体失認　855r
片側バリズム〔ヘミバリスムス〕　545l
片側バリスムス　545l
片口法　1093l
カタチーム性妄想　178r
カタトニー
　➡緊張病〔緊張病症候群〕
カタファジー　866r
カタプレキシー　547r
カタプレキシー
　➡情動脱力発作〔カタプレキシー〕
語らい　872r
語り　110l,782r,783l
カタリーナ［症例］　158l
カタルシス　115l,158l,500r
カタルシス法　113l,715r
カタレプシー　244l,353r,543l,871r
カタレプシー
　➡緊張病〔緊張病症候群〕
価値類型論　573r
可知論　617r
楽器の失音楽　422r
学級崩壊　158r
学校教育法　81l,159l
学校教育法施行規則の一部を改正する省令について　159l
学校恐怖症　918r
学校恐怖症　➡不登校
学校精神医学　448r
学校精神保健　158l
渇酒癖　159l,456l
褐色細胞腫　308l
活性酸素仮説　1087r
合体　➡出立／合体
活動　449r
葛藤　4l,115r,147l,159l,169l,332l,516l,601l,738r,766r,849r,871r,1031l
葛藤外の自我領域　386l
活動電位バースト　838l
カッパ・オピオイド作動薬　286l
カッパ［κ］律動　159l
カップリング　124r
合併症　345l
過程　160l
家庭裁判所　160l,435r,492r,612r
家庭内暴力　31l,161l,864l
カテゴリー診断アプローチ　536l
カテゴリー方式　536l
カテコールアミン　20l,344r,702l,772l,814l
カテコールアミン
　➡脳内アミン〔モノアミン〕
カテコール-O-メチル基転移酵素

和文事項索引　カ

815*l*, 820*r*
カテコール-*O*-メチル基転移酵素
　➡ COMT〔カテコール-*O*-メチル基転移酵素〕
寡動　545*l*, 1081*l*
過動　545*r*
過敏性障害　329*r*
下頭頂小葉　762*r*
過度覚醒　35*r*
過度覚醒　➡過覚醒
過度施設　707*r*
金縛り（体験）　549*l*, 556*l*, 792*l*, 1083*l*
金縛り（体験）　➡睡眠麻痺
金縛り現象　791*l*
悲しみ　859*l*
カナバン病　683*r*, 1087*l*
カニバリズム　421*l*
加入儀礼　68*r*
可能性空間　16*l*, 48*l*, 86*l*
かのようなパーソナリティ　13*l*, 746*l*
かのようなパーソナリティ
　➡アズイフパーソナリティ
ガバペンチン（GBP）　306*r*, 322*r*
カバリング
　➡アンカバリング／カバリング
過敏情動衰弱状態　130*l*, 163*l*
過敏性心臓　843*l*
過敏性腸症候群　63*l*, 163*r*, 625*l*
カフェイン　708*r*, 720*r*
カフェイン中毒　163*r*
カフェオレスポット　1080*l*
カプグラ症候群　157*l*, 164*r*, 539*l*, 1014*r*
カプグラ症状　714*l*
家父長主義　835*l*
過包含　248*l*
カポジ肉腫　98*r*
過補償　165*l*
過眠症　547*r*, 550*l*, 551*l*, 784*l*, 789*l*, 880*l*
過眠症　➡睡眠過剰症
仮面うつ病　165*l*, 267*r*
仮面てんかん　165*l*
仮面様顔貌　166*l*, 480*l*
可溶性分子　358*l*
ガラクトース血症　529*r*, 760*l*
体揺らし　464*l*
空っぽ　246*r*
空の巣症候群　166*l*
ガランタミン　328*l*
ガラント反射　296*l*
カリクレイン　167*r*
カリスマ症状群　847*l*
顆粒球減少症　168*l*, 315*l*
顆粒細胞　516*r*

過量服薬　152*r*
カルジアゾール　1008*r*
カルジアゾールけいれん療法　166*r*
カルシウム　166*r*
カルシウム／カルモジュリン依存性酵素　720*r*
カルシウムイオン　360*l*
カルシニューリン　167*l*, 360*l*
カルチノイド腫瘍　167*r*
カルチノイド症候群　167*r*
カルバマゼピン（CBZ）　168*l*, 206*r*, 306*r*, 315*r*, 322*r*, 557*l*, 605*r*
カルボニル　167*l*
加齢　1087*r*
加齢　➡老化
過労　372*r*
過労死　372*r*
過労自殺　168*r*, 372*r*
簡易鑑定　199*r*, 558*r*
簡易構造化面接　317*l*
簡易精神症状評価尺度　882*r*
簡易精神症状評価尺度　➡ BPRS
簡易精神分析　928*l*
簡易精神療法　169*l*, 928*l*
寛解　59*l*, 169*l*, 359*r*, 704*l*, 705*r*, 889*l*
寛解維持状態　169*l*
寛解時低迷病相／寛解時高揚病相　169*l*
感化院　435*l*
考え不精［思考意惰］　170*l*
感覚　170*l*, 695*l*
感覚印象　170*r*
感覚運動性精神反射弓　90*l*
感覚外知覚　846*r*
感覚学　468*r*
感覚記憶　170*r*
感覚錯誤　1012*l*
感覚失語　90*l*, 90*r*, 645*l*
感覚失語　➡ウェルニッケ失語
感覚遮断　170*r*
感覚障害　684*r*
感覚性失音楽　656*l*
感覚の感情　176*r*
感覚統合訓練　171*l*
感覚鈍麻　414*r*
感覚入力遮断説　855*l*
感覚妄像　1012*l*
感覚モダリティ　889*r*
感覚誘発電位　➡誘発電位
眼窩前頭前野　635*l*
眼窩前頭前野　➡前頭前野眼窩部
眼窩前頭皮質　746*r*
眼窩脳　250*l*, 813*l*
眼窩部　634*r*
眼球運動　44*l*, 250*r*, 367*r*, 552*r*, 615*r*, 970*l*

眼球運動障害　231*r*
眼球追跡運動　428*r*
眼球突出　857*l*
環境依存症候群　171*l*, 637*l*
環境因　647*r*, 946*l*
環境音の失認　656*l*
環境調整　290*l*, 326*l*, 410*l*, 485*l*
環境適応　406*r*
環境としての母親　145*l*, 822*l*
環境としての母親
　➡抱えること〔ホールディング〕
環境反応　171*r*, 516*l*
環境変容的
　➡自己変容的／環境変容的
環境療法　171*r*
ガングリオシドーシス　818*l*
ガングリオシドーシス
　➡リピドーシス
関係学派　172*l*
関係嗜癖　444*l*
関係精神分析　172*l*
関係生態学的心理療法（エコ心理療法）　156*l*
関係性 TA　333*l*
関係性テーマ　708*r*
関係性発達モデル　228*r*
関係念慮　172*r*, 450*r*
関係妄想　147*l*, 149*r*, 172*r*, 400*r*, 401*r*, 412*l*, 708*l*, 724*l*, 831*l*, 1012*r*, 1016*r*
関係論的精神分析　288*r*
間欠性一酸化炭素中毒　64*l*
間欠性爆発性障害　179*r*, 487*l*
間欠律動性デルタ活動　75*r*, 736*l*
間欠律動性デルタ活動　➡ IRDA
眼瞼けいれん　271*r*
還元酵素　1029*l*
眼瞼収縮　232*l*
還元主義　415*r*
監護義務者　960*r*
監獄爆発　306*l*
喚語困難　300*r*, 868*l*
喚語障害　336*l*
喚語障害　➡語健忘
観護措置　492*r*
幹細胞　44*l*, 511*l*
ガンザー症候群　173*l*, 306*l*, 753*l*, 1019*l*
観察分散　316*r*
漢字失書　427*l*
癇疾　146*l*
間質細胞　988*r*
間質性肺炎　630*r*, 883*r*
間質性浮腫　817*l*
監視妄想　204*r*
かんしゃく発作　173*l*
患者自治会　717*r*

1265

和文事項索引　カ－キ

患者の権利章典　81r
がん腫　248r
慣習犯罪者　173r, 190r
間主観性　4l, 174l, 174r
間主観性理論　172l
間主観的アプローチ　122r, 123r, 174r
間主観的現実　122r
感受性遺伝子　175l, 279r, 766l
感受性訓練　175r, 727l
間主体性　174l
間主体的分析的第三者　939r
感情　175r, 178r, 486r
感情異常　176l
感情移入　177l, 401r, 930l
感情移入の了解性　177l
感情易変性　490r
感情・意欲の障害　137l
感情(情動)の荒廃　199l, 328r
感情高揚　176r, 177r, 178l
感情指数　46l
感情(情動)失禁　176r, 487r
感情失禁　➡情動失禁
管状視野狭窄　➡ヒステリー
感情障害　207r, 209l, 211r
感情障害　➡気分障害
感情制御　407r
感情精神病　208l, 703l
感情喪失の感情　474l
感情疎隔感　176r
感情調整薬　207l, 306r
感情沈滞　176r, 177r, 178l
感情的モノマニー　1023l
環状テトラピロール　971l
感情転移　➡転移
感情倒錯　176r
感情鈍麻　176r, 178l
環状ヌクレオチド
　➡サイクリック AMP／サイクリック GMP, 細胞内情報伝達系
環状ヌクレオチド (cAMP, cGMP)　355l, 360l
感情の知能　46r
感情の平板化　79l, 756l
感情病　341r, 640l
感情表出　72r, 155l, 541r, 757l
感情表出　➡EE〔感情表出〕
感情不安定　223r
感情賦活薬　207l
感情負荷パラフレニー　866r
感情平板化(鈍麻)　277l
感情発作　456l, 605l
感情誘因性妄想　178r
感情論理　178l
緩徐眼球運動　552r
緩徐進行性失語　178l
環シルヴィウス裂言語領域　290l

眼振　616r, 684r
関心領域　179r
肝性　851r
肝性昏睡　375l, 844r
肝性脳症　179r, 375l
間接暗示　37r
関節過進展　984r
間接自殺　150r
間接プライミング　923l
面接法　823l
関節リウマチ　625l
完全アゴニスト　11r
眼前暗黒感　1009r
完全型コタール　340l
完全寛解　169r
完全言語性運動幻覚　289r
完全構造化面接　317l, 375r
感染症性夢幻症　998l
感染性クロイツフェルト＝ヤコブ病 (CJD)　263l
完全緘黙　1004r
間代けいれん　277l
間代性けいれん発作重積　987l
間代性保続　334l, 964l
間代発作　180l, 232l, 639l
間代発作重積　743r
完治　704l
鑑定留置　586r
鑑定目的　➡精神鑑定
カンディンスキー＝クレランボー症候群　180r
眼電位　594l
眼電位図　690r
眼電位図　➡探索眼球運動
感度　535r
感動的記憶障害　190l
冠動脈性格　193l
カンナビス精神病　181l
カンナビノイド　181l
カンナビノイド作動薬　286l
カンナビノイド受容体　181l
観念運動(性)失行　95r, 181l, 182l, 426l, 517r, 672l, 762r, 763r, 818r, 934r
観念(性)失行　95r, 181l, 426l, 517r, 704l, 752r, 763r
観念貧困　178l, 182l
観念複合　133l
観念複合(体)　➡コンプレックス
観念複合体　352r
観念奔逸　129r, 177r, 182l, 349l, 397r, 399l, 647l, 1007r
観念奔逸性うつ病　349r
観念連合　182r, 399l
感応　69l
間脳　412l, 1018r
間脳下垂体系　183l

肝脳疾患　183l, 375l
間脳症　184l
間脳症　➡間脳症候群
間脳症候群　183l
間脳性健忘　189r, 300r
感応精神病　184l, 184r, 460r, 462l, 663r, 1016r
感応性妄想性障害　184l
間脳・中脳・脳幹部症候群　808l
肝脾腫　791l
肝不全　844r
簡便精神療法　169l, 928l
漢方　767r, 862r
漢方　➡東洋医学
願望　1046r
願望思考　867r
願望神経症　824l
願望妄想症　896r
願望妄想症　➡敏感関係妄想
漢方薬　767l
ガンマアミノ酪酸　217l
ガンマアミノ酪酸　➡GABA
ガンマ線　125l
ガンマ帯域反応　185l
ガンマバンドオシレーション　185r
顔面けいれん　271l
緘黙(症)　436l, 485r, 633l, 999l
緘黙(症)　➡無言症
換喩　320l, 439l, 757l
換喩　➡隠喩／換喩
関与しながらの観察　186l, 540r, 907l, 1059l
慣例　617r
関連解析〔遺伝子関連解析〕　175l, 186l, 279r
関連研究　➡分子遺伝学
肝レンズ核変性症　86r, 844r
肝レンズ核変性症　➡ウィルソン病
緩和医療　125r, 703r
緩和ケア　186r, 351l, 589r, 686l, 962l
緩和ケア病棟　962r
緩和時間コントラスト　113r
緩和精神安定剤　579l

キ

奇異反応　187l, 556l
記憶　70r, 82r, 111l, 300l, 322l, 359l, 403r, 422l, 920l
記憶〔脳科学〕　187r
記憶〔精神病理・精神分析〕　188l
記憶幻覚　188l
記憶減退　189l, 189l
記憶痕跡　118r, 188r, 213r
記憶痕跡　➡エングラム
記憶錯誤　189l, 189r, 194l

1266

記憶障害　33*r*, 40*l*, 71*l*, 88*r*, 111*l*, 183*r*, 187*r*, **189***r*, 243*l*, 270*l*, 300*l*, 366*l*, 501*l*, 556*r*, 655*l*, 768*l*, 870*l*, 893*r*, 913*l*, 920*r*, 1080*r*
記憶障害発作　605*r*
記憶進化論　404*l*
記憶性妄想着想　1016*r*
記憶喪失　300*l*
記憶増進　189*r*, **190***l*
記憶的妄想知覚　1016*r*
記憶の島　626*r*
記憶の二重貯蔵モデル　688*l*
記憶変容　721*l*
奇怪な対象　**190***r*, 944*r*
機会犯罪者　173*r*, **190***r*, 247*r*
飢餓精神病　**191***l*
器官幻覚　**191***r*
器官言語　**191***r*, 483*r*
器官言語解釈　135*l*
気管支喘息　**192***l*, 528*l*
器官神経症　**192***r*, 489*l*
器官選択　**192***r*
器官なき身体　34*r*
期間有病率　1035*l*
器官劣等性　165*l*, 192*r*, **193***l*
危機　193*l*
偽記憶　188*r*, 189*r*
危機介入　**193***r*
利き手　103*l*, **193***r*, 672*l*
棄却　824*l*
聴く　269*l*
奇形　355*l*
奇形症候群　595*l*
危険遺伝因子　730*l*
偽幻覚　54*r*, 97*l*, 180*r*, **194***l*, 284*r*, 286*l*, 1012*l*
記号素性錯語　364*l*
記号表現／記号内容　438*r*
帰国子女　**194***r*
帰国生　194*r*
キサントクロミー　812*l*
既視感　**194***r*, 200*r*, 988*r*
気質　**195***l*, 260*r*, 508*l*, 572*l*, 586*l*, 731*l*, 804*r*
気質［乳幼児精神医学］　**195***r*
器質健忘　189*r*
気質・性格理論　572*l*, 572*r*
器質性偽発作　212*r*
器質性欠陥症候群　474*l*
器質性健忘　300*r*
器質性健忘症　688*r*
器質性人格変化　892*l*
器質性精神病　129*r*, 178*l*, **196***l*
器質性精神障害　130*l*
器質性精神症候群　933*r*
器質性脳障害　940*r*
器質性抑うつ状態　93*l*

器質認知症　154*l*, **196***l*, 261*r*, 303*l*
器質力動論　97*r*, 138*l*, **196***r*, 424*l*, 526*r*, 537*l*, 987*l*
気質論　572*l*
希死念慮　423*r*, 859*r*, 864*l*, 989*l*
擬似反射　306*l*, 421*l*
希釈尿　795*l*
起重機症状　262*r*
起重機症状　➡クレーン症状
記述　599*r*
記述現象学　49*r*, 197*l*, 825*l*
記述精神医学　**197***l*, 1059*r*
記述精神病理学　167*r*, 600*l*
記述の現象学　469*l*
記述的無意識　996*l*
偽循環性統合失調症　**197***r*
基準妥当性　541*l*
基準分散　316*r*
擬人化　**198***l*
擬人化された人形　648*r*
偽神経症性統合失調症　**198***l*, 224*l*, 558*r*, 626*r*, 628*r*
傷つきやすい母親　392*r*
偽性球麻痺　221*l*
偽性球麻痺
　➡仮性球麻痺〔偽性球麻痺〕
偽性思春期早発症　411*r*
偽精神病質
　➡仮性精神病質〔偽精神病質〕
偽性副甲状腺機能低下症　**198***l*, 900*r*
季節性うつ病　310*r*
季節性感情障害　**198***r*
偽装　296*r*
偽相互性　645*r*
偽相互性　➡相互性
基礎研究　111*l*
基礎症状　**199***l*
起訴前鑑定　**199***l*, 586*r*
基礎の休息・活動周期　94*r*, **200***l*
起訴便宜主義　658*l*
起訴猶予　199*r*
基礎律動　35*l*, 816*r*, 823*r*
基礎律動　➡背景活動
既体験感　194*r*, **200***l*, 200*r*
期待効用　396*r*
期待波　546*r*
機知　439*l*, 674*r*
既知感　**200***r*
吃音　334*r*, 344*l*, 485*r*
吃音　➡コミュニケーション障害
吃音恐怖　669*l*
吃音症　464*l*
気づき　274*r*
気付き亢進　495*r*
拮抗失行　**200***r*, 819*l*

拮抗薬　11*r*
拮抗薬　➡アゴニスト〔作動薬〕
狐憑き　98*l*, 146*l*, 162*l*, 281*r*, 455*r*, 887*l*
狐憑き　➡けもの憑き妄想
基底　201*l*
規定飲酒試験　77*r*
基底核　141*l*, 734*r*, 954*r*
基底気分　**201***l*
基底欠損　**201***l*, 384*l*, 848*r*
基底障害　398*r*
基底症状　**201***r*, 756*r*, 920*r*
基底段階　201*r*
基底の想定　**202***l*
基底の想定集団　462*r*
基底不安　**202***l*, 540*r*, 968*r*
基底部損傷　636*r*
基底膜　275*r*
基底抑うつ　**202***l*
気道過敏性　192*l*
気道狭窄　70*l*, 192*l*
祈禱性精神病　**202***r*, 455*r*
気道閉塞　793*l*
企図振戦　**203***l*, 530*r*
希尿　826*r*
偽認知症　154*l*
偽認知症　➡仮性認知症
キヌレニン代謝経路　776*l*
キネシン　393*l*
記念日反応　**203***l*
帰納　396*l*
機能局在地図　813*r*
機能・形態障害　335*l*, 449*l*
機能幻覚　**203***r*
気脳写　204*l*
機能主義的アプローチ　378*r*
機能障害　585*r*
機能障害　➡社会的不利〔ハンディキャップ〕
機能心理学　882*r*
機能性嘔吐症　506*r*
機能性幻覚　284*r*
機能性健忘　300*r*
機能精神病　**204***l*, 687*r*, 967*r*
機能性妄想精神病　965*r*
機能蛋白　511*r*
機能的 MRI　106*l*, 797*r*, 805*r*
機能的 MRI
　➡fMRI〔機能的 MRI〕
機能的核磁気共鳴画像　594*l*
機能的現象　**204***r*
機能的脳画像　615*r*
機能の全体的評定尺度　680*r*, 887*r*
機能不全家族　17*l*
機能変遷　**205***l*, 274*l*
機能モデル　547*l*
キノホルム　570*l*

キーパーソン **205**l
忌避妄想 172r,**205**l,287l,412l
擬憑依 905r
気分 176l,176r,**205**r,331r
気分安定薬 **206**l,268r,270l,313r,
 315r,642l,643l,644l,652l,850l,
 859l,948l,1064r
気分高揚 176r,177r,268r
気分循環症 207l,473l,641l,643l
気分循環症 ➡気分循環性障害
気分循環性気質 659l
気分循環性障害 **207**l,208l,209l,
 641l
気分障害〔精神医学史〕 **207**r
気分障害〔生物学〕 **208**r
気分障害〔精神病理〕 **209**l
気分障害〔精神分析〕 **210**l
気分障害〔社会・文化的観点〕
 210r
気分障害 127l,166l,198r,217r,
 330l,332r,443l,503l,516r,650l,
 659l,664r,668l,689l,690l,789l,
 891l,917l,946l,1010l,1056l
気分(感情)障害 640l
気分調整薬 306r
気分沈滞 176r,178l
気分同調性輸送 393l
気分同調性妄想 178r
気分変調 176l,201l,**211**l,349l,
 456l
気分変調症 93l,**211**l,506l,643l,
 1043l
気分変調性障害 208l,209l,456l,
 685l
気分変動 201l
気分変動性パーソナリティ障害
 456l
擬娩症候群 246l,916r
擬娩症候群 ➡クヴァード症候群
偽発作 **212**l
基本感情 176l
基本障害 40r,**212**r,756l
基本症状 756l
基本的ADL 107l
基本的信頼 **212**r
基本的強さ 1052r
基本的敵意 202r
基本的不安 202l
基本的不信 213l
基本同調駆動反応 863r
基本6感情 176l
欺瞞者 **213**l,239l
記銘 214l,300l,960l
記銘減弱 **213**r
記銘障害 189l,189r,213r,347l
記銘力 **213**r,300l
記銘力検査 111l,213r,**214**l
記銘力障害 217l

記銘力低下 33r,804r,930r
逆アゴニスト 11r
脚橋被蓋核 553l
逆説介入 214r
逆説志(指)向 214r,1090r
逆説睡眠 1082r
逆説睡眠 ➡レム〔REM〕睡眠/
 ノンレム〔NREM〕睡眠
逆説性不眠症 921l
逆説反応 187l
逆説反応 ➡奇異反応
逆説療法 214l
虐待 **215**l,237l,368l,434l,675l,
 923l,1008l
逆耐性現象 42l,**215**l
逆転〔反対物への〕 **216**l,956r
逆転移 10l,109l,134r,**216**l,265l,
 399r,403l,567r,598r,710l,737r,
 750r,847l,910l,936l,1060l,1091l
逆転移反応 408r
逆転回 25l
逆備給 865r,1042l
客観的現実 122r
逆向健忘 63l,**217**l,243l,300r,347l,
 474r,506l,627l,631l,744r,920r
逆行性輸送 393l
GABA **217**l,322l,322r,521r,702l,
 902r
GABA受容体 ➡GABA
GAF **217**r,447l
キャンパス精神医学 218l
ギャンブラーズ・アノニマス 100l,
 219l
ギャンブラーズ・アノニマス
 ➡ギャンブル依存
ギャンブリング課題 **218**r,638l
ギャンブル依存 **218**l
ギャンブルパターン 893l
旧KAST 256r
吸引反射 **219**l,960l
嗅覚発作 **219**l,692l
牛眼 561r
救急精神医療 584l
救急精神医療 ➡精神科救急
嗅結節 629l
救治会 592l
弓状束 763l
旧小脳 494l
急性アルコール中毒 32l,32r,**221**l,
 1019l,1028l
急性一過性精神病性障害 29l,220r,
 507r,688r,689r,858l,874l
急性一過性精神病性障害
 ➡短期精神病性障害
急性壊死性脳炎 82l
急性外因反応型 480r,696l,973l
急性肝炎 498l

急性間欠性ポルフィリン症 971l
急性期後疲弊状態 169r
急性期錐体外路症状 315l
急性幻覚症 31r
急性幻覚妄想症 ➡ワーンジン〔妄
 想錯乱,急性幻覚妄想症〕
急性硬膜下出血 377l
急性錯乱 54l,197l,**219**l,588l,702l,
 703l,998r
急性錯乱状態 138l
急性散在性脳脊髄炎〔ADEM〕
 220l,805l
急性ジストニア 545r,708r
急性ジストニア ➡錐体外路症状
急性出血性上灰白質脳炎 91l
急性ストレス障害 **220**l,225l,379l,
 903l,946l
急性ストレス反応 136l,225l,507l
急性精神病 42l,54l,138l,197l,
 219r,249l,588l,709l,1097r
急性増悪 470l
急性多形性精神病性障害 **220**r,
 874l
急性致死性緊張病 696l
急性致死性緊張病
 ➡致死(性)緊張病
急性中毒 32l,**221**l,782r
急性非炎症性脳症 1051l
急性妄想性障害 1014l
球脊髄性筋萎縮症 970r
急速眼球運動 552l,555r,690l,
 1037l,1082r,1084r
急速眼球運動 ➡レム〔REM〕睡
 眠/ノンレム〔NREM〕睡眠
急速交代型 490l
急速飽和法 306r
丘波期 500r
丘波期 ➡徐波睡眠
球麻痺 118r,153r,**221**l,806r,830l
QOL ➡生活の質〔クオリティ・
 オブ・ライフ〕
QT延長症候群〔QT間隔延長〕
 221r
教育分析 265l,909l
教育分析 ➡訓練分析
共意識 133l
共依存 60r,**222**l,444l
共依存者 222l
鏡映像フィードバック 291l,534l
鏡映の同一化 648l
鏡映描画 734r
鏡映飲み 734r
強化 457r,559l
境界 124r,**222**l
境界域知能 **222**l
境界群 965l
境界性パーソナリティ障害 222r,

和文事項索引　キ

境界パーソナリティ構造　5*l*,185*l*,
　　223*l*,224*l*,224*r*,243*r*,246*r*,410*l*,
　　412*r*,482*r*,504*r*,519*l*,628*l*,643*l*,
　　749*l*,814*r*,835*l*,953*l*,989*r*,993*r*,
　　1062*r*,1067*l*
境界パーソナリティ構造　5*l*,185*l*,
　　222*r*,223*l*,**223***r*
境界例　13*l*,185*l*,222*r*,223*l*,223*r*,
　　224*l*,628*l*,749*l*,943*r*,978*l*
境界例診断面接〔DIB〕　224*r*
驚愕神経症　**224***r*,355*l*
驚愕てんかん　**225***l*,712*r*
驚愕反応　220*r*,**225***l*,931*r*,943*l*,
　　1055*r*
強化子　559*r*,752*l*
共感　4*r*,37*l*,72*r*,177*l*,**225***r*,337*l*,
　　403*l*,601*r*
共感覚　**225***r*,391*l*
共感的対応　225*r*
共感的評価　410*l*
共感的理解　249*r*
共感疲労　257*l*
共感不全　225*r*,404*r*
狂気　89*l*,**226***l*,537*l*,914*r*
狂牛病〔ウシ海綿状脳症〕　**226***r*,
　　263*l*,926*r*
狂犬病　**227***l*
教護院　435*l*
強剛　338*l*
強硬症　244*l*
恐慌性障害　843*l*
恐慌性障害　➡パニック障害
きょうされん　7*r*
凝視　232*l*
恐死症　392*r*
共時性　**227***l*
共時態　227*r*
共時的観点／通時的観点　**227***r*
郷愁反応　**227***r*
強縮　691*r*
狭縮　940*r*
狭縮意識　52*l*
狂人　753*l*
狂信者　**228***l*,463*l*
恐水症　227*l*
共生　**228***l*
共生期　228*r*,230*l*,357*r*
強制収容所症候群　191*r*,**229***l*
強制水泳試験　208*l*,**229***l*
強制正常化　456*l*
強制正常化現象　965*r*
矯正精神医学　**229***r*
共生精神病　228*r*
強制断種　965*l*,1033*r*
強制の不妊手術　965*l*
強制泣き　236*l*,487*r*
強制泣き　➡強迫泣き〔強制泣き〕
強制にぎり　➡強迫にぎり〔強制に

ぎり，強制把握〕
強制入院治療　75*r*
強制把握　752*r*
強制把握　➡強迫にぎり〔強制にぎ
　　り，強制把握〕
共生不安　**230***l*
共生幼児精神病　**230***l*
強制笑い　487*r*
強制笑い　➡強迫笑い〔強制笑い〕
教祖　847*l*
鏡像　309*l*,681*l*,847*l*
鏡像関係　1045*r*
鏡像焦点　**230***r*,486*l*
鏡像焦点棘波　230*r*
鏡像段階　**230***r*,380*r*,570*r*,648*l*,
　　747*r*,1036*r*,1053*r*
鏡像認知障害　427*l*
兄弟葛藤　766*r*
兄弟コンプレクス〔ラカン〕　**231***l*
橋中心髄鞘崩壊　**231***r*,771*l*,989*l*
強直間代発作　**231***r*,271*r*,322*r*,
　　639*l*,966*l*,1086*l*
強直性けいれん　277*r*,734*l*
強直発作　225*l*,**232***l*,322*r*,639*l*,
　　1086*l*,1096*r*
共同作業所　362*l*
共同作業所全国連絡会　362*r*
共同主観性（主体性）　174*l*
共同（体）性　1052*r*
共同生活援助　590*r*
共同体感覚　19*r*,338*r*,1053*r*
共同治療者　461*r*
協同的経験主義　801*l*
教頭ワーグナー〔症例〕　143*l*,**232***l*,
　　711*l*,848*l*
京都癲狂院　76*l*,185*l*,**232***r*,745*l*
強迫　114*l*,485*r*
強迫観念　45*l*,144*l*,**233***l*,233*r*,234*l*,
　　234*r*,236*l*,241*r*,440*l*,592*r*,617*r*,
　　957*l*
強迫観念症　515*r*,917*l*
強迫儀式　**233***r*
強迫恐怖　665*l*
強迫行為　45*l*,151*l*,**233***r*,234*l*,234*r*,
　　432*r*,464*r*,490*r*,628*r*,678*l*,864*l*
強迫行動　444*l*
強迫思考　133*l*,397*r*,444*l*,669*l*
強迫思考　➡強迫観念
強迫症　280*r*
強迫症状　234*r*
強迫衝動　236*l*
強迫神経症　121*l*,**234***l*,235*l*,235*r*,
　　516*r*,587*l*,591*r*,671*l*,708*l*,906*l*
強迫性格　234*l*,235*l*,332*r*
強迫性格　➡強迫神経症，強迫性パ
　　ーソナリティ障害
強迫性緩慢　**234***r*

強迫性恐怖　355*l*,1024*r*
強迫性言語衝迫　769*l*
強迫性障害　44*r*,104*l*,144*l*,151*l*,
　　234*l*,**234***r*,235*l*,236*l*,241*r*,266*r*,
　　330*l*,411*l*,431*l*,432*r*,504*r*,516*r*,
　　540*l*,595*r*,628*r*,643*l*,665*l*,669*r*,
　　832*r*,903*l*,912*r*,924*r*,1005*l*,1019*r*
強迫性スペクトラム　842*l*
強迫性パーソナリティ障害　**235***l*
強迫性サディズム傾向　571*r*
強迫泣き〔強制泣き〕　**235***r*
強迫にぎり〔強制にぎり，強制把
　　握〕　**235***r*
強迫病　**235***r*
強迫表象　678*l*
強迫欲動　48*r*,**236***l*
強迫笑い〔強制笑い〕　235*r*,**236***l*
強皮症　89*l*,**236***l*
恐怖　843*l*,902*l*
恐風症　227*l*
恐怖症　**236***r*,255*l*,392*r*,516*r*,609*l*,
　　633*r*,902*l*,903*l*,906*l*,919*l*,957*l*
恐怖条件づけ　237*l*
恐怖症性不安障害　516*r*,826*l*,843*l*,
　　914*r*
恐怖症の不安　144*l*
恐怖反応　225*l*
共謀　156*l*
共有精神病性障害
　　➡感応性妄想性障害
共有性妄想性障害　1014*r*
享楽　618*r*,713*r*,1045*r*
強力精神安定剤　579*l*
強力体験　508*r*
虚偽記憶（症候群）　**237***l*
虚偽主題　**237***r*
虚偽性障害　212*l*,**238***l*,534*l*
虚偽動機　237*l*
局在　672*l*
局在関連性てんかん　**238***l*
局在症状　517*r*,646*l*
局在症状　➡巣症状
局在性発作発射　553*r*
局在論　112*r*,632*r*,808*l*
局所（性）ジストニア　452*r*,498*l*
局所性疾患　515*r*
局所的無意識　996*l*
棘・徐波複合　238*l*,**238***l*,549*l*,
　　742*r*,744*l*,817*l*,863*r*,884*l*,967*l*
局所発作　920*r*
局所論　188*l*,**238***l*,600*r*,601*r*,933*l*
局地論　319*l*
棘波　99*r*,232*l*,238*r*,**239***l*,329*l*,
　　369*r*,742*r*,771*r*,817*l*,884*l*,967*l*,
　　1037*r*,1092*r*
虚言　485*r*
虚言・欺瞞者　247*l*

虚言者　213*l*,**239***l*,239*r*
虚言症　**239***r*,956*l*
虚言性の顕示者　239*r*
虚言妄想　**239***r*
虚再認　359*l*
巨視症　605*l*,665*r*
巨視症　➡大視症
鋸歯状波　553*l*
拒食　488*l*,621*r*
拒食症　519*r*
去勢　240*r*,899*r*
去勢コンプレックス　23*l*,352*r*,697*r*,794*r*,899*r*,968*r*
去勢コンプレックス［精神分析］　**240***l*
去勢コンプレックス［ラカン］　**240***l*
去勢不安　25*r*,91*r*,240*l*,288*l*,377*l*,618*l*,690*r*,820*l*,872*r*,902*l*,904*l*,908*r*,947*r*,1070*r*,1090*r*
拒絶症　**240***l*,244*l*,353*r*,488*l*,558*r*,1005*r*
拒絶性パーソナリティ　468*l*
巨大妄想　340*l*,915*r*
巨脳症　**241***l*
虚無妄想　**241***l*,1012*r*
許容的暗示　37*r*
ギラン・バレー症候群　771*l*
起立性調節障害　**241***l*
起立性低血圧　427*r*
ギール　➡ゲール［ギール］
ギルフォード・マーチン人格目録　1031*l*
キレート療法　782*l*
疑惑癖　**241***r*,432*l*
筋萎縮性側索硬化症（ALS）　235*r*,236*l*,523*l*,830*l*
禁煙療法　786*l*
近眼　984*l*
筋感幻覚　95*r*,**242***l*,289*r*,769*l*
緊急措置入院　242*l*,584*l*,604*r*
緊急入院　**242***l*
緊急反応　527*l*,528*r*
筋強剛　847*r*
筋強直性ジストロフィー　**242***l*
筋緊張　127*l*,847*r*
筋緊張性頸反射　296*l*
筋緊張性ジストロフィー　776*l*,888*r*
筋緊張低下　428*r*,677*l*
筋けいれん　825*l*
筋固縮　1081*r*
筋弛緩作用　556*r*
近時記憶　111*l*,**243***l*,291*l*,300*l*,627*l*,655*l*,721*l*
近時記憶障害　217*l*
近親姦　**243***l*
近親姦願望　377*l*

近親死　444*r*
近親死　➡死別
近親相姦　492*l*,577*l*
近赤外線スペクトロスコピー　109*l*,594*l*,805*r*
近赤外線スペクトロスコピー　➡NIRS
禁絶処分　955*r*
禁断症状　1063*r*
禁断症状　➡離脱症状
禁治産　➡成年後見制度
禁治産制度　612*r*
緊張型頭痛　563*r*
緊張型頭痛　➡頭痛
緊張型統合失調症　244*l*,338*r*,353*l*,1071*r*
緊張性狂気　168*l*
緊張精神病　423*r*
緊張性足底反応　960*l*
緊張病［緊張病症候群］　96*l*,96*r*,154*r*,168*l*,240*r*,**244***l*,297*r*,388*r*,423*r*,543*l*,651*l*,701*r*,753*l*,771*r*,875*l*,1005*l*,1056*r*
緊張病興奮　74*l*
緊張病性昏迷　74*l*,353*l*,999*r*,1043*r*
緊張病性鈍化　702*r*
筋電位　1082*r*
筋電図　244*l*,594*l*,615*l*
筋電図バイオフィードバック療法　452*r*
筋トーヌスの障害　545*l*
キンドリング　**244***r*,329*l*
筋肉病　987*r*
緊迫困惑気分　**245***r*,495*r*
禁欲規則　56*l*,**245***l*,814*l*,867*l*,939*l*
禁欲主義　**245***r*,956*r*

ク

クアゼパム　556*r*
グアニレートサイクレース（GC）　360*l*
クヴァード症候群　**245***r*
空間見当識　833*l*
空間失認　393*l*
空間失認　➡視空間失認
空間障害仮説　402*r*
空間性失書　427*l*
空間体験　246*l*
空間定位　833*r*
空気嚥下症　**246***l*
空虚感　223*r*,**246***r*
空笑　**246***r*,875*l*
空想　170*r*,298*l*
空想　➡幻想
空想遊び　15*r*

空想虚言　238*l*,239*r*,**247***l*,292*r*
空想作話（症）　366*l*
空想作話（症）　➡作話
空想的光景　298*l*
空想の旅　275*l*
空想表象　1017*l*
空想妄言　188*r*
空想妄想　➡虚言妄想
空想妄想病　239*r*
空白のスクリーン　814*l*
偶発事故　405*r*
偶発犯罪者　191*l*,**247***r*
クエイズム　38*l*
クエーカー教　735*r*
クエチアピン　206*l*,**247***r*,313*l*,315*l*,671*l*,936*l*
クオリア　51*l*
クオリティ・オブ・ライフ　➡生活の質［クオリティ・オブ・ライフ］
具象化傾向　248*l*
薬に対する構えの調査表　726*l*
癖　464*l*
口運び傾向　257*l*
口運び傾向　➡クリューヴァー＝ビューシー症候群
口・頰・舌・顔面症候群　702*l*
苦痛嗜愛　368*l*
屈曲性強直発作　89*l*
クッシング症候群　**248***l*,258*l*,733*l*,913*r*
国親権限　836*l*
国親権限　➡パターナリズム
苦悩の解除　249*l*
苦悩の重圧　248*l*
虞犯　493*l*
虞犯少年　160*r*
クボステーク兆候　734*l*
クモ肢　970*l*
くも膜下腔　812*l*
くも膜下出血　809*l*,814*r*,885*r*
くも膜下出血　➡脳血管障害
苦悶精神病　249*l*,902*r*
クライアント　143*l*,1090*r*
クライアント中心療法　143*l*,**249***l*,862*l*,929*l*,1058*l*
クライネ＝レヴィン症候群　**250***r*,456*r*,548*l*
クライン学派　**251***l*,288*l*,307*l*,484*l*,601*l*,603*l*
クライン派精神分析　1078*r*
クラインフェルター症候群　**252***l*,851*l*
クライン理論　185*l*,**252***l*
クラーヴス　**253***l*
くらし療法　574*l*
グラスゴーコーマスケール　53*l*,

253r, 374l
クラッベ病　1087l
グラディーヴァ　**254l**
グラデュエントエコー法　112l
くらやみ恐怖　**255l**
グリア　**255l**
グリアコイル状小体　676r
グリア細胞　255l, 523l, 987l, 988l
グリア細胞質内封入体　629r
グリオーシス　629r
クリオスタット　521r
グリコサミノグリカン　999l
グリシン　520r
グリセロリン脂質　1073l
グリッド　861l
クリッペル＝ウェーバー症候群　969r
クリティカルパス　256r
クリティカル・ピリオド　➡臨界期〔クリティカル・ピリオド〕
クリニカルパス　**256l**
久里浜式アルコール症スクリーニングテスト　**256l**
グリフィス卵レポート　265r
グリーフカウンセリング　257l
グリーフセラピー　**257l**
クリプトコッカス症　98l
クリプトコッカス脳脊髄髄膜炎　98r, 99l
クリューヴァー＝ビューシー症候群　257l, 808r, 955l
クリューバー・バレラ染色　521r
クール　570r
グルココルチコイド　257r, 565l, 592l, 733l
グルココルチコイド受容体　258l
グルコシダーゼ　999l
グルタミン酸　258r, 520l
グルタミン酸仮説　**258l**
グルタミン酸受容体　331r
グルタミン酸神経伝達　702l
グルタミン酸伝達　258l
グループ・アナリシス　461l, 462l
グループ回想法　137l
グループカウンセリング　143r
グループ・ダイナミクス　175r
グループホーム　259l, 438l, 500l, 590l, 708l, 967r
グループワーク　461l
クレチン病　**260l**, 310r
クレペリン学派　711l
クレペリンテスト　**261l**
クレペリン・パラダイム　261l
クレペリン病　**261l**
クレペリン連続加算テスト　112l
クレランボー症候群　117r
クレランボー症候群

➡エロトマニー
グレリン　**262l**
クレーン症状　**262l**
クロアーカ理論　**262r**
クロイツフェルト＝ヤコブ病　8l, 263l, 282r, 457l, 501r, 570r, 838l, 925r
クロウⅠ型／クロウⅡ型　**263r**
クロザピン　313l, 315l, 671l, 702l
クロザピン

➡第二世代抗精神病薬〔SGA〕
クロージング・イン現象　**264l**
クローズ　275r
クロード学派　558r
クロード症候群　806r
クロナゼパム　229l, 1084l
クロバザム　322l
グロボイド細胞ロイコジストロフィー　683r, 1087l
クロミプラミン　44r, 548l, 842l
クロルジアゼポキシド　556l
クロルプロマジン　312l, 313r, 579l, 605r, 772l, 1057l
クロンバックα　➡評価尺度
クロンバックのα係数　888l
クローン　528l
クワシオルクル　595l
群衆心理　843l
軍人心臓　843l
群発（波）〔バースト〕　**264r**
群発型頭痛　➡頭痛
群発間部分　321l
群発型頭痛　59r, **264r**, 962r
群発頭痛　563r
群発（burst）部分　321r
訓練等給付　590r
訓練分析　24l, 216r, **265l**, 894l, 1054r
訓練分析家　1054l

ケ

ケア会議　853l
ケアハウス　1088r
ケアプラン　265l
ケアプログラムアプローチ　265r
ケアホーム　259l, 500l
ケアマネジメント　10r, **265r**, 275l, 344r, 590r, 969r
ケアマネジャー　132l, 344r
軽快　169l
経過型　163r
計画的攻撃性　307r
継起的個体化　124l
経験幻覚　**265r**
経験主義哲学　1085r
経験性幻覚　284r, 292l

経験性発作　605l
経験的遺伝予後　1068r
経験理論　700r
経口避妊薬　73l
経口ブドウ糖負荷試験（OGTT）　670l
傾向よりの犯罪者　174l
警告うつ病　**266l**
警告刺激 S1　546l
警告反応期　623l, 856r
警告－命令刺激課題　546r
経済学　514r
経済的観点　**266l**
経済的虐待　215l, 333r
経済的行動　514r
経済論的観点　601l
軽作業型　622l, 1025l
計算強迫　266r
計算強迫　➡計算癖
計算生物学　822r
計算癖　**266r**
形式性錯語　364l
形式分析　539r, 938r
刑事拘禁　994l
刑事収容施設及び被収容者等の処遇に関する法律　229l
刑事精神鑑定　445l
刑事責任能力　617l, 976r, 1004r
経時的局在　84r
痙縮　129l, 338l
芸術活動　888l
芸術療法　130l, **267l**, 346r, 906r
軽症うつ病　165r, **267l**, 482r
軽症化　**267r**
軽睡眠　280l
経頭蓋磁気刺激（TMS）　326r, 523r
経頭蓋磁気刺激法　**268l**, 745l
痙性構音障害　982l
痙性斜頚　452r
痙性斜頚　➡斜頸
痙性対麻痺　833l
痙性対麻痺 2 型　948r
痙性はさみ脚歩行　833l
形成不全型　837l
形成不全型　➡発育異常型
痙性麻痺　561r
軽躁状態　915l
軽躁成分　651l
軽躁病　**268r**, 362r, 643r
軽躁病エピソード　644l
継続・維持 ECT　744r
継続療法　59l
形態計測法　521r
形態失認　499l
形態性錯書　91l, 364l
形態素性錯語　364l

1271

傾聴 110*l*, **269***l*, 894*l*
軽佻者 55*r*, **269***l*
痙直 127*r*
痙直型脳性小児麻痺 833*l*
CATIE研究 **269***r*
系的力動的局在論 1078*l*
軽度意識障害 299*r*
ゲイトウェイ・ドラッグ 673*r*
系統性統合失調症 866*l*, 1079*l*
系統的脱感作(法) **270***l*, 324*r*, 425*l*
頸動脈洞過敏症 427*r*
軽度認知障害 213*r*, **270***r*, 798*l*
継発者 184*l*, 184*r*
軽パラノイア 777*l*
軽微双極型 989*l*
経鼻的持続気道陽圧(陽圧呼吸)療法 440*r*, 550*l*
軽費老人ホーム 1088*r*
頸部ジストニア 452*r*
傾眠 52*r*, 53*l*, 102*r*, 250*r*, **271***l*, 353*r*, 445*l*, 456*l*, 825*l*
啓蒙主義的精神医学 1092*l*
けいれん 46*l*, **271***l*, 306*l*, 678*r*, 1090*l*
けいれん発作 271*l*, 306*l*, 526*l*
けいれん発作 ➡けいれん
けいれん療法 744*l*, 1008*r*
けいれん療法
　➡電気けいれん療法〔ECT〕
K-ABC **271***l*
外界変容的適応 406*r*
激越性うつ病 **272***r*, 777*l*
激越発作 272*l*, 1056*r*
激越発作
　➡ラプトゥス・メランコリクス
劇化 10*l*
激情犯罪 191*l*
激情犯罪者 191*l*, **272***r*
K-コンプレクス
　➡K複合〔K-コンプレクス〕
下剤乱用 519*l*
ゲージ〔症例〕 **273***l*
ゲシュタルト学説 **273***r*, 808*l*
ゲシュタルトクライス 83*r*, **274***l*
ゲシュタルト心理学 632*r*, 799*r*, 954*r*, 971*r*, 1049*l*
ゲシュタルト分析 354*l*, 756*l*
ゲシュタルト変遷 205*l*
ゲシュタルト崩壊 **274***r*
ゲシュタルト法則 273*l*
ゲシュタルト療法 **274***l*, 333*l*, 620*l*, 1093*l*
化療妄想 69*l*
ケースマネジメント 265*r*, **275***l*
血液透析 525*l*
血液脳関門 **275***r*, 879*l*, 1082*l*
結核 12*l*, 98*r*

欠陥(状態) **275***r*, 277*l*
血管奇形 818*r*
血管原性浮腫 817*r*
血管腫症 969*l*
血管障害 512*r*
血管障害性パーキンソニズム 830*l*
欠陥症状 **276***l*
血管性うつ病 **276***l*
血管性認知症 22*r*, 196*r*, **276***r*, 979*l*
血管線維腫 278*l*
血管全層炎 278*l*
欠陥治癒 **277***l*
欠陥統合失調症 **277***l*, 371*r*
血管迷走神経性失神 427*r*
血管迷走神経反射性失神 502*r*
月経関連睡眠時過剰症 548*l*
月経前気分変調症 211*l*
月経前緊張 277*l*
月経前緊張症候群 277*l*, 452*l*
月経前不快気分障害
　➡月経前不快気分障害
月経前不快気分障害 **277***l*
血行再建 1023*r*
結合への攻撃 190*r*
結合両親像 288*l*
欠失 297*l*
結実因子 101*l*
傑出人脳 92*r*, 786*r*
血漿コルチゾール 733*r*
結晶性知能 700*l*
血小板MAO活性 1022*l*
血小板モノアミン酸化酵素 428*r*
欠神発作 54*r*, 238*r*, **277***r*, 322*r*, 435*l*, 639*r*, 740*l*, 863*r*, 987*l*, 1001*r*
欠神発作重積(状態) 743*r*, 744*l*, 966*r*
結節性硬化症 **278***l*, 818*r*, 969*l*
結節性紅斑 370*l*
結節性多発動脈炎 278*r*
結節性動脈周囲炎(PN) **278***r*, 308*l*
結節乳頭板 553*l*
血統妄想 156*r*, 239*r*, **278***r*, 340*l*, 458*l*, 698*l*, 779*l*, 831*r*, 899*l*, 1012*r*
楔部 326*r*
血流計測 594*l*
結論 1053*l*
ケノデオキシコール酸(CDCA) 809*l*
ゲノム 61*r*, 84*l*, 151*r*, 937*r*
ゲノム〔ヒトゲノム〕 **279***l*
ゲノムインプリンティング 279*r*
ゲノムワイドスキャン 279*r*
K複合〔K-コンプレクス〕 **280***l*
ゲーム理論 281*l*, 514*r*
けもの憑き妄想 **281***r*
ゲール〔ギール〕 76*l*, 281*r*

ゲルストマン症候群 **282***l*, 432*l*, 534*r*, 646*r*, 762*r*, 808*r*, 855*r*
ゲルストマン=ストロイスラー=シャインカー病 8*l*
ゲルストマン=ストロイスラー病 **282***r*, 926*l*
権威的暗示 37*r*
原因遺伝子 175*l*
原印象 297*l*
原因において自由な行為 **283***l*
幻影肢 ➡幻肢〔幻影肢〕
検閲 204*r*, **283***l*, 483*l*
嫌悪 408*r*
嫌悪刺激 237*l*
嫌悪条件づけ 1091*l*
嫌悪条件づけ課題 902*r*
嫌悪反応 872*r*
嫌悪療法 **283***r*
幻音 104*l*
限界状況 925*l*
限界設定 1067*l*
限界設定 ➡リミットセッティング
幻視 46*l*, 54*r*, 79*l*, 171*l*, 179*r*, 180*r*, 194*l*, 203*r*, 265*r*, 285*r*, 326*l*, 471*l*, 490*l*, 596*l*, 648*r*, 715*r*, 769*l*, 824*r*, 889*l*, 985*l*, 997*r*, 1012*l*, 1013*r*, 1040*r*
幻視〔生物学〕 **283***r*
幻覚〔精神病理〕 **284***r*
幻覚〔比較文化・宗教学〕 **285***r*
幻覚剤 116*l*, 581*r*
幻覚剤持続性知覚障害 924*l*
幻覚症 130*l*, 184*l*, 284*r*, **285***r*, 286*l*, 662*r*, 831*l*
幻覚症性エイドリー **286***l*
幻覚精神病反応 957*l*
幻覚発現物質 581*r*
幻覚発作 605*l*
幻覚妄想 73*l*, 997*r*, 1070*l*
幻覚妄想状態 149*l*, 149*r*
幻覚薬 101*l*, **286***l*, 581*r*
減感作 774*l*
衒奇 ➡わざとらしさ
衒奇症 244*l*, 1096*l*
幻嗅 284*r*, **287***l*, 1075*r*
現きょうされん 362*r*
限局性心気症 883*r*
限局性脳萎縮症 876*l*
元型 21*r*, 70*r*, **287***l*, 394*r*, 459*l*, 510*l*, 949*r*, 996*r*
原幻想 **287***r*, 298*l*
言語 713*l*, 738*l*, 762*r*, 996*l*, 997*l*
原光景 158*l*, 996*l*
原光景〔精神分析〕 **287***r*
原光景〔ラカン〕 288*l*
原光景空想 377*l*
健康日本21 409*l*

健康病気評価尺度　218*l*
健康への逃避　431*r*
言語化　10*l*, 50*l*, **288***r*, 867*l*
言語学習能力検査　5*l*
言語危機　**288***r*, 756*r*, 993*l*
言語蹉跌　724*r*
言語自己感　400*r*
言語障害　346*l*
言語精神運動発作　605*l*
言語衝動　289*r*
言語常同症　372*r*
言語新作　41*l*, 645*l*, 942*r*, 1007*r*
言語新作　➡造語症
言語性 IQ（VIQ）　84*r*, 88*r*
言語性運動幻覚　289*r*
言語性幻覚　471*r*, 482*l*, 588*r*
言語性幻聴　31*r*, 299*l*, 769*r*
言語性錯乱　942*r*
言語性精神運動幻覚　95*r*, 242*l*, 284*r*, **289***l*, 618*r*, 769*l*
言語性聴覚失認　1058*r*
言語性保続　637*r*
言語遅滞　**289***r*
言語中枢　**290***l*
言語の虐待　215*l*
言語的コミュニケーション
　➡非言語的コミュニケーション／言語的コミュニケーション
言語的〈他者〉　996*r*
言語的フラッシュバック　473*r*
言語発達遅滞　289*r*
言語発達遅滞児　5*l*
言語表象　**290***r*
言語不当配列　**290***r*
言語野孤立症候群　714*l*
言語連想検査　**291***l*, 1039*l*
顕在記憶　**291***l*, 628*l*, 721*l*
現在症診察表　316*r*
現在症診察表 PSE システム　87*r*
顕在夢　17*r*, 156*r*, 1037*r*
幻視　40*l*, 284*l*, 284*r*, 285*l*, **292***l*, 342*r*, 384*l*, 454*r*, 490*l*, 633*r*, 656*l*, 710*l*, 791*r*, 870*l*, 997*r*, 1081*r*
幻肢［幻影肢］　284*r*, **291***l*, 533*r*
原始感覚　392*l*, 946*r*
顕示者　**292***r*
幻肢痛　291*r*
現実エクスポージャー　419*r*
現実界　108*r*, 288*l*, **292***r*, 320*l*, 481*r*, 483*r*, 648*l*, 665*r*, 1037*l*, 1038*r*, 1045*r*, 1053*r*
現実感　**293***l*
現実感消失（喪失）　**293***r*, 442*l*, 654*r*, 974*r*, 1061*l*, 1061*r*
現実機能　**293***r*
現実原則　131*l*, 1078*r*
現実原則　➡快感原則／現実原則

現実検討　**294***l*
現実見当識　**294***r*
現実検討能力　224*l*, 1067*r*
現実原理　932*r*
現実自己　972*r*
現実神経症　192*r*, 266*l*, **294***r*, 395*l*, 591*r*
現実的アプローチ　37*l*
現実的なもの　1053*r*
現実との生きた接触（の喪失，の障害）　190*r*, 212*r*, **295***l*, 442*l*, 756*l*, 759*l*, 892*r*, 893*l*, 994*r*
現実の赤ん坊（乳児）　649*r*, 1082*l*
現実否認　956*r*
現実不安　93*r*, **295***r*
原始的情動体験　34*r*
原始的不安　202*l*
原始的防衛　916*r*
原始的防衛機制　**295***r*, 638*r*, 750*l*, 1017*r*, 1063*l*
原始反射　**296***l*, 822*l*
原始反応　260*r*, **296***l*, 421*l*, 694*r*, 832*l*, 1055*r*, 1080*r*
現象学　3*r*, 49*l*, **296***r*, 632*r*, 796*l*, 854*r*, 925*l*, 992*r*, 1030*l*, 1069*l*, 1069*r*
現象学的還元　296*r*
現象学的精神医学　206*l*
現象学的精神病理学　49*r*, 600*l*
現象学的人間学　468*l*, 723*r*
現象学的人間学派　736*r*
現象学 - 人間学　152*l*, 993*l*
検証の試験　696*l*
幻触　284*r*, **297***l*, 765*r*
嫌人症　**297***r*
幻身体　291*r*
減衰　**297***r*
幻声　63*r*, 299*l*, 417*l*, 482*l*, 589*l*
幻声　➡幻聴
幻想　82*l*
幻想［精神分析］　**298***l*
幻想［ラカン］　**298***l*
幻想準備性　999*l*
幻想の相互作用　1082*r*
幻想の赤ん坊（乳児）　649*r*, 1082*l*
現存在　796*l*, 881*r*, 901*l*, 901*l*
現存在秩序　723*r*, 901*l*
現存在分析　206*l*, **298***r*, 478*r*, 543*r*, 756*r*, 796*l*, 898*r*, 925*l*, 961*r*
現存在分析論　796*l*
現存在分析論療法　796*l*
倦怠感　709*r*
現代フロイト派　375*l*
幻聴　25*l*, 120*r*, 149*r*, 284*l*, 284*r*, 285*r*, 289*l*, 289*r*, **299***l*, 316*r*, 318*l*, 398*r*, 465*r*, 490*r*, 621*r*, 623*l*, 712*l*, 769*l*, 791*r*, 905*r*

限定責任能力　913*l*, 955*r*
限定責任能力論　87*l*
限定的排除　698*r*
見当識　**299***l*, 363*l*, 425*l*, 636*l*, 833*l*
見当識障害　33*r*, 347*l*, 425*l*, 893*r*, 912*r*
原発焦点　230*r*
原発性アルドステロン症　913*r*
原発性副甲状腺機能亢進症　911*l*
原発性副腎皮質機能低下症　12*l*, 103*l*
原発性不眠症　145*r*
原発性無月経　684*l*
原発全般てんかん　➡全般てんかん
原発全般てんかん　639*l*
腱反射亢進　526*l*
原父　697*r*
原不安　**299***r*, 511*l*, 664*r*, 870*r*
健忘　63*l*, 137*l*, 142*r*, 188*r*, 189*l*, 189*r*, 225*l*, **300***r*, 309*r*, 321*l*, 506*l*, 692*r*, 743*l*, 811*r*, 871*l*, 892*l*, 920*l*, 998*l*
健忘暗示　337*l*
健忘失語　**300***r*, 348*l*, 392*l*, 425*r*, 427*l*, 432*l*
健忘症候群　32*l*, 71*l*, 91*l*, 111*l*, 189*r*, 291*l*, 300*l*, 347*l*, 347*r*, 517*r*, 646*r*, 721*l*, 734*r*, 810*l*
健忘障壁　681*r*
健忘性失音楽　422*r*
健忘性失見当識　425*l*
幻味　284*r*, **301***l*
権力・支配型連続殺人　140*l*
権力への意志　961*r*

コ

語唖　**301***r*
5 因子モデル
　➡NEO［5 因子モデル］
口愛期　340*r*, 1065*l*
口愛性格　60*r*
高圧性水頭症　546*l*
抗アドレナリン α_1 作用　303*r*
高アンモニア血症　183*l*, 794*r*
高 EE　155*l*
行為障害［素行障害］　181*r*, **302***l*, 493*l*, 706*l*, 840*l*, 853*l*, 1075*r*
行為心迫　74*l*, 96*l*, 177*r*, **302***r*, 362*r*, 647*l*
行為能力　56*l*, **302***r*, 445*l*, 586*r*, 658*l*
抗うつ効果増強療法　642*l*
抗うつ効果増強療法　➡増強療法〔オーギュメンテーション〕
抗うつ薬　9*r*, 73*l*, 103*r*, 105*l*, 208*r*, 229*l*, 264*l*, **303***l*, 313*r*, 490*l*, 605*r*, 624*l*, 624*r*, 642*r*, 660*r*, 677*r*, 843*r*,

1273

1021r, 1056l
抗うつ薬療法　719l
構音障害　153r, 221l, 301r, 344l, 517r, 526l, 724l, 982l
構音障害　➡麻痺性構音障害
構音不能　301r
鉤回　219l
後外側腹側核　414l
鉤回発作　284r, 287l, **304l**
抗潰瘍薬　73l
後核　413l
効果サイズ〔エフェクトサイズ〕　**304l**
口渇感　507l
高カリウム血症　794r
高カルシウム血症　912l
強466　367r
抗がん剤　73l
光感受性仮説　199l
高感情表出　43l
高感情表出　➡EE〔感情表出〕
交感神経　502r
抗議　444r
後期高齢者医療制度　1088l
後期症候群　1063r
高機能広汎性発達障害　211r, 305l, 329r, 558r, 625r, 1035r
高機能自閉症　**304r**
高機能自閉症スペクトラム障害　305l
工業中毒　**305r**
高強度認知行動療法　801l
拘禁　994l
拘禁昏迷　1080r
拘禁神経症　305r
拘禁性詐病精神病　369l
拘禁精神病　887l, 306r
拘禁精神病　➡拘禁反応
拘禁反応　**305l**, 369l, 1016r
口腔顔面失行　306r, 934r
口腔内セネストパチー　297l
抗けいれん薬　**306l**
攻撃運動　96r
攻撃エネルギー　537r
攻撃者への同一化　566r, 956r
攻撃衝動　713l
攻撃性　68r, 231l, 325r, 368r, 408r, 857l, 861l, 979l
攻撃性〔精神分析〕　**307l**
攻撃性〔生物学〕　**307r**
攻撃性〔犯罪精神医学〕　**307r**
攻撃性反転型自殺　913l
攻撃癖からの犯罪者　174l
高血圧　1007r
高血圧性脳症　**308l**
抗結核薬　73l
高血糖　1007l

後見　56l, **308l**
後見人　308l, 922l, 960r
膠原病　278r, **308r**, 535r, 716r, 914l, 1077l
口腔カンジダ症　98r
口腔内寄生虫妄想　883r
口語障害　231l
恍惚精神病　101r
抗コリン剤　702l
抗コリン作用　303r, 315l
抗コリン作用　➡向精神薬副作用
高コルチゾール血症　258l, 348l
交叉伸展反射　296l
交叉性失語　290r, **308r**, 672l
好酸球性肉芽腫症　857l
高次神経活動学説　479l, 829l
高次心理機能　84r
鉱質コルチコイド　914l
高次同調駆動反応　863r
高次脳機能　309l
高次脳機能障害　309l, 414r, 517r, 646r, 765l, 800l
口周囲ミオクローヌス　769r
抗酒剤　31l, **309r**, 313r
恒常原則　131l
恒常性　413l, 906l
恒常性睡眠調節機構　547l
甲状腺炎　310l
甲状腺機能異常　374r, 716r
甲状腺機能亢進症　**310l**, 456r, 498l
甲状腺機能障害　677l
甲状腺機能低下症　260l, **310l**, 804r, 1064r
甲状腺刺激ホルモン　153l, 413r, 441l
甲状腺刺激ホルモン放出ホルモン　725r, 971l
甲状腺刺激ホルモン様物質産生腫瘍　310l
甲状腺腫を伴う甲状腺ホルモン合成障害　260l
甲状腺ホルモン　310l, 310r, 642r
甲状腺ホルモン製剤　73l
高照度光　407l, 762l
高照度光照射　133r
高照度光照射療法　134l, 199l, **310r**, 552l, 552r
高所恐怖　**311l**
口唇愛　1l, 1065l
口唇愛　
➡愛〔精神分析〕、リビドー
口唇期　**311l**, 311r, 575l, 631r, 690l
口唇サディズム　311r
口唇性格　**311r**
口唇性格傾向　573r
口唇反射　219l, 296l

高振幅徐波　321r, 742r, 744l
高振幅δ波　816r
高振幅不規則徐波　369r
口唇裂　818l
構成概念妥当性　541l, 766l
構成失行　250l, **312l**, 312r, 819l
構成失書　**312r**, 427l
構成障害　312l, 339l, 1081r
抗精神病薬　8r, 15l, 73l, 99r, **312r**, 313r, 315l, 359l, 507l, 515r, 545r, 579l, 605r, 670r, 671l, 680r, 702l, 726l, 755l, 772l, 772r, 773l, 868l, 1020r, 1031r
抗精神病薬副作用　695r
向精神薬　206r, **313r**, 326l, 330r, 503l, 584r, 605r, 614r, 947l
向精神薬等価換算　**315l**
向精神薬副作用　**315l**
後青年期　611l
構造化　**315r**, 800r, 814l, 1055r, 1067l
考想化視　**316l**
考想化声　25l, 63r, 180r, 299l, **316l**, 417l, 769l, 769r
構造化面接　536r, 725r, 991r
構造化面接／半構造化面接　**316r**
構造化面接法　87l, 646r, 835r
構造言語学　317l
考想察知　**318l**, 381l, 736r
好争者　318l
構造主義　317l, **318l**, 319r, 1053l
考想吹入　385r, 398l, 814l
考想吹入　➡思考吹入
考想奪取　63r, 385l, 398l, 814l
考想奪取　➡思考奪取
考想聴取　316l
考想聴取　➡考想化声
考想伝播　63r, 180r, **319l**, 385r, 736r
構造特性　971r
構造派（主義）家族療法　157l, 371r, 619l
考想反響　316l, 618l
考想反響　➡考想化声
考想被影響体験　63r
構造分析　572r, 681l, 896l
構造分析論　424l
抗躁薬　314l
構造力動論　756r, 1032l
構造論　159r, 239l, 849l
構造論的観点〔精神分析〕　**319l**
構造論的観点〔ラカン〕　**319l**
拘束シーツ　537r
拘束治療　75r
好訴　318l, **320l**
好訴性精神病質　320l
好訴妄想　136l, 144r, **320l**, 355l,

1274

和文事項索引　コ

440*l*,777*l*,803*l*,831*r*,1016*r*
交代意識　320*r*
高体温症　793*l*
交代勤務症候群　321*l*,551*l*
後退期　480*l*
交代人格　320*l*,681*l*,886*r*
交代人格　➡多重人格
交代制勤務　321*l*
交代精神病　321*l*,742*l*,965*r*
交代性脳波　321*l*
向知性薬　322*l*,328*l*
硬直　338*l*
硬直性退行期抑うつ　664*l*
交通性水頭症　546*l*
抗てんかん薬　73*l*,168*l*,306*r*,313*r*,315*r*,**322***l*,355*l*,605*l*,740*l*,849*l*,1028*r*,1057*r*
後天性失語　1058*r*
後天性斜頸　452*r*
後天性知的減弱　423*r*
後天性（獲得性）てんかん性失語　1058*r*
後天性読字障害　429*l*
後天性白痴　650*r*
後天性免疫不全症候群　570*r*
後天性免疫不全症候群　➡エイズ〔後天性免疫不全症候群〕
行動　1053*l*
香道　36*r*
行動医学　**323***l*,324*r*
行動異常　325*r*,1058*r*
行動遺伝学　**323***r*
行動化　10*l*,109*l*,134*r*,308*l*,**324***l*,399*l*,610*l*,696*r*,728*r*,989*l*,1067*r*
行動科学　323*l*,**324***l*
合同家族面接　157*l*,378*l*,761*l*
合同家族療法　**325***l*
行動活性化　801*l*
行動感作　215*r*
行動起因性睡眠不足症候群　548*l*
行動ゲーム理論　281*l*
行動自動症　435*l*
行動修正　172*l*
行動主義心理学　323*l*,**325***l*,327*r*,799*l*,1096*l*
行動障害　368*l*,436*l*,491*r*,717*l*
行動心理学的症候〔BPSD〕　**325***r*
行動耐性　669*r*
行動的フラッシュバック　473*r*
行動の貧困　79*l*
口頭表出性失音楽　422*l*
後頭部欠律動性デルタ活動　75*r*
後頭部三角波　➡若年後頭徐波
行動分析　1049*r*
行動変容　326*l*
行動薬理学　**326***l*,605*r*
後頭葉　326*r*

後頭葉症候群　**327***l*,646*l*,808*l*
後頭葉性幻覚　284*r*
行動リハーサル　104*r*
行動量測定装置　9*r*
行動量測定装置　➡アクチグラフ
行動療法　3*r*,270*l*,283*r*,323*l*,324*r*,**327***r*,479*l*,822*r*,1049*r*
後頭連合野　327*l*
高度肥満症　977*r*
高ナトリウム血症　795*l*
高乳酸血症　760*l*
高尿酸血症　677*r*
抗認知症薬　313*r*,**328***l*,1089*l*
更年期　423*r*
更年期精神病　664*l*
孔脳症　808*l*,812*l*,818*l*
荒廃　**328***l*
抗パーキンソン薬　73*l*,313*r*
後発射　244*r*,**329***l*
公判鑑定　586*r*
広汎性徐波群発　264*r*
広汎性発達障害　158*r*,305*l*,**329***l*,343*r*,442*r*,443*l*,443*r*,464*r*,491*l*,648*r*,754*r*,839*l*,841*l*
広汎性発達障害児　929*l*
広汎投射神経系　820*r*
向反発作　**330***r*
抗ヒスタミン作用　303*r*
抗ヒスタミン薬　73*l*
抗不安薬　73*l*,104*l*,313*r*,**330***r*,579*l*,605*r*,695*r*
抗VGKC（電位依存性カリウムチャネル）抗体陽性辺縁系脳炎　45*r*
口部顔面失行　306*l*
幸福感　679*l*
口部傾向　257*r*
口部傾向〔口唇傾向〕　➡クリューヴァー＝ビューシー症候群
口部ジスキネジア　1056*r*
口部自動症　435*l*,912*l*
後頭帯状回　666*r*
後頭帯状皮質　666*l*
抗プリオン免疫染色　8*l*
高プロラクチン血症　315*r*,936*l*
興奮　179*r*,244*l*,**331***r*,624*r*
興奮うつ病　349*r*
興奮性アミノ酸　**331***r*
興奮性アミノ酸受容体　331*r*,815*l*
興奮―制止性錯乱精神病　1074*r*
興奮性シナプス後電位　239*l*
興奮性神経伝達　128*l*
後方型失語　90*r*
硬膜下記録　540*l*
光明現象　285*l*
拷問　140*l*

肛門愛　1065*l*
肛門愛期　1065*l*
肛門期　**332***l*,332*r*,575*l*,631*r*,690*l*
肛門サディズム期　332*l*
肛門自慰　376*r*
肛門性格　**332***l*
肛門性格傾向　573*r*
高揚　423*r*
高揚気分　**332***r*,651*l*,842*r*
合理化　**333***l*
高リスク者　827*l*
合理的了解　177*l*
抗利尿作用　30*l*
交流分析　102*l*,**333***l*,620*l*
高リン血症　198*r*,912*l*
抗リン脂質抗体症候群　630*r*
高齢　1089*r*
高齢者医療費　1088*l*
高齢者虐待〔老人虐待〕　215*l*,**333***r*
高齢者虐待防止法　215*l*
高齢者に対する虐待の防止、高齢者の養護者に対する支援等に関する法律　333*r*
高齢者の医療の確保に関する法律　1088*r*
高齢精神障害者　782*l*
5-HT　➡セロトニン〔5-HT〕
5-HT受容体　624*l*
5-HT受容体
　➡セロトニン〔5-HT〕
声の審級　204*r*
語音弁別検査　712*l*
コカ　333*l*
個我　813*r*
コカアルカロイド　982*r*
コカイン　215*r*,**333***r*,334*l*,582*l*,588*r*,680*l*,708*r*,982*r*,1028*l*
コカイン依存（症）　**334***l*
コカイン精神病　334*l*
コカイン中毒　765*r*
五月病　218*l*
語間代　**334***l*,964*r*
誤記憶　189*l*,189*r*,721*l*
語義失語　71*r*,72*l*,179*l*,**334***l*,869*l*,876*r*
語義失語像　71*r*
コギト　914*l*
呼吸曲線　970*l*
呼吸困難　192*l*,793*l*
呼吸性アルカローシス　146*l*
刻印づけ　16*r*,570*l*,671*l*
国際抗てんかん連盟　740*l*,1086*l*
国際死因分類　2*r*
国際疾病分類　2*l*,335*l*
国際疾病分類　➡ICD
国際集団精神療法学会　1026*r*
国際障害分類　335*l*,449*l*

1275

和文事項索引　コ

国際神経精神分析学会　601r
国際睡眠障害分類　547l, 550l, 921r
国際頭痛分類　953r
国際生活機能分類〔ICF〕　107l, 335l, 449q
国際精神分析学会　600r, 932r
国際精神分析協会　185l, 502l, 983r, 1054l
国際 10‐20 法　816r
国際表現精神病理・芸術療法学会　888r
黒質　545l, 671r
告知同意　81r
黒内障性白痴　70r
黒内障性白痴　➡テイ＝ザックス病
国民優生法　964r
コクランライブラリー　335l
国立精研式認知症スクリーニングテスト　1089l
国立精研式認知症スクリーニングテスト　➡老人用知能評価スケール
国立精神・神経医療研究センター　335l
国連人権原則　81r
互恵的利他行動の理論　509l
語健忘　274l, 300r, 336l
心の旅路　1078r
心の知能　46r
心の理論　336l, 634r, 852l, 1011l
コ・コンダクター　461r
後催眠暗示　337l
後催眠健忘　337l
孤児院　437r
ゴーシェ病　337r, 818l
コジェルニコフ症候群　420l
後シナプス　624r
後シナプス受容体　702l
後シナプス電位　816r
固執　338l, 1085r
固縮　127r, 338l
語唱　154r, 338r, 488l
呼称障害　336l
個人回想法　137r
語新語　364l
個人差心理学　3r
個人情報保護法　469r
個人情報保護法　➡守秘義務
個人心理学〔アドラー心理学〕　19l, 19r, 193l, 338l, 531r, 641r, 1052r
個人知能検査法　701l
個人的無意識　996r
誤信念課題　336l
コース立方体知能検査　339l
個性化　339l
語性錯語　364l
語性錯読　364l
悟性もうろう状態　940l

古線条体　693r
個体化　339l, 357l, 371l, 983l
誇大自己　339l, 395l, 403l
古代精神　531l
誇大性発展　320l, 508r
誇大妄想　12l, 72l, 278r, 340l, 399r, 458l, 616l, 647l, 665l, 721r, 831r, 842l, 848r, 1012r
コタール症候群　241l, 340l, 501l, 915r
こだわり　338l, 432r, 443r, 491l
固着　193l, 340r, 663r, 715l, 1065l
固着点　340l
骨格筋異常説　9l
骨格筋トーヌス　1037l
子づくり拒否　699l
ごっこ遊び　15r
骨相学　166r, 340r, 1092l
ゴットロン徴候　883l
骨密度　936r
固定化期　354l
固定観念　341r
コデイン　982l
後天性神経衰弱　518l
古典的条件づけ　478l, 628l
古典的躁病　68l
古典的連合論　1064l
古典論理　667l
孤独感　202r
言葉のサラダ　341r, 942r, 1007r
言葉の処方　342l
子ども返り　663r, 719l
子ども殺し　227r
子どもの権利条約　342l
ゴナドトロピン　252l, 441l, 684l
ゴナドトロピン単独欠損症　1094l
誤認　1081r
誤認性症候群　326l
コーネル・メディカル・インデックス　➡CMI
このもの性　164r, 930r
孤発性　926l
孤発性クロイツフェルト＝ヤコブ病（CJD）　18l, 263l
コバート認知能力　652r
コピッツ法　954r
こびと幻覚　342r
こびと幻視　765l
5 ヒドロキシインドール酢酸（5-HIAA）　624l
5 ヒドロキシインドール酢酸〔5HIAA〕　➡セロトニン〔5-HT〕
誤謬推理　366l
狐憑病　98l, 361r, 950l
コヒーレンス解析　817r
コーピング　542r, 1079r

コーピング　➡対処行動
コプロラリー　123r
コプロラリー　➡汚言
コプロラリア　123r
個別化原理の障害　756l
個別化治療　306r
個別式知能検査法　88l, 882l
古方派　146l, 723r
コホート研究　111r
コミュニケーション　343l, 491l, 685r
コミュニケーション研究　115r
コミュニケーション障害　14r, 128l, 343r, 839r, 841l
コミュニケーションの音楽性理論　119r
コミュニケーションや対人関係の障害　290l
コミュニティ援助　1073r
コミュニティ・オーガニゼーション　344l
コミュニティケア　344l
コミュニティケア法　265r, 275l, 344r
コミュニティ・デベロップメント　344l
コミュニティミーティング　717r
COMT〔カテコール-O-メチル基転移酵素〕　344l
コメディカル　➡チーム医療
語盲　346l
コモビディティ　345r
固有活性　11l
固有ベクトルのカラーマッピング　147l
語用障害　346l
コラージュ療法　267l, 346l
孤立化　57l
孤立性逆向健忘　217l, 627l
顧慮　543l
コリン-O-アセチルトランスフェラーゼ　14l
五類感染症　263l
コルサコフ型健忘症候群　130l
コルサコフ症候群　64r, 91l, 137l, 189r, 213r, 299r, 347l, 347r, 768l, 948l, 973r
コルサコフ症状　930r
コルサコフ精神病　346r, 347l, 347l
コルチコステロイド　914l
コルチゾール　133l, 347l, 390r, 565l, 733r, 913r, 914l
ゴールドスタンダード診断　111r
ゴールドプラン　132l
コルネリア・ドゥ・ランジェ症候群　348l
コレシストキニン　348r, 522l

和文事項索引　コ−サ

コレスタノール　809r
コレステロール　791l
コロ　348r,937r
語呂合わせ　349l,915l
語彙　345l,349l
根拠にもとづく医療　69r
昏恍　353r
昏恍　➡昏蒙
混合型失語　373l
混合型超皮質性失語　714l
混合状態　209r,349l
混合性結合組織疾患（MCTD）　308r
混合精神病　349l,753r,879l,951l
混合性不安うつ病　350l
混合性不安抑うつ障害　350l,497l
混合躁病　349r,911r
混合発作をもつヒステリー　874r
コンサータ　706r
コンサルテーション・リエゾン精神医学　350l
コンサルテーション・リエゾン精神医学（CLP）　644r
昏睡　52r,53l,179r,253r,351l,353l,353r,497l,825l
コンスタ　735l
婚前カウンセリング　907r
コンタクトハイ　351r
コンテイナー　216r,944r
コンテイナー／コンテインド　351r,750l,861l,939l
コンテイナー／コンテインド・モデル　34r
コンテイニング　352l,410l
コンテイン　902l
コンテイン機能　352l
コンテインド　944r
コンテインメント　80l,352l,861l
コンテルガン　370l
コントロール障害　31l
コンピュータ断層撮影　805r
コンピューター断層撮影法　433r
コンピューター断層撮影法　➡CT
コンピュータ不適応症　734l
コンプライアンス〔服薬遵守〕　18l
コンプライアンス〔服薬遵守〕　➡アドヒアランス
コンプレックス　260r,291l,352r,758r,1039l
コンポーネント理論　700r
昏眠　52r,333l,353r
昏迷　28r,48r,141l,142r,178l,225l,244l,353l,966r,1018r,1043r
昏蒙　52r,53l,353l,1004r
困惑に支配された昏迷　365r

サ

罪悪感　354l,377l,712r,901r,1039r
サイアナマイド　309r
災害神経症　858l
災害精神病　355l
再学習　570l
催奇形性　355l,370l
再帰性発話　355l,372r
再教育　410l
細菌恐怖　355r
サイクリックAMP　355r
サイクリックAMP／サイクリックGMP　355r
サイクリックAMP依存性酵素　720r
サイクリックGMP　64r,355r
再結合空想　408l
再決断療法　333l
サイケデリック体験　581r
催幻覚剤　284l
催幻覚作用　944l
再検査信頼性　541l
再構成の解釈　135l
罪業妄想　354r,356l,831l,870r,1012r,1056r
サイコオンコロジー　351l,589l,592r
サイコオンコロジー　➡精神腫瘍学
再呼吸法　146r
最後通牒ゲーム　281l,356l
再固定化　187r
サイコドラマ　356r,461l,1026l,1093l
最終快感　575l
最終提案ゲーム　356l
再身体化　557l
再生医療　44l
罪責　299r
罪責感　357r,537l
罪責妄想　144r,389l,721r,915r,1013r
再接近　941l
再接近期危機　357r,941l,983l
最早発痴呆　358l
再体験症状　878l
在宅鑑別　492r
在宅ケア　344l,358l,819l
在宅精神障害者　721r
最遅発型統合失調症様精神病　702r
サイトカイン　358r,592l,702r
サイトメガロウイルス　634l
サイトメガロウイルス感染症　98l
サイトロピン放出ホルモン（TRH）　476r
再認　359l
再燃　169r
再燃／再発　359l,581l
再発　169l
再発寛解型　684r
サイバネティクス　906l
サイバネティック理論　415r
裁判員裁判　586r
細胞間情報伝達分子　358r
細胞死　167l,514r
細胞内情報伝達系　359l
細胞表面分子　358r
細胞膜糖蛋白　879r
催眠　360r,361l,453l,464r,470r,871l,871r,881l
催眠暗示　371,37r
催眠学派　1092l
催眠カタルシス法　158l
催眠感受性　37r
催眠行動療法　361l
催眠浄化法　40r
催眠トランス　360l
催眠被暗示性　37r
催眠分析　361l
催眠分析　➡催眠療法
催眠法　72r,739l,1006l
催眠妄想　98l
催眠薬　313r,556l
催眠薬　➡睡眠薬
催眠療法　37r,361l,626l,860r,1006l
サイロキシン（T4）　310l,310r
サーカディアンリズム　133l,458r,607r
サーカディアンリズム　➡概日リズム
詐欺師　213l
サキュバス　11l
作業科学　363r
作業期　622l,1025l
作業記憶　362l
作業曲線　261r
作業検査　➡クレペリンテスト
作業検査　542l
作業検査法　834l
作業行動モデル　363r
作業所　362l
作業心迫　96l,302r,362l
作業せん妄　362r
作業同盟　719r,938l
作業同盟　➡治療同盟
作業療法　161l,363l,363r,446l,468r,574l,581l,593r,974l
作業療法士　363l
作為感　97l
作為現象〔させられ現象〕　366r

1277

作為現象〔させられ現象〕
　➡させられ体験
作為思考〔させられ思考〕366r,
　398l,417l
作為思考〔させられ思考〕
　➡させられ体験
作為体験 ➡させられ体験
作為体験〔させられ体験〕318l,
　366l,381l,397l,400r,630l,814l
錯語 90r,336r,**364**l,656l,868r,
　892l
錯誤行為 43r
錯視 1081l
サクシニミド類 306r
錯書 91l,**364**l
錯聴 299l,712l
作動記憶 362l
錯読 364l,**364**l
錯文法 364r
錯味 301l
錯乱 29r,40l,179r,219r,624l,825l,
　1070r
錯乱 ➡精神錯乱
錯乱性覚醒 549l
錯乱精神病 365l,879l,942l
錯乱性躁病 **365**l
錯乱 - 夢幻状態 998l
錯乱 - 夢幻精神病 998r
錯論理 366l
錯論理的思考障害 366l
作話 40l,188r,189r,237r,239r,
　347l,347r,**366**l,474r,892l,948l,
　973r
鎖肛 677r
SAS ➡睡眠時無呼吸症候群
嗄声 221r
させられ体験 25l,63r,97r,98l,
　366r,385r,397l,589l,623l,788l,
　905r
坐禅 975r
サチリアージス **366**r
錯覚 54r,171l,850l,968l,1012l
錯覚／脱錯覚 **367**l
錯覚発作 384l,605l
サッケード 367l,690l
サッフィズム 760l
サディズム 252r,255l,**367**r,368l,
　401l,421l,611l,921l,978l
作動記憶 187r,362l,635r,655l,
　688r,961l
作動記憶 ➡作業記憶
作動集団 202l
作動薬 ➡アゴニスト〔作動薬〕
里親 438l
里親制度〔フォスターケア〕281r,
　368l
サド - マゾヒズム 216l,**368**l,978r

悟り体験 650l
詐病 212l,237l,238l,239r,**368**r,
　632r,876l,980r,993r
詐病精神病 306l,**369**l,896l
サブ（下位）システム 415r
サブスタンス P **369**l,520r,678l
サプレッションバースト 264r,
　369r,642r
差別 564l
サポート 927l
左右失認 282l
左右失認 ➡ゲルストマン症候群
サリドマイド 355l,**370**l
サリドマイド胎芽病 370l
サルコイドーシス **370**l
サルビノリン 286l
サルファターゼ 999l
サルペトリエール学派 454l,871l
サルペトリエール病院 776r
残遺型 277l
残遺（型）統合失調症 277l,**371**l,
　756r
残遺症候群 149l
残遺症状 359l
残遺状態 263r,354l
残遺性障害 32l
残遺妄想 371l
参加 449l
酸化型グルタチオン 554r
三角症候群 **371**r
三角形イメージ体験法 73l
三角部 634r
酸化酵素 1029l
三環系抗うつ薬 10l,15l,103r,105l,
　221r,303r,315l,562r,650r,659l,
　820r
三環系抗うつ薬 ➡抗うつ薬
産業精神医学 448r
産業精神保健 **372**l,447l
残語 **372**l
産後うつ病 **373**l,374l,972l,979l
残酷の演劇 34r
三叉神経脳血管腫症 561r
3 - 3 - 9 度スケール 53l,**373**r
三者関係 374l
産褥期 793l
産褥期精神障害 **374**l
産褥精神病 374l
産褥精神病 ➡産褥期精神障害
三次予防 1012l,1050l
三次予防 ➡予防精神医学
SANS ➡陰性症状評価尺度
　〔SANS〕
算数障害 148l
残像 715r
三相波 98l,179r,**374**r,795l
酸素欠乏感 146r

三大妄想 510r
サンタンヌ学派 375l,981r
サンタンヌ病院 375l,776r
サンドホフ病 729l
サンフィリッポ症候群 999r
3Hz 棘・徐波 ➡欠神発作
三位一体脳仮説 673l

シ

死 963l
CIDI 375r
ジアシルグリセロール（DG） 360l
ジアゼパム 322r,556l
シアナミド 309r
CRH 102r,**376**l
自慰 116l,**376**l,485r,608r,640l
詩歌療法 267l,**376**l
自慰空想 376r
寺院治療 862l
シェーキングベビー **377**l
シェーグレン症候群 308l
GHQ **377**l
CNV ➡遺伝子リピート
CNV ➡随伴陰性変動
ジェノグラム 156r,**377**r,682l,

CFS ➡慢性疲労症候群〔CFS〕
シェーマ L 1045r
CMI **378**l
シェルショック **379**l,632l
ジェンダー **379**l,618r,773r
ジェンダー・アイデンティティ
　609r
自我 37l,50l,121r,159r,190r,239l,
　283l,319r,354r,381l,382l,386l,
　387l,391l,394l,394r,571l,600r,601r,
　639r,640l,648l,712r,749l,759l,
　852l,995r,997l
自我〔フロイト〕 **380**l
自我〔ラカン〕 **380**r
自我意識 382r,630r,814l
自我意識〔ヤスパース〕 **381**l
自我意識〔フェダーン〕 **381**l
自我意識性離人症 293r
自我異和的 572r
自我異和的
　➡自我親和的／自我異和的
自我化 **381**r
自我カテクシス **381**r,382l
自我感 382l
自我感情 381l,**381**l,382l
自我機能 381r,410l,571r
自我境界 222r,**382**l,382r,385l,
　533l,676l,908l,1026l
自我境界喪失症候群 **382**r
視覚構成能力障害 312l

和文事項索引　シ

視覚刺激　854*l*
視覚失語　327*l*,383*r*
視覚失調　762*r*,763*l*,849*l*
視覚失認　205*l*,327*l*,**383***l*,430*l*, 646*r*,652*l*,760*l*,870*l*,892*l*
視覚失認性失読　383*l*
視覚性運動失調　**383***r*
視覚性錯読　364*r*
視覚性失行　312*l*
視覚性注意障害　383*r*,763*l*,849*l*
視覚性病態失認　326*r*
視覚的錯覚　480*l*
自覚的不安尺度　270*l*
視覚伝導路　1021*l*
視覚保続　964*r*
視覚発作　384*l*,692*r*
視覚誘発電位　➡誘発電位
自我形成　230*r*
自我形成論　122*r*
自我欠損　384*l*
シカゴ学派　35*r*,369*r*
自我時間　468*r*
自我支持　384*r*
自我収縮　**385***l*
自我障害　259*r*,319*l*,366*r*,381*r*, **385***l*,389*l*,400*r*,402*l*,539*l*,630*r*
自我状態　102*l*
自我自律性　**386***l*
自我‐身体統合　534*l*
自我心理学　45*r*,114*r*,172*l*,185*l*, 256*l*,380*l*,380*r*,381*r*,382*l*,384*l*, 384*r*,385*l*,**386***l*,387*r*,394*l*,504*l*, 532*l*,601*l*,625*r*,663*r*,667*l*,849*l*, 908*l*,932*l*
自我親和的／自我異和的　386*r*, 572*r*
自我装置　386*l*,**387***l*
自我素質　387*l*
自我体験　504*l*
自我体験障害　385*l*
自家中毒　130*l*
自我同一性　114*r*,224*l*,**387***l*,539*l*, 611*r*,748*l*,748*r*,749*l*,775*r*,1023*r*, 1052*l*
自我同一性障害　➡同一性障害
自我に奉仕する退行　663*r*
自我の一時的部分的退行　1042*r*
自我の構造解体　197*l*
自我の装置　50*l*
鹿の慢性消耗病　8*l*
自我発達　340*r*
自我発達障害　983*l*
自我備給　385*l*
自我分裂　568*r*,881*l*
自我分裂　➡スプリッティング
自我本能　386*r*
自我本能〔自我欲動〕　**388***l*,1044*r*

しかめ顔　**388***r*,488*r*,543*l*,875*l*
自我理想／理想自我　319*l*,**388***r*, 440*r*,697*l*,697*r*,712*r*,738*l*
磁化率強調画像　113*r*
自我リビドー　784*l*,1065*r*
自我漏洩　**389***l*
自我漏洩症候群　319*l*
自我漏洩症状　402*l*,417*r*,724*l*
屍姦　421*l*
屍姦　➡死体性愛
時間因性局在　1021*r*
時間緩慢現象　**389***l*,390*l*
時間見当識　389*r*
時間見当識　➡時間失見当識
時間失見当識　**389***l*,425*l*
時間迅速現象　**390***l*
時間制限精神療法　**390***l*,689*l*,709*r*, 928*l*
弛緩性構音障害　982*l*
時間生物学　**390***l*
時間体験　235*r*
時間知覚　695*l*
時間的関連づけ効果　631*l*
時間の傾斜現象　217*l*
時間の見当識障害　389*r*
時間の手がかり　762*l*
時間の手がかり　➡同調因子
時間薬理学　608*l*
時間薬理学　➡生体リズム
時間療法　**391***l*
時間論　297*l*
閾値　682*l*
時期遅れの喪　203*l*
色覚障害　327*l*
磁気共鳴画像　113*r*
磁気共鳴画像　➡MRI
磁気共鳴画像法　113*l*
磁気共鳴スペクトロスコピー　114*l*
色彩呼名障害　327*l*
色彩失認　327*l*,383*l*,**391***l*,392*l*, 430*l*
色彩失名辞　**391***l*,392*l*,769*l*
色彩認知障害　391*l*
自記式質問票　106*l*
自記式Y-BOCS　45*l*
色情症　801*l*
色情症　➡サチリアージス,ニンフォマニア
色情癖　117*l*
児童性荒廃　945*l*
色素失調症　969*l*
色素脱失　911*l*
色素斑　1080*l*
ジギタリス製剤　73*l*
色聴　**391***l*
識別感覚　**392***l*,946*r*
色名健忘　**392***l*

色名呼称障害　392*l*
自虐の世話役　**392***r*
子宮　871*l*
子宮収縮薬　123*l*
死恐怖　**392***r*
磁気療法　1092*l*
嗜銀顆粒性認知症　676*r*
嗜銀性顆粒　676*r*
嗜銀性封入体　439*l*,678*l*
視空間失認　**393***l*,430*l*,854*l*
視空間認知　636*l*
視空間認知障害　763*l*,833*l*,1081*r*
軸索　521*l*
軸索内輸送〔軸索流〕　**393***l*
軸症状　466*l*
しくじり　426*r*
軸性健忘　189*r*
シグナル伝達　438*l*
シグマ‐1受容体　**393***l*,929*l*
シグマ受容体　**393***r*
シグマ律動　958*l*
シグマ律動　➡紡錘波
刺激性気質　659*l*
刺激に束縛された行動　637*l*
刺激防壁　**393***l*
刺激抹消・検出検査　707*l*
自己　339*l*,405*r*,749*l*,780*l*,939*r*, 1039*r*
自己〔フロイト〕　**394***l*
自己〔ユング〕　**394***r*
自己愛　60*l*,201*l*,403*r*,420*r*,465*r*, 674*r*,746*l*,780*l*,784*r*,849*r*,979*l*, 1031*l*,1065*r*
自己愛　➡ナルシシズム
自己愛神経症　**395***l*,591*r*,738*l*
自己愛性抵抗　598*r*
自己愛的同一化　747*l*
自己愛の病理　1039*r*
自己愛的マゾヒズムの性格　979*l*
自己愛のリビドー　534*l*
自己愛転移　145*r*,343*l*,**395***l*,737*r*
自己愛同一化　916*l*
自己愛同一視　210*l*
自己愛パーソナリティ障害　145*r*, 339*l*,343*l*,395*l*,**395***r*,401*l*,402*l*, 404*r*,993*l*
自己愛パーソナリティ病理　785*l*
自己愛論　123*l*
自己暗示　37*l*,37*r*,**396***l*,845*l*,875*r*
自己意識　520*r*,997*l*
志向　508*r*
思考　179*l*,**396***l*
思考化視　316*l*,779*l*
思考化視　➡考想化視
思考化声　389*l*,779*l*
思考化声　➡考想化声
思考干渉　**397***l*,398*l*,398*r*

1279

志向弓　949*l*
思考空間　398*l*
思考・行動の抑制　93*l*
視交叉上核　133*l*,311*l*,**397***l*,413*r*,
　607*r*,1009*r*
思考察知　318*l*,724*l*
思考散乱　365*r*,**397***r*,503*r*,1007*r*
自咬症　894*r*
思考障害　129*r*,182*l*,341*l*,349*l*,
　366*r*,**397***r*,490*l*,1093*l*
思考吹入　381*l*,385*l*,**397***l*,397*r*,
　398*l*,736*l*
持効性抗精神病薬　735*l*,1063*l*
思考制止　178*l*,182*l*,397*l*,**398***l*,
　582*r*,1043*r*
思考促迫　398*l*
思考態　886*l*
思考怠惰　➡考え不精〔思考怠惰〕
思考奪取　381*l*,385*l*,**397***l*,397*r*,
　398*l*,399*l*,724*l*
思考聴取　➡考想化声
思考跳躍　399*l*
思考的意識性　54*r*,428*l*
思考伝導　25*l*,319*l*,381*l*,389*l*,724*l*
思考伝播　➡考想伝播
思考同一性　62*l*
思考途絶　182*l*,397*l*,398*l*,**399***l*,
　771*l*
思考の全能　399*l*,638*l*
思考の発達過程　396*r*
思考の万能　92*r*,786*l*
思考反響　482*l*,589*l*,769*l*
思考反響　➡考想化声
思考飛躍　399*l*
思考閉塞　399*l*
思考妨害　399*l*
思考奔逸　182*l*
思考奔逸　➡観念奔逸
思考貧困　598*r*
思考滅裂　341*l*,503*r*
思考滅裂　➡滅裂思考〔思考滅裂〕
事後オッズ　1034*l*
自己我　250*l*
自己開示　**399***l*,940*l*
自己解体感　598*r*
自己概念　1053*l*
自己替え玉体験　157*l*
事後確率　1034*r*
自己感　**400***l*,792*l*
自己関係づけ　**400***l*
自己関係づけ妄想　896*r*
自己記入式質問紙　731*l*
事故傾向　406*l*
自己決定　120*l*
自己決定権　612*l*,720*l*
自己決定の原則　81*r*

自己幻視　762*r*
自己顕示欲　**400***r*
自己顕示欲型　400*r*
自己参照情報　634*r*
自己視　404*r*
自己自身への向け換え　216*l*,**401***l*,
　956*r*
自己システム〔自己組織〕　**401***l*
自己視線　411*l*
自己視線恐怖　**401***r*,417*r*,577*r*
自己実現　381*l*,939*r*,1039*l*
自己実現　➡個性化
自己臭　411*l*
自己臭恐怖　287*l*
自己臭・自己視線・醜形恐怖　389*l*
自己臭症　205*l*,**402***l*
自己主体感　➡センス・オブ・エージェンシー〔意志作用感,自己主体感〕
自己受容　821*l*
自己(体験)障害　385*r*
自己所属感　**402***l*
自己処罰空想　408*l*
事故神経症　355*l*,824*l*
自己身体部位失認　402*r*
自己心理学　172*l*,343*l*,394*l*,395*r*,
　402*r*,404*r*,603*l*,1036*l*,1063*r*
事後性　188*r*,240*l*
事後性〔ラカン〕　**403***r*
事後性〔モデル〕　**403***r*
自己精神離人症　814*l*,867*l*
自己像幻視　284*r*,292*l*,385*r*,**404***l*,
　787*r*
自己組織　38*l*
自己組織　➡自己システム〔自己組織〕
自己対象　403*l*,**404***r*,666*l*
自己対象機能　410*l*
自己対象転移　145*r*,343*l*,395*r*,
　403*l*
自己対象不全　404*r*
自己治癒　405*l*,1079*l*
自己治癒力　705*l*
事後的　775*l*
自己同一性　156*r*,388*l*,645*r*,662*r*
自己同一性　➡自我同一性
自己認識　821*r*
死後脳　930*l*
自己の価値の否定　241*l*
自己敗北型パーソナリティ障害　979*l*
自己敗北型パーソナリティ障害　➡マゾヒズムの性格
自己破壊　577*l*
自己破壊行動　97*l*
自己破壊性　1026*l*
自己表象／対象表象　394*r*,405*l*,

　667*l*,849*l*,889*l*
事故頻発人格　405*r*
自己賦活　653*l*
自己複製能　514*l*
自己不全感情　593*l*
自己分身症候群　539*r*,1014*r*
自己分析　102*l*,216*r*,265*l*,**406***l*,
　464*r*,1036*l*
自己変容的／環境変容的　**406***r*
自己保存　388*l*
自己保存本能　388*l*,804*l*,1040*l*
自己保存本能
　➡自我本能〔自我欲動〕
自己保存欲動　21*l*,1044*r*
自己本位的な自殺　22*l*
自己免疫異常　12*l*
自己免疫疾患　15*l*,625*l*,910*r*
自己免疫性抗イオンチャネル抗体
　45*r*
自己モニタリング　406*l*,**406***r*
自己誘発性嘔吐　519*l*
自己理想　1053*l*
時差症候群　**407***l*,551*l*
自殺　22*l*,31*l*,158*r*,211*l*,218*l*,409*l*,
　631*r*,736*l*
自殺〔社会精神医学,疫学〕　**407***r*
自殺〔精神初論〕　408*l*
自殺〔生物学〕　**408***l*
自殺関連事象　9*r*
自殺企図　193*r*,1014*l*,1056*r*
自殺空想　408*l*
自殺総合対策大綱　409*l*
自殺対策基本法　407*l*,**409***l*
自殺念慮　489*r*,597*l*
自殺念慮・企図　303*r*,314*l*
自殺未遂者　584*l*
自殺予防　69*r*,408*l*,409*l*
自殺リスク　104*l*
時差ぼけ　476*r*
CCRT　➡中心-葛藤関係テーマ
　〔CCRT〕
視軸の歪曲　952*l*
四肢・体幹症候群　702*l*
脂質異常症　1007*l*
資質鑑別　492*r*
脂質症型　987*r*
脂質代謝異常症　809*r*
脂質代謝障害　**409***r*
支持的アプローチ　37*l*
支持的精神療法　467*l*,607*l*,621*r*
GCP ガイドライン　**410***l*
四肢麻痺　231*r*,684*r*
児・者一元化　699*r*
死者との交流　847*l*
思春期　155*r*,410*r*,611*l*,613*l*,639*l*
思春期危機〔青年期危機〕　**410***r*
思春期境界例　223*r*

和文事項索引　シ

思春期行動障害　827*l*
思春期精神病　411*l*
思春期早発症　411*r*, 1096*r*
思春期妄想症　172*r*, 402*l*, **411***r*, 669*l*
思春期やせ症　519*r*
思春期やせ症　➡ 神経性無食欲症
視床　412*l*, 765*l*, 1018*r*
自傷　412*r*, 487*l*
視床外側核　414*l*
視床下核　587*r*, 671*r*
視床核　1021*l*
歯状核・赤核・淡蒼球・ルイ体萎縮症〔DRPLA〕　412*l*, 524*r*, 693*l*, 776*l*, 895*r*, 970*r*
視床下部　1*r*, 258*l*, **413***l*, 414*r*, 614*r*, 655*l*, 673*l*, 794*l*, 902*l*, 958*l*, 1018*l*, 1082*r*, 1096*r*
視床下部外側野　746*r*
視床下部過誤腫　411*r*
視床下部-下垂体系　413*r*
視床下部-下垂体-甲状腺系　971*r*
視床下部-下垂体-性腺系　971*r*
視床下部-下垂体-副腎系　376*l*, 733*l*, 971*r*
視床下部-下垂体-副腎皮質系　257*r*, 408*r*
視床下部室傍核　376*l*
事象関連電位　**413***r*, 546*r*, 594*l*, 615*r*, 800*l*, 817*l*, 817*r*, 931*r*, 989*r*
自傷傾向　223*r*
自傷行為　1062*r*
視床梗塞　414*r*
自傷者　937*l*
視床症候群　184*l*, **414***l*, 414*r*, 946*r*
視床性認知症　184*l*, **414***l*
視床前核　673*l*
自傷他害　242*l*, 1062*l*
自傷他害のおそれ　56*r*, 658*l*
視床痛　414*r*
視床実質症　868*r*
自助グループ　31*l*, 99*l*, 219*l*, **414***l*, 687*l*, 691*r*, 783*r*
自助グループ（12 ステップ）方式　893*l*
支持療法　686*l*
自信欠乏者　**415***l*
自信欠乏精神病質　897*l*
ジスキネジア　95*l*, 545*l*, 731*l*
シスチン蓄積症　26*l*
システイン　677*l*
システムズ・アプローチ　416*r*
システム理論　124*l*, **415***l*, 1030*l*
システム論的家族療法　325*l*
ジストニア　271*l*, 315*l*, 452*r*, 545*l*, 672*r*, 731*r*, 868*l*, 985*l*, 1005*r*
ジストニア　➡ 錐体外路症状

ジストロフィン　**416***r*
ジストロフィン遺伝子　987*r*
ジスルフィラム　557*l*
自生音楽表象　495*r*
自生記憶想起　495*r*
自生空想表象　495*r*
字性錯語　364*l*
字性錯読　364*l*
自生思考　41*l*, **416***r*, 495*r*
姿勢時振戦　530*r*
姿勢常同　543*l*
自生体験　495*l*, 589*l*
自生の体質精神病　952*r*
自生の変質精神病　250*l*, 952*r*
姿勢保持困難　844*r*
姿勢発作　**417***r*, 692*l*
自生妄想　1015*r*
肢節運動失行　95*r*, 426*l*, 752*r*, 763*r*
肢節運動失行　➡ 失行
施設症　61*l*, 683*l*, 963*l*
施設症　➡ ホスピタリズム
死せる父　697*r*
事前オッズ　1034*l*
事前確率　1034*l*
視線恐怖　**417***r*, 450*r*, 577*r*, 669*l*
自然システム理論　372*l*
自然人（の理念）　**417***r*
自然崇拝　21*r*
自然治癒力　418*l*, 802*l*
自然な経験の一貫性の障害　418*r*
自然な自明性の喪失　152*l*, 174*r*, 212*r*, 417*r*, 756*r*, 925*r*
自然服従　29*l*
シゾイド葛藤　874*l*
シゾイド性格　734*l*
思想の矛盾　775*r*, 885*l*, 1024*r*
持続エクスポージャー療法　**419***r*, 473*r*
持続気道陽圧療法　➡ CPAP〔持続気道陽圧療法〕
持続睡眠療法　**419***l*
持続性身体表現性疼痛障害　535*l*
持続性注意　707*r*
持続性不安うつ病　211*r*
持続性部分てんかん　**420***l*
持続的記憶亢進　190*l*
持続的注意　441*l*
持続浴　**420***l*
シゾフレニー　603*l*
子孫恐怖　699*l*
死体愛（屍体愛）　367*r*, 420*r*
自体愛　**420***l*, 442*l*, 784*l*, 1040*l*
死体愛好症　421*l*
事態神経症　365*l*
死体性愛　140*l*, **420***l*
死態反射　421*l*
舌がたり　421*r*

私宅監置　260*l*, **421***l*, 597*r*
自宅訪問　10*r*
舌の角化　570*l*
シータ〔θ〕波　**422***l*
じたばたフィリップ〔症例〕　**422***l*
シタロプラム　562*l*
失演算　426*r*
失音楽　**422***l*, 430*l*
失音調〔プロソディー障害〕　**422***r*
失外套症候群　33*r*, 53*r*, 64*r*, 183*r*, **423***l*, 1000*l*, 1001*l*
失外套状態　926*r*
疾患隠蔽　**423***r*
疾患過程　261*l*
疾患感受性　61*r*
疾患感受性遺伝子　175*l*
疾患形態　261*l*
失感情言語化症　36*l*, 152*l*
失感情言語化症　➡ アレキシサイミア
疾患単位／臨床単位　168*l*, **423***l*
疾患単位説　967*l*
疾患モデル　66*l*
疾患罹患率　151*r*
失禁　**424***r*
しつけ　126*r*
しつけ療法　574*l*
実験　275*l*
実験衝動診断法　660*l*
実験神経症　270*l*, **424***l*
実験神経心理学　517*l*
実験心理学　261*l*, 492*l*, 1700*r*, 1066*r*
実験精神病　948*r*
実験の行動分析　325*l*, 559*l*
実験てんかんモデル　244*l*
失見当（識）　294*r*, **425***l*, 870*l*, 930*l*, 1027*r*
失語　90*l*, 179*l*, 189*r*, 309*l*, 364*l*, **425***l*, 517*r*, 646*r*, 1021*l*
失行　33*r*, 181*l*, 189*r*, 306*l*, **425***r*, 427*l*, 517*r*, 637*r*, 646*r*, 672*r*, 763*l*, 819*l*, 1021*l*
実行意識　630*r*
実行機能　➡ 遂行機能〔実行機能〕
失行＝失認　312*l*
失行発作　605*l*
失語症　71*l*, 306*l*, 318*r*, 336*l*, 364*l*, 427*l*, 430*r*, 454*l*, 582*r*, 633*l*, 672*l*, 712*l*, 869*r*, 934*r*, 946*r*, 1077*r*
失語性失読　429*l*
失語分類　71*l*
失コントロール感　519*l*
実在感　791*r*
実在語再帰性発話　355*r*
失錯行為　43*l*, 135*l*, **426***l*, 674*r*
失算　282*l*, **426***r*

1281

実質型神経梅毒 616r, 724l
失書 90r, 282l, 312r, 364l, 426r, **427**l, 432l, 647l, 819l
膝状体視床下部路 397l
失象徴 **427**l, 430l
実証にもとづく心理療法 328l
失神 212l, **427**l, 740r
失声 **427**r, 871l
失踪 940r
実存うつ病 802r
実存主義 854l
実存神経症 901r, 1090l
実存精神医学 581r
実存的孤独 821r
実存的自我分析 660l
実存的自由 427r
実存的体験 481l
実存的・人間学的精神病理学 280r
実存的了解 1069l
実存哲学 901l
実体分析 **427**l, 925l
実体の意識性 46l, 54r, 245l, 246l, 292l, **428**l, 495r, 791l, 993l
失調型パーソナリティ障害 **428**r
失調感情障害 879r
失調症 **428**l
失調性構音障害 768r
失調歩行 431r
質的研究(法) 74r, 783l
嫉妬 **429**l
嫉妬型 1014l
失読 345l, 426r, **429**l, 647l, 892l
失読失書 345l, 429r, 656r, 763l
嫉妬妄想 32r, 124l, 160l, **429**r, 440l, 803r, 828r, 831r, 862l, 1012r, 1016r
嫉妬妄想病 917r
失認 33r, 189r, 391r, 393r, **427**l, **430**l, 517r, 533r, 646r, 1021l
失認性失読 429l
失敗神経症 764l
失文法 290r, 364r, **430**l, 714r, 869r, 934r
疾病意識 888l, 889l
疾病恐怖性神経症 249l, 507l
疾病および関連保健問題の国際統計分類 2l
疾病恐怖 431l
疾病準備性 640r
疾病性 505l
疾病性 ➡事例性
疾病単位性 687r
疾病否認 891l
疾病否認 ➡病態失認
疾病負担 686r
疾病への逃避 431l, 431l
疾病無関心 855r, 891l

疾病無関心 ➡病態失認
疾病利得 249l, **431**r, 507l
疾病利得抵抗 728r
失歩 **431**r, 433l, 873r
室傍核 413r
失名詞失語 432l
失名辞失語 300r, **432**l, 1067r
質 37l
質問技法 801l
質問紙 835r
質問紙法 377r, 378r, 750r, 834l
質問紙法パーソナリティ検査 802l
質問票 945r
質問癖 **432**r
実用主義 378r
失立 432l, **432**r, 488r, 873r
失立失歩 432l, 433l
失立立歩 **433**l, 488r, 639r, 1001r
失論理 **433**l
失論理性思考障害 366l, 433r
CT **433**r
指定医 242l, 584l
指定通院医療機関 529l
指定通院医療機関
➡心神喪失者等医療観察法
指定入院医療機関 529l
指定入院医療機関
➡心神喪失者等医療観察法
指定病院 584l, 658l
私的里親 368l
シデナムヒョレア **434**l
シデナム舞踏病 895l
自伝的記憶 627l
時点有病率 1035l
児童虐待 47r, 161l, 215l, 238l, 377l, **434**l, 437l, 864r
児童虐待防止法 159l, 215l, 434r
児童虐待防止法 ➡児童虐待
自動思考 801l
自動思考
➡認知療法〔認知行動療法〕
自動周波数分析 434r
自動症 97r, 194l, 277r, **435**l, 589l, 605l, 656r, 740r, 777l, 789l, 826r, 1027l
自動象徴の現象 204r
児童自立支援施設 **435**l, 617l
児童神経症 **435**r
自動随意運動乖離 181r
児童精神医学 162r, 792r
児童精神科 436l
自動性独語 769l
児童青年精神医学 **436**l
自動性不安 93r, **436**r, 903r, 904l
児童相談所 434r, 435r, **437**l, 437r, 438l, 617l
児童統合失調症 ➡小児期の統合失

調症
児童福祉施設 437r
児童福祉法 435l, 437l, **437**r, 485r, 617l
児童分析 793r, 929r
児童養護施設 **437**r, 438l
児童用知能検査(WICS-Ⅲ) 701l
シナプス **438**l, 520l, 521l, 794l, 815l
シナプス可塑性 167l
シナプス間隙 438l, 520r, 522l
シナプス後膜 438l
シナプス小胞 438l, 520l
シナプス前終末 438l
シナプス前膜 438l
シナプス伝達 730r
シナプトソーム 438l
シナプトソーム ➡シナプス
シニフィアン 108l, 121r, 240l, 317r, 318r, 403r, 475r, 483r, 698l, 747r, 824l, 899r, 996l, 1041l, 1045l, 1047l
シニフィアン/シニフィエ **438**r
シニフィアン的同一化 747r
シニフィエ 317r, 318r, 698l
シーニュ 438l
死人 235l
シヌクレイノパチー **439**l, 678r
死の恐怖 902l, 975l
死の五段階説 1072r
死の受容 222l
死の本能 307r, 600r, 764l, 804l, 1044l
死の本能 ➡生の本能/死の本能
死の欲動 80l, 131l, 216l, 354r, 484r, 713l, 858l, 909r, 1026l, 1044r, 1045r, 1046l
死の欲望 39l
支配観念 341l, 397r, **439**l
自罰 537l
自発再生 359l
自発性欠乏 **440**l
自発性低下 **440**l
自罰的怪我 405r
自罰パラノイア 114r, **440**l, 917r
自発描画 707l
CPAP〔持続気道陽圧療法〕 **440**r
自発発作 225l
シーハン症候群 103l, 153r, 374r, **440**r
CPT **441**l
ジヒドロコデイン 720r
指標的予防 642l
至福-恍惚状態 903r
事物表象 290r
事物表象/言語表象 **441**l
嗜糞 497l

自分の複数化 972r
自閉 94l,199l,371l,418r,**442**l,756l,933r,999l,1035l
耳閉感 1008r
自閉期 228r,230l,357r
自閉症 6l,13r,14r,87l,128l,262r,304r,329l,346l,442l,**442**l,443l,494l,522r,630l,946l,994l,1055l
自閉症スペクトラム 14r,87l,315r,**443**l,730r
自閉症スペクトラム障害 329l,346l,443l,840l
自閉性障害 304r,329l,491l
自閉的願望充足 508r
自閉的思考 867r
自閉的精神気質 13r,14l,**443**r
自閉的知能 443r
自閉的-無規律思考 867r
嗜癖 201r,219l,**444**l,958l
死別 257l,**444**l,875l,1023l
死別体験 210l
死別反応 857r
ジベンゾジアゼピン 247r,306r
司法鑑定 254r
死亡恐怖 392r
司法精神医学 56r,106l,254l,**444**l,853l
嗜眠 52r,133l,353l,**445**l,871r
嗜眠性脳炎 102l
自明性の喪失 40r
シメチジン 557l
シモンズ症候群 **446**l
シャイ=ドレーガー症候群 439r,**446**l,502l,629l,678r
社我 250l,813r
社会機能 **447**l
社会恐怖 237l,450r,864l,903l
社会恐怖〔社交恐怖〕
  ➡社会不安障害
社会原因説 757r
視野外幻視 **447**r
社会構成主義 **447**r,782r
社会生活技能訓練(法) 104l,138l,727r
社会生活技能訓練(法) ➡SST
社会生活能力 781r
社会精神医学 87l,101l,**448**l,593r,974l,1075l
社会精神治療 357l
社会ダーウィニズム 1033r
社会適応 447l,505l
社会的回避行動 832r
社会的寛解 581l
社会的行動障害 638l
社会的孤立 454r
社会的孤立 1068l
社会的孤立仮説 ➡流入仮説

社会的再適応評定尺度 542r
社会的再統合 77l
社会的スキル訓練 104l,1020r
社会的性格 **448**r
社会的退院 449l
社会的入院 **449**l,476l
社会的認知 396r,797r
社会的排除 564l
社会的配慮 4r
社会的不利〔ハンディキャップ〕335l,**449**l,585r
社会的包摂 819l
社会認知 449r
社会脳 **449**r
社会脳仮説 450l
社会病質人格 **450**l
社会病質パーソナリティ障害 450l
社会不安障害 237l,417r,**450**l,918r,1041r
社会福祉士 560l
社会復帰 574l,585l,590l
社会復帰 ➡精神科リハビリテーション〔社会復帰〕
社会復帰期 622l,1025l
社会復帰施設 590r,708l
社会復帰施設
  ➡精神障害者社会復帰施設
社会復帰促進センター 604r
社会復帰調整官 529l
社会復帰調整官
  ➡心神喪失者等医療観察法
社会的失業者問題 781l
社会分裂症 70l
社会リズム療法 **450**r
弱化 479l
ジャクソニアン・マーチ 451l
ジャクソニズム 196r,1067l
ジャクソン学説 451l,526r
ジャクソン行進 692r
ジャクソンてんかん 451l,451l
ジャクソン発作 451l,692r
ジャクソン発作
  ➡ジャクソンてんかん
若年後頭徐波 **451**l
若年(性)周期精神病 **451**r,457l
若年進行麻痺 526r
若年進行麻痺 ➡進行麻痺
若年性アルツハイマー病 501r
若年性アルツハイマー病
  ➡初老期認知症
若年性認知症 501r
若年性精神粘液水腫 460r
若年性パーキンソン病 830r
若年性ミオクロニーてんかん 322l,**452**l,769l,770l,854l
釈放妄想 453r
弱力性解釈妄想 1076l

斜頸 **452**r
社交恐怖 450r
社交不安障害 104l,450r,832l,902r,924r
社交不安障害 ➡社会不安障害
遮断カクテル 525l
ジャパンコーマスケール 53l
ジャパンコーマスケール
  ➡3-3-9度スケール
シャーマニズム 22l,**453**l,886r
シャーマン 453l,862l
赦免妄想 306l,**453**r,1016r
シャルコー関節 454l
シャルコー病 454l
シャルコー・マリー筋萎縮症 454l
ジャルゴン 90l,454l,491l,892l
ジャルゴン失語 **454**l,1067r
シャルル・ボネ症候群 **454**r,656l
シャント型 179r
シャント術 546r
ジャンピング 1055r
手淫 376l
自由意思 81r
自由飲食試験 77r
自由エネルギー 537l
集合我 530l
獣化妄想 **455**l
獣姦 232r,**455**r
周期性うつ病 659l
周期性嘔吐症 506r
周期性気分変調 **456**l
周期性緊張病 457l,866r,879l
周期性傾眠症 **456**l
周期性四肢運動 548l
周期性四肢運動障害 551r,555r
周期性四肢麻痺 **456**r
周期性精神病 **456**r,641l
周期性躁病 456r
周期性同期性放電 263l,**457**l,838l
周期性不機嫌 456l,965r
周期性不機嫌 ➡周期性気分変調
周期性メランコリー 456r
宗教 457l
宗教精神医学 457l
宗教精神病理学 **457**r,538l
宗教的エクスタシー 421l
宗教的誇大妄想 1048l
醜形恐怖 411l,**458**l
宗教妄想 340l,**457**l,1012r
自由継続 **458**l
自由継続周期 458l
集合的無意識 287l,**459**l,483l,544l,780l,939l
周産期障害 827l
周産期精神医学 792l
周産期脳障害 **459**l

収集症 **459**r
収集癖 459r
従順な子ども 102l
重症うつ病 587r
重症筋無力症 15l
重症心身障害 **459**l
重症対人恐怖 402l
重症度分類 208l
修正ヴィゴツキーテスト 636r
修正型ストループテスト 566r
修正型電気けいれん療法 **460**l
修正感情体験 35r,**460**l,689l
修正ペリオドグラム 948r
充足快感 575l
従属性格 60r
集団自殺 264l
集団精神病 **460**r
集団精神療法 356r,**461**l
集団精神療法・サイコドラマ学会 1026r
集団同一性 387r
集団ヒステリー 460r,**461**r,1005r
集団本位的自殺 22l
集団力学 462l
集団力動 **462**l,727r
集団療法 172l
執着気質 446l,**462**r,689r,778r,890r
執着性格 210r,572r,734l,976l
集中的精神療法 **463**l
集中法 626l
自由な子ども 102l
自由なる活動性 526r
十二指腸狭窄 677r
10-20電極配置法 **463**l
自由入院 795r
周波数解析 594l
重複── ➡ 重複── ちょうふく
習癖 464l,842l
習癖障害 **464**l
周辺精神病 951r
終末期 962r
終末期医療 222l
就眠儀礼(就眠儀式) 233r,**464**l
終夜睡眠ポリグラフ 9r,134l,550l
収用感 97r
自由連想(法) 17r,134r,169l,252r,254r,288r,337r,406l,**464**r,483l,600r,602r,626l,674l,728l,739l,894l,932l,932r,938r,939l,961r,1036l,1049r
就労移行支援 362r,590r
就労継続支援 362r
就労支援 10r
酒害相談 **465**l
主観的感情 176l
主観的現実 122r

主観的自己感 400r,489l,889r
主観的症状 580l
主観的認知障害 798r
縮合 83l
縮瞳 224l,825l
縮瞳反射 977l
宿命的自殺 22l
樹形図 1006l
守護妄想 **465**r
授産施設 **466**l,590l
主軸症状 **466**l
手指失認 282l,534r,762l
手指失認 ➡ ゲルストマン症候群
手指振戦 1064r
呪術ényi思考 **466**r
呪術的思考 466r
樹状突起 521l
主体 121r,571l,713l,737r,996r,997l
主題統覚検査 727l
主題統覚検査 ➡ TAT
手段的ADL 107l
手段の日常生活動作 449l
手段目標分析 396r
主張訓練法 801l
出血性ショック脳症候群 82l
術後精神障害 **466**r
術後精神病 467l
術後せん妄 466l
出産外傷(説) **467**l,709r,941r
出社恐怖 764r
出生外傷 1058l
出立／合体 **467**l
出典健忘 111l
出版幻覚 467r
出力 607r
受動喫煙 351r
受動攻撃性 563l
受動-攻撃(性)パーソナリティ障害 **468**l
受動性 543r
受動性[分析医の]
➡ 能動性／受動性[分析医の]
受動の攻撃性 308r
守秘義務 **469**l,686r
シュビールマイヤー＝フォークト病 470l
シューブ 134r,**470**l,495l,891l
呪物 908r
樹木画テスト ➡ バウムテスト
樹木画法 828l
受容 371,410l,1055l
腫瘍壊死因子 99l
主要5因子理論 572l
受容(性)失語 ➡ ウェルニッケ失語
受容性(感覚性)失音楽 422r,711l
受容性失語 90l

受容体 **470**l
受容的態度 249r
受容-表出混合性言語障害 841r
主流化 819l
シュレーバー[症例] **471**r,616l,761l,820l
手話，ジェスチャーの認知障害 762l
馴化 832r,924r
馴化作用 **472**l
循環気質 195r,463l,**472**r,573r,586l,663l,762l,804r,890r,919r,981l
循環狂気 827l
循環症[チクロチミー] **472**r
準感情病性気分変調症 659l
瞬間人 213r
循環狂気 473l
循環精神病 321r,**473**l,473r,640l,900r
瞬間想起現象 473r
瞬間犯罪者 191l
循環病 456r,472r,777r,778l
循環病質 472r,**473**l,890r
準禁治産 ➡ 成年後見制度
準禁治産制度 612l
順行性輸送 393l
順唱 474r
純粋アポフェニー 354l
純粋型発語失行 426l
純粋欠陥 276l,**474**l
純粋欠陥症候群 474l
純粋欠乏 474l
純粋健忘症候群 **474**l
純粋語唖 301r,426l,869l,869r
純粋語聾 90r,655r,656l,711l
純粋残遺 474l
純粋失音 312r,364r,427l,763l
純粋失読 327l,345l,383l,391r,429r,869l,986r,1064l
純粋精神医学 469l
純粋光感受性てんかん 863r
準超重症児 459l
順応 732l
準備因子 101l
瞬目・点頭・礼拝けいれん 89l
瞬目・点頭・礼拝けいれん ➡ ウェスト症候群
瞬目反射 931r
ジョイニング **474**r
証 768l
上位運動ニューロン 338l
情意欠陥 275r
小鋭棘波 239l
昇華 4r,216l,640l,668r,696r,857l,956r,1065l
浄化 158l

和文事項索引　シ

浄化　➡カタルシス
昇華［精神分析］　**475***l*
昇華［ラカン］　**475***r*
障害者基本法　**475***r*, 605*l*
障害者虐待　215*l*
障害者差別　860*r*
障害者自立支援法　259*l*, 265*r*, 344*r*, **476***l*, 499*r*, 590*r*, 722*l*, 913*l*
障害者抹殺計画　468*r*
障害受容　653*r*
障害調整生命年
　➡DALY〔障害調整生命年〕
障害のあるアメリカ人法　819*r*
昇華型　573*r*
消化生理学　829*l*
松果体　133*r*, **476***l*, 607*r*, 1009*r*
上機嫌　177*r*, 679*r*, 915*l*
上機嫌　➡多幸症〔多幸感〕
上気道抵抗症候群　**477***l*
小規模作業所　362*l*
小規模通所授産施設　362*r*, 466*l*
上丘　545*l*
上級ADL　107*l*
状況因　**477***r*, 494*r*, 711*l*, 778*r*, 876*r*
状況神経症　365*l*, **478***l*
状況的時熱　477*r*
状況分散　316*r*
状況分析　**478***l*
状況誘発うつ病　477*r*
状況論　1058*r*
消去現象　707*l*
情景附加幻聴　299*l*
定義温泉　420*r*
小血管病変性認知症　276*l*
条件刺激　237*l*, 478*l*
条件づけ　237*l*, **478***r*, 902*r*
条件反射　325*l*, 424*r*, 527*l*, 528*l*, 559*r*
条件反射［パヴロフ］　**479***l*
条件反応　237*l*, 478*l*
症候学的分類　207*r*
小睾丸　252*l*
症候群　ii
症候群学説　967*l*
小膠細胞　988*l*
症候性アメンチア　999*l*
上行性覚醒系　1018*r*
症候性局在関連てんかん　420*l*
症候性精神病　196*l*
症候性全般てんかん　639*l*
症候性てんかん　**479***l*, 524*l*, 770*l*
症候性パーキンソニズム　830*l*
症候性（二次性）肥満　885*l*
上行性網様体賦活系　50*r*, 150*r*, 977*l*, 1025*l*
症候性抑うつ状態　93*l*
使用行動　637*r*

照合様式　940*r*
常識の精神医学　593*r*
小視幻覚　342*r*
小視症　242*l*, 342*r*, **480***l*, 665*r*, 952*l*
小字症　**480***l*
上縦束　763*l*
症状　267*r*, 1047*l*
症状記述主義　535*r*
症状群理論　424*l*
症状形成論　527*l*
症状行為　426*r*
症状処方　214*r*
症状神経症　572*r*
症状性アメンチア　28*r*
症状性てんかん　➡性格神経症
症状性精神病　130*l*, 163*l*, 196*l*, 204*r*, **480***r*, 588*l*, 596*r*, 796*r*
症状転嫁　**481***l*
少女ルネ［症例］　**481***l*, 484*r*
昇進うつ病　577*l*, 1051*r*
小人症　684*l*
情性欠如　174*l*
情性欠如者　**482***l*
小精神自動症　417*l*, **482***l*, 589*l*, 1041*l*
小精神療法　**482***r*
常染色体優性　242*r*
常染色体優性遺伝性疾患　856*l*
常染色体劣性遺伝　26*l*
焦燥（感）　68*r*, 73*l*, 211*l*, 325*r*
焦燥を伴う興奮　93*l*
上側頭回　655*l*, 655*r*
状態依存性マーカー〔ステイトマーカー〕　615*r*
状態依存性マーカー〔ステイトマーカー〕　➡生物学的マーカー
情態性　206*l*
状態-特性不安理論　561*l*
状態不安　561*l*
情短施設　➡情緒障害児短期治療施設［情短施設］
情緒　176*l*, 1038*l*
象徴　339*l*, **483***l*, 484*r*, 539*l*, 939*l*
象徴遊び　15*r*
象徴化　192*l*, **483***l*, 665*r*, 901*l*, 1036*l*
象徴界　108*r*, 240*r*, 292*r*, 320*l*, 389*l*, **483***r*, 648*l*, 665*r*, 824*l*, 1036*r*, 1045*l*, 1047*r*, 1053*r*
象徴解釈　135*l*
象徴形成　83*l*, 475*l*, **484***l*
象徴の実現　481*r*, **484***r*
象徴の同一化　737*r*, 747*r*
象徴の父　108*r*, 916*r*
象徴のなもの　1053*r*
象徴の表現　122*r*

象徴的ファルス　899*r*
象徴等価物　484*l*
象徴等置　83*l*
情緒応答性　**485***l*, 867*l*, 983*l*
情緒応答性尺度　485*l*
情緒障害児短期治療施設〔情短施設〕　**485***r*
情緒的対象恒常性　941*l*
情緒不安定性パーソナリティ障害　223*r*
情緒不安定性パーソナリティ障害　➡境界性パーソナリティ障害
焦点運動発作　330*r*, 692*l*
焦点症状　**486***l*
焦点性てんかん　238*l*
焦点付け療法　689*l*
焦点発作　486*l*, 920*r*
焦点発作　➡部分発作
衝動　601*l*, 973*l*
常同　1085*r*
情動　176*l*, 176*r*, **486***r*, 528*r*, 576*l*, 1046*l*
情動因　485*l*
常同運動　488*r*
常同運動　➡常同症
情動価　865*l*
情動回帰療法　14*l*, 214*l*
衝動狂　1059*l*
常同言語　488*l*
衝動行為　**487***l*, 1046*l*, 1046*r*
常同行為　459*l*
情動行為　**487***l*
常同行動　443*r*, 491*l*, 876*r*
情動昏迷　489*l*
情動志向性妄想　178*r*
情動指数　46*l*
常同姿勢　353*l*, 488*l*
常同姿勢　➡常同症
情動失禁　235*r*, 236*l*, 424*l*, 486*r*, **487***r*
小頭症　**488***l*, 802*r*, 818*l*
常同症　154*r*, 244*l*, 338*r*, **488***l*, 1096*r*
情動障害　183*r*, 933*r*
衝動性　223*r*, 408*r*
情動性　933*r*
衝動性眼球運動　367*r*
衝動制御の障害　80*r*, 172*r*, 219*l*, 622*l*, 957*r*
情動性昏迷　353*r*
情動精神　531*l*
情動性精神障害　1097*r*
情動脱力発作〔カタプレキシー〕　**488***r*, 547*r*, 784*l*
上頭頂小葉　762*r*
情動調律　119*r*, 225*r*, 410*r*, **489***l*,

1285

867*l*
衝動的攻撃性　307*r*
常同的発話　373*l*
情動的フラッディング　924*r*
情動等価(物)　192*r*,489*l*
衝動の拒絶　245*r*
情動の末梢起源説　20*l*
情動犯罪　191*l*,487*l*,913*l*
情動犯罪者　191*l*
情動表象因性妄想　178*r*
情動不安定　486*r*
小動物幻視　292*l*
情動麻痺　176*r*,486*r*,489*l*
小児期のうつ病　489*r*
小児期の双極性障害　490*l*
小児期の統合失調症　490*r*
小児期崩壊性障害　329*l*,491*l*
小児欠神てんかん　770*l*,866*l*
小児失語　491*r*
小児自閉症　14*l*,329*r*
小児症　492*r*,1041*r*
小児神経科　513*l*
小児性愛　140*l*,492*l*,578*l*
小児性欲　1039*r*
小児性欲　→幼児性欲
小児性欲的願望　539*l*
小児部分てんかん　770*l*
小児慢性進行性神経疾患　1081*l*
小児良性ローランドてんかん　1092*r*
小児良性ローランドてんかん
　→ローランド棘波
承認　37*l*
少年愛　760*r*
少年院　435*r*,492*r*
少年鑑別所　492*r*
少年教護院　435*l*
少年事件　493*r*
少年審判　493*r*
少年審判所　160*r*
少年ハンス[症例]　237*l*,492*r*,766*r*,901*r*,906*l*
少年非行　493*l*
少年法　493*l*,493*r*
少年保護事件　160*r*,493*r*
小脳　494*l*
小脳回症　818*r*
小脳奇形　818*r*
小脳失調　428*r*,446*r*
小脳失調性構音障害　982*l*
小脳症状　545*l*
小脳性運動失調　413*l*,807*r*
小脳半球　494*l*
上皮小体機能亢進症　911*r*
上皮小体機能低下症　912*r*
小舞踏病　434*l*,613*r*
小舞踏病　→シデナムヒョレア

情報処理　797*r*
情報処理過程　283*r*
情報処理理論　799*l*
情報分散　316*r*
小発作　277*r*
小発作　→欠神発作
小ミーティング　717*r*
消耗神経症　494*l*
消耗性うつ病　494*l*
消耗性疾患　515*r*
剰余享楽　1045*r*
生来性知的減弱　423*r*
生来性犯罪者　1094*r*
症例対照家系研究　323*r*
症例対照研究　111*r*
症例報告　111*r*
初回通過効果　735*l*
初期統合失調症　417*l*,495*l*
除去空想　408*l*
処遇改善　960*r*
処遇改善請求　582*l*
職親　496*l*
職親委託制度　496*l*
職業神経症　496*l*
職業せん妄　362*r*
職業せん妄　→作業せん妄
職業犯罪者　496*l*
職業リハビリテーション　683*l*
食行動異常　621*r*,924*l*
食思不振　464*l*
嘱託鑑定　199*l*
職場結合性うつ病　496*l*
職場復帰　1071*l*
植物状態　351*l*,423*l*,497*l*
植物神経症　192*r*,489*l*,497*l*
植物神経系反応　295*l*
食糞　497*r*
触法行為　493*l*,498*l*
触法少年　160*r*
触法精神障害者　445*l*,497*l*,955*r*
食欲異常　498*l*
食欲減退薬　977*r*
食欲減退薬　→マジンドール
食欲亢進　498*l*
食欲不振　498*l*
書痙　498*l*
助言　410*l*
"助産師の手"症状　734*r*
女子色情症　366*r*
書字障害　148*l*
女性オルガズム障害　919*r*
女性化願望　472*l*
女性化乳房　252*l*
女性虐待　215*l*
女性心理　968*r*
女性　379*l*,498*r*,693*l*
女性段階　1070*r*

ジョセフ病　499*l*
触覚　854*l*
触覚失語　499*r*
触覚失認　430*l*,499*l*
触覚消去　499*l*
ショック相　567*l*,623*l*
ショック療法　446*l*
ショートステイ[短期入所]　499*r*,590*l*
除脳　500*l*
除脳硬直　500*l*,806*r*,926*l*
除脳姿勢　500*l*
徐波　98*l*,112*r*,180*l*,232*l*,238*r*,280*l*,374*r*,422*l*,451*r*,500*l*,500*r*,657*l*,678*r*,688*l*,736*r*,742*r*,743*l*,751*l*,751*r*,795*l*,823*r*,967*l*,1092*r*
徐波化　35*r*,351*l*,825*l*
徐波活動　1001*r*
徐波群発　264*r*
徐波睡眠　500*l*,550*r*,553*l*,554*l*,1083*l*
徐波断眠　694*l*
処罰欲求　764*l*
除反応　115*r*,266*l*,500*l*,715*r*,932*r*
除覆法　36*r*
徐脈　1064*r*
除皮質姿勢　500*l*
初老期うつ病[退行期うつ病]　501*l*,662*l*
初老期赦免妄想　453*r*
初老期精神病　261*l*
初老期認知症　501*l*
自律(autonomy)の原則　81*l*
自律型　100*l*
自立訓練　590*l*
自律訓練法　38*l*,72*r*,396*l*,452*r*,470*r*,502*l*,860*r*,1071*l*
自立支援医療　590*l*,604*l*,722*l*
自立支援給付　590*l*
自律神経機能異常　502*r*
自律神経系機能不全　793*l*
自律神経系の嵐　1083*l*
自律神経失調症　479*r*,503*l*,918*l*
自律神経遮断カクテル　1057*l*
自律神経症状　8*r*,616*r*
自律神経発作　503*l*,692*l*,1040*r*,1090*l*
自律性　630*r*
自立生活運動　574*l*
自律性の意識　814*l*
自律的自我　386*l*,1055*r*
事理弁識能力　308*l*,612*l*
支離滅裂　503*r*
支離滅裂思考　859*l*
視力障害　570*l*
視力低下　684*r*
知る権利　469*r*

1286

シルダー病　211,504l
シルダー病
　➡アドレノロイコジストロフィー
　　〔副腎白質ジストロフィー〕
ジル・ドゥ・ラ・トゥレット症候群
　123r,504l
シールドルーム　811l
シルバーハラスメント　611r
シルビウス溝　636l,655r
シルビウス裂　290l
事例性　87r,505l
ジーワス　279r
腎移植　357l,505l
心因　129r,478l,485l,505r,507r,
　515r,527l,857l
心因健忘　189r,300r,506l,777l
心因症　516l
心因性　204l
心因性うつ病　506l
心因性嘔吐症　506r
心因性加重　506r
心因性偽発作　212l
心因性健忘　632r
心因性詐病精神病　369l
心因性疾患　505r
心因性振戦　498r
心因精神病　689l
心因性精神障害　355l,507r,580l
心因性(ヒステリー性)精神病　796r
心因性多飲(症)　507l
心因性疼痛　61r,253l,507l
心因性疼痛障害　511l,763r
心因性もうろう状態　1019l
心因反応　184l,505r,507r,516l,
　688r,694r,758r,857l,999r,1016r,
　1043r
心因論　946l
進化　137l,451l,451r
進化　➡解体
人格　508l,572l,802l,821l,838l,
　871l
人格構造論　892r
人格催眠　360r
人格障害　➡パーソナリティ障害
人格心理学　128r
人格転換　69l,681r
人格転換　➡多重人格
人格特性　992l
人格の層モデル　531l
人格の多重化　402r
人格の二重化　1074l
人格反応　260r,296r,508l,516l,
　694r
人格変化　276l,328r,995r
人格変化　➡性格変化
人格崩壊　508l
進化構造論　154r

進化心理学　509l,509r,732l
進化精神医学　509r
新型うつ病　764r
進化論　952l
心気(症状)　299r,485r,843r
新規健忘　102l
新規抗精神病薬　671l
新規抗精神病薬
　➡第二世代抗精神病薬〔SGA〕
心気症　151r,295l,431l,510r,534r,
　661l,898r
心気障害　431l,535l,826l
心気神経症　516r
新規非定型抗精神病薬　313l
心気不安　510r
心気妄想　340l,510r,870r,1012r,
　1013r
心気妄想期　915r
親近感の変容　390l
心筋炎　313l
心筋疲労　843l
新久里浜式アルコール症スクリーニ
　ングテスト　256r
シングル・セッション・セラピー
　928l
シングルフォトンエミッションCT
　➡SPECT〔単光子放射断層撮
　影〕
神経移植　511l
神経栄養因子　208r,360l,511l
神経栄養因子仮説　512l
神経解剖学　261l
神経回路　521l
神経回路再生　511r
神経化学　512l,782l
神経科学　50r,512l,512r,514r,
　996r
神経科学の倫理学　523l
神経核　413r,629l
神経学　512r
神経学雑誌　790l
神経学的ソフトサイン　513l
神経学的微兆候　513l
神経画像〔ニューロイメージング〕
　513r,805l,809l,813l,955l
神経画像学　594l
神経可塑性　393r,511r,513r,624r
神経可塑的変化　215l
神経幹細胞　514l,516r
神経筋疾患　595l
神経筋単位　244l
神経経済学　514r
神経細胞　335r
神経現象学　51l
神経現象学　➡意識[脳科学]
神経原線維変化　614r,676r,869l,
　960l

神経細胞　438l,513r,522l,794l
神経細胞　➡ニューロン
神経細胞死〔アポトーシス〕　33r,
　258r,514l,702l
神経質(症)　515l,515r,518r,572r,
　943l
神経疾患　515r
神経遮断薬　314l,515r,526l,579l,
　772l
神経循環無力症　531l,679r,843l
神経症　93l,96r,123l,198l,403r,
　425l,442l,482r,496l,506l,515l,
　515r,516r,527l,527r,556r,587l,
　592r,593l,602l,602r,610l,622r,
　631r,652r,675l,717r,780r,824r,
　903l,903r,957r,1002l,1043l,
　1047l
神経症傾向　877r
神経症症状　426r
神経症性うつ病　209l,211l,1043l
神経症性うつ病　➡抑うつ神経症
神経症性加重　507l
神経症性障害　374r,516l
神経症性転移　598r
神経症性否認　563l
神経症性不全状態　474l
神経症性抑うつ　208l,267l,506l
神経症治療薬　330r
神経症の自我　197l
神経症の性格　572r,573l
神経症の不安　93l,295r
神経症判別図　378r
神経新生〔ニューロン新生〕　513l,
　514l,516r
神経心理学　121l,243l,273l,282r,
　517l,808l
神経心理学の検査法　218r,517r,
　954r
神経衰弱　210r,294r,494r,515l,
　518l,608r,903r,917l,943l,945l,
　980r
神経衰弱状態　518r
神経ステロイド〔ニューロステロイ
　ド〕　518l
神経性嘔吐症　506r
神経性嘔吐症　➡心因性嘔吐症
神経性過食症　518l
神経性習癖　464l,485r
神経性食欲(食思)不振症　518l,
　519r
神経精神医学　519l
神経精神薬理学　605l
神経精神薬理学　➡精神薬理学
神経性大食症　498l,520l,621l
神経性大食症　➡神経性過食症
神経成長因子　470r,511l
神経成長因子　➡神経栄養因子

神経生物学　519*r*
神経生物学　➡生物学的精神医学
神経性無食欲症　146*l*, 498*l*, **519***r*, 621*l*
神経生理学　955*l*, 977*l*, 1025*r*
神経線維腫症　969*l*
神経線維腫症　➡レックリングハウゼン病〔神経線維腫症〕
神経調節物質　522*r*
神経痛　323*l*
神経伝達　677*r*
神経伝達物質　14*r*, 30*l*, 217*r*, 258*r*, 331*l*, 332*l*, 470*l*, **520***l*, 677*l*, 772*l*, 794*l*, 814*r*, 820*l*, 974*r*, 1022*l*
神経伝導速度検査　244*r*
神経同期的反応　185*r*
神経同期発火　185*r*
神経毒　**520***r*
神経突起　**520***r*
神経内科　513*l*
神経嚢虫症　813*r*
神経の力　518*l*
神経梅毒　7*r*, **521***l*, 526*r*, 616*r*, 716*r*, 724*l*, 898*r*
神経発達仮説　755*r*
神経皮膚黒色症　969*l*
神経皮膚症候群　241*l*, 278*r*, 561*r*, 595*r*, 969*l*
神経疲弊　518*l*
神経病　745*l*
神経病理学　261*l*, **521***l*, 614*r*
神経ベーチェット病　**522***l*
神経ペプチド　128*l*, **522***l*
神経変性疾患　515*l*, **522***r*, 523*l*, 675*r*, 702*r*
神経変性性認知症　524*l*
神経免疫　**522***r*
神経免疫学　592*l*
神経免疫仮説　592*l*
神経免疫系　209*l*
神経薬理学　605*r*
神経有棘赤血球症　895*l*
神経倫理学　**523***l*
神経路画像　147*l*
新 KAST　256*r*
親権者　960*r*
心原性脳塞栓症　809*l*
信仰　638*l*
進行性核上性麻痺　22*r*, **523***r*, 614*r*, 675*r*, 676*r*, 693*r*, 798*l*, 830*l*, 868*r*
進行性失語　179*l*
進行性多巣性白質脳炎　805*l*
進行性多巣性白質脳症　**524***l*, 570*r*, 683*l*
進行性認知症　263*l*
進行性皮質下グリオーシス　**524***l*
進行性非流暢性失語　179*l*

進行性非流暢性失語　➡緩徐進行性失語
進行性ミオクローヌスてんかん　**524***l*, 987*r*
進行性レンズ核変性症　86*r*
人工多能性幹細胞　511*r*
信号探査情動　**525***l*, 1046*r*
人工知能　396*l*, **525***l*, 822*r*
人工の夢遊病　1006*l*
新行動主義　325*l*
人工透析　350*r*, **525***r*
人工冬眠療法　**525***l*, 1057*l*
人工妊娠中絶　964*r*
信号不安説　93*r*, 903*r*
進行麻痺　33*l*, 196*r*, 521*l*, **526***r*, 614*r*, 616*r*, 724*l*, 808*r*, 819*l*, 982*l*, 983*r*, 1095*r*
深昏睡　351*l*
審査分析　537*l*, 1049*r*
心サルコイドーシス　370*r*
心室中隔欠損症　677*l*
新ジャクソン学説　97*r*, **526***r*
心中　150*r*
心中　➡拡大自殺
侵襲後振動反応　1057*l*
人種差別　898*r*
新障害者基本計画　476*l*
新障害者プラン　476*l*
新小脳　494*l*
尋常酩酊　893*r*, 912*r*, 1004*r*
心身医学　35*r*, 274*r*, 337*r*, **527***l*, 592*r*, 828*l*
心身医学の新しい診療指針　527*r*
心身一元論　768*l*
心身一如　768*l*
心身機能・身体構造　449*r*
心神耗弱　303*l*, 368*r*, 617*l*
心神耗弱者　➡責任能力
心身症　36*l*, 63*l*, 139*r*, 152*r*, 163*r*, 191*r*, 192*r*, 246*l*, 372*r*, 384*r*, 482*r*, 485*r*, 497*r*, 507*l*, **527***l*, 1071*r*
心身相関　191*r*, **528***l*
心神喪失　303*l*, 368*r*, 617*l*, 658*l*
心神喪失　➡責任能力
心神喪失者　498*l*, 528*r*
心神喪失者等医療観察法　75*r*, 445*l*, 469*r*, 498*l*, **528***l*, 580*l*, 586*r*, 789*l*, 994*r*
心神喪失等の状態で重大な他害行為を行った者の医療及び観察等に関する法律　528*r*, 579*r*
心身二元論　955*r*
心身論〔心身問題〕　**529***r*
真性（真正）幻覚　54*r*, 129*l*, 194*l*, 284*r*
新生児　827*r*, 1050*l*

新生児一過性甲状腺機能低下症　260*l*
新生児行動評価尺度　195*r*
真性（中枢性）思春期早発症　411*r*
新生児スクリーニング　26*l*
新生児ターナー症候群　684*l*
新生児マススクリーニング　**529***l*
新生児無酸素脳症　18*l*
新生児模倣　119*r*
真性てんかん　740*l*
真性てんかん　➡てんかん
新生ニューロン　516*r*
腎性尿崩症　795*l*
真性半陰陽　851*r*
神聖病　**530***l*
真性めまい　1009*r*
真性（真正）妄想　62*r*, 440*l*, 1012*r*, 1013*l*, 1018*l*
振戦　203*l*, **530***l*, 545*r*, 624*r*, 830*r*, 925*r*
振戦せん妄　31*l*, 31*r*, 53*r*, **530***l*, 564*r*, 765*r*, 1063*r*, 1066*l*
振戦麻痺　830*r*
振戦麻痺　➡パーキンソン病
心像　70*l*, 296*r*, 889*r*
新造語　90*r*, 301*l*, 336*r*, 364*l*, 454*l*, 491*r*, 645*r*, 714*l*
深層黙読　429*r*
深層人　**531***l*
心臓神経症　**531***r*, 679*r*
深層心理学　**531***r*, 849*r*
心像のない思考　886*r*
身体意識性（somatopsychisch）離人症　293*r*
身体依存　31*l*, 149*l*, 333*r*, 334*l*, 588*r*, 669*r*, 1028*l*
身体依存　➡薬物依存（症）
身体因　129*r*, 527*l*
身体化　528*r*, **531***r*, 741*r*
身体我　813*l*
身体化障害　368*r*, 427*r*, 432*l*, 432*r*, 532*l*, 532*r*, 534*r*, 918*l*, 926*r*
身体感覚発作　692*r*
身体管理　1008*r*
身体管理　➡メディカル精神医学
身体緊張型　379*l*
身体幻覚　621*l*
身体自我　250*l*, **532***r*
身体失認　402*r*, 430*l*, 763*r*, 855*r*
身体醜形障害　458*l*, 534*r*
身体醜形障害　➡醜形恐怖
身体主義者　**533***l*
身体障害　591*l*
身体障害者手帳　591*r*
身体障害者福祉工場　913*l*
身体図式　282*l*, 402*r*, 404*l*, 504*l*,

和文事項索引　シ－ス

533r, 534l, 722r, 892l, 946r
身体精神離人症　867l
身体生理的フラッシュバック　473r
身体像　291r, 504l, 533l, **533**r
身体地図再構成説　291l
身体的感情　176r
身体的虐待　215l, 333r, 434l
身体的現象　204r
身体的自我感情　382l
身体的迫害妄想　**534**l
身体的被影響体験　63r
身体認知障害　**534**r
身体パラフレニー　855l, 891r
身体表現性障害　142l, 212l, 427r, 432l, 432r, 510r, 516r, 531l, 532l, **534**l, 649l, 918l
身体表現性自律神経機能不全　146r, 379l, 497r, 503l, 531l, 535l, 918l
身体表現性疼痛障害　**535**l, 764l
身体部位失認　534r, 855l
身体不定愁訴　503l
シンタクシック　683r, 847l
診断カテゴリー　180r
診断基準　208l, **535**l, 726r
診断群分類包括評価　256r
診断書病名　503l
診断面接　**536**r, 1049r
人畜共通寄生虫症　959l
心的イメージ　396r
心的因果性　**537**l
心的エネルギー　294l, 381r, **537**r, 1026l
心的外傷　136r, 142l, 321r, 473r, 506l, 600r, 774r, 877r
心的外傷　➡トラウマ
心的外傷後ストレス障害　141l, 158r, 187r, 500r, 608l, 733r, 877r, 971r
心的外傷後ストレス障害　➡PTSD〔外傷後ストレス障害〕
心的葛藤　127l, 516l, 1011r
心的感情　176r, 859r
心的機制　483l
心的機能　293r
心的緊張　543l
心的決定論　**537**r
心的構造　388r
心的自我感情　382l
心的次元論　917l
心的装置　103l, 131l, 238r, 393r
心的退避　764l
心的断片化　568r
心的低下　592r
心的等価物　747l
心的反射弓　90l
心的表象　889r
心的平衡　640l

心的変質過程　754r
シンデレラコンプレクス　538l
シンデレラ症候群　**538**l
進展　1059r
心電図　970l
浸透　124r
浸透圧性脱髄症候群　739r
浸透圧性浮腫　817r
心内失調　**538**r
心内膜欠損症　677l
シンナー乱用　1033l
侵入コンプレックス　231r
侵入同一化　747l
腎の濃縮力低下　1064r
心迫　302r
心迫行為　302r
新版K式発達検査　839l
神秘家　538r
新皮質　673l
神秘体験　378r, **538**r, 539l, 650l
神秘の解釈　**539**l
神秘の合一　**539**l
深部記録　540l
深部腱反射　488r
腎不全　794r
深部体温　133l, 390r, 397l
深部体温測定　397l
人物画テスト　**539**l
人物誤認　164r, **539**r, 930r, 1014r
人物の失見当識　539r
深部脳刺激〔DBS〕　523r, **540**l
深部脳波　540l
新フロイト派　29l, 478r, **540**r, 935r
シンボル　➡象徴
尋問被暗示性　37r
信頼区間　**540**r
信頼性　87r, 101l, 535r, 887r
信頼性／妥当性　**541**l
心理カウンセリング　143r
心理学　91l, 378r, 602r, 799r
心理学の誕生　228r
心理教育　**541**l
心理教育的家族療法　541l
心理劇　226l, 357l, 1026l, 1093r
心理劇　➡サイコドラマ
心理言語学　799r
心理検査　291l, 377r, **542**l
心理自動法　453l, **542**l, 995r
心理社会教育　1071r
心理社会的因子　527r
心理社会的介入　359r
心理社会的ストレス　**542**l
心理社会的発達論　212r
心理・性的の猶予期間　1023r
心理主義者　533l
心理生理的障害　763r

心理的エネルギー　542l
心理的虐待　168r, 215l, 333r, 434l
心理的緊張／心理的力　294l, 542l, **542**r, 592r
心理的酸素　225r, 404r
心理的刺激　829l
心理的ストレス　497r
心理的力　294l
心理的張力　543l
心理的伝記　776r
心理的離乳　852r
心理テスト　542l, 938l
心理テスト　➡心理検査
心理判定　437l
心理枕〔精神枕〕　**543**l
診療情報の開示　469r
心(的)療法　105l, 882r
尽力の顧慮(の排除)　**543**r
尽力的・支配的顧慮　796r
心理療法　130r, 143l, 157r, 606r, 779l, 1090l, 1094r
心理療法　➡精神療法
心理臨床　1073l, 1073r
神話　**543**r
神話のイメージ　459l
神話のテーマ　1039l

ス

随意運動の条件反射　479l
随意運動の調節障害　545l
随意的反射強化法則　260r
髄液　812l
水銀　305r
水銀中毒　**544**l
遂行機能〔実行機能〕　**544**r
遂行機能障害　309r, 637r
髄鞘　683l, 987l
水晶体脱臼　970l
水晶体転位　984r
随意治療　768l
膵臓がん　266r
錐体外路　338l
錐体外路系　15l
錐体外路系疾患　469r
錐体外路系副作用　313r, 671l
錐体外路症状　8r, 183l, 247r, 263l, **545**l, 850r, 1063l
錐体細胞　636l
錐体路　338l, 545l
錐体路障害　127r, 845l
錐体路症状　616r
錐体路徴候　830r, 926l
水頭症　22r, 526l, **546**l, 812r, 818l
随伴陰性変動　**546**r
随伴事象　478r
垂範的・解放的顧慮　796l

1289

垂範的顧慮　543r
髄板内核　50r
髄膜炎　563r, 812r
髄膜血管炎　526r
髄膜血管型神経梅毒　724l
髄膜刺激兆候　526l
髄膜脳炎　805l
睡眠　133l, 547l, 554l, 624l, 1082l
睡眠位相後退型　311l
睡眠位相前進型　311l
睡眠衛生　922l
睡眠覚醒スケジュール障害　551r, 552l, 880l
睡眠覚醒スケジュール障害
　➡概日リズム睡眠障害
睡眠覚醒パターン　9r
睡眠覚醒リズム　391l
睡眠覚醒リズム障害　134l, 407l, 458r, 1027l
睡眠覚醒リズム障害
　➡概日リズム睡眠障害
睡眠過剰症　547l
睡眠関連唸り　549r
睡眠関連運動障害　551r, 1000r
睡眠関連幻覚　549r
睡眠関連呼吸障害　551l
睡眠関連食行動障害　549l
睡眠関連低換気／低酸素血症症候群　551l
睡眠研究　250r
睡眠時運動障害　550r
睡眠時驚愕症〔睡眠驚愕障害, 夜驚症〕　548l, 549l
睡眠時後頭部一過性陽性鋭波　548l
睡眠時呼吸障害　550l, 550r
睡眠時周期性四肢運動　1000r
睡眠時周期性四肢運動障害　548l
睡眠時随伴症　548l, 549l, 550r, 551l, 551l, 555r, 1037r, 1083l
睡眠時低換気症　550l
睡眠時電気的てんかん重積状態〔ESES〕　549l
睡眠時ひきつけ　467r
睡眠時ミオクロニー　740l
睡眠時無呼吸　555r
睡眠時無呼吸　100r, 440r
睡眠時無呼吸症候群　550l, 550r, 677r
睡眠周期　94l, 250r, 1083l
睡眠時遊症　212l, 549l, 550l
睡眠障害　9r, 476r, 548r, 550l, 638r
睡眠障害国際分類　551l
睡眠徐波　547l, 555l
睡眠潜時　548l, 858l
睡眠相後退症候群〔睡眠相遅延症候群〕　134l, 311l, 391l, 551l, 552l
睡眠相前進症候群　134l, 311l, 551r, 552l

睡眠促進物質 S　554r
睡眠第 3 段階　500r
睡眠第 4 段階　500r
睡眠奪取　694l
睡眠段階　50r, 280l, 552l, 858r
睡眠調節中枢　102r, 553l
睡眠てんかん　39r, 553r
睡眠導入剤　556l, 922l
睡眠導入剤　➡睡眠薬
睡眠日誌　134l
睡眠脳波　554l, 1025r
睡眠賦活法　911l
睡眠物質　547l, 553l, 554l
睡眠紡錘波　555l
睡眠発作　554r, 789l
睡眠ポリグラフ　100r, 858l
睡眠ポリグラフィー　551l, 552r, 554l, 555l, 970l
睡眠麻痺　549r, 556l, 784l, 791l, 792l, 1083l
睡眠薬　73l, 134l, 551l, 556l, 855r, 1020l
睡眠薬中毒　1028l
睡眠薬中毒　➡薬物依存(症)
睡眠療法　479r, 526l
水無脳症　808r
水浴法　420l
推論　396l
数唱　474r, 688l
頭蓋咽頭腫　885r
頭蓋骨・頭蓋底骨折　810l
頭蓋骨病変　857l
頭蓋頂鋭一過波　➡頭蓋頂鋭一過波とうがいちょう〜
頭蓋頂鋭波　99r, 555l, 958l
頭蓋内圧亢進　308l
頭蓋内血腫　885r
頭蓋内出血　595l
頭蓋内脳波記録　540l, 817l
巣鴨取材　161r, 260l, 361r, 979r
杉浦徹欽　911l
スキゾイド　201r
スキゾイド機制　557l
スキゾイドパーソナリティ　76l, 558l, 780l, 881l
スキゾイドパーソナリティ障害　139l, 428r, 558l
スキゾコイノニア　70r
スキゾマニー　558r, 628r
SCID　559l
スキーマ　801l
スクィッグルゲーム　559r
すくみ足歩行　560l
スクリップル法　560l
スクリーニング　1019r
スクリーニングテスト　229l, 377r

スクールカウンセラー　560l
スクールソーシャルワーカー　560l
スクレービー　8l, 570r
図形反転視覚誘発電位　1034r
図形反転(視覚)誘発電位
　➡誘発電位
鈴木＝ビネー式検査　882l
鈴木＝ビネー式知能検査
　➡ビネー式知能検査
ススト　937l
STAI　561l
スタージ＝ウェーバー症候群　969l
スタージ＝ウェーバー病　561l
STAR*D　561r, 719l
スタンフォード・ビネー知能検査　700r
スチューデントアパシー　22r, 218l, 563l, 662l
頭痛　253l, 563r, 953r
スティーヴンス＝ジョンソン症候群　315l
スティーヴンス＝ジョンソン症候群
　➡向精神薬副作用
スティグマ　38r, 564l
スティール＝リチャードソン＝オルツェウスキー症候群　523r
STEP-BD　564l
すてばちユーモア　564r
ステレオタイプ　636r
ステロイド　257r, 565l
ステロイド製剤　73l
ステロイド精神病　258l, 565l, 1077r
ステロイドホルモン　12l, 470r
ストーカー　565r
ストーカー行為　608l
ストックホルム症候群　566l, 865l
ストーミーパーソナリティ　566l
ストラテラ　706r
ストーリー　782r
ストループテスト　566r
ストレス　20l, 141l, 141r, 142l, 210l, 220l, 528l, 542r, 566r, 623l, 681r, 689l, 856l, 1071l, 1079r
ストレス因子　732r, 1043r
ストレス学説　527l, 528r, 567l
ストレスコーピング　372r
ストレス - 脆弱性 - 対処技能モデル　104r
ストレス脆弱性モデル　541l, 578r
ストレス脆弱性モデル　➡脆弱性 - ストレスモデル
ストレス対処技能　541l
ストレス耐性　408r
ストレス低減プログラム　975r
ストレス反応　542r
ストレスモデル　779l

ストレス要因　1051r
ストレス理論　542r
ストレッサー　542r, 566r, 567l, 623l, 856r
ストレングス　120l
ストレンジ・シチュエーション法　16r
スニップ　61l
頭脳緊張型　379l
スパスム　271r
スーパーバイザー　567l
スーパーバイジー　585r
スーパービジョン　567l
スピード・ボーリング　680l
スピリチュアリティ　568l
スピロヘータ・パリダ　819l
スフィンゴ脂質　1073l
スフィンゴミエリン　791l
スフィンゴリピドーシス　818l, 1065r
スープラ（上位）システム　416l
スプリッティング　223l, 295r, 568l
スプリット　324l
SPECT〔単光子放射断層撮影〕　568l
スペシャルペーシェント　569r
スポコラミン　286l
スミス＝レムリ＝オピッツ症候群　409r
スモン〔SMON〕　570l
スライ症候群　999l
スリーコーターハウス　707r
刷り込み　570l
刷り込み変異　924l
スルピリド　936r
スローウイルス感染症　570r
寸断された身体　34r, 230r, 570r, 648r, 1037l
寸断された身体のイマーゴ　571l

セ

性愛化　571l, 872r
性愛空想　377l
性愛化　1040r
西欧型精神療法　862l
静穏剤　314l
性格　195l, 508l, 571r, 731l, 743l, 890r
性格学　253l, 572l
性格検査　750l
性格心理学　572r, 707r
正確性・対称性への拘り　234r
性格抵抗　573l, 728l
性格抵抗　➡性格分析，抵抗
性格の鎧　573l, 728l

性格の鎧　➡性格分析，抵抗
性格分析　573l, 1051l
性格変化　305r, 573l, 892l
性格理論　576l
性格類型　261l, 573r, 577l, 586l, 715r, 1031l
性格論　60r, 935r
生活介護　362r
生活技能訓練　1041l, 448l, 683l, 1093l
生活技能訓練　➡SST
生活機能分類　585r
生活訓練施設　500l, 590r
生活支援　10r, 415l
生活事件　494r
生活史的方法　298l
生活指導　574l
生活特徴　574r
生活年齢（CA）　701l, 882l
生活の質〔クオリティ・オブ・ライフ〕　573r
生活のしづらさ　505l
生活の貧困化　277l, 328r
生活変化（貧困化）　276l
生活療法　574l
生活臨床　574l
生活類型　574l
性　574l
性感性　575l
性感帯　575l, 690l, 921l, 1040l
性愛　1065l
性いじり　464l
性器化　430l
生気（生命）感情　176r, 177r, 178l, 859r
性器期　575r, 631l, 788l, 1065l
生気情動　489l, 575r
生気人　531l
性器欲　1045l
性器性欲優位（学説）　575r, 631r, 788r, 921l
性器性欲優位（学説）　➡性器期
性器痛　577r
性的性格　576l
生気の悲哀　176r, 178l, 577l, 778l, 859r
性器裁箋　575l
性機能障害　587l
性機能不全　576r, 578l, 608r, 619r, 947r
性格反応不全　82r, 608l
生気抑うつ〔生気的うつ病〕　202r, 576r
制御能力　617l
性頭域　666r
性嫌悪障害　576r, 609l
制限酵素断片多型　1072r

成功した時に破滅する人物　573r, 577l, 1048r
性交疼痛症　576r, 577r
性交疼痛障害　576r, 577r
性差　498r
静座不能　545r
制止　48r, 571r, 582r
制止　➡精神運動（性）制止
正視恐怖　577r, 669l
性嗜好異常　140l, 368r, 421l, 444l, 492l, 578l, 620r, 909l, 978l
性嗜好障害　421l
性指向性　379l
静止時振戦　530r
制止躁病　349r
脆弱因子　210l
脆弱X症候群　68l, 578l, 776l, 888r
脆弱性　215r, 578r, 730l, 1079r
脆弱性ーストレスモデル　542r, 578r
脆弱性モデル　755l
正邪の区別テスト　976r
青春期　613r
正常圧水頭症　196r, 424r, 546l, 716r, 798l, 830l, 898r
正常圧水頭症　➡水頭症
正常化　819r
性障害　255l
性障害および性同一性障害　608r
星状膠細胞　275r, 526r
正常脳波　54r
正常の神経症　527l
正常酪酊　1004r
成人愛着面接　100l
成人愛着面接　➡AAI
精神安定剤　314l, 579l
精神医学　519r, 579l, 846r
精神医学史　121l
精神医学ソーシャルワーカー　603r
精神医学的治癒　847l
精神医学の人類学　74r
精神異常発現薬　313r, 581l
精神依存　149l, 709l, 786l, 1028l
精神依存　➡薬物依存(症)
精神医療審査会　582l, 604l, 658l
精神因性神経症　925l
精神運動幻覚　589l
精神運動興奮　35r, 331r, 365l, 582r, 647l
精神運動性　90l
精神運動（性）制止　74l, 178l, 267r, 398l, 582r
精神運動発達遅滞　677l, 1058r
精神運動発作　304l, 435l, 656r, 912r
精神運動発作　➡複雑部分発作
精神衛生　583l, 1002r, 1011r

和文事項索引　セ

精神衛生運動　598*l*,860*l*
精神衛生会　992*r*
精神衛生活動　974*l*
精神衛生鑑定医　583*r*
精神衛生センター　583*r*,722*l*
精神衛生センター　➡精神衛生法
精神衛生法　106*l*,421*l*,**583***l*,596*r*, 604*r*,721*r*,789*r*,1011*r*,1050*r*
精神科医　581*l*
精神乖離症　603*l*
精神科救急　**583***r*
精神科救急情報センター　583*r*
精神科診療所　790*l*
精神活性物質　749*r*
精神活動鈍化　804*r*
精神科デイケア　728*l*
精神科病院　75*l*,232*l*,529*l*,582*l*, **584***l*,604*r*,658*l*
精神科病院数　584*r*
精神科病床　584*l*
精神科病床数　584*l*
精神科薬物療法　**584***l*
精神科リハビリテーション〔社会復帰〕　448*l*,**585***l*
精神感受性比率　**586***l*
精神鑑定　77*r*,92*r*,445*l*,529*l*,**586***r*, 658*l*,853*l*
成人期　1052*r*
精神機能局在論　341*l*
性神経症　**587***l*
精神外科　1092*l*
精神外科〔最新の動向〕　**587***r*
精神外科〔歴史的位置づけ〕　587*l*
精神幻覚　194*l*,827*l*
精神交互作用　528*r*,**587***r*,775*r*, 885*l*,966*r*,1024*r*
精神厚生会　598*l*,789*l*
精神錯乱　**588***l*,997*l*
精神作用物質　**588***l*
精神自我　533*l*
精神刺激薬　313*r*,551*l*,708*r*,1022*r*
精神刺激薬　➡中枢（神経）刺激薬
精神疾患の診断・統計マニュアル　726*l*
精神疾患モデル動物　326*l*
精神自動症　180*r*,262*l*,316*r*,482*l*, **588***r*,625*r*,985*r*
精神腫瘍学　**589***l*,686*l*
精神障害／精神疾患　476*l*,580*l*, **589***r*,596*l*
精神障害者　604*r*
精神障害者社会適応訓練事業　496*l*
精神障害者社会復帰施設　**590***l*
精神障害者社会復帰促進センター　**591***l*,627*r*
精神障害者授産施設
　➡精神障害者社会復帰施設

精神障害者生活訓練施設
　➡精神障害者社会復帰施設
精神障害者地域生活支援センター
　➡精神障害者社会復帰施設
精神障害者の安楽死（抹殺）　967*r*
精神障害者福祉工場　913*l*
精神障害者福祉工場
　➡精神障害者社会復帰施設
精神障害者福祉施設　603*l*
精神障害者福祉ホーム
　➡精神障害者社会復帰施設
精神障害者保健福祉手帳　**591***l*, 604*l*,604*l*
精神障害者保健福祉手帳制度　590*l*
精神障害者ホームヘルプサービス　969*r*
精神障害の診断と統計の手引き
　➡DSM
精神症状　731*l*,527*l*,580*l*
精神症状評価尺度　606*l*
精神神経科　513*l*
精神神経学雑誌　790*r*
精神神経科診療所医会　790*l*
精神神経科薬　395*l*,**591***r*,957*l*
精神神経内分泌学　528*r*
精神神経内分泌免疫学　592*l*
精神神経免疫学　528*r*,**592***l*
精神神経薬　798*l*
精神衰弱　**592***r*,1061*l*
精神衰弱者　294*l*
精神衰弱症　453*l*
精神性注視麻痺　383*l*,763*l*,849*l*
精神・性的　**593***l*
精神・性的成熟　1045*l*
精神・性的発達　82*r*,575*l*,788*l*
精神・性的発達論　311*l*
精神・性的猶予期間　1023*r*
成人性粘液水腫　310*r*
精神生物学　**593***l*,973*r*,983*r*
精神生理学　**593***l*
精神生理性不眠症　921*r*
精神遅滞　85*l*,222*l*,275*r*,303*l*,329*r*, 492*l*,**594***l*,621*l*,680*r*,701*l*,839*r*
精神遅滞児　361*r*
精神の過程　160*l*
精神的感情　176*r*
精神的虐待　215*l*
精神的刺激　854*l*
精神的小児症　492*l*
精神電流現象　884*l*
精神電流現象　➡皮膚電気反射
精神毒性　588*r*
精神内界失調疾患　603*l*
精神内界主義　933*l*
精神内界の葛藤　159*r*
精神年齢（MA）　701*l*,881*r*,882*l*
精神薄弱　594*l*

精神薄弱　➡精神遅滞
精神薄弱者福祉法　496*l*,699*r*
精神発達遅滞　89*l*,987*l*
精神発達遅滞児　882*l*
精神反抗　**595***r*
精神病　**596***l*
精神病院　584*l*
精神病院法　583*l*,**596***l*,604*r*,992*r*
精神病学　596*l*
精神病後抑うつ　5*r*,169*l*,**596***r*, 974*l*
精神病質　55*r*,228*l*,292*r*,318*l*,415*l*, 482*l*,**597***l*,832*l*,842*r*,897*l*,1003*l*
精神病質人格　197*l*,239*l*,318*l*,400*l*
精神病質の思春期危機　411*l*
精神病質の10類型　572*l*
精神病質パーソナリティ　213*l*, 269*l*,597*l*
精神病質類型　239*r*
精神病者監護法　76*l*,260*l*,421*l*, 583*l*,596*r*,**597***r*,604*r*,653*l*
精神病者救治会　598*l*
精神病者慈善救治会　260*l*,361*r*, 448*l*,**598***l*,789*l*
精神病者の保護及びメンタルヘルス改善のための原則　581*l*
精神病床　584*l*
精神病性うつ病　664*r*
精神病性障害　32*l*,1070*r*
精神病性転移　**598***l*,737*r*
精神病前駆症状　105*r*
精神病前駆症状に対する構造化面接　105*r*
精神病前駆症状評価スケール
　➡SOPS〔精神病前駆症状評価スケール〕
精神病の原始反応　828*r*
精神病的パーソナリティ　**598***r*, 599*l*,944*r*
精神病の発症　824*r*
精神病未治療期間〔DUP〕　**599***l*
精神病理学　58*l*,70*r*,259*r*,445*l*, 457*r*,**599***r*,602*l*,786*r*,1002*l*
精神病理学的現象学　580*l*
精神病罹患危険状態　626*r*
精神不均衡者　**600***l*,1033*r*
精神分析　45*r*,131*l*,464*r*,472*l*, 501*r*,527*l*,531*r*,536*r*,622*r*,659*r*, 711*l*,932*r*,939*r*,983*r*,1006*l*,1053*l*
精神分析〔歴史〕　**600***l*
精神分析〔基本理論〕　**601***l*
精神分析〔脳科学との接点〕　**601***r*
精神分析家　265*l*,727*l*,1054*r*
精神分析学　528*r*
精神分析学的人類学　1091*r*
精神分析的現象学　175*l*
精神分析的自我心理学　1055*r*

和文事項索引　セ

精神分析的精神医学　1059*r*
精神分析的精神療法　131*l*,536*r*,573*l*,**602***l*,603*l*,1049*l*
精神分析の倫理　39*l*
精神分析療法　120*l*,245*l*,478*l*,573*l*,**602***r*,607*l*,710*l*,717*r*,938*l*,1036*l*
精神分離症　603*l*
精神分裂症　603*l*
精神分裂病　603*l*,836*l*,846*r*
精神保育　583*l*,685*l*,1011*r*
精神保健　➡メンタルヘルス
精神保健及び精神障害者福祉に関する法律　579*r*,590*r*,591*r*,604*r*
精神保健観察　529*l*
精神保健研究所　335*r*
精神保健参与員　529*l*
精神保健参与員
　➡心神喪失者等医療観察法
精神保健指定医　75*l*,120*l*,242*l*,529*l*,582*l*,584*l*,604*r*,658*l*
精神保健指定医　➡精神保健福祉法
精神保健審判員　529*l*
精神保健審判員
　➡心神喪失者等医療観察法
精神保健判定医　529*l*
精神保健判定医
　➡心神喪失者等医療観察法
精神保健福祉士　560*r*,**603***l*
精神保健福祉センター　465*r*,591*r*,603*r*,**604***l*,604*r*
精神保健福祉法　75*l*,75*r*,120*l*,259*l*,469*r*,579*l*,582*l*,584*l*,590*r*,591*r*,604*l*,**604***r*,658*l*,722*l*,795*r*,853*r*,922*l*,960*r*,994*l*
精神保健法　583*l*,590*l*,591*l*,604*r*,722*l*,749*r*,1011*r*
精神保健法　➡精神保健福祉法
精神発作　**605***l*,656*r*,692*r*
精神枕　➡心理枕〔精神枕〕
精神免疫学　592*l*,592*r*
精神免疫学　➡精神神経免疫学
精神盲　257*r*,348*l*,430*l*
精神薬理学　261*l*,326*l*,560*r*,**605***l*,776*r*
精神予防的休息　470*r*
精神力動　**606***l*
精神力動の家族理論　17*r*
精神力動的精神療法　862*l*
精神力動モデル　363*l*
精神力動論　91*l*,933*r*
精神療法　115*r*,131*r*,137*l*,143*r*,410*l*,482*r*,580*r*,**606***l*,704*r*,716*l*,862*l*,1024*l*
精神療法過程Qセット　➡PQS〔精神療法過程Qセット〕
精神療法コンサルテーション　559*r*
精神論　65*l*

生成の抑止　280*r*
生成-分析論　123*r*
生前遺書
　➡リビングウィル〔生前遺書〕
性腺刺激ホルモン　413*r*
性腺刺激ホルモン放出ホルモン　971*r*
正染性（ズダン好性）ロイコジストロフィー　1087*l*
正染性白質ジストロフィー
　➡ロイコジストロフィー
性早熟　913*r*
生体恒常性維持　969*r*
生体システム　592*l*
生体腎移植　357*l*
生体フィードバック　323*l*
生体防衛反応　566*r*
生体防御系　592*l*
生体リズム　94*r*,200*l*,**607***l*,1009*r*
正中核　50*r*
正中縫線核　958*r*
成長ホルモン　153*l*,413*r*,1083*l*
性的依存　487*l*
性的エネルギー　537*l*,1065*l*
性的外傷　932*r*
性的外傷体験　142*l*
性的快楽殺人　140*l*
性的願望　539*l*
性的倫理の接　127*r*,608*l*
性的虐待　215*l*,333*r*,434*l*,**608***l*,864*r*
性的興奮障害　576*r*,**608***r*
性的殺人　140*l*
性的サディズム　140*l*,578*l*
性的神経衰弱　**608***r*
性的接触　601*r*
性的潜伏期　639*l*
性的倒錯　761*l*
性的発達　92*r*
性的被害妄想　621*l*
性的不感症
　➡不能症／不感症／冷感症
性的不能症　919*l*
性的不能症
　➡不能症／不感症／冷感症
性的本能　386*r*
性的マゾヒズム　578*l*,978*l*
性的抑圧欠如からの犯罪者　174*l*
性的欲動　91*l*,903*r*
性的欲望　475*r*
性的欲求障害　576*r*,**609***l*
性的欲求低下障害　576*r*,609*l*
静的了解　1069*l*
性転換症　609*l*
性転換症　➡性同一性障害
性同一性障害　578*l*,**609***l*,914*r*
性同一性障害に関する診断と治療のガイドライン　609*r*
性倒錯　116*l*,367*r*,376*r*,444*l*,455*r*,497*r*,578*l*,620*r*,784*r*,908*l*,909*l*,921*l*,1090*r*
性倒錯〔ラカン〕　**610***r*
性倒錯〔フロイト〕　**610***l*
性淘汰理論　509*l*
生得性神経衰弱　518*l*
生得の行動　509*r*
生得的触発機構〔IRM〕　**611***l*
制度論的精神療法　899*l*
性に対する罪悪感・恐怖感　620*l*
青年期　410*r*,**611***l*,613*l*,619*r*,639*r*,1052*r*
青年期危機
　➡思春期危機〔青年期危機〕
青年期境界例　748*l*
青年後見　308*r*,612*l*
成年後見制度　560*l*,**611***r*
成年後見法　612*l*
青年精神医学　**613***l*
生の本能／死の本能　388*r*,**613***r*,973*l*
生の欲動　354*r*,1044*r*,1045*r*,1046*r*
制縛者　415*l*
青斑核　50*r*,553*l*,**614***l*,666*r*,820*r*,831*l*,1082*r*
性犯罪　307*l*
生物学的指標　1022*l*
生物学的精神医学　593*l*,**614***r*
生物学的マーカー　118*r*,**615***l*,705*r*
生物情報　937*l*
生物-心理-社会モデル　505*r*,527*r*,580*r*
生物時計　200*l*,397*l*,761*r*
生物由来毒素　520*r*
性分化疾患　851*l*
性別適合手術　610*l*
性同一性　379*r*
性別役割同一性　379*r*
生命の躍動　46*r*
生命倫理　57*l*,75*r*
生命倫理学　81*r*
性欲動　21*l*,1040*l*,1044*r*,1045*r*
生理活性アミン　814*r*
生理活性物質　37*l*
精霊崇拝　21*r*
精霊憑依　886*r*
世界支配体験　616*l*
世界精神衛生連盟　789*r*
世界精神保健機構　615*r*
世界精神保健デー　615*r*
世界精神保健連盟　**615***r*,789*r*,860*r*
世界像　1053*l*
世界テスト　886*r*
世界内存在　796*l*
世界乳幼児精神保健学会　792*r*

1293

世界保健機関 535*r*, 1011*r*
世界保健機関
　➡ WHO〔世界保健機関〕
世界没落体験 34*r*, 289*l*, **616***l*, 867*r*, 1013*r*
セカンドメッセンジャー 355*r*, 360*l*
セカンドメッセンジャー ➡ サイクリック AMP／サイクリック GMP, 細胞内情報伝達系
咳 192*l*
赤核 545*l*
赤核症候群 710*l*
赤核脊髄路 1021*l*
脊髄小脳失調症 970*r*
脊髄小脳変性症 282*r*, 412*r*, 499*l*, **616***l*, 726*l*
脊髄髄膜瘤 22*r*
脊髄性失調 428*r*
脊髄梅毒 521*l*
脊髄癆 521*l*, 526*l*, **616***l*, 724*l*, 819*l*
脊椎空洞症 22*r*
責任性 428*l*
責任年齢 **617***l*
責任能力 56*r*, 180*r*, 199*r*, 283*l*, 445*l*, 498*l*, 581*l*, 586*r*, **617***l*, 658*l*, 977*l*
責任無能力 283*l*, 893*l*, 897*r*, 955*r*, 995*l*
赤面恐怖 450*r*, 458*r*, **617***l*, 669*l*, 1024*r*
セクシャルハラスメント 608*l*, **618***l*, 851*l*
セクシュアリテ〔ラカン〕**618***l*
セクシュアリティ 93*r*, 908*r*
世代間境界 155*r*, 619*l*
世代間伝達 100*r*, **619***l*, 649*r*, 1082*l*
世代間連鎖 17*l*
世代境界 619*l*
石灰化 900*l*
積極技法〔積極療法〕446*l*, **619***r*, 689*l*
積極的地域治療プログラム 10*r*
セックス 380*l*
セックスセラピー **619***r*
セックスレス 609*l*
窃視症 493*l*, 578*l*, 610*r*, **620***l*, 921*l*
接触統合失調症 **621***l*
窃視癖 444*l*
摂取 739*l*, 775*r*
舌状回 326*r*
接触恐怖 914*r*
接触恐怖 ➡ 不潔恐怖
接触欠損パラノイド **621***l*
摂食亢進 262*l*
窃触症 578*l*, 977*l*
摂食障害 156*l*, 218*l*, 243*r*, 326*l*, 411*l*, 436*l*, 458*r*, 498*l*, 518*r*, 519*r*, 608*l*, **621***l*, 668*r*, 953*r*
窃盗欲動 679*l*
セッション間 habituation 472*l*
セッション内 habituation 472*l*
絶対依存 968*l*
絶対臥褥期 622*l*, 1025*l*
絶対的依存 60*l*
切断肢欠如 892*l*
窃盗癖 487*l*, 493*r*, **622***l*, 1023*l*
説得 410*l*
説得療法 **622***r*
絶望 444*r*
絶望感 202*r*
説明 410*l*, 837*l*, 1030*l*
説明·心理学 838*l*
説明と同意 81*r*, 101*l*, 110*r*
説明と同意
　➡ インフォームド・コンセント
説明妄想 **623***l*
絶滅の不安 253*l*, 739*l*, 750*l*, 1017*r*
是認 410*l*, 824*l*
セネストパチー 661*l*, 662*l*, 1002*l*
セネストパチー ➡ 体感症
セルトラリン **623***l*
セルフエスティーム 410*l*
セルフケア 415*l*
セルフケア ➡ 自助グループ
セルフヘルプ 415*l*, 801*l*
セルフヘルプ ➡ 自助グループ
セルフヘルプグループ 120*l*, 461*l*
セルレイン 348*r*
セロトニン〔5-HT〕167*r*, 234*r*, 284*l*, 307*r*, 476*r*, 520*r*, **623***r*, 624*r*, 776*l*, 814*r*, 842*r*, 1009*r*, 1021*r*, 1022*r*
セロトニン仮説 199*l*, 408*r*, **624***r*
セロトニン機能 947*l*
セロトニン再取り込み 624*r*
セロトニン再取り込み阻害薬（SSRI）330*r*
セロトニン作動性ニューロン 958*r*
セロトニン受容体 116*l*, 624*r*
セロトニン受容体
　➡ セロトニン〔5-HT〕
セロトニン症候群 315*r*, 624*r*, 1029*l*
セロトニン・ドーパミン拮抗薬 671*l*, 935*r*, 951*r*
セロトニン・ドーパミン遮断薬（SDA）313*l*
セロトニン・ドーパミン阻害薬 1063*l*
セロトニントランスポーター
　➡ セロトニン〔5-HT〕
セロトニントランスポーター（SERT）671*l*, 284*l*, 624*l*
セロトニン 2_A 受容体遮断 313*l*

セロトニン 2 受容体 29*l*, 247*r*, 935*r*, 951*r*
セロトニンニューロン 958*r*
セロトニン・ノルアドレナリン再取り込み阻害薬
　➡ SNRI〔セロトニン・ノルアドレナリン再取り込み阻害薬〕
セロトニン・ノルアドレナリン再取り込み阻害薬（SNRI）303*r*, 314*l*, 1949*l*, 994*l*
世話の放棄・放任 333*r*
遷移 83*l*
線維筋痛症 535*l*, **625***l*
前意識 50*l*, 238*r*, 283*l*, 290*r*, 319*r*, 1044*r*
前意識−意識 441*l*
前意識−意識系 62*l*, 283*l*
前意識の自動性 386*l*, **625***l*
潜因性てんかん 479*l*
前運動野 636*l*
前エディプス 287*r*
前エディプス（口愛期）葛藤 874*l*
前エディプス期 909*r*
遷延化 625*l*
遷延性うつ病 **625***r*
遷延性植物状態 53*r*
前頭圧迫法 626*l*
前頭法 115*r*, **626***l*
全家連〔全国精神障害者家族会連合会〕155*l*, 627*r*
全家連〔全国精神障害者家族会連合会〕➡ 全国精神保健福祉会連合会
閃輝暗点 563*r*, **626***l*
前駆快感 575*l*
前駆期 495*l*
前駆期統合失調症 **626***r*
前駆走 201*r*, 474*l*
前駆症状 27*r*, 642*l*
前屈発作 89*l*
前屈発作 ➡ ウェスト症候群
前脛骨筋筋電図 555*r*
全ゲノム関連解析 175*l*, 279*r*
全ゲノム関連解析
　➡ ゲノムワイドスキャン
宣記記憶 71*l*, 111*l*, 291*l*, 688*l*, 720*l*
全検査 IQ（FIQ）84*r*
全健忘 **626***r*, 893*r*, 920*l*
漸減法 709*r*, 856*l*
前向健忘 63*l*, 102*l*, 189*r*, 213*r*, 214*l*, 217*l*, 300*r*, 315*r*, 347*l*, 474*r*, **627***l*, 920*r*
先行性の隠蔽記憶 82*l*
全国精神衛生職親会 496*l*
全国精神障害者家族会連合会 155*l*, 496*l*, 591*l*, 627*l*
全国精神障害者就労支援事業所連合会 496*l*

全国精神保健福祉会連合会　155*l*,
　627*r*
前昏睡　52*r*
潜在感作法　1091*l*
潜在記憶　291*l*,300*r*,**628***l*,721*l*,
　734*r*,923*l*
潜在性精神病　224*l*
潜在統合失調症　**628***l*
潜在夢　1035*l*
詮索癖　595*r*,**628***l*
前思春期周期性精神病　457*l*
戦時神経症　365*l*
全失語　355*l*,373*l*,425*r*
前シナプス　624*l*
前シナプス終末　520*r*
洗浄儀式　233*r*
洗浄強迫　151*l*,234*r*,**628***l*
前哨症候群　201*r*,474*l*,626*r*
線条体　1*r*,545*l*,**629***l*,671*r*,673*l*,
　693*r*
線条体黒質変性症　439*l*,**629***l*,678*r*,
　830*l*
線条体底部　746*r*
染色体　279*l*,348*l*
染色体異常　578*l*,**629***l*,923*r*
染色体転座　924*l*
全身けいれん　244*r*
全身性エリテマトーデス　535*r*,
　630*l*
全身性強皮症　236*r*
全身性ループスエリテマトーデス
　1077*l*
全人的医療　645*l*
全身適応症候群　567*l*
漸進的筋弛緩法　1071*l*
センス・オブ・エージェンシー
　630*r*
線スペクトル　948*l*
漸成　1052*r*
全生活史健忘　189*r*,300*r*,506*l*,
　627*l*,**631***l*,632*r*,777*l*
前性器期　**631***r*
前成人期　1052*r*
前青年期　611*l*
戦争神経症　365*l*,**631***l*,909*r*
漸進律動　232*l*,1086*r*
センソリーゲイティング　**632***l*
全体質　971*l*
前頭状回　1*r*
全体状況　73*r*
全体属性　972*l*
全体的精神医学的解体　527*l*
全体としての家族　17*r*
全体論　348*l*,**632***l*,687*l*,807*l*,830*l*,
　1021*l*,1032*l*,1064*l*
選択健忘　627*l*,**632***l*
選択性緘黙〔場面緘黙〕　344*l*,464*l*,

485*l*,**633***l*
選択性注意　707*l*
選択的意味記憶障害　71*l*
選択的 MAO-B 阻害薬　1022*l*
選択的セロトニン再取り込み阻害薬
　303*r*,314*l*,315*r*,490*l*,623*r*,709*l*,
　842*l*,850*r*,878*r*,929*l*
選択的セロトニン再取り込み阻害薬
　➡ SSRI〔選択的セロトニン再取
　り込み阻害薬〕
選択的断眠　694*l*
選択的注意　566*r*
選択的不注意〔選択的非注意〕　38*r*,
　401*r*,**633***l*
選択無言症　999*r*
尖端恐怖　633*l*
先端巨大症　153*l*
剪断損傷　810*l*
全断眠　694*l*
全断連　691*r*
前兆　304*l*,**633***l*
前庭核　545*l*
前庭性失調　428*r*
前庭性めまい　1009*r*
先天奇形症候群　731*l*
先天聾　**634***l*
先天聾　➡ 語聾
先天失語　841*l*
先天失語　➡ 発達性失語
先天性感染症　488*l*
先天性グリコシル化異常症　760*l*
先天性語唖　301*l*
先天性語唖　➡ 語唖
先天性甲状腺機能低下症　529*l*
先天性語盲　841*l*
先天性語盲　➡ 発達性失読失書
先天性サイアミン欠乏症　91*l*
先天性斜頭　452*r*
先天性水頭症　546*l*
先天性代謝異常　529*r*,1065*r*
先天性内分泌疾患　529*l*
先天性白質形成不全　948*l*
先天性風疹症候群　**634***l*
先天性副腎過形成　529*l*
先天性副腎皮質増殖　411*r*
先天性リンパ管浮腫　684*l*
先天のヘム合成酵素欠損　971*l*
尖頭症　818*r*
前頭正中部シータ律動　➡ Fmθ
　〔前頭正中部シータ律動〕
前頭前野　**634***l*,635*l*,636*l*,636*r*,
　659*l*,902*l*,954*r*,958*l*
前頭前野眼窩部症候群　637*r*
前頭前野内側部　634*r*
前頭前野内側部・前部帯状回症候群
　637*r*

前頭前野背外側部　634*r*,**635***l*
前頭前野背外側部症候群　637*r*
前頭前野腹外側部　634*r*
前頭側頭型認知症　22*r*,152*l*,170*l*,
　523*l*,524*r*,569*l*,**635***l*,676*r*,798*l*
前頭側頭葉変性症〔FTLD〕　71*l*,
　196*r*,270*r*,501*r*,635*r*,670*l*,876*r*,
　1095*l*
前頭側頭葉変性症〔FTLD〕
　➡ 前頭側頭型認知症
前頭部間欠律動性デルタ活動　75*l*
前頭葉　312*l*,634*r*,**636***l*,637*l*,746*r*,
　902*l*
前頭葉眼窩部　634*r*
前頭葉機能検査　85*r*,566*r*,**636***r*
前頭葉極部　634*r*,635*l*
前頭葉腫瘍　811*l*
前頭葉症候群　**637***l*,646*r*,808*l*
前頭葉症状　672*r*,1077*r*
前頭葉性失調　428*r*
前頭葉損傷　171*r*,544*l*
前頭葉てんかん　225*l*,330*r*,420*l*
前頭葉白質切截　587*l*
前頭葉白質切截術　1021*r*
前頭葉優位型ピック病　635*r*
前頭葉ロボトミー　1092*l*
前頭葉ロボトミー　➡ ロボトミー
全日本断酒連盟　691*l*
洗脳　**638***l*,862*l*,865*l*,975*r*
全能感　367*l*,**638***l*
前脳基底部性健忘　300*r*
全般健忘　627*l*,631*l*
全般健忘　➡ 全生活史健忘
全般性強直間代発作　150*l*,180*l*,
　553*l*,740*l*,866*l*
全般性棘徐波・徐波　150*l*,854*l*,866*l*
全般性遅棘徐波　884*l*,1086*r*
全般性注意　706*r*
全般性注意障害　73*r*
全般性てんかん発作　1058*r*
全般性認知症　948*l*
全般性不安障害　331*l*,531*l*,**638***l*,
　843*r*,844*l*,903*l*,903*r*,918*r*
全般性不注意　517*r*
全般性律動波　1086*r*
全般てんかん　435*l*,503*r*,**639***l*,770*l*
全般発作　180*l*,232*l*,277*r*,322*r*,
　433*l*,639*l*,**639***l*,740*r*,920*l*
潜伏期　**639***r*,782*r*,1023*r*
潜伏精神病　598*l*
潜伏性統合失調症　626*r*
潜伏性同性愛　25*r*
前部脳葉白質切截術
　➡ ロボトミー
前部帯状皮質　666*r*,990*l*
線分二等分試験　707*l*
線分抹消試験　707*l*

和文事項索引　セ-ソ

羨望　80*l*, 251*l*, 253*l*, **640***l*, 747*r*, 1091*l*
喘鳴　192*l*
せん妄　3*l*, 28*l*, 52*l*, 52*r*, 53*r*, 55*l*, 73*l*, 130*l*, 171*l*, 362*r*, 466*r*, 505*r*, 589*r*, **640***l*, 997*l*, 1027*l*, 1033*l*
専門医制度　1089*l*
専門家コンセンサス・ガイドライン　716*l*
専門里親　368*l*
千里眼　846*r*

ソ

素因　**640***l*
躁うつ狂　209*l*
躁うつ混合状態　651*r*, 911*r*
躁うつ性狂気　473*l*, 501*l*
躁うつ病　94*l*, 206*r*, 252*r*, 261*l*, 423*r*, 456*r*, 463*l*, 473*l*, **640***l*, 643*l*, 644*l*, 664*r*, 689*l*, 703*l*, 919*r*, 1010*l*, 1066*r*
躁うつ病性（内因性）うつ病　267*r*
躁うつ病単一論　778*l*
躁うつ病の4状態像　349*l*
増悪　470*l*
爽快気分　211*l*, 268*r*, 679*l*
挿間性, 周期性暴飲　159*l*
挿間性精神症状　777*l*
挿間性もうろう状態　**641***l*
想起　10*l*, 187*r*, 214*l*, 300*l*, 847*l*, 960*r*
臓器移植　810*l*
早期エディプス葛藤　288*l*
早期エディプスコンプレクス　1044*l*
早期回想［アドラー］　**641***l*
早期介入　599*l*, **642***l*
臓器幻覚　191*r*
想起障害　189*l*
早期症候群　1063*l*
早期精神病　642*l*
早期乳児てんかん性脳症〔大田原症候群〕　**642***l*
早期発見　1050*l*
早期発達　922*l*, 959*r*
躁気分　206*l*
早期分析　252*l*, 1017*l*
早期母子関係　792*l*
早期ミオクロニー脳症　369*r*, 987*l*
早期幼児自閉症　14*l*, 162*r*, 442*l*, 443*r*
早期幼児自閉症　→ 自閉症
増強療法〔オーギュメンテーション〕　29*r*, 562*l*, **642***l*
双極Ⅰ型　641*l*, 643*l*
双極Ⅰ型障害　209*l*, 641*l*, 644*l*, 690*l*
双極Ⅰ 1/2型　643*l*

双極Ⅱ型　641*l*
双極Ⅲ型　641*l*, 643*r*
双極Ⅲ 1/2型　643*r*
双極自己　403*l*
双極スペクトラム　268*r*, **643***l*, 659*l*
双極性うつ病　**643***r*
双極性感情障害［躁うつ病］　641*l*
双極性混合状態　349*l*
双極性障害　206*r*, 207*r*, 209*l*, 211*l*, 321*r*, 323*l*, 419*r*, 443*l*, 473*l*, 490*l*, 564*l*, 606*l*, 640*l*, 643*l*, 643*r*, **644***l*, 647*l*, 650*r*, 651*l*, 652*l*, 659*l*, 988*r*, 1056*l*
双極Ⅱ型　641*l*, 643*l*, 643*r*, 650*l*
双極Ⅱ型障害　209*l*, 641*l*, 644*l*
双極Ⅱ 1/2型　643*r*
双極Ⅳ型　643*r*
相互隠蔽性　83*r*, 274*r*
総合精神病理評価尺度　1040*l*
総合説　509*l*
総合病院精神医学　**644***r*
総合病院精神医学会　645*l*
総合評価尺度　218*l*
相互関係性　416*l*
相互主観性（主体性）　174*l*
造幻症　421*r*, **645***l*
相似性　**645***r*, 653*l*
相互変身症候群　539*r*, 1014*r*
操作の診断　207*r*, **646***l*
操作的診断基準　316*r*, 535*r*, 536*r*, 646*l*, 726*r*
葬式様態　1051*r*
喪失うつ病　802*r*
喪失体験　408*r*
喪失の予期による喪　203*r*
巣症状　64*r*, 189*r*, 246*l*, 276*r*, 309*l*, **646***r*
躁状態　73*l*, 302*r*, 332*r*, 640*r*, **647***l*
層神経症　707*l*
双生児研究　323*r*, **647***l*, 844*l*, 1055*l*, 1068*l*
双生児法　68*l*, 647*r*
想像エクスポージャー　419*r*
想像界　108*r*, 292*r*, 320*l*, 389*l*, 483*r*, **648***l*, 665*r*, 824*r*, 1045*l*, 1053*r*
想像上の遊び友達　648*l*
想像上の仲間〔イマジナリーコンパニオン〕　**648***l*
想像上の乳房　1082*l*
創造性　**649***l*, 890*l*
想像の代償　697*r*
想像の抵抗　737*r*
想像の敵対者　1047*l*
想像的同一化　747*r*
想像的なもの　1053*r*
想像的ファルス　697*r*, 899*l*

創造的な病　1039*l*
想像妊娠　**649***l*, 799*l*
想像の赤ん坊　**649***r*
創造の病　1117*l*, **649***l*
相即　124*r*
相対依存　968*l*
相対危険率　101*l*
相談支援　590*r*
相談支援専門員　265*r*, 344*r*
早朝覚醒　556*r*
躁の昏迷　349*l*
躁の防衛　210*l*, 252*r*, **650***l*, 956*r*
躁転　643*l*, **650***r*
相動性筋伸展反射　266*r*
早発性痴呆　168*l*, 244*l*, 261*l*, 358*l*, 411*l*, 635*r*, **650***r*, 756*l*, 829*r*, 945*l*, 985*l*, 1026*r*, 1085*l*
『早発性痴呆または精神分裂病群』　933*r*
早発痴呆　603*l*, 755*l*, 933*r*, 980*r*, 982*l*, 1015*r*
躁病　68*l*, 211*l*, 268*r*, 399*l*, 643*r*, 850*l*, 981*l*, 1031*r*, 1064*r*
躁病［精神病理］　**651***l*
躁病［生物学］　**651***r*
躁病エピソード　641*l*, 644*l*, 690*l*, 850*l*, 891*l*, 946*l*
躁病性興奮　74*l*
躁病相　671*r*
相貌失認　327*r*, 383*l*, 430*l*, **652***l*, 655*r*, 672*l*
相補系列　**652***l*
相補性　**652***r*
相馬事件　598*l*, **653***l*
早幼児期脳障害　154*l*
層理論　572*r*, **653***l*
早漏　127*r*, 576*l*
早漏　→ オルガズム障害
早老性顔貌　89*r*
挿話性制御喪失　173*l*
添え木療法　**653***l*
疎外　231*l*
阻害　771*r*
阻害　→ 途絶
疎外された（狂気化した）自我　197*l*
疎外の演算　23*l*
疎隔感　1061*l*
疎隔体験　**654***l*
側坐核　629*l*, **654***r*, 958*l*
即時記憶　63*l*, 300*l*, **655***l*
即時記憶の障害　495*l*
即時的認知の障害　495*l*
即時反響言語　851*l*
即時理解ないし即時判断の障害　495*l*
側性化　647*l*, 672*l*

和文事項索引　ソ－タ

測定異常　428*r*
足底反射　845*l*
側頭葉　**655***l*, 746*r*
側頭葉型ピック病　669*r*
側頭葉後下部性失読失書　429*l*
側頭葉腫瘍　811*r*
側頭葉症候群　646*r*, **656***l*, 808*l*
側頭葉性幻覚　284*r*
側頭葉性健忘　300*r*, 474*l*
側頭葉てんかん　138*l*, 195*l*, 200*l*, 287*l*, 389*l*, 390*l*, 451*l*, **656***l*, 741*r*, 788*l*, 854*l*, 867*r*, 912*r*, 965*r*, 988*r*, 1096*l*
側頭連合野　656*l*
側脳室拡大　428*r*
速波　297*l*, **657***l*, 823*r*
続発性脳脊髄炎　978*l*
続発全般てんかん　639*l*
続発全般てんかん　➡全般てんかん
側方反張　868*l*
ソクラテス的質問　801*l*
側彎　76*r*
遡行作用　288*l*, 403*r*, 404*l*
遡行作用　➡事後性
素行障害　485*l*, 706*r*, 1075*r*
素行障害　➡行為障害〔素行障害〕
ソサイアトリー　357*l*
素材失認　499*l*
素材の現象　204*r*
ソシオグラム　657*r*
ソシオメトリー　356*r*, **657***l*, 1026*l*
ソシオメトリックテスト　657*l*
組織化　637*l*
組織耐性　669*r*
素質　76*r*
ソジーの錯覚　539*r*
咀嚼障害　153*r*, 221*l*
ソーシャルインクルージョン　819*l*
ソーシャルサポート　**657***l*, 877*l*
ソーシャルサポート尺度　657*l*
ソーシャルスキルストレーニング　853*l*
ソーシャル・ネットワーク　657*l*
ソーシャル・リズム・メトリック　450*l*
ソーシャルワーク　974*l*
訴訟行為　657*r*
訴訟能力　**657***r*
ソーセージ様腫脹　236*r*
措置入院　56*r*, 120*l*, 242*r*, 582*l*, 583*r*, 604*r*, **658***l*, 960*r*
疎通性　72*r*, 1057*l*
疎通性　➡ラポール
卒中　745*l*
卒中様発作　526*l*
ソテリア　**658***l*
ソテリア・ベルン　658*r*

ソドミー　455*r*, 761*l*
ソドミー　➡獣姦
ゾニサミド（ZNS）　315*r*, 322*r*
ゾピクロン　557*l*
ソフトバイポーラースペクトラム　209*r*, **659***l*
ソマティックマーカー仮説　218*r*, **659***l*
ソマトスタチン　167*r*, 476*l*, 520*r*
ゾルピデム　557*l*
尊敬　796*r*
尊厳　796*r*
存在論的差異　4*l*
ソンディテスト　659*r*, **660***l*

タ

帯域通過フィルタ　**660***r*
体位図式　533*r*
第一次局所論　239*l*, 712*r*
第一信号系　479*l*
第一世代抗精神病薬（FGA）　269*r*, 314*r*, 936*r*
第Ⅰ相酵素　1029*l*
第Ⅰ相試験　696*l*
第一反抗期　852*l*
退院請求　582*l*
大うつ病　268*l*, 643*r*, 719*l*, 778*r*, 1084*r*
大うつ病エピソード　625*r*, 644*l*, 660*r*, 685*l*, 690*l*, 891*l*
大うつ病性障害　19*r*, 208*l*, 209*l*, 350*l*, 359*r*, 489*r*, 540*l*, 644*l*, **660***l*
体液恐怖　699*l*
対応恣意性　318*r*
退化　952*l*
体外離脱体験　787*r*
体格　743*l*
怠学　**661***l*
大学精神医学　218*l*
体感　**661***l*, 937*l*
体感異常　191*r*, 389*l*, 534*l*, 662*l*
体感異常型統合失調症　**661***r*, 883*l*
体感異常症　458*l*
体感幻覚　284*r*, 297*l*, 623*r*, 791*r*, 831*l*
体感症　**661***r*
体感症型　474*l*
体感性統合失調症　661*l*
退却神経症　126*l*, 613*l*, **662***l*, 730*r*
対鏡症状　**662***r*
体型　195*l*, 260*r*, **663***l*, 837*r*, 890*r*, 919*l*
体型・気質分類法　379*l*
体型性格論　573*r*
体型分類　837*r*
体系妄想　**663***l*, 1015*l*

体験過程　249*r*
体験反応　507*r*, 694*r*
退行　16*l*, 35*r*, 58*r*, 201*r*, 223*r*, 256*l*, 340*r*, 383*l*, 460*r*, 484*r*, 593*l*, 600*r*, 631*r*, 649*l*, **663***r*, 719*r*, 737*l*, 821*l*, 956*r*, 1041*r*, 1059*r*, 1065*l*, 1093*l*
退行期うつ病　340*l*, 876*l*
退行期うつ病　➡初老期うつ病〔退行期うつ病〕
退行期精神病　164*l*, **664***l*
退行期メランコリー　208*l*, **664***r*, 1010*l*, 1056*r*
退行期妄想症　**664***r*
対抗強迫　**665***l*
対抗恐怖　236*r*, 665*l*
退行現象　677*r*
退行的防衛様式　690*l*
対抗投影同一視　216*r*
対光反射　7*l*
対光反射消失　982*l*
対抗備給　865*r*
対比文化　854*r*
退行理論　205*l*
太古思考　**665***l*
ダイサルフィラム　309*l*
第Ⅲ相試験　696*l*
第三の主体　1001*l*
第三の道　1001*l*
胎児アルコール症候群　488*l*
大視症　242*l*, **665***l*, 952*l*
大字症　480*l*
大字症　➡小字症
胎児性アルコール障害　840*l*
胎児性水俣病　544*l*
体質性光感受性者　863*l*
体質性マーカー〔トレイトマーカー〕　615*r*
体質性マーカー〔トレイトマーカー〕　➡生物学的マーカー
体質の混合　350*l*
代謝　677*r*
代謝異常　595*l*, 1007*l*
代謝耐性　669*l*
大衆型精神療法　862*l*
大酒家の嫉妬妄想　429*r*
対処　668*l*
対象　405*l*
代償　193*l*, 484*r*
対象愛　92*l*, 403*l*, 420*r*, 784*r*, 1065*r*
対象意識　889*l*
対象 *a*　292*r*, 318*r*, 483*r*, 648*l*, **665***r*, 691*l*, 698*l*, 909*l*, 1038*r*, 1045*r*
帯状回　250*l*, 614*r*, **666***l*, 673*l*, 813*r*
帯状回切除術〔チングレクトミー〕　➡精神外科
対象関係（論）　16*l*, 24*l*, 60*l*, 85*r*, 92*l*, 122*r*, 172*l*, 185*l*, 251*l*, 367*l*, 371*l*,

374*l*, 380*l*, 384*r*, 394*r*, 601*l*, 603*l*, 666*r*, 670*r*, 907*r*, 1036*l*
対象関係学派　929*r*
対象関係希求性　181*l*
対象希求性　60*l*
対象原理　667*l*
対象喪失　203*l*, 210*l*, 246*r*, 401*l*, 667*r*, 712*r*, 875*l*, 904*l*, 959*r*, 1022*r*
対象喪失感　1062*r*
対象喪失不安　902*l*
帯状束　666*r*
対象抽出法　101*l*
対象としての母親　145*l*
対象なき知覚　78*r*, 284*r*
対象表象　50*l*, 290*r*, 441*r*, 667*l*, 849*r*
対象表象　⇒自表象／対象表象
帯状疱疹　98*r*
対象リビドー　785*l*, 1065*r*
対症療法　962*r*
対称論理　667*r*
対処技法　668*r*
大食症　518*r*
大食症　⇒神経性過食症
対処行動　668*l*, 1079*r*
対処戦略　668*r*
対人関係　540*r*
対人関係学派　19*r*, 369*r*, 462*r*, 935*r*, 936*l*
対人関係・社会リズム療法（IPSRT）　450*l*
対人関係療法　519*l*, 668*r*, 689*l*
対人関係論　172*l*, 343*r*, 371*l*, 603*l*
対人恐怖　297*r*, 401*r*, 402*r*, 417*r*, 450*r*, 577*r*, 617*r*, 669*l*, 880*l*
対人恐怖症　458*r*
対人認知　797*r*
耐性　30*r*, 149*l*, 333*r*, 334*l*, 588*r*, 669*r*, 1028*l*
体性感覚　533*r*, 854*l*
体性感覚皮質　746*r*
体性感覚誘発電位　1034*r*
胎生期インフルエンザ感染　827*r*
滞続言語〔滞続談話〕　669*l*, 964*r*
滞続症　669*r*, 670*l*
対他緊張　245*l*, 495*r*
大頭症　241*l*
耐糖能異常　670*l*
大動脈瘤　526*l*
体内化〔呑み込み〕　670*r*, 775*l*
体内時計　133*r*, 134*l*, 390*r*, 407*l*, 547*l*, 552*r*, 761*l*
第二次局所論　239*l*, 712*r*
第二次性徴　410*r*
第二信号系　479*l*
第二世代抗精神病薬〔SGA〕　127*l*, 206*l*, 247*r*, 269*r*, 313*l*, 314*l*, 642*l*, 643*l*, 644*l*, 670*l*, 671*l*

第Ⅱ相酵素　1029*l*
第二像視　404*r*
第Ⅱ相試験　696*l*
第二反抗期　852*r*
ダイニン　393*l*
大脳基底核　18*l*, 545*l*, 671*r*, 673*l*, 693*r*, 868*r*, 900*l*
大脳基底核石灰化症　900*l*
大脳基底核石灰化症　⇒ファール病
大脳局在論　955*r*
大脳形成異常症　642*r*
大脳性色盲　327*r*
大脳側性化　⇒大脳半球優位
大脳半球の機能分化　570*l*
大脳半球優位　672*l*
大脳半球離断症候群　1064*l*
大脳半球離断症候群　⇒離断症候群
大脳皮質　187*r*, 412*l*, 746*r*, 813*l*
大脳皮質（頭頂葉）局在　534*l*
大脳皮質基底核変性症　426*l*, 569*l*, 672*r*, 676*r*, 798*l*, 830*l*
大脳皮質機能　109*l*
大脳病理学　517*l*
大脳病理学　⇒神経心理学
大脳辺縁系　244*r*, 331*l*, 673*l*
大脳誘発電位　1034*r*
ダイノルフィン　125*r*
大ヒステリー　871*r*, 874*r*
大ヒステリー＝大催眠理論　454*l*, 871*r*
体表冷却　1057*l*
タイプB　100*r*
タイプA　⇒A型行動パターン
大辺縁葉　673*l*
大縫線核　958*r*
大発作　231*r*, 866*l*
大発作　⇒強直間代発作
大麻　673*r*, 749*r*, 1020*r*
大麻精神病　673*r*
大麻草　673*r*
大麻乱用　749*r*
タイムスリップ現象　473*r*
対面法　602*l*, 673*r*
怠薬　735*l*
退薬症候群　⇒中断症候群〔退薬症候群〕
退薬症状　421
退薬徴候　1028*l*, 1063*r*
代用アンフェタミン　286*l*
大洋感情　674*l*
太陽体験　674*r*, 993*l*
第四期болен　526*l*
代理形成　674*l*
代理行為　957*r*
代理的内省　403*l*
代理人によるミュンヒハウゼン症候群　1238*l*, 675*l*

多飲　1064*r*
多因子遺伝〔ポリジーン遺伝〕　675*l*
多因子説　700*l*
多飲（水）症　989*l*
多飲（水）症　⇒水中毒
タウ　458*r*, 675*r*
タヴィストック方式　792*l*
タウオパチー　8*r*, 523*r*, 675*r*, 676*r*, 869*l*
タウ蛋白　523*r*, 675*r*, 676*l*, 869*l*
タウリン　677*l*
ダウン症候群　488*l*, 630*l*, 677*l*
ダウンレギュレーション　677*r*
タキキニン　677*r*
タキキニンペプチド　369*l*
妥協形成　426*r*, 572*r*, 606*r*, 678*l*
多棘・徐波複合（体）　232*l*, 678*r*
多棘波　232*l*
多棘複合　678*r*
タクリン　328*l*
多形δ波　688*l*
多形性心室頻拍　221*r*
多系統萎縮症　427*r*, 439*r*, 446*r*, 502*r*, 616*r*, 629*l*, 678*r*
多形倒錯　679*l*, 1040*l*
多形倒錯素質　610*l*
多血症　842*r*
田研式親子関係診断テスト　126*r*
多元主義　593*l*
多現象記録法　970*l*
多元診断　⇒多次元診断〔多元診断〕
多幸　206*l*
多幸症〔多幸感〕　42*l*, 176*r*, 177*r*, 286*r*, 558*r*, 679*l*, 709*l*
多幸性踵病　68*r*, 647*l*
ダコスタ症候群　531*l*, 679*r*
多剤依存（者）　679*r*
多剤併用　315*l*, 643*l*, 680*l*, 1056*l*
他殺－自殺　150*r*
タシキネジア　680*l*
多軸診断　680*r*
多軸評価　726*r*
多次元診断〔多元診断〕　260*r*, 350*l*, 424*l*, 681*l*
多次元精神医学　711*l*
多指（趾）症　818*r*, 1094*l*
他者　121*r*, 231*l*, 681*l*, 713*l*, 737*r*, 996*r*, 1047*l*
他者暗示　37*r*, 396*l*
他者神経症　707*r*
他者の語らい　1038*r*
多重人格　142*r*, 385*r*, 648*r*, 681*l*
多重人格障害　506*l*, 777*l*
多重比較〔多重検定，多重補正〕　682*l*

和文事項索引　タ

多焦点性棘・徐波複合　1058r
多世代アプローチ　378l, **682l**
多世代家族療法　372l, 682r
多世代伝達　**682l**
たそがれ症候群　➡夕暮れ症候群〔たそがれ症候群〕
立ちくらみ　241l, 1009r
立ち去り行動　170l
多チャンネル脳磁図　811l
脱価値化　1063l
脱感作　➡系統的脱感作(法)
脱魂　226l
脱錯覚　968l
脱錯覚　➡錯覚／脱錯覚
脱施設化　6r, 43l, 275l, 344r, 448l, 541r, 585r, 642l, **683l**, 707r, 782l, 819r, 967l
脱身体化　532l
脱髄　683l
脱髄疾患　**683l**
脱髄巣　231r, 524l
脱精神病院化　683l
脱炭酸酵素阻害薬　1082r
脱同期化　1018r
脱同期波形　232l
手綱核　673l
脱人間化　821r
脱備給　667r
脱備給　➡備給／脱備給
脱抑制　74l
脱抑制行動　309r
脱抑制性愛着障害　864r
脱力　277r
脱力発作　322r, 433l, 488r, 639r, 740r, 1001r, 1086l
脱力発作　➡情動脱力発作〔カタプレキシー〕
楯状胸　684l
多点解析　1072l
多動　177r, 244l, 436l, 545r
妥当性　101l, 535r, 687l
妥当性　➡信頼性／妥当性
多動性行為障害　302l
妥当性尺度　992l
多動性障害　302l, 706r, 840l
多動性障害　➡注意欠如・多動性障害〔ADHD〕
多動性－無動性運動精神病　96r, 1074r
妥当の確認　**683l**
田中－ビネー式検査　882l
田中－ビネー式知能検査　➡ビネー式知能検査
ターナー症候群　**684l**, 851l
タナトス　613r
タナトス　➡生の本能／死の本能
多尿　1064r

他人の手徴候　200r, 672r, 752r
タバコ　786l
多発梗塞性認知症　276r
多発梗塞性認知症　➡血管性認知症
多発性関節痛　236r
多発性硬化症　235r, 236l, 523l, 530r, 683r, **684l**, 812r, 868r, 987l
多発性骨髄腫　370l
多発性末梢神経炎　347r
WHO〔世界保健機関〕　**684l**
WMS　➡ウェクスラー記憶検査〔WMS〕
WCST　➡ウィスコンシンカードソーティング検査〔WCST〕
ダブルデプレッション　**685l**
ダブルバインド　**685l**
ダブルバインド理論　943r
多文化間精神医学　448l, 862r
多文化間精神医学　➡比較文化精神医学
多分化能　514l
多弁　177r, 182r
ターミナルケア　351l, **686l**, 1072r
ターミネーション　275r
溜め込み　234r
タラソフ判決　**686l**
ダーラム基準　**686l**
DALY〔障害調整生命年〕　**686l**
DARC　**686l**
多列検出器 CT　433r
単一狂　1023l
単一恐怖　237l
単一精神病　89l, **687l**, 754r, 952l
単一精神病学　424l
単一精神段階学説　687l
単一躁病エピソード　690l
単一躁病徐波　**688l**
単位電位現象　751r
短期記憶　187r, 300l, 362l, 636l, 655l, **688l**, 961l
短期記憶およびワーキングメモリの障害　517l
短期集中療法　214r
短期精神病性障害　507r, **688l**, 689r, 858l
短期精神力動的精神療法　689l, 928l
短期精神療法　169l, 607l, **689l**, 928l
短期入所　132l
短期入所　➡ショートステイ〔短期入所〕
短期反応(性)精神病　688r, **689l**, 857l
単極型　641l
単極性うつ病　94l, 643l, 644l, 650l, 660r, **689l**
単極性躁病　643r, **690l**

短期力動心理療法　1058l
短期療法　115r, 928l
単光子放射断層撮影　805r
単光子放射断層撮影　➡SPECT〔単光子放射断層撮影〕
男根愛　794l
男根期　575l, 631r, **690l**, 690r, 788l, 899r, 947r, 1065l
男根自己愛的性格　573r, **690l**
男根の自己愛性障害　395r
男根優勢　690r
男根優勢　➡男根期
探索眼球運動　594l, **690r**
探索行動　37l
探索的アプローチ　37l
探索的試験　696l
炭酸ガス吸入療法　1008r
炭酸リチウム　642r, 1056l
短時間型　556r
短時間面接　**691l**
男子色情症　366r
短日リズム　➡ウルトラディアンリズム
断酒　31l, 99r, 691r
単収縮〔れん縮〕　**691r**
断酒会　31l, 465r, **691l**
単純型統合失調症　40r, 64l, 152l, 628l, **692l**, 1075r
単純型熱性けいれん　804l
単純失語　432l
単純性（一次性）肥満　885l
単純性チック　698l
単純部分発作　384l, 486l, 503l, 605l, 633r, 656r, **692l**, 740r, 920r, 988l
単純ヘルペスウイルス　950l
単純ヘルペス感染症　98l
単純ヘルペス脳炎　98l, 99l, 805l
単純発作　219l
単純酩酊　893r, 912r, 1004r
単純酩酊　➡酩酊(状態)
ダンス・ムーブメント療法　267l
男性化　913r
男性性　230l, 379l, **692r**
男性性機能不全　252l, 919r
男性の抗議　**693l**
単線維筋電図　244r
淡蒼球　545l, 671r, **693r**, 850r
淡蒼縫線核　919r
ダンディ＝ウォーカー症候群　818r
断綴性発話〔断綴言語〕　➡とぎれ言葉〔断綴性発話〕
単点解析　1072l
胆道ジスキネジア　63l
短期床　818r
ダントロレンナトリウム　9l
蛋白性感染因子　925r
蛋白リン酸化　360l

1299

蛋白リン酸化 ➡細胞内情報伝達系
短パルス矩形波 744r
断眠 **694l**
断眠療法 471l, 694l
断眠療法 ➡断眠
断夢 694l
単盲検 788l
短絡反応 228l, 296r, 487l, **694l**
単律動δ波 688l
単律動θ波 688l
談話心迫 177r, 182r

チ

チアノーゼ 46l
地域介入 642l
地域活動支援センター 590r
地域活動支援センターⅢ型 362r
地域ケア 585r, 642l, 707r, 782l
地域生活支援事業 590r
地域生活支援センター 590r
地域生活支援プログラム 10r
地域精神医学 344l, 448l
地域精神医学 ➡コミュニティケア
地域精神衛生運動 860l
地域包括支援センター 358r
チェリーレッドスポット・ミオクローヌス症候群 524r
チェーン＝ストークス呼吸障害
遅延性反響言語 851r
遅延性反響言語 ➡反響現象
知覚 23r, 50l, 170r, **694l**, 889l, 1015l
知覚抗争 **695l**
知覚催眠 360r
知覚障害 570l
知覚障害説 855l
知覚側倒転位現象 ➡アロヒリー現象〔知覚側転位現象〕
知覚転位 36l
知覚同一性 62l
知覚入力 128l
知覚変容（発作） **695l**
知覚連合野 813r
弛緩性昏迷 353r
逐字読み 429r
チクロチミー ➡循環症〔チクロチミー〕
治験 410r, **695l**
治験審査委員会 1r
致死(性)緊張病 **696l**
致死性家族性不眠症 926l
致死性高熱症 9l
地誌の記憶障害 393l, 763l, 833r
地誌の見当識障害 393l

地誌の失見当 833r
地誌的失見当識 652r
地誌的障害 393l, **696l**, 763l
地図障害 393l
知性化 245r, **696l**, 956r
父 240r
父親 319l, 916l
父親 ➡父性
父親コンプレックス 352r, **697l**
父親喪失 697l
父なき社会 **697l**
父の諸名 698l
父の名 83l, 108r, 318r, **697r**, 747r, 824l, 1047r
父の名の排除 697r, 756r, 1041l
チック〔チック障害〕 271r, 436l, 464l, 485r, 504l, **698r**, 840l
腟けいれん 576r, 577r
腟けいれん ➡性交疼痛障害
秩序結合性 1010r
秩序性もうろう状態 940r
腟内射精障害 576r, **699l**
知的障害 330l, 344l, 476l, 594l, 621l, 680l, 826l
知的障害 ➡精神遅滞
知的障害者福祉工場 913l
知的障害者福祉法 496l, **699l**
知的退行 549r
知的モノマニー 1023l
チトクローム P450 **699r**, 1028r, 1029l
知能 **700l**, 700r
知能欠陥 275r
知能検査 172l, 239l, 542r, 594r, **700r**, 701l, 881l
知能指数 700r, **701l**, 882l
知能水準 85l, 701l
知能不均衡者 1033r
知能偏差値 701l
遅発緊張病 **701l**
遅発性ウイルス感染症 8r
遅発性ジスキネジア 99r, 315l, 545r, **702l**, 1005r
遅発性ジストニア 868l
遅発性神経細胞死 **702l**
遅発性神経症候群 64r
遅発性精神病性障害 32l
遅発統合失調症 **702r**, 934l
遅発パラノイア 703l
遅発(性)パラフレニー 621l, 665l, 702r, **703l**, 751l, 785r, 831r
痴呆 **703l**, 882r
癡呆 703l
地方精神保健審査会 604r
チームアプローチ 703r
チーム医療 57l, 107r, 581l, 645l, **703r**, 727r, 732l, 781l

着衣儀式 233r
着衣失行 672l, **704l**
チャネロパチー 45l
治癒 169l, 277l, 581l
治癒［精神療法］ 704l
治癒［精神分析］ **704r**
治癒［精神病理］ **705l**
治癒［生物学］ **705r**
治癒因子 705l
注意 396r
中医学 767r
注意欠陥／多動性障害〔ADHD〕 302l, 330l, 422r, 706l, 709l, 852l
注意欠陥／多動性障害〔ADHD〕 ➡注意欠如・多動性障害〔ADHD〕
注意欠陥および破壊的行動障害 302l, **706l**
注意欠陥障害 706l
注意欠如・多動性障害〔ADHD〕 158r, 487l, **706l**, 839r, 841l
注意障害 309r, 513l, **706r**, 827r, 870l, 1081l
注意言説 855l
注意性失読 429r
注意転導性亢進 647l
注意・認知機能障害 367r
注意のフィルターモデル 799r
注意の変換 707l
中医薬 767r
中隔核 673l
中核自己感 400l
中核神経症／辺縁神経症 **707r**
中核性別同一性 379r
中隔側坐核 654r
中型有棘ニューロン 629l
中間型 866r
中間作用型 556r
中間施設 448l, 686r, **707r**, 967r
中間速波 657l
中間表現型 119l
中間表現型 ➡エンドフェノタイプ
中間領域 16l, 560l, 753r
中間例 753r
中高年自殺 372r
注察念慮 417r
注察妄想 149r, **708l**, 862l
注視空間障害 393l
中軸症状 466l
中軸症状 ➡主軸症状
注視点記録装置 690r
注視発作〔注視けいれん〕 **708l**
抽象解放 482l
抽象的思考力 700l
中心核 954r
中心葛藤関係テーマ〔CCRT〕 **708l**

中心橋髄鞘融解症 739r
中心溝 636l
中心後回 934r
中心性失語 779r
中心性脳損傷 885r
中心前回 934r
中心部鋭波 751l
中枢刺激薬 215r, **708r**, 772r
中枢神経 521l, 522r
中枢神経限局性血管炎 26r
中枢神経刺激薬 548l
中枢神経障害 791l
中枢性過眠症 551l
中枢性色覚喪失 652l
中枢性失語 90r, 745r
中枢性睡眠時無呼吸症候群 551r
中枢性尿崩症 795l
中枢性無呼吸 550l
中枢ドーパミン機能不全 9l
中側頭回 655l
中断症候群〔退薬症候群〕 303r, 314r, **709l**
中断療法 **709l**
中途覚醒 477l, 556l
中毒 1028l
中毒性（物質誘発性）精神障害 1033l
中毒(性)精神病 130l, 371r
中毒性の皮膚炎 168l
中毒性夢幻症 998l
中年期危機 166l
中脳幻覚症 **710l**, 807l
中脳被蓋 958l
中脳皮質辺縁系経路 958l
中脳辺縁ドーパミン系 655l
中胚葉型 379l
中立性〔分析者の〕 543r, **710l**
中立的態度 939l
治癒転機 705l
チュービンゲン学派 143l, 260r, 350l, **710l**, 825r, 976l
チューリッヒ学派 **711l**
超越論的現象学 ➡ 現象学
聴覚（脳幹）誘発電位 1034r
聴覚刺激 414l, 854l
聴覚失認 349l, 430l, 656l, **711l**, 870l
聴覚性気付き亢進 495r
聴覚皮質 990l
聴覚フィルタリング 414l
聴覚発作 692r, **712l**
聴覚誘発電位 ➡ 誘発電位
聴覚路 1021l
蝶形紅斑 630l
長期記憶 ➡ 短期記憶
長期記憶 187l, 189r, 300l, 720r
長期増強（LTP） 138r, 187r, 258r, 356l, 513r
長期入院 449l
長期抑圧（LTD） 356l
超現実主義 472l
超自我 80l, 159r, 190r, 239l, 252r, 283l, 319r, 354r, 380l, 386l, 388r, 516l, 600r, 601r, 639r, 739l, 880l, 904l, 916l, 917r, 995r, 1049l
超自我〔精神分析〕 **712r**
超自我〔ラカン〕 **713l**
超自我抵抗 728r
超自我の精神病 440r
超自我不安 902l, 904l
長時間作用型 556r
長時間労働 168r
超日リズム 94r
超日リズム
　➡ ウルトラディアンリズム
超重症児 459r
超常現象 846r
聴神経障害 1009l
超心理学 846r
超心理学 ➡ パラサイコロジー
聴性脳幹反応（ABR） 711r
頂点 861l
腸内寄生虫妄想 883l
腸内寄生虫妄想 ➡ 皮膚寄生虫妄想
懲罰欲求 80l
超皮質(性)運動失語 425r, **713r**, 759l, 869r, 935l
超皮質(性)感覚失語
　➡ ウェルニッケ失語
超皮質性感覚失語 71l, 90r, 334r, 425r, 432l, 655r, 656l, 714l, 869r, 1067r
超皮質性混合失語 425r
超皮質性失語 72l, 637r, **713r**, 868r
重複うつ病 212l
重複型精神病 641l
重複記憶錯誤 539r, **714l**, 876l
重複決定 **714r**
跳躍伝導 987l
直接暗示 37r, 361l
直接損傷 810l
直接プライミング 923l
直接法 823l
直面化 37l, **715l**, 759l, 978l, 1003r
直観像素質 **715r**
貯留ヒステリー **715r**, 957r, 1074l
治療アルゴリズム 30l
治療ガイドライン **716l**
治療可能な認知症 196r, **716r**, 985r
治療環境 365l
治療教育 13l, **717l**
治療共同体 172l, 448l, 462l, **717l**, 728l
治療拒否権 720l
治療継続率 18r
治療契約 **717r**, 718l
治療権 720l
治療効果発現必要症例数 ➡ NNT
〔治療効果発現必要症例数〕
治療構造 461r, 602l, 717r, **718l**
治療構造論 123r, 222r, 478r, **718l**, 939l
治療構造論的設定 718r
治療構造論的了解 718r
治療者 216l
治療者-患者関係 365l, 463l
治療者の匿名性 400l
治療遵守率 18r
治療処分 955r
治療抵抗性うつ病 642r, **719l**, 1004l
治療抵抗性統合失調症 313l
治療の感情体験 460r
治療の共生 371l
治療的コミットメント 131l
治療的相互作用 343l
治療的介入 1062r
治療的退行 60l, 664l, **719l**
治療同盟 269l, 384r, 410l, 475l, 717r, **719r**, 938l
治療分析 1054l
治療面接 536r
治療薬物濃度モニタリング 1028r
治療を受ける権利 **720l**
治療を拒否する権利
　➡ 治療を受ける権利
遅漏 576r
遅漏 ➡ 性機能不全
チロシン 20l, 26l, 720l
チロシン水酸化酵素 **720l**, 772r
鎮咳剤依存 **720r**
陳旧性統合失調症患者 930r
陳述記憶 71l, 111l, 291l, 627l, **720r**
鎮痛薬依存 535l

ツ

ツァイトゲーバー 762l
ツァイトゲーバー ➡ 同調因子
追跡眼球運動 148l, 594l, 690r
追跡眼球運動 ➡ 探索眼球運動
追跡妄想 33l, 721l, 149r, **721l**, 862l
追想幻覚 188r
追想幻覚 ➡ 記憶幻覚
追想錯誤 189l, 1080r
追想錯誤 ➡ 記憶錯誤
追想錯誤 **721r**
追想障害 189r
追想複合 508r
対麻痺 231l, 684r

通院患者リハビリテーション事業 496*l*
通院公費負担制度 **721***r*
通院統合失調症 504*r*
通過儀礼 68*r*
痛覚閾値 884*r*
痛覚失象徴 427*l*,722*r*
痛覚失象徴 ➡痛覚失認
痛覚失認 427*l*,**722***l*
通過症候群 130*l*,397*r*,**722***r*,807*l*
通時態 227*r*
通時的観点
　➡共時的観点／通時的観点
通常森田療法 1024*r*
通所介護施設 729*r*
通所サービス 729*r*
通所リハビリテーション 729*r*
通電療法 744*l*
通利療法 931*r*
つがい 202*l*
付添人 529*l*
付添人 ➡心神喪失者等医療観察法
月の病 530*l*
憑き物 886*r*
憑きもの妄想 22*l*,281*r*,455*l*,887*l*
憑きもの妄想 ➡憑依妄想
償い 354*l*
つつぬけ体験 724*l*
綴字障害 148*l*
つどい 286*r*
壺イメージ法 73*l*
つまずき言葉 724*l*,982*l*
爪かみ 464*l*,485*r*
爪かみ ➡習癖障害
津山事件 724*r*
ツング自記式うつ病評価尺度 724*r*

テ

出会い **725***l*
DIS 375*r*,**725***r*
DIB ➡境界例診断面接〔DIB〕
ディアスキシス 1021*l*
TRH **725***r*
DRPLA ➡歯状核・赤核・淡蒼球・ルイ体萎縮症〔DRPLA〕
定位脳手術 540*l*,1021*r*
定位脳手術装置 540*l*
定位波 546*r*
DV防止法〔配偶者からの暴力の防止及び被害者の保護に関する法律〕
　➡ドメスティックバイオレンス〔DV〕
デイウォード 731*r*
DAI **726***l*
低栄養状態 231*r*
DSM 345*r*,568*l*,**726***l*

TAT **727***l*,938*r*,984*r*
TMS ➡経頭蓋磁気刺激法
低K血症 739*r*
低K血漿 456*r*
低Ca血症 198*r*,739*r*,912*l*
低Ca血漿 734*l*
低強度認知行動療法 801*l*
T-グループ 175*l*,**727***l*
デイケア **727***l*,729*r*,731*r*
定式欠神 277*r*
定型抗精神病薬 221*r*
定型昏睡 351*l*
定型分裂病 990*l*
低血糖 422*l*
低血糖症候群 78*l*
低血糖症候群 ➡インスリノーマ
抵抗 115*r*,134*r*,567*r*,602*r*,**728***l*,729*l*,739*l*,932*r*,957*l*,1042*l*
抵抗期 623*r*,856*r*
抵抗症 338*l*
抵抗性暴力 966*r*
抵抗分析 729*l*
抵抗力薄弱からの財産犯罪者 174*l*
低呼吸 477*l*
テイ=ザックス病 **729***l*,818*l*,1065*r*
デイサービス 132*r*,**729***r*
低O₂血症による無酸素脳症 825*l*
低酸素状態 422*l*
低酸素性虚血性脳症 812*l*
低酸素脳症 309*l*
TCI ➡TPQ／TCI
定式化 1049*r*
低次同調駆動反応 863*r*
ディスクール 135*r*
ディスクレパンシー 85*l*
ディスクレパンシー分析 88*r*
DISC1 **729***l*,766*l*
ディスコイド疹 630*l*
ディスチミア親和型 **730***l*
ディスビンジン **730***l*
低体温 525*r*
低体温療法 526*l*
TEACCH **730***l*
DTI ➡拡散テンソル画像〔DTI〕
低電位速波成分 150*r*
低電位脳波 250*r*
低電解質血症 507*l*
D-トリソミー症候群 **731***l*
低Na血症 231*r*,507*l*,739*r*,989*l*
DBS ➡深部脳刺激〔DBS〕
TPQ／TCI **731***l*
DBT ➡弁証法的行動療法〔DBT〕
DV ➡ドメスティックバイオレンス〔DV〕
DIEPSS **731***l*
デイホスピタル 728*l*,**731***l*

ディメンション方式 536*l*
DUP ➡精神病未治療期間〔DUP〕
鼎立理論 700*r*
停留睾丸 252*l*
手掛かり再生 359*l*
デカン酸ハロペリドール 735*l*
デカン酸フルフェナジン 735*l*
敵意 408*r*
適応 152*r*,169*l*,668*r*,700*l*,**732***l*,849*r*
適応機能 410*l*
適応行動 594*r*
適応障害 93*l*,496*r*,506*l*,507*r*,**732***r*,857*r*,918*r*,1043*r*
適応障害性不眠症 921*r*
適応的退行 **733***l*
適応不全 953*r*
デキサメサゾン 258*l*,565*l*,733*l*
デキサメサゾン／CRHテスト 733*r*,971*r*
デキサメサゾン抑制試験 258*l*,705*r*,**733***l*,778*r*,971*r*
適刺激 170*r*
的はずし行動 980*r*
テクノ依存症 734*l*
テクノストレス 496*l*,**733***r*
テクノ不安症 734*l*
手首自傷症候群 412*r*,1062*r*
手首自傷症候群 ➡リストカット
デジャビュ 200*l*
テストステロン 252*l*
テスト・バッテリー 542*l*
テタニー **734***l*,739*r*
手続記憶 63*l*,141*l*,300*r*,628*l*,688*l*,**734***l*
徹底操作 728*r*,**734***r*,759*r*
徹底的行動主義 325*l*
鉄道脊髄症 824*r*
テトラハイドロカンナビノール 673*r*
デヒドロエピアンドステロン 518*r*
デプレッション 501*l*
デポ剤 18*r*,75*r*,**735***l*,1063*r*
でまかせ応答 980*r*
でまかせ応答 ➡的はずし応答
デマンス 423*r*
テーミングエフェクト 472*l*
テーミングエフェクト ➡馴化作用
デュシェンヌ型筋ジストロフィー 416*r*,988*l*
デュロキセチン 105*l*
テルグリド 936*r*
デルタ群発
　➡群発（波）〔バースト〕
デルタ睡眠誘発ペプチド 554*r*
デルタ〔δ〕波 75*r*,**736***l*
テレパシー 180*r*,**736***l*,846*l*

テレンバッハ型うつ病　497*l*
テロメア　90*l*
転移　10*l*,13*l*,35*r*,40*r*,109*l*,134*l*,145*r*,216*l*,245*r*,252*r*,288*l*,395*l*,402*r*,404*l*,410*l*,460*r*,478*r*,567*r*,600*r*,602*r*,674*l*,710*l*,738*r*,739*l*,759*r*,793*r*,847*l*,858*l*,932*r*,936*l*,939*l*,940*l*,1017*l*,1060*l*,1091*l*
転移［精神分析］　**737***l*
転移［ラカン］　**737***r*
電位依存性イオンチャネル　520*r*
電位依存性カルシウムイオンチャネル　438*l*
転移外解釈　135*l*
転移解釈　135*l*
転移神経症　395*l*,598*l*,710*l*,719*r*,737*r*,**738***l*,820*l*
転移精神病　598*l*,737*r*,**738***r*
転移性治癒　705*l*,737*r*
転移性歪曲　822*l*
転移抵抗　728*r*,737*l*
転移分析　**739***l*
電解質代謝異常　**739***r*
てんかん　7*r*,54*l*,91*r*,96*r*,98*l*,137*l*,151*r*,238*r*,239*l*,306*l*,329*l*,330*l*,341*l*,422*l*,451*l*,491*r*,530*l*,553*r*,694*l*,**740***l*,742*r*,759*l*,759*r*,804*r*,807*l*,844*r*,874*l*,915*r*,940*r*,965*r*,966*l*,1004*r*
転換　142*r*,158*l*,192*r*,485*r*,489*l*,507*l*,**741***l*,873*l*,873*r*,1076*l*
てんかん異常波　238*r*
転換型　873*l*
てんかん気質　804*r*
てんかん気質　➡粘着気質
てんかん外科　**741***r*,742*l*
てんかん原焦点　230*r*,238*l*
てんかん原性焦点　486*l*,540*l*
てんかん症候群　817*l*
転換症状　376*l*
てんかん焦点　569*l*,920*l*
てんかん性異常脳波活動　329*l*,837*l*
転換性障害　54*r*,140*r*,368*r*,427*r*,432*l*,432*r*,534*r*,898*r*,926*r*
転換性障害
　➡解離性障害／転換性障害
てんかん精神病　**742***l*
てんかん性精神障害　166*l*
てんかん性突発波　238*l*,751*r*
てんかん性脳症　1086*l*
てんかん性脳波　**742***r*
てんかん性不機嫌症　641*r*,966*l*
てんかん性不機嫌状態　1019*l*
てんかん性放電　54*l*
てんかん性もうろう状態　28*r*,101*l*,**743***l*,1019*l*

てんかん前駆症　633*r*
てんかんの国際分類　639*l*
てんかんの前兆体験　293*r*
てんかんの脳波　205*l*
転換反応　873*l*
転換ヒステリー　871*l*,872*l*,873*l*,873*r*,906*l*
転換ヒステリー　➡解離ヒステリー〔転換ヒステリー〕
てんかん病質　**743***l*,890*r*
てんかん発作　180*l*,212*l*,219*l*,271*l*,304*l*,330*r*,384*l*,417*l*,456*l*,503*l*,605*l*,712*l*,740*l*,742*l*,743*r*,854*l*,966*r*,988*l*,1001*r*
てんかん発作国際分類　639*r*,920*l*
てんかん発作国際分類　639*l*
てんかん発作重積状態〔てんかん発作重延状態〕　**743***r*
てんかん発作性昏迷　**744***l*
てんかんモデル　677*l*
てんかん様興奮　130*l*
てんかん様反応　244*r*
てんかん様ヒステリー　874*r*
電気球粒図　555*l*
電気けいれん療法〔ECT〕　75*r*,166*r*,329*l*,460*r*,719*l*,723*l*,**744***l*
電気シナプス　438*l*
電気ショック療法　744*l*
電気けいれん療法
　➡電気けいれん療法〔ECT〕
癲狂　146*l*,723*l*,**744***r*
転居うつ病　1051*r*,1058*r*
電気療法　**745***l*
電撃感　709*r*
電撃痛　616*r*
電撃・点頭・礼拝けいれん　89*l*
電撃療法　34*r*
天才　890*l*
転生　847*l*
転換空想　408*l*
伝染性舞踏病　434*l*
テンソル画像
　➡拡散テンソル画像〔DTI〕
テンソル不変量のマッピング　147*l*
伝達性ミンク脳症　8*l*
伝統型精神療法　862*l*
伝導失語　90*l*,250*l*,425*r*,491*r*,**745***l*,763*r*,779*r*,869*r*,1064*l*,1067*r*
点頭てんかん　89*l*
点頭てんかん　➡ウェスト症候群
テント下　811*l*
テント上　811*l*
電文体　29*r*
展望記憶　635*r*
電流双極子　816*l*

ト

島（葉）　746*r*,902*r*
当意即答　173*l*,347*l*,980*r*
当意即答　➡的はずし応答
同一化　1*l*,25*r*,108*r*,121*r*,152*r*,177*l*,184*r*,231*l*,319*r*,381*r*,387*r*,475*l*,670*l*,681*l*,712*r*,746*l*,775*r*,944*r*,956*r*,1070*r*
同一化［同一視］［精神分析］　**746***r*
同一化［同一視］［ラカン］　**747***l*
同一視　184*r*,909*r*,916*l*
同一性　387*r*,411*l*,693*r*
同一性　➡自我同一性
同一性拡散　411*l*,**748***l*
同一性拡散症候群　387*r*
同一性葛藤　748*l*
同一性危機　748*l*
同一性障害　223*r*,**748***l*
同意入院　75*l*,**749***l*,795*l*
動因　48*r*,325*r*,973*l*
動因喪失症候群　181*l*,**749***l*
動因理論　752*l*
投影　4*l*,198*l*,324*l*,481*l*,568*r*,641*r*,670*r*,739*r*,747*l*,**749***l*,775*r*,821*r*,881*l*,901*r*,956*r*,1039*r*
投影逆同一化　324*r*
投影性同一化　216*r*,252*l*,252*r*,739*l*,750*l*,944*r*,1017*r*,1091*l*
投影同一化　10*l*,34*r*,295*r*,324*r*,352*l*,598*r*,667*r*,737*r*,747*l*,750*l*,916*r*,1000*r*
投影同一視　44*l*,184*r*,210*l*,224*l*,650*l*,**750***l*,956*r*,1063*l*
投影法［投映法］　386*l*,660*l*,**750***r*,828*l*,834*r*,835*r*,861*l*,984*r*
頭蓋咽頭腫　➡頭蓋咽頭腫
頭蓋頂鋭一過波　**751***l*
盗害妄想　**751***l*,862*l*
等価換算表　315*l*
統覚型視覚失認　383*l*
等価電流双極子法　811*l*
等価電流双極子法
　➡脳磁図〔MEG〕
動眼神経麻痺　807*l*
動機　48*r*
同期(性)　**751***r*
冬季うつ病　198*r*,789*l*
動機づけ　**752***l*,1049*r*
東京都立精神医療センター　980*l*
東京府巣鴨病院　12*l*
東京府癲狂院　12*l*,361*r*,653*l*,745*l*,979*r*
東京府立松沢病院　12*l*
統御能力　56*r*
道具障害　**752***l*
道具の強迫的使用現象　637*r*,**752***r*,

1070*l*
道化症候群 **753***l*,933*r*
道化精神病 753*l*
統合型 HTP 法 106*r*
登校拒否 918*r*
登校拒否 ➡不登校
統合失調型障害 626*r*,758*l*
統合失調感情障害 **753***r*,998*l*
統合失調感情障害中間領域 **753***r*
統合失調感情精神病 197*r*,753*r*, 754*l*,990*l*
統合失調気質 195*r*,573*r*,586*l*, 663*l*,**754***l*,762*l*,804*r*,890*r*,1030*r*
統合失調言語症 879*l*
統合失調言語症
  ➡分裂言語症〔統合失調言語症〕
統合失調質 1035*l*
統合失調質人格 566*r*
統合失調質パーソナリティ障害 211*r*,558*r*,758*l*
統合失調症 39*r*,43*l*,62*r*,63*r*,79*l*, 79*r*,93*l*,120*r*,139*r*,151*r*,166*l*, 172*r*,178*l*,190*r*,198*l*,199*l*,201*r*, 212*r*,217*r*,218*l*,244*l*,246*l*,246*r*, 248*l*,252*r*,258*r*,263*r*,274*r*,275*r*, 287*l*,319*l*,341*l*,360*l*,371*l*,371*r*, 381*l*,397*l*,398*r*,400*r*,411*l*,418*r*, 428*l*,440*l*,442*l*,455*l*,490*r*,494*l*, 508*r*,517*l*,538*l*,574*r*,578*r*,597*l*, 599*l*,603*r*,616*l*,628*l*,630*l*,650*r*, 653*l*,658*r*,661*r*,662*l*,671*l*,674*r*, 685*r*,691*l*,695*l*,702*r*,708*l*,711*l*, 721*r*,724*l*,729*r*,730*r*,738*r*,750*l*, 758*l*,773*l*,777*r*,787*r*,827*l*,829*r*, 831*l*,836*l*,859*l*,861*r*,867*r*,875*l*, 881*r*,883*l*,889*l*,892*r*,894*l*,904*l*, 931*l*,933*l*,934*l*,980*r*,995*l*,999*r*, 1002*l*,1003*l*,1017*l*,1020*l*,1031*l*, 1035*l*,1040*l*,1067*r*,1091*l*
統合失調症〔妄想型〕 986*r*
統合失調症〔歴史〕 **754***r*
統合失調症〔生物学〕 **755***l*
統合失調症〔精神病理〕 **756***l*
統合失調症〔ラカン〕 **756***r*
統合失調症〔社会・文化の観点〕 **757***l*
統合失調症後抑うつ 169*r*,597*l*
統合失調症後抑うつ
  ➡精神病後抑うつ
統合失調症者 467*l*
統合失調症スペクトラム **758***l*
統合失調症スペクトラム障害 490*r*
統合失調症性欠陥状態 371*r*
統合失調症性罪責体験 237*l*
統合失調症性自我障害 385*r*
統合失調症性思考障害 771*r*
統合失調症性症状 207*r*

統合失調症性反応 **758***r*
統合失調症体験 930*l*
統合失調症の発症脆弱性モデル 578*r*
統合失調症の4分類 692*l*
統合失調症様状態 754*l*
統合失調症様精神病 874*l*
統合失調神経症 558*r*,628*r*
統合失調性荒廃 328*r*
統合失調双極性障害 643*r*
統合失調体質 558*l*
統合失調病質 754*l*,**758***l*,890*l*
同語反復 334*r*,**759***l*
動作緩慢 545*r*
倒錯 216*l*,618*l*
倒錯 ➡性倒錯
倒錯視 **759***l*,952*l*
動作時振戦 530*r*
動作性 IQ (PIQ) 84*r*,88*r*
洞察 134*r*,288*r*,410*l*,603*l*,**759***l*, 847*l*
透視 846*r*
闘士型 195*l*,663*l*,**759***l*,804*l*
同時失認 **760***l*
当事者研究 74*r*,120*l*
島失語 745*r*
島失語 ➡伝導失語
糖質コルチコイド 257*l*,347*r*,914*l*
糖質代謝障害 **760***l*
投射 749*l*
投射 ➡投影
島状健忘 893*r*
同性愛 472*l*,492*l*,578*l*,610*r*,**760***r*, 774*l*
透析 357*l*
透析脳症 505*l*,525*r*
透析不均衡症候群 350*r*,525*r*
同席面接 **761***l*
闘争-逃走反応 20*l*
闘争-逃避 202*l*
闘争妄想症 896*r*
闘争妄想症 ➡敏感関係妄想
東大式エゴグラム (TEG) 102*l*
糖代謝 670*r*
糖代謝異常 1007*l*
銅代謝異常症 1011*l*
糖代謝作用 257*r*
東大脳研 992*r*
島中心溝 746*r*
同調 607*r*,762*l*
同調〔生物時計の〕 **761***l*
同調因子 **761***l*
頭頂間溝 762*l*
同調機構 390*l*
同調性 94*l*,**762***l*,933*r*,981*l*
同調性 (synton) 気質 472*r*
頭頂側頭接合部 762*r*

頭頂部鋭波 280*l*,552*r*
頭頂葉 312*l*,746*r*,**762***r*
頭頂葉後下部損傷 282*l*
頭頂葉症候群 646*r*,**763***l*,808*l*
頭頂葉損傷 695*l*
頭頂連合野 746*r*,763*l*
疼痛性障害 507*r*,534*r*,535*l*,**763***r*
道徳観念 4*r*
道徳欠陥 276*l*
道徳の障害 826*l*
道徳的マゾヒズム 405*r*,613*r*,**764***l*
道徳療法 363*l*,1024*l*
道徳の幻覚 ➡モラル療法
頭内爆発音症候群 549*l*
糖尿病 315*l*,498*r*,670*l*
糖尿病性ケトアシドーシス 670*r*
動能 176*r*
同伴者の幻覚 648*r*
想像上の仲間〔イマジナリーコンパニオン〕
逃避 **764***r*
逃避運動 96*r*
逃避型抑うつ 563*r*,730*l*,**764***r*, 989*l*
逃避行動 472*l*
島皮質 1*r*
島皮質後部 746*r*
島皮質前部 746*r*
島皮質中部 746*r*
頭皮上脳波 185*r*,540*l*
頭皮脳波 816*l*
頭部 MRI 1096*r*
頭部外傷 137*l*,309*r*,722*r*,807*l*
頭部外傷後遺症 501*r*,**765***l*,810*l*
動物虐待 215*l*
動物恐怖 **765***r*
動物幻視 **765***r*
動物磁気術 1006*l*
動物磁気説 1005*l*,1092*l*
動物性愛 455*r*
動物モデル 148*r*,229*r*,615*l*,**766***l*, 902*r*
盗癖 622*l*
盗癖 ➡窃盗癖
同胞葛藤 **766***r*,899*l*
同胞葛藤(性)障害〔同胞抗争(性)障害〕 **767***l*
同胞抗争 766*r*
動脈硬化 35*r*
動脈硬化精神障害 **767***l*
動脈硬化性精神病 33*l*,703*l*
動脈破裂(動脈解離) 984*r*
冬眠療法 1057*l*
透明化 57*l*
同名半盲 327*l*,855*l*
東洋医学 **767***r*
トゥレット 464*l*

トゥレット障害 504*l*,698*r*
トゥレット障害 ➡ジル・ドゥ・ラ・トゥレット症候群
トゥレット症候群 330*l*
当惑作話 347*l*,366*l*,**768***l*
とがり口 388*r*,488*r*,543*l*,875*l*
トキソプラズマ 257*r*
トキソプラズマ症 390*r*,607*r*,**770***l*
トキソプラズマ脳炎 98*r*,99*l*
とぎれ言葉〔断綴性発語〕 **768***r*
特異の言語障害 841*l*
特異的算数能力障害 ➡学習障害
特異的綴字障害 ➡学習障害
特異的読字障害 ➡学習障害
特異的発達障害 147*r*,839*r*
特異的発達障害 ➡学習障害
特異度 535*r*
独語 **768***r*,769*l*
独語幻覚 289*r*,768*r*,**769***l*
独語妄想 768*r*
読字障害 147*r*,429*l*
読字障害 ➡失読
特殊因子 700*l*
特殊核群 412*r*
特殊教育 770*l*
特殊性色彩失語 **769***l*
特殊練習 502*l*
読書てんかん **769***r*
読書反響 769*r*
特性 128*r*
特性不安 561*l*
特性論 128*r*
独善者 320*l*
ドクターショッピング 535*l*
ドクターハラスメント 851*l*
特定疾患治療研究事業 263*r*
特定の恐怖症 311*l*,355*r*,832*r*,924*r*
特定不能の広汎性発達障害 329*r*
特発性アメンチア 28*r*
特発性過眠症 548*l*,551*l*
特発性正常圧水頭症 546*r*
特発性全般てんかん 452*l*,639*l*
特発性てんかん 479*r*,**770***l*
特発性パーキンソン病（PD） 439*l*
特発性非動脈硬化性頭蓋内石灰化症 900*r*
匿病 423*r*,664*l*
特別患者 569*r*
特別患者 ➡スペシャルペーシェント
特別支援学級 81*l*,770*l*
特別支援学校 81*l*,770*l*
特別支援教育 159*l*,**770***l*
特別支援教育コーディネーター 770*r*
特別なニーズ教育に関する世界会議 77*l*
特別養護老人ホーム 782*l*,1088*l*,1088*r*
匿名断酒会 99*r*
匿名断酒会 ➡AA〔アルコホーリクス・アノニマス〕
独立学派 85*r*,601*l*,667*r*
時計遺伝子 390*r*,607*r*,**770***l*
時計関連遺伝子 771*l*
時計制御遺伝子 771*l*
ドコサヘキサエン酸 126*r*
閉じ込め症候群 **771***l*,806*r*,1000*l*
途絶 48*r*,582*r*,654*l*,**771***r*,1085*r*
突発性異常波 445*l*
突発性異常放電 445*l*
突発性難聴 1009*r*
突発性脳波異常 771*r*
突発性律動波 771*r*
突発的自殺 913*l*
突発波 230*r*,742*r*,**771***r*,791*l*,817*l*,823*r*,838*l*,863*r*,864*l*
突発波焦点 230*l*
トップダウンアプローチ 841*l*
ドッペルゲンガー 787*r*
ドッペルゲンガー ➡二重身
トーテミズム 243*l*
ドナー 505*l*
ドネペジル 328*l*
ドーパミン 1*r*,20*l*,344*r*,520*r*,522*l*,623*r*,652*l*,720*l*,766*l*,**772***l*,814*r*,820*r*,895*l*,958*l*,1022*l*,1022*r*,1082*l*
ドーパミンアゴニスト 642*r*,958*l*
ドーパミン仮説 606*l*,755*l*,**773***l*,815*r*
ドーパミン機能 947*l*
ドーパミン産生細胞 44*l*
ドーパミン遮断薬 315*r*
ドーパミン受容体 772*r*,773*l*
ドーパミン受容体 ➡ドーパミン
ドーパミン神経 708*r*
ドーパミン神経伝達 215*l*
ドーパミン・セロトニン不均衡仮説 9*l*
ドーパミン D$_2$ 11*r*
ドーパミン D$_2$ 遮断作用 936*l*
ドーパミン D$_2$ 受容体 652*l*,815*r*
ドーパミン伝達 259*l*
ドーパミントランスポーター 772*r*
ドーパミントランスポーター ➡ドーパミン
ドーパミン 2 受容体 127*l*,515*r*,935*l*,951*r*
ドーパミン 2 受容体部分作動薬 29*l*
トピカ精神分析研究所 1009*l*
トピラマート，トピラメート 77*l*

（TPM） 306*r*,322*r*
トポグラフィー 109*l*,**773***l*
トポロジー心理学 274*l*,1049*l*
ドミナント 479*l*
ドメスティックバイオレンス〔DV〕 161*l*,**773***r*
吃り ➡コミュニケーション障害
ドラ〔症例〕 431*l*,737*l*,**774***l*,794*r*,872*r*,1038*l*
トラウマ 11*l*,113*l*,158*l*,473*r*,**774***l*,877*r*,924*l*
トラウマ〔ラカン〕 **775***l*
トラウマ記憶 44*r*,419*l*
トラゾドン 315*r*
ドラベ症候群 987*l*
とらわれ 29*r*,**775***l*,885*l*,1024*r*,1025*l*
とらわれ型 100*l*
トランキライザー 314*l*,579*l*
トランス 101*r*,453*r*,886*r*
トランス ➡催眠
トランスジェニック動物 66*l*
トランスジェニック動物 ➡遺伝子改変動物
トランスセクシュアリスム 609*r*
トランスセクシュアリスム ➡性同一性障害
トランス文化精神医学 862*r*
トリアゾラム 556*r*
トリアムシノロン 565*l*
とり入れ 295*r*,381*r*,640*l*,670*r*,747*l*,750*l*,**775***r*,881*l*,956*r*
とり入れ性同一化 216*r*,352*l*,747*l*,944*r*
取り繕い行動 33*r*
トリップ 116*l*
トリヌクレオチドリピート〔トリプレットリピート〕 524*r*,**776***l*,895*l*,970*r*
取引 221*r*
トリプトファン 623*r*,**776***l*,815*r*,842*r*
トリプレットリピート
➡トリヌクレオチドリピート〔トリプレットリピート〕
トリメサダイオン 322*r*
トリヨードサイロニン（T3） 310*l*,310*r*
トルエン 1033*l*
トルーソー兆候 734*l*
トレーニンググループ 461*l*
トレポネーマ 526*l*
トレマ（トレーマ） 24*r*,470*l*
トレマ期 354*l*
ど忘れ 426*r*
呑気症 246*l*
頓挫性パラノイア **776***r*

ドンジュアニズム 367*l*
貪食細胞 988*l*
貪食細胞マクロファージ 988*l*
遁走 142*l*, 142*r*, 632*r*, 764*l*, 777*l*, 823*l*
鈍の頭部外傷 885*r*

ナ

ナイアシン 776*l*
内因 76*r*, 129*r*, 737*l*, 1010*r*
内因活性 11*r*
内因性 204*l*, **777***r*
内因性うつ病 39*r*, 94*l*, 202*r*, 209*r*, 267*l*, 473*l*, 496*r*, 576*r*, 660*r*, 689*r*, 737*l*, **778***l*, 785*r*, 788*r*, 802*r*, 876*r*, 1010*r*
内因性オピオイドペプチド 119*l*
内因性気分障害 93*l*
内因性疾患 505*r*
内因性精神病 235*r*, 477*r*, 580*l*, 596*l*, 687*r*, 777*r*, 796*r*, 857*r*, 1074*r*
内因性躁病 39*r*
内因性電位 414*l*
内因性毒素 520*r*
内因性鈍化 777*r*
内因性パラフレニー 703*l*
内因・反応性気分変調(症) 84*l*, 211*r*, **778***l*, 785*r*, 876*r*
内的欲動理論 188*l*
内観 95*l*
内眼角贅皮 684*l*
内観3項目 779*l*, 1048*r*
内観療法 607*l*, **779***l*, 1048*r*
内言語 **779***r*
内向/外向 572*l*, **780***l*, 961*r*
内向型・外向型 573*r*
内向的人格 21*r*
内在化 775*r*
内在化された葛藤 1060*l*
内在化モデル 410*l*
内在性微量アミン 815*r*
内受容感覚 170*r*
NICE →治療ガイドライン
内省 406*l*
内省心理学 711*l*
内臓緊張型 379*l*
内臓脂肪型肥満 1007*r*
内臓条件反射 479*l*
内臓脳 673*l*
内側核 954*r*
内側後頭側頭回 326*r*
内側頭頂葉てんかん 656*r*, 741*l*
内側帯 413*l*
内側部損傷 636*r*
内的異性像 21*r*
内的葛藤 1060*l*

内的葛藤反応 58*r*, 171*r*, **780***r*
内的現実 48*l*
内的抗争反応 780*r*
内的作業モデル 780*r*
内的自我境界 382*l*
内的整合性 541*l*
内的対象表象 252*r*, 738*r*, 1017*l*
内的対象関係論 216*l*
内的対象世界 1039*r*
内的対象喪失 667*r*
内的脱同調 133*r*
内的欲求不満 1049*r*
内的ワーキングモデル **780***r*
ナイトケア 781*l*
ナイトホスピタル 781*l*
内胚葉型 379*l*
内部環境 969*r*
内分泌障害 183*r*
内分泌精神症候群 781*r*, 934*l*
内分泌中枢 153*r*
内閉性 758*r*
内閉相 →裂開相/内閉相
内包前脚 587*r*
内容妥当性 541*l*
内容分析 539*r*, 938*r*
泣き入りひきつけ 46*l*
なぐり描き法 560*l*
ナーシングホーム 782*l*, 967*r*
那須・ハコラ病 683*r*
ナチス強制収容所 229*l*
ナチ断種法 964*r*
Na^+-K^+ポンプ 45*l*
Na^+-K^+ポンプ
 →イオンチャネル
ナトリウムチャネル 168*l*, 837*r*
鉛中毒 **782***r*
ナラティブ **782***r*
ナラティブセラピー 447*r*, 782*r*, **783***l*, 944*l*
ナラティブ・ベイスト・メディスン 447*r*
ナラティブ・ベイスト・メディスン
 →NBM〔ナラティブ・ベイスト・メディスン〕
ナルコティクス・アノニマス〔NA〕 100*l*, **783***r*
ナルコレプシー 54*l*, 128*r*, 212*l*, 467*r*, 488*r*, 522*l*, 547*r*, 549*r*, 551*l*, 554*r*, 556*l*, 709*l*, **784***l*, 789*l*, 791*l*, 792*l*, 858*r*, 1084*r*
ナルシシズム 25*r*, 92*l*, 231*l*, 430*r*, 475*r*, **784***r*, 932*r*, 1063*r*
難治性うつ病 625*r*, 719*l*, 1022*l*
難治性うつ病 →治療抵抗性うつ病
難治性てんかん 741*r*, 1004*l*
難聴 344*l*, 870*l*, 1008*r*, 1009*l*
難聴者の迫害妄想 721*r*, **785***l*

1016*r*
軟膜下多切術 741*r*

ニ

二因子説 700*l*
荷おろし状況 471*l*
荷おろし抑うつ **785***r*, 876*r*
Ⅱ型統合失調症 79*l*
二過程モデル 547*l*
二級症状 64*l*
にぎり反射 296*l*
にぎり反射
 →把握反射〔にぎり反射〕
肉芽腫 370*l*
二元論 529*r*
ニコチン 15*l*, 588*r*, **786***l*
ニコチン酸 842*r*, 948*l*
ニコチン受容体 15*l*
二次加工 **786***l*, 1036*l*, 1038*l*
二次過程 537*r*, 865*r*
二次過程 →一次過程/二次過程
二次感情 176*l*
二次性進行型 684*r*
二次性頭痛 563*r*
二次性ストレス障害 257*l*
二次性全般化部分発作 920*r*
二次性全般化発作 633*r*, 743*r*, 912*r*
二次性徴 411*r*
二次性脳炎 805*l*
二次性副甲状腺機能亢進症 911*r*
二次的自我自律性 386*l*
二次的動因 752*r*
二次的ナルシシズム 784*r*, 865*r*
二次的妄想化 297*l*
西村式知的機能検査〔N式精神機能検査〕 787*l*
二次妄想 62*r*, 178*r*, 623*l*, 1012*r*, 1018*l*
二者関係 372*l*
二者単一性 228*r*
二重回旋状石灰化 561*l*
二重化体験 385*l*
二重記述 787*l*, 933*r*
二重見当識 294*r*, 425*l*, **787***l*, 1015*l*
二重拘束 214*r*, 685*r*
二重拘束 →ダブルバインド
二重拘束説 343*r*
二重拘束論 943*r*
二重作動 124*r*
二重視 404*r*
二重身 404*l*, 648*r*, **787***r*
二重人格 69*l*, 681*l*
二重人格 →多重人格
二重知覚 850*l*
二重帳簿 294*l*
二重盲検試験 44*r*, 315*l*

二重盲検法　**788***l*
二重論理構造　667*r*
二症候群仮説　263*r*,755*r*
二次予防　1012*l*,1050*l*
二次予防　➡予防精神医学
二次利得　431*r*
二次利得　➡疾病利得
二振動体仮説　133*l*
二相狂気　826*r*
二相説　**788***l*
二段階発症説　655*r*
日常生活活動　107*l*
日常生活動作　1074*l*,449*l*
日内変動　95*l*,390*l*,458*r*,689*l*,**788***l*
日内リズム　1033*l*
日中過眠　477*l*
日中眠気過度〔EDS〕　**789***l*
二点解析　1072*l*
ニート　927*r*
ニトラゼパム　322*r*,556*l*
二心　285*r*
二分脊椎　818*r*
二分法　754*l*
日本矯正医学会　229*r*
日本芸術療法学会　888*r*
日本作業療法士協会　363*r*
日本産業ストレス学会　372*r*
日本産業精神保健学会　372*r*
日本失語症学会　121*r*
日本児童青年精神医学会認定医制度　436*r*
日本神経化学会　512*r*
日本神経学会　260*l*,513*l*,790*l*
日本神経心理学会　121*r*
日本精神衛生会　448*r*,598*l*,789*l*
日本精神衛生協会　**789***l*
日本精神衛生連盟　**789***l*
日本精神科病院協会　**789***l*
日本精神神経科診療所協会　**790***l*
日本精神神経学会　513*r*,603*l*,**790***l*
日本精神病院協会　789*l*
日本脳炎　**790***l*,805*l*,846*r*
日本版 WAIS　88*l*
日本版 WMS-R　88*l*
日本版デンバー式発達スクリーニング検査　524*l*
日本臨床神経学会　790*r*
日本老年精神医学会　1089*r*
ニーマン＝ピック病　**791***l*,818*l*,1065*r*
入（出）眠時幻覚　292*l*
入院生活技能訓練療法　104*r*
入院森田療法　622*l*,1024*r*,1025*l*
乳がん　252*l*,936*l*
乳児期　1052*r*
乳児けいれん　89*l*

乳児自慰　420*r*
乳児重症ミオクロニーてんかん　987*l*
乳児スパスムス　639*r*
乳汁漏出　936*l*
乳汁漏出　➡プロラクチン
乳児良性ミオクロニーてんかん　987*l*
乳探索反射　219*l*
乳頭体　673*l*
乳頭浮腫　825*l*
乳房　1017*r*,1039*r*
乳房切除術　610*l*
入眠期過同期　**791***l*
入眠期過同期性 θ 波　264*r*
入眠幻覚　467*r*
入眠困難　880*r*
入眠時幻覚　204*r*,784*l*,**791***l*,807*r*
入眠時心像　791*r*
入眠時体験　**791***l*
入眠障害　556*l*
入眠時レム睡眠期　784*l*,858*l*
入眠早期 REM　54*r*
乳幼児　961*l*
乳幼児観察　**792***l*,916*r*
乳幼児けいれん　**792***l*
乳幼児精神医学　174*r*,649*r*,**792***l*
乳幼児精神発達診断法　839*l*
乳幼児精神保健　922*l*
乳幼児突然死症候群　**793***l*
乳幼児発達検査　886*l*
ニューオブジェクト　**793***l*
ニューモシスチス・カリニ肺炎　98*r*
ニューヨーク縦断研究　195*r*
ニューラルネットワーク　987*l*
ニュルンベルグ綱領　81*r*
ニューロイメージング　805*l*
ニューロイメージング　➡神経画像〔ニューロイメージング〕
ニューロキニン A　369*l*,678*l*
ニューロキニン B　678*l*
ニューロステロイド　➡神経ステロイド〔ニューロステロイド〕
ニューロスフェア　514*l*
ニューロナルセロイドリポフスチノーシス　512*r*
ニューロパチー　987*l*
ニューロビルスレッド　676*l*
ニューロペプチド　➡神経ペプチド
ニューロペプチド Y　522*l*,**794***l*
ニューロン　50*r*,255*l*,271*r*,514*l*,515*l*,516*r*,614*l*,751*l*,**794***l*,967*l*
ニューロン・グリア相関　255*l*
ニューロン新生
　➡神経新生〔ニューロン新生〕

尿失禁　826*r*
尿道下裂　252*l*
尿道性度　**794***l*
尿道性格傾向　573*r*
尿毒症　**794***l*
尿毒症性脳症　350*r*,525*r*
尿崩症　739*r*,**795***l*,857*l*
二卵性双生児　647*r*
二硫化炭素　305*r*
二硫化炭素中毒　**795***l*
任意後見　612*r*
任意後見　➡成年後見制度
任意入院　75*l*,583*r*,604*r*,**795***l*
人間化　198*l*
人間化　➡擬人化
人間学　3*r*,467*r*,828*l*
人間学的現象学　1068*r*
人間学的精神医学　925*r*
人間学的精神病理学　280*r*,**795***l*
人間学的精神療法　**796***l*
人間学派　445*r*
人間関係への嗜癖　222*l*
人間作業モデル　363*r*
認識　797*l*
忍従型　1076*l*
妊娠精神病　**796***l*
妊娠性舞踏病　895*l*
妊娠中毒症　308*l*
妊娠妄想　649*r*,**797***l*
認知改善薬　322*l*
認知改善薬　➡向知性薬
認知科学　396*r*,797*r*,997*l*
認知機能　127*l*,247*r*,798*r*,800*l*,1063*r*
認知機能障害　671*l*,800*l*
認知訓練療法　653*r*
認知行動障害　107*l*
認知行動療法　19*r*,104*r*,219*l*,223*r*,234*r*,328*l*,361*l*,415*l*,419*r*,519*l*,607*l*,621*r*,622*l*,774*r*,953*l*,976*l*,1094*r*
認知行動療法
　➡認知療法〔認知行動療法〕
認知再構成法　801*l*
認知催眠療法　361*l*
認知主義　797*r*
認知症　33*r*,110*l*,111*l*,189*l*,189*r*,196*l*,213*r*,275*r*,276*r*,300*l*,322*l*,325*r*,336*l*,389*r*,414*r*,422*l*,501*l*,526*l*,672*r*,703*l*,716*r*,787*l*,**797***r*,798*r*,804*r*,830*r*,834*l*,1033*l*,1089*l*
認知障害　187*r*,322*l*,517*r*,**798***l*
認知障害発作　605*l*
認知評価尺度　**798***l*
認知神経科学　797*r*,800*l*
認知神経心理学　797*r*

認知心理学　799r
認知的アプローチ　801l
認知的柔軟性　566r
認知的不協和　638l
認知特性　88l
認知能力障害モデル　363r
認知の歪み　945r
認知発達　797l
認知リハビリテーション　800l
認知療法〔認知行動療法〕　562l,
　607l,622r,716l,800l,862l,945r,
　1049r,1071r
認認介護　132r
ニンフォマニア　366r,801r

ヌ

ヌミノーゼ　801r
濡れ衣的な性格の罪責妄想　145l

ネ

NEO〔5因子モデル〕　802l
ネオジャクソニズム　138l,196r,
　987l,997r,998l
ネオジャクソニズム
　➡新ジャクソン学説
ネオヒポクラティズム　418r,802l,
　1079l
ネオペリドール　735l
ネガティブな替え玉錯覚　164l
ネガティブフィードバック　102r,
　906l
ネガティブフィードバックループ
　770r
ネグレクト　215l,333r,368l,434l,
　661l,923l
ネクローシス　514r
ネクロフィリア　➡死体性愛
ネコ海綿状脳症　8l
根こぎつり　785r
根こぎ状態　748r
根こぎ体験　115l
根こぎ抑うつ　802l,876r
猫鳴き症候群　488l,802r
ねずみ男〔症例〕　399l,638l,803l
熱狂者　228l,463l
熱狂者　➡狂信者
熱情　423r
熱情精神病　117r,262l,1085l
熱情犯罪　191l
熱情犯罪者　272r
熱情犯罪者　➡激情犯罪者
熱情妄想　803l
熱情妄想病　917r
熱ショック蛋白質　938l
熱性けいれん　740l,792l,803l

熱性疾患　515l
熱性せん妄　915r
涅槃原則　804l
寝ぼけ　549l
寝ぼけ　➡睡眠時随伴症
眠気　555l,598r,880r
ネルヴィズム　829l
粘液水腫　804l
粘着　182l
粘着気質　195r,573r,586l,663l,
　743l,759r,804r,890r
粘着性　1075l
念力　846l
年齢関連性記憶障害〔AAMI〕
　213r
年齢関連性記憶障害〔AAMI〕
　➡記銘力

ノ

ノー　567r
ノイローゼ　515r
ノイローゼ　➡神経症
脳アミロイドアンギオパチー　26r,
　809l
脳炎　309r,479r,805l,807l,812r
脳回　340l
脳解剖学　166l
脳科学　66l,512r,601l
脳科学　➡神経科学
脳画像〔ブレインイメージング〕
　580r,800l,805l
脳画像解析法　756l
脳画像研究　615l
脳画像法　494l
脳幹　806r,815l
脳幹症候群　806r
脳幹性幻覚　284r
脳幹聴覚誘発電位　➡誘発電位
脳幹網様体　806r,1018r,1025r
脳幹網様体　➡網様体賦活系
能記／所記　438r
脳器質障害　196l
脳器質性疾患　151r,580l
脳器質精神症候群　781r,807l
脳器質精神病　596l
脳器質性障害　743r
脳機能画像　109l,300r,773l,797l,
　805l
脳機能画像検査　568r
脳機能局在論　569r
脳機能調整薬　322l
脳機能調整薬　➡向知性薬
脳内幻覚症　284l,285l,292l,766l,
　806r,807l
脳局在地図　813r
脳局在論　250l,807r

脳局所精神症候群　781r,808l,934l
脳虚血　702l
脳空洞症　808r
脳形成障害　812l
脳形態画像　615r
脳血管障害　26r,276l,276l,422l,
　807l,809l,830l
脳血管性認知症　270r,276l,501l,
　703l,798l,898l
脳血管性認知症　➡血管性認知症
脳血管性パーキンソニズム　898l
脳血管造影　1021r
脳血栓　809l
脳血栓　➡脳血管障害
脳血流　813l
脳血流動態　109l
脳血流量　809l
脳髄黄色腫症　409l,809l
脳研式記銘力テスト　992r
脳構造画像　805l
脳梗塞　63r,276l,309r,487r,809l,
　812l
脳梗塞　➡脳血管障害
脳挫傷　137l,809l
脳死　351l,497l,810l
脳磁図〔MEG〕　185r,513l,594l,
　660r,773l,810l,817l
脳室　812l
脳室周囲帯　413l
脳室周囲白質軟化症　812l
脳室穿破　816l
脳死判定　810l
脳死判定基準　810l
脳出血　26r,276l,309r,809l
脳出血　➡脳血管障害
脳腫瘍　309l,411r,422l,807l,811l,
　812r,830l
脳循環代謝改善薬　313r
脳障害　459l
脳神経倫理学　523l
脳震盪　137l,811l,920r
脳震盪後症候群　811l
脳深部刺激術　587l
脳実質・脳幹損傷　885r
脳性巨人症　241l
脳性小児麻痺　18l
脳性麻痺　344l,812l,840l
脳生理学　949l
脳脊髄液　546l,812l
脳脊髄液減少症　812r,1001l
脳脊髄液減少症　➡鞭打ち症
脳脊髄炎　220l,805l
脳塞栓　➡脳血管障害
脳卒中　809l
脳卒中　➡脳血管障害
脳卒中後うつ病　276l,830l
脳損傷　137l,517l,995l

和文事項索引　ノ－ハ

脳代謝　813*l*
脳地図　813*l*
嚢虫症　813*l*
脳低温管理　1057*l*
脳低温療法　526*l*
脳電位　594*l*
脳電位変動　413*r*
脳電図　816*l*
能動意識　814*l*
能動性／受動性〔分析者の〕　**814***l*, 910*l*
能動的意識　630*r*
能動態　847*l*
能動的対象愛　92*l*
脳動脈硬化　767*l*
脳内アミン　809*l*,**814***l*
脳内アミン〔モノアミン〕　**814***l*
脳内グルコース代謝　947*l*
脳内血腫　810*l*
脳内自己刺激行動　958*l*
脳内シナプス　258*r*
脳内てんかん性発作反射　743*r*
脳内電気活動源　1094*l*
脳内ドーパミントランスポーター（DAT）　42*l*
脳内ドーパミン2受容体遮断　313*l*
脳内ニコチン性アセチルコリンレセプター　931*r*
脳内微小透析法　974*l*
脳内微小透析法　➡マイクロダイアリシス〔微小透析法〕
脳内物質　813*l*
脳内報酬系　119*l*
脳軟膜損傷　885*r*
脳膿瘍　**816***l*
脳波〔EEG〕　35*l*,159*r*,280*l*,297*r*, 321*r*,422*l*,434*r*,513*r*,547*l*,552*r*, 555*l*,580*r*,594*l*,614*r*,615*r*,657*l*, 660*r*,751*r*,773*l*,**816***l*,817*l*,823*r*, 850*r*,949*l*,970*l*
『脳波アトラス』　205*r*
脳波異常　75*r*,911*l*
脳梅毒　521*l*
脳梅毒　➡神経梅毒
脳波強制的正常化　321*r*
脳波記録　911*l*
脳波検査　463*r*
脳波トポグラフィー　773*r*,**817***l*, 851*l*
脳波賦活法
　➡賦活法〔脳波賦活法〕
脳半球　569*l*
脳皮質損傷　885*r*
脳皮質反兆創・脳挫創　885*r*
脳病理学　250*l*,517*l*,1058*r*
脳病理学　➡神経-心理学
脳賦活検査　902*r*

脳浮腫　**817***r*
脳ヘルニア　816*l*,817*r*
脳乏血　811*r*
脳由来神経栄養因子　511*r*
脳由来神経栄養因子
　➡神経栄養因子
脳リソース　930*l*
脳リポイド症　818*l*
脳梁　819*l*,984*l*
脳梁形成不全　818*r*
脳梁欠損　818*l*
脳梁失行　818*l*
脳梁症候群　646*r*,808*l*,818*r*,**819***l*
脳梁無形性　818*r*
脳梁離断術　741*r*
脳梁離断症候　818*r*
脳梁離断症候群　327*l*,819*l*,1064*l*
脳梁離断症候群　➡離断症候群
能力障害　335*l*,449*l*,585*r*
能力障害
　➡社会的不利〔ハンディキャップ〕
ノカルジア症　98*l*
ノセボ効果　923*r*
のぞき　➡窃視症
ノックアウト動物／ノックイン動物　66*l*
ノックアウト動物／ノックイン動物　➡遺伝子改変動物
ノーマライゼーション　476*l*,585*l*, 683*l*,**819***l*
のみ込まれる不安　358*l*,**820***l*
呑み込み　➡体内化〔呑み込み〕
乗り物恐怖　896*r*
ノルアドレナリン　20*l*,344*r*,476*r*, 520*r*,592*l*,614*l*,772*l*,814*r*,815*l*, 1022*r*
ノルアドレナリン〔ノルエピネフリン〕　**820***l*
ノルアドレナリン再取り込み阻害薬　820*r*
ノルアドレナリン作動性・特異的セロトニン作動性抗うつ薬　994*l*
ノルアドレナリン受容体　820*r*
ノルアドレナリン受容体　➡ノルアドレナリン〔ノルエピネフリン〕
ノルアドレナリン神経　708*r*
ノルアドレナリン・ドーパミン再取り込み阻害薬　562*r*
ノルアドレナリントランスポーター　820*r*
ノルアドレナリントランスポーター　➡ノルアドレナリン〔ノルエピネフリン〕
ノルアドレナリン取り込み部位　820*r*
ノルエピネフリン　720*l*,794*l*, 1021*r*

ノルエピネフリン　➡ノルアドレナリン〔ノルエピネフリン〕
ノンバーバル交流　866*r*
ノンバーバル交流
　➡非言語的コミュニケーション／言語的コミュニケーション
ノンパラメトリック連鎖解析　1072*l*
ノンヒューマン環境　198*l*,370*r*, **821***l*
ノンレム〔NREM〕睡眠
　➡レム〔REM〕睡眠／ノンレム〔NREM〕睡眠
ノンレム睡眠　133*r*,200*l*,467*r*, 547*r*,548*l*,548*r*,553*r*,554*l*,816*r*, 958*l*

ハ

把握現象　1070*l*
把握反射〔にぎり反射〕　235*r*,637*l*, 752*r*,**822***l*,960*l*
ハイEE　43*l*
ハイEE　➡EE〔感情表出〕
配位子　➡リガンド〔配位子〕
バイオインフォマティクス　**822***r*
バイオエシックス　57*l*,75*r*
バイオフィードバック　906*r*
バイオフィードバック療法　324*r*, 498*r*,**822***r*,1071*l*
バイオマーカー　615*r*
俳徊　325*r*,456*l*,940*r*
徘徊自動症〔歩行自動症〕　435*r*, 912*l*
徘徊自動症〔歩行自動症〕
　➡自動症
俳徊症〔俳徊癖〕　**823***l*,1023*l*
背外側前頭前野　268*l*,635*l*
背外側前頭前野
　➡前頭前野背外側部
胚幹細胞　44*l*
肺気腫　825*l*
配偶者　960*l*
配偶者からの暴力の防止及び被害者の保護に関する法律（配偶者暴力防止法）　773*l*
配偶者殺人　487*l*
俳句療法　267*l*
俳句・連句療法　267*l*,**823***r*
背景刺激　816*r*,**823***l*
背景感情　176*l*
背景体験の前景化　756*r*
背景波　742*l*
背景抑うつ　202*r*
敗血症　446*l*
肺高血圧症　630*r*
パイ捻ね変換　144*l*

排出 670r, 747l
排除 824l
賠償神経症 824r
ハイスループット実験技術 822r
胚性幹細胞 511l
肺性脳症 825l
排泄孔理論 262r
排泄孔理論 ➡クロアーカ理論
排泄障害 825l
背側性同時失認 383r
背側縫線核 958r
ハイデルベルグ学派 83r, 87l, 197l, 259r, 710r, 825l, 948r, 974l
梅毒 1821r, 819r
梅毒恐怖 826l
背徳症 826l
梅毒性慢性髄膜脳炎 1095r
梅毒トレポネーマ 526l
背内側核 413r
排尿 424r, 794r
排尿困難 826r
排尿失神 427r
排尿障害 826l
排便 424r
バイポーラースペクトラム 643l
バイポーラースペクトラム
➡双極スペクトラム
廃用萎縮 827l
ハイリスク・アプローチ 1050l
ハイリスク者 409r, 827l
ハイリスク新生児〔ハイリスク乳幼児〕 827l
バインディング 653r
バウムテスト 828l
パヴロフ学派 829r
破壊性 ➡攻撃性
破壊的行動障害 302l, 706l
破壊的行動障害
➡注意欠陥および破壊的行動障害
破壊的自己愛組織 1091l
破壊的衝動 97l
破壊欲動 307l
破壊欲動 ➡生の本能／死の本能
破瓜型 411l, 829r, 1035r
破瓜型統合失調症 152l, 829r
ばかばかしさ 945l
破瓜病 168l, 411l, 423r, 650r, 829r, 945l, 1075r
歯ぎしり 464l
歯ぎしり ➡習癖異常
波及性機能抑制 63l
破局の変化 861l
破局反応 830l
パーキンソニズム 315l, 446r, 616r, 672r, 731r, 830l, 926l, 985l, 1081r
パーキンソン症候群 64r, 102r, 480l, 759l, 772r, 830l

パーキンソン症状 629l, 830r
パーキンソン認知症複合 830r
パーキンソン病 15l, 22r, 44l, 166l, 268l, 338l, 345l, 480l, 501r, 511l, 522r, 523l, 530r, 540l, 545l, 555l, 560l, 587r, 614r, 629l, 671r, 693r, 830l, 830r, 832l, 868r, 1022l, 1081r, 1082r, 1084l
迫害感 598r
迫害の罪悪感 354l
迫害不安 252r, 739l, 750l, 902l, 1017r, 1039r
迫害不安 ➡妄想分裂ポジション
迫害妄想 31r, 34r, 534l, 537l, 721l, 776r, 831l, 848l, 862l, 900r, 1012r
白質切截術 1092l
白質切截術 ➡ロボトミー
白質脳症 26r
白質変性症 1086r
白日夢 832l
白痴 882r
博打空想 408l
白昼夢 298l, 831r, 867r, 1074l
漠とした被注察感 245l, 495r
白内障 89r
爆発者 832l
爆発性 174l, 1075l
爆発性言語 153r
爆発反応 296r, 487l, 694r
歯車様固縮 338l, 832l
曝露反応妨害法 234r, 472l, 832r, 976r
曝露法 832r, 924r
曝露療法 778r
励まし 410l
箱庭療法 346r, 832r, 886r, 906r
はさみ〔脚〕歩行 833l
把持 214l, 300l
把持 ➡保持〔把持〕
麻疹 978l
麻疹ウイルス 570r
恥の文化 669r
パーシャルアゴニスト〔部分作動物質〕 ➡アゴニスト〔作動薬〕
播種性血管内凝固症候群 82l
派出看護 959l
場所見当識 833l
場所見当識障害 833l
場所の失認 383l, 652l
パスカル・サッテル法 954r
バースト ➡群発(波)〔バースト〕
バーストサプレッション 264r
バーストサプレッション
➡群発(波)〔バースト〕, サプレッションバースト
パス法 256l
派生現象 294l

派生的錯読 364r
長谷川式簡易知能評価スケール 389r, 799l, 834l
バセドウ病 310l
バセドウ病 ➡甲状腺機能亢進症
パーソナリティ 201l, 210l, 508l, 572l, 921r, 1052l
パーソナリティ ➡人格
パーソナリティ・アセスメント 508l
パーソナリティ形成 991l
パーソナリティ検査 542l, 834l
パーソナリティ構造 223r
パーソナリティ構造質問票
➡IPO〔パーソナリティ構造質問票〕
パーソナリティ構造論 712r
パーソナリティ障害 60r, 93l, 118l, 139l, 183r, 235l, 324l, 384r, 412r, 450l, 468l, 580l, 602l, 680r, 731l, 834r, 870l, 874l, 898r, 978r, 1014r, 1075r
パーソナリティ障害診断法 835r
パーソナリティ特性 539l
パーソナリティ反応 171r
パーソナリティ(人格)変化 573l
パーソナリティ理論 3r, 338r
パーソナリティ論 319l
バソプレシン 1r, 397l, 413r, 520r, 795l
パーソン・センタード・カウンセリング(PCC) 249r
パーソン・センタード・セラピー(PCT) 249l
バタードウーマン 864r
バタードウーマン
➡被虐待女性症候群
パターナリズム 835l
はたらき療法 574l
パターン 836r, 904l
パターン逆転 212r, 836l, 904l
パターン的理解 837l
パターン反転刺激 1034r
破綻酩酊 1004r
バーチ 1055r
八ヵ月不安 122r, 567r, 837l, 941r
発育異常型 837r
発育不全型 195l, 663l
発汗 624r
発汗恐怖 214r
白血病 677r
発語失行 301l, 306l, 336l, 422r, 426l, 745l, 934r
発語失行 ➡失構音
ハッシッシュ 673l
ハッシッシュ ➡大麻
発射〔放電〕 837r

発症状況論　877*l*
発症リスク　28*l*,105*r*
発振　607*r*
発生因　463*l*
発生回避　1050*l*
発声障害　221*r*
発生の認識論　860*l*
発生的了解　76*r*,177*l*,**838***l*,1069*l*
発生的類型論　573*r*
発生 - 発達論　123*r*
発生率〔発症率〕　101*l*,1035*l*
発生率〔発症率〕
　➡疫学的精神医学
発生率減少　1050*l*
発生論　971*l*
発生論の観点　601*r*,838*r*
発達課題　212*r*,611*r*
発達検査　**838***r*
発達指数　839*l*,886*l*
発達指数　➡発達検査
発達指標　**839***l*,882*l*
発達障害　14*r*,65*l*,87*r*,315*r*,344*l*,
　368*l*,432*r*,437*l*,442*r*,443*l*,486*l*,
　513*l*,717*l*,770*l*,827*r*,**839***l*,840*r*,
　841*l*,852*r*,918*r*
発達障害者支援センター　**840***l*
発達障害者支援法　159*l*,840*l*,**840***r*
発達心理学　361*r*,859*l*,886*l*,886*r*
発達性協調運動障害　**840***r*
発達性言語障害　1055*l*
発達性失語　841*l*,869*l*
発達性失読失書　**841***l*
発達性読字障害　429*l*
発達性読み書き障害　841*r*
発達性読み書き障害
　➡発達性失読失書
発達遅滞　839*l*
発達年齢　886*l*
発達の3段階説　886*r*
発達のマイルストーン　839*l*
発達の里程表　839*l*
発達モデル　34*r*
発達理論　1052*l*
発動性欠如　637*l*
発動性欠乏　433*r*,440*l*
発熱　624*r*
発熱療法　716*r*,983*r*,1095*r*
発熱療法　➡マラリア療法
発病危険率〔発症危険率〕　101*l*
発病危険率〔発症危険率〕
　➡疫学的精神医学
発病期臨界期　1071*r*
発病状況論　477*r*
発病予防　28*l*
発明妄想　340*l*,440*l*,**841***l*,1012*r*
抜毛癖〔抜毛症〕　464*l*,487*l*,**842***l*
発揚気質　659*l*

発揚者　332*r*,**842***r*
発話　288*l*
バトー症候群　731*l*
パトゾフィー　83*l*
ハートナップ病　26*l*,**842***r*
パニック　154*r*,255*l*,**842***r*
パニック障害　96*l*,104*r*,331*l*,497*r*,
　531*l*,843*r*,844*l*,896*r*,903*l*,903*r*,
　966*r*,1041*l*
パニック障害〔概念史〕　**843***l*
パニック障害〔生物学〕　**843***r*
パニック障害〔精神分析〕　**844***l*
パニック症状　843*l*
パニック発作　843*l*,843*r*,844*l*,
　943*r*
ハノイの塔　734*r*
場の理論　462*l*,1049*l*
母　240*r*
母親　16*r*,38*l*,122*r*,231*l*,485*l*,889*l*,
　902*l*,904*l*,941*l*,944*r*,959*r*,961*l*,
　963*r*,1039*r*,1047*r*,1050*l*
母親　➡母性
母親コンプレックス　352*r*
母親面接　325*l*
羽ばたき振戦　179*r*,825*l*,**844***r*
母のペニス　908*r*
バビンスキー型病態失認　855*r*,
　891*l*
バビンスキー徴候　845*l*
バビンスキー＝ナジョット症候群　
　118*r*
バビンスキー反射　548*r*,844*r*,**845***l*
ハーフウェイハウス　707*r*,967*l*
ハーフウェイハウス　➡中間施設
バブキン反射　296*l*
パペツの回路　808*r*
ハミルトンうつ病評価尺度　304*r*,
　705*r*,**845***r*,887*r*
ハミルトン不安評価尺度　**845***r*
ハムレット〔症例〕　**846***l*
場面緘黙　344*l*
場面緘黙
　➡選択性緘黙〔場面緘黙〕
場面無言症　999*r*
パラサイコロジー　**846***r*
ハーラー症候群　999*l*
ハーラー症候群　➡ムコ多糖症
ハラスメント　618*l*,851*l*
パラソムニア　212*l*
パラソムニア　➡睡眠時随伴症
パラタクシックなゆがみ　847*l*
パラトニア　**847***l*
パラノイア　39*r*,136*l*,151*r*,164*r*,
　231*r*,232*r*,330*r*,434*l*,537*l*,663*r*,
　711*l*,761*l*,776*r*,831*r*,**847***r*,917*r*,
　952*r*,962*r*,981*r*,1010*l*,1014*l*,
　1023*l*,1085*l*

パラノイア性嫉妬妄想　430*l*
パラノイア性精神病　956*l*
パラノイア性体質　956*l*
パラノイア問題　1058*r*
パラノイド・スキゾイド態勢　
　1017*r*
パラノイド・スキゾイド態勢
　➡妄想分裂ポジション
パラフィリア　620*r*,977*r*
パラフィリア　➡性嗜好異常
パラフレニー　239*r*,703*l*,**848***l*,
　879*r*,1015*r*
パラメトリック連鎖解析　1072*l*
バリアフリー　819*r*
バリズム　464*l*
バリスムス　545*l*
バリスムス　➡錐体外路症状
バリノー症候群　806*r*
パリ・フロイト派（EFP）　1053*r*,
　1054*l*
バリントグループ　848*r*,**849***l*
バリント症候群　383*r*,393*l*,646*r*,
　763*l*,**849***l*
ハルシオン　315*r*
ハルビオン　971*l*
バルビタール　971*l*
バルビツール化合物　579*l*
バルビツール酸系薬物　331*l*
バルビツール酸誘導体　306*r*
バルビツール類　588*r*
バルビツレート系睡眠薬　556*l*
バルプロ酸（VPA）　206*r*,217*r*,
　306*r*,322*r*,452*l*,625*l*,770*l*,**849***l*
ハルマリン　944*r*
ハルミン　944*l*
パレイドリア　**850***l*,1012*r*
ハレルホルデン＝シュパッツ病　
　850*l*
ハロキサゾラム　556*l*
パロキセチン　709*r*,**850***r*
ハロペリドール　312*r*,605*r*,776*l*,
　1028*r*,1032*l*
ハロマンス　735*l*
パロール　135*l*,317*r*
ハワイ宣言　581*l*
パワースペクトル　**850***r*,948*l*
パワースペクトルマップ　851*l*
パワーハラスメント　7*l*,211*l*,372*r*,
　851*l*
犯意　897*r*
半陰陽　609*r*,**851***l*
汎下垂体機能低下症　446*l*
半球間相互抑制仮説　855*l*
半球優位性　647*l*
半球離断術　741*l*
反響言語　334*r*,353*r*,698*r*,851*r*,
　1005*l*
反響言語　➡反響現象

反響現象　851r
反響症状　851l,1005l
反響動作　353r,851l,1005l
反響動作　➡反響現象
反抗期　852l
半構造化面接　43l,88l,536l,559l
半構造化面接
　➡構造化面接/半構造化面接
反抗挑戦性障害　302l,706l,706r,
　852r
瘢痕てんかん　137l
瘢痕てんかん　➡外傷てんかん
犯罪学　448l,853l,1019l,1048l,
　1058r
犯罪学会　854l
犯罪行為　493l
犯罪社会学　853l,853r
犯罪者学　853r
犯罪少年　160r
犯罪身体学　853r
犯罪心理学　13l,853l,853r
犯罪人類学　853r,1094r
犯罪生活曲線　1048l
犯罪精神医学　87l,853l,1048l
犯罪精神病理学　853l,853r
犯罪生物学　853r,1048l
犯罪双生児　853r
犯罪被害者基本法　215l
犯罪病理学　853l
反射　982l
反社会性パーソナリティ障害　140l,
　166l,174l,302l,450l,597r,826l,
　870l,926l,993l
反社会性パーソナリティ障害
　➡非社会性パーソナリティ障害
反社会的の行動　597r
反射弓　582r
反射幻覚　203r,284r
反射幻覚　➡機能幻覚
反射性交感神経性ジストロフィー
　535l
反射性てんかん発作　854l
反射性瞳孔強直
　➡アーガイル・ロバートソン症状
反射性瞳孔硬直　7l
反射てんかん　854l
反衝損傷　810l
反ショック相　567l,623l
汎-神経症　198l,224l
反芻　464l
反芻処理　734r
反芻性障害　58r,498l
反省除去　1090l
反復精神医学　854l,1078r
汎性投射系　1018r
ハンセン病　165l,370l
半側空間失認　672l,854l

半側空間失認　➡半側空間無視
半側空間無視　517l,707l,763l,
　854r
半側身体失認　534r,707l,855r
半側性身体失認　855r
半側無視　646r,706r,892l
阪大式老人用知能テスト　787l
反対物への逆転　401l
阪大法　1093r
ハンター症候群　999l
ハンター症候群　➡ムコ多糖症
判断能力　497r
パンチドランク症候群　960l
範疇的態度　274l,348l,427l
反跳現象　556r
反跳性不安　331l
反跳性不眠　331l,855r
ハンチントン病　68l,434l,522r,
　523l,545l,629l,671r,776l,856l,
　868r,888r,894r,895l,970r
ハンディキャップ　➡社会的不利
　〔ハンディキャップ〕
汎適応症候群　542r,623l,856l
反転できる展望　861l
反動型　573r
反動形成　856r,956l
ハンド＝シューラー＝クリスチャン
　病　857l
万能　295r
万能感　638l
反応性愛着障害（RAD）　485l,
　864r
反応性うつ病　148r,267l,857l
反応性精神病　857r
反応性パラフレニー　703l
万能体験　354l
反応悲哀　778l
反応妨害法　832l
反応抑制障害　637r
汎-不安　198l
反復　858r
反復拮抗運動不能　428r
反復強迫　340r,404l,613r,625r,
　735l,804l
反復強迫〔精神分析〕　858l
反復強迫〔ラカン〕　858r
反復強迫抵抗　728r
反復言語　669r,698r,759l
反復言語　➡同語反復
反復行動　233r
反復語唱　338l
反復手術　405r
反復睡眠潜時テスト〔MSLT〕
　858l
反復性うつ病障害　778l
反復性過敏症　456l,548l
反復性孤発性睡眠麻痺　549r

反復性短期うつ病性障害　859l
反復性発話　355l
反復プライミング　923l
反復夢　1038l
半盲思考　859l
半盲　414r

ヒ

悲哀　203r,246r,423r,859l
悲哀感　93l
比IQ　701l
被愛・結婚妄想　797l
悲哀精神病　1066r
悲哀等価物　489l
悲哀の仕事　907r,1023l
悲哀の仕事　➡喪の仕事
悲哀不能　859r
悲哀不能性　471l
被愛妄想　117r,340l,1085l
ピア・カウンセリング　143l
ピア・サポート　105l,541r
ヒアリング・ボイス　285l
被暗示性　37r,860r,875r
秘因性　777l
被影響感　97r,539l
被影響体験　63r,385r,630r
被影響妄想　98l
PANSS　➡陽性陰性症状評価尺度
　〔PANSS〕
BNSけいれん　➡ウェスト症候群
P-Fスタディ　860r
PMR　➡光筋原性応答〔PMR〕
被害関係妄想　172r
被害者学　861l
被害者支援　861l
被害者の権利運動　861r
被害の体感幻覚　661r
被害念慮　320r
被害妄想　33l,72l,144r,149r,205r,
　440r,465r,623l,665l,751l,831l,
　842l,861r,1003l,1012r,1016r
被害妄想病　144r,831r,986l
非潰瘍性消化不良　63l
非可逆認知症　798l
被殻　629l
比較精神医学　261l,448l,862r,
　1055r
比較精神医学　➡比較文化精神医学
比較精神療法学　117l,862l
比較文化精神医学　862l,862l
光遺伝学技術　66l
光過敏性てんかん　854l,863l
光感受性てんかん　863l
光筋原性応答〔PMR〕　863l
光駆動　863r
光刺激賦活法　911l

和文事項索引　ヒ

光刺激賦活法
　➡賦活法〔脳波賦活法〕
光照射療法　➡高照度光照射療法
光治療　551*l*
光突発反応〔PPR〕　854*l*,**863***r*
光トポグラフィー　109*l*,773*r*
光ミオクロニー反応　863*r*,864*l*
光療法　310*r*
光療法　➡高照度光照射療法
被観察乳児　400*l*
ひきこもり　80*r*,126*l*,158*r*,218*l*,563*l*,613*l*,662*l*,719*r*,**864***l*,919*l*,927*r*,1040*l*
非器質性認知症状態　154*l*
被虐待愛　368*l*
被虐待児　929*l*
被虐待児症候群　**864***r*
被虐待女性症候群　864*l*
備給/脱備給　667*r*,**865***l*
PQS〔精神療法過程Qセット〕　**865***r*
非協力ゲーム理論　281*l*
ピクノレプシー　**866***l*
非系統性統合失調症　**866***l*,1074*r*,1079*l*
非けいれん性てんかん重積　98*l*,549*r*,641*r*,744*l*,966*r*,1086*l*
非けいれん性電気刺激療法　745*l*
非ケトン性高グリシン血症　642*l*
非幻覚性妄想病　981*r*
非言語的コミュニケーション/言語的コミュニケーション　**866***r*
非言語的接近法　906*r*
非言語的知能検査　539*l*
非現実化　11*l*
非現実化　➡アクロポリス体験
非現実感　11*l*,638*l*,**867***l*
非現実思考　**867***r*
被験者分散　316*r*
非行　493*l*,661*l*
鼻腔持続陽圧呼吸　551*l*
非拘束処遇　882*r*
P50　➡事象関連電位
非古典的躁病　68*r*
微細脳器質性格変化症候群　154*l*
微細脳機能障害　706*l*
微細脳機能障害
　➡注意欠如・多動性障害〔ADHD〕
微細脳損傷　706*l*
ピサ症候群　**868***l*
非三環系抗うつ薬　314*l*
P300　➡事象関連電位
PGO波　**868***l*,1037*l*
非自我　382*l*
非指示的　1090*r*
非指示的精神療法　249*l*
非指示的精神療法

➡クライアント中心療法
非指示的な態度　143*r*
ヒシチジン尿症　26*l*
皮質拡延性抑制　626*l*
皮質下失語　**868***r*
皮質下認知症　184*l*,781*l*,856*l*,**868***r*,894*r*
皮質基底核変性症　675*r*,**869***l*
非失語性言語障害　**869***l*
非失語性呼称障害　869*l*,**869***r*
非失語性命名錯誤　869*r*
皮質失語　869*l*
皮質人　531*l*
皮質性健忘　189*r*
皮質性色盲　327*l*,655*r*
皮質性小脳萎縮症　616*r*
皮質性聴覚障害　656*r*
皮質-線条体-淡蒼球-視床-皮質回路　276*l*
皮質線条体路　545*l*
皮質投射　1021*l*
皮質・皮質下回路　808*l*
皮質網様体路　545*l*
皮質髄　40*l*,**869***r*,891*r*
皮質聾　40*l*,656*r*,**870***l*,892*l*
非自発的・強制入院　795*r*
自発的治療　821,579*r*
非社会性パーソナリティ障害　597*r*,**870***l*
微小管付随蛋白質　676*l*
微小再燃　653*r*
微小透析法　➡マイクロダイアリシス〔微小透析法〕
非小脳性構音障害　282*r*
微笑反応　122*l*
微小妄想　**870***r*,1013*l*
ヒスタミン　167*r*
ヒスタミン（H）受容体　127*l*
ヒステリー　40*r*,133*l*,140*r*,141*r*,158*l*,341*r*,376*r*,400*r*,427*r*,433*l*,453*l*,464*r*,500*r*,516*l*,591*r*,592*r*,715*r*,774*l*,775*l*,845*l*,865*l*,873*r*,874*l*,874*r*,875*r*,892*r*,931*r*,932*r*,940*r*,956*l*,957*l*,1074*l*,1075*r*
ヒステリー〔精神医学史〕　**871***l*
ヒステリー〔シャルコー，ジャネ，フロイト〕　**871***r*
ヒステリー〔ラカン〕　**872***l*
ヒステリー〔診断学，分類学〕　**873***l*
ヒステリー意志装置　260*r*
ヒステリー解離型　516*l*
ヒステリー球　873*l*,**873***r*
ヒステリー者の語らい　873*l*
ヒステリー習慣　260*r*
ヒステリー人格　**873***r*

ヒステリー性格　118*l*
ヒステリー性健忘　300*l*,506*l*
ヒステリー性昏迷　74*l*,353*r*
ヒステリー性神経症　118*l*,873*l*
ヒステリー（性）精神病　**874***l*
ヒステリー性認知症状態　154*l*
ヒステリー性パーソナリティ　118*l*,292*r*
ヒステリー性不安　158*l*
ヒステリー性偏執狂　159*r*
ヒステリー性発作　54*r*,154*r*
ヒステリー性矇昧症　999*r*
ヒステリーてんかん　875*l*
ヒステリーてんかん
　➡ヒステロエピレプシー
ヒステリー転換型　516*l*
ヒステリーの転換症状　191*r*
非ステロイド系消炎鎮痛薬　73*l*
ヒステロエピレプシー　871*l*,**874***l*
ヒストプラズマ症　
非生産的思考貧困性躁病　349*r*
被窃盗妄想　751*l*
非宣言記憶　71*l*,111*l*,628*l*,720*l*
非前庭性めまい　1009*r*
ヒ素　305*r*
被造者感情　801*r*
ひそめ眉　388*r*,**875***l*
ピーターパン症候群　**875***l*
ビタミン欠乏症　716*l*
ビタミンB₁（サイアミン）欠乏　347*r*
左縁上回　762*r*
左手の失行　1064*l*
左頭頂葉　312*r*,427*l*
左片麻痺　891*r*
悲嘆　257*l*,444*r*,859*r*,875*r*
悲嘆カウンセリング　875*r*
悲嘆ケア　589*r*
ヒダントイン誘導体　306*r*
悲嘆の仕事　875*r*
悲嘆反応　**875***l*
ピチアチスム　845*l*,**875***r*
非陳述(非宣言)記憶　71*l*,111*l*,291*l*,628*l*,720*r*
筆記反響　769*r*
ピック嗜銀球　33*l*,676*r*,876*l*
ピック病　71*r*,170*l*,257*r*,670*l*,675*r*,676*r*,759*l*,808*r*,**876***l*,1095*l*
引越し抑うつ　**876***l*
引っ込み思案　485*r*
必須アミノ酸　776*l*
否定〔フロイト，ラカン〕　**877***l*
BDI
　➡ベックうつ病評価尺度〔BDI〕
PTSD〔外傷後ストレス障害〕　**877***r*
BDNF〔脳由来神経栄養因子〕

➡神経栄養因子
非定型欠神　277r, 639l, 1086l
非定型欠神発作　98l, 740r
非定型異常酩酊　1004r
非定型うつ病　456l, 482l, 764r, **878**r, 966l, 1022l
非定型抗精神病薬　5r, 671l, 680l
非定型抗精神病薬
　➡第二世代抗精神病薬〔SGA〕
非定型自閉症　329l
非定型精神病　54l, 96l, 197r, 219r, 250l, 350l, 365l, 365r, 456r, 471l, 588l, 754l, 828r, 866r, 874l, **879**l, 902r, 951r, 952r, 990l, 998r, 1070r, 1074r, 1079l, 1097r
非定型的(躁)うつ病　197r
非定型統合失調症　879l, 942r
非定型妄想性障害　1014r
否定の認知　945r
否定・不死妄想　511l
否定妄想　241l, 340l, 870r, 915r
否定妄想　➡コタール症候群
ビデオゲームてんかん　863l
ビデオゲームてんかん
　➡光感受性てんかん
非同期　751l
P糖蛋白　879l, 1028r
非同調型（フリーラン型）　880l
非同調型（フリーラン型）睡眠・覚醒候群
　➡非24時間睡眠・覚醒症候群
人嫌い　➡嫌人症
人嫌ひ　297l
非特殊核群　412l
被毒妄想　301l, 862l
ヒトゲノム　67l, 68l, 522l
ヒトゲノム
　➡ゲノム〔ヒトゲノム〕
ヒトゲノムコピー数多型　68l
ヒトゲノムプロジェクト　279l
人みしり　567r, 837r, **880**l
ヒト免疫不全ウイルス　98l, 99l, 570r
独り遊び　15r
非24時間睡眠・覚醒症候群　134l, 391l, **880**l
否認　82r, 221r, 252r, 295r, 533r, 650l, 764r, **881**l, 892l, 1018l
ひねくれ　442l, 756r, **881**l, 1096l
ビネー式知能検査　594r, 701l, **882**l
ビネー・シモン式知能検査　881r
ビネー・シモン知能測定尺度　882l
疲憊期　856r
批判的な親　102l
PPR　➡光突発反応〔PPR〕
BPRS　**882**r
BPSD

➡行動心理学の症候〔BPSD〕
皮膚異常感覚　883l
皮膚寄生虫妄想　297l, **883**l, 1016r
皮膚寄生虫妄想症　525r
皮膚筋炎　**883**r
被覆法　36l
皮膚血流調整　906l
皮膚硬化　236r
皮膚コンダクタンス反応　593r
ヒプスアリスミア　89l, **884**l
皮膚潮紅　167r
皮膚電気活動　593r, 884l, 970l
皮膚電気活動　➡皮膚電気反射
皮膚電気反射　615r, **884**l
皮膚粘膜眼症候群　315l
BEHAVE-AD　**884**r
疲弊感　148r
疲弊期　623r
ヒベルパチー　414r, **884**l
非ヘルペス性辺縁系脳炎　950r
非ベンゾジアゼピン系抗不安薬　330r
非ベンゾジアゼピン系抗不安薬
　➡抗不安薬
非暴力的財産犯　307r
ヒポクレチン　128l
ヒポコンドリー　**885**l
ヒポコンドリー　➡心気症
ヒポコンドリー性基調　515l, 775l, **885**l, 1024r
肥満（症）　70l, 677r, **885**l, 1082l
肥満型　663l
びまん性軸索損傷　**885**r
びまん性レビー小体病　1081l
びまん性レビー小体病
　➡レビー小体型認知症
憑依　221l, 69l, 120r, 203l, 226l, 453l, 681r, **886**l
憑依感応型　184l
憑依現象　455r, 887l
憑依障害　**887**l
憑依状態　385l
憑依精神病　455l
憑依妄想　98l, 455l, **887**l, 1013l
病因　891l
病院症　963l
病院症　➡ホスピタリズム
病因的中間節　973r
病院内寛解　81l
病院放浪者　993r
描画　101l
評価尺度　43l, **887**r, 946l
評価法　101l
描画法　106r, 834r
病感　267r, **888**l, 889l
病機序的　896l
表現学　253l

表現型　119l
表現精神病理学　**888**l, 928l
表現促進現象　776l, 856l, **888**l, 970r
表現属性　971r
表現的アプローチ　37l
病識　18r, 249l, 267r, 481l, 579r, 888l, **888**l
標識リガンド　947l
病弱児　81l
表出型精神療法
　➡精神分析的精神療法
表出（型）失語　935l
表出（型）失語　➡ブローカ失語
表出障害　892l
表出性言語障害　841l
表出性精神療法　602l
標準意欲評価法　22r
標準刺激　990l
標準練習　502l
表象　290l, 441l, 797l, 824l, 865l, 1017l
表象〔精神病理学〕　**889**l
表象〔精神分析〕　**889**r
表象可能性の顧慮　1038l
表象障害説　855l
表象世界　667l
表象世界論　889r
表象代理　441l
病相頻発型気分障害　1056l
病跡学　82r, 111r, 117l, 457r, 650l, 847l, 888r, **890**l, 1030r, 1094l
病前性格　195r, 463l, 494r, 566l, 689r, 778r, **890**r, 981l
病像　891l
病相〔エピソード〕　59l, 470l, **891**l
病像形成の／病像成因の　424l, 681l, **891**l, 896l
表層失読　429r
病像成因の　424l, 681l, 896l
病相性精神病　1079l
病巣切除術　741l
病相頻発型気分障害
　➡ラピッドサイクラー
病態失認　40l, 672l, **891**l
病態診断法　886l
病態心理学　58l, 1066r
病態水準　**892**l
評定者間信頼性　541l
評定者内信頼性　541l
病の意識　937l
病の意識性　428l
病の確信　481l
病の幾何学主義　46r, 295l, **892**l, 893l
病の共生　371l
病の恐怖　633r

和文事項索引　ヒ-フ

病的空腹感　251*l*
病的興奮　486*l*, 582*r*
病的合理主義　893*l*
病的嫉妬　124*l*, 429*r*
標的症状　45*l*
病的窃盗　459*r*
病的旅　1071*l*
病的旅　➡旅行精神病
病の中毒　32*r*
病的賭博　80*r*, 100*l*, 218*r*, 487*l*, **893***l*
病的悲嘆　257*l*
病的放火　957*r*
病的酩酊　32*r*, **893***r*, 912*r*, 1004*r*, 1019*l*
病的欲動　1046*l*
平等に漂う注意　107*r*, 269*l*, 465*l*, 603*l*, **894***l*, 933*l*
病賦形的　896*l*
病名告知　75*r*, 110*r*, **894***l*
表面筋電図　244*l*
表面妥当性　766*l*
病理の組織化　558*l*
漂流説　757*r*
日和見感染　98*r*, 99*l*
日和見感染症　524*l*
ヒョレア　895*l*
ヒョレアアカントサイトーシス　**894***r*, 895*l*
ヒョレア症候群　271*r*, **895***l*
ピラセタム　322*l*
非流暢失語　672*r*, 1067*r*
非流暢失語　➡流暢性失語
非流暢性発話　372*l*
ビリルビン　812*l*
ビルドアップ　**895***r*
ビルビン酸代謝異常症　760*l*
広場恐怖　214*r*, 237*l*, 832*r*, 843*r*, **896***l*, 903*l*, 924*r*
頻回手術症
　➡頻繁手術症〔頻回手術症〕
敏感関係妄想　147*l*, 172*r*, 711*l*, 724*r*, 777*l*, **896***r*, 897*l*, 1016*r*
敏感者　415*l*, **897***l*
敏感性格　896*r*
敏感精神病質　897*l*
敏感性発展　508*r*
ピンクスポット　**897***l*
ヒンクリー事件　**897***l*
貧困不安　299*r*
貧困妄想　870*l*, **897***l*, 1012*r*, 1013*r*
ビンスワンガー病　868*r*, **898***l*
頻尿　826*r*
頻繁手術症〔頻回手術症〕　**898***r*

フ

ファジー理論　525*l*

ファブリー病　818*l*
ファミリーロマンス　**899***l*
ファール症候群　900*l*
ファルス　108*r*, 240*r*, 690*l*, **899***r*
ファルス化　872*r*
ファルス享楽　1045*r*
ファール病　900*l*
不安　23*l*, 44*l*, 73*l*, 93*l*, 93*r*, 122*l*, 169*l*, 206*l*, 220*l*, 230*l*, 270*l*, 299*r*, 401*l*, 430*r*, 485*r*, 516*l*, 525*r*, 556*r*, 622*l*, 624*l*, 633*l*, 638*r*, 732*r*, 764*r*, 775*l*, 832*l*, 843*l*, 845*r*, 896*r*, 919*l*, 1050*r*
不安〔現象学〕　**900***r*
不安〔精神分析〕　**901***r*
不安〔脳科学〕　**902***l*
不安蹉跌　349*l*
不安階層表　270*l*
不安学説　93*r*
不安緊迫感　1013*r*
ファンクショナル MRI
　➡fMRI〔機能的 MRI〕
不安‐啓示精神病　902*r*
不安‐恍惚精神病　101*l*, 249*l*, 879*r*, **902***r*, 1074*r*
不安‐恍惚妄想病　902*r*
不安障害　104*l*, 163*r*, 209*r*, 217*r*, 234*r*, 237*l*, 330*r*, 350*l*, 503*l*, 516*l*, 668*r*, 902*r*, **903***l*, 918*l*, 924*r*, 962*l*, 976*r*
不安‐焦燥型うつ病　272*l*
不安神経症　93*l*, 127*l*, 165*r*, 294*r*, 372*r*, 516*r*, 518*l*, 843*r*, 844*l*, **903***r*, 906*l*, 919*l*, 943*l*
不安信号　903*r*
不安信号論　844*l*
不安水準　112*r*
不安性退行期精神病　664*l*
不安性パーソナリティ障害　139*l*
不安性パーソナリティ障害
　➡回避性パーソナリティ障害
ファンタジー　298*l*
不安挑発的精神療法　689*l*
不安等価物　489*l*
ファントム棘・徐波　1089*l*
ファントム棘・徐波
　➡6Hz 棘・徐波
ファントム空間　**904***r*
ファントム短縮　756*r*
不安の根源の様式　436*r*
不安ヒステリー　127*l*, 872*l*, **906***l*
不安‐防衛論　123*r*
不安発作　903*r*, 919*l*, 1041*r*
不安夢　121*l*
不安論　933*l*
フィードバック　104*l*, 258*l*, 632*l*, 733*l*, **906***l*, 906*r*

フィードバック制御　906*r*
フィードフォワード　632*l*, **906***r*
フィブリン遺伝子　984*r*
FIRDA〔前頭部間欠律動性デルタ活動〕　➡IRDA
フィロパティズム　201*l*, 848*l*
風景構成法　267*l*, **906***r*
風疹　634*l*
風疹ウイルス　634*l*
封入性
　➡インクルーデンツ〔封入性〕
夫婦療法　**907***l*
フェティシズム　48*l*, 459*r*, 578*l*, 610*l*, 610*r*
フェティシズム〔精神分析〕　**908***l*
フェティシズム〔ラカン〕　908*r*
フェティシズム〔犯罪精神医学〕　**909***l*
フェティッシュ　699*l*, 908*r*
フェーディング　23*l*
フェニトイン（PHT）　322*r*
フェニルアミノプロパン　148*r*, 149*r*
フェニルアラニン　20*l*, 26*l*
フェニルケトン尿症〔PKU〕　26*l*, 529*r*, 595*r*
フェニルケトン尿症〔PKU〕
　➡アミノ酸代謝障害
フェニルメチルアミノプロパン　148*r*, 149*r*
フェノチアジン　207*l*
フェノチアジン誘導体　526*l*
フェノバール（PB）　322*r*
フェルト・シフト　910*r*
フェルト・センス　910*r*
フェレンツィ的態度　124*l*, 933*l*
フェレンツィ的治療態度　710*r*, 814*l*, **910***l*, 1097*l*
フェンサイクリジン（PCP）　286*l*, 360*l*, 581*r*, 1020*r*
フェンサイクリジン〔フェンシクリジン〕　➡細胞内情報伝達系
フェンシング恣位　417*l*
フォーカシング　249*r*, **910***r*
フォーカシング簡便法　910*r*
フォーカシング指向精神療法　910*r*
フォークト＝小柳‐原田病　**910***r*
フォスターケア
　➡里親制度〔フォスターケア〕
フォスファチジルイノシトール2リン酸　1073*r*
フォスフォジエステラーゼ
　➡細胞内情報伝達系
フォスフォジエステラーゼ（PDE）　356*l*, 360*l*
フォトン仮説　199*l*
フォーマルケア　358*r*

1315

和文事項索引　フ

フォールディング　938*l*
不穏　325*r*
フォン・ヒッペル＝リンダウ病　969*l*
孵化　228*r*, 941*l*
不快気分　176*r*, 207*r*, 211*l*
不快原則　131*l*
不快原則　➡快感原則／現実原則
不快躁病　68*r*, 349*r*, 647*l*
不確縫線核　958*r*
不可知論　617*r*
賦活再燃現象　653*r*
賦活再燃現象　➡添え木療法
賦活再燃認知療法　654*l*
賦活症候群　315*r*, 622*l*
賦活症候群　➡アクティベーション症候群〔賦活症候群〕
賦活睡眠　1082*r*
賦活睡眠　➡レム〔REM〕睡眠／ノンレム〔NREM〕睡眠
賦活法〔脳波賦活法〕　**911***l*
不感症　➡不能症／不感症／冷感症
不完全寛解　169*r*, 581*l*
不機嫌　211*l*
不機嫌症　321*r*
不機嫌躁病　**911***r*
不起訴　199*r*
不規則性棘・徐波複合　277*r*
不気味体験　1013*r*
フーグ　632*l*, 1078*l*
復元　92*r*
復元　➡打ち消し
副交感神経　14*r*, 502*l*
副交感神経系　1083*l*
複合幻覚　1040*r*
複合幻視　454*l*
副甲状腺機能亢進症　**911***r*
副甲状腺機能低下症　734*l*, 900*l*, **912***l*
副甲状腺ホルモン（PTH）　198*r*, 911*l*, 912*l*
複合波　98*l*, 238*l*
複雑音声チック　123*r*, 504*l*
複雑型熱性けいれん　804*l*
複雑性幻覚　284*r*
複雑性幻視　292*l*
複雑性幻聴　299*l*
複雑性チック　698*l*
複雑性PTSD　136*l*, 865*l*
複雑部分発作　54*r*, 219*l*, 244*r*, 435*l*, 486*l*, 605*l*, 633*l*, 656*r*, 740*r*, 743*l*, 777*l*, **912***l*, 920*r*, 966*l*
複雑部分発作重積　744*l*, 966*r*
複雑発作　912*r*, 920*r*
複雑発作　➡複雑部分発作
複雑酩酊　32*r*, 77*r*, 893*r*, **912***r*, 1004*r*

副作用　18*r*, 1032*r*
複視　684*r*
福祉工場　590*r*, **913***l*
福祉作業所　362*l*
福祉事務所　617*l*
副次の症状　199*l*
福祉ホーム　590*r*
復讐空想　408*l*
復唱　763*r*
復職　1071*l*
副腎　257*r*, 592*l*
副腎機能亢進症　**913***l*
副腎コルチコステロン　397*l*
副腎性器症候群　851*r*, **913***l*
副腎白質ジストロフィー　409*l*
副腎白質ジストロフィー
　➡アドレノロイコジストロフィー〔副腎白質ジストロフィー〕
副腎皮質　248*r*, 257*r*, 733*l*
副腎皮質機能低下症　**913***r*
副腎皮質刺激ホルモン　102*r*, 119*l*, 153*l*, 248*r*, 413*r*, 441*l*
副腎皮質刺激ホルモン　➡ACTH
副腎皮質刺激ホルモン放出ホルモン　102*r*
副腎皮質ステロイド剤　565*l*
副腎皮質ステロイド剤のパルス療法　684*r*
副腎皮質腺腫　103*l*, 248*r*
副腎皮質ホルモン　347*r*, 913*r*, **914***l*
副腎ロイコジストロフィー　683*r*, 1087*l*
服装倒錯　610*r*, **914***l*
服装倒錯(的)フェティシズム　578*l*, 914*r*
輻輳反射保持　982*l*
腹側同時失認　383*r*
腹痛　436*l*
腹内側前頭前皮質　659*r*
腹部不快感　503*r*
腹部てんかん　➡自律神経発作
腹膜透析　525*r*
服薬コンプライアンス　359*r*
不潔恐怖　355*r*, 628*r*, **914***r*
父権主義　835*r*
符号化　213*r*
ふざけ症〔モリア〕　637*l*, **915***l*
不思議の国のアリス症候群　**915***r*
不死妄想　340*l*, **915***r*
不食の証　146*l*
プシロシビン　286*r*
不随意運動　545*l*, 548*r*, 616*r*, 844*r*, 895*l*
不随意運動　➡錐体外路症状
不随意的収縮　271*l*
付随因子　101*l*
父性　**916***l*

父性隠喩　756*r*
父性的精神病　**916***r*
不全片麻痺　414*r*
ふたご研究　647*r*
ふたご研究　➡双生児研究
双子転移　146*l*, 395*r*
二人(組)精神病　184*r*, 900*r*
二人(組)精神病
　➡感応性妄想性障害
付着同一化　296*l*, 747*l*, **916***r*
ブチロフェロン　207*l*
普通筋電図　244*r*
普通神経質　515*r*, **917***l*
普通の良い母親　968*l*
普通酩酊　893*r*, 912*r*
復権パラノイア　440*l*
復権妄想(症)　136*l*, 803*r*, **917***l*, 981*r*
物質嗜癖　444*l*
物質乱用　54*r*, **917***r*
物神　908*r*
物体失認　383*l*
物体失認　➡視覚失認
物理的侵害妄想　98*l*
不定愁訴　**918***l*
不適応　152*r*, 165*l*
不適応反応　566*r*
不適刺激　170*r*
舞踏アテトーシス　413*l*
舞踏アテトーゼ(運動)　895*r*
舞踏アテトーゼ(運動)
　➡ヒョレア症候群
不統一精神病　538*r*
舞踏運動　856*l*, 895*l*
浮動感　1009*r*
不登校　159*r*, 161*l*, 223*l*, 241*r*, 411*l*, 436*l*, 485*r*, 560*l*, 613*l*, 661*l*, 864*l*, **918***r*, 927*l*, 941*r*, 942*l*
ブドウ酒様顔面母斑　561*l*
浮動性不安　844*l*, **919***l*
舞踏病　64*r*, 271*l*, 414*r*, 434*l*, 807*l*
舞踏病症候群　➡ヒョレア症候群
舞踏病運動　18*l*
舞踏病精神病　434*l*
ぶどう膜炎　526*l*, 911*l*
ふとり型　195*l*, 663*l*, **919***l*
不妊手術　964*l*
不妊症　252*l*, 684*l*
不能症／不感症／冷感症　**919***l*
不能の父　872*r*
腐敗物　235*r*
部分愛　909*l*
部分アゴニスト　11*l*
部分健忘　626*r*, **920***l*
部分精神病　599*l*
部分性てんかん発作　1058*r*
部分対象　666*l*

1316

部分対象関係　252r,739l,1017r
部分断意　694l
部分的自動症　871l
部分的精神障害　847r
部分的妄想症　341l
部分てんかん　238l,435l,503r,770l
部分入院　732l
部分発作　168l,180l,238l,322r,486l,633l,692r,740l,803r,912l,920r
部分欲動　575r,610l,631l,679l,921l,1045l,1045r
普遍的無意識　70r,459l,510l,996r
普遍的無意識　➡集合的無意識
父母カウンセリング　➡父母治療
父母治療　921l
踏み直り反射　296l
不眠　73l,520l,525r,556r,647l,709l,855r
不眠症　145l,550r,551l,880r,921l
浮遊感覚　791r
浮遊培養法　514l
斧様顔貌　242r
扶養義務者　75l,120l,922r,960r
プライマリケア　848l,849l
プライマリ・ヘルス・ケア　685l
プライミング　300r,614l,628l,923l
ブラウン運動　147l
プラグマティズム　378r,974l
フラストレーション　377l,1048r
フラストレーション　➡欲求不満
プラセボ　44r,923l
プラセボ効果　923l
プラセボ対照二重盲検比較試験　923r
プラダー＝ウィリ症候群　923r
フラッシュバック　190l,220r,286r,473r,878l,924l,1062r
フラッシュバック現象　181l
フラッディング法　214l,924l
プランニング　275r
プランマー病　310l
フーリエ変換　850r
プリオン　570r
プリオン蛋白　925r
プリオン病　8l,226r,263l,501r,925r
ブリケ症候群　532r,918l,926l
フリースクール　927l
フリース体験　406l
ブリーフセラピー　250l
ブリーダー　927l
ブリーダー仮説　1068r
フリッツ［症例］　927l
フリードライヒ失調症　895r
ブリーフサイコセラピー　169l,689l
ブリーフサイコセラピー　➡短期精神療法
ブリーフセラピー　689l,928l,944l
フリーラジカル　702l,988l
フリーラン　458r,880r
フリーラン　➡自由継続
プリングル病　278l
プルキンエ細胞　494l
ブルグヘルツリ　255r
フルコナゾール　557l
フルデカシン　735l
フルニトラゼパム　556r
ブルヌヴィーユ＝プリングル病　969l
フルボキサミン　557l,929l
ふるまい分析　729l
フルラゼパム　556r
FLAIR法　929l
プレイ　251l
プレイセラピー　251l,252l,929l
ブレインイメージング　➡脳画像［ブレインイメージング］
ブレインバンク　930l
プレコックス感　152l,474l,930l,1068r
フレゴリ症候群　930r,1014l
フレゴリの錯覚　157l,539l
プレスビオフレニー　930r
プレセニリン　565l
プレセニリン1　931l
プレセニリン2　931l
プレドニゾロン　258l,565l
プレドニン　565l
プレパルスインヒビション　931r
プレプロエンケファリン　119l
プレプロダイノルフィン　119l
プレプロタキキニンA遺伝子　369l
フロイト的治療態度　56l,124l,543r,718r,814l,910l,933l
プロイラー学派　711r
浮浪　823l
プロオピオメラノコルチン（POMC）　119l
ブローカ失語　290l,355l,425r,426l,430r,637r,745r,869r,934l
ブローカ野　634l,655r,934l
ブローカ野深部　934r
ブローカ領域　290l,934l
ブローカ領域　➡言語中枢
ブローカ領域失語　934r
プログラム仮説　1087r
プロスタグランジン　167r,554r,935l
プロスタグランジンE₂　935l
プロスタグランジンD₂　935l
プロスタン酸　935l
プロセス嗜癖　444l
プロソディー　422r
プロソディー障害　869r,934r
プロソディー障害　➡失音調〔プロソディー障害〕
プロチゾラム　556r
プロテインキナーゼ（PKA）　355r,360l
プロテインキナーゼC　720r
プロトタクシック　847l
ブロードマン17野　326r
ブロナンセリン　671l,935l
プロパンM　370l
ブロモクリプチン　9l,936r
プロラクチン　153l,413r,936l
プロリン　282r
分化　940l
分化期　228r
文化結合症候群　28r,69l,348r,862r,937l,1055r
文化人類学　74l
文化精神医学　862r
文化精神医学　➡比較文化精神医学
分割　140l
文化的感受性　863l
文化の能力　863l
「文化とパーソナリティ」学派　991l
文化派　935r
分子遺伝学　323r,937r
分子シャペロン　393r,938l
文章完成テスト　938l
分身　787r
分身　➡二重身
分析医の中立性　56l
分析家　894l
分析可能性　938r
分析家の匿名性　940l
分析状況／分析設定　938l
分析心理学　394r,531r,939l,1039l
分析的音楽療法　129l
分析的解釈　539l
分析的心理学　660l
分析的第三者　939r
分析の隠れ身　56l,814l,933l,940l
分節恣意性　318r
紛争者　463l
憤怒けいれん　46l,740l
憤怒性躁病　68l
憤怒発作　➡息止め発作
分配性注意　707l
分別ある狂気　900r
分別もうろう状態　940l,1018r
文脈理論　700r
分離　60r,61l,357r,374l,390l,983l,989r

分離-個体化　411*l*,792*l*,**940*r***,963*l*
分離-個体化過程　230*l*
分離-個体化期　228*r*,357*r*
分離-個体化理論　788*r*,983*l*
分離脳　569*r*,1064*l*
分離脳　➡離断脳症候群
分離不安　390*l*,709*r*,837*r*,**941*l***,942*l*,959*r*
分離不安障害　485*r*,918*r*,**942*l***
分裂　140*r*,185*l*,210*l*,224*l*,568*r*,569*l*,650*l*,775*l*,941*l*,956*r*,1063*l*
分裂　➡スプリッティング
分裂感情障害　879*l*
分裂気質　754*l*
分裂気質　➡統合失調気質
分裂機制　295*r*
分裂言語症〔統合失調言語症〕　248*l*,879*r*,**942*l***
分裂病　603*l*
分裂病　➡精神分裂病
分裂病質　754*l*,758*l*
分裂病質　➡統合失調病質
「分裂病をつくる親」　**942*r***

へ

ペアレントトレーニング　853*l*
閉眼失行　131*r*
閉眼失行　➡開眼失行
平均加算法　414*l*
閉経後骨粗鬆症　936*l*
平衡覚障害　985*l*
平衡感覚の喪失　1009*r*
米国精神医学会　535*r*
閉鎖病棟　75*r*
平常化　819*r*
閉所恐怖　255*l*,896*l*,**943*l***,975*l*
閉所恐怖・広場恐怖葛藤　943*r*
ベイズ推論　396*r*
閉塞性水頭症　546*l*,817*r*
閉塞性睡眠時無呼吸症候群　551*l*
閉塞性無呼吸症　79*l*
閉塞性無呼吸症候群（OSAS）　477*l*
併存障害　345*r*
併存障害　➡コモビディティ
平坦脳波　810*l*
平坦脳波　➡脳死
併用療法　642*r*
閉ループ　906*r*
ヘキサミニデース A 欠損　1065*l*
ペーシング　234*r*
βアミロイド　➡アミロイドβ蛋白
βカルボリン　**944*l***
ベータ〔β〕昏睡　➡昏睡
ベータ線　125*l*
ベータ〔β〕波　**944*l***

β要素　598*r*,**944*r***
βリポトロピン　➡エンドルフィン
ベーチェット症候群
➡神経ベーチェット病
ベーチェット病　308*r*,522*l*
別化意識　55*l*
ベックうつ病評価尺度〔BDI〕　945*r*
ベック自殺念慮尺度　945*r*
ベック絶望感尺度　945*r*
ベック不安尺度　945*r*
ヘッシェル回　655*r*,870*l*,1041*r*
ペッテルソン躁病評価尺度　**946*l***
PET　569*l*,740*l*,808*l*,**947*l***
ヘッド帯　946*r*
ペドフィリア　➡小児性愛
ペニス　690*r*,899*r*
ペニス羨望　25*r*,240*l*,498*r*,640*l*,690*r*,693*l*,749*l*,794*r*,**947*l***
ペニスをもった女性〔ペニスをもった母親〕　947*l*
ベネディクト症候群　806*r*
ペプチド　592*l*
ペプチドホルモン　29*r*,123*l*,348*r*,376*l*,725*r*
ペプチド類　520*r*
ヘマトキシリン・エオジン染色　521*r*
ヘミバリスムス　545*l*
ヘモグロビン　812*r*
ペラグラ　948*l*
ペラグラ精神病　**948*l***
ヘラー症候群　491*l*
ヘラー症候群　➡小児期崩壊性障害
ペリオドグラム　948*l*
ペリオトローブ疹　883*r*
ヘリタビリティ
➡遺伝率〔遺伝力〕
ペリツェウス = メルツバッハル病　683*r*,**948*l***,1087*l*
ヘール　281*l*
ペルオキシゾーム　20*r*
ペルオキシソーム異常症　1087*l*
ヘルシンキ宣言　81*r*,410*l*,**949*l***
ヘルスプロモーション　574*l*,685*l*
ペルソナ　21*r*,**949*l***,961*r*
ヘルペス　257*l*
ヘルペス脳炎　71*l*,**950*l***
ベルリン学派　**950*l***
ベルリン精神分析協会　24*l*
ヘロイン　24*r*,680*l*,982*l*
ペロスピロン　671*l*,936*r*,**951*l***
変異型 CJD　227*l*,263*l*,926*l*
辺縁系　307*r*,673*l*
辺縁系脳炎　950*l*
辺縁症状　325*r*,466*l*
辺縁症状　➡主軸症状

辺縁神経症
➡中核神経症／辺縁神経症
辺縁精神病　754*l*,**951*r***,952*r*
辺縁大葉　934*r*
弁蓋部　634*r*
変換過程　55*l*
変形恐怖　458*l*
変形視　480*l*,665*r*,915*r*,**952*l***,1081*r*
偏見　564*l*
弁護士　529*l*
偏差値 IQ　88*l*,701*l*
偏差知能指数（DIQ）　882*l*
弁識能力　617*l*
変質　**952*l***,952*r*,1026*r*
変質家系　952*l*
偏執狂　**952*r***
変質者　600*l*,952*l*
変質(性)精神病　250*l*,471*r*,**952*r***,1002*l*
変質徴候　952*l*
変質論　1026*r*
弁証法的行動療法〔DBT〕　**953*l***
変身　953*l*
変身願望　**953*l***
変身体験　385*r*
変身妄想　455*l*
片頭痛　563*r*,626*l*,915*r*,**953*l***
変性疾患　595*l*
変性性認知症　196*r*,798*l*
変像(症)　850*l*
変像(症)　➡パレイドリア
片側性 ECT　744*l*
片側バリスムス〔ヘミバリスムス〕
➡錐体外路症状
ベンゾジアゼピン（BDZ）　322*r*
ベンゾジアゼピン系抗不安薬　330*r*,843*r*
ベンゾジアゼピン系抗不安薬
➡抗不安薬
ベンゾジアゼピン系睡眠薬　556*l*,856*l*
ベンゾジアゼピン系薬剤　187*l*,313*r*,315*r*,1020*l*
ベンゾジアゼピン受容体　**954*l***
ベンゾジアゼピン誘導体　306*l*
ベンゾジアゼピン類　588*r*
変態心理学　58*l*
ベンダーゲシュタルト検査　**954*r***
扁桃体　1*r*,187*r*,307*r*,369*l*,614*r*,673*l*,746*l*,746*r*,902*l*,**954*r***,958*l*
ベントン視覚記銘検査　**955*l***
ペンフィールドの「こびと」（ホムンクルス）　955*l*
弁閉鎖不全　984*l*
弁別刺激　559*r*
弁別能力　56*r*
片麻痺　684*r*,855*r*,891*l*

和文事項索引　ヘ－ホ

変容惹起解釈　134r
片葉小節葉　494l
変容性解釈　739r

ホ

保安監置処分　955r
保安処分　955r
哺育障害　498l
ポイツ＝イェガース症候群　969l
ボヴァリスム　956l
包囲攻撃状況　31r
防衛　38r, 410l, 716l, 728r, 741l, 759l, 821r, 849r, 956r, 957l, 957r, 1042l
防衛機構　650l
防衛機制　4l, 11l, 92r, 123l, 151l, 185l, 224l, 252r, 283l, 295r, 319r, 340r, 429l, 475l, 516l, 563l, 602l, 631r, 650l, 663r, 668l, 674r, 696r, 729l, 749r, 765r, 775r, 824l, 856r, 881l, 932l, 956l, 1042l
防衛神経症　957l
防衛神経精神病　957l
防衛精神病　957l
防衛的　633l
防衛ヒステリー　116l, 715r, 741l, 957l, 1074l
防衛分析　729l, 957l
防衛分析　➡抵抗分析, 防衛機制
放火　227r
包括型地域生活支援プログラム（ACT）　10r, 105l, 138l
包括システム　1093l
包括的精神病理学評価尺度　1027l
包括的地域支援　6r
放火癖　80r, 456l, 487l, 493r, 957l, 1023l, 1046l
忘却　189r
方向運動低下説　855l
方向性注意　706r
芳香族ニトロアミド化合物　305r
膀胱直腸障害　684r
報酬　752l
報酬訓練　283r
報酬系　1r, 958l
房状アストロサイト　676l
紡錘状回　326l, 655r
紡錘波　280l, 553l, 751l, 816r, 958l
紡錘波睡眠　351r
紡錘波昏睡　➡昏睡
法（制度）精神医学　853r
包摂　➡インクルージョン〔包摂〕
縫線核　50r, 553l, 666r, 958l
砲弾恐怖症　379l
砲弾ショック　379l
砲弾ショック　➡シェルショック

包虫症〔エキノコックス症〕　959l
法定（通所）授産施設　466l
放電　➡発射〔放電〕
法と精神医学　853l
泡沫細胞　791l
訪問看護　6r, 959l
訪問看護ステーション　959l
訪問診療　6r
包容〔コンテイン〕
　➡コンテイナー／コンテインド
包容機能　352l
暴力　215l
暴力　➡虐待
暴力的財産犯　307r
暴力のサイクル理論　864r
暴力犯　307r
法令遵守　75r
法令遵守　➡医療倫理
放浪癖　456l, 823l
補償現象　714l
ボクサー認知症　960l
ボクサー脳症　960l
保健室登校　919l
保健室登校　➡不登校
保健所　465r, 603r
保護室　106l
歩行失行　960l
歩行自動症　435l
歩行困難　435l
歩行障害　570l, 709r
保護観察所　529l
保護観察所
　➡心神喪失者等医療観察法
保護義務者　960r
保護拘束　421r
保護者　75l, 120l, 795r, 922r, 960l
保護主義　835r
保護処分　435r
母固着　340l
保佐　56l, 612l
保佐　➡成年後見制度
保佐人　922r, 960l
保持〔把持〕　300l, 362l, 668l, 960l
母子関係　60l, 602r, 959l, 961l
母子相互交流　961l
母子相互作用　119r, 961l, 1082l
ポジティブな替え玉錯覚　930r
ポジティブフィードバック　906l
ポジティブ・メンタルヘルス　372r
ポジトロン断層法　805r
母子融合状態　228l
補助　56l, 612r
補助　➡成年後見制度
保証　410l
補償　165l, 961l
補償神経症　824r
補償神経症　➡賠償神経症

ポスト・フェストゥム　➡アンテ・フェストゥム／ポスト・フェストゥム／イントラ・フェストゥム
ポストベンション　962l
ポストモダン　962l
ホスピス　589l, 962l, 1072r
ホスピスケア　686l
ホスピタリズム　567r, 728l, 732l, 963l, 963r
母性　916l, 963r
母性的没頭　968l
母性的養育　963l
母性的養育の剥奪　16l, 959l
母性剥奪　963l
母性本能　963l
補絵系　???
保続（症）　85l, 182l, 336r, 338l, 397r, 636r, 960l, 964r, 1067l
補足の逆転移　216l
細長型　663l, 1030r
母体感染　595l
母体高フェニルアラニン血症症候群　488l
母体保護法　964r
ボーダーラインスペクトラム　965l
ボーダーラインチャイルド　965l
勃起障害　82r, 608r
勃起障害　➡性の興奮障害
発作間欠期精神病　740r, 965l
発作間欠期不機嫌症候群　456l, 965r
発作後錯乱　966l
発作後自動症　966l
発作後精神病　641r, 740r, 966l
発作後せん妄　966l
発作もうろう状態　966l
発作重積　306l
発作性昏迷　966l
発作性神経症　515r, 917l, 966l
発作性脱力発作　271r
発作波　967l
発作発射〔発作放電〕　967l
発端者　151r, 184l, 184r
ボツリヌス毒素療法　452r
ボディワーク　275l
ボーディングホーム　967r
ボトムアップアプローチ　841l
ほどよい母親　968l
母－乳幼児精神療法　793l
母－乳幼児治療
　➡親－乳幼児精神療法
母斑症　969l
ポピュレーション・アプローチ　1050l
ホームヘルプ　590r
ホームヘルプサービス　969l
ホメオスタシス　413l, 502l, 528r,

1319

532*l*,606*r*,752*l*,**969***r*,1059*l*
ホメオパチー療法　1092*l*
ホモシスチン　970*l*
ホモシスチン尿症　26*l*,529*r*,**970***l*
ホモセクシャル　➡同性愛
ホモ・パティエンス　925*r*
ホモバニリン酸〔HVA〕　772*r*,815*r*
ホモバニリン酸〔HVA〕
　➡ドーパミン
ポリグラフィー　**970***l*
ポリグルタミン病　499*l*,522*r*,856*l*,**970***r*
ポリサージェリ　405*r*,993*r*
ポリサージェリ
　➡頻繁手術症〔頻回手術症〕
ポリジーン遺伝
　➡多因子遺伝〔ポリジーン遺伝〕
ポリソムノグラフィー
　➡睡眠ポリグラフィー
ポリバレンツ　198*l*
ポリペプチド　37*r*
ホールディング　352*l*,394*l*
ホールディング
　➡抱えること〔ホールディング〕
ホルネル症候群　118*r*
ホルネル徴候　502*r*
ポルフィリン　971*l*
ポルフィリン症　**971***l*
ホルモン　677*l*
ホルモン血中濃度　615*r*
ホルモン製剤　73*l*
ホルモンチャレンジテスト　615*r*,**971***l*
ホルモン負荷テスト　971*l*
ホルモン療法　610*l*
惚れ込み　1063*l*
ホロコースト　229*l*
本鑑定　199*r*,586*r*
本質属性　**971***r*
本質直観　49*r*
ボン大学基底症状評価尺度　201*r*,920*l*
本態性振戦　530*r*,587*r*
本態性振戦　➡振戦
本態性てんかん　39*r*
本態性把握反応　637*l*
ボンディング　**972***l*
ボンディング障害　972*l*
本当の自己　**972***r*
本能〔欲動〕　600*r*,**973***l*,1045*l*,1046*l*
本能エネルギー　103*r*
本能衝動　340*r*
本能的対処行動　136*r*
本能的モノマニー　1023*l*
本能欲動　1*l*,475*l*,666*r*

本能論　932*r*
奔馬性進行麻痺　526*r*
ボンフェローニ　682*l*
ポンペ病　760*l*
本来の自己　978*r*

マ

マイアー学派　778*r*
マイクロアレイ　**974***l*
マイクロサテライト　67*r*,84*l*
マイクロサテライト多型　1072*l*
マイクロスリープ　789*l*
マイクロダイアリシス〔微小透析法〕　**974***r*
マイクロチュブルス　393*l*
マイクロチュブルス
　➡軸索内輸送〔軸索流〕
マイスリー　315*r*
埋葬恐怖　**975***l*
マイナートランキライザー　314*l*,330*r*,579*l*
マイナートランキライザー
　➡抗不安薬
マイネルトの基底核　975*l*
埋没爪　684*l*
マインドコントロール　975*l*
マインドフルネス　**975***r*
前向き気分　268*r*
前向きの隠蔽記憶　82*r*
マーカー蛋白　66*l*
巻き込み型強迫　234*l*,432*r*
マキァヴェリ的知性仮説　450*l*
マクノートン基準　617*r*
マクノートンルール　**976***r*
マザーグループ　462*r*
摩擦症　**977***r*
マザリーズ　119*r*
マジンドール　**977***r*
麻疹(性)脳脊髄炎　978*l*
麻酔分析　978*l*
貧しい自閉　442*l*,994*r*,**1035***l*
貧しい自閉
　➡豊かな自閉／貧しい自閉
マスターソン・グループ　978*l*
マスターソン研究所　978*l*
マスターベーション　699*l*,794*r*
マゾヒスティックパーソナリティ障害　1042*r*
マゾヒズム　4*r*,131*l*,255*l*,354*r*,368*l*,368*r*,401*l*,610*l*,611*r*,764*l*,921*l*,**978***r*,979*l*
マゾヒズム的過程　804*r*
マゾヒズム的性格　979*l*
マゾヒズム的挑戦　979*l*
マタニティブルーズ　47*l*,374*r*,**979***l*

まだら認知症　**979***r*
街並失認　393*l*,696*r*,833*r*
マックレオド症候群　895*r*
松沢病院　92*r*,161*r*,260*l*,446*l*,**979***r*
末梢神経症状　616*r*
末梢性失読　429*r*
末端肥大症　183*l*
的はずれ応答　173*l*,347*l*,**980***l*
MADRS　➡モンゴメリ＝アスベルグうつ病評価尺度〔MADRS〕
マドリッド宣言　581*l*
マニー　169*r*,473*l*,641*l*,882*r*,1097*l*
マニー親和型　**981***r*,1010*r*
麻痺　520*r*,871*l*
麻痺性構音障害　**981***r*
麻痺性散瞳　502*r*
麻痺性発作　526*l*
麻痺性発作　➡進行麻痺
麻痺(性)痴呆　**982***l*
麻薬　**982***l*
麻薬及び向精神薬取締法　286*r*,709*l*,982*r*
麻薬中毒　24*l*
麻薬取締法　982*r*
マラリア療法　361*r*,782*l*,**983***l*
マリファナ　351*r*,673*r*
マリファナ　➡大麻
マリ・マリ　1055*r*
マルキアファーヴァ＝ビニャーミ病　984*l*
マルファン症候群　**984***r*
マールボロ・デイホスピタル　728*l*
マロトー・ラミー症候群　999*r*
マンガン　305*r*
マンガン中毒　**985***l*
慢性アルコール中毒　32*r*,347*r*
慢性うつ病　625*r*
慢性うつ病　➡遷延性うつ病
慢性肝不全　231*r*
慢性クリプトスポリジウム症　98*r*
慢性幻覚症　883*r*
慢性幻覚精神病　588*r*,**985***l*
慢性硬膜下血腫　716*r*,798*l*,898*r*,**985***l*
慢性進行性外眼筋麻痺症候群　991*l*
慢性腎不全　231*r*
慢性精神病　138*l*,219*r*,588*l*
慢性中毒　782*r*
慢性統合失調症　781*l*
慢性疼痛　61*r*,507*l*,535*l*,763*r*,975*r*,988*r*
慢性疼痛　➡疼痛性障害
慢性鉛中毒　782*r*
慢性疲労症候群〔CFS〕　625*l*,733*r*,971*r*,**985***r*

1320

和文事項索引　マ－ム

慢性妄想　423*r*
慢性妄想病　831*r*,981*r*,985*l*,**986***l*
マンダラ　**986***l*,1039*l*
マンチスム　482*l*,588*r*
マンネリズム　1095*r*
マンブリングジャルゴン　454*l*

ミ

ミエリン　**987***l*
ミエリン鞘　987*l*
ミオクロニー　457*l*,545*l*
ミオクロニー　➡錐体外路症状
ミオクロニーけいれん　863*l*
ミオクロニー欠神てんかん　987*r*
ミオクロニー失立発作てんかん　987*r*
ミオクロニージャーク　322*r*
ミオクロニーてんかん　180*l*,863*r*,**987***l*
ミオクロニー発作　271*r*,322*r*,452*l*,639*r*,678*r*,740*l*,987*l*,987*r*,1001*r*,1086*l*
ミオクロニー発作
　➡ミオクロニーてんかん
ミオクローヌス　271*r*,413*l*,420*l*,548*r*,624*r*,926*l*
ミオパチー　**987***r*
未解決型　100*l*
味覚発作　692*r*,**988***l*
みかけの拡散　147*r*
右利き交叉性失語　491*r*
右頭頂葉　427*l*
右同名半盲　90*r*
右半球損傷　891*r*
ミクログリア　65*l*,208*r*,255*r*,523*l*,526*r*,592*r*,**988***l*
ミクログリア仮説　988*l*
ミクログリア仮説　➡ミクログリア
巫女　847*l*
未視感　**988***r*
未熟型うつ病　730*l*,**988***l*
未熟な自我　216*l*
未生怨　12*r*
未生怨　➡阿闍世コンプレックス
身調べ　779*l*,1048*r*
水中毒　739*r*,817*r*,**989***l*
見捨てられ恐怖　223*l*
見捨てられ不安　1062*r*
見捨てられ抑うつ　978*r*,**989***l*
水の断層画像　113*r*
ミスマッチ陰性電位〔MMN〕655*r*,**989***l*
未成年後見　308*l*
未知感　200*r*
道順障害　393*l*,696*r*,763*l*,833*l*
ミトコンドリア DNA　209*l*,991*l*

ミトコンドリア脳筋症　525*l*,**991***l*
ミトコンドリア病　991*l*
ミトマニー　239*r*
M.I.N.I.　**991***r*
ミニメンタルステイト　1089*l*
ミニメンタルステイト
　➡老人用知能評価スケール
ミニオン妄想　278*r*
ミネソタ多面人格目録〔MMPI〕834*l*,**992***l*
ミネラロコルチコイド受容体　258*l*
身ぶり自動症　435*l*,912*l*
未分化な自我の塊　682*r*
耳鳴り　1008*r*,1009*l*
三宅式記銘力検査　**992***r*
ミヤール＝ギュブレール症候群　806*r*
ミュー〔μ〕律動　**993***l*
ミュンヒハウゼン症候群　238*l*,247*l*,675*l*,898*r*,**993***l*
未来予持　297*l*
ミラーニューロン　337*l*,449*r*,**993***l*
ミラーニューロンシステム　601*r*
ミルタザピン　562*r*,**994***l*
ミルナシプラン　105*l*,548*l*,**994***l*
見るなの禁止　392*r*,544*l*
民事収容　**994***r*
民事精神鑑定　445*l*
民族衛生学　1033*r*
民族誌的研究　863*l*
民族精神医学　862*r*
民族精神医学　➡比較文化精神医学
みんなねっと　155*l*,627*l*

ム

無　39*l*
無為　42*r*,48*r*,**995***l*
無意識　50*l*,123*l*,134*r*,238*r*,283*l*,287*l*,319*r*,320*l*,339*l*,394*r*,439*l*,441*l*,459*l*,465*l*,484*r*,538*l*,602*r*,606*r*,714*r*,737*l*,741*l*,780*r*,867*l*,939*l*,997*l*,1035*r*,1038*l*,1044*r*
無意識〔精神医学史〕　**995***l*
無意識〔精神分析〕　**995***r*
無意識〔ラカン〕　**996***l*
無意識〔生物学〕　**996***r*
無意識系　62*l*
無意識心理学　1006*r*
無意識の現象　531*r*
無意識の幻想　287*l*,298*l*,667*l*,996*l*
無意識のコミュニケーション　216*l*,894*l*
無意識の罪悪感　80*l*,764*l*
無意識の選択　659*r*
無意識の対象喪失　210*l*
無意識のコミュニケーション

1091*l*
無意識の罪悪　354*r*
無意識の主体　135*l*,**997***l*
無意識の抵抗　858*l*
無意味再帰性発話　355*r*
無飲症　413*r*
無縁感情　471*r*
無価値妄想　241*l*
無顆粒球症　313*l*
無感覚　444*r*
無関係対語試験　992*l*
無感情失見当識　425*l*
無気力　22*r*,199*l*
無感動　22*r*
無関連性錯語　301*l*
向け換え　401*l*
向け換え　➡自己自身への向け換え
無月経　519*r*
夢幻意識　**997***l*
夢幻症　**997***l*,999*l*
夢幻状態　53*r*,451*l*,**998***l*,998*r*,1019*l*
夢幻精神病　997*r*,**998***l*,1008*r*
夢幻様　999*l*
夢幻様状態　183*r*,304*l*,998*l*
夢幻様状態像　998*l*
夢幻様体験　998*l*
夢幻様体験型　292*l*,974*l*,**999***l*
夢幻様妄想　998*l*
夢幻様もうろう状態　998*l*
無拘束運動　255*r*
無拘束主義　979*r*
無喉頭　344*l*
無呼吸低呼吸指数　477*l*,550*l*
無呼吸低呼吸指数
　➡AHI〔無呼吸低呼吸指数〕
ムコ多糖症　**999***l*
無言症　353*r*,935*l*,**999***l*
無言無動症　637*r*
無罪妄想　453*l*
無作為化比較試験〔RCT〕　**1000***l*
武蔵病院　335*r*
無差別微笑　567*r*
無差別微笑期　837*l*
無差別微笑期
　➡八ヵ月不安，スピッツ
無酸素・虚血性脳症　369*r*
無時間性　667*r*
無視機症候群　707*l*
無視性失読　429*r*
矛盾解決能力の欠如　714*r*
無条件刺激　237*l*,478*l*
無条件の肯定的関心　249*r*
無条件反応　237*l*,478*l*
無症候性神経梅毒　724*l*
無食症　413*r*
ムスカリン受容体（mAChR）　15*l*

1321

ム

ムスカリン受容体拮抗薬　286*l*
むずむず脚症候群〔下肢静止不能症候群〕　525*r*, 545*r*, 549*l*, **1000***l*
夢想［ビオン］　35*l*, 134*r*, 352*l*, 394*l*, 861*l*, **1000***l*, 1074*l*
鞭打ち症　812*r*, **1001***l*
無秩序型　100*r*
むちゃ食い障害　621*r*
夢中遊行　464*l*, 549*l*, 872*l*, 1019*l*
夢中遊行　➡睡眠時随伴症
無動　244*l*, 488*l*
無動機症候群　749*l*
無動症候群　➡動因喪失症候群
無動症　413*r*, 545*l*
無動症　➡錐体外路症状
無動性無言　263*l*, 1282*r*, 806*r*
無動発作　**1001***l*
無動無言症　53*r*, 423*l*, **1001***l*
ムードスタビライザー
　➡気分安定薬
無熱性けいれん　803*l*
ムネメ　118*r*
夢魔　11*l*
夢遊病　550*r*, 740*r*
夢遊病　➡睡眠時遊行症
無様式知覚　119*r*, 576*l*, **1002***l*
無抑制性神経因性膀胱　826*r*
無力化　57*r*
無力感　202*r*
無力感　➡寄る辺なさ〔無力感〕
無力者　**1003***l*
無力性基底段階　474*l*
無力体験　508*r*
無力妄想　1076*l*

メ

明確化　37*l*, 127*l*, 715*l*, 759*l*, **1003***r*
明識困難(状態)　52*r*, 53*l*, 353*l*, 353*r*, **1004***l*
明識不能状態　1004*l*
明識不能状態　➡明識困難状態
名辞失語　432*l*
名称強迫〔名称癖〕　**1005***l*
名称強迫〔名称癖〕　➡命名癖
瞑想　975*r*
迷走神経刺激　741*r*, **1004***l*
名大法　1093*r*
酩酊(状態)　77*r*, **1004***l*
酩酊犯罪者　77*r*
命日反応　444*r*
命日反応　➡記念日反応
命名強迫　595*r*, **1005***l*
命令刺激 S2　546*r*
命令自動　48*r*, 244*l*, **1005***l*
メインストリーム　819*r*
めざめ現象　5*r*
めざめ現象　➡アウェークニング
メジャートランキライザー　312*r*, 314*l*, 579*l*
メジャートランキライザー
　➡抗精神病薬
メージュ症候群　**1005***l*
メスカリン　286*r*, 581*r*, 924*l*
メスメリズム　**1006***l*
メタアナリシス〔メタ解析〕　111*l*, **1006***l*
メタ解析　280*l*
メタ記憶　200*r*
メタサイコロジー　238*r*, **1006***l*
メタ心理学　50*l*, 375*l*, 441*l*, 1006*l*
メタゼパム　556*l*
メタ認知　396*r*, 797*r*, **1007***l*
メタボリックシンドローム　**1007***l*
メタンフェタミン　42*l*, 148*r*, 149*r*, 215*r*, 314*r*, 582*l*, 708*r*
メタンフェタミン
　➡アンフェタミン
メチオニン　970*l*
メチルエフェドリン　720*r*
メチルフェニデート　314*r*, 548*l*, 708*r*, 1022*r*
メチルフェニデート
　➡中枢(神経)刺激薬
滅裂思考〔思考滅裂〕　79*l*, 129*r*, 182*r*, 397*r*, **1007***r*, 1085*r*
メディアコンプレックス　**1008***l*
メディカルアロマテラピー　36*r*
メディカル精神医学　**1008***l*
メニエール症候群　**1009***l*
メニエール病　**1008***l*
メニンガークリニック　1009*l*
メニンガー精神医学校　1009*l*
メープルシロップ尿症　26*l*, 529*l*
メプロバメート　605*l*
めまい　241*r*, 709*r*, 1008*r*, **1009***l*
メマンチン　328*r*
メラトニン　133*r*, 134*l*, 390*r*, 397*l*, 407*l*, 476*r*, 554*r*, 607*r*, 776*l*, 842*r*, **1009***r*
メラトニン仮説　199*l*
メラニン細胞刺激ホルモン（MSH）　119*l*, 413*r*
メラノサイト　910*r*
メランコリー　39*l*, 237*r*, 246*r*, 280*r*, 395*l*, 423*l*, 473*l*, 477*r*, 501*l*, 641*l*, 664*r*, 777*r*, 882*r*, 952*r*, **1010***l*, 1010*r*, 1022*r*, 1066*r*
メランコリー型　94*l*, 660*r*
メランコリー型うつ病　733*r*, 971*r*
メランコリー型大うつ病　1010*r*
メランコリー親和型　77*l*, 210*r*, 482*r*, 495*l*, 497*l*, 572*r*, 689*r*, 730*l*, 737*l*, 778*r*, 890*r*, 981*l*, 989*l*, **1010***r*

モ

免疫学的特権部位　522*r*
免疫活性物質　1083*l*
免疫系　592*l*
免疫染色法　263*l*
免疫組織化学　521*l*, **1010***r*
メンケス病　**1011***l*
面前他者に関する注察・被害念慮　245*l*, 495*r*
メンタライジング　1011*l*
メンタライゼーション　**1011***l*, 1066*r*
メンタリゼーション・ベースド・トリートメント　223*r*
メンタルヘルス　**1011***r*, 1049*r*

モ

喪　354*r*, 875*l*, 1022*r*
妄覚　**1012***l*
盲検　788*l*
盲検法　1000*l*
盲視　326*r*, 870*l*
妄想　54*r*, 62*r*, 71*r*, 79*l*, 94*l*, 241*l*, 289*l*, 326*l*, 357*r*, 397*l*, 405*l*, 457*r*, 490*r*, 596*l*, 616*r*, 799*l*, 887*l*, 896*r*, 986*l*, **1012***l*, 1013*l*, 1013*r*, 1016*l*
妄想意識性　54*r*, 428*l*, 1012*r*
妄想覚性　62*r*
妄想加工　**1012***l*, 1012*r*, 1013*l*, 1015*l*
妄想型うつ病　664*r*
妄想型痴呆　651*l*
妄想型統合失調症　663*l*, 981*r*, 1014*l*, 1015*l*
妄想観念　663*l*, **1013***l*
妄想感応型　184*l*
妄想記憶　237*r*
妄想気分　62*r*, 176*r*, 200*l*, 206*l*, 289*l*, 616*r*, 988*r*, 1012*r*, **1013***l*
妄想形成　125*l*, 698*l*, 786*r*
妄想幻覚精神病　828*r*
妄想建築　663*l*, 1013*l*
妄想構築　1012*r*, 1015*l*
妄想錯乱　➡ワーンジン〔妄想錯乱，急性幻覚妄想症〕
妄想三大主題　356*l*, 897*r*
妄想思考　1013*l*
妄想主題　831*l*, 842*l*
妄想症　39*l*, 147*l*, 320*r*, 831*r*, 847*r*, 952*r*
妄想症　➡パラノイア
妄想症候群　708*l*, 723*r*
妄想性うつ病　**1013***r*
妄想性幻覚　286*l*
妄想性誤認症候群　1081*r*
妄想性失見当職　425*l*
妄想性障害　62*r*, 93*l*, 172*r*, 511*l*, 662*l*, 663*r*, 669*r*, 826*l*, 831*r*, 848*l*,

861*r*, **1014***r*, 1014*l*, 1016*l*
妄想性人物誤認症候群　539*r*, 714*l*, **1014***r*
妄想性精神病　665*l*
妄想性痴呆　664*r*
妄想性痴呆化　1015*l*
妄想性パーソナリティ障害　1014*l*, **1014***l*
妄想性(様)反応　1018*l*
妄想性不機嫌症　966*l*
妄想体系　177*l*, 371*r*, 777*l*, 848*r*, 1012*r*, 1013*l*, **1015***l*
妄想体験　663*l*, 1013*l*
妄想知覚　24*r*, 54*r*, 62*r*, 63*r*, 172*r*, 318*l*, 354*l*, 905*r*, 972*l*, 1012*r*, 1013*r*, **1015***l*, 1016*l*, 1041*l*
妄想(性)痴呆　**1015***r*
妄想着想　25*l*, 62*r*, 1012*r*, 1015*l*, **1015***r*, 1016*l*, 1017*l*, 1041*r*
妄想追想　189*r*, 190*l*, **1016***l*, 1017*l*
妄想の発展　**1016***l*
妄想・統合失調質態勢　1017*l*
妄想・統合失調質態勢
　➡妄想分裂ポジション
妄想の多産期　114*r*
妄想の多産期　➡エメ〔症例〕
妄想反応　184*l*, **1016***l*
妄想表象　24*r*, 54*r*, 62*r*, 1012*r*, 1013*l*, 1016*l*, 1017*l*
妄想分裂ポジション　41*l*, 190*r*, 251*r*, 252*l*, 252*r*, 484*l*, 558*l*, 568*r*, 638*r*, 650*l*, 738*r*, 747*l*, 750*r*, 901*r*, 907*r*, 956*r*, **1017***l*, 1039*r*, 1044*l*, 1063*l*, 1091*l*
妄想勃発　754*l*
妄想様観念　397*l*, 669*l*, 1012*r*, 1013*l*, **1018***l*
妄想様反応　1012*r*
妄追想　1016*l*
盲点化　**1018***l*
網膜色素変性　1094*l*
網様体床下部路　397*l*
網様核　412*l*
網様体賦活系　15*l*, **1018***l*
もうろう状態　130*l*, 166*l*, 183*r*, **1018***l*, 1074*l*, 1078*l*
もうろう－夢幻様状態　998*l*
燃え上がり現象　244*r*, 694*l*
燃え上がり現象　➡キンドリング
燃え尽き症候群　**1019***l*
黙想練習　502*l*
目的表象　1007*r*
文字新作　645*l*
模写試験　707*l*
もじゃもじゃペーター　422*l*
モーズレー学派　778*r*
モーズレー強迫スケール〔MOCI〕

1019*r*
モーズレー病院　1019*r*
黙れ核　654*r*
持ち越し効果　556*r*, **1020***l*
モデリング　104*l*, 234*l*, **1020***r*
モデリング・フラッディング法　976*r*
モデリング法　924*l*
モデル精神病　42*l*, 709*l*, **1020***r*
モニタリング　275*r*
モノアミン　322*r*, 815*l*, 1022*r*
モノアミン
　➡脳内アミン〔モノアミン〕
モノアミン異常メチル化仮説　897*l*
モノアミンオキシダーゼ（MAO）
　624*l*
モノアミン仮説　606*l*, 677*r*, 815*r*, **1021***r*
モノアミン系神経伝達物質　1021*r*
モノアミン酸化酵素〔MAO〕　303*r*, 344*r*, 815*l*, 820*r*, **1022***l*
モノアミン酸化酵素阻害作用　944*l*
モノアミン酸化酵素阻害薬　314*r*, 878*r*
モノアミン酸化酵素阻害薬
　➡モノアミン酸化酵素〔MAO〕
モノアミン神経系　42*l*, 708*r*
モノアミン神経路　815*r*
モノアミントランスポーター　42*l*, 815*r*, **1022***r*
モノアミン遊離作用薬　286*l*
モノアミン類　520*r*
もの思い　1000*r*
物語　782*l*, 783*l*
物語モデル　782*l*
物語モデル　➡ナラティブ
喪の仕事　667*r*, 682*l*, 932*r*, **1022***r*, 1044*l*
もの体験　289*l*, 993*l*
喪の対象　126*l*
もの盗られ妄想　751*l*
もの盗られ妄想　➡盗害妄想
モノマニー　341*r*, 473*l*, 847*r*, 900*r*, 1015*r*, **1023***l*, 1066*r*
モノマニー学説　105*r*
もの忘れ　43*r*, 189*l*, 189*r*, 213*r*, 270*r*, 300*l*, 830*r*
模倣遊び　15*r*
模倣行動　637*l*
もやもや病　**1023***l*
貰い子妄想　156*r*
モラトリアム　611*r*, 748*r*, **1023***r*
モラトリアム心性　218*l*
モラトリアム人間　875*l*
モラルトリートメント　232*r*, 735*r*, 1024*l*
モラルトリートメント

　➡モラル療法
モラル療法　**1024***l*
モリア　➡ふざけ症〔モリア〕
森田神経質　395*r*, 617*r*, 966*r*, **1024***r*
森田療法　29*r*, 214*l*, 607*l*, 669*r*, 775*r*, 1024*l*, **1025***l*
モルキオ症候群　999*l*
モルティドー　613*r*, **1026***l*
モルバン症候群　45*r*
モルヒネ　24*l*, 125*r*, 982*r*
モルヒネ　➡麻薬
モロー反射　296*l*
モンゴメリ=アスベルグうつ病評価尺度〔MADRS〕　304*r*, **1027***l*
問題解決　396*l*
問題解決法　801*l*
問題行動　325*r*
問題行動評価尺度（TBS）　799*l*
問題酔　1004*r*
モントリオール学派　463*r*
門脈－大循環性　183*l*
門脈－大循環性脳症　➡肝脳疾患

ヤ

ヤウン・ダ・チン・ヨガ　1055*r*
夜間遺尿　**1027***l*
夜間せん妄　53*r*, 640*r*, 767*r*, **1027***l*
夜間中途覚醒　784*l*
夜間てんかん　➡睡眠てんかん
夜間病院　781*l*
夜驚症　464*l*, 740*l*
夜驚症　➡睡眠時驚愕症〔睡眠驚愕障害，夜驚症〕
薬原性錐体外路症状　545*r*, 731*r*
薬原性錐体外路症状
　➡錐体外路症状
薬原性錐体外路症状評価尺度　545*r*
薬剤性錐体外路障害　1056*r*
薬剤性パーキンソニズム　166*l*, 830*r*, 832*l*
薬物依存(症)　100*l*, 588*r*, 673*r*, 679*r*, 686*r*, 783*r*, 982*r*, **1028***l*
薬物血中濃度　124*r*, **1028***r*
薬物相互作用　700*l*, **1028***r*
薬物代謝酵素　**1029***l*
薬物探索行動　149*l*, 1028*r*
薬物治療　726*l*
薬物治療アルゴリズム　30*r*
薬物治療アルゴリズム
　➡アルゴリズム
薬物動態　700*l*, 1028*r*, 1029*r*
薬物脳波学　817*r*
薬物半減期　1028*r*
薬物半減期　➡薬物血中濃度
薬物賦活法　911*r*
薬物有害反応　1032*r*

薬物乱用　411*l*, 588*r*, 749*r*, 917*r*, 1028*l*
薬物乱用
　➡物質乱用, 薬物依存(症)
薬物療法　580*r*, 584*r*, 607*l*, 644*r*, 680*l*
薬物療法　➡精神科薬物療法
薬理遺伝学　279*l*, 1029*r*
薬力学　1029*r*
役割　1029*r*
役割葛藤　1030*l*
役割間葛藤　1030*l*
役割期待　1029*r*
役割距離　1029*r*
役割内葛藤　1030*l*
役割表象　379*l*
役割理論　17*r*, 1029*l*
やせ型　195*l*, 663*l*, 1030*l*
やせ薬乱用　519*l*
矢田部＝ギルフォード性格検査〔Y-G検査〕　1031*l*
夜尿(症)　436*l*, 485*r*, 825*r*, 1027*l*
夜尿(症)　➡夜間遺尿
山あらしジレンマ　820*l*, 1031*l*
病いの経験　74*r*
やり損ない　3*r*
やり直し　92*r*
やる気スコア　22*r*
ヤング躁病評価尺度〔YMRS〕　1031*l*
ヤンツ症候群　452*l*
ヤンツ症候群
　➡若年性ミオクロニーてんかん

ユ

唯心論　529*r*
唯物論　529*l*
優位(脳)半球　672*l*
優位(脳)半球　➡大脳半球優位
優位半球前頭葉　636*r*
有意味語消失　330*l*
誘因理論　752*l*
優越コンプレクス　193*r*
有害事象　2*l*, 1032*r*
優格観念　260*r*, 341*r*, 439*r*
優格観念　➡支配観念
有関係対語試験　992*r*
遊戯期　1052*r*
有機溶剤　588*r*, 1032*r*
有機溶媒　305*r*
有棘赤血球症　894*r*
有棘赤血球舞踏病　894*r*, 895*r*
有棘赤血球舞踏病
　➡ヒョレアアカントサイトーシス
有機力動論　526*r*
遊戯療法　929*r*, 932*l*

遊戯療法　➡プレイセラピー
夕暮れ症候群〔たそがれ症候群〕　1033*l*
有形幻覚　1040*r*
融合／脱融合　1060*l*
融合空間　408*l*
融合転移　146*l*
有罪ただし精神疾患　897*r*
優秀変質者　600*l*, 1033*l*
優生学　964*r*, 1033*r*, 1048*l*, 1058*r*
優生思想　13*r*
優生保護法　964*r*
優生保護法　➡母体保護法
幽体離脱　762*r*, 847*l*
ゆう度　1034*l*
誘導イメージ法　361*l*
誘発症状　466*l*
ゆう度比　1034*l*
誘発電位　329*l*, 413*r*, 817*r*, 1034*r*
有病率　101*l*, 1035*l*
夕焼け状眼底　911*l*
有意識　21*r*
誘惑理論　188*l*
融和的逆転移　217*l*
行動的アプローチ　801*l*
ユーサイミア
　➡気分障害[生物学]
豊かな自閉／貧しい自閉　442*l*, 994*r*, 1035*l*
ユニットケア　1088*r*
指認識　282*l*
指失認　ゲルストマン症候群
指しゃぶり　376*r*, 420*r*, 464*l*, 485*r*
指しゃぶり　➡習癖障害
夢　11*l*, 123*l*, 250*r*, 439*l*, 483*l*, 531*r*, 538*l*, 539*l*, 555*r*, 674*r*, 678*l*, 715*l*, 786*l*, 868*l*, 997*l*, 1037*l*, 1038*l*, 1047*l*, 1083*l*
夢［精神分析］　1035*r*
夢［ラカン］　1036*l*
夢［睡眠科学］　1037*l*
夢解釈　83*l*, 1035*r*
夢解釈［フロイト］　1037*r*
夢解釈［ラカン］　1038*l*
夢思想　18*l*
夢状態　998*r*
夢体験　54*l*
夢の検閲　712*r*, 1035*l*
夢の象徴作用　786*l*
夢のワーク　275*l*
夢判断　17*r*
夢判断　➡夢解釈
夢分析　406*l*, 939*r*, 1047*l*
夢様状態　998*l*
夢様状態　➡夢幻状態
ユング心理学　832*l*
ユング派　68*r*, 394*r*, 939*l*

ユング派　➡分析心理学
ユング派分析　339*l*

ヨ

良い対象／悪い対象　1*l*, 41*r*, 713*l*, 750*l*, 901*r*, 1017*r*, **1039***l*, 1091*l*
養育里親　368*l*
養育者　16*r*, 38*l*, 923*l*, 963*r*
養育的な親　102*l*
養育放棄　215*l*
要介護者　729*r*
要求　973*l*
養護施設　437*r*
養護老人ホーム　782*l*, 1088*r*
養子　827*l*
要支援者　729*r*
幼児期初期　1052*r*
幼児期神経症　120*r*, 738*r*
養子研究　323*r*, 647*r*
養子研究　➡双生児研究
幼児自閉症　999*r*
幼児神経症　820*l*
幼児性愛　600*r*
幼児性器期　631*r*, 788*r*
幼児性欲　420*r*, 679*l*, 690*l*, 788*r*, **1039***l*
幼児性欲論　1065*l*
幼児の性理論　262*r*
陽性・陰性症状　606*l*, 624*l*
陽性陰性症状評価尺度〔PANSS〕　79*r*, 887*r*, **1040***l*
陽性隠蔽記憶　82*l*
陽性鋭波　548*l*, 1057*l*
陽性型　697*l*
陽性棘(波)　**1040***r*
陽性幻覚　78*r*
陽性症状　25*l*, 138*l*, 247*r*, 263*r*, 451*l*, 527*l*, 755*r*, 1063*l*
陽性症状　➡陰性症状／陽性症状
陽性症状尺度　1040*l*
陽性症状評価尺度　79*r*
陽性転移　41*r*, 91*r*, 472*l*, 705*l*, 719*r*
陽性波　374*l*
陽性ゆう度比　1034*l*
要素幻覚　31*r*, **1040***l*, 1041*l*
要素現象　698*r*, **1041***l*
要素幻聴　**1041***l*
要素主義　95*r*
要素性幻覚　284*r*
要素性幻視　292*l*
要素性幻聴　299*l*
要素分析　1036*l*
要素発作　912*r*, 920*l*
要素発作　➡部分発作
幼稚症　492*l*, **1041***l*
陽電子放射断層撮像法　947*l*

和文事項索引　ヨ－リ

幼年痴呆　491*l*
幼年痴呆　➡小児期崩壊性障害
ヨガ　975*r*
予期不安　214*r*,587*l*,843*r*,844*l*,
　903*r*,919*l*,**1041***r*
抑圧　377*l*,82*r*,113*l*,115*r*,140*r*,216*r*,
　283*l*,295*r*,296*r*,410*l*,453*l*,571*r*,
　631*r*,716*l*,728*l*,764*r*,821*r*,871*r*,
　877*l*,881*l*,903*r*,956*r*,1038*l*,**1042***l*,
　1042*r*
抑圧抵抗　728*r*
抑圧の柔軟性　733*l*,**1042***l*
ヨーク隠退町　735*r*
抑うつ(状態)　73*l*,222*l*,423*r*,485*r*,
　505*r*,525*r*,589*r*
抑うつ(状態)　➡うつ状態
抑うつ躁病　349*l*
抑うつ気分　93*l*,178*l*,206*l*,211*r*,
　732*r*
抑うつ傾向　804*r*
抑うつ者〔抑うつパーソナリティ障
　害〕**1042***l*
抑うつ症状　843*r*
抑うつ状態　93*l*,597*l*,1010*l*
抑うつ人格　211*r*
抑うつ神経症　211*r*,516*r*,**1043***l*
抑うつ性昏迷　353*r*,**1043***l*
抑うつ精神病質　1042*r*
抑うつ精神病質　➡抑うつ者
抑うつ的罪悪感　354*r*
抑うつ的マゾヒスティック性格　
　1043*l*
抑うつなきうつ病　165*r*
抑うつパーソナリティ障害　211*r*
抑うつ反応　93*l*,857*r*,1043*l*,**1043***r*
抑うつ夜　252*r*
抑うつポジション　41*r*,251*r*,252*r*,
　288*l*,484*l*,650*l*,668*l*,747*l*,901*r*,
　1017*r*,1039*r*,**1044***l*
翼状頸　684*l*
抑制　582*r*,**1044***r*
抑制欠如　174*l*
抑制消失　48*r*
抑制性シナプス後電位　238*r*
抑制性神経伝達物質　217*r*
欲動　377*l*,48*r*,73*r*,103*l*,216*l*,331*r*,
　487*l*,996*r*,1042*l*,1046*l*,1046*r*
欲動〔フロイト〕　**1044***l*
欲動〔ラカン〕　**1045***l*
欲動解放情動　525*l*,**1046***l*
欲動行為　**1046***l*
欲動因　1046*r*
欲動障害　**1046***r*
欲動心理学　849*r*
欲動理論　1070*r*
欲動論　**1046***l*
欲望　122*l*,298*l*,487*l*,738*l*,900*l*,

　1045*l*
欲望〔フロイト〕　**1046***r*
欲望〔ラカン〕　**1047***r*
欲望原因　131*l*
欲望充足　1047*r*
預言者妄想　**1048***l*
予言・予知　846*r*
余剰幻肢　291*l*,533*l*
予測制御　906*r*
予測妥当性　766*l*
欲求　48*r*,752*l*,973*l*
欲求　➡本能〔欲動〕
欲求 - 圧力理論　984*r*
欲求充足　311*r*,332*l*
欲求神経症　824*r*
欲求不満　202*r*,860*r*,944*r*,1039*l*,
　1048*l*
欲求不満耐性　**1049***l*
欲求理論〔レヴィン〕　**1049***l*
夜泣き　549*l*
夜泣き　➡睡眠時随伴症
ヨハン・ファイグル〔症例〕　6*r*
呼び水現象(効果)　923*l*
予備面接　537*l*,**1049***l*
予防精神医学　**1049***l*
読み誤り　43*r*
読み書き障害　148*l*,763*l*
読み障害　148*l*
読み違い　426*r*
寄る辺なさ(無力感)　901*r*,**1050***l*
四環系うつ薬　303*r*,820*l*
四環系抗うつ薬　➡抗うつ薬

ラ

ライシャワー事件　721*r*,789*r*,
　1050*r*
ライ症候群　82*l*,**1051***l*
ライソソーム異常症　1087*l*
来談者　143*l*,1090*r*
来談者中心療法　249*r*
来談者中心療法
　➡クライアント中心療法
ライフイベント　210*r*,528*l*,657*r*,
　849*l*,**1051***r*
ライフサイクル　114*r*,668*l*,1023*r*,
　1052*l*
ライフサイクル論　212*r*,645*r*
ライフスタイル　193*l*,338*r*,641*r*
ライフスタイル〔アドラー〕　**1052***r*
ライフスタイル分析　1053*l*
裸核グリア　183*r*
ラカン派　135*l*,298*l*,601*l*
ラカン派精神分析　**1054***l*
ラクナ梗塞　809*l*,898*r*
ラスムッセン症候群　420*l*
ラター　862*r*,937*l*,**1055***l*

ラテラリティ係数　103*l*
ラピッドサイクラー　**1056***l*
ラビット症候群　**1056***r*
ラフォラ病　524*l*,987*r*
ラプトゥス・メランコリクス　272*l*,
　1056*r*
ラボラトリー・トレーニング　175*r*
ラポール　719*r*,**1057***l*
ラムダ〔λ〕波　**1057***r*
ラモトリギン(LTG)　206*r*,306*r*,
　315*r*,322*r*,**1057***r*
ランガージュ　135*l*
ラング　317*r*
ランゲルハンス細胞組織球症　857*l*
ランゲルハンス島β細胞　78*l*
ランダウ＝クレフナー症候群　712*l*,
　1058*r*
ランドマーク失認　696*r*
乱買症　459*l*
乱買癖　**1059***l*
蘭方　767*r*
卵胞刺激ホルモン　153*l*,413*r*
乱用　➡物質乱用，薬物依存(症)

リ

リウマチ熱　434*l*
リエゾン精神医学　350*r*
リエゾン精神医学　➡コンサルテー
　ション・リエゾン精神医学
理学療法士法及び作業療法士法
　363*r*
リカバリー　74*r*,120*l*,683*l*
リガンド〔受容子〕　**1059***l*
罹患同胞対解析　1072*r*
罹患同胞対法　➡分子遺伝学
力動の無意識　996*l*,996*r*
力動(感情推進面)の逸脱　1060*r*
力動因　463*l*
力動化　275*r*
力動空虚化　275*r*
力動 - 経済論　123*r*
力動 - 構造論　123*r*
力動精神医学　117*l*,161*r*,337*r*,
　424*l*,453*l*,454*l*,538*l*,581*r*,606*r*,
　710*r*,828*l*,872*l*,892*r*,1009*r*,**1059***r*,
　1085*r*
力動的解釈　867*l*
力動的観点　**1060***l*
力動の基本布置　**1060***l*
力動の見地　606*l*
力動の精神病理学　600*l*
力動の精神療法　602*l*,607*l*
力動の精神療法
　➡精神分析的精神療法
力動不全　1060*r*
力動論　266*r*
力動論的観点　601*l*

1325

利己的自殺　22*l*,736*l*
離婚療法　907*l*
離人感　638*r*
離人症　42*r*,140*r*,142*l*,195*l*,220*r*,
　237*r*,280*r*,293*l*,293*r*,381*l*,385*r*,
　400*r*,630*r*,654*r*,788*l*,867*l*,905*l*,
　988*r*,**1061***l*,1061*r*
離人症性障害　142*l*
離人神経症　1061*l*,**1061***l*
リシンバソプレシン　30*l*
リスクアセスメント　1062*l*
リスクアセスメントツール　1062*r*
リスク差　➡リスク比
リスク比　109*r*,**1061***l*
リスクマネジメント　**1062***l*
リステリア脳脊髄膜炎　99*l*
リストカット　584*l*,**1062***l*
リストカット症候群　1062*l*
リストラ　211*l*
リスペリドン（RIS）　206*r*,313*l*,
　315*r*,671*l*,735*l*,936*r*,**1063***l*
理性あるモノマニー　1023*l*
理性狂気　135*r*,164*l*
理性的加害者　917*r*
理性的被害妄想病　144*r*
理想　712*r*
理想化　210*l*,295*r*,392*r*,650*l*,956*r*,
　1063*l*
理想化転移　145*r*,395*l*,400*l*
理想自我　➡自我理想／理想自我
理想自己　972*r*
リゾーム　962*l*
利他主義　4*l*
離脱　32*l*,444*l*
離脱けいれん発作　31*l*
離脱症候群　1063*r*
離脱症状　30*r*,557*l*,709*l*,786*l*,
　1028*l*,**1063***l*
離脱状態　1063*l*
リタリン　709*l*
リタリン　➡中枢（神経）刺激薬
離断仮説　892*l*
離断学説　1064*l*
離断症候群　273*l*,517*l*,**1064***l*
離断症状　383*r*,384*l*,391*r*
リタンセリン　1064*l*
リチウム　206*r*,269*r*,313*l*,355*l*,
　561*l*,605*l*,652*l*,795*l*,1028*l*,**1064***l*
リチウム中毒　1064*l*
リッサウワー進行麻痺　526*r*
立体感覚失認　499*l*,776*r*
立体感覚失認　➡触覚失認
立体図形の模写障害　762*l*
律動性徐波　75*r*
律動性徐波　➡IRDA
律動波　329*l*
利尿剤乱用　519*l*

リー脳症　91*l*
リバスチグミン　328*l*
リハビリテーション　132*r*,172*r*,
　448*l*,517*r*,581*l*,585*l*,590*l*,800*l*,
　823*l*
リハビリテーション　➡精神科リハ
　ビリテーション〔社会復帰〕
リビドー　1*l*,93*r*,307*l*,340*r*,430*r*,
　537*r*,613*r*,735*l*,780*l*,794*r*,844*l*,
　892*r*,899*r*,903*r*,1026*l*,1046*r*,
　1065*l*
リビドーうっ積不安　127*r*
リビドー固着　652*r*
リビドーシス　524*r*,**1065***l*
リビドー発達　311*l*,332*l*,575*r*
リビドー備給　784*r*,845*l*,1065*l*
リビドー論　540*r*,593*l*,788*r*
リビングウィル〔生前遺書〕　**1065***l*
リファンピシン　557*l*
リーブマン現象　1066*l*
リーブマン試験　1066*l*
リーブマン症状　**1066***l*
リフレイミング　193*l*
リフレクティブ機能　1066*l*
リフレクティブ・ファンクション
　1066*l*
リペマニー　1023*l*,**1066***r*
リボの法則　1067*l*
リミットセッティング　**1067***l*
略治　704*l*
流行性脳炎　102*l*
流暢性失語　**1067***l*
流動性知能　700*l*
流入仮説　1067*l*
瘤液　99*r*,280*l*,751*l*,816*l*,1086*l*
瘤液　➡頭蓋頂鋭一過波
療育　717*l*
療育　➡治療教育
療育手帳　591*l*
了　477*r*,599*r*,836*l*,881*r*,1030*l*,
　1069*l*
了解関連　76*r*,893*r*,912*r*,1069*l*
了解関連　➡了解
了解関連性　596*l*
了解心理学　45*r*,259*r*,838*l*,**1069***l*
了解・説明概念　580*l*
了解人間学　723*r*,**1070***l*
了解連関　1069*l*
両価型　100*l*
両価傾向　941*l*
両価性　756*l*,933*r*
利用行動　**1070***l*
良心　712*r*
両性具有　693*l*,927*l*,1070*r*
両性具有　➡両性素質
良性小児てんかん　1092*l*
両性素質　**1070***l*

良性乳児けいれん　740*r*,792*r*
良性の退行　719*r*
両側海馬性健忘　189*r*
両側性身体失認　855*r*
両側性身体図式障害　402*r*
両側側条体淡蒼球石灰沈着症　900*l*
両側側頭葉切断術　257*r*
両側側頭葉損傷　870*l*
両手同時トラッキング　734*r*
療病院　232*r*
緑内障　561*l*
旅行精神病　**1070***r*
リラクセーション　823*l*
リラクセーション技法　619*l*
リラクセーション療法　**1071***l*
リルマザホン　556*r*
履歴現象　215*r*
履歴現象　➡逆耐性現象
リワーク　**1071***l*
臨界期〔クリティカル・ピリオド〕
　1071*l*
リンケージ解析〔連鎖解析〕　**1072***l*
臨死患者　**1072***l*
リン脂質　**1073***l*
臨死体験　847*l*
輪状溝　746*l*
臨床試験　116*r*,695*r*,788*l*,923*l*,
　1032*r*
臨床尺度　992*l*
臨床神経心理学　517*l*
臨床心理アセスメント　1073*l*
臨床心理学　58*l*,**1073***l*,1073*r*,
　1090*r*
臨床心理士　560*r*,**1073***l*
臨床単位　➡疾患単位／臨床単位
臨床乳児　400*l*
臨床犯罪学　854*l*
臨床評価　87*r*
臨床薬物試験　696*l*
リンパ腫　98*l*
倫理学の神経科学　523*l*

ル

類型　424*l*
類催眠状態　1074*l*
類催眠ヒステリー　715*r*,741*l*,957*l*,
　1074*l*
類循環精神病　96*l*,365*l*,866*l*,879*l*,
　902*r*,951*r*,990*l*,**1074***r*,1079*l*
類循環病　753*r*,754*l*
ルイ体　545*l*
類てんかん性格　**1075***l*
類統合失調症　558*r*
類統合失調症　➡スキゾマニー
類破瓜病　168*l*,**1075***l*
類瘢痕脳型　183*r*

和文事項索引　ル－ロ

ルーシー・R嬢〔症例〕　626*l*,
　1075*r*
ルートヴィヒ二世〔症例〕　**1076***r*
ループスエリテマトーデス（SLE）
　308*r*
ループスエリテマトーデス　➡膠原
　病，全身性エリテマトーデス
ループス腎炎　630*r*, 1077*r*
ループス精神病　**1077***l*
ルボルニュ例　934*l*

レ

例外状態　**1078***l*
例外人　**1078***l*
冷感症　➡不能症／不感症／冷感症
霊魂崇拝　21*r*
霊性　568*l*
レイノー現象　236*r*
霊媒　453*l*
レクリエーション療法　574*l*
レクリエーション療法　➡生活療法
レシピエント　505*l*
レジリアンス　405*l*, 418*l*, 802*l*,
　1079*l*
レストレスレッグス症候群　525*r*,
　545*r*, 551*r*, 1000*l*
レストレスレッグス症候群
　➡むずむず脚症候群〔下肢静止不
　能症候群〕
レズビアン　760*r*
レズビアン　➡同性愛
レスポンデント条件づけ　324*r*,
　478*r*, 559*r*
レスポンデント条件づけ
　➡条件づけ
レセルピン　207*l*, 772*l*, 1022*r*
劣位〔脳〕半球　672*l*
劣位〔脳〕半球　➡大脳半球優位
裂開相／内閉相
レックリングハウゼン病〔神経線維
　腫症〕　969*l*, **1080***l*
レッケの昏迷　316*l*, **1080***r*
レッシュ＝ナイハン症候群　**1080***l*
レッテラー＝ジーベ病　857*l*
劣等感　193*l*, 338*r*, 693*l*, 712*r*, 961*r*
劣等感
　➡個人心理学〔アドラー心理学〕
劣等コンプレックス　193*r*, 352*r*
レット症候群〔レット障害〕　329*l*,
　1081*l*
裂脳症　808*l*, 812*l*
レビー小体　614*r*, 1081*l*
レビー小体型認知症　196*l*, 264*l*,
　439*l*, 501*r*, 666*r*, **1081***l*
レビー小体病（DLB）　22*l*, 270*r*,
　439*l*, 569*l*, 798*l*, 1081*l*, 1084*l*

レビー小体病（DLB）
　➡レビー小体型認知症
レビュー・スタッフミーティング
　717*r*
レプチン　**1082***l*
レベチラセタム（LEV）　306*r*, 322*l*
レボドパ〔L-DOPA〕　**1082***l*
レボメプロマジン　61*l*
レマネンツ　77*l*
レマネンツ
　➡インクルーデンツ〔封入性〕
レム睡眠　200*l*, 467*r*, 547*r*, 548*l*,
　554*l*, 550*l*, 816*r*, 868*l*, 1037*l*, 1084*r*
レム〔REM〕睡眠／ノンレム〔NREM〕
　睡眠　**1082***r*
レム睡眠関連症状　488*r*, 784*l*, 791*r*
レム睡眠行動障害　212*l*, 549*l*,
　1037*r*, 1081*r*, **1083***r*
レム〔REM〕潜時　**1084***l*
レム断眠　694*l*
レム断眠　➡断眠
レムパラソムニア　1083*r*
レム〔REM〕密度　**1084***l*
恋愛強迫　444*l*
恋愛妄想　157*l*, 172*r*, 340*l*, 465*r*,
　803*r*, 828*r*, 1013*l*, **1085***l*
恋愛妄想病　917*r*
錬金術　1039*l*
連句療法　➡俳句・連句療法
連合　1085*l*, 1085*r*
連合型視覚失認　383*l*, 655*r*
連合弛緩　182*l*, 274*r*, 399*l*, 756*l*,
　1007*r*, **1085***l*, 1085*r*
連合障害　82*r*, 933*r*, 1085*r*
連合心理学　756*l*, **1085***r*
連合野　309*l*
連合論　273*r*
連鎖解析　175*l*, 279*r*
連鎖解析
　➡リンケージ解析〔連鎖解析〕
連鎖研究　➡分子遺伝学
連鎖自殺　264*l*
練習　941*l*
れん縮　180*l*
れん縮　➡単収縮〔れん縮〕
レンズ核　629*l*
レンズ核切截術　➡精神外科
連想　129*l*, 182*r*, 1085*l*
連想過剰　881*l*
連想機能の障害　199*l*
連想検査　291*l*
連想心理学　182*r*
連続加算作業　261*r*
レンノックス＝ガストー症候群
　89*l*, 277*r*, 433*l*, 480*l*, 678*r*, 884*l*,
　1001*r*, **1086***l*, 1096*l*
連波　**1086***r*

連波期　1086*r*

ロ

ロイコジストロフィー　683*r*, **1086***r*
ロイコトミー　➡精神外科
ロイシン　282*r*
老化　**1087***r*
蝋屈症　244*l*
蝋屈症　➡緊張病〔緊張病症候群〕
老健施設　132*r*
老人医療　1088*r*
老人虐待
　➡高齢者虐待〔老人虐待〕
老人居宅生活支援事業　1088*l*
老人斑　26*r*, 27*l*, 33*l*, 33*r*, 523*l*, 676*r*
老人福祉法　**1087***r*, 1088*l*
老人訪問看護　1088*l*
老人保健施設　782*l*, 1088*l*
老人保健法　**1088***l*
老人ホーム　1088*l*, **1088***l*
老人用知能評価スケール　**1089***l*
労働嫌忌からの職業犯罪者　496*r*
老年期　1052*r*
老年期認知症　276*r*
老年精神医学　**1089***r*
老年精神医学専門医　1089*r*
老年精神病　703*l*
老年認知症　703*l*, 930*r*
老老介護　132*r*
6 Hz 棘・徐波　238*r*, **1089***l*
ロゴス　1090*l*
ロゴテラピー　214*r*, 925*l*, **1090***l*
露出症　578*l*, 610*r*, 921*l*, **1090***l*
露出欲動　679*l*
ロッド〔LOD〕値　1072*l*
ロッド〔LOD〕値　➡分子遺伝学
ロボトミー　**1091***l*
ロマン主義的医学　1092*l*
ロマン派精神医学　65*l*, 828*l*, 1024*l*,
　1092*l*
ロラゼパム　557*l*
ローランド棘波　**1092***l*
ローランドてんかん　480*l*
ロールシャッハテスト〔法〕　386*r*,
　834*r*, 835*r*, 938*r*, 994*r*, 1055*r*,
　1092*r*, **1093***l*
ロールプレイ　104*l*, 1093*r*
ロールプレイング　357*l*, 727*l*, 1030*l*,
　1093*r*
ロルメタゼパム　556*r*
LORETA　**1094***l*
ローレンス＝ムーン＝ビードル症候
　群　**1094***l*
ロンベルク徴候　428*r*
論理感情行動療法　1094*r*
論理感情療法　1094*r*

論理療法　622r, **1094**r

ワ

YMRS　➡ヤング躁病評価尺度〔YMRS〕
Y-G 検査　➡矢田部＝ギルフォード性格検査〔Y-G 検査〕
Y-BOCS　➡イェール・ブラウン強迫尺度〔Y-BOCS〕
ワインバーグ法　101r
ワインバーグ法　➡疫学的精神医学
わが道を行く行動　**1095**l
脇目恐怖　401r, 417r
ワーキングメモリ　362l, 426r, 544r, 635r, 636l, 762r
ワーキングメモリ　➡作業記憶
ワクチン発熱療法　983l
ワクチン発熱療法　➡マラリア療法
わざとらしさ　442l, 756r, **1095**l
笑い　236l, 246r
笑い発作　**1096**l
悪い対象　713l, 750l, 1017l, 1091l
悪い対象　➡良い対象／悪い対象
我等性　1097l
われわれ体験　**1096**r
ワレンベルグ症候群　118r, 806r
ワーンジン〔妄想錯乱，急性幻覚妄想症〕　**1097**l

ギリシャ文字

α-L-イズロニダーゼ　999l
α 運動ニューロン　691r
α 機能　62r, 134r, 352l, 484r, 861l, 944r, 1000r
α 機能の逆転　190r
α 昏睡　35r, 351r
α-シヌクレイン　439l, 678r, 1081l
α 帯域　232l, 944l
α 波　657l, 816r, 823r, 949l, 993l, 1086r
α 波減衰　297r, 816l
α 波遮断　297l
α 波抑制　816l
α 要素　44l, 944r
α 律動　150r, 816l
α-リノレン酸　126r
β アミロイド蓄積　947l
β-エンドルフィン　119l
β-ガラクトシダーゼ欠損症　818l
β-グルコシダーゼ　337r
β 昏睡　351r
β 波　657l, 816r, 949l, 1086r
β ヘキソサミニダーゼ α 鎖ポリペプチド　729l
β 要素　34r, 44l, 62r

β-リポ蛋白質欠損症　895r
β-リポトロピン　119l
γ-アミノ酪酸　520r
γ-アミノ酪酸受容体　954l
γ-アミノ酪酸神経　556l
γ 帯域　59r, 751r
γ 波　657l
Δ9-テトラヒドロカンナビノール　181l, 286l
δ 群発　264r
δ 波　374r, 422l, 816l
δ 領域　742r
θ 群発　264r
θ 帯域　112l
θ 波　112r, 374r, 791l, 816r, 1086r
θ 律動　112r, 422l
θ 領域　742r

数字

1.5 次予防　642l
2-アミノエタンスルホン酸　677l
2-アラキドニルグリセロール　181l
2 点コード法　992l
3-3-9 度方式　53l
3 Hz 棘・徐波　238r, 277r, 639l
3 塩基の繰り返し配列　776l, 970r
3-メトキシ-4-ヒドロキシフェニルグリコール　815r
3 リピートタウ　676r
4 つの A　182r
4 リピートタウ　672r, 676r
5HT$_{1A}$ アゴニスト　642r
5-HT$_{1A}$ 受容体　843r
5p モノソミー　802r
5-ヒドロキシインドール酢酸（5-HIAA）　167r, 815r
10％ 法　464l
12 ステップ　415l, 687l, 783r
12 ステップモデル　99r
13 トリソミー　731l
14-3-3 蛋白　926l
21 世紀における国民健康づくり運動　409l
21 番のトリソミー　630l
95％ 信頼区間　541l
99％ 信頼区間　541l
1838 年法　106l

アルファベット

Aβ アミロイド蛋白　931l
ABC トランスポーター　879r
AchE 阻害薬　15l
ACTH 産生下垂体腺腫　102r
ACTH 産生微小腺腫　153l

ACTH 非依存性副腎皮質大結節性過形成　248r
AC 活性増強剤　360l
ADH 不適合分泌症候群　989l
ADH 分泌異常症候群　739r
AED の逆説的効果　322r
ALDH 欠損者　34l
Alexander 病　241l
Anton 徴候　72r
APA ガイドライン　716l
available case 分析　4r
A 型行動　668r
A 知能　700r
Barnes アカシジアスケール　546l
Bleuler E の 4A　933r
Bmal1 遺伝子　770r
BNS けいれん　89l
BOLD 効果　106l, 112l
Brodmann 8, 9, 10 野　634r
Brodmann 8, 9, 46 野　634r, 635l
Brodmann 10 野　634r, 635l
Brodmann 11, 47 野　634r, 635l
Brodmann 22 野　655l
Brodmann 23 野　666r
Brodmann 24 野　666r
Brodmann 44, 45, 47 野　634r
Brodmann 44 野　634r
Brodmann 45 野　634r
Brodmann 47 野　634r
B 知能　700r
Ca^{2+}/calmodulin プロテインキナーゼ（CaMK）　360l
CAG リピート　856l, 895r
CAG リピート病　499l
cAMP 信号　694l
Canavan 病　241l
CATCH22 症候群　630l
Ca 依存型プロテアーゼ・キナーゼ　702l
CD4 陽性 T 細胞　98r
CGH マイクロアレイ法　595l
Chiari Ⅰ 型奇形・Ⅱ 型奇形　546l
ChIP-on-chip 法　974r
CNS ループス　630r, 1077r
CO_2 中毒症候群　825l
CO_2 ナルコーシス　825l
COMT 阻害剤　345l
Cre-loxP システム　66l
CRH 産生ニューロン　376l
CRH 負荷テスト　376l, 733r, 971r
Crow の二症候群仮説　79l
Dandy-Walker 奇形　546l
Di-George 症候群　630l
DNA チップ　974r
DNA 配列　68l, 279l
DNA ヘリカーゼ　89r
DNA マイクロアレイ　974r

和文事項索引　アルファベット

DNAメチル化解析　974r
DSM-Ⅳの診断・分類マニュアル　590l
DV防止法　215l
E4アレル　33r
EBMガイドライン　716l
EBウイルス脳炎　915r
eye of the tiger 所見　850r
Fasリガンド　1059l
Feighner JPらの診断基準　646l
Feighner 基準　207l
fiber FISH法　630l
FISH法　630l
GABA（γ-アミノ酪酸）　258r
GABA-A受容体　11r, 843r
GABA受容体　217r
GABAニューロン　217r, 553l
GCP省令　1r
GH産生下垂体腺腫　153l
GM2ガングリオシド　729l
GM2ガングリオシドーシス　1065r
g因子　700l
G染色法　629r
G蛋白質共役型受容体　470r, 624l, 772r
G蛋白質共役代謝型受容体　815r
H₂遮断薬　73l
HAART療法　98r
Hayflick限界　90l
HPA系　257r, 733l
H反射　488r
ICH（日米EU医薬品規制調和国際会議）E6（R1）ガイドライン　410r
ICH（日米EU医薬品規制調和国際会議）E9ガイドライン　788l, 1000l
ICH（日米EU医薬品規制調和国際会議）E10ガイドライン　923r
inversion recovery（IR）法　929l
iPS細胞　511l
James-Lange説　20l
JCS（3-3-9度スケール）　253r
JCウイルス　524l, 570r
Kraepelin体系　260l
K-コンプレックス　555l

K複合波　553l, 958l
Kリンク　861l
Leber病　991r
Leigh脳症　991r
LHRHテスト　971r
L-チロシン　720l
L-ドーパ　720l
Machado-Joseph病　499l
mAChR拮抗薬　15l
MAO阻害薬　303r, 562r, 1022l
Marchiafava-Bignami病　819l
MGH分類　719l
MR血管造影　113r
NA（ナルコティクス・アノニマス）　687l
neurosignature 障害　291l
Nissl 染色　260l
NMDA型グルタミン酸受容体　45r
NMDA受容体遮断薬　259l
N-methyl-D-aspartate（NMDA）拮抗薬　286l
NMスケール　787l
NREM睡眠　94r, 553l, 555l
N式老年者精神状態尺度　787l
N式老年者用日常生活活動能力評価尺度（N-ADL）　799l
ob遺伝子　1082l
OECD8原則　469r
P300成分　990l
Papezの回路　673l
PDE阻害薬　360l
Pearson病　991l
per protocol 分析　4r
Per遺伝子　770l
P-Fスタディ　1049l
polymerase chain reaction（PCR）法　950l
PRISMA宣言　1006r
PRL産生腺腫　153l
PTSD治療　419l
PTSD治療法　44r
PTSD臨床診断面接尺度（CAPS）　878l
push-pull法　974r
QT延長　146r
QT間隔　315r

RECQL2遺伝子　90l
REM期　250r
REM睡眠　94r, 422l, 553r, 555r, 1025r
Rev-erbα遺伝子　771l
Ribot Tの逆行律　189l
RORE配列　771l
R-R間隔　593r
Schneiderの一級症状　79l, 316r, 397l, 398l, 490l, 703l
SCT（文章完成テスト）　834r
Sdyマウス　730r
short tandem repeat polymorphism 座位（STRP座位）　1072l
SLE精神病　480l
SNP解析　974r
Sotos症候群　241l
Spectral Karyotyping（SKY：スカイ）法　629r
SQUID磁束計　811l
Strange Situation法　959r
s因子　700l
T1強調画像　113r
T2強調画像　113r
T2高信号病巣　684r
T4計画　468r
TAT（主題統覚検査）　834r
Thase and Rush分類　719l
TK式診断的新親子関係検査　126r
Toddの麻痺　692r
TRH欠損症　260l
TRH負荷テスト　971r
TSH単独欠損症　260l
ultra high risk群　28l
US-UK診断プロジェクト　646l
Velocardiofacial症候群　630l
Wernicke-Kleist-Leonhard学派　1074r
Western blot法　263l
Whippleの三徴　78l
WHO憲章　684r
Wolpert型　760l
X線CT　433r
YG性格検査　834r
Z図式　319l

1329

欧文事項索引

A

A (adult) 102*l*
A-T split 107*l*
Aβ (amyloid-beta peptide) 26*r*, 27*l*
Aβ42 931*l*
AA 31*l*, 415*l*, 568*l*, 691*r*, 783*r*
AADL (advanced ADL) 107*l*
AAI 100*l*
AAMI (age-associated memory impairment) 213*r*
abandonment depression 989*r*
abasia 431*r*
ABCB1 879*r*
abcès cérébral 816*l*
abcès encéphalique 816*l*
abéissance automatique au commandement 1005*l*
Abflachung 297*l*
ablutomania 628*r*
ablutomanie 628*r*
Abnormal Involuntary Movement Scale (AIMS) 99*r*, 546*l*
abnormal psychology 58*l*
abnormal reaction to an experience 58*r*
abnorme Erlebnisreaktion 58*r*
abnorme Körpersensation 661*r*
abortive Paranoia 776*l*
abreaction 500*r*, 715*r*
abréaction 500*r*
Abreagieren 500*r*
absence 277*r*
absolute bed rest period 622*l*
absolute dependence 968*l*
Abstammungswahn 278*r*
abulia 56*r*, 995*l*
abuse 215*l*
abused child syndrome 864*r*
Abwehr-hysterie 957*l*
Abwehr-neuropsychosen 957*l*
AC (adapted child) 102*l*
AC (adult children) 17*l*
acalculia 426*r*
acarophobia 883*l*
acarophobie 883*l*
acataphasia 290*r*
accident prone personality 405*r*
accident proneness 406*l*

accidental criminal 247*r*
accumbens nucleus 654*r*
acetylcholine 14*r*
achromatopsia 327*l*
ACoA 17*l*
acousma 1041*l*
acquired aphasia in children (in a child) 491*r*
acquired dyslexia 429*l*
acquired epileptic aphasia 1058*r*
acquired immunodeficiency (immune deficiency) syndrome (AIDS) 98*l*, 570*r*
acrophobia 311*l*
Acropolis experience 11*l*
ACT (assertive community treatment) 6*r*, 10*r*, 105*l*, 275*l*
Act on Medical Care and Treatment for Persons Who Have Caused Serious Cases Under the Condition of Insanity 528*r*
Act on Social Welfare Service for Elderly 1087*r*
acte impulsif 1046*l*
acte manqué 426*r*
ACTH 102*l*, 153*l*, 248*r*, 376*l*, 413*r*, 441*l*, 565*l*, 733*l*
actigraph 9*l*
actigraphy 9*r*
acting in 10*l*, 324*l*
acting out 324*l*
actio libera in causa 283*l*
activation syndrome 9*r*, 315*r*
active gene-environment correlations 67*l*
active technique 619*r*
active therapy 619*r*
activite libre 526*r*
activities 449*r*
activities of daily living (ADL) 107*l*, 449*l*, 574*l*
activity 814*l*
actual neurosis 294*r*
actuarial risk assessment tool 1062*r*
acute and transient psychotic disorder 688*r*, 689*r*
acute confusional state 219*r*
acute disseminated encephalomyelitis 220*l*

acute exogene Reaktionstypen 951*l*
acute intermittent porphyria 971*l*
acute intoxication 149*l*, 221*l*, 1028*l*
acute necrotizing encephalopathy (ANE) 82*l*
acute polymorphic psychotic disorder 220*l*
acute stress disorder 220*l*
AD (Alzheimer disease) 676*l*
ADA 819*r*
adaptation 732*l*
adapted child (AC) 102*l*
adaptive regression in the service of ego (ARISE) 733*l*
ADAS 1089*l*
ADAS-Cog (Alzheimer's Disease Assessment Scale Cognitive Subscale) 328*r*, 799*l*, 1089*l*
ADCS (The Alzheimer's Disease Cooperative Study) 799*l*
ADCS-ADL 799*l*
ADD (attention-deficit disorder) 706*r*
addiction 149*l*, 444*l*, 1028*l*
Addison's disease 12*l*
adequate stimulus 170*r*
ADH 795*l*
ADHD (attention-deficit/hyperactivity disorder) 490*l*, 504*l*, 706*l*, 839*r*
adherence 18*l*
adhesive identification 296*l*, 916*r*
adiadochokinesis 428*r*
adiadococinésie 844*r*
adjustment 732*l*
adjustment disorders 732*r*
ADL (activities of daily living) 107*l*, 449*l*, 574*l*
Adlerian 19*r*
administrator 107*r*
adolescence 410*r*, 611*l*
adolescent crisis 410*r*
adolescent paranoia 411*r*
adolescent psychiatry 613*l*
Adoleszenzkrise 410*r*
adrenal cortex 257*r*
adrenal cortical hormone 914*l*
adrenal cortical insufficiency 913*r*
adrenaline 20*l*

1330

adrenocorticotropic hormone **102**r,
  376l
adrenogenital syndrome **913**r
adrenoleukodystrophy（ALD）
  20r, 1087l
Adrenomyeloneuropathy（AMN）
  20r
adult（A） 102l
adult attachment interview 16r,
  100l
adult children（AC） **17**l
adult progeria 89r
advanced ADL（AADL） 107l
advanced sleep phase syndrome
  （ASPS） 134l, **552**l
adverse drug reaction 1032r
adverse event **1032**r
adversive seizure **330**r
adynamiae 515r
AED（antiepileptic drugs） 306r
aerophagia **246**l
AES（apathy evaluation scale）
  22r
Affcktverflachung 756l
affect 176l, **486**r
affect and emotional disorder **176**l
affect attunement **489**l
affect equivalence 192r
affect equivalents **489**l
affected sib-pair analysis 1072r
affectional tie 16l
affectionless personality **482**l
affective disorders **207**r, 201r
affective psychoses 208l, 640r
affective, reactive, defensive or
  hostile aggression 307r
affective Strörungen **207**r
Affectverbrecher 272r
Affektabstumpfung **178**l
Affektdelikt 487l
Affekthandlung **487**l
Affektinkontinenz **487**l
affektive Geistesstörungen 1097r
affektive Verblödung 328r
Affektlogik **178**l
Affektstupor 489l
Afffektverbrecher 191l
affordance **23**r
AFNI 106l, 112r
afterdischarge **329**l
age-associated memory impairment
  （AAMI） 213r
age of reason **617**l
ageing **1087**r
agency attribution task 631l
agénésie du corps calleux **818**r
agenesis of corpus callosum **818**r

Aggression **307**l
aggression **307**l
aggressiveness **307**l
Aggressivität **307**l
Agieren **324**l
agitated depression **272**l
agitierte Depression **272**l
agnosia **430**l
agnosia for color（s） **391**l
agnosia for faces **652**l
agnosia for pain **722**l
Agnosie **430**l
agonist **11**r
agoraphobia **896**l
agrammatism 290r, **430**r
Agrammatismus **430**r
agraphia **427**l
agression **307**l
agressivité **307**l
AHI（apnea hypopnea index）
  477l, 550l
AHT（abusive head trauma） 377l
aichmophobia **633**l
Aichmophobie **633**r
aichmophobie **633**r
AIDS（acquired immunodeficiency
  syndrome） **98**r, 570r
AIDS dementia complex 99l
AIDS encephalopathy **99**l
Aimée **114**r
AIMS（Abnormal Involuntary
  Movement Scale） **99**r, 546l
airflow 100r
Ajase complex **12**r
Ajase-Komplex **12**r
akathisia 545r
akinetic mutism 53r, 423l, 637r,
  1001r
akinetic seizure **1001**r
akinetic stereotypy 488l
Akrophobie **311**l
aktivere Therapie 446l
aktives Stimmenhören 1070l
Aktivitätsbewußtsein 630r, **814**l
Aktualneurose 294r, 591r
akute Halluzinose der Trinker 31r
akute Verwirrtheit **219**r
alalia 301r
Albernheit 945l
alcohol dependence（syndrome）
  30r
alcohol hallucinosis **31**r
alcohol intoxication **32**l
alcohol test **77**r
alcoholic hallucinosis **31**r
alcoholic paranoia **32**r
alcoholic psychosis **32**l

Alcoholics Anonymous **99**r, 415l,
  783r
alcoholphobic **309**r
ALD（adrenoleukodystrophy）
  20r
aldehyde dehydrogenase 34l
ALDH2 34l
alexia 345l, **429**l
alexithymia **36**l, 176r
algorithm **30**l
ALI（American Law Institute）
  617l
Alice in Wonderland syndrome
  915r
alien hand 672r
alien hand sign 200r, 752r
aliénation mentale 882r
Alkoholhalluzinose **31**r
Alkoholparanoia **32**r
Alkoholpsychose **32**l
Alkoholschlaftrunkenheit 893r
Alkoholtrinkversuch **77**r
Alkoholwahnsinn 31r
allesthesia 36l
allgemeine Amnesie 627l, **631**l,
  632r
allgemeine Anpassungssyndrome
  856r
allochiria 36l
Allochirie **36**l
allomnesia 189l, 189r, 721l
alloplastic **406**r
allosymptomatische Schizophrenie
  197r
alogia **433**l
Alogie **433**l
alogische Denkstörung 366l, 433l
alpha element **34**r
alpha function **34**r
alpha wave **35**l
Als-ob Persönlichkeit **13**l
alter 681r
alter personality 320r
alteration of consciousness **55**l
alterations of personality 995l
alternating psychosis **321**r
alternative Psychose **321**r
alternative psychosis 965r
alternative splicing 676l
alternierendes Bewusstsein 320r
altruism **4**l
altruisme **4**l
Altruismus **4**l
Alzheimer disease（AD） **33**r,
  676r
Alzheimer's disease assessment
  scale cognitive subscale（ADAS）

1089*l*
Alzheimer's Disease Cooperative Study (ADCS) 799*l*
amae 25*l*
ambitendency 941*l*
ambivalence 41*l*
ambivalent 100*r*
Ambivalenz 41*l*, 756*l*
ambulatory schizophrenia 504*r*
Amentia 28*l*
amentia 28*l*
American Law Institute (ALI) 617*l*
American Orthopsychiatric Association 229*r*
amino acid metabolism disorder 26*l*
amnesia 189*r*, 300*l*
amnesia of personal history 631*l*
amnesia of whole personal history 627*l*
amnesic amusia 422*r*
amnésie antérograde 627*l*
amnésie de fixation 213*r*
amnésie globale 626*r*
amnésie globale transitoire 63*l*
amnésie psychogène 506*l*
amnésie totale 626*r*
amnestic aphasia 300*r*
amnestic syndrome 347*l*
amnestische Farbenblindheit 391*l*
amodal perception 1002*l*
amok 28*r*, 862*r*
amotivational syndrome 749*r*
amour 1*l*
amphetamine 42*l*, 148*r*
amphetamine dependence 149*l*
amphetamine psychosis 149*r*
AMS (atrophie multisystématisée) 678*r*
amuck 28*r*
amusia 422*r*
amygdala 954*r*
amyloid-beta peptide (Aβ) 27*l*
amyloid Kuru-plaque 282*r*
amyloid vaccine 27*l*
anaclisis 21*l*
anaclitic depression 61*l*, 567*r*, 963*l*, 964*l*
anaclitic pharmaco-psychotherapy 60*r*
anagogic interpretation 539*l*
anagogische Deutung 539*l*
anal character 332*r*
anal phase 332*l*
anale Phase 332*l*
anale Stufe 332*l*

analer Charakter 332*r*
analyse existentielle 298*r*, 427*r*
analysis 101*l*
analytic incognitio 940*l*
analytic setting 938*r*
analytic situation 938*r*
analytic third 939*r*
analytical psychology 939*l*
analyzability 938*r*
anankastic personality disorder 235*l*
anarithmetia 426*r*
anarthria 301*r*, 426*l*
anarthrie 426*l*
Anastrophé 25*l*, 354*l*
Andere 681*l*
ANE (acute necrotizing encephalopathy) 82*l*
anévrisme cérébral 814*r*
Angelman syndrome 924*l*
angiofibroma 278*l*
angiotensin 37*r*
angoisse 900*r*
angoisse devant un danger réel 295*r*
angoisse devant une stase libidinale 93*r*
Angst 900*r*
Angst-Eingebungspsychose 902*r*
Angst-Glückspsychose 101*r*, 902*r*
Angsthysterie 906*l*
ängstlich-ekstatische Wahnpsychose 902*r*
ängstliche Involutionspsychose 664*l*
Angstneurose 903*r*
Angstpsychose 249*l*, 902*r*
anhedonia 42*r*, 176*r*
Anhedonie 42*r*
anhédonie 42*r*
anima 21*r*
animal magnetism 1006*l*
animal models 766*r*
animism 21*r*
animisme 21*r*
Animismus 21*r*
animus 21*r*
Anna O (case) 40*r*
Anne Rau (case) 40*r*
anniversary reaction 203*r*
annulation rétroactive 92*r*
anomic aphasia 432*l*
anomie 22*l*
anomy 22*l*
anorexia nervosa 519*r*
anosodiaphoria 855*r*, 891*r*
anosognosia 891*r*

Anosognosie 891*r*
anosognosie 891*r*
anschaulich zu vergegenwärtigen 1030*l*
ante festum 39*r*
anterograde amnesia 627*l*
anterograde Amnesie 627*l*
anthropological psychotherapy 796*l*
anthropophagia 140*l*
anthropophobia 297*r*, 669*l*
Anthropophobie 669*l*
anthropophobie 669*l*
anti-anxiety drugs 313*r*, 330*l*
anti-dementia drug 328*l*
anti-psychiatry 854*r*
anti-stigma campaign 38*r*
anticonvulsant drugs 306*l*
anticonvulsants 306*l*
Antidepressant 303*l*
antidepressants 303*l*, 313*r*
antidépresseurs 303*l*
antiepileptic drugs (AED) 306*r*, 322*l*
Antigone 39*l*
antipsychotics 312*r*, 313*r*, 579*l*, 772*l*
Anton's syndrome 40*l*, 326*r*
Antriebsmangel 440*l*, 637*l*
anxiété 900*r*
anxiety 900*r*
anxiety as signal 903*r*
anxiety disorder 903*l*
anxiety hysteria 906*l*
anxiety in the presence of the stranger 837*l*
anxiety neurosis 843*l*, 844*l*, 903*r*
anxiety of engulfment 820*l*
anxiolytics 313*r*, 330*r*, 579*l*
apallic syndrome 53*r*, 423*l*
apallisches Syndrom 423*l*
apathy 22*r*, 176*r*
Apathy Evaluation Scale (AES) 22*r*
aphanisis 23*l*
aphasia 425*r*
aphasia in childhood 491*r*
aphasie 934*r*
aphémie 934*l*
aphonia 427*r*

1332

aphony **427***r*
apiculate wave form 99*l*
apnea hypopnea index (AHI) **100***r*,477*l*
Apokalyptik 25*l*
apolipoprotein E (APOE) 175*l*
Apophänie **24***r*
apophany **24***r*
apoptosis **514***r*
APP (avian pancreatic polypeptide) 397*l*
apparent diffusion 147*r*
apperceptive visual agnosia 383*l*
Appersonation **381***l*
appersonation **381***r*
Appersonierung **381***l*
appersonification **381***r*
approximate answer **980***r*
apractognosia 312*l*
apraxia **425***r*
apraxia for dressing **704***l*
apraxia of gait **960***l*
apraxia of lid opening **131***r*
apraxia of speech **301***r*
après-coup **403***r*
aprosodia 892*l*
Arbeitsscheue Beruchsverbrecher 496*r*
archaic thinking **665***l*
archaisches Denken **665***l*
archetype 70*l*,**287***l*
Archetypus **287***l*
Area 25 587*r*
arginine vasopressin **29***r*
Argyll Robertson pupil 616*r*
Argyll Robertson's phenomenon **7***l*
argyrophilic grain 676*r*
argyrophilic grain dementia 676*r*
argyrophilic threads 869*l*
aripiprazole **29***l*
ARISE (adaptive regression in the service of ego) **733***l*
arithmomania **266***r*
Arithmomanie **266***r*
arithmomanie **266***r*
ARMS (at risk mental state) **27***r*,626*r*,642*l*
Arnold-Chiari malformation **22***r*
aromatherapy **36***r*
arousal reaction **150***r*
arousal response **150***r*
art therapy **130***r*,267*l*
artificial dialysis **525***r*
artificial hibernotherapy **525***r*
artificial intelligence **525***l*
artificial somnambulism 1006*l*
arts therapy **267***l*

ärztlich Diskretion **55***r*
as if personality **13***l*
ascending reticular activating system 977*l*
asceticism **245***r*
ASD (acute stress disorder) 962*l*
ASD (autism spectrum disorders) 329*l*,**443***l*
asile 106*l*
asomatognosia 855*r*
Asperger's syndrome **14***l*
ASPS (advanced sleep phase syndrome) 134*l*
assassinat par lubricité **140***l*
assertive community treatment (ACT) **10***r*
association 1085*l*
association analysis 175*l*,279*l*
association des idées **182***r*
association of ideas **182***r*
association psychology **1085***r*
association study **186***l*
associative visual agnosia 383*l*
assonance **129***l*
Assoziationslockerung 756*l*,1007*r*,**1085***l*
Assoziationspsychologie **1085***r*
astasia **432***r*
astatic seizure **433***l*,1001*r*
astéréognosie 776*r*
asterexis 844*r*
asthenic personality **1003***l*
asthenische Basisstadien 474*l*
asthenische Psychopath **1003***l*
Ästhesiologie 468*r*
astrocytic plaque 672*r*,676*r*
asymbolia **427***l*
asymbolia for pain 427*l*
Asymbolie **427***l*,430*l*
asynchrony 751*r*
asynersie 844*r*
AT (autogenic training) **502***l*
at risk mental state (ARMS) **27***r*,626*r*,642*l*
ataxia **428***r*
ataxie intrapsychique **538***l*
ataxie optique **383***r*
Atê **39***l*
athetosis **18***l*
athletic type **759***r*
athletisch **195***l*
athletischer Typus **759***r*
atonic seizure **433***l*,1001*r*
ATP 813*l*
atrophie multisystématisée (AMS) **678***r*
attachment **16***l*

attachment disorder **963***r*
attention-deficit and disruptive behavior disorders **706***l*
attention-deficit disorder (ADD) 706*l*
attention-deficit/hyperactivity disorder (ADHD) 409*l*,504*l*,**706***l*,839*r*
attention également flottante **894***l*
attention-seeking personality **292***r*
attenuation **297***r*,816*r*
attitude antiobsessionelle **665***l*
atypical depression **878***r*
atypische Psychose **879***l*
atypische Schizophrenie 879*l*
AUDIT 257*l*
audition of thought **316***l*
auditory agnosia **711***r*,870*l*
auditory hallucination **299***l*
auditory (reflex) seizure **712***l*
auditory sound agnosia 349*l*
aufgeregt-gehetzte Hyperthymiker 842*r*
Aufwach-Epilepsien **150***l*
Augenblickstäter **191***l*
augmentation therapy **642***r*
Auguste Deter (case) **6***l*
aura **633***r*
aura continua 743*r*
Ausdruckseigenschaft **971***r*
ausgeglichene Hyperthymiker 842*r*
Ausnahmen **1078***l*
Ausnahmezustand **1078***l*
autism **442***l*,**442***r*
autism riche 442*l*
autism spectrum disorders (ASD) 329*l*,**443***l*
autisme **442***l*
autisme pauvre 442*l*,**1035***l*
autisme riche **1035***l*
Autismus **442***l*,756*l*
autistic phase **1080***l*
autistic psychopathy **443***r*
autistiche Psychopathen 442*r*,**443***l*
auto-analyse **406***l*
auto-erotism **420***r*
autobiographical memory 627*l*
autochotone konstitutionelle Psychose 952*l*
autochthone Degenerationspsychose **250***l*
autochthones Denken **416***r*
autochthonous idea **416***r*
autocritique **888***r*

1333

autogenic training (AT) **502***l*
automatic anxiety **436***r*
automatic frequency analysis of EEG **434***r*
automatico-voluntary dissociation **181***r*
automatische Angst **436***r*
automatism **435***l*, **912***r*
automatism mental **588***r*
automatisme **435***l*, **826***r*
automatisme mental **262***l*
automatisme psychologique **542***l*
Automatismus **435***l*
automutilateur **937***l*
autonomic dystonia **503***l*
autonomic seizure **503***l*
autonomic storm **1083***l*
Autonomie **630***r*
autonomous **100***l*
autopagnosia **402***r*
autoplastic **406***r*
Autopoiese **124***r*
autopoiesis **124***r*
autopsychische Orientierung **294***r*
autoradiography **125***l*
autoscopie **404***l*
autoscopie négative **78***r*
autoscopy **404***l*, **787***r*
Autoskopie **404***l*
autosuggestion **396***l*
Autre **121***r*
autre **666***l*, **681***l*
aversion **408***r*
aversion therapy **283***r*
aversive agent **309***r*
avian pancreatic polypeptide (APP) **397***l*
avoidant **100***r*
avoidant personality disorder **139***l*
avoidant type of depression **764***r*
avolition **56***r*
awakening **5***r*
awareness **54***r*
awareness of self-activity **814***l*
axial symptom **466***l*
axonal transport **393***l*

B

Babinski reflex **845***l*
Babinski sign **845***l*
baby book **47***l*
bacillophobia **355***r*
background activity **823***r*
bad object **1039***r*
bad trip **286***r*
balanced translocation **924***l*
Balint group **849***l*
Bálint's syndrome **849***l*
Balkenmangel **818***r*
ballooned neuron **869***l*
band-pass filter **660***r*
Barnes-AS **546***l*
barrage **399***l*, **771***r*
barrière du moi **382***l*
basal ganglia **671***r*
basal nuclei **671***r*
Basic Act for Persons with Disabilities **475***r*
basic ADL (BADL) **107***l*
basic anxiety **202***l*, **540***r*, **968***r*
basic assumption **202***l*
basic assumption group **462***r*
basic constellation of dynamics **1060***r*
basic disturbance **212***r*
basic fault **201***l*, **384***l*, **848***r*
basic rest activity cycle (BRAC) **94***r*, **200***l*
basic symptoms **201***r*
basic trust **212***r*
Basisstörungen **398***l*
Basissymptome **201***r*
battered woman syndrome **864***r*
Baumtest **828***l*
Bazillophobie **355***r*
BDNF **208***r*, **360***l*, **511***r*
Beachtungswahn **708***r*
beauty hypochondria **458***r*
Beck's Depression Inventory (BDI) **725***l*, **945***r*
Bedeutungserlebnisse **72***l*
Bedeutungswahn **71***r*
Beeinflussungsgefühl **97***r*
Beeinflussungswahn **98***l*
Beeinträchtigungswahn **831***l*
Befehlsautomatie **1005***l*
Befindlichkeit **206***l*
Begegnung **725***l*
Begirde **1046***r*
Begnadigungswahn **453***l*
BEHAVE-AD **799***l*, **884***r*
behavior therapy **327***r*
behavioral genetics **323***r*
behavioral pathology in Alzheimer's disease (BEHAVE-AD) **884***r*
behavioral pharmacology **326***l*, **605***r*
behavioral psychological symptoms of dementia **325***r*
behaviorally induced insufficient sleep syndrome **548***l*
behaviorism **325***l*
behavioural medicine **323***l*

behavioural sciences **324***r*
being as one is **29***r*
Bejahung **824***l*
Bekanntheitsgefühl **200***r*
Belagerungssituation **31***r*
belonephobia **633***r*
Bender Gestalt Test **954***r*
Benommenheit **52***r*, **353***r*
Benton Visual Retention Test **955***l*
benumbness **353***r*
benzodiazepine (BZ) **954***l*
benzodiazepine receptor **954***l*
Beobachtungswahn **708***l*
bereavement **444***r*
Berliner Schule **950***r*
Beruchsverbrecher **496***r*
Berufsneurose **496***l*
Berührungshalluzination **297***l*
Beschäftigungsneurose **496***l*
Besessenheit **886***r*
Besessenheitsstörung **887***l*
Besessenheitswahn **887***l*
Besetzung **865***l*
besonnener Dämmerzustand **940***l*
Bestehlungswahn **751***l*
Bestialität **455***r*
bestiosexuality **455***r*
beta wave **944***l*
Bettebehandlung **446***l*
Bewegungsdrang **96***l*, **362***r*
Bewegungsstereotypie **488***r*
Bewegungsstrum **96***r*
Bewusstsein **49***l*
Bewußtheit **54***r*
Bewußtseinseinengung **52***l*
Bewußtseinsfeld **52***l*
Bewußtseinstrübung **52***r*
Bewußtseinsveränderung **55***l*
BF **822***r*
bi-logical structure **667***r*
bicameral mind **285***r*
biltose Gedankenheit **886***l*
Binet Intelligence Scale **882***l*
Binswanger disease **898***l*
bioethics **75***r*, **81***r*
biofeedback therapy **822***l*
biogenic amine **814***r*
bioinformatics **822***l*
biological marker **615***l*
biological psychiatry **593***l*, **614***r*
biological rhythm **607***r*
biologie criminelle **853***r*
biologische Psychiatrie **614***r*
biomarker **615***l*
bionome Psychotherapie **471***l*
biopsychosocial model **505***r*
biotype **663***l*

bipolar [affective] disorder 640*r*
bipolar depression 643*r*
bipolar disorder 644*l*
bipolar disorder in child and adolescent 490*l*
bipolar self 403*l*
bipolar spectrum 643*l*
birth trauma 1058*l*
birth trauma theory 467*l*
bisexuality 1070*r*
bizarre objects 190*r*
blaptophobia 144*l*
Blaptophobie 144*l*
Blickanfall 708*l*
blind sight 326*r*, 870*l*
Blitz-Nick und Salaamkrampfe 89*l*
blocage de la pensée 399*l*
block-design tests 339*l*
block of thoughts 399*l*
blocking 48*r*, 399*l*, 771*l*
blonanserin 935*l*
Blood Oxygen Level Dependent Effect 112*l*
blood-brain-barrier 275*r*
blood drug concentration 1028*r*
blue bird syndrome 7*l*
blunt head injury 885*r*
board and care home 967*r*
boarding home 967*l*
bodily ego 532*r*
body dysmorphic disorder 458*l*
body ego 532*r*
body functions and structures 449*r*
body image 458*r*, 504*l*, 533*l*
body mass index (BMI) 262*r*, 1082*l*
body schema 402*r*, 504*l*, 533*l*, 534*l*, 892*l*, 946*r*
bon objet 1039*l*
bonding 972*l*
borderline 222*r*
borderline adolescent 223*r*
borderline case 224*l*
borderline child 965*l*
borderline constellation 965*l*
borderline intellectual functioning 222*r*
borderline personality disorder 223*l*
borderline personality organization (BPO) 185*l*, 223*l*, 223*r*
böses Objekt 1039*r*
bouffée délirante 219*r*, 220*l*, 588*l*, 998*r*
bouffées délirantes 1097*r*
boundary 222*r*

bovarism 956*l*
Bovarismus 956*l*
bovarysme 956*l*
bovine spongiform encephalopathy (BSE) 226*l*
Boxer-Enzephalopathie 960*l*
boxer encephalopathy 960*l*
BPD 953*l*
BPO (borderline personality organization) 223*l*
BPRS (Brief Psychiatric Rating Scale) 882*r*
BPSD (Behavioral and Psychological Symptoms of Dementia) 33*r*, 798*l*
BRAC (basic rest activity cycle) 94*r*, 200*l*
brain abscess 816*l*
brain amine 814*r*
brain bank 930*l*
brain death 810*l*
brain derived neurotrophic factor 511*l*
brain imaging 805*l*
brain metabolism 813*l*
brain science 512*r*
brain tumor 811*l*
Brain Voyager 106*l*, 112*r*
brain-washing 638*l*
brainstem syndrome 806*r*
breath holding spell 46*l*
breeder hypothesis 1068*l*
brief psychotherapy 169*l*
brief psychotic disorder 688*r*, 689*r*
brief reactive psychosis 689*l*
brief therapy 928*l*
bright light therapy 310*r*
Briquet's syndrome 926*r*
broadcasting of thought 319*l*
Broca aphasia 934*l*
bronchial asthma 192*l*
BRS 886*l*
BSABS 201*r*, 920*l*
BSE (bovine spongiform encephalopathy) 226*l*
bucco-facial apraxia 306*l*
buffoonery psychosis 753*l*
buggery 455*l*
build-up 895*r*
bulbar palsy 221*l*
bulbar syndrome 118*r*
Bulbärparalyse 221*l*
bulimia nervosa 518*r*
bullying 57*r*
burnout syndrome 1019*l*
burst 264*r*
BZ (benzodiazepine) 954*l*

C

ça 103*l*
CA1 (cornu ammmonis 1) 474*r*
CAA (cerebral amyloid angiopathy) 26*r*
CAFÉ Study 269*r*
caffeine intoxication 163*r*
CAG 776*l*
calcineurin 167*l*
calcium 166*r*
callosal apraxia 818*r*
callosal syndrome 819*l*
cAMP response element-biding protein (CREB) 360*l*
campus psychiatry 218*l*
cannabinoid 181*l*
cannabis 673*r*
capacité 56*l*
capacité civile 302*r*
capacity 56*l*
capacity to register 213*r*
Capgras' syndrome 164*r*
caractère phallique-narcissique 690*r*
caractère prémorbide 890*l*
caractère social 448*r*
carbamazepine 168*l*
carbon disulfide poisoning 795*l*
carbon monoxide poisoning 64*r*
carcinoid syndrome 167*l*
cardiac muscular exhaustion 843*l*
cardiac neurosis 531*l*
cardiazol convulsion treatment 166*r*
Care Map 256*l*
care for survivors of suicide 59*r*
care management 265*l*
carte du cortex cérébrale 813*l*
CAS (clinical assessment for spontaneity) 22*r*
case management 275*l*
caseness 505*l*
castration complex 240*l*
CAT 15*l*
cat cry syndrome 802*r*
cataplexy 488*r*
catastrophic reaction 830*l*
catathymic delusion 178*r*
catatonia 244*l*
catatonic syndrome 244*l*
catatonie 244*l*
catechol-*O*-methyltransferase (COMT) 344*r*, 815*l*, 820*l*
CATEGO 646*l*
catharsis 113*l*, 158*l*, 931*r*
cathexiae 515*r*

1335

cathexis 865*l*
causalité psychique 537*l*
CBD (corticobasal degeneration, corticobasalen Degeneration) 672*r*, 869*l*
CBS (Charles Bonnet syndrome) 454*r*
CCK 348*r*
CDD (childhood disintegrative disorder) 491*l*
CdLS (Cornelia de Lange syndrome) 348*l*
cDNA 974*r*
CDR (clinical dementia rating) 799*r*
CDSR (Cochrane Database of Systematic Review) 335*l*
cécité verbale 345*l*
cellular signal transduction pathway 359*r*
cenesthesia 661*l*
cénesthésie 661*l*, 662*l*, 937*l*
cénestopathie 661*r*
cenestopathy 661*r*
censorship 283*l*
censure 283*l*
central nervous system lupus 1077*r*
central pontine myelinolysis 231*r*, 739*r*
central sharp wave 751*l*
cerebellum 494*l*
cerebral abscess 816*l*
cerebral amyloid angiopathy (CAA) 26*r*
cerebral aneurysm 814*r*
cerebral blood flow 809*l*
cerebral concussion 811*r*
cerebral contusion 809*r*
cerebral dominance 672*l*
cerebral edema 817*l*
cerebral lipoidosis 818*l*
cerebral palsy 812*l*
cerebral vascular disorder 809*l*
cerebrospinal fluid (CSF) 812*l*
cerebrosulphatide 1087*l*
cerebrotendinous xanthomatosis 809*r*
cérémonie de la couche 464*r*
CGG 776*l*
cGMP 64*r*
channelopathy 45*l*
chaotic theory 143*r*
character 195*l*, 571*r*
character analysis 573*l*
character armor 573*l*
character neurosis 572*r*

character resistance 573*l*
character type 573*r*
characterology 572*l*
Charakter 195*l*, 571*r*
charakterogene Kernneurose 707*r*
Charcot eyebrow sign 131*r*
Charité 950*r*
Charles Bonnet syndrome (CBS) 454*r*, 656*l*
checking-back pattern 940*r*
checking compulsion 151*l*
child abuse 215*l*, 434*l*
child and adolescent psychiatry 436*l*
child-care manual 47*l*
child guidance clinic 437*l*
child-rearing anxiety 47*l*
childhood aphasia 491*r*
childhood disintegrative disorder (CDD) 491*l*
childhood neurosis 435*l*
childhood onset schizophrenia 490*r*
chlordiazepoxide 330*r*
choix d'organe 192*r*
cholecystokinin 348*r*
chorea acanthocytosis 894*r*
chorea anglicorum 434*l*
chorea infectiosa 434*l*
chorea minor 434*l*
chorea syndrome 895*l*
Choreapsychose 434*l*
Choreasyndrom 895*l*
choreoathetosis 18*l*
chromosomal abnormalities 629*r*
chronic fatigue syndrome 985*r*
chronic progressive external ophthalmoplegia (CPEO) 991*l*
chronic subdural hematoma 985*r*
chronobiology 390*l*
chronogene Lokalisation 1021*l*
chronotherapy 391*l*
CI (confidence interval) 540*r*
CIBICplus 328*r*
CIDI (Composite International Diagnostic Interview) 317*l*, 375*r*
Cinderella syndrome 538*l*
cingulate gyrus 666*r*
circadian rhythm 133*l*
circadian rhythm sleep disorder 134*l*
circulatory psychosis 473*l*
circumstantiality 91*r*
civil commitment 994*r*
civil competence 302*r*
CJD (Creutzfeldt-Jakob disease) 263*l*, 925*r*

clairvoyance 846*r*
clang association 129*r*
clarification 1003*r*
clasp-knife phenomena 127*r*
classical logic 667*l*
claustrophobia 943*l*
clavus 253*l*
clavus hystericus 253*l*
clear boundary 155*r*
client-centered therapy 249*r*
client-centred therapy 249*r*
Clinical Antipsychotic Trials of Intervention Effectiveness project 269*r*
Clinical Assessment for Spontaneity (CAS) 22*r*
Clinical Dementia Rating (CDR) 799*l*
clinical entity 423*r*
clinical guidance in way of life 574*r*
clinical pathway 256*l*
clinical psychologist 1073*r*
clinical psychology 1073*l*
clinical research 695*r*
clinical trial 695*r*
Clinique des Maladies Mentales et de l'Encéphale 375*l*
cloacal theory 262*r*
clock gene 770*r*
clonic jerk 180*l*
clonic seizure 180*l*
closing-in symptom 264*l*
clou 253*l*
cloud consciousness 145*r*
clouding of consciousness 52*r*
clownism 753*l*
CLP (consultation-liaison psychiatry) 350*l*
cluster of TIA 63*r*
CMI (Cornel Medical Index) 378*l*
CNV (contingent negative variation) 546*r*
CNV (copy number variation) 67*r*, 68*l*, 630*l*
co-conscious 133*l*
co-dependence 444*l*
cocaine 333*r*
cocaine dependence 334*l*
Cochrane Database of Systematic Review (CDSR) 335*l*
Cochrane Library 335*l*
codependency 222*l*
codependent 222*l*
Coenästhesie 661*l*
coenästhetische Schizophrenie 661*l*
coenästhetischer Typ 474*l*

C

cognition 176*r*, **797***l*
cognitive-behavior therapy **800***r*
cognitive behavioural therapy **800***r*
cognitive enhancer **322***l*
cognitive function 798*l*
cognitive impairment **798***r*
cognitive psychology **799***r*
cognitive rehabilitation **800***l*
cognitive therapy **800***r*, 945*r*
cogwheel rigidity **832***l*
Cohen's d 304*r*
collage therapy **346***r*
collagen disease **308***r*
collagénose **308***r*
collectionism 459*r*
collectionnisme 459*r*
collectionnomanie 459*l*
collective psychosis **460***r*
collective unconscious 459*l*
collectmania 459*l*
color agnosia **391***l*
color anomia **391***r*, 392*l*, 769*l*
color-hearing **391***r*
color name amnesia **392***r*
coma 52*r*, **351***l*
coma carus 52*r*
coma dépassé 52*r*
coma léger 52*r*
coma obnubilation 52*r*
coma profound 52*r*
coma vigil 52*r*, 497*l*
comata 515*r*
comb rhythm **993***l*
command automatism **1005***l*
commensal 352*l*
communality 1052*r*
communication **343***l*
communication disorders **343***r*, 841*l*
community care **344***l*
community support system (CSS) 344*r*
comorbidity **345***r*
comparative psychotherapy 117*l*, **862***l*
compensation **961***l*
compensation neurosis **824***r*
compétence **56***l*
competence to stand trial **657***r*
competency **56***l*
complemental series **652***r*
complementarity **652***l*
complex **352***r*
complex d'Ajase **12***r*
complex de castration **240***l*
complex d'Œdipe **107***r*

complex hallucination 1040*r*
complex partial seizure **912***l*
complex somatic symptom disorder 534*r*
complexe **352***r*
complexe d'intrusion 231*r*
complexe fraternel **231***l*
complexe K **280***l*
compliance 18*r*
complicated intoxication **912***r*
complications 345*r*
component instinct **921***r*
componential subtheory 700*r*
Composite International Diagnostic Interview (CIDI) 317*l*, **375***r*
compréhension **1069***l*
comprehensive anthropology **1070***l*
comprehensive system 1093*l*
compromise-formation **678***l*
compulsion de répétition **858***l*
compulsion of washing **628***r*
compulsive act **233***r*
compulsive buying **139***l*
compulsive manipulation of tools **752***r*
computed tomography (CT) **433***r*, 805*r*
computerized DIS-IV (C-DIS) 725*r*
COMT (catechol-*O*-methyltransferase) 344*r*, 815*l*, 820*r*
conation 176*r*
concentration camp syndrome 191*r*, 229*l*
conception unitaire de la psychose **687***l*
concreteness **248***l*
concrétisme **248***l*
condensation 17*r*, 715*l*
conditional reflex **479***l*
conditioned reflex **479***l*
conditioning **478***r*
conduct disorder **302***l*, 493*l*
conduction aphasia **745***r*
confabulation **366***l*
confidence interval (CI) **540***l*
conflict **159***r*
conflict free ego sphere **386***l*
conflit **159***r*
confrontation **715***l*
confused mania **365***r*
confusion 53*l*, 353*r*, 588*l*
confusion aigue **219***r*
confusion mentale 588*l*, 997*r*
congenital rubella syndrome **634***l*
congenital word blindness 841*r*

conjoint family therapy **325***l*
conjoint interview 761*l*
conscience **49***l*
conscience de moi **381***l*
conscience morbide 937*l*
conscience onirique **997***r*
consciousness **49***l*, 54*r*
consensual validation **683***l*
consolidation 187*r*
constraint of thought **397***l*
construct validity 541*l*
constructional agraphia **312***r*
constructional apraxia **312***l*
constructional disorder 312*l*
consultation-liaison psychiatry (CLP) **350***l*
contact high **351***r*
contact vivant avec la réalité **295***l*
contained **351***l*
container **351***r*
containing 352*l*
containing function **352***l*
containment 352*l*
content validity 541*l*
Contergan 370*l*
context 187*r*
contextual subtheory 700*r*
contingent negative variation (CNV) **546***r*
continuous performance test **441***l*
continuous positive airway pressure **440***r*
continuous sleep treatment **419***r*
contractual capacity **302***r*
Convention on the Rights of the Child **342***l*
conversion **741***l*
conversion disorder **141***r*
conversion hysteria **142***r*
convulsion **271***l*
coping 668*l*
coping behavior **668***l*
coping skills 668*r*
coping strategies **668***r*
coprolagnia 497*r*
coprolalia **123***r*
coprophagia **497***l*
coprophagie **497***l*
coprophilia 497*r*
copy number variation (CNV) 67*l*, 68*l*, 630*l*
core 654*r*
core conflictual relationship theme **708***r*
core gender identity 379*r*
corical aphasia **869***r*
Cornelia de Lange syndrome

1337

(CdLS) **348***l*
Cornell Medical Index (CMI) **378***l*
cornu ammmonis 1 (CA1) 474*r*
corps morcelé **570***r*
Corps sans organes 34*r*
corpus striatum **629***l*
correctional psychiatry **229***r*
corrective emotional experience **460***l*
cortical blindness **869***r*
cortical deafness **870***l*
cortical spreading depression 626*l*
corticobasal degeneration (CBD) **672***r*,**869***l*
corticobasalen Degeneration (CBD) **672***r*
Corticotropin-releasing factor 376*l*
corticotropin-releasing hormone **376***l*
cortisol **347***r*
Cotard's syndrome **340***l*
Cotardsches Syndrom **340***l*
Couéism 38*l*
counseling **143***l*
counter imagination **665***l*
counter phobia 236*r*
counter-transference **216***l*
counterphobia 665*l*
counting obsession 266*r*
couvade syndrome **245***r*
covering 36*l*,384*l*
CP (critical parent) 102*l*
CPA 265*r*
CPAP 477*l*
CPEO (chronic progressive external ophthalmoplegia) 991*l*
CPRS 1027*l*
CPT (Continuous Performance Test) **441***l*,**707***l*
crane symptom **262***r*
craniopharyngioma **557***r*
creative illness 117*l*,**649***r*
creativity **649***l*
cretinism **260***l*
Creutzfeldt-Jakob disease (CJD) **263***l*,925*r*
CRF 376*l*
CRH 102*r*,**376***l*
crime passionnel 191*l*
criminal biology **853***r*
criminal commitment 994*r*
criminal of passion **272***r*
criminal psychiatry **853***l*
criminal responsibility **617***l*
criminel accidentel **247***r*
criminel d'habitude **173***r*
criminel d'occasion **190***r*

criminel passionnel **272***r*
criminel professionnel **496***r*
criminologie clinique **854***l*
crise pubère **410***r*
crise uncinee **304***l*
crisis intervention **193***r*
criteria variance **316***r*
criterion validity **541***l*
critical parent (CP) 102*l*
critical period **1071***r*
cRNA 974*l*
cross-cultural psychiatry **862***r*
crossed aphasia **308***r*
crystallized intelligence 700*l*
CSF (cerebrospinal fluid) **812***l*
CSS (community support system) **344***l*
CSWS 549*r*
CT (computed tomography) **433***r*, 513*r*,805*r*
CTG 776*l*
cued recall 359*l*
cultural competence **863***l*
cultural psychiatry **862***r*
cultural sensitivity **863***l*
culture-bound syndrome **862***r*, **937***l*
cure **704***r*
current dipole 816*l*
Cushing's syndrome **248***r*
customized medicine **124***l*
cycle de comportement **440***r*
cycle de la structure **274***l*
cycle de la vie **1052***r*
cyclic AMP **355***r*
cyclic GMP **355***r*
cycloid psychosis **1074***r*
Cycloide **473***r*
Cyclothyme **472***r*
cyclothymia 207*l*,473*l*
cyclothymic disorder **207***l*
Cyclothymie **472***r*
cyklische Irresein 473*l*
Cyklothymie **472***r*
cynanthropie **69***l*
cynanthropy **69***l*
cysteine 677*l*
cysticercosis **813***r*
cytochrome P450 (CYP) **699***r*, 1029*l*
cytokine **358***r*

D

D-box 771*l*
Da Costa's syndrome 531*l*,**679***l*
DAI (diffuse axonal injury) **885***r*

DAI (Drug Attitude Inventory) **726***l*
DALY (disability-adjusted life-years) **686***r*
Dämmerzustand **1018***r*
Dämonomanie **10***r*
Daniel Paul Schreber (case) **471***r*
DARC (Drug Addiction Rehabilitation Center) **686***r*
Das Trema 354*l*
das Ich 648*l*
das Imaginäre **648***l*
das Reale **292***r*
das Symbolische **483***r*
das Unbewußte **995***r*
Dasein 796*l*,901*l*,961*r*
Daseinsanalyse **298***r*,**796***l*
Daseinsanalytik **796***l*
Daseinsordnung 723*r*,901*l*
Dauerbad **420***l*
day care **727***r*
day-dream **831***r*
day hospital **731***r*
day service **729***r*
day ward **731***r*
DBS (deep brain stimulation) **540***l*,**587***r*
DD (delusional disorder) **1014***l*, 1016*l*
deaffectualization 176*r*
death instinct **613***r*,804*l*
decathexis **865***l*
decay of personality **508***r*
decerebrate posturing **500***l*
decerebrate rigidity 500*l*
déchaînement des mouvements **96***r*
decharge synchronique periodique 457*l*
Deckerinnerung **82***r*
declarative memory 627*l*,**720***l*
decorticate posturing 500*l*
deep brain electroencephalogram **540***l*
deep brain stimulation (DBS) **540***l*,587*r*
deep coma 53*l*
défaut **275***r*
defect **275***r*
Defekt **275***r*,277*l*
Defektschizophrenie **277***l*
defense hysteria **957***l*
defense mechanisms **956***r*
defense organization **650***l*
défense primitive mécanismes **295***r*
deferred action **403***r*,404*l*

deferred reaction　288*l*
déficience　**275***r*
déficit du moi　**384***l*
Degeneration　952*r*,**952***l*
degeneration　952*l*
Degenerationspsychose　471*r*,**952***r*
dégénéré　952*r*
dégénéré supérieur　**1033***r*
dégénérescence　**952***l*,1026*r*
dégénérescence corticobasale
　　672*r*
dehiscent phase　**1080***l*
dehumanization　821*r*
deinstitutionalization　**683***l*,707*r*
désinvestissement　**865***l*
déjà entendu　194*r*
déjà eprouvé　194*r*,**200***l*
déjà vécu　194*r*,**200***l*
déjà vu　**194***r*,200*l*,**200***r*,988*r*
Dejerine-Roussy syndrome　414*l*
delayed echolalia　851*r*
delayed neuronal death　**702***l*
delayed sleep phase syndrome
　　(DSPS)　134*l*,**552***l*
deletion　924*l*
Deliktfähigkeit　302*r*
delinquente nato　1094*r*
délire　**1012***l*
délire aigu idiopathique de Calmeil
　　696*l*
délire catathymique　**178***r*
délire chronique　831*r*,**986***l*
délire collectif　**460***r*
délire de culpabilité　**356***l*
délire de fabulation　**239***r*
délire de filiation　**278***r*
délire de grâce　**453***r*
délire de grossesse　**797***l*
délire de persécution　144*r*,**721***l*,
　　831*r*,**831***l*
délire de persécution raisonnante
　　144*r*
délire de petitesse　**870***r*
délire de possession　**887***l*
délire de protection　**465***l*
délire de rêve　**997***l*
délire de revendication　136*l*,**917***r*
délire de vol　**751***l*
délire d'emblée　**62***l*
délire d'imagination　**239***r*
délire d'immortalité　**915***r*
délire d'influence　**98***l*,397*l*
délire d'interprétation　135*r*,164*r*,
　　917*r*
délire d'interprétation hyposthéni-
　　que　1076*l*
délire d'invention　**841***r*

délire d'observation　**708***l*
délire du toucher　**914***r*
délire explicatif　**623***l*
délire hypochondriaque　**510***r*
délire onirique　**997***r*
délire passionnel　**803***l*
délire prophétique　**1048***l*
délire pubère　**411***r*
délire systématisé　**663***l*
délire triste　1066*r*
délires oniroïdes　**998***r*
delirium　**640***l*
delirium ex inanitione　**191***l*
delirium tremens　**530***l*
delta wave　**736***r*
delusion　**1012***l*
delusion of being influenced　**98***l*
delusion of belittlement　**870***r*
delusion of control　**98***l*
delusion of culpability　**356***l*
delusion of grandeur　**340***l*
delusion of infestation　**883***l*
delusion of invention　**841***r*
delusion of jealousy　**429***l*
delusion of love　**1085***l*
delusion of observation　**708***l*
delusion of persecution　**721***l*,**831***l*,
　　861*r*
delusion of possession　**98***l*,**887***l*
delusion of poverty　**897***r*
delusion of pregnancy　**797***l*
delusion of reference　**172***r*
delusion of robbery　**751***l*
delusional depression　**1013***r*
delusional disorder (DD)　**1014***l*,
　　1016*l*
delusional idea　**1013***l*
delusional image　**1017***l*
delusional misidentification　**539***r*
delusional misidentification syn-
　　dromes　539*r*,714*l*,**1014***l*
delusional mood　**1013***l*
delusional representation　**1017***l*
delusional system　**1015***l*
delusions of somatic persecution
　　534*l*
démence　423*r*
démence paralytique　**982***l*
démence ex inanitione ←
démence paranoïde　**1015***r*
démence précoce　650*r*,1026*r*
démence simple　**692***l*
Dementia paranoides　**1015***r*
dementia　**703***l*,**797***l*
dementia infantilis　491*l*
dementia praecossima　**358***l*
dementia praecox　168*l*,411*l*,423*r*,
　　603*l*,**650***r*,755*l*,982*l*

dementia rating scale　**798***r*
dementia with Lewy bodies (DLB)
　　439*r*,**1081***l*
demonomania　**10***r*
demyelinating disease　**683***l*
déni (de la réalité)　**881***l*
denial　**881***l*
denial of illness　**891***r*
Denkfaulheit　**170***l*
Denkhemmung　**398***l*,1043*r*
Denksperre　**399***l*
Denkstörung　**397***l*
dentato-rubro-pallidoluysian atro-
　　phy (DRPLA)　412*r*,524*r*,693*r*,
　　895*r*,970*r*
dependence　**60***l*,202*l*,**1028***l*
dependence of cough medicines
　　720*r*
dependent personality disorder
　　60*l*
Depersonalisation　654*r*,**1061***l*
Depersonalisationsneurose　**1061***r*
depersonalization　**1061***l*
depersonalization neurosis　**1061***r*
dépersonnalisation　**1061***l*
déplacement　**123***l*
depot　**735***l*
depressed mood　**178***l*
depression　**93***l*,1014*l*
dépression avec état d'agitation
　　272*l*
depression mentale　592*l*
dépression névrotique　**1043***l*
dépression psychogène　**506***l*
Depressive psychopathen　**1042***l*
depressive Einstellung　**1044***l*
depressive Neurose　**1043***l*
depressive neurosis　**1043***l*
depressive personality disorders
　　1042*l*
depressive position　**1044***l*
depressive reaction　**1043***l*
depressive state　**93***l*
depressive stupor　74*l*,**1043***l*
depressiver Autismus　**94***l*
depressiver Stupor　582*r*,**1043***l*
depressiver Zustand　**93***l*
dépresssion liê au travail　**496***l*
depth psychology　**531***r*
depth recording　540*l*
Der dritte Weg　354*r*
Der kleine Hans (case)　**492***r*
Der Residualzustand　354*l*
Der Struwwelpeter　422*l*
Derealisation　293*l*,**867***l*
déréalisation　293*r*
derealization　293*r*,**867***l*

dereierendes Denken **867r**
dereistic thinking **867r**
dereistisches Denken **867r**
dermatomyosite **883r**
Dermatomyositis **883r**
dermatomyositis **883r**
Dermatozoenwahn **883l**
descent delusion **278r**
descriptive Psychiatrie **197l**
descriptive psychiatry **197l**
déséquilibré **600l**
Design Fluency Test **637l**
désir **1046r**
desomatization **532l**
désordre de la pensée **397r**
desorientation **425l**
Desorientierheit **425l**
Desorientiertheit **425l**
dessolusion psychiatrique globale **527l**
destructive instinct **307l**
deterioration **328r**
déterminisme phychique **537r**
détresse **1050l**
Deuteroskopie **404r**
Deutung **134r**
developmental aphasia **841l**
developmental coordination disorder **840r**
developmental disabilities **839r**
developmental disorders **839r**
developmental dyslexia **429l**, **841l**
developmental dyslexia with dysgraphia **841r**
developmental mile post **839l**
developmental test **838r**
dexamethasone suppression test **733l**
diabetes insipidus (DI) **795l**
diachronic point of view **227r**
diachrony synchronic point of view **227l**
diagnosis procedure combination (DPC) **256r**
Diagnostic and Statistical Manual of Mental Disorders (DSM) **680r**, **726l**
Diagnostic Interview for Borderline Patients (DIB/DIB-R) **224r**, **317l**
Diagnostic Interview for Personarity Disorders **835r**
Diagnostic Interview Schedule (DIS) **317l**, **725r**
Diagnostic Test for Child-Parents Relationship **126r**
diagnostic criteria **535l**
diagnostic interview **536r**

diagnostic dyspraxia **200r**
dialectical behavior therapy **953l**
Diaschisis **1021l**
diathesis **640r**
Die apokalyptische Phase **354l**
Die apophäne Phase **354l**
Die Berliner Schule **950l**
Die Konsolidierung **354l**
Die Tübinger Schule **710r**
die am Erfolge Scheitern **577l**
diencephalic encephalopathy **184l**
diencephalic syndrome **183r**
diencephalohypophyseal system **183l**
DIEPSS (Drug Induced Extra-Pyramidal Symptoms Scale) **545r**, **731l**
differentiation **940r**
Diffuse Axonale Schädigung **885r**
diffuse axonal injury (DAI) **885r**
diffuse boundary **155r**
diffusion tensor imaging **147l**, **805r**
diffusion weighted image (DWI) **113r**
dignity **796r**
dimethyltryptamine (DMT) **286l**, **944l**
Dingvorstellung **441l**
diphasic theory **788r**
dipsomania **159l**
Dipsomanie **159l**
dipsomanie **159l**
directed attention **706r**
directed daydream **73l**
DIS (Diagnostic Interview Schedule) **317l**, **375r**, **725r**
disability **335l**
disability-adjusted life-years (DALY) **686r**
disapproval **881l**
DISC1 **729r**
discharges **837r**
DISCO-11 **88l**
disconnection syndrome **273l**, **1064l**
discontinuation syndrome **709l**
discours de l'hystérique **873l**
discrepancy **85l**
disease entity **423r**
disease-modifying drug **798r**
disease-neurosis **430r**
disgénésie du corps calleux **818r**
disillusionment **367l**
dismissing **100l**
disorder of attention **706r**
disorder of body awareness **534r**
disorder of memory **189r**

disorder of self **385l**
disorders in carbohydrate metabolism **760l**
disorders in lipid metabolism **409r**
disorders of color recognition **391r**
disorders of sexual preference **421l**
disorders of the autonomic nervous system **502r**
disorganization **1014r**
disorganized **100r**
disorientation **294r**, **425l**
Disorientiertheit **294r**
displacement **123l**
disposition **640r**
disposition d'eidétisme **715r**
Disrupted-In-Schizophrenia-1 (DISK1) **729r**
Dissimulation **423r**
dissimulation **423r**
dissocial personality disorder **870l**
dissociation **140r**
dissociative amnesia **141l**
dissociative disorders **141r**
dissociative fugue **142l**
dissociative hysteria **142r**
dissociative stupor **141r**
dissolution **137r**, **451l**, **451r**
Dissoziation **140r**
dissoziative Störungen **141l**
disturbance of appetite **498l**
disturbance of drive **1046r**
disturbance of memorization **213r**
disuse atrophy **827l**
diurnal variation **788r**
divided attention **707l**
divided self **558l**
dizziness **1009l**
DLB (dementia with Lewy bodies) **439r**, **1081l**
DLPFC (dorsolateral prefrontal cortex) **268l**, **635l**
DMPE **897l**
DMT (dimethyltryptamine) **286l**, **944l**
DNA **66l**, **937r**
DOM **286r**, **581r**
domestic violence (DV) **161l**, **773r**, **1008l**
domiciliary care **358l**
Don-juanism **367l**
dopamine **772l**
dopamine hypothesis **773l**
dopamine partial agonist (DPA) **313l**
Doppelbindung **685r**
Doppelgänger **404l**, **787r**

Doppelsehen 404*r*
doppelte Buchführung 787*l*
doppelte orientierung 787*l*
Dora (case) 774*l*
dorsolateral prefrontal cortex (DLPFC) 268*l*, **635***l*
dose equivalence of psychotropic drugs **315***l*
double 787*r*
double bind **685***r*
double-blind test 788*l*
double-blind trial 788*l*
double depression **685***l*, 1043*l*
double orientation 787*l*
Down syndrome **677***l*
down regulation **677***r*
DPA (dopamine partial agonist) 313*l*
DPC (diagnosis procedure combination) 256*r*
Draw-A-Person Test **539***l*
dream **1035***r*
dream interpretation **1037***r*
dreamy state 304*l*, 998*l*
Drehtürprinzip 83*r*
drift hypothesis **1067***r*
drive 73*r*, 973*l*, **1044***r*, 1046*r*
drive-discharge affect **1046***l*
drive theories 752*l*
dromomania 823*l*
drowsiness 271*l*
DRPLA (dentatorubral-pallidoluysian atrophy) **412***r*, 524*l*, 693*r*, 895*r*, 970*r*
Drug Addiction Rehabilitation Center (DARC) **686***r*
Drug Attitude Inventory (DAI) **726***l*
drug dependence **1028***l*
drug-drug interaction **1028***r*
Drug Induced Extra-Pyramidal Symptoms Scale (DIEPSS) 545*r*, **731***r*
drug-induced psychiatric disorders 73*l*
drug-metabolizing enzyme **1029***l*
drunkenness **1004***l*
DSM 345*r*, 568*l*, **726***l*
DSM-Ⅲ 535*r*, 646*l*
DSM-Ⅲ-R 535*r*
DSM-Ⅳ 536*l*
DSPS (delayed sleep phase syndrome) 134*l*, **552***l*
DTI 805*r*
dual unity 228*r*
dumbness **301***l*
duration of untreated psychosis 599*l*
Durcharbeitung **734***r*
Durchgangssyndrom **722***r*
duty to protect privileged information **469***l*
DV (domestic violence) 161*l*, **773***r*, 1008*l*
DWI (diffusion weighted image) 113*r*
DY-BOCS 45*l*
dying patient **1072***r*
dynamic point of view **1060***l*
dynamic psychiatry **1059***r*
dynamische Entleerung 275*r*
dynamische Grundkonstellation **1060***l*
dynamische Psychiatrie **1059***r*
dysarthria 301*r*, **981***l*
dysautonomia **503***l*
Dysautonomie **503***l*
dysbindin 730*r*, 766*l*
dysgenesis of corpus callosum 818*r*
dyslexia 147*r*, 429*l*
dysmetria 428*r*
dysmnesia **189***r*
Dysmnesie **189***r*
dysmnèsie **189***r*
dysmorphophobia **458***l*
Dysmorphophobie **458***l*
dysnoia 347*l*
dyspareunia 577*r*, **919***r*
dysphoria 176*r*, 211*l*
dysphoric mania 68*r*, **911***r*
dysphoric mood 207*r*
dysplastic type **837***r*
dysplastisch 195*r*
dysplastischer Typ **837***r*
dysprosody **422***r*
dysthymia 176*r*, **211***r*
dysthymic type **730***l*
Dysthymie **211***r*
dysthymie **211***r*
dystrophia myotonica **242***r*
dystrophic neirite 676*r*
dystrophin 416*r*

E

EAE (experimental allergic encephalomyelitis) 220*l*
early infantile autism 162*r*
early infantile epileptic encephalopathy with suppression-burst (EIEE) **642***l*
early intervention **642***l*
early onset dementia **501***l*
early psychosis 642*l*
early recollection **641***r*
early schizophrenia **495***l*
eating disorders **621***r*
EBM (evidence-based medicine) 4*r*, **69***r*, 109*r*, 110*l*, 111*l*, 1006*l*
E-box 771*l*
ébriété **1004***l*
échelle du coma de Glasgow **253***r*
echinococcosis **959***l*
écho de la lecture 316*r*, **769***r*
écho de la pensée **316***l*
écho de l'écriture 769*r*
echo of reading **769***r*
echo planar imaging (EPI) 113*r*
echo symptom 851*r*
Echoerscheinungen **851***r*, 1005*l*
echolalia 334*r*, 851*r*
Echolalie 1005*r*
echophenomene **851***r*
echophenomenon **851***r*
echopraxia 851*r*
Echopraxie 1005*r*
echte Wahindee 1013*l*
echter Wahn 62*r*, 1012*r*, 1018*r*
ecmnesia **101***r*
ecmnésie **101***r*
economic viewpoint **266***r*
Economo encephalitis **102***r*
ecstasy **101***r*
ECT 460*l*, 723*l*
ED 609*l*
Edinburgh Handedness Inventory **103***l*
Edinburgh Postnatal Depression Scale 373*l*
educational treatment **717***l*
EE (expressed emotion) **43***l*, 155*l*, 541*r*
EEG 594*l*, **816***l*, 949*l*
EEG topography **817***l*
effect size (ES) **304***l*
effort syndrome 531*r*
ego **380***l*, 394*l*, 749*l*
ego-alien **386***r*, 572*r*
ego apparatus **387***l*
ego autonomy **386***l*
ego-body integration 534*l*
ego boundaries lost syndrome **382***r*
ego boundary **382***l*, 382*r*, 676*l*
ego cathexis **381***r*, 382*l*
ego consciousness **381***l*
ego defect **384***l*
ego disorder **385***l*
ego-dystonic **386***l*
ego feeling 381*l*, **381***r*, 382*l*

ego-ideal **388**r
ego identity **114**r,**387**l
ego-instincts **388**l
ego psychology **386**l
Ego-Resiliency **1079**r
ego support **384**r
ego-syntonic **386**r,**572**l
egogram **102**l
Egorrhea **389**l
egorrhea symptom **389**l
eidetic disposition **715**r
eidetische Anlage **715**r
éidolie hallucinosique **286**l
EIEE (early infantile epileptic encephalopathy with suppression-burst) **642**r
Eigenbeziehung **400**r
Eigenblicksphobia **401**r
eight-month anxiety **837**l
einfacher Rausch **1004**r
einfühlendes Versthen **177**l
Einfühlung **177**l
eingeengtes Bewußtsein **52**l
Einheitspsychose **424**l,**687**l
einspringend-beherrschende Fürsorge **796**l
einspringende Fürsorge **543**r
Einverleibung **670**r
ejaculatory difficulty in vagina **699**l
Ekbom's syndrome **883**l
Ekmnesie **101**r
Ekstase **101**r
élaboration secondaire **786**l
élan vital **46**r
elder abuse **333**r
electra complex **116**r
electro-oculogram (EOG) **594**l
electroconvulsive therapy **744**l
electrodermal activity **970**l
electroencephalogram (EEG) **816**l
électroencéphalogramm **816**l
electroencephalography (EEG) **594**l,**970**l
electrographic status epileptics during slow-wave sleep **549**r
electrolyte disorder **739**l
electromyogram (EMG) **244**l
electromyography (EMG) **594**l
electrooculogram (EOG) **555**l,**594**l,**690**l
électrothérapie **745**l
Elektroenzephalogramm (EEG) **816**l,**949**l
Elektrotherapie **745**l
elementare Gehörshalluzination **1041**l
elementare Halluzination **1040**r
elementares Phänomen **1041**l
elementary auditory hallucination **1041**l
elementary hallucination **1040**r
elementary phenomena **1041**l
elevated mood **177**r
elimination disorders **825**l
embarrassment confabulation **768**l
embryonic stem cell **44**l
EMDR **44**r,**473**r,**878**r
emergency hospitalization **120**l
EMG (electromyogram, electromyography) **244**l,**555**l,**594**l
emotion **175**r,**176**l,**486**r
émotion exprimeé **43**l
emotional availability **485**l
Emotional Availability Scale **485**l
emotional disturbance **485**l
emotional flooding **924**r
emotional incontinence **487**r
emotional intelligence **46**l
emotional intelligence quotient **46**l
emotional object constancy **941**l
emotional stupor **489**l
Emotionalschicht **531**l
Emotionslähmung **489**l
Empathie **177**l
empathie **177**l
empathy **177**l,**225**r,**337**l,**401**r
empowerment **119**r
emptiness **246**l
empty nest syndrome **166**l
empty speech **90**r
enactment **108**r,**135**l
encéphalite **805**l
Encephalitis **805**l
encephalitis **805**l
encephalitis epidemica **102**r
encephalitis lethargica **102**r
encéphalographie gazeuse **204**l
encoding **213**r
encounter **725**l
encounter group **249**r
End-of-Life care **686**l
endo-reaktive Dysthymie **778**l
endogen **777**r
endogène **777**r
endogene Depression **778**l
endogene Psychose **687**r
endogene Verblödungen **777**r
endogenous **777**r
endogenous depression **778**l
endokrines Psychosyndrom **781**r,**934**l
Endon **777**r
endophenotype **118**r
endorphin **119**l
enfants terribles **1051**r
engram **118**r
Engramm **118**r
engramme **118**r
Entfremdungerlebnis **654**r
Entfremdungsgefühl **176**r
Enthemmung **48**r
Entlastungsdepression **785**r
entrainment **119**r,**761**r
entretien préliminaire **1049**r
Entwürzelungsdepression **802**r
envie du pénis **947**r
environment mother (environmental mother) **145**l,**822**l
environmental dependency syndrome **171**r,**637**r
envy **640**l,**747**r
EOG (electro-oculogram) **555**l,**594**l,**690**r
EPDS **373**l
EPI (echo plannar imaging) **113**r
epicritic sensibility **392**l,**946**r
epidemiologic psychiatry **101**l
epigenesis **1052**r
epigenetics **110**r
epilepsia partialis continua (EPC) **420**l,**743**r
epilepsies with grand mal (GTCS) **150**l
epilepsy **740**l
epilepsy du réveil **150**l
epilepsy surgery **741**r
epilepsy with photosensitivity **863**l
epileptic psychosis **742**l
epileptic seizure **271**l
epileptic seizure discharge **967**l
epileptic twilight state **743**l
epileptiform discharge **742**r
epileptischer Dämmerzustand **743**l
Epileptoid **743**l
epileptoid **743**l
epileptoid character **1075**l
épilesielarvée **165**r
epinephrine **20**l
Epi-pathographie **111**r
epiphysis **476**r
episode **187**r,**640**r,**891**l
episodic dyscontrol **173**l
episodic memory **111**l
episodic twilight state **641**r
épreuve de résistence à l'alcool **77**r
Epworth Sleepiness Scale **548**l
EQ **46**l,**886**l

Erblickt werden 1070*l*
ereuthophobia **617***r*
Erfindungswahn **841***r*
Ergänzungsreihe **652***r*
ergasia 593*l*
ergasiology 593*r*
Erinnerungsfälschung 189*l*
Erinnerungshalluzination 188*r*
Erinnerungsillusion **721***r*
Erinnerungsinsel 626*r*
Erinnerungskomplex 508*r*
Erinnerungstäuschung 189*l*
Erklärungswahn **623***l*
Erlebnisreaktion 507*r*
Ernst Wagner (case) **232***l*
erogene Zone **575***l*
Eros 613*r*
érotisme urétral **794***r*
erotization **571***r*
erotogenic zone **575***l*
erotomania 117*r*, **1085***l*
Érotomanie 117*r*
érotomanie 117*r*
ERP (event-related potential) **413***r*, 594*l*
Ersatzbildung **674***r*
Erschöpfungsdepression **494***r*
Erschöpfungsneurose **494***r*
erstarrende Rückbildungsdepression 664*r*
ES (effect size) **304***l*
Es **103***l*, 759*r*
Es-Schicht **531***r*
ESES syndrome 549*r*
ESP (extrasensory perception) 736*r*, 846*l*
espiritismo 453*r*
esprit-corps correlation **528***l*
état confuso-maniaque **365***r*
état crépusculaire **1018***r*
état crépusculaire epileptique **743***l*
état crépusculaire postparoxystique **966***l*
état dépressif **93***l*
etat mixte **349***r*
états crépusculaires et onirioides **998***l*
états de possession **887***l*
états oniriques **998***l*
ethnopsychiatry 862*r*
EUFEST 269*r*
eugenics **1033***r*
Eugenik **1033***r*
euphoria 176*r*, 177*r*, **679***l*
euphoric mood 268*r*
Euphorie **679***l*
euphorie **679***l*

eutymic mood 268*r*
evenly suspended attention 465*l*, **894***l*
event-related potential (ERP) **413***r*, 594*l*
evidence **111***l*
evidence-based medicine (EBM) 4*r*, **69***r*, 109*r*, 110*r*, 111*r*, 1006*l*
evidence-based psychotherapy 328*l*
evocative gene-environment correlations 67*l*
evoked potential **1034***r*
evolution 451*l*, 451*r*
evolutionary psychiatry **509***r*
evolutionary psychology **509***l*
exacerbation **470***l*
examen psychiatrique avant accusation **199***r*
exceptions **1078***l*
excessive daytime sleepiness **789***l*
excitation psychomotorice **582***r*
excitatory amino acids **331***r*
excitement **331***r*
executive function **544***r*
exhibitionism **1090***r*
Exhibitionismus **1090***r*
existential analysis **298***r*, **427***r*
Existenzanalyse **427***r*, 925*l*
exogene Fremdneurose 707*r*
exogene Prädilektionstypen **130***l*
exogene Psychose **129***l*
exogene Reaktionstypen 163*l*, 951*l*
exogenous predilection type **130***l*
exogenous psychosis **129***l*
expectancy wave 546*r*
expectation anxiety **1041***r*
expérience mystique **538***r*
experiential hallucination **265***r*
experiential subtheory 700*r*
experimental allergic encephalomyelitis (EAE) 220*l*
experimental behavior analysis 325*r*
experimental neurosis **424***r*
expertise psychiatrique **586***r*
explanatory delusion **623***l*
explicit memory **291***l*
exploratory eye movement **690***r*
explosive personality **832***l*
explosiver Psychopath **832***l*
Explosivreaktion 694*l*
exposure 832*r*, 924*l*
exposure and response prevention **832***r*
expressed emotion (EE) **43***l*, 155*l*, 541*r*

expressive language disorder 841*r*
extase **101***r*
extended suicide **150***r*
extensive metabolizer 1029*l*
exteroception 170*l*
extrasensory perception (ESP) 736*r*, 846*r*
extracampine hallucination **46***l*
extracampine visual hallucination **447***r*
extrakampine Gesichthalluzination **447***r*
extrakampine Halluzination **46***l*
extrapyramidal symptom **545***l*
Extrapyramidalsymptom **545***l*
extraversion **780***l*
eye movement desensitization reprocessing **44***r*
eZIS (easy Z-score imaging system) **569***l*

F

fabrication **366***l*
fabulation **366***l*
face-to-face method **673***r*
facilities for psychiatric rehabilitation **590***l*
facility of health care services for the elderly **132***r*
factitious disorders **238***l*
fading **23***l*
Fähigkeit **56***l*
Fahr disease **900***l*
Fahrsche Krankheit **900***l*
faint **54***l*
Falloon IRH **642***l*
false memory (syndrome) **237***l*
false perception **1012***l*
false recognition **359***l*
false self 558*l*, 972*r*
Familienneurose **156***l*
Familienroman **899***l*
family as a whole 17*r*
family association **155***l*
family diagram **377***r*
family dynamics **157***l*
family ego **682***r*
family homeostasis **156***l*
family identity 157*r*, 387*l*
family map **156***l*
family myth **156***l*
family neurosis **156***l*
family psychodynamics **157***l*
family psychoeducation **155***l*
family romance **899***l*
family structure **155***r*

1343

family study **151***r*
family therapy **157***r*
family violence **161***l*
fanatic personality **228***l*
Fanatiker **228***l*
fanatischer Psychopath **228***l*
fantasmatic infant **1082***l*
fantasmatic interaction **1082***l*
fantasme **298***l*
fantasmes originaires **287***r*
fantasy **298***l*
Farbenagnosie **391***l*
Farbennamenamnesie **392***l*
fast wave **657***l*
father complex **697***l*
fatherhood **916***l*
Faxenpsychose **753***l*
Faxensyndrom **753***l*
FC (free child) **102***l*
FDT (family diagnostic test) **126***r*
fear conditioning **237***l*
fear of animals **765***r*
fear of emitting body odor **402***l*
fear of eye-to-eye confrontation **401***r*, **417***r*, **577***r*
fear of heights **311***l*
febrile seizures **803***r*
feedback **906***l*
feedforward **906***r*
feeling **176***l*
feeling of familiarity **200***r*
feeling of self-belonging **402***l*
feelings of guilt **354***r*
Fehlleistung **426***r*
feigned death reaction **421***l*
felt sense **910***r*
felt shift **910***r*
feminine phase **1070***r*
femininity **498***r*
féminité **498***r*
femme phallique **947***r*
Ferenczian attitude **910***l*
fétichisme **908***l*
Fetischismus **908***l*
fetishism **908***l*
Fettsucht **885***l*
FGA **269***r*
Fibrillenveränderung **33***l*
fibromyalgia **625***l*
Fight or Flight **20***l*
fight-flight **202***l*
FIRDA (frontal IRDA) **75***r*
first rank symptoms **63***r*
fixation **340***r*
fixe Idee **341***r*
fixed idea **341***l*

flapping tremor **844***r*
flashback **924***l*
flashback memory **473***r*
flexibility of repression **733***l*, **1042***l*
flight **764***r*
flight into health **431***r*
flight into illness **431***l*
flight of ideas **182***l*
flooding **924***l*
Flucht **764***r*
fluent aphasia **1067***r*
fluid attenuated inversion recovery **929***l*
fluid intelligence **700***l*
flushing **167***r*
fluvoxamine **929***l*
fMRI (functional MRI) **109***l*, **513***r*, **547***l*, **594***l*, **808***l*
focal seizure **486***r*, **920***r*
focal symptom **486***l*, **646***r*
focusing **249***r*, **910***r*
Folgen von kopfverletzungen **765***l*
folie **226***l*
folie à deux **184***r*, **900***r*
folie à double forme **321***r*, **826***l*
folie alterne **321***r*
folie circulaire **321***r*, **473***l*, **827***l*, **900***r*
folie collective **460***r*
folie raisonnante **135***r*, **164***l*, **900***r*
fonction du réel **293***r*
Fonktion **204***r*
force psychologique **294***l*, **542***r*
forced grasping **235***r*
forced laughing **236***l*
forced normalization **321***r*, **456***l*
forced swimming test **229***l*
forced thinking **398***l*
forced weeping **235***r*
forclusion **697***r*, **824***l*
foreclosure **824***l*
forehead method **626***l*
forensic psychiatry **444***r*, **853***l*
forensische Psychiatrie **444***r*
forest plot **1006***l*
formation de compromis **678***l*
formation de symbole **484***l*
formation réactionelle **856***r*
formation substitutive **674***l*
formed hallucination **1040***r*
formulation **1049***r*
foster care **368***l*
foyers de postcure **707***r*
Fragesucht **432***l*
fragile X syndrome **578***l*
fragmented body **570***r*
fragmentierten Körpers **570***r*

fraternal complex **231***l*
Frau Emmy von N. (case) **113***l*
Fräulein Elizabeth von R. (case) **115***r*
Fräulein R. Lusy (case) **1075***r*
free association **464***r*
free child (FC) **102***l*
free-floating anxiety **919***l*
free-running **458***r*
free school **927***l*
freedom of will **56***r*
freeter **927***l*
Frégoli syndrome **930***r*
freie Assoziation **464***r*
Fremdheitsgefühl **471***r*
Freudian attitude **933***l*
frigidity **919***r*
Fritz V (case) **927***r*
frontal function test **636***r*
frontal IRDA (FIRDA) **75***r*
frontal lobe syndrome **637***l*
frontal lobes **636***l*
frontal midline theta activity **112***r*
fronto-temporal dementia (FTD) **635***r*
fronto-temporal lobar degeneration (FTLD) **71***r*, **635***r*, **876***r*
Frontotemporal dementia and Parkinsonism, linked to chromosome 17 **676***r*
frotteurism **977***r*
frotteurisme **977***r*
Frotteurismus **977***r*
frozen gait **560***l*
Frustration **1048***r*
frustration **1048***r*
FSH **153***l*, **413***r*, **441***l*
FSL **106***l*, **112***r*
FTD (fronto-temporal dementia) **635***r*
FTDP-17 **675***r*, **676***l*
FTLD (fronto-temporal lobar degeneration) **71***r*, **635***r*, **876***r*
FTM (female to male) **609***r*
Fugue **777***l*
fugue **777***l*, **823***l*, **940***r*
fuite **764***r*
fuite de pensées **398***l*
full agonist **11***r*
Functional Assessment Staging (FAST) **799***l*
functional hallucination **203***r*
functional magnetic resonance imaging (functional MRI, fMRI) **112***r*, **113***r*, **594***l*
functional phenomena **204***r*
functional psychosis **204***l*

Functionswandel **205***l*
fundamental symptom **199***l*
funktionelle Halluzination **203***r*
funktionelle Psychose **204***l*,687*r*
funktionnales Phänomen **204***r*
Funktionspsychose **204***l*
Fürsorge **543***r*

G

GA（Gamblers Anonymous） **893***r*
GABA **217***l*,322*l*,322*r*,522*l*,702*l*, 902*r*
GAD（generalized anxiety disorder） **638***r*
GAF（Global Assessment of Functioning） **217***r*,447*l*,680*r*,887*r*
gain from illness **431***r*
galactocerebroside **1087***l*
Galgenhumor **564***l*
gallows humor **564***r*
galvanic skin response **884***l*
Gambling Task **218***r*,636*r*,638*l*
game theory **281***l*
gamma-aminobutyric acid **217***l*
gamma band oscillation **185***r*
gamma-band response **185***r*
gamma oscillation **59***r*
Ganser-Syndrom **173***l*
Ganser syndrome **173***l*
Ganzeigenschaft **972***l*
Ganzqualität **972***l*
gastrointestinal neurosis **63***l*
Gaucher disease **337***l*
GBMI（guilty but mentally ill） **617***r*,897*l*
GCI（glial cytoplasmic inclusion） **439***r*,678*l*
GCS（Glasgow coma scale） **53***r*, **253***r*,765*l*
Gedächtnis **187***r*
Gedächtnishalluzination **188***r*
Gedächtnisstörung **189***r*
Gedanken **886***r*
Gedankenausbreitung **319***l*
Gedankenbeeinflussung **397***l*
Gedankendrängen **398***r*
Gedankeneingebung **385***l*,398*l*
Gedankenentzug **385***l*,398*r*
Gedankenlautwerden **316***l*
Gedankensichtbarwerden **316***l*
Gedankensprung **399***l*
Gedankenverstandwerden **318***l*
Geel **281***l*
Gefgüeeigenschaft **971***r*
Gefühl der Gefühlslosigkeit **474***l*
gefühlsbetonte Vorstelungen **440***l*

Gegenhalten **338***l*,847*r*,960*l*
gegenseitige Verborgenheit **274***r*
Gegenzwang **665***l*
Gehirn aneurysma **814***r*
Gehirnabzeß **816***l*
Gehirnkarte **813***l*
Gehirnpathologie **517***l*
Gehirnwäsche **638***l*
Gehörshalluzination **299***l*
geistiges Gefühl **176***r*
gelastic seizure **1096***l*
gelebte Zeit **46***r*
Gelegenheitsverbrecher **190***r*
Geltungbedürfnis **400***r*
Geltungbedürftige **400***r*
geltungbedürtiger Psychopath **292***r*
gemachter Erleben **366***r*
gemachtes Erlebnis **366***r*
Gemütsbewegungen **1097***r*
Gemütlose **482***l*
gemütloser Psychopath **482***l*
gender **379***r*,693*l*
gender identity **379***r*
gender identity disorder **609***r*
gender-role identity **379***r*
gene-environment correlations **66***r*
gene-environment interactions **66***r*
gene repeat **68***l*
General Health Questionnaire **377***r*
General Systems Theory **415***r*
general adaptation syndrome **567***l*, **856***r*
general hospital psychiatry (GHP) **644***r*
general paralysis **526***l*
general paresis **526***l*
general physician (GP) **849***l*
generalisierter Lupus Erythematodes **630***l*
generalized amnesia **627***l*
generalized anxiety disorder （GAD） **638***r*
generalized attention **706***r*
generalized epilepsy **639***l*
generalized seizure **639***r*
generalized slow spike-and-wave pattern **884***l*
generational boundary **619***l*
genetic anticipation **888***r*
genetic counseling **65***r*
genetic point of view **838***r*
genetic polymorphism **67***l*,1029*l*
genetically eugineered animal **66***l*
genetically modified animal **66***l*
genetisches Verstehen **838***l*,1069*l*
genital character **576***l*

genital phase **575***r*
genital primacy **575***r*,631*r*
genitale Phase **575***r*
genitale Stufe **575***r*
genogram **377***r*
genome **279***l*
Genome-wide association study （GWAS） **279***r*
genome wide scan **279***r*
genomic imprinting **279***r*
genotype **119***l*
géomètrisme morbide **892***r*,893*l*
gereizte Manie **68***r*
geriatric psychiatry **1089***r*
Gerstmann-Sträussler-Scheinker disease **282***l*
Gerstmann's syndrome **282***l*
Geruchshalluzination **287***l*
Geschäftsfähigkeit **302***r*
Geschmackshalluzination **301***l*
Geschwisterrivalität **766***r*
Gesichtshalluzination **292***r*
Gesichtsschneiden **875***l*
Gesichtssneiden **388***r*
gestalt collapse **274***r*
gestalt theory **273***r*
gestalt-théorie **273***r*
gestalt therapy **274***l*
Gestaltanalyse **354***r*
Gestaltkreis **274***l*
Gestalttheorie **273***r*
Gestalttheorie **273***r*
Gestaltzerfall **274***r*
gestational psychosis **796***r*
Gewohnheitsverbrecher **173***r*
GH **153***l*,413*r*
Gheel **281***r*
GHP（general hospital psychiatry） **644***r*
GHQ **377***r*
GHQ-28 **377***r*
GHQ-30 **377***r*
GHQ-60 **377***r*
ghrelin **262***l*
Gilles de la Tourette syndrome **504***l*
Glasgow coma scale（GCS） **53***r*, **253***r*,765*l*
Glasgow outcome scale（GOS） **765***l*
gleichschwebende Aufmerksamkait **894***l*
glia **255***l*
glial coiled body **676***r*
glial cytoplasmic inclusion（GCI） **439***r*,447*l*,678*l*
Global Assessment of Functioning （GAF） **217***r*,680*r*,887*r*

1345

global amnesia **626***r*
Global Deterioration Scale（GDS）**799***l*
globale Amnesie **626***r*
globus hystericus **253***l*, **873***r*
globus pallidus **693***r*
glossolalia **421***r*
Glossolalie **421***r*
glossolalie **421***r*
glucocorticoid **257***r*
glucose metabolism **257***r*
glutamate **258***r*
glutamate hypothesis of schizophrenia **258***r*
gogi aphasia **334***r*
going my way behavior **1095***l*
good enough mother **968***l*
good object **1039***r*
GP（general physician）**849***l*
Gradiva **254***l*
graft schizophrenia **621***l*
grande hystérie **874***r*
grandiose self **339***r*
grapheme-color synaesthesia **226***l*
grasp reflex **637***l*, **822***l*
greif therapy **257***l*
GRID-HAMD **845***r*
grief **257***l*, **859***l*, **859***r*, **875***l*
grief counseling **875***r*
grief reaction **875***l*
grief work **875***r*
grimace **388***r*
grimas **388***r*
Grimasse **875***l*
Grimassieren **388***r*
Groessenwahn **340***l*
große Andere **121***r*
group dynamics **462***l*
group home **259***l*
group identity **387***r*
group psychosis **460***r*
group psychotherapy **461***l*
Grübelsucht **628***r*
Grundsatz der Abstinenz **245***l*
Grundstörung **201***l*, **212***r*
Grundsymptome **199***l*
Gruppenpsychose **460***l*
GTCS（epilepsies with grand mal）**150***l*
GTG **629***l*
guérison **704***l*
guided affective imagery（GAI）**73***l*
guided imagery **361***l*
Guideline for Good Clinical Practice **410***r*
guilty but mentally ill（GBMI）**617***r*, **897***r*
gustatory hallucination **301***l*
gustatory seizure **988***l*
gutes Objekt **1039***r*
gyrus cinguli **666***r*
gyrus dentatus **138***r*

H

habit disorders **464***l*
habitual criminal **173***r*
habituation **472***l*
HADS（Hospital Anxiety and Depression Scale）**106***l*
Haftreaktion **305***r*
Haftstupor **1080***r*
haiku-renku therapy **823***r*
haiku therapy **376***r*, **823***r*
hair pulling **842***l*
Hallervorden-Spatz disease（HSD）**850***r*
hallucination **283***r*
hallucination auditive **299***l*
hallucination auditive élémentaire **1041***l*
hallucination délirante **286***r*
hallucination du compangnon **648***r*
hallucination du sens musculaire **242***l*
hallucination élémentaire **1040***r*
hallucination extracampine **46***l*
hallucination fonctionnelle **203***r*
hallucination gustative **301***l*
hallucination kinestéstique **95***r*
hallucination kinestique verbale **289***r*
hallucination lilliputienne **342***l*
hallucination mnésique **188***r*
hallucination motrice verbale complète **289***r*
hallucination négative **78***r*
hallucination of muscle sensation **242***l*
hallucination of soliloquy **769***l*
hallucination olfactive **287***l*
hallucination psychique **194***l*, **827***l*
hallucination psychomotrice verbale **284***r*, **289***l*, **618***r*
hallucination tactile **297***l*
hallucination visuelle **292***r*
hallucination visuelle extracampine **447***r*
hallucinogen **284***l*, **286***l*
hallucinose **284***r*, **285***r*
hallucinose alcoolique **31***r*
hallucinose pédonculaire **284***l*, **710***l*, **766***l*, **807***l*

hallucinose tactile **883***l*
hallucinosis **285***r*
Halluzination **283***r*
Halluzinose **285***r*
Haltlose **269***l*
Haltungsstereotypie **488***l*
Hamilton Anxiety Rating Scale（HARS）**845***r*, **887***r*
Hamilton Depression Rating Scale（HDRS）**845***r*, **887***r*
Hamilton Rating Scale for Anxiety（HAM-A）**845***r*, **887***r*
Hamilton Rating Scale for Depression（HAM-D）**845***r*, **887***r*
Hamlet（case）**846***l*
Hand-Schüller-Christian disease **857***l*
handedness **193***r*
handicap **335***l*, **449***l*
Handlungsfähigkeit **302***r*
Hans Guck-in-die-Luft（case）**422***r*
haptic hallucination **297***l*
harcèlement moral **851***l*
Hartnup disease **842***r*
Hasegawa's Dementia Scale（HDS）**834***l*
Hasegawa's Dementia Scale-Revised（HDS-R）**799***l*, **834***l*
Häßlichkeitskummerer **458***l*
hatching **228***r*, **941***l*
Hauptlehrer Wagner（case）**232***l*
headache **563***r*
healing **704***l*
health care ethics **75***l*
hearing voices **285***l*
heat shock protein（HSP）**938***l*
héautoscopie **404***l*
Heautoskopie **292***l*, **404***l*
hebephrenia **829***r*
Hebephrenie **168***l*, **411***l*, **423***r*, **650***r*, **829***r*
hébéphrénie **829***r*
Heboid **1075***r*
heboidophrenia **1075***r*
Heboidophrenie **168***l*, **1075***r*
héboïdophrénie **1075***r*
Hedges' g **304***r*
hedonistic murder **140***l*
Heidelberg school **825***r*
Heidelberger Schule **825***r*
Heilkraft der Natur **418***l*
Heilung **704***l*
Heilung mit Defekt **277***l*
Heimwehreaktion **227***l*
Heller's syndrome **491***l*
helplessness **1050***l*
hemiasomatognosia **855***r*

欧文事項索引　H

hemispatial neglect　**854**r
hemispherotomy　741r
hemorrhagic shock and encephalopathy syndrome (HSES)　82l
hepatic encephalopathy　**179**r
hepatocerebral disorder　**183**l
Herdsymptom　**646**r
here & now　739r
heritability　**68**l
hermaphrodite　**851**r
herpes encephalitis　**950**l
herpes simplex virus (HSV)　950l
Heschl's convolutions　655r
hidden twilight state　**940**l
high EE　72r
high-functioning autism　**304**r
high-intensity cognitive behavioural therapy　801l
high-risk individuals　**827**l
high-risk infant　**827**r
high-risk neonate　**827**r
higher brain dysfunction　**309**l
higher brain function　309l
highly active anti-retroviral therapy　98r
hikikomori　**864**l
Hilflosigkeit　**1050**l
Hinckley's case　**897**l
hipochondria　**510**r
hipochondriasis　**510**r
hipocondrie　**510**r
hippocampal formation　138r
hippocampus　**138**l
Hirnabzeß　**816**l
hirnlokales Psychosyndrom　**808**l, 934l
Hirnödem　**817**r
Hirnstamm Syndrome　**806**r
histiocytosis X　**857**l
histrionic personality disorder　**118**l, 874l
HIV (human immunodeficiency virus)　98r, 99l
HIV-associated neurocognitive decline (HAND)　99l
HIV-I associated dementia (HAD)　99l
holding　**145**l, 352l, 394l, 968l
holism　**632**l
home help service　**969**l
homeostasis　**969**r
Homo Patiens　925l
homo natura　**417**r
homocystinuria　**970**l
Homosexualität　**760**l
homosexualité　**760**r
homosexuality　**760**l

homovanillic acid (HVA)　815r
hormone challenge test　**971**l
hospice　**962**r
Hospital Anxiety and Depression Scale (HADS)　**106**l
hospitalism　61l, 567r, 963r, **963**l
hospitalization for medical care and protection　**75**l
HSD (Hallervorden-Spatz disease)　**850**r
HSES (hemorrhagic shock and encephalopathy syndrome)　82l
HSP (heat shock protein)　938l
HSV (herpes simplex virus)　950l
HTP　828l
H-T-P technique　**106**r
House-Tree-Person technique　**106**r
human genome　**279**l
human genome project　279l
human immunodeficiency virus (HIV)　98r, 99l
Humanisierung　83r
hump　751l, 816r, 1086r
hung over　**1020**l
Huntington disease　**856**l
Huntington disease like-2 (HDL2)　895r
Hutchinson-Gilford progeria　89r
HVA (homovanillic acid)　772r, 815r
hydatid disease　**959**l
hydranencephaly　808r
hydrocephalus　**546**l
hyperadrenalism　**913**r
hyperarousal　**145**r
hyperästhetisch-emotionale Schwächezustand　**163**l
hyperboulie　**362**r
hyperbulia　74l, **362**r
Hyperbulie　**362**r
hyperextension-hyperflexion injury　1001l
hypergraphia　**151**r
hyperkinetic disorder　**706**r
hyperkinetisch-akinetische Motilitätspsychose　96r
hypermetamorphosis　**257**r
hypermnesia　**190**l
Hypermnesie　**190**l
hypermnèsie　**190**l
hyperparathyroidism　**911**r
hyperpathia　414r, **884**l
hyperpituitarism　**153**l
hypersomnias　**547**l
hypertensive encephalopathy　**308**l
hyperthymer Psychopath　**842**r

hyperthymia　**177**r, **332**r
hyperthymic personalilty　**842**r
Hyperthymie　**332**r
hyperthymie　**332**r
Hyperthymiker　**842**r
hyperthyroidism　**310**l
hypertonische Encephalopathie　**308**l
hyperventilation　843l
hyperventilation syndrome　**146**r
Hyperventilations Syndrom　**146**r
hypnagogic experience　**791**r
hypnagogic hallucination　**791**r
hypnagogic hypersynchrony　**791**l
hypnagogic state　791r
hypnoid hysteria　**1074**l
Hypnoidhysterie　**1074**l
hypnopompe Halluzination　**467**r
hypnopompic hallucination　**467**r
Hypnosewahn　98l
hypnosis　**360**r
hypnotherapy　**361**l
hypnotic susceptibility　360r
hypnotic trance　**360**r
hypnotics　313r, **556**l
hypnotism　1006r
hypobulia　**73**r
hypobulisch　**296**r
hypobulische und hyponoische Reaktion　**694**r
hypobulischer Mechanismus　**154**r
hypochondriacal delusion　**510**r
hypochondriacal temperament　**885**l
Hypochondrie　**510**l
hypochondrischer Wahn　**510**r
hypochondrium　510r
hypocretin　**128**r
hypomania　**268**r
hypomnesia　**189**l
Hypomnesie　**189**l
hypomnèsie　**189**l
hyponoisch　**296**r
hypoparathyroidism　**912**l
hypopituitalism　**153**l
hypothalamic-pituitary-adrenal axis　257r, 733l
Hypothalamus　**413**l
hypothalamus　**413**l
hypothymia　**178**l
hypothyroidism　**310**r
hypsar(r)hythmia　89l, **884**l
Hypsar(r)hythmie　**884**l
hypsar(r)hythmie　**884**l
hysteria　**871**l
hysteria major　**874**r
hysterical neurosis　**118**l

1347

hysterical personality 118*l*, 873*r*
hysterical psychosis 874*l*
Hysterie 871*l*
hystérie 871*l*
hysterie à attaques mixtes 874*r*
hystérie d'angoisse 906*l*
hystérie de défense 957*l*
hystérie épileptiforme 874*r*
hystérie hypnoïde 1074*l*
hysterische Persönlichkeit 873*r*
hysterische Verrücktheit 874*l*
hysterischer stupor 1080*r*
hystéro-épilepsie 874*r*
hystero-epilepsy 874*r*
Hysteroepilepsie 874*r*

I

I 394*l*
IADL (instrumental ADL) 107*l*, 449*l*
iatrogene Erkrankungen 47*r*
iatrogenic disorders 47*r*
iatrogenic neurosis 47*r*
Iatrogenie 47*r*
Iatropathie 47*r*
IBS (irritable bowel syndrome) 163*r*
IC (informed consent) 81*r*
ICD 2*l*, 335*l*
ICD-10 535*r*, 590*l*
ICF (international classification of functioning, disability and health) 335*l*, 449*r*
ICH E6 (R1) guideline 410*r*
Ich 380*l*, 394*l*, 648*l*
Ich-Anachorese 385*l*
Ich Besetzung 381*l*
Ichbewußtsein 381*l*, 630*r*
Ich Defekt 384*l*
Icherlebnisstörung 385*l*
Ichgefühl 381*r*
Ichgrenzen 382*l*
Ichideal 388*r*
Ichstörung 385*l*, 630*r*
ICIDH (international classification of impairments, disabilities and handicaps) 335*l*, 449*l*
ICSD (International Classification of Sleep Disorders) 551*r*
ICSD-2 551*r*
ictal stupor 744*l*, 966*r*
ICU 171*l*
ICU syndrome 3*l*
id 103*l*
Idea Fluency Test 637*l*
Ideal-Ich 388*r*

ideal du moi 388*r*
ideal ego 388*r*
idealization 1063*l*
ideational apraxia 181*r*
idée de misère 897*r*
idée de persécution 831*l*
idée de ruine 897*r*
idée délirante 1013*l*
idée fixe 341*l*
idée fixe subconsciente 133*l*
idée obsédante 233*l*
idée prévalente 439*l*
Ideenassoziation 182*r*
Ideenfanatiker 228*l*
Ideenflucht 1007*l*
Ideenkomplex 352*r*
Ideensprung 399*l*
identification 387*r*, 746*r*
Identifizierung 746*r*
identities conflict 748*r*
identity 388*l*
identity crisis 748*r*
identity diffusion 748*l*
identity diffusion syndrome 387*r*
identity disorder 749*l*
ideogram 629*r*
ideomotor apraxia 181*l*
idiom 19*r*
idiopathic epilepsy 770*l*
idiot savant 65*l*
idiotisme 423*r*
iditotie acquise ou accidentelle 650*r*
IGT (impaired glucose tolerance) 670*l*
Illinois Test of Psycholinguistic Abilities 5*l*
illness 505*l*
illness management and recovery 2*l*
illusion 367*l*
illusion des sosies 164*l*
illusion mnésique 721*l*
illusion of alteration in tempo 390*l*
image therapy 72*r*
Imaginäre 648*l*
imaginary 648*l*
imaginary baby 649*r*
imaginary companions 648*r*
imaginary infant 1082*l*
imaginary playmates 648*r*
imaginative Methoden 72*r*
Imago 70*l*, 256*l*
imago 70*l*
imago de corps morcelé 571*l*
imbic system 673*l*
imitation behavior 637*r*

immature form of depression 988*r*
immediate echolalia 851*r*
immediate memory 655*l*
Immobilithymie 462*r*
immodithymia 462*r*
Immodithymie 462*r*
immunohistochemistry 1010*r*
immunological privilege 522*r*
impaired glucose tolerance (IGT) 670*l*
impaired memory 189*r*
impairment 335*l*, 449*l*
implicit memory 628*l*
imposed psychosis 184*l*
impotence 82*r*, 919*r*
impressibility 213*r*
imprinting 570*l*
imprinting mutation 924*l*
impulse 973*l*
impulsion 1046*l*
impulsion verbale 289*r*
impulsive act 1046*l*
impulsive action 487*l*
impulsive aggression 307*r*
impulsive Handlung 1046*l*
impulsives Irresein 1059*l*
IMR 2*l*
In-der-Welt-sein 796*l*
in and out program 76*l*
inadequate stimulus 170*r*
inanition psychosis 191*l*
Inanitionpsychose 191*l*
incentive theories 752*l*
incest 243*l*
inceste 243*l*
incidence rate 101*l*
inclusion 77*l*
incohérence 397*r*
incoherence 397*r*, 503*r*, 588*l*
incohérence de la pensée 1007*r*
incoherence of thought 1007*r*
incontinence 424*r*
incorporation 670*r*
incubus 11*l*
indicated prevention 642*l*
indirect suicide 150*r*
individual psychology 338*r*
Individualpsychologie 338*r*
individuation 339*l*, 983*l*
induced delusional disorder 184*l*
induced psychosis 184*l*
industrial poisoning 305*r*
induziertes Irresein 184*l*
infant observation 792*l*
infant psychiatry 792*r*
infantile seizures 792*l*
infantile sexuality 1039*r*

infantile spasms 89*l*
infantilism 492*l*
infantilisme 492*l*
Infantilismus 492*l*
influencing machine 382*r*,676*l*
influenza encephalopathy 82*l*
information variance 316*r*
informed consent (IC) 81*r*
inhibition 48*r*
inhibition de la pensée 398*l*
inhibition of thought 398*l*
initiation 68*r*
Inkludenz 77*l*,1010*r*
Inkohärenz 365*r*,397*l*,503*r*,1007*l*
innate releasing mechanism 611*l*
inner speech 779*l*
innere Konfliktreaktion 780*r*
innere Sprache 779*r*
insanity 226*l*
insecure personality 415*l*
insertion de pensée 398*l*
insight 759*r*
insight into disease 888*r*
insomnias 921*r*
instinct 973*l*,1045*l*,1046*r*
instinct theory 1046*r*
instinctive grasp reaction 637*l*
instincts of self-preservation 388*l*
institutional review board 1*r*
institutionalism 963*l*
instrumental ADL (IADL) 107*l*
instrumental amusia 422*r*
insula 746*r*
insular cortex 746*r*
insular lobe 746*r*
insulin shock treatment 78*l*
Insulinoma 78*l*
insulinoma 78*l*
insulinome 78*l*
intellectual disability 594*l*
intellectualisation 696*r*
intellectualization 696*r*
Intellektualisierung 696*r*
intelligence 700*l*
intelligence quotient (IQ) 701*l*
intelligence test 700*r*
intensive psychotherapy 463*l*
intention-to-treat analysis 4*r*
intention tremor 203*l*
intentional binding effect 631*l*
intentionaler Bogen 949*l*
inter-rater reliability 541*l*
interferon 80*r*
intergenerational transmission 619*l*
interictal dysphoric syndrome 456*l*,965*r*

interictal psychosis 965*r*
interleukin 99*l*
intermediate phenotype 119*l*
intermittent explosive disorder 172*r*
intermittent rhythmic delta activity 75*r*
internal consistency reliability 541*l*
internal working model 780*r*
International Classification of Diseases 2*l*
International Classification of Sleep Disorders (ICSD) 551*r*
International Neuropsychoanalysis Society 601*r*
International Personality Disorder Examination (IPDE) 317*l*,835*r*
International Psychogeriatric Association (IPA) 1089*r*
International Society for Neurochemistry 512*r*
International Statistical Classification of Diseases and Related Health Problems 2*l*
international classification of functioning, disability and health (ICF) 335*l*,449*r*
international classification of impairments, disabilities and handicaps (ICIDH) 335*l*,449*l*
internet addiction 80*l*
interoception 170*l*
interpersonal psychotherapy 668*r*
interpretation 134*r*
interprétation 134*r*
interrogative suggestibility 37*r*
interrupt treatment 709*r*
intersex 851*r*
intersubjective approach 174*r*
intersubjectivité 174*l*
intersubjectivity 174*l*
Intersubjektivität 174*l*
intoxication 1004*l*
intra festum 39*r*
intra-rater reliability 541*l*
intracranial self-stimulation 958*l*
intrapsychic ataxia 538*l*
intrapsychische Ataxie 538*l*
intrinsic activity 11*r*
introjection 775*r*
Introjektion 775*r*
introspection 95*l*
introversion 780*l*
inventaire de personnalité de Minnesota 992*l*
Inventory of Personality Organiza-

tion 5*l*
inversion time (TI) 929*l*
inverted vision 759*l*
investissement 865*l*
investissement du moi 381*r*
invocation psychosis 202*r*
Invokationspsychose 202*r*
involuntary hospitalization ordered by prefectural governor 658*l*
involutional melancholia 501*l*,664*r*
involutional psychosis 664*l*
Involutionsmelancholie 501*l*,664*r*
Involutionsparanoia 664*r*
Involutionspsychose 664*l*
Inzest 243*l*
ion channel 45*l*
IPA 600*r*
IPL 762*r*
IPS 762*r*
ipseity 385*r*
IQ (intelligence quotient) 46*r*, 222*r*,700*r*,701*l*
IRB 1*r*
IRDA 75*r*,736*r*
Irresein 226*l*
irritable bowel syndrome (IBS) 163*r*
irritable heart 679*r*,843*l*
Irrsinn 226*l*
island of Reil 746*r*
isolation 151*l*
Isolierung 151*l*
ITPA 5*l*
ivress 1004*l*
ivress compliquée 912*r*
ivress pathologique 893*l*
ivress simple 1004*r*

Jacksonian epilepsy 451*r*
Jacksonian march 451*r*,692*l*
Jacksonism 451*l*
jamais vu 988*r*
Japan Coma Scale (JCS) 53*l*,373*r*
Japan Sobriety Association 691*r*
Japanese Association of Neuro-Psychiatric Clinics (JAPC) 790*l*
Japanese Association of Psychiatric Hospitals 789*r*
Japanese encephalitis 790*r*
Japanese Federation for Mental Hygiene 789*l*
Japanese Society of Psychiatry and Neurology 790*l*
jargon aphasia 454*l*

JCS (Japan Coma Scale) 53*l*, **373***r*
jealousy **429***l*
jet lag syndrome **407***l*
jeune sauvage de l'Aveyron **5***r*
jitteriness syndrome **9***r*
jitteriness/anxiety syndrome **9***r*
Johan Feigl (case) **6***r*
joining **474***r*
joint interview **761***l*
Joseph's disease **499***l*
Jugendirresein **411***l*
Jugendpsychiatrie **613***l*
Jumpers **943***l*
juvenile myoclonic epilepsy **452***l*

K

K-ABC **271***r*
K-complex **280***l*, **553***l*
K-Komplex **280***l*
kakergasias **593***r*
kampo **767***r*
Kapazität **56***l*
kappa rhythm **159***r*
Karzinoid Syndrom **167***r*
KAST (Kurihama alcoholism screening test) **256***r*
KAST-F **256***r*
KAST-M **256***r*
Kastrationskomplex **240***l*
katathym **178***l*
katathymer Wahn **178***r*
Katatonie **96***l*, **168***l*, **244***l*, **423***r*
katatonisches Syndrom **244***l*
kategoriales Verhalten **348***l*
Katharina (case) **158***l*
Katharsis **158***l*
Kaufman Assessment Battery for Children **271***r*
kausaler Zusammenhang **76***r*
Kernneurose **707***r*
key experience **147***l*
key person **205***l*
kindling **244***r*
kinesthetic hallucination **95***r*
kinestische Halluzination **95***r*
kinetic stereotypy **488***l*
Klangsassoziation **129***r*
Kleine-Levin syndrome **250***r*
kleine Psychotherapie **482***r*
Kleinheitswahn **870***r*
Kleinian group **251***l*
Kleinian theory **252***r*
kleptomania **493***r*, **622***l*
Kleptomanie **1023***l*
Klinefelter's syndrome **252***l*
klinische Einheit **423***l*

Kloakentheorie **262***r*
Klüver-Bucy Syndrom **257***r*
Klüver-Bucy syndrome **257***r*
Koenästhesie **661***l*
Kojewnikow syndrome (KS) **420***l*
Kollagenkrankheit **308***r*
Kollektionismus **459***r*
Kollusion **156***l*
Koma **52***r*, **351***l*
Kommunikation **343***l*
Kompensation **961***l*
Komplex **133***l*, **352***r*
komplizierter Rausch **912***r*
Kompromißbildung **678***l*
Konfabulation **366***l*
Konflikt **159***r*
Konkretismus **248***l*
Konstitutionsmischung **350***l*
Kontaktmangelparanoid **621***l*
Kontrollzwang **151***l*
Konvention **617***r*
Konversion **741***l*
Konversionsstörung **141***r*
Konzentrations-lager-syndrom **191***r*
Koprophagie **497***r*
Koro **348***r*
koro **348***r*
Körper **1070***l*
Körperbau **663***l*
Körper-Ich **532***r*
körperliche begründbare Psychose **196***l*
Korsakoff psychosis **347***r*
Korsakoff syndrome **347***l*
Korsakow psychosis **347***r*
Korsakow syndrome **347***l*
Kortikalperson **531***l*
Krabbe disease **1087***l*
Kraepelinan paradigm **261***l*
Kraepelinsche Krankheit **261***r*
Krampf **271***l*
krankhafte Sammelsucht **459***r*
krankhafte Triebe **1046***l*
Krankheitsbewußtsein **888***l*
Krankheitseinheit **168***l*, **423***r*
Krankheitseinsicht **888***l*, **888***r*
Krankheitsform **261***l*
Krankheitsgefühl **888***l*
Krankheitsvorgang **261***l*
Kriegsneurose **631***r*
Kriminalbiologie **853***l*
Kriminalpsychiatrie **853***l*
Kriminalpsychologie **853***l*
Kriminalpsychopathologie **853***l*
Kriminalsomatologie **853***r*
kryptogen **777***r*

KS (Kojewnikow syndrome) **420***l*
Kulturpsychiatrie **862***r*
künstliche(r) Winterschlaftherapie **525***r*
Kurihama alcoholism screening test (KAST) **256***r*
Kuru **925***r*
kurze Sitzung **691***l*
Kurzschlußreaktion **694***l*
Kynanthropie **69***l*
KZ-Syndrom **191***r*

L

L-DOPA **20***l*
la folie lucide **917***r*
lack of spontaneity **440***l*
lacunar dementia **979***r*
lambda waves **1057***r*
lamotrigine **1057***l*
Landau-Kleffner syndrome **1058***r*
landscape montage technique **906***r*
langage d'organe **191***r*
langage intérieur **779***r*
language area **290***l*
language retardation **289***r*
langue **317***r*
läppische Verblödung **945***l*
larval epilepsy **165***r*
larvierte Epilepsie **165***r*
last observation carried forward (LOCF) **116***r*
latah **1057***l*, **1055***l*
late catatonia **701***r*
late luteal phase dysphoric disorder (LLPDD) **277***l*
late-onset schizophrenia **702***r*
late paraphrenia **621***r*, **703***l*
latency period **639***r*, **1023***r*
latent psychosis **224***l*
latent schizophrenia **626***r*, **628***l*
latente Schizophrenie **628***l*
laterality quotient (LQ) **103***l*
lateralization **647***l*, **672***l*
laterodorsal tegmental nucleus (LDT) **553***l*
laughing attack **1096***l*
Laurence-Moon-Biedl's syndrome **1094***l*
Laurence-Moon-Biedlsches Syndrom **1094***l*
l'Autre **713***l*, **737***r*, **996***r*
lavage de cerveau **638***l*
law and psychiatry **853***r*
laziness of thinking **170***l*
LBD (Lewy body disease) **439***r*
LC (locus coeruleus) **553***l*

LD（learning disabilities） **147**r, 706*l*
LDT（laterodorsal tegmental nucleus） 553*l*
Le Corps sans organes 34*r*
Le Théâtre de la cruauté 34*r*
le délire de revendication **917***r*
le délire d'interprétation 917*r*
le jeune sauvage de l'Aveyron **5***r*
le réel **292***r*, 1053*r*
le symbolique **483***r*, 1053*r*
lead poisoning **782***r*
learned helplessness **148***r*
learning disabilities（LD） **147***r*, 706*l*
learning disorders 147*r*, 841*l*
Lebensstil **1052***r*
Lebenszyklus **1052***l*
L'écho de la pensée 618*r*
l'ecole de Sainte Anne **375***l*
leeres Lachen **246***r*, 875*l*
legal psychiatry 853*r*
legal sustainer **922***r*
Leib 1070*l*
Leib-Seele-Problem **529***r*
leibhaftige Bewußtheit **428***l*
leiblicher Verfolgungswahn **534***l*
leibliches Gefühl 176*r*
Leidenschaftsverbrecher **272***r*
Leidensdruck **248***r*
Leidentlastung 249*l*
Leitungssymptom 466*l*
Lennox-Gastaut syndrome **1086***l*
leptin **1082***l*
leptosom asthenish 195*l*
leptosomer Typus **1030***r*
leptosomic type **1030***r*
les percécuteurs raisonants 917*r*
Lesch-Nyhan syndrome **1080***l*
lésion axonale diffuse **885***l*
lesionectomy 741*r*
lethal catatonia **696***l*
Lethargie 52*r*
lethargos 445*r*
lethargy **445***r*
letter by letter reading 429*l*
leucotomy **1091***l*
Leukodystrophy **1086***r*
leukodystrophy **1086***l*
level of psychopathology **892***l*
levodopa **1082***l*
Lewy body disease（LBD） 439*r*
LGI1（leucine-rich, glioma-inactivated 1） 45*r*
LH 153*l*, 413*r*, 441*l*
l'hibernation artificielle **525***r*
LHRH（luteinizing hormone-releasing hormone） 971*r*
Libido **1065***l*
libido **1065***l*
lie motif **237***r*
Liebe **1***l*
Liebeswahn **1085***l*
lien double **685***r*
Liepmann-Symptom **1066***l*
Liepmann's symptom **1066***l*
life cycle **1052***l*
life event **494***r*, **1051***r*
life instincts **613***r*
life review **137***l*
life style **1052***r*
ligand **1059***l*
likelihood ratio（LR） **1034***l*
Lilliputhalluzination **342***r*
lilliputian hallucination **342***r*, 765*l*
l'imaginaire **648***l*, 1053*r*
limit setting **1067***l*
limited consciousness **52***l*
l'inconscient **995***r*
linguistique structurale **317***r*
linkage analysis 175*l*, 279*r*, **1072***l*
l'interprétation du rêve **1037***r*
lipidosis **1065***r*
listening **269***l*
lithium **1064***r*
litigious paranoia **320***r*
litium baby **561***l*
little Hans（case） **492***r*
lived time **46***r*
living learning **574***l*
living will **1065***r*
LLPDD（late luteal phase dysphoric disorder） 277*l*
lobotomy **1091***r*
lobus insularis **746***r*
local seizure **920***r*
local symptom **646***r*
locales **515***r*
localization **672***l*
localization-related epilepsy **238***l*
LOCF（last observation carried forward） **116***l*
locked-in syndrome **771***l*
locus ceruleus, locus coeruleus（LC） 553*l*, **614***l*
logoclonia **334***l*
logopenic progressive aphasia（LPA） 179*l*
Logotherapie **1090***l*
logotherapy **1090***l*
long QT syndrome（LQTS） **221***r*
long term care insurance **132***l*
long term memory（LTM） 187*r*, 688*l*
long term potentiation（LTP） 138*r*, 187*r*
loosening of association **1085***l*
LORETA（low resolution brain electromagnetic tomography） 817*r*, **1094***l*
loss of natural obviousness **418***r*
love **1***l*
low-intensity cognitive behavioural therapy 801*l*
low resolution brain electromagnetic tomography **1094***l*
LQ（laterality quotient） 103*l*
LQTS（long QT syndrome） **221***r*
LR（likelihood ratio） **1034***l*
LSD 101*r*, 286*l*, 581*r*, 588*r*, 924*l*, 982*r*, 1020*r*
LSD-25（Lysergic Acid Diethylamide-25） **116***l*
LTM（long-term memory） 688*l*
LTP（long term potentiation） 187*r*
Ludwig Ⅱ von Bayern（case） **1076***l*
Lügenmotiv **237***r*
Lügner 239*r*, **239***l*
lupus érythémateux disséminé **630***l*
lupus psychosis **1077***l*
Lust **1046***r*
lust murder **140***l*
Lustmord **140***l*
Lustprinzip **130***r*
luteinizing hormone-releasing hormone（LHRH） 971*r*
lycanthropie **455***l*
lycanthropy **455***l*
Lykanthropie 455*r*, **455***l*
lypémanie 423*r*, 1023*l*, **1066***r*

M

macropsia **665***r*, 915*r*
mad cow disease **226***r*
made experience **366***r*
'made' feeling **97***r*
madness **226***l*
MADRS 946*l*
Magendarmneurose **63***l*
magical thinking **466***r*
magnetic resonance imaging（MRI） 113*l*, 433*r*, 513*r*, 805*r*
magnetic resonance spectroscopy（MRS） **114***r*, 513*r*
magnetoencephalography（MEG） 594*l*, 810*r*
Maintenance of Wakefulness Test

(MWT) 548*l*
maintenance therapy 59*l*
major depressive disorder 660*r*
major depressive disorder in child and adolescent 489*r*
maladie créatrice 649*r*
maladie de Fahr 900*l*
maladie de Pick 876*l*
maladie iatrogénique 47*r*
malariatherapy 983*r*
malice 408*r*
malingering 368*r*
Maltherapie 130*r*
mandara 986*r*
manganese poisoning 985*l*
mania 347*l*, 651*l*
mania of amnesty 453*r*
manic defence 650*l*
manic depressive psychosis 640*r*
manic state 647*l*
manic switch 650*r*
manic type personality 981*l*
Manie 651*l*
manie 651*l*
manie confuse 365*r*
manie de vérification 151*l*
Manierierthait 1095*l*
maniérisme 1095*r*
manipuration disturbances of tools 752*r*
manisch-depressive Irresein 209*l*, 423*r*, 473*l*, 501*l*, 641*l*, 643*l*
manisch-depressive Psychose 640*r*
mannerism 1095*l*
männlicher Protest 693*l*
MAO (monoamine oxdase) 624*l*, 815*l*, 1022*l*
MAOI 314*r*
map of cerebral cortex 813*l*
MAPs (microtubule associated proteins) 676*l*
Marchiafava-Bignami disease (MBD) 984*l*
Marfan syndrome (MFS) 984*r*
marital therapy 907*l*
MARTA (multiple acting receptor targeting antagonist) 313*l*
masculine protest 693*l*
masculinity 692*r*
masked depression 165*r*
masked epilepsy 165*l*
masked twilight state 940*l*
masklike face 166*l*
masochism 978*l*
masochisme 978*r*
masochisme moral 764*l*
Masochismus 978*r*

masochistic caretaker 392*r*
masochistic character 979*l*
masochistic provocation 979*l*
masochistischer Charakter 979*l*
mass hysteria 461*r*
Massenpsychose 460*r*
masturbation 376*l*
masturbation phantasy 376*r*
Maternal Protection Act 964*r*
maternal deprivation 959*r*, 963*r*
maternity 963*r*
maternity blues 47*l*, 979*l*
mathematics disorder 148*l*
MATRICS 798*r*
matte Fanatiker 228*l*
Maudsley Obsessional-Compulsive Inventory 1019*l*
Maudsley Personality Inventory (MPI) 3*r*
mauvais objet 1039*r*
mazindol 977*r*
MBD (Marchiafava-Bignami disease) 984*l*
MBD (minimal brain damage, minimal brain dysfunction) 706*l*
MCI (mild cognitive impairment) 213*r*, 270*r*, 798*r*
MCMI (Millon Clinical Multiaxial Inventory) 835*r*
McNaughton's rule 976*r*
MDCT (multi-detector row CT) 433*r*
MDMA (3,4-methylenedioxymethamphetamine) 101*r*, 286*l*, 982*r*
MDR1 879*r*
measles meningoencephalitis 978*l*
measurement 101*l*
Medea complex 1008*l*
Medical Care and Supervision Act 528*r*
Medical Psychiatry 644*r*
medical anthropology 74*r*
medical care psychology 74*l*
medical ethics 75*r*
medical law 57*l*
medical psychiatry 1008*l*
medical psychology 45*r*
médicaments psychotropes 313*r*
medizinische Psychologie 45*r*
Medizinrecht 57*l*
MEG (magnetoencephalography) 594*l*, 810*r*
megalencephaly 241*l*
megalomania 340*r*
megalopsia 665*r*
mehrdimensionale Diagnostik 681*l*
Meige's syndrome 1005*r*

melancholia 93*r*, 347*l*, 1010*l*
melancholic stupor 1043*r*
Melancholie 664*r*, 1010*l*
mélancolie 423*r*
MELAS (mitochondrial myopathy, encephalopathy, lactic acidosis, and stroke-like episodes) 991*l*
melatonin 1009*r*
mémoire 187*r*
mémoire de fixation 213*r*
memorizing test 214*l*
memory 187*r*
memory trace 118*r*, 188*r*
Meniere's disease 1008*r*
Menkes disease 1011*l*
mens rea 897*r*
Menschenscheu 297*r*
Mental Health and Welfare Law 604*r*
mental age 881*r*
mental automatism 588*r*
mental deficiency 594*l*
mental disease 589*r*
mental disorder 589*r*
mental disorder due to arteriosclerosis 767*l*
mental disorders due to brain damage and dysfunction 807*l*
mental ego 533*l*
mental health 583*l*, 1011*r*
mental health and welfare center 604*l*
mental hospital 584*l*
mental hygiene 583*l*, 1011*r*
mental image 889*l*
mental preoccupation 775*l*
mental retardation 594*l*
mental rumination 595*r*
mentalization 1011*l*
mentally disordered offender 497*r*
mentisme 482*l*, 588*r*
meprobamate 330*r*
mercurialism 544*l*
mercury poisoning 544*l*
mère phallique 947*r*
Merkfähigkeit 213*r*
Merkschwäche 213*r*
MERRF (myoclonus epilepsy associated with ragged-red fibers) 525*l*, 991*l*
mesmerism 1006*l*
meta-analysis 1006*l*
metabolic syndrome 1007*l*
metachromatic leukodystrophy 1087*l*
metacognition 1007*l*
metamorphopsia 915*r*, 952*l*

Metamorphopsie **952***l*
metamorphopsie **952***l*
metaphor **83***l*
metapsychology **1006***r*
methamphetamine **148***r*
methamphetamine dependence **149***l*
methamphetamine psychosis **149***r*
méthode de l'image mentale **72***r*
methods of EEG activation **911***l*
methyldimethoxyamphetamine **286***r*
metonymy **83***l*
MFS（Marfan syndrome） **984***r*
MHPG（3-methoxy-4-hydroxyphenylglycol） **815***r*
microarray **974***r*
microcephaly **488***l*
microdialysis **974***r*
microglia **988***l*
micrographia **480***l*
micropsia **342***r*,**480***l*,**915***r*
microptic hallucination **342***r*
microrelapse-reactivating phenomenon **653***r*
microtubule associated proteins（MAPs） **676***l*
Mignon delusion **278***r*
migraine **953***r*
mild cognitive impairment（MCI） **213***r*,**270***r*,**798***l*
mild depression **267***l*
milde Paranoia **777***l*
milieu therapy **171***r*
Milieureaktion **171***r*
Milieutherapie **171***r*
Millon Clinical Multiaxial Inventory（MCMI） **835***r*
milnacipran **994***l*
mind-body correlation **528***l*
mind-body problem **529***r*
mind control **975***r*
mindfulness **975***r*
mindreading **318***l*
M. I. N. I.（Mini-International Neuropsychiatric Interview） **317***l*, **646***l*,**991***r*
MINI-D **726***r*
Mini-Mental State Examination（MMSE） **389***l*,**799***l*,**1089***l*
minimal brain damage, minimal brain dysfunction（MBD） **706***l*
Minnesota Multiphasic Personality Inventory（MMPI） **834***r*,**992***l*
Minutengedächtnis **213***r*
mirror focus **230***l*,**486***l*
mirror neuron **337***l*

mirror neuron system **852***l*
mirror neurons **993***r*
mirror sign **662***r*
mirror stage **230***r*
mirror transference **145***r*
mirror visual feedback **291***r*,**534***l*
mirtazapine **994***l*
Mischpsychose **349***r*,**879***l*,**951***r*
Mischzustände **349***l*
misconception **1001***l*
mise en acte **10***l*,**324***l*
Mißgestaltfurcht **458***l*
mismatch negativity **989***r*
miss R. Lusy **1075***r*
mitochondrial encephalomyopathy **991***l*
Mitteilung **343***l*
mixed anxiety and depressive disorder **350***l*
mixed anxiety depression **350***l*
mixed mania **911***l*
mixed psychosis **349***r*
mixed receptive-expressive language disorder **841***r*
mixed state **349***r*
MMN **655***r*
MMPI（Minnesota Multiphasic Personality Inventory） **834***r*,**992***l*
MMSE（Mini-Mental State Examination） **389***l*,**799***l*,**1089***l*
mneme **118***r*
mnemic delusion **721***r*
mnemic hallucination **188***r*
mobile psychiatric emergency service **6***r*
Model Penal Code **617***l*
model psychosis **1020***r*
modeling **1020***l*
modeling/flooding **924***r*
modification **814***l*
modification de la personnalité **573***l*
modified electroconvulsive therapy **460***l*
Modified Stroop Test **566***r*,**636***r*
moi **380***l*
moi corporel **532***r*
moi idéal **388***r*
molecular chaperone **938***l*
molecular genetics **937***r*
momentary confabulation **768***l*
monoamine **814***l*,**815***l*
monoamine hypothesis **1021***r*
monoamine oxdase（MAO） **815***l*,**1022***l*
monoamine transporter **1022***r*
Monolog **768***l*

monologue **768***r*
monomania **1023***l*
Monomanie **1023***l*
monomanie **423***r*,**1023***l*,**1066***r*
monorhythmic slow waves **688***l*
Montgomery-Åsberg Depression Rating Scale **1027***l*
mood **176***l*,**205***r*
mood [affective] disorder **640***r*
mood disorders **207***r*
mood stabilizers **206***l*,**270***l*,**313***r*
moral harassment **851***l*
moral insanity **276***l*,**826***l*
moral masochism **764***l*
moral therapy **1024***l*
moral treatment **735***r*,**1024***l*
moralische Behandlung **1024***l*
moralische Belästigung **851***l*
moralischer Masochismus **764***l*
moratorium **1023***r*
morbid hunger **251***l*
morbid rationalism **893***l*
morbider Rationalismus **893***l*
morbidity risk **101***l*
Morbus Alzheimer **6***r*
morbus comitalis **530***l*
morbus lunaticus **530***l*
morbus major **530***l*
morbus sacer **530***l*
Moria **915***r*
moria **637***l*,**915***l*
Morita shinkeishitsu **1024***r*
Morita therapy **1025***l*
morning exacerbation **788***l*
morning worst time of day **788***r*
Morvan's syndrome **45***r*
mossy fiber pathway **138***r*
mother-infant interaction **961***l*
Motilitätspsychose **96***l*,**250***l*
Motivation **752***l*
motivation **22***r*,**752***l*
motor apraxia **95***r*
motor aspontaneity **855***r*
motor hallucination **95***r*
mourning **859***r*,**859***l*,**875***l*,**1022***r*
mourning work **1022***r*,**1044***l*
Moyamoya disease **1023***l*
MPU（medical psychiatry unit） **1008***l*
MR Angiography（MRA） **113***r*
MRI（magnetic resonance imaging） **86***l*,**113***l*,**147***r*,**433***l*,**513***r*, **740***l*,**805***r*,**929***l*
MRS（magnetic resonance spectroscopy） **114***l*,**513***r*

MS (multiple sclerosis) **684***l*
MSA (Multisystematrophie) **678***r*
MSA (multiple system atrophy) 439*r*, 502*r*, **678***r*
MSH 413*r*
mtDNA 991*l*
MTF (male to female) 609*r*
mucopolysaccharidosis 999*l*
multi-detector row CT (MDCT) 433*r*
multiaxial diagnosis **680***l*
multidisciplinary approaches of mental health treatment **703***r*
multifactorial inheritance 675*l*
multigenerational approach **682***l*
multigenerational transmission **682***l*
multiphasic ADEM 220*l*
multiple acting receptor targeting antagonist (MARTA) 313*l*
multiple-drug dependence **679***r*
multiple personality **681***l*
multiple Persönlichkeit **681***r*
multiple sclerosis (MS) **684***l*
Multiple Sleep Latency Test (MSLT) 548*l*, **858***l*
multiple spike-and-slow-wave complex **678***l*
multiple system atrophy (MSA) 439*r*, 502*r*, **678***r*
multiple tests **682***l*
Multisystematrophie **678***r*
Munchausen syndrome **993***r*
Münchhausen Syndrom **993***r*
Münchhausen syndrome by proxy 675*l*
murder-suicide 150*r*
muscle tone 127*r*
music therapy **129***l*
musical agraphia 422*r*
musical alexia 422*r*
musical amusia 422*r*
musical hallucination **128***r*
Muskelsinnhalluzination 242*l*
mutative interpretation 135*l*, 739*l*
mutilation 140*l*
mutism **999***l*
Mutualität **645***l*
mutualité **645***r*
mutuality **645***r*
MWT (Maintenance of Wakefulness Test) 548*l*
myelin **987***l*
myelin sheath 987*l*
myoclonic epilepsy **987***l*
myoclonic epilepsy with ragged red fibers (MERRF) 525*l*, 991*l*
myopathy **987***l*
myotonic dystrophy **242***r*
mysophobia **914***r*
mysophobie **914***r*
mystic union 539*l*
mystical experience **538***r*
mystiques 538*l*
mystische Erfahrung **538***r*
mythology **543***r*
mythomania **239***r*
mythomanie **239***r*
myxedema **804***r*

N

N100 414*l*
Nachtklinik **781***l*
nachträglich 775*l*
Nachträglichkeit **403***r*
Naikan therapy **779***l*
name-of-the-father **697***r*
nameless dread 43*r*, 1001*l*
Namen-des-Vaters **697***r*
Namenszwang **1005***l*
narcissism **784***r*
narcissisme **784***r*
narcissistic-masochistic character 979*l*
narcissistic neurosis 395*l*
narcissistic personality disorder **395***l*
narcissistic transference 395*l*
narcoanalysis **978***l*
narcolepsy **784***l*
narcotics **982***r*
Narcotics Anonymous (NA) **783***r*
narrative **782***r*
narrative-based medicine **110***l*, 782*r*
narrative therapy **783***l*
narrowing of consciousness **52***l*
Narzißmus **784***r*
NaSSA **994***l*
National Center of Neurology and Psychiatry, Japan **335***r*
National Federation of Mental Health and Welfare Party in Japan **627***r*
national identity 387*r*
natural power of healing **418***l*
natural resilience **418***l*
NBM 782*r*
NCL (neuronal ceroid lipofuscinosis) **524***r*
n (nasal)-CPAP 440*r*, 550*l*
near-infrared spectroscopy (NIRS) 109*l*, 513*r*, 594*l*, 805*r*
Nebenpsychose 951*r*
necrophilia 140*l*, **420***r*
nécrophilie **420***r*
necrophobia **392***r*
nécrophobie **392***r*
need theory **1049***l*
negation 877*l*
négation 877*l*
negative hallucination **78***r*
negative Halluzination **78***r*
negative symptom **79***l*
negative therapeutic reaction **79***r*
negative therapeutische Reaktion **79***r*
negatives Symptom **79***l*
negativism **240***r*
Negativismus **240***r*, 1005*l*
Nekrophilie **420***r*
Nekrophobie **392***r*
NEO (neuroticism, extraversion, openness to experience (five-factor model)) **802***l*
NEO inventory 802*l*
NEO-PI-R (revised NEO personality inventory) **802***l*
neo-behaviorism 325*r*
neo-Freudism **540***r*
néo-freudisme **540***r*
Neo-Freudismus **540***r*
neo-hippocratism **802***l*
neo-Jacksonism **526***r*
néo-jacksonisme 97*r*, **526***r*
Neo-Jacksonismus **526***r*
neologism **645***l*
néologisme **645***l*
Neologismus **645***l*
Neonatal Behavioral Assessment Scale 195*r*
nerve growth factor 511*r*
nérvose de rente **824***r*
nérvose de transfert **738***l*
Nervosität 515*l*
nervous exhaution 518*l*
nervous force 518*l*
nervous legs syndrome 548*r*
nervousness 515*l*
neutral correlates of consciousness (NCC) 50*r*
neural mechanisms of sleep regulation **553***l*
neural plasticity 511*r*, **513***l*
neural stem cell **514***l*
neural transplantation **511***l*
neurasthenia 210*r*, 494*r*, **518***l*, 943*l*
Neurasthenie **518***l*
neurasthénie **518***l*

neurite **520***r*
neuro-Behçet disease **522***l*
neuro-psychosis of defense **957***l*
Neurochemie **512***l*
neurochemistry **512***l*
neurochimie **512***l*
neurocirculatory asthenia **843***l*
neurocutaneous syndrome **969***l*
neurocysticercosis **813***r*
neurodegenerative diseases **522***r*
neuroeconomics **514***r*
neuroethics **523***l*
neurofibrillary tangles（NFT） **676***r*
neurofibromatosis **969***l*, **1080***l*
neurogenesis **516***r*
neuroimaging **513***r*, **805***l*
neuroimmunune **522***r*
neurokinin A（NKA） **678***l*
neurokinin B（NKB） **678***l*
neuroleptic **314***l*
neuroleptic malignant syndrome **8***r*
neuroleptics **515***r*, **579***l*
neuroleptiques **314***l*, **772***l*
neurological soft signs **513***l*
neurology **512***l*
neuron **794***l*
neuronal ceroid lipofuscinosis（NCL） **524***r*
neuronal process **520***r*
neuronotrophic factors **511***r*
neuropathology **521***r*
neuropeptide **522***l*
neuropeptide Y（NPY） **794***l*
neuropharmacology **605***r*
neuropile thread **676***r*
Neuropsychiatric Inventory（NPI） **22***l*, **110***l*, **799***l*
neuropsychiatry **519***r*
neuropsychological assessment **517***r*
neuropsychologische Untersuchung **517***r*
neuropsychology **517***r*
neuropsychopharmacology **605***r*
Neuropsychose **591***r*
neuroscience **512***l*, **512***r*
Neurose **515***r*, **516***r*
neurose normale **527***l*
neurosis **89***l*, **515***r*, **516***r*
neurosis character **572***r*
neurosis of fate **96***r*
neurosteroid **518***r*
neurosyphilis **521***r*
neurotic depression **208***l*, **1043***l*
neurotic disorder **516***r*

neurotic overlay **507***l*
neuroticism, extraversion, openness to experience（five-factor model）（NEO）**802***l*
neurotoxin **520***r*
neurotransmitter **520***l*
neurotrophic factors **511***r*
neurotrophins **511***r*
Neutralität **710***l*
neutralité **710***l*
neutrality **710***l*
névrose **515***r*, **592***r*
névrose actuelle **294***r*
névrose de dépersonnalisation **1061***r*
névrose d'organe **192***r*
névrose dysmorphique **458***r*
névrose gastro-intestinale **63***l*
névrose obsessionnelle **234***l*
nevrose professionnelle **496***r*
névrose sexuelle **587***r*
new object **793***l*
newborn screening for inborn errors of metabolism **529***r*
NFT（neurofibrillary tangles） **676***r*
NGF **511***r*
NICE（National Institute of Clinical Excellence） **716***r*
Nichtigkeitswahn **241***l*
Nichttraurigseinkonnen **859***r*
nicotine **786***l*
NICU **827***r*
Niemann-Pick disease **791***l*
night care **781***l*
night delirium **1027***r*
night hospital **781***l*
nightmare **11***l*
nihilistischer Wahn **241***l*
NIRS（near-infrared spectroscopy）**109***l*, **513***r*, **594***l*, **773***l*, **805***r*
nirvana principle **804***l*
Nirvanaprinzip **804***l*
Nishimura dementia test **787***l*
Nishimura's Scale for Rating of Mental States of the Elderly **787***l*
nitric oxide **64***r*
NKA（neurokinin A） **678***l*
NKB（neurokinin B） **678***l*
NMDA **902***r*
NMR（nuclear magnetic resonance）**113***l*, **114***l*, **147***l*
NMU **244***r*
nocebo effect **923***r*
nocturnal enuresis **1027***l*
nocturnal myoclonus **548***r*

nom-du-père **697***r*
noms-du-père **698***l*
non-24-hour sleep wake syndrome（non-24） **134***l*
non-24-hour syndrome **880***l*
non-aphasic speech disorders of speech **869***l*
non-attendance at school **918***r*
non convulsive electrical stimulation therapy **745***l*
non-convulsive status epilepticus **966***r*
non pitting edema **804***r*
non rapid eye movement（NREM）sleep **1082***l*
nonaphasic misnaming **869***r*
nonconvulsive electrical stimulation therapy **745***l*
nonhuman environment **821***l*
nonverbal communication **866***r*
noogene Neurose **925***l*
Nootropics **322***l*
nootropics **322***l*, **328***l*
noradrenaline **820***l*
norepinephrine **820***l*
normal human sleep **554***l*
normalization **819***r*
NOS **64***l*
nosophobia **431***l*
NP（nurturing parent） **102***l*
NPI **110***l*
NPY（neuropeptide Y） **794***l*
NREM sleep **1082***r*
NSAIDs **73***l*
NSENM **549***l*
nuclear magnetic resonance（NMR）**113***l*, **114***l*, **147***l*
nuclei basales **671***r*
nucleus accumbens **654***r*
nucleus accumbens septi **654***r*
nucleus loci cerulei **614***r*
nucleus of the raphe **958***r*
number-needed-to-treat **109***r*
Numinose **801***r*
numinosity **801***r*
nurse visit **959***l*
nursing home **782***l*
nurturing parent（NP） **102***l*
nyctophobia **255***l*
nymphomania **801***r*

O

obésité **885***l*
obesity **885***l*
object *a* **665***r*
object loss **667***r*

object mother 145*l*
object relation(s) 666*r*
object representation 405*l*
Objekt *a* 665*r*
Objektbeziehung 666*r*
Objektverlust 667*r*
objet *a* 665*r*
objet petit *a* 666*l*
Oblomov syndrome 126*l*
observation variance 316*r*
obsession 592*r*
obsessional doubts 241*r*
obsessional impulse 236*l*
obsessive-compulsive disorder (OCD) 44*r*, 234*r*, 1019*r*
obsessive-compulsive neurosis 234*l*
obsessive-compulsive personality disorder 235*l*
obsessive idea 233*l*
obsessive slowness 234*r*
occasion variance 316*r*
occasional criminal 190*r*
occipital IRDA (OIRDA) 75*r*
occipital lobe 326*r*
occipital lobe syndrome 327*l*
occupational delirium 362*r*
occupational mental health 372*l*
occupational neurosis 496*l*
occupational therapist (OTR) 363*r*
occupational therapy 363*l*
OCD (obsessive-compulsive disorder) 44*r*, 234*r*, 1019*r*
oceanic feeling 674*l*
oculogyric crisis 708*l*
ODD (oppositional defiant disorder) 852*r*
odds ratio (OR) 1061*r*
Ödipuskomplex 107*r*
œdème cérébral 817*r*
Oedipus complex 107*r*
Ohtahara syndrome 642*r*
OIRDA (occipital IRDA) 75*r*
OISA (Osaka Intelligence Scale for the Aged) 787*l*
ökonomischer Gesichtspunkt 266*l*
olanzapine 127*l*
olfactory hallucination 287*l*
olfactory seizure 219*l*
omnipotence 638*r*
omnipotence of thought 399*l*
Omnipotenzerlebnis 354*l*
Oneirismus 998*r*
oneiroide Dämmerzustände 998*r*
oneiroide Erlebnisform 292*l*, 999*l*
oneiroide Erlebnisse 998*r*

oneiroider Zustand 998*r*
oneiroides Zustandsbild 998*l*
Oneirophrenia 1008*r*
oneirophrenia 998*r*
Oneirophrenie 998*r*
oniomania 1059*l*
onirisme 997*r*, 998*r*, 999*l*
onirisme infectieux 998*l*
onirisme toxique 998*l*
onomatomania 1005*l*
onomatomanie 1005*l*
ontoanalysis 298*r*
operational diagnosis 646*l*
operational diagnostic criteria 646*l*
Ophelia (case) 125*r*
opioid 24*l*
opioid receptors 125*l*
Opium 24*l*
opium 24*l*
oppositional defiant disorder (ODD) 852*r*
optic aphasia 383*r*
optic ataxia 383*r*
optische Agnosie 383*l*
optische apraxie 312*l*
optische Ataxie 383*r*
OR (odds ratio) 1061*r*
oral character 311*r*
oral-expressive amusia 422*r*
oral phase 311*l*
oral tendency 257*r*
orale Phase 311*l*
orale Stufe 311*l*
oraler Charakter 311*r*
orbitofrontal cortex 635*l*
ordinary dementia 196*l*
ordinary good mother 968*l*
ordinary nervousness 917*l*
ordinary shinkeishitsu-neurosis 917*l*
orexin 128*r*
organ choice 192*r*
organ inferiority 193*l*
organ neurosis 192*r*, 489*l*
organ speech 191*r*
Organhalluzination 191*r*
organic dementia 196*l*
organic pseudoseizures 212*l*
organic psychosis 196*l*
organic solvent 1032*r*
Organisator 122*l*
organisches Psychose 196*l*
organiser 122*l*
organizer 122*l*
organizing principle 122*r*
Organminderwertigkeit 193*l*
Organneurose 192*r*
Organo-Dynamismus 196*r*

organodynamism 196*r*
organo-dynamisme 97*r*, 196*r*, 526*r*
Organsprache 191*r*
Organwahl 192*r*
orgasmic disorders 127*r*
oriental medicine 767*r*
orientation 294*r*, 299*r*
orientation doublée 787*l*
orientation spatiale 833*l*
orientation to place 833*l*
orientierter Dämmerzustand 940*r*
Orientierung 294*r*
Orientierung zum Ort 833*l*
orienting wave 546*r*
orthopsychiatry 229*r*
orthostatic dysregulation 241*l*
örtliche Orientierung 294*r*
Osaka Intelligence Scale for the Aged (OISA) 787*l*
OSAS 550*l*
OSCE (Objective and Structured Clinical Examination) 1093*r*
Othello Syndrom 124*l*
Othello syndrome 124*l*
Other 121*r*
other 681*l*
OTR (occupational therapist) 363*r*
outburst of movement 96*r*
out-of-body experience 787*r*
outreach service 6*r*
overadaptation 152*r*
overcompensation 165*l*
over-determination 714*r*
overdetermined idea 439*r*
overinclusion 248*l*
Oxytocin 123*l*
oxytocin 123*l*
oxytocine 123*l*
ozeanisches Gefühl 674*l*

P

P50 414*l*, 632*l*
P300 414*l*
Pädophlie 492*l*
pain 61*l*
pain behavior 61*r*
pain disorder 535*l*, 763*r*
Paläopsyche 531*l*
palilalia 334*r*, 759*l*
palliative care 186*r*
pan-neurosis 224*l*
panesthesia 661*l*
panic 842*r*
panic attack 843*l*
panic disorder 843*l*

PANSS（Positive and Negative Syndrome Scale） 79*r*, 883*l*, 887*r*
paradoxical approach **214***l*
paradoxical intoxication **322***r*
paradoxical reaction **187***l*
paragrammatism **364***r*
Paragrammatismus **364***r*
paragraphia **364***l*
paralexia **364***l*
paralogia **366***l*
Paralogie **366***l*
paralogie **366***l*
paralogische Denkstörung **366***l*
Paralogismus **366***l*
paralysie bulbaire **221***l*
paralysie pseudo-bulbaire **153***r*
paralytic dementia **982***l*
paramnesia **189***l*, 189*r*, 194*r*
Paramnesie **189***l*
paramnésie **189***l*
Paranoia **847***r*, 952*r*
paranoia **847***r*
paranoïa **847***r*
paranoia alcoolique **32***r*
paranoïa d'autopunition **440***l*
Paranoiafrage **1058***r*
paranoid development **1016***r*
paranoid disorder（PD） **1014***l*
paranoid personality disorder **1014***r*
paranoid reaction **1016***r*
paranoid-schizoid position **1017***l*
Paranoid Verblödung **1015***r*
paranoide dementia **1015***r*
paraphasia **364***l*
paraphilia **140***l*, 444*l*, 578*l*
Paraphilias **368***r*
paraphilias **421***l*
Paraphilie **578***l*
paraphilie **578***l*
paraphrenia **848***l*
Paraphrenie **848***l*, 1015*r*
parapraxis **426***l*
parapsychology **846***r*
parasitic **352***l*
parasomnias **549***l*
parataxic distortion **847***l*
parathymia **176***r*
paratonia **847***r*
paratony **847***r*
pare-excitations **393***r*
pareidolia **850***l*
Pareidolie **850***l*
paréidolie **850***l*
parenchymatous neurosyphilis **616***r*
parens patriae **836***l*

parent-infant psychotherapy **127***l*
parent schizophrénogenique **942***r*
parent therapy **921***l*
Parental Bonding Instrument（PBI） **972***l*
parietal lobe **762***r*
parietal lobe syndrome **763***l*
paring **202***l*
Parkinson-dementia complex **830***r*
Parkinson disease **830***r*
Parkinson syndrome **830***l*
parole **317***r*
paroxetine **850***r*
paroxysm **771***r*, 817*l*
paroxysmal depolarization shift（PDS） **271***r*
paroxysmal neurosis **966***r*
parrot-like speaking **851***r*
partial agonist **11***r*
partial amnesia **626***r*, 920*l*
partial seizure **486***l*, 920*r*
partialism **909***l*
Partialtrieb **921***l*
participant observation **186***l*
participation **449***r*
passive aggressive **308***l*
passive-aggressive personality disorder **468***l*
passive-feminine character **91***l*
passive gene-environment correlations **66***r*
passive object love **92***l*
passive Objektliebe **92***l*
passives Ansprechen werden **1070***l*
passivity **814***l*
passivity feeling **97***r*
paternalism **835***l*
paternité **916***l*
pathergasias **593***r*
pathogenetisch **891***l*, 896*l*
Pathographie **890***l*
pathographie **890***l*
pathography **890***l*
pathologic gambling **893***l*
pathological fire-setting **957***r*
pathological gambling **218***l*
pathological intoxication **893***l*
pathological jealousy **429***l*
pathologischer Rausch **893***l*
patho-neurosis **430***l*
pathoplastisch **891***l*, 896*l*
Pathopsychologie **58***l*
Pathosophie **83***l*
pattern reversal **836***l*
PBI（Parental Bonding Instrument） **972***l*

PCS（post-concussion syndrome） **811***r*
PD（paranoid disorder） **1014***l*
PDD（pervasive developmental disorders） **329***l*
PDDNOS **329***l*
PDQ（Personality Diagnostic Questionnaire） **835***r*
PDS（paroxysmal depolarization shift） **271***r*
PE（prolonged exposure therapy） **419***r*
pedohebephilic disorder **492***l*, 578*l*
pedophilia **140***l*, **492***l*, 578*l*
pédophilie **492***l*
peduncular hallucinosis **807***l*
pedunculopontine tegmental nucleus（PPT） **553***l*
Pelizaeus-Merzbacher disease **948***l*
Pelizaeus-Merzbachersche Krankheit **948***l*
pellagra psychosis **948***l*
Pellagrapsychose **948***l*
penis envy **947***r*
Penisneid **947***r*
pensée archaïque **665***r*
pensée déréelle **867***r*
pensée divulguée **319***l*
Pentetrazol **1008***r*
peptide hormone **123***l*
percécuteurs raisonnés **917***r*
perception **170***l*, **694***r*
perception sans object **284***r*
perceptual alteration attack **695***l*
perceptual identity **62***l*
perceptual rivalry **695***l*
perforant pathway **138***r*
périartérite noueuse **278***r*
Periarteritis nodosa **278***r*
periarteritis nodosa **278***r*
perinatal brain damage **459***l*
perinatal brain injury **459***l*
period of opposition **852***l*
period prevalence **1035***l*
periodgram **948***l*
periodic limb movement disorder **548***l*
periodic limb movements during sleep（PLMS） **555***r*
periodic paralysis **456***r*
periodic psychoses **456***r*
periodic psychosis of adolescence **451***l*
periodic somnolence **456***l*
periodic synchronous discharge（PSD） **263***l*, 457*l*

periodische Extremitätenlähmung 456r
periodische gleichzeitige Entladung 457l
periodische Psychosen 456r
periodische Schlafsucht 250r, 456l
periodische Verstimmung 456l
periopsia 915r
perlaboration 734l
pernicious involutional psychosis 261r
perospirone 951l
peroxynitrite 65l
persécuté-persécuteur 144r
Perseveration 964r
perseveration 338l, 964r
persévération 964r
persistence 18r
persistent or prolonged PCS (PPCS) 811r
persistent somatoform pain disorder 535l
persona 949r
personalité multiple 681r
Personality Diagnostic Questionnaire (PDQ) 835r
personality 508l
personality change 573l
personality disorder 834r
personality test 834l
personalized medicine 124l
personification 198l
personified objects 648r
persönliche Fanatiker 228l
persönlichkeitsänderung 573l
Persönlichkeitsreaktionen 508l, 694r
persuasion 622r
Persuationstherapie 622r
Perte du contact vital avec la réalité 442l
perte de l'évidence naturelle 418r
perte de l'objet 667r
pervasive developmental disorders (PDD) 329l
Perversion 610l
perversion 610l
PET (positron emission tomography) 433r, 513r, 569l, 740l, 805r, 808l, 947l
Peter Pan syndrome 875l
petit automatisme mental 482l
petit mal 277r
petit mental automatism 482l
Petterson Mania Rating Scale 946l
P-F Study 860r
P-glycoprotein 879r

Pfropfschizophrenie 621l
phacomatosis 969l
phallic mother 947r
phallic-narcissistic character 690r
phallic phase 690l
phallic stage 690l
phallic woman 947r
phallisch-narzisstischer Charakter 690r
phallische Frau 947r
phallische Mutter 947r
phallische Phase 690l
phallische Stufe 690l
Phallus 899r
phallus 899r
Phänomenologie 296r
Phantasie 298l
Phantasiebereitschaft 999l
phantastic pseudology 247l
phantéidolie 286l
phantom body 291r
phantom limb 291r
phantom limb pain 291r
phantom petit mal 1089l
phantom space 904l
Phantomglied 291r
pharmacogenetics 1029l
pharmacogenetics/genomics 279r
pharmacotherapy in psychiatry 584r
Phase 160l
phase 59r, 470l
phase reversal 59r
PHC (primary health care) 685l
PHC (psychose hallucinatoire chronique) 985l
phénomène fonctionnel 204r
phénomènes élémentaires 1041l
Phenomenology 796l
phenomenology 296r
phenotype 119l
phenylalanine hydroxylase 26l
Phenylethanolamine-N-methyl-transferase (PNMT) 20l
Phenylketonuria (PKU) 26l
Phineas P. Gage (case) 273l
phobia 236r
Phobie 236r
phobie 236r
phobie du regard propre 401r
phocomelia 370l
phospholipid 1073l
photic driving 863l
photismus 285l
photomyoclonic response 863r
photomyogenic response 863l
photoparoxysmal response 863r

photosensitive epilepsy 863l
Phrenologie 340r
phrenology 340r
physician's dicretion 55r
physikalischer Beeinträchtigungswahn 98l
physiogene Randneurose 707r
pica 58r, 497r
Pick (argyrophilic) body 676r
Pick's disease 676r, 876l
Picksche Krankheit 876l
Picture-Association Study for Assessing Reaction to Frustration 861l
PIMD (profound intellectual and multiple disabilities) 459r
pineal body 476l
Pinel's system 882r
pink spot 897l
Pisa syndrome 868l
pithiatism 875r
pithiatisme 845l, 875r
Pithiatismus 875r
PK (psychokinesis) 846r
PKU (Phenylketonuria) 26l
placebo effect 923r
plasticity 1079r
play 15r
play therapy 929r
playing 16l
pleasure principle 130r
pleasure-unpleasure principle 996l
pleurothotonus 868l
PLMS (periodic limb movements during sleep) 555r
pluralism 593l
PMDD (premenstrual dysphoric disorder) 277l
PML (progressive multifocal leukoencephalitis) 570r
pneumoencephalography 204l
pneumo-encéphalographie 204l
Pneumoenzephalographie 204l
PNFA (progressive non-fluent aphasia) 179l
poetry therapy 376r
point de vue économique 266r
point de vue structural 319r
point prevalence 1035l
polarity 640r
Poliomanie 1023l
polydipsia 989l
polydrug dependence 679r
polyglutamine disease 970r
polygraphic recording 970l
polygraphy 970l
polymorphous perversity 679l

1358

polypharmacy **680***l*
Polyphrenie **933***r*
polysomnography (PSG) 554*l*, **555***l*, 970*l*
polyspike-and-slow-wave complex **678***l*
polysurgery **898***r*
ponto-geniculo-occipital waves **868***l*, 1037*l*
poor metabolizer 1029*l*
porcupine dilemma **1031***r*
porencéphalie **808***r*
porencephaly **808***r*
Porenzephalie **808***r*
poriomania **823***l*
poriomanie **940***r*
porphyria **971***l*
porphyrin **971***l*
Pörsonlichkeitszerfall **508***r*
port-wine nevus **561***r*
position dépressive **1044***l*
Positive and Negative Syndrome Scale (PANSS) 79*r*, 887*l*, **1040***l*
positive occipital sharp transient of sleep (POSTS) **548***r*
positive spike(-wave) **1040***r*
positive symptom **79***l*
positives Symptom **79***l*
positivist victimology **861***r*
positron emission tomography (PET) 433*r*, 513*r*, 805*r*, **947***l*
possession 453*l*, **886***r*
possession disorder **887***l*
Post-Jungians **939***l*
post-concussion syndrome (PCS) **811***r*
post festum **39***r*
post lunch dip **95***l*
posterior slow activity **451***r*
posthypnotic amnesia **337***l*
posthypnotic suggestion **337***l*
postictal confusion 966*l*
postictal delirium 966*l*
postictal psychosis **966***l*
postictal twilight state **966***l*
Postkommotionelles Syndrom **811***r*
postmodern **962***l*
Postmoderne **962***l*
postmoderne **962***l*
postnatal depression **373***l*
postoperative mental disorder **466***r*
postparoxysmaler Dämmerzustand **966***l*
postpsychotic depression (PPD) **596***r*

POSTS (positive occipital sharp transient of sleep) **548***r*
post-schizophrenic depression 597*l*
post-stroke depression (PSD) 276*l*, 830*l*
postsynaptic potential (PSP) 816*l*
posttraumatic epilepsy **137***l*
posttraumatic stress disorder (PTSD) 145*r*, 187*r*, **877***r*
postural schema **533***r*
postural seizure **417***l*
postvention **962***l*
potential space 48*l*
poverty of thought **182***l*
power harassment **851***l*
power spectrum **850***r*
PPD (postpsychotic depression) **596***r*
PPI (pre-pulse inhibition) **931***r*
PPR 863*r*
PPS (psychogenic pseudoseizures) 212*l*
PPT (pedunculopontine tegmental nucleus) 553*l*
practicing 941*l*
Prader-Willi syndrome **923***r*
Praecox-Gefühl **930***l*
praecox feeling **930***l*
prägenitale Phase **631***r*
prägenitale Stufe **631***r*
pragmatic language impairment 346*l*
Präkoma 52*r*
prämonitorische Depression **266***l*
prämorbider Charakter **890***r*
pre-pulse inhibition (PPI) **931***r*
pre-therapy 250*l*
precentral alphoid activity **993***l*
precocious puberty **411***r*
precognition 847*l*
preconscious automatism **625***r*
predatory, proactive or instrumental aggression 307*r*
predisposition **640***r*
prefrontal leucotomy 1021*r*, **1091***r*
prefrontal lobes **634***r*
prefrontal lobotomy **1091***r*
pregenital phase **631***r*
prejudicing autochthonous speech act **144***l*
prejudicing autochthonous thought **144***l*
preliminary interview **1049***r*
premeditated aggression 307*r*
premenstrual dysphoric disorder (PMDD) **277***l*

premenstrual syndrome (PSM) 277*l*
premenstrual tension **277***l*
premorbid character **890***r*
preoccupied 100*l*
presbyophrenia **930***r*
Presbyophrenie **930***r*
prescription of word **342***l*
presenile Irresein **261***r*
presenilin **931***l*
presenilin 1 (PS1) 931*l*
presenilin 2 (PS2) **931***l*
Present State Examination (PSE) 316*r*
pressure of idea **398***l*
pressure of pain **248***r*
pressured action **302***r*
prevalence rate 101*l*, **1035***l*
preventive psychiatry **1049***r*
primal phantasies **287***r*
primal scene **287***r*
primäre Wahnerlebnisse 72*l*
primärer Wahn 62*r*, 1018*l*
Primärvorgang **62***l*
Primärwahn **62***r*
primary delusion **62***r*
primary gain **431***r*
primary insomnia 145*r*
primary maternal preoccupation 968*l*
primary process **62***l*
primary process thinking 996*l*
primary progressive aphasia 179*l*
priming **923***l*
primitive defence mechanisms 295*r*
primitive reflex **296***l*
primitiver Abwehrmechanismus 295*r*
Primitivreaktion **296***r*, 694*r*
princip de plaisir **130***l*
principe de réalité **130***r*
principle of reality **130***r*
principle of symmetry **667***r*
prion (proteinaceous infection paricle) **925***r*
prion diseases **925***r*
prion protein (PrP) 925*r*
prison psychosis **305***r*
private confinement **421***r*
PRL (proractin) 153*l*, 153*r*, 413*r*
probable DLB **1081***r*
proband 151*r*
problème sur l'esprit le corps **529***r*
procedural memory **734***r*
process **160***l*

processus primaire 62*l*
processus secondaire 62*l*
prodromal schizophrenia 626*r*
professional criminal 496*r*
professional identity 387*r*
profound intellectual and multiple disabilities (PIMD) 459*l*
progressive multifocal leukoencephalitis (PML) 570*r*
progressive multifocal leukoencephalopathy 524*l*
progressive myoclonus epilepsy 524*r*
progressive neurodevelopmental disorder 490*r*
progressive non-fluent aphasia (PNFA) 179*l*
progressive subcortical gliosis 524*l*
progressive supranuclear palsy 523*r*
progressive systemic sclerosis 236*r*
projection 749*r*
projective identification 352*l*, 750*l*
projective technique 750*r*
Projektion 749*r*
Prolactin (PRL) 936*l*
prolactin (PRL) 936*l*
prolixité circonlocutoire 91*r*
prolonged depression 625*r*
prolonged exposure 774*r*
prolonged exposure therapy (PE) 419*r*
Prophetenwahn 1048*l*
prosopagnosia 652*l*
Prosopagnosie 652*l*
prostaglandin 935*l*
protective shield 393*r*
protéidolie 286*l*
protein phosphatase 2B 167*l*
proteinaceous infection paricle (prion) 925*l*
protestation masculine 693*l*
protopathic sensibility 392*l*, 946*r*
prototaxic 847*l*
Prozeß 160*l*
PrP (prion protein) 925*r*
PS1 (presenilin 1) 931*l*
PS2 (presenilin 2) 931*l*
PSD (periodic synchronous discharges) 263*l*, 457*l*
PSD (post-stroke depression) 276*l*
PSE (Present State Examination) 316*r*
pseudo bulbar palsy 153*l*

Pseudo Bulbärparalyse 153*r*
pseudocyclothymic schizophrenia 197*r*
pseudocyesis 649*l*
pseudodementia 154*l*
Pseudodemenz 173*l*
pseudohallucination 194*l*
Pseudohalluzination 194*l*
pseudohypoparathyroidism 198*r*
pseudohypoparathyroïdisme 198*r*
Pseudohypoparathyroidismus 198*r*
pseudologia fantastica 247*l*
pseudologia phantasica 239*r*
Pseudologia phantastica 247*l*
pseudomnesia 188*r*, 189*l*, 189*r*
pseudomutuality 645*r*
pseudoneurotic schizophrenia 198*l*, 224*l*, 626*r*
pseudoneurotische Schizophrenia 198*l*
Pseudopsychopachie 153*r*
pseudopsychopathy 153*r*
pseudoseizure 212*r*
PSG (polysomnography) 550*l*, 555*l*
psichiatria 579*r*
psi-phenomena 846*r*
psiquiatria 579*r*
psittacism 421*r*
PSM (premenstrual syndrome) 277*l*
PSP (postsynaptic potential) 816*l*
PSW (psychiatric social worker) 603*r*
psychanalyse 600*r*
psychanalyse lacanienne 1054*l*
psychasthenia 592*r*
Psychasthenie 592*r*
psychasthénie 592*r*, 1061*l*
psychästhetische Proportion 586*l*
Psyche 990*r*
Psychiatric GWAS Consortium (PGC) 280*l*
psychiatric demography 101*l*
psychiatric emergency service 583*r*
psychiatric epidemiology 101*l*
psychiatric evidence 586*r*
psychiatric examination prior to indictment 199*r*
psychiatric rehabilitation 585*l*
psychiatric review board 582*l*
psychiatric social worker (PSW) 603*r*
Psychiatrie 579*r*, 846*r*
psychiatrie 579*r*

psychiatrie biologique 614*r*
psychiatrie criminelle 853*l*
psychiatrie d'adolescence 613*l*
psychiatrie descriptive 197*l*
psychiatrie dynamique 1059*r*
psychiatrie médico-légale 444*r*
psychiatrische Begutachtung 586*r*
psychiatrische Prüfung vor Beschuldigung 199*r*
psychiatrische Rehabilitation 585*l*
psychiatry 579*r*
psychic determinism 537*r*
psychic energy 537*r*
psychic infantilism 492*l*
psychic interaction 587*r*
psychic (psychical) seizure 605*l*
Psychiker 533*l*
psychische Anfälle 605*l*
psychische Entartungsprozess 754*r*
psychische Rumination 595*r*
psychischer Determinismus 537*r*
psychischer Prozeß 160*l*
psychoactive substance 588*r*
Psychoanalyse 600*r*
psychoanalysis 600*r*, 602*r*
psychoanalytic psychotherapy 602*l*
Psychoanalytic Study of the Child 256*l*
psychobiographie 776*r*
psychobiology 593*l*, 973*r*
Psychodiagnostik 1093*l*
psychodiagnostischen Erstgespräch 1049*l*
psychodrama 356*r*
psychodynamics 606*l*
psychoeducation 541*l*
psychoeducational family therapy 541*r*
psychogene Amnesie 506*l*
psychogene Depression 506*l*
psychogene Polydipsie 507*l*
psychogene Reaktion 507*r*
psychogene Schichtneurose 707*r*
psychogenèse 505*r*
psychogenesis 505*r*
psychogenetic pain 507*l*
psychogenic amnesia 506*l*
psychogenic depression 506*l*
psychogenic overlay 506*r*
psychogenic pain disorder 535*l*, 763*r*
psychogenic polydipsia 507*l*
psychogenic pseudoseizures (PPS) 212*l*
psychogenic reaction 507*r*

psychogenic vomiting **506**r
Psychogenie 516*l*
Psychogenität **505**r
psychokinesis（PK） 846r
psychological automatism **542**l
psychological birth 228r
psychological pillow **543**l
psychological test **542**l
psychologie d'association **1085**r
psychologie médicale **45**r
psychologie pathologique 58l, 1066r
psychomotor excitement **582**r
psychomotor inhibition **582**r
psychomotorisch 90l
psychomotorische Erregung **582**r
psychomotorische Hemmung **582**r
psychonephrology 350r, **357**l
psychoneuroimmunology **592**l
psychonévrose de défense **957**l
psycho-oncology 351l, **589**l, 686l
Psychopathie **597**l
psychopathie **597**l
Psychopathische Pubertätskrise 411l
Psychopathologie **599**r
Psychopathologie des Ausdruck **888**l
psychopathologie **599**r
psychopathologie de l'expression **888**l
psychopathology **599**r
psychopathology of expression **888**l
psychopathology of religion **457**r
psychopathy **597**l
psychopharmacology 326l, **605**r
psychophysiology **593**r
Psychose **596**l
psychose **596**l
psychose alcoolique **32**l
psychose confusio-onirique 998r
psychose de paternité **916**r
psychose exogène **129**l
psychose fonctionnelle **204**l
psychose hallucinatoire chronique （PHC） **985**l
psychose hallucinatoires aiguës 220r
psychose organique **196**l
psychose pellagreuse **948**l
psychose réactionnelle **857**r
psychose traumatique 137l
Psychoses Passionnelles **117**r
psychoses du Sur-Moi **440**r
psychoses passionnelles 262l
psycho-sexual **593**l

psycho-sexual moratorium 1023r
psychosis **596**l
psychosis in epilepsy **742**l
psycho-social moratorium 1023r
psychosocial stress **542**r
psychosomatic correlation **528**l
psychosomatic disorders **527**r
psychosomatic medicine **527**l
psychostimulants 313r, **708**r
psycho-surgery **587**l
psychothérapie anthropologique **796**l
psychotherapist 107l
psychotherapy **606**r
psychotherapy in private practice **131**r
psychotherapy process Q-set **865**r
psychotic child 965l
psychotic personality **598**l
psychotic transference **598**l
psychotomimetics 313r, **581**l
psychotrope Stoffe 313l
psychotropic drugs **313**r
psychotropics 313r
PTH 198r
PTSD（posttraumatic stress disorder） 44r, 136r, 141l, 145r, 187r, 190l, 225l, 243r, 355l, 419l, 632l, 864r, **877**r, 924l, 962l
Pubertas praecox **411**r
Pubertätskrise **410**r
Pubertätsparanoia **411**r
Pubertätspsychose **411**l
puberty 410r
puerilism 492l, **1041**l
puérilisme **1041**l
Puerilismus **1041**r
puerperal mental disorders **374**l
pulmonary encephalopathy **825**l
pulsion **1045**l
pure amnesic syndrome **474**l
pure anarthria 301r
pure manie 643r
pure photosensitive epilepsy 863l
purposive accident 405r
pyknic type **919**l
pyknisch 195l
pyknischer Typus **919**l
pyknolepsy **866**l
pyrexiae 515r
pyromania 493r, **957**r
Pyromanie 957l, 1023l
pyromanie 957r

Q

QOL（quality of life） 186r, **573**r,

589l, 1072r
Quality Extinction Test（QET） 499r
Quartalssaufen 159l
Querulant **320**l
Querulantenwahn 144r, **320**r
querulants 320l
querulatorische Psychopathen 320l
querulous paranoia **320**r
questionnaire de Yatabe-Guilford **1031**l
quetiapine **247**r

R

rabbit syndrome **1056**r
rabies 227l
radical behaviorism 325r
radical victimology 861r
Raecke's stupor **1080**r
Randneurose **707**l
randomized controlled trial **1000**l
Randpsychose 951r, 952r
Randsymptom 466l
raphe 553l
raphe nucleus **958**r
rapid cycler **1056**l
rapid cycling 1056l
rapid eye movements（REMs） 552r, 555r, 1082r, 1084r
rapid eye movement（REM）sleep **1082**r
rapid rhythm **1086**r
Rapport **1057**l
rapport **1057**l
rapprochement 941l
rapprochement crisis **357**r, 941l
Raptus melancholicus **1056**r
raptus melancholicus **1056**r
Rasmussen syndrome（RS） 420l
rat man **803**l
rating scale **887**r
rational emotive behavioral therapy 1094r
rational-emotive therapy **1094**r
rational therapy **1094**r
rationalisme morbide **893**l
rationalization **333**l
ratloser Stupor 365r
räumliche Orientierung **833**l
Rausch **1004**l
RBD（REM sleep behavior disorder） **1083**r
RCT 4r, 111r, 1006l
RD（risk difference） 1061r
RDC 568l

réaction de dégoût 872r
réaction de deuil 875l
reaction d'éveil 150r
réaction en court circuit 694l
reaction-formation 856r
réaction thérapeutique négative 79r
reactive depression 857l
reactive psychosis 857r
reactive Traurigkeit 778l
reading echo 769r
reading epilepsy 769r
Reaktionsbildung 856r
reaktive Depression 857l
reaktive Psychose 857r
Real 292r
real 292r
real infant 1082l
real self 972r, 978r
Realangst 295r
réalisation symbolique 484r
realistic anxiety 295r
Realitätsgefühl 293l
Realitätsprinzip 130r
reality testing 294l
rebound insomnia 855r
recall 187r
Recency Test 637l
recent memory 243l, 627r
receptive or sensory amusia 422r
receptor 470l
récidive 470l
recognition 359l
récognition 359l
reconsolidation 187r
recovery 120l
recurrence 359l
recurrent ADEM 220l
recurrent brief depressive disorder 859l
recurrent depression 641l
recurrent hypersomnia 456l
recurring utterance 355l, 372r
reductionism 415r
Reduktion des energetischen Potentials 275l
reduplicative paramnesia 714l
reduplizierede Paramnesie 714l
réel 292r, 1053r
reflective function 1066l
reflex epilepsy 854l
Reflexhalluzination 203r
refusal to go to school 918r
region of interest (ROI) 179r
Regression 663r
regression 663r
regression in the service of ego 663r
réhabilitation psychiatrique 585l
reincarnation 847l
reine Apophänie 354l
reine Defizienz 474l
reine Residuen 474l
reiner Defekt 276l, 474l
Reischauer's injury case 1050r
Reisepsychose 1070r
Reizschutz 393r
relâchement des associations 1085l
relapse 359l
relationalist 172l
relations objectales 666r
relative dependence 968l
relative risk 101l
relative risk ; risk ratio (RR) 1061r
relaxation therapy 1071l
reliability 535r, 541l
relief depression 785r
Religionspsychopathologie 457r
religiöser Wahn 457r
religious delusion 457r
REM density 1084r
REM latency 1084l
REM sleep 1037l
REM sleep behavior disorder (RBD) 1083l
REM sleep without atonia (RWA) 1083r
REMs (rapid eye movements) 250r, 552r, 555r, 1082l, 1084r
Remanenz 77l, 1010r
remapping hypothesis 291r
remedial treatment 717l
reminiscence 137r
remission 169l, 705r
remission-related hyperphase 169l
remission-related hypophase 169r
remote memory 187r
renal transplantation 505l
rencontre 725l
Renée 481r
Rentenneurose 824l
repetition compulsion 858l
repetitive speech 355l
réponse à côté 980r
representation 290r, 797r, 889l
repression 1042l
répression 1044r
repudiation 824l
Research Diagnostic Criteria (RDC) 207r, 646l
residential care home 967r
residential facility 967r
residual delusion 371r
residual schizophrenia 277l, 371l
residual type 277l
Residualwahn 371r
residuelle Schizophrenie 371l
résilience 1079l
resilience 1079l
Resilienz 1079l
resistance 728l
resistance analysis 729l
resistive violence 966r
resomatization 532l
respect 796r
respite care 368l
responsabilité pénale 617l
response prevention 832r
restless legs syndrome 1000l
restriction fragment length polymorphism (RFLP) 1072l
retention 668l, 960r
retention hysteria 715r
Retentionshysterie 715r
réticence 423r
reticular activating system 1018l
retournement sur la personne propre 401l
retraction ball (RBs) 885r
retreat neurosis 662l
rétrécissement de la conscience 52l
retrograde amnesia 217l, 627l
Rett syndrome 1081l
Rett's disorder 1081l
rêve 1035r
rêve diurne 831r
révélation de soi 399r
reverie 35l, 394l, 1000r
reversal into the opposite 216l
reverse tolerance 215r
reversement (d'une pulsion) dans le contraire 216l
Revised Diagnostic Interview for Personality Disorders (DIPD-R) 835r
revised NEO personality inventory (NEO-PI-R) 802l
revolving-door phenomenon 138r
reward system 958l
Reye's syndrome 1051l
RFLP (restriction fragment length polymorphism) 1072l
rhythme rolandique en arceau 993l
ridendi ictus 1096l
right to adequate treatment 720l
rigid boundary 155r
rigidity 338l

RIMA（reversible inhibitors of monoamine oxidase type-A） 314*r*
ripple phase 1086*r*
ripple rhythm 1086*r*
risk difference (RD) 1061*r*
risk management 1062*l*
risperidone 1063*l*
rite 233*r*
ritual 233*r*
ritualistic behavior 233*r*
rivalité fraternelle 766*r*
ROI (region of interest) 179*r*
Rolandic spike 1092*r*
role conflict 1030*l*
role distance 1029*r*
role playing 1093*r*
role theory 1029*r*
Rollentheorie 1029*r*
romantische Psychiatrie 828*l*, 1092*l*
rooting reflex 219*l*
Rorschach test 1093*l*
RR (relative risk；risk ratio) 109*r*, 1061*r*
RS (Rasmussen syndrome) 420*l*
Rückbildungspsychose 664*l*
rule of abstinence 245*l*
rumination disorder 58*r*
rumination mentale 595*r*
RWA (REM sleep without atonia) 1083*r*

S

saccade 367*r*
saccadic eye movement 367*r*
sacred disease 530*l*
SAD (seasonal affective disorders) 198*r*
SAD (social anxiety disorder) 450*l*
sadism 367*r*
sadisme 367*r*
Sadismus 367*r*
sadness 859*l*
sado-masochism 368*l*
SADS 568*l*
salade de mots 341*r*
Sammelsucht 459*r*
sampling 101*l*
sand play therapy 832*r*
SANS (Scale for the Assessment of Negative Symptoms) 79*l*
SAPS (Scale for the Assessment of Positive Symptoms) 79*r*
sarcoidosis 370*l*

Sarkoidose 370*l*
SAS (sleep apnea syndrome) 440*r*, 550*l*
saturnism 782*r*
Satyriasis 366*r*
satyriasis 366*r*
SBMA 970*r*
SBS (shaking baby syndrome) 377*l*
SCA 970*r*
SCA17 895*r*
Scale for the Assessment of Negative Symptoms (SANS) 79*l*, 79*r*
Scale for the Assessment of Positive Symptoms (SAPS) 79*r*
Scale of Prodromal Symptoms 105*r*
scanning speech 768*r*
SCD (spinocerebellar degeneration) 499*l*
scène primitive 287*r*
Schadensangst 144*l*
Schädigungsangst 144*l*
Schädigungswahn 144*r*
Schaeffer collateral pathway 138*r*
Schauanfall 708*r*
Schedule for Affective Disorders and Schizophrenia (SADS) 317*l*, 646*l*, 725*r*
Schedule for Clinical Assessment in Neuropsychiatry (SCAN) 317*l*
schema 800*l*
Schichtentheorie 653*r*
Schichtregel 207*r*
schizencephaly 808*r*
schizo-affective disorders 753*r*, 879*r*
schizo-affective intermediate area 753*r*
schizoaffektive Störungen 753*r*
schizoaffektive Zwischenbereich 753*r*
schizobipolar disorder 643*r*
Schizoid 1035*l*
schizoid mechanism 295*r*, 557*r*
schizoid personality 558*l*
schizoid personality disorder 558*r*, 758*l*
schizoidia 758*r*
Schizoidie 758*r*
schizoïdie 558*r*, 758*r*
schizomania 558*r*
Schizomanie 558*r*
schizomanie 558*r*
Schizophasie 942*l*
schizophrene Reaktion 758*r*

schizophrene Verblödung 328*r*
schizophrener Restzustand 371*l*
Schizophrenia simplex 692*l*
schizophrenia 603*l*, 754*l*, 836*l*
schizophrenia spectrum 758*l*
schizophrenic reaction 758*r*
Schizophrenie 411*l*, 603*l*, 651*l*, 754*r*, 846*r*, 1085*l*
schizophrénie 754*r*
schizophrénie latente 628*l*
schizophrénie paucisymptomatique 152*l*
schizophrénie pseudonévrotique 198*l*
schizophrénie réactionnelle 758*r*
schizophrénie residuélle 371*l*
schizophreniform states 754*l*
schizophrenogene Eltern 942*r*
schizophrenogenic parent 942*r*
schizothyme Temperament 1030*r*
schizothymia 754*l*
Schizothymie 754*l*
schizothymie 754*l*
schizotypal disorder 626*r*, 758*l*
schizotypal personality disorder 428*l*
Schlafentzug 694*l*
Schlafsucht 445*r*
Schlafzeremoniell 464*r*
Schlüsselerlebnis 147*l*
Schnauzkrampf 388*r*, 875*l*
school counselor 560*l*
school mental health 158*r*
school phobia 918*r*
school refusal 918*r*
school social worker 560*r*
Schreckneurose 224*l*
Schreckreaktion 225*l*
Schub 160*l*, 354*l*, 470*l*, 495*l*, 891*l*
Schuldgefühl 357*r*
Schuldwahn 356*l*
Schwangerschaftswahn 797*l*
Schwerbesinnlichkeit 52*r*, 1004*l*
Schwindler 213*l*
SCID 559*l*
SCID-I 559*l*
SCID-I-RV 559*l*
SCID-II 559*l*
SCID-CT 559*l*
SCID-CV 559*l*
SCID-NP 559*l*
SCID-P/PSY screen 559*l*
scintillation scotoma 626*l*
scissors gait 833*l*
scleroderma 236*r*
sclérodermie 236*r*
SCN (suprachiasmatic nuclei)

397*l*, 607*r*
scotomization **1018***l*
SCR (skin conductance response) 594*l*
screen memory **82***r*
scribble method **560***l*
SCT (Sentence Completion Test) **938***l*
Scwindler 239*l*
SD (semantic dementia) **71***r*, 179*l*
SD (sleep deprivation) **694***l*
SDA (serotonin dopamine antagonist) 671*l*, 935*r*, 951*l*, 1063*l*
SDB 550*l*
SDS (Zung Self-rating Depression Scale) **724***r*
séance courte **691***l*
seasonal affective disorders (SAD) **198***r*
second generation antipsychotics 671*l*
secondary delusion **62***r*
secondary elaboration **786***r*
secondary gain 431*r*
secondary process **62***l*
secondary revision **786***l*
secure 100*r*
secure base **38***l*, 964*l*
security operation **38***r*
Seele-Leib Korrelation **528***l*
Seelen-blindheit 430*l*
Seelenstörung 89*l*
seelische Energie **537***r*
seelisches Gefühl 176*r*, 859*r*
seizure 271*l*
seizure discharge **967***l*
seizures on awakening **150***l*
sekundäre Bearbeitung **786***l*
sekundärer Wahn 62*r*
Sekundärvorgang **62***l*
Selbstanalyse **406***l*
Selbstenthüllung **399***r*
Selbstgespräch **768***r*
Selbstheilung **405***l*
selbstunsicher Psychopath 415*l*
selective amnesia 627*l*, **632***r*
selective attention 707*l*
selective inattention **633***l*
selective mutism **633***l*
selective serotonin reuptake inhibitor **103***l*
self **394***l*
self-analysis **406***l*
self-consciousness 630*r*
self-determination principle 81*r*
self-disclosure **399***r*
self-disturbance 630*r*

self(-experience) disturbance 385*r*
self healing **405***l*
self-help group **414***r*
self identity **388***l*
self-monitoring **406***r*
self-mutilation **412***r*
self psychology **402***r*
self representation **405***l*
self-revelation **399***r*
self-suggestion **396***l*
self-system 38*r*, **401***l*
self object (self-object) 403*l*, **404***l*
semantic amnesia **71***l*
semantic aphasia **71***l*
semantic dementia (SD) **71***r*, 179*l*
semantic memory **70***r*
semantic-pragmatic disorder **346***l*
semi-structured interview **316***r*
semicoma 53*l*
sémiologie extrapyramidale **545***l*
SEMs (slow eye movements) 552*r*
senile dementia 930*r*
sens sexualis **574***r*
sensation 170*l*, 695*l*
sense of agency 400*r*, 402*l*, **630***r*
sense of guilt **354***r*, 357*r*
sense of ownership **402***l*
sense of reality **293***l*
sense of self **400***l*
Sensitive **897***l*
sensitive Psychopathie 897*l*
sensitiver Beziehungswahn 896*r*, 897*l*
sensitivity 535*r*
sensitivity training 175*r*, 727*l*
sensory deprivation **170***r*
sensory gating **632***r*
sensory integration trainning 171*l*
sensory memory **170***r*
Sentence Completion Test (SCT) **938***l*
sentiment d'appropriation au moi **402***l*
sentiment de culpabilité **357***r*
sentiment de la réalité **293***l*
sentiment d'influence **97***r*
sentiment numineux **801***r*
sentiment oceanique **674***l*
sentiment præcox **930***l*
separation 983*l*
separation anxiety **941***l*
separation anxiety disorder **942***l*
separation-individuation **940***r*
sequelae of head trauma **765***l*
séquelles de traumatismes crâniens

765*l*
Sequenced Treatment Alternatives to Relieve Depression **561***r*
Serotonin **623***r*
serotonin **623***r*
serotonin and norepinephrine reuptake inhibitors (SNRI) 10*l*, **105***l*, 562*r*, 820*r*, 994*l*
serotonin dopamine antagonist (SDA) 671*l*, 1063*l*
serotonin syndrome **624***r*
serotonin hypothesis **624***r*
sérotonine **623***r*
sertraline **623***r*
sex 380*l*, 693*l*
sex therapy **619***r*
sexual abuse **608***l*
sexual arousal disorders **608***r*
sexual desire disorder **609***l*
sexual dysfunctions **576***l*
sexual feeling **574***r*
sexual harassment **618***l*
sexual identity **387***r*
sexual neurasthenia **608***l*
sexual neurosis **587***l*
sexual pain disorders **577***r*
sexual partner orientation 379*r*
sexual sadism 140*l*
Sexualgefühl **574***r*
sexualité **618***l*
sexuality **618***l*
Sexualneurasthenie **608***r*
Sexualneurose **587***l*
SF-36 574*l*
SGA 269*r*
shaking baby syndrome (SBS) **377***l*
shamanism **453***l*
sharp-and-slow-wave complex **98***l*
sharp wave **99***l*, 884*l*
Sheehan's syndrome **440***r*
shell 654*r*
shell shock **379***l*
sheltered workshop **362***l*
Shicksalspsychose **355***l*
shift work **321***l*
shift work syndrome **321***l*
shinkeishitsu-neurosis **515***l*
short circuit reaction **694***l*
short session **691***l*
short-term memory (STM) 187*r*, **688***l*
short-term psychotherapy 169*l*, **689***l*
short-term stay **499***r*
Shy-Drager syndrome **446***r*
SIADH 739*r*, 817*r*, 989*r*

sibling rivalry **766**r
sibling rivalry disorder **767**l
Sicherungsmaßregeln **955**r
Sichtselbstsehen **404**r
side effect 1032r
side effects of psychotropic drugs **315**l
SIGH-D **845**r
SIGMA (stuructured interview guide for MADRS) 1027l
sigma receptors **393**r
sigma rhythm **958**l
signal-scanning affects **525**l
Signalangst **903**r
signe de Babinski **845**l
signe de miroir **662**r
signifiant 317r, **438**l
signifié 317r, **438**l
signified **438**r
signifier **438**r
Signifikant **438**r
Signifikat **438**r
Silbenstolpern **724**l
silly smiling **246**r
Simmonds' syndrome **446**r
simple intoxication 1004r
simple (primary) obesity 885l
simple partial seizure **692**r, 988l
simple partial seizures with somatosensory or special-sensory symptoms 219r
simple schizophrenia **692**l
Simpson-Angus EPS 545r
simulation **368**r
Simulationspsychose **369**l, 896l
simultanagnosia **760**r
single nucleotide polymorphism (SNP) **61**r, 67r, 279r
single photon emission computed tomography (SPECT) **568**r, 805r
Sinnentrug 1012l
Sinnestäuschung 1012l
sinnliches Gefühl **176**r
SIPS (Structured Interview for Prodromal Syndromes) 105r
Situagenie **477**r, 876r
situational analysis **478**l
situational neurosis **478**l
situational reaction **171**r
situative Orientierung **294**r
situative Zeitigung **477**r
skin conductance response (SCR) 594l
Sklerodermie **236**r
SLE (systemic lupus erythematosus) **630**l, 1077l

sleep **547**l
sleep apnea syndrome 440r
sleep apnea syndrome (SAS) **550**l
sleep attack **554**r
sleep cycle 1083l
sleep deprivation (SD) **694**l
sleep disordered breathing 550l
sleep disorders **550**r
sleep epilepsy **553**r
sleep onset REM period 858r
sleep paralysis **556**r
sleep-promoting substance **554**l
sleep ritual **464**l
sleep spindle **958**l
sleep stages **552**r
sleep terror **548**l
sleepwalking **550**r
SLI (specific language impairment) 841l
slow eye movements (SEMs) 552r
slow neurotransmitter **772**r
slow virus infection **570**r
slow wave **500**l
slow wave sleep (SWS) **500**r, 554l
slowly progressive aphasia **179**l
slowly progressive aphasia without dementia 179l
slurring speech (slurred speech) 221r, **724**l
snoring **70**l
SNP (single nucleotide polymorphism) **61**r, 67r, 279r
SNRI (serotonin and norepinephrine reuptake inhibitors) **10**l, **105**l, 562r, 820r, 994l
so-called good hysterics 874l
social adaptation self-evaluation scale (SASS) 447l
social anxiety disorder (SAD) 417r, **450**l, **669**l
social brain **449**r
social brain hypothesis 450l
social character **448**r
social cognition 449r
social constructionism **447**r
social functioning 447l
Social Functioning Scale (SFS) 317l
social hospitalization **449**l
social isolation hypothesis 1068l
social neuroscience 514r
social phobia **669**l
social psychiatry **448**l
social rehabilitation promoting center for person with mental disability **591**l

social rhythm therapy **450**r
Social Skills Training (SST) **104**l, 542r, 727l, 1093r
social support **657**r
social withdrawal **864**l
society without the father **697**l
socio-metric test 657l
sociogram **657**r
sociometry **657**l
sociopathic personality **450**l
Sodomie **455**r
sodomie **455**r
sodomy **455**r
soegi therapy **653**r
soft bipolar 764r, 989l
soft bipolar spectrum **659**l
soldier's heart 531l, 679r, 843l
soliloquy **768**l
somatic marker hypothesis 218r, **659**l
somatic symptom disorders 534r
Somatiker **533**l
Somatisation **531**l
somatisation **531**r
somatization **531**r
somatization disorder 532l, **532**r
somatoform disorders 532l, **534**l
somatoform pain disorder **535**l, 763r
somatoparaphrenia 855r, 891r
somatopsyche 533r
somatotype **663**r
sommeil ritual **464**r
somnolence 53l, **271**l, 445r
somnolentia 445r
Somnolenz 52r
Sonnenerlebnis **674**r
Sopor 52r, **353**l
Soteria **658**r
soteria **658**r
souvenir-écran **82**r
soziale Psychiatrie **448**l
sozialer Charakter **448**r
SP (substance P) **369**l, 678l
space experience **246**l
Spaltung 140l
Spannungsirresein 168l, 423r
spasm 515r
spasmodic torticollis 452r
spastic paraplegia type 2 (SPG2) 948l
spasticity **266**r, 338l
spatial orientation **833**l
Spätkatatonie **701**r
Spätschizophrenie **702**r
special classroom attached in hospital **81**l

special needs education 770*l*
special patient 569*r*
specific color aphasia 769*l*
specific language impairment (SLI) 841*l*
specific phobia 311*l*, 355*r*
specivity 535*r*
SPECT (single photon emission computed tomography) 433*r*, 513*r*, **568***r*, 805*r*
spelling disorder 148*l*
Sperrung 582*r*, 771*r*
SPG2 (spastic paraplegia type 2) 948*r*
sphingolipidosis 1065*r*
Spiegelstadium 230*r*
Spiegelzeichen **662***r*
spike **239***l*, 817*l*, 884*l*
spike and slow wave complex **238***r*, 817*l*
spike-and-wave-complex 884*l*
spindle 280*l*, 553*l*, 816*r*
spinocerebellar ataxia type3 499*l*
spinocerebellar degeneration (SCD) 499*l*, **616***l*
spirituality **568***l*
SPL 762*r*
splitting 140*r*, 164*l*, 185*l*, 558*l*, **568***r*, 941*l*
SPM (Statistical Parametric Mapping) 86*l*, **106***l*, 112*r*, 569*l*
Spontaneitätsmangel **440***l*
Sprachkrise **288***r*
Sprachstereotypie 488*l*
Sprachverwirrtheit 942*r*
spreading depression 63*r*
spring of ideas **399***l*
squiggle game **559***r*
SSE (subacute spongifirm encephalopathy) 8*l*
SSPE (subacute sclerosing panencephalitis) 8*r*, 570*l*, 978*l*
SSQ 657*r*
SSRI 10*l*, 44*r*, 105*l*, 234*r*, 458*r*, 562*l*, 623*r*, 624*l*, 624*r*, 669*r*, 709*l*, 842*l*, 843*r*, 850*r*, 929*l*
SST **104***l*, 448*l*, 461*l*, 727*r*
stade du miroir **230***r*
stade phallique **690***l*
stage of hill waves 500*l*
STAI **561***l*
stalker **565***r*
STAR*D **561***r*
start hesitation 560*l*
startle epilepsy **225***l*
stasis anxiety **93***r*
State-Trait Anxiety Inventory 561*l*
state marker 615*r*
state-trait anxiety theory 561*l*
Statistical Parametric Mapping (SPM) 86*l*, **106***l*, 569*l*
statistisches Verstehen 1069*l*
status epilepticus **743***r*
Staungsangst **93***r*
stehende Redensart **669***r*
stehende Symptom **670***l*
STEP-BD **564***l*
Stereotypie **488***l*
stéréotypie **488***l*
stereotypy **488***l*, **670***l*
steroid 257*r*
steroid psychosis **565***r*
stigma 139*r*, **564***l*, 871*r*
Stimmenhören 299*l*
Stimmung **205***r*
stimulants control law **149***r*
stimulus-bound behavior 637*l*
STM (short-term memory) 688*l*
Stockholm syndrome **566***l*
stormy personality **566***r*
STP 286*r*
Strange Situation Procedure 16*r*
stranger anxiety **880***l*
stratification theory **653***r*
Streben 508*r*
Streitsüchtige **318***l*
strength 120*l*
stress **566***r*
stress theory **567***l*
striatonigral degeneration **629***l*
striatum **629***l*
stroke 809*l*
Stroop Test **566***r*
structural family therapy 155*r*, 619*l*
structural linguistics **317***r*
structural point of view **319***l*
structurale Sprachwissenschaft **317***r*
structuralism **318***r*
Structured Clinical Interview for DSM (SCID) 646*l*
Structured Clinical Interview for DSM-IV **559***l*
Structured Clinical Interview for DSM-IV Axis Ⅱ Personality Disorders (SCID-II) 835*r*
Structured Interview for DSM-IV Personality (SIDP-IV) 317*l*, 835*r*
structured interview **316***r*
Structured Interview for Prodromal Syndromes (SIPS) 105*r*
structuring 315*r*
Strukturalismus **318***r*
student apathy **563***l*
stupeur **353***l*
stupeur mélancoloque **1043***r*
Stupor **353***l*
stupor 48*r*, 53*l*, **353***l*
Sturge-Weber disease **561***r*
stuttering 334*r*
subacute myelo-optico-neuropathy **570***l*
subacute sclerosing panencephalitis (SSPE) 8*r*, 570*r*, 978*l*
subacute spongifirm encephalopathy (SSE) 8*l*
subakute sklerosierende Panenzephalitis 8*r*
subclinical SE 549*r*
subconscience **542***r*
subconscient **133***l*
subconscious **133***l*
subcortical aphasia **868***r*
subcortical dementia **868***r*
subdural recording 540*l*
subject of the unconscious **997***l*
subject variance **316***r*
subjective cognitive impairment 798*r*
subliculum 138*r*
Sublimation **475***l*
sublimation **475***l*
Sublimierung **475***l*
subliminal consciousness 995*r*
substance abuse **917***r*
substance P (SP) **369***l*, 678*l*
substitutive formation **674***r*
subvocal speech 769*l*
subwaking sleeping **859***l*
succubus 11*l*
sucking reflex **219***l*
sudden delusional idea **1015***r*
sudden infant death syndrome **793***l*
suggestibility 37*r*, **860***l*
suggestion **37***l*
suggestive therapy **37***r*
suicide **407***r*
suicide altruiste **736***l*
suicide anomique **736***l*
suicide cluster **264***r*
suicide egoiste **736***l*
suicide from overwork **168***r*
sujet **997***l*
sujet de l'inconscient **997***l*
sundown syndrome **1033***l*
super-ego **712***r*
superconducting quantum interfer-

ence device 811*l*
superior degenerate **1033***r*
supervision **567***l*
supportive care 686*l*
supportive psychotherapy **409***r*
suppression **1044***r*
suppression burst **369***r*, 642*r*
suprachiasmatic nuclei (SCN) **397***l*, 607*r*
surdité verbale **349***l*
surmoi **712***r*
survivor's guilt 357*r*
susceptibility gene **175***l*
susceptibility weighted image (SWI) 113*r*
sustained attention 707*l*
susto 453*r*
SWI (susceptibility weighted image) 113*r*
swindler **213***l*
switching attention 707*l*
SWS (slow wave sleep) **500***r*
Sydenham's chorea **434***l*
syllable stumbling 724*r*
Symbantopathien **355***l*
symbiosis **228***l*
symbiosis anxiety **230***l*
symbiotic 352*l*
symbiotic infantile psychosis **230***l*
symbiotic psychosis 228*r*
Symbol **483***l*
symbol **483***l*
symbol-formation 83*l*, **484***l*
Symbolbildung **484***l*
symbole **483***l*
symbolic **483***r*
symbolic equation 83*l*
symbolic realization **484***r*
symbolique **483***r*, 1053*r*
Symbolisation **483***l*
symbolisation **483***l*
Symbolische **483***r*
symbolische Wunscherfüllung **484***r*
symbolization **483***l*
symmetrical logic 667*r*
symptôm négatif **79***l*
symptôm positif **79***l*
symptom prescription 214*r*
symptomarme Schizophrenie **152***l*
symptomatic drug 798*r*
symptomatic epilepsy **479***r*
symptomatic neurosis 572*r*
symptomatic (secondary) obesity 885*l*
symptomatic psychosis 163*r*, **480***r*
symptomatische Amentia 999*l*

symptomatische Epilepsie **479***r*
symptomatische Psychose 163*r*, **480***r*
Symptome ersten Ranges **63***r*
symptôme de Liepmann **1066***l*
synaesthesia **225***r*
synaesthete 226*l*
synapse **438***l*
synaptic cleft **438***l*
synaptic vesicle **438***l*
synaptic vesicle protein 2 322*r*
synaptosome **438***r*
synchronicity **227***l*
synchronization **751***r*
synchronizer **761***r*
synchrony **227***r*, **751***r*
syncope 54*l*, **427***r*
Syndrom des Durchgangsstadiums **722***r*
syndrom du tronc cérébral **806***r*
syndrome 424*l*
syndrome carcinoïde **167***r*
syndrome catatonique **244***l*
syndrome chopréique **895***l*
syndrome de Cotard **340***l*
syndrome de couvade 916*r*
syndrome de Ganser **173***l*
syndrome de Klüver et Bucy **257***r*
syndrome de Laurence-Moon-Biedl **1094***l*
syndrome de post commotion cérébrale **811***r*
syndrome d'Elépenor **893***r*
syndrome d'hyperventilation **146***r*
syndrome d'influence **97***r*
syndrome general d'adaptation **856***r*
syndrome malin **8***r*
syntaxic 683*r*, 847*l*
synthymer Wahn 178*r*
Syntonie **762***l*
synucléinopathie **439***l*
synucleinopathy **439***l*
syphilophobia 826*l*
systematic desensitization **270***l*
systematic treatment enhancement program for bipolar disorder 564*l*
systematisierter Wahn **663***l*
systematized delusion **663***l*
systemic lupus erythematosus (SLE) 630*l*, 1077*l*
systems-centered therapy 462*r*
systems theory **415***r*
Szondi-Test **660***l*
Szondi test **660***l*

T

TA (transactional analysis) **333***l*
tabes dorsalis **616***r*
tachykinin 677*r*
tactile agnosia **499***l*
tactile extinction 499*r*
tactile hallucination **297***l*
Tafephobie **975***l*
Tagesklinik **731***l*
Tagesschwankungen **788***r*
Tagträumereien **831***r*
tailor-made medicine **124***l*
taming effect **472***l*
taphephobia **975***l*
taphéphobie **975***l*
Tarasoff decision **686***l*
tardive dyskinesia **702***l*
tasikinesia **680***r*
TAT **727***l*, **938***r*, 984*r*
Tatendrang **302***r*, 362*r*
tau protein **676***l*
tauopathy **675***r*
taurine **677***l*
Tay-Sachs disease **729***l*
TCI **729***r*
TDT (Transmission Disequilibrium Test) 186*l*
TEACCH **730***l*
technostress 733*r*
Telepathie **736***r*
télépathie **736***r*
telepathy **736***r*, 846*r*
telescope 846*r*
teliopsia 915*r*
temper tantrum **173***r*
Temperament **195***l*
tempérament **195***l*
temperament **195***l*
temperament and character inventory **731***l*
tempérament visqueux **804***r*
temporal disorientation **389***r*
temporal lobe **655***r*
temporal lobe epilepsy **656***r*
temporal lobe syndrome **656***l*
temps vécu 46*r*
ten-twenty electrode system **463***r*
tense and perplexed mood **245***l*
tension psychologique 294*l*, 542*l*, **542***r*
teratogenicity **355***l*
terminal care 686*l*, 1072*r*
test de Szondi **660***l*
test-retest reliability 541*l*
Tetanie **734***l*
tetany **734***l*

T-group 727*l*
thalamic dementia 414*r*
thalamic pain 414*r*
thalamic syndrome 414*l*
Thalamus 412*l*
thalamus 412*l*
Thalamussyndrom 414*l*
thalidomide 370*l*
thanatophobia 392*r*
Thanatophobie 392*r*
thanatophobie 392*r*
Thanatos 613*r*
the Act on Medical Care and Treatment for Persons Who Have Caused Serious Cases Under the Condition of Insanity 528*l*
The Alzheimer's Disease Cooperative Study (ADCS) 799*l*
the analytic third 939*r*
The Clinical Antipsychotic Trials of Intervention Effectiveness project 269*r*
The H-T-P technique 106*r*
The House-Tree-Person technique 106*r*
the imaginary 648*l*
The International Society for Neurochemistry 512*r*
The Inventory of Personality Organization 5*l*
The Japanese Society of Psychiatry and Neurology 790*l*
The Mini-International Neuropsychiatric Interview 991*r*
The National Federation of Mental Health and Welfare Party in Japan 627*r*
the nervous legs syndrome 548*r*
The Psychoanalytic Study of the Child 256*l*
the real 292*r*
the serotonin hypothesis 624*r*
The Structured Interview for DSM-IV Personality Disorders (SIDP-IV) 317*l*
the symbolic 483*r*
the unconscious 995*r*
the wild boy of Aveyron 5*r*
The York Retreat 735*r*
Théâtre de la cruauté 34*r*
thematic apperception test 727*l*, 984*r*
théorie cloacale 262*r*
théorie de l'instinct 1046*r*
théorie de localization cérébrale 807*r*
théorie de rôle 1029*r*

theory of cerebral localization 807*r*
theory of mind 336*r*
theory of other minds 336*r*
theory of therapeutic structure 718*l*
therapeutic alliance 719*r*
therapeutic community 448*l*, 462*l*, 717*l*
therapeutic contract 717*r*
therapeutic regression 664*l*, 719*l*
therapeutic structure 718*l*
theta wave 422*l*
thing presentation 441*l*
thinking 396*l*
those wrecked by success 577*l*
thought disorder 397*r*
thought hearing 316*l*
thought identity 62*l*
thought insertion 398*l*
thought pressure 398*l*
thought withdrawal 398*l*
three-body relationship 374*l*
thymie 205*r*
thymoleptics 207*l*
thymoleptique 207*l*
thymonaleptiques 207*l*
Thymopsyche 531*l*
thymorégulateurs 206*r*
thyrotropin-releasing hormone 725*r*
thyrotropin-releasing hormone (TRH) 971*r*
TI (inversion time) 929*l*
TIA (transient ischemic attack) 63*r*
tic 698*r*
tic disorder 698*r*
Tiefenperson 531*r*
time cue 761*r*
time-limited psychotherapy 390*l*, 709*l*
TMN (tuberomammillary nucleus) 553*l*
TMS (transcranial magnetic stimulation) 268*l*
Todesangst 392*r*
Todestrieb 804*l*
Tokyo Metropolitan Matsuzawa Hospital 979*r*
tolerance 669*r*
tone-color synaesthesia 226*l*
tonic-clonic seizure 231*r*
tonic seizure 232*l*
tonic spasm 1086*l*
Topik 238*r*
topique 238*r*
topographical disorders 696*r*

topographical disorientation 833*r*
topographical memory-loss 833*l*
topography 238*r*, 773*l*
Torpor 353*l*
Torticollis 452*r*
torticollis 452*r*
torture 140*l*
total amnesia 626*r*
totale Amnesie 626*r*
tötliche Katatonie 696*l*
Totstellerreflex 421*l*
toucherism 977*r*
TPJ 762*r*
TPQ 731*l*
trace alternant 321*r*
trace amine 815*l*
tractography 147*r*
Trail Making Test 636*r*
training analysis 265*l*
training group 727*l*
trait marker 615*r*
traitement moral 105*r*, 882*r*, 1024*l*
tramline calcification 561*r*
Tranquilizers 579*l*
tranquilizers 579*l*
tranquillisants 579*l*
transactional analysis (TA) 333*l*
transcortical aphasia 713*l*
transcranial magnetic stimulation (TMS) 268*l*
transcultural psychiatry 862*r*
transference 737*l*
transference analysis 739*l*
transference neurosis 738*l*
transference psychosis 738*r*
transfert 737*l*
transformation 953*l*
transgenerational transmission 619*l*
transient global amnesia 63*l*, 627*l*
transient ischemic attack (TIA) 63*r*
transiente globale Amnesie 63*l*
transit syndrome 722*r*
transitional facilities 707*r*
transitional object 48*l*, 822*l*
transitional phenomena 48*l*
transitional space 48*l*
transitivism 481*l*
transitivisme 481*l*
Transitivismus 481*l*
Transmission Disequilibrium Test (TDT) 186*l*
transsexualism 609*r*
transverse temporal gyrus 655*r*
transvestism 914*l*
Trauer 859*l*

欧文事項索引　T-V

Trauerarbeit **1022**r
Trauerreaktion **875**l
Traum **1035**r
trauma **774**l
trauma of birth **709**r
traumatic cervical syndrome **1001**l
traumatic memory **136**r
traumatic neurosis **136**l
traumatic psychosis **137**l
traumatische Psychose **137**l
Traumdeutung **1037**r
traumhaftes Bewußtsein **997**r
Traumzustand **998**l
Traurigkeit **859**l
travail de deuil **1022**r
TRD **719**l
treatable dementia **716**r,**798**l
Treatment and Education of Autistic and related Communication handi-capped CHildren (TEACCH) **730**r
treatment guideline **716**l
treatment-refractory depression, treatment-resistant depression (TRD) **719**l
tree test **828**l
Trema **24**r
tremor **530**r
Treponema pallidum **521**l,**616**r
TRH（thyrotropin-releasing hormone） **725**r,**971**r
triad **374**l
triangulation **371**r
triarchic theory of intelligence **700**r
trichotillomania **842**l
tridimensional personality questionnaire **731**l
Trieb **973**l,**1044**r,**1046**l,**1046**r
Triebhandlung **1046**l
Triebmenschen **1046**r
Trieb-theorie **1046**r
trinucleotide repeat **776**l
triphasic wave **374**r
triplet repeat **776**l
trisomy D syndrome **731**l
trisynaptic pathway **138**r
trosades de pointes **221**l
trouble de conversion **141**r
trouble de mêmoir **189**r
trouble mixte anxiété-dépression **350**l
trouble psychotique aigu polymorphe **220**r
troubles de l'humeur **207**r
troubles dissociatifs **141**r

truancy **661**l
true self **972**r
Trugwahlnehmung **1012**l
tryptophan **776**l
TSH **153**l,**413**r,**441**l
tuberomammillary nucleus（TMN） **553**l
tuberous sclerosis **278**l,**969**l
Tübinger Schule **710**r
tuft-shaped astrocyte **676**r
tumor necrotizing factor **99**l
Turner syndrome **684**l
turning against the self **401**l
turning round upon the subject's own self **401**l
twilight state **1018**r
twin study **647**r
twitch **691**r
type **424**l
Type Ⅰ **263**r
Type Ⅱ **263**r
type A behavior pattern **100**r
type athlétique **759**r
type de prédilection exogène **130**l
type dysplastique **837**r
type leptosome **1030**r
type pycnique **919**l
Typus **424**l
Typus Dysthymics **730**l
Typus manicus **981**l
Typus Melancholicus **890**r,**1010**r
tyrosine hydroxylase **720**l

U

Überadaptation **152**r
Übergangseinrichtung **707**r
Über-Ich **712**r
Überredungstherapie **622**r
Übertragung **737**l
Übertragungsneurose **738**l
überwertige Idee **341**r,**439**r
Uchida-Kraepelin Test **261**r
ulcerative colitis **139**r
ultimate bargaining game **356**l
ultradian rhythm **94**r,**200**l
Umständlichkeit **91**r
Umzugsdepression **876**r
unbalanced person **600**l
Unbesetztheit **865**l
Unbewußtes **995**r
uncinate fit **287**l,**304**l
uncinate gyrus **219**r
Uncinatusanfall **304**l
unconscious **995**r
uncovering **36**r,**384**r
understanding **1069**l

undifferentiated ego mass **682**r
undoing **92**r
Ungeschehenmachen **92**r
unidentified complaints **918**l
unilateral neglect **706**r,**854**r
uniparental disomy（UPD） **924**l
unipolar affective disorder **641**l
unipolar depression **689**r
unipolar mania **690**l
unitary psychosis **687**l
unresolved **100**l
unstable personality **269**l
unsystematic schizophrenias **866**r
unsystematische Schizophrenien **866**l
Unterbewusstes **133**l
Unterdrückung **1044**r
Untergrunddepression **202**r
Untergrundstimmung **201**l
UPD（uniparental disomy） **924**l
upper airway resistance syndrome **477**l
uprootedness **748**r
Urängste **299**r,**511**l,**870**l
uremia **794**r
Urethral erotik **794**r
urethral erotism **794**r
urgent involuntary hospitalization ordered by prefectural governor **242**l
urinary disturbance **826**r
Urphantasien **287**r
Urszene **287**r
utilization behavior **637**r
utilization behaviour **1070**l

V

vagabondage **823**l
vaginismus **577**r
vagus nerve stimulation **1004**l
validity **535**r,**541**l
valproate **849**r
valproic acid **849**r
variable number of tandem repeat（VNTR） **67**r,**84**l
variété résignée **1076**l
vascular dementia（VD） **276**r
vascular depression **276**l
Vaterlichkeit **916**l
VBM **86**l,**805**r
Vecordia dysthymia **473**l
vegetative dystonia **503**l
vegetative Dystonie **503**l
vegetative Labilität **503**l
vegetative neurosis **497**r
vegetative state **497**l

1369

ventrolateral preoptic area (VLPO) 553*l*
verändertes Bewußtsein 55*l*, 999*l*
Verarmungswahn 897*r*
verbal amnesia 336*l*
verbal communication 866*r*
verbale psychomotorische Halluzination 289*l*
verbalization 288*r*
Verbigeration 488*l*
verbigeration 338*r*
Verblödung 328*r*, 756*l*
Verdichtung 83*l*
Verfolgungswahn 721*l*, 831*l*, 861*r*
Verfolgungswahn der Schwerhörigen 785*l*
Vergleichende Psychiatrie 862*r*
Verkehrung ins Gegenteil 216*l*
Verleugnung 881*l*
Verlust der natürlichen Selbstverständlichkeit 418*r*
Verneinung 877*l*
Verrücktheit 847*r*, 952*r*, 1097*r*
Verschiebung 83*l*, 123*l*
Verschrobenheit 881*r*, 1096*l*
Versiegung einer Energiequelle 275*r*
Versprechen 43*r*
Verstehen 1069*l*
verstehende Anthropologie 723*r*, 1070*l*
verstehende Psychologie 1069*r*
Verstiegenheit 39*r*
Verstimmung 211*l*
Versündigungswahn 356*l*
vertex sharp transient 751*l*
vertex sharp wave 280*l*, 552*r*, 555*l*, 751*l*, 1086*r*
vertigo 1009*l*
Verwerfung 824*l*
Verwirrtheit 28*r*, 588*l*
Verwirrtheitspsychose 365*l*
verworrene Manie 365*r*
very late-onset schizophrenia-like psychosis 702*r*
Vesania 473*l*, 848*l*
vesania 89*l*
vesaniae 516*l*
VGCC 45*r*
VGSC 45*r*
victimology 861*r*
violence 215*l*
vis medicatrix naturae 418*l*
viskőse Temperament 804*r*
visual agnosia 383*l*
visual hallucination 292*l*
Visual Motor Gestalt Test 954*r*

visual seizure 384*l*
visual spatial agnosia 393*l*
visualization of thought 316*l*
visuoconstructive disability 312*l*
visuomotor ataxia 383*r*
vital depression 576*r*
vitale Depression 576*r*
vitale Traurigkeit 577*l*, 778*l*, 859*r*
vitales Gefühl 176*r*, 177*r*, 178*l*, 859*r*
vitality affect 575*r*
Vitalperson 531*l*
VLPO (ventrolateral preoptic area) 553*l*
VNTR (variable number of tandem repeat) 67*r*, 84*l*
Vogt-Koyanagi-Harada(VKH) disease 910*r*
vol de la pensée 398*r*
Vollrrausch 1004*r*
Vollzugsbewußtsein 630*r*
voluntary hospitalization 795*l*
voluntary recall 359*l*
von Recklinghausen disease 1080*l*
vorausspringend-befreiende Fürsorge 796*r*
vorbeigehen 980*r*
Vorbeihandeln 980*r*
Vorbeireden 173*l*, 980*r*
Vorpostensyndrom 474*l*, 626*r*
Vorstellung 889*l*
voxel based morphometry 86*l*, 805*r*
voyage pathologique 1071*l*
voyeurism 444*l*, 493*r*, 620*r*
voyeurisme 620*r*
Voyeurismus 620*r*
VPA 306*r*
vulnerability 210*r*
vulnerability-stress model 578*r*

W

Wahn 1012*l*, 1013*l*
wahnähnliche (paranoide) Reaktion 1012*r*, 1018*l*
Wahnarbeit 663*l*, 1012*r*, 1013*l*
Wahnbewußtheit 62*r*
Wahneinfall 1015*l*
Wahnentwicklungen 1016*l*
Wahnerinnerung 1016*l*
Wahnerlebnis 663*l*, 1013*l*
Wahngebäude 663*r*, 1012*r*, 1013*l*
Wahngedanke 1013*l*
wahnhafte Idee 1012*r*, 1013*l*, 1018*l*
wahnhafte Störungen 1014*l*
Wahnidee 663*l*, 1013*l*

Wahnsinn 1097*r*
Wahnstimmung 1013*r*
Wahnsystem 1012*r*, 1013*l*, 1015*l*
Wahnvorstellung 1013*l*, 1016*l*, 1017*l*
Wahnwahrnehmung 1015*l*
war neurosis 631*r*
Waschzwang 628*r*
water intoxication 989*l*
we-experience 1096*r*
weak-willed personality 55*r*
weakness of will 56*r*
Wechsler Adult Intelligence Scale (WAIS) 88*l*, 594*r*
Wechsler-Bellevue Intelligence Scale 88*l*
Wechsler Intelligence Scale for Children (WISC) 84*r*
Wechsler Memory Scale 88*r*
Wechsler Memory Scale-Ⅲ 799*l*
Wechsler Preschool and Primary Scale of Intelligence 86*l*
Weckreaktion 150*r*
Weiblichkeit 498*r*
Weltuntergangserlebnis 616*l*, 1013*r*
Wendung gegen die eigene Person 401*l*
Werdenshemmung 280*r*
Werner syndrome 89*r*
Wernicke aphasia 90*r*
Wernicke encephalopathy 91*l*
Wesenänderung 573*l*
Wesenseigenschaft 971*r*
West syndrome 89*l*
Westphal sign 616*r*
WFMH (World Federation for Mental Health) 615*r*, 789*l*, 860*r*
whiplash injury 1001*l*
WHO (World Health Organization) 2*l*, 535*r*
WHO Psychiatric Disability Assessment Schedule Ⅱ (WHODAS Ⅱ) 317*l*
WHOQOL 574*l*
wicket rhythm 993*l*
Wiedererkennung 359*l*
Wiederholungszwang 858*l*
wild boy of Aveyron 5*r*
will 48*r*, 73*r*
Willenloser Psychopath 55*r*
Willensfreiheit 56*r*
Willenshemmung 1043*r*
Willensschwäche 56*r*
Wilson disease 86*r*
Wirheit 1097*l*
WISC 84*r*, 86*l*, 272*l*, 594*r*

WISC-Ⅲ 85*l*
WISC-R 85*l*
Wisconsin Card Sorting Test （WCST） 85*r*,636*r*,637*r*
wish 1046*r*
withdrawal neurosis 662*l*
withdrawal symptoms 1063*r*
Witzelsucht 637*l*,915*l*
Wolf-man 120*r*
Wolf-mann 120*r*
Word Fluency Test 637*l*
Word Association Test 291*l*
word blindness 345*l*
word deafness 349*l*
word presentation 290*r*,441*l*
wordsalad 341*r*
Wordtaubheit 345*l*
work group 202*l*,462*l*
working memory 187*r*,362*l*,688*r*
working through 734*r*,759*r*
workplace-associated depression 496*r*
workplace for people with disabilities 466*l*
World Federation for Mental Health （WFMH） 615*r*,789*r*,860*r*
World Health Organization （WHO） 684*r*
World Medical Association Declaration of Helsinki 949*r*
world test 886*r*
Wortblindheit 345*l*
Wortneubildung 645*l*,1007*r*
Wortsalat 341*r*,1007*r*
Wortspielerei 349*l*
Worttaubheit 349*l*
Wortvorstellung 441*l*
WPPSI 86*l*,594*r*
wrist-cutting 1062*r*
writer's cramp 498*r*
writing disorder 148*l*
Wunsch 1046*r*

X

XXY syndrome 252*l*

Y

Yale-Brown Obsessive-Compulsive Scale 44*r*
Yatabe-Guilford Personality Inventry 1031*l*
years lived with disability （YLD） 686*r*
years of life lost （YLL） 686*r*
York Retreat 735*r*
Young mania rating scale 1031*r*

Z

Zahlenzwang 266*r*
Zählzwang 266*r*
Zappel-Philipp （case） 422*l*
zar 453*r*
Zeichentherapie 130*r*
Zeitgeber 761*l*
zeitliche Desorientierheit 389*r*
zeitliche Orientierung 294*r*
Zeitlupenphänomen 389*r*
Zeitrafferphänomen 390*l*
zelebrale Lokalisationslehre 807*r*
Zensur 283*l*
zerebrales Aneurysma 814*r*
Zeremonie 233*r*
Zeremoniell 233*r*
zerfahrenes Denken 1007*r*
Zerfahrenheit 503*r*,1007*r*
zerfallendes Bewußtsein 999*l*
Zero to Three-R 792*r*
Zeugmatography 113*r*
Zielvorstellung 1007*r*
zikloide Psychose 1074*r*
zirkuläres Irresein 473*l*,640*r*
zoanthropie 455*l*
zoanthropy 281*r*,455*l*
Zönästhesie 661*l*
zone érogène 575*l*
Zooanthropie 281*r*,455*l*
zoopathie 455*l*
Zoophilia 455*r*
zoophilia 455*r*
zoophilie 455*r*
zoopsia 765*r*
Zoopsie 765*r*
zoopsie 765*r*
zornige Manie 68*r*
Zufallsverbrecher 191*l*,247*r*
Zung Self-rating Depression Scale （SDS） 724*r*
Zungenreden 421*r*
Zürcher Schule 711*l*
Zurechnungsfähigkeit 617*l*
Zwangshandlung 233*l*
Zwangsidee 233*l*,440*l*
Zwangskrankheit 235*r*
Zwangsneurose 234*l*
Zwangstrieb 236*l*
Zweifelsucht 241*r*
Zwischen-Fälle 754*l*
Zykloide 473*l*
zykloide Psychosen 96*l*,365*l*,879*l*,902*r*
Zyklothyme 472*r*
Zyklothymie 472*r*
zykoide Psychosen 951*r*

ギリシャ文字

α-attenuation 297*r*
α-blockade 297*r*
α-blocking 816*r*
α-bloking 297*r*
α-synucleinopathy 1084*l*
ἀφάνισις 23*l*
β-3, 4-dimethoxyphenylethylamine 897*l*
β-carboline 944*l*
β elements 944*r*
$\beta 1$ 657*l*
$\beta 2$ 657*l*
Δ^9-tetrahydrocannabinol 673*r*
μ rhythm 993*l*
τ 458*r*
ω fatty acid 126*r*

数字

^1H （プロトン）-MRS 114*l*
2-aminoethanesulfonic acid 677*l*
3-methoxy-4-hydroxyphenylglycol （MHPG） 815*r*,820*r*
3,4-methylenedioxymethamphetamine （MDMA） 286*r*
3D-SSP （3-dimensional stereotactic surface projection） 569*l*
3DSRT （3-dimensional stereotactic ROI template） 569*l*
4A 756*l*
5-HIAA （5-hydroxyindole acetic acid） 815*r*
5-HT 127*l*
5-hydroxytryptamine 623*r*
6 Hz phantom spike & slow wave comlex 1089*r*

人名索引

A

阿部隆明　730*l*
阿部又一郎　145*r*
Abély P　662*r*
Abraham K　**23***r*,41*r*,60*r*,251*l*,
　252*r*,311*r*,332*l*,405*r*,576*l*,666*l*,
　668*l*,670*r*,711*l*,775*r*,794*r*,892*r*,
　968*r*
Abramson HA　50*l*
Ackerman NW　**17***l*,157*l*,761*l*,921*l*,
　921*r*
Adair JC　40*l*
Adams JH　885*r*
Adams RD　629*l*
Addison T　12*l*
Ader R　592*l*
Adler A　**19***l*,19*r*,165*l*,192*r*,193*l*,
　307*l*,338*r*,352*r*,531*r*,641*r*,693*l*,
　766*r*,925*l*,961*l*,1052*r*,1059*l*
Adolphs R　449*r*
Adrian ED　1025*r*
Agazarian Y　462*r*
Aglioti S　291*r*
Aguglia U　225*l*
相田信男　461*r*,718*l*,718*r*
Ainsworth MDS　16*r*,38*l*,959*r*,
　964*l*
Akelaitis AJ　200*r*
Akil H　119*l*
秋元波留夫　**7***r*,121*l*,312*l*
Akiskal HS　209*r*,332*r*,643*l*,651*l*,
　659*l*
秋山剛　1071*l*
Alajouanine T　454*l*
Albert ML　273*r*,712*l*
Alexander F　**35***r*,97*l*,192*r*,295*l*,
　405*r*,460*l*,489*l*,573*r*,689*l*,968*r*,
　984*r*
Alexander MP　714*l*
Allen C　363*r*,609*l*
Allen P　284*l*
Allen RP　1000*r*
Allport FH　128*l*
Allport GW　**128***l*,508*l*,572*l*
Alvaro G　369*l*
Alzheimer A　6*l*,**33***l*,33*r*,261*l*,922*l*
天野雄一　918*l*
Amir RE　1081*l*
Amminger GP　126*r*

Andreasen NC　79*r*,705*r*
Andreas-Salomé L　**371***l*,676*l*
Annegers JF　765*l*
Anton G　40*l*,891*r*
Anzieu D　462*l*
青木菊麿　970*l*,971*l*
青木義治　1004*r*
Arakawa R　936*r*
荒木蒼太郎　361*r*
Arand DL　145*r*
Arango C　490*r*
Arenkiel BR　521*l*
Aretaios　641*l*
Arieti S　**29***l*,165*r*,566*r*
Aristoteles　182*r*,1061*l*
Arlinghaus KA　745*l*
Arlow J　996*r*
Armington JC　160*l*
Artaud A　**34***r*
浅田和茂　498*l*
朝田隆　799*l*
浅野欣也　376*r*,823*r*
浅野元志　352*r*
Åsberg M　946*l*,1027*l*
Aschaffenburg G　**12***r*,174*l*,190*r*,
　247*r*,261*l*,272*r*,469*l*,496*r*,1058*r*
Aserinsky E　250*r*,1037*l*
Asher R　993*l*
Asperger H　**13***r*,14*l*,87*r*,442*l*,
　443*r*,717*l*,927*r*
Assagioli R　48*r*
飛鳥井望　877*r*
Atkinson RC　688*l*
Avenarius R　1048*l*
Axline VM　929*r*
Ayala GF　271*r*
Ayd FJ　9*l*
Ayres AJ　171*l*
東洋　126*r*

B

Baars BJ　51*l*
馬場禮子　386*r*
Babinski J　454*l*,516*l*,533*r*,**844***l*,
　845*l*,875*r*,891*r*
Bach LJ　1007*l*
Bachofen JJ　253*r*
Bach-Y-Rita G　173*l*
Baddeley AD　362*l*

Baelz E von　489*l*,**950***l*
Baeyer W von　87*l*,153*r*,477*r*,725*l*,
　925*r*
Bahnsen J　572*l*
唄孝一　57*l*
Bailey P　813*r*
Baillarger J　105*r*,194*l*,321*r*,618*r*,
　641*l*,**826***l*,981*r*
Baird DM　90*l*
Balint M　25*r*,60*l*,92*l*,201*l*,384*l*,
　664*l*,689*l*,719*r*,**848***l*,849*l*,909*r*,
　1060*l*
Bálint R　383*r*
Ball B　375*l*
Ballet G　375*l*,985*l*
Bandura A　1020*r*
Bank-Mikkelsen NE　819*r*
Barahal HS　989*l*
Barker A　268*l*
Barkley RA　706*r*
Barnes TRE　546*l*
Barré JA　845*l*
Barthes R　317*r*
Basaglia F　854*r*
Bash KW　274*r*
Bateson G　343*r*,685*r*,**943***r*,991*r*
Battegay R　862*r*
Bauer MS　206*r*
Bauer RM　383*l*
Baulieu EE　518*r*
Beard GM　210*r*,494*r*,518*l*,609*l*,
　943*l*
Bechara A　218*r*
Bechterev VM　479*l*
Beck AT　**945***l*,945*r*
Beck SJ　1093*l*
Beckmann H　1079*l*
Beers CW　38*l*,583*l*,615*r*,789*r*,
　860*l*
Behçet H　522*l*
Bellak L　294*l*,384*r*,733*l*,820*l*
Bender L　504*l*,954*r*
Benedetti G　711*l*
Benedict R　991*l*
Benedikt M　117*r*
Benjamin H　609*r*
Benson F　273*r*
Benton AL　282*l*,955*l*
Berger H　35*l*,471*l*,816*l*,**949***l*,
　1034*r*

人名索引　B‒C

Berger PL　447*r*
Bergson H　46*r*, 70*r*, 295*l*, 994*r*
Beringer K　87*l*, 825*r*, **948***r*, 974*l*
Bernard C　418*l*, 969*r*
Berne E　102*l*, 333*l*
Bernheim H　516*l*, 626*l*, 872*l*, 1092*l*
Bertalannfi L von　415*r*
Bertilsson L　1029*l*
Bettelheim B　**946***l*
Bibring E　4*r*
Bick E　792*l*, 916*r*
Bickford RG　769*r*
Bierer J　728*l*, 731*r*
Bilz R　31*r*
Binder H　32*r*, 893*r*, 912*r*, 1004*r*
Binding K　967*l*
Binet A　542*l*, 700*r*, **881***l*, 882*l*, 909*l*, 995*r*
Bini L　723*l*
Binswanger L　39*r*, 49*r*, 280*r*, 298*r*, 417*r*, 418*r*, 442*l*, 468*l*, 581*r*, 711*r*, 737*l*, 756*r*, 796*l*, 881*r*, **898***l*, 925*l*, 961*l*, 1092*r*, 1097*l*
Binswanger O　898*l*, 950*l*
Bion WR　34*r*, 43*r*, 62*r*, 80*l*, 83*l*, 134*r*, 190*r*, 202*l*, 216*r*, 252*l*, 269*l*, 288*l*, 351*r*, 394*l*, 462*l*, 484*r*, 598*r*, 599*l*, 705*l*, 727*l*, 747*l*, 750*l*, **861***l*, 894*l*, 902*l*, 939*l*, 944*r*, 1000*r*, 1011*l*, 1097*l*
Biringen Z　485*l*
Birnbaum K　369*l*, 424*l*, 681*l*, 891*l*, **895***r*
Birnbaum M　720*l*
Bishop DVM　346*l*
Blanc-Fontenille H　101*r*
Blaney PH　1014*l*
Blankenburg W　40*r*, 49*r*, 125*l*, 152*l*, 174*r*, 212*r*, 249*l*, 297*l*, 418*r*, 756*l*, **925***l*
Bleuer J　140*l*
Bleuler E　24*l*, 41*r*, 45*r*, 46*l*, 182*r*, 198*l*, 199*l*, 244*l*, 291*l*, 358*l*, 397*r*, 411*l*, 418*r*, 440*l*, 442*l*, 455*l*, 472*r*, 481*l*, 531*r*, 538*r*, 603*l*, 628*l*, 651*l*, 654*l*, 692*l*, 711*l*, 723*r*, 753*l*, 756*l*, 758*r*, 762*l*, 771*r*, 787*r*, 795*r*, 867*l*, 898*l*, **933***l*, 942*r*, 961*l*, 981*l*, 994*r*, 1039*l*, 1040*l*, 1046*l*, 1068*r*, 1085*l*, 1085*l*, 1092*l*
Bleuler M　702*r*, 711*r*, 781*r*, **933***r*
Bloch F　113*l*, 114*l*
Blondel C　**937***l*
Blos P　411*l*, 575*r*, 788*r*
Blum HP　965*l*
Blumer D　966*l*
Boaz F　991*l*

Bodamer J　652*r*
Bolander K　828*l*
Bollas C　19*r*, 465*l*, 996*l*
Bolton JB　139*l*
Bonaparte M　**968***r*
Bonhoeffer K　28*l*, 130*l*, 163*l*, 468*l*, 471*l*, 480*r*, 588*l*, 696*l*, 723*r*, 777*r*, 778*l*, 951*l*, **973***l*
Bonin G von　813*r*
Bonnaterre PJ　6*l*
Bonnet C　454*r*
Bonnet MH　145*r*
Bonnier P　533*r*
Bosc M　447*l*
Bosch G　13*r*
Boss M　298*r*, 478*r*, 543*r*, 711*r*, 796*l*, **961***r*, 1097*l*
Bostroem A　1058*l*
Boszormenyi-Nagy I　682*l*
Botkin SP　829*l*
Bourneville DM　278*l*
Bowen M　372*l*, 377*r*, 682*l*, 682*r*
Bowlby J　16*l*, 38*l*, 213*l*, 251*r*, 444*r*, 611*l*, 667*r*, 780*r*, 875*l*, 942*l*, **959***r*, 963*r*, 964*l*, 1011*r*, 1022*r*
Bozzuto JC　10*r*
Braceland FJ　565*l*
Braid J　871*r*, 1006*l*
Brain R　704*l*
Bramwell B　309*l*
Braun E　171*r*, 516*l*
Brazelton TB　195*r*
Brazier MA　1034*r*
Breger L　19*r*
Bremer F　1025*r*
Brenner G　719*r*
Brentano F　49*l*, 504*l*
Breuer J　40*r*, 113*l*, 158*l*, 192*l*, 352*l*, 500*r*, 600*r*, 715*r*, 775*l*, 872*l*, 872*r*, **931***l*, 932*r*, 957*r*, 1074*l*, 1075*r*
Briggs GG　355*l*
Brill A　711*r*
Briquet P　516*l*, 871*l*, 874*r*, 926*r*
Britton R　252*l*, 288*l*
Broadwin IT　661*l*
Broca P　90*l*, 355*r*, 425*r*, 433*l*, 672*l*, 673*l*, 807*r*, **934***l*, 934*r*
Brockington IF　972*l*
Brod C　733*r*
Brodaty H　325*r*
Brodie M　322*l*
Brodmann K　378*l*, 813*m*
Brothers L　449*r*
Brown GW　43*l*, 210*r*
Brücke EW von　**928***r*
Brunswick RM　121*l*
Bruscia KE　129*l*

Buber M　4*l*, 725*l*
Buchkremer GB　711*l*
Buck JN　106*r*, 828*l*
Bucknill JC　735*r*
Bucy PC　257*r*
Bühler C　852*l*, **886***l*, 886*r*
Bühler K　886*l*, **886***r*
Buie D　408*r*
Bumke O　52*l*, 87*l*, 468*r*, 825*r*, **922***l*, 974*l*, 1058*r*
Burckhardt G　587*l*
Bürger-Prinz H　785*r*, 802*r*, 876*r*
Burke RE　868*l*
Bush G　388*r*
Butler RN　137*l*
Buytendijk FJJ　725*l*
Bykov KM　479*l*, 528*l*
Byng-Hall J　156*r*

C

Cade JFJ　206*r*, **269***r*, 561*l*, 605*r*
Cajar RY　255*l*
Calligaris C　705*l*
Cameron DE　728*l*, 731*r*
Cameron N　248*r*
Campbell D　408*l*
Camus P　661*r*
Cannon WB　20*l*, 361*r*, 527*l*, 528*r*, 969*r*
Capgras J　135*r*, **164***l*, 239*r*, 539*r*, 803*r*, 917*r*, 1076*r*
Caplan G　193*r*
Capruso D　765*l*
Caroff SN　9*l*
Carr HY　147*l*
Carroll BJ　733*r*
Carus KG　253*r*
Casement P　80*l*
Caspi A　67*l*
Cattell RB　572*l*, 700*l*
Ceillier A　97*r*
Cerletti U　**723***l*, 744*l*
Charcot JM　285*l*, **454***l*, 513*l*, 516*l*, 844*r*, 871*l*, 871*r*, 874*r*, 875*r*, 1005*l*, 1059*r*, 1092*l*
Charych EI　217*r*
Chaslin P　538*r*
Chatrian GE　464*l*
Chess S　195*r*
Chiari H　22*r*
Chiarugi V　1024*l*
千谷七郎　687*r*
Chisholm GB　615*r*
Chochinov HM　186*r*
Chodoff P　229*l*
Chouinard G　206*r*

Christodoulou GN 539*r*, 714*l*, 1014*r*
Chud Varah E 69*r*
Ciompi L 178*r*, 578*r*, 658*r*
Cipolotti L 312*r*
Clarkin JF 5*l*
Claude H 97*l*, 262*l*, 286*l*, 375*l*, 628*r*
Clérambault G de 117*r*, **262***l*, 316*r*, 417*l*, 482*l*, 588*r*, 625*r*, 803*l*, 917*r*, 985*r*, 1053*r*, 1085*l*
Cloninger CR 572*l*, 572*r*, 731*l*
Cobb S 205*r*, 1086*l*
Cohen J 304*r*
Cole EM 865*l*
Comte A 736*l*
Cone EJ 351*r*
Conolly J 255*r*
Conrad K 24*l*, 49*l*, 205*l*, 275*r*, **353***r*, 470*l*, 616*l*, 687*r*, 756*r*, 1068*r*, 1071*r*
Cooper A 979*l*
Cooper D 18*r*, 854*r*
Cooper H 5*r*
Cooper JE 316*r*
Cormack AM 433*r*
Corrigan PW 120*l*, 564*l*
Cosentino S 1007*l*
Cosmides L 509*l*
Costa PT 572*l*, 802*l*
Cotard J 340*l*, 915*r*
Coué E 37*r*, 396*l*
Cox J 373*l*
Craik K 780*r*
Cramer A 95*r*, 242*l*, 289*r*, 618*r*, 769*l*
Creutzfeldt HG 950*r*
Critchley M 251*l*, 282*l*, 499*l*
Crook T 214*l*
Crossley N 854*r*
Crow TJ 79*l*, 263*r*, 754*r*, 755*r*
Cullen W 89*l*, 423*r*, 515*r*, 882*r*
Cummings JL 110*l*, 799*l*
Cushing HW 248*r*

D

Da Costa JM 679*r*, 843*l*
大宮司信 281*r*, 457*r*
Dalton K 277*l*
Damasio AR 218*r*, 273*r*, 659*l*
Dandy WE 204*l*
Daquin J 1024*l*
Darley FL 426*l*
Darwin C 325*l*, 509*l*, 1019*r*
Davis KE 565*r*
De Renzi E 652*r*
de Lecea L 128*r*
de Morsier G 454*r*

de Sanctis S 358*l*
出口王仁三郎 70*r*
Déjerine JJ 273*r*, 345*l*, 414*r*, 974*l*, 1064*l*
del Rio-Hortega P 988*l*
Delay J 9*l*, 303*l*, 321*r*, 375*l*, 499*l*, 585*l*, 605*r*, 772*l*, **776***r*, 956*l*
Delbrück A 239*r*, 247*l*
Deleuze G 962*r*
Delmas A 985*l*
Dement W 250*r*
Deniker P **772***l*
Descartes R 175*r*
Desoille R 73*l*
Deutsch H 13*l*, 24*l*, 256*l*, 405*r*, 676*l*, **746***l*, 917*l*
Devereux G 862*r*
Dewey J 974*l*
Diekelmann S 422*l*
Dilthey W 1069*l*, 1069*l*
土井隆義 58*l*
土居健郎 25*l*, 60*l*, 337*r*, **745***l*, 774*l*, 784*r*, 863*l*, 972*r*, 1059*r*
Dollard J 1049*l*
Dowling S 311*r*
Doyle D 29*r*
Dreikurs R 19*r*
Dreyfus GL 501*l*, 664*r*
Dubois P 622*r*
Dugas L 1061*l*
Duman RS 512*l*
Dumas G 1067*l*
Dunbar F 193*l*
Dunbar HF 405*l*
Dunbar RIM 450*l*
Dunn BD 659*l*
Dunner DL 641*l*, 643*l*, 1056*l*
Dupré E 239*r*, 375*l*, 661*l*, 661*r*, 847*r*, 985*l*
Durkheim E 22*l*, 407*r*, **736***l*, 937*l*
Dusay JM 102*l*
Dworkin G 836*l*

E

Economo C von 70*r*, **102***l*, 102*r*
Edelemo L 148*r*
Edelman GM 51*r*, 404*l*
Edleson JL 773*r*
江熊要一 73*l*
Ehrenfels C 273*r*
Eitingon E 567*l*
Ekbom K 868*l*
Ekbom KA 297*l*, 883*r*, 1000*l*
Ekman P 176*l*
Ekstein R 718*l*, 965*l*
Eliade M 68*r*

Ellenberger HF 19*r*, **117***l*, 255*l*, 453*l*, 649*r*, 862*l*, 1059*r*
Elliott WH 1065*r*
Ellis A 1094*l*
Ellis EW 349*l*
Ellis HH **116***l*, 420*r*, 761*l*, 784*r*
Emde RN 485*l*, 792*r*
Endo K 499*r*
遠藤英俊 132*l*
Engel GL 45*r*, 525*l*, 527*r*, 1046*l*
Engel J, Jr. 966*r*
Epstein J 283*r*
Epston D 783*l*
Erb W 254*r*
Erichsen JE 824*r*
Erickson MH 115*l*, 343*r*, 361*l*
Erikson EH **114***r*, 127*r*, 212*r*, 386*r*, 387*l*, 411*l*, 645*r*, 748*l*, 748*r*, 749*l*, 785*l*, 1023*r*, 1052*l*
Erlenmeyer-Kimling L 513*l*
Erulkar SD 438*l*
Esquirol JED **105***r*, 117*r*, 284*r*, 285*l*, 321*r*, 423*r*, 650*r*, 826*r*, 828*l*, 847*r*, 862*r*, 900*r*, 981*r*, 986*l*, 1015*r*, 1023*l*, 1066*r*
Essen-Möller E 1068*l*
Evans CC 1057*r*
Evans RW 811*r*
Evers S 129*l*
Ewald G 191*l*
Exner JE 1093*l*
Ey H 54*l*, **97***l*, 121*l*, 138*l*, 196*r*, 219*r*, 220*r*, 262*l*, 286*l*, 375*l*, 424*l*, 428*l*, 526*r*, 537*l*, 558*r*, 588*l*, 628*r*, 687*r*, 756*r*, 987*l*, 997*r*, 998*l*, 998*r*, 1067*l*
Eysenck HJ 3*l*, 327*r*, 572*l*

F

Fahr T 900*l*
Fairbairn WRD 60*l*, 180*r*, 296*l*, 558*l*, 613*r*, 667*l*, 848*r*, 874*l*, **907***r*
Falret J 144*r*, 321*r*, 831*r*, **900***r*
Falret JP 105*r*, 261*l*, 473*l*, 488*l*, 641*l*, 827*l*, 831*r*, **900***r*, 917*r*, 981*r*, 986*l*, 1026*l*
黃麗輝 712*l*
Fanon F **898***r*
Farah MJ 383*l*
Faravelli C 1042*l*
Farha MJ 393*l*
Faris REL 1068*l*
Fava M 719*l*
Favazza AR 453*r*, 568*l*
Federn P 222*r*, 224*l*, 337*r*, 381*l*, 381*r*, 382*l*, 385*l*, 455*l*, 504*l*, 532*r*, 613*r*, 628*l*, 697*l*, 785*l*, **908***l*, 1026*l*

F

Feldman M　252*l*
Fenichel O　60*r*,192*r*,324*l*,405*r*,
　489*l*,573*r*,735*l*,794*l*,**909***r*
Ferdière G　117*r*
Ferenczi S　25*r*,92*l*,251*l*,265*l*,
　406*r*,430*r*,619*r*,638*r*,689*l*,719*r*,
　814*l*,848*r*,**909***r*,971*l*,1051*r*,1091*r*
Ferreira A　156*r*
Ferri E　272*r*
Fidler J　363*r*
Fink M　1010*l*
Finkelnburg FC　427*l*,430*l*
Fischer E　1033*r*
Fish B　513*l*
Flaubert G　956*l*
Flavell JH　1007*l*
Flechsig PT　472*l*
Flemming CF　211*r*
Fliess R　288*r*,927*l*
Fliess W　406*l*,639*r*,**926***r*,932*l*,
　932*r*,969*l*,1006*r*,1065*l*,1070*r*
Flourens P　807*r*
Foa E　419*r*
Foerster O　922*l*
Folkman S　542*r*
Folstein MF　799*l*,1089*l*
Folstein S　1055*l*
Fonagy P　889*r*,1011*l*,1066*l*
Fordham M　339*l*,394*r*
Forel A　933*l*
Foucault M　226*r*,581*r*,783*l*,854*r*,
　914*r*
Foulkes SH　462*l*
Fraiberg S　640*l*,**922***r*
Framo J　682*r*
Frank RT　277*l*
Frankl VE　427*r*,901*r*,**924***r*,1090*l*
Freeman W　587*r*
French JA　306*r*
Freud A　4*l*,115*l*,159*r*,216*l*,245*r*,
　252*r*,380*r*,386*r*,566*l*,696*r*,728*r*,
　793*r*,838*r*,894*l*,929*r*,**932***l*,956*r*,
　1042*l*,1044*r*,1060*l*
Freud S　1*l*,11*l*,17*r*,19*l*,21*l*,23*l*,
　24*l*,25*r*,35*r*,40*l*,41*r*,43*r*,45*r*,50*l*,
　55*r*,60*l*,62*l*,72*r*,80*l*,82*r*,83*l*,91*r*,
　92*l*,92*r*,93*r*,96*l*,103*l*,107*r*,113*l*,
　114*r*,115*r*,116*l*,120*r*,123*l*,127*l*,
　130*r*,131*r*,133*l*,140*r*,151*l*,158*l*,
　158*r*,159*r*,174*r*,177*l*,188*l*,191*r*,
　192*r*,201*l*,202*l*,203*r*,216*l*,228*l*,
　231*l*,234*l*,237*l*,238*r*,240*l*,240*r*,
　243*l*,245*l*,246*r*,251*l*,252*r*,254*l*,
　256*r*,261*l*,262*r*,265*l*,266*l*,269*l*,
　283*l*,287*l*,290*r*,292*r*,294*r*,295*r*,
　298*l*,298*r*,307*l*,311*l*,319*l*,324*l*,
　332*l*,332*r*,337*l*,337*r*,340*r*,343*l*,

352*r*,354*r*,368*r*,371*l*,375*l*,376*r*,
380*l*,381*r*,382*l*,386*l*,386*r*,388*l*,
388*r*,393*r*,394*l*,395*l*,399*l*,401*l*,
403*r*,405*r*,406*l*,406*r*,408*l*,417*r*,
420*r*,426*r*,429*l*,430*l*,430*r*,431*l*,
431*r*,436*r*,439*l*,441*l*,442*l*,453*l*,
454*l*,462*l*,464*r*,470*r*,472*l*,475*l*,
483*l*,483*r*,484*l*,492*r*,498*r*,500*r*,
502*l*,504*r*,516*l*,518*l*,527*l*,528*r*,
531*r*,532*r*,537*r*,539*l*,540*r*,543*r*,
567*r*,568*r*,571*r*,573*r*,575*l*,575*r*,
577*l*,581*r*,591*r*,593*l*,600*r*,601*l*,
601*r*,602*r*,606*l*,609*l*,610*l*,610*r*,
613*r*,616*l*,618*l*,618*r*,620*r*,626*l*,
631*r*,632*r*,638*r*,639*r*,640*l*,648*l*,
649*l*,652*r*,663*r*,665*r*,666*l*,666*r*,
667*r*,670*r*,674*l*,675*l*,678*l*,679*l*,
690*l*,693*l*,696*r*,697*l*,697*r*,705*l*,
710*r*,712*r*,713*l*,714*r*,715*r*,717*r*,
718*r*,719*r*,728*l*,733*l*,734*r*,737*l*,
738*l*,738*r*,739*l*,741*l*,747*l*,749*l*,
756*l*,759*r*,761*l*,764*l*,766*r*,774*l*,
775*l*,775*r*,784*r*,786*l*,788*r*,794*r*,
796*l*,803*l*,804*l*,808*l*,814*l*,820*l*,
824*l*,832*l*,843*r*,844*l*,846*l*,849*r*,
856*r*,858*l*,861*l*,865*l*,870*l*,871*l*,
872*l*,872*r*,873*l*,877*l*,881*l*,894*l*,
899*l*,899*r*,901*r*,903*r*,906*l*,908*l*,
908*r*,909*r*,910*l*,916*l*,921*l*,925*l*,
926*r*,928*r*,929*r*,931*r*,932*l*,**932***r*,
939*l*,940*l*,941*r*,942*r*,943*l*,947*r*,
956*r*,957*l*,961*r*,965*l*,969*r*,971*l*,
973*l*,975*l*,979*l*,983*r*,995*r*,997*l*,
1006*l*,1018*l*,1022*r*,1023*r*,1026*l*,
1031*l*,1035*l*,1036*r*,1037*r*,1038*l*,
1039*l*,1039*r*,1042*l*,1044*r*,1045*r*,
1046*r*,1047*l*,1047*r*,1048*r*,1050*l*,
1053*r*,1059*l*,1063*r*,1065*l*,1070*r*,
1074*l*,1075*r*,1078*r*,1085*r*,1097*l*
Freund CS　383*r*
Freund-Levi Y　126*r*
Friedhoff AJ　897*l*
Friedman M　100*r*
Friedman MJ　878*l*
Friedmann A　777*l*
Friedreich N　254*r*
Frith CD　569*l*
Frodl T　511*r*
Fromm E　448*r*,540*r*,**935***r*,936*l*
Fromm-Reichmann F　455*l*,463*l*,
　540*r*,**936***l*,942*r*,1097*l*
富士川游　260*l*
藤縄昭　81*l*,319*l*,389*l*
藤田和弘　88*l*
藤谷興一　874*r*
藤原勝紀　73*l*
藤山直樹　614*l*

深瀬基寛　836*r*
福田一彦　725*l*
福田正人　284*l*
福永知子　787*l*
福島章　154*l*
Fuller GD　822*r*
舟岡英之助　361*r*
Furukawa TA　845*r*
古川壽亮　70*l*,1006*r*

G

Gabbard GO　109*l*,395*r*,410*l*,1003*r*
Gagnon JF　1084*l*
Gajdusek DC　925*r*
Galasko D　799*l*
Galenos　195*l*,418*l*
Gall FJ　**166***l*,340*r*,1092*l*
Galton F　1033*r*
Ganser SJM　173*l*,980*r*
Ganzarain R　243*r*,462*r*
Garcin R　383*r*
Gastaut H　965*r*
Gatian de Clérambault G
　→Clérambault G de
Gaucher P　337*r*
Gaultier J de　956*l*
Gaupp R　114*r*,**142***l*,232*r*,260*r*,
　261*l*,350*l*,469*l*,711*l*,776*r*,848*l*,
　976*l*,1016*l*
Gazzaniga MS　569*r*
Gebsattel VE von　235*r*,**280***l*,468*l*,
　737*l*,867*r*,1061*l*
Gelb A　348*l*
Gendlin ET　249*r*,910*r*
Genill-Perrin G　956*l*
Gennarelli TA　885*r*
George S　253*r*
Georget E　106*l*
Gerber DJ　167*l*
Gerstmann J　282*l*,291*l*,533*r*
Geschwind N　151*r*,**273***l*,348*l*,672*l*,
　892*l*,1064*l*
Geyer MA　931*r*
Gibb WR　672*r*,869*l*
Gibbs EL　**205***r*,435*l*
Gibbs FA　**205***r*,548*r*
Gibbs 夫妻　884*l*,1086*l*
Gibson JJ　23*r*
Giddens A　222*l*
Gide A　929*l*
Gilbert DA　30*l*
Gill MM　738*r*,838*r*,1055*r*,1060*l*
Gillespie RD　1075*r*
Gitelson M　223*l*
Giurgea CE　322*l*
Gjessing 親子　457*l*

Glover E   24*l*, 251*r*
Glue P   699*r*
Goddard GV   244*r*, 329*l*
Goethe JW von   253*r*
Goffman E   564*l*
Gold C   129*l*
Goldberg DP   377*r*
Goldberg EM   1068*l*
Goldberg I   80*l*
Goldberg L   572*l*
Goldstein K   194*l*, 248*l*, 273*l*, 274*l*, 284*r*, 300*r*, **348***l*, 392*l*, 427*l*, 779*r*, 808*l*, 830*l*, 1064*l*
Goleman D   46*r*
五味渕隆志   896*r*
Good B   74*r*
Goodenough F   539*l*
Goodman WK   44*r*
Goodwin FK   206*r*
Göppert H   419*l*
Göppinger H   853*r*
Gorham DR   883*l*
Gori EC   290*r*
Gorman JN   20*l*
後藤彰夫   508*r*
後藤昆山   146*l*, 723*r*
後藤牧子   447*l*
後藤新平   653*l*
Gould J   14*r*, 87*r*
Goulding MM   333*l*
Goulding RL   333*l*
Gralnick A   184*l*
Grant JE   622*l*, 893*l*
Grashey H von   1076*r*
Greenacre P   324*l*
Greenberg J   400*l*, 1006*r*
Greene R   277*l*
Greenhalgh T   782*r*
Greenson RR   719*r*, 737*l*, 1003*r*
Griesinger R   847*r*
Griesinger W   167*r*, 254*r*, **255***r*, 424*l*, 533*l*, 614*r*, 687*l*, 755*l*, 874*l*, 950*r*, 952*r*, 1097*r*
Griffiths M   80*l*
Grinberg L   12*r*, 216*r*, 324*l*, 354*r*
Gross G   24*r*, 201*r*, 919*r*
Grouchy J de   684*l*
Gruhle HW   83*r*, 87*l*, 174*l*, **259***r*, 272*r*, 319*l*, 825*r*
Grumet GW   768*r*
Grünbaum A   312*l*
Grünfeld JP   795*l*
Grünthal E   213*r*, 261*r*
Guattari F   962*r*
Gudden B von   1076*r*
Guelfi JD   375*l*
Guerin PJ   377*r*

Guilford J   1031*l*
Guilleminault C   477*l*
Guinan J   59*r*
Guiraud P   986*r*
Guislain J   421*l*
Gunderson JG   224*r*, 412*r*
郡司篤晃   256*r*
Guntrip H   76*l*, **180***r*, 820*l*
Guy W   883*r*
Guyatt G   4*r*, 69*r*, 70*l*, 109*r*
Guyotat J   278*r*

H

波多野和夫   364*l*
Haeckel E   971*l*
Häfner H   385*l*
Hagen FW   1076*r*
Haggard P   631*l*
Hahn EL   113*r*, 147*l*
Hahnemann S   1092*l*
Halbey K   316*l*
Haldane JS   843*l*
Hale R   408*r*
Hall GS   **970***r*
濱田秀伯   172*r*, 399*l*, 501*l*, 874*l*, 1076*l*
濱中淑彦   427*l*, 998*l*
Hamburger F   13*r*, 214*l*
Hamilton M   845*r*
花村誠一   125*l*
花岡正悳   206*r*, 605*r*
Hanselman H   717*l*
原田憲一   1004*r*
原田勝二   34*l*
Hargaden H   333*l*
針間博彦   64*l*
Harlow JM   273*l*
Hart B   488*l*
Hart HLA   836*l*
Hartmann H   45*r*, 159*r*, 256*l*, 380*r*, 386*l*, 386*r*, 387*l*, 394*r*, 406*r*, 504*l*, 625*r*, 640*l*, 732*r*, 784*r*, 838*r*, **849***r*, 889*r*, 932*l*, 1006*r*, 1060*l*
Hartmann KRE von   469*l*, 995*l*
Hartshorne H   843*r*
春木繁一   357*l*
長谷川和夫   799*l*, 834*l*
Hashimoto K   393*r*
Hassan S   975*r*
Hathaway S   992*l*
鳩谷龍   456*r*
Haug K   654*r*
早石修   935*l*
林道倫   **846***r*
林拓二   990*r*
Head H   71*l*, 392*l*, 427*l*, 533*r*, 808*l*

892*l*, **946***r*
Healy D   285*r*
Hebb DO   700*l*
Hecaen H   426*r*
Hecker E   167*r*, 411*l*, 423*r*, 473*l*, 829*r*, **945***l*
Hecker H   650*l*
Hegel GWF   49*l*, 230*r*, 648*r*
Heidegger M   4*l*, 49*l*, 206*l*, 297*l*, 298*r*, 299*r*, 543*r*, 736*r*, 796*l*, 898*l*, 901*l*, 925*l*, 961*r*, 1061*l*
Heilman KM   273*r*
Heim E   172*l*
Heimann P   216*r*, 251*r*, 750*l*
Heinroth JCA   89*l*, 527*l*, **828***l*, 847*r*, 1092*l*
Heller T   491*l*, 717*l*
Henderson A   363*r*
Henry M   297*l*
Henschen S   922*l*
Hentig H von   117*l*, 861*r*
Hersov L   1055*l*
Heschen SE   813*r*
Higuchi S   34*l*
樋口進   31*l*, 256*r*
Hill AB   111*r*
Hinshelwood RD   614*l*
Hippocrates   418*r*, 530*l*, 1010*l*
平井久   822*r*
平井信義   14*l*
平野朝雄   830*r*
平沢一   165*r*, 267*r*
平島奈津子   57*r*, 860*r*
平山恵造   384*r*
Hirayasu Y   655*r*
Hirokawa N   393*r*
広沢正孝   999*l*
広瀬徹也   730*l*, 764*r*
Hirsch SJ   874*r*
Hobbes T   1085*r*
Hobson JA   1083*l*
Hoch PH   198*l*, 224*l*, 558*r*, 628*r*
Hoche AE   424*l*, 466*l*, 469*r*, 922*l*, **967***l*
Hodgson RJ   1019*r*
Hoff H   390*l*
Hoffman H   422*l*
Hogan T   726*l*
Hogarty GE   155*r*
Holland JC   589*l*
Hollendar MH   874*r*
Holmberg G   460*l*
Holmes TH   542*r*
Holm-Hadulla R   248*l*
Homburger A   825*r*
Honigmann E   632*l*
本間研一   761*r*

H – K

Hopper E 462*r*
Hopper K 757*r*
Höring C 998*r*
Horney K 24*l*, 60*r*, 202*l*, 478*l*, 540*r*, 690*r*, 947*r*, **968***l*, 972*r*, 1094*r*
Horsley V 741*r*
Hosák L 345*l*
保﨑秀夫 662*l*
Hounsfield GN 715*r*
Huber G 24*r*, 49*r*, 201*r*, 276*l*, 474*l*, 626*r*, 661*r*, 754*l*, 756*r*, **919***r*
Hubrich M 1076*r*
Huizinga J 1041*r*
Hull CL 325*r*
Hume D 182*r*
Hunter E 638*l*
Huntington G 856*l*
Hurst A 47*r*
Husserl E 4*l*, 49*l*, 51*l*, 174*l*, 296*r*, 796*l*, 898*l*, 925*l*, 994*r*, 1085*r*
Huxley T 974*l*

I

市江亮一 989*r*
Ideler KW **65***l*, 1092*l*
五十嵐良雄 1071*r*
飯田眞 876*r*
飯倉康郎 472*l*
飯森眞喜雄 267*l*, 376*r*, 823*r*
飯沼一宇 89*l*
池上雪枝 435*l*
今村新吉 **70***r*
井村恒郎 71*r*, **72***l*, 121*l*, 334*r*
Inada T 545*r*
稲田健 671*l*
稲田俊也 545*r*, 731*r*, 1031*r*
稲永和豊 615*l*
井野恵三 10*r*
猪瀬正 183*l*
井上昌次朗 554*r*
井上有史 306*r*
入江正洋 528*r*
Isaacs S 251*r*
井関栄三 1081*r*
Ishida H 662*r*
石森国臣 554*r*
石崎高志 1028*r*
石塚尊俊 281*r*
Itard JMG 6*l*
伊藤斉 99*r*
岩佐博人 306*r*
岩崎徹也 1071*r*, 444*r*
Iwata A 886*l*
Iwata M 429*r*, 655*r*
岩脇淳 874*l*
井筒俊彦 226*l*

J

Jackson D 17*r*
Jackson JH 97*r*, 137*r*, 196*r*, 304*l*, **451***l*, 451*r*, 526*r*, 632*r*, 663*r*, 776*r*, 946*r*, 966*l*, 974*l*, 998*r*
Jacobs TJ 109*l*
Jacobson E 667*l*, 749*l*, 881*l*, 889*r*
Jaensch ER 715*r*
Jakobson RO 83*l*, 318*r*, 320*l*
James W 175*r*, 285*l*, **378***r*, 453*l*, 538*r*, 568*r*, 850*l*, 970*r*, 974*l*, 995*r*
Janet P 52*l*, 70*r*, 97*r*, 133*l*, 138*l*, 140*r*, 293*r*, 341*r*, 442*l*, **453***l*, 454*l*, 542*l*, 542*r*, 592*r*, 595*r*, 736*l*, 776*r*, 871*l*, 872*l*, 896*r*, 995*r*, 1059*r*, 1061*r*, 1067*l*, 1085*r*
Janssen PAJ 605*r*, **1031***r*
Janz D 39*r*, 150*l*, 192*l*, 452*l*, 976*l*
Janzarik W 275*r*, 511*l*, 621*l*, 687*r*, 754*l*, 756*r*, 870*r*, 1014*l*, **1032***l*, 1060*r*
Jasper H 463*r*, 741*r*
Jaspers K 24*r*, 45*r*, 49*l*, 50*r*, 52*r*, 54*r*, 62*r*, 71*r*, 76*r*, 83*r*, 87*l*, 129*r*, 160*l*, 177*l*, 182*r*, 194*l*, 207*r*, 253*r*, 259*r*, 284*r*, 354*l*, 366*r*, 385*l*, 400*r*, 425*l*, 428*l*, 439*r*, 477*r*, 505*r*, 507*r*, 580*l*, 599*r*, 630*r*, 654*r*, 756*r*, 786*r*, 787*r*, 814*l*, 825*r*, 836*l*, 838*l*, 857*r*, 889*l*, 890*l*, 925*l*, 1012*l*, 1013*l*, 1013*r*, 1016*l*, 1017*l*, 1018*l*, **1030***l*, 1041*l*, 1046*l*, 1058*r*, 1069*l*, 1069*r*, 1070*l*
Jastrowitz MJ 915*l*
Jaynes J 285*r*
Jenett B 497*l*, 765*l*
Jensen TS 291*r*
Jobson KO 291*r*
Joffroy A 164*l*, 375*l*
Johnson AM 918*r*
Johnson VE 619*r*
Joines V 333*l*
Jones BE 50*r*
Jones E 23*l*, 251*r*, 333*l*, **501***r*, 846*l*, 909*r*
Jones EE 865*r*
Jones M 172*l*, 344*l*, 448*l*, 717*l*
Joseph B 10*l*, 135*l*, 737*r*, 739*r*
Jouvet M 1082*r*
Joyce J 705*l*
Judd LL 931*r*
Jung CG 21*r*, 24*l*, 48*r*, 70*l*, 116*r*, 133*l*, 174*r*, 195*l*, 227*l*, 265*l*, 287*l*, 291*l*, 339*l*, 352*r*, 459*l*, 483*r*, 510*l*, 531*r*, 543*r*, 568*r*, 572*l*, 573*r*, 711*l*, 780*l*, 933*r*, 939*l*, 949*r*, 961*l*, 961*r*, 971*l*, 984*r*, 986*r*, 996*r*, **1039***l*, 1059*r*
Jung R 949*l*

K

Kabat-Zinn J 975*r*
門脇眞枝 **162***l*, 361*r*, 455*r*
加我君孝 712*l*
香川修徳 **146***l*
影山任佐 853*l*, 893*r*
Kahlbaum KL 89*l*, **167***r*, 203*r*, 244*l*, 261*l*, 411*l*, 423*r*, 472*r*, 488*l*, 687*l*, 829*r*, 847*r*, 848*l*, 945*l*, 1075*r*
懸田克躬 984*l*
Kalff D 832*r*
Kallmann F 1068*l*
Kalueff AV 217*r*
上島国利 639*l*
上條敦史 1033*l*
神谷美恵子 **165***l*, 445*r*
神庭重信 67*l*, 206*r*, 208*r*, 592*l*, 592*r*, 778*r*
神戸文哉 **185***l*, 232*r*
神田橋條治 418*l*
Kandel ER 602*l*
Kandinsky VK **180***r*, 194*l*
Kane J 671*l*
金久卓也 378*r*
金子準二 789*r*
Kaneko S 323*l*
兼子直 322*r*, 740*l*, 1029*l*
Kanemoto K 966*l*
Kanner L 13*r*, 14*l*, **162***r*, 329*r*, 442*l*, 442*r*, 443*l*, 443*r*
狩野力八郎 410*l*, 705*l*
Kant E 81*r*
Kant I 49*l*, 995*r*, 1097*r*
Kaplan HS 576*r*, 619*r*
Karceki S 306*r*
笠原嘉 139*r*, 267*r*, 389*l*, 402*l*, 467*l*, 662*l*, 730*l*, 854*r*
Kasai K 655*r*
Kasanin JS 753*r*, 879*r*
樫田五郎 421*r*
柏木哲夫 962*r*
柏瀬宏隆 184*l*, 460*r*, 462*l*
片山国嘉 596*r*
加藤普佐次郎 **161***r*, 363*r*, 446*r*
加藤昌明 553*r*
加藤正明 **161***r*
加藤敏 112*l*, 144*r*, 169*r*, 209*r*, 289*r*, 445*r*, 661*r*, 698*l*, 862*l*, 1041*l*, 1080*l*
加藤伸司 479*l*, 834*l*
Kato T 209*l*
加藤隆 659*l*
Katz S 107*l*
Kaufman AS 271*r*

人名索引　K

Kaufman NL　271*r*
川畑友二　558*r*
川人博　168*r*
河合隼雄　68*r*,832*r*
河本英夫　125*l*
河崎建人　789*r*
Kay DWK　621*r*,703*l*,785*r*
Kay SR　883*l*
Kayser MS　45*r*
風祭元　313*r*
敷川悟　591*r*
Keith SJ　18*r*
Keller MB　685*l*
Kellett S　139*l*
Kendler KS　1052*l*
Kernberg OF　5*l*,107*l*,**184***r*,222*r*,223*l*,223*r*,246*r*,294*l*,295*r*,339*r*,599*l*,785*l*,889*l*,892*r*,907*r*,1042*r*
Kessler RC　877*r*
Kielhofner G　363*r*
Kielholz P　494*r*
Kierkegaard S　4*l*,901*l*
吉川武彦　158*r*
菊池甚一　1004*r*
Kim JS　258*r*
木村敏　3*r*,39*r*,49*r*,94*r*,156*r*,457*r*,724*l*,756*r*,863*l*,1061*l*
Kindler S　622*l*
Kinney HC　765*l*
Kinnunen KM　765*r*
Kinsbourne M　760*l*,769*r*
衣笠隆幸　558*r*
Kinzie JD　229*l*
切替辰哉　195*l*
Kirino T　702*l*
桐野高明　702*l*
Kirk SA　5*l*,706*l*
Kirmayer L　862*r*
Kishimoto T　936*r*,989*r*
Kissen M　462*r*
北村俊則　883*l*
北山修　246*r*,392*r*,544*l*,718*r*,973*l*
Klages L　**253***l*,253*r*,572*r*,928*r*
Klausberger T　217*r*
Klee P　929*l*
Kleiger JH　1093*l*
Klein GS　50*r*
Klein M　1*l*,24*l*,41*r*,80*l*,108*l*,190*r*,202*l*,**251***l*,251*r*,252*r*,287*r*,288*l*,295*r*,298*l*,377*l*,429*l*,462*r*,475*l*,483*l*,484*l*,502*l*,557*r*,568*r*,571*l*,614*l*,640*l*,650*l*,666*l*,667*l*,667*r*,668*l*,670*r*,713*l*,728*r*,738*r*,739*r*,747*l*,747*r*,750*l*,792*l*,794*r*,861*l*,901*r*,907*l*,909*r*,929*l*,932*l*,956*r*,1017*l*,1044*l*,1044*r*,1063*l*,1070*l*,1091*l*

Kleine W　250*l*
Kleinman A　74*l*,285*l*,782*r*
Kleist K　90*l*,96*l*,249*l*,**250***l*,312*l*,364*r*,365*l*,366*l*,433*r*,471*r*,637*l*,664*l*,664*r*,813*r*,847*r*,879*l*,942*r*,951*r*,952*r*,1074*r*,1079*l*
Kleitman N　95*l*,200*l*,**250***r*,1037*l*
Klemperer P　308*r*
Klerman GL　668*r*,689*l*
Kline NS　303*l*,605*r*
Klinefelter HF　252*l*
Klopfer B　1093*l*
Klosterkötter J　201*r*,398*r*
Klüver H　257*r*,673*l*
Knobloch HW　706*l*
小林八郎　574*l*
小林登　119*r*,961*l*
小林重雄　88*l*
小林祥泰　521*r*
小林敏子　799*l*
小林聡幸　289*r*
Koch K　828*l*
古茶大樹　501*l*,664*r*,701*r*
児玉省　88*l*
Koffka K　273*r*
Kohs SC　339*l*
Kohut H　145*r*,225*r*,339*r*,**343***l*,394*l*,394*r*,395*l*,395*r*,402*r*,404*r*,666*l*,710*r*,793*l*,1063*r*
小出浩之　698*l*
Kojève A　1047*l*
Kojewnikow　420*l*
Kojima T　691*l*
Kojo K　754*l*
古城慶子　253*r*
Köler W　273*r*
Kolle K　259*l*
駒谷諦信　1048*r*
小森康永　783*r*
近藤恒夫　686*r*
近藤毅　1028*r*
紺野加奈江　364*l*
小沼杏坪　149*l*
小沼十寸穂　1004*r*
Koppitz EM　954*r*
Korsakov SS(Korsakow SS)　**346***r*,347*l*,347*r*
Kosarac B　125*r*
小山毅　510*l*
小山喜一　652*r*
古澤平作　12*r*,123*r*,**337***r*,352*r*,544*l*,820*l*,908*l*,984*l*,1059*r*
Kozhevnikov A　346*r*
Kraepelin E　6*r*,28*r*,33*l*,96*l*,114*r*,121*l*,130*l*,135*r*,143*l*,164*r*,167*r*,207*r*,209*l*,213*l*,239*l*,244*l*,247*l*,259*r*,260*l*,**261***l*,261*r*,269*l*,272*l*,280*r*,285*r*,318*l*,320*r*,349*r*,355*l*,358*l*,361*r*,411*l*,423*r*,456*r*,471*l*,473*l*,481*l*,501*l*,564*r*,618*r*,641*l*,643*l*,650*r*,651*r*,664*r*,687*r*,703*l*,711*l*,754*l*,754*r*,756*l*,771*r*,777*r*,778*r*,786*r*,829*r*,847*r*,862*r*,911*r*,922*l*,933*r*,934*l*,937*l*,942*r*,945*l*,952*r*,965*r*,967*l*,973*r*,981*r*,990*l*,992*l*,1010*l*,1015*r*,1026*r*,1042*r*,1046*r*,1058*l*,1059*l*,1068*l*,1074*r*,1075*l*,1085*l*,1097*r*
Kraesi J　711*r*
Krafft-Ebing R von　**254***r*,367*r*,421*l*,620*r*,909*l*,978*r*,1097*r*
Kral VA　165*r*
Kramer E　130*r*
Kranz H　94*l*
Kraus A　237*r*,1030*l*
Kraus F　531*l*
Kretschmer E　45*r*,96*r*,143*l*,147*l*,154*r*,195*l*,228*l*,**260***r*,296*r*,320*l*,350*l*,379*l*,411*l*,415*l*,421*l*,423*l*,424*l*,472*r*,473*r*,508*l*,516*l*,558*l*,572*l*,573*r*,586*l*,613*l*,663*l*,681*l*,694*r*,711*l*,724*r*,743*l*,754*l*,756*l*,758*r*,759*r*,762*l*,777*l*,780*r*,804*r*,832*l*,837*r*,890*r*,896*r*,919*l*,976*l*,981*l*,1016*l*,1016*r*,1030*r*,1035*r*,1042*r*,1055*r*
Kris A　465*l*
Kris E　62*l*,**256***l*,386*r*,649*l*,663*r*,733*l*,838*r*,1042*r*,1060*l*
Krishnan V　208*r*
Kubie LS　940*l*
Kübler-Ross E　**221***r*,1072*r*
久保田まり　16*r*
Kuhn R　**264***l*,303*l*,605*r*
Kulenkampff C　723*r*,1070*l*
Külpe O　886*r*
熊谷直樹　883*l*
Kumra S　491*l*
國分清朗　921*r*
Kupfer DJ　59*l*
Kupfermann I　37*r*
呉皆子　598*l*
呉秀三　12*l*,92*r*,226*r*,**259***r*,297*r*,361*r*,363*l*,421*r*,445*l*,448*l*,513*l*,596*r*,598*l*,703*l*,790*r*,846*r*,979*r*,992*l*,1024*r*,1048*l*
Kurita H　491*r*
Kurtzman TL　1033*l*
串田孫一　445*r*
Kussmaul A　345*l*
Kwan P　322*l*

人名索引　L - M

L

Laborit H　525*r*, 772*l*, **1057***l*
Lacan J　23*l*, 39*l*, 83*l*, 108*l*, 114*r*, 121*r*, 126*l*, 135*l*, 230*r*, 231*l*, 240*r*, 262*l*, 288*l*, 288*r*, 292*r*, 298*r*, 317*r*, 318*r*, 319*r*, 375*l*, 380*r*, 389*l*, 403*r*, 439*l*, 440*l*, 475*r*, 481*r*, 483*l*, 483*r*, 537*l*, 570*r*, 610*r*, 618*l*, 648*l*, 666*l*, 681*l*, 691*l*, 697*r*, 705*l*, 713*l*, 737*r*, 747*r*, 756*r*, 775*l*, 824*l*, 846*l*, 858*r*, 872*l*, 877*l*, 899*r*, 908*r*, 917*r*, 956*l*, 996*l*, 997*l*, 1036*l*, 1038*l*, 1041*l*, 1045*l*, 1047*l*, **1053***l*, 1054*l*
Lacassagne A　1094*r*
Laforgue R　156*l*, 1018*l*
Lagache D　1067*l*
Laharie M　226*r*
Lai M　45*r*
Lainé B　303*l*
Laing RD　558*l*, 658*r*, 820*l*, 854*r*, **1078***r*
Lambert H　49*l*
Lambert PA　605*r*
Lancman ME　212*l*
Landauer K　489*l*
Landolt H　321*r*, 456*l*, 965*l*
Landouzy H　874*r*
Lange C　176*l*
Lange J　261*l*, 876*r*, **1058***l*, 1068*r*
Langegg J von　232*r*
Laplanche J　404*l*, 1006*r*
Large TH　511*r*
Lasègue C　423*r*, 831*r*, 986*l*
Lashley KS　569*r*
Lauter H　266*l*
Lauterbur PC　113*r*
Lawton MP　107*l*
Lazarus RS　542*r*
Leao AA　626*l*
Lebovici S　649*r*, **1082***l*
Lecours AR　301*r*
Lee HJ　522*r*
Lee RV　795*l*
Lee TM　112*l*
Leese S　457*l*
Leff J　43*l*
Legendre R　554*r*
Legrain M　981*r*
Lehmann HE　848*l*
Leibniz GW　995*l*
Leibrock J　511*r*
Leidesdorf M　254*r*
Leigh H　323*l*
Lempp R　154*l*
Lennox MA　1001*r*
Lennox WG　205*r*, 1001*r*, **1086***l*

Lenz F　1033*r*
Lenzenweger MF　5*r*
Leonhard K　96*l*, 101*r*, 249*l*, 350*l*, 365*l*, 456*r*, 471*r*, 641*l*, 643*l*, 866*l*, 879*l*, 902*r*, 942*r*, 951*r*, 1074*r*, **1079***l*
Lersch P　572*r*
Lesch M　1080*r*
LeShan LL　405*r*
Leuner H　73*l*
Levenson JL　9*l*
Levi-Montalcini R　511*r*
Levin M　251*l*
Levinas E　297*l*
Lévi-Strauss C　317*r*, 318*r*, 319*r*, 483*r*, 1036*r*
Levy NB　357*l*
Levy R　23*l*
Lévy-Bruhl L　665*l*, 736*l*
Lewin K　175*r*, 273*r*, 462*l*, 727*l*, 1049*l*, 1093*r*
Lewis A　778*r*, **1074***r*
Lewis DA　755*r*
Lewis IM　887*l*
Lezak MD　544*r*
Lhermitte F　171*r*, 1070*l*
Lhermitte J　284*r*, 285*r*, 292*l*, 538*r*, 710*l*, 766*l*, 807*r*, 986*r*
Liberman RP　104*r*
Lichtheim L　90*l*
Liddle PF　19*r*
Liebeault AA　1092*l*
Liepmann H　90*l*, 181*l*, 181*r*, 273*r*, 425*r*, 1064*l*, 1066*l*
Lifton R　975*r*
Lima PA　587*l*
Lin PY　126*r*
Lindemann E　875*r*
Lindenmayer JP　79*l*
Linehan MM　953*l*
Lionells M　343*r*
Lippman CW　915*r*
Liske E　212*l*
Lissauer H　383*l*
Liszt F von　191*l*, 853*r*
Little MI　60*l*
Locke J　182*r*
Loewald HW　793*r*
Loewenstein RM　256*l*, 288*r*
Logothetis NK　112*r*
Logre J　239*r*
Logsdail SJ　966*l*
Lombroso C　173*r*, 190*r*, 272*r*, 890*l*, **1094***r*
Londonn N　889*r*
Lorente de Nó R　138*r*
Lorenz K　16*r*, 570*l*, 611*l*
Louyer-Villermay JB　874*r*

Low B　804*l*
Lowenfeld M　832*r*, 886*r*
Luborsky L　218*l*, 708*r*
Luckett WH　204*l*
Luckmann T　447*r*
Luhmann N　125*l*
Luria AR　**1077***r*
Luxenburger J　1068*r*
Lyotard JF　962*r*

M

Mackenzie J　843*l*
Mackeprang T　931*r*
Mackinley J　992*l*
MacLean PD　673*l*
Macville M　629*r*
前田重治　288*l*, 337*l*, 1059*r*
Maeder A　1068*r*
前川久男　88*l*
Magendie F　255*r*
Magnan V　164*l*, 375*l*, 423*r*, 600*l*, 831*r*, 852*l*, 981*r*, 986*l*, 1005*l*, 1033*r*
Magoun HW　**977***l*, 1018*r*, 1025*r*
Maguire GA　936*r*
Mahler MS　228*l*, 230*l*, 339*l*, 357*r*, 485*l*, 766*l*, 792*l*, 940*r*, 941*r*, 963*r*, 978*r*, **983***l*
Maier HW　178*r*
Main M　100*l*
Main T　569*r*
真島利民　185*l*, 232*r*
牧田清志　262*r*
Malan DH　689*l*
Malberg JE　517*l*
Malcolm RR　13*l*
Maleval JC　698*l*
Malloch S　119*r*
Maltsberger J　408*r*
Mann J　390*l*, 689*l*, 709*r*, 928*l*
Mann SC　9*l*
Mansfield P　113*r*
Mapother E　778*r*, 1074*r*
Marcé L　981*r*
Marchiafava E　819*l*
Marcus J　513*l*
Marcus-Aurelius　165*l*
Marie P　454*l*, 808*l*, 946*r*
Mariën P　309*l*
Marineau RF　1026*r*
Marks IM　**976***l*
Martin RS　22*r*
Martin WR　393*r*
丸井清泰　337*l*, 463*l*, **983***r*, 1059*r*
丸田俊彦　903*r*
丸山眞男　445*r*
Marx K　935*r*

人名索引　M-N

Mary B　191r
Masserman JH　425l
Masters WH　619r
Masterson JF　296l,907r,**978**l,989r
松原三郎　**980**l
松原鶴太郎　789r
Matsuda H　284l,569l
松木邦裕　134r,352l,737r,1044l,1097l
松本英夫　159l,490r
松本卓也　698l
松尾信一郎　730l
松尾隆　812l
松岡洋夫　578r
松下正明　920l
松澤佑次　885l
Matte-Blanco I　667l
Maturana HR　124r
Matussek P　94r,206l,972l,1015r
Maudsley H　185l,233l,**1019**r
Maurer K　6l
Mauss M　736l
Mauz F　350l,711l,828r,**976**l
Mayer A　711r
Mayer-Gross W　264l,292l,654r,825r,949l,**974**l,998l,999l
McAdams L　931r
McCarty DE　468l
McCrae RR　572l,802l
McElroy SL　349r,911r
McEwan T　565r
McGlashan TH　23l,105r,596r
McGlothlin WH　749r
McGoldrick M　377r,682l
McGrath J　757r
McHugh T　811r
McKeith IG　1081l
McLean A　120l
Mead M　943r,**990**r
Medow W　664l
Meduna LJ von　166r,744l,998r,**1008**l
Meier HW　711r
Meige H　1005r
Mein T　462l
Melartin T　19l
Meltzer D　296l,376r,406l,747l,917l
Meltzer HY　671l
Meltzoff AN　119l
Melzack R　291l
Mendel E　361l
Mengele J　1033r
Menkes JH　1011l
Menninger KA　35r,337r,405r,710l,**1009**l

Merill A　700r
Merleau-Ponty M　49l,297l
Mesmer FA　871r,**1005**l,1006l,1092l
Mesulam MM　179l,273r,813r
Metzger W　971r
Meyer A　162r,540r,583l,593l,860l,**973**r,980l,983r,1075l
Meynert T　28l,90l,427l,**975**l,1095r
三上天民　232r
Mill JS　81r,836l
Millar J　630l
Miller J　415r
Miller JA　698l
Miller NE　325l,1049l
Millon T　622r
Milner B　213r
Milner P　958l
三村將　712l
Minkowska F　994r
Minkowski E　46r,49r,212r,280r,295l,297l,375l,442l,711r,737l,756l,758r,892r,893l,**994**r,1035l
Minoshima S　569l,666r
Minuchin S　155r,371r,415r,474r,619l
Mischel W　508l
三島和夫　145r
Mitchell SA　172l
Mitchell SW　291r,548r
Mitelman F　629r
Mitscherlich A　697l,**990**l
満田久敏　70r,350l,456r,866r,879l,**990**l,1074r,1079l
三山吉夫　363l
Mittermaier KJA　254r
三浦謹之助　454l,513l,790r
三浦百重　1061r
三浦岱栄　**986**r
三宅鑛一　89r,596r,789r,**992**l,992r
宮本忠雄　111r,289l,349r,405l,428l,430l,445r,674r,730l,756l,863l,870r,887l,897r,**992**r
宮西照夫　285r
宮田雄治　726l,883l
三好功峰　91l
Mizoi Y　34l
Möbius PJ　454l,687r,777r,890l,981r
Modell AH　404l
Moghadasian MH　809r
Moher D　1006r
Mollaret P　351l
Momingliano LN　940l
Monakow C von　808l,891r,946r,

1021l
Money-Kyrle R　216r,750r
Moniz E　587l,**1021**r
Monji A　592r
門司晃　209l
Moore L　686l
Moore TV　847l
Morales J　965l
Morel BA　165r,255l,650r,756l,952l,952r,981r,**1026**r
Moreno JL　356r,657l,**1026**l,1030l,1093r
Moreno Z　1026l
Morgan C　984r
Morgan WP　841l
Morgenstern O　281l
森田正馬　29r,202r,455r,515l,518r,528r,572r,577r,617r,622r,885l,917l,943l,966r,983r,**1024**l,1024r,1025l
森田洋司　57r
森田雄介　1082r
森谷寛之　346r
Moriya H　691l
森山泰　226l
Morselli E　458l
Moruzzi G　977l,1018l,**1025**r
Mosak HH　19r
Mosher LR　658r
本橋伸高　460l,744r
Motokizawa F　150r
Mourgue R　1021l
Mowrer OH　325r
向笠寛次　463l
Müller C　711r
Munch E　674r,**1003**l
Mundt C　778l
Munk H　430l
Münsterberg H　128r
村上仁　58l,70r,366r,**1002**l
村松常雄　**1002**r
村崎光邦　331l,671r
Murray CJL　686r
Murray HA　727l,**984**r
Murray V　1014r
Myers CS　379l,632l
Myers F　995r
Mynert T　254r

N

Näätänen R　990l
Näcke P　784r
Nagai Y　547l
長井真理　724l
長井長義　42l,148r
長瀬輝童　789l

永田俊彦　169r
Nair NP　348r
中脩三　**781***l*
中川哲也　528r
中井久夫　57r, 267l, 418r, 607l, 863r, 906l, 1071r
Nakajima T　44r
中村淳　499l
中村一夫　724r
中村研之　674r
中西孝雄　1034r
中田瑞穂　1091r
中田修　853l, 1004r, 1048l
中谷真樹　545r
中安信夫　245l, 299l, 417l, 495l
成田善弘　234l, 432r
Narrow WE　234r
成瀬悟策　860r
Nash JF　281l
Nau H　740l
Naumburg M　130r, 560l
Neimeyer RA　875r
Neisser U　799r
Nemeroff CB　376l
Nemiah JC　36l
Neubauer PB　793r
Neumann H　277l, 687l
Neumann J von　281l
Newcomer JW　670r
Nibuya M　511r
Nichelli P　393l
Niedermeyer E　159r
Nietzsche FW　103r, 253r, 417r
Nilsson L　1070r
Nirje B　819r
西垣通　125l
西丸四方　421l, 445l, 756r, **786**r
西山詮　292l, 428l
西園昌久　60r, 337r, 1059l
Nissl F　259r, 260l, 261l, 469r
Nitsche P　468r
Noachtar S　500l, 771r, 944l
Noack CH　561l
野村俊作　19r
野口英世　526l, **819**l
野村総一郎　1008l
野中猛　275l, 703r
Nonne M　922l
野崎裕介　203l
Nyhan M　1080r

O

Oberholzer E　1092r
Obersteiner H　36l, 260l, 992l
Obholzer K　121l
小田雅也　183r

小田晋　445r, 1048l
Oesterreich K von　654r
Ogawa S　112l, 113r
小川朝生　589r
小川誠二　112l
Ogden TH　375r, 907r, 939r, 1001r
荻野恒一　863r
小倉日出麿　769l
Ohayon MM　467r
岡部祥平　945r
Okada M　138r
岡田徳三　361r
岡田康子　851l
Okano H　514l
岡野禎治　373r, 979l
岡崎祐士　79r
小此木啓吾　12r, 55r, 74l, 107l, **123**r, 222r, 337r, 386r, 444r, 478r, 528r, 543r, 544l, 602l, 606r, 710r, 718l, 764r, 784r, 814l, 820l, 880l, 910l, 933l, 939l, 973l, 1023r, 1049r, 1059l
奥平奈保子　349l
Okuma T　168r, 605r
Oldfield RC　103l
Olds J　958l
Olson WC　464l
Onari K　876r
大橋博司　**121**l, 534l
大日向雅美　963r
大川周明　165l
大隈重信　448l
大熊輝雄　159r, 206r, 451r, 500r, 795l
大前晋　473l, 577l, 879l
大森健一　445r
大西鐡　253l
大谷浩一　1029l
大坪天平　991r
大塚公一郎　237r
大塚俊男　1089l
大槻美佐　301l
大脇義一　339l
Oppenheim H　824r, 915l, 950r, 973r
Oppenheimer BS　843l
Ornitz EM　**128**l
O'Shaughnessy E　252l, 713l
Othmer S　1057l
Otto R　801r
Overall JE　883l
Oversen P　291l
尾鷲登志美　330l
Oxbury J　769l
親富祖勝己　249l
小山田静枝　639l
尾崎米厚　30r

P

Paffenbarger RS, Jr.　797l
Paionni A　1042r
Palermo GB　150r
Papakostas GI　105l
Papez J　673l
Pappenheimer JR　554l
Paracelsus T　1005r
Paré A　291r
Parker G　972r
Parkinson J　830r
Parks C　444r
Parnas J　385r
Pascal GR　954r
Pascual-Marqui RD　1094l
Patau K　731l
Pauleikhoff B　477r, **828**r
Pavlov IP　237l, 325l, 424r, 478r, 479l, 527l, 528r, **829**l, 1077r, 1096l
Peirce CS　378r
Penfield W　265r, 284r, 292l, 390l, 605l, 741r, **955**l
Penrose LS　595l
Pense E　773l
Perfetti C　125l
Perls FS　274r
Perris C　753r
Perry NM　893l
Perugi G　349r
Petersen RC　213r, 270r
Petterson U　946l
Piaget J　22l, 396r, 484r, **859**l
Picasso P　346r
Pichot P　375r, 753r
Pick A　71r, 291r, 430r, 533r, 670l, 714l, **876**l, 889l
Pieper W　949l
Pieron H　554r
Pine F　965l
Pinel P　89l, 105r, 261l, 423r, 599r, 828l, **882**r, 981r, 1024l, 1092l
Piotrowski ZA　1093l
Pitres AJ　101r
Pitt B　979l
Ploetz A　1033r
Plum F　771l
Poe EA　969l
Polatin P　198l, 224l
Pontalis JB　404l, 1006r
Pope GH　9l
Poppelreuter W　312l
Popper E　758r
Posner JB　771l
Postuma RB　1084l
Pötzl O　390l, 391l, 455l
Powelson H　686r

Pratt J 461*l*
Premack D 336*r*
Price J 997*l*
Prichard JC 826*l*
Pridmore S 852*l*
Priestley M 129*l*
Prince M 133*l*, 453*l*
Prinzhorn H 130*r*, 888*r*, **928***l*
Proust M 937*l*
Pruett K 916*l*
Prusiner SB 925*r*
Purcell EM 113*l*, 114*l*, 147*l*
Purcell J 873*r*
Pussin JB 882*r*
Puységur AMJ 1006*l*
Pykett LL 113*r*

R

Rachman SJ 151*l*, 1019*l*
Racker H 216*r*
Rado S 24*l*, 1051*l*
Radzinowicz L 272*r*
Rahe RH 542*r*
Rall TW 355*r*
Ramachandran VS 226*l*, 291*r*, 534*l*
Rank O 467*l*, 689*l*, 709*r*, 814*l*, 941*r*, 1051*r*, **1057***r*
Ranson SW 977*l*
Rapaport D 291*l*, 386*r*, 838*r*, 1006*r*, **1055***r*, 1060*l*, 1093*l*
Rapoport RN 717*r*
Rebeiz JJ 672*r*, 869*l*
Reboul-Lachaux J 164*r*, 539*r*
Rechtschaffen A 500*r*, 552*r*, 554*l*, 555*l*, 1082*r*
Rees JR 615*r*
Régis E 997*r*
Reich W 91*r*, 127*r*, 395*l*, 478*l*, 572*r*, 573*l*, 573*r*, 576*l*, 690*r*, 728*r*, 729*l*, 814*l*, 979*l*, **1051***l*
Reichhardt M 824*r*
Reik T 24*l*
Reil JC 363*l*
Reilly M 363*r*
Reisberg B 799*l*, 884*r*
Renik O 10*l*, 400*l*
Reuben DB 107*l*
Rey HJ 943*r*
Reynolds JH 263*r*
Ribot TA 42*r*, 272*r*, 881*l*, **1066***l*
Richer P 874*r*
Rickman J 374*l*
Rie O 256*l*
Rinsley DB 296*l*, 907*r*
Rivier J 251*l*
Rizzolatti G 601*r*, 993*l*

Robertson DA 7*l*
Robins LN 375*r*, 725*r*
Rogers CR 143*r*, 249*r*, 727*r*, 929*r*, 1058*l*, **1090***r*
Róheim G **1091***r*
Rohnbaugh M 214*r*
Rokitansky K von 975*l*
Rolland R 674*l*
Roller JC 254*r*
Romberg MH 950*r*
Rome HP 565*l*
Rorschach H 117*r*, **1092***r*, 1093*l*
Rose D 51*r*
Rosen WG 799*l*, 1089*l*
Rosenfeld H 80*l*, 252*l*, 324*l*, 739*l*, 750*r*, **1091***l*
Rosenthal NE 198*r*
Rosenthal RJ 1062*r*
Rosenzweig S 860*r*, 1049*r*
Roskies A 523*l*
Roth DL 865*l*
Roth M 703*l*
Rothacker E 531*l*
Rousseau JJ **1076***r*
Rubens AB 391*r*
Ruch B 1024*l*
Rüdin E 261*l*, 453*r*, 1033*r*, **1068***l*
Rümke HC 152*l*, 276*l*, 930*l*, **1068***r*
Rush AJ 562*l*
Russell GFM 518*r*
Rutter M 66*r*, **1055***l*

S

Sachs H 35*r*, 968*r*, 984*l*
Sackett DL 69*r*
Sadeh A 9*r*
Saito S 256*l*
齊藤万比古 58*l*, 706*r*
齋藤利和 310*l*
酒井明夫 281*r*
榊俶 162*r*, 259*r*, **361***l*, 445*l*, 653*l*, 950*l*, 979*r*
榊保三郎 **361***r*
坂本三郎 121*l*
Sakel M 78*l*
桜井武 128*r*
桜井図南男 **365***l*
Salovey P 46*r*
Salzman L 234*l*, 235*l*
Sameroff A 127*l*
Samuel-Lajeuness B 375*l*
Sandler J **375***l*, 667*l*, 889*l*
Santarelli L 517*l*
Santhakumar V 765*l*
Sarason IG 657*r*
Sarkadi A 916*l*

Sartre JP 49*r*, 481*r*, 620*r*, 1070*l*
Satir V 325*l*
Saunders JB 257*l*
Saussure F de 227*r*, 317*r*, 318*r*, 319*r*, 438*r*, 483*r*, 996*r*
Schafer R 291*l*, 1055*r*, 1093*l*
Schecher S 773*r*
Scheff TJ 758*l*
Scheler M 176*r*, 469*l*
Schenk D 27*r*
Schib K 117*l*
Schilder P 291*l*, **503***r*, 533*l*, 534*l*, 722*r*, 1061*l*
Schimmelpenning HW 711*l*
Schipkowensky N 47*r*
Schlute W 876*r*
Schmiderberg M 251*r*
Schneider C **468***r*, 669*r*, 670*l*
Schneider K 49*r*, 55*r*, 58*r*, 62*r*, 63*r*, 83*r*, 160*l*, 171*r*, 177*r*, 178*l*, 196*l*, 201*l*, 202*r*, 211*r*, 228*l*, 239*r*, 247*l*, 269*l*, 292*r*, 299*r*, 318*l*, 332*r*, 354*l*, 366*r*, 385*l*, 385*r*, 398*r*, 400*r*, 415*l*, 456*l*, 457*r*, **469***l*, 472*r*, 477*r*, 480*r*, 482*l*, 507*r*, 510*r*, 516*l*, 572*l*, 576*r*, 580*r*, 596*l*, 597*l*, 651*l*, 654*r*, 753*r*, 756*r*, 777*r*, 778*l*, 780*r*, 786*r*, 825*r*, 832*l*, 842*r*, 859*r*, 870*r*, 920*l*, 1003*l*, 1012*r*, 1013*l*, 1015*l*, 1016*l*, 1017*l*, 1018*l*, 1032*l*, 1042*r*
Schopler E 730*r*
Schou M 270*l*, **560***r*
Schreber DP 471*r*
Schröder P **471***l*, 952*r*
Schühle H 254*r*
Schulman BH 19*r*
Schulte W **471***l*, 785*r*, 859*r*
Schultz JH 38*l*, 396*l*, **470***r*, 502*l*, 707*r*
Schur M 532*l*
Schwartz AS 499*r*
Schwartz L 543*l*
Schwing G **455***l*, 908*l*, 1096*r*
Searles HF 198*l*, **370***r*, 821*l*
Sechehaye MA 455*l*, 481*r*, 483*l*, 484*r*
Sechenov IM 829*l*
Seelig E 174*l*, 496*l*
Segal H 83*l*, 252*l*, 484*l*, 650*l*
Séglas J 95*r*, 242*l*, 284*r*, 289*l*, **618***r*, 769*l*
Seligman MEP 148*r*
Selye H 527*l*, 528*l*, 542*r*, 566*r*, 567*l*, **623***l*, 856*r*
Semon R 118*r*
妹尾栄一 720*r*
Sérieux P 135*l*, 164*l*, 239*r*, 803*l*,

917*r*, 981*r*
Shapiro F   44*r*
Shapiro Y   4*r*
Sharpe E   846*l*
Sheehan DV   991*r*
Sheehan HL   440*r*, 446*r*
Sheldon WH   **379***l*, 573*r*
Shen WK   502*r*
Shenken L   455*r*
Shepherd GM   438*l*
Sheridan LP   565*r*
Sherrington CS   438*l*
柴田出   73*l*
柴山雅俊   64*l*, 428*l*
島村俊一   361*r*
島崎敏樹   177*l*, **445***l*, 630*r*, 786*r*, 814*l*
島薗進   568*l*
島薗安雄   460*l*
清水賢二   57*r*
下田光造   365*l*, 419*r*, **445***l*, 462*r*, 572*l*, 781*r*, 890*r*, 976*l*
下坂幸三   761*l*
下山晴彦   58*l*
志村司   812*l*
品川不二郎   88*l*
進藤美津子   712*l*
新福尚武   165*l*, 195*l*
新宮一成   135*r*, 1036*r*
塩入円祐   631*r*
栞政輔   232*r*
白川静   226*r*
Shneidman ES   962*l*
Shuler A   253*r*
Shultz JH   72*r*
Siegelbaum SA   45*l*
Sifneos PE   36*l*, 689*l*
Silberer H   204*r*, 539*l*
Sills C   333*l*
Silverberg WV   324*l*
Simmel E   24*l*
Simmel M   291*r*
Simmonds M   446*l*
Simon H   363*l*, **446***l*
Simon T   542*l*, 881*r*, 882*l*
Simpson GM   545*r*
Sinclair LI   9*r*
Singer MT   965*l*
Singer W   51*r*
Sirois F   565*l*
Skinner BF   325*r*, 327*r*, 478*r*, **559***r*
Slater E   974*r*, 1068*l*
Smith JD   1007*l*
Smolin A   59*r*
Smyth JM   192*l*
Snell L   847*r*
Snow E   909*r*

Snowden JS   71*r*
Snyder F   1083*l*
Snyder M   406*r*
Solms M   601*r*
Sommer M   701*r*
Sommer R   516*l*
Sorce J   485*l*
宗田聡   373*r*
相馬誠胤   653*l*
Spatz H   876*r*
Spearman C   700*l*
Spencer H   137*r*
Sperry RW   273*l*, **569***r*, 1064*l*
Spielberger CD   561*l*
Spielmeyer W   92*r*, **469***r*
Spitz RA   61*l*, 122*l*, **567***r*, 837*l*, 941*r*, 963*l*, 963*r*
Spitzer M   1012*r*
Spitzer RL   218*l*, 559*l*, **568***l*
Spranger E   1069*r*
Spranger S   573*r*
Spreen O   711*r*
Spring B   578*r*
Spurzheim JC   166*r*, 341*l*
Squire LR   213*r*
St Clair D   529*r*
Stahl GE   65*r*
Stanberg RJ   700*r*
Stauder KH   696*l*
Steele JC   523*r*
Stein LI   10*r*, 275*l*
Steiner G   825*r*
Steiner J   252*l*
Stejskal EO   147*l*
Sterba R   337*r*
Stern DN   119*l*, 127*l*, 174*r*, 228*r*, 400*l*, 489*l*, 575*r*, 792*l*, 889*r*, 963*r*, 1002*l*
Stern W   701*l*
Sterz G   670*l*
Stevens A   997*l*
Still GF   706*l*
Stoller JS   379*r*
Stoller RJ   230*l*
Stolorow RD   122*r*, 146*l*, 174*r*, 225*r*, 404*r*, 710*r*
Storch A   665*l*
Störring GE   213*r*
Strachey A   251*r*
Strachey J   134*r*, 404*l*, 739*l*, 803*l*, 865*l*, 973*l*
Stransky E   538*l*
Straus A   825*r*
Straus E   235*r*, 280*r*, **468***l*, 737*l*
Strauss AA   706*l*
Strich SJ   885*r*
Strömgren E   561*l*, 1068*l*

Stroop JR   566*l*
Struempell A   824*r*
Strümpell A von   922*l*
杉下守弘   88*r*
Sullivan HS   38*r*, 72*r*, 186*l*, 213*l*, 342*l*, 343*r*, **369***r*, 401*l*, 448*l*, 540*r*, 607*l*, 611*r*, 633*l*, 683*r*, 847*l*, 936*l*, 991*l*
Süllwold L   920*l*
Sutherland EW   355*r*
Suttell BJ   954*r*
諏訪望   1013*r*
鈴木大拙   975*r*
鈴木映二   868*l*
鈴木治太郎   882*l*
鈴木純一   461*r*
Svanborg P   946*l*
Swartz CM   501*l*
Swerdlow NR   931*r*
Sydenham T   434*l*
Symington N   973*l*
Symonds CP   548*r*
Symonds M   566*l*
Symonds PM   126*r*
Synder SH   125*r*
Szasz TS   291*r*, 534*l*, 854*l*
Szondi L   **659***r*, 660*l*

T

立花正一   58*l*
Taheri S   522*r*
Taine H   881*l*
田嶌誠一   73*l*
高田浩一   903*l*
高木隆郎   457*l*
高橋雅春   106*r*, 539*l*
高橋伸生   393*l*
高橋徹   450*r*
高橋祥友   264*r*
高畑圭輔   51*l*
高村光太郎   112*l*
武田文和   187*l*
武田専   337*r*
竹中星朗   751*l*
Takeuchi R   569*l*
Takeuchi T   1083*r*
竹内好   445*r*
竹崎治彦   168*r*, 206*r*, 605*r*
Talmon M   928*l*
田邉敬貴   334*r*, 1095*l*
田中寛一   882*l*
田中康雄   706*r*
谷望   631*r*
Tanner JE   147*r*
樽味伸   730*l*
Tausk V   371*l*, 382*r*, **675***r*

Taylor GJ 528r
Taylor MA 1010l
Tellenbach H 39r,77l,144l,205r,
 321r,356l,477r,495l,497l,572r,
 730l,**736r**,777r,779l,890r,925r,
 965r,981l,1010r
Terman LM 700r,882l
Test MA 10r
Teuber HL 391r
Theunissen M 681l
Thomas A 195r,986r
Thompson C 540r
Thudichum JLW 512l
Thurstone LL 700l
Tinbergen N 509r,611l
Tissot J 874r
飛松省三 823r
Tobler I 1082r
Todd J 124l,915r
十川幸司 125l
徳田良仁 267l
Tölle T 710r
Tolman EC 325r
冨松愈 789r
Tononi G 51r
Tooby J 509l
融道男 313r
Tosquelles F 899l
豊嶋良一 51l,510l
Tranel D 391r
Traub-Werner D 455r
Trélat U 917r
Trevarthen C 119r
Trivedi MH 562r
Trivers R 509l
Trotter W 502l
Trousseau A 934l
Trüb H 711r,725l
Tsapakis EM 490l
Tseng WS 862r,1068l
坪井康次 823l
土田獻 **723**l
月野隆一 252l,684l
津本一郎 847l
Tuke DH 735r
Tuke H 735r
Tuke S 363l,735r
Tuke W **735**r,882r,1024l
Tulving E 71l,111l,721l
Tunessie 454r
Turnbull O 601r
Turner HH 684l
Tylor EB 21r
Tyson P 379r,1045l
Tyson R 379r,1045l

内田勇三郎 992r
内村鑑三 92r
内村祐之 7r,**92**r,165l,445l,448l,
 789r,937r,1048l,1055r
内沼幸雄 417r
内山真 694l
上地安昭 709r
植松七九郎 **89**r,789r
植元行男 402l,411r
Uhlhaas PJ 751r
Ungerleider LG 326r
Usala T 489r
牛島定信 223r
臺(台)弘 1092l

Vahia I 847r
Van Bogaert L 710l
Van der Kolk BA 453l
Van Gogh V **341**l
Van Winkle E 897l
van Bogaert L 285r
van den Berg JH 725l
Varela F 51l,751r
Varela FJ 124r
Vecsey CG 694l
Vela R 965l
Vernon PE 700l
Victor M 1063r
Vignaendra V 548r
Vignolo LA 711r
Villeneuve A 1056r
Villinger W 154l
Vogt H 469r
Vogt O 470r
Volkmar FR 491l
Vulpian EFA 844r
Vygotsky LS 84r,768r,779r,1077r

和田伸一 1035l
Wagner Jauregg von J 102r,254r,
 983r,**1095**r
Wagner KD 489r,490l
Waldeyer H 928r
Walker AE 329l
Walker EF 513l
Walker LEA 773r,864r
Wallerstein J 965l
Wallerstein RS 384r
Wallon H 230r,1067l
Walsh V 326r
Walter WG 422l,546r

Ware P 333l
Warner R 758l
Warner-Schmidt JL 514l
渡辺久子 619l
渡邊克己 822r
Watson JB 325l,**1096**l
和辻哲郎 3r
Wauchope OS 836r
Waxman SG 151r
Weber LW 470r
Wechsler D 84r,88l,88r,700r
Weil A 965l
Weinberger DR 755r
Weinstein EA 869r
Weiss E 382l
Weiss PH 226l
Weitbrecht HJ 49r,**83**r,211r,778r,
 785r,876r
Weizsäcker V von **83**r,192l,205l,
 274l,828r
Werner O 89r
Wernicke C 31r,**90**l,96l,142r,
 173l,213r,249l,250l,273l,285r,
 331r,365l,365r,366l,439r,471l,
 481l,533r,582r,623l,745r,807r,
 867l,902r,951l,951r,973l,1064l,
 1074r
Wertheimer M 273r
Wertz RT 422r
West ED 878r
West WJ 89l
Westermann J 577l
Westphal C 361l,896l,950r
Westrin A 199l
Wetzel A 616l
Weygandt W 272l,846r
White M 783l
White WA 540r
Wiebe S 741r
Wieck HH 204r,722r
Wilbrand H 391l
Willi J 156l
Williams JBW 559l
Willis T 1000l
Wilmanns K **87**l,468r,825r,928r,
 948r
Wilson SAK 86r
Wing JK **87**l,87r,316r,683l
Wing L 14r,**87**r,443l,444l
Winkler WT 385l
Winnicott DW 10l,16l,48l,60l,
 85r,145l,180r,251r,352l,367l,
 394l,558l,559r,571r,649l,664l,
 666l,667l,719r,822l,842l,848r,
 908r,909l,917l,929r,939l,939r,
 963r,968l,972r,1011l,1050r
Witmer L 1073l

Wittkower ED 862*r*
Wollenberg R 1058*l*
Wolpe J 270*l*, 327*r*, 425*l*
Woodruff G 336*r*
Woods BT 491*r*
Worden JW 257*l*, 875*r*, 1022*r*
Wulff E 862*r*
Wunderlich KRA 950*l*
Wundt WM 52*l*, **95***l*, 971*l*
Wynne LC 645*r*

Yagi G 545*r*
八木剛平 1079*r*
八木和一 168*l*
Yalom ID 461*r*, 462*r*, 979*l*
Yamada K 167*l*
山口一郎 51*l*
Yamamoto J 444*r*
山村道雄 297*r*, 984*l*

山中伸弥 511*l*
山中康裕 828*l*
山下格 451*r*, 457*l*
山下和也 125*l*
山崎成人 9*l*, 589*r*
山脇學 789*r*
矢野純 165*r*
Yap PM 937*l*
安井正 545*r*
安河内五郎 744*l*
安永浩 212*r*, 299*l*, 756*r*, 837*l*, 867*r*
矢田部達郎 1031*l*
吉田充孝 1020*l*
吉益脩夫 174*l*, 853*l*, **1048***l*
吉益東洞 1048*l*
吉松和哉 662*l*
吉本伊信 779*l*, **1048***r*
吉野雅博 184*l*
Young A 74*r*
Young K 80*l*
Young RC 1031*r*

Yu CE 90*l*
湯浅修一 418*r*, 574*r*
Yung AR 28*l*
遊佐安一郎 343*r*

Zachias P 445*l*
Zander K 256*r*
Zehr H 861*r*
Zeki S 327*l*
Zeller EA 255*r*, 687*l*
Zerssen D von 981*l*, 1010*r*
Zetzel ER 719*r*, 874*l*
Zhu G 740*l*
Zilboorg G 165*l*, **504***l*
Zoccali R 323*l*
Zubin J 578*r*, 755*l*
Zung WWK 724*l*
Zutt J 468*l*, 534*l*, **723***r*, 901*l*, 949*l*, 1070*l*

執筆者名索引

*執筆項目の見出しの頁を表示してあります。

ア

相田信男　388*l*,461*l*,461*r*,462*l*,
　557*r*,558*l*,613*r*,675*r*,718*l*,820*l*,
　907*r*,973*l*,1096*r*
青木省三　611*l*
青木　豊　127*l*,921*l*
吾妻　壮　35*r*,460*l*
秋山一文　244*r*,809*r*,931*r*
秋山千枝子　46*l*,464*l*
浅井昌弘　101*r*,118*l*,189*l*,189*r*,
　190*l*,213*r*,659*l*,660*l*
浅岡章一　553*l*
朝田　隆　325*r*,798*l*,834*l*,1089*l*
浅田　護　295*r*,957*l*
浅田義孝　92*r*,93*r*,216*l*,670*r*,764*r*,
　894*l*,909*r*,1026*l*,1039*r*
飛鳥井望　229*l*,657*l*,877*r*
穴水幸子　225*r*
阿部隆明　28*r*,65*l*,89*l*,96*l*,144*r*,
　178*l*,201*l*,205*l*,211*l*,211*r*,241*l*,
　293*r*,349*l*,349*r*,625*r*,736*r*,753*l*,
　859*l*,862*l*,892*r*,988*r*,1010*r*,1035*l*,
　1055*l*
阿部高志　550*r*
阿部輝夫　576*r*,577*r*,609*l*,619*r*,
　699*l*,919*r*
阿部　裕　340*l*,381*r*,937*l*
天野直二　33*l*,53*l*,102*r*,220*l*,227*l*,
　278*l*,412*r*,469*r*,512*r*,522*l*,523*r*,
　524*l*,544*l*,629*l*
新井平伊　27*r*,1089*l*
新井　誠　308*l*,611*r*
新井康允　1*r*
有竹清夏　552*r*
安西信雄　38*r*,104*l*,205*l*

イ

飯田順三　717*l*,842*l*
飯田　眞　83*r*,471*l*,477*r*,710*r*,976*l*,
　1068*l*
飯高哲也　902*l*,954*r*
飯長喜一郎　249*r*
飯森眞喜雄　2*l*,161*r*,176*l*,177*r*,
　178*l*,182*l*,267*l*,342*l*,376*r*,486*r*,
　823*r*,859*l*
五十嵐良雄　69*l*,1071*l*
五十嵐禎人　497*r*,528*r*,657*r*,1062*l*
生田　孝　49*l*,178*r*,468*r*,623*l*,708*l*,
　721*l*,723*r*,771*r*,1012*l*,1016*l*,
　1018*l*
生田憲正　245*r*,793*r*,838*r*,940*r*,
　963*r*,1060*l*
池田暁史　333*l*,405*l*,424*r*,431*l*,
　431*r*,715*l*,780*r*,889*r*,941*l*,963*l*,
　1003*r*,1011*l*,1066*l*
池田研二　521*r*
池田匡志　6*r*,175*l*,186*l*,279*r*
池田政俊　169*l*,409*r*,931*r*
池田　学　71*l*,71*r*,179*l*,334*r*,366*l*,
　635*r*,640*l*,670*l*,869*l*,876*l*,964*r*,
　1095*l*
池村義明　142*r*,919*r*,922*l*,927*r*,
　950*r*,1076*r*
石井良平　137*l*,995*l*,999*r*,1001*r*,
　1008*r*,1009*l*
石川　元　13*r*,115*l*,214*l*,682*r*
石郷岡純　330*l*
石坂好樹　5*r*,443*r*
石崎朝世　838*r*,839*l*,1081*l*
石田　康　344*r*,362*r*
石塚一枝　767*l*,942*l*
井関栄三　1081*l*
磯田雄二郎　356*r*,727*l*,760*r*,1078*r*
市川宏伸　77*l*,302*l*,560*l*,560*r*,633*l*,
　634*l*,675*l*,706*l*,839*r*
伊藤正男　494*l*
稲垣　中　79*l*,116*r*,351*l*,359*l*,646*l*,
　680*r*,724*r*,887*r*
稲田　健　187*l*,954*l*,1020*l*
稲田俊也　8*r*,99*r*,217*r*,315*l*,680*r*,
　731*r*,945*r*,946*l*,1027*l*,1031*r*
乾　敏郎　762*r*
乾　吉佑　74*l*,1073*l*,1073*r*
井上果子　7*l*,618*l*
井上新平　138*r*,259*l*,475*r*,615*r*,
　683*l*,894*l*,967*r*,1067*r*
井上　猛　237*l*,820*l*
井上雄一　550*r*
井上有史　712*l*,742*l*,743*l*,744*l*,
　769*r*,770*l*,1040*r*,1057*r*
井上洋一　163*l*,193*r*,246*l*,261*r*,
　985*r*
井原　裕　263*r*,338*l*,445*l*,506*l*,
　786*r*
今井幸充　132*r*,358*l*,1087*r*,1088*l*,
　1088*r*
今村　明　725*r*
伊豫雅臣　42*l*,286*l*,312*r*,515*r*,708*r*,
　786*l*,1020*r*,1040*l*
岩井圭司　5*r*,58*l*,197*l*,371*l*,505*r*,
　507*r*,736*r*,758*r*,857*r*,890*r*,896*r*,
　1017*l*,1052*l*,1057*l*,1095*r*
岩城　徹　614*l*,666*r*,693*r*,958*r*
岩佐博人　89*l*,150*l*,150*r*,271*l*,306*l*,
　816*l*
岩崎徹也　184*r*,1009*l*
岩瀬真生　466*l*,526*l*,733*r*,804*r*,
　825*l*
岩田仲生　68*l*,279*l*,888*r*,937*r*
岩田　誠　934*l*
岩脇　淳　172*r*,399*l*,429*r*,440*l*,
　503*r*,649*l*,785*r*,874*l*,1015*l*

ウ

上尾真道　380*l*,618*l*,713*l*,737*r*,
　775*l*,858*r*,996*l*,997*l*
上地安昭　709*r*
上野雄文　86*l*,106*l*,112*l*,525*l*,948*l*
鵜飼　聡　3*l*,466*r*,521*l*
鵜飼　渉　44*l*,359*r*,509*r*,511*l*,513*r*
牛島定信　223*l*,395*r*,697*l*,749*l*
内田裕之　26*l*,310*l*,310*r*
内富庸介　186*r*,589*l*,686*l*
内村直尚　547*r*,550*l*,921*r*
内山登紀夫　14*l*,87*l*,262*r*,443*l*
内山　真　390*l*,391*l*,547*l*,551*r*,
　552*l*,556*l*,761*r*
宇野　彰　491*r*,841*l*,841*r*
梅田　聡　170*l*,170*r*,175*r*,243*l*,
　396*l*,655*l*,688*l*,694*l*,797*l*,960*l*

エ

江口重幸　133*l*,226*l*,285*r*,454*r*,
　542*r*,592*r*,844*r*,862*r*,871*r*,874*r*,
　886*r*,990*r*,995*r*,1091*r*
江畑敬介　860*l*
遠藤邦彦　349*l*
遠藤利彦　100*l*
遠藤英俊　132*l*
遠藤幸彦　4*l*,158*l*,500*r*,738*l*,766*r*,
　1044*r*,1048*r*

オ

生地　新　103*l*,122*l*,384*l*,410*r*,
　622*r*,752*l*,851*l*,916*l*,1049*l*,1050*l*

1386

大饗広之　648r
大井正己　58r,435l
大久保善朗　179r,513r,809l,810l,
　813l,884l,895r,911l
大河内正康　26r,27l,33r,501l
大澤真木子　321r,549r
大島　巌　43l
大下隆司　105l
太田昌孝　329l,859r
大塚　晃　476l,840l,840r,913l
大塚公一郎　177l,237r,272l,278r,
　298l,365r,427r,650l,651l,654r,
　787l,911r
大槻美佳　301r,308r
大野　裕　800r,945l
大東祥孝　83r,90l,121l,137r,140r,
　250l,273l,273r,348l,714l,807r,
　813l,946r,952l,1021l
大前　晋　202r,472r,473r,501l,
　576r,878r
大森一郎　540l,1034l
大森健一　195l,494r,508r,663l,
　759r,802r,804r,875l,897l,919l,
　1030r
大森哲郎　651l,991l,1032r
大矢　大　320r,406r,906r
岡　達治　17r,667l,804l,961l
岡崎光俊　180l,330r,369r,374r,
　384l
岡崎祐士　2l,151l,513l,568l,647r,
　827l,897l
小笠原將之　342r,529l,638l,679l,
　952l
岡島由佳　450l,638r,860r,896l,
　903l,1041l
岡島美樹　356l,357r,362r,398l,
　398r,401r,417r,510r,680l,870r,
　897r
岡田晚宜　36r,82r,238r,352r,821l,
　842r,843l,844l
岡田幸一　56l,199r,229r,586r,617l,
　686l
岡田元宏　138l,369l
岡田靖雄　12l,78l,161r,166r,259l,
　361l,420l,421r,587l,653l,978l,
　1091l
岡田憲一郎　108l,140r,141l,141r,
　142l,142r,399r,453l,504r,681l,
　940l
岡田宗平　643l,659l
岡本泰昌　776l
小川俊樹　129l,182r,715r,1066r
小川豊昭　130r,240l,388r,393r,
　747r,774l,1042r,1046r
奥寺　崇　136l,180r,774l,848r,
　849l,909r
小国弘康　642l,792r,803r

奥村満佐子　156l
奥村雄介　435l,493l,493r
小此木加江　11l,254l,674l,1031l
尾崎紀夫　65r,67l,68l,84l,269r,
　279r,675l
小曽根基裕　477l,812l
小田　晋　120r,302r
女屋光基　153r,221l,439l,672r,
　678r,765l,811r,833l,885r,960l,
　982l
鬼塚俊明　112r,185r,413r,632l,
　660r,736r,810r
小野　泉　202l,429l,568r,640l,
　759r
小野田直子　539l,938l,992l,1031l
小畠秀吾　367r,455r,566l,801r,
　909l,975r,1090r
小俣和一郎　12r,255r,533l,964r,
　1033r,1092l
親富祖勝己　248r

カ

貝谷久宜　843r,975r
加我牧子　409r,699r,760l,1080r
香川隆英　523l
賀来博光　598l,598r
影山任佐　77r,87l,105r,140l,159l,
　173r,190r,247r,254r,261l,272r,
　453r,459r,496r,650r,853l,853r,
　882r,893r,912r,981r,1004l,1048l,
　1058l,1097l
影山治雄　440l
笠井清登　593r
笠井　仁　37l,37r,175r,337l,360r,
　361l,396l,1006l
笠原　嘉　139l,662l,1002r
風祭　元　264l,604r,789l,979r,
　1031r,1050r,1099l
鹿島晴雄　84r,85r,89r,102l,346r,
　479l,517l,636r,819l,829l,975l,
　986r,1077r
柏瀬宏隆　47r,124l,171r,184l,184r,
　452r,460r,496l,596r,780r
数井裕光　8l,20r,226r,263l,546l,
　557r,570r,768l,768r,790r,813r,
　850r,910r,950l,959l,984l
桂川修一　350r,644r
加藤　敏　24r,40r,46r,71r,78r,
　95r,110l,117l,144l,144r,152l,
　167r,169r,173l,174l,209l,242l,
　288r,289l,295l,317r,350l,385l,
　418r,438r,446l,465r,478l,496r,
　518l,570r,662r,725l,735r,736l,
　745l,754r,877l,915r,916r,924r,
　945l,956l,971r,992r,1029r,1030l,
　1053l,1079l,1080l

加藤隆弘　601r,988l
加藤忠史　110r,114l,118r,166r,
　512r,792l,930l,1073l
加藤久雄　56r,57l,955r
加藤昌明　503l,692r,912l,920r,
　940l
加藤正仁　171l,368l
加藤元一郎　170r,171r,205l,218r,
　281l,309l,356l,433l,441l,517r,
　634r,635l,636l,637l,646r,706r,
　752r,779r,915l,923r
加藤　隆　308r,502r,626r,731l
門田一法　537r,539l,608r
金澤　治　993l,1086r,1089r,1096l
金森　敦　63r,428l,1069r,1085r
兼子　直　322l,740l
金子奈穂子　514r,516r,702l
金久　實　822r
兼本浩祐　205r,389r,390l,397r,
　417l,451l,451r,452l,480l,480r,
　487r,497l,632r,653r,708l,722r,
　743r,1086l
加教真一　974r
狩野力八郎　13l,45r,55r,76l,107l,
　123r,210l,337r,384r,403r,417r,
　448r,451l,567l,645r,662r,784r,
　865l,908r,910l,933l,938r,1051l,
　1059r,1067l,1078l
金生由紀子　123r,504l
神尾陽子　304r,346l
上口裕之　393l,520r
紙野晃人　89r,252l,684l,739r,794r,
　795l,970r,971l,1065r
神谷　篤　729r
河合俊雄　116r,287l,832r
川嵜弘詔　564l,1072l
川谷大治　60r,412r,487l,919l
川畑友二　11r,255l,467l,492r,765r
河村　満　181l,181r,425r,752r
河本英夫　124r,143r,296r,318r
神庭重信　9r,66r,206r,208r,267l,
　269r,303l,313r,323r,361r,445r,
　462r,522r,543l,548r,592l,593l,
　605r,614r,659l,705r,719l,730l,
　772l,778l,781r,868l,876r,973r,
　1074r

キ

菊池裕義　5l
木崎英介　402l,463l,494r,515r,
　591r,617r
岸本年史　37r,348r,989l
北西憲二　587r,622l,775l,885l,
　1024l,1024r,1025l
北村麻紀子　46l,88l,222r,700r,
　701l,882l,1055r

執筆者名索引　キ－セ

北山　修　85r,145l,392r,543r,649l,719l,803l
吉川武彦　372l,505l
衣笠隆幸　216l,251l,251r,252r,265l,319l,602l,602r,606l,738r,750l,944r,1017l,1035r,1091l
木下裕久　423r
木部則雄　212r,792l,916r,946l
木村宏之　989r
木村　敏　3r,39r,156r,280l,925l
吉良潤一　338l,684l
切池信夫　123l,191l,497r,885l
金　吉晴　44r,81l,169l,246r,316l,318l,319l,355l,366r,379l,389l,419r,566l,679r,924l,1051l

ク

工藤　喬　703l,797r,807l,808l,809l,979l,1005r,1011l
功刀　浩　257l,376l,615l,733l,971l
久保千春　527l,779l,1048l
窪田　孝　277r,479r,486l,530l,540l,1058l,1092l
久保田泰考　91r,198l,293l,293r,841r
熊倉伸宏　720l,745l,835r
栗田　広　491l
黒木俊秀　14r,814r,974r,1082l
黒崎充勇　60r,139l,283l,468l,650l,749r,775r,881l,906l,1046l,1065l

コ

小泉　明　117r,618r
古賀聖名子　702l
古賀靖彦　354r,712r,858l
古賀良彦　36r,268l
古城慶子　253l,687l,753r,788r,825r,828r,948r,1032l,1060r
小茶大聰　947l
古茶大樹　154r,207r,227r,260r,320l,320r,487l,508l,531l,586l,664l,664r,701l,702l,703l,895r,933r,1010l,1056r,1078l
小土井直美　368l,679l,1006r
後藤素規　19l,19r,193l,338r,641r,1052r
小西聖子　861l,864r,1008l
小林俊三　96r,235r,236l,241r,432r,436r,577l,901r,903r
小林聰幸　111r,144l,180r,285r,316l,397l,397r,398l,398r,399l,405r,481l,538l,558r,587l,599l,628l,685r,756l,768r,769l,837l,867r,888l,898l,930l,1018r,1068r,

1075r
小林正信　653r
小林美奈　554l
小林要二　374l,652l,715r,733l
駒田陽子　1082r
五味渕隆志　151l,266r,595r,628r,661r,665l,707r,1005l
小森康永　783l
小山　司　145r,451r,520l,520r,671l
小山善子　36l,40l,383l,383r,391l,391r,392l,430l,652l,769l,869r
権　成鉉　82r,223r,224l,1063l,1070r
近藤　毅　699l,1028r,1029l
近藤直司　228l,239l,239r,297r,447l,572r,573l,573r,576l,748l,748r,1023r

サ

齊藤万比古　661l,918r
斎藤　学　171,444l
齊藤卓弥　489r,490l
斎藤　環　80l,864l,927r
齋藤利和　32l,34l,359r,514l,1063r
齋藤正範　421l,433l,434r,445r
阪上由香子　827l,830l,830r,898l,985r,1023l,1027r
坂爪一幸　312l
坂野雄二　3l,283r,325l,327r,832r,924r,976r,1020l
坂村　雄　71,18l,118r,219l,235r,236l,296l,392l,426r,428r,480l,489l,530r,665r,722l,983r
坂元　薫　73r,74l,154l,581r,642r,644l,660r,690l,891l,1056l
作田慶輔　549l
佐久間篤　219r,678r,688l,691r
佐久間啓　363l,363r
笹井妙子　1083r
佐々木正美　315r,730r
篠山大明　840r
佐藤さやか　155l,542r,703r
佐藤光源　603l,846r
佐藤睦子　312r,516l,843l,427l
實松寬晋　270l,472l
佐野　輝　257r,512l,524r,776l,856l,894r,895l,900l,948r,970r,991l
澤　温　6r,242l,583r,959l

シ

塩入俊樹　535l,879l
重田理佐　401l,540r,633l,683r,847l

日域広昭　624r
篠崎和弘　22r,326r,568r,655l
柴田康順　126r
柴山雅俊　141r,253l,492l,628r,633r,875r,887l,975l,980l,1041r,1061r
地引逸亀　280l,297r,304l,456l,457l
嶋田博之　426l,427l,431l,432r,450l,478l,524l,569r,1018l
島田京子　274r,333l
清水徹男　94r,310r,321l,554r,555l,863l,1009r,1037l
清水將之　7l,126l,538l,613l,875l
清水光恵　76r,177l,381r,829r,838l,891l,1061l,1069l,1085l
白石弘巳　10r,627r,960l
白川　治　307r,408r
白波瀬丈一郎　165l,186l,188l,224r,243l,323l,324r,395l,408l,420l,444r,451l,506r,606r,692r,697l,717r,732l,814l,834r,835r
新宮一成　23l,114r,125r,292r,481r,483r,645l,648l,665r,691l,756r,908r,1036l,1038l
進藤美津子　422r
神野尚三　217l

ス

末光　茂　459r,812l
須賀英道　473l,1074r
菅原圭悟　178r
杉山登志郎　65l,442r,473r
鈴木國文　121l,196r,219r,220r,442l,467l,548l,661l,681l,705l,899r,917r,962l
鈴木　茂　160l,164r,197r,930r,952r,1014r
鈴木智美　10l,158l,475l,484l,746l
鈴木睦夫　727l
鈴木　龍　21r,131r,339l,394r,459l,531r,780l,939l,949r,986r,1039l
鈴村俊介　68r,619l
須藤信行　377l,561l,563r,623l,969r

セ

関由賀子　416l,1013l,1015l,1016r,1085l
関谷秀子　714r
妹尾栄一　99r,139l,351r,453l,466r,565r,568l,720r,749l,773r,893l,1032r
仙波純一　11r,126l,935l

ソ

染矢俊幸　124*l*,726*r*,1029*r*
曽良一郎　116*r*,215*r*,470*l*,772*l*, 773*l*,1021*r*

タ

大宮司信　10*r*,202*r*,281*r*,457*r*
多賀千明　44*r*,1019*r*
高岡　健　342*l*,949*r*
高島明彦　187*r*
髙野　晶　12*r*,192*r*,222*r*,246*r*, 294*r*,528*l*,531*r*,532*r*,543*r*,667*r*, 875*l*,1022*r*
高野謙二　791*l*
高野佳也　38*l*,381*r*,382*l*,382*r*
高橋　徹　943*l*
高橋秀俊　505*r*,525*r*
高橋一志　103*r*
高橋正洋　133*l*,134*l*,397*l*,407*l*
高橋幸弥　165*l*
高橋祥友　22*l*,59*r*,150*r*,168*r*,264*r*, 407*r*,962*l*,1065*r*
田上真次　809*r*,811*l*,811*r*,826*r*, 868*r*
高柳　功　75*l*,81*r*,120*l*,469*l*,582*l*, 658*l*,795*r*,922*r*
竹島　正　335*l*,409*l*,449*l*,684*r*, 721*r*
武田雅俊　6*l*,110*l*,328*l*,675*r*,755*l*, 758*l*,774*l*,931*l*,938*l*
武正建一　204*l*,341*l*,379*l*,1003*r*, 1008*r*,1021*r*,1026*r*
竹村道夫　222*l*,622*l*
舘　哲朗　339*l*,343*l*,395*l*,402*r*, 717*l*,892*l*
舘　直彦　48*l*,245*l*,464*r*,663*r*,708*r*, 899*l*,979*l*,995*r*
伊達　紫　262*l*,1082*l*
立石雅子　88*l*,306*l*,339*l*,422*r*,425*r*, 426*l*,934*r*,954*r*,981*r*
楯林義孝　125*l*,1010*r*
立山萬里　455*l*,663*l*,797*l*,831*l*, 1013*l*,1016*l*
田中悟郎　79*l*
田中　哲　377*l*,434*l*,864*l*
田中稔久　8*r*,82*l*,98*r*,99*l*,196*l*, 389*r*,425*l*,524*l*,676*l*,677*r*,683*l*, 725*r*,794*l*,978*l*,1086*r*
田中ன雄　57*r*,706*l*
谷口　謙　822*l*,845*l*,857*l*,948*r*
谷向　仁　63*l*,78*l*,167*r*,198*r*,236*r*, 278*r*,565*l*,630*l*,856*r*,883*r*,1094*l*
種村　純　90*r*,290*l*,300*r*,336*l*,372*r*, 432*l*,713*r*,745*r*,868*r*,869*r*,1067*r*

種村留美　95*r*,261*r*,533*l*,534*l*
田渕　肇　103*l*,131*l*,193*r*,273*l*, 290*r*,334*l*,338*r*,355*l*,474*l*,500*l*, 544*r*,566*r*,570*l*,616*r*,669*r*,672*l*, 695*l*,716*r*,870*l*
玉井康之　153*r*,428*r*,558*r*,831*r*

チ

千葉　茂　200*l*,212*l*,743*l*,761*l*

ツ

立木康介　475*r*,537*l*,1045*l*,1047*l*, 1054*l*
塚田　攻　851*r*,914*l*
柘植雅義　81*l*,770*l*,927*l*
津田　均　93*l*,94*l*,205*r*,299*r*,332*l*, 754*l*,758*r*,762*l*,778*r*,867*l*,981*l*
坪井康次　502*l*,527*r*,822*r*,1071*l*

テ

寺尾　岳　68*r*,268*r*,302*r*,647*l*,720*l*, 849*r*,1064*r*

ト

十川幸司　39*l*,108*l*,230*r*,240*r*,262*r*, 288*l*,298*l*,319*r*,403*r*,824*l*,846*l*, 898*r*,914*r*,942*r*,968*r*,985*l*,986*l*
飛谷　渉　34*r*,376*l*,376*r*,610*l*,943*l*
飛松省三　823*r*,989*r*,1094*l*
冨田真幸　166*l*,203*l*,832*l*,1056*r*
冨永　格　179*r*,183*r*,282*r*,925*r*
豊嶋良一　50*r*,353*l*,353*r*,367*r*, 509*r*,514*r*,799*r*,996*r*
豊原利樹　826*l*,914*r*

ナ

中尾和久　102*l*,129*r*,130*l*,137*l*, 146*r*,152*r*,392*r*,464*r*,482*r*,503*l*, 507*l*,532*r*,534*r*,535*l*,563*l*,625*l*, 640*r*,926*r*
中尾智博　234*r*,478*r*
中釜洋子　325*l*,371*r*,761*l*
中川信子　289*r*,343*r*
中込和幸　168*l*,1034*r*
中島洋子　594*l*
永田利彦　192*l*,277*l*,796*l*
中谷陽二　24*l*,31*r*,32*r*,69*l*,101*r*, 171*r*,172*r*,232*l*,259*r*,296*r*,318*l*, 348*r*,366*r*,400*r*,420*r*,421*r*,468*r*, 474*l*,492*l*,564*r*,578*l*,621*r*,665*r*, 724*r*,765*r*,776*r*,777*r*,847*r*,900*r*, 928*r*,937*l*,957*r*,978*r*,1046*l*,1066*l*, 1094*r*

中西之信　135*l*
中根　晃　128*l*,147*r*,358*l*,621*l*, 1055*l*
中根秀之　316*r*,375*r*,559*l*
中根允文　87*l*,101*l*,560*r*,640*r*,677*l*, 1011*r*,1035*l*,1049*r*
中野弘一　497*r*,498*l*,498*r*
中林哲夫　1*r*,410*r*,695*r*,788*l*,923*r*, 1000*l*
永松優一　856*r*
長峯　隆　906*l*,906*r*
中村　敬　29*r*,311*l*,355*r*,515*l*,577*r*, 917*l*,966*r*
中村研之　674*r*
中村　純　107*l*,247*r*
中村　淳　499*l*,499*r*,677*r*,711*r*, 735*l*,1063*l*
中村俊哉　405*r*
中村伸一　17*l*,155*r*,156*l*,157*l*,157*r*, 377*r*,474*r*,619*l*,682*l*,907*l*
中村南樹　553*r*
中村留貴子　127*r*,203*r*,386*r*
仲谷　誠　147*l*,198*l*,199*l*,212*r*, 240*r*,381*l*,534*l*,881*l*,1015*l*
中安信夫　245*l*,277*l*,285*l*,287*l*, 292*l*,297*l*,299*l*,301*l*,495*l*,814*l*
中山和彦　221*r*,709*l*
鍋島俊隆　322*l*,326*l*,570*l*
鍋田恭孝　458*l*,669*l*,977*r*
成田善弘　978*l*
難波宏樹　587*r*,741*r*

ニ

仁王進太郎　12*l*,102*r*,153*l*,183*l*, 248*r*,440*r*,446*r*
西川　隆　28*l*,52*l*,52*r*,54*r*,55*l*,63*l*, 64*r*,353*l*,359*l*,367*l*
市来真彦　516*r*,626*r*,627*l*,688*r*, 771*l*,805*l*,806*r*,807*l*,808*r*,814*r*, 816*l*,817*r*,818*r*,833*l*,1001*l*
西川　徹　258*r*,331*r*
西園昌久　202*l*,365*l*,419*r*,968*l*, 983*r*
西園マーハ文　518*r*,519*r*,621*r*
西田淳志　686*r*
西田慎吾　548*l*
西野一三　242*r*,416*r*
西村勝治　355*l*,670*l*
西村良二　218*l*,485*l*,609*l*,631*l*, 727*r*,729*l*,731*r*,781*l*,871*l*,873*l*, 1074*l*
丹生谷正史　511*r*

ネ

根本隆洋　541*l*,574*l*,574*r*

ノ

野口正行　74*r*,119*r*,564*l*,757*r*,854*r*,887*l*
野中　猛　107*l*,265*r*,275*l*,344*l*,362*l*,466*l*,496*l*,573*r*,590*l*,591*r*,603*r*,819*r*
野間俊一　341*r*,439*r*,484*r*,694*l*,883*l*,888*l*,888*r*,893*l*,1005*l*,1007*r*,1043*r*
野村　忍　566*r*,567*l*
野村総一郎　80*r*,148*r*,229*l*
野村直樹　447*r*,943*r*

ハ

橋爪祐二　100*r*,440*r*,548*l*,858*r*
橋本　明　76*l*,281*r*
橋本謙二　125*r*,393*r*,518*r*
橋本亮太　476*r*,802*r*,969*l*,984*r*,987*r*,1051*l*,1080*l*
長谷川寿一　509*l*
花村誠一　201*l*,248*l*,658*r*
馬場　存　128*r*,129*l*,391*l*
馬場論一　990*r*
馬場禮子　828*l*,881*l*,886*l*,886*r*,984*r*,1092*l*,1093*l*
濱田秀伯　46*l*,96*r*,97*l*,97*r*,98*l*,135*r*,164*l*,188*r*,189*l*,191*r*,194*l*,203*r*,239*r*,262*l*,265*r*,286*l*,375*l*,404*l*,423*r*,447*l*,710*l*,721*r*,826*r*,828*l*,850*l*,994*r*,1004*l*,1012*l*,1024*l*,1040*l*,1041*l*,1066*r*,1076*l*
濱田庸子　16*l*,38*l*,485*l*,611*l*,922*r*,959*r*,961*l*,963*r*
林(高木)朗子　730*r*
林　拓二　70*r*,456*r*,866*l*,990*l*,1079*l*
林　直樹　275*r*,277*l*,328*r*,571*r*,572*l*,689*l*,857*l*,861*r*,1014*r*
原　恵子　420*l*,633*r*
原田憲一　751*l*,973*l*
原田　謙　852*r*
針間博彦　55*r*,56*r*,58*r*,213*l*,228*l*,269*l*,292*r*,385*l*,415*l*,482*l*,542*l*,573*l*,588*r*,597*l*,769*r*,803*l*,832*l*,842*r*,870*l*,1003*l*
春原のりこ　364*l*,454*l*,759*l*

ヒ

東間正人　225*l*,230*r*,231*r*,232*l*,238*l*,238*r*,239*l*

樋口　進　30*r*,32*l*,256*r*,465*l*,669*r*,691*r*
樋口輝彦　335*r*,716*l*
日暮　眞　529*r*,677*l*
人見一彦　711*l*,933*r*
日野原圭　388*r*,470*l*,488*l*,785*l*,851*r*
平井正三　228*l*,230*l*
平島奈津子　40*r*,236*r*,307*l*,379*r*,498*r*,693*l*,746*l*,764*l*,961*l*
平野昭吾　159*r*,451*r*,500*l*,500*r*,771*r*,944*l*
平野羊嗣　329*l*,422*l*,546*r*,657*l*,751*r*
平安良雄　805*l*
平山壮一郎　118*l*,123*l*,401*l*
昼田源四郎　146*l*,162*l*,185*l*,723*l*,744*r*,950*l*
広沢郁子　953*l*,1062*r*
広沢正孝　371*r*,626*r*,661*r*,900*r*,974*l*,997*r*,998*l*,999*l*,1015*r*
広瀬徹也　210*r*,266*l*,448*l*,668*l*,764*r*
広田伊蘇夫　583*l*,749*l*
廣常秀人　506*l*,777*l*,824*r*

フ

深尾憲二朗　42*r*,62*r*,194*r*,200*l*,200*r*,204*l*,274*l*,274*r*,341*r*,402*l*,988*r*
深津千賀子　114*r*,166*l*,294*l*,386*l*,525*l*,542*l*,625*r*,968*l*
福井　敏　266*l*,324*l*,710*l*,873*r*,938*r*,1046*r*
福澤一吉　23*r*,48*r*,95*l*
福島　章　247*l*,305*r*,307*r*,369*l*,826*l*,846*r*,1080*r*
福田正人　109*l*,773*l*,817*l*
福永知子　700*l*,787*l*,962*r*,1072*r*
福本　修　23*r*,43*r*,83*l*,190*r*,201*l*,375*l*,380*l*,501*r*,739*l*,908*l*,1037*r*
藤田洋子　160*l*,492*r*
藤澤大介　220*l*,224*r*,225*l*,431*l*,910*r*,928*l*,1043*r*
藤山直樹　1*l*,16*l*,25*l*,41*l*,92*l*,107*r*,116*l*,227*l*,227*r*,287*r*,298*l*,370*r*,600*r*,601*l*,666*r*,734*r*,932*r*,939*r*
船山道隆　151*r*,200*r*,264*l*,400*r*,539*r*,787*r*,830*l*,960*l*,1070*l*
古井博明　62*l*,113*l*,537*r*,574*r*,575*l*,794*r*
古川壽亮　69*r*,111*l*,304*l*,541*l*,845*r*,1061*r*
古橋忠晃　620*r*

ホ

保崎秀夫　530*r*,1023*l*
星加明徳　173*r*,241*l*,698*r*
保科正章　204*r*
細澤　仁　430*r*,571*r*,619*r*
堀　宏治　127*r*,424*r*,456*r*,560*l*,734*l*,930*r*,1033*l*
堀井麻千子　137*r*,750*r*,955*l*,992*r*
堀口　淳　545*l*,548*r*,1000*l*
本城秀次　161*l*,792*r*
本田哲三　291*r*,533*r*
本田秀夫　578*l*,827*r*
本多　真　128*r*,488*r*,770*r*,784*l*,789*l*,791*r*,793*l*,958*l*
本間博彰　437*l*,437*r*,485*r*

マ

前川敏彦　35*l*,54*l*,59*r*,165*r*
前田重治　470*r*,1005*r*
前田貴記　63*r*,136*r*,253*r*,294*r*,308*l*,353*r*,366*l*,370*l*,373*r*,411*r*,412*l*,413*l*,414*l*,423*l*,434*l*,456*l*,526*r*,630*r*,632*r*,724*l*,889*l*,1077*l*
牧省　三　72*l*
増野　肇　1026*l*
松浦雅人　435*l*,463*r*,690*r*,915*r*,965*r*,966*r*,997*r*,1001*r*
松河理子　233*l*,233*r*,234*l*,235*l*
松木邦裕　79*r*,134*r*,287*r*,295*r*,351*r*,406*l*,704*r*,737*l*,861*l*,1000*r*,1044*l*
松澤　等　113*l*,147*l*,433*r*,929*l*
松下幸生　163*r*,221*l*
松下正明　29*l*,75*l*,92*r*,166*l*,232*r*,340*r*,469*l*,579*r*,583*l*,584*l*,589*r*,596*l*,596*r*,597*r*,598*l*,790*l*,967*l*,976*r*,992*l*
松田文雄　15*r*,965*l*
松田　実　345*l*,364*r*,427*l*,429*l*,696*r*
松浪克文　77*l*,93*r*,165*r*,267*r*,510*r*,643*r*,1043*l*
松波聖治　43*r*,115*r*,340*r*,639*r*,849*r*,1042*l*
松原三郎　789*r*
松本卓也　191*r*,231*l*,610*r*,697*r*,872*l*,1041*l*
松本英夫　158*r*,490*r*
松本雅彦　96*l*,249*l*,321*r*,349*r*,365*l*,599*r*,879*l*,902*r*,942*l*,951*r*,952*r*,998*r*
丸田俊彦　36*l*,61*l*,122*r*,145*r*,174*r*,225*r*,390*l*,394*l*,400*l*,404*r*,489*l*,507*l*,575*r*,689*l*,763*r*

執筆者名索引　ミ－ワ

ミ

三浦智史　256*l*,315*l*,370*l*,525*r*,958*l*,1004*r*
三上章良　847*r*,884*r*,918*l*,920*l*,953*r*
三島和夫　458*r*,751*l*,791*r*,863*r*,866*l*,880*l*,1084*l*,1084*r*
水島広子　450*r*,668*r*,732*r*
水田一郎　139*l*,163*r*,357*l*,374*l*,489*l*,506*r*,531*l*
水野雅文　27*r*,105*r*,642*l*,891*r*
溝口純二　106*r*,657*l*
光田輝彦　196*l*,270*r*,276*l*,276*r*,414*r*,454*r*,767*l*
光安博志　731*l*,802*l*
皆川英明　1019*r*
湊真季子　151*l*,159*r*,674*r*,690*l*,690*r*,696*r*,947*r*
峯田　聖　218*r*
三野　進　790*l*
三野善央　585*l*,707*r*,782*l*,969*l*
三村　將　70*r*,111*l*,217*l*,291*l*,300*l*,362*l*,569*r*,628*l*,720*r*,734*r*,800*l*,923*l*,955*l*
宮岡　等　100*r*,106*l*,152*r*,207*l*,331*r*,340*l*,345*r*,681*l*,685*l*,1019*l*
宮川　剛　66*l*,766*l*
三宅雅人　678*l*,741*l*,786*l*,873*r*
宮島美穂　605*l*,884*l*
宮田善文　582*r*,616*l*,724*l*,1070*r*
宮田量治　726*l*,882*r*
宮本信也　348*l*,459*l*,825*l*,1027*l*
宮森孝史　393*l*,402*r*,854*r*,855*r*
妙木浩之　50*l*,60*l*,70*l*,120*r*,130*r*,288*r*,290*r*,291*l*,343*r*,371*r*,441*l*,471*r*,503*r*,539*r*,572*r*,928*r*,972*r*,1049*l*,1057*r*,1090*l*,1094*r*
三好功峰　86*r*,91*l*,183*l*,347*l*,347*r*,519*r*,1002*l*

ム

迎　豊　848*l*,1014*l*,1048*l*
村井俊哉　449*r*,993*r*,1007*l*
村岡倫子　91*r*,269*l*,399*l*,638*r*,673*r*,719*r*,728*l*,729*l*,956*r*
村上伸治　143*l*,536*r*,704*l*,1090*r*
村上靖彦　244*l*,411*r*,696*l*
村瀬嘉代子　852*l*,979*r*
村松太郎　282*l*,299*r*,327*l*,368*r*,656*l*,704*l*,759*l*,760*l*,763*l*,849*l*

村山桂太郎　234*r*,540*l*

モ

本橋伸高　301*l*,460*l*,723*l*,744*l*
本村啓介　629*l*,654*r*,671*r*,673*l*,746*r*,1018*l*
森さち子　21*l*,245*r*,649*r*,860*r*,866*r*,1002*l*
森　茂起　406*r*,631*r*
森岡正芳　782*r*
森岡由起子　5*l*,84*r*,86*l*,271*r*,378*l*
森口眞衣　21*r*,378*r*,538*r*,539*l*,801*r*
森島章仁　34*r*
森田展彰　215*l*,333*r*,414*r*,608*l*,686*r*,783*r*
森谷寛之　346*r*
森野百合子　194*r*,411*l*
森　信　繁　623*r*
森本陽子　600*l*,823*l*,1033*r*,1046*r*,1059*l*
守屋直樹　865*r*
森山敏文　72*r*
門司　晃　64*r*,255*l*,358*r*,522*r*,944*l*,987*l*,1059*l*,1087*r*

ヤ

八木剛平　418*l*,802*l*,1057*l*
安永　浩　836*l*,904*l*
矢部博興　967*l*,970*l*,987*l*,988*l*
山家邦章　689*r*,1007*l*,1013*r*
山上　皓　283*l*,444*r*
山口直彦　692*l*,695*l*,795*r*,1071*r*
山口成良　7*r*,250*r*,949*l*,977*l*,980*l*,1025*r*
山崎晃資　162*r*,422*l*,436*l*
山下俊幸　499*r*,591*l*,604*l*
山下英尚　59*r*
山科　満　311*l*,311*r*,332*l*,332*r*,575*r*,593*l*,631*r*,788*r*,921*l*,932*l*,1044*r*,1075*r*
山田和男　29*l*,336*r*,623*r*
山田和夫　649*r*,767*r*,850*r*,890*l*,929*l*,935*l*,951*l*,977*r*,994*l*,1057*r*
山田茂人　20*l*
山田尚登　554*l*,607*r*,855*r*,859*l*
山田了士　837*l*,844*r*,850*l*,854*l*,863*l*,868*l*
山田光彦　29*r*
山寺　亘　9*r*,198*l*,467*r*,694*l*

山中康裕　796*l*,1070*l*
山本経之　119*l*,181*l*
山本直樹　45*l*,283*r*,578*r*
山森英長　305*r*,782*r*,795*l*,911*r*,912*l*,913*r*,914*l*,985*l*
山脇かおり　47*l*,837*l*,880*l*
山脇成人　624*r*

ユ

遊佐安一郎　415*r*,953*l*,1093*r*

ヨ

横井公一　38*r*,172*l*,369*r*,935*r*,936*l*,970*r*
横藤田誠　897*l*,994*r*
吉岡充弘　438*l*
吉川武男　167*l*,522*l*,629*r*
吉田敬子　373*l*,972*l*,979*l*
吉田弘道　1039*r*
吉野相英　70*l*,75*r*,98*l*,99*l*
吉沢文浩　22*r*,214*l*,231*r*,241*l*,260*l*,275*r*,427*r*,488*l*,499*l*,561*r*,818*r*,819*l*,869*l*,869*r*,1064*l*
吉益晴夫　71*l*,170*l*,237*l*
吉村　聡　256*l*,834*l*
吉村玲児　556*l*
依藤史郎　337*l*,446*r*,616*r*,729*l*,791*l*,818*l*,842*r*,999*l*

ワ

和田　清　148*l*,149*l*,149*r*,333*r*,334*l*,588*r*,673*r*,679*r*,917*r*,982*r*,1028*l*
和田有司　244*l*,250*l*,264*r*,266*r*,271*l*,1075*l*,1086*l*
和田良久　221*r*,898*r*,993*r*
渡邊衡一郎　18*l*,73*l*,561*r*,579*l*,936*l*
渡辺　茂　559*r*,1096*l*
渡辺俊之　246*l*,257*l*,357*l*,626*l*,1008*l*
渡辺範雄　4*r*,109*r*,335*l*,682*l*,1006*l*
渡辺久子　61*l*,119*r*,195*r*,230*l*,567*r*,983*l*,1082*l*
渡辺眞澄　364*r*,430*r*
渡辺裕貴　639*l*,639*r*,641*r*,656*r*,742*r*
渡邊芳之　128*l*,508*l*

縮刷版 現代精神医学事典

2016(平成28)年1月30日　初版1刷発行

編　者	加藤　敏・神庭重信・中谷陽二・武田雅俊
	鹿島晴雄・狩野力八郎・市川宏伸
発行者	鯉渕　友南
発行所	株式会社 弘文堂　101-0062　東京都千代田区神田駿河台1の7
	TEL 03(3294)4801　振替 00120-6-53909
	http://www.koubundou.co.jp
装　丁	青山修作
印　刷	三美印刷
製　本	牧製本印刷

©2016　Satoshi Kato, et al. Printed in Japan.

[JCOPY]〈(社)出版者著作権管理機構　委託出版物〉
本書の無断複写は著作権法上での例外を除き禁じられています。複写される場合は、そのつど事前に、(社)出版者著作権管理機構(電話 03-3513-6969、FAX 03-3513-6979、e-mail : info@jcopy.or.jp)の許諾を得てください。
また本書を代行業者等の第三者に依頼してスキャンやデジタル化することは、たとえ個人や家庭内での利用であっても一切認められておりません。

ISBN978-4-335-65170-0

縮刷版 カント事典

編集顧問 ▶ 有福孝岳・坂部 恵
編集委員 ▶ 石川文康・大橋容一郎・黒崎政男・中島義道・福谷 茂・牧野英二

カント哲学の基本概念、用語、関連人物、主要著作など650項目を第一線で活躍する内外の研究者150名余を結集して編み上げた最良の道しるべ。「今、カントを知る」ための恰好の手引。索引も充実。定価(本体3,500円+税)

縮刷版 ヘーゲル事典

編集委員 ▶ 加藤尚武・久保陽一・幸津國生・高山 守・滝口清栄・山口誠一

ヘーゲルの用語、伝記上の人物、研究史に関わる事項等約1000項目を収めて多角的にヘーゲル像に迫り、わが国の研究水準を刷新した本格的事典。和文、欧文、人名の索引も完備した格好の手引である。定価(本体3,500円+税)

縮刷版 ニーチェ事典

編集委員 ▶ 大石紀一郎・大貫敦子・木前利秋・高橋順一・三島憲一

一世紀に及ぶ解釈・受容の歴史と現在の思想・文化状況をふまえた本格的事典。ニーチェ思想のキーワードや様々な相互影響関係をもつ人物など500余の基礎項目をベースにニーチェの内と外を読み解く。定価(本体3,500円+税)

縮刷版 現象学事典

編集委員 ▶ 木田 元・野家啓一・村田純一・鷲田清一

20世紀最大の思想運動として各界に今なお幅広い影響を与え続けている「現象学」の全容に多角的な視座からアプローチする世界最高水準の事典。研究者の格好の便覧であり初学者の良き道標である。定価(本体3,500円+税)

縮刷版 社会学文献事典

編集委員 ▶ 見田宗介・上野千鶴子・内田隆三・佐藤健二・吉見俊哉・大澤真幸

古典から現代の名著・力作・話題作まで、現代社会を読むための必読文献を厳選。各分野を代表する456人の著者自身・訳者自身が解説。年表式書誌データ付き。研究者必携、読書人には座右のツール。定価(本体3,800円+税)

弘文堂